兰格儿科疾病诊疗学

Current Diagnosis & Treatment: Pediatrics

（中文翻译版　原书第25版）

主编　〔美〕小威廉·W. 海（William W. Hay Jr.）

〔美〕迈伦·J. 莱文（Myron J. Levin）

〔美〕马克·J. 阿布朱格（Mark J. Abzug）

〔美〕马亚·布尼克（Maya Bunik）

主译　刘桂英

科 学 出 版 社

北　京

图字：01-2021-1782

内 容 简 介

本书系统介绍了新生儿、婴幼儿及青少年常见疾病的临床诊断要点、鉴别诊断、治疗原则与建议、预后等，将很多知识归纳为图表，一目了然。原著由100余位科罗拉多大学医学院的儿科专家联合编写，历经50余年的修订，融临床实践经验与科研理论成果于一体，已经成为儿科领域的经典著作，可为各级儿科医生、实习医生、全科医生等在疾病的诊断和治疗方面提供有益的指导。

图书在版编目（CIP）数据

兰格儿科疾病诊疗学：原书第25版 /（美）小威廉 • W. 海（William W. Hay Jr.）等主编；刘桂英主译. --北京：科学出版社，2024.9

书名原文：Current Diagnosis & Treatment: Pediatrics

ISBN 978-7-03-078433-9

Ⅰ.①兰…　Ⅱ.①威…　②刘…　Ⅲ.①小儿疾病－诊疗　Ⅳ.①R72

中国国家版本馆CIP数据核字（2024）第084244号

Current Diagnosis & Treatment: Pediatrics, Twenty-fifth Edition

ISBN 978-1-260-45782-7

责任编辑：郭　颖 / 责任校对：张　娟

责任印制：师艳茹 / 封面设计：龙　岩

科 学 出 版 社 出版

北京东黄城根北街16号

邮政编码：100717

http://www.sciencep.com

三河市春园印刷有限公司印刷

科学出版社发行　各地新华书店经销

*

2024年9月第　一　版　开本：889×1194　1/16

2024年9月第一次印刷　印张：65

字数：2 116 000

定价：398.00 元

（如有印装质量问题，我社负责调换）

☆☆☆ 译者名单

主　译　刘桂英　首都医科大学附属北京安贞医院

副主译　杨　曦　首都医科大学附属北京安贞医院

张一宁　吉林大学白求恩第一医院儿童医院

侯新琳　北京大学第一医院

译　者（以姓氏汉语拼音为序）

白　薇　北京大学第一医院

陈小娜　北京大学第一医院

陈源美　中日友好医院

崔　晨　北京善方医院

董　宁　吉林大学白求恩第一医院儿童医院

董春钰　吉林大学白求恩第一医院儿童医院

董佳佳　首都医科大学附属北京安贞医院

范　瑞　吉林大学白求恩第一医院儿童医院

高　杰　首都医科大学附属北京朝阳医院

高新营　中日友好医院

耿悦航　北京大学第一医院

何丹妮　大连大学附属中山医院

黄琼辉　北京大学人民医院

黄晓芳　北京大学第一医院

黄新星　吉林大学白求恩第一医院儿童医院

惠　秦　中日友好医院

季涛云　北京大学第一医院

鞠　艺　北京大学第一医院

乐　园　上海市第一妇婴保健院

李　佳　首都医科大学附属北京安贞医院

李　礼　北京大学第一医院

李　鹏　内蒙古医科大学附属第一医院

李　薇　中日友好医院

李春怀　吉林大学白求恩第一医院儿童医院

李小平　吉林大学白求恩第一医院儿童医院

李晓露　吉林大学白求恩第一医院儿童医院

李永钦　北京大学白求恩第一医院

刘彩霞　吉林大学白求恩第一医院儿童医院

刘黎黎　北京大学第一医院

刘书芳　中日友好医院

刘文静　绍兴市妇幼保健院

刘亚男　北京大学第一医院
卢洪华　吉林大学白求恩第一医院儿童医院
陆飞宇　吉林大学白求恩第一医院儿童医院
吕欣桐　吉林大学白求恩第一医院儿童医院
马源培　北京大学第一医院
毛羽鸽　北京大学第一医院
苗艺馨　吉林大学白求恩第一医院儿童医院
庞晓丽　吉林大学白求恩第一医院儿童医院
逄淑慧　潍坊市人民医院
彭　程　北京大学第一医院
彭丹萍　吉林大学白求恩第一医院儿童医院
皮　壮　吉林大学白求恩第一医院儿童医院
戚伶俐　吉林大学白求恩第一医院儿童医院
桑　田　北京大学第一医院
孙楚凡　北京大学第一医院
孙立元　首都医科大学附属北京安贞医院
孙雅彬　吉林大学白求恩第一医院儿童医院
王　玥　吉林大学白求恩第一医院儿童医院
王丽波　吉林大学白求恩第一医院儿童医院
王以新　首都医科大学附属北京安贞医院
王艺轩　吉林大学白求恩第一医院儿童医院
吴海月　中国医科大学航空总医院
夏倩倩　北京大学第一医院
谢　瑶　北京大学第一医院
徐　阳　吉林大学白求恩第一医院儿童医院
许小菁　中日友好医院
杨夕樱　中国人民解放军总医院第一医学中心
张　捷　北京大学第一医院
张　琪　中日友好医院
张　瑞　北京大学第一医院
张晶譞　首都医科大学附属北京安贞医院
张凯宇　吉林大学白求恩第一医院儿童医院
张丽川　首都医科大学附属北京安贞医院
张莉鹏　首都医科大学附属北京朝阳医院
张小娇　北京大学第一医院
赵　娟　中日友好医院
赵胜男　吉林大学白求恩第一医院儿童医院
周　茜　北京儿童医院顺义妇儿医院
周发亮　北京大学第一医院

译者前言

我很荣幸为大家呈上《兰格儿科疾病诊疗学》的中文版。儿科医学是关注儿童健康的重要领域，它涉及儿童生长发育、疾病预防和治疗。本书旨在为儿科医生、护士、医学生和其他相关专业人士提供一份全面而实用的参考资料，以帮助他们更好地了解和处理儿童健康问题。

我们知道，儿童是社会的未来，他们的健康和幸福对于整个社会的发展至关重要。因此，提供高质量的儿科医疗服务是我们的责任和使命。本书汇集了众多儿科领域专家的知识和经验，内容涵盖了儿童常见疾病、发育阶段、免疫接种、营养需求等方面的重要信息。

我们强调以儿童为中心的医疗模式，注重儿童的身心健康，秉持着温情、关爱和耐心的态度。本书汲取了众多临床经验和前沿研究成果，不仅提供了非常新的医学知识和治疗方案，还涵盖了与儿童和家庭沟通的技巧与方法。我们希望通过本书的分享，能够帮助儿科医疗团队与家长建立起良好的合作关系，共同关注孩子的成长与健康。

我们深信，儿科医学需要不断更新和发展。本书将作为一个持续学习的资源，为医疗专业人士提供新的研究成果和临床实践经验。我们鼓励读者与我们分享经验和观点，以便不断改进和完善儿科医学的实践。

最后，我要感谢所有为完成本书付出辛勤努力的人们，包括译者、编辑和出版团队。感谢你们的奉献和专业，使本书得以呈现在大家面前。

希望本书能够成为一份指南，为儿科医学领域的学习和实践提供有价值的支持。祝愿每一个孩子都能够健康快乐地成长！

刘桂英
首都医科大学附属北京安贞医院
教授　博士生导师

原书前言

第 25 版《兰格儿科疾病诊疗学》（CDTP）提供了关于儿童从出生到婴儿期和青春期非常实用、非常新且具有良好参考价值的诊疗信息。CDTP 侧重于儿科疾病的临床诊疗，同时也涵盖了疾病诊疗重要的基本原则。CDTP 以易于使用和易读的格式为几乎所有儿科疾病提供诊断、理解和治疗的指南。

预期受众

与所有兰格系列医学书籍一样，CDTP 提供了现有信息的简明而全面的来源。CDTP 为学生提供儿科学的权威介绍，也是学生很好的参考和综述来源。CDTP 为儿科学相关工作人员提供较为全面的儿科医学生教育委员会 (COMSEP) 课程。儿科（及其他专业）的住院医师将以此了解儿科疾病的详细描述、诊断和治疗程序。儿科医生、家庭医生、护士、执业护士、助理医生和其他研究婴儿、儿童和青少年的医护人员将以 CDTP 为儿科药物管理的重要参考。

本书内容

全书共 46 章，包括新生儿医学、儿童发育及行为、急诊和重症医学以及根据主诉、病因和器官系统诊断和治疗特定疾病等多个主题。读者可通过大量图表快速检索重要信息，如产房、病房、急诊室和重症监护室的急危重症治疗程序，抗感染药物，药物剂量，免疫接种时间表，鉴别诊断和发育障碍等。

本版本的新内容

第 25 版 CDTP 由编者和投稿者全面修订，主要修订工作通过将文本压缩到表格中、消除冗长文字和更新参考文献来进一步精简书的内容。加入了新的参考文献以及非常新的、有用的网站，便于读者查阅原始资料并了解教科书以外的信息。作为编者和执业儿科医生，我们努力确保每一章都能反映日常实践的需要和实际情况。

主要修订章节包括：

3 儿童发育及行为
5 青少年药物滥用
7 儿童青少年精神心理异常
9 流动的儿科门诊
10 免疫接种
15 皮肤疾病
17 口腔医学与牙科学疾病
19 呼吸道和纵隔
21 消化道
22 肝和胰腺
23 水电解质紊乱、酸碱失衡及治疗
25 神经和肌肉疾病
32 儿童疾病终末期疼痛管理及姑息治疗
33 免疫缺陷

35 糖尿病
36 先天性代谢疾病
37 遗传学和畸形学
41 人类免疫缺陷病毒感染
42 感染：细菌和螺旋体
43 感染：寄生虫和霉菌
46 化学和血液学参考区间

章节修订

所有章节均已进行修订，包括在几例病例中增加了新编者，反映了他们在各自的儿科医学领域中实际更新的材料，并确保了阅读的简明和可读性。尤为重要的是对于免疫接种、内分泌、神经和肌肉疾病及青少年药物滥用章节的更新。人类免疫缺陷病毒感染章节包括当前对人类免疫缺陷病毒感染的预防和治疗指南，并更新了有关新的抗逆转录病毒疗法的信息。免疫接种章节包含新发布的相关建议，讨论了与特殊人群相关的禁忌证和注意事项，并包括自本书上一版以来获得许可的新疫苗。第 46 章“化学和血液学参考区间”中的所有实验室表格，包括参考范围和参考区间均已更新。19 位新编者促成了这些修订。

致谢

编者们要感谢 Bonnie Savone 帮助管理每章节编者、编辑和出版商之间的手稿和材料流动，还要感谢 Robin Pence（注册护士）在科罗拉多州儿童医院拍摄了 Christina Suh（医学博士）和儿童的封面照片。

小威廉 • W. 海（William W. Hay Jr., MD）
迈伦 • J. 莱文（Myron J. Levin, MD）
马克 • J. 阿布朱格（Mark J. Abzug, MD）
马亚 • 布尼克（Maya Bunik, MD, MPH）
于美国科罗拉多州

☆☆☆ 第25银色周年版

本书自 1970 年问世以来，一直是科罗拉多大学医学院儿科教员和学员们的独家著作。本书最初为兰格系列医学书籍之一，现在由 McGraw Hill 管理，由 Henry Kempe（当时的儿科系主任）、Henry Silver（当时儿科副主任，儿童健康助理 / 医师助理项目的发起人）和 Donough O'Brien（当时全球第一个儿科微量化学实验室的负责人）管理。Vincent Fulginiti 作为第四任编者加入。之后，Bill Hathaway 成为高级编辑，并招募了 John Paisley、Jessie Groothuis 和 Bill Hay 等同事作为合编者。Bill Hay 在第 8 版中担任高级编辑职位，招募了 Anthony Hayward、Judy Sondheimer 和 Myron Levin，之后是 Robin Deterding，现在是 Mark Abzug 和 Maya Bunik 作为合编者。衍生项目包括由 Judy Sondheimer 负责的《当代儿科要点》，由 Meghan Treitz 和 Maya Bunik 负责的《当代儿科要点卡片》（电子版见 AccessPediatrics.com），以及由 Robin Deterding 担任编辑的《儿科新技术》。本书每过几年修订和更新一次，持续为全世界作出贡献，其价值不言而喻。目前除英文版外，还以五种语言出版。它仍然代表了科罗拉多大学医学院儿科与科罗拉多州儿童医院教员之间的独特和密切合作。

原书作者

请扫二维码

参考文献

请扫二维码

目　录

第 1 章 改进医疗保健的质量及安全性

Daniel Hyman, MD

一、简介

2500 年前，著名的希波克拉底誓词“首要之务便是不可伤害”(*primum non nocere*) 可能是已知的最早对患者安全重要性的思考。到 1999 年，医学研究院 (Institute of Medicine，IOM) 里程碑式的报告《人皆犯错》才真正引发了对消除可预防的医疗服务伤害的关注。基于科罗拉多州、犹他州、纽约州住院患者死亡率的研究结果显示，每年有 44 000 ～ 98 000 名美国人因医疗差错死亡。该结果被最广泛引用并应用于美国年度相关统计数据的估测。IOM 在此之后发布的第二篇报告《跨越质量的鸿沟》中写道：“如今的医疗服务过多地带来了伤害而不是其本应提供的好处……现有的医疗服务与我们本应享有的不是一星半点的差距，而是深深的鸿沟。”上述两份报告已经成为倡导改革运动的核心要素，让我们整个医疗卫生体系的各方利益主体参与进来，并且改变了我们对提供和接受的医疗服务质量和安全性的看法。

在《跨越质量的鸿沟》中，IOM 总结了适用于医疗卫生行业对于“质量”一词的简约而不简单的定义。他们将医疗质量分为 6 个层面：①安全的——规避可预防的伤害。②有效的——最佳的临床结局；基于循证医学的证据，做我们该做的，不做不该做的事情。③高效的——避免浪费人力、物力、财力等资源。④及时的——避免不必要的延迟。⑤以患者 / 家庭为中心的——遵循患者及其家庭的愿望和价值观。⑥公平的——消除不同种族、性别和社会经济地位患者之间的差异。

在这 2 份报告发布后的几年当中，一直关注医疗服务有效性、安全性和成本的美国多方利益主体（事实上全世界都是如此）都加快了他们个人和集体分析并改善医疗服务的速度。在美国，许多政府机构、大型集团、医疗保险计划、消费者 / 患者、医疗服务提供者和医疗服务体系都是呼吁和努力以更低成本获得更好、更安全的医疗服务的关键群体。国际上也在进行着类似的努力。确实，三重目标作为一个考虑国家总体卫生保健改进目标的整体框架，目前已被广泛接受。

二、当前认识

医疗卫生行业正处于转型时期，至少有四个因素在推动着这一转型：①意识到我们所提供（和接受）的医疗服务在安全和质量方面存在显著差距；②医疗费用在国民经济中占比不会持续增长；③人口老龄化；④医疗行业信息技术的逐渐兴起。这些因素在各个层面上正不断影响着医疗机构、个体从业人员，也可以追溯到对于透明度提高及结果问责制的期望。正如图 1-1 所描述的那样，“四重目标”（对“三重目标”这一原始理念的更新）包含了为患者本人及其家庭提供更好的医疗服务（结局 / 体验）、改善人口健康状况、降低医疗开销和提高医务工作者经验。临床医生和正在进行规范化培训的住院医生（及一般意义上的参与医疗卫生服务的工作者）必须适应一系列新的措施，关注新的目标以扩展我们对医患关系及自由执业医生决策的关注。这些全新举措包括循证医学、医疗安全性的提高及不必要开支的减少。我们认识到，如果要实现以患者为中心的目标，就必须关心我们的工作人员，了解他们的挑战。工作人员在生理和心理上都必须是安全的，他们的韧性和压力已成为全国医疗卫生系统日益关注的重点。

医疗质量的提升将日益影响未来临床实践和儿科医疗保健工作的实施。本章总结了医疗卫生工作质量提升及患者安全的核心要素，并且为读者获取额外信息、理解上述主题提供了相关资源。

为了理解驱动这些变化的外部影响，至少有六个关键的国家机构对正在发生的转变起着核心作用。

1. 医疗保险和医疗补助服务中心（美国卫生与公共服务部）(Center for Medicare and Medicaid Services，CMS)——www.cms.gov　CMS 监督美国联邦政府资助的医疗保健项目，包括医疗保险、医疗补助及其他相

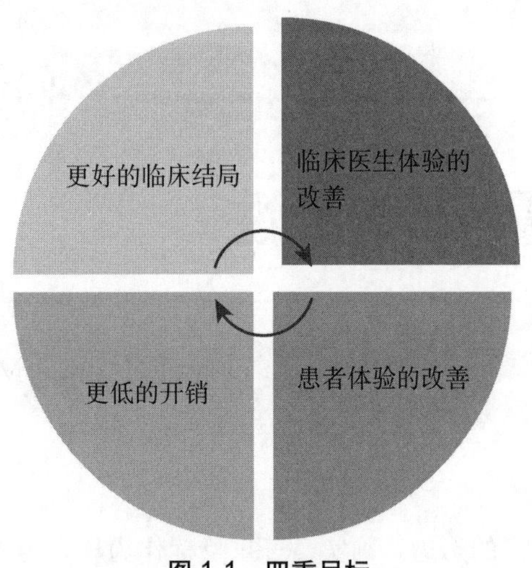

图 1-1 四重目标

关项目。CMS 与退伍军人事务部现提供接近 1.1 万亿美元资金，而2018年全年美国医疗费用支出总额为3.65万亿美元（具体网址：https：//www.taxpolicycenter.org/briefing-book/how-much-does-federal-government-spend-health-care）。CMS 越来越多地向参保人群推广支付机制，不再支付可预防的医疗并发症的相关费用，并鼓励医疗机构为患者提供更好的治疗效果。该机构还支持并提倡提高结果的透明度，在其网站上公布医疗保险人群具体的各类比较指标。CMS 也越来越多地通过让医院和其他医疗组织获得其制定标准下的医疗卫生服务许可，确保各机构能更严格地遵守相关制度。CMS 制定了一项住院相关状况减少计划（具体网址：https：//www.cms.gov/medicare/medicare-fee-for-service-payment/acuteinpatientpps/HAC-reduction-program.html），该项目旨在根据发生率减少医疗保险支出。值得注意的是，CMS 只能够为参保人群提供可比较的国家数据，因为其不像医疗补助计划那样是一个具有单独经济数据库的独立的联邦计划。由于医疗补助计划由 51 个州 / 联邦合作管理，患者的就诊经历及相关费用能够分别被收录在 51 个独立的基于各个州的项目数据库中。这种界限的划分限制了儿科住院及门诊环境下医疗保健的国家举措的发展。与之类似的是，虽然关于医院相关状况（hospital-acquired condition，HAC）的报告在全美的医疗保险患者中是一致的，但是在医疗补助人群中，因个人和付费情况造成的差异仍然是受各个州的影响并有所限制的。

2. 国家质量论坛 （National Quality Forum，NQF）——www.qualityforum.org/Home　NQF 是一个私营的非营利组织，组成部分包括消费者权益团体、医疗服务人员、鉴定机构、资方、其他医疗保健购买者及科研机构。该组织的使命是“显著提高健康水平，让每个人都能体验高质量的医疗保健并获得最理想的临床结局”。NQF 主要通过确认需改进部分的先后顺序、批准行业报告的共识标准和指标、教育贡献三个方面促进美国医疗卫生系统的改善。举例来说，NQF 记录了医疗卫生领域共 28 项“严重可报告事件”，其中涉及外科或侵入性手术、产品或设备故障、患者防护、健康管理、环境问题、医疗射线问题及潜在的犯罪问题（https：//www.qualityforum.org/Publications/2007/03/Serious_Reportable_Events_in_Healthcare%E2%80%932006_Update.aspx）。这项清单及医疗保险和医疗补助服务中心的 HAC 清单都被保险公司用于减少对医院 / 供应商的支付费用，并要求向国家机构报告以供公众审查。2012 年，NQF 发布了一整套共 44 项提升儿科医疗服务质量的措施，主要涉及儿科预防保健门诊、慢病管理，以及基于整个群体健康计划的举措，如预防接种率、健康儿童的常规保健频率等。

3. 跳蛙集团（Leapfrog）——www.leapfroggroup.org　Leapfrog 是由大型雇主创建的组织，其目的是利用其购买力影响医疗卫生领域，以实现医疗安全和医疗质量方面的重大“飞跃”。该组织的工作提高了业界透明度，并且就个别医院符合其制定标准的程度发布了公告。其中包含电子化医嘱条目、重症监护病房（ICU）人员配置、院内感染率。部分证据表明，达到其制定标准与医疗质量的提高及死亡率的降低相关。

4. 卫生保健研究与质量管理处（Agency for Healthcare Research and Quality，AHRQ）——www.ahrq.gov　AHRQ 是目前美国卫生与公共服务部下属的 12 家机构之一。AHRQ 一直以来的主要任务都是应用循证手段使医疗卫生服务更加安全；同时支持医疗服务研究计划，寻求提高国家医疗质量的方法。该机构现在的工作内容远远超出了支持研究的范畴，纳入了医疗质量及患者安全的评测、绩效差异报告、各个机构中患者安全架构评价、医疗设备改进以提升服务质量。除此之外，AHRQ 召集了专家小组评估国家举措，提升医疗质量及加强患者安全的保证，并且提出了加速发展的战略意见。

5. 专业协会委员会　如美国儿科委员会（American Board of Pediatrics，ABP）。美国儿科委员会与其他专业认证机构进一步强调“认证维护计划”（maintenance of certification，MOC），对民众希望业界能更有担当的呼吁作出了回应。所有的在培医师和越来越多活跃的从业人员符合 MOC 项目的要求，其中包括参与临床实践中医疗质量改进计划的专科医师。委员会的责任是向公众承诺合格证的持有者已经按照他们的标准进行培训，并满足持续评估要求的6项核心能力：患者照护、医学知识、基于实践的学习及改进、沟通技巧、职业精神、基于系统的临床实践。这与研究生医学教育评审委员会的住院医师培训的能力需求一致。医疗机构不仅仅需要熟悉医疗质量改进及患者安全的基本原则，而且必须证明他们在实际工作中已经做出相应的努力。美国医疗专业委员会正在处理有关 MOC 项目的重点问题，并可能在未来几年做出改变。

美国儿科学会拥有许多自己的项目，以支持儿科医生不断获得认证，更重要的是，支持儿科医生在临床实践中不断改进。其中一个范例就是“质量改进创新网络”（Quality Improvement Innovation Network，QuINN），其宗旨是“提升门诊中对儿童及其家庭的医疗保健”。具体认证信息详见 https：//www.abp.org/content/maintenance-certification-moc；QuINN 的具体信息详见 https：//www.aap.org/en-us/professional-resources/quality-improvement/Pages/Quality-Improvement-Innovation-Network.aspx.

6. 评鉴联合会（Joint Commission，JC）——www.jointcommission.org　是一个私营的非营利机构，具有对那些为世界提供医疗服务的组织、敬老院及其他机构进行认证的资质。其任务是通过评估、教育及执行监管标准，不断提高医疗服务质量。自 2003 年以来，JC 每年都会有一套国家患者安全标准，旨在辅助改善所有医疗机构的医疗安全状况。例如，使用双患者标识以避免医疗方案用错治疗对象；使用暂停机制及统一方案提高手术安全性并减少手术部位错误事件的发生；强调手卫生以减少院内感染传播的风险。随着时间的推移和广泛采用，这些目标会转变为监管标准。如提供医疗服务的机构不能达标，可能影响其获得经营许可证，或者更常见的是，需要制订纠错计划、可评估的改进评价方法和依据发现问题的严重程度重新调查。JC 出版了医疗质量及医疗安全的月刊，详见 http：//store.jcrinc.com/the-joint-commission-journal-on-quality-and-patient-safety/。

最后，政府对于医疗质量与安全的持续影响很可能会随着美国政府 2010 年颁布的《患者保护与平价医疗法案》（Patient Protection and Affordable Care Act，PPACA）修改而调整。这项联保医疗保健立法试图通过降低医疗服务费用来提供几乎全民化的医疗服务，以弥补现存的主要以雇主为基础的医疗体系的不足。无论 PPACA 发生什么变化，医保支付机制的变革仍会继续。并且当前和未来提供医疗服务的具体工作将会在经济、结构及功能上受到这些新兴趋势的影响。此外，美国医疗体系资金和结构的变化最终也可能导致其他国家发生改变。许多国家拥有单一给付制度，为其公民提供医疗保健，且往往是领导人决定医疗改革新战略。

三、质量改进的策略与模型

有许多方法可以提高医疗机构的医疗质量，下面介绍三项常见的指导临床改进的工具。之所以强调改进模型（model for improvement，MFI），主要是因为它易于采用，并且是绝大多数改进措施的基础，其中包括美国儿科委员会的认证维护，也包括了精益及六西格玛方法的简要总结，并提供了资源列表，读者可在其中找到更多的信息。

（一）改进模型

在总部位于波士顿的培训和推广组织——医疗卫生促进协会（Institute for Healthcare Improvement，IHI）的全面指导及推广下，MFI 基于三大问题指导团队领导及整个团队的改进工作。该模型的框架包含一个目标声明，这是一种评价策略，然后利用“快速循环”做出改变以达到目的。IHI 网站（www.ihi.org）有大量资源的图书馆，并且运营“开放校园”，其中为医疗专业学生及其老师准备了质量改进（quality improvement，QI）/ 患者安全的模块课程，具体网址：www.ihi.org/openschool。

（二）目标声明

目标声明回答了下面的问题：“我们想要实现什么？”衡量问题是“我们如何知道，所做的改变是一种进步？”改变部分则关注“我们可以做出哪些改变以寻求进步？”这个模型详见图 1-2。

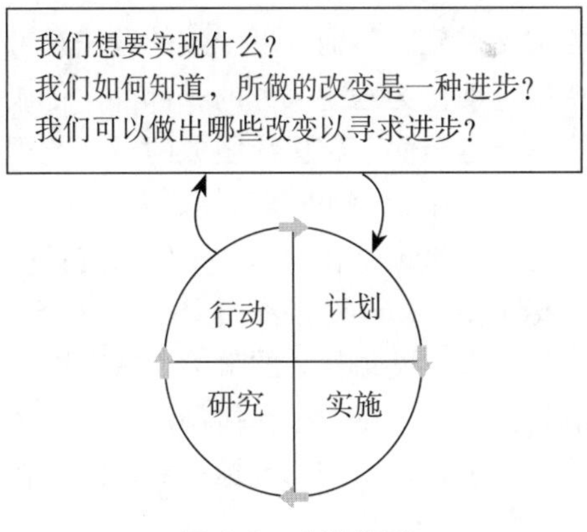

我们想要实现什么？
我们如何知道，所做的改变是一种进步？
我们可以做出哪些改变以寻求进步？

行动　计划
研究　实施

图 1-2　改进模型

经许可引自 Langley G, Moen R, Nolan K, et al. The Improve-ment Guide: AIM Model for Improvement. San Francisco, CA: Jossey-Bass; 2009.

目标声明是一个关于团队的改进目标、患者的组成信息、实现改进的时间框架的文字描述。该目标确定了一个“延展”但可实现的改进目标，并且与如何实现改进相关。目标声明有时可以用缩写 SMAART 表示：特定的（Specific）、可测量的（Measurable）、可达成的（Achievable）、可执行的（Actionable）、相关的（Relevant）、及时的（Timely）。目标声明应该是明确的、出资方可以理解的，如果它们与团队或组织的战略目标相一致，就最有可能实现目标。

举例来说，以下情况适用 SMAART："到 2020 年 12 月 31 日，我们将把 E 街儿科的哮喘患者急诊和住院人数减少 25%"，而以下情形则不适用："我们将通过适当指征开药并加强家庭教育，从而提高对哮喘患者的诊疗"。

第一个例子提供了明确的目标、一个时间窗，以及具体患者的类型。减少 25% 急诊 / 住院患者将需要对整个哮喘儿童的哮喘护理系统进行改革；这种程度的改善是一种延伸，但它比"消除"这类目标更加容易实现。而第二个例子在改进措施、实现目标的时间范围及人口方面均不清楚。这种声明提供了一些改善哮喘诊疗的过程，但是缺少必要的指向性。

（三）措施

详细的措施提供了一种评估改进工作是否步入正轨的方法。3 种形式的措施是有效的。结局措施回答有关医疗保健对患者影响的问题，如患者的健康状况是如何改善的。过程措施与医疗系统本身相关，解答系统如何运行的问题。平衡措施设法识别与正在进行改进的工作相关的潜在意外后果。范例有助于理解这些概念。

表 1-1 反映了一些哮喘质量改进中，应用各个措施类型的例子。

有人可能会说，完成治疗计划（过程措施）是医疗行为的结局措施。然而，更一致的做法是考虑将治疗计划转为行动作为医疗服务的一部分，健康状况或结局评价将通过全面改善医疗服务的措施流程得到改善，包括患者对治疗计划的依从性。

措施是任何改进工作的基本要素。选择一个可管理的措施数量（4 ～ 6 项）是一个不错的选择，这些措施可以通过有限或无须额外的努力而获得，并且包含了结局措施、平衡措施、过程措施。理想状态下，最佳的过程措施是直接与结局目标相关联的。在这个具体的实例中，评估哮喘的严重程度、适当使用控制药物及诊疗计划都将有助于减少缺课天数或频率，并且能够减少急诊 / 住院的需要。

需要着重强调的是，改进项目的措施与实验研究的措施有所不同。改进项目需要"恰好足够"的数据来指导团队的持续工作。通常来讲，从 10 名患者观察到的结果足以告诉你一个特定的系统是否正在持续运作。举例来说，根据表 1-1 中写出的第一个过程措施实例，如果 10 名哮喘患者中只有 2 名患者的严重程度被记录下来，那么需要再检查多少张表格才能检查出系统是否正常运行，并且需要做出相应改变的结论呢？其他类型的措施可能需要更大的样本量，特别是在评估医疗体系调整改进对于特殊条件下的患者群体的影响时。详见 Randolph 对于改进措施更完整描述的优秀总结 [https://www.pediatric.theclinics.com/article/S0031- 3955（09）00066-2/pdf]。

（四）改变与想法

当团队的目标确定并且选择了相应措施后，改良模型的第三个组成部分从工业管理学中吸取经验，并且重点关注系统中必须做出的哪些改变将导致有针对性的改进。为了回答"什么样的改变会形成改良？"这一问题，改进团队应当并入"计划—实施—研究（或检查）—行动"的循环当中，即 PDSA[Plan-Do-Study（or check）-Act] 循环。这一循环包括以下步骤：

- 计划：我们将要做些什么来改善与结局目标相关的过程措施？谁来做？在哪儿做？什么时候做？如何做？如何收集相关数据？
- 实施：计划变更的履行。小建议：最好使过程中的变动越小越好。举例来说，与其在整个诊所内大规模地实施全新的图表文件，不如在接下来的 5 名患者身上尝试新的流程。
- 研究（或检查）：只要尝试了关于改变的小测试，其结果就应当被评估。在这个过程中，这 5 名患者有多少次按照计划进行了治疗？
- 行动：根据对整个过程的研究结果，应当就采

表 1-1 哮喘质量改进方案中的措施形式举例

结局措施	过程措施	平衡措施
在过去的 6 个月里，在急诊或住院治疗的哮喘患儿的百分比	在过去一年的医疗记录中，有哮喘严重程度评估的儿童的比例	最后一个门诊患者预约时间与实际门诊关闭时间的平均差值
在过去一年中，因哮喘缺课天数少于 5 天的持续性哮喘儿童的百分比	在最近一次就诊给予开药的任何程度的持续性哮喘患儿的比例	员工对工作的满意度
	服用控制哮喘药物的患儿比例	
	在过去的 12 个月中，在实际哮喘登记系统中提供完整哮喘诊疗计划的儿童所占百分比	

取哪些步骤来实现该目标提出相应建议。此时，整个 PDSA 的过程将继续，为下一次的开始做准备。

在改进工作的过程中，应当对全部过程措施的变更实行多重测试，这可能会影响与整体项目相关的结局措施。

改良模型已经被世界各地许多医疗机构的改进部门应用。相关模型与示例的更多信息请参考：www.ihi.org/openschool 或 The Improvement Guide（Langley et al.）。

IHI 公开课组成单元是为有兴趣了解更多关于质量改进和患者安全基本知识的临床医生准备的极佳的线上资源。教育课程为专业学生、住院医师、大学教师免费提供，并向其他临床医生收取适当订阅费。课程对发展中国家的医疗从业者也是免费的。关于临床实践中实施该模型的非常好的原始资料是 1998 年 Berwick 的总结文章。

（五）精益

同样以工业管理学为基础，“精益”或“精益处理”是一种在医疗服务环境中推动改进的日益流行的方法。对精益处理的早期思考要追溯到日本的丰田制造公司。从制造业转型为医疗服务业是近年来的一个现象，多家医院、医疗保健机构、个别诊所，都在临床操作的应用中受益。精益改进方法关注于减少重复步骤中的错误及可变性，这些重复步骤是任何过程中的组成部分。在医疗保健方面，重复过程的例子包括如何登记患者及获取其信息；药物如何订购、调配、分发、给药；手术前如何及时准确地填写知情同意书；抗生素在外科手术前如何可靠并有效应用。

精益是一种持续改进的哲学。它基于认识到我们今天做事的方式仅仅是“当前状态”。通过时间、努力、关注及长远的思考，我们可以创造一个比现状更好的“未来状态”。它注重于确定任何流程中所有步骤的价值，并取消那些对客户、医疗机构、患者 / 家庭的诉求没有产生贡献的步骤。这样做，临床结局（包括成本、生产力、临床措施的有效性）都能够得到改善。关于将精益纳入医疗机构的早期批判性评估详见 Young 撰写的内容。

丰田将“精益”作为一种管理策略的基本要素分为以下四个方面：①哲学（强调长远考虑而非短期效益）；②过程（通过非常明确的方法来避免浪费，如强调工艺流程及使用拉动式系统减少生产过剩）；③人群 / 伙伴（让员工受到尊重、迎接挑战、逐渐成长）；④解决问题（创造一个持续学习并改进的氛围）。

相当多的医院已经充分整合精益管理作为其改进方法的重要基础。2005 年，医疗促进协会的“白皮书”报道了一些相关内容。

（六）六西格玛

第三种质量改进的方法同样出自于制造业。摩托罗拉在推广六西格玛（Six Sigma）作为管理策略方面备受好评，该策略旨在减少生产过程中的变数，从而减少残次品的数量。采用六西格玛作为改进策略的组织，利用基于措施的策略，关注流程改进及减少变数，以便消除工作中的缺陷，减少循环周期时间，从而增加利润，提高顾客的满意度。西格玛是标准差的统计度量，摩托罗拉公司采用六西格玛作为绩效指标，促进了流程的一致性，从而使生产缺陷率降低至 3.4/100 万。此后，六西格玛成为制造业、服务行业（包括医疗保健）中最常用的描述改进的指标。与精益相似，将工业制造策略转化为医疗服务业也面临着各种挑战，但是在医疗保健中有许多重复的流程，这些流程可以被规范化并且提高一致性。许多医疗服务程序的失败率远远高于 3.4/100 万。其中包括药房配药错误、药物订购或给药错误、患者安排错误，除此之外的错误还有很多。这是许多流程规范中的少数几个例子，这些流程潜在地从严格的分析中获益，都要归功于六西格玛。

在一个典型的六西格玛结构改进项目中，常使用以下五个短语，缩写为 DMAIC：①定义（Define；问题是什么，目标是什么？）；②措施（Measure；量化问题、改进的可能）；③分析（Analyze；应用观察及数据来确定原因）；④改进（Improve；基于数据分析的方法实施解决问题的方案）；⑤控制（Control；可持续的改变）。

六西格玛改进策略的核心内容之一，是关注于理解任何过程中出现缺陷的原因。通过理解这些驱动因素，就有可能对制造过程或服务功能的方法进行修正，以减少错误及失败率。

“精益 - 六西格玛”是一个更新的组合体，这个组合体将两种方法结合起来，以简化改进工作，但是需要保留六西格玛标志性的严格的统计方法。精益关注的是任何过程中浪费时间的地方，并寻找机会来减少烦琐的步骤或耗费的时间。六西格玛的目标是减少或消除流程中的缺陷，从而通过更高效、更低成本的流程来获得更高质量的产出。

不管应用的方法是哪种，改进之所以发生是因为一个组织、团队或是个人制定了目标，通过对当前事情处理的系统分析来改进当前的流程，然后实施周密的改变，观察它们如何影响产出或结局。

想要搜索精益和六西格玛的更多详细信息，请浏览 www.isixsigma.com（Accessed 04/09/19）或 www.asq.org/sixsigma（Accessed 04/09/19）。

四、患者安全原则（事件报告、公平文化、信息披露、失效模式与影响分析、根源分析、可靠性、数据、核查）

安全的患者医疗卫生服务需避免可预防的伤害；当医疗追寻的目标是治愈时，是不会造成伤害的。被认为是可预防的不良事件正在演变。如同之前所说，CMS 和 NQF 都已经将医疗服务中的并发症列为“不应发生的事件”或“严重的需要上报的事件”，这些事件的始作俑者往往得不到补偿，且正越来越多地通过国家透明项目向公众报告。

自 2012 年以来，儿童医院的国家网络逐渐活跃起来，共有 130 多家机构共同合作，努力消除严重伤害。儿童医院患者安全解决方案最初是由医疗保险和医疗补助创新项目资助的一项医院参与网络。该项目将基于证据的预防实践（“bundles”）与员工及领导层安全实践相融合，以减少严重安全事件（serious safety event，SSE）及 HAC。通过以下干预措施，许多医院已证明 HAC 与 SSE 的发生率显著降低：①实施结构化流程以提高预防流程的一致性；②对患者安全文化的基本原则进行教育并强化，以改善沟通并减少错误；③在出现 SSE 后，进行有效的、结构化的原因分析；④采用数据系统，包括提供人力资源和信息技术，以支持并持续关注改进过程的可靠性和减少不良事件的发生。

不论人们是否认为在目前的科学情况下各种并发症是完全可预防的，这些方法都反映出正在改变的范式，这种范式正影响着医疗卫生行业的各个方面。人们越来越关注结果的透明度。关于这些努力如何影响结果的观点与数据互有交叉。

基于这些趋势，医疗服务提供者需要有健全的系统来衡量和改善提供给患者的医疗服务的安全性。先前描述的提高质量的方法经常用于减少伤害，就像它们可以用来提高效力和效率一样。例如，尝试减少感染的医院已经成功地应用这些类别的改进方法来改善外科手术前抗生素的使用或者改善手卫生习惯。

常见的患者安全工具总结如下。

1. 事件报告系统　在任何组织中改善安全的努力都需要清楚地了解该组织内各个方面的危害，以及正在发生的各种“侥幸逃脱”的事件。这些报告系统可以从简单的纸质表格到“热线电话”，再到供组织内部人员（及潜在患者）使用的电子化数据库。一般来说，根据其造成的伤害程度来对事件进行分级。其中一个例子是 NCC MERP 指数，它将事件从 A（可能造成伤害）到 I（导致患者死亡）进行分级。被识别出来的错误仅是系统中实际错误和接近错误的一部分。事件报告系统依赖于人们意识到错误或接近错误，合适地报告，知道如何并何时报告，最终付诸行动。因此，预计事件报告系统中上报的频率在 1.5% ～ 30%，这取决于不良事件的类型。“触发工具”（对不良事件指征的人工图表审查，或电子病历的自动报告）正越来越多地用于提高对医疗服务环境中伤害事件的认识。

2. “公平文化”　事件报告系统的有效性高度依赖于报告发生时的组织文化。过去几十年，航空行业安全报告系统在改善可能导致航空事件这一方面取得了成功，因此经常受到关注。航空安全报告系统（Aviation Safety Reporting System，ASRS）优先考虑保密，以便鼓励事件上报，并保护上报者免受处罚；当他们报告不良事件时，如果与航空规则无关，则有一定限制。尽管系统上报不是强制行为，但联邦航空管理局已经提交并使用了超过 88 万份报告，以提高航空旅行安全。

在医疗服务中对不良事件的不同认知，以及对报告事件可能遭到报复行为的恐惧，都会使得报告的一致性降低。“公平文化”的概念已被推广为一项战略，以舒缓工作人员报告错误或接近错误发生时的紧张感，即使他们可能已经犯错。关于如何评估错误以支持机构报告和更安全的实践，请参阅 David Marx 的著作及“公平文化社区”，以获取更多信息，详见 https：//www.outcome-eng.com/。

3. 失效模式与影响分析（failure modes and effects analyses，FMEA）　是一种系统的方法，用于预先确定任何过程中可能出现的失败的方式，然后对各种策略进行优先度排序，以减少已确定的潜在风险或影响。所有医院每年都应当进行失效模式与影响分析，一个小组将详细描述并分析特定流程中的每一个环节，考虑其中出了什么问题、问题是如何出现的、为何会出问题及失败的影响是什么。如同精益与六西格玛，FMEA 最初是从军事和工业环境中逐渐被应用到医疗保健中的。FMEA 是一种有效的手段，可以识别减少卫生保健环境中潜在风险的策略，从而在分析后采取干预措施保护患者。FMEA 实用工具详见 http：//www.ihi.org/resources/Pages/Tools/FailureModesandEffectsAnalysisTool.aspx。网站内包含 FMEA 实施流程的额外详细信息和资源。

4. 根源分析（root-cause analyse，RCA）（事件后评价）　与前瞻性的 FMEA 相比，RCA 是对已经出现的不良事件（或者差点发生的不良事件）进行的回顾性分析。这种方法也是系统性的，在该方法中，需要让团队理解某件事情为什么会发生、是什么系统因素和人为因素导致事件的发生、系统中哪些缺陷可以得到改良以减少再次发生的可能性。就像“公平文化”那样，

RCA 的关键之处在于，该方法不是用来质询谁是错的，而是哪些系统原因导致了事件的发生。“为什么”而不是“谁”犯错，这是问题的关键所在。对于“为什么会出现这种情况”这个问题的答案几乎总是由一系列因素组成的，这些因素通常可以拿“瑞士奶酪上的一排排气孔”来做比喻。James Reason 的著作中写道：“瑞士奶酪模型”描述了许多可能的系统故障，并有助于识别潜在的系统改变，从而降低错误反复出现的风险。实践回顾性 RCA 策略及人为 / 系统错误的原因详见 http://www.ncbi.nlm.nih.gov/pmc/articles/pmc1117770。利用回顾性审查过程从不良事件中吸取教训，现在常被称作改善医疗保健的“安全 1 号”方法。安全专家们越来越关注“安全 2 号”，这是一种补充性的策略，旨在从“事情进展顺利”的情况中学习，并使用人因工程学领域中常见的方法来设计可靠的系统。

5. 沟通与团队训练　由于在分析报道的医疗领域严重不良事件时，沟通失败是其最常见因素，因此许多医疗机构采用了来自其他行业（尤其是航空业）的方法，以提高患者的安全性。航空业通过对悲剧性航空事故的分析吸取经验，并实施了机组人员资源管理培训等方法，以确保驾驶舱团队成员之间的沟通是有效和明确的，从而降低了航空事故的风险。类似的方法也被用在手术室、产房和其他团队。大多数培训都包括一些共性内容：介绍，确保所有团队成员都知道彼此的名字，提高发言率；领导要向团队成员明确，如果有人有疑问，可以随时提出；使用结构化语言或者像关键信息口头反馈的相关工具，以确保清楚的人与人之间或跨学科沟通交流。诸如此类的训练尝试将等级制度抹平，使潜在的风险或问题更有可能被发现并得到有效的解决。促进有效团队沟通的常用工具包括结构化语言，如 SBAR[状态（Situation）、背景（Background）、评估（Assessment）、推荐（Recommendation）]，这项工具取自海军，以促进沟通的清晰度。

目前有相当多的公共资源用于支持更加良好的团队合作和沟通，详见医疗卫生行业研究和质量机构的 TeamSTEPPS 项目（http://teamstepps.ahrq.gov/）。

（译者：彭　程　校稿：刘黎黎）

第2章

新 生 儿

Danielle Smith, MD

一、简介

出生后28天内称作新生儿期。然而实际上，患病或发育欠成熟的新生儿需要数月的新生儿护理。新生儿护理分为4个等级。等级1为身体健康新生儿的基础护理、新生儿复苏及转运前保持新生儿稳定。等级2指孕周大于32周或体重超过1500g的早产儿专项护理。等级3是复杂性新生儿的亚专科护理，不受新生儿体重及胎龄限制。等级4包括需要接受小儿外科、心脏外科和体外膜肺氧合（extracorporeal membrane oxygenation，ECMO）治疗的新生儿。等级4的护理通常是围产期监护中心的一部分，为高危母亲和胎儿及新生儿提供危重护理和转运。

二、新生儿病史

新生儿病史包含以下三个关键组成部分：

1. 母亲、父亲的疾病史及遗传病史。
2. 母亲既往孕产史。
3. 本次产前和产时的产科病史。

母亲的病史包括慢性病状态、妊娠期用药史、特殊的饮食习惯、吸烟史、成瘾药物或毒物滥用史、化学物质的职业暴露、对胎儿有潜在危险的感染、可能增加养育问题及儿童虐待风险的社会生活史。家族疾病和遗传相关的先天异常也应当被询问到。既往孕产史包括产妇年龄、人身情况、胎次、血型及妊娠结局。本次妊娠史包括当前产检结果，如B超、羊膜穿刺术、筛查试验[风疹病毒抗体、乙型肝炎表面抗原(HBsAg)]、遗传性疾病的血清四联筛查、HIV（人类免疫缺陷病毒）筛查、产前胎儿健康检查（如生物物理学资料、无应激试验、超声评估胎儿血流）结果。与妊娠相关的并发症应当记录在案，如尿路感染、妊娠高血压、子痫、妊娠糖尿病、阴道出血、先兆早产。重点围产期事件包括胎膜破裂的持续时间、产妇发热、胎儿窘迫、羊水粪染、分娩方式（经阴分娩或剖宫产）、使用麻醉或阵痛情况、手术或产钳的原因、新生儿出生时状况、复苏措施、Apgar评分。

三、生长发育及胎龄评估

了解新生儿的胎龄至关重要，因为在此基础上可以预测新生儿的行为和可能出现的医疗问题。母亲末次月经情况是判断孕周的最佳指标，早期的胎儿超声能够提供辅助信息。产后新生儿的体格特征和神经发育也是判断胎龄的重要线索。表2-1根据用于评估胎龄的Ballard方法，详细列出了体格和神经发育成熟的标准。将每个新生儿的体格和神经肌肉检查的分数相加，可得到一个与胎龄相对应的分数。

在标准曲线上绘制出生体重与胎龄的关系，以确定新生儿是否为适于胎龄（appropriate for gestational age，AGA）、小于胎龄[small for gestational age，SGA，也称作宫内生长受限（intrauterine growth restriction，IUGR）]、大于胎龄（large for gestational age，LGA）。正常新生儿的胎龄别出生体重受性别、种族、产妇营养、产科护理、环境因素（如海拔、吸烟、吸毒、酗酒）影响。如果可能，新生儿胎龄别体重标准应当基于当地数据来应用。与胎龄相关的出生体重是一种筛查工具，在诊断IUGR或胎儿生长过度时，辅以临床数据作为补充。这些数据包括新生儿的体格检查及其他因素，包括父母体格、同胞的体重 - 胎龄。

一个重要的差异，尤其在SGA新生儿中，为是匀称型[体重、身长、头围（occipitofrontal circumference，OFC）均小于第10百分位数]还是非匀称型（只有体重小于第10百分位数）。非匀称型的生长受限提示妊娠晚期问题，如妊娠高血压、胎盘功能不全。匀称型的生长受限提示妊娠早期问题：染色体异常、母亲吸毒或酗酒、先天病毒感染。SGA的新生儿与同胎龄的AGA新生儿相比，发病率和死亡率均有所提高。一般来说，发育不匀称的新生儿在宫内大脑发育未受影响，其未来生长发育多正常。

表 2-1 评估新生儿的胎儿成熟度的新 Ballard 评分 [a]

神经肌肉成熟度								
神经肌肉成熟度体征	得分							记录得分
	−1	0	1	2	3	4	5	
姿势		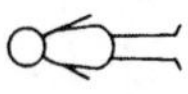	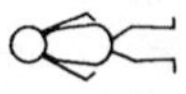	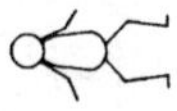	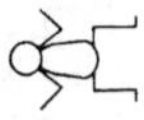	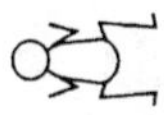		
方窗征(腕部)	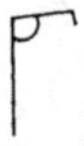 >90°	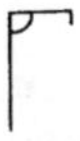 90°	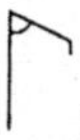 60°	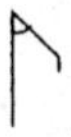 45°	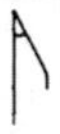 30°	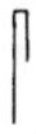 0°		
上肢回弹		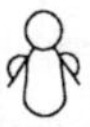 180°	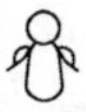 140°～180°	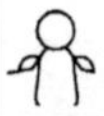 110°～140°	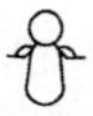 90°～110°	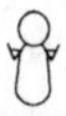 <90°		
腘窝角	180°	160°	140°	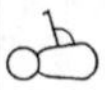 120°	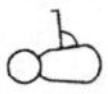 100°	90°	<90°	
围巾征	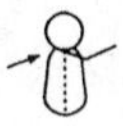	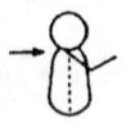	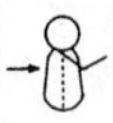	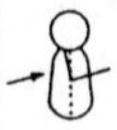	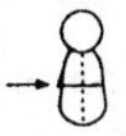	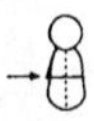		
足跟触耳	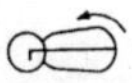	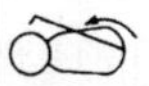	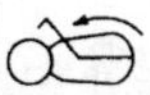	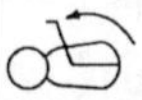	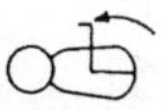	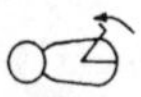		
总得分								

体格成熟度								
体格成熟度体征	得分							记录得分
	−1	0	1	2	3	4	5	
皮肤	黏、脆、透明	凝胶状、赤红、半透明	光滑、粉色，可见静脉	表面脱皮和(或)皮疹，少许静脉	开裂、苍白的区域，罕见静脉	皮肤呈羊皮纸状，裂痕粗深，血管不可见	皮肤呈皮革状，破裂、皱缩	
胎毛	无	稀疏	充裕	变稀疏	光秃	大部分光秃		
足跖面纹	跟到趾距离为 40～50mm	跟到趾距离为 60mm，且无皱纹	微弱的红色纹理	仅前部有横纹	足纹理达 2/3	足纹理布满整个足底		
乳腺	不可触及	刚刚可见	扁平乳晕，未触及结节	点状乳晕，1～2mm 结节	隆起的乳晕，3～4mm 结节	完整的乳晕，5～10mm 结节		
眼 / 耳	眼睑融合，松弛：−1；紧：−2	眼睑开、耳廓平、有褶皱	耳廓弯曲、柔软、回弹慢	耳廓弯曲好、柔软、稍有弹性	耳廓稳定、回弹好	厚软骨、耳硬		
生殖器（男）	阴囊平、光滑	阴囊空、微小皱襞	睾丸高位、皱襞少	睾丸下降、皱襞少	睾丸下垂、有皱襞	睾丸下垂、深皱襞		
生殖器（女）	阴蒂凸起，阴唇平	阴蒂凸起，小阴唇小	阴蒂凸起，小阴唇大	大小阴唇凸起	大阴唇大，小阴唇小	大阴唇覆盖阴蒂和小阴唇		
总得分								

成熟度	分数	−10	−5	0	5	10	15	20	25	30	35	40	45	50
等级	周数	20	22	24	26	28	30	32	34	36	38	40	42	44

a 临床胎龄评估详见正文

经许可引自 Ballard JL, Khoury JC, Wedig K, et al. New Ballard Score, expanded to include extremely premature infants. J Pediatr 1991 Sep; 119(3): 417-423.

了解出生体重与胎龄的关系，可以预测一些新生儿期问题。LGA 新生儿产伤的风险增加。LGA 中的糖尿病母亲婴儿(infant of diabetic mother, IDM)患低血糖、红细胞增多症、先天畸形、先天性心脏病、高胆红素血症、低钙血症的风险相应升高。SGA 新生儿在分娩过程中胎儿窘迫、红细胞增多、低血糖、低钙血症的风险升高。

四、出生时体格检查

新生儿体格检查的要求取决于新生儿的状态和环境。产房查体包括观察病情、肺部听诊、先天异常及产伤。先天畸形的发生率约占存活新生儿的 1.5%，占围产期和新生儿期死亡的 20% ～ 25%。因为新生儿在分娩过程中受挤压明显，产房体检不应过于广泛。Apgar 评分（表 2-2）应当于出生后 1min、5min 记录下来。出生后严重窘迫的患儿，评分应延长至 20min。尽管 1min、5min Apgar 评分对于长期预后没有明显预测价值，但对围产期窘迫的严重程度及复苏效果的评价具有一定的作用。

正常情况下皮肤血流量大，所以皮肤颜色反映了心输出量。窘迫会影响儿茶酚胺分泌，改变心输出量，同时改变血流的分布，使到达皮肤的血流量减少，从而保障氧气输送到更重要的器官。因此，皮肤发绀、苍白是提示心输出量不足的两个重要体征。

骨骼检查有助于发现明显的先天发育异常和明确是否有产伤，特别是 LGA 或出现第二产程延长的新生儿。在第二产程中可能发生锁骨或肱骨骨折。

分娩时应检查胎盘和脐带。检查脐带主要是确定脐带血管的数量。正常情况下，有两根脐动脉和一根脐静脉。1% 的新生儿（5% ～ 6% 的双胎儿）只有一条脐动脉和一条脐静脉。单脐动脉可能增加先天缺陷的风险。应在分娩后检查胎盘。胎盘面积小通常提示胎儿体格偏小。胎盘检查也应包含胎膜和血管（特别是多胎）及母体一侧是否存在胎盘梗死（胎盘早剥）或血栓。

五、产后检查

新生儿体格检查的目的是查明可能影响新生儿健康的异常情况，并对从宫内到宫外的过程中出现的任何急性疾病进行评估。检查者应双手保持温暖并且手法轻柔。首先进行视诊，随后肺部听诊，接下来腹部触诊。眼、耳、咽喉、臀部检查应放在最后进行，因为这些动作会引起婴儿不适。正常心率应波动于 120 ～ 160 次 / 分，呼吸频率正常范围是 30 ～ 60 次 / 分。出生后第一天收缩压波动于 50 ～ 70mmHg（1mmHg=0.133kPa），并在出生后 1 周内逐渐升高。心律不齐通常是房性期前收缩引起的，是常见的良性现象，通常在出生后几天内消失。

有 15% ～ 20% 的健康新生儿存在微小的异常 [一类不会影响新生儿健康的正常变异，如单侧通贯线（猿线），或者单脐动脉]。存在微小异常的新生儿有 3% 的风险与明显畸形相关。约有 0.8% 的新生儿存在 2 种微小的异常，0.5% 的新生儿存在 3 种甚至更多，这类新生儿分别有 10% 和 20% 的风险有严重的畸形。在健康新生儿中无须特别关注的轻微异常包括耳前瘘管、距肛门 2.5cm 内不伴有其他皮肤异常的表浅的骶骨凹陷、白种人新生儿皮肤上有 3 个以内的咖啡牛奶斑、非裔美国新生儿有 5 个以内的咖啡牛奶斑。

1. 皮肤　观察有无瘀斑、瘀点（常见于皮肤表面）、胎粪黄染及黄疸。出生后 24h 内出现的肉眼可见的黄疸是病理性的，通常提示新生儿溶血或先天性肝脏疾病，两者均需进一步评估。周围性发绀通常见于肢端冷或者新生儿红细胞增多症。全身型发绀需要立即评估。皮肤苍白可能是由于急性或慢性失血或者酸中毒。皮肤颜色深的新生儿，肤色是否苍白、发绀应从口唇、

表 2-2　新生儿出生后评估——Apgar 评分 [a]

	分数		
	0	1	2
心率	无	慢（< 100 次 / 分）	> 100 次 / 分
呼吸动作	无	慢，不规律	好，哭声响
肌张力	松弛	略屈曲	主动运动
对鼻腔内导管的反应 [b]	无反应	痛苦表情	咳嗽或打喷嚏
肤色	蓝色或苍白	面部粉色，肢端发蓝	全身粉色

a 在新生儿娩出（断开脐带和胎盘）后 1min、5min 观察并记录以下客观体征

b 口咽腔清洁后检查

数据来自 Apgar V, Holaday DA, James LS, et al. Evaluation of the newborn infant—second report. J Am Med Assoc 1958 Dec 13; 168(15): 1985-1988.

甲床部位进行评估。多血质外貌提示红细胞增多症。皮肤干燥、表皮皲裂、剥落常见于过期产新生儿。水肿可能是全身（积液）或局部的［如特纳（Turner）综合征的患儿，会出现足背水肿］。检查胎记，如毛细血管瘤、骶部色素青斑（背部、臀部有青黑色的色素沉着）。

有许多新生儿时期出现的良性皮疹，如粟粒疹、痱、结节性红斑、脓疱性黑变病。有关情况的更详尽描述请参阅第15章。

2. 头　检查有无头颅血肿（一边或两边顶骨部位肿胀，不跨过骨缝）、头皮水肿（跨骨缝）。硬膜下出血（颅骨下）不常见，但可能导致血液大量丢失进入潜在腔隙，引起低血容量性休克。颅骨骨折呈线状或凹陷，可能伴有头颅血肿。检查囟门是否存在及其大小。前囟在任何方向上的宽度为1～4cm；后囟应小于1cm。第三囟门是沿顶骨矢状缝的骨缺损，见于遗传综合征，如21-三体综合征（唐氏综合征）。骨缝应可自由活动，但通常在出生后就被覆盖。颅缝早闭，是颅骨过早融合导致的颅骨形状异常，一般发出生在生后几天或更晚一些，不难做出诊断。

3. 面　特殊面容常与特殊的综合征相关。不能遗漏产伤造成的瘀伤（特别是面部）和产钳夹痕。面部的异常表现可能导致口、鼻周围的软组织肿胀和面部扭曲。哭闹时面神经麻痹的相关体征最为明显，未受影响的一侧正常活动，面部表情和运动不对称，似做鬼脸。

4. 眼　结膜下出血在产伤中较常见。较少见角膜撕裂（表现为角膜混浊）或前房积血（前房可见一层血）。这类新生儿需要请眼科会诊。应对眼球运动进行评估。偶尔不协调的眼球运动很常见，但持续的不规则运动是不正常的。应检查虹膜是否异常，如斑点［唐氏综合征可见布鲁什菲尔德斑（Brushfield spots）］和缺损。视网膜红光反射应存在且对称。黑斑、单侧红光反射迟钝/无反射或出现白光反射均需眼科检查。白斑可由青光眼（角膜混浊）、白内障或肿瘤（视网膜母细胞瘤）引起。疑诊或确诊先天性病毒感染的新生儿应进行视网膜检查并散瞳，注意是否有脉络膜视网膜炎。

5. 鼻　检查鼻的大小及形状。宫内挤压可导致畸形。因为1个月以内婴儿主要通过鼻呼吸，任何原因导致鼻腔阻塞都可能造成呼吸衰竭（如双侧后鼻孔闭锁或狭窄）。单侧后鼻孔闭锁可以通过阻塞单侧鼻孔来诊断。但是检查通畅度最好的方法是在鼻孔下方放一个冷的金属表面或小镜子来观察从两侧鼻孔出来的雾气。出生时鼻腔有脓性分泌物提示先天性梅毒。

6. 耳　畸形或位置异常（低耳位或后旋转）的耳一般伴随其他先天性异常。耳前瘘管和附耳是常见的微小变异，并且很可能是家族遗传性的。任何外耳异常都可能同听力丧失有关。

7. 口　上皮珠是分布于牙龈边缘及软硬腭交界处的良性潴留囊肿。可能出现诞生齿，但有时为了防止误吸需拔除。需检查是否存在腭裂及其他异常。小下颌、舌后坠及腭裂可见于皮埃尔•罗班（Pierre Robin）序列征，这种疾病会出现呼吸困难，因为舌后坠可阻塞呼吸道，因此可采用俯卧位。唐氏综合征及贝-维（Beckwith-Wiedemann）综合征可见舌大并伸出口外。口腔分泌物过多提示食管闭锁或吞咽困难。

8. 颈部　Turner综合征可见颈蹼及低后位发际线。颈窦束可以看作是鳃裂的残余。检查包块：中线部——甲状舌管囊肿，胸锁乳突肌前面——鳃裂囊肿，胸锁乳突肌内——血肿和斜颈，胸锁乳突肌后面——水囊瘤。

9. 胸部及肺部　检查锁骨断裂（捻发音、骨擦感及压痛）。通过确定最大心搏点和评估心音来检查呼吸音及纵隔位置。呼吸音降低伴有呼吸困难及心音变化提示气胸或占位性病变（如膈疝）。纵隔气肿引起心音低沉。在肺透明膜病中可观察到呼吸呻吟和吸气量减少。啰音在这个年龄段无临床意义。

10. 心脏　心脏杂音在最初的几小时很常见，而且通常是良性的。相反，新生儿严重的心脏疾病可能没有杂音。新生儿心脏疾病最常见的2个临床表现：①发绀；②伴有动脉搏动异常和灌注异常的充血性心力衰竭。左心发育不全和主动脉瓣严重狭窄时，收缩期和舒张期的脉搏都减弱。在主动脉缩窄和主动脉弓离断时，下肢动脉搏动减弱。

11. 腹部　检查腹部压痛、腹胀及肠鸣音。如果存在羊水过多或有较多口腔分泌物，可试放置胃管来判断有无食管闭锁。新生儿大部分腹部包块同肾脏有关（如多囊肾、肾发育畸形及肾积水）。当腹部放松时，可能触及正常肾脏，但是不是很明显。明显的舟状腹及呼吸困难多提示膈疝。腹部肌肉组织缺失可能同肾脏发育异常有关（如梨状腹综合征）。新生儿的肝脏及脾脏比较表浅，浅部触诊便可触及。浅部触诊也可触及耻骨联合上方膨胀的膀胱。

12. 生殖器官及肛门　随着胎龄的增长，男性和女性生殖器官表现出不同特点（表2-1）。女婴出生后早期可出现假月经，少许白色阴道分泌物为正常现象。检查肛门的位置及通畅性。

13. 骨骼　检查明显异常情况，如骨骼缺如、马蹄内翻足、并指（趾）或多指（趾）。检查髋关节脱位，先将股骨向后拉使其脱位，然后外展腿将股骨复位，注意股骨头移位时的声响。检查肢端骨折及麻痹（尤其是臂丛损伤），注意脊髓畸形证据（如脊柱侧弯、囊肿、窦道、脊膜膨出）。宫内长期活动受限可造成关节挛缩（多发性关节挛缩），其可能是由羊水减少或先天性神经肌肉疾病造成的。

14. 神经系统检查　正常新生儿有基本的条件反射（如觅食反射和吸吮反射）和感觉（如听觉和嗅觉），从而使他们能在出生后早期认出自己的母亲。尽管出生时视网膜发育良好，但是因为晶状体相对固定，所以视力相对较差（20/400）。出生后6个月内视力迅速提高，出生后2个月时凝视和追视较好。

注意观察新生儿休息时的状态。正常足月新生儿四肢可自如地上下活动。伸展四肢可自发恢复到原来屈曲状态。观察啼哭特点，伴或不伴肌张力减退的高尖哭声可能提示中枢神经系统疾病，如出血、感染、先天性神经肌肉病或全身性疾病。检查以下新生儿反射。

- 吸吮反射：新生儿可吸吮口中乳头；在妊娠14周时可观察到。
- 握持反射：检查者手指放在新生儿手掌中时，新生儿可抓握；在妊娠28周时出现，在出生后4个月时消失。
- 拥抱反射：仰卧抱婴儿，并支撑头部，让头部突然下降1～2cm。其手臂将在肩膀处外展，在手肘处伸开手指，然后内收和屈曲；在妊娠28周时出现，在出生后3个月时消失。

六、健康新生儿的护理

一级护理的主要职责是护理健康新生儿：促进建立母婴关系、母乳喂养及传授新生儿护理的基础知识。工作人员须监测婴儿相关的疾病症状和体征，包括体温不稳定、活动变化、拒乳、苍白、发绀、过早出现或严重的黄疸、呼吸增快、呼吸窘迫、胎便排出延迟（超过24h）或未排便及胆汁性呕吐。

在正常的新生儿保育室有一些常规的预防措施。出生后1h内双眼涂抹红霉素眼膏可预防淋病性结膜炎。出生后4h内肌内注射或皮下注射维生素K（1mg）以预防新生儿出血性疾病。

所有婴儿应接种乙肝疫苗。如果母亲是乙肝表面抗原阳性，新生儿应同时接种乙肝疫苗及乙肝免疫球蛋白。如果母亲乙肝表面抗原情况不明，新生儿应在出生后12h内注射乙肝疫苗，母亲应取血检测乙肝表面抗原，如果母亲乙肝表面抗原检测为阳性，新生儿需在出生后7d内注射乙肝免疫球蛋白。

所有新生儿都应该留取脐带血，如果母亲是O型血或Rh阴性血，脐带血可用来行血型鉴定及Coombs试验，从而评估黄疸的危险性。

此外，存在低血糖高危因素的新生儿应行血糖检测（糖尿病母亲婴儿、早产儿、小于胎龄儿、大于胎龄儿或特殊新生儿）。血糖低于45mg/dl需重新行实验室检查确定，并且开始治疗。对于有多血质外貌或贫血貌的新生儿应在出生后3～6h行红细胞压积测定（参考新生儿血液系统疾病）。

新生儿在出院前或最好在出生后24～48h行国家资助的遗传代谢病筛查[先天代谢异常，如苯丙酮尿症（PKU）、半乳糖血症、镰状细胞贫血、甲状腺功能减退症、先天性肾上腺皮质增生症和囊性纤维化]。在许多国家，在出生后8～14d需再次行该项检查，因为在出生后48h内行PKU检查可能是假阴性的。不同国家筛查的疾病并不相同。现在许多国家扩大了疾病筛查范围，筛查其他先天性代谢缺陷，如脂肪酸氧化缺陷和氨基酸或有机酸代谢障碍。有些国家也筛查严重的联合免疫缺陷疾病。

新生儿保育机构可筛查严重的先天性心脏病。进行该项筛查的目的是发现新生儿结构性心脏疾病，从而能够在出生后1年内进行干预治疗。新生儿在出生后第2天行脉搏氧饱和度监测，异常的新生儿在出院前行心脏超声检查。

婴儿应常规仰卧位，以降低婴儿猝死综合征（SIDS）的风险。除非出于临床原因，否则禁止俯卧位。与成年人同床及俯卧姿势可增加SIDS风险。

1. 新生儿喂养　如果具备以下条件，新生儿可开始喂养：①有活力的；②无腹胀；③肠鸣音正常；④因饥饿而哭闹。这些表现通常在出生后6h内出现，但是存在胎儿窘迫或产伤的新生儿喂养要延后。健康的足月新生儿可以每隔2～5h喂养1次。如果母亲及新生儿临床情况稳定，第1次喂养可在出生后1h内开始。对于配方奶喂养的新生儿，第1次喂养多在出生后3h。喂养量可从每次0.5～1oz（1oz=28.41ml）开始，到第3天时可逐渐增加至1.5～2oz。第3天时，足月儿平均纳奶量为100ml/（kg·d）（表2-3）。

配方奶可满足大部分新生儿的营养需求。配方奶的营养物质是参照母乳的（参见第11章）。尽管母乳中几种维生素和矿物质的含量很低，但生物利用度很高。除了维生素K（出生时1mg肌内注射）、维生素D（所有新生儿在出生后早期需要开始补充400IU/d）、维生素B_{12}及锌（如果母亲是严格的素食主义者并且未补充），母乳可提供婴儿出生后6个月内所有必需的营养物质、维生素、矿物质及水分。母乳的其他优点：①存在免疫因子、抗菌因子及抗炎因子，如IgA和细胞、蛋白质和酶复合物，从而可减少上呼吸道感染及肠道感染；②可能降低儿童湿疹及哮喘的发生率及严重性；③促进母婴联系；④促进神经系统发育。

尽管在美国85%的母亲早期开始母乳喂养，但是只有50%的母亲可坚持6个月。医疗机构助力早期成功开始母乳喂养，包括母婴同室、按需护理及避免不必

表 2-3 成功母乳喂养指南

	8h	8～24h	2d	3d	4d	5d	6d 及以后
提供牛奶	也许可挤出几滴奶液		母乳在第 2～4 天分泌			母乳分泌量大，乳房可能比较硬或溢乳	在喂养后乳房应感到柔软
婴儿活动	婴儿常在出生后 1h 内处于清醒状态，在出生后 30min 内接触乳头	叫醒婴儿，其可能不会主动醒来进食	婴儿应该更配合，睡眠相对少	寻找早期喂养线索，如发呆、咂嘴和手摸脸			婴儿在喂奶后应表现出满足感
喂养规则	婴儿在出生后 2～4h 进入深睡眠	应用表格记录每次喂养时间 每隔 1～4h 喂养 1 次或尽可能频繁喂养，至少每天喂养 8～12 次				可尝试延长 24h 内喂养间隔（两次喂养间隔 5h）	
母乳喂养	在最初的深睡眠之后，婴儿会在接下来的几小时内清醒并保持警觉和反应灵敏	只要母亲舒适，且婴儿可积极吮吸，就可以积极喂养	每次喂奶时尽量喂两边，每次 10min。乳头会有些触痛	如果乳房太固定，宝宝无法吸吮乳头，可以考虑用手或滴牛奶来软化乳头	在出生后前几周，每次喂养时每边至少吸吮 10～30min。一旦母乳喂养很好地建立起来，可让婴儿吸完一边母乳，再吸吮另一边		母亲乳头触痛得到改善或消失
婴儿排尿		婴儿在出生后 24h 内至少有 1 次小便	婴儿每 8～11 小时至少要换一块尿布	应该在 24h 内看到小便次数增加（增加至 4～6 次）	婴儿的尿液颜色应是淡黄色	婴儿应排 6～8 次无色或淡黄色尿	
婴儿粪便		婴儿可能存在黑粪（胎便）	婴儿第 2 次排便也可能很黑（胎便）	婴儿的粪便应由墨绿色转变为黄色		婴儿应每天排 3～4 次黄色稀便	出生后 4～6 周婴儿大便次数可能减少

经许可改编自 Gabrielski L: Lactation support servies. Childens Hospital Colorado, 1999.

要的配方奶添加。护理人员须接受相关培训，从而能识别同母乳喂养相关的问题，进而在医院为母亲提供帮助。一个有经验的专业人员应在最初几次喂养时注意观察和帮助，从而使母乳喂养良好开始。良好的喂养对预防常见问题很重要，如乳头疼痛、婴儿哭闹、乳房胀大、喂养不足及高胆红素血症。

2. 新生儿早期出院 如果没有禁忌证并且可保证 48h 内随访，一些新生儿在出生后 24～36h 出院是安全的（表 2-4）。大部分存在心脏、呼吸或感染性疾病的新生儿可在出生后 12～24h 被发现。产妇分娩时使用抗生素预防 B 组链球菌（GBS）定植或感染的婴儿须除外。美国疾病控制和预防中心（CDC）及美国儿科学会（AAP）建议，如果这些婴儿的母亲在分娩时没有应用或未应用足够的抗生素或头孢唑林，这些婴儿应在医院至少观察 48h。对于母亲在分娩时接受良好的药物预防且出生后状态良好的足月儿、可随时获得医疗照护的新生儿，可能无须在医院观察超过 24h。其他问题，如黄疸、母乳喂养问题，常在出生后 48h 发生，并且一般都可以在门诊处理。

AAP 建议对所有出生后 72h 内出院的新生儿在出院后 48h 内进行随访。小的或晚期早产儿（尤其是母乳喂养）存在喂养不足的风险。随访和体格检查的建议指南见表 2-5。每个病例必须根据医疗、社会和经济因素确定最佳出院时间。

表 2-4 新生儿早期出院禁忌证和相对禁忌症

新生儿早期出院禁忌证：
1. 黄疸≤ 24h
2. 存在感染高危因素（如母亲绒毛膜羊膜炎），在正常过渡 24h 后出院
3. 已知或怀疑毒瘾或戒断
4. 需要评估的生理缺陷
5. 口腔先天缺陷（腭裂、小颌畸形）
新生儿早期出院的相对禁忌证（存在喂养失败高风险，严重黄疸）：
1. 早产（＜ 38 周）
2. 出生体重（＜ 2700g）
3. 喂养时存在唤醒困难；无须常规护理
4. 存在干扰喂养的医学或神经系统疾病（唐氏综合征、肌张力减退、心脏疾病）
5. 双胎或多胎
6. ABO 血型不合或严重黄疸患儿
7. 母亲以前分娩过母乳喂养体重增长欠佳的婴儿
8. 母亲的乳房手术涉及乳晕周围区域（如果尝试哺乳）

表 2-5 早期门诊随访评估指南

病史：
每次有节奏吸吮和吞咽可以至少持续 10min 吗？
婴儿每隔 2 ～ 3h 醒来并需进食吗（每 24 小时至少进食 8 ～ 10 次）？
乳房在哺乳前感觉胀满，在哺乳后感觉松软吗？
每 24 小时至少更换 6 次尿布吗？
每 24 小时至少有 4 次黄色粪便吗（不是胎便）？
婴儿在进食后仍然存在饥饿表现吗（频繁吸吮手指、呆滞）？
体格检查：
裸重不能低于出生体重的 8% ～ 10%
广泛且严重的黄疸
评估皮肤湿度、警觉性、舒适度
心血管检查：杂音、肱动脉及股动脉搏动，呼吸情况

包皮环切术：是一个选择性手术，只有健康且稳定的婴儿才能进行该手术。这项手术具有医学益处，包括预防尿路感染，降低阴茎癌和性传播疾病发病率。大多数父母因为宗教和社会原因决定行包皮环切术，而不是医学相关原因。包皮环切术的风险包括局部感染、出血、皮肤缺损、尿道损伤。并发症发生率小于 1%。阴茎背侧神经阻滞或应用不含肾上腺素的 1% 利多卡因环周阻滞或表面麻醉膏，是可经常使用且安全有效的方法。在整个手术过程中，可以看到阴茎头的技术（Plastibell 钳和 Gomco 钳）优于盲法技术（Mogen 钳），因为后者偶尔可能损伤阴茎头。包皮环切术禁忌用于生殖器异常婴儿。对于存在严重出血性疾病家族史的婴儿，在术前需行凝血功能检查。

3. *听力检测* 正常的听力对于正常的语言发展很重要。双侧听力丧失在正常新生儿中发生率为 0.1% ～ 0.3%，在新生儿重症监护病房（NICU）住院新生儿中发生率为 2% ～ 4%。婴儿应尽早通过听觉脑干诱发反应或耳声发射来筛查听力损失，因为单靠风险分析可能漏诊 40% 听力受损的患儿。初级保健者和父母应该知道婴儿可能存在听力损伤，并且对于可疑病例需立即转诊。通过广泛筛查，确诊听力损伤的年龄由 24 ～ 30 个月降至 2 ～ 3 个月。如果在 6 个月前开始干预，语言和社会行为发展受影响较小。

七、足月儿常见问题

（一）新生儿黄疸

总论 出生后第 1 周 65% 的新生儿可出现黄疸，且伴有血清胆红素超过 6mg/dl。8% ～ 10% 新生儿可发展为严重高胆红素血症 [总血清胆红素（TSB）＞ 17mg/dl]，1% ～ 2% TSB ＞ 20mg/dl。极高及存在潜在风险的 TSB 水平比较低，但是可造成胆红素脑病，胆红素脑病以基底节和脑干损伤为特点。

存在 Rh 血型不合基础的新生儿容易出现胆红素脑病，换血技术出现及 Rh 阴性血型母亲在产后应用高滴度 Rho（D）免疫球蛋白可使胆红素脑病发病率降低。应用换血技术及光疗使新生儿 TSB ＜ 20mg/dl 的几十年中，美国未见报道胆红素脑病病例。然而，从 20 世纪 90 年代初期，胆红素脑病再次出现。最近这些病例的共同特点：出生后 48h 内出院，母乳喂养，检测 TSB 延迟，未及时诊断溶血病，出院后未早期随访，未早期识别胆红素脑病症状。

胆红素是由在网状内皮系统和骨髓中的血红素（铁原卟啉）分解产生的。血红素被血红素氧合酶裂解成铁，并保存下来；机体排出一氧化碳；胆红素还原酶将胆红素转化为胆绿素。间接胆红素同白蛋白结合，并被运送至肝脏，在肝脏内被肝细胞清除。在尿苷二磷酸葡萄糖醛酸转移酶（UDPGT；葡萄糖醛酸转移酶）作用下，胆红素同 1 ～ 2 个葡萄糖醛酸分子结合。直接胆红素经过胆汁排入肠道。在正常肠道菌群作用下，直接胆红素被分解为粪胆素，并通过粪便排泄。新生儿肠道菌群欠成熟，且胃肠蠕动偏慢，因此直接胆红素在肠腔内淤滞，肠腔内 β- 葡萄糖醛酸酶分解葡萄糖苷酸分子并且使间接胆红素重吸收（肠肝循环）。

血液中胆红素含量取决于胆红素产生的速度和排泄的速度。最佳的确定方法是参照第 95 百分位数小时胆红素曲线。

（1）生理性黄疸

诊断要点和主要特点

- 出生后超过 24h 出现黄疸
- 总胆红素每日增长< 5mg/dl（86mmol/L）
- 在出生后 3 ～ 5d 总胆红素达到高峰，且总胆红素不超过 15mg/dl（258mmol/L）
- 足月儿出生后 1 周黄疸消退，早产儿出生后 2 周黄疸消退

造成新生儿黄疸的因素包括 UDPGT 活性低、红细胞相对增多、肠道菌群未建立、肠道蠕动慢及出生后早期肠肝循环增加。超过图 2-1 标注范围的高胆红素血症不是生理性的并且需要进一步评估。

（2）病理性高间接胆红素血症可分为两大类：胆红素生成过多或胆红素结合率降低（表 2-6）。总血清胆红素反映了这些过程之间的平衡。24h 内总血清胆红素大于 5mg/dl 多见于溶血。

1）胆红素生成过多

A. 抗体介导的溶血（Coombs 试验阳性）

a. ABO 血型不合：任何 O 型血母亲妊娠都有可能出现这种情况。溶血通常较轻，但是其严重程度很难预测，因为母体内抗 AIgG 或抗 BIgG 抗体含量不同。尽管有 15% 的孕妇存在 ABO 血型不合基础（母亲 O 型血，婴儿为 A 型或 B 型血），其中只有 33% 的婴儿直接 Coombs 试验阳性，并且其中小于 10% 婴儿的黄疸需要治疗。因为母体内抗体可在分娩后持续数月，所以婴儿可在出生后数周内逐渐出现贫血，部分需输血。

b. Rh 血型不合：这种溶血并不常见，并且更严重，比 ABO 血型不合容易预测。致敏孕妇因为体内存在记忆性 IgG 抗体，溶血的严重程度增加。Rh 阴性血母亲在妊娠期间行侵入性操作后或流产后（包括人工流产后）或分娩 Rh 阳性血婴儿后，给予大剂量 Rho（D）免疫球蛋白可有效预防 Rh 溶血病。存在 Rh 溶血病的新生儿一般在出生后就出现贫血，持续的溶血较快导致高胆红素血症及严重贫血。严重的 Rh 同族免疫溶血红细胞增多症患儿主要表现为危及生命的贫血、全身水肿及胎儿或新生儿心力衰竭。如果未行产前干预，多数胎儿或新生儿会死亡。产前干预的基本方法是通过脐静脉予胎儿输注 Rh 阴性红细胞或直接输注于胎儿腹腔。这部分新生儿一般出生后就需光疗，常需换血治疗。诊断明确后尽快静脉注射免疫球蛋白（IVIG 0.5 ～ 1g/kg）可能降低换血率。在母源性抗体代谢完成前，溶血过程持续存在。因此，这部分婴儿须随访监测 2 ～ 3 个月以及时发现再次出现的需输注红细胞的严重溶血。

B. 非免疫性溶血（Coombs 试验阴性）

a. 遗传性球形红细胞增多症：是一种最常见的红细胞膜缺陷的疾病，因红细胞变形能力降低，会造成

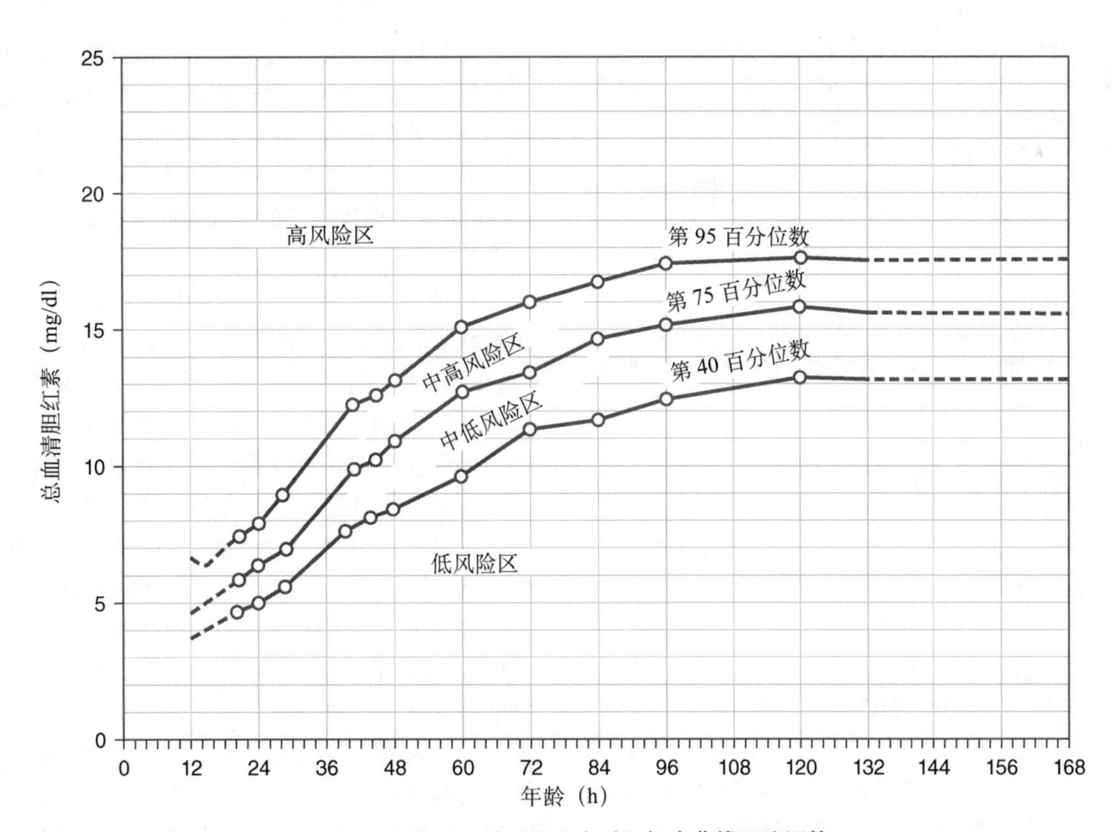

图 2-1 足月儿及近足月儿小时胆红素曲线风险评估

经许可引自 Bhutani VK, Johnson L, Sivieri EM: Predictive ability of a predischarge hour-specific serum bilirubin test for subsequent significant hyperbilirubinemia in healthy term and near-term newborns. Pediatrics 1999 Jan; 103(1): 6-14.

溶血。存在这种疾病的婴儿可能出现需换血治疗的严重高胆红素血症，可能出现脾肿大，可通过外周血涂片及家族史诊断，详见第30章。

b. 葡萄糖-6-磷酸脱氢酶（G6PD）缺陷：是一种最常见的由红细胞酶缺陷造成溶血的疾病，多见于非洲、地中海或亚洲人。出现黄疸时间较同族免疫性溶血晚，多在出生后1周出现。G6PD缺乏症在新生儿黄疸中的作用可能会被低估，目前10%～13%的非裔美国人患有G6PD缺乏症。虽然这种疾病是X连锁遗传的，但是由于X染色体失活，女性杂合子出现高胆红素血症的风险增加。胆红素结合率下降使胆红素增高更明显。网织红细胞中G6PD活性较高，新生儿网织红细胞计数较高，可能导致酶活性检测正常而非缺陷。若G6PD活性低需复查。对初测G6PD活性正常但临床疑似的病例，亦需在出生后2～3个月复查。详情请参阅第30章。

表2-6 病理性高间接胆红素血症病因

胆红素生成过多

1. 溶血导致胆红素生成过多（网织红细胞计数增多）
   a. 免疫介导：直接抗人球蛋白试验（DAT，Coombs试验）阳性
      - ABO血型不合，Rh血型不合，轻微血型抗原不合
   b. 非免疫性：直接抗人球蛋白试验（DAT，Coombs试验）阴性
      - 异常红细胞形态：球形细胞增多症、椭圆形细胞增多症、固缩细胞增多症、口形红细胞增多症
      - 红细胞酶异常：G6PD缺陷、丙酮酸激酶缺乏症、已糖激酶缺乏症、其他代谢缺陷
   c. 细菌性或病毒性败血症患者
2. 非溶血原因导致的胆红素生成过多（网织红细胞计数正常）
   a. 血管外出血：头颅血肿、大面积瘀斑、颅内出血
   b. 红细胞增多症
   c. 胆红素肠肝循环增加：肠梗阻、功能性肠梗阻
   d. 母乳喂养相关性黄疸（母乳喂养量不足导致肠肝循环增加）

结合率降低

1. 克里格勒-纳贾尔（Crigler-Najjar）综合征（少见，严重）
   a. Ⅰ型葡萄糖醛酸转移酶缺乏症，常染色体隐性遗传
   b. Ⅱ型葡萄糖醛酸转移酶缺乏症，常染色体显性遗传
2. 吉尔伯特（Gilbert）综合征（普遍，较轻）
3. 甲状腺功能减退症

C. 非溶血性因素导致胆红素生成增加：体内出血，如头颅血肿、颅内出血或皮肤广泛挫伤可导致黄疸。红细胞增多症因大量红细胞老化破坏可导致黄疸。功能性或机械性的肠梗阻可导致肠肝循环增加。

2）胆红素结合率降低

A. UDPGT缺乏：Crigler-Najjar综合征Ⅰ型（完全缺失，常染色体隐性）和Ⅱ型（部分缺陷，常染色体显性），这些罕见的情况是由于UDPGT基因的外显子或编码区突变，导致酶活性完全或近完全缺失。这两种疾病均可造成严重的高间接胆红素血症及胆红素脑病，如果不治疗会导致死亡。苯巴比妥可改善Ⅱ型酶功能，可降低30%～80%胆红素水平。肝移植可治愈该类疾病。

B. Gilbert综合征：是一种较常见的常染色体遗传病，主要特点为UDPGT基因启动子区域的遗传多态性使肝脏UDPGT活性下降。近9%的人群为纯合子，42%为杂合子，基因频率为0.3。在胆红素负荷增加的情况下，包括G6PD缺乏症，多会发展为高胆红素血症。这部分患儿新生儿黄疸及母乳黄疸多持续时间较长。

3）不明原因或多种因素造成的高胆红素血症

A. 种族差异：亚洲人（23%）新生儿比白种人（10%～13%）或非裔美国人（4%）TSB峰值更有可能超过12mg/dl（206mmol/L）。这些差异可能是不同种族UDPGT基因多态性或G6PD缺乏造成的。

B. 早产儿：早产儿肠道吸收功能差，粪便排出延迟，肠肝循环增加，并且红细胞寿命短。胎龄35～36周的婴儿因高胆红素血症再次入院的可能性是足月婴儿的13倍。即使是近足月婴儿（胎龄37～38周），TSB超过13mg/dl（224mmol/L）的概率也是足月新生儿的4倍。

C. 母乳喂养和黄疸

a. 母乳性黄疸：高间接胆红素血症持续2～3个月在母乳喂养的婴儿中很常见。Gilbert综合征发病率增加使母乳黄疸情况复杂化。一个主要以母乳喂养为主的婴儿，如果没有溶血、甲状腺功能减退症或其他疾病的证据，中等程度的高间接胆红素血症持续6～12周需考虑该病。

b. 母乳相关性黄疸：这种情况也被称作母乳缺乏性黄疸。母乳喂养的婴儿血清间接胆红素高于13mg/dl（224mmol/L）的发病率（9%）比配方奶粉喂养的婴儿（2%）高。病因可能是摄入不足和肠肝循环增加。呼气一氧化碳测定并未检测到胆红素明显增加。尽管很少严重到足以引起胆红素脑病，但近20年来报道的核黄疸的婴儿近100%都是纯母乳喂养，其中50%母乳喂养是唯一已知的危险因素。严重黄疸应被认为是母乳喂养不足的可能临床表现，需详细问诊。评估母乳喂养是否成功的最好方法是监测婴儿的体重、排尿量和排便量（表2-3）。如果摄入量不足，婴儿应补充配方奶，并应指导母亲更频繁地喂奶，每2小时使用电动吸奶器以提高泌乳量。应该考虑咨询哺乳专家。因为正常的新生儿是在母乳喂养建立之前和黄疸达到高峰之前出院的，所以要进行随访，AAP建议在出院后2天内评估摄入量和黄疸程度。

（3）胆红素毒性：间接胆红素阴离子是胆红素神经毒性的部分。阴离子与神经细胞膜的磷脂（神经节苷脂）结合，造成损伤，然后让更多的阴离子进入神经元。细胞内胆红素阴离子与细胞内细胞器的膜磷脂结合，导致能量代谢受损和细胞死亡。血脑屏障在保护婴儿大脑不受损伤方面无疑具有一定的作用，但其完整性在临床上是无法评估的。可用来结合间接胆红素阴离子的白蛋白量及可能取代胆红素蛋白结合位点的其他阴离子的存在也很重要。目前还不清楚胆红素是否有一个固定的水平，超过这个水平就可发生脑损伤。“核黄疸”一词描述了基底节区和脑干核染色的病理发现，以及由于高胆红素血症引起的慢性脑损伤的临床综合征。急性胆红素脑病描述新生儿脑损伤的体征和症状。

即使胆红素水平为25～30mg/dl（430～516mmol/L），健康足月新生儿发生胆红素脑病的风险也很小。风险取决于高胆红素血症的持续时间、血清白蛋白的浓度、相关疾病、酸中毒及相互竞争的阴离子（如磺胺噁唑和头孢曲松）的浓度。早产儿比足月婴儿的风险更大，因为其患相关疾病的频率更高，这些疾病影响血脑屏障的完整性，降低白蛋白水平和白蛋白亲和力。由于这些原因，早产儿“换血线”（胆红素脑病可能发生的水平）可能低于足月婴儿。

（4）急性胆红素脑病

诊断要点和主要特点
• 嗜睡、喂养困难
• 兴奋、哭声尖
• 角弓反张
• 呼吸暂停、抽搐、昏迷（终末期）

患有急性胆红素脑病的新生儿可被描述为“嗜睡且厌食”。虽然这些症状为非特异性，但它们也是急性胆红素脑病的早期症状，应该警惕，对于存在黄疸的婴儿，详细评价出生和出生后病史、喂养和排泄情况，紧急评估胆红素所致神经损伤的迹象，并测定TSB和白蛋白。TSB水平与神经毒性相关性较差。尽管最近报告的核黄疸病例有65%的TSB水平高于35mg/dl，15%低于30mg/dl，8%低于25mg/dl。目前评估神经毒性最敏感的方法可能是听觉脑干诱发电位，它可早期预测胆红素毒性。

（5）慢性胆红素脑病（核黄疸）

诊断要点和主要特点
• 锥体外系运动障碍（手足徐动症脑瘫）
• 凝视障碍，尤其是向上凝视障碍
• 听觉障碍（耳聋，听觉脑干诱发电位异常，而耳声发射正常，听神经受损，听觉不同步）
• 乳牙釉质发育不良

核黄疸是一种不可逆的脑损伤，其特征是手足徐动性脑瘫和听力障碍。智力可能是正常的，但因为相关的听力、交流和协调问题，可能很难评估。这种疾病主要通过临床诊断，但如果听力学检查显示听觉神经病变和听觉非同步化，其中耳声发射试验正常，但听觉脑干反应不存在，则更有利于诊断。有这种症状的婴儿通常是失聪的。轻度核黄疸的婴儿可能有正常的听音图，但有异常的听觉过程和随后的语言理解问题。如果脑部磁共振成像（MRI）显示异常孤立的苍白球、丘脑下核或两者同时存在，那么核黄疸基本可以诊断。

1）高胆红素血症的评估：由于大多数新生儿在出生后24～48h就出院了，此时生理性黄疸未达到高峰，未建立母乳喂养，建议在出院前测量TSB或经皮胆红素（TcB），以帮助预测哪些婴儿有严重高胆红素血症的风险。所有婴儿应在出院前进行严重高胆红素血症的风险评估（表2-7）。

表2-7　影响妊娠35周及以上婴儿严重高胆红素血症风险的因素（按重要性大致排序）

主要危险因素
- 出院前TSB或TcB水平位于高危区（>第95百分位数，图2-1）
- 出生后24h内出现黄疸
- 血型不合且直接Coombs试验阳性，其他已知溶血性疾病（如G6PD缺乏症），或升高的ETCO
- 胎龄35～36周
- 之前同胞需要接受光疗
- 头部血肿或明显挫伤
- 纯母乳喂养，特别是体重降低明显的婴儿
- 东亚人种[a]

次要危险因素
- 出院前TSB或TcB水平位于中高危险区（第75～95百分位数）
- 胎龄37～38周
- 出院前出现黄疸
- 之前同胞有黄疸
- 糖尿病母亲分娩的巨大儿

降低风险（这些因素与显著黄疸风险的降低有关，按重要性递减顺序列出）：
- TSB或TcB水平处于低风险区（图2-1）
- 胎龄≥41周
- 完全奶瓶喂养
- 黑种人[a]
- 72h后出院

ETCO，呼气末CO值；G6PD，葡萄糖-6-磷酸脱氢酶；TcB，经皮胆红素；TSB，总血清胆红素

a 母亲的种族

危险因素越多，发生严重高胆红素血症的可能性就越大。AAP 建议，所有出生后 72h 内出院的婴儿必须在 24 ～ 48h 进行随访。目测胆红素水平是不准确的。TSB 应根据取样时婴儿的小时年龄进行测量和解释。出生后数小时内 TSB 水平超过第 95 百分位数的足月婴儿有 40% 患明显高胆红素血症的风险（图 2-1）。连续胆红素水平应尽可能从一个实验室获得，使解释连续测量更合理。需要明确的是这些图表只适用于 36 周以上的婴儿。

在出生后第 1 天就出现明显黄疸或出现严重黄疸的婴儿需要进一步评估。至少评估以下内容：

- 喂养和排泄情况。
- 出生体重和体重变化百分位情况。
- 检查血红素过度破坏来源。
- 评估血型、Coombs 试验、全血细胞计数（CBC）与涂片、血清白蛋白和 TSB。
- 如果其他原因不能解释黄疸及非裔美国婴儿存在较严重黄疸，需行 G6PD 检测。

2）高间接胆红素血症的治疗

A. 光疗：是高间接胆红素血症最常见的治疗方法。它是相对无创和安全的。波长 425 ～ 475nm（蓝绿光谱）的光在皮肤中被未结合的胆红素吸收，将其转化为可在不结合的情况下随胆汁排出的水溶性同型异构体。强化光疗可在最初 24h 内减少 30% ～ 40% 的 TSB，尤其是前 4 ～ 6h。应保护婴儿的眼睛，以防止视网膜损伤。

当 TSB 比婴儿的预期交换水平低约 6mg/dl（102mmol/L）时，可选择性地开始光疗 [如 16 ～ 19mg/dl（272 ～ 323mmol/L），对于足月婴儿在 TSB 为 22 ～ 25mg/dl（374 ～ 425mmol/L）时，可以考虑换血]。AAP 针对 35 周及以上孕周婴儿的光疗和换血治疗的指导方案见图 2-2 和图 2-3。胆红素过高的婴儿应尽量经口喂养，以减少肠肝循环。补充酪蛋白水解配方奶以抑制黏膜葡萄糖醛酸酶活性，从而减少肠肝循环。IVIG（0.5 ～ 1g/kg）可能阻止抗体介导的免疫性溶血过程。虽然光疗可降低换血风险，但是轻中度黄疸患儿的长期受益并不明确。

B. 换血：虽然大多数高间接胆红素血症的婴儿可以通过光疗来治疗，但极其严重的高胆红素血症是一种危重疾病。应立即将婴儿送入新生儿重症监护病房，在发生不可逆的神经损伤之前进行换血治疗。如果有条件可在送往医院途中行加强光疗。当 TSB 接近潜在毒性范围时，应检测血清白蛋白。补充白蛋白（1g/kg）有助于在换血过程中结合和清除胆红素，以及在为手术做准备时提供神经保护。

由于 Rh 同族免疫性溶血、ABO 血型不合或遗传性球形红细胞增多症导致的严重高胆红素血症婴儿常需要双倍血容量换血（160 ～ 200ml/kg）。这一过程可使血清胆红素下降 50%，可去除约 80% 的致敏或异常红细胞和致病抗体，从而减轻溶血。换血也适用于任

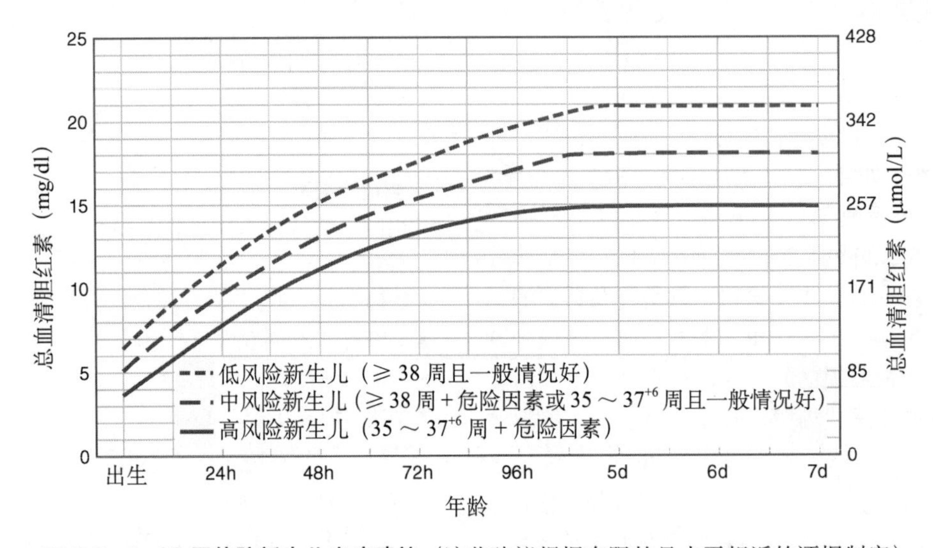

图 2-2 ≥ 35 周住院新生儿光疗建议（这些建议根据有限的且水平相近的证据制定）

（1）图中为总血清胆红素水平，包括直接胆红素

（2）危险因素 = 同族免疫性溶血性疾病、G6PD 缺乏、窒息、嗜睡、体温不稳定、败血症、酸中毒或白蛋白 < 3.0g/dl

（3）对于一般情况好的 35 ～ 37^{+6} 周新生儿，可在总胆红素水平接近中危线时进行干预。对于胎龄近 35 周的新生儿，可选择在总血清胆红素水平偏低时进行干预；对于近 37^{+6} 周新生儿，可选择在总血清胆红素水平偏高时干预

（4）总血清胆红素水平低于 2 ～ 3mg/dl（35 ～ 50mmol/L）时可选择在医院或家中光疗，但如有任何危险因素则应住院治疗

经许可引自 AAP Subcommittee on Hyperbilirubinemia: management of hyperbilirubinemia in the newborn infant 35 or more weeks of gestation. Pediatrics 2004 Jul; 114(1): 297-316.

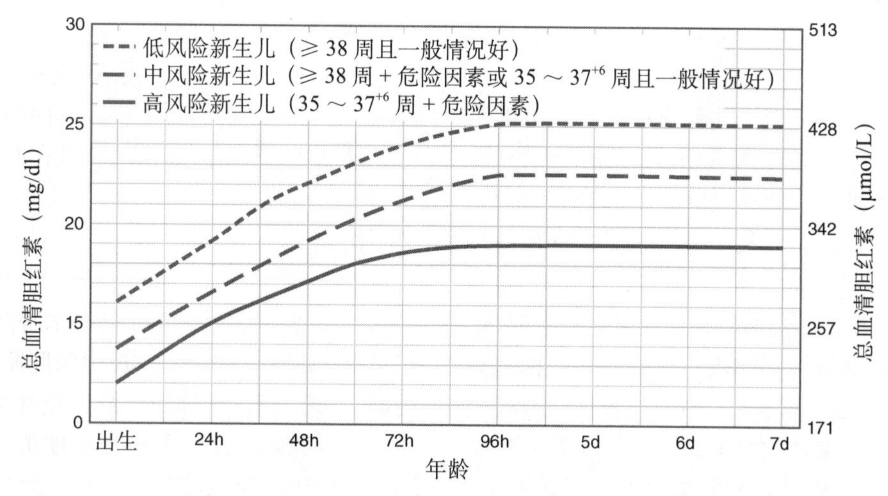

图 2-3 ≥ 35 周新生儿换血指南。该指南指出了接受强光疗治疗新生儿的换血线

（1）出生后 24h 内的换血线受多变的临床情况和对光疗效果的不确定性影响

（2）如患儿出现急性胆红素脑病表现（肌张力增高、身体呈弓形、角弓反张、发热、哭声高尖）或总血清胆红素超过换血线≥ 5mg/dl（85μmol/L），建议立即换血

（3）危险因素 = 同族免疫性溶血性疾病、G6PD 缺乏、窒息、嗜睡、体温不稳定、败血症、酸中毒

（4）测量血清白蛋白并计算 B/A 值

（5）图中为总血清胆红素水平，包括直接胆红素

（6）如果新生儿一般情况好，并且胎龄为 35 ～ 37^{+6} 周（中危组），个体化的具体换血治疗基于实际胎龄确定

经许可引自 AAP Subcommittee on Hyperbilirubinemia: management of hyperbilirubinemia in the newborn infant 35 or more weeks of gestation. Pediatrics 2004 Jul; 114(1): 297-316.

何 TSB 高于 30mg/dl、有脑病迹象或 4h 强化光疗未能使 TSB 降低至少 0.5mg/（dl · h）的婴儿。换血治疗主要是根据 TSB，而不是直接胆红素。

换血是有创操作，有潜在风险，而且很少进行。因此，它应该在转诊中心进行。死亡率为 1% ～ 5%，患儿年龄越小，越不成熟，病情越不稳定，死亡率越高。任何婴儿都可能在手术过程中突然死亡。严重并发症的风险为 5% ～ 10%，如坏死性小肠结肠炎（NEC）、感染、电解质紊乱或血小板减少。等容交换（通过动脉抽血，通过静脉回输）可以降低一些并发症发生的风险。

（二）低血糖

诊断要点和主要特点

- 出生后 4h 内血糖低于 40mg/dl 或出生后 4 ～ 24h 血糖低于 45mg/dl
- 大于胎龄儿、小于胎龄儿、早产儿及有危险因素的新生儿
- 可能是无症状的
- 婴儿可表现为嗜睡、喂养困难、烦躁或抽搐

1. 总论　胎儿血糖比母亲血糖低 15mg/dl。血糖在刚出生时会下降，在出生后 1 ～ 2h 许多健康新生儿血糖可低至 30mg/dl。在第 1 次喂养后血糖低于 40mg/dl 可诊断低血糖。在出生后 3h 起健康足月儿的血糖可稳定在 45mg/dl 或更高水平。足月儿中糖尿病母亲婴儿及生长受限新生儿存在低血糖高风险。

（1）糖尿病母亲婴儿：具有足够的糖原及脂肪储备，但是因为母体及本身的高血糖会引起高胰岛素血症，因此会出现低血糖。胎儿从母体获得过量的能量会成为巨大儿。糖尿病母亲婴儿出现多种新生儿疾病的危险因素增加，包括分娩过程中损伤、心肌病（不对称性室间隔肥厚）或心力衰竭，引起类似先天性巨结肠的低肠梗阻症状的结肠细小。其他新生儿疾病包括高凝血状态和红细胞增多症，这两种疾病使婴儿易于发生大静脉血栓（特别是肾静脉）。糖尿病母亲婴儿相对于胎龄而言往往不够成熟，并且出现肺表面活性物质缺乏、低钙血症、喂养困难及高胆红素血症风险增加。

（2）宫内生长受限（IUGR）婴儿：缺乏糖原及脂肪储备，因此容易出现低血糖。此外，还会出现明显的高血糖和一过性糖尿病样综合征，特别是在早产的 IUGR 婴儿中。这些问题通常与葡萄糖摄入量调整有关，有时需要胰岛素治疗。一些 IUGR 婴儿出现高胰岛素血症，可持续 1 周或更长时间。

（3）其他低血糖病因：低血糖可发生在胰岛细胞过度增长的疾病中，包括贝 - 维（Beckwith-Wiedemann）综合征、胰岛细胞增多症和遗传性高胰岛素血症。低血糖也发生在某些先天代谢性疾病，如糖原贮积症和半乳糖血症。内分泌引起的低血糖包括肾上腺功能不全和垂体功能减退，当低血糖和小阴茎同时存在的情况下，应考虑上述疾病。出生时窒息、存在缺氧及细

菌或病毒性败血症均有发生低血糖的可能。由于糖原储存量减少，早产儿有发生低血糖的风险。

2. 临床表现和监测　新生儿低血糖的症状可能是非特异性的和轻微的：嗜睡、喂养困难、易激惹、震颤、战栗、呼吸暂停和抽搐。胰岛素升高引起的低血糖是最严重和最难以治疗的。高胰岛素状态下的低血糖可在生命最初的 30 ～ 60min 发生。

血糖可以通过使用床边血糖仪测量足跟血来测量。所有存在危险因素的婴儿都应进行筛查，包括糖尿病母亲婴儿、宫内生长受限婴儿、早产儿和任何有相关症状的婴儿。所有低值或临界值都应通过实验室测量血糖浓度来确认。持续监测葡萄糖浓度是很重要的，直到婴儿完全达到肠内喂养 24h 而不需要静脉补液，喂养前血糖浓度的目标大于 45mg/dl。此后低血糖发生率较小。

需要静脉输注葡萄糖超过 5d 的低血糖婴儿应评估少见疾病，包括先天性代谢障碍、高胰岛素血症和反调节激素缺乏。

3. 治疗　以提供肠内或肠外葡萄糖为基础。治疗指南见表 2-8。肠内补充葡萄糖是治疗活力好且能经口喂养的无症状低血糖婴儿的首选治疗方法。口服葡萄糖凝胶可用于补充经口喂养，并已被证明可减少母婴分离和促进出院时的完全母乳喂养。在高胰岛素状态下，应避免弹丸式推注葡萄糖，应提高输注葡萄糖频率。弹丸式推注 10% 葡萄糖（$D_{10}W$，2ml/kg）后，葡萄糖输注应根据需要从起始速度 6 mg/（kg•min）逐渐增加，血糖正常时缓慢减停。患有红细胞增多症的糖尿病母亲婴儿和宫内生长受限婴儿出现症状性低血糖的风险最大。

4. 预后　如果治疗及时，低血糖预后良好。低血糖抽搐婴儿及持续高胰岛素性低血糖婴儿常常存在中枢神经系统后遗症。低血糖也可能加重围产期脑损伤，因此应避免。

（三）足月儿呼吸系统疾病

诊断要点和主要特点
• 呼吸急促，呼吸频率＞ 60 次 / 分
• 肋间及肋骨收缩
• 喘气
• 空气氧情况下发绀

1. 总论　呼吸窘迫是新生儿最常见的症状之一。它可能是由心肺疾病和非心肺疾病引起的（表 2-9）。胸部 X 线检查、动脉血气分析和脉搏血氧饱和度测量在分析呼吸窘迫原因和严重程度上是有帮助的。非心肺的病因也很重要，需要注意。大多数非心肺病因可以通过病史、体格检查和一些简单的实验室检查来排除。足月婴儿呼吸窘迫最常见的肺部原因是暂时性呼吸增快、吸入综合征、肺炎和气胸。

（1）暂时性呼吸增快（肺液潴留）：典型呼吸窘迫在出生后出现，常常存在轻到中度氧需求（吸入氧浓度 25% ～ 50%）。该部分患儿多为足月儿或晚期早产儿，无窒息，并且分娩较快或剖宫产。其发病机制与胎儿肺液通过循环和肺淋巴管清除延迟有关。胸部 X 线片（胸片）显示肺门周围有条纹，叶间裂有液体。症状通常在 12 ～ 24h 缓解。经鼻持续气道正压通气可以帮助清除液体。

（2）吸入综合征：通常发生在宫内或分娩过程中有窘迫的足月儿及晚期早产儿中，羊水中可能为血性或有胎粪。新生儿的胎粪吸入大部分发生在宫内有喘息样动作时。这些患儿的产房管理在复苏环节已讨论。患儿出生后即有呼吸窘迫，通常伴有呼吸音粗。肺炎会引起氧需求增加，有可能需要气管插管和辅助通气。胸片显示粗糙的不对称浸润影、过度扩张，甚至肺不张。在有些情况下，由于继发性的肺表面活性物质缺乏，胸片显示弥漫均匀浸润影。由于不均匀的通气和节段性过度膨胀，患儿有气胸和肺动脉高压的风险（见“新生儿的心脏疾病”部分）。

表 2-8　低血糖：建议治疗方案

筛查值[a]	症状	治疗
30 ～ 45mg/dl	无低血糖相关症状	测血糖；如果婴儿机警且活力好则喂养；规律监测血糖；考虑给予 40% 葡萄糖凝胶补充喂养（0.5L/kg）
		如果婴儿血糖持续低于 40mg/dl 或无法进食，静脉给予 6mg/（kg•min）[3.6ml/（kg•h）] 的葡萄糖
＜ 45mg/dl	存在低血糖症状	测血糖；弹丸式推注 10% 葡萄糖（2ml/kg），之后持续静脉滴注葡萄糖维持 6mg/（kg•min）[3.6ml/（kg•h）]
＜ 30mg/dl	存在或不存在低血糖症状	测血糖[b]；弹丸式推注 10% 葡萄糖，然后葡萄糖 6mg/（kg•min）维持
		如果静脉通路不能立即建立，可应用脐静脉

a 快速床旁测量；b 实验室确认

表 2-9 新生儿呼吸窘迫的原因

非心肺病因	呼吸道
• 低体温或发热	• 上呼吸道阻塞：
• 低血糖症	闭锁
• 红细胞增多症	声带麻痹
• 代谢性酸中毒	声门下狭窄
• 药物中毒或停药	舌甲状腺
• 中枢神经系统损伤：	• 胎粪吸入
窒息	• 清洁液体吸入
出血	• 暂时性呼吸增快
• 神经肌肉疾病	• 肺炎
• 膈神经损伤	• 肺发育不良
• 骨骼发育不良	• 透明膜病
心血管系统	• 气胸
• 左室流出道梗阻：	• 胸腔积液
左心发育不良	• 占位：
主动脉瓣狭窄	大叶性肺气肿
主动脉缩窄，主动脉弓离断	囊性腺瘤样畸形
• 发绀	先天性膈疝
• 大血管移位	
• 完全性肺静脉异位引流	
• 三尖瓣闭锁	
• 右室流出道梗阻	

经许可引自 Gabbe SG: Obstetrics: Normal and Problem Pregnancies. Philadelphia, PA: Churchill Livingstone, 2007.

（3）先天性肺炎：肺部是新生儿最常见的感染部位，感染通常发生在分娩前或分娩时，阴道或肠道最常见菌群（B 组链球菌和大肠埃希菌）通常经生殖道上行导致感染。不管有没有长时间胎膜早破、绒毛膜羊膜炎、母亲使用抗生素的病史，在任何胎龄都有可能感染。呼吸窘迫可能发生在出生即刻，也可能在出生数小时后。胸片会显示肺液增多或肺透明膜病，很少会有肺叶浸润或胸腔积液。肺炎可能伴有继发性肺表面活性物质缺乏或脓毒症。

休克、灌注不良、中性粒细胞减少（＜2000/ml）、C 反应蛋白水平升高是支持肺炎的诊断。气管内抽吸物革兰氏染色可能有助于诊断病原。由于难以通过体征或实验室来进一步证实肺炎的诊断，对于有呼吸窘迫的足月新生儿需行血培养并给予广谱抗生素治疗。

（4）自发性气胸：1% 分娩的新生儿会发生自发性气胸。气管插管如在产房内正压通气（PPV），会增加这种风险。呼吸窘迫发生在出生后（主要为呼吸急促），一般不会很严重。患侧呼吸音可能减低，心音会向健侧移位，也可能心音遥远。胸片会显示气胸。

治疗通常包括吸氧并观察。有时需行胸腔穿刺术或胸腔闭式引流。自发性气胸患儿，肾脏发育异常风险略有增加。因此，需要对肾脏行仔细地检查及监测患儿尿量。如果怀疑肺部发育不良伴气胸，则提示肾脏超声检查。

（5）其他呼吸道病因：其他引起呼吸窘迫的呼吸道病因很少见。如果婴儿经鼻呼吸时没有空气流动，应怀疑双侧后鼻孔闭锁。这些孩子在出生哭泣时肤色和心率正常，但在恢复正常经鼻呼吸时会出现发绀和心动过缓。尽管有良好的呼吸动作，但其他原因上呼吸道阻塞通常产生一定程度的喉鸣音和气流异常。水肿的患儿可能有胸腔积液。占位性病变可引起纵隔移位，呼吸音不对称，胸片上有明显表现，可表现为严重的呼吸窘迫。

2. *治疗* 无论何种病因，治疗新生儿呼吸窘迫应提供足够的氧气以维持动脉血氧分压（PaO_2）在 60 ～ 70mmHg 和脉搏血氧饱和度（SpO_2）在 92% ～ 96%。氧气应加温加湿，并经过空氧混合仪吸入，吸入氧浓度应用校准的氧气分析仪测量。出生后 4 ～ 6h 的婴儿若需要超过 45% 的吸入氧浓度（FiO_2），应考虑建立脐动脉或外周动脉通路，以利于行血气分析。应采用脉搏血氧仪进行无创监测。

支持治疗包括静脉输注葡萄糖。除非能排除感染，否则都需要行血培养和给予广谱抗生素治疗。对于低血压、灌注不良和代谢性酸中毒，扩容（通常生理盐水）在 30min 内按 10ml/kg 输入。其他具体检查应根据病史和体格检查进行。在大多数情况下，可通过胸部 X 线检查、血气分析、全血细胞测定、血糖测定进行诊断。

如果有呼吸衰竭 [吸入气氧浓度＞ 60% 时 PaO_2 ＜ 60mmHg，动脉血二氧化碳分压（$PaCO_2$）＞ 60mmHg，或频繁呼吸暂停] 应考虑气管插管和机械通气。吸气峰压应足以产生胸壁扩张及可听见呼吸音（通常 18 ～ 24cmH_2O，1cmH_2O=0.1kPa），呼气末正压通常为 4 ～ 6mmHg，通常需要 20 ～ 40 次 / 分通气频率。目标是维持 PaO_2 60 ～ 70mmHg 和 $PaCO_2$ 45 ～ 55mmHg。

3. *预后* 足月儿的大多数呼吸状况是急性的，并在最初几天缓解。胎粪吸入性肺炎和先天性肺炎的死亡率高达 10%，并可产生显著的长期肺部并发症。使用高频振荡通气和吸入一氧化氮治疗肺动脉高压可降低死亡率。只有很少的情况需行 ECMO 抢救治疗。

（四）心脏杂音

心脏杂音在出生后的最初几天很常见，通常并不意味着心脏有结构性问题（参见“新生儿的心脏疾病”部分）。如果出生时出现杂音，在未证实之前应将其视为瓣膜问题，因为常见的良性过渡期的杂音（如动脉导管未闭）在出生后几分钟至几小时才可听见。

如果婴儿呈粉红色，灌注良好，无呼吸困难，脉搏可触及并且对称（右臂脉搏不比股动脉脉搏强），杂音很可能是过渡性的。过渡性的杂音较轻柔（1～3级），可在胸骨边缘的左上方听到，一般在最初24h声音最大。如果在出生后24h杂音还在继续，需要测定右上肢和任意一条下肢的血压，如果有超过15mmHg的差异（上肢＞下肢），或有下肢动脉搏动难以触及，需要心脏病专家评估有无主动脉缩窄。如果没有差异，新生儿可以出院回家，随访2～3d，听诊和评估有无充血性心力衰竭的迹象，如果有充血性心力衰竭或发绀的征象，新生儿需行转诊评估。如果杂音持续存在而没有这些征象，新生儿可以在出生后2～4周选择是否进行评估。

（五）产伤

大部分分娩创伤和难产有关（如胎儿过大、异常体位，或胎儿窘迫需要快速分娩）。最常见的损伤是软组织挫伤、骨折（锁骨、肱骨或股骨）和颈丛麻痹，也可发生颅骨骨折、颅内出血（主要是硬膜下和蛛网膜下腔）和颈脊髓损伤。

骨折通常是由产科医生诊断的，他们可能会在分娩过程中感觉到或者听到一声断裂。锁骨骨折可导致手臂的自发活动减少，伴有局部触痛和捻痛。肱骨或股骨干骨折通常引起骨干的压痛和肿胀，并经常引起活动受限。骨骺骨折由于骨骺是软骨，在放射学上很难诊断。8～10d后，X线片可见骨痂。所有病例均用8～10d固定来轻柔处理：肱骨抵胸，肘部弯曲；股骨从膝盖以下到臀部有一个后夹板。臂丛神经损伤，可能是由于分娩时头被从肩膀拉离而导致牵引后损伤，C_5～C_6神经根损伤最常见（Erb-Duchenne麻痹），手臂无力、内收、内旋、伸展，肘部内翻，手腕弯曲（所谓的小费手姿势）。抓握是存在的。如果下神经根（C_8～T_1）损伤（Klumpke麻痹），手会出现无力。如果整个神经丛受伤，手臂和手就会无力，并伴有相关感觉缺失。臂丛神经损伤的早期治疗是非手术治疗，因为功能通常在几周后恢复。如果需要应当转诊到物理治疗师处，这样可以指导家长们进行功能训练、固定，以及进一步评估。功能恢复始于三角肌和肱二头肌，多数在3个月后恢复。

脊髓损伤可在出生时发生，特别是在臀位娩出困难伴有颈部过伸，或在转动产钳时身体不能随着头部转动时。新生儿出生时无力，四肢瘫痪，无呼吸困难。面部运动得以保留。这些新生儿的长期预后欠佳。

面神经麻痹有时与使用产钳有关，但更多的是由胎儿头部面对母亲骶骨时的子宫压力所致。新生儿口部运动和闭眼不对称，患侧面部运动欠佳，大多数病例在出生后几天至几周内自行好转。

头皮下大的潜在间隙的帽状腱膜下出血（图2-4）与阴道分娩和多次尝试胎头吸引有关。它可以导致低血容量性休克、失血引起的死亡、凝血因子消耗引起的凝血功能障碍。这种情况需要快速补充血液和凝血因子。

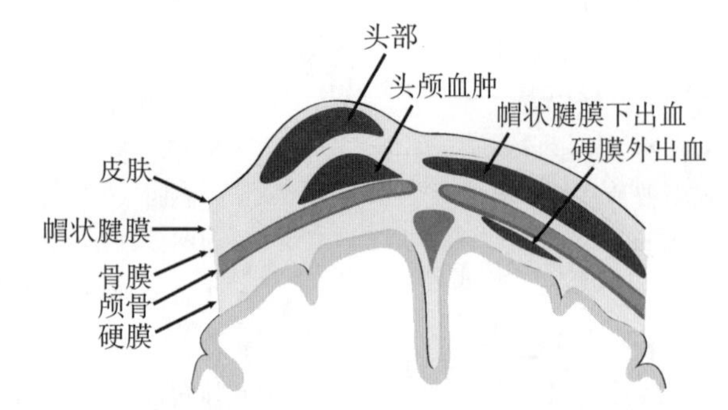

图2-4 新生儿颅外出血的位置

经许可引自Pape KE, Wigglesworth JS: Haemorrhage, ischemia, and the perinatal brain. Clinics in Developmental Medicine. Spastics International Medical Publications. William Heinemann Medical Books Limited, London, and JB Lippincott Company, Philadelphia; 1979.

（六）滥用药物母亲的新生儿

目前研究估计，多达15%的妇女在妊娠期间饮酒，5%～15%使用非法药物，这取决于所研究的人群和检测方法。最常见的滥用物质是烟草、酒精、大麻、可卡因和甲基苯丙胺。由于母亲可能滥用很多物质，并提供不可靠的用药史，因此很难查明是哪种药物导致新生儿的发病。很难根据身体表现和异常行为对这些早期出院的新生儿进行识别。除了酒精外，出生缺陷综合征尚未定义其他滥用物质。

1. 可卡因和甲基丙二胺

诊断要点和主要特点
• 无产前护理、早产、胎盘早剥 • 可能IUGR • 易怒

可卡因和甲基丙二胺经常与其他滥用物质，如烟草、酒精、大麻一起使用。这些兴奋剂会引起产妇高血压、子宫血流量减少、胎儿低氧血症、子宫收缩和胎盘早剥。死胎、胎盘早剥、匀称型IUGR和早产在母亲使用者中增加。对于无产前照护、母亲胎盘早剥、早产的高危儿，应对母亲和新生儿进行尿液毒物筛查，测试尿液可能需要得到母亲同意。应将胎便或脐带样本行药物筛查，因为可显示母亲从妊娠前3个月开始累积的药物暴露来明确诊断。虽然在可卡因和甲基丙二胺滥用中没有描述具体的多发畸形综合征或戒断综合征，但婴儿可能表现出易怒、震颤、应激反应增强和适应性差。

滥用甲基丙二胺母亲的孩子尤其容易受到忽视和

虐待。对这些风险家庭环境进行社会服务评价尤其重要，婴儿猝死综合征的风险是不使用者的3～7倍（暴露者孩子的0.5%～1%）。避免吸烟和婴儿俯卧位姿势等环境干预措施可减少这些风险。

2. 阿片类药物

诊断要点和主要特点

- 中枢神经系统：易怒、多动、高度紧张、持续的高音尖叫、颤抖、痉挛
- 胃肠道：呕吐、体重减轻、喂养困难、持续饥饿、流涎过多
- 代谢和呼吸：鼻塞、打喷嚏、打哈欠、出汗、体温过高
- 常有IUGR

（1）临床表现：无论是海洛因、处方麻醉剂还是美沙酮，使用麻醉品母亲所生的新生儿的戒断症状都是相似的，包括喂养困难、睡眠障碍、发热、音调升高、震颤、惊厥，被称为新生儿戒断综合征（NAS）。服用美沙酮母亲的新生儿的症状可能比那些使用海洛因成瘾母亲的新生儿更晚出现、更严重、更持久。症状通常在出生后1～3d出现。即使没有明确的母亲麻醉药物滥用史，若临床特征典型也足以提示诊断，应对母亲及新生儿进行毒物筛查以确认。

（2）治疗：如果怀疑阿片类药物滥用或戒断，新生儿不适合早期出院，应用一个系列评分系统来客观诊断NAS并量化症状的严重性。支持治疗包括用襁褓包裹婴儿，提供一个安静、光线昏暗的环境，尽量减少操作，尽量不打扰婴儿，当新生儿出现严重症状或体重减轻过多时，应给予特殊治疗。没有一种药物被认为是最有效的。口服吗啡或美沙酮是最常见治疗NAS的一线药物。苯巴比妥可用于兴奋性增加特别是暴露于多种药物的患者，在可耐受的情况下使用。治疗频次可以从数天到2周。对孕产妇进行艾滋病、乙型肝炎（乙肝）、丙型肝炎（丙肝）的检测也很重要，因为在静脉注射毒品患者中很常见。

（3）预后：这些新生儿通常有慢性神经行为障碍，然而很难区分宫内药物暴露的影响和出生后环境的影响。阿片类药物滥用的新生儿患婴儿猝死综合征的风险增加了4～5倍。

3. 酒精　是唯一一种明显致畸的滥用药物，产前接触酒精是造成智力迟钝最常见且可预防的原因。胎儿酒精综合征（FAS）的流行率在美国估计为（0.5～2）/1000名活产儿，1/100为胎儿酒精谱系障碍（受到酒精影响小于FAS）。酒精对胎儿和新生儿的影响取决于酒精暴露的程度和时间，以及母体、胎儿和胎盘对酒精的代谢，这很有可能是由基因决定的。虽然没有明确的证据表明少量酒精是有害的，但是没有确定的安全剂量。如果妊娠期持续饮酒，胎儿的生长和发育会受到不利影响，婴儿偶尔会出现戒断症状，类似于母亲滥用阿片类药物时的情况，新生儿时期可能观察到的FAS的临床特征列于表2-10。通常在较大的婴儿和儿童中更容易识别。

表2-10　新生儿胎儿酒精综合征的特征

颅面
- 睑裂短
- 上唇浅朱红色
- 人中扁平

生长
- 宫内或出生后发育不良（小于胎龄，发育不良）

中枢神经系统
- 小头畸形
- 胼胝体部分或完全不发育
- 视神经发育不全
- 肌张力减退，喂养困难

4. 吸烟　胎儿暴露的尼古丁浓度比母亲血液高15%。吸烟对胎儿生长有负面影响。母亲吸烟越多，IUGR程度越严重。即使母亲吸烟较少（< 10支/天），出生低出生体重儿的概率也会增加两倍。宫内暴露于尼古丁的胎儿发生早产和胎儿猝死综合征的风险也会增加。妊娠期吸烟和新生儿易怒、过度紧张、易兴奋、震颤有关。

5. 大麻　是使用最频繁的非法药物，现在它在美国许多州是合法的。孕妇使用大麻的增加引起了关注，它看起来可能不致畸，虽然有轻度戒断综合征的描述，但婴儿在子宫内接触大麻很少需要治疗。一些长期的神经发育问题，特别是易冲动和多动增加，以及在抽象和视觉推理方面的问题，已经被注意到。

6. 其他　其他对新生儿有潜在影响的药物分为两类。首先是因对产妇的治疗而使胎儿接触到的药物。人的胎盘是相对通透的，特别是对亲脂性溶质。如果可能，母亲的药物治疗应推迟到妊娠前3个月后，以避免致畸效应。具有潜在胎儿毒性的药物包括抗肿瘤药物、抗甲状腺药物、华法林、锂和血管紧张素转换酶抑制剂（如卡托普利和依那普利）。抗惊厥药物，特别是高剂量或多种药物治疗，可能与颅面异常有关。选择性5-羟色胺再摄取抑制剂（SSRI）、苯二氮䓬类药物和抗精神病药物的使用通常是安全的，其风险与母亲的精神状况未得到治疗的风险相平衡。然而，33%在子宫内接受SSRI药物治疗的新生儿在出生后的最初几天出现NAS的迹象。帕罗西汀似乎最容易引起戒断症状。为避免发生SSRI戒断，苯巴比妥可用于严重烦躁的治疗。

第二类是通过母乳输送给婴儿的药物。母亲服用的大多数药物在母乳中达到一定浓度，尽管它们通常不会对婴儿造成影响。如果该药物可能会对新生儿产生不良影响，那么安排母乳喂养时间，使其与母亲体内的最低浓度相一致，可能是有用的。

7. 多胎

诊断要点和主要特点

- 单绒毛膜双胞胎
  - 总是单合子（同卵双胞胎）和同性别
  - 可以是双羊膜囊或单羊膜囊
  - 双胎输血的风险和先天性畸形、神经发育问题和脑瘫的高风险
- 双绒毛膜双胞胎
  - 双合子异卵双胞胎或单合子同卵双胞胎；同性别或异性别
  - 可能由于胎盘植入异常而生长受限
  - 没有双胞胎输血综合征的风险；畸形和神经发育问题的风险比单卵双胞胎低

从历史上看，每 80 例妊娠中就有 1 例是双胞胎(1.25%)。在美国，由于辅助生殖技术的发展，双胞胎和更多胞胎的发生率有所上升。2017 年，美国出生的婴儿中有 3.3% 是双胞胎，比 1980 年增加了 70% 以上。

应该区分双合子（异卵）和单合子（同卵）双胞胎。种族、产妇产次和产妇年龄影响双合子的发生率，但不影响单合子、双合子的发生率。用于诱导排卵的药物，如枸橼酸氯米芬和促性腺激素，会增加异卵或多卵双胎的发生率。在辅助生殖后，单合子双胞胎似乎也更常见。畸形的发生率在同卵双胞胎中也会增加，并且可能只影响其中一个双胞胎。如果在一个双胞胎中发现了缺陷，应该仔细检查另一个双胞胎是否有较小程度的相同缺陷。

妊娠早期经阴道超声检查和胎盘检查可以帮助确定双胞胎的类型。所有双合子双胞胎和 1/3 的单合子双胞胎都有两层羊膜和两层绒毛膜，即使胎盘似乎融合在一起。单个绒毛膜通常表示是单合子双胞胎。罕见的单绒毛膜、单羊膜情况（1% 的双胞胎）特别危险,产前脐带缠绕和一个或两个双胞胎死亡的风险很高。需要严密的胎儿监护，经常选择早产。

双胎并发症

1）宫内生长受限：在大多数多胎妊娠中都有一定程度的 IUGR，尤其是在 32 周后，虽然它通常没有临床意义，但有两个例外。首先，在单绒双胎妊娠中，双胎之间可能发生动静脉分流（双胎输血综合征）。静脉侧的双胞胎（受体）比较小的贫血双胞胎（供体）大，后者可能最终死亡或生长严重受限。较大的双胎发生羊水过多，较小的双胎发生严重羊水过少可能是此问题的首发症状；其次，若一个胎盘由于植入位置不佳而发育不良，出现单独的胎盘，也可能出现大小不一致（出生体重明显不同）的情况。在这种情况下，胎儿没有血液交换，但两个婴儿的生长速度不同。

2）早产：妊娠时间与胎儿数量呈负相关。单胞胎分娩时的平均胎龄是 38.8 周，双胞胎 35.3 周，三胞胎 32.2 周，四胞胎 29.9 周。多胎妊娠的早产率是单胎妊娠的 5 ～ 10 倍，其中 50% 的双胞胎和 90% 的三胞胎在 37 周以前出生。多胎婴儿脑瘫的发生率较高，单绒毛膜婴儿的脑瘫发生率高于双绒毛膜婴儿。早产是双胞胎死亡率和发病率增加的主要原因。在单绒毛膜双胞胎的情况下，通过胎盘吻合的血管内交换，特别是在双胞胎中一胎死亡后，另一胎的风险也会显著增加。

3）分娩并发症：羊水过多、妊娠高血压、胎膜早破、胎儿异常和脐带脱垂在多胎妇女中更为常见。多胎妊娠应在产前进行超声检查；这样做可以让产科医生和儿科医生或新生儿专家共同管理计划。由于新生儿并发症通常与早产有关，延长妊娠期可显著降低新生儿发病率。

八、新生儿重症监护

1. 围产期复苏　是指产科医生在分娩过程中对婴儿的支持和儿科医生在分娩后对婴儿采取的复苏措施。产时支持包括维持产妇血压、产妇氧疗、母亲体位以改善胎盘灌注、调整催产素剂量、在适当的情况下使用宫缩抑制剂、减少对婴儿的创伤、采脐血样本及完成胎盘检查。儿科医生或新生儿科医生关注的重点是温度支持、启动和维持有效通气、维持灌注和液体输入及葡萄糖调节。

与妊娠、分娩有关的一些情况会使婴儿面临出生窒息的风险：①孕产妇疾病，如糖尿病、妊娠高血压、心脏和肾脏疾病、胶原血管疾病；②胎儿状况，如早产、多胎、生长受限和胎儿异常；③分娩和分娩条件，包括伴或不伴有胎粪污染的胎儿窘迫，以及麻醉药和阿片类镇痛药的使用。

（1）出生窒息生理学：分娩窒息可由以下原因引起。①脐带血流量急性中断（如脐带压迫脱垂）；②胎盘提前分离；③产妇低血压或缺氧；④慢性胎盘功能不全；⑤复苏失败。

新生儿对窒息的反应遵循一个可预测的模式（图 2-5）。对缺氧的最初反应是呼吸速率的增加，心率和血压的升高。随着心率和血压开始下降，呼吸停止（原发性呼吸暂停）。最初的呼吸暂停持续 30 ～ 60s。然后开始喘气呼吸（3 ～ 6 次 / 分），心率和血压逐渐下降。继发性或终末期呼吸暂停接着发生，心率和血压进一步下降。继发性呼吸暂停持续时间越长，缺氧器官损

伤的风险越大。抗缺氧的一个主要特征是某些组织床的灌注不足（如皮肤、肌肉、肾脏和胃肠道），维持核心器官（如心脏、大脑和肾上腺）的灌注。

对复苏的反应也遵循一个可预测的模式。在原发性呼吸暂停期间，几乎任何物理刺激都会引起婴儿开始呼吸。继发性呼吸暂停的婴儿需要正压通气（PPV）。恢复的第一个迹象是心率加快，随着灌注改善血压升高。发生节律性、自主呼吸所需的时间与继发性呼吸暂停的持续时间有关。一般来说，在最后一次喘息后，需要 2min 的 PPV 可开始喘息，需要 4min 的 PPV 可达到有节奏的呼吸。直到一段时间后脊髓反射和角膜反射才会恢复。肌张力在几小时的过程中逐渐改善。

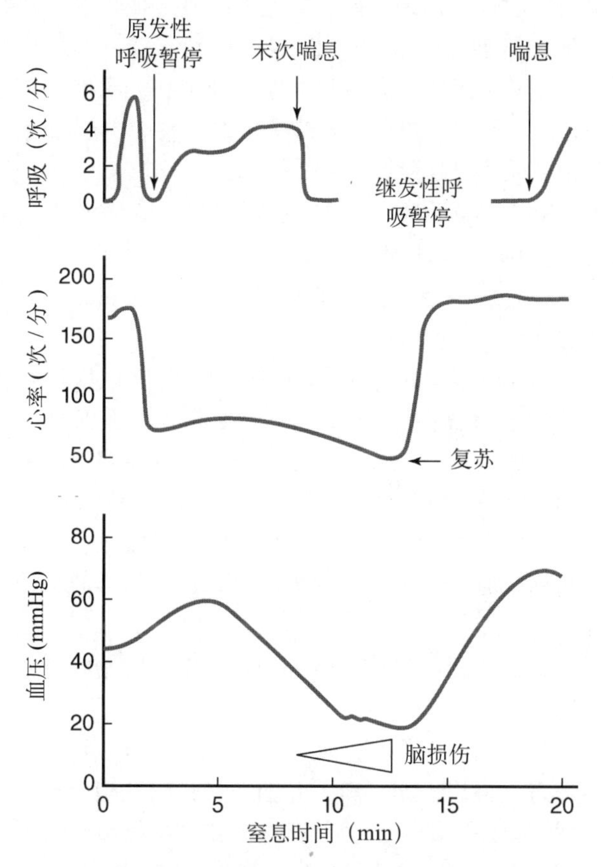

图 2-5 恒河猴在窒息和复苏时予 PPV 的变化示意图

经许可引自 Dawes GS: Fetal and Neonatal Physiology. Chicago, IL: Year Book Publishing; 1968.

（2）产房管理：当有可能出现窒息时，至少要有两个人组成的复苏小组，一个人管理气道，另一个人监测心率并提供帮助。必要的设备和药品列于表 2-11。

1）复苏过程中的步骤

A. 把婴儿擦干，并将其放在辐射热源下。但不要让婴儿体温过高。

B. 设置婴儿于合适体位打开气道。轻轻地吸引口腔，其后是鼻腔。

C. 迅速评估婴儿的状况。最好的指标是婴儿的呼吸（无呼吸、喘气或有规律）和心率（> 100 次 / 分或 < 100 次 / 分）。低心率是低氧后心肌抑制的指标，是需要复苏的唯一最可靠的指标。

表 2-11 新生儿复苏的设备

临床需要	设备
体温调节	带平台的辐射热源，床垫覆盖有无菌的温暖毛毯，伺服控制加热，测温探头，加仑大小食品级塑料袋或保温膜和放热毯（早产儿）
气道管理	吸痰：吸球、无菌导管机械吸痰（6Fr、8Fr、10Fr）、胎粪吸痰器
	通气：连接压力计或压力释放阀的手动婴儿复苏袋或 T 组合复苏器，可提供 100% 氧气；适合的足月和早产儿口罩、口腔气道、听诊器、氧气混合仪、脉搏血氧仪
	插管：新生儿喉镜检查 0 号和 1 号镜片；气管导管（外径 2.5mm、3.0mm、3.5mm，带灯头）：喉镜专用加装灯泡和电池；剪刀、胶带、手套、呼吸末二氧化碳检测装置
胃肠减压	鼻胃管：8Fr，20ml 注射器
药物治疗和扩容	无菌脐静脉置管盘、脐静脉管（3.5Fr 和 5Fr）、生理盐水、药盒（配适当的新生儿小瓶[a]和稀释剂）、无菌注射器、针头和酒精海绵
转运	带氧源的运输暖箱

a 肾上腺素 1 ∶ 10 000；10% 葡萄糖

经许可改编自 Gabbe SG: Obstetrics: Normal and Problem Pregnancies. Philadelphia, PA: Churchill Livingstone, 2007.

D. 呼吸和心率超过 100 次 / 分的婴儿，如果持续发绀，除了补充氧气外，通常不需要进一步的干预。对于心率低于 100 次 / 分、呼吸暂停或呼吸不规律的婴儿，应轻轻刺激。按摩婴儿的背部和（或）轻弹足跟。

E. 如果婴儿在几秒内对触觉刺激没有反应，就开始使用袋状和面罩通风，使用密封好的口鼻周围的软面罩。对于最初的膨胀，30 ～ 40cmH_2O 的压力可能是必要的，以克服肺的表面张力。通气充足性的评估是通过观察新生儿的胸廓起伏并伴有心率、灌注、肤色的改善。在最初几次呼吸后，将峰值压力降低到 15 ～ 20cmH_2O。胸部的运动应该像一个轻松的呼吸，而不是深叹气。通气频率为 40 ～ 60 次 / 分。血氧仪探头应放置在婴儿的右手上。

F. 大多数新生儿可以通过使用氧气袋和面罩有效地复苏。如果婴儿对氧气袋和面罩通气没有反应，重新放置头部（轻微伸展），重新覆盖面罩以达到良好的密封效果，考虑口和口咽吸引，并尝试张口通气。也应尝试增加最高压力，但如果婴儿在30s内没有反应，应进行插管。插管和通气失败可能导致机械通气困难（表2-12）、重度窒息伴心肌抑制、循环血容量不足。快速排除表2-12中列出的机械原因。检查以确保气管内管通过声带。放置在气管导管和气囊之间的检测器有助于快速确认导管在气道中的正确位置。当对套袋有阻力且胸壁没有移动时，应怀疑导管闭塞。很少有新生儿（约0.1%）在复苏期间需要心脏按压或药物治疗。如果通气有效，几乎所有新生儿都对通气有反应。所有足月婴儿的复苏都应开始使用室内空气。在PPV期间，可以使用空氧混合仪来提高氧气浓度。在出生10min内，右侧导管前的氧饱和度不可能达到90%，使用100%的氧可能增加复苏后氧化损伤的风险，但对疗效没有任何改善。

表2-12 复苏失败的机械通气原因

原因	举例
设备故障	气囊故障、氧气未接通或不工作
气管导管移位	食管、右主支气管
气管导管阻塞	
膨胀压力不足，无法扩张肺部	
胸部的占位性病变	气胸、胸腔积液、膈疝
肺发育不良	极早产儿、羊水过少

经许可改编自Gabbe SG: Obstetrics: Normal and Problem Pregnancies. Philadelphia, PA: Churchill Livingstone, 2007.

G. 如果排除机械原因，插管后心率低于60次/分，有效PPV持续30s，应开始心脏按压。胸部按压应以3∶1的比例同步通气（每分钟按压90次，呼吸30次）。当进行胸外按压时，应使用电子心脏监护来监测心率。

H. 如果需要药物，药物和剂量的选择是肾上腺素1∶10 000溶液（0.1～0.3ml/kg）经脐静脉给予。如果怀疑有体液丢失，应通过脐静脉给予10ml/kg生理盐水。

2）继续抢救措施：对于对初始措施没有反应的婴儿，应重新评估持续复苏措施的适宜性。在目前的做法中，即使是明显的死产（即1min Apgar评分为0～1的婴儿）也要进行复苏。现代复苏技术提高了这类婴儿的存活率，60%的幸存者可表现为发育正常。需对这些婴儿进行复苏，对复苏的反应决定随后的持续支持治疗。如果Apgar评分在出生后10min内没有显著改善，幸存者的死亡率和严重发育障碍的发生率就会很高。

3）特殊注意事项

A. 延迟脐带结扎：对新生儿复苏的建议包括对大多数足月儿和早产新生儿脐带结扎应延迟至少30～60s。当胎盘循环受损（胎盘早剥、脐带压迫或撕脱）时，应立即结扎脐带，并开始复苏的最初步骤。

B. 早产儿：减少热量损失可以提高存活率。应提供预热过的毛巾。分娩套件的环境温度应该提高到超过25℃（特别是婴儿体重＜1500g时）。给予皮肤覆盖，如一个加仑容积食品级塑料袋，打开并罩在婴儿的头部。放热毯应该用于减少极低出生体重婴儿（＜1000g）热量丢失。

早产婴儿的肺尤其容易因容积损伤而发生PPV损伤。因此，如果可能，婴儿的呼吸应使用经鼻持续气道正压通气（CPAP）而不是PPV支持。如果需要PPV，则应使用T组合复苏器来精确和一致地调节压力输送。早产儿的复苏应以混合21%～30%的氧浓度开始，以达到目标氧饱和度。

对于极低胎龄（＜26周）的婴儿，应考虑立即插管给予肺表面活性物质。

扩容应缓慢输注，以减少血压的快速波动，尤其在超低出生体重的新生儿中。

C. 麻醉降压：如果母亲在分娩后4h内服用阿片类药物，就需要如上所述进行复苏。由于安全性和有效性的证据不足，不推荐在新生儿复苏期间使用纳洛酮。

D. 羊水胎粪污染：羊水胎粪污染的新生儿复苏应与出生时无羊水胎粪污染的婴儿进行同样的初始步骤。

E. 通用复苏措施：在分娩过程中，应始终遵守通用复苏措施。

（3）对窒息婴儿的治疗：窒息表现为多器官功能障碍、癫痫发作、新生儿脑病和代谢性酸中毒。围产期明显缺氧缺血的婴儿存在多器官功能障碍的风险（表2-13）。最重要的器官是大脑。

新生儿脑病的特征是意识水平下降、音调差、自发运动减少、周期性呼吸或呼吸暂停和癫痫发作。脑干症状（眼球运动和瞳孔障碍，没有呕吐反射）也可能存在。临床症状的严重程度和持续时间与损伤的严重程度有关。其他有助于评估足月婴儿严重程度的检查包括脑电图和MRI，尤其是弥散加权成像在婴儿围产期窒息的早期评估中是有效的。明显异常的脑电图电压抑制和缓慢演变为爆发抑制背景与严重的临床症状有关。MRI可在弥散加权成像上显示灌注不足和缺血损伤。

给予支持治疗和对症治疗。液体最初应限制在60～80ml/（kg·d）；必要时应通过机械通气维持氧合；

应通过适当的扩容（如血容量不足）和血管活性药支持来维持血压；葡萄糖应该维持在45～100mg/dl的正常范围内。纠正低钙血症、凝血异常和代谢性酸血症，用静脉苯巴比妥治疗惊厥。在出生后6h内启动亚低温治疗，无论是选择性的头部亚低温还是全身亚低温，都被证实可以改善患有中度脑病的婴儿在24个月和6～7岁的预后。对于重度脑病，疗效尚未被证实。

表2-13 窒息引起的症状和体征

• 新生儿脑病、癫痫
• 吸入性呼吸窘迫或继发性表面活性物质缺乏，肺出血
• 持续肺动脉高压
• 心肌功能障碍引起的低血压
• 短暂性三尖瓣关闭不全
• 急性肾小管坏死引起的无尿或少尿
• 喂养不耐受；新生儿坏死性小肠结肠炎
• 肝损伤引起的转氨酶升高
• 由于出血引起的肾上腺功能不全
• 弥散性血管内凝血
• 低钙血症
• 低血糖症
• 持续的代谢性酸血症
• 血钾过高

（4）窒息患儿的长期预后：胎心、脐带pH和1min Apgar评分都不能准确预测长期预后。足月婴儿5min时的Apgar评分0～3分与出生后第一年死亡的风险增加有关，幸存者患脑瘫的风险为8%。Apgar评分低的时间越长，死亡率和发病率风险越高。最好的预测预后的指标是新生儿脑病的严重程度（包括昏迷在内的重度脑病有75%的死亡率，幸存者神经后遗症的发生率为100%）。新生儿脑病的主要后遗症是伴有或不伴有智力低下的脑瘫和癫痫。其他的预后特征是难治性癫痫，脑电图明显异常，MRI有明显的缺血性损伤表现。

2.早产儿 占高危新生儿的大多数。早产儿面临多种生理不利因素：

• 协调吮吸、吞咽和呼吸的能力，直到妊娠34～36周才能实现。因此，肠内喂养必须经胃管。

• 体内脂肪储备不足，导致维持体温的能力下降，容易发生低血糖。

• 肺发育不成熟-表面活性物质缺乏与小于26周胎龄新生儿肺结构发育不成熟有关。这种情况在不顺应的肺和极端顺应的胸壁组合下而加重，导致肺呼吸力学不足。

• 呼吸控制不成熟导致呼吸暂停和心动过缓。

• 动脉导管持续开放会导致过度灌注和肺水肿，从而影响肺内气体交换。

• 不成熟的脑血管系统和结构易导致室管膜下和脑室内出血，以及脑室周围白质软化。

• 胃肠道对底物的吸收受损会影响营养管理。

• 未成熟的肾功能（包括滤过性和肾小管功能）使液体和电解质的管理复杂化。

• 感染的易感性增加。

• 代谢过程的不成熟易导致低血糖和低钙。

（1）产房监护：见围产期复苏章节。

（2）婴儿室照护

1）体温调节：稳定的体温是热量产生、保存与热量损失相平衡的结果。对冷应激的热量产生是通过随意肌肉活动、不随意肌肉活动（战栗）和非战栗引起的。新生儿主要通过这三种机制中的最后一种产生热量。这种代谢产生的热量取决于棕色脂肪的数量，而这种脂肪在早产儿中是非常有限的。早产儿除了热量产生少，热量损失也快，这是因为早产儿体表面积大，皮下组织薄，以及未成熟的皮肤不显性失水。

早产儿的热环境必须谨慎调节。婴儿可以在隔离室内保温，在隔离室内空气被加热，使流散热能最小化。新生儿也可以在有辐射热源的开放床上保持温暖。理想情况下，新生儿应该被放在一个中性的热环境中。在中性温度的热环境下，新生儿的机体代谢、氧消耗最低并能维持核心温度正常。中性温度取决于新生儿体重、胎龄和出生后日龄。中性温度环境（无论是暖箱还是热辐射台）可以通过维持腹部皮肤温度在36.5℃来达到。通常来说，当新生儿体重达到1700～1800g时，能够在一张敞开的婴儿床上维持体温稳定。

2）监测高危儿：至少应该配备监测心率、呼吸和血压的设备。通过脉搏血氧仪持续评估氧饱和度，并根据需要与动脉血氧分压（PaO_2）相平行。经皮的氧分压和二氧化碳分压也可用于评估病重婴儿的氧合和通气。动脉血气、电解质、葡萄糖、钙、胆红素和其他化学物质必须用微量计测量。对患病的早产儿采集血液进行检测、输液和监测血压的最有效方法是通过脐动脉导管。一旦婴儿病情稳定，频繁采集血样的需要就会减少（通常为4～7d），应将脐动脉导管去除。所有留置通路都与血栓形成、感染和出血的发病率有关。

3）液体和电解质治疗：早产儿对液体的需求用于补充：①不显性丢失（皮肤和呼吸道）；②尿量；③便量（<总损失的5%）；④其他损失，如鼻胃损失。在大多数情况下，液体需要量很大程度上是由不显性失水和尿液损失决定的。造成不显性失水的主要原因是皮肤水分蒸发。失水率与胎龄（体重、皮肤厚度和成熟度）、环境（在温暖的辐射环境下失水比在暖箱中更大）和光疗有关。当使用加湿氧时，呼吸道液体丢失

最小。由于早产儿浓缩尿液保水、排泄液体负荷能力有限，会影响肾脏对所需体液的调控。

在最初的24～48h，电解质的需要量是最低的，直到有明显的尿液排泄。此后的基本需水量如下：钠3mg/（kg·d）；钾2mg/（kg·d）；氯2～3mg/（kg·d）；碳酸氢盐2～3mg/（kg·d）。小于30周妊娠的新生儿，尿液中钠和碳酸氢盐的流失往往增加，从而增加了婴儿的需求。

出生后最初的液体处理因婴儿的大小和胎龄而异。超过1200g的婴儿在出生后10d应从80～100ml/（kg·d）开始。体重较轻的婴儿在出生后5～10d应从每天100～120ml/kg开始（在这些输注速率下，小于800g和胎龄小于26周的新生儿通常在出生后10d时出现高血糖）。液体管理中最关键的问题是监测。通过监测体重、排尿量、液体和电解质摄入量、血清和尿液电解质及葡萄糖，可以相当精确地测定婴儿对水、葡萄糖和电解质的需求。应尽早开始肠外营养，最好从第一天开始，并持续至达到足够的肠内摄入。

4）营养支持：成长中的早产儿每天热量的平均需要量是120kcal/kg。35周龄以下的新生儿理想体重增长速率为15～20g/（kg·d），35周龄以上为15g/（kg·d）；身长和头围平均每周应该增长1cm。新生儿最初需要静脉输注葡萄糖使血糖浓度维持在60～100mg/dl。通常需要注射5～7mg/（kg·min）[出生后10d为80～100ml/（kg·d）]。对于出生体重极低的婴儿，应在出生后尽快开始积极的营养支持，一般在出生后的最初几天内开始用含3～4g/（kg·d）氨基酸的肠外营养液（表2-14）。应尽快以婴儿营养摄入量的10%或更少的奶量用母乳或20kcal/oz的早产儿配方奶经胃管微量喂养，经过几天的营养喂养后，新生儿可以在5～7d慢慢达到完全的热量需求。即使是非常小的喂养量也能增强肠道接受更多喂养量的能力。尽管出生体重极低的婴儿（＜1000g）或术后新生儿持续滴注喂养有时耐受性更好，但间歇弹丸式喂养是首选，因为它似乎可以刺激内脏相关激素的释放，并可能促进胃肠道成熟。

一般来说，对出生体重极低的婴儿的长期营养支持包括补充母乳以增加蛋白质、热量密度和矿物质含量，或使用早产儿配方奶粉。在这些配方中，蛋白质浓度和热量浓度都比较高。此外，早产儿配方奶含有一些不需要胆汁来吸收的中链甘油三酯作为能量来源，应逐渐增加钙和磷来增强骨骼矿化。在大量[100～120ml/（kg·d）]并可耐受20kcal/oz母乳或配方奶粉的喂养后，应逐渐给予较高能量密度的喂养。喂养成功的评估标准是胃中奶能排空且无呕吐，腹部检查无腹胀和排便正常。

当早产婴儿接近足月时，在6～9个月前，奶瓶喂养婴儿的营养来源可以改为过渡性配方奶粉（22kcal/oz）。对于早产儿建议早补充铁[2～4mg/（kg·d）]，可从2周到2个月开始，取决于胎龄和以前的输血次数。早产儿贫血用促红细胞生成素治疗的婴儿需要更高剂量的铁[4～6mg/（kg·d）]。早产儿经常输血容易造成铁超载；在开始补铁之前，应评估这类婴儿的血清铁蛋白水平。

表2-14 肠外营养液的使用

	液量 [ml/（kg•d）]	碳水化合物（g/dl）	蛋白质 (g/kg)	脂肪 (g/kg)	热量 (kcal/kg)
外周：短期（7～10d）					
起始量	100～150	$D_{10}W$	3	1	56～84
目标量	150	$D_{12.5}W$	3～4	3	80～110
中心：长期（＞10d）					
起始量	100～150	$D_{10}W$	3	1	56～84
目标量	130	$D_{12.5}W$～$D_{15}W$	3～4	3	80～110

1. 在血糖保持正常的情况下，葡萄糖占总热量的40%～60%，以适当增加体重

2. 在甘油三酯正常的情况下，脂肪乳每天提高0.5～1.0g/kg。使用浓度为20%

3. 总液量应该是100～150ml/（kg·d），这取决于儿童的液体需求

监测：1. 当血糖浓度改变时每天测血糖2～3次；此后，每天1次

2. 每天测1次电解质，然后电解质稳定后每周2次

3. 每1～2周：血尿素氮和血清肌酐；总蛋白和血清白蛋白；血钙、磷酸盐、镁、结合胆红素和全血细胞计数与血小板计数

4. 脂肪剂量为2g/（kg·d）和3g/（kg·d）时，分别在24h后测1次甘油三酯水平，然后每隔1周测一次

（3）早产儿呼吸暂停

诊断要点和主要特点
● 呼吸停止持续时间足够长的呼吸暂停导致发绀或心动过缓
● 最常见于 34 周前出生的婴儿；出生后 2 周内发病
● 甲基黄嘌呤（如咖啡因）提供有效的治疗

1）概要：呼吸暂停是指呼吸停止持续时间超过20s。与发绀或心动过缓相关的较短的呼吸暂停也可被定义为显著呼吸暂停，而在足月和早产儿中常见的周期性呼吸被定义为规律循环呼吸周期被短暂的呼吸停止打断，而这种短暂的呼吸停止与心动过缓或肤色变化无关。根据定义，早产的呼吸暂停与诱发因素无关，是一种排除性诊断。多种过程都可能导致呼吸暂停（表 2-15），在确诊为早产儿呼吸暂停前应考虑。早产儿呼吸暂停是呼吸暂停最常见的原因。

表 2-15　早产儿呼吸暂停的原因

- 体温不稳定——冷应激和热应激
- 对喂养管通过的反应
- 胃食管反流
- 低氧血症
  - 肺实质疾病
  - 动脉导管未闭
  - 贫血
- 感染
  - 脓毒症（病毒或细菌）
  - 坏死性小肠结肠炎
- 代谢原因
  - 低血糖症
- 颅内出血
- 出血后脑积水
- 癫痫发作
- 药物（如吗啡）
- 早产儿呼吸暂停

大多数早产儿呼吸暂停是混合性呼吸暂停，其特征是在气道阻塞之前或之后出现中枢（脑干）介导的呼吸暂停。较少见的是单纯的中枢性或单纯的阻塞性呼吸暂停。早产的呼吸暂停是帮助维持气道开放的呼吸调节中枢和保护机制不成熟的结果。

2）临床表现：呼吸暂停通常发生在出生后两周。出现的频率随时间延长逐渐增加。如果突然出现，异常频繁，或非常严重，应怀疑病理性呼吸暂停。出生时或出生后 1d 内的呼吸暂停不常见，但可能发生在不通气的早产儿中。足月或晚期早产儿出生时出现呼吸暂停提示急性（窒息、产伤或感染）或慢性（如先天性肌张力减退或中枢神经系统结构损伤）的神经肌肉异常。

所有的新生儿——无论呼吸暂停的严重程度和频率如何——都需要进行基本的筛查评估，包括对健康状况的总体评估（如喂养的耐受性、稳定的体温、正常的体格检查），为评估呼吸暂停和喂养关系的检查，监测 PaO_2 或动脉血氧饱和度（SaO_2）、血糖、红细胞压积，并回顾用药史。突然出现严重呼吸暂停的新生儿需要更多的检查来评估始发原因，特别是感染。

3）治疗：任何潜在的原因都应该得到治疗。如果呼吸暂停仅仅是由于早产，症状治疗取决于呼吸暂停发作的频率和严重程度。频繁出现呼吸暂停干扰其他方面的护理（如喂养），或严重到足以引起发绀或心动过缓，需要进行重要的干预或面罩通气治疗。枸橼酸咖啡因是首选药物。咖啡因的副作用通常是温和的，包括心动过速和偶尔的进食不耐受。通过治疗呼吸暂停的阻塞性成分，经鼻 CPAP 在一些新生儿中是有效的。气管插管和机械通气可以治疗呼吸暂停，但也会带来与气管插管相关的疾病风险。尽管许多早产儿因可能的反流相关的呼吸暂停而接受药物治疗，但几乎没有证据支持这种干预。如果怀疑，持续胃管滴注或经幽门喂养作为诊断性和治疗性干预是有用的。

4）预后：大多数早产儿在矫正胎龄 34 ～ 36 周时呼吸暂停伴心率下降会消失，在此之前呼吸暂停须进行干预。胎龄小于 28 周的新生儿，呼吸暂停可能持续到足月。尽管婴儿猝死的发生率在早产儿中略有增加，但婴儿室内的呼吸暂停伴心动过缓并不是婴儿猝死综合征的预测因素，因此，家庭护理出现呼吸暂停的新生儿很少被提及。

（4）肺透明膜病

诊断要点和主要特点
● 呼吸急促、发绀、呼气呼噜
● 呼吸做功增加，但通气换气差
● 胸片显示支气管充气征

1）概要：早产儿呼吸窘迫最常见的原因是肺透明膜病。在胎龄 35 ～ 36 周出生的新生儿中发病率为 5%，在胎龄 26 ～ 28 周出生的新生儿中发病率超过 50%。这种情况是由于肺表面活性物质产生减少，以及蛋白质泄漏到空气中导致表面活性物质失活。在呼气时，表面活性物质降低肺泡表面张力，使肺泡保持部分扩张并保持功能残余量。表面活性物质的缺乏或失活导致肺顺应性差和肺不张。每次呼吸时，新生儿必须增加呼吸做功来使肺部膨胀，从而出现呼吸衰竭（图 2-6）。

2）临床表现：新生儿肺透明膜病表现出呼吸窘迫的所有临床症状。听诊时，尽管用力呼吸但空气运动减弱。胸片显示双侧弥漫性肺不张，呈磨玻璃样外观。肺泡膨胀不全使主气道突出显影，形成支气管充气征。在未行气管插管的儿童中，可发现膈肌隆起和通气不足。

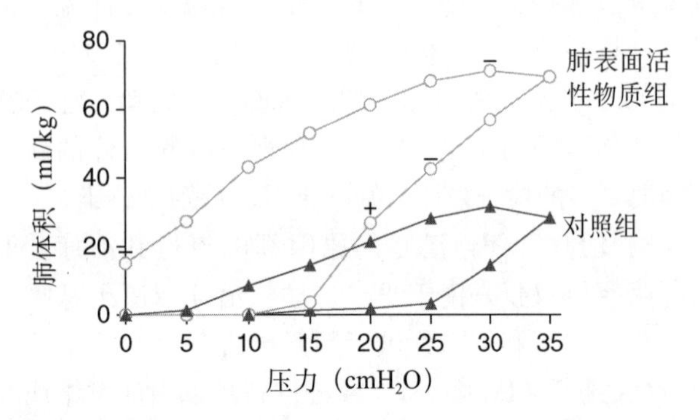

图 2-6 肺表面活性物质缺乏和肺表面活性物质治疗的早产兔肺的压力 - 体积关系

经许可引自 Fanaroff AA, Martin RJ: Neonatal-Perinatal Medicine: Diseases of the Fetus and Infant. 6th ed. Philadelphia, PA: Mosby; 1997.

3）治疗：吸氧、经鼻 CPAP、早期气管插管给予表面活性物质和机械通气、放置脐动静脉置管是最初的干预措施。在稳定的婴儿中，在气管插管和表面活性物质给药前，可试用 5 ～ 6cmH_2O 压力的经鼻 CPAP。机械通气的适应证包括呼吸性酸中毒、进行性加重的缺氧和呼吸暂停。肺表面活性物质替代既可用于产房内胎龄＜ 26 周新生儿的预防，也可用于已确诊为透明膜病的新生儿的治疗，最好在出生后 2 ～ 4h 使用。表面活性物质治疗降低了早产儿死亡率和该疾病的气漏并发症。在急性病程中，使用表面活性物质治疗的新生儿的呼吸机参数和吸入氧浓度明显低于对照组。可能需要间隔 8 ～ 12h 给药一次，累计给药 2 ～ 3 次。随着疾病的进展，抑制表面活性物质功能的蛋白质会泄漏，使表面活性剂的替代作用降低。

对于需要机械通气的患儿，可使用能与新生儿呼吸同步（同步间歇指令通气）的呼吸机辅助通气，并准确地发出预先设定的潮气量（5 ～ 6ml/kg）。或者，也可以使用测量呼出潮气量的压力限制通气。高频呼吸机可用于抢救常频机械通气欠佳的新生儿。对于需要机械通气的患儿，应尽早拔管至经鼻 CPAP，以减少肺损伤和慢性肺部疾病的发生。经鼻间歇正压通气（NIPPV）是另一种可尝试的对极低体重婴儿进行通气支持的方式，其并发症发生率可能性更低。

产前给予母亲糖皮质激素是促进胎肺成熟的重要策略。这些在分娩前超过 24h 应用皮质类固醇母亲的早产儿发生呼吸窘迫综合征的可能性较小，死亡率也较低。

（5）早产儿慢性肺疾病

1）概要：早产儿慢性肺疾病定义为达到矫正胎龄 36 周后仍存在呼吸系统症状、氧依赖和肺部影像学异常，见于 20% 出生后因肺表面活性物质缺乏需要辅助通气的早产儿。胎龄小及母亲存在绒毛膜羊膜炎的早产儿发病率更高。慢性肺疾病的发生为出生时肺发育不成熟、炎症损伤、高氧浓度暴露及机械通气容积伤等因素综合所致。肺表面活性物质替代治疗及早期应用经鼻 CPAP 减轻了慢性肺疾病的严重程度。该病本身的病死率很低，并且 2 岁内因继发的反应性气道症状及反复呼吸道感染再住院的病死率仍较高。

2）治疗：长期吸氧、机械通气和经鼻 CPAP 是早产儿慢性肺疾病的主要治疗手段。其他辅助治疗包括应用利尿剂、吸入性 β_2 受体激动剂、吸入性糖皮质激素和全身糖皮质激素。全身糖皮质激素应用仍存在争议，尽管其可以减轻肺部的炎症反应并有助于撤机，但有研究表明出生后 1 周内应用地塞米松可能增加脑性瘫痪的发生风险，但同样地，严重慢性肺疾病可能造成严重的神经发育不良预后。总体来说，在病程中的某一阶段短时间应用小剂量糖皮质激素的益处大于继续机械通气的风险。出院后，一些新生儿可能会需要家庭氧疗，这需要经皮氧饱和度监测，目标 SaO_2 为 94% ～ 96%。甚至有患儿至青春期仍有呼吸道症状。

（6）动脉导管未闭

诊断要点和主要特点

- 心前区异常搏动
- 脉压增加
- 低血压
- 多数存在收缩期杂音

1）概要：有血流动力学意义的动脉导管未闭多发生于出生后第 3 ～ 7 天，这段时间呼吸窘迫综合征逐渐恢复。对于胎龄＜ 28 周或给予过肺表面活性物质替代治疗的新生儿来说，动脉导管未闭可能在出生后 1 ～ 2d 就出现体征。主要体征包括心前区异常搏动、周围血管搏动增强、脉压增加，伴或不伴收缩期机械样杂音。早期的表现也可能仅是低血压而不伴前述体征。当出现这些体征时，患儿往往也表现出对呼吸支持需求的增加及代谢性酸中毒。动脉导管未闭的诊断需靠超声心动图证实。

2）治疗：动脉导管未闭的治疗包括药物关闭和手术结扎。2/3 有血流动力学意义的动脉导管都能用吲哚美辛关闭，如果未能完全关闭或关闭后重新开放，还可以应用第二轮药物治疗。对于没有症状的婴儿，可通过介入或手术结扎关闭动脉导管。极低出生体重（＜ 1000g）的新生儿发生有血流动力学意义的动脉导管风险较高，因此可以从出生后第 1 天开始预防性应用吲哚美辛，可能减少严重脑室内出血的发生风险，但对病死率或神经发育预后无影响。吲哚美辛的常见副作用为一过性少尿，但通过适当限液可以缓解。吲哚美辛的应用禁忌证包括高钾血症、肌酐 > 2mg/dl、血小板计数 < 50×10^9/L。极低出生体重儿同时应用吲哚美辛及氢化可的松使发生肠穿孔的风险增加（联合应用时发生率 9% vs 单药应用时发生率 2%）。布洛芬赖氨酸可作为吲哚美辛的替代药物，布洛芬相关的少尿情况相对轻微并且更加少见。

（7）坏死性小肠结肠炎

诊断要点和主要特点

- 喂养不耐受、胃内潴留或呕吐
- 便血
- 腹胀、腹痛
- 腹平片可见肠壁积气

1）概要：坏死性小肠结肠炎（necrotizing enterocolitis，NEC）是新生儿最常见的获得性消化道急症。早产儿中最常见，出生体重 < 1500g 的新生儿发病率约 10%。足月儿 NEC 的发生相关因素包括红细胞增多症、先天性心脏病和新生儿窒息。NEC 的发生机制包括消化道黏膜缺血、发育不成熟、菌群失调（致病菌过度增殖，益生菌和共生菌增殖减少）及遗传因素均参与发病。在约 20% 的患儿中，唯一的危险因素是早产。宫内生长受限并伴有分娩前舒张末期脐动脉血流中断或反向的胎儿在出生后可出现内脏血流异常，从而使 NEC 患病风险增加。

2）临床表现：NEC 最常见的临床表现是腹胀，其他表现包括呕吐、胃内潴留增加、便隐血阳性、腹痛、体温不稳定、频繁呼吸暂停、心动过缓、尿量减少和外周灌注不足。血常规可能发现白细胞计数增加、核左移或中性粒细胞减少症。血小板减少症常伴随应激性高血糖和代谢性酸中毒。腹平片上出现肠壁积气或胆管积气可协助明确诊断，但轻症者可仅表现为肠管积气及肠壁水肿。

3）治疗

A. 非手术治疗：NEC 的非手术治疗包括禁食、胃肠减压、维持目标氧合（必要时机械通气）及静脉输液以补充第三间隙液体丢失并维持尿量。其他治疗包括广谱抗生素（常用氨苄西林、第三代头孢菌素或氨基糖苷类，可联用覆盖厌氧菌的药物）。治疗过程中密切监测生命体征，频繁进行体格检查，动态监测辅助检查（血气分析、白细胞计数、血小板计数、腹平片）。尽管目前尚无明确可以预防 NEC 的手段，营养性喂养、母乳喂养、谨慎增加喂养量及益生菌制剂可能提供一定保护。

B. 手术治疗：手术指征包括肠穿孔（左侧卧位或水平侧位腹平片上可见游离气体）、固定肠袢、腹壁蜂窝织炎和非手术治疗无效等提示肠管坏死的征象。术中进行坏死肠管的切除及造瘘术，偶尔可以实现一期端端吻合。超早产儿可能仅进行腹腔引流管的放置。造瘘口的断端吻合术在疾病恢复及新生儿体重增加至 2kg 以上时进行，常在 4 ～ 6 周之后。

4）病程及预后：接受治疗的患儿应禁食至疾病缓解（腹部体征消失、肠壁积气缓解），通常需要 7 ～ 10d。在这段时间内应该提供全肠外营养。

病死率约为 10%，小于 25% 的患儿需要手术治疗，其远期预后取决于切除病变肠管的长度。短肠综合征的患儿需要长期肠外营养（见第 21 章）。肠管狭窄（常发生在诊断后 3 ～ 6 周）发生于 8% 的患儿，通常需要手术治疗。接受手术治疗的 NEC 患儿远期神经发育预后不良的风险增加。

（8）早产儿贫血

1）概要：早产儿血红蛋白水平在出生后 8 ～ 12 周达到最低点，比足月儿低 2 ～ 3g/dl，这与早产儿促红细胞生成素水平偏低有关。贫血的临床表现包括喂养差、四肢松软、心率增快、体重增长不良和周期样呼吸。

2）治疗：无症状的贫血患儿不需要输血，但当红细胞压积小于 20% 时，会出现临床症状。需要呼吸支持的患儿目标红细胞压积为 25% ～ 30% 以上。除了红细胞输注，也可以应用促红细胞生成素。治疗原则是尽量减少采血，并严格遵守输血指征。出生后延迟 1 ～ 2min 结扎脐带可显著减少日后输血的可能性。促红细胞生成素可能加重早产儿视网膜病，应谨慎应用。

（9）脑室内出血

诊断要点和主要特点

- 大量出血可能导致低血压、代谢性酸中毒和意识状态改变，少量出血可无症状
- 常规进行颅脑超声筛查可早期诊断胎龄 < 32 周的早产儿脑室内出血

1）概要：脑室周围脑室内出血几乎只发生于早产儿。胎龄 < 31 周、出生体重 < 1500g 的早产儿发病率为 15% ～ 25%，胎龄 < 26 周的新生儿发病率最高。出血最常发生于脑室管膜下的生发基质（侧脑室周围的未分化细胞），严重时可进入脑室。出血的发生机制见图 2-7，关键环节是早产儿脑血流压力调节能力不足的前提下出现围产期生发基质毛细血管的缺血及再灌注损伤。出血量受多种因素影响，如静脉充血等增加损伤血管壁内外压力差的情况。此发病机制同样可解释脑实质出血（静脉梗死造成局部缺血）和脑室周围白质软化（periventricular leukomalacia，PVL，分水岭区动脉供血不足造成的缺血性脑白质损伤）。宫内或出生后存在感染的早产儿中枢神经系统后遗症发生率更高，提示炎症因子参与脑损伤的发生机制。

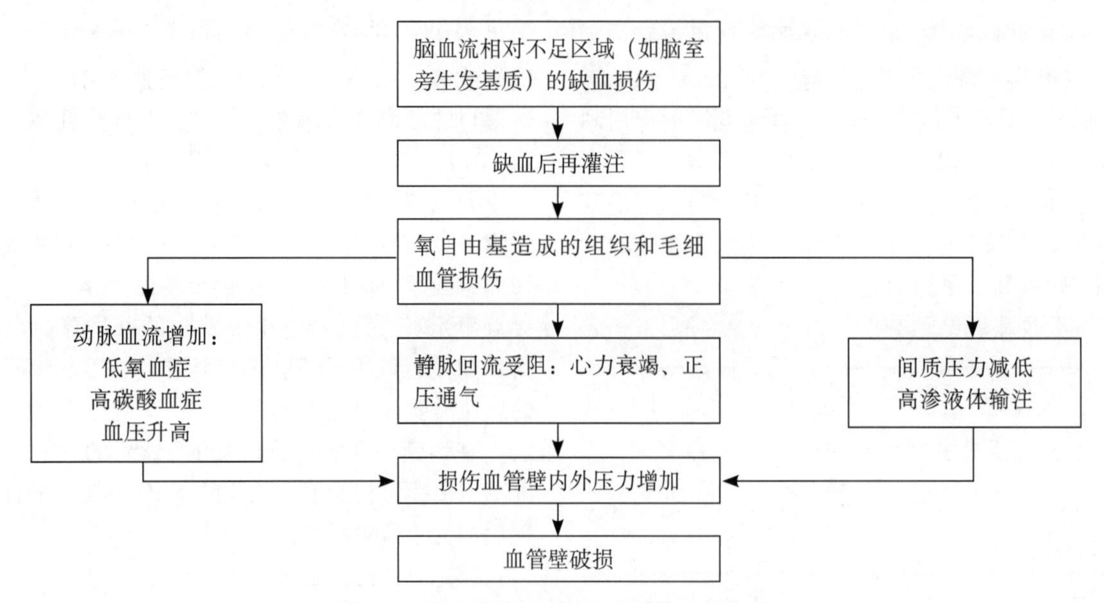

图 2-7 脑室周围 - 脑室内出血的发病机制

2）临床表现：约 50% 的出血发生在出生后 24h 内，而几乎所有出血都在出生后 4d 内出现。临床表现多样，重者迅速出现昏迷、呼吸减弱、去大脑僵直、对光反射消失、前囟膨隆、低血压、酸中毒、红细胞压积急剧下降等，轻者可能症状出现缓慢，甚至可无任何症状或体征。

颅内出血依靠头颅超声确诊，胎龄＜ 29 周的早产儿应在出生后 10 ～ 14d 常规进行头颅超声检查。脑室周围 - 脑室内出血的分度：Ⅰ度，仅存在脑室管膜下出血；Ⅱ度，不伴脑室增宽的脑室内出血；Ⅲ度，伴脑室增宽的脑室内出血；Ⅳ度，任何程度的脑实质出血。75% 的患儿出血程度相对轻微（Ⅰ度或Ⅱ度）。出血后的头颅超声监测计划应根据初始检查结果制订，无出血或室管膜下出血的患儿仅需出生后 4 ～ 6 周复查 1 次头颅 B 超以评估有无 PVL 的发生。存在脑室内出血的患儿发生出血后脑积水的风险增加，可能与脑脊液重吸收受阻造成的交通性脑积水及出血造成的梗阻性脑积水有关。对于这些患儿，应在第 1 次检查 1 ～ 2 周后复查头颅超声，此后每 7 ～ 10 天复查，直到脑室大小稳定或开始缩小。胎龄 29 ～ 32 周的早产儿仅需在出生后 4 ～ 6 周复查头颅超声以评估 PVL 或脑室扩张的发生。

3）治疗：急性出血期以支持治疗为主（保证容量及红细胞压积、维持氧合在正常范围），以避免脑缺血进一步加重。进行性加重的出血后脑积水应在帽状腱膜下放置引流装置，随患儿年龄增长，可择期转换为脑室腹腔内引流。

尽管早产儿颅内出血的发生率有所降低，严重程度已有所减轻，但仍需采取适当的预防措施。母亲产前应用糖皮质激素可能减少颅内出血的发生，应用硫酸镁虽不能直接预防颅内出血，但可以降低脑性瘫痪的发生率。分娩方式同样重要，剖宫产娩出的早产儿较经阴顺产娩出的早产儿颅内出血发生率更低。分娩后能够采取的预防措施有限，早期应用吲哚美辛可能有一定减少颅内出血的作用，但对远期预后的影响尚不明确。

4）预后：Ⅰ～Ⅱ度脑室周围 - 脑室内出血通常不会导致患儿死亡，Ⅲ～Ⅳ度脑室周围 - 脑室内出血的病死率为 10% ～ 20%。Ⅰ度脑室周围 - 脑室内出血罕见导致出血后脑积水，Ⅱ～Ⅳ度脑室周围 - 脑室内出血中有 54% ～ 87% 患儿发生脑积水，但仅有极少量患儿需要脑室腹腔分流。Ⅰ～Ⅱ度脑室周围 - 脑室内出血的患儿远期神经发育不良预后较没有出血的患儿略有增加，而对于Ⅲ～Ⅳ度脑室周围 - 脑室内出血的患儿来说，20% ～ 25% 有严重神经发育不良结局，35% 轻度，40% 无不良结局。严重的 PVL、大量脑实质出血（尤其双侧）及进展性脑积水会增加不良神经预后的风险。需要注意的是，极低出生体重儿即使没有显著的头颅超声异常，仍有脑性瘫痪及认知发育落后的风险。近期研究表明头颅 MRI 检查可以发现头颅超声未提示的轻度灰质及白质异常，在颅内出血恢复后的早产儿（尤其胎龄＜ 28 周、出生体重＜ 1000g）中常见，可能提示神经发育预后不良。

（10）早产儿视网膜病变

诊断要点和主要特点

- 胎龄越小的早产儿发生早产儿视网膜病变的风险越高
- 诊断依靠对高危早产儿的定期眼底检查
- 眼底检查可以评估视网膜血管发育异常的分期、视网膜脱落的程度，以及病变视网膜的范围早产儿视网膜病变仅发生于视网膜血管发育尚不成熟的早产儿中，体重< 1250g 的早产儿发病率约66%，但仅 6% 需要干预，胎龄越小的早产儿发生早产儿视网膜病变的风险越高。诱发因素包括发育中视网膜血管的损伤和胰岛素样生长因子 -1 水平偏低。在初始打击之后，视网膜血管化可能正常进行，但过多的血管内皮生长因子（vascular endothelial growth factor，VEGF）可能造成异常血管化，导致视网膜嵴形成。氧合水平的波动（间断低氧或高氧）可能是疾病进展的条件之一。通过密切监测患儿的氧合水平可以降低视网膜病变进展至需要治疗的程度，病情可能逐渐逆转，也可能进一步加重，纤维血管组织可能延伸至玻璃体，造成炎症反应、瘢痕形成、视网膜褶皱或视网膜脱落。视网膜病变依据异常血管化的进程及视网膜脱落的程度（Ⅰ～Ⅴ期）、受累的眼区（1～ 3 区，1 区是黄斑周围区域）、受累的视网膜面积（按时钟分布表示，如左眼外上限描述为左侧视网膜 12 点至 3 点区域受累）进行分期。

首次眼底检查应在胎龄< 30 周或胎龄< 32 周且病情不稳定的早产儿矫正胎龄 31 周或出生后 4 周进行，以更早的时间点为准。后续应每 1 ～ 3 周复查，直至视网膜血管化完成。激光治疗适用于视网膜病变进展或视网膜脱落风险高的患儿，尽管该治疗并不能完全避免视网膜脱落的发生，但可以减少视力不良预后的发生。贝伐珠单抗（一种抗 VEGF 单克隆抗体）的玻璃体内注射是更新的治疗手段，对于严重 1 ～ 2 区视网膜病变的治疗效果可能优于激光治疗。

（11）早产儿的出院标准和随访

1）出院标准：早产儿的出院标准包括能够在开放婴儿床内维持正常体温、足够的经口喂养量、体重增长适当、无需要干预的呼吸暂停或心动过缓事件。需要带氧出院的早产儿应能够在离氧情况下维持经皮氧饱和度> 80%，或能够在低氧时出现觉醒反应。保证母亲可获得足够的帮助并维持稳定的家庭环境同样重要。家庭访问和早期医生随访可加速出院进程。除此之外，AAP 还推荐临出院的早产儿经历一段时间在车内婴儿座椅中的观察期，模拟在车辆行驶中的体位和保护，以确保患儿在 90 ～ 120min 内不出现阻塞性呼吸暂停或氧合下降。

2）出院后随访：随着妇产科诊疗水平的进步，胎龄低至 28 周、出生体重低至 1000g 的早产儿存活率大于 90%，胎龄 26 ～ 27 周、出生体重 800 ～ 1000g 的早产儿存活率为 70% ～ 80%，胎龄 25 周、出生体重 700 ～ 800g 的早产儿存活率为 50% ～ 70%，胎龄或出生体重更小的早产儿存活率则明显降低。

尽管存活率增加了，这些早产儿仍可能存在各种不良预后，如严重的神经系统不良预后，包括脑性瘫痪、认知发育落后、脑积水等，在出生体重< 1500g 的早产儿中发生率为 10% ～ 25%，且出生体重越低，不良预后的发生率越高。出生体重< 1000g 的早产儿其他神经发育不良预后发生率也较高，包括学习障碍及精神行为异常。危险因素包括惊厥发作、Ⅲ～Ⅳ度脑室周围 - 脑室内出血、PVL、脑室扩张、矫正至足月时头颅 MRI 提示白质损伤、严重宫内发育迟缓、头围增长不良、需要机械通气、慢性肺疾病、NEC，以及家庭经济水平低等。母亲产前发热和绒毛膜羊膜炎可能增加脑性瘫痪发生的风险。除了神经系统以外，早产儿的其他并发症包括慢性肺疾病和高反应性气道疾病，可导致严重呼吸道感染及出生后 2 年内再入院。早产儿视网膜病变可能导致视力下降和斜视。其他并发症还有听力损害和生长迟缓。以上种种疾病都需要密切多学科门诊随诊。遗留肺部病变的婴儿应在出生后第 1 年的冬天每月注射帕利珠单抗以预防呼吸道合胞病毒感染。疫苗接种应按照实际年龄进行而不应按照矫正胎龄计算。

3. *晚期早产儿* 过去 30 年中美国早产儿出生率增加超过 30%，占所有出生新生儿的 12.8%。其中晚期早产儿（胎龄 34 ～ 36^{+6} 周早产儿，图 2-8）增加最多，占所有早产儿的 70%。自 1990 年以来，胎龄< 34 周的早产儿出生率增加了 10%，而晚期早产儿出生率

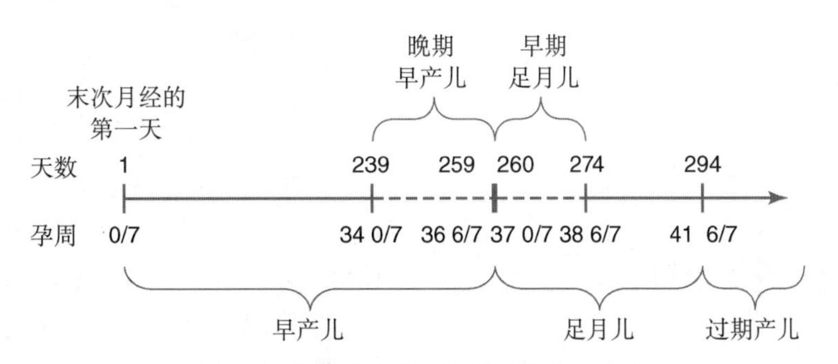

图 2-8 晚期早产儿和早期早产儿的定义

经许可引自 Engle WA, Kominiarek MA: Late preterm infants, early term infants, and timing of elective deliveries. Clin Perinatol 2008 Jun; 35(2):325-341.

增加了25%，这可能是由于产科催产率增加（1990年9.5%，目前22.5%）、剖宫产率增加（目前＞30%的分娩量）、多胎妊娠增加，以及因“母亲要求”的剖宫产例数增加。

与足月儿相比，晚期早产儿的急性新生儿期疾病发生率更高，包括新生儿呼吸窘迫综合征、体温不稳定、低血糖、核黄疸、呼吸暂停、惊厥、喂养困难及出院后再入院。呼吸系统疾病常见病因是肺液清除延迟、肺表面活性物质缺乏或两者并存，可能进展至需要机械通气的呼吸衰竭、持续性肺动脉高压，甚至ECMO支持。喂养困难多由早产儿吸吮及吞咽不协调所致，可能影响奶瓶喂养并导致母乳喂养失败，造成患儿体重下降及脱水风险增加。这些早产儿需要静脉补液或管饲喂养的概率是足月儿的5倍。和喂养困难和消化道功能发育不完善相关，早产儿胆红素水平超过20mg/dl的风险是胎龄＞40周足月儿的4倍，因此高胆红素血症和核黄疸的发病率显著增加。除此之外，晚期早产儿因黄疸、感染、喂养困难、体重不增等原因再入院的概率较足月儿高。晚期早产儿的远期预后也会受到影响，一些大规模基于人群的研究显示其发生脑性瘫痪、发育迟缓、情绪行为异常的风险较足月儿增加。

晚期早产儿即使与足月儿的体格相近，仍应被视为早产儿而并非足月儿，在出生后需要密切住院观察以尽早发现并发症。晚期早产儿（尤其胎龄＜36周）在出生后1～2d可能喂养较为顺利，但在之后可能出现喂养量增长困难，并可能随着体重下降出现睡眠增多、食欲减退和黄疸。这些早产儿的出院标准是达到足够的喂养量且无低血糖、低体温或呼吸暂停事件。如果母乳喂养，应在婴儿吸吮后使用吸奶器充分排空乳房并将吸出的母乳通过奶瓶或胃管补充喂养。最好能够在出院前额外观察1～2d以保证充足的喂养量和成熟的行为，尽量避免因四肢松软、喂养困难、脓毒症等原因再入院。在出院后仍应定期门诊随诊，首次在出院后48～72h，以保证出院后喂养顺利、体重增长满意。

九、新生儿的心脏疾病

1. 结构性心脏病

（1）发绀的表现

诊断要点和主要特点
• 首发症状常为发绀，不伴呼吸困难表现 • 吸氧不能改善经皮氧饱和度 • 胸片肺纹理减少提示右室流出道梗阻，肺纹理增多提示大动脉转位或肺静脉梗阻

1）概要：新生儿发绀型先天性心脏病病因包括大动脉转位、完全型肺静脉异位引流、大动脉共干、三尖瓣闭锁、肺动脉瓣闭锁或严重肺动脉狭窄，大多可通过胎儿超声诊断。

2）临床表现：发绀型先天性心脏病在出生后不久即出现发绀，但在病程初期发绀不伴呼吸困难表现。在大多数患儿中，随病程进展，持续低氧血症、代谢性酸中毒和肺血流增多可继发呼吸增快。辅助检查包括对比在离氧状态下和吸纯氧时的血气分析，两种情况下SaO_2或PaO_2无明显增加提示发绀型先天性心脏病。注意：PaO_2比经皮氧饱和度更有诊断意义，这是因为胎儿血红蛋白氧合-解离曲线左移，在PaO_2偏低时经皮氧饱和度仍能维持。其他辅助检查包括胸片、心电图和超声心动图。推荐对所有新生儿在出生后第1天常规进行经皮脉氧监测，以便早期发现经皮氧饱和度的下降。

新生儿最常见的发绀型先天性心脏病是大动脉转位。查体可能发现单一第二心音和收缩期杂音。胸片可见心脏扩大、纵隔缩窄，伴或不伴肺纹理增多。吸氧不能改善氧合水平。完全型肺静脉异位引流时，静脉回流受阻，患儿在出生后早期即出现严重发绀和肺水肿继发的呼吸衰竭。胸片的典型表现是正常或偏小的心影，伴明显的肺水肿征象。存在右室流出道梗阻（肺动脉或三尖瓣闭锁、严重肺动脉狭窄、某些类型的大动脉共干）的患儿胸片可能提示肺纹理减少，且可能在严重低氧血症时出现代谢性酸中毒。右心发育不良的患儿心电图示左心优势。尽管法洛四联症是最常见的发绀型先天性心脏病，但肺动脉瓣的梗阻程度通常不至于在新生儿期出现发绀。所有先天性心脏病均可以通过超声心动图诊断。

（2）非发绀性表现

诊断要点和主要特点
• 大多数有症状的无发绀型先天性心脏病存在左室流出道梗阻 • 可能出现脉搏搏动差异（主动脉缩窄）或脉搏整体减弱（主动脉闭锁） • 代谢性酸中毒 • 胸片示心影扩大伴肺水肿征象

1）概要：严重无发绀型先天性心脏病的患儿常存在左室流出道梗阻继发的充血性心力衰竭。左向右分流（如室间隔缺损）可能在新生儿期出现心脏杂音，但直到肺血管阻力明显降低、分流量增大造成充血性心力衰竭时才会出现临床症状，这常见于出生后3～4周。

2）临床表现：左室流出道梗阻的新生儿在出生后1周内常无症状，直到动脉导管关闭后动脉血供不足才会出现临床表现，包括呼吸增快、心动过速、充血性心力衰竭和代谢性酸中毒。查体可能发现脉搏异常。主动脉闭锁（左心发育不良综合征）和主动脉狭窄时，外周血管搏动整体减弱，而在主动脉缩窄时会出现外周血管搏动差异，下肢脉搏明显减弱或消失，且下肢的经皮氧饱和度和血压可能比右上肢低。胸片可见心影扩大和肺水肿征象。明确诊断依靠超声心动图。

（3）发绀型和无发绀型先天性心脏病的治疗：急性期治疗以支持治疗为主，包括静脉葡萄糖输注、呼吸支持、血管活性药物应用等。某些发绀型先天性心脏病（如肺动脉瓣闭锁、三尖瓣闭锁和严重肺动脉狭窄）的特定治疗包括前列环素E泵点[0.0125～0.025μg/(kg•min)]维持动脉导管开放，增加通过动脉导管流向肺动脉的血流，从而增加 PaO_2。左室流出道梗阻时，全身动脉血流依靠动脉导管维持，前列环素可以增加血流灌注，缓解酸中毒。保守性手术治疗和心导管介入术在第20章详细介绍。先天性心脏病的神经发育预后取决于先天性心脏病的类型和综合征、新生儿期的临床表现程度和手术治疗的并发症。

2. 持续性肺动脉高压

诊断要点和主要特点
• 出生后第1天即可出现临床症状
• 即使高浓度吸氧仍难以纠正低氧血症
• 经卵圆孔或动脉导管的右向左分流
• 多和肺实质病变相关

（1）概要：新生儿持续性肺动脉高压（persistent pulmonary hypertension of the newborn, PPHN）的发生是由于出生后肺血管阻力不能正常降低。足月儿和过期产儿中常见，多数存在围产期缺氧窒息，其他相关疾病包括胎粪吸入综合征、新生儿呼吸窘迫综合征、母亲围产期抑郁、新生儿脓毒症、慢性宫内缺氧和肺发育不良。

PPHN的发病机制：①脓毒症或缺氧窒息相关低氧血症造成血管收缩；②宫内胎粪吸入可能造成产前肺动脉血管平滑肌增加；③肺发育不良（如膈疝）造成肺血管床面积减少。

（2）临床表现：临床症状常在出生后即出现，呼吸困难是突出表现，但即使高浓度吸氧仍难以改善动脉氧分压。大多数新生儿伴有心肌功能障碍和低血压。超声心动图提示动脉导管或卵圆孔水平的右向左分流。胸片可见肺部病变（如胎粪吸入综合征或新生儿呼吸窘迫综合征）相关的渗出。如果右向左分流发生在动脉导管水平，可出现动脉导管前后动脉氧分压及经皮氧饱和度差异。

（3）治疗：PPHN是针对多脏器功能异常的综合治疗。治疗目标包括增加系统动脉压并降低肺动脉压力，以减少右向左分流。一线治疗包括吸氧和辅助通气（降低肺血管阻力）及晶体液输注（10～30ml/kg）以增加循环压力。理想情况下，收缩压应大于50～60mmHg。当出现心力衰竭时，血管活性药物可作为二线治疗[如多巴胺5～20μg/(kg•min)、肾上腺素0.05～0.3μg/(kg•min)或二者联合用药]。应纠正代谢性酸中毒，因为酸中毒可加重肺动脉收缩。吸入一氧化氮（5～20ppm）可帮助舒张肺血管。高频振荡通气可以帮助肺膨胀，对于肺实质病变严重的患儿有较好疗效。如果常规治疗无效，可以应用ECMO治疗。ECMO期间肺可以得到休息，随着肺动脉高压的缓解，患儿可以逐渐撤离ECMO并转为辅助通气治疗。10%～15% PPHN新生儿出现严重神经系统不良预后，包括脑性瘫痪或认知发育落后。其他不良预后包括慢性肺疾病、感音神经性耳聋和喂养困难。

3. 心律失常　房性期前收缩及相对少见的室性期前收缩在正常新生儿出生后早期常见，且通常是良性的。有血流动力学意义的心动过缓可见于先天性心脏传导阻滞。传导阻滞可见于心脏结构正常或异常的新生儿，前者多与母亲狼疮相关。如果不伴有胎儿水肿，心动过缓常可被耐受。如果出现心输出量不足的临床表现，可放置起搏器。

心动过速型心律失常分为宽QRS型（室性心动过速）和窄QRS型（室上性心动过速）。室上性心动过速是新生儿最常见的心动过速型心律失常，常提示结构性心脏病、心肌炎、左心房扩大、异常传导通路，也可作为独立现象存在。急性期治疗包括冰袋敷面以刺激迷走神经，如果不能转复，可使用静脉腺苷（50μg/kg），必要时可每2分钟增加50μg/kg，最大剂量250μg/kg。患儿通常需要长期预防性应用抗心律失常药物治疗，建议心血管专家会诊。除非出现血流动力学不稳定的室性心动过速，室上性心动过速大多无须电复律。

十、新生儿的胃肠道和外科急腹症

1. 食管闭锁和气管食管瘘

诊断要点和主要特点
• 羊水过多
• 唾液分泌过多，喂养时呛咳
• 不能进行胃管置入

（1）概要：食管闭锁指食管远端为盲端，伴或不伴食管和气管间瘘管形成。约85%患儿的瘘管发生于远端食管和气管间。高位胃肠道梗阻的常见表现是羊水过多。发病率约1/3000。

（2）临床表现：患儿在出生后数小时内即出现大量口腔分泌物、呛咳、发绀和呼吸衰竭。通过放置鼻胃管后行胸部X线检查来确诊，胸片可见胃管位于食管盲端内。如果存在食管气管瘘，则可见肠管充气。

（3）治疗：置入胃管的同时应间断进行分泌物的吸引以避免误吸。抬高床头可减少胃内容物通过食管气管瘘反流至肺部。必要时给予静脉补液和氧疗。手术是根治的方法，手术方式取决于两段食管盲端的距离。如果距离较短，可将瘘管结扎并行端端吻合。如果盲端距离较远而不能行端端吻合，可一期行瘘管结扎并行胃造瘘。术前应行超声心动图检查以除外右位主动脉弓的可能，在这种情况下应行左侧开胸手术。

（4）预后：患儿的预后取决于有无其他伴随的解剖异常（尤其心脏结构异常）和是否存在低出生体重。出生体重＜2000g且合并心脏结构异常的患儿病死率最高，可能发现脊椎、肛门、心脏、肾脏和四肢异常（VACTERL现象），因此应尽早评估相关脏器。

2. 肠梗阻

诊断要点和主要特点

- 高位肠梗阻的患儿出生后早期即出现呕吐
- 胆汁性呕吐物可能提示肠旋转不良伴中肠扭转
- 低位肠梗阻的典型表现是腹胀和延迟出现的呕吐，伴胎便排出延迟或无自主排便

（1）概要：肠梗阻是新生儿最常见的外科急症。患儿宫内常有羊水过多，但如果羊水中有胆汁成分，可能会被误认为是羊水粪染。梗阻的位置越高，新生儿出现呕吐的时间越早，腹胀的表现越轻微。低位肠梗阻腹胀更加明显，呕吐可能延迟出现。大多数肠梗阻是由于肠闭锁，常见病因是在肠发育过程中出现缺氧缺血。约30%的十二指肠闭锁与唐氏综合征相关。胎粪性肠梗阻指宫内黏稠胎粪造成的十二指肠梗阻，可能是囊性纤维化的首发表现。先天性巨结肠的发病机制是肠肌间神经丛未能迁移至远端肠管，远端肠管缺乏蠕动能力，造成功能性肠梗阻。

肠旋转不良伴中肠扭转是另一个外科急症，常在出生后数天至数周出现胆汁性呕吐，不伴腹痛、腹胀。如果不及时处理，肠系膜上动脉周围的肠扭转可能造成整个小肠的缺血坏死。因此，新生儿如果呕吐物中含有胆汁，应得到及时关注和评估。

（2）临床表现：肠梗阻的诊断依靠腹平片，怀疑高位肠梗阻时应行上消化道造影，怀疑低位肠梗阻时应行造影剂灌肠。表2-16总结了肠梗阻的常见表现。

出现胎粪性肠梗阻的婴儿可能患有囊性纤维化，但其他疾病如全结肠巨结肠、假性结肠梗阻综合征、结肠发育不良或结肠闭锁也可以表现为胎粪在远端回肠堆积。囊性纤维化的诊断依靠汗液氯离子检测或者基因检测。宫内发生肠穿孔可能导致胎粪性腹膜炎伴腹腔内钙化形成，多数肠穿孔在出生时就已经完全愈合，如果新生儿未出现肠梗阻或肠穿孔征象，则无须干预。低位肠梗阻可能表现为胎便排出延迟（足月儿＞24h无排便）伴腹胀。腹平片如果发现肠管充气，应行造影剂灌肠以诊断（和治疗）胎粪性肠梗阻。如果没有发现胎粪栓子，梗阻病因可能为左侧结肠发育不良（常见于糖尿病母亲婴儿）或先天性巨结肠，诊断依靠直肠活检。肛门闭锁常在第一次体格检查就可发现，但仅有轻度肛门外观异常的阴道直肠瘘可能不易发现。男婴的高位肛门闭锁可能伴有直肠尿道或直肠膀胱瘘，

表2-16 肠梗阻

梗阻位置	临床表现	腹平片表现	造影检查
十二指肠闭锁	唐氏综合征（30%～50%）、早期出现呕吐，有时呕吐物中有胆汁成分	“双泡征”（扩张的胃和近端十二指肠）	无须进行
肠旋转不良伴中肠扭转	胆汁样呕吐物，常在出生后数周内起病	胃和近端十二指肠扩张，远端肠管充气欠佳或正常	上消化道造影可见十二指肠空肠连接处移位，伴肠管呈螺旋状扭转
空肠回肠闭锁、胎粪性肠梗阻	出生后即可抽出＞25ml的胆汁样胃内容物，呕吐和腹胀进行性加重	多个扩张肠袢，如果宫内发生肠穿孔可见腹腔内钙化（胎粪性腹膜炎）	钡剂或高渗性造影剂灌肠显示微结肠，反流入远端回肠的造影剂排出可能有助于解除胎粪性梗阻（在约50%的患儿中有效）
胎粪栓塞综合征、先天性巨结肠	腹胀、胎便排出延迟	弥漫肠管扩张	钡剂或高渗性造影剂灌肠可使胎粪栓子显影；造影可能显示先天性巨结肠中的移行区，造影剂排出延迟（＞24h）提示先天性巨结肠可能

阴囊缝上可见胎粪“珠”形成，并可见胎粪经尿道口排出。

（3）治疗：包括胃肠减压，静脉补充葡萄糖、水和电解质，以及必要的呼吸支持。当出现肠管扩张时菌群移位的风险增加，有应用抗生素的指征。手术治疗（除胎粪栓塞综合征、左侧结肠发育不良和某些胎粪性肠梗阻以外）是根治的办法。

（4）预后：约10%出现胎粪性肠梗阻的新生儿患有囊性纤维化或先天性巨结肠。因此对于所有胎粪性肠梗阻的患儿均应在住院期间行汗液氯离子检测和直肠活检，尤其是灌肠后症状不能缓解的患儿。

和唐氏综合征相关的十二指肠闭锁的预后取决于其他结构异常（如先天性心脏病）和十二指肠梗阻前段肠管扩张的程度及对肠蠕动功能的影响。单纯的十二指肠闭锁手术治疗后预后良好。

3. 腹壁结构缺陷

（1）脐膨出：指透明薄膜覆盖的腹腔内容物疝入脐带基底部，发病率约2/10 000。超过50%的患儿有染色体核型异常或相关综合征。疝囊包含肝、脾和肠管。预后取决于病变大小、是否合并肺发育不良和呼吸衰竭，以及其他伴随的发育异常。

患儿出生后应用温盐水浸湿的无菌纱布覆盖膨出物以减少液体丢失。给予胃肠减压、补液和抗生素治疗。如果膨出物可还纳入腹腔并可被皮肤、肌肉覆盖，可行一期手术关闭。如果不能进行一期手术，可以分期进行敷料和皮肤覆盖，并在日后进行腹壁疝的修补。

（2）先天性腹裂：无被膜覆盖的肠管通过腹壁的缺损处突出至脐带的右方，不伴疝囊、肝脾的膨出。10%～20%先天性腹裂的患儿伴有肠管闭锁和宫内生长受限，可能是由于右脐静脉未能正常退化或脐肠系膜动脉受到损伤，但具体发病机制尚不明确。先天性腹裂的发生率在近20年有所增加，由0.03%增加至0.1%。母亲妊娠期使用毒品如甲基苯丙胺、可卡因、口服环氧合酶抑制剂如阿司匹林和布洛芬可能参与新生儿发病。母亲年龄过小也是危险因素之一。

首要的治疗是在患儿出生后即用硅橡胶袋包裹肠管或患儿整个下半身以减少液体丢失并保温。给予静脉补液、抗生素和间断胃肠减压。应使患儿保持右侧卧位以维持肠道血供。后续进行手术将肠管复位。通常行一期手术即可，但如果需要还纳的肠管过多或肠管明显扩张，应分期手术逐渐还纳。围手术期的第三间隙体液丢失很多，因此要密切监测液体和电解质水平。如果肠管扩张、增厚或在分娩时被纤维性薄膜包裹，肠道动力恢复可能较为缓慢，需要延长肠外营养治疗时间，但远期预后良好。

（3）膈疝

诊断要点和主要特点

- 出生后即出现呼吸困难
- 呼吸音减弱，腹部扁平或舟状腹
- 胸片可见胸腔内出现肠管，伴纵隔向健侧移位

膈疝指腹腔脏器通过膈肌后侧方的一个裂孔疝入半侧胸腔（通常为左侧），发病率约1/2500，常通过产前超声诊断，诊断后需在医疗机构分娩。如果未能通过产前诊断，对于严重呼吸困难、呼吸音减弱及舟状腹的新生儿应考虑膈疝的可能。临床表现出现的时间和严重程度取决于多种因素，包括宫内肺受压造成的肺发育不良程度、肺动脉高压的程度、其他发育异常如染色体异常和先天性心脏病。患儿在辅助通气时更易出现气胸。

治疗包括气管插管机械通气、胃肠减压和静脉补液。胸片帮助明确诊断。应在出生后24～48h新生儿病情稳定、肺动脉高压和肺顺应性改善后，再进行手术还纳腹部脏器并修补膈肌缺损。在术前和术后的肺动脉高压都可能需要高频振荡通气、吸入一氧化氮、血管活性药物或ECMO支持。患儿的生存率逐渐提高，目前接近70%。相对温和的辅助通气模式和允许性高碳酸血症可避免气压伤加重肺部损伤。多数患儿会有持续的肺动脉高压和胃食管反流，神经系统不良预后、行为异常、听力损伤和生长迟缓等风险增加。

4. 消化道出血

（1）上消化道出血：新生儿病房有时可以见到上消化道出血的患儿，但很少有严重的情况。陈旧出血（“咖啡渣”样）胃内容物可能是由于母亲血的咽下、胃炎或应激性溃疡。鲜红色血液可能是由于胃炎或胃管刺激造成的急性出血。治疗包括胃灌洗并送检胃内容物隐血试验和血型检测以明确血来自母亲还是患儿，并应给予抑酸治疗。如果出血量大，应密切监测生命体征，维持血容量稳定，并完善内镜检查及治疗。应送检出凝血功能检查，确认是否给予过维生素K治疗，必要时可重复。

（2）下消化道出血：新生儿的直肠出血比上消化道出血少见，常见于感染（如围产期沙门氏菌感染）、牛奶蛋白过敏（便中血丝及腹泻）、NEC。应进行腹平片检查除外肠壁积气或炎症、感染、肠梗阻等表现。如果腹平片未见异常，查体也没有阳性发现，应尝试喂养水解蛋白配方奶或要素配方奶。如果母乳喂养，应指导母亲避免所有含有牛奶蛋白的食物。如果直肠出血量大，应行内镜检查。

5. 胃食管反流　生理性反流在新生儿中常见。当反流造成生长迟缓、吞咽困难造成喂养不足或者慢性

喘息或反复肺炎等提示反流后吸入的情况时，胃食管反流为病理性。诊断以临床症状为主，食管 pH 及阻力监测可以协助诊断。钡剂造影可以辅助除外造成胃排空延迟的解剖异常。

大多数减少反流的治疗在新生儿特别是早产儿中应用的研究目前缺乏，研究显示新生儿的临床症状和监测到的胃食管反流之间的相关性不明确。反流频繁、体重增长不良的患儿应增加喂养物的黏稠度，并在喂养后俯卧位或左侧卧位 1h，不过需警惕新生儿猝死的发生。对于伴有易激惹的患儿可以应用抑酸剂，如雷尼替丁或兰索拉唑，但抑酸剂可能增加早期新生儿和早产儿患 NEC 和侵袭性感染的风险。红霉素或甲氧氯普胺等促动力药物效果有限但副作用较多。由于大多数患儿可在出生后 12 ～ 15 个月症状自行缓解，手术仅适用于非常严重的病例。

十一、新生儿感染

围产期感染主要通过 3 个途径：①通过胎盘途径的血行感染（如巨细胞病毒、风疹、梅毒）；②羊膜破坏后的上行感染（如胎膜早破 12 ～ 18h 后的细菌感染）；③经阴顺产时通过感染的产道或暴露于感染的血液（如单纯疱疹病毒、乙肝病毒、HIV、细菌感染）。

新生儿对感染的易感性取决于其免疫系统是否发育成熟，对于早产儿尤其是这样。母亲的 IgG 在孕晚期透过胎盘为胎儿提供被动免疫，早产儿（特别是胎龄＜ 30 周的早产儿）往往还没有获得足够的抗体。

1. 细菌感染

（1）细菌性脓毒症

诊断要点和主要特点

- 多数早发型脓毒症在出生后 24h 内即发病
- 呼吸困难是最常见的表现
- 低血压、酸中毒、中性粒细胞减少症也是相关表现
- 晚发型脓毒症表现更为隐匿

1）概要：早发型脓毒症（出生后 3d 内起病）的发病率是（1 ～ 2）/1000 活产儿，如果胎膜早破时间超过 24h，发病率增加至 1/100 活产儿，而当胎膜早破合并绒毛膜羊膜炎时，发病率则高达 1/10 活产儿。不管有无胎膜早破，早产儿的发病率都比足月儿高。

2）临床表现：早发型脓毒症常在出生后 1d 内起病，多发生于出生后 12h 内。肺炎导致的呼吸困难是最常见的表现。其他表现包括无窘迫窒息的低 Apgar 评分、外周灌注不足和低血压、晚发型脓毒症（出生后 3d 后起病），则起病更加隐匿，常表现为喂养困难、反应低下、肌张力低、体温不稳定、外周灌注不足、需氧增加和呼吸暂停。晚发型脓毒症常伴随脑膜炎或其他局灶性感染。

低白细胞计数、中性粒细胞减少症（中性粒细胞计数＜ 1×10^9/L）、核左移都提示新生儿细菌感染。血小板减少症也是常见发现。其他实验室检查特征包括低血糖或高血糖、不明原因的代谢性酸中毒、C 反应蛋白和降钙素原水平升高。早发型脓毒症患儿中新生儿肺炎常见，胸片可见渗出，但可能难以与其他原因的肺部病变相区分，胸腔积液的存在更加支持肺炎诊断。诊断金标准是血、脑脊液或其他体液培养结果阳性。

早发型脓毒症最常见的病原体是 B 组链球菌（GBS）和革兰氏阴性杆菌（最常见大肠埃希菌）。其他病原包括流感嗜血杆菌、肠球菌、金黄色葡萄球菌、其他链球菌和李斯特单胞菌。晚发型脓毒症常见病原是凝血酶阴性葡萄球菌（常见于中心静脉置管的新生儿）、金黄色葡萄球菌、GBS、肠球菌、革兰氏阴性杆菌和念珠菌（见真菌败血症部分）。

3）治疗：新生儿感染的诊断首先就需要足够的警惕性。存在感染高危因素（如胎膜早破超过 18h、母亲绒毛膜羊膜炎、早产）的新生儿应在出生后接受密切观察以及时发现感染征象。存在早发型脓毒症感染表现的新生儿应行血常规 + 白细胞分类、血和脑脊液培养检查。由于早发型脓毒症的常见病原是 GBS 和革兰氏阴性杆菌，经验性抗生素治疗包括氨苄西林加氨基糖苷类或第三代头孢菌素。晚发型脓毒症的治疗还应加上覆盖葡萄球菌的抗生素。对于有留置导管的早产儿来说，凝固酶阴性葡萄球菌的感染风险增加，应使用万古霉素覆盖病原，另外应联合第三代头孢菌素（头孢噻肟或头孢他啶覆盖铜绿假单胞菌）或氨基糖苷类抗生素。为了避免万古霉素耐药菌产生，如果培养药敏回报非万古霉素适用则应及时停药。晚发型脓毒症的评估应包括血、尿、脑脊液培养。确诊脓毒症的抗感染疗程为静脉抗生素 10 ～ 14d，另外注意给予足够的支持治疗，如静脉葡萄糖和营养支持、必要时扩容和应用血管活性药物、呼吸支持等。

4）预防：新生儿早发性 GBS 感染的活产儿发病率为（0.3 ～ 0.4）/1000，分娩前至少 4h 给予青霉素治疗可预防新生儿早发性 GBS 感染。目前指南（图 2-9）推荐对所有孕妇在孕 35 ～ 37 周时行直肠和阴道分泌物 GBS 培养，若 GBS 阳性、此次妊娠期间有 GBS 菌尿、有侵袭性 GBS 感染婴儿的分娩史，或分娩时 GBS 状态未知且存在危险因素的孕妇，应给予青霉素或氨苄西林预防治疗。图 2-10 为新生儿早发性 GBS 感染的二级预防流程。

产时 GBS 预防适应证	产时无 GBS 预防适应证
● 有侵袭性 GBS 感染婴儿的分娩史	● 前一次妊娠期间有 GBS 的定植（除非此次妊娠有 GBS 预防指征）
● 此次妊娠任何时期内 GBS 菌尿[1]	● 前一次妊娠期间有 GBS 菌尿（除非此次妊娠有 GBS 预防指征）
● 此次妊娠[1]晚期[2]GBS 直肠 - 阴道分泌物培养阳性	● 此次妊娠晚期[2]直肠和阴道 GBS 分泌物培养阴性，无须考虑产时危险因素
● 分娩时 GBS 状态未知（未做培养、培养中、结果未知）及以下任何情况： - 孕周＜ 37 周 - 胎膜破裂≥ 18h - 产时体温≥ 100.4°F（≥ 38.0℃）[3] - 产时 GBS 的 NATT[4] 阳性	● 胎膜破裂前行剖宫产手术，无须考虑有无 GBS 定植或胎龄

GBS，B 组链球菌；NAAT，核酸扩增试验

[1] 在胎膜破裂前行剖宫产手术，无须行产时抗生素预防

[2] 产前 GBS 筛查的最佳时间为孕 35 ～ 37 周

[3] 若怀疑绒毛膜羊膜炎，应选择广谱抗生素治疗，其中包括对 GBS 有效的药物

[4] 必要时可选择 GBS 的 NAAT 检测，若产时 NAAT 结果 GBS 阴性，但有产时危险因素 [孕周≤ 37 周，胎膜破裂≥ 18h，或体温≥ 100.4°F（≥ 38.0℃）]，则应行产时抗生素预防

图 2-9 预防新生儿早发性 GBS 感染的适应证，依赖对所有孕妇在孕 35 ～ 37 周时行 GBS 筛查这一措施

经许可引自 Verani JR, McGee L, Schrag SJ, et al. Prevention of perinatal group B streptococcal disease—revised guidelines from CDC, 2010. MMWR Recomm Rep 2010 Nov 19; 59(RR-10): 1-36.

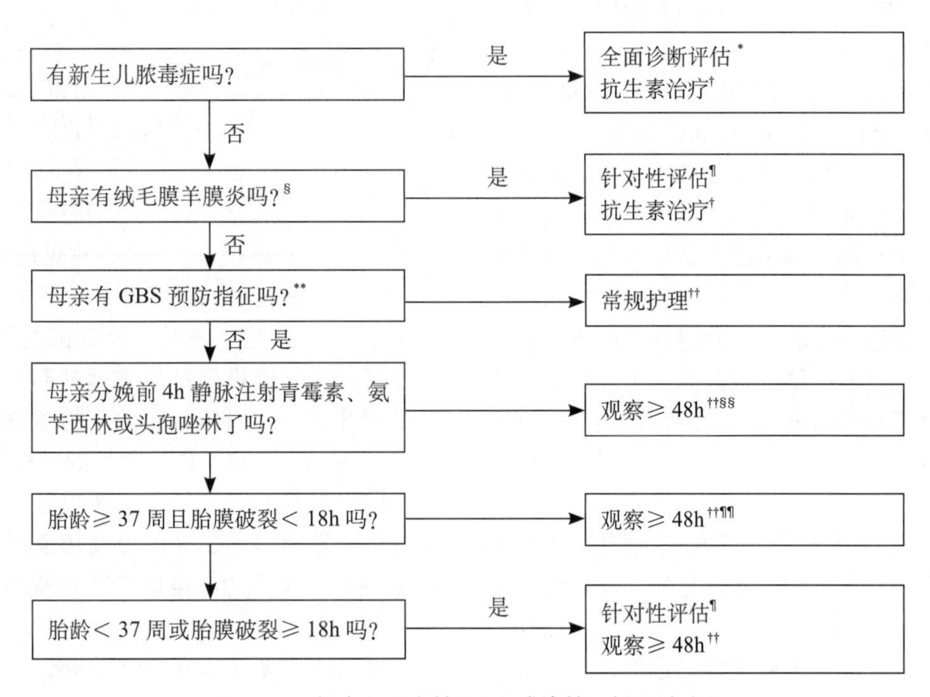

图 2-10 新生儿早发性 GBS 感染的二级预防流程

* 全面诊断评估包括血培养、全血细胞计数（CBC；包括白细胞分类和血小板计数）、胸片（如果有呼吸困难）、腰椎穿刺（如果临床怀疑脓毒症，且患儿可以耐受操作）

† 抗生素抗菌谱应覆盖新生儿脓毒症最常见的病原体，包括静脉注射氨苄西林治疗 GBS 感染，同时覆盖其他微生物（包括大肠埃希菌和其他革兰氏阴性病原体），并应考虑到局部抗生素耐药情况

§ 疑诊绒毛膜羊膜炎时，需要向产科了解病史；绒毛膜羊膜炎是临床诊断，体征并不具有特异性

¶ 针对性评估包括血液培养（出生时）、CBC 及分类和血小板计数 [出生时和（或）出生后 6 ～ 12h]

** 见图 2-9 了解产前 GBS 预防的适应证

†† 如果出现脓毒症症状，应进行全面诊断评估并开始抗生素治疗

§§ 如果胎龄≥ 37 周，满足其他出院标准，可以出生 24h 后出院，在家中观察，但必须具备能够完全执行家中观察项目的人员，保证随时可以获得医疗护理。如果不符合上述条件中的任何一项，新生儿应在医院接受观察至少 48h，直到达到出院标准

¶¶ 一些专家建议在出生后 6 ～ 12h 行 CBC 及分类和血小板计数

经许可引自 Verani JR, McGee L, Schrag SJ, et al. Prevention of perinatal group B streptococcal disease—revised guidelines from CDC, 2010. MMWR Recomm Rep 2010 Nov 19; 59(RR-10): 1-36.

（2）脑膜炎：新生儿脓毒症均有并发脑膜炎的风险，出生后第1天出现的发病率较低，但在新生儿晚发型脓毒症中发病率较高。脑膜炎患儿的血培养可以为阴性，对于可疑有中枢神经系统感染的新生儿，应行腰椎穿刺检查，如果有惊厥发作，应该高度怀疑脑膜炎可能。脑脊液蛋白水平高于150mg/dl，糖低于30mg/dl，白细胞＞20/μl，革兰氏染色阳性支持诊断，脑脊液培养阳性为确诊试验。最常见病原体为GBS和革兰氏阴性菌，治疗脓毒症的抗生素疗程为10～14d，但脑膜炎需要14～21d，尤其是革兰氏阴性菌感染时，难以清除病原体，而且有复发可能。新生儿脑膜炎的死亡率约为10%，1/3的幸存者遗留明显的神经系统疾病。

（3）肺炎：产前、产时及产后均可发生呼吸系统感染。新生儿早发感染通常与肺炎有关，新生儿新近出现呼吸急促、三凹征和发绀时也应怀疑肺炎。在已经接受呼吸支持的婴儿中，对氧气或呼吸机支持的需求增加，伴有气管分泌物性质的改变，可能提示发生肺炎。普通细菌、病毒（巨细胞病毒、呼吸道合胞病毒、腺病毒、流感病毒、单纯疱疹病毒、副流感病毒）和衣原体均能导致肺炎。对于已有呼吸系统疾病的婴儿，并发肺部感染可能导致慢性肺部疾病的发生。

（4）尿路感染：在出生后几日并不常见，新生儿尿路感染者可能存在泌尿生殖系统结构异常，通常由革兰氏阴性肠杆菌或肠球菌引起。新生儿晚发感染者一定要完善尿液检查，明确有无尿路感染，尿培养标本应通过耻骨上穿刺或膀胱导尿获得。如果血培养阴性且临床症状迅速好转，则继续静脉应用抗生素治疗3～5d，然后序贯口服药物。在大多数情况下，应行超声检查和膀胱尿道造影来评估泌尿生殖系统有无发育异常。

（5）脐炎：正常情况下脐带残端萎缩并与皮肤断开。脐带底部有少量脓性物质是常见的，保持脐带处开放和干燥，可以将脐炎发生率降至最低。链球菌、葡萄球菌或革兰氏阴性菌可能在脐带定植，从而引起局部感染。有创操作脐静脉或动脉后，脐带更容易发生感染。脐带残端或周围软组织发红和水肿时需考虑诊断脐炎，应进行局部分泌物培养和血培养，因为感染可能由多种病原引起，治疗应选择广谱抗生素，通常是萘唑西林或万古霉素、第三代头孢菌素，并联合甲硝唑覆盖厌氧菌，脐血管感染的程度决定了并发症，包括脓毒症样血栓性静脉炎、肝脓肿、坏死性筋膜炎和门静脉血栓形成。由于可能发生坏死性筋膜炎，应进行外科会诊。

（6）结膜炎：新生儿经被感染的产道分娩时，可能会发生淋球菌定植，在出生后3～7d出现淋球菌性结膜炎，是一种伴有大量分泌物的化脓性结膜炎。分泌物涂片见到细胞内革兰氏阴性双球菌，且培养阳性时明确诊断。治疗非播散性疾病可静脉注射或肌内注射头孢曲松，一次给药。治疗播散性疾病（脓毒症、关节炎或脑膜炎），首选头孢噻肟，疗程7～10d。新生儿出生时眼部应预防性应用0.5%的红霉素软膏。若母亲明确患淋病，所生婴儿也应该接受单剂量头孢曲松治疗，新生儿有高胆红素血症时，首选头孢噻肟。

沙眼衣原体感染是结膜炎的另一个重要原因，常在出生后5d到数周出现症状，表现为结膜充血、水肿，伴有少量分泌物，一般在出生时通过被感染的产道获得。被感染的母亲所分娩的患儿中约50%发生感染，结膜炎发生率为25%～50%。在一些人群中，妊娠期感染率超过10%。诊断方法为分离出病原体或快速抗原检测试验。治疗方案为口服红霉素，疗程14d；或口服阿奇霉素，疗程3d。仅局部治疗并不能清除鼻咽部携带的病原，仍会面临发生肺炎的风险。

2. *真菌性脓毒症*

诊断要点和主要特点
• 危险因素包括低出生体重、中心静脉置管和反复应用抗生素
• 念珠菌定植很常见，5%～7%的婴儿会发生全身性感染
• 通常表现为病情较前轻微加重、血小板减少和高血糖

随着体重较小、病情较重的婴儿存活率增高，念珠菌感染变得更加普遍，极低出生体重、有中心静脉置管、反复应用广谱抗生素的婴儿感染风险最高。对于出生体重＜1500g的婴儿，念珠菌的定植率为27%～64%，胃肠道是最常见的定植部位，大多数患儿表现为皮肤损伤，全身性感染的比例要小得多。体重越小，发育越不成熟的患儿中全身性感染越常见，胎龄24周的婴儿中感染率高达20%，体重＜1000g的婴儿中感染率为7%。

真菌性脓毒症与晚发型细菌性脓毒症的临床特征相似，但症状相对较轻，可能最早出现或仅仅表现为血小板减少或高血糖，有器官受累时（如肾、眼或心内膜炎）通常与侵袭性念珠菌感染有关。治疗方案为静脉注射氟康唑或两性霉素B脱氧胆酸。建议对高危婴儿（如使用中心静脉置管及肠外营养）进行预防性治疗，氟康唑预防性治疗可以减少酵母菌在肠道定植，降低全身性感染的发生率，侵袭性念珠菌感染减少了83%，发生率从9%降至1.6%，未观察到明显的不良反应，也未发现对氟康唑的耐药。制霉菌素预防也许有效，但尚未证实。

3. 先天性感染

诊断要点和主要特点

- 可在宫内、围产期和生后获得
- 新生儿期可能没有症状
- 临床症状包括 IUGR、脉络膜视网膜炎、白内障、胆汁淤积性黄疸、血小板减少、皮疹和颅内钙化
- 诊断方法包括聚合酶链反应检测、抗原和抗体检测及培养

（1）巨细胞病毒感染：巨细胞病毒（CMV）是宫内传播最常见的病毒，约占所有新生儿的 1%（另见第 40 章）。先天性感染婴儿中有 10% 在新生儿期出现临床表现，包括肝脾肿大、瘀斑和“蓝莓松饼”斑、生长受限、小头畸形、高直接胆红素血症、血小板减少、颅内钙化和脉络膜视网膜炎；50% 以上会出现长期后遗症，感音神经性耳聋占 20% ～ 30%。感音神经性听力损失在无症状的婴儿中也很常见，占 10% ～ 15%。孕妇初次感染或再激活感染期间均可发生 CMV 的传播，母亲在妊娠前半段时间获得初次感染时，新生儿发生症状性感染的风险最高。新生儿 CMV 感染应通过尿液的病毒培养来明确，或通过对尿液或唾液进行聚合酶链反应（PCR）检测快速诊断，也可以通过宫内羊膜腔穿刺标本诊断。对于先天性感染的有症状新生儿，尤其有中枢神经系统感染时，建议口服缬更昔洛韦治疗，疗程 6 个月，预防听力损失和神经损伤的进展。CMV 感染也可以在分娩前后和出生后通过输血或摄入 CMV 感染的母乳而获得。这些途径获得的感染一般无症状和后遗症，但在 CMV 血清学阴性的早产儿中，可能会出现肝炎、肺炎和神经系统疾病。通过使用冰冻的洗涤红细胞、去白细胞血液制品或 CMV 抗体阴性的供体，可以将输血带来的 CMV 感染风险降至最低。

（2）风疹：先天性风疹感染是孕妇在妊娠期间感染风疹的一种结局（另见第 40 章）。母亲在妊娠早期感染，胎儿感染和先天缺陷的风险高达 80% ～ 85%，但在孕 12 周后，先天畸形的风险明显下降。先天性风疹综合征的临床表现包括小头畸形、脑炎、心脏缺陷（动脉导管未闭、肺动脉狭窄和动脉发育不良）、白内障、视网膜病变、小眼畸形、生长受限、肝脾肿大、血小板减少和紫癜及耳聋。患儿在出生时可能无症状，因为由于免疫应答不足，病毒感染持续存在，1 岁以内会出现后遗症。如果母亲有典型的临床感染表现（皮疹、淋巴结肿大和关节炎），血清风疹特异性 IgM 升高或婴儿咽部分泌物培养阳性，需疑诊。由于免疫接种的普及，先天性风疹感染目前在发达国家很少见，但由于人口中仍存在未接种免疫的个人和普遍的旅行，先天性风疹感染仍时有发生。

（3）水痘：先天性水痘综合征很罕见（若孕妇在妊娠前 20 周内感染水痘，发生率为 1% ～ 2%），临床特征包括肢体发育不全、皮肤瘢痕、小头畸形、皮质萎缩、脉络膜视网膜炎及白内障。围产期暴露（分娩前 5d 至产后 2d）可导致婴儿出现严重甚至致命的播散性水痘。如果母亲水痘感染发生在该危险期内，新生儿应接种水痘免疫球蛋白或静脉注射免疫球蛋白，若不能实现，可以静脉注射阿昔洛韦治疗后续疾病。

母亲没有水痘病史，胎龄超过 28 周的住院早产儿，以及所有胎龄小于 28 周的住院早产儿，出生后都应该接种水痘免疫球蛋白。

（4）弓形虫病：是由原虫弓形虫引起的（另见第 43 章）。孕妇感染率为 0.1% ～ 0.5%，通常无症状。据统计，每 1000 ～ 10 000 名婴儿中有 1 名感染，70% ～ 90% 的婴儿起初无症状，可能在数月到数年内出现智力低下、视力障碍和学习障碍。感染来源包括猫科动物粪便和摄入生的或未煮熟的肉。虽然近足月时的传播风险增加至 90%，但在妊娠 2 ～ 6 个月时发生感染，最有可能发生胎儿损害。

弓形虫病的临床表现包括生长受限、脉络膜视网膜炎、癫痫、黄疸、脑积水、小头畸形、颅内钙化、肝脾肿大、淋巴结肿大、白内障、斑丘疹、血小板减少和肺炎。血清学诊断的依据是出生后 6 个月内弓形虫特异性抗体 IgA、IgE 或 IgM 阳性，IgG 水平较母亲升高，或 IgG 持续阳性超过 12 个月。疑似感染的婴儿应该进行眼科和听力评估，并行头颅 CT 检查。从胎盘或脐带血中分离出微生物，或对羊水、脑脊液进行 PCR 检测均可用于诊断。

螺旋霉素（美国的一种研究药物）可用于治疗母亲原发性感染，尽量减少胎儿感染风险；乙胺嘧啶或磺胺嘧啶联合亚叶酸治疗可以改善婴儿的远期预后。

（5）细小病毒 B19 感染：细小病毒 B19 是一种小的、无包膜的单链 DNA 病毒，在儿童中引起传染性红斑，发病高峰年龄为 6 ～ 7 岁。母亲的主要感染途径是呼吸道分泌物。该病毒最初在红系祖细胞中复制，并诱导细胞周期停滞，导致 3% ～ 6% 胎儿宫内出现严重贫血、心肌炎、非免疫性水肿或胎儿死亡。水肿可能在宫内自发消退或在胎儿输血后好转。母亲暴露时应该接受专门的血清学检测，并对胎儿进行系列超声、多普勒检查和经皮脐血采样，以评估是否合并贫血。如果胎儿存活，长期预后良好，不会发生感染后遗症。

（6）先天性梅毒：母亲患一期和二期梅毒时，梅毒螺旋体通过胎盘传播给胎儿的风险近 100%；潜伏期梅毒感染，胎儿经胎盘感染的风险为 40%；晚期梅毒

时，风险为10%（另见第42章）。妊娠18周前发生胎儿感染很少见，胎儿感染可能导致死产或早产。早期先天性梅毒（2岁前出现）的临床表现包括皮肤和黏膜损害、淋巴结病变、肝脾肿大、骨质改变和水肿，但新生儿时期通常无症状。未经治疗的晚期新生儿梅毒的病变（2岁以后）涉及中枢神经系统、骨骼和关节、牙齿、眼睛和皮肤。如果已被确诊或疑诊有先天性梅毒，婴儿应接受先天性梅毒检查，定义为新生儿血清的非梅毒螺旋体试验抗体滴度超过母亲的4倍、暗视野显微镜或荧光抗体染色检测阳性，或梅毒测试结果阳性但未经适当治疗（肠外应用青霉素）情况下，非梅毒螺旋体试验抗体滴度下降到原来的1/4。母亲在分娩前1个月内才开始接受治疗，婴儿也需要接受评估，包括体格检查、血清的非梅毒螺旋体试验抗体滴度、CBC、脑脊液细胞计数和蛋白质检查、性病研究实验室检查和长骨X线检查。大多数病例采用青霉素水溶液（每次50 000U/kg，每12小时一次）或普鲁卡因青霉素[50 000U/（kg • d），肌内注射]治疗10d。

（7）先天性寨卡病毒感染：寨卡病毒是一种蚊媒病毒，通常会引起症状较轻的自限性感染。先天性寨卡综合征是最近描述的一系列先天性异常，包括小头畸形、颅内钙化或其他与母亲妊娠期感染寨卡病毒相关的脑或眼异常。先天性感染造成胎儿并发症的确切风险尚不清楚，据估计，妊娠早期感染发生小头畸形的风险为1%～13%。CDC目前的建议，如果母亲妊娠期有寨卡病毒感染的实验室证据或婴儿有先天性寨卡病毒感染的临床特征且母亲既往有寨卡病毒暴露史（如感染高发地区旅行史），婴儿均应接受寨卡病毒感染筛查。如果可能，应该在出生后2d内直接检测婴儿的血液（非脐带血）。建议同时进行分子（血液PCR）和免疫学（IgM）检测。目前尚无治疗先天性寨卡病毒感染的方法。

4. 围产期获得性感染

（1）单纯疱疹：单纯疱疹病毒感染通常是在产时通过已感染的产道分娩获得（另见第40章）。母亲可能有初次感染或既往感染再激活。母亲初次感染时，由于病原滴度高且缺乏抗体，婴儿的感染风险最大，经阴道分娩的新生儿感染风险为25%～50%。75%初次疱疹病毒感染的母亲在产时无症状。母亲复发性单纯疱疹感染时，婴儿的感染风险要低得多（＜1%）。婴儿通常在出生后5～14d出现局限性（皮肤-眼-口感染）或播散性疾病（肺炎、休克或肝炎）症状；中枢神经系统症状出现较晚，常在出生后14～28d，伴有嗜睡、发热和癫痫；在极少数情况下，最早可在出生后第1天出现症状，提示为宫内感染。约45%的患者中，局限性的皮肤-眼-口症状是感染的第一表现，另有30%为中枢神经系统感染，其余25%出现播散性或多器官感染，与细菌性脓毒症难以区分。新生儿出现脓毒症综合征、细菌培养阴性、肝功能障碍或凝血障碍，应考虑疱疹感染的可能。新生儿单纯疱疹病毒感染时也可以出现发热、易激惹和脑脊液异常，尤其合并癫痫发作，需警惕该病因。疱液、血液或脑脊液的PCR检测具有诊断意义，但在病程早期，脑脊液可能呈假阴性。如果症状出现后不久采集的血液或脑脊液PCR检查呈结果阴性，但临床认为单纯疱疹病毒感染的可能性很大，应重复检查。

阿昔洛韦是治疗新生儿疱疹感染的首选药物。局部感染时，治疗疗程14d，播散性或中枢神经系统疾病感染时，疗程21d。早期开始治疗可提高中枢神经系统感染和播散性感染新生儿的存活率，并防止局部感染的扩散。已知母亲感染时，在胎膜破裂6h内行剖宫产有利于预防胎儿感染。由于母亲复发性感染时，新生儿感染的发病率很低，并非剖宫产的指征。母亲产时有活动性病变（原发性或复发性）应行剖宫产术。母亲有单纯疱疹病毒感染史但无活动性病变时，婴儿出生后只需要密切观察，无须隔离；母亲有活动性病变，无论哪种分娩方式，婴儿均应该在出生后24h内进行眼、口咽、鼻咽和直肠分泌物培养，并需接触隔离。如果婴儿有疱疹定植（培养阳性）或出现与疱疹感染相似的症状，则要开始阿昔洛韦治疗。母亲有原发性生殖器感染，经阴道分娩的婴儿应采送检标本，并静脉注射阿昔洛韦10d。医生面临的主要围产期问题是无症状的母亲原发性感染比例很高。由此，新生儿感染难以预防。任何年龄的婴儿出现与新生儿疱疹感染相同的临床症状，都要送检病原培养，培养结果之前，就要开始阿昔洛韦治疗。

虽然皮肤复发很常见，但局限的皮肤和黏膜感染者预后良好。播散性疱疹的死亡率很高（约30%），即使播散性和中枢神经系统感染患儿接受了治疗，死亡率依旧很高。皮肤复发在各种类型的感染中都很常见，皮肤复发者一定要行脑脊液检查。婴儿疱疹脑炎应在静脉注射阿昔洛韦后序贯口服阿昔洛韦6个月。

（2）乙肝和丙肝：婴儿可在产时感染乙肝，宫内传播很少见。新生儿感染少见，但HBsAg阳性母亲所生婴儿有发展为慢性HBsAg携带者和慢性活动性肝炎的风险，甚至是肝细胞癌。所有孕妇均应行HBsAg检测，如果结果阳性，婴儿应在出生后尽快接种乙肝免疫球蛋白（HBIg）和乙肝疫苗，随后在1月龄和6月龄时接种两剂疫苗。如果有风险的母亲在分娩前未检测HBsAg，应该在分娩后检测，并且婴儿在出生后12h内接种乙肝疫苗。如果母亲结果呈阳性，应尽快给予HBIg（最好在48h内，不能超过出生后1周），随后在1月龄和6月龄时接种。HBsAg阳性母亲所生的早产儿，应该在出生时接种疫苗和HBIg，且从1月龄时开始接种3剂乙肝疫苗。

携带丙肝病毒的母亲在围产期传播病毒的风险约5%，母亲同时感染HIV会增加传播风险。初乳中可以检测到丙肝血清抗体和丙肝RNA，但在母乳喂养和奶粉喂养的婴儿中传播丙肝的风险相似。12月龄内的婴儿，丙肝筛查的唯一可靠方法是PCR，12月龄后婴儿体内有丙肝抗体，强烈提示已经感染。

(3) 肠道病毒感染：最常发生在夏末和初秋。感染通常是在围产期获得，孕妇通常在分娩前1周有发热、腹泻和（或）皮疹的病史。婴儿常在出生后2周内发病，最常见的症状是发热、嗜睡、易激惹、腹泻和（或）皮疹，偶尔出现较严重的症状，如脑膜脑炎、心肌炎、肝炎、肺炎、休克和弥散性血管内凝血，尤其见于出生后1周内起病者。最好通过PCR诊断。

治疗是支持治疗。除重型肝炎、心肌炎或播散性疾病死亡率较高，大多数病例预后良好。

(4) HIV感染：可以发生于宫内或分娩时，也可以通过母乳在产后传播（另见第41章）。应该对所有孕妇进行HIV检测。在不治疗的情况下，13%～39%已感染的母亲将病毒传播给新生儿，主要发生于分娩时。通过给予母亲孕期和婴儿出生后6周齐多夫定治疗、选择性剖宫产、避免母乳喂养等方法，可以将传播率降低到1%～2%。目前孕妇感染HIV的抗逆转录病毒药物指南与非妊娠患者的指南相似（如高效抗逆转录病毒联合疗法），而且，通过对孕妇进行抗病毒治疗，目前传播率不到2%。对于分娩时HIV状态不明的孕妇，应提供快速HIV检测，如果呈阳性，则应提供产时产妇治疗和产后新生儿治疗。患有晚期疾病、病毒载量高、CD4计数低的母亲，以及发生绒毛膜羊膜炎和胎膜破裂时间长等产时事件（增加胎儿接触母体血液）时，传播风险会增加。

先天获得性HIV感染的新生儿通常没有症状。HIV感染孕妇所生的婴儿应在出生后48h内、2周内、1～2个月和2～4个月时进行HIV DNA或RNA PCR检测。如果4月龄的婴儿PCR结果为阴性，则有理由排除感染。如果有安全的喂养替代品，应建议HIV阳性的母亲避免母乳喂养。

十二、新生儿血液系统疾病

1. *出血性疾病* 新生儿出血可由遗传性凝血缺陷（如第Ⅷ因子缺乏）或获得性疾病——新生儿出血性疾病（维生素K缺乏）、弥散性血管内凝血、肝衰竭和孤立性血小板减少症引起。

(1) 新生儿维生素K缺乏性出血

诊断要点和主要特点

- 常为纯母乳喂养，其他情况临床表现良好
- 黏膜、胃肠道、皮肤或体内（颅内）出血
- 凝血酶原时间（PT）延长，部分凝血活酶时间（PTT）相对正常，纤维蛋白原和血小板计数正常

出血是由缺乏依赖维生素K的凝血因子（Ⅱ、Ⅶ、Ⅸ和Ⅹ）所致。一般健康的婴儿出生后5d到2周内使用维生素K_1，出生后未接种维生素K的新生儿中，出血发生率为0.25%～1.7%。母亲使用干扰维生素K代谢的抗惊厥药物治疗时，婴儿的出血风险增加。早发维生素K缺乏性出血（0～2周）可通过静脉注射或口服维生素K预防，而晚发者（2周至6个月起病）最有效的预防方法是静脉注射维生素K。出血可见于胃肠道、脐带、包皮环切部位和鼻腔，但也可能发生严重的颅内出血。由于母乳中维生素K的含量很低，而且肠道细菌定植较慢，纯母乳喂养的婴儿更有可能发生维生素K缺乏性出血。鉴别诊断包括弥散性血管内凝血和肝衰竭。凝血检查显示PT延长，PTT和纤维蛋白原水平正常。

治疗方案包括1mg维生素K（肌内注射或静脉注射）。活动性出血的婴儿应避免肌内注射。除服用维生素K外，还可能需要因子替代治疗。

(2) 血小板减少症

诊断要点和主要特点

- 泛发性瘀点；脐带或穿刺部位渗血
- 通常血小板减少明显（血小板计数＜10 000～20 000/ml）
- 其他临床表现良好，警惕免疫性血小板减少症
- 合并其他疾病或窒息，警惕弥散性血管内凝血

血小板减少症的婴儿可表现为广泛性瘀点和血小板计数低于150 000/ml（通常＜50 000/ml；可能＜10 000/ml）。新生儿血小板减少症可以见于健康的婴儿，也可以在患病婴儿中伴随其他凝血因子缺乏而发生。血小板减少症的鉴别诊断见表2-17。新生儿血小板减少症的治疗方案是输注血小板（输注10ml/kg血小板可使血小板计数增加70 000/ml）。足月儿的输血指征是临床出血或血小板总数低于10 000～20 000/ml。在有脑室出血风险的早产儿中，血小板计数低于40 000～50 000/ml时可考虑输血。

同族免疫（同种）性血小板减少症类似于Rh同族免疫，发生在人类血小板抗原（HPA）-1a（80%）或HPA-5b（15%）阴性的母亲和HPA-1a或HPA-5b阳性的胎儿间。IgG抗体可通过胎盘导致血小板破坏。如果发生急性出血，需要输注血小板，孕妇的洗涤血小

表 2-17 新生儿血小板减少症的鉴别诊断

疾病	鉴别要点
免疫	
被动获得抗体：	病史无特殊，母体血小板减少
• 特发性血小板减少性紫癜	
• 系统性红斑狼疮	
• 药物诱导的	
HPA-1a 同族免疫（同种）性血小板减少症	随机供者血小板输注后血小板计数不升高。婴儿血清中抗血小板抗体阳性，输注母亲血小板后血小板计数持续升高
感染	有相应的感染症状及体征
细菌感染	
先天性病毒感染	
综合征	先天畸形，伴全血细胞减少
血小板减少伴桡骨缺如	
范科尼贫血	
DIC	疾病状态，凝血因子异常
巨大血管瘤	
血栓形成	高黏质血症、血管置管
患呼吸窘迫综合征、肺动脉高压等疾病的高危婴儿	即使没有 DIC（局部诱捕），此类患儿出现孤立性血小板减少也不少见

DIC，弥散性血管内凝血；HPA，人血小板抗原

板是最容易获得的抗原阴性的血小板来源，因为 98% 的普通人群是 HPA-1a 或 HPA-5b 阳性。静脉注射丙种球蛋白，每天 1g/kg，持续 2 ～ 3d，直到血小板数量增加一倍或超过 50 000/ml，可能获益。患有同组免疫性血小板减少症的婴儿有 20% ～ 30% 会发生颅内出血，其中 50% 发生于生前。无论母亲是否使用类固醇，产前使用 IVIG 治疗，都可以降低这种风险。

母亲患特发性血小板减少性紫癜，所生婴儿尽管血小板减少但发生严重出血的风险很低，通常不需要治疗。如果明确发生出血，除了输注血小板外，还可以使用 IVIG。

2. 贫血

诊断要点和主要特点
• 足月儿红细胞压积＜ 40%
• 急性失血——血容量减少，网织红细胞计数正常
• 慢性失血——面色苍白，无低血容量，网织红细胞计数升高
• 溶血性贫血——伴明显的高胆红素血症

新生儿因急性失血而贫血，表现为低血容量的症状与体征（心动过速、灌注不良和低血压），最初的红细胞压积正常，在容量置换后下降。慢性失血引起的贫血表现为面色苍白，没有低血容量的症状与体征，出生后红细胞压积和网织红细胞计数较低。

贫血可由出血、溶血或不能产生红细胞引起。在生出后 24 ～ 48h 发生的贫血是出血或溶血的结果。出血可发生于宫内（胎盘、母胎或双胞胎）、围产期（脐带破裂、前置胎盘、胎盘早剥或剖宫产时切开胎盘）或体内（颅内出血、头颅血肿或肝、脾破裂）。溶血是由血型不合、酶或膜异常、感染和（或）弥散性血管内凝血引起，伴明显的高胆红素血症。

初步评估应该包括回顾围产期病史，评估婴儿的血容量状况，以及行全面的体格检查。应该对母亲血液循环中的胎儿红细胞进行 Kleihauer-Betke 检测。婴儿应进行血细胞计数、血涂片、网织红细胞计数、直接和间接 Coombs 试验，这些初步评估可提示大多数婴儿的诊断。由于宫外环境中氧供增加，大多数婴儿对贫血的耐受性很好，然而，如果婴儿出现心肺损害的症状，可能需要使用促红细胞生成素或输血治疗。此外，如果失血是贫血的原因，则需要及早补充铁。要记住的重要一点：血型不合相关的溶血可以持续至出生后数周，应连续检测血细胞计数，因为可能需要延迟输血。

3. 红细胞增多症

诊断要点和主要特点
• 足月儿，红细胞压积＞ 65%（静脉）
• 多血质貌、呼吸急促、三凹征
• 低血糖、易激惹、嗜睡、喂养困难

新生儿红细胞增多症表现为多血质貌、发绀、呼吸窘迫、呼吸急促和需要氧疗、低血糖、喂养不耐受、呕吐、易激惹和嗜睡，可能会出现高胆红素血症，也会导致高黏滞血症，毛细血管床灌注减少，影响多个器官系统（表2-18）。深静脉或深动脉血栓形成是一种严重的并发症。可以通过测量毛细血管（足跟血）红细胞压积来诊断。如果该值大于68%，应测量外周静脉红细胞压积，若测量值大于65%，应认为存在高黏滞血症。

表2-18 高黏滞血症的相关器官症状

中枢神经系统	易激惹、神经过敏、癫痫发作、嗜睡
心肺	继发于充血性心力衰竭或持续性肺动脉高压的呼吸窘迫
胃肠	呕吐、血红素阳性的大便、腹胀、坏死性小肠结肠炎
肾脏	尿量减少，肾静脉血栓形成
代谢	低血糖
血液	高胆红素血症、血小板减少症

2%～5%的活产婴儿会出现红细胞压积升高，脐带夹闭延迟是良性新生儿红细胞增多症最常见的原因。虽然50%的红细胞增多症婴儿是AGA，但在SGA和LGA人群中，红细胞增多症的患病率更高。红细胞压积升高的其他原因：①双胎输血；②母婴输血；③慢性宫内缺氧（SGA婴儿和糖尿病母亲的LGA婴儿）。

仅有红细胞压积异常的无症状患儿尚无治疗指征，因为未证实治疗对神经发育结局有长期益处。对有症状的婴儿应进行治疗，可采用等容部分换血加生理盐水治疗，可以有效降低红细胞压积。置换的容积（以毫升为单位）使用以下公式计算：

要置换的毫升数 =（PVH − DH）/PVH × BV（ml/kg）× Wt（kg）

式中，PVH为外周静脉红细胞压积，DH为目标红细胞压积，BV为血容量（ml/kg），Wt为重量（kg）。

血液以稳定的速度从脐静脉中抽出，而替换液通过外周静脉管以相同的速率在15～30min输注。所需的红细胞压积为50%～55%，假设出血量为80ml/kg。

十三、新生儿肾脏疾病

肾功能和成熟的速度取决于年龄（另见第24章）。足月新生儿肾小球滤过率为20ml/（min • 1.73m^2），胎龄28～30周的早产儿肾小球滤过率为10～13ml/（min • 1.73m^2）。肌酐可作为肾小球滤过率的临床指标。出生第一个月的数值如表2-19所示。出生时的肌酐反映了母亲的水平，在出生后3～4周会缓慢下降。血清肌酐升高提示异常。

表2-19 血清肌酐正常值 （单位：mg/dl）

胎龄（周）	日龄	
	0～2	28
≤28	1.2	0.7
29～32	1.1	0.6
33～36	1.1	0.45
37～42	0.8	0.3

浓缩尿液和保留钠的能力也取决于胎龄。胎龄小于28～30周的早产儿在这方面的功能会受到影响，容易出现脱水和低钠血症。早产儿碳酸氢盐排泄量也增加，容易发生代谢性酸中毒。

1. *肾衰竭*

诊断要点和主要特点
● 临床环境——产后抑郁、低血容量、低血压、休克
● 尿量少或排尿延迟［＜1ml/（kg • h）］
● 血清肌酐升高、高钾血症、代谢性酸中毒、液体超载

肾衰竭最常见于窒息、血容量减少或任何原因引起的休克。正常的尿流率为1～3ml/（kg • h）。缺氧或缺血性损伤后，可出现急性肾小管坏死，无尿或少尿、血尿、蛋白尿持续2～3d通常导致血清肌酐升高。无尿或少尿期之后是多尿期，然后逐渐恢复。在多尿期，可能观察到过多的尿钠和碳酸氢盐丢失。

初始治疗要保证婴儿液量，此后应限制液体，用不含电解质的液体补充不显性失水[40～60ml/（kg • d）]，并等量补充尿液。应监测血、尿电解质和体重，持续监测至多尿阶段。高钾血症可能会危及生命，肾衰竭时，尽管无静脉补钾，但仍有可能发生高钾血症。当血钾达到7mmol/L时，应开始葡萄糖和胰岛素输注治疗，雾化沙丁胺醇、静脉注射呋塞米和直肠应用阳离子交换树脂也可用于迅速降低血清钾水平。氯化钙（20mg/kg注射）和碳酸氢盐纠正代谢性酸中毒可用于对抗高钾血症引起心律失常的急性治疗。

有时需要腹膜透析来治疗新生儿急性肾衰竭，以清除废物和多余的液体。虽然血液透析是可行的，但由于婴儿血容量少、血管通路难以建立，血液透析难以执行。虽然新生儿急性肾衰竭大多数痊愈，但也可能发生严重的缺血性损伤，导致急性皮质坏死和慢性肾衰竭。这些婴儿也会有患高血压的风险。

2. *尿路异常* 新生儿腹部肿块最常见的原因是肾脏增大。最常见的是多囊肾或肾脏发育不良；先天性肾积水居第二位。染色体异常和多发性异常综合征通常包括肾脏异常。超声检查是诊断的第一步。妊娠合并羊水过少时，应考虑后尿道瓣膜继发的肾发育不全或膀胱出口梗阻。

双侧肾脏疾病或孤立肾脏疾病与羊水过少、高发病率和死亡有关，这些婴儿通常也会有肺发育不良，并出现肺功能不全及肾功能不全。

超声检查发现许多婴儿出生前有肾异常（最常见的是肾积水）。对于肾积水婴儿的出生后评估应该包括出生后 1 周左右时完善肾脏超声，并根据产前发现的严重程度，必要时进行排尿膀胱尿道造影。尽管怀疑羊水过少或严重肾脏异常的病例可在出生第一天明确诊断，但由于出生最初几天肾小球滤过率低，出生后早期的超声可能会低估肾积水的严重程度。排尿膀胱尿道造影用于确定明显肾积水时膀胱输尿管反流的严重程度。

3. *肾静脉血栓形成*

诊断要点和主要特点
• 糖尿病母亲婴儿（IDM）、产后抑郁、脱水
• 血尿、少尿
• 血小板减少、红细胞增多症
• 检查发现肾脏增大

肾静脉血栓最常发生于脱水、红细胞增多症的新生儿。尤其 IDM 合并红细胞增多症最为危险。70% 的肾静脉血栓形成是单侧的，通常始于肾内小静脉，可以延伸到更大的静脉和下腔静脉。血尿、少尿、血小板减少，以及肾脏增大时，应提高警惕是否发生该疾病。双侧肾静脉血栓形成会很快导致无尿。可以通过超声检查明确诊断，包括肾脏多普勒血流检查。治疗包括纠正易栓因素，全身肝素治疗或使用溶栓剂治疗是有争议的。不确定病情是否可以完全康复，许多婴儿出现明显的肾脏萎缩，有些还会发展成全身性高血压。所有这些都需要长期随访。

十四、新生儿神经系统疾病

1. *惊厥*

诊断要点和主要特点
• 通常出生后 12 ～ 48h 起病
• 发作类型：微小发作（有不同的表现形式）、强直发作和多灶性阵挛
• 最常见的病因包括缺氧缺血脑病、颅内出血和感染

因为新生儿的皮质发育不完全，并且以抑制性突触为主，所以很少有经典的强直 - 阵挛发作。最常见的惊厥发作是以一系列表现为特征，包括眼球水平偏斜，有或无抽搐，眨眼或眼睑阵挛，吸吮和其他口腔运动，划船样、游泳样或蹬车样动作，以及氧饱和度下降和呼吸暂停。也可见到典型的强直或多灶性阵挛发作。

（1）临床表现：新生儿惊厥的鉴别诊断如表 2-20 所示。新生儿惊厥发作大多发生在出生后 12 ～ 48h。晚发惊厥发作常提示脑膜炎、良性家族性癫痫或低钙血症。应注意采集病史，如母亲产前药物使用、窒息或外伤及家族史（关于遗传性疾病）。重点体格检查包括神经系统特征、撤药体征、感染体征、畸形和宫内生长情况。所有的患者筛查项目应包括血糖、离子钙和电解质。进一步的检查取决于病史和体格检查的提示诊断。在大多数情况下，应该做腰椎穿刺。出血、围产期卒中和中枢神经系统结构性疾病可以通过头颅影像（超声、CT、MRI）辅助诊断。必要时应进行代谢检查。应完善脑电图，必须注意有无尖波放电，并评估背景波型。

表 2-20 新生儿惊厥的鉴别诊断

诊断	要点
缺氧缺血性脑病	最常见的原因（40%），出生后 24h 内起病
颅内出血	高达 15%，脑室周围 / 脑室内出血，硬膜下或蛛网膜下腔出血
缺血性脑卒中	20%
感染	＜ 5%
低血糖	小于胎龄儿，IDM
低钙、低镁血症	低出生体重儿，IDM
低钠血症	罕见，见于 SIADH
氨基酸和有机酸代谢紊乱、高氨血症	伴酸中毒，意识水平改变，＜ 5%
吡哆醇依赖	常规治疗无效的惊厥发作；服用吡哆醇后惊厥发作停止
发育缺陷	先天性脑畸形，染色体综合征
撤药综合征	
新生儿发作性癫痫的遗传原因分析	高达 10%
良性家族性新生儿惊厥	

IDM，糖尿病母亲的婴儿；SIADH，抗利尿激素分泌失调综合征

脑电图的变化和临床发作活动之间不一定有相关性，这使得长时间的脑电图和视频监控成为一种有用的工具。

（2）治疗：应确保呼吸和循环稳定，低血糖时应立即输注 2ml/kg 的 $D_{10}W$，然后静脉输注葡萄糖。其他治疗方法，如输钙或镁、抗生素，可用于治疗低钙血症、低镁血症和感染；电解质异常时，应予以纠正。静脉注射苯巴比妥是用于治疗新生儿惊厥发作的一线药物。如果已经使用最大剂量的苯巴比妥治疗，但仍有惊厥发作，可能需要使用磷苯妥英或左乙拉西坦。对于难治性癫痫，建议试用吡哆醇。

（3）预后：与癫痫惊厥发作的根本原因有关。本章前部分已经讨论了缺氧缺血性脑病和脑室出血的预后，在这些情况下，惊厥发作难以控制，发育预后很差。由低血糖、中枢神经系统感染、某些先天代谢性疾病和发育缺陷引起的惊厥发生不良结局的可能性也较高。由低钙血症或孤立性蛛网膜下腔出血引起的惊厥会恢复，不留下后遗症。

2. 肌张力减低　当母亲有羊水过多和胎动异常时，应警惕先天性肌张力减低。新生儿时期可能出现呼吸困难和窒息。有关原因和评估的讨论请参阅第 25 章。

3. 颅内出血

（1）原发性蛛网膜下腔出血：是新生儿颅内出血最常见的类型。足月儿蛛网膜下腔出血可能与分娩创伤有关，而早产儿蛛网膜下腔出血与生发基质出血有关。这些出血可以无临床症状，也可以在出生后第 2 天出现惊厥发作和易激惹，很少部分的出血进行性加重。与蛛网膜下腔出血相关的惊厥发作很具有特征性——通常持续时间短暂，发作间歇期检查正常。腰椎穿刺有助于提示诊断，CT 扫描或 MRI 可确诊。长期预后较好。

（2）硬膜下出血：是由硬膜下间隙的静脉撕裂引起的，与产伤有关。硬膜下出血的最常见病因是脑浅静脉破裂，血液破入脑凸面。这些出血可能无症状，也可能导致惊厥发作、呕吐、易激惹和嗜睡。发病时间常在出生后 2 ～ 3d。相关的并发症包括视网膜、穹窿出血，可通过 CT 或 MRI 证实。

特殊治疗需要硬膜下间隙的针刺引流。大多数婴儿存活，75% 的婴儿随访结局正常。

（3）新生儿卒中：局灶性脑缺血损伤可发生在早产儿脑室出血和缺氧缺血性脑病患儿。这里提到新生儿卒中可能存在潜在的凝血功能异常、母亲用药（可卡因）、不孕史、先兆子痫、胎膜破裂时间长和绒毛膜羊膜炎等危险因素。在某些情况下，病因并不清楚。这种损伤通常发生在产前。孤立性脑梗死最常见的临床表现是惊厥发作，弥散加权 MRI 扫描可以明确诊断，病变最常累及大脑中动脉。

治疗的目的是控制惊厥发作。使用抗凝剂或溶栓剂是有争议的。长期预后差异较大，从几乎正常到偏瘫和认知障碍。

十五、新生儿代谢性疾病

1. 高血糖症　早产儿可能会出现高血糖，特别是极低出生体重儿同时为小于胎龄儿时。出生后早期血糖可能超过 200 ～ 250mg/dl，这种短暂的糖尿病样综合征通常持续约 1 周。

治疗可能包括只减少葡萄糖摄入，同时继续静脉补充氨基酸，以抑制因蛋白质糖异生升高血糖。如果葡萄糖输注速率小于 5 ～ 6mg/（kg・min），但仍高血糖的婴儿可能需要静脉注射胰岛素，但应谨慎使用，因为容易并发低血糖。

2. 低钙血症

诊断要点和主要特点

- 易激惹、神经过敏、惊厥发作（另见第 34 章）
- 血糖正常
- 可能的畸形特征、先天性心脏病［迪格奥尔格（DiGeorge）综合征］

胎儿血浆钙浓度高于新生儿或成人，而所有新生儿出生后即刻钙浓度都会减低。低钙血症通常被定义为血清总浓度低于 7mg/dl（相当于离子钙为 3.5mEq/L），但应尽可能测量生理活性部分，即离子钙；即使总钙低至 6 ～ 7mg/dl，离子钙通常也是正常的。离子钙水平高于 0.9mmol/L（1.8mEq/L；3.6mg/dl）不太可能有害。

（1）临床表现：低钙血症和低血钙性手足搐搦的临床症状包括哭声尖直、神经过敏、肢体抖动和惊厥。

低钙血症常见于新生儿期的两个时期。早发性低钙血症发生在出生后 2d 内，与早产、母亲糖尿病、窒息有关，很少与产妇甲状旁腺功能减退有关。迟发性低钙血症发生在出生后 7 ～ 10d，可见于摄入改良牛奶而不是婴儿配方奶粉（高磷摄入量）、甲状旁腺功能减退症（DiGeorge 综合征，22q11 缺失）或严重维生素 D 缺乏母亲所生的婴儿。对于补钙效果欠佳的低钙血症，应警惕合并低镁血症。

（2）治疗

1）口服补钙疗法：口服钙盐，通常与维生素 D 一起服用，是治疗甲状旁腺功能减退症引起的慢性低钙血症的首选方法（见第 34 章）。

2）静脉补钙疗法：对于有症状的低钙血症或离子钙水平低于 0.9mmol/L 的婴儿，通常需要静脉补钙。静脉补钙时有一些注意事项。输液必须缓慢进行，以免进入右心房的血液钙浓度突然增加，这可能会导致严重的心动过缓甚至心搏骤停。此外，输液时必须仔细观察，因为含钙的静脉液体可能会导致全层皮肤坏死，甚至需要移植治疗。鉴于这些原因，静脉钙治疗应慎重，如果可能，通过中心静脉导管进行。静脉注射 10% 葡萄糖酸钙可以静脉注射或持续输注。10% 的氯化钙治疗可能会提高低钙婴儿的离子钙。平均动脉压也会有较大改善，因此可能对新生儿有影响。注：钙盐不能添加到含有碳酸氢钠的静脉注射溶液中，因为它们会以碳酸钙形式沉淀。

（3）预后：治疗及时的低钙血症所引起的新生儿惊厥，预后良好。

3. 先天性代谢性疾病

诊断要点和主要特点
• 先前一般状况良好的婴儿意识水平改变（喂养不良、嗜睡、惊厥发作）（另见第 36 章）
• 无低氧血症或呼吸急促
• 低血糖、呼吸性碱中毒、代谢性酸中毒
• 无证明为感染的复发性“败血症”

每种先天性的代谢性疾病都很少见，但总体来说，活产婴儿的发病率为 1/1000。扩大新生儿基因筛查无疑有助于这些疾病的诊断；然而，许多婴儿会在基因结果出来之前出现症状。当婴儿最初出现脓毒症样症状、反复低血糖、神经症状（惊厥发作或意识水平改变）或原因不明的酸中毒（提示存在有机性酸血症）时，应考虑这些诊断。

在新生儿期，尿素循环障碍表现为继发于高氨血症的意识水平改变（昏迷）。支持这一诊断的一个临床线索是过度通气，伴有原发性呼吸性碱中毒，并伴有低血尿素氮。另一个要考虑的主要诊断类别包括继发于严重的有机酸血症和持续性酸血症的婴儿。

十六、新生儿病房和新生儿重症监护病房的质量评估与改进

质量改进举措对于为 NICU 患儿提供最好的照护至关重要。这就需要认识到目前的护理与原计划的护理之间存在差距。临床单位无论是单独的还是作为联合体的一部分，都需要确定改善的目标，并使用计划 - 实施 - 研究 - 行动（PDSA）方法实施更改以快速改善护理周期，研究和分析更改期间收集的数据，然后采取行动评估下一个 PDSA 周期要进行哪些更改。个别单位可以通过参与多中心数据库，如佛蒙特州牛津网络或儿童医院新生儿联盟（许多 NICU 在其中提交数据）对其护理进行基准测试。这些数据可以形成战略框架，以提高单位中低于网络标准区域的性能。可能的举措包括降低中心静脉导管相关菌血症的发病率，降低呼吸机相关肺炎的发病率，或采用结构喂养方案来降低 NEC 的发病率。

（译者：张小娇　陈小娜　耿悦航　夏倩倩　校稿：侯新琳）

第 3 章

儿童发育及行为

Edward Goldson, MD；Abigail S. Angulo, MD, MPH；
Ann Reynolds, MD；Dannah M. Raz, MD

一、简介

本章主要概述儿童期典型发育过程、发育变化的识别，并讨论几种发育障碍性疾病。本章不包括新生儿期及青春期发育（分别见第 2 章及第 4 章）。本章主要涉及从正常发育到发育行为障碍一系列谱系的行为变化及其治疗。不断变化和成熟的发展原则在儿科学中是不可或缺的，这是儿科的基础科学。例如，我们知道 3 月龄婴儿与 3 岁幼儿或是 13 岁的青少年是非常不同的，这不仅表现在他们所能做到的事情不同，也表现在他们更易患不同种类的疾病。从儿科医生的角度来看，所有这些领域应以“医疗之家”角度来看待。医疗之家是指为儿童及其家庭提供一致的、与文化相适应的、全面、敏感的医疗照护机构。医疗之家维护所有正常发育或有发育障碍孩子的健康状况。医疗之家结合了儿童连续变化的发展原则，有助于理解和促进正常发育，是解决孩子及家庭在成长中可能出现的变化、发育迟滞或异常的最优机构。

二、正常发育

正常儿童体格发育（http: //www.cdc.gov/growthcharts/clinical_charts.htm）和功能复杂性增加，遵循相应生长曲线，尤其是在生命的前 5 年。在出生后第 1 年内，儿童体重会增加至出生体重的 3 倍，在 2.5 ～ 3 岁时头围增至成年头围的 2/3。儿童从出生时完全依赖他人逐渐发育，在 2 ～ 3 岁时可以自主活动、用言语表达需求。在接下来的 3 年，儿童进一步发展与同伴和成人互动能力，达到相应的言语及行为能力，为学习和社会化作准备。

儿童早期是发育的机会窗及敏感期，临床医生早期识别出发育异常至关重要，早期进行恰当的干预可有效应对发育中的挑战。

1. 0 ～ 2 岁　儿童运动发育按从头到足的方向。在 3 月龄时能较好控制抬头，6 月龄能独坐，9 月龄会爬，1 岁会走，18 月龄会跑。儿童学习走路时最初呈宽基底步态，随后走路时两腿靠得更近，双臂向内侧移动，形成跟 - 趾步态，在 18 ～ 24 月龄走路时手臂对称摆动。

临床医生常关注大运动发育，但了解精细运动发育和灵活性，尤其是抓握情况，不仅可以监测正常发育，也可以识别发育中的差异。抓握动作最初在 3 ～ 4 月龄时表现为手尺侧抓握动作，在约 5 月龄时拇指参与抓握运动，运动焦点转向手的桡侧。在 7 月龄前出现桡侧抓握，拇指与手指相对抓取物品，9 月龄出现不成熟的钳式抓握。成熟的钳握在 1 岁时形成。大多数小孩子的动作是对称的，1 岁之前不应有明显的手偏好，通常在 18 ～ 30 月龄形成利手。

语言也是需要关注的关键领域。沟通从出生起就很重要（图 3-1，另见表 3-2），尤其是非言语的婴儿和照顾者间的互动。在 2 月龄时，这些互动包括被称为咕咕声的旋律元音，以及父母和孩子之间相互的声音游戏。咿呀学语是在元音后面加上辅音，从 6 ～ 10 月龄的时候就开始了，孩子不断增强口腔肌肉控制，有助于发出类似“嗒—嗒嗒—嗒”的重复音节。咿呀学语在 12 月龄时达到高峰。然后儿童进入到使用单个词语代表物体或动作来表达需求的阶段。这个年龄的儿童通过指着物体或使用其他手势来表达需求是很常见的。儿童在 12 ～ 18 月龄时通常能听懂 5 ～ 10 个单词，在 2 岁时能将 2 ～ 3 个单词组成短语，50% 能被照顾者理解（表 3-1 和表 3-2，图 3-1），并能熟练使用 50 个左右的词语来表达各种需求。表达性词汇的习得在 12 ～ 24 月龄差异很大。男性和双语环境儿童在这段时期表达性语言的发育速度往往较慢，但仍在正常范围内。若言语和语言学习方面有明显迟滞，则需进一步评估，性别和双语环境并不是发育迟滞的理由。需要注意的是，大多数孩子并不是真正的双语儿童，多数孩子只有一种主要语言，另一种语言是第二语言。

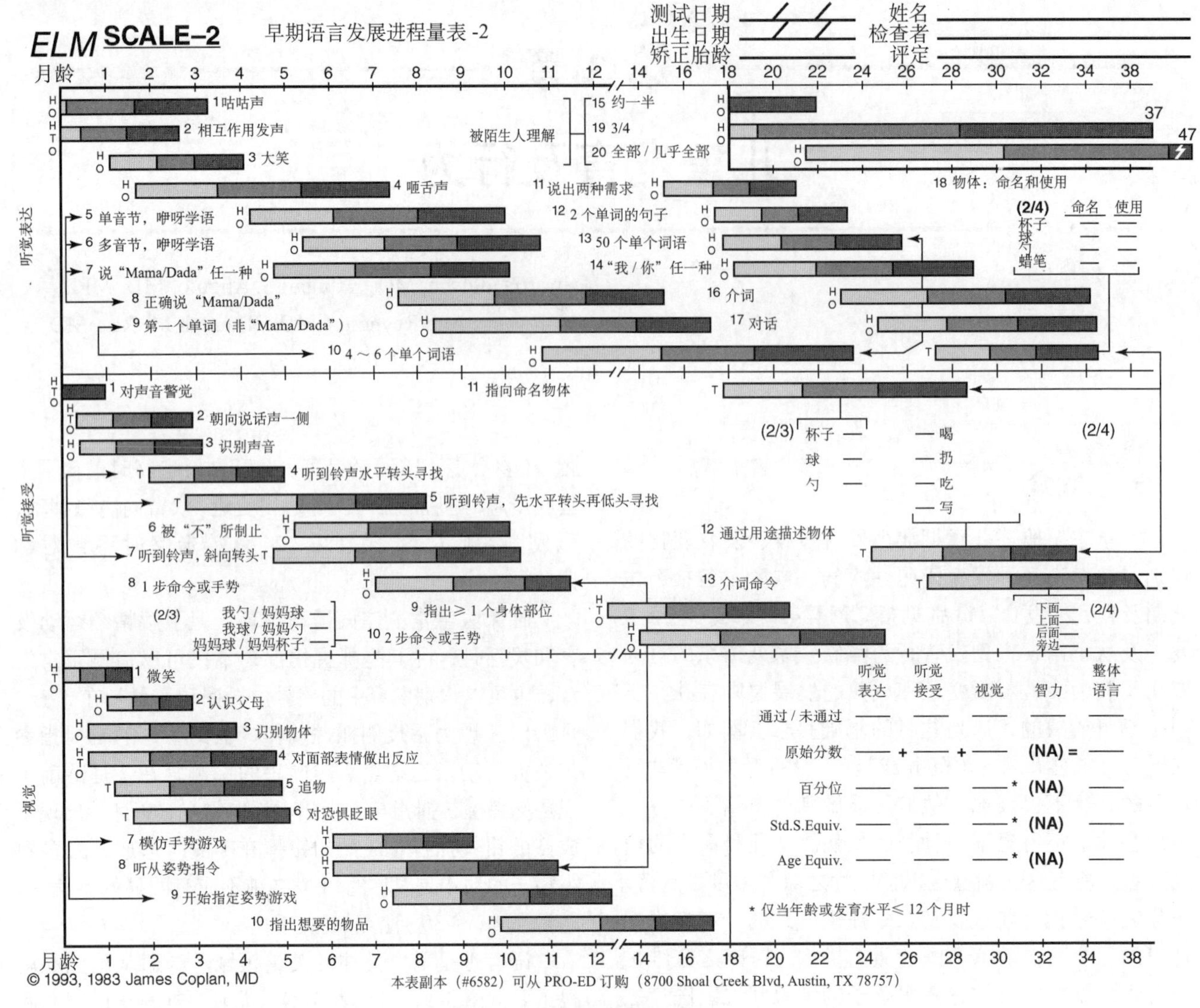

图 3-1 早期语言发展进程量表 -2

经许可引自 Coplan J: Early Language Milestone Scale. 2nd ed. Austin, TX: Pro Ed; 1993.

表 3-1 发育表

1～2 个月
需要观察的活动
保持头竖立和抬头
从一侧转到背侧
通过视野注视面部和跟随物体
扔玩具
对声音变得警觉
与家长有关的活动
认识父母
开始发声
自发性微笑
3～5 个月
需要观察的活动
抓方块：先尺侧后拇指侧
伸手拿东西并把它放口中
发出咂舌声
扶坐
与家长有关的活动
大笑
渴望食物
从背侧转向一侧
6～8 个月
需要观察的活动
独坐一小段时间
用一只手拿物体
先抓起一个小球，然后用拇指握住
模仿“再见”
在中线上手和手传递物体
咿呀学语
与家长有关的活动

续表

从俯卧位翻身至仰卧位
被“不”所制止
9～11 个月
需要观察的活动
独站
模仿拍手游戏和躲猫猫
用拇指和示指捡球
与家长有关的活动
家具支撑着行走
听从 1 步口令，如“过来”“给我”
1 岁
需要观察的活动
独走
有意识地说“Mama”和“Dada”
可以灵巧地抓球
演示后将立方体放入杯子中
按要求给玩具
尝试搭建 2 块积木
与家长有关的活动
指出想要的物品
说 1～2 个其他单词
18 个月
需要观察的活动
搭 3～4 块积木
扔球
独坐在椅子上
从瓶子里往外倒东西
与家长有关的活动
他人帮助下上下楼梯
说 4～20 个单词
理解 2 步的口令
抱洋娃娃
自己吃东西
24 个月
需要观察的活动
说短语，2 个以上单词的词组
按要求踢球
搭 6～7 块积木
指出命名的物体或图片
双脚跳
单脚站立
使用代词
与家长有关的活动
用言语表达想上卫生间
穿简单的衣服
一页一页地翻书
玩过家家
30 个月
需要观察的活动
向后走
单脚跳
使用介词
粗略画圆
指出按用途描述的物体
把自己称为我
用拳握蜡笔
与家长有关的活动
帮忙收拾东西
进行对话
3 岁
需要观察的活动
用手指拿蜡笔
搭 9～10 块积木
模仿三立方桥
画圆
说出姓和名
与家长有关的活动
用踏板骑三轮车
监督下穿衣服
3～4 岁
需要观察的活动
交替用脚爬楼梯
扣纽扣和解纽扣
“你喜欢做什么有趣的事？”
（回答使用复数，人称代词和动词）
按指令将玩具放在桌子里、上或下
要求画人的时候画一个圆
知道自己的性别（“你是男孩还是女孩？”）
说出全名
复制已经画好的圆（“你能画一个像这样的图形吗？”）
与家长有关的活动
自己进食
脱鞋或夹克
4～5 岁
需要观察的活动
跑步和转弯不失去平衡

续表

单腿站至少 10s
系纽扣和鞋带（不包括领带）
数到 4，“给我两根棍”
（能从 4 个压舌板中取出两根）
画人（头，两个附属物，可能是两只眼睛，没有躯干）
知道星期的称呼
（“星期二之后是星期几？”）
对于“如果睡觉、饿或冷必须做什么？”等给出恰当的答案
复制和模仿

与家长有关的活动
自己如厕（可能需要帮忙擦）
在外面玩至少 30min
除系领带外可以自己穿衣服

5～6 岁

需要观察的活动
能抓球
跳得好
临摹已经画好的画
知道年龄
有 10 的概念（如数 10 个压舌板），可能机械背诵到更大的数字
知道左右手
画人可识别，至少有 8 处细节
能描述喜欢的电视节目的部分细节

与家长有关的活动
做简单家务（如扔垃圾、擦器具）
独自上学或坐校车上学
运动能力好，但缺乏危险意识

6～7 岁

需要观察的活动
画△
通过用途定义单词（“橘子是什么？”“吃的”）
知道是上午还是下午
画人有 12 处细节
读几个单音节单词（我、狗、看、男孩）

7～8 岁

需要观察的活动
2s 和 5s 计数
系鞋带
画◇
知道是星期几（不是日期或年）
说话时不知道声音替代（如 fr 代替 thr）
画人有 16 处细节
读 Durrell 段落 #1

朗读：
Muff 是一只小黄猫，她喝牛奶，她睡在椅子上，她不喜欢被弄湿。

相应的计算：

$\begin{array}{r}7\\+4\\\hline\end{array}$　　$\begin{array}{r}6\\+7\\\hline\end{array}$　　$\begin{array}{r}6\\-4\\\hline\end{array}$　　$\begin{array}{r}8\\-3\\\hline\end{array}$

一位数加减法

8～9 岁

需要观察的活动
用比用途更好的方式定义单词（“橘子是什么？”“一种水果”）
对于下列问题能给出恰当的答案：
“如果……你会做什么
—你打破了其他人的东西？”
—玩伴无意中打了你？”
读 Durrell 段落 #2

朗读：
一只小黑狗从家里跑掉了。他和两只大狗玩。他们从他身边跑开了。他到了树下。他想回家，但是他不认识路。他看到了一个他认识的男孩。男孩把他带回家。

相应的计算：

$\begin{array}{r}67\\+4\\\hline\end{array}$　　$\begin{array}{r}67\\16\\+27\\\hline\end{array}$　　$\begin{array}{r}14\\-8\\\hline\end{array}$　　$\begin{array}{r}-84\\-36\\\hline\end{array}$

学习加减法中的借位和进位

9～10 岁

需要观察的活动
知道月、日和年
按顺序说出月份（15s，1 次错误）
用以下 3 个词语造句（1 或 2，可以在恰当情况下正确使用单词）
1. 工作……钱……人
2. 男孩……河……球
读 Durrell 段落 #3

朗读：
6 个男孩在河边搭了一顶帐篷。他们带着吃的东西。当太阳下山时，他们进入帐篷睡觉。在夜间，一头奶牛来到帐篷旁边吃草。男孩们很害怕。他们认为它是一只熊。
能理解并回答问题：“牛在做什么？”。

相应的计算：

$\begin{array}{r}5204\\-530\\\hline\end{array}$　　$\begin{array}{r}23\\\times 3\\\hline\end{array}$　　$\begin{array}{r}837\\\times 7\\\hline\end{array}$

学习简单的乘法

10～12 岁

需要观察的活动

续表

读和理解 Durell 段落 5#

朗读：

1807 年，Robert Fulton 第一次乘轮船进行长途旅行。他沿着哈得逊河逆流而上150英里。船以每小时5英里的速度行驶，这比以前的轮船行驶得更快。人们聚在河的两岸看这种新型船只。他们担心它的噪声和溅水声会把所有的鱼吓跑。

回答："这次旅行是在哪条河上进行的？"

要求写出句子："渔夫们不喜欢这条船。"

相应的计算：

420×89　　$9\overline{)72}$　　$31\overline{)62}$

能做乘法和简单的除法

12 ～ 15 岁

需要观察的活动

读 Durell 段落 7#

朗读：

高尔夫起源于荷兰，是一种冰上游戏。这项游戏目前的形式最早出现在苏格兰。它变得异常受欢迎，国王们非常享受这项游戏，因此被称为"皇家游戏"。然而，詹姆斯四世认为人们沉迷于这项迷人的运动，忽视了工作，因此在 1457 年禁止了这项活动。当詹姆斯发现这项运动有多吸引人时，他改变了想法，这项运动很快恢复了以前的流行。高尔夫逐渐流传到其他国家，在 1890 年引入美国。它越来越受欢迎，直到几乎没有一个城镇不拥有私人或公共课程。

要求写出句子："高尔夫作为一项冰上游戏起源于荷兰。"

回答问题：

"为什么高尔夫被詹姆斯四世禁止？"

"为什么他改变了想法？"

相应的计算：

$536\overline{)4762}$　　$\square + \square$　　$7\frac{1}{6} - 3\frac{1}{6}$

将分数化简成最小形式

做长除法、分数的加减法

经许可改编自 Leavitt SR, Goodman H, Harvin D: Use of developmental charts in teaching well child care. Pediatrics 1963, Mar; 31:499-508.

表 3-2　正常语音和语言发育

年龄	语音	语言	发音
1 个月	嘶哑的声音		元音：ah，uh，ee
2 个月	元音（"eh"），咕咕声		
2.5 个月	尖叫		
3 个月	咿呀学语，最初的元音		
4 个月	喉中发音（"ah""go"）		辅音：m，p，b
5 个月			元音：o，u
7 个月	模仿语音		
8 个月			音节：da，ba，ka
10 个月		非特异性发出"Dada"或"Mama"	接近的名字：baba/bottle
12 个月	开始术语（自己的语言）	除了"Mama"或"Dada"的一个词	可理解的：2 ～ 3 个词
13 个月		3 个词	
16 个月		6 个词	辅音：t，d，w，n，h
18 ～ 24 个月		2 个词的短语	可理解的 2 个词短语
24 ～ 30 个月		3 个词的短语	可理解的 3 个词短语
2 岁	正确发出元音	约 270 个单词；使用介词	约 270 个单词；使用短语
3 岁	常有一定程度的犹豫和不确定	约 900 个单词；能被理解的 4 个词短语	约 900 个单词；能被理解的 4 个词短语
4 岁		约 1540 个单词；能被理解的 5 个词的短语或句子	约 1540 个单词；能被理解的 5 个词短语
6 岁		约 2560 个单词；能被理解的 6 或 7 个词的句子	约 2560 个单词；能被理解的 6 或 7 个词的句子
7 ～ 8 岁	成人水平		

数据引自 Berry MF: Language Disorders of Children. New York, NY: Appleton-Century-Crofts; 1969; Bzoch K, League R: Receptive Expressive Emergent Language Scale.University Park Press; 1970.

接受性语言通常比表达性语言发展更快。词汇理解能力在9月龄时开始增加，到12月龄时，孩子的接受词汇量可能达到20～100个单词。18月龄后，表达和接受词汇量显著增加，到了第二年年底，语言发展有一个显著的飞跃。孩子开始把单词和短语放在一起，用语言来表达一个新的、象征的世界。孩子开始将动词加入短语中，并把语言主要用于描述他们的新能力，如“我出去了”。他们开始使用代词，如“我”和“你”，并更加频繁地问“为什么”“什么”。他们也开始重视时间因素，并在他们的讲话中理解和使用这个概念。

早期语言发展进程量表-2是一种儿科办公室用于评估早期语言发育的简易工具。另一种门诊常用的筛查工具是年龄和阶段问卷。

人们可能会记住典型儿童发展轨迹的里程碑；然而，如果这些里程碑放在经验和理论背景下，会变得更有意义和临床用途。出生后的前2年被称为感觉运动期，在此阶段，婴儿越发复杂地学习如何将来自环境的感觉输入与运动反应联系起来。婴儿建立行为的原始反射模式（称为图式，如吸吮）并不断合并和吸收新的经验。图式随着婴儿适应新经验和认知能力达到新水平而按顺序展开。在这一行为发展阶段通过树突分支和修剪（凋亡）遵循神经网络的神经发育。

在出生后第1年，婴儿对现实的感知围绕着他们自己和他们能看到或触摸到的物体。婴儿通过视野追随物体运动，但在6月龄前物体一旦离开婴儿视野便不再存在。在9～12月龄时，婴儿逐渐出现物体永存概念，或意识到即使没有看到物体也存在。物体永存概念的发展与脑电图上额叶活动增强相关。这个概念首先依赖于主要照料者的形象，因为其在情感上的重要性，并且是依恋行为的一个关键部分（见下一部分）。在第二年，孩子们通过使用工具来扩展操作物体的能力，最初通过模仿，后来通过尝试和失败。

在出生后第1年，照顾者和孩子之间存在双向依赖，称为建立关系。婴儿通过暗示表达需求，照顾者学习意识并理解这些暗示。照顾者和婴儿间发展出更为敏感的情感和社会互动，主要照顾者和婴儿间会形成面部表情的镜像，相互参与注意和不注意的循环，进而发展为社会游戏。基本的信任和不信任是这一阶段相互作用的另一种方式。轮流游戏发生在3～6个月的孩子身上，它对父母和婴儿来说都是一种乐趣，也是镜像行为的延伸。它们也代表了模仿行为的早期形式，这对后来的社会和认知发展十分重要。更复杂的游戏，如躲猫猫，在婴儿约9个月时变得有意义。婴儿对暂时消失的脸再次出现感到兴奋，表明他们开始理解物体永存的概念。8～9个月也是依恋过程中的一个关键时期，在这个时期分离焦虑和陌生人焦虑变得明显。这个阶段的婴儿能够领会与先前已知图式不一致的事件。这些新事件造成了不确定性，随之而来的是害怕和焦虑。婴儿必须能够检索以前的图式，并在长时间内吸收新的信息。这些能力是在8个月时发展起来的，并会引起随后可能发展成的恐惧：陌生人焦虑和分离焦虑。陌生人焦虑是指婴儿分析陌生人的脸，发现与先前的图式或熟悉的东西不匹配，并以恐惧或焦虑做出反应，导致哭泣。分离焦虑是指儿童通过记忆照顾者在场的图式来感知主要照顾者在场和不在场之间的差异。觉察到照顾者不在时的不一致性，孩子首先变得不确定，然后焦虑和恐惧。分离焦虑在8个月时出现，在15个月达到高峰，在2年结束时随着中枢神经系统（CNS）的成熟促进新技能的发展而逐渐消失。父母可以通过在孩子身边放一张看护者的照片，或者留下一个舒适的物品（如看护者的毛衣或特殊的毯子），让孩子在看护者不在的时候可以看到，来充分利用孩子对物体永恒的理解。父母在场的视觉替代可以安慰孩子。

一旦孩子能够独立行走，他就可以离开父母去探索周围的环境。尽管孩子将父母作为“基地”，经常返回寻找安全感，但他已经向独立迈出重要的一步。这是掌控环境和自我意识的开始。“可怕的2岁”和频繁自作主张地使用“不”，代表了孩子试图对什么可能在他的控制下形成更好的想法。孩子开始主张他的自主权。随着儿童自我意识的发展，他们开始理解他人的感受并发展同理心。他们会拥抱另一个感受到痛苦的孩子，或者当一个孩子受到伤害时，他们会关心这个孩子。他们开始了解其他孩子受到伤害时的感受，这种认识有助于他们抑制自己的攻击性行为。孩子们也开始理解对错和父母的期望。他们意识到自己做了“不好的”事情，可能会说“啊”或用痛苦的表情来表示意识到这一点。他们会为自己的成就感到高兴，也会更加注意自己的身体。

同样，这个年龄段发展的重要行为是玩耍。玩耍是孩子学习的方式。玩耍是一个非常复杂的过程，其目的可以包括对角色、技能与关系的练习和排练，重温过去，主动掌握各种经验的方法，以及将孩子的生活经历与对环境的理解结合起来。玩耍涉及情绪发展（影响规则和性别认同及角色）、认知发展（非语言和语言功能及执行能力和创造力）及社会/运动发展（运动协调、挫折容忍和社会互动，如轮流）。有趣的是，玩耍有一个发展进程。典型的6～12个月的孩子会玩躲猫猫游戏，这是一种社会互动的形式。在接下来的几个月里，虽然孩子们参与越来越复杂的社会互动和模仿，但他们的游戏主要是单独进行的。然而，他们确实开始进行象征性的游戏，如用玩具杯喝水，然后用玩具杯给洋娃娃喝水。2岁时孩子开始进行平行游戏（进行行为模仿）。到3～4岁时，这种游戏形式会逐渐变得更具互动性或合作性，并且更具主题性。当然在玩耍的发展中有很广泛的差异，这反映了文化、教育和社会经济的差异。尽管如此，玩耍的发展确实遵循一个可以被评估的顺序，这在对孩子的评估中是非常有用的。

大脑发育成熟是训练孩子如厕的基础。在18月龄后，幼儿有了感知直肠或膀胱充盈的能力，并可以控制自己的肠道和尿道括约肌。如果家长给予足够的鼓励，他们会对自己能够自主排尿、排便产生成就感。家长需要给予孩子一定的自主控制权，如果对于孩子排尿排便的限制过多，则这个发育里程碑的实现反而会变成家长和孩子之间的一场斗争。孩子能够控制自己排便为一系列社会行为打下了基础。

2. *2～4岁*　在这个阶段，语言开始促进象征意义上的心理意象的产生。孩子开始操纵象征世界，不完美地从幻想中分清现实，并且可能会对梦、愿望或愚蠢的威胁感到恐惧。大多数孩子对世界的感知是根据他的需要或影响来解释的。因果关系与时间关系相混淆，或者就其本身进行解释。例如，孩子们可能会把他们对离婚的理解集中在自己身上（“我爸爸离开是因为我不好”或者“我妈妈离开是因为她不爱我”）。在这个年龄段，疾病和对医疗护理的需要也经常被误解。孩子可能会在心理上把兄弟姐妹的疾病与最近的争吵、负面评论或希望兄弟姐妹生病联系起来。孩子可能经历严重的自责，除非照顾者意识到这些误解并花时间来处理这些问题。

在这个年龄段，孩子也赋予无生命物体以人类的感情。他们还假设人类引起或创造了所有的自然事件。例如，当被问到为什么太阳会下山时，他们可能会说：“太阳回家了”或者“太阳被别人推下来了”。神奇的想法会在3～5岁大量形成，因为象征性思维包含了更复杂的幻想。幻想促进角色扮演的发展和情感的成长。孩子们在幻想中尝试新的体验，无论是在他们的想象中还是在游戏中。在他们的游戏中，孩子们常常创造神奇的故事和小说情节来反映他们正在解决的问题，如侵略、关系、恐惧和控制。在这个时期，孩子们经常会虚构一些假想的朋友，经常会做噩梦或者害怕妖怪。在这个阶段，其他孩子在促进玩耍方面变得很重要，如在学前班。游戏逐渐变得更合作，共同的幻想导致共同游戏。

3. *学龄前：5～7岁*　学龄前期开始出现分离-个性化主题，5岁进入幼儿园后该主题加速发展。孩子们已经准备好以一种更互动的方式与同龄人相处。大脑的重量已经达到成年人的90%。感觉运动协调能力变得成熟，这促进了书写和运动，这两者都是学校经历中的一部分。认知能力仍处于前运算阶段，儿童一次专注于问题中的一个变量。然而，大多数儿童在5岁半时掌握了长度守恒，在6岁半时掌握了质量和重量守恒，在8岁时掌握了体积守恒。

到了一年级，孩子们在完成学业任务方面的压力更大了，如识别数字、字母和单词及学习写字。具体操作通常在6岁以后开始，这个时候孩子能够对涉及操作多个变量的具体对象进行心理运算。孩子能够排序、数数和分类，因为这些活动与环境中的具体物体有关，也因为这些活动在早期教育中受到强调。奇思幻想在这个时期显著减少，因果关系得到了更好的理解。幻想和想象仍然很强烈，并反映在游戏主题中。

4. *童年中期：7～11岁*　在7～11岁，孩子们把大部分的精力花在学校和同龄人之间的交往上。对于7岁的孩子来说，主要的发展任务是在学校的成绩和同龄人的认可。学习期望值提高，变得更加抽象，要求孩子集中注意力、参加和处理越来越复杂的听觉和视觉信息。有学习障碍或注意力、组织能力和冲动问题的儿童可能在学业上有困难。这可能会导致来自老师、同伴甚至父母的负面强化。这样的孩子可能会发展出一种糟糕的自我形象，表现为行为困难。儿科医生必须评估任何在这个阶段发育不充分或表现出情绪或行为问题的儿童的潜在学习障碍。由于里程碑的复杂性，学龄儿童的发展状况不像低龄儿童那样容易记录下来。对于学龄儿童来说，反应的质量、注意力的能力及孩子对待任务的情绪方式对他们在学校中的表现有很大的影响。临床医生在鉴别诊断学习障碍和行为障碍时必须考虑所有这些方面。

三、行为和发展变异

儿童行为的变异反映了内在的生物特征和儿童与环境相互作用的混合。这种正常的行为变异反映了每个孩子独特的、个体的生物学和性格特征及父母的反应，通常被父母所抱怨。这些行为没有治愈的方法，但是管理策略是可行的，可以提高父母对孩子和孩子与环境关系的理解。这些策略也有助于父母照顾成长中的儿童。

本章的最后一部分讨论了认知和社会能力的发展障碍。诊断和管理这些发展障碍经常需要综合和多学科的方法。卫生保健提供者可以在诊断、协调儿童的评估、向家庭解释结果及提供安慰和支持方面发挥重要作用。

常态和性情　医生面对生理功能异常一般能直接判断，性情和行为的变化就不那么直接了。生理和行

为信号之间存在重叠并不少见，需要采取其他干预策略来将它们分类。将这些变化认为是疾病，通常对诊断和管理无益。

本部分所描述的行为是儿童对各种内部和外部经验的连续反应的一部分。例如，性情是一种受基因影响的、时间稳定的行为倾向。它有时被认为是行为“如何”，区别于“为什么”（动机）和“什么”（能力）。性情是一个独立的心理属性，代表了对外部刺激的反应。性情的影响是双向的：某一特定经历的效果会受到孩子性情的影响，而孩子的性情又会影响孩子所处环境中其他人的反应。性情是孩子与环境相互作用的风格。

在评价孩子的行为时，必须考虑父母的看法和期望。父母一方描述为多动症的孩子，另一方可能认为没有这样的特征。这个真理可以扩展到包括性情的所有维度。因此，“拟合优度”的概念开始发挥作用。例如，如果父母希望和期望他们的孩子是可预测的，但那不是孩子的行为风格，父母可能会认为孩子是不好的或有行为障碍，而不是发育变异。对这种现象的理解是很重要的，因为医生可以加强父母对孩子的理解，并影响他们对孩子行为的反应。有了拟合优度，在儿童和家庭健康发展方面将变得更和谐、更有潜力。如果没有拟合优度，紧张和压力会导致父母愤怒、失望、沮丧及与孩子发生冲突。

所有性情模型都试图识别导致儿童以特定方式对世界做出反应的内在行为特征。在面对各种各样的经历时，不管是紧张的还是愉快的，一个孩子可能非常情绪化，而另一个就不那么情绪化（也就是说比较平静）。临床医生必须认识到，每个孩子都会给其所处的环境带来一些内在的、基于生物学的特征，而这些特征既非好也非坏、非对也非错、非正常也非异常，它们只是孩子的一部分。因此，当一个人看到发展中的变化时，应该放弃疾病模型，并把这个构想看作有助于理解孩子行为的本质及其对父母 - 孩子关系的影响。

四、遗尿和大便失禁

诊断要点和主要特点

- 儿童在 5 ～ 6 岁时不能控制排尿和排便，且失禁一般不能被归因于潜在的病因
- 膀胱充盈或直肠有便，孩子没有反应
- 孩子便秘或排不出粪便

遗尿和大便失禁是儿科医生和家庭医生常见的儿童问题。尿床是非常常见的，约 20% 的一年级孩子偶尔会尿床，4% 的孩子一周尿床两次或更多。男孩遗尿比女孩更常见。在美国最近的一项大型研究中，遗尿在 7 岁和 9 岁男孩中的患病率分别为 9% 和 7%，在女孩中患病率分别为 6% 和 3%。便秘、大便失禁的数据似乎不太清楚，1% ～ 3% 的儿童有这一问题，但全球有 0.3% ～ 29% 的儿童存在便秘。总体来说，大便失禁 / 便秘占到儿科医生诊所转诊病例的 3%。然而，更令人震惊的是，便秘和遗尿经常同时发生，在这种情况下，需要先处理便秘，然后才能解决遗尿。

1. *遗尿* 是指年龄和发育均超过 5 岁的儿童白天反复尿到衣服上，晚上反复尿到床上，每周至少出现两次，持续 3 个月。遗尿症已被国际儿童尿控学会分为单纯性和非单纯性两类。单纯性遗尿是一种非复杂性的夜间遗尿（nocturnal enuresis，NE；必须连续 6 个月以上夜间尿床，白天没有尿失禁），这反映了一种成熟障碍，不存在潜在的器官问题。复杂性或者非单纯性遗尿通常包括 NE 和白天尿失禁，常反映了潜在器质性障碍。对这两种形式的评估需要同时考虑到这些情况的医学和心理影响。

单纯性遗尿反映了夜间自制的延迟，反映了泌尿系统和神经系统成熟的延迟。排尿和直肠肛管排泄都依赖于额叶、蓝斑、脑桥中部、骶骨排尿中心、膀胱和直肠之间的神经连接和通信。就遗尿而言，大多数儿童在日间控制排尿后的两年内，夜间就能控制排尿。然而，15.5% 的 7.5 岁儿童尿床，但只有约 2.5% 的儿童符合遗尿的标准。随着年龄的增长，尿床的频率逐年下降：15 岁以后，只有 1% ～ 2% 的儿童继续尿床。这种情况在男孩中比女孩中更常见。

NE 的成因多种多样，而且可能存在相互作用。遗传因素是很重要的，因为遗尿倾向于在家族中遗传。许多 NE 的孩子有更高的唤醒阈值，并且膀胱充盈感不能将其唤醒。NE 也可能是去氨加压素分泌减少或抗利尿激素抵抗导致尿量过多的结果。在这种情况下，膀胱功能下降，在充满之前就会排空。

对 NE 患儿的评估包括完整的病史和体格检查，以排除任何解剖异常、潜在病理或便秘。此外，每个 NE 儿童都应该进行尿液检查，包括尿比重。也应进行尿培养，尤其是女孩。

治疗包括教育和避免对孩子进行评判和羞辱。大多数儿童感到羞愧，治疗的目标是帮助儿童建立自制和维持其自尊。可以采取多种行为策略，如睡前少饮水，晚上叫醒孩子让他 / 她如厕。这个简单的策略核心是父母的一致性和孩子需要完全清醒。如果这个简单的方法不成功，建议使用尿床警报。每次闹铃响的时候，孩子都应去上厕所排尿。治疗需要每晚使用并持续至少 3 个月。治疗成功的关键是家长要积极参与，和孩子一起起床，因为很多孩子只是关掉闹钟，然后继续睡觉。报警系统是一种认知行为疗法，已经治愈了 2/3

遗尿儿童，强烈建议孩子和父母将其作为夜间遗尿的一种安全、有效的治疗。这种干预失败最常见的原因是孩子不能被唤醒或父母不把孩子叫醒。

虽然行为策略应该作为一线治疗，但当行为策略失败时，可能需要药物治疗。醋酸去氨加压素（DDAVP）是一种抗利尿激素类似物，已被成功应用。DDAVP 减少尿的产生。三环类抗抑郁药丙米嗪也已被成功用于控制 NE，但其作用机制尚不清楚。然而，丙米嗪存在过量导致死亡等潜在的副作用，只能作为最后的治疗方法。不幸的是，当这类药物停止使用时，复发率非常高。

日间尿失禁或非单纯性遗尿比 NE 更复杂。70% 的儿童在 3 岁时可以白天控制排尿，而在 6 岁时可达到 90%。如果白天不能控制排尿，就需要考虑潜在的病因，包括膀胱炎、尿崩症、糖尿病、癫痫、神经源性膀胱、尿道系统解剖异常（如尿道阻塞）、便秘、心理压力和儿童虐待。医生必须获得完整的病史和体格检查，包括每日记录排尿和排便的日记。治疗必须针对潜在的病因，经常需要儿科专家的介入。诊断后，家庭支持和教育至关重要。

2. 大便失禁　便秘（见第 21 章）是指满足以下两条或两条以上，并持续 2 个月：①每周大便次数少于 3 次；②每周有 1 次以上大便失禁；③粪便导致直肠梗阻；④巨大的粪便导致厕所堵塞；⑤有大便潴留病史；⑥排便疼痛。

在《精神障碍诊断与统计手册》（第 5 版）（DSM-5）中，大便失禁是指年龄或发育超过 4 岁的儿童反复在不适宜的地方排便（如内裤里）。每月至少 1 次，持续至少 3 个月，且不能用除便秘以外的生理作用或其他医疗情况所解释。行为科学家通常将大便失禁分为①保留大便失禁；②持续性大便失禁；③非持续性大便失禁。在罕见的情况下，儿童有严重的厕所恐惧症，所以不去厕所排便。值得注意的是，90% 以上的大便失禁是由便秘引起的。因此，在评估儿童大便失禁时，必须排除与便秘相关的潜在病因（见第 21 章），同时解决功能和行为问题。与便秘相关的情况包括代谢疾病如甲状腺功能减退，神经系统疾病如脑瘫或脊髓拴系综合征，以及肛门解剖异常。此外，已经能控制排便的儿童在面对压力或虐待时也可出现大便失禁。

大便失禁的发病率很难准确确定，因为家庭和孩子经常对此保密。然而，一些学者报道 1% ～ 3% 的 4 ～ 11 岁儿童患有大便失禁。5 ～ 6 岁儿童发病率最高。

医生必须询问完整的病史并进行细致的体格检查，包括直肠检查，特别是寻找肛门和脊柱周围的异常。腹部 X 线检查可以帮助确定便秘的程度、肠道的外观，以及是否存在梗阻。假如没有胃肠道异常，初始干预从治疗便秘开始。随后，关于排便的教育、支持和指导是必不可少的，包括行为策略，如让孩子餐后坐在马桶上，以刺激胃肠道反射。最重要的是避免惩罚孩子，不使他感到内疚和羞愧。以一种不带批判、非惩罚性的方式帮助孩子清洁自己和衣服，这比批评和责备更有效。与此同时，如果有潜在的精神障碍，如抑郁，在治疗儿童便秘的同时应治疗心理疾病。

当便秘需要药物治疗时，应使用口服药物或灌肠进行“肠道清理”，然后再使用口服药物。这种治疗可以通过腹部 X 线检查进行监测，以确保结肠是干净的。肠道疗法的目标是儿童学会控制排便，并定期在马桶排便。应该鼓励孩子每天排便，膳食纤维、一些泻药甚至矿物油都有帮助。对于更难治的病例，应考虑咨询胃肠病学专家。

五、常见的发展关注问题

1. 肠绞痛

诊断要点和主要特点

- 2 ～ 3 月龄的健康婴儿似乎感到疼痛，每天哭 > 3h 以上，每周 > 3d，持续 > 3 周（“3 定律”）

婴儿肠绞痛的特征是严重的阵发性哭闹，主要发生在下午晚些时候。婴儿的膝盖向上抬起、握紧拳头、排气、面部表情痛苦，并且安抚无效。美国的研究表明，中产阶级婴儿 2 周龄时每天哭闹约 2h，6 周龄时每天哭闹约 3h，3 月龄时逐渐减少到每天哭闹约 1h。“肠绞痛”一词来源于希腊语 kolikos（与结肠有关）。虽然传统认为肠绞痛是胃肠道紊乱所导致的，但这并未得到证实。其他人则认为肠绞痛反映了婴儿的睡眠 - 觉醒周期紊乱或婴儿状态调节紊乱。在任何情况下，肠绞痛是一种行为迹象或症状，从生命的最初几周开始，2 ～ 3 月龄达高峰。在 30% ～ 40% 的病例中，肠绞痛会持续到 4 ～ 5 月龄。

肠绞痛婴儿身体健康，饮食充足，但每天哭闹超过 3h，每周哭闹超过 3d，哭闹持续超过 3 周——通常称为“3 定律”。这个定义中最重要的词是“健康”。因此，在诊断肠绞痛之前，儿科医生必须排除可能导致哭闹的其他疾病。除了少数婴儿在自己或母亲的饮食中去除牛奶症状好转外，几乎没有确凿的证据表明肠绞痛与过敏有关。胃食管反流常被怀疑是引起婴儿哭闹的原因。在评估这些哭闹的婴儿时，未被发现的角膜擦伤、尿路感染和未被发现的创伤，包括虐待儿童，都必须考虑。有学者尝试用西甲硅油消除气体，用双环胺减缓肠道蠕动。西甲硅油并不能改善肠绞痛。双环胺与婴儿呼吸暂停有关，禁忌使用。

孩子内在特征（如性情）和父母的照料模式与肠

绞痛有关。行为状态有三个特征：①它们是自我组织的，也就是说，它们一直持续到需要转向另一种状态为止；②几分钟后稳定；③相同的刺激诱发了不同于其他状态的特定状态反应。行为状态包括哭闹状态、安静警觉状态、活跃警觉状态、过渡状态和深度睡眠状态。与肠绞痛有关的重要状态是哭闹状态和过渡状态。在从一种状态转换到另一种状态的过程中，婴儿的行为更容易受到影响。一旦婴儿处于稳定状态（如哭闹），就很难进行改变（如抚慰）。这些转变是如何完成的，可能受到婴儿的性情和神经系统成熟度的影响。有些婴儿很容易从一种状态转换到另一种状态，也很容易被转移，另一些婴儿则保持一种特殊的状态，并且对改变持抵制态度。

在评估婴儿肠绞痛时另一个要考虑的因素是照顾者的喂养和处理行为。肠绞痛是一种行为现象，涉及婴儿和照顾者之间的互动。不同照顾者对哭闹的感知和反应是不同的。如果照顾者认为婴儿哭闹是由于被宠坏或有需求，对婴儿的暗示和节奏不敏感或不了解，或对婴儿过于草率和“粗糙”，那么婴儿组织和安抚自己的能力，或对照顾者尝试的安抚做出反应的能力就会大打折扣。相反，如果理解肠绞痛婴儿的性情，理解其节奏和线索，就可以预测到哭泣，照顾者可以在哭闹状态的行为变得“有组织”且难以消除之前进行干预。

➤ 管理

（1）家长需要了解哭闹行为的发展特点，知道在出生后第 2 个月哭闹会增加，在第 3 ～ 4 个月会减少。

（2）父母需要通过完整的病史和体格检查来确保婴儿没有生病。讨论差异 / 潜在原因及为什么被排除可能会有所帮助。虽然这些行为是有压力的，但它们是正常变异，通常是自限性的。可以通过让父母记录关于哭闹和体重增加情况的日记来促进讨论。如果有一个日变化模式和适当的体重增加，不太可能存在潜在的疾病。减轻父母的焦虑很重要。

（3）为了让父母有效地安抚和安慰婴儿，需要使父母理解婴儿的暗示。儿科医生（或护士）可以通过观察婴儿的行为和制订干预措施来安抚婴儿和父母。应该鼓励安静的环境，不要过度控制。有节奏的刺激，如轻柔摇摆、轻柔的音乐、开车，或者推着婴儿车散步可能会有帮助，尤其是父母能够预测哭闹的情况。如果喂养是造成肠绞痛的原因，另一种方法是改变喂养习惯，让婴儿不会过急，有充足的机会打嗝，如果用奶瓶喂养，可以让婴儿去适应乳头，如果有必要，可以更频繁地喂食，以减少胃胀。

（4）不应使用苯巴比妥酏剂和双环胺等药物，因为存在不良反应和过量使用的风险。如果证实胃食管反流是导致儿童不适的原因，可以尝试使用盐酸雷尼替丁或其他质子泵抑制剂。

（5）对于行为治疗无效的肠绞痛，可以尝试改变喂养方式，去除配方奶或正在哺乳的母亲饮食中的牛奶。配方奶喂养患儿建议使用乳清水解配方奶粉。关于使用益生菌治疗婴儿肠绞痛的证据存在争议。

（6）没有决定性的证据证明补充和替代干预措施治疗肠绞痛有效。虽然有提出草药治疗，但缺少良好设计的研究支持草药疗法治疗肠绞痛。此外，草药治疗有潜在的毒性和神经损害，在儿童中的适宜剂量也不明确。脊椎指压治疗和反射疗法的使用也是如此，缺乏设计良好的研究支持这些干预措施，不良事件的风险超过了可能的益处。然而，有几项研究表明益生菌罗伊氏乳杆菌可能有助于治疗母乳喂养婴儿的肠绞痛，但对奶瓶喂养的婴儿无效。

2. 婴儿和幼儿进食障碍

诊断要点和主要特点

- 下列任何一种情况导致摄取食物不足或障碍：
  - 口腔运动协调性差
  - 慢性疾病引起的疲劳
  - 缺乏食欲
  - 与亲子互动相关的行为问题
  - 进食时疼痛

喂养问题在一般儿童中很常见。儿童出现喂养问题的原因多种多样，包括精细运动功能缺失、口腔运动功能障碍 [呕吐、咀嚼和（或）吞咽困难、误吸]、导致疲劳的心肺功能障碍、引起疼痛或不适的胃肠道紊乱、神经肌肉状况、社交或情绪问题，以及食物管理问题。有疾病或发育障碍的儿童更可能出现喂养问题。如果婴幼儿觉得吃东西很痛苦或害怕，他们可能会拒绝进食。如果照顾者喂养经验的节奏与儿童不和谐，他们也可能拒绝进食。当父母没有正确理解婴儿关于喂食的暗示时，婴儿可能会拒绝进食。需要频繁打嗝的婴儿，或者在进食时需要有时间休息，而不是快速吃完的婴儿可能会拒绝进食。有食管闭锁修复和狭窄的孩子可能会觉得进食不舒服。有严重口腔念珠菌病的儿童可能会因为疼痛而拒绝进食。有过喂食窒息经历的儿童可能会害怕进食（口腔运动障碍或误吸）。被粗暴的父母或过分的照顾者强迫进食的孩子可能会拒绝进食。在出生后 1 ～ 2 个月需要管饲喂养或需要禁食和静脉营养的儿童更有可能在口服喂养后表现出拒食的行为。拒绝进食可以表现为直接拒绝进食、把食物吐出来，或者把头扭过去。如果孩子能够说话，他们可能会表示他们不饿，并口头拒绝给他们的食物。

在正常发育和互动喂养阶段，儿童的正常发育过程是建立稳态（0 ～ 2 个月）、形成依恋（2 ～ 6 个月）、分离和个性化（6 个月至 3 岁）。在第一阶段，当父母允许婴儿确定进食的时间、数量、节奏和偏好时，喂食是最容易完成的。在形成依恋阶段，允许婴儿控制喂食可以让父母以一种积极的方式吸引婴儿。这为分离和个性化阶段铺平了道路。当父母与孩子之间的关系在上述任何一个发展阶段出现问题时，喂养困难就会随之而来，父母和孩子都会导致互动不良。拒绝进食最显著的表现发生在分离和个性化阶段。如果父母试图通过干涉和控制孩子的进食行为来控制孩子，同时孩子也努力获得自主权，那么可能会出现冲突。然后会出现父母强迫孩子进食，而孩子拒绝进食。这通常会导致父母极度沮丧和愤怒，孩子可能会营养不良，发育和情感受挫。

当儿科医生试图找出导致拒绝进食的因素时，首先必须获得完整的病史，包括社会史。它应该包括父母对孩子行为的看法及他们对孩子的期望、拒绝进食多久发生一次、是否与特定食物或纹理有关、孩子进食的环境或环境细节、家庭如何应对拒绝进食、喂养困难是何时开始的，以及当时是否发生了任何改变或压力。其他重要的历史信息包括与进食有关的潜在不适或疼痛。这包括询问孩子在喂食时是否表现出不适。如果孩子有牙痛，他们更有可能拒绝需要使用牙齿的食物，如耐嚼或松脆的食物。如果孩子有胃肠道不适，他们可能表现为反流、频繁呕吐、窒息或呕吐，或由于食管不适而吞咽困难。便秘使孩子感到不适和疼痛，也会影响喂养。

其次，应进行全面的体格检查，重点检查口腔运动行为，以及提示可能导致进食困难的神经、解剖或生理异常的线索。必须确定儿童的情绪状态和发展水平。如果有抑郁症或发育迟缓史尤为重要。再次，如果可能，需要实时观察父母与孩子进食的相互作用。最后，医生需要帮助父母了解婴儿和儿童可能有不同的饮食方式和不同的食物偏好，可能会拒绝他们不喜欢的食物。这并不一定是异常的，但可能反映了性情的不同，以及儿童处理嗅觉、味觉和触觉刺激方式的差异。

当患儿的主诉是体重不增时，就需要另一种方法。鉴别诊断不仅应包括拒绝进食，还应包括疾病和虐待。体重不增最常见的原因是热量摄入不足。过度的体重下降可能是由于呕吐或腹泻、吸收不良，或这些因素的组合。在这种情况下可能需要更广泛的诊断评价。实验室研究可能包括全血细胞计数、红细胞沉降率、尿液分析和尿液培养、血尿素、血清电解质和肌酐、粪便脂肪检查及隐血、虫卵和寄生虫检查。一些医生也检查肝脏和甲状腺的情况。有时需要评估吞咽功能或有无胃食管反流。由于问题的复杂性，一个团队来诊断和治疗体重不增可能是最恰当的。

➤ 管理

干预目标是寻找并治疗造成喂养障碍的原因。可以鼓励父母以不同的方式看待孩子的行为，尽量不要把自己的期望和愿望强加到孩子身上。此外，也需要让孩子的行为做出改变，这样父母才能够为孩子提供足够的营养支持。在评估和治疗儿童喂养障碍时，建议咨询纳入医生、护士和言语治疗师等多学科交叉的治疗团队，以决定患儿是否需要进一步的检查并为其提供较为全面的治疗。

喂养障碍儿童的治疗目标：建立与家庭或照顾者的目标相协调的饮食模式。重点包括以下四点：①基于导致喂养不良的所有因素，得出全面的诊断；②监测喂养互动过程，确保体重合理增长；③监测儿童的生长发育和家庭环境，确保社会心理健康发展；④为需要帮助的家庭提供合理支持。

3. 睡眠障碍

诊断要点和主要特点

小于 12 岁儿童：

- 儿童本身或其照顾者认为存在睡眠发动与维持障碍相关问题
- 需要照顾者干预才能入睡
- 其特点呈严重性、慢性、频繁性，并对儿童日间行为产生影响
- 可能为原发性睡眠障碍，也可合并其他睡眠、医学、精神相关疾病

青少年：

- 睡眠发动与维持障碍、早醒、非恢复性睡眠，出现上述症状一种或多种

睡眠障碍是一个公共卫生问题，影响日常生活质量。儿童睡眠障碍与日间行为不适应、压力较大、肥胖、胰岛素抵抗、交感神经张力改变、免疫功能障碍等多种因素有关。睡眠是一个复杂的生理过程，受到诸如内在的生物特性、性情、文化规范、环境条件等多种因素的影响。20%～40%的 4 岁前儿童会出现睡眠障碍；而在学龄儿童中，这一比例下降至 10% ～ 12%。儿科医生遇到的最常见的睡眠障碍是失眠，或睡眠发动与维持障碍。异睡症指的是觉醒、部分觉醒或睡眠 - 觉醒转换异常。其他睡眠障碍包括睡眠呼吸障碍（sleep-disordered breathing，SDB，第 19 章有更深入的介绍）、不宁腿综合征（restless legs syndrome，RLS）/ 周期性肢体运动障碍（periodic limb movement disorder，PLMD）、发作性睡病和昼夜节律紊乱。发作性睡病、良性新生儿睡眠肌阵挛和夜间发作性额叶

癫痫将在第25章中介绍。由于认识到管理睡眠问题的重要性和睡眠问题及其共患病之间的双向互动效应，DSM-5不再区分原发性失眠和继发性失眠。

睡眠受到两种机制调控。第一种是稳态驱动，即在一天的时间里逐渐积累入睡的信号。第二种是昼夜节律，即觉醒驱动。这种觉醒驱动力在上午逐渐增加，在下午早些时候略有下降，随后在睡前几小时再次上升到最高水平。因而在睡前觉醒度增加的时间段可能更难以入睡，故又被称为“禁区”。所以如果孩子通常在晚上10点入睡，而父母希望孩子在8点入睡，这可能会违背人体的昼夜节律。这种改变需要逐步进行，这一点至关重要。此外，还存在两种不同的生物钟。第一种是睡眠-觉醒周期，第二种是睡眠周期。睡眠周期循环1次的时间长短从婴儿的50～60min到青少年的90min不等。正常人体生理性昼夜节律稍长于24h，但由于受到环境因素的制约，人体的睡眠-觉醒周期被调节成24h的周期节律。这些影响因素包括明暗光线变化、环境温度、核心体温、噪声、社会交往、饥饿、疼痛和激素分泌等。如果没有感知上述环境变化的能力（如失明），孩子可能难以出现24h的睡眠-觉醒周期。

临床上使用多导睡眠图已经确定睡眠周期中两个主要的睡眠阶段：快速眼动（rapid eye movement，REM）睡眠和非快速眼动（nonrapid eye movement，NREM）睡眠。在REM睡眠中，肌肉张力减低，可以出现肢体短暂的抽搐和皱眉，眼睛在闭合的眼睑下不规则地运动。REM睡眠贯穿睡眠全程，但在后半夜会有所增加。NREM睡眠可以分为三个阶段：在入睡过程中，个体进入N1阶段（入睡期），特点是身体运动减少，眼球运动减慢，眼睑可睁合。N2阶段（浅睡期）的特点是眼球运动明显减慢，呼吸和心率减慢，肌张力减低。多数成人约有一半的睡眠时间是在这个阶段度过的。N3阶段为慢波睡眠（中度睡眠期及深度睡眠期），此阶段身体完全放松，呼吸浅慢，心率缓慢。深度睡眠多发生在入睡后的前1～3h，而多数异睡症发生在深度睡眠期的早期。梦和梦魇发生在REM睡眠期。

现已明确睡眠是一种发育相关的现象。新生儿出生时没有睡眠觉醒周期，而在其睡眠周期中，REM睡眠更为常见，并随年龄增长逐渐减少。随后睡眠周期模式经历婴儿期、儿童期和青春期后逐渐成熟，并接近成人。新生儿时期每天的睡眠时间为10～19h，2～5小时/次。在出生后的第一年，婴儿夜间的睡眠会逐渐增多至9～12h。出生后1岁左右，日间小睡逐渐减少至1次/天；多数孩子在3～5岁停止午睡。2015年，美国国家睡眠基金会公布了不同年龄段每天睡眠总时长的建议：1～2岁儿童，11～14h/d；3～5岁儿童：10～13h/d；6～13岁儿童：9～11h/d。青少年每晚需要9～9.5h，但实际中往往每晚只有7～7.25h。青春期的睡眠时间会延迟1～3h，这是昼夜节律中激素调节的生理变化所致。通常情况下，青少年在正常睡眠时间后2h才会感到疲倦，但早上仍可以在正常时间起床。由于这种现象，一些学校适当调晚了高中生的入睡时间。

（1）异睡症：既包括NREM睡眠期的觉醒障碍，如混乱觉醒、夜惊、梦呓和梦游，也包括REM睡眠期的睡眠障碍。后者不在本章的讨论范围之内。

1）夜惊症和梦游症：夜惊症通常发生在入睡后2h内，即NREM睡眠的深度睡眠期，常与梦游症有关。好发年龄为3～8岁，儿童发病率为3%。在出现夜惊时，孩子可能会坐在床上尖叫、身体剧烈扭动，并伴有呼吸急促、心率增快和大汗等表现。患儿往往语无伦次，难以安抚。持续时间可长达30min，之后患儿可再次入睡，次日对该事件没有记忆。夜惊的管理包括安抚父母，减少患儿压力，避免睡眠时间不规律或睡眠不足等。定时唤醒（通常在夜惊发生前的30～45min唤醒孩子）曾被用于治疗此类患儿，但并无证据表明该方法有效。

梦游症也发生在慢波/深度睡眠期，常见于4～8岁的儿童，通常指在睡眠中表现出某些复杂的行为。发生梦游时，除非孩子在四处走动过程中受到意外伤害，否则并无害处。所以关键的措施包括确保周围环境中没有障碍物，通往外界的门须及时上好锁。家长也可以在孩子的门上挂一个铃铛，以便及时发现孩子已经下床。对于这类患儿的管理与夜惊相同，应适当减轻生活压力，避免睡眠不足。

2）梦魇：是指在REM睡眠时发生的惊恐梦境，可伴睡眠中突然惊醒，多发生在后半夜。好发人群为3～5岁儿童，发生率在25%～50%。因梦魇惊醒的儿童通常是清醒的，并且通常可以回忆梦境，复述可怕的图像，通常也会向父母寻求安慰。此时孩子往往难以再次入睡，多希望待在父母身旁。梦魇通常具有自限性，几乎不需要治疗。发生原因可能与压力、创伤、焦虑、睡眠不足及能够增加REM睡眠时间的药物有关。

（2）失眠症：包括入睡困难和睡眠维持困难。与异睡症相同，失眠症也可能会导致父母和孩子日间的疲劳、家庭矛盾及家庭的混乱。

孩子夜醒与诸多因素有关：①喂奶的频率和时间。大多数6个月以上的婴儿可以在不喂奶的情况下过夜。因此，在正常情况下，夜间醒来吃奶可能是一种后天行为，是孩子觉醒功能的体现。②睡前习惯。如果孩子认为入睡与某些愉快的父母行为（如摇晃、唱儿歌、讲故事等）相关联，那么当孩子起夜后，在没有上述行为的刺激下，便难以再度入睡。这就是所谓的入睡相关障碍，是夜醒的常见原因。每当孩子进入睡眠-觉醒周期的浅睡期，孩子都有醒来的可能；但这通常比较短暂，第二天也不会形成记忆。对于尚不能独立入睡的孩子来说，重新入睡可能需要与最初入睡相同的干预措施，而这些干预措施大多需要父母的参与。正因如此，40%～60%的婴幼儿会出现夜醒表现。所以当家长了解孩子的生物节律后，应当明确告诉孩子不可以推迟睡觉时间或在夜间醒来时来找爸爸妈妈。上述做法的目的，是让孩子在清醒时上床睡觉，并营造一个安静、安全的睡前环境。③孩子的性格。据报道，感觉阈值低、节律性较差（调节障碍）的孩子更容易发生夜醒。夜醒往往从9个月左右开始出现，因为此年龄段开始出现焦虑情绪。家长应在此之前接受相关指导，以能够在短时间、愉悦的情况下安慰孩子。④社会心理应激因素和生活规律等。

最后需要注意的是，失眠症也常见于病情复杂的儿童及神经、发育、精神相关疾病。

（3）睡眠呼吸障碍：睡眠呼吸障碍或阻塞性睡眠呼吸暂停的特点是睡眠时呼吸受阻，可伴打鼾、胸部紧缩感、晨起头痛、口干及日间嗜睡等表现。1%～3%的学龄前儿童会发生阻塞性睡眠呼吸暂停，好发人群为2～6岁的儿童。睡眠呼吸障碍多与日间行为障碍有关，如注意缺陷多动障碍（详见第19章）等。

（4）不宁腿综合征（RLS）和周期性肢体运动障碍（PLMD）：在成人中较为常见，并经常同时发生。而这些疾病在儿童中的发病率约为2%。RLS与下肢不适感有关，多在夜间入睡前出现，运动后缓解。有时儿童将这种感觉描述为“虫子爬行感”或“骨头痒感”。PLMD是高度刻板的、重复的肢体运动，可伴皮质觉醒或唤醒。RLS的诊断一般通过询问病史明确，PLMD的诊断可以通过完善睡眠检查（是一项记录睡眠中身体活动的检查）明确。缺铁、咖啡因、尼古丁、抗抑郁药等均与RLS和PLMD的发生有关。辅助检查包括评估血清铁蛋白和C反应蛋白水平（因为铁蛋白在炎症时会出现假性升高），如果C反应蛋白正常，铁蛋白低于30～50ng/ml，应考虑加用硫酸亚铁治疗。目前已有相关药物研究用于治疗成人的RLS和PLMD，但儿童中尚无相关研究。

（5）睡眠障碍的管理，包括基层医疗机构可以按照“BEARS”的原则，进行睡眠障碍相关筛查，包括入睡困难（Bedtime resistance）、日间嗜睡（Excessive daytime sleepiness）、夜间觉醒（Awakening during the night）、睡眠的规律性及持续时间（Regularity and duration of sleep）、睡眠呼吸障碍（Sleep-disordered breathing）。Honaker和Meltzer等建议在每次儿童健康检查时对睡眠质量进行筛查，因为家长不一定认为孩子存在睡眠问题或者说不知道何为睡眠障碍。一旦明确患儿存在睡眠障碍，需详尽询问患儿病史，并进行全面的体格检查；患儿父母应详细记录患儿每日的睡眠情况；若怀疑睡眠呼吸障碍，需进一步评估过敏情况、完善颈部侧位片和多导睡眠图等检查。若患儿在平卧位时出现不适或疼痛，需警惕胃食管反流病。牙痛或湿疹也可能会导致夜醒。药物对儿童睡眠的影响也需警惕。

对于难以入睡或睡眠维持障碍的儿童，治疗的关键在于医生和家长要了解正常的睡眠模式、促进睡眠的良好日间或夜间习惯、如何处理不良睡眠行为及儿童个体的性格。Allen等制定旨在提高睡眠质量的ABC of SLEEPING口诀：适合年龄、较为固定的入睡和起床时间（Age-appropriate Bedtime and wake times with Consistency），规律的时间安排（Schedules and routines），安静、昏暗、凉爽的地点（Location；quiet，dark，cool environment），运动和饮食（Exercise and diet），室内无电子产品、睡前不使用电子产品（no Electronics in the bedroom or before bed），积极性（Positivity；positive home environment），独自入睡（Independence when falling asleep），白天满足孩子的需求（Needs of child met during the day），相当于睡个好觉（Great sleep）。良好的睡眠卫生包括在睡前1h内停止任何剧烈运动。同样重要的是，在入睡前的一段时间，要调暗灯光，并减少蓝光接触（电视和电子游戏尤其具有刺激性，电脑、手机和平板电脑上都有减少蓝光和增加红/橙光的应用程序，可以在夜间使用）。接触日间光线及适当的体育运动有助于睡眠，然而许多改善儿童患者睡眠的建议缺乏依据。Allen等回顾了现有文献，发现中等到强的证据支持以下建议与良好睡眠之间存在相关性：适合年龄且较为固定的午睡、入睡和起床时间；晚上9点前上床睡觉；有规律的时间安排；在睡前和睡后尽可能减少电子产品的使用，并将其移出卧室；学会独自入睡；积极向上的生活心态；日间情感需求得到满足。文献不建议睡前1～4h做剧烈运动；其他干预措施目前尚存在证据不足、意义不明等局限性，需要完善进一步研究以得到证据支持。

睡眠卫生教育和认知行为疗法被认为是治疗儿童失眠的一线治疗方法。

关于药物治疗儿童睡眠障碍的证据尚不充分，应首先尝试非药物干预。虽然褪黑素在正常儿童中的作用尚不明确，但越来越多的证据表明，它对视力障碍、发育障碍和孤独症（自闭症）谱系障碍（autism spectrum disorder，ASD）等有一定治疗意义。可乐定等药物经常用于治疗睡眠障碍，特别是伴注意缺陷多动障碍及孤独症谱系障碍的儿童，但治疗效果暂缺乏数据支持。

4. 暴怒发作和屏气发作

诊断要点和主要特点

- 对压力、挫折及失控的行为反应
- 暴怒发作：孩子可能会主动摔在地上、乱踢、尖叫，或攻击他人
- 屏气发作：反射性长时间的呼气，可能出现苍白或发绀
- 出现屏气发作时需除外潜在的器质性疾病 [如中枢神经系统畸形、雷特（Rett）综合征、癫痫发作]

（1）暴怒发作：多见于 1 ～ 4 岁的儿童，50% ～ 80% 的孩子发生频率约每周 1 次。孩子可能会倒在地上打滚，乱踢乱叫，攻击周围人或物，并会憋气。生活中，孩子出现这些行为可能会被认为是正常的；但实际上，这些行为往往是孩子在生长发育过程中不成熟的体现，主要原因包括运动和语言技能不足、易冲动或是受限于父母的管制。在家中孩子乱发脾气令人恼火；若出现在公共场合，则是令人尴尬的。

有些孩子可以忍受挫折，能够坚持完成任务，轻松应对困难；而另一些孩子就不能处理类似的问题。家长可以通过了解孩子的性格、理解他们的想法以减少发怒的频率。此外，父母必须教会孩子控制自己的情绪。

➤ 管理

暴怒发作是孩子一种可怕的失控表现，也是对孩子自我形象的打击。适当的干预可以提供促进孩子成长的机会。家长和医生需要在孩子的发展背景下，而不是从消极、对立、愤怒的角度来看待这些行为。

以下是帮助父母及医生管理孩子暴怒发作的 10 条建议：

1）增加对儿童的保护，减少对孩子的限制，尽量不拒绝孩子的需要。

2）当孩子出现挫折感时，可以分散他们的注意力，并引导他们到其他开心的活动中去。

3）提出在儿童能力范围内的选择，使他们可以掌握主动权。

4）减少争吵，避免引起不必要的冲突。

5）当儿童出现暴怒发作时，请留在附近，不要进行过多的干预。较小的孩子可能需要保护性约束。偏大一点的孩子，可以要求他们回到自己的房间去。切记威胁没有任何作用，也不应当这样对待孩子。

6）不要对暴怒发作的孩子使用消极的词语。相反，当孩子暴怒发作停止时，需要给予表扬。

7）永远不要让孩子伤害自己或他人。

8）不要记恨孩子发怒，不要故意刺激孩子。

9）为孩子提供一个积极、安全的生活环境。对孩子不恰当的行为进行合理的约束，并提供相应的指导。

10）有 5% ～ 20% 的儿童会出现频繁、严重的暴怒发作。主要原因可能与亲子互动不协调、父母缺乏育婴技巧、过度放任孩子等有关。暴怒发作可能与其他更严重的行为或发育障碍相关，也可能在不利的社会经济条件下、在母亲抑郁和家庭功能障碍的情况下，或在孩子健康欠佳时出现。儿科医生在与家庭合作的同时，也可以转诊给心理医生或精神科医生。

（2）屏气发作：暴怒发作会让父母感到伤心，而屏气发作则会让父母感到恐惧。屏气发作多见于 6 个月至 6 岁的儿童，常呈阵发性，正常健康儿童中的发生率为 0.1% ～ 5%。首次发作多在出生后第一年内出现，通常是对愤怒或轻微外伤的反应。当孩子受到刺激或惊讶时，首先出现短暂或较长时间的哭闹，然后在呼吸的呼气阶段突然沉默；随后出现肤色的改变，与愤怒有关的屏气发作多表现为发绀，而与外伤（如跌倒）有关的屏气发作多表现为苍白。屏气发作可以自发缓解，但严重者也会出现意识模糊、肌张力降低、抽搐、角弓反张和尿失禁等表现。只有极少数情况下，会发展为心脏停搏或癫痫发作。

➤ 管理

对于频繁出现屏气发作的患儿，需要警惕有无以下潜在疾病：癫痫、直立性低血压、阻塞性睡眠呼吸暂停、中枢神经系统畸形、肿瘤、家族性自主神经失调症和 Rett 综合征（主要见于女孩）。此外，屏气发作与异食癖、缺铁性贫血之间存在关联，根据病史、体格检查和实验室检查，可以除外上述情况。在确定孩子不伴有上述潜在疾病后，行为治疗是首选治疗方法。应教会家长如何处理屏气发作，同暴怒发作的管理一样，事实上，父母不可能完全保护孩子不受挫折和免受痛苦，所以家长有责任帮助孩子管理面对挫折时的情绪反应；但又不能因为担心患儿出现屏气发作而过于放任和顺从孩子的每一个想法。

如果在屏气发作中出现意识丧失，应对患儿进行保护，并将头偏向一侧，以防止头部外伤和误吸。注意保持口腔气道通畅，避免不必要的心肺复苏。针对屏气发作，尚无预防性治疗药物。对于出现心动过缓或心搏骤停的患儿，可以皮下注射阿托品 0.01mg/kg。

六、健康儿童监测与筛查

美国儿科学会（American Academy of Pediatrics，AAP）周期随访表（Periodicity Schedule）作为儿童健康检查时的监测和筛查指南。通过定期监测及筛

查，可以早期识别有发育障碍风险的儿童，同时也可以了解父母在孩子的生长发育过程中是否存在问题。发展现状的父母评价量表（Parents' Evaluation of Developmental Status，PEDS）可用于监测儿童的生长发育。筛查包括使用标准化的工具，以明确患儿有无生长发育迟缓。评估将由专业人员进行，包括对儿童的发育情况进行更明确的评估。

所有的健康儿童都应进行发育监测。发育筛查应在出生后9个月、18个月和30个月时进行。由于30个月不属于标准的健康儿童就诊时间，而且可能得不到报销，因此可以在24个月时进行筛查。另外，由于伴有孤独症谱系障碍的儿童会在12～24个月出现生活技能无进展或倒退，所以建议在18个月和24个月随访时进行孤独症专项筛查。幼儿孤独症筛查工具（screening tool for autism in toddlers and young children，STAT）作为一种二线筛查工具，适用于在婴幼儿孤独症筛查量表（modified checklist for autism in toddlers-revised，MCHAT-R）等一线筛查中发现存在孤独症问题的儿童。STAT全程需要20min，在筛查人员与儿童直接互动的过程中，可以区分孤独症谱系障碍儿童和发育迟缓儿童（详细量表及培训教程见http：//stat.vueinnovations.com/about）。临床医生应注意因为某些问题参与筛查但却通过筛查的儿童，仍应尽早安排进一步随访，以确保儿童的进一步发育进展。

筛查的实施需要规划好具体的就诊时间，确定转诊流程，并在开始筛查前设计讲义。临床医师需要让父母知道，筛查不仅是为了使儿童能够更好地发展，也是为了促进儿童的身心健康。只有这样，父母才不会对筛查本身产生疑虑。

1. *发育障碍*　包括语言、运动、视觉空间、注意力和社交能力中一项或多项异常。当孩子的运动及语言明显落后于同龄儿时，父母往往会注意到孩子存在发育问题。注意缺陷多动障碍是最常见的神经发育障碍，可见于2%～10%的学龄期儿童，并可能伴有其他学习或发育相关的问题。轻度发育障碍往往容易被忽略。

儿童在发育测试中的结果受到多种生物和社会心理因素的影响。在对儿童进行评估时，重要的是记录不利的社会心理因素（如被忽视或贫困），这些因素会对发展进程产生负面影响。影响发育的许多生物因素都与遗传相关。

发育障碍的诊断标准详见DSM-5。“精神发育迟滞”（mental retardation，MR）一词已被“智力障碍”（intellectual disability，ID）取代。在DSM-5中，孤独症谱系障碍的诊断标准做了诸多修改，注意缺陷多动障碍的诊断标准也有一些变动。此外，沟通障碍、特殊学习障碍和运动障碍的诊断标准也做了些许调整，详见以下网站：https：//www.psychiatry.org/psychiatrists/practice/dsm/educational-resources/dsm-5-fact-sheet。

（1）评估：神经发育评估的重点包括以下几方面。①从各个能区（语言、运动、视觉空间、注意力和社会能力）定义儿童的发育水平；②注意明确儿童发育迟缓的原因；③制订治疗方案。上述评估最好由包括医生、心理学家、语言治疗师、作业治疗师和教育专家的多学科团队来完成。这是比较理想的评估方法，但实际中不易实施。

（2）病史及体格检查：病史采集应包括其母亲妊娠期及围产期病史，如产前有无接触毒物、药物，有无吸烟、饮酒，有无感染；母亲有无其他慢性疾病，是否存在妊娠期合并症；新生儿期有无异常等，以尽可能判断孩子的中枢神经系统功能。体重增长不良、慢性疾病、长期住院、虐待等问题都会影响孩子的生长发育。任何中枢神经系统问题，如外伤、中枢神经系统感染或脑炎，都应详细记录。某些代谢相关疾病、接触环境毒物（如铅）及慢性中耳炎、甲状腺功能亢进或减退、慢性肾衰竭等慢性疾病都会影响孩子的生长发育。此外，是否存在运动或发声抽动障碍、癫痫、胃肠道相关疾病或睡眠障碍，也都应进行详细记录。此外，应向家长详细询问任何关于运动、认知或行为上的异常。

医生应检查并记录孩子的发育里程碑。医生还应评估孩子的性格，是否存在睡眠或喂养困难、暴怒发作、注意力不集中、冲动、多动、焦虑、恐惧和攻击性等方面。当询问行为有关的问题时，需要让家长详细描述行为出现的频率和持续时间。此外，要明确这些行为的触发因素及可能产生的后果[ABC——前因（Antecedent）/行为（Behavior）/后果（Consequence）]。

应详细询问患儿的上学史，包括既往的教育经历、在校评估、是否留级、与同龄人相处情况及教师对儿童的整体印象（特别是与注意力、冲动或多动有关问题的印象）。教师的意见至关重要，应在评估前征求意见。

此外，需要询问患儿家族其他成员有无情绪或行为异常、学习障碍、孤独症谱系障碍、智力障碍或精神障碍等。毕竟父母的学习能力、性格、注意力等可能会遗传给孩子，如阅读障碍是高度遗传的。

神经发育检查应包括对先天畸形的详细排查，如内眦赘皮、眼裂大小、低位耳或后旋耳、招风耳、皮纹异常（如横贯掌）、关节韧带松弛、并指（趾）畸形、手指弯曲畸形或其他畸形。所以需要进行详细的体格检查和神经系统查体，运动不协调可以表现为书写、绘画困难相关的学习迟缓。视觉运动协调能力可以通过让孩子写字、临摹或画图等方式进行评估。

此外，需要评估儿童的身高、体重、头围等体格生长的相关指标。听力和视力、脑神经相关功能、口咽运动功能也应当进行评估。检查者应密切观察是否有运动或发声抽动障碍。精细和粗大运动能力也应当进行评估。评估粗大运动可以结合年龄观察孩子的步态、单脚平衡能力和跳跃能力。评估精细运动可以观察孩子在堆积木或画画时的协调性。

发育评估的具体方法包括对听力和感知能力、简单任务的完成情况、左右方向性、口语单词或数字跨度的记忆能力，以及对段落理解的评估。在评估语言表达能力时，考官应在单词表述、衔接和词汇量是否充足等方面设置困难。视觉感知能力可以通过简单的视觉记忆任务、拼图或物体组合来评估，并能同时评估孩子理解单词或解决数学问题的能力。视觉运动整合及协调能力可以通过写字、绘画、临摹等方式进行评估。在整个评估过程中，临床医生应特别注意儿童集中注意力的能力，并注意观察有无其他的行为或情感产生。

以下其他额外量表亦可用于评估，如 Achenbach 儿童行为量表（child behavior checklist，CBCL）；ADHD 评估量表，包括 Conners 父母 / 教师评定量表（Conners'parent/teacher rating scale）及 Vanderbilt ADHD 诊断父母 / 教师评分量表（Vanderbilt ADHD diagnostic parent/teacher rating scale）；SNAP- Ⅳ量表（Swanson，Nolan，and Pelham questionnaire- Ⅳ）等。

此外，对于发育障碍的患儿，要有转诊意识（前文已述）。

2. *注意缺陷多动障碍*（attention-deficit/hyperactivity disorder，ADHD） 是一种常见的神经发育障碍，在儿童中占 7% ～ 8%，在成人中占 2.5%。ADHD 三联征包括冲动、注意力不集中和多动。DSM-5 描述了三种 ADHD 亚型：多动 - 冲动型、注意障碍型和混合型。儿童如果表现出表 3-3 中所列出的 6 个或更多的症状，就可以据此进行亚类分类。DSM-5 包括 18 个症状、2 个症状域，并要求 17 岁以下的儿童至少符合每个症状域中的 6 个症状方可诊断。关于 ADHD 的诊断标准，DSM-5 有以下改动：诊断标准中的纳入症状更加全面；若干症状需要在 12 岁前出现，而不是 7 岁；若干症状需要在 1 个以上的场所中出现。总体来说，17 岁及以上的青少年和成年人诊断 ADHD 的症状阈值相对较低（每个症状域只需要 5 个症状）。

表 3-3 注意缺陷多动障碍

诊断标准
A. 一种持续的注意缺陷和（或）多动 - 冲动的模式，干扰功能或发育，以下列 1 和 2 为特征：
1. 注意障碍：下列症状的 6 项（或更多）持续至少 6 个月，且达到了与发育水平不相符的程度，并直接负性地影响了社会和学业 / 职业活动
注：这些症状不仅仅是对立行为、违拗、敌意的表现，或不能理解任务或指令。年龄较大（17 岁及以上）的青少年和成年人，至少需要下列症状中的 5 项：
a. 经常不能密切关注细节或在作业、工作或其他活动中犯粗心大意的错误（如忽视或遗漏细节，工作不精确）
b. 在任务或游戏活动中经常难以维持注意力（如在听课、对话或长时间的阅读中难以维持注意力）
c. 当别人对其直接讲话时，经常看起来没有在听（如即使在没有任何明显干扰的情况下，也显得心不在焉）
d. 经常不遵循指示以致无法完成作业、家务或工作职责（如可以开始任务但很快就失去注意力，容易分神）
e. 经常难以组织任务和活动（如难以管理有条理的任务；难以把材料和物品放得整整齐齐；凌乱、工作没头绪；不良的时间管理；不能遵守截止日期）
f. 经常回避、厌恶或不情愿从事那些需要精神上持续努力的任务（如学校作业或家庭作业；对于年龄较大的青少年和成年人，则为准备报告、完成表格或阅读冗长的文章）
g. 经常丢失任务或活动所需的物品（如学校的资料、铅笔、书、工具、钱包、钥匙、文件、眼镜、手机）
h. 经常容易被外界的刺激分神（对于年龄较大的青少年和成年人，可能包括不相关的想法）
i. 经常在日常活动中忘记事情（如做家务、外出办事；对于年龄较大的青少年和成年人，则为回电话、付账单、约会）
2. 多动和冲动：下列症状的 6 项（或更多）持续至少 6 个月，且达到了与发育水平不相符的程度，并直接负性地影响了社会和学业 / 职业活动
注：这些症状不仅仅是对立行为、违拗、敌意的表现，或不能理解任务或指令。年龄较大（17 岁及以上）的青少年和成年人，至少需要符合下列症状中的 5 项：

续表

诊断标准
a. 经常手脚动个不停或在座位上扭动
b. 当被期待坐在座位上时却经常离座（如离开他在教室、办公室或其他工作的场所，或是在其他情况下需要保持原地的位置）
c. 经常在不适当的场所跑来跑去或爬上爬下（注：对于青少年或成年人可以仅限于感到坐立不安）
d. 经常无法安静地玩耍或从事休闲活动
e. 经常“忙个不停”，好像“被发动机驱动着”（如在餐厅、会议中无法长时间保持不动或觉得不舒服；可能被他人感受为坐立不安或难以跟上）
f. 经常讲话过多
g. 经常在提问还没有讲完之前就把答案脱口而出（如接别人的话；不能等待交谈的顺序）
h. 经常难以等待轮到他（如当排队等待时）
i. 经常打断或侵扰他人（如插入别人的对话、游戏或活动；没有询问或未经允许就开始使用他人的东西；对于青少年和成年人，可能是侵扰或接管他人正在做的事情）
B. 若干注意障碍或多动 - 冲动的症状在 12 岁之前就已存在
C. 若干注意障碍或多动 - 冲动的症状存在于 2 个或更多的场所（如在家里、学校或工作中；与朋友或亲属互动中；在其他活动中）
D. 有明确的证据显示这些症状干扰或降低了社交、学业或职业功能的质量
E. 这些症状不能仅仅出现在精神分裂症或其他精神病性障碍，也不能用其他精神障碍来更好地解释（如心境障碍、焦虑障碍、分离障碍、人格障碍、物质中毒或戒断）

经许可引自 Diagnostic and Statistical Manual of Mental Disorders, 5th Edition. (Copyright ©2013). American Psychiatric Association.

大多数患有 ADHD 的儿童的症状表现为混合型，即既有注意障碍的症状，也有多动 - 冲动的症状。女孩以注意障碍型较为多见；男孩则以多动 - 冲动型更为多见。虽然症状始于童年期，但在 10 ～ 25 岁时可逐渐减轻。多动症状可以很快消失，但冲动及注意障碍症状常持续到青春期或成年。ADHD 可合并其他精神疾病，如约 20% 的患者伴有情绪障碍，20% 的患者有行为障碍，高达40%的患者有对立违抗性障碍。此外，有多达 25% 的 ADHD 患儿有抽动症或 Tourette 综合征。相反，在 Tourette 综合征患者中，有超过 50% 的人同时患有 ADHD。

ADHD 在很大程度上与遗传因素有关。虽然有强有力的证据表明 ADHD 是一种涉及多种基因的疾病，但这并不能解释全部的变异。ADHD 还与多种遗传性疾病有关，包括脆性 X 综合征、威廉姆斯（Williams）综合征、安格尔曼（Angelman）综合征、克尔费兰特（Klinefelter）综合征（XXY 综合征）和 Turner 综合征。此外，胎儿酒精综合征（fetal alcohol syndrome，FAS）、中枢神经系统创伤、中枢神经系统感染、早产、新生儿难产过程中的脑损伤也可能与 ADHD 有关。甲状腺功能亢进等代谢相关问题有时可引起 ADHD。在对出现注意障碍、多动或冲动的儿童进行评估时，都应考虑上述引起 ADHD 的器质性原因。此外，阻塞性睡眠呼吸暂停可出现日间注意障碍。然而，对于大多数患有 ADHD 的儿童，原因仍尚不清楚。

➢ 管理

ADHD 的治疗存在很大个体差异，同时包括焦虑、睡眠障碍、学习障碍等共患病的治疗。重要的是要让患儿家人理解 ADHD 是一种患儿难以控制其自身症状的神经系统疾病。行为矫正技术可以通过强化积极行为、暂停负面行为等方式对ADHD的患儿产生一定帮助。此外，其他教育性干预措施，包括课堂上的优待座位、持续性积极行为强化系统、按需施教及视听结合教学模式也会对此类患儿产生一定帮助。许多 ADHD 患儿都有明显的社交困难，社交技巧训练可能也会有所帮助。对于自卑、有对抗行为的患儿可以考虑给予个别辅导。

兴奋剂类药物（包括哌甲酯、安非他命等）作为 ADHD 的首选药物，分为短效和长效制剂，并包括片剂、胶囊、液体和皮肤贴片等多种形式。治疗 ADHD 的替代药物包括缓释可乐定或胍法辛，它们均是 α_2 肾上腺素能突触前激动剂。托莫西汀是一种去甲肾上腺素再摄取抑制剂，也可作为治疗 ADHD 的二线药物或是作为兴奋剂类药物的辅助治疗药物。需要注意的是，兴奋剂起效迅速，而托莫西汀则起效缓慢（2 ～ 4 周）。最重要的是，在使用任何药物之前，都需要诊断明确，并且药物要用量规范。最近的一项研究表明，导致治疗失败的主要因素包括治疗药物剂量不足或不能很好地识别学习障碍、焦虑症和抑郁症等合并症的存在。

70% ～ 90% 智力正常的 ADHD 患儿对兴奋剂类药物反应良好。此类药物能增强多巴胺和去甲肾上腺素的神经递质作用，并可以改善注意障碍和多动等表现。哌甲酯的主要副作用包括食欲减退、睡眠障碍及由此引起的体重下降。托莫西汀通过选择性抑制突触前膜去甲肾上腺素转运体的转运，可增加去甲肾上腺素和多巴胺的水平，导致与兴奋剂类药物或抗抑郁药相似的副作用。有些患者在使用较大剂量的兴奋剂类药物时，焦虑感会增加，并可能会加重精神相关症状。患有孤独症及发育障碍的儿童可能更容易出现兴奋剂类药物相关副作用。此外，兴奋剂类药物可能会加重伴运动抽动障碍患者的症状（30%），但也会有部分患者症状可以得到改善（10%）。

近几年来，关于兴奋剂类药物对心血管系统的影响这一问题得到了全面的审查，但似乎此类药物并没有增加猝死的风险，在儿童人群中也没有发现任何潜在风险。在使用兴奋剂类药物之前，建议临床医生尽可能收集与 30 岁之前任何可能诱发儿童猝死、晕厥、心悸、胸痛相关的病史。兴奋剂类药物和阿莫西汀一般不应用于有严重心脏问题或伴有高血压、心动过速的患者。在决定是否应用兴奋剂类药物之前，须先咨询儿童心脏病学专家。美国食品药品监督管理局（US Food and Drug Administration， FDA）对兴奋剂类药物做出以下声明："据报道，对于伴有心脏结构异常或有其他严重心脏疾病的儿童和青少年而言，常规剂量的中枢神经系统兴奋剂类药物与猝死间存在相关性。"美国 FDA 建议，接受 ADHD 药物治疗的患儿需要监测心率及血压的变化。

3. 孤独症谱系障碍

诊断要点和主要特点
两项核心特征：
● 不同环境下的持续性社交及社会互动障碍
● 行为、兴趣或活动模式呈单一性、重复性

孤独症谱系障碍（ASD）是一种神经系统疾病，其特点包括：①在不同环境下的持续性社交及社会互动障碍；②行为、兴趣或活动的模式呈单一性、重复性。在 DSM- Ⅳ中，孤独症与阿斯伯格（Asperger）综合征、未特定的广泛性发育障碍、儿童瓦解障碍和 Rett 综合征一起被归入广泛性发育障碍（pervasive developmental disorder，PDD）。在 DSM-5 中，则将孤独症、广泛性发育障碍和 Asperger 综合征合并为 ASD。表 3-4 列出了 DSM-5 中 ASD 的诊断标准。DSM- Ⅳ规定，典型特征或体征应在3岁以前出现。DSM-5则对此重新规定，当社会需求变得更大时，典型的 ASD 症状可能才会出现，并有时可能难以识别。与其他任何精神障碍一样，典型的临床表现必须导致显著的功能损害。此外，由于 ASD 和智力障碍（ID）可能会同时存在，因此相比于个人的一般发展水平，社会交流功能应该也受到损害。目前 ASD 的严重程度可划分为一级：需要支持；二级：需要大量支持；三级：需要非常大量的支持。

ASD 比较常见，根据 2014 年 CDC 的监测数据，约每 59 名儿童中就有 1 名发生 ASD。男性比例较高，男女患病比例约为 4 ∶ 1。约 31% 的 ASD 患儿同时合并有 ID。在 10% ～ 30% 的 ASD 患者中可以发现罕见的致病性遗传变异；高达 30% ～ 40% 的患者完善全面的临床遗传学评估；合并小头畸形、癫痫发作、出生缺陷的儿童，可以考虑使用"复杂性孤独症"这一术语。随着全外显子组测序等新技术的广泛应用，上述比例可能会有所增加。ASD存在明显的家族遗传易感性。病因不明 ASD 患儿的父母，其所生下的第二个孩子有 7% ～ 23% 的概率出现 ASD。如果第二个孩子是男孩，则发病率更高。同卵双生子中发生 ASD 有更高的一致率，但不是绝对的；此外，ASD 患儿的其他家庭成员语言障碍、阅读障碍、注意缺陷、情感障碍等疾病的发病率也有所增加。ASD 的遗传背景较为复杂。现认为 ASD 是一种异质性疾病，目前已发现的易感基因多达 2500 个。这些基因通常具有不同的外显率及表达模式，并有各自的基因多效性（一种基因型与不同的神经精神或身体表型相关联，如 ASD、癫痫或精神分裂症等）。此外，表观遗传学、基因与基因之间的相互作用及基因与环境之间的相互作用也可能参与 ASD 的发病机制。

评估及管理：患有 ASD 的儿童通常到 3 ～ 4 岁时，其社会互动和沟通方面的差异变得逐渐明显，届时方可诊断。然而，ASD 非典型的临床表现可以出现在出生后的前 12 ～ 18 个月，其中最常见的早期表现包括总是忘记自己的名字、不能直视他人、不会使用手势、语言发育障碍。而即使 ASD 有上述技能中的一项或某项，也往往是偶尔发生或短暂的。分享情感或乐趣是社会交往的重要前提。16 ～ 18 个月的孩子应具备"共同注意"的能力，即两个人可以同时关注同一件事。1 岁的孩子应经常指着某个自己喜欢的东西（说"我要那个"或"看那个"）。到 18 个月时，小幼儿应能跟着指示模仿他人，并能参与到某些功能性游戏中（即按玩具的用途进行玩耍，如滚动玩具车、扔球、喂布娃娃等）。上述行为和兴趣多在 2 岁内便已经出现，但有时也可以在 2 岁以后才出现。

越来越多的证据表明，在婴儿 14 ～ 24 个月时就可以较为准确地诊断 ASD。然而，仍有一小部分被诊断为ASD的患儿在3岁后不再符合诊断标准。有相关证据表明，对ASD儿童而言，早期干预至关重要，因此，改良婴幼儿孤独症量表：随访修订版（modified checklist for autism in toddlers-revised with follow up，M-CHAT-R/F）适用于16～30个月的儿童。它是一个基于家长的调查问卷，包括20道是非题。对于筛查结果为阳性的儿童，会有临床医生管理后续随访。初筛阳性（M-CHAT-R/F评分≥3分）和随访阳性（M-CHAT-R/F评分≥2分）的儿童中，只有不到50%的概率会被确诊为ASD；但却有95%的可能会出现某种类型的发育问题。使用修订版的M-CHAT，初次筛查的阳性率较低。上述M-CHAT-R/F可在https：// m-chat.org/about.php中进行下载。STAT可以通过与儿童直接互动，进一步区分ASD儿童和发育迟缓儿童，故可作为ASD的二线筛查工具（详见上文）。

建议在儿童18个月和24～30个月时分别进行孤独症专项筛查。此外，因为某些症状在偏大一点的儿童中表现更为明显，而且许多ASD儿童在12～24个月会出现技能倒退或无进展，所以进行第二次筛查是有必要的。如果只在18个月时进行一次筛查，则可能会遗漏许多这样的儿童。

当儿童出现某些类似于ASD的行为时，基层医师应针对发育障碍进行详细的病史采集及全面的体格检查，并应将此类患儿转诊至有经验的ASD评估专业团队。同时，也应推荐患儿参加当地的早期干预计划，并可尽早转诊至语言治疗师以尽快开始专业治疗。如果ASD的临床表现突出，基层医师也可以做出ASD的诊断，以便尽早开始孤独症专项治疗。所有的ASD患儿都应进行正规的听力评估。染色体微阵列分析（chromosomal microarray analysis，CMA）和脆性X综合征的DNA检测目前被认为是ASD患儿的一级检查。二级检查包括全外显子组测序（whole exome sequencing，WES）、全基因组测序（whole genome sequencing，WGS）和孤独症基因包（由多达2500个与ASD相关的基因组成）等，目前使用逐渐广泛，并被某些医疗机构用作一级检查。ASD患者中，罕见基因变异占10%～30%，常见基因变异的组合占15%～50%[详细内容请参见美国医学遗传学和基因组学实践指南（2013）、Vortsman等（2017）的孤独症遗传学综述或Yin和Schaaf（2017）的文献综述]。结合病史和体格检查的结果，可进一步完善代谢筛查、血清铅浓度和甲状腺功能检查等。如果有神经系统查体异常或乳酸酸中毒的证据，应建议常规进行代谢筛查，包括线粒体病筛查。另外，每个家庭都应由临床遗传学专家进行评估。建议完善伍德灯检查，以除外结节性硬化症。神经影像学检查不做常规推荐，但如果发现有小头畸形或局灶性神经系统体征，也需完善相应神经影像学评估。回顾性研究发现，有20%～30%的ASD患儿在12～24个月有技能[通常只有语言和（或）社会技能]的无进展或倒退。然而，对后期确诊为ASD的高危儿童进行前瞻性纵向研究发现，有高达80%或更多的儿童会出现技能的无进展或倒退。有相关研究对12个月之前的儿童存在的技能进行评估（包括眼神接触、社会兴趣和对名字的反应），发现相关技能的倒退通常是渐进性的，常发生在儿童拥有10个单词的词汇量之前，并同时伴有非典型发展。如果儿童出现技能倒退，则可转诊至儿童神经科医生，并需进一步完善代谢筛查、头颅磁共振成像（MRI）和脑电图检查。

对ASD患儿进行早期、集中（每周达25h）的行为干预，对优化认知和改善适应功能至关重要。ASD患者一生的护理和（或）治疗费用估计多达140万～240万美元。而在2.5～3.5岁之前进行早期干预，将节省上述费用的2/3。在3岁前对ASD儿童实施自然训练模式（naturalistic training model），90%的儿童可以做到无障碍沟通，而5岁后才开始干预的儿童上述比例只有20%。具体干预措施应包括家长培训及参与，患儿持续评估、治疗方案评估及对上述方案进行合理调整。其他干预措施包括多与患儿交流、鼓励其参与社会互动和游戏等。早期发现和早期干预对ASD患儿有积极的影响。早期介入丹佛模式（Early Start Denver Model，ESDM）是一种早期干预的模式。在最近的一项研究中，48名18～30个月的儿童被随机分配到ESDM或社区干预中（为期2年，每周20h）。结果表明，ESDM组在发育测试中平均提高了17.6分（Mullen早期学习量表，均值为100分，标准差为15分），而对照组仅提高了7.0分。在适应功能标准分中ESDM组保持不变，而对照组则有所下降。这种干预类型有很多种模式，应鼓励家庭寻找最适合儿童和家庭需要的干预模式。

基层医师应为有孤独症的儿童提供一个医疗之家。其作用之一是确保医疗问题得到解决，如睡眠障碍、喂养障碍、便秘和癫痫发作等（详见表3-5的共病情况）。孤独症患儿的任何行为恶化都可能继发于未被发现的医疗问题，如牙脓肿或食管炎引起的疼痛等。孤独症治疗网络（Autism Speaks-Autism Treatment Network）为基层医师制定了管理孤独症儿童多种并发症的实践路径，包括ASD的识别、评估和管理等。该路径强调了筛查ASD儿童睡眠问题的重要性，并围绕可能影响睡眠的共患病进行深入探讨。ASD患儿的个体化行为治疗策略及睡眠卫生也是非常重要的。此外，焦虑和ADHD等精神合并症在ASD患儿中也很常见，应由基层医师或专科医生进行处理。若患儿伴有注意障碍、多动、焦虑、易怒、攻击倾向和其他对日常功能有重大影响的行为问题，可能需要进行精神药物治疗。最近有多篇关于精神类药物治疗的文献综述，其中也包括针对 ASD 患儿出现 ADHD 症状的评估和药物选择问题。与典型发展的儿童相比，ASD 患儿对兴奋剂类药物的反应更差，并更容易出现副作用。对于 5 岁以下、智商低于 50 ～ 70、严重焦虑、情绪不稳定或低体重 / 食欲欠佳的儿童，应考虑使用小剂量或不使用兴奋剂类药物（如胍法辛）。2016 年发布了关于伴有易怒、行为问题（如对自我或他人的攻击）的 ASD 患儿的管理路径。该路径包括评估可能导致易怒和行为问题的原因：医学相关（睡眠障碍、药物副作用，胃肠道、牙科相关疼痛的管理等）；沟通能力的障碍；精神病学相关（焦虑、抑郁）；环境应激因素（社会心理、教育和行为支持不足等）；无意识的强化（任务回避、避免强烈感官刺激、物质奖励，如给予零食让孩子平静）。功能性行为评估（functional behavioral assessment，FBA）有助于确定行为的特征，并有助于明确行为的前因后果。强化积极行为，为消极行为提供替代行为，以及避免强化等都是改善行为的方法。利培酮和阿立哌唑是 FDA 指定可以用于治疗 ASD 儿童易怒和攻击行为的药物。此外路径建议，当没有重大安全问题且需紧急使用改善行为的药物时，可以考虑在使用非典型抗精神病药物之前使用可乐定和 *N*- 乙酰半胱氨酸。这些药物的安全性和有效性证据有限，但似乎长期副作用较少。焦虑症在 ASD 儿童中很常见（约占 40%），但由于临床难以观察、与 ASD 存在症状重叠等种种原因，焦虑症可能难以诊断。伴焦虑症的 ASD 患儿往往可以表现为易怒或外化行为、调节障碍及类似 ADHD 症状。最近在一篇关于伴焦虑症的 ASD 患儿诊断和管理的综述中建议：在评估是否存在焦虑症时，应尽可能收集儿童、家长、临床医生、治疗师和老师等多种来源的反馈。一项关于治疗伴焦虑症的 ASD 患儿的随机对照试验表明，认知行为疗法有一定疗效。目前尚无关于药物治疗伴焦虑症的 ASD 患儿的随机对照研究。可以尝试使用选择性 5- 羟色胺再摄取抑制剂（selective serotonin reuptake inhibitor，SSRI），但应从低剂量开始，逐渐增加剂量，同时密切监测行为症状。α 受体激动剂和普萘洛尔也有一定疗效。许多补充替代医学（complementary and alternative modality，CAM）治疗孤独症的方法已经被提出。根据孤独症互动网络（Interactive Autism Network，IAN）关于 ASD 患儿的治疗数据，多达 33% 的家庭使用特殊饮食，54% 的家庭使用保健品。但关于此安全性和有效性的证据仍然十分有限。由 AAP 补充替代医学特别工作组与补充、整体和综合医学暂行部门准备的 CAM 综述将有一定价值。

表 3-4　孤独症谱系障碍

诊断标准
A. 在多种场所下，社会沟通和社交互动方面存在持续性的缺陷，表现为目前或既往存在下列情况（以下为示范性举例，而非全部情况）：
1. 社交情感互动中的缺陷，如从异常的社交接触和不能正常地来回对话到分享兴趣、情绪或情感的减少，再到不能启动或对社交互动做出回应
2. 在社交互动中使用非语言交流行为的缺陷，如从语言和非语言交流的整合困难到异常的眼神接触和身体语言，或从理解和使用手势方面的缺陷到面部表情和非语言交流的完全缺乏
3. 发展、维持和理解人际关系的缺陷，如从难以调整自己的行为以适应各种社交情境的困难到难以分享想象的游戏或交友困难，再到对同伴缺乏兴趣
目前的严重程度：
严重程度是基于社会沟通的损害和受限、重复的行为模式
B. 受限的、重复的行为模式、兴趣或活动，表现为目前或既往至少存在下列 2 项情况（以下为示范性举例，而非全部情况）：
1. 刻板或重复的躯体运动，使用物体或言语（如简单的躯体刻板运动、摆放玩具或翻转物体、模仿言语、特殊短语）
2. 坚持相同性，缺乏弹性地坚持常规或仪式化的语言或非语言的行为模式（如对微小的改变极端痛苦、难以转变、僵化的思维模式、仪式化的问候、需要走相同的路线或每天吃同样的食物）
3. 高度受限的、固定的兴趣，其强度和专注度方面是异常的（如对不寻常物体的强烈依恋或先占观念、过度的局限或持续的兴趣）
4. 对感觉输入的过度反应或反应不足，或在对环境的感受方面有不同寻常的兴趣（如对疼痛 / 温度的感觉麻木，对特定的声音或质地的不良反应，对物体过度地嗅或触摸，对光线或运动的凝视）
目前的严重程度：
严重程度是基于社会沟通的损害和受限、重复的行为模式
C. 症状必须存在于发育早期（但是直到社交需求超过有限的能力时，缺陷可能才会完全表现出来，或可能被后天学会的策略所掩盖）
D. 这些症状导致社交、职业或目前其他重要功能方面的有临床意义的损害
E. 这些症状不能用智力障碍（智力发育障碍）或全面发育迟缓来更好地解释。智力障碍和孤独症谱系障碍经常共同出现，做出孤独症谱系障碍和智力障碍的合并诊断时，其社会交流应低于预期的总体发育水平

经许可引自 Diagnostic and Statistical Manual of Mental Disorders, 5th Edition. (Copyright©2013). American Psychiatric Association.

表 3-5 ASD 患儿的共患病

	患病率（%）
睡眠障碍	50 ～ 80
喂养障碍	70 ～ 90
胃肠道疾病	50 ～ 80
肥胖	约 23
癫痫	7 ～ 38
焦虑	22 ～ 84
注意缺陷多动障碍	30 ～ 50
易怒、攻击倾向、调节障碍	20 ～ 50
自伤行为	约 30

4. *智力残疾*（intellectual disability，ID） 随着发育残疾领域的发展，现在使用新的术语重新定义了残疾的概念。“智力低下”被认为是贬义、贬低和非人化的，因此现在使用“智力残疾”这一术语。DSM-5 使用了“智力残疾”（智力发育障碍）的诊断，并强调除了认知测试外，还需评估适应能力。专业人士和倡议团体使用这一“残疾”术语。

近期，人们对“残疾”的概念有了新的思考，将焦点从智力和适应能力（一种以人为中心的特质）转移到了一种人类现象，其根源在于生物或社会因素和背景。目前观点认为，残疾是一种社会生态学概念，指疾病或其他因素导致的结构或功能受损、活动受限及个体和环境互动的限制。与这一更广泛的观点一致，“智力残疾”这一术语被广泛使用。目前诊断标准保持不变，但其结构及概念发生了变化。

值得注意的是，语言、运动能力、注意力、抽象推理、视觉空间技能及学术或职业成就发展的延迟与智力残疾有关。认知和适应能力标准化测试低于均值减 2 倍标准差被定义为智力残疾。这些测试结果常用智商表示。智商是一个统计得出的数字，反映了适龄认知功能与儿童实际认知功能水平的比率。许多公认的标准化测量工具，如韦氏儿童智力量表（Wechsler intelligence scale for children）（第 5 版）可以用来评估这些能力。智力残疾的诊断除了患儿智商小于 70，还必须表现出比平均值低两个标准差以上的适应功能。适应功能指的是孩子在他的环境中发挥作用的能力，可以通过家长或老师的访谈，使用 Vineland 适应性行为量表（Vineland adaptive behavior scale）等工具来衡量。认知功能倾向于预测学业的成功，适应功能倾向于预测日常生活技能的独立水平。严重程度基于自适应功能确定所需支持的级别。

全面发育迟缓（GDD）指对至少两个发育领域（认知、言语和语言、大运动和精细运动、社交和日常生活技能）有显著迟缓的儿童。该诊断通常用于 5 岁以下的儿童，因为 5 ～ 6 岁之前认知测试的预测有效性很差。该诊断也用于 5 岁以上但不能充分参与标准化测试的儿童。

智力残疾在人群中的患病率为 1% ～ 3%，并可能因年龄而异。与重度智力残疾相比，轻度智力残疾更常见，且常有社会文化原因。贫穷、饥饿或缺乏环境刺激可能会导致在发育延迟和标准化测试中表现欠佳。

（1）评估：对于出现发育迟缓的儿童，应该由专业人士进行评估。贝利婴幼儿发展量表（第 3 版）（Bayley scale of infant development，3rd edition） 可用于 3 岁以内儿童的标准化发育测试。对于 3 岁以上的儿童，应进行标准化的认知——如韦氏学前和初小儿童智力量表（Wechsler preschool and primary scale of intelligence）（第 4 版）、韦氏儿童智力量表（Wechsler intelligence scale for children）（第 5 版）、斯坦福 - 比奈智力量表（Stanford-Binet Ⅴ）或鉴别能力量表（differential abilities scale）（第 2 版），通过上述测试评估认知功能，包括语言和非语言量表。对于非语言类患者，如 Leiter 量表（第 3 版）等可评估不涉及语言的能力。对于学龄儿童，如果怀疑有精神或情绪问题，全面心理评估应包括情绪评估。这一类问题在患有发育迟缓或智力残疾的儿童中很常见。

对患有 ID 或 GDD 的儿童的评估应包括完整的病史、家族史及体格检查。体格检查应包括头围、神经系统查体、畸形查体和皮肤查体。临床医生还应筛查睡眠问题、饮食问题、肥胖、胃肠疾病、行为、精神状态和其他共病情况。应为家庭提供遗传学评估。专家建议将脆性 X 基因检测和 CMA 作为 ID/GDD 的初始筛查，除非对患儿的表型能够进行更有针对性的检测，如唐氏综合征或 Williams 综合征。如果有多胎家族史，则提示可能存在平衡易位，除了 CMA 外，还应进行染色体核型检查。在患有 ID/GDD 的儿童中，CMA 的阳性率为 6% ～ 10%，脆性 X 基因检测的阳性率为 2% ～ 3%。应告知家属 CMA 可能发现未知临床相关性的拷贝数变异或与 ID/GDD 无关的临床相关性变异的可能性。结果异常的患儿应接受医学遗传学或认证遗传顾问的遗传咨询。二线检查包括男性的非综合征性 X 连锁 ID 基因和高密度 X-CMA，以及女性的 MECP2 缺失、复制和测序。对于那些高度怀疑存在细胞遗传学病因，但检查结果为阴性的患者，也可以考虑行全外显子组测序。即使患儿在出生时通过了听力评估，也应该复查。还应考虑行眼科检查。如果有癫痫发作或发育倒退，应行脑电图检查。

对于小头症、巨头症、癫痫、精神运动倒退或特殊的神经体征如痉挛、肌张力障碍、共济失调或反射异常的患者，应考虑进行神经影像学检查。对于经常将玩具或非食物放入口中的儿童，应考虑查铅水平。如患儿有甲状腺功能减退表现，需行甲状腺功能检查。

对于存在发育迟缓或智力残疾的儿童，先天代谢性疾病（IEM）筛查的阳性率较低（0% ～ 5%）。大多数 IEM 患者是通过新生儿期筛查明确的，或患儿出现其他特异性测试指征，如发育迟缓、反复发生原因不明的疾病、发育机能迟滞或丧失、面部特征粗糙、白内障、反复昏迷、性分化异常、蛛网膜炎、肝脾肿大、耳聋、结构性毛发异常、肌肉张力变化和皮肤异常。然而，可治疗的 IEM 可能起病较晚或没有退化或平台期。目前有 89 种“可治疗”的 IEM 类型，其治疗目标可能是改善症状、减缓疾病的进展或支持治疗。尽管对罕见疾病筛查的成本及效益存在争议，但 van Karnebeek 等提出了一种基于“可获得性、可负担性、类别及侵袭性”的可治疗 IEM 筛查的两级检测方法。第 1 级检测“非靶向筛查检测”包括血液检测乳酸、血氨、血浆氨基酸、总同型半胱氨酸、酰肉碱分布、铜、铜蓝蛋白；尿液检测有机酸、嘌呤和嘧啶、肌酸代谢、低聚糖和糖胺聚糖。检测 7- 和 8- 脱氢胆固醇以筛查史 - 莱 - 奥（Smith-Lemli-Opitz）综合征和筛查先天性糖基化障碍也可能包括在第 1 级检测中。第 2 级检测通常包括对一种疾病唯一的检测，或者侵入性检测，如脑脊液检测。AAP 一级检测指南略有不同，包括血液检测血浆氨基酸、总同型半胱氨酸、酰肉碱水平；尿液检测有机酸、嘌呤和嘧啶、肌酸代谢、低聚糖和黏多糖。已经开发了一款 App，其有助于识别 ID/GDD 可治疗病因的合适检测。

患者的连续随访很重要，因为生理和行为表型会随着时间的推移而变化，诊断试验也会随着时间推移而改进。尽管细胞遗传学检测在 10 年前可能是阴性的，但高分辨率技术的进步现在可能会发现既往未发现的异常。诊断测试的分步方法也可能更具成本效益，因此阳性率最大的检查应优先进行。

（2）管理：一旦 ID 的诊断成立，治疗应全面且个体化，如语言治疗、作业治疗或物理治疗、特殊教育支持、行为治疗或咨询、医学干预等，其中可能包括精神药理学方面。为了说明这些干预措施是如何协同作用的，下一部分将详细介绍两种疾病。

5. 智力残疾的具体形式及治疗相关问题

（1）脆性 X 综合征：ID 最常见的遗传性病因是脆性 X 综合征。它是由 *FMR1*（fragile X mental retardation Ⅰ）基因内的三核苷酸扩增引起的（详见第 37 章）。基因完全突变导致该基因的甲基化，进而终止转录，造成 *FMR1* 蛋白的缺陷。*FMR1* 蛋白可调节代谢性谷氨酸受体 5。脆性 X 综合征可累及多系统，患儿在童年早期常出现发育迟缓、社交焦虑、多动和行为困难。大多数男性会有 ID 的症状，如厌恶凝视、持续言语、咬手和对环境刺激的过度敏感。约 20% 的男性患儿符合 ASD 的诊断标准。女孩通常受此病影响较小，因为她们有第二条 X 染色体，可以产生 FMR1 蛋白。大约有 30% 的全突变女孩有认知缺陷，更大比例的女孩有 ADHD、焦虑和害羞。招风耳、瘦长脸型、下颌及额头突出，关节过度伸展在较大儿童（男孩）很常见。然而，约 30% 的脆性 X 综合征儿童可能没有这些特征。任何有行为问题和发育迟缓的儿童都应考虑此诊断。随着男孩进入青春期，症状会更加明显，五官也会变得更长。与脆性 X 综合征相关的疾病包括癫痫、斜视、中耳炎、胃食管反流、二尖瓣脱垂和髋关节脱位。

➤ 管理

多种治疗手段对此病患者有帮助。言语 - 语言治疗可以减少言语障碍，改善言语清晰度，提高语言输出和理解能力，刺激抽象推理能力。因为约 10% 的患儿在 5 岁时不能言语，所以使用交流增强技术能够获益。作业疗法可用于对刺激过度反应的患儿，并有助于改善患儿大运动和精细运动的协调与规划。如果患儿行为问题很严重，行为心理学专家的参与可能会使患儿获益，他们强调在强化、暂停和过程中的一致性，并同时使用视觉和听觉形式，如应用图片时间表，有助于处理新情况。

精神药理学也可以用于治疗 ADHD、攻击行为、焦虑和严重的情绪不稳定。可乐定和胍法辛在低剂量下可能有助于治疗过度觉醒、愤怒和多动。兴奋性药物，如哌甲酯和右苯丙胺，通常在 5 岁或更小的年龄是有益的。使用剂量较低是因为高剂量下往往会引起过敏问题。

焦虑是另一个重要的问题，使用 SSRI 往往是有益的。SSRI 类药物也可以治疗攻击行为或情绪不稳定，但在约 25% 的患儿中可能使患儿激动情绪加重。对于患有脆性 X 综合征的患者，攻击行为可能会成为童年或青春期的一个重要问题。除了行为管理，可能还需药物治疗。可乐定、胍法辛或 SSRI 可以减少攻击行为，有时可能需要非典型抗精神病药物。

对成人和儿童的脆性 X 综合征，针对代谢性谷氨酸受体 5 拮抗剂和 γ 氨基丁酸（GABA）激动剂的靶向治疗已进入临床研究阶段。这类药物在脆性 X 综合征的小鼠模型中显示了令人振奋的效果。

遗传咨询是管理的另一组成部分。患儿被诊断脆性 X 综合征后，父母应尽快做遗传咨询，因为其他家庭成员为携带者或受此病影响的风险很高，必须详细询问家族史。女性携带者生下带有脆性 X 染色体突变孩子的风险为 50%，男性携带者随着年龄增长有患脆性 X 相关震颤 / 共济失调综合征（FXTAS）的风险，

FXTAS是一种神经退行性疾病。

将新诊断的家庭转介给父母支持小组也是有益的。教育材料和家长支持信息可以在国家脆性X染色体基金会的网站上获得。

（2）胎儿酒精综合征：宫内酒精暴露与一系列发育问题有关，从学习障碍到严重的智力残疾。胎儿酒精综合征（FASD）是一个总括概念，描述了产前暴露于酒精中可能发生的一系列影响。FASD的患病率为1%～5%，因此，医生应始终关注妊娠期酒精（或其他药物）的摄入量。在评估出现发育迟缓的儿童时更应如此。导致畸形的确切饮酒量尚无定论。因此，为了避免FASD，最好在妊娠期戒除所有酒精类饮料。与FASD相关的特征包括：①面部异常，包括眼裂间隙缩短（≤第10百分位数），上唇薄、人中沟光滑（某些民族可使用唇部/人中沟指南）、产前或出生后发育不良（身高或体重≤第10百分位数）；②神经系统异常，包括大脑发育不良（头围≤第10百分位数）、形态发生或神经生理异常（无诱因反复发生的非热性惊厥）；③神经行为障碍；④重大的先天性心脏、骨骼、肾脏、眼睛或听觉畸形或发育不良。

Hoyme等于2016年发布了新的FASD诊断与临床共识指南（表3-6）。新指南包括产前酒精暴露和神经行为障碍的定义、酒精相关出生缺陷的定义、畸形分级系统、北美白种人唇/人中沟指南，并将头围、生长和眼裂百分位数的截止值（cutoff）从不到3%提高到了10%，以努力提高FASD儿童诊断的敏感度。该指南为有记录的产前酒精暴露提供了标准：妊娠期每周饮酒量≥6杯，持续时间≥2周；饮酒量≥3杯，次数≥2次；有酒精相关的社会或法律问题的记录；有中毒记录；妊娠期或患儿出生时酒精相关生物标志物，如脂肪酸乙酯、磷脂酰乙醇胺或乙基葡萄糖醛酸乙酯出现阳性；或使用经验证的筛查工具提示高风险。这并不意味着妊娠期饮酒量低于指南推荐的量是安全的。AAP的意见是妊娠期任何剂量的酒精都不是安全的。指南还建议由多学科团队进行诊断，并考虑排除其他疾病。需考虑的疾病包括阿姆斯特丹型侏儒征（Cornelia de Lange sydrome）、22q11.2缺失综合征、15q重复综合征、努南（Noonan）综合征、杜博维兹（Dubowitz）综合征，以及丙戊酸等其他致畸剂的暴露。畸形分级系统有助于评估。DSM-5还增加了产前酒精暴露相关神经行为障碍（ND-PAE）的诊断，但仍需进一步研究。

➤管理

FASD的患儿通常在复杂的认知任务和执行功能（计划、概念集转移、情感集转移、反应抑制和流畅性）方面存在较大困难。他们处理信息的速度缓慢。其可能在简单的任务上做得很好，但在更复杂的任务上有障碍，在注意力和短期记忆方面存在障碍。他们还面临着社交困难和情绪障碍风险。功能性课堂评估是完整评估中非常重要的一部分。对于FASD患儿而言，结构是非常重要的。可视化结构（有颜色标记每个内容区域）、环境结构（保持工作区域整洁、避免装饰）和任务结构（清晰的开头、中间和结尾）是有帮助的。患儿注意力和情绪问题可能需要精神药理学方法干预。

表3-6　胎儿酒精综合征（FASD）

FASD诊断	临床表现	确认产前暴露
胎儿酒精综合征	1）指定3个面部畸形中至少2个[a] 2）产前或出生后发育不良[b] 3）至少1个中枢神经系统异常[c] 4）神经行为异常	±
部分胎儿酒精综合征（已知暴露）	1）指定3个面部畸形[a]中至少2个 2）神经行为异常	+
部分胎儿酒精综合征（没有已知暴露）	1）指定3个面部畸形[a]中至少2个 2）生长缺陷或中枢神经系统异常[b，c] 3）神经行为异常	−
酒精相关性神经发育障碍	神经行为异常（不能在3岁前发生）	+
酒精相关出生缺陷	一种重要的先天畸形[d]	+

[a] 面部畸形：眼裂缩短（≤第10百分位数），上唇薄，人中沟光滑（某些民族有唇部/人中沟指南）

[b] 出生前或出生后发育不良（身高或体重≤第10百分位数）

[c] 中枢神经系统异常：大脑发育不良（头围≤第10百分位数）、形态发生或神经生理学（无其他病因的反复非热性惊厥）

[d] 主要先天畸形或发育不良：心脏、骨骼、肾脏、眼睛或听觉

（译者：马源培　周发亮　李永钦　校稿：侯新琳）

第4章
青　春　期

Amy E. Sass, MD, MPH；
Molly J. Richards, MD

一、简介

青春期是身体、情感、认知和社会快速发展的时期。一般而言，青春期开始于11～12岁，结束于18～21岁。大多数青少年在16～18岁时结束青春期。然而，在西方社会，由于教育和文化原因，青春期被延长，以便在个人获得成年身份之前有进一步的心理社会发展。从童年到成年的发展过程包括：①完成青春期的躯体发育；②社会、情感和认知的发展；③建立独立的身份，脱离家庭；④为事业和职业做准备。

二、流行病学

青少年（10～19岁）和青壮年（20～24岁）占美国人口的21%。青春期通常是一段健康的人生时期，但许多重要的公共卫生和社会问题可能会极大地影响这一时期的发病率和死亡率。环境因素对于挑战或支持青少年的健康至关重要。年轻人的积极发展促进了他们养成健康的行为。青春期建立的行为模式有助于确定年轻人目前的健康状况，以及他们成年后患慢性病的风险。

1. *死亡率数据*　在2017年，15～19岁的青少年死亡10 812人，死亡率为51.2/10万。对生命构成最大威胁的是文化和环境因素，而不是器质性因素。15～19岁青少年死亡的三大主要原因是意外伤害（38.5%）、自杀（20.2%）和他杀（15.6%）（图4-1）。意外伤害死亡的主要原因是机动车事故（52%），其次是中毒（36%），其中包括处方药过量。自2000年以来，15～24岁青少年死于阿片类药物过量的人数增加了2倍多。凶杀死亡主要归因于枪支（88%），枪支也是导致自杀死亡的主要因素（47%）。15～19岁青少年男性的死亡率是女性的2倍多（71.4/10万：30/10万），这主要是因为男性的意外伤害、凶杀和自杀死亡率较高。

自2000年以来，青少年死亡率大幅下降。这一下降可能很大程度上归因于意外伤害的减少。机动车事故是美国青少年死亡的主要原因，占这一年龄段死亡人数的1/4以上，机动车事故死亡率由2000年的26.9/10万下降至2016年的16.6/10万。

最近的死亡数据最令人担忧的是自杀率的上升。虽然绝对增长幅度相对缓和，但青少年和15～24岁年轻人的自杀死亡率稳步上升：2000年为7.5/10万，2016年为13.2/10万，2013年自杀取代凶杀成为青少年的第二大死因。

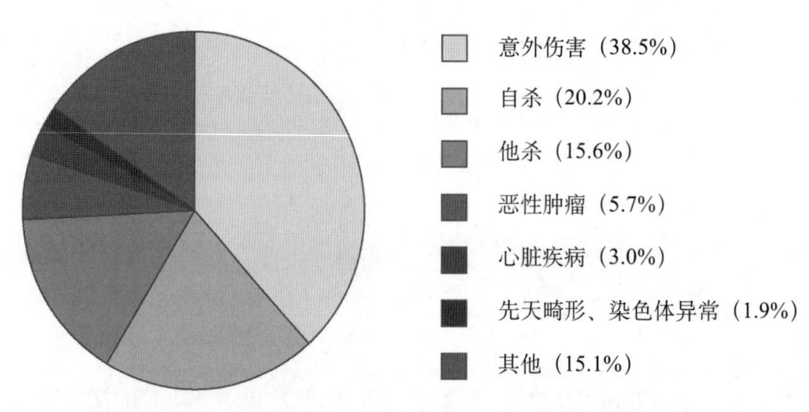

图4-1　2017年15～19岁主要死因

经许可引自Heron M. Deaths: Leading causes for 2017. National Vital Statistics Reports; vol 68 no 6. Hyattsville, MD: National Center for Health Statistics. 2019.

2. *发病率数据* 美国家庭的人口和经济变化对儿童和青少年产生了深远影响。2014 年，几乎 1/5（18%）的青少年生活在收入低于贫困线的家庭中。生活在贫困中的青少年学业成绩较差，更容易出现行为健康问题，并从事高危行为。不幸的是，他们不太可能获得医疗保健。种族和族裔差异也很大，近 50% 的非西班牙裔美国印第安人 / 阿拉斯加原住民儿童、38.8% 的西班牙裔黑种人儿童和 34.3% 的西班牙裔儿童生活在收入低于 100% 贫困线的家庭，而非西班牙裔白种人儿童仅有 12.8%。单亲家庭特别容易陷入贫困。2013 年，44.7% 的母亲单亲家庭的儿童和 21.3% 的父亲单亲家庭儿童陷入贫困，而双亲家庭儿童这一比例为 13.2%。

青春期发病的主要原因是心理社会原因，通常与贫困有关：意外妊娠、性传播感染（STI）、药物滥用、吸烟、辍学、抑郁、离家出走、身体暴力和青少年犯罪。一个领域的高风险行为常常与另一领域的问题相关（图 4-2）。例如，生活在不健全家庭（如酗酒、身体虐待或性虐待）的青少年比其他青少年更容易抑郁。抑郁的青少年滥用药物和酒精、学业失败、性传播感染、妊娠和自杀的风险更大。

及早发现这些问题的高危青少年对于预防即刻并发症和未来相关疾病非常重要。

三、为青少年提供医疗之家

美国儿科学会（AAP）开发了初级保健医疗之家（PCMH），为每个儿童和青少年提供可获得的、持续的、全面的、以家庭为中心的、协调的、富有同情心和文化有效性的初级保健模式。此外，儿童和青少年患者的 PCMH 是社区系统内以家庭为中心的合作伙伴关系，提供不间断的护理，并支付适当的费用，以支持和维持最佳的健康状态。PCMH 解决从出生到成年的预防性、急性和慢性护理问题。登记参加 PCMH 的青少年和年轻人能够接受多种预防服务，包括免疫接种、性传播疾病筛查和避孕。不幸的是，青少年和年轻人是最有可能没有保险的年龄段，也是所有年龄段中初级保健使用率最低的。此外，少数族裔青少年不成比例地缺乏医疗保健覆盖。因此，青少年常在不同系统中接受护理，这些系统往往提供不同的全面或专科护理，且接受不同程度的青少年护理相关培训。而就诊于不适合青少年的儿科诊所往往使他们感到不适，这将导

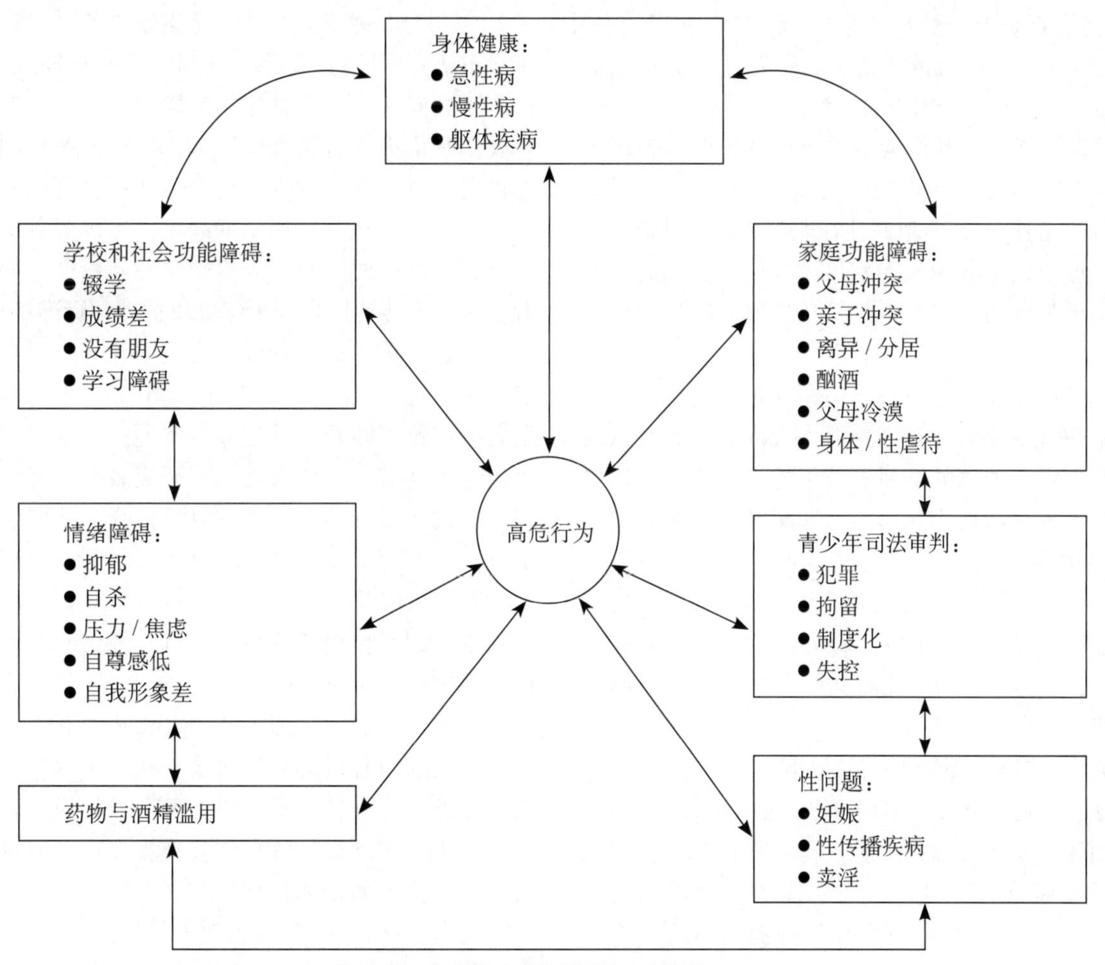

图 4-2 高危青少年行为的相互关系

致他们无法获得护理，也无法在紧急护理或急诊室条件下获得诊疗。

四、青少年患者相关

青春期是人生中身体最健康的时期之一。对大多数青少年护理的难点并非管理复杂的器质性疾病，而在于适应影响健康行为的认知、情感和心理社会变化。提供者最初对青少年的态度可能决定访视的成败。提供者必须学会放下偏见。青少年最初可能表现为封闭、愤怒、闷闷不乐或沮丧，但这通常是因为感到害怕、受到恐吓或批评。他们可能敏锐地意识到被不信任、不喜欢或没有被倾听，因为这可能是他们在其他医疗环境中的经历。初级保健提供者的行为态度应该简单而诚实，不能有专制或过于专业的态度，因为许多青少年的自尊心是脆弱的，提供者必须小心，不能压制或恐吓患者。为了建立舒适和信任的关系，提供者应该努力呈现一个受过特殊培训的普通人形象。

与青少年建立融洽的关系可能不会在第一次访视期间实现，但如果记住以下诀窍将有助于做到：

- 记住青少年是你的主要患者。首先向青少年自我介绍，然后向他提出问题。对于青少年和他们的家庭而言，这可能是一个重大的变化，因为在儿科模式中，父母 / 监护人是最主要的谈话人。这对于青少年和他的家庭而言可能是一个困难的过渡。
- 对青少年，将其作为独立个人及患者，表现出真正的兴趣并强调积极的事件。尽管青少年表现出“闷闷不乐”的样子，但他们往往非常热衷于讨论自己的兴趣，当他们生活中许多积极的事情被强调时，他们会做出很好的回应（而不是只关注他们行为的负面效应）。
- 认真对待青少年关心的问题，花时间倾听。提供者常常因青少年对痛苦的抱怨（含糊或夸大）感到沮丧。青少年表现出的剧烈痛苦可能只是希望被认真对待，而不是表明他们病情很重。花时间倾听青少年的意见，并解释你的发现，许多青少年只是想让人放心，他们是“正常的”，或者他们没有患严重疾病。他们可能有特定的担忧（如关于性传播疾病或癌症），除非你问起，否则他们不会透露。花时间讨论他们关心的问题，并在适当的时候给出承诺，通常可以防止不必要的测试和多次反复访视（特别是在急诊室）。
- 使用发展的方法。尽管关于性别、家庭、同龄人群体和药物使用方面都很重要，但临床医师应牢记青少年的发展阶段。例如，以与 18 岁完全成熟的男性相同的方式向 12 岁的青春期男性提出问题是不合适的。

因为青春期的开始与结束有个体差异，儿童实际年龄可能不能很好地反映身体、生理和情感的成熟度。在与青少年沟通时，提供者必须对青少年的发展水平敏感，认识到外表和实际年龄可能不能准确反映认知发展。

访视的结构

（1）采访：开始几分钟可能决定整个采访的结果。从中性的、非个人问题开始面试可以使青少年感到更舒适，并化解焦虑。在预约开始之前让青少年和家长 / 监护人填写一份纸质或电子健康问卷，有助于确定健康问题，并收集过去的内科或外科病史、用药和药物过敏、内科和精神问题的家族史，以及系统的审查（图 4-3）。调查问卷还应该包括评估健康行为和可能有害健康的危险行为的社会问题。青少年可能在问卷上报告那些无法用语言表达的健康问题或行为。理想情况下，青少年应该私下填写问卷，而避免让父母 / 监护人看到，特别是有关隐私的危险行为。

（2）机密性：隐私保护是青少年保健的重要组成部分。青少年获得卫生保健服务需要保证隐私保护。这也是医患关系的重要组成部分。只有这样，青少年才更有可能透露敏感信息，对保健服务更加积极，并接受未来的保健服务。尽管保密很重要，但许多青少年并不认为他们的初级保健医师是保密护理的来源。

家庭对于支持青少年的健康和心理社会发展至关重要。它们提供有关家庭环境、学校、医疗和家族史的重要信息，以及青少年可能不知道或可能不会提供的其他问题。从青春期早期开始，保健服务提供者应例行花一部分时间与每个患者单独就诊，以向年轻患者及其父母传达这是青少年健康护理的标准组成部分，并开始进入成年的缓慢过渡过程（独立的提供者与患者的关系）。与青少年和他们父母讨论隐私的重要性很重要，但这不涉及危及生命的问题。尽管父母对青少年的隐私持有复杂的看法，但研究表明，父母通常支持这样的想法，即青少年应该有机会与保健医师单独交流。在 18 岁时，应询问青少年是否希望他们的父母参与其就诊过程。

重要的是要提醒青少年，讨论敏感问题是因为对健康很重要。在采访开始时，你可以说：“我将问你几个私人问题。这不是因为我想窥探你的私事，而是因为这些问题对你的健康很重要。我向你保证，我们谈论的问题是保密的，只有我们两个人知道，除非在某些情况下。如果你告诉我你在伤害自己，或者有人在伤害你，或者如果你打算伤害别人，我们将不得不与你的父母（或监护人）交流这一信息。”

保密

青少年病史调查表

此信息是保密的。其目的是帮助你的医生给你更好的诊疗。请完整填写表格，但你可以跳过任何不想回答的问题

姓名________________________ 日期______________

生日________________ 年龄__________ 你希望被称呼为______________

1. 你为什么来就诊？____

病史

2. 是否对药物过敏？……………………………………………是 否

如果是：过敏药物的名称______________________________

3. 目前是否服用药物？…………………………………………是 否

如果是：服用药物的名称______________________________

4. 是否早产或婴儿期是否有严重问题？………………………是 否

5. 是否有慢性病？………………………………………………是 否

具体情况____

6. 是否住过院？…………………………………………………是 否

是否受过大的外伤？…………………………………………是 否

如果是：描述详细原因 / 问题：

日期 原因 / 问题

_____ ______________________________

_____ ______________________________

_____ ______________________________

7. 是否有过以下感染、疾病或问题？

如果是：写下感染、疾病或问题开始时的年龄

	是	否	年龄		是	否	年龄
水痘				肺炎			
癫痫 / 癫痫发作				单核细胞增多症			
偏头痛				结核			
心脏病				关节炎			
哮喘				脊柱侧弯			
痤疮				贫血			
胃部不适				糖尿病			
尿路感染				甲状腺疾病			
肝炎				肿瘤			
性传播疾病				湿疹			

学校信息

8. 是否在上学？…………………………………………………是 否

如果是：学校的名字______________________

a. 你就读于几年级（如 7 年级、8 年级、9 年级、10 年级、11 年级、12 年级、大学）__________

b. 你的英语通常什么级别？（如 A、B、C、D、E、F）__________

c. 你的数学通常什么级别？__________

d. 你上个学期缺课几天？__________

如果否：e. 你为什么离开学校？______________

f. 你最高时上到了几年级？__________

9. 你曾被退学或开除过吗？……………………………………是 否

10. 你曾经辍学过吗？……………………………………………是 否

工作 / 职业信息

11. 你是否工作？…………………………………………………是 否

如果是，你的工作是？______________________________

你每周工作多少小时？__________

12. 你未来的目标或事业目标是什么？______________________

家庭信息

13. 你和谁住在一起？（在下列项目中打钩）

_______亲生父母 _______继母 _______兄弟 / 年龄：__________

_______母亲 _______继父 _______姐妹 / 年龄：__________

_______父亲 _______监护人 _______寄养家庭：__________

_______养父母 _______独自 _______其他：__________

14. 你是被领养的吗？……………………………………………………………………是　否

15. 自从你末次就诊以来，你的家庭有没有发生什么变化？比如：

________婚姻　________严重疾病　________出生

________分居　________失业　________死亡

________离婚　________搬家　________其他

如果有，请详述：________________

16. 父亲 / 继父的工作：________________

母亲 / 继母的工作：________________

17. 你对自己和家长的相处是否感到满意？

________非常满意　________有点满意　________不太满意　________非常不满意

18. 你的家庭关系是否紧张或冲突？

________没有　________有一点　________有一些　________非常

19. 你是否住过寄养机构？……………………………………………………………是　否

个人信息

20. 你喜欢自己哪一点？________________

21. 你最擅长什么？________________

22. 如果可以，你希望改变你的生活或你自己？________________

23. 列出你想改掉的任何习惯：________________

24. 在过去的一年中，你的体重有没有减轻 / 增加？……………………………………是　否

如果是：增加或减轻多少？________

25. 在过去的一年里，你是否试过通过呕吐、吃减肥药或泻药或者让自己挨饿来减轻体重？………是　否

26. 你觉得你是否有值得信赖的朋友？………………………………………………是　否

27. 你有没有一夜之间离家出走的经历？……………………………………………是　否

28. 你有没有因为你的愤怒 / 脾气而惹上什么麻烦？…………………………………是　否

29. 在过去的 6 个月内，你有没有发生过推搡行为？…………………………………是　否

30. 你家里有枪支吗？……………………………………………………………………是　否

31. 你有没有用刀 / 枪或其他武器威胁过或被威胁过？………………………………是　否

32. 你见过有人被枪杀或刺伤吗？……………………………………………………是　否

33. 你有没有经历过身体或性虐待？…………………………………………………是　否

健康相关问题

在过去的 2 周内，你多长时间会受到以下问题的困扰？

勾选一项

	完全没有（0）	数天（1）	一半以上的时间（2）	几乎每天（3）
1. 感到沮丧、压抑、易怒或绝望？				
2. 对做事情丧失兴趣或乐趣？				
3. 难以入睡、睡不着或睡得太多？				
4. 食欲缺乏、体重减轻或暴饮暴食？				
5. 感觉疲惫，或精力不充沛？				
6. 自我感觉不好，或者觉得自己是个失败者，或者觉得自己让自己或家人失望？				
7. 是否难以集中精力做作业、读书或看电视？				
8. 动作或说话太慢以至于其他人都会注意？或者正好相反——焦躁不安，以至于你比往常来回走动的次数多得多？				
9. 有没有想过自杀，或者以某种方式伤害自己？				

Kroenke K, Spitzer RL. The PHQ-9: a new depression and diagnostic severity measure. Psychiatr Ann 2002;32:509-521.

34. 你对以下内容有任何疑问或顾虑吗（勾选适用项）

________太高　________喘息　________学校问题

________太矮　________咳嗽　________未来规划 / 职业

________超重　________呼吸问题　________担心父母

________体重过低　________乳房　________家庭暴力 / 滥用

________血压　________胃痛　________烟草、毒品、酒精

________难以入睡　________恶心 / 呕吐　________情绪低落 / 抑郁

________疲劳　________腹泻、便秘　________感到紧张 / 焦虑

________头晕 / 晕倒　________头痛 / 偏头痛　________约会

__________眼睛 / 视力
__________耳朵 / 听力 / 耳痛
__________鼻出血
__________花粉症 / 过敏
__________常感冒
__________口 / 牙
__________颈 / 背疼痛
__________胸痛
__________心脏
________肌肉或关节痛
________阴茎或阴道
________经期问题
________排尿问题
________尿床
________痤疮
________急躁
________饮食 / 食欲
________饮食失调
________性能力
________性
________避孕
________性传播疾病
________怀孕 / 育儿
________其他（详细）__________

健康行为信息

35. 你每次乘车都系安全带吗？……是　否
36. 你曾经是车祸司机吗？……是　否
37. 你是否有过酒后驾驶？……是　否
38. 你抽过烟或咀嚼过烟草吗？……是　否
39. 你用过大麻吗（吸入或食用产品）？……是　否
40. 在过去的一个月里，你是否饮用过啤酒、葡萄酒或其他酒？……是　否
41. 你有没有使用过街头毒品？……是　否
42. 你家里有人吸烟吗？……是　否
43. 你家里有没有人吸毒或酗酒？……是　否
44. 你有没有遇到过警察或法律的麻烦？……是　否
45. 你开始谈恋爱了吗？……是　否
46. 你现在有男朋友或女朋友吗？……是　否
　　如果有：他 / 她的年龄？__________
47. 你认为你可能是男同性恋、女同性恋、双性恋或变性人吗？……是　否
48. 你有过性行为吗？……是　否
　　如果有：你（或你的伴侣）是否使用任何避孕措施？……是　否
　　你是否曾因淋病、衣原体感染或其他性传播疾病接受过治疗？……是　否
　　至今为止，你和多少人发生过性关系？__________
49. 你学过如何正确使用避孕套吗？……是　否
50. 你有没有想和医生讨论但不愿写下来的个人问题？……是　否

运动

51. 你有没有被诊断过脑震荡？……是　否
52. 你运动时有过剧烈头痛吗？……是　否
53. 你有没有因运动而晕倒或感到头晕头痛？……是　否
54. 你有运动时感到胸痛吗？……是　否
55. 你有没有经历过运动时心律不齐的情形？……是　否
56. 你是否有早发猝死（50 岁之前）或因运动猝死的家族史？……是　否
57. 是否有家族成员被诊断为长 QT 间期综合征或马方综合征？……是　否
58. 你是否曾因身体问题被告知不能参加体育运动？……是　否

男性请回答：

59. 如果你有过性行为，你每次都会使用避孕套吗？……是　否
60. 你做过父亲吗？……是　否

女性请回答：

61. 月经初潮年龄：__________
62. 末次月经时间：__________
63. 你月经规律吗（每月 1 次）？……是　否
64. 你有痛经吗？……是　否
65. 你是否有过阴道感染或因女性生殖问题接受过治疗？……是　否
66. 你觉得你可能怀孕了吗？……是　否
67. 你怀孕过吗？……是　否

家族史

68. 你的家属（父母、祖父母、叔叔、姑姑、阿姨、兄弟姐妹等），在世或已故的，是否有以下问题？如果有，请说明他们与你的关系

	是	关系		是	关系
注意缺陷多动障碍			高血压		
酒精中毒			高血脂		
贫血			肾病		

焦虑			智力低下		
哮喘			偏头痛		
双相情感障碍			肥胖		
血栓			癫痫 / 癫痫发作		
肿瘤			胃病		
抑郁			卒中		
糖尿病			自杀		
药物问题			甲状腺疾病		
饮食紊乱			结核		
心脏病发作			其他		

图 4-3 青少年病史问卷

经许可引自 Kroenke K, Spitzer RL, Williams JB: The PHQ-9: validity of a brief depression severity measure. J Gen Intern Med 2001 Sep; 16(9): 606-613.

（3）HEADSS 评估：负责青少年医疗保健的医务工作者必须有能力并愿意正确记录青少年心理健康的发展过程。HEADSS（Home，Education/employment，Activities，Drugs，Sexuality，and Suicide/depression，家庭、教育 / 就业、活动、药物、性倾向和自杀 / 抑郁）评估对于记录这段病史很有用（表 4-1）。理想情况下，其中敏感的方面应该由青少年独自记录，医务工作者可能需要灵活处理病史记录过程，如在家长 / 监护人不在场的情况下进行记录。

（4）询问虐待和暴力：用一些普遍存在的现象来

表 4-1 HEADSS 评估

	问题	原因
家庭和环境	你住在哪里？谁和你住在那里？ 你和父母及兄弟姐妹们相处得怎么样？ 关于你的家庭，你有什么想要改变的吗？	家庭生活对青少年取得成功的能力有重要影响。有必要知道他们是否生活在一个安全和支持他们的环境中
教育和就业	你在上学吗？你在学校擅长什么？你喜欢学校的什么？对你来说什么是困难的？你成绩几分？ 你去年缺了多少课？为什么？ 你曾被停课或开除过吗？为什么？ 你和你的老师 / 同龄人相处得怎么样？ 你有没有被卷入欺凌事件？ 你未来的计划 / 目标是什么？	学校可能是青少年生活中的主要社会活动场所。学校的学业或社会问题可能引起其他问题［医疗和（或）心理社会问题］。远期的日标和计划可能是改变高风险行为的重要动机
活动	你和朋友的关系如何？ 你（或你的朋友）有什么娱乐活动？ 你有没有参加任何课外活动或你所在社区的活动？ 你有工作吗？你一周工作几小时？ 你做运动或锻炼身体吗？你做什么运动？多久做一次？ 你每天看电视的时间是多少小时？	脱离和退出社会活动可能是其他问题的征兆
药物	许多年轻人尝试大麻、毒品、吸烟或饮酒，你或你的朋友试过吗？你试了什么？你多久用一次这些东西？你是否曾在吸毒或饮酒后驾车，或乘坐吸毒或饮酒的司机开的车？	肯定的回答可以进行更深入的评估（参见第 5 章）
性 / 关系	你正在谈恋爱吗？或者你过去谈过恋爱吗？跟我说说你的伴侣吧。你觉得你们的关系健康吗？你如何定义一段健康的关系？你（或你的朋友）有过性生活吗？你对此有何感想？	即使在没有性行为的情况下，将性感觉正常化也是很重要的。没有性生活的青少年仍然可以谈论性，包括手淫。要注意避免假设患者的性取向，且不应对性行为进行评判
自杀 / 抑郁	你是否有很长一段时间感到消极、抑郁或易怒？ 你有没有想过死亡、濒死或自杀？	心理疾病史可能对抑郁症有提示作用

开始讨论这些困难的主题可能会很有帮助。例如，“我的一些患者告诉我，他们的父母可能会非常生气地打他们，你们家有没有发生过这样的事情？”还应该询问有关约会暴力和性虐待/性侵犯的问题，例如，“你有没有在不想发生性行为的时候被强迫发生性行为？”询问青少年作为暴力行为受害者和（或）施暴者的个人史也很重要，如打架、被逮捕、受到法律制裁、参与帮派活动、使用武器和枪支、同龄人之间的暴力问题及家中武器/枪支的安全问题，因为这些因素可能会使青少年更容易受到意外伤害，增加死亡的风险。

（5）体检：应该每年对青少年进行全面的体检（表4-2）。在青春期早期，青少年可能是害羞内敛的。医务工作者应接纳其不安情绪，并解释体检目的，来缓解青少年的焦虑。例如，“我见过的许多和你同龄的男孩在接受阴茎和睾丸检查时都感到尴尬，但这是体检的一个重要部分，原因有几个：首先，我想确保您没有任何健康问题；其次，通过体检可以评估您的发育是否正常”。这也引起了对于性发育问题的讨论。部分体检（乳房、生殖器）可能需要陪护。AAP建议在生殖器检查时有人陪护，但也表示是否需要陪护应由患者和医生共同决定。应该询问青少年是否希望他们的父母/监护人陪同体检。应该尽量保持检查的私密性，身体没有被检查的任何部位都应用床单、长袍或衣服遮盖。

性发育的图表有助于向患者展示发育是如何进行的，以及预期会发生什么变化。图4-4显示了男性身高、阴茎和睾丸发育与阴毛生长的关系，图4-5显示了女性身高、乳房发育、月经和阴毛生长之间的关系。虽然青少年可能不会承认他们对这门学科感兴趣，但当提到这些内容时，他们通常会专心致志。让青少年知道青春期的发育是可以预测的，但进展速度因人而异，这对他们是有帮助的。这类内容的学习对于指导发育落后的青少年尤其重要。

表4-2 青少年体格检查

每次健康检查都应包括全面的体检。以下检查部分对青少年患者十分重要：

生命体征：测量身高体重、计算BMI，并绘制CDC临床生长曲线图（http：//www.cdc.gov/growthcharts/clinical_charts.htm）。测量血压并按年龄和身高百分位数评估血压升高程度，参照美国心、肺和血液研究所儿童和青少年血压表（http：//www.nhlbi.nih.gov/files/docs/guidelines/child_tbl；http：//www.nhlbi.nih.gov/files/docs/guidelines/ child_tbl.pdf）

皮肤：检查是否有粉刺、黑棘皮病、不典型痣、文身、穿孔，以及虐待或自我伤害的迹象

脊柱：用Adam前屈试验检查脊柱侧弯（同时也可评估双腿是否等长）

乳房

  女性：评估SMR。如果怀疑乳腺疾病，需进行相关临床检查

  男性：如果视诊发现乳房肥大和乳房发育，或怀疑有其他乳房病变，需进一步检查乳房

生殖器

  女性：视诊评估SMR、解剖和皮肤异常及是否存在性传播疾病可能（疣、水疱、病理性阴道分泌物）

  男性：视诊包皮环切情况、SMR和有无性传播疾病可能（疣、水疱、阴茎分泌物）

    检查睾丸有无异常（鞘膜积液、疝气、精索静脉曲张或肿块）

注：BMI，体重指数；CDC，美国疾病控制和预防中心；SMR，性成熟评分

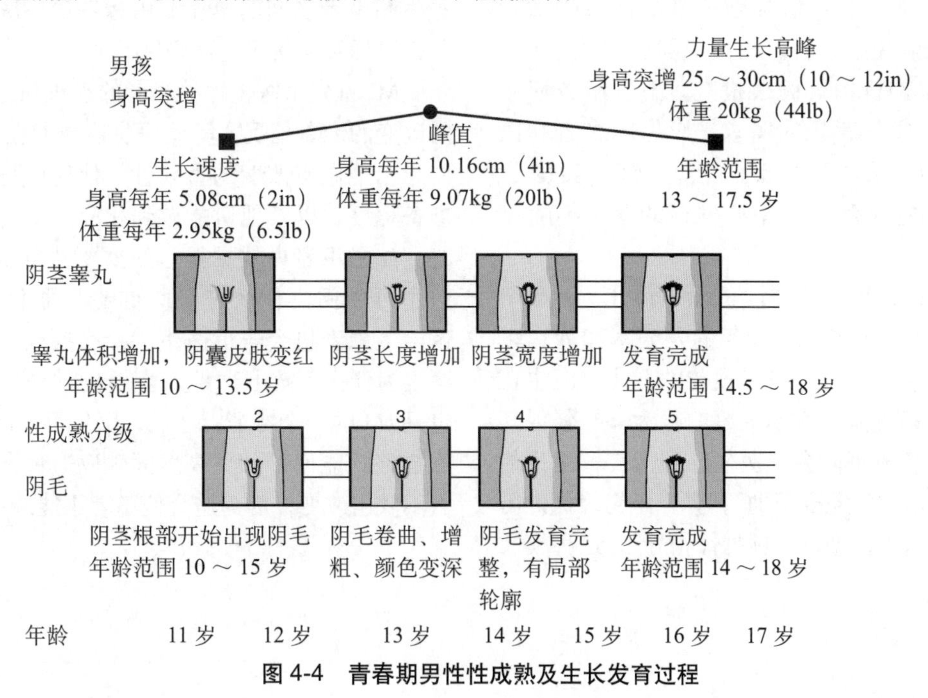

图4-4 青春期男性性成熟及生长发育过程

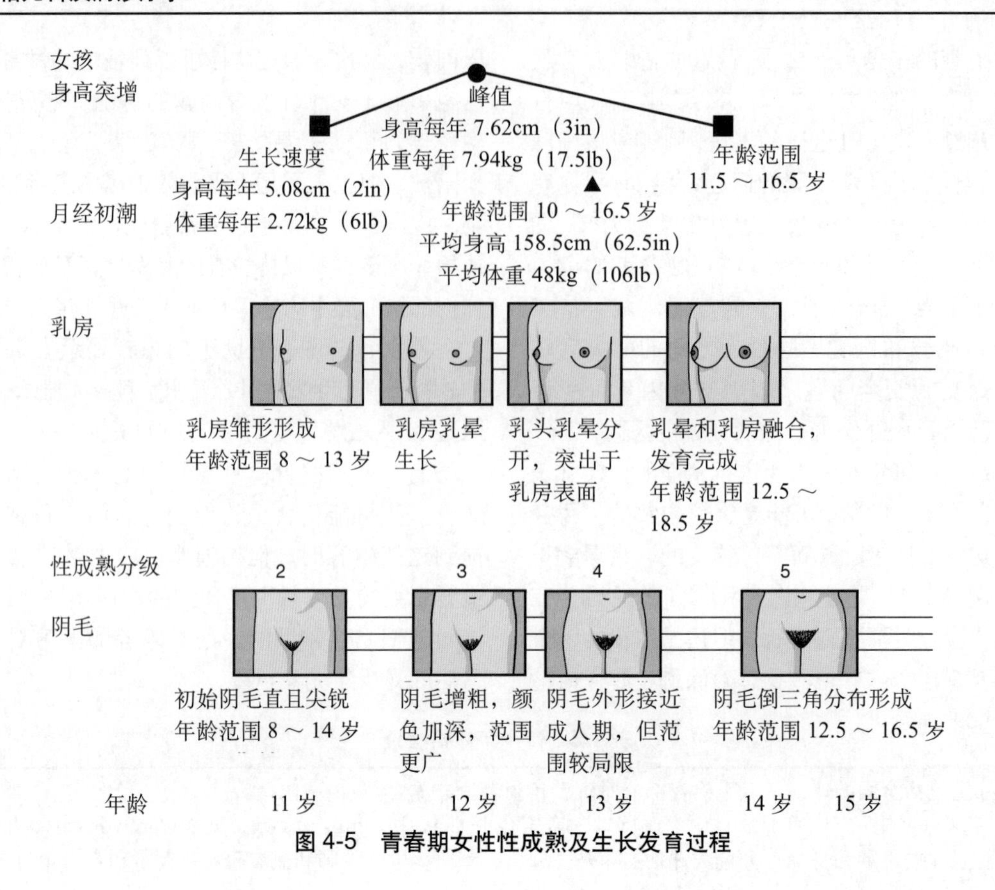

图 4-5　青春期女性性成熟及生长发育过程

五、青少年预防服务指南

1. 青少年筛查　美国医学会《青少年预防服务指南》（Guidelines for Adolescent Preventive Services，GAPS）和 AAP《光明未来：婴儿、儿童和青少年健康管理指南》中，涵盖了健康筛查和指导、免疫接种和医疗保健内容。这些指南的目的包括：①阻止青少年参与危害健康的行为；②及早发现身体、情绪和行为问题并及时干预；③加强和鼓励健康生活行为；④提供传染病免疫接种。指南中建议 11 ～ 21 岁的青少年应每年进行例行健康检查。卫生服务应该适应国家发展和文化背景的需求，应保障患者和医疗工作者的隐私。表 4-3 列出了目前 AAP、美国公共卫生部、疾病控制和预防中心发布的青少年筛查指南。

2. 促进健康行为　动机性访谈（motivational interviewing，MI）：大多数青少年的发病率和死亡率与不健康的行为有关，这是可以预防的。儿科医生在青少年就诊时应筛查是否有不健康的行为，并督促其改进。青少年的反应可能会让医生感到沮丧，因为他们抗拒改变或表示“不需要帮助”。青少年初级保健历来以讲座形式为基础，进行“预见性指导”。这种模式可能不是很有效，尤其是在青春期。相反，MI 已被证明可有效改善青少年的几种不健康行为，包括吸烟、药物滥用和 1 型糖尿病的控制。

MI 是一种咨询方式，通过解决心理矛盾来引导患者改变行为。青少年可能知道某些行为（吸烟、吸毒、无保护措施的性行为、暴饮暴食）对他们有害，但也有他们不想改变的原因（享受“快感”、与同龄人一起等）和（或）对自己改变的能力没有信心。MI 促进医生和患者之间的协作，由患者最终决定他想要实现什么目标及如何实现这些目标（表 4-4）。

MI 首先由医生评估患者的动机和他们对即将发生的改变的准备情况。一些医生让患者在 0 ～ 10 的评分中指出他做出改变的重要性、他对即将开始的改变的准备程度，以及他对能做到相应改变的能力有多少信心。如果患者说他觉得它的重要性可以评 5 分，那么医生可以问为什么它如此重要，而不是 3 分或 4 分。这给了患者机会告诉医生为什么要改变，而不是告诉医生为什么不做出改变。这就是所谓的“改变性谈话”，也是 MI 的一个特征。然后，医生可以询问需要采取什么措施才能使评分更高。医生应避免询问青少年为什么不做出改变，因为这会使患者不能或不想改变。

表 4-3 青春期筛查指南

	AAP	USPSTF	CDC
癌症			
宫颈癌	根据 USPSTF 指南	21 岁开始细胞学筛查，如果正常，每 3 年筛查一次	对 21 ～ 29 岁的女性进行每 3 年一次的细胞学筛查 携带 HIV 的女性应在性行为或首次诊断 HIV 后 1 年内进行常规或液基细胞学筛查；6 个月后应重复检测
睾丸癌	AAP Bright Futures 推荐对疝气、精索静脉曲张或附睾炎进行睾丸检查	不推荐通过体格检查或自我检查进行筛查	
心血管			
血压	每年检查一次	目前证据未明确指出在无症状的儿童和青少年中筛查原发性高血压以预防儿童或成年后心血管疾病的利弊	
血脂	基于儿童和青少年心血管健康和降低风险综合指南 https：//www.nhlbi.nih.gov/health-pro/guidelines/current/cardiovascular-health-pediatric-guidelines 9 ～ 11 岁：普遍进行血脂筛查，包括非空腹非高密度脂蛋白胆固醇或空腹血脂 12 ～ 17 岁：以下情况需检查空腹血脂，家族史阳性、父母有血脂异常、有任何其他高危因素 18 ～ 21 岁：统一检查非空腹非高密度脂蛋白胆固醇或空腹血脂	目前证据未明确指出在≤ 20 岁的儿童和青少年中筛查血脂紊乱的利弊	
一般健康			
肥胖	每年对 BMI 进行筛查	对≥ 6 岁的儿童进行肥胖筛查，并酌情进行全面、强化的行为干预，以促进体重状况的改善	
糖尿病	≥ 10 岁且有≥ 2 项高危因素的儿童应每隔 2 年进行一次筛查，高危因素包括 BMI ＞第 85 百分位数、有 2 型糖尿病家族史、高危民族、胰岛素抵抗表现（血脂异常、高血压、多囊卵巢综合征和黑棘皮病）		
脊柱侧弯	10 ～ 12 岁女性 13 岁或 14 岁以上男性	建议不要对无症状的青少年进行特发性脊柱侧弯的常规筛查	
贫血	有高危因素者（饮食缺乏富含铁的食物，有缺铁性贫血病史，月经出血过多）应每年检查。至少筛查其 HgB 或 HCT 水平		从青春期开始，每隔 5 ～ 10 年对所有未妊娠妇女进行筛查

续表

	AAP	USPSTF	CDC
行为健康			
抑郁症	使用患者健康问卷（PHQ）-2 或 GREAD-PC 提供的其他工具对≥ 12 岁的青少年进行筛查	对 12 ～ 18 岁青少年进行抑郁症筛查。应建立适当的筛查系统，以确保准确诊断、有效治疗和正确随访	
药物滥用	使用 CRAFFT 筛查工具对≥ 11 岁的青少年进行筛查	目前证据未明确指出以初级保健为基础的行为干预预防或减少儿童和青少年中非法药物或非医疗目的药物使用的利弊。本建议适用于尚未诊断药物滥用的儿童和青少年	
吸烟	筛查≥ 11 岁的青少年	临床医生应提供干预措施，包括教育或简短咨询，以防止学龄儿童和青少年吸烟	
性传播疾病			
沙眼衣原体	参考 CDC 指南	筛查性活跃的女性。如果自上次阴性检测结果以来，性交史存在新的或持续存在的高危因素，应重复筛查	< 25 岁的性活跃妇女应每年筛查，治疗后 3 个月应进行复查
淋病奈瑟球菌	参考 CDC 指南	筛查性活跃的女性。如果自上次阴性检测结果以来，性交史存在新的或持续存在高危因素，应重复筛查	< 25 岁的性活跃妇女应每年筛查，治疗后 3 个月应进行复查 无论是否使用避孕套，性活跃的 MSM 至少应每年筛查接触部位（尿道、直肠、咽部）。如果风险增加，每隔 3 ～ 6 个月进行一次筛查
HSV	参考 CDC 指南	不推荐常规血清学筛查	建议对进行性病评估的男性和女性行 HSV 血清学检查，特别当其有多个性伴侣时。MSM 如果感染状况未知，以前未诊断生殖道感染，建议行 HSV 血清学检查
HIV	应根据 USPSTF 的建议对 15 ～ 18 岁的青少年进行 HIV 筛查，并尽量保护青少年隐私	> 15 岁的青少年应至少筛查一次。如果存在感染高危因素[a]，应重复筛查	对所有进行性病评估和治疗的青少年进行筛查 性活跃的 MSM，如果 HIV 感染状况未知或阴性，且患者或其性伴侣自最近一次 HIV 检测以来有一个以上的性伴侣，应至少每年筛查一次
梅毒		应筛查梅毒感染高危人群（MSM、HIV 携带者、有监禁史、曾从事性工作）	性活跃的 MSM，应至少每年筛查一次，如果存在感染高危因素，应每 3 ～ 6 个月筛查一次[a]

AAP，美国儿科学会；BMI，体重指数；CDC，美国疾病控制和预防中心；HCT，红细胞压积；HgB，血红蛋白；HIV，人类免疫缺陷病毒；HSV，单纯疱疹病毒；MSM，男男性接触者；USPSTF，美国预防服务工作组

a 性病病史、多个性伴侣、未规律应用避孕套、从事性工作、非法药物滥用、在高发环境中 [如位于高发地区的诊所（发病率≥ 1%）、性病诊所、惩教机构、收容所、结核病诊所、为男男性接触者服务的诊所、性病发病率较高的青少年诊所] 寻求治疗的患者

表4-4 动机性访谈的方法

方法	描述
促进动机形成并承诺改变	
问开放性问题	跟我讲讲……，为我描述一下……，告诉我更多……
探索患者做出改变的原因	“你有没有试过戒烟？你为什么要试着戒烟呢？” “你认为自己会在5年内吸食大麻吗？为什么不？”
进行促进改变的对话并反馈	“吸食大麻有什么好处？吸食大麻有哪些不太好的地方？” “当你看到这些利弊时，你怎么想？”
准备程度和信心的“标尺”	“在0到10的范围内，10是最大的，0是最小的，你说你现在处于什么位置？”
肯定和接受	肯定是为以目标为导向的行为或个人特征或强项提供积极反馈的声明，它加强了自主性和主观能动性 “我看得出你对来这里很不高兴，但我想告诉你，不管怎样，你选择来这里，给我留下了深刻的印象。”
反馈性倾听	反馈性倾听表明你在倾听和理解 患者：“我知道这真的让我父母心烦意乱，但这没什么大不了的。”医生：“你认为这没什么大不了的，但你知道你的父母真的很担心你，听起来你对此感到很难过。”
表达同情	“你在这个问题上下了很大功夫，现在还没有好到哪里去，这让你很沮丧。”
发展差异	“你不想戒烟，因为你的大多数朋友都吸烟，你认为这有助于你放松，同时，你知道这会让你的父母生气，你想踢足球，担心这会让你和教练有麻烦。”
接受抗拒	接受患者抗拒性的陈述，而不是直接反对 患者：“我认识的大多数人都会兴奋起来。我们为什么还要谈这件事呢？” 医生：“很难理解为什么我们要谈论它，因为它就在你身边。这让你不禁要问，怎么可能只有你一个人在吸食大麻方面有问题呢？”
避免直接劝说	避免固执己见、直接劝说和对抗
增强自我认可	增加患者对他的技能、资源和能力的认知，患者可以获得这些技能、资源和能力来实现预期目标 “你说你以前戒过，所以你可能会有好主意再戒一次。告诉我它们是什么。”
鼓励自主性	表明做出改变的责任在于患者或家长，他们必须决定是否、如何及何时发生改变
鼓励自我改变	患者：“我知道我犯了个错误，但是他们让我做出改变的圈套变得越来越可笑了。”医生：“你不喜欢别人要求你做事情，但到目前为止，你还是选择坚持他们的要求。要做到这一点需要很大的毅力。告诉我是什么激励着你。”

MI的其他组成部分包括“接受抗拒”和“避免直接劝说”。医生经常试图解决问题或挑战患者所描述的壁垒，导致患者提出新的理由，使他们无法做出改变。如果医生是唯一支持改变的人，患者和家人可能会变得更加根深蒂固地不愿改变。他们开始与医生争辩，并有效地说明自己不能改变的理由。医生应该关注患者本人的目标，思考患者所处的瓶颈，而不是发展到这种相互冲突的立场。

因为许多患者的内心是矛盾的，所以MI的指导原则是表达对患者的同理心，并在他们改变的过程中与他们面对面地沟通。MI的过程需要经历改变的不同阶段（预想、思考、准备、行动），但需要明确的是，医生不能强迫患者进入他没有准备好的阶段。与其强加目标并在这些目标没有实现时感到失望或沮丧，患者需要在有动力的情况下制定自己的目标，即使这些目标对医生来说似乎无关紧要。只要没有严重后果，花时间完成 MI 的整体过程是可以接受的。但在病情或情绪不稳定的情况下，不宜使用 MI 的方法。

MI 的另一策略是发现差异。要做到这一点，可以询问患者对健康和未来的目标，以及他觉得这些目标与当前的健康状况和（或）行为（如学业不及格和想去医学院）是如何一致的。支持主观能动性和利用患者及其家人的资源和解决方案来打破改变的壁垒很重要，因为这会巩固我们改变的成果。对于医生来说，最重要的是要反馈性地倾听，避免对抗，并接受抗拒。看到患者不顾自己的健康可能令人沮丧，但在适当的时候，与准备好改变的患者面对面沟通是很重要的。这使他们能够找到自己的内在动机，鼓励主观能动性，并在患者和医生之间建立合作关系，以恢复健康和实现可达成的目标。

3. *过渡到成年期的保健* 对于医生来说，将青少年的初级保健和专科医疗过渡到成年期保健的过程至关重要。这一过程应包括教育、指导和循序渐进地规划。患者应该积极参与这一过程，以最大限度地发挥他们的主观能动性。即使是年长的青少年，过渡到成人保健系统时也需要医生及其家人的帮助。

AAP 临床报告“支持从青春期到成年期的卫生保健过渡”描述了过渡的三个关键组成部分：医生准备、家庭准备和患者准备。

- 医生准备：是指保证平稳过渡的实践策略。过渡策略应及早制订并定期与患者和家属讨论，并应评估患者的过渡准备情况（通常使用核对表格）。
- 家庭准备：医院在过渡期间必须了解并满足家庭需求，因为过渡过程可能是复杂和情绪化的。这包括关于过渡过程及儿科和成人诊疗模式之间差异的教育和与家庭的沟通。
- 患者准备：患者必须是过渡过程中的主导者。重要的是要赋予和鼓励青少年为自己的医疗和健康承担更多责任。记录患者准备情况和实现成功过渡所需的步骤在这一过程中非常重要。

过渡的最后一步发生在医生实施成人诊疗或患者转到成人医疗体系时。儿科和成人科医生之间的直接沟通对于平稳过渡至关重要，特别是对于有特殊需要的患者。

六、生长和发育

1. *青春期* 生长和身体发育是儿童后期下丘脑 - 垂体 - 性腺轴激活的结果。青春期前，垂体和性腺激素水平较低。据统计，青春期阶段的特点至少 50% 是由遗传决定的，其中一个重要因素是种族。营养和健康状况也会影响青春期进程。在青春期开始时，下丘脑中促性腺激素释放激素的抑制被解除，从而使得黄体生成素（luteinizing hormone，LH）和卵泡刺激素（follicle-stimulating hormone，FSH）脉冲式产生和释放。在青春期早期和中期，LH 和 FSH 脉冲式分泌的频率和总量增加，刺激性腺产生雌激素或睾酮。

在女性中，FSH 刺激卵泡成熟、颗粒细胞增生和雌二醇分泌。LH 在排卵中很重要，也参与黄体的形成和孕酮的分泌。在早期，雌二醇抑制 LH 和 FSH 的释放，后期雌二醇促进 LH 和 FSH 的周期性分泌。雌二醇水平逐渐升高，导致女性生殖道成熟和乳房发育。

在男性中，LH 刺激睾丸间质细胞产生睾酮。FSH 在睾酮存在的情况下刺激精母细胞的增殖。睾丸还会产生抑制素，这是一种支持细胞蛋白，可以抑制 FSH 的分泌。在青春期，循环中的睾酮水平会增加 20 倍以上。睾酮水平与青春期生理阶段和骨骼成熟程度相关。

2. *身体发育* 青少年的体重在青春期几乎增长一倍，身高增加 15% ～ 20%。在青春期，除了淋巴组织体积减小，主要器官的体积增长了一倍。青春期之前，男孩和女孩的肌肉力量几乎没有区别。肌肉质量和力量在青春期都会增加，肌肉力量比肌肉质量滞后几个月到达峰值。男孩肌肉质量和力量增加更多，肌肉力量在青春期后期继续增加。在男孩中，去脂肌肉组织从体重的 80% 逐渐增加到 85%，发育成熟时大约占 90%。肌肉质量从 10 岁到 17 岁增加了一倍。相比之下，在女孩中，去脂肌肉组织在青春期早期约占体重的 80%，发育成熟时逐渐下降到约 75%。虽然运动协调性的发育落后于身高和肌肉的增长，但随着力量的增加，它会继续改善。

青春期与发育的开始和持续时间有很大的个体差异，且心理发展与生理变化不一定同步。骨骼成熟与青春期生长发育密切相关。因此，实际年龄可能不能准确反映生理和心理发展水平。女孩的青春期比男孩提早开始近 2 年。女孩的身高增长速度峰值出现在 11 岁半到 12 岁之间，男孩的身高增长速度峰值出现在 13 岁半到 14 岁之间。男孩生长速度峰值为每年 9.5cm ± 1.5cm，女孩为每年 8.3cm ± 1.2cm。青春期生长持续 2 ～ 4 年，男孩比女孩持续的时间更长。到女孩 11 岁和男孩 12 岁时，达到最终身高的 83% ～ 89%。在青春期后期，女孩增加 18 ～ 23cm，男孩增加 25 ～ 30cm。月经初潮后，身高增长一般不超过 5 ～ 7.5cm。男性比女性多增长 2 年，且他们增长的平均速度更快，这使男孩在青春期结束时比女孩平均高出 13cm，尽管两者进入青春期的身高相似。

3. *性成熟* 性成熟度评分（sexual maturity rating，SMR）有助于评估生殖器发育水平。SMR 分期是根据不同年龄范围，对男性阴毛生长、阴茎和睾丸发育及女性乳房发育进行的具体描述。图 4-4 和图 4-5 按时间顺序描述了发育情况。SMR1 期为青春期前，SMR5 期为性成熟期；SMR2 期阴毛稀疏、细腻、无色，绒毛浓密；SMR3 期阴毛着色卷曲，数量增多；SMR4 期阴毛质地成熟，但面积有限。阴毛的出现比腋毛早一年多。

现代的青少年比 20 世纪同龄人更早开始进入青春期，这是因为营养和社会经济条件更好。虽然女孩青春期首先可观察到的是身高开始突增，但第一个明确的特征通常是 8 ～ 11 岁的乳房发育。一项大型纵向研究报告表明，黑种人乳房发育的中位年龄为 8.8 岁，西班牙女孩为 9.3 岁，高加索和亚洲女孩为 9.7 岁。较高的 BMI 也与较早进入 SMR2 期有关。虽然乳房发育通常早于阴毛生长，但顺序也可能会颠倒。女性乳房发育遵循如下顺序。SMR2 期出现小的隆起的乳房芽，SMR3 期乳房和乳晕组织一起增大并隆起，SMR4 期乳晕、乳头与乳房形成一个独立的丘状结构，SMR5 期乳晕与乳房具有相同的轮廓。这个时候，女孩们普遍关心乳房是否具有合适的大小和形状，特别是当最初乳房生长通常不对称时。

生长高峰期可能比乳房和阴毛发育早大约 1 年。女孩在 SMR2 期的身高增长峰值速度为每年 8.3cm，平均年龄为 11.5 岁。早熟的女孩会更早达到高峰速度，更早达到最终身高。成熟较晚的女孩因为生长周期较长，最终在生长高峰结束之前会达到更高的身高。最终身高与青春期开始时的骨龄及遗传因素有关。身高增长与乳房发育的关系比与阴毛发育的关系更密切。

在美国，月经初潮的平均年龄为 12.53 岁，但因种族和民族而异：非西班牙裔白种人为 12.57 岁，非西班牙裔黑种人为 12.09 岁，墨西哥裔为 12.09 岁。月经初潮通常发生在 SMR3 期或乳房发育后 2 年内。这个范围是可变的，从 9 岁到 15 岁不等，取决于许多因素，包括种族、民族及营养和遗传。

男性青春期（SMR2 期）的第一个特征是睾丸体积增加到 4ml 或在长轴上增加 2.5cm，同时伴有阴囊皮肤变红和增厚，这通常发生在 10 ～ 12 岁。阴毛发育可能是青春期最早的表现，可以在 10 ～ 15 岁的任何时候出现。在睾丸和阴毛发育 1 年左右，阴茎开始生长。SMR3 期阴茎延长，SMR4 期阴茎整体尺寸增大，阴囊皮肤颜色加深。初次射精和遗精通常发生在 SMR3 期。身高增长开始于 11 岁，在 12 ～ 13 岁迅速增长，增长高峰在 13.5 岁（SMR3 ～ 4 期）。与女孩一样，青春期开始时间存在种族和民族差异。非西班牙裔白种人男孩生殖器发育的平均年龄为 10.14 岁，黑种人男孩为 9.14 岁，西班牙裔男孩为 10.04 岁。生殖器发育的成熟度没有显著人群差异，这一点与女孩相似。发育平均时间为 3 年，但可以从 2 年到 5 年不等，发育成熟的平均年龄为 15 岁。男孩的腋毛发育、嗓音变深沉和胸毛发育通常发生在青春期中期，约在阴毛开始生长的 2 年后。面部和身体的毛发在 16 ～ 17 岁时开始增加。男孩的青春期发育持续时间比女孩长，可能要到 18 岁才能完成。

4. *心理社会发育* 青春期是一个逐渐个性化和与家庭分离的时期。青少年必须了解他们是谁，决定他们想做什么，并找到个人的长处和短处。由于青春期身体、情感、认知和社交的发展迅速，可将心理发展分为三个阶段（表 4-5）。青春期早期为 10 ～ 13 岁，中期为 14 ～ 16 岁，晚期为 17 岁及以后。

表 4-5 青少年生长发育阶段

青春期分期	认知发展	社交 - 情绪发展
青春期早期：10 ～ 13 岁	● 抽象思维能力增加 ● 对现在的生活感兴趣，对未来认知有限 ● 智力兴趣增加 ● 思考更加深入	● 认同感需求增加 ● 担心平庸，对于自我和身体感到害羞 ● 认识到父母并不完美，与父母矛盾增加 ● 要求独立 ● 有幼稚行为倾向，特别是压力大时 ● 情绪化 ● 挑战规则和极限 ● 有自我隐私
青春期中期：14 ～ 16 岁	● 抽象思维能力继续增强 ● 有实现目标的能力 ● 对于道德理论感兴趣 ● 思考生活意义	● 非常自我 ● 不断改变外形，害怕平庸 ● 与父母保持距离，渴望独立 ● 看重同伴关系 ● 有爱和喜欢的感情

续表

青春期分期	认知发展	社交 - 情绪发展
青春期晚期：≥ 17 岁	● 独立思考能力 ● 延迟喜悦的能力 ● 反思内在感受 ● 对未来的思考增多 ● 对道德理论更感兴趣	● 自我意识更坚定 ● 情绪更稳定 ● 对他人关心更多 ● 更加独立 ● 更加看重同伴关系 ● 发展更多正式的关系

（1）青春期早期：特点是第二性征发育迅速。外形、自我意识和自尊心都有很大的波动。可能会很担心其生长发育落后于同龄人，特别是身材矮小的男孩或乳房发育延迟或月经初潮延迟的女孩。尽管青少年对性有一定的好奇心，但通常与同性朋友相处更舒适。同伴关系变得越来越重要。青少年仍然在思考具体的事情，对未来尚未形成抽象概念。他们可能有模糊而不切实际的职业目标，如成为一名电影明星或职业运动员。

（2）青春期中期：随着快速生长期的结束，青少年会更加适应自己的身体。青少年通常会表现出典型的强烈情绪波动。虽然一部分青少年相对平静地经历了这一过程，但另一些青少年则感到挣扎。在认知上，青春期中期从具体思维转向形式化和抽象思维。当思考能力增强后，青少年会产生一种无所不能的感觉，以及一种仅仅通过思考就可以改变世界的信念。性活跃的青少年可能认为他们不需要担心使用避孕措施，因为他们不可能妊娠（“这不会发生在我身上”）。随着抽象思维的形成，青少年开始把自己看作别人眼中的自己，并可能变得极其以自我为中心。因为他们正在建立自我认知，所以与同龄人和其他人的关系是以自我为中心的。尝试不同的自我形象是很常见的。随着性变得越来越重要，青少年可能会开始约会和尝试性行为。身边的同伴为青少年的自我认知、行为、活动和着装的标准提供参考，并在争取独立的斗争中提供情感支持、亲密感、同理心及分担内疚和焦虑。对青少年和父母来说，争取独立和自主的斗争往往都是一个充满压力的时期。

（3）青春期后期：在青春期后期，青少年通常会变得不那么以自我为中心，而更多地关心他人。社会关系从同龄人群体转移到个人，约会变得更加亲密。到了高一，40.9% 的青少年（41.9% 的男性和 39.6% 的女性）有过性行为，到了高三，这一比例上升到了 62.3%（59.6% 的男性和 65% 的女性）。抽象思维使年龄较大的青少年能够更现实地思考他们对未来的计划。这是一个理想主义的时期，年龄较大的青少年对什么是对或错有僵化的观念。

（4）性取向：除了身体的快速变化外，青春期的特征还包括情感和性的变化，在此期间，性发现、探索和实验是将性纳入自我认知过程的一部分。性取向是指一个人对同性和（或）异性的身体和（或）情感产生吸引时首选的对象。通常，性取向出现在青春期之前或青春期早期。性别认同是对自己是男是女的认识，性别表达是男或女的外在表现。根据外生殖器的外观，性别表达可能与出生时指定的性别一致，也可能不一致。性别认同意识发生在儿童早期，到 3 岁时，儿童可以认同自己是男孩或女孩，到 4 岁时性别认同趋于稳定。年龄较小的孩子体验和表现出性别角色混乱的情况并不少见。对于一些孩子来说，如果他意识到自己身上异性的特质，就容易产生人际冲突。这种关于性别的冲突可能会导致焦躁不安，对身体那些与自己所认同的性别有冲突的部分感到厌恶。大多数儿童在青春期结束时便不再焦虑，而其他继续感到焦虑不安的人可能会认为自己是变性人，即性别认同或性别表达与出生性别不同的人。“过渡”一词指的是变性人作为不同于出生性别的个体学习如何在社会生活的一段时间。过渡期可能包括激素治疗和（或）变性手术，以允许变性人改变自己的身体，以便他们可以作为不同于出生性别的个体进行生活。

自我认知为异性恋者被异性吸引，同性恋者被同性吸引，双性恋青少年被两性吸引。一般来说，同性恋者如果是男性，就被称为“男同性恋”，如果是女性，则被称为“女同性恋”。性行为和自我认知形成是动态过程，青少年在性取向上的挣扎被称为“质疑”。性本质上比这些简单的定义要复杂得多，如许多自称异性恋的年轻人说自己与同性伴侣发生了性关系。许多年轻人也抵制有关他们性取向的定义和术语。总体而言，自我认知为女同性恋者、男同性恋者、双性恋者、变性人和（或）质疑者（lesbian，gay，bisexual，transgender，and/or questioning，LGBTQ）的青少年构成了性少数群体。

异性恋是一种社会期望，人们认为异性恋是正常的，LGBTQ 的青少年是“不正常的”。一些 LGBTQ 的青少年可能觉得有必要向家人和朋友隐瞒他们的性取向，这种不公开最终可能会损害发展中的自身形象。父母和其他家庭成员对青少年“出柜”或宣布自己的性取向的反应各不相同，不幸的是，父母对性少数群体青少年的排斥是很常见的。

尽管许多LGBTQ青少年能自我调整，但他们是一个弱势群体，并存在许多健康问题，医生应该意识到这一点。人口研究和公共卫生数据表明，性少数群体青少年更容易发生烟草和药物滥用，成为包括欺凌、身体虐待和性虐待等暴力行为的受害者，导致性传播疾病和艾滋病患病率上升，逃学和挂科，抑郁和自杀，无家可归及面临其他危险。为了提供有效的医疗照顾，以减少性少数青少年的健康问题，医生应该询问他们喜欢的与其性别认同有关的代词是什么，以便医生使用，并鼓励青少年讨论他们对自己的性取向和（或）性行为有关的任何问题。医生可以通过创造一个接纳的环境并提供不加评判和保密的关怀，创造了解青少年行为的机会。对于变性青年，医生应该确认他们的性别焦虑感，并向合格的心理健康和医疗专业人员咨询，以获得更多关于性别转变的信息。医生也可以成为性少数青少年父母和家庭成员的支持来源。男女同性恋者的父母、家庭和朋友（www.pflag.org）或同性恋家庭支持（www.gayfamilysupport.com）等组织可以提供宝贵的资源。非营利组织，如联合之路和当地的LGBTQ及性健康组织，是性少数群体青少年及其家庭的额外资源。

七、青少年妇科及生育健康

1. *乳房检查* 女孩一旦出现乳房发育，乳房检查应该成为常规体检的一部分。因此，青春期前的儿童会接受乳房检查，将其作为卫生保健的常规部分，而这一过程可以作为提供安慰和教育的机会。乳房检查首先检查乳房的对称性和SMR分期。乳房发育不对称在青少年中很常见，通常是一过性的，尽管25%的女性成年后可能会继续存在不对称。乳房不对称的器质性原因包括单侧乳房发育不全、乳房缺如、胸大肌缺失和单侧乳房肥大，单侧乳房肥大通常在乳头形成后出现乳房组织的快速过度生长。

乳房检查要在患者仰卧和同侧手臂放在头部后面的情况下进行。检查者用扁平的指腹，从胸骨、锁骨和腋窝的乳房组织外缘开始，以同心圆的形式触摸乳房组织，然后向乳晕方向移动。应该轻轻按压乳晕，检查有无乳头溢液。应触诊锁骨上、锁骨下和腋窝区域是否有淋巴结肿大。

是否要教青少年进行乳房自我检查是有争议的。专家建议青少年进行自我检查，以帮助他们适应不断变化的身体，并为未来的癌症检测做准备。但专家们也质疑，自我检查会导致焦虑、就诊次数增加和不必要的侵入性手术，因为青少年中绝大多数乳腺肿块都是良性的。美国预防服务工作组发现，几乎没有证据表明，青少年进行常规乳房自我检查可以降低乳腺癌死亡率。尽管缺乏证据支持是否应在青春期进行乳房自我检查，但已有一些共识表明，有乳腺癌高危因素的年轻女性，包括有恶性肿瘤史的青少年、胸部放疗后至少10年的青少年，以及母亲携带*BRCA1*或*BRCA2*基因的18～21岁青少年应每月在月经期后进行乳房自查。

2. *乳房肿块*

诊断要点和主要特点

- 青春期原发性乳腺癌极为罕见
- 纤维腺瘤是最常见的乳腺肿块
- 纤维腺瘤的特征为大小2～3cm，无触痛，质韧，边界清，可移动

青少年中绝大多数乳腺肿块都是良性的（表4-6和表4-7）。少见的恶性肿瘤包括分泌性腺癌、导管内癌、横纹肌肉瘤、恶性叶状囊肉瘤和转移性肿瘤。回顾性研究表明，青少年乳腺肿块活检最常见的是纤维腺瘤（67%）、纤维囊性变（15%）和脓肿或乳腺炎（3%）。

表4-6 青少年女性乳腺肿块

常见
纤维腺瘤
纤维囊性变
乳腺囊肿（包括乳晕下囊肿）
乳腺脓肿或乳腺炎
脂肪坏死（创伤后）
少见（良性）
淋巴管瘤
血管瘤
导管内乳头状瘤
少年乳头瘤病
巨大的纤维腺瘤
神经纤维瘤病
乳头腺瘤或角化瘤
乳腺导管扩张症
乳房内的淋巴结肿大
脂肪瘤
血肿
错构瘤
乳腺囊肿
罕见（恶性或可疑恶性）
分泌性腺癌
导管内癌
乳腺叶状囊肉瘤
肉瘤（纤维肉瘤、恶性纤维组织细胞瘤、横纹肌肉瘤）
转移癌（肝细胞癌、淋巴瘤、神经母细胞瘤、横纹肌肉瘤）

表 4-7 青春期女性乳腺病变的特点和处理

纤维腺瘤	2 ～ 3cm，质韧，边界清，可移动，无压痛。常位于乳房外上象限。可随访观察
巨大的纤维腺瘤	大于 5cm 的纤维腺瘤，表面皮肤变薄，浅静脉曲张。良性，但需要切除以确诊，同时保持外形美观
乳腺囊肿	通常由导管扩张或蒙氏结节阻塞引起，两者均可伴有乳头溢液。超声可鉴别固体肿块。大多数可自行消退
纤维囊性变	青春期以后，随着年龄的增长，纤维囊性变更常见。外上象限可见轻度肿胀和明显的结节。可出现周期性月经前乳痛
脓肿	通常与乳腺炎和（或）脓性乳头溢液相关。在开始使用抗生素之前，需对脓性分泌物行培养检查
乳腺叶状囊肉瘤	是一种体积大、生长迅速的肿瘤，伴有表面皮肤变化、静脉曲张和皮肤坏死。需要手术切除。大多数情况下是良性的，但也可能是恶性的
导管内乳头状瘤	常于乳晕下触及导管内肿瘤，伴乳头溢液，青少年也可能位于乳房周边。需要手术切除
少年乳头状瘤	罕见的乳腺肿瘤，特征是大结节状乳腺肿块，外观呈“奶酪”状。需要手术切除
脂肪坏死	是乳房局部的炎症过程；通常发生在创伤（运动或安全带损伤）之后。随后形成的瘢痕可能与恶性肿瘤相混淆

（1）纤维腺瘤：是青春期女孩最常见的乳腺肿块。纤维腺瘤由腺体组织和纤维组织构成。纤维腺瘤是典型的非压痛性病变，临床表现为乳房外上象限有弹性、光滑、边界清楚、可移动的肿块，也可见于其他任何象限。10% ～ 25% 的女孩会有多处或双侧病变。纤维腺瘤通常生长缓慢，平均大小为 2 ～ 3cm。其大小可能在几个月到几年内保持不变，10% ～ 40% 在青春期完全消退。青少年乳房致密的纤维组织可能会导致标准乳腺 X 线检查的假阳性结果。因此，如果有必要进行进一步辅助检查，超声检查是评估青少年乳腺肿块的最佳影像检查方式。小于 5cm 的纤维腺瘤可以在 3 ～ 4 个月监测生长或消退情况，后续评估取决于患者的病程，最初每半年进行一次体格检查，如果肿块呈消退趋势，后期可每年检查一次。有疑似乳腺肿块的患者，包括大于 5cm 的纤维腺瘤、逐渐增大或有局部皮肤变化的乳腺肿块，以及有恶性肿瘤病史的可疑乳腺肿块，应到乳腺专科就诊。

（2）乳腺纤维囊性变：与青少年相比，乳腺纤维囊性变在成年人中更为常见。其症状包括乳房轻度肿胀和可触及的结节，最常见于外上象限。乳房常表现为典型的只发生在月经前的周期性疼痛。只需告知年轻女性患者该病为良性，不需特殊处理。非甾体抗炎药（nonsteroidal anti-inflammatory drug，NSAID），如布洛芬或萘普生有助于缓解症状。口服避孕药（oral contraceptive pill，OCP）也有一定作用。有支撑作用的内衣可以缓解症状。研究表明甲基黄嘌呤和乳房纤维囊性变之间没有关系；然而，一些女性认为当她们停止摄入咖啡因后，症状有所缓解。

（3）乳房脓肿：母乳喂养是乳腺炎最常见的原因，但在青少年中剔除或拔除乳晕周围毛发、乳头的破溃穿孔及在性行为中出现乳头损伤也是乳腺炎的常见诱因。最常见的病原体是皮肤分布的正常菌群。单侧乳房疼痛是乳腺脓肿的常见主诉，通过检查发现乳房存在炎症改变而确诊。体格检查可能存在误导性，因为感染部位可能比预想的更深。金黄色葡萄球菌是最常见的病原体。其他 β 溶血性链球菌、大肠埃希菌和铜绿假单胞菌的感染也会见到。有波动性的脓肿应该切开引流并将引流液进行病原学培养。最初应给予覆盖金黄色葡萄球菌（包括耐甲氧西林菌株）的抗生素（一般为口服，除非感染严重），并应密切监测患者对治疗的反应，直到有病原学培养及药敏结果。

诊断要点和主要特点

- 青春期乳腺炎和乳房脓肿的常见原因是处理乳晕周围的毛发和乳头穿孔后继发皮肤上的正常菌群导致的感染
- 典型特征包括乳房疼痛、皮肤发红及皮温升高
- 乳腺超声可以有助于区分乳腺炎和乳房脓肿

乳头穿孔后的愈合时间为 3 ～ 6 个月。除乳房脓肿外，乳头穿孔还会引起其他健康问题，包括对珠宝的过敏反应、瘢痕形成及增加乙型肝炎、丙型肝炎和 HIV 感染的风险。乳头穿孔后脓肿形成的并发症包括心内膜炎、心脏瓣膜损伤、心脏假体感染、乳腺组织中的金属异物反应和反复感染。

3. *乳头溢液 & 溢乳* 乳腺导管扩张症是发育中的乳房乳头溢液的常见原因，它与乳腺导管扩张、导管周围纤维化和炎症有关，可表现为血性、褐色或黏性多色乳头溢液和（或）乳腺囊性肿块，通常位于乳晕下。阻塞的乳管和积液可以自发缓解，但也可发生感染导致乳腺炎。应提醒患者注意，若存在局部皮肤发红、皮温升高和压痛，往往提示乳腺炎。如果怀疑感染，应开始使

用覆盖正常皮肤菌群的口服抗生素。乳头溢液常为浆液性或血清血性，与乳腺纤维囊性改变有关。蒙氏结节是位于乳晕边缘的小腺体，可通过乳晕异位开口排出透明或褐色液体，可导致乳晕下小肿块。这些病灶和分泌物通常会自行消退。由于导管细胞向管腔内异常增殖所引起的导管内乳头状瘤是一种罕见的引起血性或血清血性乳头溢液的原因，也可表现为乳晕下或乳晕周围肿块。这些病变与成人恶性肿瘤的风险增加有关。

诊断要点和主要特点

- 血性或血清血性溢液可能提示为导管问题；乳白色溢液是典型的溢乳症
- 溢乳通常是良性的，由乳头受到慢性刺激、使用某些精神病处方药或违禁药物引起

溢乳症与其他引起乳头溢液的疾病不同的是其溢液为乳白色并且往往双侧乳房受累。其通常是良性的。最常见的原因包括乳头的慢性刺激、药物和违禁药物的使用（引起溢乳症的药物列于表4-8）、妊娠、分娩或流产。泌乳素瘤和甲状腺功能减退症是青春期溢乳症的常见病理原因。高泌乳素血症和溢乳症的较少见原因包括位于或邻近下丘脑或垂体的疾病，这些疾病干扰多巴胺分泌或其向下丘脑的传递，包括下丘脑和（或）垂体的肿瘤[既有良性的（如颅咽管瘤），也有恶性的（如转移瘤）]、下丘脑浸润性疾病（如结节病）及垂体柄离断（如头部创伤、手术或压迫所致）。刺激肋间神经（如胸壁手术或带状疱疹病毒感染）、肾衰竭（泌乳素清除减少）、多囊卵巢综合征和情绪或生理压力也可引起高泌乳素血症，从而诱发溢乳症。

表4-8 与溢乳症有关的西药和中药

抗癫痫药（丙戊酸）
抗抑郁药（选择性5-羟色胺再摄取抑制剂、三环类抗抑郁药）
抗焦虑药（阿普唑仑）
降压药（阿替洛尔、甲基多巴、利血平、维拉帕米）
抗精神病药
典型抗精神病药物（氟哌啶醇、吩噻嗪类、匹莫齐特）
不典型抗精神病药（利培酮、奥氮平、吗茚酮）
止吐药（丙氯拉嗪）
中草药（大茴香、洋飞廉、小茴香、葫芦巴籽、荨麻）
激素类避孕药
异烟肼
非法药物（苯丙胺类、大麻、阿片类药物）
促动力药（甲氧氯普胺）
肌松药（环苯扎林）

（1）临床表现：乳腺超声检查有助于确定乳头溢液和乳腺肿块的病因。如询问病史和体格检查有其他疑诊的疾病，对溢乳的评估可能还应包括妊娠试验、催乳素水平和甲状腺功能检测。如果对分泌物是否为真正的溢乳有疑问，可通过对分泌物进行脂肪染色加以确认。如促甲状腺激素（TSH）水平升高可确诊甲状腺功能减退。如催乳素水平升高而TSH正常，并常伴有闭经，在未应用可引起高泌乳素血症的药物的情况下，往往提示下丘脑或垂体瘤。在这种情况下，需要进行头颅MRI检查并于儿科内分泌医生处就诊。

（2）治疗：如果乳头溢液与乳腺肿块相关，建议进行连续检查及观察，除非存在伴或不伴乳晕下或乳晕周围肿块的血性或血清血性乳头溢液而怀疑乳头状瘤时。后者需要乳腺外科医生进行进一步评估和切除。对于溢乳症来说，治疗潜在病因通常是有效的。甲状腺功能减退引起的溢乳症应采用甲状腺激素替代治疗。如果是药物引起的溢乳症，可以应用替代药物。对于不存在乳腺肿块且其催乳素和TSH水平均正常的青少年可以进行临床随访，并建议采用对症治疗等措施，如避免刺激乳头、减轻压力等，对于月经稀发者进行月经周期的监测，这可能提示全身性激素问题如高催乳素血症或甲状腺疾病。在许多情况下，尽管未明确诊断，但症状会自动消失。用多巴胺激动剂如溴隐亭治疗泌乳素瘤是可取的。

4\. *男性乳房发育* 为乳晕下乳房腺体组织良性增生，影响高达65%的青春期男孩。它通常在第二性征出现至少6个月后出现，在SMR3期和4期发病率最高。乳房增大通常在1～3年消退，持续至17岁以后则不常见。约有一半乳房发育的年轻男性有阳性家族史。长久以来认为青春期男性乳房发育的发病机制是刺激乳房组织增生的雌激素和拮抗这种作用的雄激素之间的一种短暂失衡。瘦素最近被认为与男性乳房发育有关，因为与对照组相比，患有男性乳房发育的健康非肥胖青少年男性的瘦素水平更高。有几个机制认为瘦素通过生物化学作用改变雌激素和雄激素比率。

诊断要点和主要特点

- 男性乳房发育在青春期很常见，可能会持续1～3年
- 典型特征包括可触及的纤维腺体肿块，位于乳晕-乳头复合体的中心下方。它可能是单侧的，也可能是双侧的
- 可以临床观察；但是对于不典型的病例可能需要进行进一步的评估，具体包括青春期前的男性乳房发育、乳房迅速增大或有偏心性肿块、存在睾丸肿块或持续时间长等

（1）临床表现：必须进行乳房触诊以区分脂肪组织（假性男性乳房发育）和真性男性乳房发育中的腺体组织，其腺体组织为可触及的纤维腺体肿块，位于

乳晕-乳头复合体的中心下方。近2/3患儿男性乳房发育是双侧的。如果乳房触诊发现乳房组织变硬、单侧乳房生长、乳晕-乳头复合体外的偏心性肿块及表面皮肤的改变，往往意味着存在更严重的疾病。需要进行泌尿生殖系统检查评估青春期性成熟分期、睾丸体积和肿块或睾丸的不规则性。

在病史或体格检查无异常的情况下，对于男性乳房发育进行12～18个月的临床监测就足够。如果男性乳房发育的患儿处于青春期前，表现为男性化不足，有偏心性肿块，乳房发育迅速进展，存在睾丸肿块，或持续男性乳房发育超过常规观察期，进行实验室评估是必要的。初步的实验室检查包括甲状腺功能、睾酮、雌二醇、人绒毛膜促性腺激素（human chorionic gonadotropin，hCG）和LH水平检查。根据初步检查结果，还可以进一步进行核型、肝肾功能、硫酸脱氢表雄酮和催乳素水平的检查。有睾丸肿块的患儿或实验室检查结果提示可能有肿瘤的患者，如高血清睾酮、hCG或雌二醇，均应行睾丸超声检查。如果怀疑是分泌催乳素的垂体肿瘤或肾上腺肿瘤，进一步的评估包括肾上腺或脑影像学检查。

（2）鉴别诊断：男性乳房发育可能是药物引起的（表4-9）。睾丸、肾上腺或垂体肿瘤，Klinefelter综合征，继发性性腺功能减退症，部分型或完全型雄激素不敏感综合征，甲状腺功能亢进或慢性疾病（如囊性纤维化、溃疡性结肠炎、肝脏疾病、肾衰竭、艾滋病）导致的营养不良可能与男性乳房发育有关。乳腺癌在青春期男性中极为罕见。

表4-9　与男性乳房发育有关的药物

	举例
抗雄激素药	环丙特龙、非那雄胺、氟他胺、酮康唑、尼鲁米特、螺内酯
抗肿瘤药和免疫调节剂	烷化剂、博来霉素、顺铂、环孢素、伊马替尼、甲氨蝶呤、亚硝基脲、长春新碱
溃疡治疗用药	西咪替丁、甲氧氯普胺、奥美拉唑、雷尼替丁
心血管药物	胺碘酮、血管紧张素转换酶抑制剂、钙通道阻滞剂、洋地黄、利血平、螺内酯
成瘾药物	酒精、安非他命、大麻、阿片类药物
激素类	类固醇激素、雌激素、睾酮、人绒毛膜促性腺激素
感染性疾病用药	抗逆转录病毒治疗药、酮康唑、异烟肼、甲硝唑
抗精神病药	地西泮、三环类抗抑郁药、氟哌啶醇、非典型抗精神病药、吩噻嗪类药物

（3）治疗：特发性男性乳房发育是正常的良性病变。其消退可能需要2年时间。对于持续严重的乳房增大和（或）引起严重心理问题的患儿，可能需要进行手术治疗。如果是药物引起的男性乳房发育，应尽可能停用刺激剂。如果诊断出有其他病理原因，患儿应该转诊至内分泌科或肿瘤科。

5. *妇科保健＆青春期妇科疾病*

（1）月经生理学——月经周期分为三个连续的阶段：卵泡期（第1～14天）、排卵期（月经中期）和黄体期（第16～28天）。在卵泡期，来自下丘脑的促性腺激素释放激素脉冲式分泌，刺激垂体前叶分泌卵泡刺激素和黄体生成素。在卵泡刺激素和黄体生成素的影响下，在月经周期的第5～7天出现一个优势卵泡，其他卵泡开始闭锁。成熟卵泡产生的雌二醇浓度上升使子宫内膜逐渐增厚。到了卵泡中期，由于雌二醇所介导的负反馈作用，FSH浓度开始下降，而由于雌二醇介导的正反馈作用，黄体生成素浓度继续升高。

黄体生成素的增加促进了孕酮的分泌和卵泡颗粒细胞的黄体化。孕激素反过来刺激黄体生成素和卵泡刺激素的分泌。这就导致黄体生成素达峰值，从而导致卵泡破裂并排出卵母细胞。在黄体期，卵泡刺激素和黄体生成素水平逐渐下降。黄体分泌孕酮，随着雌激素和孕酮水平的上升，子宫内膜进入分泌期，在排卵后8～9d成熟。如果排卵后没有发生受精及胎盘人绒毛膜促性腺激素的释放，黄体萎缩退化；雌激素和孕酮水平减低，在排卵后约14d，子宫内膜脱落发生月经来潮。在月经初潮后的前两年，大部分周期（50%～80%）是无排卵的。月经初潮后最长可达5年的时间，有10%～20%的月经周期是无排卵的。

（2）盆腔检查：在青少年中，盆腔检查的适应证包括腹部或盆腔疼痛、腹腔内或盆腔肿块、异常阴道出血或月经紊乱、异常阴道分泌物或需要宫颈细胞学筛查。美国妇产科学院提倡对无论有无性生活经验的女性要在21岁开始进行巴氏宫颈脱落细胞学筛查。将宫颈癌筛查推迟到21岁是基于年轻女性的宫颈癌发病率较低，以及对细胞学筛查结果异常的年轻女性进行随访可能产生不良影响。同样，尽管检测高危型宫颈人乳头状瘤病毒（HPV）对于ASC-US（意义不明的不典型鳞状细胞）的女性可以帮助指导后续检查的频率，但是对于30岁以下的女性并不推荐联合检测HPV，因为高危型HPV感染的流行率很高，自发清除率也高，且这一年龄段性行为活跃的女性宫颈癌的发病率较低。青春期妊娠并不会改变筛查指南。目前的指南建议，患有艾滋病的青少年应在开始性行为1年内或21岁（以较早者为准）开始进行宫颈细胞学筛查。宫颈细胞学检查结果异常的患者的管理方法可以在美国阴道镜学会和宫颈病理学会网站上找到：https：//www.asccp.org/asccp-guidelines，细胞学检查结果异常的艾滋病妇女管理指南可从美国疾病控制和预防中心及合作伙伴组织获得。

青少年可能会对第一次盆腔检查感到不安。应在轻松的环境中，结合青少年的年龄和不同的敏感性，介绍检查的目的、骨盆解剖和检查的组成部分。使用图表和模型以便于讨论，同时应该给青少年提问的时间。理想情况下，骨盆检查应该在舒适的环境中进行。在检查期间，青少年可以要求母亲或家人在场以寻求安慰；然而，在很多情况下，青少年会要求独自进行检查。在这种情况下，有另一位女性工作人员在场鼓励青少年可能会有所帮助。需要一位女性工作人员陪同男医师共同参与检查。

设备和用品（表 4-10）准备好后，首先让患者处于截石位进行盆腔检查。有骨骼或其他身体缺陷的患者需采取合适的体位保持舒适。检查者检查外生殖器需注意性成熟分期；阴道黏膜的雌激素化（湿润度、粉红色、黏膜的弹性）；处女膜的形状；阴蒂的大小（正常为宽 2 ～ 5mm）；任何不常见的皮疹或外阴病变，如剃毛引起的毛囊炎、疣或其他皮肤病变；生殖器穿孔或文身。在检查过程中，询问每一个青少年是否对自己的身体有任何疑问是有帮助的，因为可能本人有担忧但是太害羞而不敢询问（如正常的阴唇肥大）。在涉嫌性虐待或性侵犯的情况下，应注意处女膜、外阴或肛门附近是否有任何损伤，包括撕裂伤、瘀伤、瘢痕或粘连。

表 4-10 盆腔检查用物

一般项目	手套，良好的光源，合适大小的窥器，无菌棉签，去除过多出血或分泌物的大棉签，患者标签，患者教育手镜
阴道分泌物的湿化准备	pH 试纸、显微镜载玻片和盖玻片、氯化钠和氢氧化钾溶液
巴氏涂片	巴氏涂片的液体培养基或带有固定剂的标本、子宫颈刮板、子宫颈细胞刷或收集用的毛刷
STI 检测	用特定的拭子采集淋病和衣原体标本放入相应培养基
双合诊	手套、水溶性润滑剂

应该帮助患者为插入窥器做好准备，帮助她保持放松。窥器应该向后向下放入阴道，避开尿道。中等 Pedersen 窥器最常用于有性经验的患者；狭窄的 Huffman 用于处女患者。对于处女患者，在进行窥器检查之前，进行阴道指检可以帮助检查者确定宫颈的位置，并能让患者体会到窥镜放置后的感觉。放入窥器前用水加热窥器可以使患者更舒适，也可提供润滑作用。同时，在放入窥器时，触摸患者大腿内侧或对阴道口处的会阴轻轻施加压力，有助于分散患者对放置窥器时的注意力。检查阴道壁和子宫颈是否有解剖畸形、炎症和病变，并注意附着在阴道壁和淤积在阴道内的分泌物的量和性质。宫颈柱状上皮异位是指子宫颈管内口的柱状上皮延伸到宫颈外口，通常见于青少年，表现为宫颈口周围的红斑。

样本的获取顺序如下：阴道 pH、用于制作涂片的生理盐水和氢氧化钾、宫颈细胞学（Pap）检查（如果有）、宫颈拭子检查淋病和沙眼衣原体（表 4-11）。第 44 章将详细讨论性传播疾病。然后移出窥器，进行双合诊检查，即用一或两根手指插入阴道，另一只手置于腹部，触诊子宫和附件的大小、位置及有无触痛。

表 4-11 阴道窥器检查中进行的诊断试验和程序

阴道 pH	如果有窥器，则用棉签拭子拭取附着在阴道壁上或阴道池中的阴道分泌物样本；立即涂在 pH 试纸上阅读
用于制作涂片的生理盐水和氢氧化钾	按上述方法用不同拭子取下样本，将小样本涂于载玻片上，滴少量生理盐水或氢氧化钾，立即用盖玻片盖住，于显微镜下观察
宫颈细胞学（Pap）检查[a]	轻柔地清除子宫颈表面过多的分泌物。使用抹刀给宫颈口轻柔地施加压力，将抹刀绕着宫颈口旋转取宫颈外细胞。将细胞刷轻轻插入宫颈口并旋转，以采集宫颈内细胞。当 2 种细胞在宫颈口时用毛刷进行收集
STI 检测[a]	将特定材质的检测棉签（如大多数衣原体检测棉签的材质是涤卡）插入宫颈口，旋转以获取宫颈内样本进行衣原体和淋病检测，或者需要对阴道分泌物进行检测，将棉签插入阴道，旋转、接触阴道壁。也可以进行阴道毛滴虫检测

a 样本采集和制备请参阅制造商说明

（3）月经失调

1）闭经：原发性闭经被定义为在 13 岁时没有月经周期或第二性征，或第二性征正常的 15 岁女性仍没有月经。在有初潮的青少年中，继发性闭经被定义为连续 3 个周期没有月经或月经周期不规律的患者 6 个月没有月经。

A. 原发性和继发性闭经的评估：在评估闭经时，按照解剖结构从下丘脑到生殖道来考虑有助于鉴别诊断（表 4-12）。

表 4-12 按照解剖部位的闭经病因的鉴别诊断

下丘脑 - 垂体轴
下丘脑抑制
慢性疾病
压力
营养不良
剧烈运动
药物（氟哌啶醇、吩噻嗪类、非典型抗精神病药）
中枢神经系统损伤
垂体受损：腺瘤、泌乳素瘤
颅咽管瘤、脑干或鞍旁肿瘤
伴有下丘脑挫伤的头部损伤
浸润性病变（结节病）
血管疾病（下丘脑血管炎）
先天异常[a]
卡尔曼综合征（嗅觉缺失症）
卵巢
性腺发育不全[a]
Turner 综合征（XO）
嵌合体（XX/XO）
卵巢损伤
自身免疫性疾病（卵巢炎）
感染（流行性腮腺炎）
毒素（烷化剂类化疗药物）
辐射
创伤、扭转（罕见）
多囊卵巢综合征
卵巢衰竭
子宫阴道流出道
米勒管发育不全[a]
子宫、输卵管或阴道先天性畸形或缺如
处女膜闭锁、阴道横隔、阴道发育不全、宫颈发育不全[a]
雄激素不敏感综合征（子宫缺失）[a]
子宫内膜的缺陷
阿谢曼综合征（刮宫后或子宫内膜炎所致的宫腔粘连）
结核病、布鲁氏菌病
激素合成或作用的缺陷（可能存在男性化）
肾上腺增生[a]
库欣病
肾上腺肿瘤
卵巢肿瘤（罕见）
药物（类固醇类、ACTH）

ACTH，促肾上腺皮质激素

a 常以原发性闭经为首发症状的疾病

通过临床病史、生长曲线图、体格检查和相应的实验室检查，医务人员可以逐步确定大多数青少年闭经的原因。评估需要从完整的发育和性生活史开始。建立一个青春期时间轴，包括青春期乳房开始发育的时间、肾上腺功能初现的时间、青春期发育高峰期的时间及初潮的时间，有助于评估青春期的发育。虽然这些阶段的起始、程度和时机可能有所不同，但各个阶段的进展是可以预测的。肾上腺雄激素主要负责腋毛和阴毛的生长。雌激素负责乳房的发育，外阴、阴道和子宫的成熟及月经的出现。上述表现缺失提示垂体或卵巢功能衰竭或性腺发育不良。确定患者的妇科年龄（月经初潮后的年月日）有助于评估下丘脑 - 垂体 - 卵巢轴的成熟度。月经史包括末次月经（last menstrual period，LMP）、月经周期和持续时间、出血量和经前症状。月经周期不规律在初潮后的前 1 ～ 2 年很常见。月经史超过 2 年的青少年中有 2/3 的人有规律的月经周期。

相关的既往史和手术史内容包括新生儿期病史、恶性肿瘤治疗史、自身免疫性疾病或内分泌疾病史和当前应用药物（处方药和非处方药）。家族史包括母亲月经初潮年龄、家族性妇科或生育问题、自身免疫性疾病或内分泌疾病。系统回顾应重点关注下丘脑 - 垂体疾病的症状，如体重变化、头痛、视力障碍、溢乳、多尿和（或）多饮。患有闭经的成熟青少年如果存在周期性腹痛和（或）盆腔疼痛的病史，可能提示存在解剖异常，如处女膜闭锁。痤疮和多毛是雄激素过多的临床指征。甲状腺功能减退和甲状腺功能亢进均能引起月经异常，体重的改变、皮肤和头发量的改变，以及大便习惯的变化可能提示甲状腺疾病。涉及隐私的个人社会史应该包括性生活，避孕工具的使用，是否有妊娠的可能，是否吸烟、服用药物或饮酒。还应注意询问患者压力来源、抑郁和焦虑的症状、饮食习惯包括不规律的饮食或减肥行为，以及运动情况。

全面的体格检查应该包括表 4-13 所列的部位。如果患者不能接受盆腔检查或双合诊，可以通过肛腹诊或超声检查来判断子宫是否存在。超声可以明确盆腔解剖和是否存在生殖道闭锁，测量子宫内膜线作为雌激素分泌的指标，并确定有无卵巢囊肿或肿块。

表 4-13 闭经患者体格检查的内容

一般外观	综合征的特征性表现（如 Turner 综合征的颈蹼、盾状胸、乳头间距宽及肘外翻）
人体测量指标	身高、体重、BMI 的年龄百分位数、生命体征（HR、BP）
眼科	视野缺损、视盘水肿
颈部	甲状腺肿大
乳房	SMR 分期、溢乳
腹部	包块

续表

生殖器	SMR 分期，阴道黏膜的雌激素化（雌激素水平正常时表现为粉红色湿润的黏膜，雌激素减少时为薄的红色黏膜），处女膜通畅，阴蒂肥大（宽度＞5mm）
盆腔检查和双合诊	用生理盐水浸润的棉签插入阴道或双合诊检查阴道深度（正常＞2cm）；用双合诊触诊子宫和卵巢
皮肤	痤疮、多毛、黑棘皮病

注：BMI，体重指数；BP，血压；HR，心率；SMR，性成熟分期

图 4-6 阐释对原发性或继发性闭经进行实验室和放射学评估流程。初步检查应包括尿妊娠试验、全血细胞计数、TSH、催乳素和卵泡刺激素。如果怀疑有高雄激素血症（痤疮、多毛）和多囊卵巢综合征（polycystic ovary syndrome，PCOS），应测定血清总睾酮、游离睾酮和硫酸脱氢表雄酮（DHEAS）水平。如果怀疑有全身性疾病，应进行尿常规检查、生化检查（包括肾功能和肝功能检查）和红细胞沉降率检查。如果存在身材矮小和青春期延迟，应检查骨龄和核型。

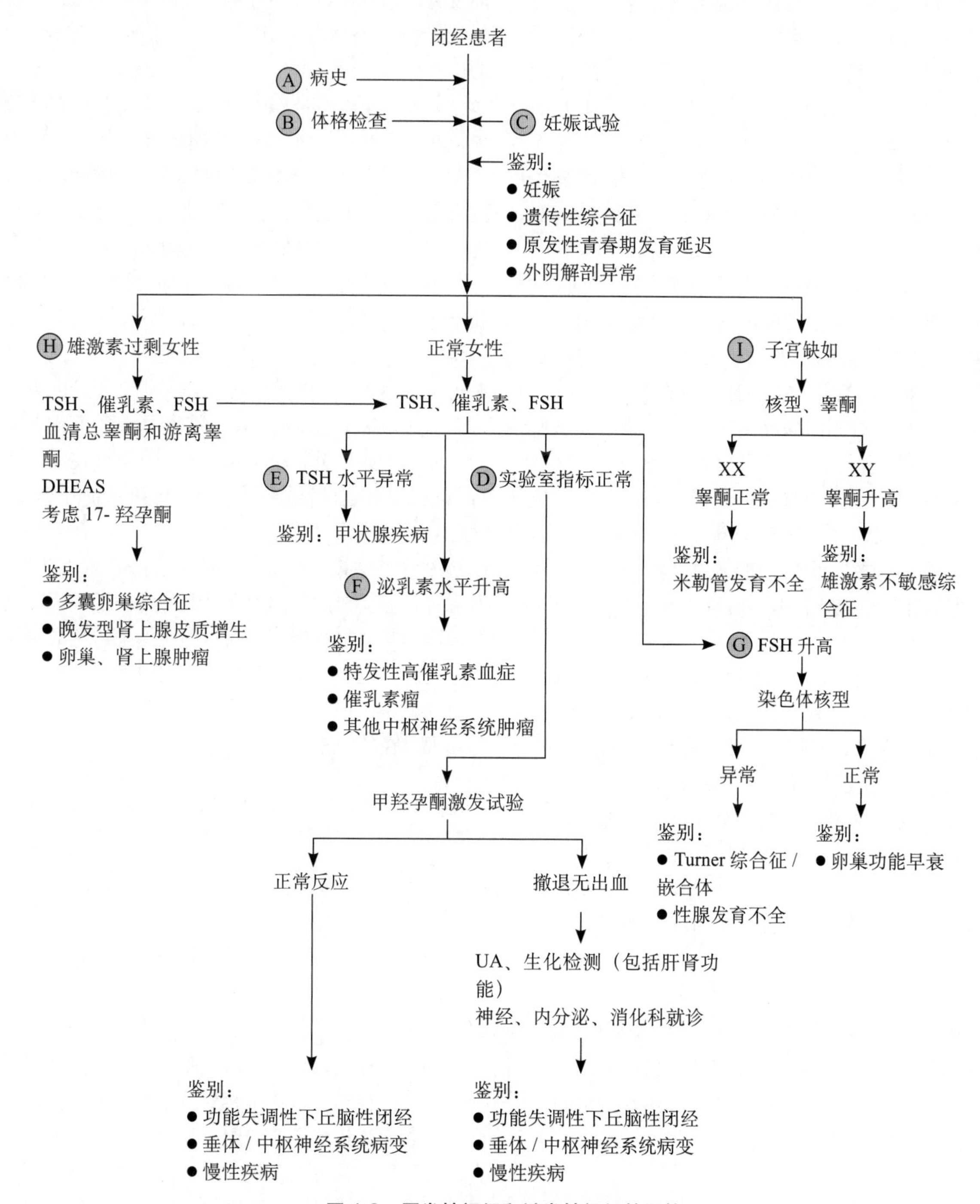

图 4-6 原发性闭经和继发性闭经的评估

DHEAS，硫酸脱氢表雄酮；FSH，卵泡刺激素；TSH，促甲状腺激素；UA，尿常规

如果盆腔检查或超声检查明确女性外生殖器和盆腔脏器正常，且未妊娠，则给予甲羟孕酮口服，每日10mg，连续10d。孕激素激发试验的撤退性出血反应，表明存在雌激素水平正常的子宫。

血清催乳素水平升高提示可能有分泌催乳素的肿瘤。催乳素检测敏感度高，应激状态、进食或性交会导致催乳素升高。对于催乳素瘤患者，若存在催乳素水平轻度升高，在进行脑部MRI检查之前，应重复检测催乳素水平。卵泡刺激素升高提示卵巢功能不全或性腺发育不良，对于Turner综合征或Turner嵌合体应进行核型检测。如果染色体核型正常，还应该通过抗卵巢组织抗体评估是否存在自身免疫性卵巢炎。如果患者体重正常，且有剧烈运动情况下，血清促性腺激素水平正常或减低表明下丘脑抑制及功能性闭经。功能性闭经较常见，是一种排他性诊断。血清促性腺激素水平降低也可由神经性厌食症等导致的营养不良、内分泌疾病和慢性疾病或中枢神经系统肿瘤等引起。

如果体格检查或超声检查发现子宫缺失，则应进行染色体核型分析和血清睾酮分析，以区分米勒管发育不全和雄激素不敏感。米勒管发育不全或Mayer-Rokitansky-Kuster-Hauser（MRKH）综合征的特征性表现是无阴道和伴有不同程度的子宫发育缺陷。这些女性的血清睾酮水平正常。盆腔MRI有助于确定阴道发育不全的性质，并将其与低位阴道横隔、子宫阴道发育不全、处女膜闭锁等疾病进行鉴别。雄激素不敏感综合征的个体表型为女性，但无上段阴道、子宫和输卵管，为男性的染色体核型，血清睾酮水平升高（在男性正常范围）。

原发性或继发性闭经的处理取决于潜在的病因。存在下丘脑、垂体和卵巢病变的患者可以采用激素治疗。对于流出道异常的患者，可能需要手术修复。

B. 多囊卵巢综合征（polycystic ovary syndrome，PCOS）：是育龄女性最常见的内分泌疾病，在育龄女性中的发病率为6% ～ 15%。其特征性表现是卵巢功能障碍、促性腺激素分泌紊乱和高雄激素血症引起的月经不规律、多毛和痤疮。许多患有多囊卵巢综合征的青少年超重，成年人多囊卵巢综合征与胰岛素抵抗之间的关系已被证实。患有多囊卵巢综合征的青少年存在肥胖相关疾病（包括2型糖尿病），心血管疾病（包括血脂异常），脂肪肝，阻塞性睡眠呼吸暂停，自卑、抑郁和焦虑，以及包括不孕和子宫内膜癌在内的成人生殖健康问题的风险增加。

诊断要点和主要特点

- 多囊卵巢综合征的典型表现包括月经不规则、雄激素过多的皮肤表现（如多毛和中重度痤疮）、超重或肥胖
- 除了对继发性闭经应做的实验室检查外，高雄激素血症的检测还包括总睾酮和游离睾酮、硫酸脱氢表雄酮和雄烯二酮检测
- 患有多囊卵巢综合征的肥胖青少年应筛查是否存在血脂异常、葡萄糖耐受不良和（或）2型糖尿病、脂肪肝、阻塞性睡眠呼吸暂停、抑郁和焦虑

青春期会出现生理性的高雄激素血症，会在青春期发育的前几年随着下丘脑-垂体-卵巢轴的成熟起到延长无排卵周期的作用。如果采用成人高雄激素血症的诊断标准，青春期生理性的高雄激素水平可能会被误诊为多囊卵巢综合征。因此，许多学者建议有症状的青少年在月经初潮2年后再检测雄激素水平。目前青少年多囊卵巢综合征的诊断标准包括升高的雄激素水平、雄激素水平升高的临床体征和症状，以及在月经过少的情况下排除其他引起高雄激素血症的原因。

表4-14列出了多囊卵巢综合征的实验室评价指标。如果怀疑男性化的其他病因，如迟发型先天性肾上腺皮质增生症（阴毛早发育、高硫酸脱氢表雄酮、阴蒂肥大），应检测清晨的17-羟孕酮浓度以寻找21-羟化酶缺乏的证据。如怀疑库欣综合征，可进行尿皮质醇或地塞米松抑制试验。如果患者超重和（或）有黑棘皮病，建议进行空腹血脂和血糖检测。空腹血糖正常仍应进行2h口服葡萄糖耐量试验（oral glucose tolerance test，OGTT）以避免漏诊。如果患儿不能或不愿意完成OGTT，可以考虑进行糖化血红蛋白检测。此外，由于多囊卵巢综合征的诊断与阻塞性睡眠呼吸暂停、抑郁和焦虑有关，临床医生应筛查患儿是否存在这类共患病。到儿科内分泌专家处就诊以进一步评估和管理明显升高的雄激素水平和发现潜在的内分泌疾病患儿。

表4-14 多囊卵巢综合征（PCOS）的实验室评价指标

妊娠检查	
睾酮（总睾酮和游离睾酮）	＞200ng/dl 提示肿瘤
性激素结合球蛋白（SHBG）	
硫酸脱氢表雄酮（DHEAS）	＞700μg/dl 提示肿瘤
雄烯二酮	

鼓励改变生活方式来减肥是治疗青春期多囊卵巢综合征的主要目标。体重减轻对改善月经调节机制、减少高雄激素血症症状和改善肥胖相关代谢综合征有益。联合使用可以改善月经不规律的情况，减少卵巢和肾上腺雄激素的产生，增加性激素结合球蛋白（SHBG）。目前尚无使用胰岛素增敏药物（如二甲双胍）治疗青少年多

囊卵巢综合征的指南，它是治疗糖耐量减低或2型糖尿病的处方药，医师应了解二甲双胍将提高排卵频率。对性行为活跃的青少年应开具避孕药。

2）痛经：痛经或月经期间的疼痛是青春期女孩最常见的妇科疾病，高达90%的青春期女孩有相关症状。15%的青春期女性症状严重。由于与排卵周期有关，痛经的发生率随着年龄增长而增加。根据有无盆腔病变分为原发性痛经或继发性痛经（表4-15）。痛经的机制主要是前列腺素引起子宫收缩、组织缺血和子宫疼痛纤维敏感度增加。

诊断要点和主要特点

- 大多数青春期女孩为原发性痛经
- 典型特征包括下腹部绞痛，辐射到下背部和大腿，以及在月经前几天开始并持续几天的恶心和（或）呕吐
- 主要的治疗方法为使用常规的非甾体抗炎药和避孕药来抑制排卵

表4-15 青春期痛经

	病因	开始和持续时间	症状	盆腔检查	治疗
原发性痛经[a]					
原发性	过量的前列腺素 $F_2\alpha$ 附着在子宫肌层上，引起子宫收缩、缺氧和缺血。也会使疼痛感受器更敏感	月经开始前或月经开始时出现疼痛，持续1～2d。一般在初潮后1～2年才开始，因为那时排卵更有规律	下腹部绞痛，辐射至下背部和大腿。前列腺素过量引起的恶心、呕吐和腹泻	正常。如果未发生过性行为且病史与原发性痛经相符，可以推迟检查	轻度疼痛：如果月经周期的时间难以预测，在出血前或出血时或疼痛开始时使用非甾体抗炎药 中重度疼痛：非甾体抗炎药和避孕药或其他抑制排卵的避孕产品
继发性痛经[b]					
感染	多数是由于衣原体感染或淋病等性传播疾病	近期出现盆腔疼痛。也可能存在与长期未经治疗的感染有关的慢性疼痛	盆腔疼痛、月经过多或不规则出血、异常的阴道分泌物	宫颈口黏液脓性或化脓性分泌物；宫颈口质地脆；子宫或附件压痛；细菌性阴道病镜检阳性；性传播疾病检测阳性	敏感抗生素
子宫内膜异位症	异位子宫内膜位于盆腔或腹部；可能由经血倒流引起。确诊需要腹腔镜检查	一般在月经初潮2年后开始，对常用非甾体抗炎药和抑制排卵疗法的反应不明显，并随着时间的推移加重	周期性或非周期性慢性盆腔疼痛	轻至中度压痛，通常在阴道后穹或沿子宫骶韧带处	联合激素避孕抑制排卵。连续使用可能有效。如果疼痛持续，咨询妇科医生，进一步评估慢性盆腔疼痛的原因，并考虑使用促性腺激素释放激素激动剂
妊娠的并发症	自然流产、异位妊娠	急性发作	停经后出现的伴有阴道出血的盆腔或腹部疼痛	hCG阳性、子宫增大，或附件肿块	如果血流动力学稳定，完善盆腔超声评估是否为宫内孕。如果考虑异位妊娠，紧急产科或外科就诊
先天畸形	流出道异常：处女膜闭锁、阴道横隔或阴道纵隔、纵隔子宫	发生在月经初潮	周期性盆腔或腹部疼痛，可以变为慢性疼痛	处女膜闭锁可在外部检查中看到。盆腔超声用于常见的解剖畸形的诊断。盆腔MRI是诊断隔膜最敏感和特异性的检查	妇科就诊，进一步评估和处理
盆腔粘连	腹部外科手术或盆腔炎病史	术后迟发或盆腔炎	腹痛，可能与月经周期有关，也可能与月经周期无关；可能改变排便习惯	表现多样	妇科就诊，进行粘连松解

hCG，人绒毛膜促性腺激素

a 没有盆腔病理性的原因；b 潜在的病理性因素

除了妇科病史和性生活史外，对疼痛的准确描述（出现时间、强度、持续时间、镇痛药物的使用）对于明确病因也很重要。对于可能有原发性痛经的性行为不活跃的青少年，通常可以推迟盆腔检查的时间。应该鼓励青少年使用日历记录自己的月经周期，以预测经期何时到来，从而允许在预期经期开始前2d或第一次出现不适症状时主动服用非甾体抗炎药。通常在疼痛开始后持续服用非甾体抗炎药2～3d。推荐的药物是布洛芬每6小时400～600mg或者萘普生500mg，2次/日。如果患者对非甾体抗炎药没有反应，口服避孕药（oral contraceptive pill，OCP）或其他激素联合避孕药如透皮贴或阴道避孕环可以有效抑制排卵。OCP和阴道避孕环也可连续使用，延长月经周期，减少月经次数。这可以通过跳过不服用避孕药的一周而立即开始服用新的避孕药来实现，或者在移除阴道避孕环后跳过标准的一周休息并立即放置一枚新的环来实现。长效醋酸甲羟孕酮（depot medroxyprogesterone acetate，DMPA）和长效可逆避孕措施（long-acting reversible contraceptive，LARC）包括依托孕烯植入剂和宫内避孕方法（levonorgestrel intrauterine system，IUS）也是有效的，并且对依从性差的患者更有利。如果患者在使用抑制排卵的避孕药物和非甾体抗炎药后仍有持续痛经症状，则需要进一步评估是否存在继发性痛经。根据情况进行盆腔查体、盆腔超声或MRI成像、诊断性腹腔镜检查。继发性痛经常与慢性盆腔疼痛、周期中期疼痛、性交困难和子宫出血有关。

3）异常子宫出血

诊断要点和主要特点

- 异常子宫出血的典型特征包括超过7d的月经大出血或每次月经的出血量超过80ml
- 异常子宫出血的严重程度根据血流动力学状态和贫血程度分为轻度、中度和重度
- 急性治疗取决于问题的严重程度及其特定病因，常包括激素治疗

月经量、月经量的调节、月经周期和持续时间中有任何一项存在异常为异常子宫出血（abnormal uterine bleeding，AUB）。AUB包括大量月经出血（heavy menstrual bleeding，HMB），如月经过多（定期发生的长时间出血）和不规则子宫出血（周期不规则且比正常周期更频繁的长时间大出血）。表4-16列出了青少年AUB病因的鉴别诊断。

表4-16 青少年AUB的鉴别诊断

病因	例子
不排卵	
性传播感染	宫颈炎、盆腔炎
妊娠并发症	异位妊娠、流产
出血性疾病	血管性血友病、血小板功能异常、血小板减少症、凝血障碍
内分泌疾病	甲状腺功能减退症/甲状腺功能亢进症、高泌乳素血症、肾上腺皮质功能不全、PCOS
解剖学异常	先天性疾病、卵巢囊肿或肿瘤、宫颈息肉
创伤	阴道裂伤
异物	卫生棉条滞留体内
慢性病	肝肾功能异常、炎症性肠病、红斑狼疮
恶性肿瘤	白血病
药物	避孕药、抗凝药

PCOS，多囊卵巢综合征

A. 评估：除月经史和性生活史外，注意询问出血相关的病史，包括月经周期长短、持续时间和出血量（如24h内浸湿卫生巾或卫生棉条的次数、月经意外的次数）。异常出血是指出血超过7d或每个月经期失血量超过80ml。应该评估患者贫血的症状包括疲劳、头晕、晕厥和心动过速，以及是否存在其他异常出血（牙龈出血、便血、外伤易出血）。体格检查包括用直立位心率和血压来评估血流动力学的稳定性。还应该评估是否有黏膜和皮肤苍白、心动过速和心脏杂音、腹部脏器肿大，以及外生殖器创伤或先天畸形的表现。如果患者从未有性行为，而外部体格检查是正常的，则通常不需要进行盆腔检查。对有过性经验的女性，盆腔检查和双合诊检查阴道、宫颈和附件可能有助于明确诊断。最初的实验室检查应该包括妊娠试验、全血细胞计数、凝血酶原时间、部分凝血活酶时间、TSH、纤维蛋白原水平和铁代谢检查。如果患者存在血流动力学不稳的情况，可能需要输血，应做血型和交叉配血。在患有HMB的青少年中，高达20%的病例报告有潜在的出血性疾病。对于符合以下表现的患者应评估是否存在潜在的出血性疾病如血管性血友病：小伤口导致长时间出血，手术或牙科治疗后严重的、长时间的或反复地出血，鼻出血持续时间超过10min或需要就医，不明原因的胃肠道出血，伴有缺铁的HMB，产后出血和（或）有出血性疾病的家族史。也应考虑是否存在血小板功能异常和（或）血小板聚集异常，咨询儿科血液专业医生进一步评估这些潜在的病因可能会有所帮助。对于怀疑患有多囊卵巢综合征的患者，应测定总睾酮和游离睾酮、硫酸脱氢表雄酮和雄烯二酮的水平。对于有性经验的女性，应进行宫颈、阴道或

尿液检测，以检测沙眼衣原体和淋病。

B. 治疗：治疗目标包括①建立和（或）维持血流动力学稳定；②纠正急/慢性贫血；③恢复正常的月经周期；④预防复发；⑤预防暂停排卵的长期后果。AUB的严重程度根据血流动力学状态和贫血程度分为轻度、中度和重度（表4-17）。治疗取决于问题的严重程度和具体的病因（表4-17）。含有强效孕激素的单相口服避孕药，如炔诺孕酮0.3mg与炔雌醇30μg或左炔诺孕酮0.15mg与乙炔雌二醇30μg常用于没有外源性雌激素使用禁忌证的患者（见表4-21）。单相剂型药物有固定含量的孕激素和雌激素，比多相剂型更受青睐，后者药片中有不同含量的雌激素，可能会增加大出血的风险。重要的是要提醒青少年和及其家人，遵从医嘱应用药物控制出血和治疗贫血是必需的。青少年治疗目标为治愈贫血；如存在血小板功能异常或血管性血友病等疾病，则需延长6个月或更长时间的治疗。对于存在外源性雌激素禁忌证的患者，可仅使用孕激素，其急性管理和维持治疗见表4-18。

表4-17 AUB的管理

	轻度	中度	重度
血红蛋白值(g/dl)	HgB > 12	HgB 9～12	HgB < 9
急性期治疗	记录月经周期；补充铁剂。非甾体抗炎药可减少月经量。如果患者性行为频繁且希望避孕，可以考虑OCP	服用OCP bid，直至出血停止；继续服用治疗药物21d，然后服用1周安慰剂	如果患者血红蛋白< 7g/dl或血流动力学不稳定，应住院治疗。根据血流动力学不稳定和出血控制程度输血。联合雌激素每4小时静脉注射25mg，持续48h。定时使用静脉止吐药物。当出血停止时，将OCP降至50μg qid（或tid），然后按如下步骤减量，如果出血不停止，妇科会诊进一步评估可能进行扩宫和刮宫术；或OCP每次30～35μg qid口服直到出血停止，然后减量至tid持续2d（最长7d），然后减量至bid，持续2d（最长7d），然后减量至qd（跳过安慰剂）直至Hct > 30%。若有恶心的症状，可在口服避孕药前2h服用止吐药物
长期管理	监测月经周期和血红蛋白水平。随访2～3个月	补充铁剂。密切监测并提高HgB。如果出血持续，需要再次予OCP bid。如果出血控制，周期性予OCP（28d为一个周期）或其他联合激素避孕药至少持续3～6个月	补充铁剂。连续监测Hct。如果Hct > 30%，服用OCP（28d为一个周期）或其他联合激素避孕药至少3～6个月。一旦贫血改善，可以考虑在宫内放置左炔诺孕酮节育器代替短效方法

AUB，异常子宫出血；bid，每日2次（每12小时一次）；Hct，红细胞压积；HgB，血红蛋白；OCP，口服避孕药；qd，每日1次；qid，每日4次（每6小时一次）；tid，每日3次（每8小时一次）

表4-18 单用孕激素治疗AUB

激素	减量方案
醋酸炔诺酮	每4小时口服5～10mg直至出血停止，之后qid口服4d，tid口服3d，bid口服2d至2周，最后减至qd。一旦贫血改善，可过渡到DMPA 150mg肌内注射，每12周一次或放置左炔诺孕酮宫内节育器。仅使用孕激素作为口服避孕药也可以作为替代方案，但需要良好的依从性
甲羟孕酮	每4小时口服10mg（最多80mg）直至出血停止，之后qid口服4d，tid口服3d，bid口服2d至2周，最后减至qd。一旦贫血改善，可过渡到DMPA 150mg肌内注射，每12周一次或放置左炔诺孕酮宫内节育器。仅使用孕激素作为口服避孕药也可以作为替代方案，但需要良好的依从性

bid，每日2次（每12小时一次）；DMPA，长效醋酸甲羟孕酮；qd，每日1次；qid，每日4次（每6小时一次）；tid，每日3次（每8小时一次）

4）经间痛：是指由排卵引起的月经中期不适。疼痛的原因尚不清楚，但有学者认为是排卵时破裂的卵泡囊肿渗出液体刺激了腹膜所致。患者有月经周期中期、单侧腹部钝痛或疼痛史，持续数分钟至8h。很少有类似于急性阑尾炎、卵巢囊肿扭转或破裂或异位妊娠引起的疼痛。应安慰患者并进行对症治疗。

5）经前期综合征和经前期烦躁障碍：据估计，51%～86%的青春期女性会表现出一些经前症状。经前期综合征（premenstrual syndrome，PMS）是在月经周期黄体期出现的一系列生理和心理症状，随着月经周期的结束而消失。身体症状包括腹胀、乳房压痛、疲劳、头痛、肌痛、食欲增加及对食物渴求。经前期心理症状可能包括乏力、情绪不稳定、焦虑、抑郁、易怒、敌意、睡眠障碍和社交能力受影响。至少一种造成影响/引起功能受损的生理或心理症状，连续存在至少两个月经周期，并仅限于月经周期的黄体期，月经结束时会减轻，同时不存在其他潜在疾病的加重诱因，即可诊断PMS。患有功能障碍的严重PMS影响了1.8%～5.8%的育龄女性，在DSM-5中被归类为经前期烦躁障碍（premenstrual dysphoric disorder，PMDD）。PMDD的临床诊断需要至少在大多数月经周期中都存在五个生理和心理症状，该症状须在月经开始前1周内出现，在月经开始后数日内缓解并且在月经结束后1周内症状减轻或消失。

PMS的病理生理学尚不清楚，然而有一些证据表明在月经周期的黄体期5-羟色胺能活性和（或）γ-氨基丁酸能受体功能失调，使循环中的孕激素代谢产物敏感性增加可能与之有关。PMS和PMDD与单相抑郁障碍和焦虑障碍如强迫症、恐慌症和广泛性焦虑症高度相关。在青春期，可能很难确定其情感症状是否代表一种情绪或焦虑障碍、一种经前期精神障碍的恶化，或简单的经前期综合征。

目前对青春期经前期综合征的治疗是基于成人研究的结果，包括建议调整生活方式和抑制卵巢分泌激素的周期性变化或增加5-羟色胺的药物制剂。应尝试的有效干预措施包括病理生理学教育、生活方式改变（如增加体育活动和戒烟）、减轻压力和认知行为治疗。如需避孕或控制月经周期，联合激素避孕药可能是有作用的。研究表明，含有20μg乙炔雌二醇和3mg屈螺酮的药物对患有经前期烦躁障碍的成年女性有治疗作用。如果这些干预不能充分控制症状，可以考虑黄体期或持续使用选择性5-羟色胺再摄取抑制剂（selective serotonin reuptake inhibitor，SSRI）。SSRI越来越多地作为成人治疗PMS和PMDD的一线药物，最近Cochrane综述对于成人重度经前期综合征应用SSRI的研究表明，持续应用或在黄体期给予SSRI能有效缓解经前期综合征。病例报告显示，患有经前期烦躁障碍的青少年在黄体期根据标准成人剂量20mg/d服用氟西汀反应良好。美国FDA还没有正式批准SSRI用于治疗青少年经前期综合征和经前期烦躁障碍。

6）卵巢囊肿：功能性卵巢囊肿占青春期后良性卵巢肿瘤的很大一部分，是由正常的排卵过程导致的。卵巢囊肿可无症状，或表现为月经不调、下腹痛，较大的囊肿可导致便秘或尿频。滤泡囊肿是最常见的功能性囊肿，通常为单侧，直径至少为3cm，可在1～2个月自行消退。增大的囊肿会牵拉覆盖的卵巢皮质和包膜引起疼痛。如疼痛可忍受，每月复诊直到自愈即可。抑制排卵的激素类避孕药可预防新增囊肿。卵巢和（或）输卵管扭转是卵巢囊肿的严重并发症，患者要注意相关症状和体征。卵巢扭转表现为突发的疼痛、恶心和呕吐，可伴有低热、白细胞计数升高、肌紧张及反跳痛等腹膜刺激征。卵巢扭转是外科急症，扭转后的卵巢有缺血和梗死风险。如果囊肿的实性成分在超声下测量直径超过6cm，或有出血、扭转的症状或体征，或囊肿在2个月内没有消退，患者可能需腹腔镜手术，要转诊到妇科专科治疗。黄体囊肿较少发生，但通常较大，其直径可达5～10cm。黄体囊肿可能导致闭经，当囊肿破裂时会引起大量阴道出血。出血可能在囊肿内部或破裂形成腹腔内出血。可通过连续监测红细胞压积及超声判断出血是否呈自限趋势。如果患者情况稳定，可使用抑制排卵的激素避孕药，以防止新发囊肿形成，并继续随访3个月。如囊肿大于6cm，或有剧烈疼痛或出血，则可行腹腔镜检查。

6. 避孕　根据CDC 2017青少年风险行为调查，40%的高中生曾有过性行为，29%性生活活跃。57%的人在最近的性行为中使用了避孕套。大多数年轻人在17岁左右就有了第一次性行为，但直到30岁左右才结婚。这意味着年轻人在近十年的时间内面临意外妊娠和性传播疾病的风险。不使用避孕措施的性生活活跃的女性在一年内妊娠的可能性几乎为90%。

（1）节欲和决策：与青少年谈论性行为及其影响可以帮助青少年做出关于性行为的明智决定。AAP推荐综合的性教育方法，包括鼓励节欲、降低性行为风险的相关咨询。咨询应包括关于隐私、性传播疾病的预防和检测，以及节欲和紧急避孕等避孕方法（表4-19）。最佳实践指南建议，以真诚和关心的方式、客观的态度和舒适的、实事求是的方式单独与青少年谈论青春期的性行为。美国CDC有“性生活史询问”的相关指南，内容涵盖了性健康的“五个P”：伴侣（Partners）、实践（Practices）、防止性传播疾病（Protection from STI）、性传播疾病史（Past history of STI）和避孕（Prevention of pregnancy）（http：//www.cdc.gov/std/treatment/SexualHistory.pdf）。青少年在有性行为后不能及时就诊咨询避孕事宜，主要是担心缺乏隐私性。

表4-19 避孕效果

避孕方法	在使用的第一年内经历意外妊娠的妇女所占百分比	
	常规用法	准确使用
不避孕	85	85
仅使用杀精剂	28	18
体外射精	22	4
子宫帽	16	6
避孕套		
女用	21	5
男用	18	2
口服避孕药	9	0.3
避孕贴片	9	0.3
阴道环	9	0.3
避孕针	6	0.2
宫内节育器		
铜避孕环	0.8	0.6
曼月乐	0.2	0.2
皮下植入避孕	0.05	0.05

经许可改编自 Hatcher RA: Contraceptive Technology, 20th ed (revised). New York, NY: Ardent Media; 2011.

1）提供咨询的方法：对青少年进行避孕咨询的目标包括通过推迟性行为的开始时间以保证安全和负责任的性行为、强调性行为活跃的人坚持应用避孕套，以及讨论其他避孕方法以防止意外妊娠。鼓励青少年在发生性行为时使用避孕措施并不会导致更高的性活跃率。动机性访谈可以用来解决青少年的性行为和避孕行为、他们的性价值观和关系价值观及未来生活目标之间的矛盾和差异。提供咨询的单位和个人应了解有关未成年人性意愿和生殖健康服务的国家政策。这些数据可以从 Guttmacher 研究所（http：//www.guttmacher.org）和青少年健康与法律中心（www.adellescenthealthlaw.org）获得。

提供咨询者应考虑到青少年的生活方式、对规则的潜在挑战心理、对使用避孕药具的保密心理、既往的避孕经验和停药原因及对避孕方法的错误理解。应及时发现青少年获得医疗卫生服务的阻碍，包括获取途径和经济原因等。以其他目的（如治疗痛经）开具避孕药具，既可以使父母了解药物的使用，同时又保护性行为隐私。

2）作用机制：含有雌激素和孕激素的激素组合避孕（口服避孕药、透皮贴剂、阴道内避孕环）和仅含孕激素的方法（口服药、醋酸甲羟孕酮针剂和依托孕烯植入剂），主要作用机制是抑制排卵。宫颈黏液的增厚使精子穿透更加困难，子宫内膜的萎缩减少了着床的机会（本章稍后将讨论宫内节育系统和宫内节育器作用机制）。

在月经期（无论是出血的第一天还是出血的第一个周日）使用节育方法抑制排卵作用最有效。传统的口服避孕药、透皮贴剂和阴道环通常要求青少年等待下一个月经周期开始时启用。研究数据表明许多女性从不使用处方规定的用药方法。另外，这些女性可能在等待用药时即妊娠。“快速启动”是另一种避孕措施，该方法允许患者在妊娠试验阴性后，无论月经周期如何，即在当天开始避孕。已有研究证实，这种方法在青春期女性中增加了对其所选避孕方法的依从性。然而，这些研究也凸显了该年龄段普遍对长期坚持服用避孕药的依从性较差。

3）医学注意事项：对要求使用避孕措施的青春期女性的评估应包括现患病和既往病史、正在使用的药物和过敏史、月经史，包括性生活史在内的个人史和家族史。性生活史的主要询问内容包括初次性交年龄、全部性伴侣数量、性传播疾病和盆腔炎病史、安全套使用情况、当前和过去使用其他避孕措施的情况以及停用原因、妊娠史及结果。确定基础体重、身高、BMI 和血压有助于后续监测。在开始避孕之前不必进行骨盆检查。但是，如果该名女性性生活活跃、经期推迟或有妊娠症状，则必须进行妊娠试验。对有性经验而没有相关症状的女性应进行性传播疾病筛查，如果有症状，则应进行性传播疾病的检测。

世界卫生组织（World Health Organization，WHO）发布的《改进计划生育服务质量：避孕药具使用的医学标准》是一项循证指南，基于对个人史或已知病史的风险评估，提出了开始和持续使用避孕方法的标准。表 4-20 列出了使用联合激素避孕药的绝对禁忌证（如使用该避孕方法会引起严重健康问题）和相对禁忌证（理论或经证实的风险通常大于使用该方法的益处）。这些禁忌证可以扩展到其他含有雌激素和孕激素的激素组合产品，包括透皮贴剂和阴道内环。美国 CDC 还发布了美国避孕药的使用标准，该标准改编自 WHO 发布的上述指南，认为抗凝治疗的女性可考虑使用联合激素避孕产品。

表 4-20 复方口服避孕药（combined oral contraceptive，COC）的禁忌证

绝对禁忌证
妊娠
哺乳期（分娩后 6 周内）
高血压（收缩压> 160mmHg 或舒张压> 100mmHg）
血栓性静脉炎病史，现症血栓栓塞性疾病、脑血管疾病、缺血性心脏病
已知携带血栓形成疾病相关的致病性变异（Ⅴ因子莱登突变，凝血酶原相关的致病性变异，蛋白 S、蛋白 C 和抗凝血酶缺乏）
系统性红斑狼疮
复杂性心脏瓣膜病（合并肺动脉高压、心房颤动、细菌性心内膜炎病史）
糖尿病并发肾病、视网膜病和周围神经病变
肝病：活动性病毒性肝炎、严重肝硬化、肿瘤（肝细胞腺瘤或肝癌）
乳腺癌（现症）
先兆性偏头痛
需长时间制动的重大手术
相对禁忌证
分娩后（分娩后 3 周内）
哺乳期（分娩后 6 周至 6 个月）
高血压（控制良好的高血压、未评估血压的高血压病史）
无先兆的偏头痛（对持续使用 COC 者）
缓解 5 年以上的乳腺癌病史
活动性胆囊疾病或 COC 引起的胆汁淤积史
使用影响肝酶的药物（利福平、苯妥英、卡马西平、巴比妥酸盐、扑米酮、托吡酯、奥卡西平、拉莫三嗪、含有利托那韦的同工酶抑制剂）

在使用任何含有雌激素的避孕产品之前，需评估患者静脉血栓栓塞事件（venous thromboembolic event，VTE）的可能危险因素。育龄妇女发生 VTE 的风险极低 [不使用含有雌激素避孕产品的非妊娠女性年发生率为（1 ～ 5）/10 000]。使用雌激素会增加非妊娠女性发生 VTE 的风险 [年发生率（3 ～ 15）/10 000]；妊娠本身也会显著增加 VTE 风险 [妊娠期年发生率（5 ～ 20）/ 10 000 和分娩后年发生率（40 ～ 65）/10 000]。鉴于 VTE 的发病率较低，对所有育龄女性进行遗传性血栓形成性疾病筛查（Ⅴ因子莱登突变、凝血酶原致病性变异，蛋白 S、蛋白 C 和抗凝血酶缺乏）不具有成本效益。表 4-21 是筛查有 VTE 个人和家族史的相关提问。如果近亲有 VTE，提示需确定是否进行遗传性血栓形成性疾病相关检测。如果明确诊断相关疾病，则需在使用含有雌激素的避孕药具之前对患者进行评估。如患病情况不详，但家族史高度提示遗传性血栓形成倾向病史，则应考虑在使用雌激素前对所有遗传性血栓形成性疾病进行检测。此外，如果有必要但条件不足以进行相关疾病检测，医务人员应考虑使用不含雌激素的避孕产品。

表 4-21 遗传性血栓形成疾病筛查的有关询问

您或一级亲属中	是否曾发生下肢或肺部血栓？ 是否曾因下肢或肺部血栓住院治疗？
血栓是在什么情况下发生的？	癌症、长时间飞行、肥胖、制动、分娩后
您或您的家庭成员是否服用血液稀释药物？	

4）开具处方和避孕药具使用监测的相关提示：充分了解避孕方法的优点、缺点、潜在的副作用是很重要的，需给予青少年明确的及适合其年龄的避孕方法选择指导。解释明确并有教育作用的指南手册也是有帮助的（www.youngwomenshearth.org，可以对青少年

进行有效的指导）。一些机构通过知情同意书进一步确保青少年充分了解所选择的避孕方法。需要提醒青少年，激素类避孕药不能防止性传播疾病的传播（包括HIV感染），避孕套需要持续使用。鼓励青少年设置更具创造性的方式提醒自己规律用药，如设置手机闹钟。青少年经常因为非医疗原因或轻微的副作用而停止使用避孕药具，如果出现任何问题或担忧，应鼓励他们与医务人员联系，以避免意外妊娠。多进行随访（几个月一次）也可以提高依从性，这些面对面的沟通也为进一步的生殖健康教育和性传播疾病筛查做好铺垫。

（2）保护措施：在过去几十年里，由于艾滋病流行所致的强化教育和市场推广，男用避孕套得到了更广泛的使用。建议所有性活跃的青少年在所有亲密行为（经口、经阴道和经肛门）中均正确地和持续地使用避孕套。避孕套提供了一种机械屏障，防止性传播疾病传播。对乳胶过敏的青少年可以使用聚氨酯避孕套。不再推荐使用含有壬苯醇醚-9的杀精剂，因为接触杀精药物会引起生殖器刺激，这可能会促进包括HIV感染在内的性传播疾病的传播。应建议患者在使用避孕套的同时使用水基润滑剂。

阴道屏障的方法包括女用避孕套、隔膜和宫颈帽。女用避孕套是一种聚氨基甲酸乙酯阴道袋，可作为男用避孕套的替代品。女用避孕套在防止妊娠和性传播疾病方面的功效较低，并且比男性避孕套更昂贵。对于青少年来说，隔膜和宫颈帽可能不可行，因为其需要专用处方、专业验配和放入技巧。

（3）联合激素方法

1）口服避孕药、透皮贴剂和阴道内环：复方口服避孕药（COC）是青少年组最常用的避孕方法。COC也用于非避孕用途（表4-22）。所有的COC都含有雌激素（炔雌醇）。“低剂量”COC每片含有20～35μg乙炔雌醇。在COC中使用的孕激素有很多种，大多数是由睾酮制成的，具有不同的雄激素特征。屈螺酮是从螺内酯中提取的黄体酮，具有抗雄激素和抗盐皮质激素活性。该制剂可用于多囊卵巢综合征患者，但不应用于具有高钾血症风险的患者（患有肾、肝或肾上腺功能不全的患者或服用某些药物，包括血管紧张素转换酶抑制剂和血管紧张素Ⅱ受体阻滞剂的患者）。延长周期方案也是可行的，通过改变月经的4个周期减少每年的月经频率，最终通过全年每天口服激素彻底消除月经周期。含有较少安慰剂的新配方（标准片为7片，新配方为4片）可以缩短月经周期。对于不能吞咽者可应用可咀嚼式COC。

表4-22 口服避孕药的非避孕用途

预防危及生命的疾病
卵巢癌
子宫内膜癌
盆腔炎
异位妊娠
意外妊娠引起的疾病和死亡
缓解影响生活质量的疾病
缺铁性贫血
良性乳腺疾病
痛经
月经周期不规律
功能性卵巢囊肿
经前期综合征
痤疮

通常来说，COC的副作用轻微，并在使用的前3个月内能好转或减轻。表4-23显示了COC常见的雌激素、孕激素和联合激素的副作用。这些症状也可见于其他联合激素治疗。如果服用避孕药者有持续的轻微副作用超过3个月，可以尝试不同类型的COC来达到预期的避孕效果（如减少雌激素含量或更换孕激素）。突破出血是在使用COC的前几个月中常见的副作用，一般无须干预即可缓解。如果突破出血持续存在，应该注意排除其他可能的病因，如漏服药物、妊娠、感染，或与其他药物相互作用。对于那些在服用激素期间出现出血的女性，增加孕激素含量可缓解症状。对于那些在经期后持续出现淋漓出血者，增加雌激素含量可改善症状。

2）透皮贴剂：透皮贴剂Ortho Evra每日释放20μg乙烯雌二醇和150μg炔诺孕酮。一个贴片佩戴7d，每周更换一次，连续3周。对于那些难以坚持每日服药的青少年来说，这种贴片是COC药片的有效替代品；然而，经皮释放的雌激素的较高生物利用度（比35μg COC药片高出60%）令人担忧，即相较于其他含雌激素的避孕药，该贴片可能会增加静脉血栓栓塞（VTE）的风险。FDA关于相关内容的说明相互矛盾。FDA在2009年9月更新了Ortho Evra的安全标识，该药物的血栓栓塞事件风险增加了0～2倍，但其仍坚持Ortho Evra对于VTE风险较低的女性来说是一种耐受性良好且有效的避孕药。与其他含有雌激素的避孕药一样，应建议用药者避免吸烟，并考虑在大手术和长时间制动时有计划地停用此类避孕方法。在临床试验中，最常见的副作用包括乳房问题（疼痛和肿胀）、头痛、恶心和皮肤刺激。这种贴片对体重超过90kg的女性和那些因皮肤状况影响吸收的女性可能效果不佳。

表 4-23 雌激素、孕激素和 COC 的各系统副作用

系统	雌激素效应	孕激素效应	联合效应
全身		水肿	由体液潴留导致周期性体重增长
心血管	高血压		高血压
胃肠道	恶心；肝细胞腺瘤	食欲增强，体重增加；低密度脂蛋白胆固醇水平升高；高密度脂蛋白胆固醇水平降低；糖耐量降低；胰岛素抵抗增加	
乳腺	乳房增大	乳房胀痛，乳房增大	乳房胀痛
泌尿生殖系统	白带、宫颈外翻或异位		
血液系统	血栓栓塞合并症，包括肺栓塞（罕见）、深静脉栓塞、心脑血管意外或心肌梗死（罕见）		
神经系统			头痛
皮肤	毛细血管扩张、黄褐斑	粉刺、油性皮肤	
精神心理		抑郁、疲劳、性欲下降	

经许可引自 Hatcher RA: Contraceptive Technology, 20th ed (revised). New York, NY: Ardent Media; 2011.

3）阴道环：复方阴道避孕环（NuvaRing）每日释放 15μg 炔基雌二醇和 120μg 依托孕烯。用药者将环放在阴道内 3 周，并在第 4 周的第一天将其取下，后出现撤退性出血。每个月使用一个新的阴道环。在临床试验中，最常见的副作用包括阴道炎和阴道分泌物增多、头痛、体重增加和恶心。

（4）孕激素单药法

1）口服避孕药：仅有孕激素的避孕药物（progestin-only pill，POP）不含雌激素。它们用于对含有雌激素的产品有禁忌证的女性，如存在血栓遗传风险因素或与雌激素相关的 COC 绝对禁忌证。POP 的避孕效果略逊于 COC。由于孕激素的半衰期较短，因此需要良好的用药依从性和规律的用药计划；用药者必须每天在同一时间段内服用 POP（3h 内）。防止妊娠的主要机制包括增厚宫颈黏膜和减薄子宫内膜。50% 用药女性的排卵受到抑制。POP 的主要副作用是月经失调。因需要严格遵守用药方法及可能出现突破出血，青少年常不考虑使用该方法。

2）注射用激素避孕药：长效醋酸甲羟孕酮（DMPA，或 Depo-Provera），是一种注射用长效孕激素避孕药。每 12 周注射 1 次，注射部位为臀肌或三角肌，剂量为 150mg。第一次注射应该在月经周期的前 5d 进行，以确保避孕效果。妊娠试验阴性后，也可通过快速启动方法使用 DMPA。2 周内性行为活跃的青少年，在使用快速启动方法应用 DMPA 时，应告知其有妊娠可能，并指导他们在接受 DMPA 2 周后再次进行妊娠测试。DMPA 失败率小于 0.3%，其长效特点减少了依从性不良的问题，药效具有可逆性，并且没有雌激素相关的副作用，因此 DMPA 对许多青少年来说是一个很具吸引力的避孕选择。DMPA 导致的低雌激素状态抑制了下丘脑 - 垂体 - 卵巢轴，从而降低了雌激素抑制骨质吸收的作用。FDA 在 2004 年发布了一个黑匣子警告，长期使用 DMPA（> 2 年）是导致骨密度下降的原因之一。青春期是骨骼生长高峰的关键时期，所以这一点特别值得关注。目前的建议是，仅不适用其他避孕方法者可长期使用 DMPA。虽然 DMPA 的使用与骨密度降低有关，但有研究表明，停用 DMPA 后，骨密度可恢复。截至目前，还没有研究证实青少年使用 DMPA 导致的骨密度降低是否会增加成年后骨质疏松和骨折的风险。目前的专家共识是，DMPA 的优势超过了理论上在后期骨折的风险。与所有其他避孕方法一样，需要权衡开始和持续使用这种避孕方法的利弊。建议使用 DMPA 的青少年摄取充足的膳食钙（1300mg/d）和维生素 D（400IU/d），避免吸烟，并定期进行负重体育活动，以保持骨骼健康。DMPA 的其他副作用包括月经不规律、体重增加（通常在使用的前两年为 5 磅 / 年），以及情绪变化。

3）植入式避孕药：青少年通常使用前述的短效激素避孕法。然而这些方法的失败率相对较高（参见表 4-19），持续使用率较低。较高的失败率和较差的续用率影响了青少年短效避孕方法的有效性。长效避孕方法（LARC）失败率和停用率较低，包括植入式避孕药、宫内节育系统和宫内节育器。在一项比较短效避孕药和 LARC 的 1 年持续使用率的研究中，短效方法的持续使用率为 55%，LARC 为 86%。使用短效避孕药相关的意外妊娠率比使用 LARC 的高 22 倍。应鼓励青少

年将LARC视为预防意外妊娠、短期内重复妊娠和流产的最佳方法。

Nexplanon是一种单棒植入式LARC，它含有依托孕烯（去氧孕烯的代谢物）。Nexplanon还含有硫酸钡，使其不透射线。该药采用皮下注射方式给药，高效避孕效果可持续3年，失败率低于1%。Nexplanon像DMPA一样抑制排卵和增加宫颈黏膜厚度，但不会抑制卵巢雌二醇的产生，也不会导致雌激素水平低下。骨密度降低的风险比DMPA低。放置时间应该在月经期的前5d，对于正在正确使用其他激素类避孕方法的女性，可在任意时间放置。适当的放置时机可以最大限度地减少用药女性正处于早孕期间的可能性，也可减少在非妊娠女性中因放置时间过晚导致无法在首个使用周期中抑制排卵的可能。在临床试验中，不规律出血是终止使用的最常见原因。这种不规律出血的出血量与女性月经期相似，但出血时间不规律且不可预测。其他副作用包括头痛、体重增加、粉刺、乳房疼痛和情绪不稳定。移除该药后很快恢复生育能力。对于体重指数超过理想值130%的女性，Nexplanon的疗效尚未证实，理论上可能对这些女性效果较差。长期服用肝酶诱导剂的女性不推荐使用这种植入剂，因依托孕烯浓度可能会大幅降低。

4）宫内节育系统和宫内节育器：宫内节育系统（intrauterine system，IUS）和宫内节育器（intrauterine device，IUD）是被批准用于未产和经产青少年的LARC，具有很高的效用，其失败率低于1%。释放孕激素左炔诺孕酮的IUS有四种：Mirena，每天释放20μg的左炔诺孕酮，避孕效果最长可达5年；Skyla，平均每天释放6μg，效用最长可达3年；Liletta，最初释放18.6μg/d，在置入3年后逐渐下降到12.6μg/d，避孕效果长达5年；Kyleena，置入24d后的释放率为17.5μg/d，5年后下降到7.4μg/d，避孕效果达5年。左炔诺孕酮宫内节育器具有多种避孕作用，包括增加宫颈黏膜厚度、抑制精子获能和存活、抑制子宫内膜、抑制某些女性排卵。鉴于左炔诺孕酮在IUS装置中的避孕作用主要是由于其局部作用而不是全身吸收，因此并不能持续抑制排卵，可能有与正常排卵有关的囊肿形成。不规则出血在植入后的前几个月很常见，因为子宫内膜抑制作用需要几个月的时间才能形成。随后出血明显减少，可能出现继发性闭经。其他副作用包括腹部和（或）盆腔疼痛、痤疮、卵巢囊肿和头痛。除了避孕作用，有使用宫内节育系统的女性表示痛经症状减轻，子宫内膜异位症疼痛减轻。在置入过程中痉挛常见，且可能会自发排出。子宫穿孔是置入过程中的罕见风险。

铜T380A宫内节育器ParaGard不含激素，可以提供长达10年的避孕作用。它的避孕作用为释放铜离子。释放铜离子会抑制精子的迁移并促进发生无菌炎症反应，这种炎症反应对精子和卵子有毒性作用，并且可以阻碍受精卵着床。月经期疼痛和大出血是最常见的停药原因。

关于IUS和IUD使用的一个常见误解是它们增加了盆腔炎的风险。目前研究表明，盆腔炎的风险高于基线仅发生在置入后的前20d内。使用IUS和IUD也未被证实会增加输卵管性不孕或异位妊娠的风险。放置IUS/IUD的禁忌证包括既往3个月内妊娠、盆腔炎或流产后脓毒症，现症性传播疾病、化脓性宫颈炎、未确诊的异常阴道出血、生殖系统恶性肿瘤、子宫畸形或子宫肌瘤导致宫腔扭曲。对IUS/IUD的任何成分过敏都是禁忌证。铜代谢紊乱[肝豆状核变性（Wilson病）]患者不应使用含铜的宫内节育器。青少年应该在放置IUS和IUD前筛查性传播疾病。

（5）紧急避孕（emergency contraception，EC）：是在无保护或保护不足的性交后防止妊娠的唯一避孕方法（表4-24）。EC的适应证包括无保护的阴道性交、避孕失败（避孕套破裂、漏服3粒及以上的COC，避孕贴片脱落，摘除阴道环，或DMPA注射延迟），以及性侵犯后。EC药物包括FDA标记和批准作为EC使用的产品（左炔诺孕酮和醋酸乌利司他）和COC的“超说明书适应证”使用（Yuzpe法）。

左炔诺孕酮EC是一种仅含黄体酮的单药疗法，它含有1.5mg左炔诺孕酮，使用方法为在无保护的性交后立即服用。左炔诺孕酮EC的确切机制尚不清楚，目前认为可以抑制排卵，干扰卵泡发育，或阻碍黄体的成熟。EC不会致畸，也不会中断已经植入子宫内膜的妊娠。因此，不需要在使用前进行妊娠测试。建议在无保护措施的性交后72h内服用这些产品。人们对EC进行了无保护性交后120h的研究，其效力随着时间的推移而减弱。如果在24h内使用，EC的有效率为90%；如果在72h内使用，有效率为75%；如果在120h内使用，有效率约为60%。因此，建议在无保护措施的性交或避孕失败后尽快服药是很重要的。EC可以防止约80%的可能的意外妊娠，并且EC也应该作为性行为活跃青少年的预见性指导的一部分。17岁以上的青少年无需处方即可在柜台购买这些产品，但实际购买时不需要年龄证明。应在服用EC后10～14d进行随访，以进行妊娠测试、性传播疾病筛查及有关生殖健康和避孕用法的咨询。获取有关信息资源请访问http：//ec.princeton.edu/index.html。

如果无法获取获批的EC药物，某些含有左炔诺孕酮或炔诺孕酮的COC也可用于紧急避孕，使用方法为间隔12h的两剂法；这种方法被称为Yuzpe法

（表 4-24）。在服用含有雌激素的药物前 30min 服用止吐药可能有助于防止恶心。在开具 EC 处方和服用 EC 之前，不需要进行妊娠测试。

乌利司他，商品名为 Ella，为处方药，是一种含有 30mg 醋酸乌利司他的单药片剂，可以在无保护性行为后 120h 内使用。乌利司他与黄体酮受体结合，起到抑制黄体酮的作用。与左炔诺孕酮 EC 不同的是，在服用乌利司他之前必须进行妊娠测试，因妊娠早期使用该药可能有流产风险。还应建议使用者，如果服用药物后月经时间推迟 7d 以上，就应该进行妊娠测试。如果使用后 3 ～ 5 周出现严重腹痛，应进行异位妊娠相关评估。

在无保护措施的性交后 5d 内放置 ParaGard（一种铜质宫内节育器）是美国可用的另一种紧急避孕方法。

表 4-24　紧急避孕药

仅含孕酮	单剂
Plan B One-Step，Take Action，Next Choice One Dose，My way	1 片
醋酸乌利司他	单剂
Ella	1 片
雌孕激素	12h 重复
Ovral，Ogestrel	2 片白色药片
Levlen，Nordette	4 片橙色药片
Lo/Ovral，Low-Ogestrel，Levora，Quasense，Cryselle	4 片白色药片
Jolessa，Portia，Seasonale，Trivora	4 片粉色药片
Triphasil，Tri-Levlen	4 片黄色药片
Seasonique	4 片淡蓝绿色药片
Enpresse	4 片橙色药片
Alesse，Lessina，Levlite	5 片粉色药片
Aviane	5 片橙色药片
Lutera	5 片白色药片

译者注：表内英文均为品牌名称

7. 妊娠相关问题　在美国，每年约有 45.6 万名 20 岁以下的妇女妊娠。其中绝大多数属于意外妊娠。其中活产比例约 61%，流产比例为 14%，约 25% 年轻女性在意外妊娠后选择人工流产。在美国，年轻女性妊娠率和出生率在过去 20 年里都在稳步下降，这是由于年轻人更容易获得避孕药和 LARC。2018 年，青少年生育率为每千名女性生育 17.4 名婴儿，是自 1991 年最高生育率 61.8 以来各种族有史以来的最低水平。然而，尽管有下降趋势，各种族间差异依然存在，非西班牙裔白种人青年女性妊娠率不到非西班牙裔黑种人和西班牙裔青年女性的一半。社会经济地位较低和母亲受教育程度较低是年轻女性妊娠的危险因素。

（1）临床表现：妊娠是继发性闭经最常见的原因，即使只是一次月经推迟也应该考虑到该可能性。年轻女性否认妊娠的比例高，还未确诊妊娠的女性就可能会出现腹痛、恶心、呕吐、乳房压痛、尿频、头晕或其他非特异性症状。社会 - 经济状况不佳也会导致延误诊断和早孕期检查。妊娠的年轻女性可能害怕伴侣的暴力或家人抛弃，临床医生应该降低确诊妊娠的门槛。

（2）诊断：β-hCG 亚单位特异的酶联免疫吸附试验试剂盒对小于 50mIU/ml 血清 hCG 较为敏感，可在不到 5min 的时间内对尿液（最好是当天的第一次排尿，因其更浓缩）进行检测，对几乎所有月经推迟患者的检测都是准确的。血清放射免疫分析法也是 β-hCG 亚单位的特异性方法，在受精后 7d 内可以得到准确结果。因为这种定量检测的方法可以随着时间而变化，并可与相应孕龄的正常范围进行比较，有助于排除异位妊娠或先兆流产。在妊娠的前 6 ～ 7 周，血清 hCG 约每 2 天翻一倍，并且在 hCG 水平为 1000 ～ 2000mIU/ml 的情况下，可以通过阴道超声来明确孕囊。妊娠的日期从 LMP 的第一天开始。预产期可通过 LMP 加 7d，减去 3 个月，再把年份加 1 来计算。在没有准确的 LMP 的情况下，可以通过超声检查来确认是否存在宫内妊娠和准确的日期。对于无症状的年轻女性，在妊娠诊断时不必进行窥器检查。如果有阴道出血、阴道分泌物异常、盆腔疼痛或腹痛，则需要进行窥器检查。鉴别诊断包括感染、流产、异位妊娠和其他妊娠早期疾病。在双合诊中，8 周孕龄子宫约为橙子大小，12 周子宫约为葡萄柚大小。孕 12 周时在耻骨联合处可触及子宫底，16 周时在耻骨联合和脐之间可触及子宫底，20 周时可在脐部触及。子宫小于预计孕周的原因可能为日期不准确、假阳性、宫外孕、不全流产或流产。子宫比预期的大可能是由于日期不准确、双胎妊娠、妊娠黄体囊肿。

（3）管理

1）验孕时的咨询：当一名年轻女性来做妊娠检测时，检测前应先明确她期待的结果。如果测试是阳性结果，她会产生怎样的想法。确诊妊娠可能会使她感到震惊、恐惧、焦虑、幸福，或者很可能是多种情绪的结合。临床医生应与患者讨论所有妊娠选择，包括终止妊娠或继续妊娠，或将婴儿送养。应告知患者做不同选择相应的胎龄和时间范围。如果接诊医生不愿讨论终止妊娠的选择，应为青少年更换为一位可提供全面选择的医务人员进行相关咨询。许多青少年在告知父母并让父母参与此事方面需要得到帮助。确定青少年的人身安全同样重要，如当事人有相关考虑，应当让社会服务机构介入。对于有明确决定的青少年给予其相应的解决途径。如果青少年还处在矛盾之中不能决定，需在1周内随访以确定是否已作出决定。缺少选择和决定机会可能导致不良的妊娠结局。如果患者选择继续妊娠，则应向她提供相应的孕期保健。此外，有关健康饮食、叶酸补充（400μg/d）及避免饮酒、吸烟和其他药物的咨询也很重要。

2）妊娠结局：母亲年龄小、孕前体重低、孕期体重增加不良、孕期保健延迟、母亲抑郁、家庭暴力和社会经济地位低下都是导致低出生体重儿和新生儿死亡率增加的原因。一些年轻女性营养状况差、滥用药物和性传播疾病的高发病率也会增加胎儿预后不良的风险。青少年女性比成年人更容易患先兆子痫、子痫、缺铁性贫血、头盆不称、产程延长、早产和死亡。良好的家庭支持、尽早开始孕期产检和良好的营养可减少这些问题的产生。

青少年母亲及其婴儿的心理社会结局列于表4-25。妊娠的青少年女性需要更多的帮助，如针对年轻母亲的多学科门诊。还处在青春期的母亲在管教孩子时往往更多采用消极、命令式的方式。他们可能缺乏对正常的生长发育过程的了解。医生可以通过日常访视帮助青春期母亲了解到，她们需要遵循孩子的发育规律，调整她们对孩子的预期。

产后避孕咨询和随访可能有助于防止意外妊娠。在无咨询和随访的女孩中，未来两年内第二次意外妊娠的风险约为30%。非母乳喂养的青少年在分娩后6周可以使用联合激素避孕药；即使是哺乳期的青少年，产后也可以立即开始使用仅含孕激素的避孕方法。

（4）异位妊娠：在美国，约2%的妊娠是异位妊娠。青少年的异位妊娠死亡率最高，可能与延误诊断有关。危险因素包括盆腔炎或性传播疾病的病史。反复感染沙眼衣原体和吸烟会增加异位妊娠的风险。受孕时正使用仅含孕激素的避孕方法也会增加异位妊娠的风险，因为孕激素可引起输卵管动力下降。典型的表现是月经推迟、腹痛和阴道出血。有临床表现时尿液妊娠测试通常呈阳性。检查时患者可能有腹部或盆腔压痛、附件压痛和（或）附件包块。子宫通常是正常大小或略增大。结合连续血清hCG定量检测和阴道超声可诊断。患者应紧急转诊至妇产科进行治疗，以避免异位妊娠破裂。异位妊娠破裂属于外科急症，通常表现为休克和急腹症。

表4-25 妊娠对青少年母亲及其婴儿的社会心理影响

母亲	婴儿
与妊娠相关的发病率增加	健康风险增加
• 子痫、贫血、产程延长、早产的风险增加	• 低出生体重或早产的发生率增加
• 流产、死产的发生率增加	• 婴儿死亡风险增加
• 孕产妇死亡率增加	• 5岁时受伤和住院的风险增加
学习成绩下降	受教育程度低
• 高中毕业、上大学或大学毕业可能性低	• 认知能力评分低
• 延迟毕业（平均2年）	• 发育迟缓
职业成就和地位低	• 更易学习落后或需要补习
• 稳定就业的机会减少（随着时间的推移可能有些解决办法）	• 进入高等学府的可能性小
• 工作满意度较低	• 青少年时期学习能力弱，辍学率高
• 低收入和低工资	社会心理后果
• 更加依赖公共援助	• 产生行为问题的风险增加
• 婚姻关系不稳定	• 贫穷
• 单亲率更高	• 高中时期住在单亲家庭的可能性更高
• 早婚（虽然比过去减少）	• 青春期妊娠的风险增加
• 更容易结婚、分居、离婚和再婚	
生育速度加快	
• 意外妊娠率高	
• 非婚生子女增多	
• 生育间隔缩短	
• 形成大型家庭	

（译者：李永钦 毛羽鸽 刘亚男 张 瑞
校稿：刘黎黎）

第 5 章

青少年药物滥用

Paritosh Kaul, MD

药物滥用是一种慢性、进展性疾病。在美国成人使用药物变得如此普遍，以至于许多权威人士称之为正常的行为。在这个阶段，药物使用一般仅限于吸烟或饮酒（所谓的网关药物）的试验体验。在青春期，年轻人期望建立一个独立、自主的形象。他们尝试在家庭和同伴群体的安全范围内尝试各种行为。这个过程通常涉及精神活性药物的使用，这样的行为通常在可接受的文化场景中进行。然而，持续滥用药物是一种不正常的危险行为，有可能危害青少年的发育。

美国精神病学协会概述了判断药物滥用障碍严重程度（severity of substance use disorder，SUD）的标准。最新版本《精神障碍诊断与统计手册》（第 5 版）（DSM-5），已经从以前的术语“药物滥用”和“药物依赖”转移到轻度、中度和重度的 SUD。DSM-5 中描述了该病的 11 个特征。轻度 SUD 患者有 2 ～ 3 个特征，而中度 SUD 患者有 4 ～ 5 个特征，但没有失去控制或强迫症状。严重的 SUD 患者有 6 个以上的特征，包括失去控制或强迫症状。

表 5-1 和表 5-2 列举了主要药物的常见生理效应和中毒症状（可能发生在药物使用的任何阶段）与戒断（依赖症状）。

表 5-1 滥用常见情绪改变药物在各器官 / 系统中的生理效应

眼睛 / 瞳孔	
散瞳	安非他明、MDMA 或其他兴奋剂，可卡因，格鲁米特，曼陀罗，LSD，戒除酒精和阿片类药物
缩瞳	酒精、巴比妥类、苯二氮䓬类药物、阿片类、PCP
眼球震颤	酒精、巴比妥类、苯二氮䓬类药物、吸入剂、PCP
眼球充血	LSD、大麻
流泪	吸入剂、LSD、停用阿片类药物
心血管	
心动过速	安非他明、MDMA 或其他兴奋剂，可卡因，LSD，大麻，PCP，戒除酒精，停用巴比妥类药物、苯二氮䓬类药物
高血压	安非他明、MDMA 或其他兴奋剂，可卡因，LSD，大麻，PCP，戒除酒精，停用巴比妥类药物、苯二氮䓬类药物
低血压	巴比妥类药物、阿片类；直立性低血压：大麻，停用镇静剂
心律失常	安非他明、MDMA 或其他兴奋剂，可卡因，吸入剂，类阿片，PCP
呼吸	
呼吸抑制	阿片类药物、镇静剂、GHB
肺水肿	阿片类药物、兴奋剂
体温	
升高	安非他明、MDMA 或其他兴奋剂，可卡因，PCP，戒除酒精，停用巴比妥类、苯二氮䓬类、阿片类药物
降低	酒精、巴比妥类药物、苯二氮䓬类药物、阿片类药物、GHB

续表

外周神经系统反应	
反射亢进	安非他明、MDMA或其他兴奋剂，可卡因，LSD，大麻，甲喹酮，PCP，戒除酒精，停用巴比妥类药物、苯二氮䓬类药物
反射减退	酒精、巴比妥类药物、苯二氮䓬类药物、吸入剂、阿片类药物
震颤	安非他命或其他兴奋剂、可卡因、LSD、戒除酒精及停用巴比妥类药物、苯二氮䓬类药物、可卡因
共济失调	酒精、安非他明、MDMA或其他兴奋剂，巴比妥类药物，苯二氮䓬类药物，吸入剂，LSD，PCP，GHB
中枢神经系统反应	
过度警觉	安非他明、MDMA或其他兴奋剂，可卡因
镇静、嗜睡	酒精、巴比妥类药物、苯二氮䓬类药物、吸入剂、大麻、阿片类药物、GHB
癫痫发作	酒精、安非他明、MDMA或其他兴奋剂，可卡因，吸入剂，甲喹酮，阿片类药物（特别是哌替啶、右丙氧芬），戒除酒精，停用巴比妥类药物、苯二氮䓬类药物
幻觉	安非他明、MDMA或其他兴奋剂，可卡因，吸入剂，LSD，大麻，PCP，戒除酒精，停用巴比妥类药物、苯二氮䓬类药物
胃肠	
恶心、呕吐	酒精、安非他明或其他兴奋剂，可卡因，吸入剂，LSD，阿片类药物，皮奥特（peyote），GHB，戒除酒精，停用巴比妥类药物、苯二氮䓬类药物、可卡因、阿片类药物

GHB，γ-羟基丁酸；LSD，麦角酸二乙胺；MDMA，亚甲二氧基甲基苯丙胺（摇头丸）；PCP：盐酸苯环利定

经许可引自 Schwartz B, Alderman EM: Substances of abuse. Pediatr Rev 1997 June; 18(6): 204-215.

表5-2 滥用常见影响情绪药物的影响

药物	药理学	中毒	撤药	长期使用
酒精（乙醇）	镇静作用：10克/杯饮料：12oz啤酒，4oz葡萄酒，1.5oz白酒；一杯酒能使血液水平升高约0.025g/dl（根据体重变化）	法定浓度：0.05～0.1g/dl（各州不同） 轻度（＜0.1g/dl）：解除抑制、兴奋、轻度镇静、协调受损 中度（0.1～0.2g/dl）：精神状态和判断力受损、言语不清、共济失调 严重： ＞0.3g/dl：混乱、昏迷 ＞0.4g/dl：昏迷、呼吸抑制	轻度：头痛、震动、恶心和呕吐（“宿醉”） 严重：发热、出汗、癫痫发作、激动、幻觉、高血压、心动过速、震颤性谵妄（慢性使用）	肝炎、肝硬化，心脏疾病，韦尼克（Wernicke）综合征；科萨科夫（Korsakoff）综合征
大麻	THC、4%～6%的大麻、20%～30%的大麻	低：欣快、放松、思维受损 高：情绪变化、人格解体、幻觉 毒性：恐慌、妄想、偏执、精神病	易怒、睡眠紊乱、震颤、眼球震颤、厌食、腹泻、呕吐	咳嗽、男性乳房发育、低精子数、不孕症、无动机综合征、冷漠
可卡因	兴奋作用；释放生物胺，浓度随制备和给药途径的不同而变化	高度警觉、精力增加、自信、失眠、焦虑、偏执、瞳孔扩大、震颤、痉挛、高血压、心律失常、心动过速、发热、口干 毒性：昏迷、精神病、癫痫、心肌梗死、卒中、体温过高、横纹肌溶解	渴望毒品、抑郁、烦躁、易怒、嗜睡、颤抖、恶心、饥饿	鼻中隔溃疡、鼻出血、肺损伤、静脉途径使用药物
阿片类药物（海洛因、吗啡、可待因、美沙酮、阿片、芬太尼、哌替啶、右丙氧芬）	镇静作用；与中央阿片受体结合，随药物浓度变化	兴奋、镇静、思维障碍、低血压、瞳孔缩小、尿潴留 毒性：低血压、心律失常、呼吸抑制、神志恍惚、昏迷、癫痫发作、死亡	只有在规律使用＞3周后：渴望毒品、流涕、肌肉疼痛、腹泻、焦虑、颤抖、高血压、心动过速	静脉用药：蜂窝织炎、心内膜炎、栓塞、HIV感染

续表

药物	药理学	中毒	撤药	长期使用
安非他明	兴奋作用；拟交感神经	兴奋、高度警觉、亢奋、高血压、心律失常、发热、面红、瞳孔扩大、震颤、共济失调、口干	嗜睡、疲劳、抑郁、焦虑、做噩梦、肌肉痉挛、腹痛、饥饿	偏执、精神病
MDMA（摇头丸）	兴奋作用、致幻作用；释放5-羟色胺、多巴胺和去甲肾上腺素；神经递质再摄取抑制剂；增加多巴胺合成；抑制MAO	同情心、欣快感增强，能量和自尊心增强，心动过速，高血压，精神运动动力增加，感觉增强，幻觉，难以集中注意力和保留信息，头痛，心悸，面红，体温过高 毒性：精神病、昏迷、癫痫发作、颅内出血、脑梗死、心脏停搏、肺水肿、多系统器官衰竭、急性肝肾衰竭、ARDS、DIC、SIADH、死亡	无	偏执性精神病
GHB（液体摇头丸）	镇静作用，内源性CNS递质；影响多巴胺能活性，高水平的GABA-B活性	10mg/kg：睡觉 30mg/kg：记忆丧失 50mg/kg：全身麻醉 毒性：CNS和呼吸抑制、进攻性、癫痫、心动过缓、呼吸暂停	只在每天3h的慢性持续应用后出现症状 早期：轻度颤抖、心动过速、高血压、出汗、中度焦虑、失眠、恶心、呕吐 进展期：精神错乱、谵妄、幻觉，自主神经不稳定、死亡	Wernicke-Korsakoff综合征
镇静催眠药（苯二氮䓬类、巴比妥类、甲喹酮）	镇静作用	镇静、昏睡、说话含糊、瞳孔缩小、低血压、精神病、癫痫 毒性：神志恍惚、昏迷、心脏停搏、癫痫、肺水肿、死亡	只有在使用数周后出现：兴奋、谵妄、精神病、幻觉、发热、潮红、高血压/低血压、死亡	偏执
致幻剂（LSD、peyote、麦司卡林、蘑菇、肉豆蔻、曼陀罗）	抑制5-羟色胺的释放	错觉、人格解体、幻觉、焦虑、妄想、共济失调、散瞳、高血压、口干 毒性：昏迷、恐怖、恐慌、“疯狂的感觉”	无	幻觉重现
苯环利定	解离性麻醉	低剂量（< 5mg）：错觉、幻觉、共济失调、高血压、面红 中等剂量（5～10mg）：高热、流涎、肌阵挛 高剂量（> 10mg）：强直、癫痫、心律失常、昏迷、死亡	无	幻觉重现
吸入剂（甲苯、苯、烃类和氟碳化合物）	最初刺激症状，然后由兴奋进展为抑制	兴奋、眩晕、判断障碍、共济失调、鼻漏、流涎、幻觉 毒性：呼吸抑制、心律失常、精神恍惚、昏迷、谵妄、猝死	无	对神经系统、肝脏、心脏、肾脏、大脑造成永久性损伤
尼古丁	释放多巴胺，每根烟含1mg尼古丁	放松、心动过速、眩晕、厌食	对毒品的渴望、易怒、焦虑、饥饿、注意力受损	对肺脏、心脏、心血管系统造成永久性损伤
合成代谢类固醇[a]	结合类固醇受体堆积作用：同时使用多种类型 金字塔式作用：增加剂量	肌肉体积、力量、耐力增加，动力增加，性腺功能减退，精子数量减少，男性乳房发育，性欲减退，女性男性化，月经不调，肝炎，骨骺线提前闭合，攻击性	渴望毒品、烦躁不安、易怒、抑郁	肌腱断裂、心肌病、动脉粥样硬化、肝紫癜症（口服活性的睾酮C17衍生物对肝脏的毒性尤为明显）

ARDS，急性呼吸窘迫综合征；CNS，中枢神经系统；DIC，弥散性血管内凝血；GABA，γ-氨基丁酸；GHB，γ-羟基丁酸；HIV，人类免疫缺陷病毒；LSD，麦角酸二乙胺；MAO，单胺氧化酶；MDMA，亚甲二氧基甲基苯丙胺；SIADH，抗利尿激素分泌失调综合征；THC，δ-9-四氢大麻酚

a 尽管有常规的假设，但科学研究表明合成代谢类固醇不会改善有氧运动成绩，而且只有对于开始使用类固醇前接受过举重训练及继续训练和食用高蛋白饮食的运动员，才有增加力量的作用

一、药物滥用问题的范围

目前关于美国青少年药物滥用流行情况的最佳信息来源是“监测未来”研究（2019），该研究以美国 44 500 名 8 年级、10 年级和 12 年级学生为样本，跟踪了药物滥用相关的行为。这项研究可能低估了药物滥用问题的严重性，因为它排除了高危青少年群体——辍学者、逃学者和少年司法人员系统的青少年群体。另外两项定期调查是对 9 ～ 12 年级学生的青少年危险行为调查（每半年 1 次）和对 12 岁或 12 岁以上个体进行的基于家庭的计算机辅助访问的全国药物使用和健康调查。美国青少年药物滥用在 20 世纪 60 年代和 70 年代有所上升，80 年代有所下降，90 年代达到顶峰，并在 21 世纪初有所下降。从最近的“监测未来”调查（2018 年数据）得出最重要的发现是，青少年吸烟的人数急剧增加。吸食尼古丁、大麻和调味剂这 3 种特定药物是一种相对较新的现象，吸食人数在 2018 年大幅增加；研究项目“监测未来”研究所追踪的所有药物中，这 3 种药物的吸食增长速度最明显。电子烟迅速成为年轻人最常用的烟草产品，很大程度上是受电子烟公司的营销和广告推动。电子烟是一种电池驱动的设备，其设计目的是将液体加热成可吸入的气溶胶。该气溶胶可含有尼古丁、甘油、丙二醇、甲醛、镉、苯甲酸、铅、大麻、铬、镍、不同香料和其他化学药物。Juul Labs 公司生产的豆荚电子烟使用的是一种盐基尼古丁，这种电子烟很受欢迎。鉴于大多数电子烟都含有尼古丁，而且尼古丁是一种高度成瘾的药物，这对近几十年来在青少年药物滥用方面取得的来之不易的成果构成了严重威胁。

“监测未来”调查等显示，在美国酒精是最常被滥用的物质。青少年通常在中学或初中之前开始试用酒精。男孩比女孩更普遍。白种人中最常见，西班牙裔和美洲原住民中不太常见，在黑种人和亚洲人中最少见。近 2/3（59%）的青少年在高中毕业前有过饮酒。约 1/10（9%）的八年级学生和 46% 的高中生称他们一生中至少喝过一次酒。大麻是美国最常用的非法毒品。第一次接触大麻和毒品通常发生在初中或高中早期，具体如表 5-2 所示。2018 年来自 12 年级学生报告的终生大麻使用率为 29.7%。在 2011 年之前，每天吸食大麻的人数在持续增加，此后有所下降，3% 的高中生每天或几乎每天都在吸食大麻。合成大麻，通常被称为香料和 K-2，在 2011 年被美国毒品执法局列入名单。尽管有这种干预，合成大麻的年使用量仍保持在 11.5% 的水平，成为仅次于大麻的第二应用广泛的非法药物。最近的“监测未来”调查显示，大麻的日使用率和年使用率，以及任何非法药物的年使用率几乎没有变化。几年来，每年大麻使用率一直保持在 36%。在过去的十年里，麦角酸二乙胺（LSD）、甲基苯丙胺和可卡因的使用都有所减少。最近，摇头丸的使用在减少几年之后又有所增加。

阿片类药物使用的增加是美国的另一个重要趋势。这个问题涉及一系列的行为问题，从阿片类药物滥用（定义为以非医生处方的方式服用阿片类药物）到非法阿片类药物（如海洛因）或合成阿片类药物（如芬太尼）的使用。滥用阿片类药物通常开始于处方类阿片药物，在那些有海洛因使用史的人群中，大多数人报告第一次接触阿片类药物是处方阿片类药物。青少年通常从家人或朋友那里获得阿片类药物，或是因为身体疾病原因服用处方阿片类药物。对青少年来说，牙科就诊是获取阿片类药物处方的主要来源，使用这些处方药物可能会增加随后滥用阿片类药物的风险。在一项研究中，每 10 名高中生中就有 1 人报告说有过非医用使用处方类阿片类药物，近一半（45%）的高中生在过去一年中使用过阿片类药物“缓解身体症状”。在 2016 年，尽管在 12 年级学生中维柯丁的使用率下降至 2.9%，但它仍然是使用最广泛的非法药物之一。

在过去 10 年中，在青少年中，娱乐性使用其他处方药与非处方咳嗽和感冒药的情况也有所增加。总体来说，精神治疗药物（安非他明、镇静剂、安神药和海洛因以外的麻醉品）占了美国药物问题的很大一部分。用于治疗慢性疼痛、抑郁、焦虑和注意缺陷多动障碍的药物都可能被滥用。

研究表明，药物在青少年中的流行程度，受其感知到该药物的风险和受益变化的影响。例如，在 2006 年之前，吸入剂的使用一直在增加。直到 2006 年，用药经验和药物的宣传教育都使人们意识到这些药物是“危险的”。随着对药物的危险意识的降低，旧的药物可能会被再次大量使用。这个过程被称为“代间遗忘”。现今，LSD、吸入剂和摇头丸的再次使用都反映了代间遗忘的影响。在美国有些州大麻的使用是合法的，这可能会扩大药物滥用问题的范围和广度。最近的一项药物滥用项目的研究表明，青少年使用医用大麻的人数有所增加。美国儿科学会（AAP）重申其立场，反对大麻合法化和反对“医用大麻”；它提出了一些建议，以保护那些将大麻医用或娱乐用合法化的州中的儿童和青少年。

补充剂的使用和滥用：使用补充剂或特殊饮食来提高运动成绩的历史可以追溯到古代。现今，许多专业和业余运动员使用能量（提高性能）补充剂，试图提高成绩。青少年最常用的产品是合成代谢雄激素、类固醇激素前体、肌酸、人类生长激素、利尿剂和蛋白质补充剂。合成代谢类雄激素增加力量和减轻体重，并减少肌肉分解。然而，它们可以引起相关副作用，包括痤疮、肝癌、高血压、骨骺过早闭合、韧带损伤和性早熟。在女性中，它们可以导致多毛、男性样的秃顶和男性化；对于男孩，它们会导致男性乳房发育和睾丸萎缩。简单地说，肌酸增加力量并提高运动表现，但在短暂的高强度运动中可能导致脱水、肌肉痉挛，并有潜在的肾毒性。人体生长激素可以促进减轻体重和减少脂肪质量，但对力量和运动成绩的影响有限。潜在风险包括面部粗糙和心血管疾病。力量型运动员（如举重运动员）使用蛋白粉和奶昔来增强肌肉的修复和增加肌肉质量。摄入的蛋白质量常显著超过举重运动员和其他耐力训练运动员的每日推荐摄入量 [1.6 ～ 1.7g/（kg・d）]。过量摄入蛋白质不会增加肌肉力量或肌肉质量，在伴有潜在肾功能不全的情况下，会引发肾衰竭。AAP 警告不要使用功能增强的药物。

随着使用补充剂和中草药的增加，对儿科保健人员来说，熟悉它们常见的副作用变得越来越重要。互联网已经成为这些产品的信息来源和销售渠道。这些产品容易获得，青少年认为其低风险和低成本，这些都明显增加了其滥用药物的可能性。

二、发病数据

在美国，使用和滥用酒精或其他改变情绪的药物与青少年的主要死因（即机动车事故、意外伤害、他杀和自杀）密切相关。药物滥用也与身体虐待和性虐待有关。药物的使用和滥用还会导致其他高危行为，如不安全的性行为、意外妊娠和性传播疾病。青少年也可能参与贩卖毒品。

表 5-2 列出了与烟草、酒精和可卡因有关的风险。已经证实电子烟会对心脏、肺和血管有害。尼古丁还会改变青少年大脑的化学药物，使其容易上瘾和使用其他药物。青少年使用尼古丁会导致其对尼古丁产生依赖，增加他们患精神问题的风险。美国心理学会指出，依赖尼古丁的吸烟者患精神病、抑郁障碍、焦虑和谵妄的可能性是不依赖尼古丁的吸烟者或从未吸烟者的 8 倍。由于电子烟只有 10 年的使用史，其长期危害还不得而知。此外，不太为人所知的是，现今青少年使用最多的非法毒品大麻和合成大麻相关的长期和短期共患病还不确定。大麻中的活性成分 δ-9- 四氢大麻酚（THC）会短暂引起心动过速、轻度高血压和支气管扩张。经常使用大麻会造成与吸烟者相似的肺部变化。大量使用大麻会降低两性的生育能力并损害免疫功能。它还与认知、学习、协调和记忆的异常有关。大量使用大麻可能是导致动机综合征的原因，其特征是环境刺激不能引起其注意及以目标为主导的思维和行为受损。与偶尔吸食或不吸食大麻相比，青少年时期早期和频繁吸食大麻精神问题的发生率较高。最近对没收的大麻进行的分析显示，四氢大麻酚的浓度不断上升，并且其内掺入了其他药物。

大麻合法化后，针对其对青少年和儿童人群影响的评估才刚刚开始。一项观察显示，大麻的危害性有所下降。青少年通常认为吸食大麻没有什么问题；相反，他们可能相信它有医学和治疗用途。此外，妊娠青少年吸食大麻的频率是未妊娠青少年的 1.8 倍。他们也比妊娠的成年人使用得更多。家庭中存在的大麻产品也会导致年幼儿童接触和意外使用率增加。科罗拉多州一项关于大麻使用合法化的研究表明，大麻使用合法化，导致每 10 万人中与大麻相关的住院人数从 274 人（2010 年）增加到 593 人（2015 年），与大麻相关的精神卫生急诊室就诊的人数增加了 5 倍。与大麻接触相关的急诊室电话增加了 79.7%。随着越来越多的州将大麻合法化，继续评估大麻使用的潜在后果将是很重要的。许多与大麻合法化有关的问题在美国药典技术报告（见下文）中有详细说明，美国各州的医用大麻政策也在 AAP 网站上有概述（参考下文）。

青少年获取和使用摇头丸的情况再次增加。长期服用摇头丸会导致瞬时和延迟记忆的进行性衰退，与情绪、睡眠和食欲的改变也有关，这些改变可能是永久性的。即使是第一次使用的人也可能会患上与精神分裂症毫无区别的明显的精神病。长期使用可导致不可逆性心肌病、非心源性肺水肿和肺动脉高压。急性过量用药可导致高热和多器官系统衰竭。

产前和环境中接触到滥用的药物也会给胎儿带来健康风险。父母吸烟与新生儿低出生体重、婴儿猝死综合征、毛细支气管炎、哮喘、中耳炎和急性损伤有关。孕妇在妊娠期间使用大麻会增加婴儿猝死综合征的风险。宫内接触酒精可导致胎儿畸形、宫内生长受限和脑损伤。

三、预测从药物使用到药物滥用的进程

最初，大多数青少年间歇性或试验性地使用调节情绪的药物。儿科保健工作者面临的挑战是识别警示信号，及早识别潜在的滥用者，并在急性或慢性使用药物导致发病之前进行有效的干预。预测从使用到滥用药物的进程最好是在生物 - 心理 - 社会模型中进行观察。药物滥用会导致个体出现个人和社会适应不良的表现，后者会造成个体药物滥用。由于表 5-3 所列风险因素的数量与药物滥用的频率之间存在直接关系，因此组合的风险因素是预测风险的最佳指标。即便如此，大多数具有多重风险特征的青少年也未发展为药物滥

用。目前还不清楚为什么只有少数年轻人表现出高危症状。表 5-3 所列的特征会影响到药物滥用，但据推测，表 5-3 所列的保护因素会使大多数青少年在更大程度上具有应对压力的弹性的社会适应方式。熟悉表 5-3 中列举的风险领域，将有助于医生识别最容易发展为药物滥用及最需要咨询的青少年。

表 5-3　从药物使用到药物滥用的影响因素

风险因素	潜在的保护性因素
社会和社区	
媒体鼓励的药物使用	定期参加教会活动
容易获取非法药物	支持社会规范和价值观
极度经济贫困	严格执行禁止未成年人使用药物和成年人滥用药物的法律
邻里关系混乱、拥挤不堪	社区资源，成年人的支持
对合法和非法药物使用的容忍	
学校	
对读书或教育缺乏责任感	对读书或教育有强烈的责任感
旷课	对将来有明确的目标
学业失败	专心于学业
早期持续的行为问题	
家庭	
药物滥用和其他非常规的行为模式	传统行为模型
功能失调的养育方式，过分地权威或放纵	对父母的依恋
家庭冲突明显，家庭成员之间亲密关系较少	家庭凝聚力强
	有教养的养育方式
同龄人	
小学阶段的同伴排斥	与同学相处融洽
同龄人中药物滥用现象很普遍	有节制的朋友
同龄人的态度倾向与喜欢药物滥用和非常规的行为方式	同龄人的态度倾向于传统的行为
个人	
遗传倾向	积极的自我概念、良好的自尊
心理诊断（注意缺陷多动障碍、反社会人格）	不容忍偏离正常的行为
抑郁和自卑	内部激励，负责解决问题
异化与反叛	
性虐待或身体虐待	
早期发生的偏离正常的行为或违法行为	
早期开始性行为	
攻击性	

四、药物滥用评估

诊断要点和主要特点

- 疑似药物滥用的迹象，包括逃课、成绩不及格、人际关系问题、犯罪、抑郁情绪、慢性疲劳和无法解释的身体不适
- 共患病，尤其是精神障碍，如情感障碍、焦虑症和狂躁症，在药物滥用患者中很常见
- 当心理社会历史表明存在药物使用的可能性时，收集有关问题的程度和情况的信息
- 患者的行为功能障碍和（或）身体状况应引起足够的关注，明显超过药物检测的伦理和实际缺点时，应保留药物筛查

1. *诊室检查*　AAP 建议将筛查、短暂干预和转诊治疗（SBIRT）作为儿童常规健康中识别药物滥用的通用框架。综合的、基于算法的 SBIRT 筛查的三个主要目标是，确定青少年是否有过饮酒或吸毒；确定青少年在药物使用谱系上的位置；医生与青少年的父母就孩子药物史开始进行简短的讨论，并通过动机性访谈模式为他们提供教育、建议和转诊。

该框架的一个重要目标是确定青少年药物使用的范围，从有节制到危险地使用药物，再上升到 SUD 水平。鉴于药物滥用的高发率及其早期症状和体征轻微，总体上的心理社会评估是筛选青少年药物滥用的最佳方法。在信任和保密的前提下，医生应向患者提问常规筛查性问题，并对药物滥用保持警惕。医生应该知道药物滥用者可能对筛查问题否定回答居多。可能滥用药物的线索包括逃课、成绩不及格、人际关系问题、犯罪、抑郁情绪、慢性疲劳、反复腹痛、胸痛或心悸、头痛、慢性咳嗽、持续性鼻涕和反复出现的咽喉痛。药物滥用应纳入所有行为问题、家庭、心理社会和躯体问题的鉴别诊断里。对于有药物成瘾或滥用的家族史的儿童，应提高对其药物滥用的关注度。带有香烟或酒精标识的 T 恤衫和帽子等物品，也应该是一个危险信号，因为拥有这些物品的青少年更可能使用其宣传的产品。儿科医生在急诊科室、创伤科或监狱看患者时，对药物滥用应保持高度的警惕。

在初级保健机构里，对青少年进行药物滥用筛查最大的障碍是时间不足和缺乏培训。如果时间不允许进行更详细的调查，可以使用简短的调查表。在初级保健机构中严格使用的筛选工具是 CAGE 问卷。CAGE 是一种帮助记忆的方法，它来源于对患者提出的关于药物使用的前四个问题：是否需要减少药物用量？如果被问到这一问题，是否会感到烦恼？对使用药物 / 酒精是否感到内疚？是否需要药物 / 酒精来提神？ 2 分或 2 分以上高度暗示药物滥用。尽管 CAGE

问卷是成年人酗酒的筛查工具，但也可用于收集儿童患者及其密切接触者（如父母和哥哥姐姐）使用其他影响情绪的药物的信息。临床医生可能会发现，使用这样的问卷，对于激发患者探讨其对药物使用情况的自我认知是有帮助的。例如，如果一个青少年承认以前曾尝试减少饮酒，这就提供了一个机会来询问是什么原因让他尝试减少饮酒。不幸的是，尽管有筛查青少年药物滥用的相关指导建议，最近的研究表明，临床医生通常不会常规地向青少年询问或建议有关药物使用的问题。

利用 SBIRT 框架，儿科医生应该集中他们的简短干预策略，以降低现用药物使用相关的风险，并进行动机性访谈，让青少年参与他们的 SUD 治疗。这种以患者为中心的试图减少伤害的策略，侧重于在患者接受治疗期间发现其危险行为，目的是发现他们的问题，认识到他们的内在力量和想要变好的动机，尊重他们的权利，并与年轻人合作制订个性化的健康促进方案。医生在动机性访谈模式中提供教育、建议，必要时给予联系转诊。伤害减少联盟（https://harmreduction.org）拥有大量可用于初级保健机构的资源。

2. *诊断* 当心理社会史表明青少年有可能使用药物时，诊断性访谈的主要任务与评估其他医疗问题时相同（表 5-4）。

表 5-4 药物滥用的积极心理社会筛查评估

1. 通过以下问题确定问题的严重程度：
● 开始使用药物的年龄
● 现阶段在使用哪些药物
● 药物使用的环境
在哪里？
何时？
与谁？
● 药物使用的程度
多久一次
多少量（数量）？
有哪些相关症状（如耐受性、戒断）?
● 结果
患者从使用药物兴奋中获得什么受益?
患者使用药物兴奋时是否会出现危险情况?
患者是否有使用药物兴奋时做出事后后悔的行为？
2. 确定问题的原因

首先，收集有关药物滥用问题的程度和应用环境的具体信息。通过多项选择题来获取信息是一种有用的技巧。例如，“当你兴奋的时候，有什么好的事情发生在你身上吗？我的一些患者喜欢兴奋，因为他们感觉很好；其他人发现这有助于他们放松及改善与朋友间的交际；一些人发现这有助于他们忘记自己的问题。这些事情对你来说是真的吗？”

其次，医生应该确定为什么患者已经从药物滥用的开始阶段发展到持续或维持阶段。在药物滥用的不同阶段，其原因可能不同。虽然交往的同龄人的群体特性是早期和中期青少年药物使用的最佳预测因素之一，但在年龄较大的青少年和青壮年中并非如此。

虽然很少有儿童和青少年会长期滥用药物而出现明显的症状和体征，但通过身体检查寻找这些症状是很重要的。阳性的身体检查结果可以作为一种工具，识别患者的“否认”行为，并使患者理解酒精或药物使用或滥用的严重性。

3. *共病* 特别是其他精神疾病，在药物滥用的患者中很常见（表 5-5）。情感障碍、焦虑障碍和躁狂症与酒精和药物依赖关系最为密切。注意力不集中 / 多动也与青少年药物滥用密切相关。患有抑郁症的青少年可能会通过吸毒来获得快感，但这种方式的自我安慰可能会加重他们的潜在症状。虽然有时很难确定哪个疾病是原发的，但重要的是儿科医生要认识到有共病的可能，并提供适当的治疗。最后，除了识别精神疾病类的合并症外，医生还须识别类似药物戒断或中毒症状的躯体疾病。

表 5-5 青少年药物滥用常见相关共病

1. 注意缺陷多动障碍
2. 双相情感障碍
3. 抑郁障碍
4. 焦虑症（常伴有抑郁症）

4. *药物筛查* 使用血液和尿液检测来检测药物滥用是有争议的。一致的看法是，在患者的行为功能障碍引起了足够的关注，超过进行测试本身的实际和伦理方面的缺点时，应考虑进行药物筛查。AAP 建议在特定的情况下进行药物筛查（如急诊科遇见莫名其妙木呆的患者），但不鼓励常规筛查，原因如下：①自愿筛查的患者很少是真正出于自愿，因为拒绝参加筛查会给患者带来潜在的负面影响；②近期未使用过药物的个体可能会被漏掉；③给滥用药物的个体拿出其用药的客观证据，对其行为改善影响很小或没有影响；④医生的作用是提供咨询和治疗，而不是执法，因此不应以发现非法使用为目的来进行药物检测。如果要进行检测，医生应与患者讨论筛查计划，解释原因，并获得知情同意。AAP 认为父母的要求和许可不足以作为对精神健全未成年人进行非自愿药物筛查的理由。AAP 也反对在学校进行广泛的药物筛查，因为缺乏确

凿证据证明其有效性。

如果要进行测试，测试必须准确并且了解测试的局限性。测试的范围从可以在办公室进行的低廉的色谱斑点测试，到需要专门实验室设备的气相色谱和质谱分析，后者通常用于法医调查。大多数商业医学实验室使用酶增殖免疫测定技术，在该技术中，将待测液体的样本添加到含有已知量的放射性标记药物的试剂中。如果指示药物存在于患者的尿液或血清中，它就会与放射标记药物争夺试剂盒抗体的结合位点。未结合的或过量的药物可以用分光光度计定量。除了溶剂和吸入剂外，大多数被滥用的情绪改变药物都可以用这种方法检测出来。

假阳性使结果的解释变得复杂，抗体可能与某些药物和物质发生交叉反应（表 5-6）或患者被动接触非法药物而造成假阳性。假阴性结果最常见的原因是试剂不经常使用。表 5-7 按药物类别和使用时间列出了最后一次使用药物后尿液中可检测到的时间窗。检测范围从酒精的几小时到普通大麻持续使用的几周不等。如果患者改变检测标本或掺假，也可能出现假阴性结果。一些用于掺假样品的商业产品包括戊二醛、亚硝酸盐、氯铬酸吡啶、过氧化物酶和过氧化物（隐性）。家用产品，如漂白剂、醋、Visine 滴眼液（用于大麻）、强碱排水清洁剂和洗涤剂也常被使用。尽管街头小报宣传如何掺假的知识，其是为了防止在尿液中的药物被检测到，但青少年应该被告知，摄入这些化合物是一种无效的、潜在的危险方式。在收集和测试尿液样本的温度、比重和 pH 时，操作者仔细观察可能会发现欺骗行为。

表 5-6　造成药物筛检假阳性的原因

阿片类药物
罂粟籽
右美沙芬
氯丙嗪
地芬诺酯
安非他明
麻黄碱
去氧肾上腺素
伪麻黄碱
N- 乙酰普鲁卡因胺
氯喹
普鲁卡因胺
苯环利定类
右美沙芬
苯海拉明
氯丙嗪
多西拉敏
硫利达嗪

表 5-7　常见药物尿检阳性持续时间

药物类别	能被检测到的时间
安非他命	< 48h
巴比妥类	短效：1d 长效：2 ～ 3 周
苯二氮䓬类	单剂量：3d 习惯用法：4 ～ 6 周
可卡因代谢物	急性使用：2 ～ 4d 习惯使用：2 周
乙醇	2 ～ 14h
美沙酮	最多 3d
阿片类	最多 2d
右丙氧芬	6 ～ 48h
大麻素	适量使用：5d 习惯使用：10 ～ 20d
甲喹酮	2 周
苯环利定	急性使用：1 周 习惯用法：3 周
合成代谢类固醇	数天到数周

经许可引自 Woolf AD, Shannon MW: Clinical toxicology for the pediatrician. Pediatr Clin North Am 1995 Apr; 42(2): 317-333.

家庭用药物检测产品可供家长使用，并可通过互联网购买；但是，这些产品存在局限性和潜在风险。AAP 建议在确定这些程序的安全性和有效性之前，不要在家（和学校）进行药物测试。其还建议，鼓励父母咨询青少年的初级保健机构医生，而不是依赖家庭药物检测产品。

五、治疗和转诊

诊断要点和主要特点

- 滥用药物的青少年通常需要反复讨论停用药物的问题
- 办公室干预关键的第一步是评估患者想要改变的意愿
- 提供者应根据患者准备改变的阶段调整咨询信息
- 当需要转诊治疗时，滥用药物的青少年最好转至专门面向青少年的治疗中心接受治疗
- 有效的青少年药物治疗方案的关键要素包括全面和综合的治疗方法、家庭参与、适合发展的方案及青少年的参与和保留

1. *办公室治疗*　AAP 建议所有儿童和青少年接受他们的初级保健机构医生关于药物使用和滥用危险的咨询。通过提供保密的医疗保健服务和关于药物滥用相关风险的定期咨询，初级保健机构医生可以帮助大多数患者避免出现使用改变情绪的药物后的不良后果。

然而，在服用、滥用药物被视为可接受的娱乐行为的环境中，青少年需要更多的干预。针对有意愿改变自己行为的患者的咨询策略，对于那些认为使用改变情绪的药物不算问题的患者来说，可能是无效的。因此，建议考虑其他方法来解决药物使用者目前正需要解决的问题来帮助青少年。通过这种方式，临床医生可以帮助患者设计出比现使用药物更有吸引力的替代品。对青少年进行的简短干预在高危青年中取得了一些进展。然而，很少有滥用药物的青少年会因为一次谈话而选择放弃，即使是和一个非常受尊敬的医疗服务者。与来自家庭、同龄人、指导顾问和老师的多渠道内容相似的信息最有效。动机性访谈和电脑辅助筛查及给予简短的建议，都显示出了一定的效果。

评估患者是否准备好改变是办公室干预的关键第一步。临床医生应考虑表5-8所示的内容。理论上讲，个体在改变问题行为的过程中会经历这一系列阶段。为了达到最大的效果，医生应该根据患者准备改变的阶段来调整他们的咨询信息。

表5-8 不同阶段的干预任务

患者所处阶段	激励任务
前意向阶段	产生疑问，使患者意识到当前使用药物存在的问题和风险
意向阶段	帮助患者权衡改变药物使用的相对风险和益处；激发其改变的原因和不改变的风险，增强患者改变当前使用药物的自我效能感
下决心阶段	帮助患者确定最佳的行动方案，以可用的替代品来替代现用药物
行动阶段	帮助患者制订明确的改变药物使用的行动计划
保持阶段	帮助患者确定并执行预防复发的策略
复发阶段	帮助患者从意向阶段重新开始药物使用的改变过程

经许可引自 Werner MJ：Principles of brief intervention for adolescent alcohol, tobacco, and other drug use. Pediatr Clin North Am 1995 Apr; 42(2): 335-349.

一旦确定患者已准备好根据治疗信息采取行动，下一步就是选择最适合其个人需求的方案。大多数药物治疗计划的目的并不是识别到使患者容易滥用药物的弱点并采取行动。如果治疗计划是个体化的，即使是简短的（5～10min）咨询也可以使患者减少吸烟和饮酒。当医生的信息是整个办公室计划的一部分时，这一策略似乎是最有效的，可以方便全体员工向每个患者强化戒断信息。

2. *儿童戒烟* 虽然有超过一半经常吸烟的青少年说他们想要戒烟，并且已经尝试过戒烟，但据报道只有少数人得到了卫生保健机构的建议或帮助。不熟悉戒烟方法的从业者可能会觉得，在繁忙的办公室里，戒烟干预是费时的、不可报销的、不切实际的。对卫生保健者来说，关于戒烟的一个简单易行的指南是"五个A"（表5-9），由公共卫生服务部门公布，并得到AAP的认可。

表5-9 "五个A"戒烟步骤

- 询问所有患者的吸烟情况（Ask）
- 建议所有烟草使用者戒烟（Advise）
- 评估烟草使用者尝试戒烟的意愿和动机（Assess）
- 协助其尝试戒烟（Assist）
- 安排随访（Arrange）

经许可引自 Fiore MC，Bailey WC，Cohen SJ，et al. Treating Tobacco Use and Dependence. Clinical Practice Guidelines. U.S. Department of Health and Human Services，Public Health Service；2000.

戒烟是一个需要时间的过程。复吸必须被视为戒烟的正常部分，而不是个人失败的证据或放弃进一步尝试的理由。如果能够帮助患者识别导致复吸的环境，并设计策略来防止复吸，或者以不同方式对诱发的环境做出反应，那么患者实际上可以从复吸中获益。

尼古丁是一种令人在生理和心理上都会上瘾的药物。医生应该意识到，青少年可能不会表现出与成年人相同的尼古丁依赖症状，并且可能在短短的4周内就会形成依赖。替代疗法可提高戒烟率，并可减轻戒断症状。建议青少年使用尼古丁口香糖和经皮尼古丁贴片替代疗法。对于不愿使用尼古丁替代疗法及不愿进行持续监测的医生，建议其只管理没有尼古丁依赖迹象的患者（如每天吸烟少于一包或醒来后30min内不想吸第一支烟的患者）。对尼古丁有依赖性的患者可以求助于社区戒烟计划，包括"戒烟热线"。除了尼古丁替代疗法，随机试验显示，抗抑郁药安非他酮、可乐定和去甲替林的缓释形式也有助于吸烟者戒烟，并将复吸率降低到原来的1/5。

AAP和世界卫生组织建议，青少年不要使用电子烟作为戒烟辅助手段或尼古丁依赖治疗手段。公共政策建议包括支持立法（管制所有烟草制品和为烟草控制提供充足资金）、对临床医生进行继续教育、对电子烟使用进行研究和评估、传播有效的烟草控制信息，提高烟草产品的税收及禁止所有有香味的产品。

3. *转诊* 对于哪些药物滥用患者可以在办公室得到充分治疗，哪些需要转诊，哪些需要住院治疗，目前还没有达成共识。表5-10总结了转诊前需要考虑的因素。当对问题的严重性或办公室管理的建议存在怀疑时，应寻求专家的咨询。

表5-10 药物滥用转诊前应考虑的因素

药物使用的持续时间和频率
使用药物的类型
伴随其他心理障碍
注意缺陷多动障碍
抑郁症
反社会人格障碍
伴随其他社会问题
学业失败
犯罪
无家可归
正在经历或过去经历过躯体或性虐待
项目评估
认为药物滥用是原发疾病和症状
在评估的初始阶段为患者提供全面的评估，并能处理好相关问题（如共病情况）
坚持禁欲的哲学理念
医患比例
独立的青少年和成人治疗项目
随访和后续持续护理

虽然大多数初级保健机构医生不会承担治疗滥用药物青少年的责任，但临床医生可以发挥作用，动员患者寻求治疗，并指导他们找到合适的治疗资源。滥用药物的青少年最好在专门针对青少年的治疗中心中得到治疗。尽管成人和青少年药物滥用有相似之处，但成人治疗项目通常对青少年不合适且无效。许多青少年都具有具体思维，他们无法演绎推理，尤其是关于情绪化的问题，这使得他们很难理解抽象概念（如否认），而这些概念是大多数针对成人的课程中不可或缺的组成部分。这总是让咨询师感到挫败，他们把青少年缺乏理解误解为对治疗的抵抗，把其具体的反应误解为欺骗行为。

治疗项目从主要依赖同龄人和非专业人员的低强度、门诊、以学校为基地的学生援助项目，到由精神病医生和其他专业人员组成的住院、医院项目。门诊咨询项目最适合那些没有明显的心理健康或行为问题，也没有戒断风险的患者。一些研究者已经提出了这样的担忧：在儿科治疗机构，那些不伴有精神或行为共病的药物使用者，在与那些有明显共病的使用者进行群体治疗时，实际上可能体验到药物使用亚文化的强化。对于那些需要结构化环境的人，可以提供更密集的日间治疗项目。除了咨询、教育和家庭治疗外，需要医疗护理和戒毒治疗的患者还应该考虑住院治疗。

最后，滥用药物同时伴有其他心理状况的患者可使用双重诊断设施。这些患者很难诊断和治疗，因为通常不清楚他们的症状是药物使用的后果还是共患心理障碍的症状。识别这些疾病非常重要，因为他们必须在精神科专科医生处进行治疗。

治疗儿童和青少年药物滥用通常依从成人的治疗模式。有效的青少年药物治疗方案的关键要素包括评估和治疗匹配、全面和综合的治疗方法、家庭参与、适合发展的计划、青少年的参与和保留、合格的治疗人员、性别和文化能力、持续性治疗，以及令人满意的治疗结果。对青少年药物滥用治疗项目的几项研究表明，许多方案并没有充分解决治疗的所有重要组成部分。

六、预防

自20世纪80年代以来，预防药物滥用一直是公共卫生领域的优先解决的事项。儿科卫生保健者是社区和政府发展适宜计划的重要倡导者和教育者。初级预防的重点是防止开始使用药物。DARE（Drug Awareness and Resistance Education）初级预防项目是一个常见的例子，旨在教育中小学生了解药物滥用的不良后果，并使他们能够抵制同龄人的压力。

二级预防项目是定位药物使用风险增加的人群。目的是通过个体化干预来降低风险并增强表5-3中所列的保护因素，以防止从药物起始使用到持续和维持的进展。这种方法使医生能够将稀缺资源集中在最有可能从中受益的人身上。像Alateen这样的组织、支持父母酒精滥用的孩子们，是二级预防的代表。

三级预防项目是针对已经被识别为药物滥用者的年轻人。其目的是防止其出现药物使用的病态后果。例如，识别在聚会上滥用酒精和毒品的青少年，并将他们安全带回家。由于减少青少年药物初始使用的预防干预要比试图减少其药物使用并降低相应的发病率更有效果，因此三级预防是最不显效的办法。

很少有以人口为基础的项目经过严格的科学评估，也很少有项目被证明是有效的。虽然三级预防计划是最不显效的方法，但药物教育者也一致认为初级预防计划，如DARE，干预效果也有限。父母和其他人应该明白，大多数滥用酒精和毒品的青少年不仅仅是为了享受快感。相反，这些行为通常是有目的的，是其应对成长中压力和问题的策略。在某种程度上，这些行为满足了年轻人的发展需要，除非有同样有吸引力的替代品，否则它们不容易被抛弃。例如，尽管许多青少年将压力和焦虑作为吸烟的原因，但青少年戒烟项目很少通过提供压力管理训练来作为其需要的替代应对治疗策略。同样，对于在贫困的城市环境中长大的年轻人来说，药物滥用的实际成本可能太低，而药物滥用获得的受益可能太高，不可能只靠谈话和知识来影响。期望以谈话为基础的干预能够改变孩子的态度和行为，使之朝着与孩子自身所处的社会环境相反的方向发展，是不合理的。除非社会环境的变化为滥用药物的儿童和青少年提供现实的替代方法来满足他们的发展需要，否则最有前景的预防模式和干预措施的效力很可能会随时间推移而减弱。

（译者：逄淑慧　校稿：卢洪华）

第6章 饮食障碍

Eric J. Sigel, MD

一、简介

青少年和儿童中饮食失调行为问题占比非常惊人，许多饮食失调行为会发展为部分或完全的饮食障碍（eating disorder，ED）。该谱系的疾病包括神经性厌食症（AN）、神经性贪食症（BN）、暴食症（BED）、非典型神经性厌食症和回避/限制性食物摄入障碍（ARFID）。最好是在生物心理社会学的背景下理解这些疾病。

二、病因

有强有力的证据表明进食障碍发病有一定的遗传基础。厌食症患者一级亲属AN的发病率为7%，而一般人群为1%～2%。同卵双生胎同时发病的概率为55%，而异卵双生同时发病的概率为7%。双生研究表明AN的遗传率为33%～84%，BN为28%～83%。很多研究还发现，在暴食症患者的一级亲属中，ED的发病率更高。

有证据表明AN和BN患者伴有5-羟色胺能和多巴胺能功能的改变及神经肽和肠肽的改变。目前尚不清楚是神经递质的异常导致其发展为ED，还是ED类疾病伴随出现的生理改变。BN或BED患者对进食和饱腹感的5-羟色胺反应迟钝。随着饱腹感反应的降低，患者继续进食，导致暴饮暴食。选择性5-羟色胺再摄取抑制剂（SSRI）有助于调节患者的饱腹感。这类患者也存在多巴胺的改变，但其意义尚不清楚。AN患者的脂联素水平升高，尽管尚不清楚这是否仅仅继发于营养不良。BN患者的胆囊收缩素减少，可能导致其餐后缺乏饱腹感，从而加重其暴饮暴食倾向。食欲刺激素（ghrelin）是一种肠道肽，在AN患者中水平会升高，而且这些患者餐后其水平也不会正常降低。肥胖抑制素（obestatin）是一种抑制食欲的肠道肽，在AN患者中也有升高。

AN患者存在瘦素生理代谢紊乱。瘦素异常可能影响能量调节，从而影响下丘脑-垂体轴，其异常可能是导致AN持续进展的重要原因之一。随着AN患者恢复体重，瘦素水平也会迅速升高。瘦素水平异常升高可能会增加AN患者试图恢复体重的难度，因为较高的瘦素水平会对身体发出信号来减少能量摄入。瘦素在AN的一些后遗症中也起着重要的作用，低水平的瘦素会发送信号给下丘脑，从而抑制性激素的产生。

一些专家假设，宫内激素环境可能解释了女性和男性ED患病率的差异。Procopio和Marriott研究了同性别和异性别双胞胎，发现双胞胎中有一个患有AN时，龙凤胎中另一个男性患AN的概率是双男性双胞胎中另一个男性患AN的8倍。虽然这项研究不能除外环境因素的影响，但动物模型的证据表明，增加暴露于雌激素和（或）减少暴露于雄激素都会影响大脑发育，并可能在决定哪些个体会患上AN中发挥一定的作用。

传统的心理学理论认为许多环境因素可能会促进ED的发展。母亲与女儿的关系亲密到一定程度，可能导致青少年不能形成自己的身份（青春期的一个关键发育标志），从而成为该病的一个促发因素。当她感觉到在自己的发育领域缺乏控制时，她可能会通过控制食物来应对。第2个理论涉及父女之间关系的疏远。随着青春期的进展，女孩的性发育逐渐成熟，父亲作为异性可能会在对待女儿时感到困难，并可能通过撤离情感和身体来回应。十几岁的女孩可能会无意识地认识到这一点，下意识地减少食物摄入，以便再次进入青春期前期。第3个理论与青春期本身有关。

一些青少年可能害怕或不喜欢他们不断变化的身体。通过限制食物摄入来降低体重，停止月经，以期有效地逆转青春期发育。

社会通常会宣扬瘦或苗条是有魅力和成功的必要条件。青少年由于很容易获得减肥产品、食品和减肥药，互联网相关网站也有相关的指导信息（厌食症网站），他们追求瘦或变得有肌肉线条变得很容易。

遗传倾向、环境因素和心理因素都可能促进ED的发病。

三、发病率

AN是美国少女第三常见的慢性疾病。自20世纪30年代以来，美国该病的发病率一直在稳步上升。虽然很难确定确切的发病率，但大多数研究表明，1%～2%的青少年发展为AN，2%～4%发展为BN。尽管成年患者的人数也在增加，但青少年发病人数超过成人，青少年与成年人发病的比率是5∶1。小年龄儿童的发病率也在增加。青春期前患者往往伴有其他相关的精神疾病。ED患者中男性约占10%，男性的患病率似乎也在增加，可能与媒体过多强调男性的理想外表要有肌肉且轮廓分明有关。

患有ED的青春期前儿童与青少年相比，青少年更有可能是男性，并且多伴有快速减重和更低的百分比体重，很少会有暴食行为。

青少年自我报告的ED行为患病率远高于AN或BN官方发布的发病率。根据美国青少年风险行为调查(Youth Risk Behavior Survey of US teenagers)(2013年)，63%的女性和33%的男性在患病前30d曾尝试过减肥。13%的人为了减肥而禁食超过24h，5%的人用药物减肥（女孩6.6%，男孩3.4%）。据报告，6.6%的女性和2.2%的男性有自己诱导催吐或使用泻药的行为。46%的女性和30%的男性在一生中至少有一次暴饮暴食行为。尽管患有全谱系ED的年轻人数量很少，但令人震惊的是，有如此多的年轻人尝试不健康的行为来控制体重。这些行为可能是ED发展的前兆，临床医生应该在所有青少年患者中探讨是否有上述行为。

四、易感因素和临床概况

参与体操、花样滑冰和芭蕾（强调体型瘦的活动）的儿童与参与不强调身体形象运动项目的儿童相比，患AN的风险更高。认为女性理想身材必须要苗条的青少年、对自己身体不满意的青少年，以及有节食史的青少年，患ED的风险增加。饮食习惯的突然变化，如变为素食者，可能是厌食症的第一个征象，特别是如果变化是突然的、没缘由的。

典型的暴食症患者往往冲动，容易从事冒险行为，如饮酒、吸毒和性体验。暴饮暴食的患者通常身材比例正常或轻微超重。他们通常学习成绩一般。糖尿病青年患BN的风险增加。在男性中，摔跤者容易患BN，同性恋倾向者容易出现暴饮暴食行为。

五、神经性厌食症

全国饮食障碍协会（National Eating Disorders Association）根据《精神障碍诊断与统计手册》(第5版)(DSM-5)，明确AN的诊断标准如下。

诊断要点和主要特点

- 限制能量摄入，能量摄入低于其年龄、性别、身体健康和生长发育轨迹相对应的需求水平，导致体重下降
- 强烈害怕体重增加或变胖，即使体重已经很轻
- 对于自己的体重或身材感到困扰，对自己的体重或身材自我评价不当，或否认当前低体重的严重性

有两种主要类型的AN。限制型的患者并不经常进行暴食或食物代偿性清除行为。在暴饮暴食类型中，AN伴有暴食行为或食物代偿性清除行为，或两者兼而有之。区分两者很重要，因为这两种类型有不同的治疗方法和预后。虽然患者可能没有表现出AN的所有特征，但他们仍然可能表现出AN相关的有害症状。还有第三种类型——不典型AN，其在一项研究中占所有ED诊断的18%。这些个体表现出典型的AN行为，但体重在正常范围以内或高于正常体重。

1. 临床表现

（1）症状和体征：临床医生应该识别AN的早期症状和体征，因为早期干预可能会阻止其进展为完全的综合征。患者在体重减轻或闭经发生之前，就可能表现出一些典型的AN行为，如减少脂肪类食物的摄入和强烈关注身体形象。

做出AN的诊断可能是具有挑战性的，因为青少年可能试图掩盖他们的疾病。评估患者对自身体象的认知是确定诊断的关键。表6-1列出了筛选问题，有助于梳理青少年对自身身体形象的看法。其他一些诊断性筛查工具（如ED清单）也可以评估一系列饮食和节食行为。父母的观察对于确定孩子是否对自己的身体表示不满及使用了哪些减肥技术至关重要。如果青少年不愿意与医生分享他对自身身体形象是否关注，临床医生可能会通过仔细观察其他呈现出的症状或体征来寻找诊断线索。孩子的体重从正常体重的基线值开始下降是ED的一个明显预警信号。另外，任何体重减轻的女孩出现继发性闭经都应考虑AN的可能。

身体症状和体征通常继发于体重减轻并与营养不良的程度成正比。该病时机体相当于进入了冬眠状态，为了节省能量患者会出现甲状腺功能低下（甲状腺病）。机体体温下降，患者自述感觉发冷。逐渐会出现心动过缓，平躺时明显。由于心脏功能受损会出现正常或直立性低血压，可出现头晕、眩晕和晕厥症状。左心室重量下降，每搏输出量减少，外周阻力增加，导致左室收缩功能障碍。患者可出现QTc间期延长综合征，QT离散度增加（QT间期不规则），患心律失常的风险增加。外周循环减少。手足可能冰凉。头发变薄，指甲变脆，皮肤变干。出于对饥饿的本能反应汗毛可能

增多。胃肠道（GI）可能受到影响：不能摄入正常数量的食物，随着身体适应摄入少量食物，进食后可过早出现饱腹感和胃食管反流。缺乏食物刺激可能丧失正常的胃肠反射，从而出现腹胀和便秘。还可能出现胃排空延迟。营养康复可以改善AN限制型的胃排空和消化不良症状，但不能改变那些伴有呕吐症状的患者状况。在神经系统方面，患者可能会出现认知下降，无法集中注意力，容易被激惹，也可能出现抑郁，这可能与脑结构改变和脑血流减少有关。

表6-1 有助于诊断厌食症和神经性贪食症的筛查性问题

- 你对你的身体有什么感觉?
- 有哪些身体部位你想改变吗?
- 当你看着镜子里的自己时,你是认为自己超重、体重不足,还是令人满意的?
- 如果你觉得自己超重，你认为体重多少合适?
- 如果你的体重令人满意，你有没有担心超重的时候?
- 如果超重（体重不足），你想改变什么?
- 你曾经节食过吗?
- 你使用过什么方法来帮助自己减重吗?
- 你是计算热量还是脂肪克数?
- 你是否限制自己保持摄入一定量的热量?
- 你曾经使用过营养补充剂、减肥药或泻药来帮助减肥吗?
- 你有没有使用过催吐的方式来排出食物或减肥?

确定BMI是评估营养不良程度的关键。排尿后仅穿薄衣称重是评估体重最准确的方法。患者可能倾向于穿厚重的衣服，可能会把重物藏在口袋里或饮用过量的液体（水加载）来欺骗医护人员。BMI低于第25百分位数提示有营养不良的风险，低于第5百分位数提示严重营养不良。应该计算患者的中位体重（median body weight，MBW），因为它可以作为分母来确定一个人的百分位数体重是多少，也为患者在恢复过程中提供一个目标体重。身高的MBW是用年龄的BMI第50百分位数来计算的。

营养不良和应激共同作用会导致下丘脑性腺功能减退。当身体挣扎生存时，下丘脑-垂体-性腺轴关闭,以引导有限的能量资源来维持人体重要的生理功能。这可能是由低血清瘦素水平对下丘脑-垂体轴的影响所介导的。青春期发育和骨骼生长可能会中断，青少年可能会出现性欲减退。

闭经仍将是机体营养不良的重要临床标志。闭经发生有两个原因。下丘脑-垂体-卵巢轴在应激状态下关闭，导致下丘脑源性闭经。此外，脂肪组织需要将雌激素转化为其激活形式。当体重明显减轻时，没有足够的底物激活雌激素。只有当体重和体脂都增加时，月经才会恢复。

当女性达到她们90%MBW时，约73%的女性会恢复月经。青春期女性需要22%的体脂来启动月经，如果有原发性闭经,则需要约17%的体脂重新启动月经。有证据表明，月经重启需要的目标体重比月经停止时的体重高1kg左右。

（2）实验室检查：厌食症患者的所有器官系统都可能受到一定程度的损害，这与疾病的严重程度和持续时间有关（表6-2)。初步筛查应包括全血细胞计数，血清电解质、血尿素氮、肌酐、磷、钙、镁和促甲状腺激素水平；肝功能检查，尿常规检查。18%的AN患者血脂水平升高，可能是由肝功能异常引起的，一旦体重恢复，其水平随后很快恢复正常。还应进行心电图（ECG）检查，因为可能存在明显的心电图异常，尤其是QTc间期延长综合征。如果疾病持续6个月，还应进行骨密度检查，因为患者可能有发生骨质疏松症的风险。

表6-2 实验室检查结果：神经性厌食症

- 继发于肾功能不全的血尿素氮和肌酐升高
- 白细胞、血小板减少，以及继发于骨髓抑制或骨髓脂肪萎缩的红细胞和红细胞压积减少
- 继发于营养不良的AST和ALT升高
- 胆固醇升高，可能与脂肪酸代谢改变有关
- 继发于锌缺乏的碱性磷酸酶降低
- 低至正常水平的促甲状腺激素和甲状腺素
- 继发于下丘脑-垂体-性腺轴关闭引起的卵泡刺激素、促黄体生成素、雌二醇和睾酮水平降低
- 与水化状态有关的异常电解质
- 磷降低
- 胰岛素样生长因子水平降低
- 皮质醇水平升高
- 故意大量饮水导致的尿比重下降

ALT，丙氨酸转氨酶；AST，天冬氨酸转氨酶

2. *鉴别诊断* 如果诊断不明确（如患者体重减轻了很多，但没有对自身体象认知扭曲或脂肪恐惧症的典型表现)，临床医生必须考虑对青少年体重减轻进行鉴别诊断，包括炎症性肠病、糖尿病、甲状腺功能亢进症、恶性肿瘤、抑郁症和慢性传染病（如HIV感染)。较不常见的疾病包括肾上腺功能不全和吸收不良综合征，如乳糜泻。病史和体格检查应指引具体的实验室检查和放射学评估方向。

3. *并发症*（表6-3）

（1）短期并发症

1）早期饱腹感：当摄入量增加时，患者可能很难耐受哪怕是少量的食物；这个现象通常可以在患者适应进食较大量的食物后缓解。患者的胃排空能力弱，

其胰腺和胆道的分泌也减少。

2）肠系膜上动脉综合征：当患者营养不良时，肠系膜上动脉与十二指肠之间的脂肪垫收缩，十二指肠横向受压可能导致阻塞和呕吐，特别是当进食固体食物后出现症状。上消化道透视显示钡剂在梗阻附近的下段和横段十二指肠中的来回运动。治疗包括流体饮食或鼻十二指肠喂养，直到脂肪垫恢复，相应也伴随着体重增加。

3）便秘：患者可能有严重便秘，与以下 2 种机制有关——胃结肠反射的丧失和结肠肌层张力丧失。大便软化剂通常无效，因为结肠已经减少蠕动幅度。诱导肠蠕动的药物，如比沙可啶，以及渗透剂，如聚乙二醇 - 电解质溶液（MirLAX）是有效的。在恢复进食 6 ～ 8 周便秘可能不会缓解。偶尔可能需要灌肠。

4）再喂养综合征：在治疗部分描述。

5）心包积液：发生率与营养不良的程度相关。一项研究表明，22% 的 AN 患者有无症状的心包积液，在患者体重恢复后 88% 的心包积液可自行缓解。

表 6-3　厌食症和神经性贪食症的并发症（按机制）

心血管	**血液**
• 心动过缓（WL/MN）	• 白细胞减少症（WL/MN）
• 直立性低血压（WL/MN、SIV、LX）	• 贫血（WL/MN）
• 心律失常、猝死（WL/MN、SIV、LX）	• 血小板减少症（WL/MN）
• 充血性心力衰竭（再喂养）（WL/MN）	• ESR 下降（WL/MN）
• 心包积液（WL/MN）	• 细胞介导的免疫受损（WL/MN）
• 二尖瓣脱垂（WL/MN）	**代谢**
• 心电图异常（QT 间期延长、低压、T 波异常、传导阻滞）（WL/MN）	• 脱水（WL/MN、SIV、LXA、DU）
内分泌	• 酸中毒（LXA）
• LH 水平降低，FSH 水平降低（WL/MN）	• 碱中毒（SIV）
• T_3 水平降低，rT_3 水平升高，T_4 水平降低，TSH 水平降低（WL/MN）	• 低钾血症（SIV、LXA、DU）
• 月经不规则（WL/MN、B/P）	• 低钠血症（SIV、LXA、DU、WL/MN）
• 闭经（WL/MN）	• 低氯血症（SIV）
• 皮质醇增多症（WL/MN）	• 低钙血症（WL/MN，SIV）
• 生长迟缓（WL/MN）	• 低磷血症（WL/MN）
• 青春期延迟（WL/MN）	• 低镁血症（WL/MN）
• 性欲减退（WL/MN）	• 高碳酸血症（WL/MN）
胃肠道	**神经**
• 牙齿腐蚀（SIV）	• 皮质萎缩（白质和灰质）（WL/MN）
• 腮腺肿胀（SIV）	• 周围神经病变（WL/MN）
• 食管炎、食管撕裂（SIV）	• 癫痫发作（WL/MN、SIV、LXA）
• 胃排空延迟（WL/MN、SIV）	• 体温调节异常（WL/MN）
• 胃扩张（很少破裂）（SIV）	• REM 睡眠和慢波睡眠减少（ALL）
• 胰腺炎（WL/MN）	**肾脏**
• 便秘（WL/MN、LXA）	• 血尿（WL/MN）
• 腹泻（LXA）	• 蛋白尿（WL/MN）
• 肠系膜上动脉综合征（WL/MN）	• 肾浓缩能力下降（WL/MN、DU）
• 高胆固醇血症（WL/MN）	• 遗尿（WL/MN）
• 肝功能异常（肝脂肪浸润）（WL/MN）	**骨骼**
	• 骨量减少（WL/MN）
	• 骨折（WL/MN）

注：B/P，暴饮暴食；DU，滥用利尿剂；ESR，红细胞沉降率；FSH，卵泡刺激素；LH，促黄体生成素；LXA，滥用泻药；REM，快速动眼；rT_3，三碘甲状腺原氨酸树脂摄取；SIV，自发诱导呕吐；T_3，三碘甲状腺原氨酸；T_4，甲状腺素；TSH，促甲状腺激素；WL/MN，体重减轻 / 营养不良

（2）长期并发症

1）骨质疏松症：约50%的AN女性伴有一个或多个部位骨量减少。腰椎的骨转换最快，是最容易先受到影响的部位。青少年尤其有患骨质疏松的风险，因为个体在青春期会积累人一生中40%的骨量。低体重是预测骨质流失的最好指标。导致骨质减少和骨质疏松的原因是多方面的。雌激素和睾酮是促进骨骼发育所必需的。骨矿物质开始吸收时不需要雌激素。皮质醇水平升高和胰岛素样生长因子1（IGF-1）水平降低也有助于骨吸收。闭经与骨质疏松症高度相关。研究表明，只要有6个月的闭经时间就会导致骨质减少或骨质疏松症。男性的骨质丢失与其营养不良程度有关，这可能是由于睾酮降低和皮质醇升高。

对于患有AN的女孩来说，骨质流失最有效的治疗方法是恢复足够的体重和身体脂肪，以重新启动月经周期。有研究表明不支持使用口服激素替代疗法来恢复骨质；然而，一项随机对照试验表明，经皮给予生理剂量的雌激素超过18个月确实可以改善骨密度。如果患者不愿意干预且没有及时恢复体重，临床医生可能考虑经皮给予雌激素治疗。双膦酸盐对成年AN患者有一定的效果，但对青少年AN患者没有作用。与对照组相比，使用脱氢表雄酮联合口服避孕药可保持AN青少年的骨密度，尽管这种治疗方法尚未被采用作为治疗标准。

2）脑改变：当营养不良变得明显时，脑组织——包括脑白质和脑灰质——就会减少，脑室内的脑脊液会代偿性增加。对已经恢复体重的厌食症患者的随访研究显示，虽然其脑白质恢复正常，但脑灰质仍保持减少状态。尽管研究表明，严重营养不良患者的认知能力下降，脑血流减少，但在功能上，脑组织丢失与认知改变之间似乎没有直接关系。让患者和其家人意识到该病可能导致其脑组织丢失，可能会提高他们对这种疾病严重性的认识程度。

3）对儿童未来的影响：这一领域最近刚刚被研究。研究结果表明，母亲有AN或BN病史的婴儿出生后可能存在喂养问题。母亲有AN病史的婴儿在0和6月龄时更容易出现喂养困难，而且往往体重较轻（平均在第30百分位数水平）。现在或过去有BN病史的母亲所生的婴儿更有可能超重，其体重增长速度比对照组快。儿科医生应该从有喂养问题的患者母亲那里确定其有无ED病史。

（3）死亡率：ED患者的死亡风险高于一般人群，ED患者中AN患者的死亡风险最高。Meta分析推测AN患者的标准化死亡率为5.9。厌食症患者的死亡原因多为自杀、电解质异常和心律失常。

4. *治疗*

（1）一般治疗：干预治疗措施取决于患者疾病的严重程度、疾病的持续时间、疾病的具体表现、以前的治疗方法和结果、可选取的治疗手段、家庭经济状况和医疗保险覆盖的范围。治疗方案包括门诊管理、日间住院治疗、住院治疗或精神住院治疗和休养所治疗。决定干预效果的关键因素是营养不良的程度、体重减轻的速度、医疗损害的程度及是否存在危及生命的电解质异常。没有绝对的标准来决定干预的程度。医生必须检查医疗损害的程度，并评估紧急的风险和患者个人自行扭转局面的可能性。该病的治疗费用很高。很多患者没有足够的医疗保险来覆盖治疗费用，这使父母和医生在面对家庭经济困难时，很难选择最好的治疗方案。然而，从法律层面上，在许多州ED现在被认为是一种等同于其他有生物学改变基础的精神疾病范畴，这使该病更容易获得保险的覆盖。

该病多学科的治疗方法是最有效的，治疗应该包括医学监测、营养治疗、由经验丰富的医生进行个人和家庭心理治疗。家庭治疗可以帮助家庭了解该病的发展过程及解决治疗中可能阻碍康复的问题。在大多数治疗项目中都推荐这两种类型的心理治疗，患者没有辅以心理治疗就得到康复是不寻常的。心理治疗的平均时间为6～9个月，可能有些人需要继续治疗更长一段时间。辅助疗法包括艺术和园艺疗法、治疗性娱乐和按摩疗法。

标准化的家庭疗法是由英国的Maudsley发明的，由Lock和LeGrange加以改进后，将其用于患有AN的青少年身上。传统疗法允许青少年自己控制进食，在恢复期父母也不参与孩子的进食部分。这种标准化的家庭疗法把权力和控制权交还给了父母。

该疗法的治疗周期为每周一次，共20周。前10周是为了加强父母的能力，让他们来掌控孩子的营养和锻炼。教育父母营养不良的危险，并指导其监督孩子每次用餐。下一阶段，第11～16次时，一旦孩子接受父母的要求，就把饮食控制权交还给他们自己。治疗的最后一个阶段，第17～20次时，如果患者恢复了健康的体重，就将注意力从ED转移开，转而要注意帮其建立健康的青少年身份。据报道，90%接受这种方法治疗的青少年会有良好或一般的治疗效果。

细致的营养指导有助于青少年和家庭消除对营养的误解，确定现实的营养目标，并使饮食恢复正常化。最初，营养教育可能是最重要的干预措施，因为青少年需要慢慢克服对含脂肪性食物和体重增加的恐惧。随着青少年开始信任营养治疗师并逐渐恢复体重，最终以均衡、健康的方式进食。

（2）住院治疗：表6-4列出了医学界普遍采用的

入院标准。对于体重下降迅速（> 2 磅 / 周）的患者来说，由于身体处于分解代谢状态，要逆转体重减轻通常是相当困难的。

住院治疗的目标包括阻止体重继续减轻和稳定血流动力学。营养是住院患者最重要的药物。临床医生可以安全地从比患者平时饮食量多 250kcal 的饮食计划开始，这通常可以通过口服途径完成。研究表明，无论患者基线摄入量如何，膳食计划均可以从 1750kcal 开始。膳食计划应该保持平衡的碳水化合物、蛋白质和脂肪比例。患者口服进食通常是可以耐受的，但医务人员必须监督。如果患者抵抗，可以使用鼻饲或静脉营养。除了热量需求外，临床医生还需要考虑患者的液体需求，并在膳食计划中加入适量的液体。应缓慢纠正脱水。口服途径补水通常足够。应避免静脉途径大量补充液体，因为患者左心室质量受损，可能无法耐受循环容量快速增加。调节液体的摄入很重要，因为水中毒会导致电解质异常和体重结果不真实。

表 6-4　进食障碍患者住院标准

具备以下一项或多项表明需住院治疗
1. 体重：<中位体重的 75%
2. 脱水
3. 电解质紊乱（低钾血症、低钠血症、低磷血症）
4. 心电图异常（QT_C 间期延长、严重心动过缓）
5. 生理状态不稳定
仰卧位心率< 45 次 / 分
症状性低血压或晕厥
低体温
6. 门诊治疗失败
7. 强烈拒食
8. 难以控制的暴饮暴食
9. 营养不良的急性并发症（晕厥、癫痫发作、心力衰竭、胰腺炎）
10. 共患精神类疾病或其他躯体疾病（严重抑郁症、自杀倾向、强迫障碍、1 型糖尿病），不适合门诊治疗或门诊治疗受限

在患者最初的进食过程中，临床医生应该监测患者是否有再进食综合征，这是当患者热量摄入增加过快时可能会发生的现象。再进食综合征的症状是血清磷降低（随着身体恢复三磷酸腺苷的合成）、血清钾降低（胰岛素的增加使 K^+ 从细胞外液转移到缺乏 K^+ 的细胞中），在少数情况下，会出现与液体转移或充血性心力衰竭相关的水肿。

虽然没有具体的指南，但如果患者严重营养不良（< 70%MBW）或其摄入量一直低于 500kcal/d，许多医生就会开始给患者补充磷。

患者只要不出现再进食综合征，热量摄入可每天增加 250kcal。体重增长目标因治疗方法而异。通常情况下，调整摄入量以达到每天增加 0.1 ～ 0.25kg 的体重增长目标。

夜间监测有无心动过缓有助于评估代谢损害程度。通常减肥越快越严重，心动过缓越严重。心动过缓的改善与体重恢复相关。直立性低血压在住院第 4 天左右最为严重，在住院第 3 周随着营养的恢复该症状会逐渐好转并得到纠正。由于患者有发生长 QTc 间期综合征及严重的心动过缓会伴有交界性心律失常的风险，因此应对其进行心电图检查。

通常需要 2 ～ 3 周的时间才能达到住院治疗的初始目标：体重稳定增加，口服饮食耐受，无再进食综合征的迹象，心动过缓得到纠正（连续 3 晚心率> 45 次 / 分），直立性低血压得到纠正。许多治疗方案都有特定的出院标准，出院标准部分取决于患者的入院体重。理想情况下，患者 MBW 至少增加 5%。一些治疗方案把患者的出院标准定为其 MBW 的 80%、85% 或 90%。患者出院时体重越高，预后越好。有证据表明，如果患者体重以 95% 的 MBW 出院，出院后情况会更好。根据许多医生的经验，如果患者出院时的 MBW 低于 75%，复发率会很高。

（3）药物治疗：医生经常使用精神药物治疗 AN，尽管缺乏证据证明其有效。一些开放性药物试验表明非典型抗精神病药（利培酮、奥氮平、喹硫平）可能有效。一项研究发现，奥氮平（2.5 ～ 15mg/d）可能会改善患者的体重，减少其妄想思维，改善其身体形象，减轻焦虑症状和餐前焦虑。然而，一项随机对照试验结果显示利培酮和安慰剂的效果没有任何差异。

SSRI 多次被证明在 AN 的初始治疗中没有作用。最近的一项研究表明，营养不良患者使用 SSRI 可能会降低其骨密度。然而，一旦患者体重达到 MBW 的约 85%，SSRI（氟西汀、西酞普兰或舍曲林）可能有助于防止复发。

锌缺乏症在 AN 中很常见，有些研究支持在治疗初期将其作为补充剂使用。因为缺锌会影响神经递质，所以服用锌有助于恢复其神经递质的作用至基线水平。此外，锌可以使患者恢复食欲，改善其抑郁情绪。锌应该从治疗开始约 2 个月后开始使用，每天至少 14mg 元素锌。

由于伴有广泛的营养不足，还推荐患者每天服用含铁的复合维生素。应当对便秘和反流进行适当的对症治疗，直到症状消失。

（4）门诊治疗：并不是所有的患者都需要住院治疗，尤其是如果父母和临床医生能及早发现这些预警信号，这些患者可以作为门诊患者接受治疗，使用相同的多学科团队。如果有训练有素的治疗师，基于家庭的标准化治疗是门诊治疗的理想选择。恰当的营养咨询对于指导患者和家属度过康复的最初阶段至关重要。由于营养治疗师致力于增加患者的热量摄入，因此医生需要监测患者的体重和生命体征。通常，患者需要降低活动水平来帮助逆转分解代谢状态。合理的增重目标可能是每周0.2～0.5kg。如果其体重持续下降，需要仔细监测包括仰卧状态下的心率在内的生命体征，以确定是否需要提高护理级别。同时，患者应转诊至心理治疗师处，必要时将其交给精神科医师进行评估。

(5) 治疗目标和结果：治疗的目标包括恢复健康的体重，去除医学后遗症，恢复月经。症状可能会时好时坏、持续数年。约50%的青少年会在相对较短的时间内康复。30%的人可能需要几年时间才能恢复健康状态，尽管有时症状可能会再次出现。约20%的青少年会进展为慢性的、持续性的AN。

六、神经性贪食症

诊断要点和主要特点部分讨论了BN的诊断标准。暴饮暴食是指在正常进餐时间内摄入过多的食物，或是进餐持续时间超过平常时间。暴食症个体在进食时会感觉失控，无法或不愿意识别饱腹感信号。任何类型的食物都可能被暴饮暴食，但通常的食物包括碳水化合物类或垃圾食品。进食后常会有极度的内疚感。在某种程度上，无论是在暴食之前还是在暴食期间，贪食症患者通常会决定清除食物，以此来防止体重增加。最常见的清除方法是自行呕吐、运动和使用泻药。有些人在使用大量的水清洗他们的消化道后，在清除食物过程中会呕吐多次，这可能会导致严重的电解质紊乱，如低钠血症和低钾血症，后者又可能会增加患者出现心律失常或癫痫发作的风险。其他清除方法包括应用利尿剂、减肥药、泻药和促进减肥的营养补充剂，如Metabolife或Sensa。

诊断要点和主要特点

- 反复发作的暴饮暴食，包括以下两种情况
  - 在分散的时间段内摄入的食物比大多数人在相同的情况下相同的时间段内摄入的食物多
  - 在进食期间有一种失控感（如感觉不能停止进食或控制自己的摄入量或种类）
- 反复出现不恰当的补偿性行为以防止体重增加（如自我诱导呕吐，滥用泻药、利尿剂或其他产品，过度运动，禁食）
- 暴食和不适当的补偿性行为每周至少发生一次，持续3个月（平均）

诊断BN可能很困难，除非青少年亲自承认，或者父母或照顾者可以提供直接的观察证据。暴食症患者的体重通常在平均水平或略高于平均水平，没有伴随身体方面的异常。筛查青少年对自身身材形象的关注度至关重要。如果青少年对超重表示担忧，临床医生需要筛查患者采取的节食方法。询问其是否有暴饮暴食，进食时是否感到失控，或是否无法停止进食，以上这些都可以帮助诊断。父母可能会告诉医生，大量的食物不见了或消失得比正常情况下更快。如果医生怀疑，可直接询问患者是否使用了食物清除方法。首先要向患者说明这种行为是正常的，这样可以避免让患者产生恐惧，更有可能得到真实的回答。例如，临床医生可以这样说，“有些尝试减肥的青少年在吃完东西后会自己催吐，你有没有考虑过或者做过？”（其他筛选问题见表6-1）。

1. *临床表现*

(1) 症状和体征：症状与食物清除机制有关。胃肠道问题最为突出。腹痛比较常见，反复呕吐会造成食管下括约肌受损，从而出现胃食管反流。频繁呕吐也可能引起食管炎或胃炎，因为胃酸会刺激黏膜。患者经常会觉得早饱、不自觉地呕吐和抱怨食物会自己“上来”。曾有患者出现呕血和食管破裂的报道。患者可能会有腹泻或便秘症状，特别是用泻药后。频繁呕吐可引起涎腺炎（腮腺疼痛和肿大）。呕吐时口腔内接触酸性消化液可造成牙釉质腐蚀。由于抑郁症共病BN患者共患抑郁症很常见，患者可能会诉有睡眠困难、精力减退、内动力不足和头痛。患者可出现眩晕或晕厥症状，可继发于脱水出现。

需要注意的是，大多数清除方法都是无效的。当患者暴饮暴食时，他们可能会消耗数千卡热量。食物消化的速度也变得很快。虽然患者可能呕吐出一定量的食物，但较多食物还是已经被消化吸收。泻药主要作用于大肠，导致体液和电解质流失，但进食的热量仍然从小肠被吸收。使用利尿剂可能导致患者出现液体量减少和电解质紊乱。

体格检查过程中，可能发现暴食症患者有脱水和直立性低血压，也常会发现其有涎腺炎、牙釉质脱落、龋齿和腹部压痛。自我催吐过程中手指与牙齿摩擦可引起近端指间关节磨损。少数情况下，可能听到心脏杂音，其可能由二尖瓣脱垂引起。服用吐根可导致不可逆性的心肌病。

(2) 实验室检查：暴食症患者很容易出现电解质紊乱。食物清除行为会导致一些相应的问题。呕吐可引起代谢性碱中毒、低钾血症和低氯血症。泻药会引起代谢性酸中毒、低钾血症和低氯血症。利尿剂可能导致低钾血症、低钠血症、低钙血症和代谢性碱中毒。

慢性刺激腮腺可导致淀粉酶升高。

2. *并发症*

(1) 短期并发症：体重正常的贪食症患者的并发症与食物清除机制有关，其中许多并发症都列在了症状和体征部分。如果贪食症患者有严重的营养不良，其并发症可能与厌食症患者相同。贪食症的其他并发症包括食管破裂、急性或慢性食管炎，以及罕见的巴雷特食管炎。慢性呕吐可导致代谢性碱中毒，滥用泻药可导致代谢性酸中毒。使用减肥药会导致失眠、高血压、心动过速、心悸、癫痫发作和猝死。

患者停止服用泻药后可能会有严重的便秘。从心理上来说治疗便秘可能很困难，因为医生可能需要给患者开服类似其 ED 期间滥用的泻药。

(2) 死亡率：贪食症患者的死亡率与厌食症患者相似。通常由患者自杀或电解质紊乱引起死亡。

3. *治疗* BN 的治疗取决于暴饮暴食和食物清除的频率及生化紊乱和精神失调的严重程度。如果患者血 K^+ 小于 3.0mEq/L，则应住院治疗。一般情况下，细胞内 K^+ 会外移，而使细胞外 K^+ 保持正常水平，因此患者可能在血清 K^+ 浓度表现为正常后数天内再次出现低钾血症。通常情况下当 K^+ 浓度超过 3.0mEq/L 时，停止食物清除行为足以纠正低血钾。如果 K^+ 为 2.5 ～ 2.9mEq/L，建议口服补钾。如果 K^+ 小于 2.5mEq/L，建议静脉补钾。当血清 K^+ 水平超过 3.5mEq/L 时，可停止补充。当血 K^+ 得到纠正并在停止补钾 2d 后仍保持正常时，可以认为机体 K^+ 恢复正常。是否继续住院取决于患者的心理状况。

一些贪食症患者滥用泻药可能会造成慢性脱水。肾素 - 血管紧张素 - 醛固酮系统被激活，抗利尿激素水平可能代偿性升高。停服泻药后，这些激素水平不会立即恢复正常，可能会导致机体液体滞留达每周 10kg。这会使患者增加患充血性心力衰竭的风险，当其体重急剧增加时，他们还可能会被吓到。通常在 7 ～ 10d 后会出现大量排尿现象。

贪食症患者如果门诊治疗失败，也可以住院治疗。暴食—清除循环会上瘾，患者很难自行中断。住院治疗可以强制其中断该周期，让患者正常饮食，中断成瘾行为，并重新恢复识别饱腹信号的能力。

如果患者病情稳定，可以进行门诊管理。认知行为疗法对于帮助贪食症患者了解自己的疾病至关重要。营养疗法为患者提供了调节饮食模式的方法，从而避免了其暴饮暴食的需求。根据患者使用的食物清除方式，应对患者定期进行医疗监测并检查其电解质水平。

SSRI 类药物通常有助于治疗其暴食—清除循环。其中氟西汀的研究最为广泛；对于青少年来说每天 60mg 的剂量效果最好。其他 SSRI 类药物也可能有效，可用于使用氟西汀出现副作用的患者。有时也可用于治疗胃食管反流和胃炎。可以通过吸食酸糖果和加热来缓解腮腺的肿胀及疼痛。

治疗的目标是中断暴食—清除循环，以达到缓解为目标。

七、暴食症

暴食症（binge-eating disorder，BED）现在已经被收录入 DSM-5 中。研究表明大多数有 BED 的成年人（患病率为 2% ～ 4%）在青春期已经有症状。以下是 BED 的诊断标准。

诊断要点和主要特点

- 暴饮暴食的反复发作
  - 在短时间内摄入的食物比大多数人在类似情况下摄入的食物要多得多
  - 以在进食期间感觉到失去控制为特点
- 暴食行为会造成患者明显的心理困扰
- 在 3 个月内（平均）每周至少有一次暴食行为

1. *临床表现*

(1) 症状和体征：BED 最常见于超重或肥胖的个体。18% 的此类患者在过去一年中至少有一次暴食行为。BED 患者患抑郁和物质滥用的风险增加。对于任何明显超重的患者，都应警惕其患 BED 的可能性。有专门的问卷可以用来评估疑似 BED 的患者。

(2) 实验室检查：临床医生应评估患者肥胖的原因和并发症，实验室评估应包括甲状腺功能、胆固醇和甘油三酯水平。

2. *治疗* 认知行为疗法和抗抑郁药物的联合治疗对治疗成人 BED 有一定效果。还没有关于 SSRI 治疗青少年 BED 的研究，但对于 BED 成年患者，氟西汀和西酞普兰有助于减少其暴饮暴食行为，改善抑郁症状，并可能降低其食欲。这一证据提示 SSRI 可能对 BED 青少年也有帮助。BED 是最近才被认识的，还没有关于其预后的研究结果。关于其长期预后的相关知识也很少。

八、回避 / 限制性食物摄入障碍

回避 / 限制性食物摄入障碍（avoidant/restrictive food intake disorder，ARFID）已经被添加到 DSM-5 的婴儿期或儿童早期喂养障碍的诊断中。DSM-5 扩展了《精神障碍诊断与统计手册》（第 4 版）（DSM- Ⅳ）的一些诊断。该病的特点是在缺乏 AN 诊断标准（身体外在形象的困扰，害怕体重 / 体脂增加）的情况下，回避或限制口服进食。对青少年来说，避免进食行为可能与情绪障碍有关，这些情绪障碍不符合焦虑或抑郁的诊断标准。ARFID 的诊断标准将在以下诊断要点和主要特点部分进行讨论。ARFID 的年轻人可能产生与 AN 类似的健康影响，影响程度取决于患者营养不良的程度及其是如何变成营养不良的。

诊断要点和主要特点

- 进食或喂养障碍（包括对进食缺乏兴趣，对食物感官回避；担心进食的不良后果），表现为营养和（或）能量摄入不足，并伴随以下一种或多种情况：
  - 体重降低（或未能达到预期的体重或体重增长缓慢）
  - 营养缺乏
  - 依赖肠内喂养或口服营养补充剂
  - 影响到其社会心理功能
- 进食障碍不能用食物缺乏或文化上认可的行为来解释，以在进食期间感觉到失去控制为特点
- 进食障碍并不仅仅发生在 AN 或 BN 期间，也不存在对其体重或体形的困扰
- 进食障碍不能归因于并发的医疗状况或其他的精神障碍，或者，当进食障碍伴发另一种情况或障碍时，进食障碍的严重程度超过与其他疾病或障碍相关的程度

九、预后、质量评估和结果指标

ED 的预后，特别是 AN，已被广泛研究。以前病情缓解或恢复的标准为患者恢复健康的体重和恢复月经。随着 AN 诊断标准的改变，一项包括 14 个 ED 项目的全国性合作项目将 AN 的恢复定义为患者至少达到 90% 的中位 BMI，而不再考虑月经的恢复。该病大多数研究集中在特定的住院治疗项目上，很少有研究评估不需要住院的病情较轻的患者。接受治疗的患者中，40% ～ 50% 痊愈，20% ～ 30% 间歇性复发，20% 进展为慢性、持续性的疾病状态。随着发病时间的延长，该病的恢复率降低，而且与 AN 和 BN 相关的死亡率增加。一项来自瑞典 ED 注册中心的研究显示在治疗结束时（平均 15 个月），55% 的参与者病情缓解，大约 85% 的参与者体重在健康范围内。全国协作研究显示 65% 的患者在 1 年内恢复，患者基线为较高的 BMI 是该病能够恢复最重要的预测指标。

随着时间的推移，AN 的病程通常包括体重的大幅波动，可能需要几年的时间才能确定其病情确实恢复。BN 的病程通常包括暴饮暴食和食物清除行为的复发，尽管贪食症患者最初恢复得比厌食症患者更快。高达 50% 的厌食症患者会演变为贪食症，并可能出现常见的心理并发症，包括抑郁、焦虑和物质滥用障碍。贪食症患者也会出现类似的心理疾病，但很少演变为厌食症。虽然已经知道 AN 有多种医学后果，包括骨质疏松症和脑结构改变，但除了低体重和闭经外，该病长期的医学后遗症尚未被系统研究。

目前尚不清楚发病年龄是否影响预后，但症状出现和治疗之间的时间间隔越短，预后越好。多种治疗方式被证明是有效的。短期的住院治疗和长期的精神科或疗养所住院治疗已被发现效果较好。较高的出院体重，以及住院治疗期间体重增加较快（>每周 0.8kg），似乎预后较好。很难比较不同的治疗方案，因为在不同的研究中，研究对象人数较少，而且患者类型和疾病的类型也不同。目前还没有研究比较门诊和住院治疗或日间治疗的康复效果。

（译者：赵胜男　校稿：卢洪华）

第 7 章

儿童青少年精神心理异常

Kimberly Kelsay, MD；Adam Burstein, DO；Ayelet Talmi, PhD

1. 简介　儿科基层医疗机构通常能最先识别儿童精神和行为健康问题。有 14% ～ 20% 的行为问题儿童需要进一步转入心理行为专科诊治。儿科基层医疗机构的任务除了转诊明确的精神问题，还主要承担筛查和监管、早期识别、分流并启动不复杂病例的治疗，以及对于儿童、家庭、环境等相互作用引起的复杂精神问题进行转诊。75% 伴有精神问题的儿童都经由初级保健医生首诊，因儿童行为、社会心理或教育方面问题就诊的人数占普通儿科医生处就诊患者人数的一半。父母和孩子通常喜欢与他们信赖的儿科医生讨论这些方面的问题。因此，儿科初级保健医生除了提供基本的儿童和青少年行为发展保健外，在儿童精神问题的预防、识别、发起治疗、管理和协调方面也发挥了重要作用。遗憾的是，由于儿童精神卫生服务人员短缺、患者认为接受精神疾病诊疗不体面、精神卫生服务长期资金不足、精神卫生系统的体制障碍和不同的保险获益，仅有 2%的精神疾病儿童看过儿童精神卫生专家。

尽管儿科初级保健者被看作儿童精神行为疾病的“看门人”，但实际上在常规的健康检查中，通常只有不到 20% 的儿童精神和行为问题被初级保健者识别。而且，这些问题刚出现时就可能很难识别或治疗。过去近十年精神卫生领域的发展，为儿童精神疾病的早期识别和干预提供了更多的机会，因此这个“看门人”的角色发挥了越来越重要的作用。该角色尤其重要，因为儿童精神专业人员仍然不足，全美只有 8300 个在职儿童及青少年精神科医生。相反，全美有超过 5 万名儿科医生和大量的中级儿科医师，他们可以及时发现儿童精神问题并转诊。

儿童期和青少年期的情感问题可以影响至成人期。事实上，大多数成人期精神疾病都在儿童期有过发作。许多精神问题并不是一个“全或无”的问题，而是逐渐进展。比如，很多严重的功能受损都是由轻度进展来的。在儿童精神和行为问题的早期，儿科医生通过较少的干预手段就可以达到很好的效果。如果儿科医生错过了早期发现，对早期行为改变没有及时教育引导及鼓励其坚持治疗，儿童期发作的精神障碍可能会持续，从而导致严重的功能受损和学校、社会适应障碍，造成就业受影响、成人期贫困，增加了成人期治疗的成本。社会地位低的人群受影响更加明显。

儿科医生或者其他儿科保健相关人员是第一个，有时甚至是唯一一个能识别儿童行为问题的人。在专科护理机构工作的儿科医生、住院医生和专科医生也会遇到有情感和行为问题的青少年。本章回顾了如何预防、监测和筛查儿童心理和行为健康问题，在评估过程中可能遇到的问题，儿童期及青少年期通常能够被识别和诊断的精神类疾病，目前的治疗建议，以及转诊给精神科医生的指征。

2. *儿科初级保健机构中精神行为问题应对模式*　儿科初级保健机构常规解决儿童心理健康、行为和发育问题。初级保健环境中行为健康服务是连续的。从提供发育、行为、社会情感有关的预期指导，以及发现问题并推荐进行相应的筛查，必要时进行外部转诊（常规的儿童诊疗项目），到利用外部的快速咨询反应系统（咨询会诊模式）和（或）提供现场服务来解决发现的问题（并置和综合的模式）。表 7-1 具体描述了这些模式。此外，具体实践可以通过综合上述的模式来开展个性化的治疗。

3. *预防、早期识别和发展背景*　儿童的养育环境在其成长中起非常重要的作用。养育环境提供儿童学习、生长和发育的条件，还提供儿童接触外界的资源、人际关系和外界支持的途径。有关于儿童早期干预项目的纵向和回顾性研究，如佩里学前项目，显示了儿童早期干预与儿童健康、稳定的人际关系、成年后收入增加相关。而儿童期的不良经历则与日后严重的、终生的健康问题相关。在一项针对通过 Kaiser Permanente 投保的 17 000 多名成年人的研究中，研究人员发现儿童时期的不良经历（如儿童虐待、忽视或家庭功能障碍）与健康状况不佳（如使用毒品、心脏病、抑郁症、青春期妊娠）、生活质量降低及寿命缩短相关。了解这些社会健康影响因素，了解这些孩子及其家人

表 7-1　初级保健机构的精神健康服务模式

	常规服务	外部会诊	同位置服务	合作服务
模式描述	健康监管和常规推荐的筛查，预见性指导，必要时转诊专科和发育行为部门	有不同模式可供选择，包括电话或者电子咨询，后续 1 ～ 2 次精神病科专家电话会诊或者 BH 医生亲自访视	BH 工作者与初级保健医生在同一工作地点，通常现场有办公场所；对于有行为问题者，BH 工作者进行预约服务	BH 工作者作为初级保健团队的一员参与患者实时的咨询和保健
优点	如无变化只需进行常规检查；无须另外收费	反应迅速；联系 BH 医生的优先推荐途径；通过咨询可以提高基层保健医生的专业知识水平；咨询无须等待预约，舒适度高	能满足现场需要快速服务或严重患者服务的需求；可以在一个场所同时会见初级保健者和 BH 工作者；初级保健者和 BH 工作者之间可以很好地交接；患者很容易依从初级保健者推荐的 BH 工作者；减少患者的困惑	无须等待；可以解决完整的 BH 服务需要，包括从预防到疾病的早期识别、咨询、干预和转诊；初级保健者和 BH 工作者直接沟通，包括病历资料；BHC 可以管理随访；通过共同参与管理患者，初级保健者的 BH 知识有所提高
缺点	与家属探讨预见性行为治疗的时间有限；筛查发现问题时解决具体问题的时间有限；需要负责转诊并根据转诊结果进行随访；转诊依从性不足 10%；缺少提高医生心理行为知识的相关机制；因为调节机制问题，基层保健医生与心理行为医生之间沟通不足	负责管理转诊至被推荐的精神卫生机构；必须有部门来支付相关费用（如政府基金、儿科诊疗基金、捐赠的基金）	BH 工作者通常处于约满状态，患者不得不等待；初级保健者和 BH 工作者之间有直接的沟通，但并未形成模式，没有在初级保健者和 BH 工作者之间关于患者资料的直接交接；基层保健医生关于 BH 专业知识的提高有限	大多数严重患者被转诊到外部 BH 系统处理；雇佣 BH 工作人员的费用（通常需通过机构或者基金支持才能得到支付）

BH，行为健康；BHC，行为学医生

的复杂经历，有助于医疗服务者给这些孩子提供更好的服务。

然而，对美国儿童健康的主要威胁是，许多问题无法仅通过实践模式来解决。这些问题包括某些社区婴儿的高死亡率、大量的儿童有意和无意的意外伤害率、儿童肥胖率、药物滥用与依赖、不恰当的养育经验导致的不良行为与发展后果、家庭功能失调、性传播疾病、意外妊娠、缺乏医疗之家。美国儿科学会（AAP）声明“我们必须成为别人的伙伴，否则我们的工作将变得越来越与儿童的健康无关”，这意味着儿科医生的工作范围延伸至社区并要宣传儿童健康。现今的社区儿科医生试图提供更实用且完整的临床工作模式，从而为整个社区的儿童健康负责。了解儿童健康和疾病的决定因素和后果，为社区中的所有儿童提供便利的预防和治疗服务。

“光明未来”（Bright Futures）是一个关于国家对于儿童健康促进和疾病预防的倡议，强调在家庭和社区层面解决儿童的健康需求。除了在儿科实践中运用，许多州也推进了 Bright Futures 的实施原则和指南，并制订方案来加强国家和地方项目、儿科基层医疗、家庭和社区之间的联系。现已制定第四版 Bright Futures 指南，旨在提供全面的健康监督指南，涵盖免疫接种、常规健康筛查和预见性的监督管理。“心理健康的光明未来”（Bright Futures for Mental Health）提供了许多指南、工具和相应的策略，来提高心理健康的识别、评估、启动、管理和协调。

让人兴奋的是，早期预防和干预计划有希望降低患者及其家人的患病风险。有循证依据且有前景的计划和策略包括以下但不限于：

- 亲子互动疗法（PCIT）：www.pcit.org
- Triple P（正面育儿计划）：www.triplep-america.com
- Healthy Steps：www.healthysteps.org
- 护士 - 家庭伙伴关系：www.nursefamilypartnership.org
- 医院为主的虐待性头部创伤预防方法（宾夕法尼亚州虐待性头部创伤预防计划）
- 多元素计划（儿童 - 父母中心）
- “惊奇岁月”：www. incredibleyears. com
- 父母与青少年的强化家庭：www.extension.iastate.edu/sfp
- Early Head Start：www.ehsnrc.org
- 每个孩子都安全（SEEK）：http//umm.edu/programs/childrens/services/child-protection/seek-project
- 儿童家长心理治疗（CPP）：https//childtrauma.ucsf.edu/child-parent-psychotherapy-resources
- Bright Futures： https：//brightfutures.aap.org.
- 疾病、伤害控制及预防中心：暴力预防处 . http：//www.cdc.gov/violenceprevention/acestudy/.
- 婴幼儿心理健康咨询中心：https：//www.samhsa.gov/iecmhc.
- Zero to Three： http：//www.zerotothree.org.
- The Heckman 公式及其他资源： https：//heckmanequation.org/

4. *生活方式推荐* 正确的筛查、评估、诊断和治疗是精神行为治疗的基本框架。同样重要的是，初级保健医生应该熟悉哪些因素既能提升患者的躯体健康，也能提升其精神健康。所以，那些能够引领健康生活方式的活动对患者健康有益，而且在一些病例中能够防止未来精神问题的出现。许多研究表明规律的运动、适宜的营养、冥想、瑜伽和社会实践活动能够提升躯体和精神健康程度。充足的睡眠和放松训练技术也有益健康。AAP 推荐家庭成员多食用水果和蔬菜，减少饮用含糖饮料，鼓励体育运动，制订家庭计划并减少屏幕使用时间。然而这些指南主要关注儿童的躯体健康，还应关注孩子的居住环境和人际关系是否有助于这些生活方式的良好实施和坚持。

儿科医生角色总结：儿童在精神健康方面，因为儿科医生被给予了“看门人”的新角色，所以基层儿童保健医生的职责延伸至精神疾病的预防、识别、评估、发起治疗、治疗管理、协调和合作方面（表 7-2）。

表 7-2 儿科初级保健者在儿童精神心理健康中的作用

角色	具体活动
预防	筛查社会危险因素，筛查早期社会情感风险
识别	家庭的关注点、监管、筛查
评估	会见患者和体格检查、评估工具、共病情况
发起治疗	给患者提供病情状况信息和治疗的选择，并对其进行教育；保持持续的家庭合作和评估；转诊给精神专科医生做进一步检查；转诊治疗；开始用药
治疗管理	监测疗效，监测不良反应
协调	社会工作者、治疗师、心理医师、精神科医生
合作	精神科医生、儿童保护者、当地学校

5. *健康检查中的精神疾病的识别和评估* 识别问题的途径通常包括监管、筛查和评估。监管包括以下部分：就诊、关切就诊原因、提出开放性问题、倾听危险信号、识别危险因素及后续监测。如同生命体征是身体评估的重要组成部分，针对青年人生活各个方面的功能回顾，是初级保健中对其精神健康问题筛查的基本组成部分。PSYCH 的五个问题是有助于筛查的有用工具（表 7-3）。

表 7-3 行为健康监测工具 PSYCH

亲子互动（P）	您和您的父母之间关系如何？或者，在幼儿时期，照顾你的婴儿 / 幼儿是什么感觉？
学校（S）	孩子在学校或幼儿园表现怎么样？询问学业表现、行为表现和社交互动
同伴（Y）	同伴或者友谊关系怎么样？（孩子与同伴相处如何）
在家（C）	在家表现怎么样？（包括与同胞和父母相处、应对家庭压力）
心情（H）	你的心情怎么样？或者请您描述一下孩子的心情

许多儿科实践因为缺少连续性和深度的随访而实行受限，儿童就诊时间很短（在常规体检中家长只花费几分钟的时间见医生），而且事实上，只有 18% 的父母将孩子的行为问题如实地反映给医生，因此体检

应将广泛的行为问题配套筛查，包括发育、心理健康、行为、社会心理和环境危险因素。筛查受限的另一原因是在当前情况下，行为筛查并没有像普通健康检查那样被单独列入可计费服务医疗补助和保险报销计划内。

筛选通常使用标准化工具来找出受损的功能区域。新生儿听力、视力和发育筛查已经是当前儿科的常规筛查。但是，与发育、情感和心理问题相关的疾病发病率很高，这就需要针对社会情感和心理方面进行筛查，以明确儿童是否存在情绪、行为或社交关系失调的症状，以及是否存在那些对儿童发育有负面影响的环境因素。筛查工具通常要简短、易于使用，可采用问卷或访谈的模式。所有筛查须由初级保健者审查是否完成，是否需要进一步系统检查。筛查工具可以及早发现症状并阻止症状进展。引起社会情感和行为关注的新方法已经形成（相关信息请参阅下面提供的常规筛查工具链接）。有用的信息可来自广泛的筛查表和具体症状的问卷，如抑郁或焦虑自评问卷。普通儿科工作中可以把发育问题融合到日常筛查问题中，或者使用特定的筛查问卷。好的筛查除了识别问题，还应注意根据评估的结果，关注转诊的接收和完成，并且与转诊机构进行反馈沟通。这些活动经常需要额外的护理协调资源，如非医疗人员（如家庭和社区卫生工作者）。儿科初级保健者需要了解这些服务人员的资质，从而有效地监控儿童发育行为问题。

6. *初级保健机构使用的精神筛查工具*　儿科常规体检筛查对于社会心理问题的识别率很低，因此门诊已经常规使用心理标准化的筛查工具。通常，首先选择广泛性筛查工具，然后再针对具体问题筛查症状、严重程度、功能受损情况。

（1）针对性的筛查工具和评估方法：与广泛的筛选工具一样，针对性的筛查或评估工具在临床上也非常有价值，因为它们是标准化的，可以评估当前的症状和严重程度，还可以评估后续随访和治疗效果。除了针对 ADHD 的 Vanderbilt 评估量表和 PHQ-9（表 7-4），以下资源还有其他工具。

表 7-4　初级保健机构筛查工具

筛查工具	评估领域	年龄范围	注释
年龄和阶段问卷，第 3 版（ASQ-3）	发育：沟通、大运动、精细动作、解决问题能力、个人 - 社会	1 个月至 5.5 岁	阿拉伯语、汉语、英语、法语、西班牙语、越南语版父母完整问卷：https：// agesandstages.com/
年龄和阶段问卷：社会情感（第 2 版）（ASQ：SE-2）	社会情感发展：自我调节、顺应性、社交沟通、适应性功能、自主性、情感、与人交往	1 ～ 72 月龄	英语、法语、韩语、西班牙语父母完整问卷：https：//agesandstages.com/
改良版幼儿期孤独症检查量表（M-CHAT）	20 个条目筛查孤独症高危因素	16 ～ 30 月龄	英语、西班牙语版父母完整量表：https：//m-chat.org
优点和弱点问卷（SDQ）	一般行为健康：情绪问题、品行问题、多动 / 注意力不集中、同伴关系问题、亲社会的行为	2 ～ 17 岁	89 种语言的父母、教师、儿童完整问卷：http：//www.sdqinfo.com
儿科症状清单（PSC）	认知、情感、行为问题	学龄前至 17 岁	英语、西班牙语父母、儿童完整问卷：http：//www.brightfutures.org/ mentalhealth/pdf/professionals /ped_sympton_chklst.pdf
儿童入学 / 家庭心理社会筛查	社会心理：父母抑郁、滥用毒品、家庭暴力、父母的虐待经历、社会支持	成人	英语版问卷： https：// www.brightfutures.org/mentalhealth/pdf / professionals/ ped_intake_form.pdf
WE CARE（幼儿保育、评估、社区资源、宣传、推荐、教育）	社会心理：父母教育成就、就业、育儿、无家可归的风险、粮食安全、家庭供暖和电力	成人	英语版父母问卷： https：//sirenetwork.ucsf.edu/ sites/sirenetwork.ucsf. edu/files/HL%20BMC%20Screening%20Tool%20final%20%28English%29.pdf
患者健康问卷 9（PHQ-9）	抑郁和自杀	11 ～ 17 岁	英语及西班牙语版儿童问卷：http：//www.pedpsychiatry.org / pdf /depression/PHQ-9%20Modified %20for%20Teens.pdf

续表

筛查工具	评估领域	年龄范围	注释
CRAFFT	药物滥用	12～21岁	多语言的医生会谈和青年问卷：https：//crafft.org/get-the-crafft/
Vanderbilt 评估量表	注意缺陷多动障碍	6～12岁	父母和教师问卷（英语和西班牙语）：https：//www.nichq.org/sites/default/files/resource-file/NICHQ_Vanderbilt_Assessment_Scales.pdf
儿童抑郁量表（流行病学研究中心）(CES-DC)	抑郁	6～17岁	儿童问卷（英语）：https：//www.brightfu tures.org/mentalhealth/pdf/professionals/bridges/ces_dc.pdf
与儿童焦虑相关的情绪障碍自我报告（SCARED）	儿童焦虑症：一般焦虑症、分离焦虑失调、恐慌症、社交恐惧症、学校恐惧症	8～18岁	父母和儿童问卷（12种语言）：https：//www.pediatricbipolar.pitt.edu/resources/instruments
爱丁堡产后抑郁量表(EPDS)	妊娠相关焦虑和抑郁	成年母亲	自评问卷：https：//www.aap.org/en-us/advocacy-and-policy/aap-health-in itiatives/practicingsafety/Docum ents/Postnatal%20Depression%20Scale.pdf
Bright Futures 工具	多种识别心理健康问题的指南、工具和其他资源	所有年龄	专科医生和家庭：https：//www.brightfutures.org/mentalhealth/pdf/tools.html

https：//www.mcpap.com/Provider/ScreeningNToolkits.aspx
http：//www.brightfutures.org/mentalhealth/pdf/tools.html
http：//www.palforkids.org
http：//www.schoolpsychiatry.org
http：//www.wpic.pitt.edu/research
http：//www.theswyc.org
http：//www.sdqinfo.com

1）评估行为和情感问题的症状及体征：当患者或父母提到情绪/行为问题，通过访谈或通过筛查工具发现情绪/行为问题时，下一步应该包括更全面的评估和分诊计划。无论是否能够及时获得进一步的行为治疗资源，儿科医生都应就筛查过程中发现的问题进行进一步的访谈了解，并参与制订后续的随访方案。为了确定恰当的转诊方向，需要对筛查结果做出回应并进行额外评估，以确定恰当的转诊资源、安全计划、是否需要在诊所立即处理及后续的随访计划。

2）需要紧急或更广泛的精神病学评估的情况：如果关系到儿童的安全问题，医生还必须评估其对儿童自己的危险（如自杀意念、计划或企图）、对他人的危险（如殴打、攻击或杀人意念），并筛查其他可能增加自我或他人危险的风险因素，如身体或性虐待、药物使用或药物滥用，或不安全的环境。青少年患者中存在药物滥用或酒精滥用的情况，可能需要转至专门治疗这些成瘾性疾病的社区资源。

哥伦比亚灯塔项目（Columbia Lighthouse Project）可以对各年龄儿童进行筛查，评估其自杀风险，并在线培训如何正确使用这些评估工具。

A. 公民承诺和非自愿精神健康权：如果进一步评估表明患者需要住院治疗，应该取得患者和监护人的同意。如果监护人不愿意或无法同意，如涉及儿童或青少年在急诊情况下的评估或住院治疗，则有必要履行非自愿精神健康权。

这是个用于描述公民法律承诺和非自愿治疗的术语，执行因州而异，执行这些法律的标准也不同。大多数州定义的程序可以由国家界定的个人(通常是医生、警察和经认证的精神卫生专业人员）发起，并有理由相信患者有伤害自己或他人的严重风险，或严重残疾(对于儿童而言，通常意味着不能进食或不能进行急性健康所需的自我保健活动)。该程序可防止个人短时间内（通常72h内）离开急诊室或医院，这72h内通常需要进行一次正式的健康状况评估来明确患者是否安全。在这段指定的时间内，如果认为某个人是安全的，则可以在72h之内出院，或者患者或家属也可以选择自愿签字。每个州都有法律规定该过程中必须遵循的规则和规定。指定的专业人员须填写特定表格并签名，并且必须告知患者及其家人权利。由于非自愿精神健康权可以撤销患者或其监护人的公民权利，因此正确实施该程序至关重要。医生应熟悉州法律关于该过程的规范。

有需要紧急治疗或接受紧急治疗的医疗状况的患

者不需要考虑精神健康权。在这种情况下，初级机构治疗团队 / 医生应对患者进行能力状况评估。

B. 对他人虐待、忽视或威胁的强制性报告：在第 8 章中将详细讨论医生面对患儿疑似被性虐待或疏忽时，应当向当地的公共服务机构举报。“Tarasoff 规则”是指一件导致“警告义务”的加利福尼亚法律案件。当觉察特定个人或在特定场所可能受到有害行为的严重威胁时，医生有义务警告潜在的受害者。有义务打电话或者写信给受到威胁的个人，并留下记录。在这种情况下，有可能安排潜在伤害肇事者的非自愿民事承诺。

表 7-5 中给出了更详尽的问题和观察的示例。有针对性的评估筛选工具也可用于确定损害的严重程度、合并症和功能受损情况。

一旦确定患者不需要立即干预，医生应明确患者的家人是否可以再次来探视，或者是否可以在此访视中进行进一步的评估。综合护理显示出优势，因其可以在此次访视中立即进行进一步评估。

表 7-5　评估社会心理问题时可能进行讨论和观察的项目

发育史

1. 回顾社会心理发展的里程碑
2. 总结孩子的气质特征
3. 回顾压力生活事件及孩子对其的反应
   a. 与主要照顾者或亲密家庭成员分离
   b. 丧失
   c. 婚姻冲突、家庭暴力、离婚
   d. 疾病、受伤和住院
   e. 搬家、家庭变动
   f. 学校过渡
   g. 创伤事件
   h. 日常财务变化（如就业问题）
   i. 资源问题包括粮食不安全、住房不稳定、无力维持生计
4. 获取过去精神健康问题的详细信息及治疗方法

家族史

1. 婚姻 / 关系史
   a. 对婚姻 / 伙伴关系的总体满意度
   b. 关系中的冲突或分歧
   c. 孩子不在身边时夫妻相处的时间和质量
   d. 孩子是否是父母间冲突的根源
   e. 孩子出生前的婚姻状况
2. 养育史
   a. 关于父母的感觉
   b. 父母在养育孩子方面是否配合
   c. 育儿中的“分工”
   d. 父母的精力或压力水平
   e. 睡眠安排
   f. 隐私
   g. 对规矩的态度
   h. 来自外界的养育干扰（如前配偶、祖父母）
3. 家庭的压力
   a. 就业问题
   b. 财务问题
   c. 资源需求
   d. 住处或家庭构成的变化
   e. 疾病、伤害和死亡
4. 家庭精神疾病史和治疗史
   a. 抑郁症？谁？
   b. 躁郁症？谁？
   c. 尝试自杀？谁？
   d. 精神科住过院？谁？
   e. 神经衰弱？谁？
   f. 物质滥用或问题？谁？
   g. 神经紧张或焦虑？谁？
   h. 家庭成员其他的行为或心理健康问题？谁？

观察父母

1. 他们是否一致同意现存在问题或担忧？
2. 他们对评估不合作还是持反对意见？
3. 父母是否显得沮丧或不知所措？
4. 父母能否提供孩子问题和家庭生活连贯的情景？
5. 父母是否承认对孩子的问题承担一些责任，还是将责任归咎于家庭之外且无法控制的力量？
6. 他们对孩子的问题感到自责吗？

观察孩子

1. 孩子是否知道存在的问题？
2. 孩子想得到帮助吗？
3. 孩子对评估不合作或反对吗？
4. 孩子的主要情绪或态度是什么？
5. 孩子的愿望有什么不同（如“三个愿望”）？
6. 孩子是否表现出异常行为（活动水平、举止、恐惧）？
7. 孩子目前的认知水平如何？

亲子互动观察

1. 父母是否关注孩子的感受？
2. 孩子是否控制或破坏了访谈？
3. 父母是否对孩子行为设置了适当的限制？
4. 孩子对父母的限制和控制有反应吗？
5. 父母是否适当回答了针对孩子的问题？
6. 家庭成员之间是否有明显的紧张关系？

其他来源的信息

1. 工作人员对孩子家长候诊室的观察
2. 学校（老师、护士、社会工作者、顾问、日托人员）
3. 社会服务部门人员
4. 其他照顾者：祖父母等

3）精神状态检查（MSE）：对于心理医生来说，相当于体格检查的等效检查。它包括评估个人的一些标准，包括观察个人的整体认知、情感和行为表现。通过观察、互动和提问，MSE 可以帮助识别当前的行为表现和临床关注的问题（如自杀思维、幻觉）。根据现存问题，儿科医生可以选择完整的 MSE 或者其中某一部分的 MSE。请参考 MSE 的标准组成（表 7-6）。

4）诊断模式和结果的解释：诊断是评估的最终结果，首先要对提出的问题进行描述，然后根据儿童的年龄、发育水平、儿童生活的环境（包括不利于儿童的不良经历和压力）和家庭，以及家庭的运作模式进行综合评估。在没有资深的精神科医生的情况下，初级保健医生利用收集到的信息来鉴别情绪或行为问题的可能解释（表 7-7）。

表 7-6　精神状态标准检查项目

种类	描述	问题
总体表现	身体状况、态度及儿童如何呈现自己（观察、互动）	儿童看起来像他们实际的年龄吗？记录儿童的体格情况，与同龄人相比，儿童的体态、合作、焦虑水平和互动的质量
眼神交流	情景中的眼神交流质量（观察、互动）	观察并记录眼神交流的质量，如好、一般或差，注视时是否凝视
心理动力活动	整体能量和身体运动（观察）	记录活动水平是正常、减少还是增加
肌肉骨骼	步态、运动范围（四肢）、异常动作（观察或指定其完成动作）	记录步态及是否存在僵化、共济失调、抽动或其他异常动作
言语 / 语言	速率、音量、音调、清晰度、连贯性和自发性；适当地命名和使用单词（观察）	观察并记录语音模式和语音质量
情绪 / 情感	主观的（儿童陈述的情绪）、客观的（临床医生的观察）及互动（观察、直接询问和可选的问卷表）	儿童是否能够识别自已的情绪、快乐、悲伤、愤怒、焦虑？儿童受到的影响与情绪一致吗？观察到的影响范围是多少
思维过程、联想	频率、相关性和推理（观察）	儿童的思想是目标导向的、逻辑的、直接的还是间接的？儿童的理性和问题如何解决？思想过程具体还是抽象？
思维内容	儿童实际表达的内容（观察）	儿童是否有自杀或杀人的念头，如果有，是否有意图和计划？儿童是否有强迫症？是否出现幻觉或错觉等知觉？
注意时限	儿童保持专注于任务、专注和集中（观察）	儿童的注意时限是否合适？儿童能够专心做事还是容易分心
洞察力、判断力	儿童对他自身情况的心理，根据情形做出安全适当选择的能力（观察和回答特定问题）	儿童洞察自己状况的能力（完好、差、受损）
定向力	自知力、位置、日期和来就诊的原因（观察和回答指定的问题）	儿童是否知道他在哪里、日期、他是谁、父母是谁
知识储备、记忆力	常识、长时记忆和短时记忆（观察和回答指定的问题）	回答有关当前事件和记忆的直接问题
认知	智力	认知测试的结果（来自外部），基于互动和其他来源的智力评估信息（基于年龄和教育水平的平均值、低于平均值、高于平均值）

表 7-7　行为健康诊断工具

该行为符合儿童正常行为范畴的发展水平
该行为是一种气质差异
该行为与中枢神经系统损害有关（如早产、子宫内毒素暴露、癫痫发作或遗传疾病）
该行为是对压力状态的正常反应（如患病、家庭结构改变或失去亲人）
该行为与家庭内部的人际关系问题有关
该行为问题由于潜在的身体健康状况变得复杂或加剧
该问题达到诊断的阈值
以上几种的任意组合情形

不必为了下诊断而将患者转诊给精神卫生机构，重要的是发现一些可在社区儿科机构就能治疗的疾病，如注意缺陷多动障碍（ADHD）、轻度焦虑、轻中度抑郁和轻度适应障碍。当患者症状标准符合，同时伴有主要生活方面功能受损时，如影响学习、同伴关系、家庭关系、权威关系、娱乐，儿童的发展轨道与常规明显偏离时，给予诊断。为了进一步评估，医生可能需要更多关于患儿的信息（如当评估 ADHD 时老师的报告）。同一症状可能出现于不同的疾病，精神心理疾病患儿有共病的概率很高，因此下诊断时应注意鉴别诊断，避免过早下结论。

识别诊断是治疗的第一步，医生给患儿下诊断应考虑到患儿目前的家庭环境、周边可利用的资源和有利于转诊的外部支持，从而保证患儿能配合治疗及协调治疗。解释流程包括以下部分：

A. 心理教育：向家长解释目前的症状或问题是潜在可疑因素导致的，并向其交代给予规范治疗和不给予治疗的疾病后果。

B. 讨论可能的干预措施，包括以下内容：

- 严密监控
- 由初级保健医生或综合精神专业医生给出咨询建议
- 开始药物治疗
- 转诊到初级保健机构以外的精神专业人员
- 以上的一些组合

C. 讨论父母和青少年对诊断和潜在的干预措施的反应。

由医生、父母和孩子一起探讨如何解决孩子的症状，根据家庭结构和压力现状探讨如何改善孩子的合理需求。如果无法制订适当的计划，或者医生认为需要进一步的诊断评估，应进行进一步专科转诊。

a. 将患者转诊至专业精神科医生

初级保健医生对儿童的诊断或治疗方案不确定时，通常会将患儿转诊至青少年精神科医生或其他合格的儿童心理医生，或者需要用药物治疗时，儿科医生通常更倾向转诊给专科医生来开始用药或管理用药（表 7-8）。对于有学习困难而不伴有行为问题的儿童，相关的儿童教育心理学家或多学科学习障碍小组可能对评估患儿的学习障碍最有帮助。对于伴有头部外伤、癫痫或头部肿瘤的认知困难患儿，可能需要转诊给儿科神经心理学家。

在许多州，如果患者只有公共保险或者没有心理健康保险，其可能会在地方精神卫生服务部门进行诊治。有私人心理健康保险的患者通常需要联系其保险公司，保险公司会请其保险公司名单下的精神卫生专业人员来评估患者。初级机构医生负责协助转诊，应该协助家庭，帮助家长联系进一步转诊资源的相关信息。初级保健工作人员与社区心理健康管理人员如果有良好的个人关系，可以提高转诊的成功率。精神卫生专业人员如果与初级保健人员在同一地点工作，效果会更好。此外，在非自愿住院的精神疾病患者住院治疗和门诊治疗之间，还有多个层次的治疗，包括日间治疗住院、家庭护理、重症门诊和初级保健管理。在转诊后医疗之家安排跟进探访，监测家庭是否能够照料好患儿，并帮助其解决任何护理障碍。

儿科医生在将患儿转诊到与他建立合作关系的精神卫生专业人员后，仍然要参与管理和协调患者的精神疾病治疗。美国儿童和青少年精神健康学会的地方分支机构与美国心理学会及各州相关部门，通常都能够提供专业的精神心理医生名单。

表 7-8　考虑转诊儿童心理治疗师或儿童和青少年精神科医生的情形

情形
诊断尚不清楚
儿科医生认为需要进一步评估
儿科医生认为可能需要用药，但不会用药
儿科医生已经开始用药，需要进一步的心理药理咨询
需要个人、家庭或团体心理治疗
存在精神病性症状（幻觉、妄想症）
怀疑双相情感障碍
存在慢性治疗方案不依从的问题

b. 其他资源：合作伙伴访问专线（PAL）网站（https://www.seattlechildrens.org- Health Care Professionals/Partnership Access Line/Care Guides and Resources）是另一个有用工具，它可协助初级保健者进行诊断和治疗较常见的精神疾病。PAL 可以为明确诊断的疾病提供决策树和指导治疗。它会考虑到鉴别诊断，并提供有关心理药理学方面药物治疗的信息综述。

一、儿童青少年精神疾病

精神疾病定义为一组伴有主观困扰或不良行为的症状和体征（情绪、行为、思维方式和情绪状态）。此定义中认为的症状达到如此大的强度、持续性和持续时间，以至于适应生活的能力受损。在 DSM-5，精神疾病的正规参考教材中有对每种精神疾病，包括发病于儿童时期和青春期精神疾病的诊断标准。值得注意的是，初级保健者在他们的临床实践中经常看到的很多疾病并没有完全达到 DSM-5 的诊断标准。

开精神药物处方时的特殊注意事项：由于儿科医生在基层医疗机构经常会涉及管理精神类疾病，其间可能涉及药物治疗。每个初级保健者均须熟悉一些自己习惯使用的精神类药物。表 7-9 中列举了常用精神类处方药物及初级保健者开始和维持治疗中可能习惯使用的药物。关于用药更完整的信息将在本章详细介绍。另外，FDA 批准的治疗各种精神疾病的药物也在表 7-9 列出。有关 FDA 批准的最新精神类药物的列表，请访问以下网站：https：//www.cms.gov/Medicare-Medicaid-Coordination/Fraud-Prevention/Medicaid-Integrity-Education/Pharmacy-EducationMaterials/pharmacy-ed-materials.html.

二、焦虑障碍

诊断要点和主要特点

- 过度或持续存在的恐惧或焦虑，与年龄发育阶段不相符
- 恐惧或焦虑伴随着行为障碍或躯体症状表现
- 症状导致功能障碍或明显困扰

表 7-9 经 FDA 批准的可用于儿童和青少年的药物

药物名称	指征	允许应用的年龄（岁）
混合苯丙胺盐（Adderall）	ADHD	≥3
右苯丙胺（Dexedrine，Dextrostat）	ADHD	≥3
哌甲酯（Concerta，Ritalin，Quillivant XR 等）	ADHD	≥6
托莫西汀（Strattera）	ADHD	≥6
胍法辛（Intuniv）	ADHD	≥6
氯米帕明（Anafranil）	OCD	≥10
氟伏沙明（Luvox）	OCD	≥8
舍曲林（Zoloft）	OCD	≥6
	攻击行为和孤独症	≥5
	精神分裂症和躁狂症	≥10
匹莫齐特（Orap）[a]	抽动秽语综合征	≥12
锂（Eskalith Lithobid，Lithotabs）	双相情感障碍	≥12
氟西汀（百忧解）	抑郁症	≥12
	OCD	≥6
艾司西酞普兰	抑郁症	≥12
度洛西汀	广泛性焦虑障碍	≥7
丙米嗪（诺普拉明）	遗尿症	≥6
阿立哌唑（Abilify）	双相情感障碍	≥10
	精神分裂症	≥13
	攻击行为和孤独症	≥6
利培酮（Risperdal）	双相情感障碍	≥10
	精神分裂症	≥13
	攻击行为和孤独症	≥6
喹硫平（Seroquel）	双相情感障碍	≥10
	精神分裂症	≥13
齐拉西酮（Geodon）	双相情感障碍	≥10
	精神分裂症	≥13
奥氮平（Zyprexa）	双相情感障碍	≥10
	精神分裂症	≥13
阿塞那平（Saphris）	双相情感障碍	≥10
鲁拉西酮（Latuda）	精神分裂症	≥13
	双相抑郁	≥10
帕利哌酮（Invega）	精神分裂症	≥12
奥氮平氟西汀（Symbyax）	双相抑郁	≥10

注：ADHD，注意缺陷多动障碍；OCD，强迫症

a 在第 25 章中讨论匹莫齐特在治疗运动障碍中的应用

焦虑被描述为预感到未来威胁，并且这种恐惧被描述为对真实或感知到迫在眉睫的威胁的情感反应。两者都是保护情绪，一部分正常的儿童也会有焦虑反应。区分正常发育过程中的焦虑与焦虑障碍具有一定的挑战性，需要了解儿童正常发育的相关知识。通常情况下，当恐惧或持续的焦虑状态超出年龄发育预期的程度，或者造成严重困扰或功能损害时，提示存在焦虑障碍。一些焦虑障碍可能会因压力而激发，但很多焦虑症并不是这样。早在婴儿期就可以鉴别出有焦虑特质的儿童，这种特质的儿童日后容易发展为焦虑障碍，特别是当他们与焦虑的父母住在一起时。以社区为基础的对学龄期儿童和青少年的研究表明，将近 10%的儿童患有某种类型的焦虑障碍。根据 CDC 的报告，这个数字在过去十年中一直在增长。焦虑障碍的早期发现和治疗非常重要，因为焦虑障碍未经治疗，通常会持续存在或者发展为其他类型的焦虑障碍。

1. *识别与诊断*　焦虑障碍常伴有共病。患有一种类型焦虑障碍的儿童很可能同时患有另一种类型的焦虑障碍，并且患其他精神疾病如抑郁症等的风险增加。因此，仔细地筛查焦虑障碍儿童很重要，以确保不会错过另一种疾病。另外，儿科医生接诊的焦虑障碍儿童，以头痛或腹痛等躯体不适症状就诊的要多于以焦虑症状就诊的（表 7-10）。因为医学原因引起的焦虑很少见，所以不要将躯体症状误诊为焦虑障碍，如将炎症性肠病（GI）的烦躁不适诊断为焦虑。同时还应筛查可能引起焦虑或类似症状的药物和物质，包括咖啡因、大麻、戒断期间的苯丙胺、可卡因和酒精。可能导致焦虑的药物包括类固醇、他克莫司、血管紧张素转换酶抑制剂、抗胆碱能药、多巴胺激动剂、β 受体激动剂、选择性 5- 羟色胺再摄取抑制剂、甲状腺药物和普鲁卡因衍生物。内科疾病可能导致焦虑的疾病包括甲状腺功能亢进、低血糖、低血氧，以及很少见的嗜铬细胞瘤。

表 7-10　儿童焦虑障碍的症状和体征

心理

- 恐惧与担忧
- 对家庭和父母的依赖性增加
- 回避产生焦虑的刺激
- 学校成绩下降
- 自我怀疑和烦躁情绪增加
- 玩和幻想令人恐惧的主题

心理动力

- 躁动不安和多动
- 睡眠障碍
- 专注力降低
- 重复性仪式行为（如洗涤、计数）

续表

心理生理

- 自主性高声
- 头晕目眩
- 心悸
- 气短
- 潮红、出汗、口干
- 恶心和呕吐
- 恐慌
- 头痛和胃痛

2. *治疗*　焦虑障碍的治疗必须考虑儿童的发育年龄。对年幼儿童的治疗重点在于帮助父母了解他们孩子的症状，培养父母相关技能以帮助孩子管理焦虑，同时也帮助父母宽慰孩子的焦虑状态。孩子一旦具备参与评估自己的焦虑和学习应对策略的发展能力，也要参与配合治疗。

伴有暴露的认知行为疗法（CBT）成功治疗焦虑症的证据最多。暴露是指呈现设定好强度的低至中度可能激发焦虑的刺激。目的是降低儿童对刺激的敏感性。CBT 可以成组治疗，或与单个儿童和父母一起治疗。基本目标包括帮助儿童识别和量化焦虑症状，识别不良的认知，学会应对暴露于低至中度焦虑刺激时的情景，学会治疗时的认知及行为应对策略。父母或儿童的照养者也要学习这些技能，以帮助儿童或青年在治疗室以外的地方应对焦虑。最终的目标是使儿童能够面对引起困扰或功能障碍的特定焦虑或一系列焦虑，能感受到焦虑症状减轻，恢复正常功能。

当焦虑症状不能通过认知、行为和环境干预缓解，并持续明显地影响生活功能时，心理方面的药物治疗可能会有效。有证据表明选择性 5- 羟色胺再摄取抑制剂（SSRI）治疗小至 6 岁的儿童焦虑障碍有效，但是这类药物尚未获得 FDA 批准用于治疗儿童焦虑障碍。SSRI 类的抗焦虑作用起效起码需要几天时间，而苯二氮䓬类药物可以快速起效。苯二氮䓬类药物虽然有抗焦虑作用，但用于发育中的脑组织，可能引起药物依赖并引起医源性物质滥用的风险，因此不鼓励年轻人使用。抗组胺药（如羟嗪）、β 受体阻滞剂和 α 受体激动剂可以作为替代药物根据需要使用，这几类药物通常不会引起药物依赖。推荐用于治疗抑郁障碍的参考药物见表 7-11，它们也常用于治疗焦虑障碍。

3. *预后*　焦虑障碍早期治疗可能非常有效，并且能降低对发育发展轨迹的影响或者发展为其他精神疾病的风险。轻度病例的标准治疗是使用 CBT，CBT 和抗抑郁药联合治疗可用于更严重的病例或单独使用 CBT 效果不好的病例。

表 7-11　抗抑郁药信息

药品名称及类别	剂型	青少年常用起始剂量	增量（4 周后）	儿童的随机对照试验（RCT）证据	FDA 批准用于儿童抑郁症的治疗	编者按
氟西汀（百忧解） SSRI	10mg、20mg、40mg 20mg/5ml	5 ～ 10mg/d（最大 60mg）[a]	10mg[b]	是	是（8 岁以上）	半衰期长,漏服一次药影响不大。更多潜在的药物间相互作用
舍曲林（左洛复） SSRI	25mg、50mg、100mg 20mg/ml	12.5 ～ 25mg/d（最大200mg）[a]	25 ～ 50mg[b]	是	不是	可能导致胃肠道不适，停药可能会导致更多潜在副作用
艾司西酞普兰（依他普仑）SSRI	5mg、10mg、20mg 5mg/5ml	2.5 ～ 5mg/d（最大 20mg）[a]	5 ～ 10mg[b]	是	是（青少年）	西酞普兰的活性异构体，药物间相互作用的可能性较小
西酞普兰（喜普妙） SSRI	10mg、20mg、40mg 10mg/5ml	5 ～ 10mg/d（最大 40mg）[a]	10 ～ 20mg[b]	是	不是	在 SSRI 类药物中，药物间相互作用很小
安非他酮（维特布林） 无法归类的	75mg、100mg 100mg、150mg、200mg 缓释剂型 150mg、300mg XL 剂型	75mg/d（以后这种剂量一天两次）（最大 400mg）[a]	75 ～ 100mg[b]	不是	不是	第三或第四线治疗多动症的药物，可能增加癫痫发作的风险
米氮平（瑞美隆） SNRI	15mg、30mg、45mg	7.5 ～ 15mg/d（最大 45mg）[a]	15mg[b]	不是	不是	镇静，增加食欲
文拉法辛（怡诺思） SNRI	25mg、37.5mg、50mg、75mg、100mg 37.5mg、75mg、150mg 缓释剂型	37.5mg/d（最大 225mg）[a]	37.5 ～ 75mg[b]	不是（对儿童可能比其他药物有更高的自杀行为风险）	不是	只推荐给年龄较大的青少年 戒断症状可能很严重
度洛西汀（欣百达） SNRI	延迟释放 （DR）20mg、30mg、60mg	20 ～ 30mg	2 周后 30mg	是	是	剂量超过每天 60mg 时，疗效不再增加

a 建议有焦虑的幼儿、儿童和青少年开始使用低剂量药物，有助于减轻患者或家人对药物的恐惧

b 如果从最低剂量开始以减少副作用，副作用可能会在 1 ～ 2 周再次增加

儿童时期出现的焦虑障碍往往在儿童期时好时坏。严重焦虑症状的儿童青春期常会发展为几种不同的焦虑障碍，并且有共患抑郁症、物质滥用和其他负性行为的后果。父母的养育方式可能会导致儿童焦虑；具体来说，民主型的家长养育的儿童通常很少会焦虑，而严厉或拒绝型家长通常会让儿童更加焦虑。治疗儿童的同时治疗焦虑的父母通常可以改善儿童焦虑障碍的结局。

如前所述，西雅图儿童医院的网站对于初级保健者来说是一个不错的资源。该网站包含常见精神障碍的诊断和治疗的相关信息。

1. 分离焦虑（separation anxiety）

诊断要点和主要特点
• 长期担心由于伤害、疾病或死亡而失去依恋者或被迫与依恋者分离
• 不愿或拒绝与依恋者分离或拒绝与依恋者分开睡
• 害怕在家没有依恋者在身边
• 发生分离或预感分离时抱怨身体不适

（1）概述：很小的儿童可能不会出现预期恐惧，直到即将分离或者分离时刻才会出现焦虑。随着儿童年龄的增长，他们可能会预感到分离而感到恐惧，尤其是日常分离前，如去学前班/学校或就寝前。此外，可能出现具体的恐惧，如担心父母诸如被绑架、父母开车出事故、担心由于自然灾害而与父母分离。与分离焦虑相关的行为因年龄而异；年幼的儿童晚上睡前出现，大一点的儿童表现为其他类型，主要在上学、在外过夜和露营时表现为焦虑。除了表现出焦虑，患有分离焦虑的儿童可能表现为悲伤、攻击性行为或焦虑时出现躯体症状。分离焦虑在年幼的儿童中更多见(6个月患病率为4%，而青春期患病率为1.6%)。

(2)识别与诊断：在儿童早期儿童与养育人分开后，出现的焦虑通常是典型的分离焦虑。分离焦虑必须与正常发育过程中的行为相鉴别，分离焦虑通常症状持续超过4周，并导致明显的功能障碍或严重困扰。

（3）治疗：父母和熟悉的照顾者可以减轻患儿的分离焦虑症状，可以缓解分离期间的病情加重。帮助照顾者培养支持性日常常规，以期达到合适的分离。分离焦虑的临床治疗包括改良的CBT，该治疗更强调治疗要根据儿童的发育水平。对治疗无反应的儿童可能需要加用药物如SSRI。学龄前的儿童一般不使用药物治疗。

（4）鉴别诊断：分离焦虑的鉴别诊断范围很广，包括其他类型的焦虑障碍、情绪障碍、对立违抗障碍、品行障碍、精神障碍和人格障碍。儿科医生很可能会遇到儿童拒绝上学症。拒绝上学症是一种常见的分离焦虑的行为表现。拒绝上学症需要尽早干预，否则儿童离开学校的时间越长，帮助儿童重返学校越困难。拒绝上学症通常包括躯体症状和（或）在上学时间临近时出现暴发性行为。父母会注意到儿童在周末、假期或不再要求上学后症状减轻。儿科医生可以处置轻度病例，但严重病例可能需要心理专业人员的帮助。

（5）预后：分离焦虑通常会在青少年期缓解，但儿童期有过分离焦虑的青少年，有发展为其他类型精神行为障碍的可能。

2. 选择性缄默症（selective mutism disorder）

诊断要点和主要特点
• 在需要说话的社交场合（如学校）一直不能讲话，尽管在其他场合能讲话

（1）概述：选择性缄默症在年幼儿童多见，儿童5岁之前可能有症状，但5岁前通常不会引发问题，通常在儿童上学后出现问题。如果儿童刚到一个陌生国家或最初学习一种语言，在学校使用第二种语言时，可能会出现选择性缄默症。

（2）识别与诊断：选择性缄默症儿童通常会跟家里亲近的成员说话，也可以和“最好的”朋友说话。他们在熟悉的环境中可能很外向，但是在这个环境之外就会感到害羞。他们可能会在不需要口头交流的社会角色中感到很舒服。有选择性缄默症的儿童可能会在被要求讲话时表现出生气和攻击性行为。筛查选择性缄默症很有用，因为家庭成员可能不知道这个问题，也可能不理解它是如何干扰儿童的学校功能的。为了满足选择性缄默症的诊断标准，症状必须涉及在学校、工作或社交交流功能受损，且持续时间超过1个月，不包括开学的第1个月。症状应除外由孤独症、沟通障碍或精神障碍引起。

（3）治疗：对父母和老师来说，选择性缄默症可能会令人困惑，因为儿童的说话能力可能有很大跨度的差异。因此，治疗通常始于心理教育。由于害羞，选择性缄默症的儿童可能很难参与治疗，因此临床医生必须精通运用言语和非言语方式与儿童一起结成同盟。增加口头表达的CBT暴露疗法会很有效。重症患者或对治疗无反应的患者可能受益于抗抑郁药，如SSRI。

（4）其他考虑因素：鉴别诊断包括其他可能干扰语言的疾病，如孤独症、交流障碍和精神障碍。患有选择性缄默症的儿童可能合并有其他焦虑症，如社交焦虑症、分离焦虑症和特殊恐惧症。

识别和治疗选择性缄默症至关重要，因为儿童在家庭以外的环境中避免言语交流的时间越长，这种行为就会变得越严重。未接受治疗的选择性缄默症儿童在青少年时期有可能患上抑郁症、社交焦虑症和药物滥用症。

3. 特定的恐惧症（specific phobias）

诊断要点和主要特点
● 对特定的事件、经历或场景表现为过度焦虑和担心
● 想到或者暴露于触发因素会导致过度焦虑

（1）概述：特定的恐惧症很常见，会影响5%的儿童和16%的青少年。儿童轻症的恐惧症通常会随时间推移而减轻，而一些严重的持续的恐惧症可能会很让人困扰。

（2）识别和诊断：特定恐惧症是一种对特定物体、经历或场景的强烈恐惧，持续至少6个月。几乎每次个人想到或者接触到这个特定物体或者场景，就会造成极大的困扰。当事人感受到的伤害或威胁远远高于实际刺激强度。为了避免苦恼，患儿总是试图避开特定物体或情景，从而又加剧了焦虑症状。造成的困扰刺激还可能表现为惊恐发作、昏厥或烦躁不安。幼儿可能会表现出对养育者更大的依附感。

（3）治疗：针对特定恐惧症的主要治疗手段是CBT，治疗目标是减轻对引起恐惧刺激的焦虑或恐惧。

（4）鉴别诊断：儿童通常会经历不止一种特定的恐惧，随着特定恐惧数量的增加，功能损害程度也随之增加。鉴别诊断包括其他类型的焦虑症、创伤、压力相关障碍、进食障碍、精神分裂症和其他精神障碍。

儿童期重大的分离事件与日后的恐惧症相关。儿童特定恐惧症很重要，因为在儿童焦虑症中，特定恐惧症如未经治疗，通常更容易长期存在。

4. 惊恐障碍（panic disorder）

诊断要点和主要特点
● 反复发生的意外的恐慌发作，可描述为突然出现强烈的恐惧感，几分钟内逐渐增强，并伴随躯体症状

（1）概述：惊恐障碍多于青春期启动后出现，青春期患病率为2%～3%。与许多其他焦虑症不同，它更有可能在惊恐症发作之前有一个压力源。在儿童期经历过分离焦虑症的儿童日后容易发展为惊恐症。

（2）识别和诊断：惊恐障碍的躯体症状是肾上腺素能激增的症状，包括心悸、出汗、呼吸急促、窒息、胸痛或胸闷、胃肠不适、头晕的感觉、发冷或发热、麻木或刺痛感。认知症状可以包括不真实感和有种害怕疯掉或者死掉的恐惧感。为了满足惊恐发作的标准，上述症状中必须存在至少4个。至少一次发作后，接下来1个月内有随之而来担心再次发作的恐惧。惊恐障碍患者对未来可能再次遭受攻击的恐惧，也会导致相应的适应不良行为。年轻人惊恐发作最可能因为躯体症状自主神经唤醒（autonomic arousal）来儿科就诊，如担心他们的心脏有问题。青少年比成年人报告惊恐发作的可能性要小，因此青少年表现出焦虑时应使用具体的问卷。

虽然随着时间的推移，惊恐症患者可以将惊恐发作与某些线索相关联，但他们也可能随机出现惊恐发作。

（3）治疗：青年惊恐障碍的CBT侧重于将惊恐发作和生理相关的痛苦症状与认知相关联。暴露的目标可以包括引发恐慌发作的场景或某些发作期间经历的生理症状。治疗频率因患者的敏感度而异，可以是以周次为频率的门诊较低水平的治疗，也可以是较高水平的每周几次的门诊强化治疗，还有更高水平的精神科每日治疗方案。对于单用行为治疗无效的患者，可以使用抗抑郁药，如SSRI。其他可供选择的非苯二氮䓬类药物包括抗组胺药（如羟嗪）和偶尔使用的标签外用药，如β受体阻滞剂或低剂量非典型抗精神病药。苯二氮䓬类药物已用于成人，但不建议在初级儿童保健机构中使用。

（4）鉴别诊断：惊恐发作的鉴别诊断，包括必须排除躯体原因引起的惊恐症状。年轻人惊恐障碍会使人虚弱，因为年轻人可能会尽最大可能去回避线索。避免在公共场合自己外出的青年除了诊断为惊恐发作，还应被诊断为广场恐惧症。虽然惊恐发作增加了物质滥用的风险，但某些物质滥用的撤除也会导致惊恐症状。对于使用药物活跃的青少年，这可能很难鉴别。惊恐发作可表现为其他焦虑障碍的一部分，但其他焦虑障碍的惊恐发作是由潜在的恐惧或焦虑暗示（如社交焦虑症的公众行为）或广泛性焦虑症预期到某焦虑事件引起的。惊恐发作在患有其他焦虑症、抑郁症和双相情感障碍的人群中发病率较高。

（5）预后：惊恐症状和惊恐发作的识别及治疗都很重要。未经治疗的惊恐发作在儿童焦虑中是最容易迁延不愈的疾病。出现惊恐症状的个体如同时伴有另一种精神疾病，则发生抑郁的风险增加。

5. 广场恐惧症（agoraphobia）

诊断要点和主要特点
● 在特定场合过度恐惧会出现陷入恐慌的症状
● 回避可能引起惊恐发作的场景

（1）概述：广场恐惧症可能会使人精神衰弱。在儿童和青少年中，拒绝上学比以下列出的其他情况更多见。儿童和青少年可能不愿意报告症状，因此需要对焦虑或拒绝上学的儿童和青少年进行仔细筛查。在社区样本中，广场恐惧症可能在青春后期发生；1.7%的青少年患有广场恐惧症，但这一数据可能被低估，

因为评估青少年很困难。与惊恐发作类似，最初的症状通常是由应激事件触发的。

（2）识别和诊断：与广场恐惧症相关的最被众人所知的就是害怕开放空间，包括市场。对于患有广场恐惧症的个体，其他情况也可能引发强烈恐惧，如使用公共交通工具、排队或在人群中、在封闭的空间或一个人在家以外的地方。个体经历两个或两个以上这些恐惧，持续了 6 个月以上，并导致困扰或功能受损。广场恐惧症的诊断标准不需要所有恐惧症的症状都出现。

（3）治疗：广场恐惧症的治疗可能非常困难，因为治疗通常需要患者离开家。线上现有治疗方法的疗效数据有限。当前规范的治疗方法仍然是伴有暴露的 CBT，对行为治疗无反应或症状严重的个体可以使用 SSRI。

（4）鉴别诊断：包括其他焦虑症、创伤后应激障碍（PTSD）、抑郁症和躯体疾病。例如，有体位性心动过速综合征（POTS）的青少年可能会担心离家出现晕倒，患有炎症性肠病者可能会担心离开房屋出现腹泻。

（5）预后：患有广场恐惧症者有共患其他合并症的风险，包括其他焦虑症和抑郁症，男性滥用毒品的发生率很高。

6. *广泛性焦虑症*（generalized anxiety disorder，GAD）

诊断要点和主要特点
• 多方面的、强烈的、不成比例的或不合理的担忧，通常是关于未来的事件 • 焦虑伴随其他症状 • 这种担忧很难控制

（1）概述：患有广泛性焦虑症的个体经常是儿童期开始就有焦虑症状，但社区样本发现 GAD 很少在青春期前出现；青春期 GAD 的患病率是 0.9%。造成这种差异的潜在原因可能是儿童期的症状不能满足焦虑症的全部诊断标准，包括在年龄较小时焦虑症状不符合 GAD，或症状可能被父母或监护人低估了。儿童期 GAD 于年龄较小时发病，功能损害更严重。

GAD 具有高度的遗传性，与抑郁症和神经症的遗传风险相重叠。此外，过度保护的养育方式会增加 GAD 的风险，但不是发展为焦虑障碍的必要条件。

表 7-12 给出了焦虑症状的鉴别诊断。

表 7-12 焦虑症状的鉴别诊断

正常发育期的焦虑
A. 陌生人焦虑（5 月龄至 2.5 岁，6 ～ 12 月龄出现峰值）
B. 分离焦虑（7 月龄至 4 岁，18 ～ 36 月龄出现峰值）
C. 胆小，甚至害怕黑暗和怪物（3 ～ 6 岁）
“适当的”焦虑
A. 预料到痛苦或可怕的经历
B. 避免回忆痛苦或恐怖的经历
C. 虐待儿童
焦虑障碍（见表 7-11），伴有或不伴有其他共患的精神疾病
药物滥用
治疗药物和消遣性药物
A. 咖啡因（包括可乐和巧克力）
B. 拟交感神经药物
C. 特异性药物反应
高代谢或高觉醒状态
A. 甲状腺功能亢进
B. 嗜铬细胞瘤
C. 贫血
D. 低血糖症
E. 低氧血症
心脏异常
A. 心律异常
B. 高输出状态
C. 二尖瓣脱垂

（2）识别和诊断：患有广泛性焦虑的幼儿经常担心他们的能力或表现，而年长的儿童可能担心其他问题，如家庭财务或守时问题。非病理性的忧虑和焦虑必须与 GAD 的焦虑症状相鉴别。此外，患有 GAD 的儿童至少有以下一种症状：疲劳、躁动或注意力不集中、边缘感或睡眠障碍。GAD 还可以伴有其他躯体症状，儿科医生更容易遇到出现胃肠道不适或头痛症状的 GAD 儿童。为了达到 GAD 的诊断标准，这些症状必须引起严重的不适或功能障碍，并且至少持续 6 个月。

（3）治疗：与其他焦虑症一样，心理治疗是一线治疗，如果反应欠佳，可以加用 SSRI 或类似药物（如 SNRI 或三环类抗抑郁药）。

（4）鉴别诊断：将 GAD 与其他焦虑症区分开来可能很困难。青少年突然发作的焦虑状态应考虑物质滥用引起的焦虑。GAD 患者患抑郁症的风险增加。

（5）预后：药物和心理治疗的结合可以非常有效地治疗儿童 GAD。GAD 患者患抑郁症的风险增加。

7. *社交焦虑障碍*（social anxiety disorder）

诊断要点和主要特点
• 在社交场合中过度担心 • 无法在他人面前呈现与年龄预期相当的表现 • 回避参加社交性质的或涉及大型团体的事件或场景

（1）概述：社交焦虑症的特征是在社交场合或要求表现的场景下持续存在强烈的恐惧感。当暴露于陌

生人和（或）接受审查时导致巨大的焦虑和能力丧失。该障碍通常发生于大年龄儿童和青少年。

（2）识别和诊断：社交焦虑症患儿的焦虑症状只与社会场景有关，焦虑症状不能由另一种焦虑障碍更好地解释。这种疾病的常见表现包括持续避免参加社交活动，在社交场合持续发生的躯体不适并且在脱离社交场合后缓解。这些症状严重影响儿童甚至家庭的日常生活，父母常描述最大限度地适应儿童的回避行为和（或）鼓励儿童参加日常的社交、课外活动或家庭活动。

（3）治疗：像其他焦虑障碍一样，社交焦虑障碍的主要治疗手段是CBT。治疗目标是通过使用特定的认知和行为治疗技术，纠正患儿行为，减轻其在社交场景中的焦虑。和其他焦虑障碍一样，如果CBT无效，心理药物治疗可能有效。SSRI是唯一一种对社交焦虑症患儿表现出明显疗效的药物。

（4）鉴别诊断：患有社交焦虑症的儿童抑郁和拒绝上学的风险增加。他们也可以体验惊恐发作，共患物质滥用和焦虑症（尤其是社交障碍）的概率很高。

（5）预后：发病年龄早、严重的回避行为、存在惊恐症状，是日后症状持续存在的预测因素。单独使用CBT或CBT与药物联合治疗对大多数有社交焦虑症患者有效。

三、强迫相关性疾病

1. 强迫障碍（obsessive-compulsive disorder，OCD）

诊断要点和主要特点
• 反复出现的强迫样想法、冲动或侵入性画面 • 进行反复的强迫性行为或精神行为，以防止或减少由根植的强迫想法引起的焦虑 • 强迫想法和行为造成明显困扰、耗时，并且干扰正常的生活

（1）概述：OCD与焦虑症有关，但往往与其他强迫性疾病存在遗传聚集，如强迫性皮肤采摘、拔毛癖（TTM；拔毛发）和囤积症。该障碍通常在儿童时期发病，未经治疗的强迫症会持续终生。男性发病年龄较早，儿童期发病的病例通常在10岁之前发病。强迫症患者通常会回避引发强迫的场景，避免引发困扰，这对于儿童和青少年来说，可能会影响发育。

（2）识别和诊断：导致强迫障碍的强迫想法被定义为反复发作、持久的、侵入性的思想、冲动或画面，并导致严重困扰。个体试图避免、压制，或忽略这些想法，或通过采取行动或想法来减轻困扰。强迫症的强迫想法或行为每天持续超过1h。强迫想法因个人而异，往往分为以下几类：侵入性“禁止”的图片，如关于性的、侵略性的或宗教性禁忌的图片，污浊的想法，保持绝对的对称性，担心伤害他人及担心伤害自己或亲人。个人经常会经历一个以上的强迫症状群，并且强迫症的类型会随着时间推移而改变。除了强迫症状外，正在经历强迫症的年轻人也可能会感到恐慌、抑郁、易怒和存在自杀症状。如患者症状突然发作，提醒儿科医生筛查A组链球菌感染，因为有相关的儿科自身免疫性疾病与一些儿童的强迫症有关。看护者通常可以识别出患有强迫症的儿童，但很难识别强迫想法，因为它是内在体验。年轻人认为强迫想法和行为很奇怪，所以除非被问到，否则可能不会主动说明症状。

（3）治疗：许多患有强迫症的人认为他们的症状很“疯狂”，或者相反，他们不想放弃他们的强迫行为，因为他们认为放弃会导致强烈的困扰。心理教育是治疗强迫症重要的第一步，有助于直视症状，清晰了解治疗进展状况。对于比较严重的强迫症，最好使用CBT与药物的组合。SSRI可有效减少OCD症状，但治疗OCD可能需要比治疗焦虑障碍或抑郁障碍的剂量还大，需要相对较高剂量(偶尔高于最大推荐日剂量)。氟伏沙明和舍曲林已获得FDA批准用于儿科治疗强迫症。三环类抗抑郁药（氯米帕明）已获得FDA批准用于治疗成人OCD。严重病例可接受脑部伽马刀手术，来阻断OCD涉及的电路环路。一些个体可以从其他非药物干预中受益，如神经反馈和经颅磁刺激（TMS）；但是，这些方法未获FDA批准来治疗OCD。

（4）鉴别诊断：强迫障碍通常与其他强迫性行为一起发生，如TTM（反复地拔头发）、强迫性皮肤采摘、身体变形障碍或囤积症。强迫症青少年共患以下合并症概率增加，如焦虑障碍、注意缺陷多动障碍、抑郁障碍和抽动症。鉴别诊断包括以上疾病及进食障碍、精神障碍和强迫型人格障碍。孤独症谱系障碍儿童的执拗也可能与强迫症混淆。

（5）预后：对单用行为治疗或药物治疗无反应的患者，CBT加药物联合治疗最有效。早期识别和早期治疗很重要，因为发病年龄早和功能受损严重是预后不良的预示因子。囤积症是特别难以治疗的。

2. 剥皮症（excoriation disorder，ED）

诊断要点和主要特点
• 反复剥皮，尽管努力停止，但仍导致皮肤破损 • 剥皮会在学校、社交场所或其他功能区域造成严重困扰或损害

（1）概述：剥皮症（ED），也称为皮肤采摘症，或皮肤炎，是DSM-5新增诊断之一。这种疾病是强迫症和相关疾病的一个分支。与DSM-5的其他新增诊断一样，这种疾病已经存在了一个多世纪。然而，以前的诊断手册中未包含它。有些人认为ED在病因上最

接近 OCD；但其他人则认为最好将其归类为“成瘾性”疾病，如酒精和药物滥用疾病。

（2）识别和诊断：这种疾病的特征是反复采摘皮肤导致皮肤多处破损，尽管试图努力减少或停止这种行为。像 TTM 一样，ED 并不像强迫障碍那样伴有强迫意念或专注行为。该疾病的诊断在临床特征上要求伴有社会、职业或其他领域功能严重受损。困扰包括但不限于以下感受：失去控制、尴尬或羞耻感。压力、焦虑和无聊会促使该症状发生。此外，各种物质，如多巴胺激动剂（如甲基苯丙胺和可卡因）会导致剥皮行为。

（3）治疗：心理治疗可能有益，而且绝大多数情况下应该是第一线治疗。对于严重情况，或对心理治疗没有反应时，有混合的证据支持使用 SSRI 及成人使用 *N*- 乙酰半胱氨酸（NAC）治疗。合并症需要识别并治疗。当前，有临床试验试图通过靶向其他受体药物（如阿片类药物和谷氨酰胺能激动剂）来治疗这种疾病。然而试验还在初级阶段。

（4）鉴别诊断：包括 TTM、药物滥用疾病、重度抑郁障碍、焦虑障碍、强迫障碍、抽动秽语综合征或抽动症、身体变形障碍、物质诱发的皮肤采摘、神经症和神经发育障碍，如普拉德 • 威利（Prader-Willi）综合征。除了共患严重的抑郁障碍，还容易共患 OCD 和 TTM。

（5）预后：这种疾病在女性中比男性更为普遍，女性与男性发病比例约为 3 ： 1。典型的发病年龄是十几岁，可能与挑挤痤疮有关。成人 ED 的终生患病率为 1.4% 或以上。病程是慢性的，但是症状反反复复，可能一次持续数个月或数年。

3. *创伤后应激障碍*（posttraumatic stress disorder，PTSD）

诊断要点和主要特点

- 高度敏感和过度反应的症状和体征
- 回避行为
- 思想和情绪的负面变化
- 闪现创伤事件诸如噩梦、侵入性思想或重复性情景
- 在创伤事件之后出现，如暴露于暴力、身体虐待或性虐待、自然灾害、车祸、被犬咬，以及意外的个人悲剧事件

（1）概述：使个体易于发生 PTSD 的因素包括近距离接触过创伤事件或丧失事件、经历过创伤、既往有抑郁或焦虑症、被看护人虐待或目击到看护人受到威胁。PTSD 可在遭受自然灾害、恐怖主义、机动车撞车以后，或遭受躯体虐待、性虐待和情感虐待及其他严重个人受伤害事件后出现。自然灾害，如飓风、火灾、洪水和地震会造成大量有过此类经历的个体处于高风险患 PTSD 中。通过电子媒体见证的事件不算是遭受创伤暴露的事件。个人曾经有创伤史或处于不稳定的社会环境中最容易造成 PTSD。

现在，人们已经注意到家庭和社区暴力对儿童和青少年心理发展的实质性影响。被虐待儿童特别容易患 PTSD 并出现广泛的症状和功能受损。多达 25% 遭受过暴力侵害的年轻人会出现 PTSD 的症状，一些有 PTSD 症状的儿童，即使未完全达到 PTSD 的诊断标准，也可能会遭受到严重的困扰和功能受损。

（2）识别和诊断：患有 PTSD 的儿童和青少年通常表现出持续的恐惧感、焦虑感和警惕性。儿童可能发育退步，害怕陌生人，害怕黑暗和独自一人，回避可能联想起创伤事件的情景。对于具有奇特思维的年幼儿童，可能涉及回避与创伤事件没有明显关联的对象或事件。患有 PTSD 的儿童和青少年通常更易怒、不合群和对活动的兴趣减少。他们会以噩梦和闪现形式回放创伤事件。在与 PTSD 儿童进行象征性游戏时，会注意其重复创伤事件的某些方面。有过创伤经历的儿童或婴幼儿期有过被忽视的历史，可能会表现为反应性依恋障碍，难以与看护人建立联系。一小部分儿童会有一些社交性症状，如感觉到与群体脱离或不真实。由于发育原因，6 岁以下儿童 PTSD 的诊断标准有所调整，与年龄较大的儿童相比，年龄较小的儿童情绪和行为表达有限。PTSD 的诊断标准为症状至少持续 1 个月，但可以在事件发生后的几个月出现症状。

（3）治疗：在考虑治疗之前，至关重要的是要确保儿童生活在安全的环境中。如果怀疑儿童当前或过去受到虐待，必须将其报告给社会服务部门。PTSD 患者的治疗包括教育父母关于该疾病的性质和可能未认识到的与 PTSD 相关的多种症状。儿童需要支持，确保安全和同理心，儿童看护人可能还需要外来的帮助来提供这些。该病的干预治疗主要是个人和家庭心理治疗。治疗因人而异，要考虑到儿童年龄、PTSD 的慢性特点及获得治疗的机会。年幼儿童通过加强亲子关系的治疗受益。其他治疗方法还着重于创建一种适当的创伤叙事，以帮助儿童了解和梳理他们的经历。以创伤为中心的认知行为疗法（TF-CBT）是治疗 PTSD 儿童和青少年的最有效方法，而诸如眼球运动脱敏和再加工疗法（EMDR）的证据有限。儿科医生要尽可能地帮助家庭建立或维持日常常规，特别是经历了破坏家庭环境的创伤或灾难后。儿童应尽量避免或限制观看关于灾难或创伤事件的媒体报道。

对于症状更严重和症状持续的儿童，经评估后可使用药物治疗。对于在被虐待的环境中长时间生活的儿童或遭受多种创伤的儿童，可能需要药物治疗。目前，还没有获得 FDA 批准的药物来治疗儿童 PTSD。儿童精神科医生可能会针对特定症状（如焦虑、抑郁、噩梦和攻击行为）用药。用于治疗 PTSD 的药物包括抗

肾上腺素能药物（可乐定、胍法辛或普萘洛尔）、心境稳定剂、抗抑郁药和第二代抗精神病药。

（4）鉴别诊断：越来越多的证据支持儿童期受害情况与成年问题之间的联系，包括健康问题、物质滥用、不稳定的人格及情绪障碍。治疗儿童 PTSD 不仅要减轻患儿的痛苦，同时也要减轻其远期不良后遗症。

PTSD 的许多症状可能被误认为其他疾病，如抑郁症、焦虑症、物质滥用、注意缺陷多动障碍、学习障碍、ODD、双相情感障碍甚至症状严重的神经症。所有行为健康评估应包括与创伤事件有关的询问。重要的是不要错过与创伤有关的病因，因为这可能会改变治疗的关注点。创伤事件可能不会导致 PTSD，但可能会导致悲伤、适应性障碍、抑郁症或急性应激障碍（与 PTSD 相同的症状标准，但症状持续＜ 1 个月）。PTSD 患儿的共病也需要治疗。这种复杂的诊断通常需要儿童精神科医生或其他精神保健者的协助。

（5）预后：遭受创伤的儿童的最佳预后指标是与成年看护人的支持性关系。当遭受创伤的看护人也患有 PTSD 时，需要转诊治疗，以便协助他们孩子的康复。及时地获得治疗可改善预后。较重的 PTSD 儿童可能需要间歇性治疗，以识别和治疗不同发育阶段出现的症状。

四、注意缺陷多动障碍

注意力不集中型、多动冲动型、混合型

诊断要点和主要特点
● 注意力或专注力明显受损 ● 和（或）超出年龄预期的明显的过度活跃和冲动 ● 必须在两个或多个场合出现

（1）概述：注意缺陷多动障碍（attention-deficit/hyperactivity disorder，ADHD）是儿童和青少年中最常见和最常治疗的精神疾病。虽然没有明确的病因或治疗方法，但通过充分的筛查和监测可以识别并有效治疗。

（2）识别和诊断：多动障碍的症状可分为两类——多动冲动或注意力不集中。如果儿童在两种类别中都有数个症状，则可以诊断为多动症混合型。需要至少在两个场景出现功能障碍。准确的诊断包括获取有关症状和功能两个方面有障碍的信息的两个来源：通常是父母和老师。公共的标准化量表，如范德比尔特家长和老师的评估量表（Vanderbilt parent and teacher evaluation forms）、随访量表（follow-up forms）很有帮助。重要的是要记住间歇性的多动和（或）注意力不集中且不伴有功能障碍的儿童不能诊断 ADHD。

并非所有的多动和（或）注意力不集中都归因于多动症。一些最常见的精神疾病也存在与 ADHD 类似的问题，包括情绪障碍（即双相情感障碍和抑郁症）、焦虑障碍、对立违抗障碍、适应障碍和 PTSD。学习障碍和其他神经发育性疾病可出现多动症样症状。还有一些躯体疾病可出现与多动障碍相似的问题，包括头部创伤、甲状腺功能亢进症、胎儿酒精综合征和铅中毒。营养不足和睡眠不足，包括睡眠质量差，也会引起注意力不集中。因此在开始治疗之前准确的诊断很重要。

（3）治疗：药物治疗对学龄儿童和青少年 ADHD 可能非常有帮助。对于 6 岁以下确诊的 ADHD 儿童，行为治疗是第一线治疗。兴奋剂是最常用、最有效的多动症处方药。约有 75%的多动症儿童给予兴奋剂后症状会改善。对一种兴奋剂反应不佳的儿童可能会对其他类别的兴奋剂有反应（安非他命类与哌甲酯类兴奋剂）。没有明显多动症状的儿童和青少年（ADHD，注意力缺陷为主类型）也可能对兴奋性药物有反应。当兴奋剂疗效不佳或耐受时，非兴奋性药物可用作替代。在非兴奋性药物中，托莫西汀、选择性去甲肾上腺素再摄取抑制剂和中枢 α_{2A} 肾上腺素能受体激动剂（即胍法辛和可乐定）已获得 FDA 批准用于治疗 ADHD 儿童。

夜间在前额上放置刺激三叉神经末梢的装置已获得 FDA 批准，用于治疗没有接受药物治疗的 7 ～ 12 岁儿童。外表三叉神经刺激（ETNS）系统的外用治疗效果较轻，且直到 4 周后才与安慰剂显示出疗效差异。副作用包括食欲增加、睡眠困难、磨牙、头痛和疲劳。

（4）鉴别诊断：多动障碍合并症很常见，包括焦虑障碍、情绪障碍、对立违抗障碍和品行障碍。虽然一线治疗 ADHD 的药物是兴奋剂，有被滥用的可能性，但 ADHD 患儿接受药物治疗者，与未曾服用过药物的治疗者相比，滥用药物的可能性明显降低。此外，相当一部分 ADHD 儿童和青少年没有被正式诊断，那些被诊断的，也只有 55%接受了持续治疗。

（5）关于兴奋性药物使用的特殊注意事项：常见的不良反应包括厌食、体重减轻、腹部不适、头痛、失眠、烦躁不安和流泪、易激惹、嗜睡、轻度心动过速及血压轻度升高。较不常见的副作用包括给药间隔期间 ADHD 症状反弹、焦虑性心动过速、高血压、抑郁、躁狂和精神病样症状。儿童生长速度可能会降低，但患者的最终身高通常不会受到影响。小年龄儿童使用兴奋性药物产生副作用的风险增加。用拟交感神经胺（麻黄碱和伪麻黄碱）可以看到成瘾的兴奋作用。

有报道兴奋性药物可引起儿童猝死和严重心血管疾病不良事件，这引起了人们对其安全性的担忧。哌甲酯和苯丙胺类药物的说明书说明了兴奋性药物可导致有心脏问题的患者死亡，并建议不要在以下人群中使用这些产品：已知严重的心脏结构异常、心肌病或严重的心律异常。服用了兴奋性药物是否会导致心脏问题或猝死的数据尚不充足。FDA 建议医生给患儿进行彻底的身体检查，并密切注意心血管系统，并收集患者相关病史和任何心脏问题的家族史。如果以上筛查表提示有问题,医生应考虑筛查心电图或超声心动图。还应注意是否有个人或家庭吸毒史，或成瘾性疾病史，因为这些药物可能会被滥用。诸如哌甲酯透皮贴剂或利右苯丙胺（lisdexamfetamine）比较难以滥用。大学生们可能会有将兴奋性药物转给同伴的风险。精神病患者应谨慎使用兴奋剂，因为它们会加剧精神病症状。同样，双相情感障碍患者应谨慎使用兴奋剂，因为它们会加重情绪失调。

首次医学检查应包括观察不自主动作和身高、体重、脉搏及血压的测量（另请参阅第 3 章）。每 3 ～ 4 个月和药物剂量增加时记录 1 次脉搏、血压、身高和体重，每次访视时要评估异常运动如抽动。

（6）预后：研究表明，60% ～ 85% 的儿童期 ADHD 会持续至青春期。未达到 ADHD 诊断标准的个体仍然可能有功能受损。虽然有许多 ADHD 患者用一些方法来应对他们的症状，而不需要药物治疗，但约 1/3 的儿童期被诊断 ADHD 的成年人仍需要持续的药物管理。

五、情绪障碍

1. 抑郁症（depression）

诊断要点和主要特点
• 烦躁的情绪，情绪不稳定，易怒或沮丧外观，一次持续数周至数月 • 典型的自主神经症状和体征（如睡眠、食欲、注意力和活动水平的变化） • 自杀的念头，绝望的感觉

（1）概述：儿童抑郁症的发生率随着年龄的增长而增加，从青春期前的1%～ 3%，到青春期的9%左右，儿童初级保健机构发现该病的患病率要更高。青春期期间，有 20%的人会经历抑郁症。到 15 岁时，女性抑郁症的发生率已接近成年人的水平，女性终生抑郁症的风险发生率从 10%到 25%，而男性从 5%到 12%。儿童时期的男女抑郁发生率是相等的,但从青春期开始,女性的抑郁症发生率开始超过男性。当家里其他成员有抑郁症时，儿童患抑郁症的风险增加。

（2）识别和诊断：临床抑郁症可以定义为持续的不快乐或痛苦状态，这种状态会干扰人的快乐或生产力。年幼儿童更有可能表现为烦躁的情绪状态，年长的青少年更像成年人，表现为情绪低落。通常，一名儿童或青少年抑郁时开始显得不开心，可能发表诸如“我没有朋友”“生活很无聊”之类的评论，“没有什么我能做得好的事情”或“我希望我能死了”之类的评论。行为模式会发生变化,并且可能包括在社会上自我孤立,学习下降，对日常的活动丧失兴趣，愤怒和烦躁。进食和睡觉模式通常会改变，儿童可能会抱怨疲劳和非特异性的疼痛，如头痛、胃痛或肌肉骨骼疼痛。

临床抑郁症通常是通过询问有关症状来发现的。青少年通常比他们的照顾者描述自己的情绪状态更清楚。当几个抑郁症状聚在一起出现，持续存在≥ 2 周，并导致功能受损时，可能存在抑郁症。当抑郁症状的严重程度较低，但已持续 1 年或更久时，应考虑诊断为心境障碍。对于某些生活压力事件产生的症状较轻、时间较短的抑郁心境状态，可诊断为适应障碍。表 7-13 描述了一些儿童和青少年可能出现的抑郁症状。

表 7-13　儿童青少年抑郁症的临床表现

抑郁症状	临床表现
兴趣缺失	对游戏、社交、学校和日常活动失去兴趣和热情，无聊，失去乐趣
烦躁情绪	流泪，悲伤、沮丧的表情，不快乐，懒散，急躁的脾气，易怒，愤怒
易疲劳性	嗜睡和疲劳，放学后不玩耍
病态思维	自嘲式的思想、陈述，想到灾难、遗弃、死亡、自杀或绝望
躯体化症状	睡眠或食欲模式的变化；难以集中注意力；身体不适，特别是头痛和胃痛

AAP 建议每年使用标准方法筛查 12 岁及 12 岁以上的儿童抑郁症的情况。流行病学研究中心 - 抑郁量表儿童（CES-DC）、儿童抑郁量表（child depression inventory，CDI）、贝克抑郁量表（Beck depression rating scale）、雷诺兹青少年抑郁量表（Reynolds adolescent depression scale）和患者健康问卷 -9（patient health questionnaire-9，PHQ-9）是自评量表，方便用于初级保健机构以协助评估和监测治疗反应。其中有几个量表在公共领域可获取。

（3）治疗：因疾病严重程度而异。儿童和青少年轻度抑郁者应接受每隔几周的密切监测，并对其进行心理教育，包括看护人在内。治疗团队（患者、看护人和医生）可能发现有望改善抑郁状态的治疗目标。请参见表 7-14。

表 7-14　改善抑郁症的目标

积极的生活方式改变（改善睡眠卫生、运动、营养）
积极的教养方式
加大学校教育支持
解决压力源
支持积极的同伴关系

中度至重度抑郁症的治疗包括制订治疗抑郁症的综合计划，帮助家人有效应对患者的情感需求，必要时也在学校环境中寻求支持。必要时应考虑转诊进行个人和家庭辅助治疗。儿童和青少年CBT及人际关系治疗（IPT）都有改善抑郁症状的证据。CBT专注于建立应对技巧，以改变患者在抑郁状态下占主导的消极思维模式。它还有助于识别、标记，并表达感情和消除误解。在治疗中，该方法也有助于解决家庭成员之间的冲突，提高家庭内部的沟通技巧。

轻度至中度抑郁症状通过单独心理治疗通常症状就会改善。当抑郁症的症状是中度和持久性的或较严重时，可以使用抗抑郁药（表7-11）。阳性的抑郁症家族史增加了儿童和青少年抑郁症的早发风险，也增加了对抗抑郁药产生有效反应的可能性。年幼儿抑郁症最好的疗法是亲子关系疗法。

严谨的青少年抑郁症治疗研究（treatment of adolescent depression study，TADS）是临床治疗儿童和青少年抑郁症指南制定的主要依据。这项研究发现在儿童抑郁症治疗的最初12周内，CBT与氟西汀联合治疗效果最好。虽然我们的知识仍在不断变化更新，但这些发现提示，在推荐或开处方抗抑郁药时，目前医生应考虑推荐CBT或IPT。医生应探讨备用治疗药物的选择，包括哪些药物已获得FDA批准，有儿科适应证（表7-6）。治疗过程中需要仔细监测目标症状改善或恶化的情况，询问并记录任何关于自杀念头和自残行为的信息。

（4）关于抗抑郁药使用的特殊注意事项：使用不同级别的抗抑郁药处方时有一些特殊的考虑。表7-11列出了一些常用抗抑郁药之间的区别。

1）选择性5-羟色胺再摄取抑制剂（SSRI）：每个SSRI药物都有不同的FDA获批适应证。医生可以选择使用尚未得到FDA批准用于特定指征或特定年龄组的SSRI进行治疗。使用未经FDA批准适应证药物，要考虑药物的副作用和（或）其他家庭成员对一种特定的药物是否有不良反应。在这些情况下，医生应告知患者和家属他们正在使用标签外药物。

SSRI的治疗反应通常在达到治疗剂量4～6周后出现，许多人可能会更早显效。12岁以下儿童的治疗起始剂量通常为青春期起始剂量的一半，但年幼儿童可能最终需要的剂量与青少年或成人类似。药代动力学研究表明SSRI幼儿可能代谢更快，导致半衰期缩短。SSRI通常每天一次，与早餐同服，但较低剂量的舍曲林应每日服用2次。服药后容易镇静的个体（10个人中有1个）或难以记住早晨服药的个体可能喜欢在睡前服用药物。已知有肝病或慢性病或严重疾病的个体用药需要慎重，因其可能同时服用多种药物，而SSRI在肝脏代谢。另外，给有双相情感障碍家族史的患者或者鉴别诊断涉及双相情感障碍患者开药时需慎重，因为抗抑郁药会诱发躁狂症或躁狂症状。

SSRI的不良反应通常与剂量和时间有关：胃肠道不适和恶心（可通过与食物同服减轻）、头痛、发抖、食欲缺乏、体重减轻、失眠、镇静作用（10%）和性功能障碍（25%）。约20%的儿童服用SSRI后可出现烦躁、社交脱抑制状态、躁动不安、情感兴奋状态。青春期前的孩子更有可能出现兴奋状态。系统地监测副作用很重要。除氟西汀以外的SSRI应缓慢停药以最大限度地减少撤药症状，包括流感样症状、头晕、头痛、感觉异常和情绪不稳定。

所有SSRI均抑制肝微粒体酶系统。抑制顺序：氟西汀＞氟伏沙明＞帕罗西汀＞舍曲林＞西酞普兰＞依他普仑。这会在有伴随用药时出现高于预期的血药浓度。在服用SSRI的同时服用色氨酸，可能会导致精神运动性躁动的5-羟色胺综合征和胃肠道不适。临床上当SSRI与单胺氧化酶抑制剂（MAOI）同时给药时，可出现类似抗精神病药物恶性综合征（NMS）的潜在致命的不良反应。SSRI类药物中氟西汀的半衰期最长，不应在MAOI停用后14d内使用，或至少在停用氟西汀5周后开始使用MAOI。SSRI与布洛芬或其他非甾体抗炎药（NSAID）合用时要谨慎，因其可引起胃肠道或其他部位出血。

2）5-羟色胺去甲肾上腺素再摄取抑制剂（SNRI）：包括文拉法辛、度洛西汀、地文拉法辛和米那普仑，是主要的抗抑郁药物，它们通过抑制5-羟色胺和去甲肾上腺素的再摄取发挥作用。地文拉法辛是抗抑郁药文拉法辛的主要活性代谢产物。它被批准用于治疗重症成人抑郁症。这类药物的禁忌证包括高血压，通常与剂量有关。SNRI类药物也可以使心率加快。最常见的不良反应是恶心、紧张和出汗。SNRI应该缓慢地减量停药，以免产生戒断症状，包括流感样症状、头晕、头痛、感觉异常和情感不稳定。青少年抵抗性抑郁症的治疗研究项目（TORDIA），比较对起始抗抑郁药没有反应的青少年转换用另一种SSRI——文拉法辛或药物加安慰剂的效果。结果显示行为治疗加药物联合治疗效果最好，但两组药物联合治疗之间比较效果没有区别。然而，使用文拉法辛组患者治疗后出现更多皮肤问题，血压升高和心率加快。度洛西汀与严重的皮肤反应有关，如多形性红斑和史-约综合征（Stevens-Johnson syndrome），文拉法辛与间质性肺疾病、嗜酸性粒细胞相关性肺炎和自杀意念增加相关。

3）其他抗抑郁药：安非他酮是一种抑制去甲肾上腺素和多巴胺摄取的抗抑郁药，已批准用于治疗成人严重抑郁症。像SSRI一样，安非他酮具有很轻微的抗胆碱能或心脏毒性作用。该药有三种不同的剂型，可根据耐受性和依从性选用。安非他酮可以干扰睡眠，因此为了增加依从性和减轻副作用，在一天的早些时候服用至关重要。该药物的禁忌证包括癫痫病史或神经性贪食症病史。最常见的不良反应包括精神运动激活（躁动或不安）、头痛、胃肠道反应、恶心、厌食伴体重减轻、失眠、颤抖、突发躁狂，剂量超过 450mg/d 时诱发癫痫发作。

米氮平是一种 α_2 受体阻滞剂，可增强中枢去甲肾上腺素能和 5- 羟色胺能活动。它被批准用于治疗成年人的严重抑郁症。米氮平不应与 MAOI 同时使用。非常罕见的副作用是急性肝衰竭（每 250 000 ～ 300 000 例中有 1 例）、中性粒细胞减少和粒细胞缺乏症。比较常见的副作用包括口干、食欲增加、便秘、体重增加，并能增加镇静作用。

三环类抗抑郁药（TCA）是较传统的抗抑郁药，其中包括丙米嗪、地昔帕明、氯米帕明、去甲替林和阿米替林。由于缺乏有疗效的证据，还有潜在高风险的副作用，用药过量有导致的患者致死的可能，专业指导委员会和专业组织建议初级保健医生不要将 TCA 用于儿童和青少年抑郁症的治疗。医生不应与 FDA 推荐丙米嗪和地昔帕明用于 6 岁及以上儿童遗尿症的治疗相混淆。

（5）鉴别诊断：自杀风险是抗抑郁药最严重的副作用。此外，青少年抑郁症患者有较高风险出现药物滥用和自残行为，如切割或烧伤自己（无自杀意图）。抑郁发作期间在学校的表现会受到影响，因为儿童无法集中精力或激励自己完成作业或任务。由抑郁发作引起的烦躁、自我孤立和退缩，通常会导致同伴关系丧失，家庭内部关系紧张。请参阅有关识别并解决自杀风险的内容以获取更多信息。

抑郁症通常与其他精神疾病并存，如多动症、对立违抗障碍、品行障碍、焦虑障碍、进食障碍和物质滥用。躯体疾病患者患抑郁症的风险也增加。对每个心境低落状态的儿童和青少年，应直接询问其有无自杀意念及有无遭受身体虐待和性虐待。情绪低落的青少年还应筛查甲状腺功能减退症和物质滥用。

在 2005 年，FDA 针对儿童和青少年使用的抗抑郁药导致的自杀思维和行为风险，发布了“黑箱警告”。FDA 汇编了来自 24 个 4 ～ 16 周的短期药物临床试验的数据，数据主要关于使用抗抑郁药治疗重度抑郁症和强迫症的风险。在这些研究中，治疗的前几个月自杀思维和行为的平均风险是 4%，是安慰剂风险（2%）的 2 倍。在这些试验中没有自杀发生。后续的 Meta 分析预计这种风险的概率更低。虽然儿童在治疗最初的几个月自杀念头和行为的风险增加，但现在有大量证据表明抗抑郁药治疗，随着治疗时间的延长，有助于减少自杀风险。这表明最佳做法是对家庭进行有关抗抑郁药治疗风险和受益的教育，密切监测是否有自杀念头或自残冲动增加的倾向，同时也密切监测目标症状的改善状况，尤其是在最初的 4 周及开始治疗的前 3 个月。

（6）预后：全面的治疗干预措施，包括对家庭的心理教育、个人和家庭心理治疗、药物评估、学校和家庭环境评估，通常会促使抑郁症在 1 ～ 2 个月完全缓解。如果开始用药并证明有效，则应在症状缓解后再持续应用 6 ～ 12 个月，以防止复发。早发性抑郁症（15 岁之前）与反复发作的风险增加相关，这样的患者可能需要长期使用抗抑郁药治疗。对家庭和儿童 / 青少年的教育将帮助他们及早发现抑郁症状，通过早期干预降低未来发作的严重性。一些研究表明，多达 30% 的青春期前重度抑郁儿童，在治疗 2 年后随访时表现出双相情感障碍。抑郁症中的精神病样症状、早发的抑郁症和双相情感障碍家族史，都增加了患双相情感障碍的风险。因此，对抑郁症的儿童或青少年至少每 6 个月进行定期的重新评估很重要，了解儿童成长期间抑郁发病经历，更好地管理孩子未来的健康。

2. *双相情感障碍*（bipolar disorder，BD）

诊断要点和主要特点

- 阶段性异常和持续高涨的、膨胀或烦躁的情绪，并且伴有精力充沛和活动水平升高
- 相关症状：雄心勃勃、睡眠需求减少、话多、思维奔逸、判断力受损
- 不是由处方药或违禁药物引起的
- 通常最先报告的症状是抑郁性症状

（1）概述：双相情感障碍（简称双相障碍）可能很难诊断，治疗也具有挑战性。通常对疑似该病的儿童和青少年，建议由儿童和青少年精神科医生进行诊断并进一步治疗。

最近的前瞻性和家庭研究有助于鉴别先前由于慢性烦躁被诊断为双相障碍的儿童，在后来青春期或成年期很可能发展为情绪障碍或焦虑障碍。新近创建了一个障碍名称来描述这些儿童的表现和病程：破坏性情绪失调障碍（DMDD）。诊断双相障碍（以前称为躁狂抑郁症）需要满足当前或过去躁狂症的全部发作标准（躁郁症 Ⅰ 型），或目前或过去的躁狂和抑郁发作的全部发作标准（躁郁症 Ⅱ 型）。这个变化可能会导致更少的儿童和青少年被诊断为双相障碍，减少儿童使用抗精神病类药物。但仍然需要对双相障碍保持警惕，因为至少有 20% 患有双相障碍的成人在 20 岁之前就开始出现症状。青春期前双相障碍的发作并不常见；然而，症状通常在儿童期已经开始出现，并可能最初被诊断为多动症或其他破坏性行为障碍。青春中期至青春晚

期双相障碍的终生患病率为1%～2%。

(2) 识别和诊断：70%的患者最初的症状主要是抑郁症状。其余的是躁狂，轻躁狂或混合状态为主要表现。躁狂症患者显示出高涨或易怒变化的情绪模式，讲话快速，精力旺盛，目标性活动增多，难以保持集中注意力及对睡眠的需求减少，通常第二天不感到疲劳。儿童或青少年也可能性欲旺盛。至关重要的是要排除物质滥用，或注意由于物质滥用可能导致的躁狂样临床表现。患者通常不承认他们的情绪或行为有任何问题，但是与平时相比其变化对于他人来说是显而易见的。临床表现可能非常戏剧化，伴有精神病样症状色彩的妄想和幻觉，同时伴有过度的活跃和冲动。轻躁狂发作，是Ⅱ型双相障碍的特征，是较低强度的躁狂发作，不会引起社会功能受损，通常不会持续到躁狂性发作那么长时间。虽然很常见，但同时发生抑郁症不是Ⅰ型双相障碍的诊断要求，而Ⅱ型双相障碍则必须有抑郁症状。当儿童或青少年有1年低躁狂症状与抑郁症状交替出现，但不符合抑郁或轻躁狂的诊断标准时，可被诊断为循环性情感障碍。症状的解读必须考虑到儿童的发育阶段，并与儿童期和青少年期正常情绪和情绪变化进行鉴别。需要注意，其他特定类型的双相障碍和其他相关障碍的诊断标准中描述了患有轻躁狂但未满足抑郁诊断标准的年轻人，或躁狂症状持续时间较短的患者（2～3d）。

躁狂症评分量表（儿童CMRS、青年YMRS和家长P-YMRS）可以作为辅助工具来帮助父母和家人描述情绪，但医生应记住这些都不特异。家长报告的症状通常比患者或老师的报告更有助于诊断。

(3) 治疗：建议初级保健医生将所有怀疑患有双相障碍的患者转诊到精神科医生处明确诊断和治疗。在躁郁症明显的情况下，建议转诊至精神科医生。对于严重的双相障碍，需要住院以保证安全和启动治疗。对于不太严重的状况，可能需要进行其他适当程度的治疗，包括日间治疗、在家庭内或者常规门诊进行门诊强化治疗（每周2～3次）。一旦达到稳定治疗目标，初级保健机构医生最好提供持续的维持治疗，如果症状恶化，转诊给儿童和青少年精神科医生。

儿科医生可以帮助加强维持治疗，提供额外的心理教育、健康维护和监管相关问题，如物质滥用、性传播疾病及获得其他支持，如有指征，应实施504计划或IEP。

心理治疗和药物治疗是治疗的主流。根据当前症状、副作用、家庭偏好，以及双相症状的不同（抑郁与躁狂）来选择药物。证据显示治疗躁狂症疗效最好的是第二代抗精神病药，其次是锂剂。治疗反应不佳者可能需要联合用药。锂、利培酮、阿立哌唑、喹硫平、阿塞那平和奥氮平已获得FDA批准，用于治疗急性和混合型青少年躁狂发作。其他情绪稳定剂拉莫三嗪、卡马西平和丙戊酸盐效果较差。锂和阿立哌唑有预防复发的作用。

躁郁症患者经历抑郁症状期时治疗很有挑战性。一般建议患者应使用情绪稳定剂。至少已经有一种情绪稳定剂（鲁拉西酮）被批准用于治疗小儿双相抑郁。轻度抑郁症患者在考虑使用抗抑郁药前（请参阅抑郁症部分），应接受治疗和其他干预措施。如果单药治疗失败，可以选择添加抗抑郁药，类似于抑郁症的治疗（参见抑郁症部分）。

对患有双相障碍的儿童和青少年，治疗通常包括心理教育，并且有证据表明，单独进行心理教育可能会有所帮助。最近对符合Ⅰ型和Ⅱ型双相障碍标准的年轻人进行的研究发现，以家庭为中心的治疗（FFT）方法对双相抑郁症和躁狂症有效。根据父母的诊断，有双相障碍风险的年轻轻躁狂症状者治疗效果较好。该疗法的组成部分包括：①心理教育活动，如监测症状、识别诱发因素，以及认识到坚持药物治疗的重要性；②通过专注于问题解决技巧，适当地表达情感来加强家庭沟通，以及开始和维持日常常规活动。其他有证据支持的疗法包括CBT、辩证行为疗法（DBT）、人际和社会节律疗法及其他家庭疗法。

一旦达到稳定的治疗目标，由初级保健医生提供后续维护治疗是合理的。

(4) 鉴别诊断：遭受身体或性虐待及家庭暴力还可能导致儿童情绪不稳定、活动过度，并且有侵略性。具有这些症状的儿童既往如有创伤生活史，应考虑PTSD的可能。DMDD、ADHD、对立违抗障碍和品行障碍可能很难与双相障碍及相关障碍区分开来。症状发作的时间、易怒的严重程度和长期性，以及对立或品行行为与情绪症状之间的关系可以帮助鉴别。对于正在物质滥用的青少年，重要的是要区分是双相障碍的情绪症状正在“推动”物质滥用，还是物质滥用导致情绪症状。躁狂的精神症状可能与精神分裂症或精神分裂症样障碍相似。双相障碍的精神病样症状应该通过情绪症状的消退来清除。情绪不稳患者可能发展为人格障碍。很多患有双相障碍的个体其焦虑状态会加剧情绪发作。使诊断复杂化的是患有双相障碍的年轻人通常有相对较高的合并其他障碍的概率。医生不应错过可能导致相关症状的躯体疾病，如甲状腺功能亢进、头部创伤和罕见肿瘤，特别是如果性格改变发生比较突然或伴有其他神经系统改变时。

(5) 预后：已经诊断的（指数发作）双相性疾病情绪发作恢复的概率很大（80%），但许多年轻人会复发（60%），最有可能与之前的极性（抑郁或躁狂）相同，并且在这期间60%的时间都可能有症状。发病年龄早、社会经济地位低下、有合并症和有情绪障碍家族史都是不良结果的危险因素。被诊断为循环性情感障碍的儿童和青少年，有发展为Ⅰ型或Ⅱ型双相障碍的风险，患有Ⅰ型或Ⅱ型双相障碍的年轻人也可能随着时间推移而改变诊断类别。

患有双相障碍的儿童和青少年有风险出现学业不良及社会、法律和健康问题。与躁狂发作相关的判断力不良可能增加其参与危险性的、冲动性的，甚至是犯罪性的活动。法律上的问题可能来自冲动行为，如与过多想法有关的过度支出和故意破坏、盗窃或侵略行为。情感障碍可能增加 30 倍成功自杀的机会。物质滥用和物质滥用导致的风险可能会进一步导致不良后果。

3. *破坏性情绪失调障碍*（disruptive mood dysregulation disorder，DMDD）

诊断要点和主要特点
• 持续的烦躁和严重的行为暴发每周至少 3 次，持续 1 年或以上
• 这些症状之间的情绪状态持续负面（如易怒、生气或悲伤），可以被其他人观察到
• 发怒和负面情绪至少在两种场景出现
• 10 岁之前发病
• 年龄或发育年龄至少 6 岁
• 在多个场合中 [如家庭、学校和（或）社交场合] 出现功能受损

（1）概述：DMDD 是 DSM-5 中新增的诊断。既往很多这些慢性易怒儿童，有一部分会被诊断为双相障碍。关于家族史、大脑功能和发育进程的研究都表明这些孩子与双相障碍的个体是不同的。该病的患病率为 2%～ 5%，从儿童期到青春期患病率可能会减少。早期研究表明男性患该病风险增加。

（2）识别和诊断：DMDD 儿童除了慢性烦躁不安，还有严重发怒的表现。发怒与儿童的年龄阶段不相符。目前，该诊断不能用于 18 岁以上的个体。在有些病例中，当 DMDD 和 ODD 之间症状重叠时，以 DMDD 的诊断为主。经历过躁狂或轻躁狂发作的个体不能诊断该病。如发怒仅与焦虑有关或当例行程序被中断时出现，建议诊断为焦虑障碍、ASD 或 OCD，不要诊断为 DMDD。

（3）治疗：针对这种相对较新诊断的药物临床试验很少，但提示哌甲酯可能有效减少症状（开放标签试验），哌甲酯基础上加用西酞普兰，可能会进一步减轻发怒的严重程度（随机安慰剂对照试验）。其他建议包括识别和治疗合并症，并建议患者父母接受包括父母因素在内的治疗。治疗对儿童及其家人都非常重要。

（4）鉴别诊断：DMDD 的鉴别诊断与其他情绪障碍相似。此外，还要特别注意筛查注意缺陷多动障碍、焦虑障碍、创伤，以及严重的人际关系缺陷。DMDD 儿童比普通儿童成年期发展为严重抑郁症和焦虑症的风险更高。

DMDD 儿童的挫折承受力低，可能会将中立的社会行为误解为威胁。他们经常在学校表现不佳，与同龄人和家人间的人际关系受损。这些儿童的父母或照顾者常常很苦恼，这些家庭倾向于寻找心理健康治疗。许多父母会减少对这些儿童的要求和限制，以试图避免其发怒。这可能包括将儿童退出适合其健康发展的活动中。DMDD 儿童因经常有危险的行为而需要到精神科住院治疗。

除诊断以外，研究人员现在也收集数据，以帮助诊断、治疗和进行结果评估。

六、儿童和青少年自杀

近几十年年轻人的自杀率一直很高。2014 年，在美国，自杀成为导致 10 ～ 24 岁儿童和青少年死亡的第二大原因。自 20 世纪 60 年代以来，15 ～ 24 岁青少年自杀率明显增加，从约每 100 000 人口中 2.7 人升至 14.5 人，但从 2015 年到 2017 年没有增长。在美国，据估计每年约有 200 万美国青少年尝试自杀，然而，仅 700 000 人因其尝试自杀而受到医疗关注。美国儿童自杀和凶杀率是其他 25 个工业化国家总和的 2 ～ 5 倍，主要是由于美国枪支的流行。年龄小于 10 岁的儿童完成自杀的概率很低，但也有增加趋势。青春期女性尝试自杀的比例是同龄男性的 3 ～ 4 倍，但男性完成自杀的比例是女性的 3 ～ 4 倍。使用枪支是成功自杀最常用的方法，占总数的 40%～ 60%；自缢、一氧化碳中毒、服药共占总数的 10%～ 15%。

自杀几乎总是与精神疾病有关，不应被视为看透生死或作为巨大压力的预计反应。其通常与情绪障碍有关，并伴随严重抑郁症的绝望感。美国原住民和阿拉斯加原住民的自杀率比白种人、黑种人和拉丁裔 / 西班牙裔人口更高。虽然尝试自杀行为的儿童在有创伤经历史、行为问题和学习困难等个体中更常见，但还有一部分自杀者是有焦虑和完美主义性格特质的高成就者，通常在遭受一次失败或被拒绝（无论是真实的还是感知的）之后，冲动自杀。通常在进行青少年自杀受害者的心理尸检时，发现其有情绪障碍（男女双方，尤其是女性）、物质滥用（尤其是男性）、创伤史和品行障碍。一些青少年自杀反映出潜在的精神疾病，小年龄儿童自杀通常是对其听觉幻觉或精神病性妄想的回应。

绝大多数企图自杀的年轻人会显露出一些关于困扰或其自杀计划的线索。大多数人表现出烦躁的情绪（愤怒、烦躁、焦虑或沮丧）。对于那些做过筛查的个体，通常筛查工具会显示其有过高水平的焦虑。超过

60%的个体会在自杀前24h内表达诸如“我希望我死了”或“我再也无法处理这个了”的想法。在一项研究中，将近70%的研究对象在实施自杀之前经历了危机事件，如经历丧失（如被女友或男友拒绝）、公开被羞辱、经历一次失败或被逮捕。当要进行风险评估，获取关于关系、支持和压力来源的信息时，利用随处可见的社交网络技术和数字资料的存在，关注网上各种以电子方式发布的烦恼消息、网络欺凌形式的恶意宣泄，有助于对于该情况的识别和探讨。

1. *自杀风险评估* 现在对12岁及以上的儿童进行有关自杀问题的例行筛查。如果儿童或青少年表达出自杀想法，医生必须询问他是否有一个有效的计划，是否试图完成该计划，是否先前曾进行尝试。有自杀念头并伴有自杀计划的个体，必须立即转诊至精神病医生进行危机评估。这通常可以在最近的急诊室（ER）完成。

自杀风险评估如显示高度可疑，需直接面诊患者及其父母或监护人。自杀风险最高的群体是白种人和青春期男性。自杀的高风险因素包括自杀企图、自残行为、自杀记录和有致命手段的可行的自杀计划、曾近距离暴露于自杀场景、品行障碍和物质滥用。其他危险因素是严重或轻度抑郁的症状和体征、自杀家族史、家人近期死亡事件、患者学校的学生自杀、把死亡视为痛苦生活的一种解脱。

2. *干预* 对自杀念头和任何自杀企图必须严肃对待。患者不应该独处，医生应表达关注并传达出渴望帮助患者的想法。如果行为保健医生（BHC）参与了该过程，则BHC可以帮助评估患者。临床医生或BHC应该分别或共同访谈患者及其家人，认真倾听他们的问题和看法。在精神卫生专业人员的协助下可能找到解决方案。在决定是否有进一步转诊或紧急评估的指征时应谨慎行事。类似于报告儿童被虐待的嫌疑，尽管没有充分的专业知识或时间来完成完整的自杀风险评估，但初级保健机构人员可以决定是否需要进一步评估。全面的自杀评估需要一定程度的专业知识、大量时间及多种信息来源。大多数表达出自杀念头和做过自杀尝试的个体都应进行精神病学评估，必要时收住院。对有自杀想法和自杀行为的个体转诊进行评估总是正确的。

不管这个过程是否有BHC参与，为有自杀倾向的青少年制订一种针对性的处置常规是非常有用的。该处置常规应包括针对以下情况要采取的步骤、需要送到急诊室的患者、紧急或不太紧急的转诊，或将需要随访观察的患者。该处置常规应指定具体每个步骤由谁来负责，还应包括如有需要，谁负责叫急救车，以及如果有指征，谁将记录患者的病历以确保患者后续随访有详细的参照记录。此外，初级保健机构需进行后续随访，并在病历中记录紧急评估结果（如住院、转诊社区），如果需要后续基层随访，安排好随访计划。

预防自杀的措施包括提高社区和学校对该状况的认识，识别高危人群，并增加相应的服务设施，包括热线和咨询服务。限制年轻人使用枪支是一个关键因素，因为在美国85%的自杀或他杀是由枪支使用引起的。其他限制手段包括指导家人禁用所有药物。许多家庭不知道过量的非处方药如对乙酰氨基酚等药物可能致命。此外，应提高公众对该问题的认识，媒体对自杀死亡的描述，包括新闻报道和虚构的情景，可以用作谈论的切入口来探讨青少年是如何理解这个社会问题的。重要的是要把自杀耸人听闻的影响最小化，公开地一起探讨关于发生经过的对话。这一点对于新近发生过自杀事件的社区特别重要，因为那样的社区更容易发生新增自杀事件。

最后，医生应了解自己对自杀青少年及其家人的情感反应。医生可能不愿意造成家庭压力或违背家庭的意愿而对患者进行紧急评估。医生直接和坦率地讨论自杀风险问题，可能对自杀产生无缘由的恐惧。可与同事一起探讨复杂的案例，与精神科医生建立正式或非正式关系，并参加抑郁和自杀念头评估和管理的讲习班，这可以减轻焦虑并提高初级保健工作者的工作能力。

七、破坏性、冲动控制和品行障碍

1. *对立违抗障碍*（oppositional defiant disorder）

诊断要点和主要特点
• 一种消极、敌对和挑衅的行为模式，持续至少6个月
• 脾气暴躁，与成年人争吵，违反规则
• 因自己犯下错误和行为不当责备他人
• 生气、易怒、仇恨
• 不符合品行障碍的诊断标准

（1）概述：对立违抗儿童多见于家庭内看护者有功能障碍的家庭（如物质滥用、父母有心理方面疾病、重大的社会心理压力），也常见于以下家庭，如照料者经常变换，教养方式不一致，苛刻或忽视的养育方式，或父母严重的婚姻不和。

（2）识别和诊断：对立违抗障碍通常在8岁之前就很明显，可能是品行障碍的前身。症状通常首先在家出现，随后扩展到学校和同伴关系中。对立违抗障碍的破坏性行为严重程度通常不及品行障碍，不包括伤害他人或动物、破坏财产或盗窃。

（3）治疗：干预措施包括对社会心理状况的仔细评估，给照料者提供关于提高育儿技能及合适的照顾功能的建议。评估共病，如学习障碍、抑郁症和多动症，并推荐适当的干预措施。

2. 品行障碍（conduct disorder）

诊断要点和主要特点
一种持续的行为模式，包括以下内容： • 蔑视权威 • 侵犯他人权利或违反社会规范 • 对人、动物或财物的攻击、侵占行为

（1）概述：品行障碍影响18周岁以下约9%的男性、2%的女性。这是一个非常特殊的人群，会与ADHD、物质滥用、学习障碍、神经精神疾病、情绪障碍和家庭功能障碍重叠，许多品行障碍儿童来自有以下环境风险因素的家庭，如暴力的家庭及虐待儿童、吸毒、父母身份经常变换和贫困家庭。虽然社会习得可以部分解释这种相关性，但关于侵略性行为和反社会行为的遗传度仍在调查研究中。

（2）识别和诊断：典型的品行障碍儿童多是男童，他们生活在一个动荡的家庭，伴有学习困难。蔑视权威、好斗、发怒、逃跑、学业失败和破坏财产是常见症状。随着年龄的增长，放火和盗窃可能会发生，到青春期可能出现逃学、故意破坏和滥用毒品，还可能发展为性滥交、性犯罪和其他犯罪行为。学龄前和入学早期过度活跃、攻击性和不合作的行为模式，对青春期品行障碍倾向性的预测有一定的准确性，尤其是当ADHD未经治疗时。儿童期反应性依恋障碍史是该病的另一个危险因子。不一致的严厉的父母教养方式、父母酗酒和父母的反社会行为会导致儿童品行障碍的风险增加。

（3）治疗：品行障碍儿童和青少年的社会心理问题可能会使有效治疗复杂化。这些问题也可能会干扰患者对治疗的依从性。应设法稳定环境并改善家庭的功能，尤其是父母的养育技能和纪律技巧。识别学习障碍并选择合适的学校环境至关重要。任何相关的神经病学和精神方面的障碍均应予以解决。

当对低级别干预措施无反应或家庭环境不能满足监督需要时，可能需要住院治疗。当品行障碍导致非法活动、盗窃或攻击行为时，少年司法系统通常会介入。

情绪稳定剂、抗精神病药、兴奋剂和抗抑郁药都曾用于有品行障碍的年轻人，但尚未发现持续有效的药物。开始用药前每个疑似品行障碍的患者都应筛查其他常见的精神障碍和有无外伤史。对于破坏性行为，医生在开药时应谨慎各种标签外用药。早参与诸如“Big Brothers”“Big Sisters”和团队运动项目，其中固定的成年导师和榜样人物与青年互动，会减少年轻人发展为反社会人格障碍的可能。多系统疗法（MST）越来越多地被用于品行障碍的年轻人，并且司法系统也参与进来。MST是基于家庭的强化治疗模式，旨在稳定和改善家庭环境，加强支持体系及个人和家庭的应对技能。

（4）鉴别诊断：品行障碍的年轻人，尤其是那些有暴力史者，共患以下疾病的概率增加，包括神经系统疾病的症状和体征、精神运动性抽搐、精神病样症状、情绪障碍、ADHD和学习障碍。应设法识别这些相关共病，因为它们可能需要特定的干预治疗。品行障碍可能是一些潜在社会心理因素、遗传、环境和神经精神因素综合作用的结果。

（5）预后：取决于儿童的抚养支持系统，取决于随着时间的推移是否有能力坚持进行有效的干预治疗。预后较差者见于以下人群，发病年龄在10岁以下的儿童、在多个场所表现出各种反社会行为的个体、那些在有反社会行为父母的家庭环境中成长的个体、在伴有酗酒或物质滥用和冲突的养育环境中长大的个体。近一半在儿童期被诊断为品行障碍的个体，成年后会发展为反社会人格障碍。

八、高危患者和杀人犯

1. 青少年的侵袭和暴力行为　青少年暴力在悲剧性地增加，包括学校枪击，是卫生专业人员乃至整个社会特别关心的问题。充分的证据表明初级保健机构的筛查和干预措施的启动可以极大地改变青少年的暴力行为。虽然暴力行为的预测仍然很困难，但医生可以支持和鼓励以下几项重要的预防工作。

青少年暴力的增加，包括自杀和杀人，大部分都涉及使用枪支。因此，应定期探查所有青少年在家里是否存放枪支、存放方法和使用时采取的安全措施及在家庭外接触枪支的途径，并将其纳入日常医学管理的一部分。

重要的是要注意，暴力行为通常与自杀冲动相关。在筛查暴力行为过程中，自杀意念也不容忽视。关于死亡或绝望的任何评论，都应该认真对待并立即进行评估。

对父母的干预包括鼓励父母和监护人要知晓儿童上学出勤和在校表现情况。应该鼓励父母发挥积极作用，了解他们孩子的朋友，要注意他们与谁一起出去、去哪里、会做什么、什么时候会回家。大部分涉及学校暴力事件的学生本应该更早地被发现，本可能在学校环境中通过改善儿童社会和教育功能的干预而受益。全国范围内社区和学区加大了对老师、同伴或父母认为有困难学生的识别和干预力度。

2. 需要立即咨询的威胁和警告信号　所有对儿童造成的威胁都应该引起警觉。然而，更重要的是应对更严重的潜在致命的威胁。这些威胁应该被高度认真地对待，父母/监护人应该立即约见精神健康医生。这些威胁包括有关伤害或杀害某人或自己的威胁/警告、离家出走的威胁和（或）破坏或销毁财产的威胁。

3. *与暴力和（或）危险行为风险增加的相关因素* 并非所有威胁都意味着即刻的危险。有几个评估危险时要考虑的潜在预测因素和暴力行为的预测因素，如既往暴力行为的历史或攻击性行为，包括无法控制的愤怒爆发；获得枪支或其他武器；在学校被抓到携带武器；家族的暴力行为史。此外，在家中目睹过遭受虐待和暴力的场景和（或）沉迷于暴力行为主题（如电视节目、电影、音乐、暴力视频、游戏）也导致发生此类行为的风险增加。受虐待者[即身体、性和（或）情感]更容易受到影响感到羞耻、丧失和拒绝。处理虐待问题的难度会进一步加重潜在的情绪、焦虑或品行障碍。受过虐待的孩子更有可能是欺凌者，对同伴进行口头和身体恐吓。他们也可能更容易责备他人，不愿意对自己的行为负责。物质滥用是另一种常见的与暴力、攻击性和（或）危险行为相关的因素，尤其是因为它会影响判断力，降低抑制作用并增加冲动性。社会上孤立的儿童也有暴力和危险行为的高风险。这些儿童几乎没有成年人监管，与同伴的关系不良及很少或没有机会参与课外活动。这些儿童更可能加入不良的同伴群体以寻求归属感。

4. *成年人如何应对暴力问题和（或）危险行为* 如果医生、父母或受信任的成年人（如老师、教练、神职人员）怀疑儿童有暴力和（或）危险行为，最重要的干预措施是立即与儿童讨论涉嫌的威胁和（或）行为。当评估他们从事破坏性或危险行为的可能及严重性时，应该考虑儿童过去的行为、人格和当前承受的压力。如果儿童已经有心理医生，则应立即与他联系。如果与他们无法取得联系，父母/监护人应带儿童到最近的教育机构或危机中心评估安全问题和是否需要住院。当怀疑伤害他人或有致命可能时，可以联系当地的警察寻求帮助。另一种有必要危机评估的迹象是，儿童拒绝说话，或争论、反应强烈，或继续表达暴力或危险的想法或计划。在等待专业干预时，连续面对面的成人监督至关重要。经过评估后，必须参照精神卫生人员的建议，以确保安全和持续管理。

5. *成年人与儿童一起谈论暴力的谈话技巧* 鉴于公共场所暴力的增加（包括学校和礼拜场所），与儿童谈论暴力和人身安全是必要的。讨论如此困难的题目最重要的就是要诚实，作为他们的信息来源，请他们放心他们很安全，并根据儿童的年龄水平定期探讨他们关注的话题。一些信誉良好的、可提供有关如何与儿童探讨关于儿童暴力和人身安全威胁的国家网站如下：

- https：//www.healthychildren.org/English/family-life/Media/Pages/Talking-To-Children-About-Tragedies-and-Other-News-Events.aspx.

http：//www.nea.org/ home/72279.htm

- https：//www.nctsn.org/sites/default/files/resources//age_related_reactions_to_traumatic_events.pdf
- http：//www.pbs.org/parents/talkingwithkids/news/help-kids-feel-safe.html
- https：//www.apa.org/topics/violence/school-shooting AACAP Facts for Families
- http：//www.aacap.org/AACAP/Families_and_Youth/Facts_for_Families/Facts_for_Families_Pages/Childrens_Threats_When_Are_ They_Serious_65.aspx. Accessed September 27，2015

九、躯体化症状和相关疾病

诊断要点和主要特点

- 除转换障碍外，医学上无法解释的症状对于这类疾病的诊断不再需要。这类疾病中最常见的症状还是医疗环境中关注的症状
- 躯体症状障碍会造成困扰，伴有或不伴有功能受损；功能受损在转换障碍中更为常见

1. *概述* 躯体化症状和相关疾病的类别包括躯体症状障碍、疑病障碍、转换障碍（功能性神经系统症状障碍）、影响其他躯体疾病的心理因素、假想障碍和由另一方强加的假想障碍（表7-15）。

表7-15 儿童和青少年的躯体症状疾病

疾病	主要临床表现
躯体症状疾病 人为假想疾病 其他特定躯体症状及相关疾病 不明躯体症状及相关疾病	由严重的痛苦、忧虑和担忧引起的一种或多种躯体症状，可能会耗费相当多的时间和精力
转换障碍（功能性神经症状障碍）	症状出现在心理压力事件之后；症状表现出无意识的感觉，并导致继发性获益
病态焦虑障碍	如出现躯体症状，一般症状较轻微。关注的焦点是担心患有或发展为一种疾病，导致适应不良的行为
影响其他疾病的心理因素	心理或行为因素对躯体疾病产生负面影响
人为假想障碍或强加给他人的假想疾病	故意虚假地呈现自己或他人（或造成自己或他人）患有身体或心理问题的迹象或症状

这些疾病的患者常出现在初级保健机构中，表现得很痛苦；呈现方式的差异很可能与文化、所处情景、个人经历（如创伤），以及个体差异（如疼痛敏感性）有关。家庭和文化重视躯体疾病的痛苦，但贬低或忽视心理困扰，会强化这类疾病的进展。家庭成员中有躯体疾病者、家庭成员有残疾者，或患有任何这些疾

病者，都可以成为儿童效仿的对象。更严重的功能障碍的父母可表现为将假想的疾病强加在孩子身上，使孩子成为受害者。

2. *识别和诊断* 躯体化症状障碍常在学龄期儿童和青少年中出现，表现为躯体症状的头痛或胃肠道不适。转换症状的定义涉及自主运动或感觉功能的改变，在儿童中通常比成人持续得更短暂。常见症状包括异常感觉现象、瘫痪、运动或癫痫样疾病。转换症状被认为是一种潜在心理冲突的外在表达。具体症状可能是由潜在的心理冲突引起的，并可能通过此表现来解决潜在的愿望或者恐惧带来的困境（例如，一名看上去瘫痪的儿童不必害怕表达他的潜在愤怒或侵略性报复性的冲动）。

转换障碍的儿童可能令人惊讶地并不担心由其症状引起的严重残疾。症状包括异常的感觉现象、麻痹、呕吐、腹痛、顽固性头痛、运动或癫痫样疾病。对于躯体症状障碍和转换障碍，身体症状通常始于学校的压力事件，或由于同龄人或家庭经历了应激，如重病、死亡或家庭不和。

3. *治疗* 医疗人员通常首先看到患者并识别出这些障碍。许多患者可以在儿童初级保健机构中进行治疗，利用儿科医生和家庭之间的关系来取得最好的结果。对于那些需要推荐给其他机构治疗的患者，儿科医生可以帮助家庭参与其他指定机构的治疗。

当让儿童及其家人了解转换障碍是应对压力的一种方式时，绝大多数病例的转换症状会很快缓解。鼓励儿童去继续正常的生活活动，明白压力缓解后症状会减轻。治疗转换障碍包括承认症状而不是告诉儿童其症状在医学上不合理，采用非侵入性的干预治疗如物理治疗，同时鼓励恢复日常生活正常化。如果症状不能通过解释使其安心而缓解，则需要进一步由心理健康专家来治疗。同时应治疗共病如抑郁症和焦虑症，心理药物治疗可能会有帮助。

对躯体症状障碍患者可采用同样的治疗。如果患者或其家庭结构不能耐受心理治疗，躯体症状患者可以采用定期的、简短的、预订的门诊预约治疗，以改善眼前的症状。通过这种方式，他们会减少或不需要那种能引起医学关注的紧急治疗。医疗人员应避免侵入性操作，除非有明确指征，并给予真诚的关注和安抚，使其放心。医生还应避免告知患者“都是你自己觉得的”，不应该放弃或回避患者，因为躯体症状障碍患者极有可能寻求多种替代疗法和可能不必要的治疗。虽然该病不是DSM范畴的疾病，但许多父母还是担心他们孩子的发育情况或患有严重疾病。这些家庭有可能从上述方法中受益，并鼓励孩子参加诸如健康促进之类的体育运动活动。感受不到支持的父母也有给孩子寻求其他治疗的风险。

如果患者有影响疾病的心理因素，也应针对潜在的问题进行治疗，如焦虑回避的治疗、针对药物滥用的动机性访谈，或依从性问题。

医疗保健者如怀疑有人将假想疾病强加给另一人，可能需要让专家确认诊断。医生之间的沟通对帮助这些患者至关重要。儿童保护性服务和法律顾问也可能需要被提醒这一点。虽然父母将主观认为的疾病强加在孩子身上，这样的父母也对孩子表现出担心他们的健康和幸福，但研究发现当移除孩子这种强加疾病的状态时，受害儿童的心理健康和幸福感会得到改善。

4. *鉴别诊断* 躯体化症状通常与焦虑障碍和抑郁症有关。偶尔，精神病儿童有专注于躯体甚至是躯体的妄想。

患有转换障碍的儿童可能通过他们的症状获得继发性受益。几个报道显示转换障碍与性刺激过度或性虐待的关联度增加。与其他情绪和行为问题一样，医护人员一定要筛查有无身体虐待和性虐待。

5. *预后* 取决于家庭因素、年龄和相关障碍的类型。父母如支持这样的观点——症状可能与压力相关，则可以帮助患者参与适当的治疗。患有转化症状的年轻患者比年龄较大的躯体症状障碍患者预后更好。患病时间较长的患者可能对治疗反应较弱。对严重丧失能力的患者，精神科咨询可能会有所帮助。

十、适应障碍

诊断要点和主要特点

- 突发事件或环境是可识别的
- 症状出现于应激事件发生后3个月内
- 尽管儿童遇到困扰或伴有某些功能损害，但反应并不严重或致残
- 反应在应激源终止后持续不会超过6个月

1. *概述* 儿童和青少年生命中最常见和最令人烦恼的应激源是亲人死亡、婚姻不和、分居和离婚、家人生病、居住或学校环境的变化、遭受创伤事件，对于青少年来说，还有同伴关系问题。这些应激源自然地对儿童和青少年的生活产生显著的影响。

2. *识别和诊断* 面对压力时，儿童会有许多不同的症状，包括情绪变化、行为改变、焦虑症状和身体不适。当反应与应激源不成比例，并伴有功能障碍时，应高度怀疑适应障碍。适应障碍有两个主要类别，包括情绪障碍（如抑郁和焦虑）和（或）行为障碍。

3. *治疗* 治疗的主体涉及向父母和患者表示出真诚的同理心和使其安心，该病的情感或行为改变是应激事件可预见的结果。这可以验证孩子的反应并鼓励

孩子谈论压力发生及其后果。鼓励父母帮助孩子，对其表达适当的情感，同时也要对孩子设置行为界限，防止孩子感觉失去控制并确保自己和他人的安全。保持或重新恢复日常生活常规也可以减轻痛苦，并通过增加对未发生事情的预测，减少对未知事情的焦虑，帮助儿童和青少年适应不断变化的环境。

4. *鉴别诊断* 当对已知的应激源产生反应，但症状是严重、持续性或致残性时，应考虑情绪障碍、焦虑障碍和品行障碍。

5. *预后* 适应障碍症状的持续时间取决于应激的严重程度；儿童对压力的个体敏感性，个体对焦虑、抑郁和其他精神障碍的易感性，以及可用的支持系统。

十一、精神障碍

诊断要点和主要特点

- 妄想
- 言语混乱（杂乱无章或没有逻辑的言论模式）
- 行为混乱或怪异
- 幻觉（听觉、视觉、触觉、嗅觉）
- 偏执狂、相关联想
- 阴性症状（即情感苍白平淡、意志力缺乏、失语）

1. *概述* 精神分裂症的发病率约为每年 1/10 000。精神分裂症发病通常开始于十几岁的中后期到 30 多岁的早期。症状通常在青春期后出现，然后可能会出现完全“精神病休息”，直到成年早期才再次发病。童年时期（青春期前）由精神分裂症引起的精神病症状不常见，如出现通常提示比较严重类型的精神分裂症谱系障碍。童年期发病的精神分裂症多见于男孩。

精神分裂症具有很强的遗传倾向。其他儿童期或青少年期可出现的精神障碍包括分裂情感障碍和未特指的精神病。当存在精神病症状，但是症状群与精神分裂症诊断标准不一致时，需要与未特指的精神病相鉴别。

2. *识别和诊断* 儿童和青少年可表现出许多成人精神分裂症的症状。幻觉或妄想、奇异和病态的思想内容、杂乱无章的讲话都是典型的症状特点。受影响的个体倾向于进入一个幻想的内部世界，然后可能将幻想等同于外部现实。他们通常存在学业困难，与家庭成员和同伴关系也有问题。青少年可能在精神病症状发作的前驱期有一段时间的抑郁状态。大多数儿童期发作的精神分裂症个体有非特异性精神病症状，或在他们显露明显的精神病发作之前的几个月或几年有发育迟缓的症状。

在评估有精神病症状的儿童和青少年时，获得其精神疾病家族病史至关重要。心理测试，尤其是使用投射性试验，通常有助于识别或排除精神病的思维过程。8 岁以下儿童的精神病症状，必须与正常的生动的生活幻想或与虐待有关的症状相鉴别。患有精神病的儿童除了想法杂乱无章、妄想和幻觉，还经常伴有学习和注意力障碍。对于精神病青少年，高能量水平、兴奋和烦躁症状需要与躁狂症相鉴别。任何出现新精神病症状的儿童或青少年，均需要医学评估，包括身体和神经系统检查（包括考虑磁共振成像和脑电图）、药物和代谢筛查、内分泌疾病筛查、威尔逊病和谵妄的筛查。

3. *治疗* 儿童和青少年精神分裂症的治疗集中于 4 个主要领域。①减少活动的精神病症状；②帮助发展社交和认知技巧；③减少精神病症状复发的风险；④为患儿父母和家人提供支持和教育。抗精神病药（neuroleptics）是主要的精神药物干预措施。此外，支持性的、以现实为导向的关系有助于使患儿减少产生幻觉、妄想和令人恐惧的想法。当精神病症状明显时，建议转诊至精神科医生。在功能严重损害的情况下，患儿需要住院来确保安全并开始治疗。可选择特殊学校或日间治疗环境，具体取决于儿童或青少年的能力能否承受学校生活和课堂活动。对家庭的支持重要的是，清晰、针对性的沟通和情绪平和的气氛，这有助于防止精神病症状复发。

4. *使用抗精神病药治疗的特殊注意事项* 当要开始抗精神病药物治疗时，初级保健医生无疑应熟悉用药原则，并熟悉这类药物潜在常见的和严重的副作用。“非典型或第二代抗精神病药”与常规抗精神病药的区别在于，它们的受体特异性和对 5- 羟色胺受体的影响。常规抗精神病药由于对多巴胺受体的作用更广泛，故有较高的运动障碍和锥体外系症状的发生率。对于大多数人来说，非典型抗精神病药相对副作用较少，对精神病症状和攻击性行为与常规抗精神病药的治疗效果相当。因为非典型抗精神病药物的使用率明显高于常规抗精神病药，以下内容主要集中于非典型抗精神病药物的安全使用方面。

非典型抗精神病药常见的不良反应包括认知迟缓、镇静、直立性低血压、肌张力障碍和体重增加。大多数副作用往往与剂量相关。较少见但重要的副作用是发展为 2 型糖尿病和血脂及胆固醇的变化。应慎重考虑针对目标症状所用药物的风险收益比，并与父母或监护人面谈。医生用药前应获取患儿的基线身高、体重和腰围；观察并检查有无震颤和其他异常的非自主动作；并建立糖化血红蛋白（HbA1c）的基线值，监测全血细胞计数（CBC），进行肝功能检查（LFT）和血脂检查。抗精神病药可能导致 QT 间期延长，从而导致室性心律失常。因此，如果患者有心脏病或心律失常病史，心电图（ECG）检查是很重要的。影响药物细胞色素 P450 同工酶途径（包括 SSRI）的药物可能会增加抗精神病药的血浆浓度，增加 QTc 间期延长的风险。

除了上述问题，药物临床试验后在药物临床使用中，已显示有大量关于高血糖和糖尿病的报道。表 7-16 列出了当前建议的监测日历。标准的临床实践应包括基线和治疗过程中重要标志物的评估。重要的是要提及另一方面的影响，包括月经不调、男性乳房发育和催乳素增加引起的溢乳、性功能障碍、光敏感、皮疹、癫痫发作阈值降低、肝功能障碍和血液异常。

抗精神病药的其他副作用包括肌张力障碍、静坐不能（以有想动的冲动和静坐不能为特征）、假性帕金森病和迟发性运动障碍（TD）。这些副作用通常逐渐出现，也与剂量有关。前三个副作用具有可逆性，通常可通过使用抗胆碱药缓解，如苯扎托品（Cogentin）和苯海拉明，或β受体阻滞剂，专用于静坐不能。使用非典型抗精神病药和常规抗精神病药少于 6 个月的患者，发生 TD 的风险小。使用非典型抗精神病药患者发生的 TD 的概率较小。有两种 FDA 批准的药物可用于 TD 的治疗（即缬苯那嗪和氘代丁苯那嗪）；但是，推荐减少引起不良反应药物的剂量或换成可替换药物。在停用抗精神病药物后出现的戒断性运动障碍是可逆的。戒断性运动障碍在停用抗精神病药后 1 ～ 4 周出现，可能持续数个月。

抗精神病药的严重副作用是 NMS。NMS 是一种非常罕见的紧急医疗情况，尽管非典型抗精神病药也有与 NMS 相关的报告，但 NMS 主要与常规抗精神病药相关。NMS 表现为严重的肌肉僵硬、精神状态改变、发热、自主神经不稳定性和肌红蛋白血症。服用非典型抗精神病药的患者发生的 NMS 可以没有肌肉僵硬症状，服用抗精神病药物的患者如出现高热并伴有心理状态改变，应在鉴别诊断中考虑 NMS。据报道其死亡率高达 30%。须立即停药并进行医学评估，必要时转至重症监护病房。

患者至少每 3 个月检查一次副作用，包括应用异常自主运动评估量表（abnormal involuntary movement scale，AIMS），观察有无 TD，观察血压、体重增加情况、腹围、饮食和运动习惯，如果有指征，必要时行空腹血糖和血脂检查。如果体重明显增加或实验室指标异常，患者应替换为不良风险较低的药物，或如果停用或中断现用药物不可行，则应对不良反应进行针对性治疗。一般而言，儿童和青少年精神科医生应该评估和启动精神病儿童的治疗，一旦儿童症状缓解，应将其再转回儿科医生处，继续维持治疗管理。

5. 鉴别诊断　抗精神病药也可用于急性躁狂症的治疗和精神病性抑郁症（带有妄想或幻觉）的辅助治疗。抗精神病药应该在难治性 PTSD、难治性 OCD 及对其他干预措施无反应、具有明显攻击性行为的患者中谨慎使用，在一些情况下，其也可用于身体意象扭曲或对食物和体重增加有非理性恐惧的神经性厌食症。

6. 预后　精神分裂症是一种慢性疾病，精神病症状时而加重时而缓解。通常，发病年龄较早（13 岁之前），病前社会功能差（奇怪或古怪）和阴性症状（退缩、冷漠或情感平淡）超过阳性症状（幻觉或妄想）预示更严重的障碍程度。发病年龄较晚、发病前社会功能和学校功能正常，并以阳性症状为主，预示更好的结局。

美国医学会（American Academy）有关于在青少年中使用非典型抗精神病药的实践参数，相关信息在以下网址：https：//www.aacap.org/App_Themes/ AACAP/docs/Practice_parameters /Atypical_Antipsychotic_Medications_Web.pdf

十二、其他精神疾病

本书的其他章节介绍了几种精神疾病。详细信息请参阅以下章节：

- ADHD：请参阅第 3 章。
- 孤独症和广泛性发育障碍：请参阅第 3 章。
- 遗尿症和遗粪症：请参阅第 3 章。
- 进食障碍：请参阅第 6 章。
- 智力障碍 / 精神发育迟滞：请参阅第 3 章。
- 物质滥用：请参阅第 5 章。
- 睡眠障碍：请参阅第 3 章。
- Tourette 综合征和抽动障碍：请参阅第 25 章。

表 7-16　健康监测和抗精神病药物

基线	启动治疗后			之后[a]		
	4 周	8 周	12 周	3 个月	1 年	每 5 年
个人史 / 家族史					√	
体重（BMI）	√	√	√	√		
腰围					√	
血压			√		√	
空腹血糖			√		√	
空腹血脂			√			√

a 根据临床状况，可能需要更频繁的评估

（译者：卢洪华　校稿：卢洪华）

第 8 章
儿童虐待和忽视

Antonia Chiesa, MD；Andrew P. Sirotnak, MD, FAAP

一、简介

诊断要点和主要特点

虐待形式

- 躯体虐待
- 性虐待
- 情绪虐待和忽视
- 躯体的忽视
- 医疗健康忽视
- 儿童医疗虐待［代理型孟乔森综合征（Munchausen syndrome by proxy）］

儿童躯体虐待的一般病史特征

- 提供令人难以置信的伤害模式
- 前后不符的、变化的或不存在的病史
- 延迟寻求护理
- 儿童的某一事件或行为触发看护人失去控制
- 看护人童年有被虐待史
- 看护人的不恰当影响
- 如果不加干预，虐待严重程度或受伤部位会增加
- 对儿童或照顾者的社会或身体隔离
- 家庭或照顾者的压力或危机
- 照顾者对孩子不切实际的期望

2017 年，在美国约有 410 万人被转诊给儿童保护服务机构，如何筛选有关儿童虐待问题的来电及如何调查可疑案件的情况因州而异。部分州会逐个调查每一个被转诊的案件，而另一些州则可能会根据某些标准来进行案例筛选。越来越多的州开始使用“替代响应”（alternative response）系统来处理被筛选为低风险或中度风险的报告。传统的调查方法着重于确定儿童是否受到虐待，但这些替代性响应模型则优先考虑家庭的服务需求，而非确定儿童是否受害。为了能够同时应用上述 2 种形式的评估，数据收集策略已经有所改变。

总体看来，3 岁及以下的儿童受到虐待的比例最高。到 2017 年，被儿童保护服务机构定性为“受虐待”的儿童总数约为 674 000 名，经统计，美国儿童受虐待的平均概率为 9.1/1000。该统计信息名为“唯一计数”，其仅对每个儿童计数一次，不考虑该儿童被虐待的次数。儿童性虐待率持续下降。身体虐待的比例最近几年开始略有上升；然而，在过去的十年中，各种形式的虐待儿童现象均有所减少。忽视再次成为最普遍的虐待形式，占所有案例的 74.9%，而身体虐待的案例占 18.3%，性虐待的案例占 10%。影响因素诸如犯罪率总体下降，以及案例报告和系统回应及教育方面的进步也可能在降低儿童虐待率方面发挥了一定作用。

2017 年，在 50 个州总计有 1720 例儿童遭虐待身亡，也就是说每 100 000 名儿童中就有 2.32 例儿童遭受虐待死亡，该水平比 2015 年略高。儿童因受虐而死亡的案件发生频率相对较低，因此，死亡率因人口的波动和报告的变化而变化。儿童虐待已经引起全国的关注，2016 年，由国会成立的国家委员会起草了一份报告，其内列出了减少儿童受虐致死的建议。

药物滥用、贫穷和经济压力、父母的养育能力和技术，以及家庭暴力被认为是虐待儿童家庭中最常见的问题。在已发生的虐待事件中，近 1/3 的案件家庭监护人有家庭暴力倾向。儿童虐待和忽视问题最好要从社会生态学视角出发，这种视角可以帮助我们认识到是个人、家庭、社会和心理的共同影响导致了这一问题。据报道，父母患有物质滥用疾病家庭的孩子，因为受到潜在的虐待因素或有害家庭氛围的影响，其接受儿童保护机构帮助的年龄要普遍小于其他孩子。阿片类药物和处方药滥用及大麻的合法化可能会对安全育儿产生不利影响。Kempe 和 Helfer 称其为“虐待”模式，在这种模式中，儿童、家庭危机和看护者的潜在虐待倾向是虐待事件的组成部分。本章将重点介绍识别、干预和随访常见的儿童虐待问题所必需的知识，并重点介绍儿科专业人员在预防过程中的作用。由于儿童时期的不良成长环境，包括虐待，会严重影响孩子的终生健康和未来发展，创伤知情的行为健康治疗现已成为一种标准治疗模式。

二、预防措施

在许多情况下，可以防止儿童受到身体虐待。通过对高风险家庭进行评估，大量经验表明，为处于潜在虐待倾向危险中的家庭提供上门服务可以防止儿童被虐待和忽视。这些服务可以由公共卫生护士或训练有素的专业人员提供，有数据表明公共卫生护士的干预措施效果更佳。对家长进行教育和对儿童的看护人员进行预期指导也很有帮助，注意指导以下问题，如儿童可能给父母造成困扰的行为（如婴儿肠绞痛、儿童哭泣行为和如厕训练）、儿童与年龄相符合的行为规范及有关儿童发育过程中可能出现的问题。可以通过对母亲进行教育来预防除父母以外的照料者（如育婴员、保姆和家里不相关的成年人）造成孩子的虐待伤害。以医院为基础的“预防项目”通过向父母传授摇晃婴儿是危险的及如何应对哭泣婴儿的知识，已初步显示出一些积极成果；但是以上措施没有一项是完全有效的。

预防儿童性虐待则更加困难。在这方面多是教导儿童如何保护自己和其“私人部位”免受伤害或骚扰。在儿童可以独立如厕时，是家长进行教导的最好时机。但是最合理的方法是让儿童的监护人和医疗服务人员而不是儿童自己承担起预防性虐待的责任。诸如“Stewards of Children®”之类的项目旨在培训成年人如何关注、预防和应对儿童性虐待，这些项目也是青年服务组织的重要项目来源。了解父母本身的受害史很重要，因其父母可以与医生预见性地讨论该方面问题，因为儿童可能会受到父母受害史的影响。提高互联网和社交媒体的安全并限制儿童暴露于色情资料，媒体应负责预期监管一部分该方面的问题。最后，家长在大多数书店的育儿和健康专栏中，都可以找到许多与预防儿童虐待有关的资料。

媒体已经做了大量的宣传活动，致力于预防对儿童的情感虐待。但现在还没有数据证明这种方法有效。初级保健医生可以促进父母养成积极的育儿态度及非暴力行为习惯。父母是孩子学习的榜样，这一点需要让所有父母都知道。通过与父母进行关于家庭纪律和家庭安全的讨论，可以筛查出具有家庭暴力倾向的父母和有受虐风险的孩子。社会因素会影响一个家庭中父母养育和照顾孩子的能力。社区内的犯罪和安全问题、教育系统问题乃至经济状况都可能间接影响家庭的整体运作。

三、临床表现

儿童虐待可能发生在家庭内部或外部。家庭内与家庭外病例的比例因虐待的类型及儿童的性别和年龄而异。以下每种情况均可能作为独立诊断或共患诊断而存在。

只有在对儿童所表现出的躯体疾病情况进行鉴别诊断时，才会考虑到是否为由“受虐待所致”的情况，才能发现儿童所受到的任何形式的虐待和忽视。电子病历的出现可以使团队所有成员更容易获得被虐待相关的病例记录信息。对待家庭的方式应该是支持的、不指责的和理解的。带儿童来接受治疗的人可能没有参与任何虐待。约1/3的虐待儿童事件发生在家庭之外。然而，如果持有儿童看护人是“好人”的假设，以及未设想儿童的躯体损伤是受虐待所致，可能会付出巨大的代价，对正在受到伤害的儿童来说，甚至是致命的。提出儿童可能被虐待的假设不等同于指控照料者是施虐者。检查儿童身体（或精神）的健康专业人员可以向家人解释说明儿童出现伤害或者虐待相关症状的可能原因，如果家人或现场看护人没有虐待儿童，他们会非常乐意倾听针对儿童症状的医学解释，以及随后进行必要的报告和调查。

在所有儿童被虐待和被忽视的情况下，获取详细的社会心理史很重要，因为社会心理因素可能提示儿童被虐待的风险倾向，有时甚至可以通过其确定儿童是否被虐待。相关记录应包括儿童共同生活者或定期探望者，其他看护人信息，家庭成员是否存在家庭暴力、物质滥用及既往躯体和性虐待的家族史。询问家庭成员以前是否接受过社会服务或是否有过被执法的情况，有助于明确风险。

1. *躯体虐待*（physical abuse） 儿童躯体虐待最常由看护人或家庭成员造成，但偶尔也由陌生人造成。最常见的表现包括挫伤、烧伤、骨折、头部外伤和腹部创伤。有少数但相当数量的儿童意外死亡都与躯体虐待有关，尤其是婴儿和幼龄儿童的意外死亡（如突发意外婴儿死亡）可能由躯体虐待引起。

（1）病史：躯体虐待的医学诊断是基于所提供的病史存在矛盾之处，这种矛盾是指看护人提供的病史与临床表现不一致。导致矛盾的原因可能是病史缺失、不完整或者随着时间的推移不断被更改变化，或者仅仅是不合逻辑的或不太可能。还应该详细了解儿童过去的疾病史、出生史和家族史，以便发现可能影响儿童目前临床表现的其他医疗状况。发现有矛盾之处的病例应该与跨学科的儿童保护团队进行相关咨询，或报告给儿童保护服务机构。州法律部门授权该机构调查涉嫌儿童虐待和忽视的报告。可能需要社会服务部门和执法人员进行调查，以及进行家访，以弄清儿童受伤的情况。

（2）身体检查结果：对受虐待的儿童的身体检查结果可能包括擦伤、脱发（拔毛）、咬伤、跌打损伤、烧伤、牙齿损伤、骨折、割伤、结扎痕迹或瘢痕。损伤可能处于愈合的不同阶段。在受虐待儿童身体的软组织区，瘀伤有时会看出形状（如腰带印记、环状绳印、抓握或捏痕）。蹒跚学步的儿童或大一些的儿童，通常会在胫骨和肘部等骨头突出处遭受意外挫伤。对于儿童发育阶段任何无法解释的瘀青都应予以关注。值得注意的是，照养者提供瘀伤的日期可能不可靠，应谨慎对待（表 8-1 中列出了虐待儿童的紧急情况）。舌系带或舌头的裂口及嘴唇的青肿可能与强制进食或钝性外伤有关。病理性烧伤样式会呈现长袜状或手套状分布；臀部烧伤，有时会留出一个浅浅的“甜甜圈孔”区域；还有烙印灼伤，如香烟或高温物体（如烧烤架、卷发钳或打火机）。有无飞溅痕迹或与溢出液体一致的图案可能有助于区分意外烫伤和非意外烫伤。

头部和腹部外伤可能会出现与这些外伤一致的症状和体征。头部受虐待（如摇晃婴儿综合征）和腹部受伤可能在检查时没有明显的结论。症状可能很细微，并且可能很像其他情况如肠胃炎。研究已经证明，如果医生诊断时未考虑虐待，头部受伤的侵害案例将会被忽略。婴儿如果被诊断为视网膜出血，在没有出现相应疾病（如白血病、先天性感染或凝血障碍）的情况下，应注意可能是头部被施加创伤引起。在婴儿或儿童进行心肺复苏后，视网膜出血并不常见。

表 8-1 疑似虐待儿童的医疗紧急情况

- 任何伴有瘀伤、烧伤或者骨折的婴儿（特别是头部、面部或腹部）
- 任何婴儿或 2 岁以下儿童伴有可疑的“婴儿摇晃综合征”样头部创伤或其他头部创伤
- 任何伴有持续可疑的或已知腹部外伤的儿童
- 任何呈现长袜状、手套状分布烧伤的儿童或其他方面有不寻常样式的创伤，如生殖器灼伤及任何无法解释的烧伤
- 任何儿童在暴露于性侵犯或有性侵犯迹象的 48 ～ 72h，在所称事件之后，如果存在急性创伤或者有法医方面的证据

（3）放射学和实验室检查结果：某些放射学检查结论是躯体虐待的有力证据，如婴儿干骺端“角部”或“桶柄”样长骨骨折、不会走动的婴儿四肢螺旋形骨折、肋骨骨折、棘突骨折及多种不同愈合阶段的骨折。当疑似患儿伴有躯体伤害时，应对 3 岁或 3 岁以下的儿童进行骨骼检查。在没有明确外伤史的情况下，计算机断层扫描（CT）或磁共振成像（MRI）发现婴儿有硬膜下出血时，高度提示婴儿可能发生了虐待性头部创伤。腹部 CT 是疑似患儿腹部创伤时的首选检查方法。婴儿或年幼儿童出现任何疑似与虐待有关的头部或腹部创伤时，应立即由急诊医师或创伤外科医师对其进行评估。

凝血功能检查和含有血小板的全血细胞计数检查对不同康复阶段出现多发或严重瘀伤的儿童很有帮助。筛查腹部损伤时应检查肝转氨酶水平（ALT 和 AST），转氨酶水平高于 80IU/L 时应进行彻底的腹部内部损伤检测。患儿伴有凝血功能障碍时可能会干扰诊断，但可通过仔细的病史询问、检查、实验室检查来鉴别，必要时请血液科会诊以排除。

2. *性虐待*（sexual abuse） 是与尚未独立的、发育尚不成熟的儿童进行他们不完全理解、不能同意的性活动，或进行违反法律和社会禁止的活动，包括各种形式的乱伦、性侵犯或强奸和恋童癖，如抚摸、经口 - 生殖器 - 肛门接触、各种形式的性交或插入、暴露狂、偷窥狂、对儿童进行压榨或逼迫其卖淫，或者让儿童参与生产制作色情产品。在过去的十年中，全国性虐待儿童的比例呈小幅下降趋势；但是，通过互联网和社交媒体压榨和诱惑儿童及贩卖儿童案件有所增加。

（1）病史：性虐待可能以不同的方式引起临床医生的注意。①儿童可能因为急症接受常规身体检查或因为出现严重问题，医疗专业人员根据病史或身体检查的结果怀疑儿童可能被性虐待。②父母或照顾者怀疑儿童可能遭遇性虐待时，可能将儿童带到医院，并要求进行检查以明确。③在由儿童、其父母或第三方披露孩子被虐待后，儿童保护服务机构或警察可将其转至医院进行检查。表 8-2 列出了儿童性虐待的常见表现。人们应该迅速意识到具有以下高风险行为的人可能参与人口贩卖，包括滥用毒品、逃跑行为、多重性伴侣、有违法史或无身份证明的就诊者。如果怀疑该情况，应当私下、保密与儿童进行沟通。应该强调的是，除非伴有急性创伤、某些性传播感染（STI）或法医实验室证据外，以上这些表现并不特异。列出的这些表现应引起人们对性虐待的怀疑，并促使医生提出合适的问题，同样要以同情的方式，而不是指责的方式。向幼儿提出无暗示性的、与年龄相称的问题很重要，通常有经验的医生在得到报告后，会以最好的方式解决这一问题。如果儿童权益倡导中心与社区机构有相关协定，这些协调部门可帮助调查这些报告。在离婚和监护权纠纷中疑似儿童有性虐待时，要以同样客观且公正的方式处理。美国儿科学会（AAP）已经发布了儿童性虐待及其他与虐待儿童有关方面的评估指南。

（2）身体的检查结果：期刊文章和目视诊断指南中描述了性虐待儿童的生殖器和肛门表现，以及青春期前女性处女膜的正常发育变化和变异。为了保持患者的舒适感和正常感，应在全身检查的情况下进行生殖器检查。对于没有性活动的青春期前女孩，除非怀疑有内伤，否则不要进行窥器检查。当处于仰卧蛙腿

表 8-2 性虐待的表现

关于性虐待的一般或直接言论
与发育不成熟的儿童进行性知识输送、性游戏或性行为
受害人对其他儿童进行性虐待
行为改变
睡眠障碍（如噩梦和夜惊）
食欲障碍（如厌食症、贪食症）
抑郁、社交退缩、焦虑
好斗、脾气暴躁、冲动
神经质或品行障碍、恐惧或逃避行为
内疚、自卑、不信任、无助感
歇斯底里或转换障碍反应
关于自杀或逃跑的威胁或行为
过度手淫
身体状况
经常性腹痛或身体不适
生殖器、肛门或尿道损伤
反复述说生殖器或肛门疼痛，有分泌物或出血
遗尿或大便失禁
性传播疾病
妊娠
滥交或卖淫、性功能障碍、害怕亲密
校园问题或是逃课
药物滥用

或膝胸位置时，分离阴唇可以很好地看到女性外部生殖器结构。大多数遭受性虐待者的身体检查可能没有阳性发现。其原因可能包括如下情况：儿童延迟披露信息，有些不会造成身体创伤的虐待（如抚摸、口腔与生殖器的接触或拍摄色情影像），或轻度的擦伤、挫伤或撕裂伤已经快速愈合（如阴唇、处女膜或肛门的轻伤）。在没有确凿的病史、信息披露或行为改变的情况下，生殖器和直肠区域的非特异性异常（如红斑、皮疹和刺激性）可能并不意味着遭受了性虐待。

青春期前儿童出现性传播疾病强烈提示其遭受了性虐待。围产期以外的淋病奈瑟菌感染或梅毒螺旋体感染可诊断为性虐待。沙眼衣原体、单纯疱疹病毒、毛滴虫和人乳头瘤病毒都可以通过性传播途径感染，但儿童也可能由潜伏的围产期感染过程延长引起感染。单纯疱疹也可以通过其他方式传播。但是，儿童一旦出现上述感染，应对其是否遭受性虐待进行仔细评估。5 岁以上儿童患有孤立性生殖器疱疹时，应高度怀疑其被性虐待。就人乳头瘤病毒而言，幼年以上的儿童初次发现性病疣的应注意其被性虐待的可能。人乳头瘤病毒是一种普遍存在的病毒，儿童可能由看护者的手部病变而传播感染。活检和病毒分型很少用，也很难做到。最后，当儿童感染沙眼衣原体或人类免疫缺陷病毒（HIV）时，如果排除了其他传播方式（如输血或围产期感染），必须考虑性虐待的可能。在考虑儿童遭受急性性侵犯后，在评估疾病传播风险并咨询传染病专家后，应针对 HIV 的暴露应用预防性药物。

使用核酸扩增试验（NAAT）来筛查性虐待受害者（包括 12 岁以下儿童）STI 的频率越来越高。对于青春期前的儿童，可以使用 NAAT 检测女孩的阴道标本或尿液标本。如果 NAAT 呈阳性，则需要进行第 2 次验证性 NAAT，以分析样品中感染物遗传物质的另一替代靶标，或对标本进行标准的培养基培养。对于男孩和生殖器外标本，培养仍是首选方法。最后，CDC 和 AAP 红皮书列出了性虐待导致的性传播疾病的筛查和治疗指南。

（3）检查、评估和管理：对性虐待儿童的法医评估应在避免引起儿童进一步情绪困扰的环境中进行。法医证据收集套件的所有组件在儿童遭受性虐待的场景下不需指明（与成人强奸案相反）；由临床病史和暴露风险来确定收集哪些标本。所有从业人员都应配有强奸工具包，用于系统收集证据和进行相关微生物培养。应该在急诊室或诊所进行标本采样收集，以确保标本的监管链。优先考虑最有经验的检查员（儿科医生、护士人员或儿童权益倡导中心人员）。如果病史表明青少年可能在 120h 内与施虐者的精液接触，则应根据既定的规程进行宫颈检查以寻找精液或其标志物（如酸性磷酸酶）。

在对受害者进行任何窥镜检查之前，要考虑其的生理和情感成熟度，以及她过去是否有过性生活或接受过窥器检查。除非担心有内伤，否则不建议对青春期前的儿童进行窥器检查，如果怀疑儿童有内伤，通常建议在麻醉下和妇科的协助下进行检查。更重要的是，如果怀疑儿童过去几天内可能遭受了性虐待，并且儿童报告有身体不适或观察到相关体征（如生殖器或肛门出血或分泌物），则应检查儿童创伤的证据。阴道镜检查对于确定创伤的程度可能至关重要，而且相关照片文件可能有助于提供相关的法律文件。

STI 筛查应包括筛查淋病奈瑟菌和沙眼衣原体，以及阴道分泌物筛查毛滴虫。以上这些感染和细菌性阴道病是被性侵犯的大龄女童中最常被诊断出的感染。快速血浆反应素（RPR）、乙肝和 HIV 血清学应在基线时筛查，并在最后一次性接触后 6 个月时重查一次。如果有指征还应进行妊娠试验检查。

涉及创伤或体液传播的急性性侵犯病例应预防性传播感染。当年龄大些的儿童或青少年患者需要评估时，应给予成人剂量的头孢曲松（单剂 250mg 肌内注射）、甲硝唑（单剂 2g 口服）和阿奇霉素（单剂 1g 口服）（儿科治疗方法和给药剂量应按体重计算，可在标准参考资料中找到）。如果患者先前未接种过乙肝疫苗，则应进行乙肝疫苗接种，某些高危病例应考虑应用乙肝免疫球蛋白。目前没有有效的预防措施来预防丙肝。如果有可能，评估施性虐待者的STI情况，有可能帮助确定风险暴露并指导预防。在某些情况下应考虑预防HIV感染（参见第44章）。对于青春期后的女性，如果在120h内发生强奸行为，则应采取避孕措施。

在被侵犯后，个体通常很难完成推荐的数周后的随访检查，但这种检查对于发现新感染、必要时完成乙肝疫苗全程免疫，以及后续的心理支持治疗是至关重要的。

3. *情感虐待与忽视*（emotional abuse & neglect） 情感或心理虐待已被定义为对儿童的拒绝、无视、批评、孤立或恐吓，所有这些都会削弱他们的自尊。最常见的形式是口头虐待或诋毁。目睹家庭暴力的儿童应被视为在情感上受到了虐待，因为越来越多的文献表明亲密伴侣的暴力行为对儿童发展具有负面影响。

情感忽视最常见的特征是正常的亲子依恋关系的缺失，以及随之而来的无法识别和回应婴儿或儿童的需求。婴儿期情感忽视的一个常见表现是营养不良（非器质性）。情感忽视的父母似乎无法识别其子女的身体或情绪状态。例如，情感忽视的父母如果将婴儿的哭声错误地理解为愤怒的表达，那么其可能会忽视婴儿的哭声。这种误解会导致婴儿营养不足和生长停滞。

情感虐待可能导致儿童出现非特异性症状。症状可表现为自尊心或自信心丧失、睡眠障碍、躯体症状（如头痛和胃痛）、过度警惕、回避或恐惧行为（如拒绝上学或逃学）。在遭受家庭暴力的儿童中也可能会出现这些症状。情感虐待可能发生在家庭或日托、学校、运动队或其他场景中。

4. *躯体忽视和营养不良*（physical neglect & failure to thrive） 躯体忽视是没有给儿童提供必要的食物、衣服和住所，以及儿童成长和发展的安全环境。尽管其经常与贫穷有关，但躯体的忽视往往还涉及比资源匮乏更严重的问题。常伴有情感上的忽视，或有意或无意地没有识别并回应儿童的需求。

（1）病史：在2017年，尽管研究证实超过3/4的受害者被忽视，但忽视并不是很容易被记录在病史中。鉴于忽视是最常见的虐待形式，医生在识别和治疗该病时应采取积极的方式。躯体忽视必须与贫困导致的资源不足区分开来，因为即使在向需要帮助的家庭提供了充分的社会服务之后，还是会出现对儿童躯体的忽视。考虑到儿童受到躯体忽视后，当警示信号首次出现时，临床医生必须评估其心理社会史、家庭动力和父母的心理健康，并给予干预处置。可能需要对整个家庭进行仔细的社会服务评估。初级保健医生必须与社会服务机构紧密合作，并提供已知的医疗信息，以帮助指导他们的调查和决策。

在生长不良儿童（营养不良）的病例中提供的病史通常与体格检查结果不一致。一些儿童尽管进食史提示其食物充分，但生长明显减速，推测其可能得不到足够数量或适当类型的食物。通过详细的病史询问和身体检查及最少的实验室检查，可以排除导致婴幼儿生长不良的疾病。心理社会史可能揭示母亲抑郁、家庭混乱或功能障碍，或其他先前未知的社会风险因素（如物质滥用、暴力、贫困或精神疾病）。当把儿童安置给另一个监护人之后，其体重通常会急剧增加。严重营养不良的儿童有时需要住院治疗，但大多数病例都可以在门诊治疗。

（2）体格检查结果：非器质性营养不良的儿童的面颊、臀部和四肢的皮下脂肪相对较少，也可能存在其他营养不足和维生素摄入不足有关的情况。如果这种情况持续了一段时间，这些患者也可能会表现出抑郁。大一点的儿童如果长期被情感忽视，也可能表现为身材矮小（如剥夺性侏儒症）。儿童尽管生长缓慢但头围通常是正常的。小头畸形可能预示着一些产前疾病、先天性疾病或慢性营养缺乏症，也可能发展为更严重甚至永久性发育迟缓。

（3）放射学和实验室检查结果：发育不良或营养不良的儿童可能不需要进行广泛的检查。评估患者的生长曲线，以及在治疗后仔细绘制后续的生长参数至关重要。筛查全血细胞计数、尿液分析、电解质测试、甲状腺功能和肝功能及25(OH)D水平已经足够。新生儿筛查应照常记录。如临床病史指向以前未被诊断的情况，应再完善其他方面的检查。如果怀疑同时存在躯体虐待，可进行骨骼检查和头部CT检查。然而，最好的筛查方法是把儿童安置在一个可以喂养和监控的环境中。有些患儿可能需要被寄养或住院治疗。严重病例可能几天到一周内不会出现体重增加。

5. *医疗保健忽视*（medical care neglect） 是指未能为患有危及生命疾病或其他严重或慢性疾病的婴儿或儿童提供必要的治疗。当看护者清楚地了解儿童的状况及如果不给予推荐的治疗的后果，医生已经尽力解决治疗的障碍时，应考虑该诊断。许多州已经废除了将宗教豁免作为不为患病儿童寻求医疗照顾理由的相关法律。

6. *医疗虐待儿童*（medical child abuse） 以前被称为代理型孟乔森综合征（Munchausen syndrome by proxy），是一个相对不寻常的临床场景的术语，在该情况下，看护者为儿童寻求不适当和不必要的医疗护理。通常情况下，看护者会模拟或制造儿童生病的症状或体征。然而，“医疗虐待儿童”一词强调的是对儿童造成的伤害，而不是照料者的心理病理学或动机。病例可能很复杂，需要对所有医疗文件进行详细审查，并采取多学科方法。已有致命病例的报道。

（1）病史：儿童可能出现任何人为制造或模拟的疾病的症状和体征。其可能会出现一长串的医疗问题，或者经常是奇怪的反复发作的疾病。监护人带孩子反复就诊，持续就医，坚持声称孩子有病（如不接受孩子是健康的，并强调孩子是生病的），这种情形在代理型孟乔森综合征的最初定义中也有描述。

（2）体格检查结果：他们可能确实存在疾病，或更常被报告为生病而临床表现正常。在报告的最常见的表现中有反复发作的呼吸暂停、由刺激呕吐或腹泻引起的脱水、因注射污染物而出现败血症、精神状态改变、发热、胃肠道出血和癫痫发作。

（3）放射学和实验室检查结果：复发性多菌性脓毒症（尤其是留置导管的儿童）、反复呼吸暂停、不明原因的慢性脱水或其他极不寻常又无法解释的实验室检查结果，应引起对代理型孟乔森综合征的怀疑。毒理学化验也可能帮助判断该病。

四、鉴别诊断

虐待和忽视的鉴别诊断可能很简单（如外伤或非外伤），也可能很困难，如在多重损伤的病例中，其可能由潜在医疗状况或复杂但非特异的行为改变引起，或是被虐待后情感反应外化的躯体症状。

可以在详细的创伤史、家庭病史、影像学发现和实验室检查的前提下对各种形式的身体虐待进行鉴别诊断。例如，对于有皮肤和关节改变或伴有或不伴有经典放射线表现的多发性骨折的儿童，如考虑诊断成骨不全症或其他胶原蛋白或骨骼疾病，最好与遗传学家、骨科外科医生和放射科医生沟通。创伤（意外或人为造成的）需要进行硬膜下血肿的相关鉴别诊断，凝血障碍；铜、氨基酸或有机酸代谢障碍（如 Menkes 综合征和戊二酸血症 1 型）；慢性或既往中枢神经系统感染；出生创伤；有些病例可能需要排除先天性中枢神经系统发育不良（如动静脉畸形或脑脊液聚集问题）。但是，应该认识到，患有这些罕见疾病的儿童也可能是遭受虐待或忽视的受害者。

有些医疗状况可能被误诊为性虐待。当发现异常的体格检查结果时，需要进一步了解这些情况，以免造成误解。鉴别诊断包括外阴阴道炎、外阴硬化性苔藓、皮炎、阴唇粘连、先天性尿道或外阴疾病、克罗恩病（Crohn disease）和阴唇意外跨骑损伤。在大多数情况下，可以通过仔细的病史询问和检查排除这些情况。

五、治疗

1. *管理* 躯体虐待、性传播感染和被忽视的医疗后遗症应立即治疗。由情感和躯体上的忽视造成营养不良的儿童需要被放置在可以喂养和照顾他们的环境中。同样，处于经常被性虐待或忽视危险中的儿童也需要被置于安全的环境中。相关案件可能很复杂，社会心理问题也很普遍；因此，多学科介入并让家庭参与进来的方法，对解决他们自身的问题是有益的。与社会工作者和精神卫生同事的合作与协调至关重要。考虑到发育和情感方面的问题，对于任何有虐待或忽视儿童历史的患者，将其及时转诊至精神卫生专科至关重要；尽管并非每个有虐待史的儿童都需要长期的心理健康治疗。在识别、研究和实施有效的、循证的儿童虐待治疗方面，尤其是在情感创伤的治疗领域，已经取得重大进展。在针对虐待儿童的干预方面，已经有一些有效的干预措施可以改善养育和依恋问题。儿科医生应该意识到社区合作伙伴和资源，以帮助需要服务的家庭。

2. *报告* 在美国，与儿童接触或治疗儿童的临床医生和许多其他专业人士是授权报告者。如果怀疑有虐待或忽视儿童事件，则必须向地方或州机构报告以调查此类事件。在大多数情况下，这将交由儿童保护服务机构。执法机构也可能会收到此类报告。该报告的目的是允许专业人士收集关于儿童的生活环境（如家庭、学校、日托环境或寄养家庭）是否安全的相关信息。最近研究报道了关于医生报告的局限，但是医生应注意，对任何疑似虐待行为进行诚实举报是法律要求。不报告问题的医生可能需要承担法律后果，或对患者造成严重的健康和安全后果。当对虐待儿童案件的诊断和处理有疑问时，许多医院和社区都会派出儿童保护小组或顾问。AAP 提供了虐待儿童儿科顾问的名单。

最后，初级保健者与社会服务部门沟通，进行案件管理及后续认真地跟进随访，对于确保儿童的持续安全至关重要。

六、预后

根据躯体或性虐待的伤害程度、患者能否完全康复，其预后也是不同的。严重的躯体虐待涉及头部受伤、多系统创伤、严重烧伤或腹部创伤，会带来明显的发病和死亡风险。被虐待或忽视的住院儿童，其住院时间越长，越容易死亡。虐待造成的长期医学和心理发展后果是普遍的。例如，遭受颅脑虐待引起脑损伤的儿童可能会患有严重的神经系统损害，如脑瘫、视力问题、癫痫、小头畸形和学习障碍。其他伤害，如轻微的瘀伤或烧伤、骨折，甚至由穿透性生殖器创伤造成的伤害都可以治愈，并且没有后遗症。

儿童受害者的情感和心理影响通常是最严重的。研究表明，被虐待儿童和其他类型的早期儿童中毒性应激都具有明显的神经生物学效应。大脑的生理变化会对儿童的身心健康发展产生数十年的不利影响。童年时期的不良经历（adverse childhood experience，ACE）与成人期慢性健康问题、自杀、酗酒和吸毒、焦虑和抑郁、暴力和过早死亡有关。个人成长经历中的 ACE 越多，这些负面结果的风险就越高。尽管有潜在的不良后果，但虐待的影响可以被减轻。对于虐待儿童，已经有有效的、循证证据的干预措施。一些儿童可能需要额外的帮助来解决情绪调节问题、提高应对技巧和重建信任。初级保健医生可以为受虐待的儿童和家庭提供适当的医疗和心理保健，并在为儿童和年轻成人受害者伸张权益方面发挥重要作用。

（译者：卢洪华　校稿：卢洪华）

第9章
流动的儿科门诊

Meghan Treitz, MD；Daniel Nicklas, MD；David Fox, MD

一、简介

儿科门诊服务为儿童、青少年提供预防保健和急慢性护理管理服务及咨询。在本章中，特别关注了儿科病史和体格检查、正常发育阶段、实验室筛查和一些常见的儿科问题。

患儿和家长能否有效讲述他们的担忧，对医生和患儿父母关系的发展至关重要。这种关系会随着时间的推移和定期的访问而发展，并通过临床医生和其他工作人员的连续性而得到促进。这种临床关系是建立在信任的基础上的，这种信任是在门诊就诊过程中所产生的。也许促进这种关系的最大因素是让患者或父母体验到医生建议的有效性。预期性的指导应该是与年龄相适应的并且及时的，这样才能最有帮助。重要的技能包括选择表达理解和能力的词汇，表现出对所关心问题投入的时间和注意力，尊重患者或家长不愿提及的领域（假设没有涉及身体或性虐待或忽视）。父母和患者希望他们的担忧能得到保密处理，医生也能理解和同情他们的担忧。有效的医患关系是门诊儿科最令人满意的方面之一。

二、儿科病史

儿科的一个独特的特点是，病史是父母客观的事实报告（如发热4d）、父母对孩子症状的主观解释（如婴儿哭闹被父母解释为腹痛），以及大一点的孩子自己阐述个人的发病史。父母和患者可能提供一个具体而详细的病史，或者一个模糊的病史，需要更有针对性的调查。父母可能不能区分症状是由器质性疾病引起的还是由心理问题引起的。了解家庭及其家长对孩子的希望和关心有助于区分器官、情感和（或）行为状况，从而减少不必要的测试和干预。

虽然父母的担忧是需要理解的，但尽可能直接从患者那里获取更多的病史也是必要的。直接的病史不仅能提供第一手的信息，还能让孩子对潜在的威胁情况有一定程度的控制，并有可能揭露有关家庭的重要信息。

获得一份全面的儿科病史是很费时的。许多诊所会在医生见孩子之前，让父母填写调查问卷。调查问卷中的数据可以使门诊更有效率，使医生能够更加详细地解决问题，同时更快速地审查出不关心的领域。在揭示病史的敏感部分方面，问卷调查可能比面对面的采访更有成效。发育和心理健康筛查节省了提供者的时间，与父母或家庭成员一起审查的结果可以产生重要的信息。然而，如果在面谈前没有复习和消化这些信息，可能会让家长或患者觉得浪费了时间和精力。

随着时间的推移，有用的病史要素应该在病历中容易获得，包括人口统计数据、问题列表、慢性药物治疗、过敏和既往住院记录。免疫接种，包括《国家儿童疫苗伤害法》要求的所有数据，也应记录在案。

综合儿科病史的组成部分列于表9-1。理想情况下，这些信息应该在第一次到门诊访问时获得。项目8和9，以及系统重点回顾（ROS），在每次急性或慢性护理访问中处理。在每次卫生监督访问时，应审查和扩大整个清单，并提供相关更新来补充。

表9-1　儿科病史数据库的组成部分

1. 人口数据	患者的姓名和昵称、出生日期、社会保障号码、性别、种族、父母姓名（第一个和最后一个）、兄弟姐妹姓名和支付机制
2. 问题清单	主要的或重要的问题，包括发病日期和解决日期
3. 过敏	触发过敏原、反应性质、需要的治疗、确诊过敏的日期
4. 慢性药物	长期使用药物的名称、浓度、剂量和频率
5. 出生史	妊娠期间的产妇健康，如出血、感染、吸烟、酒精和任何药物、妊娠并发症、分娩时间、分娩形式和分娩并发症。婴儿出生体重、胎龄、Apgar评分和新生儿期的问题
6. 筛选程序	新生儿筛查结果，视力和听力筛查，任何健康筛查，或实验室测试的筛查（发育筛选结果保留在“发展”部分，见项目14）

续表

7. 免疫接种	疫苗的类型、日期、疫苗制造商和批号、接种疫苗者的姓名和职称；提供地点、先前的反应和禁忌证（如免疫缺陷或逐渐发展的神经问题）、疫苗信息声明（VIS）上的日期和提供 VIS 数据
8. 来访原因	患者或父母的关心，用他们自己的话说，是访问的重点
9. 现病史	对需要访问的问题进行简明的时间总结，包括持续时间、进展、恶化因素、改善干预措施和关联因素
10. 病史	关于儿童身体功能和总体健康的声明，包括重大疾病、伤害、住院治疗和程序的简要记录
11. 饮食	饮食模式、好恶、维生素的使用，以及饮食中碳水化合物、脂肪和蛋白质的相对数量，提供的牛奶脂肪的百分比。关于快餐、糖果和含糖饮料摄入量的调查
12. 家族史	关于亲属疾病的信息，最好是以家谱的形式
13. 社会史	家庭系统排列、关系、父母的教育背景、宗教偏好和儿童在家庭中的作用，家庭的社会经济概况，以确定儿童可利用的资源、可能需要的服务，以及预期的压力因素
14. 发展	（1）达到发展里程碑（包括发展测试结果）；（2）社会习惯和里程碑（如厕习惯、游戏、主要活动、睡眠模式、纪律、同伴关系）（3）学校进步和具体成就及成绩的记录
15. 性史	家庭的性态度、性教育、性发展、第二性征、活动、性传播疾病、月经开始和特征及节育措施
16. ROS、系统回顾	各主要身体系统常见症状

本表的组成部分应该包括在儿童的病历中，并进行结构调整以便于检查和修改。数据名称和地址应出现在所有页面上

三、小儿体格检查

在儿科体格检查期间，必须花时间让患者熟悉检查人员。互动和指导帮助儿童理解正在发生的事情和将要发生的事情。温柔、友好的举止和安静的声音有助于建立一个没有威胁的体格检查的环境。在决定检查儿童器官系统的顺序时，检查人员应该考虑到安静儿童的需求，建立的信任程度，以及情绪反应（哭！）的可能性。不愉快的检查（如耳镜检查）应推迟到检查结束时。无论医生是否能与儿童建立融洽的关系，这个过程都应该有效和系统地进行。

幼儿可能因为害怕检查而变得容易恼怒，但简单的检查是很重要的。例如，检查者可以从房间的另一角落观察儿童的呼吸频率和呼吸运动（通常是让家长提起儿童的衬衫），然后再靠近儿童进行剩余检查。在健康监督访问期间，观察将为检查人员提供一个评估发育和亲子互动的机会。

脱掉衣服时应缓慢轻柔，以免吓到孩子。父母或儿童本人通常是做这件事的最佳人选。羞怯应始终得到尊重，并应提供长袍或窗帘。进行盆腔检查或按压及疼痛性手术时，都应陪伴青少年进行检查。

检查桌很方便，但对一个年幼的儿童来说，父母的腿是一个舒适的位置。在大多数情况下，充分的检查可以在父母和检查人员的腿形成的“桌子”上进行，因为他们是面对面坐着。

虽然进行彻底的体格检查在每个年龄都很重要，但检查的某些部分可能会因患者的年龄而改变。一个精明的临床医生可以在一个无症状的儿童身上发现重要的临床症状的迹象。例如，在婴儿期，体检可发现颅缝早闭、先天性心脏病或髋关节发育不良。同样，幼儿的检查可能显示面色苍白（可能是缺铁性贫血）或斜视。年龄较大的儿童或青少年的常规检查可能显示脊柱侧弯或黑棘皮病（与胰岛素抵抗有关的发现）。

四、健康监督访问

图 9-1 显示了推荐的健康监督访问的几个时间表之一（注：此数字的 PDF 打印格式可从美国儿科学会获得）。联邦妇幼保健局通过“光明未来”计划制定了全面的健康监督指导方针。在缺乏循证信息的领域，专家意见被视为这些计划的基础。

最近修订的《光明未来准则》强调与家庭合作，认识到需要关注有特殊保健需要的儿童，提高文化能力，解决补充和替代护理问题，以及将心理保健纳入初级保健内容。执业医师应该记住，指导方针并不是严格的；服务应根据儿童的需要而个体化。

在健康监督访问期间，医生应该检查儿童发育和急慢性问题，进行全面的体格检查，安排适当的次序筛选试验，并预期未来的发育。新的历史信息应该通过一个间隔历史来引出。发育应通过父母报告和临床医生观察来评估。此外，还建议系统使用正式的家长指导的筛查工具，如年龄和阶段问卷（ASQ）或家长对发育状况的评估(PEDS)。应仔细记录生长参数、体重、长度或身高、头围（3 岁前）和体重指数（BMI）（> 2 岁），视力和听力应在每次就诊时进行主观评估，并在儿童足够大，可以配合筛查试验时（通常在 3 ～ 4 岁时）开始进行客观评估，由于只有不到 4% 的无症状儿童在例行健康检查中有身体检查结果，健康监督检查的主要部分是预期指导。在这部分访问中，卫生保健提供者可以解决行为、发育、伤害预防、营养问题和学校问题，以及其他与儿童年龄相符的问题，这些问题将在下次健康儿童访问之前出现。

预防儿科保健建议

每个儿童和家庭都是独一无二的，因此，这些预防性儿科保健的建议是为那些接受了称职的养育、没有任何重要健康问题表现、正在以令人满意的方式成长和发育的儿童而设计的。儿童和青少年的发育、心理社会和慢性疾病问题可能需要定期咨询和治疗，而不是预防性护理。如果情况与正常情况有所不同，也可能需要额外的检查。

这些建议代表了美国儿科学会（AAP）的共识和“光明未来”计划。AAP 继续强调在全面健康监督中保持护理连续性的重要性，以及避免护理分散的必要性。请参考《光明未来准则》中列出的按年龄分列的具体指引（Hagan JF，Shaw JS，Duncan PM，eds. Bright Futures：Guidelines for Health Supervision of Infants， Children，and Adolescents. 4th ed. Elk Grove Village，IL：American Academy of Pediatrics；2017）.

本声明中的建议并不意味着一个单独的治疗疗程或标准的医疗护理。考虑到个人情况的变化可能是适当的。版权归 AAP，2019 年 3 月更新。除一份供个人使用外，未经 AAP 事先书面许可，不得以任何形式或方式复制本声明的任何部分。

	婴儿								幼儿及学龄前儿童							5～10 岁儿童						青春期										
年龄[1]	出生前[2]	新生儿[3]	3～5天[4]	1个月	2个月	4个月	6个月	9个月	12个月	15个月	18个月	24个月	30个月	3岁	4岁	5岁	6岁	7岁	8岁	9岁	10岁	11岁	12岁	13岁	14岁	15岁	16岁	17岁	18岁	19岁	20岁	21岁
病史 初次 / 间隔	●	●	●	●	●	●	●	●	●	●	●	●	●	●	●	●	●	●	●	●	●	●	●	●	●	●	●	●	●	●	●	●
测量项目																																
身高 / 体重		●	●	●	●	●	●	●	●	●	●	●	●	●	●	●	●	●	●	●	●	●	●	●	●	●	●	●	●	●	●	●
头围		●	●	●	●	●	●	●	●	●	●	●																				
体重身高比		●	●	●	●	●	●	●	●	●	●																					
体重指数[5]												●	●	●	●	●	●	●	●	●	●	●	●	●	●	●	●	●	●	●	●	●
血压[6]		★	★	★	★	★	★	★	★	★	★	★	★	●	●	●	●	●	●	●	●	●	●	●	●	●	●	●	●	●	●	●
五官筛查																																
视力[7]		★	★	★	★	★	★	★	★	★	★	★	★	●	●	●	●	★	●	★	●	★	●	★	★	●	★	★	★	★	★	★
听力		●[8]	●[9] →		→	★	★	★	★	★	★	★	★	★	●	●	●	★	●	★	●	←		●[10]	→	←	●	→	←		●	→
身体行为发育																																
发育筛查[11]								●			●		●																			
孤独症谱系筛查[12]											●	●																				
发育监测		●	●	●	●	●	●		●	●		●		●	●	●	●	●	●	●	●	●	●	●	●	●	●	●	●	●	●	●
心理 / 行为评估[13]		●	●	●	●	●	●	●	●	●	●	●	●	●	●	●	●	●	●	●	●	●	●	●	●	●	●	●	●	●	●	●
烟草、酒精、药物滥用评估[14]																						★	★	★	★	★	★	★	★	★	★	★
抑郁症筛查[15]																							●	●	●	●	●	●	●	●	●	●
产妇抑郁筛查[16]				●	●	●	●																									
体格检查[17]		●	●	●	●	●	●	●	●	●	●	●	●	●	●	●	●	●	●	●	●	●	●	●	●	●	●	●	●	●	●	●
项目[18]																																
新生儿血		●[19]	●[20] →		→																											
新生儿胆红素[21]		●																														
严重先天性心脏病[22]		●																														
免疫接种[23]		●	●	●	●	●	●	●	●	●	●	●	●	●	●	●	●	●	●	●	●	●	●	●	●	●	●	●	●	●	●	●
贫血[24]									●	★	★	★	★	★	★	★	★	★	★	★	★	★	★	★	★	★	★	★	★	★	★	★
铅[25]							★	★	●/★[26]		★	●/★[26]		★	★	★	★															
肺结核[27]				★			★		★			★		★	★	★	★	★	★	★	★	★	★	★	★	★	★	★	★	★	★	★
血脂异常[28]												★			★		★		★	←	●	→	★	★	★	★	★	←			●	→
性传播疾病[29]																						★	★	★	★	★	★	★	★	★	★	★
HIV[30]																						★	★	★	★ ←			●	→	★	★	★
宫颈发育不良[31]																																●
口腔健康[32]							●[33]	●[33]	★		★	★	★	★	★	★	★															
氟化物涂层[34]							←				●					→																
氟化物补充							★	★	★		★	★	★	★	★	★	★	★	★	★	★	★	★	★	★	★	★					
预测指导[35]	●	●	●	●	●	●	●	●	●	●	●	●	●	●	●	●	●	●	●	●	●	●	●	●	●	●	●	●	●	●	●	●

1. 如果儿童在日程安排的任何时候第一次得到照料，或者在建议的年龄没有完成任何项目，则应尽早更新日程安排
2. 产前检查建议对高危父母、初次父母和要求召开会议的父母进行产前检查。产前检查应包括预期的指导、相关的病史，并讨论母乳喂养的好处和计划的喂养方法（http://pediatrics.aappublications.org/content/124/4/1227.full）
3. 新生儿出生后应进行评估，并应鼓励母乳喂养（并应提供指导和支持）
4. 新生儿应在出生后3～5d和出院后48～72h进行评估，包括喂养和黄疸的评估。母乳喂养的新生儿应接受正式的母乳喂养评估，其母亲应得到鼓励和指导（http://pediatrics.aappublications.org/content/129/3/e827.full）。分娩后不到48h出院的新生儿，必须在出院后48h内进行检查（http://pediatrics.aappublications.org/content/125/2/405.full）
5. 根据《专家委员会关于预防、评估和治疗儿童和青少年超重和肥胖的建议》（http://pediatrics.aappublications.org/content/120/Supplement_4/S164.full）
6. 检查应根据《儿童和青少年高血压筛查和管理临床实践指南》（http://pediatrics.aappublications.org/content/140/3/e20171904）进行。3岁前应对婴儿和有特定危险条件的儿童进行血压测量
7. 建议在4岁和5岁时进行视力检查，3岁时也可以进行。基于仪器的筛查可用于评估12月龄和24月龄的风险，此外还可用于3～5岁的健康检查。参见《儿科医生对婴儿、儿童和年轻人的视觉系统评估》（http://pediatrics.aappublications.org/content/137/1/e20153596）
8. 确认初始筛选已经完成，验证结果，并按照审批人的要求进行跟踪。新生儿应筛查，根据《2007年立场声明：早期听力检测和干预方案的原则和指南》（http://pediatrics.aappublications.org/content/120/4/898.full）
9. 尽快验证结果，并进行适当的跟踪
10. 在11～14岁、15～17岁、18～21岁进行一次听力测量，包括6000～8000Hz的高频，见《通过增加高频，青少年的听力屏幕的敏感度显著提高》（http://www.jahonline.org/article/S1054-139X（16）00048-3/fulltext）
11. 参见《在医疗之家识别患有发育障碍的婴幼儿：一种发育监视和筛查的算法》（http://pediatrics.aappublications.org/content/118/1/405.full）
12. 应根据《孤独症谱系障碍儿童进行识别和评估》（http://pediatrics.aappublications.org/content/120/5/1183.full）筛查
13. 这种评估应以家庭为中心，可能包括对儿童社交情绪健康、照顾者抑郁和健康的社会决定因素的评估。参见《促进最佳发育：行为和情绪问题的筛查》（http://pediatrics.aappublications.org/content/135/2/384）及《美国的贫困和儿童健康》（http://pediatrics.aappublications.org/content/137/4/e20160339）
14. 一个推荐的评估工具可见 http://crafft.org.
15. 建议使用患者健康问卷（PHQ）-2或GLAD-PC工具包中提供的其他工具（http://www.aap.org/en-us/advocacy-and-policy/aap-health-initiatives/Mental-Health/Documents/MH_ScreeningChart.pdf.）进行筛查
16. 筛查应根据《在儿科实践中结合对围产期和产后抑郁症的认识和管理》（http://pediatrics.aappublications.org/content/126/5/1032）
17. 每次就诊时，必须进行适合年龄的体检，婴儿不穿衣服，较大的儿童脱掉衣服，并适当地盖上衣服，参见《儿科患者体格检查时陪护人员的使用》（http://pediatrics.aappublications.org/content/127/5/991.full）
18. 根据进度表和个人需要，这些可能会被修改
19. 确认已完成初始筛选，验证结果，并进行适当的跟踪。推荐的统一筛选小组（https://www.hrsa.gov/advisory-committees/heritable-disorders/rusp/index.html），由秘书长关于新生儿和儿童遗传性疾病的咨询委员会及州新生儿筛查法律/法规（http://genes-r-us.uthscsa.edu/home）确定了新生儿筛查程序和项目的标准及覆盖范围
20. 尽快核实结果，并酌情跟进
21. 确认初步筛选完成，验证结果，并酌情跟进。见《新生儿高胆红素血症≥35周妊娠：一个最新的澄清》（http://pediatrics.aappublications.org/content/124/4/1993）
22. 根据《健康和人类服务建议认可对危重先天性心脏病进行脉搏血氧测定的建议》，应在新生儿24h后，在出院前，对危重先天性心脏病进行脉搏血氧测定筛查（http://pediatrics.aappublications.org/content/129/1/190.full）
23. 根据AAP传染病委员会的资料，可以查阅有关的时间表（http://redbook.solutions.aap.org/SS/Immunization Schedules.aspx.），每次问诊都应该是一个更新和完成儿童免疫接种的机会
24. 根据AAP当前版本的《儿科营养：美国儿科学会政策（铁章）》中的建议，酌情进行风险评估或筛查
25. 关于有铅接触风险的儿童，见《预防儿童铅毒性》（http://pediatrics.aappublications.org/content/138/1/e20161493）和《低水平铅接触危害儿童：重新呼吁初级预防》（http://www.cdc.gov/nceh/lead/ACCLPP/Final_Document_030712.pdf）
26. 根据医疗补助患者或高流行率地区的普遍筛查要求，酌情进行风险评估或筛查
27. 根据AAP传染病委员会的建议进行结核病检测，发表在AAP《红皮书：传染病委员会的报告》的当前版本中。应在识别高风险因素时进行测试
28. 见《儿童和青少年心血管健康和减少风险综合准则》（http://www.nhlbi.nih.gov/guidelines/cvd_ped/index.htm）
29. 应根据AAP《红皮书：传染病委员会的报告》目前版本的建议，对青少年进行性传播感染筛查
30. 应根据USPSTF的建议对15～18岁的青少年进行一次HIV筛查（http://www.uspreventiveservicestaskforce.org/uspstf/uspshivi.htm），并尽一切努力为青少年保密。感染HIV风险增加的人，包括性活跃、参与注射吸毒或正在接受其他性传播感染检测的人，应进行HIV检测，并每年重新评估
31. 见USPSTF建议（http://www.uspreventiveservicestaskforce.org/Page/Document/UpdateSummaryFinal/cervical-cancer-screening2）。21岁前盆腔检查的适应证见《儿科办门诊对青少年进行妇科检查》（http://pediatrics.aappublications.org/content/126/3/583.full）
32. 评估儿童是否有牙科之家。如果没有确定牙科之家，则进行风险评估（https://www.aap.org/en-us/advocacy-and-policy/aap-health-initiatives/Oral-Health/Pages/Oral-Health-Practice-Tools.aspx）并参考牙科之家。建议适龄使用含适当剂量的含氟牙膏刷牙。见《维持和改善幼儿口腔健康》（http://pediatrics.aappublications.org/content/134/6/1224）
33. 进行风险评估（http://www2.aap.org/oralhealth/docs/RiskAssessmentTool.pdf），见《维持和改善幼儿口腔健康》（http://pediatrics.aappublications.org/content/134/6/1224）
34. 见USPSTF建议（http://www.uspreventiveservicestaskforce.org/uspstf/uspsdnch.htm）。一旦牙齿出现，氟化物涂膜可适用于所有儿童在3～6个月时初级保健或牙科门诊。在《在基层护理机构使用氟化物预防龋齿》（http://pediatrics.aappublications.org/content/134/3/626）已经注明氟化物的使用说明
35. 如果主要水源缺氟，考虑口服补氟。见《基层医疗机构使用氟化物预防龋齿》（http://pediatrics.aappublications.org/content/134/3/626）

对《光明未来》/AAP儿科预防保健建议的修改摘要

（周期表）

本计划表反映了2018年12月批准并于2019年3月发布的变更
如需了解更新内容和之前所做更改的列表，请访问 www.aap.org/periodicityschedule.
2018年12月的更新
血压
- 脚注6已更新如下：检查应根据《儿童和青少年高血压筛查和管理临床实践指南》（http://pediatrics.aappublications.org/content/140/3/e20171904）进行。3岁前应对婴儿和有特定危险条件的儿童进行血压测量。

贫血
- 脚注24已更新如下：根据AAP当前版本的《儿科营养：美国儿科学会政策（铁章）》中的建议，酌情进行风险评估或筛查。

铅中毒
- 脚注25已更新如下：关于有铅接触风险的儿童，见《预防儿童铅毒性》（http://pediatrics.aappublications.org/content/138/1/e20161493）和《低水平铅接触危害儿童：重新呼吁初级预防》（http://www.cdc.gov/nceh/lead/ACCLPP/Final_Document_030712.pdf）

HRSA
Health Resources & Services Administration
This program is supported by the Health Resources and Services Administration (HRSA) of the U.S. Department of Health and Human Services (HHS) as part of an award totaling $5,000,000 with 10 percent financed with non-governmental sources. The contents are those of the author(s) and do not necessarily represent the official views of, nor an endorsement, by HRSA, HHS, or the U.S. Government. For more information, please visit HRSA.gov.

图 9-1 2019年儿科预防保健建议

1. *发育、行为评估* 解决发育和行为问题是儿科初级保健的核心特征之一。发育迟缓指的是，当一个儿童在绝大多数正常发育的儿童已经完成这项任务时，还没有表现出发育技能（如独立行走）。事实上，发育迟缓是很常见的：约 18% 的 18 岁以下儿童要么存在发育迟缓，要么有使他们面临发育迟缓风险的条件。

儿科医生在一个独特的位置来评估其患者的发育。理想情况下，这种发育评估应该采取发育监督的形式，在这种形式中，作为日常护理的一部分，由一个熟练的个体监测在多个领域（粗大运动、精细运动、语言、个人或社会）的长期发展。发育监测包括几个关键元素：倾听父母的担忧，获得发育史，在门诊中仔细观察，使用有效的筛查工具定期筛查所有婴儿和儿童，识别使儿童发育风险增加的条件和环境，并将未通过筛查测试的儿童转诊进行进一步的评估和干预。

及时识别出发育迟缓的儿童是很重要的，原因有几个。发育迟缓的儿童可以接受各种各样的发育治疗，如物理治疗、言语或语言治疗和（或）教育治疗。对于发育迟缓的儿童，不管原因是什么，如果他们接受适当的发育治疗，会比没有接受治疗的儿童取得更好的发育进展。许多 3 岁以下发育迟缓的儿童有资格接受一系列治疗和其他服务，这些服务通常是上门服务，对家庭免费提供。3 岁及以上发育迟缓的儿童，可以通过当地学校获得发育服务。

一些由家长和医生给予的发育筛查工具是可利用的，并且为了在繁忙的健康儿童保健访问中更有效地结合这一过程更应该被利用。PEDS、ASQ 和儿童发育清单（CDI）都是依靠家长报告测试对儿童进行筛查的。其他的筛查工具，如 Denver Ⅱ筛查测试、早期语言里程碑量表（见图 3-1）和 Bayley 婴儿神经发育筛查，都涉及护理人员对儿童机能的直接观察。所有的发育筛选试验都有其优点和缺点。对于 Denver Ⅱ，许多儿科医生是熟悉和广泛使用的。然而，尽管 Denver Ⅱ对可能存在发育迟缓的婴幼儿具有较高的敏感性，但其特异性较差，这可能导致正常儿童被过度推荐进行进一步的发育测试。

除一般的发育筛查外，在 18 个月和 24 个月的婴幼儿健康监督访问中，还应该进行孤独症特异性筛查 [如改良的幼儿孤独症检查表（MCHAT）]。

不管对婴幼儿采取何种发育筛查的方法，有很多重要的因素需要考虑：①正常儿童发育的范围是广泛的，因此在单一发育区域仅仅有单一技能缺失的儿童不太可能比在多个发育领域存在发育迟缓问题的儿童（如粗暴运动和语言迟缓）有严重的发育问题；②护理的连续性很重要，因为随着时间的推移，发育最好评估；③常规使用正式筛选测试来评估发育是有益的；④如果在初级护理中发现发育迟缓，则这些患儿需要转诊和密切随访，以确保完成进一步测试的评估，并且患儿将来很可能会受益于以发育为重点的治疗方法和策略；⑤父母在他们孩子的发育问题得到关注时非常感激，并且一般对于为得到适当发育治疗而转诊会做出积极反应。

第 3 章列出了几个基于年龄的正常发育期望的发育图表（见表 3-1 ～表 3-3），以及对疑似发育障碍儿童推荐医疗和神经发育评估的讨论。

除了发育方面的问题，儿科医生也是家长关于广泛的行为问题信息和咨询的重要来源。当然，行为问题的本质会随着儿童的年龄增长而改变。父母提出的一些常见问题，在第 3 章中详细讨论，包括绞痛、进食障碍、睡眠问题、发怒、憋气和不听话。第 4 章讨论了青少年的行为问题。

2. *成长参数* 在儿科门诊中，监测适度增长是至关重要的。

在每次健康儿童检查时都会仔细测量身高、体重和头围，并绘制在特定年龄和性别的生长图表上。美国疾病控制和预防中心（CDC）最近建议使用世界卫生组织（WHO）的生长标准来监测美国婴儿和 0 ～ 2 岁儿童的生长，代替 CDC 生长图表。WHO 的标准基于 8500 名婴儿样本（来自巴西、加纳、印度、挪威、阿曼和美国），这些婴儿主要母乳喂养至少 4 个月，1 岁时仍在哺乳，生活在不吸烟的家庭中。用于创建 CDC 生长图表和 WHO 生长图表的方法在 2 岁及以上儿童中是相似的。

为确保纵向比较时精确的体重测量，婴儿应完全脱掉衣服，幼儿应只穿内裤。横卧的长度绘制在图表上直到大约 2 岁。当儿童达到可以直立测量的年龄时，应该在图表上标出其 2 ～ 20 岁时的身高。如果前 2 年的头围生长稳定，则可以停止对头围的常规测量。然而，如果有中枢神经系统（CNS）问题存在或发展，或儿童有生长缺陷，这种测量仍然有用。追踪每一个参数的生长速度可以早期识别偏离正常值。

值得注意的是，在婴儿出生后的第一年，身高和体重的测量值通常会超过百分位线。约 18 个月后，大多数健康的儿童倾向于沿着一条增长通道的曲线成长。

确定一名儿童的体重是否在健康范围内也依赖于生长图表。对于 2 岁以下的儿童，使用体重与身高的图表。对于 2 ～ 18 岁的儿童，使用 BMI 图表，这是一种肥胖症和肥胖相关并发症的测量方法。BMI 的计算方法是体重(kg)除以身高(m)的平方。BMI 对于确定肥胖（BMI ≥同年龄的第 95 百分位数）和超重（BMI 在同年龄的第 85 ～ 95 百分位数）及体重不足（BMI ≤同年龄的第 5 百分位数）是有用的。必须强调的是，目测体重过重或过轻往往是不准确的，不应取代对生长图表上数据的仔细评估。

3. *血压* 健康儿童在3岁时开始进行血压检查。以下一些情况需要在较早的年龄进行血压监测。

- 有早产、极低出生体重或其他需要重症监护的新生儿并发症史
- 先天性心脏病（修复或未修复）
- 复发性尿路感染、血尿或蛋白尿
- 已知肾脏疾病或泌尿系统畸形
- 有先天性肾脏疾病的家族史
- 实体器官移植
- 恶性肿瘤或骨髓移植
- 使用已知会升高血压的药物进行治疗（类固醇、口服避孕药）
- 其他与高血压相关的情况（神经纤维瘤病、结节性硬化症等）
- 有颅内压升高的证据

准确的血压测定需要适当的设备（听诊器、血压计和充气袖带或电子血压计）和一个合作的、坐在安静房间的受试者。虽然电子血压计广泛使用且易于使用，但这些仪器的血压读数通常与听诊技术相比舒张压升高5mmHg，收缩压升高10mmHg。因此，高血压的诊断不应仅根据电子血压计读数。此外，血压会随个人的身高和体重而变化。因此，根据患者的年龄和身高百分位数，参照AAP临床实践指南，收缩压或舒张压高于第95百分位数，被诊断为高血压。

袖带可充气部分的宽度应为四肢周长的40%～50%。超重儿童需要一个更大的袖口尺寸，以避免血压值被高估。袖口太窄将高估血压值，袖口太宽将低估真正的血压值。高血压的诊断不应根据一次的血压读数，而应根据三次不同场合下测量的高血压值。应使用电子病历或纸质病历中的流程图来跟踪不同时间就诊的重复测量值。血压读数在第90～95百分位数重复的儿童可被归类为血压升高。那些超过第95～99百分位数加上12mmHg的人被列为1级高血压，那些超过第99百分位数加上12mmHg的人被列为2级高血压。国家高血压教育计划建议所有血压≥第95百分位数的儿童应进行全血细胞计数（CBC）、血清氮、肌酐、电解质、血脂、葡萄糖、尿检查，并对尿检或肾功能异常的儿童进行肾超声检查。非药物干预包括饮食、运动和体重管理。药物治疗的适应证如下：

- 症状性高血压
- 没有明显可改变因素的2级高血压（如肥胖）
- 慢性肾脏病
- 糖尿病（1型和2型）
- 持续高血压，尽管采取了非药物措施

根据美国预防服务工作组最近的系统回顾，尚不清楚对儿童和青少年进行高血压筛查是否能减少成年后的不良后果。

4. *视力和听力筛查* 在每次健康监督访问时都应进行眼睛检查和视力评估。眼睛问题在儿童中比较常见：屈光不正（包括近视、远视和散光）、弱视（由于视皮质抑制而丧失视力）和（或）斜视（眼睛不对称）在5%～10%的学龄前儿童中出现。视力评估应该包括眼睛和眼睑的外观检查、眼睛能否对齐，以及视力。

从出生开始，就应该评估眼睛的运动和会聚，检查瞳孔和视网膜红色反射。分别对每个瞳孔进行视网膜红色反射，然后同时在双眼进行，用于检测眼睛浑浊（如白内障或角膜混浊）和视网膜异常（如视网膜脱离或视网膜母细胞瘤）。到3个月的时候，婴儿应该能够用两只眼睛跟踪或视觉上跟随移动的物体。

从3岁以后，如果可能，应该做正式的视力测试。可以在门诊进行各种测试，包括翻转视力表或Allen卡片等图片测试。在这些测试中，每只眼睛都单独测试，而未测试的眼睛则被完全覆盖。只要儿童的答对率超过50%，就会得到分数。不能配合的儿童应该重新测试，最好是在6个月内，那些反复尝试不能配合的儿童应该转到眼科医生处。由于视力随年龄的增长而提高，所以使用表9-2中的边界值来解释测试结果。然而，两只眼睛之间任何两条线的差异，即使在通过范围内（如≥6岁的儿童一只眼20/20，另一只眼20/30）都应该提交给眼科医生。

在整个儿童时期，临床医生应该筛查未被发现的斜视（眼失调）。3个月时可采用角膜光反射试验，6个月时可采用覆盖试验评估斜视。第16章将进一步介绍角膜光反射测试、角膜覆盖测试和视力测试。

表9-2 适龄视力[a]

年龄（岁）	最低视力
3～5	20/40
≥6	20/30

a 如果在特定的年龄没有达到最低的视力，或者两眼之间有两条或多条线的视力差异，请咨询眼科医生

视力筛查的建议和转诊适应证列于表9-3。对于早产儿，以及有弱视、斜视、视网膜母细胞瘤或视网膜变性家族史的儿童，建议转到眼科医生处进行早产儿视网膜病变（ROP）的评估。患有唐氏综合征的儿童由于屈光不正、斜视和白内障的风险增加，应在6月龄时转到眼科医生处。

如果听力丧失没有被发现，可能会导致言语、语言和认知发育方面的严重损害。由于严重的双侧听力

表 9-3　建议在初级保健门诊进行视力检查

测试	筛查年龄	转诊指示
检查眼睛和眼睑	全部	
视网膜红反射	孩子出生直到能看到视力表	视网膜红反射异常，视网膜红反射不对称，或部分模糊视网膜红反射
固定和随访的评估	从 2 个月开始	
角膜光反射评估斜视	3 个月至 5 岁	光反射不对称性（与虹膜和瞳孔有关）
覆盖试验评估斜视	6 个月至 5 岁	存在修复运动
眼底检查	从 3 岁开始	
读写之前的眼图测试	从 3 ～ 4 岁开始	3 ～ 5 岁不能超过 20/40，6 岁及以上不能超过 20/30。也指眼睛之间是否有两条或更多条线的差异

损失是在出生时发现的较为常见的主要异常之一，对听力丧失的早期发现和干预对儿童有更好的效果，因此美国大部分地区的新生儿都接受了普遍的听力筛查。婴儿的听力是通过诱发耳声发射或听觉脑干诱发反应来评估的。由于普遍的新生儿听力筛查有时与假阳性测试结果相关，对异常测试需要进行确认性听力测试。

非正式的听觉行为测试，如观察婴儿对摇晃的拨浪鼓的反应，可能是不可靠的。事实上，父母对听力的担忧比非正式测试的结果具有更大的预测价值，这种担忧应该得到认真对待。如果在 4 岁之前出现问题，应将儿童转到听力学家处进行检查。常规的筛查性测听，即儿童听到声音时举手，可以从 4 岁开始进行。每只耳朵都应在 500Hz、1000Hz、2000Hz 和 4000Hz 下进行测试，并在这些频率以超过 20dB 的阈值水平进行参考。任何听力丧失的证据都应该通过反复的测试来证实，如果仍然不正常，就应该进行正式的听力评估。

AAP 定期计划建议在 4 岁、5 岁、6 岁、8 岁和 10 岁及青春期时进行常规听力筛查。对有听力损失危险因素的儿童应密切跟踪，并进行更频繁的筛查。一些遗传或后天的条件会增加听力丧失的风险。有时听力损失会被误认为是注意力不集中，所以听力筛查应该是注意力问题检查的一部分。关于听力评估的更多细节见第 18 章。

（1）新生儿筛查：包括对代谢和遗传性疾病进行全人群检测。它已成为每年对 400 多万新生儿进行筛查的一项公共卫生计划的重要组成部分。新生儿出院前用足跟棒采血，通常在 1 周内就能得到结果。一些州会在婴儿出生后 7 ～ 14d 定期重复验血，而另一些州则建议在婴儿出生后 24h 内进行验血。由于国家的建议，在新生儿的屏幕面板上看到的州与州之间的差异已经开始减少。2010 年，新生儿和儿童遗传性疾病咨询委员会建议对 32 种核心疾病进行筛查，另外通过鉴别诊断可检测出 26 种。大多数州都采用了这些准则。

筛查结果呈阳性的婴儿应接受密切随访，并在有做这些试验经验的中心进行额外的验证性研究。筛选试验通常是准确的，但必须仔细考虑特定筛选试验的敏感性和特异性。如果在筛查结果为阴性的情况下仍出现疾病症状，则应对婴儿进行进一步检查。新生儿筛查使数以千计的婴儿及其家庭受益，预防和减少了许多疾病的发病率。与此同时，假阳性筛查的情绪化成本是一个持久的挑战。家长报告说在评估过程中压力很大。考虑到互联网上信息的多样性，对有用资源的建议和及时的临床服务可以帮助减轻这种痛苦。

（2）铅筛查：发育中的婴儿和儿童有铅中毒或中毒的危险，因为他们倾向于将物体放入口中，并能有效吸收这种金属。铅中毒儿童通常无症状。高血铅（＞ 70μg/dl）可导致严重的健康问题，如癫痫和昏迷。许多神经心理缺陷都与铅含量的增加有关。血铅水平低于 10μg/dl 与智商下降有关。在美国，铅暴露的主要来源仍然是含铅涂料，尽管自 1977 年以来它的大多数用途已经被禁止。全美铅含量已从 1976 年的平均 16μg/dl 下降到 2008 年的不到 2μg/dl。但是，美国不同地区的铅水平存在着相当大的差异，大多数有铅中毒危险的儿童目前没有接受检查。尽管铅中毒的流行程度存在很大差异，但 CDC 建议对 1 岁和 2 岁的儿童进行普遍的铅筛查，并对居住在旧房屋比例高（＞ 27% 的房屋是在 1950 年以前建造的）或者有很高比例的儿童血铅超标（＞ 12% 的儿童血铅水平＞ 10μg/dl）社区的年龄较大的儿童进行针对性筛查。接受医疗补助计划的儿童必须在 12 个月和 24 个月时接受筛查。

有关当地血铅水平数据不足的社区也应进行全面筛查。6 个月至 6 岁儿童的照顾者可能会接受关于铅接触环境危险因素的问卷调查（表 9-4），尽管支持采用这种筛查的数据不确定。如果存在危险因素，则应测定血铅水平。静脉血标本比毛细血管标本更可取。

表 9-4 铅风险因素调查表

推荐的问题
1. 你的孩子是住在或定期去 1950 年以前建造的房子（可能包括日托中心、幼儿园、保姆或亲戚的家）吗？
2. 你的孩子是否住在或定期去 1978 年之前建造的，或最近正在进行或计划进行翻新或改建的房子吗?
3. 你的孩子是否有一个姐姐或哥哥、室友或玩伴被追踪过有较高的铅含量?
可按地区或地方考虑问题
1. 你的孩子是否和工作（如在黄铜 / 铜铸造厂、射击场、汽车或船只修理厂或家具修理厂）或爱好（如电子、捕鱼、彩色玻璃制作、陶器制作）涉及接触铅的成年人住在一起?
2. 你的孩子是否住在涉及使用铅的工作或工业场所（如冶炼厂、电池回收厂）附近?
3. 你的孩子是否使用怀疑有高铅含量的陶器或摄入药物?
4. 你的孩子是否接触过旧的、非品牌的玩具或燃烧的铅漆木材?
5. 你的孩子在运动场上玩人造草皮吗?

毛细血管（手指针刺）升高的血样必须通过静脉血样来确认。儿童血液中的铅含量没有安全标准，但美国 CDC 5μg/dl 的参考水平应该用于识别有危险的儿童，以便采取公共卫生行动。建议的操作可以在 CDC 网站上查看。

应对确诊的高血铅含量儿童的认知发展进行评估，并试图确定环境来源。如果存在缺铁现象，应进行治疗。45μg/dl 或更高水平的铅需要螯合，70μg/dl 以上的铅急需螯合。所有家庭都应接受教育，以减少铅暴露的风险。任何的铅水平升高（> 5μg/dl），均应按推荐的间隔进行重新筛选。

（3）缺铁：铁缺乏症是美国最常见的营养缺乏症。严重的缺铁会导致贫血、行为问题和认知影响，但最近的证据表明，即使没有贫血的缺铁也会导致行为和认知困难。有些影响，如异常睡眠周期的发展，即使在婴儿期铁缺乏得到纠正，也可能持续存在。

缺铁的风险因素包括早产或出生体重过轻、多胎妊娠、母亲缺铁、12 个月前使用非强化配方奶粉或牛奶，以及低铁含量食物的婴儿饮食。患有慢性疾病、限制饮食或大量失血（如胃肠出血或损伤）的婴儿和儿童有缺铁的风险。

铁缺乏的初级预防应通过饮食手段来实现，包括在 6 个月之前喂磨碎的肉类和含铁谷物，在婴儿期避免食用低铁配方奶，以及对 1 ～ 5 岁的儿童每天限制牛奶为 24oz。

贫血的普遍筛查应该在婴儿约 12 个月时通过检测血红蛋白或红细胞压积进行。早产儿和低出生体重的婴儿可能需要在 6 个月前进行检查。

观察平均红细胞体积（MCV）的完整 CBC 有助于评估。血清铁蛋白是评估缺铁性贫血的一种有用的检测方法，因为它也可以在没有贫血的情况下检测缺铁性，并且在检测缺铁性方面提供了更多的特异性。血清铁蛋白是 WHO 推荐用于铁筛选的。由于铁蛋白是一种急性期反应物，在炎症、感染或恶性肿瘤时可能会被错误地证实。一些专家建议获得同时存在的 C 反应蛋白（CRP）以准确地解释铁蛋白水平。铅含量升高会导致缺铁性贫血，应将其加以研究作为婴儿和儿童患病风险的原因。

贫血或无贫血的铁缺乏的管理包括 3 ～ 6mg/kg 体重铁元素的治疗剂量。

（4）高胆固醇血症和高血脂：心血管疾病是导致美国人员死亡的主要原因，研究表明，动脉粥样硬化过程始于儿童时期。遗传因素、饮食和体育活动都在疾病过程中发挥作用。

一般建议 9 ～ 11 岁的儿童进行非空腹血脂筛查。空腹血脂筛查建议年龄在 2 ～ 8 岁，如果存在危险因素，则建议年龄在 12 ～ 16 岁。饮食和体重管理策略是主要的干预措施。对于严重的血脂异常（低密度脂蛋白≥ 190mg/dl），应该考虑药物治疗。然而，对于严重的血脂异常（低密度脂蛋白≥ 190mg/dl），若有心脏病家族史的患者应使用 160mg/dl 以上剂量，所有患者使用 130mg/dl 以上剂量则取决于其血脂水平和危险因素多少。

（5）肺结核：根据美国 CDC 的数据，2016 年美国报告了 9272 例结核病病例。检查健康儿童时应评估结核病风险，并应根据高危状态进行筛查。高风险定义为与已知或疑似结核病患者接触；有结核病症状或影像学表现；出生、居住或旅行到过结核病高发地区（亚洲、中东、非洲、拉丁美洲）；与艾滋病患者或 HIV 感染者接触；与囚犯、移徙农场工人、非法吸毒者或最近无家可归的人接触。结核病测试可以通过皮肤测试或血液测试进行。Mantoux 测试（5 个结核菌素单位的纯化蛋白衍生物）是唯一推荐的皮肤测试。IFN-γ 释放测定（IGRA）是一种血液检测，可用于已接种卡介苗（BCG）免疫的患者或难以再次预约寻找皮肤反应的患者。

根据现有证据，推荐对高危人群进行潜在结核筛查。以下筛查问题已被证实可确定高危状态：您的孩子是在美国以外出生的吗？如果是，接下来的问题如下：

- 您的孩子出生在哪里？如果孩子出生在非洲、亚洲、拉丁美洲或东欧，就应该进行结核病检测。
- 您的孩子是否去过美国以外的地方？如果是，接下来的问题是，孩子去哪里旅行？和谁待在一起？旅行了多长时间？如果该儿童在非洲、亚洲、拉丁美洲或东欧与朋友或家人一起居住累计超过1周，则应进行结核检测。

● 您的孩子接触过结核病患者吗？如果是，在回答这个问题之后，应该再问一些问题，以确定其是否患有结核病或潜伏结核病感染（LTBI），接触发生的时间，以及接触的性质。如果确认该儿童曾与疑似或已知结核病患者接触，则应进行结核检测。如果确定儿童与结核病患者接触，应按照当地报告准则通知当地卫生部门。

● 您的孩子是否与一个结核病检测阳性的人有密切的接触？如果是，请回答上一个问题。

（6）青少年患者筛查：青少年可能会提出抱怨，而这不是访问真正关心的。应该考虑重复这个问题“你还有什么要讨论的吗”。由于自杀是该年龄段发病率和死亡率的主要原因，建议使用青少年儿科症状检查表（https：//www.brightfutures.org/mentalhealth/pdf/professionals/ped_symp_chklst.pdf）。

应根据本章和第41章所概述的高危标准对青少年进行血液胆固醇、结核和HIV检测。女性应在月经开始后进行一次红细胞压积筛查。在例行探访期间，应敏感地询问青少年有关危险因素[如多个性伴侣、性行为（包括儿童性虐待）和性传播感染的症状（如生殖器分泌物、感染性病变、骨盆疼痛）]。建议性活跃的青少年每年做一次尿白细胞试纸分析。由于性传播感染通常没有症状，应考虑对淋病和衣原体感染进行尿液聚合酶链反应（PCR）检测和滴虫病的筛查试验。目前的指南建议，无论是否有性行为，第一次巴氏试验都应在21岁时进行。评估青少年的下腹痛时，应进行完整的骨盆检查。

有关青少年预防服务的详情，请参阅第4章。

5. 预期指导 健康监督访问的一个重要部分是预期指导。在咨询过程中，临床医生指导家长或年龄稍大的儿童注意将来可能出现的问题。指导必须与年龄相适应，关注父母和患者所表达的关切，深入地解决问题，而不是只看表面。口头和书面材料都使用。在选择书面材料时，提供者应该对识字和家庭成员使用的主要语言问题敏感。关注的领域包括饮食、伤害预防、发育和行为问题，以及健康促进。

（1）戒烟：二手烟（SHS）对儿童健康的有害影响已有充分记录，AAP强调了在每次儿童就诊时进行烟草筛查和咨询的重要性。1/3的儿童与吸烟的成年人共同生活。询问、建议和参考方法已被证明是一种可行的戒烟方法。询问家人家中是否有吸烟者，告诉家人戒烟对孩子的好处，如果家人准备戒烟，请参考正式的戒烟计划。

（2）预防伤害：对于1～19岁的儿童和青少年来说，意外伤害是死亡的首要原因。在每个年龄段，男性发生意外伤害的风险都高于女性。

伤害预防咨询是每次健康监督访问的重要组成部分，并可在所有访问期间得到加强。心理咨询应该关注那些经常发生的和与年龄相符的问题。应强调被动的预防战略，因为被动的预防战略比主动的预防战略更有效；例如，为了防止中毒，将化学药品放在高的、上锁的橱柜中，这比指导父母严密监视孩子更有效。

关于家庭安全的信息讲义，如伤害预防计划（TIPP，可从AAP订购），可在候车室提供。然后，建议可以根据每个家庭的具体需求进行调整，并得到特定年龄的TIPP讲义的强化。

1）机动车伤害：在美国，儿童死亡的主要原因是机动车伤害。虽然这一原因造成的死亡率正在下降，但在2015年，仍有约35%的12岁或12岁以下儿童在机动车事故中丧生。

安全座椅的类型和位置可能会令人困惑。虽然汽车座椅和助推器座椅的相关法律因州而异，但最近的AAP政策声明描述了最佳实践建议。所有的婴儿和蹒跚学步的儿童都应该坐在汽车安全座椅上，直到2岁或者直到他们可以达到汽车座椅的重量，通常是15.88～18.14kg（35～40lb）和高度限制。婴儿可以坐在婴儿专用座椅上（婴儿专用座椅通常有一个携带手柄和固定在车里的底座），直到他们达到座位的高度和重量限制，然后坐到汽车座椅上。一旦孩子长到2岁（或者如果超过了汽车座椅的重量和高度限制，即使还不到2岁），他就可以坐在装有安全带的前向汽车安全座椅上。最安全的方案是让儿童尽可能长时间地待在带安全带的汽车安全座椅上。一旦儿童达到了一个前置座位的体重或身高限制，他可能需要皮带固定助推器，直到车辆搭肩带使用合适（儿童可以背倚着车座，弯曲膝盖在座位边缘，把皮带定位在肩膀中心和胸部，并让搭肩带接触大腿）。当一名儿童在8～12岁，身高达到144.78cm（4ft 9in）时，就符合了这些标准。所有13岁以下的儿童应被限制在车辆的后座上。

遗憾的是，限制使用随年龄增长呈下降趋势：1～8岁儿童使用限制时间超过90%，而8～12岁儿童使用限制时间不到85%。非裔美国人和西班牙裔儿童使用儿童安全座椅的频率低于白种人儿童。

机动车辆对健康的最后一个风险涉及使用便携式电子设备。开车时使用手机可使机动车事故发生率增加3倍。开车时发短信会造成更大的危险。所有人都应避免这些风险，成年人应树立安全驾驶的榜样。

2）自行车伤害：平均每年有近400名儿童死于自

行车事故，超过45万名儿童因骑自行车受伤而接受治疗。每年有超过15万名儿童因骑自行车时头部受伤而在急诊科接受治疗。许多观察性研究表明，使用自行车头盔可以降低头部受伤的风险。以社区为基础的干预措施，特别是那些提供免费头盔的措施，已证明可增加观察到的自行车头盔佩戴率。医生在各种情况下的咨询也被证明可以增加自行车头盔的使用。虽然没有联邦法律强制规定佩戴自行车头盔，但一些州已经通过立法要求佩戴自行车头盔。

3）滑雪和滑板滑雪受伤：最近的研究表明，儿童滑雪受伤的负担很高，儿童的受伤率是所有年龄组中最高的，每天每1000名滑雪者中约有3人受伤。脑外伤是儿童滑雪者死亡的主要原因。病例对照研究表明，佩戴头盔可使头部损伤有所减少。

4）枪支伤害和暴力预防：美国与枪支相关的死亡率比任何其他工业化国家都高。对于15岁以下的儿童来说，枪支相关伤害造成的死亡率几乎是其他25个工业化国家的12倍。一些枪击死亡可能是意外，但大多数是他杀或自杀的结果。家中有枪会使自杀未遂的可能性增加1倍。尽管人们通常把手枪放在家里是为了保护自己，但与闯入者相比，一把枪更有可能杀死一个家庭成员或朋友。有抑郁或暴力史的青少年在家中携带枪支的风险更高。防止火器伤害的最有效方法是把枪从家里拿走。在家中存放枪支的家庭应将其锁在橱柜或抽屉中，并将弹药存放在一个单独的上锁位置。

5）溺水和近乎溺亡：溺水是1～4岁儿童受伤死亡的主要原因，也是5～19岁儿童受伤死亡的第三大原因。2017年，估计有8700名20岁以下的儿童因溺水事件被送往医院急诊室。1岁以下的儿童最有可能在浴缸里溺亡。装满水的水桶也会给较大的婴儿或蹒跚学步的儿童带来溺水的风险。对于1～4岁的儿童来说，溺水或近乎溺亡最常发生在游泳池；对于学龄儿童和青少年来说，溺水最常发生在大水域（如游泳池或公开水域）。家长应该注意，充气游泳设备不能代替合格的救生衣或严密的监督，否则会给家长带来错误的安全感。所有的儿童都应该学会游泳，娱乐游泳也应该受到监督。家庭泳池必须有安全防护，父母应该知道如何进行心肺复苏。游泳区域附近应该有手机。由于溺水是儿童受伤死亡的主要原因，AAP为儿科服务提供者和家庭编制了一套预防溺水“工具包”。

6）火灾和烧伤：是家庭伤害相关死亡的主要原因。烧伤的种类包括吸入烟雾、火焰接触、烫伤，以及电灼伤、化学灼伤和紫外线灼伤。烫伤是儿童最常见的烧伤类型。大多数烫伤与食物和饮料有关，但近1/4的烫伤与自来水有关，因此建议将热水器温度设置在最高120℉。大多数与火灾有关的死亡都是吸入烟雾造成的。烟雾探测器可以防止85%的家庭火灾造成的伤亡。家庭成员应该与孩子们讨论消防计划，并练习从家中紧急撤离。

晒伤是一种常见的热损伤，通常不被识别，因为过度暴露在阳光下的症状通常在皮肤受损后才开始出现。重复的晒伤和过度的日晒与皮肤癌有关。避免阳光直射是预防晒伤的最佳方法，特别是在上午10时至下午4时。在晴天和阴天应该使用防晒系数（SPF）最低为30的防晒霜，可以同时抵御UVA和UVB射线，以防止晒伤。帽子、太阳镜和长袖游泳衫也是防止日晒的重要物品。防晒霜的安全性对于6个月以下的婴儿是不确定的；因此，建议这个年龄段的人避免日晒，穿合适的衣服，戴帽子。在没有遮阴的极端情况下，少量的防晒霜可以涂在小区域，包括面部和手背。

7）窒息：是幼儿受伤和死亡的主要原因。呛入的危险包括食物和小物体。3岁以下的儿童尤其危险，因为他们没有完全协调的咀嚼和吞咽能力，他们更倾向于把小物体放进嘴里。通常会导致窒息的食物包括热狗、硬糖、坚果、爆米花、生蔬菜、大块的肉、水果或奶酪。常见的有窒息危险的非食品包括硬币、乳胶气球、纽扣电池、弹珠、小玩具和玩具的小零件。虽然意识到窒息的危险是重要的，但事故仍然可能会发生。同样，父母和护理人员应该接受心肺复苏和窒息急救方面的培训。

6. 营养咨询 营养问题的筛查和对适合年龄的饮食选择的指导应该是每次健康监督访问的一部分。营养过剩、营养不良和饮食失调可以通过对儿童生长模式中饮食和活动模式进行仔细分析来检测。

母乳喂养是婴儿第一年喂养的首选方法，效果因人而异。儿科医生应该帮助母婴二人，帮助处理新生儿早期的母乳喂养困难。对于纯母乳喂养和部分母乳喂养的婴儿，应补充维生素D。当母乳喂养是禁忌的情况下，如艾滋病、未治疗的活动性结核病、半乳糖血症和使用某些药物时，应使用强化铁配方奶粉喂养。如第11章“儿童营养喂养与营养失衡”所述，在个案中，应平衡使用非法药物的母亲继续母乳喂养的影响和母乳喂养的积极益处，以防止通过母乳将这类药物传播给婴儿。第一年之后，由于持续的快速生长和高能量需求，可以继续母乳喂养或给予全奶。2年后，可以提供脂肪含量为2%或更低的牛奶。婴儿食品和适当准备的餐桌食物应该在4～6个月时开始，并鼓励在7～8个月时用手拿食物自行进食。

当获得饮食史时，评估以下情况是有帮助的：谁购买和准备食物？谁喂孩子？吃饭和零食是否发生在一致时间和一致的环境？是否允许孩子在两餐之间吃零食或“吃东西”，提供的食物和饮料类型和重量，在餐馆进餐或吃外卖食品的频率，以及孩子是否一边进食一边看电视。

对于 2 岁及以上的儿童，谨慎的饮食包括多样化的食物来源，鼓励高纤维食物（如水果、蔬菜、谷物制品），并限制钠和脂肪的摄入。由于肥胖越来越普遍，应该避免或限制的食物包括加工食品、含糖饮料或苏打水，以及糖果。应温和地提醒父母，他们是在为孩子一生的饮食行为建模，包括他们提供的食物类型和膳食结构（如家庭一起进餐的重要性）。关于营养指南、营养不良和肥胖的更多信息见第 11 章；关于进食障碍的内容见第 6 章；关于青少年肥胖的内容见第 4 章。

截至 2009 年，妇女、婴儿和儿童（WIC）食品包装反映了上述建议，包括提供更多的水果和蔬菜、全谷物、酸奶和豆制品、低脂牛奶和限制果汁。母乳喂养的母亲可以获得更多的食物、更少的配方食品，而母乳喂养的婴儿则可以将婴儿食品肉类作为第一食物（因为含有更多的铁和锌）。

7. 关于电视咨询和其他媒体 屏幕时间和社交媒体对儿童和青少年有显著的影响。美国儿童平均每天看电视的时间为 3 ～ 5h，还不包括看电影、玩电子游戏、玩电脑或平板电脑、上网或使用手机的时间。考虑到这些其他形式的媒体，目前估计 8 ～ 18 岁的青少年平均每天约有 7.5h 的媒体暴露时间。图 9-2 显示了按年龄分组的媒体暴露情况。

卧室里有电视机会增加每天接触媒体的次数，也会影响睡眠。根据凯撒家庭基金会（Kaiser Family Foundation）的数据，超过 70% 的 8 ～ 19 岁青少年的卧室里都有一台电视机。

看电视可能有积极和消极的影响。针对幼儿的节目可以增加知识和想象力，也可以培养同情心和接受多样性。然而，过多地观看内容不恰当的电视节目已被证明会对暴力、性、药物滥用、营养、社交技能和身体自我形象产生负面影响。最近的数据表明，儿童时期看电视过多可能会对认知发育和学业成就产生长期的负面影响。临床医生应评估患儿的媒体暴露情况，并向父母提供具体建议。所有媒体的屏幕使用时间，包括电视、电影、DVD、视频游戏、电脑、平板电脑、互联网和手机，都应该受到限制。AAP 建议，18 ～ 24 个月的儿童不应该有任何屏幕使用时间（除非是视频聊天），而 2 ～ 5 岁的儿童每天的屏幕使用时间限制在 1h。进食、晚上或午睡时间不要开电视。父母应该明智地观看，监督孩子接触到的节目内容，观看节目并与孩子讨论有趣的内容，把电视机从所有卧室撤走，并鼓励孩子进行其他活动。应该告知父母，研究一贯表明，接触媒体暴力与儿童的攻击性有关。

社交网站正变得越来越流行，临床医生需要鼓励家长监督他们的参与，并意识到网络欺凌、Facebook 抑郁、色情短信及在 YouTube 等网站上暴露不当内容的潜在问题。通过 AAP 可以获得免费的家庭媒体使用计划（www.HealthyChildren.org/MediaUsePlan）。

8. 免疫接种 儿童的免疫状况应在每次就诊时进行评估，并应抓住每一次接种机会。尽管家长可能保留免疫记录，但至关重要的是，医生也要保留儿童免疫接种的准确记录。这些信息应写在纸或电子图表的显著位置，或保存在免疫登记中。

尽管全国免疫接种覆盖率较高，但美国仍存在免疫接种不足的地区。对真正的禁忌证（相对于“虚假禁忌证”）的理解和“不错过机会”的免疫接种方法已被证明可以成功地提高免疫接种水平。因此，重要的是临床医生在所有类型的问诊中筛查和管理所需的免疫接种，而不仅仅是健康儿童问诊，并同时管理所有需要的疫苗接种。此外，临床医生应操作提醒或召

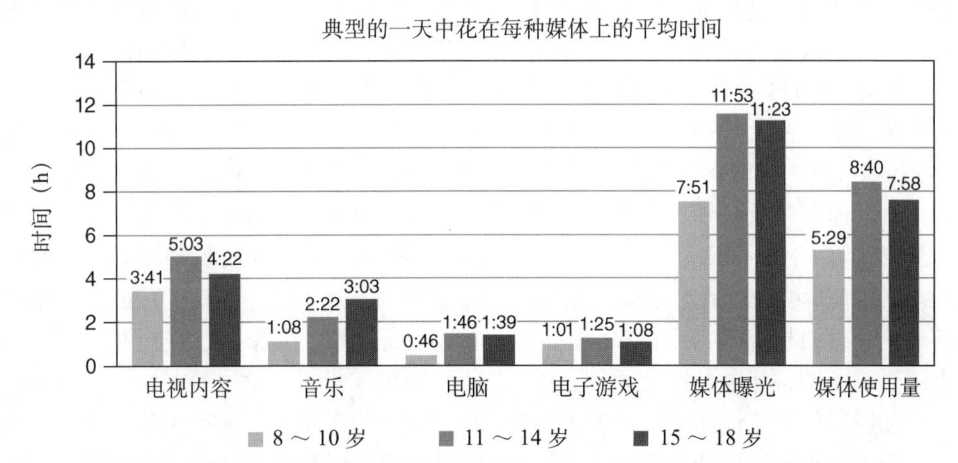

图 9-2 按年龄分列的媒体暴露情况显示，11 ～ 14 岁的媒体使用量显著增加

经许可引自 Rideout VJ, Foehr UG, Roberts DF; Kaiser Family Foundation Study: Generation M2: Media in the Lives of 8- to 18-Year-Olds; January 2010.

回系统，通过邮件、电话和短信（特别是青少年）提示免疫接种不足儿童的父母到诊所进行免疫接种。对全临床免疫接种水平的评估和向医生反馈这些数据也表明可以提高免疫接种率。

在一些社区，父母拒绝接种疫苗是一个问题。由于互联网上有大量关于疫苗安全性和有效性的错误信息，疫苗供应商可以引导父母寻找可靠的来源，帮助他们做出明智的选择。在国家免疫计划的网站上有大量关于免疫接种的信息可供父母和提供者参考（www.cdc.gov/vaccines）。

9. 其他类型的普通儿科服务

（1）急性病治疗的访问：在儿科医生的门诊中，急诊科占 30% 或更多。门诊医生应确定访问的原因和是否为紧急情况，获得儿童症状的简单概要，仔细记录生命体征，并列出已知的药物过敏。临床医生应该记录与当前问题相关的事件，并在病历中仔细描述。记录应包括支持的体格检查数据和诊断。治疗和后续指示必须记录下来，包括如果问题没有改善何时返回门诊。如前所述，免疫状况应进行筛查。根据疾病的严重程度，这也可能是一个适合年龄的健康维护检查和预期指导的机会。尤其对于学龄较大的儿童或青少年来说，因为他们很少进行常规的健康访问。

（2）产前检查：理想情况下，夫妻俩第一次去看医生的时间应该在孩子出生前。产前检查对建立信任大有帮助，使儿科医生了解家庭对预期分娩的期望、担忧和恐惧。如果婴儿在新生儿时期出现问题，那么已经与家人见过面的护理人员能够更好地与新父母保持融洽的关系和沟通。

除了帮助建立父母和儿科医生之间的关系外，产前检查还可以用来收集关于父母和妊娠的信息，并提供信息和建议，识别高危情况。可以向父母提供关于喂养选择和母乳喂养好处的一系列资料；预防受伤，包括睡姿和适当使用汽车座椅；处理疝气的技巧。可能查明的潜在高危情况包括父母的精神健康问题、家庭暴力史或可能影响婴儿的产妇医疗问题。

（3）运动体检：建议在每一次常规儿童和青少年护理访问中进行预备体检（PPE）评估。医生应该向每名儿童推荐锻炼和活动，而不仅仅是那些参加有组织的体育活动的儿童。

运动体检的目标是识别可能使运动不安全的医疗条件，通过以前病史和体格检查筛查潜在疾病，识别已经存在的伤害或影响前赛季运动的医疗问题。作为病史的一部分，正在进行的特定运动或特定的锻炼活动应该被讨论。不同的运动有不同的损伤潜力，预防方法也不同。所有患者都应被询问与活动相关的心脏、呼吸、肌肉骨骼或神经系统问题。应特别注意任何心源性晕厥、哮喘症状、脑震荡病史或单侧器官（如肾脏或睾丸）病史。应探讨合成代谢类固醇和营养补充。任何小于 50 岁的心脏性死亡家族史都应记录在案。

体格检查从生命体征开始，包括准确的血压筛查和肥胖检查。检查的重点包括仔细的呼吸和心脏检查，寻找运动引起的支气管痉挛或解剖性心脏病的证据。如疑似异常，可考虑做心电图或肺功能检查。皮肤检查应寻找潜在的传染性皮肤感染的证据，如脓疱疮或软疣。肌肉骨骼检查应包括所有主要肌肉群，以及颈部、背部、肩膀、臀部、膝盖和足踝的活动范围和稳定性测试。任何疼痛或限制应立即考虑进一步的检查或治疗。

在体育活动的咨询阶段需要提到一些具体的情况，包括脑震荡和提高成绩的药物的风险及危险。可在参考文献中找到可能影响体育活动的医疗条件列表。应鼓励使用适当的防护装备。

（4）慢性疾病管理：儿科慢性疾病被定义为出现 3 个月以上的疾病。约 25% 的儿童和 35% 的青少年患有符合慢性疾病定义的疾病。在儿科实践中最常见的慢性疾病包括哮喘、肥胖或超重、注意缺陷多动障碍（ADHD）和过敏性疾病，但也包括先天性异常和其他疾病。许多慢性疾病患者只由初级保健提供者提供护理。然而，当需要亚专科护理时，初级保健提供者在处理这些复杂的情况时发挥着不可或缺的作用，其中还包括了解儿童成长和发育、进行常规的健康促进和预期指导、评估社会问题、倡导儿童和他们的家庭及护理协调。

慢性疾病管理的目标是优化生活质量，同时尽量减少治疗干预的副作用。问题清单应用于记录慢性诊断和监测相关药物。儿童和家庭对慢性疾病的情绪反应应得到解决，如果需要，应向咨询师提供转诊。可能需要处理营养和医疗设备（如导管、胃造口管）的管理问题，并与适当的专家协调护理。

（5）医疗之家：是一个概念，在这个概念中，儿童和他们的家庭有一个确定的、容易获得的初级保健提供者或一组办公室内的初级保健提供者。AAP 确定了医疗之家的七个特征：①可及性，即它必须在儿童的社区内，并接受所有的保险；②以家庭为中心，患者或家庭与医疗提供者相互负责、共同决策，家庭被认为是儿童的专家；③连续性，即由同一医疗专业人员提供连续性护理；④全面，提供每周 7d、每天 24h、全年 52 周的门诊和住院护理；⑤根据医生和家庭制订的护理计划进行协调，并根据需要向其他提供者和机构传达；⑥富有同情心，表示关心和努力理解患者和家人的观点；⑦在文化上有效，即尊重患者和家属的文化背景，并将其纳入护理中，以家属的主要语言或通过训练有素的医疗口译人员提供服务。

所有儿童都应该有一个医疗机构，但对于有特殊保健需要的儿童或患有一种或一种以上慢性疾病并持续一年以上的儿童，这一点尤其重要。应当通过医疗机构为儿童提供初级保健服务，以协助家庭协调咨询人员的建议和制订实施建议的保健计划。

五、心理与行为健康

父母经常向儿科医生咨询各种各样的育儿和行为健康问题。儿科医生接受咨询的常见问题包括纪律、发怒、如厕、咬伤和睡眠问题。

此外，儿科医生通常会在初级护理环境中解决一些心理健康问题，包括多动症、焦虑、抑郁、学校问题或家庭压力来源（如分居、离婚或再婚）。在评估情况之后，初级保健医生必须决定儿童和家庭的需求是否在他的专业范围内，或者是否转介到其他专业，如心理学家或教育专家。

儿科医生应该了解儿童抑郁症和双相情感障碍的警告信号，并有一个较低的阈值，将这些问题转诊给适当的心理健康专业人士。理想情况下，临床医生不提供的心理健康服务可以在获得身体健康服务的同一环境中提供（见下文）。

初级保健机构的综合心理和行为健康　在美国，约 20% 的学龄儿童被诊断患有情绪障碍。生活在贫困的社会经济条件中的儿童患病率更高。约 75% 的患有精神障碍的儿童出现在初级保健环境中，所有儿科办公室访问中有一半涉及行为、心理社会或教育问题。

儿童和家庭的关注通常体现在儿科初级保健提供者的访问中。然而，社区的许多儿科服务提供者感到没有能力解决他们服务的人群日益增长的心理健康和行为需求，原因是缺乏培训，以及认为缺乏心理卫生服务提供者和系统的支持。父母最可能向其初级保健提供者（而不是向其他专家）寻求有关育儿和儿童发育的信息。

研究表明，当临床提供者和家庭之间建立真正的伙伴关系时，最好能更好地改善对心理健康状况的检测。少数诊所已经向前推进，为医生提供综合行为、发育和心理健康培训。幼儿健康步骤方案提供了一个在儿科初级保健环境中培训儿科提供者和提供强化发育服务的例子。参与“健康步骤”的家庭得到了更多的发展服务，对所提供的护理质量更满意，更有可能参加健康儿童的探访，并及时接受疫苗接种，也不太可能对其子女使用严厉的管教方法。参与该项目也增加了有抑郁风险的母亲与儿科人员讨论她们症状的可能性。

六、电话管理和基于网络信息

通过电话提供适当、高效、及时的临床咨询是门诊内儿科初级护理的一个关键因素。据估计，一般儿科诊所提供的所有临床护理中有 20% ～ 30% 是通过电话提供的。在正常办公时间和诊所关闭后（称为下班后）都有患者来电，而处理办公时间与上班前和下班后电话的人员和系统可能有所不同。在任何一种情况下，有几个原则都很重要：①只有医生或其他接受过正式医学教育的工作人员（如护士、医疗助理）给出建议；②为工作人员提供电话护理方面额外的培训；③记录所有相关电话信息；④使用涵盖最常见的儿科症状的标准化协议；⑤始终有医生处理紧急的或困难的电话。

在日常办公时间内，所有打给儿科办公室的电话中 20% ～ 25% 涉及临床问题。然而，许多这样的电话本质上是例行公事，一名有经验的护士可以在办公室里筛选电话并通过电话提供适当的建议。对于没有经验或焦虑的父母打来的关于简单问题的呼吁，应该给予理解和尊重。在办公时间接到某些类型的电话应立即转给医生：①真正的紧急情况；②有关住院患者的电话；③其他医疗专业人员的电话；④要求与医生交谈的父母的电话。当护士不确定如何处理一个特殊的呼叫时，应该向临床医生寻求帮助。当对诊断或必要的治疗有疑问时，给予电话建议的护士会建议患者来诊室就诊。

许多临床医生可以使用下班后的电话应答服务。儿科呼叫中心虽然不是在所有社区都有，但也有一定的好处。呼叫使用标准化协议管理，呼叫中心通常配备有具有丰富儿科经验的护士，呼叫被记录在案，呼叫中心经常执行持续的质量保证。对儿科呼叫中心的广泛研究表明，高度适当的转诊急诊科的过程，结果的安全性高，家长对过程的满意度高，节省医疗保健系统开支。

一般来说，下班后的儿科电话往往比在正常办公时间的电话所述情况更严重。决定哪些患者需要就诊及就诊的紧急程度，是这些下班后电话“会面”最重要的方面。有几个因素会影响患者的最终表现：①患者的年龄；②症状的持续时间和类型；③是否存在潜在的慢性疾病；④孩子在打电话的人看来是否很虚弱；⑤打电话者的焦虑程度。一旦收集了所有相关的医疗信息，就会决定是否应该立即（用救护车还是用汽车）照看孩子，晚些时候在办公室里照看孩子（今天还是明天），或者是否可以在家里安全地照顾孩子。在电话的最后，应该确认父母理解并对他们孩子的计划感到满意。

互联网已经成为儿科办公室使用的常用工具。有关实践和提供者的信息、对常见小问题的护理、预约的安排、保险问题、处方补充，以及实验室检测结果，通常可以通过网络获得。相关的具有适当权限的健康信息通常可以通过电子病历向医院和药房等其他地点提供。一个功能良好的网站现在是儿科实践的一项重要服务。

七、倡导和社区儿科

社区儿科是“一种将儿科医生的重点从一名儿童扩大到所有社区儿童的视角”。儿科医生历来都积极参与支持和发展社区弱势儿童的服务。作为一个群体，儿科医生认识到社区是儿童健康不可分割的决定因素，公共卫生和个人健康原则与实践的综合在社区儿科实践中很重要。此外，儿科医生长期致力于与社区其他专业人士合作，并倡导满足所有儿童的需求。例如，儿科医生在制定要求汽车座椅和自行车头盔的法律，以及通过州儿童健康保险计划（SCHIP）与地方和联邦立法者合作扩大医疗保险的覆盖面方面发挥了重要作用。

辩护是指代表他人并为他人引证的行为。儿科医生和其他照顾儿童的服务提供者有责任为那些不能投票或有效地为自己辩护的人群发声。宣传可以分为三类：个人（以患者为基础）、社区和立法机构（以政策为基础）。

儿科医生在实践中经常进行一对一的宣传，可通过书写医疗需要函或向儿童和家庭介绍有价值的服务和资源。儿科医生必须熟悉社区的项目。例如，有特殊保健需要的儿童可能有资格获得一般由国家卫生部门和基于《残疾人教育法》（IDEA）项目提供的服务。各种基于社区的免疫计划可以为符合条件的儿童提供获得所需免疫接种的机会。食品和营养项目，如联邦资助的WIC项目，为符合条件的家庭免费提供食品来源。此外，资助的学前教育和儿童保健服务，如联邦资助的启智计划，为有资格的儿童提供学前教育项目。

社区宣传不仅仅局限于办公室或医院。儿科医生可以参与到帮助社区儿童的当地组织。儿科医生和其他儿童倡导者可以与社区伙伴合作，解决影响儿童健康的问题。社区宣传可侧重于特定情况（如肥胖）或环境因素（如接触暴力）或改善健康预防（如促进将口腔健康纳入健康儿童访问的方案）。最后，儿科医生可以了解影响儿童的问题，并致力于影响地方、州或国家层面的变化。医师提倡者可以写信或打电话给他们的立法者，通过写信或发表意见来教育公众和传播信息，为立法委员会提供专家证词，甚至帮助起草法律。

八、恶性应激

慢性或严重的压力源可以对儿童产生巨大的影响，并增加他们在以后生活中出现医疗、社交和药物滥用问题的风险。不良童年经历（ACE）研究显示，童年创伤[虐待（情感/身体/性）、家庭挑战（家庭暴力、物质滥用、精神疾病、父母分居/离婚、被监禁的家庭成员）和忽视（情感/身体）]与终生的医疗和社会问题有着强烈的正相关关系。当一个儿童经历慢性压力源，但没有缓冲关系时，恶性应激就会发生。初级保健儿科服务提供者有机会通过鼓励监护人自我照顾和教他们如何与子女共度护理时光来帮助家庭建立恢复力。一些家庭还将受益于额外的支持和资源。

九、常见普通儿童问题

1. 发热

（1）总论：发热是儿科门诊访问中，以及急诊科遇到的和下班后的电话咨询最常见的原因之一。对发热有几种不同的定义，但大多数专家将发热定义为直肠温度38℃（100.4 ℉）或以上。儿科患者的体温可以通过多种方式进行测量：直肠温度（使用水银温度计或数字温度计）、口腔温度（水银温度计或数字温度计）、腋窝温度（水银温度计、数字温度计或液晶条）、前额温度（液晶条）或鼓膜温度（使用一种测量鼓膜热红外能量的设备）。鼓室的温度测量是快速的，不需要患者的配合。在使用这种技术时需要注意：3个月以下的婴儿鼓室温度被证明是不准确的，如果仪器没有正确放置或者外耳道被耳垢堵塞，就会出现错误的读数。

（2）原因：当下丘脑设定点因内源性产生的热原而升高时，就会发生发热。引起发热的病因包括感染、恶性肿瘤、自身免疫性疾病、代谢性疾病、慢性炎症、药物治疗（包括免疫接种）、中枢神经系统异常和暴露在过度高温的环境中。在大多数情况下，儿科患者的大多数发热是由自限性病毒感染引起的。Meta 分析没有显示出牙齿和发热之间的联系。

（3）评价和临床结果

1）初步评估体温：当评估一名儿童发热时，应该从父母那了解发热持续时间、体温如何测量、在家记录的最高发热温度，所有相关的症状、任何慢性疾病、任何药物、药物过敏、液体摄入量、尿量、暴露史和旅行史，以及与父母相关疾病的任何其他症状（表9-5）。在办公室里，温度、心率、呼吸率和血压都应该被记录下来，如果儿童有任何呼吸做功的增加，也应该记录血氧饱和度。然后应进行全面的体格检查，包括神经学检查，并特别注意儿童的毒性程度和水合状态。常规病毒感染的一个饮水充足、状态良好的儿童可以通过对症治疗和谨慎的预防措施安全送回家。

表 9-5　评估发热儿童的指南

立即查看是否
1. 儿童 < 3 岁，发热 > 38℃
2. 发热 > 40.6℃
3. 儿童号啕大哭或呜咽
4. 儿童被触摸，甚至被感动时都在哭
5. 儿童很难唤醒
6. 儿童的颈部僵硬
7. 皮肤上有紫色斑点或点
8. 儿童的呼吸是困难的，在清理鼻腔后效果不佳
9. 儿童流涎，什么都咽不下
10. 发生抽搐
11. 儿童有镰状细胞病、脾切除术、HIV 感染、化疗、器官移植、慢性类固醇史
12. 儿童行为或看起来“病得很严重”
24h 内见如
1. 儿童年龄 3 ～ 6 个月（除非在白喉 - 破伤风 - 百日咳疫苗接种后 48h 内发生发热，婴儿没有其他严重症状）
2. 发热超过 40℃（特别是儿童 < 3 岁）
3. 排尿时有烧灼感或疼痛
4. 发热已经存在 > 24h，没有明显的原因或确定的感染部位
5. 发热已消退 > 24h，然后复发
6. 已出现发热 > 72h

根据患者的年龄、潜在疾病的存在、感染类型和医生对毒性和水合作用的评估，许多局灶性细菌感染的儿童也可以作为门诊患者进行治疗，使用适当的口服抗生素，见第 42 章所述。

2）无感染灶的发热：有发热但没有任何局灶性感染症状或体征的儿童常常是诊断和治疗的挑战。当评估一个发热但检查没有明显感染源的儿童时，医生需要仔细考虑一个严重但隐藏或隐匿的细菌感染的可能性。随着有效疫苗的广泛使用，B 型流感嗜血杆菌和肺炎链球菌感染是未接种疫苗的儿童侵入性细菌感染的两种最常见病因，隐匿性细菌感染的发病率也有所下降。然而，疫苗并不是 100% 有效的，而且其他生物体也会在儿童中引起严重的隐匿性感染；因此，发热的儿童总是需要仔细的评估和观察。在第 39 章中关注并讨论了发热儿童经验性抗生素治疗选择。

28 日龄或更小的发热婴儿，由于可能发生严重疾病，包括脓毒症，应该一直保守治疗。在任何情况下都应强烈考虑住院治疗和使用肠外抗生素。初始诊断评估应包括 CBC、血培养、尿检、尿液培养、革兰氏染色、脑脊液蛋白和葡萄糖测试，以及脑脊液培养，还应考虑到围产期单纯疱疹病毒感染的可能性（新生儿疱疹在第 40 章有更详细的描述）。任何呼吸功增加的发热婴儿都应拍摄胸片。

年龄在 29 ～ 60d 的婴儿有发生各种侵入性细菌感染的风险。无感染病灶的发热婴儿可分为出现毒性和无毒性婴儿，以及侵入性细菌疾病的低风险婴儿和高风险婴儿。与发热新生儿一样，这一年龄组的有感染儿童应入院接受肠外抗生素治疗并进行密切观察。病毒性疾病是这个年龄组发热的最常见原因；如果有病毒性疾病的证据（上呼吸道感染、细支气管炎），进一步检查可能没有必要。尿路感染是这个年龄组最常见的细菌感染原因。该年龄组的无毒低危婴儿通常作为门诊患者进行密切随访。

在一个对最常见的侵入性肺炎球菌血清型免疫覆盖率不断提高的时代，很难估计没有感染灶的 3 ～ 36 个月发热婴儿发生隐匿性菌血症的风险。然而，当评估年龄为 3 ～ 36 个月、体温为 39℃或更高的儿童时，应考虑对所有小于 6 个月的男童和所有小于 2 岁的女童进行尿液培养。呼吸功增加的儿童应进行胸部 X 线检查，白细胞计数高（20 000/mm^3）但无呼吸症状的儿童也应考虑进行胸部 X 线检查。根据儿童的外貌、潜在的医疗条件和高热程度，还应进行血液培养。可以考虑经验性抗生素治疗，特别是对体温 39℃、白细胞计数 15 000/mm^3 的儿童。然而，在以往健康、外观良好、充分免疫的儿童进行可靠的实验室研究，不使用抗生素的观察是合适的。

（4）治疗：发热恐惧症是指父母对所有儿童都经历过的发热的焦虑反应。在最近的一项研究中，91% 的护理人员认为发热可能会造成有害影响。约 7% 的家长认为，如果他们不治疗发热，高热会继续上升。父母需要放心，低于 41.7℃的发热不会造成脑损伤。他们应该被告知，虽然发热偶尔会导致癫痫发作，在这种情况下，他们的孩子需要被检查，但通常情况下发热是无害的，同样不会造成脑损伤。

有几种安全有效的治疗发热的药物。对乙酰氨基酚适用于 2 个月以上发热 39℃或不适的儿童。对乙酰氨基酚的剂量为 15mg/kg，每 4 小时服用一次。另一种广泛使用的解热药是布洛芬，可用于 6 个月及以上的儿童。布洛芬的剂量为 10mg/kg，每 6 小时服用一次。布洛芬和对乙酰氨基酚在安全性和退热能力上是相似的。阿司匹林不应用于任何儿童或青少年的发热治疗，因为它与雷氏综合征的发展有关（特别是在水痘和流感感染期间）。对于所有的解热药，父母应该被告知在给药剂量和频率上要非常小心，因为中毒是危险的。不建议交替使用对乙酰氨基酚和布洛芬。

2. *发育不足*　即生长停滞或生长不足，更确切地说是不能茁壮成长，生长速度的减慢，导致生长图表上的两个主要百分位数线交叉。如果一个小于 6 个月的儿童连续 2 个月没有长大，或者一个大于 6 个月的儿童连续3个月没有长大，该诊断也是必要的。约8%的儿童存在生长缺陷。

生长缺陷的模式表明,有不同的原因,但不是特定的。在Ⅰ型生长缺陷中，保持头围，体重比身高下降更严重。这种最常见的类型是由于热量摄入不足、热量流失过多，或不能利用环境的热量。大多数Ⅰ型营养不良病例是由贫困、护理人员缺乏了解、护理人员与儿童之间缺乏互动、喂养方式异常或多种因素的综合作用造成的。Ⅱ型生长缺陷，与基因决定的矮小、内分泌失调、体质发育迟缓、心脏或肾脏疾病，或各种形式的骨骼发育不良有关，其特征是正常的头围和按比例减少的身高和体重。在Ⅲ型生长缺陷中，生长头围、体重和身高这三个参数都低于正常。这种模式与中枢神经系统异常、染色体缺陷，以及在子宫或围产期的损害有关。

婴儿仅仅超过了生长百分位数并不意味着婴儿一定有问题。婴儿的生长曲线正常交叉，要么滞后，要么快速上升。这种生长百分位数交叉通常是正常的，如果它符合下列标准：体重变化和身高是对称的，婴儿的大小与父母体重和身高相符，发育保持正常，然后建立一个新的生长曲线，通常在15月龄时；这在4～6月龄纯母乳喂养的婴儿中也可以看到。现在以WHO的生长曲线为标准，其以来自不同国家儿童为基础，他们在生命最初4个月完全或主要采取母乳喂养。

（1）临床研究结果

1）初步评估：在绝大多数病例中，病史和体格检查将确定增长减少的原因（表9-6）。体格检查应该侧重于器质性疾病的迹象或虐待或忽视的证据：畸形特征、皮肤损伤、颈部肿块、外膜呼吸音、心脏杂音、腹部肿块、神经肌肉的张力和力量。在整个评估过程中，医生应该观察照顾者和孩子之间的互动及家庭功能的水平。发育筛查和实验室筛查（CBC、血尿素氮、肌酐）根据病史和检查情况，电解质、尿液分析和尿液培养可能有用，取决于病史和体格检查。

表9-6 生长缺陷初步评估的组成部分

出生史：新生儿筛查结果；排除宫内生长迟缓、缺氧、先天性感染
喂养与营养：难以吸吮、咀嚼、吞咽
喂养模式：摄入配方奶、牛奶、果汁、固体
大便和排尿：腹泻、便秘、呕吐、尿液流量减少
生长模式：生长图表上的几个点是关键的
复发性感染
住院治疗
HIV危险因素发展史
发育史
社会和家庭因素：家庭构成、经济状况、赡养、压力、遗传性疾病、亲属身高和体重
审查制度

2）进一步评估：前瞻性的3d饮食记录应该是评估的一个标准部分。有时，婴儿或儿童可能需要住院以获得准确的摄入量评估。这在评估营养不良时很有用，即使有器质性疾病。饮食史由营养学家评估热量、蛋白质、微量营养素及饮食模式。应根据病史和体格检查要求进行额外的实验室检查。例如，如果有腹泻病史表明吸收不良，则指示收集粪便以进行脂肪测定。中度或大量的蛋白尿提示应进行肾病综合征的检查。呕吐提示胃肠道、代谢、神经、感染或肾脏原因。评估的速度应基于症状的严重程度和生长不良的程度。

（2）治疗：一个成功的治疗计划涉及儿童的饮食和饮食模式、儿童的发育、护理人员的技能和任何器质性疾病。高热量配方或液体补充剂形式的高热量饮食通常是必需的，并且经常监测（最初每1周或2周）是必要的。可接受的体重增加因年龄而异(表9-7)。

营养、儿童发育和行为管理方面的教育及对主要照料者的心理社会支持至关重要。如果家庭功能障碍是轻微的，行为改变和咨询将是有用的。日托可以为孩子提供一个有组织的活动环境，包括进食。如果家庭功能紊乱严重，当地社会服务部门可以提供帮助，为家庭提供住所和援助。很少情况下，儿童可能需要暂时或永久地离开家。住院治疗是为处理脱水、家庭治疗未能达到预期生长的病例，以及对有证据证明被虐待或故意忽视的儿童、对危及儿童进食功能的疾病进行管理，或对寄养家庭安置前给予照顾而保留的。

表9-7 按年龄可接受的体重增加

年龄	增重（g/d）
出生至3个月	20～30
3～6个月	15～20
6～9个月	10～15
9～12个月	6～11
12～18个月	5～8
18～24个月	3～7

（译者：高　杰　校稿：王以新）

第 10 章
免疫接种

Matthew F. Daley, MD；Sean T. O'Leary, MD, MPH；
Ann-Christine Nyquist, MD, MSPH；Jessica R. Cataldi, MD, MSCS

免疫接种被广泛认为是近代最伟大的公共卫生成就之一。主要由于免疫接种，美国白喉、麻痹性脊髓灰质炎、麻疹、腮腺炎、风疹和 B 型流感嗜血杆菌（*Haemophilus influenzae* type B，Hib）感染的年发病率比 20 世纪这些疾病的平均年发病率下降了 99% 以上。自 2000 年开始接种常规肺炎球菌疫苗以来，5 岁以下儿童的侵袭性肺炎球菌疾病发病率急剧下降。同样，幼儿住院和急诊就诊人数大幅减少与轮状病毒疫苗接种有关。儿童免疫接种也通过群体免疫导致成人的几种传染病包括肺炎球菌、轮状病毒感染和水痘疾病显著下降。

每年约有 400 万儿童出生在美国，每个出生群体的成功免疫接种都需要家长、保健提供者、公共卫生官员和疫苗制造商的一致努力。公众对免疫接种，特别是儿童常规免疫的看法通常是积极的。然而，近年来，家长对疫苗安全性的担忧有所上升，部分原因是对各种疫苗或疫苗成分与孤独症之间关系的无端猜测。现代疫苗具有高度的安全性，疫苗接种后发生严重不良事件的情况很少见，疫苗接种的益处远远超过这些罕见的风险。然而，保健提供者需要与有疑虑的家长沟通交流疫苗接种的获益和风险，以明确的、深入的和确定的方式提供事实信息。

本章从有关免疫接种的一般原则和儿童及青少年疫苗接种推荐时间表开始，讨论疫苗的安全性，随后会讨论每种推荐的疫苗，并在最后一部分中讨论只有在特殊情况下才提供的疫苗。表 10-1 概述了本书和其他与疫苗有关的出版物中常用的几个缩略语。

表 10-1　疫苗相关缩略语

ACIP	免疫接种咨询委员会
BCG	卡介苗
CDC	疾病控制和预防中心
CI	置信区间
CISA	临床免疫安全评估网络

续表

DT	儿童白喉和破伤风类毒素
DTaP	儿童白喉、破伤风类毒素和无细胞百日咳疫苗
DTP	儿童白喉、破伤风类毒素与全细胞百日咳疫苗
HBIg	乙型肝炎免疫球蛋白
HBsAg	乙型肝炎表面抗原
HepA	甲型肝炎疫苗
HepB	乙型肝炎疫苗
Hib	B 型流感嗜血杆菌
Hib-MecCY-TT	B 型流感嗜血杆菌、脑膜炎球菌 C 和 Y、破伤风类毒素疫苗
HIV	人类免疫缺陷病毒
HPV	人乳头瘤病毒
HPV2	HPV，2 价疫苗
HPV4	HPV，4 价疫苗
HPV9	HPV，9 价疫苗
IIV	流感灭活疫苗
Ig	免疫球蛋白
IPV	脊髓灰质炎灭活疫苗
LAIV	流感减毒活疫苗
MCV4	脑膜炎球菌结合疫苗，4 价
MMR	麻疹 - 腮腺炎 - 风疹疫苗
MMRV	麻疹 - 腮腺炎 - 风疹 - 水痘疫苗
MPSV4	脑膜炎球菌多糖疫苗，4 价
OPV	口服脊髓灰质炎病毒疫苗
PCV	肺炎球菌结合疫苗
PCV7	肺炎球菌结合疫苗，7 价

续表

PCV13	肺炎球菌结合疫苗，13 价
PPSV23	肺炎球菌多糖疫苗，23 价
PRISM	快速免疫安全监测
RV1	轮状病毒单价疫苗
RV5	轮状病毒 5 价疫苗
TB	结核病
Td	成人破伤风和白喉类毒素
Tdap	青少年和成人破伤风、减毒白喉、无细胞百日咳疫苗
VAERS	疫苗不良事件报告系统
VariZIG	水痘 - 带状疱疹免疫球蛋白
VIS	疫苗信息声明
VSD	疫苗安全数据链
VZV	水痘 - 带状疱疹病毒

由于免疫接种领域正在迅速变化，保健提供者必须寻求现有的最新信息。概述是目前最新的信息，但随着技术的发展变化，我们对疫苗可预防疾病流行病学的理解也会发生变化。定期更新免疫接种信息的几个有用的来源如下：

（1）疾病控制和预防中心（Center for Disease Control and Prevention，CDC）：拥有大量疫苗相关资源，包括免疫接种咨询委员会（ACIP）的建议、疫苗接种时间表、疫苗信息说明（VIS）及公众和提供者的详细信息。可查阅：www.cdc.gov/vaccines。

（2）CDC 联络中心：CDC-INFO 联络中心就包括免疫接种在内的各种与健康有关的问题，向公众和保健专业人员提供服务。网址：www.cdc.gov/cdc-info，电话：1-800-232-4636（英文和西班牙文）。

（3）红皮书：传染病委员会的报告。美国儿科学会（American Academy of Pediatrics，AAP）每 2 ～ 3 年出版一次。最新修订的红皮书于 2018 年出版。更新发表在儿科杂志上，也可以在红皮书网站上访问。网址：solutions.aap.org/。

（4）免疫行动联盟：这个非营利组织为公共和医疗保健提供者创建和分发教育材料。 所有材料均免费提供，可在 www.vaccine information.org（面向公众）或 www.immunize.org（面向保健提供者）查阅。

（5）费城儿童医院疫苗教育中心：包含疫苗相关材料、疫苗安全和疫苗成分。网址：www.chop.edu/centers-programs/vaccine-education-center。

一、儿童免疫接种标准

在美国，每个婴儿在 18 个月前需要接种 25 剂以上的疫苗才能预防 14 种或更多的儿童疾病。在 2017 年，19 ～ 35 个月的儿童中，脊髓灰质炎、麻疹 - 腮腺炎 - 风疹、水痘和乙型肝炎（hepatitis B，HepB）疫苗的免疫接种覆盖率超过 90%，最近推荐的疫苗，如轮状病毒和甲型肝炎（hepatitis A，HepA）疫苗的免疫接种覆盖率保持在 75% 左右。CDC 建议采取以下经证实的具体流程，以提高疫苗接种率：①评估实践 / 提供者免疫接种率并提供反馈；②保存准确的免疫记录；③向家长建议接种疫苗，并强调何时返回接种；④向家长发送提醒信息；⑤向提供者发送提醒信息；⑥减少错过接种机会；⑦减少免疫接种中的各种障碍。

1986 年的《国家儿童疫苗伤害法》要求，对于疫苗伤害补偿方案所涵盖的每一种疫苗，应使用 CDC 制作的 VIS 表格，以标准方式向家长告知接种疫苗的风险和益处。每次接种疫苗伤害补偿计划覆盖的疫苗，当前版本的 VIS 必须提供给非监护家长或法定监护人。病历中要求的预防接种文件包括疫苗生产厂家、批号、给药日期、过期日期，还应记录 VIS 版本、日期、地点和管理路线。

用于疫苗接种的针头应是无菌的和一次性的，以尽量减少污染。用 70% 的乙醇溶液消毒疫苗容器的塞子和注射部位的皮肤。5% 的利多卡因局部乳剂在注射前 30 ～ 60min 应用于疫苗接种部位，以尽量减少疼痛，特别是同时注射多种疫苗时。每种疫苗均应使用单独的注射器和针头。

对于保障安全性和有效性，遵守制造商关于注射疫苗的路线和地点的建议至关重要。除了少数疫苗如卡介苗 [Bacillus Calmette-Guerin（BCG）疫苗]，所有疫苗都是肌内注射或皮下注射。所有含有佐剂的疫苗必须肌内注射，以避免局部刺激或肉芽肿形成。肌内注射是与皮肤成 90°，使用足够长的针头到达肌肉组织，但不能伤害底层神经、血管或骨骼。大腿前外侧是新生儿和 2 岁以下儿童接种疫苗的首选部位，三角肌是 3 ～ 18 岁儿童的首选部位。针长度和位置如下：新生儿 5/8in（大腿）；婴儿至 12 月龄（大腿）1in，1 ～ 18 岁（大腿）1 ～ 5/4in，1 ～ 18 岁（三角肌）5/8 ～ 1in。皮下注射应以 45° 角进入大腿前外侧（婴儿年龄＜ 12 个月）或上外侧肱三头肌区（儿童年龄≥ 12 个月），使用 23mm 或 25mm、5/8in 针头。在疫苗注射（抽吸）之前拉回注射器是不推荐的。

许多疫苗组合可以同时使用，而不会增加不良反应的风险或损害免疫反应。根据使用的联合疫苗，儿童可能会获得“额外”剂量的 HepB 或 Hib 疫苗；这些附加的剂量是无害的。灭活疫苗可以与不同的疫苗同时接种，也可以在不同疫苗接种之后的任何时间接种。注射或鼻内给予活病毒疫苗 [如麻疹 - 腮腺炎 - 风疹（MMR）、水痘（varicella，VAR）或流感减毒活疫苗（live attenuated influenza virus vaccine，LAIV）]，如果不是在同一天注射，则应至少间隔 4 周。如果已注射免疫球蛋白（immunoglobulin，Ig）或血液制品，活病毒疫苗接种应推迟 3 ～ 11 个月，以避免干扰免疫反应。间隔时间取决于给定的产品（详细信息见 www.cdc.govvaccines/hcp/acip-recs/general!recs/timing.html#t-05）。

由于疫苗制剂数量众多，疫苗的互换性是一个问题。所有品牌的 Hib、HepB 和 HepA 疫苗都是可互换的。对于含有无细胞百日咳抗原的疫苗，建议使用同一品牌，但当品牌未知或同一品牌不可用时，任何品牌的白喉、破伤风类毒素和无细胞百日咳疫苗都应继续接种。这一规则的例外是血清 B 群脑膜炎球菌（serogroup B meningococcal，MenB）疫苗，在任何情况下都不能互换。延长疫苗接种之间的推荐间隔不会改变最终抗体滴度，过期则不需要重新启动该系列。

在常规实践中使用的许多疫苗和其他免疫产品在所需的储存温度上各不相同。大多数疫苗不应受到冷冻温度的影响，但含有水痘的疫苗（MMRV、VAR 和带状疱疹疫苗）应冷冻保存。产品包装中可以查到有关疫苗储存条件和保质期的详细信息。

疫苗很少（约 1100 万）引起急性过敏反应。所有疫苗供应商需要必备设备、药物、工作人员、既定的规程和培训，以管理疫苗接种可能引起的紧急情况。

二、常规儿童和青少年免疫计划

每年，CDC 都会更新推荐儿童和青少年免疫计划表，这对于疫苗接种提供者是重要指南。表中的疫苗大致按首次接种疫苗的年龄排序。表 10-2 是 2020 年正常婴儿、儿童和青少年从出生到 18 岁的常规免疫接种时间表。表 10-3 是 2020 年 4 个月至 18 岁人群的计划表，他们开始接种疫苗的时间较晚或比常规免疫计划晚 1 个月以上。每年更新的免疫计划可在 www.cdc.gov/vaccines 上获得。

联合疫苗解决了诊所就诊期间大量注射的问题。目前可用的组合疫苗包括 MMR、MRV 和 Hib、HepB、IPV 和 DTaP 的各种组合，包括 DTaP-HepB-IPV 和 DTaP-IPV-Hib。有一种新批准的六价（DTaP-IPV-Hib-HepB）疫苗可能在 2021 年上市。除非得到 FDA 的批准，否则供应商不应将单独的疫苗组合放入一个注射器内，因为可能会降低疫苗的功效。

1. *疫苗安全*

（1）疫苗安全监测：美国有一个成熟的、多方面的系统来监测疫苗的安全性。疫苗不良事件报告系统（vaccine adverse event reporting system，VAERS）、疫苗安全数据系统（vaccine safety datalink，VSD）、疫苗接种后快速免疫安全监测系统（post-licensure rapid immunization safety monitoring，PRISM）和临床免疫安全评估系统（clinical immunization safety assessment，CISA）为监测疫苗安全作出了独特的贡献。VAERS 是一个由 FDA 和 CDC 联合管理的国家被动监测系统，以接受医疗保健提供者和公众关于可能与疫苗相关的不良事件的报告。可通过互联网（vaers.hhs.gov）或电话（1-800-822- 7967）进行。作为一种被动的监测系统，VAERS 受到限制，包括漏报、多报、报告与疫苗接种有时间关系但没有因果关系的事件、缺乏分母数据和缺乏比较组。相比之下，VSD 和 PRISM 是积极的监测系统，在确定的患者群体中对疫苗进行持续的安全监测。VSD 和 PRISM 可以及时调查新许可疫苗或新出现疫苗的安全问题。CISA 旨在开发免疫后不良事件的评估、诊断和治疗方案。免疫后罕见和严重不良事件的患者可转介 CISA 进行评估。

（2）疫苗禁忌证和预防措施：所有疫苗都有一定的禁忌证和预防措施指导其使用。禁忌证表明潜在的疫苗接受者面临严重不良事件的风险增加。当存在对该疫苗的禁忌证时，不应接种疫苗，而预防则表明可能增加不良事件风险或降低疫苗有效性的情况。制定预防措施时，在做出关于疫苗接种的决定之前，必须仔细权衡疫苗接种的风险和益处。预防措施通常是暂时的，在这种情况下，一旦预防措施不再适用，疫苗接种就可以恢复。本章列出了各疫苗禁忌证及注意事项。此外，更详细的信息可从 CDC（www.cdc.gov/vaccines）、AAP 的红皮书和疫苗包装插入物中获得。

2. *特殊情况下的疫苗接种*

（1）轻微急性疾病：伴有或没有低热，不是疫苗接种的禁忌证，因为没有证据表明在这些条件下接种疫苗会增加不良反应的发生率或降低疗效。中度至重度发热性疾病可能是推迟接种疫苗原因。在给健康婴儿和儿童接种疫苗之前，不需要进行常规体检和体温评估。

（2）患有慢性疾病的儿童：大多数慢性疾病不是疫苗接种的禁忌证；事实上，患有慢性疾病的儿童可能有较高的由疫苗预防疾病（如流感和肺炎球菌感染）而引起并发症的风险。早产儿就是一个很好的例子。应该根据他们的实际年龄，而不是胎龄来接种疫苗。对于早产儿或低出生体重儿，疫苗剂量不应减少。一个例外是患有进行性中枢神经系统紊乱的儿童。使用 DTaP 的疫苗接种应推迟到神经状况得到证实和稳定后。

表 10-2　美国 2020 年 18 岁以下儿童及青少年常规免疫计划

该免疫计划需和以下注释一起解读。对于落后或未接种的儿童，如深色标识所示，应尽早补种疫苗。每剂疫苗接种的最小间隔时间见表 10-3。学龄组和青少年组疫苗接种如黑框所示。

疫苗	出生	1 个月	2 个月	4 个月	6 个月	9 个月	12 个月	15 个月	18 个月	19～23 个月	2～3 岁	4～6 岁	7~10 岁	11～12 岁	13～15 岁	16 岁	17～18 岁
乙型肝炎疫苗	第一针	第二针			←第三针→												
轮状病毒疫苗 RV：RV1（2 针），RV5（3 针）			第一针	第二针	见注释												
白喉 - 破伤风 - 无细胞百日咳（DTaP＜7 岁）			第一针	第二针	第三针			←第四针→				第五针					
B 型流感嗜血杆菌（Hib）			第一针	第二针	见注释		←第三 / 四针见注释→										
肺炎球菌疫苗（PCV13）			第一针	第二针	第二针		←第四针→										
灭活脊髓灰质炎疫苗（IPV＜18 岁）			第一针	第二针	←第三针→							第四针					
流感疫苗（IIV）					每年接种 1 或 2 剂疫苗								每年接种 1 剂疫苗				
或																	
流感疫苗（LAIV）											每年接种 1 或 2 剂疫苗		每年接种 1 剂疫苗				
麻疹 - 腮腺炎 - 风疹疫苗（MMR）					见注释		←第一针→					第二针					
水痘疫苗							←第一针→					第二针					
甲型肝炎疫苗					见注释		2 剂疫苗，见注释										
破伤风 - 白喉 - 无细胞百日咳（DTaP ≥ 27 岁）														Tdap			
人乳头瘤病毒（HPV）疫苗													*	见注释			

续表

疫苗	出生	1个月	2个月	4个月	6个月	9个月	12个月	15个月	18个月	19～23个月	2～3岁	4～6岁	7～10岁	11～12岁	13～15岁	16岁	17～18岁
脑膜炎球菌疫苗 MonACWY-D ≥ 9个月，onACWY-CRM ≥ 2个月			见注释											第一针		第二针	
B型脑膜炎球菌疫苗													见注释				
肺炎球菌多糖疫苗（PPSV23）													见注释				

■所有儿童推荐的年龄范围　■补种的推荐年龄范围　■高危人群推荐的年龄范围　■基于临床建议，或 * 可用于此年龄组　□无推荐 / 应用

经许可引自 CDC（https://www.cdc.gov/vaccines/schedules/hcp/imz/child-adolescent.html）

表 10-3　美国 2020 年儿童和青少年落后 1 个月以上的补种免疫程序

此表提供了疫苗接种推迟的儿童补种免疫程序和每剂最短时间间隔。不管两次注射之间相隔多久，这个疫苗系列都不需要重新开始，使用适合儿童年龄的部分，请始终将此表和表 10-2 及注释一起使用

4个月至6岁儿童					
疫苗	第1针最小接种年龄	两针最短时间间隔			
		第1针和第2针	第2针和第3针	第3针和第4针	第4针和第5针
乙型肝炎疫苗	出生	4周	8周，第1针之后至少16周，第3针最小接种年龄为2岁		
轮状病毒疫苗	6周，第1针最大接种年龄为14周零6天	4周	4周，最后1剂的最大接种年龄为8个月		
白喉 - 破伤风 - 无细胞百日咳疫苗	6周	4周	4周	6个月	6个月

续表

疫苗	第 1 针最小接种年龄	两针最短时间间隔			
		第 1 针和第 2 针	第 2 针和第 3 针	第 3 针和第 4 针	第 4 针和第 5 针
4 个月至 6 岁儿童					
B 型流感嗜血杆菌疫苗	6 周	如首剂接种年龄在 15 个月及以上，无须后续接种 4 周：首剂接种在 1 岁以前 8 周：首剂接种在 12 ～ 14 月龄（此为最后 1 剂）	如之前的接种年龄在 15 月龄及以上，无须后续接种； 4 周：现在年龄 < 12 月龄且第 1 剂接种年龄 < 7 月龄，且最近 1 次接种的是 RPR-T 或不清楚具体疫苗类型 8 周：年龄在 12 ～ 59 月龄（最后 1 剂），如现在年龄 < 12 月龄，且第 1 剂接种年龄在 7 ～ 11 月龄；或者现在年龄在 12 ～ 59 月龄且第 1 剂接种年龄 < 1 岁，且第 2 剂接种年龄 < 15 月龄；或者之前两剂均为 PRP-OMP，且均在 1 岁前接种	8 周（最后 1 针）：仅针对年龄在 12 ～ 59 月龄，且在 1 岁前已经接受过 3 剂接种的儿童	
肺炎球菌疫苗	6 周	健康儿童首剂接种在 2 岁及以上，无须后续接种 4 周：首剂接种在 1 岁以前 8 周：首剂接种在 1 岁之后（此为最后 1 剂）	健康儿童如之前的接种在 2 岁或以上，无须后续接种 4 周：现在年龄 < 12 月龄且之前接种年龄 < 7 月龄 8 周（最后 1 剂）：如前 1 剂接种年龄在 7 ～ 11 月龄（到至少 12 月龄后再行接种），或者现在年龄 > 12 月龄，且至少 1 剂在 12 月龄前接种	8 周（最后 1 针）：针对年龄在 12 ～ 59 月龄，且在 1 岁前已经接受过 3 剂接种的儿童；或者是在任何年龄接受过 3 剂接种的高危儿童	
灭活脊髓灰质炎疫苗	6 周	4 周	4 周：现在年龄 < 4 岁 6 个月（最后 1 剂）：现在年龄 ≥ 4 岁	6 个月（最后 1 剂的最小接种年龄为 4 岁）	
麻疹 - 腮腺炎 - 风疹疫苗	12 个月	4 周			
水痘疫苗	12 个月	3 个月			
甲型肝炎疫苗	12 个月	6 个月			
脑膜炎球菌疫苗 ACWY	MenACWY-CRM 2 个月 MecACWY-D 9 个月	8 周	见注释	见注释	
7 ～ 18 岁儿童及青少年					
脑膜炎球菌疫苗 ACWY	不适用（N/A）	8 周			

续表

7～18岁儿童及青少年					
破伤风-白喉疫苗 破伤风-白喉-无细胞百日咳疫苗	7岁	4周	4周：如第1剂DTaP/DT接种年龄＜1岁 6个月：如第1剂DTaP/DT或Tdap/Td接种年龄在1岁及以上	6个月：如第1剂DTaP/DT接种年龄在1岁以内	
人乳头瘤病毒疫苗	9岁	定期接种			
甲型肝炎疫苗	N/A	6个月			
乙型肝炎疫苗	N/A	4周	8周且距第1剂至少16周		
灭活脊髓灰质炎疫苗	N/A	4周	6个月：如第3剂接种年龄在4岁及以上且与前1剂间隔至少6个月，可不用接种第4剂	既往3剂均在4岁内接种或第3剂接种时间在第2剂之后的6个月内，可接种第4剂	
麻疹-腮腺炎-风疹疫苗	N/A	4周			
水痘疫苗	N/A	3个月：年龄＜13岁 4周：年龄≥13岁			

经许可引自CDC（https://www.cdc.gov/vaccines/schedules/hcp/imz/child-adolescent.html）

19岁或19岁以上人群的疫苗建议，请参阅推荐的成人免疫接种时间程序

附加信息

● 详细建议请参阅相关ACIP声明，网址：www.cdc.gov/vaccines/hcp/acip- recs/index.html

● 使用疫苗禁忌证和预防措施的信息，请参阅《免疫接种最佳实践指南》（General Best Practice Guidelines for Immunization），网址：www.cdc.gov/vaccines/hcp/aciprecs/generalrecs/contraindications.html，相关的ACIP声明的网址：www.cdc .gov/vaccines/hcp/aciprecs/index.html

● 计算剂量之间的间隔时间，4周＝28d。≥4个月的间隔时间按日历确定

● 在数字范围区间内（如12～18），“～”应理解为“至”

● 在儿童最小年龄或间隔时间早4d以内注射的疫苗剂量是有效的。在最小年龄或最小间隔时间早5d以上注射的任何疫苗剂量都不应算作有效剂量，应在适宜年龄重新接种。重复接种应在无效接种后的最小建议间隔时间内接种。有关详细信息，请参阅表3-1，疫苗接种的最小年龄和接种间隔建议请参照《免疫接种最佳实践指南》，网址：www.cdc .gov/vaccines/hcp/aciprecs/generalrecs /timing.html

● 有关旅行疫苗需求和建议的信息可以查阅：www.cdc.gov/travel/

● 关于免疫缺陷者的疫苗接种，见表8-1，原始免疫缺陷和获得性免疫缺陷者的疫苗接种，见《免疫接种最佳实践指南》，网址：www.cdc.gov/vaccines/hcp/aciprecs/generalrecs/immunocompetence.html，特殊临床情况下的免疫接种参考文献：Kimberlin DW，Brady MT，Jackson MA，Long SS，eds. Red Book：2018 Report of the Committee on Infectious Diseases. 31st ed. Itasca，IL：American Academy of Pediatrics；2018：67-111

● 有关疫苗预防疾病暴发时接种疫苗的信息，请联系您所在的州或当地卫生部门

● 《国家疫苗伤害赔偿计划》（National Vaccine Injury Compensation Program，VICP）是解决疫苗伤害索赔的传统法律制度的无过错替代方案。除肺炎球菌多糖疫苗（PPSV23）外，所有常规儿童和青少年疫苗均由VICP覆盖。有关更多信息请参见 www.hrsa.gov/vaccinecompensation /index.html

白喉－破伤风－百日咳（DTaP）疫苗［最小年龄：6周龄（4周岁接种Kinrix或Quadracel）］

常规接种

● 5剂次系列先后于2月龄、4月龄、6月龄、15～18月龄、4～6周岁接种

——前瞻性：如果从第3剂至今已经至少6个月，第4剂可能早在12月龄时就开始接种

——回顾性：如果从第3次接种后至少已经过去4个月，那么早在12月龄时无意中接种的第4剂可以计算在内

补充接种

● 如果第 4 剂疫苗是在 4 岁或更大的年龄接种，并且其与第 3 剂疫苗间隔至少 6 个月，则第 5 剂疫苗是不必要的

● 其他疫苗补充接种指南见表 10-3

B 型流感嗜血杆菌疫苗（最小年龄：出生后 6 周）

常规接种

● ActHIB、Hiberix 或 Pentacel：4 剂系列于 2 月龄、4 月龄、6 月龄、12 ～ 15 月龄接种

● PedvaxHIB：3 剂系列在 2 月龄、4 月龄、12 ～ 15 月龄接种

补充接种

● 7 ～ 11 月龄接种第 1 剂：至少 4 周后接种第 2 剂，于 12 ～ 15 月龄或接种第 2 剂后 8 周接种第 3 剂（末次接种）（以较晚者为准）

● 12 ～ 14 月龄接种第 1 剂：于接种第 1 剂 8 周后接种第 2 剂（末次接种）

● 12 月龄前接种第 1 剂，15 月龄前接种第 2 剂：第 2 剂 8 周后接种第 3 剂（末次接种）

● 12 月龄前给予接种 2 次 PedvaxHIB：在 12 ～ 59 月龄和至少第 2 剂后 8 周接种第 3 剂（末次接种）

● 在 15 ～ 59 月龄未接种：给予接种 1 次

● 60 月龄或以上的儿童未接种过疫苗的，如果考虑为非高危儿童，则不需要补种疫苗

● 其他的疫苗补充接种指南见表 10-3

特殊情况

● 化疗或放疗：

<u>12 ～ 59 月龄</u>

——12 月龄前未接种或仅接种第 1 剂：间隔 8 周接种 2 剂

——12 月龄前接种 2 次或更多剂次：至少在前一剂接种 8 周后再接种 1 剂

在开始治疗的 14d 内或治疗期间给予接种，应在治疗结束至少 3 个月后重复接种 1 剂

● 造血干细胞移植（HSCT）：

——无论是否有 Hib 疫苗接种史，从成功移植后 6 ～ 12 个月开始，每隔 4 周接种 3 剂次疫苗

● 解剖或功能性脾萎缩（包括镰状细胞病）：

<u>12 ～ 59 月龄</u>

——12 月龄前未接种或仅接种第 1 剂：间隔 8 周接种 2 剂

——12 月龄前接种 2 次或以上：至少在前 1 剂 8 周后再接种 1 剂

<u>5 岁或 5 岁以上的未接种疫苗* 人群：</u>

——接种 1 剂

● 选择性脾切除术：

15 月龄及以上未接种疫苗* 人群

——1 剂次（最好于手术前至少 14d 接种）

● HIV 感染：

<u>12 ～ 59 月龄</u>

——12 月龄前未接种或仅接种 1 剂：间隔 8 周接种 2 剂

——12 月龄前接种 2 次或以上剂次：至少在前 1 剂 8 周后再接种 1 剂

<u>5 ～ 18 岁的未接种疫苗* 人群</u>

——接种 1 剂

● 免疫球蛋白缺乏，早期补体成分缺乏：

<u>12 ～ 59 月龄</u>

——12 月龄前未接种或仅接种 1 剂：间隔 8 周接种 2 剂

——12 月龄前接种 2 次或以上剂次：至少在前 1 剂 8 周后再接种 1 剂

* 未接种疫苗 = 少于常规系列（持续至 14 月龄）或未接种（15 月龄或以上）

甲型肝炎疫苗（最小年龄：于 12 月龄进行常规接种）

常规接种

● 2 剂次系列（最短间隔时间：6 个月）从 12 月龄开始

补充接种

● 18 岁及以上未接种疫苗的人应完成 2 剂次系列接种（最短间隔时间：6 个月）

● 曾在 12 月龄或 12 月龄以上接受 1 剂者，至少应在第 1 剂 6 个月后接受第 2 剂

● 18 岁及以上的青少年可接受 HepA 和 HepB 联合疫苗 Twinrix，分为 3 剂系列（0 个月、1 个月和 6 个月）或 4 剂系列（0d、7d 和 21 ～ 30d，12 个月后进行末次接种）

国际旅行期间

● 在甲型肝炎高度或中度流行国家旅游或工作者（www.cdc.gov/travel/）：

——6 ～ 11 月龄婴儿：出发前接种第 1 剂；然后于 12 ～ 23 月龄，至少间隔 6 个月再给予 2 剂

——12 月龄及以上未接种疫苗者：一旦考虑旅行，立即注射 1 剂次

乙型肝炎疫苗（最小年龄：出生后）

出生剂次（仅限单价 HepB 疫苗）

● 母亲为 HBsAg 阴性：所有医学上健康的婴儿在出生后 24h 内体重≥ 2000g 注射 1 剂次。婴儿体重< 2000g：1 月龄时或出院时注射 1 剂次

● 母亲为 HBsAg 阳性：

——不论婴儿出生体重是多少，在出生后 12h 内接种乙型肝炎疫苗和乙型肝炎免疫球蛋白（在不同的手臂上）。婴儿体重< 2000g：从 1 月龄开始再注射 3 剂次疫苗（共 4 剂次）

——于 9 ～ 12 月龄监测其 HBsAg 和抗 HBs 水平。如果 HepB 系列接种延迟，则在末次接种 1 ～ 2 个月后检查其 HBsAg 和抗 HBs 水平

● 母亲的 HBsAg 状态未知：

——无论婴儿出生体重如何，在出生后 12h 内接种乙型肝炎疫苗

——对于体重< 2000g 的婴儿，在出生 12h 内，除了接种 HepB 疫苗，还应给予 HBIg。1 月龄开始还应接种 3 剂次疫苗（总共个剂次）

——尽快确定母亲的 HBsAg 状态。如果母亲是 HBsAg 阳性，尽早给体重≥ 2000g 婴儿注射 HBIg，但不迟于出生后 7d

常规接种

● 在 0 月龄、1 ～ 2 月龄、6 ～ 18 月龄时接种 3 剂次系列疫苗（出生后 6 周前接种单价乙型肝炎疫苗）

● 未接受出生剂次接种的婴儿，应在可行的情况下尽快开始这一系列治疗（见表 10-3）

● 当在出生剂次后使用含有乙型肝炎病毒的联合疫苗时，允许给予接种 4 剂次

● 末次接种（第 3 剂或第 4 剂）的最小年龄：出生后 24 周

● 最小间隔时间：剂次 1 到剂次 2：4 周；剂次 2 到剂次 3：8 周；剂次 1 到剂次 3：16 周（当接种 4 剂次时，在这些计算中用剂次 4 代替剂次 3）

补充接种

● 未接种疫苗者应在 0 月龄、1 ～ 2 月龄、6 月龄内完成 3 剂次系列接种

● 11 ～ 15 岁的青少年可使用两次给药方案，两次给药间隔至少 4 个月（仅限成人配方 Recombivax HB）

● 18 岁及以上的青少年可接受至少间隔 4 周的 2 剂次系列 HepB（Heplisav-B）

● 18 岁及以上的青少年可接受 HepA 和 HepB 联合疫苗 Twinrix，分为 3 剂系列（0 个月、1 个月和 6 个月）或 4 剂系列（0d、7d 和 21 ～ 30d，然后在 12 个月后接种末次）

● 其他补种指南见表 10-3

特殊情况

● 对于免疫状态正常的婴儿、儿童、青少年或成年人，一般不建议再接种疫苗

● 可建议对某些群体进行再接种，包括：

——HBsAg 阳性母亲所生的婴儿

——血液透析患者

——其他免疫缺陷者

● 详细的再接种建议见 www. cdc.gov/vaccines/hcp/acip-recs/vacc- specific/hepb.html

人乳头瘤病毒疫苗（最小年龄：9 岁）

常规和补充接种

● 通常在 11 ～ 12 岁时（可在 9 岁时开始）建议接种 HPV 疫苗，如果没有充分接种，则建议所有 18 岁以下的人接种 HPV 疫苗

● 2 或 3 剂系列取决于最初接种年龄：

——9 ～ 14 岁初次接种疫苗：0 个月、6 ～ 12 个月进行 2 剂系列（最短间隔时间：5 个月；如果给药过快，则需要重复接种）

——初次接种时年龄在 15 岁或以上：0 个月、1 ～ 2 个月、6 个月的 3 剂系列（最小间隔时间：剂次 1 到剂次 2：4 周；剂次 2 到剂次 3：12 周；剂次 1 到剂次 3：5 个月；如果给药过快，则需要重复接种）

● 如果完成有效的 HPV 疫苗接种系列，则不需要额外的剂量

特殊情况

● 免疫功能低下的情况，包括 HIV 感染：按照上述的 3 剂系列

● 性虐待或性侵犯史：从 9 岁开始接种

● 妊娠：直到妊娠后才建议 HPV 疫苗接种；如果在妊娠期间接种疫苗，则不需要进行干预；在接种疫苗之前不需要进行妊娠检测

流感疫苗[最小年龄：6 月龄（IIV）、2 岁（LAIV）、18 岁（重组流感疫苗，RIV）]

常规接种

● 每年使用任何适合年龄和健康状况的流感疫苗：2 剂次，间隔至少 4 周，适用于 6 月龄至 8 岁的儿童，于 2019 年 7 月 1 日前接种少于 2 剂次流感疫苗者，或其流感疫苗接种史未知（即使儿童在接受 1 剂次和 2 剂次之间满 9 岁，也应接种第 2 剂）

——2019 年 7 月 1 日前至少接种 2 剂次流感疫苗的 6 月龄至 8 岁儿童，给予 1 剂次

——9 岁及以上的所有人接种 1 剂次

——对于 2020 ～ 2021 年度，接种参考 2020 ～ 2021 ACIP 流感疫苗接种建议

特殊情况

● 鸡蛋过敏，只表现为荨麻疹：每年提供适合任何年龄和健康状况的流感疫苗

● 鸡蛋过敏，除荨麻疹以外的其他症状（如血管水肿、呼吸窘迫、需要紧急医疗服务或使用肾上腺素）：在能够识别和管理严重过敏反应的保健提供者的监督下，每年在医疗环境中给予适龄和健康状况人群适合的任何流感疫苗

● 不应在有下列条件或情况的人中使用 LAIV：

——对以前接种的流感疫苗或任何疫苗成分有严重过敏反应的病史（不包括鸡蛋，详见上文）

——服用阿司匹林或水杨酸盐药物

——2 ～ 4 岁有哮喘或喘息史的儿童

——由任何原因而导致的免疫功能低下（包括药物和 HIV 感染）

——解剖或功能性脾萎缩

——耳蜗植入

——脑脊液 - 咽相通

—— 需要健康保护环境的人严重免疫抑制患者的密切接触者或照顾者

——妊娠

——48h 内接受过抗流感病毒药物治疗

麻疹 - 腮腺炎 - 风疹疫苗（最小年龄：常规疫苗接种 12 月龄）

常规接种

● 2 剂系列：12 ～ 15 月龄、4 ～ 6 岁

● 第 2 剂可在第 1 剂 4 周后接种

补充接种

● 未接种疫苗的儿童和青少年：2 剂系列至少间隔 4 周

● 使用 MMRV 的最大年龄为 12 岁

特殊情况

国际旅行期间

● 6～11月龄的婴儿：出发前1剂；在12～15月龄时（高危地区的儿童为12月龄），再接种2剂系列，第2剂最早可以在4周后接种

● 未接种疫苗的12月龄以上的儿童：至少在出发前间隔4周接种2剂次系列

脑膜炎球菌血清组A、C、W、Y疫苗[最小年龄：2月龄（MenACWY-CRM，Menveo），9月龄（MenACWY-D，Menactra）]

常规接种

● 2剂系列：11～12岁、16岁

补充接种

● 13～15岁：立即给予1剂次，16～18岁时加强（最短间隔时间：8周）

● 16～18岁：1剂次

特殊情况

解剖或功能性脾萎缩（包括镰状细胞病），HIV感染，持续补体成分缺乏，使用补体抑制剂[如依库珠单抗（eculizumab）、雷维珠单抗（ravulizumab）]

● 流脑疫苗（Menveo）

——剂次1在出生后8周：4剂次系列在2月龄、4月龄、6月龄、12月龄

——剂次1在7～23月龄：2剂次系列（剂次2至少在儿童12月龄后接种剂次1的12周后）

——剂次1在24月龄或以上：2剂次系列之间接种至少间隔8周

● 脑膜炎疫苗（Menactra）

——持续性补体成分缺乏或补体抑制剂使用：

✓ 9～23月龄：2剂系列至少间隔12周

✓ 24月龄或以上：2剂系列至少间隔8周

——解剖或功能性脾萎缩、镰状细胞病或HIV感染：

✓ 9～23月龄：不推荐

✓ 24月龄或以上：2剂系列至少间隔8周

✓ Menactra必须在PCV13系列完成后至少4周内注射

前往患有高流行或流行性脑膜炎球菌病的国家，包括非洲脑膜炎地带或朝觐（朝圣）期间参见www.cdc.gov/travel/

● 未满24月龄的儿童：

——流脑疫苗（Menveo）（2～23月龄）：

✓ 剂次1在8周：4剂系列在2、4、6、12月龄

✓ 剂次1在7～23月龄：2剂系列（剂次2至少在儿童12月龄后，并且在接种剂次1的12周后）

——流脑疫苗（Menactra）（9～23月龄）：

✓ 2剂系列（剂次2至少在剂次1接种后12周；旅行者可在剂次1接种后8周接种剂次2）

● 2岁或以上的儿童：1剂次流感疫苗或脑膜炎双球菌疫苗

居住在社区的一年级大学生（如果16岁或以上以前未接种疫苗）或新兵：

● 1剂次Menveo或Menactra

在10岁以前接受MenACWY的青少年疫苗接种：

● 建议强化接种的儿童：患脑膜炎球菌病风险增加的儿童建议强化接种1剂（如那些有补体缺乏的患者、艾滋病患者或无脾患者）：对风险增加的人强化接种时间见下文

● 不建议强化接种的儿童（如那些在前往脑膜炎球菌病流行的国家旅行时接受单剂注射的儿童）：按照青少年推荐计划，在11～12岁时注射1剂，在16岁时注射第2剂

注：Menactra应在DTaP之前或同时接种。对于MenACWY强化接种的建议用于“特殊情况”和在爆发环境下的人群，关于额外的脑膜炎球菌疫苗接种信息见www.cdc.gov/vaccines/hcp/acip-recs/vacc-specific/mening.html

B群脑膜炎球菌疫苗[最小年龄：10岁（MenB-4C，Bexsero；MenB-FHBP，Trumenba）]

共享临床决策

● 根据共同的临床决策，16～23岁（首选年龄16～18岁）的青少年没有增加风险：

——脑膜炎疫苗：2剂系列至少间隔1个月

——B群脑膜炎球菌疫苗：2剂系列至少间隔6个月；如果剂次2在6个月前注射，剂次3应至少在剂次2接种4个月后接种

特殊情况

解剖或功能性脾萎缩（包括镰状细胞病），持续的补体成分缺乏，补体抑制剂的使用（如依库珠单抗、雷维珠单抗）：

● 脑膜炎疫苗：2剂系列，至少间隔1个月

● B群脑膜炎球菌疫苗：3剂系列，0个月、1～2个月、6个月

脑膜炎疫苗和B群脑膜炎球菌疫苗不能互换；应使用同一系列产品中的所有剂次。有关在特殊情况下和流行暴发情况下MenB的强化接种建议及其他脑膜炎球菌疫苗接种信息，请参阅www.cdc.gov/vaccines/acip/recommendations .html和www.cdc.gov/vaccines/hcp/acip-recs/vacc- specific/mening.html

肺炎球菌疫苗［最小年龄：6周（PCV13），2岁（PPSV23）］

PCV13 疫苗常规接种

● 4剂系列在2月龄、4月龄、6月龄、12～15月龄

PCV13 疫苗补充接种

● 24～59月龄的健康儿童，未完整接种PCV13系列疫苗的给予接种1次

● 其他疫苗补种指南见表10-3

特殊情况

以下高风险情况：当PCV13和PPSV23同时有指征接种时，应先接种PCV13。PCV13和PPSV23不应在同一次就诊期间接种

慢性心脏疾病（特别是发绀型先天性心脏病和心力衰竭）、慢性肺病（包括经口服大剂量皮质类固醇治疗的哮喘）、糖尿病：

年龄2～5岁

● 任何接种不完全*的系列：

——PCV13的3个剂次：1剂次PCV13（在任何先前PCV13剂量后至少8周）

——少于3个PCV13剂次：2剂次PCV13（最近剂次后8周，间隔8周注射）

● 无PPSV23病史：1剂次PPSV23（在任何先前的PCV13剂次后至少8周）

年龄6～18岁

● 无PPSV23病史：1剂次PPSV23（至少在先前使用PCV13后8周）

脑脊液漏、人工耳蜗：

年龄2～5岁

● 接种任何不完全的系列：

——3个PCV13剂次：1剂次PCV13（在任何先前PCV13剂次后至少8周）

——少于3个PCV13剂次：2剂次PCV13（最近剂次后8周，间隔8周注射）

● 无PPSV23病史：1剂次PPSV23（在任何先前的PCV13剂次后至少8周）

年龄6～18岁

● 没有PCV13或PPSV23的病史：接种一次PCV13至少8周后接种一次PPSV23

● 任何PCV13，但没有PPSV23：至少在最近剂次PCV13接种后8周接种1剂次PPSV23

● PPSV23但没有PCV13：至少在最近剂次的PPSV23接种8周后接种1剂次PCV13

镰状细胞病和其他血红蛋白病、解剖或功能性无脾，先天性或获得性免疫缺陷，HIV感染，慢性肾衰竭，肾病综合征，一般恶性肿瘤、白血病、淋巴瘤、霍奇金淋巴瘤等与免疫抑制药物或放疗相关的疾病，实体器官移植，多发性骨髓瘤：

年龄2～5岁

● 接种任何不完全的系列：

——3个PCV13剂次：1剂次PCV13（在任何先前PCV13剂次后至少8周）

——少于3个PCV13剂次：2个剂次PCV13（最近剂次后8周，间隔8周注射）

● 无 PPSV23 病史：1 剂次 PPSV23（在任何先前 PCV13 剂次后至少 8 周）和 5 年后接种第 2 剂次 PPSV23

年龄 6 ～ 18 岁

● 没有 PCV13 或 PPSV23 的病史：1 剂次 PCV13，2 剂次 PPSV23（PPSV23 的第 1 剂在 PCV13 接种后 8 周接种，PPSV23 的第 2 剂在 PPSV23 的第 1 剂后至少 5 年接种）
● 任何 PCV13 但没有 PPSV23：2 剂次 PPSV23（PPSV23 的第 1 剂在最近剂次 PCV13 接种 8 周后接种，PPSV23 第 2 剂在 PPSV23 第 1 剂接种后至少 5 年接种）
● PPSV23 但没有 PCV13：1 剂次 PCV13 在 PPSV23 最近剂次至少 8 周后接种，PPSV23 第 2 剂在 PPSV23 第 1 剂接种 5 年后和 PCV13 第 1 剂接种至少 8 周后接种

慢性肝病，酗酒：

年龄 6 ～ 18 岁

● 无 PPSV23 病史：1 剂次 PPSV23（在任何先前的 PCV13 剂次后至少 8 周）

* 接种不完全系列 = 没有接受推荐系列或与年龄适宜的补种系列中的所有剂次，详细时间表请参阅 www.cdc.gov/mmwr/pdf/rr/rr5911.pdf 中 ACIP 肺炎球菌疫苗接种建议中的表 8、表 9 和表 11

脊髓灰质炎疫苗（最小年龄：6 周）

常规接种

● 4 剂次系列：2 月龄、4 月龄、6 ～ 18 月龄、4 ～ 6 岁；在 4 岁或以上，以及在上一剂次后至少 6 个月内接种
● 当使用含有 IPV 的联合疫苗时，4 岁前可接种 4 剂次或更多剂次的 IPV。然而，仍建议在 4 岁或以上年龄时，上一剂次后至少 6 个月内接种 1 个剂次

补充接种

● 在出生后前 6 个月内，仅在前往小儿麻痹症流行地区时或暴发期间补充接种
● 对于 18 岁及以上的美国居民，不建议常规使用 IPV

含有口服脊髓灰质炎疫苗（OPV）系列，或者 OPV 与 IPV 混合或单纯 OPV 系列：

● 完成该系列所需的总剂量与美国 IPV 计划的建议相同。请参阅 www.cdc.gov/mmwr/volumes/66/wr/mm6601a6.htm ？序列号 =mm6601a6
● 只有 3 价 OPV（tOPV）符合美国的疫苗接种要求

——2016 年 4 月 1 日之前给予的 OPV 剂次应计算在内（除非特别注明是在战役期间接种）

——2016 年 4 月 1 日或以后接种的 OPV 不应计算在内

——有关“OPV”的接种剂次的指南，请参阅 www.cdc.gov/mmwr/volumes/66/wr/mm6606a7.htm?s_cid=mm6606a7_w

● 其他补种疫苗指南见表 10-3

轮状病毒疫苗（最小年龄：6 周）

常规接种

● 口服轮状病毒疫苗：2 剂次系列：2 月龄、4 月龄
● 口服轮状病毒疫苗：3 剂次系列：2 月龄、4 和 6 月龄
● 如果系列中的任何剂量是口服五价重配轮状病毒减毒活疫苗（RotaTeq）或者是不知名称的疫苗，那就默认为 3 剂次系列疫苗

补充接种

● 不要在出生后 15 周，0d 之后开始系列接种
● 末次接种的最大年龄为 8 月龄，0d
● 其他补种疫苗指南见表 10-3

破伤风 - 白喉 - 百日咳（Tdap）疫苗（最小年龄：常规疫苗接种年龄为 11 岁，补充接种年龄为 7 岁）

常规接种

● 11 ～ 12 岁青少年：1 剂次 Tdap
● 妊娠：每次妊娠期间 1 剂次 Tdap，最好在妊娠 27 ～ 36 周早期接种
● 自上一次破伤风和白喉类毒素疫苗以来，无论间隔时间如何，都可以使用 Tdap

补充接种

● 未接受 Tdap 的 13 ～ 18 岁青少年：

1 剂次 Tdap，然后每 10 年加强 1 次 Td 或 Tdap

● 7 ～ 18 岁未充分接种*DTaP 疫苗者：

1 剂 Tdap 作为补种疫苗的一部分（最好是第 1 剂次）；如果需要额外的剂次，使用 Td 或 Tdap

- 7 ～ 10 年岁接种 Tdap 疫苗者：

——接受 Tdap 的 7 ～ 9 岁儿童应在 11 ～ 12 岁接受常规 Tdap 接种

——接受 Tdap 的 10 岁儿童在 11 ～ 12 岁时不需要接受常规的 Tdap 接种

- 在 7 岁或 7 岁后不慎接种了 DTaP 者：

——7 ～ 9 岁儿童：DTaP 可作为补种的一部分，在 11 ～ 12 岁时应给予常规的 Tdap 接种

——10 ～ 18 岁儿童：DTaP 可被认为是青少年 Tdap 的加强接种

- 其他补种疫苗指南见表 10-3
- 有关 Tdap 或 Td 作为破伤风预防药物用于伤口治疗的信息，请参阅 www.cdc.gov/mmwr/ 卷 /67/rr/rr6702a1.htm

* 充分接种 =5 个有效剂次的 DTaP 或如果剂次 4 是在 4 岁或以上时接种的

水痘疫苗（最小年龄：12 个月）

常规接种

- 2 剂系列，12 ～ 15 月龄，4 ～ 6 岁
- 剂次 2 最早可在剂次 1 接种 3 个月后接种（间隔 4 周的接种剂次可计算在内）

补充接种

- 确保没有免疫问题的 7 ～ 18 岁个体可以接种 2 剂系列疫苗，请参阅 www.cdc.gov/mmwr/pdf/rr/rr5604.pdf

——年龄 7 ～ 12 岁：常规间隔 3 个月（间隔 4 周后的剂次可计算在内）

——年龄 13 岁及以上：常规间隔 4 ～ 8 周（最小间隔：4 周）

——使用 MMRV 的最大年龄为 12 岁

（3）免疫缺陷儿童：先天性免疫缺陷的儿童不应接种活病毒疫苗[口服脊髓灰质炎疫苗（OPV，美国无供应）、轮状病毒疫苗、MMR、VAR、MMRV、黄热病疫苗或LAIV]或活菌疫苗（卡介苗或活伤寒疫苗）。根据免疫缺陷的性质，其他疫苗是安全的，但可能无法引起免疫反应。癌症儿童和接受大剂量皮质类固醇或其他免疫抑制剂的儿童不应接种活病毒或活菌疫苗。如果恶性肿瘤正在缓解，化疗至少停用90d，则此禁忌证不适用。活病毒疫苗也可用于以前健康的儿童，接受低至中剂量的皮质类固醇[定义为最多2mg/（kg・d）的泼尼松，最多20mg/d]少于14d；没有其他免疫缺陷的儿童昼夜应用短效皮质类固醇；儿童接受生理皮质类固醇治疗；儿童只接受局部、吸入或关节内皮质类固醇。

病原体活疫苗的禁忌证也适用于严重免疫抑制的HIV感染儿童。接种MMR者应至少有15%的CD4细胞，CD4淋巴细胞计数相当于CDC免疫学分级2级，并且无HIV感染症状。这些儿童的MMR接种建议在12个月（在流行病期间6个月后）进行；一些专家建议将感染HIV儿童的MMR接种推迟到他们接受抗逆转录病毒治疗3个月。对于感染HIV的儿童，可以在最初剂量后至少1个月给予追加MMR剂量；事实上，通常鼓励在4～6岁之前给予这种追加剂量。在1岁之前给的剂量不应被视为完整系列的一部分。还建议VAR用于CD4细胞持续存在或恢复的艾滋病儿童。ACIP只建议为儿童接种IPV。因此，免疫缺陷儿童不应再通过家庭接触暴露于OPV。在免疫功能低下儿童的家庭中不禁止应用MMR和VAR。感染HIV的儿童即使在接受治疗之前接种了疫苗，也应重新接种，以确保充分的保护。建议的免疫缺陷儿童免疫接种时间表可在https：//www.cdc.gov/vaccines/schedules/hcp/imz/child- indications.html获得。

（4）过敏或过敏儿童：在接种疫苗后，严重的超敏反应是罕见的（1.53例/100万剂）。它们通常可归因于疫苗的微量成分，而不是抗原；例如，MMR、IPV和VAR含有微克量的新霉素，IPV还含有微量的链霉素和多黏菌素B。已知对这些抗生素有过敏反应的儿童不应接种这些疫苗。灭活疫苗和活流感疫苗及黄热病疫苗都可能含有微量的鸡蛋抗原。鸡蛋过敏儿童流感疫苗接种指南最近有所改变。微量的鸡蛋蛋白通常被认为低于引起过敏反应所需的阈值，在严重鸡蛋过敏的儿童中没有增加过敏反应的风险。因此，除了疫苗外，没有特别的预防措施，严重鸡蛋过敏的儿童可以接种流感疫苗。一些疫苗（MMR、MMRV和VAR）含有明胶。对于任何对明胶或疫苗中含有的任何成分有过敏反应史的人，应审查疫苗包附带说明，并寻求额外的咨询，如儿科过敏症专科医生。疫苗注射器的一些尖端和橡胶柱塞含有乳胶。这些疫苗不应给有严重过敏乳胶史的个体注射，但较不严重过敏的个体可以注射。硫柳汞是一种自20世纪30年代以来用作疫苗防腐剂的有机汞化合物。虽然没有证据表明硫柳汞引起了严重的过敏反应或孤独症，但自2001年年中以来，所有常规推荐的婴儿疫苗都是在没有硫柳汞的情况下生产的。可注射流感疫苗的无硫柳汞制剂是可用的，而LAIV不含硫柳汞。

（5）其他特殊情况：对于早产儿、低出生体重婴儿、儿童移植受者、阿拉斯加原住民/美国印第安人、居住机构或军事社区的儿童、难民、新移民或旅行者的详细建议可从CDC（AAP的红皮书）获得（http：//www.cdc.gov/vaccines）。

3. *与父母沟通疫苗* 美国的大多数父母选择给他们的孩子接种疫苗。在2017年，1.1%的幼儿没有接种疫苗。然而，父母对疫苗的关注正在增加，越来越多的父母选择推迟或减少为他们的孩子接种疫苗。虽然不接种疫苗有许多原因，但有几个问题再次出现。有些父母不认为他们的孩子有患小儿麻痹症、麻疹和破伤风等疾病的风险。其他家长不认为某些疫苗可以预防疾病，如水痘和百日咳疫苗。疫苗的安全性也受到广泛关注。保健提供者在与父母讨论已知的疫苗接种风险和益处中发挥着至关重要的作用。在这方面，供应商必须认识到，父母的决定往往是基于媒体或互联网提供的关于疫苗风险的不准确信息。

AAP、CDC和其他机构开发了资源，指导供应商如何最好地与家长沟通疫苗问题。一项假定的建议（“我们今天有三次注射要做”）可能比一种参与性的方法（“你想过他今天要注射疫苗吗?”）更有效。假定的方法也在随机试验中被证明是增加HPV疫苗摄取的有效技术。对于那些抵制疫苗或对疫苗有疑问的父母来说，有些会在简单地获得必要的知识后同意接种疫苗。然而，对许多人来说，仅仅纠正错误信息是不够的，而且可能会增加对疫苗接种的抵抗。对于这些父母来说，最好避免争论或反驳。动机性访谈已显示出可作为有关儿童和青少年疫苗接种的有效沟通技术。其他有希望的技术包括从讨论疫苗副作用，到强调疫苗对疾病预防的重要性、个人建议（“我根据建议的时间表给儿童接种疫苗”）、促进社会规范（“我们几乎所有的患者都接种了疫苗”），或强调增加风险的情况（“这些传染病只是一架离开的飞机。”）。

有疫苗安全性疑问的家长可以被引导到可信的网站，如AAP（https：/healthychildren.org）、CDC（www. cdc.gov/vaccines）和免疫行动联盟（www.immunize. org）。

4. *乙型肝炎疫苗* 报告的急性乙型肝炎病例数在美国急剧下降，这主要归因于疫苗接种。根据2015年的监测数据，自1985年以来，急性乙型肝炎的发病率至少下降了87%。下降率最高的是15岁以下的儿童，比例下降了98%。

在美国乙型肝炎发病率的减少在很大程度上是由于1991年开始的全面预防乙型肝炎战略。这一方法的四个核心要素：①所有婴儿从出生开始免疫；②对所有孕妇进行乙型肝炎病毒感染的常规筛查，并向感染母亲出生的所有婴儿提供乙型肝炎免疫球蛋白（HBIg）；③对以前未接种疫苗的儿童和青少年进行常规接种；④对乙型肝炎感染风险增加的成人进行疫苗接种。

虽然幼儿的免疫接种率很高（在2017年＞90%完全免疫），但在确定乙型肝炎感染母亲和免疫高危成人方面却鲜有成功。估计每年分娩的23 000名乙型肝炎表面抗原（hepatitis B surface antigen，HBsAg）阳性的母亲中，只有9000人通过产前筛查确定。虽然每年平均有90例围产期获得性乙型肝炎感染向CDC报告，但围产期乙型肝炎病毒感染的实际数量估计比目前检测和报告的数量高10～20倍。这种情况对暴露的婴儿来说明显错失了预防的机会，因为与HBIg一起使用HepB疫苗可有效防止病毒的母婴传播。此外，尽管AAP和ACIP建议普及新生儿乙型肝炎疫苗接种，但许多医院并不向所有新生儿提供乙型肝炎疫苗。同样，仅90%～95%的乙型肝炎疫苗预防乙型肝炎病毒感染有效，但只有45%的高危成人接种了疫苗。

所有孕妇都应定期接受HBsAg筛查。由HBsAg阳性母亲诞下的婴儿应在出生后立即接种HepB和HBIg。母亲HBsAg状态不明的婴儿应在出生12h内接种疫苗（但不接种HBIg）。在这种情况下，母亲的HBsAg状态应在住院期间尽快确定，如果母亲被发现HBsAg阳性，应给予婴儿HBIg。对于所有婴儿，乙型肝炎免疫系列应在出生时开始，第一次剂量在24h前给予。在2015年，全国72%的婴儿在出生后3d内接种乙型肝炎疫苗，各州差异很大（49%～88%）。

建议对所有婴儿和所有以前未接种疫苗的0～18岁儿童进行三剂乙型肝炎疫苗的常规免疫。青少年可获得两剂的时间表。儿童和青少年接种疫苗前不筛查过去感染的标记，但可考虑对高危成人进行筛查。由于乙型肝炎疫苗由病毒的灭活亚基组成，它们对免疫抑制个体或孕妇没有传染性，也没有禁忌。

（1）疫苗提供

1）乙型肝炎疫苗（RecombivaxHB，Merck）：重组乙型肝炎疫苗。

2）乙型肝炎疫苗（Engerix-B，GlaxoSmithKline）：重组乙型肝炎疫苗。

3）DTaP-HepB-IPV（Pediarix，GlaxoSmithKline）：白喉、破伤风、百日咳、乙型肝炎和脊髓灰质炎疫苗。

4）乙型肝炎疫苗（Heplisav-B，Dynavax Technologies）：重组乙型肝炎疫苗，具有一种新的佐剂，并被批准用于18岁及以上的成年人。

5）DTaP-IPV-Hib-HepB（Vaxelis，Merck）：DTaP、IPV、Hib和乙型肝炎疫苗。批准在2月龄、4月龄和6月龄时作为三种系列使用；未批准在4～6岁时作为IPV的最终追加剂量使用；肌内注射（至少在2021年之前不可用）。

只有非组合疫苗（Recombivax HB和Engerix-B）才能在出生至6周之间接种。以上所列的任何单一或组合疫苗均可用于完成乙型肝炎疫苗接种系列。一种抗甲型肝炎和乙型肝炎的联合疫苗（Twinrix，GlaxoSmithKline）是可用的，但在美国只对18岁及以上的人发放许可证。

（2）接种计划推荐方案：美国所有婴儿和儿童都推荐应用乙型肝炎疫苗。表10-4列出了新生儿的疫苗接种时间表，这取决于产妇HBsAg的状况。HBsAg阳性或未知状态的母亲诞下的婴儿，应在出生12h内接种乙型肝炎疫苗。HBsAg阴性母亲诞下的婴儿应在24h前接种疫苗。

对于未接种过免疫疫苗的11岁以下儿童，需要肌内注射3次乙型肝炎疫苗。11～15岁的青少年有两种选择：标准的儿科三剂量时间表或两剂成人RecombivaxHB（1.0ml剂量）疫苗，第二剂在第一剂后4～6个月给予。某些患者可能对乙型肝炎疫苗的免疫反应降低，包括出生时体重小于2000g的早产儿、老年人、免疫抑制患者和接受透析的人群。母亲为HBsAg阳性或状态不明的早产儿，应在出生12h内同时接种HepB和HBIg。对于已知母亲为HBsAg阴性的早产儿，如果婴儿在医学上稳定，则接种系列的开始应推迟到出生后30d，如果婴儿在出生后30d前出院，则应推迟到出院前。儿科血液透析患者和免疫功能低下者可能需要更大的剂量或更多的剂次，剂量和时间表可在最近的CDC乙型肝炎建议中获得。

（3）禁忌证与预防：不应将乙型肝炎疫苗给予对酵母或任何疫苗成分有严重过敏反应者。有严重不良事件史（如过敏反应）的个体，在接种乙型肝炎疫苗后，不应接种额外的剂量。有吉兰-巴雷综合征、多发性硬化症、自身免疫性疾病、其他慢性疾病史的人群，或在妊娠期间的人群，不禁止接种疫苗。

（4）不良反应：接种后不良事件总体发生率较低。报告的是轻微的，包括发热（1%～6%）和注射部位的疼痛（3%～29%）。没有证据表明疫苗接种与婴儿猝死综合征、多发性硬化症、自身免疫性疾病或慢性疲劳综合征之间存在关联。

（5）暴露后预防：是指在围产期、性行为中、家

表 10-4 根据目前 HBsAg 状态，新生儿乙型肝炎疫苗接种时间表[a]

母体乙型肝炎抗体状况	单抗原病毒疫苗		单抗原病毒疫苗联合接种	
	剂量	年龄	剂量	年龄
阳性[b]	1[c]	出生（≤ 12h）	1[c]	出生（≤ 12h）
	HBIg[d]	出生（≤ 12h）	HBIg	出生（≤ 12h）
	2	1 ～ 2 个月	2	2 个月
			3	4 个月
	3[e]	6 个月	4[e]	6 个月（儿科）
不确定[f]	1[c]	出生（≤ 12h）	1[c]	出生（≤ 12h）
	2	1 ～ 2 个月	2	2 个月
			3	4 个月
	3[e]	6 个月	4[e]	6 个月（儿科）
阴性	1[c]	出生（< 24h）	1[c, g]	出生（< 24h）
	2	1 ～ 2 个月	2	2 个月
			3	4 个月
	3[e]	6 ～ 18 个月	4[e]	6 个月（儿科）

a 体重小于 2000g 的早产儿疫苗接种见正文

b HBsAg 阳性母亲诞下的婴儿应在抗 HBs 和 HBsAg 免疫系列完成后 9 ～ 12 个月进行检测

c 出生剂量应使用 Recombivax-HB 或 Engerix-B。儿科不能在出生时或 6 周前给药

d HBIg（0.5ml）在不同于疫苗接种的解剖部位肌内注射

e 疫苗系列中的最终剂量不应在 24 周（164d）之前给药

f 母亲应在入院分娩后尽快抽血和检测 HBsAg；如果发现母亲 HBsAg 阳性，婴儿应尽快接种 HBIg，不迟于 7d

经许可引自 Schillie S、Vellozzi C、Reingold A, et al. Prevention of Hepatitis B Virus Infection in the United States: Recommendations of the Advisory Committee on Immunization Practices, MMWR Recomm Rep. 2018 Jan 12; 67(1): 1-31.

庭接触、经皮或黏膜接触乙型肝炎病毒的未接种疫苗的人群应进行显露后预防。当提示预防时，未接种疫苗的个体应在单独的解剖部位接种 HBIg（0.06ml/kg）和第一剂量的乙型肝炎疫苗。通过性接触和家庭接触过慢性感染者的人群应仅接种乙型肝炎疫苗。所有接种过疫苗但没有进行抗体检测的人群应在接触乙型肝炎病毒后进行抗 HBs 测试。如果抗体水平足够（≥ 10mU/ml），则不需要治疗。如果水平不足（< 10mU/ml），而且暴露于 HBsAg 阳性血液，则需要 HBIg 和疫苗接种。对于经皮或黏膜暴露于血液的非接种疫苗个体，应给予乙型肝炎疫苗，HBIg 是否接种取决于血液暴露者的 HBsAg 状态。

（6）抗体准备：HBIg 是从 HIV 阴性和丙型肝炎病毒阴性的供体制备的，具有高效价的 HBsAb。用于制备本产品的过程使任何未被检测到的 HIV 和丙型肝炎病毒失活或消除。

5. 轮状病毒疫苗 轮状病毒感染是全球幼儿急性胃肠炎住院和死亡的主要原因。在发展中国家，轮状病毒感染的发病率尤其高，每年有多达 215 000 名儿童死于轮状病毒感染引起的脱水和其他并发症。虽然轮状病毒感染死亡在美国不常见（每年死亡 20 ～ 60 人），但在采用轮状病毒疫苗之前，轮状病毒感染每年造成大量发病，估计有 270 万腹泻病、41 万次办公室访问和 55 000 ～ 70 000 次住院。

自 2006 年以来，美国一直定期推荐轮状病毒疫苗接种。目前有两种轮状病毒疫苗，一种五价轮状病毒疫苗（RV5；RotaTeq）和一种单价轮状病毒疫苗（RV1；Rotarix）。在美国，接种疫苗的婴儿中，轮状病毒感染性疾病的住院和门诊人数显著下降，未接种疫苗的较大儿童和成人的疾病发病率也有所下降，这反映了群体免疫的建立。轮状病毒疫苗接种也降低了全球轮状病毒感染性疾病的发病率和死亡率。虽然轮状病毒疫苗在发展中国家的效力略低，但疾病负担太重，以至于在采用这些疫苗的发展中国家，轮状病毒疫苗接种对公众健康的影响很大。正在进行广泛的努力，以开发更有效、成本更低、热稳定（即不需要制冷）的轮状病毒疫苗用于发展中国家。

已知 RV5 和 RV1 可引起肠套叠（尽管很少）。肠套叠风险为每 20 000 ～ 100 000 名接种疫苗的婴儿超过 1 例。但在这种风险水平上，轮状病毒疫苗接种的益处继续显著超过美国和全球的风险。

（1）疫苗提供

1）RV5（Rotateq，Merck）是一种五价、口服的、人牛重组轮状病毒活疫苗。疫苗为液体，不需要任何

重组，不含任何防腐剂。加药管无乳胶。

2）RV1（Rotarix，GlaxoSmithKline）是一种单价、口服的、减毒的人轮状病毒活疫苗。疫苗需要用1ml稀释液重新配制，使用预填口腔喷头。疫苗不含任何防腐剂。口腔喷头含有乳胶。

（2）剂量和管理时间表：无论是RV5还是RV1都可以用来预防轮状病毒胃肠炎。RV5应口服，作为三剂量系列，在2月龄、4月龄和6月龄应用。RV1应口服，作为两剂系列，在2月龄和4月龄应用。对于两种轮状病毒疫苗，接种第1剂的最小年龄为6周，最大年龄为14周零6天。疫苗接种系列不应在15周或以上开始应用，因为缺乏对年龄较大的婴儿进行第1剂接种的安全数据。剂次之间的最小间隔为4周。所有剂次应在8月龄前接种。虽然ACIP建议用于初始剂量的相同产品（RV5或RV1）完成疫苗系列，但如果不可能，供应商应以可用的任何产品完成该系列。

任何一种轮状病毒疫苗都可以与所有其他推荐的婴儿疫苗同时接种。在接种轮状病毒疫苗之前或之后，对婴儿母乳或配方奶喂养没有任何限制。在大多数情况下，婴儿很容易吞下疫苗；然而，如果婴儿在给药后吐口水或呕吐，则不应重新给予；婴儿可以在正常间隔内接种剩余剂次。

（3）禁忌证与预防：轮状病毒疫苗不应给予对疫苗任何成分有严重过敏反应的婴儿、对先前剂次疫苗有严重过敏反应的婴儿或因任何原因有肠套叠病史的婴儿。RV1不应给予严重乳胶过敏的婴儿。对于严重联合免疫缺陷（SCID）的婴儿，这两种疫苗都是禁忌的。在母亲妊娠期间接种生物反应修饰剂（如依那西普）的婴儿中，应避免使用RV疫苗。急性中重度胃肠炎婴儿应推迟接种。有限的数据表明轮状病毒疫苗在早产儿中是安全有效的。非洲的小型试验表明，RV1和RV5在感染HIV的儿童中具有良好的耐受性和免疫原性。然而，对于除SCID、先前存在的慢性胃肠疾病（如先天性巨结肠病或短肠综合征）或先前肠套叠发作以外的免疫功能低下的婴儿，疫苗的安全性和有效性尚未确定。临床医生应该权衡在这种情况下疫苗接种的潜在风险和好处。居住在有孕妇或免疫缺陷者的家庭的婴儿可以接种疫苗。

（4）不良反应：除了上述略有增加的肠套叠风险外，在许可前试验中，RV5引起呕吐和腹泻的风险非常小，但与统计学上的风险显著增加有关，RV1引起咳嗽或流鼻涕的风险同样较小但显著增加。

6. *儿童白喉-破伤风-无细胞百日咳疫苗* 白喉-破伤风-百日咳疫苗已经在联合疫苗中注射了几十年，并显著减少了这些疾病的发病率。联合疫苗中抗原的疗效与单组分疫苗中抗原的疗效相似。含有全细胞百日咳抗原的DTP在世界范围内得到了广泛应用，但在美国已经完全被纯化、灭活百日咳菌成分的DTaP所取代。

白喉是由革兰氏阳性杆菌白喉棒状杆菌引起的。它是一种毒素介导的疾病，白喉毒素引起局部组织破坏，如咽部和扁桃体白喉，以及全身疾病，特别是心肌炎和神经炎。总病死率在5%～10%，5岁以下或40岁以上者死亡率较高。主要由于成功的疫苗接种计划，自2004年以来，美国只报告了2例白喉病例。在美国，大多数罕见的白喉病例发生在未接种或免疫不足者。白喉疫苗临床疗效估计大于95%。

革兰氏阳性棒状厌氧梭菌引起破伤风，通常是通过感染受污染的伤口。当破伤风梭菌（*C. tetani*）定植于衰竭组织时，外毒素破伤风痉挛毒素被传播到抑制性运动神经元，导致骨骼肌的僵硬和痉挛。易被破伤风的伤口包括：①穿刺伤口，包括因身体穿孔、文身和静脉药物滥用而获得的伤口；②动物咬伤；③撕裂和擦伤；④非无菌新生儿分娩和脐带护理（新生儿破伤风）造成的伤口。在过去十年内完成了初级疫苗接种系列并接受了增强剂量的人，接种疫苗几乎是100%具有保护性。2014年，美国发生了29例破伤风病例和2例死亡病例，几乎都发生在没有充分接种、间隔期长（> 10年）或没有接种破伤风疫苗者。

百日咳也主要是由百日咳杆菌引起的一种毒素介导的疾病，被称为"百日咳"是因为高音吸气性呼噜声可以伴随剧烈的咳嗽发作。百日咳并发症包括死亡，通常是由相关的肺炎、癫痫和脑病引起的。美国的百日咳发病率在20世纪40～80年代急剧下降，但从80年代初开始，发病率一直在缓慢增加，青少年和成年人占报告病例的比例更大。发病率增加的原因包括用更好的实验室检测方法（PCR）检测病例、对青少年和成人病例的认知加深，以及对先前感染或仅接种无细胞百日咳疫苗的儿童保护力的降低。6个月以下的婴儿百日咳感染率最高（78/10万）；超过90%的百日咳死亡发生在新生儿和3个月以下的婴儿。

其中2017年美国报告了百日咳病例18 975例（尽管普遍报告不足），许多地方暴发，需要加强疫苗接种方案。现在建议对所有青少年和成年人及每次妊娠的孕妇使用不同配方的单一追加剂量Tdap。提供含有百日咳疫苗的追加剂量可以预防青少年和成人百日咳，也有可能减少百日咳对最易患百日咳并发症婴儿的传播。

（1）疫苗提供

1）白喉、破伤风和无细胞百日咳组合

A. DTaP（Daptacel，Sanofi；Infanrix，GlaxoSmithKline）：破伤风类毒素、白喉类毒素和无细胞百日咳疫苗。DTaP推荐年龄为6周至6岁，可用1～5剂。

B. Tdap（Boostrix，GlaxoSmithKline）：一种破伤风减少剂量的白喉 - 无细胞百日咳疫苗，针对 10 岁及以上的人，包括成年人和老年人。

C. Tdap（Adacel，Sanofi）：一种破伤风 - 白喉 - 无细胞百日咳疫苗，获批用于 11 ～ 64 岁人群。

2）DTaP 联合其他疫苗

A. DTaP-HepB-IPV（Pediarix，GlaxoSmithKline）：DTaP 联合脊髓灰质炎病毒和 HepB 疫苗。它是批准的前三剂 DTaP 和 IPV 系列，在 2 月龄、4 月龄和 6 月龄应用。虽然它被批准使用到 6 岁，但它没有推荐追加剂量。例如，它不能用作第 4 剂的 DTaP（通常在 15 ～ 18 月龄）。

B. DTaP-IPV-Hib（Pentacel，Sanofi）：DTaP 型、IPV 型和 Hib 型疫苗。Hib 组分是与破伤风类毒素结合的 Hib 囊状多糖。这种疫苗被批准作为 6 周至 4 岁儿童 DTaP 系列的第 1 ～ 4 剂使用。它通常在 2 月龄、4 月龄、6 月龄和 15 ～ 18 月龄时给予，不应作为 DTaP 系列中的第 5 剂。

C. DTaP-IPV（Kinrix，Glaxo Smith Kline，Quadracel，Sanofi）：DTaP 和 IPV 疫苗。该疫苗用于 4 ～ 6 岁儿童，用于作为 DTaP 疫苗系列的第 5 剂和 IPV 系列的第 4 剂。使用这种疫苗可以减少 4 ～ 6 岁儿童接受注射的次数。

D. DTaP-IPV-Hib-HepB（Vaxelis，Merck）：DTaP、IPV、Hib 和 HepB 疫苗。批准在 2 月龄、4 月龄和 6 月龄时作为三种系列使用；未批准在 4 ～ 6 岁时作为 IPV 的最终追加剂量使用；肌内注射（至少在 2021 年之前不可用）。

3）白喉和破伤风混合

A. DT（generic，Sanofi）含有破伤风类毒素和白喉类毒素，仅用于对百日咳疫苗有禁忌证的 7 岁以下的儿童。

B. Td（Tenivac，Sanofi；generic，Massachusetts BiologicalLabs）含有破伤风类毒素和低量的白喉类毒素，通常用于需要破伤风预防的成年人。

4）仅有破伤风：TT（generic，Sanofi）只含有破伤风类毒素，可用于成人或儿童。但是，由于白喉和破伤风都需要定期接种，一般不建议使用这种单一抗原疫苗，而且其只在国际市场上供应。

（2）剂量和用药时间表：虽然有几种不同的疫苗，但一些一般的考虑可以指导它们在特定情况下的使用。使用 DTaP（单独或与其他疫苗联合使用），用于 6 周至 6 岁的婴儿和儿童。未完全免疫百日咳的 7 ～ 10 岁儿童（指未接受 5 剂 DTaP 的儿童，或在 4 岁生日或 4 岁后接受 4 剂 DTaP 的儿童），如果没有百日咳免疫禁忌证，应接受一剂 Tdap 的百日咳免疫。对于青少年和成人，使用单剂量的 Tdap，然后每 10 年使用一次追加剂量的 Td；本章后面将详细描述 Tdap 的使用情况。

主要系列的 DTaP 疫苗应包括 4 剂，分别在 2 月龄、4 月龄、6 月龄和 15 ～ 18 月龄应用。如果自第 3 剂起已过 6 个月，则可在 12 月龄时给予第 4 剂。如果提供者认为该儿童不太可能在 15 ～ 18 月龄返回诊所就诊，则应给予 12 ～ 15 个月的第 4 剂。儿童应在 4 ～ 6 岁时接受第 5 剂 DTaP。然而，如果在儿童 4 岁生日后给予第 4 剂，则不需要第 5 剂 DTaP。如果可以，所有剂量应使用相同品牌的 DTaP。

（3）禁忌与预防：DTaP 疫苗不应用于对以前的疫苗剂量或疫苗成分有过敏反应的个体。对先前服用 DTaP 或 DTP 后 7d 内出现脑病的儿童，不应给予 DTaP。对于进行性神经功能障碍的个体，如婴儿痉挛、不受控制的癫痫或进行性脑病，也应推迟 DTaP 接种，直到他们的神经状态得到纠正和稳定。

DTaP 疫苗预防接种的注意事项包括：高热（40.5℃）、持续难以安慰的哭闹，或在先前剂量的 DTP 或 DTaP 后 48h 内出现休克状态；在先前剂量的 DTP 或 DTaP 后 3d 内癫痫发作；在先前接种破伤风疫苗后不到 6 周内出现吉兰 - 巴雷综合征；或发生中度或严重急性疾病伴发或不伴发发热。

（4）不良反应：接种无细胞百日咳疫苗后局部反应、发热和其他轻微的全身反应发生的频率是全细胞 DTP 疫苗接种后的 1/4 ～ 2/3。中度到严重的系统性影响，包括 40.5℃的发热，持续 3h 或更长时间的难以安慰的哭闹，以及低强度 - 低反应性发作，比全细胞 DTP 的频率要低得多。这些都没有后遗症。在美国使用的 DTaP 疫苗尚未引起严重的神经学影响。关于目前许可的 DTaP 疫苗的反应原性差异的数据有限。注射部位更严重的局部反应似乎是在接种目前所有许可的 DTaP 疫苗的第 4 和第 5 剂后，随着剂数的增加（包括大腿或整个上臂的肿胀）而发生的。

（5）白喉抗体制剂：白喉抗毒素来源于马。对白喉抗毒素的敏感性必须在给予之前进行测试。剂量取决于白喉膜的大小和位置，以及对患者中毒水平的估计。关于白喉抗毒素的使用可以咨询 CDC 的国家免疫和呼吸疾病中心。白喉抗毒素在美国不能商业化，必须从 CDC 获得。

（6）破伤风抗体制剂：人类破伤风免疫球蛋白（TIg）被用于处理有破伤风倾向的伤口并接受过不能确定或少于 3 次破伤风免疫接种的个体。而完成 3 剂完全免疫接种的个体则不需要 TIg，无论其伤口的性质如何（表 10-5）。最佳剂量的 TIg 尚未确定，但一些专家建议为 500IU，这似乎是有效的，并造成较少的不适，如单次剂量为 3000 ～ 6000U，部分剂量用在伤口周围。

表 10-5 在常规伤口处理中预防破伤风指南

吸附破伤风疫苗接种史（剂量）	微小而清洁的伤口		所有其他伤口[a]	
	DTaP、Tdap、Td[b]	TIg[c]	DTaP、Tdap、Td[b]	TIg[c]
＜3或未知	是	否	是	是
≥3	如果距离上次接种破伤风成分的疫苗＜10年：否	否	如果距离上次接种破伤风成分的疫苗＜5年：否[d]	否
	如果距离上次接种破伤风成分的疫苗≥10年：是	否	如果距离上次接种破伤风成分的疫苗＜5年：是	否

注：Tdap，增强型破伤风、减毒白喉和无细胞百日咳疫苗；DTaP，白喉、破伤风和无细胞百日咳疫苗；Td，成人型白喉和破伤风疫苗；TIg，破伤风免疫球蛋白

a 包括但不限于被污垢、粪便、土壤和唾液污染的伤口，穿刺伤口，撕脱，导弹、粉碎、烧伤和冻伤造成的伤口

b DTaP 用于 7 岁以下的儿童。对于 7 岁及以上未接种 Tdap 的免疫不足的儿童，Tdap 比 Td 更可取

c 当 TIg 不可用时，应使用免疫球蛋白静脉注射

d 不需要更频繁地追加剂量，而且会加重不良反应

经 CDC 许可转载

7. *流感嗜血杆菌疫苗* B 型流感嗜血杆菌（*H. influenzae* type b，Hib）引起广泛的严重疾病，特别是在幼儿中，包括脑膜炎、会厌炎、肺炎、感染性关节炎和蜂窝织炎。在引入有效疫苗之前，Hib 是美国 5 岁以下儿童侵袭性细菌疾病的主要原因。

Hib 被一个多糖荚膜 [磷酸聚核糖（PRP）] 所包围，这有助于致病。这种多糖荚膜的抗体赋予这种疾病以免疫力。当 Hib 多糖与某些蛋白质载体化学结合（共轭）时，结合疫苗诱导 T 细胞依赖的免疫记忆，这在幼儿中是非常有效的。重要的是，多糖 - 蛋白质结合疫苗也阻止了细菌的携带，因此限制了从无症状携带者传播给社区其他人。所有 Hib 疫苗都是多糖 - 蛋白质结合物。

细菌血清分型是必需的，以区分由 Hib 及那些由其他荚膜和非荚膜流感引起的感染。在 20 世纪 80 年代早期，美国每年约发生 20 000 例侵袭性 Hib 病。由于蛋白结合物 Hib 疫苗的引入，2017 年 5 岁以下儿童仅发生 40 例侵袭性 Hib 病。

（1）疫苗提供：美国有四种抗 Hib 病的疫苗；三种是仅 Hib 的疫苗，一种是组合疫苗。每种疫苗都含有与蛋白质载体结合的 Hib 多糖，但使用的蛋白质载体不同。使用脑膜炎球菌外膜蛋白载体的 Hib 结合疫苗简称 PRP-OMP。PRP-T 疫苗使用破伤风类毒素载体。

（2）Hib 疫苗

1）Hib（Pedvax HIB，Merck，使用 PRP-OMP），于 2 月龄、4 月龄和 12 ～ 15 月龄使用。

2）Hib（ActHIB，Sanofi，使用 PRP-T），于 2 月龄、4 月龄、6 月龄和 12 ～ 15 月龄使用。

3）Hib（Hiberix，Glaxo Smith Kline，使用 PRP-T），于 2 月龄、4 月龄、6 月龄和 12 ～ 15 月龄使用。

（3）Hib 联合其他疫苗：DTaP-IPV-Hib（Pentacel，Sanofi，使用 PRP-T）含有 DTaP 型、IPV 型和 Hib 型疫苗。这种疫苗被批准用于 6 周至 4 岁的儿童，并在 2 月龄、4 月龄、6 月龄和 15 ～ 18 月龄使用。

（4）剂量和用药时间表：建议美国所有婴儿接种 Hib 疫苗。疫苗剂量为 0.5ml 肌内注射。含有 PRP-OMP（PedvaxHib）的疫苗在 2 月龄、4 月龄和 12 ～ 15 月龄时接种；含有 PRP-T（ActHib、Hiberix、Pentacel）的疫苗在 2 月龄、4 月龄、6 月龄和 12 ～ 15 月龄时接种。在初级系列中，推荐的剂量间隔为 8 周，但允许 4 周的最小间隔。对于错过初级疫苗接种系列的婴儿，使用追加时间表（表 10-3）。对于 5 岁或以上的儿童，一般不推荐使用 Hib 疫苗。

（5）禁忌与预防：不应为任何对先前的 Hib 疫苗剂量或任何疫苗成分有严重过敏反应的个体接种 Hib 疫苗。婴儿 6 周前不应接种 Hib 疫苗。

（6）不良反应：Hib 疫苗接种后的不良反应是罕见的。5% ～ 30% 的疫苗接种者在接种当时经历肿胀、发红或疼痛。全身反应，如发热和易激惹是罕见的。

8. *肺炎球菌疫苗接种* 在婴儿常规使用肺炎球菌结合疫苗之前，肺炎链球菌（肺炎球菌）是儿童侵袭性细菌疾病的主要原因。肺炎球菌仍然是美国和世界各地儿童和成人发热性菌血症、细菌性脓毒症、脑膜炎和肺炎的主要原因，也是中耳炎和鼻窦炎的常见病因。已鉴定出 90 多种不同血清型的肺炎球菌，对一种血清型的包膜多糖抗原的免疫不能赋予其他血清型的免疫。

一种 7 价肺炎球菌结合疫苗（7-valent pneumococcal conjugate vaccine，PCV7）的共轭疫苗于 2000 年在美国首次获得许可。常规使用 PCV7 导致肺炎球菌疾病总体上急剧减少，然而，由不包括在 PCV7 中的肺炎球菌血清型引起的疾病增加。2010 年，一种 13 价肺炎球菌结合疫苗（13-valent pneumococcal conjugate vaccine，PCV13）获得许可在美国使用。该疫苗含有 PCV7 的血清型和另外 6 种肺炎球菌血清型，每个血清型的包膜多糖抗原单独结合到无毒的白喉交叉反应材料（cross-reactive material，CRM）载体蛋白上。

一种 23 价肺炎球菌非结合多糖疫苗（23-valent pneumococcal nonconjugated polysaccharide vaccine，PPSV23）在美国是可用的，但它在儿童中的使用仅限于那些有某些慢性疾病的儿童。PPSV23 可以预防 23 种血清型，并对 PCV13 无法预防的约 25% 的肺炎链球菌感染提供保护。然而它不会产生长期的免疫反应，也不会减少鼻咽携带。虽然所有儿童和成人都有肺炎球菌疾病的风险，但某些儿童的风险特别高，需要加强对肺炎球菌疾病的保护，包括使用 PPSV23（表 10-6）。

表 10-6　6 ～ 18 岁[c] 儿童使用 PCV13[a] 的医疗条件或其他适应证及 PPSV23[b] 给药和再接种适应证

风险小组	健康状况	PCV13 建议	PPSV23 建议	PPSV23 在第 1 剂 5 年后建议
有免疫力的人	慢性心脏病[d]		√	
	慢性肺病[e]		√	
	糖尿病		√	
	脑脊液漏	√	√	
	人工耳蜗	√	√	
	酗酒		√	
	慢性肝病		√	
	吸烟		√	
功能性或解剖性脾功能不全	镰状细胞病 / 其他血红蛋白病	√	√	√
	先天性或获得性无脾	√	√	√
免疫缺陷的人	先天性或获得性免疫缺陷病[f]	√	√	√
	人类免疫缺陷病毒感染	√	√	√
	慢性肾衰竭	√	√	√
	肾病综合征	√	√	√
	白血病	√	√	√
	淋巴瘤	√	√	√
	霍奇金淋巴瘤	√	√	√
	一般恶性肿瘤	√	√	√
	医源性免疫抑制[g]	√	√	√
	实体器官移植	√	√	√
	多发性骨髓瘤	√	√	√

a 13 价肺炎球菌结合疫苗

b 23 价肺炎球菌非结合多糖疫苗

c 患有慢性疾病（如心脏病或糖尿病）、免疫功能低下疾病（如人类免疫缺陷病毒感染）、功能性或解剖性无脾（包括镰状细胞病）、脑脊液漏或耳蜗植入的 2 ～ 5 岁儿童，以及从未接种过 PCV13 的儿童，自 2010 年以来一直被建议接种 PCV13

d 包括充血性心力衰竭和心肌病

e 包括慢性阻塞性肺疾病、肺气肿和哮喘

f 包括 B 淋巴细胞或 T 淋巴细胞缺乏、补体缺乏（特别是 C1、C2、C3 和 C4 缺乏）、吞噬功能紊乱（不包括慢性肉芽肿性疾病）

g 需要用免疫抑制药物治疗的疾病，包括长期全身皮质类固醇和放射治疗

经 CDC 许可转载：Use of 13-valent pneumococcal conjugate vaccine and 23-valent pneumococcal polysaccharide vaccine among children aged 6-18 years with immunocompromising conditions：recommendations of the Advisory Committee on Immunization Practices (ACIP). MMWR Morb Mortal Wkly Rep 2013 Jun 28; 62(25): 521-524.

自从PCV13引入以来，5岁以下儿童侵袭性肺炎球菌疾病的发病率急剧下降，并在老年人中减少了超过50%，这主要是由于儿童接种疫苗的间接影响。

（1）疫苗提供

1）PCV13（Prevnar13，Pfizer），用于6周以上儿童和成人。

2）PPSV23（Pneumovax23，Merck），用于2岁以上儿童和成人。

（2）剂量和给药时间表：给予0.5ml PCV13肌内注射剂量。通过肌内或皮下途径给予PPSV23 0.5ml。

常规推荐PCV13用于2月龄、4月龄、6月龄和12～15月龄的婴儿。24～59月龄健康儿童，如果没有接种疫苗或没有完成四剂次PCV13系列，他们应该接受一次剂量的PCV13。24～59月龄的儿童和肺炎球菌疾病的高风险儿童（表10-6）应接受两剂PCV13（如果他们以前接受的剂量少于三剂）或一剂PCV13（如果他们以前接受过三剂）。高危儿童24～59月龄也应接受PPSV23的剂量（至少在他们接受PCV13最后剂量后8周）。如果以前没有接种肺炎球菌疫苗，6～18岁的高危儿童应接受一剂量PCV13，至少8周后进行PPSV23接种，5年后重复PPSV23接种。CDC和免疫行动联盟（www.immunize.org）提供了最新和详细的时间表信息（http：//www.cdc.gov/vaccines）。

在一些高危儿童中同时使用PCV13和PPSV23是因为，虽然PPSV23的免疫原性低于PCV13，但PPSV23涵盖了可能导致疾病的额外血清型。表10-6还包括PPSV23疫苗再接种的适应证。

（3）禁忌与预防：因为PCV13或PPSV23先前的疫苗剂量或疫苗成分出现严重过敏反应的个体接种是禁忌的。在中度或重度急性疾病期间，有或无发热时，应推迟PCV13和PPV23疫苗接种。

（4）不良反应：与PCV13给药相关的最常见的不良反应是发热、注射部位反应、易怒和睡眠增加或减少。虽然没有明确证明，但是PCV13与灭活流感疫苗同时使用可能会导致发热的风险增加。使用PPSV23，30%～50%的疫苗接种者出现注射部位疼痛和发红。不到1%的人会产生全身副作用，如发热和肌痛。过敏反应很少见。PPSV23在妊娠期间似乎是安全和具有免疫原性的，尽管缺乏关于妊娠前3个月接种疫苗的安全数据。

9. *脊髓灰质炎疫苗* 脊髓灰质炎病毒具有很强的传染性，主要通过粪便—口腔和口腔—口腔途径传播，并通过破坏运动神经元导致急性弛缓性麻痹。脊髓灰质炎有三种血清型；对一种血清型的免疫不能赋予其他血清型的免疫。脊髓灰质炎可以通过接种疫苗来预防。2015年宣布根除2型脊髓灰质炎病毒，2012年最后一次发现3型脊髓灰质炎病毒。虽然根除脊髓灰质炎的目标尚未实现，但全球脊髓灰质炎的发病率已从预防时代每年约35万例下降到2018年发现的33例。脊髓灰质炎在阿富汗、尼日利亚和巴基斯坦仍然流行。

虽然在实现全球消除脊髓灰质炎的目标方面取得了非凡的进展，但仍然存在复杂的挑战。武装冲突和内乱继续阻碍向弱势群体提供服务，疫苗接种人员成为暴力的目标。此外，在三价OPV中使用的减毒疫苗菌株很少突变为致病菌株并引起脊髓灰质炎。为解决这一问题，在保持对所有三种脊髓灰质炎病毒菌株人口免疫的同时，还需要采取几个步骤：①将IPV引入所有使用OPV的国家；②从三价OPV转向免疫原性更强的二价OPV形式；③最终完全停止常规使用OPV。这一大规模的全球公共卫生转型发生在2015年和2016年，并在很大程度上取得了成功。然而，IPV疫苗短缺，现已制定措施优先使用IPV，并显著增加疫苗生产。尽管遭遇挫折，但没有脊髓灰质炎的世界是可以实现的。有关全球消除脊髓灰质炎方案的最新情况可在以下网址查阅：www.polioeradication.org。

IPV是一种三价灭活疫苗，是美国唯一的脊髓灰质炎疫苗。IPV不会引起脊髓灰质炎。

（1）疫苗提供

1）肌内注射或皮下注射IPV（IPOL，Sanofi）。

2）DTaP-Hep B-IPV（Pediarix，GlaxoSmith Kline）：DTaP、HepB和IPV疫苗。批准在2月龄、4月龄和6月龄使用；不批准在4～6岁作为IPV的最终追加剂量使用；肌内注射。

3）DTaP-IPV-Hib（Pentacel，Sanofi）：DTaP型、IPV型和Hib型疫苗。批准在2月龄、4月龄、6月龄和15～18月龄使用；不批准在4～6岁作为IPV的最终追加剂量使用；肌内注射。

4）DTaP-IPV-Hib-HepB（Vaxelis，Merck）：DTaP、IPV、Hib和HepB疫苗。批准在2月龄、4月龄和6月龄时作为三种系列使用；未批准在4～6岁时作为IPV的最终追加剂量使用；肌内注射（至少在2021年之前不可应用）。

5）DTaP-IPV（Kinrix，GlaxoSmithKline）：DTaP和IPV疫苗。许可儿童4～6岁为IPV的最终追加剂量年龄；肌内注射。

（2）剂量和给药时间表：在美国，所有没有禁忌证的儿童都应该在2月龄、4月龄、6～18月龄和4～6岁时接种含有IPV的疫苗。应在4岁或4岁以上时给予一剂IPV，而不论IPV的先前量。完全免疫的成人，若继续在野生型脊髓灰质炎病毒循环地区旅行，应该接受一个追加剂量的IPV。未免疫或未完全免疫的成人和儿童应在旅行前接受两剂量（最好是三剂量）的IPV。

（3）禁忌与预防：禁忌接种IPV疫苗的个体是有严重过敏反应史的个体，如对先前的疫苗剂量或疫苗成分过敏。在中度或严重急性疾病伴发热或不伴发热时，IPV疫苗接种应推迟。妊娠也是预防接种IPV的警示。接受先前剂量的OPV不是IPV的禁忌证。

（4）不良反应：轻微的局部反应，如注射部位的疼痛或发红，可能发生在IPV接种后。没有描述IPV接种后的严重不良反应。

10. 流感疫苗 流感发生在每个冬季－早春时期，通常与某些高危人群的发病率和死亡率有关。自2010年以来，CDC估计，美国每年有14万～96万人住院，多达3.6万人死于流感，全球流行（流行病）可能发生。最近流行的H1N1菌株现在被纳入季节性疫苗。每年春季都会制订有关下一季流感疫苗成分的提议。流感疫苗含有3种菌株（两种甲型流感菌株和两种乙型流感谱系中的一种），或所有4种菌株，包括两种甲型流感菌株和两种乙型流感谱系。很难预测在任何特定的流感季节，哪一种甲型流感菌株（或两者兼而有之）将占主导地位。患有季节性流感相关并发症的高风险儿童包括患有血红蛋白病或慢性心脏病、肺病（包括哮喘）、代谢性疾病、肾病和免疫抑制疾病（包括药物或HIV引起的免疫抑制）的儿童，以及患任何可能损害呼吸功能或呼吸道分泌物处理或可能增加吸入风险疾病（如认知功能障碍、脊髓损伤、癫痫或其他神经肌肉疾病）的儿童。接受长期阿司匹林治疗的儿童和青少年也有患流感相关瑞氏综合征的风险。6～23月龄的健康儿童患流感相关住院的风险显著增加，24～59月龄（即2～4岁）的儿童患流感相关门诊和急诊就诊及住院的风险仍然增加，但比年幼儿童风险小。

每年对所有6月龄以上人群例行建议接种流感疫苗。医生应在他们的临床实践中识别高危儿童，并鼓励父母在流感疫苗提供后立即为他们的孩子和自己寻求流感疫苗接种。预防流感将有助于预防高危人群的下呼吸道疾病或其他继发性并发症，从而减少住院率和死亡率。

（1）疫苗提供：大多数灭活流感疫苗病毒是在鸡蛋中生长的，用福尔马林灭活，并可能含有微量的硫柳汞作为防腐剂。只有分离病毒或纯化的病毒抗原在美国可用。批准6个月以上的儿童使用Fluzone（Sanofi）、Afluria（Seqirus）、Fluarix（GlaxoSmithKline）和FluLaval（Quebec生物医学公司）。一种基于细胞培养的疫苗Flucelvax（Seqirus）被批准用于4岁以上的儿童。有一些额外的流感疫苗获批用于成人而非儿童，包括老年人的高剂量疫苗和重组疫苗。鼻内减毒活流感疫苗（LAIV喷雾剂AstraZeneca）批准用于2～49岁的健康儿童和成人。

（2）剂量和给药时间表

1）灭活疫苗：因为流感可以从11月到下一年3月初在美国各州传播，所以开始接种疫苗的最佳时间是在秋季疫苗初上市时。但是，只要有疫苗，只要社区中有流感，疫苗提供者就应该继续为个人接种疫苗。6个月以下的儿童不应接种疫苗。建议为9岁以下儿童接种两剂疫苗（如果他们过去未接种两剂疫苗）。正在接种疫苗的大龄儿童只需要一剂量。所有儿童肌内注射，剂量为0.5ml。妊娠并不是使用灭活疫苗的禁忌，因为流感病毒感染的并发症在妊娠晚期和产后2周内显著增加，所有孕妇和那些打算在流感季节妊娠的妇女都应接种灭活疫苗。可以与其他常规疫苗同时接种。

2）流感病毒活疫苗：是在预先填充的一次性喷雾器中提供的，含有0.2ml的疫苗，其中约一半被喷到每个鼻孔。提供一个剂量分配器夹，以协助划分剂量。如果患者在给药期间打喷嚏，剂量不应重复。它可以用于患有轻微疾病的儿童，但如果有严重的鼻塞，则不应给予。因为它是一种活疫苗，所以应该在接受抗流感抗病毒药物的儿童停止治疗48h后给药，而这些疫苗不应该在接种后2周内给予。建议为9岁以下儿童注射两剂疫苗（如果他们过去未接种两剂疫苗）。建议对9～49岁的个体使用一剂。

（3）禁忌与预防

1）灭活疫苗：禁忌接种灭活流感疫苗的个体是有严重过敏反应史的个体，如对以前剂量的灭活流感疫苗成分有过敏反应。然而，对鸡蛋过敏儿童的流感疫苗接种指南最近发生了变化。接触鸡蛋后只产生荨麻疹的儿童可以接种疫苗。对鸡蛋有更严重过敏反应的儿童，如血管水肿、呼吸道症状或过敏反应，可能可以接种灭活疫苗，但应转介给过敏症医生评估接种风险，并应在住院或门诊医疗机构接种疫苗，只有能够识别和管理严重过敏情况的保健提供者才能为其接种疫苗。

2）活弱流感病毒疫苗：在对疫苗的任何成分或先前剂量的任何流感疫苗有严重过敏反应、对鸡蛋过敏的儿童和青少年，以及同时接受阿司匹林或含阿司匹林治疗的儿童和青少年中，LAIV是禁忌的。不应对下列人员进行LAIV治疗：①小于24个月，因为在临床试验中观察到住院和喘息的风险增加；②患有哮喘或5岁以下儿童反复喘息的个体，除非潜在的益处超过潜在的风险；③孕妇；④患有已知或怀疑免疫缺陷疾病或免疫抑制状态的个体。

所有保健工作者，包括患有哮喘和其他潜在健康状况的个体，都可以接种LAIV。接种LAIV疫苗的医护人员可以安全地为医院或诊所内的患者提供服务，但需要特定环境的严重免疫抑制患者（即骨髓移植患者）除外。在这种情况下，接受 LAIV 和照顾这些患者之间应该有 7d 的间隔。

（4）不良反应

1）灭活疫苗：注射部位反应是灭活流感疫苗接种后最常见的不良事件。一小部分儿童会经历一些全身毒性反应，包括发热、不适和肌炎。这些症状通常在接种疫苗后 6 ～ 12h 开始，可能持续 24 ～ 48h。吉兰 - 巴雷综合征的病例是在 1976 ～ 1977 年猪流感疫苗接种计划之后出现的，但是医学研究所的详细研究表明，这种疫苗在儿童和年轻人中并无关联，在随后几年接种的任何年龄组也无关联。

2）活弱流感病毒疫苗：最常见的不良反应包括流鼻涕或鼻塞发生在所有年龄段和发热高于 37.7℃的 2 ～ 6 岁儿童。这些反应在第一剂时发生得更多，并且是自限性的。

11. *麻疹、腮腺炎和风疹疫苗*　由于从 1963 年开始实施有效的疫苗接种方案，2000 年美国宣布消灭麻疹。在 2008 年之前，麻疹是从疫苗接种率较低的国家零星进口的，但自那时以来，暴发了许多麻疹疫情，主要是由于在最初接触进口病例后病毒在美国境内的传播。在 2018 ～ 2019 年，美国暴发了大量麻疹疫情，主要发生在岛屿社区，2019 年上半年病例 1000 多例，是 1992 年以来美国任何一年来病例最多的一年。其中最大的暴发发生在纽约州东正教犹太社区。在此类疾病的暴发中，大多数麻疹患者未接种疫苗。

在 1977 年，美国将流行性腮腺炎疫苗加入儿童免疫计划后，2001 ～ 2003 年，每年流行性腮腺炎病例减少 99%，少于 300 例。然而发生了几次大规模疫情，特别是在 2016 ～ 2017 年，当时有 9000 多例病例。大学疫情占所有疫情的一半，占腮腺炎病例总数的 40%。其中许多疫情发生在接种了两剂 MMR 的人群中。公共卫生部门确认此类个体由于疫情暴发，感染流行性腮腺炎风险增加。鉴于这些大规模疫情的暴发，2017 年 ACIP 建议此前接种过两剂含流行性腮腺炎疫苗的人群接种第三剂含流行性腮腺炎疫苗。

风疹疫苗主要是为了防止风疹感染给孕妇造成的严重后果：流产、胎儿死亡和先天性风疹综合征。在美国和其他地方，采取的办法是为幼儿接种疫苗。随着时间的推移，这种方法导致大多数妇女在达到生育年龄时都能免疫风疹；群体免疫也减少了对易感妇女的传播。随着风疹疫苗的使用，风疹和先天性风疹综合征在美国 2004 年被宣布消除。现在每年的风疹病例不足 10 例，最近的所有病例都是在国外生活或旅行时感染的。在 2010 ～ 2015 年，美国只有 4 例先天性风疹综合征病例。

尽管在非专业媒体和互联网上有许多关于 MMR 与孤独症之间联系的报道，但有大量的科学证据表明两者之间没有因果关系。也没有证据表明将 MMR 分离到其单个成分疫苗中可以降低任何疫苗不良事件的风险，因此不建议采用这种做法。

（1）疫苗提供

1）麻疹 - 腮腺炎 - 风疹（MMR Ⅱ，Merck）：是麻疹、腮腺炎和风疹疫苗的冻干制剂。麻疹和腮腺炎部分是用鸡胚组织培养制备的，风疹是在人二倍体细胞中生长的。没有佐剂，也没有防腐剂。它含有少量的明胶、山梨醇和新霉素。MMR Ⅱ的各个组分不可再获得。

2）MMRV：联合减毒麻疹、腮腺炎、风疹和水痘疫苗（ProQuad，Merck）被许可用于 1 ～ 12 岁儿童。麻疹、腮腺炎、风疹成分与 MMR Ⅱ相同。水痘成分比单纯水痘（VAR）疫苗具有更高的水痘 - 带状疱疹病毒滴度。

（2）剂量和给药时间表

1）常规疫苗接种：麻疹、腮腺炎和风疹疫苗如 MMR 或 MMRV，应在 12 ～ 15 月龄时接种，并在 4 ～ 6 岁时再次接种。MMR 和 MMRV 都能引起热性惊厥发作，但这是非常罕见的。由于 MMRV 后发热的发生率是 MMR 的两倍，ACIP 建议，在与父母或照顾者讨论两种疫苗接种选择的益处和风险后，MMR 或 MMRV 可在 12 ～ 15 月龄时给予。如果可以，MMRV 是 4 ～ 6 岁儿童的首选疫苗；MMRV 疫苗接种后 4 ～ 6 岁儿童没有观察到额外的热性惊厥风险。既往或家族史有热性惊厥病史的婴儿接种麻风腮疫苗时应谨慎，最好分别接种 MMR 和 VAR 疫苗。一剂量应皮下给予 0.5ml。在入学时，建议接种第二剂 MMR 或 MMRV，以帮助预防学校麻疹和腮腺炎暴发。未在入学时重新接种疫苗的儿童应在 11 ～ 12 岁之前接受第二剂注射。如果婴儿在 12 个月前（如旅行）接受 MMR，则需要额外两次剂量才能完成该系列，第一次在 12 个月后，第二次至少在 1 个月后。Ig 干扰对 MMR 和 MMRV 减毒疫苗株的免疫应答。因此，MMR 和 MMRV 免疫应在注射 Ig 后推迟 3 ～ 11 个月，具体取决于接种的 Ig 产品类型。请参阅 AAP 的红皮书以获得具体建议。

对于麻疹、腮腺炎和风疹，大多数人如果在适当的时间间隔内接种了完全疫苗，或在 1957 年以前出生，或有实验室证据表明有血清学免疫或疾病，则可被认为具有免疫性。然而，特殊考虑适用于保健工作者：对于 1957 年以前出生的个体，应进行免疫或疾病的实验室确认，非免疫保健工作者应接种疫苗。任何这些疾病的临床诊断都是不可接受的免疫证据。对于风疹，经产前筛查确定的易感青春期女性和青春期后妇女应在分娩后进行免疫接种。无论何时为育龄妇女接种风疹疫苗，都应排除妊娠，并建议妇女在接种疫苗后3个月内避免受孕。如果孕妇接种了疫苗或在接种疫苗后3周内妊娠，应就胎儿的风险为其提供咨询，尽管没有报告风疹-疫苗相关胎儿异常的病例。妊娠早期母体感染后先天性风疹综合征的风险是20%～85%。所有机构环境（包括学院）人员、日托中心人员、军事人员，以及医院和医疗保健人员中的易感成人都应接种疫苗。

2）旅行者接种疫苗：出国旅行的个体应该对麻疹、腮腺炎和风疹免疫。6～11月龄的婴儿前往高危地区，应在旅行前接受一剂MMR，然后在12～15月龄时接受一剂MMR或MMRV（在初始剂量后至少4周给予），并在4～6岁时接受一剂MMR或MMRV，以完成该系列。前往高危地区的12月龄以上儿童应接受两次剂量，间隔至少4周。在国际旅行到低风险地区的儿童应该在他们1岁生日后尽快接种疫苗，并以常见的方式在4～6岁时完成这个系列。

3）在其他情况下重新评估：进入大学和其他高等教育机构的人员、开始就业的医务人员和出国旅行的人员都应该有麻疹和腮腺炎免疫证明，定义为在他们1岁生日后、1957年前出生或实验室记录麻疹或腮腺炎病史后接种两剂麻疹疫苗。

4）麻疹疫情控制：社区暴发被定义为单个有记录的麻疹病例。控制依赖于立即保护所有易感者（定义为在受感染社区没有经医生确认麻疹免疫的个体）。对于未接种疫苗的个体，建议如下。① 6～11月龄：如果病例发生在1岁以下的儿童，则给予MMR，然后在12～15月龄和4～6岁时再加一剂MMR或MMRV；② 12月龄或以上：给予MMR或MMRV，然后在4～6岁时重新接种。有不清楚或未知接种史的儿童应重新接种MMR或MMRV。任何已知接触感染者的个体，如果不确定以前是否曾接受过两次MMR，则应接受额外的剂量。在接触后72h内（这是接触后积极预防的可接受间隔）未接受免疫接种的未免疫人员应被排除与潜在感染者接触，直到最后一例麻疹皮疹发作后至少2周。

5）流行性腮腺炎的暴发控制：以前接种过两剂含有腮腺炎疫苗的个体，经公共卫生部门确定存在由于暴发而增加的腮腺炎风险，应接种第三剂含有腮腺炎的疫苗，以提高对腮腺炎疾病和相关并发症的保护。

（3）禁忌与预防：孕妇、打算在未来28d内妊娠的妇女、免疫功能低下者及对先前剂量或疫苗成分有过敏反应的个体禁用MMR和MMRV疫苗。在接受高剂量皮质类固醇治疗的儿童[≥2mg/（kg·d），或20mg/d，超过14d]中也禁止使用该疫苗，但接受生理替代剂量的儿童除外。在这些患者中，停止类固醇治疗和接种疫苗之间间隔1个月就足够了。在缓解和停止化疗至少3个月的白血病患者可以安全地接受MMR和MMRV。如果HIV感染者没有证据表明目前存在严重的免疫抑制，则应按照建议的时间表接种两剂MMR（≤5岁的儿童必须保证CD4≥15%的时间≥6个月；>5岁的儿童必须保证CD4≥15%并且CD4≥200个淋巴细胞/mm^{3}持续≥6个月）。MMRV禁用于HIV阳性者。患有轻微急性疾病（包括发热性疾病）、鸡蛋过敏或结核病史的儿童应接种疫苗。MMR和MMRV可与其他常规儿科免疫同时安全进行。

（4）不良反应：在接受MMR的个体中，5%～15%在接种疫苗后6～12d发热至39.5℃或更高，持续1～2d，5%可能出现短暂的斑疹。MMR和MMRV疫苗可引起发热，通常在接种疫苗后8～14d；这些发热性发作与任何长期并发症无关。疫苗接种后的其他严重不良事件是罕见的，包括过敏反应、短暂性血小板减少（每4万名疫苗接种者1例）和关节炎（成人比儿童更常见）。

（5）抗麻疹抗体准备：无免疫力的个体，如在接触麻疹后6d内给予注射Ig，则能够有效预防麻疹。然而，Ig赋予免疫应被认为是暂时的。未满12个月暴露于麻疹的婴儿应接受0.5ml/kg的Ig，肌内注射。对6～11个月的婴儿也应酌情使用MMR。没有麻疹免疫证据的孕妇和有麻疹接触史的严重免疫受损个体（无论是否有麻疹免疫证据），应获得400mg/kg的Ig静脉注射。免疫能力较强、无免疫证据的接触者可肌内注射Ig（0.5ml/kg，最大剂量15ml），优先给予与病例接触最密切的个体。

12. *水痘疫苗* 在获得疫苗之前，美国每年约有400万水痘-带状疱疹病毒（varicella-zoster virus，VZV）感染（发生水痘）病例，主要发生在10岁以下儿童。这导致每年11 000人住院，100人死于严重并发症，如继发性细菌感染、肺炎、脑炎、肝炎和瑞氏综合征。

一种水痘减毒活疫苗（attenuated varicella vaccine，VAR）于1995年在美国获得许可，用于12月龄以上儿童的常规免疫接种。这种疫苗几乎100%有效地预防了严重疾病。自从VAR获得许可以来，与水痘感染相关的发病率、死亡率和医疗费用显著下降。在美国，每年该疫苗可预防约350万水痘病例、9000例住院病例和100例死亡病例。一旦常规使用VAR，很明显，约15%的免疫患者出现水痘的“突破”（通常非常轻微）。据报道，在单剂接种率高（96%～100%）的学校发生了野生型传染性VZV的暴发。这些儿童的水痘发病率在11%～17%，因此得出单次VAR剂量不能预防流行性水痘的结论。

儿童的第二次 VAR 剂量，当在初始剂量后 3 个月或4～6年给予时，明显增加了抗VZV抗体反应的幅度，这与疫苗疗效相关。MMRV 联合疫苗也被证明在免疫上不逊于单独接种的 MMR 和 VAR 成分。MMRV 是有效的初级免疫或作为追加免疫给 4 ～ 6 岁儿童。双剂量方案对严重水痘几乎 100% 有效，突破水痘的风险比单剂量方案的风险低 3 倍。因此，ACIP 和 AAP 建议为 12 个月以上的儿童和没有免疫证据的青少年和成人注射两剂 VAR。

如果在接触 VZV 3d 内（可能最多 5d）使用，该疫苗可有效预防疾病或改善 VZV 易感个体的严重程度，对预防接触后疾病的有效性为 95%，对预防中度或严重疾病的有效性为 100%。没有证据表明暴露后预防会增加与疫苗相关的不良事件的风险或干扰免疫发育。

（1）疫苗提供

1）Oka 株 VZV 的无细胞制剂在美国以 Varivax（默克公司）的名称生产和销售。每剂 VAR 含有不少于 1350 个 VZV 噬斑形成单位和微量新霉素、胎牛血清和明胶。没有防腐剂。

2）MMRV（麻疹 - 腮腺炎 - 风疹 - 水痘，ProQuad，Merk）可用于 1 ～ 12 岁儿童。MMRV 的耐受性很好，对它所含的抗原都有足够的免疫反应。在 MMRV 中，水痘成分的效价高于 VAR。MMRV 联合 DTaP、Hib 和 HepB 疫苗是可以接受的。

（2）剂量和给药时间表：12 月龄及以上的健康儿童及无免疫证据的青少年和成人建议接种两剂 VAR（0.5ml）。对 12 个月至 12 岁的儿童，免疫接种间隔至少为 3 个月，对 13 岁或以上的个体，间隔为 4 周。MMRV 只批准用于 12 个月至 12 岁的健康儿童。以前接种过一剂 VAR 的儿童、青少年和成人需要进行第二剂补救性疫苗接种。所有儿童都应该在学前班或上学前接种两剂 VAR。感染 HIV 的儿童（$CD4^+$ 细胞≥ 15%）应接种两次单抗原疫苗（间隔至少 3 个月）。

VAR 可以与 MMR 在不同地点同时提供。如果不同时给予，VAR 和 MMR 的给药间隔必须大于 28d。同时使用 VAR 似乎不会影响对其他儿童疫苗的免疫反应。静脉注射 Ig、血液或血浆后 5 个月应延迟 VAR。此外，接受 VAR 的个体至少 2 周不应服用含有抗体的产品或至少 3 周不应服用抗水痘病毒药物。如果发生这种情况，个人可能需要进行免疫测试或重新接种。在与父母或照顾者讨论两种疫苗接种选择的益处和风险后（见“不良反应”部分），MMR 或 MMRV 可在 12 ～ 15 月龄进行接种。对于 4 ～ 6 岁儿童，MMRV 是首选疫苗。

（3）禁忌与预防：VAR 疫苗接种的禁忌证包括接种先前的疫苗剂量或疫苗成分后发生严重的过敏反应。VAR 和 MMRV 是活病毒疫苗，因此也被禁止用于患有治疗相关的细胞免疫缺陷或先天性 T 细胞异常的儿童。这一规则的例外是建议对未严重免疫抑制的 HIV 感染儿童接种 VAR。对免疫缺陷患者的家庭接触者应进行免疫接种。不应向孕妇提供 VAR；然而，如果家中有孕妇，对该家庭的儿童进行免疫接种并不是禁忌。婴儿发热的个人或家族病史被认为是使用 MMRV 的警示；在第一次用药前，应分别给予 MMR 和 VAR。

（4）不良反应：最常见的不良反应发生在约 20% 的疫苗中，是轻微的注射部位反应。此外，3% ～ 5% 的患者会在注射部位出现皮疹，另外 3% ～ 5% 的患者会在注射部位外出现稀疏的水痘皮疹。 这些皮疹通常由 2 ～ 5 个病变组成，并可能在免疫后 5 ～ 26d 出现。两剂量疫苗方案通常有很好的耐受性，其安全性与一剂量方案相当。第二次剂量后发热和水痘皮疹发生率低于第一次。虽然 VAR 在妊娠期间是禁忌的，但“Varivax 妊娠登记处”追踪的孕妇接种疫苗的情况有数百次，没有已知的先天性水痘综合征或胎儿异常增加的病例。

比较 MMRV 与 MMR 及 VAR 注射的研究均显示接种 MMRV 后出现了更多系统性不良事件（发热 21.5% vs 14.9%，麻疹样皮疹 3% vs 2.1%）。接种 MMRV 的 12 ～ 23 月龄儿童发生热性惊厥的风险是单独接种 MMR 和 VAR 的两倍，导致每 2300 ～ 2600 名接种 MMRV 的儿童多发生一次发热性癫痫。

从健康疫苗向其他健康人传播疫苗病毒是非常罕见的；在无皮疹的索引病例中从未有过记录；而且只导致轻度疾病。免疫缺损和免疫功能低下的 VAR 患者在免疫接种后 25 ～ 722d 均发生了带状疱疹感染。其中许多病例是由未被重视的潜在野生型病毒引起的。水痘疫苗株确实会引起儿童的带状疱疹，但 VAR 免疫接种后的儿童感染带状疱疹的年龄风险比自然感染后的儿童低得多，而且病情也往往较轻。

（5）抗体准备：在暴露于水痘的情况下，目前美国有两种可能用于暴露后预防的抗体制剂——水痘（Cangene 公司）和静脉注射 Ig。接触被定义为家庭接触或玩伴接触（＞ 1h/d）、医院接触（在同一或相邻的房间或病房）或与具有传染性的带状疱疹患者亲密接触。易感性被定义为没有可靠的水痘或水痘疫苗接种史。这种指定的不确定性可以通过适当的抗 VZV 抗体测试来解决。被动暴露后预防是指新生儿、孕妇和免疫功能低下的患者，包括癌症患者或接受免疫抑制治疗的患者。

应在暴露后尽快给药，最好在 96h 内给药，但也可在暴露后10d内给药。如果VariZIG无效，建议静脉注射Ig代替。剂量为400mg/kg给药一次。如果发生在静脉注射Ig后3周内，随后的暴露不需要额外的预防。

13. 甲型肝炎疫苗 在美国，甲型肝炎的发病率已经从HepA疫苗接种前的平均每年2.8万例急剧下降到2015年报告的1390例。然而，最近甲型肝炎的发病率在2018年增加到超过1.1万例，部分与报告吸毒或无家可归者的暴发有关。

针对甲型肝炎的初步疫苗接种建议针对的是高危人群，主要是成人。然而，儿童比成人更容易在感染时无症状，这通常导致甲型肝炎通过家庭和社区传播。因此，自2006年以来，甲型肝炎疫苗一直被常规推荐给12～23月龄的儿童。由于接种疫苗，甲型肝炎感染的流行病学发生了变化，现在大多数病例发生在成人，往往与旅行或受污染的食物有关。

除了对所有12～23月龄儿童进行常规免疫接种外，还为下列群体接种甲型肝炎疫苗：①前往甲型肝炎中高发病率的国家旅行者；②患有慢性肝病的儿童；③患有凝血因子紊乱的儿童；④与男性发生性关系的青少年和成年男性；⑤职业接触甲型肝炎的人员；⑥报告吸毒的人员；⑦所有以前未接种疫苗者，如果预期与来自甲型肝炎中高发病率国家的跨国被收养者进行密切个人接触，即使上述危险因素不存在，2～18岁以前未接种疫苗的儿童也应考虑接种疫苗。

甲型肝炎疫苗全部灭活，包括两种单抗原疫苗和一种联合疫苗。

（1）疫苗提供

1）甲型肝炎疫苗（Havrix，GlaxoSmithKline），用于12月龄以上的儿童和成年人。

2）甲型肝炎疫苗（Vaqta，Merck），用于12月龄以上的儿童和成年人。

3）甲型肝炎疫苗-乙型肝炎疫苗（Twinrix，GlaxoSmithKline）：甲型肝炎和乙型肝炎疫苗，获批用于18岁及以上的成人。

（2）剂量和给药时间表：两种甲型肝炎疫苗（Havrix和Vaqta）在儿童期被作为两剂量系列给予。第一剂建议在12～23月龄；第二剂建议在6～18月龄后。对于12个月至18岁的个体，这些疫苗被肌内注射，剂量为0.5ml。19岁及以上的成人可接受Havrix（两剂各1.0ml，间隔至少6个月）、Vaqta（两剂各1.0ml，间隔至少6个月）或Twinrix（18岁及以上的成人，每剂1.0ml，三剂系列）。若有需要，如即将旅行，Twinrix可以在加速的四剂量时间表上给予，在第1天、第7天和第21～30天给予，在第一剂后12个月给予追加剂量。

（3）禁忌与预防：甲型肝炎疫苗不应给予任何先前有严重过敏反应的个体，如对先前的疫苗剂量或疫苗成分发生过敏反应者。预防接种的注意事项包括妊娠和中度或重度急性疾病。

（4）不良反应：是罕见和轻微的，包括疼痛、肿胀、注射部位硬结、头痛和食欲缺乏。目前还没有关于甲型肝炎肝疫苗确实造成严重不良事件的报道。

（5）暴露后预防：建议对血清学确诊的甲型肝炎患者的家庭接触或性接触者，以及发生疫情时的日托工作人员和参加人员进行接触后预防。暴露后预防也建议用于食源性暴发，取决于暴露的程度和时间。未接种者的接触后预防应包括一剂甲型肝炎疫苗或Ig（0.1ml/kg），在接触后尽快给予。暴露后2周以上给予Ig的疗效尚未建立。对于12月龄至40岁的健康人，如果他们以前还没有完成两剂疫苗系列，应该接种甲型肝炎疫苗。对于40岁以上的个体，如果有高风险暴露或与甲型肝炎感染相关并发症的高风险，除了甲型肝炎疫苗外，还可以给予Ig。Ig也应用于12个月以下的儿童、免疫功能低下者、慢性肝病患者及禁止接种疫苗的任何个体。如果同时给予甲型肝炎疫苗和Ig，则疫苗和Ig应在不同的部位注射。

（6）暴露预防：6～11个月的儿童应在旅行前接种甲型肝炎疫苗进行接触前预防，然后在适合年龄的时间表上接受两次额外的剂量。Ig被认为是暴露前预防，适用于有较高甲型肝炎感染风险的小于6个月的儿童（如那些到流行地区旅行或有凝血因子障碍者）和那些6个月以上的旅行者，因为他们不接种疫苗。建议的Ig肌内注射剂量为0.1ml/kg，如果暴露时间长达1个月，则单次肌内注射剂量为0.1ml/kg；接触时间长达2个月，则为0.2ml/kg；每2个月重复接触，每次大于2个月，则为> 0.2ml/kg。

14. 脑膜炎球菌疫苗 脑膜炎球菌（脑膜炎奈瑟菌）感染导致严重的发病率和死亡率，美国每年约发生350例。即使有适当的治疗，估计脑膜炎球菌病也有10%～14%的病死率。多达19%的幸存者患有严重残疾，包括神经功能缺陷、听力丧失和四肢丧失。六个脑膜炎球菌血清组（A、B、C、W、X和Y）在世界范围内引起几乎所有严重疾病；血清组B、C和Y在美国占主导地位，而血清组A和C在发展中国家引起大多数疾病。血清组B引起美国1岁以下儿童50%以上的病例；它还导致了最近在大学校园发生的几次疫情。

在美国有五种不同的脑膜炎球菌疫苗。接种疫苗的建议有些复杂，因为发病率因年龄而有很大差异，而且取决于是否存在增加脑膜炎球菌病风险的慢性疾病。更新的疫苗接种建议可在www.cdc.gov/vaccines/vpd/mening/获得。

现有两种四价脑膜炎球菌多糖 - 蛋白结合疫苗（MCV4；Menactra 和 Menveo），提供对血清组 A、C、W 和 Y 的保护，Menactra 获批用于 9 个月至 55 岁的人群；Menveo 获批用于 2 个月至 55 岁者。美国建议所有青少年接种两剂 Menactra 或 Menveo，第一剂在 11 ～ 12 岁，第二剂在 16 岁。

目前有两种疫苗可预防血清 B 组疾病，即 Bexsero 和 Trumenba，获准在 10 ～ 25 岁年龄段使用。对于没有可能诱发脑脊液 - 钙病的慢性健康状况的健康青年，不建议使用 Bexsero 和 Trumenba。然而，临床可酌情使用这些疫苗，以降低血清 B 组脑膜炎球菌病的风险。这两种疫苗不可互换；该系列的所有剂量必须使用相同的真空产品。

在患有某些慢性疾病的儿童中，脑膜炎球菌疾病的风险明显更高，这些疾病包括解剖或功能上的脾功能不全（包括儿童：患有镰状细胞病）、HIV 感染、补体成分缺乏的儿童，正在使用补体抑制剂（eculizumab 和 ravulizumab）治疗）。在这种情况下，Menveo 可以作为四剂量系列，从 2 月龄开始。另外，Menactra 也可用于 2 岁以上的解剖性或功能性无脾、HIV 感染儿童，或 9 个月以上的补体缺陷儿童。

有解剖或功能上脾功能不全的儿童血清组 B 脑膜炎球菌病的风险也增加，应该从 10 岁开始接种 Bexsero 或 Trumenba。此外，前往 A、C、W 组脑膜炎球菌病流行地区的个体应该接种 Menactra 或 Menveo。最后，在美国脑膜炎球菌疾病的暴发偶尔发生，建议接种疫苗，以防止导致暴发的血清群。

（1）疫苗提供

1）MCV4（Menactra，Sanofi）：单剂量 0.5ml 含有与白喉类毒素结合的 A、C、Y 和 W 荚膜多糖。

2）MCV4（Menveo，Novartis）：单剂量 0.5ml 含有血清组 A、C、Y 和 W 荚膜多糖，它们都与 CRM 结合，CRM 是白喉类毒素的无毒突变体。

3）Hib-MenCY-TT（Men Hibrix，Glaxo Smith Kline）：单次 0.5ml 剂量含有与破伤风类毒素结合的血清组 C 和 Y 荚膜多糖，与破伤风类毒素结合的 Hib 荚膜多糖。

4）MenB（Trumenba，辉瑞）：单次 0.5ml 剂量包含 120μgB 群来自脑膜炎球菌的重组脂化因子 H 结合蛋白（fHBP）变异，0.018mg 聚山梨酸 80 和 0.25mg 作为佐剂的磷酸铝。

5）MenB（Bexsero，Novartis）：单次 0.5ml 剂量含有 50μg 重组 B 群脑膜炎球菌蛋白——奈瑟菌黏附素 A（NadA）、奈瑟菌肝素结合抗原（NHBA）、因子 H 结合蛋白（fHbp）和 25μg 外膜囊泡（OMV）。

（2）剂量和给药时间表：CV4 肌内注射剂量为 0.5ml。如果一剂量无意中皮下注射，则不需要重复。Hib - MenCY-TT 肌内注射剂量为 0.5ml；MenB 的肌内注射剂量为 0.5ml（在预先填充的注射器中）。这些疫苗可以与其他疫苗同时在不同的解剖部位注射。如果提供四剂量的 Hib- MenCY- TT，则不需要额外的 Hib 剂量。免疫接种后 10d 内可达到保护性抗体水平。MCV4 和 Hib - MenCY - TT 的管理计划在前面已经描述。Trumenba 可采用三剂量系列（0 个月、1 ～ 2 个月和 6 个月）或两剂量系列（0 个月和 6 个月）。Bexsero 是一种至少间隔 1 个月的两剂系列。10 岁或 10 岁以上脑膜炎球菌病（补体不足、服用补体抑制剂、脾功能不全、微生物学家或血清 B 组暴发）风险较高的个体应接种 MenB。MenB 也可以给健康的牧师和年轻人接种，但仅限于限定使用范围。

（3）禁忌与预防：在已知对疫苗的任何成分有严重过敏反应的个体中，MCV4 是禁忌的，包括白喉类毒素（用于 MCV4）和橡胶乳。虽然 MCV4 疫苗接种在有吉兰 - 巴雷综合征病史的个体中并非禁忌；提供者应该讨论任何有这一病史的个体接种疫苗的可能风险和益处。MCV4 可以给予免疫抑制的个体。如有临床需要，MCV4 可以在妊娠期间给予。

（4）不良反应：MCV4 在青少年患者中一般耐受良好。接受 MCV4 的 11 ～ 18 岁人群中，11% ～ 16% 出现局部接种反应（发红、肿胀或滞留）。2 ～ 10 岁儿童最常见的投诉是注射部位疼痛和易怒。更严重的全身反应包括出现以下任何一种反应：发热≥ 39.5℃，头痛、疲劳、不适、发冷或需要卧床休息的关节病，厌食症，多次呕吐或腹泻，皮疹（在 4.3% 的 MCV4 接种者中）。虽然在接种 MCV4 后报道了吉兰 - 巴雷病例，但目前观察到的发病率高于未接种疫苗情况下的预期发病率。

15. *减毒破伤风白喉无细胞百日咳疫苗（青少年和成年人）*　百日咳可发生于所有年龄组。虽然 12 个月以下婴儿的疾病负担最重，但儿童和青少年的百日咳发病率一直在上升，部分原因是注射无细胞百日咳疫苗后免疫力下降。自 2006 年以来，建议常规接种破伤风减剂量白喉无细胞百日咳（tetanus-reduced dose diphtheria-acellular pertussis，Tdap）疫苗。青少年、成人和老年人的免疫接种不仅有能力保护接种者免受百日咳的感染，而且还能限制百日咳从成人向婴儿的传播，并减少百日咳的总体流行传播。

（1）疫苗提供

1）特达普（Boostrix，GlaxoSmithKline）：含有破伤风类毒素、白喉类毒素和三种无细胞百日咳抗原[解毒百日咳毒素（PT）、丝状血凝素（FHA）和百日咳素]，并被许可用于 10 岁及以上的人群；这种疫苗可用于成人和老年人。

2）达普（Adacel，Sanofi）：含有破伤风类毒素、白喉类毒素和五种无细胞百日咳抗原（PT、FHA、百日咳及菌毛类型2和3），并被许可用于11～64岁的人群。

（2）剂量和给药时间表：青少年11～18岁应在三角肌内肌内注射0.5ml剂量的Tdap；Tdap免疫的首选年龄为11～12岁。19～64岁的成人应接受单剂量的Tdap。65岁及以上的老年人，如果以前没有接受过Tdap，若他们预期与12个月以下的婴儿密切接触，应该接受一剂Tdap。妊娠妇女应该在每次妊娠时接受Tdap追加剂量，最好是在妊娠27～36周的早期。自上次接种破伤风白喉类毒素疫苗以来，无论间隔时间如何，都可以使用Tdap。如果Tdap和MCV4两种疫苗同时接种，则应在同一次访问期间进行。

（3）禁忌与预防：Tdap的禁忌证包括对任何疫苗成分的严重过敏反应和百日咳疫苗接种后7d内无法确定病因的脑病（如昏迷、长时间癫痫）。Tdap的预防措施包括接种破伤风含毒素疫苗后6周内出现吉兰-巴雷综合征、先前接种破伤风或白喉含毒素疫苗后出现Arthus反应史、进步性神经系统紊乱、失控的癫痫，直到病情稳定为止。

（4）不良反应：注射部位疼痛是青少年最常见的局部不良事件。头痛和疲劳是最常见的系统性不良事件。

16. *人乳头瘤病毒疫苗* 人乳头瘤病毒（human papillomavirus，HPV）感染是美国乃至世界上最常见的性传播感染。在美国每年新感染的估计1400万人中，大多数没有症状。多达75%的新感染病例发生在15～24岁的人群中。HPV感染与女性（宫颈、外阴、阴道、口腔和肛门）和男性（阴茎、肛门、口腔）的癌症有关。其他的HPV血清型，不同于那些导致癌症的HPV血清型，会导致女性和男性的生殖器疣。

一种九价HPV疫苗（9vHPV；Tradename Gardasil9）目前可在美国使用，并已获批用于女性和男性。该疫苗保护七种致癌的HPV类型（16、18、31、33、45、52和58型）和两种生殖器疣相关的HPV类型（6和11型）。在美国获得许可的另外两种HPV疫苗，包括一种二价疫苗（TradenameCervarix）和一种四价疫苗（Gardasil），不再在美国销售。

ACIP建议对11～12岁的女性和男性进行常规HPV疫苗接种，可在9岁时接种。由于有一些证据表明，在较年轻的年龄开始接种疫苗时，摄取量会增加，因此AAP建议在9～12岁开始接种，在提供者认为最适合接受和完成接种系列的年龄。建议13～26岁未接种疫苗或未完成完整疫苗系列的女性和男性进行补充接种。虽然不是普遍推荐的，但可以考虑对27～45岁的成人接种以前没有接种过的疫苗。检测为高危型HPV阳性、巴氏试验结果异常，或可能已暴露于HPV的女性仍然有可能通过预防其他HPV类型而受益于HPV疫苗接种。

自从HPV疫苗获得许可以来，已经过去十多年。在此期间，观察到大量的人群层面的积极健康影响，HPV感染、肛门生殖器疣诊断和宫颈上皮内瘤变显著减少。例如，在接种疫苗后的5～8年，与宫颈癌相关的最常见HPV类型16型和18型的患病率下降了80%以上。

（1）疫苗提供

1）四价HPV疫苗（Gardasil，Merck）：一种非活性疫苗；0.5ml剂量含有HPV-6、HPV-11、HPV-16和HPV-18 L1蛋白。这种疫苗不再在美国销售。

2）2价HPV疫苗（Gardasil9，Merck）：一种非活疫苗；0.5ml剂量含有HPV-6、HPV-11、HPV-16、HPV-18、HPV-31、HPV-33、HPV-45、HPV-52和HPV-58L1蛋白。

3）二价HPV疫苗（Cervarix，GlaxoSmithKline）：一种非活疫苗，0.5ml剂量，含有HPV-16和HPV-18 L1蛋白和佐剂AS04。只准女性使用。这种疫苗已不在美国销售。

（2）剂量和给药时间表：根据初次接种疫苗时的年龄，HPV疫苗是肌内注射的，分2～3次，每次0.5ml。对于15岁生日前开始接种该系列药物的健康青少年，建议接种两剂，间隔6～12个月（间隔最少5个月）。建议在15岁生日或15岁以后开始接种疫苗的和有免疫缺陷的个体接种三剂疫苗。第二剂应在第一剂后1～2个月，第三剂应在第一剂后6个月。第一剂和第二剂之间的最小间隔为4周；第二剂和第三剂之间的最小推荐间隔为12周。HPV疫苗可与其他疫苗一起使用。如果疫苗计划中断，则无须重新启动该系列。目前没有建议对已经完成二价或四价HPV疫苗接种系列的个体重复接种9vHPV疫苗。有关HPV疫苗接种建议的更多信息，请参见www.cdc.gov/vaccines/vpd/hpv/hcp/recommendations.html。

（3）禁忌与预防：HPV疫苗禁用于有任何疫苗成分过敏史的个体。HPV疫苗不建议用于妊娠妇女。该疫苗可用于患有轻微急性疾病和免疫功能低下者。

（4）不良反应：注射部位疼痛（83.9%）与轻至中度肿胀和红斑是疫苗接种者报告的最常见的不良事件。发热（10.3%）、恶心（4.2%）和头晕（2.8%）被报告为全身不良事件。与任何疫苗接种一样，HPV疫苗接种后可能会发生晕厥；青少年应在接种疫苗期间和接种后15分钟内坐下或躺下，以防止受伤（如发生晕厥）。

三、为特殊情况接种疫苗

1. *狂犬病疫苗* 一旦出现感染症状，狂犬病对人类几乎总是致命的。在美国，森林动物和蝙蝠狂犬病很常见，而人类狂犬病的发病率非常低，每年不到3例。虽然在世界范围内，犬是人类狂犬病最重要的传播媒介，但在美国，由于犬和猫普遍发病，导致人类狂犬病的最常见的狂犬病毒变种与蝙蝠有关。另外，狂犬病在臭鼬、浣熊和狐狸身上常见；在啮齿动物中也很常见。

人狂犬病可以通过适当和及时的暴露后护理来预防。暴露后护理包括局部伤口护理及被动和主动免疫。动物咬伤后，伤口应立即冲洗，并用肥皂和水积极清洗。如果可能，伤口不应缝合。高危暴露后的被动免疫包括在伤口附近注射人狂犬病免疫球蛋白（RIg）主动免疫是使用在美国获得许可的两种狂犬病疫苗中的一种完成免疫接种计划。由于蝙蝠咬伤往往无法被识别，因此如果在室内发现蝙蝠，即使没有接触史，也应考虑预防，特别是如果在同一房间发现一个正在睡觉或未被监护的儿童，或醉酒或其他无行为能力的个体。

在开始接触后狂犬病预防之前，应征求当地公共卫生官员的意见，以避免不必要的疫苗接种，并协助适当处理该动物（如果对该动物进行禁闭或测试是适当的）。为了方便咨询，保健提供者应了解动物的种类、试验或监禁的可用性、攻击的性质（挑起或无端）及暴露的性质（带有唾液的咬伤、划痕、舔或气溶胶）。对于前往狂犬病流行国家的一些儿童，也应考虑进行狂犬病免疫。

（1）疫苗提供：狂犬病疫苗在7～10d后刺激免疫，免疫持续2年或更长时间。

1）HDCV（人二倍体细胞疫苗；Imovax, sanofi）。

2）PCECV（纯化鸡胚细胞疫苗；RabAvert）。

（2）剂量和给药时间表：这两种灭活狂犬病疫苗对于暴露前和暴露后预防同样安全有效。每种疫苗，均取1ml肌内注射在三角肌（成人和大龄儿童）或大腿前外侧（婴儿和幼儿）。儿童的剂量不会减少。不应在臀区接种疫苗。

（3）暴露疫苗接种：对于接触狂犬病的高风险个体（如兽医、动物处理人员、洞穴探险者和在狂犬病流行地区迁移或广泛旅行的体），应考虑进行接触前狂犬病免疫接种。任何疫苗的三次肌内注射都是在第0天、7天、21天或28天进行的。以前接种过疫苗的潜在持续接触狂犬病的个体应每2年进行一次狂犬病抗体血清样本测试，以评估是否要重复接种。

（4）暴露后预防：在个人可能接触狂犬病后，必须与当地公共卫生官员协商，紧急决定是否开始接触后预防。

1）在以前未接种疫苗的个体中：在迅速和彻底地清洗伤口后，暴露于狂犬病的个体应该接受狂犬病疫苗和RIg。接种疫苗是在暴露当天（第0天）及暴露后的第3天、7天和14天进行的。免疫抑制个体应在第28天接受额外的剂量。还应在暴露后尽快接受RIg，最好是在暴露当天，建议剂量为20IU/kg。如果解剖上可能，整个剂量的RIg应该渗透到伤口和周围。任何剩余的RIg应在远离狂犬病疫苗接种处的解剖部位肌内注射。如果疫苗接种开始时没有接种RIg，可以在第一次接种疫苗后7d内接种。暴露后无效仅发生在与批准的方案有偏差时（如未清洗伤口、RIg少于常规量、在伤口部位未注射RIg或臀部未接种疫苗）。

2）在以前接种过疫苗的个体中：不应使用RIg，只需要在暴露后第0天和第3天接种两剂疫苗。

（5）不良反应：狂犬病疫苗相对没有严重反应。疫苗接种者注射部位的局部反应，如疼痛、肿胀、硬结或红斑，发生率为11%～89%。轻微的全身反应，如头痛、恶心、肌肉疼痛和头晕，发生率为6%～55%。约6%的成人在接受狂犬疫苗增强剂2～21d后发生免疫复合物样反应，症状包括全身荨麻疹、关节、关节炎和血管性水肿。

前往狂犬病流行国家的游客可能需要立即进行接触后预防，并可能不得不使用当地可用的疫苗和RIg。在许多发展中国家，唯一容易获得的疫苗可能是来自成年动物或哺乳小鼠大脑的神经组织疫苗，RIg可能来源于马。尽管RIg的不良反应并不常见，而且通常比较温和，但神经组织疫苗可诱导1：8000～1：200的疫苗引起神经麻痹反应；这是一个重大风险，也是在可能接触潜在狂犬病动物的地区旅行前进行接触前接种疫苗的另一个理由。

（6）抗体准备：在美国，RIg由高免疫过狂犬病疫苗的志愿者血浆制备而成。推荐剂量为20IU/kg体重。灭兔抗体含量为150IU/ml，2～10ml小瓶。

2. *伤寒疫苗* 全世界每年约有1121万人患伤寒，12.8万人死亡；在美国，每年约有伤寒病例5700例，（约350例）主要与国际旅行有关。

美国有两种预防伤寒沙门氏菌的疫苗：口服减毒活疫苗（live attenuated vaccine given orally，Ty21a）和由纯化的荚膜多糖组成的灭活疫苗（inactivated vaccine composed of purified capsular polysaccharide，ViCPS）。这两种疫苗都能保护50%～80%的疫苗接种者。口服疫苗最常用，因为它易于使用。然而，不遵守口服疫苗给药时间表的情况经常发生，应强调正确地使用或使用肠外VICPS疫苗。

建议只对前往伤寒流行地区或居住在有记录的伤寒携带者家庭的儿童进行常规伤寒疫苗接种。虽然伤寒在世界各地都有发生，但发病率最高的地区主要在南亚和撒哈拉以南的非洲。应该告诉旅行者，伤寒疫苗不具有完全保护力，而且由于其他食物和水传播疾病的可能性，在国际旅行时仍然需要谨慎选择食物和饮料及采取适当的卫生措施。

（1）疫苗提供

1）肠外灭活的 ViCPS（TyphimVi，Sanofi）用于2岁或2岁以上的个体肌内注射使用。

2）口服减毒活泰21a疫苗（VivotifBerna，瑞士血清和疫苗研究所）作为肠溶胶囊供6岁或6岁以上的个体使用。

（2）剂量和给药时间表：在三角肌中，ViCPS 单次肌内注射剂量为0.5ml，如果持续暴露，每2年需要追加剂量。

口服疫苗（Ty21a）的剂量为每隔一天1粒，共4粒，餐前1h服用。胶囊应冷藏，并与冷却液体一起服用。如果持续暴露，建议每5年重复口服4粒胶囊。甲氟喹和氯喹可与口服疫苗同时给予；然而，如果使用甲氟喹，Ty21a的免疫接种则应推迟24h。丙胍只应在自最后一次口服疫苗后10d无效的情况下使用。口服伤寒疫苗应在使用其他系统抗生素后3d以上使用。

（3）禁忌与预防：与所有减毒活疫苗一样，Ty21a不应给予免疫功能低下者。

（4）不良反应：口服和肠外疫苗都有很好的耐受性，不良反应是罕见的，通常是自限性的。口服疫苗可引起胃肠炎样疾病、疲劳和肌痛，而肠外疫苗可引起注射部位疼痛、腹痛、头晕和瘙痒。

3. *霍乱疫苗* 霍乱是由O1（占全球病例的>99%）或O139型的产毒霍乱弧菌引起的疾病。这种疾病表现为水样腹泻，如果不及时补液，可能会病情严重并迅速死亡。美国每年报告的病例不到25例，大多数发生在前往霍乱流行或地方病国家的旅行者中。

CVD103-HgR（Vaxchora）是一种单剂量、减毒活疫苗，经FDA批准，在美国可用于18～64岁、前往霍乱传播活跃地区的旅行者。疫苗对接种后10d的严重腹泻有效率为90%，接种后3个月有效率为80%。CVD103-HgR不应该用于前14d接受抗生素者。CVD103-HgR是一种口服减毒活疫苗，可在粪便中脱落，并有可能传播给密切接触者。接种疫苗的旅行者应继续谨慎选择食物和饮料，并在国际旅行时采取适当的卫生措施。

疫苗提供：CVD103-HgR（Vaxchora，PaxVax，Red woodCity，California）是一种减毒单价口服疫苗，获FDA批准并上市。

4. *日本脑炎接种疫苗* 日本脑炎（Japanese encephalitis，JE）病毒是一种蚊媒传播的黄病毒。虽然大多数感染是无症状的，但对于神经系统受累的患者来说，这种疾病的发病率和死亡率都很高。它在亚洲部分地区流行，尽管对大多数亚洲旅行者来说风险很低。前往农村地区和在流行地区的长期旅行可能会增加风险。美国有一种安全有效的疫苗。应向前往JE流行国家的游客介绍JE的风险和减少蚊虫叮咬措施的重要性。不建议为只在城市地区或在明确定义的JE传播季节之外的短期旅行者接种疫苗，但建议计划为JE传播季节在流行地区停留1个月以上的旅行者接种疫苗。如果旅行于市区以外的地区，应考虑为JE流行地区传播季节的短期旅行者接种疫苗，他们的活动将增加JE的暴发（户外时间在农村/农业地区，户外休闲活动，睡觉的地方没有防蚊措施），还应该考虑旅行者是否去一个JE暴发地区。

疫苗供应及给药时间表：JE-VC（Ixiaro，Novartis）是一种灭活的Vero细胞衍生的JE疫苗，获批用于≥2月龄者。在第0天和第28天（或18～65岁成人）肌内注射。如果预期持续或重复暴露于JE病毒，则应在初级系列后1年或1年以上给予追加剂量。对于3岁或3岁以上的儿童和成人，每种剂量为0.5ml。对于2～35月龄的儿童，每种剂量为0.25ml。不良反应包括注射部位疼痛、头痛、肌炎、发热。对于对以前的疫苗剂量或成分有严重过敏反应的个体，JE疫苗接种是禁忌的。

5. *卡介苗* 世界上每年约有1/4的人口感染结核分枝杆菌，每年约有130万人死亡，这是中低收入国家人口死亡的主要原因。这种情况在美国比较少见，大多数发生在出生在国外或与他们有密切联系的个体。卡介苗由减毒活牛分枝杆菌组成，是世界上使用最广泛的疫苗，已有30多亿人接种，免疫后不良事件发生率较低。卡介苗价格低廉，出生后可随时接种，致敏接种个体5～50年，并刺激B细胞和T细胞免疫反应。在婴儿出生后的第一个月接种卡介苗可将儿童患结核性脑膜炎和播散性结核病的风险降低50%～100%。其对肺结核的疗效因人而异（0%～80%），取决于研究环境和其他因素。

接种卡介苗只应考虑在结核病皮肤试验阴性的儿童中接种，这些儿童没有感染HIV，并且持续接触结核病，无法与受感染的成人分离。如果成年人得不到治疗，而儿童又不能得到预防治疗，接种卡介苗是必不可少的。不建议旅行时接种卡介苗。

美国有一种由Organon Teknika公司（Tice BCG）生产的特许卡介苗。它是皮内给药。不良反应发生在1%～10%的健康个体，包括局部溃疡、区域淋巴结肿大和非常罕见的寻常性狼疮。疫苗在孕妇和免疫功能低下的个体，包括感染HIV者中是禁忌的，因为它可引起广泛的局部淋巴腺炎和播散性或致命感染。

卡介苗几乎总是导致其受者结核菌素皮肤试验阳性（5～7mm），但反应往往在3～5年后变为阴性。干扰素-γ释放试验（interferon-γ release assay，IGRA）TB反应应为阴性。在接受结核病接触病例调查的有卡介苗接种史的儿童中，TST检测呈阳性，应作为感染M型结核病的标记。这将在第42章中讨论。

6. *黄热病疫苗* 黄热病毒是一种蚊媒传播的黄病毒，在撒哈拉以南的非洲和南美洲流行。美国有黄热病减毒活疫苗，但只有在官方的黄热病疫苗接种地点（通常是公共卫生部门）才有，而且只有在与旅行医学专家或公共卫生官员协商后才可提供。9个月或9个月以上的儿童到流行地区旅行时，可接种黄热病疫苗。前往某些国家可能需要证明已接种黄热病疫苗。

疫苗供应及给药时间表：YF疫苗（YF-VAX，Sanofi）是由生长在鸡胚中的17D黄热病减毒毒株制成的。接种黄热病疫苗时，皮下注射给予0.5ml。接种疫苗后的免疫是持久的，对于大多数旅行者来说，追加剂量不再推荐。

黄热病疫苗禁用于6个月以下的婴儿（由于疫苗相关脑炎的风险增加）、对鸡蛋过敏者及免疫功能低下或有胸腺疾病史的个体。在6～8月龄儿童、HIV控制良好的儿童和孕妇中，疫苗的风险和益处应按个人衡量。接种黄热病疫苗同时接种其他活病毒疫苗没有禁忌证。

不良反应一般较轻，包括低热、轻度头痛和关节痛，在接种后5～10d出现，发生率不足25%。虽然非常罕见，但几种严重的不良反应可能发生在疫苗接种后。每55 000名疫苗接种者中约有1例发生严重过敏反应。疫苗接种后30d内发生与疫苗相关的嗜神经性疾病的风险估计为1/12.5万。疫苗接种（疫苗相关的内脏器官疾病）后严重多器官系统衰竭的风险估计为1/25万。卫生保健提供者只应为真正有黄热病风险的个体接种黄热病疫苗。

7. *被动预防*

（1）肌内及特殊静脉免疫球蛋白（Ig）：如果在接触后14d内给予0.02ml/kg剂量的Ig，可预防或改变甲型肝炎病毒感染。如果在接触后6d内以0.5ml/kg的剂量给予Ig，则可预防或改变易感人群的麻疹感染。病原体特异性制剂中Ig包括TIg、HBIg、RIg、CMV Ig（静脉注射）、肉毒杆菌Ig（静脉注射）和水痘-带状疱疹Ig（VariZIG）。这些是从已知具有高效价抗体的供体获得的。Ig必须只按推荐的方式（静脉注射或肌内注射）给予。剂量因临床指征不同而不同。不良反应包括注射部位疼痛、头痛、寒战、呼吸困难、恶心和过敏反应，但除了注射部位疼痛以外，所有不良反应都是罕见的。

帕利珠单抗（palivizumab）（Synagis，MedImmune）是一种针对RSV的人源化单克隆抗体，用于预防高危人群的RSV感染，每月在RSV季节使用剂量见表10-7。帕利珠单抗的剂量为15mg/kg，每月一次，从RSV季节开始，一直持续到季节结束。任何经历了突破性住院治疗的儿童都应该停止预防。

每年最大推荐剂量为5剂。帕利珠单抗包装在50mg和100mg的小瓶中。帕利珠单抗不干扰常规儿童疫苗接种的反应。

（2）静脉注射免疫球蛋白（IVIg）：主要适应证为抗体缺乏个体的替代治疗、川崎病、免疫性血小板减少性紫癜或溶血性贫血、吉兰-巴雷综合征等自身免疫性疾病、慢性B细胞淋巴细胞白血病的替代治疗。IVIg可能对一些患有中毒性休克综合征的儿童和小病毒B19引起的贫血有益。当VariZIG不存在时，它也可用作高危人群水痘暴露后预防。

表10-7 基于AAP政策声明的高危婴幼儿帕利珠单抗预防的合格标准

- 29周、0天前出生的早产儿，在RSV季节初＜12月龄
- 婴儿＜12月龄伴有慢性肺病（CLD）的早产儿，定义为胎龄＜32周、0d，在出生后28d内要求＞21%的氧气；对于有慢性肾衰竭病史的儿童；只有在RSV季节开始前6个月仍需要医疗支持（慢性皮质类固醇、利尿剂或补充氧）的婴儿，才建议考虑预防
- 某些＜12月龄的儿童有明显的先天性心脏病（非发绀型心脏病，需要心脏外科手术治疗，中度到重度肺动脉高压）
- 婴儿有神经肌肉疾病或清除呼吸道分泌物能力低下的先天性异常疾病
- 婴儿＜24月龄，在RSV季节初有严重的免疫功能不全
- 婴儿＜24月龄，有严重囊性纤维化（呼吸住院或身长别体重＜第10百分位数）

（译者：李小平　刘文静　卢浩华
校稿：张一宁）

第 11 章 儿童营养喂养与营养失衡

Matthew A. Haemer, MD, MPH；Liliane K. Diab, MD；
Laura E. Primak, RD, CNSD, CSP；Nancy F. Krebs, MD, MS

一、营养需求

1. 营养与成长　儿童的营养需求受以下因素影响：①生长速度；②身体组成成分；③新增长的身体成分。这些因素随年龄增长而变化，在出生后早期尤为重要。婴儿早期的生长速度比其他任何时期都高（表 11-1）。从出生后的第 2 个月开始，生长速度通常会迅速下降(早产儿后期生长速度也成比例下降)。

营养需求还取决于身体组成成分。在成年人中，大脑重量仅占身体的 2%，而能量需求占 19%。相反，在保持基础代谢情况下，在足月新生儿中大脑占体重的 10%，占总能量需求的 44%。因此，在婴儿中，总基础能量消耗和大脑的能量需求相对都比较高。

新的组织成分是影响营养需求的第三个因素。例如，出生至 4 月龄之间脂肪占比约 40%，但在 24 ～ 36 月龄脂肪仅占 3%；相应的蛋白质的占比分别为 11% 和 21%；水的占比分别为 45% 和 68%。婴儿早期的高脂肪占比不仅适应其能量需求，还有助于促进婴儿的最佳喂养。

由于生长和身体组成营养需求高，婴幼儿特别容易出现营养不良。生长速度放慢是早期婴幼儿营养不良的显著征象。小婴儿脂肪储存有限意味着能量储备不足。由于颅脑体积相对较大且需要持续生长，这就导致出生后早期中枢神经系统（CNS）特别容易受到营养不良的影响。

2. 能量　能量的消耗支出主要取决于基础代谢、活动消耗、生长和食物的特殊动力作用。能源利用效率也可能是一个重要的影响因素，如果没有穿足够的衣物，在极端环境温度下，机体的温度调节可能会起作用。因为无法获取婴儿和儿童活动消耗所需能量的数据，并且个人生长所需的能量也各不相同，因此能量需要的推荐量建议根据健康个体的实际摄入量计算。表 11-2 给出了婴儿和幼儿能量推荐摄入量指南。该表也给出了纯母乳喂养婴儿的能量推荐摄入量。出生后前 3 个月母乳喂养婴儿体重增长速度与配方奶喂养婴儿相同，并且可能超过配方奶喂养的婴儿，但 6 ～ 12 月龄母乳喂养婴儿通常比配方奶喂养婴儿体重轻，并且体内脂肪含量可能比配方奶喂养儿童减少更

表 11-1　婴儿和幼儿生长速度、生长所需能量和身体组成的变化

年龄（月）	生长速度（g/d）			生长所需能量 [kcal/（kg・d）]	身体组成（%）		
	男性	两者都是	女性		水	蛋白质	脂肪
0 ～ 0.25		0[a]			75	11.5	11
0.25 ～ 1	40		35	50			
1 ～ 2	35		30	25			
2 ～ 3	28		25	16			
3 ～ 6		20		10	60	11.5	26
6 ～ 9		15					
9 ～ 12		12					
12 ～ 18		8					
18 ～ 36		6		2	61	16	21

a 出生后 10d 恢复至出生体重。体重下降超过出生体重的 10% 表示脱水或营养不良；这适用于配方奶粉和母乳喂养的婴儿

数据来自 Fomon SJ: Infant Nutrition, 2nd ed. Philadelphia, PA: WB Saunders; 1974.

表 11-2 能量和蛋白质摄入的建议

年龄	能量 [kcal/（kg • d）]			蛋白质 [g/（kg • d）]	
	根据能量消耗计量	从母乳中摄取	指南推荐的平均需求量	从母乳中摄取	指南推荐的平均需求量
10d 至 1 个月	—	105	120	2.05	2.5
1 ～ 2 个月	110	110	115	1.75	2.25
2 ～ 3 个月	95	105	105	1.36	2.25
3 ～ 4 个月	95	75 ～ 85	95	1.20	2.0
4 ～ 6 个月	95	75 ～ 85	95	1.05	1.7
6 ～ 12 个月	85	70	90	—	1.5
1 ～ 2 岁	85	—	90	—	1.2
2 ～ 3 岁	85	—	90	—	1.1
3 ～ 5 岁	—	—	90	—	1.1

数据来自 Krebs NF et al. Growth and intakes of energy and zinc in infants fed human milk. J Pediatr 1994; 124-132; Garza C, Butte NF: Energy intakes of human milk-fed infants during the first year. J Pediatr 1990; 117:S124.

多，其体重增速可能下降。2010 年美国采用了世界卫生组织（WHO）制定的 24 月龄以下的婴幼儿生长图表。WHO 生长图表描述了健康母乳喂养婴幼儿在最佳条件下的生长标准。使用 WHO 生长图表意味着一小部分 6 ～ 18 个月的婴幼儿会被归类为体重不足（参见小儿营养不良部分）。

出生 4 年后，机体生长所需的能量逐渐下降。青春期后期能量需求约为 40kcal/（kg • d）。个体每天的基本能量需求为 1000kcal 加上年龄乘以 100kcal。食欲和生长是评价大多数健康儿童热量需求的可靠指标，但摄入量在一定程度上还取决于食物提供能量的密度。健康婴幼儿的个体能量需求差异很大，营养不良和疾病会导致能量需求变异性增加。早产儿的能量需求可能超过 120kcal/（kg • d），尤其是在疾病期或生长追赶期。

计算营养不良患者能量需求的一种方法是基于理想的体重 [如按身高别体重第 50 百分位数或由当前身高和年龄计算的第 50 百分位数体重指数（BMI）算得的体重]，而不是实际的体重。

3. *蛋白质* 仅氨基酸和铵化合物可作为人类的氮来源，氨基酸是通过消化食物蛋白质获取的，氮主要由肠道以氨基酸和短肽形式吸收。一些含有肽类和氨基酸的合成食物能更有效地提供氮。有些蛋白质在出生后早期就被完整吸收了，这一环节可能在儿童发展为蛋白质耐受或过敏中起到重要作用。

由于人体不能储存蛋白质，因此日常饮食中蛋白质的供应至关重要。在婴儿期和儿童期，最佳生长取决于饮食蛋白质的充足供应。现在人们已经认识到蛋白质缺乏对机体的细微影响，尤其是对那些蛋白质更新速率快的组织，如免疫系统和胃肠道（GI）黏膜。

相对于体重，在婴儿期，尤其是早产儿，蛋白质合成速率和人体蛋白质的更新与积累的速率特别快。早产儿膳食中蛋白质的 80% 用于生长发育，而 1 周岁婴儿仅需要 20%。随着婴儿生长速度的下降，每单位体重所需蛋白质的量迅速下降。人乳中的蛋白质含量从早期（1.4 ～ 1.6g）/100ml 降低到 3 ～ 4 月龄的（0.8 ～ 1.0g）/100ml，6 月龄后降至（0.7 ～ 0.8g）/100ml，与正常生长速度的下降一致。最近有研究表明，配方奶的蛋白质含量 [含蛋白（2 ～ 2.5g）/100ml] 比母乳多，可能会导致体重增长过多。关于辅食中的蛋白质，需要更多的研究来比较各种来源的蛋白质（如肉、奶制品和植物）与婴儿和儿童超重风险的相关性。

表 11-2 中的建议主要来自联合国粮食及农业组织 /WHO/UNO 联合专家委员会（the Joint FAO/WHO/UNO Expert Committee），与推荐的饮食摄入量（recommended dietary allowances，RDA）类似。他们推荐的蛋白质摄入量超过了母乳提供的蛋白量。在极低出生体重的婴儿中，蛋白质的摄入量应能保证其宫内的生长速度，为 3.7 ～ 4.0g/（kg • d），同时保证足够的能量摄入。在蛋白质经皮肤或内脏丢失、烧伤、创伤和感染的情况下，蛋白质的需求量增加。在营养不良的生长追赶时期，蛋白质需求也会增加（每克新生组织约需 0.2g 蛋白质）。小婴儿在疾病的快速恢复期可能每天额外需要 1 ～ 2g/kg 的蛋白质。到 1 周岁时，额外蛋白质的需求量不会超过 0.5g/（kg • d）。

蛋白质的质量取决于它的氨基酸组成。婴儿需要蛋白质的 43% 为必需氨基酸，而儿童则为 36%。成年人不能合成 9 种必需氨基酸：组氨酸、异亮氨酸、亮氨酸、赖氨酸、甲硫氨酸、苯丙氨酸、苏氨酸、色氨酸和缬氨酸。半胱氨酸和酪氨酸被认为是部分必需氨基酸，因为它们分别由甲硫氨酸和苯丙氨酸合成，在婴儿、老年人和吸收不良者中由于合成受限，可能不足。在小婴儿中，半胱氨酸、酪氨酸、（有时）牛磺酸的合成速度可能不能满足需求。牛磺酸是一种结合胆汁酸的氨基酸，在婴儿期也是必需的。机体如果缺乏一种必需氨基酸，会在 1 ～ 2 周出现体重下降。小麦和水稻赖氨酸含量低，豆类中甲硫氨酸含量低。因此，保持适当的混合植物蛋白进食，对于满足机体的高质量蛋白质需求是必要的。

因为机体有去除多余氮的有效机制，因此适度过量的蛋白质摄入是无害的，并可能有助于确保某些微量营养素的充足供应。蛋白质摄入过量的副作用可能包括尿液中钙流失增加，随着时间的延长，肾脏质量会下降。对于大一些的儿童和青少年，摄入过多的蛋白质 [> 4g/（kg · d）]，可能还会导致血尿素氮升高、酸中毒、高血氨。而早产婴儿，摄入蛋白质超过 6g/（kg · d），会导致营养不良、嗜睡和发热。肝功能不全使蛋白脱氨的能力下降，或肾功能不全导致尿素氮排出增多，进一步限制可耐受的蛋白质摄入量。

4. *脂质*　是婴儿的主要食物能量来源，占母乳能量的 50%。在母乳中 98% 的脂肪是甘油三酯（TG），其能量密度是 9kcal/g。脂肪可以有效地储存在脂肪组织中，该种储存方式能量消耗最小。这对小婴儿尤其重要。脂肪对于脂溶性维生素的吸收和中枢神经系统的髓鞘形成是必需的。脂肪还提供大脑发育所需的必需脂肪酸（EFA），EFA 对于细胞磷脂膜及前列腺素和白三烯的合成也是必需的。EFA 是多不饱和脂肪酸、亚油酸（18 ： 2 ω 6）和亚麻酸（18 ： 3 ω 3）。花生四烯酸（ARA，20 ： 4 ω 6）来源于食物中的亚油酸，主要以膜磷脂的形式存在。亚麻酸的重要衍生品是二十碳五烯酸（20 ： 6 ω 3）和二十二碳六烯酸（DHA，22 ： 6 ω 3），主要存在于人乳汁和脑脂质中。补充了 DHA（22 ： 6 ω 3）和 ARA（20 ： 4 ω 6）的配方奶可以改善配方奶喂养早产儿的视力和精神运动发育情况。在健康足月婴儿配方奶粉中添加长链多不饱和脂肪酸的益处尚不清楚（尽管其安全性已经被证实）。

必需脂肪酸 ω-6 缺乏的临床特征包括生长落后、红斑和鳞状皮炎、红细胞脆性增加、血小板减少、伤口愈合不良及容易感染。脂肪酸 ω-3 缺乏的临床特征较少谈及，但是有关于皮炎和神经异常包括视物模糊、周围神经病变和无力的报道。肥美的鱼是 ω-3 脂肪酸的最好膳食来源。摄入大量的高脂肪的鱼可能导致血小板黏附性下降和炎症反应减低。

母乳中高达 5% ～ 10% 的脂肪酸是多不饱和脂肪酸，特定的脂肪酸分布可反映母亲的饮食摄入情况。其中大部分是 ω-6 系列，伴有较少量的长链 ω-3 脂肪酸。大约 40% 的母乳脂肪酸是单不饱和脂肪酸，主要是油酸（18 ： 1），高达 10% 的总脂肪酸是中链甘油三酯（MCT）（C_8 和 C_{10}），热量密度为 7.6kcal/g。一般来说，婴儿配方奶粉中来自脂肪的热量比率比在母乳中低。

美国儿科学会建议婴儿从脂肪中至少要获取 30% 的热量，至少总脂肪中 2.7% 为亚油酸，总脂肪酸的 1.75% 为亚麻酸。至少在出生后的第 1 年，40% ～ 50% 的能量需求应该由脂肪提供。2 岁以上的儿童应逐渐过渡为脂肪占有约 30% 总热量的饮食，来自饱和脂肪的热量不超过 10%。

脂肪酸的 β 氧化发生在肌肉和肝脏的线粒体中。肉碱是氧化脂肪酸所必需的，脂肪酸必须以酰基肉碱的形式穿过线粒体膜。肉碱是在人体肝脏和肾脏中由赖氨酸和甲硫氨酸合成的。婴儿的肉碱需要通过母乳或婴儿配方奶粉来满足。在肝脏中，大量的脂肪酸被转化为酮体，然后释放到循环中，作为婴儿大脑的重要燃料。

MCT 具有足够的可溶性，不需要胶束的形成来穿过肠黏膜。它们通过门脉循环直接输送到肝脏。MCT 在肝脏中迅速代谢，进行 β 氧化或生酮过程。它们不需要肉碱进入线粒体。MCT 对消化缺陷、吸收缺陷和慢性炎症性肠病患者有用。MCT 给药的潜在副作用包括大量给药时的腹泻；肝硬化患者高辛酸水平；如果它们是脂类的唯一来源，则容易造成 EFA 的缺乏。

5. *碳水化合物*　能量密度为 4kcal/g。母乳中约 40% 的热量摄入是以乳糖或奶中的糖的形式存在的。乳糖占牛奶中总能量的 20%。婴儿配方奶粉中碳水化合物所占总能量的百分比与母乳相似。

乳糖酶在肠刷状缘将乳糖水解成葡萄糖和半乳糖，其速度决定了牛奶中碳水化合物吸收的速度。小婴儿体内乳糖酶水平最高，随着年龄的增长其水平逐渐下降，下降速度取决于遗传因素。约 20% 的西班牙裔非白种人和 5 岁以下的黑种人儿童伴有乳糖酶缺乏。白种人儿童通常在 4 岁或者 5 岁前不会出现乳糖不耐受的症状，而西班牙裔非白种人、亚裔美国人和黑种人儿童可能在 2 岁或 3 岁左右出现这些症状。乳糖不耐受儿童有不同的症状，取决于他们的肠道乳糖酶的特异性活性和乳糖消耗的数量。半乳糖在转化为葡萄糖进行后续氧化之前，优先转化为肝脏中的糖原。半乳糖血症是由缺乏半乳糖 -1- 磷酸尿酰转移酶引起的一种先天代谢性疾病，婴儿需要从新生儿期就开始进行无乳糖饮食。

在 2 岁以后，个体 50% ～ 60% 的能量需求应该来自碳水化合物，像 WHO 推荐的那样，来自单糖的能量不超过10%，或者像2016年美国心脏协会推荐的那样，每天添加到食物中糖要低于25g。不幸的是，这些饮食指南没有反映在北美儿童的饮食中，他们通常从蔗糖中获得25%的能量，而从复合的碳水化合物中获得的能量不足20%。

北美的儿童和青少年经常在软饮料和其他加糖饮料、糖果、糖浆、加糖早餐谷类食品及各种加工食品中食用大量蔗糖和高果糖玉米糖浆。大量摄取这些糖类食物，特别是甜饮料的形式，可能会导致肥胖和胰岛素抵抗，也是导致龋齿的主要危险因素，并可能导致整体的饮食质量下降，包括高摄入量的饱和脂肪。蔗糖酶在小肠刷状缘将蔗糖水解成葡萄糖和果糖。果糖通过扩散方式吸收，比葡萄糖通过主动转运的吸收方式要慢。果糖不会刺激胰岛素分泌或促进瘦素的产生。由于胰岛素和瘦素都在调节食物摄入中起作用，因此食用果糖（如高果糖玉米糖浆）可能会导致能量摄入增加和体重增加。果糖也很容易转化为肝甘油三酯，这在胰岛素抵抗/代谢综合征和心血管疾病风险患者中可能是不希望看到的。

膳食纤维可分为两大类：非消化性碳水化合物（β1-4键）和非碳水化合物（木质素）。不可溶性纤维（纤维素、半纤维素和木质素）增加粪便体积和含水量，减少肠道转运时间。可溶性纤维（果胶、黏液、燕麦麸皮）结合胆汁酸，减少脂质和胆固醇吸收。果胶还能减缓胃排空和增加营养吸收的速率。关于儿童对纤维素需求的数据很少。膳食营养素参考摄入量（dietary reference intakes）推荐的纤维参考摄入量是每1000kcal能量需要摄入14g的纤维素。美国儿科学会建议两岁以上的儿童每天摄入的纤维量为年龄+5（以克为单位）。北美的纤维摄入量通常很低。摄入较多膳食纤维的儿童比摄入膳食纤维少的儿童膳食营养密度更好。一般来说，高纤维饮食患慢性疾病风险（如肥胖、心血管疾病和糖尿病）会降低。

6. *主要矿物质* 膳食来源、吸收、代谢和缺乏情况见表11-3，参考摄入量见表11-4。

表11-3 主要矿物质汇总

矿物质	吸收/代谢	缺乏	
		原因	临床表现
钙 膳食来源：乳制品、豆类、西蓝花、绿叶蔬菜	20%～30%来自饮食；60%来自母乳。乳糖、葡萄糖、蛋白质可促进吸收、代谢；而植酸、纤维、草酸、未被吸收的脂肪可阻碍吸收、代谢 吸收受血清骨化三醇调节，当血浆游离钙低时，甲状旁腺激素（PTH）分泌增加，骨化三醇会增加。PTH还促进骨钙的释放。通过肾脏排泄	可发生于钙剂补充不足的早产儿和钙摄入量有限的青春期、哺乳的母亲或脂肪瘤患者	骨质减少或骨质疏松，手足搐搦
磷 膳食来源：肉类、蛋类、乳制品、谷物、豆类和坚果；加工食品和苏打水含量高	80%来自饮食 PTH可减少肾脏肾小管对磷的吸收；磷的体内平衡由胃肠道和肾脏维持	罕见，但可发生于喂养未强化母乳的早产儿（导致骨质疏松症和佝偻病，有时高钙血症），也见于蛋白质-能量营养不良的患者，以及再进食综合征的患者	肌肉无力、骨痛、横纹肌溶解、骨软化症和呼吸功能不全
镁 膳食来源：蔬菜、谷物、坚果	当摄入量较低时，肾脏通过减少排泄来调节稳态	发生在蛋白质-能量营养不良的再进食综合征中。肾脏疾病、吸收不良或镁消耗药物可能导致其耗竭。可能引起继发性低钙血症	神经肌肉兴奋、肌束震颤、神经功能异常、心电图改变
钠 膳食来源：加工食品、食盐	高钠血症脱水和低钠血症脱水在第23章讨论 肾脏是钠稳态调节的主要场所	由腹泻和呕吐过度损失引起	厌食、呕吐、低血压和精神淡漠。严重营养不良、应激和高代谢可能导致细胞内钠过多，影响细胞代谢

续表

矿物质	吸收 / 代谢	缺乏	
		原因	临床表现
氯化物 膳食来源：食盐或海盐、海藻、多种蔬菜	体内平衡与钠密切相关 在肾脏和肠道的生理机制调节中发挥着重要作用	可发生于低氯饮食的婴儿，或患有囊性纤维化、呕吐、腹泻、慢性利尿剂治疗或巴特（Bartter）综合征的儿童	与营养不良，尤其是头部发育不良有关；厌食、嗜睡、肌无力、呕吐、脱水、低血容量。实验室检查结果：可能包括低氯血症、低钾血症、代谢性碱中毒、高肾素血症
钾 膳食来源：坚果、粗粮、肉类、鱼类、豆类、水果和蔬菜，特别是香蕉、橙汁	肾脏通过醛固酮 - 肾素 - 血管紧张素内分泌系统调控钾稳态 体内钾总量取决于瘦体重（lean body mass）	发生于蛋白质 - 能量营养不良（如全身耗竭 + 再喂养综合征），如果不积极治疗，可能导致心力衰竭和猝死。随着瘦体重的减轻，过量的钾在分解代谢状态下都会通过尿液排出。在酸中毒期间，腹泻和应用利尿剂时也可能出现排钾。肾功能不全可能导致高钾血症	肌肉无力、精神错乱、心律失常

表 11-4　主要矿物质和微量元素膳食参考摄入量汇总

	0～6 个月	7～12 个月	1～3 岁	4～8 岁	9～13 岁	14～18 岁男性	14～18 岁女性
钙（mg/d）	210[a]	270[a]	500[a]	800[a]	1300[a]	1300[a]	1300[a]
磷（mg/d）	100[a]	275[a]	460[a]	500	1250	1250	1250
镁（mg/d）	30[a]	75[a]	80	130	240	410	360
铁（mg/d）	0.27[a]	11	7	10	8	11	15
锌（mg/d）	2[a]	3	3	5	8	11	9
碘（μg/d）	110[a]	130	90	90	120	150	150
铜（μg/d）	200[a]	220[a]	340	440	700	890	890
硒（μg/d）	15[a]	20[a]	20	30	40	55	55

a 代表 AI（adequate intakes），推荐摄入量。其他值代表 RDA（recommended dietary allowances），推荐摄入量。RDA 和 AI 都可以作为个体摄入量的参考目标

7. *微量元素*　对人体营养有重要作用的微量元素有铁、碘、锌、铜、硒、锰、钼、铬、钴（维生素 B_{12} 的组成成分）和氟化物。有关微量元素的膳食来源、功能和缺乏的相关信息见表 11-5。补充氟化物建议见表 11-6。微量元素的膳食参考摄取量见表 11-4。铁缺乏在第 30 章讨论。近期有综述强调了 2 岁前大脑迅速发育时期识别尚未达到贫血程度的铁缺乏风险的重要性。因此，建议对母乳喂养的月龄较大婴儿和饮食铁摄入量有限的幼儿检测血清铁蛋白（和炎症标记物），而不是单纯检查贫血（血红蛋白），血红蛋白在严重铁缺乏时才会出现改变。

8. *维生素*　一般来说，高度限制性的饮食（如一些没有按照完整膳食成分进食的个体）应立即考虑维生素缺乏。例如，在限制性进食的孤独症儿童中，已有大量的坏血病病例报道。未经治疗的脂肪吸收不良综合征（如囊性纤维化、腹腔疾病、短肠综合征）与脂溶性维生素的缺乏有关。其他需立即评估维生素缺乏的情况见表 11-7。

（1）脂溶性维生素：不溶于水，因此其需要随膳食脂肪消化和吸收，并经载体系统在血液中运输。由于机体可储存脂溶性维生素，脂溶性维生素缺乏较水溶性维生素缺乏进展慢。早产儿和一些儿童期疾病（特别是伴有脂肪吸收障碍的疾病）使儿童患脂溶性维生素缺乏的风险增加（表 11-7）。而脂溶性维生素摄入过量同样有引发毒性的可能（表 11-8）。参考摄入量汇总见表 11-9。脂溶性维生素的膳食来源、吸收 / 代谢、缺乏的原因和临床特征见表 11-10。维生素缺乏和相关的实验室诊断结果和治疗详见表 11-11。

表 11-5 微量元素汇总

矿物质	原因	缺乏	
		临床表现	治疗
锌 膳食来源：肉类、贝类、豆类、坚果和全麦谷物 功能：多种酶和基因转录因子的组成部分；在核酸代谢、蛋白质合成和基因表达中起关键作用；支持膜结构和功能的完整性	低锌饮食（高植酸盐），没有强化的合成食物；吸收不良疾病（肠炎、腹腔疾病、囊性纤维化）；过度损失（慢性腹泻）；先天锌代谢异常（肠病性肢端皮炎、乳腺锌分泌缺陷） 母乳喂养婴儿 6 月龄后锌摄入不足 早产和低出生体重是危险因素	轻度：生长发育不良、食欲缺乏、免疫力降低 中至重度：情绪变化、烦躁不安、嗜睡、免疫功能受损、感染易感性增加，肢端皮疹、腹泻、脱发 补锌反应是诊断缺锌的金标准；急性反应期血浆锌水平可降低	2～3 月龄患儿每天摄入 1mg/kg 的元素锌（如每天 4.5mg/kg 的硫酸锌盐），与膳食和铁补充剂分开服用 肠病性肢端皮炎，每天补充 Zn^{2+} 30～50mg（或更多）可维持症状缓解
铜 膳食来源：肉类、贝类、豆类、坚果和全麦谷物 功能：多种氧化酶的重要组成部分，包括细胞色素 C 氧化酶（电子传递链）、胞质和线粒体超氧化物歧化酶（自由基防御）、赖氨酰氧化酶（弹性蛋白和胶原蛋白的交联）、铁氧化酶（将铁在运输到骨髓之前氧化）	全身性营养不良、肠外营养时间长而未补充铜、吸收不良或长期腹泻 早产是一个危险因素	骨质疏松症、肋软骨增大、长骨干骺端杯口状或毛刷样改变、自发性肋骨骨折 中性粒细胞减少和对铁治疗耐受的低色素性贫血 铜代谢缺陷（Menkes 卷发综合征）导致严重的中枢神经系统疾病 血浆铜水平低有助于明确诊断铜缺乏症；正常小婴儿的血浆铜水平通常很低 个体的铜水平需要与年龄相对应的正常参考值进行比较。急性反应期血浆铜水平会升高	婴儿每天可补充 1% 的硫酸铜溶液（含盐 2mg）或 500μg 元素铜
硒 膳食来源：海鲜、肉类、大蒜（地理分布影响食品中的水平） 功能：谷胱甘肽过氧化物酶的必需成分	饮食摄入不足，可发生于缺硒的肠外营养 肾脏疾病 早熟	骨骼肌疼痛及压痛，巨细胞增多，毛发色素丢失 克山病，在中国土壤硒贫瘠地区出现，可导致婴儿和儿童出现致命的心肌病	足月婴儿配方奶粉的硒最低推荐含量为 1.5μg/100kcal，早产儿配方奶粉的硒最低推荐含量为 1.8μg/100kcal。肠外营养时需要补充硒
碘 膳食来源：含碘盐 通常每 5g 盐中强化添加碘 225μg 功能：甲状腺激素的必要成分；调节代谢、生长和神经发育	饮食摄入不足	严重缺乏时，会发生地方性神经性克汀病（严重智力低下、听障、痉挛性双瘫和斜视） 在一些有先天性甲状腺功能减退症状的中部非洲国家，可发生黏液水肿性地方性克汀病	使用加碘盐对预防甲状腺肿有效。注射碘油也可用于预防
氟化物 功能：与牙质羟基磷灰石基质结合	摄入不足（无氟供水）	低摄入量会增加龋齿的发生率	补充指南见表 11-6。摄入过量的氟会导致氟中毒

表 11-6 补充氟化物建议 （单位：mg/d）

年龄	饮用水中的氟化物浓度		
	＜ 0.3ppm	0.3～0.6ppm	＞ 0.6ppm
6 个月至 3 岁	0.25	0	0
3～6 岁	0.5	0.25	0
6～16 岁	1	0.5	0

经许可引自 Centers for Disease Control and Prevention: Recommendations for using fluoride to prevent and control dental caries in the United States. Centers for Disease Control and Prevention. MMWR Recomm Rep 2001 Aug 17; 50(RR-14):1-42.

表 11-7 维生素缺乏的影响因素

原因	缺乏
早产	所有维生素
蛋白质 - 能量营养不良	维生素 B_1、维生素 B_2、叶酸、维生素 A
没有经充分强化的合成膳食（包括全胃肠外营养）	所有维生素
维生素 - 药物相互作用	叶酸、维生素 B_{12}、维生素 D、维生素 B_6
脂肪吸收不良综合征	脂溶性维生素
由营养不良母亲进行的母乳喂养和（或）辅食添加有限	维生素 B_1[a]、叶酸[b]、维生素 B_{12}[c]、维生素 D[d]、维生素 K[e]
妊娠	叶酸
减肥手术（所有类型）	B 族维生素
严格限制饮食	维生素 C、B 族维生素

a 酗酒或营养不良的母亲；b 叶酸缺乏的母亲；c 素食母亲或母亲恶性贫血；d 婴儿阳光照射不足和母亲的维生素 D 不足；e 预防措施省略

表 11-8 维生素的毒性作用

吡哆醇

（> 500mg/d）：感觉神经病变

烟酸

组胺释放→皮肤血管扩张、心律失常、胆汁淤积性黄疸、胃肠紊乱、高尿酸血症、葡萄糖不耐受

叶酸

可能掩盖维生素 B_{12} 缺乏，过敏症

维生素 C

腹泻、草酸排泄增加、肾结石

维生素 A

（> 20 000IU/d）：呕吐、颅内压增高（假性脑瘤）、易怒、头痛、失眠、情感迟钝、皮肤干燥、脱屑、肌痛和关节痛、腹痛、肝脾肿大、手足骨皮质增厚

维生素 D

（> 50 000IU/d）：高钙血症、呕吐、便秘、肾钙质沉着症

维生素 E

[> 25 ～ 100mg/（kg・d）静脉注射]：坏死性小肠结肠炎和肝脏毒性（也可由将聚山梨醇酯 80 作为增溶剂导致）

维生素 K

脂溶性维生素 K：毒性极低

水溶性及合成维生素 K：呕吐、卟啉尿、蛋白尿、溶血性贫血、血红蛋白尿、高胆红素血症（不要将其给予新生儿）

表 11-9 部分维生素的膳食推荐

	0 ～ 6 个月	7 ～ 12 个月	1 ～ 3 岁	4 ～ 8 岁	9 ～ 13 岁	14 ～ 18 岁男性	14 ～ 18 岁女性
硫胺素（维生素 B_1）（mg/d）	0.2[a]	0.3[a]	0.5	0.6	0.9	1.2	1.0
核黄素（维生素 B_2）（mg/d）	0.3[a]	0.4[a]	0.5[a]	0.6[a]	0.9[a]	1.3[a]	1.0[a]
吡哆醇（mg/d）	0.1[a]	0.3[a]	0.5	0.6	1.0	1.3	1.2
烟酸（mg/d）	2[a]	4[a]	6	8	12	16	14
泛酸（mg/d）	1.7[a]	1.8[a]	2[a]	3[a]	4[a]	5[a]	5[a]
生物素（μg/d）	5[a]	6[a]	8[a]	12[a]	20[a]	25[a]	25[a]
叶酸（μg/d）	65[a]	80[a]	150	200	300	400	400
钴胺素（μg/d）	0.4[a]	0.5[a]	0.9	1.2	1.8	2.4	2.4
维生素 C（mg/d）	40[a]	50[a]	15	25	45	75	65
维生素 A（μg/d）	400[a]	500[a]	300	400	600	900	700
维生素 D（IU/d）	200[a, b]	200[a, b]	200[a, b]	200[a, b]	200[a, b]	200[a, b]	200[a, b]
维生素 E（mg/d）	4[a]	5[a]	6	7	11	15	15
维生素 K（μg/d）	2[a]	2.5[a]	30[a]	55[a]	60[a]	75[a]	75[a]

a 代表 AI（adequate intakes），推荐摄入量。其他值代表 RDA（recommended dietary allowances）推荐摄入量。RDA 和 AI 都可以作为个人摄入量的参考目标

b 美国儿科学会在 2008 年建议婴儿、儿童和青少年每天摄入 400IU 的维生素 D

数据来自 National Academy of Sciences, Food and Nutritional Board, Institute of Medicine: Dietary Reference Intakes, Applications in Dietary Assessment. Washington, DC: National Academy Press; 2000:287. http://www.nap.edu.

表 11-10 脂溶性维生素汇总

维生素	吸收 / 代谢	缺乏	
		原因	临床表现
维生素 A 膳食来源：乳制品、鸡蛋、肝脏、肉类、鱼油。前体β-胡萝卜素在黄色和绿色蔬菜中含量丰富 功能：在视觉中具有关键作用，有助于形成光敏色素视紫红质；调节呼吸道上皮细胞的分化和增殖；在糖蛋白合成中具有重要作用	视黄醇储存在肝脏中，然后从肝脏输出，与视黄醇结合蛋白（retinol binding protein，RBP）和前白蛋白结合。在肝脏疾病或蛋白质能量营养不良中，RBP 可能减少。肾衰竭时，循环中 RBP 可能增加	发生于早产儿，与肠外营养补充不足有关；蛋白质 - 能量营养不良（患麻疹后维生素 A 缺乏更明显）；饮食不足和脂肪吸收障碍	夜盲症、干燥症、干眼症、Bitot 斑、角膜软化症、角膜溃疡和穿孔、晶状体和虹膜脱垂、失明、毛囊性角质化过度症、瘙痒、生长迟缓、感染易感性增加
维生素 K 膳食来源：多叶蔬菜、水果、种子；在肠道细菌作用下合成 功能：维持凝血因子Ⅱ、Ⅶ、Ⅸ和Ⅹ的正常血浆水平，维持抗凝血蛋白 C 的正常水平，且对维持成骨细胞活性十分重要	以微粒形式在胆汁盐的作用下，在近端小肠被吸收；与极低密度脂蛋白（VLDL）一起循环	发生于新生儿，尤其是母乳喂养的新生儿，以及在分娩时未接受维生素 K 预防的新生儿；脂肪吸收障碍综合征；使用未吸收的抗生素和抗凝药物（华法林）	胃肠道、泌尿生殖道、牙龈、肺、关节、脑的损伤或出血
维生素 E 膳食来源：植物油、部分谷类、乳制品、小麦胚芽、鸡蛋 功能：自由基清除剂，抗氧化反应。位于细胞膜的特定部位，以保护膜中的多不饱和脂肪酸不受过氧化、硫醇基团和核酸的影响；作为细胞膜稳定剂；可发挥电子传递链作用；可能调节染色体的表达	在肠腔内与胆盐一起乳化；通过被动扩散吸收；由乳糜微粒和 VLDL 运输	可能发生于早产儿、胆汁淤积性肝病、胰腺功能不全、无β脂蛋白血症和短肠综合征 单纯由维生素 E 代谢的先天性问题引起 可能由氧化应激期间消耗增加所致	溶血性贫血；进行性神经系统功能障碍，伴有深腱反射丧失、协调性丧失、振动和位置感觉丧失、眼球震颤、无力、脊柱侧弯和视网膜变性
维生素 D 膳食来源：强化牛奶及配方奶粉、蛋黄、富含脂肪的鱼类 功能：骨化三醇是维生素 D 的生物活性形式，刺激肠道吸收钙和磷酸盐、肾脏重吸收滤过的钙，动员骨骼中的钙和磷入血	通常主要由皮肤中脱氢胆固醇经紫外线辐射产生的维生素 D_3 获得。维生素 D_2 由皮肤中麦角固醇经紫外线照射产生。维生素 D 由特异的载体蛋白从皮肤输送至肝脏	由阳光照射不足、皮肤色素沉着、饮食摄入量低所致 母乳喂养的婴儿面临维生素 D 缺乏的风险，因为母乳中维生素 D 含量低。牛奶和婴儿配方奶粉通常会添加维生素 D 也可见于脂肪吸收不良综合征 细胞色素 P450 刺激性药物、肝脏或肾脏疾病及先天代谢问题可导致维生素 D 水平降低	骨软化症（成人）或佝偻病（儿童），其中钙化程度降低的骨样组织沉积在骨骼中 临床表现：方颅、肋骨串珠、鸡胸、双腿弯曲、牙齿萌出延迟和牙釉质缺损、哈里森沟、脊柱侧弯或后凸、侏儒症、骨骼疼痛、骨折、厌食症和虚弱 影像学表现：干骺端杯口样和毛刷样改变

表 11-11　脂溶性维生素缺乏的评估和治疗

维生素缺乏	实验室诊断标准和治疗
维生素 A	实验室检查结果：血清视黄醇＜ 20μg/dl；视黄醇的摩尔比：RBP ＜ 0.7 也可以诊断 治疗：干眼症需要 5000 ～ 10 000IU/（kg・d），5d，PO 或 IM；脂肪吸收不良，标准剂量为 2500 ～ 5000IU 毒性反应见表 11-8
维生素 K	实验室检查：评估血浆 PIVKA 或 PT 水平 治疗：口服 2.5 ～ 5.0mg/d IM/IV 1 ～ 2mg/ 次，单次给药
维生素 E	实验室检查结果：儿童正常血清水平为 3 ～ 15mg/ml。正常血清维生素 E 与总血脂的比值通常≥ 0.8mg/g 治疗：纠正吸收不良引起的缺乏症时，大剂量 [高达 100IU/（kg・d）]；对于无 β 脂蛋白血症，需要 100 ～ 200IU/（kg・d）。
维生素 D	实验室检查结果：低血清磷和钙、高碱性磷酸酶、高血清 PTH、低 $25(OH)D_3$ 美国儿科学会建议：所有母乳喂养的婴儿每天 400IU，从出生后前 2 个月开始，一直持续到婴儿能够进食≥ 500ml/d 的维生素 D 强化的配方奶粉或牛奶 佝偻病，1600 ～ 5000IU/d，如果吸收不良，每天给予 0.05 ～ 0.2μg/kg 的骨化三醇

注：IM，肌内注射；IV，静脉注射；PIVKA，蛋白质诱导的维生素 K 缺失；PO，口服；PT，凝血酶原时间；PTH，甲状旁腺激素

最近发现由于 25- 羟基维生素 D 在相对较大比例人群中处于低水平，且其具有除了促进钙吸收以外的广泛功能，包括美国儿科学会在内的许多专家建议，对于所有婴儿，包括母乳喂养的婴儿，在出生后不久开始，每天的维生素 D 摄入量至少应为 400IU（10μg）。

（2）水溶性维生素：在美国，由于食物供应充足及食品的营养强化，水溶性维生素缺乏的情况并不常见。在严格限制饮食的背景下，有特殊需要（如孤独症）的儿童出现缺乏症（如坏血病）的案例已有报道。大多数面包和小麦产品都添加了 B 族维生素，包括自 1998 年起在强化的谷物产品中添加叶酸。在围孕期补充叶酸（400μg/d）可以预防神经管缺陷。从天然食品和营养丰富的产品中摄取叶酸也具有保护作用。水溶性维生素的生物学功能见表 11-12。由于过量的水溶性维生素可随尿液排出，与脂溶性维生素相比，水溶性维生素的中毒风险较低。然而，由于其在体内储存受限，水溶性维生素的缺乏较脂溶性维生素的缺乏进展更快（维生素 B_{12} 除外）。水溶性维生素的主要膳食来源见表 11-13。其他重要细节见表 11-7、表 11-14 和表 11-15。

表 11-12　水溶性维生素的生物学功能

参与产能的 B 族维生素
硫胺素（维生素 B_1）
焦磷酸硫胺是氧化脱羧（丙酮酸脱氢酶、α 酮戊二酸脱氢酶和转酮醇酶）的辅酶
核黄素（维生素 B_2）
参与氧化 / 电子转移酶系统的几种黄素蛋白 [如黄素单核苷酸（FMN）和黄素腺嘌呤二核苷酸（FAD）] 的辅酶
烟酸
载氢辅酶：烟酰胺腺嘌呤二核苷酸（NAD）、烟酰胺腺嘌呤二核苷酸磷酸（NADP）；在中间代谢中起决定性作用
泛酸
辅酶 A 的主要成分
生物素
参与脂肪和碳水化合物代谢的几种羧化酶的组成成分
参与造血的 B 族维生素
叶酸
四氢叶酸在单碳转移中起着至关重要的作用。在嘌呤和嘧啶合成起关键作用；缺乏会导致细胞分裂停滞（特别是骨髓和肠道）
钴铵素（维生素 B_{12}）
甲钴胺（细胞质）：合成甲硫氨酸的同时合成四氢叶酸（缺乏会导致巨幼细胞贫血）。腺苷钴胺（线粒体）是诱变酶和脱水酶的辅酶
其他 B 族维生素
吡啶多辛（维生素 B_6）
转氨酶的辅基等，参与氨基酸间转换；前列腺素和血红素合成；中枢神经系统功能；碳水化合物代谢；免疫发育
其他水溶性维生素
抗坏血酸（维生素 C）
强还原剂，可能参与所有羟基化。其作用包括参与胶原合成；苯丙氨酸→酪氨酸；色氨酸→ 5- 羟色氨酸；多巴胺→去甲肾上腺素；Fe^{3+}；叶酸→亚叶酸；胆固醇→胆汁酸；白细胞功能；干扰素产生；肉碱合成；铜代谢；减少维生素 E 氧化

表 11-13 水溶性维生素的主要膳食来源

硫胺素（维生素 B_1）
全麦和谷物、猪瘦肉、豆类
核黄素（维生素 B_2）
乳制品、肉类、家禽、小麦胚芽、叶菜类
烟酸（维生素 B_3）
肉类、家禽、鱼类、豆类、小麦、除脂肪以外的所有食物，可以在体内由色氨酸合成
吡哆醇（维生素 B_6）
畜产品、蔬菜、全谷物
泛酸
无处不在
生物素
酵母、肝脏、肾脏、豆类、坚果、蛋黄（由肠道细菌合成）
叶酸
叶菜类（烹饪时容易破坏）、水果、全谷物、小麦胚芽、豆类、坚果
钴胺素（维生素 B_{12}）
鸡蛋、乳制品、肝脏、肉类，植物中不含有
维生素 C
水果和蔬菜
肉碱
肉类、乳制品，植物中不含有

表 11-14 水溶性维生素缺乏的原因

硫胺素
脚气病：有酗酒史或饮食不良史的母亲母乳喂养的婴儿；肠外营养的并发症；蛋白质 - 能量营养不良；成人和青少年所有类型的减肥手术后；亚洲有些以未强化的精制大米为主要食物的地区，母亲和婴儿有该物质缺乏的报道
核黄素
营养不良；全肠外营养（TPN）溶液暴露于光中失活
烟酸
以玉米和谷子为基础的饮食（高亮氨酸和低色氨酸）；类癌肿瘤
吡哆醇
早产（这些婴儿可能不会将吡哆醇转化为吡哆醇 -5- 磷酸）；维生素 B_6 依赖综合征；药物（异烟肼）
生物素
抑制肠道菌群和肠道吸收功能受损；经常食用生蛋清
叶酸
母乳喂养的婴儿，如母亲叶酸缺乏；足月婴儿喂养未经加工的牛奶或山羊奶；严重营养不良；食物慢性过度烹饪；由先天性缺陷而导致叶酸吸收不良；乳糜泻；药物（苯妥英）
需求增加：慢性溶血性贫血、腹泻、恶性肿瘤、广泛性皮肤病、肝硬化、妊娠
钴胺素（维生素 B_{12}）
母乳喂养的婴儿，母亲有潜在的恶性贫血或母亲纯素饮食而没有任何添加；缺乏腔内蛋白酶；短肠综合征（没有胃或回肠）；先天性维生素 B_{12} 吸收不良

续表

维生素 C
母亲妊娠期给予大剂量维生素 C，导致婴儿期反弹性缺乏；没有水果或蔬菜的饮食；历史上曾有食用巴氏消毒法处理的喂养配方奶的婴儿出现过维生素 C 缺乏
肉碱
早产儿食用未强化添加的配方奶或静脉喂养；透析；肉碱合成途径的遗传缺陷；有机酸血症；接受丙戊酸治疗的婴儿

表 11-15 水溶性维生素缺乏症的临床特征

硫胺素（维生素 B_1）
“干性”脚气病（麻痹性或神经性）：周围神经病变，伴有感觉、运动和反射功能受损，眼肌麻痹，呕吐
“湿性”脚气病：高输出量充血性心力衰竭 ± 干燥性脚气病症状
脑脚气病：眼肌麻痹、共济失调、精神错乱、记忆力减退
核黄素
唇裂、口角炎、舌炎、口唇酸痛灼热、鼻唇沟和生殖器皮炎 ± 眼部症状（畏光→视物模糊）
烟酸
糙皮病（皮炎，尤其是暴露在阳光下的地方；腹泻；痴呆）
吡哆醇（维生素 B_6）
无精打采、易怒、癫痫、贫血、唇裂、舌炎
生物素
鳞状皮炎、脱发、易怒、嗜睡
叶酸
巨幼细胞贫血、中性粒细胞减少症、生长迟缓、婴儿中枢神经系统发育迟缓、腹泻（黏膜溃疡）、舌炎、神经管缺陷
钴胺素（维生素 B_{12}）
巨幼细胞贫血、中性粒细胞过度分叶、神经退行性变、感觉异常、步态问题、抑郁
抗坏血酸（维生素 C）
易怒、冷漠、苍白，容易感染，皮肤下出血，黏膜、关节和骨膜下瘀点，长骨压痛，肋软骨串珠，常表现为关节疼痛而拒绝行走
肉碱
血清甘油三酯和游离脂肪酸水平升高，酮类减少，脂肪肝，低血糖，进行性肌无力、心肌病、低血糖

肉碱由赖氨酸和甲硫氨酸在肝脏和肾脏合成。在某些情况下（表 11-14），肉碱合成不充分，因此肉碱可以被视为一种维生素。在某些情况下，可能还需要由膳食来提供其他有机化合物，如肌醇。

二、婴儿喂养

1. *母乳喂养* 为正常婴儿在生命早期提供最佳营养。WHO 建议，在 6 月龄前，应实行全母乳喂养，且在 2 周岁前应继续母乳喂养并适当添加辅食。母乳中的许多免疫因子（包括分泌型免疫球蛋白 A、溶菌酶、

乳铁蛋白、双歧杆菌因子、低聚糖和巨噬细胞）有助于预防胃肠道和上呼吸道感染。

在发展中国家，由于不具备冷藏条件和水源受污染，使得配方奶粉喂养十分危险。尽管配方奶粉的成分与母乳相似，但它们无法复制母乳中的营养成分和免疫成分。母乳和配方奶粉其他生理方面的重要差异仍在继续探索中。此外，母乳喂养可以增进母子之间的情感连接。

在美国，母乳喂养是小婴儿喂养的主要模式。然而，在几个亚群体中，母乳喂养率仍然很低，包括低收入群体、少数种族群体和年轻母亲群体。许多母亲一旦重返工作岗位，就会面临维持哺乳的困难，婴儿 6 个月时的母乳喂养率显著低于 50% 的目标。当母亲和婴儿长时间分开时，可以使用电动吸乳器来维持哺乳。

母乳喂养的绝对禁忌证很少，包括活动性肺结核（母亲）和半乳糖血症（婴儿）。母乳喂养与 HIV 的母婴传播有关，但传播风险受母乳喂养的持续时间和方式及母体因素（免疫状况及是否患有乳腺炎）的影响。目前，完全避免由感染 HIV 的母亲进行母乳喂养是防止母婴传播的唯一方式。在发达国家中，建议感染 HIV 的母亲在有安全替代方法的情况下不要母乳喂养。在发展中国家，鼓励使用抗逆转录病毒疗法（ART）和纯母乳喂养；如果没有抗逆转录病毒疗法，应考虑避免母乳喂养。避免儿童发生腹泻病和营养不良可能比母乳传播 HIV 的风险更为重要。在这种情况下，应鼓励感染 HIV 的母亲纯母乳喂养 6 个月。混合喂养应尽量避免，因其可增加 HIV 传播的风险。

对于体重小于 1750g 的新生儿，应加强母乳，以增加蛋白质、钙、磷、微量营养素含量和热量密度。在给予外源性胰腺酶的情况下，囊性纤维化婴儿可进行母乳喂养。所有囊性纤维化患儿应补充维生素 A、维生素 D、维生素 E、维生素 K 和氯化钠。对于伴有生长迟缓的患儿应该补充热量。

（1）支持母乳喂养：在发达国家，卫生专业人员在支持和促进母乳喂养方面发挥重要作用。妇产医院的常规诊疗和早期儿科护理通过以下方式可以促进母乳成功喂养，包括加强产前和产后教育、促进母婴接触、给予母乳喂养建议、按需喂养、母婴同室、避免瓶喂补充和分娩后早期随访等。此外，增加产妇信心、家庭支持、适当的产假及关于乳头疼痛等常见问题的处理也可以促进母乳喂养的成功。医疗从业者可以遵循最佳的临床实践，并倡导医院内支持母乳喂养的政策。

因身体问题不能亲自护理自己婴儿的女性很少，但母亲和（或）婴儿因素都可能对成功启动婴儿护理和乳汁分泌产生影响。患有肥胖和（或）胰岛素抵抗的母亲往往会延迟泌乳，因此，可能需要额外的母乳喂养支持来建立成功的哺乳。新生儿一般按需每 2 ～ 3 小时喂一次，夜间间隔较长（4 ～ 5h）。因此，新生儿护士每天至少 8 ～ 10 次来刺激母乳供应。在新生儿中，每次喂食时通常都会有一次排便；后来（3 ～ 4 月龄时）排便可能间隔几天。在母乳喂养的最初几周，如果每天不能有几次排便，就说明母乳摄入不足。如果母亲返回工作或婴儿早产、不能充分吸吮或住院，可以使用电动吸奶器。

（2）母乳喂养的技术：一旦母亲和婴儿在分娩后都稳定了，母乳喂养就可以开始，最好在分娩后 30 ～ 60min 开始。正确的姿势和母乳喂养技术是必要的，以确保有效的乳头刺激和乳房排空及最小的乳头不适感。

要在母亲坐位时哺乳，婴儿应该被抱在乳房的高度，转头面对母亲，以便她们的腹部能接触。母亲支撑婴儿的手臂应该紧紧地抱在她的身边，使婴儿的头与其乳房高度保持一致。乳房应由母亲另一只手的下边手指支撑，乳头压在拇指和示指之间，使它伸出来。当婴儿开口时，母亲应尽快插入尽可能多的乳头和乳晕。

母乳喂养婴儿早期体重增加不良最常见的原因是乳腺充血处理不良，这会迅速减少乳汁的分泌。喂养间隔时间长、婴儿吸吮不正确、婴儿进乳需求弱、乳头发炎、产妇或婴儿疾病、只用一侧乳房哺乳和停止喂哺困难可能导致持续的乳房充血。哺乳技术差、产妇脱水或过度疲劳可能会造成哺乳失败。有些婴儿可能需要在晚上唤醒来喂奶。不足 5% 的妇女会发生原发性哺乳失败。

喂养持续时间的指导建议是第一天每侧乳房 5min，第二天每侧乳房 10min，以后每天每侧 10 ～ 15min。一个精力充沛的婴儿可以在 5 ～ 7min 获取大部分奶量，但额外的吸吮时间可确保乳房排空，促进乳汁分泌，并满足婴儿的吸吮冲动。开始喂食的一侧下次应交替进行。母亲可以在哺乳后将手指插入婴儿的牙龈之间，轻轻地断开吸吮。

（3）随访：出院前的评估应确定需要额外支持。所有母亲和婴儿都需要早期随访。产后第 2 ～ 4 天，乳汁分泌变得丰富时，是一个关键时刻。在这段时间内不能排空乳房会导致充血，这一点很快就会导致母乳分泌减少。

（4）常见问题：乳头压痛需要注意婴儿的正确定位和母亲手指是否正确地控制乳头收放。减少喂哺时间，从较少疼痛的一侧开始喂养，喂哺后自然晾干乳头，涂抹羊毛脂油可能提供缓解。严重的乳头疼痛和开裂通常表明夹乳头的手指手法不正确。这时可能需要临时排空乳房。

母乳喂养性黄疸是一种生理性黄疸的延展，与婴儿母乳摄入量低、不经常排便和体重增长不良有关（见第2章）。如果可能，可以通过增加喂哺频率来改善黄疸，必要时可以通过规律的乳房抽吸来增加婴儿的吸吮。也可以适当地给予补充喂养，但应注意不要因此而导致日后乳汁分泌减少。

在一小部分母乳喂养的婴儿中，黄疸伴随的高胆红素血症是由奶中的一种不明性质的成分引起的，它可抑制胆红素的结合。在严重的情况下，可以中断母乳喂养24～36h。在此期间，母亲的乳房应该使用电动乳房泵排空。

乳腺炎的症状包括流感样症状，有乳房压痛、变硬和红肿。产β-内酰胺酶的生物体抗生素应给予治疗10d。可以使用镇痛药，但应继续母乳喂养。排空乳房可能有助于辅助治疗。

（5）孕妇用药：在母乳中药物的影响因素包括给药途径、剂量、分子量、pH和是否与蛋白质结合。一般情况下，新生儿可以使用的任何药物都可由母乳喂养的母亲使用，不会有不良作用。在母乳喂养的母亲中，很少有药物是绝对禁忌的；绝对禁忌的药物包括放射性化合物、抗代谢物、锂剂、地西泮、氯霉素、抗甲状腺药物和四环素。有关最新用药信息，应咨询当地药物中心。

产妇使用非法药物或毒品可能是母乳喂养的禁忌，但是否喂哺应通过人工喂养和母乳喂养的好处来权衡。在使用药物后，用奶粉替代1～2顿并不是可接受的妥协办法。母乳喂养的婴儿，当母亲只服用美沙酮作为治疗方案的一部分，剂量低于40mg/d时通常婴儿不会受到不良影响。

（6）营养成分：人乳的营养成分与牛奶及配方奶的营养成分比较见表11-16。突出的特点：①较低但高生物利用度的蛋白质含量，这些量对于正常婴儿来说已经足够；②大量的EFA；③长链多不饱和脂肪酸，其中DHA被认为特别重要；④钠和溶质负荷相对较低；⑤生物可利用矿物质浓度较低，足以满足正常6个月内母乳喂养婴儿的需要。

（7）补充喂养：AAP和WHO建议在6月龄的正

表11-16 人乳和牛乳的组成及典型的婴儿配方奶粉（每100kcal）

营养素（单位）	最低推荐水平[a]	成熟的人乳	典型的商业配方奶	牛乳（平均）
蛋白质（g）	1.8[b]	1.3～1.6	2.3	5.1
脂肪（g）	3.3[c]	5	5.3	5.7
碳水化合物（g）	—	10.3	10.8	7.3
亚油酸（mg）	300	560	2300	125
维生素A（IU）	250	250	300	216
维生素D（IU）	40	3	63	3
维生素E（IU）	0.7/g 亚油酸	0.3	2	0.1
维生素K（μg）	4	2	9	5
维生素C（mg）	8	7.8	8.1	2.3
硫胺素（μg）	40	25	80	59
核黄素（μg）	60	60	100	252
烟酸（μg）	250	250	1200	131
维生素B_6（μg）	摄入的每克蛋白应含有15μg	15	63	66
叶酸（μg）	4	4	10	8
泛酸（μg）	300	300	450	489
维生素B_{12}（μg）	0.15	0.15	0.25	0.56
生物素（μg）	1.5	1	2.5	3.1
肌醇（mg）	4	20	5.5	20
胆碱（mg）	7	13	10	23
钙（mg）	5	50	75	186
磷（mg）	25	25	65	145
镁（mg）	6	6	8	20

续表

营养素（单位）	最低推荐水平[a]	成熟的人乳	典型的商业配方奶	牛乳（平均）
铁（mg）	1	0.1	1.5	0.08
碘（μg）	5	4 ～ 9	10	7
铜（μg）	60	25 ～ 60	80	20
锌（mg）	0.5	0.1 ～ 0.5	0.65	0.6
锰（μg）	5	1.5	5 ～ 160	3
钠（mEq）	0.9	1	1.7	3.3
钾（mEq）	2.1	2.1	2.7	6
氯化物（mEq）	1.6	1.6	2.3	4.6
极性（mOsm）	—	11.3	16 ～ 18.4	40

a 美国儿科学会营养委员会
b 营养品质等于酪蛋白的蛋白质
c 包含 300mg 必需脂肪酸

常婴儿饮食中引入固体食物。应给予强化谷物、水果、蔬菜和肉类。肉类是铁和锌的重要来源，在婴儿 6 月龄前，母乳中这两种物质含量都很低。肉泥可以作为婴儿一种早期的补充食物。在提供新的食物之前，每隔 3 ～ 4d 引入一次单一的营养补充食物。果汁不是必需的，如果给予果汁，应该用杯子，而不是用瓶子，并且应少于 4oz/d。1 周岁后可引入全牛乳。母乳喂养最好至少持续 12 个月。

虽然母乳、乳制品、大豆、其他豆类和蔬菜蛋白质来源可以为生长提供足够的蛋白质，但素食作为铁或锌的来源是不切实际的。素食饮食使母乳喂养的较大婴儿和幼儿面临缺铁和缺锌的风险，因为他们处于快速生长期，而且动物性食物是这些营养物质的最佳来源。为了满足要求，应向食用素食的婴儿和幼儿提供强化食品，包括谷类和配方食品或每日补充铁和锌。忽略所有动物蛋白质来源的纯素饮食也需要补充维生素 B_{12}。儿童注册营养师的指导建议是对于家庭要求他们的婴儿或幼儿遵循素食或纯素食饮食的，要保证儿童足够的蛋白质、热量、维生素和微量营养素摄入。

最近的大规模随机对照试验的结果改变了 AAP 和国家过敏和传染病研究所（NIAID）在婴儿期食用花生的推荐做法。对于患有严重湿疹或鸡蛋过敏，但通过皮肤点刺试验或特定的花生 IgE 测试未提示花生过敏的婴儿，建议从 4 ～ 6 月龄开始引入花生泥（每周 6 ～ 7g），以降低花生过敏的风险。建议湿疹较轻的婴儿在 6 个月左右开始食用花生酱。此外，NIAID 小组的专家认为，没有食物过敏危险因素的婴儿应该根据年龄适当地引入花生泥饮食及其他固体食品，以符合家庭和文化习惯。

2. 婴儿特殊的饮食产品

（1）大豆蛋白配方：医学适应证很少，包括半乳糖血症和遗传性乳糖酶缺乏。当考虑素食时，可以选择大豆配方粉。大豆蛋白配方通常用于疑似牛奶蛋白不耐受的情况，尽管牛奶水解配方是首选，因为 30% ～ 40% 不耐受牛奶蛋白的婴儿也会对大豆蛋白产生反应。与 T 细胞介导的牛奶蛋白不耐受相反，那些不太常见的 IgE 介导的对牛奶蛋白过敏的婴儿通常不会与大豆配方奶粉发生交叉反应。大豆中异黄酮的雌激素特性引起了人们对生殖系统潜在影响的关注，但国家毒理学计划专家委员会在 2011 年的报告中对潜在的危害极少关注。

（2）半元素和元素添加剂：半元素配方包括蛋白质水解配方。这些产品的主要氮源是酪蛋白水解物，可补充特定的氨基酸，但也含有乳清蛋白的部分水解物。这些配方含有丰富的植物油来源的 EFA；某些品牌产品还提供了大量的 MCT。元素配方有游离氨基酸和不同水平及类型的脂肪成分。

对于患有吸收不良综合征的婴儿来说，半元素和元素配方奶粉非常适用。半元素和元素配方奶粉对不能耐受牛奶和大豆蛋白的婴儿效果也很好。对照试验表明，对于有变态反应性疾病家族史的婴儿，与标准的牛奶蛋白配方相比，部分水解配方可能延缓或预防这类疾病。

（3）配方添加剂：偶尔可能需要增加婴儿喂养的能量密度，以提供更多的热量或限制液体摄入。浓缩配方 24 ～ 26kcal/oz 通常是耐受性良好的，可提供一个可接受的肾溶质负荷，并增加所有营养物质的密度。除此之外，根据婴儿的需要和基本情况，可以使用个别的营养素添加剂（表 11-17）来达到所需的热量密度（高达 30kcal/oz）。关于如何选择热量密集的婴儿配方

表 11-17 常见的婴幼儿配方奶粉添加剂

添加剂	kcal/g	kcal/Tbsp	kcal/ml	评论意见
干大米麦片	3.75	15	—	可以加入配方奶中但不加入母乳中
Benecalorie（雀巢）	7.3	110	7.3	高热量液体补充剂；酪蛋白酸钙、高油酸葵花籽油、甘油单酯和甘油二酯
MCT 油（美赞臣）	8.3	116	7.7	不是必需脂肪酸的来源
微脂（雀巢）	9	68.5	4.5	红花油乳液：亚油酸 0.4g/ml；易与肠内配方混合
植物油	9	124	8.3	混溶不好
Benecalorie（雀巢）	3.6	16.7（4g 蛋白）	—	乳清蛋白、大豆卵磷脂（25kcal/scoop），1 勺 =7g
Duocal（纽迪希亚）	4.9	42	—	水解玉米淀粉（60%kcal）和脂肪（35%MCT）的混合，不含有蛋白质

注：MCT，中链甘油三酯

添加剂，儿科营养师可以提供指导。可通过添加婴儿配方奶粉或与婴儿配方奶粉一起使用的添加剂来增加母乳的热量密度。由于其特殊的营养成分，母乳强化剂通常只用于早产儿。

（4）特殊配方奶粉：是指去除或减少了奶粉中一种成分，通常是一种氨基酸，用于特定的先天代谢疾病的饮食管理。本类特殊配方奶也适用于特定疾病状态，如肝衰竭、慢性二氧化碳潴留的肺衰竭和肾衰竭。这些针对病情的配方主要是为危重的成年人制定的，在这些人群中使用也很少；因此，它们只应在明确的指征情况下在儿科谨慎应用。

关于配方组成的完整信息可在参考文本和制造商的文献中找到。

三、2 岁及以上儿童的营养

由于饮食影响糖尿病、肥胖和心血管疾病等慢性疾病的发展，在年轻时养成健康的饮食行为是一项重要的预防措施。

2 岁以上儿童饮食的显著特点包括：

- 每天三顿正餐，还有 1 ～ 2 次健康的零食。
- 食物种类多样：饮食应营养充分，促进最佳生长和活动。
- 脂肪不到总热量的 35%（严重的脂肪限制＜ 10% 可能导致能量不足和生长迟缓）。饱和脂肪应提供少于总热量 10% 的热量。单不饱和脂肪应提供 10% 或以上的热量摄入。反式脂肪酸应提供不到总热量 1% 的热量。
- 胆固醇摄入量小于每天 100mg/1000kcal，最高可达 300mg/d。
- 碳水化合物应提供每日热量摄入量的 45% ～ 65%，单糖少于 10%。推荐高纤维、全谷物饮食。
- 限制儿童乱吃零食、边吃边看电视，限制食用软饮品及甜饮料。
- 通过限制加工食品和添加盐来限制钠的摄入。
- 应鼓励食用瘦肉、家禽和鱼类。应使用脱脂或低脂牛奶和植物油（特别是菜籽油或橄榄油）。推荐大量的水果和蔬菜。加工食品、含糖饮料、甜点和糖果的进食应受到限制。美国儿科学会已批准在 12 月龄后的儿童中可以使用低脂牛奶。

儿童生活方式咨询还应包括维持 BMI 在健康范围内；规律进行体育活动，限制久坐行为；避免吸烟；从 3 岁开始筛查高血压。国家心肺和血液研究所（National Heart Lung and Blood Institute）目前的建议是，在 9 ～ 11 岁时使用空腹或非空腹脂质筛查标准对所有儿童进行家族性高脂血症的常规筛查，对有额外危险因素（肥胖、糖尿病、早产儿心血管疾病家族史）的儿童更早进行筛查。筛查的首选时间是青春期之前，因为在青春期激素的变化会使成年期血脂水平的预测结果不可靠。

1. 儿童营养不良

诊断要点和主要特点

- 体重增长不良或体重下降
- 皮下脂肪丢失，暂时性消瘦
- 最常见的是与热量摄入不足相关
- 在幼儿中，往往伴有低铁和低锌状态

（1）概述：儿童营养不良的起因通常是多因素的，成功的治疗取决于准确识别和管理这些因素。虽然许多医疗专业人员仍在使用“器质性”和“非器质性”的成长受阻这些术语，但这些术语对于理解该疾病并没有帮助，因为任何系统性疾病或慢性疾病都可能导致生长障碍，该状况也可能因心理社会问题而变得更加复杂。

（2）临床表现

1）定义："成长受阻"是一个不精确的术语，用来描述体重不足的婴儿和幼儿的生长曲线从先前的增长曲线处下降了两个主要的百分位数线，或者其身长的体重图显示低于第 5 百分位数（见第 9 章）。WHO 的生长图表（http：//www.who.int/childgrowth/en/）应当用于所有小于 24 月龄的婴幼儿，因为这些图表反映了健康的母乳喂养婴儿在没有配方奶粉补充的情况下体重增长的速度。在 6 月龄后婴儿体重增长速度的差异变得显著。儿童体重急速减轻，或未能以预期的速度增加体重，会导致儿童身高增长而体重下降的情况，称为消瘦。随年龄增长的身高下降，如慢性营养不良时，被称为发育迟缓。

儿童轻度营养不良的特点是体重下降，身高和头围正常。在相对较慢性营养不良时，线性增长会相对落后于其年龄的标准范围，尽管生长落后也应考虑非营养方面的原因。严重急性营养不良（severe acute malnutrition，SAM）这一术语已经取代了"蛋白质能量营养不良"（protein energy malnutrition）这一说法。SAM 被用来描述严重消瘦的儿童，术语称为消瘦（marasmus）（身高别体重＜ 3SD）和恶性营养不良（Kwashiorkor），也称为水肿性营养不良。严重的蛋白质缺乏，再加上感染，可能会造成恶性营养不良。

2）风险因素：多种疾病会导致儿童营养不良，具体原因本章不再详细讨论。儿童营养不良最常见的原因是饮食摄入不足。在小婴儿中，吸吮无力或不协调可能是致病因素。先天性心脏病、呼吸问题（如喉软化症）和其他身体问题可能干扰儿童的正常喂养。配方奶调配不恰当或家庭的饮食信仰或观念可能导致孩子饮食热量低或不均衡。由于怀疑食物过敏或不耐受而限制饮食可能导致热量、蛋白质或特定微量营养素摄入不足。年龄稍大的母乳喂养婴儿容易出现铁或锌的不足，由于饮食缺乏肉类和强化的食物，幼儿如果不补充强化配方奶或饮食不均衡也会出现锌或铁的缺乏。父母用牛奶替代品（如大米、大麻、杏仁奶或未强化的豆浆）代替婴儿配方奶粉，婴儿可能发生严重营养不良和恶性营养不良。这种植物源"奶"是低热量的，提供的蛋白质不足（即蛋白质的质量和数量低），并且没有充分强化添加必需的微量营养素以满足婴儿的需求。

3）评估

A. 测量年龄别体重、年龄别身长 / 身高、年龄别头围(occipital frontal circumference，OFC)（2 周岁以下），身长别体重；并计算理想体重百分比 [当前体重 / 中位体重（根据当前身长的第 50 百分位数）]。评估生长曲线百分位数下降情况（急性营养不良）和线性生长发育迟缓（慢性营养不良）情况。

B. 病史采集应包括饮食摄入和喂养模式的详细信息（包括饮食限制摄入情况、放牧式喂养模式、与年龄和发育水平不适当的食物、过量果汁、含糖饮料或饮水）；过去病史，包括出生和发育史、家族史、社会史，以及系统回顾。

C. 体格检查应包括仔细检查皮肤（皮疹）、口腔、眼睛、指甲和头发是否有微量营养素和蛋白质缺乏的迹象，以及神经功能异常（如肌腱反射丧失、肌力和肌张力异常）。

D. 在没有其他发现的情况下，实验室检查对于诊断生长迟缓作用不大，并应保留用于中度严重的营养不良病例。在这种情况下，应该根据营养缺乏的风险和全身系统病理情况指导有序的检查。常规的实验室筛选化验包括化学 panel、全血细胞计数、铁代谢（包括铁蛋白和炎症标志物，如 CRP 或 ESR）。甲状腺功能检查适用于线性生长迟缓者。对于幼儿乳糜泻的血清学化验也是必要的，特别是身材矮小或线性生长迟缓者。现今已经有先天代谢疾病筛查的相关指南。

E. 有些婴儿天生较小，年龄的体重百分位数低于第 5 百分位数，而身长和头围位于较高的百分位数。这种婴儿通常被称为"结构性矮小"，因为他们从出生起就体形偏瘦，没有证据表明宫内生长受到限制，他们的母亲身材矮小、瘦小，与其家庭生长模式相似。不应劝阻这些矮小儿童的母亲停止母乳喂养，也不应建议她们过早地添加食物补充剂。这些婴儿没有显示出营养不良的情况，也没有必要怀疑其喂养不足导致生长不良而进行评估或转诊。

再喂养综合征可能发生于营养康复的 SAM 婴儿或儿童。在最初的 3 ～ 4d 监测低磷血症、低钾血症、低镁血症和高血糖症很重要，在这期间保证热量摄入，以达到在营养康复过程中（直到稳定）增加体重的目标。热量摄入应缓慢增加，避免引起代谢紊乱。如果在严重营养不良儿童的初步康复过程中使用大量的静脉注射葡萄糖或 TPN，则可能需要更频繁地监测电解质，并且一旦情况允许，就恢复为肠内喂养。

（3）治疗：进食不良往往是一种有习得性行为。医生应当根据儿童年龄和发育水平对家庭给孩子选择合适的食物给出咨询意见。应该根据孩子每日热量和体重增加需求相应地增加食物的热量密度。食物应同时含有脂肪和蛋白质，以改善瘦体质和脂肪储存的消耗情况。同时应纠正微量营养素缺乏状态。对于铁剂的补充，如果除外急性炎症就可以开始，3 ～ 6mg/(kg·d)，分两次给予。应在急性炎症恢复后开始补充铁剂。关于锌的补充，1mg/（kg·d)，持续 1 ～ 2 个月，补充时最好与铁剂间隔几小时。儿童应该有结构化的用餐时间（如日间 3 顿饭和 2 ～ 3 次零食），最好与其他家庭成员同时进餐。关于儿童进餐问题，父母可以咨询儿科营养师。儿童进食不良可能与家庭功能失调有关。生活在混乱家庭的儿童，遭受虐待、忽视或接触到精神疾病患者的儿童可能出现进食不良行为，并可能出现体重不增。对这类儿童的社会环境进行仔细评估至关重要，适宜的处理包括支持性服务、进行密切的医疗随访、给予家庭咨询，甚至在父母接受治疗时将孩子安排寄养。

2. 儿童超重和肥胖

诊断要点和主要特点

- 体重增长率过高；BMI 百分位数偏高（另见第 3 章对青少年肥胖的介绍）
- 年龄别 BMI 在第 85 ～ 95 百分位数表明超重
- 年龄别 BMI 大于第 95 百分位数表示肥胖，肥胖继发性并发症的风险增加
- 年龄别 BMI 大于第 99 百分位数，或超过第 95 百分位数的 120%，提示严重肥胖和更高的并发症风险

（1）概述：在美国和许多世界上的其他国家，儿童和青少年肥胖的发病率迅速升高。目前在美国，2 ～ 19 岁的儿童中 18.5% 患有肥胖症，少数族群和经济条件较差的儿童中其比例更高。儿童肥胖发病率的升高与社会经济、表观遗传和生物因素的综合复杂作用有关。

儿童肥胖，特别是重度肥胖，与共病密切相关。据估计，儿童肥胖持续到成年的概率从 4 岁时的 20% 增加到青春期的 80%。当父母一方或双方都肥胖时，儿童早期肥胖持续至成年期的风险更高。肥胖与心血管和内分泌异常（如血脂异常、胰岛素抵抗和 2 型糖尿病）、骨科问题、肺部并发症（如阻塞性睡眠呼吸暂停）和心理健康问题有关（表 11-18）。

（2）临床表现

1）定义：BMI 是衡量成人和儿童肥胖的标准指标。BMI 与更准确的体脂测量相关性很好，并可通过已知参数计算：体重和身高（kg/m^2）。在年龄和性别相关

表 11-18 儿童肥胖相关并发症

系统	条件	注	审查系统
肺部	阻塞性睡眠呼吸暂停	13% ～ 33% 的肥胖青年	打鼾、呼吸暂停、睡眠差、夜间遗尿、头痛、疲劳、学习成绩差
	肥胖通气综合征	重度肥胖、限制性肺病，可能导致右心衰竭	呼吸困难、水肿、嗜睡
心血管	高血压	3 次高于 NHLBI 表格中同性别、年龄和身高的第 95 百分位数	
	血脂异常	总胆固醇 170 ～ 199 边界，＞ 200 高 LDL110 ～ 129 边界，＞ 130 高 HDL ＜ 40 低	
		TG ＞ 150 高	当 TG ＞ 400，伴有恶心、呕吐、腹痛时，应评估胰腺炎
消化系统	NAFLD	肥胖青年的 10% ～ 25%；ALT 升高；如果 ALT 升高，需排除其他肝病；脂肪性肝炎可能进展为纤维化、肝硬化	一般无症状；极少腹痛：模糊，反复发作
	GERD	腹部压力增加	腹痛：烧心
	胆结石	与体重下降过快有关	腹痛：右上或上腹部
	便秘	与不活动有关，除外大便失禁	腹痛：腹胀、不规则硬便、遗粪 / 便失禁
内分泌	糖代谢受损	空腹血糖升高 =100 ～ 125	黑棘皮病
		糖耐量受损 =2h OGTT 140 ～ 199mg/dl	
	2 型糖尿病（T2DM）	随机葡萄糖＞ 200 并伴有症状；空腹葡萄糖＞ 126，2h OGTT ＞ 200，HbA1c ＞ 6.5	多饮多尿、体重下降
	多囊卵巢综合征（PCOS）	诊断需要满足 3 项中 2 项： 高雄激素血症 月经量少 多囊卵巢（青少年不使用超声来诊断）、胰岛素抵抗、不孕和子宫内膜癌的风险	月经少（＜ 9 次月经 / 年） 高雄激素血症 高雄激素：多毛症、痤疮

续表

系统	条件	注	审查系统
	甲状腺功能低下	与线性生长不良有关	最初无症状，直到失代偿：线性生长落后，不耐受冷，学业成绩下降，五官粗糙，头发稀疏
神经病学 / 眼科	假性脑瘤	青光眼、视力减退甚至丧失，请咨询神经 / 眼科	头痛（严重、反复发作），通常在早晨更明显
骨科	胫骨内翻 [布朗（Blount）病]	胫骨内侧生长板应力性损伤，常无痛	双腿下垂 ± 膝盖疼痛
	SCFE	肥胖患者更有可能进展为双侧病变	臀部、腹股沟或膝盖疼痛，外旋时腿部跛行
皮肤病	黑棘皮病	胰岛素升高的继发反应	颈部、腋窝、腹股沟皮肤变暗，± 皮赘
	擦烂 / 疖病 / 脂膜炎	检查皮肤皱褶、血管翳，细菌和（或）酵母菌	皮肤皱襞皮疹 / 感染、炎性丘疹
	化脓性汗腺炎	腋窝或腹股沟引流囊肿	皮肤皱襞、腺体阻塞、反复不缓解的皮疹 / 感染
精神病	抑郁 / 焦虑	如果不治疗可能导致肥胖恶化	全面进行心理 / 社会回顾，包括情绪、学校表现、同伴和家庭关系
	饮食失调	评估暴饮暴食 ± 清除性行为	
	虐待史	增加严重肥胖的风险	

ALT，丙氨酸转氨酶；GERD，胃食管反流病；HbA1c，血红蛋白 A1c；NAFLD，非酒精性脂肪肝；NHLBI，国家心肺和血液研究所；OGTT，口服糖耐量试验；SCFE，股骨骨骺滑脱；TG，甘油三酯

的 BMI 图表上（http：//www.cdc.gov/growthcharts），常规绘制相应的 BMI 曲线可以识别那些超重者。同年龄和性别的 BMI 在第 85 ～ 95 百分位数，为超重。BMI 在第 95 百分位数或以上定义为肥胖，此时肥胖继发性并发症的风险增加。同年龄和性别的 BMI 在超过第 99 百分位数为严重肥胖，肥胖相应的共病风险明显增加。美国心脏协会建议的另一严重肥胖的定义为在数值上接近第 99 百分位数，其为临床医生提供了一个框架，可以更好地评估重度肥胖儿童的病情。该标准将重度肥胖 2 级定义为同年龄和性别 BMI 第 95 百分位数的 120% 以上，重度肥胖 3 级定义为同年龄和性别 BMI 第 95 百分位数的 140% 以上。衡量肥胖程度的第 95 百分位数的百分比曲线可以在为此目的创建的特殊生长图表上进行查看。任何范围内 BMI 百分位数曲线趋势向上变化都应及时进行评估，必要时给予治疗。对于 2 岁以下的儿童，身长别体重大于第 95 百分位数提示超重，需要进一步评估，特别要针对能量摄入和喂养行为进行评估。

2）危险因素：基因因素和环境因素在内的多种危险因素可导致肥胖，肥胖家族史是一个重要的危险因素。父母肥胖，特别是父母双方都肥胖，儿童、成年人肥胖的可能性显著增加。

家庭环境中的危险因素可以作为干预的目标。儿童体重增长过快相关的因素：食用含糖饮料、家庭一起用餐少、餐食分量大、外购食物、看电视、电子游戏、睡眠差和体育活动少。

3）评估：早期识别体重增长过快或高风险行为很重要。在儿童早期和体重增长变得严重之前的预期指导或干预比延迟干预更有可能成功控制体重。儿童常规健康体检应评估以下内容：

A. 测量体重和身高，计算 BMI，并在年龄和性别相当的生长图表上（http：//www.cdc.gov/growthcharts）绘制患儿 BMI 曲线，对于超过 BMI 百分位数曲线的个体要给予评估。

B. 饮食和活动模式史（表 11-19）、家族史和系统回顾。体检应包括血压测量、肥胖分布（中枢性和周围性）；共病的标志物，如黑棘皮病、多毛症、肝肿大、骨科异常；遗传综合征 [如普拉德 - 威利（Prader-Willi）综合征]。

C. 建议对 10 岁或青春期开始的肥胖儿童进行以下实验室检查。对于 2 岁以上严重肥胖儿童也可以考虑进行相应实验室检查：

表 11-19 肥胖儿童饮食和活动模式的评估建议

饮食
食量大小：青少年可参照成人食量
外出用餐频率（餐厅或外卖）
含糖饮料（苏打水、果汁饮料）的频率 / 数量
餐食和零食模式：规律 vs 不规律，省略用餐
食用水果和蔬菜的频率
家庭用餐频率
进餐时看电视
活动
久坐不动的时间：电视、电子游戏、电脑或智能手机
剧烈活动所花费的时间：有组织的体育运动、体育课、自由玩耍
日常生活活动：步行上学、做杂务、庭院工作
睡眠时间：睡眠不足引发肥胖的风险增加

- 个人或家族有心脏病危险因素的超重个体：空腹血脂、空腹血糖和（或）HbA1c，丙氨酸转氨酶（ALT）。
- 肥胖个体：空腹血脂、空腹血糖和（或）HbA1c、ALT。
- 应以病史和体格检查发现的结果确定是否进行其他相关检查。

（3）治疗：应基于危险因素，包括年龄、肥胖严重程度、共病及家族史。对于单纯性肥胖的儿童，首要目标是达到健康的饮食和运动模式，而不一定达到理想的体重。对于伴有继发性并发症的患儿，改善并发症是一个重要的目标。一般来说，肥胖儿童的体重控制目标：12 岁以下儿童的体重每月下降 1lb，12 岁以上儿童的体重每周下降 2lb。体重下降过快应该监测病理方面的原因，可能导致营养缺乏和线性生长发育迟缓（表 11-20）。

表 11-20 体重管理目标

年龄（岁）	BMI（%）	体重变化目标达到 BMI < 85%
2～5	85～94	保持体重
	95～98	保持体重，或者如果有并发症，每月减重 1lb
	99	每月减重 1lb
6～11	85～94	保持体重
	95～98	每月减重 1lb
	99	每周减重 2lb
12～18	85～95	保持体重
	95～98	每周减重 2lb
	99	每周减重 2lb

BMI，体重指数；% = 年龄和性别的百分位数

家庭参与模式下孩子的行为治疗可达到持续体重下降和 BMI 下降的效果。临床医生应该评估家庭是否有意愿准备参与进来。动机性访谈在治疗儿童超重方面是有效的。这种形式的咨询采用开放式提问和反思性陈述，探索和解决是否想要改变的矛盾心理，并客观承认阻力的存在。医生应该让家庭参与合作和决策，以确定将哪些行为改变目标作为干预目标。同时改善饮食习惯和活动水平有助于成功的体重管理。整个家庭应该采用健康的饮食模式，父母应该示范选择健康的食物，控制带入家中食物的种类，并监管孩子用餐分量的大小。美国儿科学会建议严格限制 2 岁以下儿童的屏幕使用时间，2 岁以上儿童每天最多 2 小时的电视和电子游戏时间，在试图降低 BMI 的儿童中，屏幕使用时间应该更少。

已经有学者提出了一种“分阶段方法”的治疗策略，最初的水平取决于超重的严重程度、儿童的年龄、家庭实施变革的意愿、父母和儿童的偏好及医生的技能。美国预防医学工作组（U.S. Preventive Services Task Force）已经确定，儿童肥胖治疗最有可能成功的干预措施需要与儿童有严格的、25h 或更长接触时间。

1）预防：对筛选出的问题进行咨询（表 11-19）；强调生活方式的改变，包括健康的饮食和体育活动模式。

2）结构化体重管理：提供更具体和结构化的饮食模式，如膳食计划、运动处方和行为改变目标。这可以在初级保健机构中进行。一般来说，至少需要转诊到辅助健康专业人员 [营养师、行为专家和（或）物理治疗师] 处。可以每月进行监测，或根据患者和家庭的需求量身定制。

3）多学科合作：进一步加强治疗干预和支持，成立一个多学科小组，每周组织小组会议。

4）三级护理干预：是针对那些在其他干预水平没有成功或严重肥胖的患者。干预措施由多学科团队制订，可能包括强化行为治疗、专门饮食、药物和手术治疗。

药物治疗可以是饮食、活动和行为治疗的辅助手段。脂肪酶抑制剂奥利司他被批准用于 12 岁以上的患者，但对于其他被批准用于成人的药物，具有肥胖医学专业知识的医生可以在“标签外”使用。一些治疗中心使用减肥手术治疗青少年严重肥胖。通过严格选择患者和对其密切监测，儿童手术治疗可以使其体重显著减轻，并减少或解决包括 2 型糖尿病在内的并发症问题，比接受同一手术的成年人效果更好。

四、营养支持

1. 肠内营养

（1）适应证：肠内营养支持是指当患者仅通过口

服摄入不能充分满足营养需要，并且胃肠道功能正常时给予的营养支持。这种支持方法可用于短期和长期提供营养。即使肠道不能吸收 100% 的营养，也应该尝试一些肠内喂养。完全或部分肠内营养，有许多好处：①维持肠道黏膜完整性；②保存肠道相关淋巴组织；③刺激肠道激素和胆汁分泌。

（2）附加设备：鼻饲管可用于补充肠内喂养，但由于中耳炎和鼻窦炎的并发症，鼻饲管使用一般不超过 3 个月。鼻胃管喂养的开始通常需要短时间的住院，以确保孩子耐受鼻胃管喂养，并指导父母如何放置导管及指导喂养管理。

如果预期会有长期的喂养支持，可以考虑使用更永久性的喂养装置，如胃造瘘管。这时应将孩子转诊至家庭护理公司，以提供必要的设备和其他服务，如护理访视和营养师随访。

表 11-21 根据儿童的年龄提出了开始和后期鼻饲管喂养的指导。儿童的临床状况和对喂养的耐受性最终决定其安置的时间。

（3）监测：肠内喂养是否充分取决于营养目标。对于重症监护病房的危重患者，在最初的 48h 内提供肠内营养可降低患者的死亡率。在机械通气的儿童中，即使无法实现热量和蛋白质目标，肠内提供目标量 60% 以上的蛋白质也可降低患者的死亡率。评估危重婴儿和儿童的正常生长参数可能会受到液体状态变化和肌肉质量损失的影响而产生偏差。虽然仍需遵循体重和线性增长原则，但其他测量指标，如上臂围，也可以作为另一种评估营养是否充足的方法。记录并比较摄入的营养量与目标摄入量，同时经常评估生长相关指标、医疗状况的变化、生化指标和对肠内喂养的耐受性，对管理伴有这一挑战性营养问题的人群是至关重要的。

对于更稳定的住院幼儿和营养不良儿童，应定期获取其生长数据，并根据年龄相应的生长图表对其进行评估。在开始肠内喂养时，应仔细评估脱水情况，并在此后定期进行评估。便秘或腹泻都可能是问题，注意大便的频率、体积和一致性可以帮助指导管理。当腹泻发生时，应考虑感染、肠内高渗药物、抗生素使用和正常肠道菌群改变等相关因素。

在身体状况稳定的患者中，肠内喂养时间表应该与儿童发育水平相适应（如幼儿每日喂 5 ～ 6 次）。当日间和夜间都喂食时，建议在夜间提供少于 50% 的目标热量，以保持白天的饥饿和饱腹感，这对于过渡到口服进食将是特别重要的。

2. 肠外营养

（1）适应证

1）周围静脉营养：当完全肠内喂养暂时不可行或不可取时，则需要进行周围静脉营养。通过周围静脉的短期部分静脉（IV）营养是一个给予葡萄糖和电解质溶液的较好的替代给药途径。由于对溶液渗透压的要求，通过周围静脉方式通常不可能获得肠外营养的总热量和蛋白质需求。

2）完全肠外营养（total parenteral nutrition，TPN）：只应在有明确适应证时应用。除了费用外，这种喂养方式还会引发许多风险（见并发症章节）。即使需要 TPN,也应该尽一切努力提供至少最低限度的肠内营养，以帮助保持胃肠黏膜和胃肠功能的完整性。

TPN 的主要适应证是胃肠道功能丧失，不能通过肠内途径提供所需的营养。典型的例子包括短肠综合征儿童、一些先天性胃肠道缺陷儿童和早产儿。

近年来，一些注射的必需营养素在美国制药市场一直供不应求。短缺药品包括静脉用脂肪乳、复合维生素和微量矿物质。这些微量营养素的缺乏导致相关医学发病率升高。营养支持小组应制定临床指南，以确保那些最需要的患者（如早产儿和长期依赖 TPN 的儿童）能获得注射用的微量营养素。促进使用肠内微量营养素制剂的政策也有助于减少对肠外供应的依赖。可从美国肠外和肠内营养学会（ASPEN）获取静脉必需营养素短缺管理的国家建议：http：//www.nutritioncare.org/News/Product_Shortages/Parenteral_Nutrition_Multivitamin_Product_Shortage_Considerations/。

表 11-21　鼻饲饮食起始和后续管理指南

年龄	流食喂养		固体食物喂养	
	起始	后期	起始	后期
学期前	1 ～ 2ml/（kg・h）	5 ～ 10ml/kg，每 8 ～ 12 小时一次 5 ～ 7d 可认为其已经耐受	10 ～ 20ml/kg	20 ～ 30ml/（kg・d），认为其已经耐受
出生至 12 个月	5 ～ 10ml/h	每 2 ～ 8 小时 5 ～ 10ml	10 ～ 60ml	每 3 ～ 4 小时 20 ～ 40ml
1 ～ 6 岁	10 ～ 15ml/h	每 2 ～ 8 小时 10 ～ 15ml	30 ～ 90ml	每次喂养 30 ～ 60ml
6 ～ 14 岁	15 ～ 20ml/h	每 2 ～ 8 小时 10 ～ 20ml	60 ～ 120ml	每次喂养 60 ～ 90ml
＞ 14 岁	20 ～ 30ml/h	每 2 ～ 8 小时 20 ～ 30ml	60 ～ 120ml	每次喂养 60 ～ 120ml

（2）导管选择与位置：长期静脉营养应考虑留置中心静脉导管。如果考虑用药时间达3～4周，可以使用经皮从周围静脉穿入上腔静脉的中心静脉导管。对于输注浓度高于12.5%的葡萄糖液，导管尖端应置于上腔静脉。导管放置于右心房可能导致相关并发症，包括心律失常和血栓。放置后，必须拍胸片以检查导管位置。如果导管同时用于营养和给药，则首选双腔导管。

（3）并发症

1）机械并发症

A. 与导管插入或导管侵及重要的大血管有关：并发症包括对邻近组织和器官的创伤、臂丛神经损伤、胸腔积液、心包积液和潜在的心脏压塞、气胸、血胸和脑脊液渗透。导管可能在更换贴膜或换管时滑脱，或患者可能挪动管路。

B. 导管堵塞：在溶液中加入肝素（1000U/L）是预防这种并发症的有效手段。如果堵塞导管对肝素冲洗没有反应，重组组织纤溶酶原激活物可能是有效的。

C. 与注入成分有关：如果给予过量的钙或磷，可能会发生磷酸钙沉淀。磷酸钙沉淀增加的风险因素包括pH升高和氨基酸浓度降低。与TPN或脂类不相溶的药物沉淀也能导致管路堵塞。

2）感染性并发症：脓毒症是非选择性导管拔除的最常见原因，但严格使用无菌技术和限制导管进入可以降低脓毒症的发生率。有中央导管的患者如体温超过38～38.5℃，应考虑导管处存在感染，除非证实其他部位存在感染。应采样进行培养同时经验性静脉使用抗生素。某些感染（如真菌）时可能需要移除导管，待感染治疗好转后再考虑更换导管。

3）代谢并发症：静脉营养的许多代谢并发症与输液营养的缺乏或过量有关，然而，特别是在早产儿中罕见的、特定的缺陷仍然有发生。安全有效的静脉营养需要注意营养平衡、电解质组成和输注速度，并密切监测，特别是当成分或输液速度发生变化时。最具挑战性的代谢并发症是胆汁淤积症，特别常见于极低出生体重和长期喂养不耐受的早产儿、患有先天性肠道疾病需要手术的婴儿（如胃切除术后的婴儿）和因坏死性小肠结肠炎等疾病而进行手术切除后出现短肠综合征的婴儿。详见第22章关于肠外营养相关胆汁淤积症（PNAC）的讨论。

3. 营养需求和输送

（1）能源：当给患者通过静脉输注营养时，脂肪和碳水化合物全部被吸收，不会因营养吸收而消耗任何能量。而肠道喂养患者中这些因素至少占饮食中能量的7%。静脉营养的患者通常在体力活动中消耗较少的能量。因此，静脉喂养儿童的平均能量需求可能会降低10%～15%。下文概述了婴儿和幼儿静脉喂养的热量指南。

指南中给出的都是平均值，个体差别很大。导致能量需求明显增加的因素包括暴露于寒冷环境、发热、脓毒症、烧伤、创伤、心脏或肺部疾病及营养不良后的追赶生长。

也有少数例外情况，如某些呼吸功能不全的情况，至少50%～60%的能量由葡萄糖提供。静脉脂肪乳可以提供接近总能量40%的热量。

（2）葡萄糖：能量密度为3.4kcal/g。葡萄糖是全静脉营养的主要能源。葡萄糖抑制糖异生，可直接氧化供能，尤其是供给大脑、红细胞和白细胞及伤口处。由于其高渗透性，浓度高于10%～12.5%的葡萄糖不能通过周围静脉输入或者经放置不当的中心静脉导管给药。

剂量指南：葡萄糖的标准初始量将随年龄增长而变化（表11-22）。由于抑制肝脏葡萄糖的产生，对静脉葡萄糖的耐受性通常迅速增加。如果没有葡萄糖尿或高血糖，葡萄糖的输注可以每天增加2.5g/kg（每天增加2.5%～5%），或每天每分钟增加2～3mg/kg。婴儿通过适当位置置管的中心静脉的标准最终葡萄糖输注浓度为15%～25%，浓度高达30%的葡萄糖可以低速输入。早产儿和高代谢状态的儿童对静脉葡萄糖负荷的耐受性明显降低。

表11-22 全肠外营养小儿常量营养素指南

年龄	葡萄糖		氨基酸	脂质
	mg/（kg·min）	g/（kg·d）	g/（kg·d）	g/（kg·d）
	50%～60%kcal		10%～20%kcal	30%～40%kcal
早产	最初5～8	最初7～11	最初1.5～2	最初0.5～1
	最大11～12.5	最大16～18	最大3～4	最大2.5～3.5
出生至12个月	最初6～8	最初9～11	最初1.5～2	最初1
	最大11～15	最大16～21.5	最大3	最大2.5～3.5
1～6岁	最初6～7	最初8～10	最初1～1.5	最初1

续表

年龄	葡萄糖		氨基酸	脂质
	mg/（kg・min）	g/（kg・d）	g/（kg・d）	g/（kg・d）
	50% ～ 60%kcal		10% ～ 20%kcal	30% ～ 40%kcal
	最大 10 ～ 12	最大 14 ～ 17	最大 2 ～ 2.5	最大 2.5 ～ 3.5
＞ 6 岁	最初 5 ～ 7	最初 8 ～ 10	最初 1	最初 1
	最大 9	最大 13	最大 1.5 ～ 2	最大 3
＞ 10 岁	最初 4 ～ 5	最初 5 ～ 7	最初 1	最初 1
	最大 6 ～ 7	最大 8 ～ 10	最大 1.5 ～ 2	最大 2 ～ 3
青少年	最初 2 ～ 3	最初 3 ～ 4	最初 1	最初 0.5 ～ 1
	最大 5 ～ 6	最大 7 ～ 8	最大 1.5 ～ 2	最大 2

与静脉葡萄糖给药有关的问题包括高血糖、高渗性和葡萄糖尿（通常伴有渗透利尿和脱水）。高血糖的可能原因：①无意中输注高于预定的葡萄糖，葡萄糖浓度高于预期；②流量不均匀；③脓毒症；④应激情况（包括给药儿茶酚胺或皮质类固醇）；⑤胰腺炎。如果这些原因已经得到解决，高血糖仍持续存在，可以考虑使用胰岛素。胰岛素通过抑制肝脏葡萄糖生成和增加肌肉及脂肪组织对葡萄糖的摄取来减少高血糖。它通常会增加血浆乳酸浓度，但不一定会增加葡萄糖氧化速率；它也可能会降低脂肪酸的氧化，导致代谢供能减少。静脉使用胰岛素也会增加低血糖的风险。此外，过量的葡萄糖输注与胰岛素输注可超过线粒体氧化能力，产生过量的氧化反应，导致细胞死亡和炎症。重症监护病房内促进肠内喂养和减少静脉葡萄糖暴露的重症监护管理策略改善了危重患者的预后。因此，胰岛素应该非常谨慎地使用，如果可能，强烈推荐肠内喂养。标准的静脉营养是每 4g 碳水化合物加 1U 胰岛素，但更小的数量也可能够用，通常，胰岛素的剂量可以从 0.2 ～ 0.3U/4g 碳水化合物开始。

低血糖可能在突然减少或停止静脉输入葡萄糖时发生。当提供循环静脉营养时，静脉葡萄糖应在停止输注前 1 ～ 2h 逐渐减量。如果必须移除中心静脉置管，静脉输入葡萄糖应在几小时内逐渐减量。

输注葡萄糖的氧化速率随着年龄的增长而降低。值得注意的是，表 11-22 中提供的是葡萄糖用药的指南，个别患者可能需要更少或更多的葡萄糖。超过葡萄糖最大氧化速率的葡萄糖最初被用来补充耗尽的糖原储备，随后在肝脏内生成脂肪。肝脏脂肪生成过多可导致脂肪肝（脂肪变性）。与葡萄糖氧化一样，脂肪生成也可产生二氧化碳。因此，过量的葡萄糖可能会升高动脉血二氧化碳分压（$PaCO_2$），加重呼吸功能不全或影响撤离呼吸机。

（3）脂类：20% 脂肪乳剂的能量密度为 10kcal/g 或 2kcal/ml。静脉注射的脂肪乳剂可来源于植物性油脂或鱼油。植物性油脂来自大豆油或红花籽油，由 50% 以上的亚油酸和 4% ～ 9% 的亚麻酸组成。由于 ω-6 脂肪酸有潜在的促炎作用，除非为防止 EFA 缺乏而给予少量脂质，否则不给予这种高浓度的亚油酸。大豆脂质乳剂的缺点涉及其维生素 E 生物活性低及含有促进肝脏炎症的植物甾醇。最近在美国获准使用的另一种脂质乳剂是多种油脂肪乳（SMOF）脂质，它由 30%的大豆油、30% 的中链甘油三酯、25% 的橄榄油和 15% 的鱼油组成。添加鱼油会增加 ω-3 脂肪酸的含量并降低炎症风险，添加维生素 E 也是如此。尤文（Omegaven）是唯一一种由 100% 鱼油组成的脂肪乳剂，但不建议将其单独使用。最近的研究表明，使用 SMOF 脂质可降低 TPN 诱导的肝损伤。由于 10% 和 20% 的脂质乳剂含有相同浓度的磷脂，10% 的乳剂比 20% 的乳剂每克脂质中含有更多的磷脂，因此首选 20% 的脂肪乳剂。静脉注射脂质通常为婴儿提供 30% ～ 40% 的热量需求，而在年长儿和青少年中，可提供将近 30% 的热量需求。

脂蛋白脂酶（lipoprotein lipase，LPL）活性是循环中脂肪乳剂代谢和清除的限速因子。营养不良、白三烯、成熟障碍、生长激素、高胆固醇血症、高磷脂血症和茶碱会抑制或降低 LPL 活性。葡萄糖、胰岛素、脂质、儿茶酚胺和运动可增强 LPL 活性。肝素将 LPL 从内皮释放到循环中，从而提高了甘油三酯的水解率和清除率。对于小早产儿，小剂量输注肝素可增加其对静脉注射脂肪乳剂的耐受性。

一般来说，静脉输注脂质时，选择适当的起始剂量并根据甘油三酯的监测结果和临床情况谨慎增加剂量，可以避免其不良反应的发生。在重度脓毒症中，长期定期监测甘油三酯尤其重要。

静脉输注脂质剂量指南：给予脂质前和增加脂质剂量后需检测血清甘油三酯浓度。在最初的 12 ～ 20h 或 24h 内（小早产儿），使用剂量为 1g/（kg・d），每 1 ～ 2 天增加 0.5 ～ 1.0g/（kg・d），直至达到目标剂量（表 11-22）。通常情况下，如果血清甘油三酯水平在输注期间高于 400mg/dl，或在停止输注 6 ～ 12h 后高于 250mg/dl，则不要再增加脂质剂量。

血清甘油三酯水平高于 400 ～ 600mg/dl 可能会导致胰腺炎。对于静脉输注正常量脂肪乳有禁忌的患者，应该通过静脉途径输注少量脂质来提供 4% ～ 8% 的热量，以防止必需脂肪酸缺乏。对于接受脱脂肠外营养的新生儿和营养不良患儿，出现必需脂肪酸缺乏的风险明显增加。

（4）氮：6.25g 蛋白质可产生 1g 氮（1g 蛋白质含有 16% 的氮）。蛋白质的热量密度为 4kcal/g。

1）蛋白质需求量：静脉营养儿童的蛋白质需求量与正常口服喂养者相同（表 11-2）。

2）静脉输注氨基酸溶液：市面上销售的氨基酸溶液可用来满足人体的氮需求。对于婴儿（包括早产儿），越来越多的证据表明，TrophAmine 可以改善血浆氨基酸谱、提高氮保留率并减少胆汁淤积。TrophAmine 含有 60% 的必需氨基酸，支链氨基酸如牛磺酸的含量相对较高。它可在给药后 24 ～ 48h 与添加的半胱氨酸相容，1g TrophAmine 中添加半胱氨酸 40mg。TrophAmine 的 pH 较低，可增强钙和磷的溶解度。

3）用药剂量指南：大多数患者的氨基酸摄入量为 1 ～ 2g/（kg・d）（表 11-22）。对于严重营养不良的婴儿，初始剂量应为 1g/（kg・d）。对于极低出生体重儿，其可耐受较高的初始氨基酸量，而很少出现蛋白质"中毒"现象。对于热量而言，大量氨基酸的给予可最大限度减少负氮平衡，在热量摄入不足的情况下也是如此。氨基酸摄入量可以 0.5 ～ 1.0g/（kg・d）的速度逐渐增加，直至目标剂量。通常情况下，根据输注速度，最终输注液中氨基酸的浓度将达到 2% ～ 3%。由于渗透压方面的原因，外周静脉输注氨基酸的浓度不得超过 2%。

4）监测：血尿素氮可用于静脉输注氨基酸溶液耐受性的监测。血清碱性磷酸酶、γ- 谷氨酰转肽酶和胆红素可用于胆汁淤积性肝病的监测。

（5）矿物和电解质

1）钙、磷和镁：静脉营养的早产儿和足月儿应给予相对较高含量的钙和磷。1 岁以内建议如下：钙，500 ～ 600mg/L；磷，400 ～ 450mg/L；镁，50 ～ 70mg/L。1 岁以后建议如下：钙，200 ～ 400mg/L；磷，150 ～ 300mg/L；镁，20 ～ 40mg/L。钙磷比应为重量比 1.3 ： 1.0 或摩尔比 1 ： 1。用药指南以 mg/L 的形式提供输注的剂量，以避免无意中给予过高浓度的钙和磷导致其沉淀于管内。在限制液体量期间，应注意不要无意中增加输注液中钙磷的浓度。指南建议平均液体摄入量为 120 ～ 150ml/（kg・d），每升输注液中含有 25g 氨基酸。当氨基酸浓度较低时，钙和磷的浓度也应降低。

2）电解质：标准的推荐建议见表 11-23。在氯化物的量满足需求后，平衡阳离子所需的剩余阴离子应由乙酸盐提供，以避免过量氯化物导致酸中毒。电解质浓度应根据输注速度和适应证的不同而调整。对于严重营养不良的患者，由于细胞膜功能受损和细胞内钠含量高，应谨慎静脉滴注钠剂。相反，可能需要大量的钾和磷。

3）微量元素：推荐摄入量如下，锌 100μg/kg，铜 20μg/kg，锰 1μg/kg，铬 0.2μg/kg，硒 2μg/kg，碘化物 1μg/kg。需要注意，早产儿静脉锌的需求量可能高达 400μg/kg，短肠综合征和明显胃肠道锌丢失的婴儿静脉锌的需求量可能高达 250μg/kg。如果静脉营养是补充治疗或预计应用时间少于 2 周，而且儿童先前不存在营养不足，静脉营养液只需常规添加锌。

由于存在肝脏铜储备，婴儿静脉输注时对铜的需求相对较低。这即使对于 28 周的胎儿也同样重要。如果存在淤胆性肝病，应监测循环中铜和锰的水平。若无法监测，建议在胆汁淤积时暂时停止补充的铜和锰。

铜和锰主要通过胆汁排出，而硒、铬和钼主要通过尿液排出。因此，在出现肾衰竭时，应谨慎使用这些微量元素。

（6）维生素：3 种维生素制剂可用于小儿肠外营养——儿童 MVI（Hospira）、儿童 Infuvite（Baxter）和成人 MVI-12（AstraZeneca）。详细的内容信息可从制造商和美国 FDA 获得。MVI 的推荐剂量如下：体重超过 3kg 的儿童给予 5ml，体重 1 ～ 3kg 的婴儿给

表 11-23　肠外营养的电解质需求

电解质	早产儿（mEq/kg）	足月儿（mEq/kg）	儿童（mEq/kg）	青少年（mEq/kg）
钠盐	2 ～ 5	2 ～ 3	2 ～ 3	60 ～ 150
氯化物	2 ～ 5	2 ～ 3	2 ～ 3	60 ～ 150
钾盐	2 ～ 5	2 ～ 3	2 ～ 3	70 ～ 180

予 3.25ml，体重小于 1kg 的婴儿给予 1.5ml。11 岁以上的儿童可以给予成人制剂 MVI-12 10ml。需要注意的是，MVI-12 不含维生素 K。国家药物短缺期间，剂量可以参考美国肠外和肠内营养学会的建议。为了避免药品缺乏并合理使用现有产品，必须遵循国家相关指导方针。

静脉输注的脂质中需含有足够的维生素 E 以保持血液中的维生素 E 水平。大豆油中的维生素 E 主要是 γ-维生素 E，其生物活性远低于红花油中的 α- 维生素 E。

足月和早产儿的维生素 D 补充剂量为 40IU/(kg•d)(最大剂量为 400IU/d)。

(7) 液体需求：初始液体量和后续的维持量取决于基本液体需求量、患者的临床状态、可耐受的额外液体量和能够满足营养素的补充。初始液体量的计算应基于标准的儿科实践规范，如果需要补充持续的异常损失量，则应另建立通路进行补充。

(8) 监测：每一轮都应检查患儿的生命体征。如果有中心导管置入，体温超过 38.5℃时需要进行外周血和中心静脉血培养、尿液培养、全面的体格检查，以及检查静脉入口点。生命体征不稳定、白细胞计数升高伴核左移和糖尿均提示败血症。如果患者中毒症状重或抗生素治疗无效，应考虑拔除中心静脉导管。

1）体格检查：需特别注意肝肿大（鉴别诊断包括液体超负荷、充血性心力衰竭、脂肪肝和肝炎）和水肿（鉴别诊断包括液体超负荷、充血性心力衰竭、低蛋白血症和上腔静脉血栓形成）。

2）出入量记录：能量和液体量应根据前一天的输入和输出情况（已送达的而不是已预定的）进行计算。流程图上应注明以下条目：静脉输液、肠内营养和总液体 [ml/ (kg•d)]，葡萄糖 [g/ (kg•d) 或 mg/ (kg•min)]、蛋白质 [g/ (kg • d)]；脂质 [g/ (kg • d)]、能量 [kcal/ (kg • d)]，以及肠内营养所占能量百分比。

3）生长、尿液和血液：常规监测指南见表 11-24。表中列出了对患者的最低要求（除了长期稳定的患者）。指南指出，应更频繁地监测个体变量，以及其他变量或临床适应证。例如，对于嗜睡、面色苍白、生长不良、酸中毒、氮质血症或肝脏检查结果异常的婴儿，应进行血氨分析。

表 11-24 肠外营养监测建议摘要

变量	急性期	长期[b]
生长指标		每周 1 次
体重	每天 1 次	
身长	每周 1 次	
头围	每周 1 次	
尿液		
葡萄糖（试纸）	每次排泄后	随着摄入量或状态改变
尿比重	每次排泄后	
尿体积	每天 1 次	
血液		
葡萄糖	喂养变化后 4h[a]，之后每天 1 次 ×2d	每周 1 次
Na^+、K^+、Cl^-、CO_2、血尿素氮	喂养变化后每 2 天 1 次[a]，之后每周 2 次	每周 1 次
Ca^{2+}、Mg^{2+}、P	开始喂养时，之后每周 2 次	每周 1 次
总蛋白、白蛋白、胆红素、天冬氨酸、转氨酶和碱性磷酸酶	开始喂养时，之后每周 1 次	每 2 周 1 次
锌和铜	根据临床指征决定开始喂养时是否检查	每月 1 次
甘油三酯	开始喂养时，喂养变化后 1d[a]，之后每周 1 次	每周 1 次
全血细胞计数	开始喂养时，之后每周 2 次；根据临床指征（见正文）	每周 2 次

a 包括浓度或流速的变化

b 长期监测可以逐渐减少到每月 1 次或更少，取决于患者的年龄、疾病和临床状况

（译者：范 瑞 校稿：卢洪华）

第 12 章 儿童急症和损伤

Jonathan Orsborn, MD；
Cortney Braund, MD

一、儿童急症和损伤的简介

在美国每年约 1.4 亿人的急诊（emergency department，ED）就诊患者当中，18 岁以下的儿童超过 3000 万（20%）。呼吸道疾病是儿童急诊就诊的主要原因（占 32%），损伤和中毒也同样占有重要比例（27%）。尽管绝大部分（97%）进行急诊评估的孩子最终出院了，但每年仍有将近 100 万的患儿需要从急诊入院治疗，不幸的是，在美国的急诊，每年有将近 3000 名患儿死亡。

本章首先介绍针对急症儿童患者的初步处理方法，进而讨论休克的分类和初步处理，介绍儿童外伤患者的通常评估方法，归纳常用的急救药物，最后总结儿科急诊医学中很多常见临床情况的处理。

1. *急症婴儿或儿童患者的初步处理*

诊断要点和主要特点
• 引起小儿心搏骤停的大多数原因是由呼吸衰竭引起的缺氧 • 在儿童休克患者中，低血压常常较晚才被发现。其早期征象可能包括心动过速、毛细血管充盈时间＞ 2s，皮肤发花及精神状态下降

一场严重事故中的儿童患者可能出现已知的诊断或者不明原因的呼吸循环衰竭。初步处理必须简单且一致，以便快速判断生理异常和损伤，优先处理并立即扭转危及生命的状况。接下来的干预措施一旦稳定下来，施救者就必须仔细考虑其根本原因，并着眼于可治疗或可逆的因素，然后再做出专业的诊断，并开始针对性治疗。

小儿心搏骤停最常见的原因并非原发心脏疾病，而是进行性呼吸疾病的恶化或休克。无法识别的恶化可能导致心动过缓、提前呼吸、低血压并最终导致心脏停搏。即使在儿童幸免于难的情况下，大脑和其他重要器官的缺氧和缺血性损伤会导致神经系统的恢复几乎成为不可能。当发生呼吸、心搏骤停时，生存概率很小，并且常常伴有严重的神经功能障碍。当前的数据表明，院外心搏骤停的生存率为 6%，接受院前干预患者的生存率为 8%，院内心搏骤停的生存率为 27%。接受了迅速通气和仅仅给氧等干预或接受少于 5min 的高级生命支持的儿童更有可能在神经方面完好地生存。事实上，接受了快速有效的旁观者复苏的呼吸暂停儿童中，有 70%以上的儿童存活下来并具有良好的神经系统预后。因此，准确识别具有发展为呼吸、心搏骤停风险的儿童，并在心脏停搏发生之前对他们提供积极的干预是十分必要的。

更多关于美国心脏协会儿科高级生命支持（PALS）指南（2018 年更新）的详细信息，可参阅相关内容。儿童和成人心肺复苏（CPR）都先强调高质量按压的重要性，接下来再密切关注气道和呼吸支持（缩写为“C-A-B”）。请不要将此缩写与稍后介绍的“复苏 ABC”方法相混淆，因为后面的讨论部分详细描述了不需要 CPR 的重症儿科患者的护理细节。

值得注意的是，“仅按压”心肺复苏术被认为是鼓励旁观者进行心肺复苏术和提高院外心搏骤停生存率的一种方法。然而，在儿童人群中，仍然强调对心搏骤停的婴儿和儿童实施常规 CPR（急救呼吸及胸外按压）。这是由于根据大多数小儿心搏骤停的窒息性质，需要将通气作为有效 CPR 的一部分，而大多数成人心搏骤停主要归因于原发性心脏疾病，其可能对仅按压式 CPR 更为敏感。

2. *复苏 ABC* 重症儿童应按既定的顺序迅速进行评估，这些顺序被称为 ABC：气道通畅、呼吸充足及循环稳定。如果在评估过程中检测到有潜在危及生命的问题，则必须给予纠正之后再进行下一步。应组装好适合年龄的设备（包括喉镜刀片、气管插管、鼻胃管或口胃管、静脉输液管和留置导尿管）和监护仪（心肺监护仪、脉氧仪和适当的血压袖带），并随时准备使用。如果可用，请使用基于长度的应急带。气管插管和喉罩气道（LMA）尺寸见表 12-1。新生儿期以后的儿童和婴儿可以使用袖带式气管插管。袖带的充气压力必须仔细监测并保持在 20cmH_2O 以下。在肺顺应性差或气道阻力较高等情况下，在控制设置中使用袖带管可能更为可取。

表 12-1　按年龄估算的设备尺寸和体重

年龄	体重（kg）	喉罩气道 (LMA) 型号（号）	气管插管尺寸（mm）[a, b]	喉镜刀片型号（号）	胸管（Fr）	福莱导管（Fr）
早产儿	1 ～ 2.5	1	2.5（仅用无囊的）	0	8	5
足月新生儿	3	1	3.0（仅用无囊的）	0 ～ 1	10	8
1 岁	10	1.5	3.5 ～ 4.0	1	18	8
2 岁	12	2	4.5	1	18	10
3 岁	14	2	4.5	1	20	10
4 岁	16	2	5.0	2	22	10
5 岁	18	2	5.0 ～ 5.5	2	24	10
6 岁	20	2 ～ 2.5	5.5	2	26	12
7 岁	22	2.5	5.5 ～ 6.0	2	26	12
8 岁	24	3	6.0	2	28	14
10 岁	32	4	6.0 ～ 6.5	2 ～ 3	30	14
青少年	50	4	7.0	3	36	14
成人	70		8.0	3	40	14

a 内径

b 如果使用袖带管，则将管尺寸减小 0.5mm

(1) 气道：在所有儿童中都要寻找自主呼吸的证据。喘鸣、鼾声或哮鸣等呼吸音，或呼吸增加而无空气流动均提示呼吸道阻塞。严重的气道阻塞通常与包括躁动或嗜睡在内的意识水平的改变相关。在气道评估过程中，如果发现患者出现呼吸暂停或仅产生喘息样（痛苦的）呼吸，则应根据 PALS 指南立即开始胸外按压。

如果担心阻塞，则首先通过无创手段 [如氧气施用，下颌抬起，下颌推力，吸气或气囊阀面罩通气（BMV）] 来管理气道。如果上述操作不成功，则需要进行有创操作，如气管插管、插入喉罩或极少数需要行环甲切开术。以下讨论假定已经建立了基本生命支持。

儿科解剖学知识对气道管理很重要。儿童的舌头相对于他们的口腔而言较大，并且喉头较高、位于前方。婴儿有其特有的经鼻呼吸，因此，鼻咽部的分泌物、血液或异物会引起严重的不适感。

- 将头处于仰卧位。对于无须担心颈椎损伤的患者，应略微弯曲颈部并伸展头部，该位置使口腔、咽和气管平面对齐。在婴儿和 8 岁以下的儿童中，枕骨相对较大会导致颈部明显屈曲和气道定位不良。通过将毛巾卷放在肩膀下方可以减轻这种情况，从而使孩子回到中央位置（图 12-1）。对于大一点的孩子，需要将头部伸展更多，而其他孩子特别是婴儿则需要避免颈部过度伸展。
- 进行头部倾斜 / 下颌提升或下颌推力动作（图 12-2）。向上抬起下颌，但要避免在下颌三角形上施加压力，或者通过向上牵引下颌的角度来抬颌。重要提示：如果可能导致颈椎受伤，则不得倾斜头部或抬起下巴（见“二、儿童创伤”）。

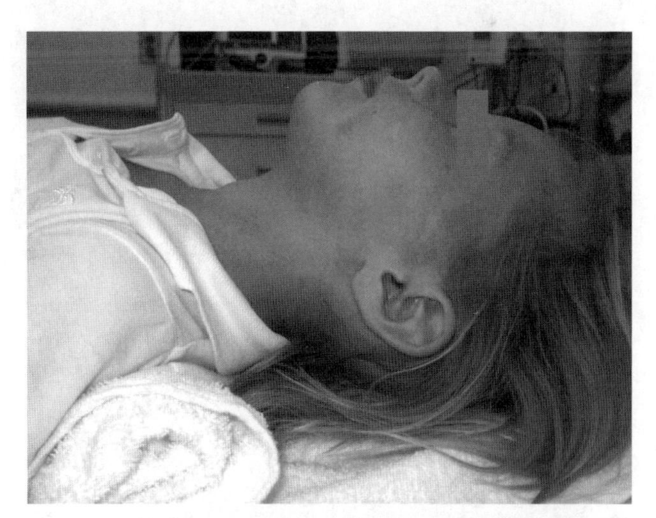

图 12-1　8 岁以下儿童最佳的气道对齐方式的正确定位：将折叠的床单或毛巾垫在肩膀下方以适应枕骨，并将口腔、咽和气管对齐

- 评估呼吸道中是否有异物。吸引口腔；使用 Magill 钳去除可见的异物。如果需要，可用喉镜观察。请勿用手指盲扫。

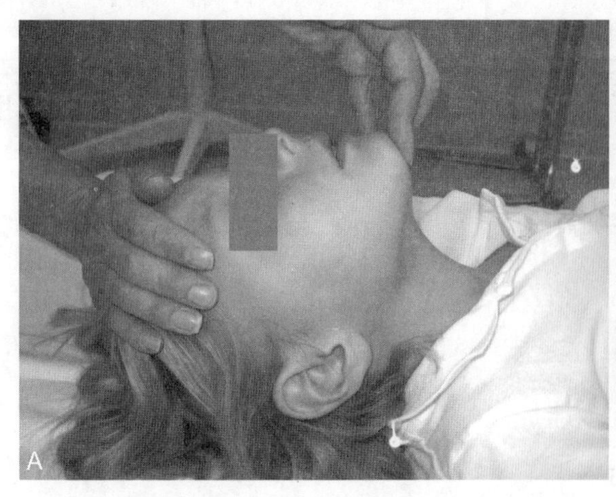

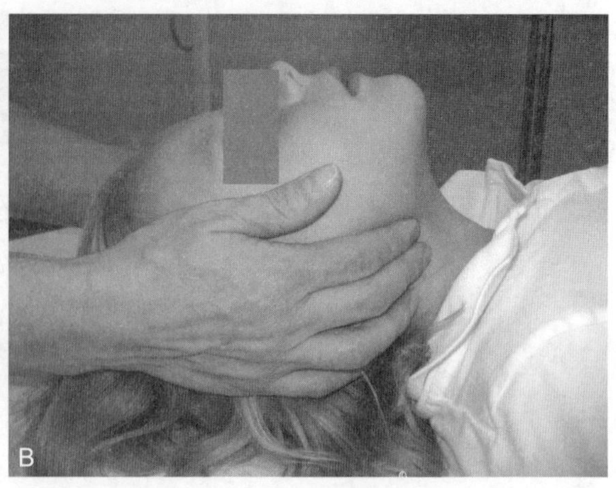

图 12-2　A. 对于无脊柱损伤的患者，可以通过仰头 - 提下颌的方法来打开气道：用一只手轻轻抬起下颌，用另一只手向下压前额；B. 对于有脊柱损伤的患者，要用推举下颌法打开气道：抬起下颌角；这样可以向前移动下巴和舌头，并在不弯曲颈部的情况下打开气道

● 如果气道梗阻持续存在，请首先尝试重新定位头部，然后继续插入气道附件，如口咽或鼻咽气道（图 12-3）。此类辅助措施可缓解由舌头脱垂到后咽而引起的上呼吸道阻塞，这是意识丧失儿童气道阻塞的最常见原因。口咽气道的正确尺寸是通过测量从上中央牙龈线到下颌角的距离得出的（图 12-4），并且仅适用于无意识的患者。正确的尺寸至关重要，因为口咽呼吸道太小会把舌头进一步推入气道，而太大则会阻塞气道。鼻咽气道应紧贴鼻孔，其长度应与鼻孔至耳垂的距离相等（图 12-5）。气道附件通过损坏的筛状板会有一定的颅内穿孔的风险，因此中脸严重受伤的儿童应避免使用这种气道附件。

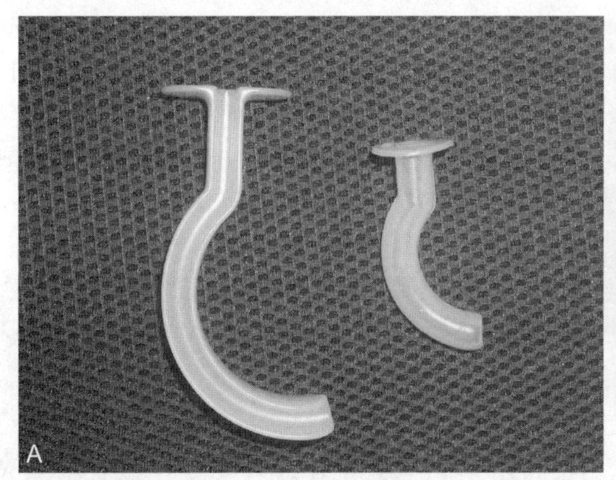

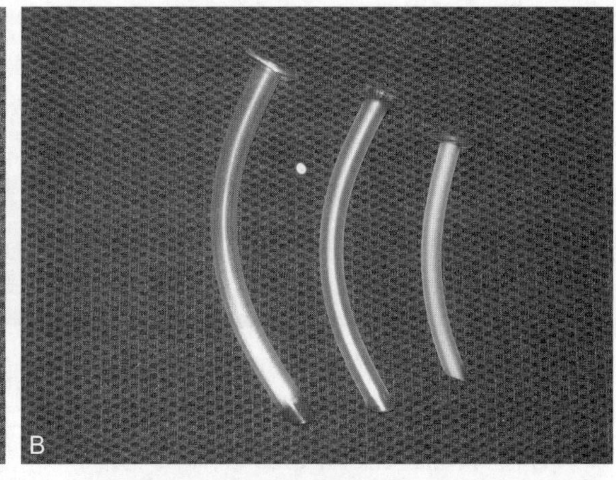

图 12-3　A. 不同大小的口咽气道附件；B. 不同大小的鼻咽气道附件

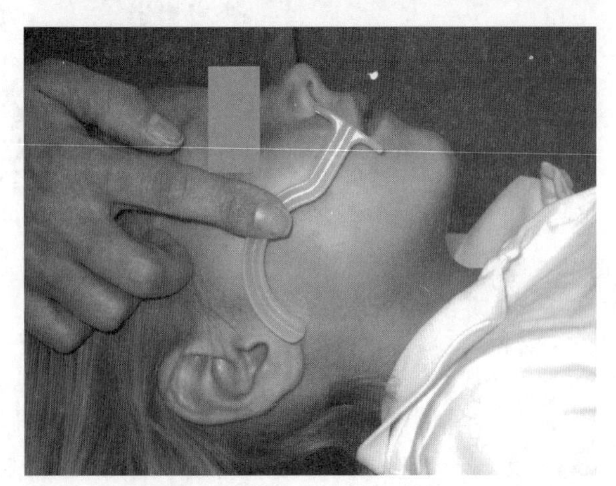

图 12-4　口咽气道的尺寸选择：将气道附件贴近患儿的脸，通过测量上中央牙龈线到下颌角的长度来估计合适的型号

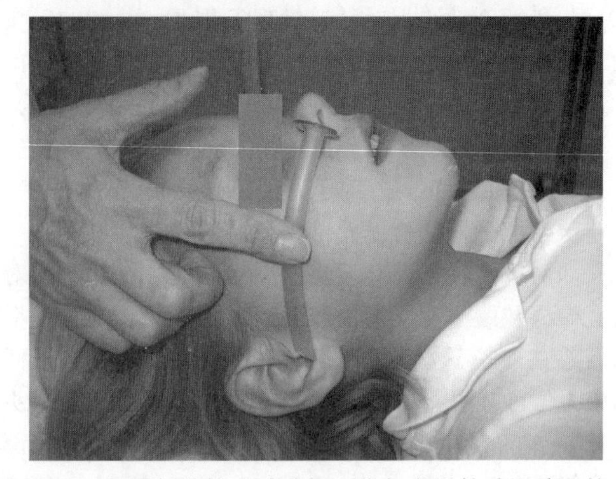

图 12-5　鼻咽气道的尺寸选择：将气道附件贴近孩子的脸，通过测量从鼻孔到耳屏的长度来估算合适的型号

（2）呼吸：通过一些检查来评估呼吸状况。找寻充分且对称的胸部起伏、呼吸频率和工作方式（如辅助呼吸肌的使用、收缩、舒张和跳动），肤色和气管移位。脉搏血氧饱和度测量和潮气末二氧化碳测定是非常必要的。注意听喘息等不规则的呼吸音。听诊空气进入、呼吸音的对称性和啰音。触诊皮下异常。

如果自主呼吸不足，需使用 BMV 模式和 100%氧气开始正压通气。如果需要辅助通气，则应与患者自身呼吸保持协调。有效的 BMV 是一项困难的技能，需要不断培训和实践。首先，选择一个遮盖从鼻梁到下巴区域的口罩，以确保具有合适的密闭性。然后在面罩周围形成一个 “E-C 钳”，将面罩紧紧贴在孩子的脸上。拇指和示指在面罩周围形成 “C” 形，而中指、环指和小指将下颌抬起接触面罩（图 12-6）。仅使用足够使胸部明显抬起的力量和气体体积。对于有脉搏的患者，每 3 ～ 5 秒（呼吸 12 ～ 20 次 / 分）进行一次呼吸。这可以用正常语音中的定时助记符 “挤压 - 释放 - 释放” 来完成。最好选择两人进行通气操作。只要方法得当，BMV 在大多数情况下都是有效的。

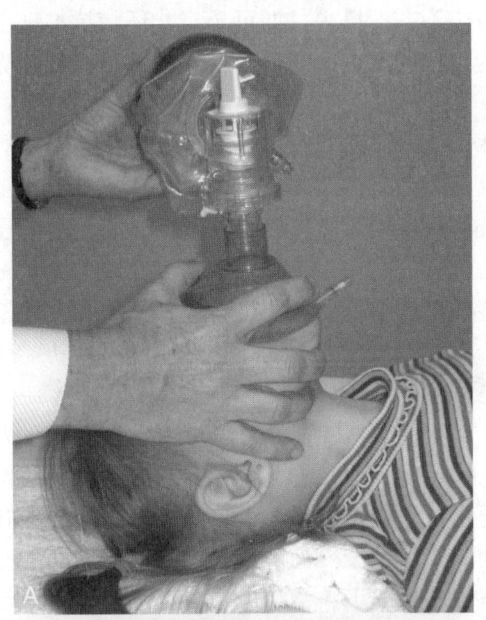

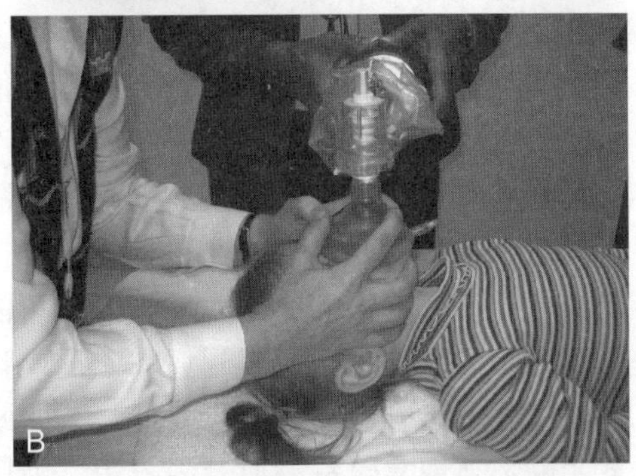

图 12-6　A. 气囊阀面罩通气，单人操作：拇指和示指在口罩周围形成 “C” 形，而中指、环指和小指将下颌抬起贴紧面罩。B. 气囊阀面罩通气，双人操作技术：第一名救援人员双手形成 “C” 和 “E” 形钳；第二名救援人员提供通气

适当的胸部抬高和双侧进气的听诊可反映 BMV 是否充分。避免过度换气，因为它可能导致气压伤，增加吸入风险，并减少心搏骤停时自发循环恢复的可能性。如果安装气囊后胸部不能轻易上下起伏，请按照前面描述重新放置气道附件并评估异物。当休克或严重损伤儿童的呼吸音不对称时则提示气胸，这也是针头胸腔穿刺术的指征。在较小的儿童中，呼吸音在整个胸部的传播可能会削弱听诊气胸的能力。注意：有效的给氧和通气是成功复苏的关键。正压通气期间的环状压（Sellick 动作）可能会减少胃胀；但是，尚未证明它可以降低误吸的风险，美国心脏协会在心肺复苏中也不再推荐使用这种方法。

（3）循环：休克的定义是重要器官的灌注不足，因此血液循环的系统评估对于休克的诊断至关重要。可以通过以下方式评估循环情况。

1）脉搏：与中心脉搏进行比较，检查外周脉搏是否足够。对于婴儿，应检查肱动脉的中央脉搏。

2）心率：与特定年龄的正常值进行比较。心动过速可能是患者的非特异性信号。对应年龄的心动过缓是心脏即将停搏的征兆，需要积极进行复苏处理。

3）血压：知晓即使血压正常也可能会出现休克，这是十分重要的。随着血容量的下降，外周血管阻力随之增加。当血容量减少 35%～ 40%时，血压难以继续维持，然后会出现急剧且通常不可逆的恶化。当血压正常但有器官灌注减少迹象出现时，会发生代偿性休克。当血压也下降时，就会出现失代偿性（低血压）休克。血压测定应使用适当大小的袖带手动进行，因为自动血压计在测量儿童时可能会出现读数错误。

4）四肢末梢：随着休克的发展，四肢从远端到近端逐渐变凉。四肢末端从远端到肘部和膝盖都发凉的孩子正处于严重的休克状态。

5）毛细血管再充盈时间：当用指尖给患者的远端加压再释放时，血液应在不到 2s 的时间内重新充满该区域。在其他休克迹象的情况下，延长的毛细管再充盈时间表明患者处于代偿性休克状态。要认识到毛细血管再充盈时间受环境温度、肢体位置、部位、患者年龄和房间照明的影响，这也很重要。

6）精神状态：缺氧、高碳酸血症、不良的脑灌注或局部缺血会导致精神状态改变，因此需要评估患者的精神状态。

7）皮肤颜色：皮肤苍白、发灰、灰黄、发花或灰白色，都可能表明血液循环状态受损。

3. 休克管理　静脉（intravenous，IV）通路是必不可少的，但在休克儿童中可能难以建立。首先应该尝试建立外周通路，尤其是通过肘前静脉。使用短而粗的导管，以保证最大流速。重症儿童应建立两条静脉通路。当不能快速（在90s内）建立静脉通路时，对于任何重症患儿，都可以采用骨髓腔穿刺（intraosseous，IO）（图12-7）。手动和自动插入装置均可用于儿科患者。越来越多的证据表明，与手动装置相比，自动装置可以更快、更成功地放置IO。关于更具侵入性的通路的决定应基于个人的专业知识及获得此通路的紧迫性。可选择范围包括股动脉、锁骨下静脉，或颈内、颈外静脉的经皮插管。超声引导可以使这些方式更为安全。在新生儿中，脐静脉可能是塌陷的。如果需要逐搏监测或频繁的实验室检查，请考虑动脉通路。

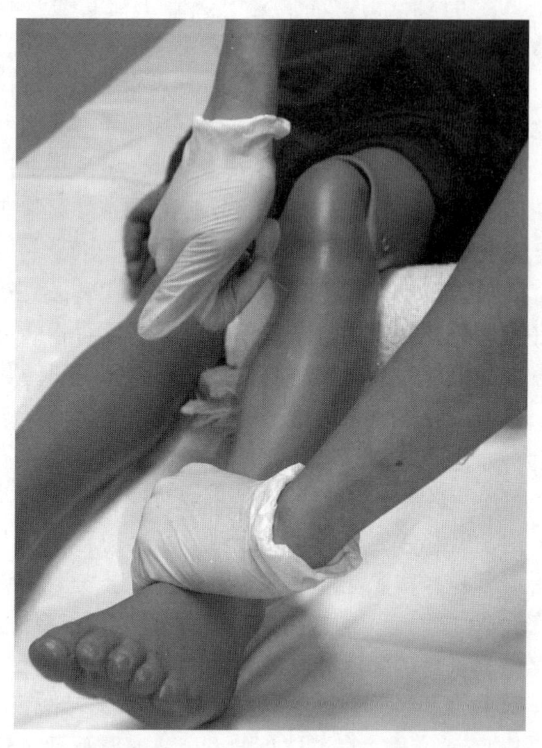

图12-7 骨髓腔穿刺（IO）技术。骨穿针的插入是通过用手掌牢牢握住针座，并在距离胫骨平台大约两指宽的位置调整针尖角度垂直于胫骨前表面进针。用力并扭转着推动穿刺针，直到针进入骨髓腔时感觉到阻力突然减弱。血液和骨髓的抽吸明确了IO的位置

（1）休克状态和初始治疗的区分：循环不足的治疗方式取决于循环衰竭的原因。

1）低血容量休克：儿童人群中最常见的休克类型是血容量不足引起的休克。常见原因包括脱水、糖尿病、发热性疾病和出血。给予生理盐水或乳酸林格溶液（等渗晶体）作为休克的初始治疗方法，即使在血压正常的患者中也应首先使用。早期给予胶体（白蛋白）并没有益处。给予20ml/kg体重（最多推注1L），并在必要时进行重复，直到灌注恢复正常为止，确保在每次干预后进行适当监测和重新评估。如果创伤患者对最初的大剂量晶体液替代无反应，提示应进行红细胞输注。但是，没有足够的证据来确定红细胞的用量。简单的低血容量性休克通常不需要使用升压药。

2）分布性休克：是由正常循环量下血管容量增加所致，如败血症、过敏反应和脊髓损伤。最初的治疗是用晶体进行等渗体积替代，但如果分2次或3次给予20ml/kg晶体（总剂量为40～60ml/kg）后灌注仍未恢复正常，则可能需要使用升压药。在症状发作的第1个小时内达到阈值心率、正常血压和毛细血管再充盈时间不足2s时，结果会明显改善。尽早发现脓毒性休克并迅速将目标导向的治疗方法如输液、抗生素和正性肌力药等呈送给急诊科医师，可将其死亡率和神经系统疾病的风险降低20%。美国重症医学会最近更新的建议强调了积极治疗儿童人群低血压的重要性，并建议在尚未开始使用升压药的情况下，任何患者处于低血压的时间均不得超过1h。根据临床情况，可在儿童中安全使用肾上腺素、多巴胺、去甲肾上腺素或多巴酚丁胺，但要注意的是，肾上腺素和去甲肾上腺素滴注首选中央静脉通路。因此，多巴胺是一种在建立中央通路之前更好的通过外周给药的试剂。

3）心源性休克：可以作为先天性心脏病、心肌炎、心律不齐、摄入（如可乐定，环状抗抑郁药）的并发症，也可以是由任何原因导致的长时间休克的并发症。可以通过以下任何征兆来进行诊断：心律异常、颈静脉扩张、S3或S4等异常心音、摩擦感、脉压窄、啰音或肝肿大。胸部X线片可以显示心脏肥大和肺水肿。最初可以给予晶体液输注，但必须使用升压药和减轻后负荷的药物来改善灌注。多次大剂量输注液体是有害的，这就是要经常进行重新评估和全面监测的原因。床旁超声检查有助于快速明确心脏功能是否足够及是否存在心包积液。

4）梗阻性休克：在儿科人群中很少见，涉及心外膜血流阻塞和（或）舒张压充盈障碍。常见病例包括心脏压塞、张力性气胸、大量肺栓塞或动脉导管关闭后主动脉严重缩窄。处理主要是针对梗阻的解除。在严重缩窄的情况下，治疗应包括在等待手术修复的同时紧急应用前列腺素诱发动脉导管重新开放。

（2）观察与进一步管理：临床上会重新评估对每种液体注射的生理反应，以明确进一步需求。连续的中心静脉压测定或胸部X线片可能有助于确定液体体积状态。放置留置导尿管以监测尿量。

如果颅内压（intracranial pressure，ICP）可能会升高，如严重的头部受伤、糖尿病酮症酸中毒或脑膜炎患者，必须谨慎进行容量替代治疗。但是，即使在这种情况下，也必须恢复正常的血管内容积，以达到足够的平均动脉压，从而达到脑灌注压。

4. 急症婴儿或儿童初始处理概要 按顺序进行ABC评估，在评估下一个系统之前，如果检测到生理

异常，应立即进行干预。必须在每次干预后重新评估每个系统，以确保改善并防止未能意识到的临床恶化。

5. *急诊儿科药物*　尽管更多地关注呼吸道和呼吸仍然是小儿复苏的主要手段，但药物治疗仍然是必不可少的。通过外周静脉导管快速输送至体循环是十分重要的。将药物注入导管中心附近，并用生理盐水冲洗以达到最快的全身作用。在极少数情况下，无法通过静脉或骨髓内途径给药，可以通过气管内给予重要的紧急复苏药物，如肾上腺素、阿托品和纳洛酮（剂量见表 12-2）。然而，通过这种途径给予的药物的剂量、吸收和有效性是未知的或有争议的。使用卷尺，其中包含预先打印的药品剂量、设备型号和静脉输液量（Broselow 胶带）或预先打印的复苏药物图表，其准确性要比估算公式准确得多，并且有助于最大程度地减少剂量误差。表 12-2 总结了儿科使用的一些急救药物。

（*译者：李　薇*）

二、儿童创伤

在 1 岁以上的儿童中，包括车祸、跌倒、烧伤和陷入的创伤性伤害造成的死亡人数最多；意外伤害超过所有其他死亡原因，加上机动车辆事故，占死亡的大多数。钝性创伤最常见，只有 10% 的病例发生穿透性创伤。头部和腹部损伤尤为常见和重要。

协调小组到达后照顾严重受伤的儿童会取得更优化结果。接收区的平和气氛将有助于周到的照顾。父母往往焦虑、愤怒或内疚，需要工作人员、社工或儿童生活的持续支持（由熟悉儿童发展的治疗师提供）。

为了提供最佳的多学科护理，区域儿科创伤中心提供急诊儿科、创伤外科、骨科、神经外科及儿科专家的专门团队和危重护理。但是，在这些中心，是看不到大部分有严重外伤的孩子的。社区工作者必须经常为有生命威胁的受外伤的孩子提供初步评估和稳定措施，然后转运到一个经核实的儿科创伤中心。

表 12-2　重要的儿童急救药物

药物	适应证	剂量和途径	备注
肾上腺素	1. 心动过缓，尤其是缺氧缺血性 2. 低血压（经扩容后） 3. 心搏停止 4. 优良的心室颤动至初始除颤 5. 无脉冲电活动 6. 过敏反应（IM）	心动过缓和心搏骤停： 0.01mg/kg 的 1 ∶ 10 000 溶液（IV/IO） 0.1mg/kg 的 1 ∶ 1000 溶液 ET 过敏反应： 0.01mg/kg 的 1 ∶ 1000 溶液（SC/IM） 最大剂量：0.3mg 每 3 ～ 5min 可重复一次 通过静脉滴注持续输液： 0.1 ～ 1mg/（kg • min）	肾上腺素是儿童复苏中最重要的单一药物。最近的儿科研究表明，大剂量肾上腺素在出院远期生存或神经系统结局方面没有明显的优势。由于其他研究表明存在不良反应，包括复苏过程中增加的心肌耗氧量和捕获后心肌功能障碍的恶化，因此不再建议使用大剂量肾上腺素
葡萄糖	1. 低血糖 2. 精神状态改变（根据经验） 3. 联合胰岛素治疗高钾血症	0.5 ～ 1g/kg（IV/IO）。可能需要持续输注	2 ～ 4ml/kg $D_{10}W$，1 ～ 2ml/kg $D_{25}W$
纳洛酮	1. 阿片类药物过量 2. 精神状态改变（根据经验）	0.1mg/kg IV/IO/ET；最大单剂量 2mg 必要时可重复	副作用很少。≥ 5 岁或 > 20kg 的儿童可以应用 2mg 的剂量。必要时可重复，或在阿片类药物过量时持续应用
碳酸氢钠	1. 有记录的代谢性酸中毒 2. 高钾血症	1mEq/kg（IV 或 IO）；通过动脉血气：0.3 × kg × 基础缺失 每 5min 可重复一次	缓慢滴注。碳酸氢钠只有在患者充分氧合、通气和灌注的基础上才会有效。具有一些不良反应
10% 氯化钙	1. 有记录的低钙血症 2. 钙通道阻滞剂过量 3. 高钾血症，高镁血症	缓慢静脉滴注 20mg/kg，最好是中心静脉滴注，谨慎使用 IO 方式 最大单次剂量 2g	钙剂不再意味着心搏停止。如果发生浸润，则可能导致组织坏死。应谨慎使用并缓慢滴注

$D_{10}W$ / $D_{25}W$，水中葡萄糖含量为 10% / 25%；ET，气管内；IO，骨髓内；IV，静脉注射；IM，肌内注射；SC，皮下注射。不建议将 $D_{50}W$ 用作 PIV（外周静脉注射），请谨慎使用 $D_{25}W$。$D_{10}W$ 是新生儿（新生儿～ 1 月龄）的首选

1. *伤害的机制* 记录发生的时间，能量转移的类型（如被汽车击中、从操场高处坠落），次要影响（如果儿童被最初的影响抛掷），儿童在现场的外观，进行的干预，以及运输过程中的临床状况。应急服务人员的报告是无价的。如果发生二次运输，将所有这些信息与患者一起转送到转诊医院。

2. *初步评估和管理* 绝大多数活着到达医院的儿童可存活下来出院。由于大多数儿童创伤死亡是由于头部受伤，在治疗严重受伤儿童时，脑复苏必须是最重要的考虑因素。严格注意 ABC（见前面部分），确保最佳氧合、通气和灌注，最终确保脑灌注。

初级和二级调查是一种系统评估和治疗受伤患者的方法，它提供了一个快速的评估和稳定阶段，然后是从头到脚的检查和明确的护理阶段。

3. *初步检查* 旨在立即识别和治疗创伤引起的所有生理紊乱。助记符 ABCDE 是一种简单的方法，用以记住初级调查的一般步骤：气道，颈椎控制；呼吸；循环，出血控制；残疾（神经学）；暴露（保持温暖的环境，使患者完全脱衣服，并检查）。

如果患者是无呼吸或濒死呼吸，则顺序恢复到 PALS 复苏的 CAB（胸外按压，打开气道，提供两次抢救呼吸）。详情请参阅 PALS 指南。请参阅前面关于 ABC 评估细节的讨论。创伤设置的修改如下。

（1）气道：未适当管理气道是可预防的发病和死亡的最常见原因。给所有患者使用 100% 高流量氧气。最初，通过手动内联固定提供颈椎保护，而不是牵引。在初步调查后，应用硬的颈椎颈圈。

（2）呼吸：大多数通气问题通过前面描述的气道操作和正压通气得到充分解决。创伤性肺损害的来源包括气胸、血胸、肺挫伤、连枷胸和中枢神经系统（CNS）抑制。不对称的呼吸音，特别是同时出现气管偏移、发绀或心动过缓，提示气胸，可能有张力。为了排出张力性气胸内的积气，插入一个大口径导管 - 针外组件连接到注射器，通过第 2 肋间间隙在锁骨中线进入胸膜腔并回抽气体。如果有气胸或血胸（因为空气被排出有明显的“嘶嘶”声），胸导管放置在腋前线第 4 或第 5 肋间距，连接到水封上。插入口应该在肋骨上缘，以避免碰触肋骨缘以下的神经血管束。开放性气胸可以暂时通过贴在伤口的三个侧面的油纱治疗，形成一个瓣阀。

意识水平低下的 [格拉斯哥昏迷量表（GCS）评分 < 9 分]、需要通气时间长的、严重的头部创伤的，或即将到来的手术干预的儿童，需要面罩给氧后气管插管。经口气管插管是可选择路径而且可以不经颈椎操作而完成。在 12 岁或 12 岁以上有自主呼吸的儿童中，如果不是由于面部中部损伤而禁忌，鼻气管插管是可能的。

声门上设备，如 LMA，正在院前和医院的操作中越来越频繁地使用。该装置由连接在充气橡胶面罩上的柔软管组成（图 12-8）。LMA 可盲插入下咽，位于喉部上方，堵上食管。其使用的优点包括易于插入、较低的气道创伤可能，以及较高的成功率。与经口气管插管相比，患者仍有较高的吸入风险；因此，LMA 不应用于长期、明确的气道管理。极少数情况下，如果气管插管不能完成，特别是在大面积面部创伤的情况下，环甲状腺穿刺可能是必需的。在 12 岁以下的患者中，使用大口径导管通过环甲状膜切开针是首选的手术方法。

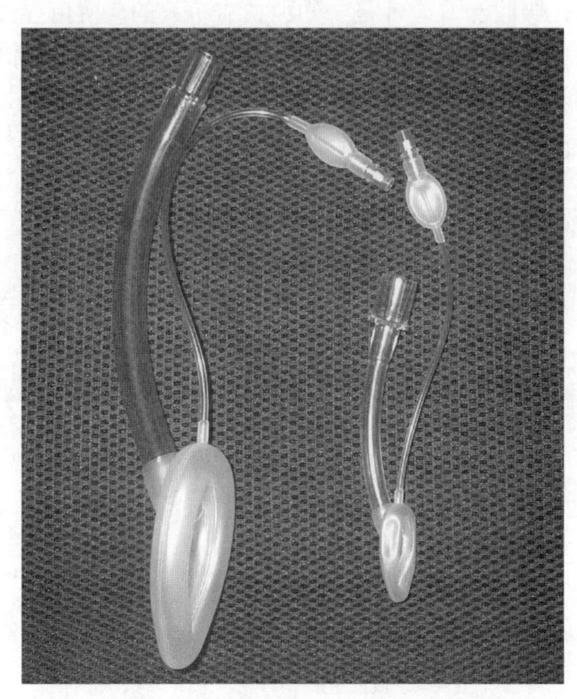

图 12-8 不同尺寸的喉罩气道

（3）循环：评估持续的外部或内部出血是重要的创伤评估。在评估期间应尽早获得大口径静脉通道，最好是有两个位点。如果外周循环通道不易获得，可通过骨内通道、中心通道，或者削减或者建立骨髓输液。测定所有患者的血细胞比容和尿液。对等渗液无反应或已知出血的低血压儿童应进行血型检查和交叉配血。考虑凝血、电解质、肝脏转氨酶、脂肪酶检查和按临床提示的毒理学筛查。

外出血可通过加压控制。为了避免损伤邻近的神经血管结构，避免在血管上放置止血器，除非在头皮上。内出血部位的测定具有挑战性，出血部位包括胸腔、腹部、腹膜后、骨盆和大腿。除婴儿外，颅内出血很少引起儿童休克。经验丰富的临床医师通过 CT 或超声可定位内出血部位。

胸部贯通或钝伤后如出现休克、无脉搏的电活动、脉压缩小、颈部静脉扩张、肝肿大或心音低钝，需怀疑心脏压塞。可以行超声诊断心脏压塞。诊断后需心包穿刺术和快速输液治疗。积极治疗灌注不良的迹象：毛细血管再灌注时间为 3s 或更长、心动过速或其他灌注减少的证据、处于休克状态仅维持重要器官活动。谨记低血压很晚才能发现。容量补充最初是通过快速输注生理盐水或乳酸林格溶液（20ml/kg 体重）。如果两次晶体液弹丸式输注后灌注仍不正常，则输注 10ml/kg 的填充红细胞。每一次弹丸式注射后需要快速地重新评估。如果临床上的容量灌注没有恢复正常，重复弹丸式注射。缺乏反应或反应迟或反复出现低血容量的迹象表明需要输血和可能需要手术探查。

脑损伤孩子的一个常见问题是有颅内高压和低血容量的风险。在这种情况下，必须恢复循环容量，以确保足够的脑灌注，因此需要输注液体直到灌注正常。然后提供维持液并仔细地连续评估。

（4）残疾 - 神经缺陷：评估瞳孔大小和对光反应，以及意识水平。意识水平可以通过 AVPU（警醒、声音、疼痛、无反应）系统（表 12-3）评估。儿科 GCS 评估可以作为二次调查的一部分进行（表 12-4）。

表 12-3　评价意识水平的 AVPU 系统

A. 反应灵敏
V. 对声音有反应
P. 对疼痛有反应
U. 无反应

表 12-4　格拉斯哥（Glasgow）昏迷量表 [a]

睁眼反应	
自发睁眼	4
语言刺激睁眼	3
疼痛刺激睁眼	2
不睁眼	1
言语反应：儿童（婴儿时需修改）[b]	
正确会话（牙牙学语）	5
语言错乱，定向障碍（暴躁地哭，可安慰）	4
说话能理解，无意义（疼痛时大哭）	3
能发声，不能被理解（疼痛时呻吟）	2
不能发声	1
最佳上肢运动反应：儿童（婴儿时需修改）[b]	
可执行命令（运动正常）	6
局部有疼痛（可推开触摸的手）	5
疼痛时肢体回缩	4
疼痛时肢体屈曲	3
疼痛时肢体伸直	2
无反应	1

a 每个部分的适当数字加起来在 3 ～ 15 分。低于 8 分通常表明中枢神经系统抑制状态需要正压通气

b 如果没有列出任何修改，婴儿和儿童同样适用

（5）暴露与环境：需要孩子脱光衣服，并在身体前后进行全面检查，否则可能会错过重大损伤。任何在背板上运输的患者都应尽快移开，因为被固定患者的臀部和足跟上可能会在几个小时内出现压疮。

由于其体表面积与体重的比率很高，婴儿和儿童体温迅速下降。低温会影响结局，除非孤立的头部损伤。因此，持续监测体温并且需用加热设备。体温过高会对急性脑损伤儿童的预后产生不利影响，因此需保持正常的体温。

（6）监测：心肺监护仪、脉搏血氧仪和潮气结束 CO_2 监护仪应立即到位。在初步调查完成后，可能需要放置更多的管子。表 12-1 为与年龄或重量相配的设备尺寸。

1）鼻胃管或胃管：儿童的胃应该被设定是满的，所以需要放置鼻胃管。正压通气引起的胃胀增加了呕吐和误吸的风险。值得注意的是，在严重的面中部创伤患者中，应避免放置鼻胃管。

2）导尿管：应该留置膀胱导管来监测尿量。有尿道横切的风险是放置导尿管的禁忌证，如尿道口或阴囊里有血液或直肠检查中检测到前列腺移位。应检验尿液里的血。放置导尿管排出初始尿液之后，尿量应超过 1ml/（kg • h）。

4. *二次检查*　在初级检查和复苏之后，应进行有重点的病史和从头到脚的检查，以发现所有创伤，并确定护理的优先事项。

（1）病史：从患者（如果可能）、可用的家庭成员或院前人员获得快速、集中的病史。AMPLE 助记符经常被使用。

- A. 过敏史
- M. 用药史
- P. 既往病史 / 妊娠与否
- L. 上次进食时间
- E. 导致受伤的事件或环境

（2）体格检查

1）皮肤：查找皮肤上的伤口、血肿、烧伤、肿胀和擦伤。清除表面异物，必要时进行清洗。皮肤表现可能提示潜在的病损（如肾挫伤引起的侧腹血肿），但即使有明显的内部损伤，表面体征也可能缺失。不要移除贯通的异物，因为可能会涉及重要的呼吸、血管结构或器官，需要外科医师在可控制的环境中移除。确保儿童的破伤风免疫状态是存在的。对于免疫不完全的儿童，需考虑破伤风免疫球蛋白治疗。

2）头：检查鼻孔是否有血液、清亮的或血性脑脊液漏出。“战斗征”（乳突上的血肿）和眶周血肿（“浣熊眼”）是颅底骨折的晚期征象。寻找伤口，评估颅骨的异物或颅骨的凹陷。头部 CT 扫描是评估意识水平改变、创伤后癫痫发作或局灶性神经学表现的一个组成部分（见下文“头部外伤”部分）。肺炎链球菌疫

苗可作为预防脑膜炎的一种预防措施。

3）脊柱：对所有儿童必须排除颈椎损伤，在临床上对4岁或5岁以上的儿童通过正常神经检查发现。颈部触诊时如没有颈部中线疼痛或压痛，或者当没有其他那些足以分散注意力的、足以掩盖颈椎损伤的疼痛时，这些孩子有能力否认疼痛。如果需要X线片，先拍横位，然后是前后位、张口位片、双斜位片。正常结果不能排除明显的损伤，无论是骨性损伤还是韧带损伤，或累及脊髓本身。因此，对反应迟钝的孩子应该保持颈椎固定直到孩子醒来，并进行适当的神经检查。必须触诊整个胸腰段脊柱，并通过X线检查疼痛或压痛的区域。

4）胸部：儿童可能会有明显的内伤而且没有外部创伤的迹象。胸部钝性创伤最常见的损伤类型是肺挫伤，这可能导致低氧血症。在初步调查中，可检测到气胸并进行减压。发生肋骨骨折或肋间血管、大肺血管或肺实质损伤时可有血胸。尽管胸导管已减压，但仍有大量的持续漏气提示气管支气管破裂。心肌挫伤和主动脉损伤在儿童中是罕见的。

5）腹部：钝性损伤常见于多器官损伤。即使没有皮肤表现也可以有显著的损伤，出现生命体征不稳定。腹痛和压痛加上腹部的线性挫伤（“安全带征”）使腹部内损伤风险增加了3倍。腹部压痛、肌紧张、腹胀、肠鸣音减弱或缺失，或灌注不良，须立即由儿科创伤外科医师评估。在病情稳定的患者中，实质脏器的损伤可采用非手术治疗。然而，肠穿孔或低血压需要手术治疗。如果AST大于200U/L或ALT大于125U/L，则腹腔内损伤的可能性很大。然而，如果出现了重要机制，酶水平升高又低于阈值并不能排除重大损伤。连续测量钝性损伤患者时的红细胞压积，如低于30%也可能提示其腹腔内损伤。如果没有合并头部损伤，凝血功能益处不大。没有单一的测试值可以可靠地预测腹腔内损伤，因此实验室解释需要与临床密切相关。对于不能言语或反应迟钝的患者，实验室结果最有价值，以提高对损伤的怀疑和满足随后的成像需要。

创伤超声或FAST（用超声对创伤进行集中评估），通常用于成人创伤人群。四视图检查（Morison囊、脾肾囊、盆腔后壁空间，心脏肋下视图）的目的是检测腔隙里的游离液体或血液。在成年人中，检测结果异常表明有重大的临床损伤，可能需要手术。其对儿童的准确性和适应证要少得多。这种检查对游离腹腔液有较高的特异性，但对排除明显腹腔内损伤的敏感性较低。实质脏器损伤更容易被忽略。此外，许多儿科创伤治疗是无须手术的，因此即使用超声检测儿童游离液体后，仍不需要手术或不需要护理方式的改变。不止一项研究表明，无论FAST结果如何，最终接受腹部CT的儿科患者的概率没有变化。

6）骨盆：骨盆骨折的典型表现是疼痛、捻发音和异常活动。由于血管损伤，可能会出现明显的骨盆失血，其临床表现可为不明原因的心动过速或低血压。骨盆骨折是导尿管插入的相对禁忌证。许多医师进行直肠检查时，注意紧实度及压痛，在男孩注意指诊前列腺。如果直肠指诊，应该检查大便有无血液。

7）泌尿生殖系统：如果怀疑尿道横断损伤，在尿管放置前进行逆行尿道造影。血尿患儿如每高倍视野的红细胞个数少于50个，通常需要影像学成像包括CT扫描或偶尔用尿路造影。除肾蒂损伤外，肾损伤的治疗大多是非手术治疗。

8）四肢：长骨骨折很常见，但很少危及生命。测试脉搏、灌注和感觉。神经血管损害需要立即骨科会诊。开放性骨折的治疗包括抗生素、破伤风预防和骨科会诊。

9）中枢神经系统：多器官创伤儿童的大多数死亡原因是头部损伤，因此最佳的神经密集型护理是重要的。严重损伤包括弥漫性轴索损伤，脑水肿，硬膜下、蛛网膜下腔和硬膜外血肿，以及脑实质出血。脊髓损伤不常见。应连续评估意识水平。进行全面的感觉运动检查。中医神经系统缺陷需要立即进行神经外科会诊。对于GCS评分低于12分的儿童，应该考虑会诊。除非证实为其他问题，伸肌或屈肌姿势代表颅内高压。如果瞳孔固定并且扩大，表明存在脑疝综合征。如果灌注正常，则应给予甘露醇或3%高渗盐水（下一节进行进一步讨论）。治疗目标包括积极治疗低血压，以优化脑灌注。提供氧气以保持血氧饱和度超过90%，实现潮气末CO_2 35～40mmHg，避免体温过高，尽量减少疼痛刺激。应早期快速插管、镇静和肌肉松弛。不再推荐轻度预防性过度通气，尽管在急性脑疝的情况下有短暂的过度通气期。癫痫发作时应排除明显的颅内损伤。在创伤环境中，癫痫发作通常用磷苯妥英或左乙拉西坦治疗。对可疑脊髓损伤患儿使用大剂量皮质类固醇尚无前瞻性评估，非标准化治疗。头部外伤不推荐使用皮质类固醇。

三、头部外伤

闭合性头部损伤的严重程度可从没有后遗症的轻微无症状创伤到致命伤害。即使在轻微闭合损伤后，也可能出现长期残疾和神经精神后遗症。

诊断要点和典型特征

- 创伤性脑损伤（TBI）是儿童最常见的损伤
- 快速减速力（如摇晃的婴儿）及对头部的直接创伤均会导致脑损伤
- 通过GCS评分和瞳孔对光的反应，可以进行快速评估
- 所有头部损伤都需要通过临床症状和完整的神经学检查进行筛查评估

1. 预防　在骑轮式娱乐设备、玩接触运动及参加雪地运动时戴头盔是预防头部受伤的简单策略。超过 50% 的儿童骑自行车时不戴头盔，这个比例在其他轮式运动时比较低。在讨论头盔使用时，需注意青少年不喜欢使用头盔。在儿童和高中体育项目中，玩接触运动时更严格地使用头盔和在返回游戏中推荐使用头盔的工作现在已经做得很到位。电视、梳妆台和其他不安全的家具也可能导致幼儿轻微至严重的头部受伤。应该向父母提供妥善固定家具的预期指导。

2. 临床表现

（1）症状和体征：头部损伤症状是非特异性的，可能包括头痛、头晕、恶心呕吐、定向障碍、健忘、思维迟缓和持续重复的行为。意识丧失不是诊断脑震荡所必要的（关于脑震荡的更多信息见第 27 章）。在最初的 24h 内，症状恶化可能表明更严重的脑损伤。通过 AVPU 系统（表 12-3）或 GCS（表 12-4）获得生命体征并评估儿童的意识水平，注意是否烦躁易怒或嗜睡，瞳孔两侧是否等大、瞳孔大小和对光反应。对患儿进行体格检查，包括进行详细的神经学检查，注意损伤的机制。耳朵、鼻子出现脑脊液或血液、晚期出现的眶周血肿（“浣熊眼”）或“战斗征”（乳突上的瘀伤）意味着如前所讨论的颅底骨折。评估相关损伤，特别注意颈椎。注意儿童虐待问题，观察到的损伤应与病史、儿童的发育阶段和损伤机制相符合。

（2）影像学检查：可能使用 CT。然而，密切观察一段时间可能是更合适的管理方式，可减少CT的使用。2009 年针对急诊就诊的头部外伤患者的一项多中心的研究提出并验证了怎样判断临床上很重的头部外伤的患者是否处于极低危险的规则（图 12-9）。不推荐常规头部 X 线片检查。对于婴儿，即使神经学检查正常也不能排除显著的颅内出血。如果有大的头皮血肿或担心年幼的儿童中存在非意外的创伤，需要进行头颅影

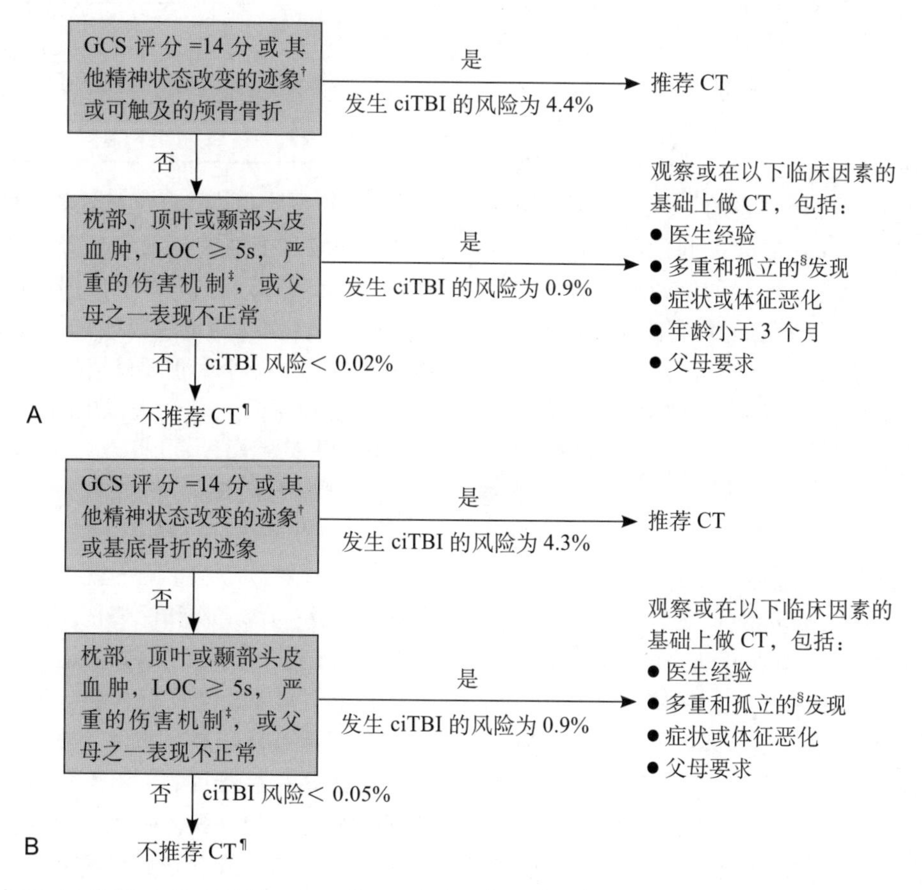

图 12-9　A. 2 岁以下儿童使用 CT 的原则；B. 2 岁及以上的头部创伤后 GCS 评分为 14 ～ 15 分的儿童使用 CT 的原则

ciTBI，临床上很严重的创伤性脑损伤；GCS，格拉斯哥昏迷量表；LOC，意识丧失

† 其他精神状态改变的迹象：激动、嗜睡、重复提问或对言语交流反应迟钝

‡ 严重的伤害机制：有患者弹射的机动车碰撞，另一名乘客死亡或侧翻；没有头盔的行人或骑自行车的人被机动车辆击中；跌倒超过 3ft（B 图中为超过 5ft，1ft=0.30m）；或头部被高冲击物体击中

§ 有某些孤立发现的患者（即没有其他提示创伤性脑损伤的发现），如孤立的意识丧失、孤立的头痛、孤立的呕吐和在 3 月龄以上的婴儿中的某些类型的孤立性头皮血肿，这些患者 ciTBI 风险远远低于 1%

¶ ciTBI 的风险极低，一般低于 CT 所致恶性肿瘤的风险。因此，该组大多数患者不推荐 CT

[经许可改编自 Kuppermann N et al. Identification of children at very low risk of clinically-important brain injuries after head trauma: a prospective cohort study. Lancet 2009 Oct 3;374(9696):1160-1170.]

像学检查。

3. 鉴别诊断　中枢神经系统感染、摄入毒物或其他导致精神状态改变的医疗因素可能与那些没有外部损伤迹象的头外伤表现相似。在没有病史的婴儿中，也必须考虑脓毒症和先天代谢异常。

4. 并发症

（1）中枢神经系统感染：开放性损伤（伴有撕裂的骨折）由于直接污染而造成感染风险。涉及筛板或中耳腔的基底颅骨骨折可能会有肺炎链球菌入侵。这种情况需要考虑接种肺炎球菌疫苗。

（2）急性颅内高压：密切观察将会发现颅内压升高的早期症状和体征。及早发现可避免灾难性后果。早期症状包括精神状态改变、头痛、视力变化、呕吐、步态困难和瞳孔异常。视盘水肿是颅内压升高的主要标志。其他症状可能包括颈强直、脑神经麻痹和偏瘫。Cushing 三联征（心动过缓、高血压和不规则呼吸）是一个较晚和预后不佳的表现。如果考虑到颅内压升高，先行 CT 扫描，后行腰椎穿刺，因为有脑疝风险。对生命体征不稳定的患者应推迟腰椎穿刺。

治疗：必须迅速积极地治疗颅内高压。维持足够的氧合、通气和灌注是至关重要的。快速地按顺序气管插管保护气道通常是必要的，使用镇静药和肌肉松弛剂以降低伴随气管插管引起的颅内高压。在气管插管时利多卡因是一种有争议的辅助预处理药物（在插管前 2 ～ 3min 给药）。人们认为在气管插管时通过抑制咳嗽和呕吐反射可使颅内压减缓升高，保护脑灌注。避免低灌注和低氧血症，因为两者都与发病率和死亡率的增加有关。过度通气（目标 PCO_2 30 ～ 35mmHg）保留用于急性脑疝；否则，保持 PCO_2 为 35 ～ 40mmHg。甘露醇（0.5 ～ 1g/kg 静脉注射）是一种渗透利尿剂，急性脑疝时使用可减少脑水肿。高渗盐水 [3%；4 ～ 6ml/kg 弹丸式注射或 1 ～ 2ml/(kg・h）输注] 在脑疝期间也可以使用。降低颅内高压的辅助措施包括抬高床头 30°，保持头部中线位置，治疗高热（发热）和疼痛。须立即得到神经外科会诊。有关颅内高压（脑）治疗的进一步细节见第 14 章。

（3）预后：应该密切关注脑震荡的儿童，只有在休息时和没有药物使用的情况下，才可以恢复运动，然后再逐步恢复运动。美国所有州现在都有脑震荡相关法规，大多数州都需要医生的证明才能恢复运动。除了运动限制外，患者可能需要调整学业时间表和额外的学校住宿，包括较短的天数、较长的测试时间和家庭作业减量。患者只有在完全适应学校活动后才能运动。大多数儿童在 1 ～ 2 周完全康复。在急诊中出现的急性症状与长期预后无关，因此，初级保健医生对所有患者进行随访管理是至关重要的。持续有症状表明需要康复治疗和（或）神经心理学转诊。CDC 的 “Head Up” 计划上有可在线访问的对脑震荡和返回运动场的建议，对父母、教练和医疗保健提供者来说是一个很好的资源。

中度至重度脑损伤儿童的预后取决于许多因素，包括初始损伤的严重程度、缺氧或缺血的存在、颅内高压的发展和随后的治疗，以及合并的其他损伤。

（译者：高新营）

四、烧伤

1. 热力烧伤　烧伤是儿童意外死亡和毁容的常见原因。常见的诱因包括热水或食物、电器、火焰、烤架、车辆相关的烧伤和卷发器。烧伤常发生在婴幼儿，男孩比女孩多见。与儿童虐待相关的烧伤是主要的关注点之一。

诊断要点和主要特点

- 烧伤的表现可以提示是否为意外烧伤
- 根据烧伤所涉及的皮肤层，烧伤可分为三类：浅表烧伤、中层烧伤和全层烧伤
- 手、足、脸、眼、耳和会阴是容易发生烧伤的部位

（1）预防：热饮应尽量远离台面边缘，家长 / 护理人员抱着小孩喝热饮时应小心。烹饪时，锅柄应远离炉边。热水器温度调节器的温度应该小于 120 华氏度（49℃）。熨斗和电线应放在儿童接触不到的地方。壁炉周围的屏障至关重要。婴幼儿在户外应穿戴防护衣物，包括帽子。6 个月及以上的儿童应该经常使用经许可的婴儿防晒霜。

（2）临床表现

1）症状和体征：浅层烧伤的皮肤会出现疼痛、干燥、发红和高度敏感。晒伤就是一个例子。中层烧伤根据外观分为浅烧伤和深烧伤。浅烧伤呈红色，常起水疱。深烧伤呈苍白、水肿、压力下皮肤变白，对疼痛的敏感性降低。全层烧伤影响皮肤全层。全层伤口呈白色或黑色，干燥、凹陷，外观如革质，麻木。深度全层烧伤是最严重的，不但延伸到皮肤全层，也可以延伸到下面的筋膜、肌肉，甚至到骨。鼻或面部毛发有焦炭样物质或者有喘鸣音提示气道烧伤，可能预示着严重的气道阻塞。高达 25% 的儿童烧伤可能是由虐待造成的。烧伤类型可以帮助区分故意伤害和意外。如果烧伤类型不符合机制，考虑为虐待儿童所致。

2）实验室检查：很少需要进行实验室评估。对于广泛的局部和全层烧伤，全血细胞计数（CBC）、基本的生化检查有助于判断感染或内脏并发症。如果考虑一氧化碳中毒后吸入损伤，应检测动脉血气和一氧化碳血红蛋白水平。

3）影像学检查：很少需要影像学检查。当怀疑气道烧伤时，应先插管，再完成颈部 X 线片检查。

鉴别诊断：如果有明确的病史，基本不需要太多的鉴别诊断。在没有明确病史的年幼儿童中，主要考虑与蜂窝织炎相鉴别。

（3）并发症：浅表和中层烧伤通常愈合良好。局部深度烧伤和全层烧伤都有瘢痕形成的危险。屏障功能的丧失易导致感染。全层烧伤对深层组织的损伤可能导致功能丧失、挛缩，还可能导致筋膜室综合征。横纹肌溶解引起的肌红蛋白尿继发肾衰竭也是严重烧伤的常见并发症。

（4）治疗：烧伤的程度可以根据受累体表面积（BSA）的百分比粗略估计。浅表烧伤时不用计算 BSA。轻度烧伤是指 BSA 小于 10% 的中层烧伤或 BSA 小于 2% 的全层烧伤。手、足、脸、眼、耳和会阴的中层或全层烧伤被认为是严重的。

1）浅表和中层烧伤：这些烧伤通常可以在门诊治疗。有可能造成毁容或功能障碍的伤口，特别是脸、手、脚、手指或会阴的伤口，应立即提交给烧伤外科医师。镇痛是至关重要的。在注射麻醉药后，局部厚度烧伤水疱的初始治疗包括生理盐水冲洗，然后应用透明抗生素软膏和非附着敷料（如石油纱布）。手指应单独包扎，以防粘连。由于创伤性清创带来的疼痛和提供感染屏障的能力，小水疱尽可能在敷料下保持完整。大疱可以被排出或留在原位。用大量敷料保护伤口，在 48h 内重新检查并在之后连续监测。在家进行冷敷治疗，并用药物减轻疼痛。

2）全层烧伤、深度或广泛局部烧伤和真皮下烧伤：严重烧伤需要特别注意创伤处理的基本原则。早期建立人工气道对于口腔或鼻腔烧伤是至关重要的，因为它们与吸入性损伤和严重的气道阻塞有关。如果在初次检查中发现口或鼻咽部有烧灼感，建议立即插管。

仔细询问病史（参见前面的讨论）。考虑是否有一氧化碳、氰化物或其他毒性燃烧产物。放置鼻胃管和导尿管。其次询问可能的诱因，包括虐待。

烧伤后的体液丢失尤为突出。初始液体复苏应恢复足够的循环血量。随后的输液必须根据继续损失的情况调整。液体需求是根据体重和 BSA 的百分比计算的。图 12-10 显示了婴儿和儿童按地区划分的 BSA 百分比。Parkland 液体疗法建议在第一个 24h 内补充的液体量为 4ml/（kg·BSA%），其中一半在前 8h 内使用，剩下的匀速输入。使用烧灼表可以计算出合适的液体量。目标尿量为 12ml/（kg·h）。

BSA 大于 10% 的圆形创面的儿童，以及怀疑有虐待行为或气道烧伤、爆炸或骨折相关的烧伤儿童应住院治疗，需要药物镇痛治疗。BSA 大于 20% 的烧伤或 BSA 大于 2% 的全层烧伤应送进儿童医院或烧伤中心。皮下烧伤的儿童需要立即在烧伤中心接受烧伤专家的

1 岁以内婴儿

姓名 ______ 年龄 ______ 区域 ______

1 度烧伤不包括在内　2 度烧伤　3 度烧伤

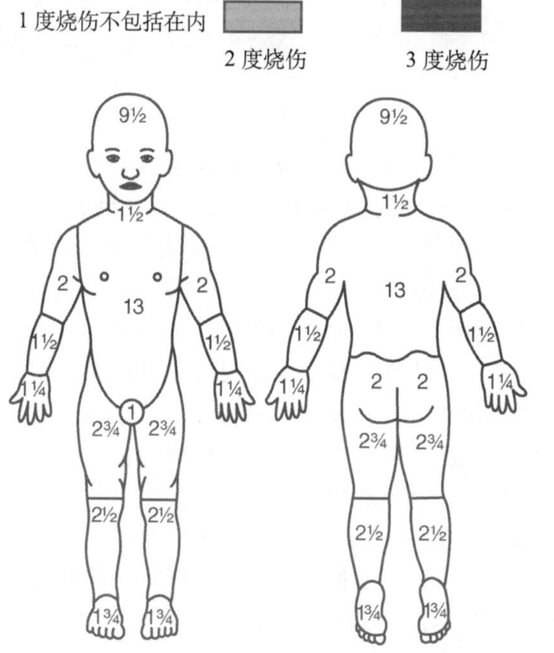

婴幼儿及儿童的身体各部位比例分布（%）

	新生儿	1 岁	5 岁	10 岁
头	19	17	13	11
双侧大腿	11	13	16	17
双侧小腿	10	10	11	12
颈部	2	比例在各年龄段变化不大		
前胸	13			
后背	13			
双上臂	8			
双前臂	6			
双手	5			
双臂	5			
双足	7			
会阴	1			
	100			

图 12-10　Lund 和 Browder 对 Berkow 量表估计烧伤程度的修正

（插图旁的表格根据 Berkow 量表编制）

治疗。

(5) 预后：预后取决于许多因素。浅表烧伤的愈合只对表皮造成最小的损伤。相反，全层烧伤会留下硬的、不均匀的和纤维化的瘢痕，除非进行皮肤移植。一般来说，烧伤的面积越大，深度越深，远期并发症发生率和死亡率越高。

2. 电击烧伤 包括接触低压电、高压电或者雷击后的烧伤。儿童在清醒状态下发生的家用电器造成的低电压触电后的烧伤往往不会太重。心电图（ECG）检查的意义不如尿检重要，需要排除严重电损伤导致的横纹肌溶解。高压电导致的烧伤需要专业的治疗。婴幼儿可能会因为咬电线导致嘴唇的烧伤，一个出现延迟的并发症是唇动脉出血。如果电流通过身体，受伤的方式取决于电流的路径。由于交流电的作用在接触高压电流后可引起"锁定"效应，导致手足抽搐。可能出现广泛的神经和肌肉损伤、骨折和心律失常。雷击更有可能诱发心脏停搏和冲击波损害，这些患者通常没有明显的身体损伤，但可出现心搏呼吸骤停。

五、极端环境下的内环境紊乱

1. 中暑和热射病

诊断要点和主要特点

- 中暑是一系列疾病，从热痉挛到危及生命的热射病
- 由于没有特殊症状，体温通常正常或仅略有升高，诊断时需要谨慎

(1) 预防：避免长时间暴露在极端高温下。运动计划在早上或下午晚些时候及晚上。适应环境，充足补水，阴凉和休息时间可以防止热射病。

(2) 临床表现：热痉挛是骨骼肌或腹部肌肉的短暂、严重的痉挛。核心温度正常或轻度升高。电解质紊乱很少发生或者轻度紊乱，通常不需要实验室评估。

热衰竭往往是在热暴露后出现一系列非特异性的症状。患者大量出汗，以及不同程度的钠和水的流失。体温通常是正常的或略有升高。症状和体征包括乏力、疲劳、头痛、眩晕、脸色苍白、口渴、恶心（有或没有呕吐），偶尔肌肉痉挛，可伴有中枢神经系统功能障碍，可能出现休克。

热射病是一种危及生命的体温调节异常。诊断依据：直肠温度超过 40.6℃，伴神经功能障碍和热暴露史。无汗不是一个必要的标准。症状与热衰竭相似，但中枢神经功能障碍更为突出。患者可能会语无伦次或攻击行为。严重者出现呕吐、发抖、昏迷、抽搐或颈强直。细胞缺氧、酶功能障碍、细胞膜受损可导致全身器官功能紊乱，甚至出现横纹肌溶解、心肌坏死、电解质紊乱、急性肾小管坏死、肾衰竭、肝变性、急性呼吸窘迫综合征（ARDS）和弥散性血管内凝血（DIC）。

(3) 鉴别诊断：病毒性胃肠炎、败血症和其他感染性疾病、抗精神病药物恶性综合征、恶性高热和抗胆碱能中毒也可能出现相似的表现。

(4) 治疗：离开热环境和脱掉衣服散热是处理任何热相关疾病的第一步。热痉挛通常需要休息和补充水、电解质溶液。严重抽搐和热衰竭应及时评价电解质，指导静脉补液。

(5) 热射病的处理

- 按照 ABC 处理原则并给予 100% 氧气。
- 连接监护仪、直肠温度探头、留置导尿管和鼻胃管。
- 静脉输液：给予低血压患者等渗晶体液；可以选择冷却的液体。可以考虑中心静脉压监测，适当镇静。
- 一旦开始复苏，就开始主动散热：用凉水扇风或喷洒凉水；冰敷于颈部、腹股沟和腋窝。一旦核心温度达到 38℃，就停止主动散热，以防止颤抖。
- 实验室检测：CBC、电解质、葡萄糖、肌酐、凝血酶原时间和部分凝血活酶时间、肌酸激酶、肝功能、动脉血气、尿常规，血清钙、镁和磷酸盐。
- 进入儿科重症监护室。

(6) 预后：热痉挛和热衰竭大部分能够完全恢复。热射病患者有终末器官损伤的风险。然而，大多数患者在有效治疗下也能完全康复。预测指标包括初始温度、高温暴露时间和累及器官数量。

2. 低体温症

诊断要点和主要特点

- 体温过低被定义为核心温度低于 35℃
- 由于 BSA 体重比更大，儿童面临更高的风险
- 对儿童来说，体温过低通常与溺水有关

(1) 预防：儿童常常与溺水有关，应该加强监护，尤其是做与水有关的活动。正确使用救生衣至关重要。

(2) 临床表现

1) 症状和体征：体温过低被定义为核心温度低于 35℃。为了保持核心温度，外周血管收缩导致皮肤变冷，出现斑纹。寒战使发热量增加到基础水平的 2 ～ 4 倍。随着温度下降，心率减慢，精神状态下降。严重病例（< 28℃）出现濒死状态：患者面色苍白或发绀，瞳孔可能固定和扩张，肌肉僵硬，可能没有明显的脉搏。在严重体温过低时代谢需求降低，即使心率低至 4 ～ 6 次 / 分，仍可提供充足的灌注。除了冷暴露，导致偶然体温过低的紊乱包括脓毒症、代谢紊乱、禁食、中枢神经紊乱和内分泌疾病。新生儿、创伤受害者、醉酒患者和长期残疾者的风险尤其大。因为体温过低

可能会和死亡相混淆，低体温者在治疗后仍可恢复体温，死者对复苏措施没有反应。

2）实验室检查：标准评估包括 CBC、电解质、肌酐、凝血功能、葡萄糖和血气。凝血功能障碍、低血糖和酸中毒是常见的。然而，通过重新复温和复苏可以纠正紊乱。还要根据临床情况考虑毒物检测。

3）成像研究：溺水是体温过低最常见的原因。应拍胸片以评估肺水肿和肺部情况。其他放射学检查应根据病史进行，并特别注意潜在的头部或骨骼创伤。

（3）治疗

1）一般措施：体温过低的管理主要是支持治疗。提供复温和湿化 100% 的氧气。应用直肠温度计持续监测核心温度。低温心肌异常容易发生心律失常。心室纤维性颤动可自发发生，也可作为一种心血管疾病微创操作或侵入性检查的结果。如果出现心搏停止或者心室颤动，需执行胸外按压和使用标准儿科先进的生命维持技术。除颤和药物治疗（如肾上腺素）在复温之前不易成功。低血糖症应当予以纠正。复温至 28 ～ 30℃时可能自动恢复至窦性心律。

2）复温：复温技术分为被动复温、主动体外复温及主动体内复温。被动复温包括脱去湿衣服、盖上毯子，适用于轻度低体温症患者（33 ～ 35℃）。主动体外复温技术包括暖灯、导热垫或电热毯、热水浴。需要注意，复温后血管扩张，温度偏低的外周血液可能会分布到中心循环，导致核心温度再次下降，这种现象称为后落现象。

主动体内复温技术主要用于中重度低体温患者。这些技术包括加温加湿给氧、加温静脉输液（40℃），腹腔灌洗和胸腔灌洗。重症患者首选 ECMO，因为它提供了稳定的血流和电解质，同时对心脏是最安全的。膀胱和肠灌洗一般是无效的，因为温度交换面积低。

3）预后：体温过低患者的预后取决于多方面因素。如果伴有溺水损伤（见下文），常伴有中枢神经缺氧损伤和肺损伤，死亡率很高，并与潜在疾病和损伤的程度有关。核心温度低至 19℃的儿童一般都能存活下来，并且没有神经系统后遗症。

六、溺水

诊断要点和主要特点

- 中枢神经系统和肺损伤是决定病死率的主要因素
- 患儿可能表现良好，但中枢神经系统和肺损害可在数小时后发生
- 最短观察时间为 12 ～ 24h

1. 预防　世界卫生组织将溺水定义为浸没或沉浸在液体中而出现呼吸障碍。溺水分为湿性淹溺、干性淹溺和接近淹溺；非致死性溺水用于描述幸存者。水灾害无处不在，甚至厕所、桶和洗衣机都是潜在危险。高危人群包括癫痫、酗酒和缺乏自我管理能力的人。男性多见。预防措施包括在公共或私人游泳池安装保护栏，穿救生衣，避免独自游泳，配备救生人员。游泳课程可能对全面预防有帮助，即便是对 1 ～ 4 岁的孩子。

2. 临床表现

（1）症状和体征：取决于溺水时间和低体温的程度，患儿临床表现可完全正常。主要损害可能发生在中枢神经系统和肺。咳嗽、呻吟、喘息或其他肺部异响和发绀是常见症状。如果一个溺水儿童被复温到 33℃，但仍然没有呼吸和脉搏，则可能留下严重的神经系统后遗症甚至死亡。直到脑死亡之前，为恢复循环，积极的复苏应持续进行。心血管损害包括心肌抑制和心律失常。儿童可能发展为 ARDS。

（2）实验室检查：电解质改变轻微，除非发生溶血，否则血红蛋白浓度只有轻微变化。血气表现为低氧血症和酸中毒。

（3）影像学检查：胸部 X 线片可能是正常的，也可能显示肺水肿的迹象。当患者处于昏迷状态或被认为经历了长时间的窒息或钝器头部外伤时，头颅 CT 是必要的。青少年颈椎损伤者可能与跳水或酗酒有关。

3. 治疗　支持治疗为主，纠正体温过低和对症治疗。对于没有明显症状的患儿，观察 12 ～ 24h，观察是否存在延迟发生的肺部或神经系统损害。如果出现呼吸窘迫、胸部 X 线片异常、动脉血气异常，或经皮血氧饱和度降低，则需要氧疗、持续监测和不断评估。溺水后使用肺表面活性剂的证据尚少。

4. 预后　喉痉挛或窒息所致的缺氧 4 ～ 6min 就可以导致不可逆中枢神经系统损害。如果儿童掉进冰里或直接掉进冰冷的水中，可能通过低体温充分降低脑代谢，减轻缺氧。溺水者的预后取决于缺氧的持续时间和肺损伤的程度。儿童经历短暂的溺水后经过有效的、高质量的复苏可能恢复而不留有后遗症。出现心搏骤停的儿童存活概率低。

七、切割伤

诊断要点和主要特点

- 伤口管理的基本目标是止血，防止感染，并确保伤口愈合，以达到最佳的功能和美容效果
- 伤口缝合的选择包括订书针、缝合线和组织黏合剂

切割伤是急诊的一个常见疾病。伤口可以是不需要修复的小伤口，也可以是复杂的伤口，可能需要外科会诊来进行充分的修复。修复的目的是防止持续出血，防止感染，并确保伤口愈合，达到最佳的功能

和美容效果。切割伤修复的技术超出了本文的范围，因为我们呈现的是裂伤伤口护理的基础知识。

临床特点

(1) 症状及体征：各种形状和大小的伤口可以出现在身体的各个部位。患者可能在受伤后很快就诊，也可能在受伤几天后就诊。伤口可能含有异物，涉及肌肉、血管、骨、肌腱/韧带结构，或延伸至关节间隙。

伤口修复的选择包括钉钉、缝合材料（可吸收和不可吸收）和组织黏合剂。组织黏合剂不应该用于高度污染的伤口（如咬伤）。

(2) 影像学检查：单纯的伤口通常不需要影像学检查；然而，在某些情况下可以使用普通X线。由贯通伤或挤压伤引起的撕裂可能与骨折有关。关节的撕裂伤需要进行关节腔穿刺以进一步评估。异物可能存在于伤口中，因此，在出现异物时，必须仔细考虑清除。

(3) 治疗：仔细询问受伤过程及年龄。评估伤口范围，寻找可能的异物，判断是否有神经血管损伤，肌腱/韧带关节损伤、肌肉或关节损伤，必要时请相关外科会诊。

使用局部或注射方法在处理伤口前提供适当的镇痛或麻醉。使用高压 [5 ～ 8psi（磅每平方英寸 1psi=6.89kPa）] 生理盐水（自来水是适当的替换）冲洗伤口。去除失活组织，去除异物，然后用订书针、缝合线或黏合剂缝合伤口。缝合伤口后可涂抹抗生素药膏。是否接种破伤风疫苗预防破伤风取决于患者的免疫状况。应根据缝线材料及部位决定拆线时间（表 12-5）。

表 12-5 拆线时间

部位	天数
面部	3 ～ 4
颈部	5 ～ 6
头部	6 ～ 7
胸或腹	7
胳膊及手背	7
腿及足背	10
背部	10
手掌或足底	14

(4) 预后：功能和外观的恢复可以通过初步修复实现。复杂的伤口可能涉及多次外科处理完成修复。

八、动物或者人咬伤

咬伤占急诊科就诊原因的很大一部分。大多数死亡是由于犬咬伤。大多数感染的咬伤是由人类和猫咬伤引起的。

1. 犬咬伤

(1) 预防：男孩比女孩更容易被犬咬。在大多数情况下，受害者都认识这只犬。年幼儿头部和颈部受伤的发生率较高，而学龄儿童最常被咬伤的是上肢。应该教导孩子们不要挑逗或接近正在吃、睡或陌生的犬。

(2) 临床特征

1) 症状和体征：犬可能会造成擦伤、撕裂和穿刺伤口。较大的犬可能撕裂皮肤、皮下组织和肌肉，甚至导致骨折。

2) 影像学检查：由大型犬引起的严重挤压伤可能与骨折有关。伤口甚至可能有脱落的牙齿。可以用普通X线检查。

(3) 治疗：处理伤口前给予适当的镇痛。取出任何失去活力的组织并取出异物。用高压生理盐水冲洗（> 5psi，体积> 1L）。是否接种破伤风预防取决于患者的免疫状况。在发达国家，患狂犬病的风险较低，很少需要预防。除非为美观需求，通常不需要缝合伤口，避免增加感染风险。对于有感染风险的伤口，不要使用黏合剂。预防性使用抗生素不降低被低风险犬咬伤后的感染率，除了那些涉及手和足的。肌腱、关节、骨膜或与骨折相关的咬伤需要及时请整形外科会诊。

巴氏杆菌、巴斯德菌、链球菌、葡萄球菌和厌氧菌可能导致犬咬伤后的伤口感染。阿莫西林和克拉维酸是一线抗感染治疗。

(4) 并发症：被犬咬伤的并发症包括瘢痕、皮肤感染、中枢神经感染、感染性关节炎、骨髓炎、心内膜炎、败血症和创伤后应激障碍。

2. 猫咬伤

(1) 预防：猫造成的伤害在女孩中更常见。主要的并发症是感染，比犬咬伤风险高，猫咬会造成穿刺伤口。孩子们与小猫或猫科动物玩耍时应小心谨慎。

(2) 临床特征

1) 症状和体征：猫咬伤通常会导致擦伤和穿刺伤口。12h 内，未经治疗的咬伤涉及手时可能会导致蜂窝织炎、肌腱腱鞘炎和感染性关节炎。其他体征和症状与结构损伤有关。猫抓病（CSD）可在咬伤后发生，特别是被小猫抓伤。抓伤部位可出现丘疹、小疱或脓疱。CSD 的标志是出现局部淋巴结炎。相关内容见第 42 章关于 CSD 的详细介绍。

2) 实验室检查：如果怀疑有猫抓伤，可进行汉赛巴尔通体的血清学检测。C 反应蛋白和红细胞沉降率可能有助于监测感染猫咬伤的治疗反应。

(3) 并发症：蜂窝织炎、腱鞘炎和感染性关节炎是猫咬伤的主要潜在并发症。全身性并发症很少发生。

（4）治疗：管理类似于犬咬伤。在开始伤口处理前给予适当的镇痛或镇静。清除任何坏死的组织并清除异物。对于孤立的穿刺伤口，高压冲洗是禁忌的，因为它可能迫使细菌深入组织。尽管有争议，在消毒液（如稀释的聚维酮碘）中浸泡穿刺伤口15min是清洁穿刺伤口的公认方法。一些专家推荐这种做法来促进伤口愈合，而另一些专家则认为这种做法会延迟伤口愈合。

考虑在未接种破伤风疫苗的人群中预防破伤风。与犬一样，发达国家的狂犬病风险很低，很少有预防的情况。除非特殊需求，猫咬伤的伤口不应闭合。

多杀巴斯德菌是最常见的病原体。建议使用预防性抗生素。一线治疗药物是阿莫西林和克拉维酸。阿莫西林组分的剂量应为80mg/（kg·24h），分3次使用。最大剂量为2g/24h。对于手足感染的伤口，建议入院并静脉使用抗生素。

3. *人咬伤* 大多数人咬伤是因为在打架时握紧的拳头击中裸露的牙齿。病原体通常包括链球菌、葡萄球菌、厌氧菌和艾肯菌。手外伤和深部创面应使用抗生素预防艾肯菌，革兰氏阳性病原菌应使用耐青霉素酶抗生素(阿莫西林克拉维酸)。伤口处理和犬咬伤一样。只有涉及脸部的严重伤口才应该缝合。其他的伤口可以通过延迟的初次缝合或二次愈合来处理。人咬伤的主要并发症是掌指关节感染。手外科医师应该评估是否合并人咬伤后的伸肌腱或关节损伤。

九、疼痛的管理和镇静

镇静镇痛在儿科患者的护理中是至关重要的，应该随时进行评估和处理。合理使用静脉用药是安全有效的，并产生很少的副作用。部分镇静和麻醉药物经鼻给药也是一种被接受的给药途径。第32章有儿科急救中常用的麻醉药物介绍。

在骨折复位、伤口缝合、烧伤护理、性侵检查、脓肿切开引流、腰椎穿刺和检查如CT和磁共振成像过程中，如果使用有效的镇痛、缓解焦虑或镇静措施，都可以使以上过程更有效和更人性化地进行。临床医生应该决定是否需要镇痛、缓解焦虑、镇静或多种方法的综合使用。

安全有效的镇静需要完全掌握所选药物的原理及其副作用，以及适当的监测手段、复苏药物、设备和人员。实施程序性镇静镇痛（PSA）的决策必须以患者为导向，并针对特定的程序需求，确保整个程序中儿童的安全。为了成功完成这个过程，必须完成一个完整的术前评估，包括病史和体格检查。与家长或监护人充分沟通手术的风险、益处和局限性。轻度镇静是使患者的感觉中枢处于一种迟钝的状态，但他或她仍然对语言刺激有反应。中度镇静是一种意识抑制，对触觉刺激有反应。两种方式都保存气道反射。重要的是要记住镇静是一个动态过程，患儿可能会进入更深的、失去意识的镇静水平。确保在镇痛镇静过程中提供适当的复苏设备和人员。

（译者：惠 秦 校稿：张 琪）

第 13 章 毒物

George Sam Wang, MD；Barry H. Rumack, MD；
Richard C. Dart, MD, PhD

一、简介

所有年龄段的儿童都有可能发生意外和故意接触有毒物质事件。6 岁以下儿童多发生意外接触，而 2 岁儿童发生率最高。据 2017 年美国毒物控制中心协会的国家毒物数据系统报告，在 200 多万次毒物接触中，近 60% 发生在 20 岁以下的人群：其中 5 岁及以下儿童占 45%，6 ～ 12 岁儿童占 6%，13 ～ 19 岁占 8%。幸运的是，幼儿的接触通常是无意的，属于低剂量或低剂型。他们可能会通过父母或看护人的行为而遭遇故意中毒，在这些情况下，儿童虐待专家的参与可以起到帮助作用（见第 8 章）。在青少年人群中，大多数暴露的原因是药物滥用和故意摄入。在一些地方，历史上也曾提及家庭和农场相关的小规模工业及制造业与有害物质的暴露相关。

儿童患者需要在非药物性毒物暴露时特殊考虑。他们身材矮小，包括很多还在爬行的孩子，他们距离地面很近，而一些气体和蒸汽暴露会聚集到离地面很近的地方；同时因为每分钟通气量较高，使儿童可能有更大的吸入暴露。他们的身体发育不够成熟，以至于可能无法摆脱接触；他们的体表面积相较于体重也是偏大的，因此容易受到身体暴露和低体温的影响。

二、毒理学的药学原理

在评估中毒患者时，重要的是将预期的药理或毒性作用与患者的临床表现进行比较。如果病史为患者 30min 前服用镇静剂，但临床体检发现瞳孔扩大、心动过速、口干、肠鸣音消失和明显的幻觉，则应进行相应的抗胆碱能毒性诊断和治疗。此外，标准药代动力学（吸收、分布、代谢和消除）通常不能用于大剂量药物的使用中，因为这些标准参数是从接受治疗剂量的健康志愿者推断出来的。

1. *吸收* 根据不同的吸收途径，吸收率通常会有所不同，静脉 / 动脉内＞吸入＞舌下＞肌肉内＞皮下＞鼻内＞口腔＞直肠＞皮肤。一次使用过量、低血压和肠道活动性降低可造成药物延迟吸收。

2. *消除半衰期* 首先必须准确理解药物的 $t_{1/2}$，大多数公布的 $t_{1/2}$ 值是针对治疗剂量的。对于许多常见的麻醉剂，如水杨酸盐，随着摄入物质量的增加，$t_{1/2}$ 可能会增加。例如，我们不能依赖于已公布的水杨酸盐的 $t_{1/2}$（2h）来设定药物的快速消除，在急性水杨酸盐过量（150mg/kg）时，表观 $t_{1/2}$ 延长至 24 ～ 30h。一级药物的计算公式：$t_{1/2}$= ln（2）/Ke 和 Ke =（ln CP_1 － lnCP_2）/（$t_2 - t_1$）。

3. *分配量* 药物的分布体积（V_d）是由血液中吸收的药物量除以血液中总药物水平来确定的。以阿司匹林为例，V_d 为 150 ～ 170ml/kg 体重，或平均 10L。相比之下，地高辛的分布远远超过全身水分。因为计算得出的体积大于体重，所以这个数字被称为“表观分布体积”。

4. *身体负荷* 表示体内药物或毒素的总量，可用于确定摄入中吸收的剂量。例如，一个体重 20kg、血液中对乙酰氨基酚浓度为 200μg/ml（200mg/L）的儿童，其身体负荷为 4000mg 对乙酰氨基酚。这是通过 1L 乘以儿童体重乘以每升血液中的对乙酰氨基酚水平分配来确定的，单位为 mg/L。这个数字与服用 8 片 500mg 片剂的过量史相符，但与 4 次服用 15mg/kg 的治疗给药史不一致。治疗性给药的最大剂量是 1200mg（20kg 乘以 15mg/kg 乘以 4 次剂量），远远低于计算出的身体负荷。考虑到药物代谢的正常半衰期为 2h，很明显，第一次给药的大部分已经代谢，进一步表明该剂量不是治疗剂量。按患者体重计算的身体负荷公式：剂量 = $V_d \times C_P \times W$，其中 V_d 为分布体积，C_P 为血浆水平，W 为体重（kg）。

5. *代谢与排泄* 排泄或解毒对治疗计划很重要，通常的途径为经肝脏和肾脏。新生儿和幼儿的细胞色素 P450 酶活性较低。例如，甲醇代谢成有毒产物甲酸，这一代谢步骤可能被解毒剂甲吡唑或乙醇阻断，肾衰竭患者可能不容易排出甲醇。

6. *血液浓度* 对中毒患者的护理绝不能仅仅依靠实验室检查。因为血液浓度结果可能不会及时回报，从而影响急性期处理。最初的治疗应针对患儿的症状和支持护理，以临床表现为指导，然后根据实验室检查结果确定特异性治疗。同时，临床信息可以加快实验室对毒物的鉴定。注意：许多实验室会报告浓度正常范围。当发现过量用药是在药物浓度高峰时间前几小时时，实验室可能会报告浓度在正常范围内，如阿司匹林和对乙酰氨基酚。此时，发现药物过量迹象和症状的时间是更重要的。

三、预防儿童中毒

毒物预防作为常规健康护理的一部分，应从6个月的健康婴儿看护开始。如表13-1所列的毒物预防手册可复制分发给家长，它包含了毒物预防信息及在接触时应采取的急救措施。拨打1-800-222-1222可以联系到美国所有的毒物控制中心；电话将自动转到相应的地区中心。

表13-1 毒物预防和紧急处理讲义

毒物安全提示	
如果您或您的孩子接触到毒物，请致电毒物控制中心（1-800-222-1222）。毒物信息专家（通常是护士和药剂师）会接听您的电话。在大多数情况下，他们可以帮助你在家里解决问题。当你需要来医院时，他们会提前打电话将详细信息告知医师，以便你可以得到快速准确的治疗	
人是怎么中毒的	
人们可以吸入、吃或喝毒物，或通过皮肤或眼睛接触毒物。你可能知道防冻剂、漂白剂和杀虫剂是有毒的。但是你知道维生素、香水和化妆品会很危险吗？食用一些植物是有毒的。被一些蜘蛛咬伤是危险的。吃存放时间太久的药或你不适用的药会使你生病。而且服用不同种类的药物也会很危险	
毒物安全之“要”和“不要”	
要	不要
1. 要求在所有处方药上加上“安全锁”	1. 不要把食物和家用清洁剂放在一起
2. 把清洁剂、杀虫剂、药品和其他有害产品放在儿童够不到的地方。如果可能，把物品锁起来	2. 不要在孩子面前吃药；孩子们喜欢模仿妈妈和爸爸
3. 将药品储存在原始容器中	3. 别把药叫作糖
4. 吃药前先看标签，不要吃没有标签的药	4. 不要吃不适合你的药。不要在黑暗中吃药
5. 遵循所有产品的说明	5. 不要把汽油、防虫喷雾、防冻剂或清洁用品放在软饮料瓶、杯子或碗里。把它们放在原来的容器里
孩子们在任何年龄段都能参与其中！	
0～6个月的儿童	**1～3岁儿童**
学会翻身去拿东西	比任何年龄组事故率都高
把东西放进嘴里以了解环境	开始模仿父母和其他成年人
7～12个月的儿童	把东西放进他们嘴里
开始变得好奇和探索	开始攀爬
学会爬、站起来、扶着东西走	
把一切都放在他们嘴里	
把东西放下	
一年中不同时期的不同危险	
春夏危险	**秋冬危险**
杀虫剂	防冻剂
肥料	一氧化碳
室外植物和蘑菇	黑蜘蛛咬伤
蛇、蜘蛛和其他昆虫叮咬	植物和秋天的浆果
蜂螫	冬青、槲寄生和其他节日装饰品
虱子	
炭打火机液	

续表

按照这个检查表来确保你的家是安全的

厨房

- 把洗洁精、排水清洁剂和洗碗液之类的产品从水槽下面移走
- 从柜台、桌子、冰箱顶部或窗台上取下药品
- 在所有含有有害产品的抽屉和橱柜上安装儿童安全锁
- 将有害产品远离食品存放

浴室

- 定期清理药柜。不要把药冲进马桶。联系药房看看他们是否有回收计划。如果不能回收，请遵循当地卫生部门或 FDA 相关的处置建议（https：//www.fda.gov/consumers/consumer-updates/where-and-how-dispose-unused-medicines）
- 将所有药品放在原来的顶部安全容器中
- 把药品、发胶、粉剂、化妆品、指甲油、护发产品和漱口水放在儿童够不到的地方

卧室

- 不要把药放在梳妆台或床头柜上
- 把香水、化妆品、须后水和其他类似产品放在儿童够不到的地方

洗衣区

- 把漂白剂、肥皂、织物柔软剂、淀粉和其他类似用品放在儿童够不到的地方
- 将所有产品保存在原始容器中

车库 / 地下室

- 把防虫喷雾剂、除草剂、汽油、油、油漆和其他类似用品放在上锁的地方
- 将所有产品保存在原始容器中

一般家庭

- 把啤酒、葡萄酒和烈性酒放在儿童拿不到的地方
- 保持烟灰缸干净，让儿童远离烟灰缸
- 把植物放在儿童够不到的地方
- 保持油漆完好

如果你的孩子遇到中毒危险

吸入毒物

马上让孩子呼吸新鲜空气，打开门窗，给毒物控制中心打电话

皮肤接触中毒

脱掉身上有毒的衣服，用温水或肥皂水轻轻冲洗皮肤 10min，并给毒物控制中心打电话

眼睛接触中毒

用一个大玻璃杯轻轻地将温水倒在眼睛上（离眼睛 2 ～ 3in），或者用淋浴喷头往脸上倒水 15min，同时让孩子尽量眨眼。不要用力打开孩子的眼睑。并给毒物控制中心打电话。如果没有健康护理专家的建议，不要使用眼药水

吞下毒物（药品、化学品或家用产品）

不要催吐或给孩子吃任何东西。如果孩子失去知觉、痉挛或呼吸困难，请拨打 911。其他情况请致电毒物控制中心了解更多信息

儿科医师：电话：______________________

与当地毒物控制中心关联的全国免费电话：1-800-222-1222

信息改编自落基山毒物控制中心，丹佛卫生和医院管理局

四、中毒综合治疗

1. *初次电话联系*　在首次电话联系时需要获取的基本信息包括患者的人口统计信息，药剂和药剂的摄取量，位置，接触，患者目前的状况；以及接触后持续时间；其他相关信息包括产品成分，以及所涉及的药物或化学物质的潜在最大量。如果患者摄入的是高风险的物质（腐蚀性溶液、氟化氢、滥用药物或钙通道阻滞剂、阿片类药物、降血糖药或抗抑郁药物、超治疗剂量），或者是故意的自我中毒，则会出现紧急情况。如果不存在紧急危险，请获取有关可疑有毒物质的更多详细信息。如果不能够识别具体的有毒物质，便需要在周围环境寻找可疑的容器或其他线索。致电毒物控制中心（1-800-222-1222）可进行专家电话咨询，可以制订良好的后续计划来管理家中的患者，并提供进一步的毒物预防信息。

获取毒物信息：可以从认证的地区毒物控制中心获得商业产品和药物成分的最新数据。在联系相关机构或人员时，确保你身边有实际的产品或药物容器。安全数据表（SDS）有助于提供产品成分和浓度信息。警告：商业产品标签上或医师案头参考资料中的解毒剂信息可能是不正确或不适当的；互联网上的许多资源也可能是不准确的。

2. *急诊科首诊负责人*

（1）初始复苏评估：与所有紧急情况一样，治疗原则是按照儿科高级复苏生命支持进行——循环、气道和呼吸。毒物暴露最重要的治疗是对症和支持性护理。

（2）治疗烧伤和皮肤接触：儿童在暴露于强酸或强碱性药剂或石油馏出物后，可能会发生灼伤，应使用无菌盐水溶液或水进行消毒。如果非轻度烧伤，应咨询烧伤科。应在暴露皮肤的患者中进行皮肤消毒。如急诊科人员与受污染（如有机磷杀虫剂）的患者接触，其皮肤或衣物受到污染，应自行消毒。眼部接触毒物时，在家里可以把孩子放在淋浴间让水从其头顶间接流入眼睛来清洗眼睛；或者，在急诊科评估毒物pH并冲洗。

（3）采集相关病史：应向父母/护理人员和现场所有人员采集病史。确定家中的各种毒物是至关重要的，包括家庭成员的用药及疾病治疗史、饮食或草药补充剂、外国药物、与家庭成员的爱好或职业相关的化学品，以及供水的纯度。

3. *中毒的明确治疗*

（1）防止吸收

1）呕吐灌洗：对儿科患者很少采用这些措施，因有其自身的相关风险。该法不应在中毒管理中常规使用，一般应与毒物控制中心或医学毒物学家协商后制订相关措施。

2）活性炭：近年来，常规使用活性炭已经大大减少，尤其是在儿童无意中吞食、舔、吸、尝时，很少有危险的时候。活性炭可以在患者清醒、有自我保护意识并能够自愿饮用时才使用，但不应该在所有中毒患者中常规使用。出现感觉器官功能障碍、无法保护气道有吸入风险的患者不能使用活性炭。在摄入重金属、碳氢化合物、腐蚀性物质和溶剂的患者中，同样不建议使用。活性炭的剂量为每剂1～2g/kg（最大100g）。对于那些缓慢通过胃肠道的药物，重复使用活性炭可能有用，但不建议多次使用山梨醇或生理盐水泻药。反复服用泻药可能导致电解质失衡和体液流失。建议每4～6小时重复给活性炭，直到其通过直肠。

3）宣泄：泻药不能改善结果，应该避免使用。

4）全肠灌洗（或灌洗）：全肠灌洗采用口服不可吸收的高渗溶液，如CoLyte或GoLYTELY。这种方法在中毒患者中的有效性仍然存在争议。初步建议在缓释制剂中毒、肠道内机械移动物品（如药包、铁片、铅异物）及活性炭吸收不良的物质中毒（如锂、铁）患者中使用全肠灌洗。潜在的肠道病变和肠梗阻是其使用的相对禁忌证，建议咨询经认证的区域毒物控制中心。

（2）增强排泄：可以通过尿液碱化或透析来加快某些物质的排泄，并在一些特殊情况下保留某物质。

1）尿碱化：碱性利尿，尿碱化应根据物质的pK_a来选择，这样电离的药物将被困在肾小管腔中而不被重新吸收（表13-1）。因此，pK_a小于7.5时的尿碱化是合适的；如果超过8.0，这项技术通常没有获益。pK_a有时包含在一般药物信息里。碱性利尿主要用于水杨酸中毒。用碳酸氢钠使尿碱性化。监测钾离子细胞内转移引起的低钾血症是很重要的。如果出现肾衰竭或肺水肿等并发症，可能需要血液透析或血液灌流。

2）透析：在某些毒物的治疗和危重患者的综合治疗中，血液透析是有用的。透析药物的特点是低分子量、低蛋白结合和低分布量。当低血压患者不能耐受传统的血液透析时，可以使用连续血液滤过技术；但是，清除率会比较慢。如果患者满足以下任一标准，应考虑将血液透析应用于支持性护理。

- 由可透析药物引起的；不能用保守方法治疗，且存在潜在威胁生命的毒物。
- 肾衰竭或肾功能不全。
- 显著的高渗透压或严重酸碱或电解质紊乱且治疗无效。

五、特殊常见毒物的管理

1. *对乙酰氨基酚（扑热息痛）*　其过量使用是比较常见的，会产生严重的肝毒性。超过0.1%的幼儿在服用过量对乙酰氨基酚后发生肝毒性。对儿童来说，中毒最常见的原因是反复服用过量药物，这是由于对适龄药物剂量的混淆、使用多种含有对乙酰氨基酚的产品或意外大量摄入。

对乙酰氨基酚通常在肝脏代谢。只有其中的一小部分可能会形成有毒的代谢产物。药物代谢产生的具有亲电性的代谢产物通过与谷胱甘肽结合被去除。在药物过量的情况下，谷胱甘肽将会耗尽，代谢物可能与肝细胞的成分共价结合，产生坏死。

治疗：治疗方法是服用乙酰半胱氨酸，可以口服或静脉注射。可从您所在地区的毒物控制中心获得有关疑难病例的咨询。应在单次急性摄入后 4h 或之后尽快获得对乙酰氨基酚的血药浓度，并绘制在图 13-1 上。列线图仅用于急性摄入，不用于重复或未知摄入。若患者的对乙酰氨基酚水平在列线图毒性范围内，可使用乙酰半胱氨酸。即使在摄入后 24h 内服用乙酰半胱氨酸也有效，但在摄入后 8h 内给予最有效。

对于体重≥ 40kg 的儿童，静脉注射乙酰半胱氨酸

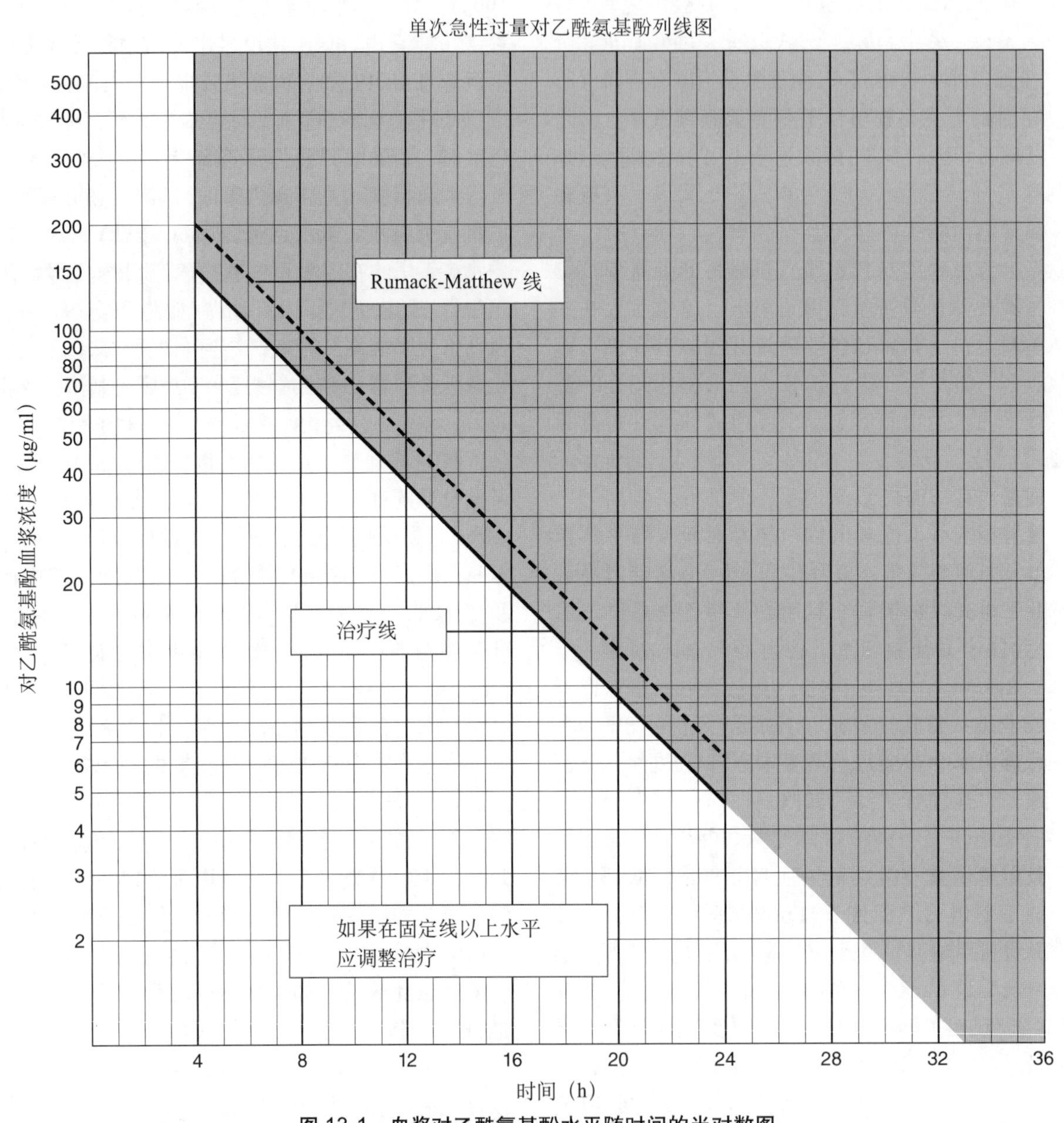

图 13-1 血浆对乙酰氨基酚水平随时间的半对数图

[经许可改编自 Rumack BH, Matthew H: Acetaminophen poisoning and toxicity. Pediatrics 1975 Jun; 55(6):871-876.]

列线图：服用对乙酰氨基酚后血浆浓度与时间的关系。列线图用来估计血浆对乙酰氨基酚浓度与间隔时间的关系是否会导致肝毒性，判断是否应该进行乙酰半胱氨酸治疗

使用本图的注意事项：

1. 参考时间坐标
2. 该图仅与单次急性过量摄入后的血浆浓度有关
3. 治疗线标绘在 Rumack-Matthew 线 25% 以下，以考虑血浆对乙酰氨基酚测定中的潜在误差及摄入过量的估计时间 [Rumack et al. Arch Intern Med 1981; 141(suppl):380-385.]

的剂量应为150mg/kg，并在15～60min给药；然后在4h内第2次输注50mg/kg，之后在16h内第3次输注100mg/kg。

对于体重＜40kg的患者，必须静脉注射稀释浓度较低的乙酰半胱氨酸，以避免低钠血症（剂量计算器也可见http：//www.acetadote.com）（表13-2）。当使用静脉注射“20小时”方案时，患者个体化治疗很重要，对于仍然有可监测到的对乙酰氨基酚和（或）天冬氨酸转氨酶/丙氨酸转氨酶（AST/ALT）升高的患者，可能需要超产品说明书范围的20h治疗。现在有证据表明，输注2袋乙酰半胱氨酸可以减少相关的不良事件，包括潮红、呕吐和过敏反应，此外还可以减少相关的用药错误。推荐在4h内以200mg/kg静脉注射的方式给药，之后再次在16h内以100mg/kg的剂量给药。

给予口服的乙酰半胱氨酸和静脉注射同样有效，具体可联系您所在地区毒物控制中心，咨询剂量建议。每天应监测血清AST和ALT、血清胆红素和血浆凝血酶原时间。在过量药物摄入后72～96h，肝功能可能出现显著异常。

2. 乙醇　酒精饮料、酊剂、化妆品、香水、漱口液、食物提取物（香草、杏仁等）、擦洗酒精和洗手液是儿童中毒的常见来源。酒精甚至可以制成粉末状，用于混合和饮用。在美国大多数州，人体50～80mg/dl的酒精浓度可引起机体受损，而中毒剂量是80～100mg/dl的酒精水平（此处引用的血液浓度水平是来自成人的；儿童数据不可用）。

最近关于洗手液的错误信息表明，在手上涂抹后“舔”会对儿童造成毒性。事实上并非如此，但由于这些洗手液含有62%的乙醇，摄入后可能产生毒性。体重10kg儿童食用62%乙醇溶液后的可能血乙醇浓度计算如下。

1盎司=30ml×62%=18.6ml纯乙醇

18.6 ml×0.79（比重）=14.7g乙醇，或14 700mg

对于体重为10kg的患者，分配到全身水（V_d）中的量为6L——这是乙醇分布的体内水分量。

14 700mg÷6L=2450mg/L

2450mg/L÷10=245mg/dl

根据这些计算，一个体重10kg的儿童摄入0.5盎司后的血乙醇浓度为122.5mg/dl；一个20kg的儿童食用1盎司后的血乙醇浓度为122.5mg/dl；30kg的儿童食用1盎司后的血乙醇浓度为81.7mg/dl；70kg的成人食用1盎司后的血乙醇浓度为35mg/dl。

一个洗手液瓶的“泵”可压出约2.5ml的产品。如果摄入这一剂量（含62%乙醇）会产生血液中的乙醇浓度，如下所示：①体重10kg的儿童为23.1mg/dl。②体重20kg的儿童为11.6mg/dl。③体重30kg的儿童为7.7mg/dl。

儿童的血液浓度变化大，其血液浓度低至10～20mg/dl，比成人有更高的低血糖风险。对任何表现出这种变化的儿童应立即进行检查。完全吸收酒精需要30min到6h，这取决于酒精的体积、存在的食物和消耗酒精的时间。代谢降解的速率是恒定的（成人约20mg/h）。纯乙醇1ml/kg，摄入后1h内血药浓度峰值约为100mg/dl。

治疗：通常最需要处理的是镇静、低血糖和酸中毒。

表13-2　静脉注射乙酰半胱氨酸的稀释方案

体重		首剂150mg/kg溶于5%葡萄糖溶液，60min内滴入		第2次50mg/kg溶于5%葡萄糖溶液，4h内滴入		第3次100mg/kg溶于5%葡萄糖溶液，16h内滴入	
(kg)	(lb)	乙酸酯（ml）	稀释剂（ml）	乙酸酯（ml）	稀释剂（ml）	乙酸酯（ml）	稀释剂（ml）
100	220	75	200	25	500	50	1000
90	198	67.5	200	22.5	500	45	1000
80	176	60	200	20	500	40	1000
70	154	52.5	200	17.5	500	35	1000
60	132	45	200	15	500	30	1000
50	110	37.5	200	12.5	500	25	1000
40	88	30	200	10	500	20	1000
30	66	22.5	100	7.5	250	15	500
25	55	18.75	100	6.25	250	12.5	500
20	44	15	60	5	140	10	280
15	33	11.25	45	3.75	105	7.5	210
10	22	7.5	30	2.5	70	5	140

如果血糖低于60mg/dl，开始静脉滴注D5W（5%葡萄注射液）或D10W（10%葡萄糖注射液）。死亡的原因通常是呼吸衰竭。严重者可出现脑水肿，应适当给予治疗。对外伤和合并症也应进行二次评估。

3. 苯丙胺及相关药物（兴奋剂、甲基苯丙胺、3，4-亚甲基二氧基-*N*-甲基苯丙胺）

（1）临床表现

1）急性中毒：由于“减肥药”的广泛使用和“摇头丸”“速度”“曲柄”“水晶”和“冰”的使用（在解释俚语时必须小心谨慎，因为它们有多重含义）；常见药物中毒是苯丙胺、3, 4-亚甲基二氧基-*N*-甲基苯丙胺（MDMA）和甲基苯丙胺。兴奋性中毒的一个原因是治疗注意缺陷多动障碍的药物，如哌甲酯；也有较新的设计药物，合成大麻素（“香料，K2”）和亚甲基二氧吡咯戊酮（MPDV）或甲氧麻黄酮（“浴盐，植物食品”），其作用类似于兴奋剂。

症状包括中枢神经系统（CNS）兴奋、焦虑、多动、高热、发汗、高血压、腹部绞痛、恶心呕吐和排尿困难。MDMA与低钠血症和癫痫发作有关。严重的病例包括横纹肌溶解和酸中毒。中毒性精神病与偏执型精神分裂症无法区分。家庭中的甲基苯丙胺实验室也可能使儿童接触各种有害和有毒物质。

2）慢性中毒：长期服用苯丙胺者产生耐受性；每天可使用超过1500mg的静脉注射甲基苯丙胺。过度活动、混乱和兴奋之后会出现疲惫、抑郁和昏迷，持续2～3d。大量服用（超过100mg/d）的人会出现不安、思维不协调、失眠、紧张、易怒和幻觉。长期服用高剂量可诱发精神病。长期服用MDMA会导致5-羟色胺耗竭，表现为抑郁、虚弱、颤抖、胃肠道不适和有自杀念头。

（2）治疗：首选的治疗方法是使用苯二氮䓬类药物，如劳拉西泮，逐渐增量，可能需要很大的总剂量。在极度激动或产生幻觉的情况下，可使用氟哌利多（每次0.1mg/kg）或氟哌啶醇（最多0.1mg/kg），同时应积极控制高热。长期服用苯丙胺的人可能会很快解毒。

4. 局部麻醉药 局部麻醉药中毒可引起中枢神经系统兴奋、酸中毒、谵妄、共济失调、休克、抽搐和死亡。据报道，局部口腔或牙科镇痛后可发生高铁血红蛋白血症，特别是使用苯佐卡因或丙胺卡因，在婴儿中也有报道。利多卡因皮下浸润的最大推荐剂量为4.5mg/kg（表13-3）。在持续长时间的手术中容易出现超剂量使用，可能导致无意中过量使用。口服黏性利多卡因可能会产生毒性，美国FDA已发布警告，禁止将其用于牙齿。

产科使用的局部麻醉药会穿过胎盘屏障，胎儿肝脏不能将其有效代谢。甲哌卡因、利多卡因和布比卡因可导致胎儿心动过缓、新生儿抑郁和死亡。在宫颈旁麻醉期间，意外地将甲哌卡因注入胎儿头部，会导致新生儿窒息、发绀、酸中毒、心动过缓、惊厥和死亡。

治疗：如果吸入麻醉剂，应仔细清洗黏膜，局部

表13-3 局部麻醉药的药理特性

	pK_a	蛋白质结合率（%）	相对效力	持续时效	最大允许皮下剂量（mg/kg）
酯类					
氯普鲁卡因	9.3	未知	中等	短	10
可卡因	8.7	92	低	中等	3
普鲁卡因	9.1	5	低	短	10
丁卡因	8.4	76	高	长	3
酰胺类					
布比卡因	8.1	95	高	长	2
依替卡因	7.9	95	高	长	4
利多卡因	7.8	70	低	中等	4.5
甲哌卡因	7.9	75	中等	中等	4.5
普鲁卡因	8	40	中等	中等	8
罗哌卡因	8.2	95	中等	长	3

经允许引自Nelson LS, Lewin NA, Howland MA, et al. Goldfrank’s Toxicologic Emergencies, 9th ed. New York, NY: McGraw Hill; 2011.

应用时应清洗和冲洗。氧气使用管理是有指征的，必要时可辅助通气。症状性高铁血红蛋白血症用亚甲蓝，1%，0.2ml/kg（每次 1 ～ 2mg/kg，静脉注射）治疗 5 ～ 10min，可以迅速缓解发绀。降压药和碳酸氢钠可治疗低血压和碳酸氢钠惊厥。如果心搏骤停，应使用 20% 的脂肪乳剂治疗。最初 1.5ml/kg 给药 1min，然后以 0.25ml/（kg • min）的速度持续 20 ～ 30min，直到循环恢复，必要时可重复注射。

5. 抗组胺类、止咳类、感冒制剂　由于潜在的毒性，近来在幼儿中使用咳嗽和感冒制剂受到质疑。这一领域的药物包括抗组胺药（溴苯那敏、氯苯那敏、苯海拉明、多西他敏）、镇咳药（右美沙芬）、祛痰药（愈创木酚）和减充血剂（伪麻黄碱、去氧肾上腺素）。2007 年，制造商自愿从市场上撤下将用于 4 岁以下儿童的相关制剂。大多数不良事件都是由于意外摄入超治疗剂量的抗组胺药或右美沙芬。高比例的危及生命的病例与虐待儿童有关（用药物使儿童镇静）。即使这些药物是按照说明书来使用，但其药物毒性仍然存在相当大的争议。FDA 存档的病例评估表明，“在被判定为治疗意图或未知意图的病例中，有几个因素可能导致过量用药：服用两种成分相同的药物、未使用测量设备、使用错误单位（ml 与茶匙）、使用成人产品、因药物错误识别而使用错误的药物，以及两个或两个以上的护理人员使用相同的药物。在非治疗意图的情况下，情况涉及镇静，甚至包括明确公然虐待儿童的企图，执法当局正在进行调查。

虽然抗组胺药通常会导致中枢神经系统抑制，但儿童的反应通常是矛盾的，包括兴奋、幻觉、谵妄、共济失调、震颤和抽搐，随后出现中枢神经系统抑制、呼吸衰竭或心血管衰竭。最常用的抗组胺药的潜在毒性剂量为 10 ～ 50mg/kg，但毒性反应发生的剂量要低得多。抗胆碱能作用，如口干、瞳孔固定扩张、脸红、发热和幻觉。右美沙芬可导致精神状态改变、幻觉、眼球震颤和 5- 羟色胺中毒，大量摄入或与其他 5- 羟色胺一起服用、过量用药可能会导致死亡。

治疗：苯二氮䓬类药物，如劳拉西泮（0.1mg/kg 静脉注射）可用于控制癫痫发作或躁动。毒扁豆碱（静脉注射 0.5 ～ 2.0mg，缓慢给药）可显著逆转抗组胺药的中枢和外周抗胆碱能作用，但作用持续时间短。它也可以仅用于诊断没有心脏毒性或癫痫发作的患者。心律失常和低血压应使用生理盐水治疗，剂量为 10 ～ 20mg/kg，必要时可使用升压素。如果 QRS 波在剂量为 1 ～ 2mEq/kg 时延长，确保动脉 pH 不超过 7.55，则碳酸氢钠可能有用。利尿治疗没有帮助的。1 例换血治疗有效。

6. 巴比妥类和苯二氮䓬类　巴比妥类药物现在很少使用，而且大多被苯二氮䓬类药物取代，用于癫痫发作或镇静。巴比妥类药物的毒性作用包括意识混乱、协调性差、昏迷、瞳孔缩小或固定扩张、呼吸抑制。呼吸性酸中毒通常与肺不张和低血压有关。摄入超过 6mg/kg 的长效巴比妥类或 3mg/kg 的短效巴比妥类通常是有毒的。苯二氮䓬类药物通常会导致中枢神经系统抑制如嗜睡，而无意口服时不会损害血流动力学。过量口服、与其他镇静剂 / 催眠药合用或医源性静脉注射过量可导致心血管或呼吸系统抑制。

治疗：强调气道管理，维持合适的通气，控制低血压均非常重要。尿碱化和多次使用活性炭可能会缩短苯巴比妥的消除半衰期，但尚未证明能改变临床进程。如果苯二氮䓬类药物超剂量静脉注射 0.01mg/kg（最大剂量 0.2mg）时，出现严重中枢神经系统抑制或呼吸抑制，可考虑使用氟马西尼。

7. 颠茄生物碱（阿托品、鸡血藤、马铃薯叶、东莨菪碱、曼陀罗）　抗胆碱能药物（或抗真菌药）的效应包括口干、口渴；因皮肤干热而出汗减少、高热、心动过速，也可能伴有心动过缓、瞳孔扩大、视物模糊。说话和吞咽可能受损。很常见幻觉、谵妄和昏迷。白细胞增多可能干扰诊断。

阿托品中毒是由正常剂量的阿托品或后马托品滴眼液引起的。许多常见的植物和非处方药（抗组胺药和助眠药）都含有颠茄生物碱或具有抗胆碱作用的药物。

治疗：抗胆碱药会减缓胃排空，因此摄入时间较长，胃净化也可能有用。如果患者清醒，没有任何异常迹象或症状，可以考虑使用活性炭。苯二氮䓬类药物可用来控制躁动，按递增剂量给药，可能需要高剂量。毒扁豆碱（0.5 ～ 2.0mg 静脉滴注，缓慢给药）可显著逆转阿托品中毒的中枢和外周症状，但只能作为诊断性使用，临床改善不持久。毒扁豆碱注射剂是安全的，但有心脏毒性或癫痫发作的患者不能使用；同时应积极控制高热。如果患者不能排尿，可能需要导尿。

8. β 受体阻滞剂与钙通道阻滞剂　主要引起心血管毒性，心动过缓、低血压和不同程度的心脏传导阻滞也可能发生心律失常。严重毒性可导致中枢神经系统抑制（通常是由于血流动力学衰竭）。β 受体阻滞剂普萘洛尔与癫痫发作及 QRS 波延长有关。钙通道阻滞剂影响也包括高血糖症。

治疗：初始建立循环稳定的静脉液体复苏应使用等张液体。阿托品可用于有症状的心动过缓。钙剂的使用剂量是 20mg/kg，可根据需要重复服用。首次给药后可开始输注 10% 氯化钙，0.2 ～ 0.5ml/（kg • h）。胰高血糖素可单次给药；50 ～ 100μg/kg（5 ～ 10mg）静脉注射，如病情好转，则继续静脉滴注 2 ～ 5mg/h。

如果患者持续低血压和心动过缓，应开始使用血管加压药，如肾上腺素或去甲肾上腺素。对于严重中毒且对这些初始治疗无反应的患者，应开始高胰岛素血症纠正血糖治疗。您应该联系所在地区毒物控制中心或医学毒物学家，以进一步了解如何使用这种疗法。

9. *一氧化碳* 是一种无色无味的气体，因燃烧各种燃料产生。其毒性程度与急性接触后不久产生的碳氧血红蛋白浓度有很好的相关性，但与给氧后或暴露后一段时间后的浓度无关。如果患者生活在高海拔地区，呼吸频率高（如婴儿），妊娠，或有心肌功能不全或肺部疾病，则症状出现得可能更快、更严重。正常血液中可能含有高达5%的碳氧血红蛋白（吸烟者为10%）。新生儿可能由于胆红素的分解致碳氧血红蛋白水平升高。

症状包括非特异性症状，如头痛或流感样疾病。其他影响包括混乱、不稳定和昏迷。急性期可出现蛋白尿、糖尿、血清转氨酶水平升高或心电图改变。其他症状可能包括离开暴露环境后症状的改善。永久性心脏、肝脏、肾脏或中枢神经系统损害偶尔发生。严重中毒的结果可能是完全康复、植物人状态或介于这两个极端之间的任何程度的人身伤害。主要的迟发性精神缺陷是神经精神性的。

治疗：一氧化碳在室内空气中的生物半衰期为200～300min；在100%氧气下，其生物半衰期为60～90min。因此，应立即给予100%氧气。在2.0～2.5atm（注：$1atm = 1.01 \times 10^5Pa$）氧气下进行高压氧治疗可将半衰期缩短至30min，但实际上很难及时实施。高压氧可以考虑用来治疗迟发性神经后遗症，但仍有争议，治疗的首要重点应该是急性复苏和稳定。当一氧化碳水平降至接近零后，治疗的目标是针对缺氧的非特异性后遗症，应在患者返回家中之前对其来源进行评估。

10. *腐蚀剂* 酸和碱都能灼伤皮肤、黏膜和眼睛。吞食后可能出现呕吐、吞咽困难、呼吸道急症、烧伤和腹痛。呼吸窘迫可能是由于会厌水肿，吸入烟雾引起肺水肿或肺炎。严重者，可发生纵隔炎、并发感染或休克。罕见食管或胃穿孔后遗症包括食管、胃和幽门狭窄，以及角膜、皮肤和口咽的瘢痕。

（1）酸（盐酸、氢氟酸、硝酸和硫酸；硫酸氢钠）：强酸通常存在于金属和马桶清洁剂、电池和其他产品中，可导致聚集性坏死。氢氟酸是一种特别危险的酸。皮肤接触会造成持续数小时或数天的穿透性烧伤。大量皮肤接触或少量摄入可导致危及生命的低钙血症。

（2）基质（Clinitest片剂、Clorox、Drano、Liquid Plur、Purex、Sani-Clor检查标签或致电毒物控制中心以确定含量）：碱能比酸产生更严重的损伤，导致液化性坏死。有些物质，如Clinitest片剂或Drano，毒性很大，而氯化漂白剂（3%～6%次氯酸钠溶液）通常无毒。当次氯酸钠与胃酸接触时，会形成对黏膜和皮肤有很大刺激性的次氯酸。氯化漂白剂与强酸（马桶清洁剂）或氨水混合时，可能会产生刺激性的氯或氯胺气体，如果在封闭空间（如浴室）吸入，可能会导致严重的肺损伤。

治疗：禁止使用催吐剂和灌洗液，可用水稀释，但注意不要因过量给药而引起呕吐。不要尝试中和。皮肤、黏膜或眼睛的烧伤区域应使用大量温水清洗。眼睛应至少冲洗20～30min。所有碱性眼部烧伤应进行眼科会诊。可能需要气管插管来减轻喉头水肿。没有口腔损伤并不排除吞食颗粒形状碱后烧伤喉或食管的可能性。如果患者有严重烧伤或吞咽困难、流口水、呕吐或喘鸣，则应进行食管镜检查。皮质类固醇可能对严重的食管烧伤有帮助，但目前还没有确凿的证据。如果发生纵隔炎，可能需要抗生素，但不应预防性使用。

用10%葡萄糖酸钙凝胶或葡萄糖酸钙输液治疗皮肤氢氟酸烧伤。严重接触可能需要大剂量钙剂静脉注射或心电监测。治疗应以钙水平、心电图和临床症状为指导。

11. *中枢α_2受体激动剂* 是常见的非处方药和处方药。咪唑啉是鼻腔减充血剂和眼药水的成分，以缓解红肿。可乐定和胍法辛最常用于治疗注意缺陷多动障碍或高血压。右美托咪定是一种用于镇静的静脉使用的中枢α_2受体激动剂。这些药物通过刺激大脑突触前α_2受体发挥作用，导致去甲肾上腺素释放减少和交感神经流出减少。

（1）临床表现：最常见的效果与中枢神经系统镇静有关。它们可以表现出类似阿片样毒性反应，伴有瞳孔缩小、中枢神经系统抑制和呼吸抑制。其他常见的影响包括心动过缓和低血压。

（2）治疗：如果患者呼吸困难，或不能保护他们的气道，必要时需要插管。可尝试纳洛酮逆转毒性，但成功率各不相同。交感性心动过缓可用静脉液体复苏或阿托品治疗。低血压最初应采用静脉输液复苏法治疗，必要时可使用血管升压素。

12. *可卡因* 是通过鼻内吸入或摄入吸收的。当药物被静脉注射或吸食时，效果几乎立即显现，而当口服或鼻用药物时，会延迟约1h。可卡因阻止内源性儿茶酚胺的再吸收，随着慢性长期滥用儿茶酚胺逐渐耗尽，引起最初的交感神经放电。

（1）临床表现：可卡因是一种局部麻醉剂和血管收缩剂。对中枢神经系统和心血管系统也是一种强有力的兴奋剂。使用后最初表现为心动过速、呼吸亢进、高血压和中枢神经系统的刺激；随后出现昏迷、癫痫、低血压和呼吸抑制。严重时可以看到各种心律失常，包括窦性心动过速、房性心律失常、室性期前收缩、二联律、室性心动过速和纤维化。如果大剂量静脉注射，会出现心力衰竭、心律失常、横纹肌溶解症或高热，可能导致死亡。

除了那些因娱乐性使用可卡因而中毒的人之外，其他人也有服用过量的危险。“身体包装者”为了避免发现运输药物而吞食药物（通常包装不良）。作为“身体包装器”他们小心地包装药物，以便长时间运输。“身体包装者”通常在摄入药物后数小时表现出毒性；摄入药物包装器几天后通常无症状，除非包装破裂。吸食可卡因的母亲分娩的新生儿在出生后可能会出现持续数月的癫痫发作。左旋咪唑可与可卡因相互作用，导致系统性血管炎和粒细胞缺乏症。

（2）治疗：对“身体包装者”应考虑使用活性炭，全肠冲洗也可能是有用的。检测血液或血浆中的可卡因通常没有临床意义，但尿液的定性分析可能有助于确诊。在接触可卡因 3 ～ 5d 后，其代谢物可在尿液显示阳性。对于病情严重的病例，需要进行心电图检查。在疑似身体运输药物的病例中，胃肠道的射线照片可能显示多个包，但对识别填充物没有帮助。癫痫发作时用苯二氮䓬类药物静脉注射，如劳拉西泮。低血压用标准药物治疗。因为滥用可卡因可能会耗尽去甲肾上腺素，所以多巴胺等间接药物可能不如去甲肾上腺素等直接药物有效。情绪激动最好用苯二氮䓬类药物治疗。

13. 化妆品及相关产品　化妆品和个人护理产品是 5 岁以下儿童患者最常接触的物质（占国家毒物控制系统所有来电咨询毒物的 14%），在所有年龄段中居第 2 位。幸运的是，他们中的大多数不会引起严重的毒性。表 13-4 列出了该类产品中常见摄入产品的相对毒性。

表 13-4　化妆品及类似产品的相对毒性

高毒性	低毒性
酸碱中和剂	香水 脱毛剂 除臭剂 浴盐
中毒性	**无毒性**
指甲油 指甲油去除剂 金属染发剂 家用洗液 沐浴油 剃须液 护发剂（含酒精） 古龙水、花露水	液体化妆品 植物染发剂洁面霜 美发（非酒精） 洗手液或慕斯 口红

14. 周期性抗抑郁药　如阿米替林、丙米嗪，毒性剂量与治疗剂量之比非常低，甚至中度过量也会产生严重影响。苯海拉明中毒的症状与周期性抗抑郁药相似，而且很容易出现。

定期服用过量的抗抑郁药会导致病情恶化，在摄入后 1 ～ 2h 突然出现昏迷，随后出现抽搐、低血压和心律失常。通常在吞食后数小时内出现显著的影响，可能危及生命，需要快速干预。一种名为阿莫沙平的药物，其不同之处在于心血管并发症较少，但它与更高的癫痫发病率相关。

治疗：大量摄入后，如果患者已经出现症状，可使用活性炭等来净化。苯二氮䓬类药物可应用于癫痫发作。

所有患者都应做心电图检查。QRS 间期大于 100 毫秒可明确识别有癫痫发作和心律失常风险的患者。如果发现心律失常或心动过速，应入院并监护，直到 24h 无异常为止。摄入药物 24h 后出现心律失常的情况很少见。

用碳酸氢钠（0.5 ～ 1.0mEq/kg，静脉注射）碱化可显著逆转室性心律失常并缩小 QRS 间期。如果应用气管插管，那么过度通气可能会有帮助。可添加利多卡因治疗心律失常。建议所有 QRS 波宽度大于 120ms 的患者和有明显心律失常的患者，给予碳酸氢钠（1 ～ 2mEq/kg），以达到 pH 7.5 ～ 7.6。脂肪乳疗法已用于心脏毒性的治疗。

周期性抗抑郁药阻断儿茶酚胺的再吸收，开始为高血压，随后出现低血压。血管升压药［如去甲肾上腺素，0.1 ～ 1μg/（kg・min），滴定反应］通常有效。利尿和血液透析无效，禁用毒扁豆碱。

15. 洋地黄及其他强心药物　洋地黄的急性毒性通常是由给药不当造成的，而慢性毒性是由未被察觉的肾功能不全所致。在急性过量用药中，高钾血症更为常见。低钾血症是常见的慢性毒性反应，其临床表现包括恶心、呕吐、腹泻、头痛、谵妄、意识混乱，偶尔昏迷。心律失常通常包括缓慢心律失常，但每种类型的心律失常在洋地黄中毒中都有报道，包括心房颤动、阵发性房性心动过速和心房扑动。洋地黄经胎盘中毒已有报道。强心苷类药物，如黄夹竹桃和洋地黄，在大量摄入时也会引起洋地黄毒性。

治疗：如果患者清醒且警觉，可考虑使用活性炭。急性过量服用钾是禁忌的，除非有实验室证据表明低钾血症。充分的液体复苏对于帮助肾脏排出钾非常重要。

必须仔细监测患者的心电图变化。可以用阿托品、苯妥英钠、利多卡因、镁盐（不用于肾衰竭）、胺碘酮和溴苄铵纠正心律失常。

明确的治疗是采用地高辛免疫 Fab（DigiFab）。它的使用适应证包括急性药物过量导致的低血压或任何节律异常，特别是室性心律失常和进展性的束支节律异常，或高钾（$K^+ > 5mmol/L$）。T 波抬高提示血钾升高，可能是地高辛免疫使用的适应证。在产品说明中详细描写了确定剂量及相关适应证水平的技术。在强心苷过量使用时，可能需要大剂量的地高辛免疫。体位治疗不用于地高辛中毒。

16. 地芬诺酯与阿托品（止泻宁）和洛派丁胺（易蒙停） 洛派丁胺（易蒙停）已经在很大程度上取代了止泻宁，并且不会产生明显的毒性。服用剂量小于 0.4mg/kg 时，可以在家安全地观察。急性和长期滥用洛哌丁胺与心律失常有关。

止泻宁仍然广泛使用，它包含地芬诺酯、合成麻醉剂和硫酸阿托品。对儿童来说，小剂量也可能致命；在 2 岁以下儿童中限制使用。早期的中毒表现主要是抗胆碱能作用导致的，包括发热、面部发红、呼吸急促和嗜睡。然而，麻醉剂的副作用占了主导地位。随后出现体温过低，中枢神经系统抑制加重，以及面部潮红消失。癫痫发作可能继发于缺氧损伤。服用任何剂量的止泻宁必须观察 8 ～ 12h，可能发生迟发性的呼吸停止。

治疗：在大多数情况下，严密的脉氧监测和气道观察 24h 是足够的。如有呼吸抑制症状，应给予盐酸纳洛酮（0.4 ～ 2.0mg，静脉注射，儿童和成人），可能需要重复给药，因为地芬诺酯作用的持续时间长于纳洛酮。

17. 消毒剂和除臭剂

（1）萘：在樟脑丸、消毒剂和除臭剂中现在已经不常见了。它不仅通过消化道吸收，还可通过皮肤和肺吸收。在婴儿衣服中存放萘可能是危险的，因为婴儿润肤油是一个很好的溶剂，可能会增加皮肤吸收。服用萘的 2 ～ 7d 后，其代谢性产物可引起严重的溶血性贫血。其他体征包括呕吐、腹泻、黄疸、少尿、无尿、昏迷和抽搐。

治疗：如果患者是清醒、有意识的，可以考虑活性炭摄入。高铁血红蛋白血症性溶血可在服用后 24 ～ 48h 发生。危及生命的溶血和贫血可能需要输血治疗。

（2）对二氯苯、酚醛酸和其他：含有对二氯苯或硫酸钠的樟脑丸、消毒剂和除臭剂都更常见，它们的毒性低于萘。一般引起黏膜刺激性分泌和胃肠道不适。樟脑摄入后可引起癫痫发作。

含酚酸的消毒剂毒性很强，特别是含有硼酸盐离子时。苯酚使组织蛋白沉淀，引起系统性毒性，导致代谢性酸中毒继发的呼吸性碱中毒。一些酚类物质会引起高铁血红蛋白血症。苯酚易于通过局部和胃肠道吸收，导致局限性损伤、弥漫性毛细血管损伤，以及一些病例表现为高铁血红蛋白血症。用于尿片冲洗的五氯酚可引起婴儿代谢性酸中毒。最终造成死亡。

碱金属、季铵类化合物、松油和卤代消毒剂的毒性随有效成分的浓度不同而改变，灯芯除臭剂通常具有中等毒性，碘载体消毒剂是最安全的。喷雾除臭剂通常没有毒性，因为儿童不可能吞下非常大的剂量。

季铵类化合物摄入的急性症状和体征包括发汗、强烈刺激、口渴、呕吐、腹泻、发绀、亢奋、昏迷、抽搐、低血压、腹痛和肺水肿。急性肝衰竭或肾衰竭可能在之后发生。

治疗：苯酚中毒的主要治疗是对症处理和支持治疗。代谢性酸中毒必须谨慎处理。可能需要使用抗惊厥药或采取措施治疗休克。

因为酚类物质可通过皮肤被吸收，暴露部分应该用水进行冲洗。未稀释的聚乙二醇也可能是一种有用的溶剂。

18. 圆盘形纽扣电池 儿童误食的超过 60% 的电池都是从家用产品中获得的。这些小型、扁平、光滑的圆盘状电池直径为 10 ～ 25mm，其中 69% 在 48h 内通过胃肠道，85% 在 72h 内通过胃肠道。一些可能被卡住并导致腐蚀性伤害。电池在食管阻塞可能会引起拒食，流涎增多，呕吐物带血或不带血，疼痛或不适。报告的死亡病例与食管穿孔或瘘管形成相关。

当得到误食磁盘电池的病史时，立即行呼吸道和胃肠道的影像检查，以便找到电池并确定合适的治疗方法。

治疗：对任何误食磁盘电池的患者都需要评估和影像检查。如果在家中，患儿大于 1 岁，推荐每隔 10min 吃 10ml 蜂蜜，最多 6 次。到达急诊后，每 10 分钟服用 10ml 硫糖铝悬浮液，直到内镜检查时镇静。如果磁盘电池位于食管，必须取出马上。食管内滞留时间延长会引起损伤，导致食管穿孔或血管侵蚀及瘘管形成。推荐到外科或消化科就诊咨询。

当圆盘电池的位置在食管以下时，很少发生组织损伤。Meckel 憩室穿孔是主要的并发症，自然通道的形成可能需要长达 7d；在无症状患者中，当胃肠道运动减弱时不需要移除电池。

在消化道打开的电池很少发生汞中毒，患儿都能康复。

已知食入时间的无症状患者，当患者年龄大于 5 岁，且电池已通过食管下段连接处，可以继续观察，检查粪便中是否有电池。如果电池在 7d 内没有排出或者患者出现症状，应该复查影像。如果电池分离或者似乎固定不动，推荐通便、灌肠或使用非吸收的肠道冲洗液。如果这些方法都不成功，可能需要手术干预。当患者体内的电池分离或出现症状，应该测定重金属（主要是汞）的水平。

19. 乙二醇和甲醇　是有毒的醇。乙二醇的主要来源是防冻剂，而甲醇是挡风玻璃雨刮器液体中的一种乙醇变性剂。乙二醇可引起严重的代谢性酸中毒和肾衰竭。甲醇引起代谢性酸中毒和失明。这些症状在服用两种药物的数小时内发生，如果同时摄入乙醇，则需要更长时间。乙二醇醚很少导致酸中毒，除非在大量摄入的情况下。

治疗：主要的治疗方法是阻断将两种物质转化为毒性代谢物乙醇脱氢酶，推荐使用甲吡唑（负荷剂量为15mg/kg）。如果没有甲吡唑，可以用乙醇，但会导致儿童中枢神经系统抑制和低血糖症。在高浓度、持续性代谢性酸中毒或终末器官毒性损伤时推荐用血液透析治疗。

20. γ-羟基丁酸、γ-丁内酯、丁二醇、氟硝西泮和氯胺酮　γ-羟基丁酸（GHB）、γ-丁内酯（GBL）和丁二醇已成为青少年和成人的常用滥用药物。GHB是一种中枢神经系统抑制剂，结构上类似于抑制性神经递质γ-氨基丁酸。GBL和丁二醇在体内可转化为GHB。这些药物可引起短暂的深度昏迷，昏迷通常只持续1～4h。氟硝西泮（Rohypnol）是苯二氮䓬类药物，可导致嗜睡和中枢神经系统抑制。氯胺酮是一种解离性麻醉剂，可快速引起精神状态改变和中枢神经系统抑制。尽管所有这些药物通常被称为“约会强暴”药物，但乙醇是最常用的促进攻击药物。

治疗包括密切观察气道、对症支持，以及在呼吸抑制或中毒引起的呕吐反射减弱时行气管插管，阿托品用于治疗心动过缓。

GHB、GBL或丁二醇中的提取物可引起持续数天的极度的焦虑、幻觉或心动过速。用大剂量镇静剂治疗，如苯二氮䓬类或与丁基苯酚（如氟哌啶醇或氟哌利多）或司可巴比妥可能需要几天。

21. 碳氢化合物（苯、炭打火机液、汽油、煤油、石油、馏分油、松节油）　摄入碳氢化合物可能引起黏膜的刺激、中枢神经系统抑制或吸入性肺炎。碳氢化合物具有高挥发性、低黏度、低表面张力的特点，更容易引起吸入性肺炎。苯、煤油、红海豹油等家具上光剂和一些精油非常危险。当剂量超过1mg/kg可能会引起中枢神经系统抑制。咳嗽或窒息史，以及呕吐，提示碳氢化合物引起的吸入性肺炎。康复可能需要几周，大剂量摄入会引起肺水肿、肺出血、气胸，心脏扩大、心律失常，肝脾肿大、蛋白尿和血尿。

治疗：应避免催吐和灌洗，初始的治疗包括护理支持、观察中枢神经系统抑制或呼吸窘迫情况。无症状且胸部X线片检查正常的患者，在8h后不太可能发展为重大疾病；然而，有呼吸道症状、低氧或胸部X线片改变的患者需严密观察。

应避免在摄入卤化氢碳化合物的患者中使用肾上腺素，它可能会影响已致敏的心肌。皮质类固醇的使用是有争议的，在感染（肺炎可导致发热和渗出）的患者中使用抗生素。在严重碳氢化合物所致肺损伤的治疗中，已成功使用表面活性物质。体外膜肺治疗已经在至少两个标准治疗失败的情况下取得成功。

22. 布洛芬　大多数儿童接触不会产生症状。在一项研究中发现，儿童摄入高达2.4g布洛芬，仍没有症状表现。常见的症状有腹痛、呕吐、困倦和嗜睡。在极少数情况下，会发生呼吸暂停（尤其是在幼儿中）、癫痫发作、代谢性酸中毒和中枢神经系统抑制导致的昏迷。

治疗：如果儿童摄入少于100mg/kg，应重点观察胃肠道不适症状。当摄入量大于400mg/kg时，可能发生癫痫发作或中枢神经系统抑制。没有特效解毒剂。尿液碱化和血液透析都无助于布洛芬排出。然而，血液透析可用于纠正酸碱失衡。

23. 昆虫叮咬（蜜蜂、黄蜂和大黄蜂）　很疼痛，通常并不危险，但过敏反应可能导致死亡。蜂毒具有溶血、神经毒性和类似组胺的活性，在罕见情况下可引起血红蛋白尿和严重过敏反应。大量叮咬造成的毒液螫入，可能引起溶血、横纹肌溶解症和休克，导致多器官衰竭。

治疗：医师应该拔掉毒刺，小心不要挤压附着的毒液囊。对于过敏反应，应在刺痛部位上方静脉注射或皮下注射1：1000肾上腺素溶液（0.01ml/kg）。沙丁胺醇、皮质激素和苯海拉明是有用的辅助药物，但是没有立竿见影的效果。麻黄碱或抗组胺药可以使用2d或3d，以防止症状复发。

更为常见的昆虫叮咬，使用冷敷、阿司匹林和苯海拉明（1mg/kg口服）就足够了。

24. 杀虫剂　在杀虫剂产品中使用的石油馏出物或其他有机溶剂和杀虫剂本身一样有毒。

（1）氯代烃（如艾氏剂、甲醇、氯丹、滴滴涕、狄氏剂、异狄氏剂、七氯、林丹、毒杀芬）：中毒症状包括流涎、胃肠道过敏、腹痛、呕吐、腹泻、中枢神经系统抑制和抽搐。吸入性接触会刺激眼、鼻、喉咙，引起视物模糊、咳嗽、肺水肿。

氯代烃通过皮肤、呼吸道和胃肠道吸收。在大量摄入时，推荐用肥皂清洗污染皮肤、催吐胃内容物，脱去被污染的衣服。惊厥时使用地西泮（0.1～0.3mg/kg

静脉注射）治疗。应谨慎使用肾上腺素，因为它可能导致心律失常。

（2）有机磷酸酯（胆碱酯酶抑制剂）、杀虫剂（如氯硫磷、二甲苯醛、丙氟磷、二嗪农、马拉硫磷、对氧磷、对硫磷、磷酸二钠、焦磷酸四乙酯、硫代-四乙基焦磷酸酯）：头晕、头痛、视物模糊、瞳孔缩小、流泪、流涎、恶心、呕吐、腹泻、高血糖、发绀、胸闷、呼吸困难、出汗、虚弱、肌肉颤动、抽搐、反射和括约肌功能消失，甚至发生昏迷。

临床表现是由胆碱酯酶的抑制导致乙酰胆碱堆积。症状在暴露后12h内出现，应尽快测定红细胞胆碱酯酶水平（一些正常人的血清胆碱酯酶水平较低）。不同实验室的正常值各不相同。一般来说，红细胞胆碱酯酶降低到正常水平的25%以下表示明显暴露。

反复低剂量接触可能会导致突然的、急性的毒性反应。这种症状通常在反复的家庭喷洒工作后发生，而不是农业接触。尽管所有的有机磷酸盐都是通过抑制胆碱酯酶活性来起作用的，但它们的毒性差别很大。例如，对硫磷的毒性是马拉硫磷的100倍。毒性受特定化合物、配方类型（液体或固体）、载体和吸收途径（肺、皮肤或胃肠道）的影响。

治疗：用肥皂水清洗污染的皮肤、指甲、头发和衣服是极其重要的。阿托品加解磷定（胆碱酯酶再活化剂）是一种有机磷杀虫剂中毒的解毒剂。经过评估和管理ABC后，阿托品应每隔几分钟重复给药，直到呼吸道分泌物减少。推荐阿托品在成人的起始剂量为2～4mg静脉注射，儿童为0.05mg/kg。严重中毒可能需要超过24h大量阿托品（以克为单位）治疗。如果出现谵妄，可以使用吡咯烷酸。

阿托品能拮抗有机磷酸盐的毒蕈碱副交感作用，但不影响烟碱受体，不能改善肌肉无力。尽管仍存在争议，但在更严重的情况下，也推荐立即给予碘解磷定，并根据需要每6～12小时重复一次（25～50mg/kg，稀释至5%，超过5～30min给药，小于500mg/min）。如果红细胞胆碱酯酶低于正常值的25%，除碘解磷定外，还应使用阿托品。解磷定在暴露的48h内治疗最有效，在2～6d后会显示出一些副作用。禁忌使用吗啡、茶碱、氨茶碱、琥珀酰胆碱，镇静药利血平和吩噻嗪类。高血糖症在严重中毒中很常见。

（3）氨基甲酸酯（如西维因、塞文、泽特兰）：此类杀虫剂是胆碱酯酶的可逆抑制剂。中毒的症状和体征与有机磷中毒相似，但一般不太严重。阿托品滴定已足够治疗。在有机磷酸盐的混合暴露中，当红细胞胆碱酯酶低于正常人的25%或烟碱刺激症状明显时，可给予阿托品治疗，但保留碘解磷定。

（4）植物杀虫剂（如黑旗杀虫剂、黑叶CRP杀虫剂、房屋和花园气溶胶杀虫剂、法国跳蚤粉、雷达）：已经报道的症状包括过敏反应、哮喘样症状、昏迷和抽搐。除虫菊酯、丙烯菊酯和鱼藤酮，一般不会造成严重毒性。抗组胺药、短效苯二氮䓬类和阿托品有助于症状的缓解治疗。

25. 铁　有许多元素铁含量不同的配方，3种常见配方包括富马酸亚铁（33%）、硫酸亚铁（20%）和亚铁葡萄糖酸盐（12%）。通常，超过20mg/kg的元素铁会引起症状。铁中毒可分为5个阶段：①出血性胃肠炎，发生在摄入后30～60min，可能导致休克、酸中毒、凝血障碍和昏迷，这个阶段通常持续4～6h；②改善阶段，持续2～12h，在此期间患者看起来好转；③延迟性休克，可能在摄入12～48h后发生，可能出现代谢性酸中毒、发热、白细胞增多和昏迷；④肝损害伴肝衰竭；⑤残余幽门狭窄，约在摄入后4周发生。

治疗：基于临床评估进行胃肠道净化。如果患者出现症状或病史提示中毒量（通常＞20mg/kg元素铁），在可能危及生命的过量用药时，应考虑洗胃和全肠冲洗。

休克按通常的方式治疗。去铁胺是一种特殊的铁螯合剂，在治疗严重的铁中毒中非常有用。它可以形成一种可溶性复合物，通过尿液排出。在肾衰竭患者中禁用，透析治疗时除外。如果患者出现代谢性酸中毒、持续性症状、血清铁测定困难或者摄入后4～5h，血清铁浓度超过500μg/dl时，开始静脉滴注去铁胺螯合治疗。

在严重中毒患者中，不用等血清铁浓度测定，及时开始去铁胺治疗。如果患者出现休克，静脉注射剂量应为10～15mg/（kg•h）。在危及生命的中毒时，使用剂量可高达35mg/（kg•h）。快速静脉注射会导致低血压、面部潮红、荨麻疹、心动过速和休克。如果静脉通路尚未建立，去铁胺可肌内注射（90mg/kg，每8小时一次，最大量1g），过程很痛苦。去铁胺的停药指征尚未明确，一般情况下，如果患者好转，酸中毒纠正，可在12～24h后停药。使用去铁胺超过24h与急性呼吸窘迫综合征（ARDS）的发生有关。

血液透析、腹膜透析或换血治疗可用于增加透析液的排出。应监测尿量，行尿沉渣检验，明确肾小管损伤。实验室检查应包括血型和交叉配型、总蛋白、血清铁、钠、钾和氯化物，PCO_2及肝功能。即使不服用去铁胺，血清铁水平也会迅速下降。

急性发作后，还需行肝功能检查和上消化道检查除外残余损伤。

26. 铅　中毒会引起视物模糊、虚弱、易怒、体重减轻、呕吐、情绪变化、共济失调、便秘、头痛和腹部绞痛。晚期表现为发育迟缓、抽搐和颅内压升高引起的昏迷，这是紧急医疗事故。

铅中毒通常发生小于5岁的儿童中，最有可能的铅来源包括防弹含铅涂料、艺术家使用的颜料、果树喷雾剂、焊料、黄铜合金，家用釉陶，电池燃烧产生的烟雾及外国救济。仅含小于1%的铅对室内（如家具、玩具）是安全的。反复摄入小剂量的铅比一次大规模的暴露更严重。如果每天吸收的铅超过0.5mg就会出现中毒症状。在美国各州，铅含量持续下降，而在国外更常见，因此应特别注意移民、难民及使用外国救济的人。

血铅水平被用来评估暴露的严重程度。需要完整的血细胞计数和血清铁蛋白浓度测定，缺铁会增加铅的吸收。糖尿、蛋白尿、血尿、氨基酸尿常发生。在无症状的情况下，毛细血管血铅异常应与静脉样本反复比较，以排除实验室误差。样本必须在酸洗无金属容器中获得。在铅中毒患者中可观察到红细胞正常、轻度低色素性贫血，伴红细胞嗜碱性点染和网织红细胞增多。近期铅摄入的病例无红细胞点染。

脑脊液（CSF）蛋白升高，并且白细胞计数通常小于100/ml。脑病患者脑脊液压力可能升高，腰椎穿刺时需非常小心，以防疝的形成。

治疗：有关铅中毒治疗和评估的最新建议，请参阅疾病预防控制中心指南。没有铅的“安全”浓度。最重要的初始治疗是消除暴露来源。二巯丁二酸是批准使用的口服螯合剂，与依地酸钙同样有效。无症状儿童应在血铅水平超过45μg/dl时使用，初始剂量为10mg/kg（$350mg/m^2$）每8小时一次，持续5d。然后是同样的剂量，每12小时给药一次，连用14d。疗程中至少间隔2周。停止治疗后血铅水平有所上升（如再结合）。在有症状的儿童或血铅水平超过70μg/dl时，应使用二巯丙醇/BAL[300～450mg/（m^2·d）]和依地酸钙/$CaNa_2EDTA$[1000～1500mg/（m^2·d）]。

伴脑水肿的脑病需要用标准方法治疗。可能需要使用抗惊厥药。高钙高磷饮食和大剂量的维生素D可以通过骨沉积来去除血液中的铅。公共卫生组织应该评估铅的来源，在孩子回家之前完成一些必要的纠正调整。

27. *磁铁* 虽然没有明确的毒性，但已经发现小磁铁引起的儿童肠梗阻。最近一个20月龄的孩子发生肠穿孔并死亡的病例引起消费者安全委员会的警告和产品召回。摄入至少两块磁铁可能导致肠梗阻发生，推荐影像学检查和外科治疗。

28. *大麻* 超过一半的美国各州允许医用大麻，还有一些州允许吸食大麻，使得大麻越来越容易获得。它有多种形式，包括浓缩产品（点状，黄油、蜡）、喷雾器和加入可食用产品，它们都含有高浓度的THC（四氢大麻酚），其是精神类药物的重要成分。

吃了可食用产品的幼儿可有一些比较轻微的症状，如嗜睡和共济失调。然而，可以发展为更严重的症状，包括中枢神经系统抑制、昏迷和需要机械通风的呼吸抑制，这些症状可能持续24h以上。吸入或滥用高浓度产品会导致心动过速、高血压、躁动和急性精神改变。习惯性使用会导致严重的恶心、呕吐，洗热水澡可以减轻腹痛，通常以大麻素样呕吐过度综合征（CHS）为标志。治疗主要是对症及支持，处理心肺系统副作用，用苯二氮䓬类药物或抗精神病药物治疗精神病。据报道，辣椒素乳膏可以改善CHS症状。

29. *蘑菇* 有毒蘑菇通常很难与可食性品种区分开来。联系毒物控制中心可以获得鉴定帮助。症状因食物种类、年份、成熟期、食用量、食用方法，以及摄入后的间隔时间而异。大多数蘑菇会导致早期胃肠道症状，而不会引起明显的中毒；但是，有些可能是致命的，所以让毒物控制中心的专家鉴定有毒蘑菇是非常重要的。对一个人有毒的蘑菇可能对其他人没有毒性。喝酒和吃某些蘑菇引起的反应类似于二硫仑和乙醇之间的反应。烹饪会破坏一些毒素，除了鹅膏菌产生的致命毒素，90%的蘑菇中毒死亡是由鹅膏菌产生的毒素引起的。蘑菇毒素的吸收相对较慢，食入后2h内出现症状，提示有毒蕈碱样中毒；而症状在6～48h后出现，则强烈提示鹅膏菌中毒。吞食了鹅膏蕈毒素的患者在好转后，会死于持续进展的肝肾衰竭。

治疗：蘑菇中毒的治疗是专业化的，建议咨询毒物控制中心。由于呕吐和腹泻，需要支持治疗和静脉液体复苏。如果患者有毒蕈碱样症状，给予阿托品0.05mg/kg肌内注射（幼儿0.02mg/kg），根据需要每30分钟重复使用。但并不适用于所有蘑菇中毒，只有存在胆碱能作用时才使用。在症状迟发的患者中最可能出现低血糖。如果患者有症状，先尝试确定蘑菇种类。当地植物园、大学植物学系及真菌学家协会可能会提供帮助。通常只需要支持治疗，然而在鹅膏菌中毒患者中，需要使用水飞蓟宾、胆道引流、液体管理，甚至血液透析。目前，对于鹅膏毒素引起的肝衰竭，有静脉注射水飞蓟宾的临床试验，可在http://www.clinicaltrials.gov查询研究方案。

30. *亚硝酸盐，硝酸盐，苯胺，五氯苯酚和二硝基苯酚* 亚硝酸盐或硝酸盐中毒的可能表现有恶心、眩晕、呕吐、发绀（高铁血红蛋白血症）、抽搐、腹痛、心动过速、心力衰竭、呼吸急促、昏迷、休克、抽搐和死亡。

家中发现的亚硝酸盐和硝酸盐化合物包括亚硝酸戊酯、硝酸丁酯、硝酸异丁酯、硝酸甘油、季戊四醇四硝酸酯、亚硝酸钠、硝基苯和非那唑吡啶。木材防腐剂中含有五氯苯酚和二硝基苯酚，其氧化磷酸化解偶联作用会导致高铁血红蛋白血症和酸中毒，头痛、头晕和心动过缓。亚硝酸盐诱导高铁血红蛋白血症的最常见原因是高浓度的亚硝酸盐井水或菠菜，其他常见原因包括局部麻醉剂。通常在血红蛋白转化为高铁血红蛋白含量达到 15% ～ 50% 时才会出现症状。快速测试是将患者的血液放在干滤纸张上，与正常血液比较。患者血液呈褐色表明高铁血红蛋白水平超过 15%。

治疗：如果患者清醒和警觉，在最近摄入的情况下考虑服用活性炭。用肥皂水清洗污染的皮肤。可能需要氧气和人工呼吸。如果患者有症状，高铁血红蛋白水平超过 30%，或浓度无法测定时，给 1% 亚甲蓝（0.2ml/kg 静脉注射）超过 5 ～ 10min 给药。避免血管周围渗出，因为它会导致皮肤和皮下组织坏死。可发生发绀程度的急剧变化，偶尔需要输血。如果发生心动过缓，应使用阿托品。

31. *阿片类药物* 阿片类和阿片类药物相关的医疗问题可能包括药物成瘾、新生儿戒断和意外用药过量。它们的表现因出现时间和持续时间不同而异。在常规尿检中发现了许多阿片类物质，但因检测方法不同，检出物质也不同。与所在的医院实验室核实，可以检验哪种阿片类药物。在海洛因和其他滥用药物中，使用芬太尼类似物（卡芬太尼）和芬太尼含量增加，导致猝死和死亡率的升高。

阿片类药物成瘾的青少年经常有其他的医学问题，包括蜂窝织炎、脓肿、血栓性静脉炎、破伤风、感染性心内膜炎、人类免疫缺陷病毒（HIV）感染、肺结核、肝炎、疟疾、身体异物栓塞、肺小动脉血栓形成、糖尿病、产科并发症、肾病和消化性溃疡。

治疗如下。

（1）过量：阿片类和阿片类药物可引起呼吸抑制、呼吸困难、昏迷、口咽分泌物增多、窦性心动过缓和尿潴留。肺水肿很少发生在儿童身上，但也有相关报道。死亡通常是因为胃内容物吸入、呼吸停止及脑水肿。

呼吸抑制是纳洛酮给药的适应证。虽然盐酸纳洛酮的建议剂量范围为 0.01 ～ 0.1mg/kg，但通常不需要在此基础上计算剂量。这个极安全的解毒剂应足够逆转类阿片结合位点。低至 0.04mg 对逆转有效。年龄小于 1 岁的婴儿，初始应予一支安瓿（0.4mg）；如果没有反应，应该迅速再加 5 支安瓿（2mg）。年龄较大的儿童应以 0.4 ～ 0.8mg 初始，如果没有反应，则加至 2 ～ 4mg。由于拮抗剂的作用时间小于 1h，呼吸抑制状态很快好转。宫内中毒的新生儿可能需要 10 ～ 30mg/kg 以逆转效果。如果症状持续，可使用纳洛酮输液治疗。根据配方，一些药物（如丁丙诺啡和美沙酮）可能影响作用持续时间，需要观察 24h。

（2）成瘾患者的戒断：苯二氮䓬类药物，如地西泮（每 6 小时口服 10mg）和止吐药已经被推荐用于治疗青少年轻度戒断。可通过使用可乐定，用美沙酮或丁丙诺啡替代，或重新引入原始成瘾剂（如果通过监管药物获得）达到退出管理的目的。3 周以上的渐进式课程可以完成这个目标。死亡很少发生。不建议突然停用麻醉剂（冷火鸡法），可能导致严重的身体戒断症状。

（3）宫内暴露新生儿的戒断：阿片类药物戒断的新生儿通常为小于胎龄儿，出现打哈欠，打喷嚏，拥抱反射减弱，饥饿但不协调的吸吮动作、易激惹、颤抖、持续活动、哭声高尖、肌张力增高、抽搐、呕吐、发热、水样腹泻、发绀、脱水、血流动力学不稳定、癫痫发作和萎靡。

症状通常出现在出生后 48h，但可能持续 8d，具体取决于母亲最后一次使用和分娩前用药的时间。有几种治疗方法，包括药理学的和非药理学的，已被推荐用于麻醉性停药新生儿，包括苯巴比妥、吗啡、美沙酮、丁丙诺啡。未经治疗的新生儿麻醉药品的戒断死亡率可能高达 45%。

32. *口服抗糖尿病药物（磺酰脲类，二甲双胍）* 非胰岛素类降血糖药物包括 α- 葡萄糖苷酶抑制剂，双胍类（二甲双胍），二肽基肽酶 -4 抑制剂、胰高血糖素样肽类、美格列酮、钠葡萄糖转运抑制剂、磺酰脲类药物和噻唑二酮。它们都用于治疗糖尿病患者的高血糖。磺酰脲类药物（乙酸己脲、格列吡嗪、格列本脲）是唯一一类有效的口服降糖药，它促进内源性胰岛素分泌，可引起低血糖。美格列脲类药物（那格列奈、瑞格列奈）很少引起低血糖。双胍类药物在急性大剂量使用或肾衰竭时引起乳酸酸中毒。低血糖症状是多种多样的，包括精神状态改变、发汗、癫痫发作或昏迷。

治疗：可能接触磺酰脲类药物的儿童应入院 12 ～ 24h，主要是治疗低血糖。如果患儿清醒，有轻微的不适症状，可给予葡萄糖口服。更严重的低血糖或有明显症状，立即以 0.5 ～ 1g/kg 静脉输注葡萄糖。对于反复发作的低血糖，一旦血糖正常，应考虑使用奥曲肽 1μg/kg 皮下或静脉使用，每 6 ～ 8 小时一次。二甲双胍的毒性应给予支持治疗，肾衰竭患者或严重的乳酸异常患者，可进行血液透析治疗。

33. *抗精神病药（典型和非典型）* 典型的抗精神病药物包括丁丙酚（氟哌利多、氟哌啶醇）和吩噻嗪类（异丙嗪、氯丙嗪、硫利达嗪）。非典型抗精神病药包括苯扎平（氯氮平、奥氮平、喹硫平）和吲哚类（利培酮、齐拉西酮）。

（1）临床表现

1）锥体外系症状：典型的特征性表现包括斜颈、身体僵硬、痉挛、言语不清、紧张和意识清醒下的交流障碍。锥体外系症状代表着特殊的反应，脱水会加重病情。这些症状和体征最常发生在接受丙米嗪治疗的儿童中，通常被误认为是精神病发作。这些锥体外系症状在典型的抗精神病药物（丁炔酮、吩噻嗪类）治疗中常见。

2）过量：中毒最常见的症状是嗜睡和深度长期昏迷。典型的抗精神病药，异丙嗪、氯丙嗪和丙氯拉嗪，易引起呼吸抑制和血压骤降。利培酮和喹硫平是非典型抗精神病药物，可导致中枢神经系统抑制。氯氮平、奥氮平和喹硫平最常引起低血压和抗毒蕈碱样症状。硫利达嗪和齐拉西酮可引起 QTc 间期延长，但心律失常很少见。偶尔，矛盾的多动症和锥体外系征，高血糖和乙酰胆碱血症现象出现。癫痫发作不常见。

3）抗精神病药恶性综合征：是一种罕见的可能致命的特殊并发症，包括精神状态改变（意识混乱、昏迷）、运动异常（铅管样强直、阵挛）、自主神经功能障碍（心动过速、高热）。一般情况下，在开始治疗后 1 ～ 2 周发生，可在治疗剂量下发生，并且会持续几天。

（2）治疗：锥体外系症状在缓慢静脉注射苯海拉明（1 ～ 2mg/kg，最多 50mg）或甲磺酸苯扎托品（静脉注射 1 ～ 2mg，1mg/min）的几分钟内缓解，通常不需要其他治疗。可能需要进一步改变剂量。

过量用药的患者应接受保守的辅助治疗，低血压可按标准方法治疗，从等渗盐水开始。易怒最好用苯二氮䓬类药物治疗。抗精神病药恶性综合征的治疗方法是停药，用苯二氮䓬类和镇静剂进行高热和焦虑。在难治性病例中，推荐使用溴隐亭，但其机制还不清楚。

34. *植物* 许多常见的观赏植物、园林植物和野生植物可能有毒。只有在少数情况下，小量的植物中毒可引起严重的疾病或死亡。表 13-5 列出了有毒植物、中毒症状和体征，以及治疗。请联系您所在地的毒物控制中心以获得识别帮助。

35. *精神药物* 包括四大类：兴奋剂（苯丙胺、可

表 13-5 植物中毒[a]

有毒植物	症状和体征	治疗
海芋属：彩叶芋属、万年青属、马蹄莲属，哑从根芋（草酸）	草酸钙晶体引起黏膜灼伤和气道梗阻，继发水肿	彻底清洗可接触的区域。皮质类固醇药物可缓解气道阻塞。冷敷可缓解黏膜损伤
蓖麻子（蓖麻毒素 - 毒素白蛋白）相思豆（相思豆毒素 - 毒素白蛋白）	黏膜刺激，恶心，呕吐，血性腹泻，视物模糊，循环衰竭，急性溶血性贫血，抽搐，尿毒症	液量和电解质监测。盐水泻药。强制碱性利尿可以预防凝血和溶血的并发症
洋地黄，铃兰，夹竹桃[b]	恶心，腹泻，视觉障碍，心律异常（如心脏传导阻滞）	见文中洋地黄药物治疗
曼陀罗：见颠茄生物碱部分	散瞳、口干、心动过速和幻觉	焦虑用苯二氮䓬类、毒扁豆碱
燕草属植物（洋翠雀碱、飞燕草、翠雀宁）	恶心呕吐，易怒，肌肉麻痹和中枢神经系统抑制	对有症状者使用阿托品有效
乌头（附子）	黏膜麻木，烦躁，刺痛，头晕，耳鸣，低血压、心动过缓和抽搐	活性炭，氧气。阿托品可能有效
毒芹（毒芹碱）	瞳孔散大、颤抖、头晕、心动过缓，中枢神经系统抑制，肌肉瘫痪，抽搐。呼吸麻痹导致死亡	对有症状者使用心脏和氧合监测设备，必要时辅助呼吸。如有需要，使用抗惊厥药
杜鹃花（梫木毒素）	腹痛，呕吐，严重腹泻，肌肉麻痹。中枢神经系统和循环系统抑制。大剂量时引起高血压	阿托品能预防心动过缓。禁用肾上腺素。可能需要抗高血压治疗
黄色茉莉属（有效成分为钩吻碱，与马钱子碱有关）	躁动，抽搐，肌肉麻痹，呼吸抑制	对有症状者，因为与马钱子碱有关，活性炭和地西泮治疗癫痫发作值得一试
水铁杉（毒芹素）	恶心，呕吐，腹痛，癫痫发作。大量摄入可能导致严重的横纹肌溶解症、代谢性酸中毒和肾衰竭	有症状。苯二氮䓬类药物可用于癫痫发作

a 很多其他植物也可引起轻微的刺激，除非大量摄入，否则不太可能引起严重问题。数据引自 Lampe KF, McCann MA: AMA Handbook of Poisonous and Injurious Plants. American Medical Association; 1985.

b Done AK: Ornamental and deadly. Emerg Med 1973; 5: 255.

卡因、尼古丁)，镇静剂（如麻醉剂、巴比妥类)，抗抑郁药和镇静剂，精神活性药物[致幻剂，如麦角酸二乙胺（LSD)，苯环己哌啶（PCP）]。

(1) 临床表现：以下临床表现在滥用毒品患者中常见。在本章中关于其他药物临床表现的相关讨论也请一并参考。

1) 兴奋剂：激动，兴奋，浮躁，心动过速，发热，腹部痉挛，视觉和听觉幻觉，瞳孔扩大，昏迷，抽搐，呼吸抑制。尼古丁与呕吐、高血压和心动过速有关，随后出现胆碱能过剩症状，以及癫痫发作和虚弱。

2) 镇静剂：情绪不稳，共济失调，复视，眼球震颤，调节能力降低、呼吸抑制、昏迷、呼吸暂停和抽搐。麻醉剂会导致瞳孔缩小，偶尔发生肺水肿。

3) 抗抑郁药和镇静剂：低血压、嗜睡、呼吸抑制、昏迷和锥体外系反应。

4) 致幻剂和精神药物：颠茄生物碱引起抗胆碱能毒性，瞳孔增大、口干、恶心、呕吐、尿潴留、谵妄、躁动、幻觉、发热、低血压、抽搐和昏迷。精神活性药物如LSD会导致瞳孔扩大，无法解释的奇怪行为、幻觉和一般的无差别的精神病行为。大麻可引起心动过速、焦虑、烦躁和呕吐。

(2) 治疗：只有一小部分吸毒者会引起内科医师的注意，他们经常有一些不良表现，如惊恐状态、药物性精神病、杀人或自杀想法、呼吸抑制。

即使是比较配合的患者，也很难获得准确的病史。吸毒史更容易在一个温和、不具威胁性、诚实的考官并且没有父母在场的情况下获得。街头毒品通常掺入一种或多种其他化合物，确切剂量是未知的。多种药物经常一起服用。朋友可能是有用的信息来源。

致幻剂不会危及生命，除非患者坦白说是杀人或自杀。确定的诊断通常不需要治疗；相反，需要治疗出现的症状和体征。患者喝醉了？退出？“闪回”？是由于药物作用掩盖了一些疾病或者损伤（如头部外伤)？（请记住，一个吸毒者可能仍然有脑膜脑炎引起的幻觉)。

特定患者的体征和症状不仅与药物和剂量有关，还与耐受水平、“环境”、患者的身体状况和性格特征、其他药物的增强作用相关，还有很多其他因素。

一个常见的毒品问题是“糟糕的旅行”，通常是恐慌反应。与患者保持冷静，尽量减少听觉和视觉刺激是最好的办法。允许患者和朋友坐在一起，等待药效消失可能是最好的治疗方法。这可能需要几个小时。

药物治疗通常是不必要的，可能会使药物相关的恐慌反应过程更复杂。虽然吩噻嗪类药物通常用于治疗严重的不适，但是如果不知道具体的药物，应该避免使用，因为它们可能会增加毒性或产生不必要的副作用。如果需要镇静，苯二氮䓬类药物是首选药物。身体上的限制通常会加重患者的恐慌反应。急性期过后，医师必须决定是否需要精神病科转诊。

36. *水杨酸盐* 儿童保护容器的使用和意外中毒的宣传降低了急性水杨酸中毒的发生率。食用冬青油可以导致水杨酸中毒。然而，严重中毒仍然发生，必须视为紧急情况。

水杨酸盐解偶联氧化磷酸化，导致产热增加、出汗过多和脱水。它们也会干扰葡萄糖代谢，导致低血糖或高血糖发生。呼吸中枢刺激发生早。在某种程度上，急性中毒的严重程度可以通过血清水杨酸水平来判断。无论临床症状如何，高水平始终是危险的，而低水平可能会导致成为慢性病患者。

在轻度和中度中毒中，刺激呼吸中枢产生呼吸性碱中毒，可能出现耳鸣或听力丧失。呕吐也是常见的症状。严重中毒（发生在急性高水杨酸摄入或低水平的慢性毒性患者)，呼吸道反应为不能代偿代谢过量，可能导致发热、肺水肿、癫痫发作和死亡。

一旦尿液变酸，排出的水杨酸盐就会减少。在这一过程被逆转之前，半衰期仍将延长，因为代谢对清除水杨酸盐的作用不大。慢性严重水杨酸盐中毒症状最早可能发生在开始治疗3d后，包括呕吐、腹泻和脱水。

治疗：木炭能很好地结合水杨酸盐，在急性摄入患者中，当精神状态正常呕吐时，推荐使用。轻度中毒患者只需口服液体治疗，并确认水杨酸盐的含量下降（$<$ 30mg/dl)。中度中毒包括中度脱水和缺钾。液体必须以2 ～ 3ml/（kg・h）的速度输注，以纠正脱水和产生pH大于7.0的尿液。初始静脉注射溶液应为等渗溶液（D_5W，150mEq碳酸氢钠)。一旦患者被再水化，溶液可以含有更多的游离水和约40mEq/L的K^+。

严重毒性表现为严重脱水。症状可能与Reye综合征、脑病和代谢性酸中毒相混淆。水杨酸水平甚至在治疗范围内。调整纠正脱水的液体，一旦完成，必须纠正低钾血症并给予碳酸氢钠。通常最初的6 ～ 8h，碳酸氢钠1 ～ 2mEq/（kg・h)，K^+ 20 ～ 40mEq/L。尿流量在2 ～ 3ml/（kg・h)。尽管采用这种治疗方法，但一些患者仍会出现水杨酸中毒。这是由于低钾血症，肾小管内K^+的潴留和H^+的排泄。K^+的纠正可以使尿液变为碱性，水杨酸盐离子化，导致非电离物质的排泄而不是酸性尿液中水杨酸盐的再吸收。

肾衰竭、肺水肿、精神状态变化、癫痫发作或浓度大于100mg/dl的患者，应考虑血液透析治疗。

37. *蝎子螫伤* 在美国西南部蝎子螫伤很常见。虽然神经系统的表现可能会持续1周内，大多数临床症状在24 ～ 48h消退。

美国最常见的蝎子是愈神蝎科、金蝎属、芒蝎属和刺尾蝎属。前3种刺痛会导致水肿和疼痛。被刺尾蝎（树皮蝎子）螫伤是最具临床意义的，在刺痛的地方可引起刺痛或烧灼感。在幼儿中可能发生高血糖、烦躁、肌肉痉挛、腹部痉挛、角弓反张、抽搐、尿失禁和呼吸困难。

治疗：用苯二氮䓬类药物镇静是主要的治疗方法。在严重中毒时使用抗蛇毒血清，建议给药1～3瓶。严重病例时可能由于分泌物和呼吸肌无力而使气道堵塞，可能需要气管插管。患者可能需要治疗癫痫、高血压或心动过速。只要患者呼吸道通畅，镇静完成，预后一般良好。

38. *血清素再摄取抑制剂* 氟西汀（百忧解）、帕罗西汀（赛乐特）、舍曲林（左洛复），还有许多其他的药物组成了这类药物。治疗剂量的副作用包括镇静、自杀倾向、攻击性行为和锥体外系效应。过量可能引起呕吐、嗜睡、高血压、心动过速、高热和腹痛，但很少发生癫痫发作和心律失常。这些表现是因为过量用药使血清素（5-羟色胺）增加，导致血清素综合征。尽管毒性程度不同，但这些药剂一般不会危及生命，通常也不需要干预。

对药物的实验室测量只能确定它们的存在。

用苯二氮䓬类药物治疗躁动、发热是最有益的。低血压可以用液体或去甲肾上腺素治疗。赛庚啶是血清素的拮抗剂，但使用它的证据是有限的。推荐剂量为0.25mg/（kg・d），每6小时一次，最多12mg/d。成年人和青少年初始剂量为12mg，然后每2小时2mg，最多32mg/d。

39. *蛇咬伤* 美国几乎所有的毒蛇咬伤都是由响尾蛇亚科（响尾蛇、水蛇和美洲蝮蛇）咬伤引起的。还有一些是由眼镜蛇（珊瑚蛇），以及作为宠物饲养的其他外来蛇偶尔咬伤引起的。蛇毒是一种复杂的酶、肽和蛋白混合物，可能具有细胞毒性、溶血毒性、心脏毒性及其他作用。高达25%的毒蛇咬伤不会产生毒液注射。美国毒蛇毒液主要引起局部疼痛、变色、水肿和血小板减少。

结局取决于孩子的大小、咬伤部位、感染程度、蛇的种类及治疗效果。响尾蛇咬伤后，肿胀和疼痛很快就会出现，一定程度上说明毒液螫入已经发生。在最初的几个小时里，肿胀和瘀斑从咬伤处向上延伸。咬伤初多表现为一个被瘀斑包围的双重穿刺痕迹。吐血、黑便、咯血等凝血障碍表现的严重病例很少发生。呼吸困难和休克很少是死亡的最终原因。

珊瑚蛇的咬伤感染几乎不会引起局部疼痛、肿胀或坏死，全身反应通常会延迟发生。珊瑚蛇毒液螫入的症状包括眼球破裂、吞咽困难和烦躁不安；这些症状可能在5～10h出现，伴随完全性周围麻痹，并在24h内死亡。

治疗如下。

（1）紧急（急救）治疗：最重要的急救措施是运送到医疗场所。用夹板夹住受影响的肢体并尽量减少患者的动作。止血带和冰袋是相反的。切开和抽吸对响尾蛇或眼镜蛇咬伤都不起作用。

（2）确定的医疗处理：抽血时应测定红细胞压积、凝血时间、血小板功能和血清电解质。建立两条静脉通路，用于注射抗蛇毒和其他药物。特殊的抗蛇毒血清用于毒液螫入的症状进行性出现。对于珊瑚蛇咬伤，可用东方珊瑚蛇抗蛇毒血清（惠氏实验室）。毒蛇咬伤的患者，如果损伤局部进展、凝血障碍或全身症状（如低血压、谵妄）存在，应接受聚维A抗蛇毒血清静脉注射（Fab或Fab2）治疗。请参阅包装标签或致电您所在地的毒物控制中心了解使用详情。抗蛇毒血清会阻止疾病进展，改善出血、疼痛和休克症状。如果有珊瑚蛇咬伤史，在250～500ml等渗盐水溶液中注入3～5瓶抗蛇毒液（如有）治疗，观察至少24h。额外可能需要3～5瓶备用。一般认为最好是在咬伤的6h内给药，最近的证据表明延迟使用可能有治疗作用。

服用阿片或阿片类药物来控制疼痛。冷冻疗法是禁忌证，因为它通常会导致其他组织损伤。早期的物理治疗可以减少挛缩。在极少数情况下，需要筋膜切开术来缓解肌筋膜室的压力；建议在筋膜切开术前测量压力。抗组胺药和皮质激素（氢化可的松，1mg/kg，给药1周）可用于治疗血清病或过敏性休克。

除非临床有感染的症状表现，否则不需要抗生素治疗。评估破伤风状态，必要时应予免疫治疗。出院后可能会出现复发性凝血病和血栓性血细胞减少症，患者应随访检查，在出院后1周内复查实验室指标。

40. *肥皂和洗涤剂*

（1）肥皂：是由脂肪酸盐制成的。误食肥皂条可能引起呕吐和腹泻，但毒性很低。

（2）洗涤剂：是具有表面活性剂性质，用于清洁的非皂化合成产品。商业产品包括颗粒、粉末和液体。洗碗机洗涤剂的碱性很强，会引起腐蚀性灼伤。在许多制剂中存在低浓度的漂白剂、抗菌剂及酶。纯化合物的毒性中等，但使用的浓度会显著改变产品的毒性，经常使用此类产品的人员和制造这些产品员工会偶尔发生原发性或过敏性刺激现象。它们通常是乙二醇醚、乙基、乙醇和表面活性剂的混合物。已成为流行的单位剂量的洗涤剂或其包装会吸引儿童。它们通常会引起局部刺激，如果摄入会导致更严重的症状，包括角膜损伤、中枢神经系统抑制和呼吸窘迫。

1）阳离子洗涤剂（西波林、透明霜、苄乙铵、苄烷铵)：稀释浓度为0.5%的阳离子洗涤剂会引起刺激性黏膜损伤，但较高浓度（10%～15%）可能导致腐蚀性烧伤黏膜。临床效果包括恶心、呕吐、虚脱、昏迷和抽搐。有一些2.25g的阳离子洗涤剂可导致成人死亡的案例。有4例100～400mg/kg苯扎溴铵引起死亡。阳离子洗涤剂可以被组织和普通肥皂迅速灭活。由于腐蚀作用和很快发生的抽搐，故不建议催吐治疗，可能需要使用抗惊厥药。

2）阴离子洗涤剂：最常见的家用洗涤剂是阴离子的。洗衣店使用的化合物中添加了软水剂（磷酸钠），它是一种强烈的刺激物，可以减少游离钙。阴离子洗涤剂因为去除天然洗涤剂引起皮肤刺激。虽然摄入可引起腹泻、腹胀和呕吐，但尚无死亡报告。如果发生皮肤刺激，唯一的治疗方法是停止使用该类产品，用其他液体或电解质液代替。误食洗碗机洗涤剂后，因为它的碱性特点，不建议催吐治疗。

3）非离子洗涤剂（Brij产品；曲拉通X-45、X-100、X-102和X-144）：这些化合物包括月桂醇、硬脂醇、油醇和辛基苯酚。它们无毒，对皮肤几乎没有刺激。

41. *蜘蛛咬伤* 在美国，多数医学上重要的咬伤是由黑寡妇蜘蛛和北美棕色隐居（小提琴）蜘蛛引起的。因为许多蜘蛛咬伤可能会模仿棕色的隐居蜘蛛，其毒素鉴定对临床是有帮助的。

（1）黑寡妇蜘蛛：几乎存在于美国的所有地区，最初的叮咬会造成向心性扩散的剧烈疼痛，局部和全身肌肉痉挛、腹痛、眶周水肿、恶心呕吐、心动过速和高血压也很常见。黑寡妇蜘蛛咬伤引起的全身症状可能会与其他引起急腹症的原因混淆。急性期症状的恢复需要2～3d，感觉异常、紧张和暂时性肌肉痉挛在幸存者中可能会持续数周，与普遍性的观点相反，死亡是极其罕见的。

最初的疼痛应该使用苯二氮䓬类药物和类阿片类药物来控制。抗蛇毒血清是有效的，推荐在前述治疗方法效果欠佳的严重病例中使用。

（2）棕色隐居蜘蛛（小提琴蜘蛛）：北美棕色隐居蜘蛛最常见于美国中部和中西部地区。它的咬伤特点是持续2h剧烈疼痛的局部反应。最初的缺血性红斑疱在1周内被黑色焦痂取代，这个焦痂在2～5周就会脱落，留下愈合缓慢的溃疡。棕色隐居蜘蛛咬伤中毒的全身症状包括发绀、麻疹样皮疹、发热、寒战、不适、虚弱、恶心呕吐、关节痛、溶血性血红蛋白尿、黄疸和谵妄，多见于儿童。死亡病例很少，有报道的死因为弥散性血管内凝血。

推荐这些经验性治疗，虽然疗效尚未证实：急性期地塞米松4mg静脉注射，每天4次；白细胞抑制物，如氨苯砜或秋水仙碱。推荐支持性伤口护理，包括清创和重建。在严重溶血病例中使用血浆置换治疗。

42. *维生素* 意外摄入过量的维生素很少引起重大问题，除了维生素A过量合并肝肾功能不全。维生素A中毒可以引起颅内压升高、眼毒性和肝毒性。但是，慢性摄入剂量超过50 000～100 000IU才能引起中毒。很多复合维生素制剂都含有氟化物，2岁或3岁的儿童可以吃100片（每片含1mg氟化钠）而无严重不良反应。大多数咀嚼维生素不含铁，有服用含铁复合维生素引起铁中毒的报道。滥用吡哆醇引起神经病变；烟酸可以导致皮肤潮红，很少引起低血压和肝毒性。

43. *华法林和新口服抗凝剂* 华法林被用作抗凝剂和杀鼠剂。它可以导致低凝血酶原血症和毛细血管损伤。对儿童来说，0.5mg/kg的华法林可能有毒。长效抗凝血灭鼠剂（溴鼠灵、双苯酚、溴敌隆、敌鼠酮、蒎烯、杀鼠酮、杀鼠醚）会引起比华法林更严重的毒理学问题，因为抗凝活性可能持续6周到几个月。然而，大多数误食患者可以在家里观察，无须进一步检查评价。如果担心大量摄入的不良后果，48h测定凝血酶时间可确定毒性程度。长时间的抗凝毒性可以用大剂量的维生素K_1治疗。

参考美国胸科医师学会出版的住院患者维生素K拮抗剂出血处理相关指南，对有出血证据的患者，给予新鲜冷冻血浆、凝血酶原复合物浓缩或活化因子。对无明显出血的患者，推荐口服维生素K。

新开发的口服抗凝剂对特定的凝血因子有直接抑制作用，如Ⅹa因子直接抑制剂（阿哌沙班、依多沙班、利伐沙班），和直接凝血酶（Ⅱa）抑制剂（达比加群酯）。中毒剂量还未确定，但意外摄入通常不会导致严重毒性。显色抗因子Ⅹa可定量抑制Ⅹa，直接凝血酶抑制剂最敏感的凝聚参数是和蛇静脉酶凝血时间（ECT）和稀释凝血酶时间（dTT）。活化四因子凝血酶原复合物浓缩物、活化因子Ⅶ或新鲜冷冻血浆用于治疗可能危及生命的出血。依达赛珠单抗和沙班类逆转剂Andexxa分别用于逆转凝血酶抑制剂和抑制因子Ⅹa。关于它们适应证和用药过量的临床经验有限。

（译者：赵 娟 许小菁 校稿：张 琪）

第 14 章 重症监护

Amy C. Clevenger, MD, PhD；Angela S. Czaja, MD, MSc；
Ryan J. Good, MD；Cameron F. Gunville, DO；Leslie A. Ridall, DO；
Todd C. Carpenter, MD；Eva N. Grayck, MD；Carleen Schneiter, MD

一、简介

重症监护医学是一门监护重症患者的学科，主要是收治面临急性生命威胁或如果不及时处理可能会造成严重伤害的患者。这项工作需要医生对人体生理学、严重疾病和伤害的病理生理学、器官系统与疗法之间错综复杂的相互作用及现代儿科重症监护病房（pediatric intensive care unit，PICU）快速变化的技术经验方面有详细的了解。随着疾病的分子介质被更好地定义并且新疗法被投入临床使用，护理重症患者的科学迅速发展。因此，重症监护是一个高度复杂、多学科的领域，在这个领域要使患者获得最佳的治疗效果，需要以团队为导向的方法，而团队成员包括重症监护医生、护士、呼吸治疗师、药剂师、咨询专家、社会服务专家。

二、呼吸重症监护

1. 急性呼吸衰竭

诊断要点和主要特点
• 不能运送氧气或排泄二氧化碳
• 低氧血症型呼吸衰竭 [通气 / 血流（V/Q）比例失调，弥散障碍和肺内分流] 时，PaO_2 降低，$PaCO_2$ 正常
• 高碳酸血症型呼吸衰竭（肺泡通气障碍见于中枢神经系统功能障碍、过度镇静、神经肌肉障碍）时，PaO_2 降低，$PaCO_2$ 升高
• 无创机械通气是治疗高碳酸血症型呼吸衰竭和选择性低氧血症型呼吸衰竭的有效方法
• 传统机械通气应是肺保护性通气
• 传统机械通气无效的患者可选择体外膜氧合（ECMO）

（1）发病机制：急性呼吸衰竭是由于呼吸系统无法充分释放氧气或清除二氧化碳，是婴儿和儿童发病和死亡的主要原因。解剖学和发育方面的差异使婴儿和幼儿患呼吸衰竭的风险高于年龄较大的儿童或成人。婴儿的胸廓相对柔软，更容易发生肺泡塌陷。肋间肌肉发育不良，无法实现成人呼吸的呼吸运动特性，隔膜较短，相对平坦，Ⅰ型肌纤维较少，因此效果较差，更易疲劳。婴儿的呼吸道口径也较小，尤其是在存在呼吸道感染的情况下，呼吸道对气流的阻力更大，并且更容易出现黏液堵塞或黏膜水肿阻塞。与成人相比，儿童的肺泡较小，并且侧支通气较少，更易导致肺泡塌陷，进而发展为肺不张。此外，幼儿可能具有更强的反应性肺血管床、免疫系统受损或早产残留效应，这些都会增加呼吸衰竭的风险。

呼吸衰竭可能是由于氧合不足（低氧血症型呼吸衰竭）或通气不足（高碳酸血症型呼吸衰竭）或两者兼有。以下 3 种情况会发生低氧血症型呼吸衰竭。①通气 / 血流（V/Q）比例失调：血液流向通气不足的肺部或肺的通气区域未充分灌注。②弥散障碍：肺泡 - 毛细血管交界处的肺泡膜增厚或组织间液过多。③肺内分流：肺部结构异常，使血液流经肺部却不参与气体交换。高碳酸血症型呼吸衰竭是由以下情况引起的肺泡通气障碍：无效腔样通气增加或中枢神经系统功能障碍、过度镇静、神经肌肉紊乱导致呼吸运动减弱（表 14-1）。

（2）临床表现：呼吸衰竭的临床表现是低氧血症、高碳酸血症和动脉 pH 变化。表 14-2 总结了呼吸衰竭的常见特征。这些特征在临床上可能不明显，许多是非特异性的。因此，对呼吸衰竭进行严格的临床评估并不准确，需血气分析等实验室检查数据作为补充呼吸衰竭的临床特征。

（3）无创监测和血气分析：通过无创监测或血气分析可判断氧合和通气的充分性。脉搏血氧仪可连续且无创地测量动脉氧饱和度（SaO_2），是评估和治疗潜在或实际呼吸衰竭患者的重要工具。然而，对于血氧饱和度低于 80%、皮肤灌注不良或过度运动的患者，脉搏血氧仪的准确度较低。此外，脉搏血氧饱和度在

表 14-1 呼吸衰竭的类型

类型	机制	实例
低氧血症（Ⅰ型） PaO_2 降低 $PaCO_2$ 正常	通气 / 血流（V/Q）失调	体位（仰卧），急性呼吸窘迫综合征，肺不张，肺炎，肺栓塞，支气管肺发育不良
	弥散障碍	肺水肿，急性呼吸窘迫综合征，间质性肺炎
	肺内分流	肺动静脉先天畸形，腺瘤样畸形
高碳酸血症（Ⅱ型） PaO_2 降低 $PaCO_2$ 升高	换气不足	神经肌肉疾病（脊髓灰质炎，吉兰 - 巴雷综合征），颅脑外伤，镇静，胸壁功能障碍（烧伤），脊柱后凸畸形，严重的反应性气道

某些情况下数值可能会不准确，并且患者情况可能非常危险，如一氧化碳中毒或高铁血红蛋白血症。呼气末 CO_2 分压（$ETCO_2$）监测可无创地测量呼出的二氧化碳，从而可以连续评估通气量。因二氧化碳通过肺泡 - 毛细血管屏自由扩散，$ETCO_2$ 水平接近肺泡 CO_2 水平，即动脉 CO_2 水平。虽然这种技术在插管患者中最为准确，但在有适当设备的条件下可以在拔管患者中使用。然而，在无效腔通气量增加或浅快呼吸的患者中，$ETCO_2$ 水平可能无法准确反映 $PaCO_2$。

表 14-2 呼吸衰竭的临床表现

呼吸系统
喘息
呼气呻吟
呼吸音减弱或消失
鼻翼扇动
胸部回缩
呼吸急促、呼吸缓慢或呼吸暂停
发绀
神经系统
躁动
易怒
头痛
意识模糊
抽搐
昏迷
循环系统
心动过缓或心动过速
低血压或高血压
一般表现
疲劳
多汗

鉴于这些无创技术的局限性，动脉血气（arterial blood gas，ABG）分析仍然是评估急性呼吸衰竭的金标准。ABG 可以测量患者的酸碱状态（测量 pH 和计算碳酸氢盐水平），以及 PaO_2 和 $PaCO_2$ 水平。毛细血管或静脉血气可以提供一些关于通气的信息，但不能提供有关氧合作用的有用信息，并且可能会高度误导灌注不良或抽血困难患者的通气状态。因此，ABG 分析对于所有疑似呼吸衰竭的患者，特别是静脉或毛细血管气体异常的患者非常重要。

ABG 值和吸入的氧气浓度还可以计算肺泡 - 动脉的氧气差异（alveolar-arterial oxygen difference，$A\text{-}aDO_2$ 或 A-a 梯度）。正常条件下，A-a 梯度小于 15mmHg，随着弥散障碍，肺内分流和 V/Q 失调而变宽。梯度增宽对严重的低氧血症型呼吸衰竭具有预后价值，A-a 梯度超过 400mmHg 与死亡率密切相关。评估肺内分流（通过肺的非通气区域的肺血流量百分比）也可能会有所帮助。正常人的支气管、冠状动脉和冠状窦瓣（心肌壁内）循环的生理分流分数小于 5%。分流分数大于 15% 通常表明需要积极的呼吸支持。分流分数的计算需要进行肺动脉导管，但在过去的 10 年，肺动脉导管的使用率已明显降低。

（4）呼吸支持方式：严重低氧血症，通气不足或呼吸暂停的患者需要袋子和面罩通气。尽管患者通常可以使用适当尺寸的面罩维持辅助通气一段时间，但会出现胃扩张、呕吐，使胃内容物误吸及潮气量不足，可能会引起肺不张。对于不需要立即插管的患者，可以使用多种方式提供呼吸支持，包括补充氧气，加温湿化高流量鼻导管（heated high-flow nasal cannula，HHFNC）和无创通气（noninvasive ventilation，NIV）。

鼻导管或氧气面罩补充氧气可以治疗轻度呼吸功能不全的患者（表 14-3）。通气不足或弥散障碍的患者比明显分流或 V/Q 失调的患者对补充氧气的反应更好。对于需要更多支持的患者，可以考虑使用 HHFNC。

表 14-3　氧气支持疗法

方式	输送最大氧浓度	流速（L/min）	优点	缺点
鼻导管	35% ～ 40%	0.125 ～ 4	使用方便，相对舒适	在较高流速下不舒服，需要鼻道开放，容易移位，输送氧浓度较低，易导致鼻出血
简易面罩	50% ～ 60%	5 ～ 10	较高的氧浓度，有利于口腔呼吸者	输送氧浓度不稳定
面罩吸入器	40% ～ 60%	8 ～ 10	较高的氧浓度，有利于口腔呼吸者，限制较少	输送氧浓度不稳定
非再呼吸氧气面罩	80% ～ 90%	5 ～ 10	最高的氧浓度，适合口腔呼吸者	输送氧浓度不稳定
氧气面罩	90% ～ 100%	5 ～ 10	稳定准确的氧浓度	难以维持温度，难以给予呼吸道护理

HHFNC 设备通过鼻导管输送加温和加湿的氧气混合物，其流速高于使用较凉爽干燥的空气。根据患者所需的流量，HHFNC 还可以产生一定量的正压，并可能在不进一步提升通气支持的情况下改善呼吸功能。虽然一些研究中成人的流速高达 60L/min，但 1 ～ 2L/(kg•min) 的流速在婴幼儿和儿童中是高流速（最高为 25L/min）。对患有毛细支气管炎的儿童使用 HHFNC 表明其耐受性良好，并可能减少无创通气或插管的需求。如果患者在使用 HHFNC 30 ～ 60min 后症状仍未改善，则可以使用持续正压无创通气。

NIV 是指通过各种界面（喉镜或鼻，面部或头盔面罩）而不是有创人工气道 [气管内插管（endotracheal tube，ETT）或气管切开插管] 进行正压呼吸。NIV 已成为急性和慢性呼吸衰竭管理中不可或缺的工具之一，减少了在轻度呼吸衰竭病例中的插管需求，并可支持拔管后患者的边缘肺功能和呼吸力学。NIV 可以使用多种支持方式，如连续气道正压通气（continuous positive airway pressure，CPAP）、双水平气道正压通气（bilevel positive airway pressure，BiPAP）或平均容积保证压力支持（average volume-assured pressure support，AVAPS）。

CPAP 是指持续气道正压通气，压力调节范围通常在 5 ～ 10cmH_2O。BiPAP 在较高的吸气正气道（inspiratory positive airway pressure，IPAP）和较低的呼气正气道（expiratory positive airway pressure，EPAP）之间循环。此模式下的吸气支持可改善浅呼吸患者的潮气量和通气量，并通过提供更高的平均气道压力（mean airway pressure，MAP）来改善氧合。常见的初始设置为将 IPAP 置于 12 ～ 14cmH_2O，将 EPAP 置于 6 ～ 8cmH_2O。然后可以根据患者的呼吸频率将 IPAP 向上滴定以达到足够的潮气量，通常在 5 ～ 7ml/kg。可将 EPAP 和氧浓度向上调以实现充分的氧合。AVAPS 的目标潮气量在允许的吸气压力范围之内。通常，潮气量约为 8ml/kg，IPAP 最大为 20 ～ 30cmH_2O，EPAP 与 BiPAP 模式相似。对于任何形式的 NIV，密切的呼吸监测对评估 NIV 治疗及进一步调整至关重要。

尽管 NIV 的耐受性良好，但要成功应用 NIV，仍需要仔细选择患者并进行严密的呼吸监测。最好应用于有中度肺部疾病且处于疾病恢复阶段的患者，或主要有高碳酸血症型呼吸衰竭的患者，如有肌肉营养不良或其他形式的神经肌肉无力的患者。应密切监测这些患者，NIV 可能掩盖了潜在疾病进展的症状，从而使最终插管更加不稳定。昏迷、呼吸运动障碍、无法保护气道、心脏或呼吸骤停的患者不适合应用 NIV。对于严重呼吸衰竭或通过 NIV 呼吸未改善的患者，应立即气管插管。

对于患有急性呼吸衰竭的人群，气管插管和机械通气可以挽救生命。若要对婴幼儿行 ETT，为了婴幼儿的安全，需要有丰富经验的操作人员和适当的设备，如正确尺寸的口罩、呼吸球囊、口腔呼吸道、ETT 和合适的抽吸导管。在供氧的同时，患者应首先摆好体位以利于空气交换。嗅探姿势用于婴儿。带下颌推力的头部延长器用于颈部未受伤的年龄较长的儿童。如果气道被分泌物或呕吐物阻塞，则必须通过抽吸清除气道。如果没有气道阻塞或正确放置气道，则应保持气道通畅并易于观察，以放置正确大小的口腔或鼻咽 ETT。气道解剖结构正常的患者可以由经验丰富的人员在静脉（IV）麻醉下插管（表 14-4）。对于气管插管的高危患者，如上呼吸道阻塞严重的患者（如喉头炎、会厌炎、异物或声门下狭窄患者）、纵隔肿块患者、疑似或已知困难气道患者，应格外小心；除非经过培训的气道专家另有决定，否则应使用最小剂量的镇静剂，并严格避免应用麻痹剂。

表 14-4 通常用于控制气管插管的药物

药物	类别	剂量	优点	缺点
阿托品	抗胆碱能药	0.02mg/kg IV，最低 0.1mg	预防心动过缓，使分泌物干燥	心动过速、发热；高剂量可致癫痫和昏迷
芬太尼	阿片样物质（镇静剂）	1 ～ 3μg/kg IV	起效快，血流动力学稳定	新生儿呼吸抑制，快速给药可致胸壁僵直
咪达唑仑	苯二氮䓬类（镇静剂）	0.1 ～ 0.2mg/kg IV	起病急骤，记忆缺失	呼吸抑制，低血压
依托咪酯	麻醉剂	0.2 ～ 0.4mg/kg IV	起效快，血流动力学稳定，ICP 降低	抑制肾上腺功能，不宜用于败血症患者
氯胺酮	解离麻醉剂	1 ～ 2mg/kg IV，2 ～ 4mg/kg IM	起效快，支气管扩张剂，血流动力学稳定	增加口腔和气道分泌物，ICP 和肺动脉压可能升高
罗库溴铵	去极化肌肉松弛剂	1mg/kg	快速起病，适合快速序贯插管，持续时间长，至少 30min	需要冷藏
潘库溴铵	去极化肌肉松弛剂	0.1mg/kg	长期作用（40 ～ 60min）	心动过速，起效缓慢（2 ～ 3min）

ICP，颅内压；IM，肌内注射；IV，静脉给药

适当调整 ETT 尺寸对于减少并发症和提供足够的呼吸支持很重要。ETT 过大可能是声门下压力坏死的危险因素，可能导致瘢痕和狭窄，需要进行手术修复。ETT 过小可能会导致 ETT 周围漏气过多，从而使足够的通风和充氧变得困难，或者无法有效清除分泌物。儿童 ETT 尺寸的计算方法有 2 种。①使用 Broselow 卷尺测量儿童的身高，然后读取相应的 ETT 值。②对于 2 岁以上的儿童，可应用公式来计算。公式为：ETT 尺寸 =（16+ 年龄）÷4。可以使用带袖套的导管，也可以使用不带袖套的导管，带袖套的导管可以确保更有效地提供机械通风。评估 ETT 周围的漏气情况是正确判断 ETT 尺寸的重要方法。在 15 ～ 20cmH_2O 的压力下听到明确的听觉泄漏（袖带放气），通常表明 ETT 尺寸可以接受。如果听觉泄漏不充分，则需要仔细考虑是否更改 ETT 尺寸，尤其是对于有严重肺部疾病的患者。通过将 ETT 尺寸增加 3 倍，可以估算出在牙齿处测得的约适当的插入深度（以 cm 为单位）。应通过听诊获得相等的双侧呼吸声，并通过比色过滤器或定量二氧化碳图检测 CO_2 来确认 ETT 的正确放置位置。胸部 X 线检查对于 ETT 放置的最终评估是必要的。正确定位的 ETT 将终止于胸腔入口和气管隆嵴之间的气管中部，约在第 2 胸椎的高度。

2. 常规机械通气

（1）适应证：机械通气的主要指征是由于疾病、受伤或使用镇静药物治疗引起的呼吸衰竭。机械通气的目的是促进气体进出肺部（换气），并改善血液中的氧气量（充氧）。虽然在许多情况下可以挽救生命，但正压通气也可能有害。因此，必须采用机械通气策略以对肺的进一步伤害最小化的方式实现这些目标。该肺保护通气策略的首要原则是安全募集充气不足的肺，维持肺容量，最大限度地减少阶段性过度扩张及肺部炎症。这种策略需要对呼吸机设置进行调整，同时要了解与正常气体交换之间的差异。

（2）机械通气模式：用于控制机械通气呼吸的传递的参数称为触发、循环、控制和极限变量。触发变量描述了患者或呼吸机如何开始呼吸。最常见的触发因素是患者的努力，即通向呼吸机的回流压力或气体流量及时间的下降。一种新的触发方法，即神经调节辅助通气（neurally adjusted ventilator assist，NAVA），是通过食管导管测量隔膜的电活动，以调节通气呼吸，进而适应患者的神经活动。虽然 NAVA 有望改善患者呼吸机的同步性，并促进呼吸机脱机，但其在临床实践中的作用尚待确定。循环变量描述了患者或呼吸机如何终止吸气阶段。尽管通气循环模式可用于自发呼吸的患者，但大多数呼吸机模式均根据设定的吸气时间(I-time）进行循环。控制变量确定呼吸机是否输送特定的潮气量（容量控制模式）或特定的压力（压力控制模式）。极限变量是参数，其大小在吸气期间受到限制，

以防止呼吸机传递过大的压力或容量。

机械通气期间的呼吸可分为自发性或强制性。患者控制自发呼吸的时间和大小。呼吸机控制强制呼吸的时间和（或）大小，与患者活动无关。另外，由呼吸机提供的呼吸模式可以设置为 3 种配置之一。在连续强制通气（CMV）中，呼吸机确定所有呼吸的大小和持续时间。 在间歇性强制性通气（IMV）中，呼吸机提供强制性呼吸，但在强制性呼吸之间和期间允许进行其他自发呼吸。在连续自发通气（CSV）中，患者开始并控制所有呼吸，但是呼吸机可以协助完成这些呼吸。

呼吸机模式由特定的控制变量（压力或容量）、特定的呼吸模式（CMV、IMV 或 CSV）及特定的一组相位变量（触发、极限和周期）组成。通过设置呼吸频率来控制呼吸的开始和呼气的时间。在定时循环的通气模式中，吸气时间（I-time）决定吸气的时间及允许呼气的时间。大多数现代呼吸机可以有多种方式提供以压力为目标或以体积为目标的呼吸。在同步 IMV（SIMV）时，呼吸机以 IMV 模式进行呼吸，但机器呼吸与患者的努力同步。如果患者没有采取足够的呼吸措施来触发呼吸机，机器则会在预设的时间间隔内强制呼吸。在压力支持通气中，气流的输送有助于患者自己的努力，以达到目标的气道峰值压力。压力支持通气允许患者确定呼吸频率和模式（CSV 呼吸模式），从而提高患者舒适度并减少呼吸工作。在许多 PICU 中，最常用的通气模式是带有压力支持（IMV + PS）的同步 IMV，这是一种混合模式，允许在同步的机器呼吸之间进行带有压力支持的呼吸。

在压力控制的通气中，气流始于吸气循环时，一直持续至预设气道压力为止。然后，当呼吸机上的呼气阀打开并且气体进入机器时，气道压力会一直保持到设定的吸气时间结束。在这种通风方式下，呼吸系统顺应性的变化将导致输送给患者的实际潮气量发生波动。以压力为目标的通气的优势主要在于避免可能导致气压伤或恶化肺损伤的高气道压力。压力控制通气的主要缺点是在改变肺顺应性期间可能会使潮气量输送不足或过多。在容量控制的通气中，机器会向患者输送设定的潮气量。肺顺应性的变化将导致呼吸产生的气道峰值压力波动。容量通气的主要优点是可以更可靠地输送所需的潮气量，从而更好地控制通气。更可靠的潮气量输送也可能有助于防止因换气不足而引起的肺不张。大量通气的缺点包括气道压力过大可能导致气压伤，以及克服呼吸机回路泄漏较困难。在压力或容量控制模式下，可以设置警报极限，以限制随着肺顺应性变化的潮气量或气道压力的变化。解释这些警报极限并调整呼吸机参数需要 ICU 临床医生了解正在使用的呼吸机模式。

最后，在任何通气模式下，通过设置呼气末正压（PEEP）来确定呼吸周期中施加到肺部的最小扩张压力。PEEP 有助于防止肺开放单元的呼气末塌陷，从而防止肺不张和分流。在肺水肿、肺炎或急性呼吸窘迫综合征（ARDS）等疾病状态下，较高的 PEEP（10 ～ 15cmH_2O）可能会增加患者的功能残余能力（FRC），有助于保持先前塌陷的肺泡并改善氧合。但是，高水平的 PEEP 也可能引起并发症，如气体聚集、CO_2 滞留及气压伤，并导致空气泄漏及中心静脉回流降低，从而导致心输出量降低或颅内压升高。

（3）设置和调整呼吸机：当启动通气量控制或压力控制的通气模式时，ICU 临床医生会设置呼吸频率、吸气时间（I-time）和 PEEP 水平。呼吸频率取决于多种因素，如患者舒适度和血气测量值。但是，许多患者最初需要呼吸频率为 20 ～ 30 次 / 分的完全支持。PEEP 的最小值通常为 5cmH_2O，但在可接受的吸入氧浓度（＜ 60％～ 65％）下 PEEP 逐渐增加，以保持足够的氧合作用，同时监测胸腔内压力升高的不利影响。在容量受控的通气中，合理的初始潮气量为 8ml/kg，只要不会引起过度的气道压力（＞ 30cmH_2O）即可。有关 ARDS 的开放肺策略请参见下文。在压力控制的通气中，所需的吸气压力峰值取决于整体呼吸顺应性。没有肺部疾病的患者所需的峰值吸气压力为 15 ～ 20cmH_2O，而患有呼吸系统疾病的患者可能需要 20 ～ 30cmH_2O 的压力才能提供足够的通气。通过观察患者胸部的上升程度及测量输送的潮气量和气体交换来评估吸气压力是否足够。

通气患者需要仔细监测机械通气的功效，包括呼吸频率和活动度，以及胸壁运动及呼吸音的质量。如上所述，应使用无创或有创方法监测气体交换（氧合和通气）。考虑到血流动力学不良的影响，对于高 PEEP 水平通气的患者，也需要经常或连续进行全身血压监测。

可以通过调节呼吸机设置，来优化通风（PaCO_2）和充氧（PaO_2）。通风与所输送的分钟流量（或潮气量乘以呼吸频率）密切相关。因此，PaCO_2 水平异常时，可以通过呼吸频率或潮气量的变化来有效解决。呼吸频率或潮气量增加，每分钟呼吸量增加，从而 PaCO_2 水平降低；呼吸频率或潮气量减少，则以相反的方式起作用。在某些情况下，可能还需要进行其他调整。例如，对于有以广泛的肺泡塌陷为特征的疾病的患者，增加 PEEP 可通过帮助保持先前塌陷的肺部开放来改善通气。同样，对于有以严重气道阻塞为特征的疾病的患者，尽管提供的每分钟流量明显减少，但呼吸频率降低可能会出现更长的呼气时间，并改善通气。

与氧合最密切相关的变量是呼吸周期中的吸入氧浓度和MAP。吸入氧浓度升高通常会增加动脉氧合，除非从右至左心内或肺内分流是患者疾病的重要组成部分。然而，吸入氧浓度＞60%～65%，可能会导致高氧性肺损伤。对于那些需要更高吸入氧浓度才能维持足够的动脉饱和度的患者，应考虑增加MAP作为改善肺部充气不足的一种手段。MAP受PEEP、峰值吸气压力和吸气时间影响，其中任何一个因素增加都会增加MAP，并改善动脉氧合。重要的是，MAP升高可能导致心输出量减少，这主要是通过减少静脉回流至心脏来实现的。在这种情况下，MAP升高可能会增加动脉氧合，但实际上会影响氧向组织的输送。对于有严重低氧血症型呼吸衰竭的患者，需要由经验丰富的人员进行仔细监测。

（4）机械通气患者是支持护理：进行机械通气的患者需要细致的支持护理。对于危重患儿，机械通气常令人感到恐惧和不适。为了减少与呼吸机的不同步和气体交换受损，必须特别注意优化患者的舒适度并减少焦虑。镇静性抗焦虑药通常以间歇剂量或连续输注形式给药。通气患者过度镇静可能导致通气时间延长及呼吸机脱机困难，因此对镇静水平的标准化评估及将治疗目标定为维持患者舒适度和充分气体交换所必需的最低镇静水平是非常重要的。

对于有严重呼吸道疾病的患者，即使很小的身体运动也会影响气体交换。在这种情况下，肌肉麻痹可能会促进充氧和通气。非去极化神经肌肉阻滞剂最常用于此目的，应以间歇剂量或连续输注形式给药。因为肌肉松弛药会掩盖许多患者不适的常见症状，因此必须格外小心，以确保镇静水平足够。另外，可能需要增加呼吸机支撑，以消除患者呼吸困难的症状。

使用机械通气的患者通常可以使用临时或现有的饲管进行肠内喂养。对于主要考虑反流或呕吐的患者，应考虑经幽门喂养或肠胃外营养。呼吸机相关性肺炎（VAP）是机械通气的重要并发症，可导致入住ICU的时间延长及医院成本增加。因此，许多地方和国家的质量改进计划都集中于最大限度地降低VAP风险。这些预防措施包括正确洗手，将床头抬高至30°以防止反流，为患者经常翻身，适当的口腔护理，为所有通气患者使用闭合的抽吸回路以避免破坏闭合的抽吸系统，采用镇静方案以尽量减少镇静剂的使用，以及每日评估拔管准备情况。

应尽快安全地停止机械通气。机械通气患儿的拔管失败率为4%～20%。很多研究致力于确定成功拔管的预测因子，并且有文献描述了在压力支持模式下应用自发呼吸试验来预测拔管成功的方法。成功的拔管需要充分的气体交换、足够的呼吸肌力量和保护气道的能力。为了评估拔管准备情况，大多数重症监护医生会为患者进行自发呼吸试验，在此试验中，患者保持插管状态，在一定时间（通常为1～2h）内不给予辅助（通过T形件）或在较低水平的压力支持下（通过呼吸机）进行呼吸。在此试验中，医生应仔细观察患者是否有快速浅呼吸或气体交换恶化的迹象，如果无上述迹象，通常可以安全拔管。

（5）故障排除：机械通气患者病情突然恶化时，应先进行体格检查。通过听诊双侧呼吸音，尝试通过吸引导管来评估可检测到的$ETCO_2$，必要时可直接进行喉镜检查，以确定ETT是否处于正确位置。胸部X线检查也有助于明确ETT的正确定位。如果ETT定位正确，下一步则是通过体格检查确定是否发生变化，如胸部两侧抬高不等或不良、呼吸音缺失或不平等，提示肺不张、支气管痉挛、气胸或肺炎。然后，确定血流动力学是否恶化，可能与急性呼吸系统损害（休克或败血症）有关。如果无法立即发现问题，则应呼吸机脱机，使用气囊进行手动通气。在对呼吸机进行故障检查时，应评估顺应性变化，用气囊可以为患者提供通气支持，并告知患者及其家属呼吸机调整的必要性。

3. 其他呼吸支持方式

（1）高频振荡通气（HFOV）：是机械通气的另一种模式，在这种模式下，呼吸机可在较高MAP的情况下以高速率提供小而快的潮气量。在大多数PICU患者中，振荡通气期间使用的呼吸频率通常为5～10Hz（300～600次/分）。尽管最近的研究表明，HFOV可能与成人ARDS的不良结局有关，但这种通气方式已成功用于新生儿、年龄较大的患儿和成人。HFOV广泛用于严重的弥漫性肺部疾病，如ARDS患者，需要高剂量MAP才能维持肺部扩张和氧合。尽管有报道成功使用HFOV治疗哮喘，但以明显异质性或大量气体捕获为特征的疾病通常对HFOV的反应太差。HFOV的优势在于，无须高峰值吸气压力或大潮气量即可获得高水平的MAP，因此理论上可以保护肺免于因呼吸机引起的肺损伤。HFOV的劣势包括镇静或麻痹程度不高的患者耐受性差，高水平MAP可导致发生心血管损害的风险及高异质性肺病患者发生气体捕获和气压伤的风险。HFOV尽管可以用于某些患者的抢救，但最近的文献表明，与精心管理的常规通气模式相比，HFOV在ARDS中的作用有限。

（2）体外膜式氧合（ECMO）：已作为抢救疗法，支持严重呼吸衰竭的患儿，这些患者在机械通气后呼吸仍无法改善。ECMO回路通常由膜式充氧器、加热器和泵组成。来自患者的中心静脉血被引导出体外，被充氧，加热并返回至患者体内。ECMO可以通过2种主要模式提供：静脉-动脉（VA）和静脉-静脉（VV）。VA ECMO绕过肺和心脏，因此支持心血管和呼吸系统，并且需要对大的中央动脉和静脉进行插管。VV ECMO利用中央静脉插管提供体外氧合和二氧化碳去除，从而增强患者的肺部功能，但是需要患者自身的心输出量来提供全身性氧气输送。与VA ECMO相比，VV ECMO的使用在过去15年有所增加，并且具有降低全身性（尤其是脑栓子）风险的优势。在ECMO启动之前有中度血流动力学损害的患者也可能会在VV ECMO上经历循环状态改善，这可能是ECMO实现酸碱状态、氧合和胸腔内压力降低所致。ECMO适用于可逆性心血管和（或）呼吸衰竭的患者，不建议有严重神经系统疾病或处于致命性疾病末期的患者使用。尽管接受ECMO的患者的复杂性有所增加，但在过去的20年，其存活率仍然是可以接受的。根据最新的注册表数据，在接受ECMO支持的呼吸衰竭患儿中，存活率达57%，对于诊断为病毒性肺炎（尤其是感染呼吸道合胞病毒）且无明显合并症的ECMO患者，其存活率更高。值得注意的是，在新生儿和成人随机对照试验中，尽管并非所有患者实际上都接受了ECMO，但被转诊至ECMO中心行ECMO的严重呼吸衰竭患者的生存期有所改善。这些结果强调了如果考虑行ECMO，必须尽早转诊至经验丰富的ECMO中心。

确定启动ECMO的最佳时间是使用该技术最具挑战性的方面之一。在ECMO启动之前，机械通气的大多数适应证生存期长达14d。在患病后期接受ECMO或ECMO长时间运行（> 14d）的患者可能预后较差。尽管尚未阐明最佳的机械通气策略，但已描述了改善分泌清除和肺复张的方案，并应在该方案考虑加快肺功能恢复和缩短ECMO使用时长。

虽然ECMO对于某些严重呼吸衰竭的患者仍然是一种可行的治疗方法，但确实发生了严重的并发症，如中枢神经系统损伤、出血、肾功能不全、感染和行动不便。因此，应由经验丰富的人员仔细评估每个患者，以便选择ECMO支持的最佳时机和方式。

二、儿科ICU的主要呼吸系统疾病

1. 急性呼吸窘迫综合征（ARDS） 是一种急性呼吸衰竭综合征，其特征是肺毛细血管通透性增加，导致胸部X线检查可见双侧弥漫性肺泡浸润、肺顺应性降低和补充氧难治的低氧血症。小儿ARDS的死亡率随时间的推移而发生波动，这取决于诊断标准、重要的共存疾病的存在，以及ICU提供的支持治疗的质量和一致性。据报道，20世纪80年代和90年代初期，小儿ARDS死亡率为60%～75%。之后，小儿ARDS的死亡率一直呈下降趋势，下降程度达8%～40%，尽管免疫受损患者的死亡率仍接近60%。在所有ARDS患儿亚人群中，非肺器官衰竭仍然是导致死亡的重要原因。

诊断要点和主要特点

- ARDS是一种严重的肺损伤，以低氧血症和非心源性肺水肿为特征
- 由于直接的肺部损伤或全身性疾病（如败血症）而导致ARDS
- 肺保护性机械通气和谨慎的液体管理对于ARDS患者的良好结局至关重要

目前成年患者ARDS的共识诊断标准包括：①急性发作；②胸部X线检查可见双侧肺浸润；③无左心房高压的临床证据；④严重低氧血症，通过机械通气接受PEEP至少5cmH_2O时，动脉血氧水平（PaO_2）与吸入氧浓度（FiO_2）或P/F之比为300或更低。P/F定义了ARDS的严重程度，P/F为200～300，定义为轻度ARDS；100～200，定义为中度ARDS；< 100，定义为重度ARDS。儿童ARDS的诊断标准虽然与成人相似，但也有明显差异，如允许肺部浸润为单侧，使用氧合指数（OI）作为机械通气患者ARDS严重程度的指标，并扩大氧合标准，如基于脉搏测量血氧饱和度。

（1）表现与病理生理学：各种损伤可能会导致ARDS（表14-5）。肺炎和败血症占儿童ARDS病例的大多数。尽管潜在原因多种多样，但在大多数情况下，临床表现非常相似。ARDS大致可分为4个临床阶段(表14-6)。在最早的阶段，患者可能会出现呼吸困难和呼吸急促，PaO_2相对正常，并且过度换气可引起呼吸性碱中毒。胸部查体或放射学检查未发现明显异常。实验研究表明，中性粒细胞在此阶段在肺中蓄积，其产物会损害肺内皮。

表14-5 ARDS高危因素

直接肺损伤	间接肺损伤
肺炎	败血症
胃内容物吸入	休克
吸入性损伤（热或毒素）	烧伤
肺挫伤	外伤
摄取或吸入碳氢化合物	脂肪栓塞
近乎淹溺	药物过量（包括阿司匹林，阿片类药物，巴比妥类药物，三环类抗抑郁药）
	输血制品
	胰腺炎

表 14-6 急性呼吸窘迫综合征的病理生理变化

影像学	症状	实验室检查	病理生理学
1 期（早期改变）			
正常影像	呼吸困难，呼吸急促，肺部查体正常	轻度肺动脉高压，常氧性或轻度低氧血症，高碳酸血症	中性粒细胞浸润，无明显组织损伤
2 期（实质改变）			
局部肺泡浸润；心影大小正常	呼吸困难，呼吸急促，发绀，心动过速，粗湿啰音	中重度低氧血症，分流增加，肺顺应性降低，肺动脉高压，正常楔压	中性粒细胞浸润、血管充血、肺通透性增加、肺水肿、纤维蛋白链、血小板团块、Ⅰ型上皮细胞损伤
3 期（急性呼吸衰竭进展期，2 ～ 10d）			
弥漫性肺泡浸润；空气支气管征；肺容量减少；心影大小正常	呼吸急促，心动过速，败血症综合征，实变征象，肺部弥漫性啰音	分流进一步加重，肺依从性进一步下降，微小通气增加，氧提取受损	间质和肺泡炎性渗出物增加，伴有中性粒细胞和单核细胞，Ⅱ型细胞增殖，成纤维细胞增殖，血栓栓塞阻塞
4 期（肺纤维化，肺炎进展，＞ 10d）			
持久弥漫浸润；新旧不一的肺部浸润；气漏；心脏大小正常或因肺心病而增大	上述症状及反复败血症，多器官衰竭的证据	第三阶段的变化持续存在；反复发作的肺炎、进行性肺纤维化、组织氧合受损、氧提取受损；多器官系统功能障碍	Ⅱ型细胞增生，间质增厚；淋巴细胞、巨噬细胞、成纤维细胞浸润；局部肺炎或间质纤维化；小动脉的内侧增厚和重塑

在接下来的几小时，低氧血症恶化，呼吸窘迫明显，伴发绀、心动过速、易怒和呼吸困难。早期影像学改变包括逐渐融合肺泡浸润，最初表现为依赖性肺野，提示肺水肿。蛋白质渗出进入肺泡腔，直接损伤Ⅱ型肺泡细胞，导致表面活性剂失活和缺乏。因此，损伤的肺需要较高的充气压力来实现肺开放，并增加 PEEP 才能维持呼气末容积。

Ⅱ型肺泡细胞的损伤也降低了肺泡液清除的能力。在正常情况下，钠离子通过Ⅱ型细胞顶表面上的通道从肺泡腔吸收，然后主动穿过基底外侧细胞膜转运到间隙。这个过程为水穿过肺泡上皮并回到间质的被动运动创造了一个梯度。在 ARDS 中，由于直接的肺损伤使肺泡上皮减少，创造了有利于肺泡液积聚的条件，这一机制则无法发挥作用。在 ARDS 中也常观察到肺动脉高压、肺顺应性降低和气道阻力增加。

成人 ARDS 急性期的计算机断层扫描（computed tomography，CT）研究表明，肺部受累的形态不同。在整个呼吸周期，依赖肺区域保持巩固状态，只能使用极高的通气压力才能使肺复张；非依赖肺区域过度膨胀。在这两个区域之间的区域通常是正常通气，或是在通气和塌陷之间反复。试图通过复张萎缩的依赖肺区域来改善氧合作用，但是以过度通气破坏非依赖肺区域为代价。这个过程称为容量伤，可引起强烈的炎症反应，能够使非肺器官功能障碍。即使在正常的肺中，潮气通气量大和 PEEP 水平低也会产生与 ARDS 难以区分的肺损伤。这种现象称为呼吸机诱发的肺损伤。综上所述，这些发现表明正压通气引起的机械损伤叠加在最初的损伤上，并且是 ARDS 发病机制的组成部分。对这一现象的认识促使人们倾向于对潮气通气量较小的 ARDS 患者通气，并且这些患者对随之而来的高碳酸血症耐受。已公布的证据表明 PEEP 水平升高，可稳定那些在呼气末有塌陷趋势的肺泡，但其水平低于在呼气末会使非依赖性肺区过度扩张的阈值水平。通过减少潮气通气量或限制峰值压力可减轻容量伤。这种方法称为保护性通气策略。

ARDS 的亚急性期（肺损伤后 2 ～ 10d）的特征是Ⅱ型肺细胞和肺间质中的成纤维细胞增殖。这会导致肺容积减少，并且在临床上和影像学上有特有的征象。分流分数的增加及肺顺应性进一步降低，会加剧低氧血症。一些患者会出现加速纤维化性肺泡炎。上述这些变化的机制尚不清楚。目前的研究集中于生长和分化因子方面，例如，肺部本身的细胞和游走的细胞，如肺泡巨噬细胞、肥大细胞、中性粒细胞、Ⅱ型肺泡巨噬细胞和成纤维细胞释放的转化生长因子 -β 及血小板衍生的生长因子。在 ARDS 的慢性期（肺损伤后 10 ～ 14d），会发生肺纤维化、肺气肿及肺血管闭塞。在该阶段，氧合缺陷通常会加剧，肺部变得更脆弱，更易发生气压伤。此阶段的后期，高气道正压患者易发生气漏。此外，患者易出现肺通气无效腔增加及通气困难。由于持续的肺纤维化和肺表面物质产生不足，气道顺应性仍然很低。

继发感染在 ARDS 的亚急性和慢性阶段很常见，

并且可能影响临床预后。目前尚不清楚导致此阶段宿主对感染易感性增加的机制。ARDS晚期的死亡率可能超过80%。死亡通常是由多器官衰竭和全身性血流动力学不稳定引起的，而不是由低氧血症引起的。

（2）治疗：目前ARDS的机械通气管理旨在在呼气末时保护脆弱的肺区域免于周期性肺泡塌陷，并在吸气末保护过度膨胀的肺区域免于过度充气。ARDS所采用的机械通气的实际模式（如容量控制与压力控制）并不像限制肺泡舒张和稳定易于发生反复呼气末衰竭的肺单元那样重要。一项具有里程碑意义的多中心试验显示，使用潮气通气量为6ml/kg（理想体重）进行通气的成年ARDS患者，与随机接受潮气通气量为12ml/kg进行通气的ARDS患者相比，死亡率降低了22%，且肺外器官衰竭的发生率更低。尽管该试验从未在儿科患者中重复进行，但这些管理原则相同的应用已在儿科ICU临床医生中得到了广泛认可。

鉴于有大量证据支持低潮气量通气的益处，原著者建议使用6～8ml/kg（理想体重）的潮气量和低水平PEEP，以维持ARDS患儿的机械通气氧浓度为0.6或更低时，动脉血氧饱和度可维持在88%～90%。通常，这可以通过逐步增加PEEP水平来实现，直到达到足够的氧合或出现PEEP的副作用。当增加机械通气条件时，临床医生应尽可能减少ETT袖带漏气（如果可能），确保患者的平面合适，并通过验证患者的血管内容量状态是否合适来优化通气与灌注的关系。除非存在明确的禁忌证（如ICP升高），高碳酸血症是可行的（即接受升高的$PaCO_2$）。在整个过程中，应努力将肺泡平台压力（吸气末压力）限制在25～30cmH_2O或更低水平。

液体管理是ARDS患者护理的重要组成部分。鉴于ARDS患者肺毛细血管通透性增加，随着肺静水压升高，肺水肿可能会进一步累积。相关证据表明，与针对中心静脉压（CVP）的“常规”输液策略（即目标CVP为10～14mmHg）相比，针对较低的心脏充盈压（CVP＜4mmHg）的“保守”输液策略会有更好的氧合及较短的机械通气时间。血流动力学不稳定的ARDS患者不应拒绝进行容量复苏，液体限制仅在血流动力学稳定后才可实施。

ARDS患者需要仔细监测。鉴于呼吸机引起的肺部损伤的风险，以及脉搏血氧饱和度和二氧化碳固有的局限性，首选ABG分析来准确评估氧合和呼吸功能，并仔细滴定机械通气。留置动脉导管可用于连续血压监测和频繁的实验室采样。继发感染很常见，并且会导致死亡率上升，因此通过获得适当的培养物，遵循温度曲线和白细胞计数水平，并对感染进行监测是非常重要的。ARDS多器官功能障碍对预后有影响，因此应密切注意肾、肝和胃肠功能。

对于机械通气和液体限制这些标准治疗方法无效的患者，可以使用以下几种替代疗法或救援疗法。俯卧位通气，是指将患者从仰卧位改为俯卧位的技术，目的是通过体位引流和改善V/Q比值来改善塌陷依赖肺泡区域的通气。这项技术可以在短期内明显改善气体交换，特别是对于ARDS早期的患者，但这种技术获益通常无法持续。临床试验表明，俯卧位通气对于重症成年患者的生存有益，但尚无对ARDS患儿死亡率和机械通气持续时间明显改善的研究报道。HFOV已成功用于ARDS的儿科患者多年。然而，相关研究表明，对于成年患者，HFOV没有益处，甚至会导致死亡率增加。迄今为止，尚无将HFOV与现代肺保护常规通气策略进行比较的儿科研究报道。对于小儿ARDS，HFOV是否优于常规通气尚不清楚。通常HFOV被认为是常规通气失败的严重低氧血症患者的抢救方法。吸入一氧化氮（inhaled nitric oxide，iNO）可降低肺动脉压力，改善通气与灌注的匹配，且不产生全身性血管扩张，因此iNO可作为难治性ARDS的治疗方法。一些关于使用iNO对ARDS成年患者和小儿患者进行治疗的多中心试验表明，部分患者的氧合有急性改善，但总体存活率无明显改善。因此，不建议将iNO作为ARDS的标准治疗方法。最后，ECMO已用于支持患有严重ARDS的小儿患者。最新的注册数据表明，应用ECMO治疗ARDS的儿童的总体生存率为50%～60%。迄今为止，尚未有评估ECMO和肺保护通气策略对ARDS患儿疗效的前瞻性随机试验。此外，最近接受“常规”疗法的ARDS小儿患者的预后有所改善，使得ECMO的作用变得不明确，也使得进一步的前瞻性随机研究难以完成。目前，ECMO仍然是对其他治疗方法无效的重度ARDS患者的可行的抢救疗法。

（3）结局：有关ARDS小儿患者长期预后的信息仍然有限。一份随访10名发生严重ARDS后的患儿随访1～4年的报告显示，3名患儿持续存在症状，其余7名患儿在休息时有低氧血症。为了获得更多信息，所有有ARDS病史的患者都需要密切随访肺功能。

2. 哮喘持续状态

诊断要点和主要特点

- 哮喘病是一种可逆性小气道阻塞性疾病，对难治性交感神经药和抗炎药存在抵抗，若没有迅速而积极的干预，可能会发展为呼吸衰竭
- 休息时呼吸困难会影响说话，这可能是病情危重的临床表现
- 可能存在缺乏喘息的表现，因为要产生喘鸣声，患者必须吸入足够的空气
- 有严重呼吸窘迫或衰竭迹象、意识改变、$PaCO_2$升高或酸中毒的患者应收治于PICU

(1) 发病机制：严重的支气管痉挛，黏液分泌过多，炎症和气道水肿可导致哮喘急性加重，危及生命(参见第38章)。婴儿和儿童由于肺部的一些结构和机械特征，特别容易出现哮喘导致的呼吸衰竭，他们的肺的弹性回缩力比成年肺要小，对于任何程度的支气管收缩，较厚的气道壁会导致更大的外周气道阻力，增加气道对支气管收缩剂的反应，以及更少的侧支通气通道和更顺从的胸壁，这可能导致呼吸工作增加及气道阻塞。严重哮喘加重的其他危险因素包括肥胖，较低的社会经济地位，非高加索人种及先前有接受ICU入院或插管的病史。

(2) 临床表现：伴有严重哮喘的PICU患者可有多种体质和心肺功能检查结果。他们经常出现呼吸急促，增加了使用辅助呼吸机和变异性通气的频率。通常会出现弥漫性喘息，但是如果没有喘息，则可能表示严重梗阻阻塞了气流。休息时呼吸困难，妨碍说话能力和发音，也是严重气流阻塞的不祥征兆。这些患儿还可能表现出惊恐或疲惫和意识水平改变的迹象。躁动、嗜睡或神志不清可能是 $PaCO_2$ 水平升高和即将出现呼吸衰竭的迹象。同样，呼吸急促或呼吸暂停是呼吸衰竭及需要机械通气的指征。

这些患者通常在应激、脱水和β受体激动剂治疗后出现心率（heart rate，HR）升高，并且可能会出现收缩期和（或）舒张期低血压。舒张压低于40mmHg并伴有剧烈心动过速，可能会损害冠状动脉充盈并导致心脏缺血，这可能导致胸痛和心电图ST段改变。可以观察到反常脉（即吸气时收缩压的过度下降），并可作为疾病严重程度和对治疗反应的标志。

(3) 实验室表现：除脉搏血氧饱和度测定外，应考虑对有哮喘病的重症患者进行血气监测，以评估气体交换和酸碱平衡。尽管静脉血气测量可用于筛查，但ABG测量可提供最准确和完整的信息。有严重哮喘发作的患者通常通气量增加，预测 $PaCO_2$ 应低于40mmHg。$PaCO_2$ 水平正常或升高提示呼吸衰竭。空气中的 PaO_2 降低或氧饱和度下降可能表明气体交换严重受损，并可能导致呼吸衰竭，但也可能在开始给予β受体激动剂疗法和相关的通气/灌注不匹配时发生。代谢性酸中毒的存在可能表示相对脱水、心输出量不足或潜在感染。

其他临床评估内容可能包括血清电解质、全血细胞计数和其他炎症标志物（如果有临床指征）。患者可能表现出血清钾、镁和（或）磷酸盐水平下降，特别是长期使用β受体激动剂时。在哮喘加重期间可观察到白细胞计数升高，可能是应激或类固醇皮质激素治疗引起的感染所致，也可能是分叶核白细胞增多所致。测定上述2种病因较困难，其他炎症标志物的测定也可能提示感染。

有严重哮喘发作史的患者应进行胸部X线检查，以评估可治疗的疾病，如肺炎、异物吸入，漏气或胸部肿块。气胸和腹泻是严重急性期的常见并发症，只有在胸部X线检查时才能发现。没有哮喘发作史的剧烈喘息应注意排除其他诊断。不建议进行常规心电图检查，但需要排除心脏缺血，特别对于已知有心脏病，极度心动过速和低舒张压或出现胸痛的患者。

尽管在其他临床环境中建议测量肺功能，如1s内用力呼气容积（forced expiratory volume in 1 second，FEV_1）或呼气峰值流量（peak expiratory flow，PEF），但它们在哮喘严重加重的PICU患者中的应用是有限的，因为这些患者通常无法配合检查。小于预期值的40%表示严重恶化，小于预期值的25%表示即将出现呼吸骤停。

(4) 治疗：哮喘持续状态的关键治疗策略是在需要气管插管和机械通气严重气流阻塞患者出现机械通气并发症之前，迅速、积极地逆转呼吸衰竭的潜在过程。患有哮喘的儿童需要静脉输液、持续脉搏血氧测量和心肺监护，因为密切监测气体交换、心血管状态和精神状态对评估治疗反应和确定适当的干预措施至关重要。

由于每分通气不足和V/Q失衡，有严重哮喘的患者几乎都是低氧状态，因此应立即补充湿化氧气以维持氧饱和度在90%以上。如本章前面所述，治疗方法的选择取决于患儿的年龄、所需的氧气水平和机构资源。有脱水临床症状的儿童应接受适当的液体复苏，同时应避免容量过载。此外，某些治疗哮喘的方法（外周扩张，舒张性低血压）所致的血流动力学效应也可能需要进一步的液体复苏，以维持心输出量和避免代谢性酸中毒。除非发现或怀疑并存感染，一般不建议使用抗生素治疗哮喘。

快速逆转气流阻塞的一线治疗是重复或连续使用选择性吸入型短效 β_2 受体激动剂，如沙丁胺醇。给药频率应根据症状的严重程度和副作用进行调整。雾化沙丁胺醇可以每间隔10～15min以2.5～5mg的剂量间歇给药，也可以以10mg/h的剂量连续给药，最大剂量为20～30mg/h，通常不会产生严重的副作用。

有严重窘迫和吸气流速较慢的患者，吸入给药的效果可能不佳，可皮下或静脉给药。皮下肾上腺素或特布他林是一种相对特异性的 β_2 受体激动剂，可用于急性加重期的初始治疗，负荷剂量为10μg/kg，也可以使用特布他林连续静脉推注，每次0.5～5μg/(kg•min)。治疗过程中需密切进行心血管监护，注意吸入性和静脉推注 β_2 受体激动剂治疗引起的明显的心动过速和其他心律失常及舒张性低血压的副作用。留置动脉导管可用于接受静脉推注治疗的急性发作期患者的连续血流动力学和血气监测。由于脱水引起的血容量不足，以及 β_2 受体激动剂的血管舒张作用，他们可能还需要额外的液体复苏。除 β_2 受体激动剂治疗外，立即给予全身性类固醇皮质激素对于危及生命的哮喘病的早期治疗至关重要。由于严重急性期患者可能无法耐受肠内药物，因此对于这些患儿考虑早期静脉注射或肌内注射类固醇。甲泼尼龙和地塞米松均已用于治疗哮喘病。

对于先前列出的初始治疗无反应的严重急性期患者，尽管临床儿科证据有限，仍可考虑其他治疗。吸入性抗胆碱能支气管扩张剂异丙托溴铵常用于急诊医学，尽管疗效有限，但仍是 PICU 的合理干预措施。对于早期治疗无反应或即将出现呼吸衰竭的患者也可以考虑服用硫酸镁。硫酸镁的支气管扩张特性被认为是通过干扰支气管平滑肌细胞中的钙通量所致。给药后可能会发生低血压和潮红，应进行充分的液体复苏。传统疗法难以治疗的患者也可以考虑使用 Heliox 驱动的沙丁胺醇雾化。Heliox 是氦气和氧气的混合物，其黏度低于环境空气，可以改善沙丁胺醇的气体交换及气道输送。但是，因必须使用浓度为 60%～70%的氦气才能有效，限制了其在严重缺氧患者中的使用。

甲基黄嘌呤，如茶碱和氨茶碱，也可考虑用于治疗严重哮喘，尽管其使用仍存在争议。甲基黄嘌呤的益处是通过防止环状鸟苷单磷酸降解来舒张气道平滑肌，这种作用机制不同于 β_2 受体激动剂。此外，甲基黄嘌呤也可使黏膜纤毛炎性介质和微血管渗透性降低。不幸的是，这些药物的药代动力学不稳定，狭窄的治疗窗口可能难以控制，较高的药物水平会引起严重的副作用，如癫痫发作和心律失常。除了各种有力证据之外，这些担忧导致人们普遍反对常规使用甲基黄嘌呤来治疗哮喘加重。然而，在个别重症难治性哮喘病例中，它们仍可作为一种预防插管的手段发挥作用。当甲基黄嘌呤被加入到患者的护理中，密切的治疗药物监测是必要的，并建议咨询药剂师。

无创通气可用于支持有严重哮喘发作的患者，并有助于避免气管插管和机械通气。正压通气可通过减少每次呼吸所需的力来帮助患者避免呼气时气道塌陷及减轻疲劳的呼吸肌的负担。由于其无创界面保留了自主呼吸和上呼吸道功能，患者能够自行清除气道。无创通气对儿童急性重症哮喘的有效性数据有限，但是一些小型研究和案例研究表明气体交换和呼吸作用可得到改善。但是，必须谨慎地对吸气和呼气压力进行测定，以避免出现正压并发症。

如果积极治疗未能明显改善症状，则可能需要进行气管插管和机械通气。出现呼吸暂停或昏迷的患者应立即行气管插管。如果进行了哮喘强化治疗，但病情仍在持续恶化，则应在急性呼吸停止之前进行插管。鉴于气压伤和心血管衰竭的高风险，插管程序对这些患者可能是危险的，应由经验最丰富的医疗服务提供者进行。

哮喘患者难以进行机械通气，因为严重的气流阻塞通常会导致非常高的气道压力、空气滞留及由此产生的气压伤。因此，在这种情况下进行机械通气的目的是在其他疗法有效之前，以最小的气压伤保持足够的氧合和通气。这种方法通常意味着允许一定程度的高碳酸血症，以避免过度通气发生的并发症。由于严重的吸气和呼气气流阻塞，这些患者需要较长的吸气时间来进行呼吸，并需要较长的呼气时间才能避免空气滞留。应该密切监测体积和压力限值，在最初使用低潮气量（≤ 6cc/kg）时，也可以采用以体积或压力为目标的通风方式。通常，应降低呼吸机的频率，直到呼气时间足够长才可允许在下一次呼吸机送气前尽可能完成换气。应测定 PEEP 水平，以最大限度地减少自动 PEEP 或动态梗阻造成的空气滞留。如果可能的话，当患者要拔管时，辅助的通气模式是有用的，因为患者可以设定适合自己的输入时间和流量。

这些呼吸机策略和由此产生的高碳酸血症通常令患者不舒服，需要对患者进行深镇静。氯胺酮是一种具有支气管扩张特性的解离性麻醉剂，可用于麻醉诱导，也可作为插管患者的镇静剂。氯胺酮还可以增加支气管分泌，这可能会限制其在某些患者中的使用或需要服用抗胆碱能药。应避免使用巴比妥类药物和吗啡，因为这 2 类药物都会增加组胺的释放，加重支气管痉挛。许多患者最初也需要神经肌肉阻断，以优化通气并使气道压力最小化。对于上述策略无反应的插管患者，应考虑吸入麻醉药，如异氟烷。这些药物不仅起到麻醉的作用，还会导致呼吸道平滑肌松弛。但是，必须谨慎使用吸入麻醉药，因为它们还会因血管舒张和心肌抑制而引起明显的低血压。据报道 ECMO 可用于严重的哮喘病患者，可被视为一种抢救疗法。

（5）预后：哮喘持续状态仍然是 PICU 入院的最常见原因，且死亡率非常高（1%～3%），尤其是对于曾有过 PICU 入院的患者。但是，认真且有效的管理可以降低相关的发病率和死亡率。在 PICU 收治的有危及生命的哮喘发作的患者中，有 75% 的患者在未来病情加重，这强调了对这类高危人群进行仔细门诊随访的必要性。

三、心血管重症监护

1. 休克

诊断要点和主要特点
• 休克的定义是氧气和营养物质输送到组织不足以满足代谢需要
• 休克是由于氧气输送减少，面对需求增加而氧气输送不足，或氧气利用率下降导致的
• 休克可分为代偿性休克、低血压休克和不可逆休克
• 早期识别和干预对于改善休克患者的预后至关重要

（1）发病机制：休克是一种综合征，其特征是氧气输送不足，无法满足人体的新陈代谢需求。休克可以使多种不同的疾病过程复杂化，并且可以根据主要的生理障碍进行分类（表14-7）。

表14-7　休克类别

休克类型	举例
低血容量性	由于呕吐和（或）腹泻引起的脱水 外伤伴严重出血
心源性	病毒性心肌炎 术后心脏功能不良患者
分布性	感染性休克 过敏反应继发血管扩张
解离性	一氧化碳中毒

无论休克的潜在病因是什么，通过检查影响氧气输送到组织与组织消耗氧气之间平衡的因素，可以更好地理解休克。氧供应减少（如呼吸衰竭、心脏衰竭或急性出血）、组织需求增加（如感染、烧伤或其他主要生理压力）、氧气利用率下降（如严重的败血症），或三者合并发生，可能会导致代谢衰竭。如果不逆转，可能会导致无氧细胞代谢、缺氧、乳酸性酸中毒，并最终导致不可逆的细胞损伤。

氧气输送量（DO_2）是指心输出量与心脏输送的动脉血氧含量（CaO_2）的乘积。而心输出量则由心室搏动量（SV）和HR确定。SV受前负荷、后负荷、收缩力和心律的影响。许多情况会破坏这些因素中的一个或多个，导致心输出量减少。由于出血或脱水引起的血容量不足，或由于厌食、药物治疗或败血性休克导致血管舒张而引起的血容量减少，可降低前负荷。心肌收缩力受损可发生在心肌病、心脏骤停后的心肌缺血/再灌注、心脏手术后和败血症等情况下。年龄依赖性的心肌生理差异也会影响收缩性能和收缩力。例如，在婴儿心脏中，肌膜、肌浆网和T管的发育情况不如大龄儿童，因而导致更依赖细胞外血清钙离子浓度进行收缩。后负荷可增加，如晚期败血性休克和心功能障碍；后负荷也可减少，如“温热”败血性休克。心脏节律不齐也会改变心输出量，并导致氧供给不足。一个常见的例子是室上性心动过速，其心室充盈时间缩短，导致SV和心输出量减少。

动脉血中的氧含量由结合在血红蛋白上的氧和溶解在血液中的氧组成。结合的氧由血红蛋白浓度和氧饱和的血红蛋白百分比确定。溶解的氧由动脉血中的氧分压（PaO_2）计算得出。一般而言，动脉血中的氧含量的主要决定因素是结合氧。影响血红蛋白氧饱和度或改变血红蛋白浓度的疾病会损害氧的输送。导致低血红蛋白氧饱和度最常见的原因是肺部氧气吸收受损。血红蛋白浓度低（如在出血或其他原因引起的贫血中），以及异常的血红蛋白水平[如羧基血红蛋白（来自一氧化碳中毒）和高铁血红蛋白]会减少氧供给。

（2）临床表现：休克的临床表现可分为一系列可识别的阶段：代偿性、低血压或失代偿性和不可逆。代偿性休克的患者血压相对正常，而代偿机制保护了氧的供给。婴儿增加SV的能力有限，因此心律输出的代偿性增加主要是通过HR的增加来实现的。老年患者SV和HR均升高可改善心输出量。由于外周血管收缩和全身血管阻力增加，血压保持正常。血压下降发生较晚，定义为低血压性休克。有低血压休克的患者有发展成多器官系统衰竭（MOSF）的风险，具有很高的死亡风险。在极端情况下，恢复氧供给但不能改善器官功能的情况称为不可逆休克。

休克是由于氧供给不足引起的终末器官功能障碍。休克可迅速发展为严重的疾病或死亡，所以对休克儿童进行快速评估以确定是否需要复苏是至关重要的。心输出量受损和外周血管收缩的患者表现为皮肤冷而苍白，毛细血管再充盈延迟（$> 3s$）和脉搏加速。此外，新生儿的皮肤可能会出现灰色或灰白色，而心输出量减少的患者皮肤可能会出现斑驳。相比之下，“温热”或感染性休克患者可出现温暖的皮肤、活跃的毛细血管再充盈和搏动。监测到外周水肿是一种令人担忧的迹象，这可能表示是由于败血症或心输出量差，以及液体和钠潴留引起的严重血管渗漏。皮肤检查也可以提供诊断（例如，皮疹，如暴发性紫癜，可提示感染性病因）或揭示创伤部位和程度。破裂、干裂的嘴唇和干燥的黏膜可能表明容量消耗严重。

心动过速是休克的一个重要的早期症状，通常在低血压之前很明显，低血压是儿童休克的晚期特征。然而，并不是所有患者的HR都能适当增加，休克患者心动过缓更是不祥之兆。休克时，外周脉冲首先会减弱，因为心输出量转移到身体核心。如果休克患儿的下肢和上肢搏动不一致，则可能表明主动脉严重缩窄，动脉导管关闭。奔马律提示心力衰竭，而病理性杂音提示先天性心脏病或瓣膜功能障碍的可能性。摩擦或微弱、远处的心音可能提示心包积液。心力衰竭休克或急性肺损伤患者出现啰音、缺氧和呼吸功能增加，而休克引起的严重代谢性酸中毒患者会出现代偿性呼吸急促和呼吸性碱中毒。尿量与肾血流量和肾小球滤过率成正比，因此是心输出量的良好反映。尿量大于1ml/（kg•h）或小于0.5ml/（kg•h）被认为明显降低。肝大可能提示心力衰竭或体液过多，而脾大可能提示肿瘤学过程，而腹胀可能提示阻塞或内脏穿孔是休克的病因。

意识水平反映了大脑皮质灌注的充分性。当脑灌注严重受损时，婴儿或儿童首先对语言刺激没有反应，然后对轻轻触碰没有反应，最后对疼痛没有反应。静脉穿刺或腰椎穿刺时缺乏运动反应和不哭是不祥之兆。在伴低血压的非代偿性休克中，脑干灌注可能减少。丘脑灌注不足会导致交感神经张力丧失。最后，髓质流差导致呼吸不规律，进一步发展为呼吸困难、呼吸暂停和呼吸停止。

（3）监测：对疑似休克患者的实验室研究应旨在评估休克的病因学，评估氧输送受损的程度，并识别由于氧输送不足而导致的终末器官功能障碍的体征（表14-8）。氧供给的评估需要测量氧饱和度和血红蛋白浓度。脉搏血氧仪适用于测量低需氧量患者的氧饱和度。ABG分析提供了更准确的氧测量，这对于优化存在明显低氧血症患者的机械通气很重要，并提供可以反映组织灌注充分性的动脉pH的测量。中心静脉血氧饱和度的测量可以作为全面氧输送充分性的测量。如果氧气输送不足以满足组织的需要，更多的氧气将被消耗，中心静脉饱和度将低于正常水平（< 70%的患者无青紫型心脏病）。相比之下，败血症性休克患者可能由于组织的氧利用受损（> 80%）而导致中心静脉饱和度升高。

表14-8 休克时的实验室指标

感染性病原学评估
来源包括血液、尿液、气道分泌物、CSF、伤口、胸膜液或粪便
细菌、真菌、病毒的染色、培养和其他微生物学测试（PCR、免疫荧光抗体染色）
器官功能评价
肺：ABG（评估酸碱状态，评估氧的输送/消耗）
心脏：ABG，混合静脉饱和，乳酸
肝脏：LFT，凝血检查
肾（和水合状态）：BUN，肌酐，碳酸氢盐，血清钠
血液学：白细胞计数与差异，血红蛋白，血细胞比容，血小板计数
DIC评估：PT、PTT、纤维蛋白原、D-二聚体
炎症程度：CRP、WBC、ESR、降钙素原
其他研究
电解质
离子钙
镁
磷酸

续表

注：ABG，动脉血气；BUN，血液尿素氮；CRP，C反应蛋白；CSF，脑脊液；DIC，弥散性血管内凝血；ESR，红细胞沉降率；LFT，肝功能检查；PCR，聚合酶链反应；PT，凝血酶原时间；PTT，部分凝血活酶时间；WBC，白细胞

器官功能障碍的其他实验室体征包括无氧代谢的证据，如酸血症和乳酸升高，血清肌酐升高，或肝功能异常，如转氨酶升高或凝血因子生成减少。血液化学测量对休克患者也很重要。低钠血症或高钠血症很常见，钾水平异常也可能危及生命，尤其是肾功能受损患者休克时出现的高钾血症。休克患者血清钙离子水平可能降低，这将对心功能造成不利影响，尤其是对于婴儿的心功能。钙稳态也需要正常的镁水平，而肾衰竭可能会破坏磷水平。需要对凝血功能进行评估，以检测弥散性血管内凝血，尤其是对于暴发性紫癜或瘀斑或有血栓形成风险的患者。

影像学检查的选择，类似于实验室检查，应以休克的病因推定为指导。对于出现继发性休克的创伤患者，标准的创伤治疗方案可以评估器官损害和潜在的出血部位。胸部X线检查可以评估肺部病变的情况，检测胸腔积液或气胸，并评估肺水肿和心脏肥大。脓毒症休克时，胸部或腹部的CT可以更好地评估感染部位，而超声心动图可以提供心脏解剖和功能的重要信息。

由于诊断和治疗的原因，休克患者通常需要进行侵入性血流动力学监测。动脉导管可提供恒定的血压读数，并且对于经验丰富的医生而言，波形的形状有助于评估心输出量。中心静脉导管可以监测CVP和中心静脉氧饱和度。CVP不能提供有关绝对容积状态的信息，但可以提供有关在进行治疗时容量状态相对变化的有用信息。肺动脉导管还可以提供有关心脏状况和血管阻力有价值的信息，并能计算供氧量和耗氧量（表14-9），但这些导管与CVP导管相比具有更高的并发症发生率，因此在成人或儿童重症监护中不常用。休克的治疗原则请参见“脓毒症”部分。

表 14-9 血流动力学参数

参数	计算公式	正常值
肺泡氧气分压	PaO_2 =（大气压－47）× 吸入氧浓度 %	
肺泡 - 动脉氧差（mmHg）	A － aDO_2 = PaO_2 －（$PaCO_2$/R）－ PaO_2	5 ～ 15
心输出量（L/min）	CO = HR × SV	
心脏指数 [L/（min•m^2）]	CI = CO/BSA	3.0 ～ 4.5
动脉血氧含量（ml/dl）	CaO_2 =（1.34× 血红蛋白 ×SaO_2）+（0.003×PaO_2）	17 ～ 24
氧输送指数 [ml/（min • m^2）]	DO_2 = CaO_2 × CI × 10	550 ～ 650
静脉血含氧量（ml/dl）	CVO_2 =（1.34× 血红蛋白 ×SVO_2）+（0.003×PVO_2）	12 ～ 17
耗氧指数 [ml/（min • m^2）]	VO_2 =（CaO_2-CvO_2）×CI×10	120 ～ 200

R. 呼吸系数（通常接近 0.8）

2. 脓毒症

诊断要点和主要特点
• 脓毒症和脓毒性休克仍然是全球儿童死亡的主要原因
• 早期识别和干预是改善患者预后的关键
• 在一个机构内系统化的治疗可以提高存活率

需特别注意脓毒症和脓毒症休克，因为脓毒症是导致 PICU 入院的主要疾病之一。在全球范围内，每年估计有 1800 万例患者发展为败血症，其中 75 万例发生在北美地区。脓毒症是美国第十大死亡原因，约占美国和欧洲 ICU 支出的 40%。在儿童中，据估计美国每年有 42 000 例儿童发生严重败血症，其死亡率接近 10%。严重脓毒症的发生率在婴儿期最高，1 岁至中年发生率相对较低，中年发生率再次上升。

许多已发表的关于脓毒症的文献使用的术语相互交叉，有时会令人困惑。在早期的定义中，全身炎症反应综合征（systemic inflammatory response syndrome，SIRS）是指全身炎症的一种非特异性综合征，通常伴有发热、心动过速、呼吸过速和白细胞计数异常。脓毒症定义为记录或疑似感染并伴有全身和炎症的临床和实验室迹象，而严重脓毒症定义为脓毒症及至少一个脓毒症导致的主要器官功能障碍的证据，如低血压、低氧血症、乳酸酸中毒、少尿、肾衰竭、血小板减少症、凝血障碍或高胆红素血症。脓毒症休克是严重的脓毒症伴有输氧障碍，通常临床定义为低血压、需要静脉输液或加压剂维持血压，以及血乳酸水平持续升高。2016 年取消了 SIRS 和严重脓毒症的术语，并将脓毒症重新定义为在有感染证据或怀疑感染且至少一种器官衰竭。尽管在已发表的指南中用于定义成人和儿童脓毒症的标准有所不同（表 14-10），但更具体的成人标准为考虑败血症相关器官功能障碍提供了一个有用的框架。值得注意的是，严重脓毒症影响的器官数量是重要的预后因素。脓毒症的死亡风险随着器官衰竭数量的增加而增加，单个器官衰竭的死亡率为 7% ～ 10%，4 个器官衰竭的死亡率高达 50%。

表 14-10 脓毒症的诊断标准

成人
有下列情况时，怀疑或诊断为感染：
一般症状和体征
• 发热（＞ 38.3℃）
• 体温过低（核心温度＜ 36℃）
• 心率 90 次 / 分或高于年龄正常值 2SD
• 呼吸急促
• 精神状态的改变
• 明显的水肿或液体正平衡（24h 内＞ 20ml/kg）
• 高血糖（没有糖尿病的情况下，血浆中葡萄糖浓度＞ 140mg/dl 或 7.7mmol/L）
炎症的证据
• 白细胞计数增多（白细胞计数＞ 1.2 万 /μl）
• 白细胞计数减少（白细胞计数＜ 4000/μl）
• 正常的白细胞计数中有＞ 10% 未成熟的白细胞
• 血浆 CRP ＞高于正常值 2SD
• 血浆降钙素原＞高于正常值 2SD
血流动力学
• 动脉血压降低（SBP ＜ 90mmHg；MAP ＜ 70mmHg；或成人收缩压下降 40mmHg 或低于正常年龄 2SD）
器官功能障碍
• 动脉低氧血症（PaO_2/FiO_2 ＜ 300）
• 急性少尿 [尽管有足够的液体复苏，尿量仍＜ 0.5ml/（kg•h），持续至少 2h
• 肌酐增加＞ 0.5mg/dl 或 44.2μmol/L]
• 凝血异常（INR ＞ 1.5 或 aPTT ＞ 60s）
• 肠梗阻（肠鸣音消失）
• 血小板减少（血小板计数＜ 100 000/μl）
• 高胆红素血症（血浆总胆红素＞ 4mg/dl 或 70μmol/L）
组织灌注
• 高乳酸血症（实验室正常上限）
• 毛细血管再充盈或皮肤发花

续表

儿童
炎症加感染的症状和体征包括低体温（直肠温度>38.5℃或<35℃），心动过速（在体温过低的患者中可能不存在）和以下器官功能改变的至少一种指征：精神状态改变，低氧血症，血清乳酸增高或水冲脉

注：aPTT，活化部分凝血酶时间；CRP，C反应蛋白；INR，国际标准化比值；MAP，平均动脉血压；SBP，收缩压；SD，标准差

数据来源：Dellinger RP, Levy MM, Carlet JM, et al. 2008. Surviving Sepsis Campaign: International guidelines for management of severe sepsis and septic shock: 2008. Intensive Care Medicine, 34(1):17-60.

除了输氧受损，败血症和败血症休克也与输氧利用受损有关。氧利用障碍的病因尚不清楚，但可能是多因素的，包括微循环中血流分布不均和线粒体功能障碍。最近的研究也揭示了先天免疫系统在脓毒症中的重要作用。感染性病原体释放病原体相关分子模式（pathogen-associated molecular pattern，PAMP），如脂多糖或肽聚糖，受损组织释放内源性蛋白和核酸，作为分子触发器，统称为损伤相关分子模式（damage-associated molecular pattern，DAMP）。这些分子被先天免疫系统的模式识别受体识别，最突出的是Toll样受体，然后引发全身的炎症级联反应。适应性免疫紊乱也是脓毒症发病机制的一部分。Toll样受体信号可能激活脓毒症患者调节性T细胞亚群，导致免疫瘫痪或失控的炎症，具体取决于病理生理环境。细胞因子的产生和白细胞的激活导致内皮损伤和凝血系统的激活。微血管血栓导致组织灌注受损，导致进一步的组织损伤，进而导致免疫系统的进一步激活。这些过程的最终结果是组织的氧气输送受损，氧气利用受损和代谢下调，从而导致终末器官功能障碍，如果这个过程不被逆转，则最终导致死亡。

3.*休克和脓毒症的治疗*　近年来，标准化治疗指南在改善休克和败血症的预后中的作用受到了广泛关注，现在有多个专业组织提供了详细的指南，特别是美国心脏协会儿科高级生命支持（pediatric advanced life support，PALS）指南。儿童休克的初始管理指南和拯救脓毒症患者生存运动指南的一个关键原则是对休克和脓毒症的早期识别和治疗（最好采用一致的有组织的临床方法），以改善所有年龄段的预后。

无论病因如何，休克的最终结果都是器官功能障碍，如果不及时治疗，可能会导致不可逆的MOSF。因此，必须尽早识别休克，并尽早控制潜在原因和进行支持治疗，以最大限度地减少终末器官损伤并提高生存率。应迅速评估气道、呼吸和循环，并适当稳定气道、呼吸支持和稳定循环。气管插管和机械通气的指征包括精神状态改变，明显的血流动力学不稳定，无法保护气道，呼吸困难，呼吸高负荷，气体交换不良或需要程序干预。由于FRC低，婴儿和新生儿可能更需要早期开始NIV或气管插管。由于依托咪酯与肾上腺抑制作用和死亡率增加有关，怀疑败血症的患者应避免在插管期间使用依托咪酯镇静。如果无法快速获得复苏液和药物的静脉通路，应放置临时深静脉导管。对于血流动力学不稳定的患者，应考虑使用中心静脉通路，尤其是对于需要持续复苏和输注血管活性药物的患者。虽然股静脉通路更简单、更安全，但是从精确度和与中心静脉饱和度和压力监测一致的方面来讲，锁骨下和颈内静脉通路是首选，同时也存在发生气胸的风险。通过使用超声引导，可以提高中心静脉置管的速度和准确性。

对于可疑败血症的患者，应及时提供经验性抗菌药物，最好在出现后1h内使用。应根据最可能的感染原因选择抗生素。为了引导抗生素覆盖范围的选择和持续时间，在开始抗生素治疗之前进行血培养是必要的，但是对于可疑脓毒症的患者，绝不能因血培养而延迟抗生素的使用。对于败血症和败血性休克患者，对脓肿或其他感染灶进行手术引流或清除感染异物（如血管导管），尽早且积极地控制感染源至关重要。

休克治疗的一个重要因素是针对器官灌注的可测量生理终点的早期积极液体复苏，即所谓的“早期目标定向疗法”。液体复苏应在5～10min以20ml/kg的增量开始，并在必要时重复。应滴定输液以逆转低血压并达到正常的毛细血管充盈、脉搏、意识和尿量。血清乳酸测量的趋势也可以提供有用的标志物，以逆转休克，指导输液。如果发生肺水肿或肝大，应使用血管活性药物输注代替更多的液体，并评估心脏功能以寻找心源性休克的证据。对于低血容量或败血性休克的儿童，可能需要大量的液体以达到急性稳定，以恢复充足的氧气输送，并不一定增加ARDS或脑水肿的发生率。对40～60ml/kg没有快速反应的患者应在重症监护环境进行监测，并考虑进行正性肌力疗法和侵入性血流动力学监测。最初的液体复苏应包括晶体（盐溶液），该晶体容易获得且价格便宜。已证明白蛋白在患有败血性休克的成人和儿童中是安全的，当患者接受大量晶体并需要持续复苏时应考虑使用白蛋白。根据成人研究，不建议将羟乙基淀粉（Hydroxyethyl starches，HES）用作败血性休克的复苏液，该研究表明，与生理盐水相比，HES的死亡率无改善，但肾衰竭的风险增加。

难治性休克患者应考虑使用正性肌力药和升压药，如接受60ml/kg的液体复苏（表14-11）。正性肌力药物可改善心脏收缩力，但会增加心肌需氧量和心律失常的风险；血管加压药可增加血管张力和抵抗力，但

会增加心脏后负荷。应根据血流动力学状态（即心输出量和全身血管阻力）选择正性肌力疗法或升压药疗法，并根据临床过程的变化重新评估。这些药物可以通过骨内或外周静脉通路输送，直到确保稳定的中央通路以防止启动延迟为止。对于败血性休克的成年患者不推荐使用多巴胺（α受体和β受体肾上腺素能激动剂），因为多巴胺可导致这类人群心律失常，但多巴胺仍然是小儿人群可接受的一线血管加压药。去甲肾上腺素（α受体和β_1受体肾上腺素能激动剂）或肾上腺素（强力的α受体和β_1受体肾上腺素能激动剂）可用于多巴胺难治性休克。通常，肾上腺素对心输出量具有较大的净效应，因此对于冷休克状态更适用，而去甲肾上腺素对血管紧张度具有较大的净效果，并且对于暖休克状态较为理想。儿茶酚胺输注失败的患者可考虑使用升压素，但尚无明显证据表明升压素可改善严重败血症患儿结局。对于心输出量低和全身血管阻力高的患者，可以将米力农（一种具有正性肌力和血管扩张活性的Ⅲ型磷酸二酯酶抑制剂）添加到其他更有效的正性肌力药中。还可使用多巴酚丁胺（选择性β受体激动剂）改善心肌收缩力并减少后负荷。由于低钙血症也可能导致休克时心脏功能障碍，应给予钙替代以使离子钙水平正常化。

如果有大量的液体和加压药物支持，灌注仍然不足，则可以认为患者有儿茶酚胺耐药性感染性休克。这种情况可能与严重疾病相关的类固醇皮质激素不足（critical illness-related corticosteroid insufficiency，CIRCI）有关，肾上腺反应性受损是一种疾病，多达30%～50%的重症患者可能会发生。肾上腺皮质功能不全的特征是肾上腺反应不佳，循环中皮质醇浓度低，并常与肾上腺出血有关，这种情况较少见，败血性休克患儿发生率低于25%。暴发性脑膜炎球菌血症、先天性肾上腺皮质增生或近期类固醇暴露的儿童处于绝对肾上腺功能不全的最高风险，而CIRCI可能发生在任何危重症患者中。对于液体疗法不佳，儿茶酚胺耐药性休克并怀疑或确诊肾上腺功能不全的儿童患者应接受氢化可的松治疗。氢化可的松的推荐剂量为50mg/(m^2 • d)（最高200mg/d），既可以连续输注，也可以分次服用；但是，有些患儿可能需要更高的剂量。氢化可的松通常可持续使用，直到可以成功终止儿茶酚胺支持为止；对于那些治疗时间超过7d的儿童，应考虑逐渐减量使用。

心源性休克通常与心室充盈压升高（> 20mmHg）有关。增加预负荷可能会增加某些患者的心输出量，因此应谨慎地以较小的增量进行容量管理，因为

表 14-11 休克患者的药物支持

药物	剂量[mg/(kg•min)]	α肾上腺作用	β肾上腺作用	血管舒张作用	优点	副作用
多巴胺	1～20	+～+++（剂量相关）	+～++（剂量相关）	无	剂量适中，剂量范围安全，半衰期短	神经内分泌作用；可能会增加肺动脉压力
多巴酚丁胺	1～10	无	++	+（通过β_2）	适量的营养物；与肾上腺素相比，变应性更少，心律失常更少	患者之间的差异明显，心动过速
肾上腺素	0.05～1	++～+++（剂量相关）	+++	+（小剂量，通过β_2）	强心剂，增加全身血管阻力	心动过速，心律失常；大剂量可引起心肌坏死
去甲肾上腺素	0.05～1	+++	+++	无	强力血管收缩剂（全身和肺部），增加全身血管阻力	如果后负荷过高，心输出量降低；肾和内脏缺血
米力农	0.25～0.75	无	无	++	降低全身血管和肺血管阻力；增加心脏收缩力，但仅轻度增加心肌耗氧	
硝普钠	0.05～8	无	无	+++（动脉和静脉血管舒张）	强力血管扩张剂，全身血管和肺血管阻力，作用极短	有毒代谢物（硫氰酸盐和氰化物）；颅内压升高；通气-灌注不匹配；高铁血红蛋白血症

来自心脏功能障碍的肺静脉压升高可能会导致或加重肺水肿。在这种情况下，明智地使用利尿剂与正性肌力支持相结合，可以减少肺水肿并改善肺顺应性，呼吸功能和氧合。

血液制品可能是休克患者重要的支持疗法。休克患者给予输注红细胞，以提高其携氧能力。血流动力学稳定的患者血红蛋白水平通常维持在 7g/dl 以上，而在血流动力学不稳定的患者中，输血阈值可以提高到 10g/dl。由于内皮损伤、微血管栓塞形成和消耗性凝血病，DIC 常见于休克患者，特别是脓毒性休克患者。因此，凝血过程增强会导致出血倾向。血小板计数低于 2000/μl 时需输注血小板。有出血表现或需要手术的患者，血小板计数低于 4000/μl 时，需输注血小板。对于伴有休克时出血的严重凝血病，标准治疗方法是冷冻新鲜血浆（FFP）或纤维蛋白原替代，冷冻沉淀，并密切监测凝血酶原时间（PT）、国际标准化比率（INR）和部分凝血活酶时间（PTT）。

休克和脓毒症的其他支持疗法包括机械通气，镇静和镇痛，肾功能不全的肾替代疗法，预防深静脉血栓形成，预防应激性溃疡，营养和血糖控制。最后，ECMO 可被视为挽救常规治疗失败的可恢复心肺功能的严重休克患者的一种救生措施。

四、神经系统重症监护

儿童神经重症监护是一个新兴的多学科领域，其重点是因外伤性脑损伤（TBI）、脑卒中、癫痫持续状态、缺氧缺血性脑损伤及继发于其他重大疾病的脑损伤而导致神经系统损伤的重症儿科患者。神经病学家致力于更好地了解小儿脑损伤的独特病理生理和临床特征，开发并应用新的诊断和监测策略，以更好地实时了解脑功能和功能障碍，并针对常见的神经重症监护问题制订针对儿童的管理指南。尽管该领域还比较新兴，但是支持脑损伤的一些基本原则已出现。

1. 创伤性脑损伤

诊断要点和主要特点

- TBI 的表现形式多种多样，包括记忆力或机敏性改变（轻度混乱到无反应）、易怒、癫痫发作，甚至呕吐不止。对于符合这些描述的所有患者，TBI 的差异性大
- 低血压、缺氧、血糖过低、体温过高和代谢异常会加剧脑损伤。及时识别和纠正这些因素至关重要
- 颅内高压的早期症状和体征通常是非特异性的。心动过缓、高血压和呼吸暂停的典型库欣三联征发生较晚，症状通常不完全

TBI 可以划分为 2 个阶段。原发性 TBI 是指伤害破坏骨骼、血管和脑组织。使用头盔、安全带和其他伤害预防措施是减少原发性 TBI 的正确方法。继发性 TBI 是原发性 TBI 的间接结果，并在原发性 TBI 发生后数分钟至数天发展而成。减少继发性伤害是急救人员、急诊医生和重症监护人员的重点。对脑损伤儿童的管理旨在优化氧气和营养物质（供给）的输送，同时减少代谢过多的状态（需求）。因此，治疗的重点是避免发生低氧、低血压、低血糖、高热、感染和躁动等。

（1）发病机制：颅内的总容量是固定的，包括脑、脑脊液（CSF）和脑血。由于这种物理限制，一种成分的体积增加，其他成分的体积必定减少，以保持恒定的 ICP（Monro-Kellie 学说）。由于脑损伤，任何或所有这些成分的体积可能增加，导致 ICP 升高。颅内高压被定义为 ICP ＞ 20mmHg（健康儿童的 ICP ＜ 15mmHg），并与脑损伤患者的发病率和死亡率增加相关。除 TBI 外，颅内高压还可能是其他疾病引起的（表 14-12），但是在所有情况下，都可以通过考虑导致颅内高压的每一个因素来了解颅内高压的发病机制。

表 14-12 常见的与颅内高压相关的儿科疾病

弥散性过程
缺氧缺血
溺水
吊 / 其他勒杀
心肺衰竭
感染
脑炎
脑膜炎
代谢
脑病合并内脏脂肪变性综合征
肝衰竭
先天性新陈代谢问题
中毒
铅中毒
维生素 A 过量
局灶性过程
创伤
脑卒中
感染
脓肿
肿块病变
肿瘤
血肿

未受伤的脑约占颅内空间的 80%，但由于脑损伤后，出现脑水肿，导致脑的体积会急剧增加。血管源性水肿经常与外伤、肿瘤、脓肿和梗死有关；构成血 - 脑屏障（blood-brain barrier，BBB）的紧密内皮连接部被

破坏是一个标志性组成部分。当血浆成分穿过血-脑屏障时，细胞外水进入脑实质。细胞毒性水肿是PICU最常见的脑水肿形式，也是最不容易治疗的。细胞毒性水肿是直接损伤脑细胞所致，常导致不可逆的细胞肿胀和死亡。这种形式的脑水肿是TBI、缺氧缺血性损伤和代谢性疾病的典型表现。静水压性脑水肿是由于脑血管压力升高，导致毛细血管内液体向脑实质渗出所致；间质性水肿是由于脑脊液流动受阻所致，典型分布位置为脑室周围。这两种都不常见。可以通过CT或磁共振成像（MRI）的特征性表现来诊断。

脑脊液约占颅内空间的10%。CT扫描通常很容易诊断出主要是由于CSF流量阻塞还是CSF流量增加（如原发性或继发性脑积水）而引起的颅内高压，并进行了适当的引流和分流。即使没有明显的脑积水，脑脊液引流对控制颅内高压也可能有益。

脑血容量占颅内空间的最后10%，并受脑血流的影响。脑血流的变化通过改变脑灌注压力或血管阻力而发生。脑灌注压（cerebral perfusion pressure，CPP）的定义为平均全身动脉压减去CVP或ICP（以较高者为准），是脑循环的驱动压力。低血压可能是由于合并感染引起的出血或TBI后全身炎症反应的一部分而导致的CPP降低。血管阻力的变化通常是由于代谢需求或血管压力引起的血管直径变化而引起的，这种反应称为自动调节。新陈代谢的自动调节使脑血流与组织需求相匹配。高代谢率，如由发热或癫痫发作引起的代谢率，通过引起血管舒张而增加脑血流量，进而增加脑血容量；较低的代谢率可使血管收缩，减少脑血容量。二氧化碳分压是另一个重要的决定因素，因为血液中$PaCO_2$升高会导致脑血管舒张，而$PaCO_2$降低则会导致血管收缩。压力自动调节功能可在全身血压变化的情况下保持恒定的脑血流量，并将脑血压与脑血流量联系起来。在血压的自动调节范围内，脑血管在低血压时会扩张或在高血压时会收缩，以维持恒定的脑血流量。血压超过自动调节范围，脑血管会最大限度地收缩，而全身血压进一步增加将导致脑血流量和血容量的增加；血压低于自动调节范围则相反，随着全身血压进一步降低，脑血流量将下降。TBI后脑血流的自动调节部分或全部丧失并不罕见。脑血流则依赖于全身血压（传统上称为“压力被动”血流）。

除了颅内压升高和脑水肿造成的直接损伤外，创伤后的继发性损伤也可能是由于缺血和（或）兴奋性毒性而发生的。缺血是由脑血流减少或低氧血症引起的。兴奋性毒性是通过过量的谷氨酸暴露、钠依赖性神经元肿胀和钙依赖性线粒体衰竭而发生的。三磷腺苷（adenosine triphosphate，ATP）消耗、氧化应激、钙通量、低镁血症和低钠血症都可能与这些过程有关。

（2）临床表现：TBI的临床表现取决于脑内受影响区域的性质、位置和大小，以及水肿和脑脊液通路被侵犯的程度。身体畸形，如颅骨骨折和脑实质暴露可能很明显，也可能不明显。临床表现可能很微妙，如脑震荡引起的头痛，或更严重的，如颅内高压表现（表14-13）或完全无反应性。通常，早期的迹象和症状是非特异性的，尤其是在幼儿中。由于这些原因，TBI应该包括在广泛的临床表现的鉴别诊断中。

表14-13 儿童颅内高压的症状和体征

早期
喂养不佳、呕吐
烦躁、嗜睡
癫痫发作
晚期
昏迷
意识丧失
脑神经麻痹
呼吸异常
心动过缓
高血压
呼吸暂停

TBI患者的初始检查应包括评估气道通畅性，以及评估呼吸和心血管功能。此外，还应该评估精神状态，并计算Glasgow昏迷量表（Glasgow coma scale，GCS）得分。一旦排除呼吸和心血管功能因素，则应进行更详细的神经系统检查，如脑神经、四肢的自发运动、力量、感觉知觉及是否存在深层肌腱反射。疑似颅内高压但无外伤的患者也应采取类似的检查。这两种情况都需要进行反复的神经系统检查。头部影像学检查（CT或MRI）也有助于识别特定的颅内损伤，确定是否需要手术干预，监测损伤的进展和脑水肿，以及监测并发症的发展。

（3）治疗：最初应从呼吸道、呼吸和循环支持开始检查，但在完成这些检查后应考虑防止进一步的神经系统损伤。在固定气道之前，强烈建议固定颈椎，以免加重脊髓损伤。如果GCS得分＜8分，或者患者表现出呼吸暂停、呼吸不规则、明显的缺氧或其他与颅内高压有关的表现，则应通过气管插管固定气道。在此过程中应注意避免高碳酸血症，这会进一步增加ICP。同样，应谨慎选择在插管过程中使用镇静剂，因为适当的镇静对于通过气道操作来抑制ICP进一步升高很重要。在此期间，维持全身血压也至关重要。

在插管和支持全身性血压后，TBI儿童的治疗策略主要集中在优化脑血流量和减少代谢需求方面。最大限度地降低颅内高压是TBI儿童治疗的关键组成部分，目前针对TBI儿童的治疗指南建议对所有GCS得分为8分以下的患儿进行ICP监测。ICP升高（ICP＞20）可以通过医疗或器械干预进行治疗。

降低ICP的药物治疗策略依赖于渗透疗法，如高渗（≥3%）盐水和甘露醇。高渗盐水以2～5ml/kg的剂量推注或连续输注，可促进血管内体积的膨胀，并增加血浆渗透压，从而导致多余水分从脑细胞和间质进入血管，最终从肾排出。使用高渗盐水时，应密切注意血清Na^+浓度和渗透压，以避免严重的高钠血症或严重的高渗性。甘露醇的剂量为0.25～1g/kg，具有快速的流变作用，可降低血液黏度，从而改善血流量，并随后自动调节血管收缩。甘露醇还具有强大的渗透和利尿作用。尽管这可能会进一步降低ICP，但也会导致血容量不足和血压过低，从而降低CPP并加剧继发性损伤。因此，给药后应密切监测容量状态和全身血压，并应及时治疗以减少这些副作用。血管内容量减少和急性肾小管坏死引起的肾衰竭是罕见的副作用，并与血清渗透压＞320mOsm/L有关。

控制通气是治疗颅内高压的另一个重要因素。目前，标准的正常碳酸血症的目标是$PaCO_2$水平在35～40mmHg。低碳酸血症（通气过度）虽然在引起脑血管收缩方面非常有效，但导致血流比血容量减少更多，因此通气过度实际上可能损害中枢神经系统的灌注，并加剧继发性损伤。研究表明，持续通气至$PaCO_2$≤25mmHg的头部受伤患者预后较差，这一观点得到了证实。难治性颅内高压患者紧急情况下可以考虑短期使用过度通气，同时等待更彻底的治疗，不再建议通过过度通气使$PaCO_2$水平低于30mmHg（过去曾是颅内高压的治疗手段）。

降低ICP的机械疗法旨在改善液体的排出。中线定位和头部抬高30°可以帮助脑静脉引流。CSF引流可通过减少CSF体积来降低ICP，并且可以通过在侧脑室放置外部脑室引流管来实现。及时手术清除血肿和其他病理肿块也是TBI治疗的主要手段。

在某些情况下，颅内高压对最初的药物和机械疗法无效。在这种情况下，2019年发布的相关指南建议应用以下3种降低ICP的措施：①减压颅骨切除术（切除一部分颅骨并打开硬脑膜）；②亚低温（32～33℃）；③大剂量巴比妥类药物。值得注意的是，巴比妥类药物是有效的心脏抑制剂，通常会导致低血压，因此必须使用血管升压药来维持足够的脑和全身灌注压力。血浆巴比妥酸盐水平与ICP的影响相关性很差，因此必须通过脑电图（electroencephalography，EEG）监测中枢神经系统的电活动，以精确地确定其使用量。

除了降低ICP，全身血流动力学支持也是优化脑血流量的关键组成部分。对成年和儿童颅脑损伤患者的研究表明，即使发生单次低血压也会导致死亡率明显增加。可以使用容量和（或）升压药来维持系统性血压，在难治性ICP的情况下通过增加目标体循环压力来维持CPP。尽管目前尚不清楚儿童的理想CPP，但2019年发布的相关指南建议将目标CPP定为40～50mmHg，并承认基于年龄的分级反应可能是适当的（例如，婴儿或幼儿的目标CPP为40～55mmHg，儿童的目标CPP为50～60mmHg，青少年的目标CPP为＞60mmHg）。

预防缺血和兴奋性毒性同样重要。TBI后低氧发作（PaO_2＜60mmHg）与发病率和死亡率增加相关，应予以预防。维持葡萄糖、钙、镁和磷浓度在正常范围可能是有益的。目前的相关指南还建议在受伤后72h内进行肠内营养。

最后，应通过减少新陈代谢的需求来促进优化氧气和营养素向受伤的大脑输送。使用退热剂和表面冷却装置可以积极控制发热（控制正常体温），并且连续的温度监测有助于防止校正过度或不足。诱发体温过低会降低脑代谢、脑血流量和脑血容量，但尚未显示能改善患儿的总体预后。适当镇静以减少躁动和（或）疼痛发作可以进一步减少代谢需求和ICP，尽管应谨慎行事，因为推注给药可能会导致全身性低血压，进而导致脑灌注不足。神经肌肉阻滞也可被视为一种有效的辅助疗法。约30%的严重颅脑损伤患者会发生癫痫，导致新陈代谢需求增加和继发性损伤。持续性脑电图应用于精神状态持续改变或需要重度镇静的患者。建议使用短疗程（7d）的经验性抗癫痫药，并且应迅速治疗脑电图上发现的癫痫发作。皮质类固醇可用于减轻肿瘤和其他炎性中枢神经系统病变周围的血管性脑水肿，但不建议在TBI的治疗中使用皮质类固醇。

（4）并发症：TBI患者经常发生并发症。在这些患者中，医院感染比其他重症患者更为常见，并且可能导致更糟的结果。严重的脑损伤后，如尿崩症、抗利尿激素分泌不当综合征（SIADH）或脑盐浪费等钠处理异常也很常见，需要仔细监测和干预。在更严重的情况下，缺血、血栓形成和进行性水肿损害血液供应可能会导致脑梗死。最后，伴有心动过缓、高血压和呼吸改变的库欣三联征的脑疝是一种不祥和危及生命的医疗急症，常导致脑损伤患者死亡或严重残疾。

（5）预后：许多因素都会影响TBI患者的预后，尤其是诱发事件和损伤的严重程度。经验表明，在最初的稳定期很难预测总体结果，但是24～72h后（肿胀的高峰期）神经系统检查未改善会导致预后更差。后续研究还表明，随着时间的流逝，甚至数月、数年，都会“恢复”。

（6）创伤性脑损伤（iTBI）：也称非偶然性创伤（NAT），在婴幼儿TBI中占很大比例。发病前重复性脑损伤和全身缺氧缺血性脑损伤（由外伤引起的呼吸衰竭或心搏骤停所致）可能使病理生理学变得更复杂。iTBI儿童的治疗与意外TBI儿童相似，但其他评估应包括眼科评估视网膜出血和放射骨骼检查以识别隐匿性骨折。如果怀疑存在虐待儿童的行为，应通知儿童权益保护和执法部门。不幸的是，与意外受伤的儿童相比，患有iTBI的儿童的神经系统结果通常较差。

2. *缺氧缺血性脑病*（HIE） 是由全身性低氧血症和（或）流向大脑的血流减少所致的整体脑缺氧和局部缺血引起的。小儿HIE通常是由于溺水、绞死或其他窒息、严重呼吸窘迫、休克、药物过量/中毒、致命心律失常和其他伤害而导致心肺骤停。小儿HIE与神经系统预后不良有关。和TBI一样，HIE脑损伤的程度取决于最初的刺激事件的持续时间和严重程度，以及在脑血流和氧气输送恢复后的几分钟至几日继发性损伤的发展。

诊断要点和主要特点

- 当长期低氧血症或心肺骤停复苏后，精神状态持续改变时，应怀疑HIE

（1）临床表现：缺氧缺血继发的脑损伤的体征和症状是可变的，取决于损伤的严重程度和受影响的大脑区域。HIE的表现可能包括认知功能障碍、癫痫发作（临床和亚临床）、癫痫持续状态、脑卒中、昏迷、植物性持续状态和神经功能不可逆转的停止（“脑死亡”）。

（2）治疗：HIE患者的初始稳定包括气道管理、呼吸支持和维持心血管稳定。与TBI患者的治疗一样，HIE患者的治疗策略集中在优化脑血流量和减轻神经元丢失方面。流向脑的血液取决于心输出量，受伤后心搏和（或）心输出量可能会受损。为了确保向受伤的脑充分输送氧气和营养，有必要使用液体复苏及正性肌力和（或）升压药来优化心功能和全身血流动力学。在因心搏骤停而发生HIE的儿童中，颅内压的自动调节功能也可能受损。几项针对成人心搏骤停的研究表明，维持较高水平的平均血压可更好地支持缺血后的大脑，但是尚不清楚使缺血性小儿脑中的脑血流达到最佳状态的压力失调程度和血压目标。脑水肿可能导致颅内高压，但是尚不清楚对于HIE患者ICP监测和滴定至正常ICP的效用。不同儿科转诊中心使用减少ICP的疗法有所不同。癫痫发作应积极治疗，持续的脑电图监测对于确定亚临床癫痫发作活动很有用。与TBI相似，温度调节和维持正常体温也是必不可少的，因为HIE患者发生重度残疾的风险会随着发热而增加。亚低温治疗（目标体温为33～35℃）是治疗成人心搏骤停后HIE和新生儿缺氧后HIE的主要手段，但儿科人群的公开数据并未显示该手段有明显的益处。

（3）预后：准确预测HIE儿童的预后很困难。院外心搏骤停和（或）长时间的心肺复苏（＞10～15min）是不良预后的重要危险因素。其他可能导致不良结果的指标包括以下情况中的任何一项，在触发事件发生后24h或更长时间：①GCS得分低于3～5分；②瞳孔和运动反射缺乏；③自主呼吸缺乏；④双侧不存在正中神经体感诱发电位（N_2O）；⑤间断、无反应性或无声EEG（在无混杂药物管理的情况下）；⑥MRI显示分水岭，基底神经节和脑干损伤。当多种评估方式相结合时，结果预测将得到增强。

3. *癫痫持续状态*

诊断要点和主要特点

- 癫痫持续状态定义为持续30min或更长时间的癫痫发作，或几次较短时间的癫痫发作，但未进行干预而恢复到基本精神状态
- 当无癫痫患者出现癫痫持续状态时，应考虑多种病因，包括创伤、脑卒中、感染、肿瘤、高血压脑病、低钠血症和低血糖
- 癫痫患者的共病感染可降低其癫痫发作阈值并导致癫痫持续状态
- 癫痫持续状态及其相关治疗可导致需要干预的急性心肺损害

（1）发病机制：癫痫持续状态可能源于多种病因（参见第25章）。对于先前被诊断为癫痫的患者，常见的感染（如病毒性呼吸道疾病）及不坚持使用抗癫痫药可以降低癫痫发作阈值，导致癫痫发作时间延长。在没有事先诊断为癫痫的患者中，鉴别诊断是广泛的。要考虑的诊断包括复杂的高热惊厥、中枢神经系统肿瘤、TBI、缺血性或出血性脑卒中、中枢神经系统感染、高血压性脑病、电解质异常（低钠血症或低血糖症）、停用苯二氮䓬药物或酒精所致、急性脱髓鞘性脑脊髓炎、先前无法识别的代谢紊乱或自身免疫性疾病。

无论病因如何，癫痫持续状态的发生都是由于兴奋性和抑制性神经传递之间不平衡，以及大脑区域中多个神经元的节律性放电。如果不加以治疗，这些放电最终会导致能量衰竭和神经元长期变化，包括细胞死亡。

（2）临床表现：虽然癫痫发作和癫痫持续状态可能是自然的病灶（仅累及大脑的一个区域并在单个身体部位出现），但经典的癫痫持续状态被认为是全身性强直-阵挛性活动，其心理状态持续至少30min。可能会导致膀胱或肠蠕动丧失。癫痫持续状态可能与严重的呼吸异常、呼吸暂停、心动过速和（或）高血压或

低血压有关。由于它是高代谢状态，因此可能在发作后很长一段时间发生精神状态和（或）横纹肌溶解性改变。

(3) 治疗：与所有紧急情况一样，复苏要从注意气道，呼吸和循环开始。如果可以找到癫痫发作的特定病因（如低钠血症），则对该异常因素（如高渗盐水）进行快速纠正通常会停止癫痫发作。在没有明确病因的情况下，通常在前5min内以苯二氮䓬类药物治疗，最常见的是Ativan 0.1mg/kg IV。该药可以重复使用，或者可以考虑过渡到替代剂量。一般儿童静脉注射磷苯妥英钠20mg/kg或新生儿静脉注射苯巴比妥20mg/kg是常见选择。对于应用初始药物后仍持续存在的难治性癫痫持续状态，二线疗法可能包括输注咪达唑仑、丙泊酚、氯胺酮或苯巴比妥。鼓励与神经病学和药学专家密切合作。在治疗难治性癫痫持续状态时，患者可能会出现通气不足和呼吸暂停，并且经常需要插管和机械通气。此外，抗癫痫药还可能引起低血压，建议使用容量和（或）升压药支持全身性血压。

五、急性肾损伤和肾替代疗法

1. *定义*　肾对于维持许多重要生理过程的体内平衡非常重要，包括液体和电解质平衡、酸碱状态、红细胞生成和血管紧张。急性肾损伤（acute kidney injury，AKI）是重症儿童的常见问题，表现为肌酐清除率适度降低，少尿或无尿，甚至危及生命的电解质紊乱。目前已有几种诊断标准，但是最常用的是pRIFLE标准和KDIGO标准（表14-14）。

2. *病理生理学*　重症儿童发生AKI的原因通常是多因素的，并且与ICU中常见的疾病有关。各种病因引起的系统性低血压或腹腔内压力升高会降低局部灌注（如腹腔室综合征），从而导致肾灌注减少。除了血流动力学发生改变外，败血症还可导致炎性介质和凝血系统活化引起的肾微脉管系统紊乱。AKI的直接或间接机制包括低氧、肺肾和肝肾综合征，以及横纹肌溶解症或肿瘤溶解综合征的毒性代谢副产物。最后，25%的AKI病例是由于肾毒性药物所致，其中最常见的是抗生素（氨基糖苷类、万古霉素）和免疫抑制药物，如细胞毒性癌症化疗药物和钙调神经磷酸酶抑制剂。

3. *临床表现*　在PICU人群中，有10%～40%的患者在住院时发生AKI。大多数AKI病例在入院后24～48h发生，几乎全部病例在入院1周内发生。无论诊断标准如何，研究均显示AKI与ICU住院天数和死亡率增加之间存在独立的联系。AKI重症患者可能会出现并发症，如电解质异常、严重的代谢性酸中毒和体液超负荷。尽管AKI的发生机制尚不清楚，而且可能很复杂，但已证明体液超负荷10%体重是导致预后不良的独立危险因素，体液超负荷20%体重的患者死亡风险可能高达8倍。体液超负荷与不良预后之间的因果关系尚不确定，但基于这些发现，一些权威机构建议对体液超负荷10%～20%体重的患者考虑使用肾脏替代疗法。

4. *治疗*　AKI的管理旨在减轻潜在的影响因素。改善肾脏灌注的方法包括使用液体和（或）升压药维持足够的心输出量和血压，并在可行时减轻过多的胸腔和腹腔内压力。对于后者，一些专家建议测量腹腔内压力以指导治疗。缺乏足够的肾脏灌注压预防或逆

表14-14　儿童急性肾损伤的诊断标准——pRIFLE标准和KDIGO标准

分期	肌酐标准	尿液输出标准
pRIFLE标准		
R（风险）	eCCL下降＞25%	＜0.5cc/（kg·h）×8h
I（损伤）	eCCL下降＞50%	＜0.5cc/（kg·h）×16h
F（衰竭）	eCCL下降＞75%或＜20ml/（min·m^2）	＜0.3cc/（kg·h）×24h 或无尿×12h
L（失代偿期）	肾衰竭＞4周	
E（终末阶段）	肾衰竭＞3个月	
KDIGO标准		
1期	基线血肌酐1.5～1.9倍或≥0.3mg/dl增量	＜0.5ml/（kg·h），6～12h
2期	基线血肌酐2.0～2.9倍	＜0.5ml/（kg·h），≥12h
3期	基线血肌酐3倍或≥4.0mg/dl增量或开始肾脏替代治疗或患者＜18岁，eGFR降低≤35ml/（min·1.73m^2）	＜0.3ml/（kg·h），≥24h或无尿，≥12h

eCCL，估计肌酐清除率。eCCL＝0.413×身高（cm）/血肌酐

转 AKI 的前瞻性验证阈值。

利尿剂常用于解决与 AKI 相关的体液超负荷，但尚未显示出这些药物可改善儿童的肾脏恢复，并且与 AKI 成人的死亡风险增加相关。限制液体量有助于控制液体过多，并可能对伴有肺损伤的患者特别有益。

对于严重的电解质紊乱、药物或毒素的过量使用、难治性酸中毒或与 AKI 相关的体液过多对体液限制和（或）利尿剂无反应的患者，应考虑采用肾脏替代疗法。肾脏替代疗法包括腹膜透析、间歇性血液透析和连续性肾脏替代疗法（CRRT），CRRT 又称连续性 VV 血液滤过或不透析（CVVHF 或 CVVHD）。CRRT 涉及通过体外过滤回路和泵将患者的静脉血送出，以提供缓慢、连续的液体清除和（或）透析。尽管理想的肾脏替代疗法取决于具体的临床情况，但 CRRT 通常是 PICU 患者治疗 AKI 的首选方式。如果主要目标是控制血管内容积，CRRT 可以单独作为超滤进行，也可以采用透析液控制溶质。CRRT 的优点包括：①对于血流动力学不稳定的患者，与间歇性透析相比，较慢的持续性液体去除速率可以得到更好的耐受，并且可以得到更精确的控制；②溶质和流体的去除可以分别调节；③ CRRT 可以缓解体液限制，从而改善营养。CRRT 的缺点为手术的技术复杂，包括回路的抗凝作用，以及需要中央静脉通路。没有任何前瞻性研究将 CRRT 与其他肾脏替代治疗方法进行比较或证明 CRRT 的早期启动可改善 AKI 的预后，尽管回顾性研究表明 CRRT 的早期启动可能与较低的死亡率相关。进行 CRRT 的决定应包括仔细评估每位患者的风险和获益的可能。

六、危重儿童的液体管理和营养支持

诊断要点和主要特点

- 体液超负荷是危重儿童不良预后的重要预测指标
- 低钠血症在 PICU 中也很常见，可能与预后不良有关
- 与成年人相比，重症儿童由于肌肉和脂肪含量较低，且对静止能量的需求较高，因此对代谢压力的敏感度更高
- 肥胖儿童更有可能出现并发症，包括败血症、伤口感染和在 PICU 的时间增加
- 从长期加护病房出院后，营养状况的变化可能会持续 6 个月
- 早期的肠内和肠胃外喂养可以改善营养不足，并可能影响重症婴儿和儿童的发病率和死亡率

1. *液体管理* 大多数危重患儿无法口服液体和食物，ICU 医生在给患者开具液体或营养处方时须考虑患者的个人情况。其中最重要的问题是患者整体体液平衡。静脉体液维持计算常规标准是基于一个健康的有自主呼吸的人。而危重患者的理想液体量是可变的，一般取决于潜在损伤、当前生理状态、尿量、出血或外漏的液体损失。由于呼吸及发热增加，昏迷患者的液体损失可能更高。除了低血容量这一常见原因外，炎症状态还会导致血管扩张和体液由血管渗漏到组织中，此时尽管全身体液负荷重，患者仍处于“相对低血容量”状态。患者可能因 AKI 而少尿，或因某些肺部疾病和（或）正压通气导致抗利尿激素分泌过多，进而排尿量减少。此外，机械通气患者通常比非插管患者需要更少的液体，因为呼吸机提供湿化气体，正常呼吸时发生的无知觉液体流失也明显减少。因此，这些患者的维持液需求可能只有非机械通气患者的 2/3。由于液体超载与不良预后相关，在系统血流动力学允许的情况下，早期限制液体量和（或）利尿剂的使用至关重要。

除了速度和容量，静脉输液张力是另一个需要考虑的重要因素。在神经重症监护患者中，低钠血症常导致高发病率和死亡率，在 ICU 成年患者中，血清 Na^+ 浓度轻至中度异常也与不良预后相关。因此，对于急性脑损伤（创伤性或缺血缺氧性脑病）儿童，一般建议使用等渗液来维持体液，以避免加重脑水肿风险。其他有脑水肿或低钠血症风险，如糖尿病酮症酸中毒或脑膜炎的患儿，应谨慎使用等渗液。使用等渗液时需密切监测电解质以避免高钠和高氯酸中毒，最近的文献报道高氯酸中毒可能影响预后。无论选择哪种液体，重症监护医生都应根据患者身体状况、体重和实验室指标密切监测患者液体平衡，并相应修改液体管理策略。

2. *营养支持* 当重症患者被收入 PICU 时，治疗早期常忽略足够的营养支持。营养不良是住院患者的一个主要问题，它与感染性和非感染性并发症的发生率高、住院时间长和住院费用增加呈正相关。在儿科 ICU 中，多达 20% 的患儿有急慢性营养不良，这一比例在过去 30 年间基本没有变化。PICU 患者的营养不良通常是多因素的，与危重疾病相关的生理代谢压力导致的需求增加（表 14-15），对热量需求的不准确评估，和（或）床边营养供应不足有关。

表 14-15 严重疾病下的生理代谢反应

生理
心血管
心输出量增加
周围血管扩张、毛细血管渗漏
血管腔扩张
肺
每分通气量增加
换气 - 灌注失调

续表

肺换气不足
提高对 CO_2 的反应能力
骨骼肌
易疲劳
舒张速度减慢
力 - 频模式改变
肾
保钠保水
浓缩功能受损
代谢
激素和生物反应调节剂水平
胰岛素增加
糖皮质激素增加
儿茶酚胺增加
IL-1 增加
肿瘤坏死因子增加
碳水化合物代谢
血糖增加
糖异生增加
葡萄糖转化增加
葡萄糖耐受不良
脂肪代谢
增加脂质转化和利用
脂类分解增加
酮生成减少
蛋白质代谢
肌肉蛋白分解代谢增加
肌肉支链氨基酸氧化增加
血清氨基酸增加
氮丢失增加

3. 营养评估　由儿科营养师或营养学家进行的早期评估有助于确定危重患儿的营养需求、营养目标及阻碍营养摄入和耐受的因素。危重儿童最初的热量需求可通过计算基础代谢率（basal metabolic rate，BMR）或静息能量消耗（resting energy expenditure，REE）来估计，并根据患者的病情和支持程度进行调整。BMR 表示一个健康、禁食的人刚从睡眠中醒来、体温正常、无应激状态下的能量需求。REE 表示一个正常、未禁食的健康人休息时的能量需求（表 14-16）。尽管 REE 一般比 BMR 高约 10%，但这些参数在实际应用中可以互换使用。基础代谢率的估算需要乘以与患者病情严重程度相关的应激因子，从而更准确地估计总体能量需求。主要问题在于，这些计算是基于健康成人和儿童的研究，用于危重儿童可能不准确，易导致营养不足或过量。例如，研究表明，PICU 患者存在明显的代谢不稳和代谢改变，其中代谢水平低的人居多，当单独使用计算时，则会导致过量进食的风险增加。

间接量热法（indirect calorimetry，IC）是一种直接测量能量消耗、确定热量需求更准确的方法，但操作困难，价格昂贵，因此临床并不常用。IC 主要用于识别营养不良高风险患者（表 14-16）。这种技术需要收集患者的呼出气体，如果存在重大 ETT 泄漏，或 $FiO_2 > 60\%$，或在血液透析或 CRRT 时，测量出的数据不准确。

表 14-16　营养不良的高危标志 / 符合 REE 间接测量指征的适应证

- 体重过低（＜年龄 5 百分位）或超重（＞年龄 85 百分位）
- 在 ICU 期间体重增加或减少 10%
- 未能持续达到规定的热量目标
- 无法脱离呼吸支持
- 使用肌肉松弛剂 7d 以上
- 神经系统损伤，伴有自主神经功能异常
- 诊断肿瘤
- 烧伤
- 机械通气＞ 7d
- 疑似高代谢状态（如癫痫持续状态、SIRS）或低代谢状态（如体温过低、昏迷）
- ICU 住院时间＞ 4 个工作日

ICU，重症监护室；REE，静息能量消耗；SIRS，全身炎症反应综合征

4. 营养供给　在成年 ICU 患者中，肠内营养比肠外营养的感染并发症更少。在儿科患者中没有这样的比较，但普遍认为危重患儿首选肠内营养。血流动力学稳定的儿童一般肠内营养耐受，蛋白摄取量目标为 2 ～ 3g/（kg・d）。除最不稳定的患者外，低容量持续“营养性”喂养对所有患者一般都是安全可行的，并因其具有保护胃肠道完整性的作用，可降低医院感染的发生率。血流动力学不稳定或需要血管升压剂支持的患者可能不能耐受全容量肠内喂养，采用肠内喂养和早期幽门喂养可提高耐受性。肠内喂养的并发症包括胃肠道不耐受（呕吐、出血、腹泻和坏死性小肠结肠炎）、吸入性损伤 / 肺炎和机械性损伤（管阻塞、置管错误）。

当无法提供肠内营养或肠内营养不耐受时，危重患儿应考虑肠外营养。最常见的做法是逐渐增加氨基酸剂量。相关证据表明，早产儿以目标剂量启动肠外氨基酸安全有效。营养供给时应加入一些脂质，以减少二氧化碳的产生、微小的通气和脂肪储存、增强脂质氧化、增加蛋白质保留和预防必需脂肪酸缺乏。高血糖、高三酰甘油血症、感染和肝胆异常都是肠外营养的潜在并发症。应定期进行代谢评估（电解质、葡萄糖、脂肪酶和肝功能测试），并根据需要调整肠外营养成分。

无论选择哪种营养供给途径，都应进行常规检查、生长指标（体重、皮肤厚度）测量及血清电解质和矿物质浓度监测，必要时重复测量 REE。考虑到影响白蛋白浓度的其他多种因素，血清白蛋白量只能提供有限的营养状况信息，测定前白蛋白和 CRP 可能有帮助。前白蛋白水平可以很好地反映营养蛋白状态，指标在急病期下降，在康复期恢复正常。CRP 水平是对疾病和损伤的急性反应期标志，在疾病急性期上升，恢复后下降，通常与合成代谢恢复和前白蛋白升高有关。

七、儿科 PICU 的镇静镇痛

诊断要点和主要特点

- 疼痛控制和焦虑缓解是所有 PICU 患者的护理标准
- 镇静和镇痛必须针对每个患者个体化给药，并按期重新评估，以避免给药不足或过量
- 镇静剂和镇痛剂有独特的生理效应和副作用，这些药物需要在使用时充分监测和调整，以解决潜在的不良事件

进入 PICU 的儿童通常需要抗焦虑和镇痛药，以最大限度地减少不适并保证他们的安全。镇静和缓解焦虑也可能是为了机械通气或手术执行，镇痛也可用于术后疼痛或创伤相关的疼痛。因此，仔细考虑患者的镇静和镇痛需求是 ICU 管理的一个重要部分。

在决定使用抗焦虑和镇痛药物时需区分焦虑和疼痛，因为药物治疗可能针对这两种症状中的一种或两种（表 14-17）。镇静药物的选择还需考虑给药途径和预期治疗时间。给药途径可能受患者静脉输液或口服药物能力耐受的限制。需要更频繁给药或更严格控制镇静水平的儿童可采用持续输注给药，接受床旁手术的患者可能只需要少量的离散剂量。特殊临床情况下潜在的不良反应是筛选镇静和镇痛药物的另一个重要因素。

1. 镇静　镇静（抗焦虑）药物可以用于减轻焦虑，方便治疗顺利进行，控制极度混乱状态，减少对压力的生理反应（如心动过速、高血压或 ICP 增加）。PICU 最常用的药物是苯二氮䓬类药物和阿片类药物。应谨慎滴定，以避免过度镇静而导致呼吸抑制和（或）血流动力学不稳定。

（1）苯二氮䓬类药物：通过神经抑制递质 γ 氨基丁酸（GABA）系统，可产生缓解焦虑、镇静、催眠、骨骼肌松弛和抗惊厥作用。苯二氮䓬类药物几乎不能起到镇痛作用，因此如需控制疼痛，要与其他药物联合使用。

大多数苯二氮䓬类药物在肝中代谢，代谢产物随尿液排出，因此肝衰竭患者代谢时间更长。快速高剂量服用苯二氮䓬类药物会导致呼吸抑制，非插管患者需特殊注意。这类药物还可能对危重患者产生心血管损害，必须谨慎滴定剂量。

苯二氮䓬类药物会在一些儿童中产生相反的效果，引起比镇静更强烈的躁动。如发生这种情况，尽量选择替代制剂而不是增加剂量。如发生用量过量，氟马嗪可用于逆转。氟马嗪也必须谨慎使用，它的效果通常比大多数苯二氮䓬类药物衰减得更快。此外，在耐药患者中，快速逆转可能导致戒断症状，包括癫痫发作。

PICU 常用的苯二氮䓬类药物有咪达唑仑、劳拉西泮和地西泮。这 3 种药物半衰期不同，效果持续时间也不同，各自需要不同的管理途径。咪达唑仑半衰期最短，单次静脉注射后，逆行性失忆持续 20 ～ 40min。因此，它可用于单次或间歇剂量的短期镇静和缓解焦虑，

表 14-17　镇痛和缓解焦虑的静脉常用药物

药物	建议开始给药剂量	优点	副作用	有效持续时间
吗啡	0.1mg/kg；连续注入，0.05 ～ 0.1mg/（kg•h）	高效缓解疼痛，可逆性强	呼吸抑制，低血压，恶心，抑制胃肠运动、组胺释放	2 ～ 4h
氢化吗啡酮	0.015mg/kg；连续注入，1.5 ～ 3μg/（kg•h）	有效缓解疼痛，可逆性强	呼吸抑制，恶心，抑制胃肠蠕动、组胺释放	2 ～ 4h
芬太尼	1 ～ 2μg/kg；连续注入，0.5 ～ 2μg/（kg•h）	高效缓解疼痛，可逆性强，半衰期短	呼吸抑制，胸壁僵直，严重恶心和呕吐	30min
咪达唑仑	0.1mg/kg ；连续注入，0.05 ～ 0.2mg/（kg•h）	半衰期短，只有苯二氮䓬类药物可用于连续给药	呼吸抑制	20 ～ 40min
劳拉西泮	0.1mg/kg	半衰期长，镇静、癫痫控制剂	恶心呕吐，呼吸抑制，静脉炎	2 ～ 4h
地西泮	0.1mg/kg	镇静、癫痫控制剂	呼吸抑制，黄疸，静脉炎	1 ～ 3h
右旋美托咪定	0.2 ～ 0.7μg/（kg•h）	镇静、解焦、镇痛，无呼吸抑制	心动过缓，低血压	10min 至 2h

或作为持续输注的长期镇静。劳拉西泮的半衰期比咪达唑仑（或地西泮）长，可起到长达 6 ～ 8h 的镇静作用。与其他苯二氮䓬类药物相比，劳拉西泮对心血管和呼吸系统的影响较小，通常用于短期镇静或癫痫发作的初始治疗。劳拉西泮应避免连续注射，因为它的防腐剂是聚乙二醇。聚乙二醇在肾功能不全患者体内积累会引起代谢性酸中毒。地西泮的半衰期比咪达唑仑长，最常用来治疗肌肉痉挛和癫痫。地西泮在 PICU 中的一个缺点是它的中间代谢物去甲西泮的半衰期长，可能会积累并延长镇静作用，导致地西泮短期镇静效果不理想。

(2) 其他镇静药：阿片类药物是强效镇痛剂，也有镇静作用，通常与其他镇静剂，如苯二氮䓬类药物联合使用。具体的药物将在镇痛药物部分详细叙述。

氯胺酮是一种苯丙啶衍生物，能产生静止和失忆的恍惚状态，称为游离麻醉。氯胺酮在非麻醉剂量下不会引起明显的呼吸抑制，对非插管患者有利。氯胺酮有直接的负性肌力作用，对大多数患者来说，这些作用会被交感神经系统的刺激所抵消，从而导致 HR、血压和心输出量增加。氯胺酮适用于血流动力学不稳定的患者。此外，氯胺酮可以使支气管扩张，因此可能对哮喘儿童有用。最后，它有强烈的镇痛效果，可以作为单一的镇静剂用于镇痛。氯胺酮的主要副作用是导致唾液和气管支气管分泌物增加，以及出现梦魇或幻觉。阿托品和甘氨酸可提前使用，以减少分泌物，使用苯二氮䓬类药物可减少幻觉效果。氯胺酮虽然普遍用于短期镇静，低剂量连续输注也可用于特定的患者。

右美托咪定是一种选择性 α_2- 肾上腺素受体激动剂，可产生镇静、焦虑解痉和轻微呼吸抑制等镇痛作用。必要时它可以使患者很容易地苏醒。这些优点使得右美托咪定越来越多地用于危重患儿需要操作时临时镇静，无论是处于有创机械通气还是无创机械通气。最常见的副作用是剂量相关的心动过缓和低血压。右美托咪定主要用于短期长期持续输液。有些患者需要多种镇静剂联合使用，右美托咪定也可以有效减轻阿片类和苯二氮䓬类药物剂量的增量需要。

异丙酚是一种具有强镇静作用的静脉麻醉诱导剂。它的主要优点是肝代谢快而具有快速的起效和恢复时间。因为异丙酚没有镇痛特性，应该同时使用镇痛剂。异丙酚可引起明显的血管舒张，导致剂量相关性低血压，以及剂量依赖性呼吸抑制。异丙酚输注综合征是一种与长时间输注有关的突然发作、深刻且经常致命的酸中毒，因此异丙酚现在主要用于儿童操作性或短期镇静。

巴比妥类药物（如苯巴比妥）可直接导致心肌和呼吸抑制，一般来说，危重患者不会常规使用。

2. *痛觉缺失*　在 PICU 中，阿片类和非阿片类镇痛药是缓解急慢性疼痛的主要手段。虽然其他一些用于镇静的药物也有镇痛的特性，但它们不常用于疼痛的最初治疗。

(1) 麻醉性镇痛剂（阿片类药物）：所有阿片类药物都能起到镇痛及有剂量依赖的镇静作用。一定范围的血浆浓度可产生无镇静效果的镇痛作用。产生充分镇痛所需的剂量在不同患者之间有明显差异。因此，阿片类药物的最佳给药方法是开始时先使用低剂量，滴定产生效果，并监测副作用。此药最常见的副作用是恶心、瘙痒、肠道蠕动减慢、症状减退、咳嗽抑制和尿潴留。阿片类药物常导致呼吸抑制，尤其是对于婴儿。吗啡可引起组胺释放，导致瘙痒甚至低血压。对于容量充足的患者，芬太尼一般无血流动力学影响。阿片类物质在肝代谢，代谢产物在尿液中排出。因此，肝或肾功能受损的患者对药物的反应时间更长。

镇痛药种类和应用方法的选择取决于儿童的生理状态和疼痛病因。对于清醒、发育能力良好的患者，使用输液泵自控镇痛（patient-controlled analgesia，PCA）是很好的方法。这些药物也可以间歇使用，在这种情况下要考虑到半衰期和副作用的耐受性。对于许多 PICU 患者来说，持续输注可能是最好的选择。一些静脉注射药物，如芬太尼、吗啡和氢吗啡酮通常持续输注或通过 PCA 使用。对于慢性疼痛较轻、可耐受口服药物的儿童则选择更多，如氢可酮、氢吗啡酮、吗啡、美沙酮和羟考酮。

纳洛酮可作为一种阿片类药物过量麻醉逆转剂。由于与许多阿片类药物相比，它的半衰期相对较短，症状可能会复发，必要时需重复给药，甚至持续输注。对于长期接触阿片类药物的患者应谨慎使用，以避免引发严重的脱瘾症状。

(2) 非阿片类药物：用于治疗轻中度疼痛的非阿片类镇痛药物包括对乙酰氨基酚、阿司匹林和其他非甾体抗炎药（NSAID）。由于其作用可以与阿片类药物叠加，阿片类药物和非阿片类药物联合使用可以作为 ICU 疼痛管理的一种非常有效的方法。

对乙酰氨基酚是美国儿科最常用的镇痛剂，是治疗轻中度疼痛的首选药物，因为它毒性低，副作用小。长期和高剂量使用对乙酰氨基酚可能会引起肝肾毒性。

非甾体抗炎药是治疗疼痛的合理选择，尤其是那些与炎症相关的疼痛。由于非甾体抗炎药有抑制血小板的功能，所有非甾体抗炎药都有发生胃炎、肾损害和出血的风险，所以对于血小板减少、出血和肾病患者不宜过度使用。酮咯酸是目前唯一可静脉输注的非甾体抗炎药。它对于不能口服或需快速起效的患儿非常有用。由于长期使用会引起更严重的肾毒性，酮咯酸主要用于短期疼痛控制。布洛芬和萘普生是耐受口服药物患者的首选。布洛芬的半衰期较短，因此需要更频繁的剂量。

3. *镇静镇痛剂的给药剂量、谵妄和戒断综合征* 镇静剂和抗焦虑剂有许多严重的副作用，如短期和长期的认知缺陷、增加精神错乱的风险及戒断综合征。在成年ICU患者中，每日中断所有持续用药并在必要时再次使用，可明显缩短机械通气时间和ICU住院时间。儿科患者目前还没有类似的数据。另一个有关减少儿童镇静剂使用的建议是由护士确定镇静目标。最近一项针对该方法的儿科大型多中心随机研究显示，总体阿片类药物使用减少，但机械通气时间没有缩短。危重患儿的镇静副作用仍然值得关注，一般情况下，这些药物的剂量应每日递减至最低需要量。

现在已经有标准化的量表来协助儿童镇静和镇痛剂的滴定。在清醒和有语言功能的患者中，疼痛量表可以用来确定疼痛的程度和治疗的需要量。对于非语言患者，这种评估更加困难，医疗团队需要根据生理参数变化（如HR和血压）来判断是否疼痛及治疗效果。然而，在进行判断时，提供者也应排除或解决生理性反应，如低氧血症、高碳酸血症，或脑灌注不足引起的低心输出量。

有几种评分系统可用来评估镇静水平，并帮助决策镇静管理，其中包括舒适评分和状态行为量表（State Behavioral Scale，SBS）。使用该测量工具有助于沟通团队成员，并共同确定治疗目标和有效改变镇静计划。

与成年患者一样，重症儿童也有发展为谵妄的风险。谵妄可表现为各种各样的症状，通常分为低活动度、高活动度或混合性。多动症谵妄表现为不安、躁动、情绪不稳定和好斗。减退性谵妄可能更难识别；患者可能表现为安静、孤僻、冷漠的和反应下降。父母可能会注意到他们的孩子的个性与平时有很大的不同。PICU谵妄量表可通过儿科ICU（pCAM-ICU）混淆评估法和儿科谵妄的康奈尔评估法（CAPD）进行评估，有助于更好地评估PICU人群的谵妄情况。

与成人一样，重症儿童发生谵妄的风险会随着病情的严重程度、服用苯二氮䓬类镇静药物和睡眠障碍的加重而增加。预防和治疗谵妄的措施包括减少镇静剂接触、促进正常昼夜节律、白天增加活动、夜间保持安静黑暗的房间，以及确保父母陪伴、放置儿童熟悉的物品。在更极端的情况下，可以考虑使用药物治疗。喹硫平是一种新的抗精神病药物，在治疗小儿谵妄的早期研究中效果很好。传统的抗精神病药物，如氟哌啶醇有时仍在使用，但需要谨慎其副作用。苯二氮䓬类药物可以使患者平静下来，但也可能引起矛盾反应。右美托咪定也是治疗谵妄的有效药物，但这药物在儿科人群中尚未得到充分研究。

戒断综合征是ICU镇静镇痛药物使用的另一个重要考量。长期服用和高剂量连续注射阿片类药物或苯二氮䓬类药物可导致耐受和身体依赖。急性减量或停用这些药物会导致停药症状，如躁动、呼吸急促、心动过速、出汗和腹泻。戒断风险因人而异，但患者服用阿片类药物或苯二氮䓬类药物的时间越长，越有可能出现戒断症状。7～10d逐渐减少用药剂量能有效预防脱瘾症状。过渡到间歇性给予半衰期较长的药物，如美沙酮或劳拉西泮，可缓解戒断。在停止使用阿片类药物或苯二氮䓬类药物时，应每日评估戒断症状。这种评估可以通过症状评分来实现，如戒断评估工具-1（wat1）。wat1值较高代表脱瘾症状更强烈，可能表明需要放慢减量计划。相反，如果wat1值一直很低，患者可能会耐受当前的速度，或者可以耐受快速降低剂量。

八、PICU的临终关怀和死亡

诊断要点和主要特点

- PICU中关于生命结束的讨论应尽可能包括患者、家属及医疗团队
- PICU的提供者应定义何时限制持续提供的护理，促进撤除生命支持，并提供富有同情心的姑息治疗
- 姑息治疗和伦理团队可以促进在PICU临终问题的讨论
- 生命维持疗法的撤除应该包括一个计划来治疗/缓解患者疼痛和不适
- 脑死亡的确定需要一个与机构政策相一致的，系统、与年龄匹配的评估
- 每一个死亡都必须考虑到组织和器官的捐赠
- 在PICU的每一次死亡后，都应向家属和医疗队成员提供哀悼/丧亲支持

1. *PICU中的死亡* 儿科住院死亡并不常见，其中很大一部分发生在PICU，儿科重症监护医生可能会需要帮助确定护理的程度、协助终止延长生命的医疗疗法、提供同情的姑息治疗。对于一些患有先天性或慢性疾病的儿童，在入住PICU之前可能已经进行过临终讨论。对其他孩子来说，入住PICU可能是孩子或家人第一次进行有关临终决定的讨论。不论每个患者的情况如何，医疗小组都有责任以诚实和敏感的态度促进有关护理目标的讨论。

对患者护理没有任何特殊要求的死亡只占儿科ICU死亡的一小部分（10%～12%）。在这种情况下，最新研究发现，如果家庭成员能目睹持续的复苏努力，他们会对所提供的医疗护理更满意。其余的儿童死亡分为脑死亡声明（23%）和决定限制或取消LSMT（65%）。

2. *脑死亡* 患有严重神经损伤的患者可能符合脑死亡的诊断标准。脑死亡的概念产生于 ICU 技术的进步，即使在没有任何可识别脑活动的情况下，心肺功能也能得到支持。脑死亡是通过临床检查进行诊断的（表 14-18），基于已发布的指南，在美国 50 个州被公认为脑死亡在法律上等同于躯体死亡（心肺死亡）。在大多数医疗中心，诊断脑死亡的一般方法是相似的，但是细微的制度差异使得 PICU 提供者必须熟悉他们自己的机构关于脑死亡的判定政策。尽管停止机械生命支持的时间应该与患者家属讨论并达成一致，一旦一名患者被合法地宣布脑死亡，就不再需要进一步的医疗支持。

表 14-18 脑死亡

- 患者血压正常，核心体温＞ 35℃，电解质和葡萄糖正常，无正在使用镇静剂或肌松剂
- 心肺复苏或严重脑损伤后，建议先等待 24h 再进行第一次脑死亡检查
- 无皮质功能的弛缓性昏迷
- 脑干反射缺失
  - 呼吸暂停（“呼吸暂停试验”：无呼吸 $PaCO_2$ ＞ 60mmHg，$PaCO_2$ ＞ 20mmHg）
  - 无对光反射的固定瞳孔放大
  - 角膜反射消失
  - 无眼球运动，包括自发眼球运动，眼球运动（娃娃眼），眼前庭（冷热量），如疑似造成颈椎损伤，取消眼枕操作
  - 无呕吐和咳嗽反射
- 由 2 名不同的主治医生进行 2 次不同的临床检查，观察期间的检查结果保持一致
- 脑死亡检查之间的建议观察时间
  - 足月新生儿出生后至 30d：24h
  - 31d ～ 18 个月：12h
- 如果患者由于病情不稳定或受伤而无法进行脑神经检查或呼吸暂停检查，建议进行辅助检查（脑血管造影、放射性核素扫描、脑电图或经颅多普勒超声检查）

脑死亡是通过对患者进行完整的临床评估来确定的。首先，医生必须确信患者的情况是不可逆的，并且必须排除任何可能逆转的情况，这些情况可能会产生类似脑死亡的症状。这些症状可能包括低血压、体温过低或服用过量的镇静药物。脑死亡检查是一种正式的临床检查，目的是显示缺失的脑皮质功能（对刺激无反应的弛缓性昏迷）和脑干功能（脑神经测试）。为了符合脑死亡的定义，相关指南要求合格的医生记录 2 项与脑死亡相一致的临床检查（即没有脑功能的证据），并隔一段时间进行观察。如果患者不能忍受部分临床检查（典型的是呼吸暂停测试）或患者年龄非常小（特别是＜ 1 岁），辅助测试如脑电图或脑灌注扫描可以提供脑死亡的支持证据。一旦一名儿童被宣布脑死亡，即使该儿童仍在接受心肺支持，也应将死亡时间记为第二次检查结束的时间。

3. *限制或退出医疗服务* 大多数在儿科 ICU 死亡的患者会在做出“限制或取消医疗支持”的决定后死亡。此决策者应该包括患者（尽可能考虑到他们的医疗条件和发育年龄）、家庭成员和医疗团队的成员。这些讨论的主要目的应该是：①交流关于患者目前的医疗状况和预期的预后信息；②阐明患者当前状况和如若发生急性失代偿状况时进行医疗护理的目标。如果医疗小组认为患者的病情可能不可逆转，则可选择的治疗方案包括：①医疗小组认为在医学上合理的情况下，继续提供当前的支持并逐步升级；②继续现有支持，但不增加任何新疗法；③停止机械通气、血流动力学支持等生命维持疗法。前两种选择包括在发生呼吸或心搏骤停时停止心肺复苏 [不尝试复苏（do-not-attempt resuscitation，DNAR）]。第三种选择假设 DNAR，必须在医疗记录中明确写明，并与团队成员沟通。

在适当的时间和地点应由有能力的经验丰富的人员以清晰和同情的方式与患者及其家属讨论决定限制复苏或取消 LSMT。在进行重大讨论之前，应考虑文化需要，其中可能包括正确翻译或精神指导。讨论应该先阐述明确的主题，即目标是为患者的最大利益作出决定，医疗保健团队将支持患者及其家属基于这一目标做出合理的决定。应向决策者清楚地解释关于限制护理或取消护理的可能选择。当延长和维持生命所带来的痛苦和痛苦超过对个人的潜在好处时，可以考虑停用 LSMT。如果没有合理的康复机会，患者有权以有尊严和无痛苦的方式自然死亡。保健小组应强调，决定是可撤销的，家庭或保健提供者可以在任何时候提出希望重新考虑决定，可以重新进行全面的医疗治疗，直到情况更加明朗。

在停用 LSMT 之前，患者的家人和护理团队应该为患者将要经历死亡的生理过程做好准备。需要讨论的关键包括死亡前的窘迫呼吸（这可能会让家人和护理人员感到不安），以及该过程可能需要的时间。此外，还应讨论患者最终会出现心肺骤停和医疗小组成员宣布死亡时间的事实。还应向家属保证，将给患者适当剂量的药物，以治疗疼痛或不适的症状，在此过程中，他们和患者都不会被医疗小组抛弃。

4. *姑息治疗和生物伦理咨询* 姑息治疗团队和伦理咨询服务是重要的机构设置，可帮助保健团队和家庭完成困难的临终决策。对于患有先天性或慢性疾病儿童的家庭，姑息治疗团队可能已经与患者建立了联系。对于有新情况或预后改变的患者，姑息治疗团队会加入 PICU。在任何一种情况下，姑息治疗团队都可以在临终讨论期为家属带来宝贵的支持。关于姑息治疗更

全面的讨论可以参见本书其他部分。

如果限制医疗保健的决定出现冲突，伦理咨询可以通过帮助识别、分析和解决伦理问题来解决冲突。伦理咨询可以独立阐明立场，并允许医疗团队、患者和家属做出尊重患者自主权的决定，促进利益最大化和对患者最小的伤害。

5. *组织和器官捐赠* 器官移植是许多儿科疾病的标准治疗方法，许多儿童在等待移植时由于器官供应不足而死亡。对于一个失去孩子的家庭来说，器官捐赠是一个很积极的结果。1986 年美国联邦要求请求法规定，所有符合捐赠条件的家庭都将被接洽，以寻求器官捐赠。捐赠的决定必须是在没有强迫、知情同意和没有金钱激励的情况下做出。国家器官采购机构向护理人员和家庭提供支持和教育，以做出知情决定。

要成为实体器官捐献者，患者必须被宣布死亡，除此之外没有任何禁止捐献的条件。在 PICU 中，最常见的实体器官供体是脑死亡供体。由于对捐赠器官的需求未得到满足，出现了从没有心搏的捐赠者那里获取实体器官的协议。虽然这一做法已被描述为许多术语，包括心脏死亡后捐献，但最新的命名法是循环死亡测定后捐献。在这些情况下，患者不符合脑死亡标准，但有一个不可逆的疾病过程，家属或患者已决定停止维持生命的治疗，并同意尝试捐赠器官。在循环死亡判定后捐献（donation after circulatory determination of death，DCDD）过程中，LSMT 将被取消，并按照通常的护理方式提供舒适措施。根据机构政策，可在没有外科医生在场的条件下，在 PICU 或手术室内直接取消护理。一旦医生宣布心功能停止，患者将观察一段额外的短时间的自动复苏（恢复心脏活动而不进行医疗干预）。再等待一段时间后，患者会被宣布死亡，器官会立即取出供捐赠。如果停用 LSMT 后患者没有在预定时间死亡，则继续采取安慰措施，如果缺血时间过长，实体器官捐赠将被放弃。

在“传统”心脏死亡（无脉搏或呼吸）、脑死亡或 DCDD 后，也可以捐献组织（心脏瓣膜、角膜、皮肤和骨骼）。

6. *丧亲之痛的支持* 在任何儿童死亡后，对亲属和监护人的丧亲和悲痛支持都是全面临终护理的重要组成部分。家属可能需要一些关于死后尸体处置、葬礼安排、是否尸检，以及教育意义上、精神上和其他可提供资源的信息。随着患者的死亡，医疗队的成员可能也会感到悲伤和失落。如果这些情绪得不到适当的处理，会对他们的个人职业生活产生负面影响。因此，也应向照顾濒死儿童的保健工作者提供类似的支持服务。

九、PICU 质量改进计划

鉴于 PICU 所面临的疾病和所需提供护理的复杂性，这些环境最容易发生医疗错误。因此，重症监护病房通常可以通过提高质量和患者安全措施而受益。国家和地方要求的医院条件，如中枢血管相关的血流感染、导管相关的尿路感染、压力损伤和静脉血栓栓塞，促成了以数据收集和分享最佳做法为预防重点的国家合作项目发展。提高质量和安全措施依赖于建立不良事件的意识和完善安全报告，以及减少出错可能性的工具或工作流程。例如，很多措施可以减少导管相关血流感染，如操作检查表可以确保在导管插入过程严格遵守无菌术、减少插入导管的个数、尽可能尽早取出，以及减少导管在患者体内的滞留时间。最近的工作重点已经开始集中在运用靶点和数据及早期识别和诊疗败血症方面。大多数支持这些干预措施的数据来自 ICU 成年患者，到目前为止，已经发表的大规模记录这些措施在 ICU 患儿中的有效性的研究很少。现有数据表明，这些措施是有益的，尽管可能需要更多的研究来完善和优化这些措施在儿科 ICU 中的作用。

（译者：刘书芳　陈源美　何丹妮
张莉鹏　校稿：张　琪）

第 15 章
皮肤疾病

Lori D. Prok, MD；Carla X. Torres-Zegarra, MD

一、简介

1. *皮肤病的诊断* 检查皮肤可以采用触诊和视诊的方式，要关注全身每一处皮肤。视诊应在光线良好的情况下进行。应使用表 15-1 中的术语记录每种原发皮损和继发皮损的发作时间和持续时间。在实践中，建议按照表 15-1 中所列顺序的相反顺序记录皮肤病变的特征。从皮损分布开始，然后是形态、颜色，继发皮损或是原发皮损。例如，点状银屑病可以描述为“全身性，散在的，红色或鳞状性丘疹”。

表 15-1 皮肤检查

临床表现	描述及范例
原发皮损	
斑疹	该术语描述的是扁平的、直径< 1cm 的颜色改变，如白色（白癜风）、褐色（交界痣）、紫色（瘀点）
斑片	该术语描述的是扁平的、直径> 1cm 的颜色改变，如白色（无色素痣）、棕色（咖啡牛奶斑）、紫色（紫癜）
丘疹	该术语描述的是直径< 1cm 高于皮面，其顶部可能是尖的，圆形或平坦的实性损害，如痤疮、疣，以及较小的银屑病病灶
斑块	该术语描述的是直径> 1cm、表面平坦的实性损害，如银屑病
水疱	该术语描述的是局限性的、直径< 1cm、内容物为浆液性透明液体的小疱，如单纯疱疹的水疱
大疱	该术语描述的是局限性的、直径> 1cm、内容物为浆液性透明液体的水疱，如大疱性脓疱疮
脓疱	该术语描述的是含有脓性内容物的水疱，如痤疮、毛囊炎

续表

临床表现	描述及范例
结节	该术语描述的是边界不清晰的表皮下肿块，如各类肿瘤、环状肉芽肿。如果触诊时肿块与皮肤一起移动，则为真皮内结节；如果皮肤在结节上移动，则为皮下肿块
风团	该术语描述的是一种局限性的、高于皮肤表面、表面平坦、触感较为坚实的皮损。它是由真皮乳头状水肿导致，如荨麻疹
继发改变	
鳞屑	该术语描述的是一类干燥、薄片状的角质层细胞，如银屑病、鱼鳞病
苔藓化	该术语描述的是皮肤受到摩擦而出现变硬、皮肤纹理加深、表面有光泽的形态，如慢性特应性皮炎
糜烂和渗出	该术语描述的是局限性的、潮湿的、轻度凹陷区域，提示原水疱顶部脱落，基底暴露。可见于烧伤、脓疱疮。大多数口腔水疱表现为糜烂
痂	由表皮破损后，渗出到皮肤表面的血浆干燥后形成，见于脓疱疮、接触性皮炎
皲裂	皮肤上的线性裂隙，其深度可超过表皮达到真皮层，如口角炎
瘢痕	该术语用于描述由于真皮或皮下组织被纤维化组织取代，形成与皮肤表面平齐的、高于皮面或凹陷的皮损，可见于痤疮瘢痕、烧伤瘢痕
萎缩	一层或多层皮肤变薄导致的皮肤表面凹陷，如硬化性苔藓
颜色	
病变应描述为白色、红色、黄色、棕色、棕褐色或蓝色。应关注红色皮疹，如压之未变白则提示皮下出血（紫癜）	
皮损排列方式	
环状	环状肉芽肿为环形结节；皮肤癣菌感染多形成环形鳞屑性丘疹

续表

临床表现	描述及范例
线状	线性排列的丘疹代表线状苔藓；线状分布水疱，色素失禁症；线状分布丘疹与隧道（疥疮导致）
群集性的	单纯疱疹或带状疱疹常表现为群集性的水疱
散在的	离散皮损彼此独立
注意皮疹是全身性的、局限性的（手、脚、臀部、面部）还是局限于特定的皮肤区域	

2. *皮肤病的治疗*

（1）外用治疗：应简单易行，旨在保持正常的皮肤生理。局部治疗通常是首选的治疗，因为药物可以在所需部位达到最佳浓度。

水是一种重要的介质，达到最佳水合状态的皮肤是柔软而光滑的。环境湿度约60%时，皮肤最接近水合状态。水很容易从皮肤表面（表皮角质层）蒸发，所以皮肤的水合作用取决于空气中的水含量。尽管出汗对皮肤的水合状态几乎没有贡献，但如果汗液蒸发受限（如在腋窝、腹股沟），则局部湿度和皮肤水合作用均会增加。当外周湿度降至15%～20%甚至更低时，角质层细胞会收缩并破裂；表皮屏障受到损害，刺激物便能够进入皮肤并引发炎症反应。因此，干性皮肤和有鳞屑的皮肤需使用适当制剂增强皮肤屏障，防止水分散失。外涂一次油剂和软膏剂可以在8～12h防止水分蒸发，因此需每日使用1～2次。在不通风的区域（如腋窝、尿布区域），霜剂或洗剂是首选，但必要情况下可能需要多次使用才能达到效果。

水合作用过度即为“浸渍”。随着环境湿度增加到90%～100%，角质层吸收的水分子数量增加，角质层细胞之间紧密的脂质连接逐渐被连接力较弱的氢键所取代。细胞间距逐渐增大，继而发生表皮屏障破损。这种情况发生于战壕足、尿布区域、腋窝等处。此时需采用通风、干燥来增强这些区域的水分蒸发。

（2）湿敷/湿包裹：当皮肤置于湿度为100%的环境，并使水分蒸发至60%，可以减轻瘙痒。水在蒸发时会刺激皮肤中的冷依赖神经纤维，会阻止瘙痒感通过疼痛纤维传递到中枢神经系统（CNS）。湿敷还具有血管收缩作用，有助于减少红斑，并减少炎症性细胞反应。

最简单的湿敷/湿包裹形式是在干睡衣下穿一套湿内衣（如长内衣裤）；相应的，棉袜还可用于手部或者足部的治疗。应将内衣浸入温水（而非热水）中，然后拧干，直到无法挤出水为止。可以夜间使用这类“敷料”，连续几日，最多1周。当病情好转时，应停止湿敷。

（3）外用糖皮质激素：每日2次局部外用糖皮质激素是治疗各种形式皮炎的主要手段（表15-2）。局部类固醇也可以配合湿敷使用。中止湿敷后，仅可在活动性炎症的区域使用局部糖皮质激素；而不应以防止复发为目的用于正常皮肤。在面部或糜烂区域仅可使用弱效糖皮质激素（表15-2）。

表15-2 外用糖皮质激素

糖皮质激素	浓度
弱效[a] = 1～9	
氢化可的松	0.5%，1%，2.5%
地奈德	0.05%
中效 = 10～99	
糠酸莫米松	0.1%
戊酸氢化可的松	0.2%
氟轻松	0.025%
曲安奈德	0.01%
安西奈德	0.1%
强效 = 100～499	
去羟米松	0.25
醋酸氟轻松	0.05%
哈西奈德	0.1%
超强效 = 500～7500	
二丙酸倍他米松	0.05%
丙酸氯倍他索	0.05%

a 1%氢化可的松定义为效度为1

二、新生儿皮肤疾病

1. *新生儿一过性皮肤病*

（1）粟丘疹：是充满角蛋白的微小表皮囊肿。主要发生在40%的新生儿面部，为直径1～2mm的白色丘疹。口腔内也可出现类似损害，称为“Epstein小节”；其在新生儿中发生率达60%～85%。随粟丘疹的囊壁的自然破裂，内容物可剥落。

（2）皮脂腺增生：毛囊皮脂腺开口处的白色至黄色丘疹，周围无红斑，主要集中在鼻部及周边。皮脂腺增生是由母体雄激素刺激导致皮脂腺过度增生。1/2以上的新生儿可发生皮脂腺增生，并在产后数月内自然消退。

（3）新生儿痤疮：多达20%的新生儿出现炎性丘疹和脓疱，偶有粉刺。尽管新生儿痤疮可能在出生时就出现，但在2～4周龄时最为常见。经过6个月至1年，皮损自然消退。易与新生儿痤疮相混淆的是新生儿脓疱病，该病较为罕见。新生儿脓皮病皮疹形态较为单一，在出生后的第一个月出现在头部和颈部的红色丘疹和脓疱。本病存在嗜中性粒细胞炎症和马拉色菌属（Malassezia，Pityrosporum）增殖。皮损可自然消退；局部使用抗真菌药物（如2%酮康唑乳膏）有效。

（4）小丑样颜色改变：是新生儿（尤其是低体重的婴儿）独有的皮肤血管现象，多发生出生后的第一周。在新生儿侧卧位时会在卧侧出现红斑，以中线为边界且界线清晰，对侧部分变得苍白。婴儿平卧后红斑通常几秒内消退，但也可持续长达20min。

（5）斑纹：当新生儿通常暴露于较低的室温时，四肢、躯干出现呈花边状的淡蓝色网状纹。这是皮肤血管扩张的表现。此现象通常是暂时的，在温暖的环境中会完全消退。

（6）中毒性红斑：多达50%的足月儿会出现中毒性红斑。在出生后24～48h，会出现直径为2～3cm的红色斑疹，以胸部最为明显，也可发生于背面、面部和四肢。皮损也还偶见于出生时；而出生后4～5d则鲜有发生。皮损的数量从几个到百余个不等。足月儿的发病率要比早产儿高得多。红斑可能会在24～48h消失；或者在红斑中心进展为风团样改变，约10%的患儿可见脓疱。对脓疱内容物行Wright染色可见大量嗜酸性粒细胞；而革兰氏染色未发现细菌。约20%患儿伴有外周血嗜酸性粒细胞增多。病变在5～7d消退。

（7）新生儿一过性脓疱性黑变病：多见于非裔美国人的新生儿中。脓疱破裂后呈现领圈样脱屑，周围包绕色素沉着斑。本病与中毒性红斑不同之处在于：疱液细胞以中性粒细胞为主，且皮损常累及掌、跖。

（8）吮吸性水疱：无论是完整大疱还是水疱破溃后的糜烂面，其边缘均无炎症表现。水疱可发生在前臂、手腕、拇指或上唇。胎儿在子宫内剧烈吮吸可能是导致水疱的原因。皮损可以持续到新生儿期，可以消退而无并发症。

（9）痱子：发生在新生儿中的外泌汗腺导管阻塞常会产生两种临床情况：①当阻塞发生在角质层浅层时会导致晶形粟粒疹（白痱），其特征为发生于间擦部位以及相邻的皮肤（如颈部、上胸部）的群集性浅表小水疱（直径1～2mm），水疱周围无红斑。②更常见的是，表皮深处的外泌汗腺导管阻塞会导致同一区域出现群集性的红色丘疹，称为红色粟粒疹（红痱）。这些皮疹很少会发展为脓疱。高温且高湿度环境中是导致患儿外泌汗腺导管闭合的原因。将患儿转移到凉爽的环境中是治疗手段之一。

（10）新生儿皮下脂肪坏死：多发生在出生后7d左右。皮损呈现为淡红色或紫色，边界清楚，质地坚实的结节，常发生于脸颊、臀部、手臂和大腿上方。本病在医源性诱导或者治疗性低体温后出现，冷损伤是重要的致病因素。皮损会在数周内自行消退；但在某些情况下可能会出现钙化。在出现皮损后28周内都有可能发生高钙血症，应注意对患儿进行高钙血症方面的监测。

2. 色素细胞胎记，痣和黑色素瘤 胎记可能涉及皮肤的任何正常成分（如色素细胞、血管、淋巴管）中的一种或多种过度生长的结果。痣是由高度分化的、保留其正常功能细胞组成的错构瘤。

（1）蒙古斑：是发生于腰骶部的蓝黑色斑，可见于90%深色皮肤婴儿（亚裔）。更具描述性的术语是“皮肤黑色素细胞增多症”。这些色素斑偶尔发于肩背部，并可延伸到臀部。从组织学上讲，它们由散布于真皮的梭形黑色素细胞组成。随着皮肤颜色逐渐加深，蒙古斑会随着时间的流逝而逐渐消失，但某些痕迹可能会持续存在。

（2）咖啡牛奶斑：是浅褐色的卵形斑（暗棕色、棕色或黑色皮肤），可发生于身体的任意位置。在10%白种人儿童和22%黑种人儿童中发现最大直径超过1.5cm的咖啡牛奶斑。病变持续终身，并且随着年龄的增长而增多。当存在6个以上直径＞0.5cm的病变（青春后≥1.5cm）是1型神经纤维瘤病（NF-1）的主要诊断标准。患有McCune-Albright综合征的患者（请参阅第34章）有一个单侧的巨大咖啡牛奶斑。

（3）Spitz痣：表现为面部或四肢的红棕色光滑的孤立性丘疹。从组织学上讲，它由上皮样和纺锤形的痣细胞组成，可能存在核异型性。尽管如此，在大多数情况下，Spitz痣呈现良性的临床过程。

3. 黑色素细胞痣

（1）寻常痣：交界痣是皮损边界清晰的棕色或棕黑色的斑疹。交界痣在儿童出生后的最初几年便可出现，其数量随年龄的增长而增加。在组织学上，在表皮和真皮交界处的单个、聚集成巢状的黑色素细胞形成交界痣。约有20%可能发展为复合痣。皮内痣通常颜色较浅，柔软且有蒂。皮内痣的黑色素细胞完全位于真皮内。蓝痣呈深蓝色，其黑色素细胞呈纺锤形并在真皮中或更深的位置。

（2）黑色素瘤：青春期前儿童的黑色素瘤非常罕见。当色素沉着病灶具有颜色斑驳（红色、白色、蓝色等），边界有缺口，形状不对称或形状不规则，以及表面出现溃疡时，应警惕黑色素瘤。溃疡和出血是黑色素瘤的晚期症状。若怀疑黑色素瘤，应进行广泛地切除并做病理检查。

（3）先天性黑色素细胞痣：每100名婴儿中就有1名患有先天性色素痣。先天性痣通常比后天性色素痣直径更大，呈现更深的棕色，并且可伴有毳毛生长。如果色素斑超过体表面积5%以上，则被称为先天性巨痣或大痣。这些大痣的发生率约为1/20 000。其他临床分类特征包括直径＞20cm的色素痣改变。巨大的先天性色素痣病灶可以覆盖整个躯干（称为躯干下部痣，bathing-trunk nevus）。从组织学上讲，先天性黑色细胞痣是复合痣细胞痣，黑色素细胞毛囊周围和真皮深处的其他附件周围均有黑色素细胞。小型先天性痣是否存在发生黑色素瘤的风险尚有争议，但恶变风险可能非常低，并与后天性色素痣相似。据估计，巨型先天性痣向恶性黑色素瘤的转化率在1%～7%。值得注意的是，这些黑色素瘤通常早发（青春期之前），且原发于皮肤。患有先天性巨痣的儿童中，2/3的黑色素瘤发生在皮肤以外的组织/器官中。

4. 血管性胎记

（1）毛细血管畸形

1）临床表现：毛细血管畸形是皮肤局部毛细血管过多。毛细血管增多的程度是可变的。皮损的颜色从浅红色到深红色不等。

单纯痣是发生于新生儿颈部、上眼睑和眉间的淡红色斑点。50%的婴儿脖子上有这种病变。眼睑和眉间皮损通常在出生后第一年内完全消失。占据整个前额中央区域的病变通常不会褪色。颈部皮损会持续到成年。

葡萄酒色痣是深红色的斑，在身体的任何部位均可发生。发生于单侧的葡萄酒色痣或单发的、覆盖半个面部的葡萄酒色痣提示Sturge-Weber综合征（SWS）。SWS的特征是癫痫发作、智力低下、青光眼和偏瘫（请参阅第25章）。伴有葡萄酒色痣患儿发生SWS总体风险为8%，但是如果两侧三叉神经第一支（V1）受累或单侧三叉神经的所有分支（V1～V3）均受累，则风险增加至25%。大多数具有较小单侧面部葡萄酒色痣的婴儿不会发生SWS。四肢上的葡萄酒色痣可能与该肢体的软组织和骨骼肥大有关（Klippel-Trénaunay综合征）。

2）治疗：治疗婴幼儿葡萄酒色痣的首选是脉冲染料激光。

（2）血管瘤

1）临床表现：血管瘤是红色较有弹性的血管性斑块或结节，并具有特征性的生长模式。血管瘤在出生时通常并不存在，但在皮肤上可见固定的变白区域，该区域在2～4周时被红色丘疹所取代。然后，在出生后5～7周是血管瘤的快速生长或“增生”阶段，病变的生长速度远超过了患儿的速度。随后血管瘤生长减慢，在9～12个月时，生长速度趋于稳定或完全停止，并在接下来的几年中逐渐消退。从组织学上讲，血管瘤是毛细血管内皮细胞的良性肿瘤，它们可能是表浅的，也可能是深在的或混合的。诸如“草莓状”和“海绵状”这样的术语具有误导性，不应使用。不管位于何处，血管瘤的生物学行为都是相同的。血管瘤会逐渐退行，50%的患儿在5岁时退行，70%的患儿在7岁时退行，90%的患儿在9岁时退行，血管瘤消退后会残留多余的皮肤组织、色素沉着和毛细血管扩张。局部并发症包括浅表或深溃疡，特别是涉及嘴唇和尿布区域的血管瘤，可导致疼痛和瘢痕。面部血管瘤或发生于鼻尖、耳朵的血管瘤导致毁容。眼眶周围血管瘤也存在潜在的功能障碍——影响视力。大型斑块状面部血管瘤可能存在潜在的畸形，包括PHACES综合征（颅后窝畸形、血管瘤、动脉异常、心脏异常、眼部异常、脐上裂或胸骨缺陷）。与之类似，骶尾部血管瘤也可能与脊椎功能不全和泌尿生殖系统异常有关，如LUMBAR综合征（下肢血管瘤和其他皮肤缺陷、泌尿生殖系统异常、骨髓疾病、骨骼畸形、肛门直肠畸形、动脉异常、肾脏异常）。罕见的并发症包括气管阻塞，见于血管瘤累及下面部，呈“络腮胡样”分布。建议根据血管瘤位置及相关的危险因素，转诊至儿童皮肤科医生处，以便尽早干预以预防其并发症的发生。

2）治疗：需要立即治疗的并发症如下。①视觉障碍（导致弱视）；②气道阻塞[头部和颈部的血管瘤（“络腮胡血管瘤”），可能与声门下血管瘤有关]；③心力衰竭（高输出量性心力衰竭）；④溃疡；⑤其他相关潜在异常。历史上，复杂性血管瘤的首选治疗方法是系统应用泼尼松龙。目前，口服普萘洛尔[2mg/(kg・d)，每日2次]已取代系统性糖皮质激素成为治疗婴儿血管瘤的系统用药。已报道的服用普萘洛尔的副作用包括睡眠障碍和手足发绀等。已有低血糖和心动过缓等情况报道，但罕见。不同机构对治疗前心脏评估的建议有所不同。局部使用β-肾上腺素能受体拮抗剂替莫洛尔胶体液（gel-forming solution，GFS）可成功治疗小型浅表血管瘤。如果病变存在溃疡或出血，则需要进行伤口护理，并使用脉冲染料激光治疗，可使原发溃疡愈合并立即控制疼痛。单发性皮肤血管瘤不是卡萨巴赫-梅里特综合征（Kasabach-Merritt syndrome，K-M-S）的表现，该病的临床特征包括血小板聚集而导致的消耗性凝血异常。K-S-M还与罕见的血管肿瘤（如Kaposi样血管内皮细胞瘤和丛状血管瘤）相关。

（3）淋巴管畸形：发病位置既可以表浅，也可发生于组织深部。浅表淋巴管畸形表现为充满液体的水疱，其形态通常被描述为“蛙卵”状。深部淋巴管畸形表现为有弹性的同肤色皮肤结节，最常见于头颈部。

淋巴管畸形常导致软组织怪异性增大。组织学上，淋巴畸形可以分为大囊肿性淋巴管畸形和微囊肿性淋巴管畸形。

治疗：包括穿加压服压迫治疗、注射多西环素硬化疗法、手术切除及最近出现的西罗莫司（mToR 抑制剂）的方法。

5. *表皮胎记*

（1）表皮痣

1）临床表现：表皮胎记大多数在出生后第一年起病。它们是表皮的错构瘤，呈疣状或乳头瘤样增生，通常线性排列。皮损颜色包括同肤色、污黄色到褐色不等。从组织学上看，皮损呈现表皮增厚，角化过度。当皮损范围较大且合并其他器官（中枢神经系统、眼睛和骨骼）发育异常时，称为表皮痣综合征。

2）治疗：可使用卡泊三烯或角质层溶解剂外用，每日 1 ～ 2 次，可使一些皮损变平。还可使用 CO_2 激光去除角化过度的表皮。唯一的疗效确切治愈方法是手术切除。

（2）皮脂腺痣

1）临床表现：本病为皮脂腺及其下方顶泌腺的错构瘤，为淡黄色表面无毛发的斑块，出生时即可在头皮或面部出现。皮脂腺痣的皮损可与面部表皮痣相邻。当皮损较大时即为表皮痣综合征的一个亚型。

从组织学上来说，皮脂腺痣组织中皮脂腺数量增多，没有毛囊。到青春期时，在雄激素刺激下，皮损中的皮脂腺细胞发育成熟、数量增多、体积增大并合成皮脂，从而使皮损表面出现疣状改变。

2）治疗：据估计，皮脂腺痣中约有 1% 会发展为继发性上皮细胞肿瘤，包括基底细胞癌、毛母细胞瘤或其他良性肿瘤，因此大多数专家建议在青春期进行手术切除。尽管已经在儿童和青少年时期有继发基底细胞癌的报道，但恶性病变大多发生在成年期。

6. *结缔组织胎记（青年弹力纤维瘤，胶原瘤）*

（1）临床表现：结缔组织痣表现为丘疹分布于躯干，直径为 1 ～ 10mm，光滑，同肤色。较大的孤立性结节（5 ～ 10cm）称为鲨鱼斑，在组织学上与其他结缔组织痣无差异。结缔组织痣病理特征为胶原束增多增粗，伴或不伴弹性纤维增生。尽管鲨鱼斑是结节性硬化症的皮肤表现（参见第 25 章），也可作为普通的结缔组织痣而存在。

（2）治疗：结缔组织痣终身存在，无须治疗。

7. *遗传性皮肤病*

（1）鱼鳞病：是指临床和病因学上表现出以全身皮肤鳞屑为特征的一组具有异质性的皮肤疾病，这种异质性表现导致皮肤角化异常的原因既包括遗传因素，也包括获得性因素。尽管学术界对其潜在的遗传原因和病理生理机制的认识逐渐深刻，但当前所使用的疾病分类仍是基于临床。

当皮肤和其他器官同时出现角化异常表型时，考虑相关综合征；而仅当皮肤受累时，则是非综合征性的鱼鳞病。鱼鳞病的病因既包括先天遗传因素，也包括后天获得因素。先天性鱼鳞病可以通过基因测序，当发现已知致病基因缺陷时，即可确诊。获得性鱼鳞病可能与恶性肿瘤、药物治疗或多种自身免疫性疾病、炎症性疾病、营养性疾病、代谢性疾病、感染性疾病和神经系统疾病有关。通过临床检查、皮肤活检（包括电子显微镜）和突变分析等方法确诊。

治疗：方法包括每日 1 ～ 2 次外用 12% 乳酸铵（Lac-Hydrin® 或 AmLactin®）或 10% ～ 40% 尿素乳膏来控制皮肤脱屑。每日使用润肤剂及针对干性皮肤护理方案至关重要。

（2）大疱性表皮松解症：是一组遗传性疾病，其特征是皮肤受到轻微外伤后便可形成水疱。根据水疱形成部位皮肤的超微结构，可分成 4 种主要的亚型（表 15-3）。

对于重度感染者，皮肤的大部分表面积可能有水疱和糜烂，需要每日进行伤口护理和包扎。这类患儿易出现皮肤感染、贫血、生长发育问题、口腔糜烂和

表 15-3 大疱性表皮松解症的主要亚型

裂隙所在位置	常用名	靶蛋白	遗传模式	特征性临床表现
基底层上方	浅表性表皮松解	不详	常染色体显性遗传	出生时即有表浅的糜烂；极少出现水疱
基底膜上方	缺乏角质连接蛋白 EB，致命性棘层松解性 EB	桥粒斑菲素蛋白，桥粒斑蛋白	常染色体隐性遗传	出生时即有表浅的糜烂；极少出现水疱
基底层	单纯性大疱性表皮松解	角蛋白 -5 和角蛋白 -14	常染色体显性遗传	儿童早期创伤后出现于手掌和单发的水疱
基底层	单纯性 EB 伴肌营养不良	网蛋白	常染色体隐性遗传	大疱，肌肉营养不良
基底	EB 伴幽门闭锁	α6β4 整合素	常染色体隐性遗传	大疱，幽门闭锁

续表

裂隙所在位置	常用名	靶蛋白	遗传模式	特征性临床表现
交界处（基底膜区）	交界型 EB——Herlitz 型或非 Herlitz 型	层粘连蛋白 5，α6β4 整合素，XⅦ型胶原	常染色体隐性遗传	严重的泛发性水疱，累及口腔
Sub-basilar 基底下	营养不良型 EB 或“皮肤松解型”EB	Ⅶ型胶原	常染色体显性 / 隐性遗传	严重的大疱及瘢痕形成

食管狭窄及慢性疼痛等问题。其患鳞状细胞癌的风险也增加，鳞状细胞癌是此类患者常见的死亡原因。

治疗：需使用局部润肤剂和非黏性的敷料以保护皮肤。对于严重的大疱性表皮松解患儿，需采取多学科协作以应对其他医疗需求和潜在的并发症。对于不甚严重的类型，予以适当的包扎保护，以及间断予以外用或者口服抗生素，以防止严重感染。如果累及手、足，则使用 5%戊二醛，每 3 日使用一次，对减少皮肤摩擦将会有所裨益。

三、婴儿、儿童和青少年常见皮肤病

1. *痤疮* 会影响 85%的青少年；约 40%的痤疮首发于 7 ～ 10 岁。早期病变通常局限于面部，主要以闭合性粉刺为主。

（1）发病机制：痤疮主要是皮脂腺开口阻塞和随后发生的微粉刺（在临床上不明显）。这是所有类似痤疮病变的前兆。青春期痤疮是雄激素依赖性的。痤疮的 4 个主要发病因素是：①皮脂腺毛囊堵塞；②皮脂分泌增加；③阻塞性毛囊中痤疮丙酸杆菌增殖；④免疫性炎症。以上因素受雄激素的影响。

如果痤疮皮损形态单一，并且累及范围扩展到小腹、下背部、手臂和腿部，则应怀疑该损害由药物诱发。引起痤疮的药物包括促肾上腺皮质激素（ACTH）、糖皮质激素、雄激素、乙内酰脲类（如苯妥英钠）和异烟肼，这些药物会增加血浆睾酮含量。

（2）临床表现：开放性粉刺是青少年青春期痤疮的主要临床改变。黑色是由毛囊角栓内的黑色素沉积和脂质氧化导致。开放性粉刺不会发展成炎性病变。闭合的粉刺或白头粉刺是由毛囊皮脂腺开口角化阻塞引起表皮内的皮脂腺导管囊性肿大。大多数专家认为，闭合粉刺是炎症性痤疮病变（红色丘疹、脓疱、结节和囊肿）的前兆。在典型的青春期痤疮中，同时存在多种不同类型的病变。囊肿性痤疮可出现囊肿破裂和窦道并会形成严重的瘢痕，因此这类患儿需立即就医。

（3）鉴别诊断：需要鉴别的疾病包括酒渣鼻、粉刺样痣、扁平疣、痱子、传染性软疣和结节性硬化症导致的面部血管纤维瘤等。

（4）治疗：表 15-4 列出了不同的处理措施。最新数据表明，针对多种致病因素的联合治疗可提高治疗效果和皮损改善率。

表 15-4 痤疮的治疗

皮损类型	治疗
粉刺性痤疮	以下之一： 维 A 酸：0.025%、0.05%，或 0.1% 乳膏；0.01% 或 0.025% 凝胶；0.4% 或 0.1% 微凝胶 阿达帕林：0.3% 凝胶，0.1% 凝胶或溶液；0.05% 乳膏
炎性丘疹性痤疮	上组中的一种，再加上以下之一： 过氧化苯甲酰：2.5%、4%、5%、8% 或 10% 凝胶或洗剂；4% 或 8% 洗液 壬二酸：15% 或 20% 乳膏 克拉霉素：1% 洗剂、溶液或凝胶 合剂包括过氧化苯甲酰红霉素（苯甲霉素）；过氧化苯甲酰克林霉素（Duac，Benza-Clin，Acanya）；维 A 酸 - 克林霉素（Ziana，Veltin）
脓疱性痤疮	第一组的一种，再加上以下一种口服：米诺环素或多西环素，50 ～ 100mg，BID
囊肿性痤疮	异维 A 酸，1mg /（kg • d），总累积剂量 120 ～ 150mg/kg

1）局部角质溶解剂：外用角质溶解剂解决了毛囊开口被角质形成细胞堵塞的问题，使用药物包括类维 A 酸、过氧化苯甲酰和壬二酸。对粉刺和炎性痤疮的一线治疗是局部维 A 酸类药物 [维 A 酸（视黄酸）、阿达帕林和他扎罗汀]。这些均是有效促使角质细胞分离的药物，并对微粉刺有预防作用。这些外用药物需每日使用一次；也可采用联合用药方法：睡前在粉刺处外用维 A 酸制剂，晨起再使用过氧化苯甲酰凝胶或壬二酸。采用此方案可使 80%～ 85%的青春期痤疮得到控制。

2）外用抗菌药：局部应用抗生素的疗效不及全身应用抗生素，疗效最好的情况与口服四环素 250mg/d 相当。1%克林霉素磷酸酯溶液是最有效的局部抗菌用药。目前大多数痤疮丙酸杆菌菌株对红霉素溶液外用耐药。永远不应单独使用局部抗生素治疗痤疮。多项研究表明，联合使用过氧化苯甲酰或维 A 酸比单独外用抗生素更有效。研究显示，过氧化苯甲酰有助于最大限度地减少用药部位细菌耐药性的发展。因此，除非在联合应用过氧化苯甲酰的前提下，应限制长期外用抗菌药物。目前有几种合剂（过氧化苯甲酰和克林霉素、维 A 酸和克林霉素、阿达帕林和过氧化苯甲酰）可供使用，它们可以简化治疗方案并提高患者依从性。

3）系统应用抗生素：治疗中度至重度炎性痤疮可使用能够在皮脂中富集较多的抗生素（如四环素、米诺环素和多西环素）。四环素的常规剂量为 0.5 ～ 1.0g，每日 2 次空腹服用；米诺环素和多西环素 50 ～ 100mg，每日 1 ～ 2 次，与餐同服。在没有联合维 A 酸和（或）过氧化苯甲酰外用时，不能单独使用口服抗生素来治疗痤疮。最新的指南推荐短期使用抗生素，且炎症性病变一旦有改善，应立即停用。由于四环素类药物对牙齿的影响（牙齿染色），小于 8 岁的儿童不应服用。多西环素可能会引起明显光敏反应，而米诺环素会导致皮肤出现发蓝灰色的色素沉着、眩晕、头痛和药物性狼疮。这些抗生素除了具有杀灭毛囊中的痤疮丙酸杆菌作用外，还具有抗炎作用。

4）口服维 A 酸：口服 13- 顺维 A 酸（异维 A 酸）是治疗重度痤疮、囊肿性痤疮的最有效方法。其确切药理机制尚未明确，已知的作用包括使皮脂腺细胞凋亡、减少皮脂腺体积、减少皮脂产生、减少毛囊漏斗部阻塞、减少皮肤细菌及具有一般的抗炎活性。起始剂量为 0.5 ～ 1mg/（kg・d）。该疗法用于严重的结节性囊肿性痤疮，或对标准疗法效果不佳的痤疮。异维 A 酸的副作用包括皮肤干燥和脱屑、嘴唇干燥，偶尔还有眼睛和鼻腔干燥。约 15% 的患者运动时感到轻微不适。多达 10% 的患者会出现轻度的、可逆性脱发。肝酶和血脂升高现象较少。有急性抑郁和情绪变化的报道，但尚未证实与服用异维 A 酸有明确的关系。最重要的是，异维 A 酸具有致畸性。因以上副作用及其他潜在副作用，用药应严格遵守 FDA 指南。开具异维 A 酸处方的医师和使用药物的患者都必须遵照 FDA 颁布的强制性的登记制度（iPLEDGE）。

5）其他痤疮治疗方法：激素疗法（口服避孕药）通常是经期痤疮或对常规疗法治疗反应较差女孩的有效选择。患有内分泌失调症（如多囊卵巢综合征）的青少年也可以通过激素疗法和口服螺内酯 50 ～ 100mg，每日 2 次，以改善痤疮。除非存在绝对禁忌证，口服异维A酸的女性痤疮患者均应口服避孕药。越来越多的研究集中于应用光、激光和光动力疗法治疗痤疮，但研究质量参差不齐。尽管有证据表明这些方法对治疗痤疮有一定的帮助，但当前的证据不足以推荐其中任何一款设备能够作为痤疮治疗的单一疗法使用。

6）患者教育及随访：必须向患儿家长宣教痤疮发病机制是多因素共同作用的结果，并解释治疗药物、治疗计划中的作用。良好的常规皮肤护理应包括坚持使用不含油脂、不会导致粉刺的化妆品、面霜和喷雾剂。需经 8 ～ 12 周的治疗痤疮皮疹才会改善，这一点必须向患者强调。应该将当前各类治疗的现实状况告知家长：没有任何疗法能够预防痤疮再发。给患者一份文字性的宣教材料对治疗是有帮助的。嘱应每 3 ～ 4 个月随访一次。医生可采用包括留取体位像等客观性方法来记录病情及改善情况，因为患者对改善状况的评估可能不准确。

2. 细菌性皮肤病

（1）脓疱疮：当出现皮损覆以蜜黄色痂，其下有糜烂的皮损时，可诊断为脓疱疮。葡萄球菌和 A 组链球菌是本病共同致病菌。从组织学角度来看，脓疱疮即细菌侵入表皮浅层，并形成角层下脓疱。

治疗：应使用针对金黄色葡萄球菌和 A 组链球菌药物（抗 β- 内酰胺酶的青霉素或头孢菌素、克林霉素、阿莫西林 - 克拉维酸），疗程为 7 ～ 10d。外用治疗时，莫匹罗星、多黏菌素、庆大霉素和红霉素等均有效，但不推荐用于儿童。因为需要根除鼻咽支架（nasopharyngeal carriage）。在严重和顽固的情况下，应在开始经验性抗生素治疗之前进行皮肤拭子细菌培养。

（2）大疱性脓疱疮：皮损除有表面覆盖蜜黄色甲的糜烂外，还存在大疱，其疱液早期为黄色澄清。从这些病灶中可分离出葡萄球菌，但无全身症状，也无由表皮剥脱素导致的表皮剥脱症状。皮损可以发生于皮肤各处，但以尿布区域常见。

治疗：抗生素口服治疗 7 ～ 10d。对症措施方面使用冷敷可有效清除痂皮。

（3）深脓疱疮：脓疱的皮损表现为坚实、干燥性痂，周围有红斑，并有脓性分泌物渗出。深脓疱疮是 A 组溶血性链球菌通过表皮进入真皮而导致的感染现象，因此通常可视深脓疱疮为深部感染的脓疱病。本病应与坏疽性深脓疱病相鉴别。两者皮损相似，但坏疽性深脓疱病多见于重症或免疫功能低下的患儿，由致病菌（通常为铜绿假单胞菌）血行播散所致。

治疗：系统应用青霉素治疗。

（4）蜂窝织炎：临床特征是局部水肿性红色斑块，皮温增高，压痛，边界不清，并伴有局部淋巴结肿大。从组织学上考虑，此类症状意味着病原微生物侵入真皮深部，甚至到达皮下组织，导致局部淋巴管阻塞。β- 溶血性链球菌 -A 组和凝固酶阳性葡萄球菌是常见致病菌；而肺炎球菌和流感嗜血杆菌（在未接种疫苗的幼儿中）则较为罕见。葡萄球菌感染通常较局限，更可能在中心形成化脓性区域。链球菌感染则播散更快，但这些特征并不能用于确定病原体。在蜂窝织炎发生前，通常存在有创伤或感染（如水痘、皮肤真菌感染）。败血症是潜在的并发症。

治疗：系统应用恰当的抗生素治疗。

（5）毛囊炎：毛囊开口处的脓疱提示毛囊炎。毛囊深部感染称为疖病（累及单一毛囊）和痈（累及多个毛囊）。葡萄球菌和链球菌都是最常见的致病菌。皮损无明显疼痛，多分批出现。皮损通常发生在儿童的臀部和四肢。目前，由耐甲氧西林金黄色葡萄球菌（Methicillin-resistant S aureus，MRSA）导致的毛囊炎和皮肤脓肿的病例越来越多。发生毛囊炎或复发性毛囊炎时，进行细菌培养以监测 MRSA 感染是明智的选择。

治疗：消除毛囊阻塞，如温暖湿敷 24h 或应用角质溶解剂（如用于痤疮的角质溶解剂）。可能需要局部或口服抗葡萄球菌抗生素。

（6）脓肿：发生在皮肤深处、毛囊或顶泌汗腺的底部，表现为表面坚实、压痛明显的结节，周围有边界不清的红斑。金黄色葡萄球菌是最常见的致病菌。

治疗：最近的研究表明，对于一般情况良好的患儿，单纯的切开引流可能足以解决单纯性 MRSA 导致的皮肤脓肿。更多情况下，需使用系统性抗生素治疗。

（7）皮肤烫伤综合征：表现为突然发作的鲜红红斑，伴剧烈疼痛；以口周、眶周、颈部皱褶区、腋窝、腘窝、肘窝及腹股沟等处最为明显。轻微的压力也会导致强烈的疼痛和表皮剥脱（Nikolsky 征阳性）。本病由噬菌体Ⅱ组金葡菌产生的外毒素（表皮剥脱素）导致。表皮剥脱素与桥粒芯蛋白 -1 结合，导致颗粒层细胞相互分离。这种致病性葡萄球菌可从鼻咽、脓肿、鼻窦、血液培养物、关节液或其他感染部位分离到；而从皮肤表面分离不到该病原体。

治疗：系统应用抗葡萄球菌药物治疗。

3. 真菌性皮肤病

（1）皮肤癣菌感染：皮肤癣菌附着在表皮、指甲和头发的表层，并在该处增殖。当出现红斑及鳞状脱屑改变时应考虑真菌感染。

1）分类及临床表现

A. 头癣：发干增粗、断发，头皮覆以鳞屑的红斑等均是头癣的显著特征（表 15-5）。有时会出现头发在刚出头皮表面即发生断裂，留下“黑点”外观。还可以看到头皮上散在分布的脓疱和弥漫性的结痂。当头皮出现表面潮湿、粗糙不平的肿块时称为脓癣，是机体对真菌的炎性反应导致。犬小孢子菌和断发毛癣菌是导致头癣的常见病原体。当可疑头癣时，应做真菌培养。

表 15-5 头癣的临床特征

常见病原体	临床表现	镜下表现
断发毛癣菌（90%）	发干在距毛囊 2～3mm 处折断；“黑点”；弥漫性脓疱；脂溢性皮炎样；无荧光	发内菌丝和孢子
犬小孢子菌（10%）	发干增粗、断发，Wood 灯下呈现黄绿色荧光	发外小孢子；发内菌丝

B. 体癣：皮损有一个环形堤状边缘，且中央正常（称为“退行”），表面可有薄的脱屑；或融合成环状皮炎样损害。导致体癣常见的病原体是须疮毛癣菌、红色毛癣菌和犬小孢子菌。诊断时应从皮损边缘刮取鳞屑，置于 20% 的氢氧化钾（KOH）溶液中，检查是否存在真菌菌丝。

C. 股癣：是发生于腹股沟区域对称的、边缘清晰的皮肤改变。常见的致病菌为须疮毛癣菌、红色毛癣菌和絮状表皮癣菌。

D. 足癣：在足跖部呈现红色基底的鳞屑和（或）水疱，或趾间有裂痕。常见致病菌为须疮毛癣菌和红色毛癣菌。

E. 甲癣（甲真菌病）：甲板从甲床处松动（甲分离），导致甲斑变为黄色，这是真菌侵入指甲的第一个迹象。随后远侧指甲板逐渐增厚，继而整个甲板增厚、粗糙、变脆易碎。红色毛癣菌是最常见的致病菌。确诊甲癣可使用 KOH 湿片检查和真菌培养。通常在感染的初始阶段只有 1～2 个甲板发生病变。如果每个甲板均发生改变，则更可能考虑为银屑病、扁平苔藓或特发性甲粗糙脆裂。

2）治疗：皮肤癣菌病的治疗非常简单。如果感染头癣（即头皮感染），则必须进行系统治疗，应用灰黄霉素和特比萘芬均有效。特比萘芬不适用于犬小孢子菌感染。外用抗真菌剂多不易渗透进毛发或甲板，并达到足够治疗浓度。高脂饮食可增加胃肠道对灰黄霉素的吸收。因此，灰黄霉素与全脂牛奶或冰淇淋同服会增加药物吸收。灰黄霉素的用量为 20mg/（kg•d），每日 2 次（每次最大剂量为 500mg）。治疗头癣时，应每 4 周进行一次真菌培养，培养结果为阴性后应继续治疗 4 周。特比萘芬用量取决于体重：＜ 20kg，62.5mg/d；20～40kg，125mg/d；＞ 40kg，250mg/d。治疗甲癣，可以考虑外用 8% 环吡酮胺（Penlac® 指甲油），但成功率低于 20%；可使用口服特比萘芬 6～12 周；或应用伊曲康唑冲击疗法（＜ 20kg，50mg，BID，口服；20～40kg，100mg，BID，口服；＞ 40kg，200mg，

BID，口服），服用1周后停药3周为1个周期，重复治疗3次。

在确定无头发和指（趾）甲受累时，局部用药即可有效治疗体癣、手足癣和股癣。建议使用含有用咪唑类、烯丙胺类、苄胺类或环吡酮胺类中的任何一种治疗，每日2次，持续3～4周。

（2）花斑癣：是一种浅层感染，由一种酵母样真菌——球形马拉色菌（Malassezia globosa）引起。它的特征是引起环状相连的黄褐色斑，在日光照射诱发的色素沉着区域表面有非常细小的鳞屑。在冬天，皮损呈红褐色。复发感染常见。

治疗：药物包括2.5%二硫化硒（Selsun）悬浮液、吡硫翁锌洗发液或其他外用抗真菌药。可将二硫化硒或吡啶锌洗液涂抹全身，并放置过夜；可以在1周内重复治疗1次，随后每月治疗1次。治疗可能带来皮肤刺激等不适，应事先与家长沟通，告知相关用药反应。此外，可外用抗真菌药，每日2次，持续1～2周。还可以使用氟康唑400mg，单剂量口服。

（3）白念珠菌感染

1）临床表现：白念珠菌引起尿布皮炎；口腔黏膜上厚厚的白色斑块（鹅口疮）；口角有裂痕（传染性口角炎）；以及甲周红斑和指甲板异常（慢性甲沟炎）（另见第43章）。念珠菌性皮炎的特征是鲜红色斑片，有时会出现糜烂。皮损周边可有脓疱、水疱或丘疹形式的卫星疹。除会阴部外，其他潮湿区域，如腋窝和颈部皱褶处也可出现类似的感染。近期接受抗生素治疗的儿童，合并念珠菌感染更为常见。

2）治疗：首选局部咪唑类乳膏。在治疗尿布皮炎时，乳膏剂型的药物可以每日2次。治疗鹅口疮时，父母可用手指或棉签蘸取制霉菌素混悬液，直接涂在黏膜上。治疗念珠菌性甲沟炎时，先将抗真菌药涂在病损区域，再用塑料薄膜覆盖封包过夜。外用药治疗效果差的难治性病例，可短期口服氟康唑治疗。

4. 病毒性皮肤病

（1）单纯疱疹

1）临床表现：单纯疱疹往往表现为疼痛的、红斑基底上群集性水疱或糜烂（参见第40章）。快速免疫荧光试验可用以鉴别单纯疱疹病毒（HSV）和水痘带状疱疹病毒（VZV）感染。Tzanck涂片检查的方法是：用15号刀片刮去水疱基底样本，涂片并用Wright染色剂染色。如果发现多核巨细胞，则为阳性。Tzanck涂片阳性表示感染疱疹病毒（HSV或VZV）。在婴儿和儿童中，单纯疱疹病毒Ⅰ型感染最常见，皮损通常出现在牙龈、嘴唇和面部。如果疱疹累及手指时（疱疹性瘭疽），患儿会吮吸手指。单纯疱疹病毒Ⅱ型感染所导致皮损可见于青少年生殖器和口腔。异位性皮炎患者可发生播散性HSV感染（疱疹性湿疹）。在摔跤运动员和橄榄球运动员中外伤型疱疹很常见，好发于面部、颈侧和手臂内侧。

2）治疗：有关HSV感染的治疗参见第40章。

（2）带状疱疹

1）临床表现：水痘-带状疱疹病毒重新激活导致带状疱疹。带状疱疹皮损的特点是按皮肤神经节段分布的群集性水疱，可发生在躯干，也可出现在面部。儿童期带状疱疹症状通常较轻，且无明显疼痛。在宿主免疫受损的患者中，疱疹周围出现红色边界往往提示预后良好。相反，出现大疱且长时间没有结痂迹象，或合并系统性疾病，意味着患儿对该病毒的反应较差。水痘-带状疱疹和单纯疱疹病变经历相同的变化：丘疹、水疱、脓疱、结痂，轻微凹陷的瘢痕。原发皮疹通常先后分批出现，因此在同一时间可以呈现许多在不同阶段的皮损，如红斑基底上的偏心水疱（如“玫瑰花瓣上的露滴”），糜烂和结痂同时存在。

2）治疗：有关VZV感染的治疗参见第41章。

（3）HIV感染

1）临床表现：围产期获得性HIV感染后出现皮肤病变平均需4个月；由输血获得感染出现皮肤损害需11个月（参见第41章）。持久性口腔念珠菌病和顽固性念珠菌性尿布疹是婴儿期HIV感染的最常见皮肤特征。还可发生严重或复发性疱疹性龈口炎、带状疱疹和传染性软疣。此外，还可见复发性葡萄球菌脓皮病、面癣和甲癣。具有脂溢性特征的全身性皮炎非常普遍。通常，当发生持续性、反复性或泛发性皮肤感染时应警惕HIV感染的可能性。

2）治疗：有关HIV感染的治疗参见第46章。

5. 病毒诱导的肿瘤

（1）传染性软疣：是由痘病毒感染导致的皮肤增生，常为同肤色带有脐窝的丘疹，可发生于身体任何部位。传染性软疣常见于在婴儿、学龄前儿童及有性行为的青少年。

治疗：传染性软疣可使用免疫治疗（局部外用咪喹莫特、口服西咪替丁、病灶内注射念珠菌抗原）或细胞破坏性治疗（局部外用斑蝥素、液氮冷冻疗法和刮除术）。破坏性疗法会带来疼痛，甚至可能会遗留瘢痕。皮损具有自限性，会在数月至数年消失。因此，根据患者症状，有时不治疗也是一种适当的选择。

（2）疣：是一种同肤色的、表面粗糙（称为疣状）的丘疹。疣是由人乳头瘤病毒（human papillomavirus，HPV）感染引起的。HPV病毒是DNA病毒，有200多种亚型，可诱导表皮细胞增殖，从而导致疣状增生。与寻常疣（common warts）相比，扁平疣（flat warts）表面更光滑，皮损更小，常见于面部和其他曝光部位。

特定亚型的 HPV 常导致特定类型的疣（如扁平疣）或特定位置的疣（如生殖器疣）。

治疗：30%的疣可在 6 个月内被机体清除。与治疗传染性软疣类似，治疗疣也可采用免疫性调节药物（外用咪喹莫特，口服西咪替丁，病灶内注射念珠菌抗原和芳酸接触疗法）或细胞破坏性治疗。液氮冷冻治疗会给患儿带来疼痛，治疗后会出现水疱，甚至留有瘢痕；治疗效果与操作者经验有直接关系。局部外敷水杨酸也是治疗方法之一。对于足跖部位较大的镶嵌疣，可以使用 40%水杨酸硬膏外贴。治疗时将硬膏修剪成疣体的形状，并将有黏性的一面贴合在病变部位，用运动胶带贴牢固。可工作日贴敷，周末去除硬膏后将患处浸泡在温水中约 30min 以软化皮肤，然后用浮石、角质层剪刀或指甲锉等削去浸软的组织。每周一次，每 4 周复诊一次。采用这种方法治疗，大多数跖疣会在 6 ～ 8 周消退。血管脉冲染料激光是治疗疣的有效的辅助疗法。

治疗扁平疣，可每日外用 0.025%维 A 酸凝胶或咪喹莫特乳膏，连续 3 ～ 4 周，会收到较好疗效。使用白念珠菌抗原 0.3ml，病灶内注射，每 4 ～ 6 周一次，也是一种有效的治疗方法。使用 5- 氟尿嘧啶疣体封包治疗，连续 12 周，治疗成功率超过 80%，该疗法已被批准用于儿童。

应避免应用手术切除、电外科手术和非特异性激光烧灼治疗，这些物理治疗方式治愈率不高，并会导致瘢痕形成。外用斑蝥素可能会导致疣体变大，因此不宜使用。

治疗性病疣（venereal warts），即尖锐湿疣（condylomata acuminata）（参见第 44 章）可使用咪喹莫特、25%鬼臼树脂酊剂或鬼臼毒素（低浓度的纯化的鬼臼树脂）。使用鬼臼树脂时应由执业医师操作，涂抹在相应的皮损处，4h 后洗净；2 ～ 3 周后可能需要重新治疗。鬼臼毒素可由患者在家里自行使用，使用方法如下：每周连续使用 4d，每日 1 次。咪喹莫特应隔日一次（每周 3 次）外用。如果病变不位于外阴黏膜，而位于邻近皮肤，应视为普通疣，可采取冷冻治疗。

没有一种治疗疣的方法既快速又保证绝对成功。应告知患者使其产生切合实际的心理预期，并安排适当的后续治疗。

6. *节肢动物感染*

（1）疥疮

1）临床表现：当腕部屈侧、足踝、指缝、乳晕、腋下、生殖器或面部（婴儿）等部位出现线状皮下隧道时提示存在疥螨感染。通常同时存在继发皮损如抓痕、蜜黄色痂及因细菌感染而导致的脓疱。当确定发现雌螨、虫卵及粪便即可明确诊断。具体方法：选择早期未破丘疹或隧道，将矿物油涂在 15 号刀片上，并刮破丘疹或隧道，刮取物行显微镜检查以明确诊断。对于经常出现抓挠动作的儿童，可在指甲下方刮取样本。如果儿童的父母也有类似皮疹，也应同时检查。

2）治疗：可使用 5%氯菊酯外用治疗。每晚使用一次，连续 7d。与患者有密切接触的家庭成员也应同时用药。对外用药物耐药者可以口服伊维菌素 200μg/kg，每周 1 次，连续 2 次。

（2）虱病

1）临床表现：查体时发现皮肤有被抓破的丘疹和脓疱，而且有夜间严重瘙痒病史时，提示存在体虱感染。在患儿内衣的接缝中可以发现体虱，但在身体上较难找到。在头发中，头虱的卵通过凝胶状物质紧密地黏附在发干上。阴虱可在阴毛间爬行，在阴毛区皮肤上有散在的蓝黑色斑疹。阴虱也可见于新生儿的睫毛。

2）治疗：患儿父母通常会使用除虫菊酯或氯菊酯等非处方药物对头虱进行初步治疗。但此类药物不能杀灭虫卵。用手逐一摘除或用篦子梳头，效果更佳。这类药物需间隔 7d 用药一次，连续 2 次。如果未能完全清除头虱，则应使用能够具有杀灭虫卵功效的药物，如 0.5%马拉硫磷。需注意的是，该药物有毒性且易燃。初始治疗 7 ～ 9d 后可能需要使用第二次。其他杀卵剂包括局部用伊维菌素和多杀菌素（口服伊维菌素也有效，但虱病非 FDA 批准适应证）。使用杀卵剂后则不需要再人工逐一摘除虫卵。治疗阴虱的方法与之类似。治疗体虱时保持衣物清洁，被感染的衣服应在高温下清洗。

（3）丘疹性荨麻疹

1）临床表现：丘疹性荨麻疹的特征性损害是红色的丘疹样风团，皮损散布于患儿的肩部、上臂、腿部和臀部等处。尽管不一定是真正的诱因，但这些皮损往往是节肢动物叮咬后发生的迟发型超敏反应。寄生于犬、猫身上的跳蚤是导致丘疹性荨麻疹的常见节肢动物；相对而言，蚊子、虱子、疥螨等较少引起本病。对节肢动物叮咬的敏感性会在一段时间内短暂存在，通常持续 4 ～ 6 个月。在其他家庭成员未受到影响的情况下，儿童的父母通常很难明确发病原因。

2）治疗：从发病原因的角度考虑，合理的治疗方法是去除导致疾病的节肢动物；但是多数情况下很难明确致病因素。可使用外用糖皮质激素药膏及口服抗组胺药控制症状。

7. *皮炎（湿疹）* 湿疹是指一种急性渗出性皮肤病，皮炎和湿疹两个术语目前在皮肤学中可互换使用。无论病因如何，任何形式的皮炎都可表现为急性水肿、全身水肿、渗出伴结痂、轻度红斑或苔藓样变。苔藓样病变是指皮肤增厚，皮肤表面有光泽，皮肤斑纹加深。它是皮肤对长期摩擦或抓挠的反应。

虽然各种皮肤病变在病理学上是无法区分的，但临床医生仍然根据某些病例的已知病因及病史，将皮炎划分为若干类别。

（1）特应性皮炎

诊断要点和主要特点

基本特征：在过去 12 个月中出现瘙痒（或父母报告有瘙痒或发现搔痕），并包括以下症状中的至少 3 项

- 过去 12 个月中有全身皮肤干燥情况
- 患儿有变应性鼻炎或哮喘病史；如果患儿＜ 4 岁，一级亲属中有变应性鼻炎或哮喘病史
- 在 2 岁之前发病
- 皮肤褶皱部位受累史（肘窝、腘窝、足踝、颈部、眶周）
- 屈侧部位皮炎（如果患儿＜ 4 岁，应包括面颊或前额和四肢伸侧）

1）发病机制：特应性皮炎是一个多因素疾病。特应性皮炎是由易感基因缺陷、环境因素、皮肤屏障受损、药理异常和免疫炎性反应等多因素相互作用引起的。食物和吸入性变应原是导致特应性皮炎的特异性原因。有大量证据表明，由于丝聚蛋白基因导致的皮肤屏障受损是特应性皮炎的主要遗传缺陷。但需要注意的是，并非所有患有丝聚蛋白功能异常的人都会发生特应性皮炎，也不是所有特应性皮炎患者均存在丝聚蛋白功能异常。

2）临床表现：许多（但非全部）患者经历 3 个临床阶段。第一个阶段为婴儿型湿疹。皮炎始于脸颊和头皮，并在躯干上出现椭圆形斑块，随后累及四肢的伸侧。通常在 2～3 月龄发病，在 18 个月至 2 岁时结束。有约 1/3 的婴儿湿疹进展到第二个阶段，即儿童期或称为屈侧湿疹阶段，此阶段皮炎主要累及肘窝、腘窝、颈部、腕部，有时还累及手或足。此阶段从 2 岁持续至青春期。只有 1/3 典型的屈侧湿疹患儿进展为青春期湿疹，通常表现为慢性屈侧湿疹及手足或足部皮炎的持续发作。30 岁以后，特应性皮炎非常罕见。

3）鉴别诊断：必须考虑任何一种临床表现为皮炎的疾病。

少数特应性皮炎患者存在免疫缺陷而反复发生脓皮病；对 HSV 感染异常敏感，免疫球蛋白 -E（IgE）增高，中性粒细胞和单核细胞趋化功能缺陷及 T 淋巴细胞功能受损（参见第 33 章）。

4）并发症：表皮屏障的缺陷使特应性皮炎患者易出现皮肤干燥、瘙痒。由于缺乏将水分保持在角质层内的能力，会导致皮肤水分快速散失、角质细胞皲缩及表皮屏障破损。此时皮肤屏障失去了阻止刺激物侵入的功能。慢性特应性皮炎经常继发金黄色葡萄球菌或化脓性链球菌感染。特应性皮炎患者也易发生 HSV 感染，并可能发生严重的播散性感染，如卡波西水痘样疹或疱疹性湿疹。患有特应性皮炎的患者的皮肤中缺乏抗菌肽，此种情况可解释 AD 患者反复发生皮肤感染的原因。

5）治疗

急性期：治疗急性、渗出性湿疹应选择湿包裹治疗和中效糖皮质类固醇激素外用治疗。本章已经介绍了湿包裹使用方法。因患者有合并发生金黄色葡萄球菌、化脓性葡萄球菌和 HSV 感染可能，因此应给予适当的系统性治疗。如果疗效未达预期，则应进行细菌和 HSV 培养以明确是否发生有混合感染。

慢性期：治疗首先应避免皮肤刺激并恢复皮肤的水分。请勿使用皂基或有刺激性的洗发剂，患者还应避免穿含有羊毛材质或任何质地粗糙的衣物。尽量减少洗浴，可每隔 2 ～ 3d 洗浴一次。每日使用润肤剂 2 次是非常重要的治疗措施。

用于滋润皮肤的乳液和洗剂不应含有香精。普通凡士林就是一种适合的润肤剂，但有些人觉得它太过油腻，在炎热的天气中也可能导致大量的汗液滞留。每日 4 ～ 5 次大量使用保湿剂，也可达到满意的滋润效果。卧室中使用加湿器通常很有帮助。局部使用的糖皮质类固醇激素应限于中等强度（表 15-2）。在特应性皮炎中很少有理由使用外用的超强或强效的糖皮质类固醇。在发生多重感染时，需系统应用抗生素 10 ～ 14d。

局部免疫抑制剂他克莫司和吡美莫司软膏是治疗特应性皮炎的有效药物。因担心其导致恶性肿瘤，他克莫司和吡美莫司应限于外用中效糖皮质激素疗效差且年龄在 2 岁以上的儿童。有学者认为，免疫正常个体中使用此类免疫抑制剂后，并未观察到导致恶性肿瘤风险增加的现象。此类药物的应用指南可能会随时间发展而发生改变。对于泛发性改变，除了局部使用类固醇外，建议使用窄谱 UV-B 光疗，初始时每周治疗 2 次。许多免疫抑制剂都能够很好地控制严重的泛发性湿疹，如甲氨蝶呤、麦考酚酯、硫唑嘌呤或环孢素。Dipilumab（Dupixent®）是第一种被批准用于治疗 12 岁以上特应性皮炎患者的生物制剂。该抗体阻断 IL-4 和 IL-13 通路，抑制免疫系统和继发的炎症反应。白三烯拮抗剂（用于哮喘）对治疗 AD 无效。

慢性特应性皮炎治疗失败，通常是不遵医嘱的结果。对于父母和孩子来说，这是一种令人沮丧的疾病。使父母和儿童恢复正常的生活方式是治疗的终极目标。

（2）钱币状湿疹：特征性症状是多发性、对称分

布的硬币状皮炎损害；主要发生于四肢。钱币状湿疹既可能是急性的，有渗出、结痂；也可能是干燥、脱屑的。需与体癣、脓疱疮和特应性皮炎相鉴别。

治疗：尽管可能需要较为强效的糖皮质激素药膏外用，但治疗原则应参照特应性皮炎。

（3）原发刺激性接触性皮炎（尿布皮炎）：接触性皮炎有2种，分别为原发性刺激性接触性皮炎和变应性接触性皮炎。原发性刺激性皮炎在接触后数小时内出现并进展，在24h达到高峰，然后消失。变应性接触性皮炎（在下一节中描述）的发作延迟了18h，在48～72h达到高峰，即使停止暴露于有害抗原症状也常持续2～3周。

尿布皮炎是最常见的原发性刺激性接触性皮炎。尿液和粪便中含有刺激性化学物质，如尿素和肠酶。皮肤与尿液和粪便长时间接触可导致尿布皮炎。

1）临床表现：诊断尿布皮炎需基于会阴部皮肤（尿布区）的红斑和鳞屑改变，且有皮肤与尿液或粪便较长时间接触的病史。本病常见于能够睡一整夜的“好孩子”。有80%的尿布皮炎持续时间超过3d，患病区域就会发生白念珠菌定植，此时尚无典型皮损。典型的皮损为鲜红色、边缘清晰、周围有红色卫星灶。鉴别诊断应包括链球菌性肛周炎和婴儿型银屑病。

2）治疗：包括勤换尿布。排便后，只能用干净的布和水清洗该区域。由于橡胶或塑料材质的内裤可防止刺激物（如尿液）蒸发，并使其更易渗透入皮肤，因此应尽可能避免使用。自然干燥是有效的预防/治疗措施。尿布皮炎迁延不愈时，应在更换尿布时外用隔离霜（如氧化锌），并使用咪唑类乳霜（imidazole，抗真菌药），每日2次。

（4）变应性接触性皮炎

1）临床表现：一些植物，如常春藤、漆树和橡树等，可引起儿童变应性接触性皮炎。变应性接触性皮炎具有迟发性超敏反应（T淋巴细胞介导）的所有特征。许多物质可能诱发迟发性超敏反应。除植物外，最常见的物质还有硫酸镍、重铬酸钾和新霉素。所有金属制品都含有镍；当戴耳环后耳部皮肤，以及与金属裤子扣和皮带扣接触的脐周皮肤出现的皮损，通常都与镍过敏有关。儿童变应性接触性皮炎的真实发病率尚不清楚。患儿常会出现伴有水疱的急性皮炎、渗出和结痂。水疱通常呈线性，且起病急。

2）治疗：可在局部外用强效糖皮质类固醇激素。在严重的、皮损泛发时，可以使用泼尼松口服1～2mg/(kg·d)，持续10～14d。

（5）脂溢性皮炎

1）临床表现：脂溢性皮炎是一种红斑鳞状性炎症性皮肤改变，发生于在皮脂腺丰富区域（即面部、头皮和会阴）并伴有皮脂的过量分泌。脂溢性皮炎常见于新生儿和青春期。在这2个年龄段，由激素刺激而产生的皮脂量最大。尽管可以很容易推测是由于皮脂分泌过多会而导致皮肤炎症，但两者之间确切关联尚不清楚。

婴儿头皮上的脂溢性皮炎在临床上与特应性皮炎相似，只有在其他（非脂溢）区域也有皮损时，两者才易鉴别。银屑病也发生在大龄儿童的脂溢性区域，诊断时应注意鉴别。

2）治疗：脂溢性皮炎对弱效皮质类固醇，抗真菌洗发剂（酮康唑1%或2%）和去屑洗发剂治疗反应良好。对于严重的顽固性病例，伊曲康唑的口服冲击疗法已被证明有效。

（6）头皮屑：生理性脱屑或轻度皮脂溢均可导致头皮屑；临床表现为头皮上有油腻性鳞屑。导致头皮屑的病因不详。治疗可使用含药品成分的去屑洗发水。

（7）干性皮炎（干性湿疹、干燥病）：生活在干旱气候中的儿童容易出现皮肤干燥，其特征是大的片状鳞状脱屑伴边缘潮红。角质层的水分取决于环境湿度；环境湿度低于30%，角质层细胞就会失去水分，收缩并出现角质层破损。表皮屏障中受损使得刺激性物质能够进入到皮肤，这是患儿发生皮炎的诱因。

治疗：包括提高环境湿度以增加皮肤的含水量。加湿器在治疗中非常有用。尽量减少洗浴，可每2～3日洗澡一次。

经常使用肥皂洗浴会损害皮肤的保水能力，并会刺激皮肤。因此应避免使用具有刺激性的碱性洗浴产品及各种肥皂。使用润肤剂（如丝塔芙®、优色林®、凡士林®、薇霓肌本®）是主要的治疗措施。

（8）毛发角化病：为表面覆有干燥性白色鳞屑的毛囊丘疹。皮损呈红色，彼此不融合。毛周角化病在上臂和大腿的外侧、臀部及脸颊较为明显。疾病严重时，皮损会泛发。

治疗：可使用角质层剥离剂（例如尿素乳膏或乳酸），其次应做好皮肤保湿。

（9）白色糠疹：在患有白色糠疹的儿童的四肢伸侧和脸颊上，可见边界欠清晰的白斑，表面覆有鳞屑。日晒后皮肤变黑会使皮损更加明显。组织学检查呈现轻度皮炎改变。白色糠疹易与花斑癣混淆。

治疗：局部外用弱效的糖皮质类固醇激素有助于减轻皮肤炎症，并可使皮肤更快地恢复到正常肤色。治疗过程中建议严格避免日晒并加强防晒。

8. 常见皮肤肿瘤　触诊时如果皮肤随结节移动，则肿瘤位于真皮内；如果皮肤在结节上移动，则肿瘤位于皮下。儿童期有75%的肿块是表皮样囊肿（60%）或毛母质瘤（15%）。

（1）表皮囊肿

1）临床表现：表皮样囊肿是皮肤囊肿的最常见类型。表皮样囊肿与表皮囊肿、表皮包涵囊肿和皮脂腺囊肿是同义词。但最后一个名词是不正确的，因为它们既不含皮脂也不含皮脂腺。表皮样囊肿可发生在任何地方，但最常见于面部和上躯干部。表皮样囊肿通常起源于毛囊漏斗部，囊壁为复层扁平上皮。在表皮样囊肿的结节中央具有凹点，提示其毛囊皮脂腺来源。表皮样囊肿直径可以达到几厘米。皮样囊肿是沿胚胎融合面呈离散分布的皮下结节。它们在出生时就存在，最常见于眼周。当位于鼻背中线时，会形成一个浅凹坑。此时，建议在进行任何治疗之前均应首先进行影像学检查以评估囊肿是否与颅内相连。

2）治疗：表皮样囊肿可自发破裂，引起异物炎症反应或继发感染。感染时应使用抗生素治疗。手术切除是治疗表皮样囊肿和皮样囊肿疗效最确切的治疗手段。

（2）毛母质瘤：也称钙化上皮瘤，是起源于毛母质细胞的良性肿瘤，常见于面部和上部躯干。毛母质瘤质硬，形状可不规则；颜色各不相同，可与肤色相同或呈蓝色。皮损质感坚硬的原因是继发钙化的结果。

治疗：可行手术切除。

（3）环状肉芽肿：典型表现为多发生于小腿、足踝、手部和手腕的背侧及躯干部，排列呈环形或弧形，表面呈紫红色，无症状的皮内结节。组织学病理学表现为病损中央区域组织变性坏死，周围巨噬细胞和淋巴细胞浸润。

治疗：本病无须治疗；大多数病灶在 1 ～ 2 年自发消退。

（4）化脓性肉芽肿：继发于皮肤外伤后 1 ～ 2 周。皮损为深红色丘疹，表面溃疡或结痂；轻微外伤易致出血。组织病理学特点：毛细血管增生，伴有或不伴有炎症细胞浸润（肉芽组织）。本病可视对异物的组织反应。

治疗：对于非常小的皮损，可以使用脉冲 - 染料激光，5% 咪喹莫特乳膏和 0.05% 噻吗洛尔凝胶 / 溶液均有治疗效果。对于较大或复发性病变，可选择在电灼术后再行病损刮除治疗。

（5）瘢痕疙瘩：是一种迟发性瘢痕，可持续增长数年，并逐渐超过最初的伤口边缘。本病有一定的遗传倾向。瘢痕疙瘩通常出现在面部、耳垂、颈部、胸部和背部。

治疗：包括皮损内注射曲安奈德（20 ～ 40mg/ml）；也可选择手术切除，术后局部注射糖皮质类固醇。对于较大的病损，可手术切除，并在术后做浅表放疗。

9. *丘疹鳞屑性皮肤病* 包括表面覆以不同程度的鳞屑的丘疹或斑块（表 15-6）。

表 15-6 儿童的丘疹鳞屑性疾病

银屑病
玫瑰糠疹
体癣
扁平苔藓
苔藓样糠疹（急性或慢性）
皮肌炎
红斑狼疮
毛发红糠疹
Ⅱ期梅毒疹

（1）玫瑰糠疹

1）发病机制和临床表现：玫瑰糠疹特征性的皮肤表现是皮损呈椭圆形，长轴与皮肤张力线走行一致；皮损为粉红色至红色斑块，表面有细小鳞屑。在背部，这种皮损的分布方式常称为“圣诞树型”。在发病前 30d 甚至更长，往往有一个单发的、较大的、皮损中央稍退行、边缘有鳞屑的斑块（前驱斑或母斑）。母斑形态上易与体癣混淆。在白种人中，玫瑰糠疹主要发生于躯干；在黑种人中，病变主要发生在四肢、腋窝和腹股沟区（反转型玫瑰糠疹）。

该病在学龄儿童和青少年中很常见，其病因可能与病毒感染有关。人类疱疹病毒 -7 型（HHV-7）在玫瑰糠疹的发病机制中的作用尚有争议。玫瑰糠疹的皮损能够持续 6 ～ 12 周，可伴瘙痒。

2）鉴别诊断：主要与Ⅱ期梅毒疹进行鉴别。如果怀疑有感染梅毒的风险，尤其是在掌、跖出现皮损的患者，应进行 VDRL（性病研究实验室）检查。Ⅱ期梅毒还可伴发热及多发性淋巴结肿大。玫瑰糠疹样皮疹持续 12 周以上，需考虑苔藓样糠疹。

3）治疗：暴露在自然阳光下可能有助于加快皮损消退。瘙痒时可口服抗组胺药和外用糖皮质激素。通常，本病可自愈而不需要特别的治疗。当玫瑰糠疹损害持续时间超过 12 周时应转诊至皮肤科进行评估。

（2）银屑病

诊断要点和主要特点
● 红斑丘疹和斑块，表面覆以较厚的白色鳞屑
● 常累及肘部、膝盖和头皮等部位
● 顶针样甲及甲分离

1）发病机制：银屑病的发病机制很复杂，尚未完全被揭示。银屑病是具有免疫介导的炎症反应，是一种家族性疾病，目前已鉴定出多个银屑病易感基因。银屑病患者表皮代谢时间缩短，银屑病患者表皮代谢

时间为3～4d，而正常人表皮代谢时间为28d。这些迅速增殖的表皮细胞产生过量的角质层，从而产生厚的不透明鳞屑。

2）临床表现：银屑病的特征是红斑丘疹覆以较厚的白色鳞片。点滴型银屑病在儿童中很常见，通常在出疹2～3周前出现链球菌性咽炎。其典型特征是，躯干上急性发作的小丘疹（3～8mm），并迅速被较厚的白色鳞屑覆盖。慢性银屑病的特征损害是在肘部、膝盖、头皮等部位出现表面覆有较厚的、大片鳞屑的斑块（5～10cm）。此外，在指甲甲板上可有针尖大小的凹坑，以及由于甲板剥离导致的甲板颜色变黄。银屑病经常发生在头皮、肘部、膝盖、脐旁区域、耳、骶尾部和生殖器部位。

3）鉴别诊断：红斑鳞屑性疾病的鉴别诊断见表15-6。

4）治疗：局部外用糖皮质类固醇激素是首选的治疗方法。使用强效糖皮质激素药物，如0.05%醋酸氟轻松或0.05%氯倍他索软膏，每日2次外用。

银屑病的二线治疗是局部使用维生素D_3衍生物类药物，如卡泊三醇（达力士®）或骨化三醇（Vectical®），每日2次；或联合超强效糖皮质激素药膏。方法为：在周末每日2次使用强效局部类固醇；而工作日每日2次使用卡泊三醇或骨化三醇。

局部类维生素A类，如他扎罗汀（0.1%、0.5%乳膏或凝胶）可与糖皮质激素联合使用，以帮助恢复正常的表皮分化和表皮通过时间。

蒽林也是有效的外用治疗药物。在治疗时应使药物与皮肤短时间接触（如每日1次，每次20min），然后用中性肥皂（如多芬®）洗去。蒽林也可以与局部糖皮质激素联合使用。

以往使用的粗制煤焦油制剂通常会弄脏被褥。而新型的焦油凝胶（Estar®、PsoriGel®）和一种泡沫产品（Scytera®）产生的污渍更少，并且最有效。这些药物每日可使用2次。此类药物属于OCT药物，但通常不在医疗保险报销范围内。

可使用含焦油的洗发水进行头皮护理。洗浴时药液需在头皮上留置5min，然后将其洗净，再用普通洗发水液将鳞屑洗去。治疗期间需要每日洗头，直到头屑减少为止。

较为严重的银屑病患儿最好转诊至皮肤科医生治疗。窄波UVB光疗、多种系统性用药和生物制剂（抗体、融合蛋白和重组细胞因子）更适用于泛发的，更严重的病例。

10. *脱发* 儿童脱发（表15-7）常给患者和父母带来巨大的心理压力。通常在某个区域毛发缺失约60%时，才可能被发现。相关体检方法为：先从头皮开始检查，以明确是否存在炎症，鳞屑或浸润性改变；轻轻拉动头发，看是否可以轻松拔出；需使用显微镜检查发干是否存在断裂和结构缺陷，明确是脱落的头发处于生长期还或是静止期。可将拔除的毛发置于显微镜载玻片并用固定液固定，以便于检查。

表15-7 导致儿童脱发的其他原因

脱发伴头皮改变
萎缩
扁平苔藓
红斑狼疮
胎记
表皮痣
皮脂腺痣
先天性表皮发育不良
脱发伴毛干异常（头发不能生长到需要理发的长度）
念珠状发——毛干上交替出现变细和增粗区域交替出现
环纹发——毛干上深色与变浅条带交替出现
扭曲发——毛干卷曲180°，易折断
套叠性脆发病（竹节状发）——一根头发插入另一根，出现套叠现象
结节性脆发症——断发上出现小结节

儿童脱发的大多数情况是以下3种疾病：斑秃、头癣（参见前文）和拔毛。

（1）斑秃

1）临床表现：斑秃是局限性的脱发。斑秃是导致儿童脱发的最常见原因。病理检查发现在脱发之前局部出现淋巴细胞浸润，因此免疫因素可能是导致斑秃发病机制。约50%的斑秃患儿在12个月内能够完全长出头发。但反复出现斑秃的情况也是存在的。

相比于普通的斑秃，匐行性斑秃较为罕见。匐行性斑秃的脱发始于枕骨部位，沿发际一直延伸至额头皮。匐行性斑秃通常会导致头发完全脱落（称为全秃）。匐行性斑秃预后较差。

2）治疗：可局部使用超强效的类固醇、米诺地尔和蒽林等药物。系统应用糖皮质类固醇激素可抑制炎症反应，促进头发生长，但停药后头发可能再次脱落。绝不能长时间系统应用糖皮质类固醇激素。对于全秃患儿，假发"最有用"。当前使头发再生的各类治疗方法并不会改变再次复发的风险。新的治疗方法，如局部和全身JAK抑制剂（Tofacitinib）正处于研究中，但尚未被批准用于治疗儿童斑秃。

（2）拔毛症

1）临床表现：创伤性拔发会导致发干在不同长度处折断，且脱发区边界不清，毛囊开口周围的瘀斑和在显微镜下检查可见发干卷曲。导致这种行为的原因可能仅仅是习惯，也可能是严重压力、拔毛癖，抑或是其他精神疾病的征兆。不只是头发，睫毛和眉毛也会累及。

2）治疗：如果这种行为持续很长时间，则精神病学评估将有所裨益。剪短头发或通过上油使发质顺滑（使头发不易被拔除）有助于改变行为。

11. *反应性红斑*

（1）多形红斑

1）临床表现：多形性红斑的早期皮损为丘疹，中心逐渐出现暗黑色；随后皮损演变成中央呈现蓝变色或水疱。皮损颜色改变呈同心圆状，即外带红斑，中带水肿，中央紫癜样或水疱；皮损改变为特征性靶病变（虹膜病变）。有时黏膜严重受累的患者可诊断为多形性红斑，仅当结膜、口腔和生殖器黏膜严重受累时才可诊断 Stevens-Johnson 综合征。

导致多形红斑的原因有多种，需要关注以下 3 点：①患儿可能伴发 HSV 感染；②由药物导致，尤其是磺胺类药物；③支原体感染。反复发作的多形性红斑通常与 HSV 的重新激活有关。多形性红斑发生后 10 ～ 14d 可自愈。但 Stevens-Johnson 综合征可能持续 6 ～ 8 周。

2）治疗：对应症状较轻的多形性红斑采用对症治疗方法。停用致敏药物是治疗的首要选择。口服抗组胺药，如每日晨起口服西替利嗪 5 ～ 10mg，睡前口服羟嗪 1mg/kg 是有效的治疗组合。冷敷和湿敷可缓解瘙痒。而使用糖皮质激素治疗并不一定有效。采用阿昔洛韦抑制疗法可减少与单纯疱疹相关的复发性多形性红斑的发作。

（2）药疹：药物可能会引起多种皮肤改变，如荨麻疹样、麻疹样、猩红热样、脓疱、大疱或固定药疹。荨麻疹可在给药后数分钟出现，但大多数反应发生于首次给药后 7 ～ 14d。药疹可能发生于长期接受某种药物的患者，并且在停药后持续数日。抗惊厥药导致的药疹还常合并发热、嗜酸性粒细胞增多和全身症状（如 DRESS 综合征）。其他药物也可以导致这类现象。表 15-8 列出了通常与皮肤反应有关的药物。

表 15-8 常见药物反应

荨麻疹
巴比妥类
阿片类
霉素类
磺胺类
麻疹样疹
抗惊厥药
头孢菌素类
青霉素类
磺胺类
固定药疹、多形红斑、Stevens-Johnson 综合征、中毒性表皮坏死松解症
抗惊厥药
非甾体抗炎药
磺胺类
DRESS 综合征
抗惊厥药
光敏性皮炎
补骨脂类
磺胺类
四环素类
噻嗪类

续表

注：DRESS 综合征、伴有发热、嗜酸性粒细胞增多和全身症状的药疹

12. *儿科中可见的其他皮肤病*

（1）阿弗他口炎：常表现为牙龈、嘴唇、舌、上腭和颊黏膜反复糜烂，这类损害常与单纯疱疹相混淆。可在病灶的基底部取材行 Wright 染色，当不存在多核巨细胞时有助于排除单纯疱疹。单纯疱疹病毒培养也可用于鉴别诊断。导致阿弗他口炎的病因尚不清楚，其中多种病毒抗原引起的 T 细胞介导的上皮细胞损害是可能的病生理原因。

治疗：没有针对阿弗他口炎的特异性疗法。在大多数患者中，用液体抗酸剂漱口可缓解疼痛。局部应用糖皮质类固醇激素凝胶可以减轻症状。如果皮损严重影响进食，可口服泼尼松 1mg/（kg·d），持续 3 ～ 5d，可以缓解症状。在一些情况下，试用秋水仙碱 0.2 ～ 0.5mg/d，会降低发作频率。

（2）白癜风：进行性色素脱失是白癜风的临床典型的临床改变。白癜风皮损通常是对称的，主要发生在旁侧皮肤。白癜风是由黑色素细胞的破坏引起的色素脱失。目前对于导致黑色素细胞破坏的原因尚不明确，但有可能存在由免疫介导而导致黑色素细胞被破坏。白癜风有时会出现在有自身免疫性疾病的个体中。

治疗：可局部外用糖皮质激素或者他克莫司制剂。外用钙泊三醇软膏也有一定效果。对于较为严重的病例，可以使用窄波 UVB（UVB 311nm）照射治疗。白癜风对治疗的反应很缓慢，治疗通常需要数月至数年。

（译者：孙立元 校稿：孙立元）

第16章 眼科疾病

Jennifer Lee Jung, MD

一、简介

正常的视力是在婴儿和儿童时期发展起来的一种感觉。儿童眼科疾病强调应尽早诊断和治疗，以获得最佳的视觉功能。眼部疾病同时也是全身系统疾病的一种表现。

二、常见的非特异性症状及体征

非特异性体征和症状通常作为儿童眼病的主诉或病史的一部分出现。本文描述了其中的5种表现，以及第六种异常的红色反射。当您认为这些体征和症状的诊断和治疗需要进一步的临床治疗时，请立即寻求儿童眼科医生的帮助。

1. *眼红* 球结膜或眼表深层血管发红（充血）是常见的主诉。这种症状可能发生在局部或弥散。原因包括感染、炎症（眼部或全身，如川崎病或Stevens Johnson综合征）、过敏、有毒物质刺激（酸性或碱性有毒物质暴露）和创伤。结膜下出血可能是外伤性、自发性或与造血疾病、血管异常或炎症过程有关。

2. *流泪* 婴儿的流泪通常是由于鼻泪管阻塞导致，但也可能是先天性青光眼引起的畏光和眼睑痉挛而引起。眼睛的任何刺激，如感染、过敏和干眼都会导致流泪。

3. *分泌物* 脓性分泌物通常与细菌性结膜炎有关。水样分泌物常见于病毒性结膜炎/角膜炎、虹膜炎和角膜擦伤/异物。黏液样分泌物可能是过敏性结膜炎或鼻泪道阻塞的征兆。婴幼儿鼻泪管阻塞通常引起溢泪并伴有黄色分泌物结痂，而眼睛仍然是白色的。过敏性结膜炎引起的黏液性分泌物中通常含有嗜酸性粒细胞，而细菌性结膜炎引起的脓性分泌物中含有多形双核白细胞。

4. *疼痛和异物感* 眼内或眼周疼痛可能是由于异物、角膜擦伤、裂伤、眼球或其附属器的急性感染，虹膜炎，或眼压升高导致。严重的屈光不正或较差的眼部调节能力可能表现为视疲劳和头痛。倒睫（内向睫毛）和隐形眼镜会导致眼部不适。

5. *畏光* 角膜擦伤可引起急性畏光、异物感和葡萄膜炎。在强光下眯起一只眼是间歇性外斜视（眼漂移）的常见症状。先天性青光眼、白化病、无虹膜眼，视网膜营养不良，如色盲，也可以引起畏光。畏光还常见于眼部术后和散瞳后。

6. *异常红色反射* 是新生儿眼部检查的一个关键组成部分。异常红色反射可以单边或双边。引起光线射入视网膜的任何异常都可能导致异常红光反射，这包括混浊的角膜，混浊的晶状体（白内障），视网膜本身的异常，以及严重的屈光不正（近视、远视、散光）。角膜混浊的原因包括先天性青光眼、Peter异常、感染和前节发育不良。白瞳可由白内障或视网膜问题引起，如视网膜母细胞瘤（RB）、视网膜脱离、弓形虫感染和Coat病（非遗传性视网膜血管疾病）（图16-1）。

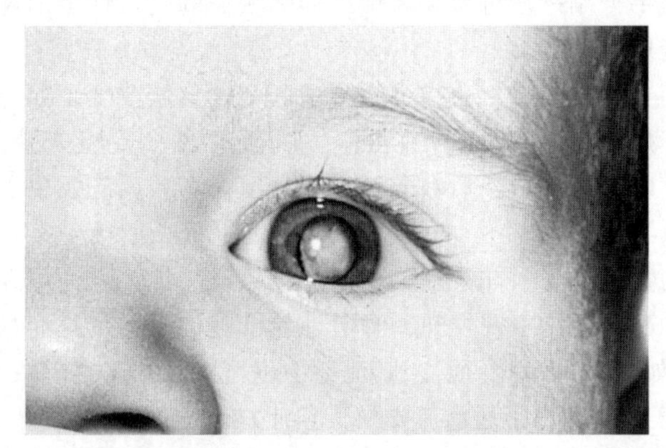

图16-1 左眼白瞳是由晶状体后膜（原发永存增生性玻璃体病变或永存胎儿血管）引起

三、屈光不正

诊断要点和主要特点
• 严重的屈光不正（近视、远视、散光或屈光参差）可能导致视力下降（VA）、弱视和斜视
• 屈光不正的症状和体征包括视物模糊、斜视、头痛、视觉疲劳和视力筛查失败

1. *发病机制* 屈光不正是指眼睛的光学状态（图

16-2）。角膜的形状，以及晶状体的形状和眼睛的长度在一定程度上影响眼睛的屈光状态。儿童严重的屈光不正需要戴眼镜矫正，包括早产儿、唐氏综合征患者、父母有屈光不正，或患有某些系统性疾病，如 Stickler 综合征、Marfan 综合征及 Ehler-Danlos 综合征。

2. *诊断* 常见的屈光不正有 3 种：近视、远视和散光。屈光不正或双眼屈光参差可导致弱视（因影响正常视力发育的条件而引起视力下降）。屈光状态可以通过仪器筛检或眼科专业验光人员判定。使用自动验光仪器检测儿童近视度数可能会被高估。而通过睫状肌麻痹来充分放松儿童眼部的调节力，并通过检影法来确定儿童的准确屈光度数。

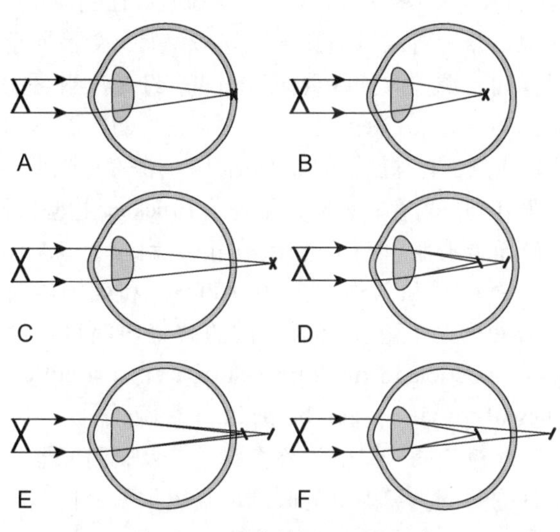

图 16-2 眼睛的不同屈光状态

A. 正视眼。平行光线的成像平面落在视网膜上。B. 近视眼。成像平面聚焦于视网膜前。C. 远视眼。成像平面聚焦于视网膜后。D. 散光，近视型。水平平面和垂直平面的图像聚焦于视网膜前。E. 散光、远视的类型。水平平面和垂直平面的图像聚焦于视网膜后。F. 散光，混合型。水平平面和垂直平面的图像聚焦于视网膜的两边

3. *治疗* 儿童屈光不正最常见的治疗方法是佩戴眼镜。眼科医生可以确定儿童的屈光不正是否需要治疗。隐形眼镜适合高度屈光不正或双眼屈光状态不对称的儿童和不愿戴眼镜的青少年。激光屈光手术并不适合大多数儿童。

（1）近视：对于近视的儿童来说，视近物清晰，视远物模糊不清。全球近视患病率逐渐上升。近视通常在小学发病，在整个青春期和青年期进展。近视者可能通过眯眼产生的针孔效应来改善远处视物模糊的情况。治疗需要佩戴框架眼镜或隐形眼镜。日常使用低剂量的 0.01% 阿托品眼药水可以有效减缓约 50% 近视进展。但其副作用是缩小瞳孔和丧失调节力。

（2）远视：远视儿童可能视远物和视近物都清楚，因为如果远视不过度，儿童可以通过调节过程将注意力集中在附近的物体上。大量未经矫正的远视可以引起内斜视（交叉眼），因为调节和辐辏是密切相关的。大多数幼儿都有远视储备，随着年龄的增长而减少，不需要佩戴眼镜。

（3）散光：当角膜或晶状体不是完全的球形时，物像不会在一个平面上聚焦，从而造成 2 个焦点平面。这种屈光状态被描述为散光。散光是引起儿童弱视的主要原因，可以通过眼镜或散光型隐形眼镜矫正。值得注意的是圆锥角膜是一种导致角膜进行性变薄和不规则散光的疾病。常见于唐氏综合征、先天性过敏症和结缔组织疾病的儿童。

四、眼科检查

眼科检查应该是每个儿童评估的一部分。有视力差、斜视、视力筛查失败、眼睑畸形、瞳孔对光反射异常或形状异常，以及瞳孔不对称 / 异常红色反射病史者，需要转诊至专业的眼科医生。及时发现和治疗眼部疾病可以防止终身视力残疾。

出生至3岁的眼科检查应包括眼部病史、视力评估、眼睑和眼球检查、瞳孔检查、眼球运动评估和红色反射检查。这个年龄的幼儿可以尝试仪器的筛选。

3 岁以上儿童的眼科检查应包括上面提到的测试和视力测试，如 HOTV、Snellen 或 LEA。双目视觉测试可以通过各种立体视力测试来完成。通过仪器筛查可以识别儿童屈光不正的危险因素，对于存在语言障碍或认知延迟的儿童尤其有用。儿童视力筛查和转诊建议见 AAPOS.org。

1. *病史采集* 评估从主诉和现病史开始。眼部病史采集的要素包括主诉的开始时间、持续时间、进展、先前的治疗和相关的全身症状。如果怀疑有传染病，询问是否可能与其他有类似症状的人接触。既往病史应包括先前的眼部疾病史，围产期和发育史，过敏史，家族性眼部疾病史。

2. *视力* 视力检查是最重要的视觉功能检查，是儿童健康检查的一部分。每只眼睛的视力都要单独测试，使用眼罩来防止窥视。如已经配镜，视力检查时应佩戴眼镜进行。

睡眠中的新生儿，会出现的对亮光挤眼是适应性的反应。在 6 周大时，通常会慢慢出现眼神交流和跟随反应。到 3 个月大时，婴儿应该可以看见 2 ～ 3ft（1ft ≈ 0.3m）远的物体，并且眼球能够跟随物体运动。6 个月大时，开始对房间各处的运动感兴趣。视力检查可以通过遮住一只眼，观察对侧眼是否可以固视和跟随物体运动，以及视力是否稳定（眼球震颤时视力是不稳定的）来判断。

当儿童能够识别或区分视力表上的图形时，可以

直接对他们进行视力检查。3 岁儿童可以进行视力表检查。首先进行视力测试前，让儿童眼睛睁大，并确保儿童理解测试内容。然后进行单眼视力检查，最好是用尺子或遮掩板遮挡另一只眼睛，以防止另一只眼窥视。

目前首选 LEA 和 HOTV 视标型视力表。对于那些能识别字母的儿童，推荐使用 Snellen 或 Sloan 视力表检测。而最准确的视力检查，是使用图形联合视标或单个视标周围带有拥挤条栅。使用没有拥挤条的单个视标视力表检测通常会高估 VA。包围视标型的拥挤条栅会使弱视眼更难识别单个字母，从而提高了检测弱视的灵敏度。

“阈值”视力测试是一种历史悠久的方法，每只眼单独测试，受检儿童从视力表的顶部开始依次读下每行视标，直到他们所能识别的最小的视标。这种方法有助于确定每只眼睛的最佳视力水平，并允许检测每只眼睛之间的视力的轻微差异。然而，这种视力检查方法费时较长，致使受检儿童的注意力不集中。

“基线”视力筛查是确定儿童是否存在严重视力问题并及时干预的一种有效方式。“临界”视力是年龄依赖性的、同龄儿童的视力合格的最低标准。随着年龄的增长，“基线”视力表的视标越来越小。大多数视力表每行有 4 ～ 6 个视标。而视力筛查合格要求受检儿童能正确回答其年龄“基线”视力的大多数视标（表 16-1）。

表 16-1 视力筛查临界线

月龄	视力临界值
36 ～ 47	20/50
48 ～ 59	20/40
≥ 60	20/30 或 20/32

有眼球震颤的儿童在进行视力检查时会通过转动头部或倾斜头部（也就是代偿头位）找到一个不让眼球震颤的位置（即零点）。由于被迫直视前方时视力会降低，这些儿童应该在他们的代偿头位进行测试。此外，患有眼球震颤的儿童通常也存在潜伏性眼球震颤，当遮住一只眼睛时，会导致震颤加重。因此，在没有遮挡的情况下同时测试两只眼睛比单独测试两只眼睛能获得更好的视力值。

仪器筛查视力的方式包括图形筛查和自动验光仪，被广泛应用于各种公益项目、学校、日托机构和眼科的视力筛查。照片筛查虽然不能直接筛查弱视，但可以筛查弱视的成因，如斜视、屈光间质混浊、上睑下垂和屈光不正。自动验光仪可以检测出双眼是否存在明显的屈光参差或单眼的屈光不正。一些自动验光仪也能检测出斜视、屈光间质混浊、瞳孔异常和上睑下垂。如果视力筛查结果显示存在弱视，受检儿童将被建议转到专业眼科进行全面眼科检查。同时也需要注意验光仪器的敏感度和特异度，以及转诊到专业眼科后的随访情况。如果可以配合自动验光仪的检查，儿童在 12 个月大的时候开始进行视力筛查。一旦儿童能够阅读，视力表的检查应该作为视力检查的补充。

诊断要点和主要特点

- 手持式检眼镜是检查红光反射的必要工具
- 同时双眼瞳孔检查称为 Brückner 检验

红光反射：即利用检眼镜检查双眼的红色反射。检查环境应为暗室，检眼镜选择最大直径光斑，转盘拨至“0”。在距离受检儿童一臂远位置，让受检儿童直视光源，分别对双侧瞳孔进行评估。如果受检儿童一只眼看向光源，对侧眼看向另一边，红光反射可能是不对称的。观察到的红色反应在浅肤色的眼睛中为浅橘黄色光点，在深肤色的棕色眼睛中为深红色光点。如果双眼红光反射存在差异，则提示 Brückner 检验阳性，需要转至专业眼科医生就诊。美国儿科学会（AAP）、美国儿童眼科和斜视协会（AAPOS）和美国眼科学会（AAO）关于红光反射测试的政策声明可以通过 https：//www.aao.org/cliny-statement/procedures-evalues-of-visual -system-by-pediatri 查看。

3. *外观检查* 笔灯为检查眼前节及眼附属器提供了良好的照明。裂隙灯为眼部检查提供了最佳照明和放大率。

在怀疑有异物的情况下，向下拉下眼睑可以很好地看到下睑结膜囊（睑结膜）。让患者向下看，上提上眼睑，可以看到上穹窿和上睑结膜。应将上眼睑外翻以评估睑板上缘（图 16-3）。

当需要进一步检查角膜时，应将少量荧光素溶液注入下睑结膜囊。通过一个木灯或一个蓝色滤光片覆盖在笔灯上可以照亮上皮缺损，呈黄绿色。可以观察到疾病特异性染色。例如，单纯疱疹角膜病变的角膜上皮呈树突或树枝样改变。如果异物停留在上眼睑，由于异物在角膜上的反复移动，就会在角膜上出现一条或多条垂直染色。长时间佩戴隐形眼镜会造成角膜中央圆形着染。细小的点状斑纹可能是药物毒性的标志。葡萄球菌性睑缘炎或眼睑不完全闭合继发暴露性角膜炎，可见角膜下 1/3 点状侵蚀。

4. *瞳孔* 应评估瞳孔的大小、形状、对光反射及传入性瞳孔障碍（APD）。这种传入性瞳孔障碍常见于视神经疾病，可以通过直间接对光反射来评估（见视神经疾病部分）。瞳孔性状不规则与虹膜炎、外伤、瞳孔膜闭和虹膜缺损等结构缺陷有关（参见“虹膜缺损”部分内容）。

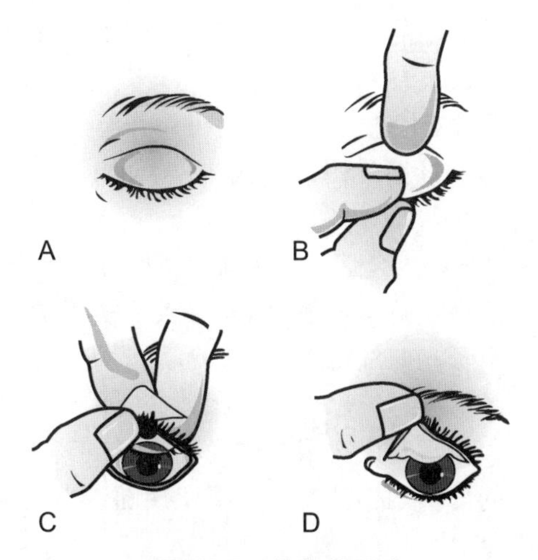

图 16-3　外翻上眼睑

A. 患者往下看；B. 手指下拉上眼睑，把示指或棉签头放在睑板软骨上缘；C. 上眼睑翻向示指；D. 拇指固定外翻上睑

瞳孔大小因光照条件和年龄而异。一般来说，婴儿的瞳孔小。儿童的瞳孔比婴儿或成人大，而老年人的瞳孔小。

瞳孔不等大是指两个瞳孔之间的大小存在差异，如果大小差异在 1mm 以内，可能是生理性的。当出现异常瞳孔不等大时，可能发生瞳孔缩小（霍纳综合征）或瞳孔散大（第三对脑神经麻痹，Adie 强制性瞳孔，创伤，药物）。全身抗组胺剂和东莨菪碱片可使瞳孔扩大并干扰集合反射。

5. *正视眼位及眼球运动*　由于弱视与斜视有关，所以应对眼位和眼球运动能力进行测试。眼球运动应通过观察患者向 6 个主要位置注视运动进行评估（表 16-2，图 16-4）。测试婴儿眼球转动可以通过一个小玩具作为注视目标；而笔灯适用于年龄较大的儿童。

正视眼位可以通过多种方式进行评估。为了提高精度，可以进行角膜映光试验和遮盖试验。这 2 种方法是对眼位是否为正位的粗略评估方法。角膜映光试验（hirschberg test）是用笔灯照射受检儿童的眼睛，观察双眼的角膜反光是否对称。如果角膜映光在角膜颞侧提示内斜视（图 16-5）。角膜映光在角膜鼻侧提示外斜视。假性斜视是由于宽阔的鼻梁和（或）明显的内眦赘皮皱褶遮盖内侧巩膜而造成内斜视的假象，但有对称的角膜映光。

表 16-2　眼外肌肉的功能和神经支配

肌肉	功能	神经支配
内直肌	内收肌	动眼神经（第三对脑神经）
外直肌	外展肌	展神经（第六对脑神经）
下直肌	降肌、内收肌、使向外转	动眼神经
上直肌	升肌、内收肌、使向内转	动眼神经
上斜肌	升肌、外展肌、使向外转	动眼神经
下斜肌	降肌、外展肌、使向内转	滑车神经（第四对脑神经）

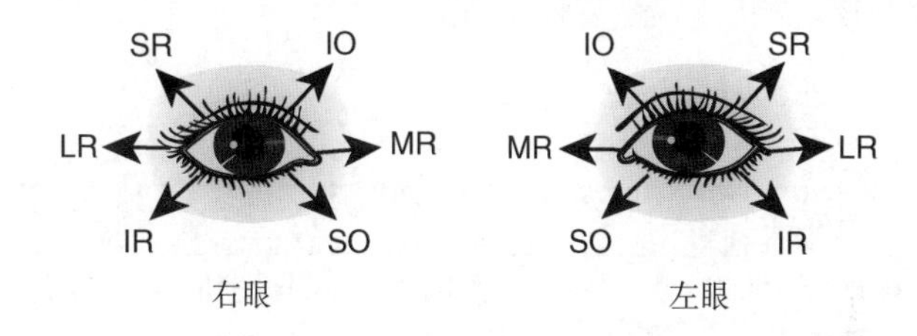

图 16-4　注视的主要位置和主要在注视方向所检测的眼肌

箭头表示每条眼肌被检测的位置。MR，内直肌；SR，上直肌；SO，上斜肌；LR，外直肌；IR，下直肌；IO，下斜肌

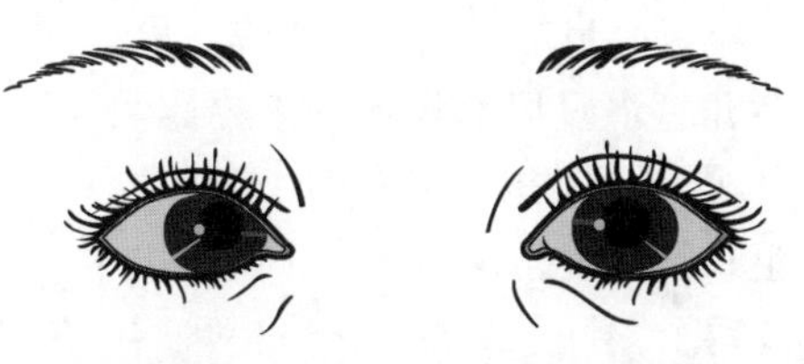

图 16-5　右眼角膜映光向颞侧移位提示内斜视，左眼角膜映光向鼻侧移位提示外斜视

还有一种评估眼位的方式是遮盖试验。当儿童直视目标时，每只眼分别被遮盖。当眼睛注视目标时，眼睛对齐方向的改变可能是斜视的表现（图 16-6）。失明或视力极差眼会因注视不能而出现眼位偏斜。也可能因为患者注意力不集中、小角度斜视及遮盖试验配合不佳而影响结果。

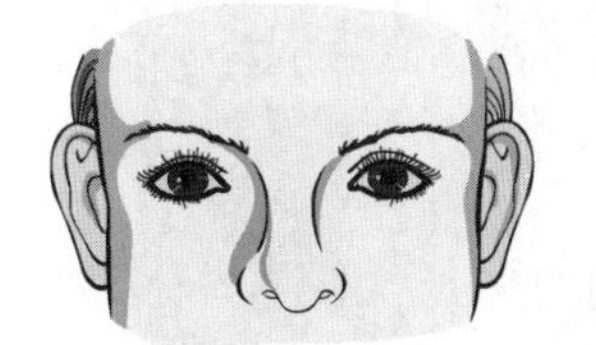

眼睛直视（通过融合保持功能位置）

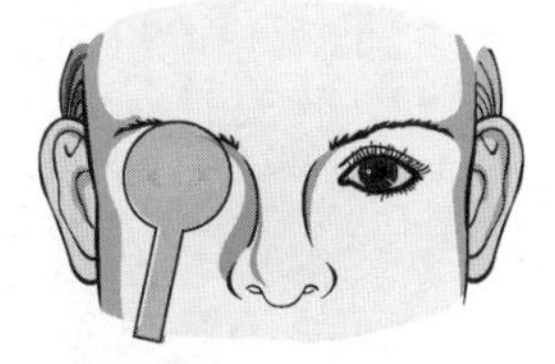

被遮盖的眼睛正位（无融合位）。右眼没有动

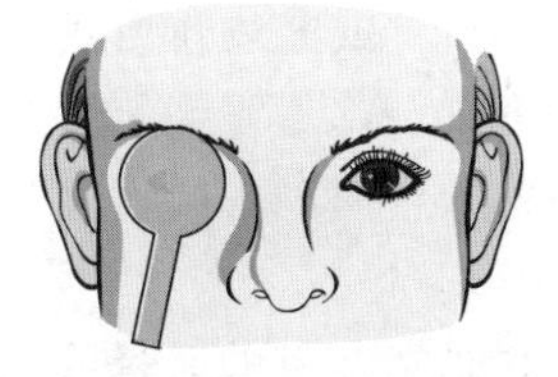

被遮盖眼内隐斜（无融合状态）。遮挡下的右眼向内偏斜。去除遮盖后，右眼立即恢复正位

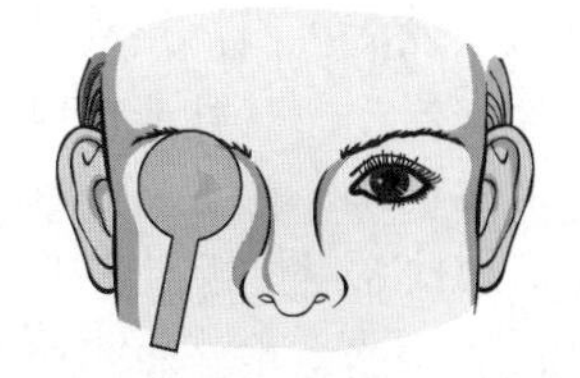

被遮盖的眼睛外斜位（无融合位）。遮盖右眼时，右眼外斜。去除遮盖后，右眼立即恢复正位

图 16-6　遮盖试验。患者被要求注视 20 英尺（约 6m）外与眼睛水平的目标。注意，当儿童存在持续性斜视（而不是隐斜）时，移除遮眼板，斜视仍然存在

引自 Riordan-Eva P, Cunningham ET, 2011. Vanghan & Asbury’s General Ophthalmology. 18th ed. New York:Mc Graw Hill.

间歇性斜视在婴儿期是正常的。然而，如果年龄超过4个月，这种情况仍然存在，则需要转到眼科治疗。

6. 检眼镜检查　通过手持检眼镜，可以直接观察到眼底情况。受检者的瞳孔越小，眼底观察越困难。虽然瞳孔扩张可诱发闭角型青光眼，但儿童很少发生这种情况，但晶状体脱位、既往眼科手术史或晶状体后增殖膜（如早产儿视网膜病变）的患儿除外。因此，如果瞳孔小不能充分观察眼底，则可使用散瞳剂（例如，每只眼滴一滴2.5%去氧肾上腺素或0.5%或1%托吡卡胺）散瞳。对于1岁以下的婴儿，使用1%去氧肾上腺素联合0.2%环戊酸（环霉素）更为安全。应用检眼镜观察眼底时，需要观察的结构包括视盘、血管、黄斑中心凹反射和视网膜，以及透明的玻璃体。通过增加检眼镜转盘上的镜片度数，使焦点从视网膜向前移动到晶状体，最后移动到角膜。

五、眼外伤

诊断要点和主要特点

- 详细地询问眼外伤病史对于眼外伤的诊断和治疗至关重要
- 如果眼睛损伤的程度难以确定或是否危及视力，最好用护罩罩住眼睛，就诊眼科急诊

1. 眼外伤的预防　气枪、彩弹、蹦极绳和烟花是造成许多儿童严重眼部损伤的主要原因。高尔夫球、棒球、垒球、长曲棍球是受伤的常见原因，而且眼部损伤可能非常严重。在实验室、工艺美术课、操作电动工具、锤子、钉子及参加体育活动时，应佩戴安全护目镜、运动护目镜或处方眼镜。独眼人士则建议始终佩戴聚碳酸酯眼镜，并在所有运动中佩戴护目镜。独眼儿童应避免进行高风险活动，如拳击和武术。

2. 角膜划伤

诊断要点和主要特点

- 角膜是人体最敏感的部位之一。角膜划伤会引起严重的眼部疼痛、流泪和眼睑痉挛
- 角膜划伤最常见于外伤

（1）发病机制：儿童经常在与玩伴或宠物玩耍或参加体育活动时意外地造成角膜划伤。隐形眼镜使用者可能会因为佩戴不当、过夜佩戴或使用隐形眼镜时撕裂或损坏而出现擦伤。

（2）预防：正确的隐形眼镜护理和父母的监督可以防止可能导致角膜划伤的活动。

（3）临床表现：表现为角膜划伤后立即出现的严重眼痛。常以疼痛和流泪后视力下降为主诉。眼睑水肿，流泪，结膜充血，以及由于疼痛而无法配合眼部检查是角膜划伤的常见症状。滴入表面麻醉药后，眼部疼痛减轻，也有助于检查。荧光素染色后角膜划伤处着染。同时应检查上下眼睑内排除有无异物。

（4）鉴别诊断：眼或眼附属器异物、角膜溃疡、角膜裂伤。

（5）并发症：角膜感染和瘢痕可能导致视力下降。

（6）治疗：由于表面麻醉药会导致角膜溶解，故不应用。眼膏，如红霉素软膏，可润滑角膜表面，也有助于预防感染。当出现大面积划伤时，可以应用角膜绷带片，但不建议对因佩戴隐形眼镜或其他潜在污染源造成的角膜划伤使用。需要定期随访直到角膜划伤完全愈合。

（7）预后：未并发角膜感染和角膜瘢痕的患者预后良好。

3. 眼异物

诊断要点和主要特点

- 垂直角膜划伤可能提示下睑异物，因此应外翻眼睑进行检查

（1）预防：护目镜或处方眼镜有助于防止眼部损伤，在参加有眼部损伤风险的运动和活动时应鼓励佩戴。

（2）临床表现：眼球表面和眼睑结膜上的异物通常会引起眼部不适、流泪和眼红。眨眼时疼痛提示异物可能在眼睑下或角膜表面。

检查时可能需用裂隙灯进行放大。异物停留在上睑结膜上时，最好将眼睑翻开，并用棉签将异物取出。

（3）鉴别诊断：角膜划伤，角膜溃疡，眼球破裂/裂伤。

（4）并发症：疼痛、感染和瘢痕造成的视力下降。

（5）治疗：当球结膜或角膜上发现异物时（图16-7），可以尝试在表面麻醉后用生理盐水冲洗或棉签取出异物。如果上述措施未能清除异物，或金属异物引起的角膜锈环，可能需要转至眼科就诊。应向患者告知，异物取出后，由于上皮损伤存在，异物感仍可能持续1～2d。取出异物后需应用抗生素眼膏。

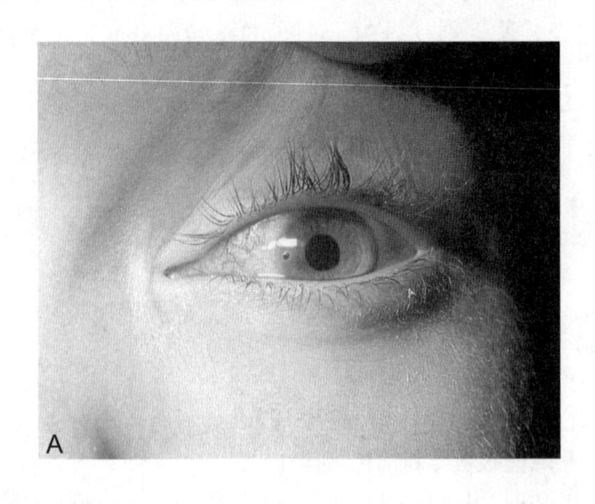

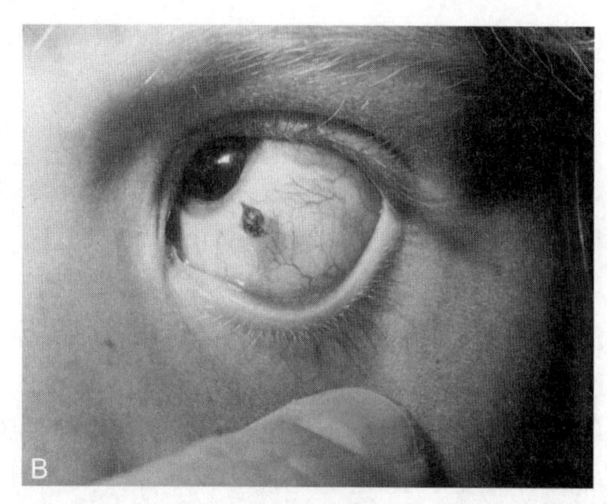

图 16-7 角膜异物位于鼻侧角膜缘（A），以及结膜下有石墨异物（B）

（6）预后：通常治疗迅速，效果良好。

4. 球内异物和眼穿孔伤

诊断要点和主要特点
● 眼穿孔损伤典型表现包括不规则形状的瞳孔、浅前房、前房积血或白色巩膜可见的黑色色素膜组织（图 16-8）

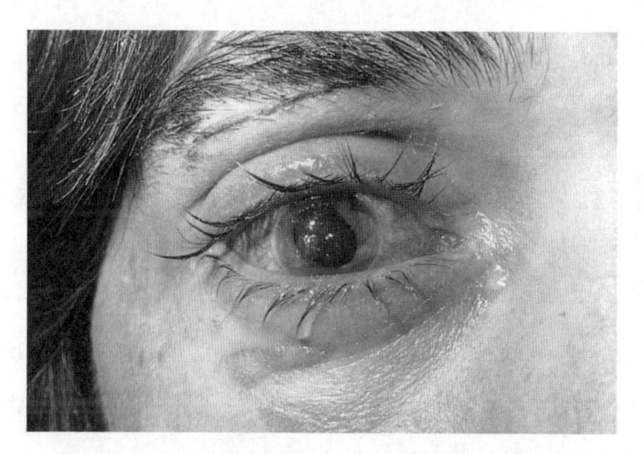

图 16-8 角膜裂伤伴瞳孔不规则及玻璃体脱出

（1）发病机制：眼内异物和眼穿透性损伤最常见于近距离遭受高速弹射，如汽车事故中挡风玻璃破碎、没有使用护目镜所致的金属碎片弹射伤、气喷枪伤、运动相关伤害等。

（2）预防：从事可能有眼部损伤风险的活动时，应佩戴护目镜。

（3）临床表现：刺激后突发性眼痛伴视力下降。如果没有上述明显的眼球破裂迹象，诊断困难。

计算机断层扫描（CT）可用于评估眼外伤，包括骨损伤和眼内异物。像玻璃这种不透射线材料在成像中是看不到的。如果怀疑有磁性异物，必须避免使用磁共振成像（MRI）。疑似眼球损伤不应行 B 超检查。

（4）鉴别诊断：角膜划伤和眼表或眼睑表面的异物。

（5）并发症：外伤性白内障、视网膜脱离、眼内感染、视力丧失或需眼球摘除。

（6）治疗：如果怀疑有眼内异物或眼球穿孔，最好让儿童休息，用金属防护罩或剪下的纸杯保护眼睛，并将检查范围控制在最低限度，以防止眼内容物脱出。在这种情况下，儿童不应口服任何药物，以备在麻醉下进行眼部检查或手术治疗。有必要时需紧急于眼科就诊。

（7）预后：取决于创伤的程度。

5. 钝挫伤

诊断要点和主要特点
● 在白眼爆裂性骨折中，对眼睛和眼睑的伤害可能微乎其微，除了眼球运动受限，尤其是向上凝视。需要紧急手术

（1）发病机制：钝性眼眶外伤可导致眼眶骨折。球后出血（眼球后方的眶内出血）可导致眶尖综合征，进而导致永久性视力丧失。

（2）预防：运动时佩戴防护眼镜，在家和学校对儿童进行适当监督。

（3）临床表现：眶底是常见的骨折部位（称为爆裂性骨折）。患者可出现复视、眼动疼痛和眼外活动受限。白眼爆裂性骨折为绿枝性骨折，骨折内有眼眶内容物。之所以称为白眼，是因为在检查中唯一的异常可能是眼球运动受限，尤其是向上看时。眼眶内容物的夹持常刺激眼心反射，导致心动过缓和呕吐。CT 扫描有助于诊断损伤程度。有必要咨询眼科医生以全面诊断。

眶尖综合征也是一种需要立即治疗的紧急情况。患者表现为严重的眼睑水肿和眼球突出。患有真正眶尖综合征的人，由于眼眶后面的压力，即使用手指或器械也无法打开眼睑。神经影像学显示球后出血和眼球突出。

（4）治疗：眶尖综合征需要紧急行侧眼睑眦切开术和眦松解术来减轻眶内压力。不应该为了眼科影像学检查而延迟治疗。及时治疗可防止永久性视力丧失。

临床表现为肌肉夹持的患者需要紧急手术修复，以避免受累的眼外肌永久性缺血损伤。而大范围骨折需手术修复，以防止眼球内陷（眼眶凹陷），但非急诊手术。眼眶骨折的患者需注意不要擤鼻涕，防止眼眶气肿和更严重的眼球突出。

受伤后 24h 内用冷敷料或冰袋进行短暂的冷敷可以帮助减少出血和肿胀。

（5）预后：取决于钝挫伤的严重程度、相关的眼外伤和眼眶骨折的程度。

6. 裂伤

诊断要点和主要特点
● 鼻侧 1/3 的眼睑的撕裂存在泪器损伤风险

(1) 发病机制：眼睑和泪道的撕裂伤通常是由犬咬伤、车祸、跌倒和打架引起的。

(2) 预防：在家和学校监督儿童。

(3) 临床表现：眼睑裂伤可能是板层或全层。可能伴有异物，如玻璃或碎石。

(4) 鉴别诊断：眼睑裂伤可能伴随眼球损伤。

(5) 并发症：睑缘撕裂伤若手术修复不良会导致眼睑错位，引起慢性眼表刺激并可能造成角膜瘢痕。

(6) 治疗：远离眼睑边缘的眼睑皮肤表面撕裂可由非眼科医生修复。涉及眼睑边缘或小管的撕裂伤（图 16-9）及与重大组织丢失相关的撕裂伤最好由眼科医生修复，泪小管可能需要用硅胶管插管手术修复。

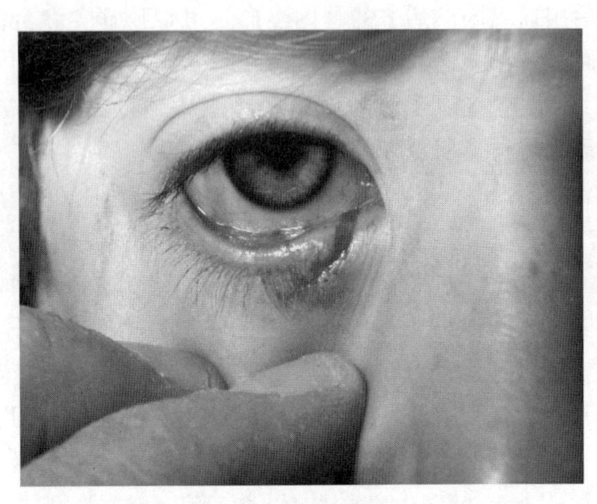

图 16-9 眼睑裂伤累及右下眼睑及泪小管

(7) 预后：取决于组织损伤和缺失的严重程度及手术修复是否充分。

7. 烧伤

诊断要点和主要特点
● 化学烧伤，应检查 pH，并冲洗眼睛，直至 pH 接近 7
● 严重烧伤时，眼睛可能因为缺血而不发红
● 碱性物质比酸性物质更容易渗入眼组织，并经常造成严重伤害

(1) 发病机制：结膜和角膜的烧伤包括热烧伤、辐射烧伤或化学烧伤。强酸性和强碱性的化学灼伤可致盲，属于眼科急诊。例如，由于清洁用品飞溅造成的烧伤，溢出的排水管清洁剂和漂白剂。辐射能引起电光性角膜炎。典型的例子是焊工烧伤和在阳光下滑雪时不戴护目镜造成的烧伤。除了热烧伤和钝挫伤外，安全气囊爆炸也可引起化学成分膨胀反应，从而引起眼部碱性灼伤。

(2) 预防：在从事有接触危险化学品、辐射能的潜在危险的活动时，或在可能发生爆炸的情况下，佩戴防护眼镜。

(3) 临床表现：表面热烧伤引起眼痛、流泪、充血。用荧光素染色可以诊断角膜上皮缺损，荧光素染色会使角膜上没有上皮的区域变成亮黄色。结膜可以弥漫性充血。严重烧伤时，角膜周围相对没有红色，提示角膜缘缺血。睫毛可能因热烧伤而被烧焦。辐射性角膜炎表现为角膜上皮荧光素均匀点状着染。值得注意的是，任何可疑的化学烧伤损伤，包括安全气囊炸裂后，均应检查 pH。

(4) 鉴别诊断：角膜划伤，异物，外伤性虹膜炎。

(5) 并发症：严重的角膜损伤，尤其是碱烧伤，可能导致角膜瘢痕和视力下降。眼睑瘢痕可导致暴露性角膜炎、干眼症、睑内翻或睑外翻。

(6) 治疗：立即治疗，包括大量清水冲洗和尽快清除沉淀物，继续冲洗直至 pH 接近 7。损伤初期使用局部抗生素滴眼液。可添加睫状体麻痹剂，如 1% 的环戊酸盐，以减少引起疼痛的睫状体痉挛。应用局部非甾体滴眼液也是必要的。应由眼科医生指导治疗。辐射性角膜炎会引起极大的疼痛，患者通常需要阿片类药物来控制。在立即给予急救后，患者应该转到眼科治疗。

(7) 预后：取决于损伤的严重程度。

8. 前房积血

诊断要点和主要特点
● 裂隙灯或笔灯检查可看到前房内的一层血
● 前房积血可能是少量的，也可能充满整个前房（图 16-10）

(1) 发病机制：钝挫伤可导致前房积血，前房积血是由于虹膜血管破裂或前房角出血造成的（图 16-10）。

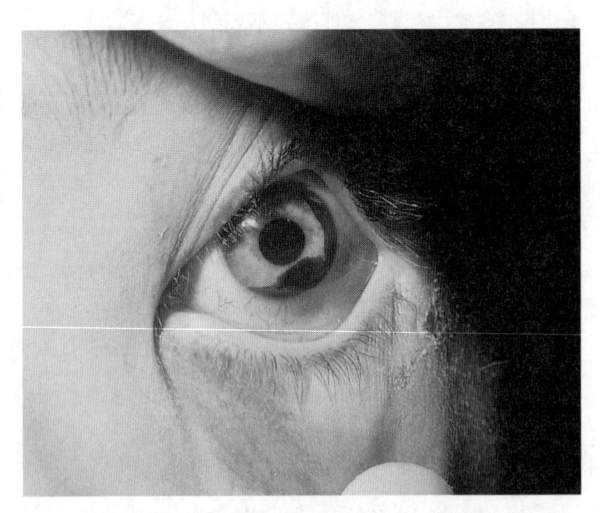

图 16-10 前房积血约占前房的 20%

(2) 预防：佩戴防护眼镜，在家和学校接受适当监督。

(3) 临床表现：严重到足以引起前房积血的钝挫

伤可能与额外的眼部损伤有关，包括晶状体半脱位、白内障、视网膜水肿或脱离和眼球破裂。重点观察前房积血的高度和颜色是重要的。大部分前房积血会分层沉积，除非患者平躺很长时间，积血分散，外观模糊，有时甚至可以看到虹膜处的血块。全前房积血（100%）呈黑色或红色。黑色全前房积血称为凶险前房积血。

黑色提示水循环受损和氧浓度下降。因为凶险前房积血更容易引起瞳孔阻塞和继发房角关闭。镰状细胞性贫血患者，即使是少量前房积血，也会导致眼压明显升高，从而导致永久性视力丧失。因此，如果观察到前房积血，所有非洲裔美国人都应该检查他们的镰状细胞状态。这些患者在诊断和治疗前房积血时需要格外警惕。

（4）鉴别诊断：非创伤性前房积血的病因包括黄色肉芽肿和恶性血液病。

（5）并发症：眼压升高、青光眼、永久性角膜点染和视力丧失。

（6）治疗：遮盖患眼，头高位，转至眼科就诊。

（7）预后：大多数单纯外伤性前房积血的儿童于门诊接受治疗，并在限制活动和密切随访后恢复良好。而伴有眼压升高，患者患有镰状细胞病，或存在其他相关眼外伤，预后较差。

9. *虐待性头部创伤及非意外创伤*

诊断要点和主要特点
● 虐待性头部创伤（AHT），以前称为摇晃婴儿综合征，是一种非意外的创伤形式，可通过一系列检查确诊，包括颅内损伤、视网膜出血、长骨或肋骨骨折
● 诊断 AHT 的病史通常是模糊的，并且与损伤的程度关系不大

（1）发病机制：AHT 是一种因摇晃造成的损伤、带有冲击的摇晃或仅仅是冲击。目前最普遍接受的观点认为，视网膜出血是由于单独或与撞击相结合的加速-减速力引起玻璃体视网膜牵引造成的。脊髓损伤和缺氧可导致额外损伤。

（2）临床表现：受害者常涉及多器官系统，包括创伤性脑损伤、骨裂、视网膜出血等。患儿表现为易怒、精神状态改变，甚至心肺停止。

眼科会诊和扩大的视网膜检查是必要的，以记录视网膜出血。出血可为单侧或双侧，可位于后极或周围。视网膜出血通常是多层的（视网膜内、视网膜前和视网膜下），出血点的数量难以计数，而且是弥漫性的。视网膜内出血可在几天内迅速消退，而视网膜前或玻璃体积血则需要时间。如果黄斑上有血块，就可能发生剥夺性弱视，可能需要视网膜专家进行眼内手术。其他与 AHT 相关的眼部表现包括眼睑淤血、结膜下出血、前房积血、视网膜皱褶、视网膜裂口（视网膜层外伤性分离）和视神经水肿。

（3）鉴别诊断：需与产道伤（未满月）、脓毒症、血液病及严重挤压伤或高速外伤进行鉴别诊断。需要内科、神经外科、骨科、眼科、社会服务和执法部门进行团队合作，以确定患者受伤的真正原因。

（4）并发症：受伤的严重程度决定预后。持续出血累及黄斑可导致弱视。通常情况下，严重神经损伤的患者由于皮质视觉障碍而导致视力下降。有 AHT 病史的儿童有更高的斜视和明显的屈光不正的风险，需要配镜矫正。

（5）治疗：任何全身性的损伤均需要进行处理。通常由眼科医生观察视网膜出血的恢复情况。如果玻璃体积血或大面积玻璃体前出血在数周内未得到缓解，则需要视网膜专家进行外科治疗。

（6）预后：取决于眼和脑损伤的严重程度。

六、眼睛结构异常

1. *眼睑病* 眼睑会受到各种皮肤病、感染或炎症的影响。

（1）睑缘炎/睑角膜结膜炎

诊断要点和主要特点
● 睑缘结膜炎（BKC）是一种慢性眼睑和眼表炎症性疾病，可威胁视力
● BKC 患者常出现慢性、复发性眼红，常出现睑板腺囊肿，导致延误诊断和正确治疗

1）发病机制：睑缘炎是由睑缘发炎、睑板腺阻塞和泪膜失衡引起的。当眼睑、结膜和角膜同时受累时，称为 BKC。睑板腺位于眼睑，分泌泪膜的脂质层。睑缘细菌分泌的酶会进一步破坏泪液膜的稳定性。在 BKC 患者中常见的细菌为金黄色葡萄球菌和表皮葡萄球菌。顽固性 BKC 可由酒糟鼻或蠕形螨感染引起。

2）预防：眼睑卫生对于预防和控制睑缘炎至关重要。用婴儿香波擦洗眼睑有助于减少睑缘和睫毛上的赘生物。热敷有助于促进睑板腺的分泌。

3）临床表现：患者通常表现为眼红、流泪、畏光和异物感，可能伴随视力下降。临床检查可发现睑缘（增厚、毛细血管扩张、睑腺炎、结痂、角膜粘连）、睑板腺阻塞、滤泡性结膜炎和角膜改变（点状角膜炎、角膜混浊、角膜缘血管翳和血管化、溃疡、变薄和瘢痕）。通常双侧发病，也可单侧发病。如果伴有角膜瘢痕发生，通常在周边或下方角膜出现，严重的情况也可能出现弥漫型或中央型角膜瘢痕，会造成视力损失。视力下降的原因可能来自角膜瘢痕，也可能是角膜散光所致的弱视。

4）鉴别诊断：过敏性或病毒性结膜炎。疱疹角膜炎是最常见的误诊。与 BKC 相反，HSV 是单侧发病，伴随角膜知觉下降。

5）并发症：严重者出现永久性角膜、眼睑瘢痕及弱视。

6）治疗：BKC 是一种慢性疾病，伴随着急性加重和缓解。治疗的目标是疏通阻塞睑板腺，清除多余的细菌和油性分泌物。用热敷袋或眼罩热敷眼睑促进腺体分泌物吸收，配合眼睑按摩排除腺体内容物。睑缘应该每日用婴儿香波擦洗。当怀疑蠕形螨时，可应用茶树油洗液。局部和口服抗生素，如红霉素软膏、阿奇霉素滴剂和口服阿奇霉素，用于减少睑缘细菌滋生。伴有炎症时，可局部应用类固醇，并需要在眼科密切随访。

7）预后：尽早诊断和治疗一般预后良好。

（2）睑板腺囊肿

诊断要点和主要特点

- 睑板腺囊肿是一种无菌的、无触痛的眼睑结节
- 患者主诉睑板腺囊肿慢慢增大

1）发病机制：睑板腺阻塞导致炎症、纤维化和脂肪肉芽肿的形成。

2）预防：根据睑缘炎的位置进行。

3）临床表现：表现为眼睑大小不等的结节和对应睑结膜充血，部分可见黄白色肉芽肿（图 16-11）。是一种质韧、无痛的病变。

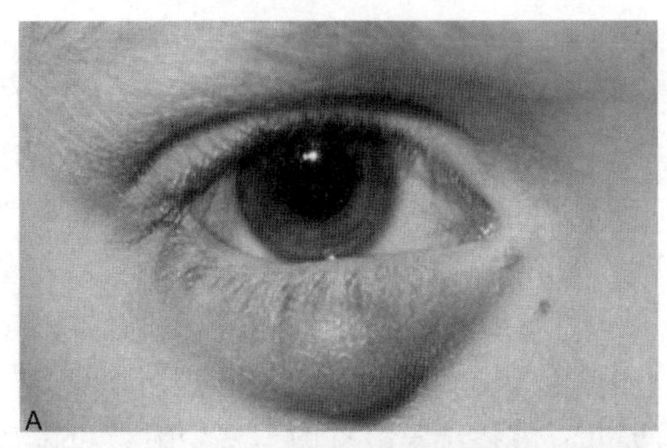

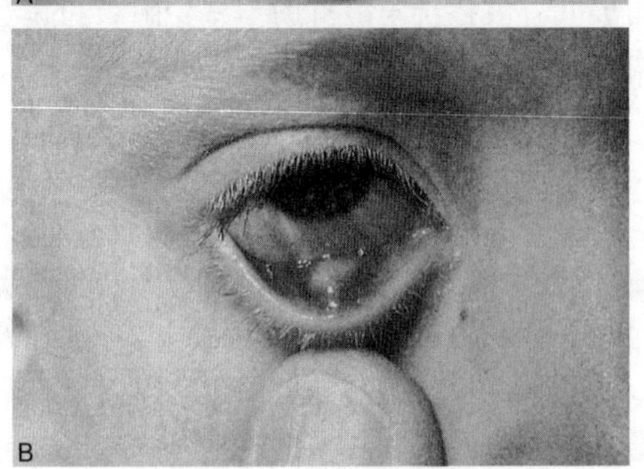

图 16-11　睑板腺囊肿

A. 右下睑皮肤面；B. 右下睑结膜面

4）鉴别诊断：急性睑板腺囊肿和睑腺炎的临床表现很难区分，但处理方法相同。

5）治疗：根据睑缘炎的部位。由于睑板腺囊是炎症性的而不是感染性的，所以不需要抗生素。如果病灶消退缓慢则需要切除，患儿通常需要全身麻醉。

6）预后：通常预后良好。

（3）睑腺炎

诊断要点和主要特点

- 睑腺炎是由于急性细菌感染睫毛毛囊或睑板腺而引起的眼睑上急性炎症性肿块
- 自限性疾病一般持续 1 ～ 2 周

1）发病机制：睑腺炎通常是由眼睑腺体淤滞引起的葡萄球菌感染导致的，通常会伴有抗菌的眼分泌物。外生性睑腺炎（麦粒肿）发生于皮脂腺（Zeis 腺）和汗腺（Moll 腺）阻塞导致眼睑疼痛的红色肿块，甚至进展为脓肿。内生型睑腺炎是由于睑板腺的阻塞和脓肿在眼睑内侧形成。

2）预防：参见“睑腺炎”部分的内容。

3）临床表现：表现为眼睑的红色疼痛性肿块。外生型在眼睑边缘可见脓肿，内生型在睑结膜可见脓肿（图 16-12）。

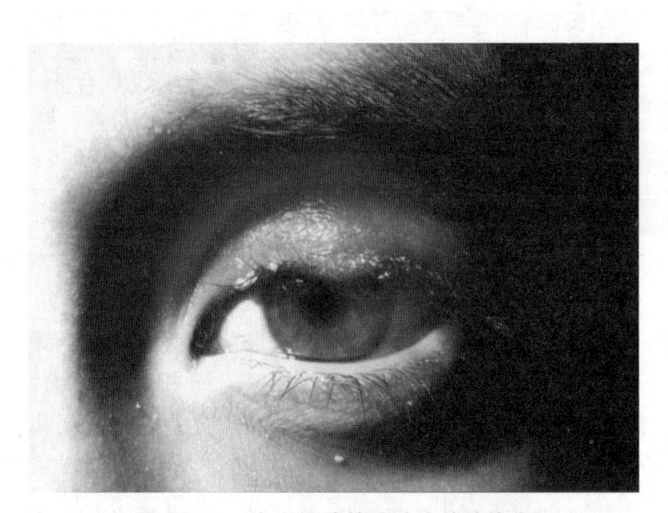

图 16-12　左上眼睑的睑腺炎伴睑缘炎

4）鉴别诊断：眶周蜂窝织炎、睑板腺囊肿。

5）治疗：睑腺炎通常自然排出，不需要任何处理。应用治疗睑板腺囊肿的方式（热敷、眼睑按摩、按摩）可能会有帮助。红霉素软膏能起到润滑作用。除非感染导致眼眶周围蜂窝织炎，需要全身抗生素，否则很少使用口服抗生素。眼科医生可以对持续性病变进行切口引流。

6）预后：通常预后良好。

2. 病毒性眼睑病

诊断要点和主要特点
● 传染性软疣可在包括眼睑在内的皮肤上形成带有脐的圆形发亮结节。它可引起复发性同侧结膜炎
● 通常是由单纯疱疹病毒（HSV）和带状疱疹引起单侧疾病

（1）发病机制：单纯疱疹感染时可累及结膜和眼睑，导致睑结膜炎。表现为基底为红斑的水疱样病变。带状疱疹可引起三叉神经眼支支配部分水疱性皮疹。

（2）预防：避免与活动性 HSV 感染者接触。

（3）临床表现：水疱样皮疹是眼睑疱疹病毒感染最常见的症状。局部荧光素染色后，裂隙灯钴蓝光检查是否角膜存在树枝样着染。当带有带状疱疹（Hutchinson 征）的鼻尖出现小疱时，可能已经累及眼部，如虹膜炎。带状疱疹（HZO）引起的眼睑水肿可能很严重，会被误认为隔膜前蜂窝织炎。单纯疱疹或带状疱疹可通过聚合酶链反应或病毒培养诊断。传染性软疣的病灶通常是脐状丘疹，可能伴有或不伴有炎症。它可以引起急性或慢性滤泡性结膜炎。

（4）鉴别诊断：注意与脓疱疮相鉴别。

（5）并发症：结膜炎和角膜炎（角膜感染）。

（6）治疗：单纯疱疹性睑结膜炎可全身应用阿昔洛韦或缬氨昔洛韦治疗。选择性局部应用 0.15% 更昔洛韦。在发病后 3d 内应用核苷类似物治疗带状疱疹可降低发病率。传染性软疣可通过观察、烧灼或切除治疗。

（7）预后：一般良好，除非角膜受累。

3. 其他眼睑感染

（1）虱病：眼睑虱病（睑虱病）是由耻阴虱引起的。显微镜下可在睫毛上看到虱子成虫和幼虫。拔除睫毛联合药物治疗有效（参见第 15 章）。其他受累部位也必须进行治疗。家庭成员和接触者也可能被感染。

（2）乳头瘤病毒：可感染眼睑和结膜。疣可以复发、多发、难以治疗。治疗方式包括冷冻、烧灼、二氧化碳激光和外科手术。

4. 上睑下垂

诊断要点和主要特点
● 上睑下垂可以是单侧或双侧的。患儿可通过抬头视物弥补
● 上睑下垂可导致弱视，因为上睑下垂引起的严重散光可引起剥夺性弱视

（1）发病机制：引起上睑下垂（图 16-13）的原因可能是先天性的，也可能是后天的，但通常是由于上睑提肌缺陷造成的。造成上睑下垂的其他原因有重症肌无力、眼睑损伤、第三对脑神经麻痹和霍纳综合征。Marcus Gunn 综合征是一种先天性上睑下垂，与上睑肌和咀嚼肌的共同运动有关。这是由于支配翼外肌的三叉神经运动支和支配上睑提肌的动眼神经上支之间存在异常神经连接。

（2）临床表现：上睑位置低于正常，从而使睑裂缩小。先天性上睑下垂因上睑提肌纤维化导致上睑抬起不佳，造成无上睑折痕或上睑折痕不明显。可以通过前额肌肉的提升眼睑弥补。对于任何上睑下垂的儿童，应注意检查眼球外转运动和瞳孔是否等大。

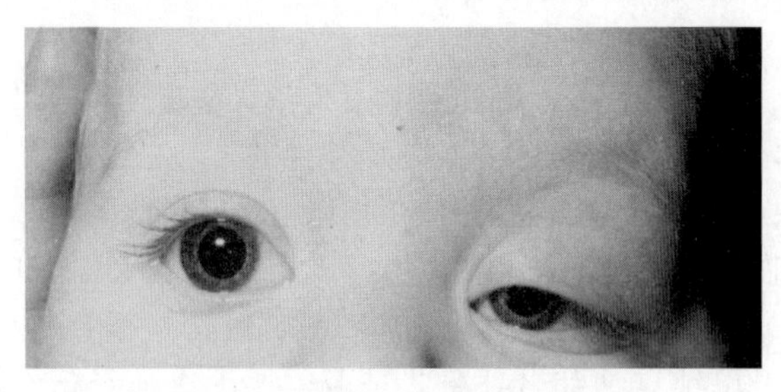

图 16-13 左眼先天性重度上睑下垂

（3）鉴别诊断：先天性上睑下垂、外伤性上睑下垂、神经源性上睑下垂（动眼神经麻痹）、霍纳综合征。

（4）并发症：弱视。

（5）治疗：上睑下垂的儿童应监测弱视的发生。他们可能需要矫正屈光不正。中度至重度上睑下垂需手术矫正。一般来说，手术推迟到学龄前，此时面部大部分已经发育成熟，但如果存在弱视或严重的抬头视物，可以考虑早期手术治疗。

（6）预后：取决于是否存在弱视及是否得到及时的治疗。

5. 霍纳综合征

诊断要点和主要特点
● 霍纳综合征可能是先天性的，也可能是后天性的，表现为瞳孔不等大、上睑下垂和无汗

（1）发病机制：该综合征是由交感神经异常或损伤引起的。大多数霍纳综合征儿童是特发性的或由外伤引起的。获得性病例可能发生在接受过心胸外科手术、外伤、肿瘤或脑干血管畸形的儿童。最严重的是由肺尖交感神经母细胞瘤引起的霍纳综合征。

（2）临床表现：家长可能会因注意到患儿瞳孔不等大或眼睛颜色不同而发现。笔灯检查发现患眼瞳孔大小改变和上睑下垂。

患侧瞳孔较小，这种差异在黑暗中最为明显，源于交感神经功能障碍导致的瞳孔扩张不良。上睑下垂通常是轻度的，伴有明显的上睑褶皱。由于上睑下垂和下睑上抬引起的睑裂变小（下眼睑也有交感神经支配），使整个睑裂变小。先天性霍纳综合征的一个典型表现就是虹膜异色，患侧虹膜颜色较浅（图 16-14）。无汗可发生在先天性和后天的病例中。值得注意的是，并不是以上 3 种症状均出现才能确诊。

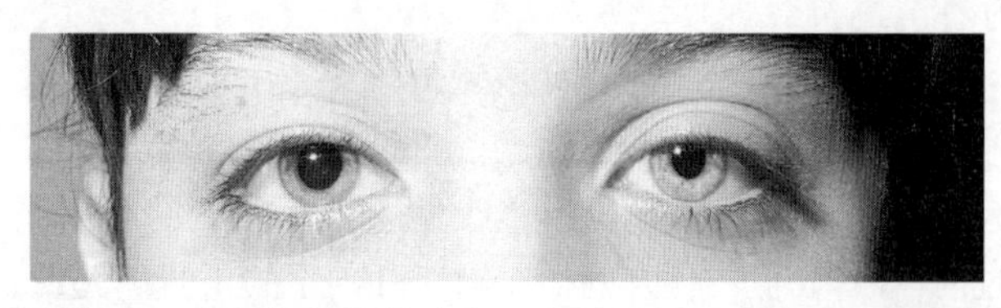

图 16-14 先天性霍纳综合征。上睑下垂，畸形，瞳孔异色。受影响的左侧虹膜颜色较浅

局部使用可卡因和羟苯丙胺并观察瞳孔，有助于确定霍纳综合征是由于交感神经的节前损伤还是节后损伤所致，但这些药物在临床很难获得。阿可乐定在临床易获得，但儿童慎用，因为它会导致嗜睡和心动过缓。体格检查包括颈部和腹部触诊是否有肿块。对于单纯霍纳综合征患儿是否需要筛查神经母细胞瘤（尿儿茶酚胺测试，头部、颈部、胸部、腹部的磁共振成像和腹部超声）仍有争议，许多研究表明，单纯霍纳综合征不是神经母细胞瘤的表现，同时 MRI 检查中应用的镇静剂和钆并不是没有风险的。对于没有外伤、手术或肺炎病史，但存在神经母细胞瘤的其他体征或症状的可疑病例，建议进一步对患有霍纳综合征的儿童进行评估。

（3）鉴别诊断：先天性或神经性上睑下垂和生理性瞳孔不等大。

（4）并发症：上睑下垂合并霍纳综合征通常是轻度的，很少导致弱视。

（5）治疗：应治疗所有潜在的疾病。上睑下垂和视力应由眼科医生监测。

（6）预后：取决于病因。患儿视力通常正常。

6. 眼睑抽动　可能是一种短暂的现象，持续几日至几个月。虽然健康儿童可能出现单纯眼睑抽动，也可能发生多发性抽搐，要注意力缺陷 / 多动症或 Tourette 综合征。咖啡因的摄入可能导致或加剧眼睑抽动。如果是短暂性的眼睑抽动，无须治疗。

七、鼻泪管系统异常

1. 鼻泪管阻塞

诊断要点和主要特点
● 鼻泪管阻塞（NLDO）在 1 岁以内婴儿中的发病率高达 20%
● 大多数情况下（＞ 90%）在第一年阻塞自发通开

（1）发病机制：先天性 NLDO 发生于 Hasner 瓣膜远端的机械性阻塞。鼻泪阻塞在颅面异常或唐氏综合征患者中更为常见。

（2）预防：无。

（3）临床表现：鼻泪管阻塞可以是单侧或双侧的，严重程度并不对称。症状和体征包括流泪（溢泪）或患眼黏液分泌物，晨起重（图 16-15）。结膜通常是无充血和炎症，需与感染性结膜炎鉴别。持续的湿润或擦拭会使眼睑皮肤发红。荧光素染色清除试验可以评估 5min 内染料从双眼泪道系统清除的情况。

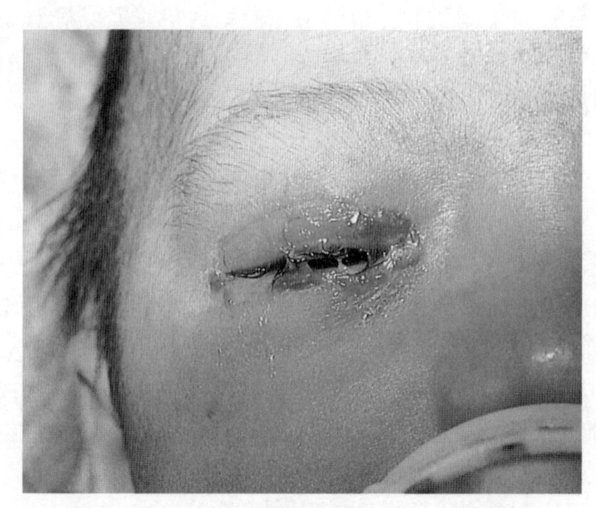

图 16-15 右眼鼻泪阻塞，累及上、下眼睑

（4）鉴别诊断：流泪的鉴别诊断包括先天性青光眼、异物、鼻部疾病，年龄较大的儿童需鉴别过敏。畏光和眼睑痉挛提示先天性青光眼可能，需要紧急眼科转诊。

（5）并发症：泪囊炎、眼眶蜂窝织炎，并已被证实在先天性 NLDO 患儿中屈光参差性弱视的患病率较高。

（6）治疗：鼻泪囊的按摩可以清除鼻泪囊内的碎屑并清除阻塞，尽管按摩在清除鼻泪囊阻塞方面的效果还存在争议。局部抗生素仅作为治疗合并结膜炎或泪囊炎，因为没有证据表明它有助于 NLDO 的解决，并且可能促进耐药菌群的过度生长，从而导致慢性 NLD 感染。

手术治疗的主要手段是探查，成功率为 75% ～ 80%。一般情况下，建议 12 月龄以上的儿童需在全身麻醉下进行探查。其他外科手术包括下鼻甲的破坏和球囊扩张。如果年龄较大的儿童或颅面异常或唐氏综合征患者探查失败，则可能需要插管。极少情况需要进行泪囊鼻腔吻合术。

（7）预后：手术治疗效果一般良好。

2. 先天性泪囊囊肿

诊断要点和主要特点
● 先天性泪囊囊肿（CDC）表现为位于内眦下方的一蓝色肿块
● 本病与一般的先天性 NLD 梗死不同，与急性泪囊炎和鼻囊肿的高发生率有关，需要紧急眼科和耳鼻喉科的转诊

（1）发病机制：CDC 被认为是从近端到远端的鼻泪囊阻塞。

（2）临床表现：CDC 大多数在新生儿出生后 10d 内发生。通常表现为单侧（80%）蓝色肿块，伴或不伴挤压内眦向上移位（图 16-16）。并非所有患者伴有溢泪 / 流泪。超过 50% 病例可能与鼻囊肿有关，并可导致呼吸窘迫和进食困难。因此，所有 CDC 病例均应进行鼻内镜检查。感染（泪囊炎）发生率高达 85%，通常发生在出生后 1 ～ 2 周，并可发展为眼眶蜂窝织炎和脓毒症。通常，CDC 与任何综合征或先天性异常无关。

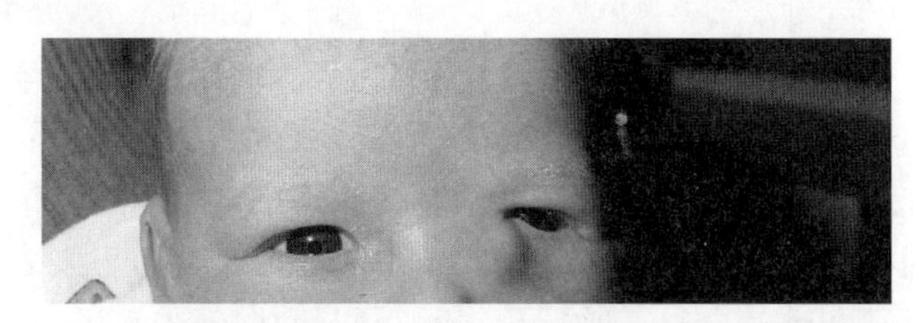

图 16-16　左侧先天性泪囊囊肿。增大隆起的鼻泪囊呈淡蓝色肿块。内眦向上移位

（3）鉴别诊断：眼睑血管瘤、脑膨出和脑膜腔膨出（通常位于内眦上方）。

（4）并发症：泪囊炎，眼眶蜂窝织炎，脓毒症，呼吸困难，进食困难。

（5）治疗：所有 CDC 患者应立即转诊眼科医生，因为其感染的风险很高，可能需要手术干预。与此同时，只要没有呼吸窘迫的迹象，家长就可以进行按摩。通常需要在全身麻醉下进行鼻泪管探查和鼻内镜下的开窗减压术。对于泪囊炎的治疗，建议在住院泪道探查前使用全身抗生素，以监测呼吸状况和降低菌血症的发生率。建议咨询耳鼻喉科专家，以帮助诊断和治疗相关的鼻内囊肿。

（6）预后：通常良好。

3. 泪囊炎

诊断要点和主要特点
● 泪囊炎是鼻泪囊感染，伴有鼻泪囊区皮肤肿胀和红斑

（1）发病机制：急性泪囊炎最常见的致病菌是金黄色葡萄球菌，其次是肺炎链球菌和嗜血杆菌。罕见于真菌或病毒感染。小儿急性泪囊炎可分为 4 类，分别为新生儿急性泪囊炎伴泪囊囊肿、泪囊炎伴眼眶周围蜂窝织炎、面部创伤后泪囊炎、泪囊炎伴眼眶脓肿，处理方法不同。

（2）预防：治疗鼻泪管阻塞。

（3）临床表现：急性泪囊炎表现为泪囊（位于内侧眦肌腱下方）的炎症、肿胀、压痛和疼痛。可能伴有发热。感染在外部可见（图 16-17）。泪囊内的脓性分泌物可随泪囊压力回流。

慢性泪囊炎和复发的轻度泪囊炎是由鼻泪阻塞引起的。

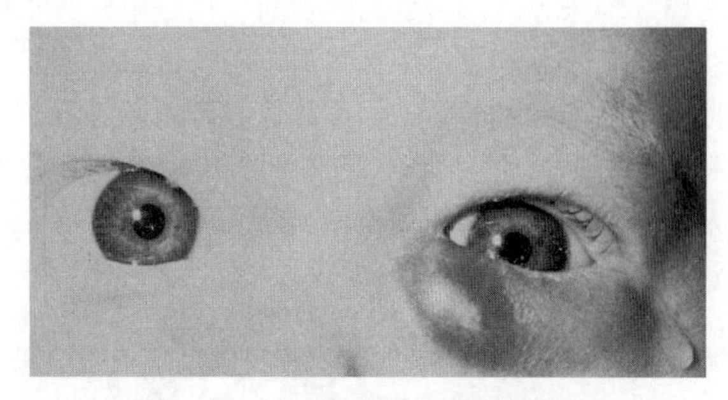

图 16-17　11 周大的婴儿的急性泪囊炎

（4）鉴别诊断：泪囊囊肿和隔前蜂窝织炎。

（5）并发症：鼻中隔前蜂窝织炎，眼窝蜂窝织炎和脓毒症。

（6）治疗：急性泪囊炎的治疗取决于分类。均需要全身应用抗生素。新生儿泪囊炎合并泪囊囊肿在泪道探通或联合泪囊开窗减压术。泪囊炎合并眼眶周围蜂窝织炎在急性发作后用探通治疗。那些面部创伤的患者通常需行鼻腔泪囊吻合术联合置管（DCR）。伴有眼眶脓肿的患儿需引流脓肿的同时探通联合置管。

热敷有助于泪囊内脓液排出。

（7）预后：通常预后良好。

八、结膜疾病

结膜炎可能是感染性的，过敏性的，或与全身性疾病有关。结膜炎由于引起结膜血管扩张，表现为眼红。结膜水肿可聚集导致球结膜高度隆起，呈沼泽状。眼睑外翻时，眼睑结膜会出现乳头状或滤泡状反应。睑结膜乳头表现为鹅卵石状，并伴有中央血管瘤样结节。滤泡表现为圆形凝胶状结节，基底周围包围血管。

外伤和眼内炎症可引起结膜血管充血，可与结膜炎混淆。

1. 新生儿眼炎

诊断要点和主要特点
● 新生儿眼炎（新生儿结膜炎）发生在出生后的第 1 个月

（1）发病机制：可能是由于细菌感染（淋球菌、葡萄球菌、肺炎球菌或衣原体）或病毒感染。在发达国家，衣原体感染是最常见的原因。如果由淋病奈瑟球菌引起，新生儿结膜炎可能导致角膜快速穿孔。单纯疱疹是一种引起新生儿结膜炎罕见但严重的原因。

（2）预防：产前对产妇感染进行治疗可预防新生儿眼炎。虽然没有一种药物可以消除所有新生儿结膜炎，但聚维酮碘更为广谱。硝酸银对衣原体无效，并可引起化学性结膜炎。预防性用药常取决于当地的流行病学和费用的考虑，但红霉素眼膏最常在出生后立即常规使用，以帮助预防新生儿眼炎。

（3）临床表现：新生儿眼炎的特征是眼睑和结膜发红、肿胀和分泌物增多（图 16-18）。淋病引起严重脓性分泌物和假膜的形成，可迅速导致角膜穿孔。对沙眼衣原体、淋病和 HSV 进行革兰氏染色与培养和 PCR 扩增有助于做出病因诊断。新生儿可能伴有全身疾病的表现。

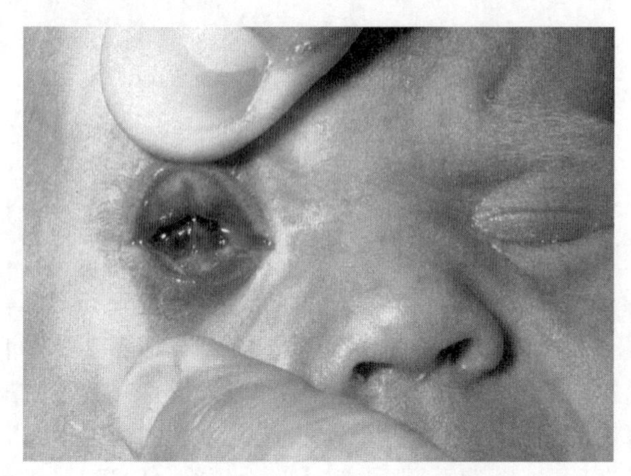

图 16-18　2 周大婴儿沙眼衣原体感染导致新生儿眼炎，注意眼睑和结膜的明显炎症

（4）鉴别诊断：化学 / 中毒性结膜炎，病毒性结膜炎，细菌性结膜炎。

（5）并发症：衣原体可引起迟发性肺炎。淋球菌感染可通过角膜穿孔导致失明，并可导致败血症。

（6）治疗：新生儿眼炎的治疗见表 16-3。当出现性相关病原体时，父母应该接受检查和治疗。眼科医生需密切监视新生儿的情况，因为角膜受损可能导致永久性视力丧失。

（7）预后：取决于感染源及治疗的快速性。

2. *细菌性结膜炎*

诊断要点和主要特点
● 通常细菌性结膜炎伴有明显的脓性分泌物

（1）发病机制：儿童结膜炎的常见细菌性病因包括嗜血杆菌、肺炎、卡他莫拉菌和金黄色葡萄球菌。

（2）预防：洗手和接触预防措施。

（3）临床表现：有明显分泌物，有助于区分细菌性结膜炎和病毒性结膜炎。除了因金黄色葡萄球菌、A-β 溶血链球菌、结核分枝杆菌或非典型分枝杆菌、土拉热杆菌和汉氏巴尔通体菌引起的眼腺综合征，局部的淋巴结肿大不是细菌性结膜炎的常见体征。A 型衣原体和 C 型衣原体可引起伴有严重睑结膜滤泡反应的沙眼，从而导致瘢痕（Arlt's line）、角膜缘滤泡（Herbert 小凹），并最终导致角膜瘢痕。D-K 型衣原体引起包涵性结膜炎，表现为单侧慢性滤泡，常见于性行为活跃的青少年。

（4）鉴别诊断：病毒性、过敏性、外伤性或化学 / 药物毒性结膜炎。

（5）并发症：细菌性结膜炎通常是自限性的，除非是由沙眼菌、淋病和脑膜炎引起的，这些细菌性结膜炎可伴有全身表现，不经治疗可导致眼部并发症。

（6）治疗：如果结膜炎不伴有全身系统性疾病，局部使用抗生素，如多黏菌素 / 硫酸甲氧苄啶或氟 - 罗喹诺酮类药物，有助于促进症状的缓解。在使用抗生素之前采用延迟治疗策略（等待 3d 自然好转）可以避免不必要的药物治疗。对于合并沙眼、淋病和脑膜炎的结膜炎，建议除局部治疗外，还需进行全身治疗。

（7）预后：通常预后良好。

3. *病毒性结膜炎*

诊断要点和主要特点
● 儿童病毒性结膜炎通常表现为单眼或双眼结膜充血和水样分泌物

（1）发病机制：腺病毒感染通常与咽炎、睑结膜的滤泡性反应和耳前淋巴结肿大（咽结膜热）有关。常见流行性腺病毒角结膜炎。由柯萨奇病毒或肠病毒引起的急性出血性结膜炎较少见，表现为广泛的结膜下出血和充血。其他原因还包括麻疹、Zika 病毒、HSV 和水痘带状疱疹病毒（VZV）。

（2）预防：洗手和预防接触感染。

（3）临床表现：水样分泌物伴单眼或双眼结膜充血。并有明显的眼睑肿胀。可伴有耳前淋巴结肿大。眼

表 16-3　新生儿眼炎的特点及治疗

病因	发病	特征	局部治疗	全身治疗
衣原体	出生后 5 ～ 14d	黏液样分泌物	红霉素 4 次 / 日，14d	红霉素或阿奇霉素
淋病	出生后 2 ～ 4d	脓性分泌物，角膜穿孔	生理盐水冲洗，红霉素	头孢曲松钠或头孢克肟
HSV	出生后 4 ～ 21d	黏液样分泌物，累及角膜	更昔洛韦凝胶	阿昔洛韦
化学药品	出生后	红斑，眼睑肿胀	润滑剂	

睑或面部的水疱皮疹提示HSV或带状疱疹（单侧）感染。

（4）鉴别诊断：细菌性、过敏性、外伤性或化学性/药物毒性结膜炎。

（5）并发症：通常病毒性结膜炎具有自限性。流行性角膜结膜炎的角膜病变可延长病程。疱疹性结膜炎可能伴有角膜炎或视网膜病变。

（6）治疗：腺病毒结膜炎采用支持治疗。患有腺病毒性角膜结膜炎的儿童，从发病之日或眼红起21d内被认为是具有传染性的，应该远离学校和集体活动，直到无眼红和流泪症状。建议勤洗手。在角膜受累的严重情况下，短期的局部类固醇可以改善症状。然而，类固醇也可以延长病程。只有在确定非HSV感染时才能使用类固醇。

疱疹结膜炎可以用局部或口服抗病毒药物治疗（参见“病毒性角膜炎”相关内容）。

（7）预后：通常预后良好。

4. 过敏性结膜炎

诊断要点和主要特点
● 过敏性结膜炎引起瘙痒，并伴有红肿、流泪和睑结膜乳头
● 常见于过敏性鼻炎和哮喘

（1）预防：减少过敏原暴露。

（2）临床表现：具有眼痒、水样分泌物和眼红的病史可诊断为过敏性结膜炎。可能伴有过敏性的环形改变或黑眼圈。特应性角膜结膜炎（AKC）可全年发病。春季角膜结膜炎（VKC）与AKC相似，但多见于春季和夏季（75%），伴有剧烈流泪、瘙痒和拉丝样分泌物。VKC男性常见，尤以10岁以内男性，表现为睑结膜巨型乳头鹅卵石样改变（图16-19）、Horner-Trantas点（退化的嗜酸性粒细胞和角膜上皮细胞在角膜缘积聚形成）、粟粒性结节（结节性结膜或角膜炎症），甚至无菌角膜溃疡（盾形溃疡），是由于巨大睑结膜滤泡摩擦角膜表面造成。戴隐形眼镜可诱发巨乳头结膜炎，表现类似春季结膜炎。

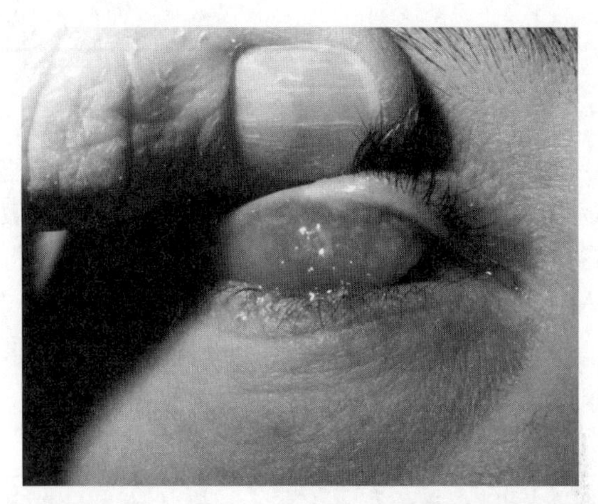

图16-19 春季结膜炎。睑结膜上的鹅卵石状乳头改变

（3）治疗：局部给予抗组胺联合肥大细胞稳定剂是非常有效的治疗过敏性结膜炎方案。表16-4列出了可用于治疗过敏性结膜炎的各种药物组合。皮质类固

表16-4 常见的眼部过敏药物

成分名称	商品名称	副作用	剂量
肥大细胞稳定剂			
0.1%乐妥西胺特洛美胺	阿洛美特	短暂性灼烧或刺痛	1滴，每日4次，逐渐减量
4%克罗莫林钠	克罗姆，Opticrom	短暂性灼烧或刺痛	1滴，每日1～4次
尼多克罗美尔	Alocril	苦味，鼻塞（10%）	1滴，每日1～2次
吡嘧司特钾	Alamast	灼烧，鼻塞（10%）	
抗组胺药			
二福马酸依美斯汀	Emadine	头痛	1滴，每日1～4次
0.05%盐酸左卡巴斯汀	Livostin		1滴，每日1～4次
抗组胺药/肥大细胞稳定剂组合			
奥洛他定	Patanol， Pataday	头痛，灼痛或刺痛	1滴，每日1～2次
基哌酮	Zyrtec Eye， Claritin Eye	眼红，鼻炎	1滴，每日3次
氮草斯汀	Optivar	灼烧，苦味	1滴，每日2次
贝托司汀	Bepreve	苦味，头痛	1滴，每日2次
依匹斯汀	Elestat	感冒症状	1滴，每日2次
阿卡他定	Lastacaft	灼烧，刺痛	每日1～2滴

续表

成分名称	商品名称	副作用	剂量
非甾体抗炎药			
0.5% 酮洛酸特罗美他胺	Acular	短暂性灼烧或刺痛	1 滴，每日 4 次
血管收缩剂			
0.1% 盐酸萘唑啉	AK-Con，萘芬，Opcon，Vasocon	瞳孔散大，红肿，刺痛，不适，点状角膜炎，眼压升高，头晕，头痛，恶心，紧张，高血压，虚弱，心脏不适，高血糖，跳痛	按需给药

醇应谨慎使用，因为长期使用会引起青光眼或白内障，需要眼科医生密切随访。可应用局部抗生素预防盾状溃疡患者的继发感染。全身性抗组胺药和限制过敏原暴露可能有助于减轻症状，也是过敏性结膜炎，特别是 AKC 治疗的重要组成部分。

(4) 预后：一般良好，但不适当的治疗和不良的随访可导致角膜瘢痕和永久性视力下降。

5. 黏膜皮肤病

诊断要点和主要特点

- Stevens-Johnson 综合征（SJS）和中毒性表皮坏死松解症（TEN）是经常累及眼睛、皮肤、口腔和泌尿生殖道黏膜的系统性疾病
- 眼部受累可能导致永久性结膜瘢痕、眼睑错位、严重干眼症和永久性视力丧失。早期干预是预防眼部并发症的关键

(1) 发病机制：SJS/TEN 是一种对药物产生的一系列严重迟发性超敏反应。最近另一种与肺炎支原体感染相关的黏膜皮疹被发现，称为支原体诱导的皮疹和黏膜炎（MIRM)。这些黏膜皮肤病变可累及眼部，并可能引起永久性和严重的眼部并发症。

(2) 临床表现：依眼部受累的严重程度不同，表现从自限性轻度结膜炎到黏膜表面全剥脱。强烈的炎症可导致假膜、Frank 膜和角膜溃疡的形成。结膜溃疡可导致球结膜和穹窿结膜表面融合，导致永久性睑球粘连（结膜间粘连）、睑缘粘连（眼睑间粘连）、眼睑移位。荧光素染色可以直观显示眼表上皮细胞的损失程度。此类患者需到眼科医生处进行日常检查。眼部受累的严重程度与全身皮肤和黏膜表现无关。

(3) 鉴别诊断：病毒或细菌性结膜炎，直到可明确诊断 SJS/TEN。

(4) 并发症：严重的眼部受累可因结膜的永久瘢痕导致眼睑错位、倒睫（睫毛乱生），以及视力下降，由于慢性眼刺激和极度泪膜缺乏导致失明。

(5) 治疗：急性眼 SJS、TEN、MIRM 的治疗包括控制严重的眼表炎症，对潜在疾病的治疗包括停用违规药物和必要时使用适当的抗菌药物。应尽快开始积极的眼科治疗，如使用人工泪液，局部皮质类固醇激素，局部环孢素和局部抗生素眼水。在疾病的前几周出现广泛的黏膜剥脱需要紧急羊膜移植到睑缘和结膜，以防止慢性眼部并发症。

(6) 预后：取决于病情的严重程度。经早期的药物和手术治疗可保持良好视力。

九、虹膜异常

1. 虹膜缺损

诊断要点和主要特点

- 虹膜缺损是一种由于前胚裂不完全关闭导致的发育缺陷
- 虹膜缺损可以作为一个孤立的缺陷或者与各种染色体异常和综合征相关

(1) 临床表现：瞳孔检查表现为一个锁孔形状，而不是正常的圆形结构（图 16-20）。眼科医生必须进行散瞳检查，以确定缺损是否涉及额外结构，包括视神经、视网膜和脉络膜，在这种情况下，视力可能受到影响。由于相关遗传综合征的高发率，通常建议患者进行遗传评估。

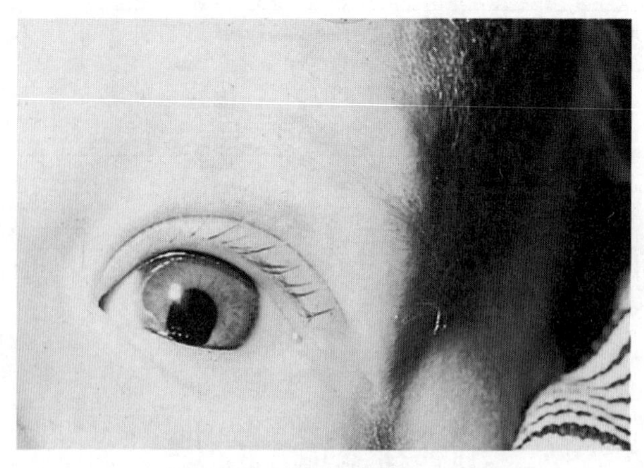

图 16-20　虹膜缺损位于下方

(2) 鉴别诊断：眼前段发育不良，无虹膜，以及既往的虹膜外伤。

(3) 并发症：低视力，罕见的继发性脉络膜视网膜缺损的视网膜脱离。

(4) 治疗：虹膜缺损患者应由眼科医生监测弱视、明显屈光不正和斜视的迹象。

(5) 预后：取决于是否有其他眼内结构缺损。如果存在一个广泛的视网膜缺损，需要监测视力。

2. 无虹膜

诊断要点和主要特点
● 无虹膜是一种累及双侧的先天性疾病，影响所有眼组织，但最明显的是虹膜发育不全（图 16-21）

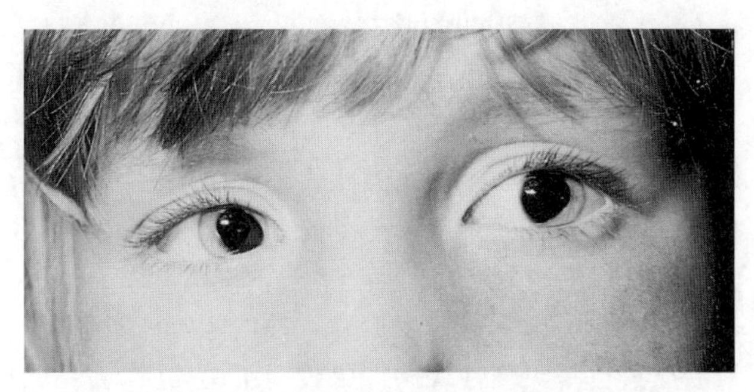

图 16-21 双侧无虹膜，颞侧可见部分虹膜残存

(1) 发病机制：无虹膜可孤立发生，不伴有系统受累，由于 *PAX6* 基因突变，或作为 Wilms 肿瘤 - 生殖泌尿系统异常 - 延迟（WAGR）综合征的一部分，这是由 11p13 包括 PAX6 和邻近的 WT1 位点缺失引起的。2/3 的病例是家族性的（常染色体显性遗传），1/3 的病例是散发性的。零星病例是由于“新”突变具有可变的表达性，随后以常染色体显性方式遗传。1/3 的散发性病例与 WAGR 综合征有关。

(2) 临床表现：无虹膜累及所有眼组织，可表现为虹膜发育不全、角膜病变、青光眼、白内障、视神经发育不全（ONH）和黄斑中心凹发育不全。如果中央凹发育不全，眼球震颤通常在 6 周龄时由于视力差而显现。裂隙灯或聚光手电筒斜照检查几乎没有可见的虹膜（图 16-21）。患儿表现为畏光。青光眼、白内障和角膜病通常在青少年时期或成年时期随着时间的推移而发展。

(3) 鉴别诊断：小眼球、虹膜缺损，以及既往的虹膜外伤。

(4) 并发症：低视力、白内障、青光眼和角膜病变。

(5) 治疗：眼科医生应评估和治疗屈光不正，并监测是否有白内障和青光眼的迹象。散发性无虹膜患者通过检查腹部超声可能诊断 Wilms 肿瘤。除非有明确的常染色体显性无虹膜家族史，建议进行遗传学咨询。

(6) 预后：患者通常视力低下。

3. 白化病

诊断要点和主要特点
● 眼皮肤白化病（OCA）是一组常染色体隐性遗传病，表现为头发、皮肤和眼睛黑色素沉着减少或缺失的一组疾病。眼白化病（ocular albinism，OA）是一种 X 连锁隐性遗传疾病，仅表现为眼睛色素减退

(1) 发病机制：OCA 最常见的发病机制是由于酪氨酸转化缺陷影响色素的产生而导致的。OCA 至少有 4 种类型，临床表现为从色素完全脱失（OCA1A）到色素随着时间的推移逐渐脱失（比较轻微的类型）。OA 占所有白化病的 10%，是由于 *GPR143* 基因突变所致，该基因的蛋白质产物控制黑色素小体的数量和大小。

(2) 临床表现：虹膜、皮肤和头发颜色随白化病的类型而变化。虹膜透照是一种光线通过色素减少的虹膜异常传输。虹膜可表现为粉红色，这是因为眼底的红色通过低色素虹膜显示。这种体征可能很明显，也可能需要裂隙灯后照明法来检测。受累患者由于黄斑部形成不全通常表现为视力低下和眼球震颤。其他眼部异常包括视神经通路投射异常、斜视和立体视差。

(3) 鉴别诊断：白化病可能与其他全身系统性疾病有关。Hermansky-Pudlak 综合征（染色体 10q23 或 5q13）的个体发生出血倾向，其中 OCA 与血小板异常有关。Chédiak-Higashi 综合征（染色体 1q42-44）以中性粒细胞缺陷、反复感染和 OCA 为特征。其他与白化病有关的疾病有 Waardenburg 综合征、Prader-Willi 综合征和 Angelman 综合征。

(4) 并发症：视力低下，斜视，高度屈光不正和视野（VF）异常。

(5) 治疗：患有白化病的儿童应由小儿眼科医生进行评估，以优化其视觉功能。在学校的视力教师和接受过治疗低视力患者培训的眼科专家指导下，提高患者的日常生活和社会活动的能力。患儿应使用防晒霜和穿防护服来预防皮肤癌。

(6) 预后：大多数患者通常视力较差。

4. 其他虹膜病变　虹膜异色，或虹膜颜色异常，可发生先天霍纳综合征、虹膜炎后或虹膜肿瘤和虹膜痣。Lisch 结节发生于 1 型神经纤维瘤病，通常在 8 岁时变得明显。在裂隙灯下，Lisch 结节直径为 1 ～ 2mm，颜色通常为米黄色。发生于幼年黄原细胞瘤的虹膜黄原细胞瘤可引发前房积血和青光眼。青少年黄原细胞瘤患者应由眼科医生评估是否有眼部受累。

十、青光眼

诊断要点和主要特点
● 小儿青光眼可为先天性或后天性，单侧或双侧 ● 原发性先天性青光眼（PCG）的典型症状包括流泪、畏光和眼睑痉挛

1. *临床表现* PCG的主要体征是眼球增大和角膜混浊。牛眼征是指由于婴儿巩膜硬度低，眼压升高导致眼球增大。Descemet膜的水平断裂导致角膜Haab纹。与成人不同，降低眼压后的儿童中视神经凹陷是可逆的。一般来说，一个发红、发炎的眼睛不是典型的PCG。

突然的眼痛、眼红、角膜混浊和视力丧失提示可能是瞳孔阻滞或闭角型青光眼，需要紧急转诊给眼科医生。如果注意到其他系统性异常，则应完善遗传评估。

许多眼部和全身综合征可伴发青光眼，如无虹膜、眼前段发育不良、Sturge-Weber综合征、Lowe眼肌肾综合征、Weill-Marchesani综合征和Pierre Robin综合征。青光眼亦可继发于创伤、葡萄膜炎、晶状体脱位、眼内肿瘤和视网膜疾病。

2. *鉴别诊断* 除非被证明是其他疾病，眼球增大大多见于青光眼。鼻泪管阻塞可引起流泪，但没有眼睑痉挛和畏光的迹象。

3. *治疗* 病因决定治疗，儿童青光眼常选择手术治疗。局部药物对小儿青光眼疗效有限，但可作为暂时的措施直到手术。治疗屈光不正和弱视是必不可少的。

4. *预后* 一般来说，交代预后需谨慎，尽管可以预见良好的结果，但患者可能需要多次手术才能实现眼压良好控制。

十一、葡萄膜炎

葡萄膜的炎症可根据主要累及的葡萄膜组织(虹膜、脉络膜或视网膜）或部位（前、中、后葡萄膜炎）细分。儿童时期最常见的葡萄膜炎是创伤性虹膜睫状体炎或虹膜炎。

1. *前葡萄膜炎、虹膜睫状体炎或虹膜炎*

诊断要点和主要特点
● 前葡萄膜炎（虹膜炎或虹膜睫状体炎）可表现为眼红、畏光和视物模糊 ● 但患有青少年特发性关节炎（JIA）的儿童尽管有严重的眼部炎症，但可能不存在这些症状

（1）发病机制：10%～20%患有JIA的儿童有患葡萄膜炎的风险。那些诊断为关节炎时年龄较小（≤6岁），并在病程早期（≤4年），且抗核抗体阳性的患者被认为患葡萄膜炎风险最高，建议每3个月由眼科医生筛查一次。葡萄膜炎也是强直性脊柱炎的一种常见关节外表现（10%～15%），也少见于炎性肠病（IBD）或银屑病关节炎（2%～7%）。创伤和感染也可导致儿童前葡萄膜炎，仍有很大一部分病例病因不明。

（2）临床表现：前葡萄膜炎常表现为充血、畏光、疼痛和视物模糊，其中的一个例外是与JIA有关的虹膜炎（参见第29章），这种情况下眼睛是安静和无症状的，但裂隙灯检查可观察到前房炎症、炎症细胞和前房闪辉。JIA相关性葡萄膜炎通常是双侧的，但可能不对称。HLA-B27相关性葡萄膜炎通常是单侧且易复发性。与IBD相关的葡萄膜炎通常是双侧的，并伴有玻璃体炎。患有JIA的儿童应根据AAP（http://www.aap.org）推荐的时间表进行筛查。

其他体征包括角膜带状病变（慢性炎症导致角膜上的钙沉积）、角膜后沉着物（在角膜内皮上可见)、虹膜后粘连（虹膜附着在晶状体上经常引起不规则形状的瞳孔）和虹膜结节。严重的前葡萄膜炎也可导致玻璃体炎和全葡萄膜炎。

葡萄膜炎患者可并发后囊下白内障，许多患者因为治疗其自身免疫性疾病需要长期服用皮质类固醇激素，这可能是导致白内障的原因。

（3）鉴别诊断：创伤、感染、自身免疫性疾病、药物和伪装综合征，如RB和幼年黄原细胞瘤。肾小管间质性肾炎和葡萄膜炎综合征（TINU）是儿童双侧前葡萄膜炎的罕见病因。早发性结节病和Blau综合征也是儿童葡萄膜炎的罕见原因。

（4）并发症：白内障和青光眼可因严重炎症所致，也可因使用皮质类固醇所致。其他并发症包括角膜带状病变、睫状体炎性假膜、视神经和视网膜水肿，以及永久性视力下降。

（5）治疗：局部或眼周应用皮质类固醇可控制炎症，睫状肌麻痹剂有助于防止虹膜附着在晶状体上，并减少睫状肌痉挛引发的畏光和眼痛。根据病因，可能需要应用全身免疫抑制剂，甲氨蝶呤是儿童最常用的药物。治疗难治性病例还可选用抗TNF-α药物和T细胞抑制剂。

（6）预后：取决于眼部炎症的严重程度，以及白内障和继发性青光眼的进展。

2. *后葡萄膜炎*

诊断要点和主要特点
● 后葡萄膜炎主要表现为脉络膜炎、视网膜炎和视网膜脉络膜炎。病原微生物是导致儿童后葡萄膜炎最常见的原因

(1) 临床表现：儿童后葡萄膜炎可同时伴有急性炎症和慢性脉络膜视网膜病变改变。眼底检查和血清学检验常用来确定或排除后葡萄膜炎的病因。

由于TORCH病原微生物（弓形虫病、风疹、CMV、HSV、梅毒），先天性脉络膜视网膜炎可出现颗粒状的“盐和胡椒”视网膜病变。由于先天性感染，他们通常有全身表现，如耳聋、皮肤和骨骼病变、发育延迟所致中枢神经系统疾病和心脏异常。

眼弓形虫病（参见第43章）是小儿后葡萄膜炎最常见的病因。活动性弓形虫病由于玻璃炎症表现为像“雾中的前照灯”一样的白色病变。不活跃的病变可见一个色素沉着病灶。经典的感染再激活病灶是以一个陈旧的伴色素沉着的萎缩性瘢痕旁边新的白色病变（卫星病变）为特征。

急性视网膜坏死是一种罕见的严重的血管闭塞性坏死性视网膜炎，可由HSV-1、HSV-2和VZV引起，偶有由CMV引起。在免疫缺陷患者中可见其特征性的向周围性推进性白色坏死病变、玻璃体炎和血管炎。坏死导致视网膜萎缩，高达75%的患者可出现孔源性和牵拉性视网膜脱离，并出现视力下降、眼红和眼痛的症状。

CMV感染是免疫缺陷儿童中视网膜炎最常见的原因，特别是那些造血干细胞移植或患有人类免疫缺陷病毒（HIV）感染的儿童。CMV视网膜炎通常表现为白色视网膜病变，通常与出血有关，也可伴有出血和周边白色的颗粒状、凹陷性病变。

眼部念珠菌病/内源性眼内炎通常发生在免疫功能低下的宿主或重症监护室接受肠外营养的低出生体重早产儿中。念珠菌性脉络膜视网膜炎表现为多灶性、黄白色、棉球状的视网膜病变，可能蔓延到玻璃体，并产生所谓的棉花或真菌球玻璃体炎。

婴幼儿由于摄入了受寄生虫卵污染的土壤，会出现犬弓蛔虫或猫弓蛔线虫感染（眼幼虫迁移，参见第43章）。这种疾病通常是单侧发病，典型表现包括单眼视物模糊、斜视、白瞳和畏光。眼前段通常是无异常的，眼后段可能在周围网膜或后极部出现白色，块状局限性肉芽肿病灶。玻璃体炎和线虫性眼内炎表现的周围病变是从肉芽肿延伸到视神经的炎性纤维粘连渗出膜，形成特征性视网膜皱襞和牵拉。通过病灶的外观和T canis及T cati血清学检测（ELISA方法）（参见第43章）可明确诊断。

(2) 鉴别诊断：自身免疫性疾病、创伤、感染、恶性肿瘤或特发性后葡萄膜炎。

(3) 并发症：视网膜瘢痕和视网膜脱离导致的永久性视力丧失。

(4) 治疗：急性视网膜坏死的治疗包括应用抗病毒药物、皮质类固醇和预防性激光光凝，以缩短病程，并预防另一只眼受累及并发症的发生。先天性弓形虫病感染必须用全身抗菌药物治疗（参见第43章），持续的用药可改善眼部和神经系统的预后。眼弓形虫病治疗手段包括眼周皮质类固醇注射和玻璃体切割术。使用驱虫药物，如阿苯达唑、噻苯达唑和美苯达唑的益处还未被证实，因为它们会随着幼虫的死亡而加重炎症反应。

(5) 预后：视力的预后取决于视网膜和全身受累的严重程度。

3. 中间葡萄膜炎

诊断要点和主要特点
● 中间葡萄膜炎或睫状体平坦部炎是位于远周边视网膜和玻璃体基底部的炎症

(1) 临床表现：中间葡萄膜炎包括前部玻璃体、睫状体和周边视网膜的炎症，这些炎症可能与感染或全身疾病有关，也可能与之无关。“睫状体平坦部炎”是在没有感染或系统性疾病的情况下，以特征性的雪堤状渗出和小白雪球样混浊相关的中间葡萄膜炎的一个特殊类型（85%～95%）。中间葡萄膜炎占小儿葡萄膜炎的5%～27%。

睫状体平坦部炎具有双峰年龄分布，同时影响儿童（5～15岁）和成人（20～40岁）。双眼同时发病最常见，可能是不对称的。患者通常有3个临床特点：10%是自限的，良性病程；31%微小发作，很少大发作；或病程迁延，没有恶化。睫状体平坦部炎可能在5～15年后“燃尽”。

最常见的临床症状是视物模糊和眼前漂浮物，患者偶有眼红、畏光或疼痛，部分患者可无症状，在常规的眼科检查中偶然发现。散瞳是十分必要的，可发现玻璃体和睫状体平坦部炎症（小白雪球样混浊和雪堤状渗出）。

(2) 鉴别诊断：中间葡萄膜炎通常是特发性的，排除感染原因很重要。非感染性病因包括JIA、结节病、Blau综合征和肿瘤。中间葡萄膜炎可与多发性硬化症（MS）有关。

(3) 并发症：虽然该病通常是一个良性的病程，但因其并发症可能潜在致盲。并发症包括黄斑水肿、视神经水肿、白内障和玻璃体混浊或出血。黄斑水肿是导致视力下降最常见的原因。

(4) 治疗：包括局部或眼周激素注射，全身激素和全身免疫抑制，难治性病例需要行玻璃体切割术。

(5) 预后：取决于疾病的严重程度和并发症。年幼的儿童通常因延迟诊断或弱视而预后较差。

十二、角膜异常

1. 角膜混浊

诊断要点和主要特点

- 角膜混浊可由发育异常、代谢紊乱、创伤和感染引起

（1）临床表现：斜照法检查角膜可能有白色，朦胧的外观，病变可以是单侧或双侧，红色反射减弱或缺失。

（2）鉴别诊断：新生儿的角膜混浊、流泪、眼睑痉挛和畏光通常是先天性青光眼的迹象，除非证明是其他疾病。Peter 异常和硬化性角膜是眼前段先天性畸形，可单眼或双眼发病。产钳对角膜的直接创伤会导致角膜混浊、瘢痕和严重的弱视。与角膜混浊有关的其他系统性异常，包括发育迟缓和肝衰竭或肾衰竭，提示代谢紊乱，如黏多糖增多症、Wilson 病和胱氨酸贮积症。角膜浸润发生在病毒感染、葡萄球菌感染和角膜营养不良。间质性角膜炎见于先天性梅毒。

当怀疑先天性青光眼时，需要立即由眼科医生进行全面的眼部评估。

（3）并发症：弱视。

（4）治疗：取决于病情发展，青光眼需要手术治疗，可能需要角膜移植或人工角膜手术。

（5）预后：取决于角膜受累程度和对手术治疗的反应。患儿对角膜移植反复排斥预示预后不良。

2. 病毒性角膜炎

诊断要点和主要特点

- 单纯疱疹病毒性角膜炎的荧光素染色可以看到角膜树枝状或分枝状着染
- 患有 HSV 的儿童可能因角膜知觉减退而无眼痛主诉

（1）临床表现：在眼前段，HSV 表现为睑结膜炎、角膜炎（上皮、基质或内皮）和角膜葡萄膜炎。儿童最常见的是出现反复单眼眼红伴有流泪、畏光和视力下降。上皮型角膜炎，用蓝光照射荧光素染色区域，角膜上皮染色可见树枝状或不规则形，地图状溃疡呈圆形。基质型角膜炎表现为角膜混浊、瘢痕形成和新生血管形成，通常角膜上皮没有荧光素着染。由于炎症反应剧烈，儿童的基质型角膜炎更常见，而且多反复发作。高达 75% 的单纯疱疹病毒性角膜炎的儿童侵害角膜神经，导致角膜知觉下降并出现与神经营养性角膜病变相关并发症。成人的双侧病变与特应性和免疫抑制有关，但这种关系在儿童中尚不清楚。

HZO 感染更常见于成人，但儿童也可发生。由于 VZV 重新激活累及三叉神经眼支，可导致结膜到视神经间的任何眼部结构受累。点状角膜炎和假树突以肿胀，贴壁不良的上皮细胞，具有“黏着”的外观为特征。与 HSV 的树突不同，这些假树突缺乏末端膨大和叉状分枝，荧光素染色不良。

腺病毒可引起双侧流行性角膜结膜炎并伴有角膜上皮下浸润（参见“病毒结膜炎”相关内容）。腺病毒结膜炎可能在发病后 1 ～ 2 周进展为角膜炎，导致视力下降。

（2）鉴别诊断：BKC，过敏性结膜炎。

（3）治疗：口服阿昔洛韦是一种耐受性好，治疗儿童单纯疱疹病毒感染的有效方法。局部治疗也可以帮助难治性的耐阿昔洛韦的 HSV 菌株。对于急性 HZO，发病 72h 内口服抗病毒药物有效。局部应用抗病毒药物治疗 HZO 尚存在争议。局部类固醇激素用于治疗基质性角膜炎，并由眼科医生密切监测。患有基质性角膜炎或复发的儿童往往长期预防性口服阿昔洛韦，并在最后一次复发后持续用药至少 1 年。

腺病毒角结膜炎一般不需要治疗，因为它有自限性，而合理地使用局部类固醇激素有助于减轻症状（参见“病毒结膜炎”相关内容）。

（4）预后：儿童单纯疱疹病毒性角膜炎容易复发，50% 以上的 HSV 角膜炎儿童由于角膜瘢痕和弱视导致永久性视力受损。

3. 角膜溃疡

诊断要点和主要特点

- 急性眼痛，视力下降，充血，白色角膜浸润或溃疡（图 16-22）和存在前房积脓（脓液积存于前房）

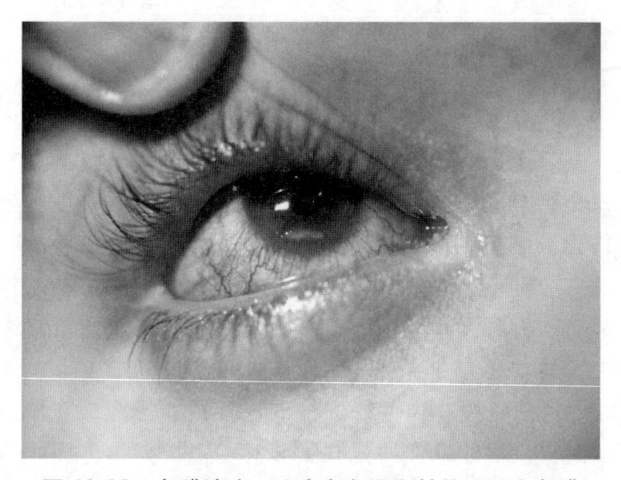

图 16-22 角膜溃疡，注意白色浸润灶位于下方角膜

（1）发病机制：最常见的引起感染性角膜炎和角膜溃疡的原因是佩戴隐形眼镜，尤其是延长佩戴时间、隔夜使用、使用角膜塑形镜和使用自来水清洗。引起感染性角膜炎的常见病原体有铜绿假单胞菌、葡萄球菌和棘阿米巴原虫。在 3 岁以下儿童中，眼外伤是导

致感染性角膜溃疡的常见原因。

（2）临床表现：患者表现为急性疼痛，畏光，眼红和视力下降。检查可见角膜上有一个白色的斑点，上皮缺损荧光染色（图16-22）。其他表现结果包括角膜变薄、前房炎症和前房积脓。棘阿米巴角膜炎可引起单侧或双侧快速进展的溃疡，疼痛似乎与查体表现不成比例。

（3）鉴别诊断：病毒性角膜炎，角膜擦伤，穿透性异物。

（4）并发症：角膜穿孔和角膜瘢痕形成。

（5）治疗：角膜溃疡的治疗需要专业知识，紧急转诊到眼科就诊是必要的。患者携带隐形眼镜和眼镜盒有助于病原菌培养。

（6）预后：取决于溃疡灶范围，中央区角膜是否受累。

十三、晶状体异常

晶状体病变包括清晰度或位置异常。晶状体混浊（图16-23）影响视觉程度取决于其密度、大小和位置。视觉诱发电位也受发病年龄和弱视治疗成功与否的影响。

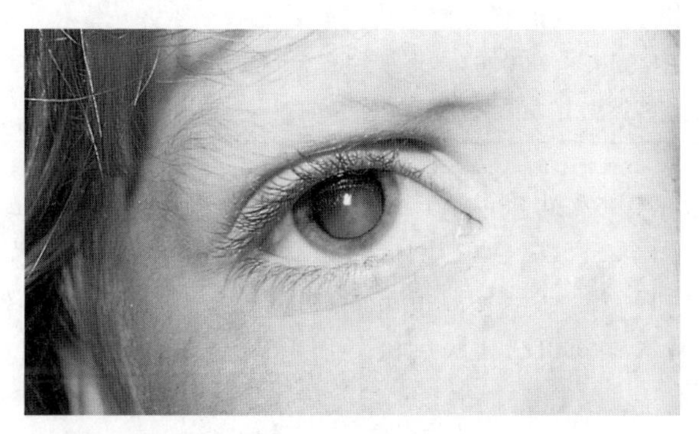

图16-23 白内障导致白瞳症

1. 白内障

诊断要点和主要特点
● 儿童白内障可单眼或双眼发病，可以只表现晶状体混浊的单一异常，也可伴发眼部或全身其他先天性异常（图16-23）

（1）临床表现：包括白瞳症，固视不良，斜视或眼球震颤。如发现新生儿眼红光反射消失或双眼不对称有可能是白内障，这需要紧急转诊至眼科。

双眼先天性白内障通常以常染色体显性遗传方式获得。如果没有双侧白内障家族史，需实验室检验感染、遗传和代谢相关原因，包括TORCH测试，以及先天代谢紊乱，如半乳糖血症或Lowe综合征。单侧白内障可与其他眼结构异常有关（持续性胎儿血管），如单一异常和发育获得（后或前极性白内障）或继发于肿瘤、葡萄膜炎或创伤。

（2）鉴别诊断：角膜混浊，眼内肿瘤，视网膜脱离。

（3）并发症：小儿白内障常导致形觉剥夺性弱视。

（4）治疗：早期诊断和治疗对于预防9岁以下儿童的形觉剥夺性弱视至关重要。如浑浊明显的白内障应选择手术切除，单侧白内障在婴儿6周龄前切除，双侧白内障在8周龄前切除，以降低形觉剥夺性弱视的风险。屈光矫正和弱视治疗有助于视力的恢复。白内障摘除术后屈光不正可使用隐形眼镜、框架眼镜、双焦点眼镜和人工晶状体矫正，同时治疗相关弱视、青光眼和潜在的系统性疾病。

（5）预后：最终的视力取决于白内障发展和摘除的年龄，无论是单侧还是双侧，是否继发于青光眼，以及是否行弱视治疗。

2. 晶状体脱位/晶状体异位

诊断要点和主要特点
● 非创伤性晶状体脱位通常是双侧的 ● 半脱位会造成难以纠正的大度数屈光不正

（1）发病机制：马方综合征，高胱氨酸尿症，Weill-Marchesani综合征，亚硫酸氧化酶缺乏症，高赖氨酸血症，梅毒，Ehlers-Danlos综合征和创伤。

（2）临床表现：裂隙灯检查见晶状体位置不正。验光显示明显的散光。一个全面的眼科检查，以及遗传和代谢评估是必要的。

（3）鉴别诊断：系统性疾病或创伤引起的晶状体异位。

（4）并发症：晶状体异位所致屈光不正可出现视力下降和弱视。另外，偏位的晶状体干扰了房水从睫状体生成（瞳孔后）流入小梁网（瞳孔前）的正常途径，导致瞳孔阻滞性青光眼。

（5）治疗：如果佩戴眼镜或隐形眼镜对视力没有明显改善，则需要手术切除。合并有基础代谢和（或）遗传疾病需要多学科诊治。

（6）预后：取决于晶状体脱位的严重程度和是否行晶状体切除。

十四、视网膜异常

1. 新生儿视网膜出血

诊断要点和主要特点
● 新生儿视网膜出血通常在出生后6周缓解

（1）临床表现：约25%的新生儿会发生与出生有关的视网膜出血。视网膜出血更常见于自然阴道分娩

后，在真空或产钳辅助分娩后发生率高达50%以上。剖宫产术后视网膜出血较少见，但仍有发生（5%）的可能。大多数视网膜出血在新生儿出生后2～4周可被吸收，小的、孤立的深层出血可在新生儿出生后6周被吸收。对其他健康的新生儿是否进行视网膜检查尚未明确。

（2）鉴别诊断：参见“虐待性头部创伤和非意外性创伤”相关内容。

（3）治疗：观察，因为新生儿视网膜出血通常在出生后6周消失。

（4）预后：通常预后较好。

2. 早产儿视网膜病变（ROP）

诊断要点和主要特点

- 建议对以下婴儿进行ROP筛查
  - 出生体重≤1500g或
  - 胎龄≤30周或
  - 可能不符合上述标准但临床病程不稳定的婴儿

（1）发病机制：早产儿视网膜不完全血管化，有发生视网膜周围血管异常的危险，这可能导致视网膜脱离和失明的原因。最近的研究表明，胰岛素样生长因子Ⅰ（IGF-Ⅰ）和血管内皮生长因子（VEGF）可能在ROP的发展中起关键作用。严重ROP相关的其他病变包括支气管肺发育不良、脑室内出血、脓毒症、呼吸暂停和心动过缓及诺里病基因突变。出生低体重和早产是严重的ROP的发病因素。

（2）预防：通过眼科医生对早产儿进行及时筛查可降低ROP致盲的风险。

（3）临床表现：早产儿视网膜病变的冷冻治疗（CRYOROP）研究描述了ROP的分类标准（表16-5）。由于视网膜血管起自视神经，直到足月才完全覆盖视网膜，以视神经为中心，Ⅰ区是位于后极部环绕视神经向心虚圆，下一个外围区域是Ⅱ区，与之相邻的是Ⅲ区。根据定义，Ⅰ区病变比更靠前/周边病变区风险更高。同样，异常血管的分期分为0（简单的不完全血管化）到1～5期。

表16-5 早产儿视网膜病变的严重程度

Ⅰ期	有和无血管区之前出现分界线
Ⅱ期	分界线处嵴样隆起
Ⅲ期	嵴处纤维血管膜增生伸向玻璃体
Ⅳ期	纤维血管膜牵拉部分视网膜脱离
Ⅴ期	全视网膜脱离

初次检查是在分娩后4周进行，或对胎龄26周及以下者在31周进行。随访频率取决于ROP发现和发展的危险因素。大多数婴儿每1～2周进行一次评估。ROP可能持续存在超过胎龄后40周。当视网膜完全血管化时，可以停止检查。在中度至重度ROP的婴儿中，完全视网膜血管化时间可能会延长。

（4）并发症：低视力和视网膜脱离。

（5）治疗：早产儿视网膜病变早期治疗（ETROP）研究指出治疗ROP指征是有Ⅰ区病变［位于Ⅰ区ROP属于任何期和“附加”（plus）病变（严重血管扩张和扭曲），Ⅰ区ROP Ⅲ期无附加病变，Ⅱ区ROP属于Ⅱ期或Ⅲ期和附加病变］。治疗手段包括激光光凝，玻璃体内注射抗VEGF药物，视网膜脱离需手术治疗包括巩膜扣带或保留晶状体玻璃体切割术。

（6）预后：大多数ROP不会引发视网膜脱离，因此不需要治疗。然而，ROP仍然是儿童致盲的主要原因。早产儿，尤其是合并有ROP，比一般儿童更容易出现斜视、弱视和屈光不正。

3. 视网膜母细胞瘤

诊断要点和主要特点

- 视网膜母细胞瘤（RB）是儿童最常见的原发性眼内恶性肿瘤，在全世界范围内，活产婴儿RB的发病率为1：(14 000～18 000)，每年约有8000例新生病例确诊
- 大多数患儿在3岁之前发病

（1）发病机制：RB的发生是由于抑癌基因*RB1*（13q14）的双等位基因发生突变。RB起源于视网膜，可向视网膜下生长，也可向玻璃体内生长，可直接侵入脉络膜和巩膜进入眼眶，通过视神经转移到中枢神经系统，或血行播散。

RB有遗传型（种系型）和非遗传型两种。45%的病例属于遗传型RB，其中85%为双侧，10%为单侧，5%为三侧性（双侧RB伴松果体中线神经外胚层肿瘤）。“两次打击”假说指出，抑癌基因*RB1*的双等位基因失活是RB发生的重要机制。遗传型RB在所有细胞中存在生殖系突变，第二个“打击”发生在体细胞中的视网膜细胞。散发的RB 2次突变都是体细胞突变。父母患有遗传型RB的子女有45%的概率患病（50%的遗传风险和90%的外显率）。然而，大多数遗传型RB引起新发的突变，而且通常是疾病的先证者。

RB1生殖细胞突变致病的儿童发生第二原发性恶性肿瘤的风险更高，较常见的有骨肉瘤、软组织肉瘤和黑色素瘤，接受放射治疗者的风险增加。

（2）临床表现：在此前未诊断为RB的儿童中，最常见的症状是白细胞增多症（图16-1）。瞳孔红光反射的检查很重要，然而红光反射正常并不能排除RB。其他症状包括斜视、眼红、青光眼或假性前房积脓（前

房出现脓样物)。遗传型RB患儿通常诊断较早，并伴有双侧多灶性肿瘤。

遗传检测和咨询在RB管理中具有重要意义。一旦在患病的个体中发现致病突变，就应该对未患病的家庭成员进行检测，以确定他们的个人和生殖风险。

(3)鉴别诊断：Coats病，白内障，葡萄膜炎，弓形虫感染，永存胚胎血管和髓上皮瘤。

(4)并发症：RB是致命性疾病，视力取决于肿瘤的位置，最终可导致失明和眼球摘除。

(5)治疗：主要目标是通过早期肿瘤监测和预防转移来挽救患儿生命，次要目标是保存眼球，并最大限度地保留视力。首先在全麻下眼底检查结合MRI确定分期，治疗方案取决于RB的单双侧和程度。综合治疗方案包括化疗（全身、眼动脉介入或玻璃体内）与局部治疗（激光、冷冻治疗）、放疗（近距离治疗、立体定向、外放射）或手术。

(6)预后：发达国家的存活率超过95%。生殖系突变的患者需要终身监测继发性肿瘤。

4. 视网膜脱离

诊断要点和主要特点

- 视网膜脱离可表现为红色反射异常或消失
- 年龄较大的孩子可能会抱怨视力下降、闪光感、漂浮物或视野缺损

(1)发病机制：常见原因有外伤，眼部发育异常和眼部手术史。儿童视网膜脱离最常见的遗传原因是Stickler综合征，一种遗传性结缔组织病。其他危险因素包括高度近视、ROP和马方综合征。

(2)临床表现：视网膜脱离的症状有眼前漂浮物，闪光感持续几秒钟，视野缺损；然而，儿童通常不能表达他们的症状，自我伤害行为与视网膜脱离和外伤性白内障的高发病率有关。

(3)鉴别诊断：眼内肿瘤。

(4)并发症：视力下降，斜视。

(5)治疗：视网膜脱离的治疗是手术治疗。对于所有Stickler综合征患儿，建议在全麻检查眼底时进行预防性冷冻或激光光凝治疗。

(6)预后：取决于视网膜脱离的位置和持续时间。

5. 糖尿病性视网膜病变

诊断要点和主要特点

- 糖尿病性视网膜病变（DR）是糖尿病的一种特异性微血管并发症。与2型糖尿病患者相比，1型糖尿病患者发生严重增殖性视网膜病变导致视力丧失的风险更高

(1)预防和检测：控制糖尿病是预防眼部并发症的最佳途径。DR进展的危险因素包括病程长和血糖控制不良。不同医疗机构的筛查指南不同，AAP建议9岁以上的儿童应在1型糖尿病发病后3～5年进行首次眼底检查。根据对成人2型糖尿病的研究，患2型糖尿病的儿童建议在初步诊断时即进行眼底检查，此后每年筛查。

(2)临床表现：突然出现视物模糊可能是由于糖尿病急性发作导致屈光不正和（或）白内障。DR的严重程度可从轻度、中度或重度非增殖性视网膜病变到可导致牵拉性视网膜脱离的增殖性视网膜病变。任何期的视网膜病变均可导致黄斑水肿。有损视力的DR在儿童中不太常见。

(3)并发症：玻璃体积血、黄斑水肿、新生血管性青光眼、白内障和（或）视网膜脱离均可导致视力丧失。

(4)治疗：良好的血糖控制对于降低DR的发病风险和严重程度至关重要。重度增殖性DR需要全视网膜激光光凝或玻璃体视网膜手术(或两者均需)治疗。大多数患有DR的儿童直到成年才需要治疗。

(5)预后：取决于视网膜病变的严重程度和相关并发症。

十五、视神经疾病

1. 视神经病变

诊断要点和主要特点

- 视神经功能差可能导致中央或周围视力下降，色觉下降，斜视和眼球震颤

(1)临床表现：视神经疾病可由先天性畸形、恶性肿瘤、炎症、感染、受浸润、药物毒性、代谢或遗传障碍、缺血和创伤引起。通过检查VA、色觉、瞳孔对光反射和VF来评价视神经功能。

手电筒交替双眼照射试验用于评估视神经的相对功能，它是通过在每个瞳孔前面交替照射来检查传入瞳孔障碍（APD）。当光线直接照射时或照射另一只眼时正常眼瞳孔均应缩小（一致的瞳孔收缩）。当光线被从表现为瞳孔缩小的健康眼变换到患眼后，患眼出现瞳孔扩大。Hippus瞳孔（瞳孔有节奏地扩张和收缩）可能与APD混淆。双眼视神经功能障碍患者可能没有APD，但双侧对光反射迟钝。

根据视神经的大小、形状、颜色和血管评估其功能。有时，视神经头部出现带有髓鞘的神经纤维，它看起来是白色的，有羽毛的边缘（图16-24）。有髓鞘的神经纤维是先天性和非进展性的，但可能与近视、屈光参差和弱视有关。视神经的解剖异常包括视神经缺损、视神经小凹和视神经发育不全（ONH）。

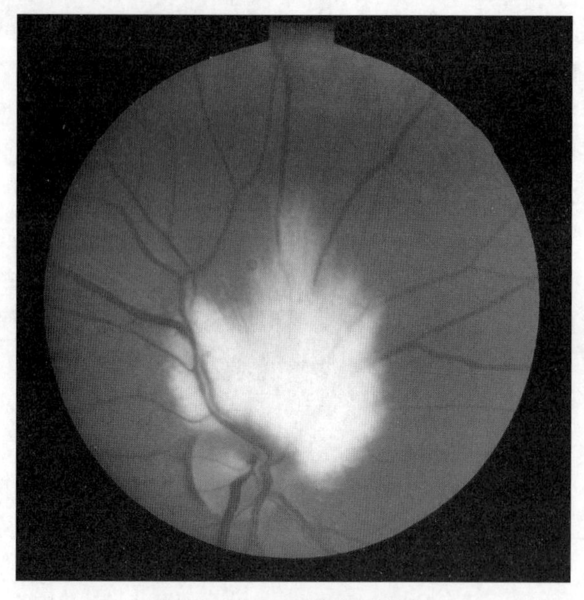

图 16-24 视神经的髓鞘化

（2）治疗：导致视神经病变的病因治疗是必要的。

（3）预后：取决于视神经病变的严重程度和潜在的疾病。

2. 视神经发育不全

诊断要点和主要特点

- ONH 无论是单侧性还是神经系统解剖异常，都是下丘脑 - 垂体功能障碍的独立危险因素，其发生率高达 60% ～ 80%
- 所有的 ONH 患者应行头部影像学检查和内分泌咨询

（1）发病机制：ONH 是一种复杂的先天性疾病，涉及一系列解剖畸形和临床表现，从孤立的单侧或双侧视神经发育不全到广泛的脑畸形、下丘脑 - 垂体功能障碍和神经认知障碍。在过去，由于下丘脑 - 垂体功能障碍和透明隔缺失同时发生，ONH 被认为是透明隔 - 视束形成异常或 de Morsier 综合征的一部分。透明隔缺失对预后无意义。生长激素异常是 ONH 患儿最常见的内分泌功能障碍。大多数 ONH 病例是非遗传的。

迄今为止，最常见的 ONH 危险因素是年轻的产妇年龄和初产妇，尽管这些因素导致 ONH 发展的机制尚不清楚。

（2）临床表现：ONH 的患儿视功能从功能性视力到完全失明。视力损害是非进行性的。如果仅一只眼睛患病，孩子通常会出现斜视（多内斜视）。如果双眼受累，常见症状是眼球震颤。通常在 3 月龄前不会出现新的体征。先天性垂体功能低下的全身征象可能较早出现，包括长时间高胆红素血症、短暂或永久低血糖或线性生长不良。

检眼镜检查可直接显示视神经和确定发育不全的严重程度。在 ONH 中，视神经可以缩小或几乎不存在，血管的管径异常。经典的“双环征”是指小视盘周围可见的圆形低色素或高色素环（巩膜管）包绕。

（3）治疗：ONH 是一种无法治愈的先天性疾病。干细胞治疗的研究没有显示出长期获益，且可能有未知风险。知觉性弱视和明显屈光不正应到眼科治疗。某些患者可能需要手术矫正斜视。同时治疗内分泌异常。视障教师帮助任何年龄的 ONH 儿童优化视力。

（4）预后：严重的双侧 ONH 可能导致失明。

3. 视盘水肿

诊断要点和主要特点

- 视神经水肿是指视神经的异常肿胀，原因包括颅内压（ICP）升高、感染、炎症、缺血和浸润
- Papilledema 特指由于颅内压升高所致的视盘水肿

（1）发病机制：在视盘水肿的病因中，ICP 升高可由于原发因素［特发性颅内压升高（IIH）/ 脑假性肿瘤］或继发于其他明显的病变。次要原因包括颅内肿块、结构异常（Chiari 畸形、梗阻性脑积水）、血管原因（脑静脉窦血栓形成、急进性高血压）或药物引起。导致视盘水肿最常见药物是四环素类、维生素 A 衍生物、生长激素补充剂和皮质类固醇激素的使用或戒断。

IIH 又称为脑假性肿瘤，在脑实质结构和脑脊液成分正常情况下，是颅内高压的一个鲜为人知的原发因素。在儿童中，IIH 常分为青春期前组和青春期组。青春期组类似于成人，女性和肥胖高发。

并不是每个 ICP 升高的患者都会出现视盘水肿。推测是 ICP 传至视神经髓鞘处时轴浆流停滞导致视盘水肿。视神经管的解剖变异对某些个体可提供保护作用。此外，即使在 ICP 严重升高的情况下，萎缩的视神经也不肿胀。

（2）临床表现：ICP 的急性升高会导致头痛、耳鸣、恶心、呕吐和视力变化（短暂的视觉模糊）。患者可由于第六对脑神经（CN Ⅵ）麻痹而出现复视，这是由于 ICP 升高时脑干向下移位，使跨越岩脊并进入 Dorello’s 管的 CN Ⅵ受到牵拉所致。与成人相比，ICP 升高相关的 CN Ⅵ麻痹在儿童中更常见。畏光也是儿童 ICP 升高的特有症状，ICP 逐渐升高可能不会引起明显症状。对于 IIH，临床症状随年龄的变化而不同，年轻患者的症状通常不明显。视盘水肿可能在幼儿常规眼睛检查时偶然发现。

通过检眼镜可直接观察视神经，隆起的视盘表现为边缘模糊，扩张和迂曲的血管可能被视盘边缘周围的水肿所掩盖，神乳头中央充血。更严重的病例可能会出现出血。视神经的变化通常是双侧的，但可能是不对称的。

当发现视神经水肿时，寻找病因是很重要的。神经影像学首选脑增强MRI，不典型病例建议行MRV来排除静脉窦血栓。在继发性原因中，MRI显示明显异常。在IIH中，特征性MRI表现有空蝶鞍，垂体缩小，视神经弯曲，蛛网膜下腔增大，眼球后部扁平，视神经乳头凸向眼球内。这些异常不是ICP升高直接导致的，而是IIH患者的相关影像表现。当神经影像学排除肿块或结构异常时，可能需要行腰椎穿刺（LP）以降压和CSF分析。18岁以下非肥胖非镇静状态的儿童的ICP高于25cmH_2O，其他儿童的ICP高于28cmH_2O。

其他辅助检查包括光学相干断层扫描可显示增厚的视网膜神经纤维层，VF检查通常表现为生理盲点扩大。

（3）鉴别诊断：假性视盘水肿是视盘的一种正常变异，视盘隆起，边缘模糊，血管走行比例正常。假性水肿有时发生在远视眼个体。视盘玻璃膜疣是一种年龄相关的钙化而非细胞沉积，通常被误诊为视盘水肿。视神经水肿也可由感染和炎症引起。

（4）治疗：针对病因治疗。停药可缓解药物相关的视盘水肿。治疗脑静脉窦血栓形成需要抗凝和抗生素。对于IIH，常用的药物包括乙酰唑胺、托吡酯和呋塞米。对于患有IIH的肥胖个体，减肥和健康饮食有明显帮助。当非手术治疗失败或担心视神经受压迫时，手术治疗是必要的。手术可选择脑室腹腔或腹膜分流术和视神经鞘开窗术。

（5）并发症：视神经萎缩和视力丧失。

（6）预后：取决于潜在的病因，持续时间和控制增高的ICP情况。

4. 视神经炎

诊断要点和主要特点
● 与成人相比，儿童视神经炎（ON）多为双眼患病，多表现为视盘炎（儿童高达69%，成人33%），此前多有病毒感染，很少有眼球转动痛症状，但存在更严重的视力下降

（1）发病机制：儿童ON是一种异质性疾病，可单发（即感染后、特发性），也可伴发于广泛性炎症性中枢神经系统疾病或系统性红斑狼疮等潜在风湿病。可伴有ON的炎性CNS疾病包括急性播散性脑脊髓炎（ADEM）、MS和视神经脊髓炎（NMO）。

（2）临床表现：ON的基本特征有VA下降，色觉异常（明显的红色去饱和度），眼球转动痛和VF缺损。单侧患者可见APD。症状可能持续数小时到数天。球内段ON表现为视神经水肿（视盘炎）。尽管有视神经功能障碍的迹象和异常的MRI表现，但球后ON眼底可见正常视神经。

诊断检查包括LP、MRI、自身免疫和风湿病血清学检查及全面的眼科检查。头部/眼球增强MRI，可显示T_1加权成像上的视神经增厚，沿视神经或交叉的高亮T_2增强信号。高达36%的儿童ON患者最终临床或影像学被诊断为MS，MRI中脑白质病变和脑脊液（CSF）寡克隆区带阳性的儿童可能性较高（80%的MS儿童和15%的单相ON儿童），如MRI正常提示MS的可能性很低。

严重的双侧ON伴明显的视力下降，对类固醇激素反应差，存在下丘脑/脑干症状，或有视神经和脊髓纵向广泛病变，应进行水通道蛋白-4（AQP4）IgG（NMO IgG）的检测。有临床症状并且AQP4-IgG阳性，支持NMO。

血清髓鞘少突胶质糖蛋白（MOG）抗体与CNS脱髓鞘非MS亚组有关，常见于ADEM伴ON患者。ADEM最常见于年幼的儿童，表现为多灶性神经功能缺损的脑病。

（3）鉴别诊断：视盘炎，感染，肿瘤。

（4）并发症：VA下降，色觉异常，周边视力和对比敏感度下降。ON可能是疾病复发的第一表现，可导致眼部和全身残疾。

（5）治疗：小儿ON尚无临床试验研究，临床遵循视神经炎治疗试验（ONTT）的证据，其中口服类固醇激素后应用Ⅳ类固醇，比安慰剂或单纯口服类固醇激素组恢复更快。虽然治疗可能不会改变预后，但视觉症状的恢复可以从7周缩短到2周，这可能会防止儿童面临心理社会问题，包括需要弥补学校生活不便和其他后遗症导致的视觉障碍。难治性病例可考虑采用血浆置换或静脉注射免疫球蛋白治疗。

（6）预后：取决于潜在的疾病过程。尽管临床表现为严重的视觉缺陷，但大多数人的视觉恢复良好。

5. 视神经萎缩

诊断要点和主要特点
● 视神经萎缩是导致视神经原发或继发性损伤的多种疾病的病理终点

（1）临床表现：视神经萎缩最常见的原因是肿瘤，需及时评估和诊断。最近，围产期事件（妊娠期、生产时或产后即刻）正被发现，成为视神经萎缩的常见原因，如早产儿脑室出血或脑室周围白质改变引起的视神经萎缩。其他原因包括颅内结构异常（头盖骨增生，脑积水），球后视神经水肿或乳头炎，中毒，缺血和遗传原因（常染色体显性，常染色体隐性，X连锁和线粒体遗传）。神经影像学有助于诊断中枢神经系统异常。

检眼镜检查可见视盘呈奶油色或白色，并可有视杯，血管变细。患者可能没有视力下降主诉，但检查发现视力通常较差。如果视神经萎缩在婴儿时期出现，可有眼球震颤症状。

（2）并发症：视力下降，周边视力下降或中央暗点，对比敏感度下降。

（3）治疗：视神经萎缩不可逆。

（4）预后：取决于视神经萎缩的严重程度和相关的神经功能缺损。

十六、眼眶疾病

1. 眶周和眶蜂窝织炎

诊断要点和主要特点
● 视力下降，眼球运动受限，APD 提示眼眶蜂窝织炎

（1）发病机制：眼睑的筋膜与纤维眶隔相连，以隔离眼眶与眼睑，眶隔有助于降低眼睑感染进入眼眶的风险。眶隔前的感染称为眶隔前蜂窝织炎。眼眶蜂窝织炎是指眶隔后的感染，可能引起严重的并发症，如海绵窦血栓形成、脑脓肿、脑膜炎、败血症和视神经病变。

眶隔前（眶周）蜂窝织炎通常来自局部外源性感染，如眼睑的擦伤或昆虫叮咬或其他感染（睑腺炎、泪囊炎）。最常见的病原体为金黄色葡萄球菌和化脓性链球菌。眶隔前蜂窝织炎可发展为眼眶蜂窝织炎。

眼眶蜂窝织炎最常见的来源为鼻窦感染（最常见的是筛窦炎），因为 3 个鼻窦的壁构成了眼眶壁的一部分，感染可以通过破坏骨壁或丰富的吻合静脉系统蔓延。病原体为导致急性或慢性鼻窦炎的呼吸道菌群和厌氧菌。除此之外，咽峡链球菌是眶蜂窝织炎的一个新致病菌，并经常引起更严重的感染，使颅内或脊髓脓肿的概率增加，可能需要神经外科干预。

Rhino-orbital-cerebral 毛霉菌病是一种罕见但毁灭性的感染，由于免疫抑制和控制不良的糖尿病，可导致儿童失明和死亡。

（2）临床表现：儿童眶隔前蜂窝织炎表现为眼睑红肿、疼痛和轻度发热。视力，眼球运动，眼球本身多正常。

眶蜂窝织炎表现为眶征，即眼球突出、眼球运动受限、视力下降，并可有 APD。眼睛常有眼红和球结膜水肿。CT 有助于评估眼眶和鼻窦内感染的程度。

（3）鉴别诊断：严重的结膜炎可引起（通常是双侧）眼睑肿胀和发红，类似于眶隔前 / 眶蜂窝织炎。其他易混淆的疾病有原发或转移的眼眶肿瘤，眼眶假瘤（特发性眼眶炎症），眼眶异物伴继发感染。

（4）并发症：眼眶蜂窝织炎因为压迫性视神经病变可导致永久性视力丧失。眼球突出可引起角膜暴露、干燥和角膜溃疡。严重眼眶蜂窝织炎可导致海绵窦血栓形成、颅内蔓延、失明和死亡。

（5）治疗：眶隔前和眶蜂窝织炎的初步治疗是全身使用广谱抗生素，此后根据培养结果和临床应答而缩小范围。除了手术引流感染的鼻窦，可能还需要引流骨膜下脓肿，这是治疗的关键。手术指征是由于眼眶蜂窝织炎而导致 VA 下降，在应用Ⅳ类抗生素治疗 24 ～ 48h 后无改善，或者复查 CT 显示脓肿恶化。对于眼球突出、眼球运动受限、眼压升高和年龄大于 9 岁的患者更需要手术干预。

（6）预后：大多数患者经及时治疗预后良好。

2. 颅面发育障碍

诊断要点和主要特点
● 颅缝早闭和颅面骨发育障碍儿童常有斜视和眼畸形

（1）临床表现：与颅面骨发育障碍相关的眼部异常包括视力障碍、眼球突出、角膜暴露、眶距增宽症（双侧眼眶间骨性距离过度增宽）、斜视、弱视、眼睑缺损、视盘水肿、屈光不正和视神经萎缩。

（2）治疗：与颅面发育不良相关的眼眶和眼部异常通常需要多专业合作，治疗可能需要眼眶和斜视手术，眼科医生还需治疗弱视、屈光不正和暴露性角膜炎。

3. 眼眶肿瘤

诊断要点和主要特点
● 婴儿期最常见的良性肿瘤是毛细血管瘤，发生在出生后的前几周，具有自发消退的特点（图 16-25） ● 眼眶最常见的原发性恶性肿瘤是横纹肌肉瘤

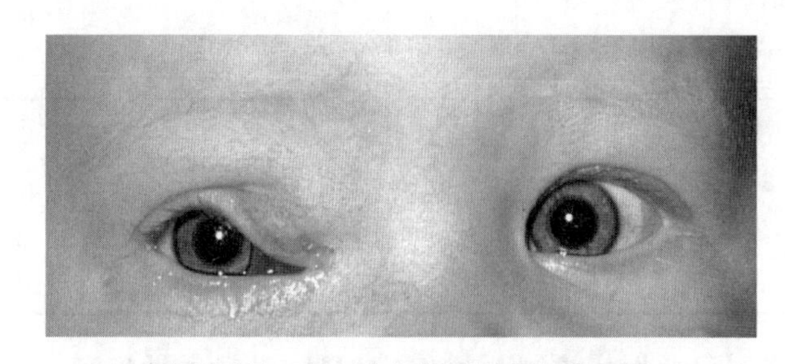

图 16-25 右上睑血管瘤引起上睑下垂

（1）临床表现：毛细血管瘤可位于眼睑浅部或眼眶深处，可引起上睑下垂（图 16-25）、屈光不正和弱视。更深的病变可能导致眼球突出。

眼眶皮样囊肿是一种良性的先天性眼眶迷芽瘤，大小不一，通常在眉毛和眶缘外上方偶然发现。肿块为中等硬度，囊壁完整，触诊时可移动。囊肿破裂可致严重的炎症反应。

眼眶淋巴管瘤通常囊膜不完整，因上呼吸道感染而逐渐增大，并且容易出血。眼眶的其他良性肿瘤有静脉畸形、丛状神经纤维瘤、畸胎瘤和骨、结缔组织和神经组织起源的肿瘤。

眼眶横纹肌肉瘤（参见第31章）生长迅速，压迫眼球。平均发病年龄为6～7岁。肿瘤初期常被误认为是由于轻微的创伤引起的眼眶肿胀，或类似眼眶蜂窝织炎。

转移到眼眶的肿瘤中神经母细胞瘤最常见。患者可能表现为眼球突出、眶周瘀斑（熊猫眼）、霍纳综合征或视性眼阵挛（跳舞眼）。尤因肉瘤、白血病、Burkitt淋巴瘤及朗格汉斯细胞组织细胞增生症均可累及眼眶。

对视力、眼球运动、眼睑和眼眶的检查常显示弱视、眼睑移位、斜视和眼球突出。眼眶肿瘤的位置和大小需要CT或MRI的神经影像。

（2）鉴别诊断：眼眶假瘤（特发性眼眶炎症）和眶蜂窝织炎。

（3）治疗：大多数毛细血管瘤不需要治疗。局部和全身应用β受体阻滞剂治疗毛细血管瘤有效。如果病变面积太大导致弱视，则需治疗。诱发散光或弱视（或两者兼而有之）则需配镜和遮盖治疗。眼眶皮样瘤需手术切除。

横纹肌肉瘤的治疗方法包括放疗、化疗和手术。在迅速诊断和及时治疗下，眼眶横纹肌肉瘤的生存率接近90%。

转移性疾病需要由肿瘤学家治疗，可能需要化疗和放射治疗。

（4）预后：病因决定预后。

十七、眼球震颤

诊断要点和主要特点

- 眼球震颤是眼睛不自觉的节律性摆动。它可能是单侧的或双侧的，也可能是凝视依赖的
- 眼球震颤可由视力不良引起。由于视网膜上图像的过度运动，眼球震颤也会降低VA

1. *发病机制* 眼球震颤可分为婴儿眼球震颤（通常在出生后3～6个月出现）和获得性眼球震颤（年长后出现）。婴儿眼球震颤可为特发性，与视网膜疾病有关（如视网膜营养不良），由于低视力（如ONH、黄斑中心凹发育不良），或出生后由于视觉剥夺（如白内障）。黄斑中央凹发育不良可单发或与无虹膜、白化病和色盲有关。

眼球震颤也可能发生在眼部结构正常和中枢神经系统似乎发育正常的人群。婴儿眼球震颤综合征，又称先天性运动性眼球震颤，是一种病因不明的眼部疾病，在出生或婴儿早期发病。可能存在阳性家族史。隐性眼球震颤可出现在一只眼睛被遮挡时，也可在斜视患者中出现。获得性眼球震颤可由神经功能障碍、前庭功能障碍和药物毒性引起。

2. *临床表现* 评价眼球震颤时，检查者需注意眼球震颤的侧向性（单侧、双侧、不对称），平面性（水平、垂直、扭转），共轭性，振幅和频率。

眼球震颤源于低视力或中央凹发育不全时，可能表现为缓慢的“摆动性”眼球震颤。婴儿眼球震颤综合征的特点是水平的，单平面的眼球震颤，因固视而强度增加，因集合和休止眼位（震颤幅度最小）而降低。儿童可能有一个代偿头位，以保持他们的视线在休止眼位。他们可能有交叉（内斜视），因为眼球震颤阻塞综合征，由于集合致眼球震颤减弱。婴儿时期即有眼球震颤的儿童没有视觉振荡（视觉感知振荡）。视觉性眼球震颤与鞍上肿块有关（即颅咽管瘤）。

点头痉挛是一种随时间推移逐渐缓解的良性疾病，表现为快速的、轻微的、不对称的眼球震颤，经常发生在头部上下摆动和斜颈时。临床表现上，点头痉挛引发的眼球震颤与由于视神经通路胶质瘤所致的眼球震颤很难区分。有必要行脑、眼MRI或增强扫描，以确定眼球震颤是否是由于中枢神经系统疾病。

当眼球震颤是单侧或不对称时或者获得性眼球震颤应行神经影像学检查，并怀疑神经系统疾病。如果神经成像正常，做视网膜电图可排除视网膜病变导致的眼球震颤。

3. *鉴别诊断* 斜视性眼阵挛（混乱的双眼球窜动），随意眼球运动（自主运动不能持久）。

4. *治疗* 潜在的眼部或中枢神经系统疾病。眼科医生可以通过纠正明显的屈光不正和斜视来优化视力。视功能取决于眼球震颤的原因。一些患者可能受益于眼外肌手术和隐形眼镜。

5. *预后* 大多数受累个体视力较差，但点头痉挛通常会随着时间的推移而改善。

十八、弱视

诊断要点和主要特点

- 弱视是在视觉发育的关键早期，由于异常视觉经验或刺激不充分引起的单眼或双眼VA下降
- 弱视被定义为两只眼的最佳矫正VA在视力表上的差异超过两行

1. *发病机制* 弱视按其病因分类。单眼弱视有2个主要原因：斜视（眼睛偏斜后引起异常的双眼相互作用和非主视眼弱视）和屈光参差（两眼屈光不正导致一只眼视觉输入不良）。双眼弱视可发生在高度屈光不正（高度远视、近视或散光）。弱视也偶尔因器质性病变引起，如白内障、角膜混浊、上睑下垂或玻璃体积血，这种典型被称为形觉剥夺性弱视，虽最不常见，

但最难治疗。儿童弱视也可因混合或综合机制导致。

正常的双眼发育逐渐完善单眼 VA，立体视觉（3D 视觉），以及双眼融合。视力发展的早期关键阶段被认为是在 8 岁左右结束的。弱视个体不仅 VA 降低了，而且对比敏感度、立体感和固视稳定性也下降，出现“拥挤”现象，难以识别被“杂乱”视觉包围的形状。

2. *预防* 如果怀疑弱视，需行视力筛查和转诊到专业眼科。

3. *临床表现* 弱视筛查应是定期儿童健康检查的一部分。弱视的唯一最佳筛选手段是检查 VA。无法配合 VA 评估的儿童，筛查先天因素，包括斜视、屈光间质混浊、Brückner 反射（瞳孔红光反射）异常和有儿童斜视、弱视或眼部疾病的家族史（见眼科检查相关章节）。

4. *治疗* 越早开始治疗，改善 VA 的概率越大。持续治疗直到弱视消退或至少 8 ~ 9 岁。解决屈光不正等先天因素。由于婴儿视觉神经系统的极端敏感性，先天性白内障和屈光间质混浊必须在出生后几周内诊断和治疗，必须开始视觉康复和弱视治疗，以促进视觉发展。

在消除弱视病因后，治疗的重点是通过对优势视眼的间歇遮盖（眼罩）来增加对弱视眼的刺激。其他治疗方式包括用睫状肌麻痹滴眼液（阿托品），镜片和压抑膜来“雾视”优势眼。

5. *预后* 取决于治疗的依从性和弱视的原因。

十九、斜视

诊断要点和主要特点

- 斜视是指眼睛错位
- 其在儿童时期的患病率为 2% ~ 3%
- 斜视分类可按偏离方向（内斜视、外斜视、上斜视、下斜视）及其频率（恒定或间歇性）
- 斜视可导致或来源于弱视

1. *内斜视（斗鸡眼）*

诊断要点和主要特点

- 假性内斜视可能是由于明显的眼球内陷和宽鼻梁，给人以眼位交叉的外观，实际上是正位的
- 内斜视是眼睛偏向鼻子，可能单眼或双眼

（1）发病机制：原发婴幼儿型内斜视（又称先天性内斜视）出生后一年内发病，眼睛向鼻侧偏斜明显。最常见的获得性内斜视类型是调节性（图 16-26），发病年龄一般在 2 ~ 5 岁。斜视度和恒定性是可变的，并且常伴有弱视。屈光调节性内斜视与高度远视有关。另一种类型中，斜视度看近比看远大（高 AC/A 调节性内斜视）。这种类型的内隐斜常伴有低度屈光不正。

内斜视可与某些综合征有关。在 Möbius 综合征（先天性双侧面瘫）中，第六对脑神经麻痹引起内斜视与第七对和第十二对脑神经麻痹和肢体畸形有关。Duane 眼球后退综合征可影响内直肌或外侧直肌（或两者兼而有之）。它可能是一个孤立的缺陷，也可能与多种全身缺陷（如 Goldenhar 综合征）有关。Duane 眼球后退综合征通常被误诊为第六脑神经（外展）麻痹，常左眼发病，但双眼均可受累，女孩多发。

在 5 岁以后，任何近期发病的内斜视都应先怀疑中枢神经系统疾病。颅内肿块、脑积水、脱髓鞘疾病和 IIH 是展神经麻痹的原因，患者可表现为内斜视和复视，常见视盘水肿但并不总是伴着 ICP 增加。

展神经除了易受 ICP 升高的影响外，它还容易受到感染和炎症的影响。中耳炎和 Gradenigo 综合征（岩骨炎症性疾病）可引起第六对脑神经麻痹，偶可见于偏头痛和糖尿病的儿童。

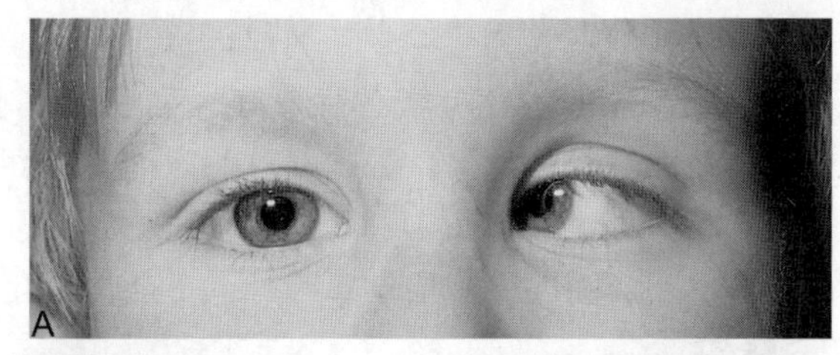

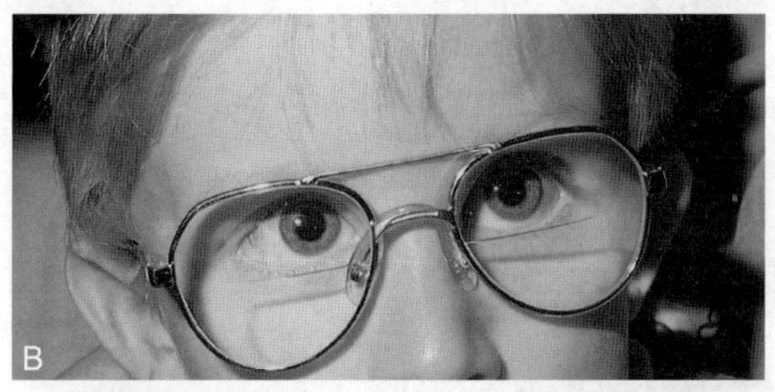

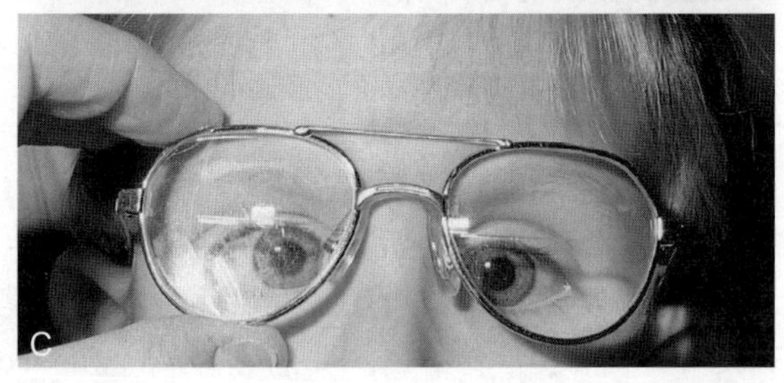

图 16-26 调节性内斜视

A. 没戴眼镜，内斜视；B. 戴眼镜，视远处眼位正；C. 视近处用双焦校正

（2）临床表现：观察角膜映光，是判断眼睛是否正位的准确手段，并且是区分真性和假性内斜视的好办法。如果存在斜视，角膜反光点将不会在一只或两只眼睛中心。观察眼睛的运动可以揭示眼球在某个眼位是否存在运动受限。患有单侧麻痹或限制性内斜视

的儿童可能会出现面部转向受累眼以保持双眼视。面部朝向是一种代偿，以保持双眼远离麻痹肌肉的作用方向。当孩子固视在一个近和（或）远的目标上时，交替遮盖法将观察到向偏斜的反方向移动固视。眼球运动，睫状肌麻痹性屈光检查，以及散瞳检眼镜检查是确定内斜视病因所必需的。一些儿童需要影像学检查和神经学咨询。

（3）并发症：弱视和立体感 / 深度觉差。

（4）治疗：外科手术是治疗原发婴幼儿型内斜视的主要手段，手术通常在 6 个月至 2 岁进行，以获得最佳效果。调节性内斜视的治疗包括配镜有或没有双焦点透镜、弱视治疗，以及必要时手术治疗。潜在的神经系统疾病应转诊给专科进一步处理。

（5）预后：通常良好。

2. 外斜视（眼球散开，眼球漂移）

诊断要点和主要特点
● 外斜视是表现为眼睛分开的一种斜视（图 16-27）
● 外斜视可能是间歇性的或恒定的，涉及单眼或双眼

（1）临床表现：眼睛向耳朵偏斜大多数早期呈间歇性的，常发生在 2 岁以后（图 16-27）。先天性（婴儿）外斜视在健康的婴儿中非常罕见。早发型外斜视可能发生在存在严重神经系统问题的婴儿和儿童中。所有患有恒定的先天性外斜视的儿童都需要 CNS 神经成像。

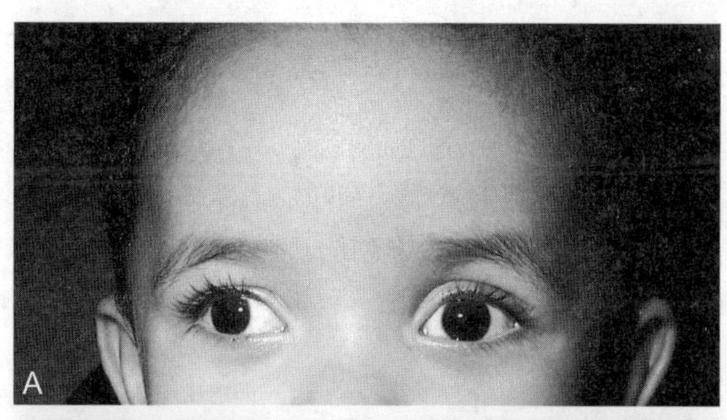

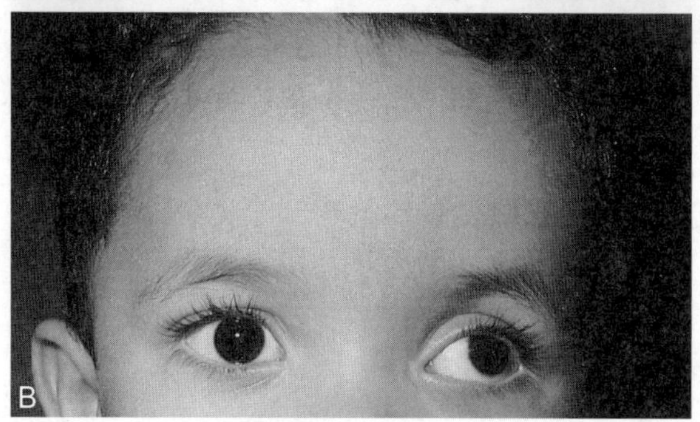

图 16-27　外斜视

A. 左眼固视；B. 右眼固视

角膜映光法可见斜视眼的反光点向鼻侧移位。遮盖 - 去遮盖或交替遮盖试验将显示外斜视眼球向内（向鼻子）移动。

集合不足是一种特殊类型的外斜视，其视近斜视度大于视远。表现为集合能力差（当观察一个近目标时，眼球集合或内转）。常见症状包括弱视、双眼复视或视近时视物模糊。

（2）并发症：立体感 / 深度觉差。与内斜视相比，弱视在外斜视中不常见，但可发生在单眼或控制不良的外斜视中。

（3）治疗：外斜视的治疗包括观察、配眼镜和（或）手术。间歇性外斜视手术的适应证包括斜视不可控制正位、大角度斜视和立体视恶化。有强有力的证据表明，视轴矫正训练可以改善集合不足型的症状和体征，经典的练习有笔尖训练，可以在家或办公室进行。还有其他基于计算机的练习可以帮助减少集合不足的症状。由于缺乏科学证据，所有其他类型斜视的视力练习或治疗没有得到儿科眼科医生的认可。

（4）预后：一般都不错。

二十、婴儿和儿童中无法解释的视力下降

诊断要点和主要特点
● 婴儿和儿童的失明通常是由视网膜营养不良、视神经疾病或严重的中枢神经系统疾病引起的皮质视觉障碍

1. 发病机制　儿童视力差和失明的眼部原因可能是遗传性视网膜营养不良，如 Leber 先天性黑矇和视神经异常，包括 ONH 和萎缩。

大脑视觉障碍是眼睛检查结果不能完全解释并被认为是由于神经损伤导致的视觉障碍。皮质视觉障碍一词首先被用作一个总括术语来描述视觉过程的损伤，如 VA、对比敏感度和 VF。但由于损伤可能涉及的范围超过大脑的外皮质，因此后来采用了大脑视觉障碍一词。大脑视觉障碍可发生于广泛性脑损伤或视觉背侧和腹侧通路受损（较高的视觉过程）。围产期缺氧，外伤，颅内出血，脑室周围白质软化是引起皮质视觉障碍的一些原因。

2. 临床表现　患儿将无眼神交流，不能固视和跟踪视觉目标，并对视觉威胁没有反应。常见游走或摆动的眼球运动和眼球震颤。在一些低视力婴儿可以看到戳眼伤。

转诊至眼科医生是为了确定低视力的病因。可能需要行如视网膜电图和视觉诱发电位检查以辅助诊断。对大脑影像学研究、遗传学和神经学咨询可能是有用的。

3. 鉴别诊断　视觉成熟迟缓（是由于眼部和神经疾病导致的视力丧失）。

4. 治疗　低视力辅助增强残余视力，所使用的设

备包括远近均适用的放大镜、闭路电视和大印刷阅读材料。视力康复专家和支持小组可以帮助教育患儿及其家人如何使用好这些设备。基因治疗 Leber 先天性黑矇的临床试验正在进行中。

5. *预后* 视力很差。

二十一、学习障碍和读写困难

诊断要点和主要特点

- 学习障碍和读写困难导致阅读理解和写作能力差
- 孩子们经常主诉眼睛疲劳、头痛和阅读困难

1. *临床表现* 对学习障碍和读写困难儿童的评估应包括眼科检查，以明确可能导致学习表现不佳的任何眼部疾病。大多数学习困难的儿童在眼科检查方面没有明显的问题。

2. *治疗* AAP、AAPOS 和 AAO 建议采用多学科方法评估和治疗学习障碍儿童。根据联合 AAP 报告，没有科学证据支持以下说法：视觉训练、肌肉锻炼、眼部追踪和跟踪练习、行为 / 知觉视觉治疗、“训练”眼镜、棱镜、彩色镜片和压抑膜是治疗学习障碍、读写困难和斜视的有效方法。没有证据表明，参与视力治疗的儿童比不参与的儿童对教育教学反应更好。

（译者：孙雅彬　校稿：孙雅彬）

第 17 章 口腔医学与牙科学疾病

Roopa P. Gandhi, BDS, MSD；Chaitanya P. Puranik, BDS, MS；MDentSci, PhD；Anne Wilson, DDS, MS；Katherine L. Chin, DDS, MS

一、儿科口腔医疗

1. *家庭口腔医疗的概念* 在婴幼儿期间就建立起完备的家庭口腔医疗体系，可以为促进口腔健康发育、预防口腔疾病（如儿童早期龋齿）打下坚实的基础。类似于美国儿科学会的家庭医疗概念，美国儿童牙科学会将家庭口腔医疗定义为“牙医与患者间的一种持续关系，以及以全面、连续、协同合作、以家庭为中心的方式提供的一切与口腔健康相关的诊疗”。通过患者、家长、牙医、口腔专科人员、非口腔专科人员间的互动,家庭口腔医疗可以涵盖口腔医疗的方方面面。当涵盖的人群有着明确参加医院，并通过协作，对患儿的口腔健康影响因素进行积极的了解和干预时，我们就认为已经形成了家庭口腔医疗体系。

实现效果理想的口腔护理是家庭口腔医疗的一部分，它需要一名了解儿童口腔医学的牙医或一名儿科牙医（专精于婴幼儿口腔护理及更复杂的口腔诊治）与婴幼儿的主要看护人合作完成。

牙医与主要看护人可以基于对疾病易感性的评估，共同制订一个全面的口腔预防计划。与作为家庭医疗一部分的预防护理指南类似，在提供与年龄匹配的预防措施方面，儿童口腔预防计划能给予监护人充分的先期辅导。这些辅导涵盖口腔清洁练习、氟化物的重要性、饮食指南、牙外伤、家庭口腔医疗等多方面知识。在医生和牙医的日常随访中，发现并消除早期儿童龋齿的高危因素是先期辅导的重点。除专注于口腔预防外，家庭口腔医疗还能提供全面的、定期的、可应急的口腔医疗服务，必要时还可转诊至其他医疗机构。通过长期持续的口腔医疗服务，家庭和社会为牙科急症治疗所付出的时间成本和经济成本都能有所降低。

2. *产前和围产期因素及婴幼儿口腔护理* 在产前和围产期，医护人员的口腔健康促进宣教，能为婴幼儿母亲和其他家庭成员提供许多预防类信息。许多母亲实际上并没有意识到自己的口腔健康状况，可能会带来哪些潜在的不良后果，它可以影响全身健康，还会影响妊娠，甚至影响婴儿的健康。此外，母亲和（或）主要监护人的口腔健康知识、行为、态度也会影响到儿童的口腔健康情况。

婴幼儿的口腔护理是口腔预防医疗的基础。婴幼儿的口腔护理计划应做到：①与看护人一同建立维护口腔健康的目标；②告知看护人达成这些目标时，自己应扮演何种角色；③鼓励看护人积极学习和练习最佳的口腔预防护理技巧；④与看护人建立长期的口腔护理辅导关系。通过出牙、口腔卫生、饮食、氟化物、伤害预防、无营养吮吸习惯、日常口腔健康监测等多方面的先期辅导，这些目标能够不断得到强化。这种渐进的策略，能有效推动从疾病监测到口腔健康促进的全方面口腔护理。一般情况下，儿科医生会比牙科医护更早接触到新生儿和婴幼儿，这使得他们有机会及时发现和消除与早期儿童龋病相关的高危因素。因此，我们鼓励儿科医生在例行诊疗时加入患龋病风险评估及口腔健康先期辅导内容。通过分析多层面（个人、家庭、社区、社会环境）高危因素的相互作用，患龋病风险评估可以估计患者罹患龋病的可能性。患龋病风险评估表上列出了能够用于预测 0 ～ 3 岁婴幼儿龋病发展情况的风险指标，可供美国儿童牙科学会和美国儿科学会的内科医生及其他非牙科类医护参考。6 个月时，每名婴儿都应由儿科医生进行患龋风险评估；由于随着年龄增长，患龋风险也在增加，因此对于 3 岁以上幼儿，我们推荐将儿科医生和其他非牙科医护提供的先期口腔辅导作为日常儿科诊疗的一部分。

二、儿童的口腔检查

1. *检查体位* 对于 3 岁以下的幼儿，膝对膝体位可以让医生在保障幼儿舒适和安全的情况下完成口腔检查（图 17-1）。家长面对医生坐下，两人膝盖触碰在一起或紧密交叉，从而形成一个检查平台。之后幼儿面对家长躺下至大腿上，双腿盘于家长腰部，头部枕在医生腿部的枕头上以便于检查。事前需指导家长学会使用手和肘部来分别保持孩子的手臂和腿部稳定。许多健康儿童在检查过程中会哭，这是一种正常反应，有助于更好地看清口腔内情况。对于年龄更大、更容易配合的儿童，可以在牙椅上进行口腔检查。牙椅放倒后，患者躺下呈仰卧位，依据不同身高，可以酌情在腿下垫枕头以提供支撑。

检查时，临床医生需评估口外组织情况、口内软/硬组织情况及口腔清洁情况。

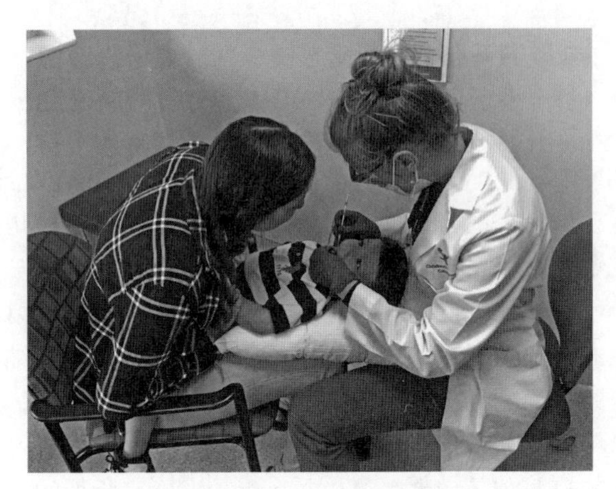

图 17-1 膝对膝体位

2. *口外检查* 包括面部对称性评估，仅需将一根牙线横跨过患者面部中线，就能轻松完成这项检查。评估时，需要将面部分为三部分，面部上 1/3 从发际线到眉间，中 1/3 从眉间到鼻底（鼻中隔下点），下 1/3 从鼻底到颏部，这三部分的长度是相同或近似的。在检查中发现的一些异常情况（如颏部肌肉拉伤），往往与骨骼问题或正畸方面的问题相关。颌下腺及淋巴结也需进行触诊，以判断有无增大或疼痛。进行颞下颌关节（TMJ）检查时，需要观察活动度，以及开闭口时有无偏转。此外，耳前区域也需进行触诊，以明确有无预示着潜在问题的关节弹响。

3. *口腔内软组织检查* 普通新生儿的口腔内有完好的、光滑的、湿润的、有光泽的黏膜（图 17-2）。牙槽嵴连续且较为平坦。牙槽骨内有多枚牙胚，出生时多为乳牙牙胚。新生儿矢状和垂直向的上下颌关系是不同的，牙齿萌出前会呈现生理性的开殆。此外，由于下颌骨较小且轻微后缩，新生儿口腔更偏向于三角形，内部空间较小且由舌填满。腹中胎儿为了顺利通过产道，形成了这种假性小颌畸形，在出生后往往就会逐渐自行恢复。

4. *系带* 在前中线区域可以看到小的上下颌唇系带（图 17-3），后方常可见小的副系带。有 25% 的儿童拥有较突出的上颌中线唇系带，随着发育和牙齿萌出会趋于缩小，并向上退缩。舌与口底通过舌系带连接（图 17-4，图 17-5），上唇则通过上唇系带，与上中切牙上方的牙龈相连。

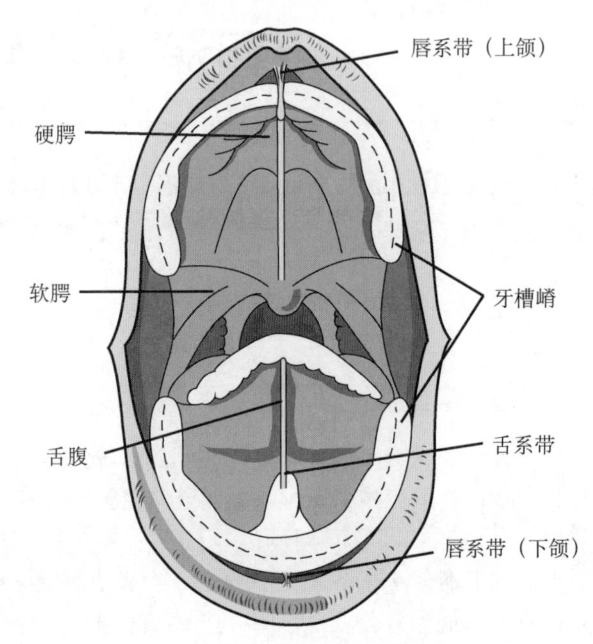

图 17-2 新生儿口腔的常规解剖

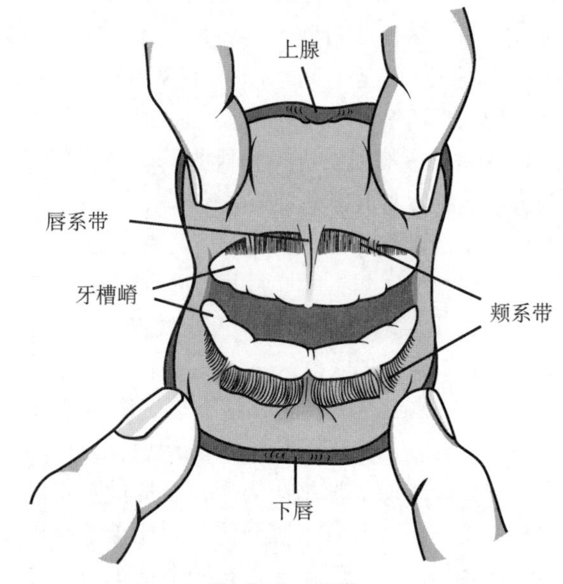

图 17-3 系带

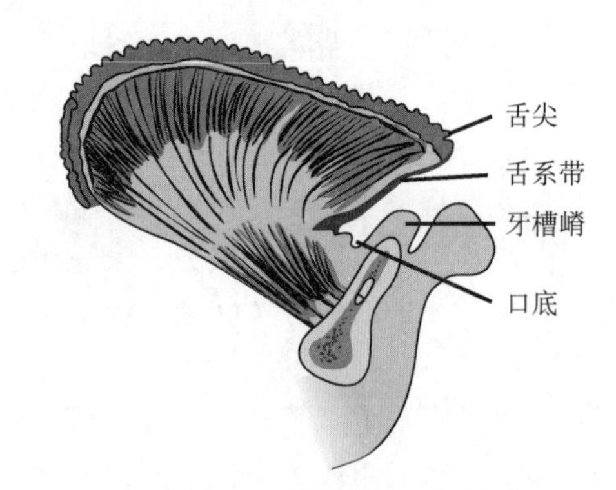

图 17-4 舌系带的正常位置

当舌系带过短时，附着部位会更接近舌尖或牙槽嵴高处（图 17-5），这时过紧的系带可能导致局部活动受限。一般来说，舌系带过短并不影响正常的生长发育，但会导致一些喂养方面的问题，如哺乳时疼痛或难以吸吮住乳头。患儿出生后尽早行舌系带松解术即可有效解决这些问题，对于母乳喂养的患儿来说，术后绝大部分的喂养效果均有改善。由于没有证据表明能减轻母乳喂养的困难，上唇系带松解术罕有应用。

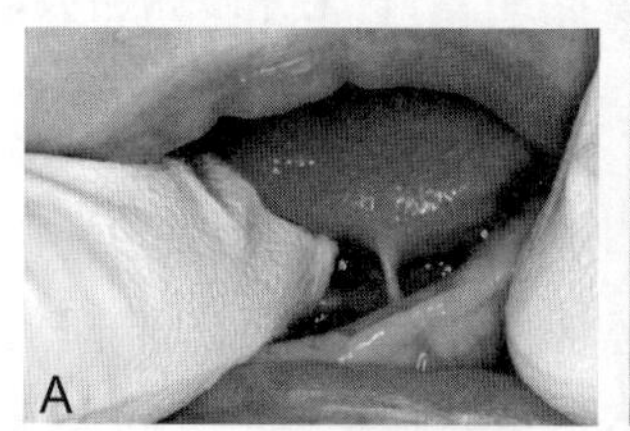

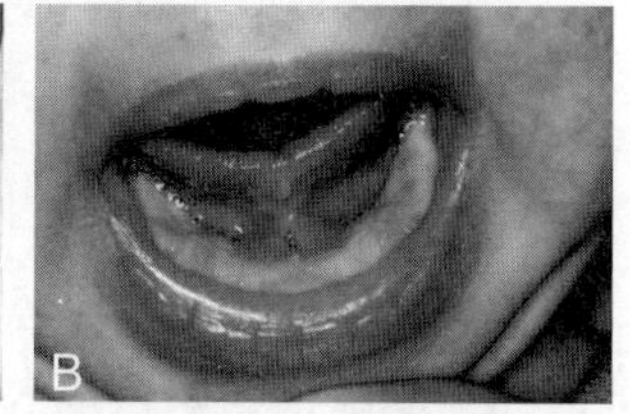

图 17-5　舌系带过短（短舌）的 6 周龄婴儿

A. 手术前；B. 舌系带松解术后

5. *软组织的变异*　最常见的新生儿口腔软组织病变是新生儿囊肿，包括 Bohn 结节、Epstein 珍珠疹和牙板囊肿。Bohn 结节是牙槽嵴颊舌侧的黏液腺组织残余。Epstein 珍珠疹是胎儿早期发育时，腭融合阶段的上皮组织残余，出现于腭中缝。牙板囊肿是牙板的残余，多发于牙槽黏膜。这些囊肿均为 1 ～ 3mm 的结节，光滑，无触痛，呈白色、灰色或黄色，呈自限性，多数在出生后 3 个月内自行消退。

6. *口腔内硬组织*　牙槽骨的发育与牙胚发育、乳牙恒牙萌出密切相关。牙槽骨包绕着发育中的牙胚，并通过牙周韧带的附着对牙给予支持作用。刚出生时牙槽嵴一般呈马蹄形，上下牙槽嵴的最后端相互接触。随着之后牙齿的萌出，上下牙槽嵴将不再接触。

胎儿在子宫内发育至约 14 周时，乳牙硬组织开始形成，20 颗乳牙的钙化程度不尽相同，出生时第一恒磨牙的牙釉质部分开始形成。总的来说，出生后约 7 个月时乳牙开始萌出，但也有部分婴儿早在 3 ～ 4 月龄时乳牙就开始萌出，也有一部分会推迟至 12 ～ 16 月龄的时候。一般情况下，在 30 ～ 36 月龄时乳牙列萌出完成（20 颗乳牙）。萌出的顺序可能会有一定变动，但大体趋势为前牙较后牙萌出早，下颌牙比上颌的对应乳牙萌出早。

在 6 ～ 7 岁时，第一恒磨牙将于第二乳磨牙的远中方向萌出。这一发育阶段乳牙和恒牙同时存在，被称为混合牙列。第一恒磨牙萌出后，恒牙中的下颌中切牙也会萌出，替换对应的乳中切牙，这也是最早脱落的乳牙。儿童的乳牙不断脱落、被对应恒牙替换，这一过程一般要持续到 12 岁左右，上颌乳尖牙通常是最后脱落的乳牙。几乎在同一时刻，第二恒磨牙萌出，随后第三恒磨牙在青春期开始发育，也就是俗称的“智齿”。患者所有恒牙萌出时（第三恒磨牙除外），即称为年轻恒牙列。

7. *牙齿的编号系统*　能让临床医生在探讨患者牙齿情况时更高效和明确。在美国，临床上使用通用编号系统（图 17-6），大写字母 A ～ T 用于描述乳牙牙位，数字 1 ～ 32 则用于描述恒牙牙位。编号从右上方最后的牙开始，沿着牙列直至左上方。命名下牙时，从左下方最后的牙开始，沿着牙列一直命名至右下方。

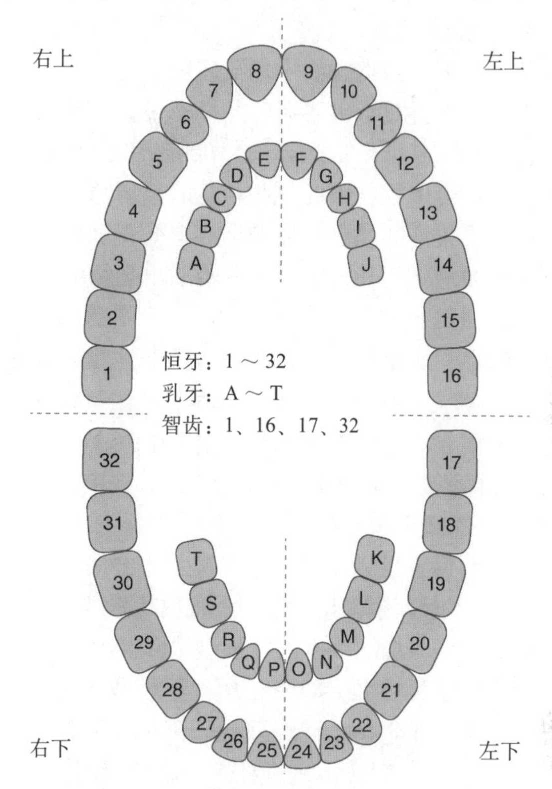

图 17-6　乳牙列和恒牙列的通用编号系统

8. *硬组织的变异*　牙齿硬组织的潜在变异包含乳牙和恒牙在数量、尺寸上的变异。当一枚或多枚额外的牙齿出现时，我们称之为多生牙。如果多生牙出现在上颌切牙中线区域，我们也可以称之为额外牙。这类牙我们一般建议拔除，尤其是当它妨碍邻近的恒切牙萌出时。

牙齿发育不全罕见于乳牙，但恒牙有 5% 的发生概率。根据缺失牙的数量，一般称为缺牙症（缺失牙少于 6 颗）或缺牙畸形（缺失牙多于 6 颗）。最常见的缺失恒牙为第三磨牙，之后是下颌第二前磨牙和上颌侧切牙。牙齿发育不全由若干独立的缺陷基因导致，这些缺陷基因可以独立表达，或与其他基因共同表达。患者可能仅有牙齿发育不全，但临床常见牙齿发育不全合并唇裂 / 腭裂的患者，还有包含外胚层增生不良症在内的超过 200 种综合征的临床表现包含牙齿发育不全。

牙齿尺寸的小幅变异很常见。过大牙是指牙齿异常增大，而过小牙则是指牙齿较普通情况缩小。除牙齿形状和数目的异常外，牙釉质和牙本质等牙齿硬组织也有可能出现结构异常（如牙釉质发育不全或牙本质发育不全）。

9. *萌出症状* 牙齿萌出或换牙可能导致许多症状，不过在这期间出现的发热、上呼吸道感染或全身性疾病与牙齿的萌出并无关联。不针对其他可能的病因进行彻底临床检查，就将发热归因于出牙，可能会导致严重的误诊漏诊。

出牙期疼痛的常规治疗包括使用非处方的出牙期凝胶或漱口液。对于出牙期的儿童来说，这些药物的主要成分苯佐卡因有极低概率会导致高铁血红蛋白病。由于配方不含苯佐卡因，一些常规的镇痛药，如对乙酰氨基酚或布洛芬，会更加安全和有效。虽然只能起分散注意力的作用，但咀嚼一些辅助出牙物品也对患者有益。

临床中，偶尔可见正在萌出的牙上方覆盖着肿胀的牙槽黏膜，无明显自觉症状，局部呈红色至紫色，圆形，隆起，表面光滑。这些萌出性囊肿 / 血肿在牙齿萌出后往往自行消退，因此绝大多数情况下无须治疗。

10. *病理性牙齿萌出*

（1）新生儿出牙：诞生牙为新生儿出生时就已有的牙齿，新生牙则为出生后一个月内即萌出的牙齿，它们均属罕见情况（发生率约为 1 ： 3000）。这类早萌牙齿中，绝大多数（85%）为下颌乳切牙。这时应拍摄 X 线片，以明确牙齿是正常牙还是多生牙（占 10%）。这类牙一般可不进行处置，若牙齿为多生牙、松动牙或牙齿结构不良，则应当拔除。其他拔除诞生牙的适应证包括哺乳困难，以及尖锐的切缘导致婴儿舌腹划伤（小儿舌系带肉芽肿）。

（2）牙齿迟萌：乳牙早失可以导致下方恒牙萌出提前或推迟。若乳牙在正常脱落期之前 6 ～ 9 个月缺失，恒牙萌出将提前，但如果乳牙早在正常脱落期前超过 1 年即缺失，通常会导致对应恒牙迟萌。乳牙缺失常导致邻牙向缺牙区倾斜或移位，从而挤占原本下方恒牙的萌出空间。及时在缺牙区佩戴间隙保持器可以有效预防这一问题。

其他推迟或阻止牙齿萌出的局部因素包括多生牙、囊肿、牙源性肿瘤、乳牙滞留、乳牙与牙槽骨粘连和阻生牙。广泛的牙齿迟萌可能与全身发育迟缓、内分泌疾病及其他全身性疾病相关。

（3）异位萌出：牙弓空间不足可能导致恒牙萌出的位置异常，并进一步导致邻近的乳牙牙根产生无痛性吸收。这一情况绝大多数发生在上颌第一恒磨牙。

下颌切牙偶尔会舌向异位萌出，从而导致乳切牙滞留，形成“双排牙”。如果对应乳牙仍较稳固，牙医需及时拔除，以便恒牙位移至合适位置。

（4）阻生牙：恒牙萌出受阻碍时，称为牙齿阻生。阻生多因牙列拥挤所致，但乳牙滞留或多生牙也可能导致阻生。牙列发育时，阻生比例最高的是上颌恒切牙和恒尖牙，一般通过早期拔除对应乳牙或邻近乳牙，即可帮助其正常萌出、排入牙列。如果上述治疗方法无效，还可以行外科手术暴露阻生牙，再使用正畸手段，将其排入牙列。

三、龋病

龋病是美国儿童最常见的慢性疾病，也是美国儿童医疗需求最高、缺口最大的疾病。作为一种和贫穷紧密相关的疾病，在低收入家庭中，有近 80% 的儿童和青少年受龋病影响。

早期儿童龋病（ECC） 又称婴幼儿“喂养龋”或“奶瓶龋”是一种快速进展的龋病，乳牙萌出后不久，其光滑面上就可能开始出现早期儿童龋病。根据美国儿科牙科学会（the American Academy of Pediatric Dentistry，AAPD）的定义，ECC 为“6 岁以下儿童在任何乳牙上出现的一个或以上的龋（d）、失（m）、补（f）、牙面（s）”。早期儿童龋病多发于上切牙，但其他乳牙亦可能患龋病。预防措施的缺失、不良的喂养习惯都会使儿童有较高的风险罹患 ECC。

3 岁以下儿童出现任何光滑牙面龋，均被称为重度 ECC（severe ECC，S-ECC）。3 ～ 5 岁时，上前牙的缺失补牙面评分达到 1 分或以上，或全口缺失补牙面评分达到 4 分或以上，也应诊断为 S-ECC。罹患 S-ECC 的儿童新发龋病的风险更高，也更容易由于严重的现有龋损而导致更频繁地住院、急诊就诊和缺课。罹患 S-ECC 的儿童还会出现身高和体重增长速度偏慢，口腔健康相关的生活质量下降等问题。所有儿童均有罹患 S-ECC 的风险，但母亲经济地位和文化程度较低、又常吃甜食的儿童，患病率是一般儿童的 32 倍。

（1）发病机制：龋病的发展需要 4 个因素相互作用。①宿主（口腔环境内的牙齿）；②适当的食物结构（可发酵碳水化合物）；③附着在牙上的致龋微生物；④时间，主要指暴露在可发酵碳水化合物中的频率，以及暴露在酸性环境下的时长。与龋病发生相关的主要是变形链球菌（MS）和远缘链球菌。嗜酸乳杆菌和干酪乳杆菌也和龋病的进展相关。MS 多由母亲传播给儿童，幼儿的“感染窗口期”一般为 19 ～ 30 个月，但早在 3 个月时，MS 就可以开始定植。早期定植也意味着患龋病的风险增加。

牙菌斑是一种包含产酸细菌、紧贴牙釉质、在牙表面黏着的生物膜。当细菌代谢蔗糖时，会产生乳酸溶解牙釉质里的磷酸钙。pH 低于 5.5 时，牙釉质会开始脱矿，这也是龋病发生的第一步。唾液的流量和缓冲能力会对脱矿产生很大影响。随着唾液中钙、磷酸盐和氟化物的再沉积，牙釉质和牙本质的脱矿过程可趋于停止，甚至被逆转。

如果龋病继续进展，龋损将穿透牙釉质，进入牙本质并逼近牙髓。这会造成牙髓内的血管扩张、炎性细胞渗入（牙髓炎），导致牙痛。如果依旧未得到治疗，牙髓将被龋损侵犯，导致更多的炎症细胞侵入，最终形成小的牙髓脓肿。一旦牙根部的牙髓坏死，就会开始出现根尖周脓肿（图 17-7），这时通常会出现剧烈疼痛、发热和肿胀。

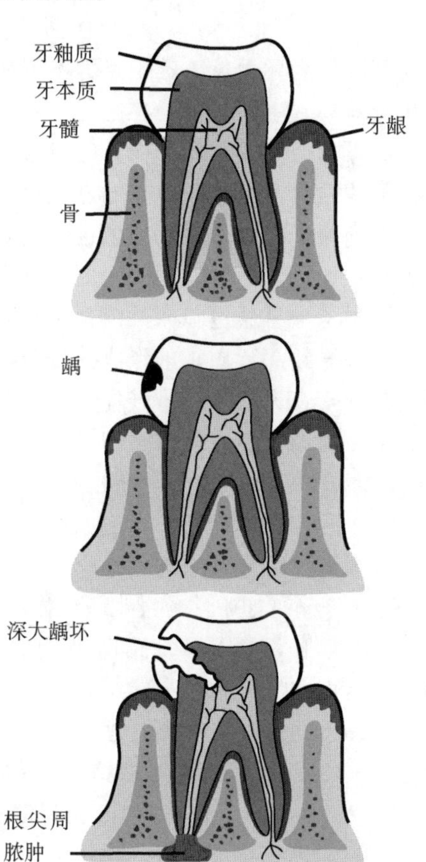

图 17-7 牙体解剖和龋病进展

（2）龋病的预防：由于婴儿出生时，看护人对提供家庭医疗服务、进行健康儿童随访的意愿比家庭口腔医疗更强，诊所也就有机会提供相应的牙科预防服务。这类预防服务包含牙科筛查、患龋病的风险评估、看护人对儿童口腔健康方面的咨询，以及推荐牙医提供家庭口腔医疗服务和相应的随访。

预防龋病必须要恢复病理因素和保护因素的微妙平衡。病理因素包括易感人群、致龋菌、氟化物使用不足，以及可发酵的碳水化合物。目前研究最充分的保护因素则包括氟化物的使用、糖类替代物（木糖醇）和刷牙的频率。在这些之中，只有通过局部或系统性摄取（食物、饮料、饮水、口腔护理产品）的氟化物能够提供稳定的保护作用。

（3）膳食指南：龋病需要频繁暴露于可发酵碳水化合物，因此不良的喂养习惯会增加龋病进展的风险。婴儿哺乳时，包括睡前不喝奶、仅喂食清水在内的正确膳食行为可以降低患龋病的风险。在婴幼儿 12 ～ 18 月龄时应当逐渐停用奶瓶，鼓励其使用无盖的杯子饮水（而非无泄漏训练杯）。应避免婴幼儿饮用苏打水、100% 纯果汁和固体饮料。

饮食咨询应遵循 WHO 的饮食推荐标准，每餐的游离糖占总能量摄入的比例低于 10%，最好能低于 5%。被认为有抗龋作用的食物通常富含脂肪、蛋白质和矿物质，如牛奶和奶酪就含有钙质和磷酸盐。

（4）口腔清洁：出生后不久，看护人就应每日使用潮湿的软布对婴儿进行口内清洁。由于龋病的形成与牙面的生物膜累积相关，乳牙萌出后，更必须每日认真进行口腔清洁，尤其是对于有高患龋风险的婴幼儿。由于 8 岁之前的儿童手部灵巧度较缺乏，看护人除对其使用牙线外，如果牙间隙过小还需要为其刷牙。如果不使用含氟牙膏，单纯通过刷牙将牙面的生物膜去除，对降低患龋率的贡献比较有限。因此，作为口腔日常清洁的一部分，我们推荐使用含氟牙膏来降低乳牙和恒牙患龋病的风险。此外，看护人还应学会掌握每次刷牙时的含氟牙膏用量，每次用“一丁点儿或米粒大小”（3 岁以下）或“豌豆大小的量”（3 ～ 6 岁）。每日刷牙 2 次、刷牙后不漱口或尽量少漱口，可以将含氟牙膏的效果最大化。在此基础上补充的氟化物用量，则要根据个人的患龋病的风险来确定。

（5）氟化物：局部性和全身性使用氟化物，是预防龋齿最有效的手段之一，这两种渠道均可以对萌出和未萌出牙的牙本质和牙釉质起效。局部应用氟化物可以干扰酶活性、抑制脱矿、增强再矿化能力，从而抑制细菌代谢。

全身性应用主要通过口服实现，如通过加入氟化物的饮用水、饮料、婴幼儿配方食品、预加工食品等。美国卫生和公众服务部要求在公共供水系统中添加 0.7ppm 的氟化物，这样既能预防龋齿，又能最大限度地降低患氟斑牙的风险。如果使用添加氟化物的饮用水冲调含氟化物的婴幼儿配方食品，一些以这些配方食品作为主要营养源的婴幼儿患氟斑牙的风险就会上升。

对于饮用水不含氟化物、患龋病的风险较高的儿童，补充氟化物能够降低他们患龋病的风险，效果大小与年龄、已有的其他氟化物摄入量有关。在人为补充氟化物之前，需要彻底评估此儿童的真实氟化物摄入总量，以避免出现氟斑牙。

1）为高危人群应用氟保护漆：内科医生通过在健康儿童巡访时应用氟保护漆，可以有效降低易感儿童患龋病的风险（ICD-10-CM Diagnosis Code Z29.3：Enco-unter for Prophylactic Fluoride Administration）。氟保护漆的树脂基质有一定黏性，这使其能让氟化物更持久地接触牙面。

在使用前，应对单次装的氟保护漆（0.3 ～ 0.5ml）进行搅拌，大管氟保护漆（5ml）则应揉捏内容物，使沉淀的氟化物充分溶解。前者效果更佳，因为多次使用的氟保护漆难以保障每次的有效性。氟保护漆的每次平均用量与萌出的牙数相关，婴幼儿为 0.1ml，学龄前儿童增加至 0.3ml。在使用小刷子涂布氟保护漆前，应当先使用纱布将牙齿擦干。在接触唾液后，氟保护漆快速变成暗黄色薄膜。在第 2 天早晨之前，看护者应避免为儿童刷牙或使用牙线，并仅提供软质食物，以保证牙釉质有充足的时间吸收氟化物。

2）其他的额外手段：作为一种预防龋病的额外手段，有许多种含木糖醇的产品在市面上销售（如口香糖、薄荷糖、棒棒糖、咀嚼片、漱口水等）。细菌无法代谢这种五碳糖醇，因此木糖醇被认为是一种不会导致龋病的糖类代用品。然而最近的系统性综述显示，含有木糖醇的产品，在降低患龋风险方面的证据有限。

（6）龋病的治疗：龋病一般通过口腔检查中的视诊和探诊来诊断，牙齿的邻面还需辅以 X 线检查。在牙菌斑下的初期龋损被称为釉白斑，是一种沿着牙龈龈缘或接近牙表面的白垩色脱钙区域。龋损则表现为在牙齿上有大小不一的点或洞，呈浅棕至深棕色。浅棕色意味着龋齿正快速进展，而静止龋则几乎呈黑色。

在龋病早期，牙齿可能会出现对甜食或温度变化敏感。去净腐质后，再使用充填材料填补早期缺损即可有效修复牙齿。当龋损进展至牙髓时，炎症和疼痛感都会加重，当牙髓彻底坏死时，就必须选择根管治疗（牙髓摘除术）或拔除患牙。出现蜂窝织炎时，首选疗法为拔除患牙和抗感染治疗。

补牙时，首选的填充材料包括银汞合金、复合树脂、玻璃离子水门汀。对于严重龋坏和（或）牙髓被累及的乳磨牙，可以进行全冠修复，不锈钢预成冠或其他更新、更美观的全冠均可采用。

对于那些使用镇静或全身麻醉时，发病或死亡的威胁甚于疗效的特定患者，可以考虑使用氟化银二胺，它能够减缓龋病的进展，甚至使其成为静止龋。使用药剂后，经治牙的龋损部位将形成灰黑色的斑点。

四、牙周病

牙周病是破坏牙齿支持结构（牙槽骨、牙龈、牙周韧带，图 17-8）的一组疾病。牙菌斑和细菌在龈沟聚积，导致牙齿附近牙周组织出现局部炎症。这一初期阶段的牙周病被称为菌斑性龈炎，在儿童和青少年中广泛发病。有约 1/2 的 5 岁儿童患有菌斑性龈炎，而青春期时的患病率接近 100%。牙龈炎是可逆的，在清除牙菌斑、改善口腔卫生后预后良好。

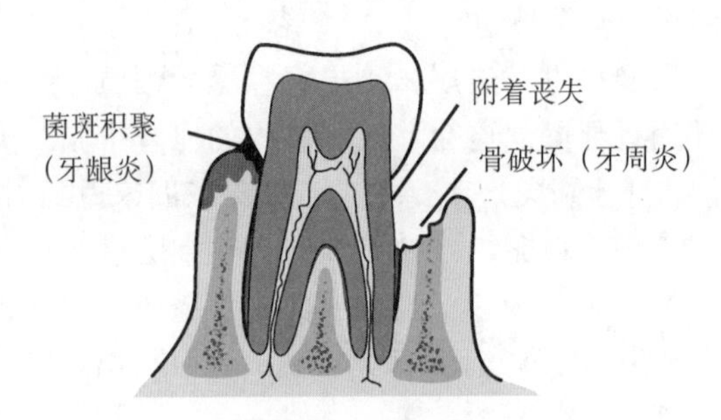

图 17-8　牙周病

牙龈炎可进展为牙周炎，其特点为不可逆的牙周附着丧失和骨破坏。中性粒细胞在趋化、吞噬、抗菌等方面的活性异常会增加罹患牙周炎的风险。伴放线杆菌与拟杆菌的结合，也和牙周炎的进程相关。如果口腔卫生未得到改善，局部致病因素也未消除，慢性牙周炎将进一步加重，导致广泛的牙周附着丧失。牙周炎处于早期时是最易通过临床治疗得到控制的，此时附着丧失还未导致深牙周袋的形成。侵袭性牙周炎会导致快速的附着丧失和牙槽骨破坏，以往被称为早发性牙周炎。牙周炎需要进行外科和非外科手段的联合治疗，进行机械性清洁，并应用抗生素。

医疗条件、青春期的激素水平变化、特定的用药、营养状况都会加重牙菌斑导致的炎症反应。此外，牙周炎还是一些血液病（如中性粒细胞减少症、白血病）和遗传性疾病（唐氏综合征、掌跖角化 - 牙周破坏综合征、小儿先天性白细胞颗粒异常综合征、磷酸酶过少症、白细胞黏附缺乏症）等全身性疾病的临床表现之一。在北美，坏死性牙周病的发生率（1%）要比发展中国家低（2% ～ 5%）。这些疾病的口腔特征为邻间隙的溃疡、牙龈乳头坏死、很快出现的牙痛，并常伴有发热。诱发因素包括病毒感染、营养不良、精神紧张及全身性疾病。对这类患者行机械清创、改善其口腔卫生情况，并对发热患者使用抗生素治疗，预后通常较好。

五、牙科急症

1. 颌面部外伤　主要由唇部、牙龈、舌或口腔黏膜（包括系带）的擦伤和撕裂伤组成，不含牙损伤。撕裂伤应进行清创、检查有无异物侵入，必要时进行缝合。对于舌、唇部或颊部的撕裂伤，仅进行触诊无法确认有无牙碎片或其他异物侵入，需拍摄 X 线片。所有颌面部外伤的患者均需认真评估有无下颌骨骨折。

大多数儿童颌面外伤对下颌部都有冲击，而这正是导致小儿髁突骨折的主要原因。若张口时出现明显疼痛或移位，就需要高度怀疑髁突骨折。

牙齿相关创伤会影响到牙齿硬组织、牙髓、牙槽突和牙周组织。牙损伤包括了根折、冠折、牙槽突骨折、牙震荡；部分牙脱位（含嵌入性脱位、脱出性脱位、侧向脱位）；全脱位。图 17-9 演示了不同部位的牙折，图 17-10 展示了不同的牙脱位类型。

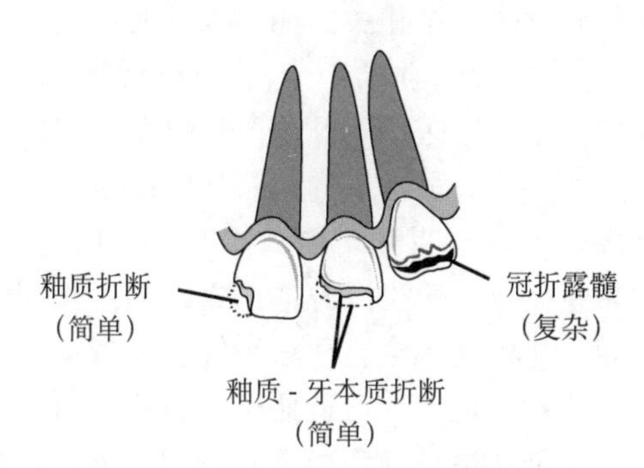

图 17-9　冠折的不同类型

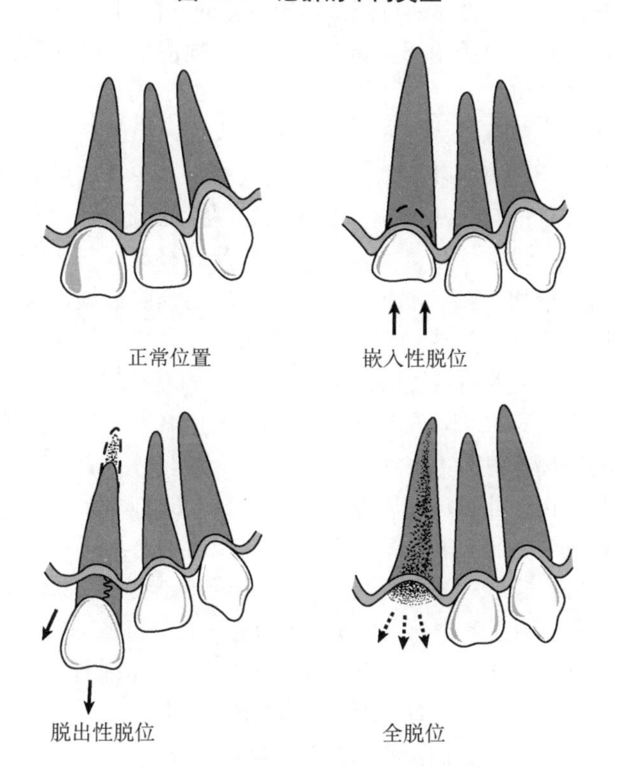

图 17-10　脱位损伤的不同类型

（1）乳牙：2 ～ 3 岁时牙外伤的发生率最高，其中最常见的乳牙外伤是牙脱位。由于生长中的恒牙和乳牙根部非常接近，选用何种治疗方案，主要取决于对生长中恒牙损伤风险的评估。诊疗时，应充分告知家长外伤可能导致的恒牙并发症，如牙釉质钙化不全、弯曲牙（牙的冠或根出现严重的角度扭曲）、异位萌出、上颌乳前牙嵌入式损伤导致的阻生。除非 X 线检查显示乳牙牙根已经冲击到恒牙牙胚，否则嵌入式脱位一般可以进行一段时间的临床观察以明确牙齿能否自行再萌出（图 17-10）。任何方向的乳牙严重脱位都可拔牙，罕有再植者，因为相较于在原位保留乳牙数年的美学价值，再植带来的粘连和恒牙损伤风险，对患者的危害要大得多。出现根折时，牙冠和断根通常均会被拔除，但若拔除后者可能会对恒牙产生潜在损伤时，则应保留断根部分，使其生理性吸收。

在制订诊疗计划时，除需要考虑受伤牙的脱位时间外，还要考虑儿童的成熟度、配合治疗的程度等重要因素。相较于拔牙，根管治疗、牙冠的复位和固定等复杂治疗手段都需要患者的高度配合。如果在治疗时需要进一步的制动措施，如镇静或全身麻醉，则必须对家长给予充分告知，并进行认真细致的讨论。

（2）恒牙：最常见的损伤是由于跌倒、机动车事故、暴力伤害、运动而继发的冠折。治疗的关键在于保护牙髓健康。恒牙的嵌入式脱位应及时复位，但以下情况除外：受伤牙为年轻恒牙，牙根尚未完全形成；嵌入程度较小（小于 3mm）；受伤数周后未再次萌出。侧向脱位和脱出型脱位一般需复位后固定 2 周。受伤牙的固定应能将牙齿稳固地置于正确牙位，不妨碍其生理动度，不影响口腔清洁，同时还能无创拆除。

随着牙齿脱离口腔环境的时间逐渐增加，预后会快速恶化，因此完全脱位的恒牙应在清水轻轻冲洗后，当场或在附近尽快植回牙窝，之后立刻寻求口腔急诊的治疗。对于不得不运输较远距离才能植回的脱出恒牙来说，Hank 平衡盐溶液（Hank’s balanced salt solution，HBSS）是最佳的保存和运输介质。其次是牛奶、生理盐水、唾液（口腔前庭）或水。现在有一种市售的通过美国 FDA 认证的产品 Savea-Tooth 套装含有 HBSS，学校或体育设施的急救包中应当添加这种产品以防万一。为了防止出现炎性的牙根吸收，大多数再植牙均应在受伤 10d 内进行根管治疗。

（3）牙槽突骨折：颌面部外伤较严重时可致牙槽突骨折。触诊时，骨折区域内的牙槽嵴和牙齿往往会出现一致的异常动度，并由此导致咬合干扰。对于此类病例，应拍摄 X 线片以明确骨折范围和累及牙齿。治疗时应将骨折区域复位，缝合牙龈撕裂伤后行患牙固定 4 周，骨折区域内无明显松动度的牙齿无须拔除。

（4）居家护理、随访和预防：在指导和监督下进行居家护理和牙医定期随访，能够改善受伤的预后。充分的口腔清洁和使用 0.12% 葡萄糖酸氯己定含漱 1 ～ 2 周，可以有效控制患处的细菌。进食软质食物 1 ～ 2 周并尽量避免进一步损伤对于伤后恢复十分重要，同时还要充分告知家长，在恢复的敏感期应让孩子尽量远离身体接触较多的运动，以及一些动作较粗野的游戏项目。除此之外，受伤的婴幼儿还需限制使用奶嘴。在牙科随访中，通常使用冷热诊、叩诊、触诊和X线检查来判断牙髓活力。

受伤恢复后，在进行有受伤风险的体育运动时，建议使用护牙托来对可能的受伤风险进行预防。

（5）抗生素的应用：在牙科外伤方面，支持全身应用抗生素的证据十分有限，但由于外伤性牙损伤往往发生在不明环境中，常伴有软组织撕裂伤、颌面部外伤，部分患者免疫力也较低，因此临床医生在治疗时仍经常选用。对于牙齿脱位伤的患者，脱出牙再植后的第一周可选用四环素。四环素有导致恒牙变色的副作用，但通常在用药周期较长（＞21d）时风险才较大，而8岁以下的儿童通常用药周期较短。根据国际牙科创伤学会（the International Association for Dental Traumatology，IADT）的规定，对于小于12岁、需要高度关注恒牙变色风险的儿童，青霉素或阿莫西林也可以作为四环素的有效替代品。

2. *牙源性感染* 龋坏、牙科修复接近牙髓组织、牙周炎并发症和牙外伤都可能导致牙源性感染。若不及时治疗，会导致疼痛、牙脓肿及面部蜂窝织炎。这些后遗症可导致一些严重并发症，如饮食困难导致的脱水、海绵窦血栓、路德维希咽峡炎。对乙酰氨基酚和布洛芬可以缓解疼痛，但及时干预、去除感染灶才能够有效避免严重后遗症。局部用药对缓解疼痛的作用有限。

（1）牙槽脓肿：如果不进行治疗，导致牙髓组织坏死的感染可以从根尖孔播散至骨和骨膜，形成牙槽脓肿。处于急性期时，牙槽脓肿表现为疼痛明显的牙周软组织弥漫性感染，需要及时治疗。行根管治疗或拔牙可以有效引流脓液，缓解疼痛。慢性牙槽脓肿（或牙龈脓肿）常表现为局部的小范围肿胀，局限于感染牙相关的牙周组织内。牙龈脓肿通常并不呈急性状态，由于脓液通过瘘管引流，一般没有必要应用抗生素。最佳治疗方案为根管治疗或拔除患牙。

（2）面部蜂窝织炎：当牙源性感染侵入面部组织时，会发生面部蜂窝织炎。严重感染的表现有发热（高于38.8℃）、嗜睡、吞咽困难和呼吸困难。面中部出现肿胀，尤其是鼻梁和下眼睑处应高度怀疑有潜在的牙源性感染。根据临床表现和患者的总体健康程度，治疗方案可以包括治疗或拔除患牙、应用抗生素、引流并清除病灶。有时可以推迟牙齿治疗，患者在此期间使用口服或静脉注射（为住院患者）抗生素来控制感染。首选的一线抗生素为青霉素，其次为克林霉素或氨苄西林舒巴坦（优立新）。罹患严重面部蜂窝织炎的幼童应考虑住院治疗，尤其是那些出现发热、脱水、呼吸不畅等全身体征和症状的幼童，以及有可能依从性不佳的幼童。

六、特殊患者群体

1. *口腔症状* 有特殊医疗需求的儿童（C-SHCN）可能会出现影响牙齿和（或）口腔软组织的异常，这些异常有些属于全身疾病的局部表现，有些继发于特定的医疗干预手段。例如，罹患21-三体综合征的儿童，缺牙和牙齿迟萌就被认为是其口腔局部表现。一些罕见的全身疾病也可能有口腔表现，如成骨不全症就与牙本质发育不全相关。如果未及时诊治，就可能造成乳牙、恒牙的牙本质不全，从而导致牙齿早失。

放疗、化疗等医疗干预手段，也会对口腔产生即刻和长期的影响。最常见的即刻症状就是口干（尤其是唾液腺位于放射束照射区域内时）、口腔黏膜萎缩导致的黏膜炎及黏膜炎导致的严重疼痛。长期影响包括小牙症、牙钙化不全、牙根短钝、牙齿迟萌等。在最初的移植和重建期，行造血干细胞移植的患者会有口腔真菌感染和单纯疱疹病毒感染的风险。若为同种异体移植，患儿还可能会出现口腔的移植物抗宿主病，从而导致口腔内不同部位软组织出现溃疡、糜烂和白色网状物。

2. *预防措施* 对于C-SHCN来说，患龋病的风险与医疗健康条件有着独特的关联性。一些长期用药由于含有蔗糖或甜味剂，会导致患龋病的风险增加。同样地，经常饮用高碳水化合物的营养补充饮料，也会明显增加患龋病的风险。一些简单的预防措施，如使用氟化水漱口或使用含氟漱口水，和（或）每次服药或补充营养后均使用含氟牙膏刷牙，都可以降低这类患者患龋病的风险。作为预防措施之一，推荐采用不含糖的替代药物。

由于儿童口腔厌恶、开口度有限、肢体动作不稳定，患儿口腔清洁困难，C-SHCN的牙周疾病易感性有所增加。家长也有可能由于患儿不经口进食，而误以为没有必要正常刷牙。由于缺乏口腔进食的机械刺激，牙齿缺乏自洁能力，使用胃造瘘管喂养的儿童牙石通常较多，这也导致他们患牙周疾病的风险增加。

肿瘤患者的预防措施如下所述。

在确诊后，由熟知儿科肿瘤学的牙医对患儿进行评估是非常有必要的。进行评估的目标是：①在癌症治疗之前，与肿瘤学家合作制订牙科诊疗计划；②向家长和看护人宣教保持良好口腔卫生的重要性；③在患儿因化疗导致嗜中性粒细胞缺乏之前，就清除所有现存和潜在的口腔感染源（如形成脓肿的牙齿、大面积龋坏）。

旨在抗癌治疗时减少口腔并发症的预防措施包括减少精炼糖的摄入、氟化物治疗、黏膜炎的防治，以及充分的患者宣教。认真保持口腔卫生能够有效降低患严重黏膜炎的风险。对于进行放疗的患儿，为了能将口腔干燥对牙齿的短期和长期破坏最小化，除定期随访外，还可以同时使用定制化涂氟和人工唾液。

3. 牙科治疗的注意事项

（1）预防性应用抗生素的指征：所有的牙科操作（甚至包括刷牙在内）都常会导致一过性的菌血症。罹患特定疾病、接受特定治疗的患者（如罹患心脏瓣膜病、感染性心内膜炎、经修补治疗的先天性心脏病和未经修补治疗的青紫型先天性心脏病患者）发生因菌血症导致的感染的风险更大，因此在侵入性牙科操作前需要预防性应用抗生素。对于非瓣膜类操作，如留置血管导管和安装可植入式心血管电子设备，只需在放置操作和之后 3 ～ 6 个月应用抗生素即可。采用血管通路的脑积水引流（如脑室 - 心房、脑室 - 心脏、脑室 - 静脉引流）需要预防性应用抗生素，以将牙科操作引起感染的风险最小化，但非血管型引流（脑室 - 腹膜引流）则不需要。

对于在非滑膜关节处植入了治疗用针、板、钉或其他骨科材料的口腔治疗患者，一般不需要预防性应用抗生素。同样地，除非是早期术后患者（6 个月内），否则行全关节置换的患者也不需要常规预防性使用抗生素。

诊治免疫功能低下的患者时，嗜中性粒细胞绝对计数（ANC）对牙医有很大参考价值，因为它可以提示牙科操作可能带来的全身性败血症风险。美国儿童牙科学会的指南指出，当嗜中性粒细胞水平高于 2000/mm^3 时，可以不预防性应用抗生素；数值在 1000 ～ 2000/mm^3 时，则需要对牙医的临床判断、患者的健康情况、治疗方案进行综合考虑后决定是否预防性应用。面对这些特殊的病例时，牙医和内科医师需要通力协作，一起讨论和制订与预防性应用抗生素相关的诊疗方案。

（2）出血性疾病的处置：对于任何罹患出血性疾病的患儿，在进行口腔外科操作时，都需要牙医和血液专科医师一同制订诊疗计划。罹患轻度出血性疾病（如轻度血管性血友病）的患儿可在牙科门诊采用一些局部止血措施，如局部止血剂（如明胶海绵、凝血酶）。有严重凝血功能障碍 [如严重的血友病 A 和（或）产生第八因子抗体] 的患儿则需要住院进行牙科治疗。相关的术前准备包括预备抗纤维蛋白溶解药物（如 ε- 氨基己酸、氨甲环酸）来尽量减少术后口腔出血。在拔牙时，患牙拔除后立刻在拔牙窝内放置局部止血剂并缝合创口，有利于局部凝血块的形成。

对于抗凝血治疗的患儿，一般不推荐在牙科治疗前减少药量，因为相较于出血，血栓会给患儿带来更大的威胁。在这些病例中，牙医应与血液专科医师充分沟通，掌握患儿最近的国际标准化比值（INR），并针对牙科诊疗方案来选择最合适的抗凝措施。此外，对于一些计划进行牙科操作的患者，术前准备期间还可以进行“桥接”，如应用低分子肝素。这样不仅可以减少术后出血，还能尽量降低血栓风险。

在进行化疗（或）造血干细胞移植的患儿也有口内出血风险。他们可能会出现自发性的口腔出血，尤其是血小板计数低于 20 000/μl 时。通常情况下，血小板计数高于 75 000/μl 时，口腔治疗时无须额外的止血措施，计数偏低时则需要术前、术后输血小板。

七、正畸转诊

儿科牙医应做到及时发现患儿在混合牙列或恒牙列时期的正畸需求，并将患儿及时于正畸医生处就诊，以矫正错𬌗畸形，促进颌骨与牙齿的正常发育。对于任何罹患腭裂或其他颅颌面发育障碍的患儿，在上颌恒尖牙开始萌出、可以考虑行牙槽骨移植时均应及时转诊。

用于判断有无错𬌗畸形的正畸评估，一般会包含颅颌面和口内结构的详细检查。口外分析的内容包括头型、面型，以及下颌骨的生长模式。口内分析则包括上下颌第一恒磨牙、尖牙、切牙的矢状面关系。这些牙齿在冠状面和矢状面上的错位就可能导致前后牙列的反𬌗。临床评估时，通常需要结合曲面断层片和头颅侧位片来判断。通过评估颌骨与颅底、牙齿的相对位置和下颌骨的生长模式，X 线检查可以为诊断错𬌗畸形补充许多细节信息。

（译者：张晶譞　校稿：张晶譞）

第 18 章 耳、鼻和咽喉疾病

Patricia J. Yoon, MD；Melissa A. Scholes, MD；Brian W. Herrmann, MD

一、耳

（一）耳的感染性疾病

1. 急性外耳道炎

诊断要点和主要特点
● 在过去 3 周内急性起病 ● 外耳道炎症的症状包括耳痛，耳痒，耳胀满感，伴有或不伴有听力下降或下颌痛 ● 外耳道炎症的体征包括耳屏和（或）耳郭的触痛，外耳道水肿和（或）充血、耳漏、局部淋巴结炎、鼓膜充血或耳郭及其邻近皮肤的蜂窝织炎

（1）鉴别诊断：急性或慢性中耳炎伴鼓膜（TM）破裂，外耳道疖肿，带状疱疹，乳突炎，颞下颌关节疼痛，慢性外耳炎。

（2）发病机制：外耳道炎（OE）即外耳道（EAC）软组织的蜂窝织炎，可以弥漫至周围结构，如耳郭、耳屏和淋巴结。耳内的温度，湿度和水液浸渍是已知的 OE 的致病因素，因此 OE 的发生在夏季和潮湿的气候更为常见。耵聍作为疏水性屏障，能够起到保护外耳道皮肤的作用，同时它的酸性 pH 能够抑制细菌和真菌的生长。外耳道皮肤的创伤会破坏这一皮肤 - 耵聍屏障，这也是 OE 发展的第一步。创伤的来源可包括使用棉签、耳塞、手指挖耳（抓挠）和入耳式耳机。患有皮肤疾病的人，如过敏性皮炎的患者也容易患 OE。最常见的 OE 致病菌是金黄色葡萄球菌、表皮葡萄球菌、铜绿假单胞菌。厌氧菌感染亦可发生。真菌感染见于 2% ～ 10% 的患者，通常继发于 OE 细菌感染的治疗之后。

（3）临床表现：症状包括急性耳痛、耳内胀满感、听力下降和耳内痒感，症状在 3d 内达到顶峰，牵拉耳郭或耳屏引起难忍的疼痛。耳漏可为浆液性或脓性，可继发耳郭湿疹。外耳道肿胀或狭窄，并且患者会拒绝插入耳镜；外耳道内可见碎屑，鼓膜可能不可见。但是，鼓膜观察是很重要的，可以通过观察鼓膜排除中耳炎性分泌物引起的继发性 OE，并且中耳炎和 OE 的处理有很大的不同。

（4）并发症：如果 OE 未经治疗，会引起面、颈部蜂窝织炎。免疫缺陷的患者易发展为恶性 OE，其可能引起伴随骨髓炎的颅底感染。恶性 OE 是致死性疾病，如果怀疑为此病，应立即进行急诊检查评估。

（5）治疗：OE 的治疗包括镇痛，外耳道分泌物清理，局部抗生素治疗，并避免接触诱发因素。症状初期，一般的处理即能缓解大部分患者的症状，故分泌物培养不作为常规处置。在无全身症状的情况下，喹诺酮滴耳液是 OE 的一线治疗。患者可能患有鼓膜穿孔或戴有通气管，所以局部治疗药物必须是无毒的；如果鼓膜不可见，应按照患者存在鼓膜穿孔处理。如果外耳道肿胀较严重，滴耳液无法滴入耳内，则可放置一个耳引流条（可膨胀海绵），以确保抗生素能够滴入耳内。如果出现发热，面部或耳垂的蜂窝织炎、耳周围炎或颈部淋巴结肿大等全身性感染的表现则需要口服抗生素。如患者出现这种情况，在耳局部治疗的基础上，应送检外耳道分泌物培养，检验结果回报之前应使用抗葡萄球菌的抗生素。感染被控制之前应保证耳部的干燥。如果治疗后分泌物仍持续存在，应将分泌物送检。患者可能因滴耳困难而导致症状存在延长或治疗效果不佳，如果怀疑存在这种情况，要向患者解释清楚临床指南规定急性外耳道炎行局部治疗。最近有一种新的环丙沙星混悬液，它在较低的温度时是液体，在体温下是凝胶状。这就使一次使用可能起效多天，同时在患者用药依从性不好的时候也可以发挥作用。

2. 急性中耳炎（AOM） 是美国儿童抗生素处方的最常见原因。它是中耳的急性感染，与炎症、渗出或鼓膜穿孔或置管及耳漏（耳溢液）有关。

诊断要点和主要特点
● 鼓膜的中度至肿胀或与 OE 无关的新发耳漏 ● 鼓膜的轻度肿胀和小于 48h 的耳痛（语前儿童会捂耳、拉耳或摩擦耳）或鼓膜严重的红斑 ● 必须有经鼓气耳镜或鼓导抗证实的中耳积液（MEE）

（1）鉴别诊断：分泌性中耳炎（OME），大疱性

鼓膜炎，急性乳突炎，中耳肿块。

（2）临床表现：AOM 的诊断有两点至关重要：TM 肿胀和 MEE。最好是通过直接观察鼓膜或鼓导抗确诊 MEE（图 18-1）。必须通过中耳炎症和急性感染的症状和体征鉴别 AOM 和 OME。AOM 的特异性耳镜表现包括肿胀的 TM，骨性标志模糊不清，黄色或白色渗出液（脓液），鼓膜混浊发炎，偶可见鼓膜上有鳞状渗出物或大疱。

1）病理生理学与易感因素

咽鼓管功能障碍（ETD）：咽鼓管调控中耳内压力并促进中耳引流。咽鼓管的呼吸性纤毛上皮通过分泌溶菌酶和黏液抵抗病原体的入侵，帮助清除耳内的微生物。它必须周期性地开放来防止中耳腔内负压和渗出的形成。如果咽鼓管功能出现异常，负压会导致中耳内细胞液的渗出，以及鼻咽和腺样体的分泌物和病原体的进入中耳。中耳积液可能继发感染，导致 AOM。与成人相比，婴儿和儿童的咽鼓管更短、更软、更水平，更容易出现功能障碍，大概在 7 岁的时候咽鼓管的长度可以达到成人水平。有颅面发育异常的儿童，如 21- 三体或腭裂患儿，由于咽鼓管的存在解剖异常，可能特别容易患 ETD。

细菌定植：鼻咽部定植的肺炎链球菌、流感嗜血杆菌或卡他莫拉菌会增加 AOM 的风险，而正常菌群（如绿色链球菌）的定植可通过抑制这些病原体的生长来预防 AOM。

病毒性上呼吸道感染：上呼吸道感染（URI）引起腺样体肥大和咽鼓管水肿进而损伤咽鼓管功能。病毒感染也会抑制黏液的抗菌功能和纤毛清除功能。

吸烟暴露史：被动吸烟增加了细菌定植的风险，延长了炎症反应的时间，阻碍了通过咽鼓管的通气引流，增加了患 MEE 的风险。对于 12 ～ 18 月龄的婴儿来说，在烟草暴露下，每包烟延长了 11% 的 MEE 的患病时间。

宿主免疫防御受损：患有免疫功能低下，如选择性 IgA 缺乏症的儿童，容易出现反复的 AOM，鼻 - 鼻窦炎和肺炎。尽管如此，大部分反复或持续性中耳炎的患儿仅存在选择性的对特定的中耳炎病原体的免疫防御功能受损。

奶瓶喂养：尤其是在婴儿床或婴儿车座椅上用奶瓶支撑器，可使污染的分泌物进入中耳腔，增加了患 AOM 的风险。母乳喂养不仅降低了急性上呼吸道感染的发生率并能提供减少中耳病原体定植的免疫球蛋白 A（IgA）抗体。

季节：AOM 的发生率与呼吸道病毒相关，这也是温带气候地区每年冬季中耳炎病例激增的原因之一。

日托服务：儿童聚集性接触产生了更多的呼吸道感染和 OM。在过去的 30 年里，日托儿童人数的增加无疑对 AOM 的增加起了主要作用。

基因易感性：基因易感性在耳感染过程中起 40% ～ 70% 的作用。大部分基因负责调控免疫。但是，环境和病原体相关因素也起了作用。AOM 发病中基因的作用是一个热门研究领域。

年龄：1 ～ 3 岁的患儿最容易出现 AOM。

2）急性中耳炎的微生物学：96% 的 AOM 患者的中耳渗出液中可以检测到细菌或病毒病原体。呼吸道合胞病毒、肺病毒和甲型流感病毒的活动高峰与 AOM 的就诊量增加有关，71% 的儿童因病毒感染引起的复发性 OM 而接受鼓膜置管手术。55% 的病例存在多菌混合感染，同时细菌和病毒的复合感染率高达 70%。肺炎链球菌和流感嗜血杆菌分别占分离株的 35% ～ 40% 和 30% ～ 35%。从 2000 年开始，随着肺炎球菌结合疫苗的广泛应用，疫苗血清型肺炎链球菌的发病率下降，而流感嗜血杆菌引起的 AOM 发病率上升，然而，由无疫苗的血清型肺炎链球菌及金黄色葡萄球菌引起的感染有所增加。第三种常见的病原体

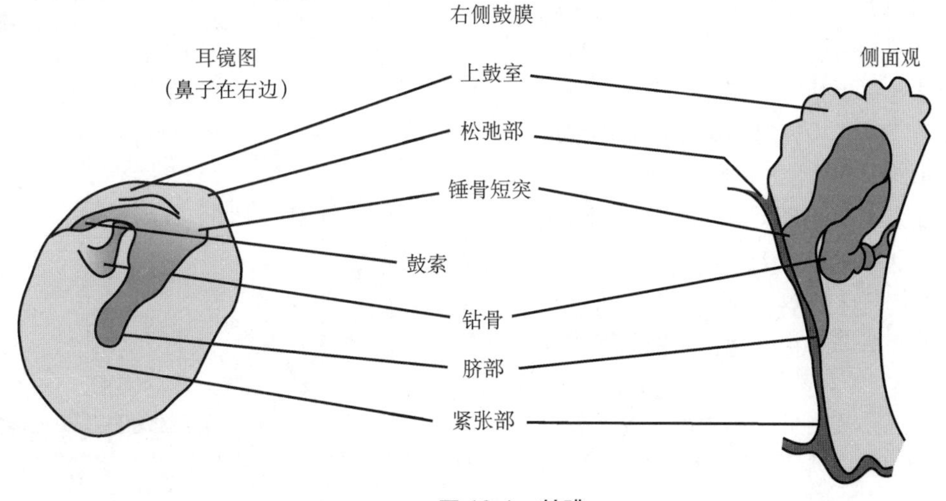

图 18-1　鼓膜

是卡他莫拉菌，它在美国造成 15% ～ 25% 的 AOM 病例（表 18-1）。第四种常见的 AOM 微生物是化脓链球菌，它在学龄儿童中比在婴儿中更常见。化脓性链球菌和肺炎链球菌是乳突炎的主要病因。

表 18-1 急性中耳炎的微生物学

微生物	急性中耳炎病例百分比（%）
肺炎链球菌	35 ～ 40
流感嗜血杆菌	30 ～ 35
卡他莫拉菌	15 ～ 25
化脓性链球菌	4

耐药肺炎链球菌是急性呼吸道感染的常见病原菌，菌株可能对单一药物（如青霉素或大环内酯类）或多重耐药。耐药菌株感染的儿童通常更年幼，而且多为无反应性感染。过去 3 个月的抗生素治疗史增加了携带耐药病原体的风险。

3）检查技术和程序

鼓气耳镜检查：AOM 的过度诊断导致抗生素的不合理应用，不必要的手术及大量的花费。产生误诊的原因是未在完全清理干净耵聍的情况下直视鼓膜，误认为鼓膜红肿。红色的鼓膜也可能是由于发热或大哭引起的血管充血。

带有橡胶吸管的鼓气耳镜可评估 TM 的顺应性，在正确使用的情况下，鼓气耳镜可以提高 15% ～ 25% 的诊断正确性。应尽可能使用最大的耳镜头来实现最佳密封性，并可以最大限度地扩大视野。当橡胶球被轻轻挤压时，TM 应能自由移动，发出啪的一声；如果中耳腔中有积液，TM 活动性消失并能看到液平面。如耳镜无法充分地密封及 TM 的观察性不佳，会导致无法评估 TM 顺应性。

耵聍清理：为了能够完全直视鼓膜，对任何关注儿童的人来说耵聍（耳垢）清理都是一项必备技能。请参考“耵聍栓塞”部分内容。

鼓室导抗测量法：在评估中耳情况方面是非常有帮助的，尤其是当鼓气耳镜检查时不耐受或看不清的时候。鼓室导抗测量法能够显示出 MEE 是否存在，但不能鉴别急性感染性渗出液（AOM）和慢性渗出液（也称 OME）。

鼓室导抗测量法测量 TM 顺应性，其图形为鼓室导抗图；还能测量外耳道的容积，并以此鉴别鼓膜完整还是穿孔。

标准的 226Hz 鼓室导抗测量法不适用于 6 月龄以下的婴儿，对这个年龄段的婴儿应使用高频率（1000Hz）鼓室导抗测量法。

鼓室导抗图可被分为 4 个主要类别（图 18-2）。图 18-2A 为鼓室导抗图，特点是在正常大气压下为最大顺应性，表明了一个正常的 TM，良好的咽鼓管功能，没有积液。图 18-2B 显示了一个正常鼓室容积的非顺应性 TM，这说明存在积液。图 18-2C 表现了一个存在极大负压（> －150daPa）的完整、活动的 TM，这意味着咽鼓管功能障碍。图 18-2D 显示了中耳容积较大的平面描记，表明中耳有置管或 TM 穿孔。

（3）治疗

1）疼痛管理：AOM 最初的症状是耳痛，2013 年的临床指南强调了针对这个症状的治疗。在抗生素治疗缓解疼痛需要 1 ～ 3d，应根据需要服用布洛芬或对乙酰氨基酚，以缓解不适。局部镇痛药药效持续时间短，并且研究表明其对 5 岁以下的患儿无效。

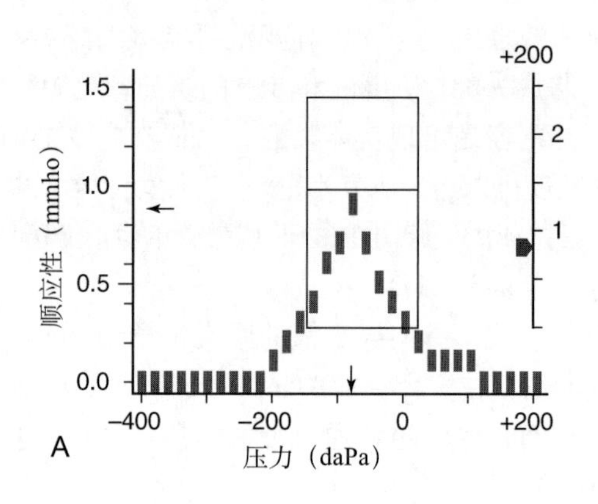

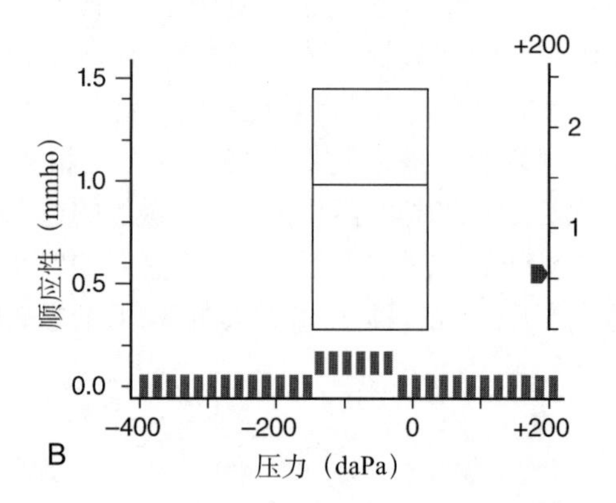

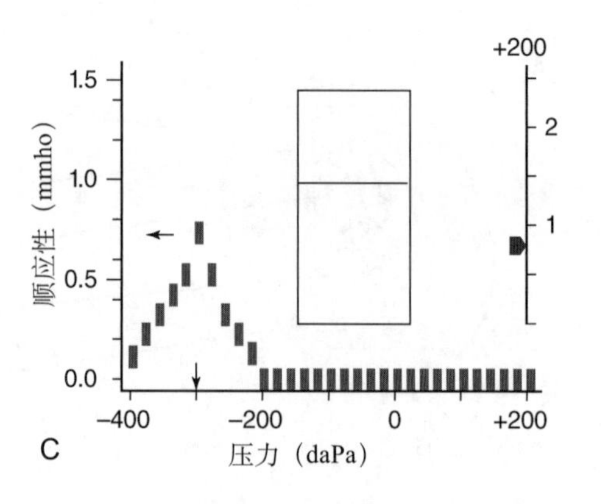

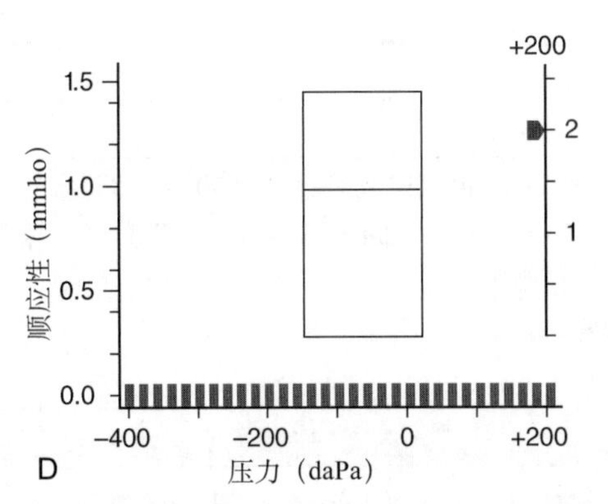

图 18-2　用 Welch-Allyn MicroTymp2 获得的 4 种类型的鼓室导抗图

A. 中耳正常；B. 分泌性中耳炎或 AOM；C. 由于 ETD 导致的中耳负压；D. 鼓膜置管术后或 TM 穿孔，与 B 图形状相同，除了中耳容积非常大

2）观察治疗：对于健康的轻、中度患儿，在 AOM 发作期间不使用抗生素治疗，只观察，是一种治疗方法，但不适用于存在其他潜在疾病，如腭裂、颅面畸形、免疫功能低下、人工耳蜗植入术后或鼓室置管术后的患儿。治疗决策应与患儿家长共同商议，如果患儿症状在 48 ～ 72h 加重或不缓解则必须使用抗生素治疗。一项以儿科实践为基础的大型研究给予家长安全网抗生素处方，并向其说明仅症状未缓解的时候给药，该决策是为了减少抗生素的使用量。美国儿科学会的临床实践指南将年龄、耳漏的表现、症状的严重程度和鉴别作为抗生素治疗与观察的标准（表 18-2）。

3）抗生素治疗：研究证实抗生素可以缩短 AOM 的病程。因此，即使耐药肺炎链球菌的流行率很高，大剂量阿莫西林仍是治疗 AOM 的一线抗生素，因为数据显示 83% ～ 87% 的单细菌感染仍然对其敏感。

当患儿在过去 30 日内服用阿莫西林或服用阿莫西林 48 ～ 72h 后仍不能有效抗菌（表 18-3）或伴有结膜炎时，可以选择增强抗菌活性（ES）的阿莫西林克拉维酸盐 90mg/（kg・d）（阿莫西林与克拉维酸盐的比例是 14 ∶ 1）。化脓性结膜炎常由非分型流感嗜血杆菌引起。使用常规剂型阿莫西林克拉维酸钾（比例为 7 ∶ 1）90mg/（kg・d），因为过量克拉维酸盐会引起腹泻。

3 种口服头孢菌素（头孢呋辛、头孢泊肟和头孢地尼）的 β- 内酰胺酶更稳定，是阿莫西林引起丘疹的儿童的替代治疗（表 18-3）。其中，头孢地尼混悬液口感最好；另外 2 种则有难以掩盖的苦味。

当儿童在服用阿莫西林后 1 个月内出现症状性感染时，应使用二线抗生素；但是，如果超过 4 周没有出现症状，则应反复使用大剂量阿莫西林。大环内酯类药物不被推荐作为二线药物，因为约 30% 的呼吸道分离物对肺炎链球菌具有耐药性，而且几乎所有流感嗜血杆菌都有一个内在的大环内酯外排泵，它将抗生

表 18-2　AOM 初始简要处理建议 [a]

年龄	AOMa 伴有耳漏	单或双侧 AOMa 伴有重度症状 [b]	双侧 AOMa 不伴有耳漏	单双侧 AOMa 不伴有耳漏
6 个月～ 2 岁	抗生素治疗	抗生素治疗	抗生素治疗	抗生素治疗或观察
≥ 2 岁	抗生素治疗	抗生素治疗	抗生素治疗或观察	抗生素治疗或观察 [c]

a 适用于有明确诊断记录或高度确诊的患儿。b 患儿急性中毒表现明显，持续耳痛超过 48h，过去的 48h 体温＞ 39℃（102 ℉）或在就诊后无法进行随访。c 对于病情允许观察的患儿，初始处理方案为患儿家长提供了一个共同参与治疗决策制定的机会。如果采取观察治疗，必须有一个机制来确保能够随访，并且发病后 48 ～ 72h 患儿症状未能改善或加重，要给予抗生素治疗

表 18-3　AOM 的抗生素治疗

A. 即刻初始或延迟的抗生素治疗	
一线治疗	替代治疗（如果阿莫西林过敏）
阿莫西林 [80 ～ 90mg/（kg・d），2 次给药]	头孢地尼 [14mg/（kg・d），1 次或 2 次给药]
● 2 岁以内或所有年龄段的儿童，伴有严重症状，治疗 10d	头孢呋辛 [30mg/（kg・d），2 次给药]
● 2 ～ 6 岁，轻 - 中度症状，治疗 7d	头孢泊肟酯 [10mg/（kg・d），2 次给药]
● ＞ 6 岁，轻 - 中度症状，治疗 5d	头孢曲松（每日肌内注射或静脉注射 50mg，持续 1d 或 3d）
阿莫西林克拉维酸盐 [90mg/（kg・d）或阿莫西林和克拉维酸盐，6.4mg/（kg・d），分 2 次给药]	● 如不能口服药物
● 针对已接受阿莫西林治疗 30d 或患有中耳炎 - 结膜炎综合征的患儿	患有盘尼西林严重过敏的儿童（Ig-E 介导）或已知的头孢菌素过敏
	● 甲氧苄啶磺胺甲噁唑
	● 大环内酯类
	● 克林霉素 [30 ～ 40mg/（kg・d），每日 3 次]

续表

B. 初始抗生素治疗 48 ～ 72h 失败之后的抗生素治疗	
一线治疗	替代治疗
阿莫西林克拉维酸盐 [90mg/（kg・d）或阿莫西林和克拉维酸盐，6.4mg/（kg・d），分 2 次给药] ● 针对已接受阿莫西林治疗 30d 或患有中耳炎 - 结膜炎综合征的患儿 头孢曲松（每日肌内注射或静脉注射 50mg，3d）	头孢曲松（每日肌内注射或静脉注射 50mg，3d） 克林霉素 [30 ～ 40mg/（kg・d），每日 3 次）联合或不联合第三代头孢菌素 考虑鼓膜穿刺术 咨询专家
C. 首次发作后复发时间＞ 4 周	
1. 可能是新的病原体感染，故重新开始一线治疗 2. 确保诊断不是 OME，这种情况可在不采取治疗的情况下观察 3 ～ 6 个月	

素泵出细菌细胞。但是，如果有 I 型超敏反应史，可使用大环内酯类药物。

根除敏感病原体失败的原因包括未按时服用药物，药物吸收差，或吐出药物。如果在服用 2 线治疗药物的时候患儿的症状持续 3d 以上，则应行鼓膜穿刺术来帮助鉴别病原体。如果发现高度耐药的肺炎球菌或鼓室穿刺术不可行，建议连续 3d 肌内注射头孢曲松，剂量为 50mg/kg。如果患儿出现了对阿莫西林的严重反应，如过敏反应，头孢菌素类药物也不能替代治疗。另外，交叉过敏的风险小于 0.1%。多重耐药的肺炎链球菌给治疗带来了困难，可能需要使用新的抗生素，如氟喹诺酮类或利奈唑类。然而这些药物没有经过美国 FDA 批准用于治疗儿童 AOM。

对于鼓膜置管术后出现非复杂性急性耳漏的患者，耳外用抗生素（氟喹诺酮滴耳液）是一线治疗方法。滴耳液有 2 个目的：①治疗感染；②“冲洗”通气管，这有助于防止通气管堵塞。

如果 TM 穿孔的患儿出现耳漏，因滴耳液能够在中耳局部提供高浓度的抗生素，也推荐其为一线治疗方法。局部的氟喹诺酮滴耳液（氧氟沙星和环丙沙星）联合或不联合糖皮质激素给药对中耳治疗来说是安全的。如果外耳道有大量的碎屑或分泌物，应先清理外耳道然后滴药。

4）鼓室穿刺术：通过放置通气管来保证中耳液体的引流。取引流液送细菌培养和药敏试验。鼓膜穿刺术适应证：①免疫功能低下患者的 AOM；②研究目的；③疑有的败血症或脑膜炎，如患者为新生儿；④对 2 种的抗生素治疗无反应的中耳炎；⑤急性乳突炎或其他脓性并发症。

5）急性中耳炎的预防

使用抗生素预防：强烈不推荐，因为其疗效差，并可能产生细菌耐药性。

改变生活方式：家长教育对降低 AOM 发生起主要作用。

● 吸烟是 URI 和 AOM 的危险因素。初级保健医生应当提供关于戒烟项目和措施的相关因素。

● 母乳喂养可以预防 AOM 的发生。临床医生应该鼓励纯母乳喂养 6 个月。

● 应避免在婴儿床中使用奶瓶支撑器。由于牛奶会反流至咽鼓管，增加了 AOM 的风险。

● 奶嘴是有争议的。奶嘴对婴儿猝死综合征可能有保护作用，但它们可能增加 AOM 的风险。目前，美国家庭医生学会的建议是婴儿 6 个月大后断奶，以降低患 AOM 的风险。

● 日托服务是 AOM 的危险因素，但是在职父母可能没有其他选择。可能的替代方案包括由亲属照顾或在儿童较少的环境中照顾儿童。

手术：鼓室穿刺置管术对复发性 AOM 和 OME 的治疗是有效的。

免疫评估和过敏试验：虽然在复发性 AOM 患儿中，免疫球蛋白亚类缺陷可能更常见，但目前尚无实用的免疫治疗方法。如果患儿同时合并反复性 AOM、鼻 - 鼻窦炎和肺炎，应考虑更严重的免疫缺陷类疾病，如分泌性 IgA 缺乏症。对于存在特异性过敏症的学龄前或学龄儿童，皮肤点刺试验有助于帮助确诊易于引起 AOM 的过敏原。

疫苗：建议使用肺炎球菌结合疫苗和流感疫苗。美国于 2000 年引进 7 价肺炎球菌结合疫苗（PCV7），2010 年引进 13 价肺炎球菌结合疫苗（PCV13）。PCV7 至 PCV13 的转化已经降低了 2 岁患儿中耳炎发病率，因 PCV13 降低了初始和随后中耳炎发作的风险。

3. 分泌性中耳炎

诊断要点和主要特点
● 鼓气耳镜发现 MEE 伴有 TM 顺应性下降 ● 没有急性炎症的症状和体征 ● OME 不应使用抗生素治疗

（1）临床表现：OME 表现为中耳内积液，不伴有急性炎症的症状和表现。该病比较常见，90% 的儿童 5 岁以前都有过 OME。检查时可见 TM 可能是不透明的和厚的，中耳液可以是透明的，也可以是琥珀色的，或是不透明的。鼓气耳镜可以确诊 MEE。如果鼓气耳镜检查结果不确切，应行鼓室导抗检查确定中耳积液的存在。

如果是中耳积液感染，OME 患儿可发展为 AOM。在 AOM 发病之后，中耳积液可在鼓室内存在数周，60% ～ 70% 的儿童在 AOM 被治愈后中耳积液仍存在 2 周。治疗后 1 个月降至 40%，3 个月后降至 10% ～ 25%。区分 OME 和 AOM 是很重要的，因为 OME 不能从抗生素治疗中获益。

（2）处理：大部分患儿在双耳积液持续 3 个月后应行听力学评估。尽管如此，由于社会经济环境，颅面畸形或其他原因而存在言语发育迟缓的患儿应在 OME 确诊的时候立即行听力学评估。存在听力下降和言语发育迟缓的儿童应于耳鼻咽喉科就诊，行鼓膜穿刺置管术。抗生素、抗组胺药和激素对 OME 治疗无效。

对于单纯 OME 患儿，在鼓膜穿刺置管之前应保守观察 3 个月。如果患儿听力图正常或轻度听力下降、没有言语和语言发育障碍的危险因素、TM 无结构性改变可考虑保守观察更长的时间。应随访 3 ～ 6 个月，直到积液消失或出现问题。鼓膜穿刺置管的指征是听力损失＞ 40dB、TM 内陷袋、听小骨硬化、粘连性鼓膜不张和胆脂瘤。对于＞ 4 岁的儿童，推荐腺样体切除术联合鼓膜置管术，因为研究证实这项手术可以减少治疗失败和额外的手术。

（3）预后及后遗症：不同的年龄有不同的预后。年龄较小的婴儿应在第一次发生中耳炎的时候更需要手术干预。其他降低治愈可能性的因素包括 OME 在夏季或秋季发病，既往有鼓室切开术史，有腺样体肥大，听力损失＞ 30dB。

4. 中耳炎并发症

（1）鼓膜改变：鼓室硬化症是一种继发于炎症的 TM 和中耳结构钙化和瘢痕形成的后天性疾病。如果鼓室钙化累及听小骨，会出现传导性听力下降。鼓膜硬化症一词仅适用于 TM 的钙化，是 OME 和 AOM 相当常见的后遗症。鼓膜硬化症也可能发生在先前鼓膜置管的部位；鼓室硬化症不是放置鼓室管的常见后遗症。鼓膜硬化很少引起听力下降，除非硬化累及整个 TM（“瓷耳膜”）。

鼓膜紧张部或松弛部有小缺损或内陷，提示有内陷袋。当中耳慢性炎症和负压引起 TM 不张和萎缩时，出现内陷袋。

持续的炎症会导致内陷的 TM 和听骨之间形成粘连。这种情况被称为粘连性中耳炎，容易形成胆脂瘤或听小骨固定和破坏。

（2）胆脂瘤：在鼓膜后的内陷袋或穿孔处看到一个黏腻的或珍珠白色的肿块，表明是胆脂瘤（图 18-3）。如果合并感染，则可见浆液性或化脓性分泌物，甚至中耳腔可能出现肉芽甚至息肉。经过适当的处理后，持续性、复发性或恶臭的耳漏应怀疑为胆脂瘤，并应立即转诊耳鼻喉科（耳鼻咽喉科 / 耳鼻喉科）。

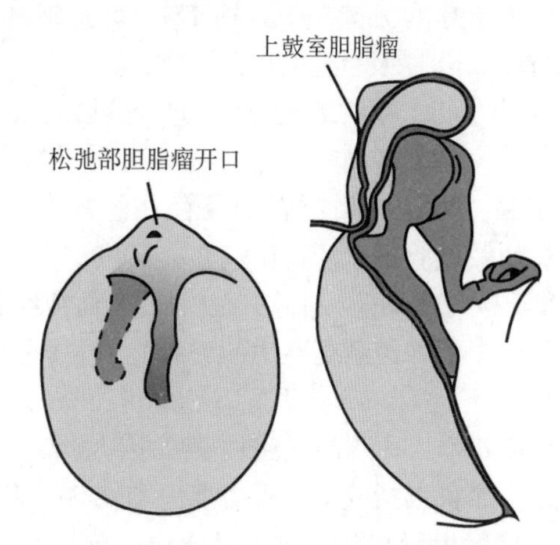

图 18-3　上鼓室胆脂瘤，由上鼓室内陷袋向内牵引形成

（3）鼓膜穿孔：少数情况下，AOM 的一次发作可能导致 TM 的破裂。耳部见分泌物，疼痛常迅速缓解。由于 AOM 引起的穿孔通常在几周内自行愈合。耳外用抗生素推荐疗程为 10 ～ 14d，患者应在破裂后 2 ～ 3 周转由耳鼻喉科医生进行检查和听力评估。

当穿孔无法愈合时，可能需要外科修补。TM 修补通常要等到儿童年龄大些并且咽鼓管功能得到改善后再进行。鼓膜修补（鼓膜修补术）一般推迟到 7 岁左右，这个时候咽鼓管大概发育至成人水平。

在存在鼓膜穿孔的情况下，水上活动应限制为水面活动，最好使用耳塞。

（4）面神经麻痹：面神经穿过颞骨经中耳到达茎突乳突孔出口。正常情况下，面神经完全包裹在骨管中，但有时出现骨管缺损，面神经暴露在中耳腔内，使面神经容易被感染，并在 AOM 发作时易发生炎症。除非排除所有其他原因的情况下，急性发作的面神经麻痹才能被认为是特发性贝尔麻痹。如果有中耳积液，应立即鼓膜切开和置管。如果怀疑胆脂瘤或乳突炎，则应行 CT 检查。

（5）慢性化脓性中耳炎

诊断要点和主要特点
● 持续脓性耳漏
● 不完整的鼓膜：穿孔或鼓膜置管
● 可能和胆脂瘤相关

当鼓膜置管术后或 TM 穿孔的儿童出现持续耳漏达 6 ～ 12 周的时候，应考虑存在慢性化脓性中耳炎(CSOM)。它开始于急性感染，然后进展为慢性黏膜水肿、溃疡、肉芽组织，最后形成息肉。危险因素包括病史，中耳炎多次发作，生活在拥挤的环境中，日托服务，以及家庭成员多。最常见的相关细菌包括铜绿假单胞菌、金黄色葡萄球菌、变形杆菌、肺炎克雷伯菌和类白喉菌。

中耳炎治疗的关键在于直视 TM，仔细清理分泌物，并送检培养，以及合适的抗菌治疗，通常是局部的。

有时，CSOM 可以是胆脂瘤或是其他疾病过程，如异物、肿块、朗格汉斯细胞组织细胞增多症、肺结核、肉芽肿、真菌感染或岩尖炎存在的标志。如果 CSOM 对药敏试验提示的抗菌药物无反应，需要进行影像学和活检病理检查以排除其他疾病。有面神经麻痹、眩晕或其他中枢神经系统疾病的患者应当立即转诊至耳鼻咽喉科。

(6) 迷路炎：中耳的化脓性感染可以扩散到内耳的膜迷路。症状包括眩晕、听力损失和发热。患儿经常表现为重度中毒症状。使用静脉输入抗生素治疗，静脉注射类固醇也可以帮助减少炎症。后遗症可能很严重，包括骨化性迷路炎、严重听力损失、包括耳蜗在内的内耳骨化。

(7) 乳突炎

诊断要点和主要特点

- AOM 几乎一直存在
- 没有急性炎症的症状和体征
- 耳朵向前突出（后期）

1) 发病机制：当中耳炎症感染波及颞骨乳突部的时候出现乳突炎。乳突部位于耳后，含有气房。乳突炎的严重程度从乳突骨膜炎症到乳突气房腔的骨质破坏（联合乳突炎）和脓肿的发展。乳突炎可发生在任何年龄，但 60% 的患者为＜ 2 岁的儿童。很多患儿没有反复发作 AOM 的病史。

2) 临床表现

症状和体征：乳突炎患者通常有耳后疼痛、发热和一个向外移位的耳郭。查体时，乳突区常出现硬结和充血，随着病情的发展，可能会变得肿胀和有波动感。最早的发现是乳突触痛。AOM 几乎总是存在的。之后的体征包括耳郭因耳后肿胀而向前推进和因乳突脓肿压迫外耳道后壁引起的外耳道狭窄。＜ 1 岁的婴儿，肿胀发生在耳上方，使耳郭向下而不是向外。

影像学检查：CT 是最好的确诊疾病严重程度的方法。早期乳突炎在放射学上与 AOM 无法区分，两者都显示乳突气房阴影混浊，但没有破坏。随着乳突炎的发展，乳突气房融合并伴随着骨质破坏。乳突炎是一种在疼痛和体检结果基础上的临床诊断。

微生物学：最常见的病原体是肺炎链球菌，其次是流感嗜血杆菌和化脓性链球菌。很少分离出革兰阴性杆菌和厌氧菌。在抗生素前时代，高达 20% 的 AOM 患者发展成乳突炎，需要行乳突切除术。抗生素可降低急性乳突炎的发病率和病死率。然而，使用抗生素治疗急性耳部感染的儿童仍然可能发生急性乳突炎。在荷兰，只有 31% 的 AOM 患者接受抗生素治疗，急性乳突炎的发病率为 4.2/10 万人 / 年。在美国，96% 以上的 AOM 患者接受抗生素治疗，急性乳突炎的发病率为 2/10 万人 / 年。尽管常规使用抗生素，但在一些城市，急性乳突炎的发病率一直上升。耐药性肺炎链球菌的出现使发病模式出现了改变。

3) 鉴别诊断：淋巴结炎，腮腺炎，外伤，肿瘤，组织细胞增多症，OE 和疖肿。

4) 并发症：脑膜炎可能是急性乳突炎的并发症，当儿童伴有高热、颈部僵硬、严重头痛或其他脑膜症状时，应考虑脑膜炎的存在。影像学检查后应行腰椎穿刺诊断。2% 的乳突炎患者发生脑脓肿，出现持续性头痛、反复发热或感觉器官改变时应考虑该可能性。面神经麻痹、乙状窦血栓、硬膜外脓肿、海绵窦血栓形成和血栓性静脉炎也可能发生。

5) 治疗：如果 CT 上没有合并或脓肿的证据，单用静脉抗生素治疗是可能治愈的。但是，如果症状在 24 ～ 48h 没有改善，则应进行手术治疗。最微创的外科治疗从鼓室置管开始，并可行分泌物细菌培养。如果出现骨膜下脓肿，要进行切开引流，无论是否行乳突切除术。向颅内扩大的手术需要完整的乳突切除术并行累及区域的减压治疗。

抗生素治疗（静脉和局部滴耳液）和外科治疗同时进行，根据药敏结果导向的抗生素治疗 2 ～ 3 周。应选择能够跨越血脑屏障的抗生素。在通过静脉输入治疗获得明显的临床改善后，可开始口服抗生素，并应持续 2 ～ 3 周。通过鼓膜切开置入的通气管滴入抗生素滴耳液，直到分泌物减少。

6) 预后：完全康复的预后良好。第一次耳感染为急性乳突炎合并脓肿为的患儿不一定容易得复发性中耳炎。

（二）中耳急性创伤

头部受伤、外耳道受到撞击、水的突然撞击、爆炸伤或尖锐物体插入耳道均可导致 TM 穿孔、听骨链断裂、面神经损伤、听力损失、眩晕和中耳血肿。一项研究报告称，50% 的 TM 严重穿透伤是父母使用棉签挖耳造成的。

如果耳部外伤后出现面瘫、严重眩晕或自觉听力损失，应立即进行耳鼻喉科会诊。中耳外伤可导致外淋巴瘘，这是内耳的一种裂口，可导致感音神经性听力损失和眩晕。这种听力损失可以通过紧急手术来预防或逆转。中耳外伤后的面神经损伤也常需要紧急处理，可能需要进行面神经减压术。其他中耳外伤后遗症可观察治疗。中耳腔积血可能导致的传导性听力损失会随着时间的推移而消失。除非出现感染迹象，否则不需要抗生素。患者需要进行听力测试或由耳鼻喉科医生进行随访，直到听力 6 ～ 8 周恢复正常。如果传导性听力损失不能消除，则表明听骨链可能受到损伤。在这种情况下，可能需要 CT 扫描来评估结构。

外伤性 TM 穿孔应交由耳鼻喉科医生进行检查和听力评估。穿孔可在 6 个月内自然愈合。在急性情况下，通常推荐使用抗生素滴耳液，因其可以提供一个潮湿的环境，可以加速愈合。

（三）外耳道异物和耵聍阻塞

有意（由患儿或其他人放置）或意外（如昆虫或游戏场地的物体）置入外耳道异物，在儿童期是很常见的。耵聍也可以是阻塞性的，就像异物一样。如果很容易看见它们并且有适当的工具，则可以将其清除。可能使它们难以清除的因素包括异物的大小（特别是大到足以遮住 TM 的异物），圆形或球状物体，以及靠近 TM 的外耳道深处的物体。如果存在这些情况，或者第一次尝试时无法清理异物，通常需要进行 ENT 转诊以解决问题。当异物为蔬菜种子时，不能冲洗外耳道，因为它会膨胀，变得更难清除。如果异物是盘式电池，则需紧急处理。因其在潮湿的外耳道中会产生电流，可在 4h 内出现严重烧伤。如果 TM 不能被观察到，应假设穿孔存在并避免冲洗或耳毒性药物。

耵聍栓塞在儿童中很常见，用棉签或其他装置挖耳很容易导致这个问题。这些物品不仅阻止耵聍的自然排出，还可能增加因刺激而产生的耵聍。如果有症状或 TM 不可见，则应清理耵聍。正确的外耳道清理教育（如只清洁外耳道外部）对于避免耵聍栓塞非常重要。向家长解释耵聍的产生是正常的，并且耵聍会保护耳道皮肤。

（四）耳郭血肿

外伤可导致耳郭软骨膜和软骨之间形成血肿。血肿与瘀伤不同，瘀伤不会改变耳朵的形状，血液在软骨周围层外的软组织中。血肿可表现为软骨性耳郭肿胀，耳郭正常皱褶模糊。如果不治疗，新生软骨会在 7 ～ 10d 后分解，导致“菜花耳”。为防止面容畸形，医生应紧急将患者转诊至耳鼻喉科进行引流和敷料加压。

（五）耳先天性疾病

外耳和外耳道在妊娠 3 周开始发育。根据异常发育的时间，可以出现各种畸形。外耳道闭锁是指外耳道未形成，这会导致传导性听力损失，应该在出生后 3 个月内由听力学家和耳鼻喉科医生进行评估。小耳畸形是指外耳小，塌陷，或只有耳垂，通常缺乏软骨和软组织。无耳是指外耳缺失。外耳道闭锁通常伴有小耳畸形和无耳。一般在 6 ～ 8 岁进行耳郭重建，需要植入其他部位的组织或植入物。

耳郭畸形可能不是由于组织缺乏引起的，包括因缺乏耳郭褶皱而导致耳郭从颅骨突出（早产），以及由于缺乏软骨支撑或子宫内体位的原因而出现耳郭折叠。出生后 72 ～ 96h 将耳郭校正到正确的解剖位置是一种有效的治疗方法。将耳郭固定在蜡或塑料模具上，并持续至少 2 周。如果错过了这个机会窗，或者校正不成功，可以在学龄时进行外科矫正，这种方法称为“耳成形术”。

如果耳郭上极低于眉毛水平，则是“低位耳”，这种情况通常与其他先天性异常有关，应考虑对存在这种情况的患儿进行遗传学评估。

为了美容，副耳、异位软骨、瘘管和囊肿需要手术矫正。由于内耳与外耳同时发育，存在耳畸形的患儿应进行听力测试。外耳和肾在胚胎形成的同一时期形成，故外耳异常也可能伴有肾脏异常，因此应考虑行肾脏超声检查。大多数耳前瘘管无症状，但感染时，需要抗生素治疗和可能的外科治疗。

（六）听力损失及其治疗

听力损失分为传导性、感音神经性和混合性。当声音传导在外耳开口和耳蜗毛细胞之间的某个地方被阻断时，就会出现传导性听力损失。儿童传导性听力损失最常见的原因是中耳积液。声音的神经传导异常引起感音神经性听力损失（SNHL），是由于耳蜗毛细胞或听觉神经的病变引起的。混合性听力损失的特征是既有诱发性的，也有感音神经性的丧失。

听力以分贝（dB）为单位。阈值，或 0dB，是指正常人在 50% 的时间里能感知到声音的水平。如果一个人的听阈正常值为 20dB 以内，听力是正常的。儿童听力损失的严重程度通常分为：轻度 20 ～ 40dB，中度 41 ～ 55dB，中度 56 ～ 70dB，重度 71 ～ 90dB，极重度＞ 91dB。

听力损失会严重损害孩子的交流能力，妨碍学业、社交和情感。研究表明，即使听力恢复正常，听觉衰退期也可能对听觉处理产生持久影响。即使是单侧的听力损失也可能与学习困难和行为问题有关。因此，任何听力损失的早期识别和处理至关重要。

1. 传导性听力损失　儿童传导性听力损失最常见的原因是中耳炎及相关疾病包括 MEE 和 ETD。其他原因可能包括 EAC 闭锁或狭窄、TM 穿孔、耵聍栓塞、胆脂瘤和诸如听骨链固定或不连续之类的中耳畸形。通常，传导性损伤可以通过手术矫正。

MEE可能是浆液性、黏液性或脓性，类似AOM。积液通常与轻微的传导性听力损失有关，一旦积液消失，听力恢复正常。美国儿科学会建议对患有超过3个月的复发性AOM或MEE的儿童进行听力和言语评估。

2. *感音神经性听力损失* SNHL的发生是由于耳蜗毛细胞或听神经（第八对脑神经）的病变。这种损失可能是先天性的（出生时就存在的）或后天获得的。无论是先天性还是后天性，听力损失可能是遗传性的（由于基因突变）或非遗传性的。据估计，每1000个出生的婴儿中有2～3个会受到SNHL的影响，使听力损失成为最常见的先天性感觉障碍。发病率在新生儿重症监护病房患儿中更高。公认的新生儿SNHL危险因素包括儿童SNHL家族史阳性、出生体重低于1500g、Apgar评分低（出生后1min评分0～4分或出生后5min评分0～6分）、颅面畸形、缺氧、宫内感染（如TORCH综合征）、需要换血的高胆红素血症和机械通气超过5d。

（1）先天性听力损失：约50%的先天性听力丧失是非遗传性的。听力损失的原因包括感染、致畸药物和围产期损伤。另外50%归因于遗传因素。在遗传性听力损失的儿童中，约1/3的病例是由已知的综合征引起的，而另外的2/3的病例是非综合征性的。

综合征性的听力损失与外耳或其他器官畸形或涉及其他器官系统的疾病有关。有400多个遗传综合征包括听力损失。所有被评估听力损失的患者也应评估与这些综合征相关的特征，包括鳃裂囊肿或窦、耳前瘘管、眼异常、前额簇状白发、牛奶咖啡斑和颅面畸形。前面提到与先天性听力损失相关的综合征包括Waardenburg综合征、腮-耳-肾综合征、Usher综合征、Prendred耳聋-甲状腺肿综合征、Jervell and Lange-Nielsen综合征和Alport综合征（遗传性肾炎）。

超过70%的遗传性听力损失与综合征无关（即没有相关的可见异常或相关的疾病）。已知与非综合征性听力损失相关的最常见是*GJB2*基因突变，它编码连接蛋白26，*GJB2*突变在一般人群中的携带率约为3%。大多数非综合征性听力损失，包括*GJB2*突变引起的听力损失，都是常染色体隐性遗传。

（2）后天性听力损失：遗传性听力损失可能延迟发病，如Alport综合征和大多数的常染色体显性非综合征性听力损失。对氨基糖苷类药物引起的听力损失与线粒体基因缺陷有关。

迟发性SNHL的非遗传性病因包括耳毒性药物、脑膜炎、自身免疫性或肿瘤性疾病、噪声暴露和创伤。梅毒或莱姆病等感染性疾病与听力损失有关。先天性巨细胞病毒（CMV）感染引起的听力损失可能在出生时就出现，也可能延迟发病。CMV相关性听力损失有50%是进行性加重的。其他造成听力损失延迟发病的因素包括持续性肺动脉高压和体外膜肺氧合治疗病史。

（3）先天性CMV感染和听力损失：先天性CMV（cCMV）相关性听力损失有可能表现为先天性的，但后天获得性的更为常见。值得一提的是，它是美国儿童人群中非遗传性听力损失的最常见原因，它可以在出生时出现，也可以延迟几年发病。先天性CMV是当今美国最常见的宫内感染，估计有0.5%～1%的新生儿在产前感染。虽然有些新生儿在出生时表现出严重的症状，如瘀斑、高胆红素血症、肝脾大、癫痫、神经功能缺损和视网膜炎，但90%～95%的cCMV感染新生儿完全没有症状。30%～50%的有症状的婴儿和8%～12%的无症状婴儿会在儿童早期发展成SNHL。生殖道巨细胞病毒感染只能在新生儿期确诊，因此鉴于大多数新生儿在此期间无症状，很难准确归因于cCMV。目前还没有对cCMV进行普遍筛查，但是随着人们对这个问题的认识的提高，一些中心现在正在对新生儿听力筛查失败的新生儿进行定向筛查。关于cCMV的治疗目前尚无共识，但盐酸缬更昔洛韦的临床试验显示了治疗cCMV听力损失的希望。

3. *听力损失的识别*

（1）新生儿听力筛查：在普通新生儿筛查方案建立之前，听力损失的平均年龄为30个月。在认识到早期发现听力损失的重要性之后，1993年，美国国家卫生研究院的一个共识小组建议，所有新生儿在出院前都要进行听力筛查。目前，美国50个州和哥伦比亚特区都制定了早期听力检测和干预（EHDI）法律或筛查计划，截至2014年，美国97%的新生儿接受了听力筛查。EHDI的目标是在3个月大时进行听力损失识别和确诊，并在6个月大时进行适当的干预。主观检查在婴儿中不可靠，因此应采用客观的、生理学的方法进行筛查。听觉脑干反应和耳声发射测试是两种常用的筛查方法。

（2）婴幼儿的听力学评估：父母对婴儿行为的报告不能作为判断听力损失的可靠依据。聋儿的行为会显得正常，误导父母和专业人士。失聪的婴儿通常在视觉上是警觉的，并且能够主动地扫描环境，这可能被误认为是对声音的恰当反应。对于儿童来说，听力损失的迹象包括对声音的反应不一致、不听话、说话和言语迟缓，以及把电视机或收音机的音量调大。任何未通过听力筛查或怀疑有听力损失的儿童应交由了解儿科人群测试的听力专家进行标准的听力测试。

测听法主观评价听力。根据患儿年龄，有以下4种不同的方法。

● 行为观察测听（出生至 6 个月）：声音呈现在不同的强度水平，听力学家密切观察反应，如呼吸频率的变化、活动的开始或停止、吃惊、转头或肌肉紧张。这种方法高度依赖于测试人员，而且容易出错。

● 视觉强化测听（6 个月至 2.5 岁）：在给予听觉刺激的同时正强化。例如，当一个儿童通过转向声源做出合适的反应时，这种行为会被激活玩具点亮作为奖励。经过一段短暂的调节期后，如果可以听到的话，儿童会朝向声音位置，期待着被点亮的玩具。

● 游戏测听法（2.5 ～ 5 岁）：儿童对声音刺激的反应是通过做一项活动，如把木钉放在板上。

● 常规测听法（5 岁及以上）：儿童听到声音时表示他听得到了。

若认为上述检测方法不可靠，可采用听性脑干反应、耳声发射检测等客观测听方法。

除了如前所述属于 SNHL 高风险类别的婴儿，还应对有发育迟缓史、细菌性脑膜炎、耳毒性药物接触、神经退行性疾病或有感染史（如腮腺炎或梅毒）的儿童进行听力测试。患有细菌性脑膜炎的儿童应立即转诊至耳鼻喉科医师，因为耳蜗骨化可能需要紧急植入人工耳蜗。即使新生儿筛查通过，所有因进行性或迟发性听力损失（如宫内巨细胞病毒暴露）而属于高风险类别的婴儿，在最初 3 年内应定期进行听力监测，此后每隔适当的时间进行一次，以避免漏诊。

4. *听力损失的管理*　虽然鉴定听力损失是关键的第一步，但如果没有适当的后续随访和管理，这在很大程度上是没有意义的。及时和适当的干预可以降低听力损失对语言、学业、情感和社交能力发育，以及与听力相关的生活质量的潜在的终生不利影响。最佳的管理方法需要多学科协作。管理小组可能包括听力专家、耳鼻喉科医生、言语语言病理学家、早期治疗专家、听障人士听力教育专家和家庭顾问。

任何确认有听力损失的儿童都应交由耳鼻喉科医生进行进一步评估，并进行可能的内科和（或）外科治疗。病因学检查包括影像学和（或）实验室检查，并应根据每个患者的病史、检查结果和听力结果进行个体化调整。过去的 10 年，技术发展已经使利用下一代测序技术识别综合征性和非综合征性听力损失的基因序列成为可能，并使之成为一项面向公众的技术。

听力损失的医疗处理取决于听力损失类型和严重程度。传导性听力损失有时可以通过修复声音传导过程中遇到的障碍来进行修复。例如，慢性中耳积液引起听力损失，但无论是通过观察方式还是通过放置鼓室置管清除液体后，听力损失是可恢复正常的。到目前为止，SNHL 是不可逆的。大多数感音神经性丧失是通过助听器来治疗的。当助听器治疗不再有益处的时候，人工耳蜗植入术是一类儿童可选的治疗方式。美国 FDA 批准 12 月龄婴儿可行人工耳蜗植入术。与助听器不同，人工耳蜗不放大声音，只是用电脉冲直接刺激耳蜗。

当一个听力损失被诊断出来时，它是否会保持稳定，或是否波动或恶化是不知道的。因此，听力损失的儿童应该接受持续的听力监测及对言语发育和功能表现的定期评估。

《2004 年残疾人教育法》（IDEA 2004）是美国的一项法律，规定残疾儿童包括聋儿可以免费获得由合格教师提供的个性化教育机会。C 部分为 3 岁以下儿童提供早期干预。听力学家在从诊断到干预的转变过程中起着重要作用，因为他们必须在新的永久性听力损失诊断确诊后 7d 内开始转诊到他们所在州的 C 部分项目。一个个性化的家庭服务计划（IFSP）被开发出来，它可以得到听力学家、言语语言病理学家和其他相关专业人士的服务。IFSP 以家庭为中心提供家庭支持服务。在 3 ～ 21 岁，孩子们被纳入 IDEA 2004 的 B 部分。B 部分通过当地学校系统的特殊教育项目进行管理。根据 B 部分，制订一个个性化教育计划（IEP），目标是最大限度地提高孩子的学业成绩。

5. *预防*　适当的护理可以治疗或预防某些导致听力损失的疾病。氨基糖苷类，利尿剂，尤其是联合用药，有潜在的耳毒性，应谨慎使用，并仔细监测。因为线粒体基因缺陷与氨基糖苷类耳毒性的关系，对于有氨基糖苷类药物相关听力损失家族史的患者，应尽可能避免使用氨基糖苷类药物。减少在高噪声下的反复暴露，可防止因声外伤引起的高频听力损失。任何突发性 SNHL 患者都应立即由耳鼻喉科医生诊治，在某些情况下，类固醇治疗可以逆转这种损失。

二、鼻及副鼻窦

（一）急性病毒性鼻炎

普通感冒是最常见的儿童感染性疾病，儿童早期的发病率高于其他任何时期（普通感冒，参见第 40 章）。5 岁以下的儿童通常每年感冒 6 ～ 12 次。30% ～ 40% 是由鼻病毒引起的，其有 100 多种亚型。其他病毒包括腺病毒、冠状病毒、肠道病毒、流感病毒和副流感病毒及呼吸道合胞病毒。有如此多的病毒会导致感冒，所以疫苗的研制一直是不可能的。

诊断要点和主要特点

- 清亮或黏稠鼻分泌物，鼻塞，咽痛
- 可能有发热，尤其是年龄较小的儿童（6 岁以下）
- 可能有声嘶和（或）咳嗽
- 症状会在 7 ～ 10d 消失，但咳嗽和声嘶会持续数周

1. *鉴别诊断* 需与鼻窦炎（急性或慢性）、过敏性鼻炎、非过敏性鼻炎、流感、肺炎、胃食管反流病、哮喘和支气管炎进行鉴别。

2. *临床表现* 患者通常会突然发作喉咙痛，然后出现明显或黏液状流涕、鼻塞和打喷嚏。可能出现咳嗽或发热。虽然发热在年龄较大的儿童和成人中并不突出，但在生命的最初 5～6 年，发热可高达 40.6℃，不会再感染。鼻子、喉咙和 TM 可能会出现充血和发炎。症状的平均持续时间约为 1 周。感染第 2 日，由于上皮细胞脱落和中性粒细胞的涌入，鼻分泌物通常变得更浓。这种变色不应被认为是细菌性鼻 - 鼻窦炎的征兆，除非它持续超过 10d，此时患者的症状应该得到明显改善。在其他症状消失后，轻度咳嗽可能持续数周。

3. *治疗* 对有症状的普通感冒进行治疗（图 18-4）。因为感冒是病毒感染，抗生素是没有帮助的。对乙酰氨基酚或布洛芬可以解热镇痛。空气加湿可以缓解充血和咳嗽。对于不能擤鼻涕的婴儿或儿童，可以使用鼻盐滴剂和球吸法。

现有的科学数据表明，非处方抗感冒药物和止咳药对儿童无效，并可能会产生严重的副作用，故不建议 4 岁以下儿童使用。抗组胺药在缓解儿童的感冒症状方面没有被证明是有效的；在鼻病毒引起的感冒中，血清组胺水平没有增加。口服减充血剂可以缓解成人的症状，但在儿童中尚未得到很好的证实。研究表明，大多数咳嗽药并不比安慰剂好，不鼓励使用麻醉性镇咳药，因为这些可能与呼吸抑制有关。没有令人信服的证据表明自然疗法或替代疗法对儿童有效。

只有时间能治好感冒。教育和保险可能是父母最重要的“疗法”。他们应该被告知症状的预期性质和持续时间，药物的疗效和潜在副作用，以及普通感冒并发症的症状和体征，如细菌性鼻窦炎、支气管毛细支气管炎或肺炎。

（二）鼻 - 鼻窦炎

“鼻 - 鼻窦炎”的使用已经取代了鼻窦炎。鼻 - 鼻窦炎被认为是鼻黏膜和鼻窦黏膜同时发生的相似炎症过程。

1. *急性细菌性慢性鼻 - 鼻窦炎* 急性细菌性鼻 - 鼻窦炎（ABRS）是症状持续小于 30d 的副鼻窦细菌感染，症状可完全消失。它几乎一直是由感冒引起的。其他诱发因素包括过敏和创伤。当感冒症状 10～14d 不改善或在 5～7d 加重，考虑存在 ABRS。最长累及的鼻窦是上颌窦和筛窦，两者在出生时即存在。累及其他鼻窦的病变一般出现在年龄较大的儿童，如蝶窦一般形成于 5 岁，额窦形成于 7～8 岁。在 10 岁以前，额窦炎是不常见的。

诊断要点和主要特点
● 上呼吸道感染（URI）在发作后持续 7～10d，或症状在最初的改善后于 10d 内恶化
● 症状可能包括鼻塞、鼻漏、鼻后滴漏、面部疼痛、头痛和发热
● 症状会在 30d 内完全缓解

（1）发病机制：鼻腔黏膜炎症和鼻窦通气引流受阻是鼻 - 鼻窦炎的发生基础，涉及解剖、黏膜、微生物和免疫因素。病毒感染和细菌感染在发病机制中起

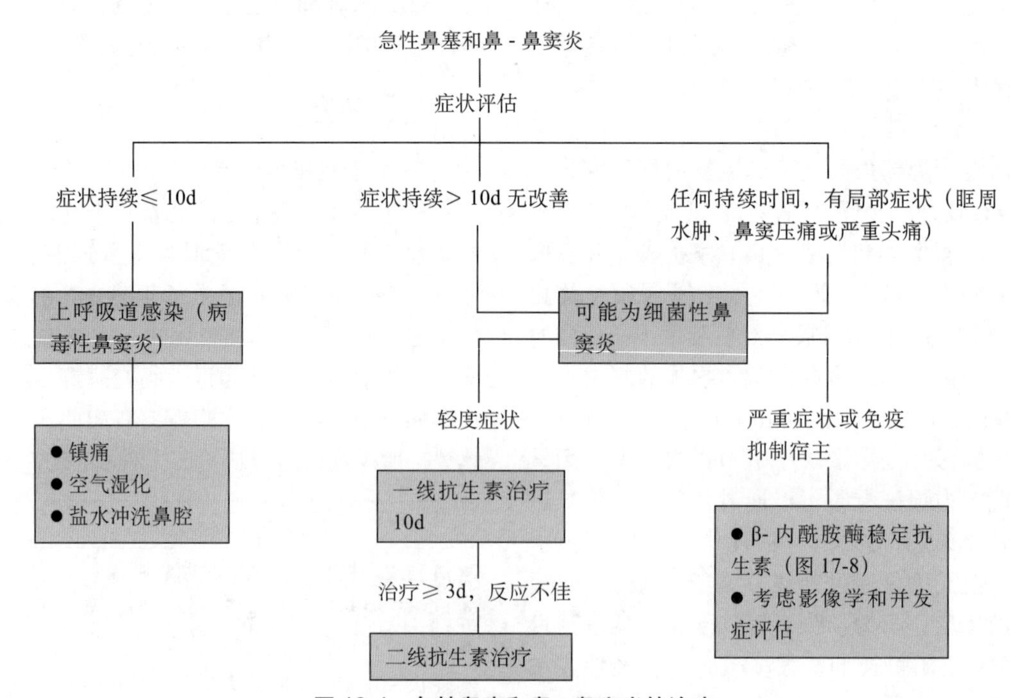

图 18-4 急性鼻塞和鼻 - 鼻窦炎的治疗

着共同的重要作用。病毒性 URI 可引起鼻窦黏膜损伤和肿胀，导致鼻窦引流通道受阻、纤毛功能丧失和黏液分泌亢进。引起急性鼻 - 鼻窦炎的常见病原菌有肺炎链球菌、流感嗜血杆菌（非分型）、卡他莫拉菌和 β-溶血性链球菌。

（2）临床表现：ABRS 的症状可能是渐进性的或突然发作的，通常包括鼻漏、鼻塞、面部胀满感或疼痛、鼻后滴漏、嗅觉减退或失嗅、发热、咳嗽、疲劳、上牙痛和耳内压迫或闷胀感。体格检查很少对诊断有帮助，因为检查结果基本上与患有单纯性感冒的儿童相同。

对于复杂或免疫功能低下的患者，应考虑由耳鼻喉科医生抽吸鼻窦分泌物，并进行培养，以达到诊断目的，并促进药敏结果导向的抗生素治疗。革兰氏染色或鼻腔分泌物培养与鼻窦分泌物培养结果不一定相关。如果患者因鼻 - 鼻窦炎相关并发症住院，还应进行血液培养。

除非为了评估可能的并发症，或者药物治疗无效症状仍持续，否则不建议在急性发作期间进行影像学检查。与体格检查一样，ABRS 的影像学表现，如窦混浊、液体和黏膜增厚，与普通感冒是无法区分的。

（3）并发症：当感染扩散到邻近的结构如眼和大脑时，出现 ABRS 的并发症。金黄色葡萄球菌（包括耐甲氧西林金黄色葡萄球菌）及咽峡炎链球菌（人）常与复杂 ABRS 有关，后者是一种特别具有毒力的生物体。

眶内并发症最常见，来自筛窦。这些并发症通常开始于隔前间隙前部的蜂窝织炎，但可发展为隔前间隙后部的蜂窝织炎、眶壁骨膜下脓肿、眶内脓肿和海绵窦血栓性静脉炎。相关的体征和症状包括眼睑水肿、眼球活动受限、眼球突出、结膜水肿和视力改变（参见第 16 章）。

额窦炎最常见的并发症是额骨骨炎，也称为 Pott 头皮肿胀。感染向颅内进展可导致脑膜炎和硬膜外、硬膜下和脑脓肿。通常，患有复杂性鼻 - 鼻窦炎的儿童没有鼻窦感染史。

（4）治疗：对于感冒症状在 10d 内没有改善的儿童，可根据患儿是否可以进行随访和必要的抗生素治疗之类的个人情况来选择多观察 3d 或抗生素治疗。对于无并发症的 ABRS 患儿，如果症状严重或症状进展（发热至少 39℃，并且脓性鼻腔引流至少连续 3d），则建议使用抗生素治疗。通常认为，抗生素可以减少症状的持续时间和严重程度。

一线治疗的抗生素为阿莫西林或阿莫西林克拉维酸盐。青霉素非 I 型过敏的患者，推荐用头孢呋辛、头孢泊肟和头孢地尼，在大多数情况下，它们可安全地用于类过敏反应的患者。最近的研究表明，这些患者使用第二代和第三代头孢菌素几乎没有风险。其他可能使用的药物包括克林霉素、利奈唑啉和喹诺酮类抗生素，特别是怀疑有耐药性的肺炎链球菌和流感嗜血杆菌的更严重的病例也可使用。由于肺炎链球菌和流感嗜血杆菌高度耐药，不建议使用甲氧苄啶磺胺甲噁唑和阿奇霉素。

治疗时间应持续至症状消失后 7d。

抗生素治疗 48 ～ 72h 后症状仍不能改善，表明有耐药菌或潜在并发症。此时应开始二线治疗，或者如果患者已经在使用阿莫西林克拉维酸盐或头孢菌素，应考虑静脉抗生素治疗。转诊行鼻窦负压吸引术和影像学检查也应予以充分考虑。

存在急性中毒症状，或有侵袭性感染或中枢神经系统并发症症状的患者，应立即住院治疗。应静脉给予纳夫西林或克林霉素加第三代头孢菌素如头孢曲松治疗，直到培养结果回报。

减充血剂、抗组胺药和鼻腔冲洗经常用于急性鼻 - 鼻窦炎以促进引流。到目前为止，还没有可靠的方法学研究证明其对儿童的疗效。如果使用鼻腔减充血剂，如氧美唑啉或苯肾上腺素喷雾剂，使用不应超过 3d，因为其有反弹水肿的风险。对于潜在的过敏性鼻炎患者可以使用色甘酸钠或皮质类固醇鼻喷雾剂。

2. 复发性或慢性鼻窦炎　复发性鼻 - 鼻窦炎为 ABRS 症状清除至少 10d 后再次出现鼻 - 鼻窦炎症状，每年复发至少 4 次。慢性鼻 - 鼻窦炎（CRS）是指儿童在 90d 内没有清除感染，并没有急性并发症。诊断需要症状和体征都支持，CT 扫描可能是一个有助于诊断的检查。尽管最近的荟萃分析评估已经为 ABRS 提出了建议，但是对于复发性或 CRS 的治疗，数据仍然是很匮乏的。要考虑的重要因素包括过敏、解剖变异和宿主免疫紊乱。导致阻塞的黏膜炎症最常见于过敏性鼻炎，偶尔也由非过敏性鼻炎引起。有大量证据表明过敏性鼻炎、鼻 - 鼻窦炎和哮喘都是全身炎症反应的表现。胃食管反流也与 CRS 有关。不太常见的是，CRS 是由解剖变异引起的，如鼻中隔偏曲、息肉或异物。

过敏性鼻息肉在 10 岁以下的儿童中是不常见的，如出现应立即行囊性纤维化检查。在慢性或复发性化脓性全组鼻窦炎的病例中，宿主抵抗力差（如免疫缺陷、原发性纤毛运动障碍或囊性纤维化）虽然罕见，但必须通过免疫球蛋白研究、呼吸纤毛的电子显微镜研究、（如果可行的）鼻内一氧化氮测量、汗氯试验和基因测试排除相关疾病（参见第 19 章）。CRS 通常由厌氧菌和葡萄球菌感染引起。过敏专家和耳鼻喉科专科医生的评估可能有助于确定潜在原因。

治疗如下。

1）药物治疗：抗生素治疗与 ABRS 相似，但治疗疗程较长，通常为 3 ～ 4 周。抗菌药物的选择应包括对葡萄球菌微生物有效的药物。鼻腔盐水冲洗和鼻内类固醇喷雾剂已被证明有助于缓解症状。

2）手术治疗：治疗儿童CRS的主要方法是适当的抗生素和针对过敏性鼻炎和哮喘等合并症的药物治疗。只有一小部分儿童需要手术治疗。

鼻窦穿刺冲洗术：通常被认为是一种诊断方法，有一定的治疗价值。麻醉下抽取上颌窦内分泌物，然后冲洗上颌窦。对于年龄很小的儿童，这可能是唯一的手术方法。

腺样体切除术：对50%～75%年龄小于12岁的CRS患儿有效。腺样体是致病细菌的贮存器，也可能妨碍黏液纤毛的清除功能和分泌物的引流。据报道，CRS患儿腺样体中存在生物膜，可以解释这些感染对标准抗生素治疗的耐药性。

鼻内镜手术：因担心面部发育受到影响，儿童鼻内镜手术饱受争议。然而，最近的研究并不支持这种担心。然而，最近的研究表明，鼻内镜手术在80%以上的病例中是有效的。这可能说明如果腺样体切除术或球囊扩张术无效，则可采用鼻内镜手术。

窦外引流：筛窦和额窦炎引起的并发症行窦外引流术治疗。

（三）后鼻孔闭锁

约每7000个新生儿中就有1个发生后鼻孔闭锁。单双侧比例和男女比例均为2∶1。双侧闭锁在出生时就会导致严重的呼吸窘迫，需要立即放置口腔气道或插管，以及耳鼻喉科会诊进行手术治疗。单侧后鼻孔闭锁通常在之后表现为单侧慢性鼻腔分泌物，可能被误认为是慢性鼻窦炎。如果6F导管不能通过鼻，则可能怀疑患有该病，轴位CT扫描可明确诊断。约50%的双侧后鼻孔闭锁患者有CHARGE综合征（眼器官先天性裂开、心脏病、后鼻孔闭锁、生长发育迟缓或中枢神经系统异常、性腺发育不良和耳畸形或耳聋）（参见第37章）或其他先天性异常。

（四）复发性鼻炎

复发性鼻炎常见于儿科。主诉主要是“一次接一次地感冒”“持续的感冒”或“总是生病”。有约2/3的儿童患有复发性感冒；其余的或是过敏性鼻炎，或是复发性鼻窦炎。

1. *过敏性鼻炎* 变应性鼻炎是由IgE介导的继发于过敏原的炎症引起的上呼吸道慢性疾病。它在儿童中比成人中更常见，并且影响到美国多达40%的儿童。严重影响生活质量，影响生理和社会活动、注意力集中、学习成绩和睡眠。过敏性鼻炎可导致鼻-鼻窦炎、中耳炎和哮喘的发生。症状包括鼻塞、打喷嚏、流鼻涕、鼻子痒、上腭痒、喉咙和眼睛发痒。查体见鼻甲肿胀，可能是红色或淡粉-紫色。几种药物已经被证明在治疗过敏性鼻炎方面是有效的，如鼻内皮质类固醇、口服和鼻内抗组胺药、白三烯拮抗剂和减充血剂。异丙托溴铵鼻喷雾剂也可用作辅助治疗。鼻腔盐水冲洗有助于洗去过敏原。最近的研究表明，使用鼻内类固醇喷雾剂不仅可以减少过敏性鼻炎症状造成的损害，而且有助于防止病情恶化，降低相关并发症（如哮喘和睡眠呼吸障碍）发病的风险。这些鼻内类固醇可用于2岁左右的儿童。

2. *非过敏性鼻炎* 也会导致流鼻涕和鼻塞，但似乎与免疫反应无关。它的机制还不清楚。触发因素包括环境温度的突然变化、空气污染和其他刺激物，如烟草烟雾。药物也可能与非过敏性鼻炎有关。当长期使用时鼻血管收缩剂，会引起药物性鼻炎，这是一种反弹性鼻塞，可能很难治疗。口服减充血剂、鼻皮质类固醇、抗组胺药和异丙托溴铵鼻喷雾剂都能缓解症状。

（五）鼻出血

鼻子血供丰富。在大多数情况下，鼻出血发生在鼻中隔前部(Kiesselbach区)。通常是由干燥、鼻子摩擦、挖鼻或抠鼻引起的。检查前中隔前端为一个红色的、粗糙的表面，有新鲜的血块或血痂。可见毛细血管扩张、血管瘤或静脉曲张。如果患者使用过鼻糖皮质激素喷雾剂，检查患者喷鼻的方式，以确保他（她）没有将喷雾剂对准鼻中隔。如果适当的处理不能减少鼻出血，应该停用喷雾剂。

在不到5%的病例中，鼻出血是由血友病等出血性疾病引起的。如果出现以下任何情况，则应进行血液学检查：出血病家族史；易出血史，尤其是包皮环切术或牙科手术；任何部位的自发性出血；持续30min以上的出血或医生直接确认不会凝固的血液；2岁以前发病；或因鼻出血导致血细胞比容下降。在儿童中，高血压很少会导致长时间的鼻出血。

青少年鼻咽血管纤维瘤（JNA）是一种良性肿瘤，但通常具有侵袭性，容易出血，并可能表现为复发性鼻出血（45%～60%）。JNA只见于男性；带有JNA的女性应进行染色体核型分析。CT和MRI有诊断价值。

治疗方法如下所述。

患者应该保持坐位，身体前倾，以免吞下血液。血液进入消化道可能引起恶心和呕血。应仔细轻轻清除鼻腔内的血痂。将鼻骨下面的鼻子柔软部分紧紧地捏住，以防止动脉血流，出血部位（中隔前部）的压力维持5min。对于持续性出血，鼻腔一次性应用盐酸羟甲唑啉可能有帮助。如果出血持续，需要观察查找出血部位。可于出血部位覆盖一小块海绵（明胶海绵）或胶原蛋白海绵（止血纱布）。

干燥通常会引起鼻腔血管脆性增加，可以通过增加鼻腔水分缓解这种情况。这可以通过每日在鼻子上涂抹水性药膏来实现。一粒豌豆大小的药膏涂进鼻腔，轻轻地挤压鼻孔来使其扩散。每日 2 次鼻腔盐水冲洗和使用加湿器也可能有帮助。应避免使用阿司匹林和布洛芬，也应该避免挖鼻和剧烈地擤鼻。如反复发作鼻出血应转诊至耳鼻咽喉科。如果治疗失败，可考虑行鼻腔血管烧灼。

（六）鼻部感染

鼻疖是前鼻孔毛囊的感染，由拔鼻毛或挖鼻引起。最常见的致病菌是金黄色葡萄球菌。查体见鼻孔前部有一个极度柔软或坚硬的红色肿块。治疗包括口服双氯西林或头孢氨苄 5d，以防止其进展。病变处应轻轻切开，并用无菌针头引流。外用抗生素软膏有促进恢复作用。因为这个病灶位于海绵窦的引流区，所以应该密切关注患者直到痊愈。建议父母永远不要在这个地方挤压鼻疖，医生也不应该。如果引起了相关蜂窝织炎或疾病进展则需要住院静脉注射抗生素。

鼻中隔脓肿通常是由鼻外伤或鼻疖引起的。查体见波动性鼻中隔肿胀，呈灰色，通常为双侧。可能的并发症与鼻中隔血肿相同（参见下文）。此外，感染可能传播到中枢神经系统。治疗包括立即住院、耳鼻喉科医生切开引流和抗生素治疗。

（七）鼻外伤

新生儿很少出现鼻中隔软骨半脱位。当出现的时候，鼻尖向一侧偏移，鼻中隔下缘向另一侧偏移，鼻小柱倾斜，鼻尖不稳定。该病必须与更常见的由产程导致的暂时性扁平鼻鉴别。鼓励医生减少婴儿护理中的所有半脱位。对于复杂病例，耳鼻喉科医生更可能于麻醉下对进行复位。

鼻外伤后，为了排除鼻中隔血肿，必须对鼻腔内进行检查，因为其会迅速导致鼻中隔坏死，造成永久性鼻畸形。外伤后突然出现的鼻塞和鼻中隔扩张证实存在这一诊断。正常的鼻中隔厚度为 2 ～ 4mm。以用棉签来触诊鼻中隔。治疗包括立即转诊至耳鼻喉科医生进行血肿引流和鼻腔填塞。

大多数鼻打击伤都会导致鼻出血，但没有骨折。外伤后持续性鼻出血、捻发音、鼻骨不稳、外鼻畸形均提示骨折。鼻中隔损伤不能由影像学排除，只能通过仔细的鼻内检查排除。怀疑有鼻骨骨折的患者应转诊至耳鼻喉科进行最终治疗。由于鼻骨损伤后立即开始愈合，儿童必须在受伤后 48 ～ 72h 由耳鼻喉科医生进行检查，以便在鼻骨无法移动之前进行骨折复位。

（八）鼻腔异物

如果未能及时确诊，通常会出现单侧鼻腔臭味、口臭、出血或鼻塞。

取出鼻腔异物的方法很多。如果儿童力气足够大，第一个有效的方法是用力擤鼻。取异物的下一步是鼻腔减充血剂的使用，良好的照明，正确的仪器和身体约束。局部丁卡因或利多卡因可用于幼儿麻醉。局部用肾上腺素或盐酸羟甲唑啉可减轻鼻充血。当儿童受到适当的约束时，在头灯下大多数鼻异物可以用鳄鱼钳或直角器械取出。如果在第一次尝试时似乎不太可能取出嵌顿的或较大的异物，则应将患者转诊至耳鼻喉科，而不是通过徒劳的尝试使情况恶化。

因为鼻腔内比较潮湿，圆盘型电池（如钟表和助听器中的电池）产生的电流会在 4h 内造成黏膜坏死和软骨破坏。电池异物是真正的急诊。

三、咽喉和口腔

（一）急性口炎

口炎是口腔的炎症，可由感染、自身免疫性疾病、药物反应和放化疗引起。急性发作通常是痛苦的，限制摄入。

1. *复发性口炎*　口腔溃疡或溃疡疮，是一种小的疼痛性溃疡（3 ～ 10mm），通常出现在口唇内面、牙龈或舌。一般持续 1 ～ 2 周，不伴发热及淋巴结肿大。一生中反复发作，可能是感染性或自身免疫性原因。可用乙酰氨基酚或布洛芬进行对症治疗，应暂时清淡饮食。局部使用糖皮质激素，如曲安奈德牙膏，也可以减少症状的持续时间和强度。对局部治疗无效的患者，循证研究未能证明全身治疗有效。

复发性口腔溃疡不常见的原因包括白塞病、家族性地中海热和 PFAPA 综合征（周期性发热、口疮性口炎、咽炎和颈部淋巴结肿大）。白塞病诊断需要以下中的两者：生殖器溃疡、葡萄膜炎和结节样红斑。地中海热患者通常有阳性家族史、浆膜受累和反复发热。PFAPA 通常在 5 岁之前开始，持续到青春期，然后突然痊愈。定期发作发热和其他症状。发作持续约 5d，与其他 URI 症状或疾病无关。类固醇激素可以缩短发作时间，但不能防止复发。长期使用西咪替丁和腺扁桃体切除术可以缓解 PFAPA。

2. *单纯疱疹性口龈炎（参见第 40 章）*　HSV-1 比 HSV-2 更与口腔溃疡相关。HSV 几乎总是通过直接接触传播，病毒可转移至三叉神经节。各种刺激均可引起病毒在休眠状态下的激活，导致口唇出现症状性的溃疡病变。

3. *鹅口疮（参见第 43 章）*　60% 人群的口腔菌群存在念珠菌。在婴儿中，它表现为白色斑块和红斑基底，主要累及颊黏膜和舌背。在使用吸入类固醇激素的较大儿童和免疫系统受损的儿童中，可以扩散到咽和喉，引起吞咽痛。母乳喂养的母、婴需要同时治疗，母亲口服大氟康，婴儿用甲紫治疗一次或用一个疗程的制霉菌素混悬液。

4. *外伤性口腔溃疡* 机械性创伤最常见于口腔黏膜，继发于磨牙咬伤。高温食物造成的热损伤也会导致溃疡性病变。与阿司匹林或其他腐蚀性药物的黏膜接触会产生化学性溃疡。口腔溃疡可与白血病或周期性中性粒细胞减少症同时发生。

（二）咽炎

图 18-5 是咽痛的一个处理流程。

1. *急性病毒性咽炎* 超过 90% 的儿童咽痛和发热是由病毒感染引起的。这些疾病很少指向任何特定的病毒性病原体，但以下讨论的 4 种病毒性咽炎是具有代表性的。

临床表现如下。

（1）传染性单核细胞增多症：发现包括渗出性扁桃体炎，全身性淋巴结炎和发热，通常发生在 5 岁以上的患者。脾脏或腋窝淋巴结肿大可增加诊断的可能性。外周血涂片不典型淋巴细胞超过 10% 或单核细胞增多症斑点试验阳性支持这一诊断，尽管这些试验在 5 岁以下的儿童中通常是假阴性。EB 病毒血清学显示 IgM 衣壳抗体升高是确定的。疑诊单核细胞增多症的患者禁用阿莫西林，因为这种药经常会引起皮疹。

（2）疱疹性咽峡炎：典型溃疡直径为 3mm，周围有一个光环，见于扁桃体前柱、软腭和悬雍垂；口腔前部和扁桃体则不受影响。疱疹性咽峡炎是由柯萨奇病毒引起的。聚合酶链反应检测是可行的，但没有特异性，这是一种自限性疾病。

（3）手足口病：是由几种肠道病毒引起的，其中一种（肠道病毒 -71）很少会引起脑炎。口腔的任何地方都会发生溃疡。小疱、脓疱或丘疹可以在手掌、足底、指间区和臀部出现。在较年幼的儿童中，可以看到远端肢体甚至面部的病变。

（4）咽结膜热：这种疾病是由腺病毒引起的，通常是流行性的。主要表现为渗出性扁桃体炎、结膜炎、淋巴结肿大和发热。对症治疗。

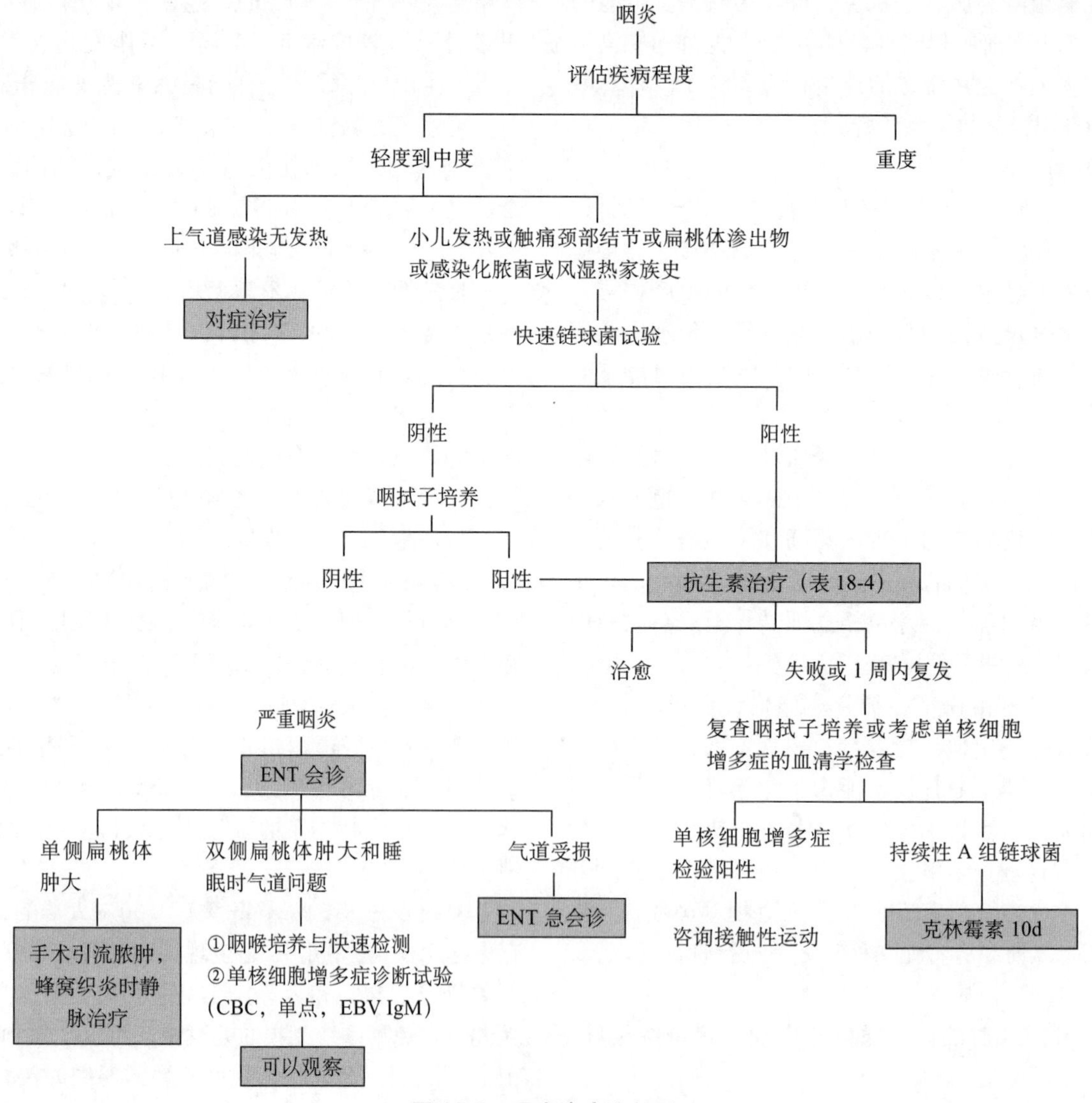

图 18-5 咽炎治疗流程图

CBC. 全血计数；EBV. EB 病毒；ENT. 耳鼻喉科

2. 急性细菌性咽炎

诊断要点和主要特点
● 咽痛 ● 以下至少一项： • 颈部淋巴炎（淋巴结压痛或＞ 2cm） • 扁桃体渗出物 • A 组 β- 溶血性链球菌培养阳性 • 发热＞ 38.3℃

（1）鉴别诊断：病毒性咽炎、传染性单核细胞增多症、链球菌以外的细菌性咽炎、白喉和扁桃体周围脓肿。

20%～30% 的儿童咽炎为 A 组链球菌（GAS）感染。冬季或早春多发，最常见于 5～15 岁的儿童。引起细菌性咽炎较不常见的原因包括肺炎支原体、肺炎衣原体、C 群和 G 群链球菌及溶血性隐杆菌。在这 5 种病原菌中，肺炎支原体是最常见的，可能导致 1/3 以上的青少年和成人出现咽炎。

（2）临床表现：突然发作咽痛、发热、颈部淋巴结炎、腭部瘀斑、悬雍垂红肿和扁桃体渗出物，提示链球菌感染。其他症状包括头痛、胃痛、恶心和呕吐。唯一确诊的方法是通过咽拭子培养或快速抗原检测。快速抗原检测非常特异，但灵敏度只有 85%～95%。因此，阳性试验表明化脓杆菌感染，但阴性结果需要进行培养以确认结果。诊断很重要，因为未经治疗的链球菌性咽炎可导致急性风湿热、肾小球肾炎和化脓性并发症（如淋巴结炎、扁桃体周围脓肿、中耳炎、蜂窝织炎和败血症）。结膜炎、咳嗽、声音嘶哑、URI 症状、口腔炎、溃疡性病变、病毒性皮疹和腹泻应怀疑病因为病毒感染。

A 组链球菌感染的儿童偶尔在症状出现后 24～48h 会出现猩红热。猩红热是一种弥漫的、细小的丘疹状红斑疹，皮肤会因压力而变白。皮疹在皮肤褶皱处更严重。舌的表现为草莓舌。

链球菌感染的一个有争议但可能的并发症是与链球菌（PANDAS）相关的儿童自身免疫性神经精神疾病。PANDAS 是一种相对较新的疾病。它是一组在链球菌感染后突然出现强迫症和（或）抽搐，或在先前患有强迫症和（或）抽搐的儿童中，这种症状恶化。

（3）治疗：疑有或证实的 A 组链球菌感染应使用盘尼西林（口服或肌内注射）或阿莫西林治疗（表 18-4）。对盘尼西林过敏的患者可选择的药物有头孢氨苄、阿奇霉素和克林霉素。四环素类、磺胺类（包括甲氧苄啶磺胺甲噁唑）和喹诺酮类药物不应用于治疗 GAS 感染。

治疗后重复培养只适用于那些症状不缓解、症状复发或风湿热的患者。值得注意的是，患有风湿热的儿童如果 GAS 感染治疗不当，复发的风险很高。在这类患者中，建议长期使用抗生素进行预防，风湿性心脏病患者有时需要终身服用（参见第 20 章）。

一般来说，带菌者是无害的、具有自限性（2～6 个月），并且不具有传染性。只有当患者或其他家庭成员经常链球菌感染，或有风湿热或肾小球肾炎病史时，才有必要尝试根除带菌状态。如果想要根除，应使用

表 18-4 A 组链球菌性咽炎的治疗 *

急性 A 组链球菌性咽炎的治疗		
抗生素	剂量	注意
盘尼西林	盘尼西林 V，如果体重小于 27kg，250mg，每日 2～3 次，10d；如果大于 27kg，每日 2～3 次，10d 苄星青霉素，如果体重小于 27kg，单次肌内注射 60 万 U；如果大于 27kg，单次肌内注射 120 万 U	已有对盘尼西林、阿莫西林耐药的，暂无报道第一代头孢菌素耐药。如果能够保证依从性，每种药物疗效一样
阿莫西林	50mg/（kg·d），每日一次，10d（最大 1200mg）	
头孢氨苄	25～50mg/（kg·d），每日分 2 次给药，10d	
克林霉素	20mg/（kg·d），每日分 3 次给药，10d	美国报道了罕见的耐药性
阿奇霉素	12mg/（kg·d），每日一次，5d（最多 500mg/d）	据报道，美国出现了一些耐药性
根除携带者状态		
克林霉素	20mg/（kg·d），每日分 3 次给药，10d	最有效的
头孢氨苄	25～50mg/（kg·d），每日分 2 次给药，10d	同样有效
青霉素 + 利福平	见上述盘尼西林剂量；利福平 20mg/（kg·d），最后 4d 每日 2 次	

* 四环素类、磺胺类（包括甲氧苄啶磺胺甲噁唑）和喹诺酮类药物不应用于治疗 GAS 感染

克林霉素 10d 或利福平 5d。

过去，偶尔推荐每日使用青霉素预防感染发作；然而，由于耐药性在不断增强，现在推荐复发性链球菌性扁桃体炎的患者进行扁桃体切除术。

（三）扁桃体周围蜂窝织炎或脓肿（QUINSY）

诊断要点和主要特点

- 剧烈咽痛
- 单侧扁桃体肿胀
- 悬雍垂偏向一侧
- 牙关紧闭（张口受限）

扁桃体感染蔓延至周围组织则为扁桃体周围蜂窝织炎。如果未经治疗，则出现坏死，并形成扁桃体周围脓肿。最常见的病原体是 β- 溶血性链球菌，其他病原体包括 D 组链球菌、肺炎链球菌和厌氧菌。通常出现剧烈咽痛和高热，肿胀几乎一直是单侧出现。扁桃体中部隆起，扁桃体前柱突出。受累侧的软腭和悬雍垂水肿，向未受累侧移位。随着感染进展，可能出现口齿不清、耳痛、吞咽困难和流涎。未经治疗的扁桃体周围脓肿最严重的并发症是咽旁间隙脓肿。

虽然抗生素（青霉素、头孢菌素或克林霉素）对治疗扁桃体周围蜂窝织炎有效，但扁桃体周围间隙内的脓肿通常需要引流。在最初的 12 ～ 24h 治疗无效表明可能形成高脓肿，需要耳鼻喉科医生会诊。可以穿刺抽脓或切开引流处理扁桃体周围脓肿。双侧和（或）复发性扁桃体周围脓肿的风险较低（7% ～ 10%），因此单次发病，通常不建议行扁桃体切除术。

（四）咽后间隙感染

口咽、鼻咽部和鼻窦的淋巴引流至咽后淋巴结。这些淋巴结的感染通常是由 β- 溶血性链球菌和金黄色葡萄球菌引起的。当儿童出现发热、呼吸系统症状和颈部过度伸展应怀疑咽后脓肿。也可能出现吞咽困难、流涎、呼吸困难和咕噜声呼吸音。一般出现在 2 岁以下的小儿。2 岁以后，咽后脓肿最常见的原因是咽后壁的穿透性损伤。

其特征是一侧咽后壁明显肿胀。肿胀局限在中线内，因为咽中缝将椎体前间隙分为左右两侧。尽管缺乏特异性，但颈部侧位 X 线可显示咽后组织比 C_4 椎体宽；增强 CT 扫描可区分软组织肿胀与脓肿。

虽然咽后脓肿是一个外科急症，但常不易与咽喉淋巴结炎相鉴别。大多数患儿治疗的第一步是急诊入院并静脉注射半合成青霉素或克林霉素。在大多数情况下，12 ～ 24h 抗生素治疗有助于鉴别这 2 种疾病。对于患有淋巴结炎的儿童，体温会下降，可进食，而患有咽后间隙脓肿的患儿症状通常没有改善。为防止脓肿进展，医生应该在全身麻醉下切开引流脓肿。如果怀疑存在气道阻塞，应立即手术引流。

（五）口底蜂窝织炎

口底蜂窝织炎是一种进展快速的蜂窝织炎，累及双侧颌下间隙，舌向后推至咽壁，造成危及生命的气道阻塞。症状包括发热、舌和口腔底部肿胀。通常来自牙源性感染，在婴儿和儿童中并不常见。A 组链球菌是最常见的致病菌。治疗包括大剂量静脉注射克林霉素或氨苄西林联合萘夫西林，直到培养和药敏结果回报。口底蜂窝织炎患者气道阻塞的治疗已经从气管切开术转变为重症监护室监护和插管治疗。耳鼻喉科医生应会诊进行气道评估和管理，并在必要时进行手术引流。

（六）急性颈部淋巴结炎

耳、鼻和咽喉的局部感染可累及区域淋巴结并导致脓肿形成。典型的表现是单侧的孤立的颈前淋巴结。约 70% 的病例是由 β- 溶血性链球菌感染引起的，20% 是由葡萄球菌（包括 MRSA）引起的，其余的是由病毒、非典型分枝杆菌和韩瑟勒巴通氏菌感染引起的。

颈部淋巴结炎的初步评估一般应包括快速 A 组链球菌检测，以及通过全血细胞检查寻找非典型淋巴细胞数量来诊断。也应考虑纯化蛋白衍生物皮肤试验，来确定是否存在非结核分枝杆菌。如果发现多个肿大的淋巴结，快速单核细胞增多试验是有用的。早期使用抗生素治疗可以预防淋巴结炎进展至脓性。然而，一旦脓肿形成，单用抗生素治疗是不够的，可能需要一个切开引流。由于社区获得性 MRSA 的增加，谨慎的做法是送一个标本进行培养和药敏试验。

猫抓病由汉塞巴尔通体感染引起的，可引起惰性（“冷”）淋巴结炎。如果在面部猫爪划痕部位发现原发性丘疹，则支持该诊断。超过 90% 的患者有与小猫接触的病史。淋巴结通常只有轻微的触痛，但可能在一个月或更长的时间里，淋巴结化脓并形成窦道。约 1/3 的儿童出现发热和身体不适；很少出现神经系统后遗症和持续发热。猫抓病可以通过血清学检测来诊断，但检测结果并不总是确定的。如果需验血，应于症状出现后 2 ～ 8 周进行。因为大多数汉塞巴尔通体感染的淋巴结肿大在 1 ～ 3 个月自然消退，抗生素的益处是有限的。在一项安慰剂对照试验中，连续 5d 阿奇霉素治疗可使淋巴结的体积迅速缩小。其他可能有效的药物有利福平、甲氧苄啶磺胺甲噁唑、红霉素、克拉霉素、多西环素、环丙沙星和庆大霉素（注意年龄限制）。

颈部淋巴结炎也可由非结核分枝杆菌属或鸟型结核分枝杆菌复合物引起。分枝杆菌感染是单侧的，可能累及多个淋巴结。可在较长时间呈现出特征性紫罗兰色外观，而无全身症状或局部疼痛。非典型分枝杆菌感染常纯化蛋白衍生物皮肤试验反应阳性，皮肤结节直径在 10mm 以内，而第二强度（250 个测试单位）纯化蛋白衍生皮肤测试几乎全为阳性。

鉴别诊断如下所述。

1. 颈部肿块和淋巴结　尽管行抗生素治疗，但颈部肿大淋巴结仍持续存在，这时将怀疑存在恶性肿瘤。典型的恶性淋巴结是无痛的，无压痛，并且因可能与周围组织粘连而无活动性。可表现为单个，单侧链状，双侧，或全身性淋巴结肿大。常见的表现为颈部肿块的恶性肿瘤包括淋巴瘤、横纹肌肉瘤和甲状腺癌。

2. 疑似淋巴结炎　很多感染颈部结构的表现像淋巴结。前 3 个肿块是由先天性疾病引起的。

（1）甲状舌管囊肿：通常位于中线上，接近舌骨水平。伸舌或吞咽时甲状舌管囊肿向上移动。有时甲状舌管囊肿可能有一个窦道,开口正好位于中线的外侧。当感染时，会变得剧烈肿胀和发炎。

（2）鳃裂囊肿：通常位于胸锁乳突肌前界的沿线上，表面光滑并具有波动性。有时鳃裂囊肿可通过一个小凹或窦道附着在其表面皮肤上。当被感染时，可表现为直径为 3 ～ 5cm 的肿块。

（3）淋巴管畸形：大多数淋巴囊肿位于锁骨上方的颈后三角区，表现为柔软，有弹性的，具有透光性的隆起。超过 60% 的患儿在出生时即发现该病，其余的通常在 2 岁时就变得明显。如果体积较大，会损害患儿的吞咽和呼吸功能。

（4）腮腺炎：经常会被误诊为颈部淋巴结炎。腮腺为穿过下颌角的涎腺。腮腺炎可为细菌性或病毒性，可单侧或双侧。流行性腮腺炎曾经是病毒性腮腺炎最常见的病因，但由于常规的疫苗接种，副流感病毒是美国主要的病毒性腮腺炎的病因。腮腺炎的淀粉酶水平会升高。

（5）舌下腺囊肿：是由舌下腺管阻塞引起的唾液性囊肿，位于口底。舌下腺囊肿可“下降”穿过下颌舌骨肌，表现为颈部肿块。

（6）胸锁乳突肌血肿：也被称为颈纤维瘤病，在新生儿出生后 2 ～ 4 周被发现。体检时发现肿块是肌肉的一部分，且不能移动。同时存在斜颈。可行颈部超声检查协助确诊。治疗包括物理治疗，以及固定范围内的颈部活动练习。

（七）扁桃体切除术和腺样体切除术

1. 扁桃体切除术　扁桃体切除术，联合或不联合腺样体切除术,最常用来治疗肥大或复发的感染性疾病。腺扁桃体切除术最常见的适应证是与睡眠时出现的阻塞性呼吸模式相关的腺样体和扁桃体肥大（参见第 19 章）。腺扁桃体肥大也可能引起如吞咽困难或牙咬合关系异常之类的其他问题。

复发性扁桃体炎是扁桃体切除术的第二常见原因。扁桃体炎被认为是“复发性”的，即当一个儿童在 1 年内有 7 次及以上的感染发作史，连续 2 年每年发作 5 次及以上，或连续 3 年每年发作 3 次及以上。如果诊断具有临床意义，则必须有咽痛和至少以下一种临床特征：颈部淋巴结病（淋巴结压痛或＞ 2cm），或扁桃体有渗出物，或 A 组 β- 溶血性链球菌培养阳性，或体温高于 38.3℃。

如果儿童因为感染影响上学，或疾病过程复杂，或在其他情况下，如复发性扁桃体周围脓肿，持续链球菌感染，或多种抗生素过敏，扁桃体切除术是合理的。除非疑有肿瘤，否则扁桃体不对称不是指征。

扁桃体切除术的一个新的适应证是 PFAPA 综合征（参见“复发性阿弗他口炎”相关内容），其出现的发热具有规律性，通常每 4 ～ 8 周复发一次。扁桃体切除术已被证明是一种有效的治疗方法。

2. 腺样体切除术　腺样体由鼻咽部的淋巴组织组成，是 Waldeyer 淋巴环的一部分，还包括扁桃体和舌扁桃体。腺样体肥大，无论是否有感染，都会阻塞鼻子，影响正常的颌面发育，影响说话、吞咽和咽鼓管功能。持续性经口呼吸障碍的儿童可能会出现牙齿咬合错位和“腺样体面容”，因为没有舌对抗口轮匝肌和颊肌的成型压力，所以面部显得“紧缩”，上颌骨变窄。腺样体也可以携带生物膜并与 CRS 和中耳炎有关。

腺样体切除术联合或不联合扁桃体切除术的适应证包括上气道阻塞、如下颌发育畸形和咬合异常之类的颌面部畸形、言语异常、持续 MEE、复发性中耳炎和 CRS。

3. 扁桃体及腺样体切除术的并发症　据报道，扁桃体切除术和腺样体切除术的死亡率接近单纯麻醉的死亡率。出血率在 0.1% ～ 8.1%，取决于出血的定义；术后输血率为 0.04%。其他可能的并发症包括永久性鼻音（＜ 0.01%），更少见的是鼻咽狭窄、寰枢椎下移、下颌骨髁突骨折和心理创伤。

4. 扁桃体和腺样体切除术的禁忌证

（1）腭畸形：对于有腭裂或腭隐裂的儿童，腺样组织不应完全切除，因为它有可能导致腭咽闭合不全，从而导致鼻音亢进和鼻腔反流。如果需要，可以对高危儿童进行腺样体部分切除术。悬雍垂裂可能是腭部畸形的征兆。

（2）出血性疾病：如果疑诊，必须在手术前明确诊断和治疗出血性疾病。

（3）急性扁桃体炎：扁桃体切除术和腺样体切除术是择期性手术通常可以推迟到急性扁桃体炎缓解后。对于药物治疗无效的扁桃体炎，有时可能需要紧急扁桃体切除术。

（八）唇部疾病

1. *唇吸吮结节* 一个小婴儿的上唇中间可能出现一个小茧。原因可能是在子宫内强烈地吸吮，并可以持续到婴儿早期。它通常是无症状的，并在人工喂养后消失。

2. *唇炎* 阳光或吹风通常会引起嘴唇干燥，开裂，表皮脱落。各种木管乐器或铜管乐器的吹口引起的接触性皮炎也有报道。舔嘴唇会加重唇炎。大量使用润唇膏能起到缓解效果。

3. *包涵体囊肿* 包涵体或黏液潴留囊肿是由黏液腺或其他黏膜结构，如小唾液腺阻塞所致。在新生儿中，它们出现在硬腭或牙龈上，被称为爱泼斯坦珍珠，在1～2个月会自然消退。对于年龄较大的儿童，包涵体囊肿通常发生在腭、悬雍垂或扁桃体弓，表现为致密黄色囊肿，直径为2～10mm。包涵体囊肿不能自行消退，可以进行切开引流。偶尔，因为美容原因，下唇黏液囊肿需要切除。

（九）舌部疾病

1. *地理舌（良性游走性舌炎）* 这种病因不明的疾病出现在1%～2%的人群中，没有年龄、性别或种族倾向性。它的特点是舌上不规则形状的斑块，没有乳头，周围有角化不良的红边。当表皮再生和脱落交替发生时，不规则的形状会发生变化。一般无症状且无须治疗。

2. *舌裂（皱襞舌）* 该疾病特点为舌背上有许多不规则的裂缝，发病率约为1%，临床表现明显。它也经常表现在21-三体综合征患儿中。

3. *舌苔* 如果患者咀嚼功能受损，并仅限于流食或软食，舌容易形成舌苔。经口呼吸、发热或脱水会加重这一过程。

4. *巨舌* 21-三体综合征、Beckwith-Wiedemann综合征、糖原贮积障碍、克汀病、黏多糖累积病、淋巴管瘤或血管瘤可引起舌体肥大和突出。如果舌体肥大影响气道通畅，其他方面健康的患者应考虑舌减压术。

（十）口臭

口臭通常是由急性口炎、咽炎、鼻异物或口腔卫生问题引起的。年龄较大的儿童和青少年，口臭可能是CRS、胃结石、支气管扩张或肺脓肿的表现。如果口腔卫生不好，正畸装置或义齿会导致口臭。口臭也可以由隐匿的扁桃体中的腐烂食物残渣引起。漱口水和咀嚼式口腔清新剂的改善效果有限。针对可能存在的潜在病因治疗，必要时转诊口腔治疗。

（十一）涎腺疾病

1. *腮腺炎* 首次发作的腮腺炎如果不存在波动感，可确切地认为是由病毒引起的。在疫苗接种出现之前，流行性腮腺炎是主要的就诊原因；现在主要的致病病毒是副流感病毒和爱泼斯坦-巴尔病毒。如果儿童存在危险因素，同时要考虑HIV感染的可能。

2. *化脓性腮腺炎* 主要发生在新生儿和年老体弱者中。腮腺红肿、触痛，常为单侧。腮腺导管排出脓性分泌物支持该诊断，并应将分泌物送检培养。可能出现发热和白细胞计数增多。治疗包括静脉注射抗生素治疗。金黄色葡萄球菌是最常见的致病微生物。

3. *儿童复发性腮腺炎* 有些儿童会出现复发性非化脓性腮腺炎症，表现为腮腺区肿胀、疼痛和发热。青少年复发性腮腺炎（JRP）最常见于3～6岁儿童，一般在青少年时期逐渐减少。病因尚不清楚，但可能的病因包括腮腺导管异常、自身免疫、过敏和遗传。通常是单侧发病。治疗包括镇痛药，有学者建议使用抗葡萄球菌类抗生素预防细菌感染和促进恢复。腮腺导管的内镜检查和冲洗临床使用率逐渐身高，该方法不仅可以确诊，还可以提供治疗。

4. *腮腺肿瘤* 混合瘤、血管瘤、结节病和白血病可以在腮腺表现为硬的或持续的肿块。囊性肿块或多发性囊性肿块表明可能存在HIV感染。可能需要肿瘤学、传染病学、血液学和耳鼻喉科医生会诊。

5. *舌下囊肿* 是舌下腺黏液潴留形成的。位于口底，舌系带的内侧。壁薄，可能为蓝色。建议转诊至耳鼻喉科医生处进行手术治疗。

（十二）口腔先天性畸形

1. *舌系带（舌强直）* 舌系带短会阻碍伸舌，舌尖中线的凹陷是由舌的运动引起的。舌强直可导致新生儿进食困难、言语问题和牙齿问题。如果伸舌不能超过牙齿或牙槽嵴，或舌无法在牙龈和面颊之间移动，则应转诊至耳鼻喉科。如果婴儿不能母乳喂养，尤其是母乳不足或母亲持续喂养疼痛，应在新生儿期进行舌系带切除术。因手术可在门诊进行，且简单易行，建议早期手术。即使婴儿只有几个月大，全身麻醉也是安全进行手术的必要条件。随着母乳喂养的增加，唇系带问题变得越来越普遍，但几乎没有证据表明这对喂养的影响。

2. *腭隆凸* 表现为是坚硬的，位于腭中线骨缝处的肿块。通常是无症状的，无须治疗，但必要时，可以通过手术减少体积。

3. *唇腭裂*

（1）腭隐裂：3%的健康儿童存在悬雍垂裂（参见第37章）。然而，悬雍垂裂和腭隐裂之间存在着密切的联系。查体见软腭中部存在透明区（透明带）则可诊断为腭隐裂，硬腭触诊可发现硬腭后部突触的骨性部分缺失。患该病的儿童有40%的危险进展为持续性的MEE，因其可能存在腭咽关闭不全，或腭部不能紧靠咽后壁，将导致开放性鼻音和鼻咽反流食物。腭隐裂患儿存在言语异常或鼻咽反流食物的患儿转诊行手术修复治疗。

（2）硬腭高拱：通常是一种没有症状的遗传性表现，也会出现在慢性张口呼吸的儿童和长时间经口插管的早产儿中。硬腭高拱罕见的原因是先天性疾病，如马方综合征、Treacher Collins 综合征和 Ehlers-Danlos 综合征。硬腭高拱的正畸治疗是治疗儿童 OSA 的有效方法。

（3）Pierre Robin 序列征：特点是小颌畸形、腭裂和舌下垂。受累儿童在新生儿期常因舌后坠阻塞气道及进食困难而出现急症。治疗的主要目的是防止窒息，直到下颌发育得足够大，可容纳舌。一些患儿，在无人看管时，可以维持俯卧位来保持气道通畅。其他气道处理方法，如鼻咽通气管可能是必要的。牵张成骨术可以替代气管切开术。较严重的患儿则需要行气管切开术。患该病的儿童需要密切观察和仔细喂养，直到该病得到解决。

（译者：董佳佳　校稿：张丽川）

第 19 章
呼吸道和纵隔

Monica J. Federico, MD；Stacey L. Martiniano, MD；Christopher D. Baker, MD；Paul Stillwell, MD；Emily M. DeBoer, MD；Stephen Hawkins, MD；Oren Kupfer, MD；Deborah Liptzin, MD

一、呼吸道

小儿肺部疾病占 1 岁内儿童死亡原因的 50%，占 15 岁以下儿童住院原因的 20%。约 7%的儿童患有慢性下呼吸道疾病。充分了解肺部的正常生长发育能够帮助我们更好地了解许多小儿肺部疾病的病理生理学机制。

二、生长与发育

正常胎儿的肺部发育经历了 5 个阶段，每个阶段在时间上有大量的重叠（表 19-1）。发育过程的中断会导致新生儿出现严重的持续终身肺部疾病。正常的足月新生儿出生时肺泡数量并不完整，通常为 1 亿～ 1.5 亿，成人期肺泡数量将增加到 3 亿～ 6 亿。早产儿，甚至那些仅提早出生几周的婴儿，会因为肺泡不完整而影响胎儿循环向出生后循环的顺利过渡。更高海拔或者感染会加剧这种挑战。

三、诊断依据

1. *呼吸系统查体*　完整的肺部查体包括视诊、触诊、听诊和叩诊。检查呼吸频率和呼吸做功情况对肺部疾病的查体至关重要。呼吸急促、注意力不集中、烦躁不安、呼吸做功增加、肤色和运动耐力异常是低氧血症的征兆。气管位置的触诊、双侧胸壁运动是否对称及是否存在语音震颤（发声引起的振动）可以帮助识别胸腔内异常。例如，气管位置的偏移可能提示气胸或明显的单侧肺不张。语音震颤可随胸膜腔出现实变或气胸而改变。听诊时应评估呼吸音的强度和对称性，以及是否存在异常啰音（如细湿或粗大湿啰音、喘鸣音或干啰音）。喘息或者呼气时间的延长（而非吸气时间）提示胸腔内气道梗阻。吸气及呼气时间相同的呼吸急促常提示肺部顺应性下降。了解肺部的解剖结构对识别出肺部病变的部位十分重要（图 19-1）。对于老年人，单侧肺部啰音是肺炎最有价值的体征。叩诊鼓音或浊音有助于鉴别胸腔积液或气胸。幼儿呼吸系统查体存在一定困难。

肺部疾病的肺外表现包括急性症状，如发绀和精神状态改变，以及慢性呼吸功能不全的体征，包括生长落后、杵状指和骨关节炎。肺心病的体征（包括肺动脉瓣听诊区第二心音亢进、肝大、颈静脉怒张或很

表 19-1　胎儿的肺部发育

发育阶段	胎龄周数（周）	变化	疾病
胚胎期	4～6	前肠外伸为主干支气管。主肺动脉形成	肺发育不良 先天性肺气道畸形 气管食管瘘
假腺体形成	6～16	主支气管形成终末细支气管。传导气道在16 周基本形成	前肠发育畸形：先天性肺气道发育畸形、肺隔离症、支气管囊肿
小管形成	16～26	呼吸性细支气管形成。广泛的肺血管生成	胎龄小低 22～23 周的胎儿无法存活
囊泡形成	26～36	呼吸性细支气管进一步生成原始的肺泡和肺泡管	新生儿呼吸窘迫综合征
肺泡形成	36+	肺泡数量及成熟度增加	肺泡发育不完全

少的外周水肿）提示患者存在肺动脉高压，且可能伴晚期肺部疾病。

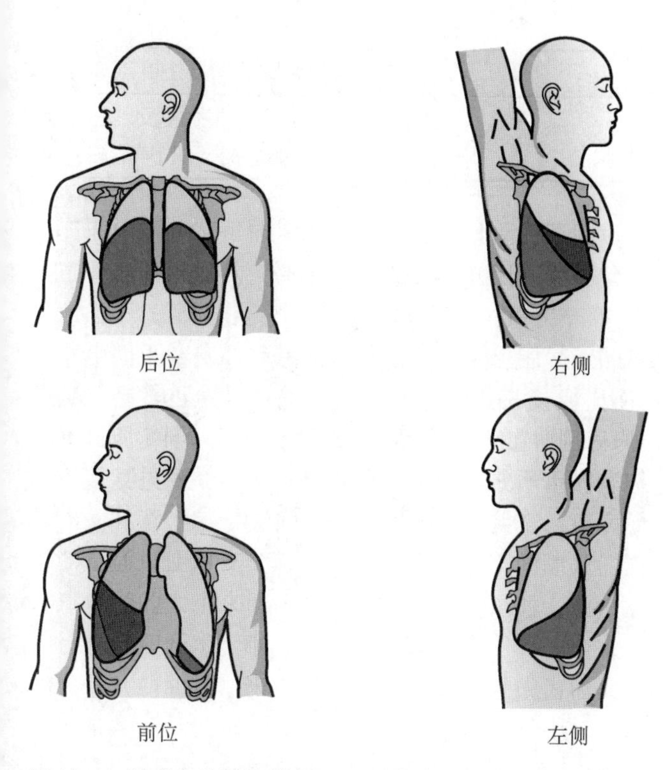

图 19-1　肺叶在胸壁上的投影。上肺叶为白色，右中肺叶为较深的颜色，而下肺叶为较浅的颜色

呼吸系统疾病可能继发于其他系统疾病。因此，需要注意患者是否存在其他症状，如发热、代谢性酸中毒、先天性心脏病、神经肌肉病、免疫缺陷、自身免疫性疾病和隐匿性恶性肿瘤等。体重指数升高的儿童更容易出现睡眠或呼吸道症状，因此需要评估其肺部症状与失调或呼吸困难之间的关系。

2. *肺功能测定*（PFT）　是肺生理的客观指标，可以帮助鉴别阻塞性和限制性肺疾病，以及衡量疾病进展程度并评估治疗反应。由于肺功能的正常值会随着生长而变化，因此肺功能指标的系列测定通常比单项测定更具参考价值。患者的配合及持续用力对于几乎所有标准的 PET 而言是非常必要的。大多数 5 岁以上的儿童可以进行肺功能检查。更年幼的儿童在指导和视觉激励下进行检查也可能产生可靠的结果。患有囊性纤维化（CF）和哮喘的儿童只要能够配合，应该尽早进行常规的肺功能检查。监测的指标包括用力肺活量（FVC），即用力呼出的气体总量；第 1 秒用力呼气容积（FEV_1）；FEV_1/FVC；用力呼出气量为 25% ～ 75% 肺活量时的平均流量（FEF25 ～ 75）；呼气高峰流量（PEFR）。目前可以获得 4 ～ 80 岁正常人群的参考值，且认定 1.64 为 *Z* 评分正常值下限。常见的阻塞性肺部疾病包括哮喘、支气管肺发育不良（BPD）和 CF。常见的限制性肺疾病包括胸壁畸形、肌肉无力和间质性肺疾病（ILD）。诊断限制性肺疾病需要使用专用设备进行肺体积测量（如肺总量、残气量和功能残气量）。有关 PFT 的示例，请参照图 19-2 ～图 19-4。

PEFR 是 FVC 操作期间记录的最大流量，可以通过手持设备进行评估。这些设备的精准度不如肺活量计，且 PEFR 测量值会随着患者的用力程度而发生较大变化，因此它们不能很好地替代真实的肺活量计。然而，峰值流量监测对于难以控制的哮喘患者或对气流阻塞的患者可能会有所帮助。

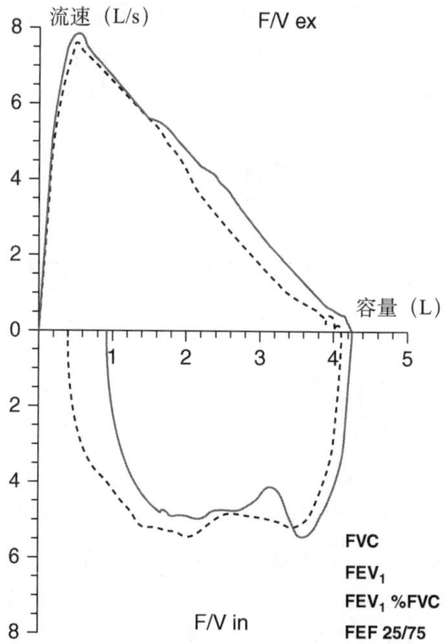

流速（L/s）　F/V ex　容量（L）　F/V in

		预测值	用药前	% 预测前	用药后	% 预测值	变化 %
FVC	（L）	4.19	4.09	98	4.24	101	4
FEV_1	（L）	3.58	3.42	95	3.74	104	9
FEV_1 %FVC	（%）		83.46		88.07		6
FEF 25/75	（L/s）	3.89	3.47	89	4.08	105	18
PEF	（L/s）	7.38	7.59	103	7.84	106	3
外推容积 **%FVC**（%）			2.56		2.29		−11

图 19-2　支气管扩张剂使用前后呼气流速 - 容量曲线

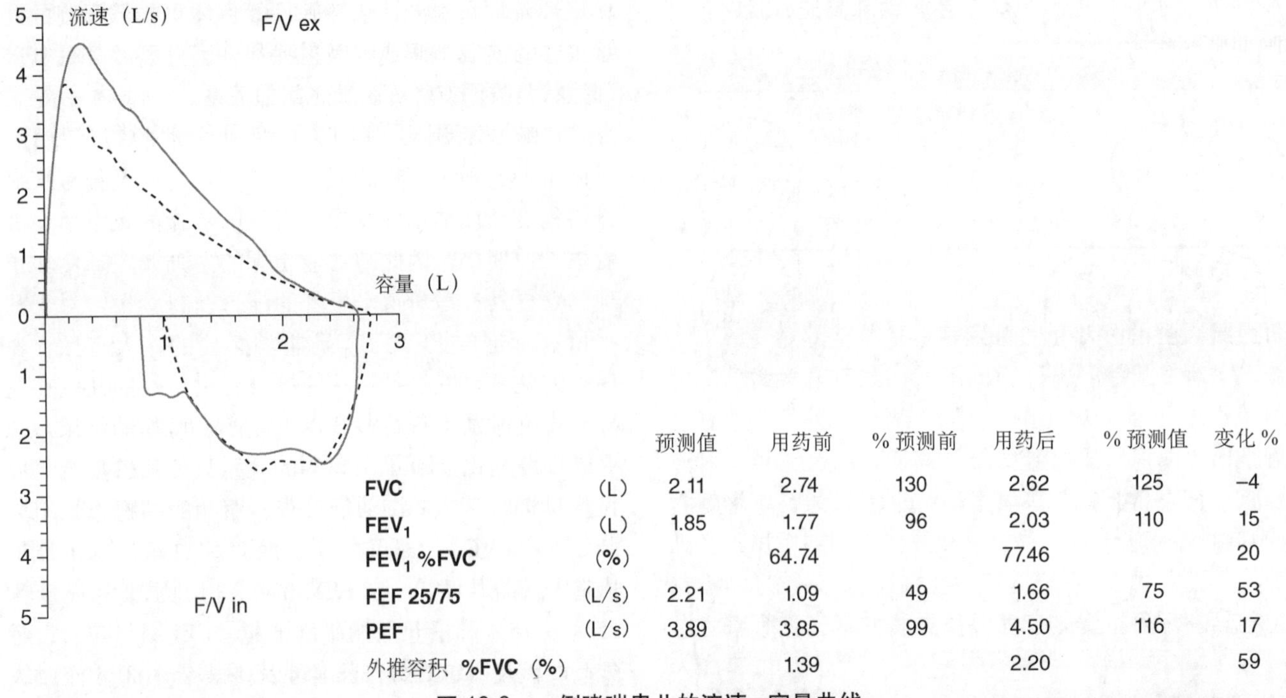

		预测值	用药前	% 预测前	用药后	% 预测值	变化 %
FVC	（L）	2.11	2.74	130	2.62	125	–4
FEV_1	（L）	1.85	1.77	96	2.03	110	15
FEV_1 %FVC	(%)		64.74		77.46		20
FEF 25/75	(L/s)	2.21	1.09	49	1.66	75	53
PEF	(L/s)	3.89	3.85	99	4.50	116	17
外推容积 %FVC（%）			1.39		2.20		59

图 19-3　一例哮喘患儿的流速 - 容量曲线

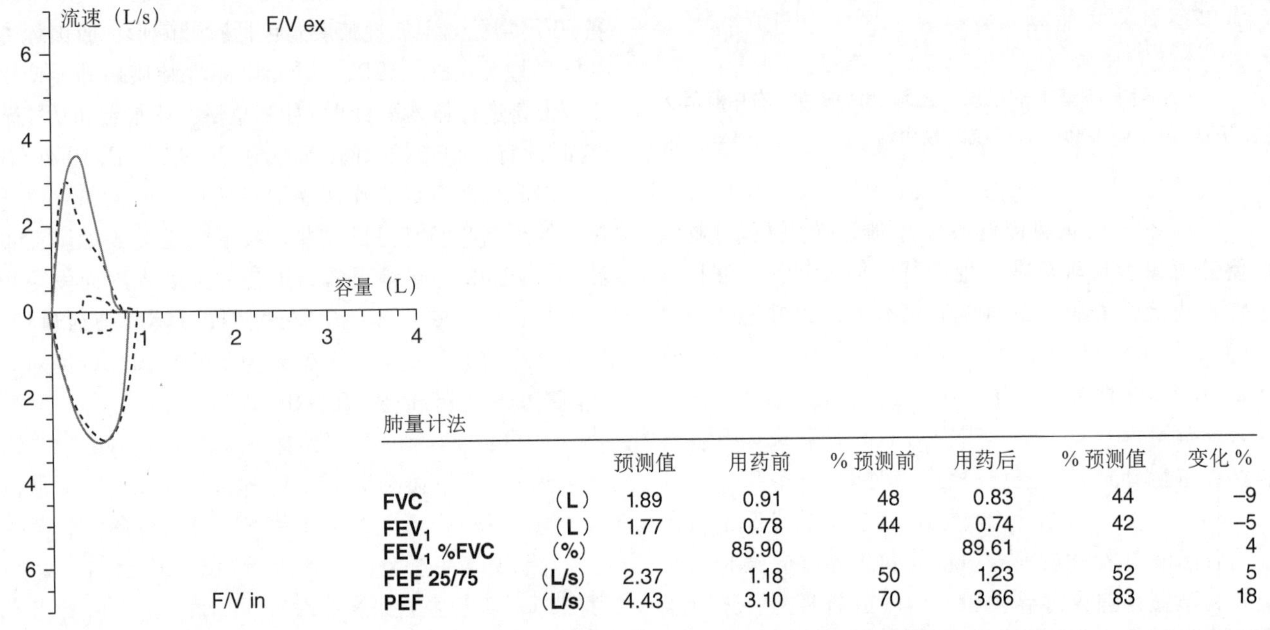

肺量计法

		预测值	用药前	% 预测前	用药后	% 预测值	变化 %
FVC	（L）	1.89	0.91	48	0.83	44	–9
FEV_1	（L）	1.77	0.78	44	0.74	42	–5
FEV_1 %FVC	(%)		85.90		89.61		4
FEF 25/75	(L/s)	2.37	1.18	50	1.23	52	5
PEF	(L/s)	4.43	3.10	70	3.66	83	18

图 19-4　一例脊柱侧弯儿童的流速 - 容量曲线（限制性通气模式），患儿由于胸廓的变化导致肺活量受限，需要进行肺容量检查以确认限制

3. *氧合和通气功能评估*　动脉血气测量值可评估组织代谢和肺部呼吸之间的酸碱平衡。血气测量可评估机体是否存在低氧血症、酸中毒和高碳酸血症，可用于判断酸碱失衡是来源于呼吸、代谢或混合性因素。血气分析结果会受到异常通气 / 血流比值（V/Q）、呼吸控制、通气功能及呼吸做功的影响。对于儿童，低氧血症（动脉血氧分压降低，PaO_2）最常见的原因是通气 / 血流比值的失衡。常见的引起 V/Q 比值失衡，导致儿童低氧血症的疾病包括急性哮喘、CF、肺炎、细支气管炎和 BPD。低氧血症的其他原因包括通气不足、分流（生理和解剖）和氧气弥散功能障碍。高碳酸血症（动脉二氧化碳分压升高，$PaCO_2$）是由于通气不足（即无法清除产生的 CO_2）所致。原因包括呼吸中枢驱动力减弱、呼吸肌无力及潮气量减低（常见于限制性肺疾病及胸壁疾病患者）。当发生严重 V/Q 失衡时也会发生高碳酸血症，这种情况可见于严重的 CF 或 BPD 患者。表 19-2 列举了海平面和海拔为 5000 英尺（约 1524m）时动脉 pH、PaO_2 和 $PaCO_2$ 的正常值。

静脉血气分析或毛细管血气分析可用于评估 PCO_2 和 pH，但不能评估 PO_2 或氧饱和度。脉搏血氧仪可以通过无创方式对氧饱和度（SpO_2）进行评估。SpO_2 低至 80% 的结果是可靠的。动脉搏动不良会降低 SpO_2 的可靠性（如体温过低、低血压或输注血管收缩药物时）。与血红蛋白结合的一氧化碳导致 SpO_2 读数错误地升高。呼出气或呼气末二氧化碳监测是无创监测动脉二氧化碳含量的方法。它可以用于监测肺泡通气，且对于没有明显肺部疾病（V/Q 比值正常，没有呼吸道梗阻）的患者来说结果最为准确。呼出气或呼气末 CO_2 通常用于进行对多导睡眠图（PSG）检查和麻醉患者的监测。经皮 PCO_2 监测也是可行的，但不如经皮 PO_2 监测可靠，应谨慎使用。

表 19-2　室内空气吸入时动脉血气值正常

	pH	PaO_2（mmHg）	$PaCO_2$（mmHg）
海平面	7.38 ～ 7.42	85 ～ 95	36 ～ 42
5000ft	7.36 ～ 7.40	65 ～ 75	35 ～ 40

注：$PaCO_2$，动脉二氧化碳分压；PaO_2，动脉氧分压

4. 呼吸道感染的诊断　呼吸道感染可能是由细菌、病毒、非典型病原（如肺炎支原体和肺炎衣原体）、结核分枝杆菌、非结核性分枝杆菌或真菌（如曲霉菌和米氏肺囊虫）感染导致的。感染类型的判断及采用何种诊断方法取决于多方面因素，如有无潜在的肺部疾病、免疫功能和地理区域等。用于诊断测试的呼吸道分泌物来源包括鼻咽拭子和口咽拭子、痰液（自然分泌或诱导产生）、气管抽吸、直接通过肺或胸膜液取样、支气管肺泡灌洗液和胃液等（尤其是对于怀疑结核分枝杆菌感染者）。自发咳痰是样本收集方法中侵入性最小的一种，但 6 岁以下的患者很少使用。通过雾化吸入高渗盐水进行痰诱导是获得下呼吸道分泌物相对安全、无创的方法。痰诱导方法目前已经用于 CF 患者，对于疑似结核分枝杆菌肺炎、支原体肺炎或复杂的社区获得性肺炎（CAP）的患者可能有用。对于气管内或气管切开插管的患者，很容易获得气管内痰液标本。呼吸道标本培养是检测和鉴定呼吸道病原的最常用方法。基于聚合酶链反应（PCR）扩增和微生物核酸检测的分子诊断测试通常为更快速及灵敏的方式，可用于检测典型的细菌病原体（如肺炎链球菌、耐甲氧西林的金黄色葡萄球菌）、结核分枝杆菌、耶氏肺孢子菌和厌氧菌的检测。血液和尿液样本也可用于血清学和抗原检测。

5. 呼吸道影像　普通的胸部 X 线检查是了解儿童胸部情况的基础，条件允许时应该同时完善正位（前后）及侧面平片。放射片有助于评估胸壁异常、心脏大小和形状、纵隔、横膈、气道及肺实质。当怀疑胸膜积液时，侧卧位 X 线检查可能有助于明确积液程度和活动性。当怀疑气道异物时，呼气相 X 线片可能显示出局限性肺气肿和纵隔向对侧移位。颈部外侧 X 线检查可用于评估腺样体和扁桃体的大小，还可用于区分哮吼与会厌炎，后者可能出现拇指征。

当吞咽功能障碍患者疑似存在误吸、气管食管瘘、血管环及吊带或贲门失弛缓症时，可使用荧光造影技术进行检测。该技术包括上消化道造影（UGI）系列、食管造影术或吞咽造影检查（VFSS）。膈肌的透视或者超声可以检测受累膈肌的矛盾运动，帮助诊断膈肌麻痹。

建议使用容积式胸部 CT 来评估先天性肺部病变、胸膜疾病（如积液或反复气胸）、复杂性肺炎、纵隔疾病（如淋巴结肿大）、间质性肺病（ILD）和支气管扩张。为了评估肿块和淋巴结性质有时候需要使用造影剂，同时 CT 血管造影可以显示血供情况。磁共振成像（MRI）对于发现血管或支气管解剖异常也很有帮助。对儿童辐射暴露的担忧促进了温柔影像运动的诞生。该运动是儿科影像辐射安全联盟的一项举措，致力于提高对儿童辐射防护需求的认识。目前存在的挑战包括需要加强继续教育（尤其是对于以成人为中心的医院），更加重视儿童影像的适应证及相关研究，以提高 CT 的准确性，为儿童 CT 检查时建立最佳的技术范围。

6. 喉镜和支气管镜　尽管已经获取了详细的病史、体征和影像检查，有时候仍需要对呼吸道进行直接可视化的检查协助诊断。这种检查可以通过硬性或柔软的仪器来实现。喉镜检查的适应证包括声音嘶哑、吸气喘鸣、阻塞性睡眠呼吸暂停（OSA）症状和喉部喘鸣。支气管镜检查的适应证包括喘息、怀疑异物吸入或气管食管瘘、反复肺炎、持续肺不张、慢性咳嗽和咯血。软性支气管镜还可用于评估气管导管的位置和通畅性。通常而言，适应证越具体，诊断率会越高。硬性和软性支气管镜检查各有优势，对于有些患者，两者可能在同一次麻醉后依次使用。

硬性的、开放的气管镜光学效果好，使外科手术（如异物清除）更加轻松。软性喉镜和支气管镜的内径较小，因此在操作过程中无法维持气道开放。与硬性支气管镜相比，软性支气管镜能够更好地动态评估气道塌陷及远端气道的情况。纤维内镜下吞咽功能检查（FEES）是当患者吞咽染成蓝色或绿色的液体或食物时，使用喉镜观察喉部。肺泡灌洗液（BAL）对于发生感染、炎症或出血患者的肺泡取样非常有用。尽管在较大的儿童中使用软支气管镜可以去除异物，但是大多

数机构的标准是通过硬支气管镜去除异物。硬支气管镜检查需要在全身麻醉下进行，而软支气管镜可以在清醒时进行。但通常情况，软支气管镜检查在全身麻醉患儿中进行，尽管这项操作需要的镇静剂量较小（尤其是通过气管切开术进行时）。

儿童经支气管活检术仅限于评估肺移植患者的感染和排斥反应，在大多数其他情况下，诊断率较低。电视辅助胸腔镜手术（VATS）为病理评估提供了更加充分的标本。

四、儿童肺部疾病的一般治疗

1. *氧气疗法* 氧合可以通过动脉氧分压或脉搏血氧饱和度（SpO_2）进行测量。后者为非侵入性方法，优势在于正常活动期间仍获得连续的测量数值，且避免了在动脉或静脉穿刺期间因哭泣或屏气导致的误差。对于需要长期补充氧气治疗的心肺疾病患儿（如 BPD 或 CF），经常进行无创性评估对于保证氧合至关重要。

氧气疗法可用于缓解低氧血症，其益处可能包括减少呼吸做功、减轻症状，使肺血管扩张及增加喂养耐受性。有自主呼吸的患者可以通过鼻导管、头罩或面罩（包括简单的、再吸入、非再吸入或文丘里面罩）吸氧。氧疗的目标是使动脉血氧分压达到 65～90mmHg 或 SpO_2 达到 90%以上。在某些情况下，如对于发绀型先天性心脏病患者，较低水平的 PaO_2 或 SpO_2 是可以接受的。通过鼻导管或面罩吸氧可达到的实际氧浓度取决于流速、所用面罩类型及患者年龄。对于小婴儿，经鼻导管吸氧时流量的微小变化也会导致吸入氧气含量发生实质性变化。纠正低氧血症所需的氧气量会因活动度而异。例如，清醒时吸氧 0.25L/min 的慢性肺疾病婴儿在睡眠或进食时可能需要 0.5L/min。

如果患者可以使用鼻导管吸氧，则不选择头罩吸入 O_2，这样可以增加活动度。即使在高流量鼻导管吸氧下，很少能提供超过 40%～45%的吸入氧浓度。相比之下，部分再吸入和非再吸入面罩或头罩可以使吸入的氧气浓度高达 90%～100%。加温加湿高流量鼻导管吸氧实现更高的高流量，当低流量吸氧不能达到 SpO_2 目标时可以使用。

2. *药物吸入* 通常用于 CF、BPD、哮喘及急性疾病（如传染性喉气管支气管炎和细支气管炎）的治疗，是小儿呼吸系统疾病的主要治疗手段（表 19-3）。短效 β 受体激动剂和抗胆碱能药可起到急性扩张支气管的作用（缓解剂），而吸入性糖皮质激素和色甘酸钠则具有抗炎作用（控制剂）。目前已有证据证明雾化抗生素对 CF 有好处，雾化黏液溶解药物（如 rhDNAse 和高渗盐水）可用于 CF 和其他分泌控制受损的疾病（如非 CF 支气管扩张）。

药物可以通过加压定量吸入器（pMDI）、干粉吸入器（DPI）或压缩空气驱动的湿式雾化器进行输送。雾化吸入技术对于优化药物向气道的输送至关重要。在使用 pMDI 时，应使用带阀的容纳室或类似的垫片，该技术已被证明对 4 月龄的婴儿有效。对于婴幼儿，无论是使用 pMDI 还是湿式雾化，都建议使用面罩接口。对于年龄较大的儿童，可以使用简单的咬嘴式简易雾化器。每次临床访视时应评估和回顾雾化技术的使用是否得当。

3. *气道清除治疗* 气道清除是通过各种方式帮助患者动员及清除气道分泌物。机体固有的气道清除功能包括黏液 - 纤毛的清除功能和咳嗽。气道清除治疗的目的是促进和提高机体的清除功能。目前可用的气道清除治疗方法包括拍背或胸部物理疗法、体位引流、用力呼气技术（huff 咳嗽）、自主引流、使用手持设备产生呼气相正压、间歇性正压呼吸、高频胸壁振

表 19-3 小儿呼吸系统疾病中吸入药物常见用法

疾病过程	短效支气管扩张药	抗胆碱能支气管扩张剂	吸入性糖皮质激素	其他
哮喘	急性缓解和预防运动诱发的支气管痉挛	急性缓解	长期使用控制炎症	吸入性糖皮质激素 + 长效支气管扩张剂
支气管肺发育不良	急性缓解	急性缓解	如果存在支气管高反应性，需长期使用	—
囊性纤维化	气道清除治疗前使用	资料有限	如果存在支气管高反应性，需长期使用	黏液溶解剂和吸入抗生素
传染性喉气管支气管炎（哮吼）	急性缓解（外消旋肾上腺素）	—	急性缓解（雾状糖皮质激素）	—
细支气管炎（急性感染）	急性缓解（受益可能有限）	—	吸入肾上腺素和高渗盐水的持续研究	吸入肾上腺素和高渗盐水的最新研究

荡或压迫、肺内叩击通气及人工或机械吸气 - 呼气技术。由于黏膜纤毛功能受损，几乎上述所有方法（除吹气 - 呼气技术外）均已用于 CF、支气管扩张和气管支气管软化症患者。通常会将几种疗法结合起来使用以优化效果（如同时使用高频胸壁振荡及 huff 咳嗽技术）。对于咳嗽能力减弱（如神经肌肉疾病、神经系统损伤或长时间不活动）的患者，可考虑使用吸气 - 呼气技术（通常称为辅助咳嗽）。具体使用哪种气道清除技术，应取决于患者潜在的病因、年龄、偏好和执行能力。在使用气道清除治疗前或与气道清除治疗同时应用，可以考虑给予支气管扩张药或黏液溶解药物治疗。应在使用气道清除治疗后给予吸入皮质类固醇和吸入抗生素，原理是先清除气道中的分泌物，使药物最大限度地渗透到肺部以发挥疗效。目前尚无明确证据提示气道清除对急性呼吸系统疾病（如肺炎、细支气管炎和哮喘）的患者有益。气道清除治疗的禁忌证包括异物残留、咯血、未经治疗的气胸、胸部创伤、最近有气道或开胸手术史及有可疑颅内压升高的患者。日常锻炼是气道清除和保持肺部健康的重要辅助疗法。

4. *避免环境危害* 环境危害会导致已存在的肺部疾病加重及损害肺功能，引起儿童肺部疾病。常见的环境危害包括室外空气污染（臭氧和颗粒物）、室内污染、柴油机废气和家庭环境中的真菌污染。环境烟草烟雾的暴露极大地增加了儿童肺部疾病的发病率。其他烟草产品（如电子烟和大麻烟）的影响目前尚不明确。应该劝告吸烟的家庭成员戒烟，并尽量减少周围环境烟雾的暴露。应该对有霉菌的房屋及时修补，尤其是当家庭中有患肺部疾病的儿童居住时。在每日臭氧浓度较高时，应该避免户外活动，从而减少臭氧暴露。最近研究数据表明，空气质量的提高能减少儿童肺功能的损害。

宠物暴露和害虫（如蟑螂或老鼠）的侵扰可能是儿童患哮喘或对宠物或害虫过敏的重要诱因。尽管存在已知风险，但许多家庭还是不愿意消除宠物和任何形式烟雾暴露的风险。对许多家庭和儿童而言，限制室外污染物的暴露很难做到。

五、气道发育异常

气道包括鼻、嘴、咽、喉、气管、支气管和细支气管。气道的作用是将吸入的空气引导至肺部的气体交换单元，但不参与气体交换。传导气道中的气流梗阻可能发生在胸外（胸腔入口上方）或胸腔内（胸腔入口下方）。胸外或上气道梗阻会干扰呼吸的吸气阶段，通常表现为吸气喘鸣或呼吸伴杂音。胸腔内梗阻会干扰呼吸的呼气阶段，通常表现为哮鸣音和呼气时相的延长。在评估梗阻部位发生在胸腔外还是胸腔内后，需要进一步评估梗阻本身是固定的还是可变的。固定的梗阻会干扰每次呼吸，且始终听到异常呼吸音。固定的阻塞可能是气道本身，也可能是由气道外部压迫导致的。这些病因通常与可能需要手术矫正的解剖畸形有关（表 19-4）。

可变的梗阻会导致呼吸音异常，但安静状态下异常呼吸音减轻或者消失，且每次听诊呼吸音可能不同。可变的梗阻通常由于气道内径的动态变化，可能的病因包括喉头、气管或支气管软化。梗阻的起病和进展情况可为病因提供重要线索，有助于确定评估和治疗的紧急程度。动态气道塌陷导致的梗阻通常随着年龄的增长而改善，而固定的梗阻随着年龄的增长通常无改善甚至进展。导致急性发作胸外梗阻的通常是感染性病因。严重梗阻的临床征象通常包括高调的吸气喘鸣或哮鸣音、双相喘鸣音、流涎或吞咽困难、呼吸音减弱、严重的吸气凹陷及面色苍白或发绀。

有效评估胸腔外梗阻的检查包括胸部及颈部侧位 X 线检查、支气管镜检查。出现严重的慢性梗阻症状的患者应进行心电图和（或）超声心动图检查（ECHO）以评估是否存在右心室肥大和肺动脉高压。怀疑患有 OSA 的患者应进行 PSG（请参阅“睡眠呼吸障碍”章节）。诊断胸腔内梗阻的检查可能包括胸部 X 线检查、CT、出汗试验、PFT 和支气管镜检查。在年龄较大的儿童中，PFT 可用于区分固定性与可变性气流梗阻，且可帮助识别梗阻部位。是否行其他检查由病史和体格检查结果决定。如果怀疑患有哮喘，应考虑进行支

表 19-4 上气道梗阻分类及病因

固定、胸外气道、非急性	固定、胸外气道、急性	固定、胸内气道、内生性	固定、胸内气道、外源性
声带麻痹	感染性喉气管支气管炎	气管狭窄	肿瘤（压迫气道）
喉头闭锁 / 喉蹼	会厌炎	完全性气管环	血管环或吊带
喉气囊 / 喉囊肿	细菌性气管炎	异物吸入	支气管囊肿
喉乳头状瘤	过敏反应	支气管内肿瘤	先天性肺气道畸形
声门下血管瘤	血管神经性水肿		食管重复畸形
气管蹼	异物吸入		先天性肺叶性肺气肿

气管扩张药和（或）抗炎药的试验。治疗原则为缓解气道梗阻及治疗潜在病因。

六、喉软骨软化症及先天性胸外气道异常

诊断要点和主要特点

- 从出生或出生后几周内出现症状
- 间歇性、高音调、吸气性喘鸣
- 中度至重度症状需要可视化气道检查

1. *喉软骨软化症* 是一种先天性疾病，主要原因为支撑声门上结构的软骨发育不成熟。它是导致胸外气道梗阻最常见的原因，通常在婴儿出生后6周内表现为间歇性吸气喉喘鸣。仰卧位、活动增加、上呼吸道感染及进食均可能导致吸气喉喘鸣加重。喉软骨软化症需要通过喉镜检查发现吸气时会厌呈“Ω”形塌陷（伴或不伴冗长的杓状软骨）来确诊。喉软骨软化症通常为良性疾病，症状在2岁时逐渐消失，但个别患者症状严重且可持续至2岁以上。症状较轻的患者在安静状态下没有吸气喉喘鸣及吸气三凹征，通常无须特殊治疗。对于存在严重气道梗阻症状（如每次呼吸均出现吸气喉喘鸣，有三凹征、OSA症状及和呼吸做功增加）或慢性症状（如喂养困难或生长停滞）的患者，建议行外科会厌成形术治疗。

2. *其他导致先天性胸外气道梗阻的原因* 喉部其他先天性疾病（包括喉闭锁、喉蹼、喉气囊和喉囊肿、声门下血管瘤，喉裂和声门下狭窄等）通常表现为固定的胸外气道梗阻症状，可直接通过喉镜检查进行评估。

- 喉闭锁症也称为完全性高位气道梗阻综合征（CHAOS），表现为生后严重的呼吸窘迫（通常是致命的），需要采用子宫外产时治疗（EXIT）及气管切开术。
- 喉蹼是由于声带前部融合所致，通常表现为生后声音嘶哑、微弱甚至失声及吸气喘鸣，严重者需要立即干预。
- 喉囊肿或喉气囊均表现为吸气喘鸣及明显的气道梗阻。喉囊肿位置相对较浅表，通常为充满液体的黏膜下囊肿。喉气囊与喉内部连通，可能含气体和液体。两者均需要手术或激光治疗。
- 声门下血管瘤是婴儿上呼吸道梗阻的罕见病因，50%～60%的患者同时存在皮肤血管瘤。虽然血管畸形能够自发消退，但气道梗阻表现仍需要干预。治疗方法包括普萘洛尔、全身用或病灶局部注射糖皮质激素。激光消融手术治疗通常也是成功的。很少有患者需要行气管切开。
- 喉裂是环状软骨后部融合失败导致的一种罕见病。患者表现为吞咽困难或隐性误吸。1型喉裂（在声带水平）通过VFSS检查不一定能发现误吸，而更严重的2型和3型喉裂多存在误吸。所有类型的喉裂均可能导致反复或慢性的肺炎及生长停滞。喉裂诊断主要通过硬性喉镜/支气管镜检查，将声门后结构暴露清楚并评估声带上方是否存在组织的缺损来明确。对于1型喉裂患者，是否治疗应通过对肺部及其他系统并发症进行多学科讨论后决定。1型喉裂的修复可通过手术或注射填充剂治疗。更加严重喉裂需要手术修复，且可能需要气管切开。即使进行了修复，正常的吞咽功能也需要数月才能恢复。
- 声门下狭窄可以是先天性的或后天性的（参见“获得性胸外气道疾病”相关内容）。

七、获得性胸外气道疾病

获得性胸外气道疾病可表现为急性或反复上呼吸道梗阻症状。患有获得性胸外气道疾病的儿童可表现为吸气相喘鸣，不同疾病的音调高低不同。上呼吸道梗阻会迅速进展，可能危及生命，需要密切观察。获得性疾病包括误吸、感染、损伤或外伤导致声带麻痹或声门下狭窄。

1. *胸外气道异物吸入*

诊断要点和主要特点

- 突然出现咳嗽或呼吸窘迫
- 有窒息的病史
- 发音困难

气道异物吸入是每年发生意外死亡的重要原因。异物可能会停留在气道的任何部位。食管异物可能会压迫气道并引起呼吸窘迫。如果异物停留在声门上气道，会触发保护性反射，导致喉痉挛。一些小物件如硬币可以通过声门导致气管梗阻。进入下气道的异物会引起咳嗽和更多变的呼吸窘迫（参见“获得性胸腔气道梗阻原因”相关内容）。

吸入气道的异物通常为小而圆的食物，如坚果和种子、浆果、玉米/爆米花、热狗和豆类。6月龄至3岁的儿童为异物吸入的高危人群。年长的兄弟姐妹或儿童向年龄较小的幼儿喂食不恰当的食物（如花生、硬糖或胡萝卜片）是家庭或儿童保育中心异物吸入的主要原因。如果未经治疗，异物吸入的儿童会出现进行性加重的发绀、意识丧失、抽搐发作、心动过缓甚至呼吸心搏骤停。

（1）临床表现：异物吸入后会儿童立即出现咳嗽、抽噎或喘鸣症状。起病通常很急，有些儿童起病前曾出现口含食物奔跑或玩着种子、小硬币或玩具的行为。

如果出现急性发作的无法发声或咳嗽、面色发绀及显著的呼吸窘迫（完全梗阻），或者出现流涎、吸气喘鸣但仍能发声（部分梗阻）的临床表现，应考虑异

物吸入的诊断。胸部 X 线片和其他影像学检查已用于评估是否存在异物吸入，但硬支气管镜检查仍然是诊断的金标准。

（2）治疗：对于异物吸入，预防至关重要。儿科医生应就不同年龄儿童的食品安全对护理人员进行宣教。小玩具和乳胶气球上应该贴有避免某年龄段儿童玩耍，以免窒息的警告标识。如果由于异物吸入而导致急性上气道梗阻，紧急的治疗方式取决于气道梗阻程度。如果为部分性气道梗阻，应该允许窒息者通过自身咳嗽反射来清除梗阻。如果气道梗阻程度加重或者为完全性气道梗阻，则应该遵循红十字会对于儿童异物吸入的建议采取紧急干预措施。https:// www.redcross.org/take-a-class/first-aid/performing-first-aid/child-baby-first-aid.

对于异物吸入的婴儿或儿童，应该避免使用手指盲目地清扫口咽部，避免将异物推入气道。应通过推举下颌打开气道，如果能够直接看到异物，可以尝试用手指或器械小心移除异物。救援人员应该根据周围环境和自身技能水平，对持续呼吸暂停且无法获得足够通气的患者采取不同的急救措施（包括紧急气管插管、气管切开或针头环甲膜穿刺术）。任何年龄的儿童如果出现意识丧失，应该进行心肺复苏（CPR）。胸外按压可能有助于清除异物。如果异物进入下气道，则需要在全身麻醉下使用硬质支气管镜帮助移除异物。

2. 哮吼

诊断要点和主要特点
● 上呼吸道疾病或发热后出现新发作的吸气喘鸣

哮吼描述了喉部的急性炎性疾病，包括病毒性哮吼（喉气管支气管炎）、会厌炎（声门上炎）和细菌性气管炎。当患者出现急性喘鸣，需要注意与痉挛性哮吼、血管性水肿、喉或食管异物及咽后或扁桃体周围脓肿等疾病相鉴别。

（1）病毒性哮吼（喉气管支气管炎）：病毒性哮吼好发于秋季和初冬季节，多见于 6 个月至 5 岁的儿童，最常见由副流感病毒血清型感染所致。很多其他病毒生物及肺炎支原体感染也可以引起。通常整个气道通常均有炎症，其中声门下气道水肿是上气道阻塞的主要原因。

1）临床表现

A. 症状与体征：患者早期通常出现类似上呼吸道感染的先兆表现，继而出现咳嗽和喘鸣，常不伴发热。轻症患者激动时可能会出现喘鸣。随着梗阻程度的加重，安静状态下也会出现喘鸣，严重时出现吸气三凹征、呼吸窘迫及发绀。存在咳嗽及没有流涎的患者更倾向于诊断为病毒性哮吼而非会厌炎。

B. 影像检查：对于典型的典型哮吼患者，通常无须常规行前后位及侧位颈 X 线检查。对于临床表现非典型者，X 线片可能显示声门下变窄（尖塔征）、会厌正常，不存在气管炎患者常有的气管壁不规则征象。切勿将病情严重的患者单独留在影像检查室内。

2）治疗：病毒性哮吼的治疗原则主要为对症治疗。轻度哮吼患者表现为犬吠样咳嗽，静息状态下不伴喘鸣，可予以口服补液支持治疗，避免过多的干预治疗。过去一直使用雾化加湿疗法，但临床研究并未显示出有效性。相反，如果患者静息状态下出现喘鸣，则需要积极干预治疗。出现氧饱和度降低的患者应给予供氧。雾化外消旋肾上腺素（0.5ml 2.25% 的溶液用无菌盐水稀释）可在 10 ～ 30min 起效迅速。外消旋肾上腺素和盐酸肾上腺素（L- 肾上腺素，一种异构体）均可有效缓解症状并减少气管插管的概率。

糖皮质激素治疗哮吼的效果比较确切。地塞米松 0.6mg/kg 肌内注射可以改善症状，减少住院时间和气管插管频次，有利于患者更早从急诊室出院。口服地塞米松（0.15mg/kg）对轻至中度哮吼同样有效。地塞米松已被证明在相同剂量下比泼尼松龙更有效。吸入布地奈德（2 ～ 4mg）可以改善症状并减少住院时间，可能与地塞米松一样有效。使用氦氧混合气（氦气和氧气的混合物）可减少气道的湍流，但并不优于雾化药物。混合气体由于低比例的吸入氧气浓度，在缺氧儿童中的使用受到限制。

如果使用糖皮质激素和雾化肾上腺素治疗 3 ～ 4h 症状消失，患者可以安全地出院，不必担忧症状突然反弹。但如果需要重复雾化肾上腺素治疗或者呼吸窘迫症状持续存在，那么建议患者住院治疗。其间需要密切观察症状，根据情况给予支持治疗和雾化治疗。对于有进行性呼吸衰竭征象的患者，必须建立人工气道。安全起见，放置的气管内导管应该比常规使用的导管直径稍小。气管插管的拔除应在 2 ～ 3d 完成，以最大限度地降低喉部损伤的风险。如果住院治疗的患者症状持续超过 3 ～ 4d，应该考虑是否存在其他潜在原因。

3）预后：大多数患有病毒性哮吼的儿童病程相对稳定，一般经过几日逐渐好转。一些研究表明，有喘息相关性哮吼病史的患者可能存在气道高反应性。目前并不清楚哮吼与气道高反应性之间关系，是哮吼发作前已经存在气道高反应性，还是病毒感染导致哮吼并改变了气道功能。

（2）会厌炎：随着流感嗜血杆菌结合疫苗的引入，在将其纳入常规免疫接种计划的国家中，会厌炎的发病率明显减少。当发生会厌炎时，未接种该疫苗的儿童很可能与流感嗜血杆菌感染相关，已接种疫苗的免疫人群则可能与不可分型流感嗜血杆菌、脑膜炎奈瑟氏菌或链球菌感染相关。

1）临床表现

A. 症状与体征：典型的临床表现是突然高热、吞咽困难、流涎、声音低沉、三凹征、发绀及柔和的喘鸣音。患者通常采取所谓的“嗅探”坐姿，即坐位时颈部过伸、下颌向前伸展，以最大限度地增大气道内径。如果疾病进展至完全性气道梗阻，将导致呼吸停止。可以通过直接检查会厌来明确诊断，这个操作应由经验丰富的气道专家在可控的情况下进行（通常在手术室进行插管）。典型的表现是樱桃样、红色、肿胀的会厌和肿胀的杓状软骨。

B. 影像检查：颈部侧位片发现会厌肿胀而引起典型的“拇指征”，有助于明确诊断。但是，获取X线片可能会延误重要的气道干预的实施。

2）治疗：一旦确诊为会厌炎，应立即对儿童患者进行气管插管，而成年患者未必需要。多数麻醉师更倾向于全身麻醉（而不是肌肉松弛剂）后进行气管插管。建立人工气道后，应进行血液和会厌分泌物的培养，并选择可覆盖流感嗜血杆菌和链球菌的适当的抗生素（如头孢曲松钠或等效的头孢菌素）静脉输注。气管插管的拔除通常可在维持插管24～48h后进行，此刻视诊会发现会厌肿胀明显消退。静脉抗生素应维持2～3d，然后过渡为口服抗生素（总疗程10d）。

3）预后：及时识别和恰当治疗通常可迅速解决会厌肿胀和炎症，通常不易复发。

（3）细菌性气管炎（假膜性哮吼）：是喉气管支气管炎中较为危重、容易危及生命的一种类型。目前由于地塞米松的使用改善了病毒性哮吼的病情，以及接种疫苗降低了会厌炎的发生率，气管炎成为较为常见的需要入住儿童重症监护病房（PICU）的儿科气道急症。当患者出现严重的上气道梗阻表现及发热时，必须鉴别该疾病。最常见的病原为金黄色葡萄球菌，已报道的病原还包括流感嗜血杆菌、A组链球菌（又称化脓性链球菌）、奈瑟氏球菌、卡他莫拉菌等。该疾病容易合并前驱病毒感染。对于合并病毒感染的患者，应该积极治疗流感病毒。在基础为病毒性哮吼的患者，该疾病的发生为局部黏膜损伤的基础上并发细菌侵袭，导致炎症性水肿、脓性分泌物增多及假膜形成。尽管气道分泌物的培养通常是阳性的，但血培养多为阴性。

1）临床表现

A. 症状与体征：该疾病早期的临床表现与病毒性哮吼相似。然而，随着病程进展，病情通常无好转，反而会出现高热、感染中毒表现及进行性或间歇性加重的上气道梗阻表现，且对缓解典型哮吼药物无反应。该疾病呼吸骤停或进行性呼吸衰竭的发生率很高，需要及时进行气道干预。其他症状如感染中毒性休克和急性呼吸窘迫综合征也有发生。提示需要积极的药物和清创治疗。

B. 影像检查：白细胞计数通常随核左移而增加。气管分泌物的培养可以帮助确定可能的致病菌。颈部侧位X线片显示会厌正常及严重的声门下气管狭窄。影像学检查经常可以看到近端气管黏膜边界不规则，提示应该关注气管炎。确诊该病需要通过支气管镜检查发现正常的会厌及气管内大量脓性分泌物和假膜形成。

2）治疗：疑似细菌性气管炎的患者可能需要在受控环境中用喉镜和支气管镜直接观察并清理气道。多数患者需要进行气管插管，因为呼吸骤停或进行性呼吸衰竭的发生率很高。患者可能还需要进一步清除分泌物、气道湿化、频繁吸痰和密切监护，防止化脓性分泌物堵塞气管插管。需使用能够覆盖金黄色葡萄球菌、流感嗜血杆菌和其他病原的抗生素静脉输注。由于黏稠的分泌物会持续数日，通常会导致细菌性气管炎患者插管时间长于会厌炎或者哮吼患者。尽管这种疾病较为严重，但通过及时的识别和治疗，报道的死亡率非常低。

3. *声带固定*

诊断要点和主要特点
● 声音嘶哑或喘鸣
● 可能出现吞咽困难

单侧或双侧声带轻瘫和麻痹可能是先天性的，也可能是由于喉返神经损伤所致，后者更为常见。患者可能表现出不同程度的声音嘶哑、吞咽困难或高音调的喘鸣。如果声带保留部分功能（轻瘫），内收肌的运动功能通常比外展肌好，可能出现高音调的吸气相喘鸣，但声音正常。可引起继发声带轻瘫/麻痹的危险因素包括分娩困难（尤其是面先露者）、颈部和胸腔外科手术（如动脉导管结扎或气管食管瘘修补术）、外伤、纵隔肿块和中枢神经系统疾病（如Arnold-Chiari畸形）。单侧声带麻痹更容易发生在左侧，因为左侧喉返神经走行较长，且靠近胸腔的主要结构。当发生双侧声带麻痹时，声带越靠近中线位置，气道梗阻发生的可能性就越大。声带位置越靠近侧面，误吸、声音嘶哑甚至失声的风险就越高。

气道干预（气管切开术）很少用于单侧声带麻痹患者，但对于双侧声带麻痹患者通常是必要的。临床上，声带麻痹可以通过使用喉镜直接观察声带功能来评估，或者通过肌电图记录肌肉的电活动来评估（属于侵袭性操作）。肌电图记录可以帮助鉴别声带麻痹与杓状软骨脱位，对预后评估更有帮助。声带功能的恢复与神经损伤的严重程度和原发病的治愈可能性有关。

4. 声门下狭窄

诊断要点和主要特点
● 慢性、反复的喘鸣
● 获得性声门下狭窄患者常有气道损伤病史

声门下狭窄可能为先天性，但更常见的原因可能为气管插管继发的。新生儿和婴儿容易因气管插管造成声门下气管损伤。声门下是婴儿气道的最狭窄部位，支撑声门下结构的环状软骨是唯一完全包围气道的软骨环。当进行气管插管时，环状软骨容易受到损伤。临床表现多样，可从无症状到严重的上气道梗阻表现。对于反复拔管失败或有过多次、长时间或严重的哮吼发作的儿童，应该怀疑是否存在声门下狭窄。疾病的诊断是通过使用支气管镜直接观察声门下间隙及测量气道内径的大小来明确。当气道受损严重时，通常需要行气管切开术。喉气管重建术通过使用另一个来源的软骨（如肋骨）来重建和扩张气道，已成为治疗儿童严重声门下狭窄的标准方法。在轻症患者中，声门下气囊扩张是一种侵入性较小的替代方法。

八、先天性胸内气道梗阻的病因

先天性胸内气道梗阻可表现为急性或反复出现的下气道梗阻症状。患有先天性胸内气道疾病的儿童经常会出现呼气音异常（如喘息）、反复咳嗽和（或）由于分泌物滞留导致反复发作的肺炎。胸内气道梗阻的鉴别诊断包括气道软化、外源性压迫（如血管环）和先天性异常（如支气管囊肿）。

1. 气道软化

诊断要点和主要特点
● 慢性单相喘息伴或不伴有犬吠样咳嗽
● 呼吸道症状对支气管扩张剂无效

（1）发病机制：当气道软骨结构不足以维持气道通畅时，就会出现气管软化或支气管软化。气道塌陷是动态的，可能导致部分或完全的气道阻塞。婴儿气道软骨较软，因此婴儿在呼吸时会出现不同程度的中央气道动态塌陷。气管和支气管软化可以是先天性或获得性的，然而，先天性气管软化相关的合并症常与一些获得性病因重叠。气管或气管软骨的先天性或固有缺陷可能与某些发育综合征和其他先天性异常如气管食管瘘和血管环有关。先天性气管软化可能是局灶性的或弥漫性的，并可能延伸到传导气道的其余部位（支气管软化）。获得性气管软化与早产儿长时间通气有关，主要是由于气道软骨发育迟缓（无论有或没有直接正压通气）。其他获得性原因包括严重气管支气管炎、气道畸形修补术后（如气道食管气管瘘和完整气管环手术后）、外在性气道压迫（如肿瘤、脓肿或囊肿或先天性心脏病伴有心室肥大或异常血管压迫）。

（2）临床表现：常见的症状是粗糙和反复发作的喘息、咳嗽或吸气喘鸣，且使用支气管扩张药无效。患有气管或支气管软化症的早产儿可能有低氧血症，需要持续鼻导管或正压通气。症状在早期数月内通常较为隐匿，随着患者烦躁、激动、活动量增加或上呼吸道感染后逐渐明显。可以通过支气管镜检查或联合吸气 / 呼气相 CT 或 MRI 检查来帮助明确诊断。

（3）治疗：对于早期症状轻微患者，可以暂时观察，通常随着生长症状可以逐渐改善。对于同时并存的疾病如气管食管瘘和血管环需要进行手术修复。对于气管软化严重的患者，可能需要进行无创或有创通气支持。单独气管切开术效果通常不满意，因为气道塌陷可以继续存在于人工气道的下方。对于病情较为复杂的患者，可以考虑手术干预治疗（如后气管切开术、主动脉固定术、支架）。

（4）预后：气道软化症状的缓解取决于气道软化的严重程度及是否存在其他潜在疾病。患有轻度气道软化症而没有其他潜在肺部疾病或神经肌肉疾病的儿童，通常在 3 ～ 4 岁时能部分缓解。

2. 血管环和血管吊带

诊断要点和主要特点
● 慢性犬吠样咳嗽、喘息
● UGI 透视显示食管受压为主要的诊断依据

导致气管或食管受压最常见的血管异常疾病为血管环。血管环可由双主动脉弓或右主动脉弓与左韧带或动脉导管形成。当左肺动脉起自右肺动脉时，将产生肺动脉吊带。其他常见的血管异常包括异常的无名动脉、左颈动脉和右锁骨下动脉异常。除右锁骨下动脉以外的所有动脉均可引起气管压迫。肺动脉吊带可以压迫气管，也可以压迫右上叶或右主干支气管。肺动脉吊带与长段气管狭窄相关。

（1）临床表现

症状与体征：慢性气道梗阻症状（吸气喘鸣、哮鸣及咳嗽）在仰卧位时会有加重。双主动脉弓患者的呼吸困难症状最为严重，可能导致呼吸暂停、呼吸骤停甚至死亡。食管受压可能导致喂养困难。除了异常的无名动脉或颈动脉外，其他血管异常的患者可以通过 UGI 透视显示食管受压协助诊断。仅行胸部 X 线检查和超声心动图检查可能漏诊血管畸形。可通过血管造影、胸部增强 CT、MRI 或磁共振血管造影或支气管镜检查进一步明确解剖结构。

（2）治疗：有明显症状者（尤其双主动脉弓患者）需要手术矫正。患者通常在矫正手术后病情会好转，但由于气管软化可能会出现持续但程度较轻的气道梗阻症状。

3. 支气管囊肿

诊断要点和主要特点
● 可能有气道受压、感染或胸痛的症状
● 胸部 X 线片可能显示沿气道的球形病变

支气管囊肿通常发生在中纵隔内靠近隆突及主支气管的部位（参见“纵隔肿块”部分内容），但也可以发生在肺内其他部位。囊肿的直径为 2 ～ 10cm。囊肿壁很薄，其内可能含有气体、脓液、黏液或血液。囊肿是由原始前肠出芽异常导致的，可与其他先天性肺畸形（如肺隔离症或大叶肺气肿）并存。

（1）临床表现：支气管囊肿患者可因气道受压或感染症状而在儿童早期出现急性呼吸窘迫。由于囊肿的位置、大小及气道受压程度不同，有些患者会表现出慢性症状，如胸痛、慢性喘息、咳嗽、间歇性呼吸急促、反复肺炎或喘鸣。也有患者直到成年期仍无明显症状。然而，所有无症状的囊肿患者最终都会逐渐出现症状，其中胸痛是最常见的主诉，体格检查通常是正常的。

实验室检查及影像检查：目前对于选择何种检查来确诊支气管囊肿存在争议。胸部 X 线片可显示受累肺叶的空气滞留和过度气肿，或圆形肿块（伴或不伴气 - 液平面）。然而，胸部 X 线片上可能看不到较小的病变。CT 扫描是首选的影像学检查，可以区分实性与囊性纵隔肿块，并确定囊肿与气道和肺其他部位的关系。透视可以帮助确定病变是否与胃肠道相通。其他可选的影像学检查还有 MRI 和超声。

（2）治疗：支气管囊肿的治疗是手术切除。一旦发现囊肿，应立即切除，以免将来发生感染等并发症。术后，需要进行强有力的肺部理疗以预防并发症（囊肿切除部位远端发生肺不张或感染）的发生。

九、获得性胸内气道梗阻的病因

获得性胸腔内气道梗阻性疾病可表现为急性或反复出现的下气道梗阻的症状。患有胸腔内气道疾病的儿童由于分泌物滞留，经常会出现异常呼气音（如哮鸣音）、反复咳嗽和（或）反复肺炎。胸腔内气道梗阻的鉴别诊断包括异物吸入、感染、出生时不存在的外源性压迫（如淋巴结病）和引起气道膨胀的慢性肺疾病（如黏液纤毛清除功能障碍、反复误吸和哮喘）。

胸腔内气道异物吸入

诊断要点和主要特点
● 突然出现的咳嗽、喘息或呼吸窘迫
● 窒息病史
● 查体发现呼吸音不对称或局灶哮鸣音
● 影像检查提示双肺不对称（尤其是用力呼气时）

临床表现如下。

（1）症状与体征：呼吸道的症状和体征因梗阻部位和急性发作持续时间不同而变化（参见“胸外气道异物吸入”部分内容）。下气道异物引起的急性咳嗽或哮鸣可能会随着时间延长逐渐消失，后期可出现慢性咳嗽或持续性喘息、单相哮鸣、胸部检查时发现呼吸音不对称或同一位置反复肺炎。对于患有慢性咳嗽、持续喘息或反复肺炎的儿童应怀疑存在异物吸入。查体发现呼吸音不对称或局灶的哮鸣音也提示有异物吸入的可能。

（2）实验室检查及影像检查：如果怀疑异物吸入，应进行吸气和用力呼气相（可通过在呼气时用手动压迫腹部获得）胸部 X 线检查。胸部 X 线检查可能在 17% 的时间内都是正常的。用力呼气相胸部 X 线检查阳性可能会表现为单侧肺部过度膨胀，也可能表现为纵隔向对侧（非患侧）移位。如果远端气道完全阻塞，会出现肺不张和相关肺容积的缩小。支气管镜和 CT 检查也可用于检查是否存在异物吸入。

（3）治疗：当高度怀疑有异物吸入时，即使胸部 X 线检查正常，也不能排除气道异物的可能。如果临床高度怀疑存在异物吸入，可以根据有无误吸病史、局灶性肺部检查异常或胸片异常综合判断，如果 3 项指标中发现存在 2 项，应进一步行支气管镜检查。建议在全麻下进行硬支气管镜检查。软气管镜检查可能有助于清除异物之后的进一步评估。

怀疑异物吸入的儿童应住院进行评估和治疗。不建议进行胸部体位引流，因为异物可能会脱落，并造成主要的中央气道梗阻。对于存在呼吸窘迫或慢性症状的儿童，不应延迟支气管镜检查，而应在诊断后立即进行支气管镜检查。去除异物后，建议给予 β- 肾上腺素雾化治疗及胸部理疗，以帮助治疗支气管痉挛或清除黏液。如果不能及时识别下气道异物，可导致远期出现支气管扩张或肺脓肿。相比这种远期风险带来的危害，对于疑似异物吸入的患者采取积极治疗措施更有利。

十、黏液纤毛清除障碍

黏液纤毛清除是肺部的主要防御机制。吸入的颗粒（包括微生物病原体）被黏附在气道表面的黏液中，然后在纤毛的协同作用下被清除。气道表面液体的体积和成分会影响纤毛功能和黏液的清除效率。无法被清除的黏液会导致气道堵塞。如果黏液纤毛清除功能不正常，未被清除的细菌会导致感染和炎症，引起黏液的分泌增加。黏膜纤毛清除功能异常主要涉及 2 种遗传疾病：离子运输障碍（如囊性纤维化）和纤毛功能障碍（如原发纤毛运动障碍）。

1. 囊性纤维化

诊断要点和主要特点
● 油性、量大、恶臭的粪便，生长迟滞
● 反复呼吸道感染
● 查体发现杵状指
● 胸片发现支气管扩张
● 汗液中氯化物浓度大于 60mmol/L

（1）发病机制：囊性纤维化（CF）是一种常染色体隐性遗传疾病，可导致慢性鼻窦肺感染，吸收不良和营养不良的综合征。它是美国最常见的致死性遗传疾病之一，高加索人的发病率约为 1 ∶ 3000，西班牙裔人的发病率约为 1 ∶ 9200。尽管肝、胃肠道和男性生殖系统均受累，但肺部疾病是发病和死亡的主要原因。大多数 CF 患者会发展为阻塞性肺病伴慢性感染，最终导致肺功能逐渐丧失。

导致 CF 的原因是 7 号染色体上的一个基因缺陷，该基因编码一种名为囊性纤维化跨膜传导调节因子（CFTR）的上皮氯离子通道。最常见的突变是 *F508del*，尽管已经鉴定出约 1800 个其他致病突变。基因突变会导致 CFTR 缺失或缺陷，改变盐和水在细胞膜上的移动，从而导致各器官分泌异常浓稠的分泌物，降低肺部防御能力。

（2）临床表现

1）症状与体征：目前美国所有州及很多其他国家无论是否行 DNA 分析，都会通过测量血液中的免疫反应性胰蛋白酶（IRT）来进行新生儿 CF 筛查。尽管可能出现假阴性结果，大多数 CF 患儿在新生儿期会出现 IRT 升高。对于筛查阳性的新生儿，必须通过发汗试验、基因突变分析或同时使用这 2 种方法来明确诊断（参见网址：http://www.cff.org/AboutCF/Testing/NewbornScreening/）。

约 15% 的 CF 新生儿出生时存在胎粪性肠梗阻。胎粪性肠梗阻是一种严重的肠梗阻，主要是凝结的胎粪在回肠末端浓缩阻塞导致的。胎粪性肠梗阻实际上是 CF 的诊断依据，因此对婴儿行发汗试验或获得基因分型结果之前，应按照有 CF 治疗。

从婴儿期开始，CF 的常见表现是由于胰腺外分泌功能不全导致的吸收不良及生长迟滞。患者的胰腺无法产生足够的酶来消化脂肪和蛋白质。胰腺功能不全的儿童尽管食欲良好，但体重没有增加，经常会出现频繁、量大、腥臭的油性粪便。约 85% 的 CF 患者会发生胰腺功能不全（参见第 22 章及表 22-12）。未诊断 CF 的婴儿也可能由于持续性脂肪泻而出现低蛋白血症、贫血和脂溶性维生素 ADEK 缺乏。

患有严重脱水和低氯性碱中毒、支气管扩张、鼻息肉、慢性鼻窦炎、直肠脱垂或原因不明的胰腺炎或肝硬化的儿童也应考虑 CF 的可能。呼吸道症状可能包括咳嗽、喘鸣、反复肺炎、进行性加重的阻塞性气道疾病、运动不耐受、呼吸困难或咯血。即使是无症状的婴儿，也可能在出生后几个月开始出现慢性呼吸道细菌感染，常见病原包括金黄色葡萄球菌和流感嗜血杆菌。最终，铜绿假单胞菌和其他革兰阴性杆菌等机会致病菌会成为主要致病菌。慢性感染导致气流阻塞和进行性加重的气道和肺结构破坏，导致支气管扩张。

急性发作的呼吸道症状恶化，称为“肺病加重”。病情恶化的临床表现为咳嗽和咳痰增多、运动耐力下降、精神萎靡、体重减轻及肺功能下降。肺部病情恶化的治疗通常包括抗生素的使用及增强气道廓清能力。

2）实验室检查及影像检查：新生儿筛查异常、患者存在 CF 临床征象或有阳性家族史时，可通过检查汗液中氯化物浓度是否大于 60mmol/L 来诊断 CF。发汗试验应在囊性纤维化基金认可的实验室进行。也可以通过基因分型诊断，如果检测出 2 个致 CF 突变基因可以确诊（www.cftr2.org）。

汗液中氯化物浓度的中间值为 30 ～ 60mmol/L，可能与“轻度”CFTR 突变相关，这类患者可能残留部分功能性 CFTR 蛋白。残留 CFTR 功能的患者通常具有足够的胰腺外分泌功能，但可能会发展为严重的肺部疾病。CFTR 相关代谢综合征（CRMS）用于描述新生儿筛查 IRT 升高，但汗液中氯化物浓度＜ 60mmol/L 且有 2 个 CFTR 突变，其中至少 1 个未明确归为致 CF 突变。这类疾病似乎具有更温和的疾病表型。这类疾病的自然病程目前仍不确定。

（3）治疗：CF 患者除了接受初级保健外，还应在囊性纤维化基金会认可的 CF 护理中心进行随访（http://www.cff.org）。CF 患者应该由一个多学科团队提供护理。该团队成员包括肺科医生、接受过 CF 护理培训的高级实践提供者、护士、呼吸治疗师、营养师、社会工作者和心理医生。近期一项大型研究强调了筛查 CF 患者抑郁和焦虑的重要性，因为这些现象很普遍，且对患者的生活质量和治疗积极性产生了负面影响。

胃肠道治疗的基础是补充胰酶和高热量、高蛋白和高脂肪饮食。CF 患者需要在每次正餐或零食前立即服用胰酶，还应每日服用含维生素 ADEK 的复合维生素。通常将热量补充剂添加到饮食中以优化生长。还需要每日补充盐以防止低钠血症，特别是天气炎热时。

气道清除疗法和积极使用抗生素是治疗 CF 肺疾病的主要方法。抗生素治疗似乎是 CF 患者预期寿命增加的主要原因之一。呼吸道治疗通常包括重组人 DNaseα、吸入高渗盐水及对于有慢性假单胞菌感染的患者使用抗生素（妥布霉素或氨曲南）和口服阿奇霉素。这些疗法已被证实可维持肺功能，减少住院和静脉注射抗生素的需求。早期发现铜绿假单胞菌感染并用吸入妥布霉素治疗通常可以根治细菌并延迟慢性感染。支气管扩张药和抗炎治疗也经常使用。

近期直接针对 CFTR 潜在缺陷的蛋白质拯救疗法（称为 CFTR 调节剂）的发展对 CF 患者的生活产生了重大影响。自 2012 年批准了第一种直接有效纠正缺陷 CF 蛋白功能的药物后，目前有 3 种经美国 FDA 批准用于某些 CFTR 突变的患者 CFTR 调节剂，分别是 ivacaftor、lumacaftor/ivacaftor 和 tezaaftor/ivacaftor。目前这些药物根据基因分型，可供约 50% 的 CF 患者使用。在治疗方案中添加这些调节剂可明显改善肺功能和体重指数，减轻病情恶化。目前，CFTR 调节剂“三重”组合药物的临床试验取得了满意的结果，预期未来可能将 CFTR 调节剂的使用范围扩大到约 90% 的 CF 患者。

（4）预后：CF 在几十年前对于儿童早期是致命。现在平均预期寿命是 70 岁。生存率取决于肺部疾病的进展情况。终末期肺病患者可行肺移植。此外，新的治疗方法（包括基因治疗、基因编辑试验及改进的 CFTR 调节剂）正在研发中，以期提高 CF 患者预期寿命和生活质量。

2. 原发性纤毛运动障碍

诊断要点和主要特点

- 足月儿出现不明原因新生儿呼吸窘迫
- 全年每日咳嗽、鼻塞
- 复发性中耳炎伴渗出和传导性听力损失
- 约 50% 的患者有全内脏反位
- 通过检测鼻呼出一氧化氮减低、原发性纤毛运动障碍（PCD）基因突变和（或）电子显微镜（EM）的纤毛超微结构异常明确诊断

PCD 是一种罕见的遗传性疾病（常为常染色体隐性遗传），特征为先天性黏液纤毛清除功能障碍导致的慢性耳鼻及肺部疾病。约每 15 000 个婴儿中发生 1 例。约 50% 的 PCD 患者有内脏位置异常，男性患者通常不育。当患者同时存在内脏反位、支气管扩张和慢性鼻窦炎三联征时，则称为卡特金纳综合征（Kartagener syndrome）。

（1）临床表现

1）症状与体征：上呼吸道和下呼吸道感染症状是 PCD 的主要特征。多数 PCD 儿童在新生儿期已出现呼吸窘迫表现（通常被诊断为新生儿肺炎或新生儿短暂性呼吸增快），并经常需要辅助供氧。上呼吸道症状可能从出生后几周开始，逐渐出现全年慢性流涕、慢性鼻窦炎、鼻息肉和慢性浆液性中耳炎。传导性听力损失伴慢性中耳积液较为常见的。如果放置了鼓膜切开管，则经常会出现慢性耳漏。下呼吸道症状包括全年慢性咳嗽，慢性和复发性支气管炎及反复肺炎。患者有进展为阻塞性肺病和支气管扩张症的风险。约 50% 的 PCD 患者有内脏位置异常。

与 PCD 相关的非呼吸性纤毛病包括异位症、先天性心脏病、无精症、多脾、常染色体显性遗传性多囊性肾病、视网膜色素变性和胆道疾病闭锁。

2）实验室检查及影像检查：目前，PCD 的诊断需要一个兼容的临床表型及以下 4 个关键临床特征中的至少 2 个：①足月儿出现不明原因新生儿呼吸窘迫；②全年每日咳嗽；③全年每日鼻塞；④器官偏侧性缺陷。此外，还需有鼻呼出一氧化氮减低、PCD 相关基因的双等位基因致病性突变和（或）电镜发现纤毛的超微结构缺陷的证据。对于临床病史一致、年龄在 5 岁及以上能配合检查的患者，首选在 PCD 专科中心进行鼻呼出一氧化氮检查。如果无法进行鼻呼出一氧化氮检测，则选择扩大基因组合检测（$>$ 12 个基因）作为检测手段。可以从上呼吸道（鼻腔）或下呼吸道（气管）获取纤毛样本，用于 EM 检查。需要经验丰富的专业技术人员来制作高质量的纤毛 EM 标本，并且解读时能识别纤毛超微结构中的原发性（遗传性）缺陷与继发性（获得性）缺陷。在 EM 检查时，纤毛超微结构异常主要包括外动力臂、内动力臂、轮辐和微管的异常。一些 PCD 患者也可以有正常的纤毛 EM 超微结构。此外，通过高速视频显微成像检查（HSVA）分析纤毛的摆动频率和运动模式可用于某些情况下的诊断。

（2）治疗：目前，还没有特殊的方法可用于纠正 PCD 患者的纤毛功能障碍。现有的治疗并无循证依据，主要是从 CF 和其他化脓性肺病患者的治疗建议中推断出来的。呼吸的管理包括常规肺部监测（肺功能检查、呼吸道分泌物培养、胸部影像）、肺部理疗和体育锻炼相结合的气道清除技术，以及上、下呼吸道感染的积极治疗。

（3）预后：PCD 患者肺部病变的进展变化较大，有进展为慢性阻塞性肺疾病和支气管扩张的风险。大多数 PCD 患者在患病期间，通过监测和积极治疗，寿命正常或接近正常水平。

3. 支气管扩张症

诊断要点和主要特点

- 慢性咳嗽伴有痰液产生
- 肺部听诊时出现干啰音或哮鸣音（或两者均有）
- 通过胸部容积 CT 扫描可确诊

（1）发病机制：支气管扩张症是由于长期或反复感染引起的炎症或黏液分泌阻塞气道，最终导致支气管永久性扩张。它可能是由既往的疾病（如严重肺炎或异物吸入）导致的，也可以作为引发慢性气道炎症和损伤的潜在系统性疾病（CF、PCD、慢性误吸或免疫缺陷病）的肺部表现。

（2）临床表现

1）症状与体征：支气管扩张症患者通常会出现慢性咳嗽、咳脓痰、发热和体重下降。反复呼吸道感染和劳力性呼吸困难也很常见。与成人支气管扩张症患者相比，儿童患者咯血的发生率更低。查体可能发现杵状指。在支气管扩张区域，常可闻及湿啰音、干啰音及呼吸音减低。

2）实验室检查及影像检查：在下呼吸道分泌物培养中最常检测出来的细菌包括肺炎链球菌、金黄色葡萄球菌、不可分型的流感嗜血杆菌和铜绿假单胞菌。部分支气管扩张症的患者也可检测到非结核分枝杆菌。胸部 X 线片可以表现为支气管血管纹理增粗或局灶肺不张等轻度异常，也可以表现出一个或多个部位囊性改变。支气管扩张的范围最好由胸部容积 CT 扫描来确定，它通常显示肺部的受累范围通常明显大于胸部 X 线片。在肺功能检查中经常会发现气流阻塞和空气滞留。使用支气管扩张药后评估肺功能有助于评估药物的益处。肺功能的系列评估有助于确定疾病的进展或治疗方案。

（3）鉴别诊断：支气管扩张是黏液纤毛功能障碍患者的特征性改变。因此，所有支气管扩张患儿都必须考虑CF和PCD。支气管扩张还与很多疾病进行鉴别。它可能在严重呼吸道感染后发生，感染病原可为细菌（如百日咳博德特氏菌）、病毒（如腺病毒）或其他非典型病原（如分枝杆菌）。支气管扩张主要原因是持续的气道炎症，常见于反复吸入性肺炎、CF、PCD、免疫缺陷病、肺表面活性剂缺乏症和胶原血管疾病的患者。其他鉴别诊断包括异物吸入和过敏性支气管肺曲霉病。

（4）治疗：肺病加重期间积极的抗生素治疗和常规气道清除是主要的治疗策略。尽管个别患者可能受益，但目前无证据表明长期抗生素的使用、抗炎治疗、高渗剂（高渗盐水）和支气管扩张剂对于非 CF 患者的支气管扩张有效。然而，一项针对成人特发性支气管扩张的研究认为，与安慰剂相比，每日接受 2 次 DNaseα 的患者病情加重、住院时间延长和肺功能降低的频率反而更高。因此，对于成人特发性支气管扩张症，不建议使用 DNaseα。长期的阿奇霉素使用近期被证明可减少成人非 CF 支气管扩张症患者的病情加重。目前尚不清楚这些研究结论是否适用于特发性支气管扩张症的儿童。

当对药物治疗反应不佳时，可考虑手术切除严重支气管扩张区域的肺部。手术的其他适应证包括严重的局部疾病、反复咯血和同一部位反复肺炎。如果支气管扩张范围很广，手术切除几乎没有好处。

（5）预后：取决于支气管扩张的潜在原因和疾病严重程度、肺部受累情况及对药物治疗的反应。良好的肺部清洁和避免肺部受累区域发生感染相关并发症可能逆转圆柱状的支气管扩张。

十一、先天性肺实质畸形

1. 发育不全和发育不良

诊断要点和主要特点

- 肺发育不良影响生活质量
- 肺发育不良是发育不全所致
- 肺发育不良通常会导致长期的氧气依赖，并随着疾病进展和活动增加导致氧气需求增加。因发育不良程度的不同可能出现其他症状

在单侧肺发育不全（一侧肺缺如）的情况下，气管会继续进入主支气管，通常具有完整的气管环。随着出生后的代偿性生长，剩余的肺常疝入对侧胸腔。胸部 X 线片常显示纵隔向患侧偏移。肺部发育不全或不良可能与椎骨及其他先天性异常有关（如单侧或双侧肾脏缺如或肋骨融合），疾病的预后主要与病变的严重程度有关。约 37%的肺发育不全患者可以存活，右肺发育不全患者的死亡率高于左肺发育不全者。

肺发育不全是单侧或双侧肺部发育不全，其特征是肺泡数量减少、气道分支和用于气体交换的肺表面积减少。肺发育不全是由于肺发育早期受到破坏引起。可能的原因包括羊水生成量减少（如伴有肾发育不全）、胎膜早破导致羊水过早流失及胎儿早期肺部血流量减少、染色体异常或存在可能影响多器官系统发育的原发性中胚层缺损。胸廓畸形、胸内肿块、膈疝或膈肌上抬、胎儿水肿、严重的骨骼肌肉病和心脏疾病也可能导致肺发育不全。产后因素可能有重要作用。例如，患有重度 BPD 的婴儿可能存在肺发育不全。

（1）临床表现

1）症状与体征：该疾病临床症状变化较大，主要

与肺发育不全的程度及是否存在其他异常有关。肺发育不全通常与新生儿气胸有关。一些新生儿可能经历了围产期应激、严重的急性呼吸窘迫及持续性肺动脉高压（继发于肺发育不全）。肺发育不全程度较轻的儿童可能出现慢性咳嗽、呼吸急促、喘息和反复肺炎。

2）实验室检查及影像检查：胸部影像可能显示一侧胸腔体积不同程度的缩小及纵隔的偏移。如果胸部X线片显示明显的气管偏移，应怀疑肺发育不全。如果胸部X线片不能确诊，胸部CT可作为最佳选择。超声或胎儿MRI也可用于产前诊断。通气灌注扫描、血管造影和支气管镜检查通常有助于评估，可以显示肺血管减少或与发育不良肺组织相关的气管分支减少。呼吸功能受损的程度通过动脉血气分析判断。

（2）治疗与预后：主要为对症治疗。预后取决于潜在疾病、肺发育不全及肺动脉高压的严重程度。

2. 肺隔离症

诊断要点和主要特点
● 先天性肺发育畸形，肺下叶通常由全身动脉供血 ● 常表现为反复肺炎或慢性咳嗽 ● 出生后可通过胸部CT确诊

肺隔离症是第二种最常见的先天性肺部畸形，其特征是无功能的肺组织不与气管支气管连通，且由一个或多个异常全身动脉供血。这种异常起源于肺发育的胚胎期，可分为叶外型和叶内型。

叶外型肺隔离症是指有单独胸膜包裹的隔离肺组织，从解剖上与正常肺分离。它的血液供应来自全身循环（更典型）、肺血管或者两者均有。与叶内型肺隔离症不同，静脉回流通常通过全身或门静脉系统。病理学上，叶外隔离症表现为膈旁的孤立性胸腔病变，很少发生在腹部。大小为0.5～12cm。超过65%的病变发生在左侧。50%的叶外型肺隔离症患者有其他先天性异常。

叶内型肺隔离症是在正常胸膜包裹的肺内孤立肺段，其血供通常来自主动脉或其分支的一条或多条动脉。叶内型肺隔离症多见于下叶（98%），55%的病例位于左侧，且很少存在其他先天性异常（＜2%）。

临床表现、影像和治疗：肺隔离症可以通过产前超声发现，并且可以区分叶内型和叶外型畸形。出生后临床表现包括慢性咳嗽、喘息和（或）反复肺炎。隔离症患者很少出现咯血。尽管可以通过产前超声诊断，但产后通常建议通过CT成像确诊。CT血管造影或磁共振血管造影有助于识别肺部异常的全身动脉供血。治疗是手术切除。

3. 先天性肺叶过度膨胀

诊断要点和主要特点
● 常在1岁内起病，可产前诊断 ● 胸部影像显示受累肺叶的过度膨胀（通常位于右上或右中）

先天性肺叶过度膨胀（CLO）也称为先天性肺叶性气肿，患者通常在出生后的1年内起病，最常见表现为新生儿呼吸窘迫或进行性呼吸衰竭。在年龄较大的儿童或年轻人中，很少因为症状的轻微或间歇而延迟诊断。大多数患者是男性白种人。尽管先天性肺气肿的病因尚不明确，但一些病变显示由于支气管软骨的异常定向或分布，或其他原因引起的支气管软骨发育不良，导致部分“球阀效应”和空气滞留，最终导致呼气时气道塌陷、阻塞和空气滞留。

（1）临床表现

1）症状与体征：包括呼吸窘迫、呼吸急促、喘息和咳嗽。查体发现患侧呼吸音减弱，可能伴有叩诊鼓音、纵隔移位和胸廓隆起。

2）影像学表现：包括受累肺叶过度扩张（大于99%患者通常为上或中叶受累）、肺纹理稀细、邻近肺塌陷、纵隔移位及受累侧膈膜凹陷。新生儿由于会有肺液滞留在受累肺叶内，造成局部密度均匀，影像学表现不典型，可能误诊。最常用的影像检查为胸部CT和支气管镜检查。

（2）鉴别诊断：需与气胸、气肿、肺不张伴代偿性肺气肿、膈疝和先天性囊性腺瘤样畸形相鉴别。最常见的受累部位是左上叶（42%）或右中叶（35%）。评估时必须区分区域性阻塞性肺气肿和肺叶过度膨胀，后者继发于气道外部压迫（如支气管源性囊肿、肿瘤、淋巴结病、血管压迫）导致的球阀机制，或由于感染和各种原因出现的炎症而导致的气道内阻塞。

（3）治疗：当呼吸窘迫症状明显时，通常需要进行节段性或完全性肺叶切除术。症状较轻的儿童和年龄较大的儿童，无论是否行肺叶切除术，效果都一样。

4. 先天性肺气道畸形

诊断要点和主要特点
● 可能通过产前超声诊断 ● 新生儿通常表现为呼吸窘迫，胸部X线片上有占位高密度影

先天性肺气道畸形（CPAM），以前又称为先天性囊性腺瘤样畸形，是一种单侧错构瘤性病变。患者通常在出生后几日内表现出明显的呼吸窘迫。这种疾病占先天性囊性肺疾病病例的95%。

左右肺受累的概率相同。这些病变起源于肺发育的胚胎期，通常为妊娠的前 5 ～ 22 周。病变表现为实性或囊性的占位性肿块。组织病理学表现因 CPAM 的类型而异，可能为终末呼吸结构增多，并形成大小不等的相互连通的囊腔，内含立方上皮或假复层纤毛柱状上皮。

气道存在畸形且通常缺乏软骨结构支撑。CPAM 共分为 5 种类型（表 19-5）。

（1）临床表现

1）症状与体征：CPAM 常通过常规的产前超声检查诊断。在儿童中，86% 患者是在 5 岁时被确诊的。主要症状包括呼吸窘迫、局部呼吸音降低和反复肺部感染。对于 3 型病变的患者，叩诊可能呈浊音。老年患者可出现自发性气胸或肺炎样症状。

2）实验室检查及影像检查：胸部影像学的表现取决于病变类型。在胃内放置一根不透光的胃管有助于鉴别膈疝。先天性 CPAM 没有全身血管供血，所以很容易与肺隔离症鉴别。

（2）治疗：1 型和 3 型病变治疗方法为手术切除受累的肺叶。需注意这些病变的相关并发症，如胎儿水肿和心脏压迫。肺部病变部位与气管支气管相通，但局部黏液清除功能受到损害，手术切除有继发感染和空气滞留的风险。无法行肺节段切除术，因为切除明显受累节段后其他较小的囊肿可能会扩大。某些 CPAM 病变有自发缓解的可能。然而，也有报道认为 CPAM 有发生恶性病变的可能，采取期待疗法需要慎重。目前，宫内手术治疗先天性畸形的进展取得了令人鼓舞的结果。

十二、获得性肺实质异常

1. 支气管肺发育不良

诊断要点和主要特点

- 早产后出现呼吸窘迫
- 校正胎龄 36 周或出生 28d 时需要氧气治疗或正压通气
- 持续呼吸系统异常，包括体征和影像学表现

BPD 仍然是新生儿重症监护病房（NICU）中最重要的急性呼吸窘迫后遗症之一。胎龄 22 ～ 28 周的婴儿发病率高达 68%。该疾病最早报道见于 1967 年，Northway 报道了一组需要长时间机械通气和氧气治疗的早产儿临床、放射学和病理学改变。

由于医疗技术水平的进步（肺表面活性物质及产前激素的应用）及保护性 / 非侵入性人工通气策略的实施，BPD 的病理学改变和临床过程发生很大变化。护理的进步也增加了更小胎龄早产儿的存活率。胎龄小于 28 周的超早产儿有发生“新型”BPD 和肺发育停滞的风险，其特征是肺泡简化和血管发育不全，可能导致气体交换受损、运动不耐受和肺动脉高压等后遗症。

BPD 的发病机制目前尚不明确。目前的研究表明，肺泡毛细血管网结构不成熟、表面活性剂缺乏、肺不张和肺水肿有导致气体交换受损及呼吸衰竭的可能。机械通气和氧疗是维持生命所必需的治疗，但同时可能导致肺部的气压伤和氧化应激。过量补液、动脉导管未闭、肺间质性肺气肿、气胸、感染、肺动脉高压

表 19-5 先天性肺气道畸形的分类

类型	流行病学	病理特征	临床表现	预后与治疗
0 型	1% ～ 3%	充满小囊肿及不规则的支气管组织。通常累及整个肺部	危及生命	危及生命
1 型	60% ～ 70%	单个或多个大囊肿；很少双侧受累	囊肿较大时可能在产前诊断。在新生儿期，如果大囊肿扩张导致相邻肺部受压或纵隔移位，会出现呼吸窘迫的表现。较小的囊肿会导致反复肺炎	手术切除后症状消失
2 型	15% ～ 20%	大而硬的肿块，有小囊腔，局限在单个肺叶	首发症状通常为相关的其他脏器畸形	手术切除
3 型	5% ～ 10%	大而硬的肿块，有小囊腔；体积较大，累及整个或多个肺叶；常伴纵隔移位	婴儿期，尤其是新生儿期出现严重的呼吸窘迫	50% 的存活率与心脏受压和胎儿水肿严重程度相关；可能导致死胎；治疗包括宫内和出生后切除
4 型	＜ 10%	大而薄壁的囊肿，位于整个肺的外围或孤立于单个肺叶	新生儿期出现严重的呼吸窘迫	手术切除

及继发于肺部损伤或感染的炎症刺激均在该病的发病机制中起重要作用。婴儿可能会发生侵袭性、纤维增生性肺部病理改变，同时出现生理异常（气道阻力增加）和肺损伤的生化标志物。这些指标可以在出生后第一周帮助预测后期 BPD 发生的可能性。持续的损伤可能会进一步导致患者出现呼吸机和氧依赖。患有 BPD 的超早产儿肺部组织会出现肺泡数量减少和结构简单化。早期肺部出现炎症和细胞增多表现，随后通过纤维化修复。

（1）临床表现：BPD 的临床定义为生后氧依赖超过 28d。测量校正胎龄 36 周或胎龄大于 32 周婴儿出生当日的需氧程度，以评估 BPD 的严重程度。足月新生儿如发生胎粪吸入、先天性膈疝和持续性肺动脉高压也可能进展为 BPD。

BPD 患儿的临床表现变化较大，有几个月内能够逐渐离氧的，也有疾病进展到需要气管切开或长时间机械通气者。患者在需氧或呼吸机依赖方面通常表现出缓慢、稳定的改善。应提供足够的呼吸支持以改善呼吸窘迫症状，确保早产儿舒适。临床治疗还需要多学科合作，密切关注生长发育和营养状况（氧依赖的婴儿有较高的热量需求），保障最佳的神经系统发育。

（2）治疗

1）药物治疗：早期使用肺表面活性物质治疗可增加患者无 BPD 的生存率、减少机械通气需求和降低死亡率。出生后短疗程的糖皮质激素治疗有助于提高撤离呼吸机的成功率。出生后糖皮质激素疗程过长与脑瘫发病率增加有关。常规使用吸入皮质类固醇和 β- 肾上腺素能受体激动剂并不会降低 BPD 的发生率，但对气道高反应的婴儿可能有一定益处。

水钠潴留可能继发于慢性缺氧、高碳酸血症或其他应激反应。如果患者出现肺水肿表现，可以长期或间断使用利尿剂治疗。临床研究表明，利尿治疗可改善急性期肺功能，但对远期预后的影响尚不清楚。利尿剂通常有一些不良反应，包括容量不足、低钾血症、碱中毒、低钠血症和肾钙化。

2）气道评估：有明显吸气喘鸣、睡眠呼吸暂停、慢性喘息或呼吸窘迫的儿童需要诊断性支气管镜检查以评估是否存在结构性病变（如声门下狭窄、声带麻痹、气管或支气管狭窄、气管支气管软化或气道肉芽肿）。胃食管反流和误吸会导致慢性肺部疾病急性加重。

3）肺动脉高压管理：BPD 婴儿有患肺动脉高压的风险。对于许多儿童，即使轻度的低氧血症也可能导致肺动脉压力明显升高。为了减少低氧血症的危害，有肺动脉高压患儿的动脉血氧饱和度应维持在 93% 以上，同时需要注意避免高氧血症影响视网膜血管发育。行超声心动图检查监测有无右心室肥厚。新生儿肺动脉高压的管理和治疗应与肺动脉高压专科医师沟通。在开始长期治疗（如口服西地那非）前，可能需要心导管检查帮助明确是否存在其他的心脏或肺部损伤，并测量肺血管系统对血管扩张药物（如吸入一氧化氮）的反应。食管钡剂造影、食管 pH/ 阻抗检查、吞咽造影录像检查、PSG 或夜间脉搏血氧饱和度测定和支气管镜检查可能有助于诊断胃食管反流、误吸、阻塞性睡眠呼吸暂停和气道异常等潜在的导致 BPD 加重的疾病。长期护理应包括监测有无高血压和左心室肥厚。

4）营养与免疫：BPD 患儿的营养问题可能是由耗氧量增加、喂养困难、胃食管反流和慢性低氧血症导致的。通常需要高热量的配方食品和胃造瘘管来确保足够的摄入量及避免液体负荷过重。建议常规进行疫苗接种，包括流感疫苗。免疫预防 RSV 可降低 BPD 患儿严重毛细支气管炎的发病率。对于 2 岁以上患严重 BPD 的儿童，除标准肺炎球菌疫苗接种外，还应考虑 23 价肺炎球菌多糖疫苗。

5）呼吸支持：对于患有严重 BPD 和持续正压通气依赖的儿童，有必要进行支持性通气。重度 BPD 患儿的肺部病变存在异质性，既有肺不张也有过度膨胀。在这种情况下，有效的通气策略为采用较慢的速度（吸气时间≥ 0.6s）和较慢的频率（呼吸频率 10 ～ 14 次 / 分），提供更大的潮气量（10 ～ 12ml/kg），保证充分呼气。应提供足够的呼气终末正压（PEEP）以克服气道的动态塌陷。与直觉相反，增加 PEEP 可有效降低患有严重气管支气管软化症婴儿出现肺部过度膨胀。这种呼吸支持的方式可以减少呼吸窘迫，防止低氧血症及减少呼吸工作。

（3）鉴别诊断：需与胎粪吸入综合征、先天性感染（如巨细胞病毒或解脲脲原体）、囊性腺瘤样畸形、反复误吸、肺淋巴管扩张、完全性肺静脉异位引流、水负荷过重、儿童 ILD 和特发性肺纤维化相鉴别。

（4）预后：表面活性物质替代疗法对降低 BPD 的发病率和死亡率具有明显效果。由于极早和超早产儿存活率的增加，BPD 和慢性肺疾病的发病率逐渐上升。尽管后续研究表明，肺功能可能终生改变，但大多数存活者远期预后良好。随着小胎龄、更未成熟的早产儿的存活率增加，神经系统并发症的发病率可能增加。脑瘫、听觉 / 视觉障碍和发育迟缓的发生率增加。也有早产儿发生喂养异常、行为困难和烦躁易怒的报道。对于 BPD 患儿，应该提供多方面治疗，如缓解呼吸窘迫、提供最佳营养支持、预防呼吸道感染、提供发展疗法（包括生理、职业和语言方面）、神经认知功能评估和家庭支持等，为早产儿提供最佳治疗。

2. 社区获得性细菌性肺炎

诊断要点和主要特点

- 发热、咳嗽、呼吸困难
- 胸部查体异常（局灶湿啰音或呼吸音减弱）
- 胸片异常（渗出、肺门淋巴结肿大、胸腔积液）

社区获得性肺炎（CAP）是全世界儿童死亡最常见的原因之一。感染的病原因地理区域和儿童年龄不同而差别很大。在发达国家，多数肺炎是由病毒感染导致。依靠体格检查、白细胞计数和分类及胸部 X 线片不能明确区分病毒和细菌感染。合并胸腔积液的 CAP 患儿病程可能更迁延，更容易发生远期并发症。脓胸将在本章之后内容讨论。

在所有年龄段的儿童中，细菌性肺炎最常见的病原为肺炎链球菌，但潜在病原菌谱也包括需氧菌、厌氧菌、耐酸菌及其他非典型细菌和病毒。细菌性肺炎常继发于病毒导致的下呼吸道感染。肺部防御系统受损会增加儿童患肺炎的概率。例如，异常的黏液纤毛清除功能、咳嗽功能受损、免疫功能低下、口腔分泌物或经口摄入物的误吸，以及营养不良会增加机体患细菌性肺炎的风险。某些免疫功能低下的患者（如接受脾切除术、患有血红蛋白 SS/SC 疾病或地中海贫血者），容易出现与细菌性肺炎相关的脓毒症。

（1）临床表现

1）症状与体征：CAP 患者的临床表现多样，取决于感染病原、感染的严重程度及患者年龄。发热（> 39℃）、呼吸急促及咳嗽是 CAP 的常见表现。呼吸窘迫和低氧血症是病情加重的征兆。肺部听诊可发现局部湿啰音，合并肺部实变或胸腔积液时可出现呼吸音降低。一些患者可能由于肺炎出现肺外表现如腹痛。部分患者可能存在由于同一病原菌导致的其他部位感染表现，如中耳炎、鼻窦炎或脑膜炎。

2）实验室检查及影像检查：胸部 X 线检查可以协助诊断 CAP，但不能提示特异的细菌性肺炎。对于病情相对严重、需要住院的 CAP 患者，必须行胸部 X 线检查评估 CAP 的复杂程度。实验室检查也可能影响因 CAP 住院儿童的治疗，但不适用于 CAP 患儿的门诊管理。对于出现严重呼吸窘迫或存在复杂肺炎的住院儿童应行血培养。炎症标志物如红细胞沉降率、C 反应蛋白（CRP）和降钙素原可帮助指导临床决策，尤其是对于复杂的 CAP 患者。全血细胞计数有助于评估肺炎并发症，如血小板减少症、贫血或溶血性尿毒症综合征。对于年龄较大、能提供合格痰标本的儿童，痰培养检查可能有所帮助。对于危重患者，当其他方法不能充分确定病因时，应该进行侵入性检查明确诊断（参见“呼吸道感染诊断”部分内容）。

如果怀疑有胸腔积液，应行侧卧位胸部 X 线检查。肺部超声检查还可帮助临床确诊及定位胸腔积液。对于有胸腔积液的患儿，应行诊断性或治疗性胸腔穿刺术。更多的建议请参见“肺炎旁积液和脓胸”部分内容。

（2）鉴别诊断：对于肺部局限或弥漫性渗出疾病的鉴别诊断应考虑非感染性肺部疾病（包括胃内容物或异物吸入、肺不张、先天性畸形、充血性心力衰竭、浆细胞肉芽肿等肿瘤，慢性 ILD 和肺含铁血黄素沉着症）。当有积液时，还应考虑其他非感染性疾病，如胶原血管疾病、肿瘤和肺栓塞。

（3）治疗：如果怀疑细菌性肺炎，应进行经验性抗生素治疗。未满 4 周的儿童应接受氨苄西林和氨基糖苷类抗生素治疗。4 ～ 12 周婴儿应该住院并接受静脉氨苄西林治疗 7 ～ 10d。3 ～ 6 月龄婴儿如果患有细菌性肺炎也应考虑入院。所有 6 月龄以上且无明显呼吸窘迫的儿童，均应接受口服阿莫西林治疗（剂量为每次 50 ～ 90mg/kg，3 次 / 日，持续 7 ～ 10d）。如果怀疑非典型病原感染，如肺炎支原体感染，应使用大环内酯类抗生素，尽管支原体感染的治疗效果仍有争议（参见第 39 章）。如果可能，应该根据分离出的病原体药敏模式指导治疗（进一步讨论请参见第 39 章）。较大 CAP 儿童是否住院应该结合年龄、疾病的严重程度、怀疑感染的病原及在家是否能遵守治疗方案等几方面综合考虑。中至重度的呼吸窘迫、呼吸暂停、低氧血症、喂养困难、口服抗生素治疗后临床恶化或出现相关并发症（大面积肺部渗出、脓胸或脓肿）的患者需要立即住院。对于未住院患者应在 12h 至 5d 进行密切的门诊随访。

其他治疗措施包括吸氧、吸入气体的加湿、水分和电解质补充及营养支持。胸腔积液的清除可以帮助指导抗生素的选择，同时也是有效的治疗手段。

（4）预后：在发达国家，由于对疾病有充分的认识和治疗，免疫功能健全的儿童细菌性肺炎有较高的存活率。单纯性肺炎球菌肺炎的死亡率低于 1%。如果患者在最初的疾病中存活下来，即使存在治疗延误或治疗不当，复杂 CAP 患者也很少遗留持续的肺功能异常。

3. 肺炎旁积液和脓胸

诊断要点和主要特点

- 呼吸窘迫和胸痛
- 发热
- 侧卧位胸部 X 线检查提示有半月征或分层的液体

肺炎旁积液可与肺炎、自身免疫性疾病、创伤、恶性肿瘤、肝或肾脏疾病引起的低蛋白血症、甲状腺功能减退、自身免疫性疾病和胰腺炎有关。一些肺炎旁积液与肺部感染相关。其他是感染继发的炎症反应导致。该领域的专业术语有些混乱。一些学者用“脓胸”来形容严重的化脓性积液，而用“肺炎旁积液”来形容非化脓性积液。然而，一些非化脓性渗出液也含有病原体并表现为早期脓胸。无论是感染因素还是非感染因素导致，最好将所有与肺炎相关的积液称为肺炎旁积液。

与脓胸相关的最常见病原为肺炎链球菌，其他常见病原包括流感嗜血杆菌和金黄色葡萄球菌。A组链球菌、革兰阴性菌、厌氧菌和肺炎支原体相对少见。与结核感染相关的积液通常为局部炎症反应导致，多为无菌性。

（1）临床表现

1）症状与体征：患者通常出现典型的肺炎症状，包括发热、呼吸急促和咳嗽。复杂性肺炎患者可能有胸痛、呼吸音减弱、患侧叩诊呈浊音及更倾向于患侧卧位。大量积液时可能会导致气管向健侧偏移。5岁以下的儿童和免疫功能低下的患者更容易发生脓胸。

2）辅助检查：胸腔积液的X线片表现为胸部均匀的高密度影。大量积液可能导致纵隔向对侧移位，而少量积液会使肋膈角变钝。侧卧位X线片可以通过显示分层效应来帮助检测可自由流动的积液，不能用于诊断包裹性的积液。胸部超声在识别积液分隔和位置方面优于胸部CT。对于治疗效果不好的肺炎，胸部CT可以帮助确定是否存在实质性脓肿。

在复杂肺炎患者中，血液培养阳性率可达18%。大多数结核感染患者的结核菌素皮肤试验为阳性。通过将诊断性或治疗性胸腔积液穿刺获取的标本进行革兰氏染色、培养和抗原检测，有助于确定肺炎的病原。在细菌感染性疾病中，胸腔积液中的细胞多为中性粒细胞，在结核感染性疾病中多为淋巴细胞。积液的低pH和低血糖对于成年患者而言，意味着需要积极充分地引流，但对儿童患者的意义尚不明确。当胸腔积液的性质不明时，应使用Light标准来确定胸腔穿刺获得的积液是渗出液还是漏出液。Light标准认为，如果以下情况之一为阳性，则为渗出液：胸腔积液蛋白/血清蛋白＞0.5，胸腔积液乳酸脱氢酶（LDH）/血清LDH＞0.6，或胸腔积液LDH＞血清正常上限的2/3（参见www.mdcalc.com）。

（2）治疗：在初步进行胸腔穿刺和对病原的分析后，选择合适的静脉抗生素治疗和积液引流方式是治疗的主要手段。虽然对于范围较小的肺炎球菌性脓胸，倾向于不使用胸管引流，但较大量的积液还需要放置胸管引流。对于儿童患者，推荐早期使用纤溶酶。由经验丰富的外科医生实施包括VATS在内的外科干预措施，可以降低并发症发生率及缩短住院时间。最终治疗方法的选择取决于临床可用资源和医生的经验及偏好。

（3）预后：疾病的预后与严重程度有关。大多数情况下患者可以痊愈或几乎完全康复，预后通常良好。

十三、非典型肺炎

1. *病毒性肺炎*

诊断要点和主要特点
● 上呼吸道感染的前驱症状（发热、鼻炎、咳嗽、声嘶）
● 喘息或湿啰音
● 肌痛、不适及头痛（较大的儿童）

病毒感染是儿童CAP的常见原因，最常见于2岁以下儿童。呼吸道合胞病毒（RSV）、人鼻病毒、腺病毒、副流感病毒（1～3型）、流感（A和B）病毒、冠状病毒和人偏肺病毒是常见的病原。目前无法依靠疾病和发热的严重程度、放射学检查结果，以及咳嗽或肺部啰音的特点来明确区分病毒性肺炎和细菌性肺炎。病毒感染患者容易合并细菌性肺炎。大量胸腔积液、肺大疱、脓肿、肺叶实变伴容积扩大和“圆形”肺炎病灶通常提示非病毒性感染。

（1）临床表现

1）症状与体征：病毒感染引起下呼吸道感染早期通常表现出上呼吸道感染症状。在病毒性肺炎中，哮鸣音或喘鸣音可能很突出。其他的症状如咳嗽、呼吸窘迫征象（如呼吸急促、三凹征、呼气呻吟和鼻翼扇动）和肺部体征（湿啰音和呼吸音减弱）与细菌性肺炎相似。

2）实验室检查：建议仅对于一些病毒感染的高危患者或在流行病学和感染控制有要求时（检测结果可能会改变对患者的管理），再对患者的鼻咽分泌物进行快速的病毒诊断如荧光抗体检测、酶联免疫吸附测定和（或）PCR。外周血白细胞计数不能用于区分病毒性和细菌性疾病。

3）影像学检查：胸部X线片常显示肺门周围纹理或肺间质纹理增多、支气管袖套征或斑片状支气管肺炎，也可能出现肺叶实变或肺不张。当小气道明显受累时，可能发生肺过度膨胀。

（2）鉴别诊断：病毒性肺炎的鉴别诊断与细菌性肺炎相同。喘息明显的患者需要鉴别是否有哮喘、异物吸入导致的气道梗阻，以及急性细菌性或病毒性气管炎。

（3）并发症：病毒性气管炎或喉气管支气管炎可导致患者易患细菌性气管炎或肺炎。腺病毒肺炎可导致患者出现闭塞性细支气管炎或慢性呼吸衰竭。评估病毒性肺炎继发哮喘的相关研究目前结果尚不明确。麻疹、腺病毒和流感病毒性肺炎可继发支气管扩张、慢性过敏性肺炎和单侧透明肺（Sawyer-James综合征）。

（4）治疗：病毒性肺炎的一般支持性护理与细菌性肺炎相同。应该根据病情的轻重决定是否住院治疗。因为很难明确排除细菌性肺炎，所以可使用抗生素治疗。

存在危及生命风险的 RSV 感染患者（如患有 BPD 或其他严重肺部疾病、先天性心脏病或免疫功能低下者），应住院治疗，并考虑予以利巴韦林治疗。快速病毒诊断测试对于指导治疗可能有帮助。

所有流感患儿应接受针对特定类型流感（A、B、H1N1）的恰当治疗。当现有的流行病学数据表明社区中流感病毒感染活跃时，应考虑对存在感染高危因素的婴儿和儿童进行抗病毒治疗。给药剂量请参阅美国儿科学会（AAP）2018 版红皮书。疑似病毒性肺炎的儿童应进行呼吸道隔离。

（5）预后：尽管大多数病毒性肺炎患儿能够平稳恢复，但对于高危患者，如新生儿或存在潜在肺部、心脏疾病或免疫缺陷的患儿，可能出现哮喘恶化、肺功能或胸部X线片异常、持续性呼吸功能不全甚至死亡。合并混合感染、病毒 - 病毒复合感染或病毒 - 细菌复合感染的患者预后较差。

2. 毛细支气管炎

诊断要点和主要特点

- 存在以下一种以上症状的临床综合征：咳嗽、呼吸急促、呼吸困难和缺氧
- 易怒，食欲缺乏，呕吐
- 肺部听诊有哮鸣音和湿啰音

毛细支气管炎是婴幼儿最常见的严重急性呼吸道疾病。毛细支气管炎的诊断基于临床表现，早期多为上呼吸道感染表现，逐渐进展为咳嗽、呼吸急促、呼吸窘迫及查体发现湿啰音和哮鸣音。在美国大多数文献中，毛细支气管炎的定义适用于 2 岁以下的儿童。1% ～ 3% 患有支气管炎的婴儿需要住院治疗，尤其是在冬季。RSV 感染是目前急性毛细支气管炎最常见的病因。副流感、人类偏肺病毒、流感和腺病毒是导致婴儿早期毛细支气管炎较少见的病因。

（1）预防：预防 RSV 感染最有效的方法是适当的手卫生和减少潜在危险环境因素的暴露。使用单克隆抗体（palivizumab）进行预防，可有效降低高危早产儿和慢性心肺疾病患者的住院率和发病率，剂量可参照 AAP 2018 版红皮书。

（2）临床表现

1）症状与体征：RSV 毛细支气管炎的病程通常为发热 1 ～ 2d、鼻溢和咳嗽，随后出现喘息、呼吸急促和呼吸窘迫。典型的呼吸模式为浅快呼吸。随着病情加重，患者可逐渐出现鼻翼扇动、发绀、三凹征和湿啰音，并伴有呼气相延长和哮鸣音。部分婴儿会出现呼吸暂停，肺部听诊可能会出现湿啰音、干啰音和呼气相哮鸣。

2）实验室检查及影像检查：鼻腔冲洗液可以用来鉴别致病菌，但对毛细支气管炎的诊断是不必要的。外周血白细胞计数可能正常或提示轻度淋巴细胞增多。胸部 X 线片不适用于无明显呼吸窘迫及无发热、查体双肺病变对称的患者。胸部 X 线片的表现通常是非特异性的，如肺部过度膨胀、支气管周围套袖征、间质渗出增多和节段性肺不张。

（3）并发症：细菌感染是病毒性肺炎的罕见并发症。研究毛细支气管炎后续发展为慢性气道高反应性（哮喘）的相关研究显示风险是可变的。RSV 感染引起的毛细支气管炎在很大程度上影响儿童疾病的发病率和死亡率（如早产儿慢性肺部疾病、CF、先天性心脏病和免疫缺陷）。

（4）治疗：尽管大多数 RSV 毛细支气管炎患儿仅在门诊治疗，但出现低氧血症、呼吸暂停、中度呼吸困难伴喂养困难和明显的呼吸窘迫伴三凹征的患儿需要住院治疗。住院高风险儿童主要为年龄＜ 6 月龄的婴儿（特别是有早产史）及存在潜在的慢性心肺疾病患者。在住院期间，治疗应包括对症支持治疗（如频繁吸痰）和补充足够的液体。如果存在低氧血症，应补充氧气。除非有相关细菌性肺炎的证据，否则没有证据支持对于毛细支气管炎患儿使用抗生素。目前无证据支持支气管扩张剂和皮质类固醇可改变毛细支气管炎病情的严重程度或缩短病程，因此不推荐使用。评估高渗盐水和加热的高流量氧气吸入疗效的相关研究正在进行中。

对于可能出现危及生命的 RSV 感染患者（如胎龄＜ 35 周早产儿，合并其他严重肺部疾病、先天性心脏病、神经肌肉疾病或免疫功能低下的儿童），应进行 RSV 预防治疗。更多的详细信息请参阅 AAP 2018 版红皮书。存在 RSV 毛细支气管炎的高危患者可能需要住院并予以利巴韦林治疗。

（5）预后：大多数急性毛细支气管炎的婴儿预后很好。随着对症支持治疗的改善和帕利珠单抗的预防，高危婴儿的死亡率已明显降低。

3. 支原体肺炎

诊断要点和主要特点

- 发热与咳嗽
- 年龄＜ 5 岁的儿童最常见

肺炎支原体是年龄较大儿童出现症状性肺炎的常见原因，偶可见于年龄＜ 5 岁的儿童。可以发生地方

性和流行性感染。该疾病的潜伏期长（2～3周），起病缓慢。虽然肺部是感染的主要部位，但有时也会发生肺外并发症。社区获得性肺炎患者如果发生肺外并发症，通常提示肺炎支原体感染的可能。

（1）临床表现

1）症状与体征：随着病情进展，常出现发热、咳嗽、头痛和全身不适的症状。病初通常为干咳，但随着病情进展，会逐渐出现痰液增多。可能出现咽痛、中耳炎、外耳炎和大疱性鼓膜炎。胸部检查常有肺部啰音和胸痛，可能出现呼吸音减弱或受累部位叩诊呈浊音。

2）实验室检查及影像检查：PCR是诊断的金标准。与其他呼吸道病原体相似，支原体感染恢复后可在上呼吸道定植。酶免疫分析和补体固定对肺炎支原体诊断敏感且特异，但在无症状儿童中也可能呈阳性。如果2周内收集的双份血清学检查显示特异性IgG抗体升高4倍以上，则可以确定为肺炎支原体的活动性感染。白细胞的总数和分类通常是正常的。

胸部X线片通常显示肺部中下肺野的肺间质或支气管肺实质的渗出，胸膜渗出极为少见。

（2）并发症：肺外并发症可累及血液系统、中枢神经系统、皮肤、心脏或关节。直接Coombs试验阳性提示存在自身免疫性溶血性贫血，偶可危及生命，是肺炎支原体感染最常见的血液系统异常。凝血功能障碍和血小板减少症也可能发生。有报道可发生脑梗死、脑膜炎、吉兰-巴雷综合征、脑神经受累和精神异常等。可出现各种各样的皮疹，如多形性红斑和Stevens-Johnson综合征。由Stevens-Johnson综合征引起的闭塞性细支气管炎也有报道。

（3）治疗：大环内酯类抗生素治疗7～10d可缩短病程。也可选择环丙沙星作为替代。支持治疗如补水、降温和卧床休息对疾病的恢复均有帮助。

（4）预后：没有发生罕见肺外并发症的患者预后通常良好。

4. 吸入性肺炎

诊断要点和主要特点
● 有单次或多次误吸的病史
● 误吸后出现新发的呼吸窘迫、氧依赖或发热
● 在已知误吸的儿童身上出现新发的呼吸窘迫症状或需氧量增加
● 肺部查体发现局灶体征

存在解剖防御机制受损的患者均有吸入性肺炎的风险（表19-6）。吸入性肺炎可为急性或慢性，但对于有潜在疾病的儿童更为常见。急性误吸事件可导致患者出现典型的肺炎综合征表现，包括发热、呼吸音不对称和影像学不对称的表现。慢性吸入性肺炎较为顽固，可引起慢性呼吸道症状，如咳嗽或哮鸣、慢性肺部渗出、支气管扩张甚至死亡等。肺炎会因口腔中定植的革兰阴性厌氧菌和其他细菌感染而恶化。

表19-6 吸入性肺炎的高危因素

解剖异常（喉裂、气管食管瘘、声带麻痹）
发育迟缓（唐氏综合征或早产）
静态性脑病
中枢神经系统畸形、肿块或创伤性脑损伤
神经肌肉疾病
癫痫发作
感觉抑制（药物因素）
溺水
医源性（麻醉、鼻胃管或气管切开）
胃肠道疾病（反流、贲门失弛缓症或梗阻）

（1）临床表现

1）症状与体征：高危患者出现急性的发热、咳嗽、呼吸窘迫或低氧血症提示急性吸入性肺炎。胸部查体可表现为湿啰音、干啰音或呼吸音减弱，最初可能局限于发生吸入的肺部区域。尽管任何肺野都可能受累，但仰卧位患者的右肺，尤其是右上肺叶更容易受累。在慢性吸入性疾病的患者中，家长经常描述“胸闷”。也可能存在广泛的湿啰音和喘息。

2）实验室检查及影像检查：胸部X线检查可能变化很大。胸片可能显示肺叶实变或不张，以及局部或广泛的肺泡或肺间质浸润。出现脓胸或肺脓肿等并发症可导致急性吸入性肺炎患者病情更加复杂。在一些慢性吸入性肺炎患者中，可见到肺门周围浸润，伴有或不伴支气管扩张。如果临床上怀疑出现并发症，可通过胸部CT检查更加清楚地显示。

对于慢性吸入性肺炎患者，应评估是否存在吞咽困难。可以通过VFSS检查来评估吞咽功能。可在专业中心进行FEES检查，通过喉镜直接观察吞咽过程中喉部的情况。放射性核素检查对误吸诊断的敏感性较低。尽管从BAL样本中获得的生物标志物（如载脂巨噬细胞）的敏感性和特异性较低，但BAL可用于细菌感染的诊断（参见“呼吸道感染诊断”部分内容）。解剖的异常如喉裂可以通过硬性喉镜或支气管镜检查诊断。气管食管瘘是一种罕见且难以诊断的疾病，可以通过UGI透视检查、硬性或软性支气管镜检查或食管内镜检查帮助诊断。食管疾病、胃食管反流和受损的食管运动在慢性吸入性肺炎中的作用可能需要由胃肠病专家或多学科的呼吸消化系统专家小组进行评估。

（2）鉴别诊断：对于急性起病患者，应鉴别细菌性和病毒性肺炎。慢性病患者根据不同表现需要鉴别多种疾病，包括可引起反复肺炎的疾病（如免疫缺陷、纤毛功能障碍或异物吸入）、慢性喘息或肺间质疾病（参见之后内容）。

（3）治疗：吸入性肺炎会导致化学性肺炎，建议予以支持治疗。急性吸入性肺炎患者的抗生素选择应该覆盖厌氧菌。通常将克林霉素作为首选。

慢性吸入性肺炎的治疗包括以下方面：外科手术矫正解剖畸形、增加口服液体的稠度、吞咽治疗、改善口腔卫生、吸入皮质类固醇药物和胸部理疗等。对于中枢神经系统疾病患者，可能需要选择胃造口术进行喂养。由于慢性吸入的原因及造成的后果较为广泛，患者通常需要包括呼吸和消化科在内的多学科联合管理。

5. 免疫功能受损患者的肺炎

诊断要点和主要特点
● 免疫缺陷的性质可能有助于预测肺部感染的病原

接受实体器官或造血干细胞移植及接受癌症化疗药物或其他免疫抑制剂（包括长时间皮质类固醇）的患者均存在免疫功能受损。

这些患者最容易出现肺部感染，可表现为局灶肺炎、肺结节、播散性疾病或弥漫性 ILD。导致免疫缺陷的根本原因通常决定了感染的病原范围（参见第 33 章）。免疫缺陷宿主肺炎的原因可能包括常见的社区获得性细菌或其他不常见的病原，如机会致病性真菌、弓形虫、耶氏肺孢子菌、厌氧菌，诺卡氏菌、嗜肺军团菌、分枝杆菌和病毒等。培养过程中通常会分离出多种病原微生物。

（1）临床表现

1）症状与体征：患者早期常表现为轻微咳嗽、呼吸急促或低热，可迅速发展为高热、呼吸窘迫、低氧血症或儿童间质性和弥漫性肺病（chILD）综合征。明显的感染途径（如血管内导管）可能会导致细菌或真菌通过血源性传播。

2）实验室检查及影像检查：对于中性粒细胞减少症的儿童，应怀疑真菌、寄生虫或细菌感染（尤其耐药菌感染）的可能。当怀疑感染时，应该完善外周血或经血管内导管血培养及痰液、气管支气管分泌物、鼻咽或鼻窦分泌物、胸腔积液、活检淋巴结、骨髓或皮肤病变部位的培养。一些中心使用血清 1，3-β-d- 葡聚糖试验及血清和肺泡灌洗液（BAL）半乳甘露聚糖试验来诊断侵袭性肺真菌病。尿液可以用来检测典型病原体和军团菌尿抗原。

通常需要侵入性方法来协助诊断。当肺炎患者对初始治疗效果欠佳时，应尽快获得适当的样本进行检测。这些检查的结果通常会导致经验性治疗的改变。年幼的儿童通常无法获取痰液。BAL 检查经常检测到一种或多种病原，应在病程早期进行评估。联合使用冲洗、刷洗、支气管内活检和灌洗可以提高检测的阳性率。对于病情进展较为迅速或外周病变多的患者，需尽快进行肺活检。VATS 可降低并发症的发生率和死亡率。

由于可能致病的病原微生物较多，应该对灌洗和活检的样本进行一系列全面检查。这些检查包括快速诊断研究，如 PCR、病毒抗原检测、针对耶氏肺孢子菌和军团菌的快速荧光抗体检测、革兰、耐酸和真菌染色、病毒包涵体的细胞学检查及针对厌氧 / 需氧菌、真菌、分枝杆菌和军团菌的培养。

胸部 X 线片和容积 CT 扫描可能有助于确定疾病的类型和程度。耶氏肺孢子菌肺炎患者早期即使仅有轻微的影像学异常，也会出现明显的呼吸困难和低氧血症。曲霉菌患者有独特的影像学表现，如晕征（halo sign）。

（2）鉴别诊断：因机体免疫缺陷的类型不同，容易致病的病原体也不同。例如，脾切除术或镰状细胞病患者可能会被有荚膜的细菌感染而病情加重。患有艾滋病毒 / 获得性免疫缺陷综合征（AIDS）、正在接受免疫抑制剂治疗或化学疗法的儿童更容易感染耶氏肺孢子菌。患有中性粒细胞减少症的发热儿童在接受足够剂量的静脉广谱抗生素或全身类固醇治疗后，可能出现真菌感染。诊断的关键在于要考虑所有感染的可能性。

根据免疫缺陷的类型，此类患者可能只有 1/2 ～ 2/3 的新发肺部浸润代表感染的可能。剩余的肺部浸润可能由以下原因所致：如放射性、化疗或其他药物引起的肺部损害；肺部疾病包括出血、栓塞、肺不张或误吸；骨髓移植患者可能出现特发性肺炎综合征或急性呼吸窘迫综合征；原发性恶性肿瘤或免疫紊乱的复发或进展；移植反应、白细胞减少或肿瘤细胞溶解；或 ILD 如伴有 HIV 感染的淋巴细胞间质性肺炎。

（3）并发症：可能会出现坏死性肺炎、肺脓肿和肺炎旁积液。免疫功能低下的宿主被感染后通常容易发生进行性呼吸衰竭、休克、多脏器损伤、弥漫性感染，甚至死亡。

（4）治疗：存在中性粒细胞减少或免疫功能低下的儿童，一旦出现发热应尽早使用广谱静脉注射抗生素。对于免疫低下的儿童，在没有确定感染病原之前，可以考虑使用甲氧苄啶磺胺甲噁唑（用于耶氏肺孢子菌）、大环内酯类（用于军团菌）和（或）抗真菌药物覆盖。靶向治疗应以 BAL 或肺活检标本的检查为基础。近期研究数据表明，在肺功能不全或呼吸衰竭的早期使用无创通气的策略可能会降低死亡率。

（5）预后：取决于患者潜在免疫缺陷的严重程度、早期恰当的诊断和治疗及感染的病原微生物的情况。气管插管和机械通气与死亡率增加相关，尤其是对于造血干细胞移植的患者。

6. 肺脓肿

诊断要点和主要特点

- 肺炎起病时高热、不适和体重减轻
- 胸部 X 线检查和 CT 扫描显示肺部空洞，常伴有气 - 液平面

（1）发病机制：肺脓肿是由于肺部感染后发生炎症和中心坏死，从而形成的厚壁空洞。肺脓肿可发生在既往体健的儿童，也可以发生在容易误吸、免疫功能低下或存在肺部或全身基础疾病的儿童。肺脓肿也可通过栓子扩散导致。

健康宿主常见感染病原为葡萄球菌和链球菌。厌氧菌、革兰阴性菌（如诺卡氏菌、分枝杆菌、军团菌、念珠菌和曲霉菌等真菌）及耐药菌多见于免疫功能低下的宿主或对典型抗生素治疗无反应的患者。

（2）临床表现

1）症状与体征：可能会出现肺部相关的异常症状和体征，也可能没有症状。高热、不适及体重下降最为常见。婴儿可能会出现呼吸窘迫的症状。

2）实验室检查及影像检查：可能出现外周白细胞计数升高、分类以中性粒细胞为主、红细胞沉降率或 CRP 升高。除了免疫缺陷的患者，其他患者血培养很少呈阳性。

胸部 X 线片通常显示单个或多个有气 - 液平面的厚壁空洞。也可能出现局部压迫性肺不张、胸膜增厚或淋巴结增大。胸部 CT 可以更好地帮助定位和了解病变性质。

对患者的痰液进行涂片染色和培养可以帮助诊断。尽管可能存在风险，可以考虑经皮肺脓肿穿刺抽吸术并对抽吸物进行涂片染色和培养。

（3）鉴别诊断：应注意鉴别包裹性脓气胸、肿瘤、浆细胞肉芽肿、先天性肺囊肿和肺隔离症继发感染。气肿是一种非液体填充的囊肿，常见于脓胸患儿，通常会随着时间的推移而消失。肺气囊是一种非液体填充的囊肿，常见于脓胸患儿，解决诱因后通常会消失。

（4）并发症：虽然目前脓肿引起的并发症相对少见，但严重者可发生纵隔移位、张力性气胸和脓肿自发破裂。诊断性操作（如放射引导下的肺穿刺引流和脓液培养）也可能引起气胸或支气管瘘。

（5）治疗：由于肺穿刺存在一定风险，对于单纯脓肿且无免疫缺陷的患者建议使用经验性广谱抗生素保守治疗。抗生素应该覆盖其他病原包括厌氧革兰阴性菌及真菌。可能需要持续 2 ～ 3 周的静脉抗生素，后序贯口服抗生素。通过支气管镜引流脓肿可能会导致危及生命的气道并发症。有些患者需要外科引流或肺叶切除术，尤其是存在免疫功能缺陷者，但手术本身可能会引起危及生命的并发症。

（6）预后：虽然放射影像学异常的恢复可能非常慢（6 周至 5 年），多数没有并发下呼吸道感染或肺功能丧失风险的患者最终肺部病变可恢复。对于免疫缺陷或病情复杂的患者，预后通常取决于潜在疾病的严重程度。

十四、闭塞性细支气管炎

诊断要点和主要特点

- 下呼吸道感染治愈后 8 周内出现持续的气道阻塞症状
- 胸部 CT 表现为肺部过度膨胀和血管影衰减的马赛克征

闭塞性细支气管炎是一种罕见的慢性阻塞性肺病，其特征是严重损伤后小气道完全闭塞。儿童最常见病因为感染，尤其下呼吸道腺病毒感染后。其他感染性原因如流感、风疹、百日咳鲍特杆菌和支原体也有报道。非感染性病因包括结缔组织疾病、慢性误吸、Stevens-Johnson 综合征、移植后（肺或骨髓）和吸入性损伤。很多闭塞性支气管炎患者为特发性。对于严重腺病毒呼吸道感染患者，机械通气是闭塞性细支气管炎的重要危险因素。

（1）临床表现

1）症状与体征：闭塞性细支气管炎患者通常会出现呼吸困难、咳嗽和运动不耐受。对于下呼吸道感染后持续咳嗽、哮鸣、湿啰音或低氧血症超过 60d 的儿童，应考虑该诊断。

2）实验室检查及影像检查：胸部 X 线检查异常包括不同程度的气体陷闭征和气道壁增厚的征象。随着疾病进展，可发生牵拉性支气管扩张。典型的胸部 CT 表现包括马赛克灌注、血管影衰减和中心性支气管扩张。造血干细胞移植后患者可能不会出现支气管扩张。肺功能检查提示支气管扩张剂无反应的气道阻塞，这一特征对临床疑似患者具有诊断价值。通气 - 灌注扫描并非必要的诊断手段，但能发现通气和灌注比例的失衡。肺血管造影显示受累肺部血管影减少，支气管造影显示支气管树明显稀疏。肺活检通常只在病史和（或）CT 检查不典型的情况下才有必要。病理检查提示气道瘢痕（如纤维蛋白）伴部分或完全性细支气管阻塞。

（2）鉴别诊断：对于持续性气道阻塞的儿童，需注意鉴别疗效欠佳的哮喘伴气道重塑、CF 和 BPD。当需要鉴别哮喘和闭塞性细支气管炎时，可以通过药物试验（包括支气管扩张剂和皮质类固醇）帮助判断

气道阻塞的可逆性。其他没有典型 CT 和肺功能表现的患者可能需要肺活检。

（3）并发症：闭塞性细支气管炎的后遗症包括持续性气道阻塞、反复喘息、支气管扩张、慢性肺不张、反复肺炎和单侧透明肺。

（4）治疗：应给予对症支持治疗，包括为低氧血症者补充氧气、常规疫苗接种、避免环境刺激因素的暴露、运动及营养支持。应该防止由于误吸等继发的持续气道损伤。如果气道有反应性，吸入支气管扩张剂（β 受体激动剂和抗胆碱能药物）可逆转气道阻塞。系统性皮质类固醇可能有助于逆转气道阻塞或预防持续性损伤。激素可以口服或每月静脉注射（静脉注射可减少全身不良反应）。阿奇霉素对肺移植后闭塞性细支气管炎综合征和支气管扩张症的患者有益。氟替卡松、阿奇霉素和孟鲁司特已被用于治疗造血干细胞移植后的闭塞性细支气管炎。预防性使用阿奇霉素可能导致疾病（如白血病）复发。对于病情严重、持续进展的患者，可考虑肺移植。如果存在支气管扩张，保持气道通畅和早期使用抗生素治疗呼吸道疾病（如支气管炎）会有所帮助。

（5）预后：部分取决于潜在疾病及起病的年龄。感染后的闭塞性细支气管炎病程通常为非进展性、死亡率低且有缓慢改善的可能。而移植后或 Stevens-Johnson 综合征相关的闭塞性细支气管炎可能进展迅速，常导致死亡或需要肺移植。

1. 儿童间质性肺疾病综合征

诊断要点和主要特点

- 一组罕见的、种类繁杂的肺疾病：2 岁以下儿童更为常见，但也可能发生在任何年龄
- 可累及气道、肺泡和（或）间质
- 诊断需先排除可能具有类似表现，更常见肺部疾病，包括 CF、PCD、BPD、误吸等，患者至少出现以下表现中的 3 项
  - 呼吸系统症状，如呼吸急促、三凹征、咳嗽、喘息、呼吸困难
  - 肺部体征，如湿啰音、哮鸣音、呼吸音减低、杵状指及体重减轻
  - 吸入空气氧时出现低氧血症
  - 胸部影像学异常：胸部 CT 扫描或胸部 X 线片
- 可能需要肺活检才能准确诊断

儿童间质性和弥漫性肺病（chILD）综合征描述了一系列的症状和体征，并非一个具体的诊断（表 19-7）。一旦发现 chILD，应进一步明确具体诊断。应注意鉴别与 chILD 相似的更常见肺部疾病（包括 CF、心脏疾病、哮喘、急性感染、免疫缺陷、神经肌肉疾病、胸廓畸形、早产慢性肺疾病和误吸）。

（1）临床表现

1）症状与体征：chILD 患者可在婴幼儿期表现出呼吸衰竭、无法离氧的急性症状，也可表现为咳嗽、

表 19-7　婴幼儿弥漫性肺病的分类

发育障碍	肺腺泡发育不良 先天性肺泡发育不良 肺泡毛细血管发育不良 肺静脉错位
生长异常	肺发育不全 慢性新生儿肺疾病 / 支气管肺发育不良（BPD） 染色体相关疾病（如唐氏综合征） 染色体正常的先天性心脏病
病因不明的特殊情况	肺间质糖原贮积（PIG） 婴儿神经内分泌细胞增生症（NEHI）
肺表面活性物质功能障碍（表面活性蛋白 B 基因、表面活性蛋白 C 基因、*ABCA3* 基因、*TTF1* 基因或 *NKX2.1* 基因突变）	肺泡蛋白沉着症（PAP） 婴儿的慢性肺泡炎（CPI） 脱屑性间质性肺炎（DIP） 非特异性间质性肺炎（NSIP）
正常宿主的疾病	感染或感染后（如 BO） 过敏性肺炎（HP） 慢性吸入综合征 嗜酸细胞性肺炎 毒物吸入

续表

与全身性疾病相关	风湿性疾病 蓄积病 结节病 朗格汉斯细胞组织细胞增生症 肿瘤细胞浸润 肺泡出血综合征和血管炎 结节性硬化症伴淋巴管平滑肌瘤病
免疫功能缺陷的宿主	机会感染 药物毒性 特发性弥漫性肺泡损伤（DAH） 淋巴增生和淋巴间质性肺炎（LIP） 淋巴增生性疾病
淋巴疾病	淋巴管扩张 淋巴血管瘤病

引自 Kurland G, Deterding RR, Hagood JS, et al. 2013. An official American Thoracic Society clinical practice guideline: classification, evaluation, and management of childhood interstitial lung disease in infancy. Am J Respir Crit Care Med, 188(3):376-394; Dishop MK, 2010. Diagnostic Pathology of Diffuse Lung Disease in Children. Pediatr Allergy Immunol Pulmonol, 23(1):69-85.

运动不耐受、杵状指、呼吸困难、呼吸急促、三凹征、低氧血症、桶状胸甚至无法存活。肺部听诊常可闻及细湿啰音。

2）实验室检查：在病史和查体综合评估后，应进行初步检查包括 PFT、皮肤过敏试验、血常规及白细胞分类、CRP、红细胞沉降率（ESR）及生化检查。应完善心电图和心脏彩超评估。免疫评估包括血清免疫球蛋白和血浆胶原标志物。对于年幼儿童，应进行肺表面活性物质功能障碍相关 DNA 分析。

3）影像检查：10%～15%的患者的胸部 X 线检查正常，但容积 CT 扫描结果却始终异常。某些特定的 chILD 疾病，例如闭塞性细支气管炎和婴儿的神经内分泌细胞增生可通过特征性 CT 表现来诊断。

4）特殊检查：chILD 患者的肺功能测试常为异常。根据 chILD 疾病的不同，PFT 可能表现出：①肺容量、顺应性和一氧化碳弥散功能下降的限制性通气功能障碍；②伴有过度充气的阻塞性通气功能障碍；③阻塞-限制混合性通气功能障碍。6min 步行实验通常显示 SpO_2 降低和步行距离过短。运动或夜间低氧血症可能是 chILD 患者最早出现的生理异常。

支气管镜检查可排除解剖异常并获取 BAL 进行微生物学和细胞学检查，但很少通过该检查独立诊断。可通过商业化的基因测试对肺表面活性物质功能障碍（*SFTPB*、*SFTPC*、*ABCA3* 和 *NKX2.1*）、肺泡毛细血管发育不良（*FOXF1*），肺泡蛋白沉积症（*GMCSF* 受体突变或自身抗体导致）和肺出血（COPA）疾病进行诊断。为明确诊断，通常需要进行肺活检，其中电视胸腔镜手术辅助的肺活检为最佳方式。

（2）鉴别诊断：许多其他疾病可有相似的临床表现，如 CF 心脏疾病、哮喘、急性感染、免疫功能缺陷、神经肌肉疾病、脊柱侧弯、胸廓急性、早产相关的慢性肺部疾病和误吸。

（3）并发症：chILD 相关并发症包括学习落后、发育迟滞、呼吸功能不全、呼吸衰竭及肺动脉高压。不同潜在疾病的发病率和死亡率略有不同，但均较为明显。

（4）治疗：主要的治疗方法包括补充氧气和营养支持。皮质类固醇可用于多种导致 chILD 的特异性疾病及其他疾病的治疗。重症患者可能需要无创呼吸支持。所有患者均应评估是否存在并发症，如肺动脉高压、误吸、发育迟滞、睡眠呼吸暂停和低氧血症。患者应积极接种疫苗，包括每年接种流感疫苗、婴儿帕利单抗和肺炎球菌多糖疫苗。应提供适当的营养和呼吸支持，以保障最佳的生长发育。应避免各方面的环境刺激（包括娱乐性和职业性因素）。多数 chILD 的治疗是针对特定疾病的，治疗建议多基于专家意见、病例报告和一系列的病例总结。chILD 儿童的治疗应该由一个有经验的多学科小组来评估和护理。肺移植可作为进行性呼吸衰竭患者的一种选择。chILD 家庭基金会可以为患者家庭提供进一步的资助（参见 http://www.childfoundation.us）。

（5）预后：根据 chILD 具体疾病的不同而变化，患者的症状可能出现轻度至重度进行性呼吸衰竭，甚至死亡。

2. 过敏性肺炎

诊断要点和主要特点

- 反复出现呼吸道症状，尤其是运动不耐受、咳嗽、体重减轻和发热
- 有吸入有机粉尘（或鸟类）或低分子量化学物质的暴露史

过敏性肺炎（HP）或外源性过敏性肺泡炎是一种 T 细胞介导，可累及外周气道、肺间质和肺泡的疾病。这种疾病是由于宿主对环境暴露因素的反应引起的，可为急性或慢性起病。在儿童中，最常见的致病抗原为鸟类或其排泄物（如鸽子、长尾鹦鹉、鹦鹉等），这类疾病也称为“鸟类爱好者的肺”。目前已证实有大量抗原可引起 HP，如发霉的干草、棉花、原木或树皮、锯末、加湿器或热水浴缸的气溶胶。有类风湿关节炎儿童应用甲氨蝶呤治疗后诱发超敏反应的案例报道。“热水浴缸肺”可能因气溶胶化的鸟分枝杆菌复合物引起。诊断需要对高度怀疑的环境暴露史进行全面分析。

（1）临床表现

1）症状与体征：急性暴露后可能出现阵发性咳嗽和发热。长期暴露会导致体重减轻、疲劳、低氧血症和呼吸困难。查体可能发现肺部湿啰音、P2 心音亢进及杵状指。

2）实验室检查及影像检查：急性暴露可能会导致多核白细胞及嗜酸性粒细胞增多、气道阻塞及阻塞性或限制性通气功能障碍。慢性 HP 通常导致限制性通气功能障碍。

通常只有使用相同抗原的情况下可能检测到触发抗原的血清沉淀抗体（沉淀性 IgG 抗体）。BAL 细胞计数常显示淋巴细胞增多。胸部 X 线检查结果通常多变，可能出现正常肺野、气腔实变、线状或网状结节样渗出。胸部 CT 常显示小叶中心性结节、磨玻璃样改变和气体陷闭征。慢性 HP 可进展为肺纤维化。

肺活检显示细支气管中心性间质淋巴细胞非坏死性炎症、形态不良的肉芽肿及肺泡内组织性肺炎。

（2）鉴别诊断：急性起病的患者必须鉴别哮喘的急性发作。慢性症状患者必须与胶原血管疾病、免疫功能紊乱或其他疾病导致的 chILD 相鉴别。

（3）并发症：长期接触有害抗原可能导致慢性低氧血症、不可逆限制性肺病和肺纤维化，最终引起肺动脉高压。

（4）治疗与预后：治疗的主要目标是完全消除有害抗原的暴露。皮质类固醇的治疗目前是有争议的。早期诊断及避免有害抗原的暴露能够有效改善预后。

十五、肺循环疾病

1. 肺出血

诊断要点和主要特点

- 咯血史
- 新发呼吸窘迫、需氧或疲劳，同时胸部影像提示肺部渗出及气管内吸出血液

肺出血可能是一系列影响大、小气道和肺泡的疾病导致的。它可以为急性或慢性发病过程。如果肺出血是亚急性或慢性的，则出血后 48 ～ 72h 可在气管抽吸物中发现含铁血黄素巨噬细胞。许多病例继发于细菌、分枝杆菌、寄生虫、病毒或真菌感染（如产毒霉菌）。肺脓肿、支气管扩张（由 CF 或其他原因引起）、异物、凝血功能障碍（常有脓毒症）或肺静脉压升高（继发于充血性心力衰竭、心脏解剖异常或高海拔）也可导致肺出血。其他原因包括外伤、肺栓塞、动静脉瘘或毛细血管扩张、自身免疫性血管炎、HP、肺隔离症、单侧肺动脉发育不全、食管重复或支气管囊肿引起的肺损伤。对于儿童，气道肿瘤（如支气管腺瘤）引起的肺出血十分罕见。

累及肺泡的肺出血称为弥漫性肺泡出血。病因可能为特发性的、药物相关或特殊疾病引起，包括 Goodpasture 综合征、急进性肾小球肾炎和系统性血管炎（如系统性红斑狼疮、类风湿关节炎、韦格纳肉芽肿、结节性多动脉炎、过敏性紫癜和白塞病等胶原血管疾病）等。特发性肺含铁血黄素沉着症是指与上述疾病无关的慢性或反复肺出血（通常为肺毛细血管出血），导致含铁血黄素在肺部尤其肺泡巨噬细胞中累积。儿童和年轻人多见，发病年龄在 6 月龄至 20 岁。

（1）临床表现

1）症状与体征：大气道出血表现为咯血和潜在疾病（如感染、异物或 CF 并发支气管扩张）的相关症状。大气道的咯血通常呈鲜红色或含有血凝块。弥漫性肺泡出血的患儿可出现大咯血、明显的呼吸窘迫、喘息或肺炎样综合征。然而，多数弥漫性肺泡出血和特发性肺含铁血黄素沉着症患者临床表现非特异性（如咳嗽、呼吸急促和三凹征），伴或不伴咯血、生长迟滞和疲劳。发热、腹痛和胸痛症状也有报道。对于慢性出血的患者，可伴有黄疸和肝脾大。体检常发现呼吸音降低、湿啰音、干啰音或哮鸣音及杵状指。

2）实验室检查及影像检查：实验室检查取决于出血的原因。当出现大量咯血时，应考虑大气道支气管扩张、鼻出血、异物及动静脉畸形。软性支气管镜检查和影像检查（MRI 或 CT 血管造影）可用于定位可能的出血部位。肺泡出血导致的咯血通常是泡沫状和

粉红色出血。长时间特发性肺出血可能会导致缺铁性贫血和血红素阳性痰。其他非特异性检查包括淋巴细胞增多及红细胞沉降率升高。多达25%的患者存在外周嗜酸性粒细胞增多。胸部X线片可显示肺门周围浸润、弥漫肺泡浸润伴或不伴肺不张，以及纵隔淋巴结增大。肺功能检查常显示限制性通气功能障碍，伴肺容积低、顺应性差和弥散功能增加。在BAL和气管抽吸物中可以发现含铁血黄素的巨噬细胞。肺活检的诊断意义目前存在争议。

有全身基础疾病的弥漫性肺泡出血患者可能需要肺活检。在患有系统性红斑狼疮、肉芽肿性多血管炎（以前称韦格纳肉芽肿）及部分Goodpasture综合征患者中，可能由于发生坏死性肺毛细血管炎而出现弥漫性肺泡出血。肺活检除了显示肺泡出血外，还可伴肺泡间隔弥漫中性粒细胞浸润、水肿或坏死。特发性肺含铁血黄素沉着症是一种轻症的毛细血管炎，伴局灶性或弥漫性肺泡出血。在诊断特发性肺含铁血黄素沉着症前，必须排除其他可能导致肺含铁血黄素沉着的病因，如胶原血管疾病、免疫介导血管炎和肺纤维化。在未发现可识别的血清学标志物时，肺活检常显示免疫介导的毛细血管炎。应进行血清学检查，如韦格纳肉芽肿病对应的胞质型抗中性粒细胞胞质自身抗体、显微镜下多血管炎对应的核周型抗中性粒细胞胞质自身抗体、系统性红斑狼疮对应的抗核抗体及Goodpasture综合征对应的抗基底膜抗体。另外，也应考虑α_1-抗胰蛋白酶缺乏症。

牛奶引起的肺含铁血黄素沉着症（Heiner综合征）可通过测出牛奶中多种成分的高滴度血清沉淀和牛奶蛋白皮肤试验阳性来证实。规避牛奶后临床症状得到改善这一特点可以协助诊断。

（2）鉴别诊断：鼻或口腔出血也可表现为咯血，因此在确诊为肺内出血之前，需要对鼻和口腔进行全面检查。吐血也可与咯血混淆，因此确认血液是咳嗽后产生的，而不是呕吐导致，也应是初步评估的重要步骤。完整的既往史（包括有无潜在的全身疾病和心血管异常）可以帮助寻找呼吸道出血的部位。

（3）治疗：应以治疗潜在基础疾病为目标。对于严重出血患者，气管插管正压通气和（或）气管内应用肾上腺素有助于减轻出血。对于其他原因引起的CF或支气管扩张患者出现大量（> 240ml）或反复的出血，可能需要支气管动脉栓塞。体外生命支持尽管需要抗凝治疗，仍可提高严重肺出血患儿的生存率。对于慢性出血患者，可能需要支持治疗，如铁剂治疗、补充氧气和输血。婴儿应尝试不含牛奶的饮食。全身性皮质类固醇已用于治疗各种原因导致的弥漫性肺泡出血，尤其是那些继发于胶原血管疾病和血管炎的患者。目前已有病例报道比较激素、氯喹、环磷酰胺和硫唑嘌呤治疗特发性肺含铁血黄素沉着症的不同疗效。

（4）预后：肺出血的预后取决于出血的原因及失血量。特发性肺含铁血黄素沉着症的病程是可变的，其特征是间歇性肺内出血的发作和消失，最后逐渐发展为肺纤维化。潜在肾脏疾病的严重程度会影响Goodpasture综合征和韦格纳肉芽肿相关疾病的死亡率。弥漫性肺泡出血是系统性红斑狼疮的致命肺部并发症。

2. 肺栓塞

诊断要点和主要特点

- 急性发作性呼吸困难和呼吸急促
- 胸部影像学上有肺栓塞证据

肺栓塞是一种罕见但较为严重的疾病，可导致儿童出现呼吸窘迫。儿童肺栓塞的病因包括镰状细胞贫血、恶性肿瘤、风湿热、感染性心内膜炎、骨折、脱水、红细胞增多症、肾病综合征、心房颤动及其他疾病。很多肺栓塞儿童可能存在凝血调节因子的异常及抗磷脂抗体。肺栓塞导致的临床症状和体征与肺血管堵塞的严重程度相关。对于儿童患者，肿瘤栓子导致的大面积栓塞比下肢深静脉血栓更为常见。

（1）临床表现

1）症状与体征：肺栓塞通常表现为急性起病的呼吸困难和呼吸急促，可能会有心悸、胸膜炎性胸痛和濒死感。

咯血症状相对罕见，但可能与主动脉夹层、发绀和心动过速同时发生。大面积栓塞可导致晕厥和心律失常。除了导致肺栓塞的潜在疾病可能导致的异常体征外，肺栓塞本身的体格检查通常是正常的（除了心动过速和呼吸急促外）。查体可能发现轻度低氧、湿啰音、局灶性哮鸣或胸膜摩擦。

2）实验室检查及影像检查：放射学检查可能正常，但可出现周围浸润、少量胸腔积液或单侧膈膨升。如果栓子较大，可能会看到血流不均和肺动脉扩张。心电图通常是正常的（巨大栓子时除外）。超声心动图有助于检测大血管中是否存在巨大栓子。阴性的D-二聚体对栓子的阴性预测值大于95%，但特异性差。通气-血流灌注扫描显示局部区域无血流灌注。

螺旋增强CT扫描对诊断可能有帮助，但肺血管造影是金标准。目前一系列病例研究表明床旁肺部超声可能有助于诊断肺栓塞，尤其是对于危重症儿童。进一步需要完善下肢多普勒超声明确是否存在深静脉血栓。70%患肺栓塞的患儿凝血功能相关检查通常为异常的，包括抗凝血酶Ⅲ、纤维蛋白原、抗磷脂抗体、同型半胱氨酸、凝血调节蛋白（蛋白质C、蛋白质S、凝血因子Ⅴ Leiden突变）及凝血酶原G20210A突变的评估。

（2）治疗：急性期的治疗包括氧气补充和抗凝治疗。建议使用肝素治疗，维持开始治疗的 24h 内活化的部分凝血活酶时间超过对照值的 1.5 倍。可使用尿激酶或组织纤溶酶原激活物帮助溶栓。除了上述治疗外，还应使用华法林治疗至少 6 周，维持国际标准化比值（INR）> 2。

3. 肺水肿

诊断要点和主要特点
● 呼吸困难和需氧
● 胸部影像学检查提示肺水肿

（1）发病机制：肺水肿是肺部血管外液体过度积聚导致的。当液体渗出速率高于清除速率时，就会发生肺水肿，从而导致肺部顺应性下降、通气 - 灌注失调导致的低氧血症加重、支气管压迫，甚至继发肺表面活性物质功能的下降。肺水肿有 2 种基本类型：压力升高（心源性或静水压性）和通透性增加（非心源性或原发性）。静水压性肺水肿常发生于充血性心力衰竭继发肺静脉压过度升高的患者。当气道梗阻（或梗阻突然解除）导致气道压力突然下降、静脉回流增加和左心血容量减少时，就会出现阻塞性肺水肿。这些变化导致静水压升高，以及液体从肺毛细血管渗出到肺泡腔。

相比之下，许多肺部疾病（尤其急性呼吸窘迫综合征），其特征是肺泡 - 毛细血管界面损伤，导致通透性改变，从而导致肺水肿的发生。在这种情况下，肺水肿的发生与肺静脉压升高无关。

（2）临床表现

1）症状与体征：发绀、呼吸急促、心动过速和呼吸窘迫是常见的症状。体格检查可能发现湿啰音、呼吸音减弱和呼气相哮鸣音（尤其是幼儿）。病情较重者可能出现进行性呼吸窘迫伴明显的三凹征、呼吸困难和严重的低氧血症。

2）影像学检查：胸部影像学表现取决于导致肺水肿的病因。可表现为肺血管段突出，伴弥漫性肺间质或肺泡浸润。心影大小在通透性增加导致的肺水肿患者中多为正常，但在静水压性肺水肿患者中则增大。

（3）治疗：氧疗和呼吸机支持是必要的，其他特异的治疗取决于潜在病因。限制水钠摄入，以及应用利尿剂、地高辛和血管扩张剂可用于充血性心力衰竭的治疗。环路利尿剂（如呋塞米）的主要益处在于增加全身静脉容量，而非诱导利尿。这类药物对于无尿患者也有帮助。肺水肿的治疗措施包括减少血管容积和维持最低的中心静脉或肺动脉楔压，同时避免心输出量减少或低血压（见下文讨论）。β- 肾上腺素能受体激动剂如特布他林已被证明可以增加肺泡内液体清除率，这可能是通过钠 - 钾泵发挥的作用。维持正常的白蛋白水平和血细胞比容大于 30% 有助于维持肺液向毛细血管的有效滤过。

高海拔肺水肿（HAPE）是指易感个体快速抵达高海拔地区（一般指海拔在 3000m 以上）后出现的非心源性水肿。儿童 HAPE 症状可能是多变的。氧疗和将患者迅速转移至低海拔地区是治疗这种疾病的原则。

4. 先天性肺淋巴管扩张症

诊断要点和主要特点
● 出生时出现呼吸窘迫和需氧
● 胸部 CT 可通过显示肺间质淋巴管扩张协助诊断

先天性肺淋巴管扩张症包括胸膜下和小叶间淋巴管扩张，可以是全身性淋巴管扩张的一部分（与阻塞性心血管病，尤其与完全性肺静脉异位引流相关）或孤立特发性病变。病理学上，肺外观坚硬、肿大、压缩性差，胸膜下可见明显的囊性淋巴管。肺组织切面可见肺门周围、小叶间隔、支气管血管束周围和胸膜下出现扩张的淋巴管。组织学上，扩张的淋巴管内衬一层薄薄的内皮细胞，并覆盖有一层由弹性蛋白和胶原蛋白构成的精细网状结构。

（1）临床表现：先天性肺淋巴管扩张症是一种罕见的、常为致命性的疾病，可导致出生时急性、严重或持续的呼吸窘迫。有病例报道儿童在出生后最初几个月内起病，也有在儿童期才诊断的病例。有报道可发生乳糜胸。胸部影像学表现包括磨玻璃样改变、肺间质增厚（提示淋巴管扩张）、肺实质弥漫性透过度增加、肺气肿伴横膈膜凹陷。

先天性肺淋巴管扩张可能与 Noonan 综合征、无脾、完全型肺静脉异位引流、间隔缺损、房室管畸形、左心发育不良、主动脉弓畸形和肾发育畸形有关。全身性淋巴管扩张症患者的肺部并发症相对较轻。

（2）预后：由于围产期呼吸支持和护理技术的进步，先天性肺淋巴管扩张症患儿的预后也在逐步改善。大多数死亡发生在出生后几周内，存活者呼吸系统症状在出生后第一年有所改善，这表明最大限度的医疗支持仍然是必要的。对于那些病情较为严重的患者，快速诊断、等待肺移植的选择至关重要。

十六、胸壁病变

1. 脊柱侧凸

诊断要点和主要特点
● 脊柱侧凸是脊柱向侧方弯曲。鸡胸是指胸骨向前隆起畸形，而漏斗胸是指胸壁的前部凹陷
● 脊柱侧凸是儿童限制性肺病的常见原因

脊柱侧凸被定义为脊柱侧弯，分为特发性、先天性或神经肌肉性。当显示胸椎弯曲度的Cobb角＜35°时，一般不会出现肺损伤。多数特发性脊柱侧凸的病例好发于青春期女性，且通常在出现严重的肺损伤之前得到纠正。先天性脊柱侧凸严重较为程度的患者或伴有其他严重畸形的患者预后尚不明确。患有进行性神经肌肉疾病如杜氏肌营养不良症的患者，由于同时存在严重的脊柱侧凸和限制性肺病，可导致呼吸衰竭。严重的脊柱侧凸本身也会导致肺功能受损，如果不纠正，最终可能死于肺心病（参见第26章）。小规模研究表明，神经肌肉型脊柱侧凸的手术矫正可以提高生活质量，但肺功能可能不会改善。

2. *鸡胸* 是胸骨上部或下部（更常见）的前突畸形，更常见于男性患者。鸡胸对于心肺功能的损害目前存在争议。是否修复这种畸形通常是基于对美观问题的考虑。对于出现耐力下降或轻度运动后呼吸困难的患者，在进行修复手术后6个月内症状常有明显改善，提示手术可能的适应证。鸡胸可能与黏多糖贮积病或先天性心脏病等全身系统性疾病相关。

3. *漏斗胸* 是胸壁的前部凹陷为特征的胸壁畸形。该畸形不一定对称。漏斗胸对心肺功能的影响目前存在争议。虽然有报道部分患者存在主观劳力性呼吸困难，并随着手术修复后症状改善，但客观的心肺功能指标并没有改变。因此，是否修复这种畸形主要基于美观或生理方面的考虑。手术修复的时机非常关键，主要基于生长板的成熟度。漏斗胸可能与先天性心脏病、PCD和神经肌肉疾病有关。

十七、神经肌肉疾病与肺部疾病

诊断要点和主要特点

- 神经肌肉疾病与儿童咳嗽、睡眠呼吸障碍（SDB）和限制性肺病相关

关于神经肌肉疾病详见第25章。膈肌、肋间肌和咽部肌肉力量的减弱可继发咳嗽乏力、黏液清除率降低导致慢性或反复肺炎、误吸、感染、持续性肺不张、通气不足，严重者可出现呼吸衰竭。脊柱侧凸常伴有神经肌肉疾病，可能进一步加重呼吸功能损害。出生时有明显神经肌肉无力的儿童在生命早期可能会出现呼吸窘迫或呼吸衰竭的症状和体征。进行性或获得性神经肌肉疾病患儿出现临床症状的时间取决于潜在的神经肌肉疾病类型。存在肺部疾病风险的儿童典型表现为咳嗽力量减弱、换气减少、肺部湿啰音及叩诊浊音。儿童也可能有睡眠相关的通气不足或阻塞性睡眠呼吸暂停综合征（OSA）。安静呼吸时胸部位置变化和胸腹矛盾运动是呼吸功能不全的表现。肺心病的症状常见于严重患者。胸部X线片常显示肺容积减少。其他影像学表现包括肋骨方向异常和广泛的失用性骨质疏松。如果存在慢性吸入，可能会导致肺间质浸润增加、肺不张或肺实变。动脉血气分析在早期表现为低氧血症，晚期可表现为代偿性呼吸性酸中毒。典型的肺功能异常包括肺活量下降、吸气和（或）呼气压力的降低及咳嗽峰值流量降低。

治疗与预后如下所述。

神经肌肉疾病与肺部疾病多为对症支持治疗，包括通过辅助咳嗽加强气道清除、无创呼吸机通气和抗生素的应用。氧疗可以纠正低氧血症，但不能纠正导致低氧血症的根本原因。常规PSG可在患者出现明显临床表现前帮助识别通气不足。在患者出现呼吸衰竭之前，应考虑使用双水平气道正压通气和机械气道清除辅助措施（如机械性吸 - 呼气）。这类患者存在恶性高热和拔管困难的风险，因此在麻醉前需要进行专家会诊。

许多神经肌肉疾病患者最终进展为呼吸衰竭，甚至死亡。决定气管插管和通气的时机需要慎重，只有当患者的病情存在希望时可以考虑。例如，病情加重虽然是急性但有可能是可逆的，或者患者需要长时间通气时。对于慢性呼吸功能不全的患者，长时间机械通气（包括无创或有创通气技术）的应用越来越频繁。脊髓性肌萎缩症的新疗法，包括基因置换和反义寡核苷酸技术，正在改变疾病的预后。

十八、胸膜和胸膜腔疾病

壁层胸膜是覆盖在胸壁内表面的胸膜，脏层胸膜是覆盖肺的外表面。疾病会导致空气或液体或两者在胸膜腔内的积聚。胸腔积液分为漏出液和渗出液。漏出液的形成主要是由于静水压和有效渗透压不平衡，导致液体滤过超过再吸收（如充血性心力衰竭）。渗出液的形成是由于胸膜表面的炎症导致毛细血管通透性增加（如肺炎旁积液）。其他类型的胸腔积液包括乳糜胸和血胸。

胸腔穿刺有助于确定积液的特征及明确诊断。当胸腔积液符合Light标准时，考虑为渗出性积液（胸腔积液 - 血清蛋白比值＞0.5，胸腔积液 - 血清LDH比值＞0.6，或胸腔积液LDH水平＞正常血清LDH上限的2/3）。胸腔积液的其他重要附加检查包括细胞计数、pH、葡萄糖、革兰氏染色、耐酸及真菌染色、需氧及厌氧菌培养、特定生物的反向免疫电泳。应该行胸膜积液的细胞学检查排除白血病或其他肿瘤。

1. 血胸

诊断要点和主要特点
● 突发的呼吸急促 ● 胸腔穿刺显示胸膜腔积血

胸膜腔积血可由手术或意外创伤、凝血障碍、胸膜或肺部肿瘤引起。当胸腔积液的血细胞比容超过外周血的 50% 时，可诊断为血胸。血气胸可由外伤导致。疾病引起的症状与失血和肺实质受压有关。有继发感染导致脓胸的风险。

治疗：当出现明显的肺功能受损时，需要进行血胸或血气胸引流。血液很容易从胸膜腔自然吸收，因此对于病情不复杂的患者可以暂时观察。

VATS 已成功用于血胸治疗。胸部 CT 扫描有助于判断患者是否需要手术治疗，因为相比胸部 X 线检查，CT 检查可以更好地识别出血及出血量。

2. 乳糜胸

诊断要点和主要特点
● 有呼吸窘迫症状且胸部影像提示胸腔积液 ● 胸腔穿刺显示乳样积液，伴三酰甘油及淋巴细胞升高

胸腔中出现脂肪消化产物（主要是脂类）的肠源性乳糜液蓄积，通常是由于胸导管的意外或手术创伤导致的。在出生后几日内最常见的胸腔积液是乳糜胸。新生儿乳糜胸可能是由于先天性淋巴管异常或继发于出生时的创伤。淋巴管异常可见于几种先天性综合征，如唐氏综合征和 Noonan 综合征。对于年龄较大的儿童，乳糜胸的原因有多种，可能是由于外伤或任何涉及胸壁的手术（如心脏手术、脊柱侧凸修补术等）造成的胸导管裂伤或阻塞；良性或恶性肿块或淋巴结病引起的血管阻塞；肉芽肿性感染（如肺结核）；或由于阻塞或左心室衰竭导致的静脉压升高。乳糜胸的症状与积液量及潜在肺实质的损害程度有关。胸腔穿刺显示典型的乳液（除非患者禁食），且主要含 T 淋巴细胞。

治疗：因为许多乳糜胸会自行消退，应考虑非手术治疗。口服含中链三酰甘油的制剂可减少经胸导管的淋巴回流。生长抑素或长效生长抑素类似物如奥曲肽是可选的治疗。乳糜积液应在仅有呼吸困难的情况下进行引流，因为积液通常会迅速重新积聚。反复或持续引流可能导致蛋白质营养不良和 T 细胞耗竭，使患者出现相对免疫功能受损。如果持续有积液，可以尝试手术结扎胸导管或胸膜硬化，但疗效可能不满意。

3. 气胸及气漏综合征

诊断要点和主要特点
● 突发性呼吸急促 ● 听诊局部呼吸音消失 ● 气管偏移向呼吸音消失部位的对侧

气胸可在新生儿和年龄较大的儿童中可自发出现，更常见的原因包括出生时创伤、正压通气、潜在的阻塞性或限制性肺病、先天性或后天性肺囊肿破裂。气胸也可为气管造口术的急性并发症。空气通常从肺泡进入肺间质间隙，移行到脏层胸膜最终导致胸膜腔的破裂。引起的相关疾病包括纵隔气肿、心包气肿、气腹和皮下气肿。这些情况更多地与空气进入肺间质间隙，沿支气管血管束向肺门逆行剥离有关。

（1）临床表现

1）症状与体征：临床症状多变，可从无症状到严重呼吸窘迫。可能出现的症状包括发绀、胸痛和呼吸困难。体格检查可发现呼吸音降低，气管偏移及患侧叩诊时呈鼓音。当出现张力性气胸时，心功能可能受损，导致低血压或脉压过小。心包气肿是一种危及生命的疾病，表现为心音低钝和休克。纵隔气肿除了胸痛外很少引起并发症。

2）实验室检查及影像检查：胸部 X 线片显示胸膜腔有游离气体。当气胸较大且处于有张力的状态时，会出现肺部受压不张及纵隔向对侧移位。仰卧位和侧卧位 X 线检查有助于诊断胸膜腔游离气体。心包积气可通过心脏周围存在的气体来确定，而纵隔气肿患者的心脏和纵隔轮廓可被气体勾勒出来，但气体通常不累及膈肌心脏边缘。胸部 CT 可在复发性气胸的患者中鉴别出微小的胸膜疾病（如胸膜下肺泡）。

（2）鉴别诊断：使用呼吸机的患者出现病情的急性恶化需要注意鉴别张力性气胸、气管插管阻塞或脱出及机械故障。气胸在影像学上需要与膈疝、肺囊肿、先天性肺气肿和 CPAM 相鉴别。

（3）治疗：较小的（$< 15\%$）或无症状的气胸通常不需要治疗，可密切观察。较大的或有症状的气胸需要引流，尽管可以尝试吸入 100% 氧气来减少血液中氮分压。应使用针刺抽吸来迅速缓解张力，然后放置胸导管或猪尾巴导管引流。一旦怀疑心包积气，需要立即确诊，有临床症状者应立即针刺抽吸以防止死亡，然后放置心包引流管。

（4）预后：在有自发性气胸的老年患者中，复发很常见，通常需要进行硬化和外科手术干预。

十九、纵隔

纵隔肿块

诊断要点和主要特点

- 临床表现因肿块的位置不同而异
- 大多数纵隔肿块是在常规胸部 X 线检查上发现的

儿童纵隔肿块出现症状多数是纵隔内的食管、气道、神经或血管受压所致，也可能是偶然在行胸部 X 线检查时发现的。一旦发现肿块，明确肿块在纵隔 4 个分区中的位置有助于鉴别诊断。纵隔上段是心包上方的区域，该区域位于胸骨角与第 4 胸椎水平连线以上。胸骨与心包前方之间为前纵隔，心包后方至剩余的 8 块胸椎之间为后纵隔。心包区为中纵隔，被上述 3 个隔室包围。

（1）临床表现

1）症状与体征：当出现呼吸道症状时，通常是由于气道受压（导致咳嗽或喘息）或感染（肺部某一区域肺炎）所致。咯血较为少见，但也可能发生。吞咽困难可能是食管受压所致。喉返神经受压会导致声带麻痹和声音嘶哑。上腔静脉综合征表现为颈部血管扩张和静脉梗阻的其他症状和体征。上纵隔综合征表现与上述表现类似，但通常存在气道受压。

2）实验室检查及影像检查：肿块最初是通过正侧位胸部 X 线检查、胸部 CT 或 MRI 来确诊。钡剂食管造影可以帮助确定肿块的范围。其他可能需要的检查包括血管造影（明确较大肿瘤的血供）、心电图、超声心动图、胸部超声、真菌和真菌皮肤试验及尿儿茶酚胺测定。对于怀疑患有后纵隔神经源性肿瘤的儿童，可能需要进行 MRI 或脊髓造影。纵隔肿块，尤其是前纵隔肿块患者，即使平时症状轻微，但在仰卧位和镇静期间可能出现危及生命的紧急情况。因此任何镇静或麻醉应谨慎进行，尽量避免。

（2）鉴别诊断：纵隔肿块的鉴别诊断主要取决于肿块的位置。上纵隔肿块括囊性淋巴管瘤、血管源性或神经源性肿瘤、胸腺肿块、畸胎瘤、胸内甲状腺组织、纵隔脓肿和食管病变。前纵隔肿块包括胸腺组织（胸腺肿瘤、增生和囊肿）、胸内甲状腺、畸胎瘤、血管瘤、反应性淋巴结增生、白血病和淋巴瘤。中纵隔肿块包括淋巴瘤、淋巴结肿大、肉芽肿、支气管或肠源性囊肿、肿瘤转移灶和心包囊肿。大血管畸形和主动脉瘤也可导致中纵隔肿块。后纵隔肿块包括神经源性肿瘤、肠源性囊肿、胸椎脊膜膨出和主动脉瘤。

超过 50% 的纵隔肿瘤发生在后纵隔，以神经源性肿瘤或肠源性囊肿为主。4 岁以下儿童多为恶性神经源性肿瘤，如神经母细胞瘤或神经神经节母细胞瘤，而年龄较大的儿童多为良性神经节细胞瘤。在中纵隔和前纵隔，淋巴瘤和白血病是最常见的。在大多数情况下，需要依靠手术切除或活检进行组织学检查来明确诊断。

（3）治疗与预后：恰当的治疗方法及对治疗的反应主要取决于纵隔肿块的病因。

二十、睡眠呼吸障碍

诊断要点和主要特点

- 夜间习惯性打鼾、呼吸暂停或呼吸困难是阻塞性睡眠呼吸暂停的特征，而中枢型睡眠呼吸暂停或周期性呼吸的症状相对隐匿
- 睡眠检查用于诊断睡眠呼吸暂停并指导治疗

睡眠呼吸暂停被认为是成年人一个主要的公共卫生问题，因为它会对健康造成不良影响，以及造成日间过度困倦、驾驶时疲乏和工作表现不佳的风险。儿童睡眠相关呼吸障碍（SDB）对儿童健康的不利影响和严重程度与成人相似，但不太容易被识别，因为其危险因素、临床表现、治疗及预后与成人不同。儿童 SDB 涉及多个领域，如社会、行为和神经认知。SDB 会明显影响生活质量，且与生长障碍和心血管并发症有关。近期有研究表明 SDB 与全身炎症相关。

SDB 包括睡眠期间任何异常的呼吸模式，可能包括嘈杂的呼吸声、张口呼吸和（或）呼吸暂停，可由阻塞性、中枢性或混合性因素导致。SDB 是指从原发性打鼾到 OSA 不等的一系列睡眠呼吸障碍性疾病，同时也包括周期性呼吸、中枢型睡眠呼吸暂停、通气不足综合征等。PSG 检查对诊断导致 SDB 的具体疾病类型非常重要。

1. 原发性打鼾和阻塞性睡眠呼吸暂停

（1）临床表现

1）症状与体征：阻塞性睡眠呼吸暂停（OSA）在正常儿童中发病率约为 2%，而患有颅面畸形或神经肌肉疾病等疾病或使用催眠药、镇静剂或抗惊厥药等药物的儿童发病率增加。当儿童出现大声或习惯性打鼾（每周打鼾超过 3 个晚上）、明确的呼吸暂停、呼吸困难、口呼吸或频繁的夜间唤醒症状时，尤其是存在发育不良或肥胖、夜间氧饱和度降低、颅面部畸形、学习成绩差或行为问题（如多动症）的儿童均应考虑 OSA。儿童气道阻塞常与鼻塞、过敏和腺样体肥大有关，其中扁桃体肥大常见于 2 ～ 7 岁儿童。肥胖被广泛认为是成人 OSA 的病因之一，在儿童 OSA 患者中的发病率也逐渐增加。

2）诊断检查：如多导睡眠图和气道评估。2012 年美国儿科学会更新了关于儿童非复杂 OSA 的诊断和

管理的临床实践指南。该指南强调儿科医生应检查所有儿童是否打鼾。如果儿童表现出其他 SDB 的症状和体征，建议进行睡眠检查，也可以考虑转诊至耳鼻喉科医生或睡眠专家。美国睡眠医学学会（AASM）也有类似的建议。

患者的病史和临床检查不能预测 OSA 的存在或严重程度。夜间血氧测定的预测性也有限，因为在没有氧饱和度降低的情况下，呼吸阻塞事件也会发生。因此，诊断 OSA 的金标准是 PSG，通常称为睡眠检测研究。该测试通过脑电图、肌电图、口鼻气流、胸腹用力、心率和节律、气体交换（O_2 和 CO_2）、腿部运动及体位、鼾声和视听监测等多方面参数来评估睡眠情况。PSG 不仅可以用来描述 SDB，还可以用来诊断周期性肢体运动障碍。睡眠呼吸暂停被定义为呼吸停止，可分为阻塞性（虽然呼吸困难但气流停止）或中枢性（没有呼吸困难）。当患者出现气流和用力呼吸降低持续至少 2 个呼吸周期，同时出现血氧饱和度降低或觉醒，可考虑存在视为低通气。儿童 OSA 的诊断标准和成人存在一定差异，目前儿童的标准值仍在探索中。AASM 指出，对于儿童来说，每小时睡眠出现一次以上的呼吸暂停和低通气（呼吸暂停低通气指数，简称 AHI）是不正常的。AASM 对诊断标准作出了初步的建议，并强调一旦获得更全面的数据，可以考虑修改标准。一项针对 6 ～ 11 岁儿童的研究发现，每小时睡眠出现 1 ～ 5 次 AHI 发作伴血氧饱和度下降 3%（轻度 OSA）与白天嗜睡和学习问题有关，而每小时睡眠超过 5 次以上的 AHI 发作（中至重度 OSA），即使没有出现血氧饱和度下降，也可能出现临床症状。值得注意的是，很多研究表明 PSG 对 OSA 严重程度的分度与发病率之间相关性较差。原发性打鼾的患者虽然不存在气体交换异常或唤醒，也与远期神经行为问题相关。

对于怀疑有睡眠呼吸暂停的患儿，如果有以下任何一种合并症，如肥胖、唐氏综合征、颅面发育异常、神经肌肉疾病、镰状细胞病或黏多糖贮积病，通常建议行 PSG 检查。

对于没有上述并发症，但不确定是否需要手术或者体检发现扁桃体大小与临床症状严重程度不符，没有腺样体肥大或鼻塞，但有明显的 SDB 症状的儿童，也推荐行 PSG 检查。其他疾病如周期性肢体运动障碍的患者，可能出现类似于 SDB 的白天症状。如果 PSG 显示无扁桃体肥大的儿童患有 OSA，应该在清醒时行软性喉镜对上呼吸道进行全面评估以寻找其他可能的阻塞部位，如鼻（鼻甲肥大）、鼻咽（腺样体）、喉咽（舌根或舌扁桃体）和喉（喉软化症）。也可以通过颈部侧位 X 线检查评估腺样体。评估儿童解剖部位阻塞的替代方法，如镇静行 MRI 或药物诱导睡眠内镜（DISE）。

（2）临床评估与管理：大多数儿童耳鼻喉科医生在没有 PSG 检查结果时对患阻塞性 SDB 的健康患者进行腺样体扁桃体切除术（AT）。存在以下情况的健康儿童可以考虑进行 PSG 检查，行 AT 治疗。

1）夜间症状：习惯性打鼾伴有喘息、呼吸暂停或呼吸困难。其他可能与 SDB 有关的症状包括夜惊、梦游、继发性遗尿或晨起头痛。

2）白天症状：睡眠质量差、注意力不足、多动、情绪不稳定、喜怒无常、体重增长欠佳、白天疲劳。其他症状包括白天张口呼吸或吞咽困难。

3）扁桃体增大。

如果儿童无法确定是否存在上述三方面表现，但是有其他 AT 适应证，如复发性扁桃体炎或扁桃体明显增大（4+）伴吞咽困难，可转诊至耳鼻喉科，考虑手术治疗。有关 AT 的详细讨论请参见第 18 章。

图 19-5 是健康儿童出现 SDB 症状的管理流程图。该流程主要取决于临床症状和扁桃体的大小。扁桃体大小最常用的分级标准为 0 ～ 4 级。1 级扁桃体较小，位于扁桃体窝内；4 级双侧扁桃体大到可以相互接触；0 级用于扁桃体切除术后患者的描述。扁桃体大小本身并不能预测是否出现 SDB 及症状的严重程度，因为没有明显扁桃体肥大的儿童也可以由其他原因，如肌张力低、过敏反应等导致 OSA。如果父母不能提供可靠的病史，但儿童本身存在扁桃体增大，临床应该怀疑 SDB。尽管该流程规定扁桃体明显增大（4+）的无症状儿童应接受 PSG 检查，这类儿童也可以考虑一段时间的观察或非手术治疗。如果孩子没有临床症状，扁桃体只是中度肿大（3+），可以暂时观察。教育家长了解 SDB 的风险及关注重点是非常重要的。

一项关于 AT 结局的具有里程碑意义的随机前瞻性研究（简称 CHAT 研究）显示总体治疗成功率为 79%。治疗成功的定义是 AHI 降低到 2 以下及阻塞性呼吸暂停指数低于每小时 1 次。肥胖、黑种人及 AHI ＞ 4.7 与较低的治愈率相关。结果显示，在观察等待组中，47% 的儿童在 7 个月后 OSA 症状出现自发缓解。轻度 OSA 或体重正常的儿童更加有自发好转的可能。

关于术后患者的 PSG 检查，AASM 和 AAP 均认为轻度 OSA（AHI 每小时＜ 5 次）患者无须随访。而那些持续有症状、OSA 程度较重、肥胖或其他合并症的患者应定期进行术后检查。对于 OSA 持续存在或存在 AT 的禁忌证，拒绝或延迟 AT 的患者可考虑采用持续或双水平气道正压通气（CPAP 或 BiPAP）进行治疗。

不管 SDB 的潜在病因是什么，保持正常体重、治疗牙列异常（使用如口腔矫正器或快速上颌扩展等正畸治疗）和保证气道通畅（如通过局部鼻腔类固醇和白三烯调节剂治疗鼻塞、过敏和哮喘）是治疗 OSA 的关键。

2. 周期性呼吸和中枢型睡眠呼吸暂停　目前人们对儿童睡眠相关的呼吸障碍（包括周期性呼吸和中枢型睡眠呼吸暂停）相关知识的了解并不充分。中枢性呼吸暂停在婴儿和儿童中很常见，尤其在海拔升高时。它是在呼吸暂停同时不伴呼吸做功增加，可能发生呼吸暂停和快速呼吸交替，也称周期性呼吸。疾病的临床意义尚不确定，因为健康儿童如果出现持续 25s 的中枢呼吸暂停持续，可能没有明确的后果。如果这些中枢呼吸事件如果频繁发生或导致机体出现气体交换异常或睡眠异常，则应交由儿童睡眠专家进行彻底评估。虽然大多数周期性呼吸和中枢型睡眠呼吸暂停不需要干预，但补充氧气可用于使血氧饱和度下降及稳定呼吸。

3. 短暂消退的不明原因事件

诊断要点和主要特点

- 急性的突然出现的呼吸、外观及行为改变导致看护人担忧婴儿死亡
- 根据情况将婴儿分为低风险及高风险，以帮助进一步评估和管理

2016 年，AAP 建议将看似危及生命事件（ALTE）更名为短暂消退的不明原因事件（BRUE），就像 ALTE 之前取代“险死型婴儿猝死综合征”（SIDS）一样。BRUE 命名法有助于阐明临床护理和研究，同时也为发生 BRUE 后低至高风险婴儿的评估提供框架。BRUE 的定义是 1 岁以下的婴儿被观察到有呼吸暂停或呼吸不规则、发绀或苍白（不是发红）、肌张力明显改变（张力过低 / 无力或张力过高）或反应降低等症状，通常持续不到 1min（通常＜30s），随后临床医生问病史和体格检查时可恢复到基线水平。这一定义强调了该事件仍无法解释，而 ALTE 与其他事件如发热、上气道梗阻、急性病毒感染或因胃食管反流继发梗阻 / 窒息导致的呼吸困难等可能有重叠。

一旦临床医生做出 BRUE 的诊断，须确定为低风险还是高风险，以及是否需要进一步的评估。患有 BRUE 的婴儿如果年龄小于 60d、胎龄小于 32 周、在事件发生时需要心肺复苏术或既往曾发生过 BRUE 者，则定义为高危。

发育不成熟可能在 BRUE 患者的发病机制中起主要作用。关于婴儿和未成年动物睡眠时神经系统、反射或对呼吸暂停或胃食管反流反应的经典研究表明，在刺激迷走神经期间，心血管系统会发生明显变化，而成人则不受影响。

ALTE/BRUE 与 SIDS 或婴儿意外猝死（SUID）的未来风险之间的关系尚不明确，因为诊断 ALTE/BRUE 的婴儿通常更年幼。更多详细信息请参见后续 SUID/SIDS 章节。

（1）临床表现和鉴别诊断

1）症状与体征：详细追问病史是评估中最重要的部分。连续几日喂养欠佳、体温不稳定、呼吸或胃肠道症状可能提示存在感染。呼吸困难或试图呼吸提示可能存在气道堵塞。发作后大哭可能与屏气发作有关。进食相关的发作意味着吞咽不协调（伴或不伴误吸）、胃食管反流或胃排空延迟，或气道发育畸形。清

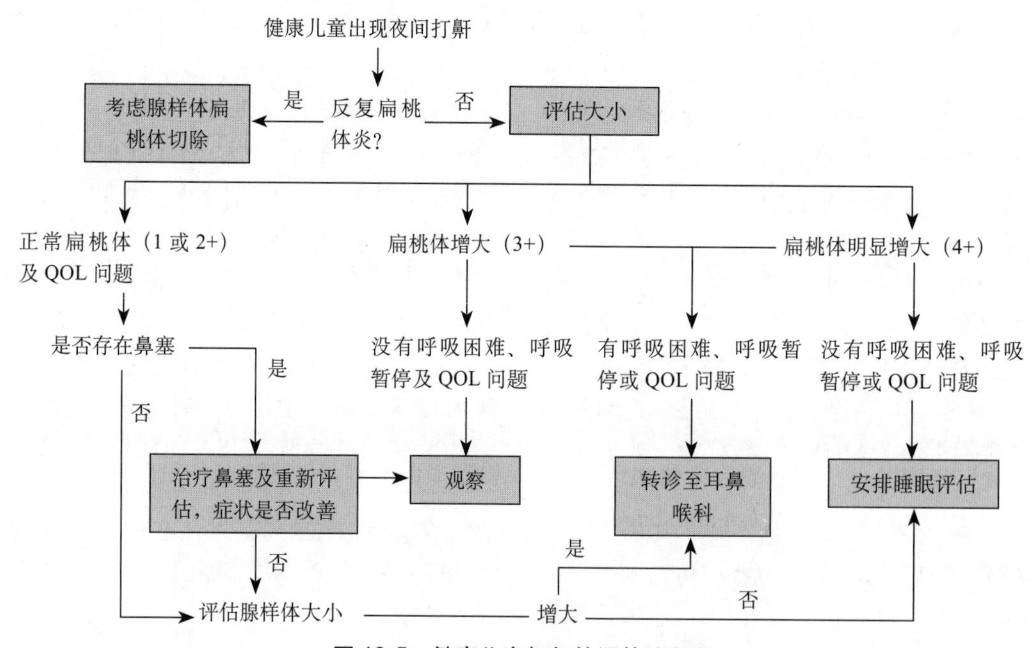

图 19-5　健康儿童打鼾的评估流程图

醒时的发作与睡眠时的发作诊断可能完全不同。睡眠相关的发作可能提示癫痫发作、胃食管反流、婴儿呼吸暂停或 SDB。通过与家人角色扮演重现事件并使用特征（如发绀、张力减退、反应低下等）来描述事件，可能有助于诊断。事件发作时采取的抢救措施及婴儿发作后恢复情况的细节有助于确定病情的严重程度。表 19-8 对可能表现为更高风险 BRUE 的疾病进行了分类。

表 19-8　短暂消退的不明原因事件的潜在病因

感染性	病毒：呼吸道合胞病毒和其他呼吸道病毒 细菌：败血症、百日咳、衣原体
胃肠道	胃食管反流伴或不伴阻塞性呼吸暂停
呼吸道	气道畸形：血管环、肺动脉吊带、气管软化症 肺炎
神经系统	癫痫发作 中枢神经系统感染：脑膜炎，脑炎 迷走神经反射 Leigh 脑病 脑肿瘤
心血管	先天性畸形 心律失常 心肌病
意外伤害	殴打 药物过量 代理型孟乔森综合征
无明确病因	婴儿呼吸暂停

体格检查有助于进一步诊断。发热或体温过低均提示感染。意识状态的改变意味着癫痫发作后状态或药物过量，或中枢神经系统异常或感染。呼吸窘迫提示心脏或肺部的损伤。

呼吸暂停发作有时与不同形式的儿童虐待有关。非意外创伤导致头部损伤的患儿可能会因为呼吸暂停就医。在这种情况下，儿童被虐待的其他征象通常很明显。意外或者故意导致的药物过量也可能出现呼吸暂停。几项研究表明，寻求关注的父母可能会错误地报告儿童呼吸暂停事件（如代理型孟乔森综合征，现在称为儿童医疗虐待）。父母可能会从身体上阻碍儿童的呼吸功能，在这种情况下，儿童鼻子上有时会出现捏痕。

2）实验室检查：低风险 BRUE 患者可能不需要住院观察或进一步检查。可以考虑进行百日咳试验、心电图、脉搏血氧饱和度测定和（或）基于病史、体格检查或疑似疾病的连续观察。其他的血液检查、腰椎穿刺、影像学、抑酸疗法和住院治疗等通常是不推荐的，因为它们会在患者和看护人中引起不必要的担忧和压力。

高危人群应进行更彻底的潜在病因评估（表 19-8），应该根据临床怀疑的疾病选择合适的检查。在这种情况下，患者可住院完善相关检查评估，同时可以减轻家庭压力。应根据病史和体格检查来选择诊断性检查。实验室检查可能包括血常规、血培养、尿液分析及尿培养，以评估是否存在感染，尤其是对于出现发热、低体温或体格检查异常的患者。血清电解质可显示代谢性疾病、脱水或摄入引起的电解质紊乱。血清碳酸氢盐的升高表明慢性通气不足，而降低则表明急性酸中毒，可能是由于发作期间缺氧所致。慢性酸中毒提示遗传性代谢性疾病。动脉血气分析可对机体的氧合和酸碱状态进行初步评估。PaO_2 降低、$PaCO_2$ 升高或两者均存在提示机体存在心肺疾病。明显的碱缺乏提示发作存在明显的缺氧或循环障碍。医院的血氧饱和度监测可以评估机体不同活动度时氧合状态，比单个血气分析样本更加全面。由于呼吸暂停可能与呼吸道感染有关，对呼吸道合胞病毒或其他病毒、百日咳杆菌和肺炎衣原体的检查可能有助于诊断。

3）影像学检查：胸部 X 线检查可以发现急性感染或慢性吸入导致的肺部浸润及潜在心脏疾病导致的心脏大小异常。心电图有助于排除心律失常。根据病史和体格检查，如怀疑有先天性心脏病，可进一步行超声心动图检查。如果发作可能涉及气道阻塞，则应直接通过纤维支气管镜 CT 检查进一步检查气道。VFSS 或 FEES 可用于评估吞咽困难和误吸。UGI 透视是排除解剖畸形(如血管环和气管食管瘘)的有用工具。胃食管反流在婴儿很常见，它可能是自主神经系统发育不成熟的标志，而不是事件的病因。有反流和呼吸暂停的婴儿可以接受抗反流药物治疗，且患者可能从呼吸及消化等多学科的联合管理中受益。

4）特殊测试：多导睡眠图和其他检查。可以根据临床医生的判断选择 PSG 检查，用于检测患者是否存在心肺功能、睡眠状态、血氧饱和度异常、二氧化碳潴留和癫痫发作。睡眠检查可与 pH 监测相结合以确定反流对呼吸暂停的影响。食管压力测定可用于监测与部分阻塞性呼吸（低通气）相关的呼吸压力的细微变化。婴儿由于其神经系统发育不成熟，相比成人更容易经历睡眠呼吸障碍的不良事件。

在导致 BRUE 的神经系统疾病中，癫痫发作是一个重要的原因。呼吸暂停作为癫痫发作的唯一表现较为少见，但也有可能。在反复发作的事件中，24h 脑电图监测可能有助于发现癫痫发生的原因。

（2）治疗：如果能够发现潜在病因，应该对症治疗原发病。在完善血培养后，应对有感染中毒表现的婴儿应用抗生素。癫痫发作患者可给予抗惊厥药物治疗。胃食管反流如果引起症状，应该积极治疗，但用药也可能不能阻止后续发作。心血管畸形（如血管环和肺动脉吊带）如果可能导致严重的发病率和死亡率，需要进行心血管外科医师进行手术评估。

无论低风险或高风险 BRUE 患者，看护人应该接受关于如何减少危险因素的教育，并学习心肺复苏术。家庭监护过去曾被作为治疗手段，但在对照试验中监护的效果尚未得到证实。经过 30 多年的家庭监护，婴儿的猝死率并没有改变。虽然监护仪可以帮助监测中枢性呼吸暂停或心动过缓，但不能预测哪些儿童会发生事件或 SUID。呼吸暂停监护仪容易出现频繁的假警报，且许多家长可能无法承受监护带来的压力。

补充氧气被用来治疗 BRUE。吸氧可减少婴儿的周期性呼吸，这是一种发育不完善的呼吸模式，可能会导致一定程度的血氧饱和度降低。另外，婴儿的肺部容量小且顺应性增加，导致肺容量减少。补充氧气可以增加机体血氧饱和度的基线值，降低短时间呼吸暂停的严重程度。呼吸兴奋剂，如咖啡因和氨茶碱已用于特定的中枢性呼吸暂停或周期性呼吸。

（3）预防：所有小于 1 岁的婴儿应评估是否存在可变的 SUID 相关危险因素。应该教育父母如何避免这些高危因素，尤其是对于那些既往有过早产儿、出生前有过吸烟暴露史、非洲裔美国人或美洲原住民及社会经济贫困地区的婴儿家庭。

AAP 关于 SIDS 的建议如下所述。

- 始终将婴儿置于仰卧位入睡（包括存在反流的婴儿）。
- 婴儿出生后第一年或至少出生后 6 个月内，应睡在父母的房间里，靠近父母的床，但应在专为婴儿设计的单独床面。
- 柔软的物品和松散的被褥（包括毯子、不合适的床单、毛绒玩具或楔形定位器等），应远离婴儿的睡眠区域，以减少婴儿 SIDS、窒息和被勒死的风险。
    - 可穿戴的毯子由于普通毯子或其他覆盖物，它在保暖的同时可以减少遮盖头部的概率。没有证据表明婴儿襁褓可作为降低 SIDS 风险的策略。
    - 避免过热、过度包裹和覆盖婴儿头面部。
- 推荐母乳喂养。
- 考虑在午睡和睡觉时提供安抚奶嘴。
- 避免在妊娠期和出生后接触香烟烟雾。
- 汽车座椅、秋千和婴儿吊带不应用于睡眠，因为婴儿的头部容易前倾或侧滑，导致气道受阻。
- 避免使用成人床、床栏杆等，这会增加窒息和被困的风险。
    - 目前还没有研究支持床旁或卧铺的安全性，因此不推荐相关产品。
- 卫生保健专业人员、医院工作人员和儿童保育人员应从婴儿出生后就不断示范和推广婴儿安全睡眠。
- 儿科医生和其他初级保健人员应积极参加“安全入睡”运动，着重于降低所有与睡眠有关的婴儿猝死（包括 SIDS、窒息和其他非故意死亡）风险的方法。

（1）婴儿意外猝死和险死型婴儿猝死综合征

诊断要点和主要特点
● 婴儿或儿童突然的意外死亡，包括意外窒息

SIDS 定义为经过全面的病例调查（包括进行完整的尸体解剖、死亡现场检查及临床病史的回顾）后仍无法解释的 1 岁以下婴儿的猝死。尸体检查是该定义的重要特征，因为约 20%的猝死病因可以通过尸检发现。自 1994 年美国发起“重返睡眠”运动后，SIDS 的发病率从约每千名活产婴儿 2 例下降到 0.5 例。然而自 1999 年以来，SIDS 的发病率处于持续稳定的状态。

SUID 被定义为任何婴儿的猝死和意外死亡，无论是原因明确的（如意外窒息或勒死）还是原因不明确的（如 SIDS）。它已成为首选的术语，替代先前归类为 SIDS 的婴儿死亡。SIDS 既不是真正的诊断也不是综合征，将婴儿死亡定义为 SIDS 通常会使父母误以为孩子的死因已经明确。SUID 还包括由于感染、摄入、代谢性疾病，心律失常和创伤引起的死亡。近期研究表明，由于不安全的睡眠床面和环境，床上意外窒息和勒死的发生率不断增加。

1）流行病学和发病机制：流行病学和病理学的数据构成了目前已知 SUID 的大部分。与 SIDS 相似，SUID 患者的死亡高峰在 2 ～ 4 个月。大多数死亡发生在夜间婴儿和护理人员睡觉时，所有病例统一的特征就是年龄和睡眠。SUID 在少数民族人群及社会经济弱势群体中更为常见。黑种人和白种人婴儿之间 SUID 发生率持续存在差异原因可能在于不同种族间俯卧位及同床铺睡眠的发生率不同。大多数种族中，男性与女性 SUID 发生率之比为 3 ： 2。其他的危险因素包括早产、低出生体重、近期感染、母亲年龄小、母亲吸烟或吸毒及拥挤的生活环境。这些危险因素大多与发病率增加 2 ～ 3 倍有关，但非特异，不足以预测哪些婴儿会意外死亡。近期免疫接种不是危险因素。

不明原因死亡的 SUID（先前被归类为 SIDS）的病理学检查通常为胸腔内瘀斑和呼吸道轻度炎症和充血。其他轻微的病理表现包括脑干胶质增生、髓外造血和肾上腺周围棕色脂肪增多。这些病理表现表明，死于 SUID 的婴儿在死亡前有间歇性或慢性缺氧。

在无法确定死因的情况下，导致 SUID 患者死亡的机制是不明确的。目前尚不清楚死亡的始发事件是呼吸停止、心律失常还是心脏停搏。有假说认为可能的原因包括上呼吸道阻塞、儿茶酚胺过量和胎儿血红蛋白增加。脑干发育不良或不成熟影响睡眠觉醒是目前主要假说。死亡前有轻微上呼吸道感染症状的病史并不少见，有些患者会在死亡前约 1d 就诊。尸检是必不可少的，可以帮助排除其他可能的死因。死亡现场调查对于确定婴儿猝死的原因也很重要。

经历婴儿死亡的家庭必须得到帮助。美国国家 SIDS 资源中心（http://www.sidscenter.org）可以为 SIDS 受害者的家庭提供心理咨询和社会团体支持。

2）预防：自 1990 年以来，世界范围内 SIDS 的发病率下降超过 60%。新西兰和欧洲的人口调查确定了高危因素，从而明显降低了 SIDS 的发生率。自 1994 年以来，AAP 的“重返睡眠”运动促进了关于俯卧姿势风险的教育。

（2）质量评估和成果指标：儿童肺部医学正在不断调整，以期提高儿童呼吸道疾病的预后。很多帮助患者提供护理的临床护理指南及关于护理成功的数据均需要以质量改进工作为基础。例如，如前所述，囊性纤维化基金会与医疗服务提供者和护理中心合作，制订并实施 CF 儿童诊断和管理指南。该基金会还负责 CF 儿童的注册登记，并上报有关肺功能、体重指数和死亡率等数据在内的疾病预后。前面提到的 chILD 基金会还创建了诊断和管理指南，并对患者的预后进行随访。美国国立心脏、肺和血液学研究所已对哮喘指南进行了 3 次更新。国际和美国相关组织的研究基本遵循这些指南。美国疾病控制与预防中心报告了哮喘的结局（包括治疗率、死亡率和治疗费用）。AAP 已发布了 SIDS 和 SUID 的预防指南。目前有研究正在对这些指南带来的影响进行研究，结果显示，这些指南正在有效地挽救生命。呼吸系统疾病需要一支多学科的团队来帮助院内及院外患者的护理。美国呼吸学会发布了有关儿童患者氧气使用、雾化器械使用和机械通气（急性和慢性）的相关指南。

（译者：黄晓芳 校稿：黄晓芳）

第 20 章 心血管疾病

Pei-Ni Jone, MD；John S. Kim, MD；Johannes von Alvensleben, MD；Dale Burkett, MD

一、简介

每千名婴儿中就有 8 名婴儿患有先天性心脏病。医疗和外科护理的进步使 90%以上的患儿可以进入成年期。小儿心脏保健不仅包括先天性心脏病的诊断和治疗，还包括预防成人心血管疾病的危险因素，如肥胖、吸烟和高脂血症。获得性和遗传性心脏病也是儿童发病和死亡的重要原因，如川崎病（KD）、病毒性心肌炎、心肌病和风湿性心脏病。

二、诊断评估

1. *病史* 与先天性心脏病有关的症状主要与肺血流量相关（表 20-1）。对于年龄较大的患儿是否存在其他心血管症状（如心悸和胸痛），应根据其病史来确定，尤其要注意症状出现的时间（休息或与活动有关）、发作和终止的情况（渐进性或突发性），以及诱因和缓解因素。

表 20-1　肺血流增加或减少的表现

肺血流减少	肺血流增加
婴幼儿	
发绀	活动或喂养时呼吸急促
蹲踞	出汗
意识丧失	体重增长不满意
较大儿童	
头晕	运动不耐受
晕厥	劳力性呼吸困难，出汗

2. *体格检查*

（1）一般检查：首先应通过观察进行初步评估患儿的精神状态、痛苦程度、灌注情况和皮肤颜色，并记录其心率、呼吸频率、四肢血压及血氧饱和度。许多先天性心脏缺陷是遗传综合征的表现之一（表 20-2），对包括评估其畸形特征在内的完整评估可以为相关的心脏缺陷提供线索。

表 20-2　常见综合征中的心脏缺陷

遗传综合征	常见的心脏缺陷
唐氏综合征	AVSD
特纳综合征	二叶主动脉瓣，缩窄，主动脉根部扩张，高血压
努南综合征	肺动脉瓣发育不良，HCM
Williams-Beuren 综合征	主动脉瓣上狭窄，PPS，冠状动脉狭窄
马方综合征	MVP，MR，主动脉根部扩张
胎儿酒精综合征	VSD，ASD
孕产妇风疹	PDA，PPS
Loeys-Dietz 综合征	动脉瘤性PDA，主动脉根部扩张，全身动脉迂曲

ASD，房间隔缺损；AVSD，房室间隔缺损；HCM，肥厚型心肌病；MR，二尖瓣反流；MVP，二尖瓣脱垂；PDA，动脉导管未闭；PPS，周围性肺动脉狭窄；VSD，室间隔缺损

（2）心血管检查

1）视诊和触诊：注意患者仰卧时的胸部形态，心前区隆起常提示心脏肥大。触诊可提示心前区活动增加、右心室（RV）或左侧抬举性搏动，心尖冲动的扩散范围，或由Ⅳ / Ⅵ或更强的杂音引起的心前区震颤。主动脉狭窄所导致的震颤可发生在胸骨上切迹。在患有严重肺动脉高压（PH）的患者中，可在胸骨左上缘触及明显的肺动脉瓣闭合导致的震颤（P_2）。

2）听诊

心音：第一心音（S1）是房室（AV）瓣膜关闭的声音，可在胸骨左下边缘闻及，通常是中等音调。尽管 S1 是由多个部分组合而成，但是通常只能听见其中一个部分，即二尖瓣关闭（M1）。

第二心音（S2）是半月瓣关闭的声音，可在胸骨左上角听到。S2 由两个部分组成，即 A2 和 P2（主动脉和肺动脉瓣关闭）。S2 的分裂与呼吸相关，在吸气

时分裂的 2 个成分时距增加，呼气时时距缩小。S2 的异常分裂可能是心脏病的指征（表 20-3）。突出或响亮的 P2 与 PH 相关。

表 20-3 S2 异常分裂

S2 异常分裂
S2 分裂时距增大的原因
右心室容量过载：ASD，肺静脉回流异常，PI
右心室压力过载：肺动脉瓣狭窄
RV 传导延迟：RBBB
S2 分裂时距缩短的原因
肺动脉高压
单瓣半月瓣（主动脉闭锁、肺动脉闭锁、永存动脉干）

ASD，房间隔缺损；PI，肺动脉瓣关闭不全；RBBB，右束支传导阻滞；RV，右心室

第三心音（S3）是左心室（LV）快速充盈而产生的声音。它发生在 S2 之后的舒张早期，中等至低音调。在健康的儿童中，从仰卧到坐姿或站立时，S3 会减低或消失。病理性 S3 可在心脏功能不佳或左向右分流较大的情况下听到。第四心音（S4）与心房收缩和心房压力升高有关，且音高与 S3 相似。它发生在 S1 之前，通常不可闻及。在心房收缩使血液进入顺应性低的心室时，可闻及 S4，如肥厚型心肌病、限制型心肌病或其他原因引起的舒张功能障碍。

喀喇音通常与大血管扩张或瓣膜异常有关，在心室收缩期可闻及，分为早期、中期和晚期。胸骨左缘中部的早期喀喇音来自肺动脉瓣。主动脉喀喇音通常在心尖部最清晰。与主动脉喀喇音相反，肺动脉喀喇音与呼吸相关，即在吸气时更明显。心尖部的中晚期喀喇音大多是由二尖瓣脱垂（MVP）引起的。

杂音：心脏杂音是导致心脏病转诊的最常见心血管症状。良性或功能性心脏杂音很常见，40%～45%的儿童在童年的某个时期会出现良性杂音。

A. 特征：所有杂音应根据以下特征进行描述。

a. 部位与传导方向：杂音最响部位和声音的传导方向。

b. 与心动周期和持续时间的关系：收缩射血期（紧随 S1 后，强度逐渐增加 / 降低），全收缩期（发生在整个收缩期，强度不变），舒张期或连续性。杂音发生的时间为潜在的病理学提供了有价值的线索（表 20-4）。

c. 强度：Ⅰ级描述难以听到的轻声杂音；Ⅱ级描述柔和但容易听见的杂音；Ⅲ级描述响亮但无震颤的杂音；Ⅳ级描述响亮且伴有心前区震颤的杂音；Ⅴ级描述响亮伴震颤且听诊器仅触及皮肤表面也可闻及的杂音；Ⅵ级描述非常响亮且听诊器稍离开胸壁也可闻及的杂音。

d. 性质：尖锐的、柔和的或粗糙的；在音调上可分为高、中或低音。

e. 体位改变：当患者仰卧位、坐位、站立或下蹲时可闻的杂音变化。

B. 无害性杂音：儿童时期最常见的 6 种无害性杂音如下。

a. 新生儿杂音：在出生后的几日内可闻及此杂音，位于胸骨左缘下部，无明显的传导。该杂音性质为柔和的、短促的振动样Ⅰ～Ⅱ / Ⅵ级杂音，在对腹部施加轻微压力时通常会减弱，且通常在 2 ～ 3 周龄时消失。

b. 周围肺动脉狭窄（PPS）：这种杂音是由肺动脉正常分支引起的，通常在新生儿中可闻及。在胸骨左上方、背部，以及一侧或两侧腋窝中可闻及相同强度的杂音。它是一种柔和的、短促的、高音调的Ⅰ～Ⅱ / Ⅵ级收缩期喷射性杂音，通常在 2 岁时消失。这种杂音必须与真正的外周肺动脉狭窄，如 Williams 综合征、Alagille 综合征或风疹综合征、主动脉缩窄和肺动脉瓣狭窄相鉴别。尽管真正的外周肺动脉狭窄和婴儿良性 PPS 的心脏杂音相似，但提示可能存在上述综合征的特征性面部特征、心脏以外的体格检查结果、病史和实验室异常是区分两者最佳方法。

c. still 杂音：是幼儿期最常见的无害性杂音，通常可在 2 ～ 7 岁闻及。这种杂音是心尖与胸骨左缘下部之间最响亮的杂音。静止性杂音是一种柔和的或振动样、短促而高调的Ⅰ～Ⅲ级的早期收缩期杂音。患者仰卧时杂音最响，且会随着患者吸气或更改为坐位

表 20-4 病理性杂音

收缩射血期	全收缩期	舒张期	持续性杂音
半月瓣狭窄（AS/PS/ 分支狭窄）	VSD	半月瓣反流	径流病变（runoff 病变）
ASD	AVVR（MR/TR）	主肺动脉窗关闭不全	PDA/AVM/ 主动脉肺动脉的侧支循环
缩窄		AV 瓣膜狭窄（房室瓣狭窄）（MS/TS）	

AI/PI，主动脉瓣 / 肺动脉瓣关闭不全；AS/PS，主动脉瓣狭窄 / 肺动脉狭窄；ASD，房间隔缺损；AV，房室；AVVR，房室瓣膜反流；MR/TR，二尖瓣反流 / 三尖瓣反流；PDA/AVM，动脉导管未闭 / 动静脉畸形；VSD，室间隔缺损

而降低或消失。当患者处于发热、贫血或任何原因引起的窦性心动过速时，杂音会更大。

d. 肺动脉喷射性杂音：这是年龄较大儿童和成人中最常见的无害性杂音，从3岁开始便可闻及。它通常是位于胸骨左缘上部的、强度为Ⅰ～Ⅱ级的柔和的收缩期喷射性杂音。当患者仰卧或心输出量增加时，杂音较大。

e. 静脉嗡嗡样杂音：通常在2岁以后可闻及，位于右侧锁骨下区域。这种杂音是一种持续性嗡嗡声，强度为Ⅰ～Ⅲ级，可在舒张期和吸气时增强，在坐位时最易闻及。运动儿童颈部、使其仰卧并压迫颈静脉可以消除该杂音。静脉嗡嗡样杂音是由锁骨下静脉与颈静脉融合处的湍流引起的。

f. 无名动脉或颈动脉杂音：在较大的儿童和青少年中更为常见，可在右锁骨上区闻及。这是一种长的、尖锐的收缩期喷射性杂音，强度为Ⅱ～Ⅲ级。轻度压迫颈动脉会加重杂音，且必须将其与所有类型的主动脉狭窄进行鉴别。本章稍后会详细概述主动脉瓣狭窄的特征性表现。

当儿童发现生理性杂音时，医生应告知其父母这些均为发育中儿童的正常心音，并不代表心脏疾病。

（3）心血管外的检查

1）动脉搏动频率及节律：心率和心律在婴儿期和儿童期变化很大，因此应进行多次检测，这对于心率随活动而变化的婴儿尤为重要（表20-5）。心脏节律有可能是有规律的，也可能随着呼吸相位的改变而产生正常的变化（窦性心律不齐）。

表20-5 静息心率

年龄	低（次/分）	高（次/分）
＜1个月	80	160
1～3个月	80	200
2～24个月	70	120
2～10岁	60	90
11～18岁	40	90

2）动脉搏动的强度和幅度：水冲脉是周围血管征的一种，常见于动脉导管未闭（PDA），主动脉瓣反流，动静脉畸形或任何可致舒张压降低的疾病（如发热、贫血或脓毒性休克）。当患者的心输出量减少时脉搏减弱或消失，如代偿性心力衰竭（HF）心脏压塞或严重的主动脉瓣狭窄。吸气时脉搏减弱或血压降低（＞10mmHg）称为奇脉，是心脏压塞的标志。应注意比较上下肢的脉搏的情况。应可触及股动脉搏动，且与上肢脉搏搏动同步同幅度。股动脉搏动减弱或消失或延迟至肱动脉搏动，则提示主动脉缩窄。

3）动脉血压：应测量上肢血压和下肢血压，下肢的收缩压应大于或等于上肢的收缩压。测量时袖带覆盖手臂和腿部相对面积应相同，且应多进行几次测量。下肢的血压较低提示主动脉缩窄。

4）四肢发绀：是血液中还原血红蛋白浓度的增加（＞4～5g/dl）所致。皮肤发绀多数情况下是有提示作用的体征。即使在氧气充足的情况下，当出现心输出量降低、体温过低或全身静脉充血时，也可出现可见性发绀。发绀应通过黏膜（嘴唇）的颜色来判断，口周或肢端发青多与发绀无关。

5）杵状指（趾）常与严重的发绀型先天性心脏病有关，通常在1岁以后出现。低氧血症伴发绀是最常见的病因，但杵状指（趾）也可见于心内膜炎、慢性肝病、炎性肠病、慢性肺病和肺脓肿的患者。杵状指也可能是一种良性遗传变异。

6）水肿：重力性水肿（年龄较大的患儿的下肢水肿及年龄较小的儿童的面部和骶骨水肿）是右心压力升高的特征，可见于三尖瓣病变或心力衰竭。

7）腹部：肝大是婴幼儿右心衰竭的基本体征。左心衰竭最终可导致右心衰竭，因此肝大也可见于因病变导致由左向右分流（肺循环增加）或左心室衰竭的肺水肿患儿。脾大可见于长期存在心力衰竭的患者，这也是感染性心内膜炎（IE）的特征。腹水是慢性右心衰竭的特征，腹部查体可显示移动的浊音或液波震颤。

3. *心电图检查* 心电图（ECG）对于心血管系统的评估至关重要。进行心电图检查时首先应确定心率，然后确定心律（根据每个QRS波群与其之前的P波是否具有恒定的PR间期来判断患者处于正常窦性心律或其他节律），其次确定心电轴（判断P波与QRS波群轴是否符合患者年龄）。最后评估是否有房室扩大，室间隔是否增厚和ST段改变。

（1）年龄相关性变化：心电图表现与患儿年龄相关，随着患儿年龄的增长，心率降低，间隔时间延长。新生儿右心室为主逐渐向较大婴儿、儿童和成人的左心室为主转变。1周龄婴儿的心电图对于1岁儿童来讲即为异常心电图，5岁儿童的心电图对于成人来讲即为异常心电图。

（2）心电图描记注意事项：图20-1描述了心电图记录的项目。

1）心率：随年龄、活动、情绪和身体健康状态的变化而产生显著变化（表20-5）。

2）心律：健康儿童应为窦性心律。儿童时期常见房性期前收缩（PAC）和室性期前收缩（PVC），婴幼儿以心房期前收缩为主，青春期儿童以心室期前收缩为主。具有正常心脏结构和功能的患者中，孤立的期

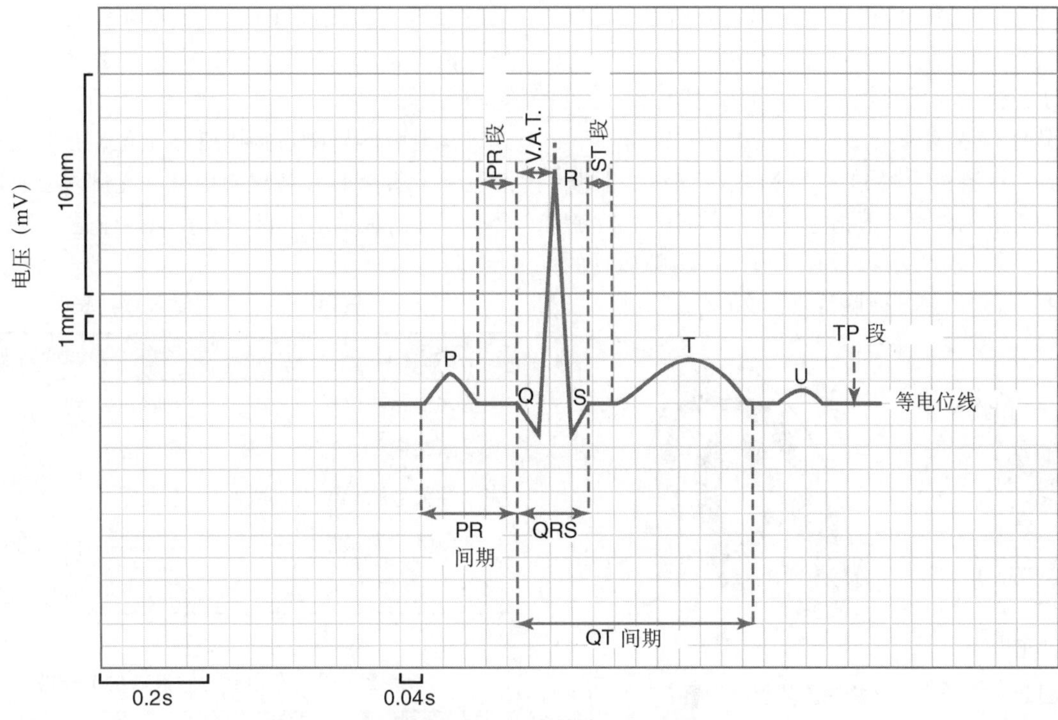

图 20-1　心电图的波形及间期

前收缩一般是良性的。

3）轴

P 波轴：P 波起始于右心房上部的窦房结，由心房收缩产生。电活动向左下方传导，从而导致所有左侧和下方导联（Ⅱ、Ⅲ和 aVF）产生正向波，而在 aVR 导联中产生负向波。

QRS 轴：在正常儿童中，Ⅰ导联及 aVF 导联为正向波。在婴幼儿中，由于右心室优势，故Ⅰ导联的主波方向为负向。一些先天性心脏病变与正常 QRS 轴的改变有关（表 20-6）。

表 20-6　QRS 电轴偏移

电轴右偏	电轴左偏
法洛四联症	房室间隔缺损
大动脉转位	肺动脉瓣闭锁伴室间隔完整
完全性肺静脉异位引流	三尖瓣闭锁
房间隔缺损	

4）P 波：在儿科患者中，P 波的振幅通常不大于 3mm，持续时间不大于 0.08s，在Ⅱ导联及 V_1 导联最清楚。

5）PR 间期：是指从 P 波开始到 QRS 波开始的间距，它随着年龄的增长和心率的降低而延长。PR 间期的范围在婴儿时最小 0.10s 到心率较慢的年龄较大的儿童的最大 0.18s。风湿性心脏病、洋地黄、β 受体阻滞剂和钙通道阻滞剂可以延长 PR 间期的时间间隔。

6）QRS 波群：代表心室去极化，其幅度和方向（轴）可提示肥厚、发育不全和梗死时的相对心室质量，同时还可提示心室传导异常（如右束支传导阻滞（RBBB）或左束支传导阻滞（LBBB）。

7）QT 间期：是指从 QRS 复极开始到 T 波结束的间距。QT 间期延长可能是药物或电解质失衡所致的首要或次要表现（表 20-7）。正常 QT 间期与心率相关，必须使用 Bazett 公式进行校正：

$$QTc = \frac{QT\ 间期\ (s)}{\sqrt{R\text{-}R}\ 间期\ (s)}$$

正常 QTc ≤ 0.44s。

表 20-7　引起 QT 间期延长的原因

心脏药物

抗心律失常药物：Ⅰ A 类（奎尼丁、普鲁卡因胺、双吡酰胺），Ⅲ类（胺碘酮、索他洛尔）

肌力性药物：多巴酚丁胺，多巴胺，肾上腺素，异丙肾上腺素

非心血管药物

抗生素 / 抗病毒药物：阿奇霉素，克拉霉素，左氧氟沙星，金刚烷胺

抗精神病药：利培酮，硫唑嗪，锂，氟哌啶醇

镇静剂：水合氯醛，美沙酮

其他：沙丁胺醇，左旋沙丁胺醇，昂丹司琼，苯妥英，伪麻黄碱

电解质紊乱：低钾血症，低镁血症，低钙血症

8）ST 段：指 QRS 波群末端与 T 波开始之间的间距，可受药物、电解质失衡或心肌损伤的影响。

9）T 波：代表心肌复极化，并可因电解质、心肌肥大和局部缺血而发生变化。

4. *胸部 X 线检查* 通过胸部 X 线检查对心脏疾病进行评估应着重参考以下指标：①心脏位置；②腹部脏器位置；③心脏大小；④心脏形态；⑤肺血管的特征。可拍摄后前位或侧位胸片（图 20-2）。

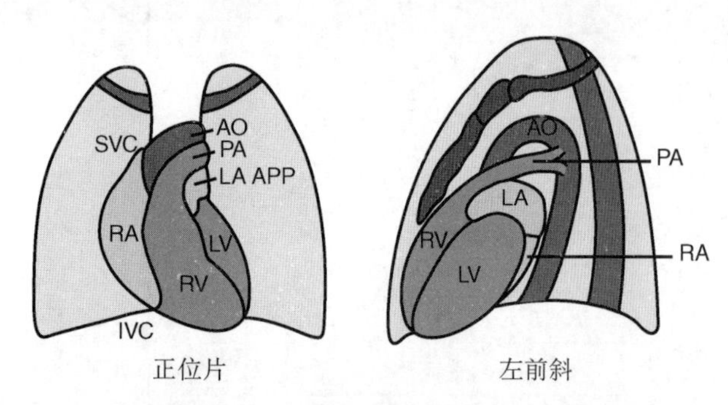

图 20-2 心血管结构在胸片上的位置

AO，主动脉；IVC，下腔静脉；LA，左心房；LA APP，左心耳；LV，左心室；PA，肺动脉；RA，右心房；RV，右心室；SVC，上腔静脉

心脏位置可以是左位心（心脏主要位于左胸）、右位心（心脏主要位于右胸）或中位心（心脏位于中线）。肝和胃泡的位置可以是正常位置（腹部脏器正位），也可以出现胃泡的位置位于右侧呈转位状态（腹部脏器转位），还可以出现肝位置居中（腹部内脏不定位）。正常新生儿的心脏显得相对较大，部分原因可能是因为胸腺影突出。1 岁以上儿童的心脏大小应小于胸部直径的 50%。胸片上的心脏形态可提供有用的诊断信息（表 20-8）。某些先天性心脏病变具有特征性的影像学表现，可辅助诊断，但不能确诊（表 20-9）。同时应当对肺血管情况进行评估，肺血流量增加或减少提示可能存在先天性心脏病，尤其是发绀的婴儿（表 20-10）。

表 20-8 心腔扩大时的胸部 X 线片改变

心腔扩大	前后位胸部 X 线片改变
右心室	心尖上翘
左心室	心尖下移
左心房	心脏轮廓后出现双心影
	隆突下角下影增加
右心房	右心房边缘突出

右位心：是一个放射学术语，用于表示心脏位于胸部右侧。当发生右位心且胸腹部其他重要脏器（如肝、肺和脾）也发生位置逆转时，为完全性内脏逆位，此时心脏大多是正常的。当出现右位心的同时其他脏器位置正常（内脏正位），通常会出现严重的心脏缺陷。

其他脏器异常包括内脏不定位，包括肝中部和前部位于上腹部并且将胃向后推，无脾综合征和多脾综合征。凡内脏不定位者，一般均存在先天性心脏病。

表 20-9 特殊胸部 X 线片表现

诊断	胸部 X 线片表现
D 型大动脉转位	蛋形心
法洛四联症	靴形心
完全性肺静脉异位引流通畅	雪人样
完全性肺静脉异常引流受阻	心脏缩小伴肺充血
缩窄	“3”字形 + 肋骨切迹

表 20-10 发绀型心脏病变的血流改变

肺血流增加	肺血流减少
完全性肺静脉异位引流	肺动脉狭窄
三尖瓣闭锁伴室间隔缺损	三尖瓣闭锁 / 限制性室间隔缺损
大动脉转位	法洛四联症
永存动脉干	肺动脉闭锁伴室间隔完整

5. *超声心动图* 是儿科心脏病检查的基本工具。通过使用多种超声检查方式（二维成像、多普勒成像和 M 模式）可以对心脏的解剖结构、血流量、心内压力和心室功能进行评估。超声心动图以声波物理原理为基础，用于心脏成像的超声频率范围为 200 万～1000 万周期 / 秒。

M 模式超声心动图使用换能器发出的短脉冲超声波。声波被反射回换能器。测量声波返回换能器所花费的时间可计算出界面的距离。通过显示根据时间计算出的距离，可以构建一个展示心脏运动的一维图像。二维成像通过在 90° 范围内发送一系列快速的超声脉冲扩展了该技术，从而可以构建心脏的二维图像。多普勒超声也可以测量血流量，超声换能器发出已知频率的声音，这种声音可被移动的红细胞反射，换能器通过接收反射的频率并将其与发射频率进行比较，可以测得血流速度。根据简化的伯努利方程估算压力差，其中压力差等于计算出的血流速度的 4 倍 [压力梯度 = 4（V^2）]。

经胸超声心动图通过将换能器放置在受肺干扰最小的胸部区域获得的。在每个换能器位置，均可通过扫描心脏构建出二维图像。经胸超声心动可以描述复杂的心脏内解剖结构和空间关系，从而准确诊断先天性心脏病。除心脏结构外，多普勒还可提供心脏内血流和压力梯度的相关信息。常用的多普勒技术包括彩色血流成像、脉冲多普勒和连续波多普勒。彩色血流成像可提供有关流动方向和速度的一般信息。脉冲和连续波多普勒成像可以更精确地测量血流速度。随着其他超声检查手段的发展，M 模式在超声检查中的作用有所降低，但 M 模式仍用于测量 LV 舒张末期和收缩末期的尺寸，并计算左心室缩短分数，即 LV 功能的标准估计值（SF = LV 舒张末期容积 − LV 收缩期容积 / LV 舒张末期容积）。三维超声心动图、组织多普勒、应变和应变率成像是较新的模式，可提供更复杂的收缩和舒张功能评估，并可检测心肌功能的早期变化。

熟练的超声检查医师完成一次典型经胸超声心动图检查约需要 30min，并且患者必须配合检查。婴幼儿常无法配合检查，因此需要进行镇静。经食管超声心动图检查需要对婴儿和儿童进行全身麻醉，主要用于引导先天性心脏病的介入治疗和手术修复。如果由于患者体型、空气干扰或因寻找心脏瓣膜赘生物而出现成像困难，则可能需要经食管超声心动图检查。

值得注意的是，胎儿超声心动图在先天性心脏病的产前诊断中起着重要作用。如果胎儿发生先天性心脏病的风险很高，或由于产科胎儿超声而怀疑存在结构性心脏病或胎儿心律失常，则建议进行胎儿超声心动图检查。在子宫内对存在心律失常的胎儿进行治疗，以及对患有复杂心脏疾病的胎儿制订分娩后计划可改善其预后。

6. *磁共振成像*　心脏磁共振成像（MRI）对于许多先天性心脏病的评估和非侵入性随访非常有价值。对难以通过经胸超声心动图成像的胸腔血管成像格外有意义。心电门控成像可以动态评估心脏和大血管的结构和血流情况。心脏 MRI 为新诊断或修复后的主动脉缩窄的患者提供了独特而精确的成像，并可描述马方综合征、特纳综合征和 Loeys-Dietz 综合征的主动脉扩张。心脏 MRI 可以量化法洛四联症（ToF）修复后的反流性病变 [如肺功能不全（PI）]，并且可以为超声心动图成像不充分或心肌病患者评估心室功能、心室大小和室壁厚度。MRI 对于评估描述右心室的大小和功能格外有用，因为右心室通常很难通过超声心动图进行全面成像。心脏 MRI 可以对心脏和大血管的图像进行计算机处理，因此三维 MRI 是获得精准心脏重建的理想无创方法。8 岁以下儿童进行心脏 MRI 检查时通常需要全身麻醉。

7. *心肺负荷试验*　可对患有先天性心脏病变的儿童进行客观评估，确定运动负荷的极限、制订运动计划、评估药物或外科治疗的效果及评估是否需要进行心脏移植。大多数患有心脏病的儿童可以耐受正常活动。踏车试验或平板试验可应用于 5 岁的儿童。代谢车可以评估运动障碍是否继发于心脏限制性疾病，肺部限制性疾病，运动障碍还是缺乏锻炼。运动变量包括心电图（ECG）、血压对运动的反应、氧饱和度、通气量、最大耗氧量和最大工作量。压力测试也可应用于对心脏结构正常但有运动诱发症状的儿童以排除心脏或肺部病理性改变。严重的局部缺血或心律失常应加以运动限制或适当的治疗。由于训练条件欠佳而导致运动表现不佳的儿童可制订锻炼计划，并从中受益。

8. *动脉血气和动脉血氧饱和度*　高氧试验是指测量在吸入 100% 氧气时动脉血氧分压（PaO_2）或血氧饱和度（SaO_2）是区分低氧血症主要由心脏病或肺部疾病引起的最有用方法。在发绀型心脏病中，低氧血症是由乏氧血液分流到体循环引起的，因此吸入 100% 纯氧时，SaO_2 和 PaO_2 较吸入空气时增加很少。但是，在肺部疾病引起的低氧血症中，当吸入 100% 纯氧时，SaO_2 和 PaO_2 会明显增加。表 20-11 表明患者在高氧试验期间的相应反应。

2010 年，美国卫生与人类服务部（the US Department of Health and Human Services，HHS）建议对出生 24 ～ 48h 的新生儿进行动脉血氧测定检查，以筛查严重的先天性心脏病。美国儿科学会（the American Academy of Pediatrics，AAP）和美国心脏协会

表 20-11　肺部疾病及心脏疾病吸入 100% 氧气 10min 后的反应

	肺部疾病		心脏疾病	
	空气	100% 氧浓度	空气	100% 氧浓度
颜色	青紫→粉色		青紫→青紫	
氧饱和度（SaO_2）	60% → 99%		60% → 62%	
PaO_2（mmHg）	35 → 120		35 → 38	

PaO_2. 动脉血氧分压；SaO_2. 氧饱和度

引自 Mahle WT, Newburger JW, Matherne GP, et al. 2009. Role of pulse oximetry in examining newborns for congenital heart disease:a scientific statement from the AHA and AAP. Pediatrics; 124(2):823-836.

（American Heart Association，AHA）均于 2012 年通过了该建议。

9. *心导管检查及心血管造影术* 心导管检查术是一种评估先天性或获得性心脏病的解剖和生理状况的侵入性方法，可以通过置入导管来获得血氧、血流动力学或血管造影数据，从而进行评估管理。在越来越多的病例中，介入治疗可以不需要心脏直视手术，而在心导管插管期间进行，可以缓解或治疗先天性心脏病。

（1）心导管检查数据：图 20-3 显示了心导管从心室和大动脉中获得的氧饱和度（%）和压力（mmHg）值，这些值代表了学龄儿童的正常范围。

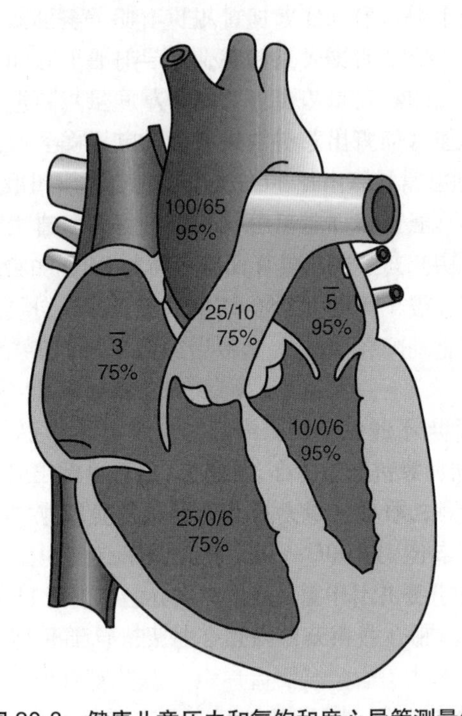

图 20-3 健康儿童压力和氧饱和度心导管测量值

$\overline{3}$. 右心房平均压力为 3mmHg；$\overline{5}$. 左心房平均压力为 5mmHg

1）血氧饱和度、分流和心输出量：测量心脏和周围血管中的氧气含量可以提供有关患者生理状况的丰富信息。动脉血氧饱和度（主动脉中）和混合静脉血氧饱和度[通常在上腔静脉（SVC）]中之间的差异通常与总心输出量成反比。心脏输出量取决于血管床的饱和度差异，耗氧量和血红蛋白含量，这被称为菲克原理。健康心脏的心脏输出量与机体耗氧量成正比，与血红蛋白成反比。贫血患者的循环系统心输出量更大，维持氧气输送至全身细胞。

右心（在下腔静脉和肺动脉之间的任何位置）的血氧饱和度增加提示存在左向右分流。如果富氧血液可以与静脉血液混合，则静脉血的血氧饱和度会升高，其升高程度与分流的多少有关。相反，左心（肺静脉和主动脉之间）的血氧饱和度下降是异常的，这表示在右向左分流中，缺氧血液进入富氧血液。

小儿心脏病学中常用的参考比率是 Qp ∶ Qs。在正常心脏中，全身心输出量（Qs）和肺血流量（Qp）相等，即 Qp ∶ Qs=1。如果注意到右心的血氧饱和度升高，则表明存在左向右分流，肺血流量将超过全身血流量。在分流较大的情况下，Qp ∶ Qs 可高达 3 ∶ 1 甚至更高。这种较大水平的分流通常难以耐受，但是较小分流（如 1.5 ∶ 1）则可以耐受数月或数年。当存在右向左分流的情况下，Qs 将超过 Qp，在发绀型患者中，Qp ∶ Qs 可能为 0.7 或 0.8。

2）压力：应测量心腔及主要血管的压力。右心室的收缩压应等于肺动脉的收缩压，左心室的收缩压同样应等于主动脉的收缩压。心房平均压应接近（或低于）心室舒张末期压力，如果存在压力梯度，则表示存在阻塞，并且梯度的严重程度是判断干预是否必要的标准之一。

例如，一名儿童的左心室收缩压是 140mmHg 而主动脉收缩压为 80mmHg，则提示该儿童存在严重的主动脉瓣狭窄，需要行心导管介入下主动脉瓣球囊成形术。

3）血管阻力：除了压力和流量，血管阻力与前两者共同组成了先天性心脏生理学的“三联概念”，阻力、压力与流量的相关关系可表示为：阻力 = 压力 / 血流量。

我们可以具体计算血管床的阻力。先天性心脏病或肺血管疾病患者可能会出现肺血管阻力（PVR）升高，这可能对血液循环和心脏功能产生不利影响。为了计算 PVR，将肺动脉到左心房降低的压力除以肺血流量（Qp），以获得肺血管阻力。例如，Qp 为 $3L/(min \cdot m^2)$，平均肺动脉压（PAP）为 15mmHg，左心房压为 9mmHg，则患者的 PVR 为 $2U/m^2$。

正常 PVR 应小于 $3U/m^2$。全身血管阻力通常范围更广，通常为 10 ～ $30U/m^2$。肺血管与全身血管阻力之比通常小于 0.3。肺血管阻力升高或肺阻力比升高均提示存在肺血管异常，这通常提示先天性心脏病或肺动脉高压患者存在的风险增加，并导致严重患者死亡风险增加。

心脏导管检查可用于评估药物治疗的效果。可以使用心导管介入术监测原发性肺动脉高压患儿在一氧化氮或前列环素的给药过程中的 PVR 变化。

（2）血管造影：在过去是诊断先天性心脏病的主要方法，也可被用于某些特定病例的诊断，但目前其更常用于制订干预措施或评估无创方法看不到的术后解剖结构。与其他方法相比，通过定位良好的导管注入对比剂可以更清晰地显示心内和血管内详细解剖结构。同时还可以评估心脏功能，并且易于发现解剖异常。越来越多的医疗中心通过血管造影的三维重建来进行心脏和血管结构的精确描绘。

(3) 心导管介入治疗：可用于封堵病变，如 PDA，房间隔缺损（ASD）或心室间隔缺损（VSD）等。心脏瓣膜狭窄或阻塞可通过球囊瓣膜成形术解决，血管阻塞也可通过在肺动脉或主动脉中进行血管成形术或支架置入术进行干预。全身静脉及肺静脉均可通过类似的方式进行修复，但不幸的是后者成功率通常较低。目前，可以使用各种设备使患者无须进行心脏直视手术就可以更换病变的心脏瓣膜，并且越来越多的设备可以用于治疗其他缺陷和脉管系统异常。

随着无创成像技术的进步，如今进行诊断性心脏导管检查的人数越来越少，但进行介入手术的数量正在增加。尽管对年龄较大的儿童进行选择性心导管检查的风险非常低（< 1%），但在有明显症状或年龄较小的患者中发生重大并发症的风险较高。介入手术进一步增加了这些风险，尤其是对于不稳定的婴儿或儿童。为了更好地了解这些技术的有效性及风险，目前正在逐渐增加该项技术的使用，以优化导管操作对婴幼儿的护理。

三、围产期和胎儿循环

出生时有 2 个事件会影响心血管和肺部系统：①脐带结扎，胎盘从母体脱离；②开始呼吸，导致血液循环发生明显变化。在胎儿时期，胎盘对血流的阻力较低。相反，肺小动脉明显收缩，则肺内血流阻力大。因此，流入右心的大部分血液从右心房通过卵圆孔进入左心房（右向左分流）。此外，进入右心室的血液大部分流入肺动脉，并通过动脉导管流入主动脉（右向左分流），而肺血流量仅占胎儿心室输出总量的 7%～10%。出生时，随着 PVR 和压力的下降，肺血流量急剧增加。长期 PVR 增高的原因包括物理因素（缺乏足够的气液界面或通气）、低氧压和血管活性介质水平（如内皮素肽水平或白三烯水平升高）。脐带血运受阻会增加循环系统血流阻力。

随着呼吸开始，肺小动脉的 PO_2 升高，导致 PVR 降低。氧分压升高、肺节律性扩张、一氧化氮和前列环素的产生在出生时 PVR 的下降中起主要作用。PVR 低于全身循环压力，导致动脉导管内血流方向改变，肺血流明显增加。

动脉导管的功能性闭合在出生后不久开始，通常保持开放 1～5d。在出生后的第一个小时内，会出现一个从右到左的小分流（类似于胎儿），但在 1h 后会发生双向分流，其中左向右分流占主导。在大多数情况下，右向左的分流会在 8h 后完全消失。在严重缺氧的患者中（如新生儿持续性肺动脉高压），PVR 仍然很高，导致右向左分流持续存在。尽管经动脉导管的分流通常在出生后 5d 之内就消失了，但该血管在 7～14d 不会结构性关闭。

在胎儿时期，卵圆孔可作为单向阀将血液从下腔静脉（IVC）通过右心房分流到左心房。出生时，由于肺和全身血管阻力的变化及从肺静脉回流到左心房的血液量增加，左心房压力升高大于右心房，实现了卵圆孔功能性关闭，从而防止血液通过卵圆孔分流。但卵圆孔仍在 10%～15%的成年人中存在。

持续性肺动脉高压是足月儿的一种临床综合征。新生儿在分娩后的最初 8h 内会出现呼吸急促、发绀和肺动脉高压。由于高 PVR，这些婴儿存在右向左大量分流的导管和（或）孔并持续 3～7d。若不能降低肺循环阻力，进行性缺氧和酸中毒会导致早期死亡，尸检结果包括肺小动脉中膜厚度增加，而过度换气、碱化血液、镇静、表面活性物质的使用、高频通气和心脏收缩力增强，使肺泡 PO_2 升高，通常可以逆转这一过程。吸入一氧化氮可选择性扩张肺血管，起持续改善氧合作用，并可改善预后。

在正常新生儿中，由于肺部迅速扩张，PVR 和肺动脉压在生命的最初几周持续下降，在 4～6 周龄可达到成年人的肺阻力和压力水平，而此时通常会出现与左向右分流病变 VSD 或房室间隔缺损（AVSD）相关的肺部过度循环的体征。

四、心力衰竭

心力衰竭（HF）是指心脏无法满足人体循环和代谢需求的一种临床疾病。左心衰竭和右心衰竭可能是由于各自心室的体积或压力超负荷或心室心肌异常所致。右心室容量过载的原因包括 ASD，肺动脉瓣关闭不全或肺静脉回流异常，而左心室分流病变（如 VSD、PDA）、主动脉瓣关闭不全或系统性动静脉畸形则会导致左心室容量过载。压力过载导致右心室衰竭的原因包括 PH、肺动脉瓣狭窄或严重 PPS 分支。左心室压力过载是由左心室阻塞性病变引起的，如主动脉瓣狭窄（瓣下、瓣膜或瓣上）或主动脉缩窄。右心室心肌异常可以导致右心衰竭，如 Ebstein 异常（右心室心房化）和致心律失常性右心室心肌病（一种右心室心肌被脂肪取代的遗传性疾病）。左心室心肌异常更为常见，包括扩张型心肌病（DCM）、心肌炎或肥厚型心肌病（HCM），由于左心房压力升高和左心室舒张功能受损，左心衰竭可引发右心衰竭。婴儿发生心力衰竭的其他原因还包括 AVSD、冠状动脉异常和慢性房性心律失常。代谢性疾病、线粒体疾病和神经肌肉疾病可根据病因不同，在不同年龄发生相关的心肌病，而获得性疾病如心肌炎引起的心力衰竭可发生在任何年龄。发生心力衰竭的儿童可能表现为烦躁、喂养困难（进食时大汗）、疲劳、运动不耐受或出现肺充血的表现（表 20-1）。

1. *心力衰竭的治疗* 心力衰竭的治疗应针对病因和症状。无论何种病因，出现心室收缩功能障碍时，神经激素系统就会早期激活。血浆儿茶酚胺水平（如去甲肾上腺素）升高，引起心动过速、出汗和肾素-血管紧张素系统激活（进而导致外周血管收缩及水钠潴留）。尽管缺乏治疗小儿心力衰竭的证据基础，但应针对 3 个决定因素进行治疗以改善心功能：①前负荷；②后负荷；③收缩力。

2. *心力衰竭的住院管理* 心脏失代偿患者需要住院进行或加强心力衰竭治疗。表 20-12 显示了用于增加心输出量的静脉正性肌力药及其对心率、全身血管阻力和心脏指数的相对影响。药物的选择部分取决于心力衰竭的病因。在表 20-12 中列出的药物中，由于去甲肾上腺素对收缩力和心脏指数的影响较小，而对全身血管阻力的增加和后负荷增加的作用更大，因此不能单独使用。

正肌力药物和机械支持

1）降低后负荷和舒张全身血管

A. 米力农：是一种磷酸二酯酶-3 抑制剂，它可增强钙向心肌的输送，从而改善心肌收缩力。米力农可舒张全身和肺血管，还可增加心肌收缩力，具有剂量依赖性。因此，米力农是治疗左心衰竭及右心衰竭的有效药物。米力农还可降低心脏直视手术后低心输出量综合征的发生率。静脉输注剂量范围一般是 0.25 ～ 0.75μg/（kg・min）。

B. 硝酸酯类：硝普钠是一氧化氮供体，可舒张动脉和静脉。静脉血管扩张可增加静脉容量，降低前负荷并降低右心房压力。动脉血管舒张可降低左心室后负荷，但也会引起低血压。该药物常见的不良反应是反应性心动过速。硝酸甘油具有增加静脉选择性的类似作用，在先天性心脏病术后发生心肌梗死及冠状动脉灌注不足时，硝酸甘油也用于改善冠状动脉血流量。硝普钠和硝酸甘油的静脉注射剂量为 0.25 ～ 3μg/（kg・min）。

2）增强心肌收缩力

A. 肾上腺素是 α_1、β_1 和 β_2 肾上腺素能受体的有效刺激剂，可引起支气管扩张、激动心脏和全身血管扩张。肾上腺素对血管的作用具有剂量依赖性，小剂量肾上腺素可通过激活 β_2 受体扩张血管，大剂量肾上腺素可通过激活 α_1 受体激活收缩血管。β_1 受体激活会引起正性肌力和正性变时作用（心率增快）。静脉输注剂量范围一般是 0.05 ～ 2μg/（kg・min）。除心力衰竭外，肾上腺素的其他适应证包括速发型过敏反应、支气管痉挛、休克、心动过缓及无搏动性心搏骤停。

B. 多巴胺：是一种天然存在的儿茶酚胺，主要通过刺激肾上腺素能和多巴胺能受体来增加心肌收缩力。肾多巴胺受体的激活可改善肾灌注。心力衰竭的通用剂量是 2 ～ 10μg/（kg・min）。

C. 多巴酚丁胺：是一种合成的儿茶酚胺，可通过激活心脏的 β 肾上腺素能受体增加心肌收缩力，且几乎不产生外周血管收缩。多巴酚丁胺通常不会引起明显的心动过速，这是其一个明显的优势，但该药物不能像多巴胺那样选择性地改善肾脏灌注。通用的静脉输注剂量范围是 2 ～ 10μg/（kg・min）。

3）机械循环支持：心肌病、心肌炎或心脏手术术后出现严重的顽固性心力衰竭的儿童可考虑机械支持。机械支持可在一定时间内用于改善心脏功能或作为心脏移植的过渡。

A. 体外膜氧合（ECMO）：是为传统疗法难以治疗的心、肺衰竭患者提供气体交换和血流动力学支持的临时手段。通过位于 SVC 或右心房的插管将患者体内的血液泵出，然后通过膜式充氧器（交换 O_2 和 CO_2），随后，这种含氧的血液通过主动脉（通过颈总动脉）中的插管回输至患者体内。需要进行系统性抗凝以防止回路中血液凝集。在等待心脏功能改善的同时应对患者进行密切监视。ECMO 的风险很大，如出现严重的出血、感染、终末器官损伤（尤其是肾脏）、卒中及回路血栓形成。

表 20-12 静脉正性肌力药物

药物	剂量 [μg/（kg・min）]	肾灌注	心率	心脏指数	外周循环阻力
多巴胺	2 ～ 5	↑肾血管扩张	0	0	0
	5 ～ 15	↑/↓取决于心脏指数和 SVR 升高的平衡	↑	↑	↑↓
	15 ～ 20	↓肾血管收缩	↑	↑	↑
多巴酚丁胺	2 ～ 20	↑通过提高心脏指数	轻↑	↑	↓
肾上腺素	0.05 ～ 2	↑小剂量时肾血管扩张 ↓大剂量时肾血管收缩	↑	↑	↓小剂量 ↑大剂量
去甲肾上腺素	0.05 ～ 2	↓	0	极轻度↑	↑↑
异丙肾上腺素	0.05 ～ 5	0	↑↑	↑	↓↓

B. 心室辅助装置：随着心室辅助装置的发展，在儿童中的使用正在增加。与 ECMO 相比，这些设备在进行血流动力学支持时侵入性更小。在这种情况下，插管通常被置于心室顶端，并通过电池驱动将血液从心室中泵出，然后血液将根据心室是否得到支持，通过置于主动脉或肺动脉上的单独套管返回至患者体内。必要时可选用单心室辅助或双心室辅助。与 ECMO 相比，心室辅助装置在循环系统发生血栓的风险更低，但感染、患者血栓形成和出血并发症的风险仍然存在。

3. 心脏衰竭的门诊管理

可选择以下药物治疗心脏衰竭。

1）减少后负荷的药物：口服减少后负荷的药物通过降低全身血管阻力来改善心输出量。血管紧张素转化酶（ACE）抑制剂（卡托普利、依那普利和赖诺普利）是需要长期治疗的心力衰竭儿童的一线治疗药物。这类药物可阻断血管紧张素Ⅱ介导的全身血管收缩，尤其适用于左心室心功能降低的儿童（如心肌炎或 DCM）。

2）β 受体阻滞剂：尽管 β 受体阻滞剂对成人心力衰竭明显有益，但与安慰剂相比，β 受体阻滞剂对心力衰竭儿童的治疗效果不明显。但是，对于已经服用 ACE 抑制剂且存在难治性心力衰竭需要额外减轻后负荷的某些儿童，β 受体阻滞剂仍是有用的辅助治疗药物。HF 的神经体液反应包括由于交感神经系统的激活而引起的循环儿茶酚胺过量，虽然在急性期是有益的，但随着时间的推移，这种代偿性反应会导致心肌纤维化、心肌肥大和心肌细胞凋亡，进而进展为心力衰竭。β 受体阻滞剂（如卡维地洛和美托洛尔）可拮抗交感神经激活作用，并可能抵消这些有害影响。β 受体阻滞剂的副作用包括心动过缓、低血压和某些患者 HF 恶化。

3）利尿剂：心力衰竭患儿通常需要使用利尿剂，以维持正常的血容量，并控制由肾素 - 血管紧张素系统激活引起的钠和水潴留所致的肺或肝淤血相关症状。

A. 呋塞米：抑制 Na-K-Cl 在髓袢（Henle 袢）处转运和重吸收，长期使用会引起钾和氯的丢失，产生低氯代谢性碱中毒和低钾血症，故使用该药时应监测电解质水平。

B. 噻嗪类药物：可抑制远曲小管中氯化钠的重吸收，可在治疗严重的心力衰竭患者时与呋塞米联用。

C. 螺内酯：是一种醛固酮抑制剂，由于其具有保钾作用，常与其他利尿剂联用，可尽量避免额外补充钾。由于醛固酮与纤维化、钠潴留和血管功能障碍的发展有关，因此除了利尿作用，螺内酯的醛固酮抑制作用有利于成人心力衰竭的治疗，但这一作用还未在儿童中得到证实。

4）洋地黄：是一种强心苷类药物，对心脏具有正性肌力作用，并可降低全身血管阻力。临床中使用的洋地黄制剂是地高辛。对成年心力衰竭患者的大规模研究尚未证明使用地高辛可降低心力衰竭的死亡率，但地高辛的使用与由于心力衰竭加重患者的住院率降低相关。目前还没有针对儿童进行的对照研究。

A. 洋地黄毒性：在除外其他因素的情况下，使用地高辛治疗期间发生的任何心律失常都应考虑是药物所致。室性心律失常和一度、二度、三度房室传导阻滞是地高辛中毒的特征。如果怀疑出现地高辛中毒情况，则应将其浓度降至谷水平。

B. 洋地黄中毒：是一种必须立即治疗的紧急情况。地高辛中毒最常见于误服成人药物的儿童。患儿应立即洗胃，严重中毒时可能需要使用活性炭；洋地黄毒性可能会诱发高度心脏传导阻滞，可能需要使用阿托品或临时起搏器，还可能需要使用抗心律失常药。地高辛特异抗体 FAB 片段可用于逆转可能威胁生命的严重中毒情况。

五、先天性心脏病的遗传基础

妊娠期糖尿病、饮酒、使用孕酮、病毒感染及暴露于致畸剂等环境因素与心脏畸形发生率增加相关。随着遗传学的发展，其作为先天性心脏病病因的重要性变得越来越明显。22 号染色体长臂的微缺失（22q11）与 DiGeorge 综合征有关，这些患儿通常存在动脉干异常，如永存动脉干、法洛四联症、右心室双出口或主动脉弓离断。Alagille 综合征、Noonan 综合征、Holt-Oram 综合征、Williams 综合征，以及 13- 三体、18- 三体、12- 三体通常都与先天性心脏病相关。了解这些关联及其他心脏病变的遗传学基础的针对性研究将为早期诊断、基因治疗和复发风险咨询提供机会。

六、非发绀型先天性心脏病

（一）间隔缺损

1. 房间隔缺损

诊断要点和主要特点

- 固定、广泛分裂的 S2，右心室隆起
- 肺动脉瓣听诊区Ⅰ～Ⅲ / Ⅵ级收缩期喷射性杂音
- 大缺损可导致胸骨左缘下侧的舒张期杂音（三尖瓣血流增加）
- 心电图 V_1 导联出现 rsR’ 波形
- 常无症状

（1）概述：房间隔缺损（ASD）是房间隔中缺损，使心房之间血液出现分流。房间隔缺损有 3 种主要类型：继发孔、原发孔和静脉窦型房间隔缺损。原发孔型房间隔缺损是最常见的类型，表现为房间隔的胚胎学缺陷或房间隔中央孔太大。继发孔型房间隔缺损与房室间隔缺损相关。因为窦静脉的位置与右上肺静脉密切相关，因此静脉窦缺损常与肺静脉异位引流有关。

对于先天性心脏病患者，10%为继发孔型房间隔缺损，女性发病率是男性的2倍。这种缺陷通常是散发的，但也可能有家族性或遗传学基础（Holt-Oram综合征）。30年之后，可能会发生房性心律失常或肺血管疾病。当心房水平分流变为右向左分流时，不可逆的肺动脉高压导致患者会出现发绀，出现右心衰竭，寿命缩短（艾森门格综合征）。

（2）临床表现

1）症状和体征：大多数房间隔缺损的婴儿和儿童没有心血管症状，年龄较大的儿童和成人可能多表现为运动不耐受、容易疲劳，少数可出现心力衰竭。房间隔缺损的分流方向取决于心室顺应性。由于右心室通常顺应性更高，故当血液沿着阻力最小的路径流过缺损部位时，分流方向为左向右分流，因此一般不会出现发绀。但当发生右心室障碍时，会出现缺损处分流方向逆转时会出现发绀，右心室功能障碍通常由肺动脉高压引起。

脉搏通常是正常的。心脏多有明显搏动，在胸骨左缘中下部可触及右心室隆起。S2在肺动脉听诊区固定且分裂，不伴肺高压时心音强度正常。在第2肋间隙的胸骨左缘可闻及Ⅰ～Ⅲ/Ⅵ级喷射性收缩期杂音，这种杂音是由肺动脉瓣处血流增加引起的，而不是由于房间隔缺损引起的。在胸骨左缘第4肋间隙处常可闻及舒张中期杂音，这种杂音是由舒张期通过三尖瓣的血流量增加所致，这种杂音的存在提示血流量大，肺血流量与全身血流量比值大于2：1。

2）影像学检查：X线检查可见心脏增大。大的房间隔缺损由于肺血流增多，X线检查可见肺动脉主干及其分支明显扩张。

3）心电图：心电图可见电轴右偏，右心导联呈rsR'模式。心脏同源框基因（NKX2-5）中的突变与ASD相关，可见房室传导阻滞。

4）超声心动图：超声心动图显示右心房和右心室扩张。二维超声心动图直接显示ASD的确切解剖位置，彩色多普勒显示血流左向右分流，可进行诊断，在手术或导管封堵前无须再进行心导管检查。应评估所有肺静脉，以排除相关的肺静脉异位引流。

5）心导管介入术：虽然诊断时很少需要心导管检查，但经导管封堵是目前治疗继发孔性ASD的首选治疗方法。

如果进行了心导管检查，从SVC到右心房的血氧饱和度将会显著提高，PAP和PVR通常是正常的，Qp：Qs则会发生波动，在（1.5～4）：1。

（3）治疗：缺损大伴右心扩大，且有症状的儿童建议手术或经导管介入封堵。对于有明显血流动力学改变但无症状的儿童，可在1～3岁时选择性进行闭合治疗。大多数缺损可通过心导管介入进行非手术关闭，但缺损周围必须有足够的组织来固定封堵装置。通过手术修补缺损的死亡率＜1%。在3岁时进行缺损封堵手术，可以避免右心功能障碍和心律失常等晚期并发症。

（4）病程与预后：患者通常20岁前对房间隔缺损的耐受性良好，经常直到成年的中后期才注意到这种缺陷。肺动脉高压和分流方向改变是罕见的晚期并发症，感染性心内膜炎（IE）不常见。缺损直径＜4mm的ASD多可自行闭合。因此，建议患者在门诊进行随访。经过手术治疗患儿的运动耐力和耗氧量通常是正常的，没有必要限制体育活动。

2. 室间隔缺损

诊断要点和主要特点

- 胸骨左缘下部全收缩期杂音伴右心室隆起
- 表现及病程取决于缺损部位的大小和PVR
- 临床表现为生长迟缓、呼吸急促及进食后大汗
- 左向右分流伴PVR正常
- 大的缺损如果没有进行早期修补可能会导致艾森门格综合征

（1）概述：VSD是最常见的先天性心脏畸形，约占所有先天性心脏病的30%。室间隔缺损既可发生在膜部（最常见），也可发生肌部。室间隔缺损分为下列4情况。

1）血流动力学改变不明显的小型室间隔缺损：有80%～85%的VSD出生时很小（直径＜3mm）并且会自发关闭。通常，室间隔肌部的小缺损会比膜部更快地闭合。多数情况下，小的VSD无须手术。有50%的小型VSD会在2岁时关闭，90%会在6岁时关闭，其余大部分将在学龄期关闭。

2）中型室间隔缺损：中等大小（直径3～5mm）VSD的无症状患者占VSD儿童的3%～5%，这些儿童通常没有明确的手术指征。既往研究表明，在做过心导管检查的患者中，肺血流量与全身血流量的比通常小于2：1，而连续心导管检查表明分流逐渐变小。如果患者无症状且没有肺动脉高压的证据，这些缺损可随着时间的推移逐渐闭合。

3）肺血管阻力正常的大型室间隔缺损：这些大室缺的直径通常为6～10mm。缺损范围在出生后几个

月内如果没有明显缩小，则需要手术治疗，但进行手术的时间取决于患者的临床情况。VSD大且PVR正常的婴儿若在3～6月龄时出现生长迟缓、呼吸急促、大汗等症状，则需要进行治疗。VSD大的患者在2岁之前进行手术，基本上可以避免出现肺血管疾病的风险。

4）合并肺血管阻塞性疾病的大型室间隔缺损。

VSD分流方向由体肺血管的阻力决定，因此分流方向通常是从左到右。大型VSD中，左右心室压力相等导致PAP升高。此外，肺循环中血容量增加而引起的剪应力会导致阻力随时间增加。不能手术的绝大多数肺动脉高压患者会逐渐发展至这种状况。多中心国家的研究综合数据表明，在2岁之前对大型VSD进行手术修复可以预防几乎所有不可逆的肺动脉高压。

（2）临床表现

1）症状和体征：轻度或中度左向右分流的患者通常没有心血管系统症状。左向右分流较大的患者多在婴儿早期发病，这些婴儿经常出现呼吸道感染、体重增长缓慢，且呼吸困难，出汗和乏力很常见。这些症状最早可在1～6月龄时出现，年龄大一点的儿童可能会出现运动不耐受。随着时间的流逝，持续大量左向右分流的儿童和青少年肺血管床发生结构变化，导致PVR增加，并且分流方向从左向右转变为从右向左（艾森门格综合征），随即出现发绀。

A.较小的左向右分流：没有明显的心尖抬升、隆起或搏动感。心尖部第一心音正常，肺部听诊区第二心音出现生理性分裂。胸骨左缘第3和第4肋间可闻及Ⅱ～Ⅳ/Ⅵ级剧烈的中高调全收缩期杂音，杂音可放射至整个心前区。没有舒张期杂音。

B.中度左向右分流：心前区轻微突出，左心室中度隆起，胸骨左缘第3和第4肋间可触及收缩期震颤。肺部听诊区第二心音分裂，也可正常。胸骨左缘第4肋间可闻及Ⅲ～Ⅳ/Ⅵ级粗糙的全收缩期杂音。二尖瓣舒张期杂音提示大量分流使肺血流量和随后的肺静脉回流显著增加。

C.伴有肺动脉高压的大室间隔缺损：心前区突出，剑突下凸起。左心室及右心室明显隆起。肺部听诊区可闻及明显的S2，胸骨左缘下部可触及震颤。S2常为单调短促，伴有亢进。杂音为Ⅰ～Ⅳ/Ⅵ级粗糙的全收缩期杂音。在缺损较大或左右心室压力接近时，杂音不明显，能否闻及舒张期杂音取决于分流量的大小。

2）影像学检查：在分流较少的患者中，胸部X线检查可以是正常的。分流较大的患者心脏明显扩大，包括左心室、右心室及左心房。肺动脉主干及其分支增粗。

3）心电图：左向右分流量小的患者心电图可以是正常的。左心室肥大（LVH）通常发生于左向右分流较大且PVR正常的患者中。由于血流量增加、肺血管阻力增加或两者兼而有之的所致的PH患者可出现双心室增大。长期左向右分流导致肺血管管腔阻塞继而出现肺动脉高压的患者（艾森门格综合征）可出现单纯的右心室肥大（RVH）。

4）超声心动图：二维超声心动图可以显示室间隔缺损的大小并确定其解剖位置。通过二维成像和彩色流成像结合，可以检测到多种缺陷。多普勒可以通过估计LV和RV之间的压差来进一步评估VSD。若左右心室压差＞50mmHg，则证实没有严重的PH。

5）心导管和血管造影：由于能够描述VSD解剖结构并基于VSD上的梯度估计PAP，因此可以在不需要心导管和血管造影的情况下修复大多数单一缺损。PVR升高的患者应行心导管检查。心血管造影检查可确定缺陷的数量、大小和位置。

（3）治疗

1）医疗管理：出现症状的患者，可以在手术前或预计缺损会随时间推移而闭合时，进行减轻循环淤血的治疗，特别是应用利尿剂和减轻全身后负荷。

2）手术治疗：心脏扩大、生长迟缓、运动耐力差或存在其他临床异常且分流明显（＞2：1）的患者通常在3～6个月时接受手术修复。人工或心包贴片可用于初次闭合。在大多数医疗中心，这些孩子均在1岁前进行手术，因此很少发生艾森门格综合征。VSD封堵手术的死亡率低于2%。

肌部VSD也可以经导管封堵，在置管过程中，对膜周部的VSD同时进行封堵，但置入封堵器后的完全性心脏传导阻滞发生率高，降低了该治疗的临床应用。

（4）病程与预后：晚期的严重心律失常并不常见，功能性运动能力和耗氧量通常都是正常的，因此不必严格限制体育运动。已矫治的成年患者生活质量正常。

3. *房室间隔缺损*

诊断要点和主要特点

- 新生儿期杂音不明显
- 肺动脉听诊区S2亢进
- 多见于唐氏综合征的患儿
- 心电图示电轴左偏

（1）概述：房室间隔缺损（AVSD）是由胚胎心内膜垫不完全融合导致的。心内膜垫形成心脏的“十字结构”，包括房间隔的下部、室间隔的膜部及三尖瓣和二尖瓣的膈叶。AVSD约占所有先天性心脏病的4%。有60%的唐氏综合征儿童患有先天性心脏病，其中35%～40%为AVSD。

AVSD分为部分型和完全型AVSD。房室瓣的位置决定了缺损的生理特点。如果瓣膜位于缺损的中部

（完全型 AVSD），则缺损位置的心房和心室成分均存在，且左右房室瓣膜共用一个瓣环或瓣口。在部分型 AVSD 中，房室瓣膜的位置较低，导致没有心室缺损成分的原发性 ASD，形成 2 个房室孔，通常伴有左侧房室瓣前叶裂缺。

部分型 AVSD 的表现类似于独立的 ASD，通过左方式瓣膜的裂口可引起不同程度的反流。完全性方式瓣膜缺损在心室和心房水平引起大的左向右分流，并伴有不同程度的方式瓣膜反流。如果肺血管阻力增加，分流可能变成双向分流。在唐氏综合征患儿和未进行修复的年龄较大的儿童中，双向分流更为常见。

（2）临床表现

1）症状和体征：部分型 AVSD 可能与继发孔 ASD 症状相似。完全型 AVSD 的患者通常会出现诸如发育迟缓、呼吸急促、进食后出汗或反复肺炎等症状。

由于全身血管阻力与肺血管阻力（PVR）相对相等，在新生儿中可能无法闻及杂音。4～6 周后，随着肺血管阻力的下降，会出现非特异性的收缩期杂音。杂音通常不如孤立的 VSD 那样粗糙。左、右心均有心脏扩大。S2 异常响亮，在心尖和胸骨左缘下部可闻及明显的舒张期杂音。

如果存在严重的肺血管阻塞性疾病，通常以右心室扩大为主要表现。肺部听诊区 S2 响亮，但没有震颤。在胸骨左缘下部可闻及非特异性的短促收缩期杂音，没有闻及舒张期杂音。如果存在右向左的分流，将出现明显的发绀。

2）影像学检查：完全型 AVSD 可见全心扩大，肺血增加。通常部分型 AVSD 仅有右心增大，严重的二尖瓣前叶裂缺少数情况下也可导致左心增大。

3）心电图：在所有形式的 AVSD 中，都存在电轴左偏。心电图是 AVSD 的重要诊断工具。仅有 5% 的孤立的 VSD 患者出现此 ECG 异常。有超过 50% 的患者会出现一度传导阻滞。缺损分型及是否存在肺动脉高压决定了患者出现单纯左心或右心室肥厚或双心室肥厚。

4）超声心动图：超声心动图是首选的诊断方式。二维超声心动图可以很好地显示解剖结构，正常心脏三尖瓣位置更靠前，而 AVSD 患者的两个房室瓣处于同一水平位置。超声心动图可测量心房或心室缺损部位的大小，可以检测到房室瓣反流情况。左心室流出道狭长（呈“鹅颈状”）导致某些患者出现左心室流出道梗阻。

5）心导管和血管造影：心血管导管检查通常不用于评估 AVSD，但可用于评估患有唐氏综合征的较大婴儿的 PAP 和肺动脉阻力，因为这类患者易出现早发性 PH。右心室或右心房氧饱和度的增加表明分流程度。心血管造影可完整显示特征性左心室流出道鹅颈畸形。

（3）治疗：此种类型的缺陷不会自发闭合，需手术治疗。部分型 AVSD 手术的死亡率较低（1%～2%），但由于晚期左心室流出道梗阻和二尖瓣功能不全，患者需要进行随访。完全型 AVSD 具有较高的死亡率。必须在 1 岁前进行完全矫治，以免发生不可逆的 PH。

（二）动脉导管未闭

诊断要点和主要特点

- 连续机器样杂音
- 如果存在大的导管，则会出现周围血管征
- 症状和病程取决于导管和 PVR 的大小
- 存在大的动脉导管的患儿临床特征是发育迟缓、呼吸急促及进食后大汗
- 当肺血管阻力正常时，分流方向为左向右分流

1. 概述　动脉导管未闭（PDA）是指肺动脉连接至主动脉的胎儿血管持续存在。正常足月婴儿会在 1～5 日龄时自发关闭。PDA 占所有先天性心脏病的 10%。出生在海拔超过 10 000 英尺（约 3048m）的婴儿，PDA 的发病率更高。女性发病率是男性的 2 倍。PDA 在体重小于 1500g 的早产儿中的发病率为 20%～60%。发生 PDA 的患儿可能仅存在此一种异常，也可伴发其他病变，如主动脉缩窄和 VSD。在某些复杂性先天性心脏病 [如发育不良的左心综合征（HLHS）、肺动脉闭锁（PA）] 的患者中，则需要保证动脉导管的持续开放。前列腺素 E2（PGE2）是花生四烯酸代谢的产物，连续静脉输注可保持导管开放。

2. 临床表现

（1）症状和体征：临床表现和病程取决于分流量的大小和 PH 的程度。

1）中型至大型的动脉导管未闭：舒张期血液流经动脉导管，脉压变大，可出现周围血管征。S1 正常，S2 分裂。分流量大时，S2 可以出现逆分裂（例如，S2 在吸气时变窄而在呼气时变宽）。逆分裂是由于左心室容量过载及血液从左心室射出时间延长引起的。

PDA 的杂音非常有特征，为粗糙连续的机器样杂音，在胸骨左缘第 2 肋间最清晰。它在 S1 之后出现，在 S2 达到峰值，然后进入舒张期，逐渐减弱并在 S1 之前消失。杂音向前肺野传导强，向后肺野传导相对较弱。心尖部可闻及舒张期杂音。

2）动脉导管未闭伴肺血管阻力增加：下流经动脉导管的血量减少。S2 单调响亮，且没有明显的心脏杂音。脉搏是正常的，没有明显的周围血管征。

（2）影像学检查：在独立存在的 PDA 中，胸部 X 线片的表现取决于动脉导管的大小。若动脉导管较小，

则不会出现心脏扩大。如果分流量较大，左心房、左心室均可扩大，也可见肺动脉段主干突出。

（3）心电图：根据动脉导管分流量的大小，心电图可表现为正常或 LVH。在因肺血流量增加而产生的 PH 的患者中，经常会出现双心室肥大。在肺动脉阻塞性疾病中，会发生单纯 RVH。

（4）超声心动图：超声心动图可直接显示动脉导管，并确认分流的方向和程度。高速的左向右分流与异常升高的 PVR 相反，同时随着新生儿期间 PVR 的下降，通常可以看到更高速的左向右分流。如果肺血管阻力超过体循环阻力，则分流方向转变为右向左分流。超声心动图必须识别导管依赖性的肺循环或体循环相关的心脏病变，在这种情况是禁止关闭 PDA 的。

（5）心导管和血管造影：除了新生儿及小婴儿，在导管室进行 PDA 环扎是一种常规治疗方式。

3. *治疗* 当 PDA 较大而患者较小时，则应通过手术进行关闭。对于患有肺血管阻塞性疾病且导管水平右向左分流的患者，应谨慎关闭 PDA，因为这可能会导致右心室衰竭。左到右分流较大的患者需要在 1 岁时进行关闭，以防止进行性肺血管阻塞性疾病的发展。有明显症状的 PDA 且 PAP 正常的患者可在导管室进行环扎，但最好是在孩子体重达到 5kg 后。

在应用扩血管药物（如一氧化氮）后，PVR ＞ 10Wood（正常，＜ 3），肺血管阻力与全身血管阻力之比＞ 0.7（正常，＜ 0.3）的患者，为肺小动脉扩张试验阳性，不能关闭 PDA。PDA 闭合会使这些患者病情恶化，因为通过动脉导管的血流可以保留右心室功能，并保持对体循环的输出量。这些患者可以接受肺血管扩张剂治疗，但病情严重时最终可能需要进行心肺移植。

有症状的 PDA 在早产儿中很常见。吲哚美辛是一种前列腺素合成抑制剂，常用于关闭早产儿的 PDA，但吲哚美辛不能关闭足月儿或儿童的 PDA。吲哚美辛疗法在出生体重＞ 1200g 的早产儿中成功率高达 80%～ 90%，但在较小的婴儿中则成功率不高。如果患儿肾功能、肝功能和血液系统正常，则可以使用吲哚美辛（每 8 ～ 24 小时口服 0.1 ～ 0.3mg/kg 或每 12 小时肠胃外 0.1 ～ 0.3mg/kg）。由于吲哚美辛可能会损害肾功能，因此在治疗期间应监测尿量、BUN 和肌酐。如果吲哚美辛无效，并且仍有明显的血流动力学异常，则应进行手术结扎。如果导管部分闭合，以致分流不再具有明显的血流动力学异常，则可以尝试第二疗程吲哚美辛治疗。

4. *病程与预后* 仅存在 PDA 且分流量为小到中度的患儿，一般无须手术即可恢复。但在 30 ～ 40 岁时，存在肺动脉高压和心力衰竭的患者可能会出现乏力、劳力性呼吸困难及运动不耐受的症状。如果没有发生严重的肺血管疾病，可以在稍晚时期进行经皮介入封堵。重度不可逆 PH 患者，预后较差且可能需要进行心肺移植。

PDA 的自发闭合可能发生在 1 岁以内，尤其是早产儿，在 1 岁以后则极少发生自发闭合。心内膜炎是动脉导管未闭的潜在并发症，因此即使缺损很小，如果在 1 岁内没有闭合，一些专家也建议关闭动脉导管，而这些患者大多是进行经皮介入封堵而不是通过外科手术结扎。

（三）右心梗阻性病变

1. *肺动脉瓣狭窄*

诊断要点和主要特点

- 轻度或中度狭窄无症状
- 导管依赖性病变中发绀和右心衰竭发生率高
- 右心室抬举样搏动，左侧第 3 肋间可闻及收缩期喷射性杂音
- S2、P2 分裂；可闻及 Ⅰ ～Ⅵ / Ⅵ级收缩期喷射性杂音
- 胸部 X 线检查提示肺动脉扩张

（1）概述：肺动脉瓣狭窄占所有先天性心脏病的 10%。肺动脉瓣环通常很小，主肺动脉有中度至明显的狭窄后扩张。流经肺动脉瓣的血流阻塞会导致右心室压力升高。肺循环压力大于体循环压力可能危及生命，与梗阻的严重程度有关。右心室负荷增加可能会导致严重的 RVH，甚至导致最终的 RV 衰竭。

当阻塞严重且室间隔完好时，通常会通过卵圆孔未闭（PFO）在心房水平发生右向左的分流。严重梗阻和肺血流极低（重症 PS）的新生儿，通过导管左向右分流是必不可少的，因此需在出生时应用前列腺素进行干预。这些患儿出生时即表现为发绀。

（2）临床表现

1）症状和体征：轻度甚至中度肺动脉瓣狭窄的患者无发绀且没有症状。严重瓣膜狭窄的患者可早期发绀。轻度至中度阻塞的患者通常发育良好且营养良好，他们不容易发生肺部感染。脉搏正常。可有心前区突出，常伴有明显的右心室隆起。肺部区域常出现收缩期震颤。对于轻度至中度狭窄的患者，在胸骨左缘第 3 肋间可闻及明显的肺动脉射血声，该杂音随呼吸而变化，呼气比吸气时杂音更明显。在严重的狭窄中，肺动脉射血杂音倾向于与 S1 合并，S2 随狭窄程度而变化。在轻度的肺动脉狭窄中，S2 是正常的。在中度肺动脉狭窄中，S2 分裂更广泛，肺动脉区域听诊更柔和。在严重的肺动脉狭窄中，S2 是单一的，因为无法听到肺动脉关闭的声音。在左侧第 2 肋间可清晰闻及粗糙的收缩期喷射性杂音，向后辐射良好。严重的肺动脉瓣狭窄，杂音通常很短，且不能闻及舒张期

杂音。

2）影像学检查：心脏大小正常。肺动脉瓣狭窄后常出现主肺动脉及左肺动脉扩张。

3）心电图：轻度狭窄时心电图可表现为正常。在存在严重梗阻时，右心前区导联（V_3R、V_1、V_2）出现右心室肥厚的表现（T 波倒置加深）。可能出现右心房增大。中度至重度肺动脉瓣狭窄可导致电轴右偏。

4）超声心动图：体格检查通常可做出诊断，但超声心动可以确诊，并确定解剖结构和相关病变。肺动脉瓣瓣叶增厚，位移减少受限。多普勒可以准确地估计跨瓣膜的压力梯度，可用来评估右心室压力，帮助确定适当的时间进行干预。

5）心导管和血管造影：心导管可用于球囊瓣膜成形术治疗。在伴有 RV 功能不全的严重病例中，左心房饱和度低于肺静脉饱和度，这表明存在心房水平的右向左分流。PAP 是正常的。跨肺动脉瓣的梯度波动在 10 ～ 200mmHg。病情严重时，右心房压升高，以 a 波为主。右心室的血管造影显示肺动脉瓣厚，开口狭窄并向肺动脉喷射出对比剂。漏斗状（右心室流出道）肥大可能导致肺血流梗阻。

（3）治疗：对于右心室收缩压大于体循环压力 2/3 的儿童，建议治疗肺动脉狭窄。对于全身或右心室压力增高的患者应进行立即纠正。经皮球囊瓣膜成形术是首选的手术方法。它在解除阻塞方面和外科手术效果一致，且更少引起瓣膜关闭不全。当球囊肺动脉成形术失败时，则需要进行手术治疗。

（4）病程与预后：轻度肺动脉狭窄患者可正常生活，即使是中度狭窄也很少有症状。如前所述，患有严重瓣膜狭窄的患者可在婴幼儿期出现发绀。

球囊肺动脉瓣成形术或手术后，如果没有明显的 PI，大多数患者的运动能力良好，因此并不提倡限制体力活动。得到成功治疗的肺动脉狭窄和轻微 PI 的成人的生活质量是正常的。PI 患者可能在运动中表现出明显受限。严重的 PI 可导致进行性右心室功能障碍和 RV 扩张，成年后诱发心律失常和右心衰竭。严重 PI 患者可通过瓣膜置换术获益。

2. 肺动脉瓣下狭窄　孤立性漏斗状（瓣膜下）肺动脉狭窄是罕见的，更常见的是合并其他病变，如法洛四联症。与膜周部小室间隔缺损相关的漏斗状肥厚可能导致“RV 双腔”，其特征是右心室流入和流出部分之间的梗阻。如果有明显的心前区震颤，但没有闻及肺动脉射血声，且在第 3 和第 4 肋间隙（而不是第 2 肋间隙）出现最明显的杂音，我们就应该考虑这种疾病。临床表现与肺动脉瓣狭窄相同。一般需要进行外科手术，因为这种情况不能通过介入的方式进行球囊导管扩张。

3. 肺动脉瓣上狭窄　是一种比较少见的以肺动脉主干狭窄为特征的病变。虽然杂音在胸骨左缘第 1 肋间隙和上胸骨切迹处最明显，但其临床表现可能与肺动脉瓣狭窄相同。由于没有涉及瓣膜本身，因此听不到瓣膜杂音。杂音向颈部和肺野传导。Williams 综合征的患儿可能有瓣膜上或 PPS 伴瓣膜上主动脉狭窄。

4. 周围（分支）肺动脉狭窄　在 PPS 患者中，肺动脉分支多处狭窄，有时延伸到肺外周的血管。双侧肺野前后可听到收缩期杂音，并向腋窝传导。轻微的、非病理性的肺分支狭窄在婴儿期产生的杂音可在 6 个月大时消退。Williams 综合征、Alagille 综合征和先天性风疹通常与严重的外周 PAS 相关。外科手术通常是不成功的，因为肺门附近和肺门以外的狭窄区域不能进行手术。经导管球囊血管成形术甚至支架置入都可用于该病治疗，并取得一定的成功。在某些情况下，某些狭窄会随着年龄的增长而自然改善。

5. 三尖瓣 Ebstein 畸形　三尖瓣的间隔小叶移位到心尖，并附着在右心室的心内膜而不是在三尖瓣环上。因此，右心室很大一部分在生理上是右心房的一部分。右心室“心房化”的部分室壁薄且无助于右心室输出。移位的三尖瓣下方的心室部分体积缩小，行使右心室功能。

（1）临床表现

1）症状和体征：三尖瓣畸形的临床表现与三尖瓣移位程度相关。在最极端的情况下，室间隔小叶明显移位到右心室流出道，导致流向肺动脉的血流受阻，因为大部分心室已经“心房化”，右心室几乎没有功能。三尖瓣关闭不全的程度可能非常严重，以致右心室流出道的血流进一步减少，导致心房水平右向左分流，并引起发绀。而在另一个极端，当肺动脉血流充足时，直到成年才出现与右心房扩张相关的快速心律失常等症状。这些年龄较大的患者通常三尖瓣的中隔叶移位较少，因此右心室组织的功能较强。

2）影像学检查：胸部 X 线片可表现为心脏扩大，右心饱满，心脏扩大的程度与三尖瓣关闭不全的程度和心房水平分流的强度和大小相关。严重的三尖瓣移位和（或）房间隔缺损将会导致心脏扩大明显，甚至出现“wall to wall 心脏”（即心影从右至左贯穿胸腔）。

3）心电图：可以表现为正常，但更常见的是右心房增大和 RBBB。Ebstein 畸形和 Wolff-Parkinson-White（Wolff-Parkinson-White，WPW）综合征有关，在 WPW 综合征中可见 delta 波（短 PR 伴有 QRS 上升）。

4）超声心动图：是必查项目，不仅能确定诊断，还有助于判断预后。三尖瓣位移程度、右心房大小和心房水平分流情况均可影响预后。

（2）病程与预后：对于发绀型新生儿，PGE2 用于维持动脉导管的肺动脉血流，直到 PVR 下降，促进肺动脉顺行血流。如新生儿仍然明显发绀，则需要手术治疗。

手术修复的类型与疾病的严重程度相关。例如，为了减少三尖瓣反流，手术可能涉及心房折叠术和三尖瓣修补术，但该术式的成功率参差不齐。因为早期存在心房扩张，晚期出现心律失常很常见。如果 Ebstein 畸形没有经过积极治疗，青春期有可能会出现房性快速心律失常，而扩大的房性右心室将会影响左心室功能。术后运动耐受性有所改善，但仍低于相应年龄的正常水平。

（四）左心病变

1. 主动脉缩窄

诊断要点和主要特点
● 股动脉搏动减弱或消失
● 上下肢收缩压不同
● 左侧腋下及背部可闻及收缩期吹风样杂音

（1）概述：主动脉缩窄是指主动脉弓的狭窄，通常发生在降主动脉近端动脉导管开口处，靠近左锁骨下动脉（通常是梗阻近端）。主动脉缩窄占所有先天性心脏病的 7%，且男性居多（1.5 ∶ 1）。许多受影响的女性患有特纳综合征（45,XO）。有多达 85%的病例的主动脉缩窄与二尖瓣相关，10%的病例与脑内动脉瘤相关。

（2）临床表现

1）症状和体征：主要的症状是股脉搏动减弱或消失及上下肢血压不等。通常情况下，下肢血压至少与上肢血压相等，甚至更高。主动脉缩窄的患者则正好相反，以及上肢血压通常至少比下肢血压高 15mmHg，当存在明显左心室障碍或侧支循环时，上下肢血压压差可能稍缩小。我们应该测量四肢血压，若左锁骨下动脉存在远端狭窄，则左上肢血压降低、脉搏变弱。由于动脉导管开放可使血流跨越缩窄部位直接流入降主动脉，则在 PDA 关闭之前，下肢血压可能可以维持正常。

近 40% 的主动脉缩窄患者为新生儿，常伴有急性左心室功能障碍、心输出量低、休克和组织灌注受损引起的全身性酸中毒。其余 60%患有主动脉缩窄的儿童通常在婴儿期没有任何症状，隐匿的表现包括全身性高血压、跛行或发育不良。左侧背部及左侧腋部可闻及收缩期杂音或持续性杂音，这可能与主动脉瓣二瓣畸形相关。

2）影像学检查：主动脉缩窄瓣心功能不全的婴儿在胸部 X 线片上常表现为明显的心脏扩大及肺野充血。较大的患儿左心室大小可能正常，但显示出“3”字征 [即明显的主动脉近端缩窄、缩窄位置的凹陷（缺口）及缩窄后的扩张] 或由于肋间动脉形成明显侧支循环导致肋骨处出现凹陷。CT 和 MRI 可提供主动脉的三维成像，尤其是在复杂的主动脉缩窄和主动脉发育不全的情况下。

3）心电图：婴儿的心电图通常是正常的，因为婴儿期右心室占主导地位，因为右心室在胎儿期承担着主要的心室功能。较大儿童的心电图常显示左心室肥大。

4）超声心动图：二维超声心动图可以直观显示缩窄情况、心室大小及功能。彩色血流和频谱多普勒显示了缩窄处的湍流，并可评估其流经缩窄处的速度。当出现明显的梗阻时表现为舒张期径流。在有 PDA 的新生儿中，不能排除将来可能发生缩窄的情况，因为 PDA 的关闭会使主动脉组织收缩，导致缩窄。还可能存在其他左心阻塞性病变，如二叶主动脉瓣或二尖瓣异常。

5）心导管和血管造影：心导管和心血管造影很少用于诊断婴儿或儿童的缩窄，除非计划进行经导管介入治疗。

（3）治疗：患有主动脉缩窄的婴儿可能出现在四肢，主要的复苏措施是输注 PGE1[0.05 ～ 0.1μg/（kg • min）] 以重新打开动脉导管，同时舒张动脉导管组织。缩窄远端的末端器官损害并不罕见，因此经常需要应用正性肌力药。

病情一旦稳定下来，婴儿应该接受矫正修复治疗。新生儿先天性主动脉缩窄的修复通常通过手术解决（两端扩大吻合），同时，手术还可以处理其他相关病变。先天性主动脉缩窄的姑息性新生儿球囊血管成形术很少在存在严重心功能不全的患者中应用。在较大的儿童中，主动脉缩窄的球囊血管成形术可能是最终的治疗方法；如果置入的支架可以扩展到成人尺寸，则可能需要进行支架置入（包括覆盖支架置入术）。

反复缩窄是外科手术和球囊血管成形术的主要并发症，在初始血管成形术干预后更为常见。复发性缩窄通常可以在导管室通过血管成形术和可能的支架置入进行治疗。

（4）病程与预后：未发生心力衰竭的存活新生儿在儿童期和青春期都表现良好。即使成功完成缩窄修复，全身性高血压也很常见，尤其是在 5 岁以后进行修复的患者中。致命并发症（如高血压脑病或颅内出血）在儿童时期并不常见。感染性动脉内膜炎在青春期之前很少见，但可在修复和未修复的缩窄中发生。在参加竞技体育活动之前，必须进行运动测试。

2. 主动脉瓣缩窄

诊断要点和主要特点

- 胸骨右缘上部粗糙的喷射性收缩期杂音，向颈部传导
- 胸骨上切迹和颈动脉震颤
- 心尖部收缩期喀喇音
- 胸部 X 线检查提示升主动脉扩张

（1）概述：主动脉瓣狭窄是指主动脉或其附近的左心室流出道梗阻，占先天性心脏病的 3%～ 8%，可导致左心室与主动脉收缩压阶差大于 10mmHg。虽然仅存在 3 种主动脉瓣狭窄的解剖学变异（瓣膜部、瓣膜上或瓣膜下）。但通常发生多种程度的梗阻。

1）主动脉瓣狭窄（60%～ 75%）：主动脉瓣狭窄以男性为主（3 ： 1 ～ 5 ： 1），通常与主动脉二瓣或单瓣相关。二瓣型主动脉瓣发生率为 1.3%，是最常见的先天性心脏病变，该型瓣膜仅由 2 个瓣叶组成或 3 个瓣叶中 2 个瓣叶完全或部分融合。单瓣型主动脉瓣为 3 个瓣叶融合。瓣叶融合通常会导致瓣叶运动性降低和潜在的血流阻塞。

2）主动脉瓣下狭窄（60%～ 75%）：主动脉瓣下狭窄也以男性为主（2 ： 1 ～ 3 ： 1），其与左心室流出道的隔膜或肌肉狭窄相关。主动脉瓣可能正常或畸形，其隔膜常附着在二尖瓣的前小叶上。隔膜通常在出生后出现，通常伴有其他左心梗阻性病变和膜周部室间隔缺损，主动脉瓣下狭窄通常会进行性加重。

3）主动脉瓣上狭窄（8%～ 14%）：主动脉瓣上狭窄包括升主动脉狭窄，通常在主动脉窦管交界处。常与弹性蛋白缺陷相关，如 Williams 综合征（伴有瓣膜上肺动脉狭窄、异常面容和发育延迟）。

（2）临床表现

1）症状和体征：尽管严重的先天性狭窄可伴有严重的左心室功能不全和心源性休克，并且需要 PDA 维持心输出量（“严重”主动脉瓣狭窄），但单纯的主动脉瓣狭窄很少会在婴儿期出现症状。体格检查结果取决于阻塞程度。

A. 主动脉瓣狭窄：如果狭窄严重，脉搏会减弱。可在心尖部触及左心冲动感。当存在中度或重度狭窄时，可在胸骨上窝及颈动脉上方可触及收缩期震颤。

可在心尖部闻及主动脉瓣开放时的收缩期喀喇音，其与 S1 不同且不随呼吸变化。胸骨右缘上部可闻及响亮、粗糙的喷射性收缩期杂音，向颈部及胸骨上窝传导。杂音的响度与狭窄程度相关。

B. 隔膜型主动脉瓣下狭窄：与主动脉瓣狭窄相似。不能闻及收缩期喀喇音，但可在胸骨左缘下方（即第 3 和第 4 肋间隙）闻及杂音。主动脉瓣下狭窄合并主动脉瓣关闭不全时可闻及高调舒张期杂音。

C. 主动脉瓣上狭窄：胸骨上窝及颈动脉处可闻及收缩期杂音，可伴有震颤，并向主动脉区传导。双上肢脉搏及血压不同，右上肢血压计脉搏高于左上肢（Coanda 效应）。

大多数婴儿期没有主动脉瓣狭窄的患者通常没有心血管症状。若非最严重的病例，患者在 3 ～ 50 岁表现良好。有些患者有轻度的运动耐力下降和易疲劳。10 岁以前很少出现明显的症状（如劳累性胸痛、头晕、晕厥）。各种形式的主动脉瓣狭窄均可发生猝死，特别是瓣膜下梗阻的患者，但猝死并不常见。

2）影像学检查：大多数患者不会出现心脏扩大，可出现轻微的左心室饱满。在主动脉瓣狭窄中，升主动脉狭窄后扩张很常见。

3）心电图：轻度主动脉瓣狭窄的患者心电图正常。左心室肥大和左心室心肌劳损提示可能存在更严重的梗阻，但即使是存在严重狭窄的患者，其心电图正常率也可高达 30%。心电图表现为进行性左心室肥大提示可能存在严重阻塞。左心室劳损是干预的指标之一。

4）超声心动图：这种可靠的非侵入性技术可用于诊断和监测所有形式的主动脉瓣狭窄。二维超声心动图和彩色多普勒可以观察到受影响的区域，而多普勒可评估左心室与升主动脉间的压力阶差，且与心导管检查测得的跨瓣膜梯度相似。

5）心导管和血管造影：左心导管检查显示了左心室与主动脉的间压力梯度及存在该压力梯度的解剖学水平。对于严重的主动脉瓣狭窄（通过超声心动图检查平均梯度＞ 40mmHg，峰值梯度＞ 70mmHg）及有严重主动脉狭窄或左心室功能降低（不论其梯度如何）的患者，应考虑行心导管检查。

（3）治疗：在存在严重的主动脉瓣狭窄患者中，有必要进行 PGE1 输注，直到可以进行手术或经皮介入治疗。尽管对于明显的瓣膜发育不良或瓣膜下和瓣膜上狭窄通常无效，但经皮球囊瓣膜成形术通常是主动脉瓣狭窄患者的标准初始治疗方法。对于经过球囊血管成形术后压力阶差仍较高或存在主动脉瓣关闭不全的患者，应考虑行外科手术。在许多情况下，瓣膜成形术在降低压力阶差的同时会引起主动脉瓣关闭不全。发生严重主动脉瓣关闭不全的患者需要通过手术以修复或更换瓣膜。外科手术的选择包括对可使用成人大小的瓣膜的年龄较大儿童使用机械主动脉瓣，或对婴儿和儿童采用 Ross 手术，后者指将患者的肺动脉瓣置换至主动脉位置，并放置右心室至肺动脉导管。

主动脉瓣下狭窄导致的湍流会进行性加重主动脉瓣损伤，进而导致主动脉瓣关闭不全，因此主动脉瓣下狭窄的压力阶差较小时即应进行外科手术。不幸的

是，单纯手术切除后复发率高达 20%。额外的肌肉切除术可降低这种风险，但这可能会导致潜在的心脏传导阻滞或医源性室间隔缺损。

需要修复的主动脉瓣上狭窄通常可通过手术修补病变区域来解决，但复发性狭窄常见，修复部位以外的新发狭窄也很常见。

（4）病程与预后：各种形式的左心室流出道梗阻趋于恶化。尽管如此，除婴儿期有严重主动脉瓣狭窄的患者外，患者通常无症状。心绞痛、晕厥或心力衰竭的症状很少见，但一旦出现这些症状便预示着病变严重。轻至中度狭窄的儿童的耗氧量和运动耐受力通常正常。轻度狭窄且运动负荷试验正常的儿童可以安全地参加剧烈的体育活动，包括非静力的竞技运动。中度狭窄的患者可能会受到症状和运动测试异常的限制。患有严重主动脉瓣狭窄的儿童易出现心律失常，应避免剧烈运动和所有静力训练。

3. 二尖瓣脱垂

诊断要点和主要特点

- 收缩中期喀喇音
- 收缩晚期吹风样杂音
- 典型症状包括胸痛、心悸和头晕
- 在常规心脏超声检查中经常被过度诊断

（1）概述：二尖瓣脱垂是指当二尖瓣在收缩期关闭时，它向后或向上（脱垂）移入左心房。二尖瓣脱垂（MVP）发生在约 2% 的高瘦青少年女性中，其中少数伴有二尖瓣关闭不全。尽管 MVP 通常是一个单纯的病变，但它可能与结缔组织疾病有关，如马方综合征、Loeys-Dietz 综合征和 Ehlers-Danlos 综合征。

（2）临床表现

1）症状和体征：大多数 MVP 患者无症状。可有胸痛、头晕等症状，尚不清楚这些症状在患病患者中的出现是否比正常人群更普遍。运动时胸痛很少见，应通过心肺负荷测试进行评估。可出现严重的心律失常，包括室性期前收缩和非持续性室性心动过速。如果存在明显的二尖瓣反流（MR），则可能发生房性心律失常。必须改进标准听诊技术以诊断 MVP。站立位时可闻及伴或不伴收缩期杂音的收缩中期喀喇音，为本病的标志特点。相反，增加左心室容量的动作将导致杂音的延迟或消失，如下蹲或握力动作。收缩期喀喇音通常在心尖及胸骨左缘处闻及。喀喇音后的短暂的晚期收缩期杂音多提示二尖瓣关闭不全，比单纯脱垂少见。与风湿性二尖瓣关闭不全相反，二尖瓣脱垂杂音不是全收缩期杂音。

2）影像学检查：大多数患者的胸部 X 线片是正常的。在罕见的存在严重二尖瓣关闭不全的情况下，左心房可能会扩大。

3）心电图：心电图通常是正常的。前胸导联可能发生弥漫性压低或 T 波倒置。有时会出现 U 波。

4）超声心动图：超声心动图评估二尖瓣黏液性改变的程度和二尖瓣关闭不全的程度。诊断标准为二尖瓣小叶向二尖瓣环房侧的明显的后收缩运动。

5）其他检查：很少进行侵入性手术。动态心电图有助于确定心悸患者是否存在室性心律失常。

（3）治疗及预后：普萘洛尔是治疗并发心律失常的有效药物。根据 2007 AHA 指南，不再需要预防感染性心内膜炎。这种情况的自然过程尚不清楚。20 年的观察表明，儿童期单纯性二尖瓣脱垂通常是良性的，很少需要进行手术。

4. 其他先天性左心瓣膜病变

（1）先天性二尖瓣狭窄：是一种罕见的疾病，其瓣膜小叶增厚和（或）融合，产生具有中央开口的隔膜状或漏斗状结构。在许多情况下，瓣下结构（乳头肌和腱索）也存在异常。当二尖瓣狭窄与其他左侧阻塞性病变（如主动脉瓣狭窄和主动脉缩窄）一起发生时，该复合体被称为 Shone 综合征。大多数患者在生命早期会出现呼吸急促、呼吸困难和发育不良等症状，体格检查发现 S1 增强，肺动脉瓣关闭声音很大，不能闻及开瓣音。在大多数情况下，会在心尖部闻及收缩前渐强杂音，有时只能听到舒张中期杂音。心电图显示电轴右偏，双心房扩大和右心室肥厚。胸部 X 线片提示左心房扩大及肺淤血。超声心动图显示二尖瓣结构异常、小叶活动减少及左心房增大。由于左心房压力升高，心脏导管检查显示肺毛细血管楔压和肺动脉压力升高。

婴儿也可进行二尖瓣修复或人工二尖瓣置换术，但技术上很困难。婴儿行瓣膜置换术预后较差，故二尖瓣修复术是首选的外科手术方式。

（2）三房心：是一种罕见的肺静脉汇合异常，肺静脉血流未完全流入左心房中。肺静脉汇合通过大小可变的开口与左心房连通，可伴梗阻。患者的表现可能与二尖瓣狭窄的患者相似。临床表现取决于进入左心房的肺静脉阻塞的程度。如果汇合处与左心房之间的交通很小且血流受限，则会在早期出现症状。超声心动图显示左心房内有线状密度，肺静脉腔与真正左心房之间存在压力梯度。如果不能确定诊断，可能需要进行心导管检查。较高的肺楔形压力和较低的左心房压力（导管穿过卵圆孔进入真正的左心房）有助于诊断。心脏血管造影可确定肺静脉合流与解剖学上的左心房。阻塞性瓣膜的存在需要进行手术修复，长期预后良好。同时可见二尖瓣异常，包括二尖瓣上环或二尖瓣发育不良。

（五）主动脉疾病

有进行性主动脉扩张和主动脉夹层的风险的患者包括单纯性二叶主动脉瓣、马方综合征、Loeys-Dietz综合征、特纳综合征和Ⅳ型Ehlers-Danlos综合征的患者。

1. *二叶主动脉瓣* 无论是否存在主动脉瓣狭窄，患有二叶主动脉瓣的患者主动脉扩张和夹层的发生率都会增加。组织学检查显示主动脉壁囊性中层变性，与马方综合征患者相似。有单纯二叶主动脉瓣的患者即使在没有主动脉瓣关闭不全或主动脉瓣狭窄的情况下也需要定期随访。需要手术干预的主动脉根部扩张通常在成年后才会发生。

2. *马方综合征和Loeys-Dietz综合征* 马方综合征是由*fibrillin-1*基因突变引起的常染色体显性遗传性结缔组织疾病，自发突变占病例的25%～30%，因此并不一定存在家族史。根据Ghent标准对患者进行诊断，必须至少有2个系统受累加另外第三个系统的受累或阳性家族史。受累的系统包括心血管、眼、肌肉骨骼、肺和皮肤。心脏表现包括主动脉根部扩张和MVP，可能在出生时就存在。患者存在主动脉扩张和夹层的风险，并且不能参加竞技运动、接触运动和静力运动。β受体阻滞剂（如阿替洛尔）、ACEI抑制剂或血管紧张素受体阻滞剂（如氯沙坦）可用于降低血压，并且可以减缓主动脉扩张的速度。阿替洛尔与氯沙坦对患有马方综合征的儿童和年轻人的近期研究表明，两种药物之间的主动脉扩张率没有差异。当成人的主动脉根部尺寸达到50mm或在1年内根部尺寸增加超过1cm时，需进行手术治疗。主动脉根实际尺寸与预期值的比值用于确定年幼儿童是否需要手术。外科手术的选择包括用复合瓣膜移植术（Bentall技术）或用David手术来替代扩张的主动脉根部，在这种手术中，患者自己的主动脉瓣膜将被保留，使用涤纶管移植替代扩张的升主动脉。早期诊断时年龄小被认为预后差，然而，早期诊断、密切随访、早期药物治疗都与改善预后有关。室性心律失常可能会导致马方综合征患者的死亡。

Loeys-Dietz综合征是一种结缔组织疾病，于2005年被首次报道。许多Loeys-Dietz综合征患者在过去被认为患有马方综合征。Loeys-Dietz综合征是转化生长因子β（TGFβ）受体突变的结果，与肌肉骨骼、皮肤和心血管异常有关。心血管受累包括二尖瓣和三尖瓣脱垂，PDA动脉瘤及主动脉和肺动脉扩张。包括头颈部血管在内的全身动脉的夹层和动脉瘤的形成都可能发生。

3. *特纳综合征* 心血管异常在特纳综合征中很常见。患者有主动脉夹层的风险，特别是在成年后。危险因素包括任何原因导致的高血压、主动脉扩张、二叶主动脉瓣膜和主动脉缩窄。在没有任何危险因素的成年特纳综合征患者中很少出现主动脉夹层，这表明该综合征存在血管病变。特纳综合征患者需要从青春期开始进行常规随访，以监测这种潜在的致命并发症。

（六）冠状动脉异常

一些冠状动脉异常涉及冠状动脉的起源、走行和分布。冠状动脉的异常起源或走行通常是无症状的，并且可能不被发现。但在某些情况下，这些儿童有猝死的风险。婴儿中最常见的先天性冠状动脉异常是来自肺动脉的左冠状动脉异常起源（ALCAPA）。

左冠状动脉异常起源于肺动脉 在这种情况下，左冠状动脉起源于肺动脉而不是主动脉。在PAP高的新生儿中，左冠状动脉的灌注充足，患儿可能没有症状。至2月龄时，肺动脉压下降，导致由异常左冠状动脉提供的心肌灌注逐渐减少，出现左心室缺血和梗死。建议立即手术重建左冠状动脉，恢复心肌灌注。

（1）临床表现

1）症状和体征：在PAP下降之前，新生儿看起来很健康且生长和发育相对正常。详细询问病史，如间歇性腹痛（烦躁或易怒）、苍白、喘息和出汗，尤其是在进食期间或之后，对该病有提示作用。临床表现不易察觉，表现为非特异性的“烦躁”或间歇性“绞痛”。绞痛和烦躁可能是真正的心绞痛的发作。由于左心室功能不全和二尖瓣功能不全，在2～4月龄时可能出现突发的、严重的心力衰竭。体格检查中，婴儿通常发育良好、营养良好，脉搏通常较弱但相等。左侧心前区凸起。有时可闻及MR半音和（或）全收缩期杂音，但通常单独听诊未见明显异常。

2）影像学检查：胸部X线片显示心脏增大、左心房增大，如左心室功能受损，则可能出现肺淤血。

3）心电图：在ECG上，I、aVL导联出现T波倒置。胸前导联显示V_4～V_7的T波倒置。I、aVL出现深而宽的Q波，有时在V_4～V_6导联也可出现。这些心肌梗死表现与成人相似。

4）超声心动图：二维回波技术可通过显示从主动脉延伸出的单根大的右冠状动脉及肺动脉主干发出的异常左冠状动脉来进行诊断。左冠状动脉血流方向反转（流向肺动脉，而不是远离主动脉）可证实诊断。常见的有左心室功能不全、乳头肌回声明亮（缺血性）和MR。

5）心导管和血管造影：主动脉的血管造影不能显示左冠状动脉的起源。一条大的右冠状动脉直接由主动脉延伸，造影剂从右冠状动脉系统经侧支流入左冠状动脉，最后流入肺动脉。右心室或肺动脉主干的血管造影可以显示异常血管的起源。当含氧血通过侧支系统进入肺动脉，而不向心肌输送氧气时，很少能检测到从左到右的分流。

（2）治疗及预后：ALCAPA 的预后部分取决于患者的临床表现。利尿剂和降低后负荷的药物可以帮助危重患者稳定病情，但手术干预不应延迟。手术包括将异常冠状动脉再植入主动脉。根据乳头肌损伤程度及相关二尖瓣关闭不全，可能需要更换二尖瓣。尽管这是一个危及生命的问题，但只要婴儿在手术和术后存活下来，心脏功能几乎都能恢复。

七、发绀型先天性心脏病

1. 法洛四联症

诊断要点和主要特点

- 婴儿期缺氧发作
- 25% 的患者为右侧主动脉弓
- 左胸骨上缘收缩期杂音

在法洛四联症（ToF）中，漏斗部（肺流出）的前移导致右心室流出道变窄，同时导致室间隔缺损（VSD），主动脉骑跨于室间隔的顶端。由于巨大室缺，而非肺动脉狭窄导致右心室肥厚。ToF 是最常见的发绀型心脏病，占所有先天性心脏病的 10%。25% 患者可合并右侧主动脉弓，15% 有房间隔缺损。

室间隔缺损大的右心室流出道梗阻会导致心室水平的右向左分流，伴动脉饱和度降低。梗阻越严重，全身血管阻力越低，从右向左分流越大。在多达 15% 的受累儿童中，ToF 与 22 号染色体（22q11，DiGeorge 综合征）长臂缺失有关。这在伴有右主动脉弓的患者中尤其常见。

（1）临床表现

1）症状体征：临床表现与右心室流出道梗阻程度有关。轻度梗阻的患者为轻度发绀或无明显发绀。严重梗阻者从出生起就有严重发绀。很少有儿童无症状。明显右心室流出道梗阻的患者在出生时就有发绀，几乎所有患儿在 4 个月大的时候都会出现发绀。随着梗阻的加重，发绀进行性加重。生长发育通常不会延迟，但易疲劳和劳累时呼吸困难很常见。根据年龄和发绀的严重程度，手指和足趾出现杵状指（趾）。既往患有 ToF 的年长儿经常会蹲踞以增加全身血管阻力来减少从右向左的分流量，使血液通过肺循环，有助于阻止发绀发作。因为多在婴儿时期做出诊断，蹲踞很少见。

低氧发作，又称发紫或 Tet 发作，是严重 ToF 的特征之一。这些症状可以在任何时候自发发生，婴儿时期最常见于哭闹或纳奶的时候，而年长儿则在运动中发生。特点是：①突然发绀或发绀加重；②呼吸困难；③意识改变，从烦躁到晕厥；④收缩期杂音减少或消失（右心室流出道完全阻塞）。这些发作通常始于 4 ～ 6 月龄。发绀发作可以通过给氧和取膝胸位（增加全身血管阻力）进行紧急治疗。静脉注射吗啡有助于镇静，但应谨慎使用。普萘洛尔等阻滞 β 受体可通过负性肌力作用减轻右心室流出道梗阻。存在酸中毒时应予静脉碳酸氢钠纠正。长期口服普萘洛尔预防发绀发作有助于推迟手术时间，但 Tet 发作通常会促使手术干预。事实上，为了避免 Tet 发作的进展，择期手术修复一般在出生后 3 个月左右进行。

检查时，可以触摸到右心室抬举样搏动。第二心音通常单一且亢进，这是主动脉瓣关闭音。在胸骨左缘第 3 肋间可闻及Ⅱ～Ⅳ / Ⅵ级粗糙的收缩期杂音，并向背部传导。

2）实验室检查：长期低动脉氧合的大婴儿或儿童中，血红蛋白、血细胞比容和红细胞计数通常会继发性升高。

3）X 线检查：胸部 X 线片示心脏大小正常。右心室肥厚，通常表现为心尖向上（靴形心脏）。肺动脉主段凹陷，若气管左偏伴上腔静脉推向右外，提示右位主动脉弓。肺血管影常减少。

4）心电图：电轴右偏，范围是 +90° ～ +180°。P 波正常。多存在右心室肥厚，但右心室劳损少见。

5）心脏彩超：二维成像具有诊断性，可见右心室壁增厚，主动脉骑跨，以及主动脉下的大的 VSD，可以确定漏斗部和肺动脉瓣水平的梗阻，并测量近端肺动脉的大小。需要确认冠状动脉的解剖位置，因为在手术扩大区域时，横跨右心室流出道的异常分支有被切断的危险。

6）心导管术和心血管造影：肺动脉发育不良的患者应做心血管造影检查。多数情况下，行心导管介入术可见心室水平右向左分流，动脉存在不同程度的低血氧情况。右心室压力接近体循环水平，如果室间隔缺损较大，右心室压力与左心室压力相同。PAP 总是很低。肺动脉瓣水平或漏斗水平或同时在上述两处出现压力差。右心室血管造影可见右心室流出梗阻和心室水平由右向左分流。当超声心动图看不清时，需要通过心导管术来建立冠状动脉和肺动脉远端的解剖结构。

（2）治疗

1）姑息手术：大多数医疗中心都建议无论患者的年龄大小，都应该在新生儿或婴儿期对 ToF 进行完全矫正。也有一些医疗中心更倾向于对小新生儿进行姑息手术，认为在新生儿进行完全矫正有风险。姑息手术为连接锁骨下动脉到同侧肺动脉的 GoreTex 分流术 [改良 Blalock-Taussig（BT）分流]，取代动脉导管结扎或卵圆孔封堵。无论漏斗部或肺动脉梗阻的程度如何，姑息手术都能确保肺血流灌注，部分专家认为，在进行根治手术前，姑息手术能够改善患者的肺动脉（通常较小）生长。

2）根治手术：根据患者的解剖结构和医疗中心的手术经验，心脏直视手术修复 ToF 的适用年龄从出生到 2 岁不等。目前的手术趋势是对有症状的婴儿进行早期修复。根治手术主要取决于肺动脉的大小。手术会修补室间隔缺损，切除阻碍流出道的心脏组织。手术方法首选保留瓣膜，但在许多情况下，如有瓣环或肺动脉干狭窄，则需做跨瓣环右心室流出道补片扩大术。跨瓣环流出道修复术可使患者耐受 PI 数年。然而，一旦出现症状（通常是运动不耐受）和 RV 扩张，最终仍需要进行肺动脉瓣置换。手术死亡率很低。

（3）病程和预后：严重的 ToF 婴儿通常在出生时出现明显发绀，需要早期手术。在 2 岁前完成根治通常效果良好，可存活到成年。根据所需修复的程度不同，患者通常需要在初次修复 10 ～ 15 年后再次手术更换肺动脉瓣。目前有部分青少年和年轻的 ToF 患者接受经导管肺动脉瓣手术，避免进行心脏直视手术。ToF 患者有室性心律失常猝死的风险。不伴 RV 扩张功能正常的肺动脉瓣患者心律失常发生较少，运动耐力增加。

2. 肺动脉闭锁伴室间隔缺损

诊断要点和主要特点

- 症状取决于肺血流程度
- 肺血供来自动脉导管和（或）主动脉侧支形成

完全性肺动脉瓣闭锁合并 VSD 被认为是 ToF 最严重的类型。因为没有血流直接从右心室到肺动脉，所以肺血流主要来自 PDA 或多个主肺侧支动脉（MAPCA）。症状主要取决于肺血流量。肺血流量充足时，患者病情相对稳定。如果肺血流量不足，则会出现严重的低氧血症，需要立即进行干预。新生儿静脉注射前列腺素 E1（Alprostadil，PGE1），以保证 PDA 开放，并为手术做好准备。少数情况下如果动脉导管对肺血流量没有明显影响（如仅 MAPCA 就足够了），可考虑停用 PGE1。一旦病情稳定，就可以考虑进行 BT 分流术、导管支架置入或根治术。新生儿选择姑息手术还是根治手术取决于医生的经验及自身肺动脉的大小。在许多医疗中心，对肺动脉严重发育不良或仅有 MAPCA 作为肺血流来源的新生儿实施姑息手术。分流的目的在于增加肺血流量和促进肺血管生长，并在数月后进行心内直视手术。在 MAPCA 儿童中，对 MAPCA 进行重新定位，并将侧支血管汇合到肺动脉（单源化）来完成修复。

超声心动图可以确诊。心导管术和心血管造影或心脏 MRI 可以确定肺血流的来源和远端肺动脉的大小。

肺血管畸形和肺血流量异常所致的肺血管病变是 PA 合并 VSD 的常见并发症。即使是在婴儿时期接受过手术矫正的患者也有发生的风险。肺血管疾病是 30 岁内死亡的常见原因。

3. 肺动脉闭锁伴室间隔完整

诊断要点和主要特点

- 是与合并 VSD 的肺闭锁完全不同的病变
- 出生时发绀
- 肺血供始终依赖于动脉导管，罕有主动脉 - 肺侧支动脉
- 有时存在 RV 依赖性冠状动脉

（1）概述：虽然肺动脉闭锁合并室间隔完整（PA/IVS）听起来似乎与 PA 伴 VSD 有关，但这是一种独立的心脏疾病。顾名思义，肺动脉瓣闭锁，肺动脉环通常由融合的瓣尖组成膜样结构，室间隔完整。主肺动脉段靠近闭锁的瓣膜，但发育不全。右心室（RV）常变小，但程度不同。RV 的大小对手术修复的成功至关重要。一些 PA/IVS 患儿的 RV 可以进行双心室修复。正常 RV 有 3 个组成部分（流入道、小梁或主体和流出道）。任何一部分的缺失使 RV 功能不能充分发挥，因此单心室姑息手术是必要的。即使组成成分完整，一些 RV 也不足够承担全部心输出量。

出生后，肺血由动脉导管提供。与 PA 合并 VSD 不同，本病患者几乎没有 MAPCA，因此出生后必须尽快开始持续输注 PGE1，以保持动脉导管开放。

（2）临床表现

1）症状和体征：新生儿出现发绀，并随动脉导管的闭合加重。肺动脉瓣听诊区可闻及 PDA 相关的吹风样收缩期杂音。左胸骨下缘常可听到全收缩期杂音，当右心室大小合适且右心室血只能经三尖瓣流出，患儿可出现三尖瓣关闭不全。卵圆孔未闭（PFO）或房间隔缺损（ASD）对右心减压很重要。

2）X 线检查：心脏大小取决于三尖瓣关闭不全的程度。严重三尖瓣关闭不全时，右心房明显增大，胸部 X 线片上可见心脏轮廓填满胸腔。伴三尖瓣和（或）右心室发育不良的患者，大部分的体静脉血从右向左穿过 ASD，心脏大小可以正常。

3）心电图：肢导电轴左偏（45° ～ 90°）。LV 向量为主，RV 发育不良向量明显不足。右心房明显扩大。

4）心脏彩超：超声心动图可见肺动脉瓣闭锁伴不同程度的右心室和三尖瓣环发育不良。超声心动图还可以显示心房内结构及动脉导管开放。

5）心脏导管和心血管造影：右心室压力通常高于体循环压力。右心室造影显示肺动脉无充盈。因为

从右心流出的血液只能通过心房缺损流出进入左心房，所以需要不受限地通过 ASD。若房间隔缺损不够大，需进行 Rashkind 球囊房间隔造口术。一些 PA/IVS 的患儿在右心室和冠状动脉之间有瘘管。部分患儿的冠状动脉循环依赖于右心室压力大。对于 RV 依赖性冠状动脉循环的患儿，任何降低 RV 压力的操作都可能因为冠状动脉灌注急剧减少导致心肌梗死和死亡，因此需要行冠状动脉造影来准确评估冠状动脉解剖结构。如果右心室是三腔的，冠状动脉循环不依赖于右心室，可择期行可双心室修复。对新生儿进行心导管术检查时，可能会进行肺动脉瓣穿孔和扩张，使右心室血流向肺动脉，从而促进右心室腔的生长。

（3）治疗和预后：与所有导管依赖性病变一样，PGE1 用于稳定病情并保持动脉导管通畅直至手术。手术通常在患儿出生后1周内进行。如果右心室发育不良，存在冠状动脉瘘，右心室依赖的冠状动脉循环（主动脉冠状动脉无流畅通道）或经导管闭锁肺动脉瓣打孔失败，则需进行 BT 分流或导管支架置入术，建立肺部血供。在婴儿后期，连接右心室和肺动脉促进右心室的发育。如果右心室的大小或功能不足以进行双心室修复，可进行类似于单心室通路的方法进行修复（参见“左心脏发育不良综合征”相关内容）。冠状动脉瘘或冠状动脉异常的患儿会出现冠状动脉供血不足和猝死的风险，考虑进行心脏移植。

这种情况下的预后是有保障的。

4. 三尖瓣闭锁

诊断要点和主要特点
● 出生时有明显发绀
● 心电图为电轴极度左偏、右心房增大和左心室肥厚

（1）概述：三尖瓣完全闭锁，右心房与右心室之间没有通道。根据大动脉是否异常（大动脉位置关系正常或大动脉转位），将三尖瓣闭锁分为 2 种类型。全身静脉血需通过房间隔（ASD 或 PFO）才能到达左心房。因此，左心房同时接受体静脉回流和肺静脉回流血液。完全混合发生在左心房，导致不同程度的低动脉氧合。

因为没有流向右心室的血流，右心室的发育依赖心室水平的左向右分流。当 VSD 很小或没有时，会发生严重的右心室发育不全。

（2）临床表现

1）症状和体征：婴儿早期即可出现症状，大多在出生时出现发绀。婴儿生长发育不良，在喂养过程中常出现疲乏、呼吸急促和呼吸困难。肺血流量增加的患者可能发展为心力衰竭，但发绀不明显。肺血流量取决于肺血管阻力（PVR）。低 PVR 的患者肺血流量增加。胸骨左侧下缘可闻及 VSD 杂音。年长儿长期发绀会出现杵状指（趾）。

2）X 线检查：心脏有轻度到明显的增大。主肺动脉段通常较小或没有。右心房中度到明显扩大，取决于心房水平分流量的大小。肺血管纹理减少。如果肺血流不受室间隔缺损或肺动脉狭窄的限制，肺血管纹理增多。

3）心电图：心电图可见明显的电轴左偏。P 波高尖，提示右心房肥大。几乎所有病例都发现左心室肥厚。心电图上的 RV 向量通常很低或没有。

4）心脏彩超：二维超声心动图可诊断三尖瓣闭锁、大动脉之间的位置关系、VSD 的结构、ASD 或 PFO 及肺动脉的大小。彩色多普勒成像可以确定心房水平分流和肺血流受限的情况（在 VSD 或 RV 流出道梗阻时）。

5）心导管和心血管造影：心导管可显示心房水平右向左分流。由于血液在左心房混合，左心室、右心室、肺动脉和主动脉的氧饱和度与左心房相同。右心房压力增加，导管自右心房经 ASD 或 PFO 可进入左心房、左心室，但不能自右心房通过三尖瓣插入右心室。如果存在限制性 PFO 或 ASD，需要进行球囊房间隔造口术。

（3）治疗与预后：对于肺血流不受限制的婴儿，应给予常规的减轻淤血治疗，包括应用利尿剂和减轻后负荷的药物。有时，需要环扎肺动脉保护肺血管床，避免肺血流量过多和肺血管病变进展。

三尖瓣闭锁的姑息性分流手术是最常见的手术方式。对于肺血流量减少的婴儿，给予 PGE1 直到可以进行主动脉肺分流术（BT 分流术或导管支架）。在 4 ～ 6 个月饱和度开始下降时，取下主肺动脉 /BT 分流管，行 Glenn 手术（上腔静脉肺动脉吻合术），当儿童体重达到 15kg 左右时完成 Fontan 手术（将下腔静脉和上腔静脉连接到肺动脉）。

接受 Fontan 手术治疗的儿童的长期预后效果尚不清楚。在短期内，心内直视手术前低肺动脉压（PAP）的儿童 Fontan 手术效果最佳。

5. 左心发育不良综合征

诊断要点和主要特点
● 出生时轻度发绀
● 听诊轻微改变
● 导管闭合伴休克急性发作

（1）概述：左心发育不良综合征（HLHS）是左心梗阻性病变伴左心室发育不全的严重病变。1.4% ～ 3.8% 的先天性心脏病患儿出现该综合征。

最常见的是二尖瓣和主动脉瓣狭窄或闭锁。因为体循环的血流不足或无血流，新生儿生存依赖于动脉导管未闭（PDA）。PDA是主动脉和冠状动脉的唯一供血通路。HLHS患儿刚出生时病情稳定，在出生后1周内，随着动脉导管关闭，病情迅速恶化。不治疗的情况下，HLHS患儿平均死亡年龄为出生后1周。在不使用PGE1的情况下，偶有新生儿动脉导管持续开放，可能存活数周至数月。

通常通过胎儿超声心动图做出诊断。产前诊断有助于为准父母提供咨询，并计划在有治疗HLHS经验的医疗中心或附近医院分娩婴儿。

（2）临床表现

1）症状和体征：因为动脉导管开放，患有HLHS的新生儿在出生时病情稳定。随着动脉导管闭合，病情迅速恶化，由于全身灌注不足引起休克和酸中毒。由于动脉导管关闭流向肺部的血液增加，血氧饱和度可能会在一段时间内升高。

2）X线检查：出生后第1日，胸部X线可能无明显异常。随后如PDA开始闭合或新生儿接受氧气支持，导致肺血流增加，胸片可见明显心脏增大，伴严重肺静脉淤血。

3）心电图：心电图表现为电轴右偏、右心房增大和RVH，左心室向量相对较低。V_6导联的小Q波可能消失，V_1导联中经常看到qR波。

4）心脏彩超：超声心动图可确诊。主动脉和左心发育不全伴二尖瓣和主动脉瓣闭锁或严重狭窄是诊断依据。体循环依赖于PDA。因为冠状动脉是由动脉导管通过小动脉供血，彩色血流多普勒成像显示升主动脉内有逆行血流。

（3）治疗和预后：因为体循环依赖于PDA，因此应用PGE1用于抢救是至关重要的。后期治疗取决于肺血流和体血流量，这两者都依赖于右心室。但几天后，肺血管阻力下降，会出现肺循环过载和全身灌注不足。治疗要保证全身血液灌注。虽然患儿存在缺氧和发绀，但应该避免吸氧，这会降低肺阻力，导致肺血流量进一步增加。在一些医疗中心，使用氮气将吸入氧浓度降至17%。该治疗需密切监测，会导致肺动脉阻力增加，增加体循环血量并改善全身血液灌注。体循环后负荷减低也能改善全身器官灌注。保持氧饱和度在65%～80%，或更准确地说，PO_2为40mmHg，组织可以获得足够的灌注。

分期姑息手术疗法是最常见的治疗方法。在Norwood手术中，切断相对正常的肺动脉主干并与发育不良的升主动脉相连。主动脉弓体积较小需进行重建。而后行BT分流术（从锁骨下动脉到肺动脉）或Sano分流术（从RV到肺动脉）来恢复肺血流。进行Norwood手术的儿童将在6个月和2～3岁分别进行Glenn吻合术（SVC到肺动脉，同时移除体肺分流管），而后行Fontan术（下腔静脉到肺动脉，完成心脏的体静脉旁路）。虽然在手术技术和术后护理方面不断进步，HLHS仍然是儿科心脏病学中最具挑战性的疾病之一，1年生存率低至70%。

原位心脏移植也是新生儿HLHS的一种治疗选择，目前仅用于不宜行Norwood手术的婴儿。心脏移植常见于外科姑息治疗失败或系统性右心室衰竭（通常在青少年或青壮年）。

最近，外科医生和介入性心脏病专家合作，一些医疗中心提出一种“混合”的方法来治疗HLHS。在该手术打开胸腔后通过结扎分支肺动脉来限制肺血流量，然后由介入医生放置PDA支架，保证体循环输出。第二阶段被认为是一个“综合Glenn”，即取下肺动脉带和动脉导管支架，重建主动脉弓，并通过手术将SVC与肺动脉相连。在医疗经验最丰富的医院中，第一阶段“综合”手术后的短期生存率（30d）大于90%，但第二阶段手术的风险和并发症降低了最初的生存优势。目前长期随访数据尚不可知。

6. 大动脉转位

诊断要点和主要特点

- 新生儿发绀，不伴呼吸困难
- 男性更常见

（1）概述：大动脉转位（TGA）是排名第二的最常见的发绀型先天性心脏病，占所有先天性心脏病病例的5%。男女比例为3 ∶ 1。它是由胚胎时期动脉干螺旋异常分裂引起，其中主动脉发自右心室，肺动脉发自左心室，这被称为“心室不协调”。患儿可能有VSD或者室间隔完整。如果未修复，大动脉转位与早期肺血管阻塞性疾病的高发病率有关。因为肺循环和体循环是并行的，若没有两个循环的混合是不可能生存的。心房内通道（PFO或ASD）至关重要。大多数混合发生在心房水平（一些混合也可能发生在导管水平），即使存在室间隔缺损，也需要充分的心房水平血液混合。如果患儿出生时心房水平混合量少，则易出现严重发绀。

（2）临床表现

1）症状和体征：许多新生儿体重较大（达4kg），严重发绀，不伴呼吸窘迫或明显杂音。室间隔缺损较大的婴儿较少发绀，但杂音明显。心血管系统症状取决于心内缺损。任何一个心室都有可能出现流出道梗阻，需排除缩窄的情况。

2）影像学检查：大动脉转位时的胸部X线片通常无特异性。因为主动脉直接位于肺动脉主干的前面，形成一个狭窄纵隔，表现为“蛋形心”。

3）心电图：新生儿心电图常以右心室为主，转位的心电图几乎没有意义，通常是正常的。

4）心脏彩超：二维成像和多普勒评估很好地显示了解剖学改变。主动脉来自右心室，肺动脉来自左心室。同时须评估相关的缺陷，如 VSD、RV 或 LV 流出道梗阻或缩窄。需仔细检查房间隔，任何程度的血流限制对于等待手术的儿童都是有害的。冠状动脉的解剖结构也必须在术前确定。

5）心脏导管化和心血管造影：完全性大动脉转位中，如心房水平漏口不够大，可行 Rashkind 球囊房间隔造口术。该手术可在超声心动图引导下于床边进行。如果超声心动图不能很好地显示冠状动脉的解剖结构，可以通过升主动脉造影来明确。

（3）治疗：建议早期进行矫正手术。动脉转换手术（ASO）已经取代了之前的心房转换手术（Mustard 和 Senning 手术）。ASO 在出生后 4 ～ 7d 进行。动脉在瓣膜水平横切并交换，重新植入冠状动脉。小型 VSD 可能会自行关闭，大型 VSD 在术中进行修复，ASD 也会进行修复。对于 TGA 和 IVS 患者，早期手术修复（< 14d）至关重要，避免在泵入低阻肺循环时发生左心室功能失调。如果存在大的不受限 VSD，左心室压力维持在体循环水平，矫正手术可以推迟到几个月。对于 TGA 和 VSD 患者来说，与此缺陷相关的早期肺血管疾病的风险很高，手术应在 3 ～ 4 月龄时进行。

在大型医疗中心，ASO 术后的手术存活率大于 95%。与心房转换手术（Mustard 手术或 Senning 手术）相比，动脉转换术的主要优点是左心室为体循环心室。接受心房转换术的患者需要进行外科补片，阻止静脉通过心房回流到对侧心室。右心室作为体循环心室，晚期右心室衰竭和心房梗阻的风险明显升高，需要进行心脏移植。

1）先天性矫正的大动脉转位（ccTGA）：是一种相对少见的先天性心脏病。患者可有发绀、心力衰竭或无明显症状，这些表现取决于其他的病变。在 ccTGA 中，房室和心室动脉连接异常，使右心房连接到支持肺动脉的左心室。相反，左心房通过三尖瓣排空，血流进入支持主动脉的 RV。常见的相关病变是 VSD 和肺动脉狭窄。左侧三尖瓣发育不良多见。不合并其他损害时，ccTGA 患者可到成年才发现左侧房室瓣膜功能不全或心律失常。

以前手术修复的目的是关闭 VSD 和解除肺流出道梗阻，使右心室作为全身心室，泵血到主动脉的技术。现在发现，由于系统性右心室衰竭患者的寿命很短。因此，其他外科手术也在讨论中，如双转换手术。进行心房水平转换（Mustard 手术或 Senning 手术），使全身静脉血回流入右心室，肺静脉回流入左心室。然后通过 ASO 手术在形态上将左心室恢复到其作为系统性心室的位置。

ccTGA 患者完全性心脏传导阻滞的发生率升高，约每年 1%，总体发生率约为 50%。

2）右心室双出口：在这种罕见的畸形中，两条大动脉都起源于右心室，始终存在 VSD 可让血液从左心室流出。临床症状取决于 VSD 与半月瓣的关系。VSD 处于不同位置，大动脉的相关关系可以正常或者错位。巨大左向右分流不伴流出道梗阻的情况下，临床表现类似于巨大的 VSD。若 VSD 距肺动脉较远，且存在肺动脉狭窄时，生理学表现类似于 ToF。若 VSD 距离肺动脉较近，主动脉可出现流出道梗阻（Taussig-Bing 畸形）。早期治疗目标是初级矫正。左心室血流通过 VSD 流向主动脉（关闭 VSD），放置右心室到肺动脉的导管以保持通过肺循环的血流通畅。如果主动脉距离 VSD 较远，需进行动脉转换手术。超声心动图通常诊断和确定大血管的方向及其与 VSD 的关系。

7. 完全性肺静脉畸形回流

诊断要点和主要特点
● 肺静脉异位引流导致发绀 ● 有或无杂音，P2 亢进 ● 右心房增大和右心室肥厚

（1）概述：这种畸形占所有先天性心脏病变的 2%。肺静脉不接入左心房，而是汇入左心房后的汇合处，接入全身静脉系统。因此，在右心房水平上有体静脉和肺静脉血液的完全混合。完全性肺静脉异位引流（TAPVR）患者的表现取决于引流至体循环的类型及是否伴有梗阻。

一般分为心内、心上和心下型。心内型 TAPVR 肺静脉回流直接通常通过冠状窦接入右心房（很少直接接入右心房）。心上型（或膈上膜）异位引流多接入右上腔静脉、无名静脉或左上腔静脉。心下型（或膈下）异位引流，多连于门静脉系统，下腔静脉。心下型肺静脉异位引流多伴梗阻。伴梗阻的这类病变多为潜在的外科急症。心上型肺静脉异位引流较少出现梗阻。混合型 TAPVR 肺静脉可汇入多个位置，极少见。

由于整个肺静脉引流从全身返回右心房，因此心房水平必须要右向左分流，无论是 ASD 还是 PFO。房间隔水平分流受限时，需进行球囊房间隔造口术。

（2）临床表现

1）无梗阻：TAPVR 通畅且心房水平分流大时，肺血流量明显增多，通常表现为心脏增大和心脏衰竭，而非发绀。氧饱和度多为 80% ～ 90%。这类患者由于肺血流量增多而有轻度至中度的PAP升高。大多数情况下，PAP低于体循环水平。

A. 症状和体征：患者在新生儿期和婴儿早期可能有轻度发绀和呼吸急促。检查发现指甲床和黏膜变暗，但无明显发绀和杵状指（趾）。右心室隆起明显，P2亢进。由于流经肺动脉瓣和三尖瓣的血流增加，可有收缩期和舒张期杂音。

B. X线检查：可见心脏增大，包括右心和肺动脉突出。肺血管纹理增多。

C. 心电图：可见电轴右偏，右心房扩大和右心室不同程度肥厚。右胸导联常可见qR。

D. 超声心动图：可见左心房后汇合腔和房水平右至左分流。彩色多普勒超声心动图的诊断准确率很低，因此需要二维超声心动图诊断。

2）有梗阻：这类病变包括大部分心下型TAPVR和少数心上型肺静脉回流至膈上静脉的患者。肺静脉回流通常在上下腔静脉水平的连接汇合处出现梗阻。梗阻可由血管外结构（如膈肌）引起，或由上下腔静脉内固有的狭窄引起。

A. 症状和体征：婴儿通常在出生后不久出现严重的发绀和呼吸窘迫，需早期手术。心脏检查可见明显右心室搏动，S2响亮单一。通常没有心脏杂音，偶可在肺区听到收缩期杂音，并向肺野传导，舒张期杂音并不常见。

B. X线检查：心脏不大，严重肺静脉淤血伴支气管充气征。胸部X线表现可能会误诊为肺部疾病。轻症患者心脏正常或轻度增大，伴轻度肺静脉淤血。

C. 心电图：电轴右偏、右心房增大和右心室肥厚。

D. 超声心动图：左心房和左心室小，右心室扩大，右心室高电压。心下型TAPVR，降主动脉前方和下腔静脉左侧的血管可见引流的肺静脉。彩色多普勒超声心动图显示心房水平右至左分流，通常在汇合点附近或肝门静脉见到梗阻。

E. 心导管和心血管造影：在超声心动图不能描述解剖结构时，心导管和血管造影可以显示畸形静脉接入心房的位置，确定肺动脉高压（PH），并计算肺血管阻力（PVR）。

（3）治疗：TAPVR通常需要手术治疗。如果肺静脉回流受阻，必须立即进行手术（梗阻性TAPVR是先天性心脏病中为数不多的外科急症之一）。如果新生儿存在房间隔水平分流受限，可以先进行球囊房间隔造口术，再择期手术修复。

（4）病程与预后：多数TAPVR患儿术后恢复良好，部分患儿术后可发展为晚期肺静脉狭窄，难以用介入置管或手术治疗的难治性疾病，预后较差。心肺移植可能是那些严重的肺静脉狭窄患者唯一的选择，应避免在肺静脉口直接缝合，减少吻合口再次狭窄的可能。但任何对肺静脉的操作都会增加肺静脉狭窄的风险。

8. 动脉单干

诊断要点和主要特点

- 早期心力衰竭，有或无发绀
- 收缩期喀喇音

（1）概述：动脉单干（truncus arteriosus）占先天性心脏畸形的不到1%。一条大动脉起源自心脏，供应体循环、肺循环和冠状动脉循环。动脉单干是胚胎发育时原始动脉干分裂成主动脉和肺动脉失败的结果。几乎都有VSD。动脉单干瓣叶有1～6个，常有关闭不全或狭窄。

根据肺动脉起源不同进行分型。一个共同的肺动脉干起于动脉干近端，并产生分支肺动脉（1型）。左右肺动脉分别起于动脉干，彼此紧密相连（2型）或距离较远（3型）。这种病变可能与主动脉弓中断有关。

在动脉单干患者中，来自2个心室的血液通过一个出口离开心脏。因此，肺动脉的血氧饱和度等于全身动脉的血氧饱和度。全身动脉血氧饱和度的高低取决于肺与全身血流量的比值。PVR正常时，肺循环血流量大于体循环血流量，饱和度相对较高。如果因肺血管阻塞性疾病或小肺动脉导致PRR升高，则肺血流量减少，血氧饱和度低。2个心室收缩压都来自体循环。

（2）临床表现

1）症状和体征：多数动脉单干患者都是肺血流量高。通常很少发绀并出现力衰竭。可见心动过速。左胸骨下缘常有收缩期震颤。早期收缩期喀喇音很常见。S2是单音且亢进。收缩期杂音可在胸骨左下缘听到。由于通过二尖瓣的肺静脉回流增加，心尖部常能听到舒张期血流杂音。舒张期瓣膜关闭不全杂音。

肺血流量减少的患者早期可出现严重发绀。最常见的表现是生长迟缓、易疲劳和心力衰竭。没有明显的心动过速，S1和S2单音伴亢进。左胸骨下缘可听到收缩期杂音。肺静脉回流减少，二尖瓣血流杂音消失。通常可以听到响亮的收缩期喀喇声。现在产前筛查超声心动图可对疾病进行诊断。

2）X线检查：心脏增大，肺动脉段缺如，有30%见右位主动脉弓。肺血管纹理随肺血流程度而变化。

3）心电图：电轴通常是正常的。多有右心室或双心室肥大。

4）心脏彩超：可见单一粗大动脉干（类似于ToF，但没有来自心脏的第二大动脉），肺动脉起始于动脉总干和半月瓣上方可确诊。彩色血流多普勒可描述肺血流和主干的功能，对治疗至关重要。超声心动图可识别相关病变如主动脉弓中断等，来决定手术方式。

5）心血管造影：心导管术不是常规操作，但对于需排除肺血管疾病的较大婴儿有价值。血管造影最重要的是需要看到主干根部，肺动脉起源和有无瓣膜关闭不全。

（3）治疗：对于肺血流量高、充血性心力衰竭的患者需要采取减轻淤血治疗。这类患者多需手术治疗。由于心力衰竭和肺血管疾病进展所带来的风险，手术通常在新生儿期或婴儿早期进行。修补 VSD 使 LV 与主动脉相连。肺动脉主干（1 型）或左右肺动脉（2～3 型）进行单干分离，应用带瓣膜管通道重建右心室 - 肺动脉通道。

（4）病程与预后：手术效果好的儿童一般预后良好。预后在一定程度上也取决于主干的解剖结构和完整性，后者成为"新主动脉"瓣膜。瓣膜发育异常的患者最终需要外科手术修复或更换瓣膜。与 ToF 患者相似，婴儿期放置的右心室到肺动脉导管，在儿童后期需要对导管进行修正。未修复的患者发生早期肺血管阻塞性疾病的风险很高，即使病情稳定，推迟手术到 4～6 月龄以后也是不合理的。

9. 提高先天性心脏病管理质量 全国儿科心脏病质量改进协作组（NPC-QIC）是为了响应先天性心脏病联合委员会（JCCHD）的倡议而成立的，旨在改善心脏病儿童的预后。NPC-QIC 的任务是建立儿科心脏病专家的协作网络和相关数据库，作为改善项目的基础，如提高左心发育不良综合征（HLHS）婴儿的生存和生活质量。随着预后改善，患有复杂先天性心脏病的儿童能够存活到成年，满足成人先天性心脏病修复或缓解需求的亚专科诊所需要评估并向患者提供有关成人问题的建议，如妊娠的影响、妊娠期间抗凝的风险和成人职业选择。美国心脏病学会（ACC）成人先天性小儿心脏病学组（ACPC）已经颁布了针对先天性心脏病的各个方面的检测指标，包括用于评估胸痛、预防感染、川崎病、ToF 的遗传检测、缩窄评估、TGA、预防性心脏病学和无创成像的动态指标（https://cvquality.acc.org/initiatives/ACPC-Quality-Network）。

八、获得性心脏病

1. 风湿热

诊断要点和主要特点
● A 组链球菌感染史
● 诊断：初发急性风湿热：2 种主要表现或 1 种主要表现加 2 种次要表现

续表

● 诊断：复发急性风湿热：2 种主要表现或 1 种主要表现及 2 种次要或 3 种次要表现
● 主要标准：
• 心脏炎
• 关节炎
• 舞蹈症
• 环形红斑
• 皮下小结
● 次要标准：
• 多关节痛或单关节痛
• 发热（≥ 38.5℃）
• 炎性标志物升高
• 心电图 PR 间期延长

风湿热（RF）仍然是发展中国家发病率和死亡率的主要原因，这些国家饱受贫穷、人口密集和医疗资源匮乏的困扰。即使在发达国家，风湿热也没有完全根除。在美国，总发病率不到 1/10 万。上呼吸道 A 组 β 溶血性链球菌是易感人群的基本致病因素。只有 A 组链球菌的某些血清类型会引起风湿热。最新定义的与宿主易感性有关的免疫反应基因，存在于约 15% 的人群中。咽部 A 组链球菌感染引发的免疫反应包括：①链球菌抗原对 B 淋巴细胞的致敏；②抗链球菌抗体的形成；③与心脏肌膜抗原交叉反应的免疫复合物的形成；④心肌和瓣膜炎症反应。

美国的发病高峰为 5～15 岁。这种疾病在女孩和非洲裔美国人中更常见。20 世纪 80 年代记录在册的学龄儿童（白种人和非白种人）风湿性心脏病的年死亡率不到 1/10 万。

（1）临床表现：根据修正的琼斯诊断标准，急性风湿热的诊断需要 2 个主要表现或 1 个主要表现和 2 个次要表现（加上链球菌感染的支持证据）（表 20-13）。除了仅表现为 Sydenham 舞蹈症或长期心脏炎的风湿热外，应该有明确的证据表明链球菌感染，如猩红热，喉部 A 组 β 溶血性链球菌培养阳性，以及抗链球菌活性素 O 或其他链球菌抗体滴度的增加。风湿热抗链球菌 O 滴度明显高于单纯链球菌感染。

表 20-13 风湿热 Jones 诊断标准（修订）

主要表现
● 心脏炎
● 多发性关节炎
● Sydenham 舞蹈症
● 环形红斑
● 皮下小结

续表

次要表现
临床
●既往有风湿热或风湿性心脏病
●多关节痛
●发热
实验室
●急性相反应：红细胞沉降率、C 反应蛋白升高，白细胞计数增多
●PR 间期延长
发病前链球菌感染的证据
●抗链球菌 O 或其他链球菌抗体的滴度升高，咽部 A 组链球菌的培养阳性

1）心脏炎：是风湿热最严重的后果，临床表现从轻度到危及生命的心力衰竭程度不一。心脏炎指全心炎症，但病变可能仅限于瓣膜、心肌或心包。瓣膜炎常见，二尖瓣是最常见的受累部位。二尖瓣关闭不全是急性风湿性心脏病最常见的病变。二尖瓣狭窄一般发生在初次急性风湿热发作后的 5 ～ 10 年后。因此，二尖瓣狭窄在成人中更常见。

与主动脉瓣关闭不全相一致的早期舒张期杂音偶尔会被认为是风湿性心脏炎的唯一瓣膜表现。主动脉瓣是第二位易受累的瓣膜。主动脉瓣病变常见于男性和非洲裔美国人。明显的风湿性主动脉瓣狭窄在儿童患者中极其少见。一项大型研究显示风湿性心脏病患者发生显著的主动脉狭窄的最短时间是 20 年。

2）多发性关节炎：大关节（膝、髋、腕、肘和肩）最常受累，关节炎通常是游走性的。伴有关节肿胀和活动受限。多发性关节炎是主要诊断标准之一，约 80% 的患者可见。关节痛不是主要标准。

3）Sydenham 舞蹈症：特点是不自主的无意识运动，通常与情绪不稳定有关。这些症状逐渐加重，并可能伴有共济失调和口齿不清。肌肉无力出现在不自主运动出现之后。Sydenham 舞蹈症多为自限性，一般持续 3 个月左右。Sydenham 舞蹈症为迟发表现，可能在风湿热急性发作后数月至数年内不明显。

4）环形红斑：锯齿状红色斑疹，边界清晰，主要见于躯干和四肢，面部少见。

5）皮下结节：见于重症病例，多位于关节处。只发生在严重的病例中，多见于关节，头皮和脊柱。结节直径在几毫米到 2cm 不等，活动度好。

（2）治疗和预防

1）急性发作期治疗

A. 抗感染治疗：根除链球菌感染非常重要。长效苄星青霉素是首选药物。根据患者的年龄和体重，单次肌内注射量为 0.6 万～ 120 万 U；青霉素 V，250 ～ 500mg，每日口服 2 ～ 3 次，连续 10d，或阿莫西林，50mg/kg（最大 1g），每日 1 次，连续 10d。对青霉素过敏者使用窄谱头孢菌素、克林霉素、阿奇霉素或克拉霉素。

B. 抗炎药

a. 阿司匹林：每日 30 ～ 60mg/kg，分 4 次服用。这种剂量可明显缓解关节炎和发热。高剂量副作用会更明显，血水杨酸浓度达 20 ～ 30mg/dl 未证实有短期或长期益处。治疗的持续时间根据病情需要而定，在疗程近结束时，需通过 2 ～ 6 周逐渐减量。由于担心出现 Reye 综合征而使用其他非甾体抗炎药的疗效不如阿司匹林。

b. 皮质类固醇：目前还没有明确的证据支持皮质类固醇在风湿热的治疗，偶可用于严重心脏炎患者。

C. 心力衰竭的治疗：心脏衰竭的治疗是基于瓣膜受累和心功能不全的症状和严重程度(参见“心力衰竭”相关内容)。

D. 卧床休息和步行：多数情况下不需要卧床休息。活动水平应与症状相适应，儿童在感染期限制活动，多数风湿热的急性发作都是在门诊治疗的。

2）急性发作后的治疗

A. 预防：预防感染非常重要，风湿热患者如治疗不当，复发的风险很大。随访对于预防再次感染非常重要，定期肌内注射长效苄星青霉素的效果好于口服。风湿性心脏病患者建议长期（可能终身）进行预防。如果没有明显心脏受累或程度较轻，疗程为 5 ～ 10 年，或在成年早期（21 岁）停止治疗。

目前使用的预防方案如下。

苄星青霉素 G：首选药物，体重＜ 27kg，60 万 U，＞ 27kg，120 万 U，每 4 周肌内注射一次。

青霉素 V：250mg，每日 2 次，口服。疗效远低于肌内注射苄星青霉素 G（年链球菌感染率 5.5% ：0.4%）。

磺胺嘧啶：体重＜ 27kg，500mg，＞ 27kg，1g，每日 1 次。血液代谢障碍和减少链球菌感染的有效性较低，使该药物不如苄星青霉素 G 令人满意。青霉素过敏患者可考虑应用。

红霉素：250mg 口服，每日 2 次，可用于对青霉素和磺胺类药物过敏的患者。也可使用阿奇霉素或克拉霉素。

B. 瓣膜病变：如上所述，二尖瓣和主动脉瓣最易受累，心脏炎的严重程度也不尽相同。严重病例急性发作可出现心力衰竭或需要瓣膜置换。一般病例中，瓣膜病变可持续存在，需终身药物治疗，最终进行瓣膜置换。其他患者完全康复，无心脏后遗症。

尽管过去推荐对瓣膜受累者使用抗生素预防心内

膜炎，但 2007 年修订了 IE 的预防标准，只有在有使用人工瓣膜的情况下才推荐常规预防。

2. 川崎病

诊断要点和主要特点
● 发热至少 5d+ 以下 5 条中至少 4 条 • 结膜充血 • 黏膜改变（嘴唇 / 舌 / 咽） • 指（趾）端皮肤改变 [手足红斑和（或）肿胀] • 广泛多形性皮疹 • 单侧颈部淋巴结肿大（> 1.5cm） ● 排除上述表现的其他病因 ● 超声心动图提示冠状动脉扩张有助于诊断川崎病

川崎病（KD）最早于 1967 年在日本被发现，最初称为皮肤黏膜淋巴结综合征，原因不明，无具体诊断标准。在美国，KD 是儿童获得性心脏病的主要病因。80% 的患者年龄在 5 岁以下（确诊年龄中位数为 2 岁），男女比例为 1.5 ∶ 1。诊断标准是发热超过 5d，且至少有以下 4 个特征：①双侧无痛非渗出性结膜炎；②口唇黏膜改变（如唇皲裂、杨梅舌和口腔黏膜炎症）；③颈部单侧无痛性淋巴结肿大，直径≥ 1.5cm；④多形性外疹；⑤肢端改变（手足硬肿，恢复期脱皮）。如果同时存在上述 4 个以上的主要临床表现，发热 4d 也可诊断。表 20-14 列出了一些与 KD 密切相关，但未列在临床诊断标准中的症状。

表 20-14　川崎病的循环系统外表现

系统	相关的体征和症状
消化	呕吐，腹泻，胆囊积水，转氨酶升高
血液	红细胞沉降率或 C 反应蛋白升高，白细胞计数增加，低蛋白血症，急性期轻度贫血和亚急性期血小板计数增加（通常为发病第 2 ～ 3 周）
泌尿	无菌性脓尿，蛋白尿
呼吸	咳嗽，声音嘶哑，胸片可见浸润影
关节	关节痛和关节炎
神经	脑脊液单核细胞增多，易怒，面瘫

心血管疾病是 KD 最严重并发症。急性期并发症包括心肌炎、心包炎、瓣膜性心脏病（通常是二尖瓣或主动脉瓣反流）和冠状动脉炎。发热超过 5 日但临床诊断标准不足 4 个的，尤其是超声心动图显示冠状动脉异常者为不完全 KD。美国心脏协会在 2017 年的指南中提出对于疑似不完全 KD 的儿童进行全面评估的建议。

冠状动脉病变范围从冠状动脉轻度短暂扩张到大动脉瘤。动脉瘤多在发病 10d 后出现。未经治疗的患者患冠状动脉瘤的风险为 15% ～ 25%。发生动脉瘤的高危因素包括男性、婴儿（< 6 个月）和未用静脉注射免疫球蛋白（IVIG）治疗的婴儿。多数冠状动脉瘤在诊断后 5 年内消失；然而，随着动脉瘤的消失，可能会伴发冠状动脉阻塞或狭窄（占所有动脉瘤的 19%），导致冠状动脉缺血。巨大动脉瘤（> 8mm）很难消退，近 50% 的动脉瘤最终变成狭窄。动脉瘤的急性血栓形成可导致约 20% 的病例出现致死性心肌梗死。

治疗 KD 的治疗包括静脉注射免疫球蛋白（IVIG）和高剂量阿司匹林。该疗法可有效降低冠状动脉扩张和动脉瘤形成的发生率。目前推荐的治疗方案是在 10 ～ 12h 输注 2g/kg 的 IVIG 和大剂量阿司匹林 80 ～ 100mg/（kg • d）[部分医院为 30 ～ 50mg/（kg • d）]，分 4 次口服。大剂量阿司匹林的持续治疗时间取决于医院，许多医院在患者退热 48 ～ 72h 后改用低剂量；一些医院则持续应用至起病第 5 日或第 14 日。停用后，在疾病的亚急性期（6 ～ 8 周）或直到冠状动脉异常消失，都要服用低剂量阿司匹林 [3 ～ 5mg/（kg • d）]。如果在最初治疗过程的 48 ～ 72h 无诱因再次出现发热，建议使用第 2 疗程 IVIG；但是，这种方法的有效性尚未得到证实。对于持续发热的患者，即使注射了 1 ～ 2 次 IVIG，也应考虑使用皮质类固醇或其他抗炎疗法（如英夫利昔单抗）。KD 治疗患者的随访方案取决于冠状动脉受累程度（表 20-15）。

3. 感染性心内膜炎

诊断要点和主要特点
● 血培养呈阳性 ● 超声心动图可见：瓣赘生物、脓肿或瓣膜反流 ● 发热 ● 红细胞沉降率或 C 反应蛋白升高

表 20-15　川崎病长期随访方案

风险水平	定义	治疗原则
Ⅰ	无冠状动脉病变	亚急性期（6 ～ 8 周）后不需要口服 ASA。随访 1 年
Ⅱ	仅冠状动脉扩张（Z 值 2 ～ 2.5）	如冠状动脉持续扩张，则每 2 ～ 5 年随访 1 次

续表

风险水平	定义	治疗原则
Ⅲ	小冠状动脉瘤（*Z* 值 2.5 ～ 5）	长期口服 ASA，直到冠状动脉恢复正常。在病程第 6 个月和此后每 2 ～ 3 年进行 ECG 和 ECHO 评估，如果病程＜ 7 年，则每隔一年进行一次负荷试验，如果病程＞ 7 年，则每隔一年进行一次负荷试验
Ⅳ	中度动脉瘤（*Z* 值 5 ～ 10，动脉瘤直径＜ 8mm）	长期口服 ASA± 氯吡格雷。每年随访心电图、超声心动图和负荷试验
Ⅴ	大型和巨型动脉瘤（*Z* 值＞ 10 或动脉瘤直径＞ 8mm）或冠状动脉梗阻	长期 ASA± 氯吡格雷 ± 华法林 ± 钙通道阻滞剂，降低心肌耗氧量。每 6 个月做一次超声心动图检查。每年进行负荷试验和动态心电图检查

ASA，乙酰水杨酸；ECG，心电图；ECHO，超声心动图。冠状动脉大小使用 *Z* 值评估

（1）概述：心内膜的细菌或真菌感染非常少见，多发生在心脏或大动脉已有异常的情况下。也可出现在有败血症或中心留置导管感染的正常心脏中。

感染性心内膜炎（IE）的发生率逐年增加，原因有以下几个方面。①先天性心脏病儿童的存活率增加；②中心静脉导管应用较前更多；③人工材料和瓣膜的使用率增加。无先天性心脏病的患儿发生 IE 的风险也增加，其原因为：①免疫缺陷儿童的生存率提高；②患病新生儿和慢性病患者长期使用留置管治疗的情况增多；③静脉药物滥用增加。

未修复或行姑息治疗的发绀型心脏病的儿童（尤其是在主动脉到肺分流的情况下）、植入人工材料的儿童和既往患有 IE 的儿童患病风险最高。引起 IE 的常见病原菌是草绿色链球菌（30% ～ 40%）、金黄色葡萄球菌（25% ～ 30%）和真菌（约 5%）。

（2）临床表现

1）病史：多数 IE 患者有心脏病史。可有前驱感染或外科手术（心脏手术、拔牙、扁桃体切除）病史。一过性菌血症可发生在日常行为中，如牙线或刷牙、使用牙签，甚至咀嚼食物时。虽然口腔和非无菌手术也会导致一过性菌血症，但这种情况的发生频率要低得多。因此这种明确的诱因并没有直接与 IE 相关，也是近期为预防 IE 进行抗生素预防性应用指南改变的基础（请参见 Wilson 等的文章）。

2）症状、体征和实验室检查结果：IE 暴发可表现为心力衰竭，但多数 IE 起病缓慢，通常表现为发热、不适和体重减轻等较轻的症状，关节痛和呕吐较少见。体检可有新的杂音或杂音发生改变、脾大、肝大。典型的 Osler 结节（触痛结节，通常位于指腹）、Janeway 斑（手掌和足底红斑或无压痛的出血性瘀点病变）、甲下出血和 Roth 斑点（眼底椭圆形出血斑）在儿童中不常见。实验室检查包括多种血培养阳性，红细胞沉降率或 C 反应蛋白升高及血尿。经胸超声心动图可以识别较大的赘生物，但经食管成像敏感度更高，如果诊断不清必要时可行经食管超声心动图检查。

（3）预防：2007 年 AHA 修订了针对需要预防 IE 的患者的标准（表 20-16）。只有列出高危患者需要应用抗生素预防 IE，包括口腔操作（拔牙或洗牙）和涉及呼吸操作或皮肤骨骼肌的感染。对于胃肠道或泌尿生殖系统手术、身体穿刺或文身，不推荐使用抗生素预防 IE。尚不清楚指南的变化会对儿童的影响。

表 20-16 建议应用抗生素预防感染性心内膜炎的人群

人工心脏瓣膜
有感染性心内膜炎病史
先天性心脏病
发绀型先天性心脏病
如果先天性心脏病修复涉及植入人工材料，手术后 6 个月应用抗生素
使用人工材料修复先天性心脏病残余缺损
心脏移植伴瓣膜病

推荐的预防方法是 40kg 以下的患者口服阿莫西林 50mg/kg，对 40kg 以上的患者，口服阿莫西林 2000mg/kg。应在手术前 1h 给予。如果患者对阿莫西林过敏，AHA 建议使用其他预防性抗生素。

（4）治疗：一旦怀疑 IE，应立即开始抗生素治疗，并迅速取血完成血培养，根据病原体和药敏结果制订治疗方案。最常见的方案是万古霉素或 β 内酰胺抗生素，无论是否联合庆大霉素，总疗程为 6 周。如规范抗生素治疗的情况下发展为心力衰竭，需考虑手术切除感染灶并进行人工瓣膜置换术。

（5）病程与预后：与预后相关的不良因素包括延迟诊断、体内人工材料、围手术期相关的 IE 和金黄色葡萄球菌感染。儿童细菌性心内膜炎的死亡率为 10% ～ 25%，真菌感染的死亡率要高得多（50% 或以上）。

4. 心包炎

诊断要点和主要特点
● 深吸气胸痛加重，身体前倾胸痛减轻
● 发热和心动过速
● 呼吸急促
● 心包摩擦音
● 心电图 ST 段升高

（1）概述：心包炎是心包的炎症，通常与感染有关。儿童心包炎最常见的原因是病毒感染 [如柯萨奇病毒、腮腺炎病毒、EB 病毒、腺病毒、流感和人类免疫缺陷病毒（HIV）]。化脓性心包炎是由细菌感染（如肺炎球菌、链球菌、葡萄球菌和流感嗜血杆菌）引起的，虽然少见但可能危及生命。

在某些情况下，心包疾病的发生全身疾病有关。相关疾病包括风湿热、类风湿关节炎、尿毒症、系统性红斑狼疮、恶性肿瘤和结核病。心脏手术后心包炎（心包切开术后综合征）最常见于 ASD 术后。心包切开术术后综合征与自身免疫反应相关，有证据显示血清中出现高滴度抗心脏抗体，也有学者认为与病毒感染同时存在并触发有关。通常是自限性的，短期服用阿司匹林或糖皮质激素疗效良好。

（2）临床表现

1）症状体征，儿童心包炎通常表现为胸部、肩部和颈部的剧烈刺痛，深吸气或咳嗽使疼痛加重，坐立和身体前倾时疼痛减轻。常有呼吸急促和鼾声。体格检查取决于心包腔是否有积液。在没有明显心包积液的情况下，可以听到典型的刺耳、尖锐的摩擦声。如果心包积液量大，心音遥远低钝，心包摩擦音不明显。没有心脏压塞的情况下，外周、静脉和动脉脉搏正常。

心脏压塞与大量积液或积液迅速积聚有关。心脏压塞的特点是颈静脉怒张、心动过速、肝大、周围水肿和奇脉（吸气时收缩压下降超过 10mmHg）。心脏充盈减少和随后的心输出量减少会导致右心衰竭和循环衰竭。

2）X 线检查：心包炎伴明显心包积液时，心影增大。如果心包积液发生在极短时间内，心脏外形可正常。

3）心电图：急性心包炎常有 ST 段抬高和 PR 间期缩短，大量心包积液可见低电压或电交替（心搏间期 QRS 波幅改变）。

4）心脏彩超：超声心动图可以直接、无创地估计心包液的体积及进展。多普勒成像显示心脏压塞与心房受压或心室血流的变化。

（3）治疗：治疗取决于心包炎的原因和积液量的大小。病毒性心包炎通常是自限性的，症状可以通过非甾体抗炎治疗得到改善。化脓性心包炎需要立即排出液体并应用抗生素治疗。任何原因的心脏压塞必须立即通过心包穿刺清除积液。如果病因不清，或需对病原菌进行鉴定进行靶向治疗，也可考虑心包穿刺术。在复发或持续心包积液的情况下，需要外科心包切除术或心包开窗手术。心脏压塞患者应避免使用利尿剂，因为利尿剂会降低心室前负荷，加重心脏失代偿程度。

（4）预后：在很大程度上取决于心包疾病的病因。缩窄性心包炎可继发于感染性心包炎（尤其是细菌性或结核性心包炎），是临床难题。发生心脏压塞后应迅速清除积液，否则会导致死亡。

5. 心肌病

诊断要点和主要特点
● 发育不良
● 喂养困难，腹痛和（或）呕吐
● 运动不耐受
● 呼吸急促，咳嗽，呼吸暂停和（或）气短
● 出汗
● 水肿
● 心动过速
● 晕厥或猝死事件
● 超声心动图确诊

儿童心肌病有 5 种类型：①扩张型心肌病；②肥厚型心肌病；③限制型心肌病；④致心律失常性右心室心肌病（ARVD）；⑤左心室不致密化。下文将介绍最常见的前 3 种形式。

（1）扩张型心肌病：在美国和欧洲，扩张型心肌病最常见，每年的发病率为（4 ～ 8）/10 万。扩张型心肌病（DCM）多是特发性的，部分明确的病因包括病毒性心肌炎、未经治疗的快速心律失常、左心梗阻性病变、先天性冠状动脉畸形、药物性（如蒽环类）、遗传性（如营养不良基因缺陷、肌节突变）和代谢性疾病（如先天性脂肪酸氧化异常和线粒体氧化磷酸化缺陷）。随着基因检测的普及，更多的遗传原因正在以越来越快的速度被发现。

1）临床表现

A. 症状体征：随着心肌功能减弱和心脏扩张，心输出量下降，患儿出现运动耐量下降、发育落后、出汗和呼吸急促。随着心脏功能持续恶化，检查中会出现肝大和啰音等充血体征。对一个既往健康的儿童进行初步诊断比较困难，因为症状可能类似于病毒呼吸道感染、肺炎或哮喘。

B. 胸片：可见弥漫性心脏肿大伴或不伴肺静脉淤血。

C. 心电图：常见窦性心动过速伴 ST-T 段改变。

也可见右心室肥厚和左心室肥厚，QT间期延长。评估是否存在室上性心律失常是至关重要的，因为这是儿童DCM为数不多的可治疗和可逆的原因之一。

D. 心脏彩超：超声心动图可见左心室和左心房增大，左心室缩短分数和射血分数降低。舒张末期和收缩末期内径增加，常见二尖瓣关闭不全。必须仔细检查是否有结构异常（特别是冠状动脉异常或左心梗阻性病变），尤其是婴儿。

E. 其他检查：心导管检查有助于评估血流动力学状况和冠状动脉解剖结构。心内膜心肌活检有助于诊断。活检标本可能显示与急性心肌炎、异常心肌细胞结构和心肌纤维化相一致的炎症反应。电子显微镜可以提供线粒体或其他代谢紊乱的证据。对活检标本进行聚合酶链反应检测，可见感染性心肌炎的病毒基因组产物。心肺负荷试验有助于评价对药物治疗的反应，并可作为限制运动的客观评估。

2）治疗与预后：儿科DCM的门诊治疗通常需要联合使用减轻后负荷药和利尿剂（参见“心力衰竭”相关内容）。2007年，Shaddy等发表了卡维地洛治疗心力衰竭儿童的多中心、安慰剂对照、双盲试验结果，β受体阻滞剂在治疗儿童心力衰竭获益不如成人。这可能是由于儿童心力衰竭的异质性，同时越来越多的证据表明儿童和成人心力衰竭存在内在差异。阿司匹林或华法林可用于预防扩张和收缩力差的心室内血栓形成。心律失常在扩张的心脏中更为常见，有时需要抗心律失常治疗。尽管心内除颤器在成人中广泛使用，但置入除颤器的技术难度，不良事件的风险（如异常高频放电、血管阻塞），以及儿童心源性猝死（SCD）的低发生率限制了其在儿童中的应用。

建议针对DCM的根本病因进行治疗。尽管进行了全面的评估，但只有不到30%的DCM患者可明确病因，如果药物治疗失败，可以考虑心脏移植。

（2）肥厚型心肌病（HCM）：最常见的病因是家族性HCM，发病率为1/500。HCM是青少年发生SCD的主要原因。最常见于年长儿、青少年或成人，也可发生在新生儿。新生儿和幼儿发生非家族性HCM的原因包括糖原贮积病、Noonan综合征及一些相关的综合征，如LEOPARD和Costello综合征，以及Friedreich共济失调、孕妇妊娠糖尿病、线粒体疾病和其他代谢紊乱。

1）家族性肥厚型心肌病：在家族性HCM中，最常见的是编码心脏肌节蛋白的基因突变（β肌球蛋白重链、肌钙蛋白T或I、α-肌球蛋白和肌球蛋白结合蛋白C）。

A. 临床表现：患者可无明显症状，也可能出现冠状动脉灌注不足或心力衰竭的症状，如心绞痛、晕厥、心悸或运动不耐受。患者可能以运动诱发的SCD作为初发表现。心脏检查可以是正常的，但一些患者出现左胸前隆起，并伴有弥漫性心尖冲动。可闻及S4奔马音。如果流出道梗阻，能听到收缩期杂音。静息时可能听不到杂音，但运动或改变体位时，左心室容积减少，流出道梗阻加重，此时可以听心脏杂音。

B. 超声心动图：HCM通常由超声心动图确诊，多数病例表现为不对称的室间隔肥厚。有代谢或其他非家族性原因的年轻患者更容易出现向心性肥厚。二尖瓣瓣叶收缩期前移可导致左心室流出道梗阻。二尖瓣瓣叶变形可导致二尖瓣关闭不全。左心室流出道梗阻可在休息时出现，也可在运动监测中发现。收缩功能最常见为异常过度收缩，并随时间推移恶化，导致收缩力下降和左心室扩张。舒张功能常异常。

C. 心电图：可以正常，典型表现为之间隔肥厚导致下侧导联（Ⅱ、Ⅲ、aVF、V_5和V_6）出现深Q波。ST段异常可见于同一导联。LVH的年龄标准参照左心房扩大的标准。

D. 其他检查：心肺负荷试验对评估左心室流出道梗阻、心肌缺血、心律失常及判断预后有价值。严重的左心室肥厚和运动后的血压降低都会增加儿童死亡率。心脏MRI有助于确定心肌纤维化或瘢痕形成。患儿心肌缺血可能与心外膜冠状动脉的肌桥在心肌内隔穿支的收缩期压迫，或心肌明显增厚导致冠状动脉血供失衡有关。

E. 心导管术：心导管术可用于有心绞痛、晕厥、猝死后复苏或负荷试验结果不良的HCM患者。血流动力学表现包括继发于舒张期充盈受损的左心房压力升高。如果存在左心室流出道梗阻，压力差可非常明显。快速心房起搏或异丙肾上腺素可诱发左心室流出道梗阻，但在儿童不常见。血管造影显示在收缩期左心室闭塞后呈“芭蕾舞鞋”结构。现在很少做心肌活检，心肌活检可见肌纤维排列紊乱。

F. 治疗和预后：治疗取决于症状和表型。由于SCD相关的风险，受影响的患者被限制参加竞技运动和静力运动。静息或潜在左心室流出道梗阻的患者可使用β受体阻滞剂、维拉帕米或二吡胺治疗，其缓解的效果各不相同。尽管进行了药物治疗来缓解左心室流出道梗阻，但症状严重的患者需要额外的干预。有症状的患者可手术切除部分肥厚室间隔，效果良好。在切除手术中，有二尖瓣收缩前移的患者可能需要修复或置换二尖瓣。乙醇消融用于成人HCM和左心室流出道梗阻患者，手术通过选择性地在冠状间隔动脉分支中注射乙醇，诱导小的靶向性心肌梗死，减小室间隔，改善梗阻。这种手术的长期效果尚不清楚，不常用于儿童。儿童梗阻型HCM可以使用双腔起搏器，但缺乏支持数据。在 HCM 中，心源性猝死的危险分层非常重要。基于以下 SCD 的危险因素考虑在成人患者中是否放置除颤器：严重肥厚（成人间隔厚度>3cm）、室性心律失常、晕厥、对运动的异常血压反应、猝死复苏或家族中有猝死患者。儿童暂无放置除颤仪的标准。

2）心脏糖原贮积病：糖原贮积病至少有 10 种类型。主要累及心脏的类型是庞贝病（GSDIIa），该病缺乏糖原外支水解所必需的酸性麦芽糖酶。

心肌内有明显的糖原沉积。受累婴儿出生时情况良好，但在出生后第 6 个月出现生长发育迟缓、喂养困难和心力衰竭的症状。体格检查显示全身肌肉无力、舌粗大、心脏增大、心脏无明显杂音。胸部 X 线片显示心脏增大，伴有或不伴有肺静脉淤血。心电图表现为左胸导联 PR 间期缩短、左心室肥厚伴 ST 段压低和 T 波倒置。超声心动图显示严重的向心性左心室肥厚。既往患有庞贝病的儿童通常在 1 岁之前死亡，近期的酶替代临床试验在逆转肥厚和保持心功能方面有一定的前景。可能发生猝死，也可因为进行性心力衰竭死亡。

（3）限制型心肌病（RCM）：在儿童中少见，在所有心肌病病例中所占比例不到 5%。病因通常是特发性的，但也可以是家族性的或继发于代谢性疾病（如淀粉样变性）。

1）临床表现：患者收缩功能正常，由于舒张功能不全，可出现充血性心力衰竭的症状。在限制型心肌病中，左心室更易受累，右心室也多受累。症状和体征与双心室淤血有关。多表现为运动不耐受、疲劳、胸痛和呼吸暂停。体格检查可闻及 S4 心音，可见颈静脉怒张。

A. 心电图：心电图示右、左心房明显增大，心室电压正常。ST-T 异常，可见 QTc 间期延长。

B. 心脏彩超：超声心动图可见正常大小的心室，收缩功能正常，心房明显扩大，即可确诊。心脏 MRI 有助于排除心包异常（限制性或收缩性心包炎）和浸润性疾病。

2）治疗与预后：减轻淤血治疗用于缓解症状。限制型心肌病有猝死的风险和不可逆 PH 迅速进展的倾向，因此需要密切随访，并尽早考虑心脏移植。

6. 心肌炎

诊断要点和主要特点

- 常与病毒感染有关
- 有类似心肌病的体征和症状
- 超声心动图显示心室功能不良，心室有不同程度的扩张
- 心电图上可见弥漫性低电压
- 可有炎症标志物升高（如 ESR、CRP）
- 心脏 MRI 是一种不断发展的诊断工具
- 心内膜心肌活检显示淋巴细胞浸润和病毒 PCR 阳性

病毒性心肌炎最常见的病因是腺病毒、柯萨奇 A 和 B 病毒、埃可病毒、细小病毒、巨细胞病毒和甲型流感病毒。HIV 还可引起心肌炎。PCR 技术从受累的心肌中复制可识别的病毒基因组片段，提高识别病原体的能力。

（1）临床表现

1）症状和体征：病毒性心肌炎有两大类表现。一是暴发性心肌炎，健康儿童或婴儿在数小时至数天突发心力衰竭，这种情况多继发于严重的病毒血症，出现心脏在内的多个器官脏器受累。第二种情况心脏症状逐渐出现，发病前一个月可能有上呼吸道感染或胃肠炎的病史。起病隐匿，与感染后期和自身免疫反应相关。急性和慢性症状可发生在任何年龄和各种类型的心肌炎。

HF 的表现是多种多样的，失代偿性暴发性心肌炎患者可出现皮肤苍白、脉搏细数及呼吸困难。亚急性症状的患者可出现呼吸增快，婴儿喂养困难、运动不耐受和面部及四肢水肿。患者常可出现心律失常、心音低钝遥远、S3 或 S4 奔马音（或两者兼有）。心脏杂音不常见，但可以听到三尖瓣或二尖瓣关闭不全的杂音。双侧肺底可闻及湿啰音。肝大伴触痛。

2）X 线成像：在 X 线片上可以看到广泛性心脏增大，伴有中度到明显的肺静脉淤血。

3）心电图：心电图变化较多。典型的心电图改变可见肢导和胸前导联低电压，QRS，Ⅰ、Ⅲ、aVF 导联均有 ST 段压低和 T 波倒置（急性期左侧胸前导联均有 ST 段压低和 T 波倒置）。常有心律失常，可有房室传导障碍。

4）心脏彩超：超声心动图显示 4 个心腔均扩张，心室功能减低，房室瓣膜反流。可有心包积液。与长期 HF 病史的患者相比，急性期患者可无明显心室扩张。

5）心肌活检：心内膜心肌活检可能有助于病毒性心肌炎的诊断。苏木精 - 伊红染色可见炎性浸润并伴有心肌细胞损伤。30% ～ 40% 的疑似心肌炎患者心肌组织病毒 PCR 检测呈阳性。心肌炎多为点灶样改变，因此如果未采集到活动性心肌炎区域的标本，活检结果可呈假阴性。

6）心脏磁共振：心脏 MRI 作为心肌炎的诊断手段正在被越来越多地在临床使用。急性心肌炎患者可出现 T_2 加权成像（心肌水肿、炎症）和全心信号增强（毛细血管渗漏）。该检查需对婴幼儿进行全身麻醉，增加心力衰竭的风险，进行检查时需考虑这一点。

（2）治疗：前文中关于心力衰竭患者的住院治疗的支持措施也可用于心肌炎患者。病情迅速恶化的心肌炎患儿应慎用洋地黄，因其可导致室性心律失常。

使用免疫调节药物，如糖皮质激素治疗心肌炎仍

有争议。继IVIG在儿童KD中成功应用后，已有一些研究对疑似病毒性心肌炎患者应用IVIG，目前其治疗价值尚未得到证实。在暴发性心肌炎或重症心肌炎患者中启动机械循环支持，可作为心脏移植或康复的过渡。

（3）预后：心肌炎的预后取决于发病年龄和治疗反应。暴发性心肌炎和严重血流动力学异常的儿童早期死亡率为75%。出生后第1年易出现不良预后。部分患儿可完全康复。部分患者临床症状缓解，但仍有持续的左心室功能障碍，需要长期HF药物治疗。儿童亚临床性心肌炎可能是某些“特发性”DCM病理生理基础。心室功能未能恢复正常的心肌炎儿童，积极治疗仍有症状或发生心力衰竭的，可考虑进行心脏移植。

九、预防心脏病学

1. *高血压*　3岁开始，每次儿科就诊时都要测量血压。由于对血压的监测越来越仔细，高血压已成为儿科的一个普遍问题。儿童血压标准已经出版。儿童血压必须在放松时测量，并使用合适尺寸的袖带。袖带应位于腋窝和肘窝之间（覆盖上臂60%～75%）。大多数10～11岁的儿童可用标准成人袖带（宽12cm），许多高中生需用大号成人袖带（宽16cm）或腿部袖带（宽18cm）。Korotkoff音的起始（K1）和消失（K5）时的压力值分别为收缩压和舒张压。如果正确测量的血压超过第95百分位数，应在2～4周重复测量数次。如血压持续升高需查找病因。多数儿童的高血压为继发性，继发性高血压发病率高于成人。如主动脉缩窄、肾动脉狭窄、慢性肾脏病和嗜铬细胞瘤及药物副作用（如类固醇）。如未发现特殊病因，且高血压诊断明确，应进行降压治疗，并给予营养和运动咨询。β受体阻滞剂或血管紧张素转化酶抑制剂是治疗儿童原发性高血压的常用一线药物。

2. *动脉粥样硬化和血脂异常*　自20世纪70年代中期以来，普通人群对冠状动脉危险因素，特别是动脉粥样硬化的认识明显提高。虽然冠心病仍然是美国的主要死亡原因，但由于饮食改善、吸烟减少、对高血压的认识和治疗及体育锻炼增加，年龄对应的缺血性心脏病死亡率一直在下降。儿童期血脂水平通常在青春期保持不变。儿童早期血脂异常提示成年后患冠心病风险增加。低密度脂蛋白（LDL）是动脉粥样硬化的致病因子，而其对应的高密度脂蛋白（HDL）则是一种抗动脉粥样硬化因子。

对3岁儿童进行常规血脂筛查仍有争议。国家胆固醇教育计划建议对有高危因素家庭成员的儿童进行选择性筛查，高危因素家庭成员的定义是父母总胆固醇超过240mg/dl或患有早发性心血管疾病的父母或祖父母。儿童连续2次血清LDL ＞ 130mg/dl时，需进行饮食生活方式咨询。饮食改变可使胆固醇水平降低5%～20%。如果患者对调整饮食无反应，且属于极高危人群（如LDL ＞ 160mg/dl，HDL ＜ 35mg/dl，且年龄＜ 40岁的一级亲属有心血管疾病史），需要药物治疗。胆碱胺是一种胆汁酸结合树脂，由于黏附性差，目前很少使用。3-羟基-3-甲基戊二酰辅酶A（HMG-CoA）还原酶抑制剂（他汀类）在儿童中更常用。烟酸可用于治疗高三酰甘油血症。

十、胸痛

诊断要点和主要特点

- 胸痛的位置、严重程度、强度和加重缓解因素将有助于诊断
- 多数病因为肌肉骨骼痛或胃食管反流
- 劳累性胸痛可源自心脏

1. *概述*　胸痛（chest pain）是一种常见的儿科主诉，门急诊就诊的1000人次中，胸痛占3～6次，年龄中位数为12～13岁，男性占多数[（1～1.6）：1]。对有胸痛症状的儿童通常会进行心脏检查，但结果显示心源性病因并不常见，仅有2%～5%的急诊患者和3%～7%的心脏病门诊患者为心源性胸痛。儿科医生应询问胸痛相关的详细病史，并进行全面的体格检查，应记录疼痛的位置、持续时间、强度、频率和辐射，相关症状和加重/缓解因素。注意询问疼痛诱因。运动时或运动后立即出现的胸痛应进行详细的心脏检查，注意评估心脏相关症状，如晕厥、心悸、恶心/呕吐、气短、咳嗽或喘息。注意胸痛与进食的关系。现病史应详细描述社会心理压力源或暴露情况，如吸烟或吸毒。在体格检查时，需注意以下几点：生命体征，一般外观，胸壁形态和肌肉，心脏、肺和腹部查体，外周脉搏。如胸壁触诊可见明显胸痛，应考虑胸痛是由于胸壁肌肉骨骼病变引起的。

2. *病因*　典型的非心源性胸痛可由多种原因导致。最常见的是无明确病因的特发性胸痛。肌肉骨骼病变是比较常见的原因，如肋软骨炎、肌肉劳损、骨骼异常和创伤等。肋软骨炎或Tietze综合征占胸痛病例的26%～41%，是由肋软骨关节炎症引起的。呼吸道原因包括反应性气道疾病、肺炎、胸膜炎和气胸。引起胸痛的胃肠道原因包括胃食管反流、食管炎、胃炎、异物摄入、食管裂孔疝、胆囊炎和牵涉性腹痛。血液学-肿瘤学疾病包括肺栓塞、镰状细胞性贫血和肿瘤。青少年的心理状况异常的情况比幼儿更常见，如压力、焦虑、惊恐发作、身心疾病和

抑郁。

心脏病本身是引起胸痛的少见原因。如果误诊会危及生命。心肌梗死在儿童中也可出现，但相对少见。多与药物滥用和（或）冠状动脉血管痉挛有关。冠状动脉的异常起源可出现胸痛和 SCD。冠状动脉可起自主动脉根部的 Valsalva 窦，并在狭窄的壁内走行；也可源自另一根冠状动脉，走行于主动脉和肺动脉之间，运动时导致冠状动脉内血流受限。即使冠状动脉起源正常，特殊的医疗条件也会增加心肌梗死的风险。有冠状动脉受累史的 KD 患儿可因冠状动脉瘤血栓形成而发生心肌梗死。心律失常也可引起胸痛，幼儿可以将与心律失常相关的心悸描述为胸痛。与胸痛相关的心律失常包括室上性心动过速（SVT）、房室折返性心动过速（AVRT）、房室结折返性心动过速（AVNRT）、心房扑动和异位房性心动过速、室性心动过速、完全性心脏传导阻滞或单纯性异位性心动过速，如 PACS 或室性期前收缩（PVC）。可引起胸痛的结构性病变包括左心室流出道梗阻，如主动脉瓣狭窄和肺动脉狭窄。其他可引起胸痛的心脏疾病包括 DCM、心肌炎、心包炎、风湿性心脏炎和主动脉夹层。

3. *评估*　多数情况不需要进行复杂的检查。如果怀疑是心脏源性疾病，应咨询儿科心脏病专家。如果存在已知的导致心脏缺血危险因素，可进行心电图、胸部 X 线检查、超声心动图检查、动态心电图检查及血清肌钙蛋白水平检查。一项对儿科心脏病诊所 3700 名患者为期 10 年的研究中，只有 1% 的患者被发现胸痛是由心脏病因引起的。这些患者中绝大多数都有家族史、明显的临床症状（如劳累性胸痛）、异常检查或异常 ECG，40% 的患者接受超声心动图检查，4% 的患者发现心脏相关表现（与胸痛无关），仅 0.3% 的患者得到与胸痛主诉相关的阳性结果。0.4% 的患者心律监测呈阳性，其中大多数患者有心悸症状。运动负荷试验没有辅助诊断的作用。在 3700 例出现胸痛的患者中，未出现 SCD；儿童更容易死于自杀，已证实抑郁和焦虑是胸痛潜在的重要原因。

十一、心脏移植

心脏移植是婴幼儿终末期心脏病的有效治疗方法。移植的适应证包括：①已进行积极的药物治疗，但心力衰竭仍在进展；②复杂的先天性心脏病，无法进行外科修复或姑息治疗，或者手术姑息治疗的死亡率与心脏移植相当或更高；③对药物治疗、导管消融或置入式心脏除颤器无效的恶性心律失常。在美国，每年进行 300 ～ 400 例小儿心脏移植手术。婴幼儿（1 岁以下）心脏移植占小儿心脏移植的 30%。目前估计在婴儿期进行心脏移植的移植物半衰期超过 19 年，而儿童心脏移植移植物的总半衰期约为 14 年。

心脏移植前要仔细评估受者和供者。评估受体的 PVR 是至关重要的，不可逆和严重的肺动脉高压是移植后右心衰竭和早期死亡的危险因素。受体的器官功能也会影响移植后的结果，应进行评估。对预后产生影响的供体相关因素包括心功能、正性肌力药物使用量、活动性感染（艾滋病毒和乙型肝炎和丙型肝炎是捐献的禁忌证）、供体大小和移植物的缺血时间。

1. *免疫抑制*　理想的移植后免疫抑制方案可以使免疫系统继续以有效的方式识别和应对外来抗原，同时对避免移植物产生排斥反应。虽然有许多不同的方案，但钙调神经磷酸酶抑制剂（如环孢素和他克莫司）仍然是儿童心脏移植后免疫抑制治疗的主要药物。钙调神经磷酸酶抑制剂可单独用于移植物排异反应风险较低的儿童。联合药物治疗包括添加抗代谢药或抗增殖药物，如硫唑嘌呤、霉酚酸酯或西罗莫司。糖皮质激素的副作用较为明显，应尽量避免长期使用。长期使用糖皮质激素可导致生长迟缓、感染、伤口愈合慢、高血压、糖尿病、骨质疏松症和库欣样外观。

2. *移植物排斥反应*　尽管在免疫抑制治疗方面已经有些进展，但移植排斥反应仍然是移植后 3 年内死亡的主要原因。移植物排斥反应无典型症状和表现，因此很难及时监测和诊断。筛查方案包括密切的体格检查、心电图、超声心动图和心内膜心肌活检术。

（1）排斥反应监测

1）症状和体征：急性移植物排斥反应早期可能无症状。随着病情的进展，患者可出现心动过速、呼吸急促、肺部啰音、奔马律、肝脾大。婴幼儿可能表现为易激惹、喂养困难、呕吐或嗜睡。移植后 1 年内发生移植排斥反应导致死亡的儿童中，有 50% 与血流动力学异常有关，因此早期发现至关重要。

2）X 线检查：在急性排斥反应患者中，胸片可能显示心脏增大、肺水肿或胸腔积液。

3）心电图：排斥反应可出现传导异常、QRS 电压降低、房性心律失常和室性心律失常。

4）心脏彩超：超声心动图是一种无创的监测手段，能够有效检测排斥反应。早期可见心室顺应性和心功能轻微改变，随着排斥反应持续时间延长，病变也在进展。新出现的心包积液或瓣膜关闭不全加重都提示存在排斥反应。

5）心脏导管和心内膜心肌活检：血流动力学评估包括心室充盈压力、心输出量和耗氧量可以通过心导管获得。心内膜心肌活检有助于诊断急性移植物排斥反应，但并非所有有症状的排斥反应都能得到阳性的活检结果。活检组织中可见淋巴细胞浸润并伴有肌细胞损伤是细胞介导的移植物排斥反应的标志。

(2) 移植物排斥反应的治疗：目的是逆转免疫炎症级联反应。大剂量糖皮质激素是一线治疗。通常需要使用抗胸腺细胞生物制剂，如抗胸腺细胞免疫球蛋白（一种兔的多克隆抗体）来逆转排斥反应。及时诊断并给予有效治疗，通常移植物功能会恢复到其基线状态。即使积极治疗，严重的排斥反应也会导致慢性移植物衰竭、移植物失活和患者死亡。抗体介导的排斥反应是另一种急性排斥反应，其治疗方式与T细胞介导的排斥反应相似，同时联合血浆置换和IVIG治疗可能会改善预后。抗体介导的排斥反应诊断较为复杂，需综合考虑临床症状、心肌活检中补体沉积，以及循环中新出现的抗体或典型的抗人淋巴细胞抗原（HLA）抗体增加等证据。

(3) 病程和预后：小儿心脏移植者的生活质量较好。尽管处于慢性免疫抑制状态，但移植后立刻感染的风险较低。巨细胞病毒是导致心脏移植者感染相关发病率和死亡率增加的最常见的病原体。大多数儿童对环境病原体的耐受性好。不坚持终身服用免疫抑制剂是非常值得关注的问题，尤其是对于青少年患者。最近的几项研究证实不坚持服用免疫抑制剂是导致晚期死亡的主要原因。移植后淋巴增殖性疾病是一种与EB病毒感染相关的综合征，可导致Burkitt淋巴瘤，减少免疫抑制的剂量可能对疾病有效，有时必须进行化疗否则有死亡危险。绝大多数儿童不受生理上的限制，也不受心血管系统相关的限制。

晚期移植物失活最常见的原因是心脏移植血管病变（移植物冠状动脉疾病）。同种异体心脏移植物血管病变是冠状动脉内膜增生所致，最终导致管腔完全闭塞。这些病变是弥漫性的，通常累及远端血管，不适合进行旁路移植、血管成形术或支架置入。这些病变可能与免疫相关，但具体细节尚不清楚，因此靶向治疗变得更有挑战性。更新、更特异、更有效的免疫抑制剂正在临床中研究或评估，儿童心脏移植的前景是很好的。

十二、提高小儿心脏移植质量的探讨

儿科心脏移植研究（PHTS）小组是一个由北美和欧洲40多个儿科心脏移植中心组成的联合体，它是一个大的数据库，用于支持改善需要心脏移植或已经接受移植的儿童治疗方案选择和预后的研究。每个参与中心都会收到一份年度报告，其中详细说明了特定的治疗中心与整个协作组相比的结果，该报告用于内部质量保证，还可作为研究基础。

十三、肺动脉高压

诊断要点和主要特点

- 常有轻度呼吸困难，疲劳，胸痛，晕厥症状
- 心电图示右心室肥厚
- 罕见的进展性疾病，不干预则有生命危险

1. **概述** 肺动脉高压（PH）指平均PAP ≥ 25mmHg。儿童PH的病因与成人有很大不同，以先天性心脏病合并特发性肺动脉高压（IPAH）和肺动脉高压（PAH）为主。PAH是PH的一个亚型，影响肺动脉树，定义为持续平均PAP ≥ 25mmHg，平均肺毛细血管楔压 ≤ 15mmHg，PVR > 3Wood。在世界肺动脉高压研讨会（WSPH）上，修订了诊断分类。该临床分类系统确定了引起PH的五类疾病，每一类具有相似的血流动力学、病理学和管理策略：PAH（第1类）；由左心疾病引起的PH（第2类）；由慢性肺病和（或）缺氧引起的PH（第3类）；慢性血栓栓塞性PH（第4类）；多因素机制引起的PH（第5类）。与先天性心脏病相关的IPAH和PAH的发病率为（1～2）/100万。由于临床表现轻微，PH早期诊断困难。新疗法虽使小儿PH的预后得到改善，但预后仍不理想，5年生存率只有74%。家族性PH发病率为6%～12%。有明确家族史时，基因预测证据显示后代可能在更年轻时发病。

2. **临床表现**

(1) 症状体征：临床表现随着PH的严重程度而变化，通常早期症状很轻微，易延误诊断。首发症状可能是呼吸困难、心悸或胸痛，通常由剧烈运动或竞技运动引起。晕厥作为首发症状提示病情较重。随着疾病的进展，患者出现低心输出量和右心衰竭的症状，如肝大、周围水肿和S3奔马律。可出现肺动脉反流和三尖瓣反流的杂音，以及肺动脉瓣听诊区S2心音亢进。

(2) X线检查：胸片可见常肺动脉段突出，右心室可增大。周围肺血管影正常或减少。在确诊PH的患者中，有6%的患者胸片未见异常。

(3) 心电图：心电图多见右心室肥厚伴V_1直立T波（幼儿应为阴性）或V_1或V_3R导联QR波群。也可见电轴右偏及右心房增大。

(4) 心脏彩超：超声心动图是排除先天性心脏病引起PH的重要手段，可见右心室肥厚和扩张。在无其他结构心脏病的情况下，三尖瓣流速和PI速度可分别用于估计肺动脉收缩压和舒张压。其他超声心动图测量值，如组织多普勒成像、心脏功能、三尖瓣反流速度的收缩/舒张比、收缩末期右心室与左心室比

值和三尖瓣环形平面收缩偏移等，都可以用于 PH 的评估。

（5）心脏导管化和心血管造影：心导管术是确定疾病严重程度的最佳方法，旨在排除心脏（如限制型心肌病）或血管（如肺静脉狭窄）等病因，同时可以确定疾病的严重程度，并确定治疗策略。肺血管床对短效血管扩张剂（氧、一氧化氮或前列环素）的反应性可以评估并用于确定治疗方案。血管造影可显示迂曲的小肺动脉数量减少。

（6）其他评价方式：一些患者使用心脏 MRI 来评估右心室功能、肺动脉解剖、血流动力学及血栓栓塞现象。心肺运动测试与疾病严重程度相关。6min 步行测试（即测量步行距离和感觉到的劳累程度）与晚期疾病的死亡率有很强的独立相关性。

3. *治疗*　目标是降低 PAP，增加心输出量和提高生活质量。心导管检查数据用于确定治疗方案。对肺血管扩张剂有反应的患者给予钙通道阻滞剂，如硝苯地平或地尔硫䓬。对血管扩张剂无反应的患者初始选择以下三类药物之一：前列腺素（如环前列腺素）、内皮素受体拮抗剂（如波生坦）或磷酸二酯酶 -5 抑制剂（如他达拉非）。这些药物通过不同的作用机制来降低 PVR。使用华法林抗凝防止血栓栓塞事件，目标是将 INR 保持在 1.5 ～ 2.0。

房间隔造口术适用于难治性 PH 和有症状的患者。心输出量随着 PVR 的升高而下降，心房水平分流能够保证左心室心输出量，尽管使用的是低氧血。对于顽固性肺动脉高压患者和伴有相关解剖病变（如肺静脉狭窄）所致肺高压患者，可考虑肺移植。PH 患者中，心肺联合移植手术似乎较单纯肺移植预后好，心肺联合移植后 PH 很少复发。

十四、心率和节律紊乱

心律失常可发生在 2 个不同的患者群体中：①心脏结构正常但传导系统异常的儿童；②患有先天性心脏病的儿童，基于潜在的心脏缺陷本身而面临心律失常的风险。在后一类人群中，与心脏血流动力学改变的相关的心肌细胞的变化，以及任何使用外科缝合线的手术操作，都会使某些类型心律失常的患病风险更高。

在过去的几十年，心律失常的评估和治疗取得了明显进展。在过去几年中最明显的进展是在心律失常的遗传学领域，如本章讨论的长 QT 综合征（LQTS）。心律失常的治疗包括无须干预的临床监测、抗心律失常药物、侵入性电生理学检查和射频消融、起搏器和内部心律转复器或除颤器。

1. *窦房结病变*

（1）窦性心律失常：心率的相位变化（窦性心律失常）是正常的。窦性心律多随呼吸周期而变化（心率随吸气而增加，随呼气而降低），而 P-QRS-T 间期保持稳定。窦性心律失常可能与呼吸窘迫或颅内压升高有关，也可见于正常儿童。一般不需要治疗。但可能与窦房结功能障碍或自主神经系统功能障碍有关。

（2）窦性心动过缓：是指低于正常的心率（新生儿至 6 岁，60 次 / 分；7 ～ 11 岁，45 次 / 分；＞ 12 岁，40 次 / 分）。窦性心动过缓常见于运动儿童。窦性心动过缓的原因包括缺氧、中枢神经系统损害、饮食失调和药物副作用。窦性心动过缓伴有症状时（晕厥、低心输出量或运动不耐受）需要治疗（阿托品、异丙肾上腺素或心脏起搏）。

（3）窦性心动过速：心率通常在运动、焦虑、发热、低血容量、贫血或心力衰竭等刺激下加快。虽然正常心脏的窦性心动过速耐受性良好，心输出量减少的症状性心动过速需要进一步评估是结构性心脏病、心肌病或真性快速心律失常。首先应使用 12 导联心电图进行评估，以确定快心率的确切机制。治疗主要是要纠正窦性心动过速的病因（如贫血输血或纠正低血容量或发热）。

（4）窦房结功能障碍：窦房结功能不全是指窦房结功能及频率异常的临床综合征。这种异常可能是窦房结或其周围组织的解剖缺陷，也可以是自主神经紊乱的异常。包括以下几种异常：严重的窦性心动过缓、窦性停搏、变时性功能不全（心率不能随着活动或其他需求的增加而增加）或合并慢 - 快综合征。这是先天性心脏病修复后常见的晚期并发症（最常见于修复 TGA 的 Mustard 修复术或 Senning 修复术，或 Fontan 手术），但也见于正常心脏、未手术的先天性心脏病和获得性心脏病。通常在 2 ～ 17 岁发病，临床表现包括先兆晕厥、心悸、面色苍白或运动不耐受。

窦房结功能障碍的检查包括心电图、24h 动态心电图、运动负荷试验和瞬时事件监测。治疗仅适用于有症状的患者。缓慢性心律失常用抗胆碱药（阿托品或格隆溴铵）、肾上腺素能药物（氨茶碱）或永久性心脏起搏器治疗。

2. *期前收缩*

（1）心房期前收缩：是由心房的异位起搏点引起的，是儿科中最常见的期前收缩之一，尤其是在胎儿和新生儿时期。房性期前收缩可传导至心室，随后出现 QRS 波群，也可不传导，因为搏动发生得太早，房室结仍处于不应期中（图 20-4）。在下一次正常窦性搏动发出之前会出现短暂的停顿。单独出现的房性期前收缩是良性的，不需要治疗。

（2）交界性期前收缩：出现在房室结或 His 束。

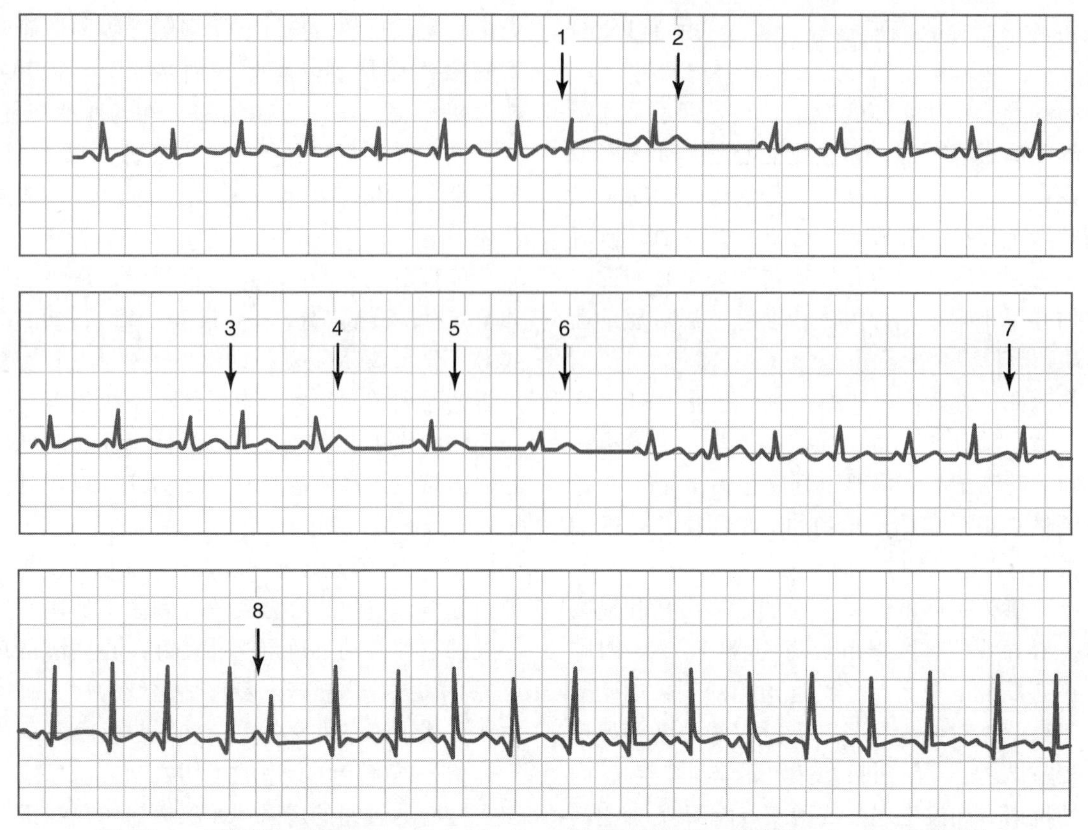

图 20-4 Ⅱ导联，房前收缩。第 1、3、7、8 被传导到心室，而第 2、4、5、6 则不是

它可诱发正常的 QRS 波群，前无 P 波。交界性期前收缩通常是良性的，不需要特殊治疗。

（3）室性期前收缩：或多个室性期前收缩（PVC）相对常见，见于 1% ～ 2% 的正常心脏患者中。其特征是提前出现的宽大畸形的 QRS 波群，无 P 波，且在期前收缩之后有一个完全的代偿性间歇（图 20-5）。

单源性室性期前收缩（PVC）形态相同，而多源性的室性期前收缩形态不同。连续发生 2 个 PVC 称为心室联律，3 个或 3 个以上称为室性心动过速。在其他正常患者中，大多数 PVC 通常是良性的。频繁 PVC 的患者需进行 24h 动态心电图或运动试验来排除心律失常。超声心动图可以用来评估心室功能。频繁的 PVC 导致心室功能下降，出现 PVC 诱发的心肌病，确切的致心肌病的 PVC 频率目前尚不清楚，多认为需占总心搏 20% 以上。PVC 可以通过患者运动试验来评估。随着心率的增加，良性 PVC 通常会消失。如果运动导致室性期前收缩增加或融合，提示可能存在潜在疾病。多源性 PVC 是异常的且更危险，可能与药物过量（三环类抗抑郁药或地高辛中毒）、电解质紊乱、心肌炎或缺氧有关。要针对导致心律失常的潜在病因进行治疗。

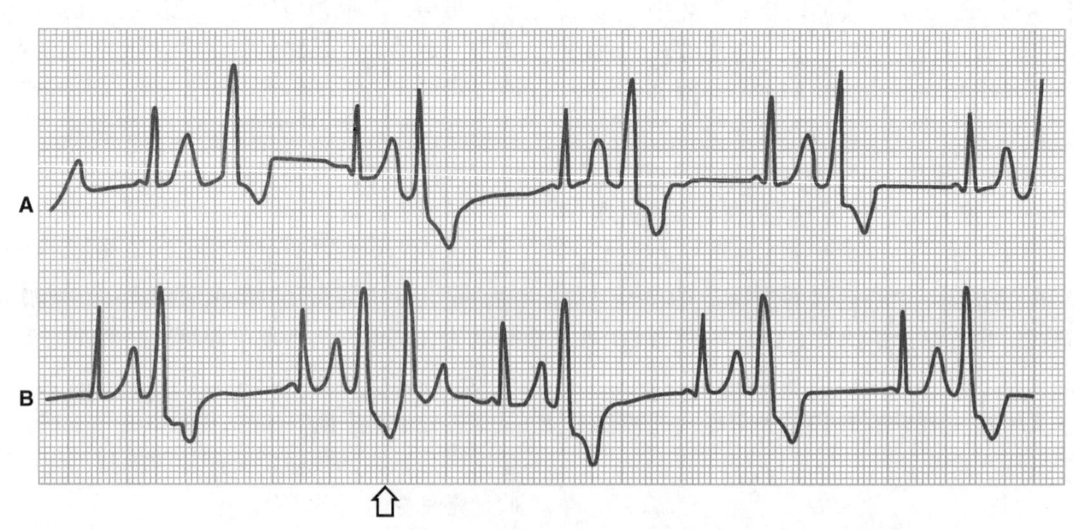

图 20-5 V_5 导联，单源性室性期前收缩，伴二联律。箭头显示心室联律

3. 室上性心动过速（SVT）　用于描述任何起源于心房、房室结或旁路的快速心律失常。这些心动过速是快速复杂的心动过速。表现类型取决于心率、潜在心脏结构或功能异常、伴随疾病和患儿年龄。伴有SVT的健康儿童可有间歇性心悸表现。SVT的婴儿会出现喂养困难和乏力（表现为清醒时间缩短）。持续的心动过速，即使心率相当缓慢（120～150次/分），如不治疗也会导致心肌功能不全和心力衰竭。与健康儿童相比，患有心力衰竭或其他全身疾病（如贫血或败血症）的儿童，SVT可加速心功能下降和血流动力学不稳定。

心动过速的机制一般分为折返性机制和自律性机制，可通过心动过速起源的位置来描述（表20-17）。

表 20-17　室上性心动过速的机制

起搏点	自律性机制	折返机制
窦房结	窦性心动过速	窦房结折返
心房	异位性房性心动过速 多灶性房性心动过速	心房扑动 心房内折返性心动过速 心房颤动
房室结	功能异位性心动过速	房室结折返性心动过速
旁路		隐藏旁路 WPW综合征 永久性的交界性往复性心动过速，Mahaim纤维性心动过速

折返性心动过速约占儿童心律失常的80%。折返性心动过速有以下特点：发作突然，频率固定，发热或内源性儿茶酚胺对心率影响小，突然终止。它们可以通过刺激迷走神经、注射腺苷、起搏或直流电复律等动作终止转为窦性心律。

折返性心动过速机制至少存在2个通路，其中一个通路的传导通路向下传导，回到另一个通路，形成一个持续不断的循环回路。该回路可局限于心房（心房扑动或先天性心脏病患者的心房内折返性心动过速）（图20-6）。也可局限于房室结内（房室结折返性心动过速），也可能包括心房和心室之间的附属连接（旁路介导的心动过速）。如果在心动过速期间电冲动穿过房室结（从心房到心室），后逆行（从心室到心房）回到旁路，为顺向性心动过速。相反，如果电冲动通过旁道逆行传播，并逆行通过房室结，出现逆行性心动过速。后一种为广泛复杂的心动过速。Wolff-Parkinson-White（WPW）综合征是折返性心动过速的一种亚型，窦性心律是心房激动经旁路绕过房室结，产生心室预激（PR间期短，QRS上升不明显，δ波）（图20-7）。大多数WPW患者的心脏结构正常。WPW也可与以下先天性心脏病有关：三尖瓣闭锁、三尖瓣Ebstein异常、HCM和ccTGA。与上述不危及生命的其他快速心律失常的原因不同，少数情况下WPW综合征可导致猝死。其机制是心房颤动沿快速旁路进入心室，导致心室颤动和猝死。因此，大多数研究中心建议即使无症状的患者也要进行有创性的检查，以评估WPW旁道的传导特性（如快速心律失常治疗中所述）。

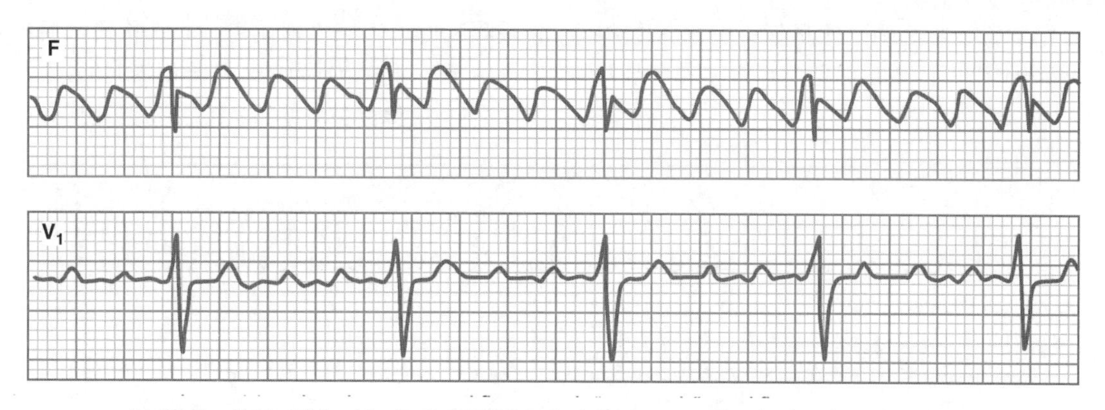

图 20-6　AVF（上）、V_1（下）导联显示心房扑动，可见伴“锯齿”样心房扑动波

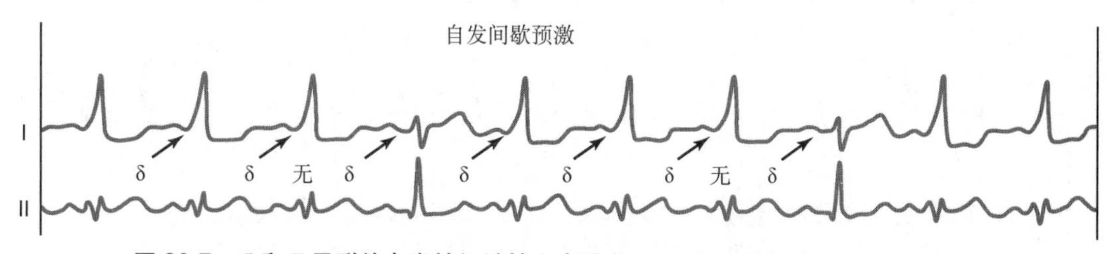

图 20-7　Ⅰ和Ⅱ导联伴自发性间歇性心室预激（Wolff-Parkinson-White 综合征）

先天性心脏病患者手术存活率的提高导致一种新的心律失常越发普遍，类似于正常心脏结构中的心房扑动。这些心律失常有许多名称，如房内折返性心动过速、切口性心动过速、大折返性心动过速或术后心房扑动。在这种心动过速中，心房肌内通道（如三尖瓣-下腔静脉峡部，或心房切口和终嵴之间的区域）作为持续电活动折返回路的通路。这些心动过速是慢性的，医学上难治，临床也上无法控制。

自发性心动过速约占儿童心律失常的20%，特征是逐渐出现、心率变异明显、随发热或内源性儿茶酚胺增加而变化的频率及逐渐消失。刺激迷走神经、腺苷和尝试起搏等动作可以暂时改变心律，但不会像折返性心动过速那样导致心律转复为窦性心律。自律性心动过速可以是间歇性的，也可以是持续的。主要受到自主神经的影响。心律失常持续出现时，通常与心力衰竭和扩张型心肌病有关。当心脏出现异常起搏点时，就会产生自动心动过速。异位房性心动过速，心电图显示正常的QRS波群，前面有异常的P波（图20-8）。交界性异位心动过速在QRS波之前没有P波，可能与房室分离或1 ： 1逆向传导。

（1）临床表现

1）症状和体征：临床表现随年龄的不同而不同。婴儿表现出脸色苍白、易激惹。心动过速持续时间长时，出现心力衰竭症状。年长儿以头晕、心悸、疲劳和胸痛作为主诉。心率幼儿为240～300次/分，青少年为150～180次/分。心力衰竭在儿童中比在婴儿中少见。心动过速可能与先天性心脏病或获得性心脏病，如心肌病和心肌炎有关。

2）影像学检查：心动过速早期，胸部X线检查正常。如果出现心力衰竭，可见心脏增大和肺静脉淤血明显。

3）心电图：是诊断SVT和明确心动过速机制的重要工具。研究可见心率过快是否与患者体征相称，例如，在安静和睡眠时心率为140次/分，P波异常。由于折返性机制，心律非常规整，几乎无变化。自律性机制，可随着心率增加而减小，节律不规则。QRS波群多与正常窦性心律时相同。QRS波群偶有变宽（室上性心动过速伴心室差异性传导），在这种情况下，很难与室性心动过速相鉴别。P波的存在及其与QRS波的关系对确定心动过速的类型很重要。对于自律性心动过速，QRS波前的P波的A ： V关系常为1 ： 1或2 ： 1。对于折返性心动过速，如旁道介导的心动过速，QRS波后常可见小的逆行P波。在房室结折返性心动过速（AVNRT）中，很难识别P波，因为它与QRS同时出现。

（2）治疗

1）急性期治疗：在SVT的发作早期，患者需要密切监测，有酸中毒和电解质紊乱需要迅速纠正。以下急性治疗仅对折返性室上性心动过速患者有效。自律性室上性心动过速的急性治疗以控制心率为主要目标，一般选用β受体阻滞剂。

A. 刺激迷走神经：将冰袋放在鼻梁上20s（对婴儿而言）所产生的“潜水反射”会增加副交感神经张力并终止一些心动过速。Valsalva动作适用于大年龄儿童终止折返性心动过速。

B. 腺苷：一过性阻断房室传导，终止累及房室结的心动过速，通过引起心室传导暂停，可识别的多个P波有助于诊断房性心律失常，快速静脉推注剂量为0.1～0.2mg/kg。可被氨茶碱拮抗，有窦房结功能障碍或哮喘的患者应谨慎使用。心脏移植术后患者不应使用腺苷，可能会导致房室传导阻滞时间延长。

C. 经食管心房调搏：心房高速起搏和终止可以通

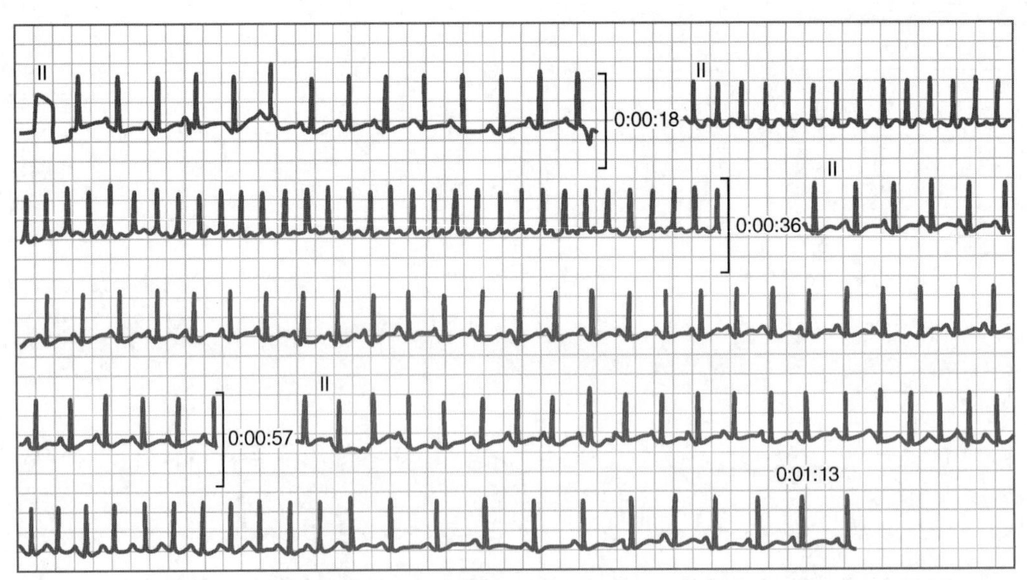

图20-8 Ⅱ导联，异位房性心动过速。心率多变，最大为260次/分，异常P波，并逐渐终止

过位于食管左心房附近的双极电极尖端导管进行。超速起搏的频率约比心动过速快 30%，会中断折返性心动过速回路，恢复窦性心律。

D. 直流复律：当患者出现心血管衰竭时，应立即使用同步直流电 - 直流电复律（0.5 ～ 2J/kg）。这将把折返机制转化为窦性机制。自律性心动过速对复律没有反应。

2）慢性期治疗：一旦患者被诊断为 SVT，应迅速评估其疾病机制并制订长期治疗方案，如临床监测心动过速复发，抗心律失常药物治疗，或侵入性电生理检查和消融操作。在婴幼儿早期，抗心律失常药物是治疗的主要手段。地高辛和 β 受体阻滞剂等药物是一线疗法。其他抗心律失常药物（如维拉帕米、氟卡尼、普罗帕酮、索他洛尔和胺碘酮）可增加疗效。然而，这些药物有严重的副作用，如诱发心律失常和猝死，应在儿科心脏病专家的指导下使用。

心动过速，包括自动和折返性心动过速，可以通过侵入性电生理学检查和消融程序得到更明确的治疗。这是一种非手术性经血管导管技术，通过去除心律失常病灶或旁路，永久治愈心律失常。消融导管可以利用热源（射频）或冷源（冷冻消融）。据报道，后者在正常传导通路周围更安全，降低了发生房室传导阻滞的风险。对于心脏结构正常的患者，消融治疗的成功率超过 90%，复发风险小于 10%。这种手术可以在婴儿或成人身上进行。在体重小于 15kg 的患者中，手术并发症或消融失败的风险可能更高，对于那些心律失常难以治疗的患者可考虑手术治疗。高成功率、低并发症和低复发率，以及无须长期抗心律失常药物，使得射频消融成为大多数儿童心血管中心的主要治疗选择。对于先天性心脏病患者，电生理检查和射频消融也被用来处理心律失常的基础病。这些手术的成功率低于心脏结构正常的患者，为 75% ～ 80%。

（3）预后：婴幼儿 SVT 一般预后良好，可以通过药物治疗或消融治疗。然而，持续的室上性心动过速导致心力衰竭的病例很少见，有报道称在 WPW 存在的情况下心房颤动可导致猝死。所有主诉心动过速或有快速性心律失常的其他症状的患者都应该转诊接受评估。

4. 室性心动过速（ventricular tachycardia）　在儿童时期少见（图 20-9）。通常与心肌潜在疾病（心肌炎、心肌病、心肌肿瘤或术后先天性心脏病）或毒物（缺氧、电解质失衡或药物毒性）有关。也可见于其他正常心脏患者。持续性室性心动过速是一种不稳定的状态，若不治疗，很快会转为心室颤动和心脏破裂。

室性心动过速必须与加速性室性自主心律相鉴别。后者是发生在心脏结构正常的新生儿中的持续性室性心率，后者心室率变化是之前窦性心律的 10% 以内。这是一种无须治疗的自限性心律失常。然而，由于持续性室性心动过速，有广泛复杂心动过速的症状性患者应被视为室性心动过速（不是加速性室性自主心律），直到证明相反。

室性心动过速的急性终止包括尽可能去除其他病因（纠正电解质失衡、药物毒性等）和直流复律（1 ～ 4J/kg）、利多卡因复律（1mg/kg）或胺碘酮复律（5mg/kg 负荷）。抗心律失常药物对室性心律失常的抑制有许多副作用（包括心律失常和死亡），必须在儿科心脏病专家的指导下在院进行。如果心动过速的病因是单一的放电异常，对适合的患者进行射频消融。与 SVT 消融相比，小儿室性心动过速的消融更不常见。

5. 长 QT 综合征（LQTS）　是一种恶性的心脏传导障碍，心脏复极延长（心电图上 QTc 值），患者易出现突然晕厥、癫痫发作或猝死（如果不治疗，每年发生率为 5%）。LQTS 可诱发间断扭转室性心动过速，与间期的长短有关。它可以是先天性的，也可以是后天性的。先天性 LQTS 是常染色体显性（更常见）或

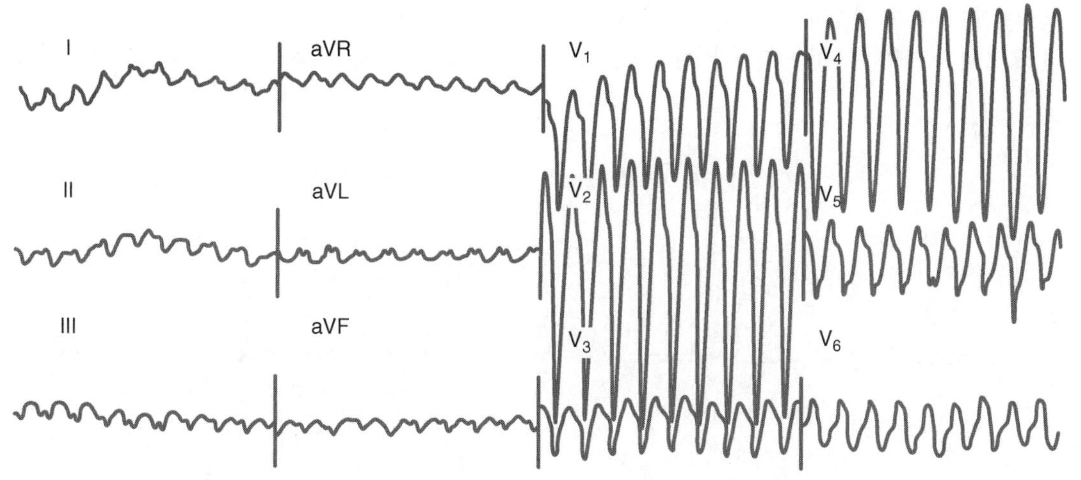

图 20-9　丙米嗪中毒合并室性心动过速患儿的 12 导联心电图

隐性遗传，也可能自发出现（可能性较小）。隐性遗传模式与先天性耳聋基因及 LQTS（双侧感音神经性耳聋与长 QTc > 500ms 导致的尖端扭转室性心动过速）有关。先天性 LQTS 是由编码心脏钾或钠通道基因突变引起的。基因突变导致 LQTS 亚型具有不同的表现和联系。与室性心律失常和 SCD 相关的总体风险和环境条件及活动已被证明是基因特异性的。LQT3 患者发生 SCD 的风险最大，LQT1 患者运动时出现 SCD 最常见。LQT2 可由听觉和情感刺激引起，LQT3 的 SCD 发生在睡眠中。遗传和表型的异质性增加了先天性 LQTS 患者诊断和治疗的难度。受累和未受累个体的 QTc 值范围很广，以及与年龄相关的 QTc 变异都给诊断增加了难度。虽然 QTc > 460ms 是一个合理的阈值，但在这个范围内的大多数个体不受影响。

评估包括显示长 QTc 值的心电图、24h 动态心电图、运动测试及针对 LQTS 的基因检测。基因检测对确定受影响家庭中成员患有 LQTS 最有帮助。但基因检查有 25% 的假阴性率，因此这个结果不能完全排除 LQTS。

治疗 LQTS 的主要方法是运动限制、β 受体阻滞治疗，以及尽可能放置起搏器或除颤器。在未来几年内，将有更多基因特异性治疗。

心室异常复极引起的 LQTS 可继发于心脏中毒性改变、缺血或炎症。这种情况也会导致室性心律失常。另外许多药物也会导致 QT 延长。

6. *心源性猝死*（SCD）　是指因突发性、意外的心血管衰竭导致心功能不能恢复或意识不能恢复的生物性死亡。青少年 SCD 的确切发病率尚不清楚，但据估计，美国每年有 4000 ～ 8000 名儿童死于 SCD，而老年死亡人数超过 30 万人。运动型、竞技型青年的 SCD 较少见，高中男性运动员的患病率不到十万分之一，而女性运动员的患病率更低。SCD 的病因因年龄而异。在婴儿（≤ 1 岁）中，约 1/2 的病例有冠状动脉异常，其余病例没有发现结构性原因。后者被描述为婴儿猝死综合征（SIDS），可能有遗传性心脏离子通道突变，多达 1/3 的 SIDS 病例被认为是由先天性 LQTS 引起的。在婴儿期以后，21 岁以下的患者最常见的原因是肥厚型心肌病、心肌炎、心电活动电紊乱、冠状动脉异常和既往存在的结构性先天性心脏病。

由于 SCD 的许多原因具有遗传性，需调查详细的家族史、有无癫痫发作、有无晕厥或家庭成员早期猝死病史。家庭成员应接受心律失常筛查，包括体检、心电图和超声心动图，以早期发现心律失常或心肌病。根据病史，心脏 MRI、心电图和基因筛查可能有帮助。

7. *房室传导阻滞*

（1）概述：房室结是心房与心室之间的电传导。房室传导阻滞包括房室传导的减慢或中断，根据其的程度进行分类。

1）一度房室传导阻滞：是指 PR 间隔延长。阻滞本身不会造成问题。它可能与结构性先天性心脏病，如房室间隔缺损和 ccTGA，以及风湿性心脏病等疾病有关。使用地高辛的患者 PR 间期可延长。

2）二度房室传导阻滞：Mobitz Ⅰ型（Wenckebach）房室传导阻滞 PR 间期逐渐延长，直到 P 波之后没有 QRS 波（图 20-10）。文氏阻滞发生在正常心脏的静息状态，通常是良性的。在 Mobitz Ⅱ型阻滞中，PR 间期没有进行性延长（图 20-11）。Mobitz Ⅱ型阻滞常与器质性心脏病相关，需进行全面评估。

3）完全性房室传导阻滞：在完全性房室传导阻滞中，心房和心室独立搏动。心室率为 40 ～ 80 次 / 分，而心房率更快（图 20-12）。完全性房室传导阻滞最常见的形式是先天性完全房室传导阻滞，发生在心脏结构正常的胎儿或婴儿身上。与母体系统性红斑狼疮抗体有很高的相关性，即使母亲没有结缔组织疾病的症状，也建议对患儿母亲进行筛查。先天性完全性房室传导阻滞也与某些的先天性心脏病有关（先天性矫正大血管转位和房室间隔缺损）。获得性完全性房室传导阻滞可继发于急性心肌炎、药物中毒、电解质紊乱、缺氧和心脏手术。

（2）临床表现：婴幼儿完全性房室传导阻滞的主

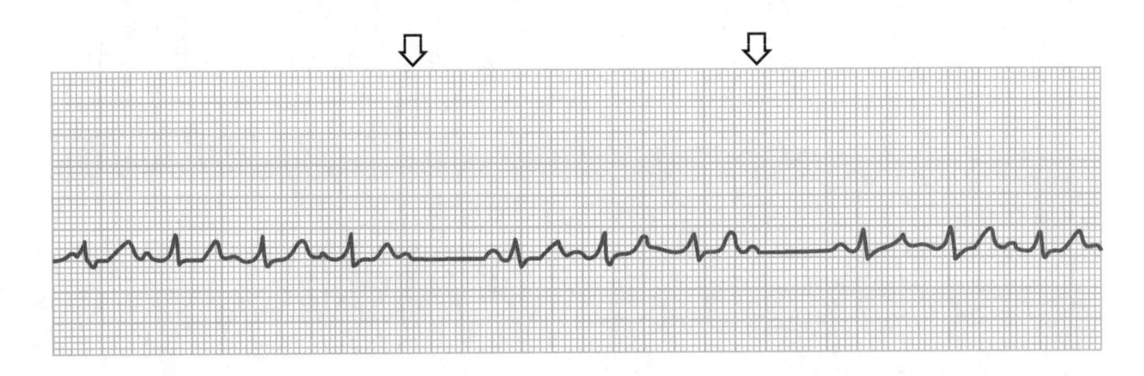

图 20-10　Mobitz Ⅰ型（Wenckebach）房室传导阻滞。在未下传 P 波（箭头处）之前，PR 间隔逐渐延长

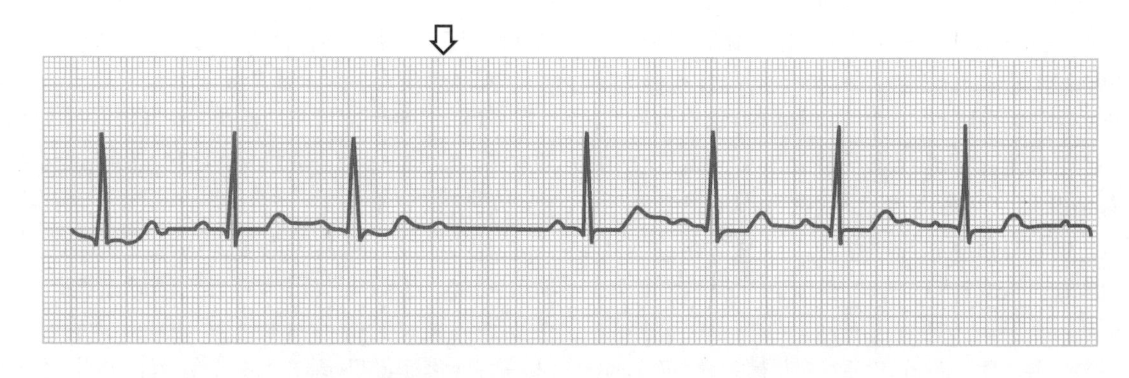

图 20-11　Mobitz Ⅱ型房室传导阻滞。PR 间期固定，可见未下传 P 波（箭头处）

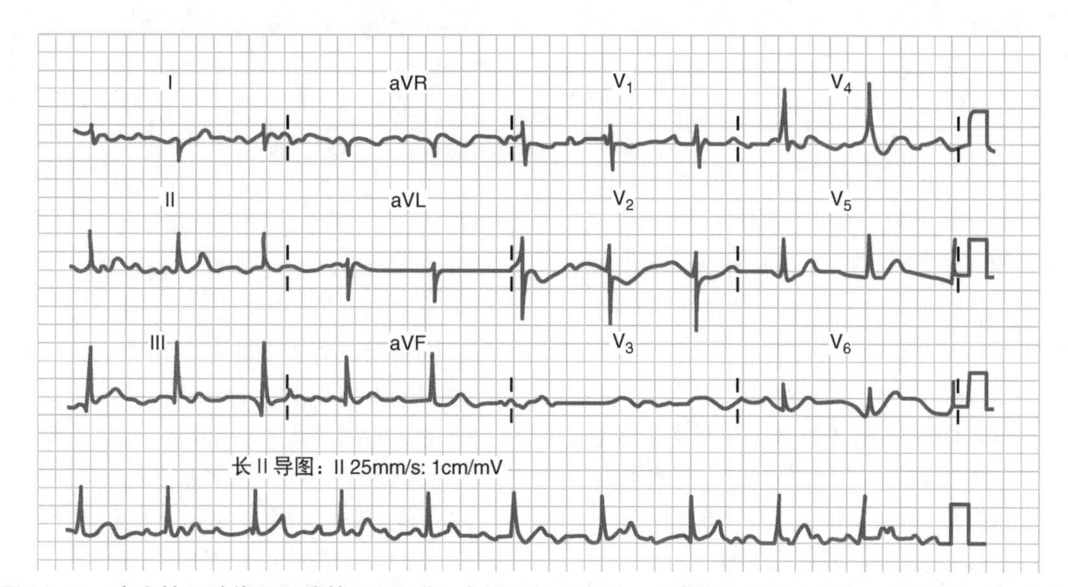

图 20-12　完全性心脏传导阻滞的 12 导联心电图和长Ⅱ导联。心房率为 150 次 / 分，心室率为 60 次 / 分

要表现是随着年龄增长，心率明显降低。当胎儿心动过缓可在产前诊断，进行超声和胎儿心脏超声心动图检查。通过胎儿超声心动图，可以区分心房和心室收缩，心房率高于心室率，彼此之间没有关系。如果心率过低，可出现低心输出量、心功能下降和胎儿水肿的发生。出生后的适应在很大程度上取决于心率，心率＜ 55 次 / 分的婴儿患低心输出量、心力衰竭和死亡的风险明显增加。宽 QRS 波群和快速心房率也是预后不良的标志。大多数患者由于容量增加可闻及良性血管杂音。伴有症状的患者，心脏可明显增大，并出现肺水肿。

完全房室传导阻滞也可发生在年长儿中。患者可能无症状，或出现先兆晕厥、晕厥或疲劳。完整的心脏评估，包括心电图、超声心动图和动态心电图监测，是评估患者是否存在心室功能不全的必要条件。

（3）治疗：胎儿完全房室传导阻滞的治疗取决于胎龄、心室率和是否有心包积液。一些中心提倡在某些情况下（胎儿合并心力衰竭）给予类固醇、IVIG 和（或）β 肾上腺素激动剂治疗。有时需进行紧急分娩。对于出现明显症状并需要立即干预的新生儿或年长儿，治疗包括输注异丙肾上腺素、临时经静脉起搏线或临时经皮起搏器（如需要）提供临时支持。完全性先天性房室传导阻滞与自身抗体产生和心肌病的关系是在新生儿及其母亲中考虑使用类固醇和 IVIG 进行免疫调节的基础。长期治疗包括放置永久起搏器。

十五、晕厥

1. 导言　晕厥（syncope）是指由于大脑血流突然、暂时的减少而导致短暂的意识丧失和姿势紧张。这是儿科心脏科最常见的疾病之一。有 30% 的患者可能有生命危险。大多数发作是自限性和良性的，被称为血管迷走性晕厥或“单纯性晕厥”。这是自主神经系统控制心率和血压的紊乱，导致低血压或心动过缓，很少情况下，晕厥可以是心律失常、结构性心脏病或非心脏疾病等严重情况的第一个警告信号。即使是血管迷走性晕厥，如果反复发作，也会影响生活质量，以及学校生活和（或）体育运动。在许多地区，晕厥患者被限制驾驶。因此，准确的诊断和咨询是很重要的。

2. 诊断评估　鉴于晕厥有许多原因，最好采用详细的计划，以避免复杂和昂贵的诊断评估。病史、家族史、体格检查和心电图是评估和指导治疗的基础。重要的病史细节包括患者的年龄（除了屏息性晕厥外，10岁以前很少发生晕厥）、一日中的时间（通常是清晨）、事件发生时的水化和营养状态（最近一次液体或食物摄入）、环境条件（环境温度），晕厥发作前患者的活动或体位，发作的频率和持续时间，以及发作前的任何先兆、前驱症状或特定症状。目击者应提供晕厥前患者的病情、意识丧失的持续时间、外伤或类似癫痫的发作、腹泻或多尿、发作期间心率、恢复时间和性质等详细信息。用药史（处方和非处方药补充剂）是关键，可能会导致心律失常。此外，严重的病毒性疾病，如传染性单核细胞增多症，常先于血管迷走性晕厥的发生。过去相关病史包括神经系统疾病、创伤性脑损伤和神经外科干预。

多个家族成员在青春期出现晕厥但随后消失的病史并不少见。但如果家族史提示反复发作晕厥，需考虑家族性疾病，并询问是否存在HCM或DCM、LQTS、Brugada综合征、劳力性晕厥（考虑儿茶酚胺能多形性室性心动过速）、原发性肺动脉高压或心律失常性右心室心肌病等。此外，应向家庭询问儿童或年轻人有无不明原因的猝死（溺水、车祸意外事件、SCD和SIDS）、癫痫发作和先天性耳聋。遗传咨询师在获取家族史方面是非常有帮助的。

体格检查时，应注意患儿的一般情况，尤其要注意有无脱水、营养状况（饮食失调的证据）和甲状腺疾病的表现。进行直立试验，但必须严格遵循试验方案，避免假阳性。直立性低血压是指与仰卧或坐姿相比，站立3min后收缩压降低20mmHg或舒张压降低10mmHg。应注意脉搏强度、频率及上下肢之间的差异。心脏杂音提示结构性疾病应完善超声心动图。最后，应考虑遗传性疾病（如马方综合征）的表型。

迅速完成心电图检查，尤其是晕厥反复发作或在运动中发生对。应评估心率、QTc、T波异常（包括T波交替）或室性心律失常，以及心室预激、房室传导阻滞或符合Brugada综合征的特征。所有有劳力性晕厥的患者，即使是立位生命体征阳性的患者，都应该进行超声心动图和运动负荷试验进行评估。超声心动图可检查心肌病、心肌炎、冠状动脉畸形、肺动脉高压和致心律失常性右室心肌病。儿茶酚胺能多形性室性心动过速需要进行运动试验。此外，测试还可能包括心电图、Holter、MRI、心导管和电生理测试。因为血管迷走性晕厥的诊断不需要倾斜试验阳性，倾斜试验在儿科患者中应用较少，因为通常会出现意义不明确的结果（如持续的停搏）。

3. 血管迷走/心源性晕厥

（1）病理生理学/临床表现：目前儿科晕厥最常见的病因是血管迷走或神经心源性晕厥。病理生理机制目前尚未完全清楚，现认为主要是心脏中枢神经系统反射的反应。最常见的触发事件是长时间或快速的直立姿势，导致下肢重力介导的静脉淤积，出现中枢性低血容量，静脉回流和心搏量减少。或因情绪/身体压力（疼痛或恐惧）、与理发、吞咽或排尿有关的反射机制可以通过产生以心动过速和血管收缩为特征的交感反应来触发。这种交感神经兴奋可导致随后的副交感神经反应，其特征是心动过缓或心律失常。此外，尽管持续的外周血管扩张，交感神经介导的心动过速突然停止会导致全身血压和静脉回流/每搏量下降。

由于意识丧失，患者呈仰卧位，静脉回流和中心血容量恢复。意识丧失时间短（< 2min），快速恢复到基线水平。少见尿便失禁，很少合并癫痫，但可发生肌阵挛“抽搐”。由恶心、上腹痛、湿冷感、苍白、头晕、视物模糊和虚弱组成的前驱症状，是血管迷走性或神经心源性晕厥的特征。一些严重心动过缓或心律失常的患者可能无前驱症状，通常需要另外的评估手段来确认诊断。如果前驱症状持续时间足够长，患者可以学会识别并躺下以防止完全失去意识。

（2）治疗：维持足够的血管内容量是治疗血管迷走性晕厥的主要方法。选择可接受的液体量目标，让患者以每日至少排5次清洁尿液为目标，可确保适当的摄入。同时建议患者使用盐片或调整饮食（一把咸花生或饼干）来增加盐的摄入量。反向调节动作，如交叉腿和蹲下，可以改善前驱症状以避免完全丧失意识。最后，鼓励定期进行有氧运动，增强下肢肌肉，改善血管张力。药物治疗有效，主要在于足够的补水。

儿科患者用药的随机研究很有限。氟可的松是一种盐皮质激素，促进肾盐吸收，从而增加血管内容量。α受体激动剂如米多君是通过刺激血管收缩发挥作用。由于每日需给药3次，其效用受到限制。虽然β受体阻滞剂已被用于治疗晕厥，通过靶向增加的交感神经输出，从而产生副交感神经反应，副作用可能大于治疗所带来的益处，而且关于其有效性的数据很少。迷走神经阻滞剂（异丙吡胺）有助于控制迷走神经亢进，选择性5-羟色胺再摄取抑制剂也能有效缓解某些患者的症状。

（译者：周　茜　吴海月　杨　曦　李　佳
校稿：刘桂英）

第21章 消化道

David Brumbaugh, MD；Seth Septer, MD；Glenn T. Furuta, MD；Mary Shull, MD；Edward J. Hoffenberg, MD；Jason Soden, MD；Gregory E. Kobak, MD；Thomas Walker, MD；Robert E. Kramer, MD

一、食管疾病

1. 胃食管反流与胃食管反流病

诊断要点和主要特点

- 主要定义
  - 胃食管反流（GER）是指健康婴儿可自发解决的非复杂的反复吐口水和呕吐
  - 胃食管反流病（GERD）是指反流引起继发症状或并发症
  - GERD的食管表现包括症状（胃灼热、反流）和黏膜并发症（食管炎、狭窄、Barrett食管），主要与上消化道（GI）酸暴露有关，主要是食管本身
  - 胃食管反流病的食管外表现包括多种可能与反流有关的临床疾病，包括上下呼吸道症状和表现，以及牙齿腐蚀。在大多数情况下，食管外反流并发症的客观确认是具有挑战性的

（1）临床特点

1）婴儿胃食管反流：胃食管反流在婴儿中很常见，是一种生理现象。频繁的餐后反流，从毫不费力到有力，是婴儿最常见的症状。婴儿的胃食管反流通常是良性的，预计在出生后12～18个月会消失。

胃内容物反流到食管发生在食管下括约肌自发放松，不伴随吞咽。促进婴儿反流的因素包括胃容量小、经常大量进食、食管长度短、仰卧位及对食管回流物质的吞咽反应缓慢。婴儿对反流刺激的个体反应，特别是自我调节能力的成熟程度，是决定反流相关症状严重程度的重要因素。

当婴儿出现发育不良、拒食、疼痛行为、胃肠道出血、上下呼吸道相关呼吸系统症状或Sandifer综合征等症状时，这些症状预示了胃食管反流病（GERD）。

2）年长儿童的反流：年长儿童的胃食管反流病会有成人症状，如反流入口、胃灼热和吞咽困难。食管炎可作为胃食管反流的并发症发生，需要内镜检查和活检来确诊。患有哮喘、囊性纤维化、发育障碍、食管裂孔疝（HH）和修复的气管食管瘘的儿童发生GERD和食管炎的风险增加。

3）反流病的食管外表现：上呼吸道症状（声音嘶哑、鼻窦炎、喉红斑和水肿）、呼吸暂停或明显危及生命的事件（ALTE）、下呼吸道症状（哮喘、复发性肺炎、复发性咳嗽）、牙齿腐蚀和Sandifer综合征都与GERD有关，尽管因果关系的证明具有难度。

4）诊断：病史和体格检查应有助于区分良性、复发性呕吐（生理性GER）及有胃食管反流危险信号或其他潜在原发性症状（可能在这个年龄出现复发性呕吐）的婴儿。复发性呕吐患儿需进一步检查的警示信号包括胆汁染色呕吐、消化道出血、6个月后开始呕吐、发育不良、腹泻、发热、肝脾大、腹部压痛或腹胀或神经系统改变。

当考虑复发性呕吐的解剖病因时，应考虑上消化道系统检查，而不应考虑GERD检查。

对于有胃灼热或经常反胃的较大儿童，酸抑制疗法的有限试验可能具有诊断和治疗作用。如果儿童有需要进行抑酸治疗的症状，或者如果经验性治疗后症状没有改善，考虑转诊至儿科胃肠病学专家，以协助评估复杂的GERD或非反流性诊断，包括嗜酸细胞性食管炎（EoE）。

食管镜检查和黏膜活检有助于评估GERD继发的黏膜损伤（Barrett食管、狭窄、糜烂性食管炎），或评估出现反流样症状的非反流性诊断（包括EoE）。内镜评估并非所有疑似GERD的婴儿和儿童诊断的必要条件。

食管腔内pH监测（pH探针）和多重管腔内阻抗与pH联合监测（pH阻抗探针）可量化反流，并评估与非典型反流表现相关的症状相关性的客观证据。pH阻抗研究在评估反流病的呼吸系统或非典型并发症，或在患者接受抑酸治疗时评估突破性反流症状时，可

能具有较高的诊断率。

(2) 治疗和预后：85%的患病婴儿在12个月大时，胃反流自行消退，与假定直立姿势和开始固体喂养一致。在此之前，可以通过频繁地提供少量饮食和增稠米粉（2～3茶匙/盎司配方食品）来减少反流量。对于有无法解释的哭闹或吵闹行为的婴儿，没有证据支持根据经验使用抑酸药。

抑酸药可用于治疗婴儿和年长儿童的疑似食管或食管外酸反流并发症。治疗方法包括组胺-2 (H_2) -受体拮抗剂或质子泵抑制剂（PPI）。PPI治疗已经被证明可以在8～12周显著治愈食管黏膜损伤和GERD症状。与长期PPI治疗相关的潜在危险因素包括感染风险（肺炎、艰难梭菌相关性腹泻），并且在成人中已证实骨质疏松症的风险增加。对于长期接受PPI治疗的儿童患者，对这些并发症的预防或监测虽然尚无标准化建议，但如果出现并发症则不能再使用抑酸药，应考虑断奶或停止治疗。没有足够的证据支持常规使用促动力药物治疗儿童GERD。

在有GERD和潜在神经发育障碍的较大儿童中，自发缓解的可能性较小。阵发性症状可以通过间断使用酸阻滞剂来控制，而那些持续症状可能需要慢性酸抑制剂。反流性食管炎或慢性胃食管反流病的并发症包括进食障碍、食管狭窄和贫血（图21-1）。Barrett食管是一种癌前病变，在儿童中很少见，但它可能发生在有潜在原发性诊断且GERD高风险的患者身上。

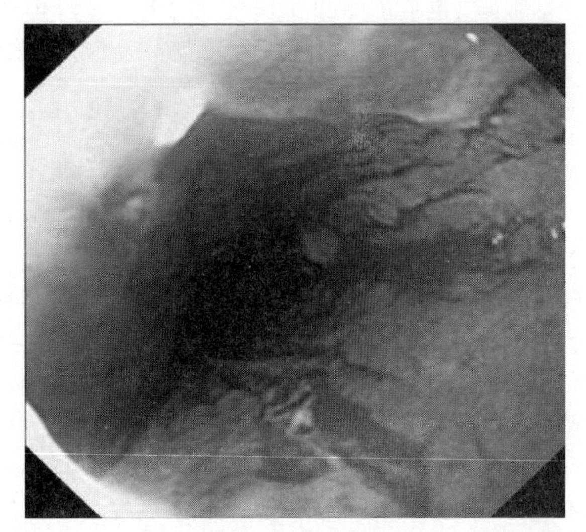

图21-1　与GERD相关的食管炎黏膜红斑，血管纹消失

对于患有GERD的儿童，若存在以下情况，可考虑采用抗反流手术（Nissen胃底折叠术）。①药物治疗失败；②依赖持续的、有攻击性的药物治疗；③有症状但不坚持药物治疗；④存在GERD持续的严重呼吸道并发症或其他危及生命的GERD并发症。抗反流手术后的潜在并发症包括倾倒综合征、气体膨胀综合征、持续性干呕或作呕或包裹失败。

2. 嗜酸细胞性食管炎

诊断要点和主要特点
● 进食障碍、吞咽困难、食管食物嵌塞和胃灼热是常见症状 ● 必须排除其他引起食管嗜酸性粒细胞增多的病因后，才能进行嗜酸性食管炎的诊断 ● 食管食物嵌塞和食管狭窄是2种最常见的并发症 ● 回避食物过敏原或口服激素是有效的治疗方法

（1）临床特点

1）症状和体征：最近发现这种疾病在所有年龄段都有发生，而且经常累及男孩。幼儿常见的初始症状包括喂养障碍和非特异性的胃食管反流症状，如腹痛、呕吐和反流。如果有过长时间咀嚼、进食时间长、需要液体辅助吞咽食物或回避不容易咀嚼食物的病史，需要注意EoE的可能。在青少年中，以固体食物吞咽困难和急性复发性食物嵌塞为主要症状。如果经胃食管反流病的内科和（或）外科治疗无效时，则应高度注意EoE的可能。经常可以追问到有过敏、哮喘、吞咽困难、食管扩张或食物嵌塞的家族史或个人史。

2）实验室检查：外周血嗜酸性粒细胞可以增多，也可以正常。食管黏膜常表现为食管壁增厚、黏膜呈裂隙样改变、食管狭窄、食管环。食管黏膜常可见到类似念珠菌感染的表现，表面可见白色点状渗出物。在显微镜下观察，这些白色渗出物是由嗜酸性粒细胞组成（图21-2）。内镜检查时可以看到一段长的狭窄，但食管造影可能更容易发现。血清IgE可能升高，但这不是诊断要点。特定的过敏原通常可以通过皮肤试验来识别，患者有时也可以识别导致疼痛和吞咽困难的食物。

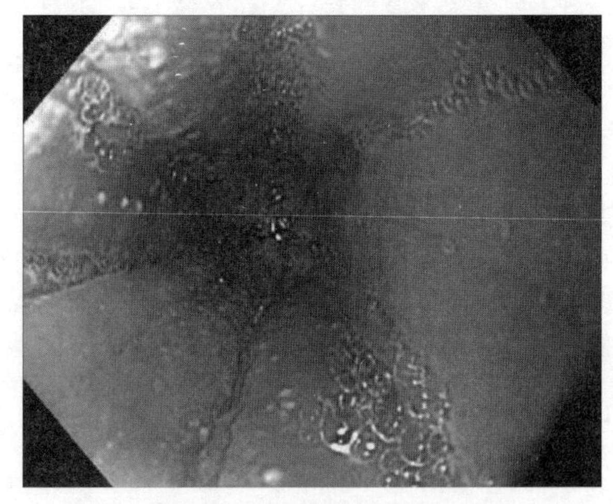

图21-2　与EoE相关的食管炎

黏膜含有线状褶皱，白色渗出液，血管纹理消失

（2）鉴别诊断：最常见的鉴别诊断是溃疡性食管炎、先天性食管狭窄和念珠菌性食管炎。嗜酸细胞性胃肠炎患者也可出现胃出口梗阻或肠梗阻，梗阻是胃窦、十二指肠和盲肠大量嗜酸性粒细胞浸润所致。

（3）诊断：EoE的诊断是基于临床和组织病理学特征。与食管功能异常有关的症状必须与嗜酸细胞性食管炎有关，同时胃和十二指肠黏膜正常。必须排除食管嗜酸性粒细胞增多的其他原因，特别是胃食管反流病。为了诊断，在进行内镜检查前应用PPI不是必要的。

（4）治疗：从饮食上回避致病过敏原（要素饮食，去除致敏食物）是有效的治疗方法，但对年龄较大的儿童来说是困难的。局部应用激素是一种有效的治疗方法。将按压后定量喷出的激素喷入口中，然后吞咽下去，这种给药方式与局部使用激素治疗哮喘的方式完全相反。30min内患者尽量不要进食或漱口，以最大限度地发挥功效。EoE与食管恶性肿瘤的关系尚未明确。美国嗜酸性粒细胞疾病合作组织（APFED.org）提供父母和家庭支持。

3. 贲门失弛缓症

（1）症状和体征：贲门失弛缓症很少发生在儿童，发病率为0.11/100 000，最常见于5岁以上的儿童。婴儿期也有病例报道，但总的来说，不到5%的贲门失弛缓症发生在15岁以下的患者身上。常见症状包括呕吐（84.6%）、吞咽困难（69.2%）、体重减轻（46.0%）和慢性咳嗽（46.1%）。患者可能进食缓慢，在进食固体食物时经常需要大量液体辅助吞咽食物。家族性病例可见于Allgrove综合征（无泪症，肾上腺皮质功能不全，贲门失弛缓症）和家族性神经系统功能障碍。

（2）影像和食管测压：食管钡剂造影显示食管扩张，在胃食管交界处呈鸟嘴状。透视显示食管壁不规则的三级收缩，提示食管蠕动紊乱。典型的食管测压显示食管下括约肌静息压较高，吞咽后括约肌压力不下降，食管蠕动无规律，尽管这些表现是不定时发生的，但在某些吞咽中存在部分或正常括约肌压力下降。使用高分辨率食管测压已成为诊断的标准，芝加哥分型分为Ⅰ型、Ⅱ型和Ⅲ型，芝加哥分型可以用来指导预后。

（3）鉴别诊断：先天性或溃疡性食管狭窄者，食管网和肿瘤会出现假的贲门失弛缓症。EoE类似于贲门失弛缓症，通常表现为吞咽困难和食物嵌塞。环咽肌失弛缓症或痉挛是一种罕见的儿童吞咽困难的病因，但它与原发性食管贲门失弛缓症有相同的临床特征。假性肠梗阻、多发性内分泌肿瘤2b型、全身性淀粉样变和迷走神经切断术后综合征导致食管运动障碍，与贲门失弛缓症相似。女性青少年可能被怀疑患有饮食失调。在由寄生虫克氏锥虫引起的锥虫病中，淋巴结和神经节细胞减少或消失，可导致继发性贲门失弛缓症。

（4）治疗和预后：根据对成人的研究，Ⅱ型贲门失弛缓症患者的预后通常最好，其次是Ⅰ型，Ⅲ型最差。内镜下注射肉毒杆菌毒素可降低食管下括约肌压力，并可暂时缓解梗阻，但在最近一项针对成人的小规模研究中，对成人的预后并不比假手术好，只是推荐作为在医学上不稳定的患者更明确的治疗前的一个短期过渡。儿童球囊扩张试验是有限的，但单中心的研究表明扩张1～3次的长期成功率高达87%。然而，最近一个大型的儿童到青年贲门失弛缓症患者的队列研究比较发现，Heller肌切开术和内镜扩张术有相似的并发症发生率，但球囊扩张术需要更多的再处理（65% vs 16%），并建议将肌切开术作为儿童贲门失弛缓症的治疗方法。术后出现胃食管反流是常见的，在Meta分析中，82%的病例进行了胃底折叠术，但术后胃食管反流发生率在有无胃底折叠术的患者中没有明显差异。在一项大型回顾性儿科研究中，与Heller肌切开术相比，球囊扩张术的总有效率没有明显差异，尽管有学者认为6岁以上的儿童可能有更好的效果。经口内镜下肌切开术（POEM）已越来越多地被用作替代外科手术的一种微创治疗方法，一些研究表明，与球囊扩张相比，症状的长期缓解率和不良事件的发生率相似，而且反应的持久性也得到了提高。自膨胀金属支架已被报道用于儿童难治性病例，但尚未被推荐用于成人。

4. 腐蚀性食管灼伤

诊断要点和主要特点
● 有误吞史，有或没有口咽损伤证据
● 吞咽疼痛、流口水和拒绝进食是食管损伤的典型症状
● 误吞后24～48h内镜评估损伤的严重程度
● 有发生食管狭窄的显著风险，尤其是在Ⅱ°和Ⅲ°病变中

（1）临床特点

1）症状和体征：咽下腐蚀性固体或液体（pH＜2或pH＞12）会导致食管病变，从浅表炎症到深部坏死，伴有溃疡、穿孔、纵隔炎或腹膜炎。包含超过1.1万次病例的Meta分析表明，男性居多，平均年龄为2.78岁。酸性物质通常有一种酸味，由于摄入的量很小，因此会导致有限的损害。其发病机制为浅表凝固性坏死伴结痂。相反，碱性物质味道更温和，可能会导致摄入更大量，从而导致更深的黏膜穿透性病变。决定损伤严重程度的因素包括摄入的量、物理状态和黏膜暴露的持续时间，因此粉末状或凝胶状的洗涤剂特别危险。摄入液体洗涤剂胶囊已变得越来越普遍，部分原因是它们色泽鲜艳，味道温和。尽管最近的一项研究发现24%的患者存在内镜下损伤，但它们更容易引起呼吸道损伤而不是食管损伤。如果怀疑有腐蚀性食物摄入，应检查嘴唇、口腔和气道，尽管多达12%没有口腔损伤的儿童可能有严重的食管损伤。

2）影像学检查：通常推荐行内镜检查，但是内镜检查的时机很重要，因为如果太早（＜24～48h）内镜检查可能无法显示损伤的真正严重程度，并且如果由于肉芽组织的形成而进行得太晚（＞72h），则可能增加穿孔的风险。将食管病变分为Ⅰ°（浅表损伤，仅红斑）、Ⅱ°（黏膜下红斑、溃疡和黏膜脱落）和Ⅲ°（有环周脱落的透壁病变和深部黏膜溃疡），有助于预测预后。环周病变形成狭窄的风险最高。在最近的一项大型单中心研究中，34%的儿童摄入腐蚀性物质会导致Ⅱ°和Ⅲ°病变，其中50%需要一次或多次内镜扩张。如果需要进行扩张，不应在损伤的急性期进行，尽管最近的研究表明，15d内的早期扩张会缩短最终需要的扩张时间和数量。全血细胞计数中，红细胞分布宽度（RDW）高于临界值12.2是内镜下食管损伤最敏感的指标，其敏感度为84.2%，OR值为7.74。此外，即使没有临床表现，内镜下食管病变高达35%，胃部病变高达14%。如果临床怀疑有穿孔，可进行胸部和腹部X线检查。当不能进行内镜检查时，应进行食管造影，虽然它们不太可能检测到Ⅰ°和Ⅱ°病变。最近的数据显示，^{99m}Tc硫糖铝扫描可用于预测化学性烧伤后内镜下明显的食管损伤。

（2）治疗和预后：需要谨慎进行临床观察，因为它通常很难预测食管损伤的严重程度。一项对近1000例未经类固醇、内镜或鼻胃管非手术治疗的儿童化学性烧伤的大型研究显示，食管狭窄率为23%。不建议催吐，也不建议用对应的酸性或碱性物质中和，以免发生化学反应，造成二次损伤。立即静脉注射皮质类固醇[如甲泼尼龙，1～2mg/(kg·d)]，以减轻口腔肿胀和喉头水肿。然而，一项在摄入后的前3d使用高剂量（1g/1.73m^2）甲泼尼龙治疗的研究表明，食管狭窄的发生率明显降低。如果内镜检查仅出现Ⅰ°烧伤，可停止治疗。覆盖三代头孢菌素的广谱抗生素被认为可能通过防止细菌定植到坏死组织来减少狭窄的形成。抑酸药通常用于减少酸反流的额外伤害。

非阻塞性食管狭窄发生在胸腔入口、胃食管交界处或左支气管与食管交叉的压迫点。仅发生于食管全层坏死的食管狭窄发生率在10%～50%。在难治性病例中，全覆盖、自膨胀、可拆卸的食管支架（现在可用于儿科的尺寸）可为复发性腐蚀性狭窄的治疗提供额外的选择。局部应用丝裂霉素C治疗难治性腐蚀性食管狭窄是有效的，最近的一项随机、前瞻性试验显示这对扩张次数（3.25 vs 6.25）、成本和最终成功率（81.6% vs 40%）都有益处。早期使用5-氟尿嘧啶治疗腐蚀性食管损伤的动物模型在预防纤维化和狭窄方面也显示出了希望。对于扩张效果差的长段狭窄，可能需要用结肠或胃管替代食管，但狭窄率可能高达47%，渗漏率高达18%。儿童腐蚀性损伤的组织病理学研究显示慢性食管炎占85%，非典型反应性占13%，鳞状上皮不典型增生占2%。有腐蚀性食管损伤病史的患者患食管癌的风险估计高达1000倍，然而还没有正式的监测指南。

5. 消化道异物

诊断要点和主要特点

- 咽困难、吞咽痛、流口水、反流和胸腹痛是食管异物的典型症状
- 食管异物应在误吞后24h内取出
- 食管纽扣电池必须紧急取出，因为它们能够造成致命伤害
- 胃内的大部分异物会自行排出

误吞异物在儿童中较常发生。在过去的20年里，美国因误吞异物而到急诊室就诊的儿童比例有所上升。幸运的是，80%～90%的异物是可以自行排出的，只有10%～20%的异物需要内镜或手术取出。误吞异物最常见的症状是吞咽困难、吞咽痛、流口水、反流、胸痛或腹痛，但有的患者可能完全没有症状。异物在食管内停留超过1周，呼吸道症状如咳嗽就会突出。对于出现这些症状的幼儿，即使没有目睹误吞异物，也应高度怀疑。如果有人目击到误吞异物，则必须注意误吞的时间，因为这将对内镜取出的时间有影响。

硬币是儿童最常见的异物（图21-3）。吞入的异物倾向于停留在狭窄的部位，如会厌、胸廓上口、胃食管交界处、幽门、Treitz韧带和回盲部交界处、先天性或后天性肠道狭窄的部位。误吞异物的检查从X线检查开始。放射线不能穿透的物体很容易被看见。X线能穿透的物体，如塑料玩具，可能不会在标准的X线片上显影。如果根据患者的症状，对放射线能穿透的滞留于食管的异物尤其怀疑，食管造影是一种有用的检查方法。然而，因为考虑到误吸，使用造影剂可能会延迟麻醉或增加麻醉的风险。

大多数异物可以通过柔韧的内镜从儿童的食管或胃中取出。在取出食管异物的过程中，气管插管可降低气道误吸的风险。食管异物应在24h内取出，以免损伤食管。食管异物取出的紧迫性取决于患者症状的严重程度和吞咽口腔分泌物的能力。

滞留于食管中的圆盘状纽扣电池尤其值得关注，应立即取出。纽扣电池可在2h内造成电热损伤，并可导致许多严重并发症，包括死亡、主动脉食管瘘、气管食管瘘、食管穿孔、食管狭窄、声带麻痹和椎间盘炎。虽然大多数纽扣电池在胃里都能平稳排出，但对于年幼（＜5岁）的儿童来说，更大的电池（＞20mm）需要更多的关注，因为食管受到伤害的风险更大，电

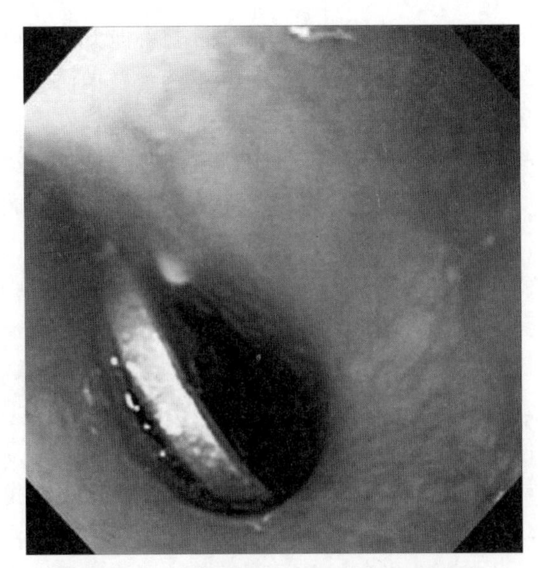

图 21-3 食管异物。硬币滞留于食管腔

池不太可能成功通过幽门。在这些情况下，仍然可以考虑对胃内电池进行内镜检查，以评估食管是否有损伤迹象，并移除胃内电池。近年来，随着更高电压锂电池数量的增加，因吞食纽扣电池而造成的重大伤亡率有所上升。

食管食物嵌塞总是会引起潜在食管炎的问题，尤其是早期食管食物嵌塞的儿科患者，有 75% 的可能性出现 EoE。

胃内光滑的异物，如纽扣或硬币，如果儿童没有症状，可以在最初几周暂时监测而不尝试取出。螺钉和钉子是钝端比尖端重的物体。这些重量不对称的物体通常不会发生意外，因此必须根据具体情况考虑内镜取出的必要性。相反，两端重量相等的双面尖锐的物体，如鱼骨和木制牙签，应予以取出，因为它们会穿过胃肠壁进入心包、肝和下腔静脉。大的、打开的安全针应该从胃中取出，因为它们可能无法通过幽门括约肌，并可能导致穿孔。超过 5cm 的物体可能无法通过 Treitz 韧带，应取出。若吞入多个磁铁，或者如果单个磁铁与金属物体一起吞入，则需要考虑取出磁铁，因为夹在 2 个附着异物之间的黏膜组织易发生瘘管或糜烂的风险。稀土金属磁铁或称钕磁铁，是一种磁力非常强大的小磁铁，常批量销售，已经导致多例肠穿孔，需要手术治疗。如果技术上可行，吞入多块磁铁应立即进行内镜取出。如果没有，它们在胃肠道的迁移应该进行放射学跟踪，直到它们排出。

使用含有聚乙二醇的平衡电解质灌洗液可能有助于小肠内小而光滑的异物通过。灌洗特别适用于加速可能含有可吸收毒性物质（如重金属）的异物通过。

二、胃和十二指肠疾病

1. 食管裂孔疝（Hiatal hernias，HH） 分为4种类型，包括滑动型和食管旁型。Ⅰ型为滑动型裂孔疝，其胃食管交界处和胃近端部分移位至膈裂孔上方。滑动型 HH 很常见，最近的一项研究显示，在所有胃食管病中，滑动型 HH 的患病率接近 21%，并且 HH 与 48 月龄以上儿童胃灼热和反流的临床症状之间存在相关性。食管旁裂孔疝包括Ⅱ型、Ⅲ型和Ⅳ型食管裂孔疝，食管、胃食管连接处处于正常解剖位置，但贲门经膈裂孔成疝。Ⅱ型胃底沿胸段食管疝入胸腔，胃食管连接处仍在腹部。在Ⅲ型中，胃食管连接处向上滑动到胸腔，因此是Ⅰ型和Ⅱ型混合体。在Ⅳ型中，其他腹部内容物如结肠、大网膜或脾疝入胸腔。大多数食管裂孔疝是后天形成的，先天性食管旁疝在儿童时期很少见。患者可能出现反复肺部感染、呕吐、贫血、发育不良或吞咽困难。获得性食管旁疝最常见的原因是先前的胃底折叠手术，尽管在腹部钝挫伤和 EA/TEF 修补术后也有报道。胃底折叠术之后，食管裂孔周围的外科解剖结构改变的程度是最重要的危险因素，一项前瞻性研究表明，有限的剥离可使 5 年疝气率从 36.5%降至 12.2%。

典型的影像学改变为后纵隔有囊性肿块或食管扩张。诊断通常依靠上消化道造影或胸腹部 CT 平扫，妊娠期可利用超声检查得出诊断。儿童食管下段若出现狭窄环，则有 96% 的概率与食管裂孔疝有关，因此需提高注意。近年来，食管 pH 及阻抗检测已成为儿童食管裂孔疝诊断及鉴别诊断非常的有效方法。检测提示非酸反流比值＞ 1.0，提示食管裂孔疝（敏感度为 93.8%，特异度为 79.6%）。对于有症状的病例，通常采用外科手术治疗，以腹腔镜下修复为主。使用生物合成网片进行修补可降低疝复发风险，但也增加了儿童食管糜烂的风险，因此其使用仍存在争议。对于严重的胃食管反流病患儿，60% 的患儿需要手术治疗，治疗上多数采取胃底折叠术进行修复。

2. 幽门狭窄

诊断要点和主要特点

- 出生后幽门肌肉肥大
- 12 周龄以下婴儿，有进行性胃出口梗阻、非胆汁性呕吐、脱水和碱中毒
- 上消化道造影或腹部超声检查具有诊断价值

婴儿出生后出现幽门肌肥厚伴胃出口梗阻的发生机制尚不清楚，发病率为（1～8）/1000，男女比为4 ：1。最近的研究表明，新生儿期使用红霉素可导致幽门狭窄的发生率升高。

（1）临床表现

1）症状和体征：患儿通常在 2 ～ 4 周龄开始出现喷射性餐后呕吐，最晚也可能在 12 周龄出现。约 10% 的病例在出生时就开始出现呕吐，早产儿的症状可能

会延迟。呕吐物几乎不含胆汁，但可能有血性呕吐物。患儿通常有明显饥饿感，有进乳欲望。进乳后上腹可出现扩张，可发现自左向右明显的蠕动波。右上腹部深部触诊可触及椭圆形肿块，直径最长可达5～15mm，呕吐后触诊更为明显。然而，只有13.6%的患儿触诊时可发现这种明显的“橄榄”状肿块。

2）实验室检查：本病典型的代谢方面改变为低氯血症性碱中毒伴低钾血症。但低氯血症的发生率仅为23%，而碱中毒仅为14.4%，且对于婴儿而言，这些代谢改变可能并不常见。因此，临床上，即便没有代谢方面的改变，也不能排除本病的诊断。另外，脱水可导致血红蛋白和血细胞比容升高，2%～5%的病例可伴轻度高间接胆红素血症。

3）影像学检查：超声检查显示低回声环形厚度>4mm，中心高密度，幽门管长度>15mm。上消化道钡造影显示胃内造影剂残留，幽门狭长，通道内有钡剂双轨征。由于幽门肌肥厚，于胃窦部可显示典型的半月形填充缺损。但对于21日龄以内的婴儿，进行超声检查时，测得值可能未达典型的标准值，需要通过临床判断来解读幽门肌厚度的“临界值”。

（2）治疗及预后：幽门肌切开术是首选的治疗方法，切开幽门肌至黏膜下层。术前24～48h进行积极的术前准备，包括术前纠正脱水和电解质失衡。由于胃食管炎、食管炎及相关的胃食管反流等术后并发症，患儿术后经常呕吐。本病术后预后良好，尽管患儿出现儿童慢性腹痛的风险高达正常人群的4倍。

3. 胃十二指肠溃疡

诊断要点和主要特点

- 胃或十二指肠黏膜局部糜烂
- 疼痛、呕吐和出血是最常见的症状
- 潜在的严重疾病，幽门螺杆菌感染及应用非甾体抗炎药是最常见的原因
- 幽门螺杆菌根除成功率取决于当地抗菌药物耐药率
- 内镜下诊断

（1）概述：胃和十二指肠溃疡可以发生在任何年龄段。在美国，大多数儿童胃溃疡和十二指肠溃疡都与某些潜在疾病、毒素或药物有关，如非甾体抗炎药（NSAID）等，导致黏膜防御功能破坏。

在世界范围内，胃和十二指肠溃疡最常见的病因是幽门螺杆菌感染。幽门螺杆菌感染率因国家而异，且随着卫生条件差、生活环境拥挤和家庭接触密切而增加。感染多发生在儿童期，但只有一小部分幽门螺杆菌感染者会发生感染相关的结节性胃炎、消化性溃疡，或长期感染所致的胃淋巴肿瘤和胃腺癌。虽然已有研究发现一些细菌毒性因子，但是细菌与宿主之间的特征性关系及如何导致疾病进展仍然未知。与幽门螺杆菌感染导致的溃疡相反，非幽门螺杆菌感染导致的溃疡通常发病年龄更早，且更容易复发。在一项对1000多名接受内镜检查的儿童进行的大样本研究中，5.4%的儿童患有溃疡，其中47%是由幽门螺杆菌引起的，16.5%与非甾体抗炎药有关，35.8%与幽门螺杆菌或非甾体抗炎药无关。最近的证据表明，非幽门螺杆菌感染导致的消化性溃疡的患病率正在上升。

易导致继发性溃疡的疾病包括中枢神经系统疾病、烧伤、败血症、多器官衰竭、慢性肺病、克罗恩病（CrD）、肝硬化和类风湿关节炎。最常见的导致继发性溃疡的药物是阿司匹林、酒精和非甾体抗炎药。使用非甾体抗炎药可能导致整个胃肠道溃疡，但最常见的是胃和十二指肠。研究发现，足月新生儿的严重溃疡性病变与母亲在妊娠最后一个月使用抗酸剂有关。

（2）临床特点

1）症状和体征：在6岁以下儿童中，呕吐和上消化道出血是最常见的症状。年长儿易伴有上腹部疼痛。幽门管溃疡易导致胃出口梗阻。慢性失血可引起缺铁性贫血。溃疡的深部渗透可能侵蚀到黏膜小动脉并引起急性出血。穿透性十二指肠溃疡（尤其是在癌症化疗、免疫抑制和重症监护期间）可能会穿透十二指肠壁，导致腹膜炎或脓肿。

2）诊断方法：上消化道内镜检查是最准确的诊断性检查。典型的内镜下溃疡表现为基底部白色渗出，边缘有红斑（图21-4）。可通过内镜下活检进行组织病理学评估，以明确溃疡的性质，如幽门螺杆菌感染、嗜酸细胞胃肠炎、乳糜泻和克罗恩病等。内镜下诊断活动性幽门螺杆菌感染的方法包括胃活检组织学检查及胃组织快速尿素酶测定。非侵入性诊断方法包括尿素酶呼气试验及粪便幽门螺杆菌抗原。检查前服用PPI，可能导致后两种检查出现假阴性。血清抗幽门螺杆菌抗体的敏感性和特异性较差，不能提示有活动性感染或是否需要治疗。对于非幽门螺杆菌感染、精神压力或药物引起的严重或复发性溃疡，需完善血清胃泌素水平测定以评估是否存在胃泌素分泌性肿瘤（Zollinger-Ellison综合征），应用PPI药物可导致胃泌素水平轻中度升高。上消化道钡剂造影可提示溃疡火山口样改变。成人消化性疾病典型的影像学征象（十二指肠痉挛和粗大不规则皱襞），并不适用于儿童。

（3）治疗：对于有症状的儿童幽门螺杆菌感染者，完全根除治疗较难实现。最佳的治疗方案尚未确定。一线根除幽门螺杆菌的标准三联疗法为：同时使用2种口服抗生素（最常见的是阿莫西林和克拉霉素）和PPI，疗程为7～10d。然而，由于克拉霉素耐药率不断上升，使得这种联合用药策略在世界某些地区无

效。因此，对抗菌药物（甲硝唑和四环素）的替代组合进行了评估。在2种抗生素中添加铋和PPI（铋四联疗法）可以提高疗效。各国对抗生素的耐药性差异很大，因此初始治疗时应参考当地幽门螺杆菌耐药率情况。可通过多种方法对胃黏膜活检组织进行抗菌药物敏感性试验。可通过尿素酶呼气试验或粪便幽门螺杆菌抗原检测来评估治疗是否成功。

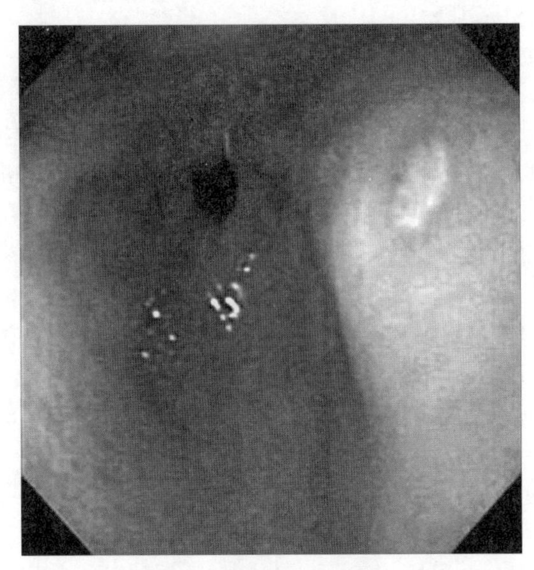

图21-4 胃溃疡，基底部白色渗出，边缘有红斑

4. 先天性膈疝

诊断要点和主要特点

- 先天性膈疝（CDH）通常在产前通过超声筛查即可诊断
- 肺发育不全和心血管功能障碍给产后的临床治疗带来挑战
- 外科修复后，慢性肺疾病和胃食管反流可成为终身疾病

腹内容物经过膈肌形成疝，通常发生在膈肌左侧后外侧缺损处（Bochdalek孔）。在约9%的病例中，膈肌缺损位于胸骨后（Morgagni孔）。横膈膜突出（先天性膈疝的一种亚型）患儿，一片肌细胞发育不全的膈肌会膨胀到胸部，可无症状或仅导致较轻的症状。疝的发生是由于妊娠8～10周时胚胎膈肌纤维未能融合并分裂胸腔和腹腔所致。腹部内容物疝入胸腔可导致肺发育不全及出生后严重的心血管功能障碍，尤其是严重的持续性肺动脉高压。

通过产前超声检查即可诊断先天性膈疝，本病相关的先天性畸形大多数为心血管疾病，通常可以在产前检查时发现。通过对新生儿期心肺疾病并发症的积极改善，如吸入一氧化氮、高频振荡通气和体外膜氧合等，先天性膈疝患儿存活率可提升至70%～90%。胎儿气管阻塞的产前干预可提高伴有严重肺发育不全的先天性膈疝患儿的存活率。随着腹腔镜和胸腔镜微创手术广泛应用，一旦患儿心肺功能稳定，即可在新生儿期进行膈肌缺损的手术修复。先天性膈疝患儿的长期健康问题还包括慢性肺疾病、肺动脉高压、神经发育迟缓、听力损失和胃食管反流。

5. 先天性十二指肠梗阻

（1）概述：阻塞通常分为内在原因和外在原因，罕见的情况下可同时存在。

十二指肠梗阻的外在病因包括先天性腹膜带伴肠旋转不良、环状胰腺或十二指肠重复。固有性十二指肠梗阻更常见，通常与先天性闭锁、狭窄或膜状组织（所谓的“风袋畸形”）有关。约2/3的先天性十二指肠梗阻患者还有其他相关的异常。

（2）影像学检查：产前超声检查通常可诊断出先天性十二指肠梗阻。通过产前诊断，羊水过多、早产和母婴并发症高风险的相关病例中，77%会发生完全梗阻。超声检查时，于十二指肠第二部分出现“双泡”和带状或线状回声，提示环状胰腺，敏感度和特异度均为100%。产后腹部X线片显示胃和十二指肠近端气胀（“双泡”放射学征象）。长期呕吐时，胃内空气减少，腹胀减轻。远端肠道气体缺乏提示闭锁或严重的外源性梗阻，而下腹部散在的肠内气体可能为十二指肠部分梗阻。钡灌肠可助于明确下消化道是否存在旋转不良或闭锁，同时还可以作为评估先天性巨结肠的影像学证据，该病也可能伴有腹胀和呕吐。

（3）临床特点

1）十二指肠闭锁：常见原因是母亲羊水过多，通过超声检查即可进行产前诊断。呕吐（通常是腹胀）和上腹部扩张在出生后几个小时内开始。胎粪可以正常排出。十二指肠闭锁常伴有其他先天性异常（30%），包括食管闭锁、肠闭锁、心肾异常。早产（25%～50%）和唐氏综合征（20%～30%）也与十二指肠闭锁有关。

2）十二指肠狭窄：这种情况下，十二指肠梗阻并不完全。出现明显的阻塞症状可能会延迟数周或数年。虽然狭窄区通常位于壶腹部的远端，但呕吐物并不总是含有胆汁。十二指肠狭窄或闭锁是唐氏综合征患儿最常见的胃肠道畸形，发生率为3.9%。

3）环状胰腺：是一种旋转性缺损，在这种缺损中，背侧和腹侧的原肠没有正常融合，呈环状的胰腺组织环绕十二指肠。主要症状为十二指肠梗阻。唐氏综合征和先天性胃肠道发育异常发生。羊水过多是常见的。如果新生儿期梗阻不完全，可能在儿童晚期甚至成年期才逐渐出现症状。治疗方法包括十二指肠吻合术或十二指肠空肠吻合术，无须手术切除或切开胰环。胰腺功能正常。

（4）治疗及预后：绝大多数情况下，先天性十二指肠梗阻性病变都需要外科手术治疗（腹腔镜或开放手术）。通常，十二指肠吻合术是为了绕过狭窄或闭锁的区域。然而，对于十二指肠狭窄，也有内镜下球囊扩张治疗成功的案例报道。彻底的手术探查通常是为了确保下消化道没有其他异常。最近一些报告验证了腹腔镜手术的安全性和实用性。早产、唐氏综合征和相关先天性异常的婴儿，死亡率会有所增加。产前梗阻引起的十二指肠扩张和动力低下，即使在手术治疗后也可能引起十二指肠运动障碍及梗阻症状。在修复早期放置经鼻胃管，可以更快地转为全肠内喂养，减少对肠外营养（PN）的需求。这些患者总体预后良好，大部分死亡风险是由十二指肠梗阻以外的相关异常所引起的。

三、小肠疾病

1. *肠闭锁和狭窄*　除肛门异常外，新生儿肠梗阻1/3的病因为肠闭锁或狭窄（参见第2章）。产前超声可以鉴别胎儿肠闭锁，该病妊娠期常伴发羊水过多。产前超声对近端闭锁的敏感度更高。54%的病例伴发其他先天性异常，52%病例为早产。在明显的盲端分离的肠闭锁病例中，有高达30%可伴发隐性先天性心脏异常。在一项大样本研究中，肠闭锁的患病率为2.9‰，但有证据表明本病患病率正在上升。表21-1列出了闭锁和狭窄的发生位置和相对发生率。空肠闭锁和回肠闭锁通常被归为一类，但有数据表明，与回肠闭锁相比，空肠闭锁的发病率和死亡率更高。这些差异可能与空肠壁顺应性增加有关，导致近端肠管扩张和远端肠管蠕动功能丧失。

表21-1　闭锁和狭窄的发生位置和相对发生率

	受累部位	病变类型	相对发生率（%）
幽门		闭锁，膜状组织或横膈膜	1
十二指肠	80%在十二指肠乳头远端	闭锁，狭窄；膜状组织或横膈膜	45
空肠回肠	近端空肠和远端回肠	闭锁（6%～29%）；狭窄	50
结肠	左半结肠和直肠	闭锁（通常与小肠闭锁有关）	5～9

含胆汁样呕吐和腹胀症状开始于出生后48h内。小肠的多个部位可能受到影响，小肠的总长度可能显著缩短。影像学特征包括小肠环状扩张和结肠气体缺乏。由于闭锁远端肠道缺乏血供，行钡灌肠造影时，可显示管腔狭窄的细小结肠。超过10%的肠闭锁患者，存在肠系膜缺失，肠系膜上动脉（SMA）在右结肠动脉和回肠结肠动脉起始处外无法确认。回肠盘绕在这两条动脉中的一条，造影检查可发现“圣诞树畸形”。脆弱的血液供应常影响手术吻合。肠闭锁的鉴别诊断包括先天性巨结肠、败血症继发麻痹性肠梗阻、中肠扭转和胎粪性肠梗阻。手术是必需的治疗手段。术后并发症包括短肠综合征（15%）和继发于产前梗阻的小肠动力低。总死亡率为8%，低出生体重儿和早产儿的死亡率更高。

2. *肠旋转不良*

（1）概述：中肠从十二指肠-空肠交界处延伸至中横结肠。它由位于肠系膜根部的肠系膜上动脉提供血供。妊娠期间，中肠伸入脐囊，在妊娠第10周恢复到腹内位置。肠系膜根部在收缩时逆时针旋转，导致结肠在腹侧穿过腹腔。盲肠从左向右下象限移动，十二指肠从背侧穿过并成为腹膜后组织。当旋转不完全时，肠系膜的背侧固定存在缺陷和缩短，从而使从屈指韧带到中横结肠的肠管可以绕着狭窄的肠系膜根部旋转，从而阻塞肠系膜。根据尸检研究，估计高达1%的普通人群可能有肠旋转不良，70%～90%的患者在出生后第一年就被诊断为肠道旋转不良。

（2）临床特点

1）症状和体征：引起新生儿肠梗阻的病因中，旋转不良伴扭转占10%。本病大多数婴儿在出生前3周出现含胆汁样呕吐或明显的小肠梗阻症状。宫内扭转可导致出生时肠梗阻或穿孔。新生儿可出现腹水或胎粪性腹膜炎。随后出现的症状包括间歇性肠梗阻、吸收不良、蛋白质丢失性肠病或腹泻。相关的先天性异常，尤其是心脏异常，发生在25%以上有症状的患者中。其中许多肠旋转不良患者可伴内脏异位综合征，表现为无脾症或多脾症。年龄较大的儿童和成人未确诊的旋转不良通常表现为慢性胃肠道症状，如恶心、呕吐、腹泻、腹痛、消化不良、腹胀和早期饱食。

2）影像学：上消化道造影被认为是诊断的金标准，据报道其敏感性为96%，典型的改变十二指肠空肠交界处和空肠位于脊柱右侧。钡灌肠可进一步证实旋转不良的诊断，可显示盲肠位于中线、右上象限或左腹部。新生儿期腹部X线片可出现“双泡”征，易误诊为十二指肠闭锁。腹部CT扫描和超声检查也可用于诊断，发现典型特征“漩涡征”提示中肠扭转。旋转不良时，肠系膜上动脉（SMA）和肠系膜上静脉（SMV）的正常位置可能发生逆转，但仍有高达29%的患者位置关系是正常的。若在腹膜后发现十二指肠的第三部分，则旋转不良的可能性很小。

（3）治疗和预后：旋转不良的外科治疗是Ladd手术。即使未发生肠扭转，仍应进行Ladd治疗。通过移动十二指肠，延长缩短的肠系膜，使肠管固定在更正常的位置。12 月龄以上儿童出现旋转不良，其治疗方案尚不确定。由于肠扭转可以发生在任何年龄段，即使是无症状的患儿也通常推荐进行手术修复。腹腔镜下修复旋转不良具备一定的可行性，但技术难度高，且不适用于已发生扭转的情况。

中肠扭转属于外科急症。肠系膜上动脉闭塞可引起肠坏死。当坏死范围广泛时，为了尽可能保留更多的肠管，建议手术分两次进行，第一次手术仅对肠系膜带松解的扭转进行复位，若可能的话，可推迟切除坏死的肠管，在 24 ～ 48h 后进行第二次手术评估，以决定是否切除。如果出现穿孔、腹膜炎或广泛的肠坏死，预后可能欠佳。中肠扭转是儿童小肠移植最常见的适应证之一，在近期的病例报道中发生率为 10%。

3. 短肠综合征

（1）概述：短肠综合征（SBS）是一种由于肠道吸收面积减少而导致的肠功能改变，进而影响正常的生长、水电解质平衡或水合状态的疾病。绝大多数短肠综合征患儿都曾行新生儿肠切除术。儿童最常见的病因是坏死性小肠结肠炎（45%）、肠闭锁（23%）、胃裂（15%）、肠扭转（15%），还有不太常见的先天性短肠、长段型先天性巨结肠和肠缺血。在许多情况下，患有短肠综合征的婴儿需要肠外营养，以保证在肠道吸收功能不足的情况下为患儿提供足够的热量、液体和电解质。在短肠综合征或任何其他潜在疾病的情况下，如果需要补充肠外营养超过 2 个月，就可以诊断为肠衰竭（IF）。

短肠综合征患者管理的目标是促进肠道的生长和适应，从而可以通过肠道为机体输送和吸收足够的营养。肠道实现适应和自主的过程和可能性受到许多因素影响，包括患者的胎龄、术后解剖结构 [包括残留小肠长度和是否存在回盲瓣和（或）结肠]、是否存在小肠细菌过度生长及潜在的外科疾病等。没有特定的肠管解剖学长度，可以对短肠综合征的发生 100% 进行预测。

（2）症状和体征：短肠综合征患者的典型症状与存在的吸收不良状态有关，包括腹泻、脱水、电解质或微量元素缺乏及生长障碍。短肠综合征患者还存在小肠梗阻、肠扩张和运动障碍（继发性小肠细菌过度生长）、肝胆疾病（包括胆石症）、草酸钙结石引起的肾结石、口服进食困难等，胃肠道黏膜炎症问题包括非感染性结肠炎和吻合口溃疡。对于合并肠功能衰竭的患者，肠外营养治疗的并发症较为常见，并且可能危及生命。肠外营养相关性肝病（PNALD）是一种进行性胆汁淤积性肝病，常发生于肠外营养治疗的患儿，约 10% 的患者可能发展为终末期肝病。反复的导管相关血液感染在短肠综合征和肠功能衰竭患儿中相对常见。中心静脉导管相关的并发症如闭塞等，也需要进行干预。

（3）治疗及预后：短肠综合征治疗的目的是促进肠道的生长和适应，同时尽量减少和（或）治疗潜在的肠道疾病及肠外营养治疗引起的并发症。短肠综合征和肠功能衰竭患儿的肠道康复需要多学科的团队协作，涉及胃肠学、营养学和外科学，并已被证明可以改善预后。肠内营养的选择应该是有利于吸收的配方，通常需要通过胃造瘘管的形式持续为机体提供要素饮食。常用的药物辅助治疗包括抑酸疗法、止泻剂及治疗小肠细菌过度生长的抗生素。最近，一种胰高血糖素样肽 -2 类似物（泰杜糖肽）已被批准用于儿童患者，已被证明可以减少肠衰竭 / 短肠综合征患者的肠外营养的用量。这种疗法有可能加速肠道的适应和肠外营养的停用。

短肠综合征和肠功能衰竭患者的管理应包括管理或预防肠外营养治疗相关的并发症，如感染和肝脏疾病。使用乙醇或抗生素可以降低中心静脉导管感染率。过去几年的有力证据表明，通过减少基于大豆的脂肪乳的剂量或用第三代脂质溶液（鱼油脂肪乳或 SMOF 脂肪乳）替代胃肠外脂质溶液，可以改善与小儿肠外营养相关性肝病的预后。

对于肠功能不全、解剖结构可接受外科手术的患者，应考虑行自体肠重建手术（肠延长术）治疗，通常是充分扩张肠道。不论是连续的横向肠成形术（STEP），还是纵向肠延长术（Bianchi），都可以成功地使 50% 的患者脱离对全肠外营养的依赖。近几年来，STEP 术式备受青睐，这是由于该术式技术要求低，并且初次手术后若肠道得到充分扩张，该术式还具有可重复性。

对于肠衰竭儿童，若出现顽固性和危及生命的并发症，当内科、营养和外科治疗失败时，可考虑肠移植治疗。目前儿童肠道移植术后 1 年和 3 年生存率分别为 83% 和 60%。

4. 肠套叠

诊断要点和主要特点

- 肠套叠是 2 岁前肠梗阻发生的最常见原因
- 肠套叠最常发生的部位为回结肠，85% 的病例为特发性肠套叠
- 超声是诊断肠套叠最敏感、最特异的方法
- 空气灌肠是病情稳定期最好的治疗方法，75% 的病例可成功复位

肠套叠是肠管的一个部分套入另一个部分。肠套叠可以发生在小肠和大肠的任何地方，通常开始于回肠盲肠瓣的近端，并延伸到结肠不同的距离。本病是 2 岁前肠梗阻最常见的原因，男性发病率为女性 3 倍。

梗阻和缺血相关的症状是由于肠套叠回肠肿胀、出血、血管受损和坏死所致。85% 的病例是特发性的，但随着患者年龄的增长，病因相对更易明确。肠套叠的主要病因包括小肠息肉、梅克尔憩室、肠系膜残端、肠重复畸形、淋巴瘤、脂肪瘤、寄生虫、异物和病毒性肠炎伴 Peyer 结肿大。小肠肠套叠也可见于腹腔疾病、囊性纤维化和过敏性紫癜。在 6 岁以上的儿童中，淋巴瘤是肠套叠最常见的病因。

（1）临床特点：通常情况下，既往健康的 3 ～ 12 月龄的婴儿，首先会出现反复发作的腹痛，伴尖叫和膝盖抬高，继而出现呕吐和腹泻（90% 的病例），并在接下来的 12h 内出现黏液血便（50%）。患儿在发病期间的特征为阵发性发作，期间嗜睡，可伴有发热。腹部触诊通常柔软、膨隆，通常在上腹部可以触及香肠状肿块。对于大龄儿童，突然发作的腹痛可能与慢性复发性肠套叠有关，并伴有自发性减轻。

（2）诊断及治疗：腹痛、嗜睡、呕吐和可疑的腹部影像学检查在诊断小儿肠套叠方面的敏感度为 95%。然而，单凭腹部 X 线检查诊断肠套叠的敏感度很低。腹部超声诊断肠套叠的敏感度为 98% ～ 100%。钡灌肠和空气灌肠既是诊断也是治疗。若出现肠绞窄、穿孔或中毒症状，不应尝试用钡灌肠方式来复位肠套叠。透视引导下的结肠空气观察是钡灌肠的一种安全的替代方法，它具有良好的诊断敏感度和特异度，而且不存在腹腔钡污染的风险。空气灌肠成功率接近 75%。首次灌肠复位成功后，24 ～ 48h 肠套叠复发率不到 5%。液体或空气灌肠的穿孔率约为 1%。在选择患者进行空气灌肠或钡灌肠时需要慎重，因为如果根据症状严重程度（休克或败血症）怀疑肠缺血损伤，穿孔的风险会增加，手术复位是首选。因此，对于病情严重的病患儿仍需要手术，如有肠穿孔的患儿、液体或空气灌肠复位不成功的患者（25%）。外科手术的优点包括：可鉴别梅克尔憩室、淋巴瘤或小肠息肉等疾病。肠套叠的手术复位比空气灌肠复位的复发率低。

（3）预后：如果症状持续时间超过 24h 以上，则灌肠成功率降低。对于需手术复位的患儿，若症状存在超过 24h，需行肠切除术的风险从 17% 增至 39%。治疗后的总死亡率为 1% ～ 2%。

5. 腹股沟疝 可以出现在任何年龄段，最常见的是斜疝，男女比为 9 ∶ 1。早产男婴的发病率接近 5%，据报道，体重在 1000g 或以下的男婴发病率可达 30%。

（1）临床特点：在大多数情况下，疝气是一种无痛腹股沟肿胀。由于婴儿在玩耍、寒冷、害怕或烦躁时，肿块可能会自行收缩，因此，肿块的存在可能只有家长能看到。临床线索包括有腹股沟充盈病史，伴有咳嗽或长时间站立后，出现坚实、球状和触痛性肿胀，有时可伴有呕吐和腹胀。在某些情况下，肠环突出可能会造成部分阻塞，导致剧烈疼痛。较少情况下，肠管会被嵌顿在疝囊中，导致完全性肠梗阻，甚至疝内容物或睾丸可能发生坏疽。对于女性患儿，卵巢可以脱出疝囊，表现为腹股沟韧带下的肿块。典型的病史，以及触诊疝囊时发现两个壁存在“丝质手套”摩擦感，通常是诊断的唯一标准。

（2）鉴别诊断：腹股沟淋巴结可能被误认为是疝气，腹股沟淋巴结通常是多个的，且边界清楚。通过透光试验即可鉴别鞘膜积液。而隐睾在管内通常可活动，且患侧阴囊中睾丸触及不到。

（3）治疗：男性儿童及 10 月龄以下的儿童更容易发生腹股沟嵌顿疝。婴儿镇静后，取 Trendelenburg 体位，患侧放置冰袋，可先尝试手动复位嵌顿性腹股沟疝。嵌顿时间超过 12h 或已出现血便，为手动复位禁忌证。若既往存在嵌顿疝，则需进行手术治疗。积液通常在 2 岁时消失。

6. 脐疝 在非洲裔美籍足月婴儿中较为常见。直径较小的脐疝可发生小肠嵌顿。如果筋膜缺损直径< 1cm，大多数脐疝自然消退。对于 4 岁以后持续的疝气，建议手术治疗。

7. 卵黄管未闭

诊断要点和主要特点

- 婴儿持续的脐带分泌物可能代表卵黄管未闭
- 超声是诊断卵黄管未闭的首选方法
- 需要手术切除肠系膜残端

卵黄管连接胎儿卵黄囊和发育中的消化道。这种导管通常在胚胎发育的早期就消失了，但是退化过程的失败会导致胚胎管残留物连接了回肠和脐的底面，从而发生结构异常。若残留物较为明显，可能导致肠内容物疝入脐带或导致粪便从脐部排出。纤维索的形成可能引起继发肠扭转和肠梗阻。脐部有黏液样分泌物，提示卵黄管残留物有黏液囊肿，并在脐部有开口。闭合性黏液囊肿可从脐部突出，表现为息肉样肿块，质地硬、颜色鲜红，常被误认为是脐肉芽肿。建议手术切除卵黄管残留物。超声波检查或腹部计算机断层扫描（CT）可以帮助确认诊断卵黄管残留。

8. 梅克尔憩室 是最常见的一种卵黄管残留。人群发病率为 1.5%，大多数病例没有症状。并发症的发生率方面，男女比为 3 ∶ 1。超过 50% 的并发症发生在 2 岁前。

（1）临床特点

1）症状和体征：有症状的患者中，有 40% ～ 60% 的患者表现为无痛性暗红色或黑色血便。出血是由于异位的胃黏膜组织分泌的胃酸引起憩室附近的回肠发生深溃疡，其出血量足以引起休克和贫血。隐性出血相对少见。25% 的有症状的患者可因回肠结肠套叠而继发肠梗阻。卵黄管纤维状残余物，从憩室顶端延伸到腹壁，此处的周围可发生肠扭转。梅克尔憩室也可能存在于腹股沟疝中。

2）影像学检查：梅克尔憩室的诊断采用核素扫描。^{99m}Tc 标记的高锝酸盐可被憩室的异位胃黏膜吸收，并在核素扫描上勾勒出憩室影。在使用放射性核素前应用五肽胃泌素或西咪替丁可增加异位胃黏膜对 ^{99m}Tc-高锝酸盐的吸收和保留，并可提高检测的敏感性。

（2）治疗和预后：手术治疗，预后良好。

9. *急性阑尾炎*

（1）概述：急性阑尾炎是儿童最常见急症腹部手术。发病率随年龄增长而增加，峰值为 15 ～ 30 岁。阑尾梗阻（25%）为常见病因，而寄生虫很少引起阻塞（尤其是蛔虫）。其余大多数病例病因为特发性。由于儿童阑尾炎的疼痛通常不局限，临床症状不明显，因此儿童阑尾穿孔的发生率很高（40%），尤其是 2 岁以下儿童。为避免延误诊断，与家长保持密切沟通十分重要，立即进行详细的体格检查，并在后续数小时内连续进行查体，以及时、精准地判断症状和体征的演变。

（2）临床特点

1）症状及体征：本病典型的表现包括发热和脐周腹痛，然后疼痛局限于右下腹部，并有腹膜刺激的迹象。可伴有厌食、呕吐、便秘和腹泻等症状。急性胃肠炎的呕吐通常先于腹痛，而阑尾炎的呕吐通常在疼痛发作后出现，而且通常表现为含胆汁性呕吐。儿童阑尾炎临床表现通常不典型，尤其是婴幼儿。直肠指诊有助于判断压痛的部位或发现局限性阑尾肿块。系统的检查对于鉴别诊断至关重要。

2）实验室检查：白细胞计数很少高于 15 000/μl。有时会出现脓尿、粪便白细胞计数升高和粪便试验阳性。C 反应蛋白（CRP）升高伴白细胞计数增多，对急性阑尾炎有 92% 的阳性预测价值，但 2 项指标正常值亦不能排除诊断。

3）影像学检查：据报道，2/3 的阑尾破裂病例行 X 线检查可发现粪石影。有经验的超声医师对患者进行超声检查时，93% 的病例可发现阑尾非压缩性增厚。直肠灌注造影剂后进行腹部 CT 检查，于阑尾区进行薄切片具有诊断价值。据报告，未造影的普通腹部 CT 平扫仍有 99% 的阴性预测值。儿童疑似阑尾炎的诊断策略分析表明，与单纯的 CT 或超声相比，腹部超声检查是性价比最高的诊断方法，其次是 CT 平扫阴性结果。

（3）鉴别诊断：肺炎、胸腔积液、尿路感染、右侧肾结石、胆囊炎、肝炎周围炎和盆腔炎可能类似阑尾炎。17% 的耶尔森菌感染所致的急性胃肠炎病例可表现为假性阑尾炎。其他内科和外科急腹症也应注意鉴别（表 21-7）。

（4）治疗和预后：经过一段时间的密切观察，仍不能排除急性阑尾炎的诊断时，可采用剖腹探查或腹腔镜检查进一步明确。并发坏疽或阑尾穿孔的患者术后需应用抗生素治疗。本病合并穿孔的发生率很高，但儿童期本病死亡率不到 1%。对于无并发症且无破裂的阑尾炎，腹腔镜手术可缩短住院时间。

10. *肠重复畸形* 肠重复为先天性，呈球形或管状结构，最常见于回肠，但也可见于十二指肠、直肠和食管。大多数重复组织与肠腔不连通。一些重复组织（神经肠囊肿）附着在脊髓上，常与半椎骨及前后脊柱裂有关。临床症状可于婴儿期开始出现，表现为呕吐、腹胀、腹痛、直肠出血、部分或完全性肠梗阻或腹部肿块。腹泻和吸收不良可能是细菌过度生长造成的。体格检查触诊时可探及圆形、光滑、可移动的肿块，腹部的钡剂或 CT 检查可显示非钙化囊性肿块挤压其他脏器。^{99m}Tc 扫描有助于鉴别重复组织中是否含有胃黏膜组织。回肠重复可引起肠套叠。建议及时手术治疗。

四、结肠疾病

1. *先天性无神经节细胞性巨结肠（先天性巨结肠病）*

（1）概述：先天性巨结肠病是由于结肠黏膜层和肌层缺乏神经节细胞所致。发病机制为妊娠期胎儿神经嵴细胞不能迁移到肠道中胚层，这可能是由于末端器官细胞表面受体异常或局部一氧化氮合成不足所致。神经节细胞缺失可导致结肠肌肉在推进粪块前进的过程中无法放松。80% 的病例，神经节细胞缺如范围局限于直肠乙状结肠（短节段型）；15% ～ 20% 的病例，神经节细胞缺如范围可延伸至乙状结肠（长段型）；约 5% 的病例，神经节细胞缺如范围累及整个大肠（全结肠型）。节段性神经节细胞缺如临床少见。

无神经节段的肠管管径正常或稍窄，近端正常的结肠肠管扩张。扩张的结肠黏膜变薄发炎，可引起腹泻、出血和蛋白质丢失（小肠结肠炎）。

本病具有家族发病倾向，尤其是全结肠型神经节细胞缺如。先天性巨结肠的发病率为每 5000 名新生儿中有 1 例，男女比为 4 ∶ 1。约 12% 的先天性巨结肠患者存在染色体异常。在约 15% 的非综合征型病例中，发现存在 ret 原癌基因突变。与先天性巨结肠相关的最常见的染色体异常是唐氏综合征；2% ～ 10% 的唐氏综合征患者可能患有先天性巨结肠。

（2）临床特点

1）症状及体征：新生儿胎粪排出延迟，随后出现呕吐、腹胀、拒乳，提示先天性巨结肠。大多数先天性巨结肠患儿在出生后 24h 内不会排便。据报道，约 50% 本病新生儿可出现小肠结肠炎，表现为发热、暴发性腹泻和虚脱。小肠结肠炎可导致结肠的炎症和缺血性改变，并伴有穿孔和败血症。部分患儿，特别是短节段型患儿，出生时症状并不明显。在婴儿后期，表现为便秘和腹泻交替。年长儿通常以便秘为主。临床症状包括大便为恶臭味，呈丝带状，腹部膨隆，腹壁静脉明显，可见蠕动波，腹部触诊可触及粪块，另外，间歇性肠梗阻、低蛋白血症和发育不良也较为常见的，而大便失禁相对罕见。尽管腹部检查或放射学检查可发现明显的大便潴留，但在直肠指诊时肛管和直肠内探及不到粪便。如果为节段短型，当手指抽出时，可能会带出大量的气体和大便。糖尿病母亲所生的婴儿可能有类似的症状，应注意与小左结肠综合征相鉴别。泛影葡胺灌肠对左小结肠综合征既有诊断价值，又有治疗作用，该检查可显示左结肠内有胎粪，并可在检查过程中排出。左侧结肠狭窄，但通常功能是正常的。

2）实验室检查：直肠抽吸进行黏膜组织活检，可发现受累肠黏膜下层和肌层均无神经节细胞。特殊染色可显示神经干肥大和乙酰胆碱酯酶活性增强。在无神经节细胞的肠段上方，有神经节的肠段常可发现在异常位置中含有比正常数量增多的神经节细胞。

3）影像学检查：腹部 X 线检查可显示近端结肠扩张，盆腔结肠内无气体影。钡灌肠使用无球囊的导管，尖端插入肛门括约肌上方，通常可发现明显的远端狭窄及近端（正常）结肠扩张。由于新生儿正常的近端肠道还没有足够的时间扩张，因此造影检查时可能看不到狭窄肠段及扩张肠段的过渡区。由于年长儿便秘时，行钡剂灌肠也可发生钡剂滞留 24 ～ 48h，因此该改变不能作为年长儿先天性巨结肠的诊断依据。

4）特殊检查：进行直肠肛管测压可发现，所有的先天性巨结肠患者直肠肛管抑制反射（RAIR）消失，直肠扩张后肛门内括约肌松弛，与神经节缺如长度无关。部分病例，仅表现为肛门内括约肌不松弛，该情况通常被称为超短节段型先天性巨结肠。

（3）鉴别诊断：15% ～ 20% 的新生儿肠梗阻由先天性巨结肠所致。需进行黏膜活检与左小结肠综合征相鉴别。儿童期，先天性巨结肠需与便秘、甲状腺功能减退、假性肠梗阻及其他肠运动障碍相鉴别。在较大的婴儿和儿童中，由于明显的腹胀和发育不良，本病也可能与 CD 相混淆。

（4）治疗及预后：治疗原则为外科手术。根据患儿大小和健康状况，可以进行结肠转移造口术（或回肠造口术），也可以由外科医生进行一期修复。对于状态不稳定的婴儿，可能延缓无神经节肠段的切除迟。确定性手术需明确有神经节肠段和无神经节肠段之间的过渡区。切除无神经节细胞肠段，并将有神经节肠段与直肠前残端吻合。对于超短节段型患儿，肛门内括约肌切开术或注射肉毒杆菌毒素亦可控制临床症状。

术后并发症包括粪便潴留、粪便失禁、吻合口破裂或吻合口狭窄。术后梗阻可能是由于术中无意中残留了部分远端的无神经节细胞肠段或术后继发于血管损伤引起的神经节细胞破坏。剩余肠段的神经元发育不良可导致假性梗阻综合征。15% 的患者术后可发生小肠结肠炎。最近的研究表明，即使在手术矫正后，患儿的肠道微生态也会发生变化，该情况在小肠结肠炎的发生及其他儿童远期影响中发挥的作用目前仍在研究中。

2. *便秘* 儿童慢性便秘定义为需满足以下临床特征中的 2 个或 2 个以上，且症状持续 2 个月：①每周排便少于 3 次；②粪便失禁每周不止一次；③直肠内存在大量粪便团块；④粗大粪便曾堵塞抽水马桶；⑤排便时间延长和粪便潴留；⑥排便疼痛。60% 的便秘患儿，粪便潴留在直肠可导致溢出性粪便失禁。大多数儿童便秘是由于自愿或非自愿的保留行为（慢性便秘）。约 2% 的健康小学生有慢性便秘。男女比可能高达 4 ∶ 1。

（1）临床特点：3 月龄以下的婴儿在排便正常时，也常会发出呼噜声、劳累和脸部用力等表现。这属于正常的发育情况，若不了解该情况，可能会导致不明智地为患儿应用泻药或刺激直肠。然而，婴儿和儿童在发育过程中，也可能会出现过度耐受直肠胀感，并产生潴留粪便的习惯。许多因素可强化这种行为，并导致直肠阻塞和溢出性粪便失禁。其中包括排便疼痛、骨骼肌无力、心理问题、对学校卫生间的不适应和厌恶、药物及表 21-2 中列出的其他因素。扩张的直肠使胀感的敏感性逐渐减弱，从而使便秘的问题长期存在。

表 21-2 便秘的病因

功能性或习惯性因素	间神经节细胞异常
饮食因素	先天性巨结肠病
营养不良，脱水	瓦登堡综合征
牛奶摄入过多	多发性内分泌肿瘤 2a
进食少	低神经节和高神经节病
泻药滥用	神经纤维瘤病
药物	多发性内分泌肿瘤 2b
麻醉品	肠神经元发育不良
抗组胺药	慢性假性肠梗阻
部分抗抑郁药	脊髓病变
长春新碱	代谢和内分泌紊乱
	甲状腺功能减退

续表

胃肠道结构异常	系统性红斑狼疮
肛门直肠	慢性假性肠梗阻
肛裂，痔疮，脓肿	甲状旁腺功能亢进
前异位肛门	肾小管酸中毒
肛门直肠狭窄	尿崩症（脱水）
骶前畸胎瘤	维生素D中毒（高钙血症）
小肠结肠	特发性高钙血症
肿瘤，狭窄	骨骼肌无力或不协调
慢性扭转	脑瘫
肠套叠	肌营养不良 / 肌强直
平滑肌疾病	
硬皮病，皮肌炎	

引自 Silverman A, Roy CC, 1983. Pediatric Clinical Gastroenterology. 3rd ed. Philadelphia: Mosby.

（2）鉴别诊断：主要需要与先天性巨结肠相鉴别(表 21-3)。

表 21-3 习惯性便秘与先天性巨结肠的鉴别

	习惯性便秘	先天性巨结肠
发病年龄	2～3岁	出生时
腹胀	极少	存在
营养和发育	正常	差
习惯行为	间歇或持续	极少
直肠指检	壶腹满	壶腹空
直肠病理	神经节细胞存在	神经节细胞消失
直肠测压	正常直肠反射	直肠扩张后肛门内括约肌不松弛
钡剂灌肠	直肠扩张	远端狭窄伴近端巨结肠

（3）治疗：对于饮食习惯不良的儿童，增加高渣饮食的摄入，如麸皮、全麦、水果和蔬菜，并增加水的摄入，可能足以治疗轻度便秘。若饮食疗法无效，可能需要药物治疗。聚乙二醇溶液 0.8～1g/（kg·d）；乳果糖 1～2g/（kg·d）；氧化镁乳剂是婴儿和儿童的安全粪便软化剂，2～5岁儿童 400～1200mg/d，6～11岁 1200～2400mg/d。刺激性泻药，如番泻叶或比沙可啶为附加用药或二线治疗。最近一项研究显示鲁比前列酮对功能性便秘的儿童和青少年的疗效及耐受性较好。鲁比前列酮是一种前列腺素，在消化道上皮局部作为氯化通道蛋白 -2 的特异性激活剂，可促进肠道分泌氯离子和液体，增加消化道动力。如果出现粪便失禁，治疗应从解除粪便嵌塞开始。解除粪便嵌塞有多种方法，包括药物治疗，如生理盐水灌肠，以及非吸收性渗透剂，如聚乙二醇 [1g/（kg·d）] 和氧化镁乳剂 [1～2ml/（kg·d）]。此后应定期给予有效的粪便软化剂，剂量应足以诱导可每日排软便。在规律排软便后的几周至几个月后，可以逐渐减少或停用粪便软化剂。对于不能活动的婴儿、残疾或卧床的患儿、存在胃食管反流的患儿，不应给予矿物油，因误吸矿物油可引起类脂性肺炎。反复性粪便失禁较常见，应及时短期应用刺激性泻药或灌肠治疗。对于有抵触症状或有严重情绪障碍的患者，可能需要进行心理咨询。

3. 肛裂　是指肛门鳞状上皮的裂缝状撕裂，通常是继发于大而硬的粪块通过，一般发生在肛门的上、下端。肛门狭窄、肛门隐窝脓肿、外伤等均可成为致病因素。肛裂较大、不规则或多发性干裂的儿童必须考虑性虐待。肛裂可能是大龄儿童克罗恩病的症状。

患有肛裂的婴幼儿通常会因排便而哭闹，并会试图忍住排便。排便后在粪便外侧或厕纸上可见到少量鲜红色血液。如果患者以膝胸卧位，分开臀部检查，通常可以看到裂口。当不能确定肛裂时，必须排除其他原因引起的直肠出血，如幼年息肉、A组乙型溶血性链球菌引起的肛周炎症或炎性肠病（IBD）。肛裂应及时治疗，打破便秘—裂口—疼痛—滞留—便秘的循环。应给予粪便软化剂。排便后温水坐浴可能有帮助。少数情况下，可给予硝酸银烧灼或手术治疗。克罗恩病患者应避免肛门手术，因为手术后复发和进展的风险很高。

4. 先天性肛门异常

（1）肛门前移：是女婴常见的异常现象。婴儿通常表现为便秘和进食固体食物时排便费力。体格检查时，肛门外观正常，但在腹腔内移位，位于靠近阴道前部（女性）或阴囊底部（男性）。女孩如果从阴唇系带到肛门开口中心的距离小于阴唇系带到尾椎总距离的34%，即可诊断。男孩如果阴囊底部到肛门口的距离小于阴囊到尾椎总距离的 46%，即可诊断。通常在肛门指诊时，会发现后方有“直肠架”。在严重的肛门前移时，当肛门口的位置小于从阴唇系带到尾椎距离的10% 时，肛门括约肌可能无法完全包围肛门口，可能会出现类似于肛门闭锁的顽固性便秘。事实上，肛门极度前移可能是肛门闭锁的一种形式。大多数情况下不需要进行手术治疗。粪便软化剂或偶尔使用甘油栓剂通常可以缓解症状。3～4岁时，随着正常幼儿前凸的消失，这个问题会有明显改善。

（2）肛门狭窄：通常在新生儿时期出现。肛门孔可能很小，充满了一点胎粪。排便困难，伴粪便呈带状、有经直肠的血液和黏液、粪便嵌塞和腹胀。1万名活产儿中有3名发生肛门狭窄，男性患儿略多。肛门狭窄在出生时可能不明显，因为肛门看起来正常。肛门狭窄婴儿的直肠出血常会导致直肠检查，检查时发现肛管内有紧缩环。肛门环的扩张通常是可以治愈的，但可能需要连续几周每日重复的扩张。

（3）肛门闭锁：通常发生在妊娠第 5 ～ 7 周，每 5000 名活产儿中就有 1 名发生肛门闭锁，男性略多见。近 50% 的肛门闭锁婴儿有额外的缺陷，通常与某种特定的综合征有关。

病变一般分为低位和高位，低位（直肠肛门畸形）者直肠可能与肛门不相连，肛门口可能有一层膜，或肛门口狭窄或位置异常。高位病变的分类是直肠可能通过瘘管与部分尿路或生殖系统相连。低位肛门闭锁的婴儿不能排出粪便。可能有绿色鼓起的膜阻塞肛门。肛膜穿孔术是一种比较简单的手术。在一些男性的会阴部可见到一个形似“桶柄”的皮肤标签，下面可见到一个狭窄的孔道。孔道有时被正常的肛门肌肉包围，但很多情况下孔道是直肠肛门瘘，肛门肌肉向后移位或消失。80% ～ 90% 的低位肛门闭锁患者术后可缓解。

高位肛门闭锁者，体检一般无肛门肌层。可能有直肠肛门瘘、直肠膀胱瘘、直肠尿道瘘或直肠阴道瘘；臀部发育不良；泄殖腔异常；有时有远端神经功能缺损的证据。在这些情况下，在尝试矫正手术之前，充分评估复杂的解剖学和神经功能是至关重要的。通常会进行转流结肠造口术，以保护尿路并缓解梗阻。矫正手术后，只有 30% 的高位肛门闭锁患者能实现大便通畅。

5. 儿童艰难梭菌感染

诊断要点和主要特点

- 艰难梭菌在儿童中会导致一系列的临床疾病，从无症状定植到严重的假膜性结肠炎（伴有发热、严重腹痛和血性腹泻）
- 艰难梭菌感染的危险因素包括既往使用过抗生素和各种慢性疾病，包括免疫缺陷、囊性纤维化、赫氏肺病、炎性肠病、肿瘤患者和实体器官移植患者
- 健康宿主的社区获得性艰难梭菌病的发病率越来越高

（1）发病机制：艰难梭菌是一种孢子形成的革兰阳性杆菌，通过分泌肠毒素引起结肠坏死性炎症而导致疾病。有趣的是，无症状的艰难梭菌在人体消化道的定植常见于婴儿，也可发生于年长儿童和成人。在某种程度上，艰难梭菌可能与健康宿主中的肠道微生物组的组成成分保持平衡。正常的肠道共生菌被破坏或宿主免疫防御被中断，通过肠道损伤或宿主免疫抑制，给艰难梭菌在人体肠道中提供了一个潜在的立足点，进而导致疾病。住院是艰难梭菌感染的一个关键风险因素。儿童的其他危险因素包括既往使用过抗生素和各种慢性疾病，包括炎性肠病、囊性纤维化、多发性硬化症、实体器官移植受者、肿瘤患者和免疫缺陷者。健康儿童中社区获得性症状性艰难梭菌感染的发病率正在增加，原因尚不完全清楚。

近年来，欧洲、加拿大和美国报道的艰难梭菌的发病率、死亡率和致残率都有惊人的增加。这种增加至少有一部分似乎是由于一种新的艰难梭菌菌株的扩张，被确定为北美脉冲场 1 型（NAP1）艰难梭菌，它已被发现能够增加毒素产生、孢子繁殖和抗生素抵抗。儿童医院的监测似乎反映了艰难梭菌在成人中发生率的增加，但不一定反映出发病率和死亡率的增加。1997 ～ 2006 年，美国因艰难梭菌而导致的小儿住院人数几乎增加了 1 倍。在最近的一项儿科研究中，艰难梭菌分离株中有 19% 是 NAP1 菌株。

（2）临床特点：儿童艰难梭菌感染可表现出一系列临床症状，从无症状定植到持续的水样腹泻及假膜性结肠炎。抗生素暴露仍然是一个关键的风险因素，结肠炎的发病时间为开始抗生素治疗后的 1 ～ 14d 至停用抗生素后 30d。克林霉素是最早与假膜性结肠炎相关的抗生素之一，但现在所有抗生素都被认为是潜在的原因，尽管红霉素似乎比大多数抗生素的可能性小。在儿童患者中，阿莫西林和头孢菌素类药物通常与假膜性肠炎有关，可能是由于它们的广泛使用。

假膜性结肠炎患者的特征性表现是发热、腹胀、里急后重、腹泻和全腹部压痛。慢性表现为低热、腹泻和腹痛。腹泻大便中有大量中性粒细胞浸润，有时有血液。普通腹部 X 线片显示结肠和回肠壁增厚。内镜下，结肠可见小的、凸起的白色斑块（假膜）覆盖，斑块间肠黏膜正常（图 21-5）。活检标本可见“爆炸式隐窝或火山样损害”，即白细胞似乎正从受累隐窝中释放。粪便培养常显示金黄色葡萄球菌过度生长，这可能是生长在坏死组织中的机会性生物体。艰难梭菌可在专业实验室培养。粪便毒素的鉴定是常用的诊断方法。使用实时聚合酶链反应（PCR）进行毒素鉴定，由于灵敏度提高，已经取代了较为传统的酶免疫法（EIA）检测粪便毒素的方法。对婴儿艰难梭菌诊断检测的解释仍有争议，因为无症状的定植在出生后第一年是公认的。

（3）治疗：假膜性结肠炎的标准治疗包括停用抗生素，并采用口服甲硝唑 [30mg/（kg • d）] 或万古霉素 [30 ～ 50mg/（kg • d）] 进行治疗。万古霉素的价格比甲硝唑贵很多倍，而且疗效也不比甲硝唑好。呕吐或肠梗阻患者可静脉注射甲硝唑。随着毒力的增加和抗生素耐药性的报道，替代疗法，如利福昔明和硝唑烷胺正在使用，并显示出与口服万古霉素相似的反应率。由于结肠内残留孢子的出孢，10% ～ 50% 的患者在治疗后出现复发。孢子非常顽强，可在无生命的表面保持生存能力长达 12 个月。使用相同的抗生素方

案进行再治疗通常是有效的，但可能多次复发，这可能是一个重要的管理问题。其他辅助性治疗，如布拉氏酵母菌益生菌疗法、考来烯胺作为毒素结合剂，以及抗生素的脉冲治疗被用于难治性疾病。粪便细菌疗法，俗称粪便微生物群移植，是目前一种被广泛接受的、有效治疗成人复发性艰难梭菌感染的方法，并且越来越多地被用于儿童。随着这种新型疗法临床经验的增加，对其适应证、禁忌证和潜在风险有了更准确的认识。

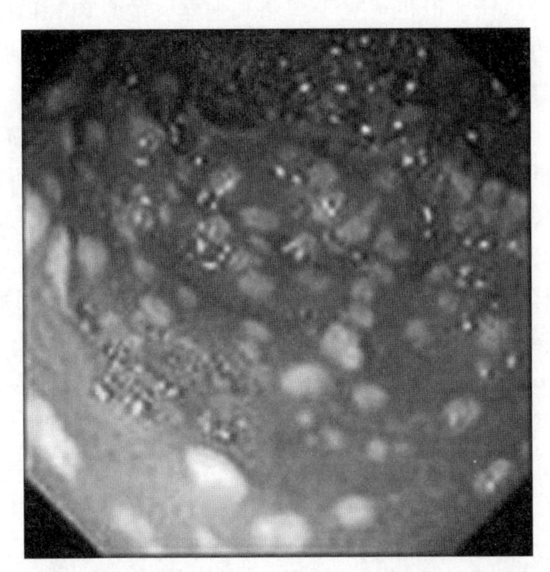

图 21-5 艰难梭菌感染相关的假膜。结肠黏膜上覆有白色渗出斑块

五、腹腔疾病

1. *腹膜炎* 原发性细菌性腹膜炎占儿童腹膜炎的比例不到 2%。最常见的致病菌是大肠埃希菌、其他肠道菌、溶血性链球菌和肺炎球菌。原发性腹膜炎发生于脾切除、脾功能不全或腹水（肾病综合征、晚期肝病、恶性营养不良）的患者，也可发生于患者肾盂肾炎或肺炎的婴儿。

继发性腹膜炎更为常见。它与腹膜透析、腹部外伤或内脏破裂有关。继发性腹膜炎的相关病菌随病因不同而不同。如表皮葡萄球菌和念珠菌等微生物可引起接受腹膜透析的患者继发性腹膜炎。腹部损伤、肠穿孔或阑尾炎破裂后可分离出多种肠道微生物。腹腔内脓肿可在盆腔、肝下或膈下形成。

腹膜炎的症状包括腹痛、发热、恶心、呕吐、酸中毒和休克。腹部压痛、肌紧张、腹胀，有不自主的肌抵抗或肌肉收缩痉挛。肠鸣音可能消失。大多数腹膜炎是一种急症。在接受腹膜透析的患者中，腹膜炎是一种慢性感染，引起的症状较轻。

白细胞计数初期较高（> 20 000/μl），以后可降至中性粒细胞缺乏的水平，尤其是原发性腹膜炎。腹部影像学检查可证实腹水的存在。如果腹腔穿刺液中白细胞计数超过 500/μl 或乳酸盐超过 32mg/dl；pH < 7.34；或 pH 比动脉血 pH 低 0.1 个 pH 单位以上，应怀疑细菌性腹膜炎。通过革兰氏染色和培养进行诊断，最好用 5 ～ 10ml 的腹水进行培养，以达到最佳细菌数量。

对于脱水、休克、酸中毒者，给予抗生素治疗和支持治疗。外科治疗继发性腹膜炎的病因是关键。在继发性腹膜炎患者取出感染的腹膜透析导管有时候是必要的，如果存在念珠菌感染则必须取出。

2. *乳糜性腹水* 新生儿乳糜性腹水可能是由于先天性感染或淋巴系统发育异常（小肠淋巴管扩张）所致。如果胸导管受累，可能出现乳糜胸。新生儿之后的乳糜性腹水可能由先天性淋巴管扩张、腹膜后或淋巴系统肿瘤、腹膜带、腹部外伤、肠旋转不良或感染所致，或可能发生于心脏或腹部手术之后。

先天性和后天性淋巴阻塞都会引起乳糜性腹水、腹泻和生长发育不良。查体可有腹部膨隆、液波震颤和移动性浊音。可有单侧或双侧的周围性水肿。实验室检查包括低白蛋白血症、低丙种球蛋白血症和淋巴细胞减少。腹水中含有淋巴细胞，如果患者刚刚进食，则可含有乳糜性的生化成分；否则，与继发于肝硬化的腹水无法区分。乳糜性腹水必须与肝病引起的腹水相鉴别，年龄较大的患儿还需与缩窄性心包炎、慢性右心压力升高、恶性肿瘤、感染或炎症性疾病引起的淋巴阻塞相鉴别。对于新生儿，必须考虑肾或集合系统解剖结构异常引起的肾源性腹水。诊断肾源性腹水的简单检查是腹水的尿素氮或肌酐浓度。乳糜性腹水或肝性腹水中均不存在尿素氮和肌酐。

乳糜性腹水与脂肪吸收不良和蛋白质丢失有关，并可导致水肿。由于淋巴管发育不全、萎缩或扩张而导致的先天性异常，除非可以通过手术切除，否则几乎没有办法得到纠正。最近，人们尝试了生长抑素和纤维蛋白胶，取得了不同程度的成功。治疗主要是支持治疗，包括高蛋白饮食和避免感染。将腹膜液分流到静脉系统可能有效。不含脂肪的饮食加上中链三酰甘油可减少乳糜性腹水的形成。全肠外营养（TPN）并不是必需的。输注白蛋白通常只能暂时缓解病情，很少用于慢性治疗。 在新生儿中，先天性乳糜性腹水可能在一次或多次腹腔穿刺和高中链三酰甘油饮食后自发消失。

六、胃肠道肿瘤和恶性肿瘤

1. *幼年性息肉* 属于息肉中的错构瘤类别，通常有蒂，单发（图 21-6）。息肉的头部由增生的腺体和血管组成，常有囊性变。幼年性息肉为良性，80% 发生于直肠、乙状结肠。幼年性息肉是儿童最常见的一种肠息肉，多发生在 3 ～ 5 岁，1 岁前很少发生。最常见的表现是粪便有无痛性的少量鲜红色血，伴有黏液。腹痛罕见，但低位息肉可在排便时脱出。当怀疑有息肉时，结肠镜检查可以进行诊断和治疗。用电切术切除单个幼年性息肉后，如果组织学检查结果确诊，则不应再做进一步的检查。再发生幼年性息肉的风险很低。其他息肉病综合征汇总于表 21-4。

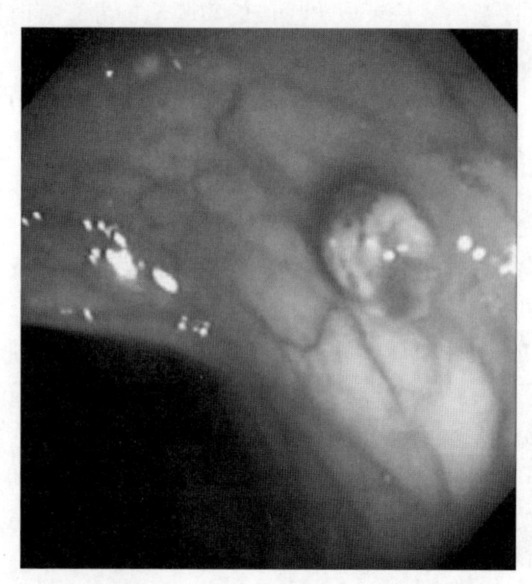

图 21-6 青少年息肉。正常结肠黏膜表面孤立的光滑息肉，表面有渗出物和红斑

有一些罕见的情况，如结肠内可能存在许多幼年性息肉，导致贫血、腹泻伴有黏液和蛋白质流失。如果一个人在结肠内有 5 个以上的幼年性息肉，在胃肠道的其他部位有多个幼年性息肉，或有幼年性息肉家族史的患儿，出现任何数量的幼年性息肉，都可能被诊断为幼年性息肉病综合征（JPS）。JPS 确实增加了结直肠癌的风险，需要用内镜进行监测。其他错构瘤性息肉综合征包括 Peutz-Jeghers 综合征和 PTEN 错构瘤肿瘤综合征。Peutz-Jeghers 综合征常见于小肠和结肠的息肉，但也可见于胃和其他器官的息肉。口唇黏膜边缘、颊黏膜、手和足可能会出现明显的皮肤黏膜色素沉着（斑点），但在 5 岁时可消失。由于消化道和非消化道恶性肿瘤发生的风险较高，常规的癌症监测是必要的。此外，50% 的人在一生中的某个阶段会出现肠套叠，如果出现提示肠梗阻的症状，需要立即进行肠套叠的相关检查。磷酸酶 - 张力蛋白（PTEN）错构瘤综合征涉及一系列与 *PTEN* 基因突变相关的错构瘤疾病，如 Cowden 综合征、Bannayan-Riley-Ruvalcaba 综合征和 Proteus 综合征。除了错构瘤和全身其他良性肿瘤外，*PTEN* 基因突变者患肠道和肠外癌症的风险也有所增加。

2. *食管癌、小肠癌和结肠癌* 食管癌在儿童时期比较少见，以囊肿、肌瘤和错构瘤为主。食管的腐蚀性损伤会增加鳞状细胞癌的长期风险。慢性反流性食

表 21-4 胃肠道息肉病综合征

	位置	数量	组织学	肠外表现	恶性倾向	推荐疗法
幼年性息肉	结肠	单发（70%）多发（30%）	增生性，错构瘤性	无	无	持续出血或脱出者切除息肉
幼年性息肉病综合征	结肠、胃、小肠	≥ 5	增生性、错构瘤性，可有局灶性腺瘤变	无	高达 50%	切除所有息肉。如果息肉非常多或腺瘤性，考虑做结肠切除术
错构瘤肿瘤综合征	结肠、胃、小肠	多发	增生性，错构瘤性	皮肤、眼、泌尿生殖系统、中枢神经系统。癌症，特别是乳腺、甲状腺和子宫内膜的癌症	结直肠癌风险达 16%	监测结肠镜检查
Peutz-Jeghers 综合征	小肠、胃、结肠	多发	错构瘤性	皮肤、口唇色素沉着；卵巢囊肿和肿瘤；骨刺	2% ～ 3%	清除可触及的息肉或引起梗阻或出血的息肉
Cronkhite-Canada 综合征	胃、结肠；食管和小肠少见	多发	错构瘤性	脱发；指甲营养不良；色素沉着	罕见	无
家族性腺瘤性息肉病	结肠；胃和小肠少见	多发	腺瘤性	无	95% ～ 100%	18 岁时做结肠切除术

管炎与Barrett食管相关，Barrett食管是一种癌前病变。婴儿期单纯的胃食管反流而无食管炎，不存在食管癌的风险。儿童最常见的胃或小肠恶性病变是淋巴瘤或淋巴肉瘤。可出现间歇性腹痛、腹部肿块、肠梗阻或类似乳糜泻的表现。类癌通常是良性的，最常于阑尾偶然发现。类癌综合征（潮红、出汗、高血压、腹泻和呕吐），与血管收缩素分泌有关，仅发生于罕见的转移性类癌。结肠腺癌在儿童时期少见。5年存活率低，与临床症状的非特异性和未分化类型的比例大有关。有结肠癌、慢性溃疡性结肠炎（UC）或家族性息肉病（包括家族性腺瘤性息肉病或JPS）家族史的儿童风险更大。

3. *肠系膜囊肿* 肠系膜和网膜囊肿是儿童罕见的腹腔肿块。这些囊肿可大可小，可单发或多发。通常是薄壁的，含有浆液性、乳糜性或血性液体。它们通常位于小肠系膜，但也可见于结肠系膜。大多数肠系膜囊肿不会引起症状，是偶然发现的。牵拉肠系膜可能会导致绞痛，这种疼痛可能是轻微的和反复的，但可能在呕吐时急性出现。囊肿周围可发生肠扭转，囊肿出血可表现为轻度或可引起严重的血流动力学障碍。偶尔可触及圆形肿块，或在X线片上看到毗邻肠道的圆形肿块。腹部超声检查通常用于诊断。手术切除是有必要的。肠系膜囊肿的恶性倾向在成人中也有报道，因此即使无症状的病例也需要手术切除。

4. *肠道血管瘤和血管畸形* 是不常见的肠道出血原因。和皮肤上的血管瘤一样，肠道血管瘤通常在出生时不存在。它们常出现在出生后的头2个月，在出生后的第一年由于经历了快速增殖的生长阶段而引起出血，然后可以退化。血管畸形包括毛细血管型、动脉型、静脉型和混合型病变，从出生时就存在，一生都有出血的风险。物理上最大的血管病变亚型是海绵状畸形，可突入腔内，呈息肉状病变，也可自黏膜层到浆膜层侵入肠道。

（1）临床表现：肠道血管病变多见于小肠。这些病变可引起急性或隐性失血，也可表现为肠套叠、肠狭窄或肠壁内血肿。血小板减少和消耗性凝血病是快速生长的血管瘤的并发症。肠道血管病变通常是单独发现的，但相关的综合征包括蓝色橡皮泡痣综合征、遗传性出血性毛细血管扩张症和Klippel-Trenaunay-Weber综合征。消化道出血的诊断具有挑战性，特别是当出血是隐性或间歇性的时候。体格检查通常没有帮助，除非有其他皮肤血管瘤存在，可能指向肠道存在血管瘤。CT或磁共振成像（MRI）下血管造影可以发现较大的血管病变。内镜技术对肠道血管病变的诊断仍然至关重要。视频胶囊内镜和小肠镜技术使以前使用常规内镜无法进入的小肠血管病变得以诊断和治疗。

（2）治疗：皮肤和肝的血管畸形可使用皮质类固醇、普萘洛尔、西罗莫司、血管紧张素转化酶抑制剂、干扰素和长春新碱进行药物治疗。使用医疗技术治疗肠道血管瘤的经验相对较少。内镜下治疗血管病变的技术包括套扎、黏膜下注射组织硬化剂和电灼法。血管栓塞术是胃肠道血管畸形快速失血可考虑的一种治疗办法。对于内镜无法到达的中小肠病变或无法接受内镜治疗的较大病变，可能需要手术切除病变血管和周围肠道。

七、主要胃肠道症状和体征

1. *急性腹泻* 在发展中国家和发达国家，病毒感染是急性胃肠炎的最常见原因。细菌和寄生虫肠道感染将在第42章和第43章讨论。在引起肠道感染的病毒病原中，轮状病毒和杯状病毒科（诺如病毒和札如病毒）是最常见的，其次是肠道腺病毒和星状病毒。与大多数病毒性病原体一样，轮状病毒影响小肠，引起大量水样腹泻，无白细胞或血液。在美国，轮状病毒主要影响3～15月龄的婴儿。美国的发病高峰期在冬季，其他时间也有零星病例发生。该病毒通过粪-口途径传播，在手上可存活数小时，在环境表面可存活数日。轮状病毒是最常见的病毒来源，在引入疫苗之前，占住院人数的1/3～2/3。

（1）轮状病毒感染：轮状病毒的潜伏期为1～3d。轮状病毒引起的症状与其他病毒性病原体相似。80%～90%的患者首先出现呕吐，24h内出现低热和水样腹泻。腹泻常在呕吐后出现，通常持续4～8d，但小婴儿或免疫力低下的患者可能持续更长时间。高达1/3的患者会出现发热。轮状病毒和腺病毒可以用EIA或乳胶凝集法从粪便中检测出来。然而，由于治疗是非特异性的，并不是每个病例都需要对轮状病毒进行特异性鉴定。额外的实验室检查通常也不是必要的。但测血白细胞计数时，通常为正常的白细胞计数。脱水时可出现高钠血症或低钠血症。因粪便中碳酸氢盐的丢失发生代谢性酸中毒，摄入不足可引起酮症，严重时因低血压和灌注不足而发生乳酸血症。粪便中不含血液和白细胞。

同其他大多数病毒引起的急性腹泻一样，治疗是非特异性和支持性的。补液和纠正电解质紊乱，以及补充继续损失量是必需的，尤其是小婴儿。口服和静脉疗法将在第23章讨论。在大多数情况下，可应用口服补液盐。不建议使用清水或低热量（稀释配方）饮食超过48h。建议尽早开始再喂养。轮状病毒感染期间，肠道乳糖酶水平可能会降低。因此，短暂使用无乳糖饮食可能会缩短腹泻时间，但对健康婴儿的成功康复并不重要。在恢复期间减少脂肪摄入量可减少恶心和呕吐。

止泻药物（白陶土果胶）无效，在某些情况下可能是危险的（洛哌丁胺、阿片酊、地芬诺酯与阿托品）。水杨酸铋制剂可能会减少粪便量，但对恢复并不关键，由于水杨酸成分和潜在的Reye综合征风险，一般不推荐使用，尤其是幼儿。口服免疫球蛋白或特异性抗病毒药物偶尔对缩短免疫受损患者的病程也有帮助。

大多数儿童不止一次感染轮状病毒，第一次感染最为严重。第一次感染后会产生一些保护性免疫。预防感染主要通过良好的卫生和预防粪-口污染来实现。轮状病毒的治疗是非特异性的，因此预防疾病的发生至关重要。美国儿科学会2007年1月发布指南，建议常规使用牛型五价轮状病毒疫苗，在婴儿2月龄、4月龄和6月龄时口服，这取决于使用的疫苗类型。预防是关键，市面上有2种轮状病毒疫苗，通常在2～6月龄时分多次接种。

（2）引起急性腹泻的其他病毒感染：其他引起儿童腹泻的病毒性病原体可通过电子显微镜、病毒培养或酶联免疫分析在粪便中进行鉴定。根据地域不同，诺如病毒和肠道腺病毒是婴儿最常见的病毒病原体。肠道腺病毒感染的症状与轮状病毒相似，但感染没有季节性，潜伏期更长（8～10d），病程也更长，一般为8～10d，最长可达2周。

诺如病毒目前被认为是社区获得性腹泻的主要来源，且传染性强。最近的估算表明，它每年造成多达800人死亡，7.1万人次住院，40万人次急诊，190万人次门诊就诊，以及2100万人次发病。诺如病毒是一种小RNA病毒，主要引起呕吐，但也可引起大龄儿童和成人腹泻，通常为常见的暴发传染源。症状持续时间短，通常为24～48h。其他潜在的致病病毒包括星状病毒、冠状病毒和其他小圆病毒。目前还没有美国FDA批准的用于检测诺如病毒的方法。

巨细胞病毒很少在免疫功能正常的儿童中引起腹泻，但在免疫功能不全的宿主中可能引起糜烂性肠炎或结肠炎。巨细胞病毒肠炎在实体器官和骨髓移植后及人类免疫缺陷病毒（HIV）感染后期尤为常见，但在服用免疫抑制药物的患者中也可见到。

益生菌可能有效治疗健康儿童的急性病毒性胃肠炎，并可能减少病程和频率。从美国疾病控制中心表示“不推荐”，到欧洲小儿胃肠病学、肝病学和营养学协会“强烈推荐”，存在多种意见。但对于免疫功能低下或重症患儿，尤其是有中心静脉导管的患儿，应慎用益生菌。

2. 慢性腹泻　粪便习惯多样性，使慢性腹泻的具体诊断变得困难。有些健康的婴儿每日可排便5～8次，但如果排便量逐渐或突然增加到每日15g/kg体重以上，再加上水分的丢失，应怀疑存在慢性腹泻。腹泻可能是由于：①正常细胞对水、电解质或营养物质的运输过程受到影响；②继发于肠道缩短或黏膜病变，导致可吸收的表面积减少；③肠道动力增加；④肠腔内不可吸收的、具有渗透活性的分子增加；⑤肠道通透性增加，导致水和电解质的丢失增加；⑥毒素或细胞因子刺激肠细胞分泌。引起慢性腹泻的最常见的原因如下所述。吸收不良综合征也会引起慢性或复发性腹泻，需要单独考虑。

慢性腹泻的原因如下。

（1）抗生素治疗：据报道，在接受抗生素治疗的儿童中，有高达60%的儿童出现急性和慢性腹泻。这些儿童中只有一小部分患有艰难梭菌相关的假膜性肠炎。肠道正常菌群的破坏和其他细菌的过度生长可能会引起抗生素相关性腹泻。大多数抗生素相关性腹泻的粪便呈水样，不伴有全身症状，当停止抗生素治疗时，腹泻会减少。关于益生菌的使用数据不一，有些人认为使用益生菌可以帮助恢复肠道微生物平衡，从而降低抗生素相关性腹泻的发生率和严重程度。

（2）肠外感染：泌尿道和上呼吸道感染（特别是中耳炎）有时与腹泻有关，但其机制尚不完全清楚，可能与原发感染的抗生素治疗、感染原释放的毒素及直肠的局部刺激（在膀胱感染患者中）有关。

（3）营养不良：与肠道感染频率增加有关。胆汁酸合成减少、胰酶减少、双糖酶活性降低、肠道动力学改变和肠道菌群变化都可能导致腹泻。此外，严重营养不良的儿童由于细胞和体液免疫功能低下，发生肠道感染的风险更高。蛋白质-能量营养不良可导致绒毛萎缩，是吸收不良的重要原因。

（4）饮食和药物：小婴儿胰淀粉酶相对缺乏，进食淀粉类食物后会引起渗透性腹泻。果汁，特别是果糖或山梨醇含量高的果汁，会引起腹泻，因为这些具有渗透活性的糖类吸收较差。肠道刺激物（香料和高纤维食物）和含组胺或释放组胺的食物（如柑橘类水果、西红柿、发酵奶酪、红葡萄酒和青花鱼）也可能引起腹泻。

FODMAP（可发酵、低聚糖、二聚糖、单糖和多元醇）是一组不易吸收的短链碳水化合物。典型例子是乳糖和果糖。对FODMAP含量较高的食物吸收不良会引起慢性间歇性腹泻。在某些已被诊断为肠易激综合征的患者中，FODMAP被认为是腹泻和其他症状（腹胀、胃肠不适、腹痛）的原因之一。从饮食中去除某些FODMAP，可能会改善症状。

滥用泻药与饮食失调或代偿性Munchausen综合征有关，可引起不可预测的腹泻。粪便中镁的浓度较高，可能提示过量使用含镁牛奶或其他含镁泻药。检测粪便或循环中的其他泻药制剂需要复杂的分析，这在大多数实验室中无法进行。诊断时可能需要更仔细地观察。

（5）过敏性腹泻：食物蛋白过敏导致的腹泻是一个经常被人提及但证实较少的诊断。牛奶蛋白过敏引起的消化道症状在12月龄以下的婴儿中更常见。

与婴儿期的自限性牛奶蛋白过敏不同，婴儿和年长儿童可能会出现更严重的全身性过敏反应引起的腹泻。例如，食物蛋白诱发的小肠结肠炎综合征（FPIES）是一种发生在婴儿期的危及生命的疾病，表现为大量腹泻、酸中毒和休克，是对牛奶和大豆等常见食物蛋白过敏而导致的。患者需要住院进行容量复苏，严格避免过敏原。重新引入过敏原应在有经验的过敏专科医生的指导下进行。

婴幼儿和儿童可能会出现继发于牛奶蛋白的肠病，导致小肠绒毛变平、脂肪泻、低蛋白血症、隐性失血和慢性腹泻。皮肤点刺试验并不可靠，因为它检测的是循环抗体，而不是T细胞介导的反应，而T细胞可能是食物敏感反应的原因。在仔细观察的情况下，用可疑的食物进行双盲激发试验通常是确诊这种肠道蛋白过敏的必要条件。小肠活检结果是非特异性的。诊断通常是通过双盲食物激发可疑食物或食物剔除，然后粪便中隐血消失和其他症状的改善来确认的。对于长期治疗这种疾病的患者，建议咨询过敏专科医生。

过敏性、免疫球蛋白E（IgE）介导的食物反应可发生在年幼和年长儿童身上。摄入食物后，患者很快出现呕吐，然后出现腹泻、面色苍白和低血压。在这些情况下，放射性过敏吸附试验（RAST）和皮肤点刺试验均为阳性。食物激发试验应在可以进行抢救的环境下进行，因为随着后续摄取的食物，通常会出现逐渐严重的反应。摄入和症状之间的密切联系通常可明确诊断。

（6）慢性非特异性腹泻：又称幼儿腹泻，是原本生长发育正常的儿童最常见的腹泻原因。典型的患者是6～20月龄生长发育正常的健康儿童，在清醒的时候每日有3～6次稀便。便中不混有血液。生长发育正常，可能有功能性肠病的家族史。这些患者的腹泻找不到器质性病因，粪便检查隐血、白细胞、脂肪、寄生虫和细菌病原体均为阴性。低渣、低脂或高碳水化合物饮食，以及在应激和感染时期，腹泻可能会加重。摄入过多的果汁可能会使症状加重。这种综合征通常在3岁半时或在进行坐便训练后会自然消失。引起这种腹泻的可能原因包括末端回肠对胆汁酸的吸收异常、渗透活性碳水化合物摄入过多和肠道动力异常。改变膳食纤维（如缺乏则增加纤维，如过量则减少纤维），略微增加膳食脂肪，限制渗透活性碳水化合物（如果汁）的摄入，通常有助于控制症状。如果这些措施失败，可根据需要使用洛派丁胺[0.1～0.2mg/（kg·d），分2次或3次服用]来缓解症状。在某些情况下，也曾使用过考来烯胺。

（7）慢性腹泻的免疫性原因：慢性腹泻常见于免疫缺陷状态，尤其是免疫球蛋白A（IgA）缺乏和T细胞异常。可能是与免疫缺陷状态相关的自身免疫性肠病所致，也可能是慢性感染所致。引起腹泻的感染性原因包括常见的细菌、病毒、真菌或通常被认为是非致病性的寄生虫（轮状病毒、布氏囊虫、念珠菌），或不常见的巨细胞病毒、隐孢子虫、贝氏等孢子球虫、分枝杆菌属、小孢子虫等。

50%～60%的常见各种免疫缺陷患者有以肠绒毛萎缩为特征的肠病。小肠的淋巴结增生也很常见。先天性或Bruton型丙种球蛋白缺乏患者通常有腹泻和肠道形态异常。孤立性IgA缺乏症患者可有慢性腹泻、乳糜泻样表现、淋巴结增生，并易发生贾第虫病。单独的细胞免疫缺陷、细胞免疫和体液免疫联合缺陷、HIV感染的患者可有严重的慢性腹泻导致营养不良，但通常查不出原因。慢性肉芽肿病可伴有提示慢性IBD的肠道症状。对于许多引起免疫功能低下的宿主腹泻的不常见病原体，都有特异性治疗方法。因此，对于这类人群，需要对特定的病原体进行严格的诊断搜索。因此，对于这类人群，对特定病原体进行有力的诊断研究是有必要的。另外，治疗必须旨在纠正免疫缺陷。此外，治疗必须以纠正免疫缺陷为目标。

（8）慢性腹泻的其他原因：大多数消化道感染都是急性的，并可自发或通过特定的抗生素治疗来缓解。在免疫功能低下的儿童中，最容易引起慢性或复发性腹泻的生物是蓝氏贾第鞭毛虫、溶组织内阿米巴、沙门氏菌属和耶尔森菌属。感染这些细菌仅需要少量菌种。部分患者可能会出现感染后腹泻，尽管致病微生物（病毒或细菌）已被清除，但仍会存在持续性腹泻。此外，SBS患者、正在接受化疗的患者或解剖结构异常的患者，小肠细菌过度生长可能会出现慢性腹泻。

囊性纤维化或Shwachman-Diamond综合征引起的胰腺功能不全可能会导致慢性腹泻,通常伴有发育不良。儿童时期的某些肿瘤（神经母细胞瘤、神经节瘤、转移性类癌、胰腺VIP瘤或胃泌素瘤）可分泌胃泌素和血管活性肠多肽（VIP）等物质，促进小肠分泌水和电解质。导致肠道动力增加或肠道动力紊乱的疾病，如甲状腺功能亢进或肠易激综合征也可能出现腹泻。儿童可能出现大量、慢性和间歇性的水样腹泻，这些患儿在禁食时，腹泻也不会停止。

3. 胃肠道出血　在对消化道出血患儿进行首次评估时，病史、体格检查和初步检查是确定出血源的关键。然而，在大量、急性消化道出血中，首要的重点应该是稳定患者的病情，以确保足够的血流动力学支持。

（1）病史：许多物质可以模拟便血或黑粪（表 21-5）。血液的存在应通过愈创木脂试验进行化学确认。咳嗽、扁桃体炎、牙齿脱落、月经期或鼻出血可能会引起隐性或显性消化道出血。仔细了解出血的具体情况至关重要，包括出血的部位、血量和颜色，是否使用非甾体抗炎药，以及使用其他药物的情况都应确定。应询问是否存在吞咽困难、上腹痛或胸骨后疼痛，如果存在，则提示胃食管反流或消化性出血等原因。

表 21-5 胃肠道出血部位的确定

症状或体征	出血位置
鲜红血液不断从口中流出	鼻咽或口腔病变；扁桃体炎；食管静脉曲张；食管或胃黏膜撕裂（Mallory-Weiss 综合征）
呕吐鲜红色血液或“咖啡渣”	屈氏韧带近端的病变
黑粪	屈氏韧带近端，小肠上段病变。失血量超过 50 ～ 100ml/24h
鲜红色或暗红色血便	回肠或结肠的病变（大量上消化道出血也可能伴有大便中鲜红色血液）
粪便表面有血迹	直肠壶腹或肛管病变

其他重要的病史包括异物 / 腐蚀性物质摄入、慢性疾病史（尤其是肝 / 胆道疾病）、个人或家族食物过敏 / 特应性病史、相关症状（疼痛、呕吐、腹泻、发热、体重减轻）、胃肠道疾病家族史（IBD、CD、肝病、出血 / 凝血障碍）。在幼儿出现上消化道大量出血时，尽管没有任何已知的吞食史，但必须高度警惕纽扣电池损伤。其他更隐蔽的儿童消化道出血原因包括 Dieulafoy 综合征和异位胰腺。表 21-6 按年龄和表现列出了较常见的消化道出血原因。

（2）体格检查：检查的首要目的是确定患儿患有疾病还是慢性病，并根据需要给予支持性措施。门脉高压、肠梗阻或凝血障碍的体征尤为重要。应检查鼻腔是否有近期鼻出血的迹象、阴道是否有经血、肛门是否有裂口和痔疮。皮肤检查应评估有无血管瘤、湿疹、瘀点或紫癜。临床评估生命体征和灌注情况，以确定是否需要输血。

（3）实验室检查：最初的实验室检查应至少包括全血细胞计数（CBC）、凝血酶原时间（PT）和部分凝血酶原时间（PTT）。在特殊情况下，可能需要谨慎地增加肝部检查（怀疑静脉曲张出血）、红细胞沉降率（ESR）/CRP（可能存在 IBD）、尿素氮 / 肌酐（可能发生溶血尿毒综合征）。已有研究表明，尿素氮与肌酐比值＞ 30 提示上消化道比下消化道出血的风险增加

表 21-6 儿童消化道出血按症状和发病年龄的鉴别诊断

	婴幼儿	儿童（2 ～ 12 岁）	青少年（＞ 12 岁）
呕血	咽下母血 消化性食管炎 食管贲门撕裂 胃炎 胃溃疡 十二指肠溃疡	鼻出血 反流性食管炎 摄入腐蚀性物质 食管贲门撕裂 食管静脉曲张 胃炎 胃溃疡 十二指肠溃疡 遗传性出血性毛细血管扩张症 胆道出血 过敏性紫癜	食管溃疡 消化性食管炎 食管贲门撕裂 食管静脉曲张 胃溃疡 胃炎 十二指肠溃疡 遗传性出血性毛细血管扩张症 胆道出血 过敏性紫癜
无痛性黑粪	十二指肠溃疡 十二指肠重复畸形 回肠重复畸形 梅克尔憩室 胃异位症[a]	十二指肠溃疡 十二指肠重复畸形 回肠重复畸形 梅克尔憩室 胃异位症[a]	十二指肠溃疡 平滑肌瘤（肉瘤）
黑粪伴疼痛、梗阻、腹膜炎、穿孔	坏死性小肠结肠炎 肠套叠[b] 肠扭转	十二指肠溃疡 胆道出血[c] 肠套叠[b] 肠扭转 回肠溃疡（孤立的）	十二指肠溃疡 胆道出血[c] 克罗恩病（回肠溃疡）

续表

	婴幼儿	儿童（2～12岁）	青少年（＞12岁）
伴有腹泻、腹痛的便血	感染性结肠炎 假膜性结肠炎 嗜酸粒细胞性结肠炎 Hirzschsprung 小肠结肠炎	感染性结肠炎 假膜性结肠炎 肉芽肿性（克罗恩）结肠炎 溶血尿毒症综合征 过敏性紫癜 淋巴结增生症	感染性结肠炎 假膜性结肠炎 肉芽肿性（克罗恩）结肠炎 溶血尿毒综合征 过敏性紫癜
无腹泻或腹痛的便血	肛裂 嗜酸粒细胞性结肠炎 直肠胃黏膜异位症 结肠血管瘤	肛裂 孤立性直肠溃疡 幼年性息肉 淋巴结增生	肛裂 痔疮 孤立性直肠溃疡 结肠动静脉畸形

a 空肠或回肠异位胃组织无梅克尔憩室；b 经典的“果酱样”便；c 常伴有呕吐和右上腹部疼痛

引自 Treem WR, 1994. Gastrointestinal bleeding in children. Gastrointest Endosc Clin N Am, 4(1): 75-97.

10倍。在过敏性紫癜患者中，中性粒细胞与淋巴细胞比值大于2.86是随后胃肠道出血的预测因子，其敏感度为73%，特异度为68%。与贫血相关的低平均红细胞体积（MCV）提示慢性消化道失血，可能需要进一步完善铁代谢相关检查。连续测定血细胞比容是评估持续出血的关键。胃抽吸液中检测到血液，可证实出血部位在屈氏韧带近端，若没有检测到血液并不能排除十二指肠出血的可能。粪便隐血监测有助于监测是否存在持续出血。在一项对600多例小儿上消化道出血的大型研究中，发现血红蛋白水平明显下降的患者中，只有4%需要输血或紧急内镜或手术干预。在这些患者中，有一个或多个危险因素，如黑粪、便血、不适表现和（或）呕吐物中可见大量新鲜血液，在识别显性出血上敏感度为100%。粪钙蛋白水平升高与IBD和幼年性息肉病的出血有关。

（4）影像学检查：存在急性血便的婴儿，腹部多视角X线检查有助于评估是否有肠道积气或梗阻的迹象。2岁以下的患者，如果病史和检查提示肠梗阻，应进行空气或水溶性造影剂灌肠。无痛性大量出血可进行 ^{99}Tc 放射性核素扫描以评估梅克尔憩室。提前给予 H_2 受体拮抗剂可能有助于提高检测的敏感度；但是，阴性结果并不能排除该病。腹部CT扫描结合口服和静脉造影剂可能适用于寻找结构性和炎症性出血。最近，小肠CT造影被认为是发现儿童下消化道出血的一种有效工具。出血部位不明的持续性出血可考虑用 ^{99m}Tc 硫胶体进行放射性核素标记的红细胞（RBC）扫描，但研究时出血必须是活动性的，出血速度至少为0.1ml/min。血管造影通常灵敏度低，需要出血速度达到1～2ml/min。

（5）治疗：在严重出血的情况下，应进行ABC心肺复苏等抢救治疗。在这些情况下，充分的静脉扩容是至关重要的。如果有出血倾向，应给予维生素K和其他血液制品以纠正任何潜在的凝血障碍。严重出血时，需监测中心静脉压来评估是否需要补充血容量。在不太严重的情况下，监测生命体征、连续血细胞比容和胃肠减压即可。

怀疑上消化道出血时，应进行生理盐水洗胃，但洗胃对控制出血没有帮助。在病情稳定后，可考虑进行食管胃十二指肠镜（EDG）以确定出血部位，实施该检查有助于降低初次消化道出血后的再住院率。一项纳入接受内镜检查的上消化道出血儿童的大型回顾性研究发现，能明确的出血部位的概率为57%，发现可疑出血部位的概率为30%。在上述病例中，1个月内有出血史、出血症状出现已超过48h是非诊断性内镜检查的风险因素。静脉注射 H_2 受体拮抗剂，最好是PPI，对疑似消化性溃疡诱发的出血可能有帮助。最近针对接受内镜治疗出血的患儿进行了一项随机试验，比较了72h持续应用埃索美拉唑与静脉推注埃索美拉唑的效果，通过复查内镜对比再出血率，两者并无明显差别（4.6% vs 6.3%）。结肠镜检查可明确表现为鲜血便的直肠出血的来源，但只有在出血严重且腹部X线检查未显示梗阻迹象时才紧急进行。肠道准备不足就进行结肠镜检查对诊断无意义。如果结肠镜和上消化道内镜没发现出血灶，胶囊内镜可能有助于确定出血部位。推进式或球囊式小肠镜可进行镜下治疗、钳取病理，或标记胶囊内镜检查确定的小肠病变具体部位（在剖腹探查或腹腔镜检查之前）。球囊式小肠镜联合胶囊内镜对儿童隐性消化道出血的诊断率为95%。

静脉注射奥曲肽 [1～4μg/（kg・h）] 可暂时缓解持续性血管出血 [静脉曲张（图21-7）、血管异常]，密切监测血糖的情况下最长使用48h。食管静脉曲张出血可使用三腔二囊管压迫止血。内镜下注射硬化剂或套扎对静脉出血都是有效的，不同方法的成功率相当（87%～89%），并发症发病率无差别（10%～19%）。在一项小型单中心研究中，使用氰基丙烯酸酯治疗儿童胃底静脉曲张已被证明是安全有效的。

如果非手术治疗无效，可采用氩等离子体凝固、局部注射肾上腺素、电凝或应用止血夹等内镜下治疗溃疡出血。最近有报道证实，OTSC 闭合夹对年龄小至 4 岁、体重低至 17.4kg 的儿童患者是安全有效的。虽然目前还没有针对儿童应用止血粉的相关报道，但显示出与其他形式的内镜止血一样有效且技术难度更小。在成人中，在非静脉曲张性出血采取一种止血方法将增加再出血风险。如果出血仍无法治疗，可能需要紧急手术。对顽固性消化道出血的儿童，可以采用介入治疗对出血血管进行选择性缠绕。单剂量环磷酰胺可以治疗激素耐药的过敏性紫癜合并消化道出血。在有些情况下，血管造影和选择性血管栓塞已被成功应用于诊治不明原因的难治性消化道出血。

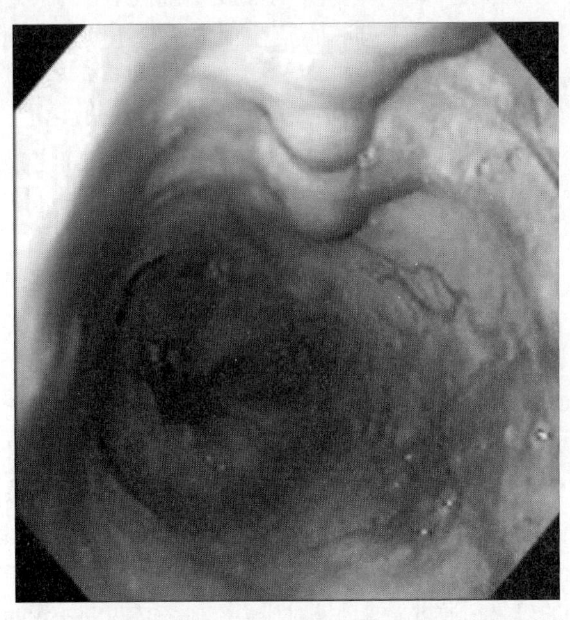

图 21-7 食管静脉曲张。匍行性食管静脉曲张延伸至食管下括约肌

4. 呕吐 是由胃肠壁上的化学感受器和机械感受器受收缩或牵拉刺激后所诱发的一种极其复杂的过程。呕吐中枢位于大脑室旁核，控制呕吐反射；来自腹部内脏神经、迷走神经、前庭迷走受体、大脑皮质和化学感受器触发区（CTZ）将信号传入呕吐中枢。遍布胃肠到大脑的迷走神经可被药物、毒素、牵拉、炎症和局部神经递质等刺激。一旦呕吐反射触发，声门紧闭，胸腹部肌肉及膈肌出现一系列相应运动，导致腹部压力增加，逆转食管负压，迫使胃内容物上涌。呕吐发射还通过产生肠道蠕动后收缩复合体来改变肠道运动，将肠道内容物推向食管。

呕吐在儿科中非常常见，最常见的原因是急性病毒性胃肠炎。但是，肠道梗阻和胃肠道的急慢性炎症也是呕吐的主要原因。中枢神经系统炎症、颅压升高、颅内占位均可出现呕吐。先天代谢功能障碍所致代谢紊乱、脓毒症、药物中毒均可直接刺激化学感受器触发区或大脑诱发呕吐。

在急性胃肠炎中，不必应用药物控制呕吐；但是药物可以缓解恶心、呕吐症状，减少静脉补液量，降低住院率；晕动病由于迷路效应，适合应用抗组胺药和抗胆碱药。由于手术和化疗诱发的呕吐可应用 5-HT_3 受体拮抗剂（如昂丹司琼、格雷司琼）止吐。苯二氮䓬类、皮质类固醇、取代苯甲酰胺类也可以用于化疗相关呕吐；丁酰苯类（氟哌利多、氟哌啶醇）可以强效阻断化学感受器触发区中的 D_2 受体，可用于急性胃炎、化疗、术后的顽固性呕吐。吩噻嗪类药物对化疗、周期性呕吐和急性肠道感染所致的呕吐有效，但由于存在锥体外系副作用不推荐门诊使用。

周期性呕吐如下所述。

（1）临床特点：周期性呕吐（CVS）是指多发生于 1 岁以上儿童中，以反复呕吐，刻板发作 3 次及以上为特点的疾病。表现为频繁的剧烈呕吐，每小时可多达 6 次，持续 72h 或更持久；发作频率从每年不到 1 次到每月 2～3 次不等。即使胃已排空，仍会持续存在恶心、干呕、呕吐少量胆汁；剧烈呕吐造成食管贲门黏膜撕裂（胃食管交界处黏膜撕裂）会出现呕血。患儿还有腹痛、厌食症状，部分合并腹泻。另外，面色苍白、多汗、体温不稳、昏睡等自主神经症状使患儿状态较差。通常在一段睡眠后症状戛然而止，有些患儿可能会出现脱水、电解质紊乱和休克，而且发作间期患儿一切如常。

周期性呕吐的病因不明；很早就发现它与偏头痛存在相关性，50%～70%的周期性呕吐患者存在偏头痛家族史；很多患儿在成年后出现了偏头痛。研究发现，神经递质和激素水平的异常触发了周期性呕吐的发作。约 1/4 的患者发作时有典型的偏头痛症状，如先兆感觉、头痛、畏光、畏声。可识别的触发开关与偏头痛类似，包括感染、积极或消极的情绪压力、饮食（巧克力、奶酪、味精）、月经来潮、睡眠不足、晕动症。

（2）鉴别诊断：与周期性呕吐症状相似的疾病包括药物毒性，颅压升高，癫痫发作，脑瘤，Chiari 畸形，复发性鼻窦炎，胆总管囊肿，胆结石，复发性小肠梗阻，IBD，家族性胰腺炎，梗阻性尿路疾病，反复尿路感染，糖尿病，线粒体疾病，脂肪和有机酸代谢紊乱，肾上腺功能不全和孟乔森综合征。长期使用大麻与慢性呕吐有关（大麻素类过度呕吐综合征），可以和周期性呕吐症状相似。虽然这些患者反流检测通常是阳性的，但反流不太可能与周期性呕吐有关。

(3) 治疗：存在触发机关的患者尽可能规避相关事件；睡眠有时可以中止发作，醒来后仍会继续呕吐；可以在开始发作的时候应用苯海拉明或劳拉西泮，以减少恶心、诱导睡眠；早期应用抗偏头痛药物（舒马曲坦）、止吐药（昂丹司琼）或抗组胺药能缩短部分患儿的发作时间。一旦发作，需积极静脉补液；在细心照顾下，有些可以预测发作时间的儿童可考虑在家中接受静脉补液。在找到有效的治疗方法之前，通常会尝试多种方法。预防性应用普萘洛尔、阿米替林、抗组胺药或抗惊厥药对一些频繁发作、症状严重的患者有效。有些患者需要补充线粒体辅助因子如辅酶 Q10、左旋肉碱来控制症状。

5. *腹痛* 因不明原因的反复腹痛就诊的患儿占儿科门诊量的 2%～4%。其中，功能性胃肠病在青少年中的发病率为 10%～30%，在婴幼儿中的发病率为 30%～40%。2016 年颁布了功能性胃肠病的诊断标准，并补充更新了肠 - 脑交互、肠道微生态等理论。摒弃描述性病名“复发性腹痛”，变更为更有意义的疾病名称，以功能性腹痛为主要症状的疾病命名为“功能性腹痛病”（FAPD），包括功能性消化不良（亚型分为上腹痛综合征和餐后窘迫综合征）、肠易激综合征（以粪便性状和频次改变、排便后症状缓解为特征）、腹型偏头痛、功能性腹痛。

(1) 临床表现

1) 症状和体征：功能性腹痛患儿出现腹痛或腹部不适症状需每周至少 1 次，持续至少 2 个月。功能性腹痛过去被归类为一大类病因不明和无危急信号的腹痛。腹痛的分类取决于疼痛的特征，如疼痛的位置、与排便习惯的关系及相关的症状。疼痛通常局限于脐周，但也可能更广泛。疼痛主要发生在白天，也可能影响晚上的睡眠。它可能与脸色苍白、恶心或呕吐有关，也可能与剧烈哭闹、捂着腹部和弯腰等有关。家长可能会紧急把孩子送往急诊科，而急腹症的评估为阴性。频繁的腹痛会影响学校出勤和家庭活动。

不存在包括吞咽困难、持续性呕吐、消化道出血、皮疹或关节症状、体重下降、发育迟缓或发热等提示更严重器质性病变的阳性症状。

功能性腹痛通常与排便习惯和体力活动关系不大。然而，一些患儿有肠易激综合征的症状，如腹胀、餐后腹痛、下腹部不适和不稳定的粪便习惯，并有便秘或粪便不尽感。疼痛开始时，一些诱因或压力过大会诱发腹痛。学校恐惧症可能是一种诱因。

需要进行全面细致的体格检查，包括直肠指诊，而结果通常无异常。腹部触诊出现压痛阳性的情况不统一，与症状不符，且转移注意力可缓解。

2) 实验室检查：全血细胞计数、红细胞沉降率和粪便隐血检查通常足够评估病情。肠道外疾病如肾、脾和泌尿生殖道病变可能也需要评估。青春期女性患者行腹部和盆腔超声可能有助于发现胆囊或卵巢病变。如果疼痛症状不典型，则应根据症状和家族史进一步检查，如其他影像学检查或内镜检查。如怀疑下消化道存在病变，尤其是 IBD，考虑完善粪便炎症标志物，如乳铁蛋白和钙卫蛋白。

(2) 鉴别诊断：表 21-7 列出了急性继发性腹痛的病因。蛲虫感染、肠系膜淋巴结炎、慢性阑尾炎一般不会出现复发性腹痛。幽门螺杆菌感染也不会合并复发性腹痛。乳糖不耐受通常会因摄入牛奶而引起腹胀、产气过多和腹泻。但有时腹部不适可能是唯一的症状。消化性胃炎、食管炎、十二指肠炎和溃疡病的发生率或许未得到充分的认识。尽管青少年和成人食管嗜酸性粒细胞增多症通常表现为吞咽困难和食管症状，但幼儿可能仅表现为腹痛。腹型偏头痛和周期性呕吐是一种发作性疾病，通常与头痛或呕吐有关。

表 21-7 急性腹痛的鉴别诊断

胃肠道疾病	肝胆疾病
阑尾炎	胆囊炎
肠梗阻	胆管炎
溃疡穿孔	肝脓肿
缺血性结肠炎	脾破裂
肠扭转	脾梗死
肠套叠	**泌尿 / 妇科疾病**
胰腺炎	急性膀胱炎
嵌顿疝	肾结石
中毒性巨结肠	异位妊娠破裂
腹部血管炎	卵巢扭转
腹腔内脓肿	睾丸扭转
其他原因	急性输卵管炎
糖尿病酮症酸中毒	盆腔炎
铅中毒	
卟啉病	
腹部镰状细胞危象	

(3) 治疗和预后：FAPD 的治疗包括详尽的病史采集和体格检查，以及对功能性疼痛本质进行富有同情心、与年龄相符合的病情解释。重要的是要承认儿童正在经历痛苦。父母能够理解“内脏痛觉过敏”或由诸如排气、泌酸或粪便等生理刺激引起的疼痛信号增强的概念，并帮助他们适当地应对孩子的抱怨。另一个类比可能是将儿童的腹痛与他人可能经历的常见头痛相比较，因为即使有疼痛，检查也可以正常进行。休学对疾病无益处，应该恢复常规活动，尤其是上学。

有些患儿可能有必要接受针对心理压力的治疗，如生物反馈疗法。在特定患者中，基于症状的靶向治疗可能有所帮助。对于腹型偏头痛，针对偏头痛的治疗也可能有益。

目前已经提出很多饮食规避方法来辅助治疗功能性疾病，但是缺乏有效性证据。例如，限制乳糖和果糖及低发酵的低聚双糖单糖和多元醇（FODMAP）的摄入对部分患者有用；而纤维、益生元和益生菌并不能改善症状；生物心理治疗、认知行为治疗和催眠可能对症状的改善有帮助。

同样，FAPD 患儿的药物研究不足，且结果不一致。例如，薄荷油可以减少疼痛的频率和严重程度，可能是因为它能够抑制钙通道，减少肠痉挛。抗痉挛药物在成人中有效，但尚未在儿童中应用。一项前瞻性研究和其他回顾性研究表明，使用赛庚啶对某些患者有效。而三环类抗抑郁药、钙通道阻滞剂、5- 羟色胺拮抗剂、褪黑激素和抗生素对 FAPD 无效。有趣的是，最近对安慰剂效应进行系统回顾的综合数据显示，安慰剂对患者疼痛等级的改善率为 41%，疼痛缓解率为 17%。

6. *急腹症* 是一组提示腹腔内病变需手术治疗的症候群。当出现急腹症时，需尽快明确病因。随着时间的延长，在没有确切治疗的情况下，局部或全腹的疼痛程度加剧，一般不会自行缓解；腹胀、腹肌紧张、肠鸣音减弱或消失，患儿状态差，不愿接受查体或移动。急腹症通常是腹部或盆腔脏器感染的表现，也可能伴随肠梗阻、阑尾炎、肠穿孔、炎症、外伤和代谢紊乱。表 21-7 列举了诱发急腹症的一些情况。对于急腹症患儿，进行及时、准确的确诊非常重要，需要具备物理诊断的能力和对多种疾病鉴别诊断的能力，并能针对性地选择实验室检查和影像学检查（急性阑尾炎在“小肠疾病”中已有讨论）。

7. *吸收不良综合征* 摄入食物后吸收不良的原因很多（表 21-8）。肠管变短（通常由于手术切除）和黏膜损伤（CD）均能减少吸收面积。肠道蠕动功能障碍会干扰正常的肠道推进运动，使食物、胰腺和胆道分泌物混合，导致厌氧菌过度增殖。细菌过度生长导致碳水化合物发酵增加，引发酸性腹泻；细菌过度生长也会引起胆汁酸分解导致脂肪吸收不良，如假性肠梗阻或术后盲袢综合征。肠道淋巴管受损（先天性淋巴管扩张症）或静脉引流也会引起吸收不良。降低胰腺外分泌功能的疾病（囊性纤维化、Shwachman 综合征）或胆道分泌物的产生和流出（胆道闭锁）会导致营养吸收不良。特定营养素的吸收不良也可以通过遗传学方法确定（肠病性肢端皮炎、双糖酶缺乏症、葡萄糖乳糖吸收不良和 β 脂蛋白缺乏症）。

表 21-8 吸收不良综合征

胃肠道疾病	黏膜损伤
胃酸分泌过多（如卓 - 艾综合征）	乳糜泻
胰腺外分泌功能不全	过敏性肠病
囊性纤维化	IBD
Shwachman 综合征	放射性肠炎
营养不良	酶缺乏症
酶缺乏症	乳糖酶缺乏症
肠激酶缺乏症	蔗糖 - 异麦芽糖酶缺乏症
胰蛋白酶原缺乏症	短肠综合征
脂肪酶缺乏症	**血管异常**
肠道内胆汁酸减少	缺血性肠病
慢性肝实质病变	血管炎：狼疮、混合性结缔组织
胆道梗阻	充血性心力衰竭
胆汁酸损失（短肠、回肠疾病）	小肠淋巴管扩张症
细菌过度生长导致胆汁酸分解	**遗传代谢性疾病**
黏膜病变	β 脂蛋白缺乏症
感染（如贾第鞭毛虫，隐孢子虫）	先天性分泌性腹泻
移植物抗宿主病	赖氨酸尿蛋白不耐受症
	胱胺酸症

临床特点：腹泻、呕吐、厌食、腹痛、生长迟缓、腹胀是吸收不良综合征的常见症状。脂肪吸收不良患儿的大便黏稠、难闻、油性、颜色发白。而渗透性腹泻患儿的粪便松散、水样、酸臭。粪便镜检中性脂肪（如囊性纤维化存在胰腺功能不全）和脂肪酸（黏膜损伤、肝病），可能是有用的。

长期的脂肪吸收不良多伴发脂溶性维生素缺乏症，其表现为 PT（维生素 K）延长和血清胡萝卜素（维生素 A）、维生素 E 和 25- 羟基维生素 D 含量低。粪便 α_1- 抗胰蛋白酶升高提示血清蛋白丢失。双糖或单糖吸收不良的患者由于乳酸和还原性物质堆积，粪便呈酸性，检测粪便 pH 低于 5.5。特定的酶缺乏症可以通过氢呼气试验或检测小肠活检组织中的特定双糖酶活性测量来判定。其他提示具体诊断的筛查试验包括汗液氯化物浓度（囊性纤维化）、肠黏膜活检（乳糜泻、淋巴管扩张、IBD），肝胆功能检查及粪便弹性蛋白酶。儿科患者中与吸收不良有关的常见疾病详述如下。

（1）蛋白丢失性肠病：血浆蛋白经胃肠道丢失多发生在肠道炎症、肠道移植物抗宿主病、急慢性肠道感染、静脉系统或淋巴管阻塞或畸形或肠道恶性肿瘤等（表 21-9）。接受过 Fontan 手术的儿童，右心压力升高会出现慢性静脉压升高，可能合并蛋白丢失性肠病。

表 21-9 蛋白丢失性肠病的病因

心脏疾病
充血性心力衰竭
缩窄性心包炎
心肌病
Fontan 术后右心房压力升高
淋巴疾病
原发性先天性淋巴管扩张症
继发性淋巴管扩张症
旋转不良
恶性肿瘤：淋巴瘤，腹膜后肿瘤
其他：结节病、砷中毒
炎症
巨大肥厚性胃炎（Ménétrier 病），通常继发于巨细胞病毒感染或幽门螺杆菌感染
感染：结核病、艰难梭菌、寄生虫（如贾第鞭毛虫）、细菌（如沙门氏菌）
过敏性肠病
乳糜泻
放射性肠炎
移植物抗宿主病
炎性肠病
先天性巨结肠
坏死性小肠结肠炎
血管疾病
系统性红斑狼疮与混合性结缔组织病

1）临床特点：症状和体征主要是由低蛋白血症和脂肪吸收不良引起的，如水肿、腹水、体重不增、贫血、淋巴细胞减少、脂溶性维生素缺乏（维生素 A、维生素 D、维生素 E、维生素 K）和矿物质缺乏。血清白蛋白和球蛋白可能下降。粪便 α_1- 抗胰蛋白酶升高（粪便干重＞3mg/g；母乳喂养的婴儿稍高）。但是肠道出血时，粪便 α_1- 抗胰蛋白酶会呈假性升高。

2）鉴别诊断：低白蛋白血症可能是分解代谢增加、蛋白质摄入不足、肝合成功能受损、肠道外淋巴管发育畸形、肾炎及肾病综合征导致蛋白从尿液丢失所致。

3）治疗：输注白蛋白、利尿剂，联合高蛋白、低脂饮食可以控制症状。积极纠正营养不良状态，并找出病因。

（2）乳糜泻（麦胶性肠病，CD）：是一种由麦胶蛋白触发的免疫介导性肠病，麦胶蛋白主要来源于小麦、黑麦和大麦。在饮食中加入麦胶蛋白均能诱发症状。发病率约为 1%。危险因素包括 1 型糖尿病（4%～10%）、唐氏综合征（5%～12%）、特纳综合征（4%～8%）、IgA 缺乏症（2%～8%）、自身免疫性甲状腺炎（8%）和乳糜泻家族史（5%～10%）。几乎所有的乳糜泻患者都表达组织抗原 HLA-DQ2 或 DQ8。

1）临床特点

A. 症状体征

胃肠道表现：经典的乳糜泻发病过程，一般为 6～24 个月，即摄入含麸质饮食不久出现消化道症状。典型症状为慢性腹泻、腹胀、烦躁、厌食、呕吐和体重增加不良，一般罕见脱水、低血压、低血钾和爆发性腹泻。年龄大一些的儿童可能会出现口腔溃疡、慢性腹痛、呕吐、腹泻或便秘，以及腹胀。

胃肠外表现：青少年患者可能出现青春期延迟或身材矮小，女性月经初潮延迟。儿童出现无法解释的缺铁性贫血、骨密度降低、转氨酶升高、关节炎，癫痫伴脑钙化或有强烈瘙痒的皮疹，特别是发生在肘部、前臂和膝盖上的疱疹样皮炎，均需要考虑乳糜泻。无症状个体早期筛查和治疗的获益程度尚不明确。

B. 实验室检查

血清学和遗传检测：怀疑存在乳糜泻的 2 岁以上患者，应监测具有高敏感性、高特异性的血清 IgA 和组织型转谷氨酰胺酶（TTG）IgA 水平。对于 2 岁以下的儿童，还应监测脱氨基麦胶蛋白肽（DGP）IgG。尤其对于 IgA 缺乏的患者，需联合送检 DGP-IgG 或 TTG-IgG 或抗肌内膜抗体（EMA）。检测 HLA-DQ2 和 DQ8 具有较高的阴性预测值，且检测阴性的家庭成员不太可能发展成为 CD。

便常规：可见部分消化的脂肪或呈酸性。

低白蛋白血症：严重时可能导致水肿。

贫血：常见低 MCV 和缺铁性贫血。

接种疫苗后乙肝表面抗体产生不足：高达 30%～70% 的 CD 患者在去麸质饮食治疗前接种乙肝病毒疫苗后无免疫应答。

C. 组织学检查：光镜下十二指肠活检的特征性表现往往是片状绒毛萎缩，上皮内淋巴细胞数量增加。

2）鉴别诊断：包括食物过敏，非乳糜泻的麸质敏感，克罗恩病，感染后腹泻，原发性乳糖不耐受，功能性腹痛，肠易激综合征，免疫缺陷，移植物抗宿主疾病。

3）治疗：主要为饮食治疗。

目前治疗乳糜泻的方法是终生严格无麸质饮食。任何小麦、黑麦、大麦都不能食用。大部分，但非所有患者，只要制造商在加工时避免交叉污染，即可耐受燕麦。治疗 6～12 个月后肠黏膜改善，而继发性乳糖不耐受在几周内可见好。补充热量、维生素和矿物质治疗只在疾病急性期需要补充。在无麸质饮食过程中，CD 相关抗体滴度逐渐降低，但可能需要 12 个月或更长时间才能转阴。

4）预后：坚持无麸质饮食及对其的评估有难度，

但与绒毛再生、症状缓解和恢复正常生活息息相关。不能严格坚持无麸质饮食治疗的患者，更容易出现骨折、缺铁性贫血、不孕不育和肠病相关性T细胞淋巴瘤。

（3）碳水化合物吸收不良：通常是一种非免疫介导的对膳食碳水化合物的不耐受，这是酶或转运体缺乏，或过度消耗使功能转运体超负荷所致。这些系统位于小肠上皮刷状缘上。非吸收分子引起渗透腹泻，并在肠道中发酵并产生气体。因此，临床症状包括腹部膨隆、腹胀、胀气、腹部不适、恶心和水样腹泻。粪便中可检测到蔗糖以外的还原性物质，因为蔗糖不是还原糖。

1）双糖酶缺乏症：淀粉和二糖蔗糖和乳糖是最重要的膳食碳水化合物。胰淀粉酶对淀粉作用的产物，如膳食二糖和低聚糖需要通过肠刷状缘双糖酶水解才能吸收。空肠和回肠近端的双糖酶水平最高。原发性双糖酶缺乏症的特征包括永久性双糖不耐受、但无肠道损伤，经常有阳性家族史。

2）乳糖酶缺乏症：所有人类在出生时乳糖酶都是充足的，这使得先天性乳糖酶缺乏症极为罕见。遗传或家族性乳糖酶缺乏在5岁之后出现，几乎所有亚洲人、阿拉斯加土著人、美洲土著人，以及80%的非洲人、70%的非洲裔美国人和30%～60%的白种人都存在遗传乳糖酶缺乏。由黏膜损伤（如急性病毒性胃肠炎）引起的短暂或继发性乳糖酶缺乏是常见的，并在几周内会好转。乳糖摄入会使乳糖酶缺乏的个体出现不同程度的腹泻、腹胀、胃肠胀气和腹痛。粪便呈水状或泡沫状，呈酸性，还原物质检测可呈阳性。诊断方法包括遗传检测和乳糖呼吸试验。症状可通过避免摄入乳糖或补充乳糖酶来缓解。

3）蔗糖-异麦芽糖酶缺乏症：这种疾病通过一种罕见的常染色体隐性遗传方式遗传，最常见于格陵兰岛、冰岛和阿拉斯加土著人。婴儿可能出现腹胀、生长发育迟缓和酸性水样腹泻。诊断是通过口服蔗糖呼氢测试（1g/kg）或通过快速冰冻肠黏膜活检测试酶活性。治疗是避免进食蔗糖和淀粉等富含支链淀粉的食物，或者补充蔗糖酶补充剂。

（4）单糖吸收不良：最主要的单糖是果糖、葡萄糖和半乳糖。

1）葡萄糖-半乳糖吸收不良：是一种罕见的疾病，其钠-葡萄糖转运蛋白是有缺陷的。葡萄糖在肠上皮和肾小管中的转运受损。腹泻始于第一次进食，伴有粪便中的还原糖阳性和酸中毒。可能发生糖尿和氨基酸尿，糖耐量试验异常。小肠组织学检查提示正常。腹泻随着含有葡萄糖和半乳糖饮食的退出迅速消退，是先天性疾病的强制性治疗方案。继发、短暂的葡萄糖-半乳糖吸收障碍主要发生在6个月以下的小婴儿，通常发生在急性病毒或细菌性肠炎之后，并可能需要进行PN直到恢复。饮食上应用添加果糖的无碳水化合物配方。早期诊断预后良好。对葡萄糖及半乳糖的耐受程度会随着年龄增长而提高。

2）膳食果糖不耐受：果糖吸收不良发生在果糖摄入超过葡萄糖，通常在摄入高果糖的玉米糖浆时发生。果糖吸收不良会导致腹痛、腹胀、胃肠胀气和腹泻等腹部症状。可通过果糖呼气氢试验做出诊断。

3）小肠淋巴管扩张：这种形式的蛋白质丢失肠病是由于肠道淋巴管阻塞和淋巴渗漏到肠腔导致。先天性淋巴管扩张与末梢淋巴管异常有关。肠扭转不良伴扭转也可引起小肠道淋巴管扩张。

A. 临床特点：外周性水肿，腹泻，腹胀，乳糜性积液和反复的感染较常见。实验室检查包括低钙、低镁、低白蛋白、低免疫球蛋白水平、淋巴细胞减少、贫血和粪便中α_1-抗胰蛋白酶升高。影像学检查可发现肠壁水肿，活检提示绒毛和固有层的乳糜管扩张。如果疾病只累及肠壁深层或肠系膜的淋巴管，只能通过剖腹探查手术进行诊断。通过胶囊内镜发现充满脂肪的乳糜管可辅助诊断。

B. 鉴别诊断：引起蛋白丢失的肠道疾病均需被考虑。

C. 治疗及预后：高蛋白[可能需要6～7g/(kg·d)]、富含中链脂肪酸的饮食可满足足够的营养及生长发育。维生素和钙补需要补充。治疗可能需要短暂的肠外营养。如果病变局限于肠道的一小部分，或在引起缩窄性心包炎、梗阻性肿瘤的情况下，手术可能是有效的。可能需要静脉补充白蛋白和免疫球蛋白，但通常不是长期所需的。血清白蛋白可能不正常。疾病的预后不佳，尽管随着年龄的增长可能会出现缓解。异常淋巴管可能发生恶性病变，也可发生肠道的B细胞淋巴瘤。

（5）牛奶蛋白不耐受：是指非过敏的食物敏感，多见于男性，并且在有过敏疾病史家族的小婴儿中更常见。发病率为0.5%～1.0%。患儿在全母乳喂养的时候症状即可出现。最常见的主诉为一个健康的看起来状态很好的婴儿，当喂食含有牛奶蛋白的配方奶或母乳时，出现大便里有血点或松散的黏液血便。家族过敏史常见，但皮肤点刺试验结果并不可靠，也不具有指示意义，因为它不是IgE介导的疾病。治疗方法为去牛奶蛋白饮食。如果母乳喂养，母亲避免牛奶蛋白通常就足够了。如果配方喂养，可用水解蛋白配方奶粉代替牛奶配方奶粉喂养。婴幼儿过敏性结肠炎是自限的，通常在8～12月龄消失。由于这个疾病的远期预后尚不确定，因此当症状较轻微且婴儿健康时，可能不需要治疗。直肠活检可见轻度的淋巴管增生、黏膜水肿和嗜酸性粒细胞升高，但组织学检查并非疾病诊断所需要。

在较大儿童中，牛奶蛋白敏感可导致嗜酸性粒细胞胃肠炎、蛋白丢失性肠病、铁缺乏、低白蛋白血症和低丙种球蛋白血症。还会出现类似绒毛状萎缩、吸收不良、低白蛋白血症、粪便隐血和贫血的乳糜泻样综合征。

（6）胰腺功能不全：儿童胰腺外分泌不足最常见的原因是囊性纤维化。胰腺消化酶分泌减少常由黏稠分泌物阻塞外分泌管引起，从而破坏胰腺腺泡细胞。与外分泌胰腺功能不全有关的其他相关知识请参见第22章。

（7）其他导致吸收不良的遗传疾病

1）β-脂蛋白缺乏症：是一种罕见的常染色体隐性疾病，由于从小肠（乳糜微粒）和肝（极低密度脂蛋白）分泌富含三酰甘油的脂蛋白功能受限或缺如导致。肠黏膜细胞及肝细胞发生的严重脂肪变性及脂肪吸收不良。脂溶性维生素的缺乏会导致维生素E缺乏引起的神经系统并发症或非典型视网膜色素变性。血清胆固醇水平很低，而且因红细胞膜脂质异常，导致棘形红细胞计数增多，这2个临床特点也将提供重要的诊断依据。

2）肠病性肢端皮炎：是一种常染色体隐性遗传性疾病，是因肠道选择性锌吸收障碍导致的。通常在母乳喂养断奶时变得明显，其特点是四肢皮疹、体腔周围皮疹、湿疹、严重发育不良、脂肪泻、腹泻和免疫缺陷。口服补充锌剂会迅速改善症状。

8. 炎性肠病

（1）概述：IBD为慢性复发性炎性疾病，主要分为克罗恩病（CrD）和溃疡性结肠炎（UC）。病因是多因素的，涉及环境和遗传因素的复杂相互作用，可导致对胃肠道菌群的免疫不适应。5%～30%的患者有IBD的家族史，并且兄弟姐妹患IBD的相对风险升高10～20倍，提示疾病的遗传相关性在大多数情况下是肯定的。2岁前发病的极早发IBD与单基因异常密切相关，且症状严重。

（2）临床特点

1）症状与体征：炎症导致腹痛、腹泻、便血、发热、食欲缺乏、乏力、体重减轻。CrD也可能表现为一种狭窄过程伴有腹痛和肠梗阻，或是表现为一种穿透性/瘘管形式伴有脓肿、肛周病变或类似急性阑尾炎的症状。UC通常表现为腹痛和腹泻便血。

从嘴唇到肛门，CrD可以影响胃肠道的任何部分。儿童期CrD最常影响终末回肠和结肠。UC仅限于结肠，在儿童中，它通常涉及整个结肠（全结肠炎）。发病年龄越小，临床表现可能越严重。

肠外表现在2种形式的IBD中均常见，并可能发生在肠道受累之前，如葡萄膜炎、复发性口腔阿弗他溃疡、关节炎、生长发育和青春期延迟、肝受累（典型的原发性硬化性胆管炎）、皮疹（结节性红斑和坏疽性脓皮病）和缺铁性贫血。

2）诊断：基于症状、复发过程，以及影像学、内镜和组织学表现，排除其他疾病。没有单一的检查是可以诊断的。患者经常有低血红蛋白、缺铁和低血清白蛋白水平，ESR、CRP和粪钙蛋白水平升高。IBD相关血清学抗体常可被查到：60%CD患者抗酿酒酵母抗体（ASCA）阳性，70%UC患者抗中性粒细胞胞质抗体（NCA）可为阳性。这些抗体及其他IBD相关抗体，可以帮助鉴别CrD和UC，但它们的特异度及敏感度均不足以用于诊断。腹部CT、磁共振小肠造影（MRE）、超声检查及胶囊内镜都可发现小肠病变并排除其他病因，如肠壁增厚、肠腔狭窄、黏膜溃疡、肠瘘、黏膜和肠壁水肿等。

上消化道内镜和回肠结肠镜是最有诊断意义的检查，可明确疾病严重程度和上消化道、回肠、结肠等受累范围。25%～50%的CrD发现肉芽肿。深部线性溃疡、白色渗出物（图21-8）、阿弗他溃疡（图21-9）、跳跃性病变、肛周受累等均提示CrD。而表浅，并连续性改变的结肠改变很少累及上消化道疾病，更倾向于UC。这2种形式的IBD都可能有轻度胃炎。

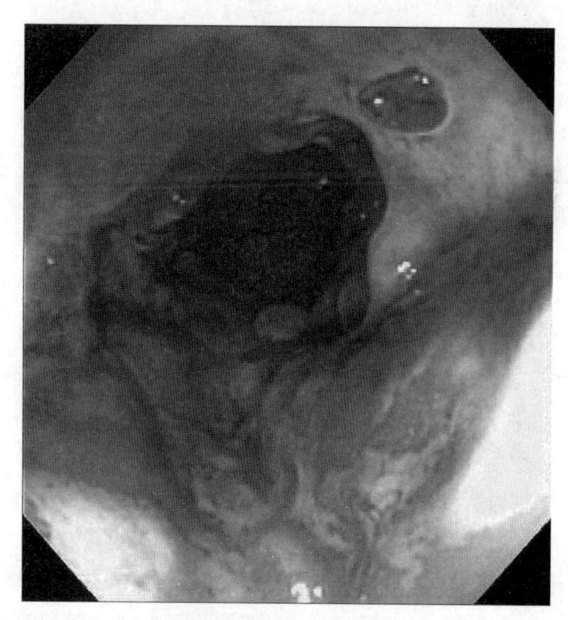

图21-8 溃疡性结肠炎。白色渗出液覆盖在已经失去典型血管形态的非正常的结肠黏膜上

（3）鉴别诊断：当肠外症状占优势时，CrD可被误认为是类风湿关节炎、系统性狼疮红斑或其他血管炎、CD或垂体功能低下。急性起病的回肠结肠炎可能被误认为是肠梗阻、阑尾炎，淋巴瘤，感染性腹泻。吸收不良症状需与CD、消化性溃疡、贾第鞭毛虫、食物蛋白过敏、神经性厌食症或内分泌原因引起的生长发育障碍相鉴别。肛周病变需注意是否存在儿童虐待。痉挛性腹泻、便中带血等需与志贺氏菌、沙门氏菌、耶尔森氏菌、弯曲杆菌、溶组织内阿米巴、侵袭性大肠埃希菌（大肠埃希菌O157）、嗜水气单胞菌、艰难梭菌感染鉴别。如果免疫功能损伤，同时还需要与巨细胞病毒感染进行鉴别。轻度的IBD症状需与肠易激综合征、乳糖不耐受等进行鉴别。如果存在深层肠道溃疡、口腔溃疡，以及至少以下2项症状：生殖器溃疡、滑膜炎、后葡萄膜炎、脑膜脑炎和脓疱性血管炎，则需要考虑白塞病。慢性肉芽肿和结节病都可引起肉芽肿，需进行鉴别。

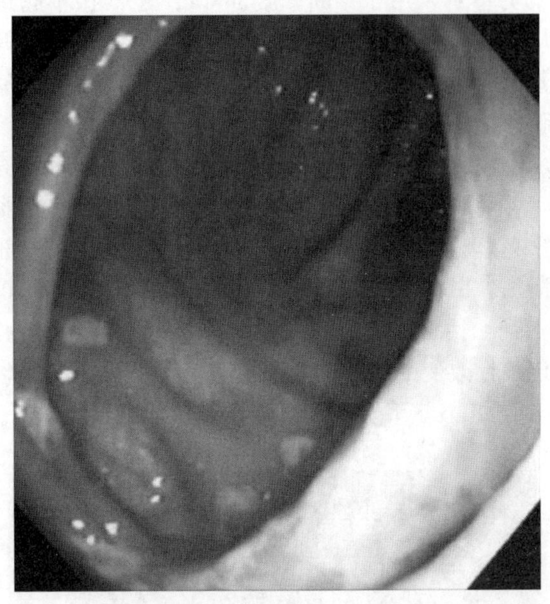

图21-9　克罗恩病。增厚的黏膜，跳跃分布的阿弗他溃疡，某些区域尚保留正常的血管形态

（4）并发症

1）克罗恩病：营养不良的并发症包括发育不良、身材矮小、骨矿物质减少和特定的营养素缺乏，如铁、钙、锌、维生素B_{12}和维生素D。长期应用皮质类固醇治疗可能影响生长和骨密度降低。肠梗阻、瘘管、腹部脓肿、肛周疾病、坏疽性脓皮病、关节炎和淀粉样变性有可能发生。克罗恩病增加结肠腺癌的风险。

2）溃疡性结肠炎：即使有UC的典型表现，高达35%的人也会发展为CrD。可能发生关节炎，葡萄膜炎，坏疽性脓皮病和营养不良。生长发育异常和青春期延迟比CrD少见，而肝病（慢性活动性肝炎，硬化性胆管炎）更常见。在全结肠炎发病后7～8年，结肠腺癌每年发病率为1%～2%，UC和硬化性胆管炎患者的发病率明显升高。

（5）治疗

1）内科治疗：儿童IBD的治疗包括诱导缓解、维持缓解和改善营养缺乏促进正常生长和发育。治疗包括饮食、抗炎、免疫调节、止泻、抗生素和生物治疗。没有任何药物治疗对所有患者都是一致有效的。在严重的CrD中，可能需要补充生长激素来确保患儿身高发育。

A. 饮食治疗：应用液体配方进行肠内营养，可提供超过85%的热量需要，是一种有效的诱导缓解和维持治疗，并促进线性生长。饮食疗法对UC的疗效较差。确保足够的营养来补充营养不足和促进正常生长（包括青春期生长）可能是一项挑战。

B. 除了保证足够热量摄入外，微量元素、钙离子和维生素均需要补充。或者清淡的饮食会适得其反，因为它们通常导致摄入不足。推荐高蛋白、高碳水化合物饮食和正常数量的脂肪。低纤维饮食可以减少活动性结肠炎或部分肠梗阻的症状；然而，一旦结肠炎被控制，富含纤维的饮食能通过细菌产生脂肪酸来促进黏膜健康。小肠CrD可能暂时需要低乳糖饮食或乳糖酶替代治疗。回肠病变可能需要应用抗生素来控制细菌过增长，并且需要补充维生素来弥补流失的维生素。在重型CrD，需要应用NG管来补充热量，由此追赶生长。

C. 氨基水杨酸盐（ASA）：多种5-ASA衍生物制剂可用于诱导缓解和维持治疗轻度CrD和UC。常见包含5-ASA的制剂有柳氮磺吡啶[50mg/（kg·d）]、巴柳氮（0.75～2.5g，口服，tid）、美沙拉嗪（成人剂量范围2.4～4.8g/d），可用于片剂、颗粒和针对胃肠道特定位置的延迟释放的缓释剂。药物副作用包括皮疹、恶心、头痛和腹痛、脱发、腹泻；罕见的副作用有肾炎、心包炎、血清病、溶血性贫血、再生障碍性贫血和胰腺炎。柳氮磺吡啶由磺胺提供5-ASA，可能导致磺胺相关的副作用，如光敏和皮疹。

D. 皮质醇治疗：中度至重度CrD和UC患者一般对皮质类固醇反应迅速。甲泼尼龙[1mg/（kg·d）]可在疾病严重时用于静脉注射治疗。对于中度疾病，泼尼松[1mg/（kg·d），分1～2次口服]或布地奈德制剂在针对回盲部或结肠病变部位中可能会迅速改善症状，但应在4～8周逐渐减量。布地奈德通过肝“首关清除”，可能比泼尼松有较少的副作用。激素依赖是升级治疗方案的指征。皮质类固醇灌肠和泡沫剂是治疗远端直肠炎或左半结肠炎的有效外用药物。但当应用激素治疗时，应注意补充钙剂和维生素D，并且应口服抑酸药物预防胃炎发生。免疫抑制剂有硫唑嘌呤（AZA），6-巯基嘌呤（6MP），甲氨蝶呤（MTX）。

若患者为中重度炎性肠病或激素依赖，免疫抑制剂的治疗可以有效地维持缓解，并减少激素用量。中重度CrD可以应用AZA[2～3mg/（kg·d），口服]或

6MP[1～2mg/（kg・d），口服]来维持治疗。最佳剂量的AZA或6MP取决于硫嘌呤亚甲基转移酶（TPMT）的水平，在开始治疗前应该进行测量。对于TPMT酶缺乏患者，应选用甲氨蝶呤治疗，而酶活性呈中等水平的个体应将药物剂量减半。可能存在依从性问题或需要调整剂量时，可测量AZA或6MP代谢物。开始治疗后的2～3个月可能无法看到最大的治疗效果。药物副作用包括胰腺炎、肝毒性和骨髓抑制。

MTX在CrD中有效，但在UC中无效，并在2～3周起作用。每周口服或肌内注射剂量15～25mg/m^2。最常见的副作用是恶心，可以用叶酸1mg/d治疗。其他严重的不良事件有骨髓、肝、肺和肾毒性等。众所周知，甲氨蝶呤会导致胎儿死亡和畸形。

E. 抗生素：甲硝唑[15～30mg/（kg・d），分3次口服]和环丙沙星治疗CrD肛周病变和细菌过度生长。周围神经病变可能发生与长期使用甲硝唑有关。

F. 生物制剂：抗肿瘤坏死因子-α抗体（TNF-α）用于中重度CrD和UC，以及有瘘管或穿孔性病变。可以用于静脉注射（英利昔单抗）或肌内注射（阿达木抗体）。疾病复发通常发生在停止治疗12个月内。新的生物制剂包括维多利珠单抗（一种α4β7抗整合素抗体）、乌司奴单抗（抗IL-12/IL-23抗体）。使用生物制品与输液反应、注射部位反应和机会性感染及恶性肿瘤风险增加有关。罕见副作用肝脾T细胞淋巴瘤与抗TNF药物联合AZA/6MP治疗有关。

G. 其他治疗：环孢素和他克莫司可以成为其他治疗的桥梁（如UC结肠切除术后）。益生菌和益生原经常被使用，但关于疗效的数据非常有限。口服JAK抑制剂，如托法替尼，最近获得了治疗成人UC的批准。

H. 疾病监测：结肠炎7～8年者，需建议用常规结肠镜检查和多次活检进行癌症筛查。长期肠上皮化生、非整倍体、不典型增生等需进行结肠手术切除。

2）手术治疗

A. 克罗恩病：回盲部切除术是最常见的手术，但会复发。CrD手术指征包括肠狭窄、梗阻、无法控制的出血、穿孔、脓肿、瘘管和内科治疗失败。高达50%的CrD患者最终需要手术。

B. 溃疡性结肠炎：当患者存在激素依赖、激素抵抗或不可控制的出血、中毒性巨结肠、高度不典型增生或者肿瘤发生时全结肠切除是需要的。疾病发病7～8年后选择性结肠切除术可用于预防结直肠癌。"J"形储袋可以更好地控制排便，但是高达25%的患者可能发生结肠储袋炎，表现为腹泻及痉挛，需甲硝唑及环丙沙星治疗。但是与IBD相关的肝病不会通过结肠切除术得到改善。

（译者：庞晓丽　皮　壮　戚伶俐
黄新星　吕欣桐　校稿：王丽波）

第 22 章

肝和胰腺

Ronald J. Sokol, MD；Cara L. Mack, MD；Michael R. Narkewicz, MD；
Amy G. Feldman, MD, MSCS；Jacob A. Mark, MD；Shikha S. Sundaram, MD, MSCI

一、肝脏疾病

（一）新生儿胆汁淤积性黄疸

引起新生儿长期胆汁淤积的疾病的主要临床特点如下。①血清结合胆红素（直接胆红素）升高的黄疸（结合胆红素＞1.0mg/dl 且总胆红素＞20%）。②不同程度的白陶土样便。③尿色深。④肝大。

新生儿胆汁淤积（伴有胆汁流量减少）由肝内和肝外疾病所致。85% 的病例可以依据特定的临床线索（表 22-1）区分这两种主要类型的黄疸。有肝内疾病的患儿常出现不适且发育不良，然而有肝外胆汁淤积的患儿通常无不适，但粪便几乎完全呈白陶土样且肝大、质硬。经皮肝穿刺活检标本的组织学检查可使鉴别的准确率提高至 85% ～ 95%（表 22-2）。

（二）肝内胆汁淤积症

诊断要点和主要特点
● 总胆红素和直接胆红素的含量升高
● 肝大，尿色深
● 肝外胆管通畅

表 22-1　新生儿肝外和肝内胆汁淤积的临床特点

肝内	肝外
早产儿，小于胎龄，出现不适	足月儿，状态良好
肝脾大，其他器官或系统受累	肝大（渐趋硬化）
有色粪便	白陶土样便
已知相关因素（感染，代谢，家族性等）	多脾 / 无脾综合征，肝大达中线

表 22-2　新生儿肝内及肝外胆汁淤积的组织学特征

	肝内型	肝外型
巨细胞	+++	+
肝小叶	紊乱	正常
门静脉反应	炎症，轻度纤维化	纤维化，淋巴细胞浸润
胆管增生	罕见	明显
其他	脂肪变性、髓外造血、铁沉积	胆管阻塞、胆汁湖（胆汁淤积）

概述

肝内胆汁淤积的特点是肝细胞分泌胆汁受损，肝外胆道系统通畅。60% ～ 80% 的患儿可明确原因，其余的则为特发性新生儿肝炎或一过性新生儿胆汁淤积。非白陶土样大便和肝活检未见胆管增生及门脉胆管堵塞提示肝外胆管通畅。确定胆管通畅的最小侵入性检查方式是运用 ^{99m}Tc- 二甲基亚氨基二乙酸 [二乙基 -IDA（DIDA）] 进行肝胆动态显像。如果造影后 2 ～ 24h 肠道内发现放射性物质是胆管通畅性的证据，十二指肠分泌物中发现胆红素也是如此。然而，在临床中已很少需要这些检查。当出现相应临床症状时，可以选择术中胆道造影、经皮肝胆管造影或采用儿童侧位内镜进行内镜下逆行胰胆管造影（ERCP），这些检查同样可以判定胆管通畅性。婴幼儿磁共振胰胆管成像用途有限，因为高度依赖操作人员的水平和设备的精度。

1. *感染所致围产期/新生儿肝炎*　当婴儿出现黄疸、肝大、呕吐、嗜睡、发热、皮肤瘀点等症状时要考虑感染所致围产期 / 新生儿肝炎。确定是否是围产期获得的病毒、细菌或原虫感染是很重要的（表 22-3），因为它们可能是可治愈的。感染可能经胎盘、经宫颈进入羊水、分娩时吞入受污染体液（母亲的血液、尿液、阴道分泌物）、新生儿早期进行的输血或经母乳或环境暴露发生。感染的病原体包括单纯疱疹病毒、水痘病毒、小 RNA 病毒（肠病毒及人类副病毒）、巨细胞病毒（CMV）、风疹病毒、腺病毒、细小病毒、人类疱疹病毒 6 型（HHV-6）、乙肝病毒（HBV）、人类免疫缺陷病毒（HIV）、梅毒螺旋体和弓形虫。尽管丙肝可能垂直传播，但很少导致新生儿胆汁淤积。这些感染的病原体导致的肝细胞损伤程度多样，从大面积肝细胞坏死（单纯疱疹、小 RNA 病毒）到局灶性坏死及轻度炎症（CMV、HBV）。血清胆红素、丙氨酸转氨酶（ALT）、天冬氨酸转氨酶（AST）、碱性磷酸酶和胆汁酸通常升高。黄疸婴儿可有瘀点或皮疹，并出现不适表现。

（1）临床特点

1）症状及体征：典型的临床症状在出生2周内出现，但也可能在出生2～3个月后才出现。常见的表现有经口摄入不足、吸吮反射差、嗜睡、低血压及呕吐。粪便的颜色可能正常或呈灰白色，但很少呈白陶土样。尿布上可见尿色深。肝大、质硬，也可有不同程度的脾大。还可伴有黄斑、丘疹、水疱或瘀点等皮疹。少见的表现包括新生儿肝衰竭、低蛋白血症、全身水肿（非溶血性水肿）及新生儿出血性疾病。

2）诊断：中性粒细胞计数减少、血小板减少和轻度溶血很常见。混合性高胆红素血症，碱性磷酸酶和γ-谷氨酰转肽酶（GGT）升高、凝血时间延长、轻度酸中毒和脐带血IgM升高提示先天性感染。应培养鼻咽冲洗液、尿液、粪便、血清及脑脊液，以用于病毒培养和（或）病原体特异性核酸检测。特定的IgM抗体可能是有用的，长骨片也有助于确定肱骨、股骨和胫骨干骺端是否存在“芹菜茎样”条带。检查时，CT扫描可以识别颅内钙化（尤其是CMV和弓形虫感染）。肝胆动态显像结果显示肝将循环的核素完整排泄到肠道的能力下降。超声检查可以看到胆囊。仔细的眼科检查对诊断单纯疱疹病毒、CMV、弓形虫病、风疹可能有帮助。

经皮肝穿刺活检可能有助于鉴别感染性胆汁淤积，但不一定能鉴别出具体的感染源（表22-3）。肝细胞和胆管上皮细胞中典型的巨细胞包涵体、单纯疱疹病毒或水痘带状疱疹病毒的多核巨细胞和核内嗜酸性包涵体、腺病毒嗜碱性核内包涵体的存在，或某些病毒的免疫组化染色阳性是几种例外情况。比较常见的是不同程度的小叶紊乱，表现为局灶性坏死、多核巨细胞转化和肝细胞气球样变，伴有肝细胞索状排列消失。肝细胞内和肝小管内胆汁淤积可能是比较明显。门脉改变并不明显，但可能出现轻度新生胆管增生和轻度纤维化。对活检组织进行病毒培养，免疫组化染色或PCR检测可能有帮助。

表22-3 新生儿肝炎的感染因素

感染源	诊断手段	标本	治疗
巨细胞病毒	培养，PCR，肝脏组织学，IgM/[a]IgG	尿，血，肝，唾液	更替洛韦（膦甲酸）[b]
单纯疱疹病毒	培养PCR，肝脏组织学，Ag（皮肤）	肝，血液，眼，咽喉，直肠，CSF，皮肤	阿昔洛韦
风疹病毒	培养，IgM/[a]IgG	肝，血液，尿	支持治疗
水痘病毒	培养，PCR，Ag（皮肤）	皮肤，血液，肝，CSF	阿昔洛韦（膦甲酸）[b]
细小病毒	血清IgM/[a]IgG，PCR	血液	支持治疗，IVIG
肠道病毒	培养，PCR	血液，尿，CSF，咽喉，直肠，肝	IVIG可能有帮助；新药测试中
腺病毒	培养，PCR	鼻/咽，直肠，血液，肝，尿	无公认的疗法，西多福韦或IVIG可能有帮助
乙肝病毒（HBV）	HBsAg，HBcAg IgM，HBV DNA	血清	急性感染需要支持治疗
丙肝病毒（HCV）	HCV PCR，HCV IgG	血清	急性感染需要支持治疗
梅毒螺旋体	血清学	血清，CSF	盘尼西林
弓形虫	IgM/[a]IgG，PCR，培养	血清，CSF，肝	参见第43章，寄生虫
结核杆菌	胸片，肝脏组织学染色，培养，PCR，胃液染色，	血清，肝，胃液	INH，吡嗪酰胺，利福平，乙胺丁醇片（如果出现多种抗药性结核，咨询相关专家）
细菌感染	培养，PCR，其他快速检测法	血液，尿，其他组织或表皮	适当的抗生素

Ag，病毒抗原检测；CSF，脑脊液；HBcAg，乙型肝炎核心抗原；HBsAg，乙型肝炎表面抗原；INH，异烟肼；IVIG，静脉注射免疫球蛋白；PCR，病毒DNA或RNA的聚合酶链反应

a IgG，阳性显示母亲感染、抗体经胎盘传递，阴性显示母亲和婴儿无感染

b 使用磷甲酸治疗耐药病毒，这在新生儿中很少见。只在出现相关症状时才治疗

（2）鉴别诊断：必须特别注意区分感染病因和遗传性或代谢性疾病引起的肝内胆汁淤积，因为其临床表现相似甚至可能有重叠部分。必须及时诊断半乳糖血症，遗传性果糖不耐和酪氨酸血症，因为这几种病症有着相应的治疗方法。这些婴儿可能伴有革兰阴性菌菌血症、α_1- 抗胰蛋白酶缺乏症、囊性纤维化、胆汁酸合成缺陷、进行性家族性肝内胆汁淤积症（PFIC）、线粒体呼吸链紊乱，另外新生儿铁贮积症也必须纳入考虑行列。特定的体格特征可能提示是 Alagille 综合征、关节病 / 肾功能不全 / 胆汁淤积综合征（ARC）或 Zellweger 综合征。特发性新生儿肝炎（一过性新生儿胆汁淤积）与感染性病因很难区分。

（3）治疗：单纯疱疹病毒、水痘、CMV、细小病毒及弓形虫病感染有特定的治疗方法（表 22-3）。青霉素治疗可疑梅毒感染，特异性抗病毒治疗或抗生素治疗细菌性肝炎或尿路感染需要及时。如果喂养耐受性不好，可静脉注射葡萄糖。胆汁淤积的并发症按表 22-4 处理。口服或注射维生素 K 并口服维生素 D、维生素 E。如果胆汁淤积持续存在可给予利胆药（熊去氧胆酸 UDCA）。禁用糖皮质激素。

表 22-4　慢性胆汁淤积性肝病的并发症治疗

指征	治疗	剂量	副作用
肝内胆汁淤积	苯巴比妥	3 ～ 10mg/（kg • d）	困倦，易激惹，影响维生素 D 代谢
	考来烯胺或盐酸考来替泊	250 ～ 500mg/（kg • d）	便秘，酸中毒，药物结合，脂肪泻
	熊去氧胆酸	15 ～ 20mg/（kg • d）	暂时性瘙痒增加
皮肤瘙痒	苯巴比妥	3 ～ 10mg/（kg • d）	困倦，易激惹，影响维生素 D 代谢
	考来烯胺或考来替泊	250 ～ 500mg/（kg • d）	便秘，酸中毒，药物结合，脂肪泻
	盐酸苯海拉明	5 ～ 10mg/（kg • d）	困倦
	羟嗪	2 ～ 5mg/（kg • d）	困倦
	紫外线 B	按需照射	皮肤烧灼感
	利福平	10mg/（kg • d）	肝毒性，骨髓抑制
	熊去氧胆酸	15 ～ 20mg/（kg • d）	暂时性瘙痒增加
	环丙甲羟二羟吗啡酮	1mg/（kg • d）	易激惹，呕吐
	血浆置换	每 2 ～ 4 周 1 次	中央静脉通路，昂贵
	培养或 PCR 或其他快速检测法	血液，尿液，其他组织或表皮	适当的抗生素
脂肪泻	含中链三酰甘油的配方	婴儿为 120 ～ 150kcal/（kg • d）	昂贵
	含中链三酰甘油的油脂补充剂	1 ～ 2ml/（kg • d）	腹泻，误吸
脂溶性维生素吸收障碍	维生素 A	10 000 ～ 25 000U/d	肝炎，假性脑瘤，骨损伤
	维生素 D_2 或维生素 D_3	800 ～ 8000U/d[对于婴儿最高剂量为 1000U/（kg • d）]	高钙血症，高钙尿症
	25- 羟胆钙化醇（25- 羟基维生素 D）	3 ～ 5μg/（kg • d）	高钙血症，高钙尿症
	1，25- 二羟基胆钙化醇（1，25 二羟维生素 D）	0.05 ～ 0.2μg/（kg • d）	高钙血症，高钙尿症
	维生素 E（口服）	25 ～ 200U/（kg • d）	加重维生素 K 缺乏
	维生素 E（口服，TPGS）	15 ～ 25U/（kg • d）	加重维生素 K 缺乏
	维生素 E（肌内注射）	1 ～ 2mg/（kg • d）	肌肉钙化
	维生素 K（口服）	每次 2.5mg，每周 2 次至每日 5mg	
	维生素 K（肌内注射）	每 4 周 2 ～ 5mg	

续表

指征	治疗	剂量	副作用
其他营养物质吸收障碍	多种维生素	标准剂量的1～2倍	
	钙	25～100mg/（kg·d）	高钙血症，高钙尿症
	磷	25～50mg/（kg·d）	胃肠道不耐受
	锌	1mg/（kg·d）	干扰铜和铁吸收

TPGS，D-α-生育酚聚乙二醇-1000琥珀酸盐

（4）预后：多器官受累提示预后不佳。肝衰竭或心力衰竭、顽固性酸中毒、颅内出血等提示可能是疱疹病毒感染，腺病毒或肠病毒感染，极少数提示是巨细胞病毒或风疹病毒感染的致死性结局，乙肝病毒很少引起暴发性新生儿肝炎；大多数感染的婴儿对乙型肝炎具有免疫耐受性。新生儿肝通常在急性感染完全恢复而不发生纤维化。慢性胆汁淤积虽然在感染后很少见，但可能导致牙釉质发育不全、发育不良、佝偻病、严重皮肤瘙痒和黄色素瘤。

2. 特定的感染源

（1）新生儿乙型肝炎：HBV的垂直传播可以出现在妊娠期的任何时间。大多数婴儿是被无症状的HBV携带者的母亲所感染。尽管乙型肝炎病毒已在大多数体液中发现，包括母乳，但新生儿传播主要发生在分娩时接触母体血液，偶尔经胎盘传播（< 5%～10%）。在母亲是慢性HBsAg携带者中，如果母亲有以下几种情况，新生儿感染的风险最高：①HB“e”抗原（HBeAg）阳性，并且乙肝“e”抗体（HBeAb）阴性。②血清乙型肝炎核心抗体（HBcAb）高。③血液中HBV-DNA载量高（> 10^7拷贝/ml）。如果婴儿没有采取预防措施，在出生时从HBsAg/HBeAg阳性母亲处获得HBV感染的概率为70%～90%。大多数感染的婴儿会出现一个长期的无症状的HBV感染的免疫耐受期。在婴儿期很少发生暴发性肝坏死和肝衰竭。一些患儿免疫激活发展为慢性肝炎，并伴有局灶性肝细胞坏死和轻度门静脉炎性反应。慢性肝炎可以持续数年。血清学表现为持续性HBeAg阳性和轻度血清转氨酶升高或正常。大多数感染的患儿如果有肝损伤，也只有轻度生化异常，并无不适。大多数婴儿处在HBV感染的无症状免疫耐受阶段；每年有3%～5%的患儿发展为急性或慢性肝炎（参见“乙型肝炎”部分）。

为了防止围产期传播，所有HBsAg阳性的母亲（无论HBeAg状态如何）应在婴儿出生24h内注射乙肝免疫球蛋白（HBIG）和接种乙肝疫苗，并在1月龄和6月龄时再次接种疫苗（参见第10章）。这可以阻断85%～95%的婴儿发生感染。如果婴儿出生后没有立即注射HBIG，只要婴儿出生后24h内接种了乙肝疫苗，可以在出生后7d内注射HBIG。建议所有婴儿在婴儿期进行普遍的HBV免疫接种，而不考虑母亲的HBV状况。对妊娠女性进行HBsAg普查的目的是确定哪些婴儿需要注射HBIG。对于HBV DNA载量> 20 000U/ml的妊娠女性应该在妊娠晚期进行抗病毒治疗，以降低HBV病毒载量，并降低垂直传播的风险。

（2）新生儿细菌性肝炎：大多数新生儿的细菌感染是由母体阴道或宫颈感染引起的羊膜炎侵入胎盘而获得的，肝炎常在分娩后48～72h突然起病，伴有败血症和休克表现。黄疸常出现早并伴有直接胆红素升高。最常见的微生物包括大肠埃希菌、单核细胞增生性李斯特菌和B族链球菌。大肠埃希菌或金黄色葡萄球菌引起的新生儿肝脓肿可能是由脐炎或脐静脉置管引起的。这样的感染需要合理选择抗生素，以最佳剂量和组合来使用抗生素，很少需要外科手术或放射线下的介入引流。死亡是常见的，但治愈后通常不会有肝脏疾病的后遗症状。

（3）尿路感染所致的新生儿黄疸：尿路感染所致的胆汁淤积在出生后2～4周出现，可表现为嗜睡、发热、食欲缺乏、黄疸及肝大。除了混合性的高胆红素血症外，其他肝功能检查（LFT）只是轻微的异常。常见白细胞计数升高，尿培养可以证实存在感染。这种肝损伤的原因是由内毒素和细胞因子影响胆汁分泌而引起的。

抗感染治疗可以治愈胆汁淤积，不会产生肝后遗症。需除外代谢性肝病，如半乳糖血症、酪氨酸血症等，可伴有革兰阴性菌的尿路感染。

3. 先天性代谢异常、家族性和“毒性”原因引起的肝内胆汁淤积　是指因特定酶缺陷、其他遗传性疾病或某些毒素所引起的胆汁淤积，与肝内胆汁淤积有相似的临床表现症状（黄疸、肝大、白陶土样大便）。不同的临床情况可以有不同的临床症状。

（1）先天性代谢异常：尽早明确诊断是非常重要的，可针对病因给予饮食或药物治疗（表22-5），并且相关机构应该为患儿父母提供遗传咨询服务。对于某些疾病，可行产前基因诊断。

代谢性疾病（如半乳糖血症、遗传性果糖不耐

受和酪氨酸血症）引起的胆汁淤积常伴有呕吐，嗜睡，进食困难，低血糖或易激惹。婴儿常出现败血症，25% ～ 50% 的病例可以从血液培养中检测出革兰氏阴性菌，特别是伴有胆汁淤积的半乳糖血症患者。针对半乳糖血症和酪氨酸血症的新生儿筛查项目通常可以在出现胆汁淤积前被检测出来。其他造成新生儿肝内胆汁淤积的代谢及遗传原因如表 22-5 所示。这些疾病的治疗详见第 36 章。

表 22-5 新生儿胆汁淤积的代谢和遗传原因

疾病	先天性障碍	肝病理学	诊断研究
半乳糖血症	半乳糖 -1- 磷酸尿苷酰转移酶	胆汁淤积，脂肪变性，坏死，假性腺泡，纤维化	红细胞半乳糖 -1- 磷酸尿苷酰转移酶测定或基因分型[a]
果糖不耐受	果糖 -1- 磷酸醛缩酶	脂肪变性，坏死，假性腺泡，纤维化	肝果糖 -1- 磷酸醛缩酶测定或基因分型[a]
酪氨酸血症	延胡索酰乙酰乙酸水解酶	坏死，脂肪变性，假性腺泡，门脉纤维化	尿中琥珀酰丙酮、红细胞中延胡索酰乙酰乙酸水解酶测定
囊性纤维化	囊性纤维化跨膜传导调节基因	胆汁淤积，新胆管增生，胆管黏液过多，门脉纤维化	汗液氯化物检测和基因分型[a]
垂体功能减退症	垂体激素分泌不足	胆汁淤积，巨细胞	甲状腺素、促甲状腺激素、皮质醇水平
α_1- 抗胰蛋白酶缺乏症	α_1- 抗胰蛋白酶分子异常（PIZZ 或 PISZ 表型）	巨细胞，胆汁淤积，脂肪变性，新胆管增生，纤维化，PAS 阳性的抗淀粉酶胞质小球	血清 α_1- 抗胰蛋白酶表型或基因分型
戈谢病	β- 葡萄糖苷酶	胆汁淤积，库普弗细胞（泡沫细胞）中的细胞质内含物	白细胞 β- 葡萄糖苷酶测定或基因分型[a]
尼曼 - 皮克病 C 型	溶酶体鞘磷脂酶	胆汁淤积，库普弗细胞中的细胞质内含物	白细胞、肝或成纤维细胞的鞘磷脂酶测定（C 型）；基因分型[a]
糖原沉积病Ⅳ型	分支酶	纤维化、肝硬化、抗 PAS 淀粉酶细胞质内含物	白细胞或肝分支酶分析，基因分型[a]
新生儿血色素沉着症	经胎盘同种异体免疫	巨细胞，门脉纤维化，含铁血黄素沉着症，肝硬化	组织学、铁染、唇部活检、胸部和腹部 MRI
过氧化物酶体病（如脑肝肾综合征）	过氧化物酶体酶或装配缺陷	胆汁淤积、坏死、纤维化、肝硬化、含铁血黄素沉着症	血浆极长链脂肪酸、定性胆汁酸、缩醛磷脂、吡哌酸、肝脏电子显微镜、基因分型[a]
胆汁酸合成与代谢紊乱	定义了 9 种酶缺乏症	胆汁淤积、坏死、巨细胞	尿液，血清，十二指肠液胆汁酸的快速原子轰击质谱分析，基因分型[a]
Byler 病和综合征（PFIC Ⅰ型和Ⅱ型）	*FIC-1*（*ATP8B1*）基因和 *BSEP*（*ABCB11*）基因	胆汁淤积、坏死、巨细胞、纤维化	组织学，家族史，正常胆固醇，低或正常 γ- 谷氨酰转肽酶，基因分型[a]
关节肿大 / 肾功能障碍 / 胆汁淤积综合征	*VPS33B* 基因和 *VIPAR* 基因突变或异常	胆汁淤积，纤维化	基因分型[a]
MDR3 缺乏症（PFIC Ⅲ型）	*MDR3*（*ABCB4*）基因突变或异常	胆汁淤积、胆管增生、门脉纤维化	胆汁磷脂水平，基因分型[a]
TJP2 缺乏症（PFIC Ⅳ型）	*TJP2* 基因突变或异常	胆汁淤积、坏死、巨细胞、纤维化	基因分型[a]
FXR 缺乏症（PFIC Ⅴ型）	*NRIH4* 基因突变或异常	胆汁淤积、坏死、巨细胞、纤维化	基因分型[a]

续表

疾病	先天性障碍	肝病理学	诊断研究
MYO5B 缺乏症（PFIC Ⅵ 型）	*MYO5B* 基因突变或异常	胆汁淤积、坏死、巨细胞、纤维化	基因分型[a]
Alagille 综合征（小叶间胆管综合征性缺乏）	*JAGGED1* 基因与 *NOTCH2* 基因突变	胆汁淤积，小叶间胆管稀少，铜水平升高	3 个或 3 个以上临床特征、肝组织学、基因分型[a]
线粒体肝病（呼吸链疾病和线粒体 DNA 耗竭综合征）	*POLG* 基因、*BCS1l* 基因、*SCO1* 基因、*DGUOK* 基因、*Twinkle* 和 *MPV17* 基因等突变	电镜下胆汁淤积、脂肪变性、门脉纤维化、线粒体异常	线粒体 DNA 耗竭研究，肝脏或肌肉呼吸链研究，基因分型[a]

MDR3，多药耐药蛋白 3 型；MRI，磁共振成像；PAS，过碘酸希夫反应；PFIC，进行性家族性肝内胆汁淤积症
a 对白细胞 DNA 进行检测

(2) 新生儿胆汁淤积症的“中毒”原因

1）新生儿缺血缺氧状况：导致胃肠系统低灌注或缺氧的围产期事件有时会在 1 ～ 2 周出现胆汁淤积。该情况发生在新生儿窒息、急性心功能障碍、严重缺氧、低血糖、休克和酸中毒时。当这些围产期疾病与胃肠道病变（如脐膨出破裂、腹裂或坏死性小肠结肠炎）相关时，随后出现胆汁淤积症是常见的（占全部病例的 25% ～ 50%）。常见混合性高胆红素血症、碱性磷酸酶和 γ- 谷氨酰转肽酶（GGT）升高，以及转氨酶的不同程度升高。粪便很少持续呈灰白色。

治疗的主要方法是服用利胆药（UDCA），尽快采用特殊配方的肠内喂食，以及补充营养，直至胆汁淤积消退（表 22-4）。治疗原则是解决肝异常情况，尽管这可能需要好几周，但只要没有严重的肠道问题或持续的脓毒症即可。

2）肠外营养相关性胆汁淤积症（PNAC）：接受肠外营养的早产儿，尤其是坏死性小肠结肠炎患儿，1 ～ 2 周后可能会出现胆汁淤积。即使是足月儿，若有严重的肠闭锁、肠切除、先天性吸收缺陷或运动功能障碍（肠衰竭），也可能发生 PNAC，当 PNAC 发生在足月儿时，也称为肠衰竭相关性胆汁淤积症。影响因素包括静脉注射大豆脂肪乳剂（如植物甾醇）的毒性、长时间禁食对胆汁流动的刺激减弱、细菌或真菌感染的频繁发作、肠道细菌及其细胞壁产物移位导致的小肠细菌过度生长、营养素或抗氧化剂的缺失、氨基酸的光氧化，以及婴儿的“生理性胆汁淤积”倾向。内毒素和植物甾醇可能参与肝固有免疫通路激活。肝的组织学可能与胆道闭锁相同。及早引入喂养、外科或内科治疗以诱导肠道适应，以及调整静脉注射脂肪乳剂，都可降低这种疾病发生的频率或严重程度。一般情况下预后良好，但是在患有肠衰竭的婴儿中，可能会进展为肝硬化、肝衰竭或肝癌。这些婴儿可能需要肝和肠道移植或多脏器移植。口服红霉素作为促动剂可以降低极低出生体重儿胆汁淤积的发生率。用鱼油脂肪乳剂或多组分脂肪乳剂静脉注射作为替代，或减少豆油脂肪乳剂的用量，可能会逆转 PNAC，防止肝移植的需要，并推迟肠道移植的需要。

3）胆汁浓缩综合征：是新生儿溶血病（Rh，ABO）和一些接受肠外营养的婴儿胆汁在小管和中小型胆管内积聚的结果。同样的机制也可能导致胆总管内源性梗阻。Rh 血型不合时，缺血再灌注损伤也可能导致胆汁淤积。粪便可能变成白陶土样，主要结合胆红素水平可能达 40mg/dl。如果胆汁浓缩发生在肝外胆道树内，可能很难与胆道闭锁相鉴别。虽然大多数病例在 2 ～ 6 个月后改善缓慢，但完全胆汁淤积（白陶土样便）持续超过 1 周者，需要进一步的检查（超声检查、肝活检），也可能需要进行胆道造影。胆总管冲洗有时是必要的，可清除阻塞的胆汁浓缩物。

4. *特发性新生儿肝炎（一过性新生儿胆汁淤积症）* 具有典型的肝活检表现，占新生儿肝内胆汁淤积症病例的 20% ～ 30%，但随着新的胆汁淤积遗传因素的发现，其发生率正在下降。胆汁淤积的程度是不同的，在 10% 的病例中，这种疾病可能与肝外原因无法区分。病毒感染、α_1- 抗胰蛋白酶缺乏症、Alagille 综合征、尼曼 - 皮克病 C 型、PFIC、CITRIN 缺乏症、新生儿血色素沉着症、线粒体疾病和胆汁酸合成缺陷等可能具有相似的临床和组织学特征，应予以排除。在特发性新生儿肝炎、PFIC Ⅰ、PFIC Ⅱ型和 ARC 综合征，以及胆汁酸合成缺陷所致的疾病中，GGT 水平正常或降低。肝活检电镜检查和基因分型将有助于区分 NPC 和 PFIC。绝大多数特发性病例很可能是已知或尚未发现的致病基因的杂合状态或轻微错义突变引起的。

胎儿宫内发育迟缓、早产、喂养不良、呕吐、生

长不良和部分或间歇性灰白色便是其特征。也可能出现维生素 K 缺乏引起的严重出血。红斑狼疮新生儿患者可能会出现巨细胞性肝炎，但通常也会出现血小板计数减少、皮疹或先天性心脏传导阻滞。

对于疑似特发性新生儿肝炎（在没有传染性、已知遗传、代谢和中毒原因的情况下诊断）的患者，可能需要验证胆道树的通畅性，以排除肝外疾病。如果粪便呈灰白色，HIDA 扫描和超声检查在这方面可能会有帮助。肝活检结果通常在出生 6 ～ 8 周后即可诊断。但在出生 6 周之前进行检查可能具有误导性，因为这与胆道闭锁的组织学有重叠。由经验丰富的外科医生进行术中胆道造影、ERCP 或经皮胆道造影的适应证包括未能发现胆道通畅，肝活检无诊断性发现或持续完全胆汁淤积（白陶土样便）。偶尔可见小而明显（发育不良）的肝外胆管树（如 Alagille 综合征）。这可能是胆汁流量减少的结果，而不是胆汁流量减少的原因，所以 Alagille 综合征患者不应该尝试手术重建发育不良的胆道树。

治疗应该包括利胆药 [一种含有中链三酰甘油（如 Pregestimil， Alimentum）或母乳（如果生长充足）的特殊配方] 及以水溶性形式补充脂溶性维生素（表 22-4）。只要仍有明显的胆汁淤积（结合胆红素＞1mg/dl），这种治疗就会继续。在给予补充剂期间应定期监测脂溶性维生素血清水平和 INR，并在停止服用后至少复查一次。

约 80% 的患者可以恢复，不伴有明显肝纤维化。然而，在 6 ～ 12 月龄时，胆汁淤积症状不能消除与进行性肝病和肝硬化有关，很可能是由已知的或尚未确定的潜在遗传 / 代谢紊乱引起的。当发现肝失代偿症状（胆红素升高、凝血障碍、顽固性腹水）时，肝移植是必要的。

5. 小叶间胆管稀少　小叶间胆管数量减少（每个门脉胆管＜ 0.5 个）引起的肝内胆汁淤积症可根据是否合并其他畸形进行分类。Alagille 综合征（综合征缺乏或肝动脉发育不良）是由位于染色体 20p 上的 *JAGGED1* 基因突变引起的，多为 *JAGGEDL* 基因编码 Noch 受体的配体突变，较罕见的是 *NOTCH2* 基因突变。Alagille 综合征是通过特征性面容识别的，随着年龄的增长，这种特征性面容变得更加明显，表现为前额突出，眼睛深陷，有时眼距宽，下巴小而微尖，耳突出。粪便颜色随胆汁淤积的严重程度而不同。瘙痒从 6 月龄时开始。可能出现结实、光滑的肝大，也可能是正常大小的肝。90% 的患者存在心脏杂音，50% 的患者存在蝶形椎体（椎体或前弓融合不全）。当存在高胆固醇血症时，黄色瘤就会出现。

高结合胆红素血症可轻可重（2 ～ 15mg/dl）。血清碱性磷酸酶、谷胱甘肽转移酶和胆固醇水平可明显升高，特别是在生命早期。血清胆汁酸升高，转氨酶水平轻度升高，但凝血因子和其他肝蛋白通常是正常的。

心脏受累包括外周肺动脉、肺动脉分支或肺动脉瓣狭窄、房间隔缺损、主动脉缩窄和法洛四联症。高达 10% ～ 15% 的患者有颅内血管或囊性异常，或者可能在儿童早期发展为颅内出血或脑卒中。

眼部表现（90% 为后部胚胎毒素或有明显的 Schwalbe 线）是常见的，40% 的患者可能会出现肾异常（肾发育不良、肾小管扩张、单肾、肾小管酸中毒、血尿）。尽管生长激素水平正常甚至升高，但是因为存在生长激素抵抗，生长迟缓是很常见的。虽然智商呈多样性，但通常偏低。可能伴有小阴茎的性腺功能减退。声音可能微弱或高亢。缺乏维生素 E（反射障碍、共济失调、眼肌麻痹）可导致神经系统疾病，在许多没有补充维生素 E 的儿童中最终可能导致严重结果。

在非综合征型中，小叶间胆管缺乏与 α_1- 抗胰蛋白酶缺乏、Zellweger 综合征、淋巴水肿（Aagenaes 综合征）、肺间质纤维化、囊性纤维化、巨细胞病毒或风疹感染、先天性胆汁酸代谢异常有关。

大剂量 [250mg/（kg • d）] 的考来烯胺可以控制瘙痒、降低胆固醇和清除黄色瘤。UDCA[15 ～ 20mg/（kg • d）] 似乎比考来烯胺更有效，副作用更少。利福平还可以减轻瘙痒。偶尔需要纳曲酮 [1mg/（kg • d）]。只要没有明显的肝纤维化，部分肝外胆管或肝内胆管分流或回肠切除手术可以减少约 1/2 重症患者的瘙痒。由于胆汁淤积的严重性，防止脂溶性维生素的消耗和缺乏的营养疗法特别重要（表 22-4）。

综合征型比非综合征型预后更好。综合征型只有 40% ～ 50% 的患者有明显的疾病并发症，而超过 70% 的非综合征型患者进展为肝硬化。许多非综合征型患者可能有尚未从基因上分类的 PFIC 形式。在 Alagille 综合征中，胆汁淤积在患儿 2 ～ 4 岁时可能会改善，极少遗留肝纤维化。尽管血清胆汁酸、转氨酶和碱性磷酸酶水平升高，约 50% 的病例仍能存活到成年，但随后可能发生进行性门脉高压。一些患者患有肝细胞癌。存在性腺功能减退，然而生育能力并不一定受到影响。心血管异常和颅内血管病变可能会缩短预期寿命。一些患者持续存在严重的胆汁淤积，导致他们的生活质量很差。复发性骨折可能是由代谢性骨病引起的。在这种情况下，可以进行肝移植。高达 10% ～ 12% 的受影响儿童可能会发生颅内出血、烟雾病或脑卒中。回肠胆汁酸转运体的阻滞剂有望成为减少瘙痒的药物。

6. 进行性家族性肝内胆汁淤积症（Byler 病和 Byler 综合征）　PFIC 是一组疾病，表现为瘙痒、腹泻、黄疸、脂溶性维生素缺乏，以及在生命的头6～12个月无法茁壮成长。PFIC Ⅰ型（Byler病）是由编码FIC1的*ATP8B1*双等位基因突变引起的，FIC1是一种氨基磷脂转运ATP酶，与低水平或正常水平的血清GGT和胆固醇水平，以及高水平的胆红素、转氨酶和胆汁酸水平有关。可能会出现胰腺炎和听力损失。肝活检显示肝细胞胆汁淤积，有时伴有小叶间胆管稀少和小叶中央纤维化，可进展为肝硬化。无巨细胞。电镜下可见小管内特征性颗粒状“Byler胆汁”。治疗包括给予UDCA，如果UDCA无效，可进行部分胆道分流或回肠切除；如果这些治疗都无效，则可进行肝移植。回肠胆汁酸转运体阻滞剂在部分患者中显示出治疗前景。通过部分胆道分流或回肠切除手术，许多患者的生长和肝组织学得到改善，症状减轻，从而避免了肝移植。肝移植后，慢性腹泻和脂肪肝可能会使康复变得复杂。

PFIC Ⅱ型是由编码胆盐输出泵（BSEP）的*ABCB11*双等位基因突变引起的，BSEP是一种依赖三磷酸腺苷的小管胆盐运输蛋白。这些患者在临床和生化上与PFIC Ⅰ型患者相似，但肝组织学上包含大量多核的“巨细胞”，患者的AST和ALT升高较高。在*ABCB11*严重突变的患者中，肝细胞癌的发病率增加。治疗与PFIC Ⅰ型类似，但密切监测肝细胞癌是必要的。回肠胆汁酸转运体阻滞剂在部分患者中显示出治疗前景。肝移植后，出现自身抗体介导的BSEP功能障碍的患者会出现复发。

PFIC Ⅲ型是由编码多药耐药蛋白3型（MDR3）的*ABCB4*突变引起的，MDR3是一种将磷脂泵入胆汁的导管蛋白。血清GGT和胆汁酸水平均升高，肝活检可见胆管增生和门脉纤维化（类似胆道闭锁），胆汁磷脂水平低。治疗方法与其他形式的PFIC相似，但不推荐部分胆道分流，肝移植是不可避免的。

PFIC Ⅳ型是一种低GGT的新生儿胆汁淤积症，由紧密连接蛋白2（*TJP2*）突变引起，并迅速进展为肝硬化，需要在儿童早期进行肝移植。PFIC Ⅴ型（FXR缺乏症）和Ⅵ型（MYO5B缺乏症）最近已被描述，临床上与其他PFIC相似。约1/3的PFIC患者没有发现上述基因突变，可能存在尚未被发现的遗传病因。

胆汁酸合成缺陷临床上类似于PFIC Ⅰ型和Ⅱ型，血清GGT和胆固醇水平较低，但血清总胆汁酸水平不正常或过低，一般无瘙痒，尿胆汁酸分析可确定为合成缺陷。较轻微的缺陷会导致脂溶性维生素缺乏，而不会导致严重的肝病。大多数胆汁酸合成缺陷患者的治疗方法是口服胆酸，而结合缺陷的患者的治疗方法是口服甘氨胆酸。

（三）新生儿肝外胆汁淤积症

新生儿肝外胆汁淤积的特征是出生后3个月内完全且持续的胆汁淤积（灰白色便）；术中、经皮或内镜胆道造影显示肝外胆管树不通畅；肝大、质硬；肝活检组织学检查有典型特征（表22-2）。病因包括胆道闭锁、胆总管囊肿、肝外胆管自发性穿孔、新生儿硬化性胆管炎、胆总管内源性或外源性梗阻。

1. 胆道闭锁

（1）概述：胆道闭锁（BA）是一种在出生后3个月内出现的全部或部分肝外胆道管腔进行性纤维性炎性闭塞。BA的发病率为1∶6600（中国台湾）～1∶18000（欧洲），在美国的发病率约为1∶12 000。亚洲人、非洲裔美国人和早产儿的发病率最高，女性略占优势。BA分为4种类型：①孤立性BA（84%）；②合并至少一种畸形但无偏侧缺损的BA（6%；CV、GI或GU缺损）；③合并偏侧缺损和多脾或无脾的BA脾畸形（BASM）综合征（4%～10%）；④囊性BA（包括肝门部胆总管囊肿）。BA的病因可能是多因素的，包括最初对胆管上皮的病毒、毒素或环境损伤，导致针对遗传易感个体胆管的炎症和自身免疫反应，最终导致胆道系统侵袭性纤维化。

（2）临床特点

1）症状和体征：所有患有BA的婴儿都会在新生儿期或出生后2～3周时出现黄疸。因此，所有2周龄及以上的黄疸婴儿应测定结合胆红素水平以确定胆汁淤积。粪便呈淡黄色、灰白色或白陶土样。肝大、质硬，在诊断时很常见，婴儿有因脂肪吸收不良而无法茁壮成长的风险。门脉高压的症状（脾大、腹水、静脉曲张出血）可在出生后第一年出现。瘙痒、杵状指、骨折和静脉曲张出血并发症可在儿童晚期发生。

2）实验室和影像学检查：没有一项单一的实验室检查可以将BA与其他原因的完全性梗阻性黄疸区分开来。虽然除结合/直接胆红素外，血清谷氨酰转肽酶（GGT）持续升高提示BA，但这些也被发现在重症新生儿肝炎、α_1-抗胰蛋白酶缺乏、囊性纤维化、MDR3缺乏、新生儿硬化性胆管炎和胆管缺乏中。此外，这些检查不能区分肝外系统梗阻的位置。一般来说，BA患者的转氨酶仅轻度升高，血清白蛋白和凝血因子在疾病早期是正常的。应对胆道系统进行超声检查，以排除胆总管囊肿的存在，并识别与BA相关的腹腔内异常。在大多数BA病例中，胆囊不显影或胆囊体积很小；然而，超声显示胆囊正常并不排除BA。

（3）鉴别诊断：主要的诊断难题是与胆管缺乏、遗传性和代谢性肝病（特别是α_1-抗胰蛋白酶缺乏症和PIC）、胆总管囊肿、新生儿硬化性胆管炎或内源性胆管梗阻（浓缩胆汁综合征）的鉴别。尽管肝外胆管自发性穿孔会导致黄疸和灰白色粪便，这种情况下的婴儿通常因胆汁性腹水而患化学性腹膜炎。

BA的诊断应根据梗阻（胆管阻塞、胆管增生、门脉纤维化）的组织学表现。一旦排除α_1-抗胰蛋白酶缺乏和Alagille综合征的诊断，应尽快进行胆道造影（术中、内镜或经胆囊造影）以确诊BA。十二指肠胆管造影可排除远端肝外胆管梗阻。在大多数BA病例中，包括胆囊在内的整个肝外胆道系统都被阻塞，在胆道树内看不到胆道造影。

（4）治疗：在没有手术矫正或移植的情况下，胆汁性肝硬化、肝衰竭和死亡在18～24月龄时均可发生。在IOC诊断BA时的标准程序是肝门肠吻合术（Kasai手术），以实现胆汁从肝到肠道引流。Kasai手术最好在专门的中心进行，那里有经验丰富的外科、儿科和护理人员。为获得最佳效果，手术应尽早进行（理想情况下在出生30～45d之前进行）；Kasai手术一般不应在4月龄以上的婴儿中进行，因为这个年龄段胆汁引流的可能性非常低。原位肝移植适用于未接受Kasai手术的患者、在Kasai手术后未能排出胆汁的患者，或虽经手术治疗但仍进展为终末期胆汁性肝硬化的患者。最近对肝移植的时机和移植前的护理进行了回顾。

支持治疗包括维生素和热量支持[维生素A、维生素D、维生素E和维生素K补充剂和含有大量中链三酰甘油的配方（Pregstiil或Alimentum）]（表22-4）。不能通过口服补充热量的患者可能需要鼻胃管喂养或肠外营养。监测血清脂溶性维生素水平以确保补充充足至关重要。UDCA作为一种利胆药物，在Kasai后常规给药，一直持续到3岁。UDCA不应用于胆汁流不稳定的“Kasai失败”的情况，因为UDCA在这种情况下具有潜在的肝毒性。疑似逆行性胆管炎（以发热、黄疸、灰白色粪便、腹痛、白细胞计数增多、胆红素和肝酶水平升高为基础）的患者，应及时使用抗生素治疗革兰阴性细菌感染。预防性使用抗生素可以降低胆管炎的复发率。腹水最初可用螺内酯治疗；严重或无反应的病例加用呋塞米。没有任何疗法可以阻止大多数Kasai术后患者的胆道疾病和门脉纤维化的进展，包括使用皮质类固醇。

（5）预后：一般来说，Kasai术后的结局包括1/3的患者胆汁流量重建失败，多达2/3的患者胆汁流量改善。尽管有些患者胆汁引流良好，约50%的BA患者在出生后的头2年仍需要进行肝移植。Kasai术后3个月的血清总胆红素值是预测头2年是否需要进行肝移植的最佳指标：如果总胆红素小于2mg/dl，则儿童在前2年内不太可能需要进行肝移植；如果胆红素大于6mg/dl，则前2年很可能需要进行肝移植。即使在Kasai手术后重建胆汁流量的情况下，大多数患者也会进展为胆汁性肝硬化，并在儿童期的某个时间需要肝移植（约占所有BA患者的80%）。死亡通常由肝衰竭、脓毒症、顽固性静脉曲张出血或继发于顽固性腹水的呼吸衰竭引起。40%的患者发生食管静脉曲张出血，但晚期出血并不常见。偶尔长期存活的人会患上肝肺综合征（肺内右向左分流血液，导致缺氧）或门肺高压（门脉高压患者的肺动脉高压）。肝移植适用于上述所有并发症，移植后长期存活率为80%～90%。

2. 胆总管囊肿

诊断要点和主要特点
● 腹部超声异常伴胆管囊肿

（1）临床特点

症状和体征：胆总管囊肿（CDC）是全部或部分肝外胆管系统的囊性病变，在极少数情况下可以包括肝内胆管分支。腹部超声成像将检测出所有的CDC病例。大多数病例在婴儿期出现，其临床表现和基本的实验室检查结果与胆道闭锁的临床表现和基本实验室表现难以区分。此外，囊性胆道闭锁是一种罕见的胆道闭锁形式，与新生儿期的CDC相似。诊断CDC（与囊性胆道闭锁相比）的线索包括肝内胆管扩张和胆囊正常或扩张。在年龄较大的儿童中，CDC表现为反复发作的右上腹疼痛、发热、呕吐、梗阻性黄疸、胰腺炎或右腹肿块。患有CDC的婴儿和儿童发生细菌性胆管炎的风险增加。CDC仅占肝外新生儿胆汁淤积症的2%～5%；在女孩和亚洲裔患者中发病率较高。

（2）诊断和治疗

1）诊断：超声检查用于筛查CDC，磁共振胰胆管成像（MRCP）可确认囊性病变的诊断和范围。

2）治疗：一旦凝血因子异常得到纠正，应及时手术，细菌性胆管炎（如果有的话）可用静脉抗生素治疗。建议切除囊肿及其黏膜，行胆总管空肠Roux-en-Y吻合术。由于存在胆管炎和胆管癌的持续风险，不推荐行囊肿与空肠或十二指肠吻合术。

（3）预后：如果遇到孤立的肝外囊肿，预后通常很好，囊肿切除后黄疸消退，恢复到正常的肝脏结构。然而，可能会发生一连串的逆行性胆管炎，特别是肝内囊肿或吻合口狭窄。成年后囊肿内发生胆管癌的风险为5%～15%。

3. 肝外胆管自发性穿孔　患病新生儿突然出现梗阻性黄疸、粪便呈灰白色、腹胀和腹水提示可能出现肝外胆管自发性穿孔。肝的大小通常是正常的，在脐下或阴囊中经常可以看到黄绿色变色。在24%的病例中，结石或淤血阻塞胆总管。HIDA扫描或ERCP显示胆道树渗漏，超声检查证实胆管周围有腹水或积液。

治疗的主要方法是外科手术。对于初级穿孔，简单地引流而不试图缝合穿孔就足够了。胆总管囊肿或狭窄合并胆管囊肿或狭窄时，需要行胆管分流吻合术。总体预后良好。

（四）其他新生儿高胆红素血症（非胆汁性非血液性）

另外两组疾病与高胆红素血症相关：①未结合高胆红素血症以母乳喂养和母乳黄疸、先天性甲状腺功能减退、红细胞溶血、高位肠梗阻、Gilbert病、Crigler-Najjar综合征和药物所致高胆红素血症为特征；②结合型非胆性淤积性高胆红素血症是Dubin Johnson综合征和Root综合征的特征。

1. 未结合型高胆红素血症

（1）母乳黄疸：黄疸在2周龄时相对常见，影响高达15%的新生儿。母乳中β-葡萄糖醛酸酶活性增强是增加未结合胆红素吸收的因素之一。酪蛋白水解物配方中的物质（如L-天冬氨酸）对该酶有抑制作用。未结合胆红素的肠肝循环增加超过了这些婴儿肝的正常结合能力。Gilbert综合征[UDP-葡萄糖醛酸转移酶1A1（*UGT1A1*）]突变易导致母乳黄疸和更长时间的黄疸。分别携带*UGT1A1*和*OATP2*基因211和388变异，或*UGT1A1**6等位基因和母乳喂养的新生儿，患严重高胆红素血症的风险很高。少量的母乳摄入也可能导致出生后第1周的黄疸。最后，母乳可能会抑制UGT1A1在婴儿肠道中的表达，这也可能导致未结合型高胆红素血症。

高胆红素血症通常不超过20mg/dl，大多数病例在10～15mg/dl。黄疸在母乳喂养的第5～7d会很明显。它可能会加重潜在的生理性黄疸。特别是在早期，当总液体摄入量可能低于最佳水平时。除黄疸外，体格检查正常；尿液不染尿布，粪便呈金黄色。

几乎所有婴儿的黄疸在出生第3周前达到顶峰，并在出生后3个月内消退，即使是在继续母乳喂养的情况下也是如此。所有超过2周仍有黄疸的婴儿都应该测量结合胆红素，以排除胆汁淤积和肝胆疾病。

与这种情况相关的核黄疸很少被报道。在特殊情况下，可暂时停止母乳喂养，代以配方奶喂养2～3d，直至血清胆红素降低2～8mg/dl。牛奶配方抑制肠内未结合胆红素的重吸收。当重新开始母乳喂养时，血清胆红素水平可能会略有升高，但不会恢复到以前的水平。除非胆红素水平达到美国儿科学会定义的高危水平，否则光疗不适用于患有这种疾病的健康足月儿。

（2）先天性甲状腺功能减退症：虽然高间接胆红素血症的鉴别诊断应始终包括先天性甲状腺功能减退，但通常是通过新生儿筛查结果或临床和体检线索来确诊。尽管发病机制尚不清楚，但通过甲状腺激素替代治疗，黄疸很快就会消失。垂体功能减退症也可表现为新生儿胆汁淤积，并可与视-隔发育不良有关，这是一种以视神经发育不全、垂体功能障碍和透明隔缺失为特征的先天性畸形综合征。

（3）高位肠梗阻：经常观察到新生儿间接高胆红素血症与高位肠梗阻（如十二指肠闭锁、环状胰腺、幽门狭窄）存在相关性；其机制尚不清楚。幽门狭窄患者的肝活检发现肝葡萄糖醛酸转移酶水平降低，遗传学研究表明这种间接高胆红素血症可能是Gilbert综合征的早期迹象。治疗方法是针对潜在的阻塞性疾病进行治疗，通常是外科手术。一旦获得足够的营养，黄疸就消失了。

（4）Gilbert综合征：是一种常见的家族性高胆红素血症，有3%～7%的人存在。它与肝胆红素、尿苷二磷酸盐-葡萄糖醛酸转移酶活性的部分降低有关。受影响的婴儿可能在新生儿时期黄疸迅速增加，母乳性黄疸加重，伴肠梗阻。在青春期和以后，常见轻微波动的黄疸，尤其伴有疾病和轻微的全身症状。一些患者的红细胞存活时间缩短被认为是血红素生物合成酶（原卟啉原氧化酶）活性降低所致。通过给予苯巴比妥[5～8mg/（kg·d）]，患者可达到降低高胆红素血症的效果，尽管这种治疗并不需要。

该疾病遗传性为UGT1A1编码的尿苷二磷酸-葡萄糖醛酸转移酶1（UDGT1）启动子区域异常；然而，另一个因素似乎对疾病的表达是必要的。纯合状态（16%）和杂合状态（40%）很常见。男性比女性更容易受到影响（4：1），原因尚不清楚。血清未结合胆红素一般小于6mg/dl，但在特殊情况下可能超过8mg/dl。肝组织活检和肝功能检查是正常的。禁食2d（300kcal/d）后未结合胆红素水平增加1.4mg/dl或更多与Gilbert综合征的诊断一致。Gilbert综合征可发生在肝移植后，由供肝引起。基因检测是可行的，但很少需要，也不需要治疗。

（5）Crigler-Najjar综合征：患有1型Crigler-Najjar综合征的婴儿通常会出现快速、严重的高间接胆红素血症（＞30～40mg/dl），并伴有神经系统表现（核黄疸）。*UGT1A1*缺陷为常染色体隐性遗传。通常存在血缘关系。*UGT1A1*基因检测可明确诊断。迅速识别该病的本质并采用换血治疗是必要的，其次是光疗。服用苯巴比妥不会明显改变这些结果，也不会降低血清胆红素水平。积极的光疗和考来烯胺的结合可以将胆红素水平保持在25mg/dl以下。奥利司他治疗可以降低部分患者的胆红素水平。肝移植是有效的，如果及早进行，可预防核黄疸。辅助性原位移植也可以缓解黄疸，同时患者保留了原有的肝。过去曾尝试过通过门静脉进行肝细胞移植，但由于需要随时间多次灌注细胞而应用受阻。使用腺相关病毒载体介导基因治疗或使用间充质干细胞的临床试验正在进行中。

同时具有常染色体显性遗传和隐性遗传的较温和类型（2型）很少与神经系统并发症相关。高胆红素血症较轻微，胆汁有色，含有少量的胆红素单葡萄糖醛酸和二葡萄糖醛酸。该类型患者对苯巴比妥[婴儿4mg/（kg·d）]治疗有应答，表现为血清胆红素水平下降。苯巴比妥治疗后胆汁中单结合胆红素和双结合胆红素比例增加。两种类型的肝活检结果和肝功能检查均正常。

（6）药物所致高胆红素血症：维生素K_3（甲萘氢醌）可能通过引起溶血来提高间接胆红素水平。维生素K_1（植物甲萘醌）可以安全地用于新生儿。卡马西平可在婴儿时期引起结合型高胆红素血症。利福平和抗反转录病毒蛋白酶抑制剂（阿扎那韦）可能导致未结合型高胆红素血症。泮库溴铵和水合氯醛被认为与新生儿黄疸有关。其他药物（如头孢曲松、磺胺类）可能会取代白蛋白中的胆红素，潜在地增加核黄疸的风险，特别是在患病的早产儿中。

2. *结合型非淤胆型高胆红素血症（Dubin-Johnson综合征和Rotor综合征）* 当结合型高胆红素血症和黄疸持续出现或复发，并且肝功能检查正常时，这些诊断是可疑的。Dubin-Johnson综合征的基本缺陷是胆小管多重有机阴离子转运蛋白2（MRP2）缺陷，导致肝细胞将结合胆红素排入胆汁受损。摄取和结合的不同程度的损害使临床情况复杂化。本病为常染色体隐性遗传，偶尔有阳性家族史。在Rotor综合征中，肝对胆红素的摄取和储存存在缺陷。OATP1B1（SLCO1B1编码）和OATP1B3（SLCO1B3）是2个缺失的转运蛋白。胆汁酸代谢正常，所以不会发生胆汁淤积。胆红素值为2～5mg/dl，其他肝功能检查正常。

在Rotor综合征中，肝是正常的；在Dubin-Johnson综合征中，肉眼观察到肝呈深色，并且肝体积可能增大。显微镜检查可见许多暗褐色色素颗粒，由肾上腺素代谢产物聚合体组成，特别是在小叶中心区域。然而，色素的数量在家族中是不同的，一些黄疸的家庭成员可能在肝中没有明显的色素沉着。肝在组织学上也可能是正常的。口服胆囊造影对于Dubin-Johnson综合征患者来说，不能显示胆囊，但对于Rotor综合征患者来说，是正常的。HIDA胆道造影结果中溴磺酞蛋白排泄模式的差异、尿中粪卟啉Ⅰ和Ⅲ水平的差异、血清中胆红素的单葡萄糖醛酸和二葡萄糖醛酸缀合物的差异有助于区分这两种疾病。能够发现*MRP2*、*SLCO1B1*和*SLCO1B3*临床基因型。这两种综合征都不需要特殊治疗。利胆药物（如UDCA）可能有助于减轻Dubin-Johnson综合征婴儿的胆汁淤积情况。

（五）甲型肝炎

诊断要点和主要特点
●胃肠不适（食欲缺乏、呕吐、腹泻）
●黄疸
●肝压痛和体积增大
●肝功能检查异常
●当地流行的甲型肝炎感染
●抗甲型肝炎病毒（HAV）IgM抗体阳性

1. *发病机制* 甲型肝炎病毒（HAV）感染以流行和散发的方式发生，并通过粪口途径传播（表22-6）。在甲型肝炎感染的急性期，粪便中发现HAV病毒颗粒。流行病暴发是由被污染的食物或水供应引起的，包括由食品处理人员引起的，而零星病例通常是因与感染者接触引起的。尽管曾发生在新生儿病房，但在病毒感染期通过血液制品获得的传播是罕见的事件。

2. *预防* 虽然大多数甲型肝炎患者在病情明显时

表22-6 肝炎病毒

	HAV	HBV	HCV	HDV	HEV
病毒类型	肠道病毒（RNA）	肝炎病毒（DNA）	黄病毒（RNA）	丁型肝炎病毒（RNA）	戊型肝炎病毒（RNA）
传播途径	粪-口	肠外、性、垂直	肠外、性、垂直	肠外，性	粪-口
潜伏期（d）	15～40	45～160	30～150	20～90	14～65
诊断试验	甲肝病毒抗体IgM	HBsAg，乙肝病毒抗体IgM，DNA PCR	丙肝病毒抗体，RNA PCR	丁肝病毒抗体	戊肝病毒抗体IgM，HEV PCR
死亡率（急性）	0.1%～0.2%	0.5%～2%	1%～2%	2%～20%	1%～2%（妊娠女性为10%～20%）
携带状态	无	有	有	有	罕见（在免疫功能低下的情况下）
是否有疫苗	有	有	无	有（HBV）	是（试验性）

续表

	HAV	HBV	HCV	HDV	HEV
治疗	无	干扰素-α（成人聚乙二醇化干扰素）、核苷类似物（拉米夫定或恩替卡韦＞2岁、替诺福韦或阿德福韦＞12岁；替比夫定＞16）	聚乙二醇化干扰素加利巴韦林[a]	HBV的治疗	无

HAV，甲型肝炎病毒；HBsAg，乙型肝炎表面抗原；HBV，乙型肝炎病毒；HCV，丙型肝炎病毒；HDV，丁型肝炎（三角洲）病毒；HEV，戊型肝炎病毒；PCR，聚合酶链反应

a 正在进行的直接抗病毒药物的儿童临床试验

已无传染性，但在疾病的初始阶段应隔离感染患者。在黄疸出现后1周内，应小心处理粪便、尿布和其他被粪便污染的衣物。

12月龄以下或40岁以上暴露易感者的被动-主动免疫：建议免疫功能低下者或慢性肝病患者肌内注射0.02ml/kg免疫球蛋白。如果在接触后2周内注射免疫球蛋白，85%以上的人可以免于被感染。对于12月龄至40岁的人，建议暴露接触后接种甲型肝炎疫苗。到甲型肝炎流行的地区旅行（超过3个月）的12月龄以下的婴儿应接种甲型肝炎疫苗或接种0.02ml/kg或0.06ml/kg免疫球蛋白。老年人应该接种甲型肝炎疫苗。所有12月龄以上有慢性肝病的儿童都应接种2次甲型肝炎疫苗，2次接种时间间隔6个月。目前还建议美国所有12～18月龄的儿童接种2剂甲型肝炎疫苗。如果收养了来自疫区的移民子女，其直系亲属应接种疫苗。感染后终身免疫。

甲型肝炎病毒抗体在临床症状出现1～4周可出现。虽然绝大多数患有传染性肝炎的儿童无症状或病情轻微并完全康复，但有些儿童会发展为暴发性肝炎，进而导致死亡或需要肝移植。

3. *临床特点*

（1）病史：风险因素可能包括直接接触以前患有黄疸的个人或来自高发国家的新近抵达的个人，食用海鲜、受污染的水或进口水果或蔬菜，去过日托中心，或最近前往地方性感染地区旅行。潜伏15～40d后，非特异性症状通常先于黄疸5～10d出现。在发展中国家，甲型肝炎很常见，大多数儿童在10岁之前接触到甲型肝炎病毒，而在发达国家，只有20%的儿童在20岁之前接触过甲型肝炎病毒。

（2）症状和体征：这种疾病的显性形式很容易通过临床表现辨认出来。然而，2/3的儿童没有症状，2/3有症状的儿童没有黄疸。因此，甲型肝炎儿童的主要症状常类似于胃肠炎。发热、食欲缺乏、呕吐、头痛和腹痛是典型的症状，深色尿液先于黄疸出现，黄疸在1～2周达到高峰，然后开始消退。粪便可能会呈浅色或黏土色。随着黄疸的发展，临床症状会有所改善。有症状的儿童的典型表现为轻度肝大和黄疸；脾大的发生因人而异。

（3）实验室检查：血清转氨酶、结合胆红素和非结合胆红素水平升高。虽然不常见，但低蛋白血症、低血糖和PT明显延长（INR＞2.0）是预后严重不良的表现。诊断是由抗HAV IgM阳性做出的，而抗HAV IgG在康复后仍然存在。

很少有经皮肝活检的指征。“气球细胞”和嗜酸性小体是特征性的组织学表现。肝细胞坏死可以是弥漫性的，也可以是局灶性的，并伴有含多形核白细胞、淋巴细胞、巨噬细胞和浆细胞的炎细胞浸润，特别是在汇管区。小叶周围汇管区和胆汁淤积区可见部分胆管增生。再生肝细胞和网状内皮细胞增生。偶尔，大量肝细胞坏死预示着预后不良。

4. *鉴别诊断*　在黄疸出现之前，症状是非特异性病毒性肠炎。其他发病略有相似的疾病包括胰腺炎、传染性单核细胞增多症、钩端螺旋体病、药物性肝炎、肝豆状核变性、自身免疫性肝炎（AIH）和其他肝炎病毒感染。获得性巨细胞病毒病也可能与甲型肝炎相似，尽管前者通常存在淋巴结病变。

5. *治疗*　虽然卧床休息对看似生病的儿童是合理的，但不需要采取具体的治疗措施。应避免使用镇静剂和皮质类固醇。在黄疸期间，低脂食物可能会减轻胃肠道症状，但不会影响总体结果。应避免使用药物和择期手术。建议有凝血障碍、脑病或严重呕吐的儿童住院治疗。甲型肝炎的住院率在过去10年中有所下降，需要住院的是老年人或并发其他肝病和（或）合并疾病的人。

6. *预后*　约99%的儿童康复后没有后遗症。患有潜在慢性肝病的人死亡风险增加。在罕见的甲型肝炎引起急性肝衰竭（ALF）病例中，患者可能在几日至几周内死亡，或者需要进行肝移植评估。如果出现肝昏迷或腹水，预后很差，在这种情况下，肝移植是具有指征的并可以挽救生命。不完全缓解可导致长期肝炎，但若能缓解就不会有长期肝后遗症。急性感染性肝

炎后罕见的再生障碍性贫血已有报道。6～10周明显缓解后，10%～15%的病例可能会出现良性症状复发。

肝炎病毒缩写

HAV	甲型肝炎病毒
HBV	乙型肝炎病毒
HBcAg	乙型肝炎病毒核心抗原
Anti-HBs	抗乙型肝炎病毒表面抗原抗体
Anti-HBc IgM	抗乙型肝炎病毒核心抗原 IgM 抗体
HCV	丙型肝炎病毒
HDV	丁型肝炎病毒
HEV	戊型肝炎病毒
Anti-HAV IgM	甲型肝炎 IgM 抗体
HBsAg	乙型肝炎病毒表面抗原
HBeAg	乙型肝炎病毒 e 抗原
Anti-HBc	抗乙型肝炎病毒核心抗原抗体
Anti-HBe	抗乙型肝炎病毒 e 抗原抗体
Anti-HCV	丙型肝炎病毒抗体
Anti-HDV	丁型肝炎病毒抗体
Anti-HEV	戊型肝炎病毒抗体

（六）乙型肝炎

诊断要点和主要特点

- 绝大多数垂直获得性 HBV 感染的患者将没有症状，体格检查正常
- 急性 HBV 感染可能与食欲缺乏、呕吐、腹泻、黄疸、肝大和肝功能异常有关
- 乙肝血清学证据：HBsAg、HBeAg、抗 HBc IgM 阳性
- 非肠道接触史、性接触史、家庭接触史或母亲 HBsAg 携带史

1. *概述* 乙型肝炎病毒（HBV）是一种DNA病毒，其感染潜伏期为45～160d（表22-6）。HBV或是在围产期从携带者母亲那里感染的，或是在以后的生活中通过共用针头、针刺、皮肤穿刺、文身或性传播接触到受污染的血液而感染的。

2. *病理生理学* HBV颗粒由位于受感染的肝细胞核中的核心和双层外壳（表面抗原或HBsAg）组成。病毒抗原和抗体的命名见上文提供的肝炎病毒缩写表。HBeAg是HBcAg的一种可溶性蛋白质，与活跃的病毒复制相关。HBeAg持续存在是传染性的标志，而Anti-HBe的出现通常意味着病毒复制水平较低。然而，HBV变异病毒（前C基因变异）可能在HBeAg检测阴性而Anti-HBe抗体检测阳性（HBeAg阴性的慢性肝炎）的情况下复制。这类病例与一种更致命的肝炎有关。循环中的HBV DNA（通过PCR检测）也表明病毒复制。

3. *预防* 乙肝疫苗接种是预防的首选方法。建议对所有婴儿普遍接种疫苗。其他控制方法包括对献血者和妊娠女性进行筛查，使用适当消毒的针头和手术设备，避免与携带者发生性接触，普遍采取安全的性行为，以及为家庭接触者、性伴侣、医务人员和高危人群接种疫苗。对于暴露后预防，HBV疫苗单独接种（参见第10章）或与乙肝免疫球蛋白（HBIG）一起注射（0.06ml/kg，暴露后尽快肌内注射，最多7d）。通过新生儿疫苗接种和HBIG管理相结合，垂直传播的风险明显降低。对于病毒载量较高的感染妊娠女性，妊娠后半期口服抗病毒药物联合产后预防可进一步降低围产期预防失败率，从5%降至1.5%。

4. *临床特点*

（1）症状和体征：大多数婴幼儿都没有症状，特别是如果感染是垂直感染的话。急性HBV感染的症状可能包括轻微发热、不适和轻度胃肠道不适。可见的黄疸通常是第一个重要的发现，肝大是经常出现的。罕见的表现包括免疫复合物介导的皮疹、关节炎、肾小球肾炎或肾病综合征。

（2）实验室检查：HBsAg和抗HBc IgM阳性可确诊为急性HBV感染。急性感染的康复伴随着HBsAg的清除和抗HBs、抗HBc IgG的出现。接种疫苗免疫的个体抗HBs阳性，抗HBc IgG阴性。慢性感染的定义是HBsAg至少存在6个月。对新生儿的垂直传播由HBsAg阳性证明。慢性HBV感染的不同阶段如表22-7所示。

表22-7 慢性乙型肝炎感染分期

时期	HBeAg/抗 HBeAb	HBsAg/抗 HBsAb	ALT	HBV DNA
免疫耐受	阳性/阴性	阳性/阴性	正常	＞20 000U/ml
免疫活性	阳性/阴性	阳性/阴性	升高	高
慢性 HBsAg 携带者	阴性/阳性	阳性/阴性	正常	＜2000U/ml
HBeAg 阴性肝炎/再激活	阴性/阳性	阳性/阴性	升高	＞2000U/ml
HBsAg 清除	阴性/阳性	阴性/阳性	正常	未测到

5. *鉴别诊断* HAV和HBV疾病之间的鉴别是通过是否有肠道外接触史、HBsAg阳性的父母或异常长的潜伏期。HBV与丙型肝炎病毒（HCV）感染或EB病毒（EBV）感染在血清学上是有区别的。在鉴别诊断中要考虑的其他疾病包括自身免疫性肝炎、威尔逊病、血色素沉着症、非酒精性脂肪性肝病或α_1-抗胰蛋白酶缺乏症。

6. *治疗* 目前还没有对乙型肝炎有很好疗效的治疗方法，对于垂直获得HBV感染、肝功能正常且体格检查正常（免疫耐受期）的儿童，不推荐进行治疗。对于急性感染合并急性肝衰竭，或肝功能检查指标升高超过6个月（免疫活动期）的慢性感染，核苷类药物治疗可能有所帮助。口服核苷类似物治疗包括恩替卡韦或替诺福韦。在接受治疗的儿童中，高达75%的儿童可以看到这些核苷（酸）类药物治疗后病毒载量显著降低，副作用极小，但可能需要长期治疗。耐药病毒突变很少出现。肝移植治疗乙型肝炎所致急性肝衰竭是成功的；然而，慢性乙型肝炎肝移植后再感染很常见，除非长期使用乙型肝炎免疫球蛋白或抗病毒药物。

7. *预后* 年龄稍大的儿童急性HBV感染的预后良好，但可能伴有急性肝衰竭（< 0.1%）或慢性肝炎和肝硬化（高达10%）。急性疾病的病程多样，但黄疸很少持续超过2周。临床恢复时95%的病例HBsAg消失。已清除HBV（HBsAg阴性，抗HBc IgG阳性）的个体，若免疫功能严重抑制（如化疗），其有再次使HBV感染激活的风险。慢性感染在患有垂直传播、唐氏综合征或白血病的儿童，以及接受慢性血液透析的儿童中尤其常见。在没有接受免疫预防或疫苗接种的婴儿中，70%～90%新生儿会获得持久性乙型肝炎表面抗原。HBsAg携带者中HBeAg的存在表明病毒正在复制。然而，在出生时感染的儿童中，每年有1%～2%的儿童会出现HBeAg的自发血清转换。如果乙肝病毒感染是在儿童时期较晚的时候获得的，那么乙肝病毒就会被清除，90%～95%的患者会痊愈。慢性乙型肝炎使患者易患肝细胞癌。一旦确立了慢性HBV感染，则每2年进行一次血清甲胎蛋白检测，每1～3年进行一次超声检查。在流行国家对新生儿进行常规HBV疫苗接种降低了儿童急性肝衰竭（ALF）、慢性肝炎和肝细胞癌的发病率。

（七）丙型肝炎

1. *概述* 丙型肝炎病毒（HCV）是非乙型肝炎慢性肝炎最常见的原因（表22-6）。丙型肝炎病毒是一种单链RNA黄病毒，至少有7种基因型。成人和青少年的危险因素包括非法使用静脉注射药物、职业或性接触，以及1992年前的输血史。儿童中的大多数病例与受感染母亲的传播（垂直传播）有关，极少数感染来自其他家庭接触者的传播。青少年中的大多数病例与静脉吸毒或性接触传播有关。与HIV阴性的母亲（5%～6%）相比，HIV阳性的母亲（15%～20%）感染HCV后的垂直传播更常见。在美国，约0.2%的儿童、0.4%的青少年和1.5%的成人有感染的血清学证据。

2. *预防* 目前，唯一有效的预防手段是通过消除非法使用静脉注射毒品等冒险行为来避免接触。对垂直传播尚无有效的预防措施，但建议避免对母亲感染HCV的婴儿进行胎儿头皮检测。对于单一感染丙型肝炎病毒的妇女不推荐选择性剖宫产，因为它不会降低母婴传播丙型肝炎病毒的概率。母乳喂养不会促进丙型肝炎病毒通过母亲传染给婴儿。如果乳头出血，若有乳腺炎，或母亲在产后经历肝炎发作并伴有黄疸，建议避免母乳喂养。对于丙肝，目前还没有疫苗，对感染的母亲所生的婴儿使用免疫球蛋白也无益。

3. *临床特点*

（1）症状和体征：尽管发展为慢性肝炎，但大多数儿童病例，特别是那些垂直获得的病例，都是无症状的。潜伏期为1～5个月，症状隐匿。不到25%的病例出现流感样前驱症状和黄疸。肝脾大可能明显，也可能不明显。腹水、杵状指、手掌红斑或蜘蛛状血管瘤是罕见的，这些症状的出现提示进展为肝硬化。在成人中，慢性丙型肝炎病毒感染与混合冷球蛋白血症、结节性多动脉炎、干燥综合征、膜增殖性肾小球肾炎及肝细胞癌有关。

（2）实验室结果：由于抗HCV IgG能够通过胎盘，18月龄之前检测抗HCV IgG没有意义，可18月龄以后再进行抗体检测。18月龄以上抗HCV IgG阳性的患者应随后进行血清HCV RNA检测，以确定活动性感染。血清HCV RNA可在18月龄前检测，但不能在2月龄前检测。如果婴儿时血清HCV RNA呈阳性，应在婴儿12月龄时复查，以确定是否存在慢性感染。长期轻度至中度波动的转氨酶升高是慢性HCV感染的特征；然而，正常的转氨酶在儿童中很常见。成人肝硬化通常需要20～30年的慢性丙型肝炎病毒感染，但偶尔在儿童中发展得更早。

4. *鉴别诊断* 丙型肝炎应通过血清学检测与甲型肝炎、乙型肝炎相鉴别。应考虑儿童慢性肝炎的其他原因，包括肝豆状核变性、α_1-抗胰蛋白酶缺乏症、急性肝炎、原发性硬化性胆管炎、药物性肝炎或脂肪性肝炎。

5. *治疗* 在过去的10年，随着直接作用抗病毒疗法（DAA）的出现，慢性HCV的治疗方法发生了迅速变化，使用12～24周后，HCV清除率超过90%。

不再推荐皮下注射聚乙二醇干扰素-α和口服利巴韦林。2017年4月，美国FDA批准将索非布韦（400mg）加雷迪帕韦（90mg）（Harvoni）每日1次，持续12周，用于治疗基因型为1、4、5或6的12岁以上或体重大于35kg的儿童。12周的索非布韦（400mg/d，Sovaldi）加利巴韦林（15mg/kg，分2次剂量）被批准用于治疗基因型为2或3，年龄为12岁以上或体重< 35kg的儿童。目前正在3岁儿童中进行索福布韦加利巴韦林和索福布韦加利巴韦林的临床试验。2019年4月，美国FDA批准了Glecaprevir（GLE）和Pibrentasvir（PIB）的DAA组合，用于治疗12～17岁儿童的所有6种HCV基因型（DORA研究，第1部分，ClinicalTrials.gov标识符：NCT03067129）。HCV继发的终末期肝病对肝移植的反应良好，尽管移植肝的再感染非常常见；新的DAA疗法似乎也能有效地根除肝移植后的HCV。在这个丙型肝炎病毒新药审批快速发展的时代，http://www. hcvguidelines.org为推荐的疗法提供了最新的指导。

6. *预后* 在丙型肝炎病毒急性感染后，70%～80%的成人和大龄儿童会发展为慢性感染。约20%患有慢性丙型肝炎的成年人在30岁前会发展成肝硬化。受垂直传播感染的婴儿自发清除率很高，接近25%～40%。大多数人在24月龄时自发清除，但有些可能在垂直感染后7年才会自发清除。大多数患有慢性丙型肝炎的儿童在肝活检时有轻度炎症和纤维化，尽管在极少数情况下会迅速发展为肝硬化。与成人相比，有限的30年随访结果表明，对因输血而感染丙型肝炎病毒的婴儿肝硬化进展率较低。出生时同时感染HIV和HCV婴儿的预后未知，但在生命的前10年，该过程似乎是良性的。

（八）丁型肝炎（δ-因子）

丁型肝炎病毒（HDV）是一种36nm的病毒，需要HBsAg的存在才具有传染性（表22-6）。因此，HDV感染只有在HBV感染的情况下才会发生。通过非肠道暴露或亲密接触传播。HDV在北美很少见，但在非洲、南美、土耳其、意大利南部和俄罗斯很常见。HDV可与HBV同时感染，引起急性肝炎，或重复感染慢性HBV感染的患者，易患慢性肝炎或暴发性肝炎。在儿童中，慢性HDV与HBV的混合感染与慢性肝炎和肝硬化有很强的相关性。HDV垂直传播很少见。用抗HDV IgG可检测出HDV，提示有活动性或既往感染；用PCR检测HDV RNA或检测HDV IgM抗体可确认活动性感染。治疗方法仅限于干扰素治疗，但正在探索新的治疗方法。

（九）戊型肝炎

戊型肝炎病毒（HEV）感染会导致急性肝炎（表22-6）。WHO估计，世界上1/3的人口已经接触到HEV。疫情主要发生在发展中地区，继发于饮用水污染；然而，最近戊型肝炎病毒在一些发达地区越来越被认为是地方性疾病，这些地区通过人畜共患病传播或受污染的血液制品感染。戊型肝炎病毒的传播途径包括粪-口传播（食用受污染的水和食物）、垂直传播、人与人之间传播，很少有肠道外传播。大多数病例没有症状，如果有症状，临床表现类似甲型肝炎病毒感染。妊娠期间的戊型肝炎病毒感染与高死亡率（10%～20%）有关，特别是在妊娠晚期感染。慢性肝病患者感染戊型肝炎病毒可导致急性恶化。感染戊型肝炎病毒的免疫受损个体患慢性感染的风险增加，急性肝衰竭的发生率更高，肝硬化的发病速度更快。诊断是通过检测抗HEV IgM抗体或HEV PCR来建立的。HEV通常是自限的。治疗方法是对健康的人给予支持性护理，对免疫抑制的人减少免疫抑制药物，并给予利巴韦林。

（十）其他肝炎病毒

其他病毒包括肠道病毒、腺病毒、细小病毒、水痘、流感、巨细胞病毒、单纯疱疹病毒、HHV-6、HIV、布鲁氏菌、Q热和钩端螺旋体病，可在儿童中引起严重急性肝炎或急性肝衰竭（ALF），在某些情况下与再生障碍性贫血有关。再生障碍性贫血发生在一小部分肝炎恢复期的患者和10%～20%的因不明原因的ALF接受肝移植的患者中。传染性单核细胞增多症（EBV）通常与急性肝炎相关，罕见的EBV相关性ALF已有报道。在免疫受损的实体器官移植受者中，原发性EBV感染可能导致淋巴增生性疾病。

（十一）急性肝衰竭

诊断要点和主要特点

- 急性肝炎伴黄疸加深
- AST和ALT极端升高
- 延长PT和INR
- 脑病和脑水肿
- 扑翼样震颤

1. *概述* 急性肝衰竭（ALF）是指在肝损伤发生后8周内，伴有明显的肝脏合成功能障碍的急性肝功能障碍，表现为维生素K抗性凝血障碍（INR > 2.0）。这通常与脑病有关，但在年幼的儿童中，脑病可能很难检测到。如果不进行肝移植，儿童死亡率接近40%。在许多情况下，没有找到可识别的原因，但被假定是一个异常的毒性病原体或侵略性的宿主免疫反应。ALF的常见可识别原因如表22-8所示。

2. *临床特点*

（1）病史：在一些患者中，急性肝衰竭表现为黄

表 22-8 按年龄划分的急性肝衰竭的常见可识别原因

新生儿	感染：疱疹病毒和肠道病毒。代谢：新生儿铁储存疾病，半乳糖血症，果糖血症，酪氨酸血症，FAO，线粒体疾病。缺血：先天性心脏病
婴儿 1～24 月龄	感染：HAV、HBV。代谢：FAO，线粒体疾病，酪氨酸血症，果糖血症，胆汁酸合成缺陷。药物：对乙酰氨基酚、丙戊酸盐。免疫：AIH、HLH
儿童	感染：EBV、HAV。代谢：FAO，威尔逊病。药物：对乙酰氨基酚、丙戊酸钠等。免疫：AIH
青少年	感染：EBV、HAV。代谢：FAO，肝豆状核变性，妊娠急性脂肪肝。药物：对乙酰氨基酚、丙戊酸盐、中药等。免疫：AIH

AIH，自身免疫性肝炎；EBV，EB 病毒；FAO，脂肪酸氧化缺陷；HAV，甲型肝炎病毒；HBV，乙型肝炎病毒；HLH，噬血细胞淋巴组织细胞增多症

不明原因的急性肝衰竭仍然是最常见的病因

疸加深、出血、神志不清和进行性脑病的迅速发展，而另一些患者在发病时没有症状，然后在疾病的第 2 周突然加重。黄疸、发热、食欲缺乏、呕吐和腹痛是最常见的症状。留心药物和毒素暴露史可能会确定药物诱发的原因。

（2）症状和体征：儿童可能出现流感样症状，包括萎靡、肌痛、黄疸、恶心和呕吐。肝大很常见，随后可能会出现进行性肝萎缩，常伴有肝功能恶化。其他体格检查结果（脾大、蜘蛛血管瘤）应提示潜在的慢性肝病。反射亢进和足底伸肌反应阳性见于肝性脑病的早期阶段。

（3）实验室结果：特征性表现包括血清胆红素水平升高（通常＞ 10mg/dl），AST 和 ALT 持续升高（通常＞ 3000U/L），血清白蛋白降低，低血糖，PT 和 INR 延长。血氨水平可能会升高。通过测定因子Ⅴ（ALF 低、DIC 低）和因子Ⅷ（ALF 正常至高、DIC 低），可以鉴别由弥散性血管内凝血（DIC）引起的 PT 延长。AST 和 ALT 迅速下降，合并大量坏死和崩解导致肝体积缩小，再加上严重的凝血障碍预示着预后不良。

3. *鉴别诊断* 由感染、代谢性疾病、AIH 或药物毒性引起的严重肝炎，无论是否伴有凝血功能障碍，最初都可能与 ALF 相似。急性白血病、心肌病和 Budd-Chiari 综合征可与重型肝炎相似。有 Reye 综合征或尿素循环缺陷的患者通常无黄疸。

4. *并发症* 肾衰竭和肝昏迷的程度是影响预后的主要因素。4 期昏迷（对言语和外界刺激无反应）患者不进行肝移植，因为很少能存活，可能在移植后仍有残留的中枢神经系统缺陷。通常伴随昏迷的脑水肿通常是死亡的原因。PT 或 INR ＞ 3.5 的极端延长预示着恢复不佳，除了对乙酰氨基酚过量以外。脓毒症、出血、肾衰竭和心搏及呼吸骤停是常见的终末期事件。

5. *治疗* 良好的危重护理是最重要的，包括仔细处理低血糖、出血和凝血障碍、高氨血症、脑水肿和液体平衡，同时系统地研究潜在的可治疗原因。一些治疗方法没有影响结果，如交换输血、血浆置换、全身冲洗、活性炭血液灌流，以及使用特殊的高渗透膜进行血液透析。虽然高达 50% 的患者可能会自发存活，但在没有自发恢复迹象的患者中，肝移植可能是挽救生命的方法。因此，建议尽早将急性肝衰竭患者转移到可以进行肝移植的中心。决定进行移植时机的标准尚未确定；然而，血清胆红素＞ 20mg/dl，INR ＞ 4，重组凝血因子 V 水平低于 20%，表明预后不良。对于服用对乙酰氨基酚导致的肝衰竭预后较好，尤其是给予 *N*- 乙酰半胱氨酸治疗时。*N*- 乙酰半胱氨酸不推荐用于非对乙酰氨基酚诱导的肝衰竭，因为它不能提高存活率，事实上，其可能会对 2 岁以下患儿的存活率产生负面影响。皮质类固醇可能是有害的，但 AIH 除外，因为类固醇可以逆转 AIH 急性肝衰竭。阿昔洛韦对单纯疱疹或水痘 - 带状疱疹病毒感染是必不可少的。对于高氨血症，口服抗生素，如新霉素或利福昔明或乳果糖（1～2ml/kg，每日 3～4 次）可降低血氨水平，并将氨捕获在结肠中。

密切监测液体和电解质是必要的，需要建立一条中心静脉通道。应输注足够的葡萄糖 [6～8mg/(kg • min)]，以维持正常的血糖和细胞代谢。利尿剂、镇静剂应慎用。昏迷患者应该插管，给予机械通气支持，并监测感染的迹象。凝血障碍伴出血时，用新鲜冷冻血浆、重组凝血因子Ⅶ a、其他凝血因子浓缩物、血小板输注治疗。血液透析可以帮助患者在等待肝移植时稳定病情。一些学者建议在等待肝移植的患者中监测颅内压是否升高（肝昏迷 3 期和 4 期）。持续静脉 - 静脉透析有助于维持液体平衡。

6. *预后* 主要取决于 ALF 的病因和昏迷程度。只有 20%～30% 的 3 期和 4 期肝性脑病患儿会自动康复。急性对乙酰氨基酚中毒的儿童有很高的自然存活率，而不明原因的急性肝衰竭儿童中有 40% 会自动恢复。最近的一项大型研究表明，当急性肝衰竭的各种原因结合在一起时，自发恢复率为 40%～50%；30%

的患者将接受肝移植；20% 的患者将在不接受移植的情况下死亡。交换输血或其他治疗方式不能提高生存率。不确定的急性肝衰竭、非对乙酰氨基酚药物诱导的急性肝衰竭和婴儿急性肝衰竭与较差的预后相关。对乙酰氨基酚和自身免疫性肝炎病因的 ALF、重组凝血因子 V 和重组凝血因子Ⅶ水平升高，再加上血清甲胎蛋白水平升高，可能预示着更有利的预后。肝移植治疗急性肝衰竭的 1 年生存率为 60% ～ 85%。

（十二）自身免疫性肝炎

诊断要点和主要特点

- 急性或慢性肝炎
- 高丙种球蛋白血症
- 抗核抗体（ANA）、抗平滑肌（或肌动蛋白）抗体（ASMA）或抗肝肾微粒体（LKM）抗体阳性

1. 临床特点

（1）病史：自身免疫性肝炎（AIH）是一种进行性炎症性疾病。其组织学特征是门脉炎症延伸至实质；血清学特征是非器官特异性自身抗体的存在；生化特征是转氨酶和血清 IgG 升高；临床特征是在没有其他已知肝病病因的情况下对免疫抑制治疗有应答。约 40% 的病例有自身免疫性疾病的家族史。

（2）症状和体征：儿科患者通常在疾病过程的早期没有症状，并基于偶然发现的肝功能升高而得到医学关注。嗜睡和萎靡不振是常见的症状，患者可能还有黄疸、反复发热、腹痛或腹胀。纠正时的其他主诉可能包括复发性皮疹、关节炎、慢性腹泻或闭经。检查时可发现肝和（或）脾大。在更严重的病例中，可能出现黄疸和腹水。还要注意慢性肝病的皮肤征象（例如，蜘蛛血管瘤、手掌红斑和杵状指）。在约 10% 的病例中，AIH 患者存在急性肝衰竭。

（3）实验室结果：肝脏检查显示血清 AST、ALT 中度升高，碱性磷酸酶、胆红素和总 IgG 也有不同程度的升高。根据存在的自身抗体，已经描述了 2 种疾病亚型：1 型 AIH-ANA 和（或）ASMA（抗肌动蛋白）；2 型 AIH- 抗 LKM（抗肝肾微粒体）。1 型 AIH 是美国最常见的 AIH 形式。与 1 型相比，2 型 AIH 在欧洲更常见，出现的年龄更小，而且更有可能出现急性肝衰竭。组织相容性等位基因 *HLA DR*0301*（1 型 AIH）或 *HLA* DR**0701*（2 型 AIH）发生率增加提示 AIH 的遗传易感性。肝活检仍然是诊断的金标准，显示了界面性肝炎的典型组织学图像：门静脉浸润明显，以淋巴细胞和浆细胞为主，并延伸至肝小叶，小叶周围的肝细胞被破坏，边界被浸润。也可能有明显的桥接性纤维化或肝硬化。

2. 鉴别诊断　实验室和组织学检查结果可鉴别其他类型的慢性肝炎（如乙型肝炎、丙型肝炎、脂肪性肝炎、肝豆状核变性、α_1- 抗胰蛋白酶缺乏症、原发性硬化性胆管炎）。原发性硬化性胆管炎偶尔以类似于 AIH 的方式出现，包括自身抗体的存在。高达 30% 的儿科患者有 AIH 和原发性硬化性胆管炎的“重叠综合征”。应排除药物性慢性肝炎（米诺环素、异烟肼、甲基多巴、匹莫林）。此外，米诺环素已被报道为 1 型 AIH 的潜在“触发物”。

3. 并发症　未经治疗的疾病持续数月至数年，最终会导致肝硬化，并伴有门脉高压和肝合成功能障碍等并发症。未经治疗的 AIH 也会导致 ALF。食管静脉曲张出血和腹水的发展通常预示着即将发生的肝衰竭。

4. 治疗　皮质类固醇 [泼尼松，2mg/（kg • d）；最大 60mg] 作为诱导治疗，可在疾病早期活动期降低死亡率。最近的数据表明，口服布地奈德在诱导缓解方面可能与泼尼松一样有效，且类固醇样副作用较少。然而，布地奈德的抗炎作用不如泼尼松强。研究表明，布地奈德应保留用于轻度病例（即肝转氨酶轻度升高和肝组织学轻微或无肝纤维化）。推荐使用硫唑嘌呤或 6- 巯基嘌呤（6-MP）维持治疗，1 ～ 2mg/（kg • d），以便于停用类固醇。开始使用硫唑嘌呤或 6-MP 前，应评估红细胞或基因型中的硫嘌呤甲基转移酶活性，以防止血液浓度过高和严重的骨髓毒性。类固醇在应用 3 ～ 6 个月后减量，硫唑嘌呤至少持续应用 2 年。在这一点上，如果 AST 和 ALT 一直正常，那么可以考虑将来停止治疗。在停止硫唑嘌呤或 6-MP 治疗之前，必须进行肝脏活检；如果任何炎症持续存在，则继续使用硫唑嘌呤或 6-MP。大多数儿科患者需要长期硫唑嘌呤或 6-MP 治疗，但最终可能会有高达 30% 的患者停用硫唑嘌呤或 6-MP。如果这些药物有禁忌证或副作用，霉酚酸酯可以替代硫唑嘌呤或 6-MP。钙调神经磷酸酶抑制剂，如环孢素或他克莫司，对标准疗法无效的病例非常有效。当疾病进展为失代偿性肝硬化或出现对类固醇治疗无反应的急性肝衰竭时，需要进行肝移植。

5. 预后　通过早期治疗，AIH 的总体预后明显改善，约 90% 的 1 型 AIH 患者将进入缓解期。一些研究报告了高达 30% 的患者永久缓解（正常的组织学结果）。40% ～ 50% 的患者在停止治疗后复发（临床和组织学观察发现）；再次治疗后病情缓解。门脉高压的并发症（出血性静脉曲张、腹水、自发性细菌性腹膜炎和肝肺综合征）需要特定的治疗或肝移植。约 20% 的病例在移植后复发，通过在移植后免疫抑制剂方案中添加硫唑嘌呤或霉酚酸酯来治疗。

（十三）非酒精性脂肪性肝病

诊断要点和主要特点
● 体重指数大于第 95 百分位数的患者肝大
● ALT 和 AST 升高，且 ALT > AST
● 有肝脂肪沉积的组织学证据

非酒精性脂肪性肝病（NAFLD）是在没有饮酒情况下肝脂肪沉积异常的临床病理状况，在美国是肝功能检查异常的最常见原因。NAFLD 的范围从轻度脂肪变性，到脂肪性肝炎（也称为非酒精性脂肪性肝炎，NASH），再到肝硬化。NAFLD 的趋势与肥胖的趋势相同，在美国，高达 10% 的儿童和 38% 的肥胖儿童受到影响。许多患有 NAFLD 的儿童还受到 2 型糖尿病、高血压、高脂血症、阻塞性睡眠呼吸暂停和代谢综合征的影响。大多数儿童在 11 ～ 13 岁时确诊，男性（男女比例为 2 ∶ 1）和西班牙裔发病风险最高。

1. *预防* 最有效的方法是预防超重或肥胖状态。

2. *临床特点*

（1）病史：大多数非酒精性脂肪肝（NAFLD）都是无症状的，常在常规体检中发现。一些患者可出现乏力或右上腹部疼痛。肥胖和胰岛素抵抗是已知的危险因素。中度睡眠呼吸暂停在儿童 NAFLD 中也很常见。如果存在肥胖、超重或其他危险因素，则应考虑对 9 ～ 11 岁的儿童进行 NAFLD 筛查（监测 ALT）。

（2）症状和体征：NAFLD 患者可能表现为无症状的肝大（质软），但是腹部肥胖可能使这一情况难以评估。另外，NAFLD 患者常会出现胰岛素抵抗的表现(黑棘皮病和水牛背)。

（3）实验室检查：血清转氨酶不能识别轻度脂肪变性，因此 NAFLD 患者的 AST 和 ALT 水平可能完全正常或升高小于正常值上限的 1.5 倍，ALT ∶ AST > 1。碱性磷酸酶和 GGT 也可轻度升高，但胆红素正常。高血糖和高脂血症也很常见。肝活检可显示小泡或大泡脂肪变性、肝细胞气球样变性、Mallory 小体和小叶 / 门静脉炎症。此外，还可能出现从集中在门脉的纤维化到肝硬化等不同程度的纤维化。阻塞性睡眠呼吸暂停和缺氧的发生可能与 NAFLD 的严重程度有关。目前还没有确切可靠的肝纤维化程度的生化预测因子。用于预测非酒精性脂肪肝的标志物和评分标准尚不明确，也没有充分验证其在临床应用的有效性。

（4）影像学：超声、CT 扫描或 MRI 可以用来明确肝脏脂肪浸润。超声检查的成本较低，且没有辐射，但其对于严重的中心性肥胖或脂肪变性低于 30% 的患者可能不敏感。目前，放射影像学不能区分轻度脂肪变性和更严重的 NASH（非酒精性脂肪肝炎），也不能准确识别纤维化。瞬时弹性成像和磁共振弹性成像作为临床工具，在精确估计肝脏脂肪和肝纤维化方面显示出良好的前景。

3. *鉴别诊断* 脂肪性肝炎也与肝豆状核变性、遗传性果糖不耐受、酪氨酸血症、丙型肝炎、囊性纤维化、脂肪酸氧化缺陷、恶性营养不良、瑞氏综合征、呼吸链缺陷、全肠外营养相关肝病和中毒性肝病（乙醇和其他）有关。

4. *并发症* 未经治疗的，伴有肝脏炎症的 NAFLD 可进展为肝硬化，并伴有包括门静脉高压症在内的并发症。血脂异常、高血压、胰岛素抵抗和阻塞性睡眠呼吸暂停在 NAFLD 儿童和青少年中更为常见。

5. *治疗* 可选择的治疗方法有很多种，已对二甲双胍、熊去氧胆酸和降脂药进行临床测试，尚没有治疗成功的案例。因此，治疗的重点是改变生活方式，通过改变饮食和运动来逐渐减重。体重减少 10% 可以明显改善 NAFLD。维生素 E 是一种抗氧化剂，在临床试验中表明其能改善 NASH 的组织学，因而具有较好前景。

6. *预后* 未经治疗的 NAFLD 可进展为肝硬化和肝衰竭，但总体而言，减轻体重有较好的治疗效果。然而，在儿童和成人中，实现长期减重的成功率均很低。

（十四）α_1- 抗胰蛋白酶缺乏性肝病

诊断要点和主要特点
● 血清 α_1- 抗胰蛋白酶水平＜ 50 ～ 80mg/dl
● 鉴定特定蛋白酶抑制剂（PI）表型（PIZZ、PISZ）或基因型
● 门脉周围肝细胞 PAS 阳性、抗淀粉酶糖蛋白沉积的检测
● 早发型肺病或肝病家族史

1. *概述* 该病是由 α_1- 抗胰蛋白酶（一种蛋白酶抑制剂）缺乏引起的，患者易患慢性肝病，以及早期出现肺气肿。肝病仅与 PI 表型（ZZ 和 SZ）相关。有关 α_1- 抗胰蛋白酶蛋白错误折叠的聚集体在肝中积聚的机制尚不清楚。α_1- 抗胰蛋白酶是一种常见的遗传性疾病，在活产儿中发生率为 1/2000 ～ 1/1600，北欧地区发病率尤其高。

2. *临床特点*

（1）症状和体征：所有新生儿胆汁淤积症均应考虑 α_1- 抗胰蛋白酶缺乏症的可能。10% ～ 20% 的患儿会出现新生儿胆汁淤积症。血清 GGT 通常会升高。也可能出现黄疸、白陶土样大便和吸收不良。患儿出生时通常为小于胎龄儿，且可能伴有瘙痒、肝脾大、腹水和（或）容易出血和瘀伤。可能有肺气肿或肝硬化的家族史。幼儿和较大的儿童可能会出现慢性肝病的症状，包括发育不良、肝脾大、胃肠道出血或腹水。

极少数儿童有明显的肺部受累。大多数受累儿童完全没有症状，没有实验室或临床证据表明有肝或肺部疾病。

（2）实验室检查：血清 α_1-抗胰蛋白酶水平在纯合子（PIZZ）中较低（＜ 50 ～ 80mg/dl）。应进行特异性 PI 表型或基因分型分析以明确诊断。肝功能异常通常可以反映潜在的肝脏病变。高胆红素血症（混合）和转氨酶、碱性磷酸酶、GGT 的升高常在疾病早期出现。高胆红素血症常会消失，而转氨酶和 GGT 可能持续升高。即使肝功能检查是正常的，肝硬化和脾功能亢进也可能进展。

6 个月后肝活检可以见到抗淀粉酶、PAS 染色阳性，尤其是门静脉周围区域。这些表现在 6 个月前可能不存在，但当出现时，可诊断为典型的 α_1-抗胰蛋白酶缺乏症。

3. 鉴别诊断　在新生儿中，需要考虑引起新生儿胆汁淤积的其他特殊原因，包括胆道闭锁。在年长儿中，隐匿性肝硬化的其他原因（如 HBV 或 HCV 感染、AIH、肝豆状核变性、囊性纤维化和糖原贮积症）也应考虑在内。

4. 并发症　在所有患有 PIZZ α_1-抗胰蛋白酶缺乏症的婴儿中，只有 15% ～ 20% 的患儿在儿童时期患有肝病，而且许多患儿可以被临床治愈。因此，其他基因或环境因素肯定参与了疾病的发生。微粒体处理聚集物的相关的异常可能与肝病表型有关。受累患儿可伴发门静脉高压、肝硬化和慢性胆汁淤积症等并发症。与 α_1-抗胰蛋白酶缺乏相关的肝硬化患者对肝细胞癌的易感性增加。α_1-抗胰蛋白酶缺乏症是儿童肝病最常见的遗传原因，也是儿童肝移植最常见的遗传性原发病。

早发肺气肿发生在年轻的成人（30 ～ 40 岁）中，特别是吸烟者。

5. 治疗　该病引起的肝损伤没有特效的治疗方法。新生儿胆汁淤积症用利胆药、含中链三酰甘油的配方奶粉和水溶性 - 脂溶性维生素制剂治疗（表 22-4）。熊去氧胆酸可降低 AST、ALT 和 GGT，但对预后的影响尚不清楚。门静脉高压症、食管出血、腹水和其他并发症的治疗另有所述。α_1-抗胰蛋白酶缺乏症患儿应接种甲肝、乙肝疫苗。当明确诊断时就要给予基因咨询。可以做产前筛查诊断。肝移植用于终末期肝病，可达到治愈的效果，长期生存率高，并可预防肺部疾病的发展。儿童患者应在 18 岁之前转诊至呼吸科，完成基础肺功能测试（PFT）。应避免被动及主动吸烟，以预防肺部症状，并且要避免肥胖的发生。输注替代蛋白质用于预防或治疗成人肺部疾病。在未来，新的治疗方法包括化学分子伴侣、噬菌诱导剂、肝细胞移植和基因转移治疗等皆有可能用于临床。

6. 预后　在出现新生儿胆汁淤积的患者中，10% ～ 25% 的患者在出生后 5 年内需要肝移植，15% ～ 25% 的患者在儿童期或妊娠期需要肝移植，50% ～ 75% 的患者在肝纤维化程度不同的情况下可以存活到成年期。组织学模式与临床病程之间的相关性已在婴儿的疾病形式中得到了证实。 预期肝硬化发生后 5 ～ 15 年可出现肝衰竭。患儿出现持续或反复的高胆红素血症及凝血功能恶化时需进行肝移植的评估。本病引起的失代偿性肝硬化是肝移植的适应证。肝移植可预防肺部受累。杂合子的肝病发病率可能略高。血清 α_1-抗胰蛋白酶降低的水平与肝病发展的确切关系尚不清楚。肺气肿的发生与发展是由于缺乏中性粒细胞弹性蛋白酶的抑制作用，而中性粒细胞弹性蛋白酶可破坏肺结缔组织。

（十五）Wilson 病（肝豆状核变性）

诊断要点和主要特点
● 急性或慢性肝病
● 神经系统改变
● K-F 环
● 肝铜升高
● 铜蓝蛋白、血铜和尿铜水平异常

1. 概述　Wilson 病是由 13 号染色体上的 *ATP7B* 基因突变引起的，该基因编码一种特殊的 P 型腺苷三磷酸酶，参与铜的转运。该酶缺乏，会影响胆汁中铜的排泄及肝中铜与铜蓝蛋白的结合。铜的累积会对肝造成氧化（自由基）损伤。随后，铜会在基底神经节及其他组织中累积。所有 1 岁以上有肝病（特别是合并溶血）或有神经症状的儿童均应考虑该病。该病患儿通常有家族史，25% 的患者通过筛选无症状纯合子家族成员来确定。该病为常染色体隐性遗传，发生率约 1/30 000 活产儿。

2. 临床特点

（1）症状和体征：肝受累可表现为急性肝衰竭、急性肝炎、慢性肝病、胆石症、脂肪肝或肝硬化伴门脉高压。临床表现可能包括黄疸、儿童早期肝大、脾大和 K-F 环。一般认为是在 3 岁以后发病。然而，肝受累发生在生命早期，可能在 1 ～ 2 岁时出现。10 岁以后出现的神经或精神症状可能包括震颤、构音障碍和流口水。学习成绩的下降可能是疾病最早的神经系统表现。K-F 环是虹膜和角膜交界处的一条棕色带，一般需要裂隙灯检查才能发现，无 K-F 环并不能排除此诊断。

（2）实验室检查：实验室诊断较为困难。血清铜蓝蛋白水平通常低于 20mg/dl（正常值为 23 ～ 43mg/dl）。但是，3 月龄以下的婴儿常会出现铜蓝蛋白偏低。

并且在至少10%～20%的纯合子中铜蓝蛋白水平可能处于正常值（20～30mg/dl）的下限，特别是在应用免疫分析方法测定铜蓝蛋白之后。尚有罕见的高铜蓝蛋白水平的患者已被报道。血清铜水平是偏低的，但正常人也可出现血清铜水平偏低，故不适合作为鉴别诊断指标。在急性暴发性肝豆状核变性中，由于肝坏死和铜的释放，血清铜水平可明显升高。急性肝豆状核变性的特征是贫血、溶血、血清胆红素水平极高（＞20～30mg/dl）、低碱性磷酸酶和低尿酸。3岁以上儿童的尿铜排泄量通常＜30μg/d，在Wilson病患儿中，较低者可＞40μg/d，但更多＞100μg/d。肝活检组织中的铜含量在大多数肝豆状核变性患者中＞250μg/g肝组织，较低者＞75μg/g肝组织（正常人＜40～50μg/g肝组织）。

有报道患儿出现糖尿及氨基酸尿；也可能存在溶血和胆结石；另外，也发现有类似剥脱性骨软骨炎的骨病变。

肝活检可见大结节性肝硬化、大疱性脂肪变性和肝细胞核糖基化，上述改变可用于鉴别肝豆状核变性与其他类型的肝硬化。疾病早期可表现为肝细胞空泡样变性、脂肪变性、脂褐素颗粒，以及Mallory小体（在儿童中存在强烈提示Wilson病的可能）。尽管肝中铜的含量很高，但铜染色有时可能是阴性的。因此，肝铜定量必须在活检标本上进行生化测定。电镜检查发现线粒体异常可能对该病诊断有帮助。

3. *鉴别诊断* 在黄疸期，需要与急慢性病毒性肝炎、α_1-抗胰蛋白酶缺乏症、自身免疫性肝炎和药物性肝炎鉴别。在超重患者中，非酒精性脂肪性肝炎可能具有相似的组织学特征，并易与肝豆状核变性混淆。疾病后期，需考虑导致肝硬化和门静脉高压症的其他原因。实验室检测血清铜蓝蛋白、24h尿铜排泄量、肝铜浓度定量和角膜裂隙灯检查，有助于鉴别Wilson病和其他疾病。应用青霉胺（年龄较大的儿童或成人500mg，每日2次）期间尿铜排泄量检测可有助诊断。可以行*ATP7B*基因检测，且如果存在2种致病突变更有帮助。其他发生在儿童早期的铜储存疾病包括Indian儿童肝硬化、Tyrolean儿童肝硬化和特发性铜中毒。但是，铜蓝蛋白的浓度在上述情况下是升高的。

4. *并发症* 肝硬化、肝昏迷、进行性神经系统退行性变和死亡在未经治疗的患者中常见。门静脉高压的并发症（静脉曲张出血、腹水）在诊断时可能会出现。进行性中枢神经系统疾病和终末期吸入性肺炎在未治疗的老年人中很常见。急性溶血性疾病，作为暴发性肝炎的表现之一，可导致急性肾衰竭、严重黄疸和昏迷。

5. *治疗* 无论患者是否有症状，都可选择口服螯合剂治疗，包括青霉胺（750～1500mg/d）或盐酸曲恩汀。曲恩汀的目标剂量为20mg/（kg·d），从250mg/d开始，每周增加250mg。严格限制铜摄入量的饮食是不实际的，但应尽量减少摄入高铜食物。补充醋酸锌（25～50mg，每日3次，口服）可能减少铜的吸收，但不能与铜螯合剂同时服用。铜螯合剂或锌制剂的治疗需持续终身，铜螯合剂在手术时或妊娠早期需减量。在青霉胺治疗期间应每日补充维生素B_6（25mg），以预防视神经炎。在一些国家，青霉胺或曲恩汀治疗临床有效后，选择锌制剂替代前者并终身使用。四硫代钼酸盐的衍生物正在作为一种替代疗法进行试验。不采取任何治疗方案（包括锌制剂）者可能导致急性肝衰竭甚至死亡。

肝移植适用于所有急性暴发性疾病（伴有溶血和肾衰竭）患儿，经积极治疗后肝功能进行性失代偿的患儿，意外中断青霉胺、曲恩汀或锌制剂治疗而导致严重进行性肝功能不全的患儿。

6. *预后* 未经治疗的肝豆状核变性预后差。对于呈暴发性表现的患儿，如不接受肝移植治疗，致死率较高。铜螯合剂能降低肝脏铜含量，逆转许多肝病变，并能稳定肝硬化的临床进程。神经系统症状通常在治疗和肝移植后有所缓解。患者的所有兄弟姐妹都应立即进行筛查，纯合子即使无症状，也应给予铜螯合剂或醋酸锌治疗。最近的数据表明锌单药治疗肝豆状核变性可能不如铜螯合剂有效。基因检测（*ATP7B*基因分型）可用于临床，如果诊断不明确，可使用基因检测筛选家庭成员。

（十六）药物性肝病

1. *概述* 药物性肝损伤（DILI）是可预测的，也是不可预测的。可预测的肝毒素以剂量依赖的方式引起肝损伤。不可预测的肝毒素以一种特殊的方式引起肝损伤，这可能受特定个体的遗传和环境特征的影响。引起药物性肝损伤的药物多种多样，包括降压药、对乙酰氨基酚、合成代谢类固醇、抗生素、抗惊厥药、抗抑郁药、抗结核药物、抗精神病药物、抗病毒药物、草药、膳食补充剂和减重药。

2. *症状* 许多药物性肝病（DILI）患者无症状，常因为其他原因而进行转氨酶检测而发现。如果有症状，说明DILI更严重，患者可能会有精神萎靡、厌食、瘙痒、恶心呕吐、右上腹部疼痛、黄疸、痛经、小便暗沉。如果药物性肝病是一种过敏反应，也可能出现发热和皮疹。

当肝脏发生较大块状坏死和暴发性肝衰竭时，死亡率可超过50%。

3. *诊断* 目前尚无针对药物性肝病诊断的特异性检测方法，诊断需要进行因果关系评估。该评估应确定患者是否在特定时间段内接触过药物；该药物是否曾被报道导致药物性肝病；以及临床症状是否与药物性肝病一致。此外，还应排除其他引起肝损伤的原因，包括病毒性肝炎、自身免疫性肝炎和饮酒。

4. *治疗* 主要的治疗方法是支持治疗，停止服用相关药物，避免再次接触，通常情况下药物性肝病的症状会迅速和完全消退。出现急性肝衰竭的严重药物性肝病在没有紧急行肝移植的情况下预后不佳。某些特殊病因导致的药物性肝病存在特异性治疗，包括N-乙酰半胱氨酸治疗对乙酰氨基酚中毒，左旋肉碱治疗丙戊酸中毒。使用熊去氧胆酸可以促进黄疸的消退。应用皮质类固醇治疗药物性肝病仍有争议，但可能在免疫介导的疾病中起作用。美国国立卫生研究院赞助的网站会提供与药物性肝病有关的每种药物和草药的最新信息。

（十七）肝硬化

诊断要点和主要特点

- 潜在的肝病
- 结节性的肝硬化和脾大
- 腹部影像学检查见肝结节
- 肝活检显示肝硬化

1. *概述* WHO认为肝硬化是一个弥漫性的过程，在此过程中，由于纤维化，肝的结构被结构异常的结节所取代，从外观看可能是小结节或大结节。由于血管扭曲导致血流阻力增加，进而导致门静脉高压及其所造成的进一步结果。

儿童的许多肝病可能发展为肝硬化，包括遗传代谢性疾病、感染性疾病、自身免疫性和炎症性疾病、胆汁淤积性疾病和胆道畸形、血管病变和药物/毒素。在出生后第一年，胆道闭锁和遗传代谢性疾病是肝硬化最常见的病因。在年龄较大的儿童中，肝硬化最常见的原因是慢性病毒性肝炎、Wilson病、原发性硬化性胆管炎、自身免疫性肝炎和α_1-抗胰蛋白酶缺乏症。不管病因如何，肝硬化都会导致肝衰竭和死亡。

2. *临床表现*

（1）病史：多数肝硬化患儿在病程早期可无症状。常见的主诉包括精神萎靡、食欲缺乏、发育不良和恶心，特别是在无黄疸的患儿中。患儿易出现瘀伤。黄疸可有可无。

（2）体征：首发症状可能为脾大、腹水、胃肠道出血或肝性脑病，也可以表现为不同程度的肝大、蜘蛛痣、皮温升高、肝掌、杵状指。肝也可以表现为萎缩变小。但在大多数情况下，肝体积稍增大，特别是在剑突下区域，其质地坚硬，边缘不规则。脾大通常是门静脉高压最早出现的并发症，也可表现为腹水、男性乳房发育、杵状指、胫前水肿、女性月经不调。胆汁性肝硬化患者常伴有黄疸、尿色深、瘙痒、肝大，有时还伴有黄色瘤。在胆汁性肝硬化中，由于脂肪泻而导致的营养不良和发育不良可能更为明显。

（3）实验室检查：AST和ALT常有轻度异常，白蛋白水平降低。PT延长，且可能对维生素K治疗无效。外周血涂片上可见毛刺和靶状红细胞。如果存在脾功能亢进，则会出现贫血、血小板计数减少和白细胞计数减少。肝硬化患者的血液检查也可能是正常的。在胆汁性肝硬化中，常见结合胆红素、胆汁酸、GGT、碱性磷酸酶和胆固醇水平升高。

（4）影像学检查：肝脏超声、CT或MRI检查可显示肝结构异常和结节。在胆汁性肝硬化，胆道树的异常可能较明显。弹性成像和纤维化扫描显示肝硬度增加。

（5）病理表现：肝活检发现再生结节和周围纤维化是肝硬化的标志。胆汁性肝硬化的病理特征还包括肝小管和肝细胞胆汁淤积及胆管堵塞。小叶间胆管可能增加或减少，这取决于病因和疾病进程的阶段。

3. *鉴别诊断* 在儿科中，多种疾病可导致肝硬化，包括胆道梗阻（胆道闭锁、胆总管囊肿、胆管狭窄）、先天性遗传代谢病（PFIC、α_1-抗胰蛋白酶缺乏症、半乳糖血症、果糖血症、GSD Ⅲ型和Ⅳ型、囊性纤维化、线粒体肝病，肝豆状核变性）、病毒和寄生虫感染（HBV、HCV、华支睾吸虫、裂体吸虫和蛔虫）、慢性药物和毒素接触、自身免疫性肝炎、原发性硬化性胆管炎、血管异常和非酒精性脂肪性肝病。大多数胆汁性肝硬化是由先天性胆管异常（胆道闭锁、胆总管囊肿）、胆管肿瘤、肝内胆管囊性扩张症、进行性家族性肝内胆管炎、原发性硬化性胆管炎、肝内胆管缺乏和囊性纤维化所致。肝硬化的演变可能是隐匿的，没有公认的黄疸期。在诊断为肝硬化时，可能有潜在的肝脏疾病活动，伴有肝功能异常、肝衰竭，也可能无肝脏疾病活动，此时肝功能正常。

4. *并发症* 儿童期肝硬化的主要并发症包括进行性营养不良、激素紊乱、感染、门静脉高压及其并发症（胃肠道出血、腹水和肝性脑病）。肝细胞癌在肝硬化中发生率越来越高，特别是在患有慢性遗传性酪氨酸血症或长期患有HBV或HCV感染的患者中。一些肝硬化患儿可发展为以血管扩张和缺氧为特征的肝-肺综合征、门-肺过度扩张或以肾功能进行性恶化为特征的肝-肾综合征。

5. *治疗* 目前尚无治疗慢性肝硬化的特异性方法，但一旦发现一种可治疗的疾病（如肝豆状核变性、半乳糖血症、自身免疫性肝炎）或消除了致病因素（HBV、HCV、药物、毒素），就可以改变疾病进程，偶尔可见纤维化消失。近期证据表明，成功的抗病毒治疗可以逆转丙型肝炎病毒和乙型肝炎病毒引起的肝硬化。肝硬化患儿应接种甲肝、乙肝疫苗，每年都应进行血清甲胎蛋白监测和肝结节超声检查，以监测肝细胞癌的发展。肝移植适用于由进展性疾病引起的肝硬化患者、肝合成功能恶化的患者，有无法控制的肝硬化并发症者。

6. 预后　肝硬化的过程是不可预测的。如果不进行移植，患者可能在10～15年死于肝衰竭。胆红素升高、维生素K抵抗性凝血异常或难治性腹水的患者通常存活不到2年。一些患者的终末期表现可能是全身性出血、败血症或心搏、呼吸停止。对于胆汁性肝硬化患者，除了那些手术后可使病变减小或消退的潜在肝病，其他预后较为相似。肝移植后长期生存率为70%～90%。

（十八）门静脉高压

诊断要点和主要特点
● 脾大 ● 反复腹水 ● 静脉曲张出血 ● 脾功能亢进

1. 概述　门静脉高压是指门静脉压力比下腔静脉压力高5mmHg。门静脉高压是肝硬化最常见的结果。门静脉高压可分为肝前性、肝性和肝后性。虽然具体的病变在其临床症状和体征上有所不同，但门静脉高压的后果是相似的。

（1）肝前性门静脉高压：儿童获得性门静脉和脾静脉异常导致的肝前性门静脉高压占儿童静脉曲张出血病例的30%～50%。可能有新生儿脐炎、败血症、脱水或脐静脉置管史。年龄较大的儿童的病因包括局部创伤、腹膜炎（门静脉炎）、高凝状态和胰腺炎。症状可能在1岁之前出现，但在大多数情况下，直到3～5岁才确诊。新生儿病史阳性的患者常更早出现症状。

各种各样的门静脉或脾静脉畸形，其中一些可能是先天性的，包括瓣膜缺损和节段性闭锁。海绵状变是由于血栓形成的门静脉周围侧支形成，而不是先天性畸形，静脉阻塞的部位可能是从肝门到脾门的任何地方。

（2）肝上静脉阻塞或血栓形成（Budd-Chiari综合征）：在大多数情况下，儿童没有明确证实的病因，而肿瘤、药物和高凝状态是成人常见的病因。在炎性肠病中，少数情况下可出现肝静脉血栓形成，进而导致内源性肠毒素进入肝，引起肝静脉炎。此外，肝静脉阻塞可能继发于肿瘤、腹部创伤、高热或败血症，也可能继发于脐疝或腹裂修补后。先天性腔静脉带、网、膜或肝静脉上方狭窄有时是病因之一。肝静脉血栓形成可能是口服避孕药的并发症。潜在的血栓性疾病（抗凝血酶Ⅲ、蛋白C或S或Leiden因子Ⅴ缺乏；抗磷脂抗体；或凝血酶原基因突变）在成人中很常见。

（3）肝内门静脉高压

1）肝硬化：参见之前相关内容。

2）静脉阻塞性疾病（急性期）：这种情况最常见于骨髓或干细胞移植受者。其他原因包括高剂量的硫代嘌呤，摄入吡咯里西啶生物碱（“灌木茶”）或其他草本茶，以及发生在先天性免疫缺陷状态的家族性疾病。该病的急性发作一般发生在骨髓移植后的第一个月，并出现体重增加（腹水）、肝大和黄疸。

3）先天性肝纤维化：这是一种罕见的常染色体隐性遗传引起肝内窦前性门静脉高压症（表22-10）。肝活检通常可有诊断意义，表现为Von-Meyenburg复合体（异常扩张的胆管簇）。在血管造影上，门静脉的肝内分支可能重复。常染色体隐性遗传性多囊肾病常与此疾病相关。

4）其他罕见的原因：肝门静脉硬化症（特发性门静脉高压症、非肝硬化性门脉纤维化）、肝局灶性结节性再生和血吸虫性肝纤维化也是肝内窦前性门静脉高压症的罕见原因。

2. 临床表现

（1）症状和体征：对于肝前门静脉高压症，脾大是最常见的体征，有腹水。常见的症状是呕血和黑粪。

以下因素存在提示肝前门静脉高压症的存在：①新生儿期或婴儿早期发生严重感染，尤其是脐炎、败血症、胃肠炎、严重脱水或长时间脐静脉置管；②既往无肝病病史相关证据；③在症状出现或意识到症状之前是健康的；④肝大小正常，肝检查显示脾大。

大多数肝上门静脉高压症患者表现为腹痛、急性肝大及腹水。黄疸只出现在25%的患者中。呕吐、呕血和腹泻较少见。因为阻塞通常是急性的，所以慢性肝病通常没有皮肤征象。下腔静脉阻塞影响肝静脉流出时，可看到腹背部和腹前侧的浅静脉扩张，并伴依赖性水肿。无肝-颈静脉反流（当静脉受压时颈静脉扩张）。

肝内门静脉高压症的症状和体征通常与肝硬化类似（参见“肝硬化”的内容）。

（2）实验室检查和影像学：大多数其他常见的脾大或肝脾大的原因可以通过适当的实验室检查排除。血培养、EBV和肝炎血清学、血涂片检查、骨髓检查和肝功能检查是必要的。在肝前型门静脉高压症中，肝功能通常是正常的。在Budd-Chiari综合征和静脉闭塞性疾病中，常出现轻度至中度高胆红素血症，并伴有AST、ALT和PT/INR的中度升高。据报道，静脉闭塞性疾病早期纤溶参数（尤其是纤溶酶原激活物抑制剂1）明显增加。脾亢伴有轻度白细胞减少和血小板减少。上消化道内镜检查可以发现有症状患者的上段静脉曲张。

对肝、门静脉、脾静脉、下腔静脉和肝静脉的多普勒超声扫描有助于确定血管解剖结构。在肝前性门静脉高压症中，门静脉或脾静脉异常可能很明显，而肝静脉是正常的。当怀疑非肝硬化门静脉高压症时，可以通过血管造影进行诊断。手术分流前建议选择性肠系膜上动脉造影或磁共振成像，以确定肠系膜上静脉的通畅性。

对于肝上型门静脉高压症，在可疑梗阻的上方或下方行下腔静脉造影，可能会显示内部充盈缺损、浸润性肿瘤或邻近病变对下腔静脉的外源性压迫。肝尾状叶增大提示可能为Budd-Chiari综合征。如果存在大量腹水，需特别注意膈下下腔静脉的压力异常。

肝静脉楔压的测定和肝静脉造影可用于显示肝大小血管的梗阻，在没有阻塞的情况下，血流可以通过肝血窦状回流到门静脉分支。在鉴别诊断时，还应测定右心和膈上的下腔静脉压力，以鉴别缩窄性心包炎和肺动脉高压。

3. *鉴别诊断* 所有引起脾大的原因都必须进行鉴别诊断。最常见的是感染、免疫性血小板减少性紫癜、恶性血液病、脂质代谢障碍、网状内皮细胞增多症、肝硬化、脾脏囊肿或血管瘤。当发生呕血或黑粪时，需鉴别其他原因引起的胃肠道出血，如胃或十二指肠溃疡、肿瘤、重复畸形和炎性肠病。

由于几乎所有肝上型门静脉高压症均可出现腹水，存在腹水时应注意排除引起肝硬化的其他原因，其他导致肝上型（心脏，肺）门静脉高压的原因也必须排除。腹水也可发生在肝前门静脉高压症，但不常见。

4. *并发症* 门静脉高压症的主要表现和并发症是食管静脉曲张出血。致命的失血不常见，但低血容量休克或由此引起的贫血可能需要及时治疗。脾功能亢进伴白细胞减少和血小板减少，但很少引起主要症状。

不经治疗，肝上型门静脉高压症的完全性和持续性肝静脉阻塞会导致肝衰竭、昏迷和死亡。非门脉型肝硬化可发展为慢性肝静脉闭塞性疾病，其中中小型肝静脉受到影响。罕见的先天性肝纤维化患者可发生肾衰竭而死亡。

5. *治疗* 一般缺乏对非肝硬化门静脉高压的特异性治疗。积极的药物治疗对肝前型门静脉高压的并发症通常是很有效的。门静脉分流术及肠系膜-左门静脉分流术可获得较好的效果。在条件允许的情况下（左门静脉通畅，活检未发现潜在肝病），肠系膜-左门静脉分流术可作为首选。在骨髓移植预处理前，预防性使用UDCA或去纤维蛋白核苷酸可以预防静脉闭塞性疾病。应用去纤维蛋白核苷酸治疗并停用可疑的致病药物可能提高治愈率。经颈静脉肝内门体分流术在静脉阻塞性疾病的治疗中取得了成功。对于肝上型门静脉高压，应尽可能纠正其潜在的根本原因。如果明确有明显的血管梗阻,应尝试手术或血管造影来解除梗阻。如无禁忌证，一般治疗效果不好时，应尽早考虑行肝移植。在大多数情况下，门静脉高压的治疗是针对并发症的治疗（表22-9）。

6. *预后* 对于肝前型门静脉高压，预后取决于阻塞的部位、静脉曲张根除的有效性、是否有合适的血管进行分流手术，以及外科医生的经验。在接受治疗的患者中，出血的发生可在青春期后逐渐减少。分流手术后肝性脑病不常发生，除非蛋白质摄入过量，但

表22-9 门静脉高压症并发症的治疗

并发症	诊断	治疗
食管静脉曲张出血	静脉曲张出血的内镜检查	动脉硬化和静脉曲张套扎术、奥曲肽（30μg/m² BSA/h 静脉注射）、儿童三腔两囊管、外科门体分流术，TIPS，外科静脉曲张套扎术，选择性静脉栓塞，OLT。普萘洛尔（非选择性β受体阻滞剂）可用于预防复发性出血
腹水	查体（液波震颤、移行性浊音）、腹部超声检查	限钠[1～2mEq/（kg·d）]、螺内酯[3～5mg/（kg·d）]、呋塞米[1～2mg/（kg·d）]、静脉补充白蛋白（每次0.5～1g/kg）、穿刺、腹腔静脉（LeVeen）分流术、TIPS、外科门体分流术、OLT[a]
肝性脑病	神经系统检查异常，血氨升高	限制蛋白质摄入[0.5～1g/（kg·d）]、静脉输注葡萄糖[6～8mg/（kg·min）]、新霉素（2～4g/m² BSA-PO分4次给药）、利福昔明（200mg/m² BSA-PO，12岁以上儿童每日3次）、乳果糖（每次1ml/kg，每4～6小时口服1次），血浆置换，血液透析，OLT
脾功能亢进	白细胞计数降低，血小板和（或）血红蛋白降低。脾大	不干预，部分脾栓塞术，门体分流术，TIPS，OLT。脾切除术可能加重静脉曲张出血

BSA. 体表面积；OLT. 原位肝移植；PO. 经口；TIPS. 经颈静脉肝内门体分流术

a 按管理顺序排列

与单纯药物治疗相比，接受肠系膜 - 左门静脉分流术的患者的神经系统预后可能更好。

肝静脉阻塞的死亡率非常高（95%）。静脉闭塞性疾病的预后较好，50% 的急性期和 5% ～ 10% 的亚急性期患者可以完全康复。

（十九）胆道疾病

诊断要点和主要特点
● 发作性右上腹部疼痛
● 胆红素、碱性磷酸酶和 GGT 升高
● 腹部超声检查发现结石或胆汁淤积

1. *胆石症*

（1）概述：胆结石可能在所有年龄段的儿童甚至胎儿期发生发展。胆结石可分为胆固醇结石（＞ 50% 胆固醇）和色素结石 [黑色（无菌胆汁）和棕色（感染胆汁）]。10 岁以前，以色素结石最常见，而胆固醇结石占青春期胆结石的 90%，这个过程在某些患者中是可逆的。

（2）临床表现

1）病史：大多数有症状的胆结石与急性或反复发作的中度到重度、剧烈的右上腹或上腹部疼痛有关。疼痛可能放射到胸骨后或右肩。在少数情况下，可有黄疸、背部疼痛或全身及腹部不适的症状，同时伴有胰腺炎时，则提示结石嵌塞在胆总管或壶腹部。发作期间可能会出现恶心和呕吐。疼痛通常发生在餐后，尤其是在摄入高脂肪食物后。胆结石的危险人群包括已知或疑似溶血性疾病患者；女性；有妊娠史的青少年；肥胖者；体重迅速减轻的个体；患有门静脉血栓的儿童；某些种族或民族，特别是美洲土著人（皮马印第安人）和西班牙裔人；患有回肠疾病（克罗恩病）或回肠切除术的婴儿和儿童；囊性纤维化或肝豆状核变性患者；长期接受肠外营养的婴儿和有胆汁酸转运体缺陷的婴儿。其他尚不明确的危险因素包括阳性家族史、服用避孕药和糖尿病。

2）症状与体征：在急性疼痛发作期间，出现右上腹部或上腹部压痛，伴吸气停止（墨菲征），通常无腹膜炎体征。虽然巩膜黄染很少出现，但对诊断是有帮助的。除黄疸外，也可出现潜在溶血性疾病相关的表现，如苍白（贫血）、脾大、心动过速和高输出量心脏杂音。发热在普通病例中不常见，一旦出现，应注意警惕胆管炎或胆囊炎。

3）实验室检查：实验室检查通常是正常的，除非结石在肝外胆管系统中沉积，在这种情况下，血清胆红素和 GGT（或碱性磷酸酶）可能升高。如果大乳头处出现结石阻塞并导致胆石性胰腺炎，淀粉酶和脂肪酶水平可能会升高。

4）影像学检查：超声检查是首选的影像学检查，可以显示腔内异常的内容物（结石、胆泥）及胆囊的解剖改变或胆管系统的扩张。无回声声影的存在可区分结石与腔内淤泥或泥球。在某些病例中，ERCP、MRCP 或内镜超声可能有助于明确胆管的细微异常和定位胆管内结石。

（3）鉴别诊断：表 22-10 总结了具有类似表现的其他胆道系统异常情况。肝病（肝炎、脓肿或肿瘤）可引起类似的症状或体征。当疼痛位于上腹部或胸骨后时，还应考虑消化性疾病、反流性食管炎、食管裂孔疝、心脏病和纵隔气肿。如果疼痛局限于右侧或背部中部，还应考虑肾脏或胰腺疾病。肝包膜下或包膜上病变（脓肿、肿瘤或血肿）或右下叶浸润也可能是非创伤性右肩痛的原因。

表 22-10 儿童胆道疾病

	急性积液 / 短暂性胆囊扩张[a, b]	胆总管囊[c]（图 22-1）	非结石性胆囊炎[d]	Caroli 病[e]（特发性肝内胆管扩张）	先天性肝纤维化[f]	胆道运动障碍[g]和功能性消化不良
易感性或相关条件	有长期禁食或系统性疾病的早产儿、肝炎、胆囊管异常、川崎病、细菌性败血症、EBV 感染	先天性疾病、女性、亚洲人、很少有 Caroli 病或先天性肝纤维化	全身性疾病、脓毒症（链球菌、沙门氏菌、克雷伯菌等）、EBV 或 HIV 感染、胆囊淤滞、胆囊管阻塞(结石、淋巴结、肿瘤)	先天性疾病，也见于先天性肝纤维化或胆总管囊肿、女性、常染色体隐性遗传多囊肾病	家族性（常染色体隐性），25% 为常染色体隐性多囊肾病（*PKHD1* 突变）、胆总管的囊肿、Caroli 病	学龄期和青少年
症状	在早产儿中无症状。较大儿童会出现呕吐，腹痛	腹痛，呕吐，黄疸	急性严重腹痛，呕吐，发热	反复腹痛、呕吐、发热、胆道炎时可出现黄疸	呕血，食管静脉曲张出血导致黑粪	间歇性上腹痛或右上腹痛

续表

	急性积液/短暂性胆囊扩张[a, b]	胆总管囊[c]（图22-1）	非结石性胆囊炎[d]	Caroli病[e]（特发性肝内胆管扩张）	先天性肝纤维化[f]	胆道运动障碍[g]和功能性消化不良
体征	右上腹腹部包块，质软	新生儿期黄疸、白便、尿液颜色加深。较大儿童右上腹腹部包块或压痛	中上腹部和右上腹部压痛。偶尔在右上腹可触及肿块	黄疸、肝大	肝脾大	通常是正常的
实验室异常	大部分正常，脓毒症时白细胞计数增加（早产儿可能减少），肝炎时肝功能异常	高结合胆红素血症、GGT升高、AST轻度升高，胰血清淀粉酶升高常见	白细胞计数升高，肝功能正常或轻度异常	肝功能异常、胆管炎患者白细胞计数增加、如果与先天性肝纤维化有关则尿液异常	血小板计数和白细胞计数低（脾功能亢进），AST、GGT轻度升高。尿浓缩障碍	通常是正常的
最有用的诊断性研究	胆囊超声	胆囊超声，MRCP，超声内镜	肝闪烁扫描确认胆囊无功能。US或腹部CT扫描可排除其他邻近疾病	肝穿刺胆管造影，MRCP，ERCP，肝闪烁扫描，超声	肝脏活检。肝脏和肾脏的超声检查。上消化道内镜检查	普通超声，核医学肝胆显像扫描并不能预测儿童胆囊切除术后预后
治疗	相关疾病的治疗。很少需要进行膀胱造口术。很少行胆囊切除术	如果发生急性梗阻，则ERCP。最终的治疗方法是手术切除和胆道空肠吻合术	广谱抗生素覆盖，然后胆囊切除术	抗生素和外科或内镜下胆管引流术、肝移植、局灶切除术	门静脉高压症的治疗。肝和肾脏移植	有症状者需要治疗。如果病情需要，可考虑行胆囊切除术
并发症	胆汁性腹膜炎并发穿孔罕见	进行性胆汁性肝硬化。胆管癌的发生率增加。某些患者可并发胆管炎	穿孔和胆汁性腹膜炎、脓毒症、脓肿或瘘管形成、胰腺炎	败血症伴有胆管炎，胆汁性肝硬化，门静脉高压。导管内结石。胆管癌	静脉曲张出血。脾破裂，严重血小板减少。进行性的肾衰竭	手术后持续疼痛。手术并发症
预后	若具备解决潜在问题的能力，则预后极好，如果疾病无法解决，需要考虑胆囊管阻塞	取决于囊肿的解剖类型、相关条件和手术的成功。一些患者需要肝移植	早期诊断和治疗，预后良好	较差，肝功能逐渐恶化。预计将进行多种外科引流术。肝移植可改善长期预后	在没有严重肾受累和门静脉高压控制的情况下，预后良好。患胆管癌的风险轻微增加	类似于其他功能性胃肠疾病。手术是否对胆道运动障碍有益尚不明确

AST，天冬氨酸转氨酶；CT，计算机断层扫描；EBV，爱泼斯坦 - 巴尔病毒；HIV，人类免疫缺陷病毒；MRCP，磁共振胰胆管造影；US，超声

a Crankson S et al. Acute hydrops of the gallbladder in childhood. Eur J Pediatr 1992;151:318 [PMID:9788647].

b Mathai SS et al. Gall bladder hydrops—a rare initial presentation of Kawasaki disease. Indian J Pediatr 2013;80:616-617 [PMID: 23180399].

c Ronnekleiv-Kelly SM, Soares KC, Ejaz A, Pawlik TM. Management of choledochal cysts. Curr Opin Gastroenterol 2016 May;32(3):225-231 [PMID:26885950].

d Imamoglu M et al. Acute acalculous cholecystitis in children: diagnosis and treatment. J Pediatr Surg 2002;37:36 [PMID: 11781983]."

e Liang JJ, Kamath PS:Caroli syndrome. Mayo Clin Proc 2013;88(6):e59 [PMID: 23726409].

f Hoyer PF: Clinical manifestations of autosomal recessive polycystic kidney disease. Curr Opin Pediatr 2015 Apr;27(2):186-192 [PMID: 25689455].

g Santucci NR, Hyman PE, Harmon CM, et al. Biliary dyskinesia in children:a systematic review. J Pediatr Gastroenterol Nutr 2017 Feb;64(2):186-193 [PMID:27472474].

（4）并发症：主要与胆囊管或胆总管结石嵌顿有关，这可能导致狭窄或穿孔，继而导致胆瘘。壶腹部的结石常引起胆源性胰腺炎。

（5）治疗：有症状的胆石症可采用腹腔镜胆囊切除术或开腹胆囊切除术治疗。对于某些患者，还应考虑行术中经胆囊管胆道造影术或术前超声内镜检查，以确定胆道系统有无结石残留。肝外胆管结石可通过ERCP去除。

早产儿在接受肠外营养后发生胆结石时，可进行超声检查。大多数婴儿没有症状，结石在3～36个月后逐渐消退。在儿童中，使用胆石溶解剂（UDCA）或机械方法（碎石术）溶解胆石尚未得到批准。无症状的胆结石通常不需要治疗，因为只有不超过20%的胆结石最终会导致相应异常。

（6）预后：普通病例采用标准或腹腔镜胆囊切除术的预后良好。

2. *原发性硬化性胆管炎*

诊断要点和主要特点

- 瘙痒和黄疸
- GGT升高
- 与炎性肠病有关
- ERCP或MRCP异常

（1）概述：原发性硬化性胆管炎（PSC）是一种进行性肝病，其特征是肝内和（或）肝外胆管的慢性炎症和纤维化，导致整个或部分胆管纤维化狭窄和囊状扩张。PSC的病因可能是多因素的，包括遗传倾向，先天性和自身免疫性的改变。PSC在男性中更为常见，并且与炎性肠病（尤其是溃疡性结肠炎）强烈相关。组织细胞增多症、AIH、IgG4相关性自身免疫性胰腺炎、干燥综合征、先天性和获得性免疫缺陷综合征及囊性纤维化时也可见到PSC样的情况。由隐孢子虫引起的硬化性胆管炎可发生在免疫缺陷综合征中。

（2）临床特点

1）症状与体征：PSC通常起病隐匿，可能无症状。临床症状包括腹痛、乏力、皮肤瘙痒、黄疸和体重减轻。可发生白陶土样便、脂肪泻、肝脾大。

2）实验室检查：最早的发现可能是GGT无症状性升高。随后的实验室异常包括碱性磷酸酶和胆汁酸水平升高。继之可能出现胆汁淤积性黄疸和AST和ALT升高。常出现自身免疫性肝病（ANA和ASMA）的标志物阳性，但对PSC不是特异性的，实际上可能是与AIH（重叠综合征或自身免疫性胆管炎）同时重叠所致。

3）诊断：PSC的超声检查通常是正常的，但可以见到与胆管狭窄相关的扩张胆管。MRCP是中/大胆管PSC的首选诊断检查，显示胆管树形态不规则，包括正常肝内胆管的囊状扩张伴节段性狭窄（“串珠”）、大导管的明显狭窄或较小胆管分支的“修剪”。ERCP对诊断肝内胆管不规则性病变更为敏感，并可以进行治疗干预。在约15%的病例中，MRCP正常，病变仅表现在小胆管（“小胆管PSC”），小胆管PSC是根据肝组织学发现的胆管周围同心纤维化（“洋葱皮”）来诊断的。

（3）鉴别诊断：包括感染性肝炎、继发性硬化性胆管炎、AIH、进行性家族性肝内胆汁淤积症3型、囊性纤维化、胆总管囊肿或其他胆管异常，如Caroli病（表22-10）。

（4）并发症：包括顽固性瘙痒、细菌性胆管炎、胆管纤维化、肝硬化和门静脉高压相关并发症。慢性进展至终末期肝病的可能性较高，患胆管癌的风险也会增加。

（5）治疗：PSC的治疗侧重于支持治疗。熊去氧胆酸通常用于儿童，但高剂量可能会使成人疾病恶化，使用UDCA、利福平或纳曲酮可改善瘙痒。自身免疫性硬化性胆管炎或IgG4型胆管炎患者应使用皮质类固醇和硫唑嘌呤治疗。胆管炎应使用抗生素治疗，支架扩张治疗主要的胆管狭窄部位可以减轻症状。肝移植对于终末期患者有效，但移植后疾病复发率可能高达20%。

（6）预后：大多数患者最终将在成年后需要肝移植。PSC是美国成人肝移植的第五大适应证。

3. *其他胆道疾病* 关于各种类型胆总管囊肿的示意图见图22-1。有关急性积液、胆总管囊肿、钙化性胆囊炎、Caroli病、胆道运动障碍和先天性肝纤维化的概要信息，请参阅表22-1。

（二十）化脓性和阿米巴肝脓肿

诊断要点和主要特点

- 发热和肝肿痛
- 肝脏超声显示脓肿
- 血清阿米巴抗体阳性或脓肿液细菌培养阳性

1. *概述* 化脓性肝脓肿在发达国家很少见，但在发展中国家仍然是一个重要问题。最常见的病因是金黄色葡萄球菌，肠道细菌不常见，也可发生真菌脓肿。病变多为单发，位于右肝叶。不常见的病因包括脐炎、亚急性感染性心内膜炎、肾盂肾炎、克罗恩病和肾周脓肿。在免疫功能低下的患者中，金黄色葡萄球菌、革兰阴性菌和真菌可能会从动脉系统播散至肝。多发性化脓性肝脓肿与严重脓毒症有关。服用抗炎药、免疫抑制剂的儿童和白细胞功能缺陷（慢性肉芽肿性疾病）的儿童容易发生化脓性肝脓肿，尤其是由金黄色葡萄球菌引起的肝脓肿。

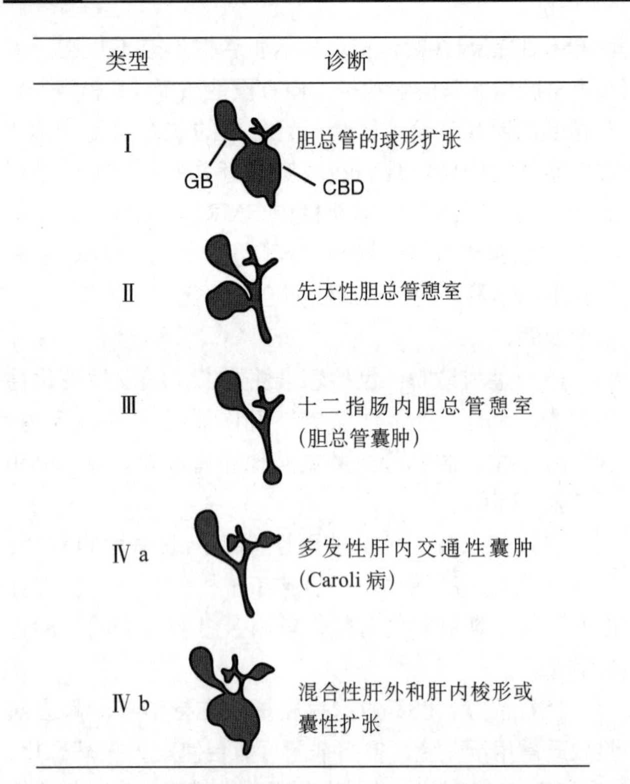

图 22-1 胆管囊性扩张的分类。Ⅰ型、Ⅱ型和Ⅲ型是肝外胆管囊肿。Ⅳa 型为单纯肝内型，Ⅳb 型为肝内外型

当溶组织内阿米巴原虫侵入大肠时，可发生阿米巴肝脓肿，但不常出现腹泻史。

2. *临床特点*

(1) 病史：常见发热、寒战、精神萎靡和腹痛等非特异性症状。阿米巴肝脓肿在儿童中很少见，5 个月内有疫区旅行史者的风险增加。

(2) 症状与体征：体重减轻是很常见的，尤其是当诊断被延误时。少数患者有寒战和黄疸。主要的主诉是肝大引起持续的隐痛，可有触痛。体格检查可发现横膈上移，呼吸动度减弱或消失，可通过 X 线透视证实。

发热和腹痛是阿米巴肝脓肿最常见的 2 种症状。腹部压痛和肝大占 50% 以上。偶发前驱症状可能包括咳嗽、呼吸困难和右胸脓肿破裂时的肩痛。

(3) 实验室检查：白细胞计数增加，有时还伴有贫血。肝功能检查可能是正常的，或显示转氨酶和碱性磷酸酶轻度升高。血培养可能呈阳性。在发达国家，化脓性肝脓肿与阿米巴脓肿的区别最好是通过对特异性抗体（95% 以上的阿米巴性肝病患者呈阳性）进行间接血凝试验，以及后者对抗阿米巴治疗（甲硝唑）的迅速临床反应。在超声引导下对脓肿进行穿刺检查有助诊断。

(4) 影像学检查：超声是评估化脓性和阿米巴脓肿的最有意义的辅助检查，可以检测到小至 1 ～ 2cm 的病变。MRI、CT 或核素扫描可用于鉴别肿瘤或肝棘球蚴病。右肺下叶实变在阿米巴脓肿中较常见（10% ～ 30%）。

3. *鉴别诊断* 肝炎、肝癌、肝棘球蚴病、胆囊疾病或胆道感染都可有肝脓肿样表现。膈下脓肿、脓胸和肺炎也有类似的表现。肠道或胆道系统的炎症性疾病也可并发肝脓肿。

4. *并发症* 脓肿的自发性破裂可能会随着感染扩展到膈下间隙、胸腔、腹腔，偶尔也会波及心包。严重者可发生支气管胸膜瘘，伴有大量咳痰和咯血。同时，阿米巴肝脓肿可继发细菌感染（10% ～ 20% 的患者）。另有相关报道见血行播散至脑和肺。

5. *治疗* 小的细菌性肝脓肿（< 5cm）或未液化的肝脓肿可以用药物治疗。单发较大或已发生液化肝脓肿，应选择超声或 CT 引导下经皮穿刺针吸术，以及需氧和厌氧培养，同时置入导管引流，联合适当的抗生素治疗。多发性肝脓肿也可以用这种方法治疗。如果发生肝包膜外破裂或怀疑有肠肝瘘时，应进行手术治疗。

无并发症的阿米巴脓肿应口服甲硝唑，35 ～ 50mg/（kg・d），分 3 次给药，持续 10d。不能口服的患者，可静脉给药。对于药物治疗失败或囊肿 > 10cm 者，可采用针吸或手术引流。一旦可以耐受口服喂养，就应开始使用碘喹醇等腔内抗阿米巴药。3 ～ 6 个月脓腔可消退。

6. *预后* 经引流及抗生素治疗，治愈率达 90% 左右。死亡率下降，但化脓性肝脓肿的死亡率仍为 4%，尤其是合并肝外并发症时。阿米巴肝脓肿的死亡率低于 1%。

（二十一）肝肿瘤

诊断要点和主要特点

- 腹部肿大、疼痛、体重减轻、贫血
- 肝大伴或不伴明确的肿块
- 影像学提示存在占位病变
- 剖腹和组织活检

1. *概述* 原发性肝肿瘤占儿童实体瘤的 0.3% ～ 5%。其中 2/3 是恶性肿瘤，肝母细胞瘤最常见（占所有儿童肝恶性肿瘤的 79%）。肝母细胞瘤通常发生于 6 月龄至 3 岁的儿童，男性居多。大多数儿童表现为无症状的腹部肿块，但也可能出现更严重的疾病，如体重减轻、厌食、腹痛和呕吐。患有 Beckwith-Wiedemann 综合征和家族性腺瘤性大肠息肉病的儿童患肝母细胞瘤的风险增加，并且在 5 岁之前，应进行常规的甲胎蛋白测定和腹部超声检查。此外，与体重超过 2500g 的婴儿相比，低出生体重儿（< 1000g）患肝母细胞瘤的风险增加了 15 倍。很难与肝细胞癌（另一种主要的肝恶

性肿瘤）进行很难。

肝细胞癌最常见于 10 ～ 12 岁儿童，男性更常见。儿童更容易出现晚期疾病，因此会出现腹胀、疼痛、厌食和体重减轻等症状。慢性 HBV 或 HCV 感染、肝硬化、糖原贮积病 I 型、酪氨酸血症和 α_1- 抗胰蛋白酶缺乏症的患者发生肝细胞癌的风险增加。在接受雄激素治疗的 Fanconi 综合征和再生障碍性贫血的患者中，必须注意肝细胞癌的晚期进展。对有特殊易感性的青少年使用合成代谢类固醇会导致肝肿瘤的发生。此外，Wilms 肿瘤、神经母细胞瘤和淋巴瘤也可能转移到肝。

2. 临床特点

（1）病史：明显的腹胀，伴或不伴有疼痛，是最常见的特征。可出现上腹部隆起或有硬肿块。患儿可能会出现厌食、体重减轻、乏力、发热和寒战等临床正常。伴有胆道梗阻时可有黄疸或瘙痒。据报道，女性男性化是肿瘤促性腺活性增加的结果。男性双侧乳房女性化发育可能与血液中雌二醇水平升高有关，后者是循环中肝产生的雄激素芳香化增加所致。也有报道出现间质细胞增生、精子生成障碍的病例。

（2）症状与体征：常见的症状有体重减轻、皮肤苍白、腹痛伴腹部增大。体格检查显示肝大，伴或不伴明确肿块，肿块通常位于中线右侧。在没有肝硬化的情况下，通常没有慢性肝病的症状。

（3）实验室检查：肝功能检查正常者很常见。患儿常有贫血，尤其是肝母细胞瘤。甲胎蛋白水平通常升高，尤其在肝母细胞瘤中。雌二醇水平有时会升高。组织诊断可通过超声或 CT 引导下的肝肿块穿刺活检获得，但最好由剖腹手术获得。

（4）影像学检查：超声、CT 和 MRI 对诊断、分期和观察肿瘤对治疗的反应有帮助。通常在术前完善胸部 CT 以明确有无转移。

3. 鉴别诊断　对于没有明显肿块的患儿，鉴别诊断主要针对肝大是否伴有贫血或黄疸。应排除血液系统疾病和营养状况异常，以及 HBV 和 HCV 感染、α_1-抗胰蛋白酶缺乏症、脂质沉积病、组织细胞增多症、糖原贮积症、酪氨酸血症、先天性肝纤维化、囊肿、腺瘤、局灶性结节性增生和血管瘤。如果有发热，必须考虑肝脓肿（化脓性或阿米巴性）。静脉闭塞性疾病和肝静脉血栓形成较罕见。左叶肿瘤可能被误认为是胰腺假性囊肿。

4. 并发症　随着肿瘤进行性增大，可能出现腹部不适、腹水、呼吸困难和广泛的转移（尤其是肺和腹部淋巴结转移）。肿瘤性肝破裂和腹腔内出血已有报道。

5. 治疗　对于可切除的肿瘤，手术完全切除病变是唯一的治愈机会。个别肺转移也应手术切除。放疗和化疗对肝母细胞瘤的治疗效果较好，但对肝细胞癌的治疗效果不佳。对于初次手术不能完全切除的肿瘤（尤其是肝母细胞瘤）（更多讨论请参见第 31 章），可选择化疗进行初始的肿瘤减灭术。肝移植可作为肝母细胞瘤的一种选择，其 10 年生存率为 85%。对于肝细胞癌，由于其典型症状出现在晚期，生存率很低。对于肿瘤伴有其他疾病（酪氨酸血症、胆道闭锁、肝硬化）或直径＜ 7cm 且无血管侵犯的患者，生存率可能更好。在乙肝病毒流行区，儿童接种乙肝疫苗已降低了肝细胞癌的发病率。

6. 预后　如果肿瘤完全切除，肝母细胞瘤和肝细胞癌的生存率分别为 90% 和 33%。如果有不能手术切除的转移瘤，肝母细胞瘤的生存率降低到 40%。精选挑选的手术不可完全切除的肝母细胞瘤患者中，肝移植后的存活率接近 65%。

（二十二）肝移植

原位肝移植适用于患有终末期肝病、急性暴发性肝衰竭、不可切除的肝部肿瘤或代谢性肝病并发症的儿童。每年约有 600 例小儿行肝移植，1 年（83% ～ 91%）和 5 年（82% ～ 84%）的存活率都很高。随着越来越多的免疫抑制剂选择、免疫抑制的个体化应用、受体的合理选择、手术技术的精进、并发症（如 CMV 和 EBV 感染、高血压、肾功能不全和血脂异常）的监测及术后管理经验的丰富，使得肝移植的预后得到明显改善。儿童肝移植的主要适应证如表 22-11 所示。

表 22-11　小儿肝移植适应证

适应证	儿童肝移植的比例（%）
胆道闭锁（Kasai 失败或失代偿性肝硬化）	39.6
代谢性疾病（α_1- 抗胰蛋白酶缺乏、尿素循环酶缺陷、Wilson 病、酪氨酸血症）	14.6
非胆道闭锁性胆汁淤积症（如 Alagille 综合征，PFIC）	13.6
急性肝衰竭	13.2
肝硬化（自身免疫性肝炎、乙型和丙型肝炎）	8.0
肝恶性肿瘤（不能切除的肝母细胞瘤、肝癌等）	5.8
其他	5.2

PFIC，进行性家族性胆汁淤积症

有可能接受肝移植的儿童应尽早转到儿科移植中心进行评估。除了正常大小的尸体肝，儿童还可以接受减少节段或分割的尸体肝和活体供肝移植，所有这些都扩大了潜在的捐助者。使用他克莫司、泼尼松、硫唑嘌呤、霉酚酸酯或西罗莫司等的终身免疫抑制疗法存在一定风险，但通常是必要的，以预防排斥反应。小规模的研究已经证实了免疫抑制剂完全停药的可能性，目前正在进行一项更明确的多中心研究。目前，应选择最小剂量的免疫抑制剂维持来预防同种异体排斥反应。肝移植的儿童整体生活质量是良好的。肾功能不全和低智商的风险会增加（高达 25%）。EBV 诱导的淋巴增生性疾病的终身风险约为 5%，与年龄、移植时 EBV 暴露状态及免疫抑制强度有关。

二、胰腺疾病

（一）急性胰腺炎

诊断要点和主要特点

符合以下 3 条中的 2 条

- 腹痛、恶心、呕吐或上背痛
- 血清脂肪酶和（或）淀粉酶升高≥正常上限的 3 倍
- 胰腺炎症的影像学证据（通常为 CT 或超声）

1. *概述* 目前儿童急性胰腺炎的发病率约为 1/10 000。急性胰腺炎的定义至少有以下 3 种：与急性胰腺炎符合的腹痛；血清淀粉酶和（或）脂肪酶大于正常上限的 3 倍；以及与急性胰腺炎相符的 US，CT 或 MRI 影像学改变。大多数急性胰腺炎是由药物、病毒感染、全身疾病、腹部创伤或胰腺血流阻塞引起的。超过 20% 是特发性的。胰腺梗阻的原因包括结石、胆总管囊肿、十二指肠肿瘤、胰腺分裂和蛔虫病。一些药物可导致急性胰腺炎，如柳氮磺吡啶、噻嗪类、丙戊酸、硫唑嘌呤、巯基嘌呤、天冬酰胺酶、抗反转录病毒药物、大剂量皮质类固醇和其他药物。也可能发生在囊性纤维化、系统性红斑狼疮、糖尿病、克罗恩病、糖原贮积病Ⅰ型、高脂血症、甲状旁腺功能亢进、过敏性紫癜、瑞氏综合征、有机酸中毒、川崎病或慢性肾衰竭；在营养不良的情况下进行快速再喂养；脊柱融合术后；以及某些基因突变。青少年应考虑酒精性胰腺炎。

2. *临床特点*

（1）病史：急性发作，持续性（数小时至数日），中度至重度上腹部疼痛，偶尔出现背部疼痛，常伴有恶心或呕吐。

（2）症状与体征：腹软，不硬。腹胀在婴幼儿中很常见，而腹部疼痛、压痛和恶心的症状在这个年龄组中较少见。黄疸不常见。可以观察到腹水，有些患者还会出现左侧胸腔积液。脐周和腹部瘀斑是罕见的，提示出血坏死性胰腺炎。

（3）实验室检查：主要表现是血清淀粉酶或脂肪酶升高（超过正常上限的 3 倍）。血清脂肪酶升高比血清淀粉酶持续时间长。6 月龄以下的婴儿可能没有淀粉酶或脂肪酶升高。在这种情况下，免疫反应性胰蛋白酶原升高可能更敏感。胰脂肪酶有助于鉴别血清脂肪酶升高的非胰腺原因（如唾液、肠道或输卵管）。严重者可出现白细胞计数增多、高血糖（血糖＞300mg/dl）、低钙血症、血细胞比容下降、血尿素氮升高、低氧血症和酸中毒，预后较差。

（4）影像学检查：超声检查是首选的影像学检查方法，主要用于评估导致胰腺炎的胆道疾病，可显示与肝左叶相比较低的回声密度。胰腺（尤其是体部和尾部）由于其上覆气体，超声成像通常很难。CT 扫描对胰腺的成像更为准确，对发现胰腺蜂窝织炎、假性囊肿或坏死更为有效。ERCP 或 MRCP 可用于腹部创伤、复发性急性胰腺炎、结石、导管狭窄和胰腺分裂等情况下确定主胰管通畅情况。

3. *鉴别诊断* 引起急性上腹部疼痛的原因还有很多，包括胃炎、消化性溃疡病、十二指肠溃疡、肝炎、肝脓肿、胆石症、胆囊炎、胆总管结石、急性胃肠炎、功能性消化不良、非典型阑尾炎、肺炎、肠扭转、肠套叠及非意外伤害。

4. *并发症* 早期并发症包括休克、水电解质平衡紊乱、肠梗阻、急性呼吸窘迫综合征和低钙血症。肾功能不全引起的高血容量可能与肾小管坏死有关。更严重病例的早期预测因素包括肾功能不全、大量液体需求和多系统器官功能障碍。5% ～ 20% 的患者可出现胰腺积液（假性囊肿内完全充满液体，并被封闭在坏死腔内，内有液体和固体坏死碎片），无症状或反复出现腹痛、呕吐或恶心。高达 60% ～ 70% 的假性囊肿会自行消失。可能发生感染、出血、破裂或瘘。蜂窝织炎的形成在儿童中很少见，但当出现时，可以从胰腺腺体进入腹膜后或进入网膜囊。这个炎性包块可能发生感染。成熟的症状性积液（假性囊肿或胰腺外壁坏死）可以通过内镜超声引导的膀胱胃造瘘术来治疗。慢性胰腺炎和胰腺外分泌或内分泌功能不全是急性胰腺炎的罕见的后遗症。

5. *治疗* 密切关注液体量、电解质平衡和呼吸状况。成人的数据表明，在急性胰腺炎的初始扩容时，乳酸林格液可能是首选。疼痛应该用阿片类和非阿片类药物积极治疗。过去提倡患者要禁食，但最近的研究表明，早期口服肠内营养可以缩短儿童轻中度胰腺炎的住院时间。在严重胰腺炎的情况下，通过鼻胃管或鼻腔肠管早期补充肠内营养比肠外营养具有更好的临床结局。

广谱抗生素的覆盖仅对坏死性胰腺炎有效。已知会引起急性胰腺炎的药物应该停止使用。对于外伤性胰腺破坏、其他解剖性梗阻病变、未处理或感染的假性囊肿或脓肿不适合内镜或影像学引导引流时，可进行外科治疗。早期内镜下胆道减压术可以降低因胆总管梗阻引起的胰腺炎的发病率。

6. *预后* 对于儿童，通过治疗预后良好，死亡率低于 0.4%。首次急性胰腺炎住院的儿童中，有多达 42% 的患者随后会有一次或多次因胰腺炎入院。

（二）慢性胰腺炎

慢性胰腺炎并不意味着长期胰腺炎，但提示胰腺因炎症有永久性的实质或导管改变。

病因与急性胰腺炎相似，但患有慢性胰腺炎的儿童更可能有潜在的遗传或解剖学危险因素。

1. *临床特点*

（1）病史：由于症状的非特异性和缺乏持续的实验室异常，诊断常被延误。通常有长期的上腹部反复疼痛和（或）恶心的病史。背部放射痛是常见的主诉。

（2）症状和体征：发热和呕吐很少见。由脂肪泻引起的腹泻和糖尿病症状可能在病程的后期出现。由获得性胰腺外分泌功能不全引起的营养不良也可能发生。

（3）实验室检查：血清淀粉酶和脂肪酶水平通常在急性发作早期升高，但在慢性发作期通常正常。胰腺功能不全可以通过粪胰弹性蛋白酶 1 水平低来诊断。越来越多的人使用多重基因检测板来筛查数量不断增加的已确定的慢性胰腺炎的遗传原因。一些已确定的基因包括阳离子胰蛋白酶原（PRSS1）、胰腺分泌型胰蛋白酶抑制剂、囊性纤维化跨膜传导调节因子（CFTR）、羧肽酶 A1 和糜蛋白酶 C。应考虑筛查胰源性（3c 型）糖尿病。囊性纤维化应检查检查汗液氯化物，甲状旁腺功能亢进时应检查血清钙。

（4）影像：在晚期疾病中，超声或 CT 检查可显示异常的腺体（增大、萎缩或钙化）、导管扩张和（或）高达 80% 的结石。MRCP 或 ERCP 可显示导管扩张、结石、狭窄或狭窄段。内镜超声可显示慢性胰腺炎的早期改变。

2. *鉴别诊断* 必须考虑其他引起复发性腹痛的原因。胰腺炎的特殊病因，如自身免疫性胰腺炎、甲状旁腺功能亢进、系统性红斑狼疮、感染性疾病、创伤性胰腺炎，以及肿瘤、结石或蠕虫引起的导管阻塞也要考虑，必须通过适当的检查予以排除。

3. *并发症* 严重腹痛、脂肪泻、营养不良、胰腺假性囊肿和糖尿病是最常见的长期并发症。胰腺癌在慢性胰腺炎患者中发病率较高，70 岁以上遗传性胰腺炎（PRSS1 突变）患者中胰腺癌的发病率高达 40%。

4. *治疗* 需要对急性发作进行医学处理（参见“急性胰腺炎”相关内容）。如果强烈怀疑导管梗阻，应进行内镜治疗（球囊扩张、支架置入、取石或括约肌切开术）。大多数患者会复发。目前尚无有效的治疗方法可以改变慢性胰腺炎的病程。外分泌功能不全患者应采用胰酶治疗。化脓的积液可以通过内镜超声引导下的膀胱胃造瘘术排出，如果不能进行这种手术，可以采用介入放射学或外科手术的方法进行引流。

手术治疗包括胰管减压术、全胰腺切除术和自体胰岛细胞移植（TPIAT）。TPIAT 在专门的中心进行，对胰腺炎症有治疗作用，降低胰腺癌的风险，可以明显改善或缓解疼痛。然而，它有手术并发症的风险，导致终身外分泌功能不全，许多患者需要终身应用胰岛素。以前的胰腺手术减少了可从胰腺分离出来的胰岛细胞数量，增加了 TPIAT 后患糖尿病的风险。

5. *预后* 如果病变无法纠正，预后就不好。严重疼痛、胰腺功能不全、糖尿病和胰腺癌随之出现。吸毒成瘾和自杀是青少年致残的危险因素。TPIAT 可显著提高慢性重症胰腺炎疼痛患儿的生活质量。考虑到慢性胰腺炎的复杂性，多学科协作通常是有益的，应该考虑转诊到具有胰腺疾病管理专业知识的中心。

（三）囊性纤维化的胃肠和肝胆表现

囊性纤维化患者的临床表现以肺和胰腺受累为主（参见第 19 章），但也可累及其他器官。表 22-12 列出了可能影响囊性纤维化患者的重要胃肠道、胰腺和肝胆疾病及其临床表现、发病率、最有用的诊断研究和首选治疗。除了列出的情况外，囊性纤维化的儿童也会像其他儿童一样出现胃肠功能紊乱。

（四）胰腺外分泌不全综合征

一些综合征与胰腺外分泌功能不全有关。患者表现为发育不良、腹泻、脂肪泻和无呼吸道症状。实验室检查结果包括粪胰弹性蛋白酶 1 水平低；采用标准化高脂肪饮食进行 72h 粪便脂肪分析发现粪便脂肪含量高；内镜下十二指肠抽取液中胰脂肪酶、淀粉酶和蛋白酶水平降低至缺失。每种疾病都有几个相关的临床特征，有助于鉴别诊断。在 Shwachman-Diamond 综合征中，胰腺外分泌发育不全伴腺泡组织广泛脂肪替代，与中性粒细胞减少有关，因为粒细胞系成熟停止。干骺端发育不良和胎儿血红蛋白水平升高是常见的；免疫球蛋白缺乏和肝功能不全也有报道。胰腺的 CT 检查显示广泛的脂肪替代。可以对 SBDS 基因进行基因分型。血清免疫反应性胰蛋白酶原水平极低。

胰腺外分泌功能不全的其他相关因素包括：①鼻翼发育不良、皮肤再生不良、耳聋（Johanson-Blizzard 综合征）；②铁粒幼细胞性贫血、发育迟缓、癫痫和肝功能不全（骨髓 - 胰腺综合征）；③十二指肠闭锁或狭窄；④营养不良；⑤胰腺发育不良或发育不全。

表 22-12　囊性纤维化的胃肠和肝胆表现

器官	状态	症状	发病年龄	发病率（%）	诊断性评估	管理
食管	胃食管反流，食管炎	胃灼热，吞咽困难，上腹痛，呕血	所有年龄	10～20	内镜和活检，夜间pH检测	H_2受体阻滞剂，PPI，外科抗反流手术
	肝硬化静脉曲张	呕血，黑粪	儿童和青少年	3～5	内镜	硬化剂治疗、套扎术、药物（参见正文）、TIPS、手术分流、肝移植（参见表22-9）
胃	胃炎	上腹痛，呕吐，呕血	学龄及以上	10～25	内镜和活检	H_2受体阻滞剂，PPI
	食管裂孔疝	反流症状（参见上文），上腹疼痛	学龄及以上	3～5	UGI，内镜	同上，有些手术
肠	胎粪性肠梗阻	腹胀，胆汁性呕吐	新生儿	10～15	放射线检查，腹部X线片；对比灌肠显示微结肠	泛影葡胺灌肠术治疗肠梗阻。手术失败或合并闭锁、穿孔、扭转
	远端肠梗阻综合征	腹痛，急性和复发性；膨胀；偶尔呕吐	任何年龄，通常从学龄到青春期	5～10	右下象限可触及肿块，影像学检查	泛影葡胺灌肠，肠灌洗液，饮食，容积性泻药，调整胰酶摄入
	肠套叠	急性间歇性腹痛；腹胀；呕吐	婴儿至青春期	1～3	放射线检查，钡灌肠	钡剂、空气灌肠或手术。饮食。容积性泻药。调整胰酶摄入
	直肠脱垂	肛门不适，直肠出血	婴儿及儿童至4～5岁	15～25	从肛门突出处可见肿块	手动复位，调整胰酶用量，3～5岁时问题可放心解决
	碳水化合物不耐受	腹痛，肠胃气胀，伴适当的酶替代治疗的持续腹泻	任何年龄	10～25	肠黏膜活检及双糖酶分析。乳糖氢呼气试验	减少摄入乳糖；乳糖酶；胃黏膜显示部分绒毛萎缩可减少胃酸过多。注意并发乳糜泻或贾第鞭毛虫感染
	小肠细菌过度生长	腹痛，肠胃气胀，伴适当的酶替代治疗的持续腹泻	任何年龄：有过肠道手术的风险较高	未知	十二指肠液体培养，葡萄糖氢呼吸试验	益生菌治疗、口服抗生素（甲硝唑、复方磺胺甲噁唑）
胰腺	外分泌功能不全	腹泻，脂肪泻，营养不良，发育不良。脂溶性维生素缺乏	新生儿至婴儿期	85～90	72h粪便脂肪评估，粪便胰弹性蛋白酶，直接胰腺功能试验	胰酶替代治疗，可能需要要素配方，脂溶性维生素的补充
	胰腺功能充足（部分外分泌不足）	偶尔腹泻，轻度生长迟缓	任何年龄	10～15	72h粪便脂肪评估，直接胰腺功能试验，粪便胰弹性蛋白酶	某些患者胰酶替代治疗，生化学检查评估具有指征进行脂溶性维生素的补充
	胰腺炎	反复腹痛，呕吐	进入青春期大一点的孩子，主要是部分胰腺功能完好的患者	0.1	血清脂肪酶和淀粉酶升高，CT，MRCP，ERCP	内镜下清除淤积或结石（如有），内镜下乳头切开术
	糖尿病	体重减轻，多尿，多饮	进入青春期大一点的孩子	随年龄增长可达35%	葡萄糖耐量试验和胰岛素水平	饮食、胰岛素

续表

器官	状态	症状	发病年龄	发病率（%）	诊断性评估	管理
肝	脂肪肝	肝大，常发生在营养不良、谷丙转氨酶升高的情况下	新生儿和婴儿，但在所有年龄都可以看到	20～60	超声显示均匀回声增强，肝活检	改善营养，胰酶、维生素和必需脂肪酸的替代
	肝纤维化	肝大，质硬。可能有异常的AST、ALT	婴儿和年长患者	10～70	超声显示非均匀回声，肝活检	改善营养，胰酶、维生素和必需脂肪酸的替代，UDCA
	肝硬化	肝脾大，食管静脉曲张引起的呕血；脾功能亢进，黄疸，病程后期出现腹水	婴儿至青春期	5～10	超声显示肝呈结节状，门静脉高压的征象，肝活组织检查，内镜	改善营养，UDCA 静脉曲张硬化剂治疗或套扎术，或部分脾栓塞，肝移植
	新生儿黄疸	胆汁淤积性黄疸、肝大；常见于胎粪性肠梗阻	新生儿	0.1～1	汗液氯化物检测，肝活检	营养支持，含中链三酰甘油的特殊配方，胰酶替代，维生素补充
胆囊	微小胆囊	无	先天性，任何年龄都有	30	超声或肝胆动态闪烁显像	没有必要
	胆结石	复发性右上腹疼痛，很少有黄疸	学龄期至青春期	1～10	超声	有症状且低风险时手术，其他患者可尝试进行溶石
肝外胆管	腔内梗阻（淤积、结石、肿瘤）	黄疸，肝大，腹痛	新生儿，然后是进入青春期年龄大的儿童	新生儿罕见（＜0.1）	超声和肝胆动态闪烁显像，MRCP	新生儿手术；年长儿童使用ERCP或外科手术
	腔外梗阻（胰腺内压迫、肿瘤）	同上	年龄较大儿童到成人	罕见（＜1）	超声和肝胆动态闪烁显像，MRCP	外科胆道引流术或ERCP

ALT，丙氨酸转氨酶；AST，天冬氨酸转氨酶；CT，计算机断层扫描；ERCP，内镜逆行胰胆管造影；MRCP，磁共振胰胆管造影；PPI，质子泵抑制剂；TIPS，经颈静脉肝内门体分流术；UDCA，熊去氧胆酸；UGI，上消化道

胰腺外分泌功能不全的并发症和后遗症是营养不良、腹泻和生长障碍。脂肪泻的程度可能因年龄和胰腺功能的不同而不同。舌脂肪酶在胃内的脂解作用可能会补偿胰腺功能低下或缺乏的患者。在Shwachman-Diamond综合征中，胰腺外分泌功能不全通常随着年龄的增长而改善。感染增加可能是由于慢性中性粒细胞减少和中性粒细胞活动性降低。在这些患者中，白血病的发病率增加，因此骨髓发育不良综合征患者应考虑进行造血干细胞移植。

大多数患者需要胰酶和脂溶性维生素的替代治疗。

（五）孤立性胰腺外分泌酶缺陷

早产儿和大多数新生儿在饭后或外源性激素刺激下产生的胰淀粉酶很少（如果有的话）。这种暂时的生理功能不全可能在出生后头3～6个月持续存在，并在饮食早期引入复合碳水化合物（谷类食品）时导致腹泻。

先天性胰脂肪酶缺乏症和先天性辅脂酶缺乏症是极为罕见的疾病，可导致腹泻和各种营养不良，并对饮食中的脂肪和脂溶性维生素吸收不良。在这些病例中，汗液氯离子水平正常，没有中性粒细胞减少。治疗方法是口服胰酶和低脂肪饮食或含有中链三酰甘油的配方。

胰腺外分泌蛋白水解酶（如胰蛋白酶原、胰蛋白酶、糜蛋白酶）不足是由肠激酶缺乏引起的，肠激酶是一种激活胰蛋白酶原所必需的十二指肠黏膜酶。这些患者表现为营养不良，伴有低蛋白血症和水肿。与脂肪酶和辅脂酶缺乏相似，汗液氯离子水平和中性粒细胞计数正常。肠激酶缺乏症患者对胰酶替代疗法和含有酪蛋白水解物的喂养配方（如Nutramigen、Pregestimil）有反应。有些患者可能会有一过性胰腺外分泌功能不全，随着时间的推移而逐渐消失。

（六）胰腺肿瘤

胰腺肿瘤，无论是良性还是恶性，都很少见。大多数恶性肿瘤患者表现为腹痛或偶然发现。最常见的儿童胰腺肿瘤是实性假乳头状瘤（主要见于青少年女性）和神经内分泌肿瘤（NET）（胰岛素瘤、胃泌素瘤、胰高血糖素瘤、血管活性性肠肽瘤和非功能性神经内分泌肿瘤）。儿科患者胰腺中存在NET时提示应对MEN1综合征进行评估。NET通过产生生物活性多肽产生不同的症状，或无症状。表22-13总结了这些肿瘤的临床特征。胰腺肿瘤的鉴别诊断包括肾母细胞瘤、神经母细胞瘤、胰母细胞瘤和淋巴瘤。超声内镜下细针活检有助于明确诊断和指导手术计划。

表22-13　胰腺肿瘤

	年龄	主要发现	诊断	治疗	相关并发症
实性假乳头状瘤	青少年，通常是女性	胰腺内偶发或评估腹痛时发现的单一实性肿块	CT扫描，MRI，EUS	手术	
腺癌	年长青少年	上腹痛，肿块，体重减轻，贫血，胆道梗阻	CT扫描，MRI，EUS	化疗，手术	慢性胰腺炎
淋巴瘤	任何年龄	实体圆形肿瘤，肿大淋巴结	CT扫描，MRI，EUS	化疗	
胰母细胞瘤	2～20岁，平均7岁	异质性，影像学上可表现为胰腺或肝起源，转移瘤	CT扫描，MRI，EUS	化疗，手术	
胰腺内分泌肿瘤					
非功能性	任何年龄	偶然发现，腹痛	CT扫描，EUS，MRI	依据大小进行观察或手术	MEN1
胰岛素瘤	任何年龄	低血糖症、癫痫发作；高血清胰岛素；体重增加；很少出现腹痛和肿块	CT扫描，MRI，PET，EUS，SRS	手术，二嗪，SSTA	MEN1
胃泌素瘤	＞5～8岁	男性，胃酸分泌过多，消化性症状，多发性溃疡，胃肠出血，贫血，腹泻	空腹胃泌素升高及分泌后抑制试验（＞300pg/ml），CT扫描，MRI，EUS，SRS，剖腹探查	PPI，手术切除，全胃切除术，SSTA	卓-艾综合征，MEN1，神经纤维瘤病
血管活性肠肽瘤	任何年龄（多为2～4岁）	分泌性腹泻，低钾血症，胃酸过少，体重减轻，脸红	VIP水平升高（＞75pg/ml）；有时血清胃泌素和胰多肽升高；CT、EUS、SRS	手术，SSTA，静脉输液	
胰高血糖素瘤	老年患者	糖尿病，坏死性游走性红斑，腹泻，贫血，血栓事件，抑郁症	胰高血糖素、高血糖、胃泌素、VIP、CT、MRI、EUS、SRS	手术，SSTA	

CT，计算机断层扫描术；EUS，超声内镜；MEN1，多发性内分泌肿瘤综合征Ⅰ型；MRI，磁共振成像；PET，正电子发射断层扫描；PPI，质子泵抑制剂；SRS，生长抑素受体显像；SSTA，生长抑素类似物；VIP，血管活性肠肽

（译者：庞晓丽　李晓露　王艺轩　校稿：王丽波）

第 23 章

水电解质紊乱、酸碱失衡及治疗

Melisha G. Hanna, MD, MS；Margret E. Bock, MD, MS

一、体液、电解质和张力的调节

根据年龄、性别和脂肪含量的不同，身体所含体液量（TBW）占其体重的 50% ～ 75%。产后初期利尿开始后，TBW 在青春期前后缓慢下降到成人的范围。TBW 分为细胞内液和细胞外液。细胞内液（ICF）占 TBW 的 2/3，细胞外液（ECF）占 1/3。ECF 被进一步分为血浆（血管内）和组织间液区（ISF）。

血浆的主要成分是钠、氯、碳酸氢盐和蛋白质（主要是白蛋白）。ISF 与血浆液相似，但缺乏大量的蛋白质。相反，ICF 富含钾、镁、磷、硫酸盐和蛋白质。

理解 ECF 和 ICF 之间的物质交换是理解体液平衡紊乱的基础。间质液之间一般保持等渗性。由于细胞膜是透水的，如果 ECF 中不能透过细胞膜的溶质浓度不等于 ICF 中不能透过细胞膜的溶质浓度，就会发生异常的液体转移。因此，NaCl、甘露醇和葡萄糖（在高血糖的情况下）仍然限制在 ECF 中，并通过水潴留在 ECF 或被吸入 ICF 中产生有效的渗透压。相比之下，自由渗透的溶质（如尿素），则不会产生有效的渗透压，因为它不局限于 ECF，而且很容易穿过细胞膜。张力或有效渗透压与测量的渗透压不同，因为它只解释有渗透活性的不渗透溶质，而不是所有渗透活性的溶质，包括那些可以透过细胞膜的溶质。渗透压可通过以下公式估算：

$$mOsm/kg = 2[Na^+（mEq/L）] + \frac{葡萄糖（mg/dl）}{18} + \frac{BUN（mg/dl）}{2.8}$$

尽管渗透压和渗透压浓度不同，前者表示单位重量（kg）的渗透压活性，后者表示单位体积（L）溶液的渗透压活性，但他们在临床应用中意义相似，偶尔可以互换使用。渗透压或胶体渗透压表示血浆和体液中的白蛋白等大分子成分的渗透活性。白蛋白对维持血管内容量具有重要作用，在肾病综合征、蛋白丢失性肠病和其他低白蛋白情况下，液体会积聚在组织间液区导致水肿。

调节 ECF 容量和张力的主要机制是渴觉、抗利尿激素（ADH）、醛固酮和心钠肽（ANP），后三者通过影响肾水和钠的处理而发挥作用。

1. *渴感*　水的摄入量通常是由习惯和行为因素决定的。在血浆渗透压达到 290mOsm/kg 时，才会感到口渴。在这个水平上，抗利尿激素的释放会产生最大的抗利尿作用。渴觉可维持体液渗透压平衡，即使是在多尿状态下（如中枢性或肾源性 DI，或梗阻性尿路疾病），也可以维持适当的血管内容量。适当的渴觉机制是维持体液平衡的关键。

2. *抗利尿激素*　在肾中，抗利尿激素增加了肾皮质和髓质集合管的水分吸收，导致浓缩尿的形成。在没有抗利尿激素的情况下，会产生稀释的尿液。一般来说，抗利尿激素的分泌受体液张力的调节，而不是受血管内液体量的调节；血浆渗透压达 280mOsm/kg 为 ADH 正常释放阈。然而，为了保持 ECF 的血容量（如低钠性脱水），可能会降低体液张力，尽管血浆渗透压相对较低，但其中 ADH 的分泌和肾水潴留作用最大。

3. *醛固酮*　由肾上腺皮质释放，在以下情况下可被释放：①有效血容量减少，从而刺激肾素 - 血管紧张素 - 醛固酮轴；②血浆 K^+ 浓度增加。醛固酮促进肾小管对 Na^+ 的重吸收，并交换 K^+ 使其排出，并在一定程度上促进 H^+ 的交换。在渗透压恒定的情况下，Na^+ 潴留会导致 ECF 容量增加和抑制醛固酮释放。

4. *心房利钠肽*（ANP）　是一种多肽激素，主要在心房扩张时由心房分泌，有助于调节血容量和血压。ANP 抑制肾素分泌和醛固酮合成，导致肾小球滤过率和肾钠排泄增加。ANP 还可将液体从血管内转移到组织间液区，来避免在 ECF 容量增加时血浆容量负荷增加。ANP 抑制血管紧张素Ⅱ和去甲肾上腺素引起的血管收缩，降低大脑对盐的渴望，抑制抗利尿激素的释放。因此，ANP 通过利钠和利尿作用实现血容量降低和血压下降。

二、体液酸碱平衡

动脉血的 pH 维持在 7.38 ～ 7.42，以保证 pH 敏感的酶系统正常工作。酸碱平衡是通过肺、肾和缓冲系统的相互作用来维持的。超过 50% 的血液缓冲能力由 HCO_3^-/H_2CO_3 系统提供，约 30% 由血红蛋白提供，其余由磷酸盐和铵提供。化学上 HCO_3^-/H_2CO_3 系统通过肺和肾相互作用，并与非碳酸氢盐系统一起来实现全身 pH 的稳定。血液中溶解的二氧化碳的浓度是由呼吸系统产生的，而 HCO_3^- 的浓度是由肾产生的。酸碱平衡的紊乱最初由化学缓冲来稳定，由肺或肾对 CO_2 的调节来代偿，最终消除导致酸碱平衡紊乱的主要原因并纠正。

$$CO_2+H_2O\leftrightarrow H_2CO_3\leftrightarrow H^++HCO_3^-$$

肾酸碱平衡的调节是通过对 HCO_3^- 的重吸收（主要在近端肾小管中）和在远端肾单位中排泌 H^+ 或 HCO_3^- 来平衡体内的酸碱度。当尿液被碱化时，HCO_3^- 进入肾并通过尿液排出。如果尿液中 Na^+ 或 K^+ 不足，为保持电中性则不会发生尿碱化。相反，如果全身性 HCO_3^- 绝对或相对减少，则尿液可能出现酸化。在这种情况下，近端肾小管重吸收和远端肾小管排泄最大。在低钾代谢性碱中毒和全身性钾离子缺乏的情况下，在盐皮质激素的作用下，H^+ 的交换和排出优先于 K^+，可伴有低 pH 的尿液，称为反常性酸性尿。这些酸碱调节过程如图 23-1 所示。

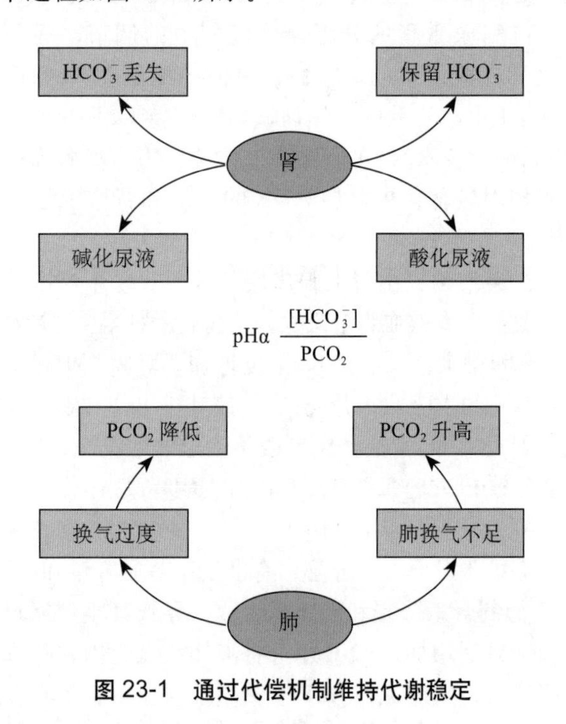

图 23-1 通过代偿机制维持代谢稳定

三、液体和电解质的管理

液体和电解质紊乱的治疗应分阶段进行：①扩大 ECF 容量，恢复组织灌注；②补充液体和电解质不足，同时纠正伴随的酸碱失衡；③满足患者的营养需求；④补充继续损失量。

治疗的基础包括对补液的液体成分和电解质成分进行的详细了解。补液需要提供足够的水、葡萄糖和电解质，防止正常情况下的血液储备发生恶化。在短期的肠外治疗中，需要足够的葡萄糖来防止酮症和限制蛋白质分解代谢，尽管这仅提供患者实际热量需要的约 20%。在进行补液之前，重要的是要考虑患者的容量状态，并确定是否真的需要静脉补液。

补液量是基于体表面积、体重和热量消耗计算的，为方便计算已经设计出各种模型。基于热量消耗的系统是最有帮助的，因为每消耗 1kcal 就需要 1ml 的水。表 23-1 所示的方案是基于热量需求的，适用于体重超过 3kg 的儿童。

表 23-1 每单位体重需要的热量和水量

体重（kg）	kcal/kg	水量（ml/kg）
3 ～ 10	100	100
11 ～ 20	1000kcal+50kcal/kg 体重＞ 10kg 的部分	1000ml+50ml/kg 体重＞ 10kg 的部分
＞ 20	1500kcal+20kcal/kg 体重＞ 20kg 的部分	1500ml+20ml/kg 体重＞ 20kg 的部分

引自 Holliday MA, Segar WE, 1957. The maintenance need for water in parenteral fluid therapy. Pediatrics, 19(5): 823-832.

如表 23-1 所示，一个体重 30kg 的儿童每日需要 1700kcal 或 1700ml 的水。如果儿童接受 2d 的肠外液体治疗，液体通常包括 5% 的葡萄糖，它将提供 340kcal/d，或维持热量需求的 20%。生理维持液考虑了正常的不显性失水（表 23-2）和汗液、尿液、粪便中的水分损失，并假定患者在其净体重下无发热，并且相对不活动。因此，如果发生额外的液体损失，标准的“生理需要量”将不足。相反，如果由于任何原因而减少了损失，标准的“生理需要量”将过量。低出生体重儿和早产儿的生理需要量更大。表 23-3 列出了常见的改变液体和热量需求量的因素。

表 23-2 不显性失水

早产儿	40ml/（kg · d）
婴儿	20 ～ 30ml/（kg · d）
儿童、青少年和成人	400ml/（m^2 · d）

表 23-3 液体量要求的改变

需求量增加	
因素	液量改变
发热	> 38℃，每上升 1℃，液量增加 12%
过度换气	10 ～ 60ml/100kcal
出汗	10 ～ 25ml/100kcal
甲状腺功能亢进	变量：在 25% ～ 50%
高渗状态（如糖尿病酮症酸中毒）	变量：评估总液量状态（参见第 35 章）
胃肠损失（呕吐、腹泻、NG 输出）	监测和分析丢失量，相应地调整治疗
需求量降低	
因素	液量改变
低体温	变量
环境湿度增加	变量
低代谢状态	变量
肾衰竭	限制不显性失水加尿量

电解质主要通过肾丢失，经皮肤和粪便丢失的较少。历史上，维持钠和钾电解质平衡所需的量约为钠 3mEq/100kcal 和钾 2mEq/100kcal，因此，通常使用含钠 77mEq/L（1/2 生理盐水）和钾 20mEq/L 的低渗液体。在过去的 10 年里，许多学者已经注意到使用低渗静脉输液治疗可导致儿童医院获得性低钠血症的严重问题。值得注意的是，低钠血症是儿童最常见的电解质异常，有约 25% 的住院儿科患者存在电解质异常。此外，经验丰富的医生会牢记不同患者临床背景不同时相对应的静脉补液方案，静脉输液的选择（表 23-4）和输液速度必须根据个人情况决定，且必须经常进行评估。接受低渗静脉补液的患有严重稀水便和高钠血症的儿童如果腹泻停止，但仍继续接受低渗溶液治疗而没有对血清电解质进行密切监测，将面临钠平衡迅速改变所造成的极其严重的临床后果的风险。近年来，总肠外营养液钠和其他电解质的计算和准备以每千克毫当量为基础，而不是更经典的每毫升当量（如 0.2 或 0.45 正常）已经逐渐成为一种趋势。如果儿童已经从静脉营养转变到肠内摄入，应减少输液量并相应减少钠和其他电解质的摄入，以避免出现高钠血症或其他电解质紊乱。

患者的体重、总出量、尿量和输液总量应每日监测。电子医疗记录可以计算 24h 内的总液量，但这并不能显示患者不显性失水量；监测每日体重是适当实现液体和电解质平衡的基础。如果液体或电解质紊乱，必须连续测定血清电解质浓度、血尿素氮和肌酐，如有严重烧伤、无尿、少尿或持续粪便性质异常或尿失禁的患者。接受静脉补液或肠外营养的患者也应进行连续实验室检查。

1. *脱水* 体液丢失是儿科临床中最常遇到的问题之一。对脱水或总液量减少患儿的临床评估应侧重于液体摄入和丢失的成分和量（呕吐、腹泻、尿液、不显性失水）。最近的体重是计算累计损失量的重点。评估脱水程度的重要临床特征包括毛细血管再充盈时间、血压和心率变化、口唇和黏膜干燥、眼泪减少、仰卧时颈外静脉充盈不足、婴儿囟门凹陷、少尿、心理状态改变（表 23-5）。儿童对循环容量减少的反应一般是脉率的代偿性增加，但在严重脱水时仍可能维持血压正常范围。因此，低血压或血压下降是儿童休克的晚期症状，出现时应立即进行紧急治疗。突出的实验室检查参数包括高尿比重（没有尿崩症，慢性阻塞性或反流性肾病所致的潜在肾浓缩缺陷）、血清肌酐比血尿素氮高、低尿 Na^+ 排泄（< 20mEq/L）或钠排泄率低于 0.1% 和继发于血液浓缩的血细胞比容或血清白蛋白水平升高。

当出现灌注不足的迹象（毛细血管再充盈不足、心动过速、肤色苍白、少尿或低血压）时，需要紧急

表 23-4 常用静脉输液的组成

液体	葡萄糖（g/L）	Na^+（mEq/L）	Cl^-（mEq/L）	K^+（mEq/L）	乳酸（mEq/L）
乳酸林格氏液（LR）	0	130	109	4	28
D5W	50	0	0	0	0
D5 0.2NS	50	38	38	0	0
D5 0.45NS	50	77	77	0	0
D5 0.9NS	50	154	154	0	0
生理盐水（NS）	0	154	154	0	0
高渗盐水（3%NS）	0	513	513	0	0

静脉输注液体复苏。最初的目标是迅速扩大血容量，防止循环衰竭。应尽快静脉输注等渗液体 20ml/kg，可以使用胶体液（5% 白蛋白）或晶体液（生理盐水或林格乳酸盐）。胶体液对出现休克的高钠血症患者、营养不良的婴儿和新生儿效果甚好。如果没有静脉通路，液体可以通过骨髓间隙进行骨内注射。如果对第一剂液体复苏没有反应，则可以给予第二剂液体复苏。当毛细血管充盈得到改善、脉搏降低和精神状态改善而证明有足够的组织灌注时，可以着手进行剩余缺失量的补充。如果 40ml/kg 等渗液体不能恢复足够的灌注，则必须考虑其他病理过程，如败血症、隐匿性出血或心源性休克。对于等渗性脱水，可先在 8h 内补充继续丢失量的 50%，并在随后的 16h 内以 5% 葡萄糖和 0.45% 含 20mEq/L KCl 的盐水的形式继续补充。如果存在代谢性酸中毒，可以考虑应用乙酸钠或乙酸钾。随着酸中毒的纠正，血清钾和钙离子浓度会明显下降，因此应密切监测血清钾和钙的浓度。同时还应该补充生理维持量和继续丢失量。我们需要计算患者体液丢失的具体成分来指导治疗，表 23-6 描述了各种体液的典型电解质组成。如果患者长期无法进食，则必须通过高营养或胃管喂养来满足营养需求。

轻度至中度脱水的儿童可口服补液，市面上可提供含 Na^+ 45 ～ 75mEq/L、K^+ 20 ～ 25mEq/L、柠檬酸盐或碳酸氢盐 30 ～ 34mEq/L 及葡萄糖 2% ～ 2.5% 的溶液（表 23-7）。家中常存在的无渣液体饮料，如肉汤、苏打水、果汁和茶都不适合用于治疗脱水。对于轻度脱水，应在 4h 内频繁小剂量（5 ～ 15ml）的补给液体，总量约 50ml/kg；对于中度脱水，应在 6h 内补给液体，总量约 100ml/kg。存在意识状态改变或呼吸窘迫的患儿不能自主饮水，应禁止口服补液；对于怀疑有急腹症的儿童、容量丢失超过 10% 的婴儿、血流动力学不稳定的儿童、存在严重低钠血症（Na^+ < 120mEq/L）或高钠血症（Na^+ > 160mEq/L）的情况及由于持续性呕吐或失水速度超过口服补液速度而无法进行口服补液的患儿必须进行静脉补液治疗。成功的口服补液需要明确的指导并对儿童进行密切的临床随访。

脱水类型通常以血清 Na^+ 的水平进行分类。如果溶质的损失相对大于水，Na^+ 浓度就会下降，即发生低渗性脱水（Na^+ < 130mEq/L）。这在临床上很重要，因为血浆的低渗性会导致 ECF 中的液体进入细胞内液，导致进一步的容量损失。因此，一定程度的低渗性脱水比等渗或高渗性脱水造成的组织灌注损害更大。值得注意的是，高渗性脱水也会发生大量溶质损失。此外，由于血浆容量在高钠性脱水中受到一定程度的保护，临床医师便可能低估脱水严重程度及风险。与每种脱水形式相关的典型液体和电解质损失见表 23-8。

表 23-5 脱水的临床表现

临床症状	脱水程度		
	轻度	中度	重度
体重下降	3% ～ 5%	6% ～ 10%	11% ～ 15%
皮肤			
充盈	正常 ±	变差	明显变差
颜色	正常	淡	明显变淡
黏膜	干燥	→	发花或发灰，皮肤极干
血流动力学			
脉搏	正常	轻度增快	心动过速
毛细血管再充盈	2 ～ 3s	3 ～ 4s	> 4s
血压	正常	→	低
灌注	正常	→	循环衰竭
液体损失			
尿量	轻度少尿	少尿	无尿
眼泪	减少		无泪
尿指数			
比重	> 1.020	→	无尿
尿（Na^+）	< 20mEq/L	→	无尿

表 23-6　各种体液的典型电解质组成

	Na^+（mEq/L）	K^+（mEq/L）	HCO_3^-（mEq/L）
腹泻	1 ～ 90	10 ～ 80	40
胃	20 ～ 80	5 ～ 20	0
小肠	100 ～ 140	5 ～ 15	40
回肠造瘘术	45 ～ 135	3 ～ 15	40

引自 Winters RW, 1973. Principles of Pediatric Fluid Therapy. Philadelphia, PA: Lippincott Williams & Wilkins.

表 23-7　口服补液的组成

液体	碳水化合物（g/L）	Na^+（mEq/L）	HCO_3^-（mEq/L）	K^+（mEq/L）
Pedialyte	25	45	30	20
Enfalyte	30	50	30	25
WHO（2002）	13.5	75	30	20

表 23-8　脱水时评估水和电解质不足（中度到重度）

脱水类型	H_2O（ml/kg）	Na^+（mEq/kg）	K^+（mEq/kg）	Cl^-（mEq/kg）
低渗性	100 ～ 150	8 ～ 10	8 ～ 10	16 ～ 20
等渗性	50 ～ 100	10 ～ 14	10 ～ 14	20 ～ 28
高渗性	120 ～ 180	2 ～ 5	2 ～ 5	4 ～ 10

引自 Winters RW, 1973. Principles of Pediatric Fluid Therapy, 2nd ed. Philadelphia, PA: Lippincott Williams & Wilkins.

2. *低钠血症*　在高脂血症的人群中可能是继发的，因为血浆脂质或蛋白质含量高时，血浆中水所占的百分比会降低。当将渗透压较高的溶质（如葡萄糖或甘露醇）进入到 ECF 中时，即便不存在低渗性脱水，也会出现低钠血症。即便出现等渗性或低渗性脱水，从 ICF 中抽出的水仍会稀释血清 Na^+。

低渗性脱水患者通常表现出典型的脱水体征和症状（表 23-5），因为当水为了维持渗透压平衡而离开 ECF 时，血管内血容量降低。低渗性脱水的治疗相当简单。钠缺乏的程度可通过以下公式计算：

Na^+ 缺失 =（Na^+ 期望值 − Na^+ 测定值）× 体重（kg）× 0.6

在治疗的前 8h 补充缺失量的 50%，余量则在接下来的 16h 内补充完毕，同时还应补充生理需要量和继续丢失量。继续丢失量和生理需要量的补充通常用浓度＞ 0.45% 盐水与 5% 的葡萄糖配制而成的液体。血清 Na^+ 浓度的升高不应超过 0.5mEq/（L • h）或 6 ～ 8mEq/（L • 24h），如果患者出现中枢神经系统（CNS）症状，则需要更迅速地进行初步纠正。过快纠正低钠血症的危险包括脑细胞脱水和因液体从 ICF 移出而引起的伤害，这种情况称为渗透性脱髓鞘综合征。

低血容量性低钠血症也发生在与中枢神经系统损害相关的脑型耗盐综合征（CSW）中，这种情况的特征是尿量增加和由于 ANP 升高引起的尿 Na^+ 升高（＞ 40mEq/L）。CWS 是一种排除性诊断，表现为有效循环血量降低的患者在无其他导致 Na^+ 排泄增加病因的情况下出现不正常的钠尿。这必须与抗利尿激素分泌不当综合征（SIADH）进行鉴别，后者也可能出现在中枢神经系统疾病和肺部疾病中（表 23-9）。与 CSW 不同，SIADH 的特征是由于 ADH 引起的水潴留导致高血容量或轻度容量扩张和相对较低的排尿量。尿 Na^+ 在 2 种情况下都很高，但一般不像 SIADH 那么高。在 SIADH 中，患者不一定是少尿的，并且他们的尿液不需要最大限度地浓缩，而只是针对他们的血清渗透压程度进行了不适当的浓缩。

如果出现严重低钠血症（血清 Na^+ ＜ 120mEq/L）并伴有中枢神经系统症状，可静脉给予 3% NaCl 使 Na^+ 升高 5mEq/L，以减轻 CNS 表现和后遗症。1ml/kg 的 3% NaCl 通常可使血清 Na^+ 升高约 1mEq/L。如果使用 3% NaCl，则应相应地调整预估的 Na^+ 和体液缺乏，进一步的校正应缓慢进行。

表 23-9　SIADH 和脑性失盐

	SIADH	脑性失盐
血清 Na^+	＜ 135mEq/L	＜ 135mEq/L
血清渗透压	＜ 280mOsm/kg	＜ 280mOsm/kg
尿 Na^+	＞ 40mEq/L	＞ 40mEq/L
尿量	少	多
尿渗透压	＞ 100mOsm/kg[a]	变量[b]
容量状态	高血容量或轻度容量扩张	血容量降低
治疗	限水	钠和水的替代品

a 当尿液渗透压应＜ 100mOsm/kg 时，尿液被异常浓缩
b 可能是正常的或严重稀释时尿液渗透压＜ 100mOsm/kg

高血容量性低钠血症可发生在水肿性疾病，如肾病综合征、充血性心力衰竭和肝硬化，其中潴留的水分中含有过量的盐分。治疗包括限制钠离子和水的摄入及纠正潜在的病因。由水中毒引起的高血容量低钠血症的特征是尿液被严重地稀释（比重＜ 1.003），也可以通过限制饮水来治疗。

3. *高钠血症*　腹泻通常与低钠血症或等渗性脱水有关，但是在持续发热或液体摄入减少或补液方案不

正确时，可能会发生高钠血症，因此需要特别注意对高渗性脱水的治疗。如果血清 Na^+ 急剧下降，则 ECF 的渗透压浓度比 CNS 下降得更快，为保持渗透压平衡，水会从 ECF 进入 CNS。如果高渗纠正得太快 [Na^+ 下降 > 0.5mEq/（L・h）]，可能会导致脑水肿、癫痫发作和中枢神经系统损伤。因此，在使用等渗液初步恢复足够的组织灌注后，需要逐渐降低血清中的 Na^+[6 ～ 8mEq/（L・d）]。我们通常使用 5% 的葡萄糖和 0.2% 的盐水来配制 48h 或更长时间内计算出的液体丢失，这取决于液体损失的严重程度和时间。还应提供生理需要量和继续丢失量。如果血清 Na^+ 不能准确校正，则对于 145mmol/L 以上的每毫当量的血清 Na^+，游离水不足时，可以 4ml/kg 游离水估算，配以 5% 葡萄糖。如果还存在代谢性酸中毒，则必须慢慢纠正，以避免中枢神经系统兴奋。根据检查结果补钾，应每 2 小时评估一次电解质浓度，以控制血清 Na^+ 的下降。在高钠性脱水中，血糖和血尿素氮的升高可能会使高渗状态恶化，也应密切监测。高血糖症通常与高钠性脱水有关，可能需要降低静脉内葡萄糖浓度（如 2.5%）。

对于尿崩症患者，无论是肾源性疾病还是原发性中枢性疾病导致的尿崩，由于不间断的无尿失水（尿比重 < 1.010），特别是在与呕吐或腹泻相关的肠胃疾病叠加期间，容易出现严重的高钠性脱水。如前所述，治疗包括纠正体液和电解质不足，以及补充过多的液体丢失。我们只能在患者恢复正常体液状态后的白天对其进行正式的水剥夺测试，以区分其对 ADH 的反应。第 24 章和第 34 章分别详细讨论了肾源性和中枢性尿崩症的评估和治疗。

高血容量高钠血症（盐中毒）与体内总盐和水过多有关，可能是补液不当、过量应用 NaCl 或 $NaHCO_3$ 或原发性醛固酮增多症的结果。治疗包括使用利尿剂，并可能进行水置换甚至透析。

4. *钾离子紊乱* 钾在细胞内的主要分布是通过细胞膜中的 Na^+-K^+-ATP 泵来维持的。当存在酸中毒时，K^+ 则会进入细胞外液和血浆中，当存在碱中毒、低氯血症或胰岛素诱导的细胞摄取葡萄糖的情况下，K^+ 则转移到细胞内液中。细胞内 K^+ 与细胞外 K^+ 的比例是细胞静息膜电位的主要决定因素，并可产生神经和肌肉组织中的动作电位。K^+ 平衡异常可能是潜在威胁生命的情况。在肾中，K^+ 在肾小球过滤，在近端小管被重吸收，并在远端小管中排泄。远端肾小管 K^+ 排泄主要受盐皮质激素醛固酮的调节。肾 K^+ 排泄主要取决于尿量，即使减少 K^+ 的摄入量，肾 K^+ 排泄也会持续很长时间。因此当尿 K^+ 减少时，全身性 K^+ 储存已明显减少。通常，尿量越大，尿 K^+ 排泄量越大。

低血钾的原因主要是肾。通过胃管引流或呕吐引起的胃肠道损失会在一定程度上降低全身 K^+ 浓度，然而由容量损失导致血浆醛固酮的增加，从而促进肾 K^+ 排泄，以增加 Na^+ 再吸收来保持循环容量。利尿剂（尤其是噻嗪类和袢利尿药）、盐皮质激素和原发性肾小管疾病（如 Bartter 综合征）会增加肾 K^+ 排泄。低钾性代谢性酸中毒中的全身性 K^+ 耗竭可能导致“反常性酸性尿”和尿液 pH 低，由于醛固酮的作用，H^+ 优先与 Na^+ 交换。临床上，低钾血症与神经系统兴奋性、蠕动减少或肠梗阻、反射减退、瘫痪、横纹肌溶解和心律失常有关。心电图变化包括 T 波变平、PR 间期缩短和 U 波出现。低钾血症相关的心律失常包括室性期前收缩、房性心动过速、窦房结性心动过速或室性心动过速和心室颤动。低钾血症会增加患者对洋地黄的反应能力，并可能导致明显的洋地黄毒性。当出现心律失常、极度肌肉无力或呼吸功能不全的情况时，应给予静脉补充 K^+。如果患者存在低磷酸盐血症（PO_4^{3-} < 2mg/dl），则可以使用磷酸盐。低钾血症治疗的首要任务是恢复足够的血清 K^+。通常情况下，提供 K^+ 的维持量就足够了，但是，当血清 K^+ 明显降低并且必须静脉给予 K^+ 时，必须为患者配备心电监护仪。静脉给予 K^+ 的速度一般不应超过 0.3mEq/（kg・h）。若口服补钾，则可能需要数周的时间才能补够已耗尽的机体储备。

由于肾 K^+ 排泄减少、盐皮质激素缺乏或无反应或细胞内液释放 K^+ 而导致的高钾血症的特征是肌无力、感觉异常及手足抽搐、进行性麻痹和心律失常。与高钾血症相关的心电图改变包括 T 波高尖、QRS 波群增宽及心律失常，如窦性心动过缓或窦性停搏、房室传导阻滞、窦房结性或室性心律失常、室性心动过速或心室颤动。当发现明显高钾血症时，应进行心电图检查。如果血清 K^+ < 6mEq/L，并且没有持续的 K^+ 来源（如细胞溶解）且持续有尿，则停止补充 K^+ 就足够了。如果血清 K^+ < 6mEq/L 或存在肾衰竭等危险因素，则需要更积极的治疗（表 23-10）。如果出现心电图改变或心律失常，必须立即开始治疗。初始治疗包括稳定心肌细胞膜和钾离子向细胞内的快速转移。静脉注射葡萄糖酸钙可迅速产生除极作用，如果心电图持续改变，5min 后可能需重复注射。在补充钙的同时必须进行心电监护，如果出现心动过缓，应该停止钙的使用。应用碳酸氢盐治疗补充 Na^+ 会升高 pH，而使 K^+ 从细胞外液转移到细胞内液中，用沙丁胺醇等受体激动剂治疗也会产生同样效果。在非糖尿病患者中，1 ～ 2h 输注葡萄糖 0.5g/kg 可促进内源性胰岛素分泌，从而使血清 K^+ 降低 1 ～ 2mEq/L。同时静脉注射葡萄糖和胰岛素可能需要滴注 2h 以上，且每 15 分钟

表 23-10　治疗儿童高钾血症的药物

药物	剂量	作用	注意事项
葡萄糖酸钙（10% 溶液）	0.2 ～ 0.5ml/kg，静脉注射至少 2 ～ 10min（最大剂量 20ml）	稳定心肌细胞细胞膜 不能改变全身 K^+ 浓度	须进行心电监护；如果心电图变化仍持续，可重复使用；如果出现心动过缓，停用
聚磺苯乙烯	1g/kg，每 6 小时口服 1 次或每 2 ～ 6 小时直肠给药 1 次	可交换 K^+ 及 Na^+ 的离子交换树脂。可降低全身 K^+ 浓度	不能应用于新生儿和患有肠麻痹或肠梗阻的患者，因为这可能导致肠坏死；可能引起高钠血症、低钙血症和低镁血症
碳酸氢钠	1mEq/kg（最大剂量 50mEq）	使 K^+ 从细胞外液转移到细胞内液	如果出现碱中毒或低钙血症，停用；可能引起高钠血症、低钙血症
呋喃苯胺酸	1 ～ 2mg/kg 静脉注射	利尿增加 K^+ 排泄；可降低全身 K^+ 浓度	慢性肾病患者可能需要更高剂量才能达到预期效果
沙丁胺醇（喷雾）	婴儿及 5 岁以下儿童：2.5mg 溶于 2ml 盐水中 ＞ 5 岁的儿童：5mg 溶于 2ml 盐水中 青少年：10mg 溶于 2ml 盐水中	使 K^+ 从细胞外液转移至细胞内液	可重复使用 1 次；心动过速症状可能限制重复给药
胰岛素（常规）	0.5 ～ 1g/kg 葡萄糖与每克葡萄糖 0.3U 胰岛素同时输注，输注时间＞ 2h	K^+ 从细胞外液转移到细胞内液	必须输注葡萄糖，以防止严重低血糖；糖尿病患者可能不需要输注葡萄糖；需要密切监测血糖

应监测一次血糖水平。

上述疗法仅可提供短期疗效，如果不应用其他方式降低全身钾离子浓度，K^+ 将会持续升高。我们可以通过使用利尿剂来增加尿量，使用离子交换树脂（如作用于胃肠道的聚磺苯乙烯）或透析，使 K^+ 恢复到正常水平。

四、酸碱失衡

当评估酸碱失衡时，必须考虑系统 pH、二氧化碳分压（PCO_2）、血清 HCO_3^- 和阴离子间隙。阴离子间隙 [Na^+ －（Cl^-+HCO_3^-）] 是血浆中未测量阴离子的一种表达，通常为（12±4）mEq/L。高于正常值表明存在未测量的阴离子，如糖尿病酮症酸中毒、乳酸中毒和水杨酸中毒。虽然临床上也应用碱过量的定义，但它受到肾对呼吸系统疾病酸碱平衡调节的影响，因此并不能用来独立解释目前的酸碱平衡状态（如在代偿性呼吸性酸中毒中，可能存在相当大的碱过量）。

1. 代谢性酸中毒　特征是由于肾或胃肠道中 HCO_3^- 的损失、酸的增加（外源性或代谢性）或应用非碳酸氢盐溶液（通常是生理盐水）快速稀释细胞外液，导致血清 [HCO_3^-] 和全身 pH 降低。当 HCO_3^- 通过肾或胃肠道流失时，Cl^- 与 Na^+ 的回吸收不成比例，导致高氯性酸中毒，阴离子间隙正常。因此，在没有腹泻或其他富含碳酸氢盐的胃肠道损失的情况下，正常的阴离子间隙酸中毒提示可能存在肾小管酸中毒，应进行适当的评估（参见第 24 章）。相比之下，由于添加未测定酸而引起的酸中毒则与阴离子间隙的扩大有关。例如，糖尿病酮症酸中毒、乳酸中毒、饥饿、尿毒症、中毒（水杨酸盐、乙二醇或甲醇）及某些先天性的有机酸或氨基酸代谢异常。脱水也可能导致负离子间隙扩大的酸中毒，这是由于组织灌注不足，氧气输送减少而产生乳酸和酮酸。呼吸代偿是通过增加分钟通气量和降低 PCO_2 来实现的。患者的病史、体格检查和实验室检查均可作为确诊的依据。

在没有明显原因引起阴离子间隙扩大的酸中毒儿童中，必须考虑摄入未知毒素或先天代谢异常的可能性（参见第 36 章）。不幸的是，一些医院的实验室没有在他们的标准毒理学筛查中包括乙二醇或甲醇，所以这些毒素的检测必须特别要求。当必须考虑使用甲吡咪唑（4- 甲基吡唑）进行治疗并应消除严重的毒性作用时，毒物筛查尤为重要。乙二醇（如防冻剂）因其甜味而导致误服，并导致大量毒素摄入。水杨酸盐中毒对中枢神经系统的呼吸中枢有刺激作用，因此患者最初可能出现呼吸性碱中毒或混合性呼吸性碱中毒合并阴离子间隙扩大的酸中毒。

大多数类型的代谢性酸中毒都会随着潜在疾病的纠正、肾灌注的改善和酸的排泄而被纠正。当 pH ＜ 7.2 或 HCO_3^- ＜ 6mEq/L 时，可在充分通气的前提下考虑静脉给予 $NaHCO_3$。$NaHCO_3$ 的剂量（毫克当量）计算公式为：

重量（kg）× 基础损失 ×0.3

输注时间应超过 1h。$NaHCO_3$ 降低血清钾和钙浓度的作用也必须注意并监测。

2. 代谢性碱中毒　特征是 HCO_3^- 和 pH 升高为主，这是由于强酸的损失或缓冲液碱的增加而引起的。代谢性碱中毒最常见的原因是通过胃管引流或呕吐导致胃液丢失。生理盐水有效类碱中毒的特征是尿液 Cl^- < 20mEq/L，这表明容量降低状态对提供足够的 Cl^- 盐（通常以生理盐水的形式）有效。由于汗液中 NaCl 的大量流失，囊性纤维化也可能与 Cl^- 有效性碱中毒有关，而先天性 Cl^- 丢失性腹泻是低氯性代谢性碱中毒的罕见原因。生理盐水无效类代谢性碱中毒的特征是尿液 Cl^- > 20mEq/L，如 Batter 综合征（肾素分泌过多症）、库欣综合征和原发性醛固酮增多症、与原发性尿液 Cl^- 升高相关的疾病或肾体积扩张状态缺乏对 Cl^- 再吸收的刺激。因此，尿液 Cl^- 有助于区分代谢性碱中毒的性质，但是在许多实验室中必须特别要求，因为尿液电解质中通常不包含尿液 Cl^-。在低钾代谢性碱中毒患儿中，血清 K^+ 也很低，这是由于与盐皮质激素活性增加，容量减少有关，K^+ 向细胞内液转移，为保持血管内容量而优先重吸收 Na^+ 而不是 K^+。在原发性盐皮质激素过量的情况下，低钾性碱中毒在临床上可能与系统性高血压相关，如肾上腺腺瘤和某些单基因高血压病，包括 Liddle 综合征和明显的盐皮质激素过量。

3. 呼吸性酸中毒　发生在肺泡通气量降低、PCO_2 升高和全身 pH 降低时。肾通过增加 HCO_3^- 重吸收来代偿呼吸性酸中毒，而这一过程需要几日才能完全显现。急性呼吸性酸中毒患者经常表现为呼吸窘迫，并伴有辅助呼吸肌的使用。呼吸性酸中毒常发生于上下呼吸道梗阻、通气灌注障碍、中枢神经系统抑制和神经肌肉缺陷。高碳酸血症多伴有低氧，但并不像通常伴随缺氧的这些疾病那样有害。治疗的目的是纠正或代偿潜在的病理过程，以改善肺泡通气。单纯的呼吸性酸中毒不需要应用碳酸氢钠治疗，因为它会通过改变 HCO_3^-/H_2CO_3 缓冲系统的平衡来增加 PCO_2，从而加重酸中毒。

4. 呼吸性碱中毒　当过度换气导致 PCO_2 降低和全身 pH 升高时，就会发生呼吸性碱中毒。根据呼吸性碱中毒的严重程度，肾可能存在相关的碳酸氢盐代偿性损失，表现为血清碳酸氢盐水平低和阴离子间隙正常，如果不考虑所有参数，可能会被误解为正常阴离子间隙的酸中毒。由于离子钙的减少，患者可能会感到刺痛、感觉异常、头晕、心悸、晕厥甚至手足抽搐和癫痫发作。呼吸性碱中毒的原因包括心理行为障碍、脑膜炎或脑炎引起的中枢神经系统刺激、水杨酸盐中毒及机械通气患者的医源性通气过度。治疗通常是针对病因的。用纸袋辅助呼吸可以减轻急性过度通气症状的严重程度。

（译者：乐　园　周　茜　校稿：刘桂英）

第 24 章 肾脏与尿道

Margret E. Bock, MD, MS；Melisha G. Hanna, MD, MS

一、肾脏与尿路的评估

1. *病史* 当怀疑有肾脏疾病时，应询问以下病史。

（1）既往急性或慢性疾病史 [如尿路感染（urinary tract infection，UTI）、咽炎、脓疱病、心内膜炎、分流感染]。

（2）皮疹或关节疼痛、肿胀。

（3）发育迟缓或发育障碍。

（4）多尿、多饮、遗尿、尿频或排尿困难。

（5）有记录的血尿、蛋白尿或尿色改变。

（6）（腹部、肋椎角或侧腹）疼痛或创伤。

（7）出现突然的体重增加、减少或水肿。

（8）药物或毒物暴露史。

（9）出生史，包括产前超声检查羊水过少或过多、出生窒息、畸形和其他先天异常现象、腹部肿块、排尿方式异常和脐动脉插管。

（10）家族史应包括有无囊性肾脏疾病、高血压（含早发性）、遗传性肾炎、耳聋、透析或肾移植。

2. *体格检查* 重点包括身高、体重、生长百分位数、皮肤病变（咖啡牛奶斑、灰叶斑或皮疹）、面色苍白、水肿或骨骼畸形。耳、眼或外生殖器的异常可能与肾脏异常或疾病有关。血压应在安静的环境中测量，在右上肢佩戴大小合适的袖带，儿童最好采取坐位，双足平放于地面。袖带应该覆盖儿童上臂的 2/3，且应评估外周脉搏。腹部应该触诊和听诊，注意是否存在肾增大、腹部肿块、肌肉变化、腹水或杂音。

3. *关于肾功能的实验室检查*

（1）血清分析：肾功能的标准指标是血清尿素氮和肌酐水平，它们的比例通常约为 10 ∶ 1。当肾灌注或尿量减少，如尿路梗阻或脱水时，这一比例可能会增加。因为血清尿素氮水平比肌酐水平更易受这些因素和其他因素（如氮摄入量、分解代谢、皮质类固醇的使用）的影响，所以最可靠的肾小球功能单一指标是血清肌酐水平。例如，血清肌酐从 0.5mg/dl 增加到 1.0mg/dl 代表肾小球滤过率（glomerular filtration rate，GFR）下降 50%。血清肌酐的正常值与肌肉量有关。因此，只有年龄较大的青少年才应该有超过 1mg/dl 的水平。血清胱抑素 C 是肾小球功能的附加指标，与肌肉质量无关。胱抑素 C 是一种半胱氨酸蛋白酶抑制剂，由所有有核细胞产生并释放入血液中。它被肾小管细胞重吸收和分解代谢。目前，半胱氨酸蛋白酶抑制剂 C 的使用范围较小，在某些特定临床情况中也不太可靠，如使用皮质类固醇或有甲状腺疾病时。血清电解质、pH、钙、磷、镁、白蛋白或补体的异常尽管不太精确，但仍是可能的肾脏疾病的重要指标。

（2）肾小球滤过率：每分钟内生肌酐清除率（endogenous creatinine clearance，CCr）以 ml/min 为单位估算肾小球滤过率。采集 24h 尿液是确定 CCr 的经典方法；然而，在儿科人群中通常很难准确获得，特别是在自控力差的儿童中。收集定时尿液样本的程序应仔细解释，以便家长或患者充分理解其基本原理。①首先排空膀胱（丢弃该尿液）并记录起始时间；②在之后的 24h 内将排出的所有尿液（包括最后一个时间段的尿液）放入收集容器中。24h 采集的可靠性可以通过测量样本中 24h 的总肌酐排泄量在肌肉量正常的个体中进行评估。每日总肌酐排泄量（肌酐指数）应为 15 ～ 25mg/kg，由于男女肌肉量的差异，男性该值正常值高于女性。此范围以外的肌酐指数一般表明尿液采集不充分或过多。按以下公式计算需要测量血浆或血清肌酐（plasma or serum creatinine，PCr）（单位为 mg/dl）、尿肌酐（urine creatinine，UCr）（单位为 mg/dl）及尿量（urine volume，V）（以 ml/min 表示）。

$$\text{CCr} = \frac{\text{UCr}V}{\text{PCr}}$$

正常 CCr 的可接受范围是基于成人参数，因此需要对儿童的数值进行校正。在公式中，清除率被修正为标准体表面积 1.73m^2：

$$\text{校正 CCr} = \frac{\text{患者 CCr} \times 1.73\text{m}^2}{\text{患者体表面积}}$$

CCr 的正常范围是 80 ～ 125ml/（min • 1.73m^2）（对于 1 岁以上的儿童），在这个范围低值可能表示有异常。

根据血浆或血清肌酐水平及身高（以 cm 为单位）得出“床旁施瓦茨”方程式，可快速估算儿童的肾小球滤过率：

eGFR [ml/ (min • 1.73m^2) = 0.413 × 身高 (cm) / PCr (mg/dl)

这个公式是在慢性肾脏病（chronic kidney disease，CKD）儿童中发现的，最近在肾功能正常的儿童中得到验证。当评估胱抑素 C（cystatin C，CysC）之后，基于肌酐 - 胱抑素 C 的 CKiD 方程可以被用来计算这个变量和血尿素氮（blood urea nitrogen，BUN）。

eGFR[ml/（min • 1.73m^2）] = 39.8 × [身高 (m) /PCr (mg/dl)]$^{0.456}$ × [1.8/CysC (mg/L)]$^{0.418}$ ×（30/BUN）$^{0.079}$ ×［1.076（男性）] 或 [1.00（女性）] × [身高（m）/1]。

基于血清肌酐的 eGFR 不太准确的特定情况（如肌肉重量低）或临床情况需要二次测试时，这种更广泛的计算可以用作验证性测试，可以利用在线工具来帮助完成此计算。

（3）尿液浓缩能力：不能浓缩尿液会导致多尿、多饮或遗尿，通常是慢性肾衰竭的首发症状，在某些情况下还会增加尿崩症的可能性。假定夜间停止摄取液体，第一个早晨的排尿应该浓缩（比重≥ 1.020）。因此，测定第一个晨尿的比重是一种简单而有效地检测肾脏浓缩能力的方法。

（4）尿液分析：商用试纸可以用来筛选尿液中的隐血、白细胞、亚硝酸盐、蛋白质和比重，并近似测定尿液的 pH。尿隐血的阳性结果常通过显微镜来确认，这也是确定是否有明显的晶体尿或管型的唯一方法。血尿表现为红细胞数＞ 5 个 / 高倍视野（HPF）。用试纸纸条检测到的大量蛋白尿（≥ 30mg/dl）应通过 24h 尿液采集或随机样本的蛋白质 / 肌酐比值进行定量确认。

尽管泌尿系的病因需要考虑，但在无症状性血尿或蛋白尿的儿童中，寻找肾源性病因将产生最多的结果。尿红细胞（red blood cell，RBC）管型提示为肾小球肾炎（glomerulonephritis，GN），但管型缺失并不能排除该病。尿红细胞形态学可能是有帮助的，因为畸形的红细胞来自肾脏。解剖异常，如囊性疾病伴囊肿破裂也可能导致血尿。良性血尿，包括良性家族性血尿 / 薄基底膜肾小球病，可通过排除法诊断。高钙尿或尿路结石症时也可观察到血尿。请注意，高钙尿与蛋白尿无关。图 24-1 提出了一种血尿的肾脏检查方法。肾小球肾炎将在本章后面更详细地讨论。

肾小球疾病的显著特征是蛋白尿合并血尿。蛋白尿的定量通常通过定时采集（如跨 24h 时间段）来完成。然而，考虑到儿童人群中收集错误的频率，以及没有排尿训练的儿童在定时收集方面的潜在困难，蛋白尿的程度可以通过随机尿样中的蛋白质（mg/dl）/ 肌酐 (mg/dl) 的比值来估计。尿蛋白 / 肌酐比值超过 0.2 是不正常的。在评估无症状蛋白尿时，应排除立位性蛋白尿或体位性蛋白尿。这可以简单地通过比较仰卧位（晨尿于睡眠时在膀胱中堆积）形成的尿蛋白 / 肌酐比值与每天步行时获得的样本来实现。如果“仰卧”样本是正常的，并且蛋白尿只发生在直立姿势，这表明是体位性蛋白尿。这类患者通常随着时间的推移表现出立位蛋白尿的消退，但在肾小球肾炎早期偶尔能看到立位模式，因此需要进行持续的随访。如果两个样本都异常，将认为是“持续性蛋白尿”。

孤立性蛋白尿（包括肾病综合征）的检查方法如图 24-2 所示。出现明显的血尿（＞ 20 个 RBC/HPF）或尿红细胞管型应引起对肾小球肾炎的关注（图 24-1）。其他有蛋白尿表现的肾脏病变将在本章后面讨论。

（5）肾功能特殊检查：尿钠、肌酐和渗透压的测量有助于鉴别肾前性或肾性急性肾损伤（acute kidney injury，AKI）。肾灌注减少的生理反应是尿量减少、尿液渗透压升高、尿液溶质浓度增加（如肌酐）和尿钠减少（通常＜ 20mEq/L）。

尿中某些物质的存在可能提示肾小管功能障碍。例如，当血糖浓度正常时，尿糖应＜ 5mg/dl。近端肾小管异常时（如范科尼综合征）常发生明显的高磷尿。24h 尿样磷酸盐浓度的测量和肾小管磷重吸收（tubular reabsorption of phosphorus，TRP）的评估将有助于诊断肾小管疾病及甲状旁腺功能亢进状态。TRP（以重吸收百分比表示）计算如下：

$$TRP=100[1-\frac{SCr \times UPO_4}{SPO_4 \times UCr}]$$

式中，SCr 为血肌酐；UCr 为尿肌酐；SPO_4 为血磷；UPO_4 为尿磷。为便于计算，肌酐和磷酸盐的所有值均以 mg/dl 表示。虽然 TRP 在一定程度上取决于 SPO_4 的值，但儿童 TRP 值≥ 85% 被认为是正常的。

近端肾小管疾病患者普遍有尿氨基酸排泄量增加。在孤立性肾小管酸中毒（renal tubular acidosis，RTA）、范科尼综合征和慢性肾衰竭中可以发现近端小管重吸收碳酸氢盐的缺陷。

（6）新型尿液生物标志物：AKI 中的尿生物标志物在肾小管损伤最常见，在最近几年已经更多地应用于临床。其中包括尿中性粒细胞明胶酶（urinary neutrophil gelatinaseassociated lipocalin，NGAL），其是一种几乎完全被正常肾小管重吸收的铁转运蛋白。NGAL 水平已被发现是 AKI 的敏感标志物，在急性缺血 / 肾毒性损伤后升高，特别是在重症监护环境中。

4. *免疫功能的实验室评估* 许多肾脏实质性疾病

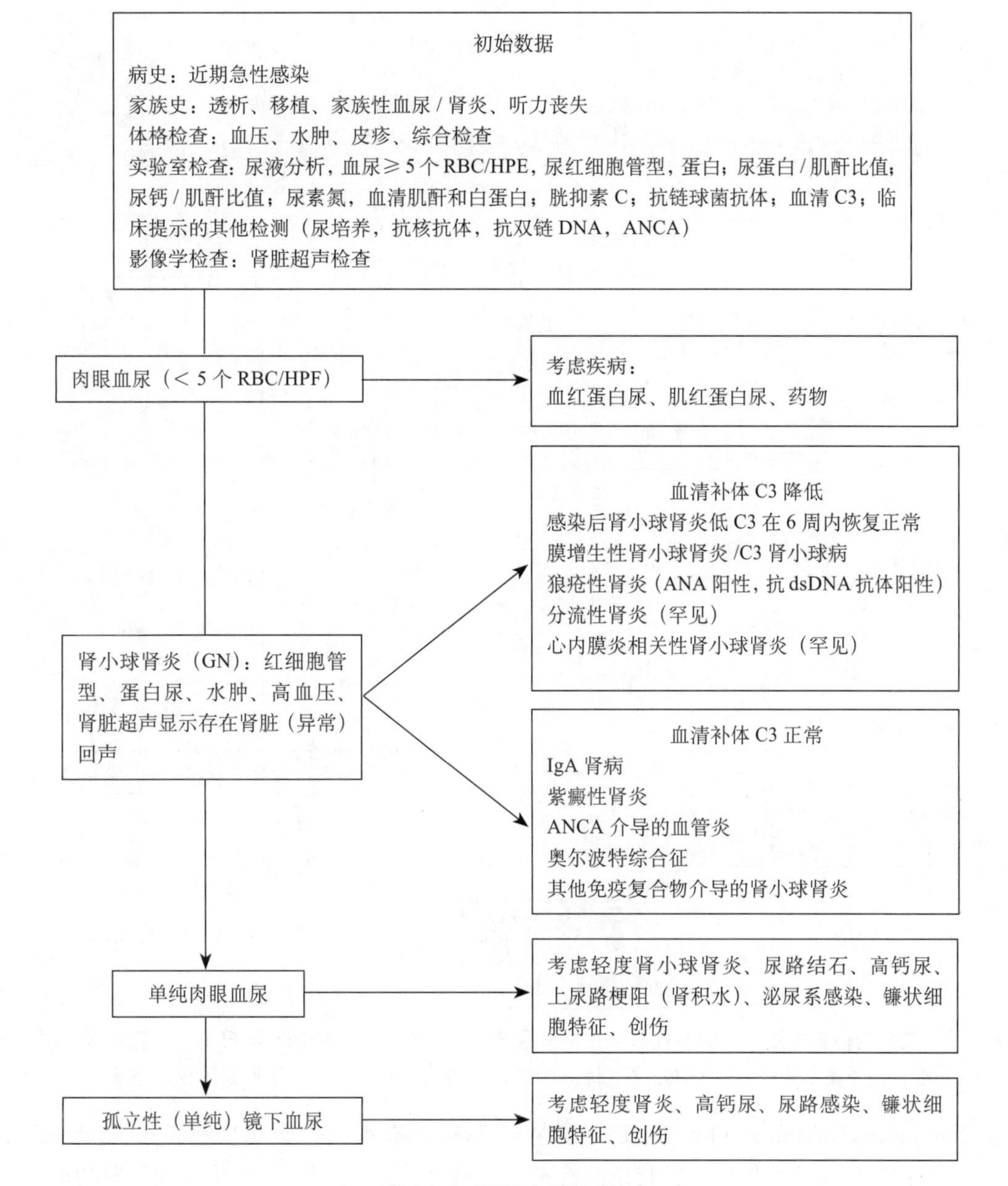

图 24-1　评价血尿的方法

ANA，抗核抗体；ANCA，抗中性粒细胞胞质抗体；C3，补体；dsDNA，双链 DNA；HPF，高倍镜视野；IgA，免疫球蛋白 A；RBC，红细胞

的机制在很大程度上尚不清楚，但被认为与免疫相关。例如，①循环抗原抗体复合物的沉积直接损伤或刺激性的损伤反应；②针对肾小球基底膜的抗体形成（儿童少见）。

当怀疑免疫介导的肾损伤或慢性肾炎时，应测定血清补体 C3 和 C4 浓度。在临床存在指征的情况下，应检测抗核抗体（antinuclear antibody，ANA）、抗中性粒细胞胞质抗体（antineutrophil cytoplasmic antibody，ANCA）、乙型肝炎表面抗原和丙型肝炎抗体。在极少数情况下，冷冻球蛋白（在儿童中非常罕见）、C3 肾病因子和其他补体功能评估，或抗肾小球基底膜（antiglomerular basement membrane，抗 GBM）抗体测定可能有助于确认特定的诊断。如果可能，在检查过程中的特定时间，应该通过肾组织的组织学检查来确认诊断。

5. 射线照相评价　肾脏超声是评估肾实质疾病、尿路异常和肾血流的一种有用的无创性工具。放射性核素研究提供有关肾脏解剖、血流，以及肾小球、肾小管和集合系统的完整性及功能的信息。肾结石通常可以通过超声显影，但最好是在没有对比的情况下通过计算机断层扫描（computed tomography，CT）显示。由于没有辐射，通常采用超声对尿石症进行筛查和随访。当怀疑膀胱输尿管反流（vesicoureteral reflux，VUR）或膀胱出口梗阻（如显示后尿道）时，应做排尿期膀

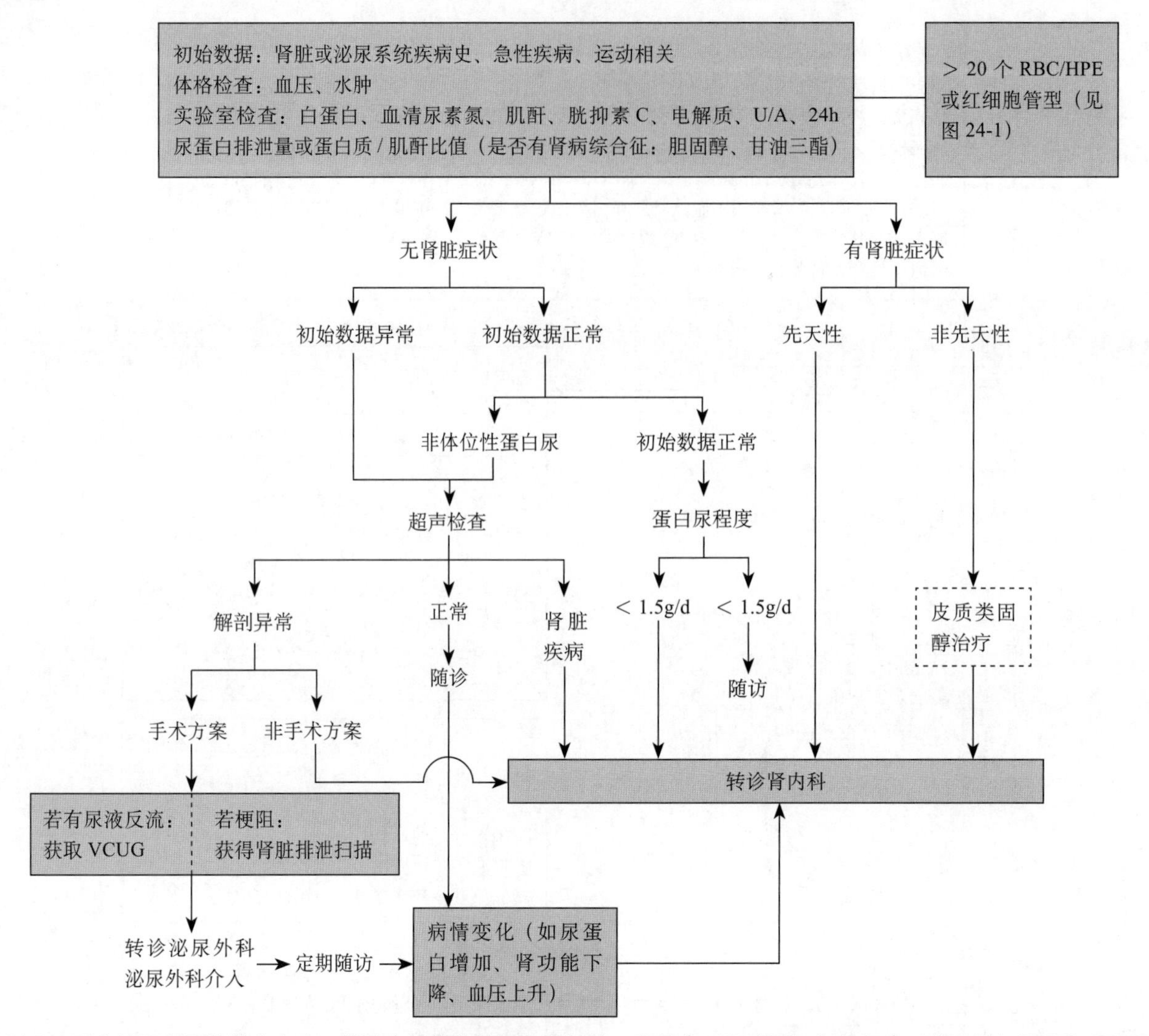

图 24-2 孤立性蛋白尿的检查方法。排除良性体位性蛋白尿与第一次晨空（平卧尿）与日间空（直立尿）尿蛋白 / 肌酐比

HPF，高倍镜视野；RBC，红细胞；U/A，尿常规；VCUG，排尿期膀胱尿道造影

胱尿道造影（voiding cystourethrography，VCUG）。在无症状性血尿或蛋白尿的儿童评估中，膀胱镜的检查作用很小。腹部磁共振成像（MRI）或 CT 对识别和勾画肾脏或肾上腺肿块很有用。多普勒超声有助于排除肾动、静脉血栓形成，但对肾动脉狭窄的诊断敏感性和特异性各不相同，后者可由 MRI 或 CT 血管造影较好地评估。肾内动脉狭窄可能需要直接肾动脉造影。

6. *肾组织活检* 组织学信息在选择病例的诊断、指导治疗和告知预后方面是有价值的。对肾组织进行满意的评估需要用光学、免疫荧光和电子显微镜检查。应由儿科肾病学医师决定是否需要肾活检。

二、先天性泌尿系畸形

1. *肾实质异常* 约 10% 的儿童患有先天性泌尿生殖道异常，其严重程度从无症状到致命不等。最近的研究结果表明先天畸形肾和泌尿道异常（congenital anomalies of the kidney and urinary tract，CAKUT）可能由多种不同的单基因突变引起。一些无症状的异常可能有很大的影响。例如，“马蹄肾”（肾脏在其下极融合）的患者虽然很少发生肾功能下降，但肾结石的发生率较高。单侧发育不全或多囊发育不良通常伴有对侧肾脏代偿性肥大，因此通常不影响正常肾功能。额外的和异位的肾脏通常没有意义。泌尿生殖道发育异常可伴有不同程度的肾发育不良和轻度到重度的肾功能障碍；后者的一个例子是宫内双侧肾发育不全，如果没有产前干预来支持肺发育，则会发生羊水过少、胎儿压迫导致的面部畸形和肢体异常（如马蹄内翻足），以及围产期死于肺发育不良（波特综合征）有关。

（1）肾发育不良：由一系列异常构成。在单侧或双侧的单纯性发育不良中，受影响的肾脏比正常肾小。在某些形式的发育不良中，不成熟的未分化肾组织持续存在。在某些情况下，一旦儿童达到临界体型，功能性肾单位的数量就不足以维持正常的肾脏功能。在新生儿期尿量正常或经常增加的情况下，并不总能很好地辨认是否缺乏足够的肾组织。

其他形式的肾发育不良包括少而大的肾单位肾发育不全（表现为少而大的肾小球）和囊性发育不良（表现为出现肾囊肿）。单纯性肾囊肿在儿童中很少见，通常见于有重大慢性病病史的儿童。多发性单纯性囊肿的存在应引起人们对可能潜在的多囊肾病的关注。

（2）多囊肾：两种形式的多囊肾 [常染色体显性遗传多囊肾（ADPKD）或常染色体隐性多囊肾（ARPKD）] 越来越多地被产前超声诊断。在最严重的情况下，ARPKD 的肾脏在子宫内功能不全，因此新生儿可能会表现出波特序列。在不太严重的病例中，囊肿导致的肾脏增大，最初可能由体格检查时检出巨大肾而发现。高血压是 ARPKD 的早期问题。肾功能不全在 ARPKD 中的进展速度各不相同，但许多有新生儿肾病表现的儿童在学龄期就会进展为终末期肾病（end-stage renal disease，ESRD）。最近的研究表明，表型差异很大，甚至在家庭内部也是如此。一些患者在成年早期出现先天性肝纤维化伴中度肾肿大和轻度至中度慢性肾脏疾病所致的肝功能障碍。

随着放射成像技术的进步，ADPKD 在生命早期被诊断出来，包括产前。儿童 ADPKD 可以表现出许多与成人 ADPKD 相同的表现，如肾脏增大、疼痛、血尿、蛋白尿、高血压、肾结石和肾外囊肿（胰腺、脾脏、肝脏），但儿童时期很少出现肾功能不全和颅内动脉瘤。对患有或已知有 ADPKD 风险的儿童应常规监测高血压。因为囊肿随着时间的推移而增长，普通的肾脏超声检查不排除 ADPKD 高危儿童（如已知其父母患有 ADPKD）。约 50% 的 ADPKD 患者在 60 岁前发展至终末期肾病。极少数 ADPKD 患者可表现为波特序列或严重的新生儿症状。

（3）髓质囊性病 / 肾消耗病：是具有相似肾脏形态特征的遗传性疾病，其特征是双侧大小正常或缩小的肾脏皮髓质小囊肿，并伴有肾小管间质瘢痕，最终导致终末期肾病。在肾消耗病中已经发现了许多致病基因，所有这些基因都编码在肾上皮细胞的初级纤毛中表达的蛋白质，从而导致被归类为“纤毛病”。患有肾消耗病的儿童表现为尿液浓缩功能受损，导致儿童或青春期多尿和多饮，并伴有进行性肾功能不全。肾外受累包括视网膜色素变性、肝纤维化、骨骼缺损、小脑蚓部发育不全或其他异常，可帮助把特定基因分析作为目标。存在几种形式的常染色体显性遗传髓质囊性病，通常表现为成人期肾衰竭，无肾外受累。然而，尿调素相关肾病合并高尿酸血症和肾衰竭可见于青少年。

2. 远端尿路异常

（1）梗阻性泌尿系疾病：肾盂输尿管连接部的梗阻可能是内在肌肉异常、异常血管或纤维带的结果。病变可导致肾积水，通常表现为产前肾积水、新生儿腹部肿块或较大儿童反复腹痛伴呕吐（迪特尔危象）。梗阻可发生在输尿管的其他部位，特别是输尿管膀胱连接处，导致输尿管近端积水和肾盂积水。肾放射性核素扫描与呋塞米“洗出”将显示或排除输尿管梗阻为肾积水的原因。无论是内在的还是外在的，尿路梗阻都应该尽快解除，以最大限度地减少对肾脏的损害，并有理由转诊给儿科泌尿科医生。

严重的膀胱畸形，如膀胱外翻，在临床上是明显的畸形，也是一个外科挑战。残留后尿道瓣膜（PUV）的尿流阻塞在诊断上很紧迫也更敏感。这种异常几乎只发生在男性，产前可能会发现肌肉增大的膀胱和输尿管肾积水。新生儿可能表现为排尿不畅或最终出现尿路感染。肾脏和膀胱可能很容易地触摸到。梗阻近端的渗漏（输尿管穿孔，虽然罕见）可能会产生尿液。通常通过导尿管完成膀胱减压，对于患有 PUV 的儿童来说，其对防止不可逆转的肾损伤是至关重要的。

Eagle-Barrett（prune belly）综合征是一种伴有隐睾和腹部肌肉缺失的泌尿系畸形。肾发育不良和（或）功能性尿路梗阻可导致终末期肾病。及时的尿流改道对维持肾功能至关重要。

其他复杂的畸形和外生殖器畸形不在本文的讨论范围内。导致肾组织严重损害和破坏的泌尿系统异常带来的挑战是保护所有剩余的肾功能，防止尿路感染和潜在的相关肾瘢痕形成，并治疗进行性慢性肾衰竭的并发症。早期治疗中，儿科泌尿科医生和肾科医生之间的协作在多学科诊疗是必不可少的。

（2）反流性肾病：尿液从膀胱逆行流入输尿管（膀胱输尿管反流，vesicoureteral reflux，VUR），当反流严重时，可能会导致肾瘢痕和随后的肾功能不全或高血压，或两者兼而有之，尤其是在 UTI 的情况下。肾超声检查显示肾积水提示可能存在 VUR 或输尿管梗阻。然而，超声检查无肾积水并不排除输尿管反流的可能性。输尿管反流最常用排尿期膀胱尿道造影诊断。低度 VUR 通常会随着时间的推移自发解决。可以根据儿童的年龄、VUR 的程度和尿路感染的频率在等待自然缓解期间给予预防性抗生素。慢性重度反流可能需要手术治疗。反流性肾病的适当治疗包括预防和及时治疗尿路感染，监测和处理高血压及慢性肾功能不全并发症，考虑抑制血管紧张素转换酶（angiotensin-converting enzyme，ACE）以防止肾小球高滤过。

三、血尿和肾小球疾病

1. 隐性血尿　对有痛性血尿的儿童应进行尿路感染或尿路直接损伤的检查。排尿困难常见于膀胱炎或尿道炎；伴随的背部疼痛和（或）发热提示肾盂肾炎的可能性；腰部的绞痛可能提示结石排出。尿液中鲜红的血液或凝块也可能与出血性疾病、创伤和动静脉畸形有关。腹部肿块提示存在尿路梗阻、囊性疾病、肾脏或肾周结构的肿瘤。

无症状性血尿是一个难题，因为需要临床和诊断数据来决定是否需要进行肾病学评估。血尿的诊断不应仅仅依靠尿“试纸”评估，而必须通过镜检红细胞计数（正常＜5个RBC/HPF）来证实。用随机的尿钙/肌酐比值（均以mg/dl为单位）排除高钙尿，这是评估血尿的初始步骤之一。如果数值＞0.2，则需要在可能的情况下进行24h尿液采集验证，并应立即转诊至儿科肾病科。高钙尿表现为每天钙排泄量超过4mg/kg。图24-1描绘了肾性血尿的门诊治疗方法。血尿鉴别诊断的首要问题是可能存在肾小球疾病。

2. 肾小球性肾炎

诊断要点和主要特点

肾小球肾炎的典型特征：
- 血尿
- 水肿
- 高血压
- 尿液中的红细胞管型

各型肾小球肾炎（GN）具有相似的临床表现。肾小球肾炎的诊断性特征包括血尿、尿红细胞管型、高血压和水肿。血尿本质上可能是隐性血尿或肉眼血尿（通常是咖啡色或茶色）。虽然红细胞管型经常存在，但它们的缺失并不排除肾小球肾炎的诊断。尿蛋白排泄量可从正常（Pr/Cr＜0.2）到肾病（Pr/Cr＞2）。水肿（眼眶周围、面部、四肢、腹水）是由于水钠潴留，肾小球功能受损，并导致全身性高血压，肾小球炎症和相关肾素的产生进一步加剧了全身性高血压。因此，利尿剂和阻断肾素-血管紧张素-醛固酮系统是高血压治疗的主要方法。受影响的儿童需要评估血压、肾功能、血清白蛋白和尿蛋白排泄。血清C3浓度有助于鉴别某些类型的肾小球肾炎[感染后和膜增生性（postinfectious and membranoproliferative，MPGN）/C3肾小球病变（C3 glomerulopathy，C3GN）中的压低型、系统性红斑狼疮（SLE）所致的肾小球肾炎和室房分流感染或心内膜炎相关的肾小球肾炎（后两种情况在儿童时期很少见，但病史和检查典型）]。当肾小球肾炎的病因从病史和初步检查中得不到明确时，可以进行肾活检。

严重的肾小球组织病理学和临床表现，如抗GBM抗体病（Goodpasture综合征）、肉芽肿伴多血管炎、显微镜下的多血管炎和新月体IgA肾病可作为急性肾小球肾炎的鉴别诊断，应认识到这些疾病在儿童中是不常见的。这些疾病诊断中的许多可能在本质上是快速进展的疾病。

（1）急性感染后肾小球肾炎：A型β溶血性链球菌感染的近期病史（病史通常在前7～14d，发病时间范围为1～6周）支持急性链球菌后GN的诊断，通常为咽炎或较少见的脓疱病。如果菌培养阴性，最近的感染可能是由高滴度的抗链球菌抗体引起的。然而，仅有抗链球菌抗体升高的文献并不能证实肾炎本质上是后链球菌病。其他感染也可引起类似的肾小球损伤，因此“感染后肾炎”可能是该类型急性肾小球肾炎（acute glomerulonephritis，AGN）的首选术语。感染后肾炎与血清C3补体降低有关。其表现范围从无症状的微量血尿到肉眼血尿，伴有肾病范围蛋白尿和明显的肾功能不全。然而，在大多数情况下，完全恢复通常在几周内完成。

典型的感染后肾炎没有特异性的治疗方法。如果有记录表明有活动性感染，则应进行抗生素治疗。肾功能紊乱和由此导致的高血压可能需要密切监测，减少盐摄入量、利尿剂或其他降压药，如ACEI。在严重肾衰竭的情况下，可能需要血液透析或腹膜透析。也可以考虑使用皮质类固醇来影响严重肾炎的病程。血清C3最早可能在发病24h后恢复正常，也可能最晚在发病后8周恢复正常。在感染后肾炎中，镜检血尿可能持续1年之久，85%的儿童完全康复。持续的肾功能恶化、慢性蛋白尿和合并肾病综合征的表现是长期预后的重要标志。

（2）IgA肾病：当伴有或不伴有蛋白尿的无症状肉眼血尿同时伴有轻微急性疾病或其他应激性事件时，IgA肾病的诊断可能是可取的。IgA肾病是GN最常见的病因。在这种情况下，血清补体是正常的。IgA肾病可能伴有腰痛或排尿困难。肉眼血尿通常会在几天内消失，85%的儿童没有严重的后遗症。一般的症状是不需要治疗的，大多数情况下预后良好。然而，如果出现或发展为严重的蛋白尿、高血压或肾功能不全，预后是值得警惕的。在这种情况下，虽然没有普遍接受的治疗方法，但在确认性肾活检证实诊断后，仍使用皮质类固醇和其他免疫抑制剂。鱼油中的Omega-3脂肪酸也被认为有助于抑制巨噬细胞对肾小球系膜的渗透。

（3）过敏性紫癜：下肢和臀部皮肤表面可能发现存在典型的斑丘疹和紫癜性皮疹是过敏性紫癜（HSP）主要但不是唯一的诊断依据。许多儿童有腹痛，并可能出现血性腹泻。关节疼痛和肿胀是很常见的症状。可能存在高血压。由于一系列的临床结果，很少需要肾活检，但青少年需要特别考虑狼疮和ANCA介导的血管炎。过敏性紫癜的肾脏组织学损害与IgA肾病相同。这种情况通常是自限性的。短程皮质类固醇治疗对关节痛和腹痛有反应。肾脏受累范围从无到轻度肾炎、从伴微量血尿到重度肾炎伴肾病和肾功能不全。肾脏受累越严重，远期预后越差，包括进展为终末期肾病的可能性。目前没有普遍接受的治疗方法，但经常使用皮质类固醇和其他免疫抑制剂（参见第 30 章）。

（4）膜增生性肾小球肾炎 /C3 肾小球疾病：儿童时期最常见的慢性肾炎是膜增生性肾小球肾炎（MPGN）。诊断依据是肾小球活检的组织学表现。最近的研究已经导致对这些情况的重新分类，认识到补体调节异常可能是主要病因。这些条件的表型谱很广。这些情况通常与血清 C3 水平低下有关。推荐进行免疫抑制治疗，包括靶向阻断补体系统的成分，但根据潜在的病因，反应可能会有所不同。

（5）狼疮性肾小球肾炎：系统性红斑狼疮的诊断基于其众多的临床特征和异常的实验室检查，包括抗核抗体试验阳性、血清补体降低、血清双链 DNA 抗体升高。肾脏受累表现为不同程度的血尿和蛋白尿，应通过肾活检进行评估。病情较重者伴有肾功能不全和高血压。严重的肾脏受累需要多种免疫抑制药物的联合治疗，包括泼尼松、硫唑嘌呤、环磷酰胺、吗替麦考酚酯、他克莫司和抗 B 细胞表面抗原 CD20 的单克隆抗体利妥昔单抗。10% ～ 15% 的儿童系统性红斑狼疮患者会发生 ESRD。

（6）遗传性肾小球肾炎：最常见的遗传性肾炎是 Alport 综合征，这种情况是由在肾小球、耳蜗和晶状体的基底膜中发现的Ⅳ型胶原突变所致，其临床特征是进行性肾炎、高频感觉神经性听力损失和晶状体异常。虽然这种情况可以以常染色体显性或隐性方式遗传，但绝大多数病例在传播过程中是 X 连锁的。因此，男性通常受到更严重的影响。这些男孩在很小的时候，甚至在婴儿和蹒跚学步的年龄段，都会出现持续性的微量血尿和反复出现的肉眼血尿，并伴随着并发疾病，随后是慢性蛋白尿，然后是肾功能恶化。疾病存在家族史发病特征，但有约 20% 的自发突变率。在患有 X 连锁遗传疾病的男性或患有常染色体隐性遗传疾病的儿童中，终末期肾病通常发生在生命的第 2 到第 3 个十年（20 ～ 30 岁）。患有 X 连锁 Alport 综合征的女性表现出从无症状血尿到终末期肾病的多种疾病表现。虽然目前还没有治疗这种疾病的方法，但仔细管理相关的高血压可能会减缓这一过程。

四、肾小管间质疾病

急性间质性肾炎　急性间质性肾炎的特点是肾间质弥漫性或局灶性炎症和水肿，继发性肾小管受累。这种情况最常见的是与药物相关的（如 β- 内酰胺类抗生素或非甾体抗炎药），但也包括感染性病因，包括 EB 病毒。

与毒品有关的病例可能会出现发热、皮疹和嗜酸性粒细胞增多症。尿液分析通常显示白细胞尿，可能还有轻度血尿和蛋白尿。尿沉渣 Hansel 染色可显示嗜酸性粒细胞。炎症可导致肾功能明显恶化和全身性高血压。儿童时期偶见肾小管间质性肾炎（tubulointerstitial nephritis and uveitis，TINU）和葡萄膜炎。如果因为没有药物或毒素暴露史或急性感染或尿中无嗜酸性粒细胞而诊断不清楚时，可进行肾活检以显示特征性的肾小管和间质炎症。只要有可能，立即识别和清除致病因子是当务之急。对于进展性肾功能不全或相关肾病综合征的患者，使用皮质类固醇或其他免疫调节剂治疗可能会有所帮助。偶尔需要透析支持。

五、蛋白尿与肾脏疾病

尿液常含少量蛋白质，但平均排泄量远低于 150mg/24h。如前所述，尿蛋白的轻微增加可能伴随发热性疾病或劳累，如发生在直立姿势情况下的直立性蛋白尿。

孤立性蛋白尿的研究算法如图 24-2 所示。对于没有肾小球肾炎相关特征的特发性肾病综合征，在咨询儿科肾科医生完成综合评估后，可开始使用皮质类固醇治疗。

1. 先天性肾病（芬兰型）　芬兰型先天性肾病是一种罕见的常染色体隐性遗传病，以近端小管微囊性扩张和肾小球异常包括增生、新月体形成和毛细血管壁增厚为特征。这种情况与 NPHS1 的基因突变有关，NPHS1 编码 nephrin，其是一种跨膜蛋白，也是肾小球基底膜的结构成分。

患有先天性肾病的婴儿通常母体血清 α-feto 蛋白浓度明显升高，胎盘较大，颅缝较宽，骨化延迟。在出生后的头几周可能会出现进行性水肿。大量尿蛋白丢失会导致其他风险，包括因低丙种球蛋白血症（尿液免疫球蛋白 G 丢失）、血栓形成（尿液中丢失抗凝血酶Ⅲ、蛋白 C 和蛋白 S）及最终临床甲状腺功能减退（尿液中甲状腺结合球蛋白丢失）而导致的反复感染。这类儿童通常需要每晚大剂量的白蛋白输注和每周 1 ～ 2 次的静脉注射免疫球蛋白（intravenous immunoglobulin，IVIg）。为防止高级别蛋白丢失的并发症，可能需要进行肾切除术。预计需要透析和移植的进行性肾衰竭是可以预见的，尽管历史上受影响的婴儿通常在出生的第一年就死于严重的细菌感染。

2. 儿童特发性肾病综合征

诊断要点和主要特点
肾病综合征的典型特征： ● 蛋白尿 ● 低蛋白血症 ● 水肿 ● 高脂血症

（1）临床表现：受影响的患者发病时一般不到10岁。典型表现为眼眶周围肿胀和少尿，通常伴随着并发疾病出现。在几天内，越来越多的水肿（甚至是皮肤病）变得明显。大多数儿童除了模糊的不适或腹痛之外，几乎没有其他主诉。一些患有严重低蛋白血症的儿童会出现肠道吸收不良的症状。伴有明显水肿，也可能出现因胸腔积液或大量腹水引起的呼吸困难。

尽管有大量蛋白尿，可能会出现显微镜下的血尿，但尿沉渣通常是正常的。偶尔可见肉眼血尿，但局灶性节段性肾小球硬化比肾小球微小病变（minimal change disease，MCD）更常见。血浆白蛋白浓度低，血脂水平升高。氮质血症通常继发于“第三间隙”渗漏引起的血管内容量耗竭和低眼压。

（2）并发症：感染（如腹膜炎、脓毒症）有时会发生，病因经常是荚膜细菌（如肺炎链球菌）感染。存在高凝状态时，可合并深静脉血栓、肾静脉血栓或矢状窦血栓等血栓栓塞现象。发生高血压、肾灌注减少时可能导致肾功能不全。当受影响的儿童进入缓解期时，高脂血症就会消失，但在难治性肾病综合征中，高脂血症是令人担忧的。

（3）治疗与预后：当诊断为特发性肾病综合征时，应开始皮质类固醇治疗，因为绝大多数儿童在接受此类治疗后将进入缓解状态，从而避免了既不能预测治疗效果也不能预测长期肾功能的肾脏活检。泼尼松，60mg/m^2 或 2mg/（kg • d）（最高 60mg/d），每日单剂服用6周，然后隔日给药 40mg/m^2 或 1.5mg/kg，共6周。此后，根据当地（常规）的做法，在接下来的几个月内停止使用皮质类固醇或逐渐减少剂量，并停止使用。这个方案的目标是消除蛋白尿。如果在皮质类固醇治疗的最初4周内没有得到缓解，应该考虑非类固醇治疗和肾活检。如果达到缓解，但随后又复发，则可能应重复治疗过程。当治疗反应很小或没有反应时，通常考虑做肾活检。然而，应该考虑到组织学结果不一定会改变治疗计划，该治疗计划旨在消除肾病综合征，而不考虑潜在的肾脏组织学。

临床上应仔细评估血管内容量状况，以指导特发性肾病综合征患儿的利尿治疗。虽然那些有明显证据表明容量超负荷的儿童将从利尿剂中受益，但一些儿童，特别是患有MCD的儿童，将显示由第三间隙液体泄漏而导致血管内容量耗竭的证据。后一组儿童将经历低血压和肾前性氮质血症，并伴有积极利尿；因此，在考虑利尿剂（如呋塞米）的情况下，最有帮助的是谨慎地通过静脉输注25%白蛋白来恢复受损的循环容量。感染（如腹膜炎）应及时治疗，以减少发病率。因为侵袭性肺炎球菌疾病主动复发的风险增加，建议接种肺炎球菌结合疫苗和多糖疫苗。

糖皮质激素治疗可缓解蛋白尿，此时提示预后良好。早期复发通常预示着一系列长时间的复发；频繁的复发增加了皮质类固醇的暴露，并应考虑用替代免疫抑制治疗以维持缓解状态。从过去的治疗上看，在激素敏感但依赖的儿童的皮质类固醇治疗中加入苯丁酸氮芥或环磷酰胺，以在维持缓解状态的同时实现皮质类固醇的停用。由于与这些药物相关的潜在的显著副作用，钙调神经磷酸酶抑制剂（最常见的是他克莫司）或吗替麦考酚酯现在被添加到类固醇依赖的病例中。对于使用皮质类固醇无效的儿童，应对肾功能的长期预后更为谨慎用药，但仍有可能通过替代免疫抑制剂获得缓解。越来越多的报告和经验表明，肾病综合征对皮质类固醇反应不佳或“依赖”皮质类固醇的病例，即使添加了如他克莫司这样的药物，也可能对利妥昔单抗有反应，尽管目前还没有进行对照试验，而且在这种情况下重复服用利妥昔单抗的长期效果尚不清楚。

3. 局灶性节段性肾小球硬化（focal segmental glomerulosclerosis，FSGS） 是儿童特发性肾病综合征的病因之一，但也可引起慢性无症状蛋白尿。这种情况令人担忧，因为高达15%～20%的病例可能进展为终末期肾衰竭。对皮质类固醇治疗的反应是不同的。上文回顾了活动性肾病综合征的治疗，但不太清楚慢性免疫抑制治疗对无症状儿童的益处。

肾移植后FSGS的复发较为常见。幸运的是，大多数儿童在肾移植后接受血浆置换和（或）利妥昔单抗治疗反应良好；后者在治疗膜性、系膜性肾病、肾病综合征，以及与其他形式的肾小球疾病或血管炎相关的难治性肾病综合征方面也显示出鼓舞人心的效用。

4. 膜性肾病（膜性肾小球肾炎） 虽然膜性肾病在本质上主要是特发性的，但膜性肾病也可以与感染（包括乙型肝炎、丙型肝炎和先天性梅毒）、自身免疫性甲状腺炎、系统性红斑狼疮（与其他形式的狼疮性肾炎相比，血清C3在膜性狼疮中通常是正常的）及青霉胺等药物的使用有关。最近的研究表明，在受影响的患者中，足细胞抗原的抗体频率很高。

膜性肾病的发病可能是隐匿性的，也可能类似于儿童时期的特发性肾病综合征（见上一节）。它更常发生于年龄较大的儿童和成年人。膜性肾病的蛋白尿可能对皮质类固醇和二次免疫调节剂治疗反应不佳。在过去的治疗中，烷化剂（如环磷酰胺）与皮质类固醇治疗联合使用，而钙调神经磷酸酶抑制剂、吗替麦考酚酯和利妥昔单抗的研究最近取得了一些进展。诊断是通过肾活检做出的。

六、肾血管疾病

1. *肾静脉血栓形成*　在新生儿中，肾静脉血栓形成可能并发败血症或脱水。它可能发生于糖尿病母亲的婴儿，可能与脐静脉插管有关，也可能是由任何导致高凝状态的条件引起的（如凝血因子缺乏症或血小板增多症）。在年龄较大的儿童和青少年中，肾静脉血栓的形成较少见。它可能发生在创伤后，处于促凝状态（如SLE或难治性肾病综合征的抗磷脂抗体阳性），或没有任何明显的易感因素。自发性肾静脉血栓形成与膜性肾病有关。

（1）临床表现：新生儿肾静脉血栓形成通常以突然发生的腹部肿块为特征。如果血栓形成是双侧的，可能会出现少尿。在年龄较大的儿童中，腰部疼痛是一种常见的表现，有时伴有明显的肿块。

没有单一的实验室检查可以诊断肾静脉血栓形成。血尿通常是存在的，有时可能是肉眼的；蛋白尿不是恒定的。在新生儿中，可能会发现血小板减少，但在年龄较大的儿童中很少见。通过超声检查和多普勒血流检查可做出诊断。

（2）治疗：新生儿和年龄较大的儿童的首选治疗方法是使用肝素抗凝。在新生儿中，通常只需要一个疗程的结合肝素对潜在问题进行治疗；必须考虑新生儿全身抗凝的风险，特别是早产新生儿。可能需要评估是否有血栓形成。已知有复发倾向的儿童可能需要长期抗凝治疗。

（3）病程和预后：新生儿肾静脉血栓的死亡率取决于未被发现的原因。任何年龄的单侧肾静脉血栓形成，肾功能预后良好。当然，双侧疾病更令人担忧，这类儿童有必要进行专注于肾功能和生长发育的长期肾脏随访。肾静脉血栓形成在最初血栓形成后的几年内，很少在同一肾脏或另一肾脏复发。下腔静脉血栓可以引起肺栓塞。

2. *肾动脉疾病*　肾动脉疾病（如纤维肌肉发育不良、先天性肾动脉或主动脉中段狭窄、大动脉炎）是导致儿童高血压的罕见原因。虽然几乎没有针对潜在动脉病变的临床线索，但应该怀疑患有严重高血压的儿童、10岁或10岁之前发病的儿童，以及表现出越来越难以控制高血压的儿童。由MR或CT血管造影可以确定诊断，并经肾动脉造影或直接术中可视化证实。当出现血管炎时，第一个方法是使用免疫抑制治疗。其他病变可以通过腔内血管成形术或手术来处理（参见本章“高血压”一节），但年龄小儿童的修复在技术上是不可能的。在这种情况下，等待机体发育后医学处理高血压是必要的。虽然肾动脉血栓形成很少见，但在高血压和血尿急性发作的患者中，应在适当的环境下考虑（如与高黏滞性或脐动脉插管相关）。早期诊断和治疗为重建肾血流提供了良好的机会。

3. *溶血性尿毒综合征*

诊断要点和主要特点
溶血性尿毒综合征的典型特征： ● 微血管病理性溶血性贫血 ● 血小板减少 ● 肾功能不全

儿童急性肾衰竭最常见的肾小球血管病因是溶血性尿毒综合征（hemolytic-uremic syndrome，HUS）。通常是感染产生志贺菌毒素的志贺菌或大肠埃希菌所致的腹泻与相关的症状。常见的来源是摄入未煮熟的绞碎牛肉或未经巴氏灭菌的食物。病菌血清型很多，但在美国最常见的病原体是大肠埃希菌O157：H7。常见的主诉是出血性腹泻，其次是溶血、血小板减少和肾衰竭。循环毒素引起内皮损伤，导致血小板沉积/消耗和微血管闭塞，继而溶血。类似的微血管内皮细胞激活也可能由药物［如钙调神经磷酸酶抑制剂或哺乳动物雷帕霉素抑制剂的靶标）、病毒（人类免疫缺陷病毒，human immunodeficiency virus，HIV）］和肺炎球菌感染触发，在这些感染中，细菌神经氨酸酶暴露红细胞、血小板和内皮细胞上的Thomsen-Friedenreich抗原，并伴随细胞溶解。极少数病例是由导致补体失调的遗传因素引起的（如H因子缺乏）。

（1）临床表现：志贺菌或大肠埃希菌引起的HUS以腹痛、腹泻和呕吐为首发症状。主要是胃肠道症状，其次是少尿症、面色苍白和出血症状。肺炎球菌相关HUS的儿童通常有肺炎球菌肺炎、败血症或脑膜炎的记录。与补体失调相关的非典型HUS儿童通常在并发疾病后出现HUS发作，并出现不适和面色苍白。一些儿童会出现高血压和癫痫，特别是那些发展为严重肾衰竭和液体负荷超载的儿童。中枢神经系统（central nervous system，CNS）、心脏和胰腺也可能有明显的内皮细胞受累。临床表现还有贫血，即在血涂片上可以看到红细胞碎片。高网织红细胞计数证实了贫血的溶血性质，但在出现肾衰竭时可能不会被注意到。通常是发生严重的血小板减少，但其他凝血异常的一致性较差。血清纤维蛋白裂解产物经常出现，但暴发性弥散性血管内凝血很少见。患者经常出现血尿和蛋白尿。

由于明显的红细胞溶血，偶尔可以观察到血红蛋白尿。

（2）并发症：AKI会并发神经系统问题，特别是癫痫，可能是由低钠血症、高血压或中枢神经系统血管疾病引起的。尽管血小板减少，但由于潜在的内皮损伤，许多儿童容易发生血栓。

（3）治疗：最重要的是仔细注意水和电解质状况。胃肠道感染引起的HUS使用抗运动剂和抗生素被认为会使疾病恶化。增加大量细菌性志贺毒素的释放时应上调抗生素剂量。及时透析可改善预后。红细胞输注通常是必要的。除非有活动性出血，否则应避免血小板输注。促红细胞生成素（促红细胞生成素α）治疗可能会减少红细胞输注需求，这在有指征的肾衰竭情况下是可行的。补体调节失调引起的非典型HUS可从血浆置换或血浆输注中受益（通过替换缺失的因子或去除因子H自身抗体），但这些治疗最近已被抗C5a单克隆抗体eculizumab所取代。eculizumab是否对其他形式的HUS有益处仍有待确定。肺炎球菌HUS应避免血浆治疗，因为它为患者提供了抗Thomsen-Friedenreich抗体，从而推动了HUS发展过程。虽然没有普遍接受的治疗方法，但严格控制高血压和液体平衡、充足的营养支持，以及及时使用透析可以降低发病率和死亡率。如果肾衰竭是非少尿性的，且尿量足以防止液体负荷超载和电解质异常，则可以在不透析的情况下处理肾衰竭。

（4）病程和预后：最常见的情况是，儿童在2～3周从急性发作中恢复过来。一些残余肾脏疾病（包括高血压、蛋白尿或慢性肾功能不全）的发生率约为30%，终末期肾衰竭的发生率约为15%。患有不典型或肺炎球菌引起的HUS的儿童患终末期肾病的风险较高。对从HUS中恢复的儿童的随访应包括根据病因、病程和随后的发现进行一系列肾功能测定和常规血压监测。该病最有可能在早期发生死亡（3%～5%），主要由中枢神经系统或心脏并发症引起。与大多数肾脏疾病一样，慢性蛋白尿、高血压或肾功能异常与较差的长期肾脏预后相关，需要随访。

七、肾衰竭

1. *急性肾损伤*（acute kidney injury，AKI） 指的是突然不能排出足够数量或成分的尿液来维持体液平衡，包括快速可逆的问题，如脱水或尿路梗阻，以及新发的肾脏疾病（如AGN），与药物相关的中毒性肾病或肾缺血；后者主要是在严重的血流动力学不稳定或其他导致肾脏灌注减少的情况下被怀疑。表24-1列出了AKI的肾前性、肾性和肾后性原因。

（1）临床表现：早期AKI的特点是少尿，随后血清肌酐和尿素氮会有不同程度的升高；这些观察更有可能是住院患者最初的担忧。虽然确切的病因学诊断在发病时可能不清楚，但如表24-1中概述的那样对AKI进行分类有助于确定是否存在立即可逆的原因。

表24-1 AKI的分类

肾前性
肾前血管内容量耗竭（胃肠道、皮肤或肾脏损失；显著减少摄入量；出血）
有效循环容量减少（低排血量心力衰竭、肾病综合征、毛细血管渗漏、肝硬化）
主动脉或肾血管损伤
肾动脉血栓形成
肾性
溶血性尿毒综合征
肾血管血栓形成
肾小球肾炎
肾毒素
急性肾小管坏死
肾（皮质）坏死
肾小管结晶（磺胺尿酸、肿瘤溶解）
色素性肾病（pigment nephropathy，ATN）
造影剂肾病
间质性肾炎
创伤
肾后性
肿瘤梗阻
血肿
后尿道瓣膜
肾盂输尿管连接部狭窄
输尿管膀胱连接部狭窄
输尿管膨出
其他膀胱出口
麻醉性尿潴留
结石
膀胱导管阻塞

任何肾衰竭的肾前性病因延长后都可能演变为急性肾小管性肾病

肾实质病变可以快速处理和纠正，如血管内容量耗竭或尿路梗阻，应该首先考虑。一旦确保了正常的肾脏灌注和无尿路梗阻，如果没有新发肾脏疾病的临床证据，就可以考虑急性肾小管坏死的诊断。

1）肾前性：最常见导致儿童急性肾功能下降的原因是肾灌注受损。它通常继发于真正的血管内容量耗竭或有效循环容量的减少，如心力衰竭、肝硬化或肾病综合征。表24-2列出了有助于区分这些“肾前”情况和真正的肾实质损害（如急性肾小管坏死）的尿液指标。

表 24-2 尿液分析

	肾前性衰竭	急性肾小管坏死
尿渗透压	＞ 500mmol/L	＜ 350mmol/L
尿比重	＞ 1.020	～ 1.010
尿钠	＜ 20mEq/L	＞ 40mEq/L
钠排泄分数	＜ 1%	＞ 3%
尿肌酐 / 血浆肌酐比值	＞ 40 ：1	＜ 20 ：1
血尿素氮（BUN）/ 血肌酐	＞ 20 ：1	＜ 10 ～ 15

尿渗透压和钠浓度应该根据儿童对这些参数的年龄相关能力来解释（例如，新生儿的尿液浓缩能力有限，排出的钠比年龄较大的儿童更多）

2）肾性：肾性急性肾损伤的病因包括急性肾小球肾炎、HUS、急性间质性肾炎和肾毒性损伤。当纠正肾前或肾后问题不能改善肾功能，并且没有新发肾脏疾病的证据时，肾缺血损伤的病例应该考虑急性肾小管坏死的诊断。

3）肾后性：肾后性肾衰竭通常见于有泌尿系统解剖异常的新生儿，并伴有不同程度的肾功能不全。在 AKI 中应始终牢记急性尿路梗阻的可能性，特别是在急性起病无尿的情况下。无论是什么原因，确保排尿是实现少尿可逆性的第一步。

（2）并发症：AKI 并发症的严重程度取决于肾功能损害和少尿的程度。常见的并发症包括：①容量负荷增加（高血压、充血性心力衰竭和肺水肿）；②电解质紊乱（高钾血症）；③代谢性酸中毒；④高磷血症；⑤尿毒症。

（3）治疗：应排除和纠正肾前性和（或）肾后性因素。在适当的液体或加压支持下，应维持正常的循环容量，建立正常的血压和心功能。必须保持对液体的摄入和产出的严格测量，根据减少产出的要求调整摄入。放置 Foley 膀胱导尿管有助于及时测量尿量。然而，在少尿性/无尿性肾衰竭已确定的情况下(即尿量不大时)，应取出异物以将膀胱感染的风险降至最低。中心静脉压的测量可能是有指征的。常规的体重评估有助于评估有可能做到这一点的儿童的液体平衡。可以尝试使用利尿剂增加尿量，如呋塞米（静脉注射 1 ～ 2mg/kg，每 6 小时最多 200mg）。有效剂量将取决于肾功能适应程度。如果 1h 内无反应且尿量仍然较低 [＜ 0.5ml/（kg·h）]，应尽量增加呋塞米剂量，并可考虑持续输注。在某些情况下，添加长效噻嗪类利尿剂（如美托拉宗），可能会改善反应。如果在最大剂量下没有尿液产生，则应停止进一步使用利尿剂，并相应地限制液体摄入。应密切监测儿童是否有急性透析的指征。

所有的药物剂量都应该根据肾脏清除的程度进行适当的调整。

1）急性透析适应证：透析的直接指征①难以治疗的高钾血症；②顽固性代谢性酸中毒（通常发生在液体超载或高钠血症阻止反复服用碳酸氢钠的情况下）；③液体超载（可能表现为严重的高血压、充血性心力衰竭、肺水肿，或由于液体限制而单纯无法提供适当的药物和营养支持）；④有尿毒症的症状，通常表现为中枢神经系统抑制（罕见）；⑤血液透析除去的药物、物质的摄入。在人们担心所谓的“尿毒症”出血的情况下，重要的是要记住，尽管临床上使用了尿毒症这个术语，但并不是尿素氮导致肾衰竭时的血小板功能障碍。导致出血的代谢终末产物的积累与血清肌酐反映的肾功能程度有更好的相关性。尤其是在患者的尿素氮（可能受多种因素影响）相对于血清肌酐出现不成比例升高的情况下，更是如此。在这种情况下，患者的尿素氮可能会受到许多因素的影响，但与血清肌酐的比值似乎不成比例地升高。

2）透析方法：腹膜透析通常是儿童患者的首选，因为腹膜透析的表现和患者的耐受性都很好。虽然腹膜透析在技术上比血液透析效率低，但血流动力学稳定性和代谢控制可以更好地持续，所以这项技术可以在相对连续的基础上应用。血液透析应考虑①是否需要快速清除毒素；②血流动力学状态是否能耐受间歇性溶质和液体排出；③是否存在有效腹膜透析的障碍（如术后腹部粘连）。如果血管通路和潜在的抗凝治疗不是障碍，连续性肾脏替代治疗（continuous renal replacement therapy，CRRT）作为一种缓慢、持续的血液透析过程，可以应用于血流动力学不稳定的危重患者，包括那些接受体外膜氧合的患者。通常，CRRT 提供全身或局部抗凝来维持体外循环。对于接受透析治疗的患者，营养支持和用药剂量应该进行相应的审查和调整。

3）透析管理和并发症：在任何透析治疗中都可能观察到血管内容量耗竭，因此在透析液体清除过程中应密切关注患者的血流动力学状态。严重的血管内容量耗竭可导致急性肾小管性肾病，并限制固有肾功能的及时恢复。腹膜透析特有的并发症包括腹膜炎和医源性并发症，如腹膜透析液渗漏或腹内透析液的呼吸损害。通过严格的无菌技术可以降低腹膜炎的风险。腹腔液培养应按临床要求进行。良好的导管放置技术和适当的腹内透析液容量可减少渗漏。调整透析液的电解质浓度是维持电解质平衡的重要环节。若标准透析液中不含钾和磷酸盐，可以根据临床需要添加到透析液中。可以在透析液中加入几种抗生素，以便腹腔内给药，并伴有全身吸收。这种情况通常保留用于治疗腹膜炎或给药的有限血管通路。液体超载的校正是使用高渗透压透析液完成的。较高的葡萄糖浓度（最高 4.25%）可以迅速纠正液体过载，但有导致高血糖的风险。更频繁地交换透析液也可以增加液体的清除，但是水的快速渗透转移可能会导致高钠血症。液体清除依赖于许多因素（透析液的渗透压负荷、个别腹膜转运特性、腹膜灌注量等），因此不可能准确控制腹膜透析过程中液体每小时的清除速度。

即使在小婴儿中，血液透析也可以迅速纠正主要的代谢和电解质紊乱，以及容量超载。这个过程效率很高，但通常需要全身抗凝、使用肝素。仔细监测适当的生化参数是很重要的。请注意，在此过程中或之后，采血会产生误导性的结果，因为血管外腔和血液之间还没有达到平衡。必须保持适当的血管通路。血液透析一般是间歇性的，可为每天 1 次到每周 3 次。如果需要，CRRT 可用于维持更精确、持续的代谢和液体控制，特别是对血流动力学不稳定或败血症患者。抗凝药物的选择通常基于机构偏好和临床情况。需要经过适当培训的工作人员对儿童实施任何透析治疗。

（4）病程与预后：AKI 的病程和预后因病因而异。如果急性肾小管坏死出现严重少尿，通常持续 10d 左右。持续 6 周以上的无尿或少尿与进展为皮质坏死和相关的有限的肾功能恢复有关。从 AKI 恢复的利尿期开始于尿量增加到大量含钠 80 ～ 150mEq/L 的等渗尿，相关的多尿可能会持续几天或几周，护理人员必须确保适当地补水，以防止肾前性氮质血症或急性肾小管坏死。尿液异常通常在几个月内完全消失。如果在少尿后约 6 周内未出现肾功能恢复，则应安排进行慢性透析和可能的最终肾移植。一些需要长时间（＞ 1 个月）透析支持的儿童将表现出不同程度的 CKD 恢复，但明显存在最终进展为终末期肾病的高风险。经历过严重 AKI 的儿童需要由肾科医生进行长期随访。

2. 慢性肾衰竭　儿童慢性肾衰竭最常见的原因是先天性肾脏或尿路异常（congenital anomalies of the kidney and urinary tract，CAKUT）。肾发育不全 / 发育不良、梗阻性泌尿系疾病或严重输尿管反流，手术干预通常与儿童进行性肾功能不全有关。在年龄较大的儿童中，慢性肾小球肾炎和肾病、不可逆性肾毒性损伤或 HUS 也可能导致慢性肾衰竭。在这些情况下建议由儿科肾病小组进行早期评估和密切随访。

（1）并发症

诊断要点和主要特点
慢性肾衰竭并发症： ● 慢性肾衰竭贫血 ● 高磷血症 / 继发性甲状旁腺功能亢进症 ● 代谢性酸中毒 ● 生长停滞 ● 高血压 ● 脓毒症

在进行性慢性肾衰竭中，任何剩余的未受影响的肾组织都可以弥补肾功能的逐渐丧失，但当这种代偿能力被压倒时，就会出现肾功能不全的并发症。在有结构性肾脏损害并伴有尿液浓度受损的儿童中，直到肾功能不全的后期，多尿和脱水比液体超负荷更为严重。一些这种情况的儿童即使需要透析，也能继续产生大量劣质尿液。也可能出现排盐过多状态。相比之下，由于肾小球疾病或肾损伤而发展为慢性肾衰竭的儿童，其有特征性的水钠潴留，并伴有高血压和最终的尿量损失。

慢性肾衰竭早期会出现代谢性酸中毒和生长迟缓。钙、磷和维生素 D 代谢紊乱导致肾性骨营养不良和佝偻病时需要立即注意。甲状旁腺激素的增加是由缺乏肾激活的维生素 D 和（或）升高的血清磷而导致的血清钙的降低。甲状旁腺激素的增加以溶骨作用为代价，改善了肾小管磷的排泄，可以在病程早期维持正常的血清钙和磷水平。由于促红细胞生成素生成减少而引起的贫血也可能发生得相对较早。

诸如食欲减退、恶心和不适等症状出现在慢性肾衰竭（通常肾功能＜ 30%）的晚期。如果及早发现慢性肾衰竭并治疗相关并发症，这些症状可以减少，但难治性症状仍然是肾脏替代治疗的适应证。中枢神经系统的异常，如神志不清和嗜睡，都是晚期的症状，甚至终末期时会出现昏睡和昏迷。这样的发现是具有特异性的，因为儿童通常在病情恶化到这一点之前寻求医疗护理，而且 BUN 的上升通常是渐进的。未经治疗的肾衰竭的其他晚期并发症是血小板功能障碍和出血倾向、心包炎和慢性液体超负荷导致的充血性心力衰竭、肺水肿及高血压恶化。

（2）治疗

1）并发症的处理：慢性肾衰竭的治疗主要是为了控制相关的并发症。只要添加的钠不会加重高血压，酸中毒就可以用柠檬酸钠或碳酸氢钠溶液治疗。当有高血压时，建议限制钠摄入。高磷血症是由饮食限制和饮食磷酸盐结合剂（如碳酸钙、七叶草）控制的。通常需要补充维生素 D（胆钙化醇或麦角钙化醇）和骨化三醇。这些措施的目标是预防肾性骨营养不良或佝偻病。随着 GFR 的下降，饮食中的钾限制将是必要的。必须保持饮食正常，以提供儿童最佳生长所需的日常食物。肾脏营养的常规输入在这方面是有帮助的。不建议限制儿童的蛋白质摄入量；相反，应将适量的年龄和生长所需的蛋白质作为饮食计划的一部分。

必须定期监测肾功能（肌酐和尿素氮），监测血清电解质、钙、磷、完整甲状旁腺激素、25 羟维生素 D、铁和铁蛋白，以及血红蛋白和红细胞压积水平，以指导液体和饮食管理，以及磷酸盐结合剂、柠檬酸盐缓冲液、维生素 D 补充剂、降压药、补铁剂和促红细胞

生成素 α 剂量的变化。线性生长障碍可以每天用皮下重组人生长激素治疗；目标是使儿童在成年后的身高属于偏低或正常范围内。必须注意避免服用加重高血压的药物；避免增加体内钠、钾或磷的负担；或避免额外尿素氮的产生。成功的管理在很大程度上取决于对患者和家属的宣教。当患者和家属适应慢性病，以及最终需要透析和肾移植时，也必须关注他们的心理社会需求。多学科肾病小组与每个儿童或家庭合作，确定进行慢性透析和（或）肾移植的适当时机。

2）透析和移植：慢性腹膜透析（以家庭为基础）和血液透析在肾移植前为儿童提供挽救生命的治疗。衡量儿童慢性透析成功的最佳标准是实现身体和心理康复的水平，如继续参加日常活动和上学。所有患有慢性或终末期肾病的儿童的目标是在必要时实现肾移植，使用透析作为挽救生命的桥梁。与接受透析后移植的同龄人相比，考虑到长期移植物和患者存活率的改善，如果可能的话，应该考虑对已知进展为慢性肾脏病的儿童进行先发式肾移植。

目前活体供肾移植 1 年存活率为 96.4%、3 年为 93.4%、5 年为 86.4%。对于已故供者移植，移植物存活率分别为 95%、90% 和 79%。移植后 5 年的患者存活率保持在 95% 以上。足够的生长和幸福感直接关系到移植物的接受度、正常功能的程度和药物的副作用。

八、高血压

肥胖相关高血压在儿童人群中的患病率正在迅速上升，儿童高血压通常是肾源性的。全身性高血压被认为是已知的肾实质疾病的并发症，但在其他看起来健康的儿童的常规体检中可能会发现。对肾素 - 血管紧张素系统水盐潴留和过度活动的作用的进一步了解对指导治疗有很大帮助；然而，并不是所有形式的高血压都可以用这两种机制来解释。

新生儿期肾性高血压的原因包括：①先天性肾或肾血管畸形；②尿路梗阻；③肾血管或肾脏血栓形成；④容量超负荷。在使用慢性利尿剂治疗的临床情况下，如支气管肺发育不良，已经报道了一些明显的反常的血压升高的例子。慢性缺氧可能在血管改变中起作用，类似于患有阻塞性睡眠呼吸暂停的年龄较大儿童的高血压。脐动脉插管仍然是婴幼儿高血压的重要因素。

对患有高血压的婴儿和儿童需要仔细评估以排除引起高血压的次要原因。这些可以包括肾实质或肾血管性疾病（肾动静脉血栓形成、先天性血管狭窄）、其他血管疾病（血管炎、主动脉缩窄）、内分泌紊乱（甲状腺疾病、皮质醇过多、嗜铬细胞瘤、先天性肾上腺增生）、单基因高血压（糖皮质激素可治疗的醛固酮增多症、利德尔综合征等）和原发性醛固酮增多症。应该回顾高血压和心血管疾病的家族史，特别要注意早发性高血压。随着西式饮食和有限的日常锻炼，原发性高血压正变得越来越普遍。

1. *临床表现*　如果记录的平均收缩压和舒张压低于年龄、性别和身高的第 90 百分位数，则儿童血压正常。新生儿期的第 90 百分位数，男女均为（85 ～ 90）/（55 ～ 65）mmHg。在生命的第 1 年，可接受的水平是（90 ～ 100）/（60 ～ 67）mmHg。随着生长发育逐渐增加，在青少年后期逐渐接近（100 ～ 120）/（65 ～ 80）mmHg 的青年范围。在青少年中，血压在 90 ～ 95 百分位数之间或超过 120/80mmHg 与血压升高是一致的。仔细测量血压需要正确的袖带尺寸和可靠的设备。袖带应该足够宽，足以覆盖上臂的 2/3，并且应该完全环绕手臂，而不会与充气袖带重叠。理想情况下，孩子应该安静地坐 5min，双足平放在地板上，然后测量右臂的血压，这是正常血压的基础。虽然焦虑的孩子可能会有血压升高，但不能过于仓促地将异常读数归因于此。重复测量是有帮助的，特别是在孩子得到安慰之后。当涉及自动读数时，应该进行手动血压测量。在需要更详细评估的情况下，24h 动态血压监测可能是非常有价值的，如有助于诊断白大褂高血压或血压 24h 正常变化的丧失。

常规实验室检查包括血清尿素氮、肌酐、电解质和尿液分析。BUN 和肌酐异常可能是潜在肾脏疾病的原因，而显示低钾性碱中毒的血清电解质提示过多的盐皮质激素效应。根据儿童的年龄，常规评估血脂、血糖、糖化血红蛋白、甲状腺功能、肾素和醛固酮。应按临床指示进行血浆 / 尿儿茶酚胺、肾上腺素和（或）血清皮质醇的筛查。嗜铬细胞瘤在肥胖增加的背景下是不寻常的。超声心动图已被推荐作为儿童高血压的常规评估。临床上有必要仔细评估远端脉搏以排除主动脉缩窄，而超声心动图在选择患者以排除左心室肥厚时可能是有价值的。肾脏超声多普勒血流检查有助于确定是否存在肾脏瘢痕、尿路梗阻或肾血管血流障碍，以确定高血压的原因。然而，不同机构间多普勒超声诊断肾动脉狭窄的敏感度和特异度差别很大。高度怀疑肾动脉狭窄是进行肾 MRA 或 CTA 检查的指征。高血压患者进行肾活检（除非有肾脏疾病的临床证据，否则很少发现高血压的病因）最好是在治疗控制血压之后进行。图 24-3 为高血压门诊检查的建议方法。

2. *治疗*

（1）急进性高血压：当高血压出现中枢神经系统体征，如视盘水肿、脑病或癫痫发作时，就是高血压危象。视网膜出血或渗出也表明需要对高血压进行及时有效的控制。这类儿童需要在重症监护环境中进行适当的治疗，同时考虑持续的动脉血压监测和静脉降压

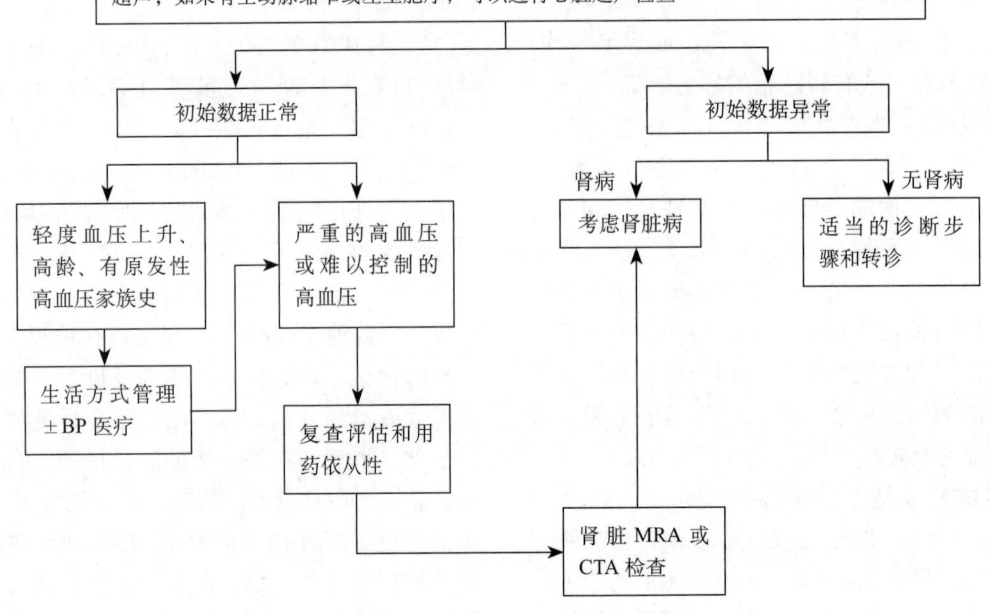

图 24-3　高血压门诊检查的探讨

BP，血压；CTA，CT 血管造影；MRA，磁共振血管造影

治疗。无论采用何种方法控制突发高血压，也应开始持续控制的药物治疗，以便在紧急措施停止时维持正常血压。有用的降压药主要有：①血管紧张素转换酶抑制剂和血管紧张素受体阻滞剂（后者在儿童中较少使用，因为临床经验较少，而且对较小儿童的使用经验有限）；②钙通道阻滞剂；③ α 受体和 β 受体阻滞剂；④利尿剂；⑤血管扩张剂。无症状患者血压急性升高不超过第 99 百分位数，可口服降压药治疗，目标是在 48h 内逐步改善和控制。

舌下含服硝苯地平是一种速效钙通道阻滞剂，可显著降低重度高血压。然而，在成人高血压的急性治疗中，它的使用已经不再受欢迎，在成人中，血压的突然下降会显著减少潜在动脉粥样硬化背景下的冠状动脉和脑动脉的灌注。或者，尼卡地平是一种非常有效且耐受性良好的降压药，通过持续静脉输注来控制儿童全身性高血压。硝普钠是控制恶性高血压的一种非常有效的输液，但由于担心罕见的硫氰酸盐毒性，特别是当出现肾衰竭时，长期使用受到限制。肼屈嗪是一种血管扩张剂，可以通过静脉途径间歇给药。任何血管扩张剂都能引起反射性心动过速和钠潴留，因此可以同时使用 β 受体阻滞剂或利尿剂。静脉注射形式的 β 受体阻滞剂，如艾司洛尔或拉贝洛尔（两者均可作为连续输液使用）在用于没有心脏或呼吸禁忌证时是有用的。

当有证据表明血管内容量超负荷时，可以在急性期使用利尿剂如呋塞米。

（2）持续性高血压：对于持续性高血压的儿童，需要考虑血压的改正效率。慢性高血压儿童血压下降过快会使他们面临失去足够的脑和肾灌注压的风险。因此，建议在每 24 ～ 48 小时将血压降低到基于年龄、性别和身高的目标测量值不超过 25%。有几种治疗方法可供选择（表 24-3）。单一药物，如血管紧张素转换酶抑制剂或 β 受体阻滞剂（除非有禁忌证，如潜在的哮喘可能）可能足以治疗轻度高血压。鉴于高血压的常见肾脏病因，血管紧张素转换酶抑制剂通常是儿科肾病的首选药物。利尿剂对治疗通常与钠和体液潴留相关的肾功能不全很有用，但必须考虑可能存在的电解质失衡的缺点。儿童对钙通道阻滞剂的耐受性很好，钙通道阻滞剂的应用越来越广泛。直接血管扩张剂，如肼屈嗪和米诺地尔，通常需要合用利尿剂和（或）β 受体阻滞剂来对抗相关的钠和体液潴留及反射性心动过速。虽然米诺地尔在控制各种病因的高血压方面非常有效，但多毛症是一种显著的副作用。一位儿科医生建议儿童急、慢性高血压的治疗应寻求肾病专科医生。

表 24-3　抗高血压药物用于 1 ～ 17 岁儿童的门诊治疗

分类	药物	口服剂量	主要副作用
血管紧张素转换酶抑制剂	卡托普利	1 ～ 6mg/（kg·d）tid	皮疹、高钾血症、咳嗽、肾小球滤过率降低
	赖诺普利	0.1 ～ 0.6mg/（kg·d）qd ～ bid	
钙通道阻滞剂	氨氯地平	0.1 ～ 0.6mg/（kg·d）qd ～ bid	年龄较小的儿童可能需要相对体重的较高剂量；头痛、面色潮红、胫前水肿
	硝苯地平缓释剂	0.5 ～ 3mg/（kg·d）tid	潮红、心动过速
利尿剂	呋塞米	2 ～ 20mg/（kg·d）qd ～ qid（5mg/kg 时最大剂量为 200mg）	钾与容量耗竭
	氢氯噻嗪	1 ～ 3mg/（kg·d）qd ～ bid	钾与容量耗竭、高尿酸血症
交感神经系统阻滞剂	普萘洛尔	0.6 ～ 4mg/（kg·d）bid ～ tid（最大 640mg/d）	晕厥、心动过缓；哮喘或明显心力衰竭时慎用
	美托洛尔	1 ～ 6mg/（kg·d）qd ～ bid（最大 200mg/d	晕厥、心动过缓；哮喘或明显心力衰竭时慎用
血管舒张药	肼屈嗪	0.75 ～ 7.5mg/（kg·d）tid ～ qid（最大 200mg/d）	慢乙酰化狼疮样综合征；心动过速、体液潴留、头痛
	米诺地尔	0.3 ～ 1mg/（kg·d）qd ～ bid	心动过速、体液潴留、多毛症

bid，一天 2 次；qd，一天 1 次；qid，一天 4 次；tid，一天 3 次

九、肾脏遗传性或发育性缺陷

肾脏和收集系统有许多发育、遗传或代谢缺陷。临床表现包括代谢异常、发育不良、肾结石、肾小球或肾小管功能障碍，以及慢性肾衰竭。表 24-4 列出了一些主要实体。

表 24-4　泌尿系遗传性或发育性缺陷

遗传性囊性疾病
- 多囊性疾病
  - 常染色体隐性
  - 常染色体显性
  - 其他综合征
- 肾盂肾炎
- 髓质囊性肾病
- 肾小球疾病
- 肾囊肿和糖尿病（HNF1-β）

发育不良的肾脏疾病
- 肾缺如
- 肾发育不全
- 肾发育不良
- 囊性肾发育不良
- 多囊性肾发育不良
- 先天性肾单位减少伴代偿肥大

与肾炎相关的遗传性疾病
- 遗传性肾炎伴耳聋和眼缺损（Alport 综合征）
- 指甲髌骨综合征
- 家族性高脯氨酸血症
- 遗传性骨溶解伴肾病

与代谢物肾内沉积相关的遗传性疾病
- Fabry 病
- Zellweger 综合征
- 各种贮存性疾病［如 GM1 单发性神经节苷脂沉积症、Hurler 综合征、Niemann-Pick 病、家族性异染性脑白质营养不良、Ⅰ型糖原贮积症（von Gierke 病）、Ⅱ型糖原贮积症（Pompe 病）］
- 遗传性淀粉样变性（家族性地中海热，遗传性耳聋和神经病的遗传性荨麻疹，原发性家族性淀粉样变性并多发性神经病）

与肾小管运输缺陷相关的遗传性肾脏疾病
- Hartnup 病
- 洛氏眼脑肾综合征
- 胱氨酸沉积症（婴儿型、青少年型、成人型）
- Wilson 病
- 半乳糖血症
- 遗传性果糖不耐受
- 肾小管性酸中毒
- 遗传性酪氨酸血症
- 肾性糖尿
- 维生素 D 抵抗佝偻病
- 假性甲状旁腺功能减退症
- 肾源性尿崩症
- Bartter 综合征
- Gitelman 综合征
- 利德尔综合征
- 低尿酸血症

与结石相关的遗传性疾病
- 高草酸尿
- L- 甘油酸尿
- 黄嘌呤尿
- Lesch-Nyhan 综合征及其变异，痛风
- 变异型家族性甲状旁腺功能亢进所致肾病
- 胱氨酸尿症（Ⅰ、Ⅱ、Ⅲ型）
- 甘氨酸尿症
- 登特病

1. 肾小管功能障碍　肾小管性酸中毒（renal tubular acidosis，RTA）有3种亚型：①经典类型，称为Ⅰ型或远端RTA；②碳酸氢盐消耗型，称为Ⅱ型或近端RTA；③Ⅲ型，或高钾型RTA，与低醛固酮血症有关或以常染色体方式遗传。Ⅰ型和Ⅱ型及其变体在儿童中最常见。Ⅲ型在历史上被描述为Ⅰ型和Ⅱ型的组合。儿童时期的其他原发性肾小管疾病，如甘氨酸尿、高尿酸尿或肾性糖尿，可能是由单个肾小管运输途径的缺陷引起的（表24-4）。

（1）远端肾小管性酸中毒（Ⅰ型）：儿童远端RTA最常见的形式是遗传性形式。临床表现为发育不良、食欲缺乏、呕吐和脱水。检测发现高氯代谢性酸中毒、低钾血症和尿液pH超过6.5。伴发的高钙尿可导致肾钙沉着症、肾结石和肾衰竭。在表24-4中列出的一些实体中可以发现其他可能导致远端RTA的情况。

远端RTA是由远端肾单位在氢离子管状运输过程中的缺陷或在维持足够陡峭的梯度以适当地排出氢离子造成的。从历史上看，这种诊断可以通过酸负荷试验来确定，但目前很少进行这项工作。相反，RTA的结果是，尽管酸中毒、高钙尿或肾钙化，尿液pH持续升高，为使血清pH正常化，仅需要较少量的碱。碳酸氢盐浓度[1～3mEq/（kg•d）]支持远端缺陷。某些形式的遗传远端RTA与听力损失有关。用柠檬酸盐或不太常见的碳酸氢盐纠正酸中毒可以减少并发症，促进生长。远端RTA通常是永久性的。然而，如果预防钙质沉着对肾脏的损害，治疗后的预后是好的。

（2）近端肾小管性酸中毒（Ⅱ型）：近端RTA是儿童RTA中最常见的形式，其特征是近端小管不能适当地重新吸收碳酸氢盐，并伴有血清碳酸氢盐浓度降低和正常的阴离子间隙高氯代谢性酸中毒。一旦达到稳定状态，完整的远端肾单位适当地排泄氢离子，导致尿液pH低。

近端RTA通常是一个孤立的缺陷，在新生儿中可以被认为是肾脏不成熟的一个方面，随着胎龄的增长而改善。婴儿RTA近端伴有发育不良，有时还伴有低钾血症。继发性形式由反流或梗阻性泌尿系疾病引起，或与其他肾小管疾病相关（表24-4）。由于碳酸氢盐的浪费，患有近端RTA的儿童通常需要5～20mEq/（kg•d）的柠檬酸盐/碳酸氢盐才能达到正常的血清pH和碳酸氢盐浓度。

（3）评估与治疗：RTA的诊断是通过发现正常的阴离子间隙、无腹泻的高氯代谢性酸中毒或血管内容量耗竭做出的。伴随的尿液pH在许多情况下是有帮助的，因为尽管存在代谢性酸中毒，但RTA远端的尿液pH升高。低磷血症或糖尿的发现应导致对近端肾小管功能的进一步研究（如范科尼综合征）。应进行肾脏超声检查，以排除尿路梗阻（可见于近端或远端RTA）和肾钙化（见于远端RTA）。尿钙/肌酐比值对后一种情况可能有帮助。在RTA的近端或远端，补充柠檬酸盐或碳酸氢盐的量作为指标，以达到20～24mEq/L的血清碳酸氢盐水平。在正常的血清pH下，柠檬酸溶液比碳酸氢钠更有效，耐受性也更好。柠檬酸钠含有1mEq/ml的Na^+和柠檬酸。柠檬酸钾含有2mEq/ml的柠檬酸和1mEq/ml的Na^+和K^+。这种药物每天给药2～3次，以低谷血清碳酸氢盐为目标。可能需要补钾（通常只需将柠檬酸钠改为柠檬酸钾即可完成），因为增加的钠负荷呈现在远端小管上，可能会夸大钾的损失。

孤立的近端RTA预后良好，特别是当与肾脏不成熟有关时。碱疗法通常可以在几个月到几年后停止。生长应该是正常的，血清碳酸氢盐水平逐渐增加到24mEq/L以上，预示着近端小管碳酸氢盐重吸收阈值的正常化。如果缺损是范科尼综合征或远端RTA的一部分，预后取决于潜在的疾病或综合征。

2. 胱氨酸病　最常通过常染色体隐性遗传传播，是儿童范科尼综合征最常见的原因，是编码胱氨酸转运蛋白的*CTNS*基因突变的结果。临床有3种类型的胱氨酸病：成人、青少年和婴儿。成人的特点是无肾脏受累的眼胱氨酸病。在青春期和婴儿期，溶酶体中的胱氨酸积聚会导致包括肾脏在内的许多器官中的细胞死亡。口服巯乙胺治疗有助于将无法退出细胞的半胱氨酸转化为能够退出细胞的半胱氨酸，延迟细胞内蓄积和相关并发症，包括伴有盐耗的范科尼综合征和功能性肾性尿崩症（nephrogenic diabetes insipidus，NDI）、近端RTA、低磷性佝偻病、最终进展为终末期肾病、甲状腺功能减退、眼部胱氨酸病并最终失明，以及神经恶化。婴儿型是最常见和最严重的。典型的情况是，早期（1岁或2岁的）儿童患有范科尼综合征、多尿和多饮，并且发育不良。如果不治疗，终末期肾病会在7～10岁时出现。只要怀疑是胱氨酸病，就应该对角膜进行裂隙灯检查。胱氨酸晶体沉积导致近乎病态的磨玻璃“眩目”外观。白细胞胱氨酸水平升高具有诊断意义。这种情况在移植的肾脏中不会复发，但需要正在进行的巯乙胺治疗，以防止其他器官的并发症。

3. 耳脑桥综合征（Lowe综合征）　Lowe综合征是由*OCRL1*基因的各种突变引起的，*OCRL1*基因编码一种高尔基体磷酸酶。受影响的男性可出现涉及眼、大脑和肾脏的异常。身体上的色素沉着和智力发育迟缓的程度随突变位置的不同而不同。除了先天性白内障和眼球外，典型的眼相包括突出的上皮褶、额部隆起和肩胛头的倾向。肌肉低张症是一个突出的发现。

肾脏异常为管状，包括低磷性佝偻病伴低血清磷水平、低至正常的血清钙水平、血清碱性磷酸酶水平升高、近端 RTA 和氨基酸尿。肾脏治疗包括碱疗、磷酸盐替代和维生素 D 支持。进行性肾小球硬化可能是进行性肾小管损伤的结果，可能导致慢性肾衰竭和终末期肾病。

4. 低钾性碱中毒（巴特综合征、吉特尔曼综合征和利德尔综合征） 有许多遗传性肾小管疾病会导致低血钾性代谢性碱中毒。巴特综合征的特征是严重的低血钾、低氯代谢性碱中毒、高水平循环肾素和醛固酮，以及矛盾的高血压缺失。肾活检（当今很少见）可见明显的肾小球旁增生。一种新生儿形式的巴特综合征被认为是由影响肾单位 Na^{+}-K^{+} 或 K^{+} 转运的两个基因（*NKCC2*、*ROMK*）的突变所致。这些患者通常在胎儿期有羊水过多的病史，出生后反复出现危及生命的发热和脱水，并伴有前述电解质和酸碱紊乱、高钙尿和早发性肾钙沉着症。典型的巴特综合征在婴儿期表现为多尿和生长迟缓（但不是肾钙化），被认为是氯通道基因突变所致。吉特尔曼综合征发生在年龄较大的儿童，以肌肉无力和手足抽搐为特征，并伴有严重的低钾血症和低镁血症。这些孩子有低钙尿。使用前列腺素抑制剂和保钾利尿剂（如阿米洛利），以及适当的钾和镁补充剂治疗巴特或 Gitelman 综合征是有益的。这些都是终生的情况，需要持续的电解质补充。

利德尔综合征与上皮钠通道的结构性激活，以及相关的盐和水潴留有关。因此，最初的异常表现通常是高血压合并低钾血症和代谢性碱中毒。由于钠和液体潴留，血清肾素和醛固酮被抑制。利德尔综合征的治疗方法是低钠饮食，并用阿米洛利或氨苯蝶啶阻断上皮钠通道。螺内酯在这种情况下无效，因为醛固酮通常被抑制。

5. 肾源性尿崩症 遗传性肾源性（抗加压素）尿崩症最常由编码加压素 V2 受体的 *AVPR2* 基因 X 连锁突变引起。常染色体遗传形式（隐性和显性）的 NDI 较少发生，这是由于 *AQP2* 基因的突变，*AQP2* 基因编码收集小管水通道蛋白 AQP2、水通道蛋白 -2。受影响儿童的最大尿浓缩能力往往严重受损，很少超过 100mOsm/kg H_2O。

获得性 NDI 可见于多种情况，包括镰状细胞贫血、慢性肾盂肾炎、低钾血症、高钙血症、范科尼综合征、梗阻性泌尿系疾病、慢性肾功能不全和锂治疗。

NDI 的症状包括多尿和多饮。在严重的情况下，婴儿更喜欢摄入水而不是配方奶粉，从而导致无法茁壮成长。在一些儿童中，特别是溶质摄入不受限制的儿童，可能会对升高的血清渗透压进行调整。当获得自由水受到限制时，患有遗传性 NDI 的儿童特别容易出现脱水、发热、呕吐和高钠血症。

根据多饮和多尿的病史可以怀疑诊断。家族史在遗传性病例中可能提供信息，而回顾患者的病史、药物和血清化学有助于确定获得性 NDI 的来源。诊断是通过进行缺水试验来确认的，在此期间，评估血清和尿液渗透压，并使用精氨酸加压素或去氨加压素来评估肾小管的反应。当怀疑为遗传性 NDI 时，必须在医院进行受控环境下的断水检测。由于严重的集中缺陷，限制此类儿童在家中过夜饮水可能会导致严重的血管内容量耗竭和高渗透压。除了高血糖，多饮和多尿的鉴别诊断还包括原发性多饮，这在婴幼儿时期就会发生。

在患有 NDI 的婴儿中，通常最好按要求允许饮水，并限制盐的摄入量。护理者必须意识到，如果由于护理者缺乏供应或无法减少液体摄入（如呕吐）而限制摄取液体，则会有脱水和高钠血症的风险。低盐饮食限制了每日溶质排泄必须产生的尿量。由于需要大量摄取游离水，热量摄入量可能会受到限制，受影响的儿童通常会从肾脏营养师的常规随访中受益。氢氯噻嗪治疗通过限制向远端肾单位排出的游离水的量来减少尿量。前列腺素抑制剂（如吲哚美辛）通过减少肾血流量来减少肾小球滤过率，并通过阻止 AQP2 水通道从集合管细胞的顶膜再通而起作用。然而，前列腺素抑制剂与胃炎或溃疡的风险有关。

6. 肾结石 儿童肾结石可能是遗传性代谢异常的产物，如胱氨酸尿中的胱氨酸、高血糖尿中的甘氨酸、Lesch-Nyhan 综合征中的尿酸盐和原发性高草酸尿中的草酸盐。儿童结石最常见的成分是草酸钙和磷酸钙，最常见的原因是高钙尿或低柠檬酸尿。这些诊断最好是通过 24h 尿液采集来评估结石形成的常见生化危险因素。较大的结石常见于下肢瘫痪的脊柱裂儿童，或在任何固定促进骨骼钙动员的情况下，或在尿素酶产生菌（鸟粪石结石）反复出现尿路感染的情况下。如果可能，治疗应集中在原发病上。对大多数病例最初都应注意保持最佳的水合作用，并通过适当的药物治疗瞄准结石形成的诱因。对于梗阻、顽固性剧痛和慢性感染，应考虑手术取石或碎石。

（1）胱氨酸尿：是一种由氨基酸跨肠和近端肾小管上皮转运的异常引起的症状。至少有 3 种生化类型，在第一种类型中，肠道转运碱性氨基酸和胱氨酸的功能受损，但转运半胱氨酸的功能没有受损。在肾小管中，碱性氨基酸再次被肾小管排斥，但胱氨酸吸收似乎是正常的。胱氨酸尿症的原因仍不清楚。杂合子个体没有氨基酸尿症。第二种类型与第一种相似，不同的是杂合子个体排泄。尿中胱氨酸和赖氨酸过多，胱氨酸在肠道的转运是正常的。在第三种类型中，只有肾单位受累。唯一的临床表现与结石形成有关：输尿管绞痛、排尿困难、血尿、蛋白尿和继发性尿路感染。尿中胱氨酸、赖氨酸、精氨酸和鸟氨酸的排泄量增加。防止结石形成的最可靠的方法是始终保持较高的自由水清除率。这涉及大量的液体摄入。尿液碱化是有帮助的。如果这些措施不能预防显著的肾结石，推荐使用硫普罗宁。

（2）原发性高草酸尿：人类中的草酸来源于甘氨酸氧化脱氨为乙醛酸、丝氨酸 - 乙醇酸途径，以及抗坏血酸。至少已经描述了两种酶阻断剂。Ⅰ型是肝特异性过氧化物酶体丙氨酸乙醛酸氨基转移酶缺乏症。Ⅱ型为乙醛酸还原酶缺乏症。最近发现的Ⅲ型原发性高草酸尿症与线粒体 4- 羟基 -2- 氧戊二酸醛缩酶活性升高有关，这种类型似乎比Ⅰ型或Ⅱ型温和。

过量的草酸与钙结合在肾、肺和其他组织中形成不溶性沉积，从儿童时期开始。关节偶尔会受累，但主要影响肾脏，进行性草酸沉积会导致纤维化和最终的肾衰竭。

推荐正常钙摄入量和高液体摄入量的低草酸饮食。大剂量吡哆醇可以用于Ⅰ型原发性高草酸尿症，因为它是途径缺陷的辅助因素，但总体预后很差，有 50% 的患者在 15 岁之前发展为终末期肾病。肾移植预后不良，因为移植肾被破坏，草酸盐持续过剩。然而，伴随的肝移植在纠正代谢缺陷方面取得了令人鼓舞的结果。Ⅱ型和Ⅲ型原发性高草酸尿症似乎有更好的长期肾脏结果。

继发性高草酸尿合并尿石症可能是由于严重的回肠疾病或饮食中草酸的过度吸收而进行的回肠切除术的结果。

十、尿路感染

据估计，8% 的女孩和 2% 的男孩会在儿童时期患上尿路感染（UTI）。6 月龄的女婴比男婴更容易患尿路感染，而 3 月龄以下未割包皮的男婴比女婴有更多的尿路感染。包皮环切术降低了男孩泌尿系感染的风险。泌尿系病原菌在尿道远端和尿道周围细菌定植的密度与儿童泌尿系感染的风险相关。大多数泌尿系感染是上行性感染。泌尿系病原菌菌毛上存在的特殊黏附素在尿道和膀胱的尿路上皮得以定植，从而增加了泌尿系感染的可能性。引起尿路感染最常见的微生物是粪便菌群，最常见的是大肠埃希菌（> 85%）、克雷伯菌、变形杆菌和其他革兰氏阴性细菌，少数是肠球菌或凝固酶阴性葡萄球菌。

1. *发病机制* 排尿功能障碍，即排尿过程中尿道括约肌的不协调松弛，导致膀胱排空不全，增加了细菌定植的风险。同样，任何干扰膀胱完全排空的情况，如便秘、输尿管反流、尿路梗阻或神经源性膀胱，都会增加尿路感染的风险。较差的会阴卫生、尿路结构异常、导尿术、尿路器械和性活动也会增加尿路感染的风险。

肾盂肾炎的炎症反应可能会产生肾实质瘢痕。婴儿期和儿童期的这些瘢痕可能会在以后的生活中导致高血压、肾脏疾病和肾衰竭。

2. *临床表现*

（1）症状和体征：患有泌尿系感染的新生儿和婴儿有非特异性体征，包括发热、体温过低、黄疸、营养不良、易怒、呕吐、发育不良和菌血症。可能会发现味道浓烈、有恶臭或浑浊的尿液。学龄前儿童可能会有腹部或腰部疼痛、呕吐、发热、尿频、排尿困难、尿急或遗尿。学龄儿童通常有典型的膀胱炎症状（排尿频率增加、排尿困难和急迫）或肾盂肾炎（发热、呕吐和腰部疼痛）。胸椎压痛在幼儿中不常见，但可能在学龄儿童中表现出来。体检应包括血压测定、腹部检查和泌尿生殖检查。尿道炎、会阴卫生不良、单纯疱疹病毒感染或其他泌尿生殖道感染在检查中可能是明显的。

（2）实验室检查：尿路感染筛查提示多数尿路感染患儿有脓尿（> 5 个 WBC/HPF），但部分患儿可出现无菌脓尿而无尿路感染。尿液中可能存在来自尿道或阴道的白细胞，或者由于肾脏炎症过程，尿液中可能存在白细胞。白细胞酯酶试验与脓尿有很好的相关性，但假阳性率也很高。试纸检测尿亚硝酸盐与尿液培养出的肠道细菌高度相关。

然而，多数（70%）尿路感染幼儿的亚硝酸盐试验为阴性。这是因为幼儿会经常排空膀胱，而细菌需要几个小时才能在膀胱中将摄入的硝酸盐转化为亚硝酸盐。

尿路感染诊断的金标准仍是尿培养。但由于样本易受污染，儿童尿液的收集分析和培养是比较难的。对于能够自行如厕、能够配合的年龄较大的孩子，可以收集到比较满意的中段清洁尿液。清洁会阴部不会提高标本质量，采集尿液标本时女孩应分开阴唇、男孩应将包皮推后，则采集到的尿液标本可以显著减少污染。对于婴儿和年幼的孩子，需要进行膀胱导尿或耻骨上采集，以避免样本受到污染。袋装尿液标本结果为阴性时有意义。未立即进行培养的标本应冷藏，运输过程也需要保持低温。耻骨上培养物的任何阳性结果都有意义。清洁标本中菌落≥ 10^5cfu/ml 有意义。导尿管标本中菌落数 10^4 ～ 10^5cfu/ml 有意义。如生长多种微生物，则认为标本污染。

进行尿培养的儿童中，0.5% ～ 1% 的儿童可出现无症状菌尿。无症状菌尿常出现在长期植入尿管的儿童中，考虑为尿路非致病菌的定植。这种情况下进行治疗可能会消除非致病菌，从而增加症状性尿路感染的风险。因此，一般不建议对无症状菌尿的儿童进行尿培养。

（3）影像学检查：先天性泌尿系统异常会增加尿路感染的风险，因此建议对尿路感染的儿童进行肾脏超声检查，这是一项无创性的研究。在超声筛查中发现明显的肾积水或其他相关的尿路异常需要进一步的影像学检查。儿童首次尿路感染后，排尿期膀胱尿道造影不再被常规推荐，尽管医学文献中肾脏超声检测显著的尿路反流的敏感度差别很大。输尿管反流（VUR）是一种先天性异常，存在于 1% 的婴儿期以后的人群中，采用国际标准进行分级（Ⅰ级，反流到输尿管；Ⅱ级，反流到肾脏；Ⅲ级，反流到肾脏仅伴输尿管扩张；Ⅳ级，反流伴输尿管扩张合并轻度肾盏钝化；Ⅴ级，反流伴输尿管扩张合并肾盏钝化）。在 30% ～ 50% 1 岁及以下出现尿路感染的儿童中检测到反流。具有反流的患者症状将自然改善，80% 的Ⅰ级、Ⅱ级或Ⅲ级反流将在检测后 3 年内消失或显著改善。关于 UTI 的合适放射成像和 VUR 的最佳管理，包括手术干预和（或）预防性抗生素的适应证和价值，文献中存在着重要的争论。

3. 治疗

（1）抗生素疗法：尿路感染的管理受临床评估的影响。非常年幼的儿童（小于 3 个月）和脱水、中毒或脓毒症的儿童继续住进医院并接受肠外抗菌药物治疗。年龄较大的婴儿和病情不严重的儿童可以在门诊治疗。最初的抗菌治疗是基于既往的感染史和抗菌药物的使用，以及假定的尿路感染部位。

大多数不复杂的膀胱炎可以用阿莫西林、甲氧苄啶 - 磺胺甲噁唑或第一代头孢菌素治疗。这些抗菌药物主要分布在下尿路，治愈率很高。抗生素耐药率有很大的差异，因此了解当地社区的耐药率是很重要的。病情较重的儿童最初使用第三代头孢菌素或不太常见的氨基糖苷类药物进行非肠道治疗。最初的抗菌药选择是在知道培养和药敏结果后调整的。对于无并发症的膀胱炎，推荐的抗菌治疗时间为 7 ～ 10d。对于患有膀胱炎的性成熟青少年，使用环丙沙星、左氧氟沙星等氟喹诺酮类药物 3d 有效，性价比高。儿童膀胱炎的短程治疗不被推荐，因为在大多数短程治疗的研究中，可能很难区分上、下尿路疾病，而且失败率较高。

急性肾盂肾炎通常治疗 10d。对于 3 个月以上没有呕吐的无毒性反应儿童，可以使用适当的口服药物进行治疗。对于病情较重的儿童，最初可能需要进行肠外治疗。一旦症状改善，这些儿童中的大多数可以完成口服治疗。如果孩子病情好转且表现良好，在开始治疗后 24 ～ 48h 不需要重复进行尿液培养。

（2）预防性抗菌剂：经选择的反复发生尿路感染的儿童可能受益于预防性抗菌药物。在高度 VUR 的儿童中，预防性抗菌药可能有利于减少尿路感染，作为手术矫正的替代方案，或者在手术治疗之前的间歇期使用。一些专家建议对于手术矫正较高级别的反流，特别是Ⅴ级反流，甲氧苄啶 - 磺胺甲噁唑和呋喃妥因被批准用于预防。广谱抗菌药的使用会导致耐药菌株的定居和感染。

有排尿功能障碍的儿童可能受益于预防性的抗菌药；然而，最重要的是解决潜在的排尿功能障碍。

十一、小儿肾病中的 QA/QI

北美儿童肾脏试验和合作研究（The North American Pediatric Renal Trials & Collaborative Study，NAPRTCS）（www.naprtcs.org）自 1987 年以来收集了接受肾移植儿童的临床信息，并于 1994 年扩大了登记范围，将 CKD 和透析患者包括在内。自从 1989 年第一次数据分析以来，NAPRTCS 的报告记录了肾移植后结果的显著改善，并确定了与有利和不良结果相关的因素。自 2009 年以来，NAPRTCS 的数据一直被用作儿科肾病中心的基准来源，提供 CKD、透析和移植患者的中心特定结果，以便与国家统计数据进行比较。

改善儿科终末期肾病预后的标准化护理（the Standardized Care to Improve Outcomes in Pediatric ESRD，SCOPE）协作通过鼓励多中心遵守推荐的最佳实践，帮助儿科透析中心将腹膜透析和血液透析患者的透析相关感染降至最低。截至 2018 年，SCOPE 显示腹膜炎发病率降低了 41%，血液透析相关血流感染降低了 47.5%。

自 1997 年以来，美国国家肾脏基金会（https：//www.kidney.org）发布了被称为“肾脏疾病预后质量倡议”的肾脏病临床实践指南。有许多指南说明了 CKD 患者的最佳实践护理。

（译者：李　鹏　校稿：李　鹏）

第 25 章

神经和肌肉疾病

Ricka Messer, MD, PhD；Teri L. Schreiner, MD, MPH；Diana Walleigh, MD；Michele L. Yang, MD；Jan A. Martin, MD；Scott Demarest, MD

一、神经病学评估和神经诊断

1. 病史和检查

（1）病史：即使在这个神经诊断检查日益复杂的时代，对可能患有神经系统疾病的孩子的评估和诊断仍然取决于详细的病史和辅助检查。第 9 章介绍了标准的儿科病史和体格检查。特别是神经系统症状和体征的时间进展（急性与慢性，进行性与静止性，发作性与持续性）可以指导评估。发作性事件，如头痛或癫痫发作，需要重视事件发生之前、之中和之后的症状。还可以对发作过程进行录像，使检查者可以观察到重要的细节。急性和慢性神经系统症状都可能与其他器官系统受累有关，如关节痛、食欲改变或排尿/排便习惯改变或先前的病毒性疾病等。出生史应包括胎儿运动评估，以及胎儿是臀位还是头位。全面的既往病史和家族史可以阐明特定神经系统疾病的危险因素。社会史应包括在校表现、喜欢的活动和旅行史。

（2）神经系统检查：全面的身体检查对于任何神经系统评估都是必不可少的。生长参数和头围应当做图来记录（参见第 3 章）。发育评估，通常联合适当的筛查工具，是婴儿或幼儿每次神经系统评估的基础（发育标志和筛查工具的详细信息请参见第 3 章）。神经系统检查的具体情况取决于孩子的年龄和配合检查的能力。预期的婴儿反射和其他年龄相关的检查结果参见第 2 章。神经系统诊断的标志是定位，即确定“病变”在神经系统内的位置。尽管并非所有的儿童神经系统疾病都容易定位，但涉及的神经系统的某一部分（如中枢与神经肌肉）通常可以指导进一步评估和诊断。

表 25-1 概述了神经系统检查的组成部分——精神状态、脑神经、运动（包括肌张力、肌容积和肌力）、反射、感觉、协调和步态。根据需要，对受惊吓或活跃的孩子进行的多数检查可能都是观察性的，检查者必须把握机会，同时保持系统化的方法以避免忽视关键要素。玩游戏可以吸引幼儿或学龄前儿童，如扔球、堆积木、跳跃、奔跑、计数和画图（圆圈、线条）之类的活动，可以减轻焦虑，并可以评估运动的协调性、平衡性和利手。在大一点的孩子中，“随意”交谈可以同时展现其语言和认知能力。

2. 诊断性检查

（1）脑电图（electroencephalogram，EEG）：是一种记录神经元电活动的非侵入性方法。脑电图背景随年龄（婴儿、幼儿或青少年）和临床状态（清醒、昏睡或睡眠）而变化。脑电图在癫痫发作的评估中有重要的临床意义。脑电图可显示出“癫痫样放电”，发作间期模式可能表明存在癫痫发作的一般风险，或者在某些情况下，可以诊断出某种特定类型的癫痫，如婴儿痉

表 25-1　神经系统检查：幼儿及以上

类别	操作	评价
精神状态	意识水平；感知水平；方向，语言，发育/认知；影响	皮质和皮质下通路，执行功能
脑神经（CN）	CN Ⅰ：气味（通常被省略） CN Ⅱ：瞳孔的光反射（感觉），视力，视野，眼底 CN Ⅲ，CN Ⅳ，CN Ⅵ：瞳孔的光反射（运动），睁眼，眼外运动，汇聚 CN Ⅴ：面部感觉（上，中，下；V_1，V_2，V_3）；咀嚼肌（咬紧牙关） CN Ⅶ：上——闭眼，抬眉；下——微笑，做鬼脸，露出牙齿 CN Ⅷ：手指在每只耳朵上摩擦；适当时进行 Rinne 试验和 Weber 试验 CN Ⅸ，CN Ⅹ：发“啊”声时观察软腭上抬；发声强度 CN Ⅺ：转头（胸锁乳突肌）和耸肩（斜方肌） CN Ⅻ：舌头突出和肿大	皮质通路，脑干（中脑，脑桥，延髓）和外周脑神经

续表

类别	操作	评价
运动	肌张力：控制头部和身体姿势、四肢被动运动范围 肌容积：触诊萎缩、假性肥大或纤维化 肌力：近端（肩外展 / 髋关节屈曲）至远端（手指运动、足踝运动） 等级：0= 无运动；1= 肌肉有轻微收缩，但不能引起关节活动；2= 肌肉收缩可引起关节活动但无法抵抗重力；3= 能抵抗重力，但不能抵抗阻力；4（4 – /4/4+）= 能做对抗阻力的活动，但未达到正常；5= 正常肌力	上运动神经元：运动皮质，皮质脊髓束→病变引起痉挛性肌张力增高 下运动神经元：脊髓中的前角细胞，脊髓神经根，外周神经→病变引起弛缓性肌张力降低
反射	肌腱舒张反射：肱二头肌，肱三头肌，肱桡肌，髌骨，跟腱 评分：0= 无反射；1= 仅在进行增强动作时出现反射；2= 反射存在，但没有扩散到相邻肌群（若运动幅度大，可以描述为“腱反射活跃”）；3= 反射扩散到相邻肌群（腱反射亢进）；4= 阵挛 皮肤感觉反射：腹部肌肉，提睾肌	皮质脊髓束→病变引起反射亢进 脊髓和外周神经→病变引起反射减退
步态	评估是否有宽基底步态。观察走路、跑步、用足跟 / 足趾行走等的步态	小脑（蚓部），脊髓小脑束，感觉通路，其他
协调（躯干、肢体）	流畅的眼睛追随；伸手取物；指鼻试验和跟 - 膝 - 胫试验；快速轮替动作应注意其他异常运动	小脑（半球或蚓部），感觉通路，其他
感觉	轻触觉，振动觉（用音叉检查），本体感觉，痛、温觉 Romberg 试验：躯干平衡与恢复 皮质：两点鉴别觉，物体识别	外周神经 脊髓后柱 脊髓丘脑束 丘脑 顶叶

挛（West 综合征）中出现的高度失律图形，或在儿童期失神癫痫中见到的广泛的 3Hz 棘波活动。脑电图在评估精神状态改变和一些脑病方面也有重要作用。

临床中很少单用脑电图诊断某一疾病，而将其作为儿童辅助检查的一部分进行综合分析。在门诊就诊时获得的常规脑电图是简短的（< 30min），通常无法记录到感兴趣的事件。如果孩子无法合作，可能很难获得或解释脑电图结果，若应用镇静药物（如巴比妥类药物和苯二氮䓬类药物），可能会影响脑电图结果。此外，未患癫痫的儿童也可能有脑电图异常。例如，在偏头痛、学习障碍或行为障碍中见到的脑电图异常，通常是非特异性的异常，并且不能反映大脑结构性损伤或功能障碍。当对脑电图的结果产生歧义时，应咨询儿科神经科医生。

长时间的非卧床脑电图（在 24 ～ 72h 获得）可用于捕获和评估发作性事件，以确定它们是否是因癫痫发作引起的。同样，在夜间多导睡眠图上记录完整的脑电图有助于区分非癫痫性睡眠相关事件与夜间癫痫发作。

长程或连续住院患者的脑电图记录可用于精神状态改变、疑似非惊厥性癫痫持续状态、药物性昏迷，以及缺氧缺血性脑损伤或创伤性脑损伤患者的评估。

持续的视频脑电图监测可以用来评估药物难治性癫痫患者。癫痫发作期的脑电图对于确定致痫区及药物难治性癫痫病史是否适合手术切除或其他外科治疗方式有重要意义。视频与脑电图关联对确定是否为癫痫发作（如凝视）有重要临床意义。

（2）诱发电位：视觉、听觉或体感诱发电位可以通过闪光灯对视网膜的重复刺激、声音对耳蜗的刺激或电流对神经的刺激来获得。这些刺激导致从头皮表面记录的皮质反应。诱发电位波的存在与否及其延迟时间的刺激可能在某些特定情况下有用，如视觉诱发电位（visual evoked potential，VEP）用于患视神经炎、多发性硬化症（multiple sclerosis，MS）或其他脱髓鞘疾病的患者，体感诱发电位（somato sensory evoked potential，SSEP）监测在脊柱手术患者可快速识别潜在可逆脊髓损伤。目前脑干听觉诱发反应（brainstem auditory evoked responses，BAER）是新生儿听力筛查的标准方法。

（3）腰椎穿刺：当患者处于侧卧位置时，可以通过将小号针头穿过 L_3 ～ L_4 椎间隙进而插入硬膜囊来获得脑脊液（cerebrospinal fluid，CSF）。在某些患者中可能需要放射线引导和镇静。测量颅内压后，留取脑脊液进行分析以检查是否有感染、炎症或代谢障碍等疾病（表 25-2）。特殊的染色技术可用于检查分枝杆菌和真菌感染，并且可对特定的病毒、抗体滴度测定、细胞病理学研究、乳酸和丙酮酸浓度、氨基酸水平及神经递质分析进行进一步的测试。当怀疑细菌性脑膜炎时，必须进行腰椎穿刺。但是，视盘水肿或局灶性神经功能缺陷是腰椎穿刺的相对禁忌证，在行腰椎穿刺前应先进行头颅影像学检查，因为可能会导致小脑幕或小脑扁桃体疝。

表 25-2　正常儿童、中枢神经系统感染和炎症儿童的脑脊液特点

情况	压力（mmH_2O）	外观	细胞（个/μl）	蛋白（mg/dl）	糖（mg/dl）	其他检查	解释
正常	< 160	清亮透明	0～5个淋巴细胞；最初3个月，1～3个中性粒细胞；新生儿，高达20个淋巴细胞，罕见红细胞	15～35（腰椎穿刺），5～15（脑室）；出生后不久多达150（腰椎穿刺）；至6个月达65	50～80（血糖的2/3）；在癫痫发作后可能增加	CSF-IgG 指数[a] < 0.7[a]；LDH 2～27U/L	早产儿在第一个月的脑脊液中蛋白质含量可达17mg/dl；癫痫发作后无白细胞的增加
血液	正常或低	血色（有时结块）	每700个红细胞[b]增加1个白细胞；红细胞不会新生	每800个红细胞[b]增加1mg	正常	红细胞数目应当在第1管和第3管之间	旋转下液体上清液为无色透明[c]
细菌性脑膜炎（急性）	200～750+	乳白色或脓性	高达数千个，大多是中性粒细胞；早期，少量细胞	高达数百	降低；可能为0	必须进行涂片和培养；LDH > 24U/L	很早期，葡萄糖可能正常；对血浆中脑膜炎球菌和肺炎球菌行PCR，脑脊液可能有助于诊断 脑脊液乳酸、IL-8及TNF的升高可能与预后相关
细菌性脑膜炎（部分治疗）	通常升高	清亮或乳白色	通常增加；中性粒细胞居多	升高	正常或降低	LDH通常 > 24U/L；PCR可能为阳性	若已经使用抗生素，则涂片和培养可能呈阴性
结核性脑膜炎	150～750+	乳白色；纤维网或薄膜	250～500，大多是淋巴细胞；早期多为中性粒细胞	45～500；与细胞计数平行；随时间而增加	降低；可能为0	抗酸染色；脑脊液培养和接种；PCR	注意考虑艾滋病，其是结核病的常见合并症
真菌性脑膜炎	升高	多变；通常清亮	10～500；早期多为中性粒细胞；然后大多为淋巴细胞	升高且增加	降低	印度墨汁染色，隐球菌抗原，PCR，培养，接种，免疫荧光检查	经常并发于虚弱或接受免疫抑制剂治疗的患者中
无菌性脑膜脑炎（病毒性脑膜炎，或脑膜旁疾病）；脑炎类似	正常或轻度升高	除非细胞计数 > 300/μl，否则清亮	无至数百个，大多是淋巴细胞；中性粒细胞在早期居多	20～125	正常；在腮腺炎、疱疹或其他病毒感染时可能降低	脑脊液，粪便，血液，喉灌洗液的病毒培养；LDH < 28U/L；对HSV、CMV、EBV、肠道病毒等行PCR	某些病毒的急性期和恢复期抗体滴度；在腮腺炎患者中，可高达1000个淋巴细胞；血清淀粉酶常升高；肠病毒感染时可高达1000个细胞
中枢神经系统免疫性炎症（ADEM急性播散性脑脊髓炎）	80～450，通常升高	通常清亮	0～50+，大多是淋巴细胞；多发性硬化症患者数目低，可为0	15～75	正常	CSF-IgG指数，寡克隆条带可变；在多发性硬化症患者中呈中度增加	无微生物；暴发性病例类似细菌性脑膜炎

续表

情况	压力（mmH_2O）	外观	细胞（个/μl）	蛋白（mg/dl）	糖（mg/dl）	其他检查	解释
多发性神经炎	正常，偶尔升高	早期：正常；晚期：蛋白质升高时变黄色	正常；偶尔轻度升高	早期：正常；后期：45 ～ 1500	正常	CSF-IgG 指数可能升高；寡克隆条带可变	尝试寻找病因（病毒感染、毒素、狼疮、糖尿病等）
脑膜癌	通常升高	清亮至乳白色	肿瘤细胞的细胞学鉴定	通常轻度至中度升高	通常降低	细胞学	见于白血病、髓母细胞瘤、脑膜黑变病、组织细胞增多症 X
脑脓肿	正常或升高	通常清亮	80% 为 5 ～ 500 个；大多是中性粒细胞	通常轻度增加	正常；偶尔降低	脑部影像学检查（MRI）	细胞计数与脑膜邻近有关；脓肿破裂时为化脓性脑膜炎

注：ADEM，急性播散性脑脊髓炎；CMV，巨细胞病毒；CSF，脑脊液；EBV，Epstein-Barr 病毒；HSV，单纯疱疹病毒；IL-8，白介素 -8；LDH，乳酸脱氢酶；MRI，磁共振成像；PCR，聚合酶链反应；TNF，肿瘤坏死因子

a CSF-IgG 指数 =（CSF IgG / 血清 IgG）/（CSF 白蛋白 / 血清白蛋白）

b 许多研究记录了由于白细胞裂解而使用这些比率的陷阱。在这种情况下，可能需要临床判断和反复腰椎穿刺来排除脑膜炎

c CSF WBC（预测值）= CSF RBC ×（血液 WBC / 血液 RBC）。$O : P$ =（观察到的 CSF WBC）/（预测的 CSF WBC）。另外，计算 WBC ∶ RBC。如果 $O : P \leqslant 0.01$，且 WBC ∶ RBC ≤ 1 ∶ 100，则可排除脑膜炎

（4）遗传/代谢检查：对患有全面性发育迟缓或智力障碍（global developmental delay or intellectual disability，GDD/ID）的儿童进行遗传和代谢评估的诊断结果取决于所进行的特定检查。染色体微阵列检测可诊断近8%的GDD/ID儿童及其他适当的临床情况；代谢性疾病的检出率达5%。因此，针对遗传疾病的重点评估应作为对GDD/ID儿童评估的一部分。

（5）肌电图检查（electromyography，EMG）和神经传导检查（nerve conduction study，NCS）：可以评估运动神经元、神经、神经肌肉接头和肌肉的疾病。

NCS是通过向周围神经施加小电流并计算动作电位幅度和传导速度来实现的。EMG需要将记录电极放置到选定的肌肉中，以记录骨骼肌组织的自发性和自主性电活动。更多详细信息，请参见本章题为“影响肌肉的儿童疾病”的部分。

3. 儿科神经放射性检查

（1）计算机断层扫描（computed tomography，CT）可以通过获取一系列横截面X线图像来实现颅内内容物可视化。当前的扫描技术通常无须使用镇静药就可快速采集数据。CT扫描敏感度高（可以看到88%～96%的大于1～2cm的病灶），但特异度低（肿瘤、感染或梗死看起来可能相同）。CT对于评估颅内血液、颅骨骨折、脑室系统、头部创伤，以及颅内钙化（如与结节性硬化症患者的宫内感染或结节相关的钙化）均有重要作用。静脉注射碘化造影剂有助于可检测动脉（computed tomography angiography，CTA）或静脉（computed tomography venography，CTV），但通常对脑实质的评估没有帮助。在申请头部CT扫描及重复进行CT扫描时，须考虑放射线暴露。一次头部CT扫描的辐射约为2毫西弗特（mSv；典型胸部X线后前位=0.02mSv），相当于暴露于环境中自然发生的辐射8个月。人们认为，在CT暴露后的10年内，每10 000名患者中有1人患脑肿瘤，并且头部CT后的终生患脑瘤风险可能更高，特别是年幼的儿童。

（2）磁共振成像（magnetic resonance imaging，MRI）：通过检测氢质子对电磁辐射的反应（共振）来提供软组织的高分辨率图像。MRI信号的强度随水与组织中蛋白质和脂质的关系而变化。MRI可以提供有关组织的组织学、生理和生化状况，以及总体解剖特征的信息。对于无法静卧45min以避免产生运动伪影的儿童，镇静是必需的。越来越多地使用MRI来排除出血和脑积水，使患者免受不必要的CT电离辐射暴露。

MRI用于评估多种神经系统疾病，如肿瘤、水肿、缺血性和出血性病变、血管疾病、炎症、脱髓鞘、中枢神经系统感染、代谢紊乱和退行性疾病等。骨骼不会在图像中产生伪影，因此MRI可以比CT更好地显示颅后窝的组织，实现对脑干、血管和脑神经进行成像。

磁共振血管造影（magnetic resonance angiography，MRA）或静脉成像（magnetic resonance venography，MRV）可用于显示颅外和颅内大血管，尽管它们不如传统的血管造影那样敏感。灌注加权成像和弥散加权成像（diffusion weighted imaging，DWI）（测量水分子的随机运动）用于评估急性卒中的脑缺血性半暗带和细胞毒性水肿，以及毒性和代谢性脑疾病。

磁共振波谱（magnetic resonance spectroscopy，MRS）评估CNS组织的生化变化，测量细胞活动度增加和氧化代谢的信号，如脑肿瘤中产生的信号。

功能性MRI（functional MRI，fMRI）可以通过评估语言或运动任务期间感兴趣区域的血液氧合变化来定位各种脑功能，如语言和运动活动。使用弥散张量成像（diffusion tensor imaging，DTI）可以识别神经系统路径的轴突，如视放射或运动系统。这些技术通常需要一个由神经心理学家和放射科医生组成的团队，同时还需要一名合作的患者。

（3）正电子发射断层成像（positron emission tomography，PET）：使用放射性标记的底物（如静脉内注射氟代脱氧葡萄糖）来测量大脑内给定部位的代谢率，进而产生三维重建结构以定位CNS功能。PET通常在癫痫发作期间进行。将该检查数据与传统的CT、MRI或SPECT（单光子发射计算机断层扫描）相校准，以实现精确定位致痫区，在癫痫手术患者的术前评估时发挥重要作用。

（4）单光子发射计算机断层成像（single-photon emission computerized tomography scans，SPECT）：SPECT类似于CT，通过使用放射性示踪剂（通常为锝-99m）对大脑血流进行成像。实现血管内血流的虚拟三维可视化。对评估癫痫手术的患者非常有用，有助于在癫痫发作期识别出致痫灶（因发作时致痫灶的血流增加），对于患有脑肿瘤的儿童，SPECT可以帮助区分肿瘤复发与治疗后的变化，评估对治疗的反应，指导活检及规划治疗方案。可以评估因血管狭窄和烟雾病综合征而患卒中的儿童的局部脑血流量。

（5）超声检查（ultrasonography，US）：实现了使用便携设备来快速评估大脑结构，而不存在电离辐射，且成本较低。通常不需要镇静，并且可以根据临床需求多次重复该检查，而不会给患者带来风险。新生儿的薄颅骨和开放的前囟有助于大脑成像，以筛查颅内出血、脑积水、脑室周围缺血性病变等。一旦前囟开始闭合，由于超声波无法穿透骨骼，这种方式将不再有用。

（6）传统脑血管造影：动脉造影在诊断脑血管疾病，特别是缺血性和出血性卒中，以及潜在可手术的脑血管畸形及脑肿瘤方面仍然非常有用。脑血管造影术使用传统的 X 线来产生图像，因此存在大量的电离辐射暴露，且这个过程也需要导管，通常是通过股血管插入导管。

二、影响婴儿和儿童神经系统的疾病

（一）意识状态改变（昏迷）

诊断要点和主要特点

- 减少或改变认知和情感心理功能，以及可唤醒性或专心性
- 急性发作

意识包括患者的觉醒水平，以及患者与环境的互动能力。上升网状激活系统（reticular activating system，RAS）与意识密切相关，由脑干、丘脑腹膜旁核和部分下丘脑的网状结构组成。脑皮质功能障碍，尤其是双侧病变，也可引起昏迷。

1. *临床表现*

（1）症状和体征：与意识相关的术语包括迟钝、昏睡、嗜睡、木僵和昏迷，用于描述从完全警觉和清醒到完全无反应。观察者可以使用诸如格拉斯哥昏迷量表（表 12-4）的量表，但他们也应提供定性描述，如“在痛苦刺激下睁眼，但对声音无反应”。这些描述有助于后续的观察者评估意识障碍的严重程度（表 25-3）。

1）昏迷的定义是至少 1h 的意识丧失且不存在与环境的互动。当昏迷持续时，对睡眠 - 觉醒周期的评估或所有脑功能的缺失可以进一步描述昏迷的严重程度。

2）持续性或永久性植物状态（permanent vegetative state，PVS）代表一种可以维持睡眠唤醒周期但患者对自身或环境没有意识的慢性病（若持续＞4 周，则为持续性；如果＞3～12 个月，则为永久性）。PVS 有时被称为“无意识的觉醒”。

3）微意识状态（minimally conscious state，MCS）代表存在睡眠 - 觉醒周期，以及有一定残余程度的与环境互动的患者。例如，这些患者有时可能会有目的性运动，因此 MCS 包括“部分保留意识”。

4）脑死亡（按神经系统标准死亡）是指昏迷者中的所有大脑功能均已停止的患者，包括皮质活动、脑干反射和自发性呼吸。

（2）实验室和影像学诊断：医学（medical）原因的昏迷占儿童昏迷病例的 90%；结构性原因占其余的 10%（表 25-4）。如果昏迷原因不明显，则必须进行紧急实验室检查，如血糖、全血细胞计数、尿液检查、pH 和电解质（包括碳酸氢盐）、血清尿素氮、肝功能检查和血氨。如果潜在原因不明显，则可以将尿液、血液甚至胃内容物送去进行毒物筛查。感染是常见原因（30%），并且经常需要行血液培养和腰椎穿刺，在不明原因的昏迷病例中，可能还需要进行其他检查，包括氧和二氧化碳的分压、血清和尿液渗透压、卟啉、铅、氨基酸和尿液有机酸。

表 25-3 意识 / 无意识谱

	意识	MCS	PVS	昏迷	脑死亡
清醒?	是	是	是	否	否
意识?	是	部分	否	否	否
运动反应?	存在	存在	存在	缺失	缺失
脑干反射?	存在	存在	存在	存在	缺失

注：MCS，微意识状态；PVS，持续性或永久性植物状态

表 25-4 儿童期造成昏迷的部分原因

昏迷机制	可能原因	
	新生儿	年长儿
缺氧		
窒息	出生时窒息，HIE，胎粪吸入	一氧化碳中毒
呼吸道阻塞	感染（特别是呼吸道合胞病毒）	喉炎，气管炎，会厌炎
严重贫血	胎儿水肿	溶血，失血
缺血		
心源性	分流病变，左心发育不良	分流病变、主动脉狭窄、心肌炎、失血、感染
休克	窒息，败血症	
头部创伤（结构性原因）	出生挫伤，出血，AHT	跌倒，交通事故，运动受伤
感染（儿童期最常见的原因）	革兰氏阴性杆菌脑膜炎，肠道病毒，疱疹脑炎，败血症	细菌性脑膜炎，病毒性脑炎，感染后脑炎，败血症，伤寒，疟疾

续表

昏迷机制	可能原因	
	新生儿	年长儿
血管（卒中，通常是不明原因）	脑室内出血，脑静脉窦血栓形成，围生期动脉缺血性卒中	血管阻塞伴有先天性心脏病，头部或颈部创伤，儿童期动脉缺血性卒中
肿瘤（结构性原因）	新生儿期罕见。脉络丛乳头状瘤伴严重脑积水	脑干神经胶质瘤，压力升高伴颅后窝肿瘤
药物（中毒症候群）	母亲使用镇静药；阴部和宫颈旁使用镇痛药	过量使用水杨酸盐、锂、镇静药、精神药物
毒素（中毒症候群）	母亲使用镇静药（包括注射）	砷，一氧化碳，杀虫剂，毒蘑菇，铅
癫痫	持续性局灶性运动性癫痫发作，无运动表现的脑电图癫痫发作，药物副作用	非惊厥或无癫痫状态，发作后状态，药物副作用
低血糖	出生损伤，糖尿病后代，中毒后代	糖尿病，糖尿病前期，降血糖药
颅内压增高（代谢性或结构性原因）	缺氧性脑损伤，脑积水，代谢异常（尿素循环；氨基酸尿或有机酸尿症）	中毒性脑病，瑞氏综合征，头部创伤，颅后窝肿瘤
肝脏原因	肝衰竭，先天性胆红素结合代谢异常	肝衰竭，先天性代谢异常
肾脏原因，高血压性脑病	肾脏发育不全	急性和慢性肾炎（AGN）；尿毒症，尿毒症综合征
低体温，高热	医源性（低体温治疗）	寒冷暴露，溺水；心脏病
高碳酸血症	先天性肺部异常，支气管肺发育不良	囊性纤维化（高碳酸血症、缺氧）
电解质改变		
高或低血钠	医源性（使用 $NaHCO_3$），盐中毒（错误处方）	腹泻，脱水
高或低血钙	SIADH，肾上腺综合征，透析（医源性）	乳酸酸中毒
严重酸中毒，乳酸酸中毒	败血症，代谢异常	感染，糖尿病昏迷，中毒（如阿司匹林），高血糖非酮症昏迷

AGN，急性肾小球肾炎；AHT，虐待性头部创伤；HIE，缺氧缺血性脑病；SIADH，抗利尿激素分泌失调综合征

经允许改编自 Conn H, Conn R: Current Diagnosis, 5th ed. Philadelphia, PA: WB Saunders; 1977

如果怀疑头部严重创伤、颅内出血或颅内压升高，则需进行紧急 CT 或 MRI。对于小出血，CT 通常更快且优于 MRI，但 MRI 在检测卒中和缺氧性脑损伤时更为敏感。CT 的骨窗或颅骨 X 线可能对于显示颅骨骨折更佳。没有颅骨骨折并不能排除因闭合性头部创伤（如虐待性头部创伤）引起的昏迷。第 12 章详细讨论了导致昏迷的颅脑损伤的治疗。

脑电图有时可以帮助诊断昏迷的原因，如非惊厥性癫痫持续状态、特异性疾病（如在疱疹性脑炎中出现的周期性一侧癫痫样放电）或局灶性慢波（如卒中或脑炎）。脑电图的表现与昏迷的不同阶段相关，并能辅助对预后的判断。

2. *鉴别诊断* 需与昏迷混淆的情况进行鉴别诊断。

（1）闭锁综合征描述的患者是清醒的（清醒且意识清楚），但由于运动功能的大量丧失（通常是由于脑桥病变）而无法表现出与周围环境的互动性。垂直眼部运动可能保留。

（2）无动性缄默症表示患者是清醒且意识清楚的，但不讲话，不发起运动或遵循命令，通常是由额叶受损所致。

（3）紧张症是指患者的警觉性和意识异常（尽管通常不是完全丧失），继发于精神疾病。患者经常保留维持躯干和肢体姿势的能力。

3. *治疗* 与任何紧急情况一样，临床医生必须首先使用心肺复苏（ABC）来稳定昏迷的孩子。颅内压升高和即将出现脑疝的迹象是另一个初步评估的优先事项。心动过缓、高血压、呼吸不规则（Cushing 三联征）或第Ⅲ对脑神经麻痹（伴眼睛向下和向外偏斜）或瞳孔无反应（放大，固定 / 无反应的瞳孔）提示需及时进行神经外科会诊和头部 CT 检查。即将发生的脑疝的初始治疗包括将床头抬高至 15° ～ 30° 并提供适度的过度通气。第 14 章详细介绍了甘露醇、高渗盐水、药理昏迷、体温过低和脑脊液引流的使用。

4. *预后* 非创伤性昏迷儿童中约有 50% 预后良好。通过评估昏迷严重程度、眼外肌运动、瞳孔反应、运动模式、血压、体温和癫痫发作类型，可以早期在约 2/3 的患者中成功预测预后。在严重的头部外伤患者中，格拉斯哥昏迷评分≤ 5 分、低体温、高血糖和凝血功能障碍是死亡风险增加的相关因素。其他表现，如需要辅助呼吸、颅内压增高和昏迷持续时间，不能很好

地预测预后。

（二）癫痫发作和癫痫

诊断要点和主要特点

- 反复发生的无诱因的癫痫发作或单次癫痫发作伴有脑电图和（或）其他危险因素提示有高复发风险
- 经常伴发作间期脑电图变化

癫痫发作是一种突发的、短暂的脑功能紊乱，表现为不自主运动、感觉、自主神经或精神现象，可单独存在或以任何形式结合在一起，通常伴有意识改变或丧失。癫痫可由任何干扰脑功能的因素引起。它们可能在代谢、创伤、缺氧或感染性脑部损伤（分类为症状性癫痫发作）后发生，也可能自发发生而没有事先已知的 CNS 损伤。在无原因癫痫发作中，越来越多的研究发现与遗传物质突变相关。

癫痫定义为两次发作至少间隔 24h，或一次发作但有超过 60%的风险复发或诊断为一种癫痫综合征。在儿童时期，新生儿时期的发病率最高。10 ～ 15 岁后患病率趋于平稳。儿童最初无病因出现发作，之后复发的可能性约为 50%。第二次发作后复发的风险为 85%。多达 70%的癫痫儿童通过使用一种适当的药物可缓解癫痫。

分类：国际抗癫痫联盟（International League Against Epilepsy，ILAE）已经建立了癫痫发作和癫痫综合征的分类。癫痫发作分为局灶性 [先前称为部分性（发作起始点位于大脑的某一部分）]、全面性（可能涉及整个大脑或大脑网络）或“未知”（不确定是局灶性还是全面性）。

新分类中区分出几种类型的全身性癫痫发作：强直 - 阵挛性发作，失神发作（典型、非典型和具有特殊特征），肌阵挛性发作，肌阵挛 - 失张力发作，强直性发作，阵挛性发作和失张力发作。建议根据癫痫发作的表现使用新的术语命名。癫痫发作的描述最好使用一些建议的术语，如“意识改变或不改变”“运动”与“非运动（自主、情感或感觉）发作”。这样的描述可以更好地对癫痫发作进行分类。

癫痫综合征是根据癫痫发作的性质、发病年龄、脑电图特点和其他临床因素定义的。癫痫患者应同时进行病因学寻找（结构、遗传、感染等），并判断是否伴有共患病（ADHD、抑郁、焦虑等）。在国际抗癫痫联盟网站（https：//www.ilae.org/）上可以找到有助于对癫痫发作和癫痫综合征进行分类的工具。

1. *儿童癫痫发作和癫痫*　癫痫诊断除描述癫痫发作形式外，尚需鉴别是否符合某一癫痫综合征，这对下一步病因寻找、治疗及预后的评估均有重要意义（表 25-5）。

（1）临床表现

1）症状和体征：癫痫发作是刻板的发作性临床事件；诊断的关键通常是病史。并不是所有的发作性事件都是癫痫性的。对癫痫发作的详细描述对于确定一个事件是否是癫痫发作及是否为局灶性发作有重要作用。癫痫发作前、发作时和发作后都需要详细询问。除了典型表现（如全身的抽搐发作），观测者最初通常能回忆起的内容极少，但细致的询问可以使我们更好地描述发作时的动作。先兆可能先于癫痫发作而出现，患者可能会有恐惧、手指麻木或刺痛的感觉，或者某个视野出现亮光。具体的症状可能有助于对癫痫发作进行定位（如似曾相识的感觉提示出现在颞叶）。通常儿童不记得或不能确定是否有先兆发作，有时家长可能会注意到出现发作症状前有一些行为变化。发作事件的录像是非常有用的。

发作后状态可能有助于癫痫的诊断。在许多局灶性发作和大部分全面性癫痫惊厥发作患者，通常会有发作后状态，如睡眠。但是在失神发作、肌阵挛或失张力发作结束后无明显发作后状态。它还有助于确定癫痫发作后是否有语言障碍（提示左半球受累）或患者能否在短时间内做出反应并讲话。父母可能会报告一侧运动活动（如孩子的眼睛可能偏向一侧，或者肢体的异常姿势）。癫痫发作时无意识障碍有助于局灶性癫痫的诊断，以前发作时意识受损和自动症被定义为“复杂部分性癫痫”。

相反，全面惊厥发作通常表现为意识丧失和全身性动作。可能会发生强直性姿势、强直性阵挛或肌阵挛。在有失神发作的儿童中，行为停顿时可能伴有自动症状（如眨眼、咀嚼或手部动作等），这些自动症表现可能在区分失神发作和局灶性发作时造成困难。

通常认为，“首次出现癫痫发作”的患儿在就诊前可能经历了未被识别的癫痫发作。有时局灶性发作、失张力性发作、肌阵挛性发作和失神发作有可能之前未被忽视。因此，对先前事件应仔细询问。通过仔细询问也可鉴别发作性事件是否为癫痫发作，如晕厥。

2）诊断评估：许多因素决定了诊断评估的程度和急迫性，如孩子的年龄、癫痫发作的严重程度和类型、孩子是否生病或受伤，以及临床医师对病因的怀疑。婴儿早期的癫痫发作通常具有结构、遗传或代谢方面的潜在原因，这对指导治疗和预后具有重要意义。因此，患儿年龄越小，诊断评估就必须越广泛。

对任何 3 岁以下出现新的非诱发性发作的儿童都应进行 EEG 和 MRI 检查。脑电图在热性惊厥的儿童中大多不会产生有用的临床信息。其他诊断手段应有选择地使用。

表 25-5 癫痫发作的年龄、模式和首选治疗

癫痫发作型及癫痫综合征	发生年龄	临床表现	病因	EEG 表现	其他诊断试验	治疗和解释
新生儿癫痫发作	出生至 2 周	可为任何癫痫发作类型，可以非常轻微	神经系统损伤（缺氧 / 缺血；颅内出血）多见于生后 1 ～ 3d 或第 8 天后；3 ～ 8d 的代谢紊乱；低血糖，低钙血症，高钠血症和低钠血症。停药。吡哆醇依赖。其他代谢疾病。中枢神经系统感染。结构异常。遗传因素所致的情况越来越得以认识	可能与临床发作无关。局灶棘波或慢波节律；多灶放电。可能发生电临床分离：电性癫痫发作而无临床表现	腰椎穿刺；CSF PCR 用于疱疹病毒、肠道病毒；血清 Ca^{2+}、PO_4^{3-}，血清和 CSF 葡萄糖，Mg^{2+}；BUN，氨基酸筛查，血氨，有机酸筛查，TORCHS，其他代谢检测（疑似）。超声或 CT/MRI 检查可疑颅内出血和结构异常	苯二氮䓬类，苯巴比妥，IV 或 IM；如果癫痫发作不受控制，则添加苯妥英钠。最近推荐用左乙拉西坦和托吡酯治疗潜在疾病。由脑损伤引起的癫痫发作通常对抗惊厥药具有抵抗力。当病因存疑时，需停止蛋白质摄入，直至排除尿素循环或氨基酸代谢的酶缺乏
癫痫性痉挛（又称婴儿痉挛或 West 综合征）	3～18个月，通常是 6 个月	突然的，但并非总是对称的；肢体内收或屈曲，伴头部和躯干屈曲；或外展和伸肌运动（类似于 Moro 反射）。通常在唤醒时成串出现。伴有易激惹和发育退步	约 2/3 可找到病因，包括结构性 / 代谢或遗传性。结节性硬化占 5 % ～ 10 %。TORCHS，同源框基因突变，*ARX* 突变和其他遗传突变	高度失律（混乱的高压慢波或随机棘波，占 90%）；其他异常占 10%。起病时很少正常。需要改善脑电图以达到治疗效果	眼底和皮肤检查，氨基酸和有机酸筛查。染色体分析，TORCHS 筛查，脑部MRI 扫描。吡哆醇试验。考虑基因	ACTH，泼尼松龙，氨己烯酸（尤其是结节性硬化时）。维生素 B_6（吡哆醇）试验。耐药者使用托吡酯、唑尼沙胺、丙戊酸、拉莫三嗪，生酮饮食。早期治疗可改善预后。有时可采取手术切除皮质畸形
热性惊厥	3 个月至 6 岁（高峰是 6 ～ 18 个月）；最常见的儿童期癫痫（发生率为 2%）	通常为全身性发作，很少局部发作；<15min。可能导致癫痫持续状态。第二次热性惊厥的复发风险为 30 %（若年龄小于 1 岁则为 50 %）；发生癫痫持续状态后复发风险相同	非神经性发热性疾病（体温升高至 39℃或更高）。危险因素：家族史阳性，日托，发育迟缓，新生儿住院时间延长	正常的发作间期脑电图，尤其是在癫痫发作后 8 ～ 10d。因此，除非特征复杂化，否则没有用	婴儿疑似存在脑膜炎时行腰椎穿刺	治疗潜在疾病，发热。发作时间延长（> 5min）时直肠给药。很少使用口服地西泮、苯巴比妥或丙戊酸进行预防

续表

癫痫发作型及癫痫综合征	发生年龄	临床表现	病因	EEG 表现	其他诊断试验	治疗和解释
Lennox-Gastaut 综合征	儿童期的任何时期(通常为 2～7 岁)	多种癫痫发作类型，包括强直性、肌阵挛性（肌肉群的休克样收缩）；罕见的失张力（“跌倒发作”）和伴有失神状态发作的非典型的失神	多种原因，通常导致弥漫性神经元损伤。婴儿痉挛病史；产前或围产期脑损伤；病毒性脑膜脑炎；中枢神经系统退行性疾病；脑结构异常（如移行异常）	背景活动减慢，非典型的棘慢复合波（1～2.5Hz），睡眠棘波节律	由可疑指标决定：基因检测；遗传性代谢异常，神经元蜡样质脂褐质沉积症等。MRI 扫描，WBC 溶酶体酶。皮肤或结膜活检用于电子显微镜检查，若怀疑患退行性疾病，则进行神经传导试验	难以治疗，可考虑使用托吡酯、乙琥胺、左乙拉西坦、唑尼沙胺、丙戊酸盐、氯硝西泮，卢非酰胺、氯巴占（正在批准中）、生酮饮食、VNS。避免使用苯妥英钠、卡马西平、奥卡西平、加巴喷丁
Doose 综合征	儿童期的任何时期(通常为 2～7 岁)	多种癫痫发作类型，包括失张力发作、肌阵挛 - 失张力发作、非典型失神发作、强直发作和全面强直 - 阵挛发作	很少能发现病因，可能是遗传性的，*SCN1A* 突变的发生率＜ 5%，而热性惊厥家族史的发生率很高	全面性放电，中区 θ 节律	基因检测	可能难以治疗，可考虑使用托吡酯、非氨酯、左乙拉西坦、唑尼沙胺、丙戊酸、卢非酰胺、生酮饮食、VNS。避免使用苯妥英钠、卡马西平、奥卡西平和加巴喷丁
Dravet 综合征	1～2 岁	最初长时间的热性惊厥，可能以半侧发作为主；1 岁后出现多种癫痫发作类型；通常具有热敏感性	*SCN1A* 突变的发生率为 85%，其他突变，如 *SCN1B* 突变、*GABA* 受体突变	多灶性癫痫样放电，全面性癫痫样放电	基因检测异常也与青少年步态异常有关，需要辅助治疗	可能难以治疗，可考虑使用托吡酯、唑尼沙胺、丙戊酸、左乙拉西坦，生酮饮食，氯巴占、司替戊醇。避免使用钠通道阻滞剂，如苯妥英钠、卡马西平、奥卡西平等
儿童失神癫痫	3～12 岁	意识障碍或凝视，持续 3～10s，通常成簇出现。面部和手的自动抽动；30%～45%有阵挛性活动。通常类似局灶性发作，但没有先兆或发作后状态	未知 遗传 异常的丘脑皮质环路	3Hz 棘慢波放电，双向，同步，对称，波幅高。过度换气可诱发。脑电图通常是异常的。脑电图正常化与癫痫发作控制相关	过度换气可引起发作。影像学研究通常无价值	乙琥胺最有效且耐受性最好；丙戊酸。拉莫三嗪，在耐药病例中，使用唑尼沙胺、托吡酯、左乙拉西坦、乙酰唑胺、生酮饮食。有发展成 GTC 的风险
青少年失神癫痫	10～15 岁	失神发作的频率比儿童期失神发作少。惊厥性癫痫发作的风险更大	未知（特发性），可能是遗传性	3Hz 棘慢波和非典型全面性	并非总是因过度换气触发	与儿童失神癫痫相同，但成功治疗可能更困难

续表

癫痫发作型及癫痫综合征	发生年龄	临床表现	病因	EEG 表现	其他诊断试验	治疗和解释
局灶性癫痫发作（以前称为部分性癫痫发作）	任何年龄	癫痫发作可能涉及身体的任何部位；可能以固定模式传播	通常未知；脑肿瘤，出生创伤，脑血管病，脑膜炎，皮质畸形（发育不良）等	脑电图可能正常；局灶性棘波或慢波；可能是遗传性的	MRI，如果癫痫发作控制不佳或进行性加重则需重复进行。如果患者出现局灶性癫痫持续状态，需考虑 Rasmussen 脑炎	奥卡西平，卡马西平；拉莫三嗪，加巴喷丁，托吡酯，左乙拉西坦，唑尼沙胺，拉考沙胺和苯妥英钠。丙戊酸为有效辅助剂。若药物治疗失败，可选择手术
自限性/BECTS，以前称为良性 Rolandic 癫痫	5 ～ 16 岁	面部、舌头、手的局部癫痫发作 +/ －继发泛化。通常是夜间发生。在局灶性皮质病变患者中可能会观察到类似的癫痫发作模式。大多在青春期前缓解	40%受影响的先证者和 18%～20%的父母和兄弟姐妹有癫痫病史或异常的 EEG 发现，提示单个常染色体显性基因，可能有年龄依赖性	在正常的脑电图背景下出现中央颞区棘波或尖波（“Rolandic 区放电”）	很少需要 CT 或 MRI	通常不需要药物治疗，尤其是在癫痫发作仅见于夜间且很少发生时。奥卡西平、卡马西平或其他（见局灶性癫痫发作）
青少年肌阵挛癫痫（Janz 病）	儿童期后期及青少年期，高峰在 13 岁	唤醒后颈部和肩部屈肌的轻度肌阵挛性抽搐。GTC；有时为失神发作。智力通常正常。很少可以根治，但通常可用药物缓解	40%的亲属患有肌阵挛，尤其是女性；15%有异常的脑电图并伴有临床发作	发作间期脑电图全导广泛的棘慢波、多棘慢波	影像学检查不是必需的 如果病程不利，需考虑进行性肌阵挛癫痫	拉莫三嗪，丙戊酸，托吡酯，左乙拉西坦，唑尼沙胺
GTC（以前称为大发作）	任何年龄	意识丧失；强直 - 阵挛发作，常先出现模糊先兆或哭泣。尿失禁者占 15%。发作后意识障碍或嗜睡。常混杂或掩盖其他癫痫发作模式	经常未知。遗传成分。可能存在代谢紊乱、创伤、感染、中毒、退行性疾病、脑肿瘤	双侧同步，对称的多个高波幅棘波，尖波（如 3Hz）。脑电图通常在＜ 4 岁的儿童中正常。局灶棘波可能会出现“泛化”	影像学检查；代谢和感染方面检查	左乙拉西坦；托吡酯，拉莫三嗪，唑尼沙胺，丙戊酸，非氨酯。可能需要联合使用。卡马西平、奥卡西平或丙戊酸；苯妥英钠也可能有效

ACTH，促肾上腺皮质激素；BECTS，儿童良性癫痫伴中央颞区棘波；BUN，血液尿素氮；CSF，脑脊液；CT，计算机断层扫描；EEG，脑电图；GTC，全面强直 - 阵挛性发作；IM，肌内注射；IV，静脉注射；MRI，磁共振成像；PCR，聚合酶链反应；TORCHS，弓形虫病，其他感染，风疹，巨细胞病毒，单纯疱疹和梅毒；VNS，迷走神经刺激；WBC，白细胞

患有癫痫的健康儿童很少见代谢异常。除非高度怀疑严重的疾病（如尿毒症、低钠血症、低钙血症和低血糖症），否则通常无须进行常规实验室检查。在提示癫痫发作存在急性全身性病因的情况下，如在明显的肾衰竭、败血症或药物滥用的情况下，可能需要进行特殊检查。在没有外伤或急性异常的证据时，通常不需要对大脑进行紧急影像学检查。

3）脑电图：脑电图的局限性很大。20 ～ 30min 的常规 EEG 主要用于确定发作间期的活动（除外偶然记录的临床癫痫发作或在容易诱发癫痫发作的情况下，如儿童失神癫痫）。癫痫发作是一种临床现象；显示癫痫样放电的脑电图可以证实、对临床诊断进一步分类（如诊断癫痫综合征），但仅偶尔用于诊断本章。

（2）鉴别诊断：癫痫的诊断将对患者产生深远的影响，因此必须有足够的证据和准确性。癫痫通常包括大脑损伤和活动受限。被诊断者可能在今后的生活中不能从事某些职业。

表 25-6 概述了多种非癫痫性阵发性事件。与成人相比，心理性的非癫痫病的发生率在儿童中要低得多，但即使在年幼或有认知障碍的儿童中，也必须予以考虑。要注意除外一些类似癫痫发作的动作，如学龄儿童注意力不集中、刻板动作、与睡眠有关的运动、习惯性运动（如撞头和所谓的婴儿手淫，有时被称为“自慰”运动）及小婴儿的胃食管反流等。

表 25-6 非癫痫性阵发性事件

屏气发作（发绀和苍白）

发绀：年龄 6 个月至 3 岁。总是由创伤和恐惧引起。发绀，有时出现僵硬、强直（或抽动 - 阵挛）抽搐（缺氧性癫痫发作）。患者在发作后会入睡。家族史阳性者占 30%。脑电图（EEG）没有诊断价值。药物治疗无效，但是若发现患者存在铁缺乏，则可以减少发作发生。然而，一般来说消除家长疑虑是最重要的。

苍白：通常没有明显的原因，但恐惧可能引起。面色苍白之后可能会癫痫发作（缺氧缺血）。如成人晕厥一样，是由迷走神经介导的（心搏缓慢）。脑电图无诊断价值。

抽动症（Tourette 综合征）

简单或复杂的刻板抽搐或动作，如咳嗽、眨眼、耸鼻子等。在休息或压力下更严重。可能在就诊期间被抑制。抽动症或强迫症的家族史常为阳性。诊断是临床诊断。磁共振成像和脑电图均为阴性。药物可能会有效。

异态睡眠（夜间惊恐，呓语，梦游，“坐起”）

发病年龄为 3 ～ 10 岁。通常发生在第一个睡眠周期（入睡后 30 ～ 90min），伴有哭泣、尖叫和自主神经症状（瞳孔散大、出汗等）。可能只持续几分钟或更长时间。结束后孩子再次入睡，且第 2 天对发作无记忆。睡眠检查（多导睡眠图和脑电图）正常。睡觉中说话、走路及躺在床上时短暂的“坐起”都是零散的唤醒。如果记录了发作，则脑电图会显示深度睡眠的唤醒，但行为似乎觉醒。需要保护儿童免受伤害，并逐渐安静下来及重新上床睡觉。在极少数情况下可考虑使用药物。

噩梦

噩梦或生动的梦发生在随后的睡眠周期中，通常发生在清晨，且通常在第 2 天可部分回忆。怪异而令人恐惧的行为有时可能会与复杂的部分性癫痫发作相混淆，但其发生在 REM（快速眼动）睡眠中，而癫痫通常不会。在极端或困难的情况下，整夜睡眠的脑电图可能有助于区分癫痫发作和噩梦。应考虑额叶癫痫伴睡眠相关的“过度运动”发作。

良性夜间肌阵挛

常见于婴儿，甚至可以持续到学龄期。局灶性或全身性抖动（后者又称为催眠或睡眠性抖动）可能会整夜不停地发作。供医生检查的视频记录有助于诊断。发作时脑电图是正常的，证明这些动作不是癫痫。通常无须特殊治疗。

颤抖

颤抖或颤抖发作可能在婴儿期发生，并且可能是以后生活中必然发生震颤的先兆。通常，震颤的家族史是阳性的，震颤可能会非常频繁。脑电图正常。没有意识模糊或意识丧失。

胃食管反流（Sandifer 综合征）

多见于患有脑性瘫痪或脑损伤的儿童；酸性胃内容物的回流可能会引起儿童无法描述的疼痛。可能发生头颈部或躯干异常的姿势（肌张力障碍或其他），这显然是试图拉伸食管或关闭开口。没有意识丧失，但是眼动、呼吸暂停和偶尔的呕吐可能被误诊为癫痫发作。为了与癫痫发作区分，可能需要上消化道检查等检查，有时需要脑电图（发作期正常）来鉴别是不是癫痫发作。

婴儿手淫 / 满足运动

很少发生在婴儿中，反复摇动或摩擦可能会被误认为癫痫发作。婴儿可能会对环境的反应较差，并具有可能与癫痫发作相混淆的自主神经表现（如出汗、瞳孔散大）。有时甚至在医院里，有经验的医生进行观察也可能无法与癫痫发作区分。发作期和发作间期脑电图正常。解释和宽慰是唯一必要的治疗方法。

转化反应 / 精神性非癫痫性癫痫发作

高达 50%的非癫痫性癫痫发作患者也患有癫痫。发作可能包括扭动、骨盆痉挛、强直运动、奇怪的抽搐和击打，甚至是明显的突发无反应。儿童可能会发育迟缓。经常必须使用录像机来查看或记录发作，以区别于癫痫。发作期 EEG 正常是关键的诊断特征。好斗性很普遍；少见自伤和尿失禁。在儿科人群中，大多数精神病性非癫痫性癫痫发作的患者预后良好，而且没有深层的心理创伤。

续表

偏头痛	凝视发作
有时，偏头痛可能与急性精神错乱有关。通常的偏头痛综合征有眼前斑点、头晕、视野缺损的先兆，随后是头痛，然后会躁动不安。其他更典型的伴严重的头痛和呕吐但没有意识障碍，可能有助于诊断。局灶发作虽然时间短暂，但可能与更长时间的发作后躁动和意识障碍有关。几乎从未见过其他癫痫发作的表现（如强直-阵挛性发作、跌倒、意识完全丧失）。偏头痛的脑电图通常正常，很少可以发现癫痫样放电，即使出现也是常常出现于合并癫痫的患者。偏头痛和癫痫症有时联系在一起：良性枕叶癫痫可能伴有偏头痛样视觉先兆和头痛。可能存在偏头痛引起的皮质缺血，进而导致后来的癫痫。姿势性头痛可能与偏头痛混淆。	对于经常凝视或似乎在学校走神的孩子，老师经常以逃课或癫痫小发作而将其转诊。病史中对诊断有帮助的是在家中缺少这些发作（如早餐前是失神发作的常见时间）。患儿或其家族史中缺乏其他癫痫发作通常是有帮助的。这些孩子经常在认知或学习方面有困难。通常可以通过坚定的命令或触摸使孩子摆脱发作，如果事件中断，他们也不太可能会癫痫发作。有时需要脑电图以确认有无失神发作发生。 **发脾气和暴力行为** 有报告显示儿童会遗忘发作期间发生的事件。这些攻击性行为多由受到挫折或愤怒引起，多表现为尖叫或攻击性行为，并可以通过纠正行为和隔离而缓解。脑电图通常是正常的。但很少在发作期间进行脑电图检查。值得注意的是，部分性癫痫之后，通常不会出现有针对性的暴力行为，但可能会发生严重的激动状态。

（3）并发症和后遗症

1）社会心理影响：情绪障碍，尤其是抑郁症，还包括焦虑症、愤怒、内疚感和不适感，经常见于患者及癫痫患儿的父母。实际存在的或感知到的耻辱及与“揭露”有关的问题是常见的。学龄儿童和成人癫痫患者因合并抑郁症而使自杀的风险增加。有关合并的心理健康问题的讨论应在得到诊断时就开始。学校经常不适当地限制癫痫儿童的活动，从而造成其耻辱感长期存在。

儿童期癫痫发作对成人的功能有影响。即使控制得当，癫痫发作较早的成年人也难以读完高中，没有足够的就业机会，也不太可能结婚。持续性癫痫会导致严重依赖。即使成功治疗了癫痫，长期存在癫痫的患者也常由于驾驶限制和安全问题而无法独立。

2）认知功能障碍：患有癫痫的儿童，尤其是未经治疗或控制不良的儿童，可能会出现认知能力和记忆力下降。显然，确实发生了癫痫性脑病（即癫痫放电或频繁癫痫发作导致神经认知功能恶化），尤其是在患有婴儿痉挛症（West 综合征）、Dravet 综合征和 Lennox-Gastaut 综合征的幼儿中。尽管成年人颞叶癫痫发作与认知功能障碍相关，但反复出现的局灶性癫痫发作对发育的影响尚不清楚。研究发现某些先前被认为是良性的癫痫也会引起轻度认知问题，如 BECTS。通常，人们认为发作间期癫痫样活动不会导致认知障碍。与睡眠中持续癫痫样放电相关的 Landau-Kleffner 综合征（获得性癫痫性失语）和睡眠中脑电图癫痫状态综合征（electroencephalographic status epilepticus in sleep，ESES），均与认知能力下降和发育/行为退化有关。

抑郁症是癫痫患儿认知功能受损的常见原因。大多数抗发作药物（antiseizure medication，ASM）在常规治疗剂量下均无认知副作用，但苯巴比妥、托吡酯和唑尼沙胺可能产生可逆的认知障碍。癫痫发作后或某些抗癫痫药的副作用还可能导致精神疾病。

3）受伤或死亡：患癫痫的儿童比普通儿科患者受伤的风险要高得多。在失张力发作（所谓的跌倒发作）中，身体伤害尤其常见，有时还需要保护性头盔。尽管溺水、在厨房工作相关的伤害及高处摔倒仍然是所有癫痫患儿的潜在风险，但受伤作为其他癫痫发作类型的直接结果并不常见，这突显了对“癫痫预防措施”尤其是水安全的需求。建议淋浴而非沐浴。最后，癫痫患者不应在未采取预防措施的情况下参加可能产生严重伤害的活动，以防突然的意识丧失。但是，对于大多数活动而言，简单的生活方式可使癫痫患者过上正常的生活。

对发生新发作癫痫的患儿父母，最大的恐惧是可能死亡或脑损伤。患有癫痫的儿童过早死亡的风险的确增加，但是大多数死亡与潜在的神经系统疾病有关，而不是与癫痫发作有关。癫痫猝死（sudden unexpected death in epilepsy，SUDEP）在儿童中是罕见的事件，发生率仅为（1～2）：10 000 患者/年。SUDEP 的最大风险是那些药物无法控制癫痫的儿童。SUDEP 的病因尚不明确，预防 SUDEP 的唯一有效策略是控制癫痫发作。识别威胁生命的疾病（如识别有心律不齐的患者，尤其是长 QT 间期综合征），而这些疾病有时会被误诊为癫痫，从而延误治疗。尽管 SUDEP 很少见，但要告知患儿及其家长其会导致癫痫患儿死亡率增加。

（4）治疗：急性癫痫发作的理想治疗方法是纠正特定的病因。但是，即使正在治疗肿瘤、脑膜炎或其他特定的原因时，仍然会使用 ASM。

1）急救：护理人员应指导患者保护自己免受自伤。将孩子转向侧面有助于防止误吸。将任何物体放在抽搐的患者的口中或试图抑制强直 - 阵挛性运动可能会产生比舌咬伤或四肢瘀伤更重的伤害，且可能有窒息的危险。父母经常担心在全身性惊厥发作期间会出现发绀，但临床上明显的缺氧很少见。口对口复苏几乎没有必要，且几乎无效。

对于长时间的癫痫发作（持续 5min 以上）患者，可以使用苯二氮䓬类药物（如直肠地西泮凝胶或鼻内咪达唑仑）进行急性家庭治疗，以预防癫痫持续状态的发生。上述治疗即使由非医学专业人员操作，也是安全的。

2）抗发作药物治疗

A. 药物选择：选择抗发作药物（ASM）[不再称为抗癫痫药（antiepileptic drug，AED），因为认识到没有 ASM 能真正预防或治愈癫痫] 时，应考虑几个问题。有些 ASM 对局灶性癫痫有效，但会使全身性发作更为严重（如奥卡西平和卡马西平），而其他药物对大多数癫痫发作有效，并且是相对安全的（如左乙拉西坦等）。值得注意的是，大多数“知识”是基于经验和专家意见，而不是基于对比效果或随机对照试验。在某些情况下，副作用可以帮助指导治疗。例如，托吡酯有抑制食欲的作用，而丙戊酸常常使体重增加。在权衡风险、副作用和潜在效果时，必须考虑对患者及其家人生活的影响。

B. 治疗策略：抗癫痫治疗的目标是“无癫痫发作，无副作用”。单次癫痫发作的儿童有 50%的概率复发。因此，直到确立癫痫的诊断，即直到有第二次癫痫发作或有另外的癫痫发作的可能性很高的证据，才需要使用 ASM。癫痫发作类型、癫痫综合征及潜在的副作用，将决定如前所述确定开始使用哪种药物。如果单药治疗失败，则可能需要第二种药物，必要时可使用第三种药物以帮助降低癫痫发作频率。使用多种 ASM 时必须小心，因为这会增加产生副作用的可能，并且通常不会显著改善对癫痫发作的控制。有证据表明，具有不同作用机制的 ASM 可能会改善其综合耐受性和有效性。

C. 长期管理和终止治疗：治疗应持续进行，直到患者无癫痫发作至少 1 ～ 2 年。在约 75%的患者中，缓解 2 年后停药不会再次出现癫痫发作。诸如起病年龄小、脑电图正常、病因不明及癫痫发作易于控制等变量预后良好，而病因明确、起病晚、持续性癫痫样放电、难以初步控制发作、多药治疗、全身性强直 - 阵挛或肌阵挛性癫痫发作及神经系统检查异常与更高的复发风险相关。大多数 ASM（苯巴比妥类药物和苯二氮䓬类药物除外）可以在 6 ～ 8 周停药。减慢速度停药似乎没有优势。

癫痫发作复发影响多达 25%试图停药的儿童。复发最多见于停药后的 6 ～ 12 个月。因此，需要重新制订癫痫发作的安全预防措施，包括驾驶限制。如果在停药期间或停药后癫痫发作复发，则应重新开始 ASM 治疗并至少维持 1 ～ 2 年。大多数儿童将再次实现癫痫发作的缓解。

3）其他治疗

A. 促肾上腺皮质激素（ACTH）和皮质类固醇：婴儿痉挛症的标准治疗是使用 ACTH 或口服类固醇皮质激素。治疗的持续时间取决于临床癫痫发作的停止和脑电图的正常化。氨己烯酸也是治疗婴儿痉挛症的重要药物，并且已被证明对治疗结节性硬化症导致的婴儿痉挛症具有优越性。其他治疗婴儿痉挛的方法疗效欠佳。

注意事项：密切监测服用药物后的副作用，如感染、高血压、肥胖等。口服皮质类固醇不应突然停药。9%的患者会出现副作用。在某些地区，可能需要预防肺孢子虫感染。定期随访及复诊是非常必要的，随访和复诊时注意监测血压、体重和潜在的不良影响。

B. 生酮饮食：禁食可以阻止癫痫发作的记录长达多个世纪。高脂肪、低蛋白质和低碳水化合物的饮食会导致酮症并模拟禁食状态。已经观察到这种饮食可以减少甚至控制某些儿童的癫痫发作。应非常仔细地监控这种饮食（由熟悉生酮饮食的临床团队进行），以确保有足够的营养素，包括维生素和矿物质，从而维持整体健康。最近的报告表明，改良的阿特金斯饮食或低血糖指数饮食对不接受生酮饮食的年龄较大和对味道敏感的儿童具有潜在的疗效。

生酮饮食抗惊厥的作用机制尚不清楚。生酮饮食需要所有家庭成员的密切坚持和充分合作。然而，当通过这种方法成功控制癫痫发作时，饮食的接受度通常是极好的。必须提醒家人，饮食的突然戒断（偶然或有目的）可能会引起癫痫发作，甚至导致癫痫持续状态。随着生酮饮食使用的增加和技术的进步，出现了越来越多可口的生酮饮食食谱。

和其他治疗方法一样，生酮饮食也可能发生潜在的不良反应，包括酸中毒和低血糖症，特别是在饮食开始时。应该将孩子送往熟悉生酮饮食管理的中心开始这种治疗方法。密切随访将有助于预防肾结石、胰腺炎和酸中毒的风险。另外，维生素和矿物质应按需摄入，以避免缺乏，尤其是肉碱、铁和维生素 D。

C. 迷走神经刺激器（vagus nerve stimulator，VNS）：VNS 是一种类似于起搏器的设备，它被植入锁骨下方并连接到左侧迷走神经。建立了神经电刺激循环，具有抗惊厥作用，在 50% 以上接受治疗的儿童中，癫痫发作减少了至少 50%。此外，通过应用磁铁激活的紧急模式可能会中断癫痫发作。当前的技术可使许多患者的刺激器中的电池持续7年或更长时间。

4）癫痫手术：对所有患有医学上顽固性局灶性癫痫（通常定义为2种有效剂量的抗癫痫药物均无效）的儿童可进行癫痫手术评估。评估和手术应在具有癫痫手术专业知识的中心进行，该中心应配备专门的具有癫痫外科手术经验的神经外科医生、癫痫专家和神经心理学家。

第一例癫痫外科手术发生于100年前，如今，外科手术已被认为是成人和儿童难治性癫痫的一种适当治疗选择。一旦发现局灶性癫痫发作的儿童对药物治疗无反应，应立即开始对可能的手术进行评估。抗药性（“难治性”）癫痫通常被定义为单独使用2种或3种抗癫痫药或联合应用失败。技术的进步使得即使在婴儿中也可以确定和消除癫痫病灶。现在，许多中心可以使用各种资源来确定癫痫发作区域。最终，根据临床情况，术后无癫痫发作的概率可能在50%～95%。对于特殊的患儿（如表现为全面性发作），可以实施姑息性手术（如胼胝体切开术），目的是减轻癫痫发作负担，但很难使患者无癫痫发作。

5）癫痫患儿的一般管理

A. 教育：癫痫的最初诊断对及其家庭的影响通常是毁灭性的。必须帮助患者及其父母了解癫痫的性质及其治疗方法，包括其病因、预后、安全性问题和治疗选择。

有丰富的教育材料可供癫痫患儿的家庭使用，包括印刷版和在线版。推荐网站：http://www.epilepsy.com。关于癫痫的材料，包括小册子、专题论文、影片和适用于儿童和青少年、父母、教师及医疗专业人士的录像带，可通过癫痫基金会购买：8301 Professional Place, Landover, MD 20785；电话：(800) 332-1000。该基金会的本地分会和其他社区组织能够提供指导和其他服务。在许多地区都有为年龄较大的儿童、青少年及他们的父母、其他相关人士提供支持的支持团体。

B. 日常生活中的特殊待遇和注意事项：“无癫痫发作，无副作用”是癫痫基金会的座右铭。应该鼓励孩子尽可能过正常的生活。儿童应参加适合其年龄和社会群体的体育活动。没有任何其他运动的绝对禁忌证，尽管有些医生建议不要参加接触运动。部分文献表明，运动可以减轻整体癫痫发作的负担，并且也可能有助于维持良好的骨骼健康。

抑郁症、焦虑症和注意力障碍是癫痫的常见合并症，尤其是在青少年中，需要如癫痫发作一样（或更多）进行治疗使其发作减轻。应避免睡眠剥夺和饮酒，因为它们可能会引发癫痫患者的癫痫发作。应及时注意可能引起癫痫发作的并发疾病。

尽管应尽一切努力来控制癫痫发作，但治疗不得干预孩子的正常功能。与过度镇静以致在家、在学校或在游戏中受限相比，偶尔轻度癫痫发作的可能对孩子更好。治疗和药物的调整通常需要医生的很多技巧和毅力。

C. 开车：对于大多数15～16岁的年轻人而言，开车在生活中变得非常重要。对于癫痫和有其他意识障碍患者，驾驶限制在美国各州之间的规定有所不同。在美国大多数州，如果癫痫患者在过去的6～12个月内没有发作，并且在医生的监护下进行了治疗或基本神经问题不会影响驾驶能力，仍然会颁发学习许可证或驾驶执照。关于癫痫患者及其相关法律事务的指南由癫痫基金会发布，其法律部门可能能够提供额外的信息。

D. 妊娠：避孕（尤其是口服避孕药与某些抗癫痫药物有相互作用）、生育子女、抗癫痫药物的潜在致畸性，以及妊娠的管理应尽早与患有癫痫的青春期女孩进行讨论。每日服用维生素制剂和高剂量叶酸可以预防神经管缺陷。对于妊娠的癫痫患者，应由一位熟悉妊娠期使用抗癫痫药物的产科医生进行管理。应当告诫患者在妊娠期间不要停药。由于抗癫痫药物有致畸可能性，如面部裂隙（增加2～3倍的风险），必须权衡应用药物与癫痫发作的风险。所有抗癫痫药物似乎都有一定的致畸性风险，丙戊酸钠（valproate）尤其对脊髓发育不全有高风险，同时还与胎儿在宫内接触丙戊酸钠后出现认知问题相关。在妊娠期间，由于血容量增大，药物剂量可能需要频繁调整。经常检测抗癫痫药物的血药浓度可能有助于进行这些调整。

E. 针对癫痫发作，学校制订的干预及应对计划：根据联邦相关法律，学校有责任与父母合作为患有癫痫的孩子制订癫痫应对计划。模板可以在癫痫基金会网站上找到，网址为https://www.epilepsy.com/living-epilepsy/toolbox/seizure-forms。这些计划通常需要获得孩子医生的批准。学校有时可能会犹豫是否使用急救药物。从医生那里获取的信息，尤其是从癫痫基金会网站获取的信息，能够缓解他们的担忧。鼓励学校当局避免不必要的限制，并满足所有残障儿童，包括癫痫患者的情感和教育需求。癫痫基金会的地方分会可以为家庭和学校提供支持和教育。

2. *癫痫持续状态* 通常定义为持续至少15min的临床发作或电发作，或连续发作，发作间期未恢复正常，时间超过30min。这个时间限定越来越短，因为越来越多的证据表明，即使是发作时间相对较短的癫痫发作也可能对大脑有损害。癫痫发作30min后，会发生缺氧和酸中毒，伴能量存储耗尽，脑水肿和脑结构受损。最终，可能会出现高热、低血压、呼吸抑制甚至死亡。癫痫持续状态是紧急的医疗情况。积极治疗时间较长的癫痫发作可能会阻止其向癫痫持续状态的发展。癫痫发作后 5min 应当开始使用苯二氮䓬类药物，包括直肠给予地西泮、鼻内给予咪达唑仑、舌下含服劳拉西泮等。

癫痫持续状态分类如下：①惊厥（常见的全身性强直-阵挛发作）；②非惊厥，特征是有精神状态或行为改变，无明显的运动成分。失神发作持续状态或棘波昏厥和局灶性发作持续状态是非惊厥性癫痫持续状态的例子。脑电图是诊断非惊厥性癫痫持续状态的必要条件，因为患者有时仅是看起来昏昏欲睡而缺乏典型的抽搐发作。对 2 种药物没有反应的癫痫持续状态被认为是难治性癫痫持续状态，通常需要在重症监护室进行护理。

治疗：癫痫持续状态的治疗选择见表 25-7。

3. 热性惊厥

（1）临床表现

1）症状和体征：热性惊厥的诊断标准是① 3 个月至 6 岁（大多数发生在 6～18 个月）；②高于 38.8℃的发热；③非中枢神经系统感染。超过 90%的热性惊厥发作是全身性的，持续时间少于 5min，并且在引起发热的疾病早期发生。通常直到发作后才发现发热。2%～3%的儿童可发生热性惊厥。急性呼吸系统疾病与热性惊厥相关性最大。肠胃炎（特别是由志贺杆菌或弯曲杆菌引起的肠胃炎）、尿路感染是次要的常见原因。幼儿急疹是一种罕见但经典的病因。一项研究指出病毒是 86%病例的病因，HHV-6 和 HHV-7 是常见原因，两者均占病因的 1/3。热性惊厥很少（1%～3%）在儿童和成年后阶段发展为反复的无诱因的癫痫发作（癫痫）（与没有热性惊厥的儿童相比，风险增加了 2～5 倍）。如果热性惊厥具有复杂的特征，如持续时间超过 15min、同一天内发生超过 1 次的惊厥或有局灶性发作的特征，则以后发生癫痫的概率就更大。其他预测因素，如神经系统异常（如脑性瘫痪或智力低下）、1 岁之前出现及癫痫家族史。即使存在不利因素，热性惊厥后发生癫痫的风险仍仅在 15%～20%。

表 25-7 癫痫持续状态的治疗

1. ABC
A. 气道：保持口腔气道通畅；需要时插管
B. 呼吸：氧气
C. 循环：评估脉搏、血压；静脉输液，药物支持。监测生命体征
2. 开始静脉注射葡萄糖液（除非患者正在采用生酮饮食）；评估血糖、电解质、HCO_3^-、CBC、BUN、抗惊厥药的血药浓度
3. 考虑检查动脉血气、pH
4. 如果血葡萄糖水平低（1～2ml/kg），则给予 50%的葡萄糖
5. 开始静脉药物治疗；目标是在 20～60min 控制癫痫持续状态
（1）地西泮，0.3～0.5mg/kg（最多 10mg）；可能会在 5～20min 重复一次；或劳拉西泮，0.05～0.2mg/kg（重复使用疗效差，作用时间比地西泮长）；或咪达唑仑，静脉注射，0.1～0.2mg/kg；鼻内 0.2mg/kg
（2）苯妥英钠，5～20min 静脉注射（非肌内注射）10～20mg/kg（最多 1000mg）；监测血压和心电图。在相同剂量下，可以更迅速地给予磷苯妥英钠，且可肌内注射。使用 10～20mg/kg 的“苯妥英钠当量”（phenytoin equivalent，PE）
（3）苯巴比妥，5～20mg/kg（在新生儿或插管的难治性癫痫患者有时可更高）
6. 纠正新陈代谢紊乱（如低钠、酸中毒）
7. 其他处于难治状态的药物方法
（1）重复使用苯妥英钠，苯巴比妥（10mg/kg）。监测血药浓度水平。必要时进行呼吸和血压支持
（2）其他药物：丙戊酸钠，静脉注射 100mg/ml；在 5～20min 给予 15～30mg/kg
（3）左乙拉西坦可能有帮助（静脉注射剂量为 20～40mg/kg）
（4）对于初始干预失败的患者，可考虑：咪达唑仑滴注，1～5μg/（kg·min）；戊巴比妥昏迷法；异丙酚和全身麻醉
8. 寻找原因
（1）结构性疾病或外伤：MRI 或 CT 扫描
（2）感染：腰椎穿刺，血液培养，抗生素
（3）代谢性疾病：乳酸酸中毒、毒素和尿毒症，若患儿正在接受长期 AED 治疗，需了解目前药物治疗剂量。毒素筛查
9. 用静脉内药物开始维持药物治疗：苯妥英钠（10mg/kg）；苯巴比妥（5mg/kg）；丙戊酸盐静脉注射 30mg/kg；左乙拉西坦 20～30mg/kg。当患者可以安全服用时，过渡到口服药物

BUN，blood urea nitrogen，血液尿素氮；CBC，complete blood count，全血细胞计数；CT，computed tomography，计算机断层扫描；MRI，magnetic resonance imaging，磁共振成像

30%～50%的病例会反复出现热性惊厥。因此，家庭应对更多的癫痫发作做好准备。总的来说，热性惊厥的反复发作不会使长期预后恶化。

2）诊断评估：对于出现热性惊厥的儿童，必须评估其发热原因，尤其是要排除中枢神经系统感染的可能。常规检查（如血电解质、葡萄糖、钙、颅骨X线片或脑成像）几乎没有帮助，根据病史和临床表现选择合适的检查。婴幼儿尤其是18个月以下的儿童可能没有脑膜炎的表现（如前囟膨出、脖子僵硬、木僵和易怒），在临床工作中要注意排查。

3）腰椎穿刺：在控制发热并终止癫痫发作后，医生必须决定是否进行腰椎穿刺。事实上孩子先前发生过热性惊厥并不能排除脑膜炎是当前发作的原因。排除中枢神经系统感染是很重要的，尤其是在年幼的儿童中。最近的一项研究表明，在行脑脊液检查的由发热引起癫痫持续状态的儿童中，96%儿童的脑脊液中白细胞数目少于3个。因此，癫痫发作不是脑脊液细胞数目升高的可接受的解释。如果孩子不到18个月且已经使用抗生素或存在免疫缺陷，则应该考虑进行腰椎穿刺。当然，对任何有脑膜刺激征、发热和癫痫发作的孩子都应进行脑脊液检查。有时，在急诊室进行数小时的观察可以决定是否进行腰椎穿刺，但总的来说，腰椎穿刺对于排除颅内感染具有关键性的作用。

4）脑电图：如果是复杂热性惊厥、局灶性的或其他异常情况，应考虑使用脑电图，但其预测价值很小。在简单热性惊厥中，脑电图通常是正常的。如果进行脑电图检查，应在疾病发生至少1周后进行，以避免因发热或癫痫发作本身而引起的短暂变化。

（2）治疗：不建议在热性惊厥后预防性使用ASM。仅苯巴比妥和丙戊酸显示出具有预防热性惊厥的功效，但副作用明显；苯妥英和卡马西平已被证明无效。尚未研究较新的ASM。地西泮在发热性疾病开始发热时（0.5mg/kg，每天2～3次，口服或直肠给药）使用可能有效，但会使孩子镇静下来，可能使发热病因的评估复杂化。

已证实控制发热的措施，如擦洗、沐浴或解热药（包括布洛芬和对乙酰氨基酚），在预防热性惊厥复发中无效。

（3）预后：简单热性惊厥不会产生任何长期的不良后果。如前所述，发生癫痫的风险仅增加了一点。与没有热性惊厥的兄弟姐妹相比，认知功能没有显著性差异。

（三）睡眠障碍

睡眠障碍可能源于呼吸系统或神经系统的异常，以及这两个系统之间的协调异常（或缺乏协调）。为了了解异常睡眠，必须先了解正常睡眠，其会随着孩子的成长而发生变化。睡眠及其发展在第3章中进行了概述。第3章还讨论了治疗睡眠障碍中的行为因素。与睡眠有关的呼吸系统异常（如阻塞性睡眠呼吸暂停）在第19章中进行了描述。

1. *发作性睡病* 是一种原发的睡眠障碍，其特征是无论活动或周围环境如何，仍会发生慢性、不恰当的日间睡眠，即使夜间睡眠增加也无法缓解。发作性睡病的个体中有50%在儿童时期就经历了最初的症状。发作性睡病的儿童中，4%在5岁以下，18%在10岁以下，60%在青春期至青少年后期。

国际睡眠障碍分类第3版（International Classification of Sleep Disorders，3rd Edition，ICSD-3）描述了两种发作性睡病的形式。

（1）Ⅰ型发作性睡病（伴猝倒发作性睡病）：除发作性睡病外，患者在发作时或发作后不久就出现猝倒。猝倒是短暂的部分或全部肌肉张力丧失，通常由大笑或其他情绪升高引起。在这些发作中仍存在意识，持续几分钟。Ⅰ型的病理生理特征是缺乏下丘脑分泌素-1（食欲素），即维持机敏性所必需的一种肽。

（2）Ⅱ型发作性睡病（不伴猝倒发作性睡病）：除了发作性睡病，患者可能会出现催眠性幻觉和睡眠麻痹，但他们没有猝倒。下丘脑分泌素-1水平正常。催眠幻觉是入睡时注意到的强烈视觉或听觉幻觉，然而催眠幻觉在从睡眠中醒来时发生。睡眠麻痹是自发性的肌肉控制的短暂丧失，通常发生在睡眠-觉醒过渡期间，持续数分钟。

在发作性睡病患者中，睡眠开始至过渡到快速眼动（rapid eye movement，REM）睡眠之间的潜伏期异常短暂。正常儿童的REM睡眠的第一周期通常发生在80～100min之后。夜间多导睡眠图和多次睡眠潜伏期测试（multiple sleep latency testing，MSLT）可以证明REM潜伏期异常，并用于诊断发作性睡病。人类白细胞抗原（human leukocyte antigen，HLA）亚型DQB1*0602和DRB1*1501与发作性睡病及缺乏下丘脑神经肽下丘脑分泌素有关，可以在脑脊液中进行测量。睡眠卫生和行为矫正可用于治疗发作性睡病患者。用于治疗儿童发作性睡病的药物目前仍属标签外用药。中枢神经系统兴奋剂（如苯丙胺混合物）通常用于治疗日间过度嗜睡。莫达非尼、阿莫达非尼、阿莫西汀和羟丁酸钠对成人有效，缺乏对儿童的对照研究。可用羟丁酸钠、三环类抗抑郁药、选择性5-羟色胺再摄取抑制剂和5-羟色胺去甲肾上腺素再摄取抑制剂治疗猝倒。

2. *良性新生儿睡眠肌阵挛* 良性新生儿睡眠肌阵挛的特征是肌阵挛性，通常为双侧、同步，仅在睡眠期间发生，被突然唤醒时停止。这是一种经常与癫痫发作混淆的良性疾病。发作通常仅见于出生后的前 2 周，在出生后几个月内自发消退，部分可能会在 10 个月后发生。发作持续时间为几秒钟到 20min。

3. *夜间额叶癫痫*（nocturnal frontal lobe epilepsy，NFLE）　夜间额叶癫痫的特征是在非快速眼动睡眠期阵发性觉醒，并伴以过度运动为主要表现的癫痫发作，多持续 5min 以上。NFLE 是一种异质性疾病，包括散发性和家族性。脑电图记录中缺乏明确的癫痫样放电，可能会被误诊为异睡症，如夜惊或梦游症。

4. *异睡症*　是一种复杂的运动和行为，发生在不同的睡眠阶段或从睡到醒的过渡阶段。儿童时期的异睡症可发生于非快速眼动睡眠期或快速眼动睡眠期。非快速眼动异睡症包括部分觉醒、定向障碍、运动障碍、梦游、呓语、觉醒困惑和夜惊等。这些在第 3 章中已详细讨论。快速眼动睡眠异睡症包括噩梦、催眠和催眠幻觉（可以发生在发作性睡病中）、快速眼动睡眠行为障碍，其特征是在做梦状态下的暴力行为，主要见于成年期。这些通常发生在睡眠的后半段，这时快速眼动睡眠动占睡眠周期的大部分。

5. *不宁腿综合征*　是指一种需要移动腿的感觉（感觉异常），这种感觉通常在晚上休息时开始。活动腿部可以暂时缓解症状，但会干扰睡眠。这种疾病可能是家族性的，因此详细的家族史可能有助于诊断。偶尔在患有这种疾病的成人和儿童中可发现贫血（低铁蛋白），对于这些病例，给予硫酸亚铁治疗可缓解症状。这些在第 3 章中已详细讨论。

（四）头痛

诊断要点和主要特点

- 儿童原发性头痛的两个最常见原因是偏头痛和紧张性头痛。头痛是病毒感染疾病的常见特征
- 诊断是基于详细的病史和体格检查，排除继发性原因，如颅内占位或特发性颅内高压（idiopathic intracranial hypertension，IIH）
- 可能需要进一步检查的提示信号包括幼儿头痛、头痛新发并加重、不明原因的发热、醒来时头痛或呕吐、拉伸或体位改变时头痛加重、后部头痛、神经功能缺陷或神经皮肤红斑

头痛常见于儿童和青少年。医疗保健提供者需要识别并区分常见的头痛和更严重的头痛原因，以确保正确的治疗。约 45% 的儿童经历过头痛，并且多达 28% 的青少年患有偏头痛。临床医生首先必须确定头痛是原发性的还是继发性的。危险信号（表 25-8）提示进一步的检查和评估。

表 25-8　儿童头痛的危险信号

5 岁以下儿童的头痛
既往健康儿童的新发（“暴发性发作”）且加重的头痛
生活中最严重的头痛
无法解释的发热
头痛发生在午夜或清晨，伴或不伴呕吐
当拉伸或做 Valsalva 动作时头痛加重
后部头痛
神经系统缺陷
姿势 / 姿势性头痛
平躺时加重
站立时加重
神经皮肤红斑（咖啡色斑点，色素沉着黄斑）

1. *临床表现*

（1）症状和体征：根据 2013 年《国际头痛分类法》第 3 版（International Classificationof Headache Disorders，3rd Edition，ICHD- Ⅲ），将原发性头痛分为三大类——偏头痛、紧张性头痛和三叉神经自主性头痛。表 25-9 比较了无先兆偏头痛和紧张性头痛的临床特征。每月头痛 15 次以上（偏头痛或紧张性头痛）被认为是慢性头痛，必须排除药物过度使用的情况。引发头痛的原因包括压力、睡眠剥夺、脱水、未进餐、咖啡因及可能的特定食物（如味精或亚硝酸盐）。三叉神经自主性头痛（或亚类，丛集性头痛）在儿童中很少见。它们表现为反复发作的单侧严重头痛，伴自主神经功能障碍（流泪、充血、面部出汗、瞳孔缩小、上睑下垂）。

根据 ICHD- Ⅲ，偏头痛包括儿童时期的周期性综合征，如周期性呕吐、腹型偏头痛和儿童时期的良性阵发性眩晕。这些周期性综合征的病史可能在患偏头痛的儿童和青少年中发现。

表 25-9　紧张性头痛和偏头痛的比较

	无先兆的偏头痛	紧张性头痛
持续时间	2 ～ 72h[a]	30min 至 7d
性质	跳痛 / 冲击痛	压力性，紧箍感
严重度	中度至重度	轻度至中度
部位	单侧 / 双侧 [a]	双侧
体力活动	加重头痛	无影响
相关因素		
①恶心 ± 呕吐	①或②	可存在（罕见）
②光和声音恐惧		光或声音恐惧，但不同时存在

a 根据 ICHD- Ⅲ Beta 分类标准针对儿童进行了修改

（2）实验室发现：尽管证据有限，但常规的实验室检查未见帮助。病史和检查可能会提示对一般医疗状况进行筛查。

（3）影像学检查：对于经常出现头痛且神经系统检查正常的儿童，不建议常规进行神经影像学检查。如表 25-8 所示的危险信号应提示考虑影像学检查。采用的影像学检查类型（CT 或 MRI）取决于评估的紧迫性（如急性发作严重头痛或 1 ～ 2 周内头痛加剧）。

2. *鉴别诊断* 头痛的继发性原因很多，如头部创伤、感染、血管和颅内压变化、结构、代谢、中毒、药物等（表 25-10）。与头部外伤有关的头痛是指在闭合性头部外伤后 2 周内开始的头痛。它们可能有偏头痛或紧张性头痛的特征。头部外伤后的颈部疼痛和头痛值提示需对颅脑结构进行评估，特别是在检查提示结缔组织疾病（如马方综合征）时。躺下时加剧或呕吐不伴恶心的头痛与颅内压升高有关，如 IIH、静脉窦血凝块导致 CSF 压力升高、脑积水或肿块。值得注意的是，在评估影像学对小儿头痛效用的研究中，高达 98%的需手术干预的颅内原因的患者存在神经系统检查异常。站立时头痛加剧，躺下时头痛改善，提示为由先前的腰椎穿刺或自发性泄漏所致的硬膜撕裂引起的低压性头痛。

药物、非法药物的摄入和戒断反应都是引起继发性头痛的罪魁祸首。类固醇、维生素 A 中毒、口服避孕药和四环素均与 IIH 相关。通常与药物过度使用性头痛相关的药物包括阿司匹林、对乙酰氨基酚、非甾体抗炎药、曲坦类药物和联合镇痛药，如对乙酰氨基酚、布他比妥和咖啡因。其他毒素（如铅、一氧化碳或有机溶剂）中毒也不能忽视。

中枢神经系统或全身感染与新发头痛有关。此外，常见的全身性或其他局灶性感染可能会引起头痛，如病毒性上呼吸道感染、链球菌性咽炎（尤其是在年幼儿童中）、鼻窦炎（窦性头痛）、流行性感冒和莱姆病。偏头痛经常被误诊为窦性头痛，医生应仔细获取面部、耳或牙的疼痛史，并通过体格检查或影像学检查来评估鼻窦炎的体征。

任何造成缺氧的原因（如心脏、呼吸、海拔、贫血）都可能导致双额搏动性头痛，在劳累、压力或躺下时加剧。高碳酸血症会引起非特异性头痛，并且可能继发于睡眠呼吸暂停或其他潜在的代谢或呼吸系统疾病。

尽管眼疲劳和颞下颌关节功能障碍是反复发作的头痛的罕见原因，但可通过简单的治疗缓解。因此，当怀疑时，应请眼科或牙科分别进行评估。颞下颌关节功能障碍的检查可包括局部疼痛、下颌骨偏斜、颌骨发出“咔嗒”声和咀嚼动作受限。

在大多数情况下，通过详细的病史和体格检查可给予明确的诊断。

3. *并发症* 偏头痛和紧张性头痛是发作性头痛，但当孩子每月头痛超过 15d，持续 3 个月或 3 个月以上时，可能会转变成慢性头痛。慢性化的危险因素包括心理合并症、肥胖症和用药过度。

抑郁症和焦虑症均与头痛并存，且与头痛负担加重和残疾增加有关，如学校旷课和学习成绩差。患有精神疾病的儿童原发性头痛的发生率也有所增加。保持头痛儿童的出勤率是限制慢性化和因头痛而进一步致残的关键因素。

4. *治疗* 治疗分为两类——缓解头痛治疗和预防。头痛的治疗应强调在头痛早期和恰当治疗的必要性，此外还应具有减少发生频率和致残的自我管理技能，如生活方式改变和头痛日记。如果发生频率过高或残疾严重，可以考虑药物预防治疗。

（1）缓解头痛治疗：小儿偏头痛的缓解治疗包括使用简单的镇痛药和偏头痛专用药。头痛发作后，应尽早使用任何用于终止头痛的药物。简单的镇痛药包括对乙酰氨基酚（15mg/kg；最大剂量 650mg）和布

表 25-10 头痛的鉴别诊断

原发性头痛	继发性头痛	
● 无先兆偏头痛	● 创伤	● 药物使用或戒断
● 有先兆偏头痛	● 高血压	● 感染
● 儿童期周期性综合征	● 动脉夹层	● 鼻窦炎
● 紧张性头痛	● 药物滥用所致头痛	● 缺氧
● 三叉神经自主神经性头痛，包括丛集性头痛	● 特发性颅内高压	● 高碳酸血症
	● 颅内低压	● 线粒体疾病
	● Chiari 畸形（罕见）	● 甲状腺功能障碍
	● 癫痫发作	● 贫血
	● 肿块 / 肿瘤	● 弱视（眼疲劳）
	● 睡眠呼吸暂停	● 颞下颌关节功能障碍

洛芬（10mg/kg；最大剂量 800mg），二者通常作为一线治疗药物。美国 FDA 已批准阿莫曲坦（12 ～ 17 岁）和利扎曲普坦（6 ～ 17 岁）用于缓解头痛。研究显示，使用利扎曲普坦口服（20 ～ 39kg 时 5mg，≥ 40kg 时 10mg），阿莫曲坦口服（6.25mg 或 12.5mg），佐米曲普坦鼻喷（＞ 12 岁时 5mg）和舒马普坦鼻喷（40kg 以下时 10mg，40kg 以上时 20mg），对儿科偏头痛有显著益处。舒马普坦可单独使用或与萘普生合用。当家庭治疗失败时，患者可在急诊室或输液中心静脉注射药物。当急诊室治疗无效时，静脉注射二氢麦角胺是有效的。恶心是最常见的副作用。用于治疗头痛的所有药物均应谨慎使用，以免引起药物过度使用性头痛。简单的镇痛药应限制为每周 2 ～ 3 次，偏头痛专用药应少于每周 1 ～ 2 次。在头痛期间，应让患儿休息、放松和冷（热）敷。为患儿提供一个可以在其中休息的凉爽且光线较暗的房间，可能会产生额外的作用。

（2）预防：任何头痛的孩子都应将日常生活管理作为治疗的中心，包括睡眠卫生（如就寝时间、充足的睡眠时间和良好的睡眠质量）、提高液体摄入量、杜绝摄入咖啡因、定期营养餐、规律运动、伸展运动及压力管理。每周头痛 1 次或多次的患者可以考虑采取预防性治疗。应通过优化所需的副作用并最大程度地减少副作用来选择治疗方法（例如，鉴于体重减轻的副作用，给肥胖儿童使用托吡酯治疗）。

治疗方法分为 ASM（如托吡酯、丙戊酸、左乙拉西坦）、抗高血压药（如 β 受体阻滞剂、钙通道阻滞剂）、抗抑郁药（如阿米替林）、抗组胺药 / 抗肾上腺素药（如赛庚啶）和保健食品。只有小型随机双盲或开放标签试验测试了这些药物。

托吡酯、阿米替林和赛庚啶是治疗小儿头痛的最常用药物。如果托吡酯以低剂量缓慢开始，则可以避免其认知副作用。外周刺痛不常见，且通常可被大多数儿童承受。服用后应监测食欲缺乏和体重减轻。考虑到阿米替林的镇静作用及其他常见的副作用，包括便秘、口干和 QT 间期延长（通常以较高剂量服用），通常在夜间服用阿米替林。赛庚啶是一种用于年幼儿童的很好的药物，因为其降低食欲和镇静的副作用较小。CHAMP 对 8 ～ 17 岁儿童进行的偏头痛预防的长达 24 周的研究表明，托吡酯在预防头痛方面优于阿米替林或安慰剂。

认知行为疗法可有效减少年轻患者的偏头痛发生率和致残率。辅酶 Q10 和氧化镁已显示出对儿童偏头痛的某些功效。对于低频头痛、低残障儿童或偏爱非药物疗法的患者，可以选用此疗法。

5. *预后* 根据几项有关青少年偏头痛的长期预后的研究结果，25%～ 40%的青少年偏头痛症状可缓解，40%～ 50%的患者会持续存在，而 20%～ 25%的患者会转变为紧张性头痛。在紧张性头痛的患者中，有 20%会转化为偏头痛。从长期来看，诊断时的头痛严重程度可预测头痛的长期预后。

（五）假性脑瘤（特发性颅内高压）

诊断要点和主要特点

- 颅内压升高的症状和体征：慢性或进行性头痛、呕吐、耳鸣、视盘水肿、复视、视物模糊
- 头部 MRI/MRV（磁共振静脉血管成像）正常
- 在侧卧位进行腰椎穿刺时压力升高

1. *发病机制* 假性脑瘤或更恰当地称为特发性颅内高压（IIH），特征是颅内压升高，无可识别的颅内肿块、感染、代谢紊乱或脑积水。IIH 的发病机制了解甚少。已经确定了多种危险因素，肥胖症是最常见的。除此之外，IIH 还与多种药物有关，如四环素、类固醇和视黄醇（表 25-11）。

表 25-11 与特发性颅内高压相关和相似的疾病

药物和代谢毒性疾病
维生素 A 过多症，包括使用视黄醇
肥胖症
类固醇疗法
激素疗法
类固醇戒断
四环素、米诺环素中毒
萘啶酸中毒
铁缺乏症
凝血障碍
低钙血症
甲状旁腺功能亢进或甲状腺功能亢进
肾上腺功能不全
系统性红斑狼疮
慢性 CO_2 潴留
感染性和副感染性疾病
慢性中耳炎（外侧窦血栓形成）
吉兰 - 巴雷综合征
莱姆病
脑静脉窦血栓形成（cerebral venous sinus thrombosis，CVST）
轻度颅脑损伤

2. *临床表现* 包括新发或慢性的位置性头痛（仰卧时加重）、呕吐、搏动性耳鸣、视盘水肿、视物模糊和复视（通常继发于第Ⅵ对脑神经麻痹，从而限制了一只或两只眼睛的侧向运动）。后续可发现视力减退和视神经萎缩。短暂的视觉障碍（transient visual obscurations，TVO），即短暂（＜ 1min）和可逆的视觉

改变也可能发生。相反，视野缺损可能是永久性的。

3. *鉴别诊断* 所有具有颅内压升高症状或体征的患者均应接受影像学检查，通常应进行 MRI 和 MRV 检查，以全面评估脑积水、颅内占位和脑静脉窦血栓形成。一旦排除颅内占位，在安全的情况下，应在侧卧位进行腰椎穿刺，以确认是否存在颅内压升高（高于 180 ～ 250mmH_2O，具体取决于使用的技术和麻醉剂），并评估 CSF 白细胞计数、葡萄糖和蛋白质（寻找类似的感染性疾病，如慢性脑膜炎）。多种药物、代谢性疾病和感染性疾病与 IIH 相关或类似（表 25-11），但通常未发现具体原因。

4. *并发症* IIH 治疗不佳和慢性视盘水肿可能会导致永久性视神经损伤和视力丧失，通常发生在盲点和（或）视野的鼻侧。头痛、TVO、第Ⅵ对脑神经麻痹和全身不适通常是可逆的。

5. *治疗* IIH 的治疗旨在纠正可识别的诱发因素和预防视力丧失。眼科评估很重要。许多患者受益于乙酰唑胺或托吡酯的使用，二者可减少脑脊液的产生。肥胖患者将从减肥中受益。如果医疗管理和眼科监测失败，则可能需要进行神经外科干预，如放置分流器或视神经减压术。很少需要硬脑膜静脉置入支架。

6. *预后* 通过适当的检查和治疗，大多数患者可以康复，而没有包括视觉受损在内的长期后遗症。复发风险在 18 个月内最大。

（六）脑血管疾病

诊断要点和主要特点

- 围产期动脉缺血性卒中（arterial ischemic stroke，AIS）发生在 28d 以下的新生儿中
- 儿童期 AIS 见于出生 28d 至 18 岁的儿童中
- 需进行神经影像学检查以诊断卒中
- 血运重建疗法，如溶栓药和机械血栓切除成功地在急诊儿科神经病学咨询的密切指导下进行，得益于治疗方法的迅速发展和多学科护理

儿科 AIS 分为两类：围产期 AIS（妊娠 28 周至出生 28d）和儿童期 AIS（出生 28d 至 18 岁）。

1. *儿童期动脉缺血性卒中* 其每年影响每 100 000 名儿童中的 1.6 名，有很多不良后果，包括死亡（10%）、神经系统缺陷或癫痫发作（70%～ 75%）和缺血性卒中复发（20%）。儿童期 AIS 属于神经系统紧急情况，及时的诊断会影响长期预后。即使在症状发作后的 6 ～ 24h，对符合要求的儿童，也应使用溶栓剂或机械血栓切除术。对于任何可能出现急性缺血性卒中的儿童，应尽可能在 24h 内与神经科医生进行紧急咨询，并最终将患者转到精通儿科卒中管理的三级护理中心。但是大多数儿科 AIS 直到发病后 24h 才被发现。

（1）临床表现

1）症状和体征：儿童期动脉缺血性卒中的表现因所涉及的脑血管区域而异。表现与成人相似，可能会出现急性偏瘫、失语或急性眩晕。单侧无力、感觉障碍、构音障碍和（或）吞咽困难，可能会在几分钟内发生，但有时症状的进行性恶化会持续数小时。伴局灶性神经功能缺损的新发作的局灶性癫痫发作是儿童期 AIS 的常见表现。

送诊人应仔细确定患者的“最后已知正常（last known normal，LKN）”时间。重要的是，LKN 通常不同于首次发现症状的时间。所有临床试验都利用 LKN 来确定适当的治疗窗。评估还应包括既往病史、先前病毒感染、头部或颈部轻度外伤、家族性凝血趋向，以及任何心脏、血管、血液学或颅内疾病的完整病史（表 25-12）。

表 25-12 缺血性和（或）出血性卒中的病因危险因素

心脏疾病
结构性心脏病
瓣膜疾病
心内膜炎
心肌病
心律失常
血管闭塞性疾病
宫颈 / 脑动脉夹层
同型半胱氨酸尿症 / 高半胱氨酸血症
血管炎
脑膜炎
结节性多动脉炎
系统性红斑狼疮
药物滥用（苯丙胺）
水痘
支原体
人类免疫缺陷病毒
纤维肌肉发育不良
烟雾病
糖尿病
肾病综合征
系统性高血压
硬脑膜窦和脑静脉血栓形成
皮质静脉血栓形成
血液系统疾病
缺铁性贫血
红细胞增多症
血栓性血小板减少症
血小板减少性紫癜
白血病
血红蛋白病
镰状细胞病

续表

凝血功能障碍
血友病
维生素 K 缺乏症
高凝状态
凝血酶原基因突变
亚甲基四氢叶酸还原酶突变
脂蛋白（a）紊乱
凝血因子Ⅴ Leiden 缺乏
抗磷脂抗体
高胆固醇血症
高甘油三酯血症
凝血因子Ⅷ升高
妊娠
系统性红斑狼疮
口服避孕药
抗凝血酶Ⅲ缺乏
蛋白 C 和蛋白 S 缺乏
颅内血管异常
烟雾病
动静脉畸形
动脉瘤
颈动脉海绵窦瘘
灶性脑动脉病
结缔组织疾病

对患者最初进行身体检查的重点是确定与脑血流受损有关的特定缺陷。美国国立卫生研究院卒中量表(National Institutes of Health Stroke Scale，NIHSS）是一种快速的神经系统检查，旨在识别急性动脉卒中。此外，应评估患者是否患有心脏病、血管病、血液病、感染性疾病或颅内疾病的诱因（表 25-12)。视网膜出血、甲床内的片状出血、心脏杂音、皮疹、发热、神经皮肤红斑和外伤迹象是特别重要的发现。先天性心脏病是最常见的诱发疾病，其次是血液学和肿瘤性疾病，尽管大多数患者未见患有特定的疾病。

2）辅助检查：在急性期，应紧急进行全血细胞计数、代谢检查、PT/PTT、妊娠试验及头颅影像学。其他急需考虑的检查包括弥散性血管内凝血（disseminated intravascular coagulation，DIC)、纤维蛋白降解产物、红细胞沉降率、C 反应蛋白、凝血酶原时间 / 部分凝血活酶时间、抗Ⅹa 因子活性、胸部 X 线、心电图和尿毒理学。随后的检查可以系统地进行，尤其要注意检查涉及心脏、血管、血小板、红细胞、血红蛋白和凝血蛋白的疾病。20%～ 50%的儿童缺血性卒中患者处于血栓形成状态。有时需要针对系统性疾病（如血管炎、线粒体疾病和代谢性疾病）进行其他实验室检查。

对怀疑感染、风湿性疾病或蛛网膜下腔出血的患者应检查 CSF，但在急性情况下很少有帮助。看似为特发性 AIS 的患者可能受益于血清和脑脊液的单纯疱疹病毒（HSV）和水痘带状疱疹病毒（VZV）检查，这二者都可能导致继发于局灶性血管病变 / 动脉病变的卒中，甚至在初次感染后多年也可发生。

脑电图可能对意识严重障碍的患者有帮助。ECG 和超声心动图可用于评估卒中病因，以及进行持续的监测和管理，特别是在低血压或心律不齐使临床过程复杂化或卒中被认为是栓塞性时。

3）影像学：对脑部进行紧急 CT 和 MRI 扫描对于确定脑部缺血或出血的程度是必要的。重要的是，CT 扫描可能在缺血性卒中发生的前 24h 内是正常的，并且可以排除颅内出血，因为颅内出血可能会影响患者接受抗凝、溶栓或机械血栓切除术治疗。鉴于类似于小儿缺血性卒中的疾病的发生率很高（伴先兆的偏头痛、Todd 瘫痪、脑炎等)，越来越多地采用 DWI 序列来快速确定是否发生了动脉缺血性卒中。

此外，头颈血管成像是小儿缺血性卒中诊断的重要部分，可能包括 CTA、MRA 或常规血管造影。在某些情况下，大血管闭塞（即颈动脉或近中脑动脉）的证据是机械血栓切除术的关键标准。80%患特发性儿童期发作性动脉缺血性卒中的儿童患者的影像学显示血管异常，并且这些患者的复发风险比血管正常的患者高得多。血管成像可以检测到短暂性脑动脉病、局灶性血管病，与镰状细胞病、烟雾病、动脉夹层、动脉瘤、纤维肌发育异常和血管炎相关的动脉病。进行血管成像时，应从主动脉弓开始检查所有主要血管。

（2）鉴别诊断：对伴神经系统缺陷的急性发作患者还须进行其他可能导致局灶性神经系统缺陷的疾病的评估。低血糖症、长时间的局灶性发作、长时间的发作性瘫痪（Todd 瘫痪)、急性播散性脑脊髓炎（acute disseminated encephalomyelitis，ADEM)、脑膜炎、出血性卒中、脑炎、偏瘫性偏头痛、摄食和脑脓肿都应考虑在内。特别是具有局灶性神经功能缺损的偏头痛最初可能很难与缺血性卒中区分开，通常需要紧急成像。对于任何有急性精神状态改变的患者，必须认真研究药物滥用和其他有毒物质暴露的可能性。

（3）治疗：儿童缺血性卒中的初始管理重点是快速确定患者是否适合进行紧急干预。儿科使用溶栓药物 [如组织型纤溶酶原激活剂（tissue plasminogen activator，t-PA）]、机械性血栓切除术及放射介入技术的适应证改变很快，越来越多的儿科患者从这些治疗中受益。因此，应紧急进行神经科咨询，包括讨论患者的 LKN 和 NIHSS，以及其他相关的病史和检查结果。床旁护理人员应同时进行肺、心血管和肾功能支持。必要时应给患者吸氧。通常来讲，等渗维持液可增加血管容量。应积极治疗发热。脑膜炎和其他感染也应予以抗感染治疗。镰状细胞症患者需要血液科医生进行紧急换血。

缺血性卒中的具体治疗包括血压管理、液体管理和抗血小板/抗凝治疗，部分取决于潜在的发病机制和时间线。抗凝或阿司匹林治疗作用的指南也在迅速发展。通常来讲，皇家内科医学院儿科缺血性卒中工作组建议，一旦确诊，每天服用5mg/kg的阿司匹林。在儿科患者中使用阿司匹林应该是安全的，但是美国心脏协会（American Heart Association，AHA）确实建议对长期服用阿司匹林的儿科患者接种流感疫苗和密切监测Reye综合征。在某些情况下，如动脉夹层或心脏栓塞事件，应考虑使用肝素抗凝，特别是存在持续血栓的证据时（如进行超声心动图检查或CTA）。一些疾病需要其他特殊考虑：例如，血管炎患者需给予抗炎治疗，如类固醇；烟雾病患者有很高的出血风险，且在急性期结束后可能需要进行手术治疗。

长期管理需要康复治疗，旨在改善孩子的语言、运动和心理。约束疗法在偏瘫患者中可能特别有用。抗凝或抗血小板药物（如低分子量肝素和阿司匹林）的治疗时间通常视具体情况而定。

（4）预后：婴儿和儿童缺血性卒中的预后差别较大，取决于潜在的诱因和所涉及的血管区域。约1/3可没有或只有很少的损伤，1/3受到中度影响，1/3受到严重影响。当缺血性卒中涉及一个半球的很大一部分或两个半球的很大一部分，并且发生脑水肿时，患者的意识水平可能会迅速下降，并可能在最初的几天内死亡。相反，如果涉及的大脑区域很小，一些患者可能会在几天内实现神经功能的完全恢复。30%～50%的患者可能在病程中的某个时刻发生局灶性或全身性癫痫发作。卒中复发率为14%～20%，在某些情况下更为突出，如C蛋白缺乏、脂蛋白（a）异常和动脉病变。学习、行为和活动方面的慢性问题很常见。儿科神经科医生的长期随访是有必要的，如果可能的话，还应建立多学科缺血性卒中小组。

2. *围产期动脉缺血性卒中* 比儿童期缺血性卒中更为普遍，发病率为1/3500。围产期缺血性卒中有两种不同的表现：急性和迟发性。大多数具有急性表现的患者在出生后的第1周内出现新生儿癫痫发作，特别是对侧手臂和（或）腿的局灶性运动性癫痫发作。由于围产期缺血性卒中易发生在大脑中动脉，因此该表现是固定的。MRI扫描中弥散加权异常证实出生后第1周内发生了急性围产期缺血性卒中。其他患者表现出延迟症状，通常表现为偏瘫，在出生后4～8个月显著。这些患者被称为“推测的围产期动脉缺血性卒中”。

围产期缺血性卒中的急性治疗通常仅限于支持治疗，包括对维持血糖水平正常、监测血压、优化氧合和癫痫发作的管理。必须排除可治疗的病因，如感染、心脏栓塞、代谢紊乱和血友病，在某些情况下，应通过超声心动图、血栓形成评估或腰椎穿刺进行检查。除非确定了栓塞来源，否则不会使用阿司匹林和抗凝药。

围产期缺血性卒中的长期治疗通常始于确定危险因素，其中可能包括凝血障碍、心脏病、药物和脱水。具有最佳关联证据的血栓形成异常是凝血因子V Leiden缺乏，蛋白C缺乏和高脂蛋白（a）。抗磷脂抗体、胎盘感染、胎膜早破和可卡因暴露等产妇危险因素与围产期缺血性卒中独立相关。

围产期缺血性卒中的预后要好于缺血性卒中儿童或成人的预后，推测是与新生儿大脑的可塑性有关。围产期卒中后认知和运动预后差异较大。20%～40%的患者没有神经功能损伤。运动障碍影响40%～60%的患者，主要是偏瘫性脑性瘫痪。在急性发作期，MRI可以预测运动障碍，因为皮质脊髓束扩散加权MRI信号下降与偏瘫的发生率相关。在围产期缺血性卒中的婴儿中，多达55%出现说话延迟、行为异常和认知缺陷。患者癫痫发作的风险也会增加。缺血性卒中在3%的新生儿中复发，通常与血栓形成异常或潜在疾病（如心脏畸形或感染）相关。复发的发生率较低，因此长期治疗主要是康复治疗。

（七）神经系统先天畸形

神经系统畸形见于3%的活产新生儿中，并且40%的婴儿在出生后的第1年死亡。中枢神经系统的结构畸形可能由多种原因引起，包括感染性、毒性、遗传性、代谢性和血管损伤。由此类损伤导致畸形的具体类型取决于该损伤所处的孕期。诱导期，即妊娠0～28d，是神经板出现、神经管形成和闭合的时期。在此阶段的损伤可能会造成神经结构的大量缺失，如无脑或神经管闭合的缺陷、脊柱裂、脊髓脊膜膨出或脑膨出。细胞的增殖和迁移是妊娠12～20周发生的神经发育的特征。在此阶段，视脑膜发育障碍的类型各异，可能出现无脑回、巨脑回和胼胝体发育不全（agenesis of corpus callosum，ACC）。

1. *神经管闭合异常* 是影响神经系统的最常见的先天畸形，发生在引入叶酸补充剂之前的1/1000的活产婴儿中（叶酸的引入将发生率降低了50%～75%）。高达6%的患有孤立性脊髓缺损的胎儿具有相关的染色体异常（通常是13-三体或18-三体），应在鉴定出缺陷后进行筛查。脊柱裂伴相关的脑脊髓膜囊膨出或脑膜膨出通常见于腰椎区域。根据脊髓和周围神经受累的程度和严重性，可能会出现下肢无力、肠和膀胱功能障碍及髋关节脱位。通常建议通过剖宫产分娩，然后尽早手术关闭脑膜膨出和脑膜脊髓膨出。为了治疗慢性尿路异常、骨科异常（如脊柱后凸和脊柱侧弯）及下肢轻瘫，必须进行其他治疗。脑积水很常见，通常需要脑室 - 腹腔分流。对于选定的患者，尽管妊娠和分娩相关的并发症较高，但已证明产前修复可减少 1 岁时脑室 - 腹腔分流的需要，进而改善 30 个月大时的运动功能。对于符合手术标准的患者，这是一个良好的选择。

诊断和预防：一般来说，神经管缺陷的诊断在出生时很明显。根据超声检查结果，以及羊水中 α- 甲胎蛋白和乙酰胆碱酯酶升高，可能在产前高度怀疑此病诊断。所有育龄期妇女均应服用预防性叶酸，可预防这些缺陷并减少 70%的复发风险。

2. *皮质发育畸形*

诊断要点和主要特点

- 皮质发育畸形（malformations of cortical development，MCD）可以是弥散性、单侧性或局灶性，这取决于大脑发育受阻的时间和类型
- 可以分为两大类：弥散性 MCD 伴严重的神经发育障碍和局灶性或多灶性 MCD，通常临床表现较轻

MCD 被认为是导致广泛的发育和认知障碍及癫痫的原因。它们是一组以主要在 MRI 上发现的皮质发育异常为特征的疾病。虽然 MCD 在历史上是根据大脑发育受阻的阶段来进行分类的，但神经基因组学领域已经揭示了 100 多种遗传突变，导致非常多种重叠的结构表型。

（1）发病机制：当皮质发育的 3 个主要阶段之一受到影响时，就会发生 MCD。①神经元增殖；②神经元迁移；③迁移后发育。与 MCD 相关的因素包括细胞周期调节、血管生成、蛋白质合成、细胞凋亡、细胞骨架结构和功能、神经元迁移、基底膜功能及先天性代谢异常。

（2）临床表现：临床表现多样，可以分为早期出现严重神经发育缺陷和弥漫性 MCD 的儿童，以及后期出现局灶性发作或较轻的发育和智力障碍并伴局灶性或多灶性 MCD 的儿童。

弥漫性 MCD 通常与多种症状 / 体征相关，包括癫痫发作、GDD、进食障碍、听力和视力障碍、睡眠异常、头颅大小异常、脑积水、行为问题、自主神经调节异常和运动障碍。通常来讲，这些儿童的寿命缩短的风险很高。

局灶性 MCD 可能与正常或轻度发育延迟有关。局灶性癫痫发作是常见的表现。神经发育障碍可能包括轻度学习障碍和行为问题（包括 ADHD）。有时，由于其他原因行神经成像时，会偶然发现局灶性 MCD。

（3）鉴别诊断

1）巨脑畸形：是神经元增殖功能障碍的一个例子，造成大脑尺寸大于平均值 3 个标准差。在 MRI 中，巨脑畸形可能与正常的皮质发育、多小脑回畸形和半侧巨脑畸形有关。巨脑畸形的患儿表型多样：发育正常、发育迟缓、智力障碍和癫痫发作。有几种相关的基因和综合征与之相关。

2）无脑回畸形和皮质下带状异位：无脑回畸形是异常迁移和凋亡增加的例子。这种严重的大脑畸形的特征是皮质表面光滑，而少有脑沟和脑回的发育。无脑回畸形的大脑皮质少于正常的六层结构。巨脑回（厚脑回）和无脑回（脑回缺失）可能有助于遗传诊断。尽管存在显著的表型异质性，但无脑回畸形患者通常会出现严重的神经发育延迟、小头畸形和癫痫发作（包括婴儿痉挛）。这些疾病是常染色体隐性遗传和 X 连锁的。17 号染色体上的 *LIS1* 突变有时与之有关（Miller-Dieker 综合征）。*RELN* 基因的突变可导致伴严重的海马和小脑发育不全的无脑回畸形。涉及 *DCX* 和 *ARX* 突变（与不明确的生殖器相关）的 X 连锁综合征会造成男性患无脑回畸形，女性则患皮质下带状移位或 ACC。

伴脑积水、小脑畸形或肌肉营养不良的无脑回畸形可见于 Walker-Warburg 综合征（*POMT1* 突变等），福山型肌营养不良（*FKTN* 突变）和肌眼脑疾病（*POMGnT1* 突变）。识别这些综合征特别重要，不仅因为其有助于临床检查，还因为其遗传学意义。无脑回畸形可能是 Zellweger 综合征的一部分，Zellweger 综合征是一种过氧化物酶体病，伴血清中超长链脂肪酸的浓度升高。尚无针对无脑回畸形的特殊治疗方法。

3）伴或不伴脑裂畸形的多小脑回畸形：多小脑回畸形是一种迁徙后疾病，其特征是皮质过度折叠和畸形，可与脑裂畸形相关，如双侧外侧裂周区多小脑回畸形（经典形式）。双侧外侧裂周区多小脑回畸形的患者可能有延髓功能障碍、不同程度的认知缺陷、发育迟缓和癫痫。多小脑回畸形的病因包括基因突变、传染性和血管性疾病。

（4）治疗：MCD 的治疗以早期儿童发育干预和针对性对症治疗（如注意力缺陷、听力障碍、步态异常的物理治疗）为中心。

3. *小脑发育异常*

（1）Arnold-Chiari 畸形：Ⅰ型 Arnold-Chiari 畸形包括进入椎管内的脑干尾端的延长和取代，小脑扁桃体通过枕骨大孔突出。伴随这种后脑畸形，可能会发生颅底的轻度至中度异常，包括颅底凹陷（颅底扁平症）和小枕骨大孔。Ⅰ型 Arnold-Chiari 畸形通常多年无症状，但在较大的儿童和年轻人中，它可能会导致进行性小脑体征（眩晕、共济失调），脑神经轻瘫或因拉伸而使颈部或头后部疼痛加剧；极少出现呼吸暂停或呼吸障碍。后颈椎板切除术可能使症状缓解。

Ⅱ型 Arnold-Chiari 畸形由在Ⅰ型 Arnold-Chiari 中发现的畸形基础上加上相关的髓鞘膜膨出组成。约90%的Ⅱ型 Arnold-Chiari 畸形儿童会出现脑积水。这些患者也可能患有脊髓积水、脊髓空洞症和皮质发育不良。Ⅱ型 Arnold-Chiari 畸形的临床表现通常是由相关的脑积水和脑膜脊髓腔积液引起的。另外，还可能存在脑神经功能障碍。多达25%的患者可能患有癫痫，很可能是继发于皮质发育不良。约50%患者的轻度智力障碍与胸部或上腰部脊髓较高的病灶有关，而超过85%的较低水平病灶的患者智力商数（intelligence quotient，IQ）正常。

Ⅲ型 Arnold-Chiari 畸形的特征是小脑通过枕骨大孔突出并伴有颈髓缺损。脑积水在这种畸形中极为常见。

（2）Dandy-Walker 畸形：尽管已经描述了一个多世纪，但关于 Dandy-Walker 畸形的确切定义仍存在争议。其经典特征为小脑蚓部发育不全、第四脑室囊性增大和小脑幕的延髓移位。尽管脑积水通常不是先天性的，但它会在出生后最初几个月内产生。到1岁时，有90%的患者出现了脑积水。

在体格检查中，颅枕部通常呈圆形突起或隆起。在没有脑积水和颅内压升高的情况下，几乎没有体格上的发现可提示神经系统功能障碍。共济失调综合征的发生率不到20%，且通常较晚出现。许多长期的神经系统缺陷直接源于脑积水。头部的 CT 或 MRI 扫描可确诊 Dandy-Walker 综合征。治疗主要是针对脑积水的治疗。

4. *胼胝体发育不全*（agenesis of corpus callosum，ACC） 曾经被认为是一种罕见的大脑畸形，现在更常用现代神经影像学技术来诊断，发生在1/5000～1/4000的活产新生儿中。似乎没有一种单一的原因导致这种畸形。而是与多个单基因突变和多基因突变有关。在多达45%的病例中可发现潜在的遗传原因。已发现其存在 X 连锁疾病，如 *ARX* 突变（无脑回畸形和生殖器性别难辨）、隐性疾病 [如 Andermann 综合征（神经病和痴呆）] 和多基因疾病 [如 Aicardi 综合征（脉络膜视网膜缺损、婴儿痉挛、骨骼异常）]。尽管许多患者有癫痫发作、发育迟缓、小头畸形或神经行为问题（孤独症、社交互动困难），但 ACC 没有典型的临床特征。有趣的是，神经影像学检查可能在正常患者中偶然发现此畸形。

5. *脑积水* 是伴进行性脑室扩张的脑脊液容量增高。脑积水可能是交通性的或非交通性的。在交通性脑积水中，脑脊液通过脑室系统循环进入蛛网膜下腔而不存在阻塞。在非交通性脑积水中，梗阻会阻塞脑室系统内脑脊液的流动或阻塞脑脊液从脑室系统进入蛛网膜下腔的排出。导致脑积水的病因众多，如出血、感染、肿瘤和先天畸形等。脑积水的临床特征包括大头畸形、头部过度或过快生长、易激惹、前囟饱满或隆起、呕吐、食欲缺乏、凝视异常（称为"落日"现象）、眼球运动受损、下肢肌张力过高和反射亢进等。如果不治疗，可能会发生视神经萎缩。在婴儿中，可能不会出现视盘水肿，而年长的颅骨缝合的患儿最终会发展为视盘肿胀。脑积水可以根据临床病程、体格检查结果及 CT 或 MRI 扫描进行诊断。

脑积水的治疗旨在为脑脊液循环提供替代出口。最常见的方法是脑室-腹腔分流。如果可能，应针对脑积水的根本原因进行其他治疗。

（八）头围异常

颅骨几乎没有扩大或生长的潜能，是依靠外力刺激接合线处的新骨形成。在婴儿期和儿童期，脑的生长是对头部生长最重要的刺激。因此，对头部生长的准确评估是幼儿进行神经系统检查的最重要方面之一。头围若高于或低于年龄平均值的2个标准差，则需要进行调查和解释。

1. *颅缝早闭*

诊断要点和主要特点

- 头部形状异常
- 当颅缝早闭伴其他畸形时，则被认为是颅缝早闭综合征

颅缝早闭在2000例活产儿中可见1例。特发性病因比遗传病因常见得多。

（1）临床表现：患有颅缝早闭综合征的儿童，还有其他身体异常，更可能具有遗传病因，如 Apert 综合征和 Crouzon 病，这些疾病还与手指、四肢和心脏异常有关。颅缝早闭可能与潜在的代谢紊乱有关，如甲状腺功能亢进症和低磷血症。

（2）鉴别诊断：颅缝早闭最常见的形式涉及矢状缝，并导致舟状头，即头部前后径变长。冠状缝的提前闭合会导致短头畸形，即头部左右径增加。重要的是，仅缝合一个或几个不会导致大脑生长受损或神经功能障碍。

一种常见的情况是由仰卧睡眠姿势导致的继发性位置性斜头畸形。通常不需要颅骨成像或神经外科会诊，因为枕骨人字缝早闭所致的斜头畸形非常罕见。补救措施是改变睡觉时的头部位置（如改变孩子面对的方向）和清醒时趴着的时间，大多数儿童不需要头盔来重塑。大多数位置的非骨性联结斜头畸形都可以在2岁时消退。

（3）治疗：颅缝早闭的治疗旨在保持正常的颅骨形状，包括切除融合的缝并将材料施加到颅骨切除术的边缘，以防止骨边缘再骨化。在出生后1～6个月内进行手术时，可获得头骨的最佳美容效果。通常需要一种多学科合作的方式来评估发育延迟、口腔健康、

视觉异常、听觉和中耳异常，以及言语延迟。

2. 小头畸形

诊断要点和主要特点
● 头围比同年龄和性别的平均值低 2 个标准差以上
● 通常与发育迟缓和学习困难有关

小头畸形的定义是头围比同年龄和性别的平均值低 2 个标准差以上。与单次头围测量相比，更重要的是随着时间的推移头部生长的速度或方式。随着年龄的增长，头围的测量值逐渐下降到较低的百分位数，这表明该过程或状况损害了大脑的生长能力。出生时就存在的小头畸形是原发性小头畸形，出生后发生的是继发性小头畸形。小头畸形的原因很多。表 25-13 中列出了一些例子。

（1）临床表现

1）症状和体征：孩子每次体检时都要测量头围。然而，当孩子因发育迟缓的里程碑或神经系统问题（如癫痫发作）接受检查时，可能会发现小头畸形。前额可能有明显的向后倾斜（与家族性小头畸形一样），伴双颞直径变窄。前囟可能比预期的更早闭合，并且骨缝可能会突出。可能需要测量父母的头部以排除罕见的显性遗传的家族性小头畸形。眼、心脏和骨骼异常也可能是先天性感染的线索。

2）实验室检查：实验室检查结果因病因而异。在新生儿中，可以行弓形虫病、风疹病毒、CMV、单纯疱疹病毒和梅毒的相关检查，以判断是否存在先天性感染的迹象。可以根据病史和体格检查来确定基因检查，通常应咨询遗传学或代谢专家。大多数代谢性疾病表现为先天性小头畸形综合征（即检查时见先天性畸形）或产后小头畸形和 GDD，尽管出生时表现为单纯小头畸形也可能与胎儿或母体代谢性障碍有关。

3）影像学研究：CT 或 MRI 可能有助于诊断和判断预后。这些研究可能显示钙化、畸形或萎缩，以提示特定的先天性感染或遗传综合征。普通颅骨 X 线片的价值有限。MRI 对确诊、预后和遗传咨询帮助最大。

（2）鉴别诊断：涉及矢状缝、冠状缝和人字缝的颅缝早闭的常见形式与异常的头部形状有关，但通常不会引起小头畸形。认识到脑部生长不良的可治疗原因，如垂体功能低下、甲状腺功能低下和严重的蛋白质热量不足，是至关重要的，因此可以及早开始治疗。有关小头畸形原因的示例请参见表 25-13。

（3）治疗和预后：应向任何患有小头畸形婴儿的家庭提供遗传咨询。许多小头畸形儿童发育迟缓。患儿可能需要行视力和听力的筛查，以及对生长发育迟滞的支持性治疗。

3. 大头畸形　头围超过同年龄和性别平均值的 2 个标准差以上为大头畸形。头部快速生长提示颅内压增高，最有可能是由脑积水、肿瘤等引起的。具有正常头部生长速度的大头畸形提示家族性大头畸形或真正的大头畸形（脑部增大），可能见于神经纤维瘤病。表 25-14 列出了大头畸形的其他原因和举例。

（1）鉴别诊断

1）追赶生长：可见于一个正常的早产儿在出生后的几周内头部迅速增大时。当达到预期的正常大小时，头部的生长会变慢，然后恢复正常的生长方式。

表 25-13　小头畸形的病因及举例

病因	举例
染色体异常	13- 三体、18- 三体、21- 三体
畸形	无脑回畸形，脑裂畸形
综合征	Rubinstein-Taybi 综合征，Cornelia de Lange 综合征，Angelman 综合征
毒物	酒精，抗惊厥药（？），母体苯丙酮尿症（phenylketonuria，PKU）
感染（宫内）	TORCHS[a]
辐射	妊娠初期和中期的产妇骨盆照射
胎盘功能不全	毒血症，感染，胎龄小
家族性	常染色体显性遗传，常染色体隐性遗传
围产期缺氧，创伤	出生窒息，受伤
感染（围产期）	细菌性脑膜炎（尤其是 B 组链球菌），病毒性脑炎（肠病毒、单纯疱疹病毒）
代谢性	Glut-1 缺乏症，PKU，枫糖尿病
退行性疾病	Tay-Sachs（泰 - 萨克斯病），Krabbe（克拉伯病）

a. TORCHS 是弓形虫病、其他感染、风疹、巨细胞病毒、单纯疱疹和梅毒的缩写

表 25-14 大头畸形的病因及举例

病因	举例
假性大头畸形	成长中的早产儿；从营养不良、先天性心脏病、术后矫正中恢复
假性脑积水	
跨百分位数的追赶生长	
颅内压升高	
伴心室扩张	进行性脑积水，硬膜下积液
伴其他肿块	蛛网膜囊肿，脑穿通畸形囊肿，脑肿瘤
良性家族性大头畸形（特发性外部脑积水）	外部脑积水，蛛网膜下腔的良性增大（同义词）
大头畸形（巨大脑）	
伴有神经皮肤疾病	神经纤维瘤病、结节性硬化症等
伴巨脑症	Sotos 综合征
伴侏儒症	软骨发育不全
代谢性	黏多糖贮积症
溶酶体性	脑白质营养不良（晚期）
其他脑白质营养不良	Canavan 海绵状变性
头颅增厚	纤维异常增生（骨），溶血性贫血（骨髓），镰状细胞病，地中海贫血

2）家族性大头畸形：当另一位家庭成员的头大而没有任何症状或体征，如神经皮肤发育不良（尤其是神经纤维瘤病）或巨脑症（Sotos 综合征）时，或儿童没有明显的神经系统异常时，可能会出现这种情况。

3）脑积水：参见关于神经系统先天畸形的部分。

除上述病因外，大头畸形亦可由其他病因导致，如代谢或遗传原因。

（2）临床表现：临床和实验室检查结果因潜在病因而异。在新生儿和婴儿中，超声可用于评估硬膜下积液、脑积水、积水性无脑畸形、囊性缺损。必须排除手术或医学可治疗的状况。

影像学研究：如果存在颅内压升高的症状和体征，则需要进行影像学检查。如果前囟是开放的，则可用颅骨超声来评估脑室大小并诊断或排除脑积水。CT 或 MRI 扫描可用于诊断大头畸形的任何结构原因，并确定可手术的疾病。即使无法治愈（或不需要治疗），获得的信息也有助于更准确地诊断和预后判断、指导管理和遗传咨询，并作为将来颅骨异常生长或神经系统变化需要再次研究的比较依据。

（九）神经皮肤发育不良

神经皮肤发育不良是神经外胚层的疾病，有时涉及内胚层和中胚层。具有共同胚胎起源的组织可能会受到这种疾病的影响，因此特征性胎记可能是脑、脊髓和眼病的线索，其他器官系统也可能参与其中。在这些情况下也可能发生良性甚至恶性肿瘤。

1. Ⅰ型神经纤维瘤病

诊断要点和主要特点

- 青春期前有 6 个及 6 个以上≥ 5mm 的咖啡牛奶斑，青春期后≥ 15mm
- 周围神经鞘瘤：任何类型的 2 个或多个神经纤维瘤或 1 个丛状神经纤维瘤
- 腋窝或腹股沟区域雀斑
- 视神经胶质瘤
- 2 个或多个 Lisch 结节（虹膜错构瘤）
- 明显的骨性病变，如蝶骨发育不良或长骨变薄，伴或不伴假关节
- 一级亲属患Ⅰ型神经纤维瘤病

Ⅰ型神经纤维瘤病（neurofibromatosis type-1，NF-1）是一种多系统疾病，患病率为 1 ∶ 3000。50% 的病例因为 NF-1 基因的新突变，该基因位于编码神经纤维蛋白的染色体 17q11.2 上。40% 的患者会出现并发症。2 个或多个阳性标准可诊断此病；其他的表现可随着时间进展而出现。有 6 个或 6 个以上咖啡牛奶斑但没有其他阳性标准的儿童需被随访；大多数将在 8 岁前发展成 NF-1。

（1）临床表现

1）症状和体征：最常见的症状是认知或精神运动问题。在大多受影响的 1 岁以下儿童中都可见到咖啡牛奶斑。典型的皮肤病变特点是 10 ～ 30mm，卵圆形，边界光滑。边界清楚的神经纤维瘤或脂肪瘤可见于任何年龄。丛状神经纤维瘤是先天性的，但通常在快速

生长期被发现。

临床医生应评估头围、血压、视力、听力、脊柱侧弯及四肢。眼检查应包括检查斜视、弱视、眼球突出、虹膜 Lisch 结节、视神经萎缩或视盘水肿。身材矮小和性早熟通常是偶然发现的。

家长也应详细检查。家族史对确定显性基因表型很重要。

2）实验室发现：在不确定的情况下，基因检测可能会有所帮助。选定的患者需要进行脑部 MRI 检查，并特别注意视神经，以排除视神经胶质瘤。MRI 可能显示“不明的明亮物体”——通常随时间而消失的高信号、非肿块性病变。高血压患者必须评估肾动脉的发育异常和狭窄。可能需要进行认知方面的检查。脊柱侧弯或肢体异常应通过适当的影像学检查来评估。

（2）鉴别诊断：McCune-Albright 综合征患者通常会出现较大的咖啡牛奶斑，具有性早熟、多骨性纤维异常增生和功能亢进的内分泌病变。Legius 综合征具有咖啡牛奶斑和腹股沟 / 腋窝雀斑的重叠特征，但与神经纤维瘤无关。正常儿童可经常看到 1 ～ 2 个咖啡牛奶斑。大的单个的咖啡牛奶斑通常都是无害的。

（3）并发症：40%的人有学习障碍，8%的人有智力障碍。少于 25%的 NF-1 患者存在癫痫发作、听力障碍、身材矮小、性早熟和高血压。视神经胶质瘤的发生率约为 15%；很少会引起功能性问题。患者发生各种恶性肿瘤的终生风险为 5%，这可能是早期死亡的原因。甚至良性肿瘤也可能造成发病率和死亡率的升高。例如，丛状神经纤维瘤可能会毁容或损害脊髓、肾或骨盆 / 腿功能。NF-1 脑动脉病的卒中很少见，但需要引起注意；肾动脉的动脉病变可导致儿童期可逆性高血压。

（4）治疗：遗传咨询很重要，50%的病例是家族性的。该病可能是逐渐进展的，但发生出现严重并发症的可能性很小。每年或每 6 个月一次的检查、随访有利于早期发现潜在的问题，检查骨骼、视力、听力、性发育、心脏（包括高血压）或神经系统都很重要。

2. Ⅱ型神经纤维瘤病（neurofibromatosis type-2，NF-2） 是一种显性遗传性赘生性综合征，表现为双侧前庭神经鞘瘤（第Ⅷ脑神经瘤），可能出现在儿童期，伴听力丧失。脑和脊髓的其他肿瘤很常见，如脑膜瘤、其他脑神经鞘瘤和室管膜瘤。后晶状体白内障是第三大风险。咖啡牛奶斑不是 NF-2 的表现。50%患者的突变为新发突变。

3. 结节性硬化

诊断要点和主要特点

- 至少 3 个色素脱失斑，每个直径至少 5mm
- 血管纤维瘤，甲周纤维瘤，口内纤维瘤
- 鲨鱼皮样斑
- 中枢神经系统表现：室管膜下结节、皮质发育不良、室管膜下巨细胞星形细胞瘤
- 心脏横纹肌瘤和血管平滑肌脂肪瘤
- 错构瘤

结节性硬化症（tuberous sclerosis，TSC）是一种显性遗传性疾病。几乎所有个体的 9 号染色体（*TSC1* 基因）或 16 号染色体（*TSC2* 基因）都有异常。错构瘤蛋白和结节蛋白的基因产物具有肿瘤抑制的作用，因此 TSC 患者更容易在许多器官、脑结节和肿瘤中发生错构瘤。

（1）临床表现：TSC 的表型复杂，可从无症状携带者到难治性癫痫和严重智力障碍。癫痫、智力障碍和皮脂腺腺瘤三联征仅见于 33%的患者中。

1）症状和体征（表 25-15）

表 25-15 结节性硬化的主要特征和次要特征

主要特征	次要特征
面部血管纤维瘤或前额斑块	多发性、随机分布的牙釉质凹陷
非创伤性指（趾）或甲周纤维瘤	错构瘤性直肠息肉
色素脱失斑（3 个或更多）	骨囊肿
鲨鱼皮样斑（结缔组织痣）	脑白质放射状迁移线
多个视网膜结节性错构瘤	牙龈纤维瘤
皮质结节	非肾错构瘤
室管膜下结节	视网膜色素缺失斑
室管膜下巨细胞星形细胞瘤	“Confetti”皮损
单发或多发的心脏横纹肌瘤	多发性肾囊肿
淋巴管肌瘤病	
肾血管平滑肌脂肪瘤	

明确的结节性硬化症：任意 2 个主要特征或 1 个主要特征加 2 个次要特征

很可能的结节性硬化症：任意 1 个主要特征加 1 个次要特征

可能的结节性硬化症：任意 1 个主要特征或 2 个或多个次要特征

A. 皮肤特征：96%的患者患有 1 种或多种皮肤表现，如色素脱失斑、面部血管纤维瘤、甲周纤维瘤或鲨鱼皮样斑。皮脂腺腺瘤（面部皮肤错构瘤）可能首先出现在儿童早期，通常出现在脸颊、下颌和皮肤干燥的部位，此处通常不发生痤疮。灰叶斑是灰白色的黑色素斑，通常呈椭圆形或“灰叶”形，并伴有皮节。紫外线可以更清楚地显示色素脱失斑。头皮上相当于灰叶斑的是白发症（头发发白）。甲下和甲周纤维瘤在足趾中更为常见。纤维状或凸起的斑块可能类似于合并的血管纤维瘤。偶尔可看到咖啡牛奶斑。

B. 神经系统症状：癫痫发作是最常见的神经系统后症状。几乎任何一种癫痫发作（如非典型失神发作、复杂部分性发作和全面性强直 - 阵挛发作等）都可能发生。婴儿痉挛症患者中多达20%患有TSC。因此，对任何出现痉挛的婴儿患者都应进行TSC评估。在转诊至三级护理中心的患者中，多达50%发生智力障碍；随机选择的患者的发病率可能要低得多。

C. 肾脏损害：肾囊肿或血管平滑肌脂肪瘤可能无症状，有时会出现血尿或尿路梗阻。对任何怀疑患有TSC者均应进行肾脏超声检查，以帮助诊断是否存在病变，并排除肾脏阻塞性疾病。

D. 心肺受累：很少会发生肺囊性疾病。心脏横纹肌瘤可能无症状，但也可能导致流出道梗阻、传导困难和死亡。心脏横纹肌瘤可通过产前超声或产后胸部X线片或超声心动图检查。横纹肌瘤通常随着年龄的增长而消退。因此，典型的症状通常见于围产期。

E. 眼受累：视网膜错构瘤通常位于视盘附近，且通常无症状。

F. 骨骼受累：在手指或足趾的骨头中可以发现囊性稀疏。

2）影像学检查和特殊检查：普通的X线片可能会检测出头骨、脊柱和骨盆内的增厚区域，以及手足的囊性病变。胸部X线片可能显示蜂窝状肺。头颅CT扫描可能显示出实际上是病理的钙化的室管膜下结节；脑部MRI可能显示白质病变、脑部肿瘤、脑回增宽或皮质结节。任何首次出现癫痫发作的TSC患者都应考虑行EEG检查。

（2）治疗：根据不同表现，有不同的治疗方案。顽固性癫痫发作可进行癫痫样结节部位的手术切除。脸上的皮肤病变可能需要磨皮或激光治疗。进行遗传咨询和产前诊断。如果父母双方均为携带者，则其后代患病的风险为50%。应当在儿童时期每年对患者进行咨询和复查。

有学者提出，结节蛋白和错构瘤蛋白的功能障碍会抑制哺乳动物雷帕霉素靶蛋白（mammalian target of rapamycin，mTOR），从而使异常的细胞增殖。目前正在进行mTOR抑制剂（如雷帕霉素和依维莫司）是否可以缩小异型增生 / 结节、肿瘤和皮脂腺腺瘤的研究。2018年4月，FDA批准了mTOR抑制剂依维莫司用于TSC患者癫痫的辅助治疗。

4. 脑面血管瘤病（Sturge-Weber综合征）

诊断要点和主要特点
● 葡萄酒样胎记
● 眼（脉络膜血管瘤）和脑（软脑膜血管瘤）的毛细血管畸形

Sturge-Weber综合征（Sturge-Weber syndrome，SWS）是一种散发性神经血管疾病，由累及上面部（第Ⅴ对脑神经的第一部分）的面部葡萄酒痣、枕顶部分脑膜的静脉血管瘤和脉络膜血管瘤组成。仅累及脑膜的Ⅲ型（无面部受累的表现）非常少见。最近，已确定SWS是由*GNAQ*基因的体细胞突变引起的。

（1）临床表现

1）症状和体征：在婴儿期，眼可见先天性青光眼或牛眼征，并伴有混浊、扩大的角膜。最初，面部痣可能是唯一的迹象。面部痣可累及脸下部、口、唇、颈部，甚至躯干。随着时间进展，患者可能会出现脑部受累的影像学和临床证据。癫痫发作很常见，尤其是在婴儿期。脑病变对侧的偏瘫和（或）偏侧萎缩可能会发生。认知障碍、头痛和偏头痛、卒中和卒中样发作是其他神经系统表现。

2）影像学检查和特殊检查：放射学检查可显示皮质钙化；CT扫描可能比普通的放射线更早显示出这一点。MRI最终显示出潜在的脑部受累——皮质萎缩、钙化和脑膜血管瘤。脑电图通常显示早期所涉及区域的电压衰减；后期，局部癫痫样异常放电。

（2）鉴别诊断：包括（罕见）PHACE综合征——颅后窝畸形、节段性（面部）血管瘤、动脉异常、心脏缺陷、眼部异常和胸骨（或腹侧）缺陷。

（3）管理、治疗和预后：双侧脑部受累与认知能力较差有关；然而，较大的痣与癫痫密切相关，也可能影响神经发育，需要及时治疗。需进行仔细的眼科评估以发现早期青光眼。有可能需要手术切除受累的脑膜和大脑的受累部分，甚至进行半球切除术。

5. von Hippel-Lindau病（小脑后血管瘤病）

诊断要点和主要特点
● 视网膜，中枢神经，肾血管母细胞瘤
● 内脏囊肿
● 少见肾上腺和肾上腺外的嗜铬细胞瘤、胰腺内分泌癌和内淋巴囊肿瘤

von Hippel-Lindau病是一种罕见的显性遗传的神经皮肤疾病。该疾病的诊断标准是伴或不伴阳性家族史的视网膜或小脑血管母细胞瘤、腹腔内囊肿（肾脏、胰腺）或肾癌。由于小脑的血管母细胞瘤或髓质脊髓囊性血管母细胞瘤，患者可能出现共济失调、言语不清和眼球震颤。视网膜剥脱可能是由视网膜血管畸形的出血或渗出所致。极少出现胰腺囊肿或肾肿瘤。

（十）婴儿和儿童期中枢神经系统进展性疾病

婴儿和儿童期中枢神经系统进展性疾病的特征是发育迟滞和功能丧失，通常是进行性的，但认知、运动和视觉功能进展速度不一（表25-16）。癫痫发作是常见的，尤其是在累及灰质的患者中。症状和体征随发病年龄和主要受累部位而异。

表 25-16 婴儿期常见中枢神经系统退行性疾病

疾病	遗传缺陷和酶	临床表现	实验室检查	预后 / 治疗
早期婴儿（0 ～ 1 岁）				
球形细胞脑白质营养不良（Krabbe 病）	常染色体隐性遗传 半乳糖脑苷脂 β- 半乳糖苷酶缺乏 14q31 号染色体上的 *GALC* 基因	婴儿期型为前 6 个月发作 晚发型为 2 ～ 6 岁发作 喂养困难 易激惹伴尖锐的哭声 癫痫发作 轴性肌张力低下	CSF 蛋白质含量升高，腓肠神经传导速度延长。MRI 显示脱髓鞘和胶质增生	预后较差。通常于 1.5 ～ 2 岁前死亡，晚发型可能存活到 5 ～ 10 岁 造血干细胞移植（hematopoietic stem cell transplantation，HSCT）可以阻止病情进展 酶替代疗法尚在研究中
Canavan 病 / 天冬氨酸酰化酶缺乏症	常染色体隐性遗传 *ASPA* 基因：17pter-p13	在德系犹太人中流行 嗜睡 哭泣无力 喂养困难 大头畸形	血液中 NAA 升高 病理学：海绵状退化	预后较差。支持治疗 脑实质内基因治疗和重组腺相关病毒血清型 2 试验尚在研究中
白质消融性白质脑病	常染色体隐性遗传 编码 *eIF2B* 的任何 5 个基因中的任何 1 个发生突变	感染或创伤引起的逐步恶化 共济失调 肌肉痉挛 视神经萎缩 癫痫发作	CSF 正常 遗传学检查和 MRI 特征可诊断	预后较差 预防感染和创伤
伴囊肿的巨脑性脑白质脑病	*MLC1* 和 *HEPACAM* 基因	第一年发生大头畸形 发育迟缓 共济失调 肌肉痉挛	MRI 显示额顶叶白质异常伴囊肿	预后较差 抗癫痫药可控制癫痫发作 物理治疗
佩 - 梅病	X 连锁隐性遗传 *PLP1* 基因突变	眼球震颤，肌张力低下，视力低下，共济失调，癫痫发作	MRI 表现为对称性、融合性白质信号异常	预后较差 支持治疗
Aicardi-Goutieres 综合征	常染色体隐性遗传；一种亚型是常染色体显性遗传；*TREX1*、*RNASEH2A/B/C*、*SAMHD1*、*ADAR1*、*IFIH1* 基因突变	小头畸形，肌肉痉挛，发育迟缓 / 退化，自身免疫性并发症	钙化，MRI 伴白质信号异常，CSF 中 α 干扰素水平升高	预后较差 支持治疗

续表

疾病	遗传缺陷和酶	临床表现	实验室检查	预后 / 治疗
晚期婴儿（1～5岁）				
异染色性脑白质营养不良	隐性芳基硫酸酯酶A（arylsulfatase A，ASA）缺陷22q13变异：Saposin B缺陷	婴儿期型为18～24个月发作 青少年和成人期型 动作不协调 退化 视神经萎缩 脱髓鞘性神经病	CSF蛋白质升高。尿中硫酸酯增加。白细胞和成纤维细胞中的酶缺乏。成像：弥漫性白质异常	预后较差 进展较慢 婴儿期型于3～8岁前死亡 青少年期型于10～15岁前死亡 造血干细胞移植是一种实验性治疗
Alexander病	常染色体显性遗传 *GFAP*基因中多为新发突变	巨脑畸形 精神发育迟缓 肌肉痉挛 共济失调	灰质和白质对比增强 基因检测	新生儿型：2岁以前死亡 晚发者病程较慢
脑干和脊髓受累并伴乳酸升高的白质脑病	常染色体隐性遗传 *DARS2*	进行性小脑共济失调 肌肉痉挛 感觉缺陷（振动觉）	特征性MRI发现 基因检测	青少年依赖轮椅，成人早期的支持性治疗
婴幼儿晚期神经元蜡样质脂褐质沉积病，2型	常染色体隐性遗传 TPP1缺乏	癫痫发作，共济失调，肌阵挛，视力减退，发育衰退	基因检测	FDA批准cerliponase alfa用于≥3岁的儿科患者；每2周通过脑室内注射给药
青少年				
X连锁肾上腺脑白质营养不良	X连锁隐性遗传；*ABCD1*突变	行为改变，慢性进行性痉挛性轻瘫；色素沉着和肾上腺皮质功能不全	ACTH升高 血浆极长链脂肪酸升高	进展多变；在脱髓鞘早期进行HSCT可以阻止进展
神经轴突性白质脑病伴轴突球状体	大多数病例是散发的。家族性病例报告	突出的精神特征；癫痫发作，痴呆，共济失调	脑活检：脑白质退化，包括髓鞘和轴突丢失，神经胶质增生，巨噬细胞和球体轴突	预后较差 支持治疗

ACTH，adrenocorticotropic hormone，促肾上腺皮质激素；CSF，cerebrospinal fluid，脑脊液；HSCT，hematopoietic stem cell therapy，造血干细胞疗法；MRI，magnetic resonance imaging，磁共振成像；NAA，*N*-acetylasparticacid，*N*-乙酰天冬氨酸

幸运的是，这些疾病很少见。在做出明确的诊断之前，通常需要转诊进行复杂的生化检查。患有异染色性脑白质营养不良、Krabbe 病和肾上腺白质神经营养不良的患者适合进行骨髓移植。用酶替代疗法（enzyme replacement therapy，ERT）治疗某些溶酶体贮积病，如 Gaucher 病，已显示出有前景的结果。

三、儿童共济失调

诊断要点和主要特点

- 共济失调的定义是四肢和（或）躯干的协调自主运动困难
- 共济失调最常见的原因是小脑功能障碍，但几乎可以由神经系统任何部位的异常引起
- 急性、发作性和亚急性 / 慢性共济失调的病因不同，可以指导评估、管理和预后
- 躯干和肢体共济失调、精神状态及眼运动的详细病史与评估可以为鉴别诊断提供最有用的诊断要点

急性共济失调是神经科会诊的常见原因。患者以前通常是健康的，没有发育延迟或神经功能缺损，然后在就诊后 72h 内出现症状。评估应包括先前的事件和当前症状的详细病史，以及详细的神经系统检查。相反，有亚急性、发作性或慢性共济失调的患者通常会出现发育迟缓、其他神经系统缺陷或其他器官系统受累。本节提供了对共济失调最常见原因的简要概述，以及对每种共济失调的评估和管理策略。

1. 儿童急性共济失调

诊断要点和主要特点

- 症状可能包括突发的宽基底的“醉酒”步态或可能拒绝走路
- 家庭可能没有注意到手臂运动不稳、躯干摇摆或构音障碍，但是这些症状会经常出现且对于定位至关重要
- 必须通过临床病史 / 检查或腰椎穿刺和脑部 MRI 排除，如毒物摄入、中枢神经系统感染、卒中或颅内肿块病变等严重病因

（1）发病机制：需紧急评估的急性共济失调的原因包括毒物摄入、中枢神经系统感染、肿块、创伤或卒中。因此，详细的病史应评估是否有暴露、发热、精神状态改变、易激惹、头痛、发育倒退、视物模糊或复视、恶心 / 呕吐和其他神经系统缺陷。

（2）临床表现：应进行详细的检查，注意提示严重中枢神经系统疾病的体征，如精神状态改变、视盘水肿或脑神经麻痹。对急性共济失调患者的评估可能很困难，因为患者可能因共济失调或相关的精神状态改变所致的不适而拒绝进行检查。因此，很难区分虚弱、感觉丧失和共济失调，但这仍然是必不可少的。例如，检查中所见的不对称性对于急性小脑共济失调是不常见的。感觉病变引起的共济失调可因闭眼而加重；小脑病变共济失调则不存在此特点。小脑病变通常与其他发现相关，如眼球震颤、构音障碍、躯干蹒跚（摆动性摇摆和矫正姿势运动）、辨距不良、震颤、肌张力低下或向病变侧倒落的趋势。

（3）实验室检查和影像学发现：病史或检查中的危险因素提示进行及时且有针对性的检查。这些包括创伤、突然发作的体征 / 症状（超过数分钟）、进行性或长时间病程、头痛、精神状态改变、癫痫发作或肌阵挛性抽搐及眼肌阵挛。最近的一项研究发现，对于出现症状 3d 以上的大于 3 岁的儿童，脑部影像学检查显示出临床上急性颅内病变（如脑瘤或 ADEM）的占 10%～20%。年龄较小的儿童和症状不超过 3d 的儿童需要密切观察，但可能不需要紧急的脑部影像学检查。如果可能存在炎症、脱髓鞘或感染性病因，则应进行腰椎穿刺。

（4）鉴别诊断

1）急性小脑性共济失调：急性（感染后）小脑性共济失调（acute cerebellar ataxia，ACA）引起约 40% 的急性共济失调病例，通常影响 2～4 岁的儿童。临床表现突发（数小时内），进展迅速，通常包括步态不稳、躯干摇摆、辨距不良、震颤或眼运动异常。精神状态基本上是正常的，尽管有些患者存在轻度易激惹。感觉、力量和反射检查是正常的。在 70% 的患者中，前驱疾病（如流感）在发病前 3 周内发生。诊断性检查应包括腰椎穿刺和脑成像。脑脊液压力、蛋白质和葡萄糖水平通常正常，尽管可以看到轻度的以淋巴细胞为主的细胞增多。WBC 或蛋白质水平的显著升高提示了另一种诊断，如中枢神经系统感染或吉兰 - 巴雷综合征（Guillain-Barre syndrome，GBS）。脑部 MRI 通常是正常的，但可显示小脑 T_2 高信号。ACA 的治疗通常是支持性的。严重情况下可使用静脉注射免疫球蛋白（intravenous immunoglobulin，IVIg），糖皮质激素无效。物理治疗可能会有所帮助。大多数患者在 8 个月内恢复，且无后遗症，但有些患者可能存在神经系统后遗症。

2）中毒性小脑综合征：毒物摄入占儿童急性共济失调病例的 1/3。常见的物质包括 ASM、苯二氮䓬类、酒精和止咳糖浆（右美沙芬）。诸如重金属（铊、汞和铅）之类的环境因素也可能导致共济失调。精神状态变化、眼球震颤、瞳孔变化、震颤或其他中毒症状也可能发生。尿毒理学筛查可能无法检测到特定的药物或非法物质。影像学检查通常是正常的。因此，需要详细的病史以指导特定物质的检查或进行经验性诊断。根据摄入物质指导治疗，且需要毒理学咨询。

3）颅内占位：颅后窝肿瘤（由小脑或脑干引起）

占儿童脑肿瘤的60%。大多数患者会逐渐出现进行性共济失调，以及颅内压力增高的体征和症状，如嗜睡、头痛、呕吐或眼球运动异常。有些孩子的症状和体征进展较快，但有些肿瘤很大伴梗阻性脑积水的孩子可能仅表现出较小的损害。因此，对任何有夜间头痛、夜间呕吐、局灶性神经功能缺损、视力变化或其他与肿瘤病变有关的体征的患者，都应立即进行神经影像学检查。

4）后循环卒中（缺血性或出血性）：尽管罕见，但急性共济失调的鉴别诊断中应考虑卒中，特别是存在颈部外伤史或有血管或血液学异常的家族史。由于后循环卒中的脑干 / 小脑受累，患者还可能患有严重的眩晕、恶心呕吐、眼球震颤、脑神经麻痹、听力改变、呃逆、感觉丧失、偏瘫，甚至四肢瘫痪。还应考虑脑静脉窦血栓形成。

5）中枢神经系统感染——小脑炎、脑干脑炎和脑膜炎：一些传染性病原体，如李斯特菌、水痘和肠道病毒71，通过侵袭软脑膜或直接侵袭脑实质，对脑干和小脑易感。在某些情况下，感染后炎症可能非常严重。患者通常病得很重，且患有脑病。脑部MRI可能显示小脑水肿，在某些情况下，需要进行减压性颅骨切除术。

6）急性播散性脑脊髓炎：共济失调可以是ADEM的一种症状，这是一种免疫介导的脱髓鞘性疾病。ADEM常在病毒感染或接种疫苗后发生，最常见于2～10岁的儿童。与ACA不同，ADEM通常伴有其他损害，如精神状态（脑病）急剧变化、癫痫发作、脑神经麻痹或四肢无力。有关更多详细信息，请参阅“中枢神经系统的非感染性炎症性疾病”部分。

7）感觉性共济失调：脊髓、脊髓神经根或周围神经内的病变会破坏对小脑的感觉输入，导致感觉性共济失调。病因可能包括脊髓灰质炎样感染、脊髓脱髓鞘过程（如ADEM、横贯性脊髓炎、MS或视神经脊髓炎谱系疾病）、维生素B_{12}缺乏症、GBS或其变异型Miller-Fisher综合征或毒素。除共济失调外，患者通常还会出现肌张力减弱或肌张力亢进、虚弱、肌腱反射异常、Romberg征（+）、本体感受和振动觉丧失或步态高（进一步讨论，请参见“急性弛缓性无力的症状表现”一节）。自主神经不稳定或肠 / 膀胱功能障碍也很明显。弥漫性或难以定位的疼痛可能是主要特征。对可疑GBS的测试应包括腰椎穿刺，以评估CSF的蛋白升高而白细胞计数正常（称为蛋白 - 细胞分离），但在病程早期，多达50%的儿童的CSF可能是正常的。针对GQ1b的抗体可能在Miller-Fisher综合征中呈阳性。若存在相关病史，应筛查毒素和维生素。脊髓MRI可能显示GBS或感染性神经根神经炎（如莱姆病）的神经根增强。后柱病变提示脱髓鞘、脊髓炎或神经退行性改变。神经传导检查和肌电图可能会有所帮助，尽管在急性期通常是正常的。GBS可以用IVIg（2g/kg，3～5d）或血浆置换治疗，二者疗效相似。糖皮质激素在GBS中没有益处。大多数GBS患者会在6～12个月完全康复。脊髓病变 / 脊髓炎的治疗和预后取决于其病因。

8）副肿瘤综合征：急性共济失调偶尔会出现在斜视性眼阵挛 - 肌阵挛综合征（opsoclonus-myoclonus syndrome，OMS）中，这是一种罕见的副肿瘤 / 自身免疫疾病，主要影响幼儿。提倡的OMS诊断标准包括：眼肌阵挛（快速，多方向共轭异常眼球运动），肌阵挛（面部、头部或四肢非癫痫性抽搐）或共济失调，行为改变或睡眠障碍和（或）神经母细胞瘤。也可以看到认知功能障碍。许多患者没有立即达到诊断标准，需要高度怀疑才能最终诊断出来。可能需要免疫调节来进行积极治疗，以防止复发和影响发育。

9）伴脑干先兆的偏头痛（以前称为基底动脉偏头痛）：伴脑干先兆的偏头痛可伴有共济失调。大多数患者还会有其他神经系统症状和体征，如眩晕、恶心、呕吐、脑神经功能障碍和（或）头痛。视觉异常（如闪烁的灯光或“Z”字形线条）可为偏头痛的诊断提供线索。但是，伴先兆的偏头痛是排除性诊断，最初的表现需要对可能存在的卒中进行及时检查。

10）前庭疾病：前庭系统的紊乱可导致共济失调，通常伴有剧烈的眩晕、恶心 / 呕吐、眼球运动异常（如反向偏斜或眼球震颤）或听力改变。原因可能包括迷路炎、前庭神经炎或良性阵发性眩晕，以及后循环卒中或伴脑干先兆的偏头痛。

11）功能性共济失调（又称假性共济失调或转换障碍）：在功能性共济失调中，患者似乎走路时会蹒跚，步态并不宽，并且跌倒很少见。神经系统检查的结果与症状通常不一致，且与神经解剖学定位不相符，无法满足DSM-5功能性症状的标准。

2. 慢性和发作性共济失调

鉴别诊断

1）先天性代谢缺陷：对于间歇性和慢性共济失调，应强烈考虑先天性代谢缺陷。已知的会引起阵发性或进行性共济失调的代谢性疾病包括氨基酸代谢病、尿素循环缺陷、原发性乳酸酸中毒、脑白质营养不良、溶酶体疾病、过氧化物酶体疾病和糖基化疾病。由于这些疾病中有些是可以治愈的，因此请考虑进行实验室筛查，如外周血涂片的全血细胞计数、甲状腺检查、血清有机酸、尿液有机酸、乳酸和丙酮酸。根据这些结果，其他检查可能涉及免疫球蛋白组、甲胎蛋白、氨、维生素B_{12}、甲基丙二酸、同型半胱氨酸、生物素酶、植烷酸、同型半胱氨酸、维生素 E、铜、铜蓝蛋白、脂质、酰基肉碱、肉碱或极长链脂肪酸。理想情况下，在患者有症状时应进行检查。脑 MRI 也可能在某些代谢性疾病中表现出特征性特征。相关更多详细信息，请参阅第 36 章“先天性代谢疾病”。

2）常染色体显性遗传性共济失调（慢性和发作性）：大多数形式的脊髓小脑共济失调（spino cerebellar ataxia，SCA）和阵发性共济失调是显性遗传，其中许多是由离子通道病所致。离子通道病是一类广泛的疾病，是由离子通道功能，以及神经元和其他细胞的膜兴奋性改变引起的。例子包括因钾离子通道 *KCNA1* 的突变引起的发作性共济失调 1 型（episodica taxia type 1，EA1）和因钙通道的 *CACNA1A* 突变引起的发作性共济失调 2 型（episodica taxia type 2，EA2）。有趣的是，*CACNA1A* 突变还可引起 6 型脊髓小脑共济失调（spinocerebellarataxiatype 6，SCA6），以及偏瘫性偏头痛和癫痫。已经描述了 40 多种显性遗传的脊髓小脑共济失调。

3）常染色体隐性遗传性共济失调：两种最常见的影响儿童的常染色体隐性遗传性共济失调是 Friedreich 共济失调，其次是共济失调 - 毛细血管扩张症（下文讨论）。其他罕见但可治疗的常染色体隐性遗传共济失调包括维生素 E 缺乏性共济失调、线粒体疾病、Refsum 病和无 β 脂蛋白血症。

A. Friedreich 共济失调：典型表现是学龄 / 青少年的动作笨拙、感觉丧失、腱反射缺失、Babinski 征阳性（足趾向上）和进行性无力，最终导致成年前失去运动能力。患者会发生包括脊柱侧弯在内的骨科畸形、构音障碍、听觉和视觉障碍、肥厚型心肌病和糖尿病。Friedreich 共济失调是由 *frataxin* 基因（frataxin gene，*FXN*）中的三联体 GAA 扩增所致。

B. 共济失调 - 毛细血管扩张症：是一种多系统疾病，通常由 DNA 修复缺陷引起的 *ATM* 基因突变所致。年龄在 1 ～ 4 岁的患者有共济失调、动眼神经失用症、反复感染（由免疫球蛋白缺乏所致）和结膜毛细血管扩张。舞蹈症和感觉运动神经病也很常见。血清甲胎蛋白通常升高，但在病程早期可以正常。患者患恶性肿瘤的风险增加。

3. *运动障碍（也称为锥体外系疾病）* 其特征是在苏醒状态下出现过度的不情愿的运动：运动障碍，手足徐动，舞蹈症，投掷样运动，震颤，僵硬，抽动和肌张力不全。这些疾病的确切病理和解剖定位尚不清楚。涉及纹状体（丘脑和尾状核）、苍白球、红核、黑质和丘脑底核的运动通路。该系统受皮质、丘脑、小脑和网状结构形成通路的调节。

（1）舞蹈症和手足徐动症

诊断要点和主要特点

- 舞蹈症的特征是四肢和面部短暂、随机、不自愿地不协调运动，可以从一个肌肉群转向另一个肌肉群，从而导致“舞蹈样”运动
- 手足徐动涉及缓慢的非自愿的扭转或扭转运动
- Sydenham 舞蹈症是风湿热的 Jones 主要诊断标准，是儿童急性舞蹈徐动性运动的常见原因，但也应考虑其他病因

1）临床表现：Sydenham 舞蹈症是引起舞蹈徐动性运动急性发作的常见原因，并且是风湿热 Jones 诊断标准的主要标准（有关风湿热的更多信息，请参阅第 20 章）。偏身舞蹈症（仅累及身体的一侧）发生在多达 35% 的患者中。其他症状和体征包括行为改变、睡眠障碍、肌张力减弱和运动无力，如无法持续抓握（“挤奶女工体征”）或舌突出。诊断检查应包括 CBC、ESR、CRP、抗链球菌溶血素 O 滴度和抗 DNase 滴度。应行咽喉部的链球菌培养，但由于感染和舞蹈症之间存在时间间隔，结果通常是阴性的。心电图和超声心动图对评估心脏受累至关重要，这一点在多达 80% 的患者中可见。

2）鉴别诊断：对所有患有舞蹈症的儿童均应进行脑部 MRI 检查，以排除基底神经节病变。尽管与链球菌感染相关的儿童自身免疫性神经精神疾病（pediatric autoimmune neuropsychiatric disorder associated with streptococcal，PANDAS）是一个有争议的诊断，但其他副肿瘤性疾病和其他自身免疫性疾病肯定会引起获得性运动障碍。应该考虑进行额外的实验室检查以排除其他原因，如抗神经元抗体（用于评估狼疮）、抗磷脂抗体（用于筛选其他自身免疫性原因）、甲状腺筛查试验、血清钙、HIV、细小病毒 B19 和 EB 病毒感染。良性遗传性舞蹈症（benign hereditary chorea，BHC）是常染色体显性遗传疾病，可能与智力低下、肌张力低下、先天性甲状腺功能减退和慢性肺病相关。抽动症可能与舞蹈症类似。罕见原因，如药物引起的锥体外系综合征、运动障碍性脑性瘫痪、亨廷顿舞蹈症、肝豆状核变性（Wilson 病），通常会导致亚急性症状。

3）治疗和预后：Sydenham 舞蹈症患者需要合适的抗生素来治疗风湿热，但尚未开发出针对 Syndenham 舞蹈症的其他特异性治疗方法。严重病例使用泼尼松和 IVIg 治疗已获成功。ASM，如丙戊酸钠或左乙拉西坦，可以减轻舞蹈症的症状。情绪不稳定和沮丧有时需要心理和药物治疗。Sydenham 舞蹈症是一种自限性疾病，可能持续数周至 18 个月。在随访研究中，约 1/3 的患者发生了心脏瓣膜病，特别是如果在儿童期疾病中还存在其他风湿热表现者。许多患者

还存在神经心理障碍。

（2）抽动/Tourette 综合征

诊断要点和主要特点

- 抽动是发作性、重复性、快速、非自愿的动作或发声。抽动"起伏不定"，且会随时间而变化
- Tourette 综合征的特征是多发性运动性抽动和至少 1 个发声抽动，发病年龄在 21 岁之前，并至少发生 1 年

1）临床表现：抽动是快速、重复但不规则的、非自愿的运动，通常为刻板运动且被短暂地压制。抽动症影响多达 20%的学龄儿童。短暂性抽动症持续 1 个月至 1 年。慢性抽动障碍需要超过 1 年的运动或声音抽动。Tourette 综合征的特征是运动和发声抽动，无明显原因，持续超过 1 年。抽动通常会在频率上起伏不定，运动的类型会随时间而发展。像许多运动障碍一样，抽动可因压力或刺激而加剧，并且通常在睡眠中消退。重要的常见合并症或症状是注意缺陷多动障碍（attention deficit hyperactivity disorder，ADHD）、强迫症、学业困难、偏头痛、睡眠困难、焦虑和抑郁。

运动抽动可发生于身体的任何部位，但最易影响的是头部、颈部和上半身。面部抽动可能包括做鬼脸、耸鼻和眨眼等。复杂的运动抽动是协调有序的运动，且可以模仿随意运动，如抓耳（鼻）或跳跃。发声抽动可能表现为吸鼻子、发"咕哝"声、清嗓子、犬吠，在复杂的表现中可涉及单词的使用。秽语症和模仿言语相对少见。发声抽动较少见，极易提示 Tourette 综合征。在 Tourette 综合征中也可能发生自残行为。

大多数表现为抽动的患者不需要进一步的诊断检查。然而应仔细检查病史，以筛查次要原因和合并症，并按指示进行进一步检查。

2）鉴别诊断：抽动症可能是其他神经系统疾病的症状，如脑损伤、孤独症、Rett 综合征和许多遗传性神经发育障碍。诸如肿瘤、卒中或感染之类的急性脑病变通常会伴有其他症状。感染后病因，如 PANDAS 或儿童急性发作的神经精神症状（pediatric acute-onset neuropsychiatric symptoms，PANS），一直存在争议，但若病史提示，则可以考虑。

3）治疗和预后：治疗的基础是对患者、家庭和学校进行抽动障碍性质的宽慰和教育。如果抽动对孩子不产生影响，不会造成身体或社会伤害，则无须药物治疗。然而，需要筛查和治疗常见的合并症，如 ADHD、强迫症和焦虑症，继而可以显著提高生活质量，有时还可以减轻抽动程度。最近的研究表明，哌甲酯等药物可改善 ADHD 症状而不会加重抽动症。习惯性逆转疗法和抽动综合行为干预（comprehensive behavioral interventionfor tics，CBIT）可能是治疗抽动和多种合并症的有效方法。大多数儿科患者的抽动在以后的生活中可显著改善和缓解。Tourette 综合征被认为是终生的疾病，可能起伏不定，在某些严重的情况下可能会致残。

如果需要进行药物治疗，则可以根据孩子的需要和合并症来选择治疗方法。可乐定和胍法辛被认为是一线药物，特别是在合并 ADHD 的患儿中。托吡酯有轻微的副作用，若患者有头痛或癫痫，则可能适用。如果一线药物对抽动无效，则推荐使用匹莫齐特和氟奋乃静，其次是抗精神病药，如利培酮和阿立哌唑。氟哌啶醇已通过 FDA 批准用于治疗 Tourette 综合征；但是，由于存在迟发性运动障碍的风险，通常仅用于难治性病例。

（3）原发性肌张力障碍和阵发性运动障碍：肌张力障碍是持续或间歇性的不自主肌肉收缩，经常导致扭曲运动或异常姿势。并非所有肌张力障碍都是由对立肌群的共同收缩所致。继发性原因包括脑性瘫痪、卒中、肿瘤和药物作用。然而，原发性肌张力障碍可被误诊为脑性瘫痪。任何患有未知原因肌张力障碍的儿童都应接受小剂量的左旋多巴试验性治疗；迅速改善提示多巴反应性肌张力障碍（dopa-responsive dystonia，DYT5，也称为 Segawa 病）。Oppenheim 的肌张力障碍（Oppenheim'sdystonia，DYT1）是肌张力障碍的另一种遗传原因，可在儿童时期出现。

阵发性运动障碍（表 25-17）是突发的短时性舞蹈徐动性运动或肌张力障碍发作。这些发作通常是家族性或遗传性的。发作可能是自发发生的，也可能是由诸如突然站起来之类的动作（"动因"或运动诱发的）触发的。

表 25-17　阵发性运动障碍（遗传性）

	PKD	PNKD	PED
持续时间	数分钟	2～10min	5～40min
发作频率	频繁	偶尔	过度通气，运动
诱发因素	压力	酒精，咖啡因，压力	压力
治疗	抗惊厥药	药物问题，氯硝西泮（?）	乙酰唑胺

PKD，阵发性运动诱发的运动障碍；PNKD，阵发性非运动诱发的运动障碍；PED，阵发性持续运动诱发的运动障碍

（4）震颤：是一种跨关节轴的有节奏的、非自愿的摆动运动，通常是由对立肌群的交替收缩所致。当受累肌肉完全静止时，静息震颤最为明显。相反，当受影响的肌肉运动时，如保持姿势（姿势性震颤）或移向目标（意向震颤），动作性震颤会变得更加明显。

儿科人群震颤的最常见原因是生理性震颤、原发性震颤和心理性震颤。许多药物可以加剧生理性震颤，如哮喘药物、抗抑郁药、兴奋剂、抗精神病药和 ASM。原发性震颤患者经常有震颤家族史，咖啡因会使其恶化，但饮酒会暂时改善。鉴别诊断包括出生窒息、Wilson 病、甲状腺功能亢进和低血钙。病史和实验室检查排除了这些罕见的可能性。

4. *脑性瘫痪*　是一个非特定术语，用于描述肌张力、力量、协调或运动的慢性静止性损伤。脑性瘫痪是非进行性的，起源于围产期的某种类型的脑损伤或损伤，具有广泛的表现形式。重要的是，虽然脑性瘫痪是一种静止性疾病，但直到孩子至少 3 ～ 4 岁时，才可能完全表现出损伤的程度。约 0.2%的活产儿会发生某种形式的脑性瘫痪。

（1）临床表现

1）症状和体征：痉挛性脑性瘫痪是脑性瘫痪的最常见形式（占病例的 75%）。根据受累部位不同分为单瘫（一个肢体受影响）；偏瘫（受累胳膊和腿在身体的同侧）；截瘫 / 双侧瘫（双腿受影响，手臂未受影响）；四肢瘫（四肢均受影响）。在偏瘫患者中，患肢可能比正常肢体短小。共济失调性脑性瘫痪是第二常见的形式，约占病例的 15%。共济失调经常影响上肢，但也可能涉及下肢和躯干。手足徐动性或运动障碍性脑性瘫痪（伴舞蹈徐动或肌张力障碍）占病例的 5%，持续性肌张力低下而无痉挛的病例占 1%。

根据运动障碍的类型和严重程度，可能会发生相关的神经系统缺陷或障碍：癫痫占 25%，智力障碍占 50%（严重者占 25%），语言、讲话、视觉、听觉和感知觉障碍有多种程度和组合。白内障、视网膜病变和先天性心脏病可能预示着先天性感染，如 CMV 和风疹。

2）实验室检查和影像学检查：检查取决于病史和体格检查结果。MRI 在约 90%的病例中有助于了解整个脑损伤的范围，有时还可提示特定的病因（如先天性 CMV 的脑室旁钙化、围产期卒中或脑畸形）。遗传和代谢检查应根据病史或 MRI 结果确定。

（2）鉴别诊断：脑性瘫痪的诊断是一种描述，暗示着一些潜在的病因导致一系列的症状。如果可以确定，病因可以指导预后，但是在 25%的病例中没有确定的病因诊断。小于胎龄儿或极早出生的婴儿的发病率较高。宫内缺氧是常见原因。其他已知的原因有宫内出血、感染、先天性脑畸形、产科并发症（包括出生时缺氧）、新生儿感染、核黄疸、新生儿低血糖、代谢异常及少数遗传综合征。

（3）治疗和管理：旨在通过适当治疗手段（如康复治疗）来帮助儿童获得最大的神经功能。骨科监测和干预，以及特殊教育援助都可能有助于改善预后。许多儿童需要治疗肢体痉挛（使用调整肌张力的药物或肉毒杆菌毒素）和癫痫发作。限制诱发运动的疗法可以帮助患者。同样重要的是父母和家人的咨询，以及教育项目和支持团体的帮助。

（4）预后：脑性瘫痪患者的预后在很大程度上取决于孩子的智商、运动功能障碍的严重程度、脑性瘫痪的病因和残疾程度。在受严重影响的儿童中，吸入性肺炎或其他的并发感染是最常见的死亡原因。

相反，轻度脑性瘫痪患者可能会随着年龄的增长而改善。一些患者在 7 岁时就可以解决运动功能障碍问题。12 岁时的非卧床状态最能预测成人的功能。许多孩子可能具有正常的智力、正常的寿命，并能够过上令人满意的生活。

四、中枢神经系统感染和炎症性疾病

中枢神经系统的感染和炎症是可以治疗的神经系统疾病。然而，它们存在造成神经系统灾难性破坏的巨大潜力。临床医生必须尽早识别中枢神经系统的感染和炎症性疾病，以免因延误治疗造成严重的后遗症。

临床表现

1）症状和体征：无论是由细菌、病毒，还是由其他微生物引起的 CNS 感染的患者，都有相似的症状。这些包括感染的全身症状，如发热、不适、寒战、器官功能障碍，以及表明 CNS 感染的特定特征，包括头痛、颈部僵硬、发热或低体温、精神状态变化（从易激惹到嗜睡和昏迷）、癫痫发作，以及局灶性感觉和运动障碍。Kernig 征和 Brudzinski 征提示存在脑膜刺激。在非常小的婴儿中，可能没有脑膜刺激征，且体温不稳，体温过低比发热更为普遍。在年幼的婴儿中，常见前囟突出和头围增大。可能发生视盘水肿，特别是在较大的儿童和青少年中。在神经系统感染期间，脑神经麻痹可能会急性或逐渐发展。在区分细菌性感染和其他微生物感染方面，没有特定的临床体征或症状是可靠的。

在初始临床评估时，应寻找造成患者易于感染中枢神经系统的疾病。发生在头部和颈部区域的窦或其他结构的感染可导致感染直接扩展到颅内腔室。开放性颅脑损伤、近期神经外科手术、免疫缺陷症和机械分流的存在可能导致颅内感染。

2）实验室检查：当怀疑中枢神经系统感染时，应取血进行全血细胞计数、生化检查和血培养。然而，最重要的是获取脑脊液。如果没有局灶性神经功能缺损或脑疝的体征，则应从任何怀疑发生严重中枢神经系统感染的患者中立即获得脑脊液。即使腰椎穿刺延迟，也必须开始抗菌治疗。应行脑脊液常规、生化及病原学检查。另外，可以对脑脊液进行血清学、免疫学和聚合酶链反应（polymerase chain reaction，PCR）测试。许多实验室都有多种 PCR 检查，可以快速检查多种病原体。请参阅第 42 章。根据病原体的识别制订相应的治疗方案。以多形核白细胞为主、蛋白质浓度高和葡萄糖浓度低的脑脊液强烈提示细菌感染（参见第 42 章）。脑脊液中若以淋巴细胞为主，蛋白质浓度高和葡萄糖浓度低，提示分枝杆菌、真菌、不常见的细菌及某些病毒感染，如淋巴细胞性脉络丛脑膜炎病毒、单纯疱疹病毒、腮腺炎病毒和虫媒病毒（参见第 40 章和第 43 章）。脑脊液中淋巴细胞比例高，蛋白质浓度正常或仅轻度升高，葡萄糖浓度正常，提示病毒感染和中枢神经系统炎症性疾病，但是要注意部分治疗的细菌性脑膜炎和脑膜旁感染也可能导致这种脑脊液表现。多种传染性和炎性疾病的典型脑脊液表现见表 25-2。

单纯疱疹病毒感染可以通过 PCR 检测脊髓液中的疱疹病毒 DNA 来确定。该测试的敏感度为 95%，特异度为 99%。如果临床强烈怀疑，但结果为阴性，可继续治疗并在 2 ～ 3d 重复 PCR。极少情况下，可能需要进行脑活检来检测罕见的 PCR 阴性的单纯疱疹、寄生虫感染、疑似副感染等。

3）影像学：CT 和 MRI 扫描的神经影像学检查可能有助于证实怀疑存在脑脓肿、脑膜炎症或继发性问题，如静脉和动脉梗死、出血和硬膜下积液。此外，这些检查可能可识别出与 CNS 感染有关的鼻窦或头部或颈部区域的其他局灶性感染。

尽管通常没有特异性，但脑电图可能有助于评估出现癫痫发作的患者。在某些情况下，如单纯疱疹病毒或肠道病毒感染，在病程早期可能会出现周期性一侧性癫痫样放电（periodic lateralized epileptiform discharge，PLED），这可能是最早的可提示诊断异常的结果之一。脑电图也可能在梗死或脓肿（罕见）区域表现出局灶性减慢。

1. 细菌性脑膜炎　中枢神经系统的细菌感染可能是急性的（症状在 1 ～ 24h 迅速进展），亚急性的（症状在 1 ～ 7d 进展）或慢性的（症状进展在 1 周以上）。细菌感染涉及软脑膜、浅层皮质结构和血管。尽管脑膜炎一词是用来描述这些感染的，但不应忘记脑实质也可产生炎症，并且炎症细胞可能渗入血管壁，从而导致内皮细胞损伤、血管狭窄、继发性缺血和梗死。表 25-18 概述了细菌性脑膜炎（和病毒性脑膜脑炎）的临床特征。

在急性情况下，这种炎症过程可能导致脑水肿或脑脊液在静脉系统中的流入和流出障碍，从而导致脑积水。

（1）治疗

1）具体措施（也可见第 39、40 章和第 42 章中的细菌感染的相关内容）。

在等待检查结果时，医师应开始使用广谱抗生素。适当的抗菌药会随年龄的变化而变化，以匹配特定年龄可能遇到的病原体。在鉴定出特定的病原体后，可以根据抗生素敏感性来调整抗生素治疗。有关选择抗菌药物覆盖率的详细信息，请参见第 39 章。

表 25-18　脑　炎

定义：脑实质炎症
临床特征：发热，头痛，意识障碍，癫痫发作，局灶性神经功能缺陷。死亡率 > 5%
实验室特征：CSF 细胞增多，CSF 蛋白质升高
检查：CSF 培养；病毒 PCR；血清学
< 50% 的病例可确定病因
影像学特征：局灶性或弥漫性水肿，MRI 上的 T_2 信号异常，与缺血一致的弥散加权成像异常信号
病理特征：血管周围细胞可能存在噬神经细胞作用；水肿，脱髓鞘，神经胶质增生
感染原因：肠道病毒，支原体，疱疹，EBV，细菌，真菌，原虫
部分原因是蚊媒或蜱传播的；季节性
感染后（ADEM）/ 自身免疫性：加利福尼亚脑炎项目确定抗 NMDAR 脑炎是年轻人和儿童脑炎的主要原因
治疗：急性期，这种炎症过程可能导致脑水肿或 CSF 流入和流出脑室系统受损，从而导致脑积水。除支持措施外，其他治疗方法还包括
疱疹：阿昔洛韦
ADEM：大剂量类固醇，IVIg 或血浆置换
使用广谱抗生素直至培养阴性

ADEM，急性播散性脑脊髓炎；CSF，脑脊液；EBV，Epstein-Barr 病毒；IVIg，静脉注射免疫球蛋白；PCR，聚合酶链反应

数据来自 Bloch KC, Glaser CA: Encephalitis surveillance through the Emerging Infections Program, 1997-2010。Emerg Infect Dis 2015 Sep; 21(9): 1562-1567.

存在脑室 - 腹膜分流的儿童的脑膜炎最常见的是由凝固酶阴性葡萄球菌引起的，其中许多是耐甲氧西林的。对于许多病情不太严重的患者，可在等待适当的分流液进行革兰氏染色和培养时推迟治疗。重症患者应首先给予万古霉素和第三代头孢菌素，因为金黄色葡萄球菌和革兰氏阴性杆菌也是引起严重感染的常见原因。

2）一般和支持措施：患有细菌性脑膜炎的儿童通常患有全身性疾病。应寻找并积极治疗以下并发症：血容量不足，低血糖，低钠血症，酸中毒，脓毒症休克，颅内压增高，癫痫发作，DIC（弥散性血管内凝血）和其他部位感染（如心包炎、关节炎或肺炎）。最初应密切监测儿童（监护仪，严格的体液平衡和频繁的尿比重评估，每日体重，以及每隔几个小时的神经系统评估），在神经系统稳定前不进食，在病原体已知前隔离，维持体液平衡。

（2）并发症：水和电解质平衡异常是由抗利尿激素分泌过多或不足引起的，因此在输液时需要仔细监测和适当调整。在最初的 1 ～ 2d 中，每 8 ～ 12 小时监测一次血钠，如果怀疑存在抗利尿激素分泌异常，则尿钠通常会发现严重异常。

细菌性脑膜炎患儿的癫痫发作发生率为 20%～30%。大多数癫痫发作发生在感染的早期。癫痫发作在新生儿中最常见，而在较大的儿童中则不太常见。持续性局灶性发作或局灶性癫痫发作伴局灶性神经功能缺损强烈提示硬膜下积液、脓肿或血管病变，如动脉梗死、皮质静脉梗死或硬脑膜窦血栓形成。由于代谢受损儿童的全身性癫痫发作可能会产生严重后遗症，因此，早期识别和治疗至关重要。

多达 1/3 的肺炎链球菌脑膜炎儿童会发生硬膜下积液。经常在脑膜炎患者头部 CT 扫描中发现硬膜下积液。除非发生颅内压升高或进行性的占位效应，否则无须治疗。尽管在持续发热的儿童中可能会发现硬膜下积液，但是如果感染的是流感嗜血杆菌、脑膜炎球菌或肺炎球菌，通常不必特殊处理。硬膜下积液不会使预后恶化。

脑水肿导致颅内压升高，需要使用地塞米松、渗透性药物、利尿剂或过度换气进行治疗；可能需要颅内压监测。

脑细胞的直接炎症破坏、血管损伤或继发性神经胶质增生会产生脑膜炎的长期后遗症。可能导致局灶性运动和感觉缺陷、视觉障碍、听力下降、癫痫发作、脑积水及各种脑神经缺陷。长期随访期间，有 5%～ 10%的 H 型流感性脑膜炎的患者发生感音性听力损伤。在某些细菌性脑膜炎患儿中，尽早将地塞米松加入抗生素治疗可能会适度降低听力损伤的风险（参见第 42 章）。

除了上述疾病外，一些脑膜炎患者还会出现轻度至严重的认知障碍和严重的行为障碍，从而限制了他们在学校的能力及今后的生活。

2. *脑脓肿*

（1）临床表现：脑脓肿的患者似乎经常出现与细菌性脑膜炎患者相似的全身性疾病，但除此之外，他们可能还会出现局灶性神经功能缺损、视盘水肿和其他颅内压升高或肿块的体征。症状可能持续 1 周或更长时间，而儿童的细菌性脑膜炎通常在几天内出现。容易导致脑脓肿的疾病包括穿透性颅脑外伤；中耳、乳突或鼻窦（特别是额窦）的慢性感染；慢性牙齿或肺部感染；右向左分流的心血管损伤（包括动静脉畸形）；心内膜炎。

当强烈怀疑脑脓肿时，在腰椎穿刺前应进行强化 CT 或 MRI 扫描。如果发现脑脓肿，腰椎穿刺可能是危险的，并且很少改变抗生素或临床处理的选择，因为脑脊液异常通常仅反映脑膜旁炎症或脑脊液检查正常。血性播散性脑脓肿最常见的是链球菌和厌氧菌。葡萄球菌最常因外伤或远距离感染而传播。肠道病原体可形成慢性中耳炎脓肿。许多脑脓肿的培养是阴性的，但革兰氏染色可能有阳性发现。

脑脓肿的诊断主要基于强烈的临床怀疑，并通过神经影像学检查证实。炎症标志物（红细胞沉降率、C 反应蛋白）有助于诊断。脑电图变化是非特异性的，但经常在脑脓肿区域见局灶性减慢。

（2）鉴别诊断：脑脓肿的鉴别诊断包括任何会引起局灶性神经功能缺损和颅内压升高的情况，如肿瘤、硬膜下积液、脑梗死和其他中枢神经系统感染。

（3）治疗：当怀疑是原发性或邻近组织传染所致时，建议使用头孢曲松加甲硝唑。青霉素 G 是头孢菌素的替代品，对大多数口腔菌群有效。在创伤后和手术后的病例中，推荐使用萘夫西林或苯唑西林加第三代头孢菌素（头孢噻肟或头孢曲松）。当怀疑耐甲氧西林的金黄色葡萄球菌时，应考虑使用万古霉素替代萘夫西林或苯唑西林。有关更多讨论，请参见第 39 章。必要时，治疗可包括神经科会诊和抗惊厥治疗。在疾病早期，脑脓肿是局灶性脑炎区域时，可以单独使用抗生素治疗。囊性脓肿需要手术引流。

（4）预后：脑脓肿的手术死亡率低于 5%。未经治疗的脑脓肿会导致不可逆的组织破坏，并可能破裂进入脑室，造成神经功能的严重恶化和死亡。由于脑脓肿通常与全身性疾病相关，因此这些患者的死亡率通常很高。其他预后不良的指标包括疾病快速发展和出现时意识改变。

3. *病毒感染* 中枢神经系统的病毒感染可涉及脑

膜（脑膜炎相关内容参见第 40 章）或脑实质（脑炎）。然而，所有患者均患有一定程度的脑膜和脑实质受累。许多病毒感染是全面性和弥散性的，但某些病毒（尤其是单纯疱疹病毒和某些肠道病毒）通常会引起突出的局灶性疾病。神经影像学检查清楚地显示了局灶性大脑受累。一些病毒对特定的中枢神经系统细胞群具有亲和力。脊髓灰质炎病毒和其他肠道病毒（A71 和 D68）可以选择性地感染前角细胞和某些颅内运动神经元。

尽管大多数神经系统病毒感染在儿童时期都为急性或亚急性病程，但仍可能发生慢性感染。例如，亚急性硬化性全脑炎是由麻疹病毒感染引起的慢性感染，以进行性神经功能障碍和癫痫发作为临床特征。SSEP 通常在感染后 7 ～ 10 年出现。在 2 岁之前感染病毒的那些患者发生风险的概率最高。

除单纯疱疹病毒和某些水痘 - 带状疱疹病毒感染病例使用阿昔洛韦有效外，中枢神经系统病毒感染的治疗通常仅限于对症和支持治疗（参见第 40 章中的 HSV 部分）。西尼罗河病毒是由节肢动物传播的黄病毒。它在蚊子中被发现，因此西尼罗河病毒感染的最高发时间是 7 ～ 10 月。该感染目前在美国是地方性的。小儿患者通常无症状或有轻度症状。瘫痪和死亡大多发生在老年人中。

4. *人类免疫缺陷病毒（HIV）感染的脑病* 与 HIV 感染直接相关的神经系统综合征包括亚急性脑炎、脑膜炎、脊髓病、多发性神经病和肌炎。另外，HIV 诱导的免疫抑制患者可发生中枢神经系统的机会性感染。肺孢子菌、弓形虫和 CMV 感染尤为常见。由继发性乳头瘤病毒感染引起的进行性多灶性脑白质病，以及单纯疱疹和水痘 - 带状疱疹，常见于未经治疗的 HIV 感染患者。还可发生各种真菌（尤其是隐球菌）、分枝杆菌和细菌感染。

这些患者的神经系统异常也可能是非感染性肿瘤疾病的结果。在这些患者中，原发性中枢神经系统淋巴瘤和转移至神经系统的淋巴瘤是神经系统中最常见的肿瘤。有关 HIV 感染的诊断和管理，见第 33、39、41 章。

5. *其他感染* 弓形虫、分枝杆菌、螺旋体、立克次体、阿米巴原虫和支原体等多种其他微生物也可引起中枢神经系统感染。中枢神经系统感染通常继发于全身性感染或其他易感因素。诊断需依据培养和血清学检查。第 39 章讨论了针对这些感染的治疗。

6. *中枢神经系统的非感染性炎症性疾病* 中枢神经系统的细菌、病毒和其他微生物感染的鉴别诊断包括引起炎症但尚未发现特异致病微生物的疾病。结节病、白塞病、系统性红斑狼疮和其他胶原蛋白血管疾病就是例子。在这些疾病中，中枢神经系统炎症通常与有助于诊断的特征性系统表现有关。表 25-19 中描述了某些中枢神经系统炎性疾病导致的脱髓鞘综合征。这些累及中枢神经系统的疾病的管理与系统性疾病的治疗相同。

表 25-19 中枢神经系统炎性脱髓鞘综合征的突出特征

ADEM	脑病和发热；可能还有头痛、脑膜炎和癫痫发作
CIS	不伴脑病的单灶或多灶病变，不符合多发性硬化症的诊断标准
NMOSD	特征为纵向长节段脊髓炎、视神经炎，也可能伴有极后区综合征，急性脑干综合征，有症状的发作性睡病或急性脑性临床综合征或有症状的大脑综合征，可能是 NMO-IgG+、MOG-IgG+ 或抗体阴性
多相 ADEM	罕见；第二次发作＞初始发生后 3 个月；考虑其他病因，包括抗 MOG 抗体综合征
小儿 MS	复发和缓解，一次发作后如果时间和空间上符合 MRI 的分离标准，则可诊断

ADEM，急性播散性脑脊髓炎；抗 MOG，抗髓鞘少突胶质细胞；CIS，临床孤立综合征；MS，多发性硬化症；NMOSD，视神经脊髓炎谱系疾病

（1）急性脱髓鞘性脑脊髓炎：在全身性病毒感染的恢复期，神经系统内可能发生炎症反应。神经系统常见的感染后炎症包括急性播散性脑脊髓炎（ADEM，占脑炎的 25%）、横贯性脊髓炎、视神经炎、多发性神经炎和 GBS。

1）临床表现

A. 影像学：ADEM 有独特 MRI 表现，在 T_2 和 FLAIR 图像上看到的脱髓鞘病变是诊断的关键。白质病变类似于 MS 中的发现，但可能更大且边界不清。白质损伤也可能涉及灰质，如皮质、基底神经节和丘脑。当患者发病时，放射学变化通常很明显，但偶尔会几天后才出现。如果诊断不确定，可能需要一系列或重复的扫描。与 MS 的脱髓鞘病变不同，ADEM 的病变通常在出现后的几个月内消失。

B. 实验室检查：抗髓鞘少突胶质细胞（抗 MOG）抗体应在血清中进行测试，因为抗体的持久性提示存在复发的风险。腰椎穿刺的结果可能是正常的或轻度异常，25%～ 50%的病例中脑脊液存在轻度的细胞增多和蛋白质含量升高。寡克隆条带通常不在 ADEM 中出现，而通常见于慢性复发性疾病（如 MS）。在慢性感染和病毒综合征中也可以看到寡克隆条带。

2）治疗：糖皮质激素是 ADEM 的主要治疗方法。

目前的做法是大剂量给药，然后在 4 ～ 6 周口服泼尼松的量逐渐减少。大多数儿科患者最初使用静脉注射甲泼尼龙 [10 ～ 30mg/（kg·d），最大剂量为 1g/d]。在难治性患者中，IVIg 或血浆置换可能是有效的。

3）预后：很少有 ADEM 在发病后 3 个月内复发。治疗后 3 个月以上复发，应引起对抗 MOG 抗体综合征、MS、视神经脊髓炎谱系疾病（尤其是视神经或脊髓受累的病例）或其他原因的怀疑。先天性病毒感染也会影响中枢神经系统。CMV、单纯疱疹病毒、水痘和风疹病毒（由于免疫接种，现在很少见）是宫内病毒性脑损伤的最常见原因。

（2）副肿瘤综合征：副肿瘤综合征越来越被人们所认识。这些免疫介导的疾病与中枢和外周神经功能存在临床异质性。通过对神经细胞内或细胞表面抗原的自身抗体来鉴别疾病。尽管对这些疾病的发病机制了解甚少，但它们被认为是由对神经元抗原和肿瘤抗原之间共享的抗原决定簇的免疫反应所致。抗 NMDAR 脑炎是副肿瘤综合征的一个例子，它可能在检测到肿瘤之前发生，或由病毒后免疫功能异常引起。最近的病例报告已将 HSV-1 识别为抗 NMDAR 脑炎的诱因。行为改变、自主神经症状、失眠、失语、癫痫发作和运动障碍十分突出。抗体的检测对诊断具有重要意义。包括糖皮质激素、IVIg 和（或）血浆置换在内的免疫疗法被证明是有益的。对于难治性病例，二线治疗包括利妥昔单抗和（或）环磷酰胺。

（3）多发性硬化征（MS）：5% ～ 10% 的 MS 患者在 18 岁之前得到诊断。在成年期被诊断出的患者，其症状可归因于 18 岁之前的 MS。儿童 MS 的流行病学、病理生理学、诊断和治疗是可研究的领域。几个激动人心的发现凸显了遗传和环境危险因素对儿童 MS 的重要性，如 HLA 亚型、病毒暴露、烟草暴露、儿童肥胖症、维生素 D 缺乏症等。与青春期后患者相比，青春期前患者的诊断标准（包括临床、MRI 和实验室检查）有所不同。

1）临床表现：儿童的 MS 诊断仍然具有挑战性，因为其临床体征和症状可能与急性播散性脑脊髓炎相似或相同。

诊断 MS 需要在时间和空间上见脱髓鞘。然而，如果 MRI 扫描符合《McDonald 多发性硬化诊断标准（2017 年版）》中所述的时间和空间标准，则可以在一次脱髓鞘事件后做出儿童 MS 的诊断，同时也可根据脑脊液中存在寡克隆条带进行诊断。如果不符合这些标准，则将儿童诊断为临床孤立综合征，如视神经炎，横贯性脊髓炎或脑干、小脑或半球功能障碍。如果患者随后发生符合 MS 标准的临床或影像学改变，则可以在那时对其进行诊断。儿童 MS 的不典型临床特征包括发热和周围神经系统或其他器官系统受累，红细胞沉降率升高或脑脊液细胞数目显著增加。脑病更常见于 ADEM。但是在幼儿中，MS 加重可能会伴有脑病，造成难以区分这两种疾病。

较年轻患者的初始脑部 MRI 扫描显示，颅后窝受累频率比半卵圆中心更高，边界模糊的 T_2 高信号的病灶通常在随访扫描中会消退。目前，有几种完善的 MRI 标准将儿童 MS 诊断与其他诊断（如 ADEM）区分开。

最后，年轻患者的脑脊液在疾病发作时可能无法显示寡克隆区带或 IgG 指数升高。

2）鉴别诊断：小儿 MS 的鉴别诊断包括 ADEM、抗 MOG 抗体综合征、特发性横贯性脊髓炎、视神经炎、系统性红斑狼疮和视神经脊髓炎等。许多感染、代谢紊乱和退行性疾病也可能与 MS 类似。

3）治疗：复发的急性治疗包括大剂量静脉注射甲泼尼龙，偶尔进行血浆置换。预防儿童复发的免疫调节治疗包括注射、口服药物和输液。可注射药物包括干扰素 β-1a、干扰素 β-1b 和醋酸格拉替雷。出于安全方面的考虑，达利珠单抗最近已退出市场。口服药物包括芬戈莫德、特立氟胺、富马酸二甲酯和克拉屈滨。静脉输注的药物包括那他珠单抗、利妥昔单抗、奥瑞珠单抗和阿仑单抗。环磷酰胺可用于难治性患者。芬戈莫德仅是一种 FDA 批准的 MS 儿童疾病改良药物。来氟米特、富马酸二甲酯的儿童临床试验正在进行中。

五、急性弛缓性麻痹综合征

（1）发病机制：儿童的弛缓性麻痹可能是由沿神经轴的任何部位的病变所致。诊断的关键是定位病变受累的部位。相关的反射变化、感觉变化、异常反射（如 Babinski 征阳性），以及肠和膀胱变化可以帮助定位病变部位（有关其他讨论，见“感觉性共济失调”部分）。占位性病变、感染或感染后原因、毒素（如来自蜱或肉毒杆菌中毒）和代谢原因只是可导致急性肌无力的少数病因。表 25-20 列出了一些较常见的急性弛缓性麻痹的原因及其相关发现。

（2）临床表现

1）症状和体征：有助于诊断的特征包括年龄、既往病史、进展速度、脑神经是否受累、肠和膀胱功能改变及感觉的异常表现等（表 25-20）。反射亢进和病理征阳性提示中枢神经系统病变。从瓶中喝水困难及便秘可见于肉毒杆菌中毒的婴儿。在 GBS 中，患者在出现明显的肌无力之前可能最初会出现上升性的感觉异常和反射丧失。GBS 的 Miller-Fisher 变异患者可能表现出典型的症状，包括眼肌麻痹、共济失调和腱反射丧失。背痛提示脊髓病变，如横贯性脊髓炎或脊髓肿块。

表 25-20 儿童急性弛缓性麻痹

	急性弛缓性脊髓炎	吉兰 - 巴雷综合征（又称 AIDP）	肉毒中毒	蜱虫叮咬麻痹	横贯性脊髓炎
病因	Ⅰ型、Ⅱ型和Ⅲ型脊髓灰质炎病毒；其他肠道病毒，如 EV-71、EV-68，脊髓灰质炎疫苗株（稀有）；西尼罗病毒	T 细胞介导的抗神经节苷脂抗体可能会延迟超敏反应。支原体和病毒感染（EBV、CMV），空肠弯曲菌，乙型肝炎；手术、妊娠可能会是一种诱因	肉毒梭菌毒素。阻滞神经肌肉接头。在 1 岁以下患者，毒素是由摄入的孢子或蜂蜜中的生物在肠内合成的。在老年患者，毒素大多由食物摄入。很少来自伤口感染	蜱虫唾液中的神经毒素	特发性横贯性脊髓炎通常在感染后发生。也可能作为多发性硬化、视神经脊髓炎谱系疾病和抗 MOG 抗体综合征的一系列表现之一
病史	无，或脊髓灰质炎免疫力不足。可能有先前的上呼吸道或胃肠道症状。常在夏季和秋季初流行	在前 5 ～ 14d 常见非特异性呼吸道或胃肠道症状。可发生于任何季节，夏季发病率略低	婴儿：尘土环境（如建筑区域），蜂蜜 年长儿：食物中毒，在摄入受污染的食物后数小时到数天出现症状	蜱虫暴露（美国东部的狗蜱虫；木材蜱虫）。急进性麻痹发作前 12 ～ 24h 易激惹	从发病到瘫痪通常进展迅速
主诉	麻痹时可能发热，脑膜刺激征，肌肉压痛和痉挛。非对称性无力，广泛性或节段性（颈、胸、腰）。延髓症状可能先于四肢无力	腿部对称性无力，无力向手臂、躯干和面部进展。可以说话的儿童可能会抱怨感觉异常。发热不常见。早期面部无力。可能存在复视	婴儿期：便秘、吮吸不佳及由延髓问题导致哭声较弱。“软绵绵的”。呼吸无力或衰竭 年长儿：视物模糊，复视，上睑下垂，窒息和虚弱	上升性弛缓性麻痹快速发作和进展；常伴有疼痛和感觉异常 发病后第 2 天出现上肢麻痹。有时出现急性共济失调表现	30%～50%的病例出现背痛。低于病变部位的感觉丧失，伴瘫痪快速进展。括约肌障碍常见。发热（58%）
发现	迟缓无力，通常不对称。脑神经功能障碍；脑病可能，但不常见；前角细胞 MRI 有 T_2 信号改变	松弛，通常是四肢对称性无力，在严重情况下有可变的呼吸和延髓无力。Miller-Fisher 变体：眼肌麻痹，共济失调。可能会发生延髓受累	在婴儿和年长儿通常都表现出激惹，但伴有虚弱无力，反射减弱 / 缺失，眼肌轻瘫和呕吐无力 / 消失。可能会发生呼吸衰竭，瞳孔通常扩张，对光无反应	松弛，对称性麻痹。可能会出现脑神经和延髓（呼吸）麻痹、共济失调、括约肌功能障碍和感觉缺陷。偶有发热。诊断取决于发现蜱虫，尤其是在枕部头皮	早期截瘫伴病变部位以下反射不全。后期可能有反射亢进和痉挛。病变部位以下的感觉丧失和病变部位以上的感觉亢进或正常感觉。膀胱和直肠麻痹 MRI 见脊髓 T_2 信号改变，常伴水肿
CSF	最初几天以 PMN 为主的（20 ～ 500+ 个细胞）细胞增多，后来以单核细胞为主。蛋白质含量通常升高（50 ～ 150mg/dl）。病毒可能通过脑炎检查鉴别	细胞 - 蛋白分离；第 1 周后，蛋白质含量高，单核细胞不超过 10 个。葡萄糖含量正常。IgG 可能升高	正常	正常	脑脊液压力通常正常；CSF 可能显示蛋白质增加，细胞增加主要为单核细胞，IgG 升高
EMG /NCS	EMG 在 10 ～ 21d 后显示去神经支配无感觉，NCS 异常	NCS 可能在早期（第 1 周内）正常。最早的变化：F 反射或 H 反射减弱或消失。脱髓鞘改变通常见于症状发作后 7 ～ 10d	肌电图独特：BSAP（大量短小点位）。高频刺激可能会增加 CMAP 幅度，但会使清醒的婴儿感到痛苦	神经传导速度减慢；去除蜱虫后迅速恢复正常	早期正常。10 ～ 21d 后可在病变水平见失神经支配

续表

	急性弛缓性脊髓炎	吉兰 - 巴雷综合征（又称 AIDP）	肉毒中毒	蜱虫叮咬麻痹	横贯性脊髓炎
其他检查	粪便和咽喉中有脊髓灰质炎病毒。鼻分泌物中存在肠道病毒 D68 西尼罗病毒的血清 IgG、IgM 滴度。30%的西尼罗病毒感染者见低钠血症	寻找特定的原因，如感染、中毒、自身免疫性疾病 AMAN 中发现抗 GM1 抗体。Miller-Fisher 综合征中可见抗 GQ1b 抗体	婴儿：粪便培养，毒素。稀有血清毒素阳性 年长儿：血清（或伤口）毒素	白细胞增多症，常伴中度嗜酸性粒细胞增多	MRI 可排除脊髓压迫性病变
病程和预后	麻痹通常在发病后 3 ～ 5d 达峰。可能会出现暂时性膀胱症状。预后因广泛性和严重度而异	病程进展从几天到约 2 周	婴儿：支持治疗	完全去除蜱虫后，会迅速改善和恢复。否则，由呼吸麻痹导致的死亡率很高	可能实现很大程度上的功能恢复。糖皮质激素、血浆置换和 IVIg 已被用来缩短病程
	注意：死亡率最高的是呼吸衰竭和感染	注意：发病率，呼吸衰竭（10%），自主神经危象（如广泛变化的血压、心律不齐）和感染。多数人完全康复。血浆置换和 IVIg 可以缩短住院时间。偶尔复发	静脉注射肉毒杆菌免疫球蛋白（botulism immune globulin intravenous，BIGIV）。呼吸支持，管饲喂养。避免使用氨基糖苷类药物。预后：极好。死亡率 3%		

AIDP，急性炎症性脱髓鞘性多发性神经病；CMAP，复合肌肉动作电位；CMV，巨细胞病毒；CSF，脑脊液；EBV，Epstein-Barr 病毒；EMG，肌电图；EV-71，肠道病毒 71；IVIg，静脉注射免疫球蛋白；MRI，磁共振成像；NCS，神经传导检查；PMN，多形核嗜中性粒细胞；AMAN，急性运动轴突性神经病

2）实验室检查：当怀疑是脊髓或脑部病变时，MRI成像可能会有所帮助，实际上，若怀疑有占位，则MRI必不可少。一旦影像学排除了占位，则可进行脑脊液检查。病毒培养（脑脊液、咽喉和粪便）和滴度有助于诊断脊髓灰质炎。高沉降速度可能提示肿瘤、脓肿或自身免疫性疾病。

肌电图和神经传导检查（NCS）有助于诊断GBS。NCS在发病第1周具有特异性的表现，表现为H反射或F反射延迟或消失。此后，运动NCS表现出远端潜伏期延长，传导阻滞，这些变化在50%的患者中持续2周、在85%的患者中持续3周。肌电图所见的纤颤电位和高频刺激下复合肌肉动作电位振幅增加提示肉毒杆菌中毒。极少数情况下，肌酶升高甚至肌红蛋白尿可能有助于急性肌无力的诊断。

（3）鉴别诊断：当患者出现脊髓灰质炎症状时，应考虑病毒感染的非典型表现，如甲型流感、西尼罗病毒和肠道病毒感染。上行性感觉异常和反射消失通常是GBS的早期征兆。此后肌无力可迅速累及四肢、呼吸肌和球部肌肉。对于表现为急性肌无力的先前健康的婴儿，应考虑肉毒杆菌中毒，尤其是在流行地区或有蜂蜜或罐头食品摄入史的婴儿。移除蜱虫可以迅速纠正蜱虫麻痹，在高度怀疑时需仔细寻找有害的昆虫。横贯性脊髓炎患者可能表现为急性肌无力和腱反射消失，但在随后的几周内会在病变区域以下的区域发生腱反射亢进和肌张力增强。

（4）并发症

1）呼吸减弱和衰竭：早期应注意有无同期功能障碍，尤其是那些延髓无力和存在呼吸衰竭早期征象的患者。可能需要给氧、插管、机械呼吸辅助和仔细抽吸分泌物。烦躁加剧，以及舒张压和收缩压升高是缺氧的早期征兆。发绀是晚期症状。肺活量测试：第1秒用力呼气量和总肺活量，若肺活量下降，可能需要插管和呼吸支持。在床旁，建议在急性病程中频繁测量负力吸气（negative inspiratory force，NIF），因为它对早期呼吸衰竭比血气更敏感。

2）感染：肺炎很常见，尤其是在呼吸无力的患者中。抗生素治疗最好以培养的结果为指导。当由于膀胱麻痹需要留置导管时，会发生膀胱感染。尿路感染可能会延缓脊髓炎的恢复。

3）自主神经危象：这可能是导致GBS死亡的原因。建议在重症监护病房中，至少在病程早期和重症患者中，应特别注意生命体征，以监测和治疗低血压或高血压及心律不齐。

（5）治疗：必须清除引起瘫痪的蜱虫。肉毒杆菌免疫球蛋白的使用缩短了婴儿肉毒杆菌病的住院时间，GBS中的IVIg或血浆置换治疗也可以缩短住院时间。糖皮质激素、IVIg和（或）血浆置换已用于横贯性脊髓炎。合并症相关疾病（如内分泌、肿瘤或毒性）应通过适当手段治疗。在所有诊断中，支持治疗都是至关重要的，包括呼吸道管理、充足的液体和营养、膀胱和肠道护理、预防压疮及精神支持。

1. 影响肌肉的儿童疾病

诊断要点和主要特点
● 对称性的肌肉无力通常近端多于远端（Gowers征阳性，走路时脊柱过度前凸，步态蹒跚）
● 深部腱反射通常保留到病程晚期，并通常按无力程度的比例消失
● 血清肌酸激酶（creatine kinase，CK）水平正常或升高
● NCS通常正常；EMG的肌病性发现

（1）临床表现

实验室检查和特殊检查

A. 血清酶：血清肌酸激酶（CK）水平反映了肌肉损伤。CK水平通常在肌病中正常至轻度升高，而在肌营养不良症中则显著升高，在进行性假肥大性肌（Duchenne肌）营养不良症（Duchenne muscular dystrophy，DMD）中可达50～100倍。药物和活动水平可能会影响CK水平，如在进行肌电图或肌肉活检后。尽管肌肉疾病处于活跃期，但糖皮质激素可能会降低其水平，如在多发性肌炎中。

B. 电生理检查：NCS和针状肌电图（needle electromyography）通常有助于区分肌病和神经源性损伤。NCS在肌肉疾病中通常是正常的。在脱髓鞘性多发性神经病中，NCS可能显示出传导速度减慢或传导阻滞。针状肌电图将针状电极插入肌肉以记录肌肉电位。检查包括评估异常自发活动（如纤颤和束状电位，以及强直性放电）和运动单位动作电位（motor unit action potential，MUAP）。在肌病中，收缩期MUAP的特征是持续时间短、多相，并且收缩强度增加（干扰模式增强）。在神经性过程中，MUAP是多相的，幅度大，并且募集减少。

C. 肌肉活检：可有助于诊断肌肉疾病。重要的是要考虑活检的时机，应根据无力的程度来选择活检的肌肉（即较弱的肌肉将比较强的肌肉显示更多的病理状况）。MRI或超声成像可以指导选择合适的部位。在新生儿期进行的活检用途有限，因为未成熟肌肉的病理变化可能不明显。应注意避免之前的针状肌电图检查的部位或注射的部位，因为这可能会导致病理上的局灶性炎性假区。肌营养不良症的常见发现包括肌纤维大小和形状的变化、结缔组织的增加、脂肪组织的间质浸润、变性和再生的区域，以及炎性变化的局灶性区域。肌病通常没有剧烈的变性/再生周期，并且在营养不良症中可见炎症。肌膜蛋白、周围胶原蛋白基质和肌纤维细胞内成分的免疫染色是一种有价值的工具。

D. 基因检测和携带者检出：DMD 和贝克肌营养不良症（Becker muscular dystrophy，BMD）的突变分析被认为是诊断的初始步骤，要注意最初的阴性结果并不能排除诊断。随着针对特定突变的治疗方法的出现，建议对突变进行全面检查。先证者的母亲均应进行此项检测，不仅是因为遗传咨询，也因为携带者罹患心肌病的风险增加。

其他肌病和肌营养不良症的基因检测应以临床表现、血清 CK 水平和肌肉活检结果为指导（表 25-21）。

（2）并发症：尽管骨骼肌无力在肌肉疾病中可能很严重，但是最常见导致死亡的原因是心肺并发症。支持治疗的发展，特别是这些患者的重症监护管理，对这些患者的治疗产生了巨大影响。无创辅助通气、更好的分泌物管理和有效咳嗽的产生发挥着重要的作用。其他并发症包括肠胃蠕动延迟，这可能导致虚弱的便秘或假性梗阻。关键挛缩可能会限制这些患者的活动能力，引起疼痛并影响生活质量。一些 DMD 患者可能具有非进行性智力障碍，智商低于正常均值 1 个标准差。

（3）治疗：肌肉疾病患者的治疗主要是支持性治疗，目前改变疾病进展的药物是有限的。一些可治疗的疾病包括 DMD/BMD 和庞贝病。

DMD/BMD 的患者应接受糖皮质激素 [泼尼松 / 泼尼松龙 0.75mg/（kg•d）或地夫可特 0.9mg/（kg•d）] 的治疗，这些治疗已被证明可以延长独立运动的时间约 2.5 年，并保持呼吸强度和心功能到第 2 个十年。当运动功能达到稳定或下降时，在 4 ～ 8 年内开始类固醇治疗似乎对肌肉力量和心肺功能的影响最大。在过去的 10 年中，已经开发出了针对特定突变的其他治疗方法，包括采用针对特定突变的外显子跳跃和通读策略的治疗。

过去，婴儿庞贝病的预后一直很差，即到 1 岁时死亡，但是使用重组 α 葡萄糖苷酶的 ERT 改变了许多这类患者的预后。尽管长期患者可能仍存在或进行性无力，但接受 ERT 治疗的这些患者总体受益且生存率提高。

在可以使用针对肌肉疾病的治疗方法之前，管理的重心应为减缓肌肉力量和心脏、呼吸功能的逐步恶化，并提高生活质量。

2. 儿童急性良性肌炎　特征是短暂的严重肌肉疼痛和无力，主要影响小腿，常发生于上呼吸道感染后 1 ～ 2d。尽管症状主要累及腓肠肌，但似乎所有骨骼肌都被病毒直接入侵。儿童年龄通常在 6 ～ 8 岁。该过程通常是自限性的，但偶尔需要治疗横纹肌溶解和肌红蛋白尿，并辅以静脉输液和疼痛管理。建议随访血清 CK 水平，以确保其恢复正常。CK 持续升高或横纹肌溶解反复发作的患者需要进一步检查潜在的疾病，如代谢性肌病或肌肉营养不良。

3. 神经肌肉接头疾病

诊断要点和主要特点
● 不对称、波动的无力，通常因活动后（疲劳）出现或加重
● 除四肢肌肉外，还累及眼外肌、球部肌肉和呼吸肌
● 对新斯的明和依酚氯铵呈阳性反应

（1）概论：肌无力综合征的特征是累及容易疲劳的肌肉，特别是眼外肌、球部肌肉和呼吸肌。在新生儿期或婴儿早期，无力表现可能会持续存在，以至于患病的婴儿可能会非特异性地表现为“松软儿”。肌无力综合征包括一过性新生儿肌无力（新生儿重症肌无力）、重症肌无力和先天性肌无力。

（2）临床表现

1）症状和体征

A. 一过性新生儿肌无力（新生儿重症肌无力）：由于母体乙酰胆碱受体抗体在胎盘中的被动转移，这种疾病发生在 12%～ 19%的重症肌无力母亲所生的婴儿中。新生儿在出生后的第 3 天前出现球部肌肉无力、进食困难、哭泣无力和肌张力低下。

B. 青少年重症肌无力：与重症肌无力的成人表现形式一样，为易疲劳的和不对称的无力。但是，超过 50% 的患者表现出眼部症状（上睑下垂或眼肌麻痹），而成年患者通常表现为肢体无力。在 10%～ 15%的患者中，无力可能局限于眼外肌，但是约 50% 的儿童在 2 年内出现全身或球部肌肉麻痹症状，而 75%的患者在 4 年内出现症状。无力的症状易于复发和缓解，并可能由于疾病或药物（如氨基糖苷类抗生素）而加剧。典型的体征包括难以咀嚼（如肉）、吞咽困难、鼻音、上睑下垂、眼肌麻痹和近端四肢无力。其他自身免疫性疾病，如类风湿关节炎和甲状腺疾病，可能是相关的发现。

C. 先天性肌无力综合征：这些综合征是突触前、突触或突触后神经肌肉传递的遗传性、非免疫性疾病导致的一组疾病。患者表现出与重症肌无力相似的症状，但起病较早，在 2 岁之前起病，并且可表现为从轻度运动延迟到剧烈的间歇性呼吸暂停。血清乙酰胆碱受体抗体检测为阴性。抗胆碱酯酶的反应不同，具体取决于先天性肌无力综合征的类型。这组疾病与重症肌无力之间的区别很重要，因为这些患者不会从胸腺切除术、糖皮质激素或免疫抑制剂中获益，但有时在临床上很难区分这两种疾病。此外，某些先天性肌无力综合征的亚型可能显示出对胆碱酯酶抑制剂的相矛盾的反应，并使无力的表现恶化。因此，可疑先天性肌无力综合征患者必须谨慎使用胆碱酯酶抑制剂。

表 25-21 肌营养不良、肌病、肌萎缩症及前角神经元病变

疾病	遗传模式	起病年龄	早期表现	累及肌肉	反射	肌肉活检发现	其他诊断性检查	治疗	预后
肌营养不良									
DMD	X 连锁隐性遗传；Xp21；30 %～50 % 没有家族史，并且是自发突变	2～6 岁；婴儿期罕见	早期征象是笨拙和运动里程碑延迟。爬楼梯困难 用足趾走路；步态蹒跚，伴腰椎过度前凸。Gowers 征阳性	近端（骨盆＞肩胛带）肌肉；假性肥大通常为腓肠肌。20 岁发生进行性脊柱侧弯、心肌病和呼吸衰竭	膝反射 +/ − 或 0；踝反射 +～++	变性和再生区域，纤维大小变化，炎症改变，结缔组织增生。肌营养不良蛋白免疫染色缺乏	肌病性肌电图。CK 水平可以达正常水平的 50～100 倍，但随着疾病严重程度的增加而降低，反映出肌肉被脂肪 / 结缔组织替代。基因检测将显示 60% 的缺失，5 %～15 % 是重复，20%～30% 是点突变、内含子缺失或重复	如果在 4～8 岁开始服用糖皮质激素，可能会延长独立行走 2.5 年。管理在很大程度上是支持性的。20～30 岁，由于心肺衰竭的风险，应保持肺和心脏的随访。骨质疏松症应使用钙和维生素 D 治疗	患者 12 岁前一直使用轮椅。心脏和呼吸系统疾病导致的死亡通常发生在 20 多岁
Becker 肌营养不良（晚发型）	X 连锁隐性遗传；Xp21	多变：儿童期至成年	同 DMD	同 DMD	同 DMD	除肌营养不良蛋白免疫染色减少或缺乏外，其余与上述相同	同上	同上	多变。出现第一种症状后，患者可能在第一次发作后 15～20 年仍可行走。预期寿命接近正常
肢带型肌营养不良	常染色体显性遗传，常染色体隐性遗传和 X 连锁遗传	多变；儿童早期至成年	累及部位无力。步态蹒跚，爬楼梯困难。腰椎过度前凸	缓慢进行性，对称性近端肌肉受累；典型者涉及肩部和骨盆的肌肉	通常存在	坏死和纤维分裂，肌内膜结缔组织增加和炎症，对各种 DGC 蛋白亚型的免疫染色缺乏	肌病性肌电图。CK 通常＞5000IU/L。腿部 MRI 可能显示选择性受累（如 Miyoshi 肌病中的腓骨肌）	物理疗法。超声心动图筛查是否有心肌病。PFT（肺功能测定）可筛查呼吸道无力。没有可治愈的治疗方法	因亚型而变
面肩肱型肌营养不良	大多数是常染色体显性遗传，4q35 上 *D4Z4* 的缺失	通常发生于 10～50岁，取决于缺失的大小	面部运动减弱，无法闭眼、微笑或吹口哨。举手过头困难	脸、肩胛带肌肉（肱二头肌、肱三头肌）不对称。三角肌和前臂正常。75 % 发生感音性耳聋；60 % 发生 Coats 病	存在	非特异性肌病性改变：纤维大小变化，肌内结缔组织中度增加，轻度炎症改变	非特异性慢性肌病性改变。CK 轻度至中度升高（＜1500IU/L）	没有可治愈的方法。疼痛管理很重要。识别并治疗听力丧失，视网膜毛细血管扩张，呼吸功能不全（1% 的病例）	与症状发作的年龄成反比。威胁生命的延髓、呼吸和心脏问题罕见，因此预期寿命正常

续表

疾病	遗传模式	起病年龄	早期表现	累及肌肉	反射	肌肉活检发现	其他诊断性检查	治疗	预后
先天性肌病									
肌管肌病	X 连锁隐性遗传，由于 *MTM1* 突变	新生儿时期	婴儿身体松软；严重的肌张力低下和呼吸功能不全	上睑下垂，眼肌麻痹；严重的对称性远端和近端无力	+ 至 −	均匀的肌管结构，肌纤维中心出现大而圆的肌核，核周可见缺乏肌原纤维的晕圈	CK 正常至轻度升高。肌病性肌电图伴纤颤电位	没有可治愈的治疗方法，呼吸、营养支持。存在肝、腹膜出血的病例报道	一般在 5 个月内死亡
代谢性肌病									
庞贝病	常染色体隐性遗传；17q23	经典婴儿期型：6 个月前出现 青少年型：2～18 岁	严重的肌张力低下，肝肿大，心肌病，通气不足，近端肌肉无力	近端肌肉重于远端肌肉、球部肌肉和呼吸肌。反复呼吸道感染；夜间通气不足	0	细胞质溶酶体囊泡的酸性磷酸酶染色阳性	婴儿 CK 升高（<正常的 10 倍）。青少年 CK 轻度升高	用 α 葡萄糖苷酶（Myozyme）进行酶替代疗法。呼吸和营养支持。监测心肌病	治疗效果显著，生存率、心肺状况和运动技能提高。有些发展成不能走路，多数需要辅助通气支持
离子通道病									
高钾性周期性麻痹	常染色体显性遗传；17q35	儿童期，通常于 10 岁前发病	发作性的无力，运动、压力、禁食或寒冷容易诱发	近端和对称肌肉，可能会累及远端肌肉	正常，或发作时为 0	高钾性周期性麻痹	CK 正常至 300IU/L；发作与血清钾离子高相关；运动 5min 后，NCS 显示 CMAP 振幅增加	许多发作是短暂的，不需要治疗。用碳水化合物治疗急性发作；如果需要，用乙酰唑胺长期治疗	随着年龄的增长，发病可能更加频繁
先天性肌营养不良（CMD）									
不伴中枢神经系统受累的 CMD：包括层粘连蛋白a/c突变，Ⅵ型胶原肌病	常染色体隐性遗传，常染色体显性遗传	出生至 1 个月	肌张力低下，全身无力。近端关节挛缩，远端关节有过伸现象	全身和呼吸肌无力	0 至 +	层粘连蛋白 α2 缺乏：层粘连蛋白 α2 染色缺乏 / 减少。Ⅵ型胶原蛋白肌病：Ⅵ型胶原蛋白减少 / 缺失	CK 正常至正常的 10 倍。层粘连蛋白 α2 缺乏：轻度神经病变。Ⅵ型胶原蛋白肌病的皮肤变化：滤泡性角化过度	大多数人从来不会走路，或者很早就失去了走路的能力。需要尽早进行呼吸支持	多变：在受影响较严重的患者中，因呼吸衰竭在第 10～20 年死亡

续表

疾病	遗传模式	起病年龄	早期表现	累及肌肉	反射	肌肉活检发现	其他诊断性检查	治疗	预后
伴中枢神经系统受累的CMD：糖基紊乱病包括福山型先天性肌营养不良(FCMD)、Walker-Warburg综合征(WWS)、肌眼脑病(MEB)	隐性；与α-肌营养蛋白聚糖糖基化异常有关的14个基因有关	出生至9个月	严重无力；严重的运动落后；严重的智力障碍。MEB伴重度先天性近视，视网膜发育不全	严重全身无力	多变	纤维大小变化，内化细胞核，α-肌营养不良蛋白的免疫染色降低	CK 400 ～ 4000IU/L，肌病性肌电图，视网膜电图诱发反应小，MRI显示白质改变，迁移异常，无脑回症，小脑发育不全	没有可治愈的治疗方法。呼吸和营养支持。治疗癫痫发作	多变，但通常较差，因呼吸衰竭在第2个十年死亡
肌强直性疾病									
强直性肌营养不良症I型(myotonic dystrophy-type 1，DM1)	常染色体显性遗传，CTG重复异常，位于19q13染色体上	宫内就可有表现	胎儿运动减少，呼吸功能不全，进食、吸吮和吞咽困难	全身无力；面部和咽喉部明显受累；智力低下	降低至0	轻度肌病性改变，内化细胞核，纤维大小变化，环状纤维	CK通常正常。肌电图上的肌强直电位。白内障。睾酮水平降低。心电图显示传导异常，类似室性心律失常。胰岛素抵抗。睡眠研究显示高碳酸血症和通气不足	没有可治愈的治疗方法。患者应避免服用易引起心律不齐的药物，如奎宁、阿米替林和地高辛。应当由呼吸科医生密切注意呼吸暂停的风险，由心脏病专家注意心律失常的风险，由内分泌专家负责胰岛素问题，由眼科医生负责白内障。可能有胃肠道动力不足伴便秘和假性梗阻	平均存活到60岁。50%的患者在死亡前都是在轮椅上度过的
先天性肌强直症（Thomsen病）	*CLCN1*基因的7q35染色体上的常染色体显性遗传或常染色体隐性遗传	婴儿早期至成年	肌肉肥大。收缩肌肉后难以放松，尤其是在寒冷或压力下	轻度近端肌肉无力或轻度功能障碍(如爬楼梯)	正常	通常是正常的	肌强直和肌电图上的轻度肌病性改变；CK可能轻度升高至正常的3～4倍	奎宁、美西律、苯妥英钠、卡马西平的对症治疗。运动可能有助于改善。β_2受体激动剂、去极化肌肉松弛剂等使病情加重	寿命正常；肌肉僵硬可能会干扰活动，但可通过运动改善

续表

疾病	遗传模式	起病年龄	早期表现	累及肌肉	反射	肌肉活检发现	其他诊断性检查	治疗	预后
脊髓性肌萎缩									
1 型 SMA	常染色体隐性遗传，5q	出生后 6 个月	全身松软无力，严重肌张力低下，可以见到舌肌萎缩和震颤	严重进行性，对称性近端和呼吸肌无力；面部正常	0	大面积成组肌纤维萎缩，大多数较大的纤维是 I 型	肌电图显示纤颤电位和束颤电位，运动单位电位振幅增大。CK 正常至轻度升高	呼吸和营养支持。反义寡核苷酸药物可改善总体运动控制和呼吸功能。基因替代治疗	未治疗者，无法独立坐或站立。没有呼吸或营养支持者，预期寿命＜2 年。随着 2017 年引入反义寡核苷酸药物，可能改善症状
2 型 SMA		18 个月	运动延迟	渐进性对称性近端肌肉，轻度至中度呼吸无力，咳嗽和分泌受限	0 至 +	同上	肌电图显示纤颤电位和大幅度运动单位电位，但束颤不如 1 型 SMA 常见。手指震颤	反义寡核苷酸药物可改善总体运动控制和呼吸功能。基因替代治疗	如果不进行治疗，将可独立坐而不能独立站。如果未治疗，则 25 岁时还可以存活 75%
3 型 SMA		18 个月后	运动延迟，爬楼梯困难，可能实现独立行走	进行性对称性近端肌肉无力，手的震颤 +/ −	0 至 +	同上	肌电图类似于 2 型 SMA	反义寡核苷酸药物可改善总体运动控制和呼吸功能。基因替代治疗	如果不治疗，可以独立行走。正常预期寿命
4 型 SMA		成年期	笨拙的步态	轻度进行性近端肌肉无力	0 至 ++	同上	肌电图类似于 2 型 SMA；常注意到手部震颤	反义寡核苷酸药物可改善总体运动控制和呼吸功能。基因替代治疗	如果不治疗，肌肉无力缓慢进展。正常预期寿命

2）实验室检查

A. 胆碱酯酶抑制剂检查

a. 新斯的明试验：在新生儿和非常年幼的婴儿中，新斯的明试验可能优于腾喜龙（Tensilon）试验，因为其响应时间越长，观察效果越好，尤其是吮吸和吞咽动作。在效果显示出之前可能存在约 10min 的延迟。医师应准备好抽吸分泌物，并在必要时用阿托品。

b. 腾喜龙试验：对那些能够合作完成特定的任务并且表现出容易观察到的临床体征（如上睑下垂、眼肌麻痹或构音障碍）的大龄儿童使用腾喜龙试验。最大的改善发生在 2min 内。两种胆碱酯酶抑制剂试验都可能受患者配合度和缺乏容易观察到的临床体征的限制。

B. 抗体检查：血清乙酰胆碱受体的结合、阻断和调节抗体通常（尽管并非总是如此）存在于自身免疫性重症肌无力中。尽管未在儿科人群中进行专门研究，但在一般的重症肌无力人群中，约 40% 的血清阴性患者存在肌肉特异性受体酪氨酸激酶（MuSK）抗体。血清乙酰胆碱受体抗体或 MuSK 抗体常在新生儿重症肌无力和青少年重症肌无力中被发现。在青少年中，宜进行甲状腺检查。

C. 基因检查：对先天性肌无力综合征患者可以进行基因检查。

3）电生理检查：当考虑肌无力综合征时，电生理检查可能会有所帮助。以 2 ～ 3Hz 慢速重复刺激运动神经，并在适当选择的肌肉上进行记录，发现肌无力患者第 4 ～ 5 次重复时复合肌肉动作电位逐渐下降。在 50Hz 的较高刺激频率下，此缺陷可能会得到短暂的修复，然后才能看到逐渐下降。重复性刺激可能很痛苦且需要配合，因此两项检查在技术上都难以在婴儿和幼儿中进行。如果这项检查是阴性的，则年龄较大的合作儿童的单纤维肌电图可能有助于诊断，但它在技术上具有挑战性且耗时，并且需要儿童专心。

4）影像学：年龄较大的儿童的胸部 X 线片和 CT 扫描可能显示胸腺增生。胸腺瘤在儿童中很少见。

（3）治疗

1）一般和支持治疗：对于患有肌无力或胆碱能危象的新生儿或儿童（请参阅下面“并发症”部分），支持性护理至关重要，应在重症监护环境中对儿童进行监护。仔细寻找呼吸衰竭的迹象至关重要：简单的床旁检查包括评估咳嗽，以及在一次呼吸中能否数到 20。无法实现任意一项提示存在呼吸衰竭。颈部屈曲无力、讲话有鼻音和流口水是存在呼吸问题的其他重要表现。分泌物和辅助呼吸的管理应由训练有素的重症监护人员进行。

2）对症治疗：使用胆碱酯酶抑制剂。

A. 溴吡斯的明：青少年重症肌无力和轻度无力患者的一线对症治疗。胆碱酯酶抑制剂不会改变疾病进展，但会暂时改善肌肉力量。对于年幼的孩子，起始剂量为每 4 ～ 6 小时 0.5 ～ 1mg/kg。在较大的儿童中，初始剂量为每 4 ～ 6 小时 30 ～ 60mg。最大每日剂量为 7mg/kg，最大剂量为 300mg/d。必须根据临床症状和副作用为每位患者调整剂量。对于怀疑患有先天性肌无力综合征者，必须谨慎使用这种药物，因为使用该药物可能会导致无力。

B. 新斯的明：15mg 的新斯的明约相当于 60mg 溴吡斯的明。新斯的明通常会引起胃动力亢进和腹泻，但它是新生儿重症肌无力的首选药物，在这些新生儿中，及时治疗可能会挽救生命。可以肠外给药。

3）免疫调节治疗：重症肌无力及对胆碱酯酶抑制剂无反应的更严重的肌无力患者需要长期进行免疫调节治疗。该类别有 4 种治疗选择：①血浆置换；② IVIg；③糖皮质激素；④免疫抑制剂。治疗的主要方法是使用糖皮质激素，但是一些不能耐受糖皮质激素或对其无反应的患者需要使用其他免疫抑制剂治疗，如硫唑嘌呤、环孢素或吗替麦考酚酯。血浆置换和 IVIg 的使用取决于症状的严重程度。必须特别注意糖皮质激素的使用，可能会在未显示出任何益处之前使症状暂时恶化，尤其是起始剂量较大时。

4）外科治疗：在儿科人群中，关于胸腺切除术疗效的数据很少。一些研究表明，在确诊的 2 年内进行胸腺切除术可以使白种儿童的缓解率更高。经验丰富的手术和术后护理是前提条件。

（4）并发症

1）肌无力危象：由于呼吸肌、球部肌肉或两者的严重无力，呼吸衰竭可能迅速发展，导致肌无力危象。只要患者获得及时的呼吸支持和适当的免疫治疗，通常不会致命。但是需要保持警惕，因为在疾病进程中或外科手术时可能发生危象。还应提醒患者及其看护者某些药物会加重重症肌无力，包括氨基糖苷类抗生素、肌肉松弛剂和麻醉药。

2）胆碱能危象：可能是由抗胆碱酯酶药物过度使用所致。由此产生的无力可能类似于肌无力危象，并且毒蕈碱的作用（如腹泻、出汗、流泪、瞳孔缩小、心动过缓和低血压）通常不存在或难以评估。如果怀疑，应立即停用胆碱酯酶抑制剂，此后的改善提示胆碱能危象。与肌无力危象一样，应给予支持性呼吸治疗和适当的免疫治疗。

（5）预后：一过性新生儿肌无力的预后通常良好，症状在 2 ～ 3 周完全缓解。然而，因为主要存在分泌物吸入的危险，所以在急性发作期应给予适当的呼吸支持。此后无须进一步处理。先天性肌无力综合征的预后因亚型而异。一些亚型随着年龄的增长，肌无力得到改善。其他人则表现出危及生命的发作性呼吸暂停，包括具有 *rapsyn* 突变、快速通道突变和胆碱乙酰基转移酶突变的呼吸暂停。儿童期和青少年重症肌无力患者通常表现良好，自发缓解率高于成人患者。呼吸和重症监护支持的提高改善了这些患者的预后。

4. 周围神经损伤

（1）面神经无力

诊断要点和主要特点

- 需要区分中枢性和周围性面神经损伤，以确定检查、治疗和预后。无法抬起眉毛提示周围性面神经受累

（2）发病机制：最常见的颅脑单神经病是面神经麻痹。第Ⅶ对脑神经是一种复杂的神经，它包含几种不同的神经纤维，包括面部所有表情肌的运动神经纤维，供应软腭、唾液腺和泪腺黏膜的副交感运动纤维，舌前 2/3 的味觉纤维，唾液腺、鼻咽黏膜的副交感感觉纤维，以及小部分外耳道和耳部皮肤的躯体感觉纤维。神经路径上任何部位的病变可导致面部无力。中枢性的损伤（如面神经核近端受累）可导致对侧下面部无力，而受双侧神经支配的前额和眼轮匝肌正常。Bell 麻痹或面神经核远端的损伤等周围性病变会导致同侧面部无力，影响上、下面部肌肉，导致额纹消失，无法闭眼或微笑。另外，可能存在泪液和唾液产生障碍、听觉过敏，以及舌前 2/3 的味觉缺失。

（3）临床表现：通过让婴儿和幼儿跟随前额上方垂直移动的光线，可以证明他们前额是否可产生皱纹。在 4 ～ 5 岁的合作儿童中，可以证明受累侧的舌前 2/3 的味觉丧失。可观察当用拭子将酸味液体（如柠檬汁）涂在舌前部时，孩子的脸是否皱了起来。

（4）鉴别诊断：出生时面神经损伤见于 0.25%～6.5%的活产婴儿中。产钳助产是部分病例的原因；在其他情况下，受影响的一侧面部可能在宫内紧靠骶骨隆起。通常情况下无法确定原因。

后天性面部无力（Bell 麻痹）在儿童中很常见。尽管越来越多的证据表明 Bell 麻痹是病毒引起的脑神经炎，但有些病例仍是感染后的。它可能是莱姆病、传染性单核细胞增多症、单纯疱疹或 GBS 的表现，可通过病史、体格检查和适当的实验室检查来诊断。慢性的面神经麻痹可能是脑干肿瘤的征象。

早期出现的双侧面部无力可能是由面神经核或肌肉（Möbius 综合征的一部分）发育不全所致，甚至可能是家族性的。但是应除外重症肌无力、Miller-Fisher 综合征、面肩肱肌营养不良和强直性肌营养不良等疾病的可能。

歪嘴哭综合征通常是常染色体显性遗传的先天性畸形，其中一侧下唇因哭泣而压低，而另一侧则没有。父母异常（不对称性通常会随着年龄的增长而改善）可能几乎看不见。肌电图提示下唇的降口角肌先天性缺失。这种先天性异常通常会被误诊为由产钳压力过大所致。偶尔，其他重要的先天性缺陷（如先天性心脏病）也会伴有麻痹。先天性单侧下唇麻痹伴不对称哭相最常归因于降口角肌的先天性缺失，10%的病例与严重畸形（最常见的是先天性心脏病）有关。

（5）治疗和预后：绝大部分孤立性周围性面神经麻痹的病例（无论是由出生创伤引起的，还是后天获得的病例）都在 1 ～ 2 周内开始改善，且在 2 个月内观察到其功能接近或完全恢复。伴眨眼无力的重度麻痹，白天应用 1%的甲基纤维素滴眼，以保护角膜；晚上应用玻璃纸胶带盖眼。每天 3 ～ 4 次向上按摩脸部 5 ～ 10min，可能有助于保持肌肉张力。泼尼松治疗（2 ～ 4mg/kg，口服 5 ～ 7d）可能对康复无助。对于较大的孩子，可使用阿昔洛韦或伐昔洛韦（疱疹抗病毒药）或抗生素（莱姆病）。

对于少数具有永久性和外观上缺陷的儿童，在 6 岁或更大的年龄进行整容手术可能会有所帮助。正在开发新的手术方式，如将面肌附着于颞肌和第Ⅺ对脑神经移植。

5. 周围神经病变

诊断要点和主要特点

- 神经病变的无力表现通常发生在远端肢体
- 反射通常在疾病过程的早期消失，与无力程度成比例
- 感觉的改变通常伴随神经病变

（1）概述：周围神经的病变通常以从远端到近端的方式发展，首先在远端肢体发生肌无力和肌肉萎缩。儿童可能会出现步态障碍，如摔跤、走路或跑步时容易疲劳，而手部无力或笨拙的情况则少一些。疼痛、触痛或麻木则很少被提及。在神经系统检查中，患者的小腿无力通常比大腿多见，而手的无力通常多于手臂。反射抑制通常以从远侧到近侧的顺序发生。感觉缺陷常表现为袜套样和手套样。如果病程是慢性的，可能会发生营养性变化，如玻璃状或羊皮纸样皮肤及出汗缺乏。

病史对于确定慢性多发性神经病的病因是遗传性还是后天性至关重要，因为这决定了管理和治疗。在遗传性感觉运动多发性神经病（如 Charcot-Marie-Tooth 病）中，可能有步态或骨科异常的家族史，但没有全身受累的表现。与全身受累有关的多发性神经病的其他遗传原因包括贮积症或脑白质营养不良。仔细询问病史可能会发现某些病因，如重金属中毒（如铅或砷）或使用长春新碱等药物。神经病可能是系

统性疾病（如糖尿病和自身免疫性疾病）的晚期表现。这些潜在疾病的治疗可以改善或减缓神经病的进展。AIDP 已在另一部分进行了讨论，但是类似的疾病，如慢性炎性脱髓鞘性多发性神经病（chronic inflammatory demyelinating polyneuropathy，CIDP）是一种免疫介导的疾病，伴更加缓慢的进展性病程。电生理检查、CSF 及神经活检对识别这种疾病非常重要，因为其对免疫调节剂和免疫抑制剂治疗（如 AIDP）有反应。

（2）临床表现：遗传性神经病是文献最常记载的儿童期慢性神经病。对患者和亲属进行仔细的遗传史询问和电生理检查（运动和感觉神经传导、EMG）是诊断的关键。很少需要神经活检。

其他遗传性神经病可能以共济失调作为一个突出的发现。例子是 Friedreich 共济失调、肾上腺脑白质营养不良和 Krabbe 病。最后，某些遗传性神经病与可识别的和偶尔可治疗的代谢异常有关（表 25-21 和表 25-22）。这些疾病在第 36 章中有更详细的描述。

表 25-22　肌张力低下婴儿病因

下运动神经元病因		
疾病	病因	表现
SMA	常染色体隐性遗传；通过 *SMN* 基因外显子 7 和 8 缺失进行诊断（98%的病例）	宫内活动减少。无力，运动发育迟缓。微弱哭泣。腹式呼吸。除远端外，很少有自发运动。腱反射消失。智力发育正常
婴儿肉毒杆菌中毒	获得性的，小于 1 岁（大多在 6 岁之前）；粪便中的肉毒杆菌孢子产生毒素	喂养不良。便秘。微弱哭泣。生长不佳。嗜睡。面部无力，上睑下垂，眼肌麻痹。无法吸吮、吞咽。呼吸暂停 来源：尘土，蜂蜜。肌电图可能会有所帮助
重症肌无力 新生儿暂时性 先天性	 12%的新生儿母亲患有肌无力 母亲正常。罕见遗传疾病	软弱无力。吸吮和喂养不良；窒息。呼吸窘迫。微弱哭泣。来自母亲的自身免疫抗体 如上。可能改善，以后会恶化
强直性肌营养不良 1 型	常染色体显性遗传：99%为母亲遗传基因。DNA 检测准确率达 98%	羊水过多；不能吸吮、呼吸。双侧面部瘫痪。上睑下垂。关节挛缩。肋骨薄。后来发育迟滞。检查母亲的肌强直，相貌。婴儿的肌电图变化大
先天性肌病和肌营养不良性肌病	多基因遗传	临床特征通常包括呼吸衰竭，面部或球部肌肉无力，关节挛缩。严重智力障碍。癫痫发作。脑结构异常；MRI 有助于区分中枢神经系统受累的肌肉疾病。肌肉活检可明确诊断
婴儿神经病 髓鞘形成不全 / 脱髓鞘	多基因遗传	脱髓鞘或轴突；类似于 SMA EMG/NCS，脑部 MRI 对评估中央性脱髓鞘 / 脱髓鞘很有帮助
中枢性病因		
	病因	表现
CNS 结构性病因		
缺氧缺血性脑病	病因多样，详细的产前及围产期病史至关重要	虚弱，昏迷；吮吸不良，哭泣，Moro 反射和抓地力差；长大后易怒，语调和反射增加
颅脑畸形	病因多样，包括遗传、暴露、感染	可能会出现癫痫发作。年长后有认知和语言发育迟滞
肌张力低下综合征（CNS 源性）		
21- 三体	遗传性	早期均有肌张力低下
Prader-Willi 综合征	遗传性 15q11 缺失	肌张力低下，智力低下，性腺功能减退，肥胖
马方综合征	常染色体显性遗传	蜘蛛指
自主神经障碍	常染色体隐性遗传	呼吸道感染，角膜感觉缺失
特纳综合征	45X，或嵌合体	身体红斑（参见第 36 章）

续表

中枢性病因		
	病因	表现
退行性疾病		
Tay-Sachs 病	常染色体隐性遗传	黄斑处见樱桃红斑
异染性脑白质营养不良	常染色体隐性遗传	腱反射早期亢进，后期发生多发性神经病变；精神发育迟滞
全身性疾病[a]		
营养不良	囊性纤维化	
慢性病	先天性心脏病；慢性肺部疾病（如支气管肺发育不良）；尿毒症，肾性酸中毒	
代谢疾病	线粒体病；Lowe 病，Pompe 病，Leigh 病；高钙血症	
内分泌疾病	甲状腺功能减退	

MRI，magnetic resonance imaging，磁共振成像；SMA，spina lmuscular atrophy，脊髓性肌萎缩；SMN，survival motor neuron，存活运动神经元

a 有关表现，请参见正文其他部分

慢性多发性神经病的实验室诊断包括 EMG/NCS、脑脊液（蛋白水平可以升高，有时可伴 IgG 指数升高）。神经活检中见纤维的弯曲和异染性染色，可能显示髓鞘的丢失，并在较小程度上显示轴突的丢失和神经纤维周围的结缔组织或同心薄片增多（所谓的洋葱鳞茎样）。肌肉活检可能显示与去神经相关的模式。针对上述特定原因的其他实验室检查包括筛查重金属及其代谢、肾脏或血管疾病。

（3）治疗和预后：只要可能就应针对特定的疾病进行治疗。对 CIDP 患者的治疗包括糖皮质激素，可单独使用或与免疫抑制剂和免疫调节药物联合使用。自身免疫性疾病、甲状腺疾病和感染性病因可能与 CIDP 相关，因此要明确其病因。对于慢性神经病，物理治疗及对疼痛和不适的管理是疾病管理的主要内容。

长期预后与病因密切相关。很少有研究评估儿科 CIDP 患者的长期预后，但是 CIDP 的儿童患者通常比成年患者具有更好的预后。遗传性多发性神经病患者的遗传咨询不仅对患者本人很重要，对他们的家人也很重要。通常，遗传性多发性神经病患者的病程是缓慢进展的远端无力，但是遗传性多发性神经病患者的表型和基因型差异很大。

六、运动神经元病变

诊断要点和主要特点

- 脊髓性肌萎缩症（spinal muscular atrophy，SMA）是下运动神经元疾病的最常见原因
- SMA 患者有治疗方法，因此早期诊断对于治疗至关重要
- 在认知发育正常的儿童中发现无力、肌张力低下、反射消失，可能提示 SMA

1. *发病机制* 每 11 000 例活产中约发生 1 例 SMA，并且是由 *SMN1* 中的常染色体隐性突变引起的。存活运动神经元（survival motor neuron，SMN）蛋白的缺乏导致脊髓和脑干中下部运动神经元的进行性退化。婴儿和儿童出现四肢、球部肌肉和呼吸肌的进行性无力。

2. *临床表现*

（1）症状和体征：SMA 患者的表型范围很广，按其最佳功能分类为 0 ～ 4 型。在 0 型 SMA 患者中，患者严重无力且在新生儿期出现症状。这些患者由于严重的无力而经常出现关节痉挛，并经常在宫内或出生后不久即死亡。1 型 SMA 是最常见的类型，其特征是在出生至 6 个月发作。这些患者发展为进行性肌张力低下和无力，不能获得独坐的能力。他们有进行性发展的进食困难和呼吸衰竭。2 型 SMA 患者通常存在运动里程碑事件延迟，尽管他们可能获得独立坐的能力，但可能会失去这样的能力。3 型 SMA 患者可以行走，但通常会失去这种能力。4 型 SMA 患者在成年期出现无力。通常，SMA 患者的表型与 *SMN2* 的拷贝数有关。*SMN2* 编码相同的蛋白质，但含有外显子剪接增强子变体，导致跳过外显子 7，进而产生不稳定的、截短修饰的蛋白质产物，提供了 SMN 总功能的 10%～ 20%。*SMN2* 的拷贝数越多，临床表型越轻。例如，1 型 SMA 患者通常不超过 2 个 *SMN2* 拷贝数，而 3 型和 4 型 SMA 患者则具有 4 个或更多拷贝数。

（2）实验室检查：行 *SMN1* 检查可以快速诊断 SMA。电生理检查和肌肉活检不再用于诊断该疾病。血清 CK 正常至轻度升高（在 500IU/L 的范围内）。

3. *鉴别诊断* 对腱反射消失、肌张力低下婴儿的诊断考虑包括其他原发性神经肌肉疾病，如先天性肌

病、先天性肌营养不良和先天性肌无力综合征。中枢神经系统疾病的患者通常是脑病，而SMA患儿认知发育正常。

4. *治疗* 既往对SMA患者仅能提供支持治疗。随着研究的快速发展，这些患者的治疗前景发生了显著变化。Nusinersen（诺西那生）已应用于此病的治疗，它是一种反义寡核苷酸，设计用于靶向*SMN2*基因产物，使其包括外显子7并产生全长SMN蛋白。它是通过鞘内给药，必须终生给药。已经显示出它可以改善患者的运动和呼吸功能。应用Zolgensma进行的基因疗法取代全长*SMN1*作为单一鞘内疗法。关于这两种治疗，早期治疗都会产生更好的结果。这强调了早期识别和诊断的重要性。尽管可以使用这些治疗方法，但支持治疗仍是管理这些患者的主要手段。呼吸功能不全、营养和骨科问题的监测和管理对于这些患者的护理至关重要。

七、其他神经肌肉疾病

婴儿低肌张力综合征

诊断要点和主要特点

- 评估松软儿的经典手段包括检查垂直悬吊、水平悬吊和牵引力反应
- 对肌张力低婴儿的神经系统检查结果的正确解释取决于对儿童正常发育的透彻了解

（1）发病机制：婴儿可能会由于大脑、脊髓、神经、神经肌肉接头和肌肉的任何地方的功能障碍而出现肌张力低下。此外，系统性疾病、代谢疾病和遗传性疾病也可能导致婴儿表现出“松软”。因此，对肌张力低下的婴儿的评估是儿科医生经常面临的最具挑战性的诊断问题之一。诊断检查需要全面了解发育中的婴儿和儿童各个阶段的正常发育里程碑，并仔细评估产前和围产期病史、家族史、发育史及是否存在其他系统性受累（表25-22）。

（2）临床表现

1）症状和体征：在年幼的婴儿中，水平悬挂（即用一只手放在婴儿胸部下来支撑）通常会导致婴儿的头部稍微抬起（45°或更小），后背挺直或接近挺直，手臂在肘部弯曲并轻微外展，膝盖部分弯曲。“松软的”婴儿像倒“U”形一样在手上下垂。正常的新生儿在从平躺到坐起时会试图将头部保持在与身体相同的平面上（牵拉反射）。明显的头部滞后是肌张力低下婴儿的特征。关节的过度伸展不是可靠的标准。

2）实验室检查：实验室检查的一般原则是肌张力低下病因的定位。例如，如果怀疑病因位于下运动单位，则血清CK、EMG/NCS和（或）肌肉活检可能适合作为首选的检查。许多神经肌肉疾病可以仅通过临床表现来诊断，如SMA和先天性肌强直性营养不良通常就是这种情况，在这些情况下，通常需要首先进行基因检测。如果肌张力低下伴有语言或认知障碍，则很可能是中枢神经系统或遗传性疾病，而脑部MRI可能是最有用的诊断性检查。

（3）鉴别诊断：新生儿肌张力低下最常见的病因是缺氧缺血性脑病（hypoxic ischemic encephalopathy，HIE）。存在畸形的表现可能提示遗传病因，如唐氏综合征和Prader-Willi综合征。由大脑发育中的神经外胚层形成的头发或皮肤异常可能会促使医师对大脑畸形进行评估。癫痫发作或语言或认知迟缓常为伴随特征。发育倒退通常是线粒体病或代谢性疾病的线索。包括先天性肌强直性营养不良和SMA在内的神经肌肉疾病可在婴儿中表现为肌张力低下。尽管表25-22中的鉴别诊断列表不完整，但它描述了婴幼儿肌张力低下的一些较常见原因的临床特征。

（4）治疗：对许多这些疾病的治疗是支持性的。物理治疗可以在不同程度上促进某些进步。应控制伴随症状（如癫痫发作）和其他全身表现，以优化发育。

网络资源

美国神经病学学会：http：//www.aan.com. 提供成人和儿童神经病学实践参数。

美国癫痫学会：http：//www.aesnet.org. 包括有关癫痫的一般信息，以及有关抗癫痫药的综合部分。

儿童神经病学基金会：http：//www.childneurologyfoundation.org/index.html. 描述与儿童神经病学相关的资源和测试，并提供与儿童神经病学相关的网站链接的完整列表。

儿童神经病学会：http：//www.childneurologysociety.org. 提供研究更新和组织信息，并具有针对儿童神经病学的特定实践参数。

治愈CMD：http：//curecmd.org/.

美国癫痫基金会：http：//www.epilepsyfoundation.org. 包括关于癫痫和与癫痫共生的教程。

SMA之家：http：//www.fsma.org/.

基因检测：http：//www.genetests.org. 提供有关可用的基因检测、研究、文献/疾病评论，以及大多数遗传确定的神经系统疾病资源的详细信息。

美国肌营养不良协会：http：//www.mda.org. 包含关于神经肌肉疾病的研究更新、组织信息和详细信息。

美国国家神经系统疾病和卒中研究所：http：//www.ninds.nih.gov. 提供神经系统疾病、相关研究、研究机会和相关组织的简要描述。

国家共济失调基金会 http：//www.ataxia.org/. 为共济失调提供者和患者提供资源，包括研究和支持小组。

国家多发性硬化症协会 http：//nmss.org. 为小儿发作多发性硬化症的提供者、学校、患者和家庭提供资源。

神经纤维瘤病基金会：http：//www.nf.org. 为患者父母和提供者提供有关神经纤维瘤病的详细信息。

圣路易斯华盛顿大学神经肌肉疾病中心：http：//neuromuscular.wustl.edu. 包括神经肌肉疾病的详细描述和鉴别诊断。

结节性硬化症协会：http：//www.tsalliance.org. 为患儿父母和提供者提供有关结节性硬化症的详细信息。

我们行动：对运动障碍的全球教育和认识：http：//wemove.org. 描述运动障碍、相关的研究和研究机会。

（译者：鞠 艺 校稿：季涛云）

第 26 章
骨　科

Jason T. Rhodes, MD, MS；Alex Tagawa, BS；Cameron Niswander, BA
Wade Coomer, BS；Mark A. Erickson, MD, MMM；Sayan De, MD

一、简介

骨科是治疗肌肉骨骼系统疾病的一门医学专业。骨科疾病患者通常伴随一种或者多种如下症状：疼痛、肿胀、功能丧失及畸形。虽然病史能反映患者的情况，但是体格检查和 X 线片是骨科疾病诊断的重要特征。

二、产前起源障碍

诊断要点和主要特点

- 出生时存在的疾病（先天性）
- 可能有多器官系统参与
- 治疗的目的是使患者的功能最大化

先天性截肢及肢体残缺

（1）临床表现

症状和体征：许多先天性截肢的具体病因尚不清楚，但已证实和遗传相关联。一些先天性截肢可能是由致畸剂（如药物或者病毒）、羊膜带及代谢性疾病（如母亲患糖尿病）等造成的。肢体残缺是罕见的，所有类型的肢体残缺疾病总的患病率是 0.79/1000。造成肢体残缺的最常见病因是血管破裂缺陷（患病率为 0.22 / 1000）。在这类人群中，上肢缺损比下肢缺损更常见，但最常见的单部位肢体缺损是先天性腓骨纵列缺损。先天性肢体缺陷的患儿同时合并其他先天性异常的概率也较高，包括泌尿生殖系统、心脏和腭缺陷。缺陷的范围很广，从轻微的肢体不等长到严重的畸形。它们通常存在一侧肢体末端部分结构缺如。例如，先天性桡侧球棒手，整个桡骨缺如，而拇指可能发育不良或完全缺如。其对缺陷结构远端的影响各不相同。复杂的组织缺损大多与纵向骨缺损有关，因为当一根骨缺失时，相关的神经和肌肉就不能完全表现出来。

（2）治疗：治疗的总体目标是使肢体功能恢复正常。如果是承重肢体缺陷，其治疗的目的是确保治疗后肢体负载平衡。肢体的延长和（或）对侧肢体的短缩或引导生长（骺板固定术是一种限制或者减缓肢体生长的方法，而另一侧肢体继续生长已达到肢体等长）可以用于治疗较轻的肢体缺陷。严重的肢体缺陷则需要用义肢或矫形器来治疗肢体不等长。对于某些严重的畸形，可以通过手术切除部分畸形下肢（如足部），以便进行早期的义肢装配。在这种情况下，早期的义肢装配可以使功能最大化。

通常情况下，当孩子开始站立及允许孩子在适当的发育年龄开始行走时，下肢义肢是合适的。义肢被广泛接受，因为它对维持肢体平衡和行走很必要。单侧上肢截肢，6 个月内婴儿通过使用被动手套型义肢可以受益。一般来说，适应性义肢是专门为特定活动设计的，如滑雪、骑自行车或跑步运动，用于参加体育活动。虽然肌电假体在技术上有吸引力，但大多数患者发现最简单的结构是最有功能的。孩子们很快就学会了如何使用他们的义肢，并能过上积极的生活。

三、四肢畸形

诊断要点和主要特点

- 许多表现为正常的生理生长模式
- 诊断的关键是识别偏离正常发育的异常模式
- 治疗因病而异

1. 常见的足部问题

（1）跖骨内收畸形

1）临床表现

症状和体征：跖骨内收是一种常见的先天性足畸形，其特征是前足内收。这是最常见的足部畸形，在新生儿中的患病率为 1‰～ 2‰。当畸形较僵硬时，其特征是在足弓的内侧出现垂直皮肤皱褶。成角发生在第五跖骨的底部，导致该骨突出。大多数柔韧的畸形继发于宫内胎位，通常可自行解决。一些研究者注意到 10% ～ 15% 跖骨内收的儿童有髋关节发育不良，因此仔细的臀部检查是必要的。僵硬畸形的病因尚不清楚。

2）治疗：完全可弯曲畸形不需要治疗。如果畸形是僵硬的，不能通过手法操作过中线，则需要石膏固定矫形，每隔1～2周更换石膏，以矫正畸形。矫形器和矫正鞋不能改善症状；然而，它们可以通过固定来维持矫正。

（2）内翻足（马蹄内翻足）

1）临床表现

症状和体征：典型马蹄内翻足的诊断需要具备3个特征。①踝关节跖屈（马蹄足）；②跟骨内翻畸形（内翻）；③前足内收畸形（内收）（图26-1）。活产儿中马蹄内翻足的发病率为1‰～2‰。马蹄内翻足的3种主要类型是特发性、神经性和那些与综合征（如关节弯曲和拉森综合征）相关的。对婴儿内翻足应仔细检查相关畸形，特别是脊柱。特发性马蹄内翻足可能具有遗传性。

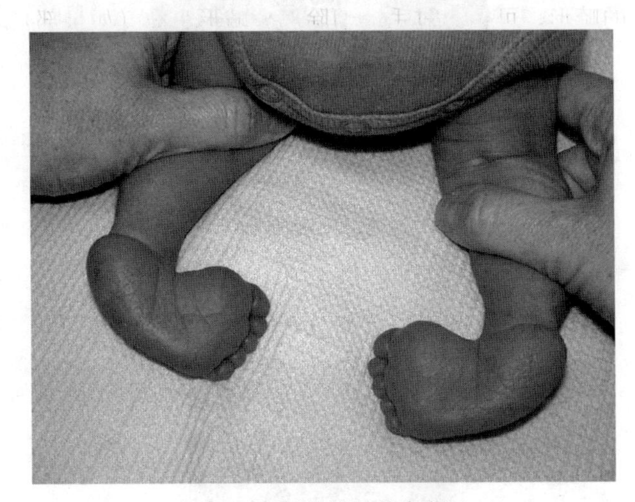

图26-1 新生儿马蹄内翻足

2）治疗：首选的治疗方法是手法推拿足部以伸展内、后侧挛缩组织，再以石膏固定矫正。一般每周进行一次手法矫形及石膏固定，为期6～8周。若出生后不久开始治疗，畸形可很快得到矫正。如果治疗延迟，足部往往会在几天内变得更加僵硬。石膏矫形治疗需要耐心和经验，当关注Ponseti技术的细节时，则极少患儿需要手术。如果仍然存在马蹄足，则可能需要手术治疗，通过经皮跟腱切断术来完全矫正。在获得完全矫正后，为了矫正的长期维护，夜间支具维持是必要的。最近的研究表明，使用Ponseti技术干预后，支具的使用依从性较差；然而，许多接受这种治疗的患者能够独立行走且仅比无畸形的婴儿晚2个月。French技术是另一种非手术治疗方法，通常由物理治疗师进行。每周要拉伸和按摩双脚几次，每次练习后都要使用胶布和塑料夹板来保持矫正。如果足部僵硬且无法通过Ponseti或French技术进行矫正，偶尔需要广泛的手术松解和矫正来改善足部的功能位置。15%～50%的患者需要手术松解。

（3）扁平足

1）临床表现

症状和体征：婴儿平足是正常的。如果跟腱长度正常，当足跟位于中立位置时，足完全背屈是可能的。如果跟腱长度正常，并且当孩子在非负重的位置坐着时可看见纵弓，通常会发育成正常的足弓。

年龄较小的男性、肥胖和关节过度松弛的儿童更有可能是扁平足。约15%的扁平足不会自发消退。在没有明显足弓的儿童中，松弛型扁平足通常是家族性的。对于任何跟腱缩短或足部僵硬的儿童，其他原因的扁平足，如跗骨联合（先天性跗骨融合）应可以通过完整的骨科检查、X线片和高级图像处理予以排除。

2）治疗：对于普通可矫正的平足，除非小腿或腿部疼痛，否则不需要积极治疗。对于因平足而导致腿痛的儿童，一双支持性的鞋子，如高质量的运动鞋，是有用的。如果需要更多的支撑，脚内矫正器可以将足跟保持于中立位置并支撑足弓，从而缓解不适。除非很容易对足弓进行被动矫正，否则不应使用足弓插入支撑件，以免足内侧的皮肤会受到刺激。可以手术矫正，然而手术只能改善与穿鞋或支架相关的症状，如疼痛、老茧或皮肤破损，对扁平外翻畸形的改善有限。

（4）仰趾外翻足

1）临床表现

症状和体征：仰趾外翻足的特征是踝关节过度背屈和足外翻（图26-2）。这种疾病可能与胫骨的后内侧弯曲有关，是由宫内体位导致的，通常在出生时出现。这种畸形的发病率为0.4‰～1.0‰。

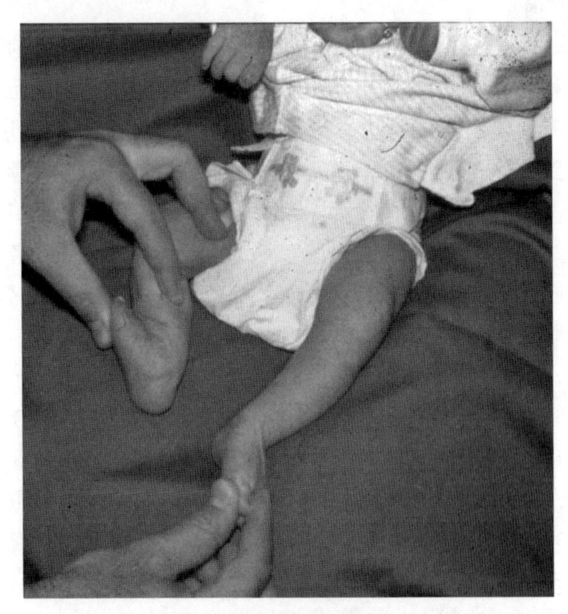

图26-2 仰趾外翻足患者足背过度屈曲和外翻

2）治疗：包括被动运动和牵拉足部跖屈。无论治疗与否，畸形通常在3～6个月后就会消退。在极少数情况下，可能需要使用石膏固定来帮助操作和定位。完全矫正是准则。

(5) 高弓足

1) 临床表现

症状和体征：高弓足由足部异常高的纵向足弓组成。它可能与遗传性的或与神经系统疾病有关，如脊髓灰质炎、遗传性感觉运动神经病、脊髓拴系、脑瘫和脊髓纵裂（先天性脊髓裂）。通常伴随足趾伸肌挛缩，导致爪状趾畸形，跖趾关节过度伸展，而指间关节剧烈弯曲。高弓足表现为下肢的弥漫性和局部疼痛，通常与足部僵硬畸形相关。任何出现进行性高弓足的儿童都应该接受仔细的神经学检查、脊椎 X 线片和磁共振成像（MRI），以及神经肌肉紊乱相关的肌电图检查。

2) 治疗：保守疗法，如足部的矫形，在较轻的情况下是有效的。在有症状的情况下，可能需要手术延长收缩的伸屈肌腱，松解足底筋膜和其他紧绷的足底结构，但脊髓拴系或其他脊柱畸形应首先处理。伴随的足内翻畸形比高弓足造成更多的问题。

(6) 踇囊炎（踇趾外翻）

1) 临床表现

症状和体征：踇趾外翻（踇囊炎）是最常见的前足畸形，患病率为 23% ～ 35%。病因尚不清楚。青少年可能会出现大足趾的侧偏，并在第一跖骨上方突出。约 60% 的患者有这种疾病的家族史。这种畸形在穿鞋时很痛苦，通常可以选择足趾区域足够宽的鞋子来缓解。由于进一步生长容易导致畸形复发，青少年应避免手术。

2) 治疗：治疗的目的是矫正作用在关节上的肌肉和负重的力量。虽然保守治疗可以缓解症状，但它不能逆转自然的历史，因为这些畸形通常会继续发展，直到手术纠正。由于畸形在儿童期和青春期的持续发展，这些患者中有很大一部分最终在成年期接受了手术。由于畸形复发的风险，手术治疗应推迟到患者发育成熟后。95% 的患者通过手术获得令人满意的疗效。

2. 膝内翻和膝外翻

(1) 临床表现

症状和体征：膝内翻（弯曲腿）从婴儿期到 3 岁是正常的，然后转向膝外翻（图 26-3），直到 8 岁左右，才达到解剖外翻 5° ～ 9° 的成人力线。如果患者超过 2 岁后仍然弯曲，且程度增加而不是减少，只发生在一条腿上，或者如果患者因身材矮小而出现驼背，应该去找整形外科医生。膝内翻通常继发于胫骨内翻（Blount 病，图 26-4），而膝外翻可能由骨骼发育不良或佝偻病引起。

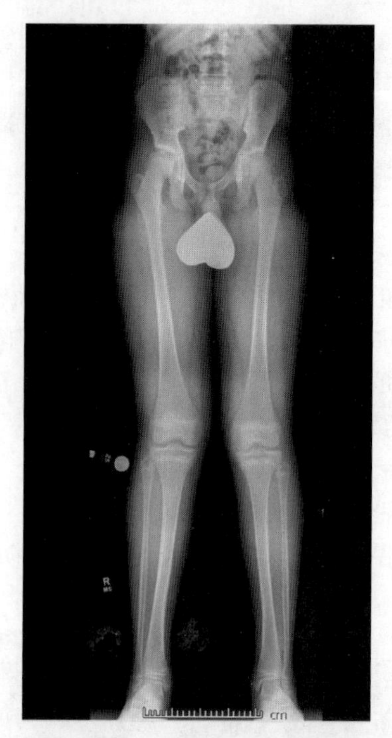

图 26-3 特发性膝外翻

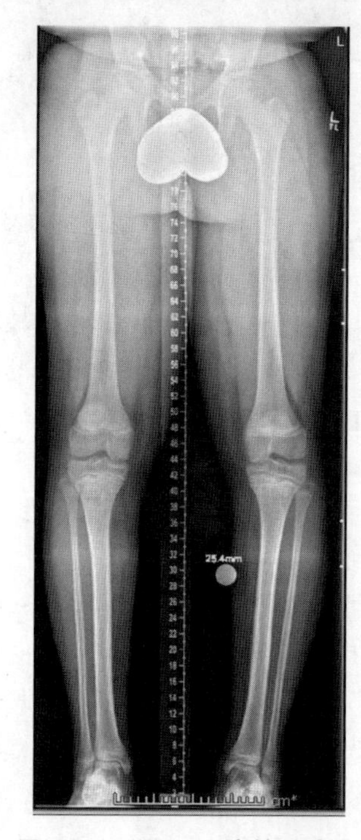

图 26-4 Blount 病的膝内翻

(2) 治疗：由于步态运动学的改变，膝内翻患者未来患骨关节炎的风险更大。支具可能是适合的选择。对于严重的疾病，如发生 Blount 病（胫骨近端骨骺发育不良），需行截骨术。

3. 胫骨扭转和股骨前倾

(1) 临床表现

症状和体征：“内八字”是幼儿父母普遍关心的问题。胫骨扭转是指腿在膝盖和足踝之间的旋转。出生时的内旋度约为 20°，但到了 16 个月后就降为中性旋转。这种畸形可能由于膝关节韧带松弛而加重，这使得幼儿腿部过度内旋。这种情况在很大程度上是自我限制的，通常会随着进一步的生长和发育而自行解决。年龄超过2岁或3岁的足趾畸形通常继发于股骨前倾，其特征是髋部的内旋多于外旋。在生长过程中，股骨力线向中性方向减少。

（2）治疗：胫骨扭转的治疗主要是通过观察使家属了解其良性和预期的解决方法。在年龄较大怀疑有股骨前倾的儿童中，通过治疗鞋及支架治疗并没有长期改善症状。当出现膝关节和髋关节疼痛等症状时，有时需要旋转截骨术矫正。然而，绝大多数会自行好转。

4. 髋关节发育不良

（1）临床表现：髋关节发育不良（DDH）包括股骨近端和髋臼解剖关系出现异常的一系列髋关节病症。在最严重的疾病中，股骨头与髋臼没有接触，被归类为髋关节脱位。在髋关节脱位中，股骨头在髋臼内，但可以通过刺激手法脱位。半脱位是指股骨头通过刺激手法部分脱离关节。髋臼发育不良是指髋臼发育不充分，是一种影像学诊断。先天性髋关节脱位通常发生在左髋关节，占新生儿的1%～3%。出生时，髋臼和股骨都发育不全（图26-5）。DDH的4个主要危险因素是头胎、女性、臀位和有DDH的家族史。

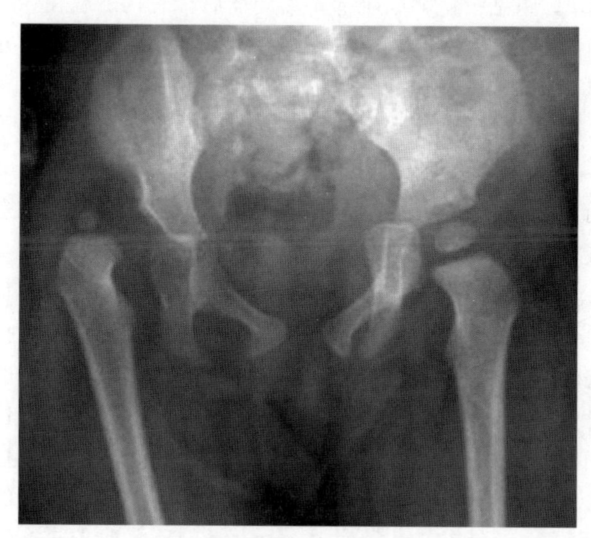

图26-5 髋关节发育不良患者髋臼和股骨发育不全的影像学证据

1）症状和体征：临床诊断新生儿髋关节脱位依赖于通过把婴儿放在医生的背部和获得完全放松显示的髋关节不稳定。由于这些临床症状很微妙，很容易忽略哭闹或不安的婴儿的这些症状。检查者检查时应将较长的手指放于大转子上方，拇指放于大腿内侧。两个髋关节弯曲90°，然后慢慢地从中线开始内收和外翻髋关节，一次做一侧髋关节。用温和的压力试着将大转子向前提。股骨头出现弹跳的滑动感是髋关节不稳定的迹象（Ortolani征）。当关节较为稳定时，畸形的触发需在大腿内收时用拇指对大腿内侧施加轻微压力，从而导致髋关节向后滑动，并在髋关节脱位时发出可感受的撞击声（Barlow征，图26-6）。当膝关节屈曲90°时，髋关节限制外展小于60°被认为是检测髋关节发育不良最敏感的征象。不对称的皮肤皱褶出现在约25%的正常新生儿中，因此对诊断髋关节脱位没有特别的帮助。

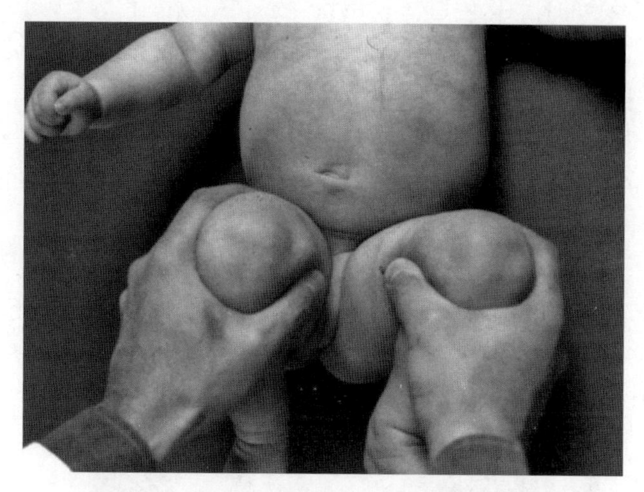

图26-6 Ortolani征/Barlow征检查动作技巧

不稳定的迹象在出生后的第1个月变得不那么明显。当髋部和膝盖弯曲时，如果膝盖的高度不相等，那么髋关节脱位就会出现在膝盖低的一侧，这称为Galeazzi征。如果在孩子开始走路之前没有诊断出髋关节发育不良，那么将会出现无痛跛行和（或）向患侧倾斜。当孩子患腿站立时，由于臀中肌无力，对侧的骨盆会明显下降，这被称为Trendelenburg征，也解释了不寻常的摇摆步态。当一个双侧髋关节脱位的孩子开始走路时，步态是摇摆不定的。

2）影像学表现：在诊断新生儿发育性髋关节脱位时，不稳定的临床表现比X线片更可靠。超声检查对新生儿最有用，有助于筛查高危婴儿，如臀先露或阳性家族史的婴儿。出生后6周的放射检查变得更有价值，股骨头的外侧移位是最可靠的征象。在出生后的最初几个月里，儿童髋关节外展受限，则需要行骨盆的X线片检查。

（2）治疗：除非不稳定得到纠正，否则发育不良是渐进的。如果在出生后的最初几周内纠正了脱位，发育不良就可以完全逆转，更有可能发育成一个正常的髋关节。如果脱位或半脱位随着年龄的增长而持续，这种畸形会恶化，直到不能完全恢复，特别是在行走年龄之后。因此，及早诊断和治疗是非常重要的。

Pavlik吊带通过将髋关节固定在屈曲和外展位来保持复位，用于治疗出生后最初几周或几个月诊断出的髋关节脱位或发育不良（图 26-7）。为了安全使用 Pavlik 吊带，髋关节必须在较小的力度下可以手动复位。对于在临床检查中不易复位的髋关节脱位，使用 Pavlik 吊带治疗会导致 Pavlik 病。这种情况下使用 Pavlik 吊带会导致股骨头和髋臼损伤，从而使髋关节复位和重建更加困难。过度外展或稳定复位需要髋关节过度活动，可导致股骨头缺血性坏死，其是 Pavlik 吊带治疗的禁忌证。穿 2 层或 3 层纸尿裤治疗是无效的。最好是在有经验的骨科医生监督下治疗。

如果髋关节在 Pavlik 吊带治疗下不能复位或者不能稳定复位，最适宜的治疗方法是在X线下进行闭合复位。复位后使用石膏固定。如果闭合复位后髋关节在一定活动范围内仍然不稳定，则建议切开复位。

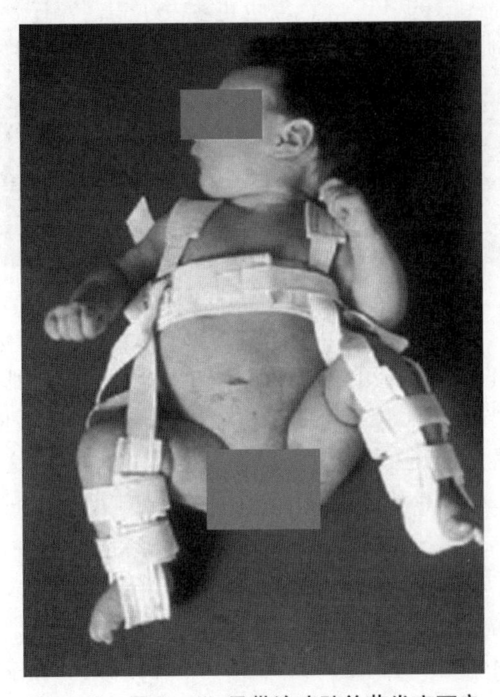

图 26-7　用 Pavlik 吊带治疗髋关节发育不良

在出生后第 1 年进行封闭治疗是可行的，但早期治疗效果更好（在出生后 6 个月内）。对于年龄超过 18 个月的患者，通常需要更积极的手术来矫正髋臼和股骨的畸形，而且为了使髋关节的方向和形状更正常，通常需要切开复位。学会走路的儿童，以及双侧髋关节受累的儿童，更有可能因更广泛的手术而出现并发症。

5. 股骨头骨骺滑脱症

(1) 临床表现

症状和体征：股骨头骨骺滑脱症（SCFE）是由生长板破裂所致股骨近端骨骺移位引起的（图 26-8）。股骨头通常相对于股骨颈向内侧和向后移位。这种情况最常见于青春期、肥胖的男性。当股骨近端（生长板）应力增加或剪切阻力减小时就会发生 SCFE。导致压力增加或阻力减少的因素包括内分泌或肾脏疾病、肥胖、髋臼过深（髋臼窝深）、股骨或髋臼后倾。当股骨近端相对于股骨轴向后倾斜时，就会发生股骨后倾。髋臼后倾是指髋臼开口的力线方向不是朝向正常的前外侧，而是更向后倾斜。

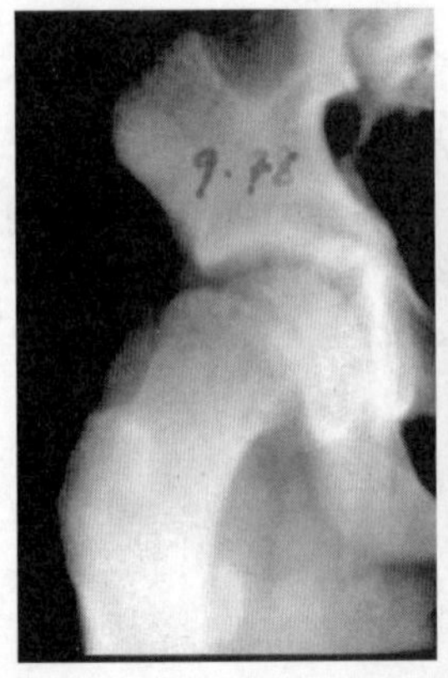

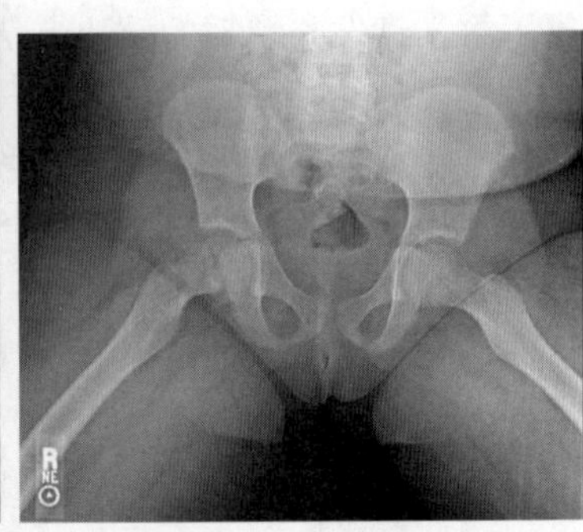

图 26-8　股骨头骨骺滑脱症的影像学表现

临床上，SCFE 分为稳定型和不稳定型。如果患儿能够负重，则认为 SCFE 是稳定的。在不稳定的 SCFE 中，患儿无法负重。缺血性坏死率的增加与不能负重有关。

从时间上看，SCFE 可分为急性和慢性。急性 SCFE 偶见于跌倒或髋部直接外伤后，症状出现在 3 周内。在慢性 SCFE 中，更常见的是一个原本健康的儿童会出现一段较长时间的疼痛和跛行。疼痛可以累及大腿或膝关节内侧，对于任何膝关节疼痛的肥胖儿童来说，髋关节检查都很重要。体格检查通常有髋关节内旋受限。适当的诊断检查应包括骨盆正位和侧位 X 线片。

(2) 治疗：最初的治疗包括使患者拄拐杖非负重行走，并立即转诊至骨科医生。治疗和股骨颈骨折的治疗原则相同：通过内固定将股骨头原位固定在股骨颈上，使骨骺损伤得以愈合。非闭合复位的原位固定被认为是 SCFE 的标准治疗方法，因为尝试闭合复位有关的股骨头坏死的风险很高。对于移位显著的 SCFE，专科中心开始通过一种髋关节手术脱位进行切开复位，但由于存在股骨头缺血性坏死的风险，只能由经验丰富的骨科医生来进行手术。

(3) 预后：大多数患者的髋关节仍处于超重和过压状态，因此远期预后仍需谨慎。随访研究表明，即使在那些没有发生缺血性坏死的患者中，过早退行性关节炎的发病率也很高。缺血性坏死的进展预示较差的预后，因为在骨骼发育的晚期，新骨并不容易取代死骨。约 30% 的患者有双侧受累，这可能发生在原发性发作后 1 ～ 2 年。

四、常见脊柱疾病

诊断要点和主要特点

- 该疾病最常见的表现为颈部或背部畸形
- 治疗方法各不相同，且取决于进展的危险因素

1. 背部疼痛

临床表现

症状和体征：儿童背痛可能是急性创伤的结果，但也可能是重要疾病的唯一症状，值得临床关注。炎症、感染、肾脏疾病或肿瘤可导致儿童背部疼痛，扭伤不应被视为常规诊断。详细的病史和体格检查有助于查明背痛的病因。

2. 斜颈

（1）临床表现

症状和体征：分娩时胸锁乳突肌损伤或婴儿期影响颈椎的疾病（如先天性脊椎异常），均可引起斜颈。当胸锁乳突肌挛缩引起斜颈时，下巴会旋转到患侧肌肉的对侧，导致头部向挛缩一侧倾斜（图 26-9）。新生儿胸锁乳突肌中部肿块可能是血肿或发育性纤维瘤，而不是真正的肿瘤。

急性斜颈可发生在上呼吸道感染或轻微外伤之后。上呼吸道感染可导致上颈椎肿胀，尤其是 C_1 ～ C_2 区。这种肿胀使 C_1 ～ C_2 关节容易发生旋转性半脱位，通常表现为斜颈。上颈椎旋转半脱位需要 CT 才能准确评估。其他导致斜颈的因素包括脊髓和小脑肿瘤、脊髓空洞症和类风湿关节炎。

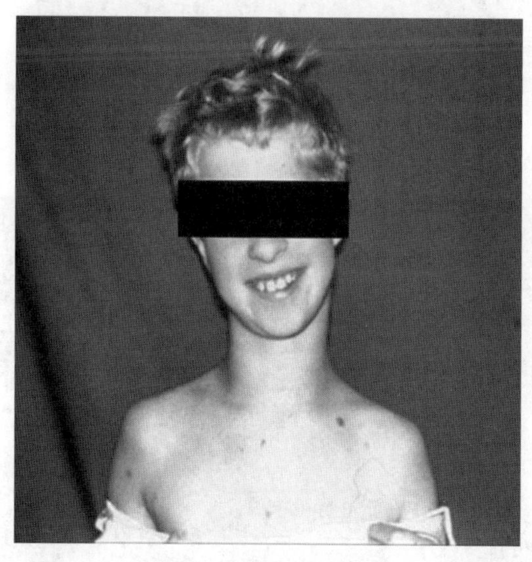

图 26-9　少年男孩斜颈

（2）治疗：如果对婴儿早期的斜颈不进行治疗，明显的面部不对称表现可能会持续存在。被动伸展是一种有效的治疗方法，其有效性高达 97%。如果斜颈在出生后的第 1 年不能通过被动拉伸纠正，那么手术松解肌肉起止点是一种有效的治疗选择。切除胸锁乳突肌的“肿瘤”是不必要的，而且会造成难看的瘢痕。对于儿童获得性斜颈，牵引或颈圈通常能在 1 ～ 2d 内使症状消失。

（3）预后：斜颈有时与先天性颈椎畸形有关。在怀疑有脊椎异常时，大多数病例都可通过脊椎 X 线片显示。此外，还有髋关节发育不良的发病率为 15% ～ 20%。

3. 脊柱侧弯　特征是脊柱侧弯与受累椎体的旋转有关，并按其解剖位置在胸椎或腰椎进行分类。脊柱侧弯有 4 种主要类型：特发性、先天性、神经肌肉性（与神经或肌肉疾病相关）和综合征性（与已知综合征相关）。特发性脊柱侧弯约占 80%，更常见于女孩，通常发生在 10 ～ 12 岁，但也可能发生得更早。这其中也有遗传因素，但病因是多因素的。先天性脊柱侧弯占病例的 5% ～ 7%，是由受影响的椎骨形成或分割失败而导致的脊椎异常。颈椎受累很少见，最常见的表现为 Klippel-Feil 综合征（先天性短颈综合征）。在这种综合征中，部分或全部颈椎分节不良可能伴有多种其他先天性脊柱畸形。脖子短而僵硬，发际线低，耳低。颈肋、脊柱裂、斜颈、蹼颈、高肩胛骨、肾脏异常和耳聋是常见的相关缺陷。如果肾功能异常，应进行肾超声和听力测试检查。

（1）临床表现

1）症状和体征：青少年脊柱侧弯一般不会引起明显的疼痛。如果患者有明显的疼痛，就应该对其进行评估，以排除感染或肿瘤等其他疾病的可能性。30°或以上的弯曲会导致临床明显的胸腔畸形和腰围不对称。通过前弯曲试验可以检测到较小的弯曲，该试验旨在检测患者直立时可能不明显的早期旋转异常。脊柱的旋转可以用脊柱侧弯仪测量。当侧弯严重程度增加时，旋转与明显的肋骨隆凸（“剃刀背”）有关。

2）影像学：全脊柱站立位的前后位和侧位 X 线片对诊断最有价值（图 26-10）。通常，主曲线很明显，通过补偿性曲率来平衡身体。

（2）治疗：脊柱侧弯的治疗取决于曲度大小、骨骼成熟度和进展风险。具体的治疗取决于 Cobb 角的角度，通过站立位脊柱前后位 X 线片来测量。当 Cobb 角小于 20° 时通常不需要治疗，除非显示病情在进展。对于骨骼发育不成熟的儿童，Cobb 角在 20° ～ 40° 时需要支具治疗。Cobb 角大于 40° 时不可用支具治疗。胸部曲度大于 70° 与成人生活中肺功能不良有关，导致治疗方法趋于防止病情进展到极端。Cobb 角达到 40° ～ 60° 是手术矫正指征，因为脊柱侧弯很可能继续进展。外科治疗包括脊柱内固定和融合术。将脊柱内固定物（棒、螺钉、钩等）应用于待矫正的脊柱，

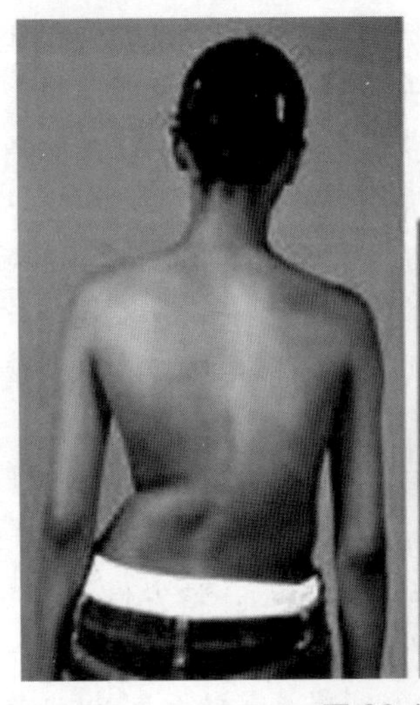
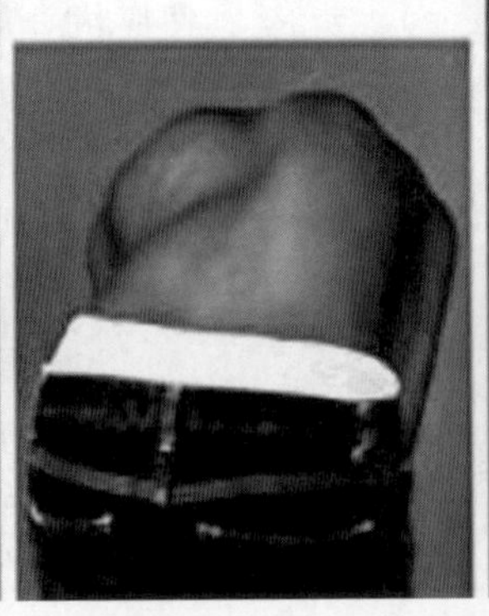
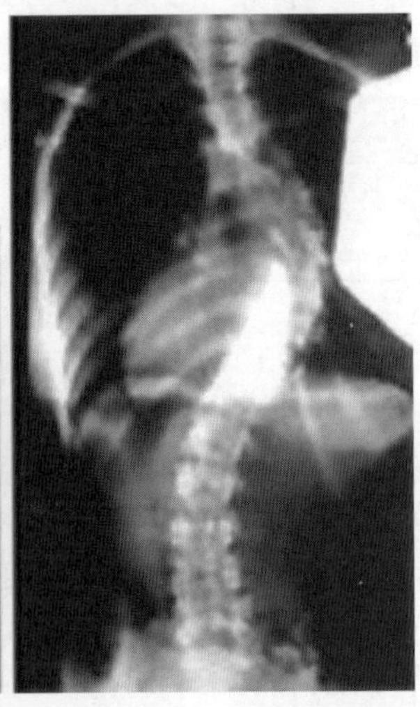

图 26-10 脊柱侧弯的临床及影像学表现

并植骨。通过使用铸型、支撑和生长调节手术 [如生长棒、垂直可膨胀钛肋骨义肢（VEPTR）或磁性膨胀棒（MAGEC）等]，尽可能延迟幼儿的最终脊柱融合，以减少麻醉事件和切口并发症。

（3）预后：无进展的代偿性轻度脊柱侧弯可能会导致轻微的畸形，但一生中都可以很好地耐受。应该向患者家长咨询脊柱侧弯的遗传病史，并提醒他们孩子的背部应该作为常规体检的一部分进行检查。早期检测可行简单的支具治疗。严重的脊柱侧弯可能需要通过脊柱融合术来矫正。

4. 驼背

（1）临床表现

1）症状和体征：当看脊柱矢状面时，可以注意到两条正常的曲线。在腰椎区域，前凸的正常曲线称为腰椎前凸。在胸段，一个具有后凸的正常曲线称为后凸。过度的后凸是病理性的，称为过度后凸。临床上，背部可见畸形，前屈试验加重了这种畸形（图 26-11）。脊柱后凸常伴随脊柱侧弯，这两种情况可能有共同的病因。此外，过度的后凸可由创伤、退行性和炎症条件引起。先天性和发育异常，包括 Scheuermann 病，是严重后凸的常见原因。在先天性脊柱后凸畸形中，异常的椎骨是由分节不良引起的，通常导致楔形椎骨，继而导致严重的脊柱后凸畸形。

2）影像学：站立位侧位 X 线片是测量脊柱弯曲的角度和量化弯曲的严重程度所必需的。曲度通常是测量 $T_1 \sim T_{12}$ 的全部胸部区域。此测量的正常值范围在 20° ～ 45° 。任何超过 45° 的脊柱弯曲都被认为是病理性的（图 26-12）。

（2）治疗：驼背的治疗方法与脊柱侧弯相似。轻度畸形可采用支具治疗。然而，由于病因的不同，这样做的有效性和适应证充满了好坏参半的结果。对于更严重的畸形，可采用脊柱内固定和融合术进行手术干预。对于有先天性楔形椎体异常的患者，可能需要行脊柱切除术。

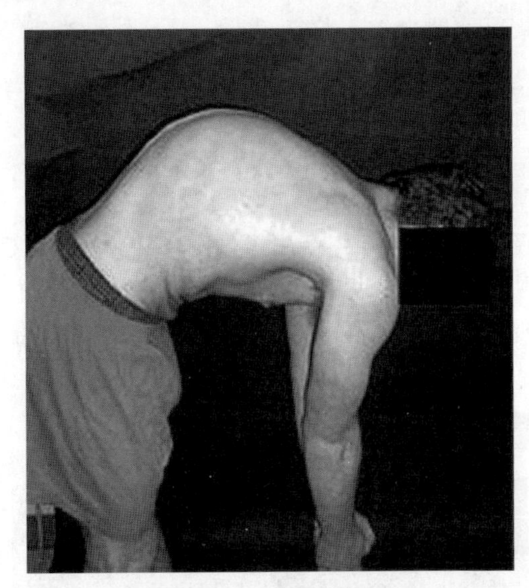

图 26-11 青少年驼背

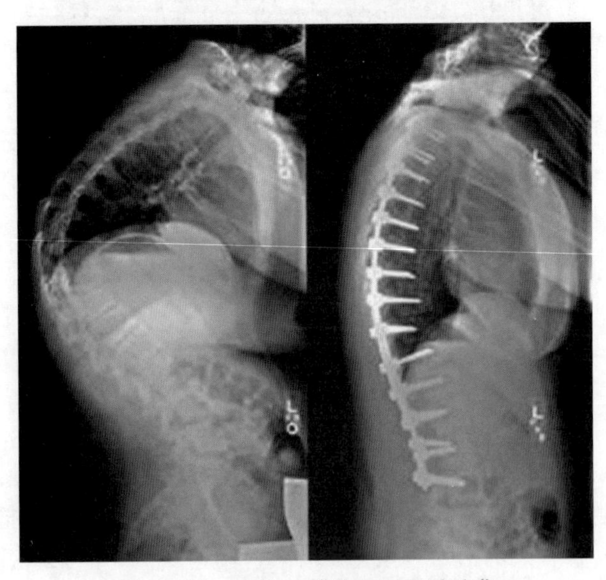

图 26-12 侧位 X 线片显示严重驼背

五、炎症性疾病

诊断要点和主要特点

- 慢性疾病一般与过度使用有关
- 首先排除更严重的疾病
- 治疗方法是限制活动

六、骨骼肌相关综合征

诊断要点和主要特点

- 许多遗传综合征包括肌肉骨骼成分或关联
- 由此导致的畸形可能会导致功能缺失

多关节弯曲畸形（先天性软骨发育不全）

（1）临床表现

症状和体征：多关节弯曲畸形（AMC）由身体多个或所有关节的不完全纤维性僵直（通常为双侧）组成。AMC在男女中的受累相当，在2～3000例活产儿中有1例发生AMC。上肢挛缩通常包括肩关节内收、肘关节伸展、手腕弯曲和拇指肌肉控制不良的手指僵直。

常见的下肢畸形包括髋关节脱位、膝关节伸直挛缩和严重的马蹄内翻足。关节呈梭形，由于胎儿发育期间缺乏活动，关节囊体积减小。肌肉发育不良可能只表现为纤维带。各种各样的研究将这种基本的缺陷归因于肌肉或下肢运动神经元的异常。

（2）治疗：早期的治疗是关节被动活动。并没有表明延长的石膏固定会导致进一步的僵直。可拆卸夹板结合积极的治疗是最有效的保守治疗；然而，通常需要手术松解受累关节。关节融合的马蹄内翻足非常僵硬，几乎都需要手术矫正。膝关节手术，包括关节囊切开术、截骨术和肌腱延长术，可用于矫正畸形。对于幼儿，髋关节脱位可通过内侧入路手术复位。多次髋关节手术是禁忌的，因为它们可能会进一步使髋关节脱位变得僵硬，从而导致活动障碍。截骨术通过改善机械对齐来改善下肢功能，从而成功地治疗一些畸形。受影响的儿童通常能够在脱位和挛缩的情况下行走，随着治疗的进行，功能性步态有所改善。身体和职业独立的长期预后是值得警惕的。这些患者智力正常，但他们有严重的身体限制，很难找到有报酬的工作。

1. 马方综合征

（1）临床表现

症状和体征：马方综合征是一种结缔组织疾病，其特征是手指和足趾异常长（蜘蛛指）、关节活动过度、眼晶状体半脱位、其他眼部异常，包括白内障、角膜瘤、大角膜、斜视和眼球震颤、高拱腭、强烈的脊柱侧弯倾向；鸡胸（胸骨向外突出），以及由血管中膜薄弱而导致的胸主动脉瘤（参见第37章）。纤颤蛋白-1基因突变通常与马方综合征相关。血清黏液蛋白减少，尿中羟脯氨酸分泌增加。这种情况很容易与同型半胱氨酸尿症相混淆，因为表型表现几乎相同。通过检测同型半胱氨酸尿症患者尿液中的同型半胱氨酸来鉴别这两种疾病。

（2）治疗：通常是支持性治疗，包括控制血压和限制体力活动。脊柱侧弯可能需要通过支具或脊柱融合术进行更有力的治疗。随着主动脉瘤治疗方法的发展，患者的长期预后已得到改善。

2. 先天性高肩胛症（翼状肩胛）

临床表现

症状和体征：先天性高肩胛症是一种先天性疾病，患者其中1个或2个肩胛骨抬高及发育不良。畸形使患侧手臂无法完全抬高，可伴斜颈。畸形单发或合并Klippel-Feil综合征、脊柱侧弯和肋骨畸形。如果畸形是功能受限型，可以通过手术将肩胛骨重新定位到更接近正常解剖位置的位置。外科干预改善了美容外观和功能。

3. 成骨不全症

（1）临床表现

症状和体征：成骨不全症是一种罕见的遗传性结缔组织疾病，其特点是多发性和复发性骨折。估计发病率为1/（1.2万～1.5万）。该病的临床特征使大多数病例都能诊断。成骨不全症有几种形式，分为Ⅰ～Ⅻ型。Ⅰ～Ⅴ型是常染色体显性突变的结果，而Ⅵ～Ⅻ型是常染色体隐性遗传的结果。每一种类型都与不同基因的突变、不同程度的严重程度和一系列特征有关。严重的胎儿型（成骨不全症）以多发宫内或围产期骨折为特征。许多中度受影响的儿童发生骨折，以及由于获得性骨畸形和生长迟缓而表现出侏儒症。在围产期后，骨折开始出现在不同的时间和不同的模式，导致相对于严重病例，骨折和畸形的病例较少。长骨骨干的皮质厚度减少，颅骨内有完全被颅骨缝合线包围的副颅骨（蠕虫骨）。蓝巩膜、皮肤薄、韧带过度伸展、耳硬化伴有明显的听力损失、牙齿发育不全和畸形是成骨不全的特征。心血管和呼吸系统问题是成年后发病和死亡的最常见原因。智力不会受到影响。患者有时会被怀疑遭受虐待。在任何潜在的非意外创伤的情况下，都应该排除成骨不全。值得注意的是，尺骨鹰嘴骨折在儿童是罕见的，可以提示成骨不全。

（2）治疗：外科治疗包括矫正长骨的畸形。多根髓内针固定被用来降低骨折发生率，防止畸形骨折愈合畸形。患者在成年后往往只能坐在轮椅上。双膦酸盐已被证明可以降低骨折的发生率。

4. 软骨发育不全（经典软骨营养不良）

（1）临床表现

1）症状和体征：软骨发育不全是最常见的短肢侏儒症。上臂和大腿按比例短于前臂和小腿。被怀疑骨骼发育不良是基于不正常的身材、不成比例、先天性畸形或畸形。身高测量是一种很好的临床筛查工具。常见的症状包括四肢弯曲、步态蹒跚、主要关节活动受限、韧带松弛、几乎等长的短而粗的手指、额部隆起、面中部发育不全、耳鼻喉系统功能障碍、中度脑积水、鼻梁凹陷和腰椎前凸。智力和性功能正常。虽然这种疾病为常染色体显性遗传，但 80% 的病例是由成纤维细胞生长因子受体 -3（*FGFR3*）基因的随机突变造成的。

2）影像学：X 线片显示短而厚的管状骨和不规则的骺板。骨头的末端很厚、变宽、呈杯状。表面骨化可能会延迟。由于椎弓根生长减少，椎管变窄（先天性狭窄），成年时椎间盘突出可导致急性截瘫。

（2）治疗：一些骨骼发育不良的儿童服用生长激素治疗。肢体延长术可能达到更正常的肢体比例，但存在争议。

七、骨骼肌肉系统相关的神经系统疾病

诊断要点和主要特点

- 了解详细的出生史
- 实现功能最大化的治疗
- 评估患者的功能状态

1. 脑瘫的矫形方面

临床表现及治疗：脑瘫是一种非进行性脑损伤，可导致儿童大脑发育过程中出现肌肉控制问题。鼓励完成正常发育模式的早期物理治疗可能使脑瘫患者受益。

尽管足踝矫形器或夜间夹板在预防踝关节马蹄畸形（这是该人群中最常见的畸形）或髋关节内收挛缩方面可能是有用的，但支具和夹板疗法的疗效仍值得怀疑。矫形手术对治疗影响功能的关节挛缩是有用的。肌肉移位在特定选择的脑瘫患者中是有效的，大多数骨科手术都是通过截骨或关节融合术来延长肌腱或稳定骨骼。

由于内收肌和屈肌的过度活动导致髋关节的屈曲和内收，从而可能会导致进行性髋部神经肌肉脱位（图 26-13）。这可能导致疼痛和功能障碍，治疗困难且疗效不满意。治疗可以包括外展支具，辅之以内收肌和髋屈肌的松解，但这已被证明只能推迟截骨术时间。必要的股骨和（或）骨盆截骨术用以纠正股骨前倾、髋内翻和髋臼发育不良等常见的骨畸形。

外科医生必须在任何术前对患者进行多次检查，因为很难预测诊断为脑瘫的患者的手术结果。由物理治疗师进行的随访治疗可以最大限度地提高预期的长期受益，应在手术前安排。

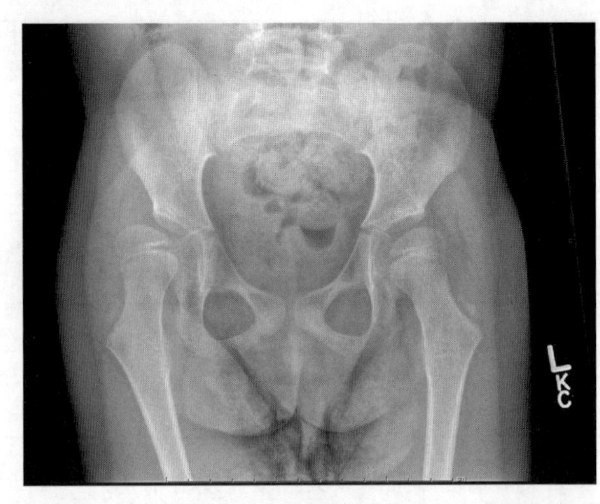

图 26-13　痉挛性四肢瘫痪脑瘫患者的神经肌肉性髋关节半脱位

2. 骨髓发育异常的骨科疾病（脊柱裂）

临床表现及治疗：骨髓发育异常（脊柱裂）患者应及早接受骨科医生的检查。神经受累的程度决定了肌肉失衡的程度，这种不平衡会导致生长过程中的畸形。这种参与往往是不对称的，在出生 12 ～ 18 个月往往会发生变化。相关的骨骼肌肉问题可能包括马蹄内翻足、先天性髋关节脱位、下肢关节挛缩型改变，以及先天性脊柱侧弯和后凸。脊柱裂最常见于 L_3 ～ L_4 节段，并可累及髋关节，生长过程中由于髋关节屈曲和内收力不对称而发生进行性脱位。足畸形由于通常没有感觉而变得复杂；这些畸形可能是任何方向的，取决于肌肉的不平衡。在这些儿童中出现脊柱畸形的比例很高，其中脊柱侧弯约占 40%。

步行可能需要长腿支具。对于符合可能性行走的儿童，手术治疗包括髋关节复位、负重位足对齐及脊柱侧弯的稳定。在缺乏活动性股四头肌功能和膝关节伸肌力量的儿童中，行走的可能性会大大降低。对于这类患者，通常不建议对足和髋关节进行积极的手术，因为这会导致关节僵硬，不能坐着。脊柱裂儿童的全面治疗应由多学科协调进行，各种医学专家与治疗师、社会工作者和教师一起工作，可提供最好的护理。

八、创伤

诊断要点和主要特点

- 肘关节伸展位跌倒是最常见的发病机制
- 直接体格检查（如肿胀、压痛、畸形、不稳定）和放射线检查
- 排除生长板骨折的可能性
- 对扭伤和拉伤的早期保护运动
- 骨折复位和固定

1. 软组织创伤 扭伤是指韧带的拉伸损伤，拉伤是指肌肉或肌腱的拉伸损伤。挫伤通常是由组织的压迫造成的，会损伤组织内的血管并形成血肿。

严重扭伤时，韧带会完全断裂，导致关节不稳定。不完全的韧带撕裂伤伴有局部疼痛和肿胀，但没有关节不稳定，是轻度或中度扭伤。

任何扭伤的初步治疗包括休息、冰敷、压迫和抬高。简短的夹板固定，紧接着对受累关节进行早期的一定范围的活动锻炼，可防止进一步损伤，并能缓解肿胀和疼痛。非甾体抗炎药（NSAID）可用于疼痛。如果发生更严重的创伤，导致韧带完全撕裂、关节不稳定，可通过肉眼检查或用影像学资料及应力实验来证实。这种关节畸形可能会造成持续性的不稳定，从而导致其他损伤。如果不稳定很明显，可能需要手术修复撕裂的韧带。如果肌肉在肌腱附着处撕裂，可以通过手术修复。

2. 膝关节扭伤

（1）临床表现

症状和体征：副韧带和交叉韧带扭伤在儿童中并不常见。这些韧带非常结实，因此骨性损伤更常见。在青春期，旋转损伤可能导致前交叉韧带断裂。

（2）治疗：创伤后若发现膝关节积液则应转诊至骨科。鉴别诊断包括韧带撕裂、半月板撕裂和骨软骨骨折。如果损伤导致胫骨撕脱，相关损伤可能还包括半月板和软骨损伤，通常需要解剖复位和固定。非创伤性积液应评估炎症情况（如幼年类风湿关节炎）、髌骨位置异常或不稳定。

3. 膝关节紊乱

临床表现

症状和体征：半月板损伤在12岁以下的儿童中并不常见。膝关节外侧为盘状半月板，幼儿可能会发生膝关节的“咔咔”响或绞锁，这是一种罕见的先天性异常，有较高的半月板撕裂的风险。接近青春期时，负重时扭转损伤可引起膝关节内部损伤，如果发生半月板撕裂和移位，可能导致膝关节绞锁。剥脱性骨软骨炎是软骨下骨的缺血性坏死，可导致软骨破裂、不稳定和退化，在青春期也表现为膝关节的肿胀、疼痛和机械症状（图26-14）。这在所有滑膜关节中都可以看到，但最常见的是在膝关节的股骨内侧髁。创伤后滑膜炎与半月板损伤类似。膝关节严重损伤或受伤后股骨干骺端两侧有压痛时，应怀疑有表面性损伤。应力X线片有时会显示股骨远端骨骺分离。

4. 挫伤

（1）临床表现

症状和体征：肌肉挫伤伴血肿形成，产生熟悉的“肌肉痉挛”损伤。

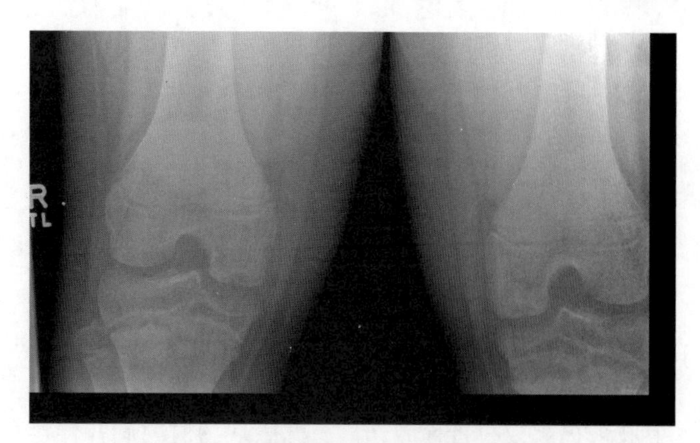

图26-14 双侧股骨内侧髁剥脱性骨软骨炎

（2）治疗：方法包括冰敷、加压和休息。5～7d内应该避免运动。当急性期压痛和肿胀过后，局部热敷可加速愈合。

5. 骨化性肌炎

（1）临床表现

症状和体征：骨化性肌炎（肌肉内的骨化），当足够的创伤引起血肿，之后以骨折的方式愈合就会产生骨化性肌炎。股四头肌和肱三头肌挫伤是最常见的损伤。功能丧失很严重，伴局部肿胀、发热和极度疼痛，并伴有相邻关节的轻微刺激。

（2）治疗：患肢应休息，直到局部症状消退（5～7d）。当局部发热和压痛减轻时，可开始温和地主动运动。不建议进行被动伸展运动，因为它们可能刺激骨化反应。如果肢体发生严重损伤并有血肿，应用夹板固定，避免进一步活动，直到急性反应消退。如果肢体经历严重的创伤并伴有血肿形成，应使用夹板固定，并应避免进一步活动，直到急性反应消退。如果其他的创伤导致反复损伤，骨化可能达到惊人的程度，类似于骨肉瘤。手术切除骨化可能会重复这一过程，并导致更严重的反应，在受伤后9个月至1年不应进行手术。

6. 外伤性半脱位和脱位

（1）临床表现

1）肩关节脱位

A. 症状、体征和治疗：肩关节脱位通常发生在外伤后。患者常有肩痛，但可伴有或不伴有无力或功能缺乏。绝大多数（约90%）脱位为前脱位，可出现明显的肩关节畸形，肱骨头向前方移位。后脱位罕见。检查和评估两肩之间的任何不对称是非常重要的。如果怀疑肩关节脱位，则应限制运动试验范围，这样会限制韧带和关节的进一步损伤。适用的X线评估体位包括正位、后斜位和腋位，对肩关节脱位的确诊非常重要。

B. 肩锁关节脱位：肩锁关节（AC）脱位涉及AC

关节韧带复合体的部分或完全撕裂，是最常见的肩关节损伤之一，但严重程度（Ⅰ～Ⅵ级，后者最严重）和治疗方法差异很大。Ⅰ～Ⅲ级肩锁关节脱位最常见，一般采用非手术治疗（包括早期物理治疗），而Ⅳ～Ⅵ级通常是高能暴力所致，采用手术治疗。移位量可以区分Ⅲ级和更高级损伤。对于Ⅲ级 AC 脱位是应该手术治疗还是非手术治疗存在争议。

2）桡骨头半脱位（保姆肘）

症状、体征和治疗：婴儿桡骨头半脱位多是由于上肢被提起或拉扯而致伤。患儿表现为肘内旋并伴疼痛。常见的主诉是患儿的肘部不敢屈曲。X 线表现常正常，但在桡骨头上方有压痛。桡骨头半脱位（保姆肘）可以通过以下方式复位：将肘部完全旋后，缓慢地将手臂从完全伸直到完全屈曲；或者将肘部保持在 90° 的屈曲角度，然后慢慢地将手腕过度旋前以完成复位；在桡骨头部的水平位可以感受到“咔哒”声。疼痛的缓解是显著的，因为孩子通常立即停止哭泣。为了舒适，肘部可以用吊带固定 1d。偶尔，症状会持续几天，需要更长时间的固定。桡骨头半脱位可能是殴打的线索。在检查过程中应该考虑到这一点，特别是桡骨头半脱位反复出现的患儿。

3）髌骨脱位

症状和体征：完全性髌骨脱位几乎都是外侧脱位。患者疼痛剧烈，并且膝关节呈轻微屈曲，在膝关节外侧有明显骨性肿块，而膝盖前上方平坦。放射学检查（包括髌骨切线位图）可诊断。当发生髌骨半脱位时，症状可能比较轻微，患者会诉膝关节“打软腿”或“跳不到位”。反复脱位更常见于过度松弛患者，尤其是青春期女孩。导致复发的因素包括髌腱的长度、滑车沟的深度、髌骨与滑车沟的位置（受轴向和冠状骨力线的影响）。

（2）脱位的治疗：与骨折复位不同（骨折复位推迟相对安全），大多数脱位必须立即复位，以便将进一步的关节损伤降至最低。脱位通常可以通过轻度持续牵引来复位。由于损伤产生的保护性麻醉，通常在受伤后几个小时不需要麻醉。复位前和复位后应进行彻底的神经血管检查，并记录下来。术后应进行 X 线片检查，以证实已复位并评估有无相关骨软骨骨折。复位后，应用夹板固定关节以方便转运患者。非甾体抗炎药可以和冰合用来镇痛和减少炎症。膝关节应制动治疗，随后通过全方位的运动进行渐进式主动锻炼。治疗师对关节进行剧烈的被动活动可能是有害的，但肌肉力量训练是长期治疗的关键。

髌骨脱位的复位可以通过伸展膝关节、轻压髌骨并同时牵引腿的方法。对于首次脱位，复位后应是非手术治疗，包括股四头肌肌力、髋关节和核心稳定性的物理治疗。手术适用于有可修复的骨软骨损伤、游离体和经过适当的非手术治疗后复发的脱位患者。大约 1/3 的患者在康复后反复再脱位。

九、骨折

1. 骨骺分离

（1）临床表现

症状和体征：骨骺分离（也称为骨骺骨折）在儿童中比韧带损伤更常见，因为关节韧带通常比相关的生长板更坚韧。当怀疑有脱位时，应拍 X 线片，以排除骨骺骨折的可能性。对侧的 X 线片是比较有用的，特别是肘部周围的损伤。跨生长板的骨折可能会产生骨桥，这将导致肢体过早停止生长或成角畸形。这些骨桥是由生长板的创伤所致，即使适当的复位也可能发生。非活动儿童的骨骺分离应考虑非意外创伤。

（2）治疗：骨骺骨折复位应在麻醉下进行，以最小的力量使生长板对位。肩关节、腕关节和手指周围的骨骺骨折通常可以通过闭合复位来治疗，但是肘关节周围骨骺骨折通常需要切开复位。在下肢，当涉及关节面时，必须准确地复位骨骺板，以防止关节畸形。如果出现成角畸形，可能需要通过截骨术来矫正。反复闭合复位损伤骨骺的风险较高，不推荐采用。

2. 环状骨折

临床表现及治疗：环状骨折是由骨受压导致皮质“压弯”。最常见的部位是桡骨远端或尺骨。通常这种骨折的对位对线尚可，简单地固定 3 周即可。软性绷带治疗和石膏治疗能有效防止进一步弯曲。重要的是不能因骨折的最初表现被误诊为青枝骨折（见下文）。被误诊为青枝骨折的环状骨折儿童，据报道使用软绷带或石膏治疗后会有疼痛。

3. 青枝骨折

临床表现及治疗：青枝骨折是指一侧骨皮质明显断裂，而另一侧骨皮质未见明显的断裂面。术语“青枝”的词意类似当一个人试图从活的树上折断一根树枝时所发生的事情；通常树皮会在树枝的一侧断裂，而另一侧保持完好。骨断端未分离，使骨折成角，但未移位。复位是通过伸直手臂到正常的力线，并用贴合的管型石膏固定保持对线正常。术后 7 ～ 10d 需再次行 X 线片检查，以确定石膏内骨折复位确切。轻微的成角度畸形可以通过骨重塑来矫正。骨折距离骨生长端越远，重建所需的时间就越长。骨折处无压痛且 X 线片上可见骨痂，则认为骨折已愈合。

4. 锁骨骨折

临床表现和治疗：锁骨骨折在婴幼儿中常见。为了舒适，可以用吊带帮患者固定。当骨折愈合时，愈合的骨痂会很明显，但这个难看的肿块通常会通过骨重建在几个月到一年的时间内消失。在儿童和青少年中，需要通过手术固定的锁骨骨折很少见。

5. 肱骨髁上骨折

(1) 临床表现

症状和体征：肱骨远端髁构成肘关节近半侧。肱骨远端后端有一个凹陷，这种解剖结构是为了在肘部完全伸展时容纳鹰嘴。这种解剖调节位于肱骨的髁上区域，造成皮质骨较薄，更易受伤或骨折（图 26-15）。肱骨髁上骨折多见于 3 ～ 6 岁儿童，是儿童肘关节骨折中最常见的类型。在处理这种类型的骨折时，靠近上臂远端的肱动脉会造成潜在的危险。远端没有脉搏是继发性动脉损伤的强烈征兆。肿胀可能是严重的，因为这些伤害通常与严重的创伤有关。

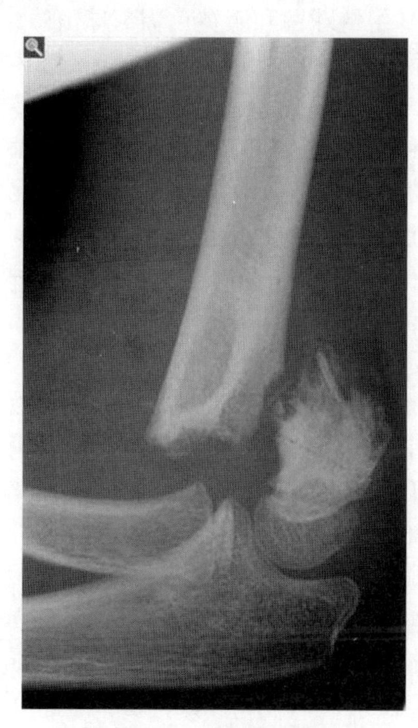

图 26-15　肱骨髁上骨折

(2) 治疗：大多数情况下，采用全身麻醉下闭合复位和经皮钢针固定治疗。与肱骨髁上骨折相关的并发症包括由血管损伤引起的前臂 Volkmann 缺血性挛缩和继发于复位不良的肘内翻（携带角度降低，"枪托畸形"）。肘关节的"枪托畸形"可能有点难看，但通常不会影响关节功能。

6. 儿童其他骨折的一般情况　儿童骨折的复位通常可以通过简单的牵引和手法完成；如果不能获得满意的对位对线，则需要切开复位。骨折骨痂的重塑通常会在几个月内产生几乎正常的骨骼外观。孩子越小，重塑的可能性越大。与关节运动同平面的成角畸形可以重塑，而旋转畸形的重塑却不是很好。

只要骨折的年龄与所提供的病史不符，或者受伤的严重程度超过了该事故可能造成的伤害，就应该怀疑虐待儿童。在疑似殴打的病例中，如果在最初的 X 线片上没有骨折，10d 后应再拍一张 X 线片。骨膜下出血在 7 ～ 10d 后就会钙化，影像学表现可以诊断为严重闭合性创伤，这是受虐儿童的典型特征。

十、骨关节感染性疾病

诊断要点和主要特点

- 肢体活动引起疼痛，导致假性麻痹
- 软组织肿胀
- 红细胞沉降率（ESR）和 C 反应蛋白（CRP）升高
- 脓肿手术引流加抗生素治疗
- 抗生素治疗早期无脓肿的骨髓炎

1. 骨髓炎　是一种感染性的过程，通常开始于松质骨或髓质骨，并扩散到致密骨或皮质骨。通常在外伤之前，下肢更容易发生。骨髓炎最常见的原因是从其他部位的感染或定植细菌（如脓皮病或上呼吸道）的血行传播，但也可能是由于外部（外源性）的直接侵入，通过穿透伤口（指甲）或开放性骨折而引起。金黄色葡萄球菌是最常见的感染微生物，感染易发生于骨干骺端。从解剖学上讲，供应长骨干骺端的动脉包括生长板正下方的末端动脉，这些动脉急剧转向，最终形成静脉窦，导致相对停滞，易于细菌定位。在婴儿（< 1 岁）中，生长板与骨骺有直接的血管交通。细菌从干骺端扩散到骨骺并进入关节。对于较大的儿童，生长板提供了有效的屏障，骨骺通常不会被感染。感染从干骺端逆行蔓延至骨干，经皮质骨破裂，沿骨干向下至骨膜下。

在血行性骨髓炎中，85% 的病例是由金黄色葡萄球菌引起的。链球菌（新生儿和婴幼儿为 B 组链球菌，年龄较大的儿童为化脓性链球菌）是骨髓炎一种较少见的原因。铜绿假单胞菌在指甲穿刺伤中很常见。患有镰状细胞贫血的儿童尤其容易发生沙门氏菌引起的骨髓炎。

(1) 临床表现

1) 症状和体征：婴儿骨髓炎的症状可能是轻微的，表现为易怒、腹泻或不能正常进食；温度可正常或略低；白细胞计数可能正常或仅略有升高。受累肢体可能出现假性麻痹。年龄较大的儿童表现更为明显，局部压痛较剧烈，常有（但并非总是）高热、脉搏加快、白细胞计数升高、ESR 和 CRP 升高。下肢骨髓炎好发于 7 ～ 10 岁儿童的膝关节。压痛在干骺端最为明显，该处是骨髓炎的起始部位。在鉴别诊断中，拒绝负重的患儿骨髓炎的检出率很高。

2) 实验室检查：血液培养在早期就呈阳性。最重要的检查是穿刺抽脓或对受累骨进行活检。将针插入疑似感染区域的骨中并抽出液体对诊断是非常有用的。抽出的液体应进行微生物涂片及培养。即使是水肿液，对确定病因也是非常有用的。ESR 高于 50mm/h 是骨髓炎的典型表现。CRP 升高早于 ESR。

3）影像学：骨髓炎应在明显的 X 线片表现之前进行临床诊断。X 线片表现从非特异性局部肿胀发展到骨膜隆起，3 ～ 6d 后骨膜形成层形成新骨。当感染转为慢性时，皮质骨区域被沿髓管扩散的脓液隔离，导致骨质疏松和脱钙。孤立的皮质缺血形成死骨碎片。这些影像学的发现是明确的，但为时已晚。骨扫描是敏感的（在 X 线片显示前），但不具有特异性，应在临床上加以分析。MRI 可显示早期水肿和骨膜下脓肿，有助于在 X 线片改变前确诊和定位。

（2）治疗

1）具体措施：一旦诊断出骨髓炎并取得标本，应立即开始静脉注射抗生素。当压痛、发热症状消失或缓解，白细胞计数及 CRP 降低时，可改为口服抗生素治疗，血培养阳性也可改为抗生素治疗。覆盖金黄色葡萄球菌和化脓性球菌的抗生素（如奥拉西林、萘夫西林、头孢唑林和克林霉素）适用于大多数病例的血行性骨髓炎。如果怀疑或分离出耐甲氧西林和耐克林霉素的金黄色葡萄球菌，可能需要替代的抗葡萄球菌治疗（如万古霉素）。重症血源性骨髓炎患者应怀疑耐甲氧西林金黄色葡萄球菌感染。其他病原体的覆盖范围在特定情况下也是适当的（如新生儿和婴幼儿中的 B 组链球菌、指甲穿刺性骨髓炎中的铜绿假单胞菌、镰状细胞贫血儿童中的沙门氏菌）。手术清创和广谱抗生素（在感染骨培养的指导下）通常适用于穿透伤引起的骨髓炎。向传染病专家咨询是非常有用的，在许多机构都是标准做法。有关具体建议请参阅第 42 章。

急性骨髓炎通常至少需治疗 4 ～ 6 周，直到身体检查和炎症指标恢复正常。慢性感染需要数月的治疗。手术清创后，假单胞菌感染通常对 1 ～ 2 周的抗生素治疗有反应。

2）一般治疗：夹板可以最大限度地减轻疼痛，减少感染通过软组织中的淋巴通道传播。夹板应定期拆卸，使邻近关节能积极功能锻炼，防止关节僵硬和肌肉萎缩。在慢性骨髓炎，可能需要使用夹板以防止病理性骨折。

3）手术治疗：干骺端穿刺培养和革兰氏染色是任何疑似骨髓炎的最有用的诊断措施。如果从骨头中吸出明显的脓液，则需要手术引流。如果感染在 24h 内没有明显反应，也需要手术引流。重要的是要切除所有失活的软组织，并获得足够的骨暴露以利于引流。在引流急性骨髓炎时，不应该移除过多的骨组织，因为正常的愈合过程不会完全取代它。手术引流对骨损伤是有限的，而急性病例若不能排出脓液，则可能导致广泛损伤。

（3）预后：骨髓炎早期诊断立即开始抗生素治疗，预后是很好的。如果诊断和治疗延迟 1 周至 10d，几乎都会有一些永久性的骨结构的丧失，以及由于骺板损伤而出现生长异常的可能性。

2. 化脓性关节炎　其原因随着年龄的增长而发生变化。婴儿化脓性关节炎常由邻近的骨髓炎直接侵入而来。在年龄较大的儿童中，其是一种孤立的感染，通常不累及骨骼。在患有化脓性关节炎的青少年中，可能存在一种潜在的全身性疾病或与关节有密切关系的病原体（如淋病奈瑟球菌）。

最常见的病原菌感染也因年龄而异：4 个月内的婴儿多见 B 组链球菌和金黄色葡萄球菌感染；4 个月至 4 岁的幼儿多见 B 型流感嗜血杆菌（如未免疫）和金黄色葡萄球菌感染；较大儿童及青少年多见金黄色葡萄球菌和化脓性链球菌感染。肺炎链球菌和脑膜炎奈瑟菌偶尔也可致病，而淋球菌是青少年化脓性关节炎的一种致病菌。由于有效的免疫接种，B 型流感嗜血杆菌现在在美国并不常见。金氏菌是一种革兰氏阴性菌，被越来越多地认为是 5 岁以下儿童化脓性关节炎（偶尔还会引起骨髓炎）的原因。

在化脓性关节炎中，起病之初的关节液迅速变成脓液。关节积液可能伴随邻近骨骼的骨髓炎，但关节液中白细胞计数超过 50 000/μl，则可提示化脓性关节炎。一般来说，感染的传播是从骨到关节，但未及时治疗的化脓性关节炎也可向周围骨组织蔓延。ESR 通常在 50mm/h 以上。

（1）临床表现

1）症状和体征：年龄较大的儿童，除了关节局部肿胀、发热、红斑和（或）压痛外，可能还有明显发热、不适、呕吐和活动受限的体征。在婴儿中，炎性假麻痹引起的肢体瘫痪可能很明显。如果易怒或喂养不良的婴儿存在髋关节外展减少，应怀疑婴儿髋关节感染。有在保育室使用脐带导管治疗病史的新生儿，内科医生应该警惕髋关节化脓性关节炎的可能性。

2）影像学：关节囊的早期扩张是非特异性的，很难在 X 线片上观察到疾病。婴儿不明原因的化脓性关节炎，由于脓性积液引起的关节囊扩张，几天内可能会导致髋关节脱位。随后会出现关节间隙的破坏、骺端软骨的再吸收，以及邻近骺端骨的侵蚀。骨扫描显示关节血流增加和摄取增加。MRI 和超声是检测关节积液有用的辅助检查，有助于评估潜在的化脓性关节炎。如果临床表现与化脓性滑膜炎的表现不符，建议使用 MRI，MRI 还有助于评估周围的骨或软组织感染。

（2）治疗：关节抽吸术是诊断的关键。抽吸术的采用需通过Kocher标准进行评估，包括发热、无法负重、白细胞计数升高、ESR和CRP升高。化脓性关节炎的最佳治疗方法是手术引流，然后辅以适当的抗生素治疗。抗生素可以根据儿童的年龄、革兰氏染色和抽吸脓液培养的结果来选择。婴幼儿合理的经验性治疗是萘夫西林或苯唑西林加第三代头孢菌素。除非怀疑淋球菌或脑膜炎球菌感染，抗葡萄球菌药物通常对5岁以上的儿童就足够了。如果怀疑或分离出耐甲氧西林金黄色葡萄球菌，可能需要替代的抗葡萄球菌治疗（如克林霉素或万古霉素）。咨询传染病专家有助于管理抗生素治疗。

（3）预后：如果化脓性关节炎患者在关节软骨损伤发生之前就行关节腔脓液引流术，则预后是很好的。如果感染持续超过24h，关节软骨中的蛋白多糖就会溶解，进而导致关节炎和关节纤维化。生长板可能会受到损害，特别是在髋关节内，因为骨骺板位于髋关节囊内。

3. 椎间盘炎 是儿童化脓性感染性脊柱炎。虽然许多感染的培养结果是阴性的，但金黄色葡萄球菌被认为是最常见的病原菌。典型的临床表现包括不敢活动、背痛和持续数周至数月的身体不适。5岁以下的儿童可能无法定位他们的主诉，通常表现为“腹部”疼痛。支持疗法和适当的抗生素可使症状和体征迅速缓解而不会复发。

4. 一过性（毒性）滑膜炎（对比化脓性关节炎）

（1）临床表现

症状和体征：在美国，儿童跛行和髋关节疼痛最常见的原因是一过性滑膜炎。这种急性炎症反应通常发生在上呼吸道或胃肠道感染之后，通常是自限性的。好发于3～10岁的儿童，男孩比女孩更常见。患儿髋关节活动受限，尤其是内旋，影像学无特异性改变，关节周围软组织明显肿胀。

根据患儿提供的最初临床表现来区分一过性滑膜炎和化脓性关节炎是非常重要的。在疾病的早期，两者都有相似的临床症状，但治疗方案却不同。一般来说，髋关节化脓性滑膜炎与ESR升高、白细胞计数或体温高于38.3℃无关。在可疑的病例中，一过性髋关节滑膜炎抽吸时仅有黄色液体，而在化脓性关节炎则是脓液。动态增强MRI（DCE-MRI）可区分一过性滑膜炎与化脓性关节炎。

（2）治疗：休息和非甾体抗炎药是治疗一过性滑膜炎的首选治疗方法，而对化脓性髋关节关节炎患者则采用手术引流和抗生素治疗。非甾体抗炎药可以缩短一过性滑膜炎的病程，即使不予治疗，该病通常在几天内也会结束。放射线随访是必要的，因为少数患者一过性滑膜炎可能是股骨头缺血性坏死的先兆（见下一节）。如果有持续性跛行或疼痛，可在6周或更早时行X线片检查。

十一、血管病变及缺血性坏死（骨坏死）

诊断要点和主要特点

- 根据特征性影像学表现诊断
- X线片分辨率滞后于症状分辨率
- 大多数病例的治疗是支持疗法

由于血管病变引起的骨软骨病（骨化中心的退化）可能影响各种生长中心。表26-1列出了常见的发病部位和典型发病年龄。

与其他发生梗死的组织相比，骨组织可以通过爬行替代（坏死骨被活骨替代的过程）去除坏死骨组织，并用活骨替代。这种坏死骨的替换可能非常完整，以致最终形成正常的骨组织结构。

表26-1 骨软骨病

骨化中心	名称	典型发病年龄（岁）
股骨头	Legg-Calvé-Perthes 病	4～8
跖舟骨	Köhler 骨病	6
第二跖骨头	Freiberg 病	12～14
椎环	Scheuermann 病	13～16
肱骨小头	Panner 病	9～11
胫骨结节	Osgood-Schlatter 病	11～13
跟骨	Sever 病	8～9

替换的充分性取决于患者的年龄、有无相关感染、受累关节的协调性，以及其他生理和机械因素。骨骺次骨化中心的快速生长与其血供有关，使骨化中心容易发生缺血性坏死。

尽管关于骨骺的缺血性坏死有很多不同的名称（表26-1），但其过程是相同的：先骨坏死后替换。尽管骨骺缺血性坏死的病理和影像学特征已经很清楚，但其病因尚未达成一致。坏死可能是由创伤或感染等已知原因引起的，但特发性病变通常发生在骨骺快速生长期间。

1. 股骨头缺血性坏死（Legg-Calvé-Perthes病）

（1）临床表现

1）症状和体征：Legg-Calvé-Perthes病好发于4～8岁儿童，常发生在股骨近端的血管供应中断时。持续性疼痛是最常见的症状，患儿可表现为跛行或活动受限。

2）影像学：表现与疾病进展和坏死程度有关。早期表现为关节腔积液伴关节间隙轻微扩大及关节周围肿胀。数周后，关节内及周围骨密度明显下降。坏死的骨化中心看起来比周围的活组织密度高，股骨头塌陷或变扁。随着坏死骨化中心代替的发生，骨的稀疏区以拼接的方式出现，产生稀疏区和相对致密区域相交替的区域，这被称为骨骺的“碎裂”。股骨头的变宽可能与扁平或髋平坦有关。如果梗死已蔓延到生长板，则干骺端内有明显的放射状病变。如果股骨头生长中心受损，则正常生长受阻，股骨颈缩短。最终，随着活骨组织取代坏死骨，骨骺发生完全替代。头部的最终形状取决于坏死和骨密度减少区骨组织塌陷的程度。连续的X线片有助于区分这种疾病与髋关节一过性滑膜炎。

（2）治疗：通过减少冲击来保护关节是主要的处理方法。非手术（石膏固定）和外科治疗都是为了增加股骨头在髋臼内的包容和髋关节外展。

（3）预后：儿童股骨头缺血性坏死完全置换的患儿预后很好，但是功能的结果取决于畸形的严重程度。6岁内有症状的患儿预后良好。一般来说，儿童晚期发病的患者预后较差，这类患儿骨骺中心受累较广泛，干骺端缺损和股骨头受累较广泛。

2. 剥离性骨软骨炎

（1）临床表现

症状和体征：在剥离性骨软骨炎中，软骨下骨楔状坏死区可导致严重的软骨损伤。骨碎片可能从原来的骨组织上脱落，并作为游离体移位到关节中。如果它仍然附着，坏死的碎片可以通过爬行替代完全被取代。其病理过程与骨化中心的缺血性坏死病变相同。由于这些病变接近邻近的关节软骨，可能会发生关节损伤。

膝关节（股骨内侧髁，图26-14）、肘关节（小头）、距骨（上外侧穹窿）是病变最常见部位。关节疼痛是常见的主诉，但也可出现局部肿胀或关节绞锁，特别是当关节内有游离碎片时。实验室检查正常。

（2）治疗：包括保护病变位置免受压力损伤。稳定/附着型病骨一般采用活动限制和固定治疗3～6个月。不稳定/移位型病骨可通过关节镜下钻孔进行手术治疗，使新的血流进入该区域，并对病骨进行固定以稳定病骨。对于一些边缘病骨，在坏死碎片上钻孔以促进更快的血管长入和替代，这种治疗方法是有价值的。如果碎片作为游离体在关节内是游离的，则必须将其移除。如果承重关节大面积受累，可能会导致继发性退行性关节炎。青少年非手术治疗效果较差。

十二、肌肉骨骼系统肿瘤

诊断要点和主要特点

- 最典型的表现为疼痛得不到缓解
- 重新评估以前被认为是良性的、疼痛未缓解的儿童
- 获取X线片
- 建议对任何可疑病变进行专科评估

起源于中胚层的骨或其他组织的恶性肿瘤预后较差，这使得肌肉骨骼系统的肿瘤性疾病成为一个严重的问题。幸运的是，很少有良性病变发生恶变。准确的诊断取决于临床、影像学和病理检查结果的相关性。尽管膝关节疼痛的常见原因是创伤性、感染性或发育性因素，但对有膝关节症状的患者，应进行肿瘤相关检查。

1. 骨软骨瘤

（1）临床研究结果

症状和体征：骨软骨瘤是儿童最常见的良性骨肿瘤。通常表现为无痛肿块。当出现疼痛时，则是由肿瘤刺激引起的滑囊炎或肌腱炎导致的，可单发，也可多发。病理学上，病变瘤体骨有软骨帽覆盖。这些肿块是由生长板的发育缺陷引起的，往往伴随儿童期和青春期生长成比例地增长。男性比女性更好发。一般情况下，在X线片上可见骨肿瘤位于长骨干骺端，可以是带蒂的或无蒂的。底层骨皮质“流入”肿瘤的底部。

（2）治疗：如果骨软骨瘤影响功能，经常受到创伤，或大到足以变形，则应切除。预后良好。恶变非常罕见。

2. 骨样骨瘤

（1）临床表现

症状和体征：骨样骨瘤是一种良性骨形成病变，病因尚不清楚。通常会伴有夜间痛，非甾体抗炎药可以缓解这种疼痛。体格检查，病变部位通常有压痛。股骨上部的骨样骨瘤可引起膝关节的牵涉性疼痛。X线片示骨透光区病灶周围可见致密的骨硬化，使病灶变得模糊不清。骨扫描显示病灶区核素聚集。CT扫描是确凿的证据，并可很好地显示病灶。

（2）治疗：手术切除或射频消融术可治愈该疾病，通过CT片和微创技术来完成。预后良好，尽管不完全切除病变有复发的趋势，但目前没有已知恶变病例。

3. 内生性软骨瘤

临床表现及治疗：内生性软骨瘤（长骨内的良性软骨巢）通常是一种静止性病变，除非它造成病理性骨折。在X线片上表现为透光病灶，通常在长骨中可见。可能还存在斑点状钙化。典型的病灶看起来就像指甲在黏土上滑过，在骨头上留下了条纹。治疗内生软骨

瘤的方法是手术刮除和植骨。预后良好。可发生恶变，但在儿童时期非常罕见。

4. 软骨母细胞瘤

临床表现及治疗：软骨母细胞瘤［通常发生在长骨骨骺端（关节末端）的良性软骨源性病变］的主诉是关节周围疼痛。这种肿瘤可引起病理性骨折。在X线片上表现为透光灶区，通常位于骨骺。几乎没有反应性骨，钙化不常见。采用手术刮除及植骨治疗。如果完全刮除病灶骨，预后良好。目前尚无已知恶变。

5. 非骨化性纤维瘤

临床表现及治疗：非骨化性纤维瘤或良性骨皮质缺损几乎都是偶然在X线片上发现的。非骨化性纤维瘤是一种位于骨干骺端偏心的透光病变。通常在透光区边缘可见较薄的硬化。可多发。最常见的部位是股骨远端和胫骨近端。一般不需要治疗，因为这些病变随着骨成熟和生长而骨化，进而愈合。极少情况出现因较大病变引起的病理性骨折。

6. 骨肉瘤

（1）临床表现

症状和体征：骨肉瘤是一种侵袭性肿瘤，其特征是染色体不稳定。人们怀疑microRNA（调节基因表达的非编码单链RNA分子）在癌症发展中发挥重要作用。长骨疼痛是主要症状，患儿还可能同时存在功能丧失、肿块或跛行。病理性骨折并不常见。恶性骨肿瘤产生破坏性的、扩张的和侵袭性的病变。骨肿瘤周围可能出现三角形新生骨，这是由于骨膜隆起及随后发生肿瘤骨化。病变可能包含钙化，侵犯骨皮质。好发于股骨、胫骨、肱骨和其他长骨。

（2）治疗：手术切除（保肢）或截肢取决于肿瘤的侵犯范围。辅助化疗通常在手术切除前后使用。骨肉瘤的预后正在改善，据最近的一系列报道，长期生存率超过65%。死亡通常是肺转移的结果。骨肉瘤合并病理性骨折患者的长期生存率低于无病理性骨折的骨肉瘤患者。

7. 尤因肉瘤

（1）临床表现

症状和体征：局部疼痛和压痛是尤因肉瘤的主要症状，但也可能伴有发热和白细胞增多。骨髓炎是主要的鉴别诊断。病变可能是多中心的。尤因肉瘤是常位于骨干的透光性病灶，并伴有骨皮质破坏。反应性新生骨位于病变周围，看起来像“洋葱皮样”分层的连续层。

（2）治疗：采用多种药化疗、放疗和手术切除。肿瘤体积大、盆腔病变和化疗不敏感时，预示预后不佳。

十三、骨关节杂病

诊断要点和主要特点

- 排除恶变
- 需要时摄X线片
- 根据症状和部位进行治疗

1. 纤维异样增殖　异样增殖的纤维组织生长骨髓腔内伴随纤维异样增殖病灶区化生骨的形成。本病可分为3种类型：单骨型、多骨型和多骨型伴有内分泌障碍［女性性早熟、甲状腺功能亢进和肾上腺素亢进症（奥尔布赖特综合征）］。

（1）临床表现

1）症状和体征：病变部位可无症状。如果出现临床症状，可能是由病理性骨折引起的疼痛（图26-16）。在女性中，内分泌障碍可能出现在多骨型变异中，并与咖啡斑有关。

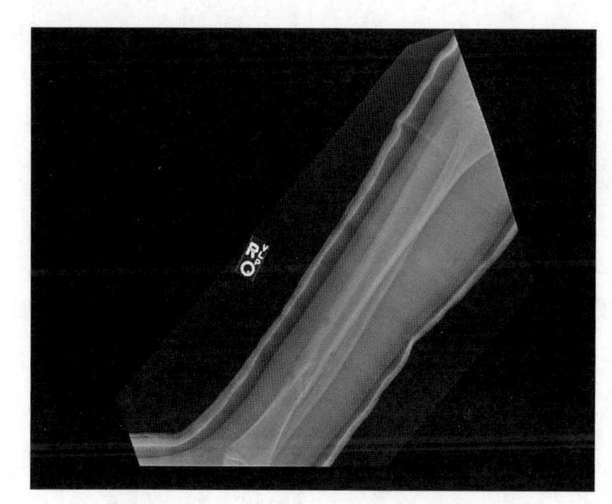

图26-16　胫骨骨折伴纤维异样增殖

2）影像学：病变开始于髓管的中央，通常是长骨，然后缓慢扩大。可发生病理性骨折。若化生骨占主导地位，则病变的内容物具有骨密度。本病通常是不对称的，肢体不等长可能是由于刺激骨骺软骨生长而发生的。本病可导致明显的骨骼畸形，股骨上端的“牧羊人弯曲”畸形是该病的典型特征。

（2）治疗：如果病变小且无症状，则不需要治疗。如果病变较大，并产生病理性骨折或存在病理性骨折的风险，应行刮除和植骨术。恶变罕见，因此预后良好。

2. 骨囊肿，腘窝囊肿，腱鞘囊肿

（1）临床表现

症状和体征

1）单房性骨囊肿：位于长骨的干骺端，好发于股骨或肱骨。囊肿始于与骨骺软骨相邻的髓管内。这可能是由软骨骨化的某些缺陷造成的（由软骨前体骨形成骨的过程）。只要囊肿累及骨骺软骨干骺端，就被认为是活跃的，无论是否治疗，都有生长停滞的风险。当囊肿和骺板软骨之间存在正常骨的边界时，囊肿是不活跃的。骨囊肿通常是在发生病理性骨折产生疼痛时发现的。化验结果正常。在X线片上，囊肿位于髓管的中央，导致皮质扩张，囊肿最宽部分变薄。

2）动脉瘤性骨囊肿：其类似于单房性骨囊肿，不同之处在于它含有血液而不是透明的液体。它通常长在长骨的略偏心的位置，可导致骨皮层扩张但不造成骨皮层折断。累及骨盆扁平骨的情况较少见。X线片显示病灶比骨骺软骨的宽度稍大，这与单房性骨囊肿不同。染色体异常与动脉瘤性骨囊肿有关。组织学上表现为侵袭性，这对于本病与骨肉瘤或血管瘤的鉴别诊断很重要。

3）腘窝囊肿：是膝关节滑膜的疝入腘窝区。在儿童，可以通过抽吸黏液来诊断，但囊肿几乎总是随着时间的推移而消失。

4）腱鞘囊肿：是光滑的小囊性肿块，其蒂与关节囊相连，通常位于手腕背侧。它也可能发生在手指的屈肌或伸肌表面的腱鞘中。腱鞘囊肿可影响功能或引起持续性疼痛。

（2）治疗：骨囊肿和腱鞘囊肿可以通过刮除和植骨治疗。腘窝囊肿通常不需要手术治疗。腱鞘囊肿如果引起症状，可以将其切除。

十四、骨科的质量评估及改进措施

北美儿童骨科学会（POSNA）有一个持续的、发展良好的质量、安全和价值评估方案（QSVI）。QSVI研究被纳入POSNA年度科学会议。

（译者：董　宁　校稿：董春钰）

第 27 章 运动医学

Katherine S. Dahab, MD, FAAP, CAQSM；Stephanie W. Mayer, MD；
Kyle B. Nagle, MD, MPH, FAAP, CAQSM；Armando Vidal, MD

自 20 世纪 80 年代以来，随着运动生理学、生物力学和肌肉骨骼医学领域知识的扩展，运动医学作为一门独立的学科迅速发展。随着越来越多的儿童参加体育和竞技活动，儿科保健医师接诊到了越来越多的年轻运动员。所以，熟悉运动活跃的儿童所面临的常见医学和骨科问题，并了解哪些损伤需要转诊给运动医学专家是必要的。

一、基本原则

儿童损伤模式

虽然年轻运动员和成年人有类似的损伤和问题，但有许多损伤是儿童和青少年运动员特有的。了解成人和儿童损伤模式的差异，对于建立适用于儿童的相应指标是很重要的。

长骨的组成包括骨干、干骺端和骨骺。在儿童骨骼结构中，软骨生长板和骨突的存在使儿童容易出现与成人不同的独特损伤模式。在治疗年轻运动员时，生长板及其不同的发育阶段是重要的考虑因素。生长板位于长骨的末端，是初级骨化中心，在这里，未成熟的骨骼长度增加。骨骺是肌肉骨骼复合体中的薄弱环节，在快速生长期间骨折的风险很高。周围的软组织，包括韧带和肌腱，相对于骨骺更强壮。骨骺是骨化的次要中心，也有助于长骨的形成，像邻近的关节软骨一样，容易受到创伤。涉及骨骺的损伤可导致关节畸形。骨突是骨化的次要中心，增加了骨的轮廓，但没有增加骨的长度。骨突是肌肉 - 肌腱单元的附着部位，在快速生长期间，容易受到急慢性过度使用的牵引损伤。然而，与生长板和骨骺的损伤不同，骨突损伤不会导致长期的生长障碍。生长中心的损伤存在部分或完全性骨骼生长停滞的风险。生长板的损伤可导致肢体长度差异或成角变形。

1. *健身和调节*　与久坐不动的儿童相比，经常锻炼的年轻人往往发展出更大的灵活性和技能，并终生保持更好的健康状态。幼儿和青少年每天应参加 60min 或以上的体育活动。为了提高整体素质和减少受伤风险，儿童和青少年应侧重于运动的 3 个不同组成部分。

（1）综合训练（课程包括多种技能、增强体质和适当休息）。例如，发展基本技能和技术，学习适当的运动力学，有氧和无氧调节。

（2）神经肌肉调节（基本的和专门的运动控制练习，旨在提高一般健康和运动表现）。例如，核心力量练习，敏捷性和增强式锻炼。

（3）抵抗（力量）训练（各种形式的渐进抵抗负荷）。

周期化训练强调在整年训练中训练的量和强度的变化。不断地改变训练的具体类型和目标，可以从每次剧烈运动中得到充分的恢复，避免过度训练、精疲力竭和过度使用造成的伤害。

力量训练：强度的定义为在单个最大收缩期间所能产生的峰值力。力量训练使用渐进的阻力来提高运动员的抵抗或施加力量的能力。这可以通过多种技术来实现，包括体重、自由体重或机械阻力。力量训练的好处包括提高成绩、耐力和肌肉力量。对于 7 岁和 8 岁的青春期前运动员，即可安全地开展力量训练，设计的重点在于轻阻力，增加重复、适当的技术和力学，协调和建立自信。在青春期前，人们认为力量训练主要是通过改善神经肌肉适应而不是肌肉肥大来增加力量。因此，试图通过最大限度的举重和高重量、低重复阻力训练来获得无脂肪的质量可能不会有预期的效果。每个儿童发育的速度不同，力量训练计划应该个性化，以适应这些差异。所有的力量训练方案都应该根据需要进行修改，以保持适合其年龄和无痛性。Tanner 分期（参见第 34 章）有助于定义进展到下一步程序的准备情况。达到或超过 Tanner Ⅴ阶段的运动员才应考虑力量的增加和最大重量的增加。为了防止受伤，应该注意指导儿童在家正确使用举重训练设备。儿童和成人残疾者将受益于举重训练计划的修改，以满足他们的特殊需要。

2. 运动营养　年轻运动员的适当营养重点在于保持适当的能量平衡；养成健康的饮食和饮水习惯；避免有害的食物、饮料和补充剂的选择。保持足够的营养摄入将增加肌肉质量、最大限度的力量、耐力、免疫力和训练效益。应该鼓励运动员平衡热量摄入和能量消耗，吃全谷物，避免加工食品，关注健康的脂肪和蛋白质，并保持适当的水合作用。碳水化合物应占年轻运动员饮食的 50% ～ 60%，脂肪和蛋白质分别占 25% ～ 30% 和 15% ～ 25%。如果运动时间少于 1h，水合作用主要来自水分，超过 1h 后就可以饮用含碳水化合物的运动饮料。在长时间运动超过 1h 或在炎热的比赛条件下，应每 15 ～ 20min 饮用一次水或运动饮料。对于持续超过 1h 的运动，也应该摄入一些碳水化合物。这些碳水化合物可以是液态的运动饮料，也可以是与水结合的固体。在长期锻炼之前和之后，建议吃些清淡的饮食，补充水分。为避免摄入过多的热量和糖，除了长时间的运动外，不建议在用餐或其他时间饮用运动饮料。一般运动员的饮食都很均衡，不需要补充营养。然而，当食物过敏或摄入不恰当的饮食时，每日摄取复合维生素对运动员是有益的。一般来说，营养运动补充剂是不推荐的，在考虑使用时要特别谨慎。保健品行业没有得到很好的监管，过去也曾注意到有毒和违禁物质的污染。同样，不建议 18 岁以下的年轻人饮用能量饮料，因为这种饮料中含有大量的咖啡因和其他兴奋剂。

3. 前体能评估　参与前体能评估（PPE）的最终目的是促进运动员的健康和安全。它的主要目的是筛选可能危及生命或致残的条件，以及可能导致伤害或疾病的条件。PPE 的次要目标包括建立医疗机构、确定个人的总体健康状况、评估特定运动的适合程度，以及对伤害预防和健康相关问题进行咨询。理想的考试时间是在培训开始前至少 6 ～ 8 周。这样就有时间进一步评估、治疗或修复任何已发现的问题。

（1）前体能病史：病史是最重要的部分，确定了 65% ～ 77% 的医疗和肌肉骨骼疾病。因此，获得一份完整而准确的病史对于确定可能影响儿童安全参加体育活动的条件是至关重要的。许多关键因素应该与运动员一起探索。标准化的 PPE 表格已获得 6 个医疗机构的认可，包括美国儿科学会（AAP），可以在第 4 版的 PPE 专著（Bernhardt，Roberts，2010）或在互联网上下载（https：//www.aap.org/en-us/about-the-aap/Committees-Councils-Sections/Council-on-sports-medicine-and-fitness/Pages/PPE.aspx）。这篇专著是基于当前的文献、政策、共识陈述、专家意见和广泛的同行审查而制定的，目前是美国参与 PPE 的推荐标准。病史采集包括以下几个方面。

1）心血管病史：常规心电图和超声心动图在运动员参与前心血管筛查中的应用，在运动医学和运动心脏病学中一直是一个备受争议的话题。尽管争议不断，但美国心脏协会（AHA）目前仍建议对无症状的运动员常规使用它，因为它的敏感度低，假阳性率高，资源有限，缺乏训练有素的医生来解释心电图，而且由于发病率低，成本效益不高。2014 年，美国心脏协会更新了其关于心血管筛查的共识声明，声明了其在这方面的立场。根据美国心脏协会的说法，使用防护装备的目标是降低与体育活动相关的心血管风险。2007 年美国心脏协会心血管筛查建议包含在第 4 版 PPE 专著中，包括以下筛查（共 12 点）。

A. 个人病史：①运动后胸痛或不适；②运动引起晕厥或近晕厥；③过度的短促呼吸或与用力有关的疲劳；④心脏杂音史；⑤有高血压病史。

B. 家族病史：① 50 岁前死于心脏病；② 50 岁以下的近亲心脏病导致的残疾；③了解特定的心脏状况，如肥厚型心肌病或扩张型心肌病、长 QT 间期综合征、其他离子通道疾病、马方综合征或心律失常。

C. 体格检查：①仰卧位和站立位听诊心脏杂音；②触诊桡动脉和股动脉搏动；③马方综合征的生理特征；④坐位测量臂血压。

心搏骤停是导致年轻运动员猝死的主要医学原因。解决这些问题可能有助于发现潜在的威胁生命的心脏病变。然而，临床医生应该记住，目前还没有基于结果的研究证明 PPE 在预防运动员心源性猝死方面的有效性。在美国，运动场上心源性猝死最常见的原因是肥厚型心肌病和先天性冠状动脉异常，其中肥厚型心肌病占年轻运动员心源性猝死原因的 1/3。任何有心血管症状的运动员在参加运动前都需要进行进一步的评估。任何活动限制或取消运动员的运动资格都应咨询心脏病专家。

2）高血压病史：任何高血压病史都需要调查高血压的继发原因和靶器官疾病。患有高血压的运动员进行运动可能会导致他们的血压升高，增加并发症的风险。也应该询问运动员是否使用兴奋剂（如咖啡因、尼古丁、注意缺陷障碍药物）和高血压家族史。18 岁以下儿童的高血压诊断是基于性别、年龄和身高，必须在 3 种不同情况下测量血压。按性别、年龄和身高标准进行的血压测量值在 90% ～ 95% 被认为是高血压前期；高于 99% 标准值的 95% 至 5mmHg 被定义为 1 期高血压；高于 99% 标准值 5mmHg 被定义为 2 期高血压。

有高血压前期的运动员有资格参加运动。应该就生活方式的改变提供咨询，包括健康饮食的改变、体重管理和日常体育活动。无终末器官损伤的 1 期高血压患者也可以参加竞技运动，但如果患者有症状，有相关心脏病或结构异常，或在生活方式改变的情况下有两次持续升高的血压，则需经亚专科医生适当转诊。在血压得到评估、治疗和控制之前，患有2期高血压或终末期器官损伤的运动员不应被允许参加竞技运动。

3）中枢神经系统：经常或运动性头痛、癫痫、脑震荡或头部损伤、经常性针刺感或烧灼感，或颈髓神经失用症的病史可能影响运动员参与运动的能力。这些情况需要进一步评估、康复，或知情的决定，以批准参与体育运动。第4版PPE专著提供了运动中脑震荡的最新综述和建议（见脑震荡部分。）

4）慢性疾病史：应注意反应性呼吸道疾病、运动性哮喘、糖尿病、肾病、肝病、慢性感染或血液病等疾病。

5）手术史：可能会影响参加某些运动。参与运动之前，要求完全康复，且不会对运动表现造成长期影响。

6）传染性单核细胞增多：询问过去4周内的传染性单核细胞增多症。在患病的前3周内，脾破裂的风险较高，且可能发生在没有创伤时。因此，在感染开始后的3～4周应避免身体活动。一旦临床症状消失，脾破裂的风险被评估为最小，运动员就可以返回比赛。使用连续的腹部超声来评估脾脏大小以作为恢复运动的依据，可能是没有用的或不推荐的。基于种族、性别、身高和体重的脾脏大小参数尚未建立，因此很难根据影像学确定脾脏大小何时已恢复正常。

7）肌肉骨骼疾病和既往损伤：医生应该询问关节活动度有限、肌肉无力和先前损伤可能影响未来情况的表现。长期活动后的慢性疼痛或酸痛可能反映过度使用综合征。

8）女性月经史：医生应该特别注意所谓的女性运动员三联征——闭经、饮食失调和骨质疏松症。

9）营养问题：医生应该记录运动员维持、增加或减少体重的方法。饮食失调或营养摄入不足可能导致持续性或复发性损伤，包括应力性骨折。由于饮食摄入不足或日照减少，维生素D缺乏在运动员中已变得越来越普遍。

10）药物史：询问处方药、非处方药和补充剂的使用情况。这些信息不仅可以揭示病史中遗漏的问题，而且还可以提供当前药物的数据，这些药物的副作用可能会导致运动的调整。记录药物的使用情况可以提供与患者一起探讨提高运动成绩化合物缺点的机会，如合成代谢类固醇、肌酸、兴奋剂和麻醉剂。

（2）体格检查：应该以运动员的需要为重点。这可能是运动员唯一与医疗人员接触的机会，可以用来促进健康，同时进行身体活动的检查。参与前体能评估的表格已列在PPE专著第4版（Bernhardt，Roberts，2010）中，并可在https://www.aap.org/en-us/about-the-aap/committees-councils-sections/council-onsports-medicine-andfitness/pages/ppe.aspx下载。检查常规生命体征，包括测量上肢的血压。心血管检查应包括脉象触诊、坐立时的杂音听诊、马方综合征的体征评估和前面所述的任何心血管症状评估。肌肉骨骼检查用于确定力量、活动范围、灵活性和以前的损伤。包括一个快速指南，可用于筛查肌肉骨骼异常（表27-1）。检查的其余部分应强调以下方面。

1）皮肤：有没有传染性疾病，如疱疹或脓疱？

2）视力：有什么视觉问题吗？有任何视网膜问题的证据吗？两只眼睛都完好无损吗？

3）腹部：有肝脾肿大的证据吗？

4）泌尿生殖系统：是否有睾丸异常或疝气？

5）神经系统：在协调、步态或心理处理方面有什么问题吗？

6）性成熟；个体的Tanner分期是什么？

表27-1 筛查性运动检查

总体评估	让患者站在主评估者面前；从前后评估姿势 观察一般的身体状态 寻找肌肉不对称、瘢痕或不寻常的姿势 观察患者在指示下的动作
颈部的评估	让患者头向前弯曲（下颌到胸部），从一边转到另一边，横向弯曲（耳到肩），以评估ROM 观察有无不对称、缺乏活动或运动时疼痛
肩部及上肢评估	观察锁骨、肩位、肩胛位、肘位、指位 ROM筛选 双臂完全外展，手掌朝内，类似跳高姿势 内部和外部旋转肩膀 弯曲和伸展手腕，旋前和旋后手腕，弯曲和伸展手指 做以下肌肉测试 让患者耸肩（测试斜方肌） 外展到90°（测试三角肌） 弯曲肘部（测试肱二头肌） 将肘部伸过头顶（测试肱三头肌） 测试手腕的屈曲和伸展 抓手指
背部评估	一般检查寻找脊柱侧度或后凸 ROM筛选 足趾向前弯曲，膝盖伸直（脊柱弯曲，腿筋伸展） 旋转，侧弯，脊柱伸展

续表

步态和下肢评估	走路时的一般观察 让患者正常地短距离行走（注意对称性，鞋跟-足趾步态模式，注意所有涉及步态的关节和腿的长度，有无关节积液或疼痛的迹象） 在短距离时，进行足尖行走和足跟行走，并检查纵列行走（平衡木行走）

ROM，运动范围。

（3）参与建议：完成医学评估后，医生可以就运动提出建议。备选方案如下。

1）允许所有运动不受限制。

2）建议进一步评估或治疗后允许所有运动无限制。

3）待定：针对所有运动或某些运动等待进一步评估。

表 27-2 是根据身体的情况对参加运动的建议。在美国儿科协会的网站上可以找到关于特殊医疗状况下参加体育活动的建议。

表 27-2 参加运动的建议

疾病	注意事项和建议	参考文献
心血管系统		
抗凝治疗	要避免所有接触性运动	
主动脉瓣狭窄	根据病情程度和收缩梯度进行个体化治疗 轻度：< 20mmHg，如果无症状可以做所有运动 中度：有限的运动 重度：不能参与竞技运动	
心律失常	长 QT 间期综合征、恶性室性心律失常、有症状的 WPW 综合征、晚期心脏传导阻滞、猝死或既往心脏突发事件的家族史，以及置入心律转复除颤器。可否参加：有条件的可以 和心脏病专家商量	Rice 2008
心律失常性右心室心肌病	可否参加：有条件的不可以 和心脏病专家商量	Rice 2008
心肌炎	可否参加：有条件的不可以 用力可能导致猝死	Rice 2008
先天性心脏病	可否参加：有条件的可以。和心脏病专家商量。第 36 届 Bethesda 会议定义了心脏病变的轻度、中度和重度。在大多数病例中，轻度病变的患者可以充分参与运动。中度或重度病变者或手术者需进一步评估	Maron et al. 2005
冠状动脉异常	可否参加：有条件的不可以 和心脏病专家商量	Rice 2008
埃勒斯-当洛斯综合征，血管型	可否参加：有条件的不可以 和心脏病专家商量	Rice 2008
心力衰竭	筛查 LVEF < 30% 为缺血患者。使用 AHA 风险分层标准定义运动能力	Braith 2002
心脏移植	禁止跳跃、游泳或接触性运动	
肥厚型心肌病	可否参加：有条件的不可以 除了可能的低强度运动（如高尔夫球、保龄球），运动员不应参加其他运动。和心脏病专家商量	Maron 2002a，b
高血压	可否参加：有条件的可以。高血压超过年龄、性别、身高第 99 百分位 5mmHg 以上者，应避免举重和力量、健美和高强度的运动	Rice 2008
马方综合征	主动脉根部扩张与二尖瓣脱垂和反流有关。可否参加：有条件的可以。参加对身体要求最低的运动	Salim and Alpert 2001
二尖瓣脱垂	可否参加：有条件的可以。除非有晕厥史、阳性家族猝死史、运动引起的心律失常或中度反流，否则无限制	
晕厥	在恢复任何活动之前，必须通过心电图、超声心动图、动态心电图和倾斜试验来评估运动中不明原因的晕厥发作	Firoozi et al. 2003

续表

疾病	注意事项和建议	参考文献
血管炎 / 血管疾病	川崎病，肺动脉高压。可否参加：有条件的可以。和心脏病专家商量	Rice 2008
内分泌系统		
1 型糖尿病	没有活动限制。然而，运动员有低血糖和酮症酸中毒的风险，所以要确保适当的水合作用和热量摄入。由于运动提高了胰岛素敏感性，有氧和无氧运动的数量和持续时间，以及练习和游戏的强度都需要评估。一般来说： 短期运动没有胰岛素变化 剧烈运动可能需要胰岛素减少 25%，运动前和运动中每 30 分钟需要摄入 15 ～ 30g 碳水化合物 剧烈运动 = 可能需要减少 80% 的胰岛素和额外的碳水化合物 通常在运动过程中要经常监测血糖。糖尿病运动员的血糖水平在 70 ～ 150mg/dl 时表现最好	Draznin 2000，Harris et al. 2012
眼		
视网膜分离	可以参加运动，但因为变弱的眼组织，运动员可能会增加受伤的风险。因此，参与应以个人为基础来决定	Rice 2008
仅一个眼有功能	定义为视力最差的眼的最佳矫正视力低于 20/40。考虑避免接触性运动，如果患者参与，应使用强制性眼保护措施	Rice 2008
泌尿生殖系统		
一个睾丸	在碰撞和接触运动中需要佩戴保护罩	
独立肾	可否参加：有条件的可以。在大多数运动中，保护设备可以充分降低残余肾脏损伤的风险	Rice 2008
血液系统		
血友病	避免接触和碰撞运动	
镰状细胞病	可否参加：有条件的可以。如果疾病状况允许，所有的运动都可以进行。但是，任何需要过度运动、过热、脱水或冷却的运动或活动都应该避免。在高海拔地区参与运动会造成镰状细胞危象	Rice 2008
镰刀型贫血特质	目前，还没有对运动员进行全面筛查的建议。然而，如果运动员的镰状细胞状态未知，NCAA 现在要求对其进行检查。可否参加：可以。在正常环境条件下，不会增加猝死或其他医疗问题的风险。确保在参与过程中适应极端环境条件（如海拔、热、湿）和充分的水合作用，以减少热性疾病和（或）横纹肌溶解的风险	Seto 2011 Rice 2008
传染性疾病		
发热	可否参加：不可以。热性疾病时，心肺力量增加，而最大运动能力下降。患中暑疾病的风险也会增加	Rice 2008
传染性单核细胞增多	脾破裂是最重要的考虑因素 脾破裂的风险在患病前 3 周最高 感染开始后的 3 ～ 4 周不参加运动 过早恢复运动会增加脾破裂的风险，或可能导致 EBV 重新激活和复发 如果症状在第 3 周缓解，可以在第 4 周开始轻度活动，并逐步增加强度。可以在第 5 周全面开始活动	Putukian et al. 2008
皮肤感染	单纯性疱疹、传染性软疣、疣、葡萄球菌和链球菌感染、脓疱炎、疥疮和癣。可否参加：有条件的可以。在传染病期间，参加体操或啦啦队，武术，摔跤，或其他碰撞，接触或有限接触的运动是不允许的	Rice 2008

续表

疾病	注意事项和建议	参考文献
上呼吸道感染（包括普通感冒）	在允许的情况下可以参加体育活动。但有发热、严重细菌感染（鼻窦炎、咽炎）或颈部以下症状者除外。“颈部检查”相关指南允许运动员在出现“颈部以上”症状（如鼻漏、充血或喉咙痛）时重返赛场。如果出现“颈部以下”症状（如发热或不适），运动员不应参加比赛	Jaworski et al. 2011
神经系统		
癫痫	对于癫痫控制良好的人来说，大多数运动都是安全的；有适当保护的接触性运动是允许的。一定要戴头盔 健康可以减少癫痫发作的次数 游泳和水上运动应该受到监督 像自由攀爬、悬挂式滑翔和使用水肺的运动是不推荐的	Howard et al. 2004
椎间盘突出（伴有脊髓压迫）	避免接触和碰撞运动	
肌肉疾病或肌病	在身体能承受的范围内锻炼 低等到中等强度的活动适合于缓慢进展性疾病的患者 疾病快速进展期的患者应避免高阻力和偏心肌活动。在偏心训练中，肌肉在收缩时拉长，与重力相反（如重量降低），导致肌肉高度紧张。有并发疾病时的运动调整也是必要的	Tarnopolsky 2002，Ansved 2003
脊髓狭窄	避免接触和碰撞运动	
骨科		
脊柱侧弯	没有严格的限制	
脊椎前移	2 级及以上应避免接触性运动或伴有腰椎过伸的运动	
脊椎滑脱	没有疼痛就没有限制	
呼吸系统		
哮喘	没有活动的限制 建议在运动前 15min 吸入短效的 β_2 受体激动剂，以帮助防止运动引起的支气管收缩。对于与运动无关的哮喘症状或经常使用 β_2 受体激动剂的运动员（＞每周 3 次），应考虑定期吸入皮质类固醇 使用 β_2 受体激动剂的运动员需要考虑反兴奋剂规定	Hull et al. 2012
气胸	可以在运动中自发发生，特别是在年轻、高大的男性中。运动员可能会出现非典型症状，如胸痛。因此，检查胸部 X 线的门槛较低。管理是按照标准指南的建议进行的。当有证据表明放射学上缓解之后，运动员可以重新开始运动 增加复发风险；应该考虑不参加剧烈的和有身体接触的运动	Hull et al. 2012
肺结核	活动期：由于会接触其他运动员，不允许参加	
其他		
脑瘫	调整后全面参与	
发育障碍	患有发育性残疾的运动员通常会有相关的健康问题，包括糖尿病、肥胖和运动能力低下	Platt 2001
唐氏综合征	10% ～ 40% 有寰枢椎不稳。头部或颈部外伤可能导致严重的脊髓损伤 寰枢椎不稳定的影像学表现与神经异常的相关性尚未得到证实。目前，还没有关于筛查和活动限制的循证指南。然而，世界特殊奥林匹克运动会要求所有患有唐氏综合征的运动员进行 X 线检查，同时美国儿科学会承认常规检查缺乏证据支持，也推荐颈椎 X 线片以评估寰枢椎不稳定性 如果 X 线片检查不正常，就不允许参加接触性运动及有高风险的头部或颈部外伤的运动 40% ～ 50% 的唐氏综合征患者有心脏异常。评估潜在的先天性心脏病应考虑这个人群	Sanyer 2006

续表

疾病	注意事项和建议	参考文献
远端脊髓损伤或脊柱裂	可以参与 考虑调整设备以适应活动，或调整活动以适应残疾 考虑调整如何影响运动表现 注意体温调节功能障碍、药物治疗和压力区域	

AHA，美国心脏协会；EBV，EB 病毒；LVEF，左室射血分数；NCAA，全国大学体育协会；WPW，Wolff-Parkinson-White 综合征

4.运动损伤康复　参加体育活动不仅能促进身体活动，而且还能获得运动和社交技能。然而，所有的运动都有受伤的风险。损伤分为急性和慢性两种。随着时间的推移，由于过度使用、重复的微创伤和损伤组织修复不足等原因，会发生慢性损伤。当运动的需求超过身体的恢复能力时，过度使用可能会造成损伤。在儿科运动医学中，过度使用损伤占所有损伤的 50%。过度使用的风险因素可能包括全年参与、同时参加多个团队、早期专精一项运动、糟糕的力学和训练错误，如增加运动量、负荷、频率或强度过快。为了避免过度使用损伤，运动员应该定期进行各种阻力、力量、速度、敏捷性、技巧和距离的训练。适当的休息和恢复时间应该纳入每一个训练方案，以确保适当的愈合组织的压力。治疗措施，如皮质类固醇或富血小板血浆注射更常用在骨骼成熟的运动员。

目前的损伤康复和预防趋势集中在核心稳定性训练、动态热身和拉伸。核心练习强调等轴支撑激活核心和骨盆。他们利用轻微的单肢运动来挑战长时间的耐力。训练计划应与年龄相适应，并根据需要进行修改，以达到无痛范围。在核心项目中出现背痛意味着技术不佳，课程过于复杂，或之前背部受过伤。锻炼计划可以从网站资源获得：http：//www.webexercises.com。

动态热身和伸展运动集中在运动前的轻微活动。动态热身在锻炼之前使每个关节受控地全范围主动运动，以实现总体的兴奋和拉伸效果。目的是通过简单的兴奋性活动来轻微出汗，以及增加心率、外周循环和结缔组织的柔韧性。与传统的静态拉伸法不同的是，运动员需要保持一段时间的拉伸姿势，一个适当的动态热身将把有氧运动和伸展运动结合到特定的运动准备中。重点包括关节的运动范围，本体感受，协调，平衡，灵活性，肌肉收缩，刺激中枢神经系统和能量资源。例如，运动员可能会进行一系列的练习，如三次侧滑、高膝步、熊爬行和双腿跳过锥形体。在运动完成后应进行静态拉伸。http：//www.webexercises.com 是一个设计动态拉伸程序的有用网站。

急性损伤或巨大创伤是一次性的，可导致生物力学和生理学的改变。对急性损伤的反应分为以下可预测的阶段。第 1 周表现为急性炎症反应。在此期间，最初的血管收缩之后是血管扩张。炎症的化学介质被释放，导致典型的身体症状：局部肿胀、发热、疼痛和功能丧失。这个阶段对伤口的愈合至关重要。接下来的 2 ～ 4 周是增殖阶段，包括修复和清理。成纤维细胞浸润并形成新的胶原。最后是成熟期，该时期受损组织修复和再生。

急性运动损伤的治疗重点是优化其愈合和恢复功能。即时护理的目标是通过减少疼痛和肿胀来减少受伤的影响，教育运动员关于受伤的性质和如何治疗，并保持身体其他部位的健康和体能。对急性损伤的治疗体现在首字母缩写中（PRICE）：①保护伤口不受进一步伤害（胶带、夹板、牙套）(protect)；②休息（rest)；③冰（ice）；④挤压损伤（compression）；⑤立即抬高(elevation)。

非甾体抗炎药（NSAID）可减少炎症反应和减轻不适。这些药物可在受伤后立即使用。在安全和适当管理的情况下，物理治疗方式的使用可以增强急性期的恢复，包括早期冷和晚期热、水疗、按摩、电刺激、离子导入和超声。

恢复期可能很长，需要运动员的参与。物理治疗是一种常见的治疗方式。最初的治疗重点是关节的活动范围和灵活性。动作范围的练习应该遵循一个循序渐进的过程，从被动运动开始，然后主动辅助，最后主动运动。正常的关节范围已重新建立后即可开始主动范围的运动。柔韧性练习，特别是动态拉伸，是运动特有的，旨在减少肌肉紧张。力量训练可以在这个康复阶段的早期开始。最初只鼓励进行等长运动（不动关节或不改变肌肉长度来对抗稳定阻力的静态肌肉收缩）。随着恢复的进展和灵活性的提高，等张力（改变肌肉长度而不改变阻力）和等速（改变肌肉长度而不改变速度）练习可以加入到练习中。每周至少要做 3 次练习。

当运动员接近正常的力量并且没有疼痛感时，可以进入最后的维持阶段。在这个阶段，运动员要继续增强力量和耐力。运动特定活动的生物力学需要经过

分析和再调整后再纳入运动计划中。在整个康复治疗过程中，应继续进行广义的心血管调节。典型的、受伤后回到比赛的指导方针包括达到完整的关节活动范围，几乎完全和对称的力量，全速和几乎完全的运动特有的敏捷性和技巧。

二、常见运动医学问题及损伤

1. *传染病* 在娱乐和竞技运动员中都很常见。这些疾病会影响基本的生理功能和运动成绩。医生、家长和教练可采用表27-3所列的方法应对。

活动性皮肤感染是运动员不能参加体育活动的常见原因。单纯性疱疹感染、葡萄球菌感染、软体动物和皮肤癣是最常见和最容易通过皮肤接触和共享设备传播的疾病。特别是，运动员感染社区相关性耐甲氧西林金黄色葡萄球菌（CA-MRSA）的风险很高。最近关于运动队中暴发疾病的报告促使许多体育组织采取相关协议来处理这一问题。传播主要通过皮肤接触，临床表现为最常见的皮肤感染和软组织脓肿。早期切开引流治疗CA-MRSA软组织感染，然后进行适当的抗生素治疗，以降低较高的发病率，减少可能的死亡。

2. *头颈部受伤* 头部和颈部受伤最常发生在接触性运动和个人运动。脑损伤发生率最高的运动是足球、自行车、棒球和骑马。脑震荡最常发生的运动是足球、冰球、橄榄球、拳击、篮球、长曲棍球、自行车、柔道和棒球/垒球。这些损伤的最佳治疗方法还没有确定，已经制定了多种指导原则。一般来说，因为儿童的中枢神经系统正在发育，所以对头部和颈部损伤的治疗应该更加保守。

（1）脑震荡

诊断要点和主要特点

- 创伤性打击导致头部突然移动后出现症状
- 头痛、头晕、对光线或噪声敏感、平衡问题、疲劳、模糊和注意力不集中是常见的症状
- 局灶性神经症状应注意急性颅内病变或出血，并应立即进行检查
- 应努力使日常生活活动尽快正常化，遵循返回学习的步骤
- 只有在患者恢复正常、无症状并成功完成了恢复比赛的训练后，才能进行接触性运动

表27-3 运动参与指南：传染病

细菌性皮肤病（包括脓疱、疖、蜂窝织炎、毛囊炎和脓肿）

运动员在48h内无新病灶，无潮湿或破溃病灶，且已完成口服抗生素治疗至少72h后可参加比赛

传染性腹泻

可否参加：不可以

可能增加脱水和中暑的风险。除非症状轻微且运动员充分补水，否则不允许参加

发热

可否参与：不可以

随着发热，心肺活动增加，最大运动能力降低。也更容易发生热病

传染性肝炎

可否参加：有条件的可以

对他人的风险最小。在健康允许的情况下，可参加所有体育活动

在处理血液或体液时使用通用的预防措施

运动员应适当地覆盖皮肤损伤

外伤性疱疹

通过皮肤接触传播。运动员在72h内无系统症状、无新病灶、口服抗病毒治疗120h后可参加比赛。任何开放性伤口必须适当覆盖

人类免疫缺陷病毒感染

可否参加：可以

对他人的风险最小。在健康允许的情况下，可参加所有体育活动

在处理血液或体液时使用通用的预防措施

运动员应该用封口敷料适当地覆盖皮肤损伤。还应该指导他们上报出血的伤情

传染性单核细胞增多

几乎所有的病例都会出现脾肿大，在疾病的前3周，脾破裂的风险最高。一旦临床症状消失，在症状出现3周后可以逐渐开始恢复活动。在发病4周之前应避免接触性运动

耐甲氧西林金黄色葡萄球菌（MRSA）皮肤感染

对怀疑有耐甲氧西林金黄色葡萄球菌感染的运动员应该进行细菌培养，并相应地使用抗生素进行治疗。脓肿应切开引流

如果48h内没有新的病灶，没有潮湿或破溃病灶，并且口服抗生素至少72h，运动员可以重新参加比赛

续表

接触传染性软疣
适当覆盖后可以参加运动
链球菌咽炎
一旦接受24h的治疗，运动员就可以恢复活动，他们是安全的
上呼吸道感染
在允许的情况下可以参加体育活动。但有发热、严重细菌感染（鼻窦炎、咽炎）或颈部以下症状者除外。“颈部检查”相关指南允许运动员在出现“颈部以上”症状（如鼻漏、充血或咽痛）时重返赛场。如果出现“颈部以下”症状（如发热或不适），运动员不应参加比赛
疣
适当覆盖后可以参加运动

脑震荡是一个复杂的过程，当对身体或头部的直接打击将力量转化到大脑，导致神经功能的短暂改变时，就会发生脑震荡。通过标准的成像研究发现，即使存在神经系统症状，脑震荡通常与脑组织的结构变化没有关联。相反，它们可能导致大脑组织的新陈代谢和血管变化。因此，脑震荡常见症状的出现是因为其复杂的生理功能改变，如儿茶酚胺的增加和脑血流量自动调节的失败。在受伤后的最初几个小时，可能会出现症状并逐渐加重。思维混乱、头痛、视觉障碍、创伤后健忘症和平衡问题是常见的症状。需要注意的是，脑震荡不一定会导致意识丧失。如表27-4所示，任何有身体、认知或行为问题的运动员都应怀疑有脑震荡。观察者可能会注意到受伤运动员的身体迹象、行为变化或认知障碍。诊断可借助运动脑震荡评估工具v.3（SCAT5）和Child-SCAT 5（5～12岁），其还提供标准化的患者宣传册（网址：https：//bjsm.bmj.com/content/51/11/851 和 https：//bjsm.bmj.com/content/bjsports/early/2017/04/26/bjsports-2017-97492childscat5.full.pdf）。无论参加水平或竞技状态，任何在训练或比赛中被怀疑遭受脑震荡的运动员都应立即被禁赛。在受伤后的最初几个小时里，运动员不应该被单独留在那里，以便监测病情的恶化。被诊断患有脑震荡的运动员在受伤当天不允许重返赛场。在急性情况下，很少在受伤24h后使用CT。如果患者出现精神状态恶化或改变、持续意识丧失、反复呕吐、严重头痛、颅骨骨折或局灶性神经功能障碍，或经历了严重的损伤机制，在初步评估时应考虑CT。

与脑震荡相关的症状通常遵循可预测的模式，大多数在7～10d消失。儿童和青少年的恢复期往往较长。脑震荡的急性治疗包括早期的身体和认知休息（1～2d），确切的时间目前还不清楚。如果症状没有恶化，在恢复期早期可以重返学校和进行轻微的非接触性身体活动。对年轻运动员来说，干预措施包括改变出勤率、减少学业、减少技术刺激（电视、互联网、电脑游戏、手机使用）、适当补充营养和水分，以及充分的休息和睡眠。在运动员重返运动之前，需要达到以下标准：在休息和运动中，不需要药物的帮助也不会引起相应症状，并且应该完成一项逐步回归比赛的训练。回归运动需要完成6个步骤，每个步骤持续24h：①无症状时休息24h；②光有氧运动；③运动专项练习；④非接触演习；⑤接触实践演习；⑥回归运动。如果在任何步骤中出现任何症状，运动员不应进入下一阶段，应休息24h，然后在无症状的前一步骤重新开始。通常情况下，建议运动员在返回接触（碰撞）运动时，要跟随医疗提供者，以获得医疗许可。美国许多州已经通过立法，要求对脑震荡青年进行医疗评估，并要求返回比赛时获得医疗许可。目前的期望是，孩子们应该在重返运动之前回到学校。总之，保守的回归运动指南应该用于儿童。

常用的评估工具有SCAT5、脑震荡的标准化评估（SAC）、平衡误差评分系统（BESS），计算机测试和症状检查表（表27-4）。神经心理测试可能有助于评估脑震荡运动员的认知功能，但不应作为临床决策的唯一来源。它可以帮助病情复杂、病情严重或有长时间症状的运动员做出管理决策，最好由合格的神经心理学家执行和解释。季前赛测试可以提供一个对比来帮助医生评估急性脑震荡状态，但是目前还没有可靠的证据支持使用基线神经心理测试。

表27-4 脑震荡：症状清单

头痛
混乱
健忘症：经典的顺行性遗忘
头晕
平衡问题
恶心
呕吐
视觉障碍
感光性
噪声敏感

续表

耳鸣
疲劳或过度嗜睡
睡眠异常
记忆问题
注意力集中困难
易怒
行为变化

脑震荡或接触（碰撞）运动的长期影响尚未确定；具体来说，脑震荡和慢性创伤性脑病（CTE）之间的因果关系尚未被证实。第二冲击综合征是一个主要基于轶事报道的有争议的诊断。对于这一被报道的现象并没有普遍的认可。支持者支持一种罕见但可能致命的并发症，即反复头部损伤，导致血管自动调节功能丧失、儿茶酚胺激增、大脑血压升高，以及随后发生的恶性脑水肿，但没有颅内血肿。其后果包括大面积脑肿胀和脑疝，导致癫痫发作、昏迷，甚至死亡。反对者认为，这种现象实际上是弥漫性脑肿胀，这是一种已知的头部损伤并发症，尤其是在年轻人中。让运动员退出高风险或接触(碰撞)运动是一个敏感和具有挑战性的决策。目前没有标准化的方法做出退役决策。然而，应该考虑脑震荡的总数，增加频率，以连续较小的力发生，以及长期、更严重或永久性的症状或体征。

（2）寰枢椎不稳定：在唐氏综合征患儿中很常见，由于低张力和韧带松弛，特别是 C_1 的环状韧带松弛。这种情况导致 C_1 和 C_2 的活动性增加。大多数病例无症状。颈椎侧位屈曲、伸直和中立位 X 线片评估寰枢间隙（ADI）。ADI 通常小于 2.5mm，但在这个群体中，高达 4.5mm 也是可以接受的。ADI 大于 4.5mm 或有颈部屈曲或伸展神经症状的儿童应限制接触和（或）碰撞性运动，以及任何需要过度屈曲或伸展颈部的运动，直到由骨科专家进行评估。

（3）烧灼感或刺痛感

诊断要点和主要特点
● 症状出现在颈部和肩部受伤的同侧
● 肩膀和手臂灼痛或麻木
● 可能存在张力降低

在接触性运动尤其是足球运动中，烧灼感或刺痛感是常见的损伤。这两个术语可互换用于描述短暂的单侧疼痛和上肢感觉异常。这些颈神经根病或臂丛病通常发生在头部向侧面弯曲、肩膀下压时，会导致颈椎间盘退化或狭窄进一步恶化，有症状的上肢颈神经根受压损伤，或同侧肩臂丛牵引损伤。症状包括立即的烧灼痛和单臂感觉异常，一般只持续几分钟。上肢肌肉——冈上肌、三角肌和二头肌——的单侧无力也会很快缓解，但会持续数周。病情检查最重要的部分是彻底的神经学评估，以区分这种损伤与更严重的脑或颈椎损伤。刺痛感的主要特点是它的单侧性。如果症状持续存在或双侧主诉、头痛、精神状态改变或严重颈部疼痛，诊断评估应包括仔细的神经学检查和可能的颈椎 X 线片，包括屈伸面、MRI 和肌电图。

治疗包括退出比赛和观察。一旦症状缓解，颈部和肩部的活动范围无疼痛，反射和力量恢复正常，Spurling 试验呈阴性，运动员就可以恢复比赛。Spurling 试验是在施加轴向载荷时，将颈部伸展、旋转和弯曲至同侧肩部。对于有多次刺痛史的运动员，特别是在同一赛季持续刺痛的运动员，应考虑限制当天返回比赛。预防措施包括始终穿着合适的防护装备，适当的阻挡和拦截技术，保持颈部和肩部的力量。并发症可能持续存在，包括永久性的神经损伤或反复出现的刺痛，这将需要进一步的检查和可能终身禁止接触（碰撞）运动。

3. *脊柱损伤* 随着孩子们在运动中越来越有竞争力，脊椎受伤也变得越来越常见。脊柱损伤发生率较高的运动包括高尔夫球、体操、足球、舞蹈、摔跤和举重。背痛持续超过 2 周表明可能存在结构问题，需要进行检查。

脊柱的急性损伤通常是由轴向负荷损伤引起的。患者表现为胸椎或胸腰椎的局灶压痛。评估包括 X 线片，X 线片可显示胸椎前楔入，代表压缩性骨折。当有明显的脊髓压痛或任何神经异常时，通常在 X 线片之后再进行 CT 或 MRI 检查。对轻微压缩性骨折的治疗包括疼痛控制、支撑、高风险运动的休息和物理治疗。经过适当的康复，运动员通常可以在 8 周内恢复接触性活动。

（1）脊椎滑脱

诊断要点和主要特点
● 关节间部损伤
● 常表现为腰痛伴伸直

脊椎滑脱是脊椎复合体关节间部的损伤，导致应激反应或获得性应力性骨折。椎弓峡部是连接上、下关节面的骨。在 4% ～ 6% 的人群中存在椎弓峡部损伤，或称为椎弓峡部不连。然而，在青少年运动员中，脊椎滑脱的发生率在腰痛运动员中接近 50%。因此，在评估这一人群的腰痛时，需要重点鉴别。运动员（如体操运动员、舞蹈运动员、跳水运动员和摔跤运动员）由于重复的屈伸运动和旋转运动相结合，其椎弓峡部不连的发生率显著增加。重复超负荷会导致应力性骨折。85% 的腰椎脊椎滑脱发生在 L_5。运动员会出现因

伸展而加重的腰中线疼痛，如体操中的背部拱起。下腰椎可触及压痛，单腿过伸试验（Stork 试验）有疼痛。腿筋紧绷是另一个常见的身体现象。评估包括腰椎正位和侧位 X 线片。虽然腰椎的斜位 X 线片有助于寻找 Scottie dog 征，但它们不能显著提高诊断的准确性并增加辐射暴露，所以并不推荐。SPECT、CT 和 MRI 可用于确定活动性脊椎病变的存在。骨 /SPECT 扫描可在其他影像学变化之前显示应激反应或椎弓根损伤。CT 能很好地显示骨解剖，并能记录愈合情况。MRI 是检测椎弓峡部问题的一种替代方法。随着高磁场强度和脂肪饱和技术的使用，高分辨率 MRI 扫描可以显示早期压力损伤的细微骨髓水肿，无辐射暴露特别适用于儿童患者，变得越来越受欢迎。目前还没有治疗脊椎滑脱的金标准。治疗目的是缓解疼痛症状，让运动员安全返回赛场。治疗包括避免过度伸展和高冲击的体育活动、拉伸腿筋、核心和背部稳定训练。运动员可以交叉训练低冲击的活动和以中立或屈曲为基础的物理治疗。背带训练是有争议的。研究表明，无论是否佩戴背带，运动的恢复和骨愈合都是相似的。值得注意的是，峡部骨折是否愈合不一定影响临床结果。无论骨愈合情况如何，都可以获得满意的结果（无症状患者和恢复运动）。依据临床治愈的表现，恢复比赛通常要推迟 8 ～ 12 周或更长的时间。大多数脊椎滑脱的症状随着休息和活动的改变而改善（有或者无放射学愈合证据均可）。一旦无症状，运动员可以不受限制地重返运动。保守治疗无效的难治病例则需要手术。

（2）脊椎前移

诊断要点和主要特点
● 双侧椎弓峡部损伤，导致一个椎体向前滑过其下方的另一个椎体
● 常表现为牵引时背痛
● 脊柱前凸或可能的腰椎错位征

当双侧峡部应力性骨折（脊椎滑脱）发生时，一个椎体滑过另一个椎体导致脊椎滑脱。患者表现为前凸、后凸、过伸疼痛，严重的情况下可触摸到错位征。站立侧位 X 线片用于诊断和监测滑脱的进展。这些伤害根据滑脱的百分比从 1 级到 4 级：1 级（0 ～ 24%）、2 级（25% ～ 49%）、3 级（50% ～ 74%） 和 4 级（75% ～ 100%）。

治疗主要是缓解症状。滑脱率低于 25% 的无症状运动员通常不限制运动，仅定期进行 X 线片检查即可。治疗有症状的脊椎滑脱需要调整运动安排，特别是对脊柱伸展和冲击的保护，再加上腘绳肌和核心肌群的伸展和背部稳定训练。也可以考虑背带。对于滑脱超过 50%，进展性脊椎滑脱，或非手术治疗不能缓解的疼痛，可考虑手术治疗。如果需要手术，运动员必须明白他（她）至少在 1 年内不能恢复运动，也可能不能恢复以前的运动量。

（3）椎间盘突出

诊断要点和主要特点
● 屈曲和坐下时背痛加重
● 可出现神经根病变
● 直腿抬高试验阳性

椎间盘源性的背痛只占儿童背部损伤的一小部分。这些损伤在青春期前罕见。背痛可由椎间盘突出、椎间盘疝出或椎间盘退变引起。大多数损伤发生在 L_4 ～ L_5 和 L_5 ～ S_1 椎体。并不是所有 MRI 发现的椎间盘突出都是有症状的。在青少年中，大多数椎间盘突出是中央型而不是后外侧型。损伤的危险因素包括举重、过度或重复的脊柱轴向负荷、训练迅速增加，或创伤。损伤的症状包括背部疼痛，可能会随着弯腰、坐下和咳嗽等活动而加重。尽管发生率远低于成人，青少年也可以出现下肢的神经根痛症状，这通常与大的椎间盘疝出有关。损伤评估包括体格检查和神经系统检查，如直腿抬高试验、感觉测试和反射检查。如果症状持续不缓解，需要评估 X 线片和 MRI，这是诊断椎间盘突出的影像学检查。神经根病变也可考虑肌电图检查。

大多数椎间盘疝出，即使很大，也会自行好转，所以通常采取保守治疗。运动员可以让背部休息一段时间，避免长时间坐着、跳跃或脊柱过伸和过屈，因为这些活动可能会增加椎间盘的压力，导致症状加重。在短暂的休息之后，应该开始一个有规律的物理治疗计划。该计划专注于核心和骨盆的稳定，骨盆周围的灵活性，以及运动或活动特定的调节。如果症状持续，可能需要短期口服类固醇或硬膜外注射类固醇。对于保守治疗失败，有明显的或进展性神经根病变，或有进展性神经功能障碍的患者，建议手术治疗。

4. *肩部损伤* 肩伤通常是急性创伤或慢性过度使用肩部的结果。肩部周围的急性损伤包括挫伤、骨折、扭伤（或分离）和脱位。患者的年龄会影响损伤类型，年轻的患者更有可能发生骨折而不是扭伤。扭伤（韧带）和拉伤（肌肉和肌腱）通常指不会导致结构功能损害的低度软组织损伤。

（1）锁骨骨折

诊断要点和主要特点
● 摔伤时肩部受力或手过伸
● 肩部剧痛
● 锁骨上压痛、肿胀和（或）畸形

跌倒或肩部直接损伤后容易发生锁骨骨折。锁骨上有局灶性肿胀、畸形和压痛。通过锁骨X线片可以诊断；锁骨骨折好发于中部1/3。

早期治疗重点是控制疼痛和用吊带（绷带）保护。早期允许的活动范围基于疼痛水平。循序渐进的康复训练是很重要的。运动员在8～12周不能参加接触性运动。急性锁骨骨折的绝对手术指征包括开放性骨折或神经血管损伤。骨折不愈合在年轻患者中并不常见。然而，最近建议对移位严重或缩短的骨折的成人患者进行手术固定。在儿童和青少年人群中，关于缩短的急性外科稳定的作用仍有争议。复发性骨折或骨不连的患者通常也需要手术固定。

（2）肩锁分离

诊断要点和主要特点

- 摔伤时肩部受力
- 肩部剧痛
- 肩锁关节压痛、肿胀和（或）畸形

摔伤时肩部受力是肩锁分离最常见的原因。肩锁关节囊撕裂时，可能还有喙锁韧带撕裂。根据韧带的损伤程度来进行损伤分类。运动员表现出肩锁关节的局灶性软组织肿胀和压痛。严重的损伤导致畸形。患者的横臂测试呈阳性，疼痛集中于肩锁关节。在这种情况下，需要用X线片来评估损伤程度，并评估是否存在骨折或生长板损伤。

轻度肩锁损伤的治疗包括休息和用吊带固定，然后逐渐开始康复。根据受伤的严重程度和症状的持续性，可以在1～6周恢复活动。在恢复运动之前，必须达到充分的活动范围和力量。严重的损伤可能需要手术治疗。

（3）肱骨骨折

诊断要点和主要特点

- 摔伤时手过伸受力
- 肱骨近端剧烈疼痛
- 肱骨近端有压痛、肿胀和（或）畸形

肩部受到严重的打击或摔伤受力会导致肱骨骨折。疼痛和肿胀局限于肱骨近端区域。骨折可发生在生长板处，也可发生在生长板外。年轻运动员有重塑的潜力，且肩部有固有的运动范围，生长板可以耐受明显的移位和成角。同时，需要仔细评估臂丛和桡神经的损伤。

治疗方法包括吊带和悬吊石膏4～6周，在骨骼愈合、活动范围和力量得到恢复后，可以进行8～12周的康复训练。

（4）急性创伤性肩关节前脱位（肩关节前脱位/半脱位）

诊断要点和主要特点

- 手臂外旋外伸的损伤
- 肩部剧痛
- 检查时发现方肩
- 肩部活动范围缩小

当对外展和外旋的肩关节施加显著力量时，可发生急性创伤性前肩关节不稳。大多数情况下，肱骨头在前向和下向脱臼。患者有剧烈疼痛和机械运动障碍。有些患者会在受伤后几秒或几分钟内自行缓解。然而，大多数患者需要在现场或急诊室立即闭合复位。放射片有助于确定肱骨头的位置，以及评估是否合并骨折。为了准确显示骨折和颈椎损伤，可能需要MRI。

年轻运动员肩关节脱位的最佳随访治疗方案尚未建立。早期，肩部制动以减轻不适。逐步开始运动范围练习和康复训练。不推荐长时间的制动，因其并不能降低复发的风险。恢复全范围的运动和力量后，可以考虑在适当的评估后重返赛场。运动员在赛季返回赛场时，通常要使用护具。由于本类疾病在青少年人群中复发风险高，治疗应个体化考虑非手术或外科治疗。

（5）肩袖损伤

诊断要点和主要特点

- 损伤可以是急性的，也可以是慢性的
- 疼痛表现为弥漫性、前方和侧方疼痛
- 头部活动加重了疼痛

肩部受伤通常是重复过度使用和组织衰竭的结果。肩袖肌腱炎和滑囊炎是青少年运动中最常见的肩袖损伤。肩袖撕裂，包括创伤性撕裂，在儿童和青少年中极为罕见。一般情况下肩袖损伤是过度使用造成的，通常发生在需要重复头部动作的运动中。肌肉不平衡和损伤可导致肱骨头位置异常，可导致肩峰弓下的冈上肌肌腱卡压。由韧带和关节囊松弛而导致的非创伤性肩不稳定（也称为多向不稳定）的患者容易因过度使用导致肩袖损伤。这些运动员表现为肩前和肩侧的慢性疼痛，这种疼痛随着头部活动而加重。诊断检查包括X线片和肩胛骨冈上肌出口位X线片，以寻找解剖异常。这种损伤的康复包括减少炎症、提高灵活性、核心稳定、肩胛稳定和肩袖肌肉的加强。生物力学评估可以帮助运动员在恢复过程中建立运动特定的技能和消除替代模式。很少需要手术治疗。

（6）少年棒球联盟肩

诊断要点和主要特点
● 参与投掷运动 ● 投掷时疼痛 ● 肱骨外侧疼痛 ● 肩膀周围肿胀 ● X线片显示肱骨近端生长板增宽

近端肱骨骨骺炎，或称“少年棒球联盟肩”，是发生在11～14岁参与头顶运动（如棒球）青少年中的一种过度使用的损伤。患者在肱骨近端外侧表现出活动相关的疼痛。检查常显示肱骨近端有压痛。在官方检查中没有发现并不排除这种疾病。它的特点是投掷带来的疼痛。X线片显示肱骨近端生长板增宽、硬化和不规则。在考虑此诊断时，对比视图通常很有帮助。

治疗包括暂停参与投掷或其他加重症状的活动。在休息期间进行物理治疗。只有经过一段时间的休息，疼痛明显缓解，并且运动员已经完成了一个循序渐进的投掷训练，才能考虑返回赛场。愈合可能需要几个月的时间。影像学治愈的表现可能滞后于临床治愈的表现，运动员返回比赛并不一定需要放射片恢复正常。永久性后遗症，如骨折、生长停滞或畸形是极其罕见的，但可能发生在没有适当治疗的慢性病例中。

5. 肘部损伤 是很常见的，包括急性和慢性损伤。其经常发生在参与投掷或头顶运动的运动员身上。虽然急性肘部损伤是常见的，但慢性过度使用损伤在年轻运动员中越来越普遍。导致肘部过度使用损伤的危险因素包括单一的专业化体育运动、全年比赛、较长的赛季、休息不足和生物力学的薄弱。术语“少年棒球肘”被广泛地用于描述年轻投掷运动员肘关节疼痛的各种原因。这些损伤包括内上髁炎、外突炎、内上髁撕脱骨折、Panner病和剥脱性骨软骨炎（OCD）。然而，它原指内上髁突炎，由重复从头顶上方投掷的外翻压力造成，属于过度使用肘关节的损伤。

当评估肘关节时，按具体的解剖区域分类讨论如下。

（1）内侧髁突炎（少年棒球肘）

诊断要点和主要特点
● 参与投掷运动 ● 内上髁疼痛，尤其是投掷时 ● 肘部内侧压痛和肿胀

少年棒球肘是一种内上髁的牵引损伤，常发生于年轻的头顶投掷运动员，特别是9～12岁的棒球投手。在投掷过程中肘关节周围产生的生物力学力，即反复的外翻应力，可导致剪切、炎症、牵引和骨发育异常。症状主要是肿胀、肘部内侧疼痛、运动困难和无力。疼痛集中于内上髁，触诊时可能有压痛感，并随着外翻应激加重。手腕屈曲和前臂旋前可能加重症状。医生应该询问投掷的程度，包括投球次数、练习和比赛的次数、赛季的持续时间。检查包括肘部X线片和未受影响侧的对比片，以观察骨突增宽情况。偶尔需要使用MRI确诊。

治疗包括暂停投掷活动。运动员被限制投掷长达6周的时间是很常见的。球员在症状缓解，且已完成一系列循序渐进的对应年龄的投掷训练后，可以重新开始比赛。预防是针对损伤的关键。儿童应该得到正确的投掷生物力学的指导和训练。关于少年棒球肘的投球限制列于表27-5。

表27-5 少年棒球肘的投球限制

年龄（岁）	每日投球数量（次）
7～8	50
9～10	75
11～12	85
13～16	95
17～18	105

（2）Panner病

诊断要点和主要特点
● 参与投掷运动 ● 肘部外侧疼痛 ● 肿胀和屈曲挛缩

Panner病是指由于过度使用肘部而导致的肱骨小头发育性骨软骨病。病变包括与桡骨相对的肱骨小头的无序骨化。这种情况发生在5～12岁的儿童中，他们从事的运动包括头顶投掷和体操。在这些运动中，肘部承受的反复侧向压力会损害骨骺的血液供应，导致骨化中心变性或骨软骨坏死。患儿可能会出现肘部侧边钝痛，并随着投掷而加重。肘关节肿胀和肘关节伸直减少。肩胛骨压缩试验（肘部完全伸展，手臂主动旋前和旋后）也会引起疼痛。X线片显示异常扁平的肱骨小头，伴有碎裂和硬化区域。这应该与肱骨小头OCD区别开，后者通常发生于年龄较大的儿童（见下文）。采用保守治疗，包括休息、冰敷和夹板。避免3～6个月的肘部负荷活动。一旦症状消失，随访的X线片显示愈合，儿童就可以恢复运动。本病的自然转归是症状完全消失，最终出现正常的肱骨小头骨化。

（3）尺侧副韧带撕裂

诊断要点和主要特点
● 由跌倒或在头顶投掷时肘部外翻造成的韧带突然强力拉应力 ● 爆裂感或手肘无力 ● 肘部内侧疼痛 ● 内上髁远端压痛

在骨骼发育成熟的运动员中，一旦内上髁的生长板闭合，外翻力就会传导到尺侧副韧带，导致扭伤或撕裂。患者表现为肘关节内侧疼痛，经常不能充分伸展肘关节。检查发现内上髁远端有压痛，外翻应激时可能有关节不稳定。采用保守治疗，包括休息、冰敷及针对活动范围和力量的物理治疗。对于持续疼痛或关节不稳定，但希望继续参加头顶运动的运动员，建议手术治疗。

（4）分离性肱骨小头骨软骨炎

诊断要点和主要特点
● 参与投掷运动 ● 肘侧疼痛，尤其是投球时 ● 肱桡关节有压痛 ● 肘屈曲挛缩

年龄稍大的投掷运动员（通常为 13 ～ 15 岁）的肘侧疼痛可继发于 OCD，这是一个比 Panner 病更令人担忧的疾病。与具有自限性的 Panner 病不同，OCD 的病变会导致骨骼的永久性破坏。这是对软骨下骨的损伤，其上方的关节软骨可能会受累。虽然它可以累及肘部的不同部位，包括鹰嘴、桡骨头或滑车，但它最常累及肱骨小头。反复的外翻压力会导致肱骨小头缺血性坏死，最终导致关节内游离体的形成。运动员表现为侧方疼痛、肿胀、伸展不足，偶尔还会锁定。X 线片显示肱骨小头透明，周围有硬化骨。MRI 能更全面地显示病变。高级别病变的预后是谨慎的。

患有 OCD 的儿童应该接受运动医学专家或具有上肢损伤专业知识的骨科医生的检查。治疗应基于病变的稳定性，可以保守治疗，也可以手术治疗。对于早期或稳定的 OCD 损伤，特别是骨骼不成熟的个体，治疗包括限制投掷运动和活动范围。更严重的病变或采取保守治疗后仍有持续症状的病变可能需要手术治疗。

（5）肱骨外上髁炎（又称网球肘）：在参加网拍运动的骨骼成熟运动员中很常见。这是一种前臂伸肌的肌腱病，插入外上髁导致外侧肘部疼痛。手腕伸展会增加疼痛。早期的治疗是为了控制炎症。后期治疗的主要措施是拉伸和加强前臂肌肉。可能需要改变击球技巧，并使用前臂支架来减少伸肌的张力。

（6）肘后部疼痛：少见。病因包括脱位、撞击、骨折、肱三头肌撕脱和肌腱炎、鹰嘴突炎和尺骨鹰嘴滑囊炎。

6. 手和手腕损伤　手和手腕是儿童最常见的损伤部位，在急诊中占很大比例。所有的手部和手腕损伤都有可能导致严重的长期残疾，应该彻底评估。彻底的神经血管检查，以及对旋转或成角畸形或对位不良的评估是至关重要的。并发症包括活动范围丧失、功能障碍、畸形、四肢长度不均和关节炎。

（1）指骨远端损伤：簇状损伤需要夹板固定 3 ～ 6 周，或者直到患者不再疼痛。如果有明显移位，可以使用外科克氏针复位。甲床损伤通常需要甲床缝合、夹板固定和甲下血肿引流。指甲撕脱应更换到甲襞中，如果不可能，应将替代材料插入甲床作为支架。甲床损伤的患者应该被告知，指甲再生可能看起来不规则，也可能根本不会再生。

（2）远端指间损伤：锤状指或伸肌腱撕脱在控球运动中更为常见。损伤的机制是轴向载荷或强迫屈曲作用于主动伸出的手指，导致指伸肌腱撕脱骨折或断裂。运动员在远指间关节（DIP）出现屈曲挛缩，不能主动伸展远端指骨。必要时须到骨科就诊。保守治疗包括骨折用夹板牵引固定 4 周，肌腱断裂用夹板固定 6 ～ 8 周。如果初始骨折涉及关节的 30% 以上或愈合不良合并功能丧失，则可能需要手术。

Jersey 手指或屈肌腱撕脱发生在接触性运动中，特别是美式橄榄球。损伤的机制是强制伸展主动弯曲的手指。第四个手指（环指）是最常受伤的手指。运动员出现压痛、肿胀和在 DIP 时不能伸缩。检查人员可以通过伸展近端指间关节来测试屈肌腱的功能，同时让受伤的运动员尝试屈指关节。受伤的手指应该用夹板固定在一个舒适的位置，并立即转诊给骨科医生，因为通常需要外科手术。

（3）拇指损伤：“看守人拇指”或“滑雪者拇指”是拇指掌指关节（MCP）被迫外展造成的尺侧副韧带损伤。对于那些抓住滑雪杆而摔倒的人来说，这是一种常见的滑雪伤害。患者会抱怨掌指关节内侧疼痛，并伴有对位或挤压疼痛。如果 X 线片显示撕脱的碎片移位小于 2mm，则可以使用拇指棘形石膏。如果没有骨折，关节外侧间隙开口小于 35°，或关节间隙开口与未受伤的拇指相差小于 15°，则建议使用棘形石膏 4 ～ 6 周。更严重的损伤需要手术治疗。

（4）手部骨折：所有手指骨折都应该评估生长板受累、旋转、成角和移位。如果骨折稳定并且没有移位，这些骨折可以用夹板固定 3 ～ 4 周，然后用绷带固定起来，以便立即恢复运动。然而，中节指骨的螺旋形或斜形骨折、关节内骨折和严重成角的生长板骨折被认为是不稳定的，应该转诊给骨科医生。

拳击手骨折是第四或第五掌骨颈骨折，通常是由不良的击打技术或击打坚硬表面引起的。第四或第五掌骨的掌侧 / 背侧成角小于 40° 是可以接受的。当患者握拳松动时，通过观察手指的悬垂来评估移位和旋转畸形是至关重要的，因为移位或旋转的骨折需要复位和固定。拳击手的骨折可以先用尺骨沟夹板暂时固定，保持掌指关节弯曲到 70°，之后用手部石膏固定 4 周。

（5）手腕损伤：大多数肿胀的手腕在没有严重畸形或不稳定时，可以用夹板临时固定几天。桡骨和尺骨远端骨折在儿童中相当常见，需要注意排除。特别要注意生长板和舟状骨。通常，桡骨和尺骨远端骨折需要用短臂或长臂石膏固定 3 ～ 6 周，这取决于一块或两块骨头的受累程度，以及移位或成角的严重程度。环状或锁扣状骨折用坚硬的手腕支架或短臂石膏固定持续 3 ～ 4 周。腕舟骨骨折是由过度伸展的手腕受力造成的，最常见的病因是摔倒时手过伸。尽管 X 线片正常，但如果有鼻烟窝压痛和肿胀的证据，沿着舟状骨的掌侧有压痛，或者有桡腕偏斜或腕关节活动范围内的疼痛，必须进一步评估手腕，可以通过急性 MRI 或者在固定 10d 后通过临床和随访 X 线片重新评估。未移位的舟状骨骨折需要拇指尖头石膏固定至少 6 周。可能发生骨不连，特别是在腕舟骨近端的骨折中，这与该区域骨的血液供应不良有关。分离畸形需要手术治疗。体操运动员腕是由桡骨远端反复超负荷造成的慢性手腕疼痛。运动员手腕背部疼痛，随着上肢承重或腕关节的主动伸展，疼痛加剧。过度使用的损伤可能导致长期生长异常或腕关节退行性改变，最终可能需要手术干预。运动员应戴上硬腕支架或短臂石膏 4 周，并进行一段时间的休息和活动调整。

7. 髋部损伤　因为骨盆和髋关节与下肢和脊柱相连，所以这个区域有丰富的韧带、肌肉附着物和神经。幼儿受伤很少见，但也可能发生扭伤、拉伤和撕脱骨折。此外，运动员可能容易受到涉及髋部过度运动的损伤。

（1）髋关节撕脱骨折

诊断要点和主要特点
● 骨突区骨折
● 负重疼痛
● 损伤部位的局灶性疼痛

青少年髋关节周围撕脱骨折发生在坐骨结节、髂前上棘、髂前下棘和髂嵴等骨顶区域。损伤的机制是强力的、不平衡的肌肉收缩，导致肌腱止点撕脱。运动员有急性创伤性事件的病史；通常会感觉到“砰”的一声，运动员立即无法负重。疼痛限制了髋关节的活动范围，在隆起处出现局灶性压痛。

治疗方式以保守治疗为主。严重移位的骨折可能需要手术治疗。运动员通常会在最初几周拄着拐杖，以控制疼痛并使步态正常化。急性期过后，运动员可以开始耐力负重。康复阶段的重点是恢复运动、柔韧性训练，以及骨盆与核心稳定的加强。如果运动不受限、力量恢复和恢复了特定的运动技能后，运动员可以在 4 ～ 6 周内完成恢复活动。

（2）股骨头骨骺滑脱

诊断要点和主要特点
● 髋部或膝部疼痛，或两者兼有
● 髋关节内旋受限
● 蛙腿位 X 线片显示生长板增宽和骨骺滑脱

股骨头骨骺滑脱发生在 11 ～ 16 岁的儿童，并与肥胖和一些内分泌疾病，如甲状腺功能减退有关。生长板在快速生长期间弱化，并且容易受到急性创伤性损伤或慢性超负荷的剪切破坏的影响。患者主诉腹股沟、大腿或膝盖疼痛，通常一瘸一拐的，或者在关节不稳的情况下，他们可能无法承受重量。检查显示髋关节活动时疼痛，内旋受限，髋关节屈曲时必须外旋。X 线片包括 AP（前后位）和蛙腿侧位片，显示生长板增宽和骨骺相对于股骨颈的滑脱或移位。

治疗包括立即停止负重和紧急转诊到骨科专家处进行手术稳定。如果不能发现这种损伤，会增加早期关节炎缺血性坏死的可能。康复是术后治疗的一个组成部分。在几个月内逐步恢复活动（另请参阅第 26 章）。

（3）髋臼唇裂：是运动员髋关节前部和腹股沟疼痛的原因之一。大多数髋臼撕裂是由解剖异常所致，如髋关节撞击综合征（FAI）或髋关节发育不良。由于大多数运动项目的压力和运动范围要求，这些损伤在运动人群中往往会有更明显的症状。这种损伤的运动员通常无引发症状的急性创伤事件。症状通常不剧烈。运动员经常表现出髋部或腹股沟深部疼痛，活动后加剧，而且疗效欠佳。急性期，放射成像一般无明显发现，但可以看出可能导致唇裂的异常结构。磁共振成像可以显示撕裂。应首先采取保守治疗、休息和物理治疗。总之，治疗是根据运动员的特殊需要和症状量身定制的。经常需要关节镜检查来修复撕裂，同时解决导致撕裂的潜在的结构问题。

（4）内收肌拉伤：或称腹股沟拉伤，通常是在跑步、跌倒、扭转或铲球过程中被迫外展造成的。需要快速改变方向的运动使运动员面临这类伤害的风险。内收肌出现疼痛。髋关节内收或屈曲时常有疼痛，内收肌结节上有压痛。治疗包括休息、冰敷和拐杖保护，并应在肌肉愈合后加强肌肉锻炼。

（5）肌腱拉伤

诊断要点和主要特点

- 损伤机制为强迫伸膝
- 腿后有撕裂或爆裂感的疼痛
- 被迫伸膝疼痛

肌腱拉伤是运动员常见的损伤。这些损伤大多发生在肌腹，通过非手术治疗可以治愈。损伤机制为膝关节被迫伸展或改变方向。通常情况下，腿部肌腱拉伤的运动员会突然停止比赛，抓住大腿后部。伤情分为3个等级。检查显示肌肉触诊疼痛，偶尔还会发现缺损。疼痛也发生在屈膝抵抗阻力时。

早期治疗的重点是尽量减少肿胀、瘀伤和疼痛。大腿应该冰敷并加压。在中度和重度损伤中，可能需要短期使用拐杖。只要运动员能耐受，他（她）就可以走动了。伸展肌腱特别重要，因为作为一种双关节肌肉，它比其他类型的肌肉更容易受伤。偏心强化是康复训练的重点。

（6）股四头肌挫伤：是由于肌肉受到直接损伤，导致瘀伤、肿胀和疼痛。损伤量与作用力大小直接相关。大腿前部和外侧是最常见的受伤部位，经常在足球和曲棍球等接触性运动中受伤。

病初24h的对应治疗是休息、冰敷和保护。膝关节应该保持在完全弯曲的位置，以避免血肿形成。受伤后2～3d，可以开始屈伸活动范围练习。一旦可以完成120°的运动，并且不会引起疼痛，运动员就可以回到竞技活动中。如果2周后检查时肌肉仍然僵硬，应该拍大腿部X线片以排除骨化性肌炎。骨化性肌炎是一种肌肉中钙的异常沉积导致的疾病，可能是由在临床过程中过早地暴力拉伸肌肉引起的。

（7）髋关节脱位

诊断要点和主要特点

- 通常是后脱位
- 腿部弯曲、内收和内旋
- 臀部疼痛严重
- 这是紧急情况，必须迅速处理

髋部是一个非常受约束的关节，本质上非常稳定。因此，髋关节脱位是罕见的，通常只有在高能量或强力损伤时才会发生。大多数髋关节脱位发生在后方。有这种损伤的运动员通常会有剧烈的疼痛，髋部或腿部的任何运动都很难耐受。典型的情况是，这些运动员髋部剧烈疼痛，遭受重大撞击后无法移动或无法四肢负重，髋关节锁定在屈曲、内收和内旋状态。骨骼成熟运动员的髋关节脱位通常与髋臼和股骨颈骨折相关。青春期前，骨骼不成熟的参赛者可能有孤立的脱位，没有骨折。需要行髋部X线片、CT或MRI扫描，才能完全评估损伤情况。

髋关节脱位是紧急情况。运动员应该立即被运送到最近的骨科医院。严重出血、缺血性坏死和神经损伤可导致迟发性移位。大多数运动员都可以在封闭下复位。在不复杂的情况下，复位后建议用拐杖6周，然后进行6周的活动范围和力量训练。当力量和动作正常时，运动员可以在3个月后逐渐重返赛场。

如果合并骨折、唇裂、游离体，或者如果不能以闭合方式实现向心性复位，则需要手术治疗。

（8）骨盆骨骺炎：通常发生于常年坚持参加运动的竞技青少年运动员。常见的位置是坐骨粗隆和髂嵴。运动员表现为隆起疼痛和肌肉运动时髋关节运动受阻。X线片可以显示隆起的不规则，也可以显示正常。治疗包括相对休息，以柔韧性为重点的渐进性康复，以及骨盆和核心的稳定训练。

（9）髂胫束综合征

诊断要点和主要特点

- 过度运动性损伤
- 外侧膝盖或髋部疼痛
- Ober试验阳性

由于滑囊和髂胫束与大粗隆和股骨外侧髁的反复摩擦发炎，出现髂胫束综合征和相关的粗隆滑囊炎。当由髂胫束和臀中肌腱的柔韧性降低而导致髋关节或膝部屈曲时，会引起疼痛。滑囊是一种通过减少摩擦来改善运动的结构，但在这种情况下会变成病理性的。运动时会疼痛并受限。当髋部或膝部从完全伸展的位置主动弯曲时，出现疼痛。患者也可能Ober试验阳性。Ober试验用于测量髂胫束的灵活性。患者侧卧，患肢在上方。检查员用一只手稳定骨盆，而另一只手移动被测试的腿，使其屈膝、外展和伸展，然后将腿放低至内收，直到通过软组织拉伸、骨盆后旋或两者都停止。如果被测试的腿在中立位置未能与桌子平行地内收，则测试为阳性。

早期治疗是改变导致疼痛的运动，然后开始一个针对髂胫束和髋部限制的伸展计划。核心和骨盆稳定也很重要。可以用超声，在保守治疗失败后可以使用注射用皮质类固醇。

（10）股骨颈应力性骨折：一般是反复细微损伤的结果。它们通常发生在里程数迅速增加的跑步运动员中。患有这种损伤的运动员表现为腹股沟持续疼痛和内外旋疼痛。症状通常出现在运动中，但随着骨折的进展，症状往往在日常生活活动中出现。有应力性骨折、进食障碍、钙代谢紊乱和腹股沟疼痛病史的运动员，应该提醒提供者注意这种疾病的可能性。应特别注意女运动员应力性骨折的风险，特别是伴有能量失衡三联征和可能的进食障碍、闭经或月经过少、骨密度降低的患者。

体格检查时，髋关节只能屈曲和内旋。可能会出现跛行。腿部的跳痛是普遍存在的。如果 X 线片无阳性发现，则需要做磁共振检查。

治疗要根据骨折的类型而定。张力性骨折（在股骨颈上方）通常需要内固定，以防止骨折或移位，并降低缺血性坏死的风险。压缩侧骨折（在股骨颈下方）不太可能移位，可保守治疗，需要使用拐杖 6 周。

8. 膝部损伤 是最常见的运动相关问题。膝关节通过各种韧带、肌腱和半月板来稳定。膝关节损伤可以分为两类：由急性原因和慢性原因造成的损伤。急性损伤发生在明确界定的创伤事件中。损伤机制是重要的病史特征，尽管许多年轻患者很难描述这一事件的细节。创伤后出现的快速肿胀表明存在关节出血和可能的关节内异常，如骨折、前十字韧带（ACL）断裂、半月板撕裂或髌骨脱位。

（1）膝前痛：最常见的膝关节主诉是膝前痛。这种主诉可能有多种病因，但应始终将髋关节病理作为可能的来源。髌骨功能障碍是膝前痛的常见原因。膝前痛的鉴别诊断较多，需要进行彻底的检查。以下是导致膝前痛的常见的膝关节疾病。

1）髌股过度使用综合征：发生在跑步和涉及下肢反复应力的运动中。运动员表现为膝关节前活动性疼痛。在年轻运动员中，它偶尔会与膝关节肿胀和髌股关节摩擦音有关。

对这些损伤的评估是全面的，需要对运动员的腿部从臀部到足部进行“自上而下”的评估。大多数有这种情况的运动员，无论运动水平或身体状况如何，通常都会出现髋关节或核心无力，导致膝关节生物力学改变。全面评估髋关节对齐和旋转、肌肉发育、腿筋和髂胫束的紧张性及足部力学是充分了解和治疗这种疾病所必需的。大多数运动员的症状是由多因素引起的。

治疗应该针对病因进行。通常情况下，运动员训练过度时需要修改当前的活动量。综合训练可能会有所帮助。解决髋部和骨盆的稳定性是治疗这种疾病的主要方法。建议伸展、加强腘绳肌和股四头肌。在比赛期间使用提供本体感觉反馈的支架是有争议的。

2）髌腱炎（“跳跃者膝盖”）：是一种过度使用导致的损伤，是由于在跑步或跳跃过程中股四头肌反复负荷造成的。这种损伤在篮球和排球等跳跃运动中很常见。压痛位于髌腱的正上方，位于髌骨下极的止点。物理治疗、冰敷和运动调整可以帮助促进愈合。

3）Osgood-Schlatter 病（胫骨结节骨软骨炎）

诊断要点和主要特点
● 青少年与活动相关的膝前疼痛
● 胫骨结节上有肿胀和疼痛
● 进行性胫骨结节隆起碎裂

Osgood-Schlatter 病是由于跳跃和跑步运动中对胫骨结节隆起（生长板）的反复牵引引起的。胫骨结节在快速生长期间会发生碎裂和微骨折。这种情况发生在青春期前和青春期，最常见于 12 ～ 15 岁的男孩和 11 ～ 13 岁的女孩。疼痛局限于胫骨结节，使用偏心的股四头肌运动会加重疼痛。疼痛可能会变得非常严重，以至于必须减少日常活动。典型的 X 线片显示胫骨结节碎裂或不规则骨化。

通常情况下，当运动员达到骨骼成熟时，这种情况会自动缓解。在此期间，建议使用非甾体抗炎药控制疼痛。运动后的物理治疗、伸展肌腱和冰敷都是有帮助的。

4）Sding-Larsen-Johansson 病（髌骨下极脱垂）：发生在 9 ～ 12 岁的年轻运动员中，疾病过程与 Osgood-Schlatter 病相似。在髌骨下极从髌腱牵引导致髌骨下部碎裂，这在膝关节侧位 X 线片上通常很明显。治疗和预后类似于 Osgood-Schlatter 病。

治疗：上述膝部疾病的治疗方法相似。与许多损伤一样，控制疼痛和炎症是必不可少的。首先需要相对休息，远离导致疼痛的活动和冰敷。通过灵活性和力量康复计划，韧带问题和前膝的力学问题可以得到改善。股四头肌、骨盆和核心强化都是这个项目的重要组成部分。从理论上讲，如果矫正过度的旋前或旋后，矫形术可以对膝关节的力学产生影响。膝关节支撑是有争议的，其主要好处是本体感觉反馈和髌骨跟踪。依据症状判断是否恢复运动。

（2）膝后痛：通常是由过度使用造成腓肠肌 - 比目鱼肌复合体损伤所致。其他原因包括 Baker 囊肿（膝关节后方良性滑液充盈囊肿）、胫骨应力性骨折或腿筋肌腱炎。治疗方法是在症状缓解后休息、冰敷和加强锻炼。关节内损伤，如半月板撕裂和软骨损伤，也会导致膝后疼痛，如果症状不改善，应该考虑这种情况。

（3）半月板损伤

诊断要点和主要特点
● 膝内、外侧疼痛
● 渗出和关节线压痛
● 有锁定感或膝关节松动感
● McMurray、Apley 和 Thessaly 试验阳性

膝关节软垫的半月板作用于膝关节，增加对软骨的营养供应，稳定膝盖。大多数损伤都与负重肢体的方向变化有关。内侧半月板损伤是由负重体位胫骨旋转导致的。这种损伤经常在控球运动中发生。外侧半月板损伤发生在膝关节屈曲位胫骨旋转时，如在蹲下或某些摔跤动作中。这些伤害在10岁以下的儿童中并不常见。

1）临床表现：这种损伤的运动员有膝盖疼痛、肿胀、折断或锁定的病史，并可能有膝盖塌陷的感觉。体格检查通常显示积液，关节线压痛，McMurray超屈-旋转试验、Apley试验和（或）Thessaly试验阳性。McMurray试验是让检查人员将他（她）的手指放在患者的关节线上，同时最大限度地弯曲膝盖，然后旋转膝盖，同时伸展。当患者疼痛，检查人员感觉到关节线上有相关的"咔哒"声或卡住时，代表试验阳性。Apley试验时，患者俯卧位，膝盖弯曲到90°。检查人员在膝盖上施加轴向力量，同时旋转胫骨。当患者疼痛时，代表试验阳性。Thessaly测试是让患者用受伤的腿站立。检查人员握住患者张开的双臂来支撑他（她）。指导患者将膝盖屈曲到5°，然后将身体和膝盖内外旋转3次。在膝盖屈曲20°时重复。如果患者有关节线疼痛，或者有锁定或膝盖卡住的感觉，代表试验阳性。早期需要做标准的膝关节X线片，首选的诊断检查是膝关节的MRI。值得注意的是，在儿科人群中，半月板血管的增加通常会导致MRI中信号的增加，这可能与撕裂相混淆。所以，年轻运动员半月板撕裂的MRI结果需要结合患者的临床症状和检查。

2）治疗：这些损伤的治疗通常是外科手术，因为半月板在没有手术干预的情况下愈合能力有限。如果撕裂轻微且症状轻微，可以考虑非手术治疗。手术可能需要修复撕裂或移除半月板撕裂部分。通常情况下，因为年轻运动员良好的愈合率和半月板缺陷患者可能发展为关节炎，所以应尽量保存年轻运动员的半月板组织。半月板切除术（切除撕裂组织）的患者通常可以在手术后3～6周恢复运动。半月板修复患者需要一段时间的拐杖保护，然后进行物理治疗。修复后恢复运动通常需要4～6个月。

（4）内、外侧副韧带损伤

诊断要点和主要特点
● 膝内、外侧疼痛 ● 韧带沿线有压痛 ● 0°和30°时外翻或内翻负荷试验阳性

内侧副韧带（MCL）和外侧副韧带（LCL）位于膝关节两侧，在内翻和外翻时起到稳定膝关节的作用。内侧损伤可能发生在膝盖外侧，如足球铲球时，也可能发生在非接触式旋转应力下。

1）临床表现：运动员可能会感觉到膝盖内侧或外侧有爆裂或疼痛的感觉。检查显示沿韧带内侧或外侧有轻度积液和压痛。在屈曲20°～30°时进行的外翻负荷测试再现了MCL损伤时的疼痛和关节不稳定。在屈曲20°～30°的情况下进行内翻负荷测试，可以再现LCL损伤时的疼痛和关节不稳定。

MCL和LCL损伤分级为1～3级。1级损伤为拉伸损伤。2级损伤包括韧带的部分断裂。3级损伤是韧带的完全断裂。X线片可用于诊断股骨远端或胫骨近端骨的损伤，尤其是对骨骼发育不成熟的运动员。如果怀疑2～3级损伤或伴随的关节内异常，则进行MRI检查。

2）治疗：一般采取保守治疗。损伤早期冰敷并抬高。戴上防护支架，几天内就可以在支架上进行全膝活动。允许承重，并可开始强化训练。运动员应该使用支架，直到疼痛和活动范围改善。当选手重返赛场时，经常需要使用功能性支架。韧带完全愈合后，若运动员没有主观不稳定的感觉即可拆除支架。重返运动取决于撕裂和其他相关损伤的严重程度。大多数孤立的、低级别的MCL损伤患者可以在3～5周内恢复比赛。

（5）前交叉韧带损伤

诊断要点和主要特点
● 膝关节疼痛和积液 ● 沿外侧关节线疼痛 ● Lachman试验阳性

前交叉韧带（ACL）由两束组成，可防止胫骨前半脱位和旋转。大多数ACL损伤是非接触性的，发生在减速、扭曲和切割运动中。ACL损伤也可能发生在膝关节过度伸展或直接打击膝盖（通常在外侧）时，这会导致极大的外翻压力，导致ACL和MCL断裂。

1）临床表现：运动员经常说听到或感觉到"砰"的一声，随后在受伤后几个小时内出现肿胀。对膝关节的评估始于对未受伤膝关节的检查。Lachman试验提供了与ACL相关的有关膝关节稳定性的最准确信息。Lachman试验是在支撑胫骨和股骨的同时保持膝关节屈曲30°。将胫骨近端向前拉，评估终点的偏移程度和坚固性，并与对侧进行比较。应该检查膝关节的其他结构，以排除伴随的损伤。膝关节的成像包括X线片和磁共振成像。在骨骼不成熟的运动员中，胫骨棘撕脱经常出现在X线片上，而不是ACL中部撕裂。

2）治疗：早期的治疗重点是控制肿胀和疼痛。可以及早进行系统化的物理治疗，以帮助恢复活动范围和力量。保守治疗包括支撑、强化和限制体力活动。

膝关节支架可增强本体感觉，控制肢体伸展。保守治疗时可能会出现半月板和关节软骨持续不稳定及损伤。

手术重建通常适用于年轻运动员做切割运动时，持续性不稳定也必须手术。如果膝关节的肿胀和活动度有所改善，可以在受伤后2～6周进行手术。骨性未成熟运动员手术治疗的最新进展有助于年轻运动员ACL撕裂的复杂处理。膝关节的康复在手术后立即开始。一个系统化的ACL物理治疗方案以增强力量、肌肉再训练、耐力、敏捷性和协调性训练为主。如果符合某些标准，手术后6～9个月就可以恢复切割和旋转运动，尽管许多年轻运动员需要12个月或更长时间才能重返运动场。

（6）后交叉韧带损伤

诊断要点和主要特点
● 膝关节疼痛和肿胀 ● 屈膝疼痛加重 ● 后抽屉试验阳性

后交叉韧带（PCL）从股骨内侧髁至胫骨后平台，有两束。其主要功能是预防胫骨后半脱位。PCL的损伤是不常见的；当个人足踝处于跖屈状态时屈膝摔倒，或者膝关节被迫过度屈曲时，就会发生这种情况。可致PCL损伤的最常见运动是足球和曲棍球。

1）临床表现：运动员表现为膝关节后部和外侧肿胀、疼痛。检查从未受伤的膝盖开始，然后继续检查受伤的一侧。验证性试验包括后抽屉试验，在患者仰卧、膝盖屈曲到90°、足稳定的情况下进行。评分基于平移量。1级（轻度）为5mm以下，2级（中度）为5～10mm，3级（重度）大于10mm。3级损伤通常表明除了PCL外，还有另一个韧带受伤。影像学检查包括X线片和MRI。

2）治疗：孤立的PCL损伤几乎都是非手术治疗，除非股骨或胫骨上的PCL撕脱。一般情况下，对于这些损伤，推荐手术固定。运动员对孤立的PCL损伤耐受良好，可以通过支撑和渐进式康复计划进行治疗。PCL损伤合并其他结构损伤是复杂的，通常需要手术稳定。这些损伤的手术是复杂的，在涉及PCL的复合损伤后，是否能恢复到以前的运动水平是不确定的。

9. *足部、足踝损伤* 在儿科运动员中很常见。受伤的类型通常取决于年龄。年幼的儿童往往有骨干损伤，与快速成长的年龄较大的儿童相反，后者往往有骨骺和生长板损伤。骨骼成熟的青少年容易发生成人型韧带损伤。虽然踝关节骨折可能有内翻和外翻机制，但涉及踝关节的最常见的急性损伤是踝关节外侧扭伤。

（1）踝关节扭伤

诊断要点和主要特点
● 损伤机制通常为内翻和跖屈 ● 韧带上方的脚踝肿胀和疼痛 ● 足踝有瘀伤

当韧带超负荷时，就会发生撕裂。损伤分级为1～3级：1级为拉伤，无关节不稳定；2级为部分撕裂，关节部分不稳定；3级为韧带完全断裂，关节不稳定。踝关节有3条外侧韧带（距腓前韧带、跟腓韧带和距腓后韧带）和1条内侧三角肌韧带。足内翻通常损害距腓前韧带，而足外翻则损伤三角肌韧带。外侧踝关节扭伤远比内侧踝关节扭伤常见，因为三角肌韧带的力学强度比外侧韧带强。然而，踝关节内侧扭伤可能有更严重的并发症，包括踝关节联合撕裂和关节不稳定，需要手术固定。高位踝关节扭伤涉及胫腓联合韧带损伤。相邻的胫骨和腓骨通过韧带结构捆绑在一起，具有一定的活动度。联合韧带支持踝臼关节的完整性。踝臼是由胫骨平台、内踝、外踝及距骨顶形成的骨弧形。踝穴提供了广泛的踝关节柔韧性和运动范围，但其损伤会导致关节不稳定和疼痛。联合韧带损伤通常不需要手术，但与轻度踝关节内侧或外侧扭伤相比，需要更长的愈合时间。

1）临床表现：体检通常显示肿胀、瘀伤和疼痛。当怀疑骨伤时，应进行诊断性检查。在评估更容易发生生长板损伤的骨骼不成熟的运动员时，需进行X线片检查。踝关节内侧肿胀、压痛和瘀伤需要用踝关节三视图（AP、外侧、踝穴位）来评估踝窝的不对称性和不稳定性。

根据成人Ottawa踝关节规则可以确定5岁以上的患者是否有必要接受X线检查。踝部压痛、韧带附着处压痛和过度肿胀是年轻运动员拍摄X线片的另一个原因。

2）鉴别诊断：其他可能的损伤包括第五跖骨的损伤，这可能发生在内翻机制损伤时。在这种损伤中，运动员在第五跖骨底部出现局部肿胀和压痛。第五跖骨底部骨折可分为撕脱骨折、Jones骨折和骨干骨折。高位踝扭伤（又名联合韧带损伤）最常见的是背屈和外旋。需要拍X线片，联合挤压试验和Kleiger试验（足部背屈时的外旋）呈阳性。胫骨骨骺、踝关节、腓骨、距骨穹顶或跟骨的骨折也可与踝扭伤表现相似。

3）治疗：损伤后立即开始治疗是确保踝关节损伤完全康复的必要条件。踝穴的骨折和不稳定需要立即进行骨科手术。绝大多数踝关节扭伤采取非手术治疗。第一阶段的护理包括立即按压包扎和冰敷以控制肿胀和炎症。在康复的早期阶段，推荐保护性负重。穿着小腿步行靴或石膏的短期治疗对严重的踝关节扭伤有益。当运动员可以无痛行走时，可以开始第二阶段的康复。监督管理的理疗处方可能是有益的。在此期间，强调踝关节的活动范围，以及踝关节背屈肌的等长收缩。一旦90%的力量恢复，就可以增加主动等张（离心和同心）和等速练习。第三阶段的康复旨在增加力量，改善本体感觉，增加弹道活动（更复杂的运动模式），以及运动特有的灵活性和功能。“脚字母表”和“平衡板”是改善踝关节活动范围和本体感觉的很好的方法。为了恢复活动范围，要求患者通过用足趾画字母表来主动移动足踝。平衡练习是在平衡板（或摇摆板）上进行的，可以恢复本体感觉，即保持适当平衡和控制的能力。这也可以通过让患者在玩接球时单腿站立来实现。这项计划可以有效地让运动员在几周内恢复活动，可能需要长达6周的时间才能恢复全部活动。运动员应佩戴防护支架3～4个月，在家里坚持第三阶段锻炼，并在锻炼后冰敷。

（2）严重疾病

诊断要点和主要特点

- 青春期前活动性足跟痛
- 疼痛局限于跟骨隆起和跟腱止点
- 跟骨挤压试验阳性

严重疾病，或称跟骨隆起炎，发生于8～12岁的运动员，他们通常参与高冲击性的活动，如体操和足球。病因包括过度使用、不合适的鞋，以及紧绷的小腿肌肉和跟腱。疼痛发生在脚后跟和肌腱插入跟骨生长中心的位置。运动员表现为活动相关的足跟疼痛，检查显示跟骨骨突处有局灶性压痛。跟骨挤压试验阳性指用力按压足跟外侧和内侧会产生疼痛。

治疗原则是缓解症状，包括安抚和教育、相对休息，跟线拉伸、强化小腿、冰敷按摩、后跟杯、使用控制疼痛的非甾体抗炎药，以及进行根据疼痛程度可以耐受的活动。不需要活动限制。后跟杯是注入橡胶或凝胶的鞋垫，提供足跟提升和缓冲，以减少对跟骨骨突的应力和冲击。难治性病例需要用部分或非负重的步行靴子或石膏短暂固定，然后进行物理治疗。

（3）足底筋膜炎：是一种常见的问题，在青少年或老年运动员中表现为足跟疼痛。它通常发生于每周跑步超过30英里（注：1英里＝1609.3m）的跑步者和跟腱紧张或穿着不合适鞋子的运动员。这在有弓形足的人和超重的人中也很常见。早上第一次站起来走几步后，疼痛加重。鉴别诊断包括舟骨或跟骨应力性骨折。体格检查经常发现骨刺。治疗包括局部按摩、伸展腓肠肌-比目鱼肌-跟腱复合体、非甾体抗炎药、足弓支撑和局部注射类固醇。跑步者可能需要减少每周的里程数，直到疼痛缓解。

三、预防

许多与运动有关的伤害可以通过教育、减少危险行为、使用防护装备和适当的训练来预防。早期发现受伤，适当的治疗和康复对于确保运动安全也是至关重要的。防护装备应由专人安装和维修。头盔应用于足球、棒球、曲棍球、自行车、滑雪、轮滑、滑板或任何有头部受伤风险的运动。在眼睛损伤发生率较高的运动项目中应使用护眼产品。应识别并使用适当的保护垫，包括捕手的胸垫；足球中的护胫垫；曲棍球中的肩垫、手臂垫、胸部垫和腿垫；滑冰时的手腕和肘部保护。其他初级预防策略也应由教练、家长和医生处理，以确保儿童参加运动的安全。这些措施包括检查比赛场地是否存在潜在危险，调整规则以适应参与者的发展水平，并适应对手的技能和规格。

使用前病史和体格检查可能发现潜在的问题，并允许进行预防和早期干预。适当的训练技术通过加强柔韧性、提高耐力和教授正确的生物力学来减少伤害。体育教育强化了健身和健康生活方式的概念，同时还加强了体育专项训练。早期发现损伤可以使运动员修正技术，避免微创伤和大创伤。一旦发生损伤，需要正确识别，并采取适当措施将发病率降至最低。一旦确定了伤情，就应立即开始康复。早期和适当的护理为运动员提供了完全康复和恢复运动的最佳机会。

（译者：徐　阳　校稿：董春钰）

第28章 康复医学

Pamela E. Wilson, MD；Gerald H. Clayton, PhD

康复医学是涉及先天性和获得性残疾个体的诊断和治疗的多专业学科。康复医学的目标是最大限度地发挥功能，提高生活质量。残疾可使用世界卫生组织的《国际功能、健康和残疾分类》来诊断。对每个患者进行三方面的评估：①残疾对身体结构和功能的影响；②残疾对活动和社会参与的影响；③影响个体功能的环境因素。这三方面是讨论致残状况及其治疗的共同框架。

一、小儿颅脑损伤

诊断要点和主要特点

- 重型颅脑损伤：格拉斯哥昏迷评分（GCS）< 9分
- 中度颅脑损伤：GCS 9 ～ 13分
- 轻度颅脑损伤：GCS 13 ～ 15分

美国每年有多达50万例儿童创伤性脑损伤，导致3.7万～ 5万人住院治疗。不同地区的死亡率差异很大（全国相对风险为1.19 ～ 4.2），但总体而言，儿童脑损伤每年导致2000 ～ 3000人死亡。这些损伤的代价是巨大的，特别是考虑到儿童脑损伤的幸存者可能终生存在缺陷。

1. *发病机制* 根据病理发现的时间，脑损伤分为两类：原发性损伤和继发性损伤。

原发性损伤发生在创伤时，对神经元、胶质细胞和血管系统造成局灶性和弥漫性机械损伤，通常是不可逆的。局灶性损伤包括颅骨骨折、实质挫伤、实质外或实质内出血、血块、血管撕裂或穿透伤。弥漫性损伤包括弥漫性轴索损伤和水肿。无论是局灶性还是弥漫性的原发性损伤，都可以引起细胞破坏，以及兴奋性氨基酸、阿片肽和炎性细胞因子的释放。

继发性损伤是指伴随原发性损伤的细胞功能丧失，导致脑血管调节丧失、细胞内稳态改变，或细胞死亡和功能失调。由Ca^{2+}、其他阳离子和阴离子调节失调导致的线粒体功能障碍，使ATP耗尽，从而驱动细胞稳态泵。这会导致细胞DNA、蛋白质和脂质的氧化，导致细胞死亡等。这些多重机制也可能导致细胞外谷氨酸增加，导致过度去极化，进一步加重受损细胞的压力。原发性损伤可启动继发性程序性细胞死亡（凋亡）过程，进一步加重原发性损伤。二次伤害可能在最初损伤后几个小时或几天发生。它似乎是由颅内压升高、脑水肿和神经化学介质的释放引起的。目前的治疗模式侧重于治疗和预防继发性损伤。

2. *临床表现*

（1）损伤严重程度的分级与评定：创伤性脑损伤通常分为开放性和闭合性两种。开放性损伤是弹片或锋利物体穿透颅骨或颅骨变形暴露颅内组织的结果。闭合性损伤是头部钝性损伤的结果，导致运动（颅内加速或减速和旋转力）和脑组织压缩。脑挫伤包括击打（发生在损伤部位）或对冲（发生在与损伤相对的一侧大脑）。评估损伤的严重程度和最终结果在医疗管理中很重要。以下是康复医学中与这些损伤的临床护理相关的两个最常用的量表。

1）格拉斯哥昏迷评分（GCS）：是最常用的评估量表，用于评估急性环境下意识受损的深度和持续时间。该分数来自3个方面的评估：运动反应（最高分6分）、言语表现（最高分5分）和对刺激睁眼（最高分6分）。该量表已经修改，适用于5岁以下的婴儿和儿童，允许他们缺乏言语反应和理解。累积得分将损伤定义为轻度（13 ～ 15分）、中度（9 ～ 12分）和重度（≤ 8分）。创伤后健忘症的概念被用来评估损伤的严重程度，是GCS的补充。创伤后健忘症是指受伤后不能吸收新记忆，人看起来困惑或迷失方向。健忘症可以是逆行性、顺行性或两者兼而有之。

2）Rancho Los Amigos认知功能水平（LCFS或“Rancho”）：用来衡量认知缺陷的总体严重程度，可以在康复期间连续使用，作为改善的粗略衡量标准。该量表有10个功能级别，从“无反应”到“有目的的”“适当的”不等。

(2) 脑损伤的常见后遗症：取决于脑损伤的严重程度，可能会有认知和行为方面的缺陷，以及身体上的损伤。损伤还会在感觉和运动功能、情绪稳定性、社会行为、心理处理速度、记忆、言语和语言方面产生变化。轻微脑损伤的后果可能很难察觉。小的实质内损伤，通过CT或MRI很容易识别，可能不会引起明显的体征或症状。以下是与脑损伤相关的常见问题。

1）发作发生：在受伤后24h内的发作称为即刻发作。那些发生在第1周内的是早期癫痫，而那些在受伤后1周以上开始的被称为晚期癫痫。对于癫痫高危儿童和非常年幼的儿童，建议在脑损伤后的第1周使用药物预防癫痫。在任何穿透性脑损伤后，也建议进行为期1周的癫痫预防。癫痫预防可能不能有效防止迟发性癫痫发作，这可能需要长期治疗。

2）神经运动障碍/运动障碍：脑损伤后的神经运动障碍包括运动障碍、痉挛、瘫痪和虚弱。表现的类型将受到受损区域的影响。最常见的运动障碍是震颤和肌张力障碍。这些缺陷可能会导致行走、协调能力受损、上肢使用能力受损，以及语言问题。理疗是治疗这些问题的主要手段。

3）沟通障碍：语言和沟通障碍是常见的。失语症是一种难以理解和产生书面语言、口头语言的疾病，分为流利、不流利和总体性3种。患有流利性失语症或韦尼克型障碍的人可以产出语音，但几乎没有相关的内容。不流利性失语症或布罗卡型语言贫乏患者可能在找词方面有困难。总体性失语症有广泛的损伤和最严重的语言障碍。

4）阵发性交感神经亢进：严重的脑损伤可能与过度的交感神经输出有关，并导致一系列被称为阵发性交感神经过度活跃（PSH）的症状。PSH的症状是心动过速、呼吸急促、出汗、体温过高、高血压、烦躁和强迫体位。治疗原发性高血压的常用药物包括多巴胺激动剂（如溴隐亭）、β受体阻滞剂（如普萘洛尔）和α受体激动剂（如可乐定）。

5）认知和行为缺陷：在颅脑损伤后，认知和行为缺陷是经常发生的。认知障碍取决于损伤的位置和严重程度。额叶的损伤可能会扰乱执行功能，并导致启动延迟。神经精神后遗症很常见，1/3的伤者患有抑郁症、焦虑症和创伤后应激障碍（PTSD）。神经心理学家的测试可能有助于识别问题区域，允许在学校开展适应和使用行为策略。

6）下丘脑-垂体-肾上腺轴功能障碍：颅脑损伤后常见下丘脑-垂体-肾上腺轴功能障碍。垂体后叶损伤引起的抗利尿激素分泌失调综合征和尿崩症（DI）可导致明显的电解质和渗透压失衡。闭经通常会自愈，这在女性中很常见。青春期临近时的损伤会使正常发育复杂化，应密切监测内分泌状况。

7）脑神经损伤：脑神经的感觉和运动成分经常受损，导致各种非中枢调节的缺陷。最常见损伤的是脑神经Ⅰ、Ⅳ、Ⅶ和Ⅷ。如果筛状板上的剪切力破坏传入嗅神经，可能会发生嗅觉减退或嗅觉障碍（脑神经Ⅰ）。脑神经Ⅳ（滑车）的损伤是常见的，因为它在颅内走行最长。上斜肌损伤通常会导致头部倾斜和垂直复视。面神经损伤（脑神经Ⅶ）很常见，特别是颞骨骨折，这会影响面部肌肉，导致眼睛和唾液腺干燥，同时舌头前部的味觉也会下降。耳蜗神经（Ⅷ）在颞骨骨折中也经常受损，可导致头昏和眩晕。

(3) 影响发育的因素：我们对创伤性脑损伤的了解很大程度上是基于成人的经验。年龄和儿科人群特有病因（如虐待儿童）的综合影响使得儿科颅脑损伤患者的护理非常复杂。

认为年幼的孩子在脑损伤后会比年长的孩子或成年人恢复更好的假设是错误的。事实上，在儿童中，大量的发育和突触重组尚未发生，这并不能保证功能恢复的概率增加。事实上，发育过程的中断，特别是对非常年幼的婴儿或新生儿来说，可能是灾难性的。

损伤机制在决定幼儿脑损伤的严重程度中起着重要作用。与非意外伤害相关的机制（如震动），通常会导致全局弥漫性损伤。颈部肌肉薄弱，头体质量比大，血脑屏障不成熟，颅内液/脑质量比高，都会造成广泛的损伤。

在青春期，主要的激素变化会对脑损伤的结果产生影响。行为问题可能在脑损伤的青少年中很明显。性早熟和性活动的早熟可能发生在青春期前，应该仔细监测。

应该仔细考虑脑损伤儿童和青少年的发育进程。在与认知和行为异常相关的中、重度脑损伤后，迟发性异常是可以预见的。教育计划应该包括个别化教育计划（IEP），以支持儿童在上学期间提供补救和帮助。方案还应包括“504计划”（《康复法》和《美国残疾人法》第504条）。“504计划”确定在正常学校环境中为残疾程度较轻的学生提供必要的住宿，以便他们可以与同龄人一起接受教育。

3. *治疗*　儿童脑损伤后康复的首要目标是最大限度地提高功能独立性。康复护理可分为3个阶段：急性期、亚急性期和长期。急性期和亚急性期通常发生在住院时，而长期是发生在门诊随诊时。

(1) 急性期护理：治疗主要包括内科、外科和药理学治疗，以减轻脑水肿，治疗颅内压升高，并使实验室指标正常化。营养对于愈合过程是必不可少的，可以采用肠外营养或补充肠内喂养。目前的研究表明，在脑损伤后尽快过渡到肠内营养（如鼻胃管喂养）与改善预后相关。重型颅脑损伤患者恢复时间长，吞咽功能不足，常需放置胃造瘘管补充肠内喂养。

（2）亚急性期护理：治疗特点是早期、密集地参与促进功能恢复的康复治疗。治疗应在咨询物理治疗、职业治疗、言语语言专家和神经心理学家后进行。护理人员是患者的主要接触者，经常作为家庭指导护理的教育者。可以使用药理学方法来提高创伤性脑损伤患者的觉醒和注意力，使他们能够更充分地参与治疗或处理其他亚急性后遗症，如激惹。大多数脑损伤的儿童和青少年可以出院继续门诊治疗。

（3）长期护理：出院后立即开始长期随访。在孩子接近学龄时，每年进行多学科评估，包括神经心理测试，这样就可以改善在教育环境中的注意力缺陷。

认知和行为问题通常需要药物治疗。注意力缺陷和疲劳可以用哌甲酯和莫达非尼等兴奋剂治疗。多巴胺能药物，如金刚烷胺、左旋多巴和溴隐亭，在改善认知、处理速度和激惹方面都是有用的。抗抑郁药，如选择性5-羟色胺再摄取抑制剂，可以帮助治疗抑郁症和情绪不稳定。抗惊厥药，如卡马西平和丙戊酸，可用作情绪稳定剂，并可用于治疗焦虑和攻击症。

注意和唤醒也可以通过使用行为技术来强化所需的行为并通过识别环境状况来成功解决。在行为领域取得的进展通常会对旨在解决身体问题的治疗产生积极影响。

4. 预后和结果　在脑损伤后，瞳孔反应性差、血液pH低、深部肌腱反射缺失和GCS低都与预后不良相关。影像学上发现融合病变，以及深度昏迷和持续时间的增加提示损伤严重和功能恢复较差。1岁以下的儿童往往预后更差。

功能评估是判断康复疗效的重要依据。全球多领域测量（如FIM/WeeFIM）用于提供选定功能的功能性“时间快照”，包括运动功能和移动性、自我保健、认知、社交和沟通。更简单、单一领域的功能性评估工具，如格拉斯哥结局量表（GOS）及其儿科量表——儿童头部损伤King结局量表（KOSCHI）。美国国家神经疾病和中风研究所（NINDS）正在协调一项工作，以验证和推广使用“公共数据元素”来评估脑损伤的结果（www.commondataelements.ninds.nih.gov）。这一努力的目标是促进共同措施的使用，这些措施将促进不同研究和结论之间的结果比较。

轻度脑损伤的预后通常是良好的。大多数患者在短时间内恢复正常功能。一小部分人出现持续性问题，如慢性头痛、注意力不集中、记忆力改变和前庭异常，这些问题可能会持续数周或数月。鉴别肌肉骨骼或中枢神经系统（CNS）病因引起的持续性症状（如头痛）很重要，有可能影响预后和护理计划。

对于儿童来说，在最初受伤后的许多个月或几年内，可能无法完全恢复。这种损伤对发育过程的影响及未来的后果很难预测。需要长期随访，特别是在孩子接近学龄的时候。

二、脊髓损伤

诊断要点和主要特点

- 脊髓损伤（SCI）是继发于脊柱损伤的运动、感觉或自主神经功能的改变
- 以完全（功能完全丧失）或不完全（低于病变水平的部分功能保留）功能丧失为特征

脊髓损伤的流行病学研究表明，每年有约10 000例新发病例，其中20%发生在20岁以下的人群中。机动车事故是各个年龄段脊髓损伤的主要原因。跌倒是幼儿常见的病因。无明显放射学异常的脊髓损伤（SCIWORA）可见于20%～40%的幼儿。从出生到2岁的儿童，由于其脊柱的解剖学特征，往往会有高位的颈椎损伤。关节小面往往较浅，方向水平，骨性脊椎比脊髓更灵活。此外，头部过大，颈部肌肉薄弱。

1. 临床表现

（1）损伤严重程度的分类和评估：脊髓损伤采用国际脊髓损伤神经学分类标准（ISNCSCI）进行分类，其前身为美国脊柱损伤协会（ASIA）分类系统。

这个分类评估运动和感觉功能，定义损伤的神经水平，并评估缺陷的完整性（运动或感觉保留水平）。72h检查用于预测恢复情况。72h检查发现病变预示着较差的恢复潜力。ISNCSCI分类如下。

1）A级为完全性脊髓损伤，骶骨最低节段无运动或感觉功能。

2）B级为不完全性损伤，骶段感觉功能保留，但无运动功能。

3）C级为不完全性损伤，损伤平面以下超过50%的主要肌肉肌力小于3/5。

4）D级为不完全性损伤，损伤平面以下超过50%的主要肌肉肌力大于3/5。

5）E级是指完全保留运动和感觉功能的损伤。

（2）脊髓损伤的临床类型

1）Brown-Séquard损伤：脊髓半横断，导致同侧运动瘫痪、本体感觉丧失和震颤，对侧失去痛觉和温觉。

2）中央脊髓综合征：损伤位于脊髓的中央部分，导致手臂比腿部肌力下降。

3）前脊髓综合征：脊髓前动脉破裂导致运动障碍，以及痛觉和温觉丧失。本体感觉和细腻的触觉存在。

4）脊髓圆锥综合征：脊髓圆锥下端的损伤或肿瘤，可造成轻微的运动障碍，但可明显地感觉肠道和膀胱的异常。

5）马尾综合征：神经根损伤会导致双腿松弛无力，感觉异常，下运动神经元控制的肠道和膀胱功能障碍。

（3）影像学检查：脊髓损伤的诊断和解剖学描述主要依据影像学检查。初步检查应包括整个脊柱（包括颈椎）的X线片和骨结构的特殊检查。软组织的评估需要MRI检查。CT扫描，包括三维重建，可以用来进一步确定受损的部位。

2. *治疗*

（1）早期治疗：脊髓损伤治疗的两个主要原则是早期识别和立即固定脊柱。固定脊柱的方法取决于损伤的类型、损伤的位置和脊髓的基本情况。固定脊柱可以防止对脊髓的进一步损伤。可以使用头部牵引和矫形器等外牵引装置。有些伤势需要内固定。甲泼尼龙治疗急性脊髓损伤的益处最近受到质疑。基于对疗效和结果的持续争议，类固醇仍然是一种选择，但它们的使用不是标准的措施。

（2）脊髓损伤后的功能期望值：与脊髓损伤相关的损伤对运动和感觉功能有可预见的影响。在与患者和父母讨论功能期望值时，理解以下概念是有帮助的(表28-1)。

（3）与脊髓损伤相关的特殊临床问题。

1）自主神经反射亢进或反射障碍：这种情况发生在T_6节段以上的脊髓损伤中。伤者的伤害性刺激会引起低于损伤水平的交感血管收缩。血管收缩产生高血压，然后是代偿性迷走神经介导的心动过缓。症状包括高血压、心动过缓、头痛和发汗。这种反应可能会危及生命。治疗需要识别和缓解潜在的有害刺激。肠道、膀胱和皮肤问题是最常见的刺激因素。如果保守治疗失败，患者应该保持直立体位，并服用降压药。

2）高钙血症：通常发生在男性青少年截瘫或四肢瘫痪后的1～2个月，是对制动的反应。患者主诉腹痛和不适。可能会出现行为问题。最初的治疗重点是补水和强迫利尿，使用液体和呋塞米来增加尿钙的排泄。病情严重时，特别是年龄较大的儿童，可能需要使用降钙素和依替膦酸盐。

3）体温调节问题：这些问题在高位损伤中很常见，通常会导致体温随环境温度变化的变温状态。损伤水平以下的血管收缩和舒张能力受损。脊髓损伤在T_6以上的人特别容易受到环境温度的影响，并面临体温过低和过热的风险。

4）深静脉血栓：深静脉血栓形成是脊髓损伤的常见并发症，尤其是青春期后的儿童。有单侧肢体肿胀、小腿肌肉可触及条状肿物、发热、红斑或腿部疼痛的儿童应怀疑深静脉血栓形成。可以通过多普勒超声确诊，如果怀疑有肺动脉栓塞，可能需要螺旋CT扫描或通气-灌注扫描全面评估。预防措施包括弹性长袜和压缩装置。可能需要使用低分子量肝素（如依诺肝素）等药物进行抗凝预防。

表28-1 与脊髓损伤相关的功能期望值

损伤程度与主要肌肉功能	功能性技能
C_1～C_4（无上肢功能）	依赖于所有技能，能使用声控电脑、口含棒；能用口吸、吹气、下颌驱动或头部阵列等技术设备驱动电动轮椅
C_5（肱二头肌功能）	可用ADL辅助，电动轮椅使用操纵杆，短距离推手动轮椅，使用改装的推轮圈
C_6（手腕伸展）	更多ADL技能；可以在室内推手动轮椅进行水平转移；通过适配设备增强手的功能
C_7（肘部伸展）	独立的ADL；通过适配设备增强手部功能；可将手动轮椅推入室内和室外
C_8（手指屈肌）	独立的ADL；独立的手动轮椅技能；增强的转移技能
T_1（小指外展）	
T_2～T_{12}（胸部、腹部和脊柱伸肌）	独立的ADL；独立的手动轮椅技能；改进的转移技能；带支架站立
L_1和L_2（髋屈肌）	戴长腿支架、KAFO和RGO站立和行走；摆动步态；主要用手动轮椅移动
L_3（膝盖伸展）	居家和有限的社区步行；戴长腿或短腿支架
L_4（踝关节背屈）	戴短腿支架和AFO的社区步行
L_5（长趾伸肌）	社区步行；可能比同龄人慢，并有一些耐力问题
S_1（踝底屈肌）	

ADL，日常生活活动；AFO，踝足矫形器；KAFO，膝踝足矫形器；RGO，往复式步态矫形器

5）异位骨化：这种并发症在脊髓和创伤性脑损伤中都会发生。异位钙沉积通常在损伤后的前6个月出现在关节周围。它们可能导致肿胀、活动范围减小、活动疼痛、可触及的坚硬肿块、发热、红细胞沉降率升高和异常的三相骨扫描。确诊后应服用非甾体抗炎药或双膦酸盐，如依替膦酸盐。异位沉淀物的手术切除是有争议的，通常只在极度活动丧失、压疮或剧烈疼痛的情况下才手术。

三、臂丛神经病变及其典型特征

诊断要点和主要特点

- 上肢（C_5和C_6）是最常见的损伤部位，导致典型的Erb麻痹
- 下肢（C_7～T_1）受伤会导致Klumpke麻痹
- 泛神经丛病变累及所有神经根

1. *发病机制* 与分娩相关的臂丛损伤与神经牵拉相关，通常与肩部难产有关。神经损伤的范围从单纯性神经性麻痹（牵拉）到完全性撕脱。运动、手术和意外造成的获得性臂丛损伤也有伸展或损伤神经丛的病因。

2. *预防* 识别与肩难产相关的因素，如巨大儿，或在手术过程中正确定位以减少对臂丛的牵引力，可能会降低这些损伤的发生率。

3. *临床表现* Erb麻痹被描述为“服务员收小费姿势”，其特征是肩部无力，上臂内旋和内收。肘部伸展，手腕弯曲。手功能保存良好。Klumpke麻痹的特点是肩部功能良好，但手功能下降或缺失。臂丛神经损伤也可能导致Horner综合征（单侧斜视、上睑下垂和面部无汗），原因是颈部交感神经断裂。体格检查应包括肱骨和锁骨的骨折检查。可能有膈神经和面神经损伤。臂丛病变的诊断应以病史和临床检查为基础。诊断性测试有助于确诊、定位和病变分类。肌电图在伤后3～4周是有帮助的。此测试不仅可用于诊断，还可跟踪恢复情况。MRI、脊髓造影和CT扫描可以帮助确定病变的位置和范围。

4. *并发症* 并发症的发生反映了神经恢复的程度。严重的损伤有导致肩部挛缩、肌肉萎缩、骨骼畸形、功能缺陷、疼痛和不适姿势的危险。

5. *治疗与预后* 臂丛病变的治疗取决于病变的严重程度。很多患者会自愈，不需要干预。对于持续性损伤，物理/职业治疗是主要的治疗方法，包括伸展、支撑、加强、电刺激和功能训练。对于6～9个月后肱二头肌功能没有自行恢复的儿童，建议手术探查神经丛的神经。恢复功能的次要措施包括肌肉转移和骨科干预。

许多因素被用来预测康复效果。病变的解剖位置影响恢复，因为上肢病变比下肢病变恢复更好。如果出现Horner综合征，这些损伤的恢复总是很差。抗重力功能在受伤后2个月内恢复的儿童通常功能恢复良好。如果抗重力功能恢复推迟到6个月，功能可能会受到限制。如果6～9个月时无抗重力功能，功能将无法恢复，应考虑手术治疗。

四、常见的康复问题

诊断要点和主要特点

- 神经源性膀胱可能是由创伤或者影响中枢或外周连接的疾病引起的，并可根据功能障碍的类型进行分类
- 神经源性肠道可能是由于上运动神经元或下运动神经元受损，感觉丧失和括约肌失控，有或没有反射性肠道活动取决于损伤程度
- 痉挛是一种速度依赖性的肌张力增加和孤立肌肉功能的丧失，通常使用Ashworth分级

1. *神经源性膀胱* 在生命的第1年，膀胱是一个自发排空的反射驱动系统。在第1年之后，控制力开始发展，大多数儿童在5岁时就达到了可控性。中枢或外周神经系统受损的儿童可能会发展成神经源性膀胱。神经源性膀胱的诊断需要完整的病史和体格检查，通常分类如下。

（1）脑或脊髓水平的上运动神经元损伤导致不能抑制逼尿肌收缩，会发生无抑制的神经源性膀胱。这导致了一种高反射性的排尿模式。

（2）反射性神经源性膀胱是由S_3和S_4节段以上的感觉神经和运动神经受损所致。膀胱会反射性排空，但可能不存在协调性，可能会发生协同失调（膀胱肌肉对闭合括约肌的收缩）。膀胱内压升高和膀胱尿道反流可能是协同失调的后果。

（3）自主神经源性膀胱是一种松弛性膀胱，与低位运动神经元损伤有关。膀胱容量通常会增加，可能会发生充溢性尿失禁。

（4）运动麻痹性神经源性膀胱是由S_2～S_4运动神经根损伤所致，感觉正常，但有运动功能障碍。患儿有排尿的感觉，但自主收缩困难。

（5）感觉麻痹性神经源性膀胱是感觉神经根被破坏的结果。受影响的患者没有膀胱充盈的感觉，但能够开始排尿。

应该确定神经损伤的类型，因为这将有助于预测排尿问题。可以使用超声、静脉肾盂造影或肾图（核素）检查来评估上尿路。下尿路检查包括尿检、排尿后残留尿、尿动力学、膀胱造影和膀胱镜检查。

治疗

针对膀胱功能障碍的类型确定治疗方案。最简单的方法，如定时排尿，对膀胱不受抑制的儿童是有效的。这项技术可在膀胱容量达到负荷之前，每2～3小时口头或使用提示装置（带计时器的手表）提醒孩子排尿。Credé和Valsalva手法用于自主性膀胱的患者，以帮助松弛的膀胱排尿。增加膀胱内压力的操作可能存在引起膀胱输尿管反流的风险，不应该用于反射性神经源性膀胱的患者。

药物常用于治疗神经源性膀胱。抗胆碱药通常用于减少逼尿肌收缩，降低紧迫感，增加膀胱容量。这类药物包括奥昔布宁、托特罗定和山莨菪碱。这些药物的副作用包括嗜睡、恶心和便秘。吸收垫和尿布、外置导尿管、留置导尿管和间歇性导尿也是有效的。患有高压膀胱的幼儿极有可能出现反流，可能需要药物治疗、间歇性导尿或膀胱造口术以防止肾脏静水压损伤和感染。年龄较大的儿童可能需要进行膀胱重建手术（膀胱扩大术），以增加膀胱的容量或从膀胱到皮肤表面的肠道管道（Mitrofanoff手术），以缓解膀胱膨胀。如果尿道括约肌功能不全导致漏尿，可以使用注射、吊带或植入物来增加尿道屏障。最近，电刺激骶神经根被用来刺激排尿。生物反馈训练也用于改善排尿。

2. *神经源性肠道* 肠道功能的控制依赖于完整的自主神经（交感神经和副交感神经）和躯体神经系统。神经源性肠病患者的治疗目标是建立可预测和可靠的排便习惯，防止大小便失禁和并发症。神经源性肠功能障碍有两种类型：上运动功能障碍和下运动功能障碍。上运动神经元肠道是圆锥上方受损的结果。受影响的患者通常有高幅度的反射性肠收缩，没有感觉，没有自主的括约肌控制。下运动神经元肠道的患者没有自主的括约肌控制，也没有肛门外括约肌的反射性收缩（无皮肤反射）。它被描述为一种松弛的肠道。一般来说，在有上运动神经元病变的患者中，建立肠道程序更容易。

治疗

纤维摄入和液体是保持软便稠度的关键因素，尽管一些患者试图保持便秘，以防止事故发生。一个可预测的和预定的肠道程序是必不可少的。排便应安排在进食时进行，因为胃绞痛反射会引发排便。

一个全面的肠道计划通常包括泻药和软化大便的药物。粪便软化剂，如多库酯可以保留粪便水分。矿物油是一种可接受的粪便软化剂，适用于无肺吸入风险的患者。像Metamucil这样的膨胀剂可以增加大便的纤维和水分含量，缩短转运时间。刺激剂，如番泻叶果实提取物或比沙可啶，可增加蠕动。渗透剂，如聚乙二醇，通过保留粪便水分来保持粪便柔软。当其他方法不成功时，通常使用栓剂和灌肠剂。上运动神经元肠道管理计划可能包括数字化的直肠刺激。当保守方法无效时，可选择包括手术置入骶神经刺激器或促进结肠顺行冲洗的技术。例如，ACE（顺行可控灌肠）或马龙（Malone）程序使阑尾接近腹部表面，为冲洗提供管道。另外，盲肠造瘘管可以放入盲肠，通过盲肠顺行输液清除结肠中的粪便。

3. *痉挛* 是一种速度依赖性的肌肉张力增加和孤立肌肉功能的丧失。张力是肌肉在空间中移动时感觉到的阻力，而痉挛则发生在中枢神经系统受损时。它包括上运动神经元综合征（过度活跃和夸张的反射，张力增加，阵挛，Babinski征阳性）。痉挛程度使用Ashworth评分进行评估，0分表示肌肉张力没有增加，4分表示四肢完全僵硬。

治疗

治疗是以目标为导向的，并受患者功能状态的影响。治疗方式的选择范围从保守到积极。儿童应正确地摆放姿势和配备适当的设备，以防止伤害和促进物理治疗。物理疗法可以通过伸展和活动范围练习来减少痉挛的长期影响。冷和热对改善肌张力很有帮助，但效果不持久。上肢和下肢的石膏可以降低肌张力，增加活动范围。可以尝试用约束疗法改善上肢功能。

药物治疗是有效的，如巴氯芬、地西泮、丹曲林和替扎尼定。巴氯芬（一种直接的γ-氨基丁酸B型激动剂）是一线药物，在脊髓水平产生效果，副作用主要是嗜睡和乏力。巴氯芬可降低癫痫发作阈值。巴氯芬可通过鞘内泵直接输送到中枢神经系统，已经成功地用于脑损伤、脑瘫和脊髓损伤的儿童。地西泮是大脑和脊髓中突触后γ-氨基丁酸受体的变构调节剂，其中枢神经系统作用可能会导致嗜睡和依赖。丹曲林可抑制兴奋收缩偶联，但可导致乏力或罕见的肝毒性。替扎尼定是一种较新的药物，作用于突触前的α_2受体。它会导致口干和镇静，肝功能检测指标可能会升高。

缓解局灶性痉挛可以使用化学去神经技术。肉毒杆菌毒素A和B可以注射在特定的肌肉中，以阻止神经肌肉交界处乙酰胆碱的释放，从而改善运动范围。使用肉毒杆菌毒素可以增强功能，改善卫生，减轻疼痛，减少畸形。肉毒杆菌毒素也被用来治疗流涎、多汗症和慢性疼痛。这种效果是暂时的，只持续3～6个月，而且经常需要重复注射。在技术上更具挑战性的苯酚注射使有髓和无髓纤维中的蛋白质变性，并根据注射部位的不同产生神经溶解或肌肉溶解。这种影响可能比肉毒杆菌毒素持续的时间更长，但如果注射混合神经，则有感觉障碍的风险。

手术选择包括矫形手术，旨在改善功能和步行能力，并减轻痉挛造成的畸形。挛缩常见于跟腱、腘筋和内收肌。上肢挛缩发生在肘部、手腕和手指屈肌。脊柱侧弯很常见，可能需要支具或手术。步态分析可能有助于评估功能性痉挛儿童，以指导矫形、治疗和手术的使用。神经外科技术，如选择性背根切断术，切断传入神经纤维，可以永久改变痉挛，改善步行能力。

五、康复医学中的质量控制/改进措施

美国物理医学与康复学会（AAPM&R）与研究生医学教育认证委员会（ACGME）合作，促进了在其培训计划中使用质量控制/改进技术知识的获得。这是现在董事会认证所需的六项能力之一。AAPM&R认为，这些技能赋予从业者保持和提高向公众提供护理质量的能力。

（译者：徐　阳　校稿：董春钰）

第 29 章 风湿性疾病

Jennifer B. Soep, MD

一、幼年型特发性关节炎

诊断要点和主要特点

- 关节炎，包括疼痛、肿胀、发热、压痛、晨僵和（或）1 个或多个关节活动度下降，持续至少 6 周
- 可能伴有相关的全身表现，包括发热、皮疹、葡萄膜炎、浆膜炎、贫血和乏力

幼年型特发性关节炎（juvenile idiopathic arthritis，JIA）的特点是持续 6 周或 6 周以上的单关节炎或多关节炎。JIA 主要有 4 种亚型：①少关节型；②多关节型；③全身型；④与附着点炎症相关的关节炎。JIA 的确切病因尚不清楚，但有大量证据表明其是一个带有遗传易感性因素的自身免疫过程。

1. 临床表现

（1）症状和体征：JIA 最常见的类型是少关节型，占患者总数的 40% ～ 60%，以 4 个或更少关节受累的关节炎为特征。这种类型通常影响中等关节到大关节。由于关节炎常为非对称性，儿童可能会出现下肢长度不等的问题，受累肢体可能会由于血流增加和生长因子增加而变得更长。除眼部炎症外，全身性表现少见。约 20% 患有少关节型关节炎的儿童发展为隐匿的虹膜睫状体炎，如果不治疗可导致失明。眼病的活动与关节炎的活动无关。因此，当抗核抗体（antinuclear antibody，ANA）检测呈阳性时，必须每隔 3 个月用裂隙灯进行常规眼科检查，如果 ANA 呈阴性，检查时间间隔为 6 个月，在关节炎发生至少 4 年内都应坚持进行该检查，因为这个时期发生虹膜睫状体炎的风险最高。

多关节型 JIA 指涉及 5 个或 5 个以上关节的关节炎，占 JIA 总发病人数的 20% ～ 35%。大关节和小关节均可受累，通常呈对称分布。全身表现不明显，但可出现低热、乏力、类风湿结节和贫血。这一类型又分为类风湿因子（rheumatoid factor，RF）阳性和 RF 阴性两类。前者与成人类风湿关节炎相似，以慢性、破坏性关节炎更常见。

全身型 JIA 占 10% ～ 15%。关节炎可累及任意数量的关节，可累及大小关节，但在发病时可能无症状。典型的症状之一是弛张热，体温最高可达 39 ～ 40℃，通常每天出现 1 ～ 2 次热峰。在发热高峰之间，体温通常会恢复正常或低于正常。80% ～ 90% 的患者会出现典型一过性的淡红色斑丘疹，在受压区和发热时表现最明显。其他可能出现的全身特征包括肝脾肿大、淋巴结肿大、白细胞增多和浆膜炎。

与附着点炎症相关的关节炎在年龄超过 10 岁的男性中最常见，通常表现为四肢大关节的关节炎。这种类型的特点是附着点炎（肌腱或韧带与骨骼的连接点），如胫骨结节或跟骨肌腱。腰痛和骶髂炎也很常见。这种类型关节炎在 JIA 患者中的发生率为 5% ～ 10%。

JIA 还有另外两种亚型。患有银屑病关节炎的儿童可能有典型的银屑病，但也可能在典型的厚鳞状斑块出现之前有更轻微的变化，如指甲凹陷。银屑病关节炎患者也可能出现指（趾）炎或“香肠指”，可出现整个手指或足趾疼痛肿胀。未分化关节炎占患者总数的 10%，包括不完全符合任何一型关节炎的诊断标准或剔除标准，或同时符合一型以上关节炎诊断标准的慢性关节炎儿童，因此可以分为多个亚组。

（2）实验室结果：对 JIA 没有特异性检查。红细胞沉降率（erythrocyte sedimentation rate，ESR）正常并不能排除 JIA 的诊断。全身型 JIA 患者的炎症标志物明显升高，包括 ESR、C 反应蛋白（C-reactive protein，CRP）、白细胞计数和血小板计数。通常是在 8 岁后出现多关节疾病，约 5% 的患者 RF 呈阳性。抗环瓜氨酸肽（anticyclic citrullinated peptide，anti-CCP）抗体对类风湿关节炎有非常高的特异性，可以在 RF 前检测到。在少关节型关节炎患者中，ANA 阳性患者发生葡萄膜炎的风险增加，在晚发型 RF 阳性的患者中也相当常见。携带 HLAB27 抗原的儿童发生与附着点炎症相关的关节炎的风险增加。

表 29-1 列出了不同病因关节积液的一般特征。关节抽液和滑液分析的主要目的是排除感染。革兰氏染色或培养阳性是感染的唯一特异性检查。白细胞计数超过 2000/μl 提示炎症，而炎症可能来源于感染、风湿病、白血病或反应性关节炎。葡萄糖含量明显降低[（< 40mg/dl 或多核白细胞计数明显升高（> 6000/μl）]高度提示细菌性关节炎。

表 29-1　关节积液分析

疾病	细胞数	葡萄糖[a]
外伤	红细胞多于白细胞；白细胞通常< 2000/μl	正常
反应性关节炎	白细胞 3000 ～ 10 000/μl，单核细胞为主	正常
幼年型和其他炎性关节炎	白细胞 5000 ～ 60 000/μl，中性粒细胞为主	正常或稍低
脓毒性关节炎	白细胞> 60 000/μl，中心粒细胞> 90%	低于正常

a 正常值为血糖值≥ 75%

（3）影像学表现：在疾病的早期阶段，只能看到软组织肿胀和关节周围骨质疏松症。受累关节的 MRI 可能显示早期关节损伤，如果进行钆增强成像，可以证实滑膜炎的存在。超声目前可用于检测滑膜炎、腱鞘炎和骨皮质侵蚀，无须放射和镇静。在疾病后期，X 线片可能显示关节间隙变窄，特别是 RF 阳性患者，这是由软骨变薄和与慢性炎症相关的骨侵蚀改变导致的。

2. 鉴别诊断　表 29-2 列出了儿童时期肢体疼痛最常见的原因。JIA 为一种排除性诊断。因此，在确诊前，排除导致该临床症状和体征的其他原因是很重要的。鉴别诊断较广泛，通常包括整形外科疾病、感染疾病及恶性肿瘤。一些重要的特征可以帮助鉴别这些不同的疾病，包括疼痛的时间、相关的体征和症状。在炎症性疾病中，患者通常晨起症状较重并伴有关节僵硬，而存在骨科异常的患者通常在当天晚些时候出现症状加重并伴有活动受限。生长痛是儿童腿部疼痛的常见原因，其特征是夜间局部疼痛明显，通常可使孩子从睡梦中痛醒，没有客观的炎症表现，且白天没有症状。有生长痛的患儿经常要求按摩，而这在关节炎患者中并不常见。

在单关节关节炎的情况下，确定诊断是特别重要的。除了淋病关节炎，细菌性关节炎通常是急性的和单关节的，而淋病关节炎通常在远端具有游走性并伴有出血性疱疹。发热、白细胞增多、ESR 加快及单一关节呈急性进程者需要进行关节液检查和培养以排除感染。髋关节或下肢疼痛是儿童癌症的常见症状，尤其是白血病、神经母细胞瘤和横纹肌肉瘤，我们有必要对受累部位行 X 线片检查并进行血液涂片，以查找异常细胞和血小板是否减少。乳酸脱氢酶的升高在潜在的肿瘤进程中也应该引起关注。对可疑病例需进行骨髓活检检查。

表 29-2　儿童肢体疼痛的鉴别诊断

骨科
应力性骨折
髌骨软骨病
胫骨结节骨软骨病
股骨头骨骺滑脱
股骨头骨骺骨软骨病
运动过度综合征
反应性关节炎
过敏性紫癜
短暂性滑膜炎
风湿热
链球菌感染后关节炎
感染
细菌
莱姆关节炎
骨髓炎
脓毒性关节炎
椎间盘炎
病毒性（包括细小病毒、EB 病毒、乙型肝炎病毒、登革病毒、基孔肯亚病毒）
风湿性
青少年特发性关节炎
系统性红斑狼疮
皮肌炎
慢性复发多灶性骨髓炎
肿瘤性
白血病
淋巴瘤
神经母细胞瘤
骨样骨瘤
骨肿瘤（良性或恶性）
疼痛综合征
生长痛
纤维肌痛症
复杂局部疼痛综合征

反应性关节炎是由感染引起的关节疼痛和肿胀。感染通常是非关节性的，且可以是病毒或细菌感染，而近 50% 的病例均有相关病史。患者往往有急性发作性关节炎，并可能具有游走性。症状的持续时间是反

应性关节炎和JIA的一个非常重要的鉴别点，反应性关节炎的症状通常在4～6周消失，而要符合慢性关节炎的标准，症状必须持续至少6周。

风湿性关节炎具有游走性及一过性特点，而且疼痛往往比JIA更重（参见第20章）。在疑似病例中，应根据体格检查和心电图检查结果寻找风湿性心脏炎的证据。近期链球菌感染的证据是诊断的必要条件。和JIA全身型高热峰的特点相比，风湿热的发热模式是低热和持久的。莱姆病关节炎与少关节型JIA相似，但前者通常为离散性、反复发作的关节炎，持续2～6周，儿童应有流行地区旅游史。据报道，70%～80%的患者有典型的牛眼皮疹，即慢性游走性红斑，而这些皮疹在关节炎出现时通常已消退。对于疑似莱姆病的儿童，应进行伯氏疏螺旋体抗体检测，并采用免疫印迹（Western blot）进行确诊性检测。

3. *治疗* 目的是恢复功能、减轻疼痛、保持关节活动、防止软骨和骨的损伤。

（1）非甾体抗炎药（nonsteroidal anti-inflammatory drug，NSAID）：经常用于缓解症状。该类药物种类繁多，但只有少数被批准用于儿童，包括萘普生（每次10mg/kg，每日2次）、布洛芬（每次10mg/kg，每日3～4次）和美洛昔康（0.125～0.25mg/kg，每日1次）。将药物与食物和足够的水同服，儿童对非甾体抗炎药的耐受性一般很好。症状改善的平均时间是1个月，但有一些患者应用8～12周效果仍不明显。

（2）改善病情的抗风湿药和生物制剂：大多数JIA患者需要用改善病情的抗风湿药治疗，最常见的是每周应用一次甲氨蝶呤。症状通常在用药后3～4周开始改善。患儿对低剂量药物（每周5～10mg/m^{2}或单次应用每周1mg/kg）耐受良好。潜在的副作用包括恶心、呕吐、脱发、口腔炎、白细胞减少、免疫抑制和肝毒性。每2～3个月应该做一次全血细胞计数和肝功能检查。有几种其他的疾病调节剂可用于长期处于疾病活动期或对甲氨蝶呤不耐受的患者。来氟米特是一种口服的抗嘧啶药物，其副作用可能包括腹泻和脱发。抑制肿瘤坏死因子（已知在JIA发病过程中起重要作用的细胞因子）的生物修饰药物包括依那西普、英夫利昔单抗和阿达木单抗。这些药物通常在控制疾病及预防软骨和骨损伤方面非常有效，并且与基于放射改变的愈合有关。然而，它们潜在的长期影响还不太清楚，同时它们价格昂贵，并且需要肠外给药。阿那白滞素和托珠单抗分别阻断白细胞介素1和白细胞介素6，对全身型JIA特别有效。利妥昔单抗和阿贝西普等其他生物制剂在对其他治疗无效的患者中显示出了一些疗效。

（3）糖皮质激素：类固醇药物局部关节注射可能对1个或几个关节有关节炎的患者有效。曲安奈德是一种长效类固醇，可用于注射，通常可控制疾病几个月。口服或肠外类固醇用于严重受累的儿童，主要是全身性疾病患者。

（4）葡萄膜炎：葡萄膜的炎症（葡萄膜炎或虹膜睫状体炎）应由眼科医生进行密切监测。通常使用皮质类固醇滴眼液和扩张剂开始治疗，以防止虹膜和晶状体之间产生瘢痕。对于局部治疗失败的患者，可以使用甲氨蝶呤、环孢素、吗替麦考酚酯和（或）肿瘤坏死因子抑制剂，如英夫利昔单抗或阿达木单抗。

（5）康复：致力于运动范围、伸展和强化的物理疗法和专业疗法十分重要。这些运动及其他形式（如热水疗法）可以帮助控制疼痛、保持和恢复功能，防止畸形和残疾。下肢关节受累不对称的少关节型患儿可能出现双下肢长度不等的情况，需要在较短的一侧使用鞋垫来进行治疗。

4. *预后* JIA的病程和预后是可变的，这取决于疾病的亚型。持续性少关节型JIA儿童的临床缓解率最高，而RF阳性的患者缓解率最低，并且慢性、侵蚀性关节炎发生的风险最高，疾病可能持续到成年。全身型关节炎的全身性症状往往在数月内缓解。在系统性疾病中，出现持续性系统性疾病超过6个月、血小板增多和更广泛的关节炎患者的预后更差。

二、系统性红斑狼疮

诊断要点和主要特点

- 关节、浆膜、皮肤、肾脏、血液和中枢神经系统的多系统炎症性疾病

1. *发病机制* 系统性红斑狼疮（systemic lupus erythematosus，SLE）是典型的免疫系统疾病，其发病机制与抗原抗体复合物的形成有关，这些复合物存在于血液循环中并在相关组织中沉积。这一系列的症状是由组织特异性的自身抗体，以及淋巴细胞、中性粒细胞和免疫复合物沉积引起的补体对组织的损害导致的。

2. *临床表现*

（1）症状和体征：儿童SLE最常见于9～15岁的女孩，其体征和症状取决于免疫复合物沉积受累的器官。美国风湿病学会已经制定了SLE的分类标准；符合以下11项标准中的4项才能归类为SLE。

1）颊部红斑：光敏，脸颊和鼻梁上有“蝶形皮疹”。

2）盘状皮疹：在头皮、面部和四肢出现盘状、鳞状皮疹，可留有瘢痕。

3）光过敏：因阳光照射而引起的皮疹增多或其他

症状。

4）黏膜溃疡：口腔和（或）鼻咽部溃疡，一般为无痛性。

5）关节炎：大小关节的非侵蚀性关节炎，典型的对称分布。

6）浆膜炎：心包炎和（或）胸膜炎，常伴有胸痛和呼吸困难。

7）肾脏病变：蛋白尿（> 0.5g/d）和（或）细胞管型。

8）神经病变：癫痫和（或）精神病。

9）血细胞计数异常：白细胞计数低（< 4000/mm^3），Coombs 试验阳性溶血性贫血，血小板减少（< 100 000/mm^3）。

10）ANA 阳性：见于几乎 100% 的 SLE 患者。

11）自身抗体：双链 DNA 抗体、抗 Sm 抗体、抗心磷脂抗体、狼疮抗凝物均为阳性和（或）梅毒血清试验假阳性。

2012 年由 SLE 临床国际合作研究组（SLICC）制定的最新的分类标准目前正用于儿科风湿病研究（表 29-3）。这些标准与上述标准相似但更广泛，包括低补体和无 Coombs 试验阳性的溶血性贫血。

表 29-3　系统性红斑狼疮 SLICC 分类标准

临床标准	实验室 / 免疫学标准
①急性皮肤红斑狼疮	① ANA
②慢性皮肤红斑狼疮	②抗 dsDNA
③口腔或鼻腔黏膜溃疡	③抗 Sm
④非瘢痕性脱发	④抗磷脂抗体
⑤关节炎	⑤低补体（C3，C4，CH50）
⑥浆膜炎	⑥无溶血性贫血的直接 Coombs 试验
⑦肾脏损害	
⑧神经系统损害	
⑨溶血性贫血	
⑩白细胞减少	
⑪血小板减少症（< 100 000）	

要求，4 项或以上标准（至少 1 项临床标准和 1 项实验室标准）。或经活检证实 ANA 或抗 dsDNA 阳性的狼疮肾炎

其他常见的体征和症状包括发热、乏力、体重减轻、厌食、雷诺现象、肌炎和血管炎。

（2）实验室结果：血细胞计数异常比较常见，包括白细胞减少、贫血和血小板减少。约 15% 的患者 Coombs 试验呈阳性，但许多患者由于其他原因出现贫血，包括慢性疾病和出血。肾脏明显受累的患者可能有电解质紊乱、肾功能异常和低白蛋白血症。活动性疾病时 ESR 经常升高。相反，许多活动性 SLE 患者的 CRP 正常。当 CRP 升高时，查找可能的感染因素很重要，特别是细菌感染。肾脏疾病在其他方面可能没有临床症状，所以对 SLE 患者进行尿液分析是至关重要的。在免疫复杂疾病中补体被消耗。因此，活动性疾病患者的 C3、C4 水平降低。

ANA 几乎在 100% 的患者中呈阳性，通常滴度为 1 ∶ 320 或以上。对于疑似 SLE 患者，获得一个完整的 ANA 谱是十分重要的，完整的 ANA 谱包括抗 dsDNA、抗 Sm、RNP（核糖核酸蛋白）、抗 SSA 抗体、抗 SSB 抗体，这能更好地描述其疾病的血清学标记。由于 50% ～ 60% 的 SLE 儿童患者具有抗磷脂抗体，因此其血栓形成风险增加。所以筛选所有 SLE 患者的抗心磷脂抗体和狼疮抗凝物很重要。

3. 鉴别诊断　由于与 SLE 有关的疾病范围很广，其鉴别诊断也很广泛，包括全身型 JIA、混合性结缔组织病（mixed connective tissue disease，MCTD）、风湿热、血管炎、恶性肿瘤、细菌和病毒感染。ANA 阴性基本上可以排除 SLE 的诊断。抗 dsDNA 和抗 Sm 抗体对 SLE 特异性高。上述分类标准对 SLE 的诊断非常有帮助，其特异度和敏感度均为 96%。

MCTD 是一种同时存在几种风湿病特征的重叠综合征，与 SLE 有许多相同的体征和症状。症状复杂多样，通常包括关节炎、发热、皮肤紧绷、雷诺现象、肌无力和皮疹。ANA 检测通常呈阳性且滴度很高。除针对核糖核酸蛋白的抗体外，余 ANA 谱均为阴性。

4. 治疗　SLE 的治疗应针对所受累的器官系统，以便将毒性降到最低。主要的治疗是泼尼松，它可以显著降低 SLE 的死亡率。对有严重危及生命或危及器官疾病的患者通常采用静脉冲击甲泼尼龙治疗，每天每剂 30mg/kg（最大剂量为 1000mg），连用 3 天，然后改为每天 2mg/kg。应根据临床上疾病活动程度和实验室参数调整剂量，并应使用皮质类固醇的最低剂量来控制疾病。具有皮肤症状、关节炎和乏力症状的患者可以用抗疟药物治疗，如羟氯喹，每天口服 5 ～ 7mg/kg。胸膜炎疼痛或关节炎常可用非甾体抗炎药治疗。

大多数患者也开始使用免疫抑制剂，如吗替麦考酚酯、硫唑嘌呤、环磷酰胺或利妥昔单抗。有证据表明有抗磷脂抗体的患者通常每天服用拜阿司匹林来预防血栓形成。我们需要通过长期抗凝来预防这些抗体引起的血栓事件。

同时，我们应该注意这些疗法的副作用。长期使用泼尼松的严重副作用包括生长发育停滞、骨质疏松、库欣综合征、肾上腺抑制、感染和无菌性骨坏死。环磷酰胺可引起骨髓抑制、膀胱上皮异常增生、出血性膀胱炎和不育。硫嘌呤与肝损伤和骨髓抑制有关。利妥昔单抗可能会导致输液反应，并可导致长期低球蛋白血症。羟氯喹对视网膜的损害在推荐剂量下一般不

会出现，但仍应对患者进行常规视野检查以筛查其对视网膜的损害。

5. *预后* 这种疾病有一个自然的活动性周期。它可能在任何时候发作，但很少出现自发缓解。5 年生存率已从 1954 年的 51% 提高到目前的 90%。有助于改善预后因素包括更早的诊断、更积极地进行细胞毒性 / 免疫抑制剂治疗、冲击大剂量类固醇，以及对高血压、感染和肾衰竭的治疗。

三、皮肌炎

诊断要点和主要特点
● 特异性皮疹 ● 近端肌肉无力，偶有咽和喉部肌肉无力 ● 发病机制与血管病变有关

1. *临床表现*

(1) 症状和体征：主要症状是近端肌无力，尤其影响骨盆和肢带肌，可出现压痛、僵硬和肿胀。咽部受累常表现为声音变化和吞咽困难，可增加误吸风险。肠血管炎可伴有溃疡和受累部位穿孔。关节屈曲挛缩和肌肉萎缩可遗留明显的畸形。钙质沉着可随肌肉和皮肤的炎症而发生。

皮肌炎患者可出现一些特异性皮疹。患者常有日光性皮疹，上眼睑有紫丁香样皮疹，可伴有眼睑和面部水肿。Gottron 征是指指节、肘部和膝盖伸侧出现有光泽的红斑鳞状皮疹。甲床毛细血管扩张可常见于活动性疾病。血栓形成和甲周毛细血管水肿常提示更严重的慢性病病程。

(2) 实验室检查 / 影像学检查 / 特殊检查：测定肌酶水平有助于确诊、评估疾病活动程度和监测治疗效果，包括天冬氨酸氨基转移酶、丙氨酸氨基转移酶、乳酸脱氢酶、肌酸激酶和醛缩酶。即使存在广泛的肌肉炎症，ESR 和 CRP 也可能是正常的。对疑诊病例可进行股四头肌肌肉的 MRI 扫描，以确定是否存在炎性肌病。肌电图用于鉴别肌病中的神经源性肌无力。对于无致病性皮疹的肌炎病例，需进行肌肉活检。

2. *治疗* 目的是抑制炎症反应并预防肌肉功能和关节活动的损伤。在急性期，充分地评估通气和吞咽功能并排除肠道血管炎是非常重要的。皮质类固醇是首选的初始治疗药物。通常以 2mg/ (kg · d) 的泼尼松开始治疗，并持续到活动性疾病的体征和症状得到控制，然后逐渐减量。病情严重时，建议静脉冲击甲泼尼龙 3d。根据体格检查结果和肌酶值指导治疗。常同时使用甲氨蝶呤，以便能更好地控制疾病并最小化类固醇副作用。如果患者仍存在疾病活动，则可考虑使用其他免疫抑制剂，如吗替麦考酚酯、环孢素或静脉注射免疫球蛋白，在严重情况下，还可考虑使用利妥昔单抗或环磷酰胺。

羟氯喹和静脉注射免疫球蛋白可能对治疗皮肤水肿有效。皮疹是光敏性的，因此防晒是非常重要的。物理和职业治疗应在病程早期开始。最初被动的运动练习是为了防止失去运动功能。一旦肌酶恢复正常，就应该渐进引入伸展和加强练习的运动，以恢复正常的力量和功能。

3. *预后* 患者可能有单向病程、慢性病程或复发病程。影响预后的因素包括起病速度、虚弱程度、有无皮肤或胃肠道血管炎、诊断的及时性、开始治疗时间和对治疗的反应。儿童皮肌炎与癌症的相关性与成人不同。

四、血管炎

诊断要点和主要特点
● 皮肤受累，皮肤不发白，皮损较轻 ● 经常出现全身性炎症，尤其是肺部和肾脏 ● 诊断的金标准是活检提示血管炎

血管炎是一组涉及血管炎症的疾病，可根据受累血管的大小对其进行分类（表 29-4）。过敏性紫癜（Henoch-Schönlein purpura，HSP）和川崎病是两种儿童最常见的血管炎性疾病，是急性、自限性形式的血管炎。也有特发性、慢性血管炎，如肉芽肿性多血管炎（granulomatosis with polyangiitis，GPA）和微型多动脉炎（microscopic polyangiitis，MPA），但这在儿童时期很少见。

表 29-4 按受累血管大小分类的血管炎

大血管
大动脉炎
巨细胞性动脉炎
中血管
川崎病
肉芽肿性多血管炎（以前称为韦格纳肉芽肿）
结节性多动脉炎
嗜酸性肉芽肿性多血管炎（以前称为许尔许斯特劳斯综合征）
小血管
过敏性紫癜
微型多动脉炎

1. *临床表现*

(1) 症状和体征：因疾病而异，但大多数患慢性血管炎的儿童有持续发热、疲劳、体重减轻，以及肺部、肾脏、肌肉、骨骼、胃窦和（或）皮肤炎症的表现。

肉芽肿性多血管炎（以前称为韦格纳肉芽肿）常引起肾炎并累及肺部，表现为慢性咳嗽、出血和（或）空洞性病变。这种血管炎也经常影响上呼吸道，引起慢性中耳炎、鼻窦炎和（或）气管炎症，也可发生鞍鼻畸形。

结节性多动脉炎（polyarteritis nodosa，PAN）患儿常表现为皮肤病变，如紫癜、结节或溃疡，并可表现为腹部疼痛、睾丸疼痛、高血压、血尿和（或）神经系统症状。PAN 的典型表现为肺出血 - 肾炎综合征，即出现肺出血和急进性肾炎。

（2）实验室检查 / 影像学检查 / 特殊检查：血管炎患者的炎症指标通常升高。如果有明显的肾脏受累，可有肾功能检查指标升高和肾沉积物异常。贫血也是较为常见的，可由慢性疾病和（或）肾功能不全引起。低血红蛋白也可能是咳嗽、咯血、呼吸窘迫和（或）胸部浸润患者肺出血的表现。

小血管炎患者可能存在抗中性粒细胞胞质抗体（antineutrophil cytoplasmic antibody，ANCA）。细胞质 ANCA（cytoplasmic ANCA，c-ANCA）通常针对蛋白酶 3，对 GPA 相当敏感和特异，80% ～ 95% 的患者呈阳性。核周 ANCA（p-ANCA）通常针对髓过氧化物酶，与 MPA 有关；也可见于 HSP、嗜酸性肉芽肿性多血管炎和炎症性肠病。

诊断基于典型的临床表现和实验室检查结果。如果诊断仍然不确定，试图通过受累组织活检来确定诊断是必要的。对 GPA 患者的活检显示典型的坏死性肉芽肿性血管炎。受累区域的活检将确认 MPA 患者的小血管炎和 PAN 患者的小动脉炎和中动脉炎。如果活检不可行，则应考虑影像学检查，如血管造影，它可以显示受影响血管的炎症特征。

2. *治疗*　各种形式的慢性血管炎的治疗都基于疾病的严重程度和受累器官。皮质类固醇通常作为最初的治疗。病情严重的患者通常采用静脉冲击甲泼尼龙治疗，每天 30mg/kg（最大 1000mg），连用 3d，然后改为每天 2mg/kg。然后，根据疾病活动的临床和实验室标志物，逐渐减量。患者通常同时接受其他免疫抑制药物治疗，以实现和维持对疾病的控制，并将类固醇副作用最小化。标准的治疗包括环磷酰胺诱导，然后用甲氨蝶呤、硫唑嘌呤或吗替麦考酚酯维持。最近对 ANCA 相关性血管炎患者的研究表明，利妥昔单抗也可用于诱导治疗，其潜在的副作用和风险比环磷酰胺更少。

3. *预后*　免疫抑制药物改善了慢性血管炎患者的生存率和缓解率。像 GPA 这种情况多数是致命的。自引入大剂量类固醇和环磷酰胺（或其他细胞毒性药物）治疗方案以来，血管炎患者的预后得到了极大改善，5 年生存率为 50% ～ 100%。放弃治疗或停止治疗后通常会复发，因此维持免疫抑制治疗是必要的。

五、雷诺现象

雷诺现象是一种间歇性的四肢血管痉挛紊乱，有高达 5% ～ 10% 的成年人患有这种疾病，而且该病在儿童时期发病并不少见。典型的三期表现是体感冷，诱发苍白，然后发绀，接着是充血，但常见不完整的表现形式。在 35 岁以上 ANA 阳性的成年人中，雷诺现象可能是风湿病的一种表现。这种进展在儿童时期很少见。对患者的评估应包括风湿病相关系统的详细病史询问。使用耳镜或毛细血管镜检查角质层边缘，筛查毛细血管扩张和（或）纡曲很重要，因为其可以提示潜在的风湿病，如狼疮或硬皮病。在没有阳性发现的情况下，雷诺现象可能是特发性的。

治疗包括保持四肢和身体核心部位温暖，以及认识压力的作用，因为这可能是本病的一个诱因。对于症状严重的患者，使用血管扩张剂（如钙通道阻滞剂）治疗是有效的。

六、非炎症性疼痛综合征

1. *复杂区域疼痛综合征*　以前被称为反射性交感神经营养不良，是一种痛苦的状态，经常与关节炎混淆。这种情况的流行普遍程度和认可度正在增加。该疾病的特征是严重的肢体疼痛导致肢体几乎完全丧失功能。自主神经功能障碍表现为面色苍白或发绀、体温差异（受累肢体比周围区域冷）和全身肿胀。在检查中，痛觉异常是一种明显的皮肤感觉过敏，即使是极其轻微的触摸往往也可以导致明显的疼痛。实验室检查结果正常，无全身炎症迹象。除骨质疏松症晚期外，影像学表现正常。骨扫描可能有意义，因为它可以显示疼痛肢端的血流量增加或减少。

造成这种情况的原因仍然不明确。治疗包括物理治疗，以恢复功能、保持活动范围和缓解疼痛。非甾体抗炎药有助于控制疼痛。对于慢性疾病患者，加巴喷丁或普瑞巴林通常有效。持续性疾病可能对局部神经阻滞有反应。咨询有助于确定潜在的心理压力和社会压力的来源，并协助疼痛管理。如果恢复迅速，则远期预后良好，而复发则提示预后较差。

2. *纤维肌痛症*　是一种以弥漫性肌肉骨骼疼痛、疲劳、睡眠障碍和慢性头痛为特征的慢性疼痛综合征。天气变化、睡眠不足和压力可加剧这些症状。除颈部、脊柱和骨盆肌肉收缩处的特征性触发点外，患者其余检查均正常。

治疗主要是物理治疗、非麻醉性镇痛药、改善睡眠和提供咨询。小剂量的阿米替林或曲唑酮可以帮助睡眠，并可显著减轻疼痛。物理治疗应强调逐步恢复伸展和运动，并促进有规律的有氧运动。普瑞巴林最近成为第一个被美国 FDA 批准用于治疗纤维肌痛症的药物。对于患有纤维肌痛症的成年人来说，使用该药物可以减轻疼痛，并且计划对儿童进行安全性和有效性的研究。对于患有纤维肌痛症儿童研究的进展还不清楚，为了解决这种情况，有必要进行长期的研究。

3. 运动过度综合征　韧带松弛是关节疼痛的常见原因。活动过度的患者会在增加体力活动后持续几天内出现间歇性关节疼痛，偶尔还会出现肿胀。根据活动的不同，几乎所有关节都可能受到影响。为此建立了 5 个标准：①拇指被动地与前臂屈肌表面相对；②手指被动过度伸展，使其与前臂伸肌表面平行；③肘关节过度伸展；④膝盖过度伸展；⑤手掌放在地板上，膝盖伸直。实验室检查结果均正常。与该综合征相关的疼痛是由运动时关节松弛不当引起的。治疗包括分级调节过程，目的是保持关节的肌肉弹性，以补偿韧带的松弛，并训练患者保护关节，以避免过度伸展带来的影响。

（译者：乐　园　周　茜　校稿：刘桂英）

第30章 造血系统

Michael Wang, MD；Christopher McKinney, MD；
Rachelle Nuss, MD；Daniel R. Ambruso, MD

一、正常血象

外周血细胞计数的正常范围随年龄不同有明显差异。正常新生儿的血细胞比为45%～65%。出生时网织红细胞计数相对较高（2%～8%）。出生后的前几天，红细胞生成减少，在6～8周时血红蛋白及血细胞比容下降至最低点，这一时期称为新生儿生理性贫血期。正常的婴儿血红蛋白可以低至10g/dl，血细胞比容可以低至30%。此后，血红蛋白及血细胞比容逐渐上升，在青春期之后达到成人水平。早产儿在8～10周时血红蛋白最低可以达到7～8g/dl。贫血的定义是血红蛋白浓度低于同年龄、同性别正常人群均值2个标准差。

新生儿的红细胞比儿童及成人大，出生时的平均红细胞体积（mean corpuscular volume，MCV）大于94fl。6个月时MCV最低降至70～80fl，此后MCV逐渐增加，直至青春期后达到成人水平。

婴儿及幼儿的白细胞数目比年长儿高。出生时和年长时中性粒细胞在白细胞分类中占主导地位，1个月到6岁时淋巴细胞占主导地位（最高达80%）。

血小板计数的正常值是150 000～400 000/μl，随年龄增长变化不大。

二、骨髓衰竭

骨髓衰竭是骨髓不能产生足够数量的循环血细胞，原因可能是先天的或后天获得的，可以引起全血细胞减少或仅涉及一个细胞系减少（单个血细胞减少）。先天性和后天获得性再生障碍性贫血在本节中讨论，更常见的单一血细胞减少在后面章节中讨论。本章讨论由恶性肿瘤或其他浸润性疾病引起的骨髓衰竭。重要的是许多药物和毒素可能影响骨髓并引起单一血细胞减少或全血细胞减少。

对于全血细胞减少或一系细胞减少儿童，如果没有外周红细胞、白细胞或血小板破坏的证据，应该怀疑骨髓衰竭。大红细胞常伴有骨髓衰竭。许多先天性骨髓疾病与各种先天畸形有关。

三、先天性再生障碍性贫血（范科尼贫血）

诊断要点和主要特点
● 进行性全血细胞减少 ● 大红细胞 ● 2/3的患者有多个先天畸形 ● 外周血淋巴细胞染色体断裂增加

1. *总论* 范科尼贫血是最常见的遗传性骨髓衰竭综合征，是由*FA/BRCA*途径的修复基因胚系突变引起，通常是常染色体隐性遗传，所有种族均可发病；75%～90%的受影响个体在生命的前10年会进展为骨髓衰竭。

2. *临床表现*

（1）症状和体征：症状主要由血液学异常程度决定。血小板减少可导致紫癜、瘀斑和出血；中性粒细胞减少可导致严重或反复感染；贫血可导致虚弱、疲劳和面色苍白。至少2/3的患者存在先天畸形。最常见的畸形包括异常皮肤色素沉着（全身皮肤色素沉着，咖啡牛奶斑）、身材矮小、五官异常、骨骼畸形（拇指和桡骨发育不全、畸形或缺如）。更细微的异常是鱼际扁平或桡动脉波动减弱或消失。肾脏畸形包括发育不良、马蹄肾和重复肾集合系统。其他畸形是小头、小眼球、斜视、耳廓畸形和生殖腺发育不全。

（2）实验室检查：首先发现血小板减少或白细胞减少，然后在数月至数年的时间内出现贫血，随后进展为严重的再生障碍性贫血。一直存在大红细胞，与胎儿血红蛋白水平升高有关，并且是重要的诊断线索。骨髓显示增生减低，通过外周血淋巴细胞染色体断裂和重排数目增加而确诊。使用双环氧丁烷刺激染色体断裂和重排是灵敏的检测方法，对于范科尼贫血的患儿，即使在血液学异常改变之前检测，也几乎总是阳性。

已经发现特异的Fanconi基因（*FANC* A、B、C等），属于常染色体隐性遗传的，而*FANC* B是X连锁的。

3. *鉴别诊断* 范科尼贫血的患者经常出现血小板减少，因此必须与特发性血小板减少性紫癜（idiopathic thrombocytopenic purpura，ITP）和其他常见的血小板减少原因相鉴别。与ITP患者相反，范科尼贫血患者血小板计数逐渐下降，计数低于20 000/μl时常伴有中性粒细胞减少或贫血。范科尼贫血最初也可能由全血细胞减少表现出来，必须与获得性再生障碍性贫血和其他疾病（如急性白血病）相鉴别。骨髓检查和外周血淋巴细胞染色体检查（染色体断裂）可以鉴别这些疾病。需考虑的其他鉴别诊断包括先天性角化不全、Schwachman Diamond综合征和先天性无巨核细胞性血小板减少症。

4. *并发症* 是指与血小板减少和中性粒细胞减少有关的并发症。内分泌功能障碍可包括生长激素缺乏、甲状腺功能减退或糖代谢异常。范科尼贫血患者罹患恶性肿瘤的风险显著增加，尤其是急性非淋巴细胞白血病（800倍）、头颈癌、生殖器癌，以及与DNA修复缺陷有关的骨髓增生异常综合征。

5. *治疗* 精心的支持护理是至关重要的。中性粒细胞减少的发热患者需要及时评估和注射广谱抗生素。输血很重要，但应慎重，尤其是对血小板减少的管理，由同种异体免疫反应导致血小板输注依赖。由于对骨髓移植预后的不利影响，应避免家庭成员输血。至少50%的范科尼贫血患者对羟甲烯龙有反应，许多推荐机构需要在输血之前进行雄激素治疗。然而，羟甲烯龙与肝毒性、肝腺瘤和男性化有关，女性患者使用时麻烦。

有效的治疗方法是降低强度的造血干细胞移植，虽然可以考虑非血缘相关供者，但是人类白细胞抗原（human leukocyte antigen，HLA）相同的同胞供者是首选。移植前同胞供者必须行范科尼贫血筛查。

6. *预后* 许多患者会在青春期或成年早期死于出血、感染或恶性肿瘤。造血干细胞移植不能降低患肿瘤的高风险；移植后20年时40%的人会患上恶性肿瘤。

四、获得性再生障碍性贫血

诊断要点和主要特点

- 虚弱和苍白
- 瘀点、紫癜和出血
- 频繁和严重感染
- 全血细胞减少和骨髓细胞减少

1. *总论* 获得性再生障碍性贫血的特点是外周全细胞减少、骨髓细胞减少，没有异常骨髓浸润、网硬蛋白增加。约70%的患儿是特发性的。其他病例继发于对硝苯地平、磺胺类药物、非甾体抗炎药、细胞毒性药物和抗惊厥药等药物的特殊反应。毒性原因包括接触苯、杀虫剂和重金属。感染原因包括病毒性肝炎、传染性单核细胞增多症（EB病毒）和人类免疫缺陷病毒（human immunodeficiency virus，HIV）。在免疫疾病的儿童中，再生障碍性贫血与人细小病毒B19感染有关。免疫失调与贫血有关。

2. *临床表现*

（1）症状及体征：贫血导致虚弱、疲劳和苍白，瘀斑、紫癜和出血是由血小板减少所致，由全身性或局部感染引起的发热与中性粒细胞减少有关。一般情况下无肝脾肿大和明显的淋巴结肿大。

（2）实验室检查：贫血是正细胞性，网织红细胞计数减少，白细胞计数低，有明显的中性粒细胞减少；血小板计数通常低于50 000/μl，而且经常低于20 000/μl。骨髓活检显示细胞明显减少，在重型再生障碍性贫血中通常小于正常的20%，在中型再生障碍性贫血中小于50%。要诊断重型再生障碍性贫血，至少有2个必需条件：中性粒细胞绝对计数低于500/μl，血小板计数低于2万，或网织红细胞计数低于6万。

3. *鉴别诊断* 骨髓检查排除外周血细胞破坏或浸润引起的全血细胞减少疾病，如急性白血病、贮积病和骨髓纤维化等与肝脾肿大有关。白血病前期也可能出现全血细胞减少和骨髓细胞减少。骨髓的细胞遗传学分析是有帮助的，因为克隆异常可预测白血病的后续发展。应考虑的其他病因：包括阵发性夜间睡眠性血红蛋白尿症、骨髓增生异常、噬血细胞综合征或HIV感染。

4. *并发症* 获得性再生障碍性贫血以感染和出血为特征，是导致死亡的主要原因。其他并发症与治疗有关。

5. *治疗* 综合的支持护理至关重要。发热时需要及时评估和经常注射广谱抗生素。输注辐照去白细胞的红细胞缓解贫血症状，单采血小板输注可以挽救生命，但应慎重使用，许多患者出现血小板同种抗体，由同种异体免疫反应导致血小板输注依赖。

免疫调节，通常使用抗胸腺细胞球蛋白和环孢素，有高反应率且可改善整体生存率。可应用血小板生成素类似物，如艾曲泊帕。然而，不完全反应、复发有可能进展为骨髓增生异常/白血病。当有HLA相合的同胞兄弟时，可选择造血干细胞移植治疗重型再生障碍性贫血。接受输血影响移植效果，因此在诊断时应进行家庭成员的HLA分型，没有HLA相合的兄弟姐妹的患者可通过脐带血库或国家骨髓捐献计划找到匹配的捐赠者。

6. *预后* 在接受免疫抑制治疗的患者中，65% ～ 80% 可以看到持续的、完全的缓解。接受 HLA 相合同胞早期骨髓移植的儿童长期生存率大于 90%。也可以考虑匹配的无关供者和单倍体移植。幸存者有增加患骨髓增生异常综合征、急性白血病和其他恶性肿瘤的风险。

五、贫血

1. *关注贫血儿童* 贫血是一个相对常见的疾病，确定病因很重要。即使儿童贫血有许多原因，正确的诊断通常可以通过相对较少的实验室检查确定。病因通常是通过详细的病史确定的。营养缺乏原因应通过询问饮食摄入、生长发育，以及慢性疾病、吸收不良或失血的症状来寻找。溶血性疾病可能与黄疸病史（包括新生儿黄疸）有关，也可能与贫血、黄疸、胆囊疾病、脾肿大或脾切除术的家族史有关。孩子的种族可能暗示了某些血红蛋白疾病或红细胞酶缺乏的可能性，如葡萄糖 -6- 磷酸脱氢酶（glucose-6-phosphate dehydrogenase，G6PD）。系统回顾可能揭示与贫血相关的先前未被怀疑的系统性疾病的线索。患者的年龄很重要，因为贫血的一些病因与年龄有关。例如，缺铁性贫血（iron deficiency anemia，IDA）和 β 珠蛋白疾病患者在 6 ～ 36 月龄比其他年龄更常见。

体格检查可以揭示贫血原因的线索。生长不良可能提示慢性疾病或甲状腺功能减退。先天畸形可能与先天性再生障碍性贫血（范科尼贫血）或先天性生成减低性贫血（Diamond-Blackfan 贫血）有关。其他疾病可表现为瘀点、瘀斑（白血病、再生障碍性贫血、溶血尿毒症综合征）、黄疸（溶血或肝病）、全身淋巴结肿大（白血病、幼年型类风湿关节炎、HIV 感染）、脾肿大（白血病、镰状血红蛋白病综合征、遗传性红细胞增多症、肝病、脾功能亢进）、慢性或复发性感染。

贫血儿童的初步实验室评估包括一个完整的血细胞计数（CBC）和血小板计数，外周血涂片和网织红细胞计数。图 30-1 演示了使用有限的实验室信息、病史和体格检查，以达到特定的诊断或将额外的实验室检查集中在有限的诊断范畴中（如小红细胞贫血、骨髓衰竭、纯红细胞再生障碍性贫血或溶血性疾病）。这种诊断方案主要取决于 MCV，MCV 是根据 Dallman 和 Siimes 的百分位曲线来确定贫血是小红细胞性、正细胞性还是大细胞性（图 30-2）。虽然 IDA 在美国的发病率随着婴儿营养的改善而显著下降，但它仍然是小细胞贫血的一个重要原因，特别是在 6 ～ 24 个月的年龄段。在这些有缺铁的饮食史、体检或血细胞计数提示小细胞性贫血的患儿中，可以试验性补铁治疗，如果补铁治疗试验未能纠正贫血和（或）小细胞，需要进一步评估诊断。

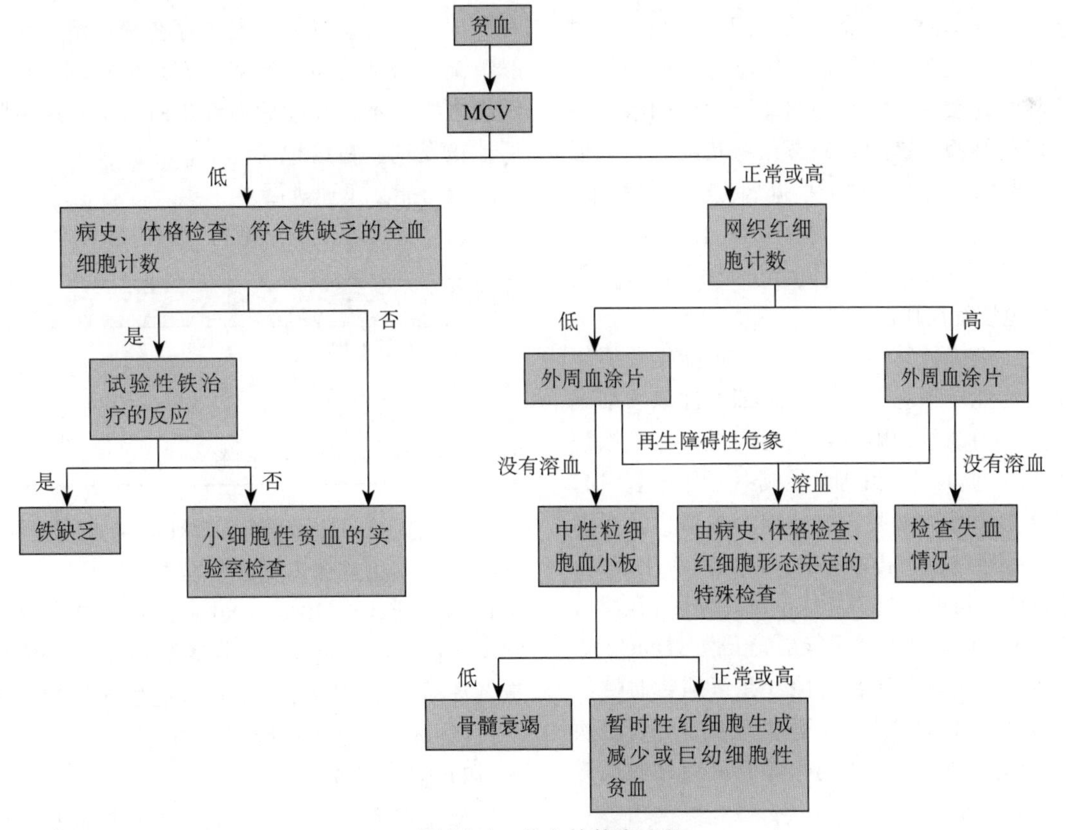

图 30-1 贫血的筛查流程

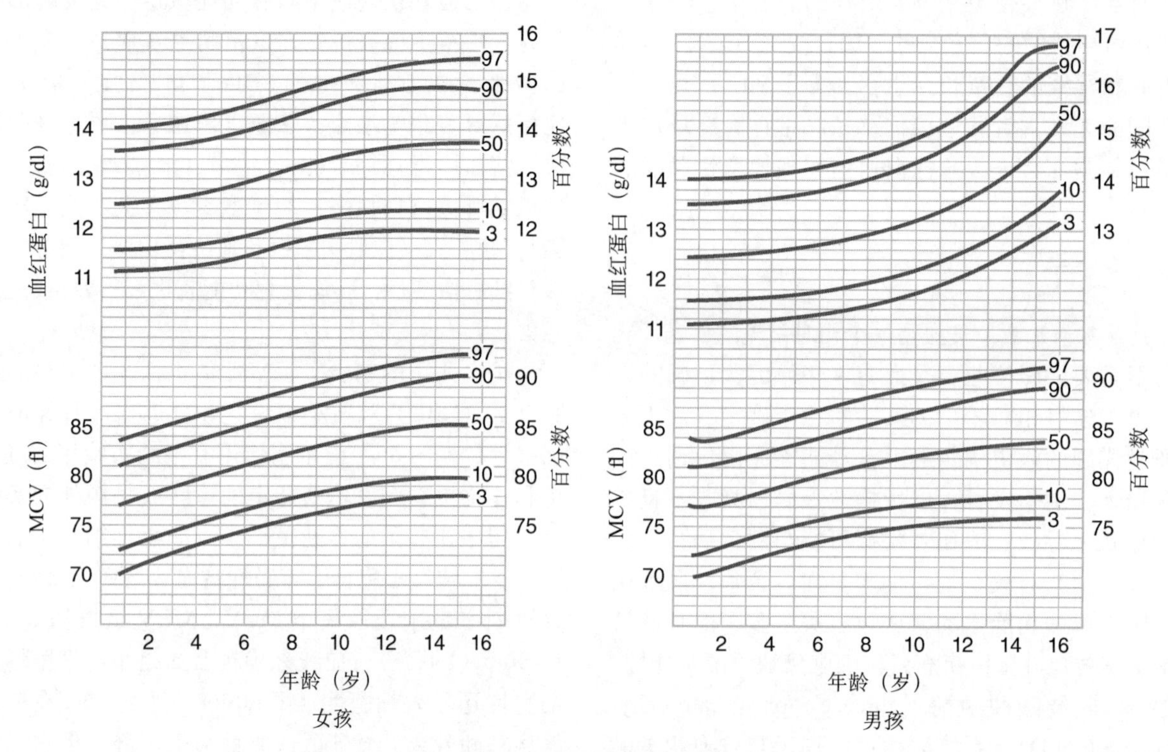

图 30-2　婴儿期和儿童期红细胞体积及血红蛋白量

图 30-1 的另一个关键元素是使用网织红细胞计数和外周血涂片来确定正细胞性贫血或大细胞性贫血是否为溶血所致。典型溶血性疾病的网织红细胞计数升高明显，但一些慢性溶血性贫血的儿童首次发病由病毒感染引起的再生障碍性贫血危象期间，网织红细胞计数并没有升高。因此，在评估正细胞性贫血和低网织红细胞计数的儿童中，检查外周血涂片证明溶血性贫血（如球形红细胞、红细胞碎裂、镰状细胞）是很重要的。如果考虑溶血性贫血，根据病史、体格检查、红细胞形态的特殊异常等依据才能做出正确的诊断。直接抗球蛋白试验（direct antiglobulin test，DAT）阴性可排除自身免疫性溶血。

父母的全血细胞计数和外周血涂片可能提示遗传性疾病，如遗传性红细胞增多症。正细胞性或大细胞性贫血的儿童，网织红细胞计数相对较低，血液涂片没有溶血的证据，此时骨髓红细胞生成不足而引起贫血，再结合这些儿童中性粒细胞减少或血小板减少，提示可能是再生障碍性贫血、恶性肿瘤、叶酸或维生素 B_{12} 严重缺乏性贫血，可以通过骨髓检查确定原因和诊断。

纯红细胞再生障碍性贫血可能是先天性（Diamond-Blackfan 贫血）、获得性和暂时性（儿童期暂时性红细胞减少症）；也可以是全身性疾病的表现，如肾脏疾病或甲状腺功能减退；也可以与营养不良或叶酸或维生素 B_{12} 轻度缺乏有关。

2. 纯红细胞再生障碍性贫血　婴幼儿正细胞性或大细胞性贫血，网织红细胞计数低，中性粒细胞和血小板数量正常或升高，应怀疑纯红细胞再生障碍性贫血。如果慢性溶血性贫血合并细小病毒感染而发生贫血危象，也有纯红细胞再生障碍性贫血表现，此时检查外周血涂片可以提示是否存在慢性溶血性疾病，一般情况下慢性溶血性贫血不容易被发现，直到贫血因红细胞发育不良和随后血红蛋白水平迅速下降而加重后才被发现，在这种情况下，心血管损害和充血性心力衰竭可能会迅速进展。

（1）先天性纯红细胞再生障碍性贫血

诊断要点和主要特点
● 年龄：小于 1 岁 ● 大细胞性贫血伴网织红细胞减少 ● 骨髓有红系发育不良 ● 常见身材矮小或先天性畸形

1）总论：Diamond-Blackfan 贫血是一种相对罕见的贫血，通常在 1 岁之前发病，2 ～ 3 月龄更多见，到目前为止，在 70% ～ 80% 的患者中检测到编码核糖体蛋白的基因突变。早期诊断很重要，因为 80% 的患者皮质类固醇治疗导致红细胞生成增加，从而避免了长期慢性输血治疗的困难和并发症。

2）临床表现

A. 症状及体征：一般是慢性贫血症状和体征，如苍白和充血性心力衰竭。不存在黄疸、脾肿大或其他溶血证据。身材矮小或其他先天性畸形的患者占50%。各种各样的异常已经被描述；颅面畸形和拇指三节指是最常见的先天性畸形。

B. 实验室检查：Diamond-Blackfan贫血的特点是严重的大细胞性贫血和明显的网织红细胞减少。中性粒细胞计数正常或略有下降，血小板计数正常、升高或下降。骨髓显示红系前体细胞明显减少，但在其他方面是正常的。在年龄较大的儿童中，胎儿血红蛋白持续高于正常，如红细胞上存在抗原。

3）鉴别诊断：主要鉴别诊断为儿童暂时性红细胞减少症。Diamond-Blackfan贫血的发病年龄小，有大红细胞、胎儿红细胞和红细胞腺苷脱氨酶水平升高。暂时性红细胞减少症无身材矮小和先天畸形，该病儿童患者多在诊断后6～8周内缓解，而Diamond-Blackfan贫血是一种终生的疾病。其他与红细胞生成减少有关需要考虑的疾病，如肾衰竭、甲状腺功能减退和慢性疾病贫血。

4）治疗：确诊后开始口服肾上腺皮质激素治疗。80%的患者对泼尼松有反应，剂量为每天2mg/kg，有治疗反应的患儿可以小剂量维持治疗。对泼尼松没有反应的患者需要慢性输血治疗，对于有HLA相同的兄弟姐妹输血依赖的患者，应该考虑骨髓移植。多达20%的患儿出现不可预测的自发缓解。

5）预后：对肾上腺皮质激素有反应的患儿预后较好，特别是如果低剂量的隔日1次泼尼松持续缓解。依赖输血的患者有可能出现含铁血黄素沉着症的并发症。发展为骨髓增生异常综合征、急性髓系白血病（acute myeloid leukemia，AML）和实体肿瘤的风险增加。

（2）儿童暂时性红细胞减少症

诊断要点和主要特点

- 年龄：6个月～4岁
- 正细胞性贫血伴网织红细胞减少
- 无肝脾肿大及淋巴结肿大
- 病初骨髓红系前体细胞缺失

1）总论：儿童暂时性红细胞减少症是儿童早期获得性贫血的一个相对常见的原因。在面色苍白的评估中或化验全血细胞计数发现正细胞性贫血时，就会怀疑这种疾病。因为贫血是由红细胞生成减少导致，从而发展缓慢，心血管等系统有时间代偿。因此，血红蛋白水平低至4～5g/dl的患儿可能无明显症状。多数情况下是自身免疫的，因为一些患者的IgG体外试验能抑制红细胞生成。

2）临床表现：面色苍白是最常见的体征，无肝脾肿大和淋巴结肿大。贫血为正细胞性，外周血涂片显示无溶血证据。血小板计数正常或升高，中性粒细胞计数正常或在某些情况下降，病程早期未发现网织红细胞。Coombs试验阴性，没有慢性肾脏疾病、甲状腺功能减退或其他系统性疾病的证据。骨髓检查最初显示严重的红系发育不良，之后红系增生，网织红细胞增多，贫血缓解。

3）鉴别诊断：首先，儿童暂时性红细胞减少症必须与Diamond-Blackfan贫血相鉴别，特别是在1岁以下的婴儿。与Diamond-Blackfan贫血相比，儿童暂时性红细胞减少症没有大红细胞增多、身材矮小或先天畸形，没有胎儿红细胞。与Diamond-Blackfan贫血相反，儿童暂时性红细胞减少症与正常水平的红细胞腺苷脱氨酶有关。其次，儿童暂时性红细胞减少症也必须与红细胞生成减少相关的慢性疾病相鉴别，如肾衰竭、甲状腺功能减退和其他慢性感染或炎症状态。最后，与其他单细胞减少相鉴别，特别是当发热、骨痛、肝脾肿大或淋巴结肿大时，应该考虑恶性肿瘤（即白血病）的可能。在这种情况下，要行骨髓检查。如果首诊时是在儿童暂时性红细胞减少症恢复的早期阶段，网织红细胞计数增高时，容易与急性失血性贫血或溶血性疾病相混淆。与溶血性疾病相比，儿童暂时性红细胞减少症不会出现黄疸或外周血红细胞破坏的证据。

4）治疗及预后：根据定义，这是一种短暂的疾病。如果出现心血管损害，一些儿童需要输注红细胞，或在贫血缓解后网织红细胞计数增加，这些发生在诊断后4～8周。儿童暂时性红细胞症由于病程短，不用肾上腺皮质激素治疗。

3. 营养性贫血

（1）缺铁性贫血

诊断要点和主要特点

- 苍白和疲劳
- 饮食中铁的摄入量低（6～24月龄）
- 慢性失血（年龄大于2岁）
- 小细胞低色素性贫血

1）总论：缺铁（iron deficiency，ID）和缺铁性贫血（IDA）是全世界关注的问题。ID的定义为铁含量不足以维持正常生理功能的状态，如铁储存（血清铁蛋白或骨髓铁含量）减少。IDA被定义为血红蛋白低于同年龄和同性别正常水平的2个标准差以上，是ID的结果。

健康足月婴儿出生时到出生后4个月内有足够的铁储存以防止ID，而早产儿铁储存减少，因为铁主要是在孕期最后3个月获得。因此，早产儿，以及低出生体重、新生儿贫血、围产期失血或出血并发症的婴儿可能会减少铁储存。母乳中的铁比牛奶和强化配方奶低，如果不补铁，完全母乳喂养的儿童中可出现 ID。

2）临床表现

A. 症状及体征：随铁缺乏的严重程度而变化。ID 通常是无症状的。苍白、疲劳和易怒可能与 IDA 有关。常见病史有异食癖。ID/IDA 对远期神经发育和行为是否有不利影响是有争议的。IDA 与铅吸收增加及并发的神经毒性有关。

B. 实验室检查：根据美国儿科学会（AAP）指南，应在 12 个月的年龄段进行贫血筛查，测定血红蛋白浓度，并评估 ID/IDA 的危险因素。危险因素包括低社会经济地位、早产或低出生体重、铅暴露、4 个月以上未补充铁的纯母乳喂养、断乳后全脂牛奶或不包括铁的辅食、喂养问题、生长缓慢和营养不足。如果血红蛋白小于 11mg/dl 或存在 ID 的高风险，则应进行 ID 评估。检测包括血清铁、铁饱和度、血清铁蛋白、C 反应蛋白和网织红细胞、血红蛋白浓度等。

3）鉴别诊断：小细胞低色素性贫血应与地中海贫血（α 地中海贫血、β 地中海贫血和血红蛋白 E 病）鉴别，特别是在非洲、地中海或亚洲裔的婴儿中。与患有 ID 的婴儿相比，地中海贫血的婴儿通常有较高的红细胞数，且在轻型病例中不太可能有较高的红细胞体积分布宽度（地中海贫血患者 MCV 的 Mentzer 指数除以红细胞数通常＜ 13）。地中海贫血的血清铁和铁蛋白水平正常或升高，总铁结合力正常。轻型 β 地中海贫血患者的血红蛋白电泳显示血红蛋白 A_2 水平升高，但同时存在 ID，理论上可能降低血红蛋白 A_2 的百分比。血红蛋白电泳还能鉴别出患有血红蛋白 E 病的儿童，这是东南亚常见的小细胞贫血的原因。相反，α 地中海贫血的血红蛋白电泳是正常的。铅中毒也引起小细胞性贫血，血红蛋白低于 40mg/dl 的铅中毒贫血同时存在 ID 现象。

慢性炎症或感染的贫血是正细胞性的，但在晚期可能是小细胞。怀疑这种贫血是因为存在慢性系统性疾病和 CRP 升高。相对轻微的感染，特别是在婴儿期，可能引起暂时贫血。因此，贫血的筛查不应在感染的 3 ～ 4 周内进行。

4）治疗：AAP 公布了儿童常规铁摄入指南。如果一个儿童在 12 个月的筛查中有 10 ～ 11mg/dl 的血红蛋白，那么可以通过密切监测血红蛋白或经验性地补充铁剂，1 个月后重新检查血红蛋白。

如果发现儿童患有 ID/IDA，建议口服元素铁剂量为 3mg/（kg • d）。青少年的剂量为每天 65mg。补铁治疗导致网织红细胞计数在 3 ～ 5d 开始增加，5 ～ 7d 达高峰。治疗时血红蛋白升高的速度与血红蛋白水平成反比关系。补铁治疗 1 个月后血红蛋白升高大于等于 1g/dl，表明反应良好，继续治疗 2 个月补充储存铁。如果治疗无反应，考虑潜在的牛奶蛋白引起的结肠炎、炎症性肠病、月经过多或依从性差。肠外补铁用于接受透析和红细胞兴奋剂的儿童的一线治疗，可用于乳糜泻或炎症性肠病患者，也可以考虑用于不配合或对口服铁剂无反应的儿童。

（2）巨幼红细胞贫血

诊断要点和主要特点

- 苍白和疲劳
- 营养不良或肠吸收障碍
- 大细胞性贫血
- 骨髓巨幼红细胞改变

1）总论：巨幼红细胞贫血表现为核成熟障碍的大细胞性贫血。引起大细胞性贫血的原因包括缺乏钴胺素（维生素 B_{12}）、叶酸或两者兼有。饮食不足引起的钴胺素缺乏症发生于纯素食的或由恶性贫血母亲进行母乳喂养的婴儿。肠吸收不良是儿童钴胺素缺乏症的常见原因，发生于克罗恩病、慢性胰腺炎、小肠细菌过多生长、鱼绦虫感染或手术切除回肠末端后。也有由先天性代谢异常而导致的缺陷（转钴胺素Ⅱ缺乏和甲基丙二酸尿症）。而由内因子缺乏（恶性贫血）导致钴胺素吸收不良的儿童少见。

叶酸缺乏可能是由饮食摄入不足、吸收不良、叶酸需求增加或这三者的某种组合引起的。单纯由饮食摄入不足所致叶酸缺乏是罕见的，但可发生在严重营养不良的婴儿，并已有报道在羊奶喂养婴儿中出现叶酸缺乏的证据。叶酸在空肠中被吸收，如果有乳糜泻等吸收不良综合征，会出现吸收障碍。抗惊厥药物（如苯妥英钠和苯巴比妥）和细胞毒性药物（如甲氨蝶呤）也与叶酸缺乏有关，这是由叶酸吸收或代谢受到干扰所致。叶酸缺乏更有可能在需求增加的婴儿和儿童中出现。这发生在婴儿期，因为快速生长，也发生于慢性溶血性贫血的儿童。早产儿尤其容易患上叶酸缺乏症，因为叶酸储备不足。

2）临床表现

A. 症状及体征：巨幼红细胞贫血的婴儿可能由于红细胞生成无效而出现苍白和轻度黄疸。表现为舌面光滑、色红。钴胺素缺乏的婴儿可能会易怒和喂养困难。钴胺素缺乏的年长儿童可能会抱怨感觉异常、虚弱或步态不稳，并可能在神经学检查中表现出振动感觉和本体感觉减少。

B. 实验室检查：巨幼红细胞贫血的实验室检查包括 MCV 和平均红细胞血红蛋白（MCH）升高。外周血涂片显示许多大小不等的卵圆形巨细胞和畸形红细胞，中性粒细胞很大，核分叶多。白细胞和血小板计数轻度缺陷，重症患者可能会减少。骨髓检查通常显示红系增生，有大红细胞和髓系前体细胞。与细胞质成熟相比，核成熟延迟，红细胞生成无效。血清间接胆红素浓度可能略有升高。

缺乏钴胺素的儿童经常有血清维生素 B_{12} 水平低，在约 30% 的叶酸缺乏患者中发现血清维生素 B_{12} 水平降低。如果临床与体征符合，即使结果阴性也不应取消治疗。红细胞叶酸水平比血清叶酸水平更能反映叶酸储备。血清代谢中间产物（甲基丙二酸和同型半胱氨酸）水平升高有助于正确的诊断。甲基丙二酸水平升高与钴胺素缺乏一致，一般随治疗而降低，而同型半胱氨酸水平升高发生于钴胺素和叶酸缺乏，以及甲状腺功能减退患者。

3）鉴别诊断：儿科多数大细胞性贫血不是巨幼红细胞贫血。引起 MCV 升高的其他原因包括药物治疗（如抗惊厥药、抗 HIV 核苷类似物）、唐氏综合征、网织红细胞计数升高（溶血性贫血）、骨髓衰竭综合征（范科尼贫血、Diamond-Blackfan 贫血）、肝病和甲状腺功能减退。

4）治疗：由饮食摄入不足而导致的钴胺素缺乏症，通过大剂量口服替代治疗容易纠正，如果吸收正常，这种补充与肠外治疗一样有效。多数叶酸缺乏病例用口服叶酸治疗有效。对于有可能出现叶酸缺乏的儿童，如早产儿和慢性溶血的儿童，应经常给予叶酸预防性治疗。

4. *慢性病性贫血* 贫血是许多慢性疾病儿童的常见表现。在某些情况下原因可能是混合的。例如，慢性疾病的儿童包含肠吸收不良及失血，可能同时存在慢性炎症性贫血伴有铁、叶酸或钴胺素的营养缺乏。在其他情况下，贫血是由单一器官的功能障碍（如肾衰竭、甲状腺功能减退）所致，纠正潜在的异常可以缓解贫血。

（1）慢性炎症性贫血：贫血常与慢性感染或炎症性疾病有关。贫血的严重程度通常是轻度到中度，血红蛋白水平为 8 ～ 12g/dl。一般来说，贫血的严重程度与原发病的严重程度呈正相关，可能是小细胞性的，但不是低色素性的，网织红细胞计数低。贫血是由炎性细胞因子导致的，抑制红细胞生成，铁进入网状内皮细胞，网状内皮细胞释放铁受损，此时铁调素水平升高，它是一种在感染或炎症中由肝脏产生的肽，能减少十二指肠对铁的吸收和铁从巨噬细胞的释放。与 ID 相比，慢性炎症性贫血与铁结合能力升高无关，与血清铁蛋白水平升高有关。治疗包括治疗原发病，如果感染得到控制，血红蛋白水平逐渐改善。

（2）慢性肾衰竭贫血：多数情况下为已进展到肾功能不全时出现严重的正细胞性贫血。虽然白细胞和血小板仍然正常，但骨髓显示红系发育不全，网织红细胞计数低。主要机制是促红细胞生成素缺乏，这是肾脏产生的一种激素，也有其他因素可能导致贫血。存在明显的尿毒症时，也可能出现溶血的成分。重组人促红细胞生成素（阿法依泊汀）和铁剂治疗能够纠正贫血，很大程度上消除了输血的必要。

（3）甲状腺功能减退贫血：部分甲状腺功能减退患儿出现明显贫血。偶尔在原发病诊断之前发现贫血，生长速度下降的贫血儿童应该怀疑甲状腺功能减退。贫血是正细胞性或大细胞性，但不是巨幼细胞性，且不是由钴胺素或叶酸缺乏导致。甲状腺激素替代疗法能有效地纠正贫血。

5. *先天性溶血性贫血：红细胞膜缺陷* 先天性溶血性贫血分为 3 类：红细胞膜缺陷、血红蛋白病和红细胞代谢紊乱。红细胞膜缺陷是由于编码红细胞膜、细胞骨架蛋白或跨膜转运蛋白基因突变。遗传性球形红细胞增多症和椭圆形红细胞增多症是最常见的红细胞膜疾病。外周血涂片显示特征性红细胞形态（如球形红细胞、椭圆形红细胞）提示红细胞膜异常。这些疾病为常染色体显性遗传，有家族史对诊断有帮助。临床表现溶血是由于膜异常影响红细胞变形性，细胞变形能力的降低导致脾脏中异常形状的红细胞被阻留和破坏。

（1）遗传性球形红细胞增多症

诊断要点和主要特点

- 贫血和黄疸
- 脾肿大
- 75% 有贫血、黄疸、胆结石阳性家族史
- 异常心电图
- 球形红细胞增多症伴网织红细胞增多
- 红细胞渗透脆性增加
- DAT 阴性

1）总论：遗传性球形红细胞增多症是一种相对常见的遗传性溶血性贫血，发生在所有族群，但最常见于北欧血统的白种人，其发病率为（1 ： 5000）～（1 ： 2000）。这种疾病表现为不同程度的贫血、黄疸和脾肿大。在大多数人中，这种疾病是轻度到中度的，因为红系增生完全或部分代偿溶血。遗传性球形红细胞增多症的特征是外周血中存在球形红细胞，约 75% 的病例是以常染色体显性遗传的，其余的病例被认为是常染色体隐性遗传或由新的突变导致。

遗传性球形红细胞增多症是继发于红细胞膜收缩蛋白、带 3 蛋白、锚蛋白或 4.2 蛋白基因编码改变；膜收缩蛋白异常多于儿童期被发现，带 3 蛋白多于成年期被发现。膜中的垂直连接受损，从而形成球形红细胞形态。它们不易变形，被困在脾脏的微循环中，导致红细胞寿命缩短，被脾脏巨噬细胞吞噬。

2）临床表现

A. 症状及体征：50% 的患儿在新生儿期出现明显的溶血导致高胆红素血症，多数 5 岁前出现脾肿大。许多患者的黄疸只在感染期间表现明显。患者有严重的慢性贫血时出现面色苍白、疲劳或不适。贫血的间歇性发作是由溶血的增加、脾阻断或再生障碍危象引起的，可伴有严重虚弱、疲劳、发热、腹痛甚至心力衰竭。

B. 实验室检查：多数患儿有轻度慢性溶血，血红蛋白水平为 9 ～ 12g/dl。在某些情况下，溶血得到充分代偿，血红蛋白水平在正常范围内。少数严重病例需要频繁输血。贫血是正细胞性和高色素性，许多患者 MCH 浓度和 RDW（红细胞体积分布宽度）升高。外周血涂片显示大量的球形红细胞增多和多染性。网织红细胞计数升高；白细胞和血小板计数正常；以非结合胆红素升高为主；DAT 为阴性；特别是渗透脆性试验在 37℃孵育 24h 后渗透脆性增加，可明确诊断；替代验证试验是酸化甘油溶解试验和渗透梯度激光衍射法；也可用 DNA 测序。

3）鉴别诊断：球形红细胞可以出现在免疫性溶血的人群中。因此，在新生儿期间，遗传性球形红细胞增多症必须与 ABO 或其他血型不相容引起的溶血性疾病相鉴别。老年自身免疫性溶血性贫血（AIHA）患者常出现黄疸、脾肿大和外周血涂片上的球形红细胞。在多数免疫性溶血性贫血病例中，DAT 是阳性的，在遗传性球形红细胞增多症中是阴性的。偶尔，由其他原因导致脾肿大的患者，特别是出现脾功能亢进增加红细胞的破坏，以及血涂片上出现一些球形红细胞时，容易与遗传性球形红细胞增多症混淆，在这种情况下，脾肿大的真正原因可能是门静脉高压的迹象或症状，或慢性肝病的实验室证据。与遗传性球形红细胞增多症的儿童相比，脾功能亢进的儿童通常存在一定程度的血小板减少或中性粒细胞减少。

4）并发症：在新生儿期可能发生严重黄疸，如果光疗不能控制，可能需要换血。60% ～ 70% 成年人患者未行脾切除术者会发生胆结石，并可早在 5 ～ 10 岁出现。10% ～ 25% 的患者存在间歇性或持续性脾肿大，可能需要脾切除。脾切除术与增加重症细菌感染的风险有关，特别是肺炎球菌。

5）治疗：支持性措施包括给予叶酸的治疗，以防止叶酸缺乏导致红细胞发育不全。感染可引起急性溶血或再生障碍性危象，多为人类细小病毒，可能严重到需要红细胞输注，可以根据临床严重程度来决定腹腔镜脾切除术。脾切除术延长了红细胞的寿命，并在多数病例中可以完全纠正贫血症状。除异常严重的病例外，手术应至少推迟到 5 岁后进行，因为在这个年龄之前脾切除术后发生脓毒症的风险更大。所以，有计划进行脾切除术的患儿都应该接种疫苗，最好至少在手术前 2 周接种肺炎球菌、b 型流感嗜血杆菌（Hib）和脑膜炎球菌疫苗。预防性使用抗菌药物青霉素治疗，推荐给 5 岁以下的无脾儿童和所有脾切除术后至少 1 年的患儿预防感染治疗。无脾的高危患者可以在整个儿童期和成年期继续预防治疗。

发热的无脾患者应及时评估是否有脓毒症。脾切除术减少了后续发展为胆石症的概率，并解除了需要活动的限制。然而，这些益处必须与外科手术的风险、随后脾切除术后脓毒症的终身风险和血栓形成的高风险相权衡。

6）预后：除最严重的病例外，脾切除术可消除所有症状和体征，红细胞形态异常和渗透脆性增加持续存在，无临床后遗症，一些儿童可考虑进行脾次全切除术。

（2）遗传性椭圆形红细胞增多症：是一种异质性疾病，其严重程度可以是无任何症状到约 10% 的中度至重度溶血性贫血。大多数患者在外周血涂片上有大量的椭圆形红细胞，但只有轻度溶血或无溶血。溶血者网织红细胞计数升高，可能有黄疸和脾肿大。膜收缩蛋白二聚体与二聚体的相互作用有缺陷，或者是膜收缩蛋白 - 肌动蛋白带 4.1R 蛋白结合物有缺陷，引起红细胞膜骨架中的水平连接减弱，从而引起了这种紊乱。遗传方式是常染色体显性遗传。由于多数患者无症状，所以无须特殊治疗。有明显溶血性贫血的患者可能受益于叶酸替代治疗或脾切除术，但脾切除术后仍有一定程度的溶血。

一些遗传性椭圆形红细胞增多症婴儿在新生儿期时出现中度到重度的溶血和高胆红素血症。这种疾病被称为暂时婴儿固缩细胞增多症，因为这些婴儿表现出畸形的红细胞形态，如椭圆形红细胞、球形红细胞和红细胞碎片，MCV 低，而且可能严重到需要输注红细胞，父母一方有遗传性椭圆形红细胞增多症，是轻度或无症状的。患儿溶血在婴儿期逐渐缓解，红细胞形态随后成为更典型的遗传性椭圆形细胞增多症。

6. *先天性溶血性贫血：血红蛋白病* 血红蛋白病是一种发生在所有种族的异质性较大的先天性疾病。这些基因变异的频率相对较高，这与杂合子个体的疟疾保护有关。血红蛋白病一般分为两大类。第一种是地中海贫血，是由珠蛋白链合成中的定量或定性缺陷造成的，珠蛋白合成缺陷导致小细胞和低色素性贫血。第二种血红蛋白病由珠蛋白链结构异常引起，其中最重要的是血红蛋白 S、血红蛋白 C 和血红蛋白 E，它们都是 β 珠蛋白中点突变和单氨基酸取代的结果。许多血红蛋白病的婴儿是通过常规新生儿筛查确定的。

图 30-3 显示了在妊娠期和婴儿期发生的珠蛋白链合成的正常发育变化。出生时，主要的血红蛋白是胎儿血红蛋白（血红蛋白 F），它由 2 条 α 珠蛋白链和 2 条 γ 珠蛋白链组成。后来，γ 珠蛋白链的合成减少，β 珠蛋白合成增加，使成人血红蛋白（2 条 α 珠蛋白链、2 条 β 珠蛋白链）在 2 ～ 4 个月后占主导地位。由于 α 珠蛋白链存在于胎儿和成人血红蛋白中，α 珠蛋白合成障碍（α 地中海贫血）在新生儿和以后的生活中都有临床表现。相反，β 珠蛋白障碍患者，如 β 地中海贫血和镰状细胞病，一般在出生后 3 ～ 4 个月无症状。

（1）α 地中海贫血

诊断要点和主要特点

- 主要为非洲、地中海、中东、中国或东南亚血统
- 轻重不一的小细胞低色素性贫血
- 新生儿筛查检测到血红蛋白 Bart（γ_4）

1）总论：多数 α 地中海贫血综合征是 4 条 α 珠蛋白基因中的 1 个或多个缺失的结果，每个 16 号染色体上有 2 对紧密连接的基因，尽管非缺失型的 α^+ 突变也会发生，过多的非 α 珠蛋白链破坏红细胞膜，导致血管外溶血。α 地中海贫血综合征的严重程度与基因缺失的数量有关（表 30-1）。α 地中海贫血综合征的严重程度因种族而异。在非洲血统的人中，α 地中海贫血通常是由每条染色体上的 2 条 α 珠蛋白基因中的 1 个缺失引起的。因此，在非洲人群中，杂合子个体是静止型携带者，纯合子个体具有 α 地中海贫血症状。在亚洲人中，常见的是同一染色体上的 1 条或 2 条 α 珠蛋白基因的缺失；杂合子个体要么是静止携带者，要么具有 α 地中海贫血症状，纯合子个体或复合杂合子个体具有 α 地中海贫血症状、血红蛋白 H 病或胎儿水肿。因此，遗传咨询可以帮助亚洲血统的 α 地中海贫血家族，而非洲血统的家族通常不是这样。

2）临床表现：取决于 α 珠蛋白基因缺失的数量。表 30-1 总结了 α 地中海贫血综合征。有 3 条 α 珠蛋白基因（1 个基因缺失）的人是无症状的，没有血液学异常。新生儿期血红蛋白电泳显示 0 ～ 3% 是血红蛋白 Bart，是由 4 条 γ 珠蛋白链组成的变异血红蛋白。几个月后血红蛋白电泳正常。因此，这种情况只在有家族遗传背景时或当新生儿筛查血红蛋白病检测到少量血红蛋白 Bart 时才被怀疑。

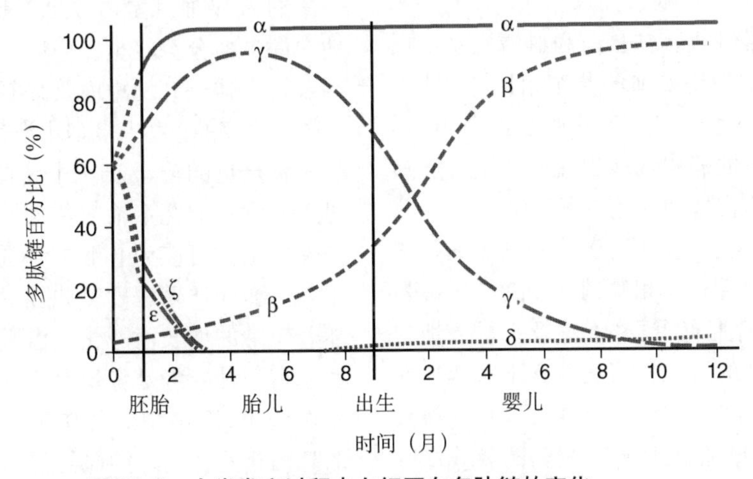

图 30-3　人类发育过程中血红蛋白多肽链的变化

表 30-1　α 地中海贫血

基因型[a]	α 珠蛋白基因缺失	临床特征	血红蛋白电泳[b]	
			出生	＞6 个月
αα/α α	0	正常	N	N
–α/αα	1	静止型	Hb Bart 0 ～ 3%	N
–/αα 或 –α/–α	2	标准型	Hb Bart 2% ～ 10%[c]	N
–/–α	3	HbH 病	Hb Bart 15% ～ 30%	Hb；存在 HbH
–/–	4	胎儿积水	Hb Bart ＞ 75%Hb	—

a α α 表明存在 α 珠蛋白基因；– α 表明 α 珠蛋白基因缺失
b N= 正常结果，Hb = 血红蛋白，Hb Bart 的 = γ_4，HbH = β_4
c Hb Bart 的水平与缺失的 α 基因数量没有直接关系

有2条α珠蛋白基因（2个基因缺失）的人通常也是无症状的。出生时MCV小于100fl。年龄较大婴儿和儿童的血液学研究显示，血红蛋白水平正常或略有下降，MCV较低，外周血涂片可见有一些靶细胞。

有1条α珠蛋白基因（3个基因缺失）的人患有血红蛋白H病，这是一种轻度至中度的小细胞溶血性贫血（血红蛋白水平为7～10g/dl），这可能伴随着肝脾肿大、腿部溃疡、溶血发作和骨髓腔扩大引起的一些骨性异常。网织红细胞计数升高，红细胞表现出明显的低色素，有明显的异形红细胞和嗜碱性点彩的小红细胞。红细胞与亮甲酚蓝的孵育显示变性血红蛋白H（β_4）形成包涵体。

所有4条α珠蛋白基因的缺失导致严重的宫内贫血，并导致胎儿水肿和胎儿死亡或新生儿分娩不久后死亡，出现苍白和肝脾肿大，在宫内输血和复杂的产前支持下，有少数幸存者，血红蛋白电泳显示血红蛋白Bart（γ_4）占主要地位，正常胎儿或成年人血红蛋白的完全缺失。分子分析可用于诊断。

3）鉴别诊断：α地中海贫血（2条基因缺失）必须与其他轻度小细胞性贫血相鉴别，包括缺铁和轻型β地中海贫血（见下文）。与缺铁儿童相比，α地中海贫血儿童的红细胞计数升高，铁蛋白和血清铁水平正常或升高。与轻型β地中海贫血的儿童相比，α地中海贫血儿童在4～6个月后有正常的血红蛋白电泳。出生时低MCV（96fl）的病史或新生儿血红蛋白病筛查试验出现Bart血红蛋白提示α地中海贫血。

患有血红蛋白H病的儿童可有黄疸和脾肿大，这种疾病必须与其他溶血性贫血相鉴别。诊断的关键是MCV降低和外周血涂片上有明显的低色素。除β地中海贫血外，大多数其他的溶血性疾病都有正常或升高的MCV，红细胞也没有低色素。由严重的α地中海贫血引起胎儿水肿需要与其他贫血病因引起的婴儿水肿相鉴别，如免疫反应或细小病毒感染。

4）并发症：α地中海贫血的主要并发症是不必要的补铁治疗，原因是人们认为轻度小细胞性贫血是由缺铁引起的。患有血红蛋白H病的人在氧化应激或感染时可能会有间断的贫血恶化，偶尔需要输血，脾肿大可能加重贫血。孕有α地中海贫血胎儿的孕妇会增加妊娠并发症，特别是脓毒症和产后出血。

5）治疗：患有α地中海贫血的人不需要治疗，血红蛋白H病的患者应该接受叶酸补充治疗，并避免氧化剂药物引起溶血，与G6PD缺乏症患者相同，这些药物的暴露可能会加重他们的贫血。贫血也可能在感染期间加重，无论是否输血都可能引起铁超载。童年期可能发展为脾功能亢进。应向有可能患有胎儿水肿的家庭提供遗传咨询和产前诊断。

（2）β地中海贫血

诊断要点和主要特点

轻型β地中海贫血
- 新生儿筛查正常
- 非洲、地中海、中东或亚洲血统
- 小细胞、低色素性贫血
- 血红蛋白A水平升高
- 铁治疗无效

中间型β地中海贫血
- 血统同上
- 在出生后的几年出现小细胞低色素性贫血、肝脾肿大

重型β地中海贫血
- 新生儿筛查仅显示血红蛋白F
- 地中海、中东、亚洲血统
- 严重小细胞低色素性贫血伴有明显肝脾肿大

1）总论：存在2条β珠蛋白基因，每个11号染色体上有一个过量的非β珠蛋白链破坏红细胞，导致血管外溶血。根据血红蛋白基因的突变及患者是否产生正常的A型血红蛋白或是否需要输血才能存活，将β地中海贫血分为轻型、中间型和重型。地中海贫血基因杂合个体是β地中海贫血轻型。有2个非血红蛋白A产生突变的个体是β地中海贫血重型（Cooley贫血），是一种严重的输血依赖性贫血。重型地中海贫血是世界上最常见的儿童输血依赖性贫血的原因。具有复合突变的个体可能为β地中海贫血重型或中间型，取决于其贫血的严重程度。此外，中间型地中海贫血可能随着年龄的增长而恶化。由于诊断和变化过程的复杂性，有一种趋势是将受影响的个体分为输血依赖或非输血依赖。β地中海贫血基因还与β珠蛋白结构变异的基因相互作用，如血红蛋白S和血红蛋白E在复合杂合个体中引起严重疾病。这些疾病将在有关镰状细胞病和血红蛋白E病的章节中进一步讨论。

2）临床表现

A.症状和体征：轻型β地中海贫血通常是无症状的且体格检查正常。中间型β地中海贫血患者出现症状的时间是可变的。重型β地中海贫血患者出生时是正常的，但在出生的第1年出现明显贫血。如果这种疾病没有被认识和输血治疗，这些儿童就会生长不良，进展为巨大的肝脾肿大和骨髓腔扩大，骨皮质变薄。骨骼改变（由于无效的红细胞生成和骨髓增生）导致特征性面部畸形（突出的前额和上颌骨），容易发生病理性骨折。

B. 实验室检查：轻型 β 地中海贫血新生儿时期筛查结果正常，随后 MCV 下降，有或没有轻度贫血。外周血涂片典型表现为低色素、靶细胞，有时是嗜碱性点彩红细胞。通常在 6 ～ 12 月龄后进行血红蛋白电泳后确定诊断，提示血红蛋白 A_2 水平、血红蛋白 F 或者两者都升高。当新生儿筛查中没有血红蛋白 A 时，怀疑重型 β 地中海贫血。这些婴儿出生时血液学正常，但在出生后的几个月就会出现严重贫血。外周血涂片典型表现为严重的小细胞性低色素性贫血，并有明显的红细胞大小不等及异形红细胞。靶型红细胞为主，有核的红细胞超过白细胞数。血红蛋白水平下降到 5 ～ 6g/dl 或以下，网织红细胞计数升高。血小板和白细胞计数可能升高，血清间接胆红素水平升高。纯合子 β^0 地中海贫血儿童的血红蛋白电泳显示只有胎儿血红蛋白和血红蛋白 A_2。

β^+ 地中海贫血基因使血红蛋白 A 的数量是可变的，原因取决于突变，但胎儿血红蛋白和血红蛋白 A_2 水平有明显的增加。重型、中间型、轻型 β 地中海贫血的诊断可依靠 DNA 分析。

3）鉴别诊断：轻型 β 地中海贫血必须与其他原因的小细胞低色素性贫血相鉴别，主要是 ID 和 α 地中海贫血。与 IDA 患者相比，轻型 β 地中海贫血患者通常有较高数量的红细胞，Mentzer 指数是 MCV 除以红细胞计数，低于 13。一般来说，血红蛋白 A_2 水平升高用于诊断；偶尔与缺铁同时存在时，血红蛋白 A_2 水平可以降低。

重型 β 地中海贫血很少与其他疾病混淆。血红蛋白电泳、DNA 分析和家族史很容易将其与血红蛋白 E/β 地中海贫血区分开来，这两种疾病是导致输血依赖型地中海贫血的另一个重要原因。

4）并发症：轻型 β 地中海贫血的主要并发症是不必要地使用补铁治疗来纠正小细胞性贫血。没有适当输血的重型 β 地中海贫血的儿童会出现生长不良和反复感染，并可能出现肝脾肿大、骨皮质变薄和病理性骨折。如果没有治疗，大多数儿童于 10 岁前死亡。重型 β 地中海贫血输血儿童的主要并发症是含铁血黄素沉着症、脾肿大和脾功能亢进。输血相关的含铁血黄素沉着症需要铁螯合治疗，以尽量减少心脏、肝脏和内分泌功能障碍。未行铁螯合治疗的青少年和年轻人可能死于充血性心力衰竭、心律失常或肝衰竭。即使有足够的输血，许多患者也会出现脾肿大和某种程度的脾功能亢进。脾切除术会增加血栓形成、肺动脉高压和重症脓毒症的风险。

5）治疗：轻型 β 地中海贫血不需要特殊治疗，但对家族遗传诊断可能有重要意义。β 地中海贫血患者症状出现的时间是可变的，有些人会有输血依赖。对于重型 β 地中海贫血，有两种治疗方法：输血联合铁螯合和造血干细胞移植。输血的目标是保持最低血红蛋白水平 9.5 ～ 10.5g/dl。这种方法增加了活力和幸福感，改善了生长，减少了总体并发症。然而，保持良好的健康需要铁螯合治疗。小剂量补充维生素 C 可增强铁螯合的疗效。

造血干细胞移植是重型地中海贫血患儿的主要治疗方案。有 HLA 匹配的供体在肝肿大或门脉纤维化之前进行移植，血液缓解的概率大于 90%。匹配的无关供体移植也是一个可行的选择。基因治疗可能成为另一种选择。

（3）镰状细胞病

诊断要点和主要特点

- 新生儿筛查见血红蛋白 FS、FSC 或 FSA（S ＞ A）
- 亚洲、地中海、中东、印度、加勒比地区
- 贫血，网织红细胞计数升高，常有黄疸
- 反复发作的骨骼肌肉、腹部疼痛
- 通常需解决肝肿大和脾肿大
- 细菌性败血症的风险增加

1）总论：镰状细胞病包括一系列疾病，这些疾病的临床表现是由脱氧镰状血红蛋白（S）聚合导致的。镰状血红蛋白是 β 珠蛋白链第六位谷氨酸被缬氨酸取代的结果。镰状血红蛋白的聚合会扭曲红细胞的形态，降低红细胞的变形能力，导致红细胞寿命显著降低；增加血液黏度；并易患炎症、凝血激活和血管闭塞症。镰状细胞贫血是镰状细胞基因的纯合子所致，是镰状细胞病最严重、最常见的一种。其他临床上重要的镰状细胞病是复合杂合子，是镰状细胞基因与血红蛋白 C、E、D_{Punjab}、O_{Arab}、C_{Harlem} 或 β 地中海基因相互作用的结果。

总的来说，镰状细胞病在约每 400 例非裔美国婴儿中就有 1 例。8% 的非裔美国人是镰状细胞基因的杂合子携带者，因此具有镰状细胞特征。

2）临床表现

A. 症状及体征：血管闭塞引起溶血性贫血、组织缺血和器官功能障碍。儿童镰状细胞贫血或镰状细胞 β^0 地中海贫血症状最严重。出生时体格检查是正常的，在出生后 3 ～ 4 个月无明显症状，因为高水平的胎儿血红蛋白会抑制镰状化。1 岁时可出现中重度溶血性贫血，导致苍白、疲劳和黄疸，并容易在儿童和青少年时期发展为胆结石。脾脏严重充血和镰状细胞可能在儿童早期导致脾肿大，在镰状细胞贫血中，早在婴儿 3 个月大时就可以导致功能性无脾，极有可能发生细菌暴发性感染，特别是肺炎球菌。多达 30% 的患者经历了一次或多次急性脾隔离，其特征是脾脏突然增

大、红细胞聚集、贫血急性加重，在严重情况下，可致休克和死亡。贫血的急性加重也发生再生障碍危象，通常是由人细小病毒 B19 和其他病毒感染引起的。

血管闭塞和组织缺血的反复发作导致急性和慢性发病。约 50% 的镰状细胞贫血患儿 3 岁之前发生指炎或手足综合征，这是镰状细胞贫血最常见的首发症状，腹部和肌肉骨骼疼痛一生反复发作。从病程上看，约 11% 的镰状细胞贫血患儿出现明显的卒中，而未进行慢性输血的患儿往往反复发作卒中，随着慢性红细胞输注，复发明显减少。急性胸部综合征，其特征是新出现的伴呼吸症状的肺浸润，是由肺部感染、梗死或来源于缺血性骨髓的肺脂肪栓塞引起的。所有组织都容易受到血管闭塞的损害，多器官功能障碍常见于镰状细胞贫血或镰状细胞 β^0 地中海贫血成年期。镰状细胞病的常见表现见表 30-2。在 SC 和 $S\beta^+$ 地中海贫血的患者中，临床表现较少。

表 30-2 镰状细胞病的常见临床表现

	急性	慢性
儿童	败血症或脑膜炎	功能性无脾
	脾脏隔离	生长发育缓慢
	再生障碍危象	股骨头坏死
	血管闭塞性事件	低渗尿
	乳糜炎	胆石症
	骨梗死	
	急性胸部综合征	
	卒中	
	阴茎异常勃起	
成人	败血症[a]	腿部溃疡
	再生障碍危象	增殖性视网膜病
	血管闭塞性事件	股骨头坏死
	骨梗死	胆囊炎
	急性胸部综合征	慢性器官衰竭
	卒中	肝脏
	阴茎异常勃起	肺
	急性多器官衰竭综合征	肾脏
		生育率下降

a 与显著的死亡率相关

B. 实验室检查：纯合镰状细胞贫血的儿童血红蛋白水平为 7 ～ 10g/dl。在脾隔离或再生障碍危象时该值可能会下降至危及生命的水平，通常与细小病毒 B19 感染有关。网织红细胞计数是升高的，贫血一般是正细胞性或大细胞性的，并且外周血涂片显示出特征性镰状细胞及许多靶细胞。镰状细胞 β 地中海贫血的患者 MCV 较低，且低色素性。镰状细胞 β^+ 地中海贫血患者的溶血和贫血倾向较小。镰状血红蛋白 C 病患者有更少的镰状细胞和更多的靶细胞，以及血红蛋白水平可能正常或仅有轻度下降，因为溶血远低于镰状细胞贫血。

出生于美国的多数镰状血红蛋白病婴儿通过新生儿筛查确定。结果提示可能存在镰状细胞疾病的，需要迅速明确诊断。镰状细胞贫血和镰状细胞 β^0 地中海贫血的患者只有血红蛋白 S、F 和 A_2。镰状细胞 β^+ 地中海贫血患者血红蛋白 S 占优势，血红蛋白 A 含量较少，血红蛋白 A_2 升高。镰状血红蛋白 C 病患者的血红蛋白 S 和血红蛋白 C 大约相等，虽然有时血红蛋白 S 数量大于血红蛋白 C，因为使用溶解度测定筛查镰状血红蛋白阳性，也不能区分镰状细胞病与镰状细胞特征，所以应避免使用溶解度测定。溶解度测定不能识别除血红蛋白 S 以外的血红蛋白变异。因此，血红蛋白电泳、高效液相色谱或 DNA 分析始终是准确识别镰状细胞病所必需的。

3）鉴别诊断：血红蛋白电泳、DNA 测序及父母的血液学检查均可以证实镰状细胞病。关键是确定镰状细胞贫血、镰状细胞 β^0 地中海贫血儿童在新生儿筛查中是否存在血红蛋白 F 和 S，或是否为一种镰状血红蛋白和全细胞型遗传性持续性胎儿血红蛋白的复合杂合子。当这些儿童年龄较大时，即使有 30% 的胎儿血红蛋白和 70% 的血红蛋白 S，通常情况下临床症状也都很好。

4）并发症：反复的组织缺血和梗死会对几乎每个器官系统造成损害。表 30-2 列出了最重要的并发症。需要经常输注红细胞的患者有可能出现输血相关的含铁血黄素沉着症、感染及红细胞抗体。常规评估卒中风险的指南认为可用经颅多普勒筛查，随后是红细胞输血，羟基脲可能降低卒中的发病率。

5）治疗：治疗的基础是注册镰状细胞计划，涉及患者和家庭教育，全面的门诊护理，以及适当的急性并发症的治疗。这一项目成功的重要因素是社会心理服务、血库服务，以及在评估和治疗急性疾病中随时可用的患者信息。

镰状细胞贫血和镰状细胞 β^0 地中海贫血的治疗包括每天预防性使用青霉素，应在 2 个月时开始，并持续到 5 岁。在镰状血红蛋白 C 病和镰状细胞 β^+ 地中海贫血中青霉素预防的常规应用是有争议的。肺炎球菌结合多糖疫苗应接种于所有患有镰状细胞病的儿童。应提供其他常规免疫接种，包括流感和脑膜炎球菌疫苗接种。及时评估与发热有关的疾病，进行细菌培养，注射广谱抗生素，并进行仔细的住院或门诊观察。

血管闭塞性疼痛发作的治疗包括维持足够的水化（避免过度水化），纠正酸中毒，给予足够的镇痛，维持正常的血氧饱和度，以及治疗任何相关的感染。

红细胞输注在患者管理中起着重要作用。输血可以改善在脾隔离症或再生障碍危象期间发生的氧合能力受损。红细胞输注不用于慢性稳定状态贫血或无并发症的血管闭塞性疼痛的发作。一些简单急性事件或部分血液置换可减少循环中镰状细胞的百分比，可能挽救生命。这些事件包括卒中、中度至重度急性胸部综合征和多器官衰竭。输血可在高危手术前进行，如全身麻醉手术和高离子型造影剂的动脉造影。一些严重并发症的患者可能受益于慢性输血治疗。输血最常见的适应证是卒中或经颅多普勒评估异常，表明卒中的风险增加。去白细胞的红细胞对C、E和Kell抗原阴性患者输注，降低了同种免疫的发生率。

成功的造血干细胞移植可以治愈镰状细胞病。目前正在评估基因治疗方法。每日口服羟基脲可增加胎儿血红蛋白水平，降低溶血，降低急性胸部综合征的发生频率，降低住院率，减少输血。儿童使用羟基脲的血液学效应和短期毒性与成人相似，从出生后9个月开始推荐羟基脲用于患有镰状细胞贫血、镰状细胞 β^0 地中海贫血的儿童和青少年；而其在SC和 β^+ 地中海贫血中的疗效尚无正式研究。L-谷氨酰胺也是买美国FDA批准的用于降低血管闭塞危险发生频率的药物。

6）预后：通过新生儿筛查早期识别，结合镰状细胞综合护理，包括预防性青霉素的应用、关于脾脏触诊的指导，以及关于发热时紧急寻求护理的教育，显著降低了儿童死亡率。大多数患者现在生活得很好，直到成年，但最终生存到45～50岁，死于并发症。

（4）镰状细胞特征：镰状细胞基因杂合个体具有镰状细胞特征；新生儿筛查显示血红蛋白FAS（A > S）。成年人约有60%的血红蛋白A和40%的血红蛋白S。无贫血或溶血出现，且体检正常。有镰状细胞特征的人通常健康，但是肺栓塞风险略有增加，预期寿命正常。

然而，镰状细胞特征的红细胞能够镰变，有酸血症和低氧血症。因此，肾脏可能受到影响，最常见的镰状细胞特征表现是低渗尿。短暂的无痛性血尿（通常是镜下血尿）影响约4%的镰状细胞特征患者，没有进展到明显的肾功能障碍。镰状细胞特征是慢性肾脏病的危险因素。据报道，有不到40人罹患极罕见的恶性肿瘤-肾髓质癌，其中大多数人都有镰状细胞表现。妊娠期细菌尿和肾盂肾炎的发病率可能增加，但母婴发病率和死亡率的总体比率不受镰状细胞性特征的影响。

中等程度的运动很少引起脾梗死。一般来说，运动耐受性似乎是正常的；黑种人职业足球运动员镰状细胞特征的发生率与普通非裔美国人的发生率相似。运动性横纹肌溶解的风险增加1.5倍。

没有理由限制具有镰状细胞特征的个体的剧烈活动。所有剧烈活动的个体都习惯于适当的穿着、接触液体、定期休息、并在极端热和湿度下进行适度的活动。镰状细胞特征遗传意义最重要。

（5）血红蛋白C病：新生儿筛查检测血红蛋白C病。2%的血红蛋白C病的非裔美国人是杂合子，因此有血红蛋白C病特征。他们没有症状，没有贫血或溶血，但外周血涂片可能显示一些靶细胞。识别具有血红蛋白C病特征的人对于遗传咨询很重要，特别是关于后代中患镰状细胞血红蛋白C病的可能性。

纯合子血红蛋白C有轻度小细胞溶血性贫血，并可能发展为脾肿大。外周血涂片显示突出的靶细胞。与其他溶血性贫血一样，纯合子血红蛋白C的潜在并发症包括胆结石和再生障碍危象。

（6）血红蛋白E病：是世界上第二常见的血红蛋白变异，在泰国东北部和柬埔寨，该基因突变频率高达60%。血红蛋白E病杂合个体通过新生儿筛查显示血红蛋白FAE，无症状，通常不贫血，但他们可能有轻度的小细胞增多。纯合子血红蛋白E病的个体也无症状，但可能有轻度贫血；外周血涂片显示小红细胞增多和一些靶细胞。

血红蛋白E病和 β^0 地中海贫血的复合杂合子在出生时是正常的，就像纯合血红蛋白E病的婴儿一样，在新生儿筛查中显示血红蛋白FE。他们随后发展为轻度至重度小细胞低色素性贫血。如果这种疾病没有得到适当的识别和治疗，这种儿童可能表现为黄疸、肝脾肿大和生长不良。在某些情况下，贫血变得足够严重，需要终生输血治疗。即使没有定期输血，也可能发生含铁血黄素沉着症。在美国的某些特定地区，血红蛋白 E/β^0 地中海贫血已成为一种比纯合子β地中海贫血更常见的输血依赖性贫血。

（7）其他血红蛋白病：血红蛋白变异是常见的。杂合子个体在新生儿筛查过程中经常被识别，通常是无症状的、没有贫血或溶血。多数血红蛋白变异的主要意义是复合杂合子个体的潜在疾病，他们也遗传地中海贫血或镰状血红蛋白。例如，复合杂合的血红蛋白S和 D_{Punjab}（$D_{Los\ Angeles}$）儿童是有症状的。

7. 先天性溶血性贫血：红细胞代谢紊乱 红细胞依赖于葡萄糖的无氧代谢来维持体内三磷酸腺苷的平衡。糖酵解产生调节血红蛋白氧亲和力所需的2，3-二磷酸甘油酸（2, 3-diphosphoglycerate，2，3-DPG）。葡萄糖代谢通过磷酸己糖旁路产生还原型辅酶Ⅱ和还原型谷胱甘肽，保护红细胞免受氧化损伤。许多糖酵解途径酶的先天缺陷与溶血性贫血有关。一般来说，外周血涂片上存在的形态学异常是非特异性的，这些疾病的遗传是常染色体隐性遗传或X连锁的。因此，

评估先天性溶血性贫血患者时，若外周血涂片没有显示典型的膜或血红蛋白缺陷（如球形细胞、镰状细胞、靶细胞）的红细胞形态，当实验室结果排除血红蛋白病时，以及与家族史不一致时，应考虑红细胞酶缺陷的可能性。通过发现低水平的酶缺乏来证实诊断。红细胞代谢最常见的两种障碍是 G6PD 缺乏和丙酮酸激酶缺乏。

（1）葡萄糖 -6- 磷酸脱氢酶缺陷症

诊断要点和主要特点

- 非洲、地中海或亚洲血统
- 新生儿高胆红素血症
- 通常与感染、摄入氧化剂药物或蚕豆有关的散发性溶血
- X 连锁隐性遗传

1）总论：葡萄糖 -6- 磷酸脱氢酶（glucose-6-phosphate dehydrogenase，G6PD）缺陷症是引起溶血性贫血最常见的红细胞酶缺陷。这种疾病为 X 连锁隐性遗传，在非洲、地中海和亚洲血统的人中发生的频率更高。女孩可能会受影响。在大多数情况下，G6PD 缺乏是由于酶的不稳定性。因此，年长红细胞比年轻红细胞更缺乏 G6PD，无法产生足够的还原型辅酶Ⅰ，以维持保护红细胞免受氧化应激所必需的还原型谷胱甘肽水平。因此，大多数 G6PD 缺陷症患者没有慢性溶血性贫血；相反，他们在感染、某些特殊药物或食物的氧化应激时会发生发作性溶血。这种疾病的严重程度因各族裔群体而不同，非洲血统的 G6PD 缺陷症通常比其他族裔群体轻。

2）临床表现

A. 症状及体征：患有 G6PD 缺陷症的新生儿可有明显的高胆红素血症，需要光疗或换血来预防胆红素脑病。G6PD 缺陷症是地中海或亚洲血统新生儿高胆红素血症的重要原因，但在非洲血统新生儿中较少。溶血发作往往是由感染或摄入氧化药物引起的，如抗疟疾化合物、拉布立酶和磺胺类抗生素（表 30-3）。摄入蚕豆可能会引起地中海贫血或亚洲血统儿童的溶血，但通常不会引起非洲血统儿童的溶血。溶血的发生可引起苍白、黄疸、血红蛋白尿，有时有心血管损害。

表 30-3　引起 G6PD 缺乏者溶血的药物和化学物质

乙酰苯胺	尼立达唑（硝米达唑）
多柔比星	呋喃妥因
呋喃唑酮	非那吡啶
亚甲蓝	伯氨喹
萘啶酸	磺胺甲噁唑

引自 Beutler E：Glucose-6-phosphate dehydrogenase deficiency. N Engl J Med 1991 Jan 17；324（3）：169-174.

B. 实验室检查：在无氧化应激的情况下，血红蛋白浓度、网织红细胞计数和外周血涂片通常是正常的。溶血的发生引起血红蛋白的下降。血液涂片上可以看到咬红细胞或水泡细胞，以及球形红细胞。血红蛋白尿是常见的，网织红细胞计数在几天内增加，Heinz 小体阳性，红细胞 G6PD 水平降低可以证实诊断。网织红细胞的数量可影响 G6PD 水平，所以试验最好在网织红细胞计数正常或接近正常时进行。

3）并发症：胆红素脑病是严重新生儿高胆红素血症的风险因素，年长儿童急性溶血发作可能危及生命，罕见的 G6PD 变异与慢性溶血性贫血有关，这种变异患者的临床过程可能并发脾肿大和胆囊结石形成。

4）治疗：最重要的治疗是避免已知与溶血有关的药物（表 30-3）。某些地中海、中东或亚洲血统的患者，也必须避免食用蚕豆。应及时治疗感染，适当给予抗生素。多数溶血发作都是自限性的，但当有心血管损害时，红细胞输注可能是必要的。

（2）丙酮酸激酶缺乏症：是一种常染色体隐性疾病，在所有民族中均有发病，但在北欧最常见。丙酮酸激酶缺乏症与一种不同严重程度的慢性溶血性贫血有关。约 1/3 的患者在新生儿期出现黄疸和溶血，需要光疗或换血。偶尔，这种疾病会导致胎儿水肿和新生儿死亡。在年长儿童中，溶血可能需要红细胞输注，或者症状轻而多年不被注意到。黄疸和脾肿大常发生在较严重的病例中。当外周血涂片上存在棘皮细胞时偶尔提示丙酮酸激酶缺乏，但这些发现可能在脾切除术前没有。诊断取决于红细胞丙酮酸激酶活性的水平。

丙酮酸激酶缺乏症的治疗取决于溶血的严重程度。严重贫血可能需要输血，脾切除术可能是有益的。虽然手术不能治愈这种疾病，但可改善贫血及其他症状，特点是尽管溶血减少，血红蛋白水平升高，但脾切除术后网织红细胞计数增加，棘皮细胞更常见。

8. 获得性溶血性贫血

（1）自身免疫性溶血性贫血

诊断要点和主要特点

- 苍白，乏力，黄疸，尿色深
- 脾肿大
- DAT 阳性
- 网织红细胞增多和球形红细胞增多

1）总论：获得性自身免疫性溶血性贫血（autoimmune hemolytic anemia，AIHA）在出生后的 4 个月是罕见的，但在 1 岁后是急性贫血的常见原因之一。它可能是一种原发性疾病，也可能并发于感染（如肝炎、上呼吸道感染、EB 病毒单核细胞增多症或巨细胞病毒）、系统性红斑狼疮和其他自身免疫综合

征；免疫缺陷状态，包括自身免疫性淋巴增殖综合征（autoimmune lymphoproliferative syndrome，ALPS），或非常罕见的恶性肿瘤。药物（如第三代头孢菌素头孢曲松）可能诱发抗体相关溶血性贫血，最近已成为抗生素治疗不良事件的常见原因。

2）临床表现

A. 症状及体征：这种疾病通常急性发作，表现为虚弱，苍白，尿色加深和疲劳，黄疸明显，常出现脾肿大。有些病例的发病较为缓慢和隐匿。

B. 实验室检查：贫血是正色素性和正细胞性的，程度可从轻度到重度（血红蛋白浓度＜5g/dl）不等。网织红细胞计数和指数可增加，偶尔正常或降低。外周血涂片可见球形细胞和有核红细胞。常见白细胞增多和血小板计数升高，偶尔有血小板减少。其他观察到的实验室溶血证据包括间接胆红素和总胆红素、乳酸脱氢酶、天冬氨酸转氨酶和尿胆原升高。血管内溶血表现为血红蛋白病、血红蛋白尿和血红蛋白水平下降。骨髓检查显示明显的红系增生。

血清学研究有助于确定病理生理改变、制订治疗策略和评估预后（表30-4）。在几乎所有病例中，直接和间接抗球蛋白试验（DAT和IAT）均为阳性。DAT阴性的AIHA患者罕见，是因为IgG结合到红细胞的亲和力低或低于检测水平，IgG亲和网织红细胞上发现的未成熟抗原，或IgA结合到红细胞上而Coombs试剂不识别。

进一步的评估区分为3种情况。在患者的红细胞上存在IgG，没有或低水平的C3，37℃时有最佳的体外抗体活性，没有抗原或Rh样抗原特异性构成温抗体型AIHA，主要由网状内皮系统血管外破坏。相反，单独检测红细胞上的补体，4℃时有最佳反应性，以及I或i抗原特异性诊断冷抗体型AIHA，主要是血管内和轻度血管外溶血。冷凝集素在正常个体中相对常见（～10%），但临床上冷（IgM）抗体在30℃或以上表现出最佳体外反应性。

阵发性寒冷性血红蛋白尿症是第三类疾病。除抗原特异性（P）和体外溶血表现外，实验室评价与冷抗体型AIHA相同。阵发性冷性血红蛋白尿症几乎总是与明显的感染有关，如支原体、细小病毒、腺病毒、EBV和CMV。

3）鉴别诊断：AIHA必须区别于其他形式的先天性或获得性溶血性贫血。DAT可鉴别其他原因抗体介导的溶血，如遗传性球形红细胞增多症。其他血细胞减少如血小板抗体或中性粒细胞抗体的存在提示自身免疫（如狼疮）综合征、免疫缺陷（如ALPS、先天性免疫缺陷）或Evans综合征（AIHA和ITP或其他与自身抗体相关的血细胞减少）。超过半数被诊断为Evans综合征的患者可能有ALPS或其他遗传免疫失调疾病。

表30-4　儿童AIHA的分类

综合征	温抗体型AIHA	冷抗体型AIHA	阵发性冷性血红蛋白尿症
特异性抗球蛋白试验			
IgG	强阳性	阴性	阴性
补体	阴性或轻度阳性	强阳性	强阳性
最大反应性温度（体外）	37℃	4℃	4℃
抗原特异性	可能是泛凝素，也可能具有Rh样特性	I或i	p
其他		如果≥30℃，发生凝集有临床意义	冷热溶血试验阳性
病理生理学	血管外溶血，RES血管外破坏（如脾脏破坏）。很少出现血管内溶血	血管内溶血（可能有血管外成分）	血管内溶血（可能有血管外成分）
预后	慢性病程（＞3个月），发病率和死亡率显著。可能与原发性疾病（狼疮、免疫缺陷等）有关	急性病程（＜3个月）。预后良好：常与感染有关	急性，自限性，与感染有关
治疗	RES阻断有效，包括类固醇（泼尼松，每天2mg/kg），IVIg（每天1g/kg，2d），或有特定指征的脾切除术	RES阻断可能无效。严重病例可从血浆置换中获益	通常是自限性的，对症处理

AIHA，自身免疫性溶血性贫血；IVIg，静脉注射免疫球蛋白；RES，网状内皮系统

4）并发症：贫血可能非常严重，可导致心血管衰竭，需要紧急处理。可能出现疾病的潜在并发症，如播散性红斑狼疮或免疫缺陷状态。

5）治疗：在有症状的病例中，对潜在疾病的药物治疗很重要。定义临床综合征可为治疗提供有用的指导，多数患者（50% ～ 80%）温抗体型 AIHA（其中溶血主要是发生在血管外）泼尼松治疗 [2mg/（kg • d）] 有反应，初始治疗后，肾上腺皮质激素的剂量可能会缓慢下降。患者可对免疫球蛋白（IVIg，每天 1g/kg，2d）静脉注射有反应，但对 IVIg 有反应的病例少于泼尼松。在严重的病例中，利妥昔单抗可能是一个很好的选择，但应该避免在与 ALPS 相关的 AIHA 中使用。在温抗体型 AIHA 中，虽然脾切除术的缓解率可能高达 50% ～ 60%，但这一策略只应考虑 5 岁以上的及对一线治疗耐药的患者，并有明显短期和长期并发症，包括荚膜微生物感染、增加静脉血栓栓塞的风险，以及门静脉高压和肺动脉高压的风险。在对常规的治疗没有反应时，免疫抑制剂（如吗替麦考酚酯、西罗莫司、环孢素、他克莫司、环磷酰胺、硫唑嘌呤或甲氨蝶呤）可以单独或与肾上腺皮质激素联合使用。糖皮质激素、免疫球蛋白、利妥昔单抗、脾切除产生较少的骨髓抑制和感染风险，并可能有助于溶血与 Evans 综合征或 ALPS。血浆置换一般不用于温抗体型 AIHA，干细胞移植已经成功地用于少数病例。

冷抗体型 AIHA 和阵发性冷性血红蛋白尿患者对肾上腺皮质激素或 IVIg 的反应较差，由于这些综合征最容易与感染有关，并且有一个急性的、自限性的过程，单独的支持性护理可能就足够了。严重冷抗体型自身免疫性（IgM）溶血性贫血因为有攻击型的抗体在血管内分布，血浆置换可能是有效的，利妥昔单抗或其他免疫抑制疗法可能对罕见病例也有帮助。

支持性治疗至关重要。冷抗体型患者，特别是阵发性寒冷性血红蛋白尿患者，应保持在温暖的环境中。因为有严重贫血的并发症，输血可能是必要的，但应在没有替代治疗时使用。在多数患者中交叉配血比较困难，被测者中少数最不兼容的可用于输血。输血必须仔细对待，从最小剂量开始（见“输血医学”部分，本章后面）。识别患者的红细胞同种抗原表型可能有助于避免同种免疫反应，如果第一次输血后出现同种抗体，以后输血就要慎重。严重血管内溶血的患者可能有相关的弥散性血管内凝血（disseminated intravascular coagulation，DIC），在这种情况下应考虑肝素治疗。

6）预后：在儿童时期，多数 AIHA 的预后良好，除非有相关的疾病（如可能有慢性病程）。一般来说，发病率、死亡率高的慢性疾病和重症儿童患温抗体型（IgG）AIHA 的预后更差，溶血和抗人球蛋白试验阳性可持续数月或数年。冷抗体型 AIHA 或阵发性寒冷性血红蛋白尿患者发病更急，自限性病程（< 3 个月），阵发性寒冷性血红蛋白尿几乎总是与感染有关（如支原体感染、CMV 和 EBV 感染）。

（2）非免疫性获得性溶血性贫血：肝病可能改变红细胞膜的磷脂构成，可导致靶细胞的形成，与溶血无关。

偶尔，肝细胞损伤与棘形红细胞的形成和溶血性贫血有关。肾脏疾病也可能与明显的溶血有关；溶血 - 尿毒症综合征就是一个例子。在这种疾病中，溶血与外周血涂片上存在棘形红细胞、盔形红细胞、红细胞碎片和球形红细胞有关。

在一些严重情况下可观察到伴有红细胞碎片和球形红细胞的微血管病性溶血性贫血，与血管内凝血和血管内纤维蛋白沉积有关，发生在 DIC 合并严重感染时，但也可能发生在局限性血管内凝血时，如巨大海绵状血管瘤（Kasabach-Merritt 综合征）。红细胞碎片也可能与机械损伤有关（如与人工心脏瓣膜和装置有关）。

六、红细胞增多症和高铁血红蛋白血症

儿童的红细胞增多症被定义为血红蛋白或红细胞压积大于同年龄正常值的 2 个标准差，继发于慢性低氧血症。遗传性红细胞增多症是罕见的。儿童继发性红细胞增多症最常见的原因是发绀型先天性心脏病，但也有的原因是慢性肺部疾病，如囊性纤维化。生活在极高海拔地区的人和一些患高铁血红蛋白血症的人都会出现红细胞增多症。红细胞增多症可能发生在新生儿期，在早产或胎龄较大的婴儿中尤其明显；还可能发生于糖尿病母亲所生的婴儿；还可发生在 13- 三体、18- 三体或 21- 三体婴儿，或作为先天性肾上腺增生症的并发症。

这种疾病与真性红细胞增多症不同，因为只有红细胞受到影响，而白细胞和血小板计数正常。症状一般限于头痛和嗜睡。没有体格检查异常，除了充血和脾肿大。

ID 合并红细胞增多症并加重黏滞度。当 MCV 低于正常范围时，应怀疑红细胞增多症的并发症。凝血和出血异常，包括血小板减少、轻度消耗性凝血障碍、纤溶活性升高，已在严重的红细胞增多症心脏病患者中描述。手术时出血可能很严重。

继发性红细胞增多症的理想治疗方法是纠正潜在疾病，否则需要放血来控制症状。应保持铁的充足性。这些措施有助于预防血栓形成和出血的并发症。

高铁血红蛋白血症 血红素铁被氧化后，由二价铁变为三价铁状态，生成高铁血红蛋白，高铁血红蛋白会被酶促还原成血红蛋白。高铁血红蛋白无法向组织输送氧气，导致氧解离曲线左移，发绀见于高铁血红蛋白水平大于 15%。

（1）血红蛋白M病：该病名称得因于珠蛋白链中的几个氨基酸替换导致异常血红蛋白相关的高铁血红蛋白血症。血红蛋白M作为常染色体显性遗传病，正常pH的血红蛋白电泳并不总是显示血红蛋白异常，可能需要等电聚焦或DNA分析。受影响的个体是发绀的，但他们有正常的运动耐受性和预期寿命，不需要治疗。

（2）酶缺陷先天性高铁血红蛋白血症：先天性高铁血红蛋白血症最常见的原因是还原型酶细胞色素b5还原酶缺乏，常染色体隐性遗传。受影响的个体可能有高达40%的高铁血红蛋白，通常情况下没有症状，可能存在轻度的代偿性红细胞增多症。黄递酶缺陷患者，对维生素C和亚甲蓝的治疗有反应，一般不需要治疗。

（3）获得性高铁血红蛋白血症：亚硝酸盐和硝酸盐、氯酸盐和奎宁，如苯胺染料、磺胺类、乙酰苯胺、非那西丁、次硝酸铋和氯酸钾产生高铁血红蛋白。娱乐时使用挥发性亚硝酸盐和可卡因可能会导致高铁血红蛋白血症。有突然发作的发绀应怀疑使用含有这些物质之一的药物或化学物质中毒。在这些病例中，血红蛋白水平可能非常高，并可能产生缺氧、呼吸困难、意识不清、循环衰竭和死亡。由于NADH高铁血红蛋白还原酶瞬时缺乏，特别是当暴露在利多卡因、苯佐卡因或丙胺卡因后，新生儿更容易受到药物或化学诱导的高铁血红蛋白血症的影响，代谢性酸中毒的婴儿也可能出现高铁血红蛋白血症。

获得性高铁血红蛋白血症的儿童（与G6PD缺陷有关的儿童除外）对静脉注射亚甲基蓝有显著的反应，口服或静脉注射抗坏血酸也能降低高铁血红蛋白，但反应较慢。

七、白细胞疾病

1. 中性粒细胞减少症

诊断要点和主要特点
● 感染频率增加
● 口腔黏膜溃疡及牙龈炎
● 绝对中性粒细胞计数减少；红细胞和血小板数量正常

（1）总论：中性粒细胞减少症是儿童时期中性粒细胞（粒细胞）绝对计数小于1500/μl；在1月龄至2岁，中性粒细胞（粒细胞）绝对计数小于1100/μl；在出生后的几天，中性粒细胞绝对计数低于3500/μl是足月新生儿中性粒细胞减少症。中性粒细胞减少是由于髓系干细胞缺失或缺陷、髓系成熟无效或抑制、造血细胞因子或趋化因子的产生不足或其受体异常、骨髓释放减少，中性粒细胞凋亡增加、破坏或消耗，或假性粒细胞减少，中性粒细胞边缘池增加（表30-5）。中性粒细胞数量的减少削弱了向炎症区域的迁移趋化，从而有利于细菌的入侵和增殖。

表30-5 儿童中性粒细胞减少症的分类

先天性中性粒细胞减少伴干细胞或髓系祖细胞异常
网状组织发生异常
儿童慢性特发性中性粒细胞减少症
严重先天性中性粒细胞减少（SCN1-5和X连锁）
周期性中性粒细胞减少
Schwachman-Diamond综合征
WHIM综合征
糖原贮积病Ⅰb
Chediak-Higashi综合征
Cohen综合征
Barth综合征
Hermansky-Pudlak综合征
Griscelli综合征
Charcot-Marie-Tooth综合征
软骨-毛发发育不全
先天性角化不良
有机酸血症（如丙酸、甲基丙二酸）
骨质疏松症
范科尼贫血
中性粒细胞减少伴免疫缺陷病（SCID，高IgM）
影响干细胞的获得性中性粒细胞减少
恶性肿瘤（白血病、淋巴瘤）和白血病前期疾病
药物或有毒物质
电离辐射
再生障碍性贫血
影响髓系祖细胞或成熟中性粒细胞存活的获得性中性粒细胞减少
无效骨髓造血（维生素B_{12}叶酸和铜缺乏）
感染
免疫（新生儿同种免疫或自身免疫，自身免疫，或儿童慢性良性中性粒细胞减少）
脾功能亢进

中性粒细胞减少症的严重程度取决于外周中性粒细胞的水平、感染的次数和严重程度，以及骨髓中成熟中性粒细胞的生成。中性粒细胞减少分为急性的（< 3个月）和慢性的（> 3个月）。慢性中性粒细胞减少症最严重的类型是网状组织异常（先天性中性粒细胞减少症）、Kostmann综合征或严重先天性中性粒细胞减少症，SCN（特定基因缺陷相关的骨髓祖细胞成熟缺陷的严重中性粒细胞减少症），Shwachman综合征（伴胰腺功能不全的中性粒细胞减少症），伴免疫缺陷的中性粒细胞减少症、周期性中性粒细胞减少症，以及先天性骨髓粒细胞缺乏或粒细胞生成异常。Chediak-Higashi综合征[LYST（CHS1）]、WHIM综合征（CXCR4）、SCN1-5（ELANE、GFI1、HAX1、G6PC3、VPS45、WASP和GCSF3R）、Shwachman综

合征（SBDS）和周期性中性粒细胞减少症（ELANE）的基因突变已被认识。中性粒细胞减少症也可能与糖原贮积症（GSD-Ⅰb）、代谢疾病、免疫缺陷状态和其他疾病有关。至少发现有17个基因与这些疾病有关。在许多情况下，中性粒细胞减少是唯一的表现，但有时这种疾病也有多系统受累。急性中性粒细胞减少最常见的原因是病毒感染或药物，导致骨髓中性粒细胞生成减少、外周破坏增加，或两者兼而有之。严重的细菌感染可能与中性粒细胞减少有关。虽然不常见，但新生儿同种免疫中性粒细胞减少往往很严重，并与感染有关。自身免疫性中性粒细胞减少发生于儿童慢性良性中性粒细胞减少症、免疫缺陷综合征、自身免疫性疾病，或发生于新生儿，是作为一个抗体（同种免疫）从母体被动转移到胎儿的结果。良性种族中性粒细胞减少是非洲或中东患者中性粒细胞减少的常见原因，最近被归因于 *ACKR1/DARC* 基因的单核苷酸多态性。虽然外周血中性粒细胞计数适度减少，但由于组织中存在大量中性粒细胞，患者感染的风险不会增加。恶性肿瘤、骨硬化症、骨髓衰竭综合征和脾功能亢进通常与孤立性中性粒细胞减少无关。

（2）临床表现

1）症状及体征：急性重症细菌或真菌感染是中性粒细胞减少症最显著的并发症。虽然当绝对中性粒细胞计数小于500/μl时风险增加，但实际易感性是可变的，取决于中性粒细胞减少的原因、骨髓储备和其他因素。最常见的感染类型包括败血症、蜂窝织炎、皮肤脓肿、肺炎和肺脓肿。除了局部体征和症状外，患者还可能有寒战、发热和不适。鼻窦炎、口疮、牙龈炎和牙周病也是慢性中性粒细胞减少症的明显问题。在大多数情况下，脾脏和肝脏没有肿大。葡萄球菌和革兰氏阴性细菌是最常见的病原体。

2）实验室检查：中性粒细胞在外周血中缺失或明显减少。在多种形式的中性粒细胞减少或粒细胞缺乏症中，单核细胞和淋巴细胞正常，红细胞和血小板不受影响。骨髓表现为正常的红系，有足够的巨核细胞，但在髓系成熟的各个阶段，髓系细胞明显减少或该系列成熟明显延迟，总细胞数可能减少。

在评估中性粒细胞减少症（如持续性、间歇性、周期性）时，应注意中性粒细胞减少症的持续时间和模式、感染类型及其频率，以及体检时的表型异常。详细的家族史和父母的血细胞计数可能是有帮助的。如果是获得性中性粒细胞减少症，如病毒感染或药物所致，不是急性中性粒细胞减少症的原因，也没有其他原发疾病存在，那么中性粒细胞减少是慢性的，白细胞计数、白细胞分类、血小板和网织红细胞计数应每周查2次，为期6周，以确定中性粒细胞减少的模式。骨髓穿刺和活检，包括细胞遗传学分析，是最重要的骨髓细胞生成的形态学特征。对输注皮质类固醇的反应可通过测量中性粒细胞计数明确骨髓储备情况。其他有助于诊断的检测包括检测中性粒细胞抗体、免疫球蛋白水平、抗核抗体和淋巴细胞表型，以检测免疫缺陷状态。骨髓的培养可以明确髓系祖细胞或抑制因子的存在，还可以直接测定血浆或单核细胞中的细胞因子。一些中性粒细胞减少疾病有异常功能的中性粒细胞，但严重的中性粒细胞减少可能没有足够数量的中性粒细胞来完成检测。对上述基因突变的分析可能有助于确认严重中性粒细胞减少综合征的诊断，骨髓前体细胞或周期性中性粒细胞凋亡增加是几种先天性或遗传性疾病的一般特征。

（3）治疗：应查明和治疗潜在的疾病，或停用相关的药物。应积极评估和治疗感染。预防性抗菌药物治疗不用于无发热、无症状的患者，但可考虑用于罕见的反复感染患者。重组粒细胞集落刺激因子（granulocyte colony-stimulating factor，G-CSF）将增加多数患者的中性粒细胞计数；也可以考虑粒细胞-巨噬细胞集落刺激因子（granulocyte-macrophage colony-stimulating factor，GM-CSF），但应用较少。对于中性粒细胞计数500/μl以下的患者，G-CSF（非格司亭）3～5μg/（kg • d）皮下注射或静脉注射，每天1次，并调整剂量，以保持中性粒细胞绝对计数超过500/μl，小于10 000/μl。长效G-CSF（硫培非格司亭）用于少数慢性中性粒细胞减少症患者的治疗已被证明是安全的，在妊娠期女性和新生儿没有致畸的证据。一些患者隔日一次用G-CSF维持足够的中性粒细胞计数，可减少感染及并发症，但对牙周病影响不大。然而，并不是所有的中性粒细胞减少综合征患者都需要G-CSF维持治疗（如儿童慢性良性中性粒细胞减少症），随着年龄的增长，周期性中性粒细胞减少的患者感染可能不明显，如果适应性免疫系统正常，应给予免疫接种。并发症严重的患者可考虑造血干细胞移植，特别是那些严重的G-CSF给药无反应的先天性中性粒细胞减少症。

（4）预后：预后因中性粒细胞减少的原因和严重程度而有很大差异。在持续粒细胞缺乏症的严重病例中，尽管使用抗生素治疗，但预后较差，G-CSF有延长预期寿命的潜力。在轻度或周期性的中性粒细胞减少症中，症状可能很轻，不影响正常预期寿命。90%慢性良性中性粒细胞减少症的儿童到5岁时自发缓解。约50%的Shwachman综合征患者可能发展为再生障碍性贫血、骨髓增生异常或白血病。其他SCN患者患白血病的概率较正常人高，与某些免疫疾病相关的中性粒细胞减少患者也是如此。造血干细胞移植可能是治疗某些疾病的唯一疗法。

2. *中性粒细胞增多症* 是指婴儿、儿童和成人外周血中性粒细胞绝对计数增加到 7500 ～ 8500/μl 以上。为了增加中性粒细胞数量，可以从骨髓贮备池或外周边缘池中动员中性粒细胞补充到外周血中。中性粒细胞增多症与细菌或病毒感染、炎症性疾病（如幼年类风湿关节炎、炎症性肠病、川崎病）、外科创伤、手术、功能性无脾、肝衰竭、糖尿病酮症酸中毒、氮质血症、先天性中性粒细胞功能障碍（如慢性肉芽肿性疾病、白细胞黏附缺乏）及溶血有关。药物（如皮质类固醇、锂和肾上腺素）增加了中性粒细胞的计数。皮质类固醇引起中性粒细胞从骨髓贮备池、边缘池释放到循环池，抑制毛细血管床渗漏，延缓细胞凋亡。应激后（如电击、创伤、烧伤、手术和情绪不安）急性中性粒细胞增多。累及骨髓的肿瘤，如淋巴瘤、神经母细胞瘤和横纹肌肉瘤，与白细胞增多、外周血中未成熟髓系细胞增多有关。唐氏综合征的婴儿对髓系细胞的增殖和成熟有调节缺陷，并可能发生中性粒细胞增多，这一过程可能会影响其他细胞系，并类似骨髓增生异常或急性白血病。

中性粒细胞增多症必须与骨髓增殖性疾病相鉴别，如慢性粒细胞白血病和幼年慢性粒单细胞白血病。一般情况下异常涉及其他细胞系，外周血液涂片上的未成熟细胞和肝脾肿大的存在是重要的鉴别特征。

3. *中性粒细胞功能性疾病* 中性粒细胞在宿主防御中起着关键作用。在血管的层流循环中，它们附着在毛细血管内皮细胞上感染和炎症的邻近部位，在内皮细胞之间移动，中性粒细胞向入侵者迁移，与微生物相接触通过补体或抗体适当的调理作用触发摄入，细胞质流动过程导致假足形成，融合在入侵者周围，将其包裹在吞噬体中。摄入阶段，在吞噬体膜中氧化酶系统聚集并被激活，从周围介质中获取氧气并将其还原形成有毒氧代谢产物杀微生物。同时两类主要（嗜苯胺蓝颗粒和特异性颗粒）的颗粒融合并将其内容物释放到吞噬体中。有毒氧代谢物（如过氧化氢、次氯酸、羟自由基）和其他化合物（如蛋白酶、阳离子蛋白、组织蛋白酶、防御素）的浓度急剧增加，导致微生物死亡和溶解。复杂的生理生化过程中的任何缺陷都可能导致细胞功能不足和感染风险增加。

（1）分类：表 30-6 总结了先天性中性粒细胞功能不全的疾病分类。最近报道的 *p40phox* 缺陷的变异的 CGD 表现为炎症性肠病，还描述了一种严重中性粒细胞功能不全和严重感染综合征，与 GTP 酶信号分子 Rac2（基因，*RAC2*）的突变有关。先天性免疫功能不全综合征包括干扰素、白细胞介素（IL）-12 受体和信号通路的缺陷，导致单核细胞和巨噬细胞功能不全，以及与复发性细菌感染相关的 Toll 样受体信号通路 [IL-1 受体相关激酶 4（IL-1 receptor-associated kinase 4，IRAK-4）] 缺陷。白细胞黏附缺陷症（leukocyte adhesion deficiency，LAD）Ⅲ是一种以严重出血、白细胞黏附受损和内皮炎症为特征的疾病，与 *FERMT3* 基因突变有关，该基因编码一种蛋白 Kindlin-3，对 β 整合素的细胞内作用至关重要，可能还有其他黏附策略。轻度至中度中性粒细胞功能不全的其他先天性或获得性原因包括代谢缺陷 [如糖原贮积病Ⅰb、G6PC3 缺乏、其他先天性中性粒细胞减少综合征（如 Chediak-Higashi 综合征和 Shwachman-Diamond 综合征）]、糖尿病、肾脏疾病和低磷血症、病毒感染和使用某些明确的药物。新生儿中性粒细胞有异常的黏附性、趋化性和杀菌活性。热损伤、创伤和重症感染患者的细胞运动和杀菌活性出现缺陷，类似于新生儿。

（2）临床表现：复发性细菌或真菌感染是中性粒细胞功能不全的标志。虽然患者会有无感染期，但肺炎、鼻窦炎、蜂窝织炎、皮肤和黏膜感染（包括肛周或扁桃体周围脓肿）和淋巴结炎的发作比较常见。与中性粒细胞减少一样，黏膜的口腔溃疡、严重的牙龈炎和牙周病也是主要的并发症。一般来说，金黄色葡萄球菌或革兰氏阴性菌通常是从感染部位分离出来的；其他生物可能与特殊的中性粒细胞功能不全相关。在某些疾病中，真菌引起的感染越来越多。深部或全身性感染，如骨髓炎、肝脓肿、肺炎、脓毒症、脑膜炎、坏疽或坏疽性软组织病变，发生在特殊的综合征（如白细胞黏附缺陷或慢性肉芽肿病）。严重中性粒细胞功能不全的患者儿童期可能死于严重感染和相关并发症。表 30-6 总结了相关的实验室发现。

（3）治疗：这些疾病的主要治疗是预防感染、积极确定病灶和病原体。实现这些目标的外科手术既能帮助诊断，又是治疗方法。还应立即给予广谱抗生素覆盖可能的病原体感染范围，明确病原微生物时要立即更换敏感的抗菌药物。当感染无好转或复发时，输注粒细胞可能是有帮助的。

慢性管理中的预防性抗生素治疗，如甲氧苄啶 - 磺胺甲噁唑和其他一些抗生素（如利福平）可增强慢性肉芽肿病患者中性粒细胞的杀菌活性。一些 Chediak-Higashi 综合征的患者在被给予维生素 C 时，能改善临床治疗效果，重组干扰素 γ 能降低慢性肉芽肿病患者感染的次数和严重程度。大量的细胞因子、生长因子和其他生物反应修饰剂有助于预防复发感染。骨髓移植已成功地用于治疗先天性中性粒细胞功能不全综合征，可重建正常免疫功能、恢复细胞功能。利用慢病毒基因插入或基因编辑技术校正的自体造血干细胞基因治疗技术是很有前途的，并可能为治疗这些疾病提供一种未来的策略。

表 30-6 先天性中性粒细胞功能不全的分类

综合征	临床表现	功能性缺陷	生化缺陷	遗传（染色体；基因）
Chediak-Higashi 综合征	眼皮肤白化病，畏光，眼球震颤，共济失调。革兰氏阳性菌和革兰氏阴性菌的皮肤、呼吸道、黏膜反复感染。许多患者死于伴有肝肿大、发热的淋巴增殖期，这可能是继发于 EB 病毒感染的病毒相关的噬血细胞综合征。年长患者可能发展为退行性中枢神经系统疾病	中性粒细胞减少症。中性粒细胞、单核细胞、淋巴细胞、血小板和所有含颗粒细胞都有巨大的颗粒。最显著的缺陷是趋化性。在杀灭微生物活性和脱颗粒方面也有较轻的缺陷	基因（*CHS1/LYST*）缺陷。在膜融合中形成大颗粒。在 cAMP 和 cGMP，微管组装中存在其他生化异常	常染色体隐性遗传（1q42.1-2；*CHS1*）
白细胞黏附功能缺陷Ⅰ型	复发性软组织感染，包括牙龈炎、中耳炎、黏膜炎、牙周炎、皮肤感染。新生儿脐带延迟脱落和创口愈合问题	中性粒细胞增多。对表面的黏附减少，导致趋化性降低	缺乏或部分缺乏 CD11b/CD18 细胞表面黏附糖蛋白 表达 CD18（基因，*TGB2*）缺陷	常染色体隐性遗传（12q22.3；*ITGB2*）
白细胞黏附功能缺陷Ⅱ型	反复感染，智力缺陷，颅面异常，身材矮小	中性粒细胞增多。与内皮细胞的相互作用“滚动”功能缺陷	岩藻糖基转移酶（基因，*SLC35C1*）缺陷导致与 P 选择素相互作用的 Sialyl-Lewis-X 抗原缺如。内皮细胞上的 P 选择素是中性粒细胞滚动所必需的，这是黏附和浸润的先决条件	常染色体隐性遗传（11p11.2；*SLC35C1*）
白细胞黏附功能缺陷Ⅲ型	反复严重感染，危及生命的出血并发症	中性粒细胞增多。血小板聚集功能失调	kindlin-3 中的突变导致整合素的细胞内激活受损	常染色体隐性遗传（*FERMT3*）
慢性肉芽肿性疾病	过氧化氢酶阳性细菌和真菌反复化脓性感染。可能涉及皮肤、黏膜。患者还会出现深部感染（淋巴结、肺、肝、骨）和败血症	中性粒细胞增多。中性粒细胞缺乏杀菌活性，但有正常的趋化性和摄入功能。氧化酶（Nox2）酶系统中的缺陷导致对微生物有毒的氧代谢物的缺乏或减少	氧化酶组分中的几种分子缺陷 缺乏细胞色素 b558，（1）或（2）表达降低： （1）gp91-phox（基因，*CYBB*） （2）p22-phox（基因 *CYBA*）。胞质成分 p47-phox（基因 *NCF1*）或 p67-phox（基因 *NCF2*）缺乏 第 4 个胞质成分缺陷，p40phox 缺乏（基因 *NCF4*）	在 60% ～ 65% 的病例是 X 连锁（Xp21.1；CYBB）中，< 5% 的病例为常染色体隐性遗传（16q24；*CYBA*） 30% 为常染色体隐性遗传（7q11.23；*NCF1* 和 1q25；*NCF2*）
髓过氧化物酶缺乏症	一般都很健康。与全身疾病（如控制不良的糖尿病）有关的真菌感染时缺乏	提高氢过氧化杀微生物活性的能力减弱。杀灭念珠菌的能力减弱	髓过氧化物酶减少或缺失；处理蛋白的转译后缺陷	常染色体隐性遗传（17q22-23）
特定的颗粒缺乏	反复皮肤和深部组织感染	中性粒细胞减少症。中性粒细胞具有带状或双叶核。趋化性和杀菌活性降低	在骨髓生成过程中未能产生特定的或足够的颗粒。转录因子缺陷（基因 *C/EBP-epsilon*）	常染色体隐性遗传（14q11.2，*CEBPε*）

（4）预后：对于轻度至中度中性粒细胞功能缺陷，全面和恰当的医疗管理可确保患儿的生活质量。有严重缺陷的患者仍然存在高死亡率。Chediak-Higashi 综合征等疾病的非感染性并发症，如淋巴增殖期或慢性肉芽肿性疾病的炎症综合征，可影响预后。

4. *淋巴细胞增多症*　从出生的第 1 周到第 5 年，淋巴细胞是人类血液中白细胞最多的。然后比例逐渐逆转，达到中性粒细胞占优势的成人模式。儿童淋巴细胞增多症与急性或慢性病毒感染、百日咳、梅毒、结核病和甲状腺功能亢进有关。其他非传染性疾病、药物、超敏反应和血清病样反应导致淋巴细胞增多。

发热、上呼吸道症状、胃肠道反应、皮疹是鉴别感染性与非感染性疾病的依据。肝脏、脾脏或淋巴结肿大对鉴别诊断至关重要，包括急性白血病和淋巴瘤。多数传染性单核细胞增多症伴有肝脾肿大或淋巴结肿大，偶尔有贫血和血小板减少，有助于区分这些疾病。外周血涂片上淋巴细胞形态的评估是至关重要的。感染的原因，特别是传染性单核细胞增多症，与淋巴细胞的非典型特征有关，如嗜碱性细胞质、液泡，较细、密度较小的染色质和锯齿状核。这些特征与淋巴细胞白血病的特征形态不同。儿童淋巴细胞增多症常见原因与病毒感染有关，并随着感染疾病的恢复而得到缓解。

5. *嗜酸性粒细胞增多症*　婴儿和儿童嗜酸性粒细胞增多症是一种嗜酸性粒细胞绝对计数大于 300/μl 的疾病。骨髓嗜酸性粒细胞的产生受细胞因子IL-5的刺激。与哮喘和湿疹有关的过敏是儿童嗜酸性粒细胞增多的最常见原因。嗜酸性粒细胞增多也发生在药物反应中，也发生在肿瘤（霍奇金、非霍奇金淋巴瘤和脑肿瘤），以及免疫缺陷和组织细胞增多综合征中。嗜酸性粒细胞计数增加是许多寄生虫感染的一个突出特征。慢性肝炎、溃疡性结肠炎、克罗恩病和牛奶蛋白过敏伴含铁血黄素沉着症等胃肠疾病可能与嗜酸性粒细胞增多有关。在几个没有与任何特定疾病相关的家庭中，已经发现血液嗜酸性粒细胞计数增加。嗜酸性粒细胞增多的罕见原因包括高嗜酸性粒细胞综合征，其特征是计数大于 1500/μl 及器官受累和损伤（肝脾肿大、心肌病、肺纤维化和中枢神经系统损伤）。这是一种中年人的疾病，在儿童中很少见。嗜酸性粒细胞白血病已经被报道，但作为一个独立疾病的存在是非常罕见的。

嗜酸性粒细胞有时是髓系细胞成熟的最后一种类型，有时在骨髓消融化疗后消失。嗜酸性粒细胞计数增加与骨髓移植后移植物抗宿主病有关，在实体器官移植患者的排斥反应期间，有时会升高。

6. *出血性疾病*　可能由于血小板数量和质量异常、血浆促凝血因子的数量和质量异常、血管异常、纤维蛋白溶解加速。凝血级联和纤溶系统分别如图 30-4 和图 30-5 所示。

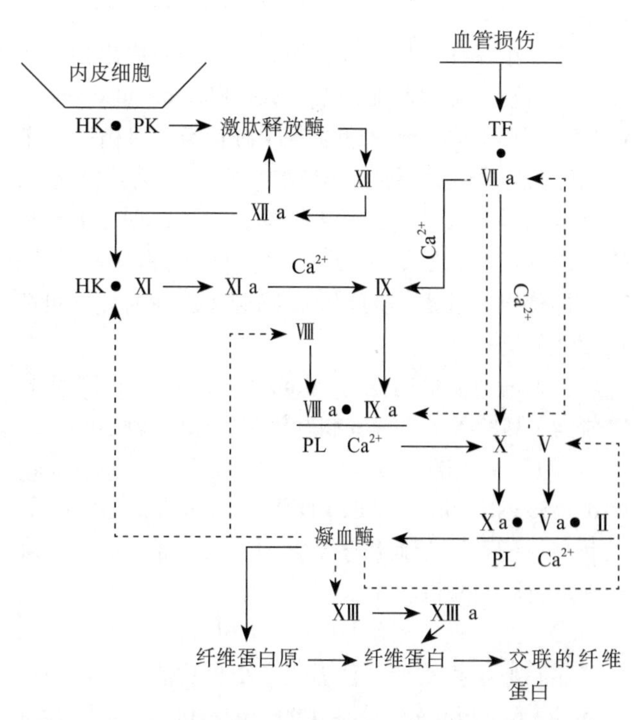

图 30-4　促凝血系统及纤维蛋白凝块形成。促凝系统和纤维蛋白凝块的形成。血管损伤通过暴露组织因子（tissue factor，TF）启动凝血过程；虚线表示除了凝血纤维蛋白原外，凝血酶的作用。与Ⅶ a 相关的虚线表明了Ⅹ a 和Ⅸ a 对Ⅶ -TF 复合物的反馈激活

Ca^{2+}，钙；HK，高分子量激肽原；PK，激肽释放酶原；PL，磷脂

经许可引自 Goodnight SH，Hathaway WE：Disorders of Hemostasis & Thrombosis：A Clinical Guide. 2nd ed. New York，NY：McGraw Hill；2001.

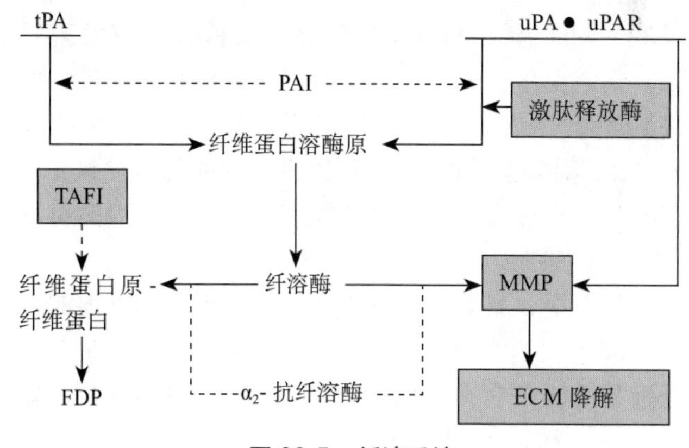

图 30-5　纤溶系统

实心箭头表示激活；虚线箭头表示抑制。ECM，细胞外基质；FDP，纤维蛋白原纤维蛋白降解产物；MMP，基质金属蛋白酶；PAI，纤溶酶原激活物抑制剂；TAFI，凝血酶激活的纤溶抑制物；tPA，组织型纤溶酶原激活物；uPA，尿激酶；uPAR，尿激酶细胞受体

经许可引自 Goodnight SH, Hathaway WE: Disorders of Hemostasis & Thrombosis: A Clinical Guide. 2nd ed. New York, NY: McGraw Hill; 2001.

评估出血患者最关键的是获得详细的个人病史和家族史，包括与出生和围产期有关的出血并发症、牙科干预、小操作、手术和创伤。过多的黏膜出血提示血小板疾病、血管性血友病（von Willebrand disease，vWD）、异常纤维蛋白原血症或血管炎。肌肉和关节出血可能与血浆促凝血因子异常有关。在这两种情况下，异常可能是先天性的或后天性的。应进行彻底的体格检查，特别注意皮肤、口咽、鼻咽、肝脏、脾脏和关节。对于怀疑出血性疾病的患者，筛查和诊断的评估可能包括以下实验室检查。

（1）凝血酶原时间（prothrombin time，PT）评估凝血因子Ⅶ、Ⅹ、Ⅴ、Ⅱ和纤维蛋白原的凝血功能。

（2）活化部分凝血活酶时间（activated partial thromboplastin time，APTT）评估高分子量激肽原、激肽释放酶原，凝血因子Ⅻ、Ⅺ、Ⅸ、Ⅷ、Ⅱ、Ⅴ和纤维蛋白原的凝血功能。

（3）血小板计数和大小作为CBC的一部分。

（4）血小板功能评估通过血小板功能分析仪-100（platelet function analyzer-100，PFA-100），采用标准出血时间测定法或全血血小板聚集法进行。

（5）凝血测定纤维蛋白原功能水平。

以下实验室测试也可能有用。

（1）凝血酶时间：测量凝血酶原转化为凝血酶后，纤维蛋白从纤维蛋白原生成的时间，同时要考虑纤维蛋白裂解产物和肝素的抗凝效应。在纤维蛋白原浓度正常的情况下，如果纤维蛋白原功能异常（即异常纤维蛋白原血症），凝血酶时间可能会延长。

（2）优球蛋白溶解时间（euglobulin lysis time，ELT）：如果有出血病史，但之前的检查没有发现异常，则需要用优球蛋白溶解时间来评估纤溶亢进。如果ELT缩短，则应评估由纤溶酶原激活物抑制剂-1和α_2-抗纤溶酶这两个先天性纤溶抑制剂缺乏而导致的纤溶亢进。在患者中，测量纤维蛋白降解产物可能有助于DIC的诊断。

7. 血小板数目或功能异常　儿童年龄范围内的血小板减少症通常是免疫介导的（如ITP、新生儿自身同种免疫性血小板减少症），但也有消耗性凝血病（如DIC、Kasabach-Merritt现象）、急性白血病或罕见的疾病（如Wiskott-Aldrich综合征和vWD 2b型），以及人为引起的，在自动化血细胞计数器中，巨大的形状可能不被确认为血小板（如Bernard-Soulier综合征）。

（1）免疫性血小板减少性紫癜

诊断要点和主要特点

- 在其他方面是健康儿童
- 血小板计数下降
- 瘀点，瘀斑

1）总论：急性ITP是儿童最常见的出血性疾病。常见于2～5岁的儿童，发生于病毒感染后，如风疹、水痘、麻疹、细小病毒、流感、EBV或HIV。血小板减少是由网状内皮系统清除循环IgM或IgG包被的血小板所致。脾脏通过形成血小板交叉反应抗体和隔离抗体结合的血小板在疾病中起主导作用。多数患者在几个月内自发缓解。慢性ITP（持续时间＞12个月）发生在10%～20%的受影响患者中。

2）临床表现

A. 症状及体征：ITP发病通常是急性的，表现为多个瘀点和瘀斑。鼻出血是常见表现。体检无阳性体征。罕见的是同时感染EBV或CMV可能导致肝脾肿大或淋巴结肿大，类似于急性白血病。

B. 实验室检查

a. 血液：血小板计数明显减少（一般＜50 000/μl，常有＜10 000/μl），外周血涂片中存在大血小板，表明加快产生新血小板。白细胞计数和分类正常，除非出血显著，否则血红蛋白浓度保持不变。

b. 骨髓：巨核细胞增生伴红系和髓系细胞正常。

c. 其他实验室测试：血小板相关IgG或IgM，或两者均有，可在血小板或血清中显示。PT和APTT正常。

3）鉴别诊断：表30-7列出了血小板减少的常见原因。ITP仍然是需排除的诊断。家族史或在外周血涂片上发现巨大血小板有助于区分遗传性血小板减少症。如果病史不典型（即儿童其他方面不健康，或有出血家族史），体格检查中存在紫癜和瘀斑以外的异常，或CBC上的其他细胞系异常，则应进行骨髓检查。一

表30-7　血小板减少的常见原因

破坏增多			生成减少	
抗体介导	凝血障碍	其他	先天性	获得性
免疫性血小板减少性紫癜	弥散性血管内凝血	溶血-尿毒症综合征	范科尼贫血 无巨核细胞性血小板减少症	再生障碍性贫血
感染	脓毒症	血栓性血小板减少性紫癜	Wiskott-Aldrich综合征	白血病和其他恶性肿瘤
免疫性疾病	坏死性小肠结肠炎 血栓形成 海绵状血管瘤	脾功能亢进 呼吸窘迫综合征 Wiskott- Aldrich综合征	血小板减少伴桡骨缺失 代谢性疾病 石骨症	维生素B_{12}和叶酸缺乏 药物

般不需要在皮质类固醇治疗前进行骨髓检查。

4）并发症：严重的出血和器官出血是ITP的可怕并发症。颅内出血是最严重的并发症，发生率不到1%。出血最重要的危险因素是血小板计数小于10 000/μl，平均血小板体积小于8fl。

5）治疗

A. 一般措施：对于没有出血的多数儿童，无论血小板计数如何，推荐临床观察；应避免使用阿司匹林和其他损害血小板功能的药物（如非甾体抗炎药——布洛芬、萘普生等）；应遵守出血预防措施（如限制身体接触活动和使用头盔）；尽量避免血小板输注。如果有危及生命的出血情况，可以输注血小板，考虑紧急脾切除术，使用皮质类固醇和IVIg。

B. 皮质类固醇：临床上有明显但不危及生命的出血（即鼻出血、血尿和便血）的患者和血小板计数小于10 000/dl的患者可应用皮质类固醇治疗。但没有证据支持单一剂量或给药方案比其他方案好，常用的治疗方案是泼尼松2mg/（kg·d）（最高60mg/d）持续14～21d，或者泼尼松4mg/（kg·d）持续7d，14～21d逐渐减停。最初较高剂量[3～5mg/（kg·d）]持续3～7d血小板计数恢复更快。因为副作用，应避免长期使用皮质类固醇。

C. 静脉注射免疫球蛋白：（intravenous immunoglobulin，IVIg）是严重、急性出血的治疗选择，也可作为急性和慢性ITP皮质类固醇治疗的替代或辅助药物。当患儿对皮质类固醇耐药时，IVIg可能是有效的，反应迅速，可能持续几周，建议单剂0.8～1g/kg。血小板可在危及生命的出血期间同时给予，但迅速被破坏。IVIg的副作用比较常见，约1/3的患者有短暂神经并发症（如头痛、恶心和无菌性脑膜炎），这些并发症类似颅内出血，需要进行放射学评估，也可以看到中性粒细胞数目的短暂减少、罕见的溶血性贫血。

D. 抗Rh（D）免疫球蛋白：这种多克隆免疫球蛋白与红细胞上的D抗原结合。抗D包被红细胞的脾清除干扰抗体包被血小板去除，导致血小板计数的升高。这种方法只对DAT阴性的脾脏有功能的Rh（+）患者有效。在50～75μg/kg的剂量下，约80%的Rh+急性或慢性ITP儿童有反应；然而，在血小板计数达到20×10^9/L的时间内，抗D和IVIg之间没有明显的差异。约5%的患者可能发生明显的溶血。由于有致命血管内溶血的报告，FDA提供了具体的监测要求。

E. 脾切除术：许多慢性ITP的患儿血小板计数低于30 000/μl，70%的患儿在1年内血小板计数恢复到低于10万/μl水平。其余的治疗，如皮质类固醇、IVIg和抗D免疫球蛋白是急性出血时的有效治疗。脾切除术在ITP患儿中70%产生完全反应，20%产生部分反应，但只有在持续严重血小板减少超过12个月、一线治疗或替代的二线治疗失败后才考虑应用。在脾切除术后，尤其是在幼儿中有荚膜微生物暴发性感染风险增加时，建议术前接种多价肺炎球菌多糖结合疫苗、C群脑膜炎球菌多糖结合疫苗和乙型流感病毒结合疫苗。如有可能，脾切除术应推迟到5岁。对于5岁以下的患儿，术后应开始每日青霉素预防，并至少持续到5岁。术后反应性血小板增多可能使血小板计数提高到100万/μl以上，但与儿童血栓并发症没有相关性。然而，血栓形成被认为是一种潜在的脾切除术后远期并发症。

F. 利妥昔单抗（抗CD20单克隆抗体）：目前还没有儿童利妥昔单抗的随机试验。治疗儿童慢性ITP的疗效在严重病例研究中显示，应答率在26%～60%。由于严重的不良事件，这种治疗可用于有明显出血的难治性病例或作为脾切除术替代治疗。

G. 新药：血小板生成素受体激动剂现在可用于治疗儿童ITP，并经FDA批准用于1岁或1岁以上的儿童。一项最近完成的Ⅲ期临床试验评估了使用艾曲波帕（eltrombopag）治疗慢性ITP，初步反应率为75%，出血症状明显减少，生活质量提高。此外，二线药物可能有助于患者减少皮质类固醇用量，缺点是这些药物需要长期管理。虽然成人研究显示了足够的安全性，使用时间可达7年，但需要继续对儿童进行研究来评估长期的不良影响、疗效和持续的反应。

6）预后：80%的ITP患儿获得持续缓解。慢性ITP发展的预后因素包括女性性别、年龄大于10岁、潜在瘀伤的发作，以及其他自身抗体的存在。与单一药物治疗相比，IVIg和皮质类固醇联合治疗明显提高诊断后12个月和24个月的缓解率。年长儿童和青少年期发病的ITP与慢性自身免疫性疾病或免疫缺陷状态的发病率增加有关。有必要通过病史和实验室研究进行适当的鉴别。

（2）新生儿血小板减少症：血小板减少症是新生儿出血最常见的原因之一，任何瘀斑、紫癜或其他明显出血的新生儿都应考虑。定义是血小板计数小于15万/μl，在全部新生儿中血小板减少的发病率约0.9%；然而，80%的重症监护病房的新生儿有可能经历血小板减少，这些病例血小板减少大多是一过性的。几个特殊疾病可能导致更严重的血小板减少（见表30-7）。感染和DIC是患病足月儿和早产儿血小板减少的最常见原因。在健康新生儿中，抗体介导的血小板减少（同种免疫或母体自身免疫）、病毒综合征、高黏血症和主要血管血栓形成是血小板减少的常见原因。管理是针对潜在的病因。其他婴儿受子痫前期母亲未知机制的影响。这些病例多数在几天到几周内不经治疗即可自行缓解，但有些严重病例需要输注血小板。

1）血小板减少与血小板抗体有关（胎儿和新生儿同种免疫性血小板减少症，FNAIT）：FNAIT是足月儿血小板减少的最常见原因，发病率为0.7‰。从父亲遗传的胎儿血小板抗原与母亲的血小板抗原不同时，胎儿血小板通过胎盘进入母体的循环，母体被激活发生同种免疫。在白种人中，80%与HPA1a有关，10%～15%与HPA5b有关。出血变化较大，从轻微的皮肤出血到严重的颅内出血（每11 000名新生儿中就有1人）。其他血小板特异性同种抗原可能是病因。与Rh不相容性不同，30%～40%受影响的新生儿是第一胎，血小板减少症在妊娠过程中是逐渐进展的，而在之后的每一次妊娠中更严重。产前母体血小板抗体一直存在，并且持续到妊娠晚期，引起严重的新生儿血小板减少，弱或无法检测的抗体不排除血小板减少。早在妊娠20周，10%～30%受影响的新生儿中可发生严重颅内出血。瘀点或其他出血表现通常出现在出生后不久，4周内病情自限，血小板计数恢复正常。

如果同种免疫与临床上显著的出血症状有关，在增加血小板计数方面输注经辐照的母亲的血小板比随机供体血小板更有效；输注不相关的捐献者HPA阴性血小板是另一种选择。IVIg治疗能急性阻断巨噬细胞摄取致敏的血小板，也可成功地提高血小板计数和止血，但是属于二线治疗，因为需要24～48h才能有效。如果血小板减少不严重（＞20～30 000/μl）并且没有出血症状，观察是合适的。

前一胎患同种免疫性血小板减少症继发颅内出血是第二胎严重妊娠出血和胎儿血小板减少的最强危险因素。如果父亲为HPA1a杂合子，有时会进行羊膜穿刺术或绒毛取样以获得胎儿DNA用于检测血小板抗原分型。如果同种免疫发生在前次妊娠，无论是否有颅内出血史，颅超声筛查出血应在妊娠20周开始，并定期重复监测。此外，如果胎儿血小板计数低于10万/μl，母亲应每周接受IVIg治疗。如果胎儿血小板计数低于5万/μl，建议采用择期剖宫产术分娩，从而减少严重并发症。

2）与母亲ITP相关的血小板减少症（新生儿自身免疫性血小板减少症）：患有ITP或其他自身免疫性疾病（如抗磷脂抗体综合征或系统性红斑狼疮）的母亲所生的新生儿可能由于抗血小板IgG从母亲转移到胎儿体内而出现血小板减少。母体、胎儿血小板计数和母体抗血小板抗体水平是出血风险的不可预测因素。如果母体血小板计数低于50 000/μl，则考虑给予母亲产前皮质类固醇干预，定期或不定期应用IVIg。

多数新生儿自身免疫性血小板减少症不会发生临床意义上的出血，并且一般不需要治疗。颅内出血的风险为0.2%～1.5%。如果出现弥漫的瘀斑或轻微出血，口服泼尼松1～2周，2mg/（kg•d），可能是有帮助的。如果血小板计数持续低于20 000/μl，或出现严重出血，应给予IVIg [1g/（kg•d），1～2d]。血小板输注仅用于危及生命的出血，但只有通过换血去除抗体后才能有效。血小板最低值出现在生后的5d左右，并且显著改善需要1个月；完全恢复可能需要2～4个月。母乳喂养的婴儿血小板恢复可能会延迟，因为母乳转运血小板抗体IgG继续破坏血小板。

3）与感染有关的新生儿血小板减少：血小板减少症与新生儿期的严重感染有关。50%～75%的细菌败血症新生儿有血小板减少症。宫内感染，如风疹、梅毒、弓形虫病、HIV、CMV、单纯疱疹（产时或产后）、肠病毒、细小病毒等与血小板减少有关。治疗除了对潜在疾病的特殊干预外，在严重病例中可能输注血小板。

4）Kasabach-Merritt现象：新生儿血小板减少的一个罕见但重要的原因是Kasabach-Merritt现象，它与卡波西样的血管内皮瘤有关，卡波西样的血管内皮瘤是一种良性肿瘤，其组织病理学不同于经典的婴儿血管瘤或较少发生的丛生血管瘤。病变中强烈的血小板隔离导致血小板减少，并且很少与DIC样表现和溶血性贫血有关。骨髓通常表现为巨核细胞增生，以应对血小板减少。治疗可选择皮质类固醇、长春新碱或西罗莫司，如果存在明显的凝血障碍，一个重要的结构被压缩，或病变部位不能进行美容治疗。根据病变部位不同，可选择栓塞治疗。因为出血风险高，应避免手术。

（3）血小板功能疾病：有血小板功能缺陷的个体通常会出现异常的瘀伤和黏膜出血，类似于血小板减少症患者。PFA-100可以评估血小板功能缺陷和vWD，已经取代了许多机构的标准出血时间，但没有得到一致认可。血小板聚集法在临床选择中仍然很重要，现在用于血小板功能的体外评估，并使用激动剂，如二磷酸腺苷、胶原、花生四烯酸和瑞斯托霉素。但是这些血小板功能的筛选试验都不能预测临床出血的严重程度。

血小板功能缺陷可以是遗传性或获得性的，后者更常见。获得性血小板功能缺陷可继发于尿毒症、肝硬化、脓毒症、骨髓增生异常、先天性心脏病和病毒感染。许多药物可降低血小板功能，儿科人群最常使用的此类药物有阿司匹林和其他非甾体抗炎药、合成青霉素和丙戊酸。获得性血小板功能障碍时，胶原-肾上腺素试验中的PFA-100闭合时间延长、胶原-ADP正常。

遗传性疾病是由于血小板-血管相互作用、血小板-血小板相互作用、血小板颗粒含量或释放（包括信号转导缺陷）、血栓素和花生四烯酸途径，以及血小板-

促凝血蛋白相互作用的缺陷所致。遗传性血小板功能缺陷的个体有较长的出血时间，光镜下血小板数量和形态正常。胶原-ADP和胶原-肾上腺素PFA-100闭合时间通常会延长。

血小板-血管壁相互作用的先天性缺陷包括Bernard-Soulier综合征，其特征是血小板体积增大，血小板数量减少。这种常染色体隐性疾病的分子缺陷是血小板表面糖蛋白Ⅰb-Ⅴ-Ⅸ复合物的缺乏或功能障碍，导致血管性假血友病因子（vWF）结合受损，从而损害血小板与血管内皮的黏附。

Glanzmann血小板无力症是严重血小板-血小板功能缺陷疾病的一个例子。在这种常染色体隐性疾病中，糖蛋白Ⅱb-Ⅲa缺乏或功能障碍。血小板不能有效地结合纤维蛋白原，并表现出聚集受损，与Bernard-Soulier综合征一样，急性出血采用血小板输注和重组因子Ⅶa治疗。

涉及血小板颗粒含量的疾病包括贮存池疾病和Quebec血小板疾病。在有贮存池疾病的个体中，血小板致密颗粒缺乏二磷酸腺苷和三磷酸腺苷，通过电子显微镜发现血小板数量较少 。在Hermansky-Pudlak、Chédiak-Higashi和Wiskott-Aldrich综合征中，这些颗粒也缺乏。由于二级α-颗粒缺乏，导致灰色血小板综合征，Quebec血小板紊乱疾病的特点是血小板α-颗粒数正常，但α-颗粒蛋白的蛋白水解异常和血小板α-颗粒多聚蛋白缺乏。α-颗粒异常在这种疾病中也导致血清尿激酶型纤溶酶原激活物水平升高，肾上腺素诱导的血小板聚集明显受损。

其他先天性综合征也存在血小板功能障碍，如唐氏综合征和Noonan综合征，尚不了解相关分子缺陷。

（4）治疗：许多获得性或先天性血小板功能缺陷患儿的急性出血对去氨加压素治疗有反应，这可能是由于从内皮储存中诱导释放vWF和（或）在血小板表面上调糖蛋白Ⅰb-Ⅴ-Ⅸ的表达所致，如果去氨加压素治疗无效，或者患儿是Bernard-Soulier综合征或Glanzmann综合征，治疗出血方法是HLA配型成功的血小板输注。重组Ⅶa具有不同的疗效，可有助于难治性患者血小板输注治疗，由FDA批准可用于Glanzmann综合征患者。

8. **遗传性出血性疾病** 表30-8列出了凝血因子的正常值。本节将讨论更常见的因子缺乏。有出血性疾病的人应该避免抑制血小板功能药物的暴露。应结合出血性疾病的严重程度考虑参与接触性运动。

表30-8 止血系统的生理变化

项目	正常成年人	胎儿（20孕周）	早产儿（25～32周龄）	足月儿	婴儿（6月龄）	孕妇（足月）	运动（急性）	老年（70～80岁）
血小板								
数目 $10^3/\mu l$	250	107～297	293	332	—	260	↑18%～40%	225
体积（fl）	9.0	8.9	8.5	9.1	—	9.6	↑	—
聚集ADP	N	+	↓	↓	—	↑	↓15%	—
胶原蛋白	N	↓	↓	↓	—	N	↓60%	N
瑞斯托霉素	N	—	↑	↑	—	—	↓10%	—
BT（min）	2～9	—	3.6±2	3.4±1.8	—	9.0±1.4	—	5.6
促凝系统								
PTT*	1	4.0	3	1.3	1.1	1.1	↓15%	↓
PT*	1.00	2.3	1.3	1.1	1	0.95	N	—
TCT*	1	2.4	1.3	1.1	1	0.92	N	—
纤维蛋白原（mg/dl）	278（0.61）	96（50）	250（100）	240（150）	251（160）	450（100）	↓25%	↑15%
因子Ⅱ(U/ml)	1（0.7）	0.16（0.10）	0.32（0.18）	0.52（0.25）	0.88（0.6）	1.15（0.68～1.9）	—	N
因子Ⅴ(U/ml)	1.0（0.6）	0.32（0.21）	0.80（0.43）	1.00（0.54）	0.91（0.55）	0.85（0.40～1.9）	—	N
因子Ⅶ(U/ml)	1.0（0.6）	0.27（0.17）	0.37（0.24）	0.57（0.35）	0.87（0.50）	1.17（0.87～3.3）	↑200%	↑25%

续表

项目	正常成年人	胎儿（20孕周）	早产儿（25～32周龄）	足月儿	婴儿（6月龄）	孕妇（足月）	运动（急性）	老年（70～80岁）
因子Ⅷc（U/ml）	1.0（0.6）	0.50（0.23）	0.75（0.40）	1.50（0.55）	0.90（0.50）	2.12（0.8～6.0）	↑250%	150
vWF（U/ml）	1.0（0.6）	0.65（0.40）	1.50（0.90）	1.60（0.84）	1.07（0.60）	1.7	↑75%～200%	↑
因子Ⅸ（U/ml）	1.0（0.5）	0.10（0.05）	0.22（0.17）	0.35（0.15）	0.86（0.36）	0.81～2.15	↑25%	1.0～1.40
因子Ⅹ（U/ml）	1.0（0.6）	0.19（0.15）	0.38（0.20）	0.45（0.3）	0.78（0.38）	1.30	—	N
因子Ⅺ（U/ml）	1.0（0.6）	0.13（0.08）	0.2（0.12）	0.42（0.20）	0.86（0.38）	0.7	—	N
因子Ⅻ（U/ml）	1.0（0.6）	0.15（0.08）	0.22（0.09）	0.44（0.16）	0.77（0.39）	1.3（0.82）	—	↑16%
因子ⅩⅢ（U/ml）	1.04（0.55）	0.30	0.4	0.61（0.36）	1.04（0.50）	0.96	—	—
PreK（U/ml）	1.12（0.06）	0.13（0.08）	0.26（0.14）	0.35（0.16）	0.86（0.56）	1.18	—	↑27%
HK（U/ml）	0.92（0.48）	0.15（0.10）	0.28（0.20）	0.64（0.50）	0.82（0.36）	1.6	—	↑32%
抗凝系统								
AT（U/ml）	1.0	0.23	0.35	0.56	1.04	1.02	↑14%	N
α_2-MG（U/ml）	1.05（0.79）	0.18（0.10）	—	1.39（0.95）	1.91（0.95）	1.53（0.85）	—	—
C1IN（U/ml）	1.01	—	—	0.72	1.41	—	—	—
PC（U/ml）	1.0	0.10	0.29	0.50	0.59	0.99	N	N
总PS（U/ml）	1.0（0.6）	0.15（0.11）	0.17（0.14）	0.24（0.1）	0.87（0.55）	0.89	—	N
游离PS（U/ml）	1.0（0.5）	0.22（0.13）	0.28（0.19）	0.49（0.33）	—	0.25	—	—
肝素辅助因子Ⅱ（U/ml）	1.01（0.73）	0.10（0.06）	0.25（0.10）	0.49（0.33）	0.97（0.59）	—	—	↓15%
TFPI（ng/ml）	73	21	20.6	38	—	—	—	—
纤溶系统								
纤溶酶原（U/ml）	1.0	0.20	0.35（0.20）	0.37（0.18）	0.90	1.39	↓10%	N
tPA（ng/ml）	4.9	—	8.48	9.6	2.8	4.9	↑300%	N
α_2-AP（U/ml 1.0）	1.0	1.0	0.74（0.5）	0.83（0.65）	1.11（0.83）	0.95	N	N
PAI-1（U/ml）	1.0	—	1.5	1.0	1.07	4.0	↓5%	N
总体纤溶	N	↑	↑	↓	—	↓	↑	↓

除另有说明外，数值为平均值 ±2 标准差（SD），或括号中的值为下限（－2SD 或较低范围）。+，阳性或存在；↓，下降；↑，增加；N，正常或无变化；α_2-MG，α_2 巨球蛋白；α_2-AP，α_2 纤溶酶抑制剂；ADP，二磷酸腺苷；AT，抗凝血酶，BT，出血时间；C1IN，C1 酯酶抑制因子；HK，高分子量激肽原；PAI，纤溶酶原激活物抑制剂；PC，蛋白 C；PreK，前激肽释放酶；PS，蛋白 S；PT，凝血酶原时间，PTT，部分凝血活酶时间；TCT，凝血酶凝血时间；TFPI，组织因子通路抑制剂；tPA，组织型纤溶酶原激活物；vWF，血管性假血友病因子。总体纤溶用优球蛋白溶解时间测定

* 作为参考范围的比率或参考范围的平均值

经许可转载自 Goodnight SH, Hathaway WE: Disorders of Hemostasis & Thrombosis: A Clinical Guide. 2nd ed. New York, NY: McGraw Hill; 2001.

(1)因子Ⅷ缺乏症(血友病A)

诊断要点和主要特点

- 挫伤,软组织出血,关节出血
- APTT 延长
- 因子Ⅷ活性减少

1)总论:因子Ⅷ活性以单位每毫升报告,1U/ml等于1ml正常血浆中发现的因子活性为100%。因子Ⅷ活性的正常范围为0.50～1.50U/ml(50%～150%)。血友病A主要发生在男性,是一种X连锁遗传病。1/3的病例是由自发突变引起的。男性人群中因子Ⅷ缺乏的发生率为1 ∶ 5000。

2)临床表现

A.症状及体征:血友病A患者因子Ⅷ活性低于1%是重型血友病A,并有频繁的自发性出血发作,涉及皮肤、黏膜、关节、肌肉和内脏。而轻型血友病A(因子Ⅷ活性为5%～40%)患者主要在创伤或手术时出血。中型血友病A(因子Ⅷ活性为1%～5%)患者通常具有中等出血表现,但其治疗应类似于重型血友病患者。因子Ⅷ缺乏最严重的并发症是反复关节出血引起关节破坏,以及颅内出血的后遗症。

B.实验室检查:除了在某些情况下因子Ⅷ轻度缺乏,绝大多数血友病A患者APTT延长,PT正常。通过检测因子Ⅷ活性降低与vWF因子活性正常而确定诊断。2/3的血友病A患者家庭中,女性是携带者,可能表现为症状性出血。DNA测序可发现血友病A基因携带者,其出血严重程度可通过因子活性判断。在有血友病A家族史的男性胎儿或新生儿中,可以利用脐带血检测因子Ⅷ活性,后续护理也很重要。

3)并发症:颅内出血是血友病A患者死亡的主要原因。多数颅内出血是中型至重型因子Ⅷ缺乏患者自发的,与创伤无明显相关性。儿童早期开始关节出血,反复出血可能导致关节破坏(即血友病关节病)。大的肌肉血肿可引起骨筋膜隔室综合征,导致神经损害或假瘤。虽然这些并发症在重型血友病A中常见,但中型或轻型血友病A也可出现。因子Ⅷ获得性中和抗体是因子Ⅷ浓缩物治疗后潜在的严重并发症,约30%重型血友病A患者出现中和抗体,特别是因子Ⅷ基因缺失或大片段缺失的患者更易出现中和抗体。抑制物可通过常规因子Ⅷ输注(免疫耐受治疗)来脱敏;用重组因子Ⅶa和(或)FEIBA(因子Ⅷ抑制剂旁路剂)绕过FⅧ,使用抑制剂是血友病A伴高滴度抑制物患者急性出血的标准治疗。无论是否有抑制物,双特异性单克隆抗体emicizumab都可用于血友病A患者抑制物的预防治疗。

在过去的几十年里,血友病A治疗相关并发症包括艾滋病病毒、乙型肝炎病毒和丙型肝炎病毒感染。通过严格的供体选择,实施敏感筛选试验,使用热或化学方法进行病毒灭活,以及开发基因重组产品,这些感染的风险被有效控制。但是病毒灭活方法不能根除缺乏脂质包膜的病毒,因此,细小病毒和甲型肝炎的感染仍然是使用血浆衍生产品的一个问题。建议所有血友病患者接种甲型肝炎和乙型肝炎疫苗。

4)治疗:管理的一般目的是提高因子Ⅷ的活性,以预防出血或止血(表30-8)。轻型因子Ⅷ缺乏患者可通过因子Ⅷ和vWF因子的内皮储存释放到血浆中对去氨加压素有反应。然而,许多患者仍然需要使用外源性因子Ⅷ来实现止血。注射因子Ⅷ的体内半衰期为6～14h,但个体之间存在差异。非危及生命的出血给予20～30U/kg的因子Ⅷ治疗,使血浆因子Ⅷ活性提高到40%～60%。危及生命和关节出血用50U/kg的因子Ⅷ治疗,目标是将因子Ⅷ活性提高到100%。后续剂量根据出血部位和程度,以及临床对因子Ⅷ输注的反应确定。对临床反应不佳、近期出血频繁或合并其他疾病的情况,建议监测血浆因子Ⅷ活性。多数非危及生命的出血、有经验的中度或重度血友病A患者的治疗可以在家里进行,提供足够的静脉通路,由血友病治疗中心进行管理。

预防性因子Ⅷ输注预防重度和中度血友病关节病的发展,是小儿血友病的标准护理。FDA已批准延长半衰期的因子Ⅷ浓缩物的适应证,希望减少输注和改善临床预后。此外,多种非因子替代策略(如emicizumab,fitusiran,concizumab)正在兴起,这些策略可能取代因子Ⅷ预防治疗,并且是突破性技术。基因治疗的进步为重塑血友病患者的生活和预后带来希望。

5)预后:近几十年开展创新、安全和有效的治疗已改善了血友病A患者的长期生存率。此外,通过血友病治疗中心管理的综合护理大大提高了患者的生活质量。

(2)因子Ⅸ缺乏症(血友病B,Christmas病):因子Ⅸ缺乏遗传方式和临床表现与因子Ⅷ缺乏相似。血友病B患病率为15%～20%。因子Ⅸ缺乏引起APTT延长,但PT和凝血酶时间正常。然而,APTT对因子Ⅸ缺乏的敏感性略低于因子Ⅷ缺乏。血友病B是通过测定因子Ⅸ活性诊断的,严重程度与血友病A相似。

血友病B的主要治疗是使用外源性因子Ⅸ。与因子Ⅷ不同的是,约50%的因子Ⅸ扩散到血管外间隙。因此,血浆衍生因子Ⅸ浓缩物或重组因子Ⅸ 1U/kg可使血浆因子Ⅸ活性提高约1%。因子Ⅸ在体内的半衰期为18～22h,与重型因子Ⅷ缺乏相比,只有1%～3%的因子Ⅸ缺乏者伴有因子Ⅸ抑制物，但患者在接受外源性因子Ⅸ时可能有过敏反应的风险。因子Ⅸ缺乏症患者的预后与因子Ⅷ缺乏症患者类似。延长因子Ⅸ半衰期浓缩物治疗改变了重型和中型血友病B的预后。基因治疗和非因子替代技术正在临床试验中。

（3）凝血因子Ⅺ缺乏症（血友病C）：因子Ⅺ缺乏是一种常染色体遗传的轻度至中度的凝血障碍。在所有血友病患者中，不足5%的病例是因子Ⅺ缺乏。纯合子个体手术或严重创伤后出血，并在纤溶亢进的部位出血，但自发性关节出血不常见。与因子Ⅷ和因子Ⅸ缺陷相比，因子Ⅺ活性与出血风险没有明显相关性。大约因子Ⅺ活性为60%的杂合子个体可有病理出血，APTT延长，在血浆和血小板相关因子Ⅺ缺乏的个体中，PFA-100也可能延长。护理包括围手术期出血预防和急性出血治疗。治疗包括输注新鲜冷冻血浆（FFP），输注血小板也可能有作用。在一些病例中也可给予地塞米松治疗，常见方法还有抗纤溶治疗。

（4）其他遗传性出血性疾病：其他遗传性单一凝血因子缺乏是罕见的，通常是常染色体遗传。凝血酶原、因子Ⅴ、因子Ⅶ、因子Ⅹ缺乏或结构异常的纯合子个体可能有严重出血。

异常纤维蛋白原血症（即结构或功能异常的纤维蛋白原）患者可能出现反复静脉血栓栓塞发作或出血。纤维蛋白原免疫测定是正常的，但凝血相关试验水平可能较低，凝血酶时间延长。PT和APTT可能会延长。

纤维蛋白原缺乏症临床上与血友病相似，为常染色体隐性遗传。患者出血表现各异，包括黏膜出血、瘀斑、血肿、关节出血和颅内出血，特别是创伤后出血。已有报道脐带出血可致命。PT、APTT和凝血酶时间都延长。

在其他方面都健康的儿童中，诊断的依据是纤维蛋白原浓度严重降低。与异常纤维蛋白原血症相同，纤维蛋白原浓缩物用于外科预防和急性出血治疗。

9. *血管性血友病*

诊断要点和主要特点
● 自幼容易皮肤淤青和鼻出血 ● 月经过多 ● PFA-100（或出血时间）延长，血小板计数正常，无获得性血小板功能缺陷 ● vWF活性数量降低或异常

（1）总论：血管性血友病（von Willebrand disease，vWD）是白种人最常见的遗传性出血性疾病，患病率高达1%。vWF是一种多聚体血浆蛋白，与因子Ⅷ结合，促进血小板与受损内皮的黏附。估计70%～80%的vWD患者是1型vWD，是由vWF部分数量缺乏所致。2型vWD涉及vWF质量缺陷（即功能失调），3型vWD的特点是vWF几乎完全缺乏。vWD最多见常染色体显性遗传，但也可为常染色体隐性遗传。这种疾病也可以是获得性的，与甲状腺功能减退、肾母细胞瘤、心脏病、肾脏疾病或系统性红斑狼疮及接受丙戊酸治疗的个体有关。获得性vWD是由vWF抗体的出现或vWF清除增加引起的。

（2）临床表现

1）症状及体征：皮肤黏膜出血，包括经常出现瘀青和频繁鼻出血。创伤或手术中发生出血延长。女性通常表现为月经过多。

2）实验室检查：PT正常，如果因子Ⅷ降低，APTT延长。通常存在PFA-100延长。在2b型vWD中，血小板数量可能会减少。在1型和3型vWD中，因子Ⅷ和vWF抗原减少，但在2型vWD中可能是正常的。在所有类型中，vWF活性（如瑞斯托霉素辅助因子、胶原结合、GB1b结合测定）均降低。正常的vWF抗原水平因血型而异（O型较低水平），因此检测vWF抗原水平必须同时确定血型。完整的实验室分类也需要vWF多聚体分析。诊断需要验证性实验室检测。

（3）治疗：静脉注射或皮下注射去氨加压素，可以从内皮细胞贮存释放vWF，防治vWD 1型和2型患者的出血，患者血浆中vWF和因子Ⅷ可以增加2～5倍。也可以应用高浓度去氨加压素鼻喷雾剂（150μg/喷雾剂）。由于患者对vWF的反应是可变的，因子Ⅷ和vWF因子活性通常是在去氨加压素给药前、后30～60min和4h后检测并评估治疗反应。地塞米松可引起体液潴留，可导致低钠血症，因此，应注意限液。由于贮存的vWF释放是有限的，快速耐受往往发生在2～3次剂量的去氨加压素给药之后。

如果需要进一步治疗，推荐vWF替代治疗（血浆衍生或重组vWF），这种治疗也用于去氨加压素治疗反应不佳的1型或2a型vWD患者，以及所有2b型或3型vWD患者。抗纤溶剂（如ε-氨基己酸和氨甲环酸）可用于治疗黏膜出血。口服或宫内避孕治疗可能有助于改善月经过多。

（4）预后：随着有效治疗和预防出血，vWD患者预期寿命不受影响。

10. *获得性出血性疾病*

（1）弥散性血管内凝血

诊断要点和主要特点
● 存在引起弥散性血管内凝血的基础疾病 ● 消耗性凝血障碍的证据[APTT、PT或凝血酶时间延长；FDP（纤维蛋白-纤维蛋白原降解产物）增加；纤维蛋白原或血小板减少]

1）总论：弥散性血管内凝血（disseminated intravascular coagulation，DIC）是一种以组织因子介导的宿主凝血激活为特征的获得性凝血障碍。DIC 涉及调节障碍、凝血酶生成过多，从而导致血管内纤维蛋白沉积、血小板及促凝因子消耗。由纤维蛋白和血小板组成的微血栓可能产生组织缺血和终末器官损伤。纤溶系统在 DIC 中经常被激活，导致纤溶酶介导的纤维蛋白和纤维蛋白原的破坏。这些纤维蛋白 - 纤维蛋白原降解产物（fibrin-fibrinogen degradation product，FDP）具有抗凝和血小板抑制的作用。虽然 DIC 多伴有严重感染，但触发 DIC 的其他条件还包括内皮损伤（如内毒素、病毒）、组织坏死（如烧伤）、弥漫性缺血性损伤（如休克、缺氧酸中毒）和全身释放组织促凝剂（如某些癌症、胎盘疾病）。

2）临床表现

A. 症状及体征：DIC 的症状包括①休克并发症，包括终末器官功能障碍；②弥漫性出血倾向（如血尿、黑便、紫癜、瘀点、针刺部位持续渗出或其他侵入性手术）；③血栓形成的证据（如大小血管血栓形成、暴发性紫癜）。

B. 实验室检查：敏感、最容易进行、可用于监测和反映患者止血能力的检测有 PT、APTT、血小板计数、纤维蛋白原和 FDP（包括 D- 二聚体）。PT 和 PTT 延长，血小板计数和纤维蛋白原浓度可能降低。然而，在儿童中直到病程后期，纤维蛋白原水平可能都是正常的，FDP 的水平增加，D- 二聚体（一种交联的纤维蛋白降解副产物）升高有助于监测凝血和纤溶的激活程度。然而，D- 二聚体是非特异性的，可能在触发疾病（如严重感染）的背景下升高，而不伴随 DIC。通常情况下凝血的生理抑制剂，特别是抗凝血酶Ⅲ、蛋白 C 和蛋白 S 被消耗，容易发生血栓。DIC 的特殊实验室异常可能因触发疾病和病程的不同而变化。

3）鉴别诊断：DIC 很难与肝病的凝血障碍（即肝脏合成功能障碍）区分开来，特别是当后者出现继发性门静脉高压和脾功能亢进引起血小板减少时更难鉴别。一般情况下，肝病的凝血障碍是由于肝脏合成蛋白能力不足，以及因子Ⅶ在促凝因子中半衰期最短，所以因子Ⅶ活性降低明显，而 DIC 仅轻度至中度下降（由于消耗）。在肝脏疾病中，因子Ⅷ活性是正常的甚至是增加的，而在 DIC 中则是下降的。

4）治疗

A. 治疗基础疾病：在 DIC 时，最重要的治疗是对触发疾病的识别和治疗。如果 DIC 的致病过程被逆转，甚至不需要凝血障碍的其他治疗。

B. 消耗性凝血障碍的替代治疗：在 DIC 有出血性并发症的情况下，或作为围术期预防出血，用 FFP、冷沉淀、未活化的凝血酶原复合物浓缩物（prothrombin complex concentrate，PCC）和血小板替代消耗的促凝因子是必要的。输注 10 ～ 15ml/kg FFP 可使促凝因子活性提高 10% ～ 15%。冷沉淀也可以作为纤维蛋白原、因子Ⅷ、vWF 和因子ⅩⅢ的丰富来源；婴儿每 3kg 体重给予一袋冷沉淀，年长儿童每 6kg 给予一袋冷沉淀，将血浆纤维蛋白原浓度提高至 75 ～ 100mg/dl。

C. 凝血激活的抗凝治疗：连续静脉输注普通肝素是为了减轻凝血激活和随后的消耗性凝血障碍。肝素治疗是为了最大限度地提高疗效，并尽量减少促凝剂和血小板替代治疗；然而，缺乏临床证据证明肝素在 DIC 中的益处。在危重和不出血的 DIC 患者中，可用普通肝素或低分子量肝素（LMWH）预防静脉血栓。普通肝素的剂量和监测见表 30-8。

D. 特殊因子浓缩物：一项关于抗凝血酶浓缩物在 DIC 和相关获得性抗凝血酶缺乏儿童的非随机试验研究显示了良好的结果，表明消耗促凝剂的替代治疗可能是有益的。在两个小型的脑膜炎球菌相关 DIC 合并暴发性紫癜的试验研究中，蛋白 C 浓缩物也显示出很好的前景。

（2）肝病：肝脏是凝血酶原、纤维蛋白原、高分子量激酶原和因子Ⅴ、Ⅶ、Ⅸ、Ⅹ、Ⅺ、Ⅻ和ⅩⅢ的主要合成场所。在肝脏中合成了纤溶酶原和生理抗凝剂（抗凝血酶Ⅲ、蛋白 C 和蛋白 S），调节纤维蛋白溶解的 α_2 纤溶酶抑制剂也是在肝脏合成的。因子Ⅴ和维生素 K 依赖因子（Ⅱ、Ⅶ、Ⅸ、Ⅹ）缺乏大多是肝脏合成减少的结果，并表现为 PT 和 APTT 延长。血管外丢失和凝血因子消耗增加也可使 PT 和 APTT 延长。纤维蛋白原合成减少，或者合成含有超量唾液酸残基的异常纤维蛋白原，或者两者兼而有之。低纤维蛋白原血症或者异常纤维蛋白原血症与凝血酶时间和蛇毒凝血酶时间的延长有关。特别是在慢性肝炎或者肝硬化的情况下，FDP 和 D- 二聚体可能是由纤溶亢进而引起的。血小板减少症可能继发于脾功能亢进。DIC 和肝病的凝血障碍也与维生素 K 缺乏引起的联合凝血因子缺乏类似，区别在于维生素 K 缺乏而因子Ⅴ活性正常。肝病的凝血障碍急性出血的治疗包括 FFP 或 PCC 和血小板的替代治疗。去氨加压素可缩短慢性肝病患者的出血时间和 APTT，但其安全性尚不清楚。对于难治性危及生命的出血重组Ⅶ a 也是有效的。

（3）维生素 K 缺乏：新生儿期的特点是维生素 K 依赖因子的生理性活性下降（因子Ⅱ、Ⅶ、Ⅸ、Ⅹ）。如果在出生时不用维生素 K 可能会加重，既往称为新生儿自然出血症，现在称为维生素 K 缺乏出血（VKDB）症。在新生儿期之后出现维生素 K 缺乏可能是由于摄入不足、过量丢失、活性代谢物形成不足或竞争性拮抗。

新生儿期可见3种VKDB模式如下。

1）新生儿早期VKDB：发生在出生24h内，最常见的表现为头颅血肿、颅内出血或腹腔出血。偶尔是特发性的，但常见与母体摄入干扰维生素K代谢的药物有关（如华法林、苯妥英钠、异烟肼和利福平）。6%～12%服用这些药物的母亲所生新生儿早期发生VKDB，如果未接受维生素K补充治疗，这种紊乱往往危及生命。

2）经典VKDB：发生在出生后24h至7d，表现为胃肠道、皮肤或黏膜出血，包皮环切术后可发生出血。偶尔还与母体用药有关，但常见病例是出生时不接受维生素K预防，且仅靠母乳喂养的健康婴儿。

3）新生儿晚期VKDB：发生在出生后第8天或之后。表现包括颅内、胃肠道或皮肤出血。这种疾病与脂肪吸收不良（如慢性腹泻）或肠道菌群紊乱（如延长抗生素治疗）有关。与经典VKDB一样，晚期VKDB几乎完全发生在母乳喂养的婴儿。

维生素K缺乏的诊断基于病史、体格检查和实验室结果。PT延长与APTT（也延长）不成比例，凝血酶时间在病程后期延长，血小板计数正常，与急性肝病的凝血障碍相似，但纤维蛋白原水平正常，不存在肝转氨酶升高。根据缺乏维生素K引起非羧基化反应障碍导致特定凝血因子减少，以及给予维生素K治疗后临床和实验室凝血功能恢复来确诊维生素K缺乏症，应立即给予静脉或皮下注射维生素K治疗，而不是等待测试结果后再治疗。在严重出血的情况下，可用FFP或PCC紧急治疗。

（4）尿毒症：与获得性血小板功能缺陷有关。约50%的慢性肾衰竭患者有出血症状。血小板功能缺陷与代谢紊乱有关，引起的出血风险是因为vWF活性降低和促凝因子缺乏（如因子Ⅱ、Ⅻ、Ⅺ和Ⅸ），在肾功能不全的情况下引起这些蛋白质丢失增加。由于血小板功能缺陷，尿毒症出血表现为紫癜、鼻出血、月经过多或消化道出血。急性出血可输注去氨加压素、含有vWF的因子Ⅷ浓缩物、冷沉淀、冷沉淀加FFP治疗。严重贫血会增加出血的风险，因此需要输注红细胞。难治性出血可用重组Ⅶa治疗。

11. 血管异常相关出血

（1）免疫球蛋白A血管炎

诊断要点和主要特点
● 皮肤紫癜
● 游走性多关节炎或多关节痛
● 间断腹痛
● 肾炎

1）总论：免疫球蛋白A血管炎是儿童最常见的小血管炎类型，主要影响2～7岁的男孩。春季和秋季发病率最高，2/3的患儿在确诊前出现上呼吸道感染。

免疫球蛋白A血管炎中的白细胞碎裂性血管炎主要涉及皮肤、胃肠道和肾脏的小血管，并沉积IgA免疫复合物。最常见和最早的症状是可触及的紫癜，这是由于红细胞外渗到所涉及的静脉周围组织。来自A组β-溶血性链球菌和其他细菌、病毒、药物、食物及昆虫的抗原被认为是诱发因素。

2）临床表现

A. 症状及体征：皮肤受累最初可能是荨麻疹，进展到斑丘疹，融合成对称的分布在腿部、臀部和肘部的皮肤紫癜，2～4周后出现新的病变，并可能延伸到全身。2/3的患儿发展为游走性多关节痛或多关节炎，主要是足踝和膝盖。约50%的患儿发生间歇性、剧烈的腹痛，是由小肠出血和水肿引起的，还可能出现肠套叠。25%～50%的患儿在患病的第2周或第3周出现肾脏受累，肾病不太常见。高血压可能伴随肾脏受累。在男性中，也可能发生睾丸扭转，可能由于小血管炎出现神经症状。

B. 实验室检查：血小板计数正常或升高，其他止血和血小板功能筛查试验正常。尿常规出现血尿，有时出现蛋白尿。大便可能为隐血阳性。抗链球菌溶血素O（antistreptolysin O，ASO）滴度经常升高，A组β-溶血性链球菌培养阳性（喉部）。血清IgA可能升高。

3）鉴别诊断：与免疫球蛋白A血管炎的皮肤受累相似的有分布更广泛皮疹的败血症（特别是脑膜炎球菌血症）、创伤性紫癜、其他血管病变、血栓性血小板减少性紫癜（thrombotic thrombocytopenic purpura，TTP）的病变等。

4）治疗：一般来说是支持性治疗。非甾体抗炎药可能对关节炎有用。皮质类固醇治疗可缓解严重的胃肠道或关节症状，但不改善皮肤或肾脏症状。如果A组β-溶血性链球菌培养阳性或ASO滴度升高，则需要一个疗程的青霉素。

5）预后：尽管有25%～50%的患儿在几个月内复发，但一般预后是好的。有肾脏受累的患儿镜下血尿可能持续多年。不足5%的免疫球蛋白A血管炎患儿进展为肾衰竭，总死亡率为3%。

（2）胶原蛋白病：轻度至危及生命的出血发生在一些类型的Ehlers-Danlos综合征中，最常见的是遗传性胶原蛋白缺陷。Ehlers-Danlos综合征的特点是关节活动度高，皮肤伸展性好，容易擦伤。凝血异常有时可能存在，包括血小板功能障碍和凝血因子Ⅷ、Ⅸ、Ⅺ和ⅩⅢ的缺乏。然而，在大多数情况下，出血和容易挫伤与毛细血管的脆性和血管完整性受损有关。Ehlers-Danlos综合征4型和6型与主动脉夹层和主动脉瘤自发性破裂有关。对于 Ehlers-Danlos 综合征的患者，应该避免手术，也要避免使用可诱发血小板功能障碍的药物。

12. 血栓性疾病

（1）总论：血栓性疾病虽然在儿童中不常见，但是随着医生意识的提高和儿科重症监护室中生存率的提高，越来越多的血栓性疾病被确诊。

（2）临床表现：儿童血栓初步评估包括潜在的诱发因素，以及形成血栓和早期心脑血管疾病的家族史。

1）临床危险因素：90% 以上急性静脉血栓栓塞（venous thromboembolism，VTE）患儿存在临床危险因素，包括留置血管导管、心脏病、感染、创伤、手术、制动、胶原血管病或慢性炎症性疾病、肾脏疾病、镰状细胞贫血和恶性肿瘤。采用连续放射线评价作为筛查的前瞻性研究表明，约 30% 短期放置在颈内静脉的中心静脉导管有引起 VTE 的风险。回顾性数据表明，约 8% 的癌症儿童可出现症状性 VTE。

A. 遗传性血栓（高凝）状态

a. 蛋白 C 缺乏：蛋白 C 是一种维生素 K 依赖蛋白，由凝血酶结合血栓调节蛋白激活，使活化因子Ⅴ和因子Ⅷ失活。此外，活化蛋白 C 促进纤维蛋白溶解。遗传性蛋白 C 缺乏存在两种表型。常染色体显性遗传蛋白 C 缺乏的杂合子个体年轻成人常表现为 VTE，但这种疾病可能在儿童期或成年后期表现出来。在轻度蛋白 C 缺乏时，抗凝预防仅限于血栓前期风险增加的时期；纯合或复合杂合蛋白 C 缺乏是罕见的，临床表现严重，患儿在出生后 12h 内出现暴发性紫癜（图 30-6）和（或）VTE。建议及时蛋白 C 替代治疗，通过每隔 6 ～ 12h 输注蛋白 C 浓缩物或 FFP，同时治疗性肝素给药。后续管理需要慢性抗凝治疗，给予常规输注蛋白 C 浓缩液。特别是在低剂量抗凝期间或在血栓前风险因素增加的情况下，常见 VTE 复发。

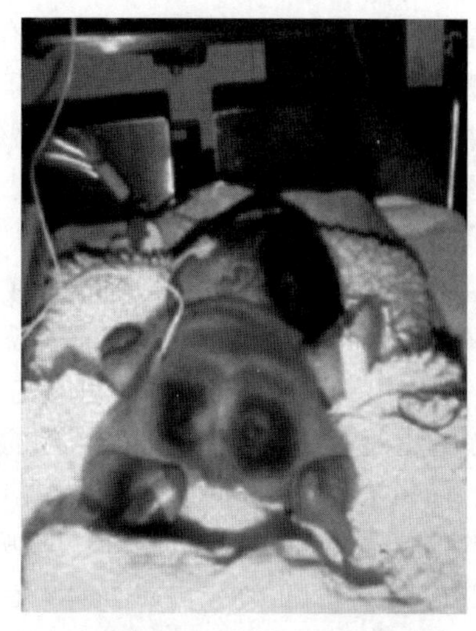

图 30-6 一名严重蛋白 C 缺乏症的新生儿皮肤紫癜

b. 蛋白 S 缺乏：蛋白 S 是蛋白 C 的辅因子。纯合子蛋白 S 缺乏的新生儿与纯合子或复合杂合子蛋白 C 缺乏相似。在纯合子蛋白 S 缺乏或反复 VTE 的杂合子个体中需要终生抗凝治疗。必须努力区分后天获得性蛋白 S 缺乏，与抗体介导有关，也可能是继发于炎症诱导的 C4b 结合蛋白增加。

c. 抗凝血酶缺乏：抗凝血酶是凝血酶最重要的生理抑制剂，也能抑制活化因子Ⅸ、Ⅹ、Ⅺ和Ⅻ。抗凝血酶缺乏症是常染色体显性遗传，并与 VTE 相关，一般在青春期或成年早期发病。治疗急性 VTE 的目的是抗凝治疗。在严重抗凝血酶缺乏的情况下，肝素的有效性可能会显著降低，并且它经常需要补充抗凝血酶浓缩物。纯合子抗凝血酶缺乏或复发的 VTE 患者须行终生抗凝治疗。

d. 因子Ⅴ莱登突变：因子Ⅴ基因编码的氨基酸替代导致因子Ⅴ莱登突变，这是一种因子Ⅴ多态性，对活化蛋白 C 失活具有抗性。在白种人抗活化蛋白 C 最常见原因中，因子Ⅴ莱登突变存在于约 5% 的白种人中，20% 的白种人患有深静脉血栓形成（deep vein thrombosis，DVT），40% ～ 60% 的白种人有 VTE 家族史。VTE 发生在杂合子和纯合子个体。对于杂合子个体，血栓形成通常是由临床危险因素（或其他额外的与血栓形成相关的因素）触发的，而在纯合子人群中，血栓形成往往是自发的。人口研究表明，在杂合子因子Ⅴ莱登突变的环境中，发生 VTE 的风险增加了 2 ～ 7 倍，在服用口服避孕药的杂合子个体中增加了 35 倍，在纯合子因子Ⅴ莱登突变中增加了 80 倍。

e. 凝血酶原突变：凝血酶原基因中的 20210 谷氨酰胺到丙氨酸突变是白种人相对常见的多态性，增强了其对凝血酶的活化。在杂合子中，这种突变增加 3 倍 VTE 事件的风险，也适度增加了 VTE 复发的风险。

f. 其他遗传性疾病：异常纤维蛋白原血症是常染色体显性遗传。多数异常纤维蛋白原血症患儿无症状。一些患者有出血表现，而另一些则表现为静脉或动脉血栓形成。诊断是由于凝血酶时间延长，纤维蛋白原浓度正常。高同型半胱氨酸血症是一种遗传性或获得性疾病，并与动脉、静脉血栓形成的风险增加有关。在儿童中，其也可能是缺血性动脉卒中的危险因素。在美国，依靠饮食习惯补充叶酸，很少见到高同型半胱氨酸血症。仅在肾功能不全或代谢性疾病（如高半胱氨酸尿症）的情况下可以见到高同型半胱氨酸血症。同型半胱氨酸升高时，亚甲基四氢叶酸还原酶受体突变是美国儿童血栓形成的危险因素。

脂蛋白（a）是一种与纤溶酶原同源的脂蛋白。体外研究表明，脂蛋白（a）既能引起动脉粥样硬化，又能抑制纤溶。一些证据表明，血浆脂蛋白（a）浓度升高与儿童 VTE 和复发性缺血性动脉卒中的风险增加有关。

因子Ⅷ活性增高是 VTE 事件的危险因素，在急性 VTE 儿童中很常见，多数因子Ⅷ活性增高都是获得的，但也可能是遗传的，并且可能持续存在。

B. 获得性疾病

a. 抗磷脂抗体：是儿童获得性血栓形成的最常见形式。抗磷脂抗体包括狼疮抗凝物、抗心磷脂抗体和 $β_2$ 糖蛋白 -1 抗体（除其他抗体外）可参与急性 VTE 的发病。狼疮抗凝物是通过抑制磷脂依赖的凝血试验（如 APTT、稀释尤蝰蛇毒时间、六角相磷脂中和试验）在体外检测的，而免疫技术（如酶联免疫吸附试验）常用于检测抗心磷脂和 $β_2$ 糖蛋白 -1 抗体，在系统性红斑狼疮等自身免疫性疾病患儿中更常见，抗磷脂抗体也可能见于在某些药物暴露、感染、急性炎症和淋巴增生性疾病。VTE 和抗磷脂抗体可能比系统性红斑狼疮的其他症状还早出现，在许多情况下感染可能是无症状的，但病毒性疾病确实是儿童 VTE 和抗磷脂抗体综合征的常见诱因。在急性血栓事件后抗磷脂抗体持续存在 12 周时抗磷脂综合征（APS）的诊断才得到证实。在这种情况下抗凝治疗的最佳持续时间尚不清楚，因此目前的儿科治疗指南建议抗凝治疗 3 个月至终生。

b. 固有抗凝血剂的缺陷：蛋白 C、蛋白 S 和抗凝血酶的获得性缺陷可能发生在出现抗体（如水痘中的蛋白质 S 抗体）的临床背景下，也可能发生在过度消耗中，包括脓毒症、DIC、大血管或广泛的 VTE 和骨髓移植后肝窦阻塞综合征（以前称为肝静脉闭塞性疾病）。试验研究表明，抗凝血酶或蛋白 C 浓缩物在脓毒症相关的 DIC（如脑膜炎球菌血症）和严重移植后肝窦阻塞综合征中可能起治疗作用。

c. 急性期反应：作为急性期反应的一部分，血浆纤维蛋白原浓度、血浆因子Ⅷ和血小板计数可能会升高，所有这些都可能导致获得性血栓前状态。即使儿童血小板计数小于 100 万 /μl 时，这种反应性血小板增多症也很少引起 VTE。

2）症状和体征：血栓形成的特征随解剖部位、血管受累程度、血管闭塞程度和终末器官功能障碍的情况而变化。上肢或下肢深静脉血栓形成的经典表现是疼痛、急性或亚急性肢体肿胀，而肺栓塞通常表现为呼吸困难和胸膜炎性胸痛，而脑静脉窦血栓形成（cerebral sinovenous thrombosis，CSVT）表现为严重或持续头痛，在其他健康儿童中有或没有神经功能缺陷。下肢动脉血栓形成（如新生儿脐动脉导管相关）及血管痉挛，即使没有明确的血栓形成，也会出现末梢脉搏减弱和肢体变色。

3）实验室检查结果：对于血栓（即高凝状态），因实验室检查差异仍然存在争议。近来的发展趋势是即使无诱发血栓形成的因素，但也应对婴儿、儿童、青少年患非导管相关血栓形成和卒中的风险进行评估。没有足够的数据推荐在新生儿或儿童导管相关血栓中常规进行血栓性检测。血栓性检测可包括：评估固有抗凝血剂缺乏（蛋白 C、蛋白 S 和抗凝血酶）、促凝因子过量（如因子Ⅷ）、介导促凝活性增强或失活敏感性降低的蛋白质和基因突变（抗磷脂抗体；因子Ⅴ莱登突变和凝血酶原 20210 多态性）、内皮损伤的生化介质（同型半胱氨酸）和纤溶标志物或调节因子［如 D- 二聚体、纤溶酶原激活物抑制剂 -1 和脂蛋白（a）］。应认识到促凝因子和固有抗凝物这些蛋白质是年龄依赖性的。在 VTE 危险因素中，抗磷脂抗体、同型半胱氨酸和脂蛋白（a）水平升高是动脉血栓性缺血事件的危险因素。

4）影像：恰当的放射学成像对于客观记录血栓形成和描述血栓类型（静脉与动脉）、闭塞程度和范围（近端和远端）至关重要。根据部位不同，采取的成像方法不同，典型的成像方式包括压缩超声多普勒、CT 静脉造影、磁共振静脉造影和常规血管造影。

（3）治疗：目前儿童 VTE 指南的一线治疗主要基于成人经验，包括至少 3 个月的治疗性抗凝治疗。在抗凝期间，应遵循出血预防措施，如前文所述（见免疫性血小板减少性紫癜的治疗）。急性 VTE 的初步治疗采用连续静脉注射普通肝素或皮下注射低分子量肝素（LMWH）至少 7d，通过监测抗因子Ⅹa 活性水平，以保持安全和治疗性抗凝水平分别为 0.3 ～ 0.7IU/ml 或 0.5 ～ 1.0IU/ml。随后的延长抗凝治疗使用 LMWH 或每日口服华法林，后者监测 PT，以保持国际标准化比率（international normalized ratio，INR）为 2.0 ～ 3.0。用华法林治疗期间，在停用肝素之前，INR 应在治疗范围内。华法林药动学受急性疾病、大量药物和饮食变化的影响，可能需要经常监测。在儿童中，华法林剂量由年龄和体重决定。LMWH 的优点是不需要经常监测，但远比华法林贵。由解剖因素（如乳突炎或颅骨凹陷性骨折作为脑静脉窦血栓危险因素，先天性左髂静脉狭窄是左下肢近端 DVT 的危险因素）导致的静脉停滞是否应该解决以优化抗凝反应。在危及肢体或生命的 VTES 的情况下，包括巨大的近端肺栓塞，以及在 VTE 进展的情况下，抗凝治疗、溶栓治疗（如组织型纤溶酶原激活剂）可能被考虑。溶栓治疗可能降低近端肢体静脉闭塞性 DVT 儿童血栓后综合征（PTS）的风险，在诊断中存在预后不良生物标志物（即升高的因子Ⅷ和 D- 二聚体水平）时，需要前瞻性评估。在已患 VTE 的青春期女性中，如果不使用抗凝药物，则含雌激素的避孕药是相对禁忌，特别是在有额外的蛋白 C 通路受损的遗传原因时。

直接口服抗凝剂是现在成人急性 VTE 和延长抗凝

的一线治疗。婴儿和儿童的Ⅲ期临床试验正在进行中。

(4) 预后：注册和队列研究表明，大约10%的儿童在2年内发生了复发性VTE。多达30%的儿童在完成标准的抗凝治疗过程后，仍有持续血栓形成，临床重要性尚不清楚。有1/4的DVT儿童发生PTS，这是一种不同严重程度的静脉功能不全的情况，其特征是慢性皮肤改变、水肿和扩张的侧支浅静脉形成，并常伴有功能限制（活动或休息时疼痛）、静脉淤血溃疡和蜂窝织炎。在VTE诊断中，完全静脉闭塞和因子Ⅷ、D-二聚体水平升高已被确定为DVT影响肢体的儿童PTS的预后因素。在VTE诊断后，纯合子抗凝缺陷、多发血栓性形成征或持续的抗磷脂抗体存在与复发VTE的风险增加有关，导致在这些情况下应考虑延长抗凝治疗。脑窦静脉血栓形成抗血栓治疗失败与神经不良结局有关。

八、脾脏疾病

1. *脾肿大和脾功能亢进* 脾肿大的鉴别诊断包括充血性脾肿大、慢性感染、白血病和淋巴瘤、溶血性贫血、网状内皮组织增殖和贮积症（表30-9）。

由任何原因导致的脾肿大可能与脾功能亢进及循环红细胞、白细胞和血小板的过度破坏有关。细胞减少的程度是可变的，当轻度时，不需要特定的治疗。在其他情况下，血小板减少可能导致危及生命的出血，特别是当脾肿大继发门静脉高压与食管静脉曲张或贮积症的后果有关时。在这种情况下，脾切除术或脾栓塞术治疗可能是必要的。虽然更常见的是急性肿大，但在慢性情况下，如戈谢病，可以看到肿大脾脏的破裂。

2. *无脾和脾切除术* 缺乏正常脾脏功能的儿童由于荚膜细菌（如肺炎球菌、脑膜炎球菌和流血嗜血杆菌）而有脓毒症、脑膜炎、肺炎的危险，这种感染往往是暴发性和致命的，因为抗体产生不足和循环细菌吞噬功能受损。

当婴儿出生时，有腹部内脏畸形和复杂的发绀先天性心脏病通常被怀疑是先天性无脾。外周血涂片上通常存在豪-乔小体，而锝放射性核素扫描证实脾缺失。预后取决于潜在的心脏病变，许多儿童在出生后几个月死亡。建议使用预防性抗生素，通常是青霉素，建议接种肺炎球菌结合物和肺炎球菌多糖疫苗、流感嗜血杆菌疫苗和脑膜炎球菌结合疫苗。

脾切除术后发生暴发性脓毒症的风险与儿童的年龄和潜在的疾病有关。由于在生命早期进行手术时风险最高，脾切除术通常推迟到5岁以后。在患有恶性肿瘤、地中海贫血和网状内皮增殖病的儿童中，脾切除术后脓毒症的风险也比进行ITP、遗传性球形红细胞增多症或创伤的儿童更大。脾切除术之前，儿童应接种肺炎链球菌、流感嗜血杆菌和脑膜炎奈瑟菌疫苗。额外的管理应包括青霉素预防及体温在38.8℃或以上时及时评估发热或严重感染的迹象。

表30-9 儿童慢性脾肿大的原因

原因	相关临床表现	诊断性筛查
充血性脾肿大	脐静脉导管或新生儿脐炎病史；门静脉高压征象（静脉曲张、痔疮、腹壁静脉扩张）；全血细胞减少；肝炎或黄疸病史	全血细胞计数，血小板计数，肝功能检查，超声检查
慢性感染	结核，组织胞浆菌病，球虫菌病，其他真菌病接触史；慢性脓毒症（血流中有异物；亚急性感染性心内膜炎）	适当的培养和皮肤试验，即血液培养；PPD试验，真菌血清学和抗原试验，胸部X线片；HIV血清学
传染性单核细胞增多症	发热，乏力，咽炎，皮疹，淋巴结肿大，肝肿大	外周血涂片异形淋巴细胞，EBV抗体滴度
白血病、淋巴瘤、霍奇金病	多系统受累包括发热、出血倾向、肝肿大和淋巴结肿大；全血细胞减少	血涂片，骨髓检查，胸部X线片，镓扫描，LDH，尿酸
溶血性贫血	贫血，黄疸；贫血、黄疸、胆囊疾病青壮年家族史	红细胞计数，Coombs试验，血涂片，渗透脆性试验，血红蛋白电泳
网状内皮细胞增生症	慢性中耳炎，脂溢性或淤血性皮疹，贫血，感染，淋巴结肿大，肝肿大，骨病变	骨病变位置的骨骼X线片；骨、肝、骨髓或淋巴结活检
贮积病	类似疾病的家族史，神经受累，黄斑变性，肝肿大的证据	肝脏或骨髓活检寻找细胞
脾脏囊肿	其他感染（感染后囊肿）或先天性异常的证据；脾脏畸形	核素扫描，超声检查
脾血管瘤	其他血管瘤，消耗性凝血病	核素扫描，动脉造影，血小板计数，凝血筛查

EBV，EB病毒；HIV，人类免疫缺陷病毒；LDH，乳酸脱氢酶；PPD，纯蛋白衍生物

患有镰状细胞贫血的儿童在出生后第1年就会出现功能性贫血，而重症脓毒症是这种疾病早期死亡的主要原因。预防性青霉素治疗可减少84%脓毒症的发生率。

九、输血医学

1. *捐献者筛查和血液处理：风险管理* 为达到输血风险最小化，首先用一份通用的捐献者问卷对自愿的捐献者进行筛选，以保护受者不受传染病的传播及其他输血风险的影响。此外，高风险群体是指传播艾滋病、肝炎和其他疾病的可能性增加的群体，并要求这些群体的人不献血。这个筛查也降低了捐献者的献血风险。阳性反应可能导致暂时或永久推迟捐献血液。

在血液成分被用于输血之前，捐献者血液进行乙型肝炎表面抗原筛查，乙型肝炎核心抗原、丙型肝炎、HIV-1、HIV-2，以及人类嗜T淋巴细胞病毒（human T-cell lymphotropic virus，HTLV）Ⅰ和Ⅱ的抗体筛查；筛查梅毒血清学试验（表30-10）。用病毒基因组[核酸扩增（nucleic acid amplification，NAT）试验]筛查捐献者血液，还有HIV、HCV和西尼罗病毒。现在也可以对其他病毒进行NAT试验，包括Chagas病毒和Zika病毒。阳性试验需重复检测。

在确认阳性结果后，销毁包装物品，通知捐献者，并推迟捐献。使用的许多筛查检测非常灵敏，并有很高的假阳性结果，因此已经开发了确认检测以检查初始筛查结果，并区分假阳性与真阳性，对于特殊捐献，

表30-10 血液制品常规进行的传染源传播风险筛查

病种	传播	筛查和处理程序	传播风险评估
梅毒	低风险：螺旋体血症时抽新鲜血可传播感染。在4℃的贮藏过程中，有机体无法存活超过72h	献血史。RPR或VDRL	＜1：100 000
甲型肝炎	前驱症状期采集的血液可以传播病毒。由于急性期短暂的病毒血症，没有无症状的携带期，以及多个输血个体的传播检测失败，这种感染是不太可能的	献血史	1：1 000 000
乙型肝炎	在疾病的各个阶段和无症状的携带者状态中，持续的病毒血症使HBV感染成为输血的显著风险。随着筛查策略的实施，发病率明显下降。此外，越来越多的受血者接种了疫苗	献血史、教育和自我排除。HBs Ag。非甲非乙型肝炎（乙型肝炎核心抗体）的替代试验帮助筛选出感染HBV的高危人群	（1：500 000）～（1：200 000）
丙型肝炎	过去大多数输血后肝炎病例都与这种病毒有关	献血史。替代试验：乙肝核心抗体（抗HBc），抗HCV。病毒基因组所需的核酸测试	1：2 000 000
非甲非乙非丙型肝炎	除HAV、HBV、HCV、EBV和CMV外，其他可引起输血后肝炎	献血史。替代试验：抗HBc	未定义
HIV-1、HIV-2感染	通过性接触、肠外（包括输血）和母亲对胎儿传播的逆转录病毒	献血史、教育和自我排除。通过EIA筛查试验检测抗HIV。免疫印迹验证。病毒基因组所需的核酸测试	1：2 000 000
HTLV-Ⅰ和HTLV-Ⅱ感染	通过性接触、肠外（包括输血）和母亲对胎儿传播的逆转录病毒	献血史。酶免疫分析筛选试验抗HTLV-Ⅰ和抗HTLV-Ⅱ。免疫印迹验证	1：3 000 000
Chagas病	经昆虫媒介输血（所有成分）、器官移植、受寄生虫污染的食物、母体至胎儿传播	病史（特别是原籍国），供体血清或血浆中抗体的检测	＜1：25 000
西尼罗病毒	季节性通过蚊媒传播。通过输血和器官移植传播	病史，病毒基因组的核酸检测	1：350 000
寨卡病毒	由蚊媒、性液、输血、母胎传播	病史，病毒基因组的核酸检测	未定义

CMV，巨细胞病毒；EBV，EB病毒；EIA，酶联免疫吸附试验；HAV、HBV、HCV：甲型肝炎病毒、乙型肝炎病毒、丙型肝炎病毒；HIV，人类免疫缺陷病毒；HBsAg，乙型肝炎表面抗原；HTLV，人类嗜T淋巴细胞病毒；RPR，快速血浆反应素试验；VDRL，梅毒试验

允许捐献者进行重复反应性筛查检测，如果进一步检测符合规范，在未来将重新进入捐献库中。检测还包括细菌的分离培养或混合血小板浓缩液。

通过这些方法，血液成分感染并发症的风险已经最小化（表30-10）。血液成分中病原体灭活技术的新进展可以进一步减少输血传播感染，并减少与输血相关的新出现的传染病的测试费用。自体捐献被一些中心认为是同种血液的安全替代品。捐献者大小的问题限制了自体捐赠的使用，难以应用于儿科人群。

原发性CMV感染是移植受者、新生儿和免疫缺陷个体输血的重要并发症。通过使用血清反应阴性的捐献者、通过技术分离收集的血小板浓缩物确保少量残留白细胞，或通过过滤去除白细胞的红细胞或血小板产物（每个填充红细胞单位< 500万个白细胞或等效的血小板浓缩物分离），可以避免CMV的传播。

2. 成分血、血液的储存 全血被分离成红细胞、血小板、FFP或冷沉淀，以最有效地使用所有血液成分。表30-11概述了血液成分的储存条件和生物特性。储存条件提供了恰当的血液成分维持存活、功能和恢复的最佳环境，每个血液成分所需的储存条件都是不同的。例如，红细胞在35～42d的储存过程中发生了剧烈的代谢变化，储存14d时2, 3-DPG消失了，三磷酸腺苷减少了，细胞内钾逐渐丢失。即使是使用储存时间稍长的制品后，红细胞转化细胞在体内恢复大于或等于80%。幸运的是红细胞输注几个小时到几天后，这些变化很容易在体内逆转。

然而，在某些临床情况下，所使用的血液成分要求更严格。例如，新生儿的交换输血、老年患者的红细胞交换或严重心肺疾病患者的红细胞替换应使用小于5～7d的血液成分，以确保足够的携氧能力。当给慢性贫血患者输血时，储存时间要求就不那么严格。

储存时间较长的红细胞可能出现细胞外钾的问题，一方面可使用存储不到10d的血液，另外可用存储时间较长的全血单位分离细胞或洗涤血液分离细胞。

血小板储存在22℃时，最多储存5d；目前正在制定7d储存标准。在储存的极端情况下，至少保持60%的血小板有功能，其存活时间接近新鲜自体血小板更新率，出血时间正常、PFA-100与血小板计数峰值成比例。冷冻成分红细胞、FFP和冷沉淀的有效期分别为10年、1年和1年，冷冻红细胞保留与冷冻当天相同的生化和功能特征。FFP含有80%或以上的新鲜血浆凝血因子，因子Ⅷ和ⅩⅢ、vWF和纤维蛋白原集中在冷沉淀中。

3. 输血前检测 捐献的血液和受体样本检测ABO和Rh（D）抗原，并筛选血浆中的自身抗体和同种抗体。任何包含红细胞的成分都需要交叉匹配。在主侧的交叉匹配中，洗涤的供者红细胞与患者的血清一起孵育，检测反应性或凝集性，并立即离心分离后分级，然后进行抗球蛋白试验阶段，将检测红细胞表面是否存在IgG或补体的Coombs试剂添加到混合物中，并评估反应。如果受者抗体筛查阴性，立即旋转交叉匹配试验阴性证实了血液和抗球蛋白的相容性。如果抗体筛查或交叉匹配试验均呈阳性，则需要进一步检测，不应发放血液直到确定反应性的性质。不兼容的交叉匹配首先用DAT或Coombs试验来检测受体红细胞表面的IgG或补体。间接抗球蛋白试验也被用来确定是否存在能够覆盖红细胞或激活补体的抗体。

4. 输血实践

（1）一般规则：在管理任何血液成分时，应遵守以下规则。

1）在成分血的制备过程中，除生理盐水（注射用0.9%氯化钠溶液，《美国药典》）、ABO兼容的血浆或其他特别批准的膨胀剂外，不应在袋或管组中添加任何溶液。低渗溶液可引起红细胞溶血，如果这些溶液被输注，将发生严重的反应。任何重构都应该由血库完成。

2）输血产品应防止与任何含钙溶液（如乳酸林格液）接触；复钙和柠檬酸盐效应逆转将导致血液成分的凝集。

3）血液成分不应加热到高于37℃的温度。如果成分在水浴中孵育，则应将其封闭在防水袋中，以防止入口端被细菌污染。

4）每当输入血袋时，系统的无菌完整性就会受到侵犯，如果在室温下，则应在4h内丢弃该单位血液，如果温度为4～6℃，则应在24h内丢弃该单位血液。

5）含有红细胞的产品的输血不应超过4h。在这段时间内，应将超出输注范围的血液成分存储在血库中，直到需要时为止。

6）输血前，应目视检查血液成分是否有任何不寻常的特征，如有絮状物质存在、溶血或细胞聚集，并彻底混合。

7）应正确识别单位和接受者。

8）输血器包含一个标准的170～260μm过滤器。在某些情况下，可以使用特殊的微凝聚血液过滤器来消除纤维蛋白、白细胞和血小板的小聚集体，这些小聚集体不会被标准过滤器去除。

9）在整个输血过程中，特别是在刚开始的15min，应该观察患者。一旦出现任何不良症状或体征，应停止输血，立即启动评估，并将反应及时报告血库。未输注的成分、患者的血液样本，以及适当的文书工作也应提交给输血服务部门。

10）当交叉匹配不相容的红细胞或全血单位必须给患者（如 AIHA）使用时，试验剂量为总体积的10%（不得超过 50ml）应在 15 ～ 20min 内输注；然后停止输血，并观察患者。如果没有发现生命体征或患者病情变化，则可以仔细输注剩余的体积。

11）新生儿期换血需要婴儿的血清或血浆与供者交叉匹配，也可用母亲血清或血浆与供者交叉匹配，如果是因为溶血而交换输血，用储存少于 5 ～ 7d 的 1U 全血可以满足需要。如果是凝血因子的替代治疗，则可以考虑分离红细胞的特异性 FFP。根据输血后的血小板计数情况，可考虑输注血小板。其他问题还有酸碱紊乱、低钠血症、高钾血症、低钙血症、低血糖、低温、高血容量或低血容量。

（2）血液成分的选择：在决定是否需要输血时，应考虑几项原则。血液或血液成分的适应证及医疗状况必须明确，而不仅仅是实验室结果。患者的表现（如携氧能力、血小板减少）应使用适当的血液成分治疗，并尽量减少全血的使用。有关特殊血液成分的信息总结见表 30-11。一般来说，对于血液成分输血的具体适应证和结果知之甚少。近年来，对任何成分的输血标准都变得更加严格。最近的一项综述总结了已知的情况，并提出了可供调查的地区（Josephson 等）。

1）全血：见表 30-11。

2）浓集红细胞：见表 30-11。

3）血小板：输注血小板取决于患者的临床情况、血浆凝血状态、血小板计数、血小板减少的原因及患者血小板的功能。在血小板生成下降、临床出血和血小板计数低于 1 万 /μl、自发性出血风险明显增加等因素存在的情况下，如果没有肝素引起的血小板减少、TTP 或抗体介导的血小板减少，可以考虑输血。在某些情况下，特别是血小板功能障碍或抑制促凝系统的治疗，即使血小板计数较高，输血可能也是必要的。

输血后 45 ～ 60min，在达到峰值浓度之前，输注的血小板被暂时隔离在肺和脾中，输注的血小板很大一部分未进入循环，被隔离在脾中，这种现象导致血小板计数恢复减少。在最佳条件下，外周血小板计数增量时，只有 60% ～ 70% 的输注血小板被计算在内。

如果出血不止，两个变量决定血小板输注的有效性。第一个变量是血小板计数上升，这是根据输血小板后进入循环的血小板最大数量来衡量的，是输血后 1h 的血小板计数，在没有免疫或严重的非免疫因素影响时，血小板能够显著恢复，而在一个大的纳入儿童或青少年的研究组中，每个单位血小板浓缩物将多给受者提供血小板 7000/μl，每个单位单采血小板将多给受者提供血小板 40 000 ～ 70 000/μl。对于婴幼儿，给予 10ml/kg 血小板将使血小板计数至少增加 50 000/μl。第二个变量是输注血小板的存活，如果血小板恢复大于 50 000/μl，输注的血小板在循环中将接近正常的半衰期。在血小板破坏增加的情况下，寿命可能缩短到几天或几个小时。可能需要频繁的血小板输注来保持足够的止血。

在长期接受血小板输注的患者中，一个特别麻烦的结果是出现一种难治性状态，其特征是恢复不良（≤ 20%）或对血小板输注没有反应（如 1h 检测）。大多数（70% ～ 90%）的这些难治性状态是针对血小板上 HLA 抗原产生同种抗体引起的，血小板具有 I 类 HLA 抗原，抗体主要针对 HLA 上的 A 抗原或 B 抗原。少数同种抗体（＜ 10%）可能是针对血小板特异性同种抗原的。最有效的预防 HLA 致敏的方法是使用去白细胞成分（每单位包装红细胞小于 500 万个白细胞，或每次分离，或 6 ～ 10 个随机供体单位浓缩物）。对于同种免疫的难治性患者，最好的方法是提供 HLA 匹配的血小板输注。在使用血小板浓缩物时，用血小板交叉匹配程序识别 HLA 相合或不相合的供体有助于提高治疗效果。

4）新鲜冷冻血浆：见表 30-11。

5）冷冻沉淀：见表 30-11。

6）粒细胞：在过去 20 年中，随着支持护理的发展，中性粒细胞减少合并严重细菌感染患者对粒细胞的依赖下降。无论是新生儿或年长儿童骨髓衰竭，还是中性粒细胞功能缺陷患者，对于严重的细菌或真菌感染，若对强有力的抗感染治疗没有反应，仍然需要粒细胞输注。给供者使用 G-CSF 和类固醇诱导粒细胞增多，收集至少 500 亿中性粒细胞，为需要粒细胞支持的患者提供更好的产品。

7）产品分离和程序：分离设备允许收集 1 个或多个血液成分，而其余的则回输给供体。从全血中可采集 6 ～ 10U 血小板浓缩物和粒细胞。分离技术还可用于收集已被细胞因子（如 G-CSF）或单核细胞动员到血液中的造血干细胞用于免疫治疗，干细胞用于同种异体或自体骨髓移植。血细胞分离器可用于收集单采血浆或滤除引起疾病的血液成分，如镰状细胞病中的红细胞交换和 Goodpasture 综合征、吉兰 - 巴雷综合征或其他抗体介导疾病的血浆置换。

（3）不利影响：输血的非感染性并发症见表 30-12。大多数并发症对接受输血者有很大的风险。

表 30-11 血和血制品的特征

成分	储存条件	成分及输血特点	适应证	风险及预防措施	管理
全血	4℃放置 35d。 红细胞特性： ①生存期，存储过程中回收率下降，但始终 > 70% ~ 80%。循环的细胞近似正常存活。 ②功能：储存 2 周后 2, 3-DPG 含量降至无法检测的水平。该缺陷在输血后 12h 内得到修复。 ③电解质：随着储存时间的延长，血浆中钾增加。存储 2 周后，该值上升到很高的水平	全血包含红细胞和许多血浆化合物。在这种情况下，1 ~ 3d 后白细胞和血小板会失去活性或活力。促凝血因子（尤其是因子Ⅷ和因子Ⅴ）在储存过程中迅速恶化。每单位的体积约为 500ml，HCT 为 36% ~ 40%	携氧能力（贫血）。大量失血或严重休克容量替代	必须是 ABO- 相同和交叉匹配兼容。感染、发热或溶血性输血反应。对红细胞、白细胞或血小板抗原的同种免疫	在急性失血期间，快速耐受。在其他情况中，于 2 ~ 4h 输注。10ml/kg 将使 HCT 升高 5% 并增加容量支持
浓集红细胞	与全血一致 在特殊的防腐措施下可以保存 42d	含有红细胞；大部分血浆在制备中去除 白细胞、凝血因子和血小板的状况与全血相同。HCT 约 70%，体积 200 ~ 250ml。HCT 达 80% ~ 90% 可能要求更严格的包装	载氧能力。急性创伤或出血或需要更强的心肺支持的情况（HCT < 25% ~ 30%）。慢性贫血（HCT < 21%）	同“全血”	基于患者心血管状况，根据可耐受的程度输注，超过 2 ~ 4h。剂量 3ml RBC/kg 将提高 HCT（3%）。如果心血管状况稳定，给予 10ml/kg 超过 2 ~ 4h。如果不稳定，使用较小的包装体积红细胞输注或交换
洗涤红细胞	当细胞被清洗后，只能保存 24h。24h 之后，它们具有与普通红细胞相同的特性	同“浓集红细胞”	与浓集红细胞相同。使用的技术和白细胞去除的程度决定能否达到以下目的：发热反应减少、CMV 传播减少、白细胞抗原同种免疫反应的发生率下降	同“全血”。去除白细胞可降低发热反应的风险。用高效白细胞过滤器过滤可能会降低对白细胞抗原的同种免疫发生率和 CMV 的传播率	同“浓集红细胞”
冰冻红细胞	在 −65℃下，向红细胞中加入 40% 甘油溶液冻存。储存 10 年后，细胞保持与冻存时同样的生物化学特征、功能、容量。解冻后，有 24h 的保质期	同“浓集红细胞”	同浓集红细胞。可用于避免发热反应、减少 CMV 传播、自体献血及建立稀有血型红细胞清单	同全血。CMV 传播的风险与使用血清阴性成分的风险处于同一水平	同“浓集红细胞”

续表

成分	储存条件	成分及输血特点	适应证	风险及预防措施	管理
新鲜冷冻血浆或24h冷冻血浆	从全血中分离出的血浆可在–18℃保存1年	包含所有促凝和抗凝血浆蛋白的80%以上。与24h的从全血分离得到的血浆具有相似的特征	替代血浆促凝和抗凝蛋白。可能提供“其他”因子，如TTP的治疗。1种或多种凝血因子缺乏有关的出血，肝产量降低或当INR＞1.5时的消耗性疾病（如DIC）时使用。对于因子Ⅷ、因子Ⅸ、因子Ⅶ缺乏，蛋白C缺乏，AT-Ⅲ缺乏症或抑制，如果可以获得，则使用浓缩因子	不需要交叉匹配；与受血者ABO血型相同。有容量超负荷、传染病、过敏反应风险。洗涤剂处理的血浆或供体反复测试的血浆降低了病毒传播的风险	患者能耐受的最快速度，但不超过4h，剂量10～15ml/kg将使所有凝血因子的水平提高10%～20%
冷沉淀	冷冻新鲜血浆＜–65℃，然后4℃下解冻18h。离心后，蛋白质沉淀物被分离。于＜–18℃下最多被储存1年	含有因子Ⅷ、vWF、纤维蛋白原和纤维连接蛋白，浓度大于血浆。还含有因子XⅢ、Ⅷ＞80IU/包装，纤维蛋白100～350mg/包装	治疗获得性或先天性纤维蛋白原缺乏症、因子XⅢ缺乏症。用于制造含有纤维蛋白原的生物胶。凝血因子浓缩治疗因子Ⅷ缺乏和vWD，因为灭菌程序进一步降低了病毒传播的风险	同新鲜冷冻血浆，ABO凝集素也可以浓缩，可以使直接凝集试验阳性（如果不是特定类型的）	冷冻沉淀可以快速输注（30～60min）。剂量：每千克体重使用1/2包装将使因子Ⅷ水平增加80%～100%，使纤维蛋白原增加200～250mg/dl
从全血中分离出的血小板	与富血小板血浆分离，并在22～24℃温和晃动下储存5d或长达7d 确认无菌。目前使用的容器是塑料的，允许气体交换；CO_2的扩散可帮助保持pH＞6，这是血小板存活和保持功能的主要因素	每单位包含约5×10^{10}个血小板。幸存：虽然储存可能会有一些损失，但应实现60%～70%的复苏，储存的血小板能够纠正血小板功能检测，与达到的峰值计数成比例	治疗血小板减少或血小板功能缺陷	不需要交叉匹配。与受血者ABO血型相同。其他风险同全血	可以快速输注，也可以根据心血管状态来定义，而不大于4h，剂量10ml/kg应使血小板计数至少增加50 000/μl
通过单采技术分离出的血小板	同随机捐献单位	血小板含量相当于全血浓缩液6～10U（3×10^{11}个血小板）；可以不含白细胞，这对于避免同种免疫很重要	同上，对血小板产生不足的患者和可能有同种免疫问题的患者疗效好	同上	同上
粒细胞	虽然它们可能储存在22～24℃，但应在收集后尽快输注	包含至少1×10^{10}个粒细胞，也包括血小板和红细胞。当供体在收集前12～15h给予10μg/kg G-CSF（皮下注射）和8mg地塞米松（口服）时，粒细胞数量增加到＞5×10^{10}	重度中性粒细胞缺乏个体（＜500/μl），骨髓储备差，怀疑细菌或真菌感染，48～72h使用肠外抗生素没有反应。也用于中性粒细胞功能障碍患者	与血小板相同。肺部白细胞淤滞反应。严重发热反应	输液超过2～4h。剂量：新生儿和婴儿每日1U，每千克体重1×10^9个粒细胞

注：CMV，巨细胞病毒；HCT，红细胞压积；TTP，血栓性血小板减少性紫癜

表 30-12 输血的非感染性并发症

事件	病理生理学	体征和症状	管理
急性溶血性输血反应	预先形成的同种抗体（最常见的是 ABO 抗体）和不常见的自身抗体引起快速血管内溶血，激活凝血（DIC）、激活炎症介质和急性肾衰竭	发热，畏寒，恶心，胸痛，背痛，输血部位疼痛，低血压，呼吸困难，少尿，血红蛋白尿	这种反应的总体风险很低［(1∶70 000～1)∶(30 000)］，但死亡率很高（高达 40%）。停止输血，用静脉输液和利尿剂（呋塞米或甘露醇）维持尿量；用肝素治疗 DIC；并制定其他适当的支持措施
迟发性溶血性输血反应	输血后形成同种抗体，并导致输注红细胞的破坏，通常是通过血管外溶血	黄疸，贫血。一小部分可能发展为慢性溶血	检测、定义和记录（用于未来的输血）。支持护理。风险＜5% 的输血患者可能发展为同种抗体；溶血风险为（1∶11 000）～（1∶2500）
发热反应	通常由受体、细胞因子或其他生物活性化合物中的白细胞凝集素引起	发热，也可能寒战	支持治疗。去白细胞产品可减少反应。输血的风险为 1∶100。
过敏反应	多数原因未查明。在 IgA 缺乏个体中，过敏反应是由 IgA 抗体引起的	瘙痒，荨麻疹，偶尔寒战、发热。严重的过敏反应可能会有呼吸困难、肺水肿	轻度至中度反应：苯海拉明。更严重的反应：肾上腺素皮下注射和类固醇静脉注射。轻度至中度过敏反应的风险为 1∶100。严重过敏反应风险为（1∶50 000）～（1∶20 000）
输血相关急性肺损伤	输血后 6h 内发生的急性肺损伤。两组因素相互作用产生综合征。患者因素：感染、手术、细胞因子治疗。血液成分因素：脂类、抗体、细胞因子。两组因素在输血过程中相互作用，导致肺损伤，与 ARDS 难以区分	呼吸急促，呼吸困难。弥漫性间质改变。心脏评估正常	可考虑储存时间短的产品：包装好的红细胞≤ 2 周，血小板≤ 3d，洗涤成分预防综合征 管理：支持性护理。每次输血的风险为（1∶3000）～（1∶2000）。目前的预防程序包括避免多个捐赠者面临同种免疫的风险，只使用男性的 FFP 或白细胞抗体阴性的 FFP 或血小板产物
输血相关循环超负荷	停止输血后 6h 内发生的循环容量过载。危险因素：年龄，心力衰竭病史，输注单位数	急性呼吸窘迫，脑钠肽升高，中心静脉压升高，左心衰竭，液体平衡阳性，肺水肿	停止输血；必要时补充氧气；利尿剂；通气支持
稀释凝血病	大量失血和输血，液体或血液成分置换和缺乏凝血因子	出血	用适当的血液成分替代凝血因子或血小板
细菌污染	污染导致细菌生长或产生临床上高水平的内毒素	寒战，高热，低血压，脓毒症或内毒素血症的其他症状	停止输血；积极尝试识别有机体；提供有力支持。败血症的风险在（1∶500 000）～（1∶75 000）
移植物抗宿主病	来自供者的淋巴细胞输注给免疫功能不强的宿主	综合征可累及多个器官，通常包括皮肤、肝脏、胃肠道和骨髓	很少见。预防管理：输注给患有先天性或获得性免疫缺陷综合征的个体、需宫内输血者、早产儿，以及供体是受体的亲属时，照射（＞ 1500cGy）细胞血液成分
铁超载	无生理机制排出过量铁。靶器官包括肝脏、心脏和内分泌器官。接受长时间红细胞输注的患者，铁负担增加	受铁影响的器官功能失调的体征和症状	慢性输血的重大风险。铁螯合剂治疗的慢性管理，如静脉注射去铁胺或口服地拉罗司

ARDS，成人呼吸窘迫综合征；DIC，弥散性血管内凝血；FFP，新鲜冷冻血浆；IgA，免疫球蛋白 A

（译者：李春怀　校稿：李春怀）

第 31 章

肿瘤性疾病

Amy K. Keating, MD；Jessica Knight-Perry, MD, MB；
Kelly Maloney, MD；Jean M. Mulcahy Levy, MD；
Brian S. Greffe, MD；Anna R.K. Franklin, MD；Timothy Prince Garrington, MD

每年，每 100 万名 20 岁以下儿童中约有 150 人被诊断出患有癌症。对于 1 ～ 20 岁的儿童来说，癌症是第四大死因，仅次于意外伤害、他杀和自杀。然而，包括手术、化疗和放射治疗（放疗）在内的联合治疗显著提高了生存率，目前儿童恶性肿瘤的 5 年生存率已超过 75%。据估计，目前每 570 名成年人中就有 1 人是儿童癌症的幸存者。

由于儿童恶性肿瘤很罕见，临床协作试验已成为确定治疗计划和研究治疗进展的主要手段。儿童肿瘤协作组（The Children's Oncology Group，COG）由 4 个先前的儿科协作组（儿童癌症组、小儿肿瘤学组、横纹肌肉瘤研究组和美国国家 Wilms 肿瘤研究组）组成，提供目前的治疗方案，并尽量解决重要的治疗问题。新被确诊癌症的儿童或青少年应尽可能参加临床协作试验。许多方案与严重的毒性、致病率和潜在的死亡率有关，因此对于癌症儿童的治疗应由熟悉治疗危害的儿科肿瘤学家管理，最好是在多学科的儿科癌症中心进行。

分子遗传学、细胞生物学和肿瘤免疫学方面的进展对进一步认识儿童恶性肿瘤及其治疗至关重要。对肿瘤生物学的持续深入研究将会帮助我们确定某些特定肿瘤类型的靶向治疗，靶向治疗预期的全身反应较小。

在护理领域的研究，如对于感染、疼痛和呕吐的预防和管理，提高了接受癌症治疗的儿童的生存率和生活质量。对儿童癌症幸存者的长期研究为我们修改未来治疗方案以降低致病率提供了基本理论依据。现在，医务人员和患者家庭都可以获得一份关于儿童癌症幸存者的护理指南，并按化疗类型分类详细介绍建议的检查和晚期副作用。

一、主要的儿科肿瘤疾病

1. 急性淋巴细胞白血病

（1）总论：急性淋巴细胞白血病（acute lymphoblastic leukemia，ALL）是儿童最常见的恶性肿瘤，约占 15 岁以下所有恶性肿瘤的 25%。全世界 ALL 发病率约为 1 ： 25 000，其中美国占 3000 名。发病高峰年龄为 4 岁；85% 的患者确诊年龄在 2 ～ 10 岁。唐氏综合征患儿 ALL 的发病率较白血病总体发病率增加 10 ～ 20 倍。

ALL 是未成熟淋巴细胞异常持续增殖所致。其原因不明，遗传因素可能起作用。白血病的定义是骨髓中存在超过 25% 的恶性造血细胞（原始细胞）。大多数急性淋巴细胞白血病患儿的白血病细胞表面都有急性淋巴细胞白血病共同抗原（common ALL antigen，CALLA）。这些原始细胞起源于 B 细胞前体细胞，称为 B 细胞型 ALL。而 T 细胞起源或成熟的 B 细胞起源者少见。超过 70% 的儿童接受积极的联合化疗和针对中枢神经系统（central nervous system，CNS）早期无症状时的治疗，这些患儿最终痊愈。

（2）临床表现

1）症状和体征：ALL 患者的主诉包括骨髓红细胞（red blood cell，RBC）、白细胞（white blood cell，WBC）或血小板的生成减少，以及白血病髓外浸润相关表现。由于白血病本身相关的细胞因子作用或继发于白细胞减少的感染使得间断发热较为常见。许多患者因淤青或皮肤苍白就诊。约 25% 的患者存在骨痛，尤其是在骨盆、椎体和腿部。

诊断时的体格检查可表现为几乎正常至高度异常。与白血病骨髓浸润有关的症状包括苍白、瘀斑和紫癜。60% 以上的患者发生肝肿大和（或）脾肿大。淋巴结肿大常见，可为局部肿大，也可表现为广泛的颈部、腋窝和腹股沟淋巴结肿大。睾丸白血病浸润可表现为单侧或双侧睾丸肿大。上腔静脉综合征是由纵隔淋巴结肿大压迫上腔静脉所致。上胸部由于侧支静脉扩张而有明显的静脉血管显露。由于静脉充盈，可发现颈部饱满。面部可能出现充血，眶周区域可出现水肿。

纵隔肿物可引起呼吸急促、端坐呼吸和呼吸窘迫。白血病细胞浸润脑神经可能导致脑神经麻痹，并伴有轻微的颈部强直。视神经基底可能出现白血病细胞浸润引起的渗出和血小板减少引起的出血。贫血可引起血流杂音、心动过速，较罕见的可引起充血性心力衰竭。

2）实验室检查：特异性全血细胞计数（complete blood count，CBC）是最有用的初步检查，因为 95% 的 ALL 患者至少有一个细胞类型减少（一系）：中性粒细胞减少，血小板减少，或贫血，大多数患者至少有两系减少。在 50% 的患者中，白细胞计数减少或正常（=10 000/μl），但特异性检查显示中性粒细胞减少（绝对中性粒细胞计数＜ 1000/μl）伴有存在于正常淋巴细胞中的一小部分原始细胞。在 30% 的患者中，白细胞计数在 10 000 ～ 50 000/μl；在 20% 的患者中，白细胞计数超过 50 000/μl，偶尔高于 30 万 /μl。从白细胞计数升高患者的外周血涂片上可以很容易地识别原始细胞。外周血涂片也提示红细胞异常，如泪滴状红细胞。大多数 ALL 患者在诊断时血小板计数降低（＜ 150 000/μl），血红蛋白降低（＜ 11g/dl）。约 1% 被诊断为 ALL 的患者中，CBC 和外周血涂片完全正常，但患者有骨痛，从而进行骨髓检查。血生化中，特别是尿酸和乳酸脱氢酶（lactate dehydrogenase，LDH），在诊断时往往由于细胞破坏而升高。

对 ALL 的诊断是通过骨髓检查进行的，骨髓检查往往提示白血病细胞取代了正常的骨髓细胞，在骨髓中均匀浸润。骨髓中原始细胞形态学检查通常能区分 ALL 和急性髓系白血病（acute myeloid leukemia，AML）。淋巴细胞通常很小，细胞直径约为两个红细胞大小。淋巴细胞的细胞质很少，通常没有颗粒。细胞核通常不包含核仁，或有一个小而不清楚的核仁。采用流式细胞术对 ALL 原始细胞进行免疫分型，有助于区分 B 细胞型 ALL、T 细胞型 ALL 和 AML。用髓系和单核系白血病特有的组织化学染色（髓过氧化物酶和非特异性酯酶）可以帮助区分 ALL 和 AML。约 5% 的患者表现为中枢神经系统白血病，即脑脊液（cerebrospinal fluid，CSF）中 WBC 计数大于 5/μl，且脑脊液离心标本上可见原始细胞。

3）影像学：胸部 X 线片可显示纵隔增宽或前纵隔肿物，以及由淋巴结肿大或胸腺浸润造成的气管受压，尤其常见于 T 细胞型 ALL。腹部超声常提示因肾脏浸润或尿酸性肾病而造成的肾脏增大及腹腔内淋巴结肿大。长骨和脊柱的 X 线片可表现为骨质脱失、骨膜隆起、生长停滞线或椎体压缩。以上影像学改变虽可见于白血病，但不能作为诊断依据。

（3）鉴别诊断：根据病史和体格检查，鉴别诊断包括慢性 EB 病毒（EBV）和巨细胞病毒（CMV）感染，二者同样可引起淋巴结肿大、肝脾肿大、发热和贫血。明显的瘀斑和紫癜也可能提示免疫性血小板减少性紫癜。儿童暂时性成红细胞减少、自身免疫性溶血性贫血或再生障碍性贫血可引起明显皮肤黏膜苍白。发热和关节疼痛，伴或不伴肝脾肿大和淋巴结肿大，可提示幼年型类风湿关节炎（juvenile rheumatoid arthritis，JRA）。若全血细胞计数显示血细胞减少及可见白血病原始细胞，应高度怀疑白血病。JRA 中 LDH 通常是正常的，因此血清 LDH 水平有助于鉴别 JRA 和白血病。百日咳典型表现为白细胞计数增多，以淋巴细胞增多为主；然而，百日咳患者淋巴细胞是成熟的，中性粒细胞减少很少见。

（4）治疗

1）特殊治疗：治疗的强度取决于诊断时的特定预后影响因素、患者对治疗的反应及白血病细胞的特定生物学特征。大多数 ALL 患者被纳入了由临床协作组设计并经国家癌症研究所批准的临床试验，其中最大的临床协作组是 COG。第一个月的治疗为诱导阶段，在诱导结束时，超过 95% 的患者达到骨髓形态学缓解。诱导最常用的药物包括口服泼尼松或地塞米松，静脉注射长春新碱、柔红霉素，肌内注射或静脉注射门冬酰胺酶，鞘内注射甲氨蝶呤。

第二阶段为巩固治疗，在此期间，包括鞘内注射及持续的全身治疗，有时为杀死脑膜中“隐藏”的原始细胞，还给予颅脑放疗。巩固治疗后给予几个月的加强化疗，通常被称为强化治疗。这种强化治疗使儿童 ALL 的生存率得到改善。

维持治疗包括每日口服巯嘌呤，每周口服一次甲氨蝶呤，通常每月静脉注射长春新碱一次，以及口服泼尼松或地塞米松。鞘内注射，无论是单独使用甲氨蝶呤还是联合阿糖胞苷和氢化可的松，通常每 2 ～ 3 个月进行一次。

化疗有显著的潜在副作用。患者需要密切监测，以防止药物毒性，并确保早期发现并治疗并发症。COG 临床试验结果显示，女孩的平均治疗持续时间为 2.2 年，男孩则为 3.2 年。ALL 的治疗方案是根据预后或风险分组制订的。1 ～ 9 岁的儿童，诊断为 pre-B 型 ALL，其 WBC 计数低于 5 万 /μl，并且没有不良的生物学特征 [t（9；22）或 11q23 重排]，被认为处于“标准风险”，并接受比诊断时年龄为 10 岁及以上或白细胞计数大于 5 万 /μl 的“高危”患者更少的强化治疗。诊断时年龄小于 1 岁的婴儿被认为存在极高风险，并接受更强的化疗。同样重要的是由监测微量残留病（minimal residual disease，MRD）判定患者反应。根据危险程度决定治疗的方法，预后稍差者通过予以早期强化提高其治愈率，同时最大限度地减少预后较好者的治疗相关毒性。无论是在治疗期间还是在治疗完成后，全血细胞计数异常通常提示骨髓复发。

中枢神经系统和睾丸是白血病细胞的“避难所”，这意味着化疗很难杀死这些组织部位的白血病细胞。目前，约1/3复发的白血病是由这些部位残存的白血病细胞增殖引起的。全身化疗不能像渗透其他组织器官那样渗透这些组织。因此，在症状出现前进行鞘内注射是ALL治疗的关键部分，如果没有这种治疗，无论伴或不伴骨髓复发，中枢神经系统白血病复发率将更高。大多数单纯中枢神经系统复发是在无症状儿童进行常规鞘内注射时发现，此时脑脊液细胞计数和分析显示白细胞升高并可见白血病细胞。偶尔，中枢神经系统复发的症状为头痛、恶心和呕吐、易激惹、颈强直、畏光、视力变化和脑神经麻痹。目前，男孩睾丸复发率不超过5%。睾丸复发的表现通常是单侧无痛性睾丸增大，没有明显的肿块。对治疗期间和结束治疗的男性患儿的常规随访包括对睾丸的检查。

骨髓移植，现在称为造血干细胞移植（hematopoietic stem cell transplantation，HSCT），很少被用作ALL的初始治疗，因为大多数患者单独化疗可治愈。原始细胞中包含某些染色体异常的患者和对治疗反应不佳的患者，相比单纯强化疗，早期使用人类白细胞抗原（HLA）-DR匹配的同胞供者或匹配的无血缘供者进行HSCT，治愈率可能更高。HSCT和新的细胞疗法（如CAR-T细胞）将在本章后面讨论。

几年前，抑制费城染色体（Ph）蛋白产物的酪氨酸激酶抑制剂伊马替尼（TKI）被联合应用在Ph阳性的儿童ALL患者强化化疗中。结果表明，患者治愈后的生存率为78%，而以往未应用伊马替尼患者生存率为50%。目前COG正在进行的在Ph阳性ALL患者的临床试验都联合应用了新的酪氨酸激酶抑制剂。两个新型靶向药物正应用于复发的ALL患者的治疗。Blinatumomab是一种双向特异性T细胞连接因子（bispecific T-cell engager，BITE），它使白血病细胞上的CD19与T细胞直接识别结合。这一药物目前正在儿童复发的ALL中研究，并将在2020年进行前期试验。CD22也被发现在白血病细胞表面表达，而另一种靶向药物诺托珠单抗就是一种抗CD22的抗体药物结合物。这种药物也用于儿童复发性ALL，目前也进行到前期治疗试验。随着对ALL生物学的深入了解，未来的治疗可能包括更多的靶向药物，以减少潜在的迟发不良反应，但能保持和改善白血病治愈后的生存率。

2）支持性护理：肿瘤溶解综合征，包括高钾血症、高尿酸血症、高磷血症，应在治疗开始时评估。静脉输液维持尿量和口服别嘌醇是肿瘤溶解综合征的治疗方法之一。拉布立酶适用于诊断初期高尿酸或高白细胞的严重肿瘤溶解综合征，并且应监测血清钾、磷和尿酸水平。如果出现上腔静脉或上纵隔静脉综合征，则暂时禁用全身麻醉，直到瘤体有所减小。如果高白细胞增多症（WBC计数＞100 000/μl）伴有高血液黏滞度，并伴有呼吸窘迫和（或）精神状态改变，则白细胞分离术可迅速减少循环中原始细胞的数量，并能最大程度减少潜在的血栓性或出血性中枢神经系统并发症。在整个治疗过程中，所有输注的血液和血小板制品都应该经过辐射照射，以防止血液制品中的淋巴细胞产生移植物抗宿主病（graft-versus-host disease，GVHD）。若条件允许，血液制品应该去除白细胞，以尽量减少CMV的传播、输血反应和对血小板的过敏反应。

由于ALL患者的免疫功能低下，细菌、真菌和病毒感染常较重，可能危及生命。在治疗过程中，发热（体温=38.3℃）和中性粒细胞减少（中性粒细胞绝对值＜500/μl）需要及时评估，提检血培养，并迅速使用经验性广谱抗生素治疗。接受ALL治疗的患者必须接受预防肺孢子虫（原为卡氏肺孢子虫）治疗。三甲氧苄啶-磺胺甲噁唑是首选药物，每天2次，每周连续服用2d或3d。没有经过水痘免疫的患者有可能受到非常严重甚至致命的感染。这些患者应在接触病毒后72h内接受水痘-带状疱疹免疫球蛋白（varicella-zoster immunoglobulin，VZIg）注射，针对活动性感染需静脉注射阿昔洛韦。

（5）预后：治愈率取决于诊断时的具体预后影响因素、白血病细胞的生物学特征及对治疗的反应。最重要的两个特征是白细胞计数和年龄。1～9岁的儿童，其诊断时WBC计数低于5万/μl，视为标准风险，白血病治愈后生存率大于90%，而10岁或10岁以上的儿童首次接受治疗的治愈率约为88%。最初的4～6周诱导治疗结束时，MRD监测用于判定治疗反应和缓解程度。与其他具有相似初始危险因素但MRD水平较高的患者相比，在诱导结束时无MRD或非常低水平MRD的患者白血病治愈后生存情况更好。另外，对于在诱导结束时判定复发风险增加的患者，可以给予更强的治疗，以克服这种不良的预后特征，增加他们白血病持续缓解的可能性。

白血病细胞的某些染色体异常会影响预后。费城染色体t（9；22）患者过去很难治愈，但正如本章前面所讨论的，他们的预后现在已经通过引入酪氨酸激酶抑制剂而改善。同样，6个月以下11q23重排的婴儿用常规化疗治愈率也很低。相反，原始细胞是超二倍体的患者（包含＞50条染色体而不是正常的46条染色体）同时有4号和10号染色体三体，以及原始细胞有t（12；21）和ETV6-AML1重排的患者，比没有这些特征儿童的治愈可能性更大，达到了 95% ～ 97% 的无病生存率。

2. 急性髓系白血病

（1）总论：在美国，每年约有 500 例儿童和青少年新发 AML。虽然 AML 只占这个年龄组所有白血病的 25%，但却占该年龄段白血病死亡病例的至少 1/3。先天性疾病与 AML 风险增加有关，包括 DBA（Diamond-Blackfan 贫血）、神经纤维瘤病（neurofibromatosis，NF）、唐氏综合征、Wiskott-Aldrich 综合征、Kostmann 综合征和 Li-Fraumeni 综合征，以及染色体不稳定综合征，如范科尼贫血。后天获得性危险因素包括暴露于电离辐射、细胞毒性化疗药物和苯类物。然而，绝大多数患者没有明确的危险因素。在过去，AML 的诊断几乎完全基于白血病细胞的形态学和免疫组化。免疫表型、细胞遗传学和分子生物学在明确 AML 的诊断，以及将其细分为不同亚型方面越来越重要，在治疗和预后方面具有重要意义。最近，世界卫生组织（the World Health Organization，WHO）将 AML 分类如下：AML 伴有可重现的基因异常，并列出具有诊断意义的基因异常表型；AML 形态学描述没有特异性，包括类似于 FAB 分类（表 31-1、表 31-2）。80% 的 AML 患者细胞遗传学存在克隆异常，通常可以帮助判断预后。

积极的诱导治疗目前可达到 75% ～ 85% 的完全缓解率。然而，尽管采取了部分有效的药物、改善的支持性护理及密集化的治疗，长期生存率却仅略有改善，约为 50%。

（2）临床表现：AML 的临床表现通常包括贫血（44%）、血小板减少（33%）和中性粒细胞减少（69%）。可能几乎没有临床症状，也可能危及生命。诊断时血红蛋白中值为 7g/dl，血小板通常少于 5 万 /μl。有 25% 的患者在诊断时白细胞总数超过 10 万 /μl，但中性粒细胞绝对计数通常低于 1000/μl。

白细胞增多症可能引发危及生命的并发症。小血管中白血病细胞大量增殖使静脉淤滞造成缺氧、出血和梗死，最明显的是肺和中枢神经系统。这种情况较为紧急，需要快速干预，如白细胞分离，以减少白细胞计数。在诊断时，5% ～ 15% 的患者存在中枢神经系统白血病，其初始受累率高于 ALL。某些亚型，如粒细胞和单核母细胞 / 单核细胞性白血病，比其他亚型更有可能发生脑膜浸润。此外，在这两种亚型及急

表 31-1　世界卫生组织急性髓系白血病（AML）及相关肿瘤的分类

有可重现性遗传异常的 AML	伴 t（8；21）（q22；q22），RUNX1-RUNX1T1 的 AML 伴 inv（16）（p13.1q22）或 t（16；16），（p13.1；p22）；CBFB-MYH11 的 AML 急性早幼粒细胞白血病伴 t（15；17）（q22；q12），PML-RARA 伴 t（9；11），（p22； q23）MLLT3-MLL 的 AML 伴 t（6：9）　（p23；q34），DEK-NUP214 伴 inv（3）（q21q26.2）或 t（3.3）（q21；q26.2），RPN1-EVl1 的 AML 伴 t（1：22）（p13； q13）；RBM15-MKL1 的 AML（巨核细胞） 伴 *NPM1* 突变的 AML 伴 *CEBPA* 突变的 AML
AML 伴骨髓增生异常相关改变	
治疗相关的髓系肿瘤	
AML，非特异的	伴微小分化的 AML 未分化的 AML 部分分化的 AML 急性粒细胞白血病 急性单核母细胞白血病和单核细胞白血病 急性红系白血病 急性巨核细胞白血病 急性嗜碱性白血病 急性泛髓鞘病合并骨髓纤维化
髓样肉瘤	
Down 综合征相关髓系肿瘤	暂时性骨髓增生异常 Down 综合征相关的髓系白血病

数据来自 Vardiman JW, Thiele J, Arber DA, et al: The 2008 revision of the World Health Organization (WHO) classification of myeloid neoplasms and acute leukemia: rationale and important changes. Blood 2009 Jul 30; 114(5):937-951.

性早幼粒细胞白血病患者的诊断时可能存在严重的凝血障碍，表现为出血或异常的弥散性血管内凝血，应在开始治疗之前至少部分纠正，因治疗方案可能会短暂地加剧凝血异常。

（3）治疗

1）特殊治疗：AML 对治疗的反应不如 ALL，需要更密集的化疗。治疗中的毒性很常见，可能危及生命；因此，治疗只应在三级儿科癌症中心进行。

目前的AML治疗方案依赖于密集使用蒽环类药物、阿糖胞苷和依托泊苷诱导缓解。在获得缓解后，有匹配的同胞供体的患者可接受异基因骨髓移植，而那些没有适当的相关供体的患者需接受加强化疗，总共 4 ～ 5 个周期。伴有 Inv16 和 t（8；21）改变是提示 AML 的一个更敏感的亚型。在对诱导化疗很快有治疗反应的患者中，单独使用强化化疗可能对具有这些细胞遗传学异常的白血病患者有效。其他公认的对 AML 儿童带来不良后果的遗传学风险因素包括 7 号染色体和 FLT3 内部串联重复（internal tandem duplication，ITD）。无论有无相关性供体，所有这些患者都推荐 HSCT。随着人们更多地了解不同的生物因素，关于风险分组的试验也在越来越多地进行。

AML 的生物异质性在治疗上越来越重要。与 t（15；17）相关的 M3 亚型在细胞遗传学或分子水平显示，除了高剂量阿糖胞苷和柔红霉素的化疗外，目前还使用反式维 A 酸治疗。所有反式维 A 酸都能诱导早幼粒细胞白血病细胞分化，并能诱导缓解，但若要治愈也需要常规化疗。三氧化二砷在 AML 亚型治疗中的应用也得到了研究，并取得了良好的效果。这种亚型比其他 AML 亚型的无病生存率高。

另一个生物学上不同的 AML 亚型发生在唐氏综合征儿童中，几乎都是巨核细胞 AML。采用较少的强化治疗，诱导缓解率和整体生存率戏剧性地优于非唐氏综合征儿童。由于唐氏综合征患儿对化疗药物的毒性作用较为敏感，适当地减少治疗强度是很重要的。

与 ALL 一样，新的生物制剂具有更具体的靶向性，并正在进行临床试验。其中一种药物，索拉非尼，治疗 FLT3 内部串联重复的 AML 时可能起作用。在复发的 AML 治疗中应用索拉非尼是有用的，现在正在进行前期试验研究。

2）支持性护理：肿瘤溶解综合征很少发生在诱导治疗 AML 阶段。然而，当确诊时白细胞计数大于 10 万 /μl 或有明显的淋巴结肿大或脏器肿大，应保证患者有充足的尿量，并密切监测钾、尿酸和磷指标。白细胞增多症（WBC ＞ 100 000/μl）是一种紧急的临床情况，在有症状的患者中，需要快速干预，如白细胞分离，以迅速减少循环中白血病细胞数量，从而减少高黏度。延迟输注红细胞悬液，直到 WBC 降低到 10 万 /μl 以下，避免加重血液高黏度。在开始诱导化疗之前，纠正与 M3、M4 或 M5 亚型相关的凝血异常也很重要。与 ALL 治疗一样，所有血液制品都应经过辐射和去白细胞；预防肺孢子虫必须在治疗期间和治疗后几周内进行；对水痘不免疫的患者必须在接触后 72h 内接受水痘 - 带状疱疹免疫球蛋白治疗，并立即用静脉注射阿昔洛韦治疗活动性感染。

表 31-2　急性髓系白血病的 FAB 亚型

FAB 分类	通用名	儿童年龄分布		细胞遗传学标记	临床特征
		＜2岁（%）	＞2岁（%）		
M0	急性髓系白血病，低分化	1		inv（3q26），t（3；3）	
M1	急性粒细胞白血病，未成熟	17	23		
M2	急性粒细胞白血病，成熟	26		t（8；21），t（6；9）；罕见	成肌细胞瘤或绿色瘤
M3	急性早幼粒细胞白血病	4		t（15；17）；很少，t（11；17）或（5；17）	弥散性血管内凝血
M4	急性粒 - 单核细胞白血病	30	24	11q23，inv3，t（3；3），t（6；9）	白细胞增多，中枢神经系统受累，皮肤和牙龈浸润
M4Eo	急性粒 - 单核细胞白血病伴异常嗜酸性粒细胞升高			inv16，t（16；16）	
M5	急性单核细胞白血病	46	15	11q23，t（9；11），t（8；16）	白细胞增多，中枢神经系统受累，皮肤和牙龈浸润
M6	红白血病	2			
M7	急性巨核细胞白血病	7	5	t（1；22）	唐氏综合征常发（＜2岁）

发热（温度≥ 38.3℃）或与中性粒细胞减少相关的寒战需要及时评估，经中心静脉血管采取的血培养，其他如痰培养或尿培养，酌情并迅速启动广谱静脉抗生素。此类患者感染会迅速危及生命。由于侵袭性真菌感染的高发率，启动抗真菌治疗的标准应该降低。粒细胞集落刺激因子（Filgrastim）可用于刺激 AML 治疗期间的粒细胞水平上升，可使中性粒细胞减少时间缩短，并缩短住院时间。必须强调的是，对这一组患者的支持性护理与白血病导向治疗一样重要，这种治疗只应在三级儿科癌症中心进行。

（4）预后：来自不同中心的研究结果显示，在第一次缓解后 5 年内，没有匹配同胞造血干细胞供体的患者的存活率为 50% ～ 60%。有相匹配的同胞捐献者的患者情况稍好，异基因 HSCT 后 5 年生存率为 60% ～ 70%。

随着治疗变得越来越复杂，治疗结果越来越多地与 AML 的亚型有关。目前，t（8；21）、t（15；17）、inv16 或唐氏综合征患者的 AML 预后最好，使用现代治疗（包括单纯化疗）的长期生存率为 65% ～ 75%。最不利的结果发生在单体 7 号或 5 号染色体，7q，5q-，11q23 细胞遗传学异常的 AML 患者，或 *FLT3* 突变与内部串联重复的 AML 患者。

3. 骨髓增生性疾病　儿童骨髓增生性疾病相对少见，其特点是无效造血，外周血细胞计数超过正常值。主要的 3 种类型是慢性髓细胞性白血病（chronic myelogenous leukemia，CML，在儿童白血病中占比不到 5%）、唐氏综合征儿童的暂时性骨髓增生异常和幼年型粒 - 单核细胞白血病（表 31-3）。

（1）慢性髓细胞性白血病

1）总论：CML 染色体 9 和 22 易位（费城染色体，Ph^+）与成人 Ph^+ CML 相同。9 号和 22 号染色体易位导致 22 号染色体上的 *BCR* 基因和 9 号染色体上的 *ABL* 基因融合。由此产生的融合蛋白是一种有活性的酪氨酸激酶，它与多种效应蛋白相互作用，并抑制原有细胞增殖调节，降低细胞对骨髓细胞外基质的黏附，以及抑制细胞凋亡。这种疾病通常在 3 年内发展到加速阶段，然后是疾病进展表现。人们普遍认为，Ph^+ 细胞对额外的分子变化的易感性增加，从而导致疾病的加速和暴发。

2）临床表现：CML 患者可能出现与急性白血病相似的非特异性症状，包括骨痛、发热、盗汗和疲劳。然而，患者也可以无症状。白细胞总数超过 10 万 /μl 的患者可能有白细胞淤滞症状，如呼吸困难、癫痫或神经异常。查体可能有发热、苍白、瘀斑和肝脾肿大。实验室检查常见贫血、血小板增多和白细胞增多。外周血涂片通常是诊断性的，表现为各阶段成熟的髓系细胞数量占比显著增加，嗜碱性粒细胞增加，原始细胞相对较少，但需要在具有血液学 / 细胞学专业知识的儿科中心确认。

3）治疗与预后：从历史上看，羟基脲或白消安被用来减少或消除 Ph^+ 细胞，而 HSCT 是唯一获得共识的治疗干预措施。据报道，20 岁以下的患者在慢性阶段进行匹配捐助者移植的存活率为 70% ～ 80%。无关供者的干细胞移植存活率为 50% ～ 65%。

对 CML 发病机制的认识使分子靶向治疗逐渐开展。甲磺酸伊马替尼（Gleevec）是一种酪氨酸激酶抑制剂，在治疗 CML 方面取得了巨大的成功，大多数成人和儿童都获得了细胞遗传学上的缓解。现在有新的、更有针对性的酪氨酸激酶抑制剂，包括达沙替尼、厄洛替尼、尼洛替尼和泊那替尼。成人用药后分子学方面的缓解率增加，这些药物可能是成人长期生存所必需的。仅用酪氨酸激酶抑制剂治疗的儿童缓解的持久性尚不清楚，但其是现在公认可接受的一线治疗。

（2）暂时性骨髓增生异常：是 21- 三体患者或 21- 三体嵌合体患者特有的。它的特点是在婴儿早期和自

表 31-3　JMML、CML 及 TMD 的比较

	CML	TMD	JMML
发病年龄	＞ 3 岁	＜ 3 月龄	＜ 2 岁
临床表现	非特异性体质性主诉，严重脾肿大，肝肿大不一	DS 的特征，常无症状或少症状，或肝脾肿大，呼吸系统症状	起病突然；蜕皮样皮疹，明显淋巴结肿大，出血倾向，中度肝脾肿大，发热
染色体改变	t（9；22）	21- 三体，但通常无其他异常	20% 的患者为单体（7q）或 del（7q）
实验室特征	明显的白细胞增多症（＞ 10 万 /μl），血小板计数正常或升高，白细胞碱性磷酸酶无或下降，通常为正常的溶菌酶	白细胞增多不一，正常或血小板计数高，大血小板，髓系原始细胞	中度白细胞增多（＞ 1 万 /μl），血小板减少，单细胞增多（＞ 1000/μl），胎儿血红蛋白增多，白细胞碱性磷酸酶正常至减弱，溶菌酶增多

CML，慢性髓细胞性白血病；DS，唐氏综合征；JMML，幼年型粒 - 单核细胞白血病；TMD，暂时性骨髓增生异常

发缓解期间，原始细胞不受控制地增殖，通常起源于巨核细胞。尽管近期 *GATA1* 基因突变被认为是发病原因之一，但这一过程的发病机制尚不完全清楚。

虽然真正的发病率尚不清楚，但估计高达 10% 的唐氏综合征患者会发病。尽管这个过程通常在 3 个月时就能解决，但器官浸润可能会导致较高的发病率和死亡率。

患者可出现胎儿水肿、心包积液或胸腔积液，或肝纤维化，但多数是无症状的，或者只是轻微的疾病，因此主要采取支持性治疗。无症状的患者无须治疗，有器官功能障碍的患者接受低剂量的化疗或白细胞分离（或两者兼而有之），以减少外周血原始细胞总数。虽然短暂性骨髓增生异常患者有明显的缓解过程，但仍有约 30% 的人在 3 年内发展为急性巨核细胞白血病。

（3）幼年型粒 - 单核细胞白血病：JMML 约占儿童骨髓增生异常和骨髓增生性疾病的 1/3。神经纤维瘤病 1 型（NF-1）患者发生 JMML 的风险高于一般人群。JMML 通常发生在婴儿和年幼的儿童，有时与单体 7 或 7 号染色体长臂的缺失有关。

JMML 患者与其他造血系统恶性肿瘤患者相似，有淋巴结肿大、肝脾肿大、皮疹或呼吸道症状。患者可能有 NF-1 的皮肤红斑、神经纤维瘤或咖啡斑。实验室检查结果包括贫血、血小板减少、白细胞增多伴单核细胞增多、胎儿血红蛋白升高。

JMML 患儿的化疗结果不佳，估计生存率不到 30%。40% ～ 45% 的患者经 HSCT 治疗后可长期生存，通过优化预处理方案和供体选择可以进一步改善生存率。

4. 脑肿瘤

（1）总论：典型的晨起头痛、呕吐和视盘水肿三联征出现在不到 30% 的儿童身上。学习成绩下降和性格变化在大龄儿童中更常见，而易怒、发育停滞和发育延迟在非常年幼的脑肿瘤患儿常见，近期发作性的头部倾斜可由颅后窝肿瘤引起。

脑肿瘤是儿童最常见的实体肿瘤，在美国每年有 1500 ～ 2000 例儿童新发恶性肿瘤，占所有儿童癌症的 25% ～ 30%。一般来说，儿童脑肿瘤比成年人预后更好，最常见的是恶性程度低和可完全切除的肿瘤，以及对化疗有反应的肿瘤，如髓母细胞瘤。不幸的是，颅脑放疗在幼儿身上会有明显的神经、心理、智力和内分泌副作用。

儿童脑肿瘤在生物学和组织学上是具有异质性的，范围从低级别的局限性病变到具有神经轴传播的高级别肿瘤。常应用高剂量的全身化疗，特别是在患有高级别肿瘤的幼儿中，以延迟、减少或完全避免颅脑放疗。这种强化治疗可能同时行自体 HSCT 或外周干细胞重建。

大多数儿童脑肿瘤的原因尚不清楚。患有神经纤维瘤病或结节性硬化症的儿童患星形细胞瘤的风险增加。有研究表明，一些儿童脑肿瘤发生在对儿童癌症、脑肿瘤或白血病和淋巴瘤的遗传易感性增加的家庭。在患有星形细胞瘤的儿童亲属中，癫痫发生率较高。接受颅脑放疗治疗脑膜白血病的儿童罹患脑肿瘤的风险增加。对所有患胶质瘤和脑膜瘤的儿童应进行神经纤维瘤病 1 型筛查。在患有脑膜瘤的儿童中，如果没有 NF-1 皮肤表现，则应考虑到 NF-2 和 von-Hippel-Lindau 综合征。在非典型畸胎样 / 横纹肌样肿瘤（atypical teratoid/rhabdoid tumor，AT/RT）和脉络丛癌中，遗传生殖系突变可能存在。在患有胶质瘤的儿童（以前曾被诊断为白血病或淋巴瘤）中，应仔细考虑错配修复缺陷综合征（constitutional mismatch repair deficiency，CMMRD）。考虑存在 CMMRD 有治疗意义，因为此类患者需要终身筛查，并可能对免疫治疗有更好的反应。在这些肿瘤中，如果怀疑存在 CMMRD、家族性息肉病或 Li-Fraumeni 综合征（Li-Fraumeni syndrome，LFS），应该仔细询问家族史，并进行遗传咨询。

由于小儿脑肿瘤是罕见的，他们经常被误诊或延误诊断；大多数儿科医生在他们的职业生涯中遇到的儿童脑肿瘤不超过 2 例。

（2）临床表现

1）症状和体征：临床表现的不同取决于孩子的年龄和肿瘤的位置。2 岁以下儿童更常见幕下脑肿瘤。患有这种肿瘤的儿童通常会出现非特异性症状，如呕吐、不稳定性、嗜睡和易怒。体征可能极少，也可能有大头畸形、共济失调、反射亢进和脑神经麻痹。由于头颅在幼儿随年龄增大，视盘水肿往往是不存在的。测量头围和观察步态是评估儿童疑似脑肿瘤的关键。眼部异常和明显的视觉障碍，视觉障碍可能发生在视神经通路肿瘤中，如视神经胶质瘤。发生于幼儿的视神经胶质瘤常与 NF 有关。这些眼睛和视觉改变有可能通过治疗得到改善，也可能发生永久视力丧失。这些患者应该密切跟踪眼科随诊，可能需要进行眼球修补、眼肌手术，或定制特制眼镜与棱镜，以改善复视和视力减退。

年龄较大的儿童更常见幕上肿瘤，常伴有头痛、视觉症状、癫痫发作和局灶性神经功能缺陷。初期临床表现往往是非特异性的。学习困难和性格变化常见。经常有患儿描述不清的视觉障碍，但必须直接询问孩子。头痛常见，但通常不会在早上发生。头痛可能与偏头痛混淆。如果神经症状严重、持续或随着时间的推移而恶化，则建议进行脑 MRI 检查。如有局灶性神经功能缺损或颅内压升高现象（即视盘水肿），应行头

MRI 或 CT 检查。

年龄较大的儿童幕下脑肿瘤的特点是表现出脑积水的症状和体征，包括逐渐恶化的晨起头痛和呕吐、步态不稳、复视和视盘水肿。小脑星形细胞瘤扩张缓慢，症状可能在几个月内恶化。晨吐可能是颅后窝内膜瘤的唯一症状，因颅窝内膜瘤发生于第四脑室底部，邻近呕吐中枢。患有脑干肿瘤的儿童可能出现面部和眼外肌肉麻痹、共济失调和偏瘫；在诊断时，约 25% 的患者有脑积水。

2）成像和定位：除了肿瘤活检外，神经轴成像研究可用以确定是否发生了播散。儿童和青少年的脑肿瘤在中枢神经系统外播散是不常见的。

MRI 已成为小儿脑肿瘤的首选诊断性检查，其可更好地显示肿瘤成像和描述 CT 无法显现的无痛性神经胶质瘤。但 CT 检查可以在 10min 内完成，其用时短于 MRI 所需的 30min，如果需要紧急诊断研究或检测肿瘤钙化，CT 仍然是有用的。这两种检查通常都需要进行平扫和增强。对比增强可显示血脑屏障被破坏区域。术后扫描以记录肿瘤切除的程度，应在术后 48h 内进行，以避免术后增强。

神经轴成像和脑脊液细胞学检查应该是对髓母细胞瘤、室管膜瘤和松果体区域肿瘤等肿瘤进行诊断评估的一部分。神经轴下降转移（肿瘤沿神经轴扩散）的诊断可以通过矢状和轴向钆增强 MRI 结合完成。所有第四脑室或小脑中线肿瘤患儿术前均应进行脊柱 MRI 检查。在诊断性手术期间或手术后 7 ～ 10d 获得脑脊液样本。在细胞学检查中，腰椎脑脊液优于脑室脑脊液。血液和脑脊液中的生物标志物水平，如人绒毛膜促性腺激素和甲胎蛋白，可能有助于诊断和随访。对于所有松果体和鞍上肿瘤，术前应行血液人绒毛膜促性腺激素和甲胎蛋白检测，如果为阳性，则应与神经肿瘤学家讨论手术的必要性。

除了紧急情况，对于影像学提示脑肿瘤的患儿，建议神经外科医生在手术前与肿瘤学家讨论肿瘤分期和样本收集。

3）分类：约 50% 的小儿脑肿瘤发生在幕上，50% 发生在颅后窝。在年龄很小的儿童，颅后窝肿瘤更常见。大多数儿童脑肿瘤根据起源细胞可分为两类：①胶质肿瘤，如星形细胞瘤和室管膜瘤；②胚胎肿瘤，如髓母细胞瘤和非典型畸胎瘤。一些肿瘤同时含有胶质和神经成分（如神经节胶质瘤）。某些不常见的中枢神经系统肿瘤不属于这两种类型（即颅咽管瘤、生殖细胞肿瘤、脉络丛肿瘤和脑膜瘤）。低级别和高级别的肿瘤在大多数类别中都有发现。表 31-4 列出了常见小儿脑肿瘤的部位和发生率。

表 31-4　儿童常见脑瘤的部位和发生率

部位	发生率（%）
半球	37
低级星形细胞瘤	23
高级星形细胞瘤	11
其他	3
后窝	49
髓母细胞瘤	15
小脑星形细胞瘤	15
脑干胶质瘤	15
室管膜瘤	4
中线	14
颅咽管瘤	8
脑胶质瘤	4
松果体区域肿瘤	2

星形细胞瘤是儿童最常见的脑瘤，大多数是幼年毛细胞星形细胞瘤（WHO 分级为Ⅰ级），发生在颅后窝，细胞很少或没有有丝分裂现象。低级别星形细胞瘤在许多部位发生，特别是在小脑，可仅通过完全性手术切除治愈。在 40% ～ 50% 的低级别星形细胞瘤中，早期单次化疗可能有效，但许多病例需要多次治疗。最近针对这些肿瘤常见突变的靶向治疗的进展为更好的治疗效果提供了帮助。

髓母细胞瘤是儿童最常见的高级别脑肿瘤。这些肿瘤通常发生在 10 岁以内，高峰发病率在 5 ～ 10 岁，女性与男性发病比率为 2.1 ∶ 1.3。肿瘤通常出现在小脑蚓部中线，可向第四脑室扩张。诊断时有 10% ～ 46% 的患者受到神经轴播散的影响。预后因素见表 31-5。迄今为止，风险的确定在很大程度上取决于组织学、年龄和肿瘤分期，但分子分类将越来越多地应用于确定治疗。

表 31-5　儿童髓母细胞瘤的预后因素

预后因素	有利的	不利的
疾病的程度	不扩散	扩散
组织学特征	未分化，去肿瘤	大细胞，间变性
年龄	≥ 4 岁	＜ 4 岁
分子肿瘤特征	WNT 分型、年轻的 SHH 分型患者	MYC，MYCN

WNT 和 SHH 是髓母细胞瘤根据转录亚组分型中的两种；MYC 是一类原癌基因、MYCN 是 MYC 原癌基因家族中的一员

脑干肿瘤占儿童脑瘤发病频率的第三位。它们通常是星形胶质细胞起源，并且通常是高级别的。弥漫性浸润脑干并主要累及脑桥（弥漫性固有脑桥胶质瘤）的儿童的长期生存率小于5%。最近在弥漫性脑桥胶质瘤中有大量的生物学发现，主要来源于尸检样本。大多数脑桥胶质瘤具有组蛋白突变 *H3 K27M*，这些弥漫性胶质瘤可以发生在中线的任何位置，这一发现导致其分类的改变。依赖于弥漫性中线胶质瘤在新分类中 *H3 K27M* 的突变状态，大部分弥漫性脑桥内胶质瘤现已被包括在分类内。希望对这种肿瘤突变驱动因素的了解可以改善治疗。发生在脑桥上方或下方的脑干肿瘤，以偏心或囊性的方式生长，且没有 *K27M* 突变，预后较好。在这个位置的外生肿瘤可能适合手术。一般来说，脑干肿瘤是在没有病理诊断的情况下治疗的，尽管脑干肿瘤活检的安全性逐渐提高，且活检可提高患者的确诊率。

其他脑肿瘤，如室管膜瘤、生殖细胞肿瘤、脉络丛肿瘤和颅咽管瘤不太常见，每一种肿瘤都有独特的诊断和治疗挑战。

（3）治疗

1）支持性护理：地塞米松应在初次手术前开始应用，以帮助缓解症状。几乎没有证据表明极高剂量的地塞米松有任何优势，笔者团队现在采用的剂量如下：大于4岁的儿童，4mg/q6h；小于4岁的儿童，2mg/q6h。如果孩子有癫痫发作或手术可能诱发癫痫发作，应使用抗惊厥药物。左乙拉西坦现在是该类患者首选的抗惊厥药，因为它不诱导肝酶改变。由于高级别脑肿瘤的儿童术后治疗包括越来越密集的全身化疗，还应考虑预防肺孢子虫感染。地塞米松可能降低化疗的有效性，应在手术后尽快停止。

对脑肿瘤儿科患者的最佳护理需要一个多学科团队，包括儿科神经外科、神经肿瘤学、神经学、内分泌学、神经心理学、放疗和康复医学的亚专科专家，以及高度专业化的护士、社会工作者，以及物理治疗、职业治疗、言语和语言科学的工作人员。

2）特殊治疗：治疗的目标是至少短期，最好是能够长期根除肿瘤。长期神经心理性疾病的发病率成为一个特别重要的问题，与肿瘤本身和治疗后遗症引起的缺陷有关。手术切除尽可能大的肿瘤组织通常是首选的初始治疗方法。手术显微镜，超声组织抽吸器和 CO_2 激光（不太常用于小儿脑肿瘤手术）；计算机立体定向切除的准确性；以及术中监测技术（如诱发电位和电穿刺术）的可用性，提高了许多小儿脑肿瘤手术切除的可行性和安全性。化疗后二次手术越来越多地被用于首次手术切除不完全的肿瘤。

小儿脑肿瘤的放疗正处于发展状态。对于神经轴传播概率较高的肿瘤（如髓母细胞瘤），颅脊放疗仍是3岁以上儿童的标准治疗方法。对于某些类型的颅内生殖细胞肿瘤不行放疗和减少髓母细胞瘤中的颅腔辐射剂量的尝试均尚未成功。在其他肿瘤（如室管膜瘤）中，由于神经轴传播在第一次复发时少见，颅脊放疗已经不被应用。共形辐射和三维治疗规划的使用现在已经成为常规。质子束辐射在一些中心已常规应用，尽管与光子辐射相比，其在儿童中的安全性研究不足。

化疗是治疗低级别恶性星形细胞瘤和髓母细胞瘤的有效方法。强化化疗对少数AT/RT儿童有效。化疗在室管膜瘤中的应用正在探索。一系列针对3岁以下儿童的脑肿瘤治疗方案拟定了包括在肿瘤切除后进行强化化疗、延迟或省略放疗。这些试验的结果仍然不理想，但在不同肿瘤类型化疗的不同反应方面提供了宝贵的经验教训。在年幼儿童，使用高剂量的化疗策略和干细胞治疗，通常还伴随着适当放疗，似乎已经取得了更好的结果。共形技术允许辐射传递到严格定义的区域，并可能限制副作用。

也许儿科神经肿瘤学中最令人兴奋的发展是髓母细胞瘤和室管膜瘤的生物学及临床相关亚分类的发展。这一发展将推动新一代针对这些生物定义群体的靶向治疗。生物学界定义的4组实体髓母细胞瘤，包括WNT和SHH组，就是最好的例子。基于这种新定义的生物学研究正在进行中。

在患有恶性胶质瘤的较大龄儿童中，目前的方法是手术切除肿瘤结合放疗和强化化疗。最近人们认识到，儿童高级别胶质瘤存在相当大的异质性。有些肿瘤（如先天性肿瘤）相对温和的治疗可能有良好的治疗效果。其他的，如上皮样胶质母细胞瘤，可能携带 *BRAF* 突变，并可能有特定的药物靶向作用点。然而，一般来说，高级别胶质瘤儿童的预后很差，在为大多数患有这些破坏性肿瘤的儿童寻找更好的化疗药物和策略方面进展甚微。

用化疗治疗低级别星形细胞瘤的进展同样不理想。然而，在正在进行的、已完成但未报道的低级别星形细胞瘤试验中发现潜在的有效用靶向药物，有可能大大改善这些患者的预后。

（4）预后：尽管手术和放疗有所改善，但对于患有高级别胶质肿瘤的儿童来说，治疗前景仍然很差。对于高级别胶质瘤儿童，早期CCG（小儿肿瘤学组临床试验）研究显示接受放疗和化疗的儿童的无病生存率为45%，但这可能是由于纳入了低级别患者。最近的研究表明存活率不到10%，预后较好的先天性胶质母细胞瘤例外。可能影响生存的生物因素逐渐被认可。弥漫性脑桥胶质瘤的预后仍然很差，因其治疗仅为姑息性的标准放疗。

儿童低级别星形细胞瘤的 5 年甚至 10 年生存率为 60% ～ 90%。然而，预后取决于肿瘤部位和等级，而且正如人们越来越认识到的那样，也取决于生物学特征。患有小脑毛细胞星形细胞瘤的儿童比大脑皮质有纤维性星形细胞瘤的儿童预后好得多。对于儿童复发性或进展性的低级别星形细胞瘤，相对温和的化疗可能会提高生存的可能性。

低阶段髓母细胞瘤儿童进行传统颅脊照射治疗的存活率为 60% ～ 90%。10 年生存率较低（40% ～ 60%）。化疗可以减少颅脊辐射剂量，同时提高一般患者的生存率 [根据最近的 COG（儿童肿瘤学组临床试验）一般风险方案，5 年生存率为 86%]。然而，即使是低剂量的颅脊照射也会对智力产生不利影响，尤其是 7 岁以下儿童。高危髓母细胞瘤的 5 年生存率为 25% ～ 40%，但随着放疗期间联合更多化疗，生存率可能会得到改善，这仍有待正式试验的报道。

在一项全国性的研究中，AT/RT 儿童先前不良的预后似乎通过强化多模式治疗得到改善。

在治疗 3 岁以下儿童脑肿瘤、弥漫性中线胶质瘤 K27M 及恶性胶质瘤方面仍然存在重大挑战。考虑到儿童脑瘤治疗的不充分结果，弱化治疗方案应被充分评估，并注意到近期使用减弱的治疗方案存在治疗失败案例。幸存者的生活质量越来越被重视，而不仅仅是看重存活率。

5. 淋巴瘤和淋巴增生性疾病　淋巴瘤一词是指淋巴细胞的恶性增殖，通常由淋巴组织（即淋巴结、胸腺、脾脏）引起。相反，白血病一词是指骨髓产生的恶性肿瘤，可能包括淋巴细胞。由于淋巴瘤可能累及骨髓，两者之间的区别可能令人混淆。淋巴瘤是儿童癌症中常见的一种，占所有恶性肿瘤的 10% ～ 15%。最常见的种类是霍奇金病，几乎占所有病例的 50%。其余的亚型统称为非霍奇金淋巴瘤（non-Hodgkin lymphoma，NHL），主要分为 4 组：淋巴母细胞淋巴瘤（lymphoblastic lymphoma，LL）、小无裂细胞淋巴瘤、弥漫大 B 细胞淋巴瘤（large B-cell lymphoma，LBCL）和间变性大细胞淋巴瘤（anaplastic large cell lymphoma，ALCL）。

与淋巴瘤相比，淋巴增生性疾病（LPD）在一般人群中相当罕见。大多数是多克隆的、非恶性的（虽然通常危及生命）淋巴细胞的积累，当免疫系统无法控制病毒转化的淋巴细胞时发生。然而，也可能出现恶性单克隆增殖。移植后 LPD 发生在免疫抑制以防止实体器官或骨髓移植排斥反应的患者，特别是肝脏和心脏移植患者。自发性 LPD 发生在免疫缺陷个体中，较不常见发生于免疫能力强的个体。

（1）霍奇金淋巴瘤

1）总论：与成人相比，儿童霍奇金淋巴瘤对治疗有更好的反应，在评估所有疾病阶段时，5 ～ 10 年总生存率超过 90%。虽然成人治疗方案也适用，但 18 岁以下儿童霍奇金淋巴瘤的治疗往往不同。可以应用几种不同的治疗方法使疾病得到良好控制，因此选择分期（放射、外科或其他方法来确定疾病的位置）和治疗往往是基于与治疗相关的潜在长期毒性。

虽然霍奇金淋巴瘤占儿童淋巴瘤的 50%，但只有 15% 的病例发生于 16 岁或更小的儿童。5 岁以下儿童占总儿童病例的 3%。在 10 岁以内，男女比例为 4 ∶ 1。值得注意的是，在非发达国家，年龄分布有很大差异，幼儿的发病率最高。

霍奇金病分为 4 个组织学组，儿童分布与成人相似：淋巴细胞占优势（10% ～ 20%）；结节硬化（40% ～ 60%）（随年龄增长而增加）；混合细胞（20% ～ 40%）；淋巴细胞占比极少（5% ～ 10%）。预后与亚分类无关，根据分期进行适当的治疗。

2）临床表现

A. 症状和体征：儿童霍奇金淋巴瘤通常伴有无痛性颈部淋巴结肿大。肿大的淋巴结往往比炎性淋巴结更硬，并且有橡胶状的纹理。它们可能是离散的，也可能是聚集在一起的，并且与周围组织无粘连。淋巴结增长速度不定，可能在几周到几个月的时间内增大或减小。

霍奇金淋巴瘤几乎总是出现在淋巴结中并扩散到相邻的淋巴结组，因此必须对所有淋巴结部位进行详细检查。淋巴结病在儿童中很常见，因此淋巴结活检往往很困难，或延迟了很长一段时间。早期淋巴结活检的适应证包括：肿大的淋巴结引流的区域无明确的感染，有一个淋巴结大于 2cm，锁骨上淋巴结肿大或胸部 X 线片异常，以及淋巴结肿大在 2 周后继续增大或在 4 ～ 8 周未能缓解。

约 1/3 的儿童出现全身症状。发热体温大于 38℃、前 6 个月体重下降 10%、夜间盗汗在 Ann Arbor 分期中定义为 B 级症状。A 级代表没有这些症状。B 级代表症状具有预后价值，通常需要更积极的治疗才能治愈。酒精摄入可能引起全身瘙痒和疼痛。

纵隔疾病（淋巴结肿大或前纵隔肿物）患者由于胸部重要结构受到压迫可能出现症状，但有 50% 的患者无症状。当考虑淋巴瘤时，应拍胸部 X 线片。在进行任何外科手术之前，必须对纵隔进行彻底的评估，以避免麻醉期间气道阻塞或心血管衰竭，可能导致死亡。脾肿大或肝肿大一般与晚期疾病有关。

B. 实验室检查：虽然患者常存在贫血，但红细胞通常是正常的，中性粒细胞减少、嗜酸性粒细胞增多和血小板增多可能存在。红细胞沉降率（ESR）和其他急性期反应物往往升高，可作为疾病活动的标志。

常发生免疫异常，尤其是细胞免疫异常，在诊断晚期疾病的患者中，过敏较为常见。自身抗体现象，如溶血性贫血和特发性血小板减少性紫癜已被报道。

C. 分期：霍奇金淋巴瘤的分期决定了治疗和预后。最常见的分期系统是 Ann Arbor 分期，它用Ⅰ～Ⅳ描述疾病的程度，用 A 或 B 后缀描述症状（如Ⅲ B 阶段）。系统的检查包括胸部X线，胸部、腹部和骨盆的CT扫描，以及双侧骨髓穿刺和活检。近年来，正电子发射断层扫描（PET）越来越多地用于霍奇金病患者的分期和随访。

D. 病理结果：霍奇金淋巴瘤的诊断需要切片可见 R-S 细胞或其异形细胞。R-S 细胞是经过恶性转化的生发中心 B 细胞。在发达国家，这些肿瘤中近 20% 的 EBV 呈阳性。EBV 与霍奇金病有关，大部分 EBV 滴度增高的霍奇金病患者提示活动性 EBV 可能导致霍奇金淋巴瘤的发生。

3）治疗与预后：治疗方案是基于 B 级症状的存在、分期、肿瘤体积和受累淋巴结区域的数量。为了实现长期的无病生存，同时尽量减少治疗毒性，霍奇金病越来越多地依靠化疗而非放疗。

几种化疗药物联合应用有效，与儿童肿瘤学治疗白血病的方案相比，治疗时间相对较短。临床试验表明，仅用 AV-PC（多柔比星、长春新碱、泼尼松和环磷酰胺）治疗 9 周就足以诱导低风险霍奇金淋巴瘤患者的完全缓解。另外两种药物，博来霉素和依托泊苷，目前应用于周期为 4 ～ 6 个月的中危疾病患者的治疗中。在对化疗早期有反应的中危霍奇金淋巴瘤患者中，不应用放疗已证明预后较好。晚期疾病采用化疗和放疗联合治疗。

目前的治疗使Ⅰ期和Ⅱ期霍奇金淋巴瘤的儿童 5 年生存率达 90% ～ 95%。2/3 的疾病复发发生在诊断后 2 年内，很少发生在 4 年后。虽然晚期疾病（Ⅲ期和Ⅳ期）患者的整体生存率略低，但更多的患者正在成为带病长期幸存者。因此，在接受放疗的患者中，继发性恶性肿瘤（包括白血病和实体肿瘤）的风险也越来越高。因此，使这种风险最小化的最佳治疗策略应该是未来研究的方向。

复发的霍奇金淋巴瘤仍然对化疗和放疗有反应。疾病缓解后的自体 HSCT 被用作巩固治疗，以尽量减少复发的风险。异体 HSCT 用于第二次或更严重的疾病复发，因为它发生并发症的风险增高，且可能对患者生存没有额外的益处。

目前正在对高危霍奇金淋巴瘤儿童进行靶向治疗，包括靶点为 CD30 的抗体结合物——CD30 是一种在霍奇金淋巴瘤中高表达的跨膜受体。目前 COG 的试验正在研究一种抗 CD30 小鼠 / 人嵌合单克隆抗体与单甲基澳瑞他汀 E 联合是否能够作用于新诊断的高风险霍奇金淋巴瘤的 R-S 细胞。pembrolizumab 和 nivolumab 作为阻断 PD-1 位点抑制剂最近被批准用于复发性霍奇金淋巴瘤，因为肿瘤细胞始终表达其靶向 PDL-1 和 PDL-2。

（2）非霍奇金淋巴瘤

1）总论：非霍奇金淋巴瘤（non-Hodgkin lymphoma，NHL）是一组不同的癌症，占 15 岁以下儿童恶性肿瘤的 5% ～ 10%。美国每年约有 500 例新发病例。NHL 的发病率随着年龄的增长而增加。15 岁或 15 岁以下的儿童仅占全部 NHL 病例的 3%，5 岁前罕见。男女比约为 3 ∶ 1。在赤道附近的非洲地区，由 EBV 和与 EBV 相关的 Burkitt 淋巴瘤（Burkitt lymphoma，BL）引起的 NHL 占儿童恶性肿瘤的 50%。

大多数患有 NHL 的儿童免疫系统正常。然而，患有先天性或获得性免疫缺陷的儿童（如 Wiskott-Aldrich 综合征、严重联合免疫缺陷综合征、X 连锁淋巴增生综合征、HIV 感染、固体器官或骨髓移植后免疫抑制）患 NHL 的风险增加。据估计，风险是对照组的 100 ～ 10 000 倍。

动物模型表明病毒参与了 NHL 的发病机制，也有证据表明病毒参与了人类 NHL 的发病。在赤道附近的非洲地区，95% 的 BL 患者有 EBV 的 DNA。但在北美洲，不到 20% 的 BL 肿瘤含有 EBV 基因。其他病毒（如人类疱疹病毒 6 和 8）、宿主免疫防御障碍、慢性免疫刺激和特定染色体重排作为 NHL 发病的潜在触发因素的作用正在研究中。

与成人 NHL 不同的是，几乎所有的儿童 NHL 都是迅速增殖、高级别、弥漫性恶性肿瘤。这些肿瘤表现出侵袭性，但通常对治疗非常敏感。几乎所有的儿童 NHL 在组织学上可被分为 4 大组：LL、小无裂细胞淋巴瘤 [BL 和 Burkitt 样淋巴瘤（Burkitt-like lymphoma，BLL）]、LBCL 和 ALCL。除了临床表现，免疫表型和细胞遗传学特征在 NHL 的分类、发病机制和治疗中越来越重要。儿童 NHL 的比较总结见表 31-6。

2）临床表现

A. 症状和体征：儿童 NHL 可发生在任何部位的淋巴组织，包括淋巴结、胸腺、肝脏和脾脏。常见的淋巴外部位包括骨、骨髓、中枢神经系统、皮肤和睾丸。表现的体征和症状取决于病变的位置和播散程度。由于 NHL 通常进展非常迅速，症状的持续时间相当短暂，从几天到几周不等。然而，儿童发生综合征的数量有限，其中大多数与细胞类型相关。

患有 LL 的儿童常有气道压迫（咳嗽、呼吸困难、端坐呼吸）或上腔静脉压迫（面部水肿、球结膜水肿、多血症、静脉怒张）的症状，这是纵隔疾病所致。这些症状是急症，需要快速诊断和治疗。胸腔或心包积

表 31-6 儿童非霍奇金淋巴瘤的比较

	淋巴母细胞淋巴瘤	小无裂解细胞淋巴瘤（BL 和 BLL）	大 B 细胞淋巴瘤	间变性大细胞淋巴瘤
发生率（%）	30 ～ 40	35 ～ 50	10 ～ 15	10 ～ 15
组织病理学特征	与 ALL 淋巴母细胞难辨	大核，有突出的核仁，周围有嗜碱性的细胞质，含有脂质液泡	有裂核或未裂核的大细胞	大的多形性细胞
免疫表型	未成熟 T 细胞	B 细胞	B 细胞	T 细胞核裸细胞
细胞遗传学标记	涉及 14q11 号染色体和 7 号染色体的易位；1 号染色体的中间缺失	t(8；14)，t(8；22)，t(2；8)	很多	t（2；5）
临床表现	胸内肿瘤，纵隔肿块（50% ～ 70%），膈以上淋巴结肿大（50% ～ 80%）	腹腔肿瘤（90%），颌骨受累（10% ～ 20% 散发性 BL，70% 地方性 BL），骨髓受累	腹部肿瘤最常见；异常部位：肺，面部，脑，骨，睾丸，肌肉	淋巴结肿大，发热，体重减轻，盗汗，结外部位包括内脏和皮肤
治疗	类似于 ALL 治疗；持续时间 24 个月	烷化剂的密集使用，甲氨蝶呤；中枢神经系统预防；持续时间 3 ～ 9 个月	类似于 BL/BLL 的治疗	类似于淋巴母细胞淋巴瘤或 BL/BLL 的治疗

液可能进一步损害患者的呼吸和心血管功能。中枢神经系统和骨髓受累在诊断中并不常见。当骨髓中含有 25% 以上的淋巴母细胞时，患者被诊断为 ALL。

大多数 BL 和 BLL 患者存在腹部疾病。腹部疼痛、腹胀、右下腹肿块，或 5 岁以上儿童肠套叠，提示诊断为 BL。骨髓受累常见（约 65% 的患者存在）。BL 是已知的增殖最快速的肿瘤，并且因其血液灌注不足而具有较高的自发细胞死亡率。因此，患有严重腹部疾病的儿童经常患有肿瘤溶解综合征（高尿酸血症、高磷血症和高钾血症）。这些异常可因肿瘤浸润肾脏或肿瘤使尿路梗阻加重。虽然组织学上相似，但在疾病高发的赤道附近的非洲地区和北美洲，病例之间有许多差异（表 31-7）。

大细胞淋巴瘤在临床上与小无裂细胞淋巴瘤相似，但特殊受累部位很常见，特别是伴有 ALCL 时。常见的有皮肤病变、局灶性神经功能缺陷、胸膜或腹水，但常没有明显的肿块。随着诊断技术的改进，已确定了 LBCL 的新类型，包括原发性纵隔 B 细胞淋巴瘤和灰色地带淋巴瘤，鉴别很重要，因为治疗方法有很大的不同。

B. 诊断评估：诊断需通过组织学活检、免疫表型和细胞遗传学研究。如果存在纵隔疾病，且气道或腔静脉受到肿瘤侵害，则必须避免全身麻醉。这些患者在局部麻醉下（在麻醉医师在场的情况下）取得的胸膜或腹水、骨髓或周围淋巴结的标本可以协助明确诊断。对于有腹部肿物的疑似 BL 患者，应避免行腹部大手术和肠切除术，因为肿瘤会随着化疗进行而迅速减小。应尽快进行关于这些肿瘤快速生长和危及生命的并发症的进一步研究，以便不会延迟特定治疗。

经过彻底的体格检查，取得全血细胞计数、肝功能检查和生化检查（电解质、钙、磷、尿酸、肾功能）相关数据。LDH 升高提示肿瘤负荷，可作为疾病活动的标志。影像学研究应包括颈部、胸部、腹部和骨盆的胸部 X 线、CT 及 PET。骨髓和脑脊液检查也是必不可少的。

表 31-7 地方性和散发性霍奇金淋巴瘤的比较

	地方性	散发性
发生率	10/10 万	0.9/10 万
细胞遗传学	染色体 8 在 *c-myc* 位点上游断裂	在 *c-myc* 位点内染色体 8 断裂点
EBV 相关	≥ 95%	≤ 20%
出现疾病的部位	下颌（58%），腹部（58%），中枢神经系统（19%），眶周（11%），骨髓（7%）	下颌（7%），腹部（91%），中枢神经系统（14%），眶周（1%），骨髓（20%）

3）治疗

A. 支持性护理：在治疗时处理危及生命的问题是至关重要的。最常见的并发症是上纵隔综合征和急性肿瘤溶解综合征。气道损害患者需要迅速开始特定的治疗。由于这些患者全身麻醉存在风险，有时有必要给予皮质类固醇或低剂量放疗，直到肿块足够小，以便安全地进行活检。肿瘤对类固醇和放疗的反应通常很快（12 ～ 24h）。

对所有肿瘤负荷较重的 NHL 患者都应预估肿瘤溶解综合征。用静脉输液和利尿剂维持尿量 [＞5ml/（kg・h）] 是预防的关键。别嘌醇会降低血清尿酸。拉布立酶是一种有效的别嘌醇静脉注射的替代药物，越来越多地用于高肿瘤溶解风险患者或对别嘌醇反应不佳的患者。肾脏透析偶尔是控制代谢异常所必需的。在化疗开始之前，每一步治疗都应纠正或尽量减少代谢异常；然而，这种稳定时期不应超过 24 ～ 48h。

B. 特殊治疗：全身化疗是治疗 NHL 的主要手段。几乎所有的 NHL 患者都需要密集的鞘内化疗来预防中枢神经系统受累。手术切除不推荐，除非整个肿瘤可以安全切除，这种情况很罕见。部分切除或剥离手术不起作用。放疗不能改善治疗结果，因此其使用仅限于特殊情况。

治疗 LL 一般是基于 ALL 治疗方案，涉及加强剂量、多药物联合化疗。目前，在多药化疗方案中，加入硼替佐米是否会降低 T 细胞 LL 患者复发的风险正在进行试验研究。治疗期限为 2 年。对 BL 和 BLL 的治疗，由烷基化剂和高剂量甲氨蝶呤组成，但在相对较短的时间内，其治愈率最高。LBCL 的治疗类似，但 ALCL 的治疗需采用 BL 和 LL 2 种治疗方案。经过调整剂量的 EPOCH-R 在成人原发性纵隔 B 细胞淋巴瘤和灰色地带淋巴瘤中能改善治疗结果。使用这种治疗方案的临床试验正在罕见的 NHL 儿童中进行。

单克隆抗体，如利妥昔单抗（抗 CD20）可以更有针对性地治疗淋巴瘤，并已成功地改善了成人的预后。儿童高危成熟 B 细胞淋巴瘤的近期研究已被证实在常规化疗方案中加入利妥昔单抗使治疗结果得到了改善。此外，针对 ALK 癌基因的口服小分子抑制剂正在被探索作为治疗 ALCL 患者特定亚群的新疗法。ALK 癌基因由 2 号和 5 号染色体易位激活，导致 NPM N 端区与 ALK 胞内部分并列，是 ALK 阳性 ALCL 的决定性遗传病变。ALCL 常表达 CD30，本妥昔单抗和 ALK 抑制剂的联合研究正在进行中。

4）预后：NHL 预后的一个主要预测因素是疾病诊断时的程度。90% 的局限性疾病患者可以期待长期无病生存。除原发部位，两侧膈肌广泛受累、中枢神经系统受累或骨髓受累的患者，有 70% ～ 80% 的无病生存率。复发发生在 NHL 早期；LL 患者在诊断后 30 个月内很少复发，而 BL 和 BLL 患者很少在 1 年后复发。复发 T 细胞淋巴细胞白血病或淋巴瘤的患者治愈率特别差（3 年无病生存率＜ 20%）。复发患者可能有机会通过自体或异体 HSCT 治愈。

（3）淋巴增生性疾病（lymphoproliferative disorder，LPD）：可以被认为是淋巴瘤的一部分。虽然 LPD 代表非恶性淋巴细胞的不适当的多克隆增殖，但有时淋巴瘤是由 LPD 引起的。

1）移植后淋巴增生性疾病（posttransplantation lymphoproliferative disorder，PTLD）：发生在接受大量免疫抑制药物治疗的患者中。在这些患者中，潜伏的 EBV 感染在 B 细胞中的重新激活驱动了 B 细胞的多克隆增殖，如果不停止，这将是致命的。偶尔发展为淋巴瘤，通常伴有染色体易位。

LPD 是一种越来越常见和重要的移植并发症。PTLD 的发病率在移植受者中占 2% ～ 15%，这取决于器官移植和免疫抑制方案。

治疗这些疾病是移植医生和肿瘤学家面临的挑战。最初的治疗是减少免疫抑制，这使患者自己的免疫细胞破坏病毒转化的淋巴细胞。然而，这只对约 50% 的患者有效。对于那些对减少免疫抑制治疗无反应的患者，化疗可能有效。抗 B 细胞抗体，如利妥昔单抗（抗 CD20），用于治疗 PTLD，在临床试验中具有广阔的应用前景。最近，基于 T 细胞的免疫疗法，如供体淋巴细胞输注和 EBV 特异性细胞毒性 T 淋巴细胞的过继转移，也作为新疗法正在被探索。

2）自发性淋巴增生性疾病：发生 LPD 的免疫缺陷包括布卢姆综合征、Chediak- Higashi 综合征、共济失调毛细血管扩张症、Wiskott- Aldrich 综合征、X 连锁淋巴组织增生综合征、先天性 T 细胞免疫缺陷和 HIV 感染。治疗取决于具体情况，但与 PTLD 不同，可供选择的治疗方案很少。卡斯尔曼病是一种 LPD，发生在没有任何明显免疫缺陷的儿童。自身免疫性淋巴增殖综合征（ALPS）的特点是广泛的淋巴结肿大、肝脾肿大、自身免疫反应。LPS 是由 Fas 配体通路的突变引起的，而 Fas 配体通路在调节细胞凋亡中起着至关重要的作用。

6. 神经母细胞瘤

（1）总论：神经母细胞瘤起源于交感神经节或肾上腺髓质的神经嵴组织。它由小的、均匀的细胞组成，细胞质很少，细胞核深染，可能形成花环图案。必须与来自儿童的其他“小、圆形、蓝色细胞”恶性肿瘤，如尤因肉瘤、横纹肌肉瘤（RMS）、外周神经外胚层肿瘤（PNET）和 NHL 加以区分。

神经母细胞瘤占小儿恶性肿瘤的 7% ～ 10%，是中枢神经系统外最常见的实体肿瘤。50% 的神经母细胞瘤在 2 岁前诊断，90% 在 5 岁前诊断。这是一种生物多样性的疾病，尽管有积极的治疗，临床表现仍可以从自然退化到无情的进展。从历史上看，高危神经母细胞瘤患者的治愈率非常低。然而，随着最近有希望的进展，治愈率一直在稳步提高，尽管是以治疗产生的巨大毒性为代价的。

（2）临床表现

1）症状和体征：临床表现基于肿瘤的位置和肿瘤的神经内分泌功能而不同。许多儿童表现出发热、体重减轻和易怒等症状。骨痛提示转移性疾病，在诊断时，60% 的 1 岁以上儿童存在这种症状。体格检查可能显示一个固定、不规则形状的中线腹部肿块。虽然大多数儿童有腹部原发肿瘤（40% 发生于肾上腺，25% 发生于椎旁神经节），但神经母细胞瘤可以出现在任何有交感神经组织的地方。在后纵隔，肿瘤通常是无症状的，并在胸部 X 线片上偶然被发现。颈部神经母细胞瘤患者存在颈部肿块，有时误诊为感染。Horner 综合征（单侧上睑下垂、肌病和无汗症）或异色虹膜（不同颜色的虹膜）可能伴随颈神经母细胞瘤。椎管旁肿瘤可通过脊髓孔延伸，致脊髓压迫，导致麻痹、瘫痪或肠 / 膀胱功能障碍。

最常见的转移部位是骨、骨髓、淋巴结、肝脏和皮下组织。神经母细胞瘤倾向转移到颅骨，特别是蝶骨和球后组织，导致眶周瘀斑（“熊猫眼”）和眼球突出。肝转移，特别是在新生儿，可能导致肝脏明显肿大。皮肤转移可以出现蓝色或紫色的皮下结节，可能是由于儿茶酚胺释放。

神经母细胞瘤可以有副肿瘤表现，最突出的表现是视阵挛 - 肌阵挛（opsoclonus-myoclonus-ataxia，OMA）综合征（“眼震颤 - 手舞蹈综合征”）。这种现象的特点是快速和混乱的眼睛运动，四肢和躯干肌阵挛抽搐，共济失调，行为障碍，这一过程往往持续至神经母细胞瘤治疗完成后，是由于抗神经自身抗体的交叉反应。治疗采用免疫抑制治疗。由于肿瘤分泌血管活性肠肽（vasoactive intestinal peptide，VIP），可发生顽固性腹泻。有趣的是，这两种副肿瘤综合征的发病率与肿瘤本身更有利的治疗潜力有关。

2）实验室调查结果：60% 的神经母细胞瘤患儿存在贫血，可能是由慢性疾病或骨髓浸润所致。偶尔出现血小板减少，但血小板增多症更普遍，即使在骨髓转移性疾病。尿儿茶酚胺 [香草扁桃酸（vanillylmandelic acid，VMA）和高香草酸（homovanillic acid，HVA）] 在至少 90% 的患者诊断时升高，应在手术前测量。

3）成像：原发肿瘤的 X 线片可能显示出点状钙化。骨转移可能出现不规则和溶解。也可以看到骨膜反应和病理性骨折。CT 扫描显示原发肿瘤的程度、对周围结构的影响及转移性疾病的存在。典型的起源于肾上腺的肿瘤中，肾在外侧移位，这有助于区分神经母细胞瘤和 Wilms 肿瘤。磁共振成像有助于确定脊髓参与侵犯神经孔的肿瘤的存在。

碘 -123- 间碘苄胍（MIBG）是一种放射标记化合物，定位于肾上腺组织，用于检测和量化诊断时转移性疾病的程度，并跟踪治疗反应。PET/CT 可用于 MIBG 非亲和肿瘤的患者（占 8.7%）。MIBG 和 PET/CT 取代了锝 -99 骨扫描，用于评估神经母细胞瘤骨转移。

4）分期：神经母细胞瘤的分期通常是根据国际神经母细胞瘤分期系统（the International Neuroblastoma Staging System，INSS）（表 31-8）进行的，尽管一种较新的国际神经母细胞瘤风险组（International Neuroblastoma Risk Group，INRG）分期系统正在被更普遍地使用，将成像定义的危险因素作为分期过程的一部分。对肿瘤进行活检是确定诊断和确定肿瘤生物学特征的关键。此外，必须进行双侧骨髓抽吸和活检，以评估骨髓受累。

肿瘤根据组织学特征和患者诊断年龄分为有利或不利，年龄较小（＜ 18 个月）更有利于预后。*MYCN* 原癌基因的扩增是侵袭性临床行为的可靠标志。肿瘤细胞 DNA 含量也可以预测预后。高二倍体是一个有利的发现，而二倍体 DNA 含量与更坏的结果有关。染色体条带 1p36 和 11q23 的杂合性缺失也会导致更糟糕的预后。

表 31-8　国际神经母细胞瘤分期系统

分期	描述
1	局部肿瘤完全切除，有或没有显微镜下残留疾病；同侧淋巴结显微镜下肿瘤阴性
2A	局部肿瘤伴不完全切除；同侧非贴壁淋巴结显微镜下肿瘤阴性
2B	局部肿瘤伴或不伴完全切除；同侧非贴壁淋巴结肿瘤呈阳性。肿大的淋巴结必须显微镜下阴性
3	无法切除的单侧肿瘤浸润过中线，伴或不伴区域淋巴结受累；或局限性单侧肿瘤伴对侧区域淋巴结受累；或经浸润（不可切除）或淋巴结受累而双侧延伸的中线肿瘤。中线定义为脊柱。起源于一侧并穿过中线的肿瘤必须浸润或超过脊柱的对侧
4	传播到远处淋巴结、骨、骨髓、肝脏、皮肤或其他器官的任何原发肿瘤，但 4S 期定义的除外
4S	定位原发肿瘤，定义为 1、2A 或 2B 期，传播仅限于皮肤、肝脏或骨髓，仅限于＜ 1 岁的婴儿。骨髓受累应＜有核细胞的 10%

（3）治疗与预后：按照考虑INSS或INR G期、患者年龄、MYCN状态、组织学、细胞遗传学发现和DNA指数的风险分层系统对患者进行治疗。根据这些因素，患者被归类为低、中、高风险。

对于低风险患者（INSS第1和第2阶段，具有良好的生物学特征），手术切除50%以上的肿瘤通常足以治愈。以牺牲周围正常结构为代价来切除整个肿瘤的侵略性手术是不必要的，并可能导致不必要的发病率。小于6月龄的婴儿肾上腺肿块与神经母细胞瘤一致的X线片可以单独用密切观察来治疗，即使在没有活检的情况下也是如此。低危神经母细胞瘤患者生存率在98%以上。小于1岁的INSS第4期疾病患儿可能不需要任何治疗，疾病会自行消退，尽管可能会因为体积庞大的疾病（通常是肝肿大）引起机械并发症而启动化疗。4S期患者生存率达90%以上。

对于中危神经母细胞瘤（INSS第3期和第4期疾病患者的亚群），主要治疗方法是手术联合化疗。通常情况下，肿瘤的大小或位置使得原发性肿瘤切除的治疗方法不可行。在这种情况下，单独进行活检以做出明确的诊断和评估生物特征。肿瘤的缩小与化疗往往允许第二次手术与更完整的肿瘤切除。通常使用的化疗药物包括卡铂、依托泊苷、环磷酰胺、长春新碱和多柔比星。使用的周期数（通常为2～8个周期）取决于多种因素，包括患者的年龄、INSS分期、肿瘤的生物学特征和治疗反应。放疗一般不必要。中风险神经母细胞瘤患者的生存率为90%～95%。

高危患者（大多数为INSS第3期和第4期患者，一般年龄较大，肿瘤生物学状况不佳）需要强化多模式治疗，包括化疗、手术、自体HSCT、放射、生物治疗和免疫治疗。几个周期的密集化疗后，切除尽可能多的肿瘤。在诱导期之后，串联（两次序贯）自体造血干细胞移植作为巩固治疗。在HSCT之后，对原发肿瘤的部位和移植前有活动性疾病迹象的任何区域进行放疗。此时，患者已达到MRD状态。为了减少复发的风险，接下来是维护阶段。患者接受免疫治疗，使用针对神经母细胞瘤细胞表面表达的GD2抗原的抗体，或GM-CSF，以增强免疫介导的细胞杀伤。这些治疗与13-顺维A酸交替使用，后者是一种诱导神经母细胞瘤细胞终末分化的药物。最近纳入的所有这些治疗方式的研究结果令人鼓舞，5年无事件生存率（EFS）为56%，总生存率为73%。一项即将进行的COG治疗研究将着眼于将放射性治疗碘-121-MIBG纳入前期治疗方案。此外，靶向疗法的使用，如抑制肿瘤中表达ALK突变的患者的ALK也正在研究中。尽管有进展，但高风险神经母细胞瘤仍然是一种具有挑战性的疾病，在提高治愈率的同时最小化治疗的毒性仍有许多工作要做。

7. Wilms 肿瘤（肾母细胞瘤）

（1）总论：美国每年约有460例新增Wilms肿瘤患者，占15岁以下儿童肿瘤的5%～6%。是继神经母细胞瘤后，儿童第二常见的腹部肿瘤。大多数Wilms肿瘤是散发性的。然而，在少数儿童中，Wilms肿瘤发生在相关的畸形或综合征的背景中，包括无虹膜、偏身肥大症、泌尿生殖系统（genitourinary，GU）畸形（如隐睾、尿道下裂、性腺发育不良、假性畸形和马蹄肾）、Beckwith-Wiedemann综合征、Denys-Drash综合征和WAGR综合征（Wilms肿瘤、无虹膜、两性生殖器、智力迟钝）。

诊断时的中位年龄与性别和单双侧有关，单侧肿瘤的诊断年龄较双侧肿瘤小，男性的诊断比女性早。Wilms肿瘤最常见于2～5岁；6岁以后不常见。平均诊断年龄为4岁。

（2）临床表现

1）症状和体征：大多数患有Wilms肿瘤的儿童随着腹部大小的增加，或者由父母和（或）体检时偶然发现的无症状腹部肿块而被发现。肿块通常光滑而坚固，界限清楚，很少穿过中线，尽管它可以向下延伸到骨盆。约25%的患者发现时存在高血压。肉眼血尿是一种罕见的表现，尽管约25%的患者存在镜下血尿。

2）实验室结果：血常规通常是正常的，但有些患者存在贫血，其继发于肿瘤内出血。血尿素氮和血清肌酐通常正常。尿常规可能显示一些红细胞或白细胞存在。

3）成像和定位：腹部超声或CT可证实肾内肿块的存在。对侧肾脏的形态、功能及是否同时有Wilms肿瘤的评估也至关重要。下腔静脉需通过多普勒超声对肿瘤的存在和播散程度进行评价。肝脏需影像检查明确是否存在肿瘤转移。需进行胸部CT扫描确定是否存在肺转移。约10%的患者在诊断时会有转移，其中80%有肺部转移，15%有肝转移。骨和脑转移是非常罕见的，通常与少见的、更具侵略性的肾肿瘤类型有关，如透明细胞肉瘤或横纹肌样肿瘤；因此，骨扫描和脑成像不常规进行。临床阶段最终在手术时判定并由病理学家确认。

（3）治疗与预后：在美国，肾母细胞瘤的治疗首先通过前路手术探查腹部，以检查和触诊对侧肾脏。对肝脏和淋巴结进行检查，并对可疑区域进行活检或切除。整块切除肿瘤，尽可能避免肿瘤在术中溢出，因为这可能会增加分期和治疗。由于治疗方案是针对肿瘤分期的，所以需要熟悉分期的外科医生进行手术。

除了分期外，组织学类型对治疗和预后也有影响。

有利的组织学（FH，参见后面的讨论）指的是经典的三相 Wilms 肿瘤及其变种。不良组织学（unfavorable histology, UH）是指存在弥散性间变（极端核异型性），在 5% 的肾母细胞瘤中存在。对于Ⅱ、Ⅲ、Ⅳ期肿瘤患者而言，Wilms 肿瘤中只有少数的非典型增生小病灶，其预后较差。染色体 1p 和 16q 杂合性缺失是不良预后因素。在切除和病理检查之后，患者被确定为某一个阶段来进一步治疗。

治疗上的进展使得 Wilms 肿瘤的总治愈率约为 90%。国家 Wilms 肿瘤研究组的第四项研究（The National Wilms Tumor Study Group's fourth study, NWTS-4）表明，在最初治疗阶段加强治疗，可以提高生存率，同时缩短整体治疗时间（24 周 vs 60 周的治疗时间）。

表 31-9 概述了 NWTS-5 中目前的治疗建议。患有Ⅲ期或Ⅳ期 Wilms 肿瘤的患者需要对肿瘤和转移性部位进行放疗。化疗最好在手术后 5d 内开始，而放疗应在 10d 内开始。第Ⅴ期（双侧 Wilms 肿瘤）疾病需一种不同的方法，包括可能的双侧肾活检，然后是化疗和第二次保留肾手术，也可能需要放疗。

表 31-9　Wilms 肿瘤治疗

分期 / 病理亚型	治疗
Ⅰ～Ⅱ期 FH 和Ⅰ期 UH	18 周（放线菌素和长春新碱）
Ⅲ～Ⅳ期 FH 和Ⅱ～Ⅳ期局灶性间变性	24 周（放线菌素、长春新碱、多柔比星）和放疗
Ⅱ～Ⅳ期 UH（弥漫性间变性）	24 周（长春新碱、多柔比星、依托泊苷、环磷酰胺）和放疗

使用这些治疗方法，NWTS-4 的 4 年总生存率如下：Ⅰ期 FH，96%；Ⅱ～Ⅳ期 FH，82%～92%；Ⅰ～Ⅲ期 UH（弥漫性间变性），56%～70%；Ⅳ期 UH，17%。复发性 Wilms 肿瘤患者手术、放疗和化疗（单独或联合）的挽救率约为 50%。HSCT 作为提高复发后的生存机会的方法也正在被探索。

（4）未来展望：虽然在治疗 Wilms 肿瘤方面取得了非凡的进展，但重要的问题仍有待回答。关于肾切除前化疗在治疗 Wilms 肿瘤中的作用提出了一些问题。手术前化疗似乎减少了肿瘤在切除时的破裂，但可能会通过改变分期来影响预后。未来的研究旨在尽量减少低风险患者的急性和长期毒性，并改善高风险和复发患者的预后。

8. *骨肿瘤*　原发性恶性骨肿瘤是一种罕见的儿童疾病，每年只有 650～700 例新发病例。骨肉瘤占其中的 60%，主要发生在青少年和青壮年时期。尤因肉瘤是第二常见的骨源性恶性肿瘤，见于幼儿至年轻人。两种肿瘤的发生均以男性为主。

骨肿瘤的主要症状是病变部位的疼痛，通常伴随着轻微的创伤、肿块形成和皮质骨破坏区域的骨折。

（1）骨肉瘤

1）总论：骨肉瘤在儿童最常见的恶性肿瘤中排名第六，在青少年和年轻人中排名第三。在青春期快速生长期间出现的发病高峰提示了骨快速生长和恶性转化之间的因果关系。流行病学数据显示，骨肉瘤患者的身高比同龄健康人要更高，病变最常发生在骨骼长度和大小增加最多的部位，且女孩发生骨肉瘤的年龄比男孩早，这与她们早期的生长突增相对应。这又进一步证实了快速骨增长和恶性转化的关系。骨肉瘤主要发生在长骨的干骺端，其中股骨远端占 40% 以上，其次为胫骨近端、肱骨近端、股骨中端及近端。

2）临床表现

A. 症状和体征：病变部位疼痛是常见的症状，伴或不伴软组织肿块。患者通常在诊断前几个月就有症状。全身性症状（发热、体重减轻）的情况很少见。实验室评估显示血清碱性磷酸酶或 LDH 水平可能升高。

B. 影像学和分期：影像学研究显示正常骨小梁的透性破坏（虫蛀状），边缘模糊。此外，骨膜新骨的形成和骨皮质的抬升也可能形成“科德曼三角形”。软组织钙化且呈放射状或太阳爆发状是最常见的表型。MRI 在确定原发肿瘤的范围方面更精准，已基本取代 CT 扫描。最常见的转移部位是肺（≤ 20% 的新诊断病例）和其他骨组织部位（10%），所以胸部 CT 扫描和骨骼扫描对发现转移性疾病至关重要。PET/CT 可用于监测对治疗的反应。骨髓穿刺和活检不能提示对治疗的反应。

尽管骨肉瘤具有极具特征的放射学外观，但还是需要组织样本来确认诊断。所以活检切口的位置十分重要。错误的切口可能会妨碍保肢手术，则需要截肢。最终进行手术的外科医生应该进行活组织检查。基于局部肿瘤范围和有无远处转移的骨源性肉瘤分期系统已经被提出，但尚未得到验证。

3）治疗和预后：数据表明，50% 以上的患者术后 6 个月发生肺转移。这提示诊断时存在微转移性疾病。辅助化疗试验显示，在 3～10 年内，患者无病生存率提高了 55%～85%。

由于骨肉瘤是一种高放射耐受的肿瘤，所以放疗在其初期治疗中没有作用。化疗通常在确定手术（新辅助化疗）之前进行。可以对微转移性疾病进行早期治疗，也可能缩小肿瘤，以方便进行保肢手术。术前化疗使肿瘤对化疗药物反应的组织学详细的评估成为可能。如果组织学反应较差（> 10% 活瘤组织），术后化疗可以相应改变，但最近完成的 COG 研究显示化疗药物的增加没有额外的作用。化疗可通过动脉内或静脉进行，尽管动脉内化疗（intra-arterial chemotherapy，IAC）的优势仍存在争议。对骨肉瘤有疗效的药物包括多柔比星、顺铂、大剂量甲氨蝶呤、异环磷酰胺和依托泊苷。

最终的治愈需要外科手术完整地切除肿瘤边缘的未病变组织。截肢、保肢和旋转成形术（Van Ness rotation）对骨肉瘤的局部控制同样有效。神经血管束被肿瘤侵染、骨骼年龄不成熟（特别是下肢肿瘤）、肿瘤区域的感染、活检切口位置不合适和涉及大量肌肉参与等情况不适合保留肢体手术，因为这将导致较差的术后结果。

术后化疗一般持续 1 年，3 年后复发的现象不常见，但确实有更晚时间的复发。对新辅助化疗的组织学反应是一个很好的预测预后的指标。肿瘤坏死 90% 或以上的局限性疾病患者有 70% ～ 75% 的长期无病生存率。对于远端骨骼病变，症状持续时间较长、年龄 20 岁以上、女性和近二倍体肿瘤 DNA 指数等都是有利的预后因素。尽管在化疗和外科技术上有进步，但确诊为转移性疾病或多灶性骨病变的患者仍得不到有效治疗。

（2）尤因肉瘤

1）总论：尤因肉瘤仅占原发性恶性骨肿瘤的 30%，美国每年新发病例不到 200 例。这是一种主要发生在白种人男性的疾病，几乎从不发生在黑种人，主要发生在 10 ～ 20 岁。尤因肉瘤被认为是一种“小、圆、蓝细胞”的恶性肿瘤。鉴别诊断包括横纹肌肉瘤（rhabdomyosarcoma，RMS）、淋巴瘤和神经母细胞瘤。虽然最常见的病变位置是骨，但其也可能发生在软组织。

2）临床表现

A. 症状和体征：原发肿瘤位置的疼痛是最常见的表现，伴或不伴肿胀和红斑。尤因肉瘤没有特异的实验室检查结果，但可能存在 LDH 升高，并具有预后意义。相关症状包括发热和体重减轻。

B. 影像学和分期：尽管尤因肉瘤常发生在长骨骨干，但影像分析和骨肉瘤有很多相似之处。40% 的尤因肉瘤发生在中轴骨。对确诊为尤因肉瘤患者的评估应包括原发病灶的 MRI 检查，以尽可能精确地确定局部疾病的范围，这对于将来的外科手术或放疗是必要的。肺（38%）、骨骼（尤其是脊柱）（31%）和骨髓（11%）是最常见的转移部位。胸部 CT 扫描、骨骼扫描、双侧骨髓穿刺和活检对分期检查都必不可少。PET/CT 有助于监测治疗反应。

活组织检查对确诊很重要。组织学上，尤因肉瘤由细胞核深染的未分化细胞组成，细胞边界清晰，细胞质稀疏，细胞坏死常见。电子显微镜、免疫细胞化学和细胞遗传学可以帮助诊断。大量的组织活检标本对于诊断十分重要，但不应推迟开始化疗的时间。

在尤因肉瘤和 PNET 中，85% ～ 90% 的肿瘤细胞存在异常 t（11：22）。这些肿瘤还表达原癌基因 c-myc，这可能有助于肿瘤的分化。神经节细胞形成的尤因肉瘤不存在 c-myc 的表达。

3）治疗和预后：治疗通常以活检后的化疗开始，然后是局部治疗措施。局部治疗取决于许多因素，包括肿瘤的原发部位和对化疗的反应，可以通过手术、放疗或这些方法的组合来实现。局部治疗后，化疗持续约 6 个月。尤因肉瘤的有效治疗联合用药包括放线菌素 D、长春新碱、多柔比星、环磷酰胺、依托泊苷和异环磷酰胺。最近的数据显示，每 2 周一次而不是每 3 周一次化疗，可改善局部尤因肉瘤的 EFS。COG 非转移性尤因肉瘤研究正在探索在目前的 5 种药物治疗方案中加入拓扑替康是否会提高生存率。

局限性原发性肿瘤患者有 70% ～ 75% 的长期无病生存率。对于转移性疾病的患者，生存率很低。自体造血干细胞移植可作为高危患者的一种治疗方式。盆腔肿瘤患者约有 50% 可长期无病生存。

9. 横纹肌肉瘤

（1）总论：横纹肌肉瘤（rhabdomyosarcoma，RMS）是儿童最常见的软组织肉瘤，占儿童实体瘤的 10%。2 ～ 5 岁是发病的高峰时期，其次是患有肢体肿瘤的青少年。男性的发病率要高于女性。70% 的横纹肌肉瘤患儿在 10 岁前被确诊。

RMS 可以发生在身体的任何地方，通过光学显微镜可在横纹肌肉附近直接观察到 RMS 细胞，可以直接诊断。通过免疫组织化学方法寻找肌源性调节因子，如 myoD 和肌原蛋白的表达，可以支持诊断。电子显微镜和染色体分析也可作为诊断工具。根据病理特征，RMS 被分为多个亚型：胚胎性横纹肌肉瘤（embryonal RMS，ERMS），包括葡萄变异（因其外观酷似一串葡萄而得名），约占儿童 RMS 的 70%。它往往发生于尿道和头颈部，特别是眼眶，通常见于儿童。腺泡状横纹肌肉瘤（alveolar RMS，ARMS）占剩下横纹肌肉瘤病例的大部分。往往发生在年龄较大儿童和青少年的躯干或四肢，其预后比 ERMS 更差。在 80% 的病例中有两个典型的染色体易位 t（2；13）和 t（1；13），导致 13 号染色体的 *FOXO1* 转录因子分别与 2 号染色体或 1 号染色体上的 *PAX3* 或 *PAX7* 基因融合。一些研究表明，t（2；13）患者的预后较 t（1；13）患者差，特别是当诊断为转移性疾病时。硬化 / 梭形细胞横纹肌肉瘤（sclerosing/ spindle cell RMS，SRMS）是一种较少见的亚型，通常发生在睾丸和头颈部区域，其表现类似于 ERMS。多形性横纹肌肉瘤（pleomorphic RMS，PRMS）是一种罕见的疾病，多见于成人。

在患有 RMS 的幼儿中，应该考虑他们患有潜在的癌症易感性综合征的可能性。LFS 是 *p53* 抑癌基因的一种遗传突变，导致骨肿瘤和软组织肿瘤发生的高风险，包括儿童时的 RMS，以及成人的乳腺癌和其他癌症。LFS 突变的 RMS 儿童患者典型的表现为贫血。对于贫血的 RMS 患者，应优先考虑 LFS 突变是诱发原因。NF-1 患者也容易发展成 RMS，典型的 ERMS 常涉及尿道。

（2）临床表现

1）症状和体征：RMS 的症状和体征是由于肿瘤的生长扰乱了正常的身体功能（表 31-10）。例如，眼眶 RMS 患者表现为眼球突出，而膀胱 RMS 患者可表现为血尿、尿梗阻或盆腔肿块。

2）分期：通过 CT 和（或）MRI 扫描可以确定原发肿瘤的范围和评估局部的淋巴结。胸部 CT 扫描用于评估肺转移，这是诊断转移性疾病最常见的部位。骨骼扫描检查有无骨转移。评估转移性疾病时，PET/CT 也是一种有用的成像方式，尽管它在 RMS 上的作用仍有待研究。进行双侧骨髓活检和抽吸以检查骨髓受损情况。有时也可能需要进行额外的手段以诊断。例如，对于膝上原发性肿瘤，要进行腰椎穿刺来评估中枢神经系统受累情况。此外，四肢前哨淋巴结活检和任何可疑淋巴结活检对于分期和治疗计划十分重要。

（3）治疗：RMS 的最佳治疗方案十分复杂，需要一个多学科团队，包括肿瘤学家、外科医师和放射肿瘤学家提供联合模式治疗。可行的情况下，在诊断时应将肿瘤完全切除并留有清晰的边缘，但由于肿瘤的起源部位和大小不同，这通常是不可能的。当肿瘤仅可部分切除时，手术通常仅限于活检和淋巴结取样。化疗通常可以将不能手术的肿瘤转变为可切除的肿瘤。无论是微小肿瘤还是残留的肿瘤，放疗对于控制都有效。除了那些已经完全切除局部肿瘤的患者，大多数患者最终都接受放疗。所有 RMS 患者都应接受化疗，即使在诊断时肿瘤已被完全切除。化疗的确切方案和时间是由病理分型、诊断年龄、原发部位、TNM（肿瘤 - 淋巴结 - 转移）分级分类、分组分型（初次手术后病变程度）决定的。根据这些因素，将患者分为低风险（无病生存率约 90%）、中风险（无病生存率 60% ～ 70%）和高风险（无病生存率不到 20%）。

长春新碱、放线菌素 D 和环磷酰胺的联合用药对 RMS 的治疗效果最好。最近的 COG 研究发现，对于低风险患者，可以减少环磷酰胺的用量，在保持高治愈率的同时，尽量减少不育症和继发性癌症等迟发效应。对于中风险患者，目前的研究着眼于将伊立替康纳入治疗并增加一个维持阶段，包括环磷酰胺和长春瑞滨。高风险（转移性）RMS 的治疗仍然是个挑战。对于高危患者，已经尝试了几种治疗策略。最近的 COG 高危 RMS 研究在标准 VAC 治疗中增加了几种药物（伊立替康、异环磷酰胺、依托泊苷、多柔比星），还将治疗周期由 3 周变为 2 周。早期结果显示生存率有所提高，但随着时间的延长，大多数患者最终复发，生存率并不比原来的治疗方案更好。显然，我们需要新的控制方案。最近一项联合使用西罗莫司、长春瑞滨和环磷酰胺治疗复发或难治性RMS的研究显示出良好的结果，促使人们考虑将该药物组合用于前期治疗方案。靶向类胰岛素样生长因子（insulin-like growth factor，IGF）途径的药物也在研究中。

表 31-10 横纹肌肉瘤的特征

主要部位	发生率（%）	症状和体征	主要病理亚型
头和颈	35	—	胚胎
眼眶	9	眼球突出	—
脑膜	16	脑神经麻痹；伴或不伴引流的硬膜或窦阻塞	—
其他	10	无痛，逐渐扩大的肿块	—
泌尿生殖系统	22	—	胚胎（膀胱和阴道中的肉毒样变异体）
膀胱和前列腺	13	血尿，尿路梗阻	—
阴道和子宫	2	盆腔包块，阴道分泌物	—
睾丸	7	无痛肿块	—
四肢	18	青少年，患部肿胀	肺泡（50%），未分化
其他	25	弥散	肺泡，未分化

10. *视网膜母细胞瘤*

（1）一般资料：视网膜母细胞瘤是一种由胚胎视网膜细胞产生的神经外胚层恶性肿瘤。本病罕见，约占儿童肿瘤的3%。它是儿童最常见的眼内肿瘤，导致5%的患儿失明。在美国，每年有200～300例新发病例。本病好发于低龄儿童，90%的患儿年龄小于5岁。视网膜母细胞瘤是典型的遗传性肿瘤。

在几乎所有病例中，视网膜母细胞瘤都是由位于13号染色体（13q14）长臂上的抑癌基因*RB1*功能丧失引起的。这个基因编码一种蛋白质，可调节细胞周期的进程。当该基因缺失或失活时，细胞增殖失控，进一步导致肿瘤形成。每个细胞携带2个*RB1*基因，分别来自双亲，2个基因同时缺失或失活才会导致肿瘤发生。

视网膜母细胞瘤分为遗传性和非遗传性。遗传性视网膜母细胞瘤占30%～40%的病例，往往有多发肿瘤，通常是双侧的，且发病年龄更小（中位年龄为14月龄），而非遗传性视网膜母细胞瘤通常是单侧的，且发病年龄较大，中位年龄为23月龄。基于这些观察，阿尔弗雷德·诺德森提出了视网膜母细胞瘤发展的“二次打击”假说。他推测，一个细胞要成为致瘤性细胞，它必须失去一个肿瘤抑制基因的2个拷贝的功能（后来鉴定为*RB1*）。在遗传性视网膜母细胞瘤中，第一个突变要么遗传于父母（10%的病例），要么来自发育早期阶段的突变（90%的病例），该细胞的后代都携带相同的突变。某人的生殖细胞缺失一个等位基因，其视网膜细胞中可能出现第2个*RB1*等位基因功能缺失，这种事件发生于90%的携带生殖细胞突变的人。他们大多数会有多发肿瘤，且会有双侧受累。在非遗传性视网膜母细胞瘤中，这两种突变必须在同一体细胞中自发产生，而这种概率极低。因此，非遗传性的病例通常为单侧受累。由于对患者和患者家属的影响，遗传咨询和*RB1*突变分析对于所有诊断为视网膜母细胞瘤的患者必不可少。

（2）临床表现

1）症状和体征：在美国，患有视网膜母细胞瘤的儿童通常会受到医学关注，但目前肿瘤仍然流行于全球。虽然有些病例出生时即存在，但通常长到一定程度才被发现。白瞳（白色瞳孔反射）是最常见的体征（存在于60%的患者）。父母可能会注意到眼睛的不正常外观或眼睛在照片中的不对称性。白瞳症的鉴别诊断包括犬弓首线虫肉芽肿、星形细胞错构瘤、早产儿视网膜病变、皮肤病和持续性原始玻璃体增生。肿瘤累及黄斑区或中心视力丧失时会出现斜视（见于20%的患者）。很少的患者（约7%）以青光眼、前房积血、眼球突出合并眼痛为首发症状。诊断时，在单侧或双侧眼可以找到肿瘤的单个或多个病灶。

2）诊断评估：怀疑视网膜母细胞瘤需要在全身麻醉下进行详细的眼科检查。眼科医师根据肿瘤的外观做出诊断，没有病理证实。一个白色或粉红色肿块突出到玻璃体提示本病。病理表现为眼内钙化和玻璃体病变。眼内及颅内CT或MRI扫描发现眼内钙化，评估视神经是否有肿瘤浸润，并检测肿瘤眼外浸润或松果体（三方视网膜母细胞瘤）的受累情况。骨髓或脑膜转移可分别用骨髓穿刺、活检和脑脊液细胞学检查。

（3）治疗：治疗的首要目标是预防疾病转移。虽然局限于眼眶的视网膜母细胞瘤的治愈率很高，但一旦疾病扩散到眼眶之外，存活率就会急剧下降。一个重要的次要目标是保留眼球和视力，第三个目标是预防治疗相关副作用。每只眼睛的治疗都是基于其有用视力的情况，每一次尝试都是为了保持视力。治疗方案的选择取决于眼内病变的大小、位置和数量，以及疾病是单侧还是双侧的。

局限于视网膜的视网膜母细胞瘤儿童（无论是单侧还是双侧）预后良好，美国患者的5年生存率大于95%。小的病变可以接受局部治疗，如冷冻治疗或激光治疗，或根据位置，在眼球外放置放射性斑块，以提供局部放疗。较大的肿瘤可能需要全身化疗来缩小肿瘤，同时联合局部治疗。最常用的药物是长春新碱、依托泊苷和卡铂（VEC）。对于大型眼内肿瘤，一种越来越流行的治疗方法是动脉内化疗，其中导管被穿入眼动脉，以便化疗可以直接注入肿瘤供血动脉。IAC通常与其他局部疗法一起进行。玻璃体内注射化疗，通常是美法兰，这是一种特别有用的辅助治疗玻璃体肿瘤的方法。使用这些治疗方式可以更大程度地保留眼球、保护视力。

有时，眼球摘除是最好的选择。摘除的绝对适应证包括：无可挽救的视力，新生血管性青光眼，无法检查患侧眼球，怀疑眼外组织受累，以及无法通过保守治疗控制肿瘤生长。一旦摘除眼球，就立即进行组织病理学检查，评价是否具有视神经筛板或脉络膜侵犯等高危特征。在这种情况下，全身化疗是为了降低转移复发的风险。沿视神经或眶内的眼外浸润要求全身化疗和体外放疗。经过适当的治疗，治愈率仍然很高。然而，随着疾病在眼眶外的转移扩散，治愈率要低得多，几乎没有人可以达到治愈。治疗通常包括强化化疗联合自体HSCT。外束照射以前是主要治疗手段，但现在只用于特定病例或眼外受累患者。辐射导致严重晚期副作用，包括眼眶发育不全、辐射区域继发恶性肿瘤的风险大大增加，尤其见于生殖细胞*RB*突变患者。

生殖细胞*RB1*突变（可遗传形式）患者发生第二原发肿瘤的风险很大。骨肉瘤占此类肿瘤的40%。第二肿瘤 30 年累计发病率在接受放疗的患者中为 35%，在未接受放疗的患者中为 6%。随着时间的推移，风险继续增加。虽然放疗会增加上述风险，但正是视网膜母细胞瘤基因的存在导致这些患者非眼肿瘤的发生。

11. 肝脏肿瘤（参见第 22 章）　儿童期发现的肝脏肿瘤有 2/3 都是恶性的。90% 的肝脏恶性肿瘤或者是肝母细胞瘤，或者是肝细胞癌。肝母细胞瘤占 5 岁以下儿童肝脏肿瘤的绝大多数，肝细胞癌占 15 ～ 19 岁儿童肝脏肿瘤的大多数。表 31-11 比较了这些肝脏恶性肿瘤的特征。在良性肿瘤中，约 60% 是错构瘤或血管瘤，如肝血管瘤。有越来越多的证据表明，早产与肝母细胞瘤的发病有很大的关系。

患有肝脏肿瘤的儿童通常是因为腹部膨隆而来就医。

约 10% 的肝母细胞瘤是在常规检查中首次发现。缺乏食欲、体重减轻、呕吐和腹痛更常见于肝细胞癌。血清甲胎蛋白水平通常升高，它也是评估治疗反应的良好标志物。

影像学检查应包括腹部超声、CT 或 MRI。恶性肿瘤在超声上表现为弥漫性高回声影像，而良性肿瘤通常表现为低回声。血管瘤处病灶则表现为不同强度的回声。超声也可用于肝静脉、门静脉和下腔静脉的成像。CT 和 MRI，特别是 MRI 对确定肝脏内肿瘤的范围极为重要。应进行胸部 CT 扫描，以评估是否发生转移扩散。由于骨髓受累非常罕见，骨髓穿刺和活检未明确要求。

肝脏恶性肿瘤患儿的预后取决于肿瘤类型和肿瘤是否可切除。能否完全切除对生存至关重要。化疗可以缩小大多数肝母细胞瘤，病变活检后，在尝试完全手术切除之前可进行新辅助化疗。监测甲胎蛋白水平的下降速度可以帮助预测化疗反应的效果。化疗通常可以将无法手术的肿瘤转化为可完全切除的肿瘤，也可以根除转移病灶。50% ～ 60% 的肝母细胞瘤在术前化疗之后是可完全切除的，而只有 1/3 的肝细胞癌可以完全切除。即使完全切除，也只有 1/3 的肝细胞癌患者可以长期存活。最近的 CCG/ 儿科肿瘤组试验表明，顺铂、氟尿嘧啶和长春新碱在治疗肝母细胞瘤方面与顺铂和多柔比星同样有效，但毒性较小。目前公开的 COG 试验是在中危组患者中使用顺铂、氟尿嘧啶、长春新碱、多柔比星及心脏保护药右丙亚胺，在高危患者中额外加入西罗莫司。其他已证明有益处的药物组合包括卡铂加依托泊苷，以及多柔比星加异环磷酰胺。当患者的肿瘤确定不可切除时，肝移植已被证实是一种成功的手术选择。

12. 朗格汉斯细胞组织细胞增生症

（1）一般情况：朗格汉斯细胞组织细胞增生症（Langerhans cell histiocytosis，LCH）过去被称为组织细胞增生症 X，一个突出其神奇特性的名称。长期以来，人们一直争论 LCH 是免疫系统失调还是肿瘤性疾病。近年来，随着对 LCH 细胞起源和遗传学特征更深入的认识，我们对 LCH 机制的理解有了很大的提高。大多数 LCH 病例涉及 *BRAF* 基因的 V600E 突变或 RAS-RAF-MEK-ERK 通路中其他基因的突变，这一发现使我们认为 LCH 是一种肿瘤性疾病，尽管它通常不会有恶性疾病的特征表现。对 LCH 细胞起源的研究表明，它来源于髓系细胞前体，而不是成熟的 Langerhans 细胞，将其列为骨髓增生性肿瘤。这些发现帮助我们更好地了解 LCH 的发病机制，为研发靶向治疗手段提供了可能。

LCH 的显著病理特征是异常组织细胞的增殖，背

表 31-11　儿童中肝母细胞瘤和肝细胞癌的比较

	肝母细胞瘤	肝细胞癌
发病时中位年龄	1 岁（0 ～ 3 岁）	12 岁（5 ～ 18 岁）
男女比例	1.7 ∶ 1	1.4 ∶ 1
相关因素	偏侧肥大症，Beckwith-Wiedemann 综合征，早产，Gardner 综合征	乙肝病毒感染，遗传性酪氨酸血症，胆汁性肝硬化，α_1- 抗胰蛋白酶缺乏症
病理特征	胎儿性细胞和胚胎性细胞，分化的间叶成分（30%）	大型多形性肿瘤细胞和肿瘤巨大细胞
单独肝损害	80%	20% ～ 50%
诊断特有特征	骨质减少（20% ～ 30%），性早熟（3%）	腹腔积血，红细胞增多症
实验室特征		
高胆红素血症	5%	25%
甲胎蛋白（AFP）升高	> 90%	50%
肝功能异常	15% ～ 30%	> 30% ～ 50%

景中伴有嗜酸性粒细胞、中性粒细胞、巨噬细胞和淋巴细胞的炎性浸润。在光学显微镜下，细胞核深凹和拉长（“咖啡豆形”），细胞质苍白和膨大。其他诊断特征包括免疫染色检测到CD1a、S-100和CD207（langerin）的表达，以及Birbeck颗粒的存在——通过电子显微镜可以识别它们的“网球拍”外观。

（2）临床表现：LCH可表现为一种广泛的疾病，从孤立的骨损伤或慢性皮疹到多系统的、危及生命的疾病。从历史上看，LCH被分为不同的描述性类别，包括嗜酸性肉芽肿（单个或多个溶骨性病变，通常见于年长儿和青少年）、Hand-Schuller-Christian病（溶骨性病变、突眼症和尿崩症，通常见于低龄儿童）、Letterer-Siwe病（一种严重的多系统疾病，涉及肝脏、脾脏、肺、皮肤和骨髓，通常见于小于2岁的婴幼儿）和Hashimoto-Pritzker病（也称为先天性自愈性网状组织细胞增生症，一种发生于新生儿的仅表现为皮肤症状的LCH，在出生后几个月内可自行缓解）。最近，这一术语逐渐被“束之高阁”，转而采用一种基于疾病部位、受累部位（器官）的数量和受累器官（骨髓、肝脏、脾脏）的分类方法，以表明疾病的侵略性，或中枢神经系统受累风险，表明神经退行性并发症和尿崩症的发生风险增加。

最常见的疾病部位是骨骼（80%）、皮肤（33%）和垂体（25%）。骨病变可以是单一或多个部位，并且可以发生在骨骼的任何地方，最为常见的部位是头骨，病变通常是有痛感的。在X线片上可见一条清晰的溶骨病变。椎体病变可表现为椎平面。颌骨病变会导致牙齿松动或缺失。皮疹可类似脂溢性皮炎，表现为慢性难治性皮疹或散在丘疹。累及耳道可导致慢性耳内渗液。垂体的受累最常表现为尿崩症。在T_1加权成像上，MRI扫描将显示垂体柄增厚，垂体后叶亮点消失，表明含加压素颗粒丢失。垂体前叶产生的其他激素，如生长激素，也会受影响，导致其他内分泌疾病。神经退行性LCH表现为神经肌肉、认知和行为改变，是LCH罕见但极具破坏性的并发症。肝、脾和骨髓受累不太常见，不过这些器官受累常提示疾病危险程度较高。肺部受累可见于多系统受累的幼儿或成人（通常与吸烟有关）。肺部CT显示网状结节和大疱形成，有自发性气胸的风险。

诊断确立需通过活检证实。其他检查包括全血细胞计数及分类、红细胞沉降率、凝血检查（PT/INR、PTT、纤维蛋白原），以及肝肾功能研究，以筛查评估多脏器受累情况。测量晨尿的尿液渗透压是一个有用的筛查尿崩症的手段。胸部X线检查用以评估肺部受累情况，骨骼系统检查用以评估是否存在多灶性骨受累，腹部超声评估有无肝脾肿大。PET/CT或锝-99m骨扫描可用于评估疾病进展情况。PET/CT特别有助于识别活动性LCH病变并监测治疗反应。怀疑垂体或中枢神经系统受累时应进行脑部MRI检查。

（3）治疗与预后：LCH是一种罕见的疾病，临床表现多样，因此很难制订标准化的诊断标准和治疗方案。国际组织细胞协会成立于1985年，旨在通过国际合作提高对该疾病的认识并开发有效的治疗方法。该协会目前正致力于其第四次前瞻性试验LCH-Ⅳ。北美组织细胞增生症联合会（NACHO）最近也成立了，以推进对难治性LCH的治疗。

治疗方案取决于病变的位置和侵袭情况。孤立性溶骨性病变一般采用活组织检查及刮除术，即可使病损痊愈、疾病缓解。低剂量放疗是有效的，但应尽量避免应用于儿童，因为担心远期影响。一项正在进行中的研究旨在明确对于影像学改变典型的、孤立的颅骨病变是否可以不经由活组织检查，而仅进行观察。单纯皮疹可以进行观察，并有自发缓解的可能，也可以采用类固醇或氮芥局部治疗。年轻的单纯皮肤LCH患者需要密切跟踪，因为他们中的很大一部分可能进展并出现多系统受累。在成年吸烟者中的单纯肺LCH，通常病变会随着戒烟而缓解。

多灶性骨病、多系统受累、易累及中枢神经系统的高危部位病变（颅底及颜面部骨骼，尿崩症或神经退行性LCH的发生风险增加）、有脏器受累风险的病变和累及“特殊部位”的病变（影响器官功能又不适于手术治疗的病变，如椎管内软组织侵袭引起的椎体病变）都是全身治疗的指征。一线治疗通常采用长春新碱和泼尼松。LCH-Ⅲ研究表明，与治疗6个月相比，治疗1年可降低疾病复发的风险，因此目前治疗的标准疗程为1年。LCH-Ⅳ则是比较疗程为2年和1年之间的差异。多系统受累的患者同时存在高危器官受累，也可以接受6-巯嘌呤治疗。对于不能耐受该方案副作用的青少年和年轻成人患者，阿糖胞苷单药治疗是有效的，也可以纳入考虑。

对于一线治疗后复发或难治的病例，还有多种其他治疗方案可供选择。联合应用长春新碱和阿糖胞苷作为二线治疗方案的研究正在LCH-Ⅳ中进行。氯法拉滨或克拉屈滨（2-Cda）单药治疗也有一定效果。其他有效药物包括甲氨蝶呤和吲哚美辛。目前正在研究大剂量阿糖胞苷和克拉屈滨联合应用于一线治疗无效的高危疾病患者中，这部分患者采用一线治疗的预后通常特别差。同种异体骨髓移植也可应用于其他治疗均告失败的高危患者。

随着*BRAF*突变和ERK通路在LCH发病机制中被发现，开启了使用激酶抑制剂如维罗非尼（vemurafenib，一种BRAF激酶抑制剂）和曲美替尼（一种MEK激酶抑制剂）治疗难治性病例的尝试。研究尚在进行中，前期结果是乐观的。

在大多数情况下，LCH 的预后是很好的，尽管晚期效应仍可能造成困扰。如果尿崩症出现，它通常是永久性的，需要终身治疗。晚期神经退行性改变具有严重的致残或致死性。目前研究的一个主要焦点即制订预防这些并发症的策略。

二、血液、骨髓移植和细胞疗法

1. *概论* 血液和骨髓移植（blood and marrow transplant，BMT）被认为是各种儿科疾病的标准治疗，包括恶性肿瘤、血液病（骨髓衰竭综合征、再生障碍性贫血、血红蛋白病）、先天代谢异常和严重的免疫缺陷。自体移植，通常被称为“干细胞拯救”，是输注患者自己的造血干细胞。这仅限于治疗某些儿童恶性肿瘤，包括神经母细胞瘤、淋巴瘤、特定的脑肿瘤、生殖细胞肿瘤和尤因肉瘤。相反，异基因移植采用的是来自家庭成员或来自骨髓库志愿者的造血干细胞。要选择一个合适的供体，主要 HLA 位点匹配（HLA-A、HLA-B、HLA-C 和 DR）是至关重要的，因为不匹配则意味着移植物排斥和移植物抗宿主病（GVHD）。每个儿童表达一组父系 HLA 抗原和一组母体 HLA 抗原。因此，一个孩子完全匹配另一个完整兄弟姐妹的概率是 1/4。在选择捐赠者时，最佳选择是 HLA 全相合的兄弟姐妹，前提是他们没有与受者相同的基础疾病。如果无法找到匹配的兄弟姐妹，则替代供体来源包括匹配的无关供体、脐带血或单倍体（半相合）家庭成员，每种选择都有自己独特的风险 / 收益平衡。世界范围内已有大量的无关骨髓和脐带血供者进行了登记。不幸的是，确定一个高度匹配的无关供体是一项具有挑战性的工作，尤其是对处于弱势的少数群体，单倍体移植成为一个重要的选择。

在大多数情况下，在输注拯救造血和淋巴功能的干细胞之前，给予 BMT 患者高剂量的化疗和（或）辐射进行清髓。在非恶性条件的患者中，异基因供体干细胞取代受体缺乏或缺陷的造血或淋巴功能，治愈潜在的疾病。对于肿瘤疾病的儿童，高剂量的化疗和（或）辐射被用来通过克服癌细胞耐药性来优化肿瘤细胞的杀伤。此外，在异基因 BMT 中，供体淋巴细胞可能识别癌症是外来的，并对恶性肿瘤提供免疫攻击，这一概念被称为移植物抗白血病（graft-versus-leukemia，GVL）。

2. *BMT 并发症* BMT 后的支持性治疗包括化疗副作用的管理、营养支持、感染的预防和治疗，以及使用免疫抑制药物来降低异基因 BMT 后 GVHD 的风险。在最初的几周里，直到新移植的细胞植入前，患者通常处于全血细胞减少状态，需要频繁地输注血液制品。这些血液产品均应进行减白处理，以降低 CMV 传播的风险，并进行辐照，以防止经过减白处理的血制品仍残留淋巴细胞而引起 GVHD。

移植后的几个月里，患者免疫功能严重受损。来自细菌、病毒、真菌和原生动物的感染发病率和死亡率显著升高，因此需要进行常规预防和密切监测。在严重中性粒细胞缺乏时，患者经常接受广谱抗生素的经验性覆盖治疗，以防止菌血症发生。阿昔洛韦可用来预防单纯疱疹病毒复燃（高达 70% 的血清阳性患者可能在早期出现复燃）及水痘 - 带状疱疹的复燃。抗真菌药物通常用于预防念珠菌和曲霉菌的感染（图 31-1）。使用复方磺胺甲噁唑（或同类药物）来降低肺孢子虫肺炎的风险。虽然移植患者中性粒细胞功能通常会在几周内恢复，但淋巴细胞减低却会持续数月，需要持续的传染病预防和治疗，通常持续至移植后 1 年或更久。尽管采取以上预防措施，但难以控制的病毒感染仍有发生。CMV 复燃或新感染相对常见，可导致视网膜炎、肠炎和肺炎。如果早期发现 CMV 感染并进行治疗，通常是成功的，因此建议进行常规监测。常见的社区获得性病毒感染也可能危及生命，因此预防至关重要。通过勤洗手、接触限制和早期应用现有的抗病毒治疗药物，如利巴韦林和奥司他韦，可以挽救这一人群。

GVHD 发生在同种异体 BMT 后，供体淋巴细胞将受体组织识别为外来组织并进行免疫攻击。尽管使用免疫抑制剂、抗 T 细胞抗体和供体移植物的 T 细胞耗竭，但仍有 20% ～ 70% 的异基因 BMT 患者经历了一定程度的急性 GVHD。影响 GVHD 风险的因素包括 HLA 匹配程度、干细胞来源、患者年龄和供体性别。急性 GVHD 一般发生在移植后的前 100d，但有时可能发生在 100d 以后。急性 GVHD 通常表现为斑丘疹、分泌性腹泻和（或）胆汁淤积性黄疸。慢性 GVHD 一般发生在第 100 天之后，可能涉及多个器官系统；皮肤硬化、吸收不良、体重减轻、干燥性角结膜炎、口腔黏膜炎、慢性肺病、胆汁淤积性黄疸是常见的表现。预防和治疗 GVHD 涉及使用免疫抑制剂。接受免疫抑制治疗的 GVHD 患者具有升高且持续感染各种病原体的风险。

对 HSCT 患者进行长期随访至关重要。患者有发生各种并发症的风险，包括肺部疾病、白内障、影响生长和生育能力的内分泌功能障碍、心脏功能障碍、骨缺血性坏死、发育延迟和第二恶性肿瘤。尽管 HSCT 尚有许多挑战，但在治疗各种严重儿童病患方面也已有了长足进展。

3. *细胞治疗* 是指通过输注特殊改进的细胞来治疗或治愈某种基础疾病，如癌症或病毒感染的过程。

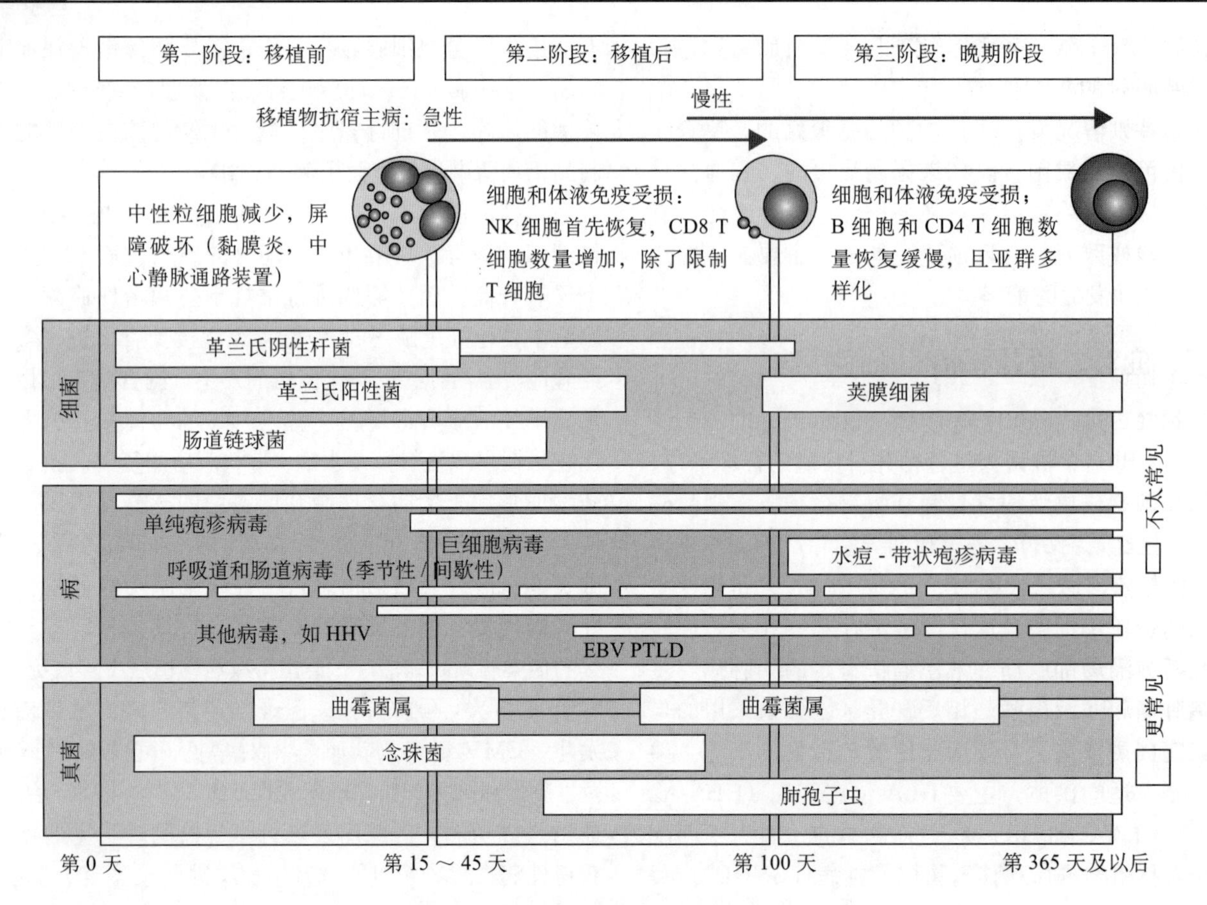

图 31-1 异基因 HCT 受者机会性感染的阶段

EBV，EB 病毒；HHV，人类疱疹病毒；PTLD，移植后淋巴增生性疾病

经许可转载自 Tomblyn M, Chiller T, Einsele H, et al. Guidelines for preventing infectious complications among hematopoietic cell transplantation recipients: a global perspective. Biol Blood Marrow Transplant 2009 Oct; 15(10):1143-1238.

到目前为止，大多数细胞治疗已经通过临床试验并投入临床使用。在 2017 年，FDA 批准了第一种被称为 CAR-T 细胞的细胞治疗方法，用以治疗儿童 ALL。这种治疗包括募集患者自己的 T 细胞，然后通过基因工程产生在细胞表面表达的嵌合抗原受体（chimeric antigen receptor，CAR）。这些受体使 T 细胞能够识别肿瘤细胞上的抗原。在儿科 ALL 病例中，这种受体是 CD19。T 细胞被导入表达 CAR 的能力之后，在回输到患者体内之前，在实验室中对它们进行扩增。如果成功，这些 T 细胞在患者体内复制并清除所有表达所编辑识别的抗原的细胞。目前，针对更多其他肿瘤抗原的 CAR-T 细胞治疗技术正在研发中。相似地，对特定病毒（如 CMV、EBV 和腺病毒）具有免疫活性的 T 细胞也可以在体内（外）提取和扩增，然后输注给已知感染的患者。这些病毒特异性 T 细胞可以从第三方供体库获得，也可以在 BMT 之后从干细胞供体中收集。目前，针对病毒的 T 细胞治疗技术已进入临床试验阶段。

三、儿童癌症治疗的晚期效果

手术、放疗和化疗后的晚期效应已经在儿童癌症的幸存者中显现。目前估计，每 640 名年龄 20 ～ 39 岁的成年人中就有 1 人是儿童时期罹患癌症后的幸存者。据最近的报道，儿童时期癌症幸存者出现健康问题的风险高于其兄弟姐妹，且风险随着年龄增长而迅速升高，特别是女性幸存者。最近的一项研究发现，在 1970 ～ 1986 年诊断出的儿童癌症幸存者中，60% 患有至少一种慢性疾病。几乎任何器官或系统都可能发生与曾经抗癌治疗有关的后遗症。这就需要设立专门的肿瘤诊所，其职能是识别这部分患者并为他们提供治疗。

儿童癌症幸存者研究（一个儿科多机构合作项目）旨在调查儿童癌症治疗晚期效应的各个方面，是一个纳入超过 13 000 名儿童癌症幸存者的队列研究。

1. **生长落后** 接受颅脑放疗的儿童发生生长发育问题的风险最高。儿科幸存者癌症治疗的生长发育问题一般继发于脑垂体直接损伤，导致生长激素缺乏。然而，在治疗儿童 ALL 时，新的证据表明，单独化疗可以导致线性生长的减速，而且没有证据表明治疗停止后会发生生长追赶。多达 90% 接受超过 30Gy 中枢神经系统辐射的患者会在 2 年内出现生长激素缺乏的表现。约 50% 接受 24Gy 辐射量的儿童会有生长激素问题。颅照射的影响似乎与年龄有关，治疗时不满 5 岁的儿童特别容易发生损伤。这些患者通常会受益于生长激素治疗。目前，没有证据表明这种治疗会导致癌症复发。

接受脊柱照射会抑制椎体生长。30% 接受放疗的儿童，直立身高小于同龄儿第 5 百分位数。脊柱不对称的放射线暴露可能导致脊柱侧弯。

应密切监测生长情况，特别是儿童癌症的年轻幸存者。肥胖也可以作为筛选接受全脑照射治疗的儿童癌症幸存者的一个项目。随访项目应包括身高、体重、生长速度、脊柱侧弯检查，并在有相关症状时进行生长激素测试。

2. *内分泌并发症*　甲状腺功能障碍，表现为甲状腺功能减退，常见于接受全身照射、颅脑照射或颈部和（或）纵隔局部放疗的儿童。接受超过 3000cGy 治疗的脑肿瘤患儿及接受超过 4000cGy 颈部放射治疗的儿童发生风险尤其高。发生甲状腺功能障碍的平均时间是暴露后 12 个月，但范围很宽。因此，对于高危个体在治疗结束后需以每年 1 次的频率进行监测，至少 7 年。尽管有部分患者会有甲状腺功能减退的体征和症状，但大多数患者甲状腺素水平正常，促甲状腺激素水平升高。应该给予这些人甲状腺激素替代治疗，因为高甲状腺刺激激素水平持续刺激甲状腺，从而可能导致甲状腺结节和甲状腺癌。最近的一项儿童癌症幸存者研究报道，接受颈部放疗的儿童癌症幸存者的甲状腺癌发病率是一般人群预期发病率的 18 倍。甲状腺功能亢进症虽然罕见，也可能发生在接受过颈部照射治疗的患者中。

性早熟、青春期延迟和不孕都是癌症治疗的潜在并发症。性早熟在女孩中更常见，通常是颅脑照射导致下丘脑垂体轴过早激活的缘故。这导致骨骺过早闭合而使成年后身高偏低。黄体生成素（luteinizing hormone，LH）类似物和生长激素被用以阻止过早的发育，并促进持续生长。

男性性功能障碍通常是睾丸受辐射的结果。接受睾丸照射治疗 ALL、腹部照射治疗霍奇金病或全身照射治疗 HSCT 的患者发生风险最高。辐射同时可损害生发上皮（产生无精症）和睾丸间质细胞（导致睾酮水平低和青春期延迟）。烷化剂（如异环磷酰胺和环磷酰胺）也会干扰男性性腺功能，导致少精症或无精症、低睾酮水平、卵泡刺激素（follicle stimulating hormone，FSH）和 LH 水平异常。睾丸大小的测定、精液分析，以及睾酮、FSH 和 LH 水平的测量将有助于发现高危患者的早期异常。当治疗预期会导致性腺功能障碍时，治疗前应向青少年男性推荐精子库。

卵巢暴露于腹部辐射可能导致青春期延迟，导致 FSH 和 LH 增加，雌激素减少。接受全身放疗作为 HSCT 预处理的女孩和接受颅脑照射的女孩尤其容易出现青春期延迟和过早绝经。对于性腺并发症高危患者，应仔细询问月经史，并监测 LH、FSH 和雌激素水平。

迄今为止，尚无研究证实儿童癌症幸存者的后代有更高的自然流产、死胎、早产、先天畸形或遗传病的风险。接受过腹部放疗的女性可能会出现子宫血管功能不全，或腹部、盆腔肌肉或子宫纤维化，其妊娠过程应被认为是高危妊娠。

3. *心肺并发症*　肺功能障碍一般表现为肺纤维化。已知引起肺毒性的治疗相关因素包括某些化疗药物，如博来霉素、亚硝基脲和白消安，以及肺或全身照射。化疗引起的肺毒性与接受的总累积剂量相关。治疗相关肺损伤患者的肺功能测试显示限制性肺病，一氧化碳弥散减少，肺容量下降。应建议有此类危险因素的个体不要吸烟，如果他们需要全身麻醉，应适当说明治疗史。

心脏并发症通常是由于接触蒽环类药物（柔红霉素、多柔比星和米托蒽醌），这些药物会破坏心肌细胞，导致随着儿童年龄的增长，心肌生长不足，最终导致充血性心力衰竭。蒽环类药物相关心肌病的发病率增加呈剂量依赖性。最近的一份报告表明，累积剂量大于 360mg/㎡的幸存者死于心脏病的可能性增加超过 40 倍。在最近的一项研究中，这些药物的并发症出现在用药后 6 ～ 19 年。接受过蒽环类药物治疗的孕妇应密切关注充血性心力衰竭的体征和症状，如围产期心肌病。

对纵隔区的放疗是霍奇金病治疗的一个常见组成部分，已知与冠心病的风险增加有关；慢性限制性心包炎也可能发生在这些患者中。

目前的建议包括每 1 ～ 5 年进行一次超声心动图和心电图检查，取决于接受治疗的年龄、接受的总累积剂量及是否存在纵隔照射。对于使用蒽环类药物治疗的患者，如果年龄小于 4 岁或接受剂量超过 $500mg/m^2$ 时，应针对性地监测可能的药物毒性。心肌钙蛋白和脑钠肽等生物标志物可能有助于评估蒽环类药物的心脏毒性。

4. *肾脏并发症*　长期肾脏副作用常见于应用顺铂、烷化剂（异环磷酰胺和环磷酰胺）或盆腔照射治疗的患者。接受过顺铂治疗的患者可能会出现肌酐清除率异常，伴或不伴血清肌酐水平异常，以及持续的肾小管功能障碍和低镁血症。烷化剂可引起出血性膀胱炎，部分可能持续到化疗结束后，且与膀胱癌的发生有关。异环磷酰胺也可引起范科尼综合征，临床可表现为典型的佝偻病，除非给予足量的磷酸盐替代治疗。盆腔照射可导致膀胱功能异常，伴有尿滴沥、尿频和遗尿。

从长期随访数据得出的结论是，接受肾毒性药物的患者应该用尿液检查、适时的电解质分析和血压来监测肾损伤。对于怀疑药物相关肾毒性的患者，应收集尿液计算肌酐清除率或进行肾脏超声检查。

5. *神经心理并发症* ALL 接受颅脑照射或有脑肿瘤的儿童癌症幸存者似乎是发生神经心理后遗症的最高危人群。颅脑照射效应的严重程度具有个体差异性，受以下因素影响：剂量和剂量方案、辐射靶区的大小和位置、治疗后经过的时间、接受治疗时患儿的年龄及患儿性别。女孩可能比男孩更容易受到中枢神经系统毒性的影响，因为女孩在儿童时期大脑的生长和发育更快。

在接受基于顺铂的化疗和（或）颞或颅后窝放疗的儿童癌症幸存者中，可以观察到听觉并发症。有报道的听力相关并发症包括辨声困难、耳鸣或需要治疗的听力下降。

中枢神经系统放疗的影响似乎主要与注意力水平、处理非语言任务的能力、数学能力及短时记忆有关。最近的研究支持大剂量全身应用甲氨蝶呤、鞘内三联化疗和地塞米松与认知障碍之间有着更为显著的关系。

此外，据报道，相对于对照组，儿童癌症患者有着更多的行为问题和较差的社会能力。青少年癌症幸存者更多地表现出身体的脆弱感和易伤感，表现为疑病症或恐惧症行为。

儿童癌症幸存者研究最近的一份报道指出，与正常人口相比，儿童癌症幸存者组和同胞对照组均有着积极的心理状态、良好的健康相关生活质量和生活满意度。但是，有一些分组应予以心理干预。

6. *第二恶性肿瘤* 3% ～ 12% 的接受抗癌治疗的儿童将在初次诊断后 20 年内并发第二肿瘤。与年龄匹配的对照组相比，这一发病率增加了 10 倍。特定的危险因素包括暴露于烷化剂、表鬼臼毒素（依托泊苷）和放疗、初诊为视网膜母细胞瘤或霍奇金淋巴瘤或遗传易感性综合征（LFS 或 NF）。最近的一份儿童癌症幸存者队列研究报告显示，初诊后 20 年的第二恶性肿瘤的累计预计发病率为 3.2%。

第二造血系统恶性肿瘤（急性髓系白血病）是由表鬼臼毒素或烷化剂治疗而产生的。这种继发性白血病的发生可能与给药方案（依托泊苷）和总剂量有关。

接受放疗的儿童有可能在受辐射区域发生第二恶性肿瘤，如肉瘤、癌症或脑肿瘤。最近的一份报告研究了一组儿童霍奇金病患者的第二肿瘤发生率，显示在诊断后 15 年第二肿瘤的累积风险高达 8%。最常见的实体肿瘤是乳腺癌（大多数位于放疗部位），其次是甲状腺癌。接受放疗的 10 ～ 16 岁女孩风险最高，精算发病率在 40 岁时接近 35%。继发性胃肠癌在儿童癌症幸存者中的发病率也增高，与放射线暴露及应用某些类型的化疗药物（如丙卡巴肼、铂类药物）有关。

（译者：王　玥　校稿：李春怀）

第 32 章 儿童疾病终末期疼痛管理及姑息治疗

Brian S. Greffe, MD；Jeffrey L. Galinkin, MD；
Nancy A. King, MSN, RN, CPNP

一、简介

儿童感受疼痛的程度与成人相同。多项研究表明，新生儿和婴儿可以感知疼痛，并对这些痛苦产生记忆。通常，由于过度担心呼吸抑制和（或）对儿童镇痛药的了解不足，儿童使用阿片类和非阿片类镇痛药的处方和剂量均不足。许多镇痛药的剂量缺乏指导数据，而当今市场上出售的大多数镇痛药都未注明可用于儿科患者。

二、疼痛评估

衡量标准化疼痛需要使用合适的疼痛量表。在大多数机构中，疼痛量表是按年龄分层的（表 32-1），从外科到内科再到诊所，在整个机构中都使用围绕患者疼痛创建的通用语言。疼痛已成为“第五大生命体征”，在世界各地许多儿科中心，疼痛记录至少与心率和血压一样频繁。有许多疼痛量表可用，它们各有优缺点（图 32-1，图 32-2，表 32-2）。使用哪种类型量表并不重要，重要的是在一致和连续的基础上使用。

特殊人群

非沟通型患者，如新生儿和有认知障碍的儿童，通常很难评估疼痛。对于这些患者，经常（每 1～2 小时）使用适当的评估工具（表 32-1）对确保充分的疼痛控制至关重要。对这些人群而言，疼痛评分不断增加通常是不舒服的迹象。

表 32-1　疼痛量表——描述和适龄的应用

量表名称	类型	说明	年龄组
数字量表	自我报告	言语 0～10 级；0 = 没有疼痛，10 = 你可以想象的剧痛	理解数字、等级和顺序概念的儿童；约 > 8 岁
面部表情量表	自我报告	从无痛到你能想象到的剧痛的 6 张脸谱	应用数字量表困难的儿童；认知年龄 3～7 岁
FLACC 量表	行为观察者报告	5 类：面部表情、腿部活动、体位、哭闹和可安慰度；总分范围为 0～10 分；得分≤ 7 分是明显疼痛（图 32-1，图 32-2，表 32-2）	非言语型儿童；> 1 岁
CRIES，NIPS，PIPP	行为观察者报告	对一套标准进行评分并给出分数	非言语型婴儿；< 1 岁

注：CRIES，哭声（C）、血氧饱和度 > 95% 所需的氧浓度（R）、生命体征的变化（I）、面部表情（E）和不能入睡（S）；FLACC，面部表情（F）、腿部活动（L）、体位（A）、哭闹（C）和可安慰度（C）；NIPS，新生儿疼痛量表；PIPP，早产儿疼痛量表

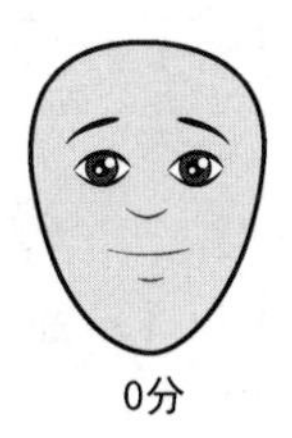
0分
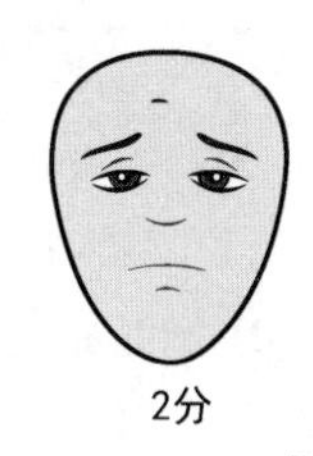
2分
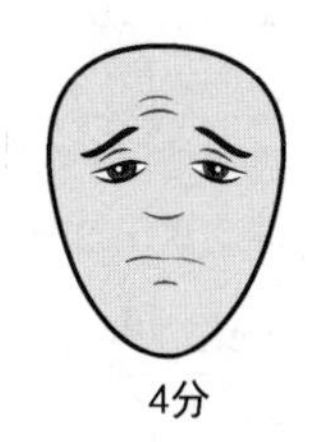
4分
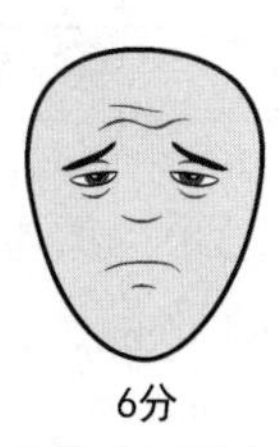
6分
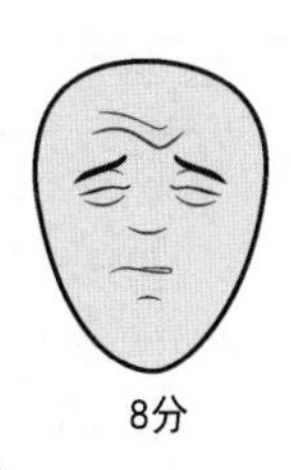
8分
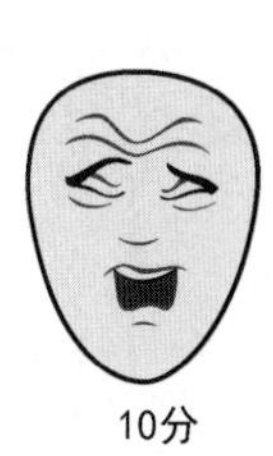
10分

图 32-1　Bieri 面部疼痛量表（修订版）

经许可引自 Hicks CL, von Baeyer CL, Spafford PA, et al. The Faces Pain Scale-Revised: toward a common metric in pediatric pain measurement. Pain 2001 Aug; 93(2):173-183.

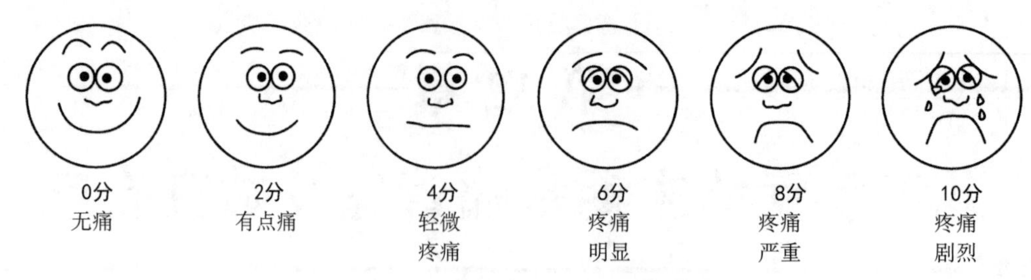

图 32-2 Wong-Baker 面部疼痛量表

Wong-Baker FACES 基金（2019 年）。Wong-Baker FACES® 疼痛评分标准。在获得 http://www.WongBakerFACES.org 许可的情况下检索。最初发表在 Whaley & Wong 的婴幼儿和儿童护理中。© Elsevier Inc.

表 32-2 FLACC 疼痛评估工具

类别	0 分	1 分	2 分
面	没有特殊表情或微笑	偶尔表情痛苦或皱眉，孤僻，淡漠	频繁皱眉，下颌缩紧，颤动下颌
腿	正常或放松	不安，紧张	踢腿，或蹬腿
活动	安静地躺着，正常的姿势，正常活动	蠕动，来回活动，紧张	僵硬或抽搐
哭	不哭（醒着或睡着了）	呻吟或呜咽，偶尔抱怨	持续哭，尖叫或啜泣，经常抱怨
舒适度	舒适，轻松	抚摸、拥抱或交谈才会安心	难以安慰或抚慰

三、急性疼痛

1. *定义及病因* 急性疼痛是由可识别的来源引起的。在大多数情况下，它是自限的，治疗反映了损伤的严重程度和类型。对儿童来说，大多数急性疼痛是由创伤引起的，如果在医院，可由外科手术等医源性原因引起。

2. *治疗* 急性疼痛的治疗取决于对每个患者的处置方式。对于门诊患者，主要的治疗方法是使用非甾体抗炎药（NSAID）（表 32-3）。对乙酰氨基酚是最常用的非甾体抗炎药。对乙酰氨基酚可通过口腔或直肠给药。口服对乙酰氨基酚的效果更易预测。并且，对于轻微疼痛或作为明显疼痛的辅助用药，全天给药（口服 10 ～ 15mg/kg，直肠 20mg/kg）优于必要时给药。临床使用剂量下，对乙酰氨基酚的毒性较低。然而，对乙酰氨基酚与许多非处方药和处方药合用已成为引起毒性的一个常见原因。当剂量超过 200mg/（kg • d）时，会发生肝损伤或肝衰竭。悬浮剂中其他口服可用的镇痛药有布洛芬（10 ～ 15mg/kg）和萘普生（10 ～ 20mg/kg）。

当疼痛较严重时，可增加口服阿片类药物短期使用 （表 32-4）。许多阿片类药物是与非甾体抗炎药共同配制的，如羟考酮 / 对乙酰氨基酚（Percocet）和氢可酮 / 对乙酰氨基酚（Lortab）。当使用这些复方药物时，药物的剂量是基于阿片类成分。应停止使用其他同时使用的类似非甾体抗炎药。最常用的口服阿片类药物是羟考酮、氢可酮和可待因。鉴于药物代谢，最不推荐使用可待因。可待因通过细胞色素 P450 2D4 同工酶代谢为吗啡。由于基因多态性，1% ～ 10% 的人（亚洲人 1% ～ 2%，非裔美国人 1% ～ 3%，白种人 5% ～ 10%）代谢不良。因此，该药物对有此缺陷的患者无效。极少数患者（主要来自东非）是超速代谢者。这些患者将 10 ～ 15 倍剂量的原药转化为可导致临床毒性的活性化合物。吗啡、羟考酮和氢考酮都可以作为悬浮液使用，在给药时具有活性，并通过多种途径代谢。

表 32-3 非阿片类镇痛药推荐剂量

药物	给药途径	剂量准则	半衰期	持续时间
对乙酰氨基酚	口服	每 4 ～ 6 小时 10 ～ 15mg/kg，最大剂量 4000mg/d，40mg/kg 负荷剂量，随后每 6 小时 10 ～ 20mg/kg	新生儿：2 ～ 5h 成人：2 ～ 3 h	4h
布洛芬	口服	每 6 ～ 8 小时 4 ～ 10mg/kg，最大剂量 40mg/（kg • d），不要超过 2400mg/d	儿童：1 ～ 7 岁，1 ～ 2h 成人：2 ～ 4h	6 ～ 8h
酮咯酸	静脉注射	每 6 小时 0.5mg/kg，最多每次 30mg，最多用 8 次	幼儿：6h 成人：5h	4 ～ 6h

表 32-4　婴儿和儿童口服和静脉注射阿片类药物推荐剂量

药物	给药途径	剂量	半衰期	持续时间
芬太尼	IV	每次 0.5 ～ 1μg/kg（最好是间歇性短时间镇痛；滴定至有效）	1 ～ 3min	30 ～ 60min
氢吗啡酮	IV	儿童：每 3 ～ 6 小时 0.015mg/kg 青少年：每 3 ～ 6 小时 1 ～ 4mg	15min	4 ～ 5h
美沙酮	IV	每 4 小时 0.1mg/kg，2 ～ 3 次，然后每 6 ～ 12 小时一次	10 ～ 20min	6 ～ 8h（22 ～ 48h 后可重复）
吗啡	IV	每 2 ～ 4 小时 0.05 ～ 0.1mg/kg	新生儿：7 ～ 8h 1 ～ 3 月龄：6h 6 月龄至 2.5 岁：3h 3 ～ 19 岁：1 ～ 2h 成人：2 ～ 4h	2 ～ 4h
可待因	PO	每 4 ～ 6 小时 0.5 ～ 1mg/kg，最多每次 60mg	30 ～ 60min	4 ～ 6h
氢吗啡酮	PO	儿童：每 4 ～ 6 小时 0.03 ～ 0.1mg/kg 青少年：每 3 ～ 4 小时 1 ～ 4mg	15 ～ 30min	4 ～ 5h
氢可酮（in Vicodin，Lortab elixir）	PO	儿童：每 4 ～ 6 小时 0.15 ～ 0.2mg/kg 青少年：每 4 ～ 6 小时 1 ～ 2 个标签（由于对乙酰氨基酚含量的限制；见文中的对乙酰氨基酚建议）	10 ～ 20min	3 ～ 6h
美沙酮	PO	每 4 ～ 6 小时 0.1mg/kg，2 ～ 3 次，然后每 6 ～ 12 小时一次	30 ～ 60min	6 ～ 8h（22 ～ 48h 后可重复）
吗啡	PO-IR	每 4 ～ 6 小时 0.2 ～ 0.5mg/kg	15 ～ 60min	3 ～ 5h
	PO-ER	每 12 小时 0.3 ～ 0.6mg/kg	1 ～ 2h	8 ～ 12h
羟考酮	PO-IR	每 6 小时 0.05 ～ 0.15mg/kg	10 ～ 30min	3 ～ 6h
	PO-ER	每 12 小时 0.2mg/kg[a]	1h	12h

a 适用于 11 岁及以上的儿童

注：IR，即释；ER，缓释；IV，静脉注射；PO，口服

数据来自 Perkins RM, Swift JD, Newton DA: Pediatric Hospital Medicine, 2nd ed. Philadelphia, PA: Lippincott Williams and Wilkins; 2008.

吗啡和羟考酮有长效制剂或缓释制剂。这些药物不适用于儿童急性疼痛的治疗。开处方时应非常谨慎，并密切监测。由于这些药物被转用、掺假和滥用的高发生率，美国联邦药物管理局和这些产品的制造商合作开发了缓释产品的防滥用配方。当开处方时，应谨慎使用阿片类药物风险评估工具，如CRAFFT评估工具，以评估潜在阿片类药物滥用的风险（框 32-1）。

框 32-1　阿片类风险工具

CRAFFT 评估会询问以下 6 个“是”或“不是”的问题：
“你曾经坐过吸毒或酗酒者（包括你自己）开的车吗？” “你有没有用酒精或毒品来放松，让自己感觉更好，或者尽享其中？” “当你一个人的时候，你曾经饮酒或吸毒吗？” “你会忘记喝酒或吸毒时做过的事情吗？” “你的家人或朋友有没有告诉过你应该减少喝酒或吸毒？” “你曾因饮酒或药物而惹过麻烦吗？”

青少年得分为 2 分或更高与阿片类药物滥用的风险更高有关

对于严重的疼痛，不宜口服镇痛药；对于不宜口服镇痛药的剧烈疼痛，静脉注射阿片类药物可生效；缓解疼痛的方法取决于疼痛的严重程度、部位和年龄。静脉注射阿片类药物可用于单次推注、持续输注，同时作为患者自控镇痛（PCA）输注的一部分，在儿童中有着长期安全和有效的使用记录。通常非甾体抗炎药酮咯酸 0.5 ～ 1.0mg/kg 用于严重疼痛的辅助治疗。儿童使用酮咯酸的副作用与成人相同：肾功能不全，胃部不适，血小板黏附力降低导致出血时间延长。有出血风险的患者不应接受酮咯酸钠治疗。

在适当说明、频繁的提醒和指导下，PCA 泵可用于 6 岁以下的儿童（表 32-5）。在美国，吗啡和氢吗啡酮是 PCA 管理最常用的药物。无论何时使用 PCA，都必须经常对患者进行评估（至少每小时一次），以确保有效缓解疼痛。

表 32-5 PCA 投药建议

	吗啡	芬太尼	氢吗啡酮
浓度	1mg/L	10μg/ml 溶液	0.1mg/ml 或 1mg/ml
负荷量	15 ～ 20μg/kg（最大 1.5mg）	0.25μg/kg	3 ～ 4μg/kg（最大 0.3mg）
观察时间	8 ～ 10min	8 ～ 10min	8 ～ 10min
基础输注量	0 ～ 20μg/（kg•h）	0 ～ 1μg/（kg•h）	0 ～ 4μg/（kg•h）
最大剂量（对不耐受的患者）	100μg/（kg•h）	1 ～ 2μg/（kg•h）	20μg/（kg•h）

四、慢性疼痛管理

1. *评估* 慢性疼痛是一种持续超过急性疾病通常病程或超过急性损伤预期时间的疼痛。在儿童中，这是一个日益被认识到的问题。据估计，慢性疼痛可能影响 10% ～ 15% 的人群。最常见的问题包括头痛、慢性腹痛、肌筋膜痛、纤维肌痛、幼年类风湿关节炎、复杂区域疼痛综合征、幻肢痛和与癌症相关的疼痛。儿童慢性疼痛通常有多种影响因素，包括心理问题、心理社会因素、社会因素和家庭结构。仅将疼痛与单一的生理原因联系，可能引导医生通过反复的侵入性检查、实验室检测和程序来评估患者，并过量开药。对慢性疼痛进行多维评估是最理想的，也是经常需要的。

2. *治疗* 在可能的情况下，多学科协作是治疗儿童慢性疼痛的方法。所有慢性疼痛的患儿在第一次就诊时需进行多学科会诊，建立一个综合治疗策略。团队成员包括疼痛医生、儿科心理学家和（或）精神病学家、职业物理治疗师（OT/PT）、高级疼痛护士（APN）及社会工作者。将康复和心理治疗相结合是美国大多数儿科慢性疼痛管理计划的基础，从而使患儿避免过度依赖于创伤疗法和药物疗法。

（1）耐受、依赖和成瘾性：成人和儿童对类阿片药物的生理和心理反应相似。美国疼痛医学学会、美国疼痛学会和美国成瘾医学学会的一份共识文件定义了患者对阿片类药物的正常反应与病理反应之间的重要区别。耐受性、依赖性和成瘾性定义如下。

1）耐受性：人体对药物反应性降低的一种状态。对于不同的阿片类药物，其耐受性以不同的速率发展。例如，部分患者对困倦和呼吸抑制的耐受早于便秘和镇痛。

2）依赖性：人体对药物特异性戒断综合征的一种状态，可通过突然停药、快速减量、降低血液中药物浓度和（或）给予药物拮抗剂而产生。

3）成瘾性：是一种原发性、慢性、神经生物学疾病，其发展和表现受遗传、心理和环境因素影响。它的特点包括以下 1 项或多项。

- 需要过度用药镇痛
- 渴望和强迫使用药物
- 有不良后果仍要使用

当阿片类药物用于治疗住院和门诊患者的急性疼痛时，成瘾性是罕见的。应该强调的是，耐受性和依赖性并不等于成瘾。

（2）戒断

1）识别：在阿片类药物治疗 1 周后，所有患者都可能出现停药症状。大龄儿童的戒断症状包括激动、烦躁、心动过速、呼吸急促、鼻充血、体温不稳定和摄食不耐受。在有戒断的新生儿（新生儿戒断综合征）中，常见症状包括神经兴奋性，胃肠功能紊乱，自主神经体征（出汗增多、鼻塞、发热、皮疹、体重增长缓慢），以及继发于过度摩擦的皮肤脱屑。

2）治疗

- 与患者和家人一起制订时间表或计划
- 需考虑阿片类药物的持续时间
- 考虑切换到每天一次的阿片类药物（见表 32-4 中的美沙酮剂量）
- 每 1 ～ 2 天减少 10% ～ 25% 的剂量
- 注意戒断征象
- 考虑每 6 ～ 8 小时加入劳拉西泮 0.05 ～ 0.1mg/kg
- 考虑加入可乐定贴片 0.1mg/d（每 2 天更换一次）

五、儿科姑息治疗和临终关怀

1. *简介* 据统计，美国每年有近 55 000 名儿童死亡。其中 50% 死于新生儿期或出生后 1 年。其中许多儿童，特别是 1 岁以上的儿童，患有危重症疾病。这些危重症疾病可能会导致慢性疾病，可能持续多年甚至几十年。 此外，在那些可能治愈的危重症疾病（如癌症），以及多年后有可能复发的恶性肿瘤患者中，姑息治疗和临终关怀可以发挥重要作用。

据估计，全世界有 800 多万儿童需要姑息治疗。例如，儿童姑息治疗的需求从每 10 000 名儿童 20 人（英国）到每 10 000 名儿童 120 人（津巴布韦）不等。一些早期数据表明，姑息治疗方案可以减少医疗资源的利用，包括住院次数减少、住院时间缩短，但急诊和门诊的利用没有变化。许多儿童仍然去世于医院，但那些进行姑息治疗的儿童在生命结束护理的过程中受到的伤害性较低。

虽然姑息治疗和临终关怀可以互换转化，但是二者并非同义词。姑息治疗的目的是在原发病治疗中预防、缓解、减少或减轻危重症疾病的潜在症状或其治疗所产生的症状，并保持患者的生活质量。提供姑息治疗并不意味着即将死亡，也并非禁止积极地治疗原发病。相反，这代表承认在癌症等危重症疾病中的治疗风险和遭受痛苦的可能性。了解家庭如何界定其子女的生活质量和痛苦是至关重要的，并为家庭和陪护在整个治疗过程中的决策提供了一个选择。

虽然儿童在治疗后症状可以缓解，但主要的重点是实现疾病的治愈或长期无病生存。目前的姑息治疗目标集中在提高生活质量，为危重症疾病的生存做好准备。其中一些目标包括帮助家庭接受诊断，解决与治疗有关的疼痛和痛苦问题，促进患儿重新融入学校和社区，并尽可能保证儿童的正常生活。当治愈的机会渺茫或孩子的生活质量较差时，姑息治疗的目标将转向临终关怀。治疗的重点仍然是提高生活质量，但是为舒适和有尊严地结束生命做准备，对疾病本身的治疗或治愈反而越来越少。

姑息治疗不仅是对疾病的疼痛和症状管理的治疗，同时还帮助解决患者及其家人的心理、情感和精神需求。

2. *可能从姑息治疗中受益的措施* 在 Himelstein 等的综述中，适合姑息治疗的条件被分为 4 组，如下所示。

- 可以治疗，但可能治疗失败的疾病，如晚期或进行性肿瘤，复杂和严重的先天性或后天性心脏病。
- 需要加强长期治疗，目的是维持生活质量，如人类免疫缺陷病毒 / 艾滋病、囊性纤维化和肌肉营养不良。
- 渐进性疾病在诊断后，治疗完全是姑息性的，如进行性代谢紊乱和某些染色体异常。
- 涉及严重的、非进行性残疾的疾病，如严重脑瘫和缺氧性脑损伤等，其并发症对健康造成极大的影响。

美国国会于 2010 年授权对正在接受治疗的患有绝症的儿童同时提供姑息治疗和原发病治疗的医疗补助。根据《病人保护和可负担医疗法》，自愿选择接受儿童的临终关怀并不是放弃该儿童应享有的任何权利或支付与治疗儿童病情有关的服务费用。儿科姑息治疗这一重要里程碑应该在未来为私人保险公司承保并行护理打开大门。

3. *儿科疼痛管理及姑息治疗的护理* 在提供儿科姑息治疗时，最佳疼痛管理是至关重要的（有关治疗的定义和指南，请参阅前面有关疼痛管理的章节）。随着生命的结束，服用姑息性治疗药物最终可能超过常规使用剂量。任何治疗阶段都必须保证患儿的舒适性。生命终末期的疼痛管理以这一目标为首要任务，在仔细对儿童症状、生命体征进行不断评估和监测后，就不用担心这种行为会导致安乐死或有意加速死亡。

4. *儿科姑息治疗中的生活质量和症状管理* 当为危重症儿童提供治疗时，特别是在生命终末期，与成年人相比，儿童的某些非疼痛症状和体征可能发展得更快。在这种情况下应进行全面的病史和体格检查。在决定治疗时，需确定疼痛会对儿童造成痛苦的程度，以及其对孩子和他（她）家人的日常生活干扰的程度。疼痛治疗主要为支持性治疗，包括姑息性药物、护理和社会心理支持治疗。表 32-6 列出了在疾病进展期间和生命终末期出现的症状，并提出了治疗建议。

表 32-6 儿科姑息治疗症状管理

症状	病因	治疗
恶心、呕吐	化疗，麻醉，代谢异常	苯海拉明，羟嗪，5- 羟色胺抑制剂，胃肠运动的原动力剂
厌食症	癌症，疼痛，味觉异常，胃肠道改变，代谢变化，药物，心理因素	治疗基础条件，运动，饮食咨询，食欲兴奋剂（屈大麻酚、甲地孕酮、类固醇）
便秘 / 腹泻	镇痛药，化疗，吸收不良，药物相关	泻药（无论何时开始服用镇痛药都必须启用），治疗腹泻的洛哌丁胺，外周类阿片拮抗剂（甲基纳曲酮、阿维莫潘）
呼吸困难	气道阻塞；由积液、感染、转移引起的功能性肺组织减少；胸壁运动受限；贫血	治疗特定原因（减轻梗阻的手术、输血、转移性疾病的化疗 / 放射治疗）、非药物治疗（舒适的位置、使用电风扇改善空气循环、吸氧和舒缓治疗）、阿片类药物持续输注、老年患者雾化吗啡、焦虑药物（劳拉西泮、咪达唑仑）的联合治疗
呼吸道充血	在终末期，气道 / 口腔分泌物导致的呼吸声	重新精准定位，使用抗胆碱药，如东莨菪碱 IV/SQ/PO 或透皮东莨菪碱
压疮	组织损伤，卧床，对疼痛或刺激反应减弱	预防（避免创伤，缓解压力，保持良好的卫生），局部清创，使用合适的伤口敷料，抗生素，镇痛药

续表

症状	病因	治疗
骨痛	骨转移，骨髓白血病浸润	姑息放疗，骨核素，双膦酸盐，化疗，镇痛药
躁动	疼痛，呼吸困难，终末期疾病所致	苯二氮䓬类药物（咪达唑仑），巴比妥类药物在终末躁动时可实现完全镇静
瘙痒症	荨麻疹，带状疱疹后神经痛，胆汁淤积症，尿毒症，阿片类药物	抗组胺药（胆汁淤积症，尿毒症，类阿片），5-HT_3 受体拮抗剂（胆汁淤积症，阿片）
出血	恶性疾病（白血病）骨髓浸润、凝血疾病、糜烂或溃疡出血	输血（红细胞，血小板）以缓解症状，止血（氨基己酸） 深色敷料（黑色、酒红色或深紫色），以帮助吸收和掩盖血液
难以忍受的疼痛	各种各样的病因	慢性疼痛小组会诊；必要时考虑姑息镇静

IV，静脉注射；SQ，皮下注射；PO，口服

补充和替代模式：当原发病治疗失败或没有更佳治疗方案时，家庭为其子女寻求补充或替代治疗并不罕见。患有癌症、哮喘、镰状细胞病和癫痫等慢性疾病的儿童与一般儿科患者相比，会更多地用到补充或替代治疗（Post-White，2009 年）。儿童补充替代疗法的使用主要受父母对补充替代疗法的态度和接受程度的影响。文化信仰也起重要作用。在亚洲，使用冥想和祈祷来控制疼痛得到了医学界的大力支持。在欧洲，使用顺势疗法是司空见惯的，因为病情使儿童接近生命终末期，许多家庭选择尝试各种形式的补充替代治疗。大多数情况下，这些治疗的目的是改善身体状态或精神状态。有时，疾病的治疗目标是在其他治疗失败时，寻找一种比正规治疗毒性更小的治疗方案来缓解病情，增强患儿抵抗疾病的能力，或延长寿命。家长反映使用支持替代疗法给他们一种希望。儿科报告的最常见方式是祈祷 / 冥想、放松技巧、按摩、脊椎按摩护理（包括针灸）和营养补充剂（Post-White 等，2009 年）。

对儿童使用补充替代疗法的有效性研究很少，数据往往是相互矛盾的。人们通常会接受对身心伤害比较小的疗法，如祈祷、冥想、触摸、感觉及放松。西方医学界越来越接受针灸和按压穴位的方法，在一些儿童中可能有利于减轻疼痛、恶心和其他症状。触摸和感觉方式，如按摩、愈合触摸和芳香疗法，可以诱导一些儿童放松，这可能是非常有帮助的。尽管一些药物缺乏儿科剂量信息，缺乏产品标准化，以及可能发生严重的药物相互作用和毒性，但一些植物和维生素等补充剂的使用仍然受到了很多关注。大麻素的供应增加，并声称可以缓解症状（恶心、疼痛、焦虑），或作为治疗疾病的药物，尽管这种被吹捧的替代“治疗”可能是无益的，也可能产生非常危险的后果，但是仍有越来越多的父母考虑使用大麻素替代治疗，目前没有关于儿童剂量或疗效的数据，也没有潜在风险的数据。支持替代治疗的费用，特别是植物类药物和替代药物治疗的费用，可能会让人望而却步，而且这部分费用很少由保险来支付。临终关怀治疗者经常将放松和思想 / 身体 / 精神模式纳入他们的计划中。

重要的是，保健医生需向家长和青少年询问支持替代疗法的使用情况，并与家庭讨论他们正在使用的模式和可能要考虑的问题。在研究中，父母一直希望被告知并与保健医生讨论支持替代疗法，但是如果他们不确定从保健医生那里得到确定的回应，他们可能不愿意这样做。向家庭提供关于他们正在考虑或使用的治疗的适应证和禁忌证是关键。在某些情况下，建议补充一些技术，如按摩、身心模式和针灸 / 穴位按压可能是合适的。

5. 儿童心理社会方面姑息性的护理 儿科姑息治疗是独特的，因为照顾者必须熟悉儿童的正常情绪和精神发展。通过交流，在儿童的发育水平上与儿童合作，将使儿童接受希望、梦想和恐惧。儿童对于死亡的理解取决于他（她）的发育阶段。儿童在 3 岁时将死亡理解为一种变化状态，5 ～ 6 岁时理解为普遍性（所有生物都会死亡），8 ～ 9 岁时理解为个人死亡。表 32-7 概述了儿童对死亡概念理解，并提供了一些有益的干预措施。

6. 儿童对死亡概念的理解 随着终末期的临近，心理社会支持治疗对儿童和家庭是非常重要的。孩子们可能需要一个能关心和坦诚地回答他们问题的人来进行交流。父母在与孩子讨论和回答有关死亡的问题时，可能需要指导和支持。儿童和青少年可能在死之前有想要完成的愿望。有些人对葬礼、追悼会及他们遗体的处置有自己的想法。父母在安排葬礼、处理经济问题、与兄弟姐妹和其他家庭成员交谈，以及应对自己的悲伤方面往往需要支持。

重要的是要认识到，悲伤不是一种疾病，而是一个正常的、多层面的、独特的、动态的过程，表现为由于感受到损失而普遍存在的痛苦。一旦父母接受了失去孩子的事实，他们就必须经历悲伤的其他附带情况，如经历失去的痛苦，适应没有孩子的环境，以便

表 32-7　儿童对死亡概念的理解

年龄组和认知发展	对死亡的认知理解	对压力的反应	有益的干预措施
婴儿：自我意识与满足需求直接相关	无	烦躁，易怒	保持日常生活 对生理和情感需求做出迅速回应 抱，摇，晃
幼儿：以自我为中心，具体化思维；从对自我有利的角度看待事物和事件	刚刚开始意识到分离的含义	易怒，睡眠改变，易激惹，易发脾气	保持日常生活 身边围绕熟悉的人和事物 对生理和情感需求做出迅速回应 加强身体和情感安慰，鼓励学习新技能
学前：开始对时间有概念，但时间的永恒感有限，充满好奇心，在思维上仍然相当具体化	认为死亡有原因 对疾病和死亡原因充满好奇 认为死亡不是永久性的状态	逆反行为，回归，睡眠 - 觉醒改变，噩梦，身体不适 开始识别情感的意义和背景	找出他们想知道什么，并简明扼要地进行解释 确保他们的想法或愿望的结果不是死亡和疾病 身边围绕熟悉的人和事物 游戏可以帮助儿童缓解紧张的情绪和压力
学龄：开始拥有逻辑能力；接受外界信息	死亡是从经验中体会出来的（宠物，祖父母，电视或电影中看到的东西） 能理解死亡是永久的	逆反行为，噩梦，睡眠中断，退缩，悲伤 能口头描述自己的悲伤、喜悦和恐惧	确定他们如何看待和理解正在发生的事情，并相应地回答他们的问题 告知他们悲伤、恐惧和愤怒的情绪是正常的 在保证日常生活正常进行的情况下，允许儿童适当地游戏，因为游戏对于情绪表达和释放压力非常重要
青春前期和青春期：通过探索道德、伦理和精神信仰来掌控自己；增加与同龄人的情感互动和信息交换	具有成年人对死亡的认识，但仍然是经验性理解	愤怒，退缩，悲伤，抑郁，身体不适 难以寻求情感安慰	公开，坦诚交流 让年轻人尽可能多地参与医疗决策 讨论和尊重他们对于财产归属、葬礼计划、遗体处置的愿望 协助年轻人完成人生中的重要选择，并赋予他（她）存在意义或留下遗产

继续他们的生活。失去孩子的父母可能出现复杂的悲伤反应，如缺席的悲伤、延迟的悲伤、持续或未解决的悲伤。兄弟姐妹也有可能出现复杂的悲伤，需要特别关注。

7. *精神和文化支持*　医疗保健决策往往与家庭的文化和信仰体系交织在一起。了解一个家庭的信仰和文化的影响之后，医生可以提供敏感的适当的照顾，特别是在终末期。与家庭信仰和文化社区成员的互动往往有助于帮助护理团队和家庭的社区支持。允许特定的祈祷、仪式或其他活动有助于促进护理的进行。

说外语的家庭可能最缺乏支持。应尽一切努力寻找和利用一名合格的翻译，尤其是涉及传递困难的新闻或做出关键决策的讨论。更多时候，翻译的作用被强加于双语家庭成员或朋友，他们可能不太了解医学术语，无法清楚地翻译，或者为了保护家庭，故意不准确地翻译信息。

美国儿科学会在其网站上（www.aap.org）列出了许多帮助儿童、兄弟姐妹和父母的资源。

8. *撤回医疗支持*　医疗技术使许多身体状况严重的儿童享受了良好的生活质量。当技术支持不再能够提高儿童的生活质量或不能让其更好地享受生活时，或者没有可行的选择来恢复儿童的生活质量时，停止这种支持可能是适当的。当儿童病情恶化或发生严重伤害时，喂养管、呼吸机、透析、肠外营养和置入心脏起搏器都是可能需要重新评估的医疗模式。

在儿童中可以考虑撤回医疗支持和技术的情况有 5 种（Tournay，2000 年），见表 32-8。

帮助家庭确定和界定生活质量对孩子和家庭意味着什么，以及对孩子来说什么是难以忍受的生活是很重要的。以清晰易懂的方式来展示孩子的身体状况、检查结果和治疗方法，对儿童的生存能力和与环境互动的期望是什么，以及为什么人们认为目前或其他治疗将是徒劳的或导致进一步的痛苦是至关重要的。这些讨论应当以认真的态度进行，不需要父母立即做出答复。家庭往往需要几次这样的讨论，才能做出自己能够与之共同生活的决定，而不应仓促作出决定。家庭可以要求额外的测试或重新测试，以确保他们为孩子们做出正确的决定。在可行的情况下，应遵守这些要求。在这一过程中，应该给家庭提供非常有帮助的精神支持。

表 32-8 可以考虑撤回医疗支持和技术的 5 种情况

脑死亡	排除所有可逆原因，符合确定脑死亡的既定标准
持续性植物状态（PVS）	完全依赖于外界的照顾，不能与环境进行互动。体感诱发电位皮质峰缺乏可能有助于判断 PVS 的预后
治疗将延缓死亡，但不会显著减轻病情所造成的痛苦	不能治愈，并且侵入性治疗可以延长生命，但会增加痛苦
可能拯救生命，但会损害身心健康，使儿童无法忍受	了解儿童和家庭如何定义“无法容忍的生活”是非常重要的
有潜在益处的额外治疗将造成进一步的痛苦	痛苦的负担大于潜在的利益

一旦家庭做出放弃治疗的决定，就有必要解释放弃治疗后的预期结果，孩子在这段时间内可能会变成的样子，以及确保舒适的护理计划是什么。与家人一起制订一个放弃治疗的时间和地点的计划，如他们想和谁在一起，对环境有任何具体要求，如音乐、播放最喜欢的电影或读一本书，以及他们希望谁来执行放弃。在放弃之前或期间提供仪式、祈祷或私人时间的机会是适当的。如果预计放弃后死亡会很快发生，则应事先安排对死亡后身体的任何具体宗教要求。在放弃所有治疗的情况下，应在死亡发生的过程中和死亡后向家属提供支持和帮助。

9. 预先护理计划 预先护理计划允许患者和其家属知道他们的愿望，在发生严重或危及生命的问题时该怎么做。Himelstein 等将预先护理计划分为 4 步。第一，确定决策者并将其纳入过程。第二，评估患者和家属对疾病和预后的理解，并用孩子和家人能够理解的术语描述即将发生的死亡。第三，根据他们对疾病和预后的理解，确定当前和未来干预的护理目标，是治疗性、不确定性还是主要集中于提供舒适性。第四，就目前和未来使用或放弃维持生命的技术及积极的医疗干预做出共同决定。如果父母或父母与患者在这些技术或干预措施方面存在分歧，可谨慎地让医院伦理委员会参与，以解决这些问题。

美国的一些州允许父母签署一项高级指令，声明在医院外发生心搏、呼吸停止时不进行心肺复苏的决定。当高级指令到位时，如果紧急救援人员到达现场，不需要提供心肺复苏。一些学区将遵守关于学校的高级指示，但许多学区不会。

父母，有时候也可能是孩子，可能会提到死后捐献器官或身体组织的可能性。虽然在某些情况下，孩子捐献的组织可能会受到疾病（如癌症）的限制。但一些父母发现自己的孩子能够造福他人时，会感到无比欣慰。如果在孩子死亡的时候，父母尚未与医生讨论捐献事宜，而捐献是可行的，医生应向家属提供机会。

尸检是另一个让许多医生感到难以与家属接触的话题，但这是一个需要被讨论的重要工作。在预期自然死亡的情况下，通常不强制尸检；但是，从尸检中获得的信息可能会让父母安心或对医学研究有用。如果在家中死亡，需要进行尸检，应与停尸房或验尸官就运送和接收遗体做出特别安排。

网络资源

Education on Palliative and End of Life Care （EPEC；adult focused）：www.epec.net.

End of Life Nursing Education Consortium （ELNEC）：http：//www. aacn.nche.edu/elnec.

Initiative for Pediatric Palliative Care （IPPC）：www.ippcweb.org.

National Hospice and Palliative Care Organization （NHPCO）——Children's Project on Palliative/Hospice Services （ChiPPs）：www.nhpco.org.

（译者：王 玥 校稿：李春怀）

第 33 章

免疫缺陷

Jordan K. Abbott, MD, MA；
Pia J. Hauk, MD

一、简介

儿童期出现的免疫缺陷病包括一些罕见的疾病，这些疾病都有各自特征性的临床表现、免疫学检查和基因突变。患有原发性免疫缺陷（PID）的儿童通常表现为反复感染和（或）严重的细菌感染、营养不良和（或）由感染导致的发育迟缓。当感染反复、严重、持续、常规治疗无效或由机会性致病菌感染引起时，应考虑免疫缺陷。由于 PID 不容易被诊断，因此应加强疑似诊断。

人类的免疫系统是由遗传学上更为原始的固有免疫系统和适应性免疫系统组成的。临床上通常将 PID 分为四大类：抗体缺陷、T 细胞和 B 细胞联合免疫缺陷、吞噬细胞紊乱和其他固有免疫缺陷，包括补体缺陷。了解免疫系统各部分在宿主防御中的作用，能够对可能的免疫缺陷进行重要评估，这些免疫缺陷可能导致反复感染和免疫失调，从而导致相关的自身免疫性疾病和慢性炎症。

二、免疫缺陷评估：主要考虑因素

在评估可能的 PID 时，必须考虑其他增加感染易感性的情况，如过敏性鼻炎、哮喘、囊性纤维化、异物吸入和干扰皮肤屏障功能的情况。需要排除继发性或获得性免疫缺陷的常见原因。这些疾病包括营养不良、衰老、某些药物（化疗、免疫抑制药物、糖皮质激素、控制病情的抗风湿药物、利妥昔单抗）、胃肠疾病或肾脏疾病导致的蛋白质损失，以及其他与免疫功能受损相关的疾病（骨髓和血细胞恶性肿瘤，以及某些慢性感染，包括艾滋病）。如果单一部位受累，可能是由于解剖缺损和异物。图 33-1 列举了何时应考虑 PID。

关键性的临床表现可能提示 PID 的存在和免疫损伤的类型。当患者有频繁、严重或不常见的感染时，应考虑 PID。当感染史提示 PID 时，感染类型有助于指导最初的治疗。抗体、补体和吞噬细胞缺陷容易引起细菌感染，但腹泻、浅表念珠菌病、机会性感染和严重疱疹病毒感染是 T 淋巴细胞免疫缺陷的主要特征。感染发生的部位可以提供重要线索。其他特征，如患有自身免疫性疾病、伤口愈合不良、淋巴增生性疾病、发病年龄、生长迟缓等，都有助于进一步对 PID 进行分类。表 33-1 根据发病年龄、特定病原体感染、受影响器官和其他特殊特征将 PID 分为 4 个主要的宿主免疫类别。

最初的实验室调查应根据临床表现和疑似的宿主免疫损伤类别进行。如果怀疑是抗体缺陷，进行全血细

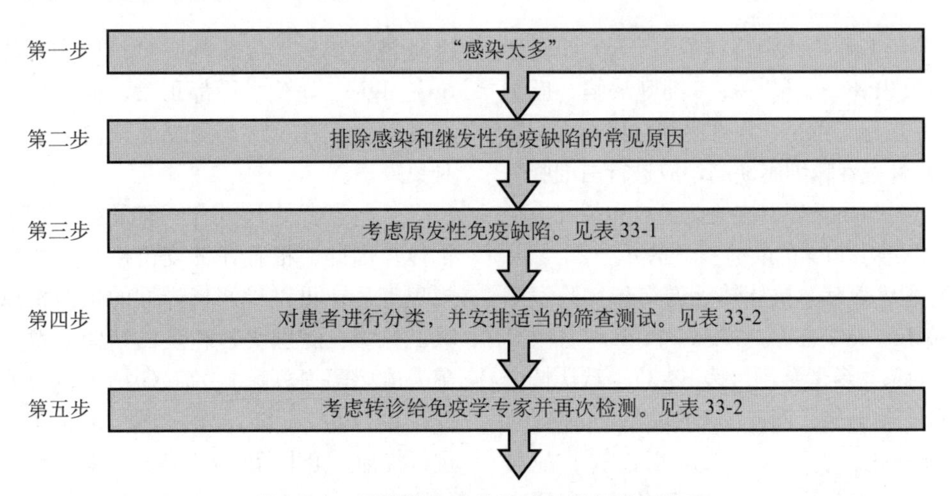

图 33-1　原发性免疫缺陷病的常用诊断流程

表 33-1 原发性免疫缺陷的临床特征

特征	混合性缺陷（T 淋巴细胞和 B 淋巴细胞缺陷）	抗体缺陷（B 淋巴细胞缺陷）	吞噬细胞缺陷	补体缺陷
感染开始年龄	早发，通常在 6 月龄前开始	来自母体的抗体水平下降后发病，通常在 3 ～ 6 月龄后；有些在儿童期或成人期发病	早发	任何年龄
特定病原体	细菌：肺炎链球菌、胎儿弯曲杆菌、金黄色葡萄球菌、流感嗜血杆菌、铜绿假单胞菌、人型支原体、解脲支原体、单核细胞增生李斯特菌、沙门氏菌、肠道菌群、非典型分枝杆菌和 BCG 病毒：CMV、EBV、水痘、RSV、肠道病毒、轮状病毒 真菌 / 原生动物：白念珠菌、烟曲霉、刚地弓形虫 其他：卡氏肺孢菌、隐孢子虫	肺炎链球菌、胎儿弯曲菌、流感嗜血杆菌、铜绿假单胞菌、解脲支原体、金黄色葡萄球菌、人型支原体 病毒：肠道病毒 真菌 / 原生动物：蓝氏贾第鞭毛虫	细菌：金黄色葡萄球菌、肠道菌群、伯克霍尔德菌属、曲霉属、铜绿假单胞菌属、沙门氏菌属、沙雷菌属、小行星诺卡氏菌、克雷伯菌属、非结核分枝杆菌和 BCG 病毒：无 真菌 / 原生动物：白念珠菌、烟曲霉	细菌：脑膜炎奈瑟菌和淋病奈瑟球菌、肺炎链球菌、金黄色葡萄球菌、铜绿假单胞菌、流感嗜血杆菌 病毒：无 真菌 / 原生动物：不常见
受影响的器官和感染	一般：营养不良 感染：严重感染（脑膜炎、败血症、上呼吸道感染及肺部感染）、复发性念珠菌病、腹泻	感染：复发性反复发作的呼吸道感染和肺炎、脑膜炎 胃肠道：慢性吸收不良，炎症性肠病样症状 其他：关节炎	皮肤：皮炎、脓肿、蜂窝织炎 淋巴结：化脓性淋巴结炎 口腔：牙周炎、溃疡 肺：肺炎、肺脓肿 其他：肝脓肿、脑脓肿、骨髓炎	感染：脑膜炎、播散性淋球菌感染、败血症、肺炎
特殊特征	来自母体 T 细胞或血液制品输血引发的 GVHD 卡介苗或脊髓灰质炎活疫苗接种后播散性感染 缺少淋巴组织 胸部 X 线片无胸腺影	自身免疫病 淋巴系统恶性肿瘤 接种脊髓灰质炎疫苗后 慢性肠道病毒性脑炎	伤口愈合不良 幽门和尿道狭窄、IBD	自身免疫性疾病：SLE、血管炎、皮肌炎、硬皮病，肾小球肾炎 其他：遗传性血管性水肿、aHUS

aHUS，非典型溶血性尿毒症综合征；BCG，卡介苗；CMV，巨细胞病毒；EBV，EB 病毒；GVHD，移植物抗宿主疾病；IBD，炎症性肠病；RSV，呼吸道合胞病毒；SLE，系统性红斑狼疮

胞计数（CBC）与细胞分化和免疫球蛋白（Ig）定量即可协助诊断大多数患者。如果怀疑 T 细胞缺陷，应测定淋巴细胞表型并进行 T 细胞、B 细胞和自然杀伤细胞（NK）计数。如果怀疑吞噬细胞缺陷，应进行白细胞呼吸爆发试验。对于补体缺乏症，应检测经典和替代途径的功能。表 33-2 总结了 PID 的实验室评估方法。

1. *抗体和免疫球蛋白* 抗体缺乏的初步实验室筛查包括测定血清 Ig：IgG、IgM、IgA 和 IgE，它们具有不同年龄相应的正常参考范围（表 33-3）。默认情况下，原始 B 细胞产生 IgM，而产生其他类型抗体则需要 B 细胞进一步分化。当只存在 IgM 而没有其他类型抗体时，提示 B 细胞分化可能出现了问题。当所有 Ig 亚型减少时，应该怀疑 B 细胞发育的早期缺陷。当 IgG、IgM、IgA 水平都正常，而 IgE 水平升高时，通常提示变应性反应。免疫球蛋白水平升高通常见于自身免疫病。

一些患者的 Ig 水平可能正常，但不能产生保护性抗体。因此，推荐评估疫苗接种后的免疫反应。在常规免疫后，可以检测特异性的蛋白抗原（破伤风、白喉、风疹、腮腺炎）和蛋白结合多糖抗原（肺炎链球菌、流感嗜血杆菌）的 IgG 抗体。为了测试对纯多糖疫苗的反应，可以使用肺炎 23 价疫苗或 Typhim Vi® 进行接种。出生后的第 2 年产生对多糖抗原的免疫反应，但蛋白结合疫苗在免疫能力强的儿童中可较早引起免

表 33-2 原发性免疫缺陷的实验室评估

疑似缺陷	筛选评估	专科评估
B 淋巴细胞	● CBC 分类计数 ● 免疫球蛋白定量	● T 细胞、B 细胞和 NK 细胞计数 ● B 细胞表型 ● 针对免疫抗原的 IgG 水平 ● 特定基因突变的 DNA 分析
T 淋巴细胞	● CBC 分类计数 ● 免疫球蛋白定量 ● T 细胞、B 细胞和 NK 细胞计数	● T 细胞表型 ● 淋巴细胞增殖为有丝分裂原和抗原 ● 迟发型超敏反应皮肤试验 ● 细胞毒性研究 ● 红细胞 ADA 或 PNP 水平 ● 特定基因突变的 DNA 分析
吞噬细胞	● CBC 分类计数	● DHR 流式细胞术分析 ● 硝基蓝四氮唑还原试验 ● 杀菌力试验 ● CD11/18 分析 ● 趋化性试验
补体	● CH50 ● AH50	● 补体成分水平 ● 补体成分功能 ● 补体抗体

注：ADA，腺苷脱氨酶；CBC，全血细胞计数；CD，分化簇；DHR，二氢罗丹明；NK，自然杀伤细胞；PNP，嘌呤核苷磷酸化酶

经许可引自 Cunningham-Rundles C: Immune deficiency: office evaluation and treatment. Allergy Asthma Proc 2003 Nov-Dec; 24(6): 409-415.

疫反应。金标准是比较免疫前和免疫后抗体的滴度。

如果初筛显示免疫球蛋白亚型的浓度非常低，则需进一步确定免疫球蛋白缺乏的原因。某些类型的低丙种球蛋白血症的原因是 B 淋巴细胞水平低或缺失，如 X 连锁无丙种球蛋白血症。低丙种球蛋白血症患者应测定血清白蛋白，以排除因肠道或肾脏蛋白丢失而引起的继发性缺乏。在各种免疫缺陷综合征和恶性肿瘤患者中，IgG 或 IgA 的水平可能是异常的，但它们在初始评估中很少有用。

2. *T 淋巴细胞* T 淋巴细胞缺乏症的初步筛查包括全血细胞分类计数，以及用细胞分化法评估淋巴细胞绝对计数下降（< 1000/μl），计数 T 淋巴细胞及其亚群、B 淋巴细胞和 NK 细胞的绝对数量（表 33-2）。T 淋巴细胞功能可通过体外淋巴细胞增殖进行分析。临界值的临床意义要结合临床进行解释。体内 T 淋巴细胞功能也经常通过对特定抗原（包括白念珠菌、破伤风杆菌或腮腺炎病毒）的迟发型超敏性皮肤试验来测试，但阴性结果没有意义，因为它可能是由年龄小、慢性病、维生素 D 缺乏或试验技术差引起的。T 淋巴细胞缺乏最初通常不会表现为皮肤试验异常，直到损害严重，如在艾滋病中。评估患者的特异性抗体产生能力很重要，因为正常的 B 淋巴细胞功能和抗体产生依赖于足够的 T 淋巴细胞功能。因此，大多数 T 淋巴细胞缺陷表现为 T 淋巴细胞和 B 淋巴细胞联合缺乏。

3. *吞噬细胞免疫* 吞噬细胞缺陷通常包括吞噬细胞数量减少或吞噬细胞功能缺陷。最初的实验室吞噬细胞功能筛查主要筛查中性粒细胞功能受损情况，应该包括全血细胞计数和细胞分类来鉴别有无中性粒细胞减少症。血涂片可以检测到红细胞中有 Howell-Jolly 小体，提示无脾症，可出现中性粒细胞内溶酶体颗粒异常。中性粒细胞呼吸爆发异常会影响中性粒细胞杀菌活性，可以使用流式细胞术，分析受刺激且预加载二氢罗丹明（DHR）的中性粒细胞。利用流式细胞术可以研究白细胞黏附分子。有些专业的实验室已经可以研究中性粒细胞吞噬细菌的能力和吞噬微生物的活性。疑似巨噬细胞功能缺陷的临床症状具体模式决定使用哪种检测方法。

4. *补体通路*（图 33-2） 用 CH50 试验进行全血补体活性测试，可以筛查由补体系统异常导致的易感染性疾病。正常的 CH50 滴度取决于经典途径所有 11 个成分的相互作用，以及膜攻击复合物与抗体包被的绵羊红细胞相互作用，然后将其溶解的能力。替代补体途径缺陷可以通过 AH50 试验对兔红细胞的亚正常裂解来鉴定。这两种检测方法要求患者的血清必须在采集后 30 ～ 60min 内分离并在 − 70℃下冷冻，以防止补体活性丧失。当 CH50 和 AH50 都正常时，不需

表 33-3 各年龄段免疫球蛋白正常参考值

年龄	IgG （mg/dl）	IgM（mg/dl）	IgA（mg/dl）
新生儿	1031±200	11±7	2±3
1～3 月龄	430±119	30±11	21±13
4～6 月龄	427±186	43±17	28±18
7～12 月龄	661±219	55±23	37±18
13～24 月龄	762±209	58±23	50±24
25～36 月龄	892±183	61±19	71±34
3～5 岁	929±228	56±18	93±27
6～8 岁	923±256	65±25	124±45
9～11 岁	1124±235	79±33	131±60
12～16 岁	946±124	59±20	148±63
成年人	1158±305	99±27	200±61

要测量单个组分的水平。如果 CH50 和 AH50 都很低，最常见的解释是它们共同的末端通路（C3、C5、C6、C7、C8 或 C9）的缺陷。如果 CH50 很低，而 AH50 是正常的，那么 C1、C4 或 C2 一定会受到影响。如果 AH50 很低，但 CH50 是正常的，就应该怀疑因子 D、因子 B 或备解素的缺乏。多数补体成分数量的缺陷是由激活途径异常和消耗增加所致。因此，在诊断遗传性补体缺陷之前，排除补体激活是至关重要的。

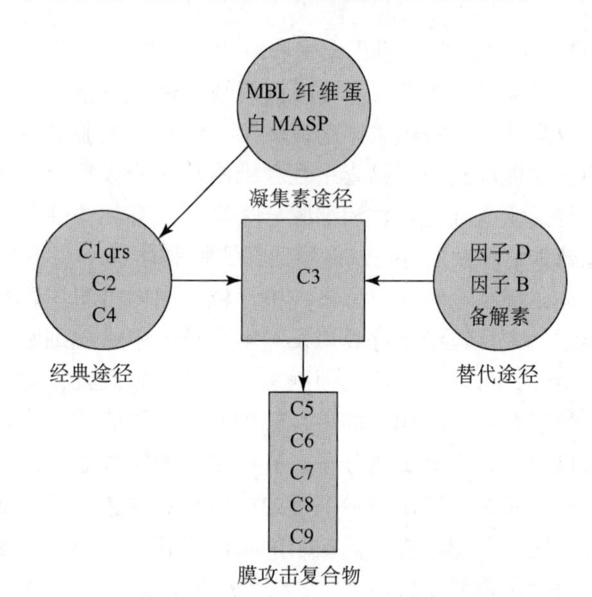

图 33-2 补体激活途径与 C3 的中枢功能作用

MASP，MBL 相关丝氨酸蛋白酶；MBL，甘露糖结合凝集素

三、严重的联合免疫缺陷病

诊断要点和主要特点

- 发病于出生后第 1 年
- 由细菌、病毒、真菌和机会性病原体引起的反复感染
- 慢性腹泻和生长迟缓
- 淋巴组织缺失

1. 概述　重症联合免疫缺陷病（SCID）是一组罕见的免疫性疾病，其特征是 T 细胞功能和（或）数量严重缺乏。由于 T 细胞在免疫系统中的中心地位，严重的 T 细胞缺陷导致广泛的免疫功能障碍和很宽的病原菌易感谱。如果不进行治疗，SCID 通常会在出生后 1 年内死亡。治疗方法取决于缺陷的类型，但对于大多数 SCID 患者来说，最佳的治疗方法是造血干细胞移植（HSCT）。如果在出生后的前 3 个月内进行移植，或者在 SCID 相关的慢性感染发生之前进行移植，移植结果较好。在美国和国际上，新生儿出生后筛查干血片以寻找 T 细胞缺乏症的证据，以便在出生后很快识别和治疗这些患者。疑似 SCID 是一种急症，应迅速通过必要的检查来确诊及开始治疗。

2. 临床研究结果

（1）症状和体征：SCID 常表现为机会性、不寻常的和持续性感染。常见的致病原包括但不限于肺孢子虫、念珠菌病和巨细胞病毒。在没有查出明确微生物的情况下，SCID 可能会出现以下任何组合情况：生长迟缓、慢性腹泻或原因不明的慢性呼吸系统疾病。体格检查会发现患者缺少淋巴组织，包括扁桃体和淋巴结。胸部 X 线片通常显示无胸腺影。

（2）实验室检查：SCID 的特征是宿主产生 T 细胞的能力有缺陷。内源性 T 细胞的产生可以通过血液中 T 细胞受体重排切除环或测定外周血 CD31 的表达进行定量。全血细胞计数中正常数量的淋巴细胞，甚至正常数量的 CD3 T 细胞，都不能排除 SCID 的可能性，因为可能是母系来源的 T 细胞群，或是异常扩增的内源性 T 细胞群伴有严重的 T 细胞多样性受限。实验室结果可显示 NK 细胞和 B 细胞数量减少，淋巴细胞对有丝分裂原的增殖反应减弱，免疫球蛋白水平低。应进行基因检测以确认诊断；不过，在等待基因检测结果时不应延误治疗。表 33-4 列出了 SCID 的已知遗传病因。

表 33-4 重症联合免疫缺陷病分类

	缺陷基因	可能的病因	特征
T 细胞发育不良			
IL-7R 信号缺陷	*IL2RG*，*IL7RA*，*JAK3*	IL-7 信号对 T 细胞的发育至关重要	*IL2RG* 和 *JAK3* 缺乏症造成 NK 细胞缺失和功能性 B 细胞缺乏症
T 细胞受体（TCR）信号缺陷	*ZAP70*，*PTPRC*，*CD3D*，*CD3G*，*CD3E*	TCR 信号对 T 细胞的发育至关重要	*ZAP70* 仅影响 CD8 T 细胞出现明显缺陷，但 CD4 T 细胞也失去功能 B 细胞不受影响
RAG 重组缺陷	*RAG1*，*RAG2*	没有形成功能性 TCR	B 细胞和 T 细胞都有缺陷。NK 细胞不受影响
NHEJ 重组缺陷	*LIG4*，*NHEJ1*，*DCLRE1C*，*PRKDC*	没有形成功能性 TCR	B 细胞和 T 细胞都有缺陷。NK 细胞不受影响 身体广泛地对辐射毒性变得敏感 可与小头畸形和其他综合征相关
胸腺功能缺失	22q11 缺失，CHARGE 综合征，*FOXN1*	胸腺对 T 细胞的发育至关重要	B 细胞计数一般不受影响 *FOXN1* 缺失与指甲发育不良有关
T 细胞存活受损			
嘌呤补救合成受损	*ADA*，*PNP*	有毒代谢物	B 细胞、T 细胞和 NK 细胞缺陷
先天性角化不良（Hoyeraal-Hreidarsson 综合征）	*DKC1*，**ACD*（TPP1），*TINF2*，*TERT*，*RTEL1*	端粒维护严重缺陷	伴发宫内发育迟缓（IUGR）和小脑发育不全
网状发育不全	*AK2*	细胞能量可能失衡	与粒细胞缺乏和所有淋巴细胞缺乏有关，但红细胞和血小板形成正常
单碳通道	*TCN2*，*MTHFD1*	不清楚	相关神经退行性缺损 巨幼细胞性贫血 适当补充可使患者好转
核糖体缺陷	*RMRP*	不清楚	与短肢侏儒症有关
T 细胞功能受损			
Ca^{2+} 信号缺陷	*STIM1*，*ORAI1*	IL-7 信号对 T 细胞的发育至关重要	*IL2RG* 和 *JAK3* 缺乏症伴有 NK 细胞缺失和 B 细胞功能缺陷
细胞抗原	*CD3G*，*CD3E*	T 细胞发育和信号转导受损	B 细胞不受影响

3. *鉴别诊断* 必须仔细考虑 SCID 的鉴别诊断，因为误诊可能导致不必要的 HSCT。一些疾病会导致淋巴液异常丢失或分隔，如乳糜胸、淋巴管扩张、腹裂和脐膨出，卵泡囊肿可导致明显的内源性 T 细胞缺乏，即使 T 细胞能被正常产生。HIV 可导致严重的 CD4 T 细胞严重缺乏，可以出现与 SCID 时同样的感染。早产儿可能会出现异常低的 TREC（T 细胞受体剪接环）水平，但其水平最终会随着胎龄的增长而增加。

4. *治疗* SCID 的治疗方法有很多，包括造血干细胞移植、基因治疗、胸腺移植和酶替代治疗。治疗选择取决于特定的基因缺陷、确诊年龄、是否有合适的 HSCT 供体及是否有合并症。为了优化疗效，在等待期必须选择积极治疗并同心协力以防止临床病情恶化。应进行预防性抗菌治疗，以防止肺部感染肺孢子虫及其他真菌病原体。也可以考虑给予预防性抗病毒治疗。治疗初始就应给予免疫球蛋白替代治疗。疑似 SCID 的患者只能输注 CMV 阴性的放射治疗血液制品，而且这样的患者不应该接受任何活疫苗。如果患者已接种卡介苗，则应考虑进行针对性的治疗，并采取隔离措施。在确认巨细胞病毒阳性母亲体内的巨细胞病毒传播途径之前，不建议母乳喂养。额外的预防措施可以根据患者的个人风险因素进行调整。

四、SCID 分类

1. *T 细胞发育缺陷* T 细胞在支持细胞和定向细胞因子的诱导下，经历了一个多阶段的发育过程。这些各阶段的发育信号如果生成或感受性方面有问题，会导致T细胞数量严重不足。

T细胞受体的功能性重排缺陷和DNA修复机制的缺陷会导致T细胞的缺失，后者也与辐射敏感性有关。在严重的22q11缺失综合征、CHARGE综合征和*FOXN1*缺乏症中，胸腺的原始缺失阻止了成熟T细胞的发育。

2. *T细胞存活受损* 腺苷脱氨酶（ADA）和嘌呤核苷磷酸化酶（PNP）缺乏，以及网状结构发育不良和先天性角化不良，都可导致T细胞存活受损。ADA和PNP是淋巴细胞中嘌呤回收的部分组分，这些酶的丢失可导致毒性嘌呤副产物的积累。先天性角化不良是由端粒维持异常而导致血细胞的存活缺陷。网状结构发育不良可能是最严重的联合免疫缺陷，其原因是髓系和淋巴前体细胞凋亡增加。它与感音神经性耳聋有关。单碳途径的缺陷也会导致造血细胞严重缺乏。

3. *T细胞功能受损* 在T细胞正常成熟，但T细胞受体（TCR）信号系统的残余受损导致易于发生感染时，T细胞缺乏综合征较常见，其他相关的缺陷综合征很难被识别。在*STIM1*和*ORAI1*缺乏症中，储存型钙通道尽管数量正常，但其动员缺陷导致外周血T细胞活化不足。在MHC Ⅱ类分子缺乏症中，正常的T细胞不能被抗原提呈细胞所提呈，从而不能对抗原做出反应。

Omenn综合征：也是一种SCID，它是在T细胞免疫能力缺失的情况下由残留的自身反应性T细胞引起的。该综合征可包括严重的皮疹、生长迟缓、脾肿大、腹泻、嗜酸性粒细胞增多和IgE升高，与常见的SCID感染相似。T细胞数量增加，但如细化表型显示大多数T细胞具有记忆表型（CD45RO阳性）。Omenn综合征与基因突变有关，已知这些基因可导致传统的SCID。一部分是由于特定的突变因素，另一部分是由于患者的个体易感性。移植母体T细胞的SCID患者也有类似的临床表现。

五、其他联合免疫缺陷

诊断要点和主要特点

- 免疫缺陷的严重程度不同
- 免疫缺陷的症状和体征可能会延迟出现
- 通常与明确的遗传综合征有关

概述

联合免疫缺陷包括所有可导致T淋巴细胞和B淋巴细胞直接受损的缺陷，以及影响B淋巴细胞功能和抗体产生的T淋巴细胞特异性缺陷。与SCID相比，免疫缺陷的严重程度还取决于诱因。一些被描述的遗传综合征与联合免疫缺陷相关，通常在综合征确诊后才被确认。在有些病例，免疫缺陷可能不是主要的临床问题。下文列举了联合免疫缺陷相关综合征的例子。

（1）先天性胸腺发育不全或22q11.2缺失综合征（DiGeorge综合征）：是一种常染色体显性遗传病，导致第三、第四咽囊发育不良。根据缺失的位置和缺失程度的不同，表型上有相当大的变异性，但包括*TBX1*基因在内的缺失似乎是相关的。重叠的综合征包括心肺综合征和施普因岑综合征。发病率约为1∶4000，遗传的异常染色体通常来自母亲。相关的免疫缺陷继发于胸腺再生障碍或发育不全，胸腺是T淋巴细胞发育成熟的场所。令人惊讶的是，大多数患者没有或只有轻微的免疫缺陷。部分DiGeorge综合征这一术语通常用于胸腺功能受损而非胸腺缺失的患者。临床特征包括先天性心脏病、甲状旁腺功能减退引起的低钙血症、特殊的颅面特征、肾脏异常和胸腺发育不全。症状通常由产后24～48h的心力衰竭或低钙血症引起。通常是因心脏手术过程中发现纵隔内胸腺缺如而做出该诊断。感染通常表现为反复发生的ENT（耳鼻喉）感染。其他重要的临床问题包括言语延迟、认知障碍和行为问题。患者患精神分裂症和自身免疫性疾病的风险增加。实验室评估通常显示T淋巴细胞正常或减少，T淋巴细胞功能保持正常，B淋巴细胞功能正常。少部分患者的T淋巴细胞缺失或功能障碍，B淋巴细胞功能和抗体产生可能异常。多数初次发现T淋巴细胞数量减低的患者，随着时间的推移，T淋巴细胞数量逐渐趋于正常。通过荧光原位杂交（FISH）染色体分析（针对22号染色体上的微缺失）或基于微阵列的比较基因组杂交可明确诊断。22q11.2缺失综合征可能需要手术治疗来解决心脏缺陷，用维生素D、钙剂或甲状旁腺激素替代治疗来纠正低钙血症和治疗抽搐。输血产品应用前应进行辐照。胸腺移植和骨髓移植已成功应用于T淋巴细胞免疫缺陷的患者。在接种活疫苗之前，应尽早进行T细胞数量和功能评估，以防止出现疫苗相关的副作用。

（2）共济失调毛细血管扩张症（ataxia telangiectasia，AT）：是一种罕见的神经退化性AR遗传性疾病，由位于11号染色体q22-23的共济失调毛细血管扩张症突变基因（*ATM*）突变引起，该基因编码ATM蛋白，是一种参与双链DNA修复和细胞周期调节的蛋白激酶。AT的特点是进行性小脑共济失调、毛细血管扩张和多种免疫缺陷。患病儿童通常表现为蹒跚学步时有语言障碍和平衡问题，也有鼻窦炎和肺部感染问题。儿童期会出现结膜和暴露区域（如鼻、耳和肩膀）的毛细血管扩张。呼吸肌无力、吞咽功能障碍、反复误吸，以及肿瘤（包括癌症和淋巴瘤）均可导致感染，是导致患者于20～40岁死亡的主要原因。AT的异常实验室结果包括血清甲胎蛋白水平随着时间推移逐渐升高，这个变化有助于诊断；会出现免疫球蛋白缺乏，包括低水平的IgA、IgE或IgG；对辐射导致的DNA片段受损的修复能力缺陷。目前还没有明确的治疗方法，免疫球蛋白替代治疗和积极的抗生素治疗已经用于临床，但疗效有限。杂合子有增加患乳腺癌的风险。与AT类似，Nijmegen断裂综合征是一种与受损的DNA修复和*NBS1*基因突变相关的疾病，其临床表现更为严重，包括小头畸形和面部畸形、身材矮小、免疫缺陷病，患淋巴恶性肿瘤风险增加。

(3) 核因子-κB（nuclear factor-κB，NF-κB）-基本调节因子（NEMO；*IKBKG*基因）：基因突变导致的免疫缺陷是一种X连锁综合征，男性患者表现为外胚层发育不良（异常、锥形牙齿、细密稀疏头发、汗腺异常或缺失），以及T淋巴细胞和B淋巴细胞缺陷。NF-κB参与B细胞CD40信号转导，NEMO突变导致免疫受体信号异常。许多突变对男婴是致命的。女性携带者可能有色素失调。存活的男性存在早期严重感染，包括机会性感染，如肺孢子菌和非典型分枝杆菌感染。实验室评估显示低丙种球蛋白血症，可表现为HIGM综合征和特异性抗体产生受限，但T淋巴细胞和B淋巴细胞数量正常。淋巴细胞功能评估可显示不确定的结果。由于明确诊断NEMO基因突变的患者相当罕见，所以最佳治疗过程尚不清楚，但临床上已经使用积极的抗生素联合免疫球蛋白替代治疗和造血干细胞移植治疗。预后取决于免疫缺陷的严重程度。大多数死亡是由于感染。编码IκBα的*NF-κBIA*基因（B细胞抑制剂α中NF-κ轻多肽基因增强子）突变导致的常染色体显性（AD）遗传缺陷，与其临床表现很相似。

(4) 主要组织相容性复合物Ⅰ类和Ⅱ类（major histocompatibility complex class Ⅰ and Ⅱ，MHC Ⅰ，MHC Ⅱ）：缺陷或裸淋巴细胞综合征是常染色体隐性遗传（AR）联合免疫缺陷。MHC Ⅰ缺乏症患者存在抗原加工相关转运体（transporter associated with antigen processing，TAP）的异常表达。TAP蛋白对细胞内转运和MHC Ⅰ在细胞表面的表达起重要作用。Ⅰ型裸淋巴细胞综合征患者表现为反复鼻窦、肺部和皮肤感染。证实MHC Ⅰ表达缺失即可诊断。在MHC Ⅱ缺乏症中，由于*CIITA*、*RFX-5*、*RFXAP*或*RFXANK*基因突变，导致细胞MHC Ⅱ表达缺陷。临床表现包括复发性病毒、细菌和真菌感染。Ⅱ型裸淋巴细胞综合征患者T淋巴细胞、B淋巴细胞数量正常，但$CD4^+$淋巴细胞数低，淋巴细胞功能异常，有低丙种球蛋白血症。该病硬化性胆管炎的发病率也很高。当怀疑该病时，如果证实存在MHC Ⅱ分子缺失，则可诊断该病。重症患者如果不进行造血干细胞移植，结果可能是致命的，但轻症患者可通过免疫球蛋白替代治疗和积极使用抗生素来控制。

(5) 软骨毛发育不全：是一种AR型软骨发育不良，表现为四肢矮小、毛发发育不全、免疫缺陷和红细胞生成不良。免疫缺陷的特点是轻中度淋巴细胞减少，淋巴细胞功能异常，但抗体功能正常。受影响的患者对感染的易感性增加，患淋巴瘤的风险增加。这种疾病是由*RMRP*基因突变引起的，该基因负责编码RNase-MRP复合物的RNA成分。骨髓移植可以恢复细胞免疫，但不能纠正软骨或毛发的异常。

(6) WHIM综合征（疣、低丙种球蛋白血症、感染、骨髓增生）：是一种罕见的AD免疫缺陷，它是由编码趋化因子受体CXCR4的基因功能获得性突变引起的。患者对病毒感染（包括HPV、EBV和HSV）和复发性细菌感染易感。实验室检查显示：外周血中性粒细胞减少伴骨髓细胞增生，B细胞减少伴低蛋白血症，T细胞淋巴细胞减少伴$CD4^+/CD8^+$比值正常。

(7) Bloom综合征：特点是生长迟缓、小头畸形、日光敏感皮疹和面部毛细血管扩张。该综合征是由*Blm*基因突变引起的，该基因编码一种参与DNA修复的RecQ解旋酶。

(8) 免疫缺陷-着丝粒不稳定-面部异常（immunodeficiency，centromeric instability，facial anomalies，ICF）综合征：是一种罕见的由DNA甲基转移酶异常引起的AR病。半数患者中可检测到*DNMT3B*基因突变。受累的患者会出现严重的呼吸道、胃肠道和皮肤感染，这是由于免疫球蛋白水平低或缺乏，以及T淋巴细胞数量和功能异常。

(9) 21-三体综合征（唐氏综合征）：与呼吸道感染易感性增加有关。免疫缺陷是多样的，有报道称T淋巴细胞和B淋巴细胞数量和功能异常。此外，患者患自身免疫性疾病的风险也会增加。

(10) 特纳综合征（部分或完全缺失一条X染色体）：与中耳炎、呼吸道感染和恶性肿瘤的发病风险增加有关。免疫缺陷是多种多样的，可能包括异常的T淋巴细胞数量和功能，以及低丙种球蛋白血症。

(11) 以部分白化病、中性粒细胞减少症、血小板减少症和淋巴组织细胞增多症为特征的格里塞利综合征（Griscelli syndrome）：是一种由肌球蛋白*VA*基因突变引起的罕见AR综合征。受感染的患者会出现真菌、病毒和细菌的反复、严重感染。免疫评估结果显示免疫球蛋白水平变化和抗体功能改变，T淋巴细胞功能受损。骨髓移植（BMT）可以纠正免疫缺陷。

(12) 高IgE综合征（hyper-IgE syndrome，HIES）：又称Job综合征，是一种少见的PID，其特征是IgE水

平升高（> 2000IU/ml），新生儿有湿疹样皮疹，反复的金黄色葡萄球菌感染，反复肺炎并形成气肿，以及特殊的面容。特异的转录因子、信号转导及转录激活蛋白3（signal transducer and activator of transcription 3，*STAT3*）的突变，是导致零星和AD形式的HIES的基础。其他临床表现包括牙齿脱落延迟、脊柱侧弯、过度伸展、高腭弓和骨质疏松症。除了葡萄球菌感染外，受感染的患者也因链球菌属、假单胞菌属、白念珠菌属，甚至是机会性感染（如杰氏肺囊虫肺炎）而增加了感染概率。AR-HIES与胞质分裂因子8（dedicator of cytokinesis 8，*DOCK8*）和酪氨酸激酶2（tyrosine kinase 2，*TYK2*）基因的突变有关。AR-HIES患者对病毒感染的敏感性增加，包括复发性感染性软疣、疣和单纯疱疹感染。*TYK2*突变的患者对分枝杆菌感染的易感性增加。实验室评估显示IgE水平正常或明显升高，偶伴有嗜酸性粒细胞增多。然而，特应性皮炎和寄生虫感染是导致IgE升高的更常见原因。由于临床表现多样，诊断该病通常比较困难。该病可能随着年龄的增长而变得越来越严重，但检测*STAT3*、*DOCK8*和*TYK2*基因突变有助于HIES的诊断，尤其是在低龄患者群中。所有HIES患者均存在T_H17细胞功能受损。若怀疑HIES，测定外周血T_H17+细胞可作为筛查试验。治疗的主流是预防性和根据症状应用抗生素及做好皮肤护理。免疫球蛋白替代治疗在减少感染和改变IgE水平方面取得了一些效果。干细胞移植已经成功用于DOCK8缺乏。

六、抗体缺陷综合征

诊断要点和主要特点

- 反复发生的细菌感染，通常是由包裹的化脓性细菌引起的
- 免疫球蛋白水平低
- 无法产生针对疫苗抗原或感染原的特异性抗体

（1）概述：抗体缺陷综合征包括先天性和获得性低丙种球蛋白血症，其中1种或多种免疫球蛋白IgM、IgG和IgA水平较低。作为一个群体，抗体缺陷几乎占所有PID的一半。这些缺陷可分为：①B细胞发育缺陷；②免疫球蛋白类型转换缺陷；③功能性B细胞缺陷。表33-5列举了原发性抗体缺陷综合征、实验室检查和这些疾病的遗传特点。

表33-5 抗体缺陷障碍

	缺陷基因	可能的病因	特征
B细胞发育不良			
发育信号缺陷	*TCF3*，*IKZF1*，*LRRC8A*	影响B细胞的谱系提呈	外周血B细胞占淋巴细胞总数的2%
前B细胞受体(BCR)缺陷	*IGHM*，*IGLL1*，*CD79A*，*CD79B*，	B细胞的发育需要功能性的前BCR	外周血B细胞占淋巴细胞总数的2%
前B细胞受体下行信号缺陷	*BLNK*，*BTK*	前BCR信号不足以支持进一步发育	外周血B细胞占淋巴细胞总数的2%
B细胞过渡期阻滞	*CARD11*	不清楚	B细胞总数正常，但过渡期后成熟B细胞减少 调节性T细胞数量减少
类型转换缺陷			
CD40L-CD40相互作用缺陷	*CD40L*，*CD40*	CD40L信号启动类型转换	IgM水平通常较高 无生发中心 容易感染一些典型的T细胞缺失相关感染，如肺孢子虫肺炎和隐孢子虫感染 可能由慢性感染引起的胆道恶性肿瘤
基因组重排缺陷	*AICDA*，*UNG*	IgH常数区的重排有缺陷	B细胞数量正常 与显著的自身免疫相关 生发中心反应仍明显，因为增殖信号完好
导致的缺陷多变	*IKBKG*，*IKBA*，*PIK3CD*	不清楚	通常与起主导作用的T细胞异常有关
功能性抗体缺陷			
普通多变型免疫缺陷（CVID）	未知的	异质	IgM、IgG、IgA水平正常或降低，特异性抗体产生差

续表

	缺陷基因	可能的病因	特征
单基因综合征，以前被描述为CVID	*ICOS*，*CD19*，*TNFRSF13B*，*TNFRSF13C*，*CD20*，*CD81*，*CD225*	B细胞共受体信号转导受损	IgM、IgG、IgA水平正常或降低，特异性抗体产生差
联合免疫缺陷综合征	*CD21*，*CD27*，*PIK3D*获得功能	B细胞和T细胞的分子信号受损	IgM、IgG、IgA水平正常或降低，特异性抗体产生差 T细胞功能障碍
选择性免疫球蛋白缺陷			
IgG亚型缺陷	*IGHG1*，*IGHG2*，*IGHG3*，*IGHG4*	同型分化缺陷	IgG一个或多个亚型减少
IgA缺陷	*IGAD1*	IgA产生缺陷	IgA减少或消失
特定的抗体缺陷	未知	不清楚	多糖抗原抗体反应缺陷

（2）临床表现

1）症状和体征：抗体缺陷的患者，对特定病原的易感性和免疫失调的其他特征取决于抗体缺陷的具体原因。在单独的早期B细胞发育缺陷中，如X连锁无丙种球蛋白血症，感染仅限于被包裹的细菌、支原体和肠道病毒。在由CD40L缺陷引起的类型转换缺陷中，感染易感性可包括肺孢子虫和隐孢子虫，而由AICDA或UNG缺失引起的类型转换缺陷可包括淋巴增殖和自身免疫。B细胞功能缺陷或B细胞过度活化，如在联合免疫缺陷综合征或普通变异型免疫缺陷病（CVID）中，感染易感性取决于潜在的分子缺陷。因此，抗体缺陷症代表了一个广泛而有点异质性的群体，其个体特征取决于免疫异常的根本原因。

不论何种原因，未经治疗的抗体缺陷症会导致典型的感染。肺部感染通常很严重甚至表现为慢性感染，导致支气管扩张或其他永久性肺损伤。严重的肺部感染通常发生于慢性反复发病的中耳炎和鼻窦炎之前。其他感染包括菌血症、细菌性脑膜炎、皮肤感染和关节感染。其他可能的感染部位取决于潜在的遗传缺陷。

2）实验室检查：许多血液化验可检测抗体的产生。现可以常规检测血清免疫球蛋白，其参考值范围可以查到。可以检测针对特定抗原的抗体，以明确产生的抗体是否特异。例如，在发达国家，可以检测破伤风类毒素抗体的浓度，因为破伤风类毒素疫苗在发达国家是常规接种的。在接种非结合多糖S肺炎疫苗后，可以检测肺炎球菌血清型的疫苗滴度。滴度增加代表了B细胞在没有T细胞共同刺激的情况下产生抗体的能力。对红细胞抗原产生同种特异性IgM也是检测T细胞非依赖性抗体产生能力的一种测量方法。当检测到免疫球蛋白水平或抗体水平生成异常时，淋巴细胞表面表型可能揭示其他方面的潜在异常，如B细胞或T细胞缺乏。

抗体缺陷的特征是血液中3种主要免疫球蛋白（IgG、IgA或IgM）中的任何一种缺失或严重缺乏。在B细胞早期发育缺陷中，这3种免疫球蛋白亚型都会严重降低；尽管如此，由于胎盘转移的母体IgG的存在，4月龄以下的婴儿很少出现IgG缺乏症。在类型转换缺陷中，IgM的水平可以是正常或升高的，而IgG和IgA的水平不足。在功能性B细胞缺陷中，可检测到所有抗体产生异常。例如，CVID定义为总体疫苗反应不良、血液中IgG水平下降，IgM或IgA水平严重下降，或两者同时下降。

血细胞异常也因抗体缺陷的潜在原因不同而异。许多早期的B细胞发育缺陷局限于B细胞间室，因此导致B细胞数量严重减少，但其他血细胞的水平通常在正常范围内。类型转换缺陷中，外周B细胞数量也将接近正常水平。另外，功能性抗体缺陷可出现在特定淋巴细胞亚群和其他血细胞缺乏的任何联合缺陷。对于这些缺陷，潜在的遗传异常通常导致血液异常。

（3）鉴别诊断：抗体缺陷的鉴别诊断包括继发性原因导致的外周血免疫球蛋白减少。已知有几种药物可以特异性降低血液中免疫球蛋白的水平。其中有些药物的机制是特异的，对于其他情况，低免疫球蛋白水平是由于正常的B细胞发育过程受到抑制，如慢性病使用泼尼松，或者是由于直接作用于B细胞间室，如利妥昔的单抗治疗。造成低免疫球蛋白的其他继发原因包括蛋白丢失、营养不良和自身免疫性疾病。

（4）治疗：抗体缺陷综合征的治疗主要是预防细菌感染。实现这一目标的主要干预措施是IgG缺乏的替代治疗。在临床实践中还没有单独纯化的IgM或IgA。一些治疗中心提倡使用抗生素预防性治疗。在自身免疫性疾病伴发的联合免疫缺陷或抗体缺陷综合征中，可能需要免疫抑制剂治疗，甚至需要造血干细胞移植。

1. 抗体缺陷分类

（1）B细胞发育缺陷：缺陷B细胞中止发育可发生在多个发育阶段。最初，B细胞是由骨髓中的前体细胞发育而来，这个过程依赖于B细胞受体的功能性重组。如果无法通过B细胞受体进行信号转换，B细胞就不能继续发育。与这种B细胞发育模型一致的是，B细胞受体形成和信号转导所必需的一些蛋白质的先天性缺陷已被确定为严重B细胞缺乏症的病因。在B细胞受体表达之前，发育接近幼稚B细胞阶段之后，B细胞发育过程中的其他障碍已经被确认。

伴有B细胞发育缺陷的患者通常免疫功能正常，除非血液中的B细胞严重减少并由此引起感染。早期出现缺陷的患者几乎检查不到淋巴组织。在体检时，会发现患者没有扁桃体或触及不到淋巴结。后期出现缺陷的患者可扪及淋巴组织。在两组患者中，脾脏的大小一般都正常。

（2）类别转换缺陷：正常的免疫球蛋白亚型分类转换发生在生发中心，是受到抗原和T细胞同刺激信号刺激后发生的反应，这一过程中的严重功能障碍会导致类别转换缺陷。T细胞表面CD40L或B细胞表面CD40的缺陷影响了类别转换级联的初始步骤，因此没能发生类别转换。接下来的下游过程中，AICDA或UNG的缺陷通过阻止双链断裂的形成而阻碍了类别转换，而双链断裂对于类别转换所需的基因组重排是必不可少的。在NF-κB和PIK3D激活突变的基因异常中可以看到类别转换的其他缺陷，但是在任何一种情况下，类别转换表型都是可变的。咨询免疫学家将有助于确定类转换缺陷的位置，并指导临床治疗。

根据遗传原因，类别转换具有各种相关的特征。CD40L和CD40的缺陷可能导致与肺孢子虫和隐孢子虫相关的机会性感染，后者增加硬化性胆管炎的风险，而且它们的淋巴组织发育不良。AICDA缺陷患者可能有相关的自身免疫性疾病，包括ITP、溶血性贫血、自身免疫性肝炎、炎症性肠病、关节炎和间质性肺病。AICDA和UNG缺陷患者都伴有淋巴增生。

2. 一过性低免疫球蛋白血症　随着母体在宫内传给胎儿的IgG的代谢，在婴儿出生后第4～6个月，婴儿体内IgG水平正常情况下会下降。一过性低免疫球蛋白血症代表了免疫球蛋白的合成过程延迟，导致这种最低水平时期的延长。有症状的患者出现反复感染，包括上呼吸道感染、中耳炎和鼻窦炎。当婴儿或年幼儿童体内IgG和IgA水平较低时（通常低于年龄正常值的2个标准差），但IgM水平及循环中B淋巴细胞数量正常时，应该考虑该病。多数患儿特异性抗体反应正常，T淋巴细胞功能正常。除了选用恰当的抗生素，不需要其他治疗。严重感染和低丙种球蛋白血症的婴儿可以进行免疫球蛋白替代治疗，但必须考虑到受益和风险，这种替代治疗很少是必要的。患儿通常在18～30月龄恢复，如果感染得到及时和适当的治疗，受感染儿童的预后是非常好的。

3. 功能性抗体缺陷　包括任何伴有持续性免疫球蛋白产出缺陷的疾病，且该缺陷不是由继发性原因造成的。这一组疾病包括遗传综合征、联合免疫缺陷综合征、CVID和先前被归类为CVID的单基因综合征。正如预期的那样，这一群体具有高度可变的表型，部分原因是相关的非B细胞免疫异常，也可能是个体中修饰因子的异常。如果可能，了解个体综合征的潜在基因缺陷，可以显著提高预测相关并发症和决定治疗选择的能力。即使是免疫球蛋白G替代疗法，个体的需要也因人而异。

（1）单基因导致的功能性抗体缺陷：在先前被诊断为CVID的散发个体中，已经发现许多是单基因导致的功能性抗体缺陷。这些综合征包括CVID广泛类别中常规包含的表型范围。经典的B细胞共受体复合体（包括CD19、CD21、CD81和CD225）存在严重缺陷，主要存在于抗体反应不良和可能发生感染的个体中。这些缺陷可能是由受损的淋巴结生发中心对外来抗原的反应引起的。相似的表型被证明导致了其他B细胞共受体（如BAFFR或TACI）的缺陷，以及通过这些受体（如ICOS）发出信号的分子的缺陷。在两种细胞类型中起作用的分子中发现了包括T细胞功能障碍和功能性抗体缺陷在内的其他综合征。但这些综合征包括不限于CD27缺乏、PIK3D功能增强和IL-21缺乏。除功能性抗体缺乏症外，其他具有外显性特征的综合征将在本章后面讨论。

（2）普通变异型免疫缺陷病（CVID）：是一种功能性抗体缺陷的异质性分类，没有其他更合适的分类。CVID的定义是疫苗接种反应不良和血液中IgG水平的下降，以及IgM或IgA水平的严重下降，或两者都下降（见表33-5）。相关的细胞异常包括血液中记忆B细胞亚群数量减少，以及T细胞减少。患者有反复感染，最常见的是窦道和肺呼吸道感染，但慢性胃肠道感染可表现为反复腹泻。CVID患者有发生支气管扩张、自身免疫性疾病（特发性血小板减少性紫癜、自身免疫性溶血性贫血、类风湿关节炎和炎症性肠病）和恶性肿瘤（尤其是胃癌和淋巴瘤）的风险。

4. 选择性免疫球蛋白缺乏症　IgA或IgG亚类的缺陷可以在反复感染和其他免疫异常的情况下出现；然而，这些缺陷通常在没有任何其他已知的免疫异常的情况下出现。实验室发现最常见的是单纯性的IgA

缺乏，其发病率为1 ∶ 700。大多数单纯性IgA缺乏症患者无症状，但是与炎症性肠病、过敏性疾病、哮喘和自身免疫性疾病（如甲状腺炎、关节炎、白癜风、血小板减少症和糖尿病）相关。在没有其他实验室免疫异常的情况下，可以识别出IgG 2 ～ 4亚类的缺陷；然而，严重的缺乏通常表现为总IgG水平下降，因为血液中可检测到的大部分IgG是IgG1。IgG2缺乏可与IgA降低相关，这就提示，潜在的功能性抗体缺陷可能有遗传原因。IgG3和IgG4在总IgG库中所占比例最小，在没有任何其他免疫异常的情况下，这两个IgG亚类中的任何一个功能缺陷通常不会导致感染易感性增加。如果没有发现其他定量或功能性免疫异常，IgA缺乏或IgG亚类缺乏均不建议应用IgG替代治疗。当发现其他免疫异常时，应考虑本章其他地方列出的抗体缺陷综合征。

七、吞噬细胞紊乱

吞噬细胞缺陷包括多形核中性粒细胞数量减少（中性粒细胞减少症）和功能异常。功能性缺陷包括黏附功能、趋化功能、杀伤功能异常或上述功能均异常。

1. 中性粒细胞减少症　评估反复发生的感染时应考虑中性粒细胞减少症的存在。第30章讨论了中性粒细胞减少症的诊断和治疗。此外，一些PID综合征与中性粒细胞减少症有关（如X连锁无丙种球蛋白血症，X-lingked）。

2. 慢性肉芽肿性疾病

诊断要点和主要特点

- 过氧化氢酶阳性细菌和真菌反复感染
- X连锁和AR表型
- 由中性粒细胞、单核细胞和巨噬细胞异常吞噬作用产生的杀微生物氧代谢产物（呼吸爆发）引起

（1）概述：慢性肉芽肿性疾病（CGD）是由编码烟酰胺腺嘌呤二核苷酸磷酸（NADPH）氧化酶复合酶中的蛋白质的基因缺陷引起的，这会导致吞噬细胞在摄入微生物时产生有缺陷的超氧化物和过氧化氢。大多数美国和欧洲（约75%）的病例是以X连锁隐性性状遗传的；然而，在血缘交配广泛的地区，AR遗传频率相同。

（2）临床表现

1）症状和体征：典型的临床表现为皮下组织、淋巴结、肺和肝脏反复形成脓肿，以及肺炎、湿疹和化脓性皮疹。感染的微生物通常是过氧化氢酶阳性细菌，它们可以分解自己的过氧化氢，因此在被CGD吞噬液泡捕获时避免死亡。曲霉病也是导致死亡的一种常见原因。肉芽肿性炎症可使这些患者的胃或膀胱出口狭窄，导致呕吐或尿路梗阻。

2）实验室检查：患者通常表现为严重感染、微生物培养阳性和中性粒细胞增多。最常见的感染微生物是金黄色葡萄球菌、曲霉属、洋葱伯克霍尔德菌和黏质沙雷菌（如培养出2种病菌应提示此诊断）。患者还会出现淋巴结、皮肤、肝脏和泌尿生殖道肉芽肿。利用DHR流式细胞术证实过氧化氢生成不足，或NBT实验证实超氧化氢生成不足，即可确诊。这两种测试都能证明X连锁突变的携带者状态。

（3）鉴别诊断：包括本节描述的其他吞噬细胞异常或缺陷，以及罕见的中性粒细胞颗粒缺陷。鉴别诊断时也应该考虑到其他导致严重细菌或真菌感染的免疫缺陷状态。

（4）治疗：所有患者均建议每天口服1种抗微生物制剂，如磺胺甲噁唑-甲氧苄啶；口服抗真菌药物如伊曲康唑，以及定期皮下注射γ干扰素可大大降低严重感染的风险。骨髓移植在某些情况下是成功的，但患者的病情须稳定，否则死亡的风险很高。胃肠梗阻可通过短期类固醇治疗缓解。

3. 白细胞黏附缺陷Ⅰ型和Ⅱ型

诊断要点和主要特点

- 反复发作的严重感染
- “冷”脓肿（无脓液形成）
- 伤口愈合不良
- 牙龈或牙周病（或两者皆有）

（1）概述：吞噬细胞进入感染部位的能力是宿主有效防御的关键。在白细胞黏附缺陷（LAD）中，白细胞黏附和通过血管壁迁移所需的蛋白质缺陷，阻止这些细胞到达感染部位。LAD Ⅰ型是一种由位于21q22.3的β2整合素家族（CD18）共链突变引起的AR病。这些突变导致中性粒细胞迁移、黏附和抗体依赖性吞噬功能受损。LAD Ⅱ型是一种罕见的AR病，由岩藻糖先天性代谢错误导致白细胞Sialyl Lewis X（CD15s）异常表达（CD15s与血管内皮上的选择素结合）。由此产生的表型与LAD Ⅰ型相似，表现为反复感染、脓液生成不足、伤口愈合不良和牙周病。LAD Ⅱ型患者也有发育迟缓、身材矮小、面容畸形和孟买（hh）血型。

（2）临床表现

1）症状和体征：患者表现为各种不同严重程度的表型，包括反复的严重感染、难以形成脓液、伤口愈合不良、牙龈和牙周病。在感染部位（即“冷”脓肿）的病理组织学评估中，其特征是缺乏炎症反应和中性粒细胞聚集，尤其当同时伴有中性粒细胞增多和血管壁黏附不良的表现时。最严重的表型为新生儿期感染，

包括脐带脱落延迟并伴有脐炎。

2）实验室检查：实验室评估常显示惊人的中性粒细胞增多。可以通过流式细胞术分析 CD18（LAD Ⅰ型）或 CD15s（LAD Ⅱ型）来确诊。

（3）治疗：包括积极的抗生素治疗。据报道，在 LAD Ⅱ型中补充岩藻糖取得了一些成功。

八、先天免疫系统缺陷

概述

先天性免疫缺陷包括非适应性 T 细胞和 B 细胞反应受损所致的缺陷。除了中性粒细胞功能受损外，还包括补体功能和其他先天免疫成分的缺陷。

1. 补体缺陷　补体有助于先天免疫，并通过调理作用、靶细胞裂解和吞噬细胞的募集促进抗体介导的免疫。补体系统包括 3 种交互作用的酶反应途径：经典、替代和凝集素（见图 33-2）。这 3 种途径都会产生 C3 裂解片段，从而促进炎症反应，消除病原体，增强免疫应答。补体系统的激活是通过微生物产物、组织酶、表面结合的 IgG 和 IgM 抗体或聚体蛋白（如 C 反应蛋白）来实现的。

补体成分缺陷：单个补体组分（C1 ～ C9）的缺陷是常染色体共显性遗传的，父母各贡献 1 个无效基因。在父母血清中，缺陷补体的水平约为正常的 50%，而患者该补体的血清水平几乎为零。C1、C2 或 C4 缺陷的个体有增加感染的倾向，但其与自身免疫性疾病，如系统性红斑狼疮密切相关。纯合子 C2 缺乏症患者在儿童期的任何年龄段都可能出现肺炎链球菌或流感嗜血杆菌引起的菌血症或脑膜炎。原发性 C3 缺乏症表现为严重的化脓性感染，因为 C3 在经典和替代途径中起至关重要的调理作用。控制蛋白因子 I 的作用是破坏在经典或替代途径中形成的 C3 裂解复合物，缺乏该因子会导致 C3 的无节制消耗，从而导致严重的细菌感染。膜攻击复合物（如 C5、C6、C7、C8 和 C9）的终末补体成分的缺乏或备解素（一种 X 连锁替代途径控制蛋白）的缺乏会导致复发性奈瑟菌性脑膜炎或播散性淋球菌感染。对于这些严重的非传染性疾病的幸存者，要进行补体缺乏症的筛查，首先要检测 CH50。

2. 模式识别受体缺陷　模式识别受体（PRR）缺陷和细胞因子生成量的改变与对特定微生物敏感性增加有关。患者的临床表现在婴儿期和幼儿期最为严重，随着年龄的增长，感染情况有所改善，这提示适应性免疫反应弥补了先天免疫的缺陷。TLR 和白细胞介素 -1 受体（IL-1R）家族成员通过 IL-1R- 相关激酶（IRAK）1 和 4 发出信号，同时使用衔接分子 MyD88，活化 NF-κB 和促进炎症细胞因子的产生。在 MyD88 和 IRAK-4 位点 AR 缺陷的患者容易发生严重的细菌感染，而在感染的初期不伴有高热或 C 反应蛋白显著升高。实验室结果显示，大多数 TLR 和 IL-1R 激动剂刺激全血后，抗体对多糖抗原的抗体生成反应降低，IgG 和 IgG4 浓度升高，IL-6 产生减少。TLR3 缺陷对单纯疱疹感染的易感性增加，而 TLR5 的多态性易导致军团菌肺炎感染。慢性皮肤黏膜真菌感染与 dectin-1/CARD9 通路缺陷有关。细菌感染，特别是脑膜炎奈瑟菌感染，以及病毒和真菌感染可发生在甘露糖结合凝集素缺陷的情况下。

3. 呈孟德尔遗传的分枝杆菌病　IFN-γ 是巨噬细胞的活化和抗分枝杆菌感染的关键。引起参与 IFN-γ 信号转导的蛋白质缺失或功能降低的突变，呈孟德尔遗传的分枝杆菌病（MSMD）。到目前为止，已知有 11 个基因在受累个体中具有这种突变：*IL12B*、*IL12RB1*、*ISG15*、*TYK2*、*IRF8*、*SPPL2A*、*CYBB*、*IFNGR1*、*IFNGR2*、*STAT1* 和 *NEMO*。携带突变基因的患者对感染的易感性包括对典型的非致病性分枝杆菌感染，如鸟型分枝杆菌复合物或卡介苗杆菌（BCG）有易感性，其中一些还表现出对沙门氏菌病和念珠菌感染有易感性。除外 IFN-γ 受体没有功能的情况，补充 IFN-γ 受体的治疗是有效的。这些患者应进行长期的分枝杆菌预防。

4. MonoMAC 综合征　最近有报道非结核分枝杆菌、病毒（如 HPV）和真菌的播散性感染与 *GATA2* 突变或 MonoMAC 综合征（散发性单核细胞减少和分枝杆菌感染）有关。患者通常在成年期出现症状，但年轻的患者也可能受累。患者外周血单核细胞减少，但在感染部位存在巨噬细胞。据报道，B 细胞和 NK 细胞数量低，T 细胞数量变化不定。这是一种常染色体显性遗传疾病，患者患恶性肿瘤的风险增加，特别是骨髓增生异常综合征和白血病。

九、以自身免疫为表现的免疫缺陷病

概述

免疫系统发育异常不仅影响宿主免疫防御反应。自身免疫、慢性炎症和变应性反应也可能同时发生。导致自身免疫的机制包括调节性 T 细胞和 B 细胞发育及功能受损，产生自身抗体，这种抗体通常与影响免疫球蛋白类别转换的 B 细胞缺陷及凋亡细胞的清除有关。免疫失调状态可能与淋巴组织增生和炎症反应增强有关。

1. 免疫失调，多发内分泌病，肠病，X 连锁（immune dysregulation，polyendocrinopathy，enteropathy，X-linked，IPEX）综合征　是一种罕见的疾病，通常在出生后 1 个月内出现严重腹泻和胰岛素依赖型糖尿病。受累男性也有严重湿疹、食物过敏、自身免疫性细胞减少、淋巴结病、脾肿大和反复感染。大多数在2岁前死于营养不良或败血症。IPEX综合征是由*FOXP3*基因突变引起的，*FOXP3*基因编码一种蛋白质，这种蛋白质对发育期的调节性T淋巴细胞至关重要。白细胞计数和免疫球蛋白水平一般正常。免疫抑制和营养补充可暂时改善病情，但预后较差，大多数病例会在生命早期死亡。HSCT已经被用于尝试治疗该病，取得了不同程度的效果。IPEX样综合征被认为与编码CD25的基因突变相关，与表达在调节性T细胞上的高亲和力IL-2受体（IL-2 receptor，IL-2R）相关，与信号转导和转录激活因子（signal transducer and activator of transcription，STAT）1、STAT3、STAT5b和ITCH相关。如果怀疑有IPEX或IPEX样综合征，不论患病的是男孩还是女孩，都要评估其是否存在$FOXP3^{+}/CD25^{+}$调节性T细胞，对基因*FOXP3*或其他可疑突变基因进行检测，将有助于识别患者和基因突变携带者。除了IPEX综合征，早发性小儿炎症性肠病被描述为IL-10和IL-10受体（由IL10RA和IL10RB编码）功能缺失突变的结果。

2. *自身免疫性内分泌疾病、念珠菌病、外胚层发育不良（autoimmune polyendocrinopathy，candidiasis，ectodermal dysplasia，APECED）综合征* 其特征是自身免疫性内分泌病、外胚层营养不良和由T淋巴细胞对念珠菌的异常反应而引起的念珠菌反复感染。不伴有广泛性淋巴增生。APECED是由一种重要的转录调节蛋白[称为自身免疫调节蛋白（autoimmune regulator，AIRE）]的基因突变引起的，该蛋白对胸腺细胞的正常发育至关重要。在APECED中，抗IL17A和IL17F的自身抗体影响了T_H17的免疫反应，导致慢性皮肤黏膜念珠菌病（chronic mucocutaneous candidiasis，CMC）。其他一些基因缺陷也与慢性CMC有关，CMC是一种以皮肤、指甲和黏膜的孤立念珠菌感染为特征的疾病。全身性疾病不具有特征性，但曾有颅内霉菌性动脉瘤的病例报道。原发性CMC通常作为一种孤立的综合征发生，但也可以与内分泌或自身免疫性疾病有关，如APECED综合征。信号转导和转录激活因子3（signal transducer and a tor of transcription 3，STAT3）基因突变和STAT1的功能增益突变可导致T_H17应答缺陷、对CMC的易感性及出现金黄色葡萄球菌感染。IL17F和IL17R、C型凝集素相关7（C-type lectin-associated 7，CLEC7A或DECTIN1）或胱天蛋白酶募集结构域蛋白9（caspase recruitment domain-containing protein 9，CARD9）细胞的突变也与CMC有关。CMC的治疗包括抗真菌治疗和相关内分泌疾病治疗。

3. *自身免疫性淋巴增生综合征*（autoimmune lymphoproliferative syndrome，ALPS） 是由重要的调节淋巴细胞程序性死亡（凋亡）的基因突变引起的。最常见的缺陷是Fas（CD95）或Fas配体，但Fas通路中的其他缺陷也被报道过（如半胱天冬酶10）。临床表现包括淋巴结病、脾肿大和自身免疫性疾病（如自身免疫性溶血性贫血、中性粒细胞减少症、血小板减少症，有时还有关节炎）。偶尔，患者会出现频繁的感染。当流式细胞仪检测显示T淋巴细胞亚群$CD3^{+}CD4^{-}CD8^{-}$（双阴性）T淋巴细胞数量增加时，则疑似该诊断。可以通过淋巴细胞对Fas诱导凋亡的反应来区分几种不同类型的ALPS。患者通常是杂合子，遗传大多为常染色体显性遗传。泼尼松通常能控制淋巴结病变。同时应控制感染。有些病例可以通过骨髓移植得到治愈。患者也有患淋巴瘤的危险。影响另一种凋亡相关蛋白caspase8的突变可导致ALPS变异综合征，其可以导致单纯疱疹病毒感染的易感性增加。

4. *其他淋巴增生综合征* X连锁淋巴增生综合征是一种免疫缺陷，其通常在EBV感染后发病。男性患者可出现暴发性传染性单核细胞增多症伴噬血细胞综合征、多器官系统衰竭和骨髓增生障碍。突变的基因（*SH2D1A/SAP/DSHP*）编码一种T淋巴细胞和NK细胞相关的信号蛋白，称为SLAM适配器蛋白（SLAM-adapter protein，SAP）。男性患儿在EBV感染之前免疫功能正常，而在急性感染期间，他们产生EBV抗体。在大多数情况下，EBV感染是致命的。最初感染EBV后存活下来的患者或在儿童时期从未感染EBV的患者，在后期会患上淋巴瘤、血管炎、低丙种球蛋白血症（IgM升高）或CVID。现已经可以开展对SAP（*SH2D1A*）基因突变的遗传分析和SAP蛋白表达的测试。X连锁凋亡抑制因子（X-linked inhibitor of apoptosis，XIAP）是一种淋巴细胞稳态的有效调节剂，编码XIAP的基因突变和IL-2诱导T细胞激酶（IL-2-inducible T-cell kinase，ITK）的基因突变可见于XLP样综合征。检测XIAP编码基因（*BIRC4*）和XIAP蛋白表达的突变将有助于诊断。幼稚的$CD45RA^{+}$ T细胞数量减少表明ITK缺乏，可以通过进一步的基因分析来确诊。

5. *对细胞碎片的异常反应* 每天有大量的细胞发生程序性细胞死亡（凋亡），并且需要被清除。凋亡细胞可以被吞噬细胞直接通过清道夫受体识别，也可以通过早期补体成分与补体受体结合进行调理。凋亡细胞的清除缺陷导致细胞碎片的堆积，而这些碎片与病原体的碎片类似，会引发炎症，导致Ⅰ型干扰素产生的增多和引发自身免疫反应。这与C1q缺陷伴发系统性狼疮患者和CGD女性携带者盘状狼疮的高发病率有关。由核酸内切酶（如DNAse Ⅰ和TREX1）的功能丧失突变及细胞内核酸传感器（如IFIH1和STING）

的功能获得突变导致的核酸碎片堆积，使各种自身免疫性疾病患者的Ⅰ型IFN水平升高。

十、与过敏症重叠的免疫缺陷疾病

诊断要点和主要特点

- 严重的临床表现
- 相关的非免疫特征
- 非典型的表现

1. 概述　有些人错误地认为免疫缺陷状态与过敏不相容，因为过敏需要协调的过敏原特异性免疫反应。相反，据知已经有几种基因相关的免疫缺陷病与过敏性疾病相关，从过敏性鼻炎到食物过敏和湿疹。还有一些免疫缺陷病很可能在临床上表现出来的症状不是特异性过敏反应的结果，但仍然可能属于过敏症的范畴，如荨麻疹和湿疹样皮疹。稍后将对其中一些疾病进行回顾。

2. 临床表现

(1) 症状和体征：与过敏性疾病相关的免疫缺陷病有多种临床表现。在某些情况下，如DOCK8缺乏症患者会有严重的过敏性疾病和反复感染，而没有任何伴随的非免疫特征。在其他综合征中，患者除了有与免疫相关的问题外，还会出现过敏。在X连锁的免疫调节性多内分泌病（IPEX）中，患者除了湿疹和过敏外，还会发展为自身免疫性疾病。在其他疾病中，患者表现为非免疫特征。例如，在Wiskott-Aldrich综合征中，患者会出现湿疹和血小板异常导致的出血；在PGM3缺陷中，患者有运动和认知受损；Comel-Netherton综合征的患者有明显的毛干结构异常。从这些例子中可以看出，过敏性疾病和免疫缺陷病之间的联系并不少见，而且是由各种形式的遗传缺陷造成的。

(2) 实验室发现：通常使用实验室方法很难区分免疫缺陷相关的过敏和没有免疫缺陷的严重过敏。虽然全血细胞计数发现的血小板减少和小血小板有助于诊断Wiskott-Aldrich综合征，但大多数免疫缺陷-过敏重叠疾病缺乏明显的实验室特征。鉴于缺乏特定的实验室方法表明患者的过敏与严重的免疫缺陷病有关，笔者建议对过敏患者在常规血液学检查中发现的任何明显异常予以怀疑。例如，外周血嗜酸性粒细胞计数持续超过1500/μl就应关注是否有免疫方面的问题。同样，低水平血清免疫球蛋白可能是发现潜在免疫异常的第一个线索。

(3) 鉴别诊断：如果过敏患者疑似免疫缺陷，应考虑免疫功能障碍的继发性原因。低丙种球蛋白血症可由胃肠道的蛋白质损失或营养缺乏引起。还应考虑到患者的家庭环境。严重的过敏后遗症通常是长期接触顽固过敏原的结果，如家里养的宠物。

(4) 治疗：对于怀疑有免疫缺陷患者过敏症状的治疗，除使用全身免疫抑制剂外，与对有免疫能力的过敏患者的治疗相似。对于细胞免疫缺陷患者的过敏症状，使用皮质类固醇或其他全身免疫抑制剂可能会造成潜伏病毒重新被激活的风险，所说的潜伏病毒可能是过去感染过的或过去疫苗接种过的。在一个报告中，一个DOCK8缺乏症的患者使用皮质类固醇引起水痘疫苗毒株复活，并导致血管病变。考虑到这一额外的风险，笔者建议在考虑使用系统性免疫抑制剂治疗严重或不寻常的过敏反应时，应进行诊断性再评估。当发现一个过敏患者有严重的免疫缺陷时，治疗依赖于潜在的诊断。表33-6中列出的一些疾病，有些可以通过异基因HSCT得到纠正，而其他疾病可能对免疫球蛋白替代治疗、预防性抗菌治疗或免疫抑制剂治疗有更好的反应。

表 33-6　过敏和免疫缺陷重叠疾病

	缺陷基因	可能的病因	特征
Job综合征（STAT3缺陷）	不增加	IgE升高	皮肤脓肿，特殊外貌，肺部、血管改变
内瑟顿综合征（SPINK5缺陷）	增加	严重湿疹	皮肤脓肿，呼吸道感染，毛发异常
DOCK8缺陷	增加	湿疹，食物过敏，嗜酸性粒细胞增多症	血管病变
Wiskott-Aldrich综合征（WASp缺陷）	增加	湿疹，食物过敏	血小板减少，自身免疫性疾病，中性粒细胞减少症
IPEX（FOXP3缺陷）	增加	湿疹，食物过敏	自身免疫性疾病，肠病
磷酸葡萄糖变位酶3（PGM3）缺乏症	增加	湿疹，食物过敏	畸形，骨骼异常，认知障碍，中性粒细胞减少症，反复感染

续表

	缺陷基因	可能的病因	特征
严重皮炎、过敏和代谢衰竭（SAM）综合征（桥粒蛋白1缺乏）	增加	湿疹，鱼鳞病，食物过敏	掌跖角化病，指甲异常，营养不良
PLCG2相关抗体缺陷和免疫失调（PLAID）	不增加	寒冷诱发的荨麻疹	皮肤肉芽肿，低免疫球蛋白，反复感染
FCAS，MWS，NOMID（与NLRP3基因变异相关）	不增加	寒冷诱发的荨麻疹	发热，关节痛，结膜炎

DOCK8，胞质分裂蛋白8；FOXP3，叉头框蛋白P3；IPEX，X连锁免疫性多内分泌病；NLRP3，NACHT、LRR和PYD结构域蛋白质3；SPINK5，丝氨酸蛋白酶抑制物Kazal 5型

（译者：逄淑慧　校稿：卢洪华）

第 34 章
内分泌紊乱

Sarah Bartz, MD；Christina Chambers, MD；Christine M. Chan, MD；
Melanie Cree-Green, MD, PhD；Shanlee Davis，MD, MSCS；
Stephanie Hsu, MD, PhD

一、简介

内分泌效应的经典概念是分泌到血液中的物质对远距离靶细胞产生影响，这一概念现已经被更新，以解释激素发生效应的其他方式。具体来说，某些激素系统会刺激或抑制邻近细胞（如胰岛或软骨内）的代谢过程，这种现象称为旁分泌。另一些激素效应则反映了激素在生产该激素的细胞上的作用，称为自分泌。局部合成的激素如胃生长激素释放肽、生长抑素、胆囊收缩素、促肠激素以及许多其他大脑和肠道合成的激素的发现均支持这些组织中存在旁分泌和自分泌过程。

内分泌生理学的另一个重要发现是对特异性激素受体在靶组织中作用的认识，没有这种作用，激素效应就不会发生。例如，在肾性尿崩症（DI）中，患病儿童有血管升压素或受体功能的缺陷，尽管血管升压素的分泌绰绰有余，但仍显示出 DI 的代谢效应。另一种情况是激素受体的异常激活，可导致激素效应而不伴有激素分泌异常。这种现象包括 McCune-Albright 综合征（性早熟和甲状腺功能亢进）、睾丸激素亢进（家族性男性性早熟）和高钙血症、低钙血症。

二、激素分类

激素有 3 种主要的化学类型：肽和蛋白质、类固醇、胺类。肽类激素包括下丘脑分泌的释放激素，垂体前叶和垂体后叶激素，胰腺细胞、甲状旁腺、肺（血管紧张素Ⅱ）、心脏和大脑（心房和脑利钠激素）释放的激素以及局部生长因子，如胰岛素样生长因子 1（IGF-1）。类固醇激素主要由肾上腺皮质、性腺和肾脏分泌｛活性维生素 D [1, 25 (OH)$_2$ D$_3$]｝。胺类激素由肾上腺髓质（肾上腺素）和甲状腺 [三碘甲状腺原氨酸（T$_3$）和甲状腺素（T$_4$）] 分泌。

肽类激素和肾上腺素通过细胞表面受体发挥作用。这些激素的代谢效应通常是通过刺激 / 抑制转运蛋白或酶的活性（翻译后效应）实现。相比之下，类固醇激素、甲状腺激素和活性维生素 D 作用更缓慢，它们与靶细胞内的细胞质受体结合，随后与核 DNA 上的特异性区域结合。通常是通过刺激或抑制新的酶或转运蛋白的合成（转录效应）而达到其代谢效应。

需要快速反应的代谢过程，如血糖或钙稳态，通常由肽类激素和肾上腺素控制，而反应较慢的过程，如青春期发育和代谢率，则由类固醇激素和甲状腺激素控制。电解质稳态的控制则由肽类和类固醇激素联合调节（表 34-1）。

表 34-1　激素调节的代谢过程

快速反应，最直接			
代谢物或其他参数	刺激	内分泌腺体	激素
葡萄糖	高血糖症	胰腺 B 细胞	胰岛素
葡萄糖	低血糖	胰腺 A 细胞	胰高血糖素
葡萄糖	低血糖	肾上腺髓质	肾上腺素
钙	高钙血症	甲状腺 C 细胞	降钙素
钙	低钙血症	甲状旁腺	PTH
钠 / 血浆渗透压	高钠血症 / 高渗	下丘脑，垂体后叶为储集部位	ADH
血浆容量	高血容量	心脏	ANH

续表

中间反应，多个中介			
代谢物或其他参数	异常	内分泌腺体	激素
钠 / 钾	低钠血症	肾	肾素（一种酶）
	高钾血症	肝和其他	血管紧张素Ⅰ
	低血容量	肺	血管紧张素Ⅱ
		肾上腺皮质	醛固酮
慢速反应，更长的作用过程			
下丘脑 - 释放激素	促激素（垂体）	内分泌靶组织	内分泌腺体激素
CRH	ACTH	肾上腺皮质	皮质醇
GHTH	GH	肝等组织	IGF-1
GnRH	LH	睾丸	睾酮
GnRH	FSH/LH	卵巢	雌二醇 / 孕酮
TRH	TSH	甲状腺	T_3 和 T_4

注：ACTH，促肾上腺皮质激素；ADH，抗利尿激素；ANH，心房利钠激素；CRH，促肾上腺皮质激素释放激素；FSH，促卵泡激素；GH，生长激素；GHTH，生长激素释放激素；GnRH，促性腺激素释放激素；IGF-1，胰岛素样生长因子 1；LH，促黄体生成激素；PTH，甲状旁腺激素；T_3，三碘甲状腺原氨酸；T_4，甲状腺素；TRH，促甲状腺激素释放激素；TSH，促甲状腺激素

三、激素分泌的反馈调节

激素分泌通过反馈调节来响应内部环境的变化。当代谢失衡得到纠正时，对激素分泌的刺激就会停止，甚至可能受到抑制。矫枉过正会刺激一种或多种平衡激素的分泌，从而使稳态维持在相对狭窄的范围内。下丘脑 - 垂体激素分泌的控制由反馈调节。终末器官衰竭（内分泌腺体功能不全）导致内分泌腺激素循环浓度降低，相应的下丘脑释放激素和垂体激素分泌增加（表 34-1；图 34-1）。如果恢复正常的激素循环浓度，会反馈性抑制垂体和下丘脑，导致停止释放激素和垂体激素的分泌，恢复其正常的循环浓度。同样，如果存在自主性内分泌腺体功能亢进（如 McCune-Albright 综合征、Graves 病或肾上腺肿瘤），则下丘脑的释放激素和垂体激素被抑制（图 34-1）。

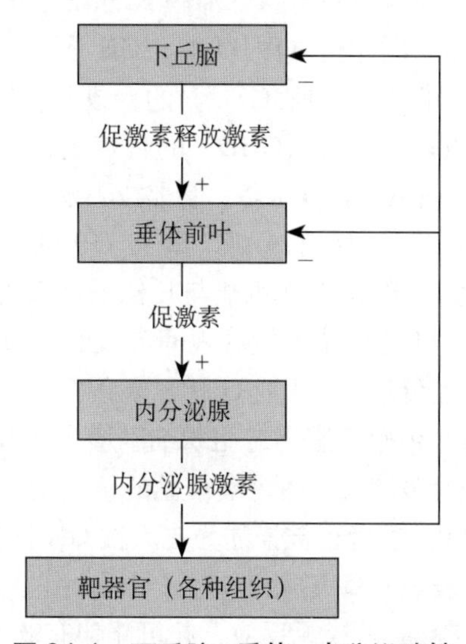

图 34-1　下丘脑 - 垂体 - 内分泌腺轴

四、生长发育障碍

生长发育障碍是儿科内分泌学家评估的最常见的问题。虽然大多数病例表现为正常发育变异，但确定生长模式异常至关重要，因为偏离正常生长模式可能是内分泌紊乱的第一或唯一表现。身高速度是评价孩子成长的最关键参数。

如果身高百分位数在 2 岁到青春期开始之间持续增加或减少，就需要进行评估。同样，与遗传身高的实质性偏差可能是存在潜在的内分泌或骨骼疾病的迹象。在 2 岁前，更难区分正常和异常生长，因为婴儿在这一时期的生长可能有追赶下降或追赶生长。同样，青春期启动时间的变异使青春期早期成为另一个需要仔细考虑才能评估生长是否异常的时期。

必须使用适当的标准来评估生长。国家卫生统计中心为北美儿童（参见第 9 章）和世界卫生组织生长曲线，均使用了种族更多样化的样本。正常生长标准可能因国籍而异。生长曲线可用于北美的一些族裔群体和一些具有特异性生长障碍的综合征，如特纳综合征或唐氏综合征。目前对特纳综合征和唐氏综合征患者的治疗方法（包括在特纳综合征中使用生长激素）可能导致此类儿童的生长模式与他们的特定生长曲线中所反映的不同。

五、目标身高和骨骼成熟度

儿童的身高潜能主要由遗传因素决定。儿童的目标身高是在父母的平均身高上，男孩加 6.5cm，女孩减 6.5cm 来计算的。这种计算有助于确定儿童的遗传生长潜能。大多数儿童的成年身高在目标高度的

±10cm。另一个决定生长潜能的参数是骨骼成熟度或骨龄。在新生儿期以外，根据 Greulich 和 Pyle 的标准，通过比较儿童左手和手腕的 X 线片来评估骨龄。骨龄延迟或提前不能诊断任何特定疾病，但骨骼成熟度可以确定剩余生长潜能占总身高的百分比，并可以预测最终身高。此外，骨龄延迟或提前可以随着时间的推移而改变。例如，骨龄延迟的儿童到青春期时其骨骼年龄可能更接近其实际年龄。

六、身材矮小

重要的是区分正常的生长变异（家族性矮小和持续生长延迟）和病理性生长障碍（表 34-2）。病理性矮小更有可能发生在生长速度较低的儿童（在生长曲线上偏离平均高度百分位数，＜ 4cm/a）或有明显的家族性矮小。患有慢性疾病或营养缺乏的儿童可能呈线性生长不良，这可能与体重增加不足和体重指数（BMI）低有关。相反，内分泌原因导致的身材矮小通常与维持不变的或者增加的 BMI 百分位数有关。接下来将讨论身材矮小的类型。

表 34-2 身材矮小的原因

正常
A. 遗传——家族性矮小
B. 持续性生长迟缓
病因
C. 内分泌紊乱
1. 生长激素（GH）缺乏
a. 遗传
b. 特发性——有或没有相关的中枢神经系统中线结构异常
c. 获得性
（1）短暂的（如社会心理性身材矮小）
（2）肿瘤、中枢神经系统放射治疗、感染或创伤
2. 生长激素抵抗 / 胰岛素样生长因子 1（IGF-1）缺乏
3. 甲状腺功能减退症
4. 过量的皮质醇——库欣病和库欣综合征
5. 糖尿病（控制不良）
6. 假性甲状旁腺功能减退症
7. 佝偻病
D. 宫内生长受限
1. 先天性胎儿异常——染色体异常
2. 症候群（如 Russell-Silver，Noonan，Bloom，de Lange，Cockayne）
3. 先天性感染
4. 胎盘异常
5. 妊娠期间母体异常
E. 先天性代谢紊乱
F. 先天性骨代谢性疾病
1. 骨骼发育不良
2. 骨骼软骨和纤维成分的发育紊乱
G. 与染色体缺陷有关的身材矮小
1. 常染色体（如唐氏综合征、普拉德 - 威利综合征）
2. 性染色体（如特纳综合征 -XO）
H. 慢性全身疾病、先天性缺陷和癌症
I. 社会心理性身材矮小（剥夺性侏儒症）

1. *家族性身材矮小与体质性生长延迟* 家族性身材矮小儿童通常有正常的出生体重和身长。在 2 岁前，他们的线性生长速度减低，与基因的百分位数接近。一旦达到目标百分位数，通常在 2 ～ 3 岁，孩子就会恢复正常线性生长速度。骨骼成熟度和青春期启动时间与实际年龄一致。孩子沿着他（她）自己的生长百分位数生长，最后的身高是矮的，但与遗传身高一致（图 34-2）。

体质性生长延迟的儿童的父母不一定矮小，但其生长模式与家族性矮小的儿童相似，2 ～ 3 岁呈线性生长速度下降，此后至青春期前维持正常的生长速度。不同之处在于，体质性生长延迟的儿童的骨骼成熟延迟，青春期启动延迟。这些儿童在一般儿童停止生长后仍继续生长，最终身高符合遗传身高（图 34-3）。

发育迟缓的儿童的父母不一定矮小，但其生长模式与家族性矮小的儿童相似，2 ～ 3 岁的线性生长速度下降，然后在青春期前维持正常的生长速度。不同之处在于，发育迟缓的儿童骨骼成熟延迟，青春期开始延迟。在这些儿童中，生长持续时间超过平均儿童停止生长的时间，最终身高符合遗传身高（图 34-3）。

2. *生长激素缺乏症* 人生长激素（GH）是由垂体前叶产生的，其分泌受生长激素释放激素（GHRH）刺激，受生长抑素抑制。GH 以脉冲模式分泌，具有直接的促进生长和代谢作用（图 34-4）。GH 还通过刺激胰岛素样生长因子（主要是 IGF-1）的合成间接促进生长。

生长激素缺乏症（GHD）的特点是：无其他病因的情况下出现生长速度下降，骨骼成熟延迟（图 34-5）。由于 GH 可以促进脂肪分解，许多 GH 缺乏的儿童会有躯干过度肥胖。GHD 可能与其他垂体激素缺乏症分离或共存，可能是先天性（视间隔发育不良或异位垂体后叶）、遗传性（GH 或 GHRH 基因突变）或获得性（颅咽管瘤、生殖细胞瘤、组织细胞增生症或颅骨放射线照射）。特发性 GHD 是最常见的缺乏症，发病率约为 1 ∶ 4000。患者也被描述为先天性 GH 抵抗综合征。GH 抵抗的表现与 GHD 相似，但身材矮小往往是严重的，对 GH 治疗反应差或无反应，并可能伴有畸形。

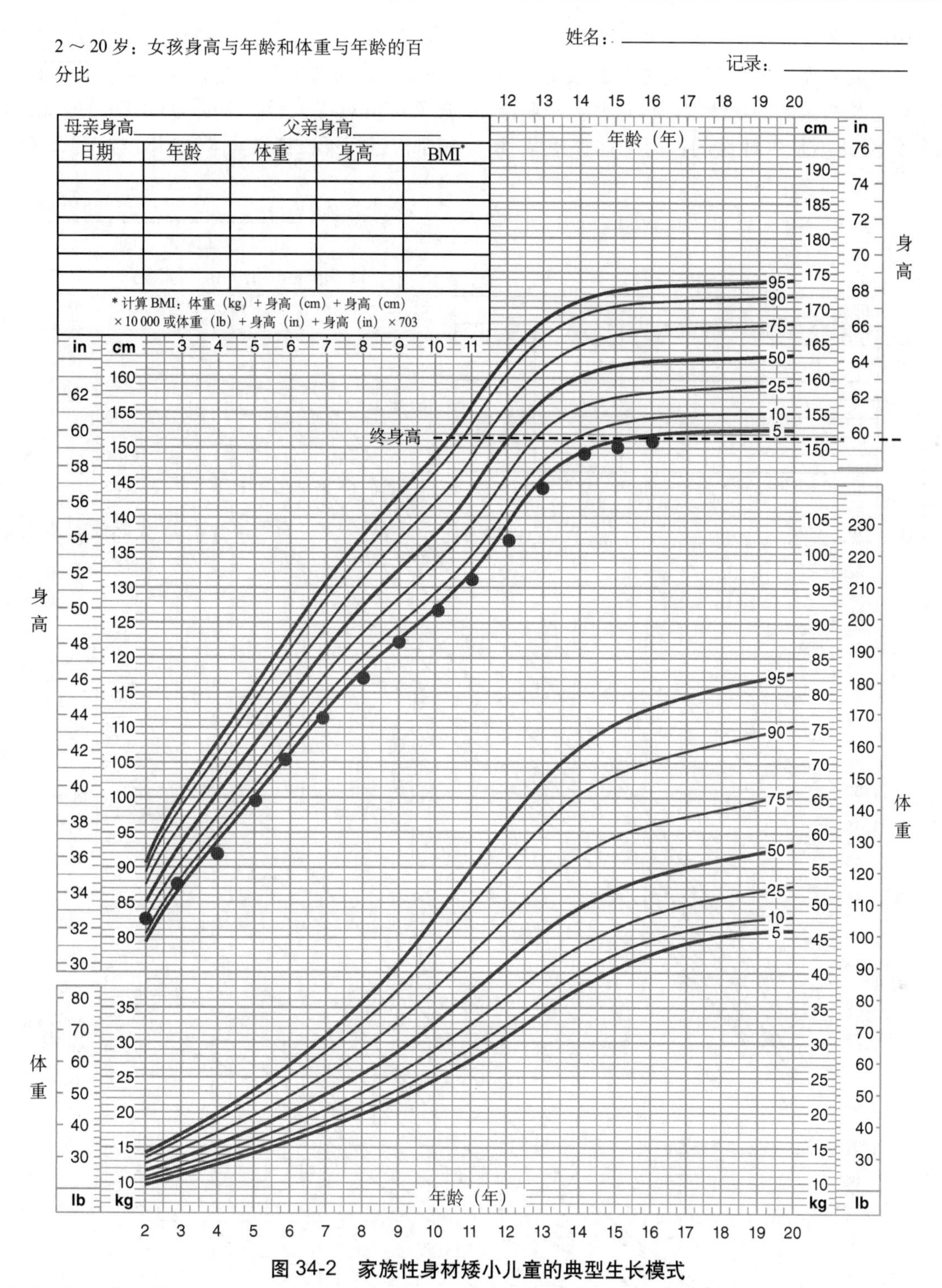

图 34-2 家族性身材矮小儿童的典型生长模式

儿童在出生前 2 年达到正常的百分位数后，便会有与生长曲线平行的正常的线性生长。骨骼成熟和青春期的时间与年龄相符。孩子遵循的身高百分比保持不变，最终身高矮，但与家族成员一致

婴儿GHD的特点包括出生体重正常，身长略有降低，低血糖（如果伴有肾上腺功能不全），小阴茎（如果伴有促性腺激素缺乏），结合性高胆红素血症（如果存在其他垂体激素缺乏）。孤立的 GHD 和垂体功能低下的生长发育迟缓可能直到婴儿期或儿童期晚期才出现。

由于正常儿童和 GH 缺乏儿童在 GH 分泌中存在显著的重叠，所以评估 GH 状态的实验室测试可能很难解释。生长激素分泌是脉冲式的，因此随机样本测量血清 GH 在出生 1 周后对 GHD 的诊断没有价值。在营养良好的儿童中血清 IGF-1 的浓度可以对 GH 分泌进行合理评估（图 34-4），通常被用作 GHD 评估的第一步。胰岛素样生长因子结合蛋白 3（IGFBP-3）是 GH 缺乏的一个不太敏感的标志，因受年龄或营养状况的影响较小，可能对评估体重不足的儿童或 4 岁以

下的儿童有价值。传统方法使用胰岛素、精氨酸、左旋多巴、可乐定或胰高血糖素等药物进行的激发试验都是为了阐明生长激素的分泌情况，但这些方法刺激的生长激素分泌并不是生理性的，而且往往重复性差，最终限制了它们在阐明生长激素分泌情况的价值。GHD 的诊断通常是根据临床和实验室检查综合诊断，必须谨慎对待。所有诊断为 GHD 的患者在开始治疗前都应进行下丘脑和垂体的 MRI 检查以评估肿瘤。

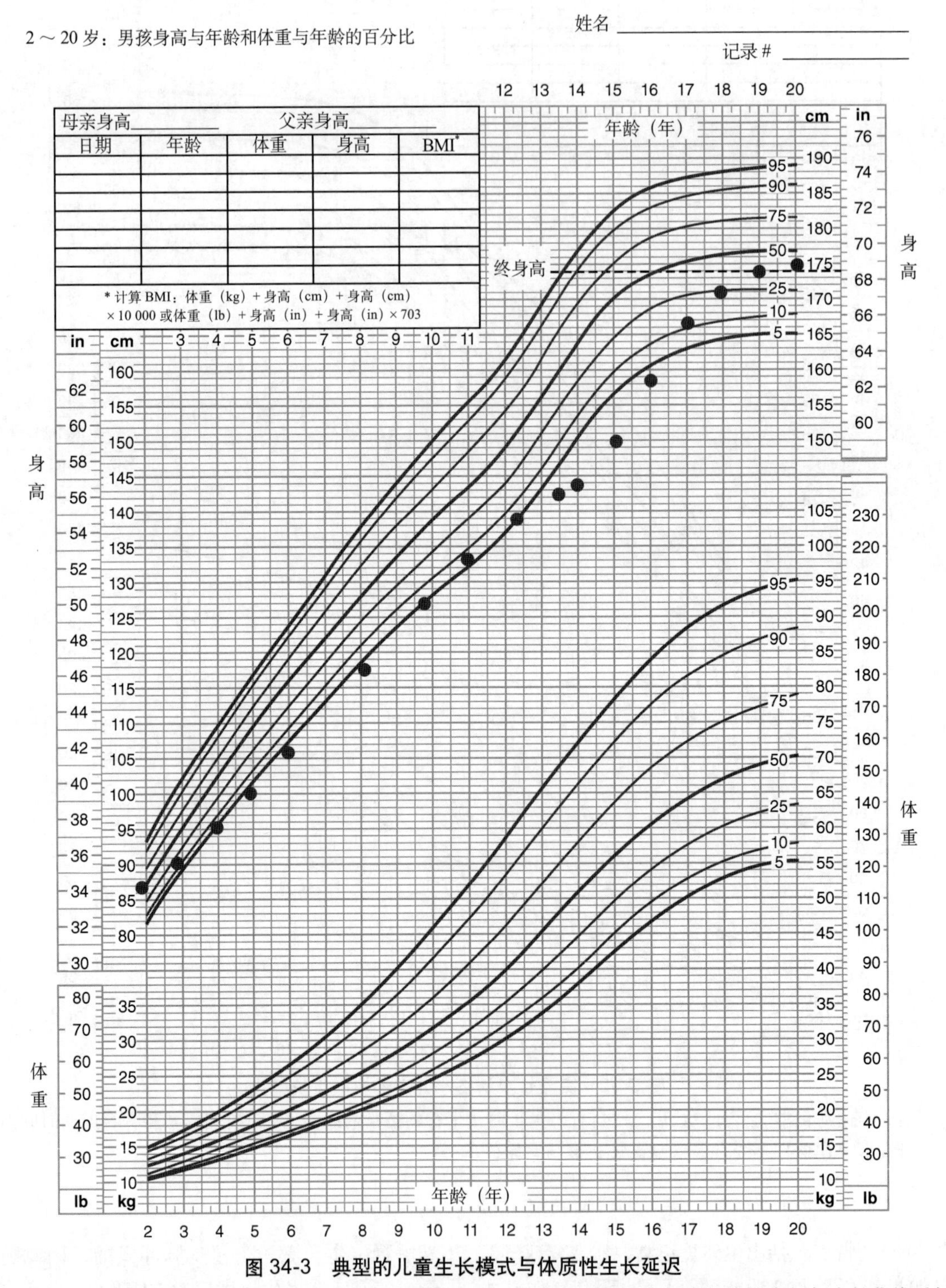

图 34-3 典型的儿童生长模式与体质性生长延迟

在出生后的前 2 年，生长速度减慢，与家族性身材矮小的儿童相似。随后，孩子将有正常的线性生长与生长曲线平行。然而，骨骼成熟和青春期的开始是延迟的。生长持续时间超过平均儿童停止生长的时间，最终身高达到遗传身高

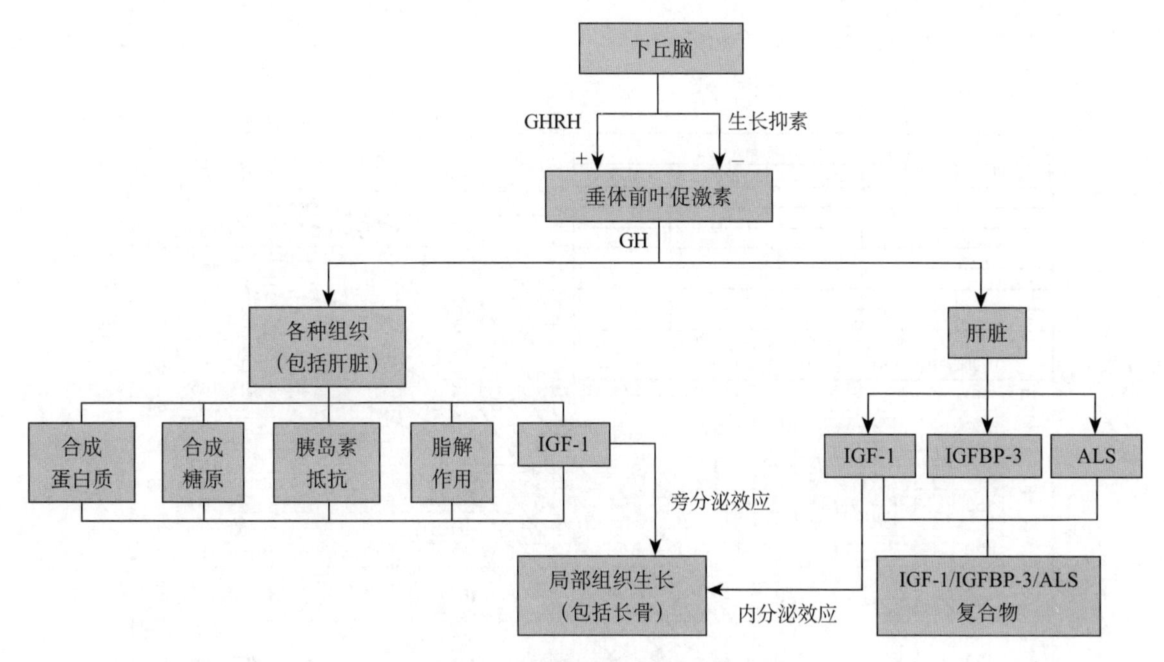

图 34-4　GHRH/GH/IGF-1 系统

生长激素（GH）对生长的影响部分是由于其对肌肉、肝脏和骨骼的直接合成作用。此外，GH 刺激许多组织局部产生胰岛素样生长因子 1（IGF-1），刺激组织本身的生长（IGF-1 的旁分泌效应）。GH 对肝脏的作用是促进其分泌 IGF-1（循环 IGF-1），刺激其他组织的生长（IGF-1 的内分泌效应）。GH 对肝脏的作用也增强了 IGF 结合蛋白 3（IGFBP-3）和不稳定性酸性亚基（ALS）的分泌，它们与 IGF-1 形成高分子量复合物。这种复合物的功能是将 IGF-1 转运到其靶组织，但该复合物也可能是 IGF-1 作用的储集部位或可能会抑制 IGF-1 的作用。在各种慢性疾病中，GH 的直接代谢效应受到抑制；受 GH 作用的 IGF-1 的分泌减弱，在某些情况下，IGFBP-3 的合成增强，导致儿童生长受到明显的抑制。GHRH，生长激素释放激素

3. *小于胎龄儿/宫内生长受限*　小于胎龄儿（SGA）婴儿的出生体重和（或）身长低于人口出生体重-胎龄关系的第 3 百分位数。SGA 婴儿包括体质性小婴儿和宫内生长受限（IUGR）的婴儿。许多患有轻度 SGA/IUGR 和无先天性宫内异常的儿童在 3 岁以前表现出追赶生长，但 15% ～ 20% 的儿童仍然是矮身材。在出生后营养不良的早产的 SGA/IUGR 婴儿中，追赶生长也可能不明显。没有出现追赶生长的儿童可能有正常的生长速度，但低于其遗传身高的百分位数。与体质性生长延迟的儿童相比，SGA/IUGR 的儿童骨骼成熟度与年龄相对应，或仅轻度延迟。FDA 批准应用生长激素治疗 SGA/IUGR 儿童，可能会增加其生长速度和最终成人身高。

4. *不成比例的身材矮小*　有超过 200 种散发性和遗传性骨骼发育不良疾病可能导致不成比例的身材矮小。测量臂展、上身及下身的比例有助于确定儿童是否有正常的身材比例。如果发现不成比例的身材矮小，骨骼检查可能有助于检测某些疾病的特定放射学特征。GH 对这些罕见疾病的影响尚不清楚。

5. *与综合征相关的身材矮小*　身材矮小与许多遗传综合征有关，包括特纳综合征、唐氏综合征、努南综合征、普拉德-威利综合征。患有特纳综合征的女孩通常有特殊外貌，如小颌畸形、蹼颈、后发际线低、手足肿胀、多发性色素痣和肘外翻。然而，身材矮小可能是特纳综合征的唯一明显表现。因此，任何无法解释的家庭性身材矮小的女孩都需要进行染色体评估。虽然特纳综合征的女孩通常不缺乏 GH，但 GH 治疗可以将最终身高提高平均 6cm。生长激素治疗的持续时间是长期身高增长的一个重要预测因素；因此，如果家长希望最大限度地提高身高，特纳综合征的早期诊断和 GH 的尽快应用是很重要的。

GH 被批准用于治疗普拉德-威利综合征相关 GHD 的生长减速。生长激素可以改善生长、身体组成和体力活动。据报道，在接受 GH 治疗的普拉德-威利综合征儿童中有少数人死亡，所有这些都发生于极其肥胖的、有呼吸障碍的、睡眠呼吸暂停或可能不明原因的呼吸道感染的儿童。GH 在这些死亡中的作用尚不清楚，但建议在开始 GH 治疗之前，对所有普拉德-威利综合征患者进行上呼吸道阻塞和睡眠呼吸暂停的评估。

只有当唐氏综合征儿童的线性生长与唐氏综合征生长曲线相比异常时，才应评估唐氏综合征儿童是否存在 GHD。鉴于生长激素增加恶性肿瘤的风险，一些家长可能对 GH 治疗更谨慎。

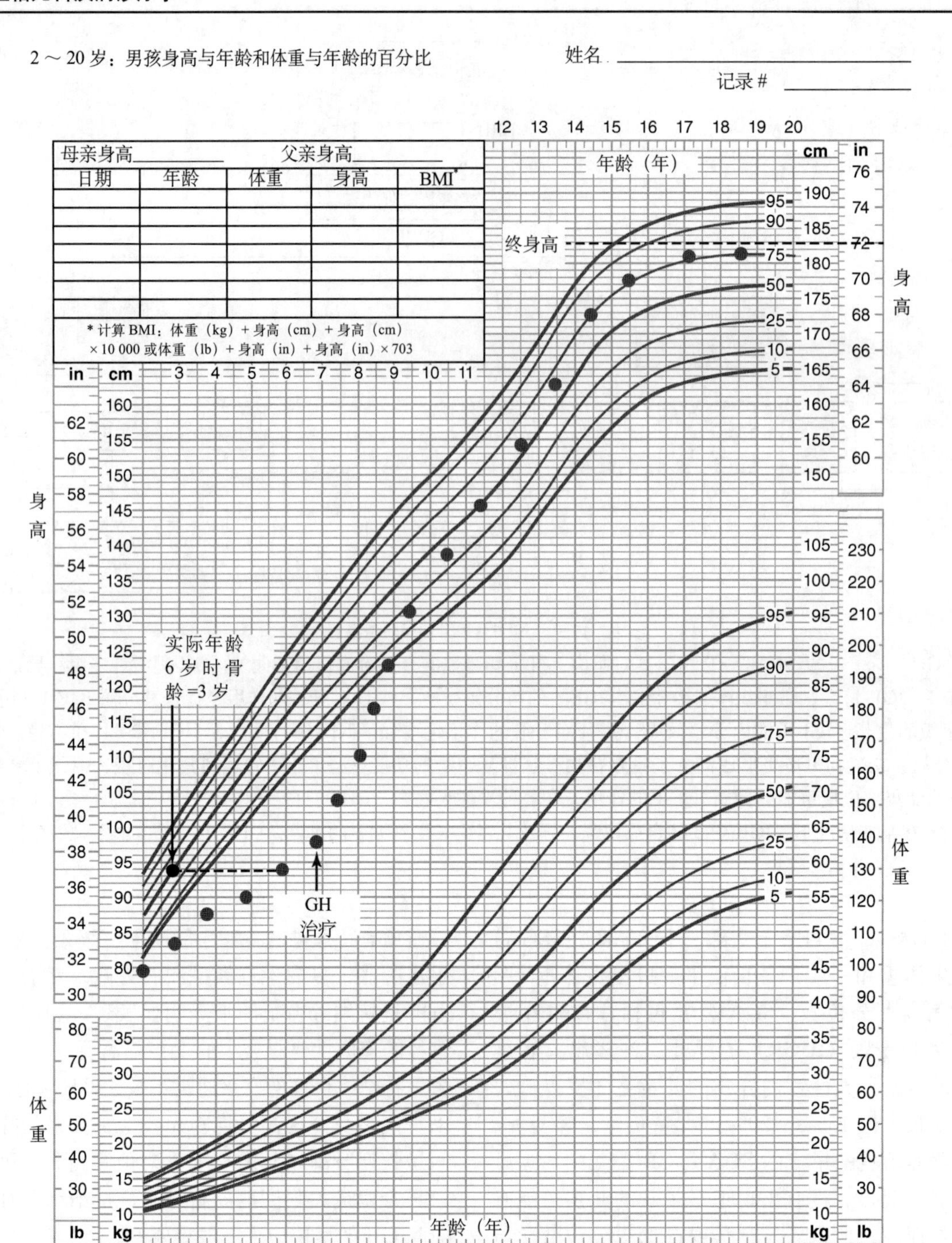

图 34-5　获得性生长激素缺乏症（GHD）儿童的典型生长模式

获得性GHD儿童在童年时期生长速度异常，不能保持正常身高百分位数。其他表型特征（中心性肥胖和幼稚面容）也可能出现。先天性GHD儿童在出生前2年会有正常的身高百分位数，类似于家族性身材矮小和体质性生长延迟患儿，但之后往往不能达到稳定的身高百分位数

6. 社会心理性身材矮小（社会心理性侏儒）　社会心理性身材矮小是指与情感剥夺有关的生长迟缓。营养不良可能导致其中一些儿童生长迟缓。其他症状包括异常的饮食习惯、大小便失禁、社交退缩和言语延迟。社会心理性身材矮小儿童生长激素分泌减少，但生长激素治疗通常是无益的。家庭心理环境的改变通常会改善生长和生长激素分泌，改变个性和饮食行为。

（1）临床评估：应根据病史和体格检查进行实验室检查，包括慢性疾病和药物史、出生体重和身长、出生以来的生长模式、家族生长模式、青春期阶段、特殊外貌、身体各部分比例和心理健康情况。在体重增加不良的儿童中，主要进行营养评估。根据病史和临床表现判断，以下实验室检查可能是有用的：①左手和手腕骨龄X线检查；②核型（女孩）和（或）努

南综合征检测；③甲状腺功能检测：甲状腺素（T_4）、促甲状腺激素（TSH）；④小于 4 岁或营养不良的儿童中，检测 IGF-1 和（或）IGFBP-3；⑤全血细胞计数（检测慢性贫血或白细胞感染标志物）；⑥红细胞沉降率（在胶原血管疾病、肿瘤、慢性感染和炎性肠病中常升高）；⑦尿液检测、血尿素氮和血清肌酐（隐匿性肾病）；⑧血清电解质、钙和磷（肾小管疾病和代谢性骨病）；⑨粪便检测脂肪，或测定血清组织谷氨酰胺转移酶（吸收不良或乳糜泻）。

（2）生长激素治疗：美国 FDA 批准 GH 治疗儿童 GHD、与慢性肾衰竭相关的生长障碍、特纳综合征、普拉德 - 威利综合征和努南综合征、2 岁前无追赶生长的小于胎龄儿（SGA）以及 *SHOX* 基因突变。GH 治疗也被批准治疗身高低于正常年龄范围超过 2.25 个标准差的特发性矮小儿童。通过 GH 治疗，这些儿童的最终身高可能增高 5 ～ 7cm。但生长激素对特发性矮小的作用尚不明确，特别是费用高昂、治疗时间长，并且对心理影响不确定。重组 GH 的副作用虽然包括颅内高压和股骨骨骺滑脱，但并不常见。早期诊断和治疗可以使 GH 缺乏的儿童达到正常或接近正常的成人身高。重组 IGF-1 注射可用于治疗 GH 抵抗或 IGF-1 缺乏的儿童，但对身高的改善可能不如 GH 治疗 GH 缺乏那样显著。目前，GH 治疗的推荐方案是皮下注射重组 GH，每周给予皮下 6 ～ 7d，每周总剂量为 0.15 ～ 0.47mg/kg。

七、身材高大

虽然生长障碍通常与身材矮小有关，但潜在的严重病理条件也可能与身材高大和过度生长有关（表 34-3）。过量的 GH 分泌是罕见的，特别是在儿童，通常与功能性垂体腺瘤有关。如果骨骺未闭合，GH 过量会导致巨人症，如果骨骺闭合，则会导致肢端肥大症。通过在口服糖耐量试验中发现 GH 和 IGF-1 水平升高以及 GH 抑制失败，可证实诊断。性早熟也可以导致高个或快速生长，但与青春期的早期体征和骨龄提前有关。肥胖的青少年的通常比同龄人高，但他们没有达到更高的最终身高。

表 34-3　身材高大的原因

A. 家族性
B. 内分泌原因
1. 生长激素过量（垂体巨变）
2. 性早熟
3. 性腺功能减退症
C. 非内分泌原因
1. 克氏综合征
2. XXY 男性
3. 马方综合征
4. 脑性巨人症（Sotos 综合征）
5. 高胱氨酸尿症

八、垂体后叶异常

垂体后叶（神经垂体）是下丘脑腹侧的延伸。它分泌的两种主要激素——催产素和精氨酸加压素，在下丘脑腹侧的视上核和室旁核合成。这些肽类激素被包装在具有特定神经肽的颗粒中，并通过轴突运输到垂体后叶的储存部位。加压素对水的平衡是必不可少的；它主要作用于肾脏，以促进尿液中水的再吸收。催产素在分娩和母乳喂养中最活跃，这里不作进一步讨论。

1. 精氨酸加压素（抗利尿激素）生理学　血管升压素的释放主要受血浆渗透压和血管容量的控制。释放是由血浆渗透压的轻微增加（由下丘脑前外侧的渗透压感受器检测）和血管容量大量减少（由心房压力感受器检测）刺激的。加压素释放和作用障碍包括：①中枢性（神经源性）DI；②肾源性 DI（参见第 24 章）；③抗利尿激素分泌不当综合征（SIADH）。

2. 中枢性尿崩症

诊断要点和主要特点
● 多饮、多尿 [2L/（m^2 • d）]、夜尿症、脱水和高钠血症
● 限液后尿液不能浓缩（尿比重 < 1.010；尿液渗透压 < 300mOsm/kg）
● 血浆渗透压大于 300mOsm/kg，尿液渗透压小于 600mOsm/kg
● 血浆加压素水平低，对外源性加压素抗反应明显

（1）概述：中枢性尿崩症（DI）是一种加压素合成和释放异常的疾病。如果没有加压素，肾脏就不能浓缩尿液，导致过度的水经尿液流失。中枢性 DI 的遗传原因是罕见的，包括血管升压素基因和 *WFS1* 基因的突变，这些基因导致 DI、糖尿病、视神经萎缩和耳聋（Wolfram 综合征或 DIDMOAD 综合征）。儿科中枢性 DI 最常见的原因。中线结构缺陷（视隔发育不良，前脑无裂畸形）；创伤（手术、外伤）；浸润 / 肿瘤疾病（如颅咽管瘤、生殖细胞瘤、朗格汉斯细胞组织细胞增生症、结节病）；感染性脑疾病（脑膜炎）；特发性疾病。

创伤性 DI 通常有 3 个阶段。最初，短暂的 DI 是由下丘脑或垂体区域的水肿引起的。在 2 ～ 5d 内，血管升压素从濒死的神经元中不受控制地释放会导致 SIADH。最后，如果足够多的加压素神经元被破坏，则会发生永久性 DI。

（2）临床表现：DI 的特点是多尿、夜尿、遗尿和严重的口渴，通常偏爱饮冷水。如果液体摄入较尿量少，则会发生高钠血症、高渗、脱水。在婴儿中，症状可能还包括生长迟缓、呕吐、便秘和不明原因的发热。一些婴儿可能出现严重脱水、循环衰竭和癫痫发作。在全垂体功能低下的患者中血管升压素缺乏可能被掩盖，因为与 ACTH 功能不全相关的游离水的排泄受损有关；在这些患者接受糖皮质激素治疗的过程中可能发生 DI。

当血浆为高渗透性而尿液为低渗性时，DI 被证实。如果病情评估后患儿夜间可以平稳度过不饮水期，那门诊检查是可以的。午夜后禁止液体摄入，在清晨测血浆渗透压、血钠和尿比重。如果筛查结果不明确，或者如果不能在家中限制水摄入，也可以住院行禁水试验。诊断标准见“要点”框。患有中枢性 DI 的儿童应该有一个头部的 MRI 检查，以寻找肿瘤或浸润病变。

原发性烦渴症必须与 DI 区分。患有原发性烦渴症的儿童往往血清钠水平较低，通常可以在夜间禁水试验后使尿液浓缩。由于肾髓质间质稀释和肾浓缩能力下降，一些人可能有继发性肾源性 DI，但这会随着液体摄入的限制而解决。

（3）治疗：采用口服或鼻内醋酸去氨加压素（DDAVP）治疗中枢性 DI。治疗的目的是抗利尿作用，让患儿夜间有连续不间断的睡眠。下一次剂量给药之前应有尿量减少。需要注意的是，手术后 DI 可能与口渴机制的破坏有关，对于这些患者，需要确定规定的液体摄入量。急性发作性 DI 的儿童可使用静脉或皮下加压素治疗。由于抗利尿药的用量，应密切监测电解质，以避免水中毒。患有 DI 的婴儿不应接受 DDAVP 治疗，因为他们的主要营养来源是液体卡路里，DDAVP 治疗会导致水中毒。为此，婴儿接受额外的游离水治疗，以保持正常的水化。低溶质负荷和氢氯噻嗪的配方奶可能有利于婴儿的 DI。

九、甲状腺

1. 胎儿的甲状腺发育　在妊娠第 10 周，胎儿甲状腺就可以合成甲状腺激素，甲状腺激素在妊娠第 11 周出现在胎儿血清中，并在整个妊娠期逐渐增加。胎儿垂体 - 甲状腺轴的功能在很大程度上独立于母体的垂体 - 甲状腺轴，因为母体的 TSH 不能穿过胎盘。然而，母体可以通过胎盘的甲状腺激素有限。

在出生后 30 ～ 60min 有一个 TSH 激增高峰，约为 70mU/L。血清甲状腺激素水平在出生后的第一天迅速增加，以适应这种 TSH 的激增。在几周内 TSH 水平下降到儿童水平。如果在生命的第一天采集血液样本行新生儿筛查，那么新生儿生理性的 TSH 激增可以产生假阳性的甲状腺功能减退症（即高 TSH）。

2. 生理学　下丘脑促甲状腺激素释放激素（TRH）刺激垂体前叶释放 TSH。TSH 刺激甲状腺摄取碘，合成并释放 T_4 和 T_3。这一过程的调节涉及下丘脑、垂体和甲状腺的负反馈作用（图 34-1）。

T_4 是甲状腺分泌的主要甲状腺激素。大多数循环中的 T_3 和 T_4 与甲状腺素结合球蛋白（TBG）、白蛋白和前白蛋白结合。不到 1% 的甲状腺素以游离的形式存在。T_4 在组织中脱碘形成 T_3，T_3 与细胞质中的高亲和力核甲状腺激素受体结合，并转运到细胞核，通过修饰基因表达发挥其生物学效应。导致低 T_4 的原因包括甲状腺功能减退（中枢性或原发性）、早产、营养不良、严重的疾病，以及伴随应用 T_3 的治疗。

在 TBG 降低的情况下，如家族性 TBG 缺乏症、肝硬化或肾衰竭，以及接受糖皮质激素或雄激素治疗的患者，总 T_4 值也较低。由于这些影响主要涉及 TBG，由此促甲状腺激素（TSH）和游离 T_4（FT_4）水平保持在正常范围。相反，总 T_3 和 T_4 水平可能在 TBG 水平升高（先天性 TBG 过量、妊娠、雌激素治疗）和甲状腺激素与转运蛋白结合增加的情况下升高。在这种情况下，患者的临床甲状腺功能正常。反 T_3 摄取率可以帮助区分是结合蛋白问题还是真正的甲状腺功能亢进（甲亢）或甲状腺功能减退（甲减）。

3. 甲状腺功能减退（先天性和获得性）

诊断要点和主要特点

- 生长迟缓，体力活动减少，体重增加，便秘，皮肤干燥，畏寒，青春期推迟
- 未治疗先天性甲状腺功能减退症：舌厚，囟门大，肌张力低下，声音嘶哑，脐疝，黄疸，智力低下
- T_4、FT_4、反 T_3 摄取率降低；原发性甲状腺功能减退症 TSH 水平升高

（1）概述：甲状腺激素缺乏可以是先天的或后天的（表 34-4），可能是甲状腺（原发性甲状腺功能减退）或下丘脑或垂体（中枢性甲状腺功能减退）的缺陷所致。

在婴儿中，先天性甲状腺功能减退症发病率为 1 ∶ 3000 ～ 1 ∶ 4000。如未经治疗，会导致严重的神经认知障碍。大多数病例是由于甲状腺发育不全、发育不良或腺体未能迁移到其正常的解剖位置（即舌或舌下甲状腺）所致。其他原因列于表 34-4。在母亲严重缺碘时，胎儿和母亲都存在 T_4 缺乏，对胎儿大脑造成不可逆转的损害。获得性甲状腺功能减退症，特别是甲状腺肿大，通常是慢性淋巴细胞（桥本）甲状腺炎的结果。

数百例甲状腺激素抵抗的患者已被报道，伴有升高的 T_4 和（或）FT_4，而 TSH 水平正常。通常有家族病史。由于甲状腺激素受体异构体在不同组织中的表达差异，临床表现具有很大的差异性。

表 34-4　甲状腺功能减退的原因

A. 先天性
- 1. 甲状腺发育不全、发育不良或退化
- 2. 甲状腺激素合成、分泌或利用的先天异常
- 3. 母体抗体介导（抑制 TSH 与受体结合）
- 4. TSH 受体缺陷
- 5. 甲状腺激素受体缺陷
- 6. 宫内暴露
  - a. 放射性碘治疗
  - b. 甲状腺肿（丙基硫脲嘧啶、甲基咪唑）
  - c. 碘过量
- 7. 碘缺乏

B. 获得性（青少年甲减）
- 1. 自身免疫性（淋巴细胞性）甲状腺炎
- 2. 甲状腺切除术或放射性碘治疗
- 3. 甲状腺放疗
- 4. 促甲状腺激素缺乏
- 5. 下丘脑损伤或疾病引起的 TR 缺乏
- 6. 药品
  - a. 碘酒过量（如胺碘酮）或缺乏
  - b. 锂
  - c. 钴
- 7. 大血管瘤
- 8. 特发性

（2）临床表现

1）症状和体征：即使甲状腺完全缺失，大多数先天性甲状腺功能减退症的新生儿也可以表现正常。然而，由于先天性甲状腺功能减退症与智力障碍有关，所以在新生儿筛查中包含甲状腺功能检测，必须尽早开始治疗。新生儿先天性甲状腺功能减退症可能存在高间接胆红素血症相关的黄疸。

青少年甲状腺功能减退症的特点包括线状生长迟缓；骨龄落后和萌牙延迟；皮肤变化（干燥、增厚、脱屑、粗糙、发凉、苍白或蜡黄）；头发变化（干燥、粗糙或脆弱）、脱发；眉毛外侧稀疏；肌肉骨骼表现（肌张力低下和跟腱反射松弛期时间延长）；反应迟钝；非凹陷性的黏液性水肿；便秘；畏寒；心动过缓；青春期延迟；偶发性假青春期（继发于明显升高的 TSH 水平的 FSH 活性减弱）。

由酶缺陷、摄入甲状腺素或慢性淋巴细胞性甲状腺炎引起的甲状腺功能减退症，甲状腺可能增大。儿童甲状腺肿大通常是对称的，腺体质韧，无结节。然而，慢性淋巴细胞性甲状腺炎，甲状腺通常有鹅卵石样表面（见下文）。

2）实验室调查结果：在原发性甲状腺功能减退症中，总 T_4 和 FT_4 可能正常或下降，血清 TSH 升高。循环血中甲状腺过氧化物酶和甲状腺球蛋白抗体可能存在。在中枢性甲状腺功能减退症中，总 T_4 和 FT_4 降低，而 TSH 通常是正常或降低的。血清泌乳素水平可能升高，导致泌乳。因为中枢性甲状腺功能减退可能与下丘脑或垂体的先天性或后天性疾病有关，因此可能存在其他垂体缺陷。

3）影像学：甲状腺影像学检查，虽然有助于明确先天性甲状腺功能减退症的原因，但不影响治疗，也不是必需的。骨龄延迟、心脏扩大很常见。长期的原发性甲状腺功能减退症可能由于促甲状腺激素细胞增生导致蝶鞍扩大或垂体增大。

4）新生儿甲减筛查方案：所有新生儿出生后不久应进行先天性甲状腺功能减退症的筛查。根据不同国家的情况，新生儿筛查测量总 T_4 或 TSH 的水平。新生儿筛查结果异常需立即复查静脉 T_4 和 TSH 水平。一旦确诊，需尽快治疗。在 1 个月内开始治疗，并且婴儿期依从性好，通常可以使患儿有正常的神经认知功能，预后好。

（3）治疗：左甲状腺素 [75 ～ 100μg/（m^2・d）] 是获得性甲状腺功能减退症的首选药物。在新生儿先天性甲状腺功能减退症中，建议初始剂量是 10 ～ 15μg/(kg・d)。由于新生儿的高 TSH 水平可能在几周内都不能降至正常，故监测血清总 T_4 或 FT_4 浓度用于评估初始治疗效果。随后的治疗随访中，联合监测 T_4 和 TSH。

4. 甲状腺炎

（1）慢性淋巴细胞性甲状腺炎（慢性自身免疫性甲状腺炎、桥本甲状腺炎）

诊断要点和主要特点
● 甲状腺质韧，可活动，无触痛，弥漫性肿大
● 甲状腺功能通常正常，根据疾病的分期升高或降低

1）概述：慢性淋巴细胞性甲状腺炎是儿童甲状腺肿和获得性甲状腺功能减退症最常见的原因。多见于女孩，青春期为发病高峰。这种疾病是由自身免疫攻击甲状腺引起的。甲状腺自身免疫性疾病（和其他内分泌自身免疫紊乱）的风险增加与某些组织相容性等位基因有关。以下为与自身免疫性（桥本）甲状腺炎风险增加有关的疾病：唐氏综合征、特纳综合征、腹腔疾病、白癜风、脱发和 1 型糖尿病。

2）临床表现

A. 症状和体征：甲状腺的特征是肿大，质韧，可活动，无触痛，双侧对称，可能是结节状。患者偶尔会

有气管压迫感或阻塞感、声音嘶哑和吞咽困难，没有炎症或感染的表现。大多数患者甲状腺功能正常。部分患者存在症状性甲状腺功能减退，很少有患者有症状性甲状腺亢进。详细询问家族史可能提示家族成员存在多种自身免疫性疾病。存在染色体疾病或其他自体免疫性疾病的高风险患者可以通过密切监测生长和发育、常规筛查（唐氏综合征、特纳综合征和1型糖尿病）以及测量甲状腺功能而获益。

B. 实验室检查：实验室检查结果各不相同。血清TSH、T_4、FT_4通常是正常的。部分患者为TSH升高、甲状腺激素降低的甲状腺功能减退症。少数患者为TSH被抑制、甲状腺激素水平升高的甲状腺功能亢进症。甲状腺相关抗体（抗甲状腺球蛋白、抗甲状腺过氧化物酶）通常会升高。

C. 影像学：除非触诊到局灶性结节或肿块，否则不常规检查甲状腺超声。甲状腺摄取率扫描对诊断几乎没有帮助。外科手术或穿刺活检是可以诊断的，但几乎没有必要。

3）治疗：对于甲状腺功能正常的慢性淋巴细胞性甲状腺炎是否需要治疗存在争议。甲状腺激素的足量替代可能会减小甲状腺，但也可能导致甲状腺功能亢进症。甲状腺功能减退通常随着时间的推移而发展。因此，患者需要终身监测甲状腺功能（甲功）。患有甲状腺功能减退症的儿童应接受甲状腺激素替代治疗。

（2）急性（化脓性）甲状腺炎：急性甲状腺炎较少见。最常见的原因是A组链球菌、肺炎球菌、金黄色葡萄球菌和厌氧菌感染。可能形成甲状腺脓肿。患者可有发热、寒战等全身毒性反应，甲状腺肿大，甲状腺剧烈疼痛，并伴有红斑、声音嘶哑和吞咽困难。甲状腺功能测试通常是正常的。患者有白细胞增多、“核左移”和红细胞沉降率升高，需要抗生素治疗。

（3）亚急性（非化脓性）甲状腺炎：亚急性甲状腺炎（de Quervain甲状腺炎）少见。它被认为是由病毒感染（腮腺炎病毒、流感病毒、埃可病毒、柯萨奇病毒、EB病毒或腺病毒）引起的。临床表现类似于急性甲状腺炎，如发热、不适、咽痛、吞咽困难、甲状腺疼痛，可能辐射至耳部。甲状腺质硬、肿大。红细胞沉降率升高。与急性甲状腺炎相比，发病通常是隐匿的，血清甲状腺激素水平可能升高。

5. 甲状腺功能亢进症

诊断要点和主要特点

- 紧张，情绪易激动，多动，乏力，震颤，心悸，食欲亢进，体重减轻，多汗，怕热
- 甲状腺肿，眼球突出，心动过速，脉压增宽，单纯性收缩期高血压，无力，皮肤光滑，温暖湿润
- TSH被抑制，甲状腺激素水平（T_4、FT_4、T_3、FT_3）升高

（1）概述：在儿童中，大多数甲亢病例是由Graves病引起的，这种疾病是由针对刺激甲状腺激素产生的TSH受体的抗体引起的。其他原因包括甲状腺炎（急性、亚急性或慢性）、甲状腺自主性高功能结节、分泌TSH的肿瘤、McCune-Albright综合征、外源性甲状腺激素过量、急性碘暴露。

（2）临床表现

1）症状和体征：甲状腺功能亢进症在女性中比在男性中更常见。在儿童中，最常见于青春期。甲亢病程可能是反复的，有自发缓解和恶化。症状包括注意力不集中、多动、疲劳、情绪不稳定、人格障碍/潜在因素的精神病、失眠、体重减轻（尽管食欲亢进）、心悸、怕热、多汗、大便频率增加、多尿、月经不调。体征包括心动过速、单纯性收缩期高血压、脉压升高、震颤、近端肌肉无力，以及皮肤潮湿、温暖，可能会出现生长和发育加速。甲状腺危象是一种罕见的疾病，其特征是发热、心力衰竭、呕吐和谵妄，可导致昏迷或死亡。大多数Graves病都有弥漫性甲状腺肿。甲状腺可能会有震颤和杂音。许多病例存在眼球突出。

2）实验室检查：TSH被抑制。T_4、FT_4、T_3、FT_3升高，但只有罕见病例存在T_3升高（T_3型甲亢）。甲状腺刺激免疫球蛋白（TSI）或甲状腺眼病的存在证实了Graves病的诊断。TSH受体结合抗体通常升高。

3）影像学：Graves病中甲状腺摄碘率增加，而在亚急性和慢性甲状腺炎中则降低。甲状腺自主性高功能结节可吸收碘，并显示为一个“热结节”，而周围的组织对碘摄取下降。在甲亢患儿中，骨龄可能会提前。在婴儿甲亢时，骨骼发育加速可能与颅骨缝过早融合有关，长期的甲状腺功能亢进会导致骨质疏松。

（3）治疗

1）一般措施：未经治疗的甲亢患者应避免剧烈的体力活动。

2）药物治疗

β受体阻滞剂——是辅助性治疗药物，能迅速改善症状，并可用于伴有心动过速和高血压的严重疾病。选择性β_1受体阻滞剂，如阿替洛尔，是首选用药，因为有很强的心脏特异性。普萘洛尔也可以抑制T_4向活化的T_3转化。因此，在严重的病例/甲状腺毒症可作为首选。

抗甲状腺药物（甲巯咪唑）——抗甲状腺药物经常用于儿童甲亢的起始治疗。这些药物干扰甲状腺激素的合成，通常需要几周才能产生临床效果，在几个月内实现充分控制。如果药物治疗不成功，应考虑更进一步的治疗，如甲状腺射频消融术或甲状腺切除术。由于丙硫氧嘧啶（PTU）有严重肝毒性的报道，所以很少使用。

● 起始剂量——甲巯咪唑起始剂量为10～60mg/d[0.5～1mg/(kg·d)]。初始治疗持续到FT_4或T_4正常，临床体征和症状消退。

● 维持治疗——抗甲状腺药物维持治疗的最佳剂量尚不清楚。最近的研究表明，大部分患者应用10～15mg/d的甲巯咪唑可以达到长期控制，并且副作用最低。如果TSH升高，有些医生会减少抗甲状腺药物的剂量；另一些医生则会继续相同剂量的抗甲状腺药物，并添加外源性甲状腺激素替代。治疗通常持续2年，目的是诱导缓解。如果缓解期甲状腺激素水平稳定，可以考虑进行停药试验。

● 毒性——如果发生血管炎、关节痛、关节炎、粒细胞减少症或肝炎，药物必须停止使用。有荨麻疹皮疹时可以对症治疗。

碘化物——大剂量碘化物通常会迅速但短暂地阻碍甲状腺激素的合成和释放。这种方法仅推荐用于甲状腺毒症严重患者的急性治疗或甲状腺切除术前的准备。

3）放射性治疗：放射性碘甲状腺消融术通常用于治疗对抗甲状腺药物无反应、抗甲状腺药物产生不良反应、经过数年药物治疗无效或药物依从性差的儿童。在进行放射性碘治疗前4～7d应停用抗甲状腺药物，以便甲状腺能够吸收放射性碘。口服^{131}I后主要集中在甲状腺，导致甲状腺活性降低。在接受放射性碘治疗后的前2周，甲状腺功能亢进症可能会因甲状腺组织受到破坏和释放甲状腺激素而恶化，可能需要使用β受体阻滞剂或甲巯咪唑进行临时治疗。大多数情况下，出现甲状腺功能减退，需要补充甲状腺激素。长期的随访研究没有显示使用^{131}I的消融剂量会增加甲状腺癌、白血病、不孕症或出生缺陷的发生率。

4）手术治疗：甲状腺次全切除术和甲状腺全切除术也可考虑用于儿童Graves病。特大甲状腺肿、可疑结节的甲状腺肿、年龄非常小或怀孕的患者或拒绝放射性碘消融治疗的患者，都需要手术治疗。手术前，应用β受体阻滞剂缓解临床症状，应用抗甲状腺药物治疗数周，以减少手术风险。可于手术前1～2周服用碘化物（如卢戈溶液，每8小时1滴，或碘化钾饱和溶液，每天3次，每次1～2滴），以减少甲状腺血管分布及抑制甲状腺激素的分泌。手术并发症包括甲状旁腺功能减退导致的低钙血症和喉返神经损害。经验丰富的甲状腺外科医生，对于手术效果至关重要。甲状腺切除术后，患者若出现甲状腺功能减退症，需要甲状腺激素替代治疗。

（4）病程与预后：部分缓解和恶化可能持续数年。1/3～2/3的儿童接受抗甲状腺药物治疗后可长期缓解症状。

（5）新生儿格雷夫斯（Graves）病：暂时性先天性甲状腺功能亢进症（新生儿Graves病）发生在约1%的母亲患有Graves病的婴儿中。当母体的TSH受体抗体通过胎盘，刺激胎儿和新生儿分泌过量的甲状腺激素时，就会发生甲状腺疾病。新生儿Graves病可能与过敏、宫内发育迟缓（intrauterine growth retardation，IUGR）、体重不增、面红、黄疸、肝脾肿大和血小板降低有关。严重的病例可能导致心力衰竭和死亡。甲状腺功能亢进症可能在出生后几天发生。高危新生儿出生时应检测TSH受体抗体（TSH receptor antibody，TRAb）水平，出生3～5d应检测游离T_4和TSH水平。立即治疗应以心脏表现为重点。暂时治疗可能需要碘化物、抗甲状腺药物、β受体阻滞剂或皮质类固醇。随着母体抗体的下降，甲状腺功能亢进症会在1～3个月逐渐消退。甲状腺功能亢进症的母亲在接受甲状腺切除术或射频消融术后，血清中仍可能出现TRAb，因此所有母亲有甲状腺功能亢进症病史的婴儿都应考虑新生儿Graves病。

6. 甲状腺癌 甲状腺癌在儿童期是罕见的。儿童通常会出现甲状腺结节或无症状的不对称的颈部肿块。吞咽困难和声音嘶哑是不常见的症状。甲状腺功能检查通常正常。在甲状腺锝或放射性碘摄取扫描上经常可以看到“冷”结节。结节的细针穿刺活检有助于诊断。

最常见的甲状腺癌是甲状腺乳头状癌，一种来自甲状腺滤泡细胞的高分化癌。儿童常有颈部淋巴结的局部转移，偶尔有肺转移。尽管有侵袭性表现，但甲状腺乳头状癌的儿童预后相对良好，20年生存率大于90%。治疗包括甲状腺全切除术和清除所有受累的淋巴结，通常随后进行放射性碘消融，以破坏手术后残余的甲状腺组织和转移组织。甲状腺激素替代可以抑制TSH对残留甲状腺组织的刺激，并治疗甲状腺切除后引起的甲状腺功能减退症。由于儿童期甲状腺乳头状癌的复发率高，需要定期随访血清甲状腺球蛋白水平（肿瘤标志物）、颈部超声和放射性碘全身扫描。

甲状腺滤泡癌、甲状腺髓样癌、未分化癌和淋巴瘤是较少常见的甲状腺恶性肿瘤。甲状腺髓样癌，由于*RET*原癌基因常染色体显性突变，产生分泌降钙素的甲状腺C细胞，与血清降钙素水平升高有关。它可以偶尔发生，也可以在2型多发性内分泌系统细胞增生和家族性甲状腺髓样癌中遗传。在受影响的家庭中，所有成员都应该进行基因突变筛查，被确定为基因突变的成员应该在儿童早期即接受预防性甲状腺切除术。

十、钙磷代谢失衡

血清钙浓度与甲状旁腺、肾脏、肝脏和小肠的协调作用密切相关。血清钙浓度降低，通过甲状旁腺细胞表面的钙敏感受体感应，刺激甲状旁腺激素（PTH）释放。PTH 促进钙和磷从骨骼中释放，从尿滤液中重新吸收钙，并在尿液中排泄磷。钙稳态的另一个重要辅助因子是 1，25- 二羟基维生素 D（骨化三醇），这种活性形式的维生素 D 生成的第一步是在肝脏中。在肝脏中，膳食维生素 D 被羟基化为 25- 羟基维生素 D。骨化三醇形成的最后一步是 1- 羟基化，在 PTH 调控下发生在肾脏中。骨化三醇的主要作用是促进肠道对钙的吸收。另外，它可以与 PTH 协同，促进骨骼中钙和磷的动员。PTH 或骨化三醇的缺乏或过量、受体异常或维生素 D 代谢异常可以导致明显的钙稳态异常。虽然从甲状腺 C 细胞释放的降钙素也降低血清钙浓度，但其导致的血清浓度变化很少引起相关的临床疾病。

1. 低钙血症　正常血清钙浓度为 8.9 ～ 10.2mg/dl。游离钙的正常浓度为 1.1 ～ 1.3mmol/L。新生儿血清钙水平略低于大龄儿童和成人，早产儿血清钙水平可能低至 7mg/dl。50% ～ 60% 的血清钙是与蛋白质结合，并且代谢不活跃。因此，如果血清蛋白较低，或在酸中毒等影响钙与蛋白质结合的情况时，测定代谢活性形式的血清游离钙是有意义的。

诊断要点和主要特点

- 面部和四肢麻木，刺痛，痉挛，自发性肌肉挛缩，腕部痉挛，低钙束臂征（Trousseau sign）和低钙击面征（Chvostek sign）阳性，意识丧失，抽搐
- 腹泻，QT 间期延长，喉痉挛
- 甲状旁腺功能减退症或假性甲状旁腺功能减退症（PHP）：指甲和牙齿缺损，白内障，皮下组织和基底节区异位钙化

（1）概述：低钙血症是甲状旁腺功能减退症、PHP、暂时性新生儿甲状旁腺功能减退症和严重维生素 D 缺乏性佝偻病等疾病的共同特征，可能存在于罕见的维生素 D 作用障碍中（receptor defects，Malloy 2010）。佝偻病的病因见表 34-5。引起低钙血症的其他原因包括：

- 肠道对钙的吸收不良 [可能因维生素 D 和（或）镁的吸收不良而加重]
- 慢性肾脏疾病
- 肿瘤溶解综合征，横纹肌溶解（由于细胞破坏，大量细胞内磷酸盐被释放，与血清钙结合）

表 34-5　与佝偻病相关的低钙血症

疾病	发病机制	遗传因素	临床特征	最初的生化发现			
				血清钙	血清磷	血清碱性磷酸酶	其他
维生素 D 缺乏性佝偻病	饮食缺乏维生素 D，维生素 D 吸收不良；其他危险因素包括皮肤黝黑和缺乏阳光照射	可能由于共同的风险因素而有家族聚集性	特征性骨骼改变出现早，生长不良，症状性低钙血症晚期才发现	正常，直到病程晚期	低或正常	升高	PTH 水平升高，25-OH 维生素 D 降低
维生素 D 1α- 羟化酶缺乏	合成活性的 1，25-OH 维生素 D 所需的 1- 羟化酶变异	常染色体隐性遗传	佝偻病的骨骼变化，症状性低钙血症	低	升高	升高	PTH 升高，1，25-OH 维生素 D 降低
维生素 D 抵抗	1，25-OH 维生素 D 受体突变	常染色体隐性遗传	佝偻病的严重骨骼变化，全秃，症状性低钙血症	低	升高	升高	PTH 升高，1，25-OH 维生素 D 升高
低磷性佝偻病	尿液中磷酸盐的过量丢失 成纤维细胞生长因子 23（FGF23）活性降低	由于 PHEX 激活引起的 X 连锁显性或由于 *FGF23* 突变引起的常染色体显性	骨骼变化主要在下肢——膝内翻或外翻，身材矮小	正常或降低	很低	一般都很高	最初 PTH 水平正常，尿磷酸盐排泄增多

● 甲状旁腺和肾脏钙敏感受体的活化突变（hypercalciuric hypocalcemia，Hendy 2009）

● 甲状旁腺功能减退症，包括甲状腺切除术后的暂时性甲状旁腺功能减退症

PTH分泌不足可能是甲状旁腺组织缺乏(DiGeorge 综合征)、自身免疫缺陷或镁缺乏所致。PTH 作用降低可能是镁缺乏、维生素 D 缺乏或 PTH 受体（PHP）的缺陷所致。极少数情况下，PTH 缺乏是特发性的。表 34-6 总结了 PTH 分泌和作用障碍的临床与实验室特征。

自身免疫性甲状旁腺破坏伴继发性甲状旁腺功能减退症可能是孤立的，或与 APECED（自身免疫性多内分泌疾病 - 念珠菌病 - 外胚层营养不良，或 APS-1）综合征中的其他自身免疫性疾病有关。甲状旁腺功能

表 34-6 与甲状旁腺激素分泌或作用异常有关的低钙血症

疾病	发病机制	遗传方式	临床特征	最初的生化发现[a]			
				血清钙	血清磷	血清碱性磷酸酶	血清 PTH
获得性孤立性甲状旁腺功能减退症	外伤，手术破坏，铁超载，孤立性自身免疫破坏	尚不清楚	低钙血症的症状	低	很高	正常或低	低，1，25-OH 维生素 D 低
家族性孤立性甲状旁腺功能减退症	*GCMB*、*PTH* 基因、前 *PTH* 基因的突变	常染色体隐性（*GCMB*、*PTH* 基因）或常染色体显性（前 *PTH* 基因）	低钙血症的症状	低	很高	正常或低	低，1，25-OH 维生素 D 低
DiGeorge 综合征	22 号染色体缺失	多数为新的突变	低钙血症，心脏异常，免疫紊乱的症状	低	很高	正常或低	低，1，25-OH 维生素 D 低
APS-1 型	自身免疫破坏	常染色体隐性遗传	黏膜皮肤念珠菌病，Addison 病；其他内分泌腺自身免疫破坏的相关症状	低	很高	正常或低	低，1，25-OH 维生素 D 低
1A 型 PHP	刺激性 G 蛋白突变；PTH 抵抗	常染色体显性遗传	AHO 表型，身材矮小，可变的低钙血症，可能对其他与 G 蛋白相关的激素抵抗	低或正常	升高或正常	可变的	很高，1，25-OH 维生素 D 很低
PPHP	刺激性 G 蛋白的突变	常染色体显性遗传——常见于 1A 型 PHP 家族	AHO 表型，生化参数正常	正常	正常	正常	正常
短暂性新生儿甲状旁腺功能减退症（早期）	缺乏 PTH 分泌或作用	偶发性——与出生窒息、糖尿病母亲的婴儿或母体甲状旁腺功能亢进有关	出生 2 周内出现低钙血症症状	低	正常或低	正常或低	正常或低，1，25-OH 维生素 D 低
短暂性新生儿甲状旁腺功能减退（迟发性）	缺乏 PTH 分泌或作用	与含磷量高的婴儿配方奶粉有关	2 周后出现低钙血症症状	低	正常或低	正常或低	正常或低，1，25-OH 维生素 D 低
家族性高钙尿低钙血症	钙敏受体功能突变	常染色体显性遗传	低钙血症症状，家族史	低	很高	正常或低	低，1，25-OH 维生素 D 低

AHO，Albright 遗传性骨营养不良；PHP，假性甲状旁腺功能减退症；PPHP，假 - 假性甲状旁腺功能减退症；PTH，甲状旁腺激素。

a 除家族性高钙尿低钙血症外，尿钙排泄率（钙 - 肌酐比值）均较低

减退症也可能继发于对甲状旁腺血液供应的操作或甲状旁腺切除术后。常染色体显性低钙血症，也称为家族性高钙尿低钙血症，与钙敏感受体的功能突变有关，尽管低钙血症和尿钙过多，但仍有较低的血清甲状旁腺激素。低钙血症的家族史可能是将这种情况与其他引起低钙血症的原因区分开的线索。

短暂性新生儿甲状旁腺功能减退症是由 PTH 分泌相对缺乏和 PTH 作用异常引起的（表 34-6）。在早发型患儿中，伴随的低镁血症往往加重甲状旁腺功能减退，因为镁可促进 PTH 分泌。迟发型新生儿甲状旁腺功能减退症（2 周龄后）发生在喂养高磷酸盐配方奶粉的婴儿中（全脂牛奶是一个众所周知的例子），原因是肠道中钙磷结合，导致肠钙吸收减少。

佝偻病与低磷血症相关的临床和骨放射学特征的描述参见第 11 章。维生素 D 缺乏症是由于缺乏阳光照射或膳食摄入不足而引起的，是引起佝偻病的最常见原因。隐匿性维生素 D 缺乏症的高发病率已成为美国儿科学会 2008 年建议母乳喂养的婴儿每天至少补充 400IU 维生素 D 的基础。其他引起佝偻病的特征见表 34-5。

家族性低磷血症性佝偻病是由于肾磷酸盐异常丢失引起成纤维细胞生长因子 23（FGF23）调节异常造成的。

（2）临床表现

1）症状和体征：任何原因引起的长期低钙血症与手足搐搦、畏光、眼睑痉挛和腹泻有关。手足搐搦的症状包括麻木、肌肉痉挛、四肢抽搐、腕骨痉挛和喉痉挛。在耳前拍打面部会导致面部痉挛（Chvostek 征），血压计加压超过收缩压会导致腕部痉挛（Trusseau 征）。一些低钙血症的患者表现出异常的行为、易怒、意识丧失和抽搐。心电图可显示 QTc 延长。头痛、呕吐、颅内压增高，也可能会发生乳头状水肿。在婴儿早期，呼吸窘迫可能是一个突出的表现。

2）实验室检查：表 34-5 和表 34-6 概述了各种原因的低钙血症的具体实验室检查结果（Shaw，2009）。镁水平也可能很低。尿钙排泄量（钙 - 肌酐比值）的测量可以帮助诊断和监测儿童钙三醇治疗。

3）影像学：特发性甲状旁腺功能减退症和 PHP 可发生软组织和基底节区钙化。各种与佝偻病相关的骨骼变化，包括杯状和不规则的长骨干骺端。扭转畸形会导致膝内翻（弓形腿）。肋软骨和肋骨交界处常隆起，形成串珠状。

（3）鉴别诊断：表 34-5 和表 34-6 概述了与低钙血症相关的疾病的特征。在低白蛋白血症的患者中，血清总钙可能较低，但血清游离钙正常。游离钙是低血清白蛋白患者低钙血症的首选检查。

（4）治疗

1）急性或严重的手足搐搦：急性症状可通过静脉注射葡萄糖酸钙或氯化钙（10mg/kg）进行治疗。静脉注射钙速度不应超过 50mg/min，因为可能有心律失常。钙剂输注过程中应进行心脏监护。静脉注射钙剂后 2 ～ 3h 血清钙的升高受到限制，因此如果低钙血症持续存在，需要在静脉注射钙剂后口服或持续输注钙剂。

2）甲状旁腺功能减退或慢性低钙血症的维持治疗：治疗的目的是保持血清钙和磷酸盐接近正常水平，而尿钙排泄正常。

饮食：钙补充的起始剂量为元素钙 50 ～ 75mg/(kg·d)，分 3 ～ 4 次。维生素 D 治疗稳定后，佝偻病患者常可停止补充钙。

维生素 D 补充剂：麦角钙化醇（维生素 D_2）和胆钙化醇（维生素 D_3）是最常用的口服维生素 D 制剂。胆钙化醇比麦角钙化醇略活跃。补充钙三醇（1，25- 二羟基维生素 D_3）可用于维生素 D 至 25- 羟基维生素 D 代谢障碍，如肝功能障碍，或其活性终产物，1，25- 二羟基维生素 D_3 代谢障碍，或 PTH 功能障碍。维生素 D 补充剂的选择和剂量因基本情况和对治疗的反应而异。

监测：钙和维生素 D 的剂量必须因人而异。每隔 1 ～ 3 个月监测血清钙、尿钙和血清碱性磷酸酶水平，对于确保充分的治疗和预防高钙血症、高钙尿 / 肾钙化症和维生素 D 中毒是必要的。

维生素 D 缺乏症监测的主要目的是确保：①维持血清钙和磷浓度在正常范围内；②使与年龄的碱性磷酸酶活性正常化；③骨骼变化的回归；④维持适合年龄的尿钙肌酐比例。新生儿的尿肌酐比值应小于 0.8，儿童的尿肌酐比值应小于 0.3 ～ 0.6，青少年的尿肌酐比值应小于 0.25（当使用肌酐和钙指标时，以毫克每分升测量）。

低磷性佝偻病的监测指标有所不同。血清钙、碱性磷酸酶、尿钙与肌酐比值应维持在正常范围内。监测血清甲状旁腺功能是必要的，以确保继发性甲状旁腺功能亢进症不是由于过度的磷酸盐治疗或骨化三醇替代不足发展而来。

2. 假性甲状旁腺功能减退症（PTH 抵抗） 在 PHP 中，PTH 的产生是足够的，但靶器官（肾小管、骨，或两者）因为受体抵抗而无反应。对 PTH 作用的抵抗是由于与 PTH 受体相关的刺激 G 蛋白亚基的杂合失活突变，从而导致信号受损。对其他依赖 G 蛋白的激素，如 TSH、GHRH 和促卵泡激素（follicle-stimulating hormone，FSH）/ 促黄体生成素（luteinizing hormone，LH）也可能存在抵抗。有几种类型的 PHP

具有多种生物化学和表型特征（表 34-6）。PHP 的生化异常（低钙血症和高磷血症）与甲状旁腺功能减退症相似，但 PTH 水平升高。PHP 可能伴随着一种被称为 Albright 遗传性骨营养不良（Albright hereditary osteodystrophy，AHO）的特征表型，包括身材矮胖、圆脸，第 4 掌骨不规则缩短，出牙延迟和牙列缺陷，以及轻度智力障碍。角膜和晶状体混浊，基底节和皮下组织异位钙化（皮肤骨瘤），可能伴或不伴有异常的血清钙水平。治疗方法与甲状旁腺功能减退症相同。

假 - 假性甲状旁腺功能减退症（pseudo-pseudo-hypoparathyroidism，PPHP）患者具有 AHO 表型，但钙稳态正常。PHP 和 PPHP 可以出现在同一家族中。基因印迹可能是导致疾病表达不同表型的原因。母体等位基因杂合缺失导致 PHP，父体等位基因杂合缺失导致 PPHP。

3. 高钙血症　高钙血症的定义是血清钙水平大于 11mg/dl，严重的高钙血症大于 13.5mg/dl。

诊断要点和主要特点
● 腹痛，多尿，多饮，高血压，肾钙质沉着，生长迟缓，肾结石，难治性消化性溃疡，便秘，尿毒症和胰腺炎
● 骨痛或病理性骨折，骨膜下骨吸收，肾实质钙化或结石，纤维囊性骨炎
● 注意力不集中、精神状态改变、情绪易激惹和昏迷

（1）概述：儿童高钙血症比成人少见，病因因年龄而异（McNeilly，2016）。表 34-7 概述了儿童高钙血症的鉴别诊断（Lietman，2010）。

表 34-7　高钙血症

A. 原发性甲状旁腺功能亢进症
1. 甲状旁腺增生
2. 甲状旁腺腺瘤
3. 家族性，包括 MEN 1 型和 2 型
4. 异位 PTH 分泌
5. 产妇甲状旁腺功能减退症
B. 肾脏或肠道吸收钙增加而引起的高钙血症
1. 维生素 D 过多症（包括婴儿期特发性高钙血症）
2. 家族性低钙尿性高钙血症
3. 锂疗法
4. 结节病
5. 磷缺乏
6. 铝中毒
7. 皮下脂肪坏死（由于维生素 D 激活）
8. 早产儿母乳或标准配方奶粉
C. 其他高钙血症
1. 甲亢
2. 制动
3. 锂和噻嗪类
4. 维生素 A 中毒
5. 肾上腺功能不全
6. 低磷血症
7. 遗传综合征
● William 综合征
● IMAGE 综合征
● 蓝色尿布综合征
● 干骺端软骨发育不良
8. 恶性肿瘤
● 异位 PTH 分泌或 PTH 相关蛋白（PTHRP）
● 分泌前列腺素的肿瘤
● 肿瘤骨转移
● 骨髓瘤

续表

MEN，多发性内分泌腺瘤；PTH，甲状旁腺激素

甲状旁腺功能亢进症在儿童时期很少见，可能是原发性或继发性（Belcher，2013）。原发性甲状旁腺功能亢进症最常见的原因是单个的甲状旁腺腺瘤。家族性甲状旁腺功能亢进症可能是一种孤立的疾病，也可能与 MEN 1 型有关，或很少与 MEN 2A 型有关（Iqbal，2009）。恶性肿瘤引起的高钙血症与实体肿瘤和血液肿瘤有关，可能是肿瘤局部破坏骨质或异位分泌 PTH 相关蛋白所致。当异位 PTH 相关蛋白出现时，血钙升高，血清 PTH 被抑制，血清 PT 相关蛋白升高。磷排泄受损的慢性肾脏病是引起甲状旁腺功能亢进症的最常见原因（Kemper，2014）。慢性肾脏疾病时磷酸盐排泄受损是引起甲状旁腺功能亢进症最常见的继发原因（Kemper，2014）。

（2）临床表现

1）症状和体征：高钙血症症状：包括肌张力减退和肌无力；淡漠、情绪易激动和行为异常；恶心、呕吐、腹痛、便秘和体重减轻；关节过度伸展；高血压、心律失常、心动过缓和 QT 间期缩短。很少发生昏迷。钙沉积可发生在角膜或结合膜（带状角膜病变），并可通过裂隙灯检测。难治性消化性溃疡和胰腺炎可发生在成人，但很少发生在儿童。

2）钙和磷的排泄增加：肾脏浓缩能力的丧失会导致多尿、多饮、磷酸钙在肾实质沉积或形成尿路结石并伴有进行性的肾脏损害。

3）骨骼的变化：最早的表现包括骨痛、囊性纤维性骨炎、锁骨末端和指骨末端骨膜下骨吸收、牙齿周围缺乏齿槽骨板、自发性骨折，以及颅骨在 X 线片上为虫蚀样表现。最终表现为广泛的骨软化。

（3）影像学：儿童的骨骼变化可能很轻微。对于定位甲状旁腺肿瘤，锝闪烁成像优于常规方法（超声、计算机断层扫描和 MRI）。

（4）治疗

1）对症治疗：初始治疗方法是用大量生理盐水充分水化，并且通过利尿剂如呋塞米（1mg/kg Q6H）促进钙离子通过尿液排出。如果反应不好，可使用糖皮质激素或降钙素。双膦酸盐是治疗成人急性高钙血症的常规药物，目前更多地用于儿童难治性高钙血症。

2）长期治疗：治疗方案随病因而异。切除甲状旁腺腺瘤或次全切除增生性甲状旁腺是首选治疗方法。术后，由于慢性钙缺乏、骨骼的快速再矿化，可能会出现低钙血症。术后应立即推荐高钙和富含维生素 D 的饮食，并持续到血清钙浓度正常和稳定为止。由慢性肾脏疾病引起的继发性甲状旁腺功能亢进症的治疗主要是用磷酸盐结合剂控制血清磷水平，并使用药物剂量的骨化三醇来抑制 PTH 的分泌。对恶性肿瘤导致的高钙血症的长期治疗主要是治疗其基础病。双膦酸盐在治疗慢性高钙血症中的作用越来越大，特别是在高钙血症的儿童中。

4. 家族性低尿钙高钙血症（良性家族性高钙血症） 家族性低尿钙高钙血症以肾脏钙重吸收增多而导致尿钙排泄降低为特征（Varghese，2011）。PTH 正常或轻度升高。在大多数情况下，遗传缺陷发生在甲状旁腺和肾小管细胞上表达的膜结合钙敏感受体的失活突变，为常染色体显性遗传，外显率高。新发突变率较低。多数患者无症状，没有必要治疗。然而，一种严重的症状性新生儿甲状旁腺功能亢进症可能发生婴儿纯合的受体突变。

5. 维生素 D 过多症 维生素 D 中毒是由摄入过量的维生素 D 导致的（Lietman，2010）。维生素 D 引起的高钙血症的体征和症状与其他高钙血症相同。治疗取决于高钙血症的严重程度，初始治疗类似于其他高钙血症。然而，由于维生素 D 在脂肪组织中的储存，也可能需要几个月的低钙、低维生素 D 饮食。

6. Williams 综合征 Williams 综合征是一种罕见的婴儿期疾病，其特征是婴儿期出现小精灵面容和高钙血症（Lietman，2010）。其他特征包括发育停滞、智力及运动发育迟缓，心血管异常（主要是主动脉瓣狭窄）、易怒、不自主运动、便秘、肌张力低、多尿、多饮和高血压。这种综合征的患儿通常具有喜欢结交朋友和有爱心的个性。高钙血症在出生后几个月才会出现。治疗包括限制饮食钙和维生素 D（钙配方奶），在严重情况下，可给予适量的糖皮质激素，甚至双膦酸盐。

维生素 D 代谢或对维生素 D 反应的缺陷被认为是 Williams 综合征的原因。在超过 90% 的患者中发现了 7 号染色体上的弹性蛋白缺失，一般通过荧光原位杂交（FISH）分析来识别。高钙血症的风险一般在 4 岁时缓解。

7. 制动性高钙血症 突然制动，特别是在快速成长的青少年中，可能会导致高钙血症和高钙尿症（Lietman，2010）。通常出现在制动后 1 ～ 3 周。严重者可能需要医疗或饮食干预。

8. 低碱性磷酸酶血症 低碱性磷酸酶血症是一种罕见的常染色体隐性疾病，其特征是血清、骨和组织中碱性磷酸酶活性缺乏，这是由于碱性磷酸酶组织特异性同工酶（tissue-nonspecific isozyme of alkaline phosphatase，TNSALP）基因突变所致（Whyte，2012）。酶缺乏导致骨骼矿化不良，临床和放射学特征类似于佝偻病。严重程度从严重的骨骼畸形和围产期死亡到较轻的骨骼表现（包括颅缝早闭）、骨密度降低和运动延迟。血清钙水平可能升高。低磷血症是通过证明尿磷乙醇胺升高，同时伴有血清碱性磷酸酶降低来诊断。标准治疗是支持治疗；酶替代治疗显示有改善预后的前景。

十一、性腺（卵巢和睾丸）

1. 发育 性发育是一个复杂的过程，从双向潜能的性腺分化为睾丸或卵巢开始。在有 Y 染色体的婴儿中，转录因子 SRY 的表达启动了一系列基因表达，引导睾丸的形成。没有 SRY 的表达，则卵巢发育；然而，除了一些独特的基因外，46，XX 的染色体补体是正常卵巢发育所必需的。睾丸分泌睾酮和抗米勒管激素（antimüllerian hormone，AMH），导致男性内生殖器导管（附睾、精囊和输精管）的发育和米勒管的退化，后者是女性内生殖器结构（输卵管、子宫和阴道）的前体（图 34-6）。

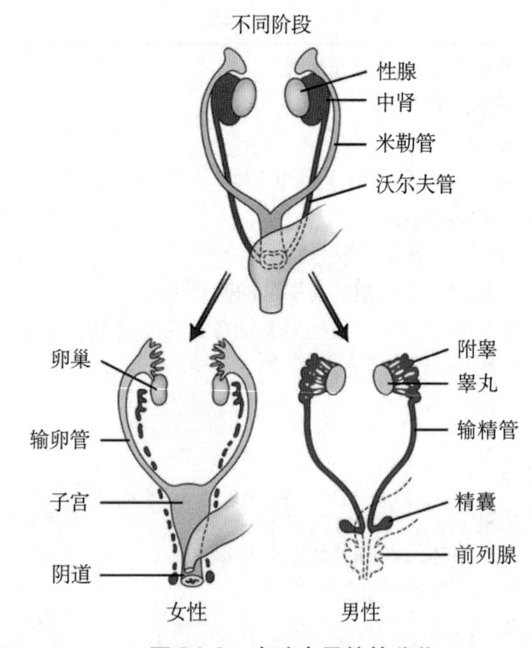

图 34-6 生殖内导管的分化

转载自 Kronenberg H: Williams Textbook of Endocrinology, 11th ed. Philadelphia, PA: Saunders/Elsevier; 2008.

外生殖器是由与性别无关的结构发展而来的，称为生殖结节、尿道皱褶和生殖隆起（阴唇阴囊隆起）（图 34-7）。典型男性外生殖器的发育依赖于循环中足够浓度的睾酮及其代谢物双氢睾酮（dihydrotestosterone，DHT）。外生殖器的性别分化在妊娠 12 周左右完成。

2. *性发育障碍*　性发育障碍（disorders of sex development，DSD）可由三个主要过程的改变引起：性腺分化、类固醇生成和雄激素作用。许多 DSD 患者会在新生儿时期明显，但有些 DSD 在青春期发育异常之后才会显现。在性腺分化障碍中，睾丸或卵巢发育不正常，会导致性别模糊或性逆转。例如，46，XY 完全性腺发育不全的患者不发育正常的性腺组织（即条状性腺），这导致典型的女性内外生殖结构。XY 部分性腺发育不全与睾丸发育不全有关，通常导致生殖器模糊不清的表型。在许多性腺发育不全和部分性腺发育不全的患者中，对性腺分化具有重要意义的基因突变已经被证明。混合性腺发育不全通常是由于同一个体中同时存在 45，XO 和 46，XY 细胞系。通常一侧有睾丸，对侧有条状性腺。当卵巢和睾丸组织同时存在时，发生卵睾 DSD。类固醇生成指甾体类激素的生物合成，取决于多种酶的功能（图 34-8）。该途径中的酶缺陷可导致睾酮合成减少或缺失，在受累 XY 个体中，雄激素作用减少或缺乏，导致生殖器模糊不清。由于性腺和肾上腺都有产生类固醇激素的共同酶，一些与男性性腺功能低下相关的酶缺陷也可能影响皮质醇和醛固酮的产生，导致皮质醇缺乏和盐消耗。21- 羟化酶（皮质醇和醛固酮通路中的一种酶）缺乏，会导致肾上腺雄激素分泌过多，是最常见的先天性肾上腺皮质增生症。在典型的失盐症中，46，XX 婴儿由于肾上腺雄激素分泌过多而出现生殖器模糊，但子宫和卵巢正常。

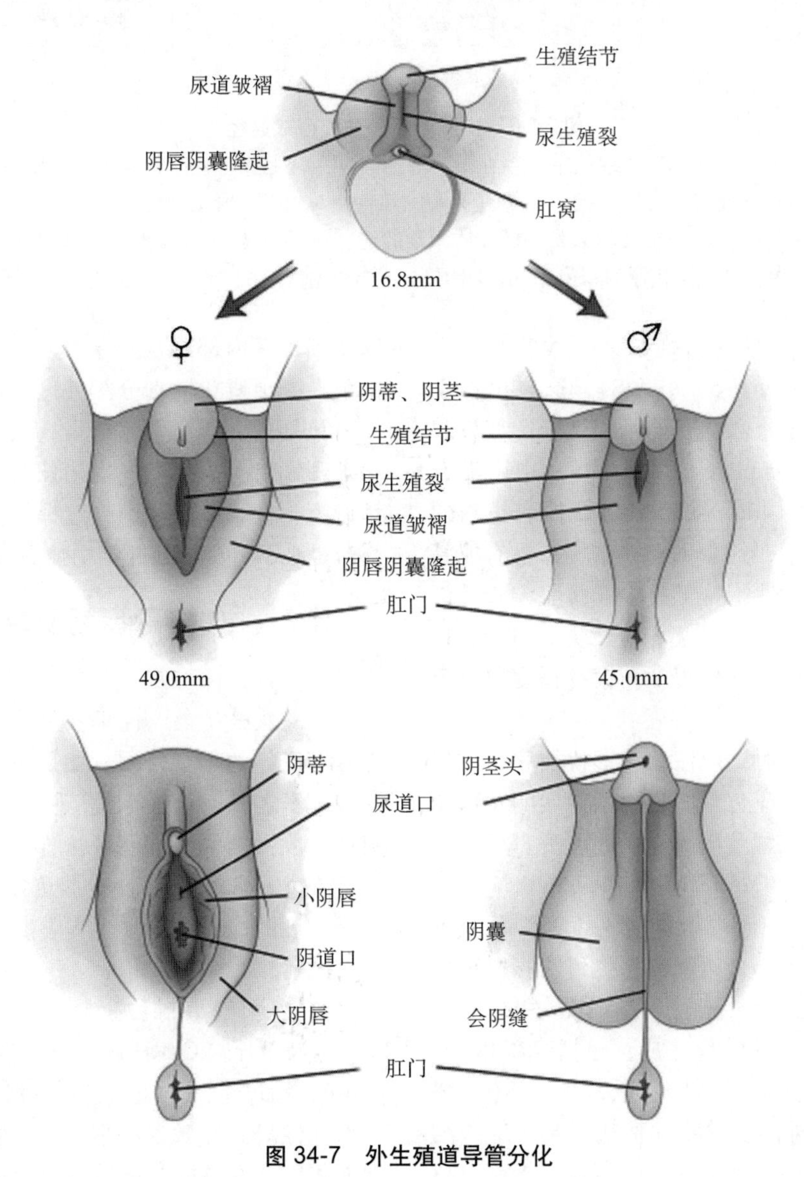

图 34-7　外生殖道导管分化

改编自 Spaulding MH: The development of the external genitalia in the human embryo. Contrib Embryol 1921; 13: 69-88.

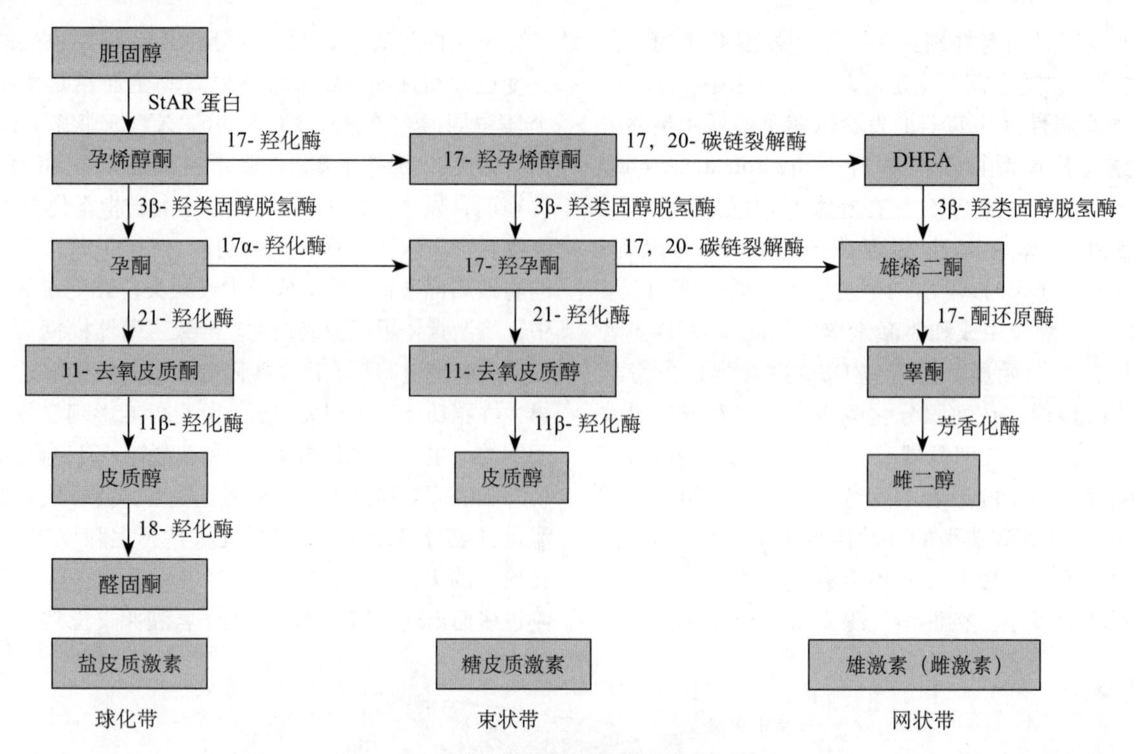

图 34-8　皮质类固醇激素合成途径

在产生皮质类固醇的肾上腺、卵巢和睾丸组织中，存在不同的通路。在肾上腺中，球状带产生盐皮质激素，束状带产生糖皮质激素，网状带产生雄激素（或雌激素）。由于 17- 酮还原酶的活性相对较低，肾上腺雄激素主要是雄烯二酮。然而，肾上腺还分泌睾酮和雌激素。在性腺中，合成盐皮质激素和糖皮质激素的途径并不明显，但是睾丸和卵巢可分别产生雄激素和雌激素。在 5α- 还原酶的作用下，睾酮进一步代谢为双氢睾酮。DHEA，脱氢表雄酮

雄激素作用障碍包括诊断雄激素不敏感综合征（androgen insensitivity syndrome，AIS），这是由位于 X 染色体近端长臂上的雄激素受体基因失活突变引起的。在完全性 AIS（complete AIS，CAIS）中，没有雄激素的作用；因此，46，XY 受累的个体有正常的女性外生殖器，阴道短，缺少米勒氏结构，没有或基本没有 Wolffian 结构。性腺位于腹内或腹股沟管。许多人在腹股沟疝手术中发现疝囊中有睾丸。部分 AIS（partial AIS，PAIS）的男性化程度和模糊程度取决于雄激素结合的异常程度。

3. *评估*　体格检查时，应注意畸形特征和其他先天性异常。生殖器检查应包括测量阴茎伸展的宽度和长度，注意尿道口的位置及阴唇融合的程度。足月男婴的正常阴茎伸展长度（stretched penile length，SPL）大于 2.0cm。应触诊阴唇和腹股沟区是否有性腺。由于卵巢和条状性腺通常不会下降，触诊到性腺提示可能为 46，XY 或 45X/46，XY 核型。在所有这些婴儿中，实验室检查应在出生后 24h 内完成，包括 SRY/X- 着丝粒、染色体分析或微阵列、电解质、LH、FSH、睾酮和 17- 羟孕酮。额外的实验室评估通常基于这些结果。盆腔超声检查有助于评估子宫的存在；然而，超声检查结果可能不可靠，因此应在具有儿科影像学专业知识的机构进行。许多情况下，腹腔镜检查是必要的，以详细探索内部结构。在由多学科小组进行专家评估之前，必须避免性别分配。理想情况下，这个团队的成员包括内分泌科、泌尿科、妇科、遗传学、心理学和护理学专业人员。在提出任何建议之前，团队应制订诊断、性别分配和治疗选择的计划。与家长的公开交流是必不可少的，并鼓励他们参与决策。

十二、女性青春期发育异常和卵巢功能异常

1. *女孩性早熟*　性早熟是指青春期发育低于正常青春期开始的年龄限制。如果第二性征发生在白种人女孩 8 岁之前，非裔美国人和西班牙裔女孩 7 岁之前，则认为女孩青春期早熟。女孩性早熟比男孩更常见。许多在 6 ～ 8 岁出现青春期迹象的女孩都是良性的，缓慢发展的，无须干预。青春期发育的年龄可能因肥胖而提前。

中枢性 [促性腺激素释放激素（GnRH）依赖] 性早熟涉及下丘脑 GnRH 脉冲发生器的激活、促性腺激素分泌的增加，以及由此产生的性激素的增加（表 34-8）。中枢性性早熟性激素和第二性征发育的顺序与正常青春期相同。女孩的中枢性性早熟通常是特发性的，但可能是继发于中枢神经系统（central nervous system，CNS）异常，这种异常破坏了 GnRH 脉冲发生器的青

春期前约束。这种中枢神经系统异常包括但不限于下丘脑错构瘤、中枢神经系统肿瘤、颅内放射、脑积水和创伤。外周性（GnRH 无关）性早熟的发生与促性腺激素分泌无关。在女孩中，外周性性早熟可由卵巢或肾上腺肿瘤、卵巢囊肿、晚发性先天性肾上腺皮质增生症、McCune-Albright 综合征或暴露于外源性雌激素引起。

表 34-8 性早熟的原因

中枢性（GnRH 依赖）性早熟
1. 特发性
2. 中枢神经系统异常
A. 获得性：脓肿，化疗，放疗，外科创伤
B. 先天性蛛网膜囊肿，脑积水，下丘脑错构瘤，视间隔发育不良，鞍上囊肿
C. 肿瘤：星形细胞瘤，颅咽管瘤，胶质瘤
外周性（GnRH 无关）性早熟
1. 先天性肾上腺皮质增生症
2. 肾上腺肿瘤
3. McCune-Albright 综合征
4. 家族性男性非促性腺激素性性早熟
5. 性腺肿瘤
6. 外源性雌激素：口服（避孕药）或局部
7. 卵巢囊肿（女性）
8. 分泌 hCG 的肿瘤（如肝母细胞瘤、肾癌）（男性）

GnRH，促性腺激素释放激素；hCG，人线毛膜促性腺激素

（1）临床表现

1）症状和体征：女性中枢性性早熟通常从乳房发育开始，其次是阴毛生长和初潮。然而，顺序可能不同，5 岁以下的女孩可能没有阴毛发育。患有卵巢囊肿或肿瘤的女孩通常有雌激素过量的表现，如乳房发育和可能出现的阴道出血。肾上腺肿瘤和 CAH 产生雄激素过量的表现，包括阴毛、腋毛、痤疮和体臭增加。早熟儿童通常有生长加速和骨骼成熟，并可能有暂时高于同龄人的身高。然而，由于骨骼成熟的速度比线性生长更快，最终的成年身高可能会受到损害。

2）实验室检查：如果骨龄提前，则需要进一步的实验室评估。在中枢性性早熟时，随机 FSH 和 LH 浓度可能仍在青春期前范围内。如果是这样的话，下丘脑 - 垂体轴成熟的评估取决于用 GnRH 激动剂刺激后表现出青春期 LH 反应。在外周性早熟中，自主分泌的性腺激素对下丘脑 - 垂体轴的反馈作用抑制了 LH 对 GnRH 刺激的反应（图 34-1）。在患有卵巢囊肿或肿瘤的女孩中，雌二醇水平将明显升高。在有阴毛和（或）腋毛但没有乳房发育的女孩中，应测量雄激素水平（睾酮、雄烯二酮、硫酸脱氢表雄酮）和 17- 羟孕酮。

3）影像学：评估具有早期青春期发育的儿童的第一步是获得左手腕骨 X 线片，以确定骨骼成熟度（骨龄）。当诊断为中枢性性早熟时，应进行脑 MRI 检查，以评估中枢神经系统病变。在实验室检查表明为外周性性早熟的女孩中，可以体检卵巢和（或）肾上腺的超声。

（2）治疗：患有中枢性性早熟的女孩可以用 GnRH 类似物来治疗，这些类似物可下调垂体 GnRH 受体，从而减少促性腺激素的分泌。目前使用的两种最常见的 GnRH 类似物：①亮丙瑞林：每月肌内注射；②组氨瑞林：皮下植入，每年更换 1 次。通过治疗，青春期的身体变化会消失或停止进展，线性生长减慢到青春期前的速度。预计的最终身高往往由于骨骼成熟的减缓而增加。停止治疗后，青春期进展恢复，已有证据表明可以排卵和怀孕。

外周性早熟的治疗取决于病因。在卵巢囊肿的女孩中，是不必要进行干预的，因为囊肿通常会自发消退。建议连续超声监测记录这种变化。对于罕见的肾上腺或卵巢肿瘤，手术切除和可能的化疗是必要的。无论性早熟的病因是什么，还是所选择的治疗方法如何，关注患者和家庭的心理需求是必不可少的。

2. *良性或非进展性青春期变异* 乳房早发育最常见于 2 岁以下的女孩，只有乳房发育，无青春期的其他表现，如线性生长加速和阴毛发育。乳房发育通常在出生后就存在，而且大小常有起伏。可能是单侧，也可能是双侧的。父母需确认发育的情况，每隔几个月观察一次。在 36 个月后开始发病或与其他青春期相关的症状出现，需要进一步评估。

良性早肾上腺（良性早期肾上腺成熟）表现为耻骨毛、腋毛、痤疮和（或）体味的早期发育。良性早肾上腺的特点是正常的线性生长，没有或最小的骨龄进展。实验室检查（见上述的讨论）将区分良性肾上腺早现与晚发性 CAH 和肾上腺肿瘤。人们认识到，约 15% 的良性肾上腺前期女孩会继续发展多囊卵巢综合征。

3. *青春期延迟* 如果女孩在 13 岁没有青春期表现，或者 16 岁没有月经初潮，则应评估为女孩的青春期延迟。原发性闭经是指无月经初潮，继发性闭经是指在正常月经确立后至少 6 个月无月经来潮。青春期延迟最常见的原因是体质发育迟缓（表 34-9）。这种生长模式的特点是身材矮小，生长速度正常，骨骼发育迟缓，在本章前面有详细描述。儿童生长发育的时间与骨骼发育的年龄不相称。女孩也可能因为各种延缓生长和骨骼成熟的疾病导致青春期延迟，如甲状腺功能减退症和生长激素缺乏症。

女孩原发性性腺功能减退是指卵巢的原发性异常。对于这类疾病，最常见的诊断是特纳综合征，第二个 X 染色体的缺失或异常导致早期卵母细胞丧失和间质纤维

化加速。其他导致原发性卵巢功能不全的原因包括46,XY性腺发育不良和46,XX性腺发育不良，半乳糖血症，自身免疫性卵巢衰竭，放疗和化疗。脆性X综合征的突变携带者卵巢早衰的风险也会增加。

表34-9 青春期延迟或闭经的原因

A. 体质性生长延迟
B. 性腺功能减退症
  1. 原发性卵巢功能不全
    （1）性腺发育不良（特纳综合征、性腺不发育）
    （2）卵巢早衰
      a. 自身免疫性疾病
      b. 手术、放疗、化疗
    （3）半乳糖血症
  2. 中枢性性腺功能减退症
    （1）下丘脑或垂体肿瘤、感染、颅内照射
    （2）先天性垂体功能低下
    （3）卡尔曼综合征（性腺功能减退加嗅觉缺失）
    （4）高泌乳素血症、库欣综合征、甲状腺功能减退症
    （5）功能性（慢性疾病、营养不良、过度运动、高泌乳素血症）
C. 解剖学
  1. 米勒管发育不良（Mayer-Rokitansky-Küster-Hauser综合征）
  2. 完全性雄激素抵抗

中枢性性腺功能减退症是指下丘脑或垂体分别缺乏GnRH和FSH/LH。中枢性性腺功能减退症可能是功能性的（可逆），可由压力、营养不良、高泌乳素血症、过度运动或慢性疾病引起。永久性中枢性性腺功能减退症通常与导致多种垂体激素缺乏症的情况有关，如先天性垂体功能减退、中枢神经系统肿瘤或颅内放射。孤立性促性腺激素缺乏症是罕见的，但可能发生在Kallmann综合征，以嗅觉减退或嗅觉缺失为特征。有许多基因与孤立性促性腺激素缺乏症和Kallmann综合征有关。在原发性或中枢性性腺功能减退症中，通常存在肾上腺功能早现。

月经初潮延迟或继发性闭经可能是原发性卵巢功能衰竭或中枢性性腺功能减退所致，也可能是高雄激素血症、阻碍月经外流的解剖学障碍或米勒管发育不全所致。

（1）临床评估：病史应确定是否有过青春期和青春期何时开始、运动情况、营养摄入情况、有无压力、嗅觉有无异常、有无慢性疾病的症状，以及有无青春期延迟的家族史。应评估过去的生长情况，以确定身高和体重增长速度是否正常。体格检查包括身体比例、乳房和生殖器发育以及有无特纳综合征的体征。应考虑盆腔检查或盆腔超声检查，尤其是原发性闭经的女孩。

首先要拍骨龄片。如果骨龄低于青春期开始时的骨龄（女孩小于12岁），评估应侧重于找出骨龄延迟的原因。如果身材矮小，生长速度正常，可能为体质性生长迟缓。如果生长速度异常，有必要对生长迟缓的原因进行评估。测量FSH和LH可能无助于确定骨龄延迟的原因，因为青春期前水平通常较低。

如果患者已达到12岁以上的骨龄，并且在体格检查中没有青春期体征，FSH和LH水平将区分原发性卵巢衰竭（FSH/LH升高）和中枢性性腺功能减退（FSH/LH低）。如果促性腺激素升高，应进行染色体核型评估特纳综合征。中枢性性腺功能减退的特点是低促性腺激素水平，评估是为了确定性腺功能减退是功能性的还是永久性的。实验室检查应用于识别慢性疾病和高泌乳素血症。头颅MRI可能有帮助。

在乳房发育良好和闭经的女孩中，孕酮试验可能有助于确定是否产生足够的雌激素，并评估解剖缺陷。分泌雌激素的女孩在口服黄体酮5～10d后会出现撤退性出血，而雌激素缺乏或有解剖缺陷的女孩出血很少或没有。雌激素充足的女孩闭经的最常见原因是多囊卵巢综合征。对缺乏雌激素的女孩的评估应该与青春期延迟的女孩相似。

（2）治疗：性腺功能减退症女孩的替代疗法开始时仅使用最低剂量的雌激素。口服制剂，如雌二醇或局部雌激素贴片。雌激素剂量每6个月逐渐增加一次，18～24个月后，黄体酮可周期性或连续性添加。最终，如果需要的话，患者可能会改用雌孕激素联合制剂或贴片。黄体酮治疗是必要的，以抵消雌激素对子宫的影响，因为如果没有对抗雌激素的药物会促进子宫内膜过度增生。雌激素也是促进骨矿化和预防骨质疏松所必需的。

4. 继发性闭经　见第4章闭经讨论。

十三、多囊卵巢综合征

诊断要点和主要特点

- 寡经或闭经及高雄激素血症的临床或实验室征象
- 诊断排除和其他原因导致的月经功能障碍或雄激素升高
- 许多共患病的风险增加，包括代谢综合征、抑郁和阻塞性睡眠呼吸暂停

1. 概述　多囊卵巢综合征（polycystic ovarian syndrome，PCOS）是女性最常见的月经紊乱之一，估计可影响10%～15%的育龄妇女。多囊卵巢综合征的潜在病理学尚未完全清楚。许多多囊卵巢综合征的女孩都有肾上腺功能早现病史。由于女孩建立正常的月经周期需要一定的时间，因此至少在月经初潮后1年

或原发性闭经后才能作出诊断。许多患有多囊卵巢综合征的女孩是肥胖的，这是该病患病率增加的原因，但多囊卵巢综合征也存在于并不肥胖的女孩中。患有多囊卵巢综合征的青少年通常会出现痤疮或月经不调。而且，多囊卵巢综合征与许多并发症有关，提供全面的筛查和护理是很重要的。

2. *临床表现*　有以下表现的青少年应考虑 PCOS：①月经异常，包括：a. 月经初潮 2 年后每年月经＜ 8 次；b. 严重少经，月经初潮后至少一年，月经周期＞ 90d；c. 原发性闭经 15 年；d. 乳腺发育后原发性闭经≥ 2 年。②高雄激素血症的临床体征和症状，如多毛症、囊性痤疮、雄性脱发和（或）生化高雄激素血症。PCOS 是一种排除诊断，必须排除其他导致月经不调的诊断，如原发性卵巢衰竭、泌乳素瘤、甲状腺功能障碍、下丘脑促性腺功能减退症，如体重不足、卵巢肿瘤或垂体肿物以及肾上腺肿瘤、卵巢肿瘤等高雄激素血症的原因，先天性肾上腺皮质增生症应通过实验室检查排除。应全面体格检查，包括评估痤疮的严重程度、多毛症（应用 Ferriman-Gallwey 评分表）、脱发、黑棘皮病、皮疹、毛囊囊肿、汗腺炎、甲状腺大小、气道评估和扁桃体大小、肝脏大小、外周水肿、外阴的颜色和阴蒂大小。由于青春期女孩正常卵巢有较大的变异性，卵巢超声目前不推荐用于多囊卵巢综合征的诊断，直到月经初潮后 8 年。子宫超声可用于确定导致闭经的结构异常、子宫内膜厚度（在短疗程黄体酮治疗后未开始月经出血的情况下）或监测引起卵巢疼痛的大囊肿。

一旦 PCOS 诊断成立，女孩也需要筛查相关的共病。患有 PCOS 的青少年患胰岛素抵抗和 2 型糖尿病的风险增加，应该进行 75g 2h 的口服葡萄糖耐量试验，或者在诊断时进行糖化血红蛋白测试，然后每 1 ～ 2 年检测一次。根据美国儿科学会指南，空腹血脂应在诊断时测量，然后每年 1 次。患有 PCOS 的肥胖女孩中有 50% 患有非酒精性脂肪肝，诊断时应检查转氨酶，并通过检查评估肝脏大小。高血压的风险增加，次随诊时都应该用适当大小的袖带检查血压。如果出现阻塞性睡眠呼吸暂停症状，应进行夜间多导睡眠图检查。所有女孩都应定期接受焦虑和抑郁筛查。

3. *治疗*　对 PCOS 的治疗应该是全面的，对每个人都是个性化的，最好是通过多学科协作来治疗。所有女孩，即使是正常体重的女孩，都被鼓励保持健康的生活方式，每周进行 3 ～ 5d 的适度到剧烈的活动，并保持健康的饮食。如果需要减肥，饮食上每日摄入 1200 ～ 1500kcal 的热量，每天需要运动。单相联合口服避孕药、30 ～ 35μg 雌二醇和第三代或第四代非雄激素孕激素，可用于调节月经，减少痤疮，改善多毛症和脱发。其他方法，包括雌二醇和孕酮联合贴片或阴道环也可以使用，尽管它们在 200 磅以上的个体中避孕效果不太可靠。植入式和子宫孕激素可用于预防子宫内膜增生，但由于有体重增加和抑郁的风险，应避免注射黄体酮。对于那些不想口服避孕药的人来说，每天 10mg 黄体酮、连续 10d 的周期性口服黄体酮疗法可用于每 3 个月启动一次月经。二甲双胍，剂量为 1000mg，每日 2 次，可用于治疗胰岛素抵抗和高血糖，并能诱导改善月经周期。对于胃不耐受者，可每天服用 2000mg 的缓释制剂。应使用典型的痤疮治疗方法，多毛症的治疗包括螺内酯，每天 200mg，依氟鸟氨酸制剂、电除毛和激光头发护理。外用米诺地尔可减少雄激素性脱发。阻塞性睡眠呼吸暂停、高脂血症、高血压和心理障碍的标准治疗应根据个体化需要。在较大的肥胖青少年中，应考虑减肥药联合生活方式干预治疗。因其治疗的复杂性，患者应每 3 ～ 6 个月随访一次。

十四、男性青春期发育异常和睾丸功能异常

1. *男孩性早熟*　如果第二性征出现在 9 岁之前，被认为是男孩性早熟。虽然男孩的中枢性性早熟发生率比女孩低，但男孩更容易出现中枢神经系统异常（表 34-8），需要进行医学评估。此外，几种类型的促性腺激素非依赖性（外周）性早熟可发生在男孩中（表 34-8）。

（1）临床表现

1）症状和体征：阴毛的出现是男孩青春期最常见的表现，因为生长加速比女孩晚。评估一个怀疑性早熟男孩的关键是对睾丸的检查。睾丸大小可以区分中枢性性早熟，其睾丸增大（长轴＞ 2cm 或体积＞ 4ml），而外周性性早熟时睾丸通常无明显增大。在一些外周性性早熟的情况下，如家族性男性性早熟和 hCG 介导的性早熟，可能有一些睾丸增大，但通常小于预期的增大程度。睾丸肿瘤可与不对称的或单侧睾丸增大有关。

2）实验室调查结果：在性早熟时睾酮浓度通常升高，但不易区分来源。血清基础 LH 和 FSH 浓度在中枢性性早熟男孩中处于青春期水平，但在外周性性早熟中被抑制。GnRH- 类似物（亮丙瑞林）刺激试验也可以区分中枢性和外周性性早熟，但在男孩中通常不需要，因为睾丸体积的增加通常是中枢性青春期启动的可靠体征。在患有先天性肾上腺皮质增生症（CAH）引起的外周性性早熟的男孩中，血浆肾上腺雄激素和 17- 羟孕酮会升高。在存在性早熟和睾丸增大，但促性腺激素被抑制的男孩中，血清 β-hCG 浓度可以提示存

在分泌HCG的肿瘤（如中枢神经系统发育不良或肝癌）。基因检测可能有助于诊断CAH或家族性男性性早熟（由于LH受体的突变）。

3）影像学：左手腕骨的X线片来评估骨骺的成熟（骨龄）程度，有助于评估性早熟。在所有患有中枢性性早熟的男孩中，应进行头颅MRI检查以评估CNS异常。如果检查表明外周性性早熟和实验室结果与CAH不一致，影像学可能有助于检测肝脏、肾上腺和睾丸肿瘤。

（2）治疗：男孩中枢性性早熟的治疗需要治疗病因和使用GnRH类似物。患有McCune-Albright综合征或家族性男性性早熟的男孩使用阻断类固醇合成的药物（如酮康唑）或联合抑制雄激素的药物（如螺内酯）和芳香化酶抑制剂（如阿那曲唑或来曲唑），以阻断睾酮转化为雌激素。

2. *青春期延迟* 如果男孩在14岁无第二性征，或者在青春期的第一个表现后超过5年没有完成生殖器发育，则应对其进行青春期延迟的评估。

到目前为止，男孩青春期延迟的最常见原因是体质性生长迟缓，属于本章前面描述的正常生长变异。男孩真正的性腺功能减退可能是由于睾丸组织的缺失、功能紊乱或睾丸组织的破坏所致；或中枢性的，由于垂体或下丘脑功能不全所致。

原发性睾丸功能不全可能是由于睾丸萎缩，克氏综合征（47，XXY）或其他性染色体异常，睾酮合成酶缺陷，或感染（如腮腺炎）、自身免疫性疾病、辐射、创伤或肿瘤后睾丸炎症或破坏所致。

中枢性性腺功能减退症可能伴有多种垂体激素缺乏，也可能是由于孤立性或完全性促性腺激素缺乏所致。男孩和女孩的中枢性性腺功能减退症的病因相同（表34-9）。

（1）临床评估：病史应侧重于是否有过青春期和何时青春期开始，有无隐睾史，有无尿道下裂或小阴茎史，生长模式，有无慢性疾病症状，有无嗅觉异常，有无青春期延迟家族史。体格检查应包括生长参数、青春期阶段和睾丸位置、大小和质地。睾丸长轴＜2cm，或睾丸体积＜4ml为青春期前期；睾丸长轴＞2.5cm或睾丸体积＞4ml，且双侧对称，表示青春期开始。

左手腕骨的X线片来评估骨龄，是评估青春期延迟的第一步。如果骨龄相落后于实际年龄，而青春期前男孩的生长速度是正常的，那么最有可能的诊断是体质性发育迟缓。

实验室评估包括测量LH和FSH水平（如果骨龄＞12岁），若促性腺激素升高，表明存在原发性性腺功能减退症或睾丸衰竭。低促性腺激素不是特异性的，但提示可能存在中枢性低促性腺功能减退症，进一步评估垂体激素、慢性疾病、营养不良、高泌乳素血症或CNS异常。抑制素B有时在区分体质性延迟（正常浓度）和特发性低促性腺激素性性腺功能减退症（较低浓度）方面是有用的，尽管在这些条件下可以有明显的重叠。

（2）治疗：因为身高和（或）青春期前的外貌受到困扰的青春期延迟的男孩，可以给予4～6个月的低剂量睾酮（每月肌内注射50～100mg），以促进男性化，并可能“启动”他们的内源性发育。在患有永久性性腺功能减退症的青春期男孩中，睾酮治疗需要在3～4年内逐渐增加到成人剂量。每日使用的局部睾酮凝胶是一种替代注射的方法，但在市场上可买到的药物中，它的药效往往太强，不能在青春期早期使用。其他的睾酮制剂在青少年中没有被广泛使用。

3. *隐睾症* 隐睾症（睾丸未降）影响2%～4%的足月男性新生儿和30%的早产儿。隐睾症可能以孤立的方式发生，也可能与其他疾病有关。通常病因不明，但下丘脑-垂体-性腺轴异常、睾丸本身发育缺陷、雄激素生物合成或受体缺陷可导致隐睾症。

不育和睾丸恶性肿瘤是未经治疗的隐睾症的主要风险。隐睾症儿童的组织学变化最早发生在6月龄。单侧隐睾症和双侧隐睾症，生育能力分别受损33%和66%。据报道，儿童时期患隐睾症的成人患癌症的风险是正常人的5～10倍。6个月龄后，很少发生睾丸自然下降。因此，通常被认为是从此时开始干预。

（1）临床检查：应重点检查是否可以在阴囊或腹股沟管触及睾丸，生殖器外观和有无中线缺陷。为了防止在检查过程中睾丸收缩，需要双手触诊。一只手将睾丸从深腹股沟环挤压到阴囊。另一只手置于阴囊上握住睾丸。大孩子处于蹲位或温水浴中进行检查是有帮助的。超声、CT和MRI可以检测腹股沟区域的睾丸，但在腹部睾丸时，这些检查并不完全可靠。

在1～4个月的婴儿，LH、FSH和睾酮的测量可以评估HPG轴。在此之后，可以进行抑制素B和（或）hCG刺激试验，以确定是否存在功能性腹部睾丸。

（2）鉴别诊断：各种性发育障碍可表现为隐睾症。核型可以识别男性化的46，XX个体（CAH）、混合性性腺发育不良（45，X/46，XY）和47，XXY/Klinefelter综合征，所有这些都可能与单侧或双侧隐睾有关。一个明显正常的男性新生儿不应诊断为双侧隐睾症，除非其可能是一名具有失盐型CAH的完全男性化的女性。

（3）治疗：如果在6～12个月前没有发生自发性下降，则应进行外科手术。手术干预的建议时机是早期手术后生殖细胞仍可以正常发育，并降低未来不孕和癌症的风险。然而，在某些情况下，睾丸异常可能是造成不良风险和未来风险的主要原因。hCG 250～1000IU每周

2次，连续5周，已被用于诱导睾丸下降，但成功率较低。

4. *男性乳房发育* 男性乳房发育是一种常见的、自限性疾病，正常青春期男孩的发病率高达75%。青少年男性乳房发育通常在2年内消失，但如果乳房发育程度明显（> 2cm 的组织），则可能无法完全缓解。男性乳房发育在肥胖男孩中更常见，可能是由于脂肪将睾酮脂肪芳香化成为雌激素所致。男性乳房发育也可能发生于男性性腺功能减退症的患者，如 Klinefelter 综合征，也是一些药物的副作用。如果在乳房发育初期积极给予抗雌激素和（或）芳香化酶抑制剂的药物治疗可能是有益的，但考虑到大多数青春期男性乳房发育可自我缓解，很少给予药物治疗。对于长期和（或）严重的病例，应考虑手术干预（参见第4章）。

十五、肾上腺皮质

成人肾上腺皮质由三个区域组成，负责由胆固醇前体合成不同的类固醇（图34-8）：

- 最外层的球状带——醛固酮。
- 中层束状带——皮质醇和少量盐皮质激素。
- 内层网状带——雄激素。

盐皮质激素（主要是醛固酮）产生和分泌的主要调节因子是血容量和对钠敏感的肾素-血管紧张素-醛固酮系统。盐皮质激素起到保钠及刺激远端肾小管排钾的作用。

糖皮质激素的产生，主要是皮质醇，在垂体促肾上腺皮质激素（ACTH；图34-1和表34-1）的调控下，ACTH受下丘脑促肾上腺皮质激素释放激素（CRH）调节。ACTH浓度在清晨最高，下午浓度较低，夜间最低。血清皮质醇浓度的分泌模式与此一致，可延后几个小时。在无皮质醇负反馈的情况下，可发生CRH和ACTH过度分泌。

糖皮质激素对许多细胞的基因表达至关重要。糖皮质激素还通过调节外周血管张力和水钠潴留来维持血压。在过量时，糖皮质激素可以促进分解代谢和抑制合成；可以促进肌肉中氨基酸的释放，增加糖异生，同时减少氨基酸在肌肉中合成蛋白质。它们还抵抗胰岛素活性，促进脂肪分解。

青春期早期，雄激素（脱氢表雄酮和雄烯二酮）的产生增加，是两性青春期发育的重要因素。肾上腺是女性雄激素的主要来源。

1. *肾上腺皮质功能不全* 肾上腺皮质功能不全可能是原发性的，由于肾上腺本身的异常，或中枢/继发性的，由于CRH和（或）ACTH分泌紊乱导致的。原发性肾上腺皮质功能不全会影响所有肾上腺皮质激素的产生，而继发性肾上腺皮质功能不全不影响盐皮质激素或雄激素的产生，因为这些不受ACTH的调节。原发性和继发性肾上腺皮质功能不全的原因列于表34-10。

继发性肾上腺功能不全可能是单纯性ACTH缺乏或伴随其他垂体激素缺乏。

表 34-10 肾上腺皮质功能不全的原因

原发性肾上腺皮质功能不全
a. 先天性肾上腺增生（酶缺陷）
b. Addison 病（自身免疫）
c. 出血（Waterhouse-Friderichsen 综合征）
d. 肿瘤，钙化或肾上腺感染
e. 先天性 X 连锁肾上腺发育不全（DAX1 突变或缺失）
f. 肾衰竭
继发性肾上腺皮质功能不全
a. 继发于下丘脑或垂体缺陷或转录因子突变的先天性垂体功能低下；与其他中线结构缺陷或视神经发育不全有关
b. 转录因子的先天缺乏
c. 颅内肿瘤
d. 下丘脑或垂体的手术或放射治疗

（1）临床表现

1）症状和体征

急性期（肾上腺危象）：恶心、呕吐、腹痛；脱水；发热（有时是低热）；乏力；低血糖；低血压和循环衰竭；谵妄和昏迷。原发性肾上腺皮质功能不全可出现低钠血症和高钾血症。急症、手术、创伤或高热可能会诱发肾上腺皮质功能不全的患者出现肾上腺危象。

慢性期：疲劳，低血压，乏力，体重减轻或体重不增，呕吐和脱水，反复低血糖。在原发性肾上腺皮质功能不全时，可以出现嗜盐和低钠血症和（或）高钾血症。在原发性肾上腺皮质功能不全患者中，由于促肾上腺皮质激素原（ACTH来源分子）分泌过多的丙种皮质醇的替代产物刺激黑素细胞的活性，导致患者皮肤的压力点、瘢痕以及黏膜处出现弥漫性皮肤色素沉着。

2）实验室检查结果

A. 疑似肾上腺皮质功能不全的检查

- 原发性肾上腺皮质功能不全。
  - 降低：血清钠、血清碳酸氢盐、血糖、血pH和血容量。
  - 升高：血清钾、尿素氮水平。
  - 尿钠和尿钠/尿钾的比值与低钠血症的程度不匹配。
- 中枢性肾上腺皮质功能不全：由于水排泄受损而导致血清钠水平可能轻度下降，但无真正的耗盐（盐皮质激素基本正常）。
- 嗜酸性粒细胞增多症和中度淋巴细胞减少症在

两种类型中都有发生。

B. 确诊实验

ACTH 激发试验

- 原发性肾上腺皮质功能不全：给予促皮质素 250μg（大剂量激发试验）静脉注射 30min 和 60min 后，血浆皮质醇低于 18μg/dl，醛固酮未能上升到基线以上。

- 中枢性肾上腺功能不全：给予促皮质素 1μg（小剂量激发试验）静脉注射 30min 和 60min 后血浆皮质醇小于 18μg/dl。

血清基础 ACTH 水平：原发性肾上腺皮质功能不全升高，而中枢性肾上腺皮质功能不全降低或正常。

尿游离皮质醇：降低。

CRH 试验：给药后测定血清 ACTH 和皮质醇浓度。根据对结果的分析，可能对损伤部位进行定位。CRH 试验尚未广泛应用于儿科。

（2）鉴别诊断：急性肾上腺皮质功能不全必须与脓毒症、糖尿病昏迷、中枢神经系统紊乱、脱水和急性中毒相鉴别。在新生儿期，肾上腺皮质功能不全可能在临床上与呼吸窘迫、颅内出血或脓毒症难以区分。慢性肾上腺皮质功能不全必须与神经性厌食症、抑郁症、某些肌肉疾病（重症肌无力）、失盐型肾病和慢性衰弱性感染疾病相鉴别。

（3）治疗

1）急性期（肾上腺危象）

A. 氢化可的松琥珀酸钠：氢化可的松（50mg/m^2，大于 2 ～ 5min 静脉注射或肌内注射）起始剂量给予 12.5mg/m^2，每 4 ～ 6 小时 1 次，病情平稳后，可以给予口服治疗。皮质醇替代治疗是至关重要的，因为升压药可能是无效的。

B. 液体和电解质：在原发性肾上腺皮质功能不全时，在第 1 个小时内给予 5% ～ 10% 的生理盐水葡萄糖注射液，10 ～ 20ml/kg 静脉注射，如果需要纠正血管容量，可重复使用。此后，继续给予 1.5 ～ 2 倍的维持量的等渗的生理盐水，直到血管容量和电解质正常。在中枢性肾上腺皮质功能不全时，初始治疗恢复血管容量和进行皮质醇替代后，常规的液体量通常是足够的。

C. 氟氢化可的松：是盐皮质激素激动剂，由于应激剂量的氢化可的松有足够的盐皮质激素作用，因此不需要紧急给予氟氢化可的松。当口服耐受时，开始使用氟氢化可的松，每天 0.05 ～ 0.15mg，每 12 ～ 24小时持续一次。

2）维持治疗

A. 糖皮质激素：维持剂量的氢化可的松 [6 ～ 10mg/(m^2 • d)] 分 2 ～ 3 次口服。为了防止急性肾上腺危象，存在并发疾病或其他疾病（发热＞ 38.5℃、创伤、手术或全身性疾病）以及严重腹泻者，由于吸收减少，糖皮质激素的剂量增加到 30 ～ 5mg/（m^2 • d）。如果父母有焦虑，应鼓励他们增加氢化可的松剂量，因为短暂增加氢化可的松剂量不会产生不良影响。极少数父母过度焦虑，并频繁地给予增加剂量。这种情况是应该避免的，因为可能导致肥胖、生长迟缓以及其他库欣样特征。

B. 盐皮质激素：在原发性肾上腺皮质功能不全时，给予氟氢化可的松，每天 0.05 ～ 0.15mg，口服 1 ～ 2 次。建议定期监测血压，避免过量。

C. 盐：患儿应该及时补充食盐。在婴儿中，母乳或配方奶粉中需要 3 ～ 5mg/（kg • d）的盐，一直到引入餐桌食品。

（4）病程与预后：如果治疗得当，肾上腺皮质功能不全的预后较好，但不可能自发缓解，除非病因是短暂的（例如，外源性糖皮质激素暴露）。如果肾上腺危象未被发现，未及时应用药物性糖皮质激素治疗，肾上腺危象的进展是迅速的，可能在几小时内死亡，特别是婴儿。需要定期在内分泌科随访，以评估治疗和调整药量，确保有足够的替代治疗，同时避免过量可能导致的生长迟缓、高血压和库欣样特征。

2. 先天性肾上腺皮质增生症

诊断要点和主要特点

- 女性生殖器男性化，阴唇融合，泌尿生殖窦，阴蒂增大，或其他最常见的雄激素作用证据
- 线性生长加速和骨龄超前
- 最常见的是 17- 羟孕酮浓度升高；如果存在盐皮质激素缺乏，可能存在低钠血症、高钾血症和代谢性酸中毒

（1）概述：肾上腺类固醇合成酶的常染色体隐性突变可导致皮质醇合成受损，促肾上腺皮质激素分泌增加。促肾上腺皮质激素增多后导致肾上腺皮质增生，继而导致肾上腺激素前体的产生增加，而肾上腺激素前体通过未阻断的雄激素途径代谢。皮肤色素沉着，尤其是阴囊、大阴唇和乳头的色素沉着，是由促肾上腺皮质激素分泌过多引起的。CAH 最常见（90% 以上的患者）的类型是细胞色素 P-450 C21（cytochrome P-450 C21，CYP21A2）基因纯合子或复合杂合子突变导致的 21- 羟化酶缺乏（图 34-8）。这种缺陷基因存在于 1 ： 100 ～ 1 ： 250 的人群中，世界范围内该疾病的发病率为 1 ： 15 000，在某些民族中发病率有所上升。在严重的病例中，从胎儿发育的前 3 个月开始即有过量的肾上腺雄激素产生，导致女性胎儿的男性化和危及生命的血容量降低，如果未经治疗，在新生儿中可出现低血容量休克(肾上腺危象)。还有其他酶缺陷，导致不常见的 CAH。与这些缺陷相关的临床综合征如图 34-8 和表 34-11 所示。

表 34-11 临床和实验室检查发现的导致先天性肾上腺皮质增生症的酶缺陷

缺乏酶[a]	血浆代谢物升高	血浆雄激素	醛固酮	高血压 / 失盐	外生殖器
StAR 蛋白	—	↓↓↓	↓↓↓	−/+	男性：模糊不清 女性：正常
3β- 羟类固醇脱氢酶	17- 羟孕烯醇酮（DHEA）	↑（DHEA）	↓↓↓	−/+	男性：模糊不清 女性：可能是女性化
17α- 羟化酶 /17-20 碳链裂解酶	孕酮	↓↓	（↑ DOC）	+/−	男性：模糊不清 女性：正常，无青春期
21- 羟化酶[a]	17- 羟孕酮	↑↑	↓↓	−/+	男性：正常 女性：男性化
11β- 羟化酶	11- 去氧皮质醇，DOC	↑↑	（↑ DOC）	+/−	男性：正常 女性：男性化
P450 氧化还原酶	17-OHP（轻度升高）	↓↓	正常或轻度升高	+/−	男性：模棱两可 女性：模棱两可

DHEA，脱氢表雄酮；DOC，去氧皮质酮；17-OHP，17- 羟基孕酮

a 21- 羟化酶缺乏型先天性肾上腺皮质增生症（CAH）的“单纯男性化（非失盐）”型可能有正常的醛固酮分泌和血清电解质，但有些儿童的醛固酮和血清电解质正常，而血浆肾素活性升高，以代偿盐丢失。这些儿童通常接受盐皮质激素和糖皮质激素治疗。因此，患有 21- 羟化酶缺乏症的儿童在被认为无失盐之前，除了监测血清电解质之外，还应该监测血浆肾素活性

目前可以进行产前诊断，通过测定血清 17- 羟孕酮进行新生儿筛查已在美国 50 个州和世界上许多其他国家建立。

在非经典型 21- 羟化酶缺乏症中，受累个体在出生时具有正常的表型，但在儿童后期、青春期或成年早期向男性化发展。激素水平的特点是 21- 羟化酶缺乏症，促皮质素刺激后的 17-OHP 水平介于正常个体和经典型个体之间。患有非典型疾病的个体可能无症状或只有轻微症状，但他们可以携带严重的 *CYP21A2* 突变，导致后代出现典型表现。

（2）21- 羟化酶缺乏症的临床表现

1）症状和体征：在女性中，外生殖器异常程度从阴蒂轻度肥大到阴蒂皱襞完全融合，形成空阴囊、尿道海绵体、阴茎和阴蒂肥大至足以形成正常大小的龟头（图 34-7）。肾上腺皮质功能不全（失盐型）的症状通常在出生后 5 ～ 14d 出现。由于酶缺陷较轻，临床上可能不会出现明显失盐，男性化主要表现为生长加速和骨骼成熟。阴毛较早出现，痤疮可能增多，声音可能变粗。可能出现色素过度沉着。如果在骨龄明显提前之前未治疗，可能会发生同性中枢性性早熟。成年身高受损。

在男性中，男性婴儿通常在出生时表现正常，但如果未开始治疗，在生后 7d 可能会出现失盐危象。较轻的病例可能不会发生失盐危象，主要是男性化表现，阴茎增大，皮肤色素沉着增加，以及其他类似于女性表现的症状和体征。睾丸一般不会增大，除非睾丸中有罕见的肾上腺残余组织导致睾丸不对称增大。在一些罕见的酶缺陷中，由于雄激素合成受损，可能存在生殖器模糊（表 34-11）。

2）实验室检查结果。

A. 血液：激素检测是正确诊断的关键。酶缺陷的特征见表 34-11。

B. 遗传检测：任何生殖器不明确的新生儿都应该进行遗传性别的快速评估，因为 21- 羟化酶缺乏症是女性生殖器模糊的最常见原因。

3）影像学：CAH 的诊断一般不需要影像学检查。超声、CT 扫描和 MRI 可能有助于确定盆腔解剖或排除肾上腺肿瘤。

（3）治疗

1）药物治疗：CAH 的治疗目标是给予最小剂量的糖皮质激素，充分抑制过多的雄激素前体，使生长速度和骨骼成熟正常；过量的糖皮质激素会导致库欣综合征。盐皮质激素的替代维持正常的电解质稳态，但过量的盐皮质激素会导致高血压和低钾血症。

糖皮质激素：通常需要超生理剂量的氢化可的松来抑制 CAH 过量的雄激素。初始治疗，给予静脉注射或口服氢化可的松 [30 ～ 50mg/（m^2 • d）]，直到抑制肾上腺类固醇激素的异常合成，如血清 17- 羟孕酮正常。随后，给予氢化可的松 10 ～ 15mg/（m^2 • d）分 3 次口服的维持剂量。调整剂量以维持正常生长速度和骨骼成熟。血清 17- 羟孕酮和雄烯二酮通常用于监测治疗，但没有一种检测方法被普遍接受。

盐皮质激素：氟氢化可的松 0.05 ～ 0.15mg/d，每天口服一次或分 2 次口服。建议定期监测血压和血浆肾素活性，避免药物过量。

2）手术治疗：对于受影响的女性，应在婴儿期尽快与有女性生殖器重建经验的泌尿科医生或妇科医生协商治疗。

（4）病程与预后：在婴儿早期开始治疗，糖皮质

激素的正确应用可有正常生长、发育和性成熟。如果控制欠佳，CAH会导致儿童期的性早熟和男性化。受影响的患儿由于骨骼的快速成熟和骨骺早闭，身材会比同龄儿童高，但成年身高矮。如果治疗延迟或不充分，男性和女性都会出现中枢性性早熟。

对患者进行终身治疗的教育对于确保青少年和晚年的依从性很重要。男性化和多个外科生殖器官的重建可能与女性患者性心理障碍风险增加相关，持续的心理评估和支持是护理的重要部分。

3. 肾上腺皮质功能亢进症

诊断要点和主要特点
● 躯干肥胖，四肢消瘦，满月脸，肌肉萎缩，无力，多血质，皮肤瘀斑、紫纹，生长速率下降，骨骼成熟延迟 ● 高血压、骨质疏松症和糖尿 ● 24h尿游离皮质醇升高，凌晨唾液皮质醇升高，小剂量地塞米松抑制试验阴性

（1）概述：库欣综合征可能是由于肾上腺类固醇（肾上腺腺瘤或癌）的过度自主分泌、垂体ACTH分泌过多（库欣病）、异位ACTH或CRH分泌，或长期暴露于外源性糖皮质激素引起。在12岁以下的儿童中，库欣综合征通常是医源性的。肾上腺肿瘤、肾上腺增生、垂体腺瘤或垂体外产生ACTH的肿瘤不常见。

（2）临床表现

1）症状和体征

A. 糖皮质激素过多的表现：最明显的是面部、颈部和躯干——肩胛间区的脂肪垫（水牛背）是典型特征，但不是诊断性特征；乏力；满月脸；紫纹；易擦伤；骨质疏松症和腰背疼痛；高血压和葡萄糖不耐受；近端肌肉萎缩和无力；生长迟缓和骨骼成熟延迟。

B. 盐皮质激素过量的表现：低钾血症和轻度高钠血症，血容量增加，水肿，高血压。

C. 雄激素过量的表现：多毛，痤疮，男性化和月经不规律。

2）库欣综合征的诊断

A. 唾液皮质醇：午夜唾液皮质醇是一种无创、高特异性和敏感的皮质醇测试方法。

B. 24h尿游离皮质醇排泄：24h尿游离皮质醇/肌酐值升高提示库欣综合征。

C. 小剂量（15μg/kg）地塞米松抑制试验：在凌晨给予地塞米松（15μg/kg，最大1mg），然后在第二天上午8时测量空腹血浆皮质醇和ACTH。如果血皮质醇＜1.8μg/dl提示不被抑制，存在库欣综合征。

3）明确库欣综合征的病因

A. ACTH浓度：ACTH值降低（＜5pg/ml）提示病因在肾上腺。如果ACTH值在5～29pg/ml，不能明确病因，需要进一步检查。ACTH值升高（＞29pg/ml）表明病因为ACTH依赖性（垂体或异位）。

B. 大剂量（8mg）地塞米松抑制试验：可能有助于鉴别ACTH非依赖性库欣综合征和ACTH依赖性库欣综合征。

4）影像学：垂体影像学检查可能显示垂体腺瘤。肾上腺CT扫描可显示肾上腺腺瘤或双侧增生。肾上腺MRI和核医学检查可能有助于对复杂病例的诊断。骨龄通常延迟。

（3）鉴别诊断：外源性肥胖并伴有皮肤条纹和高血压的儿童常被怀疑患有库欣综合征。然而，库欣综合征的儿童生长速度慢，身材相对矮小，骨龄延迟，而外源性肥胖的儿童通常生长速度正常或略有增加，身高正常或较高，骨龄超前。皮肤条纹的颜色（库欣综合征为紫色，肥胖为粉红色）和肥胖的分布可能有助于鉴别。在肥胖患儿中，尿游离皮质醇排泄（以mg/g为单位）可能轻度升高，但凌晨唾液皮质醇正常，小剂量地塞米松抑制试验提示皮质醇分泌被抑制。

（4）治疗：在所有肿瘤引起的原发性肾上腺皮质功能亢进症的病例中，如果可以手术切除，对治疗是有意义的。在手术期间和手术后，应给予药物剂量的糖皮质激素，肠外给药，直到病情稳定为止。口服补充糖皮质激素、钾、盐和盐皮质激素可能是必要的，直到被抑制的对侧肾上腺功能恢复，有时需要几个月时间。同样，垂体腺瘤和异位ACTH或CRH也需要外科治疗。复发性腺瘤可能对放疗有反应。

4. 原发性醛固酮增多症　可能是由肾上腺腺瘤或肾上腺皮质增生引起的。表现为感觉异常、手足搐搦、无力、周期性麻痹、夜间遗尿、低钾血症、高钠血症、代谢性碱中毒、高血压、葡萄糖不耐受、血浆和尿醛固酮升高；血浆肾素活性被抑制。

原发性醛固酮增多症在儿科少见。然而，有三种公认的遗传原因（Ⅰ～Ⅲ型）。Ⅰ型（糖皮质激素可治性醛固酮增多症）由编码11β-羟化酶和醛固酮合成酶的基因杂交突变引起。Ⅲ型是由编码K^+通道的*KCNJ5*基因突变引起。该基因的体细胞突变也可见于迟发性醛固酮增多症。Ⅱ型原因不明。

治疗方法为糖皮质激素（Ⅰ型）、螺内酯（Ⅱ型），如果存在肾上腺皮质增生或肿瘤，可行肾上腺全部或次全切除术。

十六、糖皮质激素的应用和促肾上腺皮质激素非内分泌疾病的治疗

糖皮质激素由于其抗炎和免疫抑制特性可用于儿童期的各种疾病。药物剂量是达到其药理作用所必需的，副作用也很常见。许多合成制剂具有不同比例的糖皮质激素和盐皮质激素活性（表34-12）。

表 34-12　效价相同的肾上腺皮质激素

肾上腺皮质激素	商品名称	糖皮质作用	盐皮质作用
糖皮质激素			
氢化可的松（皮质醇）	科尔特夫（Cortef）	1	1
可的松	醋酸泼尼松	0.8	1
泼尼松（强的松）	Meticorten，其他	4 ～ 5	0.8
甲泼尼龙（甲基强的松龙）	美卓乐	5 ～ 6	最少
曲安奈德	Aristocort， Kenalog Kenacort， Atolone	5 ～ 6	最少
地塞米松	Decadron，其他	25 ～ 40	最少
倍他米松	Celestone	25	最少
盐皮质激素			
氟氢化可的松	富能锭（cFlorinef）	15 ～ 20	300 ～ 400

当必须长期使用药理剂量的糖皮质激素时，库欣综合征是常见的。通过任何途径使用合成的外源性药物，包括吸入和局部给药，或使用 ACTH，都可能产生副作用。隔日治疗可降低某些副作用的发生率和严重程度（表 34-13）。

表 34-13　糖皮质激素使用的副作用

A. 内分泌和代谢作用
1. 高血糖和糖尿（继发性糖尿病）
2. 库欣综合征
3. 持续抑制垂体 - 肾上腺对应激的反应，从而导致肾上腺皮质激素水平低下

B. 对电解质和矿物质的影响
1. 有明显的水钠潴留，产生水肿，血容量增加，高血压(多见于内源性肾上腺亢进状态)
2. 钾丢失过多伴低钾血症症状
3. 低钙血症，手足搐搦

C. 对蛋白质代谢和骨骼成熟的影响
1. 负氮平衡，体蛋白和骨蛋白丢失，导致骨质疏松、病理性骨折和无菌性骨坏死
2. 抑制生长，延缓骨骼成熟
3. 肌无力和消瘦
4. 骨质疏松症
5. 缺血性坏死

D. 对胃肠道的影响
1. 食欲亢进，食物摄入过多
2. 诱发消化性溃疡
3. 溃疡或不明原因引起的消化道出血（特别是患有肝病的儿童）
4. 脂肪肝伴栓塞，胰腺炎，结节性脂膜炎

E. 降低对病原体的抵抗力；无症状感染；减少炎症反应
1. 对细菌、真菌和寄生虫感染的易感性
2. 结核的活化；结核菌素反应为假阴性
3. 疱疹病毒的重新激活和不可抑制

续表

F. 神经精神作用
1. 伴脑电图改变的欣快，兴奋性，精神病性行为，癫痫持续状态
2. 颅内压升高伴大脑假瘤综合征

G. 血液和血管效应
1. 由于毛细血管脆性增加而导致皮肤出血
2. 血栓形成，血栓性静脉炎，脑出血

H. 其他影响
1. 突然停止治疗后的心肌炎、胸膜炎和动脉炎
2. 心脏扩大
3. 肾硬化，蛋白尿
4. 痤疮（大龄儿童），多毛，闭经，月经不调
5. 后囊下白内障；青光眼

1. *类固醇药物剂量逐渐减量*　长期使用药理剂量的糖皮质激素会抑制 ACTH 分泌，从而导致肾上腺萎缩；糖皮质激素的突然停用可能导致肾上腺皮质功能不全。直到类固醇的用量经过几周减至生理剂量（< 6mg/m^2），ACTH 才开始重新分泌。

如果药理剂量的糖皮质激素治疗少于 10 ～ 14d，药物可以立即停止，因为肾上腺抑制是短暂的。但是，要对患者和家属进行肾上腺功能不全的症状和体征的教育。

如果基础疾病不需要逐渐减量，药物剂量可以直接安全地降低到生理剂量。虽然剂量迅速减少到生理剂量不会导致肾上腺皮质功能不全（因为给予足够的外源性皮质醇），但一些患者可能会出现类固醇戒断综合征，其特征是身体不适、失眠、疲劳和食欲缺乏。若出现这些症状后可能需要逐步减少剂量到生理剂量范围。

一旦达到近生理剂量 [氢化可的松 8 ～ 10mg/

$(m^2 \cdot d)$]，患者病情平稳，剂量可以继续减少。没有特定的糖皮质激素的减量方案。在制定减量方案时，应该考虑患者的年龄、病情严重程度、伴随的疾病和糖皮质激素的持续时间。如果患者在减量期间出现症状，应调整至无症状的药物剂量，并维持2～4周，然后继续减量。

在适当的情况下，建议继续给予药理剂量的糖皮质激素，直到应激反应恢复。在肾上腺基本生理功能恢复后，可通过小剂量ACTH刺激试验[静脉注射1μg合成ACTH（cosyntropin）]来评估肾上腺储备或对应激和感染的反应能力。血浆皮质醇在输注30min和60min后测量。血浆皮质醇浓度大于18mg/dl表示肾上腺储备良好。即使测试结果是正常的，在严重疾病和手术期间，也应考虑密切监测和使用药理剂量的糖皮质激素。

2. *肾上腺髓质嗜铬细胞瘤* 嗜铬细胞瘤是一种罕见的肿瘤，但高达10%的报告病例为儿科患者。肿瘤可位于嗜铬组织（肾上腺髓质、交感神经节或颈动脉体）的任何地方。它可能是多发性的、反复的，有时是恶性的。家族形式包括显性遗传性神经纤维瘤病1型、MEN 2型、von Hippel-Lindau综合征相关的嗜铬细胞瘤，以及琥珀酸脱氢酶基因的突变。神经母细胞瘤、神经节神经瘤和其他神经嵴肿瘤以及类癌，可能分泌加压胺类，与嗜铬细胞瘤表现相似。

嗜铬细胞瘤的症状是由肾上腺素或去甲肾上腺素分泌过多引起的，包括：头痛；出汗；心动过速，高血压，血管舒缩不稳定（潮红和直立性低血压）；焦虑；头晕，无力；恶心，呕吐，腹泻；瞳孔散大，视物模糊；腹痛和心前区疼痛。

超过90%的病例可以进行实验室诊断。血清和尿儿茶酚胺升高，但异常可能仅限于症状或发作期。血浆游离甲氧基变肾上腺素物质是最敏感和特异的试验，尽管苯氧基苯甲胺、三环抗抑郁药和β受体阻滞剂会导致假阳性结果。超过正常范围的3倍是可诊断的。中间值可能需要用额外测试血清和尿儿茶酚胺水平。生化指标、影像学检查，包括CT和MRI可以定位肿瘤，核医学检查如^{123}I-MIBG、[^{18}F]DA正电子发射断层扫描、生长抑素受体显像（用[^{123}I]Tyr3-octreotide或[^{111}In]DTPA-octreotide）对进一步诊断评估很有帮助。

腹腔镜切除肿瘤是首选的治疗方法；然而，手术必须非常谨慎，并在病情稳定期进行。术前口服苯氧苄胺或静脉注射酚妥拉明。当肿瘤被切除时，可能会发生严重的低血压，但可以通过注射去甲肾上腺素来控制，这可能需要持续1～2d。

在切除良性肿瘤后，症状将完全缓解，除非发生不可逆转的继发性血管改变。

（译者：赵胜男 校稿：张一宁）

第 35 章 糖尿病

Brigitte I. Frohnert, MD, PhD；Peter H. Chase, MD；
Marian Rewers, MD, PhD

诊断要点和主要特点

- 多尿、烦渴、体重减轻；呼吸窘迫，婴儿多尿
- 高血糖、尿糖，通常伴有酮血症 / 酮尿症

一、流行病学和描述

（一）1 型糖尿病

1 型糖尿病（type 1 diabetes，T1D）是 20 岁以下人群中最常见的一种糖尿病，但它可以在任何年龄发病，大多数病例在 20 岁后被诊断。典型的症状包括口渴（多饮）、排尿增多（多尿）和体重减轻；但患者也可能超重，甚至肥胖。近年来进一步将 1 型糖尿病分为 T1a（自身免疫性，约占 95%）和 T1b（特发性）型。T1b 型在非洲或亚洲血统的个体中更加常见。在美国，估计有 150 万人患有 T1D，其中超过 20 万人是 20 岁以下患者（每年约 25 000 例）（表 35-1）。

T1D 发病率在欧洲血统的儿童中最高，其次是非裔和西班牙裔美国儿童；亚洲人和美洲原住民的发病率很低。约 6% 的 T1D 患者的兄弟姐妹或其后代也会患糖尿病（一般人群的患病率为 0.2% ～ 0.3%）。不过，在新诊断的 T1D 的儿童中，不到 10% 的患者的父母或兄弟姐妹中患有此病。

（二）2 型糖尿病

2 型糖尿病（type 2 diabetes，T2D）是一种异质性疾病，最常见于 40 岁以上的人群，通常患者是肥胖人群，最初没有胰岛素依赖性。2 型糖尿病在 10 岁之前很罕见。青春期是易感个体发生 T2D 的高危期。由于儿童肥胖的流行，T2D 在较大的儿童中的发生率不断增加。T2D 在少数民族的年轻人中更为常见，尤其是美洲印第安人。其他的危险因素包括女性、饮食和睡眠不良以及社会经济地位低下。在美国 3000 万糖尿病患者中，绝大多数为 T2D，但 20 岁以下的患者不到 2 万人（每年诊断约 5000 人）。

（三）单基因型糖尿病

单基因型糖尿病可能在任何年龄段被诊断。虽然在儿童糖尿病中所占比例不到 1%，但大多数病例是在出生后 9 个月内被确诊。新生儿糖尿病约有一半是暂时性的；如果持续存在，则是一个重大的临床挑战，需要亚专科护理。有些婴儿对磺脲类药物的反应比胰岛素好。青少年发病的成年型糖尿病（maturity-onset diabetes of the young，MODY）表现为无肥胖或胰岛自身抗体的非酮症和非胰岛素依赖型糖尿病。有早发性糖尿病的家族史很常见。最常见的类型是由葡萄糖激酶或肝核转录因子 1 或肝核转录因子 2 的基因突变引起的。葡萄糖激酶基因突变很少需要治疗；其他类型则对口服降糖药或胰岛素有反应。以商业和研究为导向的基因分型服务有助于正确诊断。

（四）囊性纤维化相关糖尿病

囊性纤维化相关糖尿病（cystic fibrosis-related diabetes，CFRD）是囊性纤维化（cystic fibrosis，CF）中最常见的共病（更多信息，请参阅第 19 章），约 20% 的青少年患者罹患 CFRD。其主要的缺陷是胰岛功能不全，尤其是在生病或因使用糖皮质激素治疗导致胰岛素抵抗加重时。CFRD 发病与较差的营养状况、较严重的肺部疾病、更高的死亡率有关。CF 患者应该从 10 岁开始进行常规筛查，积极治疗已经被证明可以改善预后。

表 35-1　1 型糖尿病的分期

1 期	2 期	3 期
多种胰岛自身抗体	多种胰岛自身抗体	胰岛自身免疫
血糖正常	血糖异常（见表 35-2）[a]	糖尿病标准（见表 35-2）
无症状	无症状	临床症状

a 血糖异常的附加建议标准：在口服葡萄糖耐量试验（oral glucose tolerance test，OGTT）期间，糖化血红蛋白（HbA_{1C}）增加 ≥ 10%，或在口服葡萄糖耐量试验（OGTT）的中间时间点（30min、60min 或 90min）HbA_{1C} 浓度≥ 200mg/dl（11.1mmol/L）

二、发病机制

（一）1 型糖尿病

T1D 是遗传因素和未知环境因素共同作用的结果。胰岛产生胰岛素的 β 细胞的自身免疫性破坏的标志是血液中存在胰岛细胞自身抗原 [胰岛素、谷氨酸脱羧酶 65（GAD65）、胰岛细胞抗原 2（IA-2）和锌转运蛋白 8（ZnT8）] 抗体。2 种或 2 种以上胰岛自身抗体的持续存在可高度提示糖尿病的发生。因此，2015 年采用了新的 T1D 分期定义，出现多种胰岛自身免疫抗体被定义为 1 期 T1D（表 35-1）。而后 β 细胞破坏会持续数月或数年，首先导致无症状的血糖异常（2 期），随后当大多数胰腺 β 细胞被破坏时，出现症状性 T1D（3 期）。通过空腹或刺激后的 C 肽水平来检测评估胰岛素的分泌：C 肽通常在诊断时水平较低，但在开始胰岛素治疗（“蜜月期”）后可能会增加，并持续数周或数月，直到最终完全或接近完全丧失 β 细胞功能。

超过 90% 的 T1D 儿童至少携带两种高风险人类白细胞抗原（HLA）单倍型（DR4/DQ8 或 DR3/DQ2）中的一种，美国 10 岁前确诊 T1D 的儿童中有 40% 同时携带这两种单倍型（父母各有一名），而普通人群中只有 2.5% 的人携带这两种单倍型。此外，还涉及超过 50 个非 HLA 基因变异。

（二）2 型糖尿病

尽管胰岛素分泌的遗传缺陷在不同的家族中各不相同，但 T2D 具有很强的遗传性。有证据表明，与成人相比，青年 T2D 患者的病情进展有所不同，β 细胞功能下降衰减更快，早期并发症发生的风险更大。肥胖（尤其是中心性肥胖）和缺乏锻炼确实促进了青少年糖尿病的发生，但不足以（很少）独立导致 T2D 发生。T2D 和相关胰岛素抵抗对长期心血管健康具有不利影响。

三、预防

（一）1 型糖尿病

自 20 世纪 50 年代以来，T1D 的发病率在全球范围内呈上升趋势，每 20 年增加 1 倍。尽管对儿童早期感染和饮食进行了大量研究，但导致这一流行病的环境因素尚未明确。

胰岛自身抗体不会介导 β 细胞的破坏，但它们通常在诊断前很多年就出现，因此可被视为一个有用的筛查工具。研究表明，强化对多个胰岛自身抗体阳性的个体进行随访（1 期 T1D），可以降低症状的严重程度。抗体筛查不是标准的诊疗，但在研究环境中，对于有一级或二级亲属患有 T1D 的儿童（www.trialnet.org），或者生活在科罗拉多州或德国巴伐利亚州的普通儿童（www.typ1diabetes-frueherkennung.de）均适用。

由于 β 细胞损伤是由 T 淋巴细胞介导的，在自身免疫过程的不同检查点进行免疫抑制可以减缓 β 细胞的丢失。无论有无免疫抑制，免疫调节（包括诱导对胰岛自身抗原的耐受）都是一个热点研究领域。在新诊断的（3 期 T1D）个体中，各种免疫疗法在延长 β 细胞功能（“蜜月期”）方面显示出了良好前景。最近的Ⅱ期临床试验首次证明，teplizumab 作为一种 Fc 受体非结合型抗 CD3 单克隆抗体，可以延缓 T1D 从 2 期到 3 期的进展。对 T1D 的早期识别可能在改变疾病未来轨迹的努力中发挥重要作用。

（二）2 型糖尿病

对糖耐量受损（impaired glucose tolerance，IGT）的成人进行的糖尿病预防计划研究发现，每天 30 分钟的运动（5 天 / 周）和低脂饮食可将患糖尿病的风险降低 58%。在成人中，服用二甲双胍也能将 T2D 的风险降低 31%。关于年轻人的数据较少；然而，持续 12 个月的强化行为干预已被证实可以降低无糖尿病的肥胖青年的血脂、体重指数（BMI）和胰岛素抵抗，改善糖尿病前期青年的血糖状况。

四、临床表现

1. *症状和体征* 儿童合并多尿、多饮和体重减轻是糖尿病特有的综合症状。不幸的是，这些症状经常被患者和基层医护人员忽略。美国新近诊断为 T1D 的儿童中糖尿病酮症酸中毒（diabetic ketoacidosis，DKA）的发生率在过去 20 年中都没有下降，约为 40%，这是医生和社区意识薄弱的表现。超过一半的 DKA 患者在诊断前几天曾由医生诊治，但明显的症状和体征被忽略了。好的病史记录以及护理站的血液和尿液分析可以提高诊断的正确率。使用血糖和血酮测量仪，可以很容易地确认最初的诊断。

DKA 的临床表现包括腹痛、恶心和呕吐，类似流感、胃肠炎或急腹症。患者轻度至中度脱水（5% ～ 10%），可能有库斯莫尔呼吸，并逐渐变得嗜睡和反应迟钝。虽然 DKA 大多发生于年龄较大的儿童，但在较小年龄的儿童，包括婴儿、幼儿和学龄前儿童中也可出现。他们通常有轻微感染或胃肠道不适的症状。没有腹泻的脱水婴幼儿，如果尿量突然增大应该引起警惕。血糖或尿糖检测可以挽救生命。

2. *实验结果* 糖尿病的实验室诊断结果如表 35-2 所示。

表 35-2 定义高血糖 / 糖尿病前期和糖尿病的实验室诊断标准值

	方法	正常	高血糖 / 糖尿病前期	糖尿病
A.	空腹血糖 （至少空腹 8h）	< 100mg/dl（5.6mmol/L）	IFG： 100 ～ 125mg/dl （5.6 ～ 6.9mmol/L）	≥ 126mg/dl （7.0mmol/L）
B.	OGTT 期间 2h 血糖	< 140mg/dl（7.8mmol/L）	IGT： 140 ～ 199mg/dl （7.8 ～ 11.0mmol/L）	≥ 200mg/dl （11.1mmol/L）
C.	血红蛋白 A_{1C}[a]	< 5.7%（39mmol/mol）	5.7% ～ 6.4% （39 ～ 47mmol/mol）	≥ 6.5% （48mmol/mol）
D.	随机血糖（高血糖危象或典型高血糖症状患者）			≥ 200mg/dl（11.1mmol/L）

a 在糖尿病控制和并发症试验（DCCT）中采用的标准化的 NGSP 认证实验室方法

对于糖尿病的诊断，可以使用 A ～ D 任一标准；在没有症状的情况下，必须重复测量 A ～ C。IFG，空腹血糖受损；IGT，葡萄糖耐量受损；OGTT，口服葡萄糖耐量试验 [按照世界卫生组织的规定进行（葡萄糖 1.75g/kg，最高 75g）]

需要注意的是，虽然糖化血红蛋白（hemoglobin A_{1C}，HbA_{1C}）可用于糖尿病的诊断，但大多数临床实验室不具备符合诊断标准的 HbA_{1C} 检测方法 [例如，在糖尿病控制和并发症试验（diabetes control and complications trial，DCCT）中采用的标准化的 NGSP 认证实验室方法]。因此，糖化血红蛋白的测量容易出错，必须谨慎解释，尤其是在没有其他糖尿病迹象或症状的情况下。此外，HbA_{1C} 的敏感性低于基于血糖的标准，并且可能低估了儿童的血糖异常，这些儿童发展为 T1D 的速度特别快。患有空腹血糖受损（impaired fasting glucose，IFG）或 IGT 且无胰岛自身抗体的儿童患 T2D 的风险很高，如果存在肥胖，则需要进行仔细的随访和生活方式的调整（减轻体重）。

儿童血糖高于 200mg/dl 通常是不正常的，必须及时和细致地咨询儿科内分泌专科。如果尿液或血液中有明显的酮类物质，治疗就迫在眉睫。相反，如果症状轻微，并且能够得到门诊糖尿病教育服务，通常不需要住院治疗。

五、鉴别诊断

儿童多尿、多饮和体重减轻是糖尿病特有的。值得注意的是，并不是所有的儿童高血糖都是糖尿病；暂时的、短暂的“压力应激”或类固醇引起的高血糖可能会伴随疾病或创伤而发生。对于无症状、健康的孩子，不能凭借单次的血糖测试结果或基于血糖仪检测获得的临界结果而确定诊断。

糖尿病的分型对于疾病管理和健康教育具有重要意义。检测儿童胰岛自身抗体有助于建立确定持续的胰岛自身免疫（T1D）。缺乏 3 种最有效的自身抗体（胰岛素、GAD 和 IA-2）可提供具有 80% 的阴性预测意义值，此时应评估其他糖尿病病因。有常染色体显性遗传性糖尿病家族史、在出生后 12 个月内发病、出现轻度空腹血糖升高、胰岛素持续分泌（“蜜月期”）超过 1 年或伴有系统性症状、耳聋或视神经萎缩等相关疾病的儿童应考虑单基因糖尿病。所有在出生后 6 个月内被诊断患有糖尿病的儿童都应该进行新生儿糖尿病的基因筛查。

如果糖化血红蛋白（HbA_{1C}）正常，在家连续监测几天的血糖（包括空腹血糖和餐后 2 小时血糖），有助于建立血糖状况。在逐渐发展为显性糖尿病的儿童，最初表现为餐后血糖异常升高，而空腹高血糖的发展则晚得多。

在儿童肥胖发病率不断上升的时代，值得注意的是，无论体重状况如何，T1D 在儿童中特别是那些 10 岁以下或青春期前的儿童中仍然普遍存在。有助于 T2D 诊断的因素包括家族史、少数民族 / 种族、中心性肥胖和青春期状态。黑棘皮病是指颈部、腋下或肘部皮肤增厚和变黑，是胰岛素抵抗的标志，它的存在可能增加对 T2D 的怀疑。

然而，值得注意的是，它存在于许多肥胖儿童中，并不是 T2D 的特异性标志。虽然 DKA 更常见于 T1D，但是约 6% 的 T2D 儿童也可以出现 DKA。

六、治疗

儿童 T1D 和 T2D 应在家庭和更广泛的环境中采取全面的治疗方案。无论发病机制如何，儿童糖尿病的治疗有许多共同的主题。有效的糖尿病管理需要一个多学科的糖尿病团队，包括医生、糖尿病护理教育者、注册营养师、心理学家或社会工作者。

1. 糖尿病管理的一般原则

（1）治疗目标。HbA_{1C} 水平反映了近 3 个月的平均血糖水平。糖尿病治疗的首要目标包括通过降低慢性高血糖水平来预防急性和长期并发症，同时最大限度地提高患者的生活质量。在 T1D 中，这些目标必须通过预防频繁或持续的低血糖和相关疾病来实现。每个患者都应该有自己确定的目标，目标是在没有严重低血糖或频繁中度低血糖的情况下维持最低的 HbA_{1C}（见质量评估和结果指标）。在 T2D 中，如果存在肥胖和相关的共病，也需要引起重视才能最大限度地改善健康结局（见第 4 章和第 11 章）。

（2）患者和家庭教育。所有护理者都需要了解和学习糖尿病知识，包括如何通过注射或胰岛素泵注射胰岛素、如何进行家庭血糖监测，以及处理急性并发症。父母虽然继续参与糖尿病管理，但教导青少年去执行糖尿病管理的许多任务，不横加干涉，当孩子做得好的时候给予支持，他们会表现得更好。教育类书籍（见下文）对家庭教育非常有帮助。

（3）心理治疗。糖尿病的诊断改变了家庭的生活，并带来了无情的挑战。不可能从糖尿病中“放假”而没有不愉快的后果。在最初诊断的时候，施加在家庭的压力可能会导致多种情绪：震惊、否认、悲伤、愤怒、恐惧和内疚感。因此，在诊断时向心理咨询师表达这些感受将有助于长期适应。持续的适应问题可能表明潜在的家庭功能障碍或儿童或者照料者的精神病理。与普通人群相比，患有 T1D 的年轻人更容易被诊断出患有精神疾病、饮食紊乱、认知与学习问题以及应对能力差。在 T2D 患者中，社会经济状况和肥胖既是该疾病的危险因素，也是心理压力、抑郁和其他精神疾病的危险因素。

常规评估应包括糖尿病相关知识、胰岛素调节技能、目标设定、解决问题能力、方案坚持性、自我护理自主性和护理能力。这在儿童晚期和青春期之前尤为重要。一般和糖尿病相关的家庭功能，如沟通、父母的参与和支持、自我照顾的角色和责任都需要进行评估。要教会父母有效的行为管理技能，特别是在诊断前和青春期之前，强调参与和支持，有效解决问题，自我管理技能和现实的期望。应鼓励青少年承担更多的糖尿病管理责任，但也要有持续的、双方同意的父母的参与和支持。向成人糖尿病护理的过渡应该在实际转移之前由青少年及其父母和糖尿病团队协商进行和拟定计划。

（4）饮食和锻炼。应获得全面的饮食史，包括家庭的饮食习惯和传统、儿童习惯的用餐时间和食物摄入模式。每天至少 60min 的有氧运动对患有糖尿病的儿童很重要。运动有助于增进幸福感；有助于提高胰岛素敏感性（胰岛素引起的血糖下降）；有助于保持适当的体重、血压和高密度脂蛋白（HDL）- 胆固醇水平。

2. 1 型糖尿病的治疗

（1）家庭血糖监测。所有家庭必须能够每天至少监测 4 次血糖水平；然而，通常需要每天检查 7 ～ 10 次，这是糖尿病的最佳管理模式。较高频率的自我监测血糖和（或）使用连续血糖监测（continuous glucose monitoring，CGM）与改善 HbA_{1C} 相关。

CGM 现在是常规使用，如果大部分时间使用，则可以显著改善糖尿病的管理。皮下葡萄糖水平每 1 ～ 5 分钟由放置在皮下的传感器测量一次。传感器必须每 6 ～ 10 天更换一次。发送器将葡萄糖水平从传感器发送到接收器，接收器可以位于胰岛素泵、智能手机或独立的接收器设备内。可设置低血糖和高血糖报警。与胰岛素泵治疗（见下文）一样，通常需要在专门的糖尿病中心接受强化教育和随访。用户需要接受训练如何保持实时显示的血糖处在“线之间”，也就是说，在目标范围内。

美国食品药品监督管理局（Food and Drug Administration，FDA）已经批准基于 Dexcom G5 和 G6 CGM 葡萄糖值的胰岛素剂量，这减少了对指血检测血糖的需求，尤其是在学校环境中。由于皮下组织血糖水平在快速变化时可能滞后于指尖血糖水平，因此仍建议使用指尖血糖来治疗和监测低血糖或严重高血糖事件后的血糖恢复情况。

在某些系统中，CGM 数据可用于自动调整胰岛素泵的输送速率（见“人工胰腺”系统部分）。

家庭定期对血糖检测结果或 CGM 数据进行评估，有助于确定胰岛素需求改变的模式，特别是当结合胰岛素剂量和重大事件（如疾病、聚会、运动、月经和低血糖或酮尿症 / 酮症发作）记录时。如果超过 30% 的数值在年龄相应的目标范围以上或超过 15% 的数值都在目标范围以下，则胰岛素剂量需要进行调整。

有些家庭能够独立地做出这些调整，而另一些家庭在两次就诊之间需要医疗保健医护人员的帮助来调整胰岛素剂量。糖尿病医生应每 3 个月对糖尿病儿童进行评估，以检查其依从性，根据生长情况调整胰岛素剂量，监测糖化血红蛋白（HbA_{1C}）并检查及评价血糖模式，以及进行系统的常规检查、体格检查和实验室检查。

（2）营养管理。T1D 患儿的营养管理不需要限制性饮食，只需要一种健康的饮食方案，孩子和他们的家庭都能从中受益。胰岛素泵和每日多次注射（multiple daily injection，MDI）疗法利用碳水化合物计算，计算摄入的碳水化合物的克数，并给予相应剂量的胰岛素。这个方案允许在食物选择上有最大的自由度和灵活性，但它需要专家的教育和指导，可能对于许多家庭或在某些环境下不适合应用，例如青少年或学校午餐时间。作为精确计算碳水化合物的替代方法，“交换份法”可以用于估计 10 ～ 15g 的碳水化合物的分量。

（3）胰岛素。胰岛素有 3 个主要功能：①允许葡萄糖进入细胞进行氧化利用；②减少葡萄糖的生理生成，特别是在肝脏中；③阻止脂解和酮体的产生。

1）新发 1 型糖尿病的胰岛素治疗。在没有 DKA，并且有足够的经口摄食量的儿童中，初始胰岛素可以经皮下注射给予。通常长效胰岛素类似物，如甘精胰岛素（Lantus 或 Basaglar）、地特胰岛素（Levemir）或德谷胰岛素（Tresiba）可经皮下注射（0.2 ～ 0.3U/kg），以提供“基础”胰岛素。此外，可以使用少量的短效（常规）胰岛素或优先使用速效胰岛素类似物，如赖脯胰岛素（Humalog）、门冬胰岛素（NovoLog）或谷赖胰岛素（Apidra）纠正高血糖或在进餐时应用。这通常足以满足前期 12 ～ 24h 的系统的糖尿病教育。

在第 1 周内每次注射都要调整剂量。经验法则是在每日估算剂量的较低水平开始注射胰岛素，并根据血糖监测结果或 CGM 血糖水平进行调整。当出现酮症、感染、肥胖或类固醇激素治疗时，胰岛素的初始每日剂量较大，并且随年龄、青春期状况和发病严重程度而变化。每日 0.3 ～ 0.7U/kg 胰岛素对青春期前的儿童已经足够；但对青春期、超重以及初始 HbA_{1C} 大于 12% 的儿童，在治疗的最初 1 周通常需要的剂量达 1.0 ～ 1.5U/（kg・d）。12 岁以下的儿童在没有成人监督的情况下无法可靠地注射胰岛素，因为他们可能精细运动控制不足和（或）不了解精确掌控剂量的重要性。

胰岛素剂量在诊断后 1 周左右达到峰值，并随着糖毒性降低和食欲减退而逐渐下降。在确诊后 3 ～ 6 周，大多数学龄儿童和青少年会经历部分缓解期或“蜜月期”。在这段时间应减少胰岛素剂量以避免严重低血糖发生。在较大的儿童中，缓解往往持续更长的时间，但很少完全缓解，也不是永久性的。对于胰岛素需求异常低的患者，应考虑其他类型的糖尿病。

2）长效胰岛素剂量。儿童通常注射速效胰岛素来控制食物摄入或纠正高血糖，或使用一种长效胰岛素来抑制内源性肝葡萄糖生成。这是通过将胰岛素与所需特性相结合来实现的。因此，了解胰岛素的起效、峰值和持续时间是必要的（表 35-3）。

表 35-3 胰岛素的类型和药代动力学

胰岛素类型	起效时间	峰值效应	清除时间
速效胰岛素			
门冬胰岛素（Fiasp）	＜ 5min	60 ～ 70min	5 ～ 7h
门冬胰岛素（NovoLog）	10 ～ 15min	30 ～ 90min	3 ～ 5h
谷赖胰岛素（Apidra）	15 ～ 30min	30 ～ 90min	3 ～ 5h
赖脯胰岛素（Humalog，Admelog）	10 ～ 15min	30 ～ 90min	3 ～ 5h
吸入型胰岛素（Afrezza）（未批准用于 18 岁以下的人群）	20min	30 ～ 60min	1 ～ 5h
短效胰岛素			
常规人胰岛素（Humulin R、Novolin R）	30 ～ 60min	2 ～ 4h	6 ～ 10h
中效胰岛素			
NPH（中性鱼精蛋白锌胰岛素）（Humulin N，Novolin N）	1 ～ 4h	4 ～ 12h	8 ～ 18h（通常～ 12 h）
长效胰岛素			
德谷胰岛素（Tresiba）	1 ～ 2h	没有峰值	24 ～ 40h
地特胰岛素（Levemir）	1 ～ 2h	没有峰值	6 ～ 24h
甘精胰岛素（Lantus，Basaglar，Toujeo）	1 ～ 2h	没有峰值	18 ～ 26h
预混胰岛素（可提供多种组合）			
Humulin 70/30 或 Novolin 70/30（70%NPH+30% 常规）	30min	双峰	10 ～ 18h
NovoLog 混合物 70/30（70%NPH+30% 门冬氨酸）或 Humalog 混合物 75/25（75%NPH+25%lispro）	15min	双峰	10 ～ 18h

胰岛素的作用可能会因个体之间差异或个体情况而有所不同

在我们中心，几乎所有确诊为T1D的儿童都会接受胰岛素泵注射或基础-餐时MDI注射。这通常包括饭前注射3～4次（餐前大剂量）速效胰岛素类似物和1～2次长效胰岛素类似物。餐前速效胰岛素的剂量是将摄入的碳水化合物所需胰岛素剂量加上额外的纠正高血糖所需胰岛素剂量。最初可以利用估算速效胰岛素剂量的浮动尺（仅基于当前的血糖水平），同时家庭需要学会碳水化合物量的计算。一种快捷方法就是假设碳水化合物量每天（如在晚餐时）都没有变化；当然，这可能导致严重的剂量不足或过量。

4岁以下的儿童通常需要0.5～2单位的速效胰岛素来覆盖摄入的碳水化合物。4～10岁儿童的早餐和晚餐可能需要4单位的速效胰岛素，而年龄较大的儿童则需要4～10单位的速效胰岛素。这些预估剂量不包括对高血糖的校正剂量。

家庭应逐渐学会根据家庭血糖测试结果或CGM值对胰岛素剂量进行每周的微调。考虑到胰岛素作用的延迟，速效胰岛素类似物需在进食前10～20min给予，缓慢起效的人常规胰岛素则需要在进食前30～60min给予（这几乎不是一个可行的选择）。对于饮食不可预测的幼儿，可能需要等到餐后再决定注射的速效胰岛素剂量，这是避免低血糖和耐受餐后高血糖之间的折中方案。

长效胰岛素，如甘精胰岛素（Lantus或Basaglar）或地特胰岛素（Levemir）需每天给予1～2次，以维持两餐之间的基础胰岛素水平。德谷胰岛素（Tresiba）每天一次，适时注射。长效胰岛素剂量通常不需要每天调整，但在高强度活动（如运动、徒步旅行）或夜间活动时需要减量。

在过去，大多数儿童每天都要注射两次速效胰岛素和一种中效胰岛素（NPH），通常在注射前混合使用。约2/3的总剂量在早餐前给予，其余的在晚餐前给予。与上述基础-餐时给药方案相比，该方案在达到推荐的糖化血红蛋白水平和避免低血糖方面表现较差。当患者从NPH改为胰岛素类似物时，长效胰岛素每日需要量仅为原来的50%。

3）胰岛素泵治疗。持续皮下胰岛素输注（胰岛素泵）是目前复原机体生理胰岛素功能的最佳方式。对应胰岛素需求的日变化，标准胰岛素泵可提供一个可变的程序化的基础率。青春期前的儿童在前半夜需要更高的基础率，青春期后的患者因“黎明现象”而在早晨需要更高的基础率。剧烈运动期间基础率要定得更低。使用者在餐前给予餐前大剂量，以纠正高血糖。大多数胰岛素泵可以从血糖仪接收无线传输的血糖结果，但患者或护理者仍必须手动输入所摄入的碳水化合物量。该泵根据先前输入的参数计算出膳食或纠正高血糖所需的胰岛素剂量，这些参数包括胰岛素-碳水化合物的系数、胰岛素敏感性（或校正）系数、目标血糖值和胰岛素作用的持续时间（设定为2～3h以防胰岛素累积过多）。使用者可以忽略建议或按下按钮启动推注。

大多数临床试验证明胰岛素泵疗法与MDI相比，可以获得更好的HbA_{1C}水平和更少的严重低血糖事件。对于那些有注射困难或害怕注射的儿童，或者那些希望生活方式更灵活的儿童，如睡懒觉、缺乏运动或饮食不规律的儿童，胰岛素泵疗法可以提高他们的生活质量。胰岛素泵对需要多餐、多次小剂量速效胰岛素的儿童或婴儿尤其适用。新一代胰岛素泵的输出量仅为0.025U/h，但如果使用稀释胰岛素，可能需要更高的速率来实现连续输送。

依从性问题包括不规律的血糖监测，不及时更换胰岛素泵输注器，对血糖升高没有反应，碳水化合物计算不正确，或者完全错过了餐前的大剂量输入。胰岛素泵治疗的副作用包括因输液器移位或堵塞而导致胰岛素无输注。胰岛素泵疗法明显比注射疗法花费高。有些患者可能无法完成泵的操作；有些患者无法进行多次血糖检测和碳水化合物计算，有些患者因身体外观形象问题或极端体力活动（游泳、接触性运动）而不能接受胰岛素泵治疗。

4）“人工胰腺”系统。最新一代胰岛素泵可接收CGM传感器输入，从而自动改变胰岛素输注。最简单的可用系统的特点是，在预先确定的低血糖水平下，由传感器启动自动中止胰岛素输送，并在血糖水平上升后自动恢复胰岛素输送。其他系统对预测的血糖水平做出反应，而不是对当前的低或高血糖水平做出反应。首款混合闭环系统美敦力670G于2017年上市。网络控制IQ系统于2020年获得批准，目前还有更多的系统正在积极开发中。混合闭环系统根据CGM输入自动确定的可变基础剂量代替由程序设定的基础量。目前所有的“人工胰腺”系统仍然要求佩戴者在饭前根据碳水化合物的摄入量给药。

（4）运动。运动期间或运动后2～12h的低血糖可通过以下方法来预防：①在运动前、运动中和运动后认真监测血糖；②减少运动时（或运动后）有活性的胰岛素的剂量，包括降低或暂时停止胰岛素泵的基础速率；③提供额外的零食。15g葡萄糖通常能维持30min的运动。在运动期间使用含5%～10%葡萄糖的饮料如佳得乐（一种运动饮料），通常是有益的。餐时胰岛素和基础胰岛素应在运动前、运动中、运动后减少；运动时间越长，运动强度越大，胰岛素剂量减少的幅度就越大。

（5）疾病期间的管理。必须教育家长在任何疾病期间，当空腹血/CGM血糖水平高于240mg/dl（13.3mmol/L），或随机测量的血糖水平高于300mg/dl（16.6mmol/L）时，需要监测血糖或尿酮水平。如果存在中度或严重的酮尿症或酮症酸中毒（用精密Xtra仪测量血β-羟基丁酸盐＞1.0mmol/L）时，应告知医护人员。每隔2～3h皮下注射一次速效或常规胰岛素（通常为每日胰岛素总剂量的10%～20%），直到血糖正常。这可以防止发展为酮症酸中毒，且大多数患者能够在家接受治疗。血/CGM葡萄糖超过250mg/dl，水是首选的口服液；血糖水平较低时，应换用佳得乐/强得力或其他含葡萄糖饮料。

3. *2型糖尿病的治疗* 儿童T2D的治疗因疾病的严重程度各不相同。

（1）生活方式管理。如果HbA_{1C}仍升高不明显，尚接近正常，则以家庭为中心的生活方式调整成为治疗的第一道防线。与成人相比，生活方式干预在儿科人群中的结果喜忧参半，可能反映了青少年T2D的复杂家庭和环境背景。干预措施应强调饮食均衡，并保持健康的体重和定期锻炼。饮食干预应在文化上得到认可，并认识到家庭资源的局限性。

（2）药物治疗。曾经T2D的药物治疗仅限于两种批准的药物：二甲双胍和胰岛素。然而，2019年，近20年来首次批准了一种额外的药物利拉鲁肽（Victoza），用于10岁及以上的T2D青少年。

对于HbA_{1C}＜8.5%，且无症状或无酮症者，通常二甲双胍的起始剂量为500mg/d，每周增加，直至最大剂量每次1000mg，每日两次。如果症状更严重，有酮症，HbA_{1C}≥8.5%，或随机血糖≥250mg/dl，或不能明确鉴别T1D和T2D，初始治疗应包括胰岛素。初始基础胰岛素剂量0.25～0.5U/kg通常有效。二甲双胍可在酮症消退后开始使用。一旦空腹和餐后血糖水平达到正常或接近正常水平，可以在2～6周后开始尝试停用胰岛素。如果单用二甲双胍不能在4个月内达到HbA_{1C}＜7%（47.5mmol/mol）的目标，基础胰岛素应考虑高达1.5U/（kg·d）。如果二甲双胍和基础胰岛素联合用药未达到目标，应启动餐前胰岛素（MDI或胰岛素泵）。

如果服用二甲双胍（应用或未应用基础胰岛素）不能使血糖达标，10岁及10岁以上的儿童应考虑注射利拉鲁肽。个人或家族史或甲状腺髓样癌或2型多发性内分泌瘤是禁忌证。利拉鲁肽每天注射一次，可使胰高血糖素样肽-1（glucagon-like peptide-1，GLP-1）水平升高，从而增加胰岛素分泌，降低胰高血糖素水平，延缓胃排空，降低食欲。利拉鲁肽与二甲双胍或二甲双胍和胰岛素合用时，HbA_{1C}水平可降低0.64%。与成人相似，青年人也会出现胃肠道副作用（恶心、呕吐和腹泻）；可以通过低初始剂量开始治疗和逐渐增加剂量来减少这种副作用。值得注意的是，与安慰剂组相比，注射利拉鲁肽的青少年在1年的治疗后体重减轻情况有所改善。

另外，还有一些药物治疗方案正在进行临床试验，以检验其安全性和有效性。

（3）家庭血糖监测。家庭血糖监测在仅使用二甲双胍或生活方式干预的年轻人中通常不太频繁（例如，每周3d的第一次晨检和餐后2h检测）；然而，根据所用胰岛素的剂量和类型，有可能需要进行更频繁的检测。

质量评定和结局指标

美国糖尿病协会的立场声明，糖尿病医疗护理标准，以及国际儿童和青少年糖尿病学会（International Society for Pediatric and Adolescent Diabetes，ISPAD）临床实践共识指南（见下文链接的线上文献），每年都会对儿童和青少年糖尿病患者的医疗护理和结果评估进行总结。

在开创性的DCCT试验中发现，糖化血红蛋白从9%下降到7%，能够使T1D患者的眼、肾、心血管和神经系统并发症减少50%以上。不幸的是，在患有T1D的美国儿童和青少年中，只有不到30%的患者的糖化血红蛋白低于7.5%。目前，美国糖尿病协会（ADA）和ISPAD为儿童和青少年糖尿病患者推荐了个体化的目标。所有儿童糖化血红蛋白的目标应低于7.5%。对于接受胰岛素类似物、胰岛素泵疗法的糖尿病患者，以及能够通过频繁使用手指棒指尖采血或使用CGM密切监测血糖的患者，ISPAD建议糖化血红蛋白的目标应低于7.0%。糖化血红蛋白低于7.5%的目标可能更适合那些环境资源有限、有严重低血糖发作病史、无法明确表达低血糖症状的人（如幼儿）或低血糖意识不清的人。更严格的目标是低于6.5%（48mmol/mol），这对于特定的患者可能是合适的，如没有严重的低血糖，特别是那些有残留的细胞功能的患者。CGM的目标范围内时间［传感器值介于70～180mg/dl（3.9～10.0mmol/L）之间的时间］正在成为使用这些设备的糖尿病患者控制糖尿病的有效衡量标准。为了使糖化血红蛋白值达标，血糖和CGM的预测目标见表35-4。

七、并发症

1. *糖尿病酮症酸中毒（DKA）* 酮症酸中毒（静脉血pH＜7.30或碳酸氢盐＜15mmol/L）仍然是首次确诊的T1D患者的常见急性并发症。

在已确诊的T1D患者中，DKA可能发生在那些未注射胰岛素、未检查血或尿液中的酮体水平或在酮体

表 35-4　血糖和 CGM 目标

	所有儿童 HbA_{1C} < 7.5%	低血糖风险 HbA_{1C} < 7.0%
自我血糖监测的目标		
餐前（≥ 2h 空腹）	90 ～ 130mg/dl（5.0 ～ 7.2mmol/L）	70 ～ 130mg/dl（3.9 ～ 7.2mmol/L）
餐后		90 ～ 180mg/dl（5.0 ～ 10.0mmol/L）
睡前 / 夜间	90 ～ 150mg/dl（5.0 ～ 8.3mmol/L）	80 ～ 140mg/dl（5.0 ～ 10.0mmol/L）
CGM 的目标		
血糖在达标范围内的时间 70 ～ 180mg/dl（3.9 ～ 10.0mmol/L）	> 60%	> 70%

CGM，连续血糖监测；HbA_{1C}，糖化血红蛋白

目标仅供一般参考。ADA 指南建议所有目标都应针对患者进行个体化选择。低血糖风险低的儿童包括获得最佳糖尿病护理（胰岛素类似物、CGM、胰岛素泵）、能够识别低血糖症状并表达、无严重低血糖事件史的儿童

升高时未寻求帮助的患者身上。反复发作的 DKA 意味着有必要咨询专业人员，并由一个负责任的成年人来接管糖尿病管理任务。如果无任何原因出现以上状况，这是不可能的，那么可能需要改变儿童的生活状况。

DKA 的治疗基于 4 个原则：①恢复液体容量；②静脉注射胰岛素以抑制脂肪分解并恢复利用葡萄糖；③电解液替代；④纠正酸中毒。轻度 DKA 定义为静脉血 pH 为 7.20 ～ 7.30；中度 DKA 的 pH 为 7.10 ～ 7.19；重度 DKA 的 pH 低于 7.10。如有条件，严重 DKA 患者应收治到儿科重症监护室。治疗开始时的实验室检查应包括静脉血 pH、葡萄糖和电解质。更严重的病例可以通过血渗透压、钙、磷和尿素氮水平的测定评判。重度和中度 DKA 通常需要每小时测定一次血糖、电解质和静脉血 pH，而如果 pH 为 7.20 ～ 7.30，则可每 2 小时监测一次这些参数。

（1）恢复液体容量。DKA 时，通过估计体重减轻、口腔黏膜干燥、低血压和心动过速来判断脱水的恢复情况。起始的治疗是给予生理盐水（0.9% NaCl 溶液），在第 1 个小时内 10 ～ 20ml/kg（严重脱水的患者可以在第 2 个小时重复给予）。为避免脑水肿的风险，4h 的液体总量不应超过 20 ～ 40ml/kg。因为有脑水肿的风险，初始扩容后的 24 ～ 36h，以 1.5 倍的维持量输入 0.45% ～ 0.9% 的盐水。当血糖水平降至 250mg/dl（13.9mmol/L）以下时，向静脉输液中加入 5% 葡萄糖溶液。如果血糖水平低于 120mg/dl（6.6mmol/L），可添加 10% 葡萄糖溶液。

（2）抑制脂肪分解和恢复利用葡萄糖。胰岛素可以阻止脂肪分解和酮体的形成。在起始的补液后，以 0.05 ～ 0.1U/（kg・h）的速率连续滴注常规胰岛素，使血糖下降约 100mg/（dl・h）。因为可能增加脑水肿的风险，不建议静脉推注胰岛素。如果患者存在低钾血症，则应补钾并延迟胰岛素治疗（见下文）。如果血糖或血钾下降过快，可以减少胰岛素用量，但在静脉血 pH 达到 7.30 之前不应停止使用。在首次皮下注射长效和短效胰岛素后，静脉注射胰岛素还应至少持续 30min，以防止酮症反弹。

（3）电解质的替代。DKA 时钠和钾都大量消耗。血清钠浓度可因高血糖被校正。补液时给予 0.45% ～ 0.9% 的盐水通常可以充分纠正血钠。

虽然全身的钾经常被大量消耗，但血清钾水平最初可能会升高，因为在酸中毒的情况下，钾无法留在细胞内。在血清钾水平低于 5.0mmol/L 且确定有排尿之前，不应静脉补钾。然后通常给予 40mmol/L 的置换液，其中一半钾（20mmol/L）为乙酸钾或氯化钾，另一半为磷酸钾（20mmol/L）。如果所有的钾都以磷酸盐的形式给予，则可能发生低钙血症；如果缺少磷酸盐，则可能发生低磷血症。

如果初始钾含量低，应在初始补液和开始注射胰岛素之前补钾。如若在开始注射胰岛素之前不能充分补充钾，可能会导致危及生命的心脏并发症。

（4）纠正酸中毒。酸中毒随着液体容量的恢复而自动纠正，胰岛素能促进有氧糖酵解并抑制酮生成。一般不建议使用碳酸氢钠，因为可能增加脑水肿的风险。

（5）脑水肿的处理。通过计算机断层扫描（CT），证实在 DKA 中通常会发生一定程度的脑水肿。相关的临床症状是罕见的、不可预测的，可能与死亡有关。脑水肿可能与发病时的脱水、脑灌注不足、酸中毒和过度通气有关。一般来说，建议在开始治疗的前 4h 内补液量不超过 40ml/kg，随后的补液量不超过维持量的 1.5 倍。当血清钠含量下降而不是上升时，脑水肿更容易发生。早期的神经体征可能包括头痛、过度嗜睡和瞳孔散大。此时应立即开始治疗，包括抬高床头、给予甘露醇（30min 内 1g/kg）和限制液体。如

果对初始给予的大剂量甘露醇无反应，可以给予浓度为3%的高张盐水（2.5ml/kg）缓慢静脉滴注（超过10～15min），或同时使用。如果没有及早发现和治疗脑水肿，超过50%的患者将面临死亡或伴有永久性脑损伤。

2. 高渗性高血糖状态　高渗性高血糖状态（hyperosmolar hyperglycemic state，HHS）是在有一定水平的胰岛素分泌的个体中发生的一种罕见的严重的代谢失调。它与高血糖[血糖＞600mg/dl（33.3mmol/L）]和高渗状态（＞320mOsm/kg）有关。一般很少或没有酮症（尿试纸阴性或“微量”）或酸中毒（碳酸氢盐＞15mmol/L，静脉pH＞7.25）。HHS通常在严重脱水时才被发现，脱水量最大可达DKA的2倍。患者通常表现为严重的精神状态变化，从情绪改变到昏迷。HHS的并发症通常与血栓栓塞事件有关。也可能发生横纹肌溶解症，伴有肌肉肿胀、肾衰竭和电解质紊乱，包括低血钾和低血钙，伴有心律失常或心搏骤停，导致室间隔综合征。有几篇关于恶性高热样综合征病因不明的报道，对于伴有肌酸激酶升高的发热儿童，应尽早开始使用丹曲林进行治疗。虽然HHS被怀疑有类似于DKA的脑水肿风险，但这种并发症的报道却极为罕见。与成人的报告相似，儿科人群中的HHS在肥胖的非洲裔男性中更为常见。成人报告中将HHS描述为T2D的一种并发症；然而，在儿科T1D和T2D患者中均有HHS的报告。

HHS患儿应在重症监护室病房进行心脏监护，每小时对血糖、生命体征和水化状态进行一次评估，密切监测电解质、肾功能、渗透压和肌酸激酶（以评估进展中的横纹肌溶解症）。护理的基础包括恢复液体容量，避免血糖过快下降，以及电解质替代。

3. 低血糖　低血糖（或“胰岛素反应”）是T1D最常见的急性并发症，定义为血糖水平低于60mg/dl（3.3mmol/L）。对于学龄前儿童，血糖低于70mg/dl（3.9mmol/L）应引起关注。低血糖的常见症状是饥饿、虚弱、颤抖、出汗、嗜睡（在不寻常的时间）、头痛和行为改变。如果不立即用单糖治疗低血糖，低血糖可能导致意识丧失和癫痫发作；长期低血糖可导致脑损伤或死亡。严重低血糖事件发生率（意识丧失或癫痫发作）为每年3～7次/100名患者。

儿童在不同的年龄阶段学习识别低血糖症，但在4～5岁时，他们往往会说“感觉很有趣”。学校工作人员、体育教练和保姆必须接受识别和治疗低血糖的培训。坚持日常的生活，矫正胰岛素用量，定期血糖监测，控制零食，患儿和家长的依从性，良好的教育，这些都是预防严重低血糖的重要因素。此外，在进入热水浴缸或淋浴之前，不应注射胰岛素，因为高温可能会导致胰岛素吸收更快。胰岛素类似物的使用，以及包括胰岛素泵、CGM和使用CGM输入控制胰岛素输出的“人工胰腺”系统在内的技术都有助于减少低血糖的发生。

轻度低血糖的处理方法包括：给4盎司*果汁；给含糖苏打饮料或牛奶；等待10～15min。如果血糖水平仍低于60mg/dl(3.3mmol/L)，则重复上述补充液体。如果血糖水平高于60mg/dl，则给予固体食物。中度低血糖患者如果意识清醒但语无伦次，可通过在牙龈和嘴唇之间挤压半管浓缩葡萄糖（如Insta葡萄糖或蛋糕糖霜）并轻抚喉咙以鼓励吞咽来进行治疗。

为处理严重低血糖，建议家长在家中和旅行包中携带胰高血糖素：5岁以下的儿童皮下或肌内注射0.3ml（30单位）；5岁以上的儿童给予0.5ml（50单位）；体重＞100磅（≈45.4kg）的儿童注射1ml（100单位）胰高血糖素。小剂量的胰高血糖素[剂量为：2单位＋儿童年龄数，例如，10岁儿童给予2+10=12（单位）]，最多可用到15单位，可以用来预防非糖尿病性疾病（胃肠炎、呼吸道感染）导致的严重低血糖。如果能获得鼻腔吸入性胰高血糖素，在解决低血糖方面与注射胰高血糖素一样有效。

一些患者在至少有10年的糖尿病病史或频繁的低血糖事件后，往往无法识别低血糖症状（低血糖意识不清）。对于这些患者，应考虑使用CGM和低血糖报警器或人工胰腺技术。

4. 远期并发症　表35-5总结了有助于评估和预防长期并发症的常规检查。

（1）高血压。高血压在糖尿病儿童中普遍存在，它可以很好地预测微血管和大血管并发症。每次就诊时应评估血压。如果证实高血压或正常高值血压，应首先排除非糖尿病原因（参见第20章）。在考虑药物干预之前，可以首先通过饮食调整和以控制体重为目的的运动来解决高血压问题，如果有效，可以持续3～6个月。对于确诊的高血压，血管紧张素转换酶抑制剂是一线药物；如果耐受性不好，可以使用血管紧张素Ⅱ受体阻滞剂。治疗的目标是血压始终低于同年龄、性别和身高儿童的第90百分位数（《儿童和青少年高血压的诊断、评价和治疗的第四次报告》https：//www.nhlbi.nih.gov/files/docs/resources/heart/hbp_ped.pdf）。

（2）血脂异常。在T1D患儿中血脂通常是正常的，血脂异常在T2D儿童中更为常见。新诊断的患者应在筛查前达到良好的血糖控制，但筛查不得延迟超过诊断后1年。如果随机血脂测定结果异常，应行空腹血

---

*1盎司≈0.028kg

表 35-5 儿童和青少年糖尿病良好管理检查表

	评估	频率	措施
血糖管理	糖化血红蛋白（HbA_{1C}）	每 3 个月	见表 35-4
	葡萄糖（血糖仪或 CGM 下载）	每 3 个月	见表 35-4
心血管风险	血压	每 3 个月 如果是高正常值或高血压，请分别非同日 3 次确认	目标：＜ 95% 同年龄、性别和身高者 正常高值：≥ 90% 的同年龄、性别和身高者 高血压：≥ 95% 的同年龄、性别和身高者 LDL [目标：＜ 100mg/dl(2.6mmol/L)] HDL [目标：＞ 35mg/dl(0.91mmol/L)] 甘油三酯 [目标：＜ 150mg/dl (1.7mmol/L)]
	血脂（非禁食）	T1D：≥ 2 岁的患者，诊断后即检测，如果 LDL ≤ 100mg/dl，在 9 ～ 11 岁时再次筛查，此后每 3 年复查一次 T2D：诊断时检测；如果正常，每 5 年复查诊断和随访检查	
	吸烟	诊断和随访时进行筛查	
微血管并发症	肾病（尿微量白蛋白）	T1D：确诊 2 ～ 5 年后每年（起始年龄＞ 10 岁或早熟者） T2D：发病时，每年	ACR（nl：＜ 30mg/g） 晨起第一次尿液样本，需要 3 次中有 2 次异常来确认微量白蛋白尿
	视网膜病变	T1D：确诊 2 ～ 5 年后每年（年龄≥ 10 岁） T2D：发病时，然后每年	眼科转诊进行眼底摄影或扩张检眼镜检查
	神经病变	T1D：糖尿病 2 ～ 5 年后每年（年龄≥ 10 岁或早熟者） T2D：发病时，每年一次	足部综合检查：感觉、脉搏、振动和反射
社会心理	社会心理共病	诊断时和此后的常规检查	评估抑郁、焦虑、糖尿病适应不良和饮食紊乱
自身免疫性疾病（仅限 T1D）	自身免疫性甲状腺疾病	诊断时筛查（TSH、TPO 和抗甲状腺球蛋白抗体），每 1 ～ 2 年复查一次 TSH；如有提示性体征或症状、甲状腺肿大、生长问题或不明原因的血糖变异性，应尽早检查	TSH（nl：0.5 ～ 5.0IU/ml） T_4（nl：4.5 ～ 10μg/dl） TPO Ab 抗甲状腺球蛋白抗体：TRAb（TSI）
	乳糜泻	诊断时筛查（tTG IgA，总 IgA）在诊断后 2 年内重复，5 年后再次检查，如果一级亲属有腹泻病或暗示性症状，则考虑更频繁的筛查	tTG IgA Ab 如果 IgA 缺乏：tTG IgG 或 IgG 糖化醇溶蛋白肽抗体
	艾迪生病	每 3 个月：评估肾上腺功能不全的症状和体征。考虑实验室评估	21- 羟化酶抗体、ACTH、空腹上午皮质醇、电解质、血浆肾素
肥胖相关的合并症（典型的 T2D）	非酒精性脂肪肝	诊断为 T2D 时及此后每年	ALT AST
	睡眠呼吸暂停	诊断为 T2D 时及此后的常规检查	评估打鼾、呼吸暂停、睡眠质量差、白天困倦、早晨头痛和遗尿症
	多囊卵巢综合征	女性患者诊断为 T2D 时及此后常规检查	评估月经异常和高雄激素血症的症状 / 体征

Ab，抗体；ACR，白蛋白 / 肌酐；ACTH，促肾上腺皮质激素；ALT，丙氨酸转氨酶；AST，天冬氨酸转氨酶；CGM，连续血糖监测；HDL，高密度脂蛋白；IgA，免疫球蛋白 A；IgG，免疫球蛋白 G；LDL，低密度脂蛋白；nl，正常范围；T_4，甲状腺素；T1D，1 型糖尿病；T2D，2 型糖尿病；TPO，甲状腺过氧化物酶自身抗体；TSH，促甲状腺激素；tTG，组织转谷氨酰胺酶

脂测定进行确认。初始治疗包括优化血糖控制，增加体力活动，并使用第二步美国心脏协会推荐饮食减少饮食中的饱和脂肪含量。如果6个月后通过生活方式的改变和糖尿病治疗未得到改善，则应考虑他汀类药物治疗。T1D患者考虑应用他汀治疗的标准是10岁以上低密度脂蛋白（low-density lipoprotein，LDL）水平高于160mg/dl（4.1mmol/L），或LDL高于130mg/dl（3.4mmol/L）且伴有一个或多个心血管疾病危险因素。他汀类药物治疗青少年T2D的标准是持续性LDL高于130mg/dl（3.4mmol/L）。治疗目标是低密度脂蛋白水平低于100mg/dl（2.6mmol/L）。他汀类药物具有致畸作用，因此，预防意外怀孕对青春期后女孩至关重要。

对于患有T2D和高甘油三酯血症[空腹甘油三酯＞400mg/dl（5.6mmol/L）或非空腹甘油三酯＞1000mg/dl（11.3mmol/L）]者，建议改变生活方式和促进减重。此外，一些研究显示出每天补充2～4g的ω-3脂肪酸的有效性。

（3）肾病。肾小球滤过率（GFR）的快速下降是糖尿病肾病的首要临床表现，通过严格控制血糖和血压，肾小球滤过率的快速下降可能是可逆的。微量白蛋白尿是一个公认的危险因素，定义为尿白蛋白排泄率在20～200μg/min，或尿白蛋白/肌酐值男性为2.5～25mg/mmol，女性为3.5～25mg/mmol或30～300mg/g（现场尿液）。微量白蛋白尿的诊断需要在3～6个月内记录到2/3的尿样异常结果。一旦证实持续性微量白蛋白尿，应排除非糖尿病引起的肾脏疾病。评估之后，即使血压正常，也应该开始使用血管紧张素转换酶抑制剂治疗。如果可行，应向患者建议控制血糖和血压及强调戒烟的重要性。T2D患者应在诊断后立即进行微量白蛋白尿评估，然后每年评估一次。

（4）视网膜病变。虽然在儿童中很少见，但增殖性视网膜病变确实发生在病程长、糖尿病控制不佳的青少年之中。激光治疗可使增生的毛细血管凝固，防止出血和血液漏入玻璃体液或视网膜后面。这种治疗可以保持有用的视力。

（5）神经病变。每年全面的足部检查应包括以下内容：足背和胫后脉搏触诊；评估髌骨和跟腱反射；确定本体感觉、振动觉和浅感觉。

（一）1型糖尿病的相关自身免疫性疾病

表35-5中总结了T1D患者中推荐的自身免疫性疾病筛查。

桥本甲状腺炎是T1D患儿中最常见的自身免疫性甲状腺疾病，Graves病也可发生。甲状腺过氧化物酶自身抗体（TPO）通常是自身免疫性甲状腺炎中最先出现异常的抗体，可在高达20%的T1D患者中出现。如果TPO阳性，建议每6～12个月进行一次TSH筛查（甲状腺疾病的管理参见第34章）。

谷氨酰胺转氨酶自身抗体为乳糜泻提供了一种敏感和特异的筛查试验，可见于高达10%的T1D儿童，而在5岁以前诊断为T1D的儿童中风险最高。乳糜泻的风险与HLA-DR3-DQ2单倍型密切相关。提示乳糜泻的体征和症状包括生长不良或体重增加不良、腹痛、吸收不良、经常发生不明原因低血糖或血糖控制异常。大约一半的乳糜泻在诊断为T1D几年后出现，大多数经活检确诊的儿童“无症状”，但有报道称开始无谷蛋白饮食后，患儿健康状况有所改善。未经治疗的乳糜泻可能导致严重的低血糖，骨转换增加，骨矿化减少，以及许多其他长期并发症（参见第21章）。

21-羟化酶自身抗体是增加爱迪生（Addison）病风险的标志物，约1%的T1D患者中存在该抗体，但只有约1/3抗体阳性的患者伴有艾迪生病的发生（通常缓慢进展，更多信息参见第34章）。

其他不太常见的自身免疫性疾病包括类风湿性关节炎、红斑狼疮、牛皮癣、硬皮病、白癜风、皮肌炎、自身免疫性肝炎、自身免疫性胃炎、恶性贫血和重症肌无力。

（二）2型糖尿病相关疾病

在诊断T2D时，患者可能已经存在高血压、血脂异常、肾病和视网膜病变等共病，因此应在初次就诊后开始进行筛查（表35-5）。由于T2D的年轻人经常有肥胖的背景，因此应评估相关的并发症，包括肝脂肪变性、睡眠呼吸暂停和骨科并发症（参见第4章和第11章讨论）。女性青少年T2D还应考虑多囊卵巢综合征（PCOS）的评估（参见第4章）。

八、预后

过去的20年，由于更好地控制了血糖和血压，T1D儿童的远期预后有了显著改善。虽然目前这些患者，尤其是患有糖尿病的女性的预期寿命与普通人群相比仅略短，但成年后患心血管疾病的风险仍然高出4～10倍。对青少年时期被诊断患有糖尿病的青少年患者的观察表明，与T1D患者相比，T2D患者的并发症发生率明显增高。

现代糖尿病护理通常会带来良好的健康结果。生物技术在胰岛素类似物、胰岛素泵、连续血糖监测以及人工胰腺方面取得了巨大进展，降低了急性和远期并发症的风险。然而，对患者及其家属进行全面、持续的教育仍然是糖尿病患者健康、高质量生活的基础。

（译者：刘文静　校稿：张一宁）

第 36 章 先天性代谢疾病

Janet A. Thomas, MD；Johan L. K. Van Hove, MD, PhD，MBA；
Austin A. Larson, MD；Peter R. Baker Ⅱ, MD

一、简介

在临床上把因单基因缺陷产生代谢途径障碍的疾病称为先天性代谢缺陷。近年，曾经被视为罕见疾病的先天性代谢缺陷疾病患者数量已急剧增加，目前儿童患病率为 1 ∶ 1500。这些患者中的大部分都可以得到有效的治疗。即使所患疾病目前还未有治疗办法，明确诊断对父母今后再生育后代也有提示作用，并有利于采取优化生育的策略。

先天性代谢缺陷病理学表现产生的原因通常是代谢障碍后酶底物的积累，或是由于反应产物的缺乏。在某些情况下，积累的酶底物是可扩散的，对很多器官都有不利影响；在其他情况下，如溶酶体贮积病，底物主要在局部积聚。先天性代谢缺陷的临床表现有很大的差异性，几乎每种疾病都有轻度和重度的不同。根据残余酶的活性，临床表型从经典到罕见不等，而残余酶活性在很大程度上取决于共同基因中的特定突变。

第一种治疗方式是提高被降低的酶的活性。基因置换疗法还需要长期的研究试验。之前关于基因传递到靶器官和控制基因作用的技术的不成熟使得临床无法使用基因置换的方法；然而，大量的临床研究试验的进行，提供了成功的希望。使用静脉内、鞘内或脑室内注射重组酶的酶替代疗法已被开发成为许多溶酶体贮存障碍疾病的有效治疗方法，并且还有更多的研究在继续。皮下酶替代疗法也在开发之中。经皮下注射调整细菌酶的酶替代疗法现在也可用于至少一种疾病的治疗。器官移植（肝、肾、心脏或骨髓）可以在某些情况下提供酶的来源。药理学剂量作为一个辅助因子有时可以有效地恢复酶活性，比如维生素。可以通过使用药物促进转录（转录上调）或通过伴侣蛋白治疗稳定蛋白质产物来增加残余酶活性。或者，一些治疗手段是为了应对酶缺乏的后果。避免底物积累的疗法包括限制饮食中的前体（如苯丙酮尿症的低苯丙氨酸饮食）、避免分解代谢（禁食或呕吐疾病）、抑制前体合成中的酶（如酪氨酸血症Ⅰ型中的NTBC酶）（见遗传性酪氨酸血症一节），或通过药理学方法（如利用甘氨酸疗法治疗异戊酸血症）或透析清除积聚的底物，也可以补充不足的代谢物（如糖原贮积病Ⅰ型的葡萄糖给药）。

先天性代谢缺陷可以出现于任何年龄的人群，影响任何器官系统，并模拟许多常见的儿科问题。本章重点讨论何时考虑代谢紊乱在儿科常见问题的鉴别诊断，然后讨论一些更重要的代谢失调疾病的细节。

二、诊断

1. *怀疑患有先天性缺陷问题* 在鉴别诊断危重新生儿、癫痫、神经退行性变、反复呕吐、瑞氏综合征、实质性肝病、心肌病、横纹肌溶解症、肾功能不全、原因不明的代谢性酸中毒、高氨血症和低血糖症时，必须考虑先天性缺陷问题。智力残疾、发育迟缓和发育障碍常常存在，但少数情况下具有特殊性。

当以下情况发生时，应当怀疑患者患有先天性缺陷问题：①疾病程度与病史不相称；②饮食变化伴随症状；③儿童的发育倒退；④儿童表现出特定的食物偏好或厌恶；⑤家庭有亲缘史或者暗示存在先天性缺陷的问题，如智力残疾或一级、二级亲属无原因死亡。

与先天性缺陷相关的体格检查结果包括脱发或毛发异常、视网膜樱桃红斑或视网膜色素变性、视神经萎缩、白内障或角膜混浊、肝肿大或脾肿大、特殊面容、骨骼改变（包括驼背）、神经性退行性变、白质进行性改变、间歇性或进行性共济失调或肌张力障碍。存在病史的背景下，其他可能很重要的特征包括发育不良、小头、皮疹、黄疸、低血压和骨骼肌张力过高。此外，一些类似于非意外创伤或服用毒药引起的临床表现也可能是由于先天性缺陷（如戊二酸血症 1 型或甲基丙二酸血症）引起的。

2. *实验室研究* 诊断先天性缺陷问题需要实验室研究。血清电解质和 pH 应用于估计阴离子间隙和酸碱状态。尿酮和血糖值在床边检测中随时可得。但大多数医院都需要血乳酸和丙酮酸盐的样本。氨基酸、酰基胡萝卜素和有机酸的研究必须在专门的机构进行，以确保准确地分析和解释。越来越多的先天性缺陷通过 DNA 测序被诊断出来，但是对于个体突变的解释，即只在一个家族中出现的突变，可能会存在问题。明确了家族中的致病突变，就可以通过分子分析来进行产前诊断。这可以在任何含有胎儿DNA的材料上进行，如绒毛膜绒毛、羊膜细胞或通过脐带血取样获得的胎儿血液。大规模的下一代测序，在识别那些常规代谢物筛选不易识别的非特异性症状的疾病方面非常有用。可使用具体的代谢物或酶来确认。

医生应该清楚测试可以检测到什么情况以及什么时候可以检测到相关指标。例如，中等链酰基辅酶 A 脱氢酶缺乏或生物素酶缺乏症患者的尿液有机酸可能正常；甘氨酸可能仅在非酮症性高血糖症患者的脑脊液（cerebrospinal fluid，CSF）中升高。在一种生理状态下正常的结果在另一种生理状态下可能是不正常的。例如，低血糖儿童的酮体生成（在尿液中很容易识别）。这样的儿童体内没有酮，说明脂肪酸氧化有缺陷。相反，新生儿天生就没有产生酮体的能力，新生儿酮症提示存在有机酸血症。

用于诊断代谢疾病的样本可在尸检时获得，必须及时获取样本，并可直接分析或冷冻保存，直到尸检结果、新的临床信息或该领域的发展证明特定分析是正确的。对其他家庭成员的研究可能有助于确定死亡患者的诊断。这可能证明父母是一种特殊疾病的杂合子携带者或兄弟姐妹有这种情况。

3. 常见的临床表现

（1）智力残疾：某些先天性紊乱会导致智力障碍，而没有其他明显特征。对每一位非特异性智力障碍患者都应进行血浆氨基酸、尿有机酸和血清尿酸的测定。尿黏多糖和琥珀酰嘌呤的尿筛查与血清检测碳水化合物缺乏的糖蛋白是有用的，因为这些疾病并不总是有特定的物理指标。失语可导致肌酸代谢和转运障碍。磁共振成像（magnetic resonance imaging，MRI）检测到的大脑异常可以提示特定的疾病组（如过氧化物酶体生物发生障碍中的皮质迁移异常）。

（2）新生儿的急性表现：新生儿急性代谢性疾病通常是能量代谢紊乱的结果，临床表现可能难以与败血症区分。突出症状包括进食不良、呕吐、精神状态或肌肉张力改变、神经过敏、癫痫发作和黄疸。酸中毒、碱中毒或与全身症状不相称的精神状态改变会增加代谢紊乱的怀疑。实验室检查应包括电解质、氨、乳酸、葡萄糖、血 pH、尿酮和尿糖分析。如果怀疑非酮症性高甘氨酸血症，应测定脑脊液中的氨基酸。血、尿氨基酸，尿有机酸，血清无环胆酸分析等应紧急进行。新生儿心肌病或室性心律失常应通过血清酰基卡尼汀分析和肉碱水平进行确诊。

（3）婴幼儿呕吐和脑疾病：在任何能够影响结果的治疗之前，所有呕吐和脑疾病的患者都应检测电解质、氨、葡萄糖、尿液 pH、尿糖和尿酮，应尽早获得血浆氨基酸、血清酰基肉碱和尿液有机酸分析样本。出现类似瑞氏综合征现象（如呕吐、脑疾病或肝大）时，应立即检测氨基酸、酰基肉碱、肉碱和有机酸水平。对于低血糖且伴有低尿或者低血清酮的症状建议诊断为脂肪酸氧化或生酮缺陷。

（4）低血糖症：在禁食期间，可以通过有无肝大和库斯莫尔呼吸来诊断低血糖症。诊断时应获得血清胰岛素、皮质醇和生长激素的数值，并检测尿酮、尿有机酸、血浆乳酸、血清肉碱、肉碱、氨、甘油三酯和尿酸的水平。在新生儿中生成的酮体是无效的，而在低血糖或酸中毒的新生儿中，酮尿可能被诊断为有机酸症。在较大儿童中，不适的低尿酮水平表明脂肪酸氧化的先天错乱。评估酮生成的同时需要测定血清 3-羟基丁酸、乙酰乙酸和游离脂肪酸，这些与禁食时间和年龄有关。在急性发作期间所获得的代谢物是非常有帮助的，可以避免正式的禁食检测。

（5）高氨血症：高氨血症的症状可以迅速或隐匿地出现和进展。食欲下降、易怒和行为改变首先出现并伴有呕吐、共济失调、嗜睡、癫痫和随着氨浓度升高而出现昏迷症状。由于直接影响呼吸驱动而诱发呼吸性碱中毒导致呼吸急促是其特点。呼吸性碱中毒通常出现在新生儿的尿素周期缺陷和一过性高氨血症中，而酸中毒则是由有机酸血症引起的高氨血症的特征。体格检查不能排除高氨血症的存在，只要有可能是高氨血症，就应该测量血清氨。有些高氨血症可能是由于尿素循环障碍、有机酸血症或脂肪酸氧化障碍（如肉碱 - 乙酰肉碱转位酶缺乏）引起的。高氨血症还可表现为新生儿（早产儿）的短暂高氨血症，或在较大的婴儿中表现为丙戊酸中毒。可以通过测定血浆氨基酸（如瓜氨酸）、血浆肉碱和酰基肉碱酯、尿液有机酸和乳清酸来确定遗传原因。

（6）酸中毒：先天性缺陷可在任何年龄引起慢性或急性酸中毒，无论阴离子间隙是否增大。当酸中毒伴有反复呕吐或高氨血症且酸中毒与临床状况不成比例时，应考虑先天性缺陷。由于先天性缺陷引起的酸中毒很难治愈，而空腹生理性酮症酸中毒容易治疗。阴离子间隙代谢性酸中毒的主要原因是乳酸酸中毒、酮症酸中毒（包括酮体异常生成，如 β- 酮硫酶缺乏）、甲基丙二酸尿或其他有机酸中毒、中毒（乙醇、甲醇、乙二醇和水杨酸盐）和尿毒症。非阴离子间隙代谢性酸中毒的原因包括腹泻时碱基丧失或肾小管酸中毒（孤立性肾小管酸中毒或肾范科尼综合征）。如果发现肾碳酸氢盐损失，必须通过检测肾磷和氨基酸的损失来区分孤立性肾小管酸中毒和更普遍的肾小管疾病或范科尼综合征。与肾小管酸中毒或肾范科尼综合征相关的先天性缺陷包括胱氨酸病、酪氨酸血症Ⅰ型、肉碱棕榈酰基转移酶Ⅰ型、半乳糖血症、遗传性果糖不耐症（HFI）、眼脑肾综合征、赖氨酸蛋白耐受不良和线粒体病。用于阴离子间隙代谢性酸中毒的检测除毒理学筛选外还包括尿有机酸、血清乳酸和丙酮酸、血清 3- 羟基丁酸和乙酰乙酸、血浆氨基酸。

三、急性代谢病的管控

患有严重酸中毒、低血糖和高氨血症的患者可能病情严重；最初轻微的症状可能会迅速恶化，导致数小时内发生昏迷和死亡。通过迅速而有力的治疗，即使是深度昏迷的患者也可以完全康复。所有口服用药应该被停止。应静脉注射足量的葡萄糖，以避免或最小化患有已知先天缺陷且有危险的患者的分解代谢。葡萄糖给药在大多数情况下都会取得良好的反应，但少数情况下（如丙酮酸脱氢酶缺乏症引起的原发性乳酸酸中毒）则不然。脂肪酸氧化障碍排除后，应立即静脉注射脂肪乳剂（如内脂乳剂）以提供关键的热量输入。面对严重的或正在加重的高氨血症应采用药物治疗或透析治疗（见尿素循环障碍），严重酸中毒应采用碳酸氢盐治疗。确诊之后，可制订具体的治疗措施。

四、新生儿筛查

筛查新生儿疾病的标准包括疾病发生的频率、不治疗的后果、减轻后果的治疗能力、检测费用和治疗费用。随着串联质谱技术的应用，新生儿筛查范围已大大扩展，目前包括 35 种核心疾病和大多数州自己筛选的多种次级疾病。总体来说，氨基酸病、有机酸酸中毒和脂肪酸氧化障碍是目前均进行筛查的疾病。许多地区也筛查甲状腺功能减退、先天性肾上腺增生、血红蛋白病、生物素酶缺乏症、半乳糖血症、囊性纤维化和严重的联合免疫缺陷病。对听力丧失和先天性心脏病进行即时筛查。越来越多的州开始筛查一些溶酶体病和过氧化物酶体疾病，少数州开始筛查脊髓性肌萎缩（SMA）。由卫生与公众服务部部长组建的统一筛查小组（RUSP）为各州的新生儿筛查小组中的新增疾病提供了指导。所有出生婴儿应在生后 24 ～ 72h 或出院前进行筛查。

一些筛选试验中检测了一种代谢产物（如苯丙氨酸），它会随着时间的推移和饮食的接触而变得异常。在这种情况下，在确定底物的摄入量之前，无法可靠地检测到该类疾病。其他测试测量酶活性，可以在任何时候进行（如生物素酶缺乏时）。在这种情况下，输血可能会导致假阴性结果，而将样本暴露在高温下可能会导致假阳性结果。假阳性还可由早产、肠外营养、高胆红素血症和肝肾疾病引起。技术的进步扩展了新生儿筛查的能力，但也带来了额外的挑战。举例来说，尽管串联质谱可以检测更多的新生儿期疾病，但对某些疾病的诊断和治疗仍在研究中。

筛查试验不是诊断性试验，当获得异常筛选结果时，必须进行诊断性试验。由于可能出现假阴性结果，正常的新生儿筛查试验不能排除某种情况，一些常见疾病（如鸟氨酸氨甲酰基转移酶缺乏症）在每个州进行的筛查试验中都检测不到。

对异常筛选试验的正确处置取决于问题的条件和试验的预测值。例如，当用酶试验筛查半乳糖血症时，完全缺乏酶活性高度怀疑是典型的半乳糖血症。治疗失败可能会迅速导致死亡。在这种情况下，必须在诊断研究尚未完成时立即开始治疗。然而，在苯丙酮尿症中，限制苯丙氨酸的饮食对筛查结果为假阳性的婴儿是有害的，而如果真正患病的婴儿在出生后的最初几周内即进行治疗，饮食疗法将会产生极好的效果。因此，对苯丙酮尿症的治疗只能在确诊后进行。

医生们应该回顾美国医学院遗传学和基因组学学院的建议、各州的法律法规，并咨询当地的代谢中心，以获得各医院和实践机构的恰当处理措施。

五、碳水化合物紊乱

1. *糖原贮积病*

诊断要点和典型特征
● 0 型、Ⅰ型、Ⅲ型、Ⅵ型和Ⅸ型婴儿表现为低血糖
● Ⅱ型、Ⅴ型和Ⅶ型表现为横纹肌溶解或肌无力
● Ⅳ型和Ⅸ型表现为肝硬化

糖原是一种高度支化的葡萄糖聚合物，储存在肝脏和肌肉中。不同的酶缺陷会影响糖原的生物合成和降解。肝糖基化会导致生长衰竭、肝肿大和严重的空腹低血糖。葡萄糖 -6- 磷酸酶缺乏（Ⅰ型）、脱支酶缺乏（Ⅲ型）、肝磷酸化酶缺乏（Ⅵ型）和磷酸化酶激酶缺乏（Ⅸ型），这些通常用于调节肝磷酸化酶活性。糖原合酶缺乏（0 型）通常在空腹约 12h 后引起低血糖，并可引起轻度餐后高血糖和高乳酸盐血症。葡萄糖 -6- 磷酸酶缺乏有两种形式：在Ⅰa 型中，催化型葡萄糖 -6- 磷酸酶缺乏，除低血糖外，还有明显的乳酸酸中毒、高尿酸血症和高脂血症；在Ⅰb 型中，葡萄糖 -6- 磷酸转运体缺乏，还会出现中性粒细胞减少。肝糖原贮积病Ⅳ型，分支酶缺乏通常表现为进行性肝硬化，以及一些罕见的磷酸化酶激酶缺乏。糖异生障碍果糖 -1，6- 二磷酸酶缺乏症表现为严重的乳酸酸中毒和空腹延迟低血糖。

肌病型糖原贮积病影响骨骼肌。肌磷酸化酶缺乏（Ⅴ型）、磷酸果糖激酶缺乏（Ⅶ型）和酸性麦芽糖酶缺乏（Ⅱ型；蓬佩病）在婴儿期也有肥厚型心肌病和巨舌。

（1）诊断：初始测试包括葡萄糖、乳酸、甘油三酯、胆固醇、尿酸、转氨酶和肌酸激酶。功能测试包括血糖和乳酸对空腹的反应性；对于肌病，缺血或非缺血运动试验是有帮助的。大多数糖原贮积病现在都可以通过分子分析来诊断，包括下一代测序。其他诊断性研究包括对白细胞、成纤维细胞、肝脏或肌肉内的酶的分析。通过分析红细胞可诊断的疾病包括半数病例缺乏磷酸化酶激酶（Ⅸ型）。蓬佩病通常可以通过检测血点中的酸性麦芽糖酶来诊断，并在成纤维细胞中得到证实。

（2）治疗：治疗的目的是防止低血糖和避免产生代谢物蓄积，如Ⅰ型糖原贮积病患者的乳酸升高。在 GSD1 治疗中，特殊的饮食必须严格监控，限制游离糖的摄入，并测定生玉米淀粉的量，生玉米淀粉在肠腔中缓慢释放葡萄糖。有报道称，连续夜间喂食碳水化合物或生吃玉米淀粉治疗效果良好。经过多年的治疗，晚期并发症包括局灶性节段性肾小球硬化、肝腺瘤或癌、痛风。蓬佩病的酶替代疗法纠正了心肌病，但是骨骼肌病的反应是可变的，在早期治疗的患者中可以看到最佳效果，这些患者中存在突变，允许形成一些残留蛋白，这些蛋白在免疫印迹中被检测为交叉反应物质。免疫调节用于因重组酶抗体而导致的患者的治疗反应性下降。在糖原贮积病伴完整的糖异生（GSD Ⅲ、Ⅵ、Ⅸ型）患者中，高蛋白饮食可以改善血糖控制并减少晚期并发症。

2. 半乳糖血症

诊断要点与典型特征
● 半乳糖 -1- 磷酸尿苷转移酶严重缺乏的新生儿在开始进行含乳糖食物喂养时出现呕吐、黄疸和肝肿大
● 未经治疗的儿童会出现范科尼综合征、白内障、肝硬化和败血症
● 即使经过治疗，迟发性言语障碍和卵巢功能衰竭仍经常发生。发育迟缓、震颤和共济失调发生率较低

半乳糖血症是由半乳糖 -1- 磷酸尿苷酰转移酶几乎完全缺乏引起的。半乳糖 -1- 磷酸的积累可引起肝实质疾病和肾范科尼综合征。新生儿出现呕吐、黄疸（直接和间接）、肝肿大和开始母乳喂养后可迅速出现肝功能不全。肝硬化呈进行性，如果不治疗，患儿往往在 1 个月内死亡，这通常是由大肠埃希菌败血症引起的，白内障在未经治疗的情况下，会在 2 个月内发展，但一般会通过治疗逆转。及时采取无半乳糖饮食，无肝脏疾病患者的生存预后极好。即使在早期实行饮食限制，半乳糖血症患者也会增加语言障碍和卵巢功能衰竭的风险。有些患者会发展为进行性智力障碍、震颤和共济失调，半乳糖血症变异越轻，预后效果越好。

半乳糖血症为常染色体隐性遗传，其发病率约为 1 ： 40 000。

（1）诊断：在接受含半乳糖食物的婴儿中，实验室发现包括肝功能障碍，特别是凝血酶原时间（PT）延长，并伴有蛋白尿和氨基酸尿。半乳糖 -1- 磷酸在红细胞中升高。当怀疑该诊断时，应在红细胞中检测半乳糖 -1- 磷酸尿苷酰转移酶或进行 GALT 测序。输血出现假阴性和标本变质会出现假阳性结果。

新生儿出生时通过筛选检查红细胞中的酶缺乏或检查血清半乳糖可以更及时地进行治疗。在新生儿筛查中发现，一些患者的基因型会产生足够的残余活性（Duarte 等位基因），因此并不都是需要治疗。

（2）治疗：一经确诊或怀疑有此症状，应立即采取无半乳糖饮食。可以通过观察红细胞中的半乳糖 -1- 磷酸水平或尿中半乳糖醇水平来监测饮食的依从性。适当的饮食管理不仅需要排除牛奶，还需要了解食品中的半乳糖含量。排除半乳糖摄入的同时应终身服用适量的钙和维生素 D 替代品，由于限制乳制品的摄入，其摄入量往往较低。推荐使用双能 X 射线骨密度仪（dual-energy X-ray absorptiometry，DEXA）扫描监测骨骼健康。应监测所有儿童的发育是否正常，特别注意言语和语言的发育，女孩应在青春期定期检查高促性腺激素性性腺功能减退症。

3. 遗传性果糖不耐症

诊断要点与典型表型
● 餐后低血糖伴自我限制甜食或厌恶甜食的情况下考虑诊断本病
● 婴儿期以外的主要表现包括发育不良和合并肝肾疾病并伴有乳酸酸中毒

遗传性果糖不耐症（hereditary fructose intolerance，HFI）是一种常染色体隐性遗传疾病，在果糖摄入过程中，由于果糖 -1- 磷酸醛缩酶（醛缩酶 B）缺乏活性，导致低血糖和果糖 1- 磷酸在组织内积聚。这与果糖吸收不良或“饮食果糖不耐症”在基因和临床上都不同，后者在机制上与乳糖不耐受相似。HFI 通常在婴儿期发病，这时已开始食用固体食物，但尽管反复出现呕吐症状，这种疾病可能多年都没有得到确认。其他的异常包括发育不良、呕吐、黄疸、肝肿大、急性肝衰竭、蛋白尿、肾范科尼综合征和急性肾衰竭。果糖摄入可能直接导致严重的低血糖、乳酸酸中毒、低磷酸盐血症和高尿酸血症。如果不及时治疗，可能会因肝衰竭而导致死亡。急性输注果糖也可能会导致死亡。即使在实施和严格遵循治疗方案后，也可能发生原发性肝病，

甚至更罕见的慢性肾脏疾病。

（1）诊断：在未经治疗的患者中如发现果糖尿或转铁蛋白糖基化异常应进行诊断。虽然可以对常见的突变进行有针对性的测试，但最好的诊断方法是对醛缩酶B（aldolase B，ALDOB）基因进行全测序。另外，肝组织酶测定也可用。

（2）治疗：包括严格避免摄入果糖、蔗糖、山梨醇和其他相关的糖类。通常需要补充维生素。分配药物和维生素应避免使用蔗糖基的药物和维生素。治疗监测可通过转铁蛋白糖苷分析。如果饮食依从性差，就可能发生身体生长迟缓。当重新制订更严格的饮食限制时，生长应该会恢复。如果及早发现这种疾病，患者的正常发育和预期寿命都会正常。随着年龄增长，有意识地避免食用含有果糖的食物，并由此保持良好的牙齿是很常见的。

六、能量代谢紊乱

最常见的线粒体能量代谢障碍是丙酮酸脱氢酶缺乏和呼吸链成分缺乏。Krebs循环障碍包括延胡索酸酶、2-酮戊二酸脱氢酶、苹果酸脱氢酶、顺乌头酸酶和琥珀酰辅酶A连接酶的缺陷。在许多患者中，血液或脑脊液中的乳酸盐都会升高。在丙酮酸脱氢酶缺乏症中，乳酸-丙酮酸比值正常，而在呼吸链疾病中，该比值通常升高。必须注意区分由这些情况引起的乳酸水平升高（称为原发性乳酸酸中毒）和由缺氧、缺血或取样问题引起的乳酸升高。GDF15是一种新近被描述的线粒体病的改良生物标志物。

丙酮酸脱氢酶复合物缺陷患者常有胼胝体发育不全或Leigh综合征（基底节、齿状核和导水管周围灰质病变）。患者可能有轻微的面部畸形。反复精神状态改变、反复共济失调和反复酸中毒是许多丙酮酸代谢紊乱患者的典型症状。最常见的遗传缺陷是X连锁$E_1\alpha$组分，男性携带者较轻突变，女性携带者严重突变，会导致脑室周围囊性脑病变。其分子异质性很大，因为每个亚基、辅助因子脂蛋白和硫胺素的合成、硫胺素和丙酮酸的转运体都有缺陷。

呼吸链疾病是常见的（1∶5000）涉及一组异质性的遗传缺陷，可产生各种不同严重程度和表现的临床综合征（现已超过50种）。这种疾病会影响多个器官。以下一组症状（并非综合列表）可能表明呼吸链紊乱。

1. 一般检查　生长发育不良。

2. 脑　进行性神经退行性变、Leigh综合征、肌阵挛发作、脑萎缩、运动障碍、小脑萎缩和脑白质营养不良。

3. 眼睛　视神经病变，视网膜色素变性，进行性外眼肌麻痹，白内障。

4. 耳朵　感觉性神经性耳聋。

5. 肌肉　耐力下降或横纹肌溶解的肌病。

6. 肾脏　肾范科尼综合征，蛋白尿（辅酶Q缺乏）。

7. 内分泌　糖尿病和甲状旁腺功能减退。

8. 肠道　胰或肝功能不全，或肠道假性梗阻。

9. 心脏　心肌病，传导缺陷，心律失常。

呼吸链紊乱是导致儿童进行性神经发育问题的常见原因之一。患者可能会出现非特异性的表现，如肌张力减退、生长不良或肾小管酸中毒，也可表现出更特异的特征，如眼肌麻痹或心肌病。症状通常合并与特定遗传原因相关的可识别的临床综合征（表36-1）。控制呼吸链活动的100多个基因中，有13个是线粒体基因组的一部分。因此，呼吸链缺陷的遗传可能是母系遗传，也可能是孟德尔遗传。线粒体病的遗传原因是非常具有异质性的，目前已经描述了200种及以上不同的遗传原因。线粒体生物学是一个复杂的系统，涉及线粒体DNA及其转录和翻译机制的维护，包括辅因子在内的复合物的组装、核编码成分的导入和加工以及线粒体膜和结构环境的维护（图36-1）。一些临床表现如MNGIE有特定的遗传原因，但其他临床表现如Leigh综合征、其他多系统表现则有许多病因。

表 36-1　儿童线粒体病的临床症状

Leigh 综合征
致命性婴儿乳酸酸中毒；心肌病；孤立性心肌病
伴乳酸酸中毒和卒中样发作的线粒体脑肌病（mitochondrial encephalomyopathy with lactic acidosis and stroke-like episodes，MELA）（*MT-TL* m.3243A > G）
肌阵挛性癫痫和不规则的红色纤维（myoclonic epilepsy and ragged red fibers，MERRF）（*MT-TK* m.8344A > G）
进行性眼外肌麻痹（progressive external ophthalmoplegia，PEO）或Kearns-Sayre综合征（mtDNA缺失，*POLG*，*TWKLE*，*RRM2B*）
Alpers综合征或肝脑综合征（*POLG*，*DGUOK*）
莱伯遗传性视神经病变（Leber hereditary optic neuropathy，LHON）（m.11778T > G，m.14484T > C，m.3460G > A，OPA1）
线粒体神经胃肠型脑肌病（myoneurogastrointestinal syndrome，MNGIE）（*TYMP*）
神经病变、共济失调和视网膜色素变性（neuropathy，ataxia，and retinitis pigmentosa，NARP）（*MT-ATP6/8* m.8993T > C和m.8993T > G）
巴思综合征（*TAZ*）
感觉性共济失调、神经病变、构音障碍和眼肌瘫痪（sensory ataxia，neuropathy，dysarthria，and ophthalmoparesis，SANDO）（*POLG*，*TWNKL*）
肌病、脑肌病、可逆性婴儿肌病、脑白质病
糖尿病和耳聋（*MT-TL* m.3243A > G）
皮尔逊综合征（胰腺外分泌和骨髓衰竭）（mtDNA缺失）
多系统表现

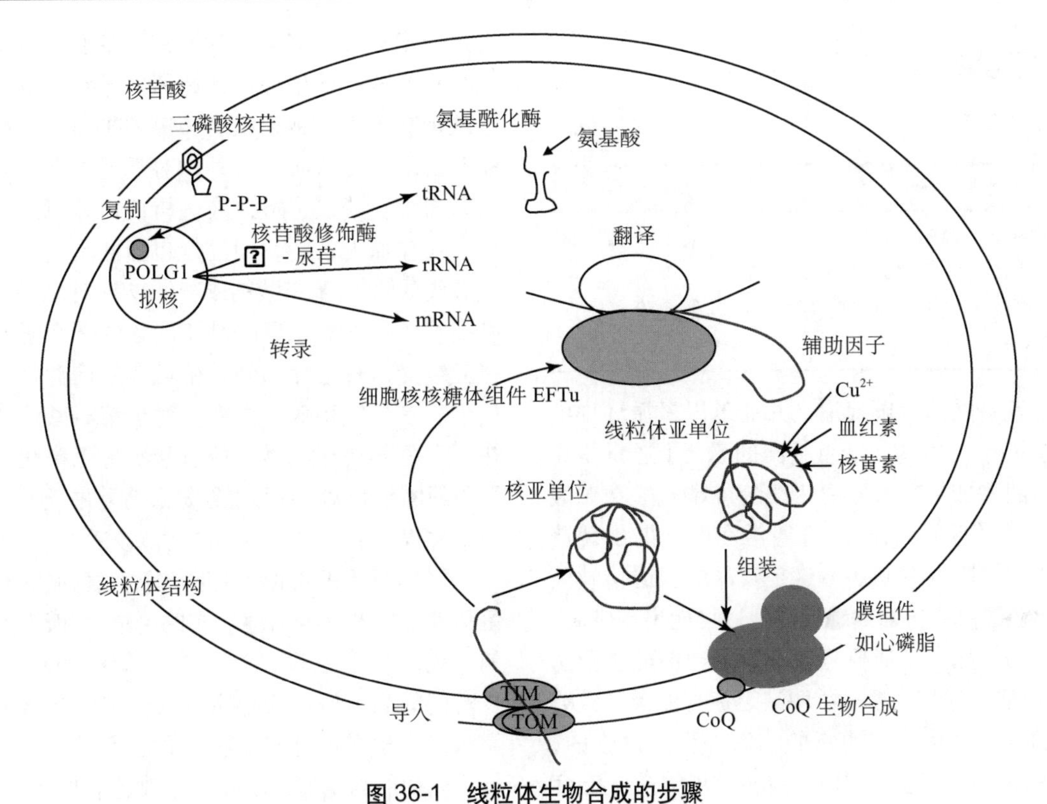

图 36-1 线粒体生物合成的步骤

TIM，线粒体内膜转位酶；TOM，线粒体外膜转位酶；CoQ，辅酶 Q

（1）诊断：丙酮酸脱氢酶缺乏症是通过白细胞或成纤维细胞中的酶测定来诊断的，可以通过分子分析来确认。呼吸链疾病的诊断是基于临床、生化、形态学、酶和分子数据的综合。经典的线粒体病的病理特征是线粒体的积累，在骨骼肌活检中产生不规则的红色纤维，以及电子显微镜下异常的线粒体形态和内含物。但是，这些结果只出现在 5% 的儿童身上。

有时临床表现与特定的遗传原因有关 [例如，由 *POLG* 突变引起的阿尔珀斯（Alpers）综合征]，定向基因检测是可行的。大多数情况下，基因检测从线粒体 DNA 的测序开始。随着年龄的增长，血液中线粒体 DNA 异常减少，有时需要组织样本（肌肉）。其次，通常使用大规模基因组或全外显子组测序进行大规模基因检测。

功能测试，如酶分析、非变性蓝色天然凝胶分析以分析复合物的组装，以及在肌肉和肝脏等相关组织中基于耗氧量的测试，对于具有未知意义的遗传变异的患者或基因检测未产生诊断的患者来说仍然很重要。功能性缺陷的组织异质性表达可能需要对多个组织进行分析，而正常范围和受累范围之间的重叠使得解释往往很复杂。诊断标准有助于正确的临床识别。诊断技术的进步使得大多数病例的临床诊断与遗传因素有关。在某些情况下，遗传和预后可能是明确的，但在其他情况下，既不能预测预后也不能预测遗传风险。因为这个群体的高度复杂性，许多患者需要高度的专业知识和多重研究才能得到最终的诊断。

（2）治疗：线粒体医学会发表了一份关于线粒体病治疗的共识声明。患者应首先避免进一步损害线粒体功能的情况。应尽可能避免使用损害线粒体翻译（如某些抗生素）或线粒体复制（如 AZT/zidovudine）或具有线粒体毒性（如丙戊酸钠和丙泊酚）的药物。长期禁食导致的分解代谢应通过提供足够的热量来避免。线粒体功能改善的最好方法是有规律的运动（如每天运动 20min）。某些情况下有特殊的治疗方法。例如，生酮饮食在利氏（Leigh）病的丙酮酸脱氢酶缺乏症中是有效的。辅酶 Q 治疗原发性辅酶 Q 缺乏症疗效显著。一些疾病对核黄素（*ACAD9*）或硫胺素（*TPK*，*SLC19A3*）有反应。MELAS 综合征的卒中样发作应采用急性静脉注射精氨酸治疗，口服精氨酸或瓜氨酸均可用于预防卒中样发作。牛磺酸治疗可改善 m.3243A > G 突变中的 tRNA 生化反应，并减少卒中样发作。肝移植在治疗由生化失衡引起的线粒体病如 ETHF1 和 MNGIE 方面很重要。其他治疗方法也有理论价值，但关于疗效的数据很少。经常使用抗氧化剂为辅酶 Q。对影响线粒体功能的新的改良药物的临床试验，如下一代抗氧化剂、线粒体生物发生上调因子和分子保护因子，为确定经证实的治疗干预措施提供了新的希望。

七、氨基酸代谢紊乱

1. 尿素循环紊乱

诊断要点与典型表现

- 典型表现为婴儿脑病；晚发性表现常见于周期性呕吐或伴有疾病或蛋白质负荷的脑病
- 往往诊断可能与发现高氨血症有关，而其他实验室检查结果很少

氨源自氨基酸的分解代谢，并通过尿素循环中的酶转化为尿素中的氨基。严重缺陷的患者［通常是尿素周期早期的酶如鸟氨酸转氨甲酰酶或精氨酰琥珀酸合成酶缺乏症（瓜氨酸血症）］通常在婴儿期出现严重的高氨血症、呕吐和脑病，这是致命的。遗传缺陷较轻的患者在蛋白质摄入或感染增加后可能出现呕吐、脑病或肝衰竭。虽然晚期缺陷如精氨酰琥珀酸裂解酶（精氨酰琥珀酸血症）或精氨酸酶缺乏症可能会导致婴儿期严重的高氨血症，但通常的临床过程是慢性的，有智力障碍而无高氨血症。鸟氨酸转氨甲酰酶缺乏症是X染色体伴性遗传；其他则是常染色体隐性遗传。症状发作的年龄随残余酶活性、蛋白质摄入、生长和应激源（如感染）而变化。即使在家庭中，鸟氨酸转氨甲酰酶缺乏症患者的症状发作年龄也可能相差数十年。患有鸟氨酸转氨甲酰酶缺乏症的许多女性携带者对蛋白质不耐受。一些人在蛋白质摄入后会出现偏头痛样症状，另一些人在蛋白质摄入、感染或产后会出现潜在的严重呕吐和脑病发作。精氨酰琥珀酸血症患者中常见结节性滴虫。精氨酸酶缺乏症通常表现为痉挛性截瘫而不是高氨血症。

（1）诊断：在原因不明的任何急性病新生儿和儿童脑病中，均应测量血氨。在尿素循环缺陷中，早期高氨血症与换气过度和呼吸性碱中毒有关。血浆瓜氨酸在氨甲酰磷酸合成酶和鸟氨酸转氨甲酰酶缺乏症中含量很低或无法检测到，精氨酰琥珀酸血症的发生率很高，而瓜氨酸血症的发生率很高。在患有精氨酰琥珀酸血症的患者的尿液中发现了大量的精氨琥珀酸。鸟氨酸转氨甲酰酶缺乏症的婴儿尿液中的尿酸增加。通常通过分子方法进行产前诊断。由其他原因导致的严重新生儿高氨血症有不同的病情预断和治疗方法，包括肝衰竭；新生儿短暂性高氨血症中可见血液分流绕过肝脏；以及代谢紊乱的丙酮酸羧化酶缺乏症和线粒体碳酸酐酶缺乏症。

（2）治疗：在治疗急性高氨血症期间，应停止蛋白质的摄入，并应给予葡萄糖和脂质以减少内在蛋白质分解代谢。仔细管理使用必需氨基酸可促进蛋白质合成代谢。静脉注射精氨酸（精氨酸酶缺乏症除外），它是尿素循环缺陷患者的必需氨基酸，可增加瓜氨酸血症和精氨酰琥珀酸血症废氮的排泄。静脉内给予苯甲酸钠和苯乙酸钠，以增加氮的排出量，如马尿酸盐和苯乙酰谷氨酰胺。另外，对于新生儿严重或持续的高氨血症，建议进行血液透析或血液滤过。腹膜透析和交换输血无效。长期治疗包括低蛋白饮食、口服精氨酸或瓜氨酸、苯甲酸钠或苯丁酸钠(苯乙酸钠的前药)。有症状的鸟氨酸氨甲酰基酶缺乏的杂合子女性携带者也应接受这种治疗。肝移植可能是治愈性的方法，适用于患有严重疾病的患者。对于精氨酸酶缺乏症，正在开发酶替代疗法以使精氨酸水平正常化。用氨基甲酰谷氨酸治疗对 *N-* 乙酰谷氨酸合酶缺乏症有效，并且在某种程度上对线粒体碳酸酐酶缺乏有效。

尿素循环紊乱的结果取决于疾病的遗传严重性(残留活性）以及高氨血症发作的严重性和治疗是否及时。脑损伤取决于氨和谷氨酰胺的持续时间与升高程度。长时间的高氨血症会导致永久性神经和智力障碍，在大脑影像学上可见皮质萎缩和心室扩张。快速识别和治疗最初的高氨血症发作对于改善后期治疗至关重要，而高氨血症则构成了新陈代谢的紧急情况。

2. 苯丙酮尿症与高苯丙氨酸血症

诊断要点与典型表现

- 智力残疾、多动、癫痫发作、肤色较浅和湿疹是未经治疗的患者的特征
- 新生儿筛查血浆苯丙氨酸升高可鉴别出大多数患儿
- 辅助因子代谢紊乱也会导致血浆苯丙氨酸水平升高
- 苯丙氨酸受限饮食的早期诊断和治疗可预防患儿智力障碍

最有名的氨基酸代谢紊乱可能是苯丙酮尿症，其原因是苯丙氨酸羟化酶（将苯丙氨酸转化为酪氨酸的酶）活性降低。在典型的苯丙酮尿症中，苯丙氨酸羟化酶活性很小或没有活性。在不太严重的高苯丙氨酸血症中，可能会有明显的残留活性。罕见的变异可能是由二氢蝶呤还原酶的缺乏、生物蝶呤合成的缺陷或 *DNAJC12* 的突变引起的。

苯丙酮尿症是一种常染色体隐性遗传病，在白种人中发病率约为1 ∶ 10 000。在正常的新生儿饮食中，患病患者的苯丙氨酸水平升高（高苯丙氨酸血症），未经治疗的苯丙酮尿症患者表现出严重的智力障碍、多动、癫痫发作、肤色较浅和湿疹。

通过限制从婴儿早期开始的苯丙氨酸来预防苯丙酮尿症儿童严重智力障碍的实验的成功产生了筛查计划，用以及早发现该病。由于在出生的第1个月开始治疗时结果最好，因此应在出生后头几天对婴儿进行筛查。第二次检查是必需的，应当在新生儿筛查完成

24h 之前进行，在出生后第 2 周完成。

诊断和治疗：苯丙酮尿症的诊断基于发现正常饮食的儿童血浆苯丙氨酸水平升高和苯丙氨酸 / 酪氨酸比值升高。通过检查尿液中的蝶呤和血液中的二氢蝶呤还原酶活性，必须将该病与其他引起高苯丙氨酸血症的原因区分开。*DNAJC12* 突变引起的高苯丙氨酸血症的诊断只能通过分子分析来进行。利用分子方法可以确定携带者的状态并进行苯丙酮尿症或蝶呤缺陷的产前诊断。

（1）苯丙氨酸羟化酶缺乏症：经典苯丙酮尿症和高苯丙氨酸血症。

在苯丙酮尿症中，血浆中的苯丙氨酸水平持续升高至 1200μmol/L（20mg/dl）以上，常规饮食中酪氨酸水平正常或较低，而蝶呤则正常。苯丙氨酸耐受性差，终生持续。建议始终采取降低苯丙氨酸水平的治疗方法。血浆苯丙氨酸水平为 240 ～ 1200μmol/L（4 ～ 20mg/dl）的婴儿通常被诊断出高苯丙氨酸血症，而接受正常蛋白质摄入的蝶呤则正常。如果苯丙氨酸水平持续超过 360μmol/L（6mg/dl），则表明可以采取降低苯丙氨酸水平的治疗方法。相反，在罕见的短暂性高苯丙氨酸血症的情况下，血浆苯丙氨酸水平早期升高，但逐渐下降至正常水平。如果需要的话，可以暂时控制饮食。

所有苯丙酮尿症的治疗旨在维持苯丙氨酸水平在 360μmol/L（6mg/dl）以下。治疗包括限制饮食中的苯丙氨酸，通过药理剂量的 R- 四氢生物蝶呤提高酶的活性，或干扰苯丙氨酸吸收或破坏苯丙氨酸的新方法。

通过控制饮食来限制苯丙氨酸的摄入量以允许其正常生长和发育是常见的治疗方法，如果在生命的最初几周内开始服用并仔细保持，其结果将会很好。可以使用不含苯丙氨酸的配方食品，但必须补充普通的牛奶和其他食品，提供足够的苯丙氨酸以允许其正常的生长发育。必须经常监测血苯丙氨酸浓度，同时确保生长、发育和营养充足，最好在经验丰富的诊所进行监视。患有经典苯丙酮尿症的儿童在出生后即刻得到治疗并达到苯丙氨酸和酪氨酸体内平衡，他们的身体会发育良好，并且可以预期其智力发育正常或接近正常。执行功能的细微变化可能非常明显。

对于苯丙酮尿症患者，低苯丙氨酸饮食应持续终生。治疗数年后，停止饮食限制的患者会产出智力和行为方面的变化，并且有神经损伤的风险。我们应该对青春期孩子（尤其是女孩）进行有关母亲苯丙酮尿症风险的咨询（见下文），并密切监测妊娠前和妊娠期间女性的饮食。晚期治疗在改善多动、易怒和注意力分散等行为方面有帮助，但并不能逆转智力缺陷。

R- 四氢生物蝶呤治疗可以给苯丙氨酸羟化酶缺乏症患者提高多达 50% 的苯丙氨酸的耐受性。最好的结果和最常见的反应出现在有高苯丙氨酸血症症状的患者中。提供高剂量的大量中性氨基酸会导致苯丙氨酸的适度减少，并在某些患有苯丙酮尿症的成人中用作辅助治疗。皮下注射聚乙二醇化苯丙氨酸解氨酶以降低苯丙氨酸水平的治疗方法最近已被批准用于患有苯丙酮尿症的成人。

（2）生物蝶呤缺陷：二氢蝶呤还原酶缺陷和生物蝶呤生物合成中的缺陷。在这些患者中，血浆苯丙氨酸水平会有所不同，蝶呤代谢产物的模式异常。临床表现包括肌阵挛、四肢瘫痪、肌张力障碍、眼科疾病和其他运动障碍。即使通过饮食疗法也会发生癫痫和精神运动性减退，这可能是因为该酶缺陷也会导致 5- 羟色胺和多巴胺的缺乏。

这些缺陷需要用左旋多巴、卡比多巴、5- 羟色氨酸和亚叶酸治疗。对于某些生物蝶呤合成缺陷，可以添加四氢生物蝶呤。

（3）新生儿酪氨酸血症：血苯丙氨酸水平低于苯丙酮尿症，并伴有明显的高酪氨酸血症。通常酪氨酸血症发生于早产儿，是 4- 羟苯基丙酮酸氧化酶的不成熟，导致酪氨酸及其前体苯丙氨酸的增加引起的。病情在 3 个月内自行缓解，几乎没有后遗症。

（4）孕妇苯丙酮尿症：若母体患有苯丙酮尿症则其后代在出生时可能会出现短暂的高苯丙氨酸血症。妊娠期孕妇苯丙氨酸水平升高会导致智力缺陷、小头畸形、生长迟缓，并常常导致后代先天性心脏病或其他畸形。限制孕产妇苯丙氨酸水平，并在整个妊娠期将苯丙氨酸水平维持在 360μmol/L（6mg/dl）以下，在妊娠前开始治疗最佳，可大大降低胎儿患病的风险。

（5）*DNAJC12* 突变引起的高苯丙氨酸血症：轻度非四氢生物蝶呤缺陷的高苯丙氨酸血症是由 *DNAJC12* 突变引起的，是最近发现的常染色体隐性神经递质遗传疾病。DNAJC12 作为协同作用补充剂，通过与神经元苯丙氨酸、酪氨酸和色氨酸羟化酶相互作用以防止蛋白质错误折叠。临床表型范围从正常到智力残疾，孤独症谱系障碍，多动症，肌张力障碍和帕金森病等，但是表现出异质性。通常实验室研究显示轻度 BH_4 反应性高苯丙氨酸血症（＜ 600mmol/L）、低 CSF 高香草酸和 5- 羟吲哚乙酸。尿液中蝶呤谱和二氢蝶呤还原酶活性正常。一些（但不是全部）新生儿筛查可能有苯丙酮尿症。该疗法主要由盐酸沙丙蝶呤和 L- 多巴 / 卡比多巴组成，加或不加 5- 羟色氨酸。应尽早开始治疗以取得最佳疗效。即使在以后的治疗中，已经注意到认知和运动功能的主观改善，所有患有轻度高苯丙氨酸血症和整体发育迟缓的儿童都应对 *DNAJC12* 突变进行针对性测试。

3. 遗传性酪氨酸血症

诊断要点与典型表现

- 考虑出现肝病的儿童是否伴有肾病或骨病
- 尿琥珀酰丙酮升高可诊断为Ⅰ型酪氨酸血症

Ⅰ型遗传性酪氨酸血症是由延胡索酸乙酰化酶（fumarylacetoacetase，FAH）缺乏引起的常染色体隐性遗传病。它表现为急性或进行性肝实质损害，伴有α-甲胎蛋白升高、肾小管功能障碍、氨基酸尿症、获得性低血磷症性佝偻病或神经病性危机，患者的认知能力也可能受损。血液中酪氨酸和甲硫氨酸增加，尿中酪氨酸代谢物和δ-氨基乙酰丙酸增加。诊断的关键代谢产物是血液或尿液中的琥珀酰丙酮含量升高。婴儿期可能长期存在肝衰竭，并可能导致迅速致命，而长期幸存者中肝细胞癌的发生率很高。Ⅱ型酪氨酸血症（tyrosinemia type Ⅱ，TAT）表现为角膜溃疡、手掌/足底角化病、神经功能障碍和非常高的血浆酪氨酸水平（> 600μmol/L）。Ⅲ型酪氨酸血症（tyrosinemia type Ⅲ，HPD）患者也可能出现发育迟缓和共济失调。

（1）诊断：类似的临床和生化表现也可能发生在其他肝脏疾病中，如半乳糖血症和HFI。琥珀酰丙酮的增加仅在延胡索酸乙酰化酶缺乏时发生，在新生儿筛查中可以检测到其水平的升高。也可以通过肝组织中的突变分析或酶测定来确诊，并进行产前诊断。Ⅱ型和Ⅲ型酪氨酸血症通过基因测序来诊断。

（2）治疗：低苯丙氨酸和酪氨酸的饮食可以改善肝脏疾病。使用2-（2-硝基-4-三氟甲基苯甲酰基）-1，3-环己烷二酮（NTBC）抑制上游酶4-羟基苯基丙酮酸脱氢酶的药物治疗可以减少有毒代谢产物马来酰乙酰乙酸酯和延胡索乙酰乙酸的产生，能够改善肝脏疾病和肾脏疾病，防止急性神经病变，并大大降低肝细胞癌的风险。肝移植是有效的治疗方法。新生儿筛查诊断后的治疗效果极佳，但已经越来越多地发现伴有认知功能障碍。限制饮食中的酪氨酸对Ⅱ型和Ⅲ型酪氨酸血症有良好的治疗效果。

4. 枫糖尿病（分支酮尿症）

诊断要点与典型表现

- 典型表现为婴儿脑病
- 怀疑与血浆支链氨基酸和别异亮氨酸升高有关

枫糖尿病是由于缺乏能催化亮氨酸、异亮氨酸和缬氨酸的支链酮酸衍生物氧化脱羧的酶复合物引起的。该复合物由3个不同的遗传亚基组成。积累的亮氨酸和异亮氨酸酮酸会转化为糖内酯化合物，从而产生特有的甜味，最早可在出生第一天在耵聍中检测到。只有亮氨酸及其对应的酮酸与中枢神经系统（central nervous system，CNS）功能障碍有关。这种疾病有许多变体，包括轻度、间歇性和硫胺素依赖性等形式。这些变体都是常染色体隐性遗传。

患有典型的枫糖尿病的患者出生时是正常的，但不久（出生后第2～3d）就会出现烦躁和进食问题，并在1周内进展为癫痫和昏迷。除非做出诊断并开始饮食限制支链氨基酸，否则大多数患者会在出生后的头一个月死亡。如果在出生10d前开始治疗，则可以实现几乎正常的生长和发育，可以通过新生儿筛查来促进疗效。

（1）诊断：氨基酸分析表明，包括异亮氨酸（异亮氨酸酮酸的诊断性转氨产物）在内的支链氨基酸含量明显升高。尿中有机酸显示为特征性的酮酸。代谢物的幅度和一致性以轻度和间歇式的形式变化。包含多个亚单位基因的基因检测组可以确诊患病，已知家族基因突变后就可以通过分子分析进行产前诊断。

（2）治疗：限制饮食中的亮氨酸并且避免分解代谢是治疗的基础。如果婴儿配方食品中缺乏支链氨基酸则必须补充正常食品，以提供足够的支链氨基酸保证婴儿正常生长。必须经常监测血浆中支链氨基酸的水平，以应对不断变化的蛋白质需求。急性代谢失代偿事件必须积极治疗，以防止分解代谢和负氮平衡。如有很高的亮氨酸水平则需要血液透析。可以通过肝移植纠正该疾病，然后可以在“多米诺”移植中将未受感染的枫糖尿病肝脏安全地用于未受影响的接受者，因为这类接受者具有足够的全身残余酶活性来代谢支链氨基酸。

5. 同型胱氨酸尿症

诊断要点与典型表现

- 任何年龄段的儿童有类马方综合征体征、晶状体脱位或血栓形成时都应考虑本病
- 诊断通过总同型半胱氨酸和甲硫氨酸水平的升高来确定
- 通过新生儿筛查进行早期诊断和治疗，可以恢复正常

同型胱氨酸尿症最常见的病因是胱硫醚β-合成酶（cystathionine β-synthase，CBS）缺乏，但也可能是由于再甲基化缺陷，如亚甲基四氢叶酸还原酶（methylenetetrahydrofolate reductase，MTHFR）或甲硫氨酸合成酶辅酶甲基钴胺素（维生素B_{12}）的生物合成缺陷。典型的同型胱氨酸尿症和大多数形式的遗传性甲基-B_{12}缺乏症都是常染色体隐性遗传。约50%的未经治疗的CBS缺乏症患者有智力障碍，大多数有蛛网膜下移、骨质疏松、晶状体脱位和血栓栓塞现象。CBS缺乏症的轻度变异型伴有血栓栓塞事件。患有严重再甲基化缺陷的患者通常表现出发育不全和各种神经系统症状，包括脑萎缩、小头畸形、脑积水和婴幼

儿期癫痫发作。

（1）诊断：诊断是通过证明血清同型半胱氨酸升高或在维生素 B_{12} 不是严重缺乏的患者中确定同型半胱氨酸尿症。CBS 缺乏症患者的血浆甲硫氨酸水平通常较高，而遗传性甲基 -B_{12} 缺乏症患者的血浆甲硫氨酸水平通常较低。CBS 缺乏症患者胱氨酸水平较低。在遗传性甲基 -B_{12} 缺乏症中，可出现巨幼细胞性贫血或溶血性尿毒症综合征，相关联的腺苷 B_{12} 缺乏症可导致甲基丙二酸尿症。对培养的成纤维细胞进行突变分析或研究可以做出特定的诊断。

（2）治疗：大剂量口服 CBS 对 50% 的 CBS 缺乏症有效果。吡哆醇无反应者可通过限制饮食中的甲硫氨酸和口服甜菜碱治疗，甜菜碱可促进同型半胱氨酸甲基化为甲硫氨酸，并改善神经功能。早期治疗可防止智力残疾、晶状体脱位和血栓栓塞表现。大剂量的维生素 B_{12}（例如，每天肌内或皮下注射 1.5mg 羟钴胺）可用于某些有钴胺素代谢缺陷的患者。在甲基化缺陷患者中，甲硫氨酸含量可能较低，需要口服补充剂。

6. 非酮症性高血糖症

诊断要点与典型表现

- 严重受影响的新生儿出现呼吸暂停、肌张力低下、嗜睡、肌阵挛抽搐和呃逆，并进展为严重的智力和运动障碍
- 受轻度影响的儿童发育迟缓、多动、轻度舞蹈症和癫痫发作
- 脑脊液中甘氨酸含量升高

缺乏遗传性甘氨酸裂解酶的蛋白质亚基会导致经典的非酮症性高血糖症，而缺乏辅因子脂肪酸会导致变异性非酮症性高血糖症。这些缺陷和甘氨酸转运蛋白 *GLYT1* 的缺陷会导致甘氨酸脑病。这些疾病的病理生理学原因尚不清楚，但甘氨酸在大脑中的积累可能会干扰甘氨酸能受体和 *N*- 甲基 -D- 天冬氨酸型谷氨酸受体的神经传递。典型的非酮症性高血糖在新生儿中表现为低血糖、嗜睡、昏迷、肌阵挛性发作和呃逆，脑电图表现为突发抑制。呼吸抑制患者在最初 2 周可能需要呼吸机辅助，随后可自然恢复。患者出现严重的智力障碍和顽固性癫痫发作。有些患者胼胝体较小或可能出现脑积水。所有患者在出生时已髓鞘化的长束在 MRI 上都显示为弥散受限。症状减弱的患者表现为可治疗的癫痫发作、各种发育迟缓和舞蹈症，其中 50% 的患者在婴儿期或儿童期发病。这一类疾病都是常染色体隐性遗传。

（1）诊断：在任何患有癫痫发作的新生儿或婴儿中，尤其是在脑电图上具有爆发抑制模式的婴儿中，都应怀疑非酮症性高血糖症。通过非血性 CSF 中甘氨酸的大量增加，以及脑脊液甘氨酸与血浆甘氨酸的比例异常来确诊。GLDC 和 AMT 的结合测序和外显子拷贝数分析可以诊断 98% 以上的病例。伴有脑脊液甘氨酸升高的癫痫性脑病患者也可能存在辅因子硫辛酸或磷酸吡哆醛的生物合成缺陷。通过分子分析可以进行产前诊断。

（2）治疗：对于轻度疾病患者，用苯甲酸钠（以使血浆甘氨酸水平正常化）和右美沙芬或氯胺酮（以阻断 *N*- 甲基 -D- 天冬氨酸型谷氨酸受体）治疗可以控制癫痫发作并改善神经发育结局。病情严重的患者往往无法彻底治愈。使用大剂量的苯甲酸钠治疗可以帮助控制癫痫发作，但不能预防严重的智力障碍。通过生酮饮食可以降低甘氨酸水平，但对病情的影响非常有限。

八、有机酸血症

诊断要点与典型表现

- 考虑任何在婴儿期出现代谢性酸中毒和酮症的儿童
- 尿液有机酸分析通常是诊断依据

有机酸血症是指氨基酸和脂肪酸代谢紊乱，其中非氨基酸有机酸在血清和尿液中积累。通常是通过检查尿液中的有机酸来作出诊断的，研究通常仅在专门的实验室进行。表 36-2 列出了有机酸血症的临床特征，以及每种有机酸尿症的特征。以下各节提供了一些更重要的有机酸血症的其他详细信息。

1. 丙酸血症和甲基丙二酸血症（酮体高血糖症）

缬氨酸、奇数链长脂肪酸、甲硫氨酸、异亮氨酸和苏氨酸的氧化产生丙酰辅酶 A，丙酰辅酶 A 羧化酶将其转化为 l- 甲基丙二酰辅酶 A，然后再经甲基丙二酰辅酶 A 突变酶代谢为琥珀酰辅酶 A，进入三羧酸循环。肠道微生物（益生菌）普遍有助于丙酰辅酶 A 的产生。丙酸血症是由于含有生物素的丙酰辅酶 A 羧化酶的缺陷引起的，而甲基丙二酸血症是由于甲基丙酰辅酶 A 突变酶，突变酶的脱辅酶或其辅助因子腺苷 B_{12} 的合成缺陷引起的。某些维生素 B_{12} 代谢紊乱仅影响腺苷 B_{12} 的合成（Cbl A 或 Cbl B），而另一些疾病（Cbl C，Cbl D，Cbl F，Cbl J，Cbl X）中，甲基 B_{12} 的合成也受阻，导致同型半胱氨酸升高，除外甲基丙二酸（见同型胱氨酸尿症）。

临床症状根据酶阻滞的部位和严重程度不同也有不同。重度阻塞的儿童在婴儿早期表现为急性、危及生命的代谢性酮症酸中毒、高氨血症、昏迷和骨髓抑制，或在出生最初几个月表现出代谢性酸中毒、呕吐和生长落后。大多数患有严重疾病的患者具有轻度或中度智力障碍。其他并发症包括胰腺炎、基底神经节卒中、心肌病（丙酸较多）、间质性肾炎和慢性肾脏病（甲基

丙二酸较多）。

所有形式的丙酸和甲基丙二酸血症均为常染色体隐性遗传（除X连锁的Cbl X外），可以在子宫内被诊断出来。

（1）诊断：实验室检查结果包括丙酰辅酶A或甲基丙二酸衍生的尿有机酸增加（表36-2）和丙酰肉碱含量升高（可通过新生儿筛查轻松检测到）。可能存在高血糖和酮症，尤其是在急性疾病中。在某种形式的维生素 B_{12} 代谢异常时，高半胱氨酸会升高。通过分子分析和（或）在成纤维细胞或淋巴细胞（仅丙酸）中的测定进行确认。

（2）治疗：在 B_{12} 代谢中出现酶阻滞的患者通常会对皮下或肌内注射给予的维生素 B_{12}（羟钴胺）的药理剂量产生反应。维生素 B_{12} 无反应的甲基丙二酸血症和丙酸血症需要限制氨基酸，严格预防分解代谢，并补充肉碱以增强丙酰肉碱的排泄。间歇性甲硝唑可以帮助减少肠道中的丙酸负荷。在急性情况下，可能需要进行血液透析或血液滤过。在这些疾病的严重形式中，肝移植或肝肾联合移植是一种选择。

2. *羧化酶缺乏症*　单独的丙酮酸羧化酶缺乏症在婴儿早期表现为乳酸酸中毒和高氨血症。即使生化指标稳定，神经系统的结果也很差。单纯的3-甲基巴豆酰辅酶A羧化酶缺乏症通常在使用酰基肉碱分析的新生儿筛查中诊断。它通常是一种良性疾病，有时会引起酸中毒和神经系统抑郁症状。所有羧化酶都需要生物素作为辅助因子。全羧化酶合成酶将生物素与脱羧酶共价结合，形成丙酮酸、3-甲基巴豆酰基辅酶A和丙酰基辅酶A。生物素酶从这些蛋白质和饮食中的蛋白质中释放生物素。任何一种酶的隐性遗传缺陷都会导致3种羧化酶的缺乏（即多种羧化酶缺乏）。全羧化酶合成酶缺乏症的患者通常表现为新生儿肌张力低下、皮肤问题和严重酸中毒。那些具有生物素酶缺乏症的人后来会出现共济失调、癫痫、脂溢性皮炎和脱发等。未经治疗的患者会出现智力障碍、听力损失和视神经萎缩。如果尽早治疗，许多患者疾病的后遗症是可以预防的。

（1）诊断：具有典型症状的患者或患有原发性乳酸酸中毒的患者应考虑此诊断。尿液有机酸通常但并非总是异常（表36-2）。通过酶测定成纤维细胞或白细胞中的羧化酶活性来进行诊断。可以在血清中测定生物素酶，在白细胞或成纤维细胞中测定全羧化酶合成酶。目前可以通过新生儿筛查进行诊断，目前几乎所有患有这种疾病的儿童都可以通过新生儿筛查得到诊断。

表36-2　有机酸血症的临床及实验室特征

疾病	酶缺陷	临床及实验室特征
异戊酸血症	异戊基辅酶A脱氢酶	婴儿出现酸中毒和汗脚脚臭味，或生长迟缓和呕吐，嗜睡和酸中毒发作。有些症状比较轻微。尿液中持续存在异戊甘氨酸和间断性出现3-羟基异戊酸
3-甲基巴豆酰辅酶A羧化酶缺乏症	3-甲基巴豆酰辅酶A羧化酶	通常无症状。婴儿期出现酸中毒和进食问题，年龄较大的孩子也可能出现Reye样综合征的症状。尿液中含有3-甲基巴豆酰甘氨酸和3-羟基异戊酸
联合羧化酶缺乏症	全羧化酶合成酶	婴儿期出现低钾血症和乳酸酸中毒。尿液中含有3-羟基异戊酸，通常带有少量的3-羟基丙酸和甲基柠檬酸。通常对生物素有反应
生物素酶缺乏症	生物素酶	婴儿期或儿童期发生的脱发、脂溢性皮疹、癫痫发作和共济失调。如上尿液中含有机酸。始终对生物素敏感
3-羟基-3-甲基戊二酸血症	3-羟基-3-甲基戊二酰辅酶A裂解酶	婴儿期低血糖和酸中毒；年龄较大的儿童患有Reye样综合征并伴有非酮症性低血糖或脑白质营养不良。尿液中存在3-羟基-3-甲基戊二酸、3-甲基戊二酸和3-羟基异戊酸
3-酮硫解酶缺乏症	3-酮硫解酶	呕吐、严重的代谢性酸中毒（高酮症）和脑病发作。尿液中含有2-甲基-3-羟基丁酸、2-甲基乙酰乙酸和甲基巴豆酰甘氨酸，尤其是异亮氨酸超标后
丙酸血症	丙酰辅酶A羧化酶	婴儿期高氨血症和代谢性酸中毒；酮症性高血糖症候群。尿液中含有3-羟基丙酸和甲基柠檬酸，酮症发作期间带有3-羟基酸和3-酮戊酸
甲基丙二酸血症	甲基丙二酰辅酶A突变酶	临床特征与丙酸血症相同。尿液中的甲基丙二酸常与3-羟基丙酸和甲基柠檬酸结合

续表

疾病	酶缺陷	临床及实验室特征
	维生素 B_{12} 生物合成的缺陷	临床特征与腺苷 B_{12} 合成减少时的症状相同，当甲基 -B_{12} 合成减少时，早期神经系统特征突出。在后一种情况下，甲硫氨酸血症和高半胱氨酸尿症伴有甲基丙二酸尿症
焦谷氨酸血症	谷胱甘肽合成酶	婴儿酸中毒和溶血性贫血；以后出现慢性酸中毒。尿液中含有焦谷氨酸
Ⅰ型戊二酸血症	谷氨酰辅酶 A 脱氢酶	儿童进行性锥体外系运动障碍，伴酸中毒、呕吐和脑病。生病风险从出生到出生后第 6 年。血清和尿液中含有谷氨酸和 3- 羟基戊二酸
Ⅱ型戊二酸血症	ETF：泛醌氧化还原酶（ETF 脱氢酶）和 ETF	婴儿期低血糖、酸中毒、高氨血症以及汗脚脚臭味，通常伴有多囊性和增生性肾脏。由于心脏病并发症，病情严重的新生儿寿命会受影响。迟发性发作可能与酮症低血糖、肝功能不全或缓慢进行性骨骼肌病发作有关。尿液中含有戊二酸、乙基丙二酸、3- 羟基异戊酸、异戊基甘氨酸和 2- 羟基戊二酸，血清中常含肌氨酸
4- 羟基丁酸血症	琥珀酸半醛脱氢酶	癫痫发作、共济失调和发育迟缓。尿液中含有 4- 羟基丁酸

ETF，电子转移黄素蛋白

（2）治疗：单独的羧化酶缺乏症通常对补充生物素无反应。在生物素酶缺乏症和全羧化酶缺乏症中，口服给药的生物素的药理剂量可以在几天内逆转有机酸尿，在几天至几周内可以逆转临床症状。尽管给予治疗，严重生物素酶缺乏症患者仍可能发生听力丧失。

3. Ⅰ型戊二酸血症

诊断要点与典型表现

- 有急性基底神经节坏死，伴有硬膜下出血的大头畸形和急性或进行性肌张力障碍的儿童应怀疑本病
- 新生儿期筛查，在出现症状前进行诊断和治疗，可降低急性脑病危象的发生率

Ⅰ型戊二酸血症是由于戊二酰辅酶 A 脱氢酶缺乏而发生的。患者额颞叶萎缩伴脑侧裂扩大和大头畸形。尾状核和壳核的急性或慢性神经元变性会导致儿童锥体外系运动障碍，包括肌张力障碍和手足徐动。Ⅰ型戊二酸血症儿童可能出现视网膜出血和颅内出血，因此可能被误认为虐待儿童的受害者。这是一种主要影响中枢神经系统的疾病，不会出现全身性酸中毒、低血糖或主要器官损害。在生命的前 6 年（脆弱时期）有出现最初症状的报道。该病为常染色体隐性遗传，可以进行产前诊断。

（1）诊断：在生命的前 6 年，急性或进行性肌张力障碍患者应怀疑Ⅰ型戊二酸血症。通过脑部磁共振成像（MRI）可高度提示。通过在尿液或血清中发现戊二酸、3- 羟基戊二酸和戊二酰肉碱，或通过在 *GCDH* 基因中发现 2 个突变来支持诊断。证明成纤维细胞中戊二醛辅酶 A 脱氢酶缺乏可以证实诊断。产前诊断是通过突变分析、酶分析或羊水中定量代谢物分析。在新生儿筛查中可检测到这种情况。

（2）治疗：严格预防禁食或疾病中的分解代谢至关重要。补充肉碱并提供赖氨酸和色氨酸限制饮食可降低基底节变性的风险。补充精氨酸的好处是有争议的。早期诊断并不能预防所有患者的神经系统疾病，但可以降低风险，需要进行新生儿筛查。尽管接受了治疗，但受影响的个体在言语和精细运动技能方面存在缺陷。神经系统症状一旦出现，通常不会消退。针对重肌张力障碍的对症治疗对患者很重要。

九、脂肪酸氧化紊乱和肉碱缺乏

1. 脂肪酸氧化紊乱

诊断要点与典型表现

- 获得低血糖、横纹肌溶解、肝性脑病或心肌病患儿的酰基肉碱特征，以评估脂肪酸氧化缺陷
- 早期诊断和治疗可以降低患病儿童的发病率和死亡率，避免长期禁食对于长期管理至关重要

脂肪酸氧化紊乱是指线粒体中的脂肪酸的运输和分解代谢的紊乱。通常存在低酮症性低血糖症的脂肪酸氧化紊乱，并且取决于特定的紊乱，可能包括轻度高氨血症、肝病、脑病和（或）骨骼肌肌病或心肌病。长链的缺陷，包括极长链酰基辅酶 A 脱氢酶（very-long-chain acyl-CoA dehydrogenase，VLCAD）、长链 3- 羟基酰基辅酶 A 脱氢酶（long-chain 3-hydroxyacyl-

CoA dehydrogenase，LCHAD）、肉碱棕榈酰转移酶缺陷Ⅰ和Ⅱ，以及肉碱酰基肉碱转位酶缺乏症，导致偶发横纹肌溶解症、心肌病和室性心律失常。VLCAD和LCHAD的缺乏会引起肝性脑病发作。婴儿猝死是一种较不常见的表现。LCHAD缺乏症特有的症状包括进行性肝硬化、周围神经病变和视网膜色素变性，以及感染婴儿的携带者母亲妊娠期急性脂肪肝和HELLP综合征（溶血、肝酶升高和血小板减少）的发生率高于预期。

中链酰基辅酶A脱氢酶（medium-chain acyl-CoA dehydrogenase，MCAD）缺乏是最常见的脂肪酸氧化疾病，可能发生在1 ∶ 9000的活产婴儿中。曾经未诊断的MCAD缺乏引起的Reye样综合征可能是致命的或可引起神经损害。随着时间的流逝，此种情况往往变得不那么频繁和严重。在做出诊断并治疗后，MCAD缺乏症的发病率降低并且避免了死亡。

短链酰基辅酶A脱氢酶（short-chain acyl-CoA dehydrogenase，SCAD）缺乏症的特征是尿液中存在乙基丙二酸。患者一般无症状；这种缺陷是否是实际的临床疾病症状正在越来越多地被考虑。Ⅱ型戊二酸血症（或多种酰基辅酶A脱氢酶缺乏症）是由黄素介导的脂肪酸氧化和某些氨基酸氧化向呼吸链的电子转移所致。一些Ⅱ型戊二酸血症患者的临床表现类似于MCAD缺乏症。新生儿表现严重的患者也可能患有肾囊性疾病、畸形特征和严重的心肌病。受影响最小的患者可以出现迟发性肌病，并且对核黄素有反应。有些会发展为心肌病或脑白质营养不良。低酮性低血糖中存在的生酮酶3-羟甲基戊二酰辅酶A合酶和裂解酶缺乏。这些疾病都是常染色体隐性遗传。细胞质脂肪酸代谢紊乱正在被重新认识。从很小的年龄开始缺乏脂蛋白1（一种细胞质甘油三酯脂肪酶），会导致严重的横纹肌溶解。

（1）诊断：所有脂肪酸氧化障碍都会降低空腹时的酮生成。酰基肉碱分析（通过酰基肉碱谱）是用于新生儿筛查的一线诊断测试，因为它可以显示诊断代谢物，并排除临床状况的影响。每种疾病都有一个典型的模式。例如，MCAD缺乏症的特征是辛烷基肉碱升高。一些疾病的酰基甘氨酸酯升高，可以通过尿液有机酸分析或特定的酰基甘氨酸定量分析来确定。进一步的确诊可以通过靶向基因测序或成纤维细胞中的脂肪酸氧化分析获得；酶分析很少使用。

（2）治疗：所有脂肪酸氧化障碍的治疗都包括避免长时间禁食（超过8～12h）来预防低血糖。其中包括积极治疗与葡萄糖相关的疾病的禁食。由于脂肪酸氧化会因肉碱缺乏而受损，年轻的MCAD缺乏症患者通常在肉碱水平较低时口服肉碱。限制饮食中的长链脂肪对于MCAD缺乏症不是必要的，但对于严重的VLCAD和LCHAD缺乏症是必需的。中链甘油三酯是MCAD缺乏症的禁忌证，但对于严重的VLCAD和LCHAD缺乏症或肉碱酰基肉碱转位酶缺乏症患者而言，是潜在的能量来源。其他潜在的替代能量来源包括蛋白质和三庚烷酸。核黄素可能对某些Ⅱ型戊二酸血症患者有益。MCAD缺乏症的预后很好，但对于其他障碍的患者，预后并不确切。

2. 肉碱缺乏

诊断要点与典型表现

- 原发性肉碱缺乏症表现为心脏病，包括心肌病和猝死、低酮症性低血糖或运动不耐症
- 用肉碱治疗原发性肉碱缺乏症可改善预后
- 继发性肉碱缺乏症病因有很多

肉碱是红肉中含量最高的必需营养素，它的主要功能是将长链脂肪酸转运到线粒体进行氧化。原发性肉碱摄取不足可能表现为肝性脑病（Reye样综合征）、心肌病或骨骼肌肌病伴张力减低。与继发性肉碱缺乏症相比，这些疾病很少见，后者可能是由于饮食（纯素食、静脉营养或生酮饮食）、肾衰竭、药物治疗（尤其是丙戊酸）和其他代谢性疾病（尤其是有机酸血症）引起的。预后取决于产生肉碱异常的原因。原发性肉碱缺乏症是儿童扩张型心肌病最易治疗的情况之一。

可以在血液中检测到游离和酯化的肉碱。如果怀疑肉碱缺乏，应评估患者情况，以排除可能引起继发性肉碱缺乏的疾病。

口服或静脉注射左旋肉碱用于肉碱缺乏或不足的情况，剂量为25～100mg/（kg • d）或更高，旨在维持正常的肉碱水平。患有某些脂肪酸氧化和有机酸尿症的患者肉碱补充剂也可能会增加累积代谢产物的排泄，尽管补充剂可能无法预防此类患者的代谢危机。

十、嘌呤代谢紊乱

诊断要点与典型表现

- 莱施-奈恩（Lesch-Nyhan）综合征通常被描述为男孩具有痉挛、肌张力障碍和自残行为
- 尿中尿酸与肌酐的比值或尿中的琥珀酸嘌呤是有用的筛查方法

次黄嘌呤-鸟嘌呤磷酸核糖转移酶是一种将嘌呤碱基次黄嘌呤和鸟嘌呤再循环为肌苷单磷酸和鸟苷单磷酸的酶。次黄嘌呤-鸟嘌呤磷酸核糖转移酶缺乏症（Lesch-Nyhan综合征）是一种X连锁隐性遗传疾病。完全缺乏症的特点是中枢神经系统功能紊乱，嘌呤合成代偿性增加，黄嘌呤和次黄嘌呤产生过量，导致高

尿酸血症和高尿酸尿症。根据突变酶的残留活性，男性半合子个体可能会因舞蹈症、痉挛、强迫性咬唇和咬手指而致残，或者他们可能只有痛风性关节炎和尿酸性输尿管结石。腺苷酸琥珀酸裂解酶缺陷涉及嘌呤合成缺陷的患者表现为静态智力残疾、肌张力减退和癫痫发作。

（1）诊断：Lesch-Nyhan 综合征的诊断是通过尿液中尿酸：肌酐比例升高，然后证明红细胞或成纤维细胞中酶缺乏或通过分子分析来进行诊断。通过测量尿液琥珀酰嘌呤来筛选腺苷酸琥珀酸裂解酶缺乏症，并通过进一步的代谢物和分子分析证实。

（2）治疗：过度水化和碱化对于预防肾结石和尿酸肾病至关重要。可以给予别嘌呤醇和丙磺舒以减少高尿酸血症和预防痛风，但不影响神经系统状态。自我约束通常比神经药物更有效。目前还没有有效的腺苷酸琥珀酸裂解酶缺乏症的治疗方法。

十一、溶酶体病

诊断要点与典型表现

- 溶酶体贮积障碍可能在临床上表现为多系统受累，包括肝脾肿大、心脏病和骨骼特征，伴有或不伴有神经系统受累
- 脑成像、骨骼检查以及尿液中的黏多糖或寡糖分析可能对初步筛查研究有所帮助；大多数诊断是通过酶法进行的
- 许多以前无法治愈的疾病，都可以得到治疗

溶酶体是细胞器，其中复杂的大分子被特定的酸水解酶降解。溶酶体酶的缺乏会导致其底物在溶酶体中积累，从而产生一种特征性的临床症状。根据所储存材料的性质，这些溶酶体贮积症被分类为黏多糖病、脂多糖病或寡糖贮积病。溶酶体蛋白质的缺陷引起了另外两种疾病：胱氨酸病和 Salla 病，这些蛋白质通常将物质从溶酶体转运到细胞质。表 36-3 列出了这些疾病的临床和实验室特征。其中，多数是常染色体隐性遗传，所有这些疾病都可以在子宫内诊断出来。

（1）诊断：某些临床和影像学检查结果提示黏多糖贮积病的诊断 [多发性骨质疏松症，包括肿大的蝶鞍、肩、骨、宽肋骨、钩状椎骨（L_1 和 L_2 受累最多），以及掌骨和宽指骨突出]。尿液筛查测试可以检测到增加的黏多糖和寡糖，并进一步确定存在哪些特定种类。诊断必须通过白细胞或培养的成纤维细胞的酶分析来确认。脂质沉积症表现为内脏症状或神经退行性变。白质营养不良与许多脂类疾病相关的模式可以提示一种特定的状况。可以通过外周血白细胞或培养的皮肤成纤维细胞的酶测定进行诊断，分子分析也适用于大多数情况。

（2）治疗：大多数情况无法得到有效治疗，但新方法在许多情况下给了人们希望。造血干细胞移植（hematopoietic stem cell transplantation，HSCT）可以大大改善某些溶酶体病的病程，在某些疾病中作为首选治疗方法，如婴儿黏多糖贮积症Ⅰ H 型（Hurler 综合征）。输注重组修饰酶可治疗多种疾病。

表 36-3 溶酶体贮积病的临床与实验室特征

疾病	酶缺陷	临床和实验室特征	可用疗法
1. 黏多糖病			
Hurler 综合征	α- 异泛酸酶	常染色体隐性遗传。ID，肝肿大，脐疝，粗大相，角膜混浊，背侧弯，严重的心脏病。尿中含硫酸乙酰肝素和硫酸皮肤素	HSCT ERT
黏多糖贮积症ⅠS 型（Scheie 综合征）	α- 异泛酸酶（不完全）	常染色体隐性遗传。角膜混浊，关节僵硬，智力正常。临床类型介于 Hurler 综合征和 Scheie 综合征之间。尿中含硫酸乙酰肝素和硫酸皮肤素	ERT
黏多糖贮积症Ⅱ型（Hunter 综合征）	磺酰脲酸酯硫酸酯酶	X 连锁隐性遗传。面部粗糙，肝肿大，ID 可变。不存在角膜混浊和三角翼。尿中含硫酸乙酰肝素和硫酸皮肤素	HSCT ERT
黏多糖贮积症Ⅲ型（Sanfilippo 综合征）： A 型 B 型 C 型 D 型	磺胺酰胺酶 α-*N*- 乙酰氨基葡萄糖苷酶 乙酰辅酶 A： α- 氨基葡萄糖苷 -*N*- 乙酰转移酶；α-*N*- 乙酰氨基葡萄糖 -6- 硫酸酯酶	常染色体隐性遗传。严重的 ID 和多动症，具有相对轻度的骨骼变化、内脏肿大和面部粗糙。临床上无法区分类型。尿中含硫酸乙酰肝素	
黏多糖贮积症Ⅳ型（Morquio 综合征）	*N*- 乙酰半乳糖胺 -6- 硫酸酯酶	常染色体隐性遗传。严重的骨骼变化，扁椎骨或扁平椎，角膜混浊。尿液中含硫酸角质素	ERT

续表

疾病	酶缺陷	临床和实验室特征	可用疗法
Maroteaux-Lamy 综合征	*N*-乙酰半乳糖胺-4-硫酸酯酶	常染色体隐性遗传。粗大相，生长迟缓，背弯，角膜混浊，肝脾肿大，智力正常。尿液中含硫酸皮肤素	HSCT ERT
B 型葡萄糖醛酸酶缺乏症	β-葡萄糖醛酸酶	常染色体隐性遗传。多类型 ID、背侧弯、角膜混浊、肝脾肿大以及轻度面部粗糙、发育迟缓和关节松弛。听力损失常见。尿液中含硫酸皮肤素或硫酸乙酰肝素	HSCT
2. 寡糖			
甘露糖苷贮积症	α-甘露糖苷酶	常染色体隐性遗传。多类型 ID，面相粗大，身材矮小，骨骼变化，肝脾肿大至面部轻度粗糙和关节松动。听力损失常见。尿液中含低聚糖异常	HSCT
岩藻糖苷贮积症	α-岩藻糖苷酶	常染色体隐性遗传。多类型 ID，面相粗大，骨骼变化，肝脾肿大，偶发性血管角膜瘤。尿液中低聚糖异常	HSCT
Ⅰ-细胞病（血脂异常Ⅱ）	*N*-乙酰氨基葡萄糖氨基磷酸转移酶	常染色体隐性遗传。已知存在严重和轻度形式。身材矮小，ID，面部早期变粗，角膜清晰，关节僵硬。血清中的溶酶体酶增加。尿中唾液酸低聚糖异常	HSCT
唾液酸沉积症	神经氨酸酶（唾液酸酶）	常染色体隐性遗传。ID，粗大相，骨骼发育不良，肌阵挛发作，黄斑樱桃红色斑点。尿中唾液低聚糖异常	
3. 脂质酶			
尼曼-皮克病	鞘磷脂酶	常染色体隐性遗传。已知存在急性和慢性形式。急性神经病性形式常见于东欧犹太血统。鞘磷脂在 RE 系统和中枢神经系统（CNS）的溶酶体中的积累。肝脾肿大，发育迟缓，黄斑樱桃红斑。严重 A 型患者 1～4 岁死亡；轻度 B 型患者通常在成年后发展为呼吸功能不全	HSCT[a]
异色性白细胞营养不良	芳基硫酸酯酶 A	常染色体隐性遗传。婴儿期晚期，最常见于 1～4 岁发病。脑白质中硫酸脂累积伴有中枢性白细胞营养不良和周围神经病变。步态障碍（共济失调）、运动不协调、缺乏深部肌腱反射和痴呆。患者通常在 10 岁前死亡	HSCT[a]
克拉伯病（球形细胞脑白质营养不良）	半乳糖脑苷脂半乳糖苷酶	常染色体隐性遗传。白质中含球形细胞。于 3～6 个月起病，伴有癫痫发作、易怒、发育迟缓和白细胞营养不良。通常于 1～2 岁死亡。青少年和成人形式很少见	HSCT[a]
法布里病	α-半乳糖苷酶 A	X 连锁隐性遗传。三己糖神经酰胺在内皮细胞中储存。四肢疼痛，血管角化瘤和（较晚）视力低下，高血压和肾衰竭	ERT，CT
法伯（Farber）病	神经酰胺酶	常染色体隐性遗传。神经酰胺在组织中的储存。皮下结节、关节变形和关节疼痛以及生长和发育不良。出生后第 1 年内死亡	HSCT[a]
戈谢病	葡萄糖脑苷脂 β-葡萄糖苷酶	常染色体隐性遗传。RE 系统和中枢神经系统（CNS）溶酶体中葡萄糖脑苷脂积累。急性神经病变形式：ID、肝脾肿大、黄斑部樱桃红斑和骨髓中的戈谢细胞。通常于 1～2 年内死亡。慢性形式在东欧犹太人血统中很常见。肝脾肿大和烧瓶状溶骨性病变。符合正常预期寿命	ERT SIT
G_{M1} 神经节病	G_{M1} 神经节苷脂 β 半乳糖苷酶	常染色体隐性遗传。RE 系统和中枢神经系统（CNS）的溶酶体中 G_{M1} 神经节苷脂积累。小儿型：出生时异常，多发性吞咽困难、肝脾肿大、黄斑部樱桃红色斑点，2 岁死亡。少年型：正常发育至 1 岁，然后出现共济失调、虚弱、痴呆，4～5 岁死亡。L_1 和 L_2 椎体偶见下喙	HSCT[a]

续表

疾病	酶缺陷	临床和实验室特征	可用疗法
G_{M2} 神经节苷脂病，泰 - 萨克斯病，桑德霍夫（Sandhoff）病	β-*N*- 乙酰己糖胺酶 A 和 β-*N*- 乙酰己糖胺酶	常染色体隐性遗传。泰 - 萨克斯病常见于东欧犹太人血统；桑德霍夫病是全种族的。临床表型相同，在中枢神经系统溶酶体中有 G_{M2} 神经节苷脂积聚。于 3 ～ 6 个月发病，伴有肌张力低下、听觉亢进、ID 和黄斑樱桃红色斑点。2 ～ 3 岁死亡。泰 - 萨克斯病的少年和成人发病形式很少	
沃尔曼病	酸性脂肪酶	常染色体隐性遗传。网状内皮系统溶酶体中胆固醇酯和甘油三酯积累。婴儿发作时有胃肠道症状和肝脾肿大，于第 1 年死亡。肾上腺通常增大和钙化	HSCT ERT
C 型尼曼 - 匹克病	*NPC1* 基因（95%），*NPC2* 基因（5%）	常染色体隐性遗传。脂质和胆固醇从晚期内体到溶酶体的运输受阻。婴儿胆汁淤积性肝病或后来的神经变性，伴垂直核上凝视性麻痹、共济失调、进展性肌张力障碍、癫痫发作、痉挛和语言丧失。有些病例伴有脾肿大	SIT

a 对某些患者可能有用

CNS，中枢神经系统；CT，伴侣疗法；ERT，酶替代疗法；HSCT，造血干细胞移植；ID，智力障碍；RE，网状内皮；SIT，底物抑制疗法

蓬佩病通常是静脉注射；然而，鞘内注射可以更有效地治疗神经系统症状，对于戈谢病的治疗非常有效，长期数据表明该病预后良好。同时人们发明了类似的治疗方法用于治疗法布里病、几种黏多糖病、沃尔曼病和蓬佩病。据报道，这些疾病得到了很大改善，但仍有局限性。目前正在开发通过底物抑制和伴侣治疗的新途径。用半胱胺治疗胱氨酸贮积症可导致所储存的胱氨酸消耗殆尽，并可预防包括肾脏疾病在内的并发症。用环糊精可以更有效地治疗 C 型尼曼 - 匹克病。

十二、过氧化物酶疾病

诊断要点和主要特点

- 畸形、肌张力低下、听力减退、癫痫发作、白内障、视网膜病、肝病和肾病是严重的过氧化物酶疾病的特征性表现
- 男孩的行为改变或学业下降可能表明存在 X 连锁肾上腺脑白质营养不良（X-ALD），并需要进行脑部 MRI 对比检查
- 超长链脂肪酸（VLCFA）分析是对大多数（但不是全部）过氧化物酶异常的良好筛查测试

过氧化物酶体是包含大量（> 70 种）酶的细胞器。过氧化物酶体中的酶系统参与 VLCFA、支链脂肪酸（植酸和原植酸）、胆汁酸、某些氨基酸、草酸盐和缩醛磷脂的代谢。

在过氧化物酶生物合成障碍疾病中，由于整体的过氧化物酶功能紊乱可导致多种酶缺乏。临床表现被称为脑肝肾综合征（Zellweger 综合征）。患者为新生儿或婴儿，患有癫痫、肌张力低下、前额和囟门较大、肝病、进食困难、视网膜营养不良和听力下降。尸检发现，肾囊肿、脑神经元移行异常、过氧化物酶体缺失或空缺。生化和临床表型较轻的患者有共济失调、发育迟缓、视网膜病变和听力下降表现。

在其他过氧化物酶体疾病中，通常只有一种酶存在缺陷。患有 D- 双功能蛋白缺乏或酰基辅酶 A 氧化酶缺乏的患者具有 Zellweger 综合征表型。原发性高草酸尿症（丙氨酸 - 乙醛氨基转移酶缺乏）会引起肾结石和肾病。X 连锁 VLCFA 转运蛋白基因 *ABCD1* 中的突变会导致快速进行性和致命的脑白质营养不良（X 连锁肾上腺脑白质营养不良）或缓慢进行性的痉挛和神经病变（肾上腺髓质神经病）。肾上腺功能不全通常伴有神经系统表现。植酸氧化缺陷会导致成人 Refsum 病，出现共济失调、脑白质营养不良、心肌病、神经病和视网膜营养不良的症状。缩醛磷脂合成的缺陷会导致点状软骨发育不良，并伴有骨骼发育不良和神经系统疾病的症状。除 X-ALD 外，所有过氧化物酶体疾病均具有隐性遗传性。

（1）诊断：Zellweger 综合征和 X-ALD 的最佳初始测试是评估血浆中 VLCFA 水平。植酸、丙酸、胡椒酸、胆汁酸中间体和缩醛磷脂的检测也适用于某些过氧化物酶体疾病的诊断。越来越多的过氧化物酶体紊乱通过基因检测确诊，一些州可通过新生儿筛查检测 X-ALD。

（2）治疗：大多数过氧化物酶异常的治疗包括对症治疗和支持治疗。HSCT 可能是 X-ALD 早期的一种有效的治疗方法，必须密切监测受影响的男性以确定 HSCT 的最佳时机。肾上腺皮质功能不全的任何患者都必须使用皮质类固醇治疗。饮食中避免植酸（主要存在于肉和奶制品中）对成人 Refsum 病治疗有效。肝移植是治疗原发性高草酸尿症的有效方法。

十三、先天性糖基化疾病

诊断要点和主要特点

- 分析标志性糖蛋白如转铁蛋白（*N*- 连接的糖基化）和载脂蛋白 C（*O*- 连接的糖基化）的糖基化模式是对这些广谱多系统疾病的初步筛查测试

许多蛋白质，特别是细胞外蛋白和溶酶体蛋白，需要糖基化才能维持正常运行。先天性糖基化疾病（congenital disorders of glycosylation，CDG）是一种包含 100 多种不同类型的疾病，是由聚糖合成缺陷或聚糖（多糖）作为蛋白质的翻译后修饰缺陷所致。最常见的 CDG 是磷酸甘露聚糖酶 -2 缺乏症（phosphomannomutase-2 deficiency，PMM2-CDG），患有 PMM2-CDG 的儿童可能出现腹泻、发育迟缓、皮下脂肪分布异常、乳头内陷、斜视、小脑发育不全、肝脏疾病、心肌病和心包积液、内分泌异常和周围神经病变。磷酸甘露糖异构酶缺乏症（phosphomannose isomerase deficiency，PMI-CDG）患者常伴有肝病、蛋白丢失性肠病和高胰岛素血症性低血糖症。糖基化缺陷也被认为是多种综合征的基础，如多发性外生骨疣，Walker-Warburg 综合征、肌 - 眼 - 脑病和营养不良相关的肌营养不良。

糖基磷脂酰肌醇锚固系统的缺陷会导致神经系统症状，如癫痫、肌张力低下、脑部异常和其他器官功能障碍，并由于碱性磷酸酶缺乏锚固而导致该酶的特征性升高。高尔基体疾病中存在综合缺陷，如移动糖蛋白的 COG 复合体异常；这些表现是肝脏疾病、神经系统症状、反复感染和体温过高、心脏缺陷和角膜松弛的各种不同组合。磷酸葡萄糖异构酶缺乏症（phosphoglucoisomerase deficiency，PGM1-CDG）不仅会导致低血糖的糖原贮积症（XⅣ型），还会引起畸形，如腭裂，肝脏、心脏和内分泌异常。最后，*N*- 糖基化酶 -1（*N*-glycanase-1，NGLY1）是第一个有详细描述的去糖基化疾病，表现为发育迟缓、转氨酶升高、舞蹈症和软化症。

（1）诊断：可能诊断为糖基化蛋白的水平改变，如转铁蛋白、甲状腺素结合球蛋白、溶酶体酶和凝血因子（凝血因子Ⅸ、凝血因子Ⅺ、抗凝血酶Ⅲ，以及蛋白质 C 和 S）。通过发现所选蛋白质异常糖基化的模式可以确认。大多数诊断实验室检查血清转铁蛋白以筛选 *N*- 连接的 CDG，apo-C Ⅱ 筛选 *O*- 连接的 CDG。在某些情况下，免疫组织化学的肌肉活检可以作为诊断方法。还可以通过测定酶活性进一步确认 CDG 的诊断。越来越多的基因检测被作为 CDG 的最初诊断方法。

（2）治疗：治疗是支持性的，包括监测和提供针对预期临床特征的早期治疗。甘露糖治疗对于 PMI-CDG 患者是有效的，而半乳糖治疗对于 PGM1-CDG 患者则很重要，因此及时诊断非常重要。

十四、史 – 莱 – 奥（Smith–Lemli–Opitz）综合征与胆固醇合成紊乱

诊断要点和主要特点

- 血清 7- 脱氢胆固醇和 8- 脱氢胆固醇升高可诊断 Smith-Lemli-Opitz（SLO）综合征，表现为发育迟缓和畸形
- 脑腱黄瘤病（cerebrotendinous xanthomatosis，CTX）表现为白内障和进行性神经症状。用鹅去氧胆酸治疗可改善疾病进展

胆固醇合成的缺陷与畸形和神经发育障碍有关。Smith-Lemli-Opitz（SLO）综合征是由 7- 脱氢胆固醇 Δ7 还原酶缺乏引起的常染色体隐性遗传病。它的特征是小头畸形、生长不良、智力障碍、典型的面部和四肢的畸形（特别是 2 ～ 3 个足趾并趾），以及心脏和泌尿生殖系统的畸形（在第 37 章进一步描述）。Conradi-Hünermann 综合征的特征是点状软骨发育不良和萎缩性皮肤。胆固醇代谢成胆汁酸的缺陷通常会导致胆汁淤积性肝病，并且患儿无法茁壮成长。脑腱黄瘤病（cerebrotendinous xanthomatosis，CTX）表现为进行性共济失调、痉挛性轻瘫、白内障、认知能力减退，以及随后出现的皮肤黄瘤样发疹。一些 CTX 患者最初可能在婴儿期出现胆汁淤积性肝病或慢性腹泻。

（1）诊断：在 SLO 综合征中，可通过血清或羊水中 7- 脱氢胆固醇和 8- 脱氢胆固醇升高辅助诊断。血清胆固醇水平可能较低或在正常范围内。胆固醇合成酶可以在培养的成纤维细胞或羊膜细胞中进行测定，并且可以进行突变分析。可以通过检测血液和尿液中胆汁酸的特征性异常以及胆固醇升高来诊断 CTX。

（2）治疗：尽管产后治疗不能解决产前损伤，但在 SLO 综合征中补充胆固醇可以改善生长和行为。补充胆汁酸的作用则是有争议的。CTX 对鹅去氧胆酸的治疗有效果，鹅去氧胆酸通过抑制第一步胆固醇 7α- 羟化酶抑制胆汁醇的形成，并具有明显的功能恢复效果。

十五、脑特异性代谢紊乱：神经递质、氨基酸合成和葡萄糖运输

诊断要点和主要特点

- 患有运动障碍，尤其是肌张力障碍和眼科疾病的儿童要考虑本病
- 重症婴儿会出现严重的癫痫发作、音调异常、共济失调、智力残疾和自主神经不稳定
- 轻症可有多巴反应性肌张力障碍，并存在昼夜变化
- 丝氨酸合成不足会导致新生儿的小头畸形、癫痫发作和髓鞘化障碍，而谷氨酰胺或天冬酰胺的合成不足会导致严重的小头畸形、顽固性癫痫和脑畸形
- 葡萄糖转运蛋白不足会引起癫痫发作和运动障碍，在脑脊液分析中可识别，可通过生酮饮食治疗
- 依赖吡哆醇的癫痫会引起新生儿癫痫发作和发育延迟，应始终进行生化评估，因为吡哆醇和赖氨酸限制饮食可以有效治疗癫痫

神经递质代谢异常被越来越多地认为是造成严重神经发育障碍的原因。这些疾病影响神经递质多巴胺和 5- 羟色胺的合成，受影响的患者可能会出现运动障碍（特别是肌张力障碍和眼科疾病）、癫痫发作、音调异常或智力残疾，可能最初被诊断为脑瘫。患者可能受到轻度影响（如多巴反应性肌张力障碍伴有昼夜变化）或受到严重影响（如患有严重智力障碍的顽固性癫痫发作）。

吡哆醇依赖性癫痫表现为新生儿或婴儿早期的癫痫病，对高剂量吡哆醇有反应。该疾病是由于 *ALDH7A1* 基因突变导致 α- 氨基己二酸半醛脱氢酶活性不足引起的。该酶参与赖氨酸分解代谢，饮食中的赖氨酸限制酶有助于治疗。磷酸吡哆醛反应性脑病表现为婴儿期严重的癫痫发作，对补充磷酸吡哆醛盐有反应。该病是由编码吡哆醇（氨）氧化酶的 *PNPO* 基因突变引起的，这是激活吡哆醇所必需的。

丝氨酸合成不足会导致先天性小头畸形、癫痫发作和髓鞘化障碍。丝氨酸合成紊乱最严重的疾病是 Neu-Laxova 综合征，其特征是早产、小头畸形、骨骼异常和早期致死。经典的丝氨酸缺乏症表现为小头畸形、难治性癫痫和髓鞘减少。参与丝氨酸合成和运输的所有 4 个基因（*PHGDH*、*PSAT1*、*PSPH*、*SLC4A1*）的缺陷均以常染色体隐性模式发生。天冬酰胺合酶和谷氨酰胺合酶的缺陷会导致严重的小头畸形、少脑回、大脑发育不足和难治性癫痫。

Glut1 缺乏症是由 *SLC2A1* 基因突变引起的，该突变以显性方式起作用。导致脑脊液（CSF）葡萄糖缺乏从而引起癫痫发作、肌张力障碍和其他运动障碍。

（1）诊断：尽管可以通过检查血浆氨基酸或尿液有机酸（如 4- 羟基丁酸尿症）来诊断某些疾病，但在大多数情况下，诊断需要分析 CSF。用于神经递质分析的 CSF 样品需要特殊收集和处理，因为神经递质的含量沿 CNS 的轴逐渐变化。苯丙氨酸负荷试验可以诊断 GTP- 环水解酶缺乏症的轻度缺陷，其中神经递质分析可能不够灵敏。对 CSF 的分析显示，在对吡哆醛 - 磷酸盐有反应的疾病中，苏氨酸含量升高而吡哆醛 - 磷酸盐含量降低，而丝氨酸生物合成缺陷中的丝氨酸和甘氨酸含量降低。尿液或血浆中的 α- 氨基己二酸和哌啶 -6- 羧酸盐最能识别吡哆醇依赖性癫痫发作的婴儿。CSF 中丝氨酸、天冬酰胺或谷氨酰胺的分析是最有效地检测这些氨基酸缺陷的指标。可以通过证明 CSF 中低葡萄糖和乳酸来诊断 Glut1 缺乏症。

（2）治疗：多巴胺和 5- 羟色胺的生物合成缺陷通常采用左旋多巴、5- 羟色胺酸和卡比多巴治疗。高剂量吡哆醇和限制赖氨酸饮食可治疗吡哆醇依赖性癫痫，而对吡哆醛 - 磷酸盐有反应的脑病需要补充吡哆醛 - 磷酸盐。补充丝氨酸和甘氨酸可以改善丝氨酸缺乏症的预后。Glut1 缺乏症可以通过生酮饮食治疗。对于某些疾病，如吡哆醇反应性癫痫发作、吡哆醛 - 磷酸盐反应性脑病或多巴反应性肌张力障碍，治疗反应显著。

十六、肌酸合成疾病

诊断要点和主要特点

- 患有癫痫、运动障碍、孤独症和发育迟缓的儿童，尤其是严重的表达性语言迟缓的儿童要考虑本病
- 早期发现和治疗胍基乙酸甲基转移酶（guanidinoacetate methyltransferase，GAMT）缺乏症，检测结果可无异常

肌酸对于肌肉和大脑磷酸盐能量的储存与传递至关重要。精氨酸：甘氨酸氨基转移酶（arginine : glycine amidinotransferase，AGAT）缺乏症和胍基乙酸甲基转移酶（GAMT）缺乏症是常染色体隐性遗传，而肌酸转运体 1（creatine transporter 1，CrT1）缺乏症则是 X 连锁反应。患者表现为发育延迟、癫痫发作和严重的语言延迟（尤其是在 CrT1 缺乏症中）。患者可能还会出现发育衰退和脑萎缩。GAMT 缺乏症患者的癫痫发作更加严重，并且锥体外系运动异常。男性 CrT1 缺陷患者的癫痫发作较轻。一些女性杂合子可能显示学习障碍。

（1）诊断：肌酸和胍基乙酸盐水平可以在血液或尿液中进行测量，通常作为最初的诊断研究。肌酸转运蛋白缺乏症是通过尿中肌酸：肌酐的比率来检测的。磁共振波谱可以证明脑中肌酸浓度降低。*SLC6A8*、*GATM* 和 *AGAT* 的测序作为广泛的基因检测方法的一部分，可以作为某些具有非特异性表现患者的初步诊

断研究结果。新生儿筛查某些肌酸缺乏综合征的试验研究正在进行中。

（2）治疗：在GAMT和AGAT缺乏症中，有部分通过口服补充肌酸的补充治疗获得成功。在GAMT缺乏症中联合应用限制精氨酸和补充鸟氨酸的方法，可降低鸟嘌呤乙酸盐的浓度并改善临床症状。婴儿早期治疗可显著改善GAMT的预后。有研究尝试使用精氨酸、甘氨酸和肌酸补充剂联合治疗CrT1缺乏症，但疗效不一。

十七、代谢性疾病领域的倡议

扩大新生儿筛查范围对代谢性紊乱疾病领域有很大的影响。患者得到了更早的诊断，对一些患者来说，大大减轻了疾病负担。但扩大新生儿筛查也带来了一些意想不到的后果。例如，许多病症的临床症状被扩大，包括轻度影响或无症状的患者。目前正在逐步为病情较轻的患者制订更精细的治疗方法，对于一些病情较轻、不会出现症状的患者，根本不需要治疗。此外，几种病症的新生儿筛查可发现母体疾病（如母体维生素 B_{12} 缺乏和母体肉碱摄取缺乏），这为大部分无症状或症状前的人群提出了新的管理和风险问题。此外，诊断检测的局限性使得很难区分携带者与患有轻微疾病症状的患者（如VLCAD缺乏症和Ⅰ型戊二酸尿症），并可能检测出显示生化缺乏症而非临床酶缺乏症（如Hurler综合征和蓬佩病）的伪缺乏症等位基因的存在。这些诊断的局限不仅增加了父母的焦虑，而且治疗一个未受影响的孩子可能会给孩子或家庭动态带来风险。

在新生儿筛查方面的不断改进将引领对于新的疾病的筛查，如严重联合免疫缺陷症（severe combined immunodeficiency，SCID）与过氧化物酶体和溶酶体储存障碍。在不久的将来，对这种情况需要仔细评估筛查的风险和收益。美国卫生与公众服务部部长关于新生儿和儿童遗传性疾病的咨询委员会建立了一个严格的审查程序，建议对疾病进行全国性筛查。尽管通过这一严格程序获得批准，但许多州仍在努力实施新的筛查试验。

（译者：刘文静　张一宁）

第 37 章 遗传学和畸形学

Naomi J. L. Meeks, MD；Margarita Saenz, MD；
Anne Chun-Hui Tsai, MD, MSc；Ellen R. Elias, MD

一、遗传诊断的基础

1. 细胞遗传学　细胞遗传学是遗传学的一个分支，主要研究染色体与细胞表现之间的关系（尤其是在有丝分裂和减数分裂期间）。染色体异常在所有活产婴儿中占 0.4%，是智力残疾和先天性异常的常见原因。在自然流产和死胎中，染色体异常的发生率要高得多。

（1）染色体：人类染色体由 DNA（遗传主要物质的基础），构成染色体主干的特定蛋白质（称为组蛋白），以及其他染色质结构和相互作用的蛋白质组成。染色体包含生长和分化所必需的大部分遗传信息。除配子外，所有正常人类细胞的细胞核内都含有 46 条染色体，由 23 对组成（图 37-1），其中 22 对被称为常染色体。它们按大小编号；第 1 号染色体最大，第 22 号染色体最小。此外，还有 2 条性染色体：女性为 2 条 X 染色体，男性为 1 条 X 染色体和 1 条 Y 染色体。一对染色体的两个成员称为同源染色体。每个染色体对其中的一条是母源的，另外一条是父源的。卵子和精子各含有 23 条染色体（单倍体细胞）。在受精卵（合子）形成过程中，它们融合成一个细胞，含有 46 条染色体（二倍体细胞）。

（2）核型：染色体核型是指染色体按数字顺序排列成同源对。每个染色体都有一个可重复的特征带型，以便染色体被识别。高分辨率染色体分析比常规染色体分析的优势体现在可以研究更细长的染色体，并且可以检测到更微小的异常（图 37-1）。即使这样，略大的条带的异常可以被识别，细微的少于 500 万个碱基对（5Mb）的染色体重排仍然检测不到。

荧光原位杂交（FISH）是一种强有力的技术，利用荧光标记的 DNA 探针标记已知的染色体序列，通过荧光显微镜能够观察到染色体的特定区域。FISH 可以检测到经典的细胞遗传学技术检测不到的亚微观结构重排，并且可以识别标记染色体。（关于 FISH 研究的图片，请访问 http://www.pathology.washington.edu/galleries/Cytogallery/main.php?file=fish_examples.）

间期荧光原位杂交技术可快速筛查非培养细胞（淋巴细胞、羊水细胞）染色体数目异常，如 13- 三体综合征、18- 三体综合征、21- 三体综合征和性染色体异常。然而，由于实验过程中可能存在信号背景或污染，必须通过常规染色体分析来确认结果。需要 200 个细胞进行 FISH 试验来确定染色体嵌合表型。

（3）染色体微阵列分析或阵列比较基因组杂交：

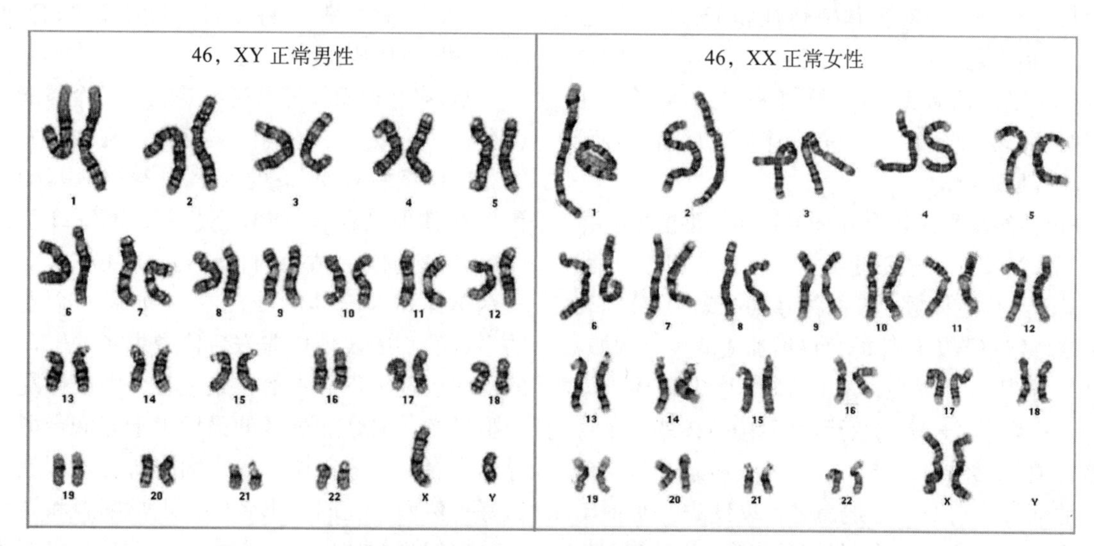

图 37-1　正常男女人类核型（经科罗拉多遗传学实验室许可使用）

生物技术和生物信息学的进步导致了遗传检测的发展，可以用比较基因组杂交技术和微阵列技术（aCGH）进行遗传检测。这项技术可以检测基因组中微小的遗传异常，染色体内部亚显微水平拷贝数异常和亚微观失衡，在分子水平上确定拷贝数大小及易位的断点。这项试验取代了高分辨率染色体作为评估发育迟缓及先天性发育异常儿童的一线方法。aCGH 的原理是将患者的基因组在数十万个位置与参考基因组进行比较。目前，aCGH 被用于使用单核苷酸多态性（SNP）筛选整个基因组，这些多态性特别针对已知的致病区域。在某些情况下，疾病相关基因的分辨率可能高达几百个碱基对。这种技术还可以识别单亲二倍体（UPD）或识别血缘关系。然而，这项技术无法检测到非常小的缺失、重复或单核苷酸的变化。

（4）染色体命名：显微镜下可见染色体上的一个收缩部位，称为着丝粒，它将染色体分成两臂：p，指短臂；q，指长臂。每个长臂、短臂被进一步细分为使用不同染色技术可见的编号带。命名染色体臂和带提供了一种通用的染色体描述方法。常见的符号有 del（缺失）、dup（重复）、inv（倒置）、ish（原位杂交）、i（异染色体）、pat（父系起源）、mat（母系起源）、r（环状染色体）。

（5）染色体异常：染色体异常有两种类型，包括数目异常和结构异常。

1）染色体数目异常：人类细胞有 23 条染色体的，如人类卵子或精子，被称为单倍体状态（*N*）。受孕后，在生殖细胞以外的细胞中，46 条染色体处于二倍体状态（2*n*）。偏离单倍体数倍数的细胞称为非整倍体，表示染色体数目异常。非整倍体的一个例子：三体，是指一对同源染色体中有 3 条而不是 2 条染色体。它是由染色体不均等分裂（称为不分离）成为子细胞造成的。三体是人类最常见的染色体数目异常 [如 21- 三体综合征（唐氏综合征）、18- 三体综合征和 13- 三体综合征]。单体，指染色体对中只有单独一条存在，可能是完整的或部分的。所有完整的常染色体的单染色体在发育早期似乎都是致命的，只以嵌合体形式存活。然而，性染色体单体是正常的。

2）染色体结构异常：存在许多不同类型的染色体结构异常。图 37-2 显示了不同类型染色体结构的异常。在临床背景下，染色体数之前的符号（+ 或 -）分别表示细胞中该特定整条染色体的数目增加或减少。例如，47，XY+21 指某一个男性，有 3 条 21 号染色体。染色体数目后的符号（+ 或 -）分别表示染色体的一个臂上的增多或缺失。例如，46，XX，8q- 表示 8 号染色体长臂上的缺失。需要详细地命名，以便进一步证明一个特定的缺失区域，继而提供遗传咨询，如 8q11。

A. 缺失（del）（图 37-2A）——指缺少正常的染色体物质。它可能是在末端（在染色体末端）或间质（在染色体内）。缺失部分使用代码“del”来描述，然后括号中所涉及的染色体数目，以及该染色体缺失区域的描述，也在括号中描述，如 46，XX，del (1) (p36.3)。这种染色体命名描述了 1 号染色体短臂 36.3 带遗传物质的丢失，导致 1p36.3 缺失综合征。

B. 重复（dup）（图 37-2B）——染色体片段的额外拷贝可以串联（原方向存在的遗传物质）或倒置（相反方向存在的遗传物质）。染色体 22q11 重复导致猫眼综合征，导致虹膜缺损和肛门或耳朵发育异常。

C. 倒置（inv）（图 37-2C）——在这种畸变中，染色体的重新排列部分被倒置。既可发生在染色体同臂内（不涉及着丝粒），也可发生在臂间（涉及着丝粒）。

D. 环状染色体（R）（图 37-2D）——没有正常端粒（可能还有其他亚端粒序列）导致随后的两端融合形成一个圆形染色体。环染色体异常引起生长迟缓和智力缺陷。

E. 易位（反式）（图 37-2E）——这种遗传物质的染色体间重排可能是平衡的（细胞具有正常含量的遗传物质以结构异常的方式排列）或不平衡的（细胞由于染色体交换而引起遗传物质增多或减少）。平衡易位可以进一步描述为互换，两个非同源染色体之间的遗传物质交换，或罗伯逊易位，两个中心染色体的融合。

F. 插入（insertion）（图 37-2F）——在两个点上染色体内的断裂和另一段染色体的掺入称为插入。可能发生在两条染色体之间或同一条染色体内。临床表现或表型取决于插入或被破坏的部位。

3）性染色体异常：涉及性染色体的异常，包括非整倍体和嵌合体，在一般人群中相对常见。最常见的性染色体异常包括 45，X（特纳综合征），47，XXX，47，XXY[克兰费尔特（Klinefelter）综合征]、47，XYY 和不同的嵌合体状态。

4）嵌合现象：嵌合现象是在同一个体的不同细胞中存在两个或多个不同的染色体结构。例如，患者可能有一些细胞有 46 条染色体，一些细胞含有 47 条染色体和其他染色体（46，XX/47，XX+21 表示 21- 三体综合征的嵌合体；同样，45，X/46，XX/47，XXX 表示单体和 X 三体的嵌合体）。如果一个染色体异常的患者的临床表现比非嵌合体型患者的轻，或者患者的皮肤表现出不寻常的色素沉着，则应怀疑染色体嵌合型异常。嵌合症患者的预后优于非嵌合型的染色体异常患者。一般来说，异常细胞所占比例越小，预后越好。然而，在同一患者中，正常细胞和异常细胞在各种组织中的比例，如在皮肤、大脑、内脏和外周血

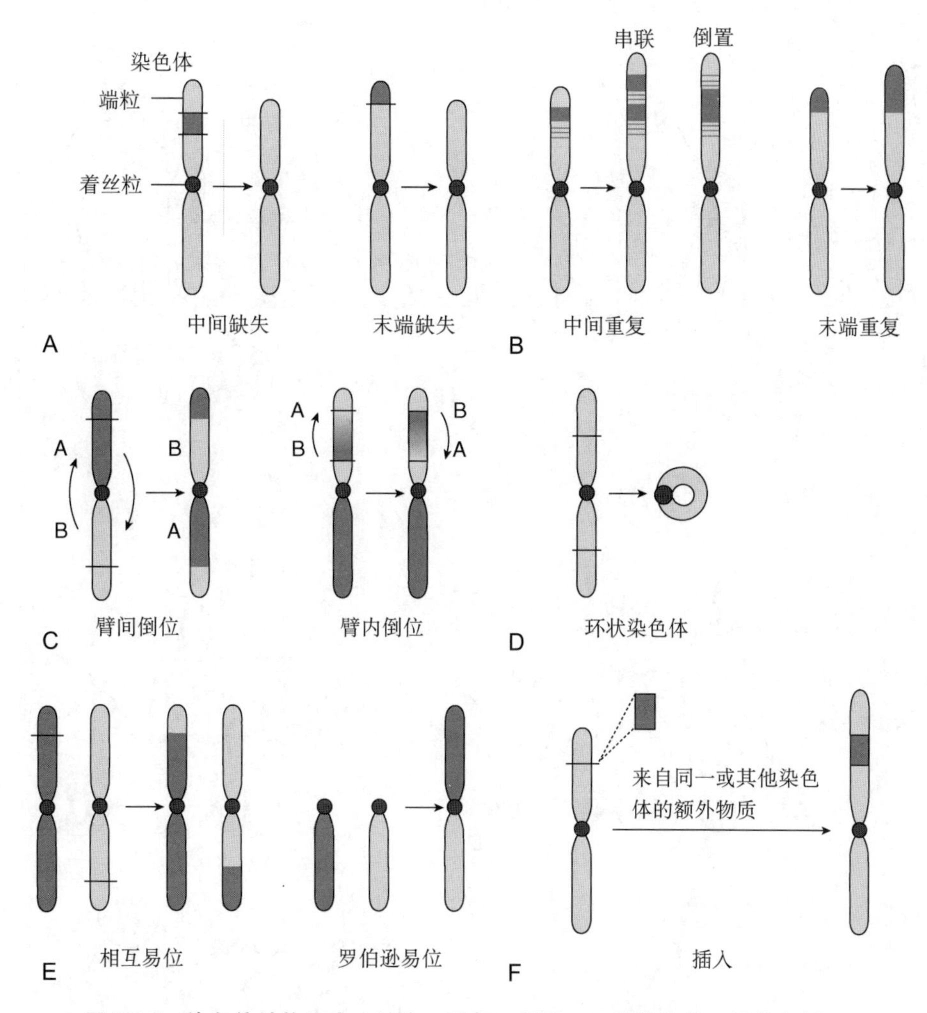

图 37-2　染色体结构异常：缺失、重复、倒置、环状染色体、易位和插入

中的比例可能有显著性差异。因此，仅根据外周血细胞的核型，很难可靠地评估染色体嵌合型患者的预后。

5）单亲二倍体：在正常情况下，每对同源染色体中的一条来自母亲卵子，另一条来自精子（图 37-3A）。在单亲二倍体患者当中，一个同源染色体对中的两条染色体均来自同一亲源。如果单亲二倍体是由第一次减数分裂中的错误引起的，则该亲本的两个同源染色体将出现在配子中 1 种，称为异源染色体现象（图 37-3B）。如果分裂是由第二次减数分裂中的错误引起的，同一染色体的两个拷贝将通过补救、复制和互补的机制（图 37-3C ～ E）形成，称为单亲二倍体。单亲二倍体也可能发生在受精后（图 37-3F）。

可能的不良反应机制包括有害基因的纯合和印迹。某些染色体的二倍体通常被认为是致命的。

当单亲二倍体发生在某些人类染色体上时，则可引起临床表型，包括染色体 6，7，11，14，15 和 X。在普拉德 - 威利（Prader-Willi）、安格尔曼（Angelman）和贝 - 维（Beckwith-Wiedemann）综合征（BWS）患者中发现了这种现象。在其他染色体上，它本身并不产生临床特征。这也揭示了潜在的常染色体隐性遗传疾病可以是单亲二倍体。

6）微缺失和微重复综合征：当染色体的小区域缺失或增加时，就会产生微缺失和微重复综合征。这些异常通常被称为拷贝数变异（CNV）。可能包括基因组的一个基因、多个基因或非编码区域。虽然高分辨率染色体检查可以检测到一些 CNV，但大多数是通过 FISH 或染色体微阵列（CMA）检测或证实的。这些 CNV 可能是遗传性的（由父母传递），也可能是新发生的。许多 CNV 与特定的综合征有关。一般来说，大于 5 ～ 10 兆碱基对（Mb）的 CNV 则影响临床表型。然而，有些还没有完全理解，可能被归类为不确定意义的变体（VUS），也可能是良性变化。因此，在解释遗传检测结果时，通常需要特别谨慎并进行父母验证。

7）癌症的染色体异常：在具有正常染色体的个体中，在造血和实体肿瘤中经常发现染色体数目和结构染色体异常。这些细胞遗传学异常分为原发性和继发性两类。在原发性异常中，染色体异常的存在是癌症发生所必需的，比如视网膜母细胞瘤中的 13q−。只有在癌症发展后，体细胞才会出现继发性异常，例如急性和慢性髓系淋巴细胞白血病患者中的费城染色体，

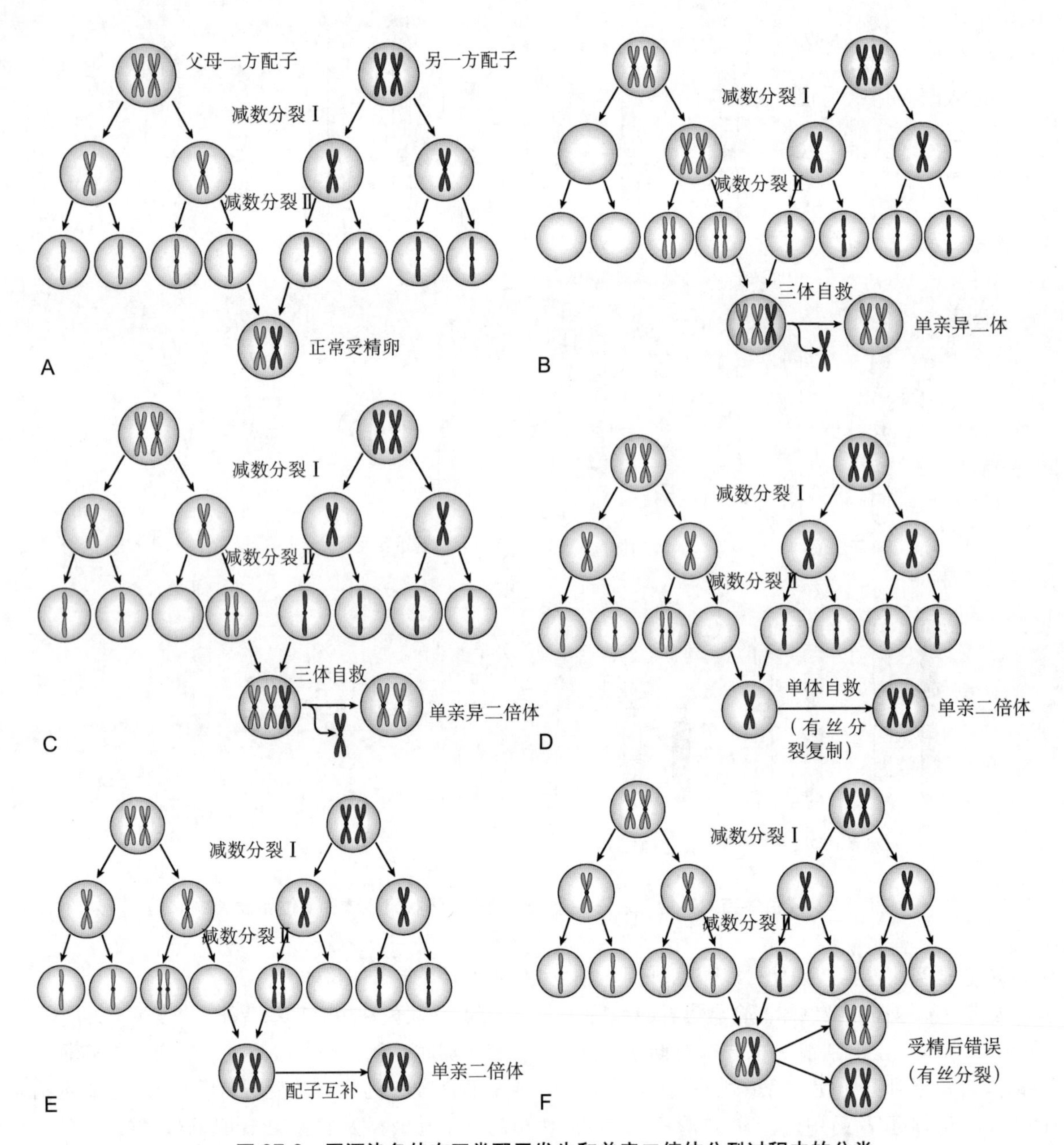

图 37-3 同源染色体在正常配子发生和单亲二倍体分裂过程中的分类

A. 正常配子的受精；B. 异源染色体；C. 单亲二倍体；D. 单亲二倍体（有丝分裂复制）；E. 单亲二倍体（伽马互补）；F. 受精后出现异常

t (9; 22) (q34; q11)。染色体异常是特定肿瘤的特异性，可用于诊断或预后。例如，费城染色体的存在提示慢性粒细胞白血病的预后较好，但出现在急性淋巴细胞白血病患者则预后很差。染色体断裂的位点与已知的癌基因和抑癌基因位点一致。

2. 分子遗传学　分子生物学的进步彻底改变了人类遗传学，因为分子生物学技术可以对编码蛋白质序列的基因进行定位、分离和表征。分子遗传学可以帮助解释许多人类疾病所涉及的复杂的生物学问题。可以应用多种技术对临床疾病进行分子诊断。聚合酶链反应（PCR）是在预先设定的引物之间复制 DNA 片段，以便在几小时的时间内获得足够的 DNA 进行识别或测序。DNA 测序是确定特定 DNA 片段核苷酸顺序的过程。aCGH 技术也可以用来寻找基因水平上的小缺失或重复（小到一个外显子）。甲基化分析可以寻找 UPD 或印迹缺陷。二代测序（NextGen）或大规模平行测序技术可以快速和准确地测序大量基因，并且比传统的 DNA 测序花费少。这项技术可以用于对模板基因进行针对性的测试，一次筛选数百或数千个基因，还可用于进行全外显子组测序（WES）或全基因组测序（WGS）。

WES 是对人类基因组中所有已知基因进行测序。WES 和 WGS 技术的难点包括解释结果的能力有限。人类基因组中仅有 25% 的基因具有已知的功能。同样，在基因组编码区（内含子、调控区）之外发现的变异往往具有不确定的意义。尽管存在这些限制，在实验室进行的 WES 或 WGS 技术在高达 40% 的病例中具有一定意义的诊断结果。NGS 正在改变临床遗传学的模式。许多遗传学家不是进行多个单基因测试，而是进行一到两次筛选测试，如果测试为阴性，则转向 WES 或 WGS，以节省时间和限制成本。随着技术的改进，WES 和 WGS 不但可以检测序列变体，而且最终能够提供与 CNV 和三核苷酸重复序列相关的信息。

尽管技术上取得了进步，但实验室检测遗传变化的能力以及解释结果的方法都有很大的差异。临床实验室必须保持严格的质量管理计划，并接受监管机构（如 CLIA、CAP）的日常检查，以确保产生精确和准确的结果。美国医学遗传学和基因组学学院与分子病理学协会合作，制定了一套规范实验室解释实践的指导方针。变异可分为致病或可能致病、良性或可能良性或不确定意义。致病和可能致病的变异被解释为引起疾病，而良性和可能良性则不会引起疾病。不确定意义的突变是指科学文献中没有足够的信息来解释突变。随着时间的推移，父母亲的突变测试或重新评估可能导致重新进行分类。

遗传学及其临床应用：患者接受基因检测有多种原因。家庭成员在接受遗传检查之前进行咨询，以了解该结果如何影响患者和其他家庭成员是很重要的。

如果患者具有已知疾病的特定特征，但这些特征的原因不明，或者由于具备特定遗传疾病的家族史，则通常需要接受基因检测。基因检测可以确认或识别特定的诊断，后续可以进行特定的治疗或干预。许多家长也迫切地想要知道孩子“为什么”有这样的表现；在某些情况下，这可能有助于减轻父母内疚感，因为他们担心可能是他们自己做了什么导致了孩子的疾病。即使在基因诊断不改变治疗和干预措施的情况下，一些患者或家庭也在寻求复发风险或信息，因此他们期待产前或胚胎植入前的基因诊断。

在一些遗传诊断中，特定诊断确诊后需要额外的对并发症进行筛查 [实验室和（或）影像学] 的建议。这可以在 22q11.2 缺失综合征患者中看到，这些儿童存在发育延迟、言语障碍和腭裂问题、心脏畸形、免疫功能障碍、激素分泌异常和生长延迟 / 身材矮小的风险。在其他诊断中，指出了不影响基因本身的特定医疗，但旨在减少疾病的并发症。以 Marfan 综合征为例，诊断表明使用 β 受体阻滞剂或血管紧张素受体阻滞剂治疗，可以防止与主动脉扩张有关的并发症。在一些诊断先天代谢异常患者中，如果受影响的基因主要在某一个器官中表达，则器官移植可以治疗这种疾病（即在鸟氨酸转氨淀粉酶缺乏时进行肝移植）。最后，一些罕见病基因经确诊后，正在进行试验，以改变基因表达本身，改善疾病的预后。以脊髓性肌萎缩（SMA）为例，基因治疗最近得到了 FDA 的批准。

基因检测技术可以使医生对患者进行各种各样的基因检测。这一医学领域的进展包括父母要求对其子女未来可能发生的疾病、携带状况和疾病易感性进行检测。围绕这一主题存在重大的伦理和法律问题。美国医学遗传学和基因组学学院与美国人类遗传学学会就这一主题达成了共识，教育家庭和医疗保健提供者了解这种检测的潜在负面影响。面对整个外显子组或基因组测序、单基因分析和微阵列分析，可能会揭示人类的负载基因的状态，这需要详细的遗传咨询。还应酌情考虑未成年人的决策能力。

个性化医疗（精准医疗）是一个先进的医学领域，能够提供比传统医学更高的精确性和有效性。与目前因存在特定临床症状或诊断罕见疾病而进行基因检测的模式不同，可以预先进行基因检测，以更好地了解个人的健康风险或对干预措施的反应。药物基因组学为预测患者的药物反应提供了巨大的前景。例如，通过对 *CYP2C9* 和 *VKORC1* 两个特定基因的 DNA 分析，可以预测华法林抗凝治疗的反应，并对剂量进行个性化，减少血液测试和剂量调整的次数。

二、人类遗传方式存在的问题

1. 孟德尔遗传定律　传统上，常染色体单基因疾病遵循孟德尔定律所解释的原则。遗传性状通过世代的遗传依赖于基因分离和自由组合。基因分离是在配子形成过程中分离基因对的过程。自由组合是指不同等位基因独立分离。

根据维克多 • A. 麦考斯克的数据库，《人类孟德尔遗传》列出了 10 000 多个条目，其中遗传模式被假定为常染色体显性、常染色体隐性、X 连锁显性、X 连锁隐性和 Y 连锁。一个或一对染色体上特定位点的单个基因会导致这些疾病。对遗传术语的理解有助于了解孟德尔疾病。分析家族中的谱系和遗传模式，了解该条件的继承模式，通常可以解释继承模式。

（1）术语：以下术语对于理解遗传模式很重要：

1）显性和隐性——显性和隐性概念是指等位基因的表型表达，不是基因位点的内在特征。因此，讨论“显性位点”是不合适的。

2）基因型——是指遗传状态，即个体携带的等位基因。

3）表型——是个体基因型的表达，包括外观、物理特征、器官结构、生化和生理性质，可能会被环境所改变。

4）基因多态性——是指单个突变等位基因在不同的组织或器官系统中具有广泛的影响或表达的现象。换言之，等位基因可能对表型产生不止一个影响。例如，Marfan综合征在不同的器官系统（骨骼、心脏、眼科等）中由于纤维蛋白基因的单一突变而有相应表现。

5）外显率——是指具有特定基因型的个体表达相同表型的比例。外显率是介于0到1之间的比例（或0～100%）。当100%的突变个体表达表型时，称完全外显。如果某些突变个体不表达表型，则外显率被称为不完全的或减少的。因此，具有不完全外显的显性条件的特征是"跳过"世代与未受影响的、专性的基因携带者。

6）表现度——是指在具有相同突变基因型的不同个体中，表型表达程度（严重程度）的变异性。在家庭内部和家庭之间，表现度可能是极其可变的或相当一致的。家族内表达的变异性可能是由于异位显性、环境、遗传预期、表型的存在、嵌合性和机会性（随机因素）等因素决定的。家族间表达的变异性可能是由于前面提到的因素，但也可能是由于等位基因或位点的遗传异质性。这一概念的扩展经常出现在新描述的微缺失和微重复综合征中。

7）遗传异质性——不同的遗传突变可能产生相同或相似的表型，传统上可认为是一种诊断。"贫血"或"智力残疾"就是这方面的例子。遗传异质性有两种类型：基因位点异质性和等位基因异质性。

a. 基因位点异质性——描述了由多个遗传位点的突变引起的表型；也就是说，不同位点的突变导致相同的表型或一组表型，这些表型似乎足够相似，以前被归类为单一疾病或诊断谱。例如，Sanfilippo综合征(黏多糖病类型Ⅲ A、B、C和D)，其中相同的表型是由4种不同的酶缺乏产生的。

b. 等位基因异质性——在单基因位点上引起不同的表型。例如，囊性纤维化可能是由许多不同的突变引起的，如常见的纯合性ΔF508突变，或复合杂合性ΔF508和R117H突变。

8）表型异质性或"临床异质性"——这个术语描述了同一个位点上不同等位基因突变导致多个表型的情况。例如，*FGFR2*基因的不同突变可引起不同的颅颈早闭，包括Crouzon综合征、Jackson-Weiss综合征、Pfeiffer综合征和Apert综合征。这些综合征在临床上是可区分的，是由于单个基因中存在多种基因突变所致。

9）纯合突变——在特定位点上具有相同等位基因的细胞或生物体被称为纯合子。例如，囊性纤维化患者在这两个等位基因上都有ΔF508突变，被称为纯合突变。

10）杂合突变——在一个遗传位点上具有不相同等位基因的细胞或生物体被称为杂合子。在常染色体显性遗传条件下，只有一个基因突变是导致疾病状态所必需的。然而，对于隐性疾病来说是杂合子的个体不会表现出症状（见下一节）。

（2）遗传模式

1）常染色体显性遗传。常染色体显性遗传具有以下特点：

a. 如果父母受到影响，每个后代继承异常显性基因的风险为50%或1 ： 2。无论基因是否在父母中外显。

b. 男性和女性都可以将异常基因传递给孩子，无论男孩女孩，尽管临床表现可能因性别而异。

c. 显性遗传通常被认为是垂直遗传，也就是说，异常基因以垂直的方式从一代传递到下一代（图37-4）。

d. 对阴性家族史的解释如下：①非父亲/母亲。②父母一方的外显率下降或症状轻微。③生殖细胞嵌合体（即父母任一方生殖细胞系中的嵌合体）。生殖细胞嵌合体可能模仿了常染色体隐性遗传，因为它导致父母完全正常的两个孩子出现遗传缺陷。复发风险在1%～7%。④患者存在的异常可能是一种非遗传突变引起的表型，也可能是一种类似遗传但不同于遗传的异常，具有不同的遗传方式。⑤新发突变。

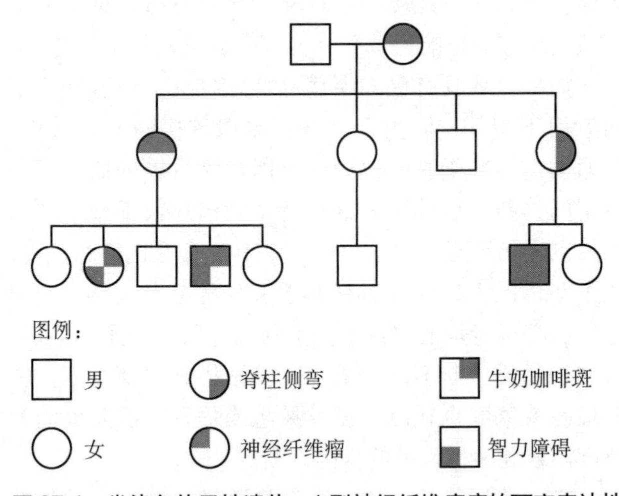

图37-4 常染色体显性遗传：1型神经纤维瘤病的可变表达性

2）常染色体隐性遗传。常染色体隐性遗传也有一些独特的特点：

a. 受影响儿童的父母生育的孩子再次异常的风险为25%或1 ： 4。一般人群中的基因频率被用来评估一个新的伴侣生育异常孩子的风险，对未受影响的兄弟姐妹，以及受影响的个人本身的风险。

b. 父母通常是携带者，临床上不受影响（有例外情况存在：镰状细胞贫血的携带者如果缺氧可能会出现症状）。

c. 男女发病率相等。

d. 兄弟姐妹可能同时受到影响（图 37-5）。

e. 家族史通常为阴性，兄弟姐妹除外。

f. 罕见的情况为患有常染色体隐性遗传病的患儿从父母中的一方遗传了异常两个异常的基因，而未从另一方获得这一基因的遗传物质。

3）X 染色体遗传。当特定疾病的致病基因在 X 染色体上时，认为是 X 连锁的遗传。女性可能是纯合子，也可能是杂合子，因为她们有两条 X 染色体。男性只有一条 X 染色体，并且对其 X 染色体上的任何基因都是半合子的。任何 X 连锁疾病的严重程度一般男性大于女性（在一个特定的家庭）。根据里昂假说，由于每个细胞中的两个 X 染色体中的一个被灭活，并且这种失活是随机的，女性的临床表现取决于基因改变与正常等位基因失活的百分比。直到大约 14d 的妊娠期，X 染色体才被激活，短臂的部分在整个生命中保持活跃。

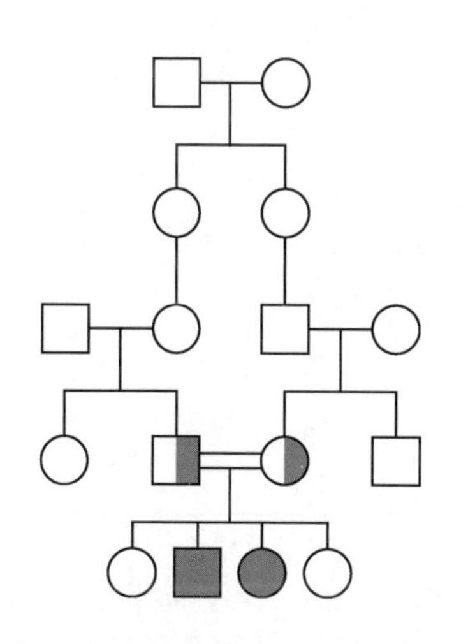

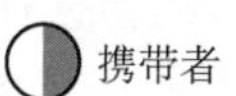

携带者

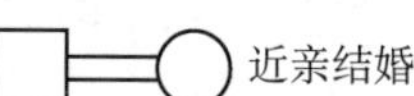

图 37-5　常染色体隐性遗传：囊性纤维化

A. X 连锁隐性遗传——以下特征是 X 连锁隐性遗传的特征：

a. 男性受累，杂合子女性表现正常或临床表现轻微。

b. 母系遗传（图 37-6A）。

c. 女性携带者的女儿成为携带者的概率为 50%，儿子成为患者的概率为 50%。

d. 患病男性的所有女儿都是携带者，所有儿子均不受影响。

e. 有时女性可能会受到完全影响。有几种可能的机制可以解释完全受影响的女性：（aa）偏斜的 X 失活；（bb）45，X 核型；（cc）异常基因的纯合性；（dd）一个 X 染色体的 X 自体易位或其他结构异常，其中正常结构的 X 染色体优先失活；（ee）单亲二倍体；（ff）非随机失活，可由常染色体基因控制。

B. X 连锁显性遗传——该模式比 X 连锁隐性遗传模式更不常见。例如，色盲和维生素 D 抵抗性佝偻病。以下特征是 X 连锁显性遗传的特征：

a. 女性杂合子是有症状的，这种疾病的发病率女性是男性的 2 倍，因为她们有两条 X 染色体可以发生突变。

b. 女性的临床表现比男性更多样化。

c. 女性杂合子受影响的概率为 50%，无论后代性别如何。

d. 所有患病男性的女儿均患病，患病男性的儿子无影响（图 37-6B）。

e. 女性纯合子是可能的（特别是近亲婚配家族中），临床表现严重。她所有的孩子也会受到影响，但临床表现更轻。

f. 一些疾病（如色素失调症）在男性（和纯合女性）中是致命的。受影响的女性患儿是男性患儿的两倍，因为男性患儿流产的发生率增加，受影响的男性患儿自动流产。47，XXY 核型允许受影响的男性生存。

4）Y 连锁遗传。Y 连锁遗传，也称为“全男性”遗传，疾病是由位于 Y 染色体上的基因引起的。这种情况比较少见。在这一类别中可以看到男性将疾病传递给男性患儿，患病男性的所有儿子都受到影响，女儿不受到影响。

2. *多基因遗传病*　许多常见的特征如身高，是有家族遗传倾向的，是多个基因而不是单个基因作用的结果。这些性状的遗传方式为多基因或多因素影响。环境因素，如饮食，也会对这些特征产生影响。目前还没有针对这些特征的基因检测。

许多疾病和先天性异常明显是家族性的，但不符合为孟德尔遗传规律（如常染色体显性、常染色体隐性），显示多基因遗传。一般来说，当基因作用或环境因素的加性阈值被超过时，就会出现显性症状。许多常见的疾病，如高血压、卒中和酒精中毒都表现出多因素（多基因）遗传现象。一些常见的出生缺陷，包括先天性心脏病、唇腭裂和神经管缺陷，也表现出多基因遗传。多基因或多因素遗传具有几个特点：

（1）患者亲属患病的风险增加。一级亲属（有 50% 共同基因的亲属）的风险较高，而较远关系的风险较低，尽管后者的风险高于一般人群（表 37-1）。

（2）病情越严重，遗传的风险就越高。在先天性巨结肠患者中，无神经节细胞段越长，遗传风险越高。

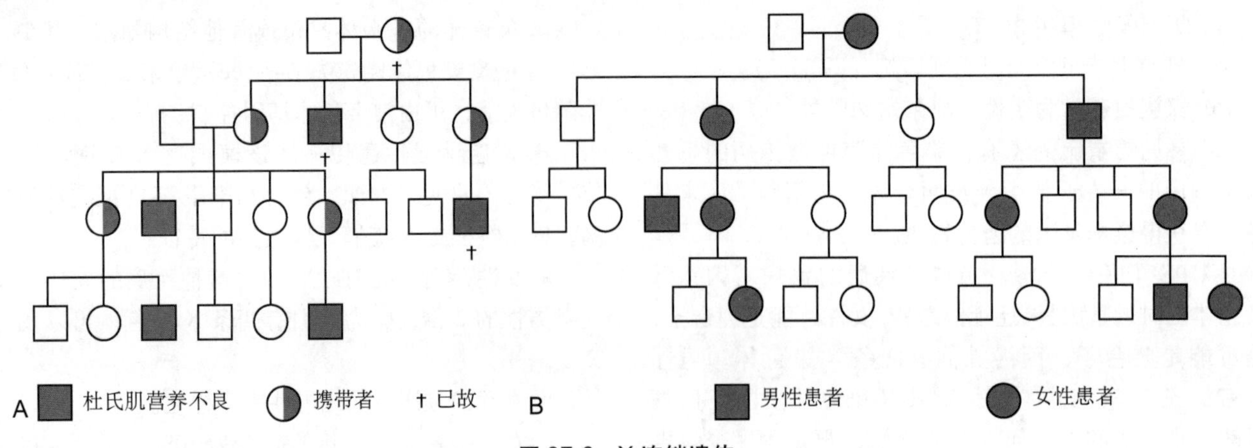

图 37-6 X 连锁遗传

A. X 连锁隐性遗传；B. X 连锁显性遗传

表 37-1 一些先天性疾病的经验风险

无脑裂和脊柱裂：发病率（平均）1 ∶ 1000
一个患病儿童：2% ～ 3%
两个患病儿童：10% ～ 12%
一个患病的父母：4% ～ 5%
脑积水：发生率 1 ∶ 2000 新生儿
偶见 X 连锁隐性遗传
常与神经管缺陷有关
一些环境病因（如弓形虫病）
复发风险，一个患病儿童
脑积水：1%
部分中枢神经系统异常：3%
唇腭裂：发病率（平均）1 ∶ 1000
一个患病儿童：2% ～ 4%
一个患病的父母：2% ～ 4%
两个患儿：10%
一个受影响的父母，一个受影响的孩子：10% ～ 20%
腭裂：发病率 1 ∶ 2000
一个患病儿童：2%
两个患病儿童：6% ～ 8%
一个患病的父母：4% ～ 6%
一个患病的父母，一个患病的儿童：15% ～ 20%
先天性心脏病：发病率 8 ∶ 1000
一个患病的儿童：2% ～ 3%
一个患病的父母，一个患病的儿童：10%
马蹄内翻足：发病率 1 ∶ 1000（男性∶女性 =2 ∶ 1）
一个患病的儿童：2% ～ 3%
先天性髋关节脱位：发生率 1 ∶ 1000
（女性＞男性）具有明显的区域差异
一个患病的儿童：2% ～ 14%

续表

幽门狭窄：发病率，男性为 1 ∶ 200；女性：1 ∶ 1000	
男性患者	
兄弟	3.2%
儿子	6.8%
姐妹	3.0%
女儿	1.2%
女性患者	
兄弟	13.2%
儿子	20.5%
姐妹	2.5%
女儿	11.1%

（3）性别比例可能不相等。如果存在明显的差异，那么受影响较小的性别的儿童患有这种疾病，遗传的风险就会更高，需要更多的遗传因素来证实。例如，幽门狭窄在男性中更常见。如果第一个患病的儿童是女性，则其遗传的风险高于男性儿童。

（4）如果患者的配偶的家族史为阴性，患者子女的患病风险与兄弟姐妹的患病风险大致相同。然而，近亲婚配增加了后代的患病风险。

3. 非孟德尔遗传

（1）表观遗传调控：虽然发育是由基因调控的，但它是由非遗传过程启动和维持的。表观遗传事件是功能相关的变化，基因组是独立于这种变化的初级 DNA 序列。遗传印迹和 DNA 甲基化是影响基因表达的表观遗传过程的例子。某些对生长和分化有重要调控作用的基因本身也受到配子中以特定模式中发生的化学修饰的调控。为帮助不育夫妇而开创的某些技术（先进的生殖技术）可能会影响表观遗传过程，并导致通过这些方法孕育的后代出现遗传性疾病。

（2）印记：染色体对的亲本来源影响哪些基因被转录，哪些基因被灭活。“印记”一词是指某些基因优先转录的过程。各条染色体，特别是 X、15、11 和 7 号染色体，都有印记区域，其中一些基因只能从一个等位基因（即母系或父系等位基因）中读取。在通常情况下，另一个亲本等位基因上的基因被灭活。印迹异常可能是 UPD（其中一个亲本的拷贝丢失）、染色体缺失导致正常转录的基因丢失、通常编码转录的印迹基因突变或下游其他基因失活所致。关于印记影响人类疾病的一个很好的例子是贝 - 维（Beckwith-Wiedemann）综合征；该位点位于 11p15 染色体带上。

（3）遗传预测：是一种遗传模式，在这种模式中，症状在较早的年龄就会表现出来，随着性状传递给后代，其严重程度也会增加。通过减数分裂时，疾病位点上 DNA 的相关重复序列不稳定。重复的 DNA 序列，特别是三联体（如 CGG 和 CAG），往往会增加它们的拷贝数。随着三联体的扩张，它们最终会影响基因的表达并产生症状。目前所发现的三联体疾病主要是产生神经症状。大多数情况下病情是逐渐进展的。三联体扩增的大小大致与症状的时间和严重程度有关。

常染色体显性疾病包括脊髓小脑萎缩、亨廷顿病和肌营养不良。不稳定的三联体重复扩增导致至少一种常染色体隐性疾病，如弗里德赖希共济失调。最常见的 X 连锁三联体重复不稳定扩增是脆性 X 综合征。

（4）线粒体遗传：线粒体病可由核基因和线粒体基因异常引起。线粒体 DNA（mtDNA）为双链，长度为 16 569 个碱基对，圆形，较核 DNA 小，是母系遗传的。它编码 13 个涉及氧化磷酸化和电子传递的基因产物。

mtDNA 可维持致病点突变、缺失或重复。然而，有一个阈值效应，取决于异质性（细胞包含正常和异常的 mtDNA，图 37-7）。由于线粒体 DNA 疾病的诊断困难，以及临床过程的变异性，通常难以计算特定的复发风险。更多细节见第 36 章先天代谢缺陷。

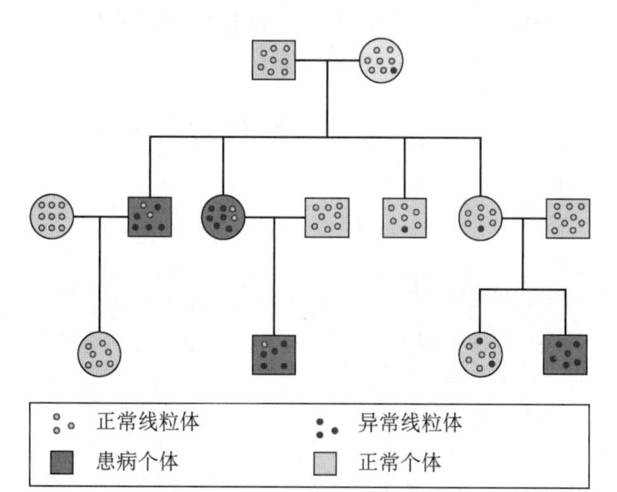

图 37-7　线粒体遗传：母系遗传

4. 家族史和家系谱　评估潜在遗传关系的关键是构建家系谱。家系谱是遗传和医学信息的宝贵记录，在视觉上比列表更管用，但大多数医务人员还没有充分利用。家系谱包含以下内容。

- 从先证者 - 患者的兄弟姐妹和父母开始，并尽可能至少获得三代病史。
- 详细询问近亲。
- 从家庭双方获取数据。
- 询问自然流产、死胎、不孕、孩子被放弃以及死亡的个体情况。

在建立家族史的过程中，人们可能会发现与阐明患者疾病原因无关的信息，但可能提示其他重要健康问题的风险。与主诉无关的情况应指导后续治疗。后一种情况的例子包括大量的早期乳腺癌和卵巢癌家族史，或多次妊娠失败。

三、畸形学和人类胚胎学

出生缺陷是婴儿出生后第一年死亡的主要原因，在 2% ～ 3% 的新生婴儿和高达 7% 的成年人中发生。许多是通过产前超声检测到的。对先天性结构缺陷的原因和后果的临床研究称为畸形学。

1. 机制

（1）发育生物学：细胞增殖和程序性细胞死亡（凋亡）都有助于胚胎结构的形成。其他基因的产物建立了调控途径，其中正、负信号回路以精确的时间启动和维持细胞分化。进一步了解这些机制可能会指导干预措施，以防止出生缺陷或可能提供产前治疗。上述过程演变的一个例子是胎儿手术治疗神经管缺陷。

（2）细胞相互作用：在发育过程中有一个基因表达的次序。形态发生始于编码转录因子的基因的表达。这些蛋白质与未分化胚胎细胞中的 DNA 结合，并将它们招募到发育区域。空间关系是指细胞及其邻近细胞的相对位置关系。当这些区域分化为可识别的组织（如外胚层、中胚层和内胚层）时，细胞增殖、迁移和进一步分化是通过编码细胞信号蛋白的基因介导的。

信号蛋白包括生长因子及其受体、细胞黏附分子和细胞外基质蛋白，它们都为发育中的组织提供结构和位置信号。改变这些途径的基因突变会导致遗传病。

（3）环境因素：外界因素在发育过程中的作用也是通过基因调控途径介导的。在细胞水平上，异种物质（与自然无关的化合物）导致出生缺陷，要么是因为它们破坏细胞信号，从而影响形态发生，要么是因为它们具有细胞毒性，导致细胞死亡，超出了正常的发育程序。

一般来说，在胚胎和胎儿中表达的药物受体是在成人中介导药理作用的相同分子。非处方药、处方吸入剂等在母体中具有药理活性，这些药物将在整个胎盘中活跃。在成人中接触到达到细胞毒性水平的药物可能是致畸的（即导致出生缺陷）。酒精等对成年人有毒的成瘾或滥用也对胚胎和胎儿有毒。

经胎盘的药理作用可以治疗疾病。妊娠期间胚胎和胎儿药物治疗的前景正在逐渐清晰。补充叶酸可以降低出生缺陷的风险，如脊柱裂，在分娩前给予母体皮质类固醇可以诱导胎儿合成和分泌肺表面活性剂。

（4）机械因素：大部分胚胎发育和所有胎儿的生长发生在羊水提供的低压环境和间隙内。羊水的丢失或生产不足会产生严重的影响，胎盘膜的破裂也会产生严重的影响。

肺和肾脏的发育对机械力特别敏感。肋骨畸形、周围羊水缺乏或运动不足（胎儿呼吸）等情况会限制胸部发育，导致不同程度的肺发育不全，肺小于正常，肺泡发育较少。出生时表现为呼吸窘迫，这种情况可能是致命的。这一现象可以在引起肾畸形或发育不全的情况下看到，如22q11.2缺失综合征。

子宫骨盆的交接处（UPJ）常与输尿管梗阻或膀胱流出道梗阻有关。当有梗阻部位的肾脏收集系统内的压力增加时，它会扭曲细胞相互作用并改变组织发生。长时间暴露于增加的内部压力的发育中的肾脏最终变得不起作用。

2. 临床畸形学　对于临床医生来说，一项重要任务是确定有出生缺陷的婴儿的问题是孤立的还是较大综合征的一部分。

（1）术语：畸形特征的分类力求反映异常发育的机制。出生缺陷被称为畸形，姿势性畸形是由改变的遗传或发育过程引起的，如丹迪沃克畸形。变形是由机械力引起的结构缺陷，如姿势性弓形足。发育不良一词用于表示组织、器官或细胞的异常生长或发育，如骨骼发育不良。当物理力中断或扭曲形态发生时，这种影响被称为破坏，比如在羊膜带中看到的。发育异常的时间顺序可称为序列，例如罗宾序列（或Pierre Robin异常），它描述了继发于颌骨发育不良（后颌）之后的U形腭裂，随后取代了舌头，并防止了腭的后闭合。然而，并不是所有的出生缺陷和畸形特征都是由单一的机制造成的；Prune Belly综合征是由尿路畸形引起的，可导致腹肌过度伸展。

多种畸形可按照综合征和联合征的模式分类。综合征被定义为一组畸形，表现为具有可识别的模式与已知的遗传的原因。那些众所周知的共同发生的畸形被归类为关联，如VACTERL关联。关联应该作为排除的诊断。当可以确定一个明确的原因，如染色体异常或单个基因的致病突变时，应该以更精确的诊断取代“关联”。

（2）畸形婴儿的评估：病史和体格检查为诊断提供了大部分线索。婴儿异常的程度可能不会立即显现出来，而感到悲伤和内疚的父母往往渴望得到更多信息。

1）病史。妊娠史是病史的关键部分。回顾胎龄、宫内药物暴露、产前并发症、产前检查是重要的。家族史是家族谱系形成的重中之重。环境因素应包括父母习惯和工作环境的描述。基于主诉的有针对性的病史应与过去的病史和手术史、发育史和系统回顾相结合。

2）体格检查。细致的体格检查对畸形儿的准确诊断至关重要。除了第2章中描述的常规程序外，还应特别注意新生儿的身体测量。拍照是有帮助的，应该采用前后一致的测量方法，以供参考。

3）影像学和实验室检查。放射学调查是评估和管理畸形患者的基础。一系列的平片，也称为骨骼调查，在评估疑似骨骼发育不良患者中是有用的。磁共振成像（MRI），血管造影、静脉造影，或光谱，有助于诊断评估时给予临床诊断指示。计算机断层扫描（CT）对骨结构评估是有用的，但与MRI相比，较少用于深部组织评估。超声在无创成像中也具有很好的依从性。如果有任何疑问如哪种成像方式对患者最有帮助，鼓励与放射科医生协商。

传统的细胞遗传学分析为大约5%的畸形婴儿提供了特殊的诊断。在10%～15%的死亡婴儿中，染色体异常被识别。染色体微阵列可提高诊断率达10%～15%。值得注意的是，许多拷贝数变异（CNV）存在于不同的个体中；因此，分析解读报告有时是困难的，可能需要父母样本来进一步验证。常见的疾病，如21-三体综合征、13-三体综合征和18-三体综合征可以通过使用FISH快速确定（48～72h），但这项技术应该伴随一个完整的核型检测。通常，正常的核型不排除存在显著的遗传病。任何需要快速诊断的病例都应与经验丰富的临床遗传学家讨论。WES方法在临床上也被用来寻找患者整个外显子的基因突变。在临床实验室环境中，对于具有广泛表型的患者，WES的诊断率在儿科约为25%，在成人约为17%。

四、染色体疾病：染色体数目异常

1. 三倍体疾病

（1）21-三体综合征（唐氏综合征）

诊断要点和主要特点

- 特征包括眼外侧上斜，有内眦赘皮，面中部发育不良，耳廓小且发育不全
- 广泛性肌张力减退
- 认知功能障碍（通常为轻中度）
- 可伴有先天性心脏病和胃肠道畸形

唐氏综合征发病率约为 1 ∶ 700 名新生儿。轻度 / 中度认知障碍，广泛性肌张力减低是唐氏综合征的特征。患此病的新生儿可能表现出生理性黄疸延迟消退和短暂的血液计数异常。喂养困难和便秘在婴儿期很常见。儿童期可能出现的问题包括甲状腺功能障碍、视力问题、听力丧失、阻塞性睡眠呼吸暂停、消化系统疾病、寰枢关节不稳定和孤独症。白血病在唐氏综合征患者中的发生率是正常人群发病率的 12 ～ 20 倍。

临床表现：主要的体格检查表现包括头部枕叶扁平，特殊的外貌（眼外侧上斜、有内眦赘皮、面中部发育不全，耳廓小且发育不全）和轻微的肢体异常。1/3 ～ 1/2 的唐氏综合征儿童患有先天性心脏病，最常见的是心内膜垫缺损或其他间隔缺损。消化道异常，包括食管和十二指肠闭锁，发病率占 15%。

（2）18- 三体综合征：其发病率在活产儿中约为 1 ∶ 4000，男女比例约为 1 ∶ 3。18- 三体综合征的特点是产前和产后生长迟缓，比较严重。并发症与相关发育异常有关。死亡通常是由心力衰竭或肺炎引起的，好发在婴儿期或幼儿期，只有一小部分患儿能达到成年。存活的儿童表现出严重的认知障碍，沟通和走动能力受影响。

临床表现：18- 三体综合征婴儿通常是小于胎龄儿，有特殊畸形表现，包括特征性面容和四肢（手指重叠和足呈摇摆状）和先天性心脏病（常为室间隔缺损或动脉导管未闭）。要查看 18- 三体患者的临床图片，请访问以下网站：trisomy_18.htm：http：//medgen.genetics.utah.edu/photographs/pa ges/。

（3）13- 三体综合征：其发病率约为每 12 000 例活产 1 例，60% 的受影响的个体为女性。大多数 13- 三体婴儿有致命的先天性畸形。幸存的孩子表现出生长发育迟缓、认知功能障碍、呼吸暂停、癫痫和耳聋。死亡通常发生在婴儿早期或出生后第 2 年，通常是由于心力衰竭或感染引起的。

1）临床表现：症状和体征（包括典型特征）通常包括低出生体重、中枢神经系统畸形、眼睛畸形、唇腭裂、多指或并指畸形以及先天性心脏病。婴儿 13- 三体患者的临床图片可在以下网站查阅：http://medgen.genetics.utah.edu/photographs/pages/trisomy_13.h tm。

2）三倍体治疗

A. 药物医疗

21- 三体：对特定的问题进行干预，如心脏病和胃肠道异常的外科干预，甲状腺功能减退和消化系统疾病等自身免疫性疾病的筛查，对发育的促进，如特殊教育，以及运动、职业和言语治疗都是适用的。治疗的目标是帮助患病的儿童充分发展他们的潜力。鼓励家长参加支持团体，如全国唐氏综合征大会地方分会。参见以下网站：http://www.ndss.org/。

除了对 13- 三体或 18- 三体的一般支持性护理外，目前还没有其他治疗方法。可以通过 FISH 快速确认可疑的 13- 三体或 18- 三体。SOFT 是一个专业团体，支持 13- 三体和 18- 三体患儿的家庭，帮助患儿生存到婴儿期以后。参见以下网站：http://www.trisomy.org/。

B. 遗传咨询：染色体三倍体是由染色体分离时发生的异常引起的。三倍体婴儿的父母大多数都有正常的核型。生育三倍体婴儿的风险随着产妇年龄的增长而增加。三倍体患者的母亲再次妊娠分娩三倍体患儿的风险为 1%，再加上特定年龄的产妇风险。

如果患者的三倍体是由染色体易位引起的，而父母有一个异常的核型，再次妊娠患病的风险就会增加。当母亲是平衡罗伯逊易位的携带者时，有 10% ～ 15% 的风险会使孩子受到影响，33% 的风险使孩子成为平衡易位携带者。当父亲是携带者时，生育患病的患儿的概率低于 0.5%。如果孩子有 21/21 易位，父母一方有易位，再次生育患病儿童的风险为 100%。

2. 性染色体异常

（1）特纳综合征（X 染色体单倍体）

诊断要点和主要特点

- 身材矮小，蹼颈，乳距宽，闭经，无第二性征
- 伴有主动脉缩窄和泌尿生殖系统畸形
- 智商通常是正常的，但常有学习障碍
- 嵌合型个体可能只表现为身材矮小和闭经

特纳综合征的发病率为每万名女性发生 1 例。然而，约有 95% 的 X 单倍体流产，只有 5% 是活产。

1）临床表现。新生儿合并特纳综合征可能有蹼颈、手足水肿、主动脉缩窄和特征性三角脸。年龄较大的女孩可能表现为身材矮小，乳距宽，卵巢呈条索状，闭经，无第二性征以及不孕。一些患病的女孩，特别是嵌合体的女孩，只有身材矮小和闭经，没有畸形特征。学习障碍比较常见，其次是感知运动整合困难。

2）治疗。针对学习问题和感知困难的学术支持非常重要。激素治疗包括雌激素治疗，可以使患者的第二性征发展并有正常的月经周期，防止骨质疏松症的发生。生长激素治疗用于身高受影响的女性患者。女性 45，X 或 45，X 嵌合体生育率较低，即使怀孕，胎儿死亡的风险也很高（自然流产 30%；死胎 6% ～ 10%）。此外，她们的后代即使得以存活，染色体异常的风险也会增加，包括性染色体或常染色体异常和先天畸形。因此，对于染色体异常的女性后代，应进行产前超声和染色体分析。

(2) 克莱因费尔特（Klinefelter）综合征（XXY）

诊断要点和主要特点

- 青春期前很少能做出诊断
- 关键的发现包括：小睾丸；缺乏性欲；面部毛发少；身材高大，类似无睾丸者
- 智商可能有异常（可正常或接近正常的边缘，有一小部分患者表现出认知功能障碍）

新生儿群体中 Klinefelter 综合征的发病率约为 1/1000，但在智力障碍的男性中约占 1%，在不孕症诊所男性患者中的比例约为 3%。产妇分娩时间往往提前。与特纳综合征不同，Klinefelter 综合征很少是自然流产的原因。除了产前诊断外，很少在青春期前进行诊断，因为青春期前的男孩有正常的表型。

1）临床表现。青春期后的特征性表现包括小睾丸、精子缺少或无精、不育、男性乳房发育、智商正常或降低接近临界线、胡须减少和身材高大、类似无睾丸者。在 3 个或 4 个 X 染色体（XXXY 和 XXXX Y）的染色体变异中，智力损害较严重，可能同时伴有骨骼和生殖器异常。一般来说，与 Klinefelter 综合征相关的身心异常随着性染色体数量的增加而增加。

2）治疗。患有 Klinefelter 综合征的男性需要睾酮替代治疗。额外的 X 染色体的存在可能引起 X 连锁疾病发生，可能是致命的。

(3) XYY 综合征：新生儿合并 XYY 综合征一般正常。受影响者有时可能表现出一种异常的行为模式，从幼儿期开始，并可能有轻微的智力残疾。生育功能可能是正常的。许多具有 XYY 核型的男性是正常的。目前尚无治疗方法。

(4) XXX 综合征：具有 XXX 核型的女性发病率约为 1/1000。患有 XXX 综合征的女性表型正常，然而，她们往往比同龄正常者高，智商比正常的兄弟姐妹低。学习和行为问题相对普遍。与患有 XXXX 的个体形成对比，这是一种更罕见的疾病，可导致更严重的发育问题，以及类似唐氏综合征的畸形表型。

五、染色体异常：结构异常

染色体异常最常出现在新生儿期，通常多种先天性异常伴有宫内生长迟缓。除了上述描述的三倍体外，其他更微小的染色体异常也很常见。在某些情况下，染色体重排太微小，无法通过核型检测到。目前的技术，比较基因组杂交阵列（微阵列），能够同时筛查多个亚显微镜下的染色体异常，是评估疑似染色体异常儿童的非常有用的工具。

虽然大多数严重的染色体异常，如三倍体是致命的，但如果染色体异常存在嵌合体形式，一些人可能生存。这方面的两个例子包括 8- 三体综合征和猫眼综合征，这是由来源于 22 号染色体的一部分的额外遗传物质引起的。

六、染色体缺失障碍

三种常见的染色体缺失障碍，以前在常规核型分析中检测到，并通过 FISH 分析证实，但现在用微阵列检测，分别是 1p36 缺失综合征、Wolf-Hirschhorn 综合征（4p−）和猫叫综合征（5p−）。微缺失或邻近基因综合征是指那些不容易被染色体核型检查提取的，但通过微阵列或 FISH 检测的小缺失。

1. *1p36 缺失综合征* 小头畸形和大前囟门是 1p36 缺乏综合征的特征。常见心脏缺陷，婴儿期可能出现扩张型心肌病。智力缺陷、肌张力低下、听力丧失和癫痫发作比较常见。

2. *Wolf-Hirschhorn 综合征* 这种综合征也称为 4p −（4p16 缺失），其特征是小头畸形，鼻子和眼眶发育异常，使人联想到古希腊战士的头盔。其他常见的异常包括唇腭裂以及心脏和肾脏缺陷。常见癫痫发作障碍，大多数患者有严重的智力缺陷。

3. *猫叫综合征* 也称为 5p −（缺失末端染色体 5p），这种疾病的特点是特殊的面部特征，生长迟缓，小头畸形。患者有一种不寻常的猫一样的哭声。大多数患者有主要器官异常和明显的智力缺陷。

七、邻近基因异常

邻近基因的异常是指涉及多个基因的遗传物质的缺失或重复所引起的疾病。通过微阵列检测诊断的三种常见的连续基因疾病包括威廉姆斯（Williams）综合征、Smith-Magenis 综合征和 22q11.2 缺失综合征。

1. *威廉姆斯综合征* 威廉姆斯综合征是一种连续基因异常的疾病，在 7q11.2 上缺失弹性蛋白和其他邻近基因。临床特点：身材矮小；先天性心脏病（瓣膜上主动脉瓣或肺动脉管狭窄）；面部粗糙且娇小，嘴部突出较明显；婴儿期可见高钙血症或高钙尿症；发育迟缓；新生儿易怒后逐渐演变为过度友好的性格。早期需要限制钙摄入，以防止肾钙质沉着。高钙血症通常在第一年可以自愈。病情自然进展包括心脏病的进展和对成人高血压及脊柱骨关节炎易感。大多数患者有轻度至中度智力缺陷。

染色体 7q11.2 的重复导致了一种包括言语延迟和孤独症谱系障碍特征的综合征。身体特征不如威廉姆斯综合征表现得一致。

2. *Smith-Magenis 综合征* 这种综合征与 17p11 的微缺失有关，临床特点是前额突出，眼睛深陷，上唇丘比特形，有自残行为，睡眠障碍和智力残疾。部分

患者还存在癫痫发作障碍，听力下降，甲状腺疾病以及免疫学和脂质异常。

重复 17p11 会产生 Potocki-Lupski 综合征，其特征是生长缓慢，存在不同水平的认知缺陷，有孤独症特征，以及偶尔存在心脏结构异常。

3. 22q11.2 缺失综合征（腭心面综合征或 Di George 综合征） 这种情况最初是在新生儿中描述的，表现为紫绀型先天性心脏病，通常涉及大血管异常；胸腺发育不全导致免疫缺陷；以及缺乏甲状旁腺引起的低钙血症。该病表型是高度可变的。其他特征包括轻度小头畸形、甲状腺功能减退、肾脏和颈椎畸形、腭裂、吞咽功能不全、言语和语言延迟、先天性心脏病（大血管异常、法洛四联症和各种其他异常）、精神类疾病，如注意缺陷多动障碍、焦虑、精神病，约 25% 的病例为精神分裂症。

22q11 区域的重复产生一个温和和高度可变的表型，临床表现从发育延迟和学习障碍到功能正常。

八、符合孟德尔遗传方式的疾病

1. 常染色体显性遗传病 神经纤维瘤病、马方综合征、软骨发育不良、成骨不全和颅骨发育不全是最著名的常染色体显性遗传疾病。还有许多其他常见的常染色体显性遗传性疾病，包括特雷彻・柯林斯综合征，有独特的颅骨及面部特征，包括颧骨和下颌发育不全，以及 Noonan 综合征，其表型类似于 Turner 综合征，患者具有身材矮小和蹼颈的特征。CHARGE 综合征和阿姆斯特丹型侏儒并不罕见，而且有相当一致的临床表现。

（1）神经纤维瘤病：神经纤维瘤病 1 型（NF-1）是最常见的常染色体显性遗传疾病之一，每 3000 例新生儿中出现 1 例，见于所有种族和民族。一般来说，这种疾病是逐渐进展的，随着时间的推移可以出现新的临床表现。神经纤维瘤病 2 型（NF-2），以双侧听神经瘤为特征，皮肤表现不明显或无皮肤表现，是由不同基因引起的不同疾病。

NF-1 基因位于 17 号染色体的长臂上，编码一种类似于肿瘤抑制因子的蛋白质。该基因的许多不同突变导致 NF。约 50% 的 NF 病例是由新的突变引起的。仔细评估父母的基因是必要的，以便提供准确的遗传咨询。最近的证据表明，如果仔细进行体格检查，携带基因变异的人的外显率接近 100%。

咖啡斑（色素沉着），淡棕色的斑出生就有可能出现，大多数患有 NF-1 的人在 1 岁时就有 6 个以上。在 8 岁时，出现神经皮肤的表现。神经纤维瘤是由施万细胞、神经纤维和成纤维细胞组成的良性肿瘤；可能分散存在，也可能成簇状。用裂隙灯可以看到虹膜错构瘤的发病率也随着年龄的增长而增加。通常患者有一个大的头部，X 线显示骨异常包括脊柱侧弯和广泛的发育问题。50% 的 NF-1 患者会有智力延迟（有关医疗评估及治疗的详情，请参阅本书第 25 章）。可参考以下网站提供的信息：http://www.nfinc.org.

牛奶咖啡斑也可能出现在其他疾病中，比如 McCune-Albright 综合征、Noonan 综合征、Leopard 综合征和 Bannayan-Riley-Ruvalcaba（BRR）综合征，这反映多种疾病可能有同一体征，需进行鉴别诊断。NF-1、Noonan 和 Leopard 综合征的基因是通过 RAS-MAPK 信号转导途径控制细胞周期的分子。因此，一些疾病的症状相同并不令人惊讶。

（2）马方综合征

诊断要点和主要特点

- 骨骼异常（根特标准）
- 晶状体脱位（晶状体异位）
- 主动脉根部的扩张
- 硬脑膜扩张
- 在某些情况下有阳性家族史

1）临床表现。基因检测可用于检测导致马方综合征的突变，但诊断仍主要是临床诊断，并基于根特标准（https://www. marfan.org/dx/rules）。儿童可有阳性家族史、可疑骨骼表现或眼科并发症。由于关节松弛，运动发育里程碑经常延迟。青少年易发生自发性气胸，可能存在心律失常。主动脉和瓣膜并发症在儿童中不常见，但在散发性病例中更有可能。特征面容为脸长而瘦，具有下斜睑裂，颧骨扁平，下颌后缩。上腭高拱，牙列常拥挤。致病的基因是编码纤维蛋白 -1 的基因（*FBN1*），是一种细胞外基质蛋白。

2）鉴别诊断。在所有具有马方综合征样骨骼特征的个体中进行代谢检测，以排除高胱氨酸尿症。Lujan 综合征，是一种 X 连锁遗传性病，类似马方综合征患者的体态和认知功能异常。其他结缔组织疾病，包括但不限于 Ehlers-Danlos 综合征和 Stickler 综合征需要进行鉴别。

纤维蛋白 -2 基因（*FBN2*）和转化生长因子 β（TGFβ）途径中的突变也可以产生符合马方综合征临床诊断标准的表型。Beals 综合征（FBN2）、Sprintzen-Goldberg 综合征（SKI1）、动脉瘤 - 骨关节炎综合征、胸主动脉瘤综合征（TGFβ 途径）是一种不同的结缔组织疾病，治疗和预后均不同。可以查阅相关资料（http://www.genereviews.org）。

3）并发症。包括脊柱侧弯在内的骨骼问题是逐渐进展的。散光和近视非常普遍，需要对晶状体脱位进行监测。

最严重的并发症是心血管系统疾病。虽然许多马方综合征患者有二尖瓣脱垂，但最严重的问题是进行性主动脉根部扩张，这可能导致动脉瘤破裂和死亡，以及进行性或急性瓣膜(主动脉比二尖瓣更频繁)无能。寻求有关马方综合征的更多信息可参见 http://www.Marfan.org。

4）治疗

a. 内科治疗：马方综合征患者的治疗包括对眼科、骨科和心脏问题的监测与适当的管理。连续超声心动图可以诊断和跟踪主动脉根部增大的程度，在更严重的情况下可以进行医学或外科治疗。预防性使用 β 肾上腺素或血管紧张素 Ⅱ 受体阻滞剂可减慢主动脉扩张速度，减少主动脉并发症的发生。

b. 遗传咨询：对于动脉扩张患者与主动脉病变相关的基因突变的基因检测，应考虑在所有患有马方综合征的个体中进行，因为外显率是可变的，并且显然不受影响的家庭成员可以携带和传递突变的基因。

（3）软骨发育不良：是最常见的骨骼发育不良，由 *FGFR3* 突变引起。

1）临床表现：典型的表型包括相对大头畸形、面中部发育不良、身材矮小和三叉戟形手。出生时就可以有明显的表现。软骨发育不全患者认知功能正常。

2）治疗

a. 治疗：骨科干预是解决脊柱问题的必要措施，包括严重的腰椎前凸和驼背畸形。长骨延长手术可能有助于改善上肢功能。

婴儿期的头围必须密切监测并绘制在诊断特定的头围图上。枕骨大孔水平的骨过度生长可能导致进行性脑积水和脑干压迫，并可能需要神经外科干预。

许多患者可通过诸如美国小人物等组织在以下网站获得资助：http://www. lpaonline.org。

b. 遗传咨询：绝大多数（约 90%）病例为新突变。患有软骨发育不良的两个杂合子的父母有 25% 的风险使其子女发生纯合子的 *FGFR3* 突变，这是一个致命的疾病。

（4）成骨不全（OI）：或称脆骨病，是一种相对常见的疾病。超过 85% 的病例是由 *COL1A1* 和 *COL1A2* 的显性突变引起的。更罕见的 OI 是由其他基因的突变引起的，可能是常染色体隐性遗传。

1）临床表现。最常见的四种分型是：

a. Ⅰ型，轻度，出生后有骨性骨折，巩膜呈蓝色。

b. Ⅱ型，通常在新生儿期合并多处先天性骨折和严重肺部疾病，是致命的。

c. Ⅲ型，病情严重，导致严重的骨畸形，继发于多发性骨折（既包括先天性骨折，也包括出生后骨折）、蓝巩膜、身材矮小和轻度限制性肺病。

d. Ⅳ型，病情轻，出生后骨折的发生率增加；常见牙本质发育不全。

2）治疗

a. 内科治疗：遗传学家和内分泌学家正在用不同形式的双膦酸盐化合物治疗 OI 患者，可降低骨折发生率，提高骨密度。患者也应该跟随有经验的骨科医生进行长骨和手术纠正脊柱侧弯。听力评估表明，由于 OI 伴有耳聋以及牙本质发育不全，需要密切随访。

b. 遗传咨询：血液中的 DNA 分析可以证实 *COL1A1* 或 *COL1A2* 基因的突变，从而导致 OI。症状较轻的分型通常是常染色体显性遗传，而较严重的 OI 通常是由新的突变引起的。

（5）颅缝早闭综合征：是与颅缝过早融合有关的常见主要疾病。这类疾病通常是由 *FGFR* 基因突变引起的。

克鲁宗综合征是这些疾病中最常见的，伴有多处骨缝融合，但四肢是正常的。其他颅缝早闭疾病还有肢体和颅面异常，包括 Pfeiffer 综合征、阿佩尔（Apert）综合征、杰克逊 - 韦斯（Jackson-Weiss）综合征和赛思里 - 乔次岑（Saethre-Chotzen）综合征。

颅缝早闭综合征患者常有眼眶浅，面中部狭窄，可能导致上气道阻塞，脑积水可能需要分流。颅缝早闭的儿童可能需要多期颅面和神经外科手术来解决这些问题，但通常智力正常。

（6）CHARGE 综合征：是一种常见的遗传性疾病，表现为特殊面容、出生缺陷、智力缺陷以及视力和听力异常。缩写“CHARGE”是相关异常的首字母，包括结肠瘤、先天性心脏病、肛门闭锁、生长迟缓、生殖器异常（性功能减退）和耳异常伴有耳聋。面部不对称常见。突变是由 8q 染色体上的 *CHD7* 基因突变引起的。有关 CHARGE 综合征的信息可在以下网站查阅 http://www.chargesyndrome.org/。

（7）阿姆斯特丹型侏儒：该病的特点是严重的生长发育迟缓；肢体，特别是手复位缺陷（50%）；先天性心脏病（25%）；面部多毛，眉毛向内侧融合（一字眉），嘴唇薄并且上翘。病程和严重程度比较多变，常染色体显性遗传的患者病情较轻。

在约 65% 的 CDLS 患者中，发现了黏连蛋白（cohesin）调节剂，*NIPBL* 或黏连蛋白结构组成相关基因 *SMC1A* 和 *SMC3* 的杂合突变。在有丝分裂和减数分裂过程中，黏连蛋白可调节姐妹染色单体的凝合力。黏连蛋白已被证明在基因表达的调控中起着至关重要的作用。此外，黏连蛋白通路中的多个蛋白质也参与了其他一些基本的生物学调控，如双链 DNA 断裂修复、染色质重塑和维持基因组稳定性。

（8）努南综合征：是一种常见的常染色体显性遗

传病，以身材矮小、先天性心脏病和轻度发育不良为主要特征。喂养问题可能导致无法生长。轻度发育迟缓通常存在，但智力可能是正常的。努南综合征和努南样疾病是由 RAS- 丝裂原活化蛋白激酶（MAPK）途径的突变引起的，因此通常被称为“RAS 病”。努南综合征是这些疾病中最常见的，通常是由 *PTPN11* 突变引起的。其他相关疾病包括心面部皮肤综合征和 Costello 综合征。检测该信号通路中多个基因的 DNA panel 有助于确定诊断。由于导致神经纤维瘤病的 *NF-1* 突变也影响 *RAS* 原癌基因信号，因此存在一种努南表型相关的 NF-1 亚型并不奇怪。

2. 常染色体隐性遗传性疾病

（1）囊性纤维化：囊性纤维化的基因 *CFTR* 位于 7 号染色体的长臂上，22 人中约有 1 人是携带者。研究已经发现许多不同的突变；高加索人群中最常见的突变为 ΔF508。

有关囊性纤维化的医疗管理的更多细节，请参见第 19 章和第 22 章。

（2）史 - 莱 - 奥综合征：是由于胆固醇产生的最后一步过程发生代谢紊乱，导致胆固醇水平降低和其前体 7- 脱氢胆固醇（7-DHC）的累积增多。由于胆固醇是甾醇激素和中枢神经系统鞘磷脂的必要前体，胆固醇含量对所有细胞膜的完整性至关重要，因此，胆固醇缺乏和 7-DHC 积累的后果是复杂而严重的。此外，7-DHC 被氧化成氧甾醇，对视网膜和大脑有毒性作用。

1）临床表现：史 - 莱 - 奥综合征患者具有特征性表现，包括面部畸形特征（图 37-8）、多种先天性异常、肌张力低下、生长缓慢和智力缺陷。轻度病例可表现为孤独症和 2 ～ 3 趾并趾。诊断可以通过血液测试来确认前体 7-DHC 的存在。也可以对 *DHCR7* 基因突变进行分析，或进行产前检测。

2）治疗：尽管还不能治愈这种复杂的疾病，但胆固醇治疗可以改善生长迟缓并改善症状。抗氧化剂治疗正被用来预防由氧甾醇积累引起的进行性视网膜变性。

（3）感觉神经性耳聋：虽然感音神经性耳聋的病因有明显的遗传异质性，包括显性、隐性和 X 连锁模式，但非综合征、隐性遗传性耳聋是严重遗传性儿童耳聋的主要形式。已知有几百个基因会引起遗传性听力受损和耳聋。听力受损可以是传导性的、感觉性的，也可以是两者的结合；综合征或非综合征；语前（在语言发展之前）或语后（在语言发展之后）。听力受损的遗传方式由耳科、听力和体格检查、家族史、辅助测试（如岩脑 MRI 检查内耳和颞骨）和分子遗传检测来诊断。对 100 多种遗传形式的听力受损进行模板基因筛查，可用于多种类型的综合征性和非综合征性耳聋。

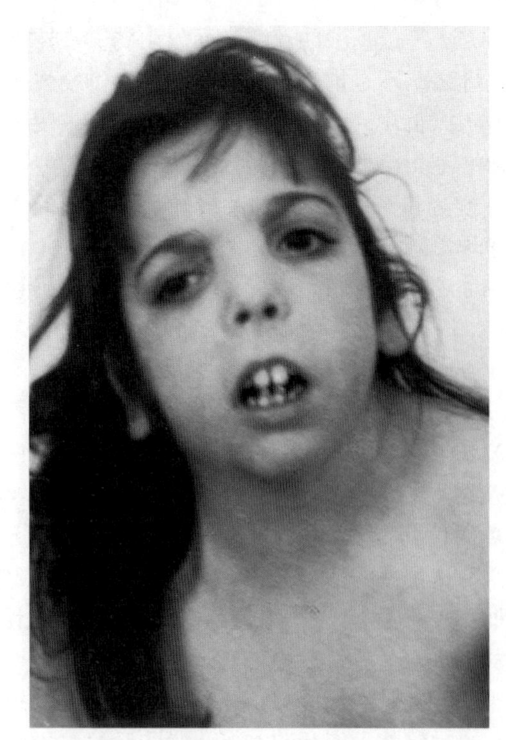

图 37-8　患有史 - 莱 - 奥综合征的儿童

（4）脊髓性肌萎缩：脊髓性肌萎缩（SMA）是一种常染色体隐性遗传性神经肌肉疾病，脊髓前角神经元退化。发病机制是由于位于 5q 染色体上的 *SMN1*（存活运动神经元）基因的产物缺失导致神经元凋亡。前角神经元缺失导致骨骼肌进行性萎缩。这种疾病的发病率约为 12 000 例中存在 1 例，其中大多数病例处于婴儿期。在欧洲血统的人群中，携带者占人群的 1/40。

临床表现：五种临床亚型是根据发病年龄和病情进展来区分的。SMA 0 型，产前即发病，出生后可出现严重肌张力减退和呼吸衰竭。SMA Ⅰ型，在出生时表现出轻微的乏力，但在 3 个月内症状明显，受累肌肉反射和肌肉收缩丧失。这种疾病的发展导致患儿在 1 岁之前呼吸衰竭。SMA Ⅱ型的症状开始较晚，在 2 岁时通常表现为乏力和肌肉反射减弱。患有 SMA Ⅲ型的儿童在接近青春期时开始变得乏力。SMA Ⅳ型在生后的第 20 年或第 30 年出现肌肉无力。

在所有类型 SMA 的 95% ～ 98% 的病例中，可以检测到 *SMN1* 第 7 外显子的纯合子缺失，进而确定诊断。染色体 5q 上的 *SMN1* 区域是复杂的，这种疾病的表现方式的变异性涉及相邻 *SMN2* 基因多达 3 个拷贝的表达。更严重的表型会有 *SMN2* 拷贝数减少。通常 2% ～ 5% 的 SMA 患者是复合杂合子，其中有一个 *SMN1* 拷贝与第 7 外显子缺失和第二个拷贝与点突变组合。

产前诊断可以通过基因检测获得，但建议进行仔细的先证者分子分析和父母中携带者状态的证明，因为除了潜在的复合杂合性问题外，2% 的病例是由于

一个 *SMN1* 等位基因的新突变而发生的。在这种情况下，父母之一不是携带者，再孕育子女的复发风险较低。由于人群中 4% 的人 *SMN1* 基因存在重复，导致一个染色体上有两个 *SMN1* 基因。因此，生殖风险评估、携带者检测和产前诊断 SMA 最好是在仔细的遗传咨询的背景下进行。近年来，两种不同的基因疗法已获得 FDA 批准用于治疗 SMA。两者都需要在确诊后立即治疗，以提高新生儿筛查 SMA 的潜在益处。

3. 迪谢内肌营养不良 X 连锁遗传性疾病

（1）贝克肌营养不良（BMD）：迪谢内肌营养不良（DMD）是由于肌细胞骨架蛋白抗肌萎缩蛋白合成失败所致。该基因位于 X 染色体上，在 Xp12 的位置，4000 名男性儿童中约有 1 人患病。同一基因的突变导致营养不良蛋白的部分表达，产生一种不太严重的表型，即贝克肌营养不良。在 DMD 和 BMD 中，骨骼和心肌发生进行性退化。患有 DMD 的男孩在 5 ～ 6 岁时表现出近端肌肉无力和小腿肌肉假性肥大。患者在十几岁的时候就不能活动。血清肌酸激酶水平明显升高。患有DMD的男孩大多死于呼吸衰竭和心功能不全。骨密度的预后表现更多变。虽然皮质类固醇在保持力量方面是有用的，但它们并不能减缓疾病的进展。女性肌营养不良的自然病程显示严重心血管疾病的发病率增加，包括心肌病和心律失常。

肌营养不良蛋白的致病基因非常大，也是常见的突变靶点。在 65% 的病例中，可检测到肌营养不良蛋白基因大量缺失或重复。分子分析在很大程度上取代了用于诊断目的的肌肉活检。

1/3 的 DMD 病例表现为家族史阴性，这可能是一种新的突变。肌营养不良蛋白基因突变的生殖细胞嵌合体发生在 15% ～ 20% 的家庭中。建议所有受影响男孩的姐妹采用糖皮质激素治疗。由于目前多数的 DMD 病例都可以检测到突变，我们可以提供更准确的复发风险和治疗的建议。外显子跳跃疗法已应用于 DMD 治疗：在分子生物学中，外显子跳跃是一种 RNA 剪接形式，用于使细胞“跳过”错误或失调的遗传代码部分，产生一个截短但仍然功能正常的蛋白质，尽管发生了基因突变。

（2）血友病：血友病 A 是由凝血因子Ⅷ活性缺乏引起的 X 连锁隐性遗传的出血性疾病（进一步讨论见第 30 章）。

九、非孟德尔病

1. 基因印记性病

（1）贝 - 维（Beckwith-Wiedemann）综合征：巨大儿（体型大）、大舌（舌体大）和脐膨出的三联征构成了贝 - 维综合征（BWS），现已知与位于 11p15 染色体上的印迹基因的异常表达有关。其他相关发现包括眼距过宽、耳纹异常、短暂高胰岛素血症引起的婴儿低血糖、多种先天性异常（以腭裂和泌尿生殖系统异常常见），以及某些恶性肿瘤的风险增加，特别是肾母细胞瘤（7% ～ 10%）。

染色体异常，如父系 11p15 区的重复，或父系 UPD，或 *CDKN1C* 基因突变与 BWS 有关。大多数患者有 DMR1（差异甲基化区域 1，H19，5%）和 DMR2（LIT1，50%）的甲基化错误。H19 是一种长链非编码 RNA，对细胞增殖有负调控作用。孤立性偏侧发育过度可为 BWS 的轻度表现形式。两者的主要区别是组织特定区域的相对镶嵌甲基化模式。患有 BWS 的儿童应接受肿瘤监测方案，包括每 3 个月检测血清 AFP 水平直至 4 岁，每 3 个月进行一次腹部超声检测直至 8 岁。最近的指南根据 BWS 的具体分子原因修改了肿瘤监测方案。

（2）普拉德 - 威利（Prader-Willi）综合征：是由于位于 15q11 号染色体上的一些印迹基因（包括 *SNRPN*）缺乏表达所致。临床特征包括婴儿期严重的肌张力低下，通常需要放置喂养管。在年龄较大的儿童中，特征性表现包括杏仁状眼睛和斜视。阻塞性睡眠呼吸暂停、身材矮小、肥胖、性功能低下、手脚小也较常见。生长激素治疗可以改善上述症状。强迫症性饮食过多（通常 3 ～ 4 岁发病）是这种疾病的标志。然而，如果在生命早期就开始使用生长激素以及具备家庭支持和进行严格的饮食控制，肥胖是可以预防的。对 BWS 的遗传检测包括甲基化分析，可检测 99% 的病例，包括父系遗传缺失（70%）、母系 UPD（20% ～ 30%）、印迹缺陷、印迹中心缺失和不平衡染色体重排。值得注意的是，SNP 阵列可以检测出多达 90% 的患者。

（3）快乐木偶（Angelman）综合征：Angelman 综合征还涉及基因印迹和各种突变的结果，这些突变使泛素蛋白连接酶基因 *UBE3A* 失活，*UBE3A* 位于 15 号染色体的同一区域，*SNRPN* 是参与 Prader-Willi 综合征的基因。典型的表型包括严重的智力残疾、下颌前凸、癫痫发作和明显的运动发育延迟、异常步态和姿势、语言发展不良、孤独症，以及阵发性笑声和吐舌。

Angelman 综合征是由 15q11（68%）、父系等位基因 UPD（8%）和印迹中心缺失（3%）引起的。在大约 11% 的病例中，*UBE3A* 的突变导致了这种疾病。印迹缺陷，如导致 Angelman 综合征的缺陷，可能与先进的生殖技术有关。通过甲基化检测可以检测出 80% 的患者，可作为首选的筛查试验。

2. 与遗传早现有关的疾病　遗传早现是一种现象，

即遗传条件从一代传递到下一代，并且通常随着每一代的到来而变得更加严重。在分子上，遗传早现是由三（或四）核苷酸重复序列（如 CTG）的扩增引起的。

（1）肌强直性营养不良（常染色体显性遗传）：肌强直性营养不良（DM）是一种常染色体显性遗传性疾病，其特征是肌无力和强直性肌痉挛。其他特征包括性腺功能减退、额叶秃顶、心脏传导异常和白内障。当 19 号染色体上的 *DMPK* 基因中的 CTG 重复扩展到 50 个或更多拷贝时，就会发生这种疾病。正常人可以有 5 ～ 35 份 CTG 重复拷贝。携带 35 ～ 49 个重复拷贝的人通常没有症状，但多于 35 个的重复拷贝不稳定，并且在传递给后代时病情进一步加重。有 50 ～ 100 个重复拷贝的人可能只受到轻微的影响（如白内障）。大多数重复拷贝数大于 100 的人会像成年人一样出现症状或肌强直。

在 100 ～ 1000 个范围内的 CTG 重复拷贝通常发展为经典的 DM1，肌肉无力和消瘦，肌强直，白内障，心脏传导异常。大于 1000 份的重复拷贝通常表现为先天性 DM：婴儿低张力、呼吸缺陷和智力缺陷。这种情况常见于来源于母亲的遗传。因此，在肌张力低的婴儿的检查中，一个重要的组成部分是对父母双方进行仔细的神经学评估，以获得乏力或肌强直的证据。测量 CTG 重复次数的分子检测可用于临床和产前诊断。（进一步讨论见第 25 章）引起 2 型 CNBP 的 CCTG 扩张的检出率大于 99%。2 型肌营养不良患者预期症状不明显，临床表现通常较轻。

（2）弗里德赖希共济失调（常染色体隐性遗传）：弗里德赖希共济失调的症状包括构音障碍、肌肉无力、下肢痉挛、膀胱功能障碍和下肢反射缺失。运动和感官的症状都是从青春期前开始的，通常是在青少年时期进一步加重。临床表现比较多变。本病致病基因为 FXN 内含子 1 中异常扩增的 GAA 重复序列。正常的个体通常在这个位点携带 7 ～ 33 个 GAA 重复序列。接近 96% 的患者是纯合的突变，该位点重复扩增超过 66 个。基因中的点突变也会发生。然而，疾病很难预测，因为这种疾病通常不会在一代以上被观察到。分子诊断过程中要仔细解释预后和再孕育子女发生此疾病的风险（进一步讨论见第 25 章）。

（3）脆性 X 综合征（X 连锁遗传性疾病）：脆性 X 综合征是男性认知障碍的最常见原因，约每 1000 名男性中就有 1 人患病。致病基因为 *FMR1*，在 5′端有不稳定的 CGG 重复。正常个体有多达 50 个 CGG 重复。具有 51 ～ 200 个 CGG 重复序列的个体为突变前期，并可能表现出症状，包括轻度发育障碍和行为特征；部分女性有卵巢早衰；老年男性的神经系统渐进性退化（脆性 X 相关性震颤 - 共济失调综合征）。脆性 X 综合征（完全突变）受影响个体有 200 多个 CGG 重复序列，并且 CGG 扩增和邻近的 CPG 岛都有高甲基化。这种甲基化关闭了 *FMR1* 基因。DNA 分析，而不是细胞遗传学检测，是确诊脆性 X 综合征的首选方法。

临床特征：大多数患有脆性 X 综合征的男性在青春期后表现为智力障碍、长圆形的大耳和青春期后较大的睾丸。其他体征包括关节过伸和二尖瓣脱垂。许多患者有多动症，并表现出孤独症的行为。

与其他 X 连锁疾病不同，该病女性杂合子是无症状的，具有完全突变的女性可能表现出从正常智商到智力残疾的表型，并可能表现出孤独症的行为。

脆性 X 综合征在男性和女性后代中的临床表达不同，这取决于哪个亲本传递该基因。突变前期只有通过女性才能转变为完全突变。DNA 分析是产前和产后诊断脆性 X 综合征可靠的检测，有利于遗传咨询（第 3 章描述了脆性 X 综合征患者的管理考虑）。

十、多种遗传因素性疾病

多因素遗传是一种遗传模式，当涉及多个遗传因素，有时也有环境因素和随机事件参与条件的因果关系和呈现时，就会出现这种遗传模式。

1. *唇腭裂*

诊断要点和主要特点

- 唇裂多见于男性，腭裂多见于女性
- 唇腭裂可能是孤立的缺陷（非综合征），也可能与其他异常相关，作为遗传疾病（综合征）的一部分

（1）总则：从遗传学的角度来看，有或没有腭裂的唇裂与孤立的腭裂是不同的。虽然两者都可以发生在一个家庭中，特别是与某些综合征有关时。种族背景是面部裂伤发生率的一个因素。在美国，每 10 000 名新生儿中有 10.2 例出现面裂，西欧为 12.1 例，日本为 20.0 例。一些胎儿在宫腔内暴露的因素可能导致唇腭裂，如抗癫痫药物，含有甲氨蝶呤的痤疮药物。

（2）调查结果：唇裂可能是单侧或双侧的，也可能是完全的或不完全的。它可能发生在整个腭裂，或只是原发性（前牙和牙龈嵴）或继发性（后）腭裂。孤立的腭裂只涉及软腭或软腭和硬腭。它可以是 V 形或 U 形裂缝。当腭裂伴有小颌畸形和舌下垂（一种舌退后引起的呼吸或喂养问题）时，称为 PierreRobin 序列。在有中央裂的人（更常见的是那些孤立的腭裂），其他先天性异常的发生率增加，高达 60% 与其他异常或综合征有关。

（3）鉴别诊断：面裂可能发生在许多不同的情况下。它可能是一个孤立的异常或综合征的一部分。预后、治疗和准确确定复发风险都得益于准确的诊断。

在评估患有面部裂缝的儿童时，医生必须确定该裂缝是否是综合征中的表现。

1）非综合征型：在过去，非综合征型唇裂或腭裂被认为是多基因或多因素遗传的。最近的几项研究表明，该类疾病涉及一个或多个主要的常染色体位点，隐性和显性遗传方式都有可能。然而，从经验上看，由于非外显性或其他致病基因的存在，患病父母再次孕育子女风险仍在 2% ～ 3%。

2）综合征型：唇裂伴或不伴腭裂，以及孤立性腭裂可能发生于各种综合征，可能是环境、染色体、单一基因导致的，或未知来源（表 37-2）。预后和准确的复发风险取决于正确的诊断。

表 37-2 单纯存在腭裂的综合征（CP）和唇裂合并或不合并腭裂（CL/CP）

环境
孕妇癫痫发作，抗惊厥药物使用（CL/CP 或 CP）
胎儿酒精综合征（CP）
羊膜带综合征（CL/CP）
染色体
13- 三体和 18- 三体（CL/CP）
Wolf-Hirschhorn 综合征或 4p – 综合征（CL/CP）
Sprintzen 综合征或 22q11.2 缺失综合征（CP）
单基因疾病
特雷赫 - 科林斯综合征，AD（CP）
斯蒂克勒（Stickler）综合征，AD（尤其是 Pierre- Robin 序列）
史 - 莱 - 奥综合征，AR（CP）
不明原因
莫比乌斯综合征（CP）

注：AD，常染色体显性；AR，常染色体隐性

（4）并发症：与面部裂伤相关的问题包括早期喂养困难，可能会很严重；需要气管切开术的气道阻塞；与听力不稳定和语言延迟相关的复发性浆液性中耳炎；言语问题，包括语言延迟、高鼻音和发音错误；牙科和正畸并发症。

1）药物治疗：理想的长期管理应该通过多学科腭裂诊所提供，包括耳鼻喉科医生、听力学家、社会工作者、语言治疗师、牙医和遗传专业人员。

2）遗传咨询：准确的咨询取决于准确的诊断以及综合征与非综合征的鉴别。必须采集完整的家族史，并对患者及其父母双方进行检查。实验室研究的选择以其他异常和临床疑似的存在为指导，可能包括微阵列分析以及代谢和 DNA 研究。详细的产前超声可以检测到唇腭裂。

2. 神经管缺陷

诊断要点和主要特点
● 各种缺陷，从无脑畸形到脊髓的开放或皮肤覆盖病变，可能单独发生或作为综合征的一部分
● 脊髓脊膜膨出通常与脑积水、Arnold-Chiari Ⅱ型畸形、神经源性膀胱和肠、下肢先天性瘫痪有关
● 也可有中枢神经系统、心脏和肾脏的异常
● MRI 有助于确定皮肤覆盖病变的解剖缺损的程度

（1）总则：神经管缺陷包括无脑畸形、脑膨出、脊柱裂（骨髓膨出）、骶骨发育不全和其他脊柱畸形。有证据表明，神经管是通过在多个闭合位点上的闭合来发展的，每个闭合位点都是由不同的基因介导的，并受到不同的致畸因子的影响。与 Arnold- Chiari Ⅱ型畸形相关的脑积水通常与脑脊膜膨出同时出现。骶骨发育不全，又称尾端消退综合征，多见于糖尿病母亲的后代。

（2）临床表现：在出生时，神经管缺陷可以表现为一个明显的开放病变，或是微小的皮肤覆盖病变。在后一种情况下，应进行 MRI 检查，以更好地明确解剖缺损。神经功能缺损的程度取决于病变的程度，可能包括足内翻、髋关节脱位、神经源性膀胱和肠，病变水平以下的完全弛缓性麻痹。脑积水可能产前很明显，或出生后出现进展。

（3）鉴别诊断：神经管缺陷可能孤立发生（非综合征）或作为遗传综合征的一部分。任何有畸形特征或其他异常的婴儿，除了神经管缺陷，应由遗传学家评估并进行微阵列分析。

（4）治疗

1）神经外科治疗：产前干预，包括胎儿手术，以纠正开放的神经管缺陷，现在更为常见。出生后，有开放神经管缺陷的婴儿应俯卧位放置，病变部位用无菌敷料保持湿润。神经外科进行关闭手术应在出生后 24 ～ 48h 进行，以减少感染的风险。约 85% 的脊髓膨出病例需要分流，并伴有包括功能失调和感染在内的并发症。Arnold-Chiari Ⅱ型畸形的症状包括喂养功能障碍、展神经麻痹、声带麻痹和呼吸暂停。分流器官功能障碍可能导致症状的急性恶化，危及生命。

2）骨科治疗：腰骶部病变的儿童病变水平较低，在较少的支持下可以步行，而腰胸部病变的儿童病变水平较高，很少可以行走。骨科治疗是必要的，以解决足部畸形和脊柱侧弯。此外，还需要物理治疗服务。

3）泌尿系统措施：神经源性膀胱需要泌尿外科会诊。尿失禁可能通过使用药物、清洁间歇导尿和各种泌尿外科手术来实现。应定期监测肾功能，并定期重复超声检查。应治疗症状性感染。

神经源性肠是通过调整饮食和药物治疗相互结合来控制的。对于严重便秘的患者，可以推荐一种称为 ACE（顺行性尿失禁灌肠）的外科手术。

4）遗传咨询：大多数孤立的神经管缺陷是多基因的，在未来妊娠中复发风险为 2% ～ 3%，兄弟姐妹复发风险为 1% ～ 2%。脊柱裂患者有 5% 的机会生一个患病的孩子。产前诊断可能包括孕妇血清筛查和产前超声。

预防性口服叶酸可以显著降低神经管缺陷的发生率和复发率，叶酸的摄入至少在受孕前 3 个月开始，并持续到怀孕的第一个月。怀孕前补充叶酸也可能降低其他先天性畸形的发生率，如心脏缺陷。

(5) 特殊问题与预后：所有需要多次手术的儿童（即脊柱裂或尿路异常患者）都有对乳胶发生 I 型过敏（IgE 介导）反应的显著风险。由于这个原因，目前通常使用非乳胶医疗产品护理神经管缺陷患者。

大多数脊髓膨出患者认知正常，但常见学习障碍。伴有脑膨出或其他神经系统畸形的患者的智力预后要差得多。有神经管缺陷的患者需要终身治疗，需要多学科医疗团队。脊柱裂协会为患病家庭提供了很好的支持，网址如下：https://www.spinabifidaassociation.org/。

十一、常见的病因未明的疾病

下面描述了几种重要的和常见的人类畸形综合征。这些综合征的良好例证见于《史密斯的人类可识别的畸形模式》。堪萨斯大学医疗中心的一个优秀的互联网网站可以查阅到更详细的信息：http://www.kumc.edu/gec/support。

1. 多发性关节挛缩　“关节挛缩”一词是指影响身体两个或多个不同关节的多发性先天性挛缩。关节萎缩不是一种具体的诊断，而是一种临床表现，包含 300 多种不同的疾病。发病原因最常涉及强制约束、中枢神经系统畸形或损伤以及神经肌肉疾病。羊水过多通常是由于胎儿吞咽困难。肺发育不全也可能存在，反映出胎儿呼吸不充分。初步的检查包括脑成像，还要考虑到代谢性疾病，结合神经学咨询，在某些情况下，电生理研究和（或）肌肉活检也是必要的。要对患者父母进行评估，以确定他们是否有症状，明确是否存在遗传因素。

家族史研究发现一些症状，如肌无力或抽筋、白内障和早发性心脏病，对于提示肌营养不良诊断是很重要的。本病的基因突变至少有五个位点（*TNNI2*、*TNNT3*、*TPM2*、*MYH3* 和 *MYH8*），编码快速收缩肌纤维收缩的位点突变可引起远端关节萎缩。

2. Goldenhar 综合征　又称眼 - 耳 - 椎骨（OAV）综合征，伴有头颈的多种异常。典型的临床表现包括半颜面短小（面部一侧比另一侧小），以及同侧耳廓发育异常并伴有耳聋。耳部异常可能相当严重，包括无耳和（或）小耳。比较常见的是眼部的特征性良性脂肪性肿瘤，称为球上皮样，耳前耳后也较常见。椎骨异常，特别是颈椎异常比较常见。Arnold-Chiari Ⅰ型畸形（小脑疝入颈椎管）是一种常见的异常。在更严重的病例中可以看到心脏异常和脑积水。大多数 Goldenhar 综合征患者具有典型的智力异常。其原因尚不清楚，有些人认为这是囊胚发育缺陷。在糖尿病母亲的婴儿中，Goldenhar 征更常见（见颅面微囊肿概述章节。进一步了解该疾病及鉴别诊断可参阅网站 www.genereviews.org）。

3. 羊水过少序列（波特序列）　这种情况在新生儿中表现为严重的呼吸窘迫，因为肺发育不全与四肢的位置畸形有关，通常是双侧内翻足，典型的表现为眶下皱褶、鼻尖凹陷和低耳位以及后颌畸形。羊水过少序列可能是由于长期缺乏羊水。最常见的原因是羊水渗漏、肾发育不全或严重梗阻性尿路病。

4. 过度生长综合征　过度生长通常在出生时出现，特征是大头畸形、运动延迟（脑低张力）和偶有四肢不对称。骨龄提前，在较大的孩子中得以诊断。最常见的单基因过度生长综合征是 Sotos 综合征。Sotos 综合征患者特殊面容包括前额突出、鼻梁拉长和眼睑下垂。*NSD1* 突变可导致 Sotos 综合征。患者罹患癌症的风险小但逐渐在增加。

Golabi-Behmel 综合征、Bannayan-Riley- Ruvalcaba（BRR）综合征、Weaver 综合征和 Sotos 综合征往往因其明显的表现相似而较难鉴别。Weaver 综合征的常见原因是染色体 7q36 上 *EZH2* 基因的突变。EZH2 是与人类过度生长相关的第二组蛋白甲基转移酶。Simpson-Golabi-Behmel 综合征患者表现为 BWS 样表型，但有额外的异常，包括更严重的面部畸形和认知功能障碍，是 X 连锁遗传方式。

一些过度生长综合征可能存在“体细胞”和嵌合型变化，如 *PIK3CA* 突变引起的巨脑畸形综合征（MCAP）和嵌合型 *AKT-1* 突变引起的 Proteus 综合征，是 *PIK3CA* 相关过度生长综合征（PROS）的一部分。PI3K/AKT/mTOR 通路在调节细胞增殖、肌肉发育，从而调节运动和存活方面至关重要。这种途径的基因变异可能导致几种表型多样的疾病，包括 MCAP。MCAP 由以下特征定义：巨无脑或半巨无脑、低张力、癫痫、智力障碍和皮肤毛细血管畸形，伴有局灶性或全身性躯体过度生长；可见皮质畸形。患者组织样本的分子分析与颊拭子或血液样本相比最为成功。

5. 矮小综合征　身材矮小是很多疾病综合征的重要组成部分，也可能是一个孤立的疾病。在非营养缺乏、内分泌异常、骨骼发育不良（骨骼异常生长不成比例）或矮小家族史阳性的情况下，矮小可能是由UPD所致。Russell-Silver综合征的表现包括身材矮小、头部生长正常，以及一些轻微的畸形特征（特别是第五指弯曲变形），在某些情况下与母体UPD7和H19的低甲基化有关，这是与BWS相反的分子机制。这种情况的诊断可以通过产前宫内发育迟缓或头围小获得信息。女孩身材矮小也可能是由特纳综合征或*SHOX*缺失引起的。

6. VACTERL联（综）合征　VACTERL疾病是散发的，一些缺陷可能是致病的。典型病例预后良好。病因尚不清楚，同卵双胎表现高度相似，这表明异常可能发生在胚胎的形成时期。

仔细检查和随访很重要，因为本病的许多症状可以与其他综合征重叠。微阵列研究和遗传咨询很有必要。VACTERL疾病诊断是一种排除诊断。

诊断要点和主要特点
VACTERL综合征用缩写词描述，表示以下异常： ● 椎体缺损（分割异常） ● 肛门闭锁 ● 心脏畸形（最常见的是室间隔缺损） ● 气管食管瘘 ● 肾脏异常 ● 四肢异常（最常为放射线表现异常）

7. Kabuki综合征（KS）　其特征是典型的面部特征（下眼睑外侧1/3眼裂拉长；眉毛宽呈拱形；鼻尖凹陷，并且短；双耳大、突出，似杯状）、轻微的骨骼异常、胎儿指尖垫持续存在、轻度至中度智力残疾和出生后的生长缺陷。其他表现包括先天性心脏病、泌尿生殖系统异常、唇腭裂、消化道异常，包括肛门闭锁、上睑下垂和斜视，以及牙齿间隔宽和下颌宽。功能异常包括感染和自身免疫性疾病的易感性增加、癫痫发作、内分泌异常，包括女性孤立的过早的乳房发育、喂养问题和听力损失。分子基因检测*MLL2*和*KMT2D*是已知突变导致KS的唯一基因，在临床上可以检测。

十二、发育落后儿童的遗传学评估

认知功能障碍或发育迟缓影响着8%的人群。有数千种与发育和智力障碍相关的致病基因，确定潜在的遗传学诊断需要向遗传学家咨询。表37-3列出了发育延迟的主要特征，强调了主要的临床表现和遗传倾向（关于发育迟缓和智力障碍的补充资料，见第3章）。

获得详细的病史是至关重要的，包括相关的产前和围产期事件。喂养困难和生长速度缓慢在许多导致发育延迟的遗传病中可见。发育进展的速度，特别是功能丧失的病史是重要的线索，因为后者可能暗示代谢紊乱神经退行性成分。

家族史可以为可能的遗传病因提供线索，特别是如果与病患存在血缘关系时，这提示可能存在隐性遗传或其他遗传方式。体格检查能提供有益线索。每当遇到不寻常的特征时，可以咨询临床遗传学家。同时应进行神经学、眼科和听力咨询。如果有无法解释的头部生长异常，需要进行脑成像（MRI）。当畸形特征存在时，同时需要进行神经影像学和骨骼检查。

除表37-3所列检查外，也可以进行代谢和遗传测试。

表37-3　发育落后儿童的评估

病史
妊娠史
出生时生长发育指标
新生儿并发症
喂养史
体细胞生长史
运动、语言和心理社会发展里程碑
抽搐
功能的丧失
异常的运动
之前的测试和检查结果
家族史
发育和受教育史
精神疾病
妊娠结局
治疗史
亲缘关系
体格检查
一般儿科检查，包括生长指标
有针对性的畸形评估，包括面部特征和四肢测量
完整的神经系统检查
父母的生长指标（特别是头围）和畸形特征也应该被评估
影像学研究
见正文
实验室评估
微阵列分析（在大多数情况下，已经取代了染色体分析和FISH测试）
脆性X染色体检测（三联体重复序列的*FMR1*基因分析）
其他血液分析：包括综合代谢组、酰基肉碱分析、肌酐激酶（CK）、乳酸、丙酮酸（这种测试有助于张力低下的诊断）
其他代谢测试可能作为次要测试，包括血清氨基酸分析、尿液氨基酸和有机酸分析、黏多糖分析（如果器官肿大）

1. 说明和随访　临床经验表明，约 50% 的患者可以根据这里提出的方案进行明确的诊断。有了明确的诊断，就会有预后、治疗的方法，以及对复发风险的预测能力。

随访对于已经诊断的患者和最初未明确诊断的患者都很重要。基因检测技术发展迅速，基因检测不仅可以对病情进行诊断，还可以对随访的病例进行更充分的理解。

2. 孤独症　孤独症（自闭症）是一种发育障碍，包括三个领域的异常功能：语言发展、社会发展和行为发展。许多孤独症患者也存在认知障碍，可以根据上述建议进行适当的评估。然而，考虑到在过去 10 年中孤独症患病率的巨大增长（疾病中心最新报道每 68 名儿童中就有 1 人是孤独症患者），有必要单独讨论孤独症的遗传评估。

已发现超过 2000 个与孤独症相关的基因。随着对代谢紊乱的理解的深入和技术的不断进步（如微阵列检测和二代测序技术），分子诊断使得更多的孤独症患者能够被诊断为特定的遗传病，这也使得更准确的遗传咨询，以及对疾病特异性干预并改善预后成为可能。

对孤独症儿童进行遗传评估的建议：

（1）患者如果有畸形特征或皮肤异常（如结节性硬化症患者中所见的色素减退点），需要转到遗传咨询。

（2）实验室检测包括以下内容：①微阵列。②脆性 X 综合征的分子检测。③如果表型提示 Angelman 综合征，则进行 UPD15 的甲基化检测。④如果第二足趾和第三足趾之间并趾，测量胆固醇和 7-DHC，以除外轻度的史 - 莱 - 奥综合征。⑤如果临床表现提示 Rett 综合征（神经系统退行性病变、进行性小头畸形和女性患者的癫痫发作）需要进行 *MECP2* 检测。⑥如果头围大于平均值的两个标准差，加上阴茎雀斑、脂肪瘤病变或某些恶性肿瘤家族史的证据，则进行 *PTEN* 分子测试。

孤独症谱系障碍在第 3 章中有更详细的讨论。

十三、围产期遗传学

1. 致畸剂

（1）药物滥用与胎儿酒精综合征（FAS）：FAS 是由于妊娠期间过度接触酒精造成的，如果孕妇每日酒精摄入量超过 3 盎司，30% ～ 40% 的子女会受到影响。该综合征的特点包括身材矮小、头部发育不良（可能是发生在出生后）、发育迟缓和面中部发育不全，其特征是人中发育不良、上唇薄、眼睑裂窄、短鼻、鼻孔前倾。面部表现也可能难以察觉，但仔细地测量和与标准进行比较是有帮助的。半数的患儿会出现结构异常。常见的有心脏异常、泌尿生殖道异常、神经管缺陷。

酒精暴露并不总会导致经典的 FAS。事实上，面部和身体特征更多地与胎儿发育过程中对酒精暴露的时间有关，并且不一定都导致神经系统异常。酒精相关神经发育障碍（alcohol related neurodevelopmental disorder，ARND）描述了产前接触酒精导致的认知功能障碍，包括神经功能缺陷，如运动技能差和手眼协调能力差。患有 ARND 的人也可能有复杂的行为和学习问题，包括记忆、注意力和判断方面的困难。评估这些儿童最具挑战性的问题之一是缺乏血液测试来确认或排除这一诊断；它严格基于产妇病史和临床表现。

母亲滥用精神活性物质还与围产期不良结局的风险增加有关，包括流产、早产、宫内生长受限和发育中的中枢神经系统损伤风险增加。在有限的研究中也发现甲基苯丙胺暴露会导致执行功能受损。母亲滥用吸入剂，如胶毒，似乎与 FAS 的研究结果相似。

在检查药物暴露的婴儿时，应仔细评估是否有其他综合征和染色体病。年龄较大的儿童的行为异常可能是母亲滥用药物和不良的早期社会环境造成的，但也可能是不断进展的精神疾病。许多精神疾病被认为是可遗传的，影响着大量有药物滥用问题的男性和女性。胎儿酒精性疾病在第 3 章中进行了更详细的讨论。

（2）母亲抗惊厥药物的影响：在接受这些药物治疗的妇女所生的孩子中，在约 10% 发生不良后果。一种以小头围、前倾鼻孔、唇腭裂（偶尔）和远端指（趾）发育不全为特征的综合征被认为与母亲使用苯妥英药物有关，但也与其他抗惊厥药物有关。这些母亲的后代脊柱裂的风险增加，特别是妊娠期间暴露于丙戊酸的母亲的后代。

（3）维甲酸胚胎病：维生素 A 及其类似物具有相当大的致畸潜力。约 1/3 的孕妇在妊娠前 3 个月暴露于合成类维甲酸、异维甲酸，这些药物通常是治疗痤疮用的。这种暴露会导致中枢神经系统畸形，特别是颅后窝；耳异常（常无耳廓）；先天性心脏病（大血管异常）；气管食管瘘。现在人们认识到，维生素 A 本身，当作为活性维甲酸服用时，在妊娠期间的剂量超过 25 000IU/d 时，会产生类似的胎儿畸形。维生素 A 摄入量限制在 10 000IU/d 的维甲酸。然而，孕妇在妊娠期间摄入大量作为视黄醇的维生素 A 不会增加风险，因为这种前体转化为活性维甲酸是由内部调节的。

2. 辅助生殖　包括体外受精在内的辅助生殖技术现已大量用于生殖。虽然通过这些方法通常会孕育出健康的活产婴儿，但目前存活胚胎的实际数量有限，有关其不良影响还在进一步观察研究。增加的孪生率，包括同卵和双卵，都是公认的，而出生缺陷率增加的可能性仍然存在争议。

异常遗传印迹似乎与体外受精有关。Beckwith-

Wiedemann 综合征和 Angelman 综合征在体外妊娠后代中的患病率增加，对这一理论提供了支持。

3. *产前诊断* 目前所有年龄段的孕妇都可以定期接受出生缺陷的产前筛查。

胎儿产前评估包括孕妇血液筛查、超声或 MRI（胎儿成像），通过孕妇血液样本进行胎儿 DNA 分析，以及检测胎儿和胎盘组织样本等。

（1）孕妇血液样本分析：目前有几种方法可以通过获得孕妇血液样本来评估胎儿和妊娠。在妊娠早期，测量妊娠相关血浆蛋白 A（PAPA）和人绒毛膜促性腺激素（hCG）的游离 β 亚单位，可用于筛查 21- 三体综合征和 18- 三体综合征。在妊娠中期，孕母细胞的甲胎蛋白（AFP）、hCG、未结合雌二醇和抑制素（“四联筛选”）可以联合评估 21- 三体综合征和 18- 三体综合征的风险。低雌二醇水平也可以预测史 - 莱 - 奥综合征的病例。使用二代测序，对孕妇血液样本（也称为无细胞胎儿 DNA），可以进行无创产前检测，检测特定的染色体不平衡，以及典型的性染色体及 13- 三体、18- 三体和 21- 三体的存在。一些新的测试平台也开始寻找常见的微缺失综合征。需要注意的是，这种测试是一种筛选测试，诊断需要通过下一节中描述的胎儿样本分析来确认。

（2）胎儿样本分析

1）羊膜穿刺术：羊膜穿刺术抽取胎儿周围的羊水，并在妊娠中期的早些时间进行（妊娠 15 ～ 16 周）。获得的细胞经培养可以用于细胞遗传学、分子分析或代谢分析。也可以检测 α- 甲胎蛋白和其他化学标志物。这是一种安全的检测方法，有经验的医生操作的情况下并发症（主要是流产）发生率低于 0.01%。

2）绒毛膜绒毛取样（胎盘）：绒毛取样通常在妊娠 11 ～ 12 周进行。通过绒毛膜绒毛取样获得的组织为分子分析提供了 DNA，并含有可通过 FISH 快速检测的分裂细胞。然而，直接细胞遗传学制剂可能质量差，胎盘成纤维细胞必须常规生长并进行分析。此外，该技术检测到的染色体异常可能局限于胎盘（局限胎盘嵌合体），并且比羊膜穿刺术获得的信息更少。

3）胎儿血液和组织：胎儿血液可通过超声引导下经皮脐血取样（PUBS）在妊娠晚期直接取样，并广泛应用于诊断测试，从生化到 aCGH。从膀胱或扩张的近端结构取样的胎儿尿液可以提供有关胎儿肾功能的重要信息。

有时有必要获得胎儿组织的活检标本，如肝脏或肌肉，以便进行准确的产前诊断。但这些程序只在少数有条件的围产期中心提供。

4）胚胎植入前遗传学诊断：随着单细胞 PCR 技术和间期 FISH 技术的出现，目前有可能通过胚泡细胞的去除和分析，对植入前人类胚胎进行遗传诊断。应用这种方法，父母可以选择是否积极怀孕，因为孕育的子女可能成为受遗传病影响的兄弟姐妹组织移植的供体。

（3）胎儿成像：胎儿超声已成为一种常规诊断方法，MRI 在妊娠期间的检查中也越来越常见，而 X 线检查很少应用。超声检查已经和母体血液取样检查一样作为一种筛查常见染色体非整倍体、神经管缺陷和其他结构异常的技术。因妊娠导致胎儿中枢神经系统异常、骨骼发育不良，以及心脏和肾脏结构缺陷的风险增加，应该通过仔细的超声检查来进行监测。胎儿 MRI 已成为一种常规诊断方法，用于检查可疑胎儿中枢神经系统异常以及越来越多的其他胎儿异常。

（译者：陆飞宇　校稿：张一宁）

第 38 章
过敏性疾病

Ronina A. Covar, MD；David M. Fleischer, MD；
Christine Cho, MD；Mark Boguniewicz, MD

一、简介

过敏性疾病是儿科医生和全科医师最常见问题之一，在发达国家可影响 25% 以上的人口。最近的国家卫生和营养检查调查显示，54% 的人口有一种或多种过敏原检测阳性反应。根据国家卫生统计中心的调查，食物和皮肤过敏的患病率在过去 10 年中有所增长；2015 年的患病率分别为 5.7% 和 12%。呼吸道过敏的患病率一直保持稳定，但它在儿童中仍然是最高的（10.1%）。在儿童中，哮喘、过敏性鼻炎和特应性皮炎伴随着显著的发病率和旷课率，对在校表现和生活质量产生不良影响，造成的经济负担以数十亿美元计。在本章中，特应性是指在哮喘、过敏性鼻炎和特应性皮炎患儿中产生 IgE 抗体的基因易感性。

二、哮喘

诊断要点和主要特点

- 哮喘是基于各种诱因引发的，反复咳嗽、喘息、呼吸困难或胸闷，最常见的诱因是呼吸道感染、运动、空气过敏原、冷空气和刺激物。至少 80% 的哮喘患儿有过敏倾向
- 慢性气道炎症、变异性呼气气流受限和支气管反应性是该疾病的特征，但临床表现非常有异质性，且随着时间推移的病程，特别是在儿童中，也是可变的。对于有的儿童来说，临床过程可以不易察觉，但是发生重症，甚至危及生命的哮喘相关事件的风险也是存在的
- 严重程度的评估可以很有挑战性，特别是如果存在慢性疾病和药物的共患病及不良反应时。因此，在治疗改变时，对控制进行评估是有帮助的
- 哮喘管理的主体包括针对炎症反应和支气管痉挛，避免已知诱因，识别预警信号，以及制订合理的行动计划。定期评估反应和控制对于防止疾病控制欠佳和药物副作用的后果是必要的
- 调节 T_2 免疫应答的生物疗法有助于降低某一亚组哮喘患儿的发病率

全球哮喘管理和预防战略（www.ginastham.org）报告将哮喘定义为“一种通常以慢性气道炎症为特征的异质性疾病。由呼吸道症状的病史决定，如随时间及强度变化的喘息、气短、胸闷和咳嗽，以及变异性呼气受限”。

哮喘是儿童期最常见的慢性疾病，美国患病儿童达 620 万。目前哮喘患病率在过去 10 年中有所增长，但同时自 2011 年以来，已有迹象表明患病率有所下降（估计 18 岁以下儿童患病率为 8.4%）。目前哮喘患儿中至少有一半报告过去一年有一次哮喘发作。哮喘患病率存在性别、种族和社会经济差异：①儿童中患病的男孩多于女孩；②与西班牙裔和非西班牙裔白种人儿童相比，黑种人儿童患病比例更高；③贫困家庭儿童更容易患病。

与同患该病的成年人相比，儿童哮喘的医疗保健使用率仍然高得惊人。哮喘占 18 岁以下急诊科（emergency department，ED）就诊儿童人数的近 50%，占住院人数的 1/3。哮喘引起的 ED 就诊率在 0 ～ 4 岁儿童中最高（每 100 名哮喘患儿中有 20.8 次就诊）。与成人相比，0 ～ 17 岁儿童的 ED 就诊频次更高（每 100 名哮喘患者中 10.7 例相比于 7.0 例）。儿童和成人每年的哮喘住院率相似。1 年中仍有近 14 万名儿童因哮喘住院。住院、急诊、紧急救护或者诊所就诊，这些都是提示哮喘严重程度的指标，对于医疗体系、家庭、护理人员、学校和家长的雇主都带来了巨大负担。约 50% 的哮喘患儿报告有 1d 以上哮喘相关的旷课。由于学校 / 工作缺勤导致的生产力损失，产生的间接成本难以衡量，估计是直接损失的 3 倍。哮喘仍然是儿童潜在的危及生命的疾病；儿童中，以人口为基础的哮喘死亡率 2009 年是每 100 万 2.8 例，而处于风险中的哮喘死亡率是每 1 万名哮喘患儿 0.3 例。类似于流行率的差异性，少数族裔以及内陆城市的哮喘发病率和死亡率更高。其原因尚不清楚，但可能与以下因素的组合相关：更严重的疾病，就医困难，缺乏哮喘相关教育，延迟使用合适的控制治疗以及环境因素（如

包括烟雾、空气污染物，以及常年的过敏原暴露的刺激物）。

高达 80% 的哮喘患儿在 5 岁前出现症状。特应性（个人或家族性）是最强的可识别诱发因素。吸入性过敏原的致敏性随着时间的推移而增加，可见于大多数哮喘患儿。与哮喘相关的主要过敏原是常年空气过敏原，如尘螨、动物皮屑、蟑螂和链格孢属菌（一种土壤霉菌）。极少数情况下，食物可能诱发孤立的哮喘症状。约 40% 的婴儿和低年龄段儿童在最初的几年里由于病毒感染出现喘息，此后在整个儿童期持续出现哮喘。病毒感染［如呼吸道合胞病毒（RSV）、鼻病毒、副流感和流感病毒、偏肺病毒］与低年龄儿童的喘息发作有关。RSV 可能是急诊室中喘息婴儿的主要病原体，但在大多数年长的喘息儿童中均可检测到鼻病毒。这些病毒是否以特异反应性之外的方式参与了慢性哮喘的发展过程尚未得知。婴儿期重症 RSV 细支气管炎与儿童时期的哮喘和过敏有关。虽然是推测性的，但下气道对常见呼吸道病毒病原体易感的个体可能存在演变为持续性哮喘的风险。

除了与哮喘发生相关的特应性和感染外，观察性研究还表明，在围产期、婴儿期、儿童期甚至成人期，对乙酰氨基酚暴露史增加了哮喘风险。对乙酰氨基酚是美国儿童最常用的解热药。二次分析的证据表明，与布洛芬相比，对乙酰氨基酚暴露增加了哮喘加重或喘息的风险，并且可以发现哮喘症状增加的风险是呈剂量依赖性的。

有以下几种可能的机制：对乙酰氨基酚干扰谷胱甘肽(一种参与自由基清除和异生解毒的三肽抗氧化剂)途径并损伤了呼吸性抗氧化防御；谷胱甘肽途径中存在遗传多态性，与哮喘易感性增加有关；对乙酰氨基酚导致 Th1 反应调整为 Th2。然而，最近一项双盲安慰剂对照临床试验研究比较了持续性哮喘学龄前儿童应用对乙酰氨基酚和布洛芬解热或镇痛的效果，并未发现使用这两种药物会增加哮喘加重的风险。

暴露于烟草烟雾也是哮喘的危险因素和诱因。其他诱因还包括运动、冷空气、污染物、强烈的化学气味和气压的快速变化。阿司匹林敏感在儿童中并不常见。有数据表明，微生物也可能在哮喘和过敏的发生中发挥作用。心理因素可能导致哮喘加重，并使患儿处于疾病的高风险中。

哮喘的病理特征包括：气道上皮脱落、水肿、黏液栓形成、肥大细胞活化和基底膜下的胶原沉积；包括嗜酸性粒细胞，淋巴细胞和中性粒细胞在内的炎症细胞浸润，特别是在致命性哮喘发作中。气道炎症参与支气管高反应性、气流受限和疾病慢性化。持续的气道炎症可导致气道壁重塑和不可逆的改变。

1. 临床表现

（1）症状和体征：儿童哮喘的诊断，尤其在学龄前儿童中，主要是根据临床判断和对症状、活动受限及生活质量的评估。例如，如果患有哮喘的儿童为了不诱发哮喘症状而不参加体育活动，他们的哮喘被不当的方式控制，但不能被标准化的询问所发现。

喘息是哮喘最典型的体征，尽管有些儿童可能反复咳嗽和气短。主诉可能包括胸闷、迁延的咳嗽、运动不耐受、发绀及反复的支气管炎或者肺炎。被动呼气期间的胸部听诊可能发现呼气相延长和喘息。随着梗阻加重，喘息变得更加高调，呼吸音减弱。重度梗阻时，由于呼吸运动减弱，空气流动不良，可能听不到喘息声。鼻孔张开，肋间和胸骨上窝凹陷，以及使用呼吸辅助是重度梗阻的信号。潜在的缺氧可能会导致嘴唇和甲床发绀。心动过速和奇脉也会发生。激惹和嗜睡可能是即将发生呼吸衰竭的标志。

（2）实验室检查：哮喘确诊的重要性怎么强调都不为过，因为高达30%的人群无法确诊。支气管高反应性、可逆气流受限和气道炎症是哮喘的关键特征。除非表现相当不典型，否则并不总是需要记录所有这些部分。

对各种刺激的支气管高反应性是哮喘的重要标志。这些刺激包括吸入药物，如组胺、乙酰甲胆碱、甘露醇，以及运动和冷空气等物理刺激。甘露醇（aridol）支气管激发已获得美国食品药品监督管理局（Food and Drug Administration，FDA）批准，并且在诊室里给药简单轻松。现在可以使用一种干粉吸入套装，完成时间更短。与乙酰甲胆碱和组胺激发不同，而与运动激发类似，甘露醇支气管激发被认为是间接激发；也就是说，它通过在气道内产生渗透作用，随后导致炎症反应，从而模拟气道对特定生理状况的反应。即使基线肺功能测试正常，气道也可能表现出高反应性或痉挛。增加支气管收缩剂的浓度以诱发肺功能下降［通常对于第 1 秒用力呼气量（forced expiratory volume in 1 second，FEV_1）组胺和乙酰甲胆碱下降 20%，甘露醇下降 15%］和做运动激发是确定气道反应性的方法。5 岁以下正常儿童的高反应性高于年长儿童。支气管激发试验并不总用于临床场景中，但当病史、体检和肺功能检查不明确时有助于诊断哮喘。

国家哮喘教育和预防计划专家组报告 3（The National Asthma Education and Prevention Program Expert Panel Report 3，NAEPP3）强化了峰值呼气流速（peak expiratory flow rate，PEFR）测量在使用肺活量评估哮喘气流受限中的应用。可以通过测量 FEV_1 的减少和 FEV_1/FVC（用力容量）值并与参考或预测值进行比较。PEFR 值本身并不足以确诊，但它可能是监测哮喘活动和治疗反应的重要参数。在儿童中尽管有频繁的症状，FEV_1 可能是正常的。气流受限的肺活量测量可能与症状严重程度、加重的可能性、住院治疗或呼吸障碍相关。使用支气管扩张剂前（以及使用理想情况下支气管扩张剂后）定期监测 FEV_1 可用于追踪肺部随时间推移的生长模式。在哮喘急性发作期间，FEV_1 减少，流量容积曲线显示环路呼气部分的远端呈部分“挖出”（图 38-1）。

除了在诊断过程中重视随时记录气流受限之外，GINA 全球战略还强调记录肺功能的过度变异。可以从以下任何一个方面来搜集：

- 支气管扩张剂可逆性：FEV_1 增加超过预测值的 12%。
- 每日 2 次的峰流量读数变化过大，持续 2 周以上：平均每天日间 PEF 变异大于 13% [（日间最高 PEF － 最低 PEF）/（日间最高 PEF+ 最低 PEF 的平均值）]，平均超过 1 周。
- 4 周抗炎治疗后肺功能明显增强 [FEV_1 ＞ 12% 和 200ml（或 PEF ＞ 20%）]。
- 运动激发试验（+）：FEV_1 下降超过预测值的 12% 或 PEF ＞ 15%。
- 支气管激发试验（+）。
- 两次就诊之间肺功能过度变异：FEV_1 ＞ 12% 的变异或 PEF ＞ 15%。

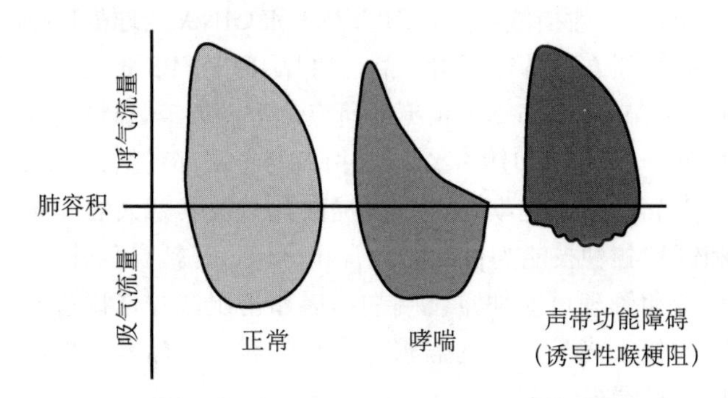

图 38-1　肺功能正常、哮喘和诱导性喉梗阻患儿的代表性流量容积环

PEFR 监测是一种简单且可重复的工具，用于评估中度或重度哮喘患儿的哮喘活动，严重恶化史，或对气流受限或病情恶化的认识不足，在症状变得明显之前，PEFR 可能会发生重大变化。在更严重的情况下，PEFR 监测能够更早地识别次优的哮喘控制。

使用身体盒式描记法确定肺容量测量的肺功能评估也可以提供信息。残余体积、功能残余容量和肺总容量通常增加，而肺活量减少。可以观察到吸入支气管扩张剂治疗或抗炎治疗后这些异常的反应性逆转或显著改善。

婴儿肺功能可以测量使用快速胸腹压缩法镇静后的儿童。即使在年幼儿中，强迫振荡技术也可用于测量外周气道阻力。

低氧血症早期表现为正常或低 PCO_2 水平和呼吸性碱中毒。由于通气 - 灌注不匹配，$β_2$ 受体激动剂治疗期间低氧血症可能加重。氧饱和度低于 91% 提示显著梗阻。呼吸性酸中毒和增加的 CO_2 张力随后可能会有进一步的气流阻塞和即将发生呼吸衰竭的信号。高碳酸血症通常直到 FEV_1 低于预测值的 20% 才出现。在患有严重哮喘的儿童中，代谢性酸中毒也会与呼吸性酸中毒联合出现，表明即将发生呼吸衰竭。尽管进行了氧疗，PaO_2 仍低于 60mmHg 且 $PaCO_2$ 超过 60mmHg，上升超过 5mmHg/h 是哮喘状态儿童机械通气的相对适应证。

中度或重度哮喘恶化可能出现奇脉。在中度哮喘加重的儿童中，可能在 10 ～ 25mmHg，严重哮喘加重时在 20 ～ 40mmHg。严重哮喘恶化的儿童没有奇脉可能表明呼吸肌疲劳。

痰涂片上的嗜酸性粒细胞团和血嗜酸性粒细胞在一部分哮喘儿童中可以见到。它们的存在倾向于反映特定的表型，并不一定意味着涉及过敏因素。白细胞增多在急性重症哮喘中很常见，没有细菌感染的证据，并且在给予肾上腺素后可能更明显。在长期恶化或严重慢性疾病期间，红细胞压积可因为脱水而升高。气道炎症的无创测量包括呼出一氧化氮浓度、血清嗜酸性粒细胞阳离子蛋白水平、血清总（和特异性）IgE 和诱导痰液。这中间一些生物标志物可以识别能够从某些干预措施中获益的儿童，有些像呼出的一氧化氮，可以用来调整治疗和减少哮喘的加重。

（3）影像：哮喘的评估通常不需要胸部放射片（后前位和侧位），因为它们通常看起来正常，尽管可能存在过度充气微小和非特异的改变（膈肌扁平）、支气管周围增厚、肺动脉突出和斑片状肺不张的区域。肺不张可能被误判为肺炎的浸润。一些肺部异常，如支气管扩张，可能指向类似哮喘的不同诊断，如囊性纤维化、过敏性支气管肺真菌病（曲霉菌病）、纤毛运动障碍、免疫缺陷甚至误吸，利用高分辨率薄层胸部计算机断层扫描 [高分辨率计算机断层扫描（high-resolution computed tomography，HRCT）] 可以更好地识别。临床上主要用于排除难以控制的哮喘患儿的某些诊断，但在申请 HRCT 时应考虑放射线暴露，尤其是连续进行时。但是，新型扫描机器中使用的算法可以大大减少辐射暴露。

过敏试验在慢性哮喘的治疗一节中有提及。

2. 鉴别诊断　可能被误认为哮喘的疾病通常与患儿的年龄有关（表 38-1）。婴幼儿必须排除先天性异常。哮喘可与喉炎、急性细支气管炎、肺炎和百日咳相混淆。免疫缺陷可能与咳嗽和喘息有关。气道中的异物可能导致突然发作的呼吸困难或喘息，并且在听诊时，喘息可能是单侧的。继发于空气残留的不对称肺在胸部放射上可以看到，特别是在强制呼气的情况下。囊性纤维化可能与哮喘有关或被误认为是哮喘。

诱导性喉梗阻（以前被认为是声带功能障碍）很容易被误诊为哮喘，尽管两者可以共存。其特点是声带反常闭合，通常会导致吸气困难、喉咙紧缩，甚至喘息。在正常个体中，声带在吸气时外展而在呼气时可能略微内收。哮喘患儿在呼气时可能出现声门变窄，作为对气道阻塞的生理性适应。相反，孤立的诱导性喉梗阻患儿通常在吸气过程中出现前2/3声带的内收，后方有一个钻石形状的小裂隙。由于这种异常的声带模式可能间歇性存在，正常检查并不排除这一诊断。支气管激发，优选运动激发，可以引起诱导性喉梗阻的症状。流量容积环可以为诱导性喉梗阻的诊断提供额外的线索。在急性发作期间大多数患儿可以表现为吸气相缩短，并且一些患儿即使在无症状时也继续显示这种模式（参见图38-1）。诱导性喉梗阻的儿童，特别是青少年，往往竞争意识强，主要体现在体育和学业中。精神咨询可能有助于确定潜在的心理问题并提供适当的治疗。孤立的诱导性喉梗阻的治疗包括病情教育、适当的呼吸练习和连续的治疗性喉镜检查。生物反馈、心理治疗，甚至催眠对一些患儿有效。

表 38-1 婴幼儿哮喘的鉴别诊断

- 病毒性细支气管炎
- 误吸
- 喉气管软化
- 血管环
- 气道狭窄或网状
- 肿大淋巴结
- 纵隔肿块
- 异物
- 支气管肺发育不良
- 闭塞性细支气管炎
- 囊性纤维化
- 声带功能障碍（诱导性喉梗阻）
- 心血管疾病

3. *可能会增加哮喘严重程度的疾病* 慢性增生性鼻-鼻窦炎常与哮喘相关。上气道炎症已被证明参与哮喘的发病机制，并且哮喘可能在治疗鼻-鼻窦炎后会改善。然而，鼻窦手术通常不适用于与过敏相关的慢性黏膜疾病的初始治疗。在年长儿童中，增生性鼻-鼻窦炎和息肉病以及严重难治性哮喘很少与阿司匹林敏感性相关，又称为阿司匹林加重呼吸系统疾病（aspirin-exacerbated respiratory disease，AERD）。

夜间哮喘与胃食管反流之间存在显著相关性。患儿可能不会以上腹烧灼痛为主诉或有其他反流症状——咳嗽可能是唯一的迹象。对于哮喘控制不佳的患儿，尤其是有夜间哮喘的患儿，即使没有提示性症状，也可能需要对胃食管反流进行检查。

人口研究表明肥胖与哮喘之间存在关联。肥胖不仅与哮喘的发展有关，而且与哮喘的控制和严重程度有关。造成这些关联的原因或肥胖和哮喘与炎症、生理损伤相关的程度，尚未可知。很难确定一个孩子呼吸困难是否是肥胖本身、共患病（如胃食管反流或阻塞性睡眠呼吸暂停）和（或）哮喘的结果。鼓励针对肥胖儿童减轻体重的管理方法来改善哮喘控制或评估。

哮喘死亡的危险因素包括心理和社会因素。它们可能与否认疾病，应对能力或自我管理能力差以及依从性差造成的后果有关。最近的研究表明，吸入性哮喘药物的使用率不到50%，并且随着疾病严重程度的增加，依从性并没有改善。此外，需要住院治疗哮喘的儿童或其照料人员往往未能进行适当的家庭治疗。

4. *并发症* 对于急性哮喘，其并发症主要与低氧血症和酸中毒有关，可能包括全身性癫痫发作。纵隔气肿或气胸可能是哮喘状态的并发症。对于慢性哮喘，最近的研究指出气道壁重塑和持续气道炎症可导致肺功能的丧失。儿童哮喘已被证明与成熟延迟和青春期前生长速度减慢有关，与任何皮质醇治疗无关。

5. *治疗*

（1）慢性哮喘

1）一般措施：NAEPP EPR3 和 GINA 全球战略提供的管理方法略有不同。最近的 NAEPP EPR 3 发表于10多年前，而 GINA 根据新研究每1～2年更新一次，最近一次是在2019年。两个指南的方法都包括评估和对疾病活动的定期监测，以提高儿童及其家人的知识和教授各种技能为目的的教育和协作，包括自我管理，识别和管理可能加重哮喘的诱因和情况，并选择适当的药物来满足患儿的需求。哮喘管理的目标是实现最佳的哮喘控制。

2）评估严重程度和控制：NAEPP EPR 3 台阶式方法基于对严重程度和控制的评估。哮喘严重程度（即疾病的内在强度）的评估通常在未接受控制治疗的患儿中最准确。因此，评估哮喘严重程度指导初始治疗的水平。对于那些已经接受治疗的患儿，哮喘的严重程度可以根据维持合适哮喘控制的药物需求水平来划分为两大类：间歇性和持续性哮喘，后者进一步细分为轻度、中度和重度（表38-2）。相反地，哮喘控制是指症状严重程度，持续的功能障碍和不良事件风险最小化并达到治疗目标。评估哮喘应该在每次就诊时完成，因为这对于调整治疗很重要。它分为“控制良好”、“控制欠佳”和“控制极差”（表38-3）。对治疗的反应是通过治疗实现哮喘轻松控制。还可以包括监测与药物使用相关的不良反应。

表 38-2 评估目前未服用长期控制药物的患儿的严重程度及治疗

严重程度的组成部分		哮喘严重程度分级			
		间歇发作	长期发作		
			轻度	中度	重度
损害	日间症状	≤2天/周	>2天/周，但不是每天	每天	全天
	夜间憋醒				
	年龄0～4岁	0	1～2次/月	3～4次/月	>1次/周
	年龄≥5岁	≤2次/月	3～4次/月	>1次/周但不是每晚	通常是7次/周
	SABA用于症状（不是预防EIB）	≤2天/周	>每周2天，但不是每天，每天不超过1次	每天	每天好几次
	正常活动受限	没有	少量受限	一些受限	极其受限
	肺功能				
	FEV_1%预测	正常FEV_1在加重之间			
	年龄≥5岁	>80%预测	≥80%预测	60%～80%预测	<60%预测
	FEV_1/FVC比率				
正常FEV_1/FVC：8～19岁，85%；2～39岁，80%	年龄5～11岁	>85%	>80%	75%～80%	<75%
	年龄≥12岁	正常	正常	减少5%	减少>5%
风险	急性加重需要全身激素				
	0～4岁	0～1次/年（见脚注）	6个月内≥2次恶化需要全身糖皮质激素或≥4次喘息发作/年，持续>1d，是持续性哮喘的危险因素		
	≥5岁	0～1次/年（见脚注）	≥2/年（见脚注）		
		考虑自上次恶化以来的严重程度和间隔时间。任何严重程度类别的患者的频率和严重程度都可能随时间波动。每年加重的相对风险可能与FEV_1有关			
开始治疗的推荐步骤		步骤1	步骤2	年龄0～4岁	
				步骤3	步骤3
				年龄5～11岁	
				步骤3，中剂量ICS	步骤3，中剂量ICS或步骤4
				年龄≥12岁	
				步骤3	步骤4或5
				考虑短程应用全身糖皮质激素	
		在2～6周内，评估所达到的哮喘控制水平并相应地调整治疗。如果在4～6周内没有观察到明显的益处，请考虑调整治疗或其替代诊断			

EIB，运动诱发的支气管痉挛；FEV_1，第1秒用力呼气量；FVC，用力肺活量；ICS，吸入性糖皮质激素；SABA，短效β_2受体激动剂

● 步骤式方法旨在协助而不是取代满足个体患儿需求所需的临床决策

● 严重程度分级由损害和风险共同决定。通过患儿/照料人员回忆前2～4周评估受损部分。长期的症状评估应反映全面评估，例如询问自上次就诊以来患儿的哮喘是好转还是恶化。各项特征都有的情况下将严重程度划分为最严重的类别

● 目前，还没有足够的数据来回应不同程度哮喘严重程度的恶化频率。出于治疗目的，在过去6个月中≥2次急性加重需要口服全身糖皮质激素或过去一年中≥4次喘息发作且有持续性哮喘危险因素的患儿可被视为与持续性哮喘患儿相同，即使没有与持续性哮喘一致的损害水平

经专家小组报告3（EPR-3）的许可节选：Guidelines for the Diagnosis and Management of Asthma-Summary Report 2007. National Asthma Education and Prevention Program. J Allergy Clin Immunol. 2007 Nov; 120(5 Suppl): S94-S138.

表 38-3 评估儿童的哮喘控制并调整治疗

控制组成部分		哮喘控制的分类		
		控制良好	控制欠佳	控制极差
损害	症状	每周≤ 2d，但每天不超过一次	> 2 天 / 周或多次≤ 2 天 / 周	全天
	夜间憋醒			
	年龄 0 ～ 4 岁	≤ 1 次 / 月	> 1 次 / 月	> 1 次 / 周
	年龄 5 ～ 11 岁	≤ 1 次 / 月	≥ 2 次 / 月	≥ 2 次 / 周
	年龄≥ 12 岁	≤ 2 次 / 月	1 ～ 3 次 / 周	≥ 4 次 / 周
	SABA 用于症状（不是 EIB 预处理）	≤ 2 天 / 周	> 2 天 / 周	每天好几次
	正常活动受限	没有	一些受限	极其受限
	肺功能			
	年龄 5 ～ 11 岁			
	FEV_1% 预测或峰值流量	> 80% 预测或个人最佳	60% ～ 80% 预测或个人最佳	< 60% 预测或个人最佳
	FEV_1/FVC	> 80%	75% ～ 80%	< 75%
	年龄≥ 12 岁			
	FEV_1% 预测或峰值流量	> 80% 预测或个人最佳	60% ～ 80% 预测或个人最佳	< 60% 预测或个人最佳
	经过验证的问卷			
	年龄≥ 12 岁			
	ATAQ	0	1 ～ 2	3 ～ 4
	ACQ	≤ 0.75[a]	≥ 1.5	不适用
	ACT	≥ 20	16 ～ 19	≤ 15
风险	急性加重需要全身激素			> 3/ 年
	年龄 0 ～ 4 岁	0 ～ 1 岁	2 ～ 3/ 年	
	年龄≥ 5 岁	0 ～ 1 岁	≥ 2/ 年（见脚注）	
	考虑自上次恶化以来的严重程度和间隔时间			
	治疗相关的不良反应	药物副作用的强度可能从无到非常麻烦和令人担忧。强度水平与特定的控制水平无关，但应在风险的总体评估中予以考虑		
	肺生长减少或肺功能逐渐丧失	评估需要长期的后续护理		

EIB，运动诱发的支气管痉挛；FEV_1，第 1 秒用力呼气量；FVC，用力肺活量；SABA，短效 β_2 受体激动剂

● 步骤式方法旨在帮助而不是取代满足个体患儿需求所需的临床决策

● 严重程度分级由损害和风险共同决定。通过患儿 / 照料人员回忆前 2 ～ 4 周评估受损部分。长期的症状评估应反映全面评估，例如询问自上次就诊以来患儿的哮喘是好转还是恶化

● 目前，还没有足够的数据来回应不同哮喘控制水平的恶化频率。一般而言，更频繁和强烈的加重（例如，需要紧急、计划外处理、住院或入住 ICU）表明疾病控制较差。出于治疗目的，过去一年≥ 2 次需要口服全身糖皮质激素，病情加重的患儿可能被认为与哮喘控制欠佳的患儿相同，即使没有与哮喘控制欠佳相一致的损害水平

● 经过验证的减值领域问卷（问卷不评估肺功能或风险领域）：

ATAQ= 哮喘治疗评估问卷

ACQ= 哮喘控制问卷

ACT= 哮喘控制测试

最小重要差异：ATAQ 为 1.0；ACQ 为 0.5；ACT 未确定；a 对于控制良好的哮喘，ACQ 值为 0.76 ～ 1.40 是不确定的

● 在升级治疗之前：

回顾药物依从性、吸入技术和环境控制

如果在一个步骤中使用了替代治疗方案，则停止使用并在该步骤中使用首选治疗方法

经专家小组报告 3（EPR-3）许可节选：Guidelines for the Diagnosis and Management of Asthma-Summary Report 2007. National Asthma Education and Prevention Program. J Allergy Clin Immunol. 2007 Nov; 120(5 Suppl): S94-S138.

针对哮喘严重程度或控制的 NAEPP EPR3 分类基于当前损害和风险的部分，认识到这些部分可能对治疗有不同的反应。哮喘的严重程度或控制水平取决于损害或风险的最严重的部分。一般来说，除了对学龄儿童和青少年使用肺功能外，对损伤的评估是基于症状的。损伤包括评估患儿最近的症状频率和强度以及功能受限 [例如，日间症状，夜间憋醒，需要短效 β_2 受体激动剂（SABA）达到快速缓解，耽误上学或工作，参与正常或理想活动的能力，以及生活质量评估] 和气流平衡，最好使用肺活量测定法。已经开发了许多经过验证的仪器和问卷，用于评估与健康相关的生活质量和哮喘控制。哮喘控制测试（Asthma Control Test，ACT，www.asthmacontrol.com）、哮喘控制问卷（Asthma Control Questionnaire，ACQ，www.qoltech.co.uk/Asthma1.htm）和哮喘治疗评估问卷（Asthma Therapy Assessment Questionnaire，ATAQ，www.ataqinstrument.com）对于 12 岁及以上的儿童和 4 ～ 11 岁儿童的哮喘控制测试是自填式问卷的例子，这些问卷旨在评估哮喘控制的多个客观方面，如白天和夜间的频率症状，使用缓解药物，功能状态，耽误上学或工作，等等。一个含有五项内容，由照料人员参与的工具，儿童呼吸和哮喘控制测试（Asthma Control in Kids，TRACK）已被专家小组报告 3（NAEPP Expert Panel Report 3，EPR3）指南验证为评估损伤和风险的工具，适用于反复喘息或呼吸道症状符合哮喘的幼儿。

3）风险评估："风险" 是指评估患儿发生以下情况的可能性，包括哮喘加重，儿童肺生长减缓（或成人肺功能进行性下降）或来自药物不良反应的风险。GINA 2019 战略还引用了哮喘预后不良的风险因素（如病情恶化、持续气流受限和药物不良作用）。哮喘症状不受控制是恶化的危险因素。在症状不常见的患儿中，以下因素被认为是突发事件的可调控风险因素：过度使用 SABA（> 1200 剂量罐 / 月）；吸入性类固醇（inhaled corticosteroid，ICS）不足（缺乏处方，依从性差或不正确的吸入技术）；低 FEV_1，尤其是低于预测值的 60%；主要的心理或社会经济问题；烟雾或过敏原暴露（如果敏感）；共患病（肥胖、鼻窦炎、已确诊的食物过敏）；痰或血中嗜酸性粒细胞增多；呼出一氧化氮升高（ICS 后过敏性哮喘）和妊娠。被认为是突发事件的主要独立危险因素是过去 12 个月内插管或因哮喘入住 ICU 和一次或多次严重恶化的病史。发生持续气流受限的危险因素有早产（或低出生体重和婴儿体重暴增），缺乏 ICS 治疗；暴露于烟草烟雾、有毒化学物质，职业暴露；首次 FEV_1 低；慢性黏液分泌过多，痰或血中嗜酸性粒细胞增多。经常使用糖皮质激素，长期高剂量和（或）强效 ICS 以及摄入 P450 抑制剂是全身用药副作用的危险因素，而高剂量或强效 ICS 和不良吸入技术也是局部副作用的危险因素。

4）教育：教育是重要的，与儿童家庭的伙伴关系是哮喘管理改善依从性和结局的关键组成部分。患儿及家人必须了解哮喘诱因的作用，即使没有明显症状的疾病活动的重要性，如何使用客观的指标来衡量疾病活动，以及气道炎症的重要性，他们必须学会识别恶化的警告信号哮喘，以便早期干预。应为所有哮喘患儿制订每一步的护理计划。提供哮喘行动计划目前是许多医院和其他机构追踪的要求，将已经提供了慢性病管理的教育指导记录在案。哮喘行动计划应提供给学校人员和所有照顾哮喘儿童的人员。

由于许多患儿对气流受限程度的认识很差，正确和定期使用峰值流量计可以帮助评估气流梗阻和日常疾病活动，峰值流速可能会提供哮喘恶化的早期预警。它们还有助于监测药物变化的影响。嵌入型装置优化了从定量吸入器（metered-dose inhaler，MDI）到肺部的药物输送，并且令吸入的类固醇的副作用最小化。大容量垫片是首选。患儿及家人对正确使用设备的理解不足可能导致吸入药物的输送和治疗不足，特别是吸入控制器。可以提供关于设备使用的简短指导性视频，以教育家庭和其他照料人员（http://www.thechildrenshospital.org/conditions/lung/asthmavideos.aspx）。

5）暴露：患儿应避免接触烟草烟雾和令其致敏的过敏原，避免使用在空气污染程度高时在室外活动，避免使用 β 受体阻滞剂和摄入含亚硫酸盐食物。持续性哮喘患儿应每年接种灭活流感疫苗，除非有禁忌证。

对于持续性哮喘患儿，临床医生应根据患儿的病史来评估对季节性过敏原、链格孢属菌和一些体外试验的敏感性，这些试验（皮肤或血液检测）可用来评估对常年性室内过敏原的敏感性，在患儿病史的背景下评估阳性试验的重要性，并确定相关的过敏原暴露。对于尘螨过敏儿童，重要的环境控制措施包括将枕头和床垫包裹在过敏原不能穿透的外罩中，每周用热水清洗患儿床上的床单和毯子。其他措施包括将室内湿度保持在 50% 以下，尽量减少填充玩具的数量，并每周用热水清洗此类玩具。对有毛动物或羽毛过敏的儿童应避免室内接触宠物，特别是长时间接触。如果无法移除宠物，应将动物留在卧室外并关门。地毯和软装家具应该移走。卧室内高效的颗粒捕获滤过单位可能会降低过敏原水平，如果宠物留在室内，症状可能会持续存在。对于蟑螂过敏的儿童，当家中存在感染时，需要采取控制措施。毒物诱饵、硼酸和诱捕器优于化学药剂，如果被吸入，化学药剂可能会激发患哮喘个体。室内霉菌在潮湿或潮湿的环境中尤为突出。控制家中湿度或真菌生长的措施可能是有益的。患儿可以通过停留在空调环境中来减少暴露于室外过敏原。过敏原免疫疗法可能对无法避免的空气过敏原有用。但是，它只应在人员和设备完善的机构进行，用来治疗危及生命的反应。

存在鼻炎、鼻窦炎或胃食管反流的患儿应予以治疗。上呼吸道症状的治疗是哮喘管理的一个组成部分。推荐使用鼻内糖皮质激素治疗持续性哮喘患儿的慢性鼻窦炎，因为它们可以降低气道高反应性和减缓哮喘症状。鼻内色甘酸可减轻豚草季节的哮喘症状，但不如鼻内类固醇。鼻窦炎的治疗包括脓液引流和使用抗生素治疗急性细菌感染（见第 18 章）。胃食管反流的医疗管理包括避免在睡前 2h 进食或饮水，将床头抬高 15 ～ 20cm，并使用适当的药物治疗。

6）药物治疗：在 NAEPP EPR3 中推荐修订版的按年龄分类的步骤式药物治疗方法（http://www.nhlbi.nih.gov）（表 38-4）。这种方法是基于哮喘严重程度和哮喘控制的理念，为年幼儿童单独提供了一套用于评估肺功能和生活质量的工具，否则仅有年长儿童的。

表 38-4　步骤式管理儿童哮喘的方法

	间歇的[a]	持续性哮喘：日常用药					
年龄 0 ～ 4 岁	步骤 1 首选： SABA PRN	步骤 2 首选： 低剂量 ICS 可选 色甘酸或孟鲁司特	步骤 3 首选： 中等剂量 ICS	步骤 4 首选： 中等剂量 ICS+LABA 或 LTRA	步骤 5 首选： 高剂量 ICS +LABA 或 LTRA	步骤 6 首选： 高剂量 ICS+LABA 或 LTRA 和口服糖皮质激素	如果可能的话降级（哮喘至少控制 3 个月） 评估控制 如果需要可以升级（首先检查吸入器技术、依从性、环境控制和共患病情况）
年龄 5 ～ 11 岁	首选： SABA PRN	首选： 低剂量 ICS 可选： 色甘酸，LTRA，奈多罗米钠或茶碱	首选： 低剂量 ICS+LABA 或 LTRA 或茶碱 可选：中等剂量 ICS	首选： 中等剂量 ICS+LABA 可选： 中等剂量 ICS+LTRA 或茶碱	首选： 高剂量 ICS+LABA 可选： 高剂量 ICS+LTRA 或茶碱	首选： 高剂量 ICS+LABA 和口服糖皮质激素 可选： 高剂量 ICS+LTRA 或茶碱和口服糖皮质激素	
年龄 ≥ 12 岁	首选： SABA PRN	首选： 低剂量 ICS 可选： 色甘酸，LTRA，奈多罗米钠或茶碱	首选： 低剂量 ICS+LABA 或中等剂量 ICS 可选： 低剂量 ICS+LTRA 或茶碱或齐留通	首选： 中等剂量 ICS+LABA 可选： 中等剂量 ICS+LTRA 或茶碱或齐留通	首选： 高剂量 ICS+LABA 并考虑奥马珠单抗治疗过敏患儿	首选： 高剂量 ICS+LABA+口服糖皮质激素，并考虑奥马珠单抗治疗过敏患儿	

每一步：患儿教育、环境控制和共患病管理
年龄≥ 25 岁：步骤 2 ～ 4：考虑过敏性哮喘患者的皮下过敏原免疫治疗
适用于所有患儿的快速缓解药物
- SABA 根据症状需要。治疗强度取决于症状的严重程度：根据需要间隔 20min 可最多进行 3 次治疗。可能需要短程口服全身糖皮质激素
- 注意：使用 SABA > 2 天 / 周缓解症状（不预防 EIB）通常表明控制不足和需要加强治疗
- 年龄 0 ～ 4 岁：病毒性呼吸道感染：SABA q4 ～ 6h，24h 内（更长时间需咨询医生）。如果恶化严重或患儿有既往严重恶化史，请考虑短程全身糖皮质激素治疗

ICS，吸入性糖皮质激素；LABA，长效 β_2 受体激动剂；LTRA，白三烯受体拮抗剂；PRN，需要时；SABA，短效 β_2 受体激动剂

a 在首选或替代疗法中列出多种治疗方案时，使用字母顺序

- 步骤式方法旨在帮助而不是取代满足个体患儿需求所需的临床决策
- 如果使用替代治疗并且反应欠佳，请停止使用并在升级治疗前使用首选治疗方法
- 如果在 4 ～ 6 周未观察到明显的益处并且患儿 / 家庭用药技术和依从性令人满意，请考虑调整治疗或其他诊断
- 对 0 ～ 4 岁儿童的研究是有限的。步骤 2 治疗基于证据 A；所有其他建议均基于专家意见与年长儿童研究的推断
- 对于 5 ～ 11 岁年龄段，步骤 1 和 2 药物基于证据 A；步骤 3 ICS+ 辅助治疗和 ICS 基于证据 B，即每种治疗效果以及来自年长儿童和成人对照试验的外推——对照试验不适用于这个年龄组；步骤 4 ～ 6 基于专家意见和来自年长儿童与成人研究的推断
- 对于年龄≥ 12 岁，步骤 1、2 和 3 优选疗法基于证据 A；步骤 3 替代疗法 LTRA 基于证据 A，茶碱基于证据 B，齐留通基于证据 D。步骤 4 首选疗法基于证据 B，替代疗法 LTRA 和茶碱基于证据 B，齐留通基于证据 D。步骤 5 优选疗法基于证据 B。步骤 6 优选疗法依据（EPR-11997），奥马珠单抗基于证据 B。在步骤 6 中，在引入口服全身性糖皮质激素之前，可以考虑高剂量 ICS+LABA+LTRA，茶碱或齐留通的试验，尽管这种方法尚未在临床试验中进行研究
- 给予免疫治疗或奥马珠单抗治疗的临床医生，应该准备好并有设备识别和治疗可能发生的过敏反应
- 由于需要监测血清浓度水平，茶碱是不太理想的备选
- 由于作为辅助治疗的研究有限且需要监测肝功能，齐留通是不太理想的备选
- 步骤 2 ～ 4 的免疫疗法基于有关屋尘螨、动物皮屑和花粉的证据 B；霉菌和蟑螂的证据不足或缺乏。单一过敏原免疫治疗的证据最强。过敏在儿童哮喘的作用大于成人

经专家小组报告 3（EPR-3）的许可改编：Guidelines for the Diagnosis and Management of Asthma-Summary Report 2007. National Asthma Education and Prevention Program. J Allergy Clin Immunol. 2007 Nov; 120 (5 Suppl):S94-S138.

年长儿童和成人的治疗建议得到了现有临床试验的更有力证据的支持，而年幼儿童的治疗建议则是从年长儿童和成人的研究中外推出来的。

初始治疗的选择基于哮喘严重程度的评估。对于已经接受控制治疗的患儿，可以根据哮喘控制评估和治疗反应调整治疗。治疗的目标是减少损伤（例如，预防慢性和棘手的症状，保证不频繁需要快速缓解药物，维持“正常”肺功能，维持正常活动水平，包括体力活动和上学，满足家人对于哮喘护理的期望和满意度）和风险。

● 步骤式方法旨在帮助而不是取代满足个体患儿需求所需的临床决策。

● 在没有持续症状的情况下，新的临床指南建议考虑开始对以下婴儿和幼儿进行长期控制治疗，有哮喘危险因素（例如，改良哮喘预测指数：父母哮喘史，医师诊断的特应性皮炎、对空气过敏原致敏或以下两项：除外感冒的喘息、食物过敏或外周血嗜酸性粒细胞增多），过去一年中 4 次或 4 次以上喘息发作，每次持续超过 1d；在 6 个月内影响睡眠或有两次及以上加重，需要全身性糖皮质激素。

● ICS，无论是单药治疗还是联合辅助治疗，都是各级别持续性哮喘的首选治疗方法。

● 与中等剂量 ICS 一起，ICS 联合治疗加上以下任何辅助治疗：长效 β_2 受体激动剂（LABA）、白三烯调节剂、巴豆和茶碱，推荐作为中度持续性哮喘即步骤 3 治疗，或作为学龄儿童和青少年不受控制的持续性哮喘的升级疗法。在 0 ～ 4 岁儿童中，中等剂量 ICS 作为单药治疗仍然保留在步骤 3 疗法中，并且仅在步骤 4 疗法中作为联合治疗开始。任何步骤都可能需要应用全身性糖皮质激素进行抢救。

修订后的 GINA 全球战略有一套非常不同的推荐治疗方案，用于初始治疗（表 38-5）。其步骤方法（表 38-6）中，强调最大限度地从可用的药物、吸入器技术和依从性中获益，以及在进行升级治疗前治疗危险因素和共患病。

表 38-5 哮喘初始治疗——成人和青少年推荐治疗方案

现有症状	首选的初始治疗
所有患者	不建议仅使用 SABA 治疗（无 ICS）
不频繁的哮喘症状，例如每月少于 2 次	● 根据需要低剂量 ICS- 福莫特罗 其他选择包括在无论何时使用 SABA 时加用 ICS，联合或单独使用吸入器
哮喘症状或需要缓解，每月 2 次或更多	● 低剂量 ICS[a] 根据需要 SABA ● 根据需要使用低剂量 ICS- 福莫特罗 其他选择包括 LTRA（效果不如 ICS）或 ICS，无论联合使用 SABA 或单独使用吸入器时。如果缓解药物是 SABA，请考虑使用吸入器的依从性
大多数日子都有哮喘症状；或者每周 ≥ 1 次由于哮喘而醒来，特别是存在任何危险因素时	● 低剂量 ICS-LABA[b] 作为 ICS- 福莫特罗的维持和缓解疗法，[c] 或根据需要使用 SABA 进行常规维持治疗 ● 中等剂量 ICS 和根据需要使用 SABA
最初的哮喘表现是严重不受控制的哮喘或急性加重	● 短期应用 OCS 和开始常规控制治疗使用高剂量 ICS 或中等剂量 ICS-LABA[a]
在开始初始控制治疗之前	
● 尽可能记录哮喘的诊断依据 ● 记录患者的症状控制水平和风险因素，包括肺功能 ● 考虑影响可用治疗方案之间选择的因素 ● 确保患者可以正确使用吸入器 ● 定期预约进行随访	
开始初治控制治疗之后	
● 根据临床紧急程度，在 2 ～ 3 个月之后或更早时间回顾患者的疗效 ● 有关正在进行的治疗和其他关键管理问题的推荐，请参阅表 38-6 ● 一旦控制良好达 3 个月，降级治疗	

ICS，吸入性糖皮质激素；LABA，长效 β_2 受体激动剂；LTRA，白三烯受体拮抗剂；OCS：口服糖皮质激素；SABA：短效 β_2 受体激动剂

a 对应于从表 38-6 中的步骤 2 开始

b 对应于从表 38-6 中的步骤 3 开始

c 不建议 6 ～ 11 岁儿童进行初始治疗

本表基于现有研究和共识的证据，包括治疗成本的考虑

表 38-6 哮喘药物选择（节选自 GINA 2019）

A. 儿童 6～11 岁					
首选控制药物预防恶化和控制症状	步骤 1	步骤 2 每日低剂量吸入性糖皮质激素（ICS）	步骤 3 低剂量 ICS-LABA（长效 β_2 受体激动剂）或中等剂量 ICS	步骤 4 中等剂量 ICS-LABA 请参阅专家建议	步骤 5 参考表型评估 ± 添加治疗，例如，抗 -IgE
其他控制选择	无论何时使用 SABA，使用低剂量 ICS，[a] 或每日低剂量 ICS	白三烯受体拮抗剂（LTRA），或使用 SABA 时使用低剂量 ICS[a]	低剂量 ICS+LTRA	高剂量 ICS-LABA，或附加噻托溴铵，或添加 LTRA	添加抗 IL-5 或添加低剂量口服糖皮质激素（OCS），但考虑副作用
缓解药物	根据需要短效 β_2 受体激动剂（SABA）				
[a] 说明书外：单独的 ICS 和 SABA 吸入：只有一项针对儿童的研究					
B. 青少年和成年人					
首选控制药物预防恶化和控制症状	步骤 1 根据需要低剂量 ICS-福莫特罗 [a]	步骤 2 每日低剂量 ICS 或根据需要低剂量 ICS-福莫特罗 [a]	步骤 3 低剂量 ICS+LTRA	步骤 4 中剂量 ICS+LABA	步骤 5 高剂量 ICS-LABA 是指表型评估 ± 辅助治疗，例如，噻托溴铵，抗 -IgE，抗 -IL5/5R，抗 -IL4R
其他控制选择	无论何时使用 SABA 时使用低剂量 ICS[b]	使用 SABA 时使用 LTRA 或低剂量 ICS[b]	中剂量 ICS 或低剂量 ICS+LTRA[d]	高剂量 ICS，附加噻托溴铵或添加 LTRA[d]	添加低剂量 OCS，但考虑副作用
首选的缓解药物	根据需要低剂量 ICS- 福莫特罗 [a]		根据需要，低剂量 ICS- 福莫特罗用于处方维持和缓解治疗的患者 [c]		
其他缓解选择	根据需要短效 β_2 受体激动剂（SABA）				

a 说明书外：数据仅有布地奈德 - 福莫特罗（初级式）

b 说明书外，单独或联合 ICS 和 SABA 吸入

c 低剂量 ICS- 福莫特罗是使用布地奈德 - 福莫特罗或倍氯米松 - 福莫特罗维持和缓解疗法的患儿的缓解治疗

d 考虑添加屋尘螨舌下免疫治疗过敏性鼻炎和 FEV_1 ＞预测 70% 的致敏患儿

哮喘药物分为长期控制药物和快速缓解药物。前者包括抗炎药物（ICS 和白三烯调节剂）、长效支气管扩张剂 [LABA 和长效抗胆碱药（long-acting antimuscarinic agent，LAMA）] 和生物制剂（奥马珠单抗、美泊利单抗、贝那利珠单抗、瑞替珠单抗和度匹鲁单抗）。尽管 LABA（沙美特罗、福莫特罗和维兰特罗）是 β 受体激动剂，但它们被认为是日常控制药物，与其他主要具有抗炎特性的哮喘控制药物不同，LABA 不能作为单一疗法给药。相比之下，传统上 ICS-LABA 被认为是长期控制药物，GINA 策略推荐需要即可使用，即属于缓解药物。对于一些患有严重哮喘的成人患者，支气管热成形术也是一种选择。

①吸入性糖皮质激素（ICS）：ICS 是目前可用的最有效的吸入性抗炎药物。虽然推荐作为日常控制治疗，但研究表明，即使间歇性用于抢救或急性呼吸系统疾病发作，它们也是有效的。GINA 战略建议 ICS 用于哮喘管理的所有步骤。不同的 ICS 在每一掀或每 μg 上是不相等的（表 38-7）。对于大多数患儿，低剂量 ICS 可以提供足够的控制，尽管由于 ICS 反应性不同，一些患儿可能需要更高的剂量。高剂量与局部和全身不良反应的风险增加有关。ICS 的早期干预可以改善哮喘控制并预防治疗期间的恶化，但它们不能阻止持续性哮喘的发展，也不会改变其自然病史。长期使用 ICS 可能与儿童早期的生长速度减慢有关，尽管这会对最终的成年身高有极小程度的影响，但这不是累积效应。需要权衡来自 ICS 的可能风险与哮喘未经治疗的风险。ICS 的不良反应通常与剂量和持续时间有关，因此推测高剂量会导致全身不良反应的风险增加。各种 ICS 以不同的装置运送，如 MDI（倍氯米松、环索奈德、丙酸氟替卡松、氟尼缩松、莫米松和曲安奈德）、干粉吸入器（dry powder inhaler，DPI）[丙酸氟替卡松（Diskus）、糠酸氟替卡松（Ellipta）、布地奈德（Flexhaler）和莫米松（Twisthaler）] 和雾化气溶悬液（布地奈德）。MDI 中提供的吸入药物现在使用更加环保的氢氟烷（hydrofluoroalkane，HFA）推进剂，该推进剂已取代氯氟碳（chlorofluorocarbons，CFC）。可参阅不同设备的使用说明：http://www.thechildrenshospital. org/conditions/lung/-asthmavideos.aspx。

表 38-7 估计的吸入性糖皮质激素剂量对比

药物	每日低剂量			每日中等剂量			每日高剂量		
	0～4岁	5～11岁	≥12岁	0～4岁	5～11岁	≥12岁	0～4岁	5～11岁	≥12岁
倍氯米松 HFA，40μg 或 80μg/ 掀	无	80～160μg	80～240μg	无	＞160～320μg	＞240～480μg	无	＞320μg	＞480μg
布地奈德 DPI 90μg、80μg 或 200μg/ 吸	无	180～400μg	180～600μg	无	＞400～800μg	＞600～1200μg	无	＞800μg	＞1200μg
布地奈德吸入气雾悬浮液 0.25mg、0.5mg 或 1.0mg 剂量	0.25～0.5mg	0.5mg	无	＞0.5～1.0mg	1.0mg	无	＞1.0mg	2.0mg	无
氟尼缩松 250μg/ 掀	无	500～750μg	500～1000μg	无	1000～1250μg	＞1000～2000μg	无	＞1250μg	＞2000μg
氟尼缩松 HFA，80μg/ 掀	无	160μg	320μg	无	320μg	＞320～640μg	无	≥640μg	＞640μg
氟替卡松 HFA/MDI，44μg，110μg 或 220μg/ 掀	176μg	88～176μg	88～264μg	＞176～352μg	＞176～352μg	＞264～440μg	＞352μg	＞352μg	＞440μg
氟替卡松 DPI，50μg、100μg、250μg/ 吸	无	100～200μg	100～300μg	无	＞200～400μg	＞300～500μg	无	＞400μg	＞500μg
莫米松 DPI，220μg/ 吸	无	无	220μg	无	无	440μg	无	无	＞440μg
曲安奈德，75μg/ 掀	无	300～600μg	300～750μg	无	＞600～900μg	＞750～1500μg	无	＞900μg	＞1500μg

DPI，干粉吸入器；HFA，氢氟烷；MDI，定量吸入器；无，未经批准或无此年龄组数据

资料来源：专家小组报告3（EPR-3）的数据：Guidelines for the Diagnosis and Management of Asthma-Summary Report 2007. National Asthma Education and Prevention Program. J Allergy Clin Immunol. 2007 Nov; 120 (5 Suppl):S94-S138.

只有ICS在长期临床研究中被证明对婴儿有效。雾化布地奈德被批准用于12个月大的儿童。悬浮液（可用规格为0.25mg/2ml、0.5mg/2ml和1.0mg/2ml）通常每天分一次或两次给药。为了有效地输送药物，至关重要的是孩子在整个治疗过程中必须在脸上固定面罩，因为吹到脸上是无效的，而这是父母的常见做法。值得注意的是，这种药物不应该用超声雾化器给药。有限的数据表明，ICS通过带有垫片和面罩的MDI给药，可能甚至对非常年幼的儿童也是有效的。对于5岁及以下儿童以μg为单位的每日低剂量（定义为在安全测试评估临床试验中尚未产生不良影响的剂量）如下：二丙酸倍氯米松（HFA）100μg；布地奈德pMDI+垫片200μg；布地奈德雾化500μg；丙酸氟替卡松（HFA）100μg；环索奈德160μg。

②吸入性糖皮质激素联合长效支气管扩张剂：对于哮喘在低剂量ICS下无法控制的学龄儿童（例如，需要指南步骤3治疗），大多数可能对LABA支气管扩张剂（如沙美特罗和福莫特罗）的升级联合治疗有反应，虽然有些人对增加剂量的ICS或白三烯受体拮抗剂（leukotriene-receptor antagonist，LTRA）的反应最好。沙美特罗作为干粉吸入剂是可用的（每次1掀，每日2次）。它也可以与氟替卡松联用[50μg沙美特罗与100μg、250μg或500μg氟替卡松或14μg沙美特罗，55μg、113μg和232μg氟替卡松在DPI中，21μg沙美特罗与45μg、115μg或230μg氟替卡松在定量吸入器中（MDI）]。对于12岁及以上的儿童，1掀DPI或2掀MDI吸入，可每天两次（注意：100/50氟替卡松/沙美特罗组合被批准用于4岁及以上的儿童）。沙美特罗也可以在运动前30min使用（但不能在常规应用LABA之外使用）。福莫特罗起效更快，可以作为DPI（气雾剂，12μg）或仅批准用于慢性阻塞性肺疾病（COPD，Perforomist）的雾化溶液使用；或与吸入性类固醇激素[富马酸福莫特罗，在定量吸入器中，和布地奈德（80μg或160μg）4.5μg或莫米松（100μg或200μg）5μg]。该组合产品被批准用于6岁及以上的儿童，每次2掀每日2次。对于长期控制，福莫特罗应与抗炎药物联合使用。它可用于5岁及以上患儿的运动诱发支气管痉挛，运动前至少15min吸入一次（但不在常规使用的LABA之外）。具有24h活性的更长效的LABA，维兰特罗与糠酸氟替卡松（Breo）联合用于18岁及以上患儿的哮喘。值得注意的是，FDA已要求Advair Diskus和HFA（沙美特罗和氟替卡松）、Serevent Diskus（昔萘酸沙美特罗）、Foradil Aerolizer（富马酸福莫特罗）、Symbicort HFA和Brovana（酒石酸阿福特罗吸入溶液，被批准用于COPD的一种LABA）的制造商更新其产品信息的警告部分，鉴于与这些药物相关的严重哮喘发作增加。这一措施是对以下数据的回应，即与未接受LABA的患儿相比，除了常规哮喘治疗外接受LABA治疗的患儿，哮喘相关死亡人数有所增加。这项通知还旨在加强LABA在哮喘管理中的合理使用。具体而言，LABA产品不应作为一线哮喘治疗开始，用于加重的喘息，或用于支气管痉挛的急性控制。没有关于使用这些产品治疗运动诱发支气管痉挛的患儿安全问题的数据。其他信息，包括患者和医疗卫生专业信息表的副本，可在以下网址找到：http：//www.fda.gov/cder/drug/ infopage/LABA/default.htm。2010年，FDA要求LABA的四家制造商进行前瞻性试验，以评估将一种LABA添加到ICS中严重哮喘相关事件的风险（住院、气管内插管或死亡）不低于单独使用ICS。一项针对4～11岁儿童LABA安全性的研究发现，与氟替卡松单独应用相比，丙酸氟替卡松-沙美特罗联合治疗没有增加严重哮喘相关事件的风险。类似的结果在另外两项纳入成人和青少年的临床试验中可以见到，LABA以固定剂量与ICS组合，相关的严重哮喘相关事件风险，与单独使用ICS的风险相当。虽然在美国不推荐，并且在其他国家仍然是说明书外的指示，但GINA在步骤3～5中提供ICS-LABA（特别是低剂量倍氯米松/福莫特罗或布地奈德/福莫特罗）作为成人和青少年的维持和缓解治疗。此外，作为轻症哮喘步骤1和步骤2的首选控制药物，GINA现在还建议成人和青少年由症状开始（根据需要）或运动前使用低剂量ICS-福莫特罗治疗，而不是单独使用SABA。已经发现使用ICS-LABA作为缓解药物的这种选择能显著减少恶化并在相对较低地维持ICS剂量要求下控制症状。根据需要使用ICS-福莫特罗的患儿如果在一天内消耗72μg福莫特罗，应寻求医生帮助。

③白三烯拮抗剂：孟鲁司特和扎鲁司特是口服制剂中可用的LTRA。孟鲁司特每天给药一次，已被批准用于治疗1岁及以上儿童的慢性哮喘，作为步骤2单药治疗和步骤3～6的添加治疗的备选。它也适用于2岁及以上患儿的季节性过敏性鼻炎，以及6个月及以上患儿的常年性过敏性鼻炎。迄今为止，尚未发现药物交互作用。1～5岁儿童的剂量为4mg（12～23个月儿童可使用口服颗粒），6～14岁儿童为5mg，15岁及以上儿童为10mg。给药时不考虑进餐时间，最好在晚上。扎鲁司特被批准用于5岁及以上的患儿。对于那些5～11岁儿童，推荐剂量是每天两次10mg，对于那些12岁及以上儿童，剂量是每天两次20mg。饭前1h或饭后2h服用。孟鲁司特是一种5-脂氧合酶抑制剂，适用于12岁及以上儿童的慢性治疗，每天4次常规600mg片剂或缓释600mg片剂，每天2次，每

次2片。患儿需要在治疗开始时评估肝脏转氨酶水平，然后在最初3个月每个月评估一次，在第一年的剩余时间每2～3个月评估一次，之后如果接受长期孟鲁司特治疗需定期评估。在患有严重哮喘的成年患者中报告了罕见的Churg-Strauss综合征病例，在LTRA（以及ICS）同时治疗期间类固醇剂量逐渐减少，但因果关系尚未建立。扎鲁司特和齐留通都是微粒体P-450酶抑制剂，可以抑制华法林和茶碱等药物的代谢。根据白三烯受体拮抗剂上市使用报告，FDA要求制药商在药品处方信息（药物标签）中添加关于神经精神事件（激惹、攻击性、焦虑等）的预防措施。值得注意的是，在一项针对轻度至中度持续性哮喘儿童的研究中，即研究个体对ICS和LTRA的反应是否一致，或者对一种药物无反应的哮喘患儿是否对另一种药物有反应，氟替卡松和孟鲁司特被发现有相当大的差异。肺功能降低或与过敏性炎症相关的标志物水平增高的儿童对ICS的反应更好。

持续性哮喘患儿在ICS单药治疗中仍然不受控制，更有可能对ICS和LABA的联合治疗产生反应；然而，有些儿童对较高剂量的ICS，甚至低剂量ICS加孟鲁司特反应最好。尚未明确哪些临床特征有助于为任何一名患儿选择最合适的药物。

④长效抗胆碱剂：LAMA、噻托溴铵[spiriva Respimat（1.25μg）]现已被批准为6岁及以上患儿哮喘的每日一次维持治疗，作为ICS的附加疗法。GINA 2019推荐使用气雾吸入器的噻托溴铵作为步骤4的添加“其他”药物选择和具有恶化病史，步骤5治疗的“首选”药物选择。通过气雾吸入（特别是每天5μg剂量）的噻托溴铵可改善肺功能，缩短严重恶化的时间。

⑤其他治疗选择：生物制剂奥马珠单抗（抗IgE）是重组DNA衍生的人源化IgG_1选择性结合人IgE的单克隆抗体。它能抑制IgE与肥大细胞和嗜碱性粒细胞表面上的高亲和力IgE受体（FcεRI）的结合。携带Fc ε RI的细胞表面上结合的IgE的减少限制了过敏反应介质释放的程度。奥马珠单抗治疗也可减少特应性患者嗜碱性粒细胞Fc ε RI受体的数量。奥马珠单抗现在适用于6岁以上患有中度至重度持续性哮喘的儿童，他们的皮肤试验阳性或常年对体外空气过敏原有反应性，6～11岁儿童总血清IgE为30～1300IU/ml（青少年30～700IU/ml），且中高剂量ICS不能有效控制症状。奥马珠单抗已被证明可降低哮喘加重的发生率并改善哮喘控制。使用剂量基于患者的体重和血清IgE水平，每2～4周皮下给药。美国FDA已下令对说明书发出黑盒警告，因为有新的报告关于奥马珠单抗（Xolair®）治疗后患者出现严重且危及生命的过敏反应（支气管痉挛、低血压、晕厥、荨麻疹和咽喉或舌头的血管性水肿）。根据哮喘患者的上市前临床试验，0.1%的患者在上市后自发报告中存在严重过敏反应，这是基于2003年6月至2006年12月估计约57 300名患者的暴露，Xolair®使用引起的严重过敏反应发生率估计至少为0.2%的患者。一项病例对照研究中发现，与之前没有严重过敏反应史的患者相比，有严重过敏反应病史的患者Xolair®可使其严重过敏反应风险增加。虽然这些反应发生在接受奥马珠单抗皮下注射后2h内，但还包括在接受注射后2～24h甚至更长时间内严重迟发反应的报告。即使在以前的剂量没有过敏反应的患者中，奥马珠单抗的任何剂量（包括第一剂）也可导致过敏反应。接受奥马珠单抗治疗的患者在注射药物后，应在机构中延长观察时间，提供注射的医务人员，应准备好处理危及生命的过敏反应。接受奥马珠单抗治疗的患者应充分了解严重过敏反应的体征和症状，每次注射后发生迟发性过敏反应的概率，以及如何治疗，包括使用自动注射式肾上腺素。在4127例接受Xolair®治疗的患者中有20例（0.5%）出现恶性肿瘤（如乳腺癌、皮肤非黑色素瘤、前列腺癌、黑色素瘤和腮腺肿瘤等），而患有哮喘和其他过敏的成人和青少年临床研究中2236例对照患者中有5例（0.2%）。最近对5007名Xolair®治疗和2829名非Xolair®治疗的中度至重度持续性过敏性哮喘患者进行了长达5年的观察性研究，结果显示原发恶性肿瘤的发病率（每1000名患者年）在接受Xolair®治疗（12.3）和未接受Xolair®治疗患者（13.0）中相似。

除了奥马珠单抗之外，人们还研究了针对特定T2气道炎症的新生物制剂或免疫调节剂，针对哮喘的炎性组分。美国FDA建议批准12岁及以上的患者使用美泊利单抗（Nucala，单克隆抗体IgG1K，每4周皮下注射100 mg）；瑞替珠单抗（Cinqair ™，单克隆抗体IgG4K，每月静脉注射3mg/kg），适用于18岁及以上的患者；贝那利珠单抗（Fasenra ™，针对IL-5受体α亚基的人源化单克隆抗体，前3次剂量，每4周皮下注射30mg，之后每8周皮下注射30mg），适用于年龄在12岁及以上的患者，作为严重哮喘和嗜酸性粒细胞增多表型患者的维持添加治疗。度匹鲁单抗（Dupixent®）针对IL-4受体α的单克隆抗体，是FDA批准的第一种用于哮喘的生物制剂，每2周可自行皮下注射一次，适用于12岁及以上患有嗜酸性粒细胞性中度至重度哮喘或依赖口服糖皮质激素的哮喘患者。这些药物已被证明可有效减缓病情加重，改善肺功能和症状控制，减少口服糖皮质激素的使用。一个利用已有的生物标志物帮助专业人员掌握生物治疗的简单流程图，如图38-2所示。

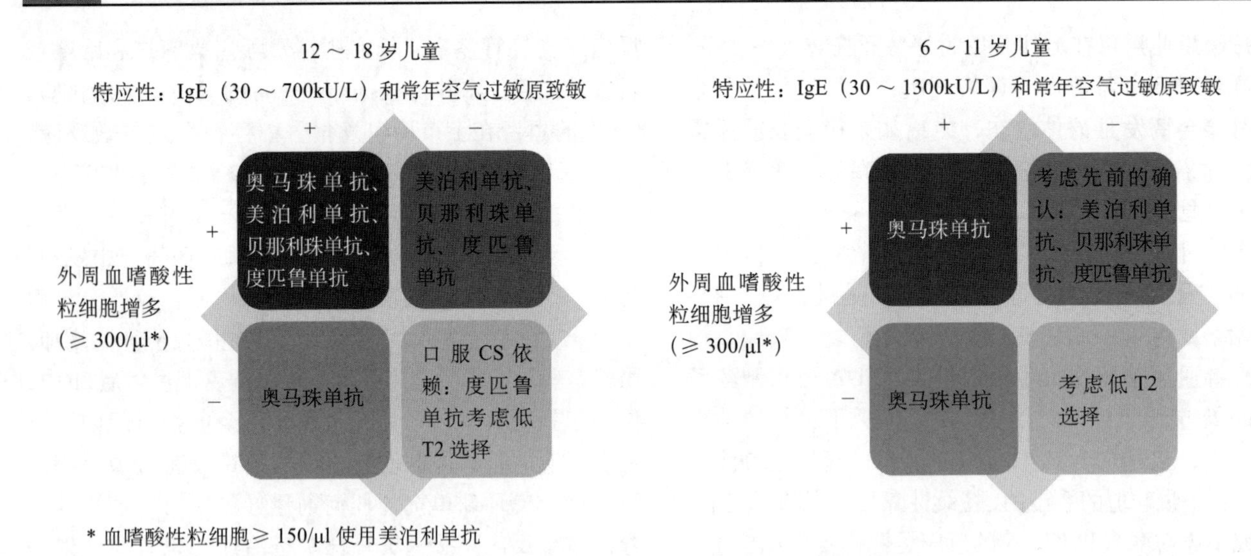

图 38-2 儿童和青少年的生物制剂治疗选择

对于患有过敏性哮喘的5岁及以上儿童，可以考虑免疫治疗（在免疫治疗部分有更详细的讨论）。GINA建议在步骤3或4中过敏性鼻炎致敏且FEV_1超过70%预测的成人和青少年增加屋尘螨舌下免疫治疗。

对于已经使用中高剂量的ICS/LABA联合疗法仍然有症状的哮喘患儿，使用阿奇霉毒素治疗是另一种超说明书用药治疗方法。

茶碱很少使用，GINA指南不再提及。缓释茶碱是一种年长儿童长期控制药物的备选，但可能对婴儿有特殊的不良反应风险，因为婴儿经常患发热性疾病，会增加茶碱浓度。因此，如果使用茶碱，需要监测血清浓度以防止各种剂量相关的急性中毒。

由于不良反应，口服糖皮质激素（低剂量）仅被GINA指南推荐作为步骤5治疗的“其他”控制药物选择。在NAEPP EPR步骤6治疗中得到推荐。

⑥监测和管理：需要持续监测以确保持续控制哮喘。一旦症状得到控制，逐渐减少治疗是合理的，并可能有助于确定维持控制所需的最小药物量。定期与临床医生进行随访对于评估控制程度并考虑适当的治疗调整非常重要。在每一步中，都应指导患儿避免或控制接触过敏原、刺激物或其他导致哮喘严重的因素。

如果难以实现控制症状或维持控制，建议咨询哮喘专家。对于5岁以下的儿童，中度持续性哮喘或患儿需要步骤3或4的照料推荐转诊，如果患者需要步骤2的照料，则应考虑转诊。对于5岁及以上的儿童，如果患者需要步骤4或更高级别的照料，建议咨询专家，并应在步骤3时开始考虑。如果正在考虑过敏原免疫疗法或生物制剂治疗，建议转诊。

快速缓解药物包括吸入SABA，如沙丁胺醇、左旋沙丁胺醇、吡布特罗或特布他林。沙丁胺醇可以通过雾化器，0.05mg/kg（最小剂量0.63mg，最大5mg）在2～3ml盐水中给药（也有2.5mg/3ml单瓶或5mg/ml浓缩液）或通过MDI（90μg/喷）或呼吸推动的DPI（Respiclick）。最好根据需要使用SABA，而不是定期使用。增加使用量，包括每月超过一罐，可能意味着哮喘控制欠佳以及需要升级或调整控制治疗。左旋沙丁胺醇是（R）-外消旋沙丁胺醇的对映体，其雾化溶液可用于6～11岁患儿，每8小时0.31mg，12岁及以上患儿，每8小时0.63～1.25mg。最近已成为4岁及以上儿童的HFA配方，根据需要每4～6小时吸入2揿（90μg）。当与吸入SABA一起使用时，抗胆碱能药物如异丙托溴铵，每6小时1～3揿或雾化0.25～0.5mg可额外获益。全身性糖皮质激素如泼尼松、泼尼松龙和甲泼尼松龙可按1～2mg/kg剂量，通常最高达60mg/d，单次或分次，持续3～10d。没有证据表明在“爆发”后逐渐减少剂量可以防止复发。

⑦运动诱发的支气管痉挛：所有哮喘患者都有可能发生运动诱发的支气管痉挛。它通常发生在剧烈活动期间或之后数分钟，在停止活动后5～10min达到峰值，并且通常在接下来的20～30min内缓解。应鼓励哮喘患儿参加体力活动，但活动的选择可能需要根据疾病的严重程度、冷空气等其他诱因以及极少数情况下混杂的因素如骨质疏松进行修正。耐力差或运动诱发的支气管痉挛可能是持续性哮喘控制不佳的指征。如果在常规游戏活动中出现症状，则需要开始或升级长期治疗。然而，对于那些以运动诱发的支气管痉挛作为哮喘唯一表现的患儿，尽管其他方面得到了“良好的控制”，在剧烈活动或运动之前立即给予治疗通常是有效的。SABA、LTRA、色甘酸或奈多罗米可在运动前使用。SABA与色甘酸或奈多罗米的联合应用比单独使用任何一种药物更有效。沙美特罗和阿莫特罗可阻断运动引起的支气管痉挛长达12h（如前所述）。

然而，经常使用可能减少对运动诱发的支气管痉挛的保护持续时间。孟鲁司特可能长达24h有效。延长热身期可能会诱发难治性状态，使患儿无须重复用药即可运动。

（2）急性哮喘

1）一般措施：治疗哮喘急性加重最有效的策略是及早识别预警信号和早期治疗。对于中度或重度持续性哮喘或有严重加重史的患儿，应包括书面行动计划。后者通常根据症状（以及症状感知欠佳的患儿的PEFR）定义患者的绿色、黄色和红色区域，并根据患者处于的状态采取相应的措施。PEFR临界值通常设定为儿童个人最佳值的80%以上（绿色）、50%～80%（黄色）和小于50%（红色）。症状严重或峰流量下降或对SABA的反应减弱应及时与临床医生沟通。在这种情况下，强化治疗可能包括口服糖皮质激素的短期疗程。应使儿童远离任何可能导致恶化的刺激物或过敏原暴露。

2）在家管理：早期治疗哮喘可能会预防住院治疗和危及生命的事件。初始治疗应使用SABA，如沙丁胺醇或左旋沙丁胺醇；每20分钟可给予2～6揿MDI，最多3次，或单次雾化给药[0.05mg/kg（最小剂量1.25mg；最大剂量2.5mg）0.5%沙丁胺醇溶液于2～3ml生理盐水中；或0.075mg/kg（最小剂量1.25mg；最大剂量5mg）左旋沙丁胺醇]。如果评估反应良好，即持续症状缓解或PEFR改善至患儿最佳80%以上，则SABA可继续每3～4小时用至24～48h。一旦使用过量的支气管扩张剂治疗或长时间使用（如＞12揿/天，＞24h），应建议患儿寻求医疗帮助。将ICS的剂量加倍并不足以防止病情加重；最近一项针对轻度持续性哮喘儿童的研究表明，将5倍低剂量ICS作为黄色区域行动计划无法获益。如果患儿在初始治疗中未完全改善或PEFR降至预测或个人最佳的50%～80%，应继续SABA，并添加口服糖皮质激素，同时紧急联系医生。如果患儿经历了明显的痛苦，或者如果PEFR持续在50%或更低，应立即重复SABA并前往急诊或拨打911或其他紧急号码寻求帮助。

3）诊室或急诊的管理：对患儿的功能性评估包括获得气流受限的客观测量PEFR或FEV_1并监测患者的治疗反应；但是，非常严重的哮喘加重和呼吸窘迫可能会阻止使用最大呼气模式进行肺功能测量。如果可能的话，应该获取流量-容积环来区分上呼吸道梗阻和下呼吸道梗阻，特别是在非典型表现的患儿中。其他检测应包括氧饱和度，如果有顾虑还要有血气。胸部放射不常规推荐，但排除气胸、肺气肿、肺炎或肺叶不张时应考虑。如果最开始FEV_1或PEFR超过40%，初始治疗可以使用SABA吸入（沙丁胺醇，4～8揿）或雾化（0.15mg/kg 0.5%沙丁胺醇溶液；最小剂量2.5mg），在第一个小时内最多应用3剂。应给予氧疗以保持氧饱和度大于90%。如果患儿对治疗反应不佳或者患儿最近一直在口服糖皮质激素，应开始口服糖皮质激素[1～2mg/（kg·d）分次；≤12岁儿童最大60mg/d；＞12岁儿童最大80mg/d]。开始使用糖皮质激素后，对肾上腺素能药物的敏感性可能会提高。严重恶化或初始FEV_1或PEFR低于40%，最初的治疗应该是高剂量的SABA加异丙托溴铵，每20分钟1.5～3ml，共3剂（每个3ml小瓶包含0.5mg异丙托溴铵和2.5mg沙丁胺醇），然后根据需要雾化吸入。连续沙丁胺醇雾化治疗[年幼儿0.5mg/（kg·h），年长儿童10～15mg/h]可用于持续性梗阻。应给予氧疗以维持氧饱和度大于90%，而且应该使用全身糖皮质激素。严重加重对初始雾化治疗无反应，或对不能配合或抗拒吸入治疗的患儿，应考虑辅助治疗如静脉注射硫酸镁（儿童25～75mg/kg，最大2g）和氦氧混合气体推动的沙丁胺醇雾化。目前正在进行一项试验，评估在急诊室应用镁雾化预防哮喘儿童住院的效果。尽管静脉注射β_2受体激动剂仍未得到证实，肾上腺素1：1000或特布他林1mg/ml（均0.01mg/kg，直至0.3～0.5mg）可以每20分钟皮下注射一次，共3剂。对于即将发生或正在进行的呼吸骤停的患儿应插管并用100%氧气通气，静脉注射糖皮质激素，并入住重症监护病房（ICU）。入住ICU的潜在适应证还包括任何FEV_1或PEFR低于预测的25%，治疗后改善不到10%或数值波动很大[参见第14章]基于临床反应和客观的实验室检查结果决定进一步治疗。对于有呼吸衰竭病史的患儿，强烈考虑住院治疗。

4）医院管理：对于门诊和急诊治疗无反应的患儿，住院获得更积极的照料和支持是必要的。住院治疗的决定还应基于哮喘导致死亡的风险因素，症状的持续时间和严重程度，气流受限的严重程度，既往加重的病程和严重程度，加重时药物的使用情况，获得医疗服务，家庭和心理社会状况。除非患儿因呼吸窘迫或呕吐而导致经口摄入不足，否则仅需按照维持需要给予液体，因为水分过多可能与严重哮喘引起的高胸膜内压产生的肺水肿有关。应记住对钾的需求，因为糖皮质激素和β_2受体激动剂可以引起钾丢失。湿化的氧气应该通过血氧测定的方法来保持氧饱和度在90%以上。吸入β_2受体激动剂应根据需要单剂量雾化和（或）全身性糖皮质激素一起连续使用（如前所述）。住院期间不再推荐异丙托溴铵。此外，甲基黄嘌呤在住院儿童中的作用仍存在争议。抗生素可能是治疗共存的细菌感染所必需的。重症患儿禁用镇静剂和抗焦虑药，因为它们对呼吸有抑制作用。胸部理疗通常不推荐在急性加重时使用。

5）出院：患儿从诊室或急诊出院的标准应包括对支气管扩张剂治疗的反应至少持续1h，FEV_1或PEFR大于预测或个人最佳值的70%，常压下氧饱和度大于90%。出院前，需要考虑患儿或照料人员继续治疗并恰当评估症状的能力。应该提供一个管理复发症状或加重的行动计划以及有关药物的说明。根据需要吸入SABA并继续口服糖皮质激素持续3～10d。最后，应指导患儿或照料人员进行随访，建议在急诊就诊或住院后2d内进行。住院患儿在出院前应接受强化教育。对于所有重症加重、多次急诊就诊或住院的儿童，应考虑转诊哮喘专家。

6. *预后* 自20世纪70年代以来，哮喘的发病率有所增加，但死亡率已经稳定下来。哮喘死亡率统计数据显示，死亡中高比例的是由于重症哮喘识别和治疗不足造成的，特别是在不稳定的哮喘患儿和对肺梗阻认识不足的哮喘患儿中。长期结局研究表明，症状轻微的儿童通常会战胜哮喘，而症状更严重的患儿，气道高反应性明显，特应性程度更高，往往患有持续性疾病。来自新西兰的一个未经筛选的出生队列结果显示，1/4以上的儿童，从童年到成年喘息持续存在，或者在缓解后复发。最近的证据表明，抗炎治疗的早期干预不会改变持续性哮喘的发展，目前还不清楚这种干预措施或环境控制措施是否影响儿童哮喘的自然病史。尽管如此，儿科医生或全科医师与哮喘专家共同有责任优化控制，降低儿童哮喘的严重程度。可以产生长期影响的干预措施，如阻止进展或诱导缓解，对于减轻这种常见疾病的公共卫生负担是必要的。

提供给医务工作者、患儿和家属的资源包括：

- 美国哮喘和过敏基金会
- 1233 20th St NW，Suite 402
- Washington，DC 20036；（800）7-ASTHMA
- http：//www.aafa.org/
- 哮喘和过敏社交网络 / 哮喘患儿的母亲
- 2751 Prosperity Avenue， Suite 150
- Fairfax， VA 22031；（800） 878-4403
- http://www.aanma.org/
- 哮喘仪器使用培训：http://www.thechildren-shospital.org/conditions/lung/asthmavideos.aspx
- 2019年全球哮喘倡议（www.ginastham.org）

三、过敏性鼻结膜炎

诊断要点和主要特点
● 暴露于环境过敏原主要影响鼻子和眼睛，因为它们是主要的入口，可导致瘙痒，黏液分泌或排出，打喷嚏，刺激和肿胀

续表

● 虽然急性重大事件的威胁较小，如哮喘和食物或药物相关反应，过敏性鼻结膜炎的后果当然不是微不足道的，特别是当症状长期发生时，包括：睡眠障碍，学校表现欠佳，未得到控制的哮喘，鼻 - 鼻窦炎和生活质量受影响
● 与任何过敏性疾病类似，避免已知的触发因素（由过敏性皮肤试验或特异性IgE抗体检测确定）是关键。药物慢性管理包括全身和局部抗组胺药、肥大细胞稳定剂、局部糖皮质激素和LTRA
● 建议对更难以控制的疾病进行皮下或口服免疫治疗

过敏性鼻结膜炎是最常见的过敏性疾病，显著影响患者的生活质量以及学校表现和出勤率。它经常与哮喘共存，可能影响哮喘的控制，并且是哮喘后续发展的危险因素。超过80%的哮喘患儿有鼻炎，10%～14%的鼻炎患儿有哮喘。约80%的过敏性鼻炎患儿在20岁之前出现症状。据估计，13%的儿童患有经医生诊断的过敏性鼻炎。这种疾病的患病率在儿童时期增加，在青春期后达到高峰（15%）。虽然过敏性鼻结膜炎在儿童早期更常见于男孩，但青春期后两性之间的发病率差异不大。种族和社会经济地位也不被认为是重要因素。

过敏性鼻 - 结膜炎的病理变化主要是充血、水肿、介质释放引起的浆液和黏液分泌增加，所有这些都会导致不同程度的鼻塞和结膜充血，鼻、眼瘙痒，或鼻、眼分泌物。眼部过敏可以单独发生，但更常见的是与鼻部症状联合出现。这个过程可能涉及其他结构，包括鼻窦和中耳。吸入性过敏原是引起症状的主要原因，但食物过敏原也可能引起症状。过敏性鼻炎患儿似乎更容易患上呼吸道感染，或者至少可能会出现更多的症状，这反过来可能会加重过敏性鼻炎。

过敏性鼻 - 结膜炎可分为永久性（通常由室内过敏原引起，如房屋尘螨、霉菌、蟑螂和动物皮屑）、季节性（花粉和霉菌等室外过敏原最常引起的花粉热）或发作性；然而，有些地区全年都可能会存在花粉和土壤霉菌，而暴露于典型的常年过敏原如室内带毛皮的动物可能是间歇性的。出于这个原因，最佳描述的术语可能是“间歇的”（例如，症状出现＜每周4d或持续＜4周）和“持久的”（例如，出现症状＞每周4d，持续＞4周）。此外，严重程度应分为轻度（如睡眠、日常活动、休闲、运动、学校或工作没有障碍或干扰，或没有令人麻烦的症状）或中重度（如存在上述一种或多种）。温带地区的主要花粉类来源包括树木（冬末至春初）、草（春末至夏初）和杂草（夏末至秋初），但全国不同地区的季节差异很大。霉菌孢子也会引起季节性过敏性鼻炎，主要是在夏季和秋季。同时暴露于常年过敏原可能会加重季节性过敏症状。

1. 临床表现

（1）症状和体征：患儿可能会主诉鼻子、眼睛、上腭或咽部发痒，嗅觉或味觉丧失。鼻痒可引起阵发性打喷嚏和鼻衄。反复摩擦鼻子（所谓的过敏性敬礼）可能会导致鼻子下 1/3 处出现水平划痕。鼻塞与张口呼吸、说话鼻音、过敏性敬礼和打鼾有关。鼻甲可能呈淡蓝色，凹陷肿胀或少量水肿充血。通常，清澈而稀薄的鼻腔分泌物增多，伴有前鼻漏、抽鼻子、鼻后滴漏和阻塞性咳嗽。鼻腔分泌物经常导致食欲缺乏、疲劳和咽部刺激。经常可以观察到结膜充血、流泪、眶周水肿和眶下发绀（所谓的过敏性黑眼圈）。慢性排出可能导致咽部淋巴组织增加（“鹅卵石”），扁桃体和腺样体增大。

（2）实验室发现：嗜酸性粒细胞增多通常可以在鼻腔分泌物或血涂片上见到。这是一个频繁但非特异性的发现，可能发生在非过敏性疾病中。尽管血清 IgE 可能升高，但由于特应性和非特应性检测对象之间存在广泛重叠，总 IgE 的测量是欠佳的筛选工具。用于鉴定过敏原特异性 IgE 的皮肤测试是吸入性过敏的最敏感和特异性测试；或者，可以对可疑过敏原进行 Phadia Immuno CAP 序列、放射性过敏吸附测试（radioallergosorbent test，RAST）或其他体外测试。

2. 鉴别诊断　需要与过敏性鼻炎相鉴别的疾病包括传染性鼻窦炎。异物和结构异常，如后鼻孔闭锁、明显的中隔偏曲、鼻息肉和腺样体肥大可能引起慢性症状。过度使用局部鼻内减充血剂可能导致药物性鼻炎（反弹性充血）。使用普萘洛尔、克罗尼定和一些精神药物可能会引起鼻腔充血。可卡因等违禁药物可引起鼻漏。辛辣或滚烫的食物可能会引起味觉性鼻炎。伴有嗜酸性粒细胞增多综合征的非变应性鼻炎在幼儿中不常见。血管运动性鼻炎与持续症状相关，但没有过敏原暴露。可能与过敏性鼻炎混淆的症状的少见原因包括妊娠、先天性梅毒、甲状腺功能减退、肿瘤和脑脊液鼻漏。

与过敏性鼻炎的鉴别诊断一样，感染性结膜炎（由病毒、细菌或沙眼病原引起的继发性结膜炎）表现与过敏性眼病类似。通常首先感染一只眼睛，症状包括刺痛或烧灼感（而不是瘙痒），伴有异物感和眼睛分泌物（水样、黏液样或脓性）。鼻泪管阻塞、异物、睑结膜炎、干眼症、葡萄膜炎和创伤是类似眼部过敏的其他疾病。

过敏性眼病的其他病症还包括特应性角膜结膜炎、虹膜炎和巨大乳头状结膜炎。除巨乳头状结膜炎外，三种疾病（过敏性结膜炎、特应性角结膜炎和春季结膜炎）与过敏性致敏有关。特应性角结膜炎和春季结膜炎都威胁视力。特应性角结膜炎在青春晚期之前很少见，最常累及的是下睑结膜。眼部症状（瘙痒、灼热和流泪）比过敏性结膜炎更严重，全年持续存在，伴有带红斑和厚而干的鳞屑状皮肤的眼睑湿疹，可蔓延至眶周皮肤和脸颊。春季结膜炎的特征描述为见于上睑结膜内的鹅卵石样巨乳头。比起女孩，男孩更容易受影响，亚裔和非洲裔更容易患病。它影响温带地区的个体，春季和夏季会加重。除了随刺激物暴露，光线或出汗会加剧的严重瘙痒外，其他伴随的体征和症状还包括畏光、异物感、流泪，存在丝状或黏稠、条索状的分泌物，角膜缘（Trantas 斑点）和结膜（Horner 斑点）上一过性的黄白色斑点，角膜“盾”状溃疡，丹尼线（突出的皮肤褶皱，从内眼角下方平行于下眼睑边缘以弧形延伸），以及明显长的睫毛。巨乳头状结膜炎与异物暴露有关，如隐形眼镜、眼部假体和缝合线。它的特点是轻微的眼部瘙痒、流泪和黏液漏，特别是在睡醒的时候。也可以见到 Trantas 斑点、角膜缘浸润、眼球充血和水肿。一种眼部疾病，接触性过敏，特别是与使用局部药物、隐形眼镜溶液和防腐剂有关时也可累及结膜，典型的会影响眼睑。

3. 并发症　鼻 - 鼻窦炎可能伴有过敏性鼻炎。窦口过敏性黏膜肿胀可阻碍鼻窦引流，干扰正常鼻窦的功能，易患慢性黏膜性疾病。由过敏引起的鼻息肉在儿童中不常见，如果存在，应考虑囊性纤维化。不像特应性角结膜炎和春季结膜炎以相关的视力威胁为并发症，过敏性结膜炎主要表现为显著的瘙痒和不适，影响患儿的生活质量。

4. 治疗

（1）一般措施：识别和避免致病性过敏原的价值不能被夸大。在哮喘部分讨论的，通过环境控制措施减少室内过敏原的方法可以非常有效。鼻腔盐水冲洗可能有用。对于眼部过敏，冷敷和润滑也很重要。

（2）药物治疗：根据建议评定，开发和评估分级（Grading of Recommendations Assessment，Development and Evaluation，GRADE）的方法，产生了像过敏性鼻炎及其对哮喘的影响（Allergic Rhinitis and its Impact on Asthma，ARIA）。这些基于证据的临床实践指南，其中包括过敏性鼻炎的药物管理。ARIA 推荐成人过敏性鼻炎使用鼻内糖皮质激素，同时建议儿童使用局部糖皮质激素而不是口服抗组胺药。

轻度间歇性鼻炎的治疗包括口服或鼻内 H_1- 抗组胺药和鼻内减充血剂（< 10d，每月不重复超过两次）。儿童通常不推荐口服减充血剂。中重度间歇性鼻炎的选择是口服或鼻内抗组胺药，口服 H_1- 抗组胺药和减充血剂，鼻内糖皮质激素和色酮。持续性鼻炎可选择相同的药物，但建议采用步骤式方法治疗轻度和中重度持续性鼻炎。轻度持续性鼻炎，建议 2 ～ 4 周后重

新评估，并应减少鼻内糖皮质激素继续治疗，即使症状减轻。然而，如果患者在使用 H_1- 抗组胺药或色酮时有持续的轻微症状，鼻内糖皮质激素是合适的。中重度持续性疾病，建议鼻内糖皮质激素作为一线治疗。对于严重的鼻塞，可以加入短暂的 1 ～ 2 周口服糖皮质激素或少于 10d 的鼻内减充血剂。如果患儿症状有所改善，治疗应持续至少 3 个月或直到花粉季节结束。如果患儿在 2 ～ 4 周内症状没有改善，尽管依从性和药物使用均良好，应考虑共患病，如鼻息肉、鼻 - 鼻窦炎和显著的过敏原暴露，以及误诊的可能性。一旦排除这些，可选择的治疗包括增加鼻内糖皮质激素的剂量，联合 H_1- 抗组胺药治疗（特别是如果主要症状是打喷嚏、瘙痒或鼻漏时）、异丙托溴铵（如果主要症状是鼻漏），或口服 H_1- 抗组胺药和减充血剂。如果治疗不足，可考虑转诊专科医生。

最近的 ARIA 根据对新证据的文献回顾，提出了几个关于过敏性鼻炎比较治疗的问题，尽管数据主要来自成年患者。关于这些问题的建议大多被认为是有条件的，基于低到最多中等确定性的证据。其中一个问题是同单独使用鼻激素喷雾剂比较，是否应该联合使用抗组胺药和鼻激素喷雾剂治疗过敏性鼻炎。任何一种都适用于季节性过敏性鼻炎，而单独使用鼻激素喷雾剂可能适用于常年性过敏性鼻炎。关于使用鼻腔激素加或不加鼻内抗组胺药，任何一种对季节性和常年性过敏性鼻炎都是推荐的。然而，与单独使用鼻内抗组胺药治疗季节性鼻炎相比，鼻激素喷雾剂和鼻内抗组胺药联合治疗是有利的。对于季节性和常年性过敏性鼻炎，使用鼻激素喷雾剂优于鼻内抗组胺剂。

ARIA 还评估了 LTRA 与口服抗组胺药孰好孰坏。任意一种都推荐用于季节性过敏性鼻炎，而口服抗组胺药推荐用于常年性过敏性鼻炎。最后，季节性或常年性过敏性鼻炎患儿，都可以使用鼻内或口服抗组胺药。

大多数情况下，患儿耐受情况、成本和当地可用性是选择药物的决定因素。

对于过敏性鼻结膜炎，局部鼻用糖皮质激素也可以减轻眼部症状，推测可能通过鼻 - 眼反射实现。对于独立于持续或发作性鼻炎之外的眼部过敏，药物治疗包括使用口服或局部抗组胺药、局部减充血剂、肥大细胞稳定剂和抗炎剂。一般来说，局部滴眼液不应与隐形眼镜一起使用。局部减充血剂可缓解红斑、充血和水肿，但不影响过敏反应。抗组胺药和血管收缩药物的联合治疗比单独使用任何一种药物更有效。具有抗组胺和肥大细胞阻断特性的局部药物最有利于快速缓解症状和抗炎。在使用前冷藏眼药水也可以舒缓缓解症状。但是，儿童可能对滴眼液保持戒心，更喜欢口服制剂。防止器具尖端接触眼睛或眼睑以避免污染很重要。严重的眼部过敏可局部应用皮质类固醇，极少数情况下也可口服皮质类固醇治疗。在这种情况下，有必要转诊眼科医生，因为这些治疗可能与眼压升高、病毒感染和白内障形成有关。

过敏原免疫治疗可能对过敏性鼻结膜炎非常有效，并且可能会降低长期控制症状的药物需求。

1）抗组胺药物：此类药物有助于控制瘙痒、打喷嚏和流鼻涕。镇静性抗组胺药包括苯海拉明、氯苯那敏、羟嗪和氯马斯汀。镇静性抗组胺药可能会导致白天嗜睡，并对学校表现和其他活动，特别是对驾驶产生负面影响。第二代抗组胺药物包括氯雷他定、地氯雷他定、西替利嗪和非索非那定。西替利嗪被批准用于 6 ～ 23 个月（每天 2.5mg）、2 ～ 5 岁（2.5 ～ 5.0mg/d 或 2.5mg，每天 2 次）以及 6 岁或以上（5 ～ 10mg/d）儿童。目前是非处方药。氯雷他定被批准用于 2 ～ 5 岁（5mg/d）和 6 岁或以上（10mg/d）的儿童，为无需处方的片剂、快速分散片剂和液体配方。地氯雷他定被批准用于 6 ～ 11 个月（1mg/d）、1 ～ 5 岁（1.25mg/d）和 12 岁及以上（5mg/d）的儿童。非索非那定被批准用于 6 ～ 23 个月（每天 2 次，15mg）、2 ～ 11 岁（每天 2 次，30mg）和 12 岁或以上（每天 2 次 60mg 或每天 1 次 180mg）的儿童，现在也无需处方。左西替利嗪（5mg/d）被批准用于 6 岁及以上的儿童。氯雷他定、非索非那定和西替利嗪可与伪麻黄碱联合用于 12 岁或以上的患儿，但不建议常规使用这些联合药物。氮䓬斯汀有鼻和眼用制剂。左卡巴斯汀和依美斯汀可作为眼科制剂。它们不可应用于治疗隐形眼镜相关的刺激，应谨慎同时使用软性隐形眼镜。

2）肥大细胞稳定剂：鼻内异丙托溴铵可用作鼻漏的辅助治疗。鼻内色甘酸可单独使用或与口服抗组胺药和减充血剂联合使用。预防性使用时最有效，每个鼻孔喷 1 ～ 2 喷，每天 4 次。如果症状得到控制，这个剂量可能会逐渐减少。很少有患儿抱怨鼻腔刺激或灼热。大多数患儿发现遵循每天使用 4 次是困难的。色甘酸也有滴眼液。它可以用来治疗巨乳头和春季结膜炎。其他眼科肥大细胞稳定剂包括洛度沙胺 0.1% 滴眼液（也可用于春季角膜结膜炎），每天 4 次，每次 1 ～ 2 滴；奈多罗米钠 2% 滴眼液，每天 2 次，每次 1 ～ 2 滴；吡嘧司特钾 0.1% 滴眼液，每天 4 次，每次 1 ～ 2 滴。

3）减充血剂和血管收缩剂：鼻腔 α- 肾上腺素能药物有助于缓解鼻塞，眼血管收缩剂可缓解眼部红斑、水肿和充血。对于严重发作，局部鼻腔减充血剂如苯肾上腺素和羟甲唑啉不应使用超过 4d，因为长期使用可能引起药物性鼻炎。与鼻腔减充血剂一样，长期使用眼血管收缩剂如萘甲唑啉和四氢唑啉可出现反弹现象（如伴有充血和刺痛 / 灼热的药物性结膜炎）。口服减充血剂，包括伪麻黄碱、去氧肾上腺素和苯丙醇胺，通常与非处方（over-the-counter，OTC）感冒药物中的抗组胺药或祛痰药和止咳药联合使用，但没有令人信服的数据支持使用口服减充血剂用于儿童上呼吸道疾病或常规用于过敏性鼻炎的患儿。它们可能会导致失眠、激惹、心动过速，极少数情况下导致心律失常。值得注意的是，由于一项公共卫生咨询担心出血性中风的风险与使用苯丙醇胺相关，FDA 建议从所有药品中去除苯丙醇胺。

4）糖皮质激素：如果长期使用，鼻内糖皮质激素喷雾剂可有效控制过敏性鼻炎。它们以通常的剂量被最低程度地吸收，并且可以用于加压鼻吸入器和水性喷雾剂中。莫米松和糠酸氟替卡松鼻腔喷雾剂已被批准用于 2 岁的儿童（每天 1 次，每个鼻孔 1 喷）和 12 岁或以上的儿童（每天 1 次，每个鼻孔 2 喷）。丙酸氟替卡松鼻腔喷雾剂被批准用于 4 岁或以上的儿童，布地奈德和曲安奈德鼻腔喷雾剂被批准用于 6 岁或以上（每天 1 次，每个鼻孔 1 ～ 2 喷）。氟尼缩松被批准用于 6 ～ 14 岁（每天 3 次，每个鼻孔 1 喷或每天 2 次，每个鼻孔 2 喷）。环索奈德被批准用于 6 岁及以上儿童的季节性过敏性鼻炎和 12 岁及以上儿童的常年性过敏性鼻炎，每天 1 次，每个鼻孔 2 喷。副作用包括鼻腔刺激、酸痛和出血，尽管如果长期使用糖皮质激素，过敏性鼻炎患儿通常会发生鼻衄。这些药物很少会导致间隔穿孔。使用过量可能会产生全身反应，特别是与口服吸入激素一起治疗哮喘时。在数小时内起效，尽管通常在一周或更久观察不到临床改善。它们可以单独使用或与抗生素一起使用。已经发现鼻用糖皮质激素 - 抗组胺制剂喷雾剂在缓解中重度季节性过敏性鼻炎的症状方面优于任一种单用药剂。

对于上一节提到的潜在并发症，应与眼科医生一起决定使用口服或局部（如依碳酸氯替泼诺）糖皮质激素治疗眼部过敏。

5）其他药物：孟鲁司特被批准用于 6 个月及以上儿童的常年性过敏性鼻炎（6 ～ 23 个月时为 4mg/d）和 2 岁及以上儿童的季节性过敏性鼻炎，剂量如慢性哮喘药物治疗部分所述。口服抗组胺药也可与减充血剂联合使用。酮咯酸是一种非甾体抗炎药（nonsteroidal anti-inflammatory drug，NSAID），可作为滴眼液使用，但对阿司匹林或 NSAID 敏感的患儿，有复杂眼科手术史，角膜去神经或上皮缺损，有眼部疾病、糖尿病或类风湿关节炎者应避免使用。可使用眼科复合制剂。安他唑啉和苯海拉明都是抗组胺药 / 血管收缩剂制剂。0.1% 奥洛他定、0.05% 依匹斯汀和 0.025% 酮替芬眼科溶液具有抗组胺和稳定肥大细胞的作用，可用于 3 岁以上儿童。奥洛他定每天两次，每次一滴（间隔 8h），酮替芬每 8 ～ 12 小时一次。0.025% 富马酸酮替芬溶液为 OTC 药物。0.2% 奥洛他定溶液是首款用于治疗过敏性结膜炎引起的眼部瘙痒的每日一次眼科用药。

（3）手术治疗：包括鼻甲切除术、息肉切除术和功能性内镜鼻窦手术在内的外科手术很少用于过敏性鼻炎或慢性增生性鼻 - 鼻窦炎。

（4）免疫治疗：当症状严重且不可避免地暴露于吸入性过敏原时，应考虑过敏原免疫治疗，特别是对症治疗失败时。免疫疗法是唯一可能改变疾病进程的疗法。不应该将患儿的血清送到实验室，在那里准备患儿体外试验的提取物（如过敏远程操作）。皮下免疫治疗应在有能够治疗过敏性休克的医生在场的机构中进行。伴有哮喘的患儿如果哮喘控制不佳（例如，注射前峰值流量低于个人最佳值的 80%），则不应接受注射，患儿在注射后应观察 25 ～ 30min，然后离开机构。单一过敏原免疫治疗的结果显示成功率约为 80%。最佳治疗时长尚不清楚，但数据表明 3 ～ 5 年的免疫治疗可能持久获益。

舌下免疫疗法（SLIT）已用于治疗成人和儿童花粉引起的过敏性鼻炎，以及仅在成人（其他国家）中由尘螨引起的过敏性鼻炎。最近的一项特定的 SLIT 实践参数强调，这种免疫疗法模式可能不适合患有某些疾病的患者，如嗜酸性粒细胞食管炎，也可能妨碍处理患者的全身反应或严重过敏反应。

目前还没有 FDA 批准的 SLIT 针对口腔过敏综合征、食物过敏、乳胶过敏、特应性皮炎或毒液过敏的研究适应证。由于方便和容易，这种免疫疗法对于儿科患者是有吸引力的。有些 SLIT 制剂说明书是没有相关用法的（如舌下含服的液态 SCIT 提取物、舌下滴剂），只有 3 种舌下含服免疫疗法片剂获得了 FDA 的批准，它们都使用单一过敏原的舌下免疫疗法，因为目前还没有研究表明多种过敏原混合使用的疗效。Grastek 可能适用于对梯牧草和交叉反应性花粉过敏的儿童（5 岁）和成年人，而 Ragwitek 适用于 18 ～ 65 岁对豚草花粉过敏的人。Oralair 用于治疗 5 种草种（包括黄花草、野茅、多年生黑麦、梯牧草和肯塔基蓝）中任何一种花粉引起的过敏性鼻炎，伴或不伴结膜炎，适用于 10 ～ 65 岁患者。建议在草或豚草花粉季节之前和整个季节里每天服用约 12 周，持续至少 3 年，以获得持续的效果。梯牧草 SLIT 和五合一草片在治疗的第一年开始显示出益处。

SLIT 的第一剂应该在对严重过敏反应的诊断和管理经验丰富，有监管的医疗环境中进行，服用后应密切观察患儿 30min。已经发现大多数全身性过敏反应和第一剂有关。尽管如此，仍应给接受 SLIT 的患儿开具肾上腺素，并应培训他们何时以及如何使用该药物。接受SLIT的患儿应定期去看过敏专家进行病情监测。

5. *预后* 与室内过敏原致敏相关的过敏性鼻结膜炎往往会延长，除非可以从环境中确定并消除特定的过敏原。在季节性过敏性鼻结膜炎中，从青春期到中年的症状通常最为严重。在搬到没有致病过敏原的地区后，患儿可能几年内没有症状，但他们可能对当地空气过敏原产生新的过敏。

四、特应性皮炎

诊断要点和主要特点

- 特应性皮炎的诊断基于临床特征，包括严重瘙痒，慢性复发的病程，以及具有典型形态和分布的皮肤皮损
- 特应性皮炎患儿对各种微生物感染或定植的敏感性增加，包括金黄色葡萄球菌和单纯疱疹病毒
- 基础的皮肤护理包括避免刺激物和经证实的过敏原，以及适当的皮肤补水和使用优质保湿剂
- 局部糖皮质激素用于不仅需要保湿剂的患儿的一线治疗，这些保湿剂含局部钙调神经磷酸酶抑制剂和局部磷酸二酯酶4抑制剂，被批准用于2岁以上的患儿的二线治疗
- 度匹鲁单抗是一种生物系统治疗药物，已被批准用于12岁及以上的中重度特应性皮炎患儿

特应性皮炎是一种慢性复发性炎症性皮肤病，通常出现在儿童早期。超过1/3的特应性皮炎患儿会出现哮喘和（或）过敏性鼻炎。特应性皮炎患儿的一个亚群已被证明编码丝聚蛋白的基因有突变，丝聚蛋白是正常表皮屏障功能的必需蛋白。这些患儿有早发性，疾病更严重和持续。丝聚蛋白的突变也与过敏性致敏及哮喘风险增加有关，但仅限于特应性皮炎患儿。特应性皮炎可能导致严重的死亡率，引起学校缺勤、职业残疾和情绪压力。

1. *临床表现*

（1）症状和体征：特应性皮炎没有能确诊的特征性皮损或实验室数据。诊断基于临床特征，包括严重瘙痒，慢性复发病程，以及具有典型形态和分布的皮肤皮损。急性特应性皮炎的特征是伴有脱皮、水疱和浆液性渗出的强烈瘙痒性红斑丘疹；亚急性特应性皮炎有红斑、脱皮、鳞屑性丘疹；慢性特应性皮炎皮肤增厚，伴突出印记（苔藓化）和纤维化丘疹。慢性特应性皮炎患儿可能同时存在所有三种类型的皮损。有色人种的皮肤，可能难以发现红斑和相关的炎症。患儿通常有干燥特征的干性皮肤。在婴儿期，特应性皮炎主要累及面部、头皮和四肢的伸肌表面。尿布区域通常是幸免的。在患有长期疾病的老年患者中，四肢的弯曲褶皱是皮损的主要部位，尽管这种分布在婴儿中也可以看到。

（2）实验室检查：对于持续性疾病患儿，尽管进行了适当的治疗，但应考虑刺激性、过敏性或感染性的诱因。80%～85%的特应性皮炎患儿可表现出血清IgE升高，但临床用处很少，尽管它们可能有助于解释特异性IgE检测结果。过敏原的鉴定包括详细询问病史并适当进行选择性速发型超敏反应皮肤试验或体外试验。具有合适对照的阴性皮肤检测对于排除疑似过敏原具有很高的预测价值。阳性皮肤试验与疑似食物过敏原诱发的特应性皮炎的临床症状相关性较低，并应通过食物激发来确认，除非对疑似食物有严重过敏反应的吻合病史。特异性IgE水平决定反应的可能性，但不决定反应类型或严重程度。临床医生应避免大范围检测，因为结果可能反映血清总IgE升高，无临床意义。

特应性皮炎的加重可能发生在暴露于屋尘螨等空气过敏原的情况下，环境控制措施已被证明可以引起临床改善。患儿可以由金黄色葡萄球菌在皮肤上分泌的毒素刺激产生特定的IgE。外周血嗜酸性粒细胞增多是一种常见的发现。常规皮肤活检不能区分特应性皮炎和其他湿疹的进展,但可能有助于鉴别非典型病例。对最常见的丝聚蛋白基因突变的检测可以确定可能发生更严重的持续性特应性皮炎，以及过敏性致敏和哮喘高风险患儿。然而，丝聚蛋白基因突变在没有特应性皮炎的个体中也可以出现。

2. *鉴别诊断* 疥疮可以作为一种瘙痒性皮肤病存在。然而，在生殖器和腋窝区域的分布、线性皮损以及皮肤刮屑可能有助于将其与特应性皮炎区分开来。脂溢性皮炎的特征是没有明显的瘙痒感，好发于头皮(即所谓的摇篮帽)，以及有粗糙、淡黄色的鳞屑。过敏性接触性皮炎可能从皮损的分布上得到提示，较特应性皮炎分布更广。叠加在特应性皮炎上的过敏性接触性皮炎可能表现为潜在疾病的急性发作。结节性湿疹的特征是硬币形斑块。尽管在儿童中不常见，但已报道蕈样肉芽肿或皮肤T细胞淋巴瘤，并通过皮肤活检进行了诊断。据报道，人类免疫缺陷病毒（human immunodeficiency virus，HIV）感染患者可出现湿疹。其他可能类似特应性皮炎的疾病还包括Wiskott-Aldrich综合征、严重联合免疫缺陷病、高IgE综合征、*DOCK8*的突变免疫缺陷、IPEX（免疫失调、多内分泌腺病、肠病、X连锁）综合征、锌缺乏症、苯丙酮尿症和Letterer-Siwe病（见第33章）。

3. *并发症* 与特应性皮炎相关的眼部并发症可有显著的发病率。特应性角膜结膜炎总是双侧的，症状包括瘙痒、灼伤、流泪和大量黏液排出。它经常与眼睑皮炎和慢性睑缘炎有关，并可能导致令视力受损的角膜瘢痕形成（参见第16章）。特应性皮炎中的圆锥

角膜被认为是特应性皮炎和过敏性鼻炎患儿持续揉眼睛引起的。前囊下白内障可能在青春期或青年期发生。

特应性皮炎患儿对各种微生物感染或定植的敏感性增加，包括单纯疱疹、尖锐湿疣和人乳头瘤病毒感染。值得注意的是，即使过去的特应性皮炎病史也被认为是接受目前天花（牛痘）疫苗的禁忌证。叠加的皮肤癣菌病可能导致特应性皮炎发作。金黄色葡萄球菌可以从 90% 以上的特应性皮炎患儿的皮肤中培养出来，而正常人中只有 5%。金黄色葡萄球菌毒素可以作为超级抗原，导致持续炎症或特应性皮炎的加重。社区获得性耐甲氧西林金黄色葡萄球菌（MRSA）已成为一个日益严重的问题，特别是在频繁接受抗生素治疗的患儿中。虽然复发性葡萄球菌脓疱病可能是特应性皮炎中的一个重要问题，但侵袭性金黄色葡萄球菌感染很少发生，应该警惕免疫缺陷的可能性。

特应性皮炎患儿常有非特异性手部皮炎。通常是由频繁自然刺激产生的，并且由于手部反复潮湿而加重。

营养障碍可能是由照料者或父母强加的无依据的和广泛的饮食限制造成的。

学习成绩差和行为障碍可能与不受控制的瘙痒、睡眠不足和自我形象差有关。严重的疾病可能会导致社交互动和自尊问题。

4. *治疗*

（1）一般措施：避免使用洗涤剂、化学物质和研磨材料等刺激物以及极端的温度和湿度是很重要的。应清洗新衣服以减少甲醛和其他化学物质的含量。因为服装中残留的衣物洗涤剂可能会有刺激性，所以使用液态而不是粉末的洗涤剂并添加额外的冲洗过程可能是有益的。应避免使用透气性差的布料，宜选择棉质或含棉混合制品。应控制家中的温度，尽量减少出汗。游泳通常可以耐受，但是，患儿应淋浴并使用温和的清洁剂以去除如氯这样的化学物质，然后润肤。适度日晒可能有益，但应使用不致敏的防晒霜避免晒伤。

避免涉及受控的激发性食物可以导致临床改善。广泛地去除饮食几乎从来不是可取的。此外，去除儿童耐受的食物可能会导致未来重新引入的速发型超敏反应。致敏患儿的环境控制措施（如尘螨防护罩）可能会改善特应性皮炎。

行为健康临床医生的评估在处理瘙痒性、复发性疾病时可能是有益的。放松，行为调整或生物反馈训练可以帮助患儿克服习惯性抓挠。患有严重疾病或影响容貌的患儿可能需要心理治疗。

临床医生应向患儿和家属提供一般信息和具体的书面皮肤护理建议。患儿或家长应该能很好地理解，以帮助确保良好的预后。有关特应性皮炎的教育性宣传册和视频可以从国家湿疹协会获得，该协会是一个全国非营利性的，以患者为导向的组织，网址为：http://www.nationaleczema.org。

（2）保湿：特应性皮炎患儿由于皮肤屏障缺陷而导致蒸发丢失，因此将患处在温热（非微凉）水中浸泡约 10 分钟，然后使用封闭剂保留吸收的水分，是治疗的关键部分。沐浴中添加的燕麦或小苏打可能会让某些患儿感到舒缓，但不会改善吸水性。面部或颈部的特应性皮肤炎可以通过湿敷洗脸布或毛巾来治疗。如果将洗布变成面膜则儿童可以更容易接受并且还允许老年患者保持功能（如在洗澡期间阅读）。局限于手或脚的皮损可以通过在盆中浸泡来治疗。在特应性皮炎发作期间，可能需要每天洗澡并增加至每天多次，淋浴足以治疗轻症患儿。浸泡皮肤后，必须在几分钟内涂抹外用保湿霜或药物，以防止水分蒸发，因为水分蒸发会使皮肤干燥并产生刺激。

（3）保湿剂和封闭剂：有效的保湿剂与补水疗法相结合将有助于皮肤愈合，并可减少对局部药物的需求。保湿剂可用的有乳液、乳膏和软膏。乳液容易干燥，因为它们具有蒸发效果，特别是在非潮湿的气候中。乳液和乳膏中的防腐剂和香料可能会引起皮肤刺激。保湿剂通常需要每天涂抹数次并长期坚持，应使用最大的量。油酥可以作为一种廉价的替代品。石油冻（凡士林）是一种有效的封闭剂，可用于沐浴后封闭水分。有几种局部非甾体类乳膏（如 EpiCeram）被批准用作医疗用品（因此目前需要处方）以缓解和管理皮肤病的体征和症状。它们潜在的好处需要权衡它们的成本。

（4）糖皮质激素：糖皮质激素可以减少特应性皮炎的炎症和瘙痒。局部糖皮质激素可以减少金黄色葡萄球菌定植。在治疗这种慢性复发性疾病时应避免使用全身性糖皮质激素，包括口服泼尼松，因为快速的临床改善可能在停药后引起同样剧烈的疾病发作。局部糖皮质激素有多种制剂可供选择，其效价强度范围从极高到低效制剂（表 15-2）。特定产品的选择取决于皮损的严重程度和分布。需要向患儿咨询其糖皮质激素制剂的效价强度及其潜在的副作用。一般来说，应该使用有效且效价强度最低的药剂。然而，选择太弱的制剂可能会导致特应性皮炎的持续或恶化。副作用包括皮肤变薄，毛细血管扩张，瘀青，色素减退，痤疮和紫纹，尽管当适当使用低至中等效价强度的局部糖皮质激素时，这些情况很少发生。相比之下，长时间使用强效局部糖皮质激素，特别是在封闭状态下——可能导致萎缩性改变或少见的全身性副作用。面部（特别是眼睑）和三角区域对糖皮质激素的副作用特别敏感，在这些区域只应常规使用低效制剂。使用局部类固醇偶尔会使口周皮炎加重。因为可以商购的局部糖皮质激素有各种基底，包括软膏、乳膏、乳液、油剂、溶液、凝胶、泡沫，甚至胶带，所以不需要再复合它们。软膏是封闭效果最好的，通常能更好地输送药物，同时防止蒸发丢失。然而，在潮湿的环境中，乳膏可能比软膏更耐受，因为增加的封闭性可能导致瘙痒甚至毛囊炎。乳液虽然更容易涂开，但会导致皮肤干燥和刺激。溶液可以用于头皮和多毛区域，尽管它们可能会有刺痛或刺激性，特别是开放性皮损，因此可能优选油剂或泡沫基底。随着临床用药的改善，应开具效力更低的糖皮质激素，并减少使用频率。当炎症消退后，可以停用局部糖皮质激素，但需要继续补水和保湿。复发过程中，在之前受累的干净的皮肤上进行每周两次的治疗可以作为主动治疗完成（说明书外）。几种局部类固醇包括 0.05% 的阿氯米松、0.05% 的地塞米松水凝胶和 0.05% 的氟替卡松乳膏，已被批准用于 3 个月大的婴儿长达 28d。由于照料人员担心局部糖皮质激素的潜在副作用以及不当的处方用量，治疗不足仍然是一个常见问题。

（5）局部钙调神经磷酸酶抑制剂：他克莫司和吡美莫司是可用于局部的非甾体类免疫调节制剂。他克莫司软膏 2 ～ 15 岁儿童为 0.03%，老年患者为 0.1%，被批准用于中至重度特应性皮炎，每日两次短期和间歇性长期使用。吡美莫司 1% 乳膏被批准用于 2 岁以上患有轻度至中度特应性皮炎的患儿。他克莫司软膏在应用部位上导致局部灼烧感是最常见的副作用，尽管这通常是个一过性的问题。作为预防措施，患儿应在使用这些药物时做好防晒。在欧洲，他克莫司软膏被批准用于 2 岁以上患儿，如在湿疹清除后复发，继续治疗 12 个月再重新评估后每周两次维持治疗。

虽然没有证据表明使用局部钙调神经磷酸酶抑制剂与恶性肿瘤之间存在因果关系，但在 2006 年，由于缺乏长期安全性数据，FDA 对这些药物发出了严重警告 [参见美国 Elidel 的包装插页（Valeant）和 Protopic（Leo）]。说明书指出，这些药物被推荐作为短期和非连续慢性治疗的二线治疗药物，目前不建议将其用于 2 岁以下的儿童。已经为接受局部他克莫司和吡美莫司治疗的儿科患者建立了长期监测方案。

（6）PDE4 磷酸二酯酶 4 抑制剂：克立硼罗 2% 软膏已被批准用于 2 岁以上的轻度 - 中度特应性皮炎患儿。

（7）全身性生物制剂：度匹鲁单抗是一种完全人源化的单克隆抗体，可阻断白细胞介素 -4（IL-4）受体 α，而 IL-4 和 IL-13（两种关键的 2 型细胞因子）均通过该受体发出信号。度匹鲁单抗被批准用于 12 岁及以上，有中度至重度特应性皮炎，通过局部药物未能充分控制或不适合药物治疗的患儿。在 12 ～ 17 岁的患儿中，剂量是基于体重的，低于 60kg 的患儿给药的初始剂量为 400mg，然后每 2 周皮下注射 200mg，患儿体重在 60kg 及以上，600mg 初始剂量，然后每 2 周 300mg。注射可以在家中自行完成，目前并不需要任何实验室监测。注射部位反应和结膜炎是最常报告的不良事件。

（8）抗感染治疗：全身抗生素治疗在治疗继发性金黄色葡萄球菌感染的特应性皮炎时可能很重要。受累有限的区域，局部抗生素如莫匹罗星或瑞他莫林软膏可能是有效的。第一代或第二代头孢菌素或半合成青霉素通常是口服治疗的首选，因为红霉素抵抗的微生物相当普遍，过度使用可能导致 MRSA 定植。每周两次漂白剂稀释后洗浴（6% 次氯酸钠，1/2 杯溶于一整杯水中）可能对特应性皮炎患儿有帮助，特别是那些复发性皮肤感染的患儿，尽管一些患儿发现这种治疗有刺激性。

播散性疱疹性湿疹通常需要全身抗病毒治疗。复发性皮肤疱疹皮损患儿可给予预防性口服阿昔洛韦或伐昔洛韦。浅表性皮肤癣菌病和马拉色菌感染可以用局部或（很少情况下）全身性抗真菌治疗。

（9）止痒药物：瘙痒通常是特应性皮炎耐受性最差的症状。口服抗组胺药和抗焦虑药有安静和镇静的作用可能是有效的，主要在睡前服用以避免日间嗜睡。非镇静性抗组胺药可能有助于相关的过敏症状，但通常不能有效治疗瘙痒。由于潜在的致敏作用，应避免使用局部抗组胺药和局部麻醉药。

（10）顽固性疾病：红皮病患儿可能需要住院治疗。住院治疗也可能适用于门诊治疗失败 / 严重疾病的患儿。当患儿从环境过敏原或应激源中移除时，经常发生显著的临床改善。在医院，可以监测对治疗的依从性，患儿和家属可以接受深入的实践教育，并且可以进行受控的激发以帮助识别触发因素。

湿敷疗法已证明对严重的特应性皮炎有益。它可以作为一种有效的屏障，防止持续性的搔抓，经常破坏治疗。在局部糖皮质激素上放一层湿布（如睡衣、长内衣、筒袜），再放一层干燥的（睡衣或运动服，筒袜）可用于严重受累区域。或者，可以在湿纱布上方放一层干纱布并用弹性绷带加固。

包裹的湿布通常在几个小时干燥后除去，并且在睡前最好耐受。它们应被视为急性而非慢性干预措施，因为过度使用会导致寒战、皮肤浸渍或继发感染。

全身性免疫抑制药物包括环孢素、甲氨蝶呤、霉酚酸酯和硫唑嘌呤，已被用于顽固性疾病，但未被批准用于治疗特应性皮炎患儿。有限的公开数据是关于儿童使用环孢素连续和间歇治疗（每日 5 mg/kg）治疗长达1年。在熟悉该药物的专家的照管下，适当监测疾病控制后，用该药物治疗的患儿应将其剂量滴定至最低有效剂量。批准用于12岁或以上患儿的紫外线疗法可在皮肤科医生监管下用于一部分患儿。

（11）试验性和未经证实的疗法：对尘螨过敏原的皮下脱敏已经显示可以改善成年患者的特应性皮炎，而对尘螨过敏儿童的舌下脱敏对轻度 - 中度特应性皮炎有帮助；然而，在推荐这种形式治疗儿童特应性皮炎之前，需要进一步的临床对照试验。用奥马珠单抗和高剂量静脉注射免疫球蛋白治疗特应性皮炎尚未显示出一致的获益。尽管特应性皮炎患儿必需脂肪酸代谢紊乱已有报道，但鱼油和月见草的对照试验并未显示出临床获益。

（12）预防：对不同水解配方，益生菌和益生元的研究产生了不一致的结果。虽然初步研究表明在出生时高风险婴儿中应用保湿剂有益，但最近的大规模研究并未显示出这种益处。

5. 预后　虽然许多儿童，特别是那些轻症的儿童会战胜特应性皮炎，但具有丝聚蛋白基因突变的患儿可能会患有更久和更严重的疾病。此外，这些患儿似乎发生哮喘和过敏性致敏的风险更高。

五、荨麻疹和血管性水肿

诊断要点和主要特点

- 荨麻疹和血管性水肿是由皮肤中肥大细胞脱粒引起的
- 儿童急性发作（持续时间＜6周）最常见于病毒感染。还可见于食物或药物过敏
- 慢性荨麻疹的类型（持续时间＞6周）包括慢性自发性荨麻疹、物理性/诱发性荨麻疹和自身免疫性荨麻疹
- 如果有病史引导，可以进行过敏测试或物理触发检测
- 一线治疗是使用第二代口服抗组胺药，最大给予标准剂量的4倍
- 奥马珠单抗对抗组胺药难治性荨麻疹有效

荨麻疹和血管性水肿是常见的皮肤病，儿童发病率为3%～6%，荨麻疹皮损被人为划定为急性（持续时间少于6周）或慢性（持续时间超过6周）。也可以按诱因分类：过敏，物理性/诱发性，感染，自身免疫性或自发/特发性。请注意，缓激肽介导的遗传性血管性水肿在免疫缺陷章节中讨论（见第33章）。

肥大细胞被认为通过释放各种血管活性介质在荨麻疹或血管性水肿的发病机制中发挥关键作用。肥大细胞活化和脱颗粒可以由不同的刺激触发，包括被过敏原交联的Fc受体 - 结合的IgE或抗Fc ε RI抗体。也确定了非IgE介导的机制，包括补体过敏毒素（C3a，C5a）、放射性对比染料和物理刺激。

病毒感染被确定为超过50%的儿科患者急性荨麻疹的原因，而在慢性荨麻疹中，感染被认为是一种加重因素。与荨麻疹相关的传染性微生物包括链球菌、支原体、乙型肝炎病毒、幽门螺杆菌和Epstein-Barr（EB）病毒。对食物、乳胶、药物或昆虫毒液过敏，血液制品补体激活形成免疫复合物，过敏毒素触发肥大细胞可引起急性荨麻疹或血管性水肿。阿片类镇痛药、多黏菌素B、筒箭毒和放射性造影剂可通过导致肥大细胞活化诱导急性荨麻疹。摄入阿司匹林或非甾体抗炎药后也可能发生荨麻疹和血管性水肿（参见药物和生物制剂不良反应部分）。

诱发性（物理性）荨麻疹代表一组异质性疾病，荨麻疹或血管性水肿由物理刺激引发，包括摩擦、辐射（太阳）、压力、冷、热、汗、水或振动。皮肤病是最常见的物理性荨麻疹形式，影响高达4%的人群，并发生在受到机械刺激的皮肤部位。物理性荨麻疹通常起病快，数小时内消退，但是症状可能会数月至数年反复出现。

慢性自发性荨麻疹的原因通常不是由过敏引起的，典型的常无法确定。它可以与自身免疫相关，如自身免疫性甲状腺疾病，或在IgE或IgE高亲和力受体引导下嗜碱性粒细胞活化的IgG自身抗体出现。

1. 临床表现

（1）症状和体征：荨麻疹表现为带有瘙痒和一过性反射性红斑的风团。它们在数小时后缓解，皮肤没有任何变化。血管性水肿是与灼热或疼痛相关，而不是与瘙痒相关的速发性红斑或正常肤色的肿胀。寒冷诱导的荨麻疹或血管性水肿可以在暴露于降低的环境温度几分钟内发生，或者直接冷接触后随着皮肤复温时。全身性特征包括头痛、喘息和晕厥。如果全身冷却下来，如游泳期间，可能发生低血压和晕倒。暴露于适当波长的太阳光后几分钟内发生的日光性荨麻疹，瘙痒之后是麻疹状红斑和荨麻疹。胆碱能性荨麻疹发生在身体核心和皮肤温度升高之后，并且通常在温暖的泡澡或淋浴、运动或发热之后发生。爆发式表现为小点状风疹，周围有广泛的红斑区域。荨麻疹皮损很少融合，血管性水肿会进展。相关特征包括头痛、晕厥、支气管痉挛、腹痛、呕吐和腹泻。在严重的病例中，可能会出现全身性严重过敏反应。在压力性荨麻疹或血管性水肿中，皮肤暴露于压力后立即或在4～6h出现红色、深层、疼痛的肿胀。速发形式通常与皮肤病有关。延迟形式可能与发热、寒战和关节痛有关，可能伴有红细胞沉降率和白细胞增多。皮损通常是弥漫性，触软，疼痛而不是瘙痒的，通常可在48h内缓解。

（2）实验室发现：根据病史和体格检查结果选择实验室检查。针对食物或吸入性过敏原特异性IgE抗

体或感染检测可能有助于找到急性荨麻疹的潜在原因，特别是如果病史有提示。诱发性荨麻疹的具体检测，如冰块试验或压力试验，可能有所提示。皮内注射乙酰甲胆碱可在约1/3的胆碱能性荨麻疹患儿复制局部临床症状。在慢性自发性荨麻疹中，评估很少对治疗有帮助，因此，诊断性试验应该限于病史及其引导。对潜在疾病的评估可能有提示，包括全血细胞计数、红细胞沉降率、生化或抗甲状腺抗体。已经提出用患儿血清进行皮内试验作为检测组胺释放活性，包括自身抗体的方法（自体血清皮肤试验）。在已确定的自身免疫性荨麻疹的患儿中，患儿血清中供体嗜碱性粒细胞和肥大细胞活化标志物（包括CD63和CD203c）上调。如果病史或荨麻疹皮损的外观提示血管炎，则需要进行皮肤活检以进行免疫荧光试验。

2. *鉴别诊断* 荨麻疹皮损通常很容易识别，主要的困境是病因诊断。荨麻疹血管炎的皮损通常持续超过24h。“丘疹性荨麻疹”是一个术语，用于描述昆虫叮咬后，特别是在四肢发现的多个丘疹，并不是真正的荨麻疹。血管性水肿可以与其他形式的水肿区分开来，因为它是一过性的，不对称的和非可凹的，并且不主要发生在依赖的区域。遗传性血管性水肿是一种罕见的常染色体显性遗传疾病，由C1-酯酶抑制剂的数量或功能缺陷引起，其特征为皮肤、胃肠道或上呼吸道的发作性、频繁严重的非瘙痒性血管性水肿（参见第33章讨论）。伴有荨麻疹或荨麻疹血管炎样皮损的罕见自身炎症性疾病包括寒冷诱导的自身炎症综合征、Muckle-Wells综合征和Schnitzler综合征。

3. *并发症* 重症胆碱能性荨麻疹病例中，可能会出现全身性严重过敏反应。在寒冷诱发的疾病中，游泳时可发生的全身突然冷却可导致低血压和晕倒。

4. *治疗*

（1）一般措施：最有效的治疗方法是确定和避免触发物。潜在的感染应该得到适当的治疗。诱发性荨麻疹患儿应避免相关的物理刺激。建议患有寒冷荨麻疹的患儿不要单独游泳，并开具可自动注射的肾上腺素以防浸入冷水或其他广泛寒冷暴露下全身性的肥大细胞脱颗粒。对于严重胆碱能性荨麻疹患儿，也应考虑使用肾上腺素自动注射器，因为存在过敏性休克的风险。

（2）抗组胺药物：对于大多数患儿，口服或全身应用H_1-抗组胺药是治疗的支柱。当持续给药而不是在皮损出现后给予抗组胺药更有效。第二代H_1-抗组胺药（之前在过敏性鼻结膜炎中讨论过）是长效的，表现出良好的组织浓度水平，在常规的剂量下是无镇静或最低限度镇静作用的，并且无抗胆碱能作用。它们是荨麻疹的首选一线治疗方法。如果在推荐剂量下难治，二线治疗是将剂量增加到4倍。

（3）其他药物：慢性自发性荨麻疹的三线治疗是添加奥马珠单抗。奥马珠单抗已在12岁以下患儿双盲安慰剂临床对照试验和病例系列研究中被证明对抗组胺药耐药性荨麻疹有效。奥马珠单抗于2014年获得FDA批准，用于12岁或以上患儿的慢性荨麻疹。剂量是每4周皮下注射150mg或300mg。对于急性荨麻疹或慢性自发性荨麻疹的急性加重，可考虑口服激素，减停的疗程最长达10d，但不应长期给药。添加LTRA和（或）H_2-抗组胺药没有被证明与奥马珠单抗一样有效，但这些药物的成本和安全性可能有利于临床试验。在奥马珠单抗失败的情况下，可以考虑用环孢素、羟氯喹、硫唑嘌呤、他克莫司、柳氮磺吡啶、氨苯砜和维生素D治疗慢性自发性荨麻疹。

5. *预后* 荨麻疹和血管性水肿典型的是自发缓解，但有些患儿病程较长，尤其是诱发性荨麻疹患儿。信心很重要，因为这种疾病会导致严重的挫败感。定期随访是有指征的，特别是对于发生非皮肤症状的患儿，以监测可能的潜在原因。

六、严重过敏反应/过敏性休克

诊断要点和主要特点

- 临床病史是正确诊断的关键，即在暴露于常见触发因素后，皮肤黏膜组织（荨麻疹、血管性水肿）迅速起病，呼吸障碍，低血压和（或）胃肠道症状
- 肾上腺素是过敏反应的首选治疗方法，以及其他生命支持措施
- 通过严格避免已知的触发物来预防未来的严重过敏反应，以及关于携带和正确使用肾上腺素自动注射器的教育，对于患儿管理至关重要

1. *一般思路* 严重过敏反应是一种急性危及生命的临床综合征，当先前致敏的患儿暴露于过敏原后，大量炎症介质在迅速从肥大细胞和嗜碱性粒细胞释放时发生。过敏样反应模拟严重过敏反应，但不由IgE抗体介导。它们可能由过敏毒素如C3a或C5a或通过非免疫肥大细胞脱粒剂介导。表38-8列出了严重过敏反应或过敏样反应的一些常见原因。根据定义，特发性严重过敏反应没有可识别的外在原因。临床病史是诊断严重过敏反应的重要工具。

2. *临床表现*

（1）症状和体征：病史是确定患儿是否有严重过敏反应的最重要工具。严重过敏反应的症状和体征取决于受影响的器官。发病通常在接触致敏物后几分钟内发生，并且可以是短暂的、持久的或双相的，尽管治疗数小时后仍会复发。

表 38-8 全身性过敏和假性过敏反应的常见原因

严重过敏反应的原因
- 药物
  - 抗生素
  - 麻醉剂
- 食品
  - 花生、坚果、贝类和其他
- 生物制品
  - 乳胶
  - 胰岛素
  - 过敏原提取物
  - 抗血清
  - 血液制品
  - 酶
  - 单克隆抗体（如奥马珠单抗）
- 昆虫毒液
- 放射造影剂
- 阿司匹林和其他非甾体抗炎药
- 麻醉剂
- 特发性

当满足以下三个标准中的任何一个时，应高度怀疑严重过敏反应：

1）急性发病（数分钟至数小时），伴有皮肤、黏膜组织或两者兼有受累（如全身性风团，瘙痒或潮红，嘴唇 - 舌 - 悬雍垂肿胀）以及以下至少一项：

a. 呼吸障碍（如呼吸困难、喘息、支气管痉挛、喘鸣、呼气峰流量减少、低氧血症）；

b. 血压降低或终末器官功能障碍的相关症状 [如肌张力低下（晕倒）、晕厥、尿失禁]。

2）以下两种或多种情况在暴露于该患儿可能的过敏原后迅速发生（几分钟到几小时）：

a. 皮肤黏膜组织受累（如全身性荨麻疹、瘙痒潮红、嘴唇 - 舌 - 悬雍垂肿胀）；

b. 呼吸障碍（如呼吸困难、喘息、支气管痉挛、喘鸣、PEFR 降低、低氧血症）；

c. 血压降低或相关症状 [如肌张力低下（晕倒）、晕厥、尿失禁]；

d. 持续的胃肠道症状（如痉挛性腹痛，呕吐）。

3）暴露于该患儿已知的过敏原后血压降低（几分钟到几小时）：

a. 婴儿和儿童：收缩压降低（年龄特定的）或收缩压降低 30% 以上；

b. 儿童收缩压低，定义为 1 个月至 1 岁儿童收缩压低于 70mmHg，1 ～ 10 岁儿童收缩压低于 [70mmHg+（2× 年龄）]，11 ～ 17 岁儿童收缩压低于 90mmHg。

（2）实验室发现：缺乏实验室检查结果并不排除严重过敏反应。肥大细胞释放的类胰蛋白酶可以在反应出现后 3h 内在血清中测量，并且在诊断严重过敏反应存在疑问时可能有帮助。然而，类胰蛋白酶水平通常是正常的，特别是在食物引起的严重过敏反应的个体中。心电图异常可能包括 ST 波压低、束支传导阻滞和各种心律失常。动脉血气可能表现为低氧血症、高碳酸血症和酸中毒。胸部放射可能显示过度充气。

3. *鉴别诊断* 虽然休克可能是严重过敏反应的唯一征兆，但应考虑其他诊断，特别是在没有典型过敏表现的情况下突然晕倒。必须排除休克的其他原因和心律失常（参见第 12 章和第 14 章）。与哮喘相关的呼吸衰竭可能与严重过敏反应混淆。肥大细胞增多症、遗传性血管性水肿、青花鱼中毒、血管迷走神经反应、诱导性喉梗阻和焦虑发作可能导致的症状被误认为严重过敏反应。

4. *并发症* 根据所涉及的器官和反应的严重程度，并发症可能从无到吸入性肺炎、急性肾小管坏死、出血倾向或肠黏膜脱落。由于休克不可逆转，心脏和脑部损伤可能是终末性的。致命或接近致命的严重过敏反应的危险因素包括年龄（青少年和年轻人）、对花生或坚果有过敏反应、哮喘、剧烈运动，以及使用 β 受体阻滞剂等药物。

5. *预防* 严格避免致病物是非常重要的，应该努力从完整的病史中开始确定其原因。通常，暴露与症状发作之间存在强烈的时间关系。对于运动引起的严重过敏反应，应指导患儿与其他人一起运动，并在首发症状出现时停止运动。如果与事先摄入食物有关，应避免在运动前 4h，可能长达 12h 内进食。有严重过敏反应史的患儿应携带肾上腺素进行自我给药，最好以自动注射器的形式（如 0.15mg 和 0.3mg 剂量的 Auvi-Q 或 EpiPen），并应指导患儿和所有照料人员学会使用。还应携带口服抗组胺药，如苯海拉明或西替利嗪，最好是溶液或咀嚼制剂，可加速吸收，但肾上腺素应被视为严重过敏反应的一线治疗药物。特发性严重过敏反应患儿可能需要长期口服糖皮质激素治疗。下一节将讨论应对食物、药物、乳胶和昆虫毒液过敏以及放射对比介质反应的具体措施。

6. *治疗*

（1）一般措施：严重过敏反应是需要快速评估和治疗的医疗紧急情况。应停止接触触发物，保持气道通畅，并监测血压和脉搏。同时，及时向急诊医疗服务或向复苏小组寻求帮助。除非出现呼吸急促或呕吐，否则应将患儿仰卧位，双腿抬高。氧气应通过面罩或鼻导管输送并用脉搏血氧仪监测。如果反应继发于肢体叮咬或注射，则可以在邻近部位施加止血带，每 10 ～ 15 分钟短暂释放一次。

（2）肾上腺素：肾上腺素是严重过敏反应的首选

治疗方法。肾上腺素 1 ： 1000，0.01mg/kg，成人最大量 0.5mg，儿童最大量 0.3mg，应立即肌内注射到大腿外侧。为了控制症状和维持血压，可以间隔 5 ～ 15min 重复该剂量。对于严重过敏反应中的静脉应用肾上腺素还没有确定的给药方案，但已提出 5 ～ 10μg 静脉推注用于低血压和 0.1 ～ 0.5mg 静脉推注用于心血管衰竭。

（3）抗组胺药物：H_1 受体阻断剂苯海拉明，可以口服、肌内注射或静脉给药，1 ～ 2mg/kg，最大 50mg。静脉注射抗组胺药应在 5 ～ 10min 内输注，以避免诱发低血压。或者在年幼儿中，西替利嗪 0.25mg/kg 至最大剂量 10mg 可以口服给药，因为它显示具有更长的作用持续时间和降低的镇静作用。加入雷尼替丁，一种 H_2 受体阻滞剂，1mg/kg 最大至 50mg 静脉注射，可能比 H_1 受体阻滞剂单独使用更有效，特别是对于低血压，但组胺阻滞剂应被视为严重过敏反应的二线治疗药物。

（4）液体：尽管有肾上腺素治疗，持续性低血压需要通过补液来恢复血管内容量，最初使用晶体溶液，在第一个小时内 20 ～ 30ml/kg。

（5）支气管扩张剂：雾化 $β_2$ 受体激动剂，如沙丁胺醇 0.5% 溶液，2.5mg（0.5ml）在 2 ～ 3ml 盐水中稀释，或左沙丁胺醇，0.63mg 或 1.25mg，可用于逆转支气管痉挛。一般不推荐静脉注射甲基黄嘌呤，因为它们和吸入性 $β_2$ 受体激动剂相比益处不大，并可能导致毒性。

（6）糖皮质激素：虽然糖皮质激素不能立即提供益处，但早期给予糖皮质激素可能会预防长期或双相严重过敏反应，尽管有关这方面的数据有限。每 4 ～ 6 小时静脉给予甲泼尼龙 50 ～ 100mg（成人）或 1mg/kg，最大 50mg（儿童）。口服泼尼松，1mg/kg 最大至 50mg，可减轻严重发作。

（7）血管升压药物：肾上腺素和液体难治性低血压应使用静脉血管升压药如去甲肾上腺素、加压素或多巴胺治疗（参见第 14 章）。

（8）观察：在初始症状消退后应监测患儿，因为尽管治疗正在进行，仍可能发生双相或长期严重过敏反应。双相反应发生在 1% ～ 20% 的严重过敏反应中，但没有确定可靠的临床预测因子。观察期应根据初始反应的严重程度个体化，但大多数患儿的合理观察时间为 4 ～ 6h，重症或难治性症状需长期观察或入院治疗。

7. 预后　严重过敏反应可能是致命的。然而，及时识别过敏症状和体征并积极治疗，同时避免接触触发物，通常预后良好。运动诱发和特发性严重过敏反应可能是复发性的。由于可能发生意外接触致病因素，患儿、父母和照料人员必须准备好识别和治疗严重过敏反应（有预防措施和准备好肾上腺素随时可用）。相关严重过敏反应的资源可以通过在国家过敏和免疫学学术协会网站的搜索框中输入术语“严重过敏反应”来找到：https://www.aaaai.org；https://acaai.org。

8. *特别思考：婴儿严重过敏反应*　鉴于非语言性的特点，婴幼儿严重过敏反应的识别、诊断和管理是独特的挑战。食物过敏是该组严重过敏反应最常见的原因。最近出版了婴儿严重过敏反应诊断和管理指南。FDA 还批准了专用于婴幼儿（7.5 ～ 15kg）的肾上腺素自动注射器（Auvi-Q 0.1mg）。

七、对药物与生物制品的不良反应

诊断要点和主要特点

- 过敏或超敏反应药物反应是涉及免疫机制的不良反应，仅占所有药物不良反应的 5% ～ 10%
- 对青霉素速发反应的皮肤测试是可用的药物检测中最确证的形式
- 乳胶过敏见于脊柱裂患儿或医护人员，尽管随着含乳胶医疗设备和手套使用量的减少，其发病率有所下降
- 药物激发可以用于进一步评估药物反应，尽管它们是有严重的迟发型反应史的禁忌证，如血清病、严重皮肤反应（TEN/SJS）或伴嗜酸性粒细胞增多和全身症状药物反应综合征（drug reaction with eosinophilia and systemic symptoms，DRESS）
- 如果怀疑药物过敏，可以进行脱敏，没有其他合理的替代药物。脱敏使药物暂时耐受

药物不良反应是药物引起的任何不良反应和意外之外的反应。过敏或超敏反应药物反应是涉及免疫机制的不良反应。尽管超敏反应仅占所有药物不良反应的 5% ～ 10%，但它们是最严重的，致死率为 1 ： 10 000。药物不良反应的其他原因包括特异性反应、过量用药、药物副作用、药物效应分子的非特异性释放或药物相互作用。临床医生可以在 FDA 的 MedWatch 网站上报告药物不良反应并获取有关药物、疫苗和生物制剂的最新信息。

（1）抗生素：抗生素是过敏性药物反应的最常见原因。阿莫西林、甲氧苄啶 - 磺胺甲噁唑和氨苄西林是皮肤药物反应的最常见原因。帮助家庭了解某些抗生素在感染情况下会引起皮疹很重要，但具有挑战性的，但这不一定是对药物的真正过敏。

青霉素和其他 β- 内酰胺类抗生素，包括头孢菌素、碳青霉素类、碳青霉烯类和单环内酰胺类，具有共同的 β- 内酰胺环结构并与载体蛋白偶联的明显倾向。青霉酰基是青霉素的主要致敏性代谢产物，被称为主要决定因素。其他青霉素代谢产物以低浓度存在，被称为次要决定因素。关于青霉素和头孢菌素之间的交叉

反应性，青霉素和头孢菌素的R-侧链已经涉及对这两种药物的大多数过敏反应。

磺酰胺反应推测可能是由细胞色素P-450氧化代谢产生的反应性代谢产物（羟胺）介导的。缓慢乙酰化似乎会增加风险。药物反应的其他风险因素包括之前的暴露、先前的反应、年龄（20～49岁）、途径（肠胃外）和给药剂量（高，间歇）。特应性不一定引起反应发生，但特应性个体反应更严重。

对抗生素的免疫病理学反应包括：Ⅰ型（由IgE介导）反应，Ⅱ型（细胞毒性）反应如药物诱导的溶血性贫血或血小板减少症，Ⅲ型（免疫复合物）反应如血清病和Ⅳ型（T细胞介导）反应如过敏性接触性皮炎。不适合Ⅰ～Ⅳ型分类的免疫病理反应包括间质性肾炎、肺炎、肝炎、嗜酸性粒细胞增多症、固定型药疹、急性全身性发疹性脓疱病（acute generalized exanthematous pustulosis，AGEP）、Stevens-Johnson综合征、剥脱性皮炎和斑丘疹。在EB病毒和巨细胞病毒感染或急性淋巴细胞性贫血期间，应用氨苄西林的患儿麻疹样皮疹的患病率显著增加，69%～100%与5%～9%相比。血清病样反应类似于Ⅲ型反应，尽管没有发现免疫复合物；β-内酰胺类，特别是头孢克洛和磺胺类药物最常涉及。据报道，艾滋病患者对甲氧苄啶-磺胺甲噁唑的“过敏性”皮肤反应发生率高达70%。认为其机制与严重的免疫失调有关，尽管可能是由于谷胱甘肽缺乏而产生毒性代谢物。

（2）乳胶过敏：乳胶和橡胶制品过敏在医护人员和脊柱裂儿童中很常见，但随着乳胶设备和手套的使用减少而减少。特应性和频繁暴露的结合似乎协同增加乳胶超敏反应的风险。非医用乳胶来源的也很常见，包括气球、玩具、橡皮筋、橡皮擦、避孕套和鞋底。奶嘴和奶瓶嘴也被认为是乳胶过敏原的源头，尽管这些产品是模制的而不是浸泡的，并且对模制产品的过敏反应不太常见。

（3）疫苗：腮腺炎-麻疹-风疹（mumps-measles-rubella，MMR）和流感疫苗已被证明对鸡蛋过敏的患儿是安全的（尽管可能发生对明胶或新霉素的罕见反应）。不再推荐疫苗接种后观察期。局部反应与系统性过敏反应较高的比例无关。如果怀疑IgE介导的疫苗过敏，可以进行皮肤试验。

（4）抗癫痫药物：芳香族抗癫痫药物（aromatic antiepileptic drugs，AED）。最常涉及对AED的药物超敏反应，可能是严重的反应。这类药物是儿童伴嗜酸性粒细胞增多和全身症状药物反应综合征（drug rash with eosinophilia and systemic symptoms，DRESS）药物疹最常见的原因之一，可导致高热，面部水肿，麻疹样性/融合皮疹，嗜酸性粒细胞增多，淋巴结肿大，并且最常见的是在开始用药后2～8周肝脏受累。即使撤回致敏药物，它也可能进展、持续数月。

（5）放射对比造影剂：放射对比造影剂可能发生非IgE介导的严重过敏反应，再次暴露时反应率高达30%。处理方法包括使用低浓度造影剂，检查前应用泼尼松、苯海拉明或H_2受体阻滞剂。

（6）胰岛素：约50%接受胰岛素治疗的患儿皮肤试验阳性，但IgE介导的反应很少见。胰岛素抵抗是由IgG介导的。如果胰岛素过敏反应后不到24h，不要中断胰岛素，而是将剂量减少1/3，然后每次注射增加2～5个单位。如果过敏反应与后续剂量之间的间隔大于24h，则需要进行皮肤测试和脱敏。

（7）局部麻醉剂：不到1%对局部麻醉剂的反应是IgE介导的。管理涉及选择另一种局部麻醉剂。苯甲酸酯包括苯佐卡因和普鲁卡因；酰胺包括利多卡因和甲哌卡因。或者，患儿可以使用可疑药物进行皮肤测试，然后进行激发试验。

（8）阿司匹林和其他非甾体抗炎药：对阿司匹林和NSAID的不良反应包括荨麻疹和血管性水肿，鼻-鼻窦炎、鼻息肉和哮喘（rhinosinusitis，nasal polyps，and asthma，AERD），严重过敏反应，以及NSAID相关的过敏性肺炎。所有抑制环氧化酶（cyclooxygenase，COX）的NSAID都与阿司匹林发生交叉反应；AERD和荨麻疹/血管性水肿患儿会对所有产生反应。更少的患儿只会对一种NSAID做出反应。阿司匹林和酒石黄（5号黄色染料）之间的交叉反应性在临床对照试验中没有得到证实。没有可用于诊断阿司匹林敏感性的皮肤试验或体外试验；诊断金标准是药物激发试验。可以进行阿司匹林脱敏以改善AERD的症状。LTRA或5-脂氧合酶抑制剂可减弱对阿司匹林激发的反应，可能是AERD患儿的有益辅助治疗。AERD患儿可耐受COX-2抑制剂。

（9）生物制剂：近年来，越来越多的生物制剂可用于治疗自身免疫性疾病、肿瘤、心血管病、传染性和过敏性疾病等。它们的使用可能与各种不良反应有关，包括感染风险增加，神经系统缺陷，自身免疫综合征，心血管效应和超敏反应。如果对这些药物过敏的患儿没有其他更好的选择，脱敏是可能的方式。

（10）对逆转录病毒药物过敏：据报道，抗逆转录病毒药物的不良药物反应频率越来越高，包括逆转录酶抑制剂、蛋白酶抑制剂和融合抑制剂。关于阿巴卡韦的过敏反应已有详细描述，这是一种多器官受累的，有潜在致命风险的反应，通常发生在HIV感染的儿童中。该反应与剂量无关，通常在药物治疗开始后9～11d。易感性似乎由*HLA-B**5701等位基因引起，阳性预测值超过70%，阴性预测值为95%～98%。遗传筛查在高加索人中具有成本 - 效益，但在非洲或亚洲人群中则不然，因为他们的 *HLA-B**5701 等位基因频率低于 1%。

（11）对化疗药物的不良反应：许多化学治疗剂，包括单克隆抗体，都与超敏反应有关。可以对铂剂进行皮肤测试。对无关药剂（包括卡铂、紫杉醇和利妥昔单抗）的快速脱敏已有报道。这个 12 步方案似乎在 IgE 和非 IgE 介导的反应中都是成功的。

1. *临床表现*

（1）症状和体征：皮疹是儿童过敏性药物反应的最常见症状。IgE 介导的反应可在用药后 1h 内引起瘙痒、红斑、荨麻疹、血管性水肿、支气管痉挛或严重过敏反应。药物开始后数小时至数周可能发生延迟反应。血清病的特征是发热、皮疹、淋巴结病、肌痛和关节痛。细胞毒性药物反应可导致与潜在的贫血或血小板减少症相关的症状和体征。迟发型超敏反应可能导致接触后 24 ～ 72h 出现接触性皮炎。

（2）实验室检查：皮肤测试对于评估 IgE 介导的药物过敏是有用的，特别是 β- 内酰胺类抗生素，它已得到最多的验证。约 80% 有青霉素过敏史的患儿皮肤试验阴性。使用两种主要决定因素，即青霉前（青霉酰基 - 聚胞嘧啶）和青霉素 G 或可疑青霉素，可将敏感性提高至约 95%。在皮肤测试中如果不使用商业化的小致敏物混合物进行皮肤测试，可能会导致多达 20% 无法预测潜在的过敏反应，即使这些人对这两种物质过敏检测均为阴性。针对青霉素的 IgE 的固相体外免疫测定可用于鉴定 IgE 至青霉酰基，但比皮肤测试灵敏度低得多，并且预测值未知。如果皮肤试验阴性，则应进行药物激发试验以进行最终诊断。

非 β- 内酰胺类抗生素的皮肤测试不太可靠，因为相关的降解产物大部分是未知的或多价试剂不可用。

对于非速发反应，可以进行皮肤测试，但这未经验证且存在争议。

当怀疑过敏性接触性皮炎时，可以进行标准化薄层快速使用表皮贴片试验（Thin-Layer Rapid Use Epicutaneous Patch Test，T.R.U.E.）® 或其他抗原来源的贴片试验。

2. *鉴别诊断* 药物过敏的鉴别诊断包括与药物毒性、药物相互作用、特异性反应或假性过敏反应有关的其他类型的药物不良反应。由于感染通常引起皮疹或荨麻疹，当患儿接受抗生素治疗时，这些通常与药物反应混淆。

3. *治疗*

（1）一般措施：撤掉所涉及的药物通常是管理的中心组成部分。急性 IgE 介导的反应，如严重过敏反应、荨麻疹和血管性水肿，根据既定的治疗指南进行治疗，包括使用肾上腺素、H_1 和 H_2 受体阻滞剂、容量替代和全身性糖皮质激素。抗生素 - 诱导的免疫性血细胞减少症可以通过撤回过敏药物或减少剂量来管理。药物引起的血清病可以通过停药，或使用抗组胺药和糖皮质激素来抑制。接触性过敏可以通过避免合用抗组胺药和局部糖皮质激素治疗来控制。毒性表皮坏死松解症和 Stevens-Johnson 综合征等反应需要立即停药和支持治疗。

（2）替代疗法：如果可能的话，后续治疗应该使用替代的药物，其治疗作用与怀疑的药物相似，但没有免疫交叉反应。

（3）脱敏：如果不能接受替代疗法，可以考虑在数小时至数天的时间内逐渐增加口服或肠外药物的剂量。这只能由熟悉脱敏治疗的医生，通常在重症监护环境中进行。值得注意的是，脱敏仅在使患儿脱敏的治疗过程中有效，除非用慢性预防剂量的药物维持，因为患儿在停药后会从脱敏状态恢复到过敏状态。另外，脱敏不会减少或阻止非 IgE 介导的反应。患有 Stevens-Johnson 综合征、DRESS 或血清病的患儿不应脱敏，因为发病率和死亡率较高。

4. *预后* 早期发现药物过敏原并避免使用预后良好。Stevens-Johnson 综合征、中毒性表皮坏死松解症和 DRESS 可能与高死亡率有关。

八、食物过敏

诊断要点和主要特点

- 食物过敏的诊断是通过与食物引起的免疫反应相一致的临床病史进行的，该免疫反应是由 IgE 介导的或非 IgE 介导的
- 食物过敏的治疗包括避免特定食物，并提供有关如何在意外暴露后治疗过敏反应的教育；建议咨询过敏专家和营养师
- 新的食物过敏治疗即口服和体表免疫疗法可能很快就会应用于临床，并且在婴儿饮食中早期引入高致敏性食物（如花生、鸡蛋、牛奶）可以防止对这些食物发生过敏

1. *一般思路* 食物过敏定义为一种不良健康影响，由暴露于特定食物时可重复发生的特异性免疫应答引起。食物过敏约可影响 8% 的年幼儿和 3% ～ 4% 的成年人。儿童中最常见的 IgE 相关食物过敏原是牛奶、花生、大豆、小麦、坚果、鱼类和贝类。在年长患者中，鱼类、贝类、花生和坚果最常参与过敏反应，通常是终身过敏。食物过敏可以由非 IgE 介导的机制引起，例如食物蛋白诱导的小肠结肠炎（food protein-induced enterocolitis，FPIE）或直肠结肠炎。可能由混合的 IgE 和非 IgE 介导的机制引起，如嗜酸性粒细胞性食管炎和胃肠炎（表 38-9）。

一些被患者或医生诊断为食物过敏的不良反应涉及非免疫介导的机制，如药学和代谢性机制，对食物毒素的反应或不耐受（如乳糖不耐症）。本章不涉及这些内容。

表 38-9　食物过敏疾病

IgE 介导的
● 胃肠道：花粉食物过敏综合征、速发型胃肠道严重过敏反应
● 皮肤：荨麻疹、血管性水肿、麻疹样皮疹和潮红
● 呼吸系统：急性鼻 - 结膜炎、急性喘息
● 全身性：过敏性休克
混合 IgE 和非 IgE 介导的
● 胃肠道：嗜酸性粒细胞性食管炎 / 胃肠炎 / 结肠炎
● 皮肤：特应性皮炎
● 呼吸：哮喘
非 IgE 介导的
● 胃肠道：食物蛋白诱导的小肠结肠炎、直肠结肠炎和肠病综合征；乳糜泻
● 皮肤：接触性皮炎、疱疹样皮炎
● 呼吸道：食物引起的肺含铁血黄素沉着症（Heiner 综合征）

2. *临床表现*

（1）症状和体征：全面的病史对于确定与潜在食物过敏相关的症状至关重要；摄入可疑食物与发生反应之间的时间关系的病史以及观察到的症状持续时间和性质对于确定诊断很重要。对于所有 IgE 介导的反应，对食物的反应在摄入后数分钟至 2h 内发生。荨麻疹、潮红、面部血管性水肿、口腔或喉咙瘙痒很常见。在严重的情况下，可能会发生舌头、悬雍垂、咽部或上气道的血管性水肿。胃肠道症状包括腹部不适或疼痛、恶心、呕吐和腹泻。食物过敏儿童偶尔会出现孤立性鼻 - 结膜炎或喘息。极少情况下，对食物的严重过敏反应可能只涉及心血管衰竭。

在带有半乳糖 -α-1，3- 半乳糖（galactose-α-1，3-galactose，α-Gal）的 IgE 抗体患儿中，摄入哺乳动物肉类后 4 ～ 6h 可发生迟发型严重过敏反应、荨麻疹和血管性水肿。对于非 IgE 介导的和混合性疾病，反应可能会延迟数小时以上，例如在 FPIE 中，可能会在食物暴露几天后发生呕吐或出现湿疹，分别由嗜酸性食管炎或特应性皮炎引起。

（2）实验室检查：通常情况下，不到 50% 的食物不良反应史将通过盲法食物激发被确认为食物过敏（尽管食物诱导的严重过敏反应中这个百分比要高得多）。皮肤点刺试验对于排除疑似食物过敏原是有用的，因为用高质量提取物完成良好的阴性试验具有很高的预测价值（阴性预测准确度＞ 95%）。相反，阳性皮肤试验的预测值约为 50%。血清食物特异性 IgE 检测具有较低的特异性和阳性预测价值。因此，不建议进行血清 IgE 食物检测，必要时转诊给过敏专治医师以获得详细的临床病史和选择性检测。用于诊断食物过敏的非标准化和未经证实方法包括过敏原特异性 IgG 测定、淋巴细胞刺激、细胞毒性检测、运动性过敏检测等。

双盲安慰剂对照的食物激发被认为是除了严重的反应外，诊断食物过敏的金标准。如果高度怀疑对食物可能存在过敏反应，而皮肤试验阴性或未检测到血清 IgE 水平（或两者），可能需要食物激发来确认是否存在过敏。即使怀疑多种食物过敏，大多数患儿在盲法激发时也只会对三种或更少的食物检测呈阳性。因此，几乎从未建议广泛地去除饮食，并且推荐过敏专治医师进行评估之前，没必要从饮食中去除多种食物。去除饮食和食物激发可能是评估疑似非 IgE 介导的食物反应的唯一工具。

3. *鉴别诊断*　婴儿期反复呕吐可能是由于幽门狭窄或胃食管反流。对于慢性胃肠道症状，应考虑酶缺乏症（如乳糖酶）、囊性纤维化、乳糜泻、慢性肠道感染、胃肠道畸形和肠易激综合征。

4. *治疗*　治疗包括去除和避免摄入已记录导致过敏反应的食物。这涉及教育患儿、家长 / 照料人员以及儿童托管所和学校等机构，关于隐蔽的食物过敏原，阅读说明书的必要性，食物过敏的体征和症状及合适的管理措施（严重过敏反应行动计划）。咨询熟悉食物过敏的营养师可能会有所帮助，特别是当涉及牛奶、鸡蛋、花生、大豆或小麦等常见食物时。所有有 IgE 介导的食物过敏史的患儿都应携带自助式注射肾上腺素（如 Auvi-Q 或 Epipen）和速效抗组胺药，制订严重过敏反应行动计划，并考虑佩戴医学识别功能的配饰。口服和体表免疫治疗的临床试验正在研究中，作为未来食物过敏的潜在治疗方法，有关花生过敏的疗法正处于Ⅲ期，到 2020 年可能获得 FDA 批准。然而，含有大量加热（烘焙）牛奶和鸡蛋的饮食是食物口服免疫疗法的潜在替代方法，并且正在改变对这些食物过敏的患儿先前严格避免的标准。

5. *预后*　如果可以识别和避免过敏食物，则预后良好。不幸的是，严重过敏患儿意外接触食物过敏原可能导致死亡。大多数儿童可以战胜对牛奶、鸡蛋、小麦和大豆的食物过敏，但不包括花生或坚果食物过敏（分别只有 20% 和 10% 的儿童可能战胜花生和坚果过敏）。食物过敏的自然病史之后可以检测食物特异性 IgE 水平，并在有指征时进行食物激发。3% ～ 4% 的儿童成年后会有食物过敏。食物过敏患儿的网络资源包括：食物过敏研究和教育 www.food- allergy.org；食物过敏和过敏反应联络小组 www.foodallergyawarence.org；食物过敏研究联盟 www.cofargroup.org。

6. 预防　最近，多项随机对照临床试验（randomized controlled trial，RCT）和一项荟萃分析显示，延迟将任何主要食物过敏原引入婴儿饮食中，对预防食物过敏似乎没有益处。已经发布了预防花生过敏的专项指南，提供关于如何及何时将花生引入婴儿饮食的建议和说明（https://www.niaid.nih.gov/diseases-conditions/guidelines-clinicians-and-patients-food-allergy）。

九、昆虫过敏

诊断要点和主要特点

- 昆虫叮咬可引起局部或全身反应，易感个体的反应可以从轻微到致命
- 皮肤试验适用于对昆虫叮咬有全身反应的儿童
- 对膜翅目昆虫叮咬有严重过敏反应的儿童应使用可自动注射的肾上腺素并佩戴医疗警示手环
- 严重全身反应并具有阳性皮肤试验的患儿应接受毒液免疫疗法

对昆虫的过敏反应包括由于吸入昆虫来源颗粒物引起的呼吸道症状，昆虫叮咬后的局部皮肤反应，以及对叮咬的严重过敏反应。后者几乎完全由膜翅目昆虫引起，包括蜜蜂、小黄蜂、黄色大黄蜂、白面大黄蜂、胡蜂和火蚁。非洲蜜蜂，也被称为杀手蜜蜂，因为它们的攻击行为和庞大的蜂群令人担忧，而不是因为它们的毒液毒性更大。极少情况下，对猎蝽虫（也称为接吻虫）过敏的患儿可能会出现夜间严重过敏反应。鳞翅目瘙痒是指与蝴蝶和蛾幼虫或成虫接触后继发的不良反应。唾液腺抗原是对蚊子敏感的患儿速发和延迟性皮肤反应的原因。

1. 临床表现

(1)症状和体征：昆虫叮咬可引起局部或全身反应，易感人群中的反应从轻度到致命。局部皮肤反应包括荨麻疹以及丘疹性水疱疹和类似于迟发型超敏反应的皮损。丘疹性荨麻疹几乎总是昆虫叮咬的结果，特别是蚊子、跳蚤和臭虫。多次叮咬后可能发生由胃肠道症状、头痛、眩晕、晕厥、惊厥组成的全身毒性反应，或发热。这些反应是由毒液中的组胺样物质引起的。在对火蚁毒素过敏的儿童中，由于哌啶生物碱在毒液中的固有毒性，无菌脓疱出现在叮咬部位，这是基于非免疫学的基础。轻度全身反应包括瘙痒、潮红和荨麻疹。严重的全身反应可能包括呼吸困难、喘息、胸闷、声音嘶哑、喉咙肿胀、低血压、意识丧失、尿失禁、恶心、呕吐和腹痛。叮咬后 2h 至 3 周发生延迟性全身反应，包括血清病、周围神经炎、过敏性血管炎和凝血缺陷。

(2) 实验室发现：皮肤试验适用于对昆虫叮咬有全身反应的儿童。蜜蜂、小黄蜂、黄色大黄蜂、白面大黄蜂和胡蜂的毒液可用于皮肤试验和治疗。火蚁毒液尚不能买到，但由火蚁制成的提取物似乎足以确定火蚁毒液 IgE 抗体的存在。重要的是，全身性过敏反应患儿的毒液皮肤试验可能是阴性的，特别是在叮咬后的头几周，试验可能需要重复。阳性皮肤试验表示先前的敏感性，但不能预测患儿下次叮咬是否会发生反应，也不能区分局部和全身反应。对于有过敏反应的儿童来说，对一种以上毒液皮肤试验阳性是很常见的。这可能反映了先前叮咬的致敏性，它不会导致过敏反应或密切相关的毒液之间的交叉反应。体外试验（与皮肤试验相比）并没有显著提高预测过敏反应的能力。通过体外试验，假阳性和假阴性结果的发生率均为 15% ～ 20%。可以通过体外测定来检测蚊子唾液抗原的 IgE。

2. 并发症　继发感染可使昆虫叮咬的过敏反应复杂化。血清病、肾病综合征、血管炎，神经炎和脑病可被视为对叮咬昆虫反应的晚期后遗症。

3. 治疗　对于叮咬昆虫引起的皮肤反应，对症治疗包括冷敷、止痒药（包括抗组胺药），偶尔还有强效局部糖皮质激素。关于叮咬的治疗包括小心地将刺（如果存在的话）除去，如果有刺，需将其从伤口中剔出而不是抓出，以防止进一步的毒液刺激。局部应用谷氨酸钠、烘焙小苏打或醋敷的功效值得怀疑。局部反应可以用冰敷，患肢抬高，口服抗组胺药和 NSAID 以及强效局部糖皮质激素治疗。较大的局部反应可能需要短程口服糖皮质激素。膜翅目昆虫叮咬后的严重过敏反应按如前所述进行管理(参见严重过敏反应部分)。对膜翅目昆虫叮咬有重症或严重过敏反应的儿童及其父母和照顾者，应指导他们使用自动注射肾上腺素。昆虫叮咬有严重过敏反应风险的患儿也应佩戴医疗警示手环。有昆虫叮咬风险的儿童应避免在户外穿着鲜艳的衣服和使用香水,在草地上行走时应穿长裤和鞋子。有严重全身反应且皮肤试验阳性的患儿应接受毒液免疫疗法。毒液免疫治疗不适用于只有荨麻疹或局部反应的儿童。

4. 预后　昆虫叮咬后，儿童的过敏反应通常比成年人轻微，致命的反应极为罕见。3 ～ 16 岁的患儿，过敏反应仅限于皮肤，如荨麻疹和血管性水肿，似乎后续叮咬发生更严重反应的风险较低。

（译者：杨夕樱）

第 39 章

抗微生物治疗

Sarah K. Parker, MD；Jason Child, PharmD；
Christine E. MacBrayne, PharmD, MSC；Andrew Haynes, MD；
Justin Searns, MD

一、抗微生物治疗的原则

从 20 世纪 30 年代开始，靶向抗微生物制剂的迅速发展是 20 世纪医学领域最重要的科学进步之一。这些药物彻底改变了医学实践，而且抗微生物药物仍然是最有效和最广泛应用的医学干预措施之一。尽管应用如此广泛，选择合适的抗微生物药物是一个相当复杂和困难的过程，需要考虑宿主、病原体和药物之间复杂的相互作用，总结见表 39-1。首先，要根据患者的病史、体格检查、接触史以及最初的实验室检查做出准确的临床诊断。在此基础上，临床医生还要根据患者年龄、免疫状态、基础疾病、感染部位以及既往感染等个体因素考虑造成此次感染最有可能的病原以及该病原可能的药敏性。随着病情进展，或有进一步的实验室检查，经验治疗应转变为有针对性的治疗，而获得适当的微生物学检查标本有助于治疗的调整。

举例来说，不同年龄人群常见的病原体不同。新生儿感染的病原中大肠埃希菌和 B 族链球菌多见，而年长儿感染常见肺炎链球菌和金黄色葡萄球菌。有慢性病基础的儿童可能应用抗微生物药物较多，导致这些儿童体内微生物菌群的改变，在选用药物的时候应予以考虑。根据特定的环境、旅行、饮食、动物接触、生病的家庭成员或其他密切接触者的不同情况，可能提示某些特定的病原体的可能性更大。另一个需要重

表 39-1 抗菌药物应用的决策步骤

编号	步骤	举例
1	明确诊断	脓毒性关节炎和骨髓炎
2	考虑患者年龄、基础疾病以及抗生素在感染部位的渗透性	既往健康的 2 岁幼儿，需要骨和关节渗透性强的药物
3	考虑该年龄该感染部位常见的病原体	金黄色葡萄球菌，金氏金氏菌
4	考虑病原体对抗生素的敏感性	青霉素类或氨苄西林类耐药；MRSA 为社区感染的常见病原
5	在临床条件允许的情况下留取适当的标本进行培养和细菌涂片。当病原体或药敏无法推断时，上述病原学检查更为重要	血培养，关节液检查，骨活检
6	根据上述步骤和相关指南，开始经验性治疗	头孢唑林，如果病情严重或 MRSA 流行，可应用头孢唑林联合万古霉素治疗
7	根据培养结果和患者对治疗的反应调整用药	分离出金黄色葡萄球菌，根据敏感性选择头孢唑林或万古霉素
8	通过临床反应和实验室检查结果评估治疗反应	定期体格检查，炎症标志物检测
9	序贯口服治疗	体温正常，临床好转，炎症标志物下降，以及可耐受口服药物后。如头孢唑林敏感，可口服头孢氨苄。如药敏提示需要抗 MRSA 药物，则可选用克林霉素、甲氧苄啶 / 磺胺甲噁唑或利奈唑胺
10	停止治疗	临床改善或痊愈，根据治疗标准或指南使用尽量短的疗程

MRSA，耐甲氧西林金黄色葡萄球菌

点考虑的因素是疾病的进展速度和严重程度。如果疾病迅速恶化且程度严重，则需要应用广谱抗生素初始治疗，直到作出特定的病原学诊断。而对于无须卧床的轻症患者，如果有相应的指南，应遵循指南的规定选用窄谱抗生素治疗。这些需要考虑的因素错综复杂，使得经验性治疗的选择颇具挑战。

一旦选择了合适的初始抗微生物药物，临床医生必须考虑合适的剂量、给药途径、疗程以及是否需要添加其他药物。选择药物时，需要平衡药物的效用和毒副作用，这使得抗微生物药物的选择过程更为复杂。而且，决定何时停止治疗同样重要，因为用药过多、疗程过长可能对患者有害。

1. *合理使用抗微生物药物* 抗微生物药物是成人和儿童最常用的一类药物。超过 25% 的儿科门诊患儿接受抗微生物药物治疗，而这一比例在住院患儿中接近 60%。但是相当一部分（可达 40% ～ 60%）的抗微生物药物使用是不恰当的。这种不恰当不仅体现在抗微生物药物使用过多，还体现在选择了不必要的广谱药物，并且疗效往往不太理想。例如，儿科门诊处方中的首选抗生素阿奇霉素和头孢地尼并不是儿科指南推荐的一线用药，往往还不如其他口服制剂。

纵观历史，过度处方被视为一种“保险措施”。这种措施看似廉价、安全、可靠，能提供给父母保证，但其实不然。这种过度处方时代的终结缘于以下六点。第一，过度使用会导致患者、医院甚至社区层面出现抗生素耐药性。耐药现在已经司空见惯，而且严重到某些抗微生物药物对某些感染的疗效非常有限，甚至完全无效。第二，抗微生物药物的过度使用会破坏患者的正常菌群，造成微生物“空洞”，多药耐药菌、艰难梭菌、酵母菌甚至霉菌都可以定植并成为感染的病原体。在美国，每年约有 47.8 万例艰难梭菌结肠炎和 200 万例耐药菌感染病例，至少造成 2.3 万例死亡。第三，抗微生物药物的不良反应常见，约 30% 的抗生素疗程中会出现不良反应，每年会导致超过 15 万例次的儿童非预期就诊。如果抗生素应用不恰当，更多的患儿会受到抗生素的伤害而不是从中获益，换言之，当受益低的可能性更大时，为使一人获益需要治疗的患者数（number needed to treat，NNT）将大于一人受损害需要治疗的患者数（NNT to harm，NNH）。不良事件包括导管相关并发症（如用于输注抗菌药物的中心导管感染或血栓，以及静脉输液外渗）和药物不良反应 [如发热、皮疹、荨麻疹、Stevens-Johnson 综合征、药物超敏反应综合征（drug-induced hypersensitivity syndrome，DIHS）、药源性狼疮、抗生素相关性腹泻、中性粒细胞减少症、血小板减少症、贫血、肾毒性和肝炎]。第四，过度应用抗生素对微生物群的影响还可能对患者健康有其他不良影响，比如儿童肥胖和移植患者的移植物抗宿主病。第五，药物及其对健康造成的后果需付出的代价很大。例如，一次院内艰难梭菌感染的归因成本可达 9.3 万美元。第六，医疗机构认为父母想要给孩子使用抗生素的看法通常是没有根据的，这种误解是导致处方过量的主要原因。数据显示，大多数家长希望得到的并不是抗生素，而是他们对患儿采取的措施是否合理，他们希望得到指导，如果孩子病情加重或病情没有好转，该怎么办。最后，以上这些因素叠加可能导致治疗效果不佳。

为了避免合并症和不良反应，医生应当为患儿选用指南推荐的药物，在保证疗效的基础上采用尽量短的疗程，并且在不考虑感染且培养阴性的情况下停用药物。在给药途径方面，情况允许时尽量选择口服药物，包括甲硝唑、克林霉素、氟康唑、左氧氟沙星、利福平、利奈唑胺和甲氧苄啶 / 磺胺甲噁唑在内的药物口服生物利用度均超过 90%（环丙沙星为 80%）。因此，如果胃肠道功能良好，可以口服使用，其疗效与静脉疗法相似。 即使是生物利用度较低的药物，一旦患儿临床病情好转，仍适合降阶梯到口服治疗（例如，阿莫西林治疗肺炎或初始接受住院静脉抗生素治疗骨髓炎的患者序贯口服头孢氨苄）。

由于非限制性使用抗菌药物的危害，抗菌药物管理计划（Antimicrobial Stewardship Programs，ASP）已得到美国传染病学会（Infectious Disease Society of America，IDSA）、美国新闻和世界报道、医疗补助和医疗保险服务中心以及一些州立法机构的认可。ASP 在许多医院有效地改善了抗菌药物的使用，主要体现在减少了抗菌药物的使用，减少了耐药感染，减少了艰难梭菌结肠炎，降低了成本，并改善了临床预后。ASP 通常是协作和跨学科的，涉及感染疾病科医师、药剂师、数据分析师和其他多个部门。ASP 的模式因地区而异，但都包括当地指南和政策，抗生素使用优先级（开具处方者必须有开具该种抗菌药物的权限），处方后核对程序（当对用药选择有疑问时，管理人员对使用情况进行审查并进行干预），静脉序贯口服政策，处方反馈程序（处方习惯在单位、机构或医生个人等不同层面之间进行比较和对比），以及多种其他干预措施。

2. *药物敏感性试验和药物剂量特性* 在开始抗菌治疗之前，应取得培养或其他对诊断有帮助的标本。这对于复杂的病情尤其重要。例如，有严重感染的患者，有耐药菌感染的风险，初始治疗失败，有特殊的接触史，或者预期联合用药经验治疗时。当培养出致病的病原体时，应根据药敏结果调整治疗，并选择恰当的疗程。

用于诊断性测试的临床标本应在实验室中使用仔细定义的程序进行评估 [如临床和实验室标准协会（Clinical and Laboratory Standards Institute，CLSI）或欧洲抗菌药物敏感性测试委员会（European Committee on Antimicrobial Susceptibility Testing，EUCAST）所定义]。对于大多数细菌而言，培养仍然是鉴定菌种和药敏试验的金标准。尽管实验室技术不断改进，但是病原体的生长速度仍然是一个限制因素——病原的鉴定和药敏结果通常需要几天。尽管传统的生化测试仍然是鉴定大多数病原的主要手段，但目前已有更快速的方法，如 PCR panel 和基于质谱的鉴定。许多临床实验室都能够开展用于耐药菌鉴定的快速 PCR 技术，例如可鉴定耐甲氧西林金黄色葡萄球菌（MRSA）的 *mecA* 检测。然而，大多数抗菌药物敏感性试验仍通过确定药物对培养出的病原体（如青霉素对肺炎链球菌）的最低抑菌浓度（minimum inhibitory concentration，MIC）来完成。MIC 表示在特定实验室条件下抑制病原体生长所需的抗生素的浓度（μg/ml）。然后，根据 CLSI 或 EUCAST 发布的抗菌药物折点，将该病原体归为敏感、中介或耐药。抗菌药物折点是根据健康成人推荐剂量下血清中可达到的药物浓度确定的。在特定的情况下，应考虑抗菌药物在其他体液中的浓度，比如脑脊液（如肺炎链球菌脑膜炎时）或尿液。但一般情况下，确定折点时并不考虑药物渗透到某些特定部位的能力（如骨、肺、肾实质）、特定的给药策略或患者的免疫状态。当涉及特殊的患者或临床情况时，医生应结合实际情况解读微生物学检查的结果。例如，骨髓炎时，为了在骨髓腔内长时间达到足够高的药物浓度，通常使用较高剂量的头孢氨苄 [100 ～ 150mg/(kg • d)，分 3 ～ 4 次]。反之，许多药物在尿液中高度浓缩，可成功治疗一些“耐药”病原导致的泌尿系感染 [例如，头孢氨苄治疗大肠埃希菌导致的泌尿系感染（urinary tract infection，UTI）可能会有很好的疗效，而大肠埃希菌在实验室中被定义为头孢氨苄耐药]。归根结底，评价疗效还是要看患者对治疗的反应。患者对看似合理的治疗无反应时应重新评估，包括重新考虑诊断、重复培养以及考虑通过外科手术进一步清除感染源。因此，尽管药敏试验是治疗决策的重要组成部分，但必须结合感染部位的药物浓度、免疫状态、患者年龄、合并症以及药效学来综合考虑。

3. *药代动力学*　评价抗生素的功效时，可以使用三种药代动力学 / 药效学模型（图 39-1）。所有这些概念的共同点是，感染部位的药物浓度必须超过 MIC。如果分离出病原，则 MIC 可在临床实验室中准确测定，抑或使用基于病原体既往数据的可能 MIC 来选择抗菌药物。疗效除了与药物浓度是否超过 MIC 有关，还与超过 MIC 的时间、超过 MIC 的峰值浓度或两者的关系相关，称为“药时曲线下面积”（the area under the curve，AUC）（图 39-1）。适用于所有 β- 内酰胺类抗菌药物的 MIC 上时间（血药浓度高于 MIC 的时间）的计算方法为一天 24 小时中药物浓度超过 MIC 时间的百分比。超过 MIC 时间的目标范围可为 30%～ 40%，甚至到 90%以上，这取决于感染的严重程度和部位以及宿主的免疫状况。适用于氨基糖苷类药物的 MIC 上峰值（峰浓度高于 MIC）目标通常是 MIC 的 8 ～ 10 倍，尽管这不一定能够达到。时间依赖性药物会以高浓度迅速进入微生物，即使药物代谢了，存活的微生物也要花费数小时才能恢复复制的能力。这就是所谓的抗生素后效应（postantibiotic effect，PAE），正是由于这种效应，可以延长给药间隔，例如每天一次。对于大多数其他药物，MIC 上的 AUC 是杀菌能力的最佳预测指标，因为它同时包含了 PAE 和所需的高于 MIC 时间的信息。这些疗效参数受药物浓度、药物与蛋白质结合力（与蛋白质结合的药物无效）和药物半衰期的影响。可以通过改变给药剂量、给药途径或给药间隔来调整这些参数。其他患者因素也会影响给药剂量，其中最大的影响因素是器官功能障碍，还有合并用药、肥胖症和年龄等。本章中的药物说明和表格中介绍了药物代谢（通常是经肾脏或肝脏排泄）、药物相互作用和副作用。肥胖会影响药物的分布。例如，氨基糖苷类药物不会迅速分布到脂肪中，因此肥胖患者用药剂量如果按照体重计算，那么氨基糖苷类药物的浓度可能会超过治疗量。此外，所有药物的代谢和排泄以及口服药物的吸收都会受年龄影响。婴幼儿可能缺乏运输药物所必需的蛋白质，并且他们的肾脏相对不成熟，这两者都会影响用药剂量。

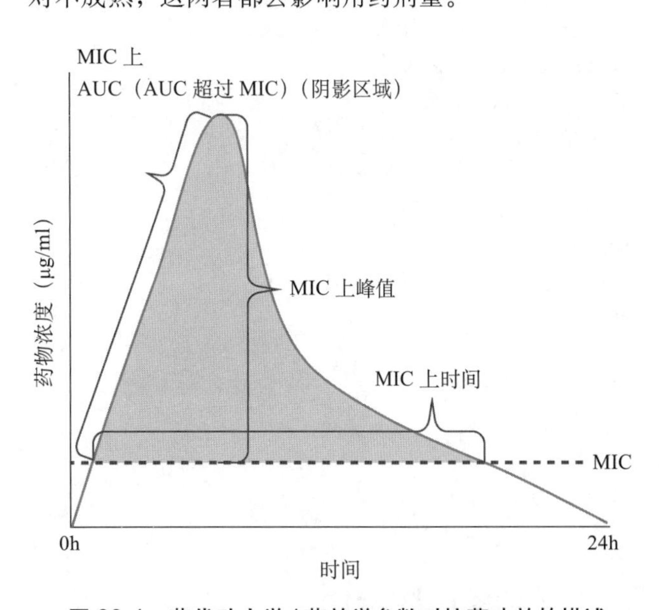

图 39-1　药代动力学 / 药效学参数对抗菌功效的描述

4. *使用抗菌药物预防疾病* 抗菌药物主要用于治疗活动性感染。除此之外，它们也可通过暴露前预防（如用于旅行者预防疟疾，用于接受牙科操作的人工瓣膜患者以预防心内膜炎等）和暴露后预防（家庭脑膜炎球菌暴露，性伴侣感染衣原体疾病）来预防新发感染，以及防止潜伏期感染［潜伏性结核分枝杆菌感染、复发性单纯疱疹病毒（HSV）感染等］进展至活动期疾病。外科手术时预防性应用抗菌药物是其另一种常见用途，目的是手术切开时抗菌药物能够在组织中达到较高的药物浓度，结合良好的外科手术技术，使伤口的活细菌污染可能性最小化。对于大多数手术来说，只需单剂预防即可。表 39-2 列出了可考虑预防的微生物和疾病状态。

表 39-2 预防性应用抗菌药物或免疫球蛋白的参考指征[a]

暴露前预防参考指征
预防手术部位感染
操作中预防细菌性心内膜炎（针对心脏异常患者）
旅行者疟疾预防
肺炎链球菌（镰状细胞病，无脾，补体缺乏）
脑膜炎奈瑟菌（应用依库珠单抗的患者）
A 组链球菌（风湿热）
耶氏肺孢子菌［艾滋病（疾病晚期和生后早期诊断），免疫功能低下患者］
鸟分枝杆菌 - 胞内复合体［艾滋病（晚期），免疫功能低下患者］
暴露后预防参考指征
淋病奈瑟菌（新生儿眼炎）
百日咳杆菌（呼吸道分泌物暴露）
沙眼衣原体（性接触暴露）
B 型流感嗜血杆菌（家庭接触）
脑膜炎奈瑟菌（家庭接触）
淋病奈瑟菌（性接触暴露）
梅毒螺旋体（性接触暴露）
肺鼠疫耶尔森菌（接触）
土拉弗朗西斯菌（气溶胶暴露）
HIV 暴露（母婴传播、血液或体液暴露）
浣熊粪便暴露（贝蛔虫）
旧大陆猕猴咬伤（B 型疱疹）
伯氏疏螺旋体（流行区蜱叮咬）
狂犬病
破伤风
犬咬伤（未感染）
甲型肝炎
乙型肝炎
水痘带状疱疹病毒
麻疹
流感
B 组链球菌传播（母婴传播）
结核分枝杆菌（接触过的婴儿）

续表

预防潜在感染转变为活动性感染疾病
结核分枝杆菌（潜伏感染）
单纯疱疹病毒（防止再发）
单纯疱疹病毒 /EB 病毒 / 巨细胞病毒（某些免疫功能低下的患者）

a 关于特殊情况，以及抗菌药物的选择和剂量，请参阅感染性疾病委员会的报告（红皮书），和协会的具体指南，或疾病预防和控制中心的网站。

5. *抗菌药物的选择* 如前所述，抗菌药物的选择需要考虑诸多因素，包括患者的年龄、临床诊断、感染部位、疾病的严重程度、局部抗菌药物敏感性模式、从患者分离出的特定菌株的抗菌药物敏感性（既往和现症）、药物过敏史，以及潜在的药物相互作用和副作用等。表 39-3 ～表 39-5 提供了包括药物剂量在内的更多信息。有关详细的处方信息，请参阅药物说明书。许多特定临床实际情况下的经验性和确定性的治疗在表 39-6 中进行了总结。抗菌药物的作用机制（图 39-2）和疗效参数将在后文中说明。

二、抗菌药物各论

1. *β- 内酰胺类抗生素（步骤 1，图 39-2）* β- 内酰胺类抗生素包括青霉素及其衍生物、头孢菌素类、碳青霉烯类、单内酰环类（第 1 步，图 39-2）和许多 β- 内酰胺酶抑制剂（步骤 3，图 39-2）。它们的特点是都含 β- 内酰胺四元环，但在其他结构上是截然不同的，结合青霉素结合蛋白（penicillin-binding protein，PBP，也称为转肽酶）的能力也是不同的。细菌的 PBP 种类繁多，数量众多，因此 β- 内酰胺的活性谱与特定菌株中关键 PBP 的结合亲和力有关。β- 内酰胺与 PBP 的结合会阻止细胞壁肽聚糖层的交联，从而导致细菌死亡。β- 内酰胺类抗生素的抗菌效果与 MIC 上的时间有关。细菌主要通过以下三种机制来抵抗 β- 内酰胺类抗生素的效果：①产生可水解 β- 内酰胺环的 β- 内酰胺酶；②通过改变 PBP 来降低 β- 内酰胺与 PBP 的结合亲和力；③改变膜孔蛋白或外排泵，以降低药物的细胞内浓度。β- 内酰胺酶有多种类型，从非常窄谱的青霉素酶（如金黄色葡萄球菌常规产生的酶）到革兰氏阴性菌产生的更复杂更广泛的类型，有数千种之多。其中有可诱导的 β- 内酰胺酶（inducible β-lactamases，IBL），仅在使用 β- 内酰胺类抗生素后才在临床上有表现。IBL 在沙雷氏菌、假单胞菌、变形杆菌、柠檬酸杆菌、肠杆菌、摩根氏菌和气单胞菌的某些种属中很常见，具体菌种列表可在文献中查阅。还存在主要由克雷伯菌属和大肠埃希菌产生的超广谱 β- 内酰胺酶（extended spectrum β-lactamase，ESBL）。由于编码 ESBL 的质粒（参见图 39-2）可在病原体之间传递，并且通常具有其他类型的抗性，因此特别令人关注。其中，编码碳青霉烯抗性的质粒引起越来越多的关注，因为它们经常含有其他类型的抗药性突变，并且有可能导致目前无药可治的感染。尽管父母会提供患儿对β-内酰胺类抗生素过敏的病史，但该病史对过敏反应并没有很好的预测作用。对于有过敏性反应病史的患儿，在由过敏专科医师评估前，应谨慎或避免使用头孢菌素和青霉素类抗生素。但是，由于标记有青霉素过敏的患者可能会接受次选的治疗策略，因此反复确认过敏史非常重要。不太可能真正过敏的患者应“取消标签”，并且病史与相关反应一致的患者应行皮试。

表 39-3 常见病原微生物对抗生素的药物敏感性

微生物	抗生素选择	
细菌	首选	可替代选择
厌氧菌[a]	甲硝唑，头孢西丁	克林霉素，含β-内酰胺酶抑制剂的青霉素类，美罗培南，厄他培南，亚胺培南，替加环素
汉赛巴尔通体	阿奇霉素	环丙沙星，克拉霉素，多西环素，红霉素，利福平
百日咳杆菌	阿奇霉素	克拉霉素，红霉素，甲氧苄啶/磺胺甲噁唑
弯曲杆菌属（非胎儿）	阿奇霉素	红霉素，氟喹诺酮类，多西环素
产气荚膜梭菌	克林霉素，青霉素	甲硝唑，哌拉西林/他唑巴坦，头孢菌素，多西环素
难辨梭状芽孢杆菌	甲硝唑，万古霉素（口服）	万古霉素减量治疗（Vancomycin taper），粪便微生物群移植
白喉棒状杆菌	红霉素	青霉素，克林霉素
大肠埃希菌/克雷伯菌属	氨苄西林/舒巴坦，阿莫西林/克拉维酸盐，头孢菌素	氨基糖苷类，氨曲南，氟喹诺酮类
ESBL（大肠埃希菌/克雷伯菌）	美罗培南	
KPC（大肠埃希菌/克雷伯菌）	头孢他啶/阿维巴坦	头孢洛扎/他唑巴坦，氨基糖苷，氟喹诺酮类，替加环素 多黏菌素，氨基糖苷类，替加环素
粪肠球菌	氨苄西林，万古霉素（± 庆大霉素）	达托霉素，利奈唑胺，碳青霉烯类
屎肠球菌	万古霉素（± 庆大霉素）	氨苄西林，达托霉素，利奈唑胺，替加环素
流感嗜血杆菌	阿莫西林/克拉维酸，氨苄西林（如果β-内酰胺酶阴性），头孢曲松	氟喹诺酮类，头孢呋辛（非脑膜炎）
金氏菌	头孢唑林，头孢氨苄	萘夫西林
单核细胞增生李斯特氏菌	氨苄西林	甲氧苄啶/磺胺甲噁唑，万古霉素
卡他莫拉菌	阿莫西林/克拉维酸，氨苄西林（如果β-内酰胺酶阴性）[b]	头孢菌素（Ⅱ和Ⅲ），甲氧苄啶/磺胺甲噁唑，大环内酯类，氟喹诺酮类
淋病奈瑟菌	头孢曲松	阿莫西林
脑膜炎奈瑟菌	头孢曲松/头孢噻肟	氨苄西林，青霉素
星形诺卡菌	甲氧苄啶/磺胺甲噁唑（+亚胺培南用于严重感染）	米诺环素，（严重疾病）利奈唑胺+美罗培南，亚胺培南+阿米卡星
多杀巴斯德杆菌	阿莫西林/克拉维酸，氨苄西林/舒巴坦	氟喹诺酮类，头孢菌素，多西环素，甲氧苄啶/磺胺甲噁唑
铜绿假单胞菌	头孢吡肟	环丙沙星，抗假单胞菌青霉素，氨基糖苷类，美罗培南
沙门氏菌	阿奇霉素，头孢曲松	氨苄西林，氟喹诺酮类，甲氧苄啶/磺胺甲噁唑
志贺氏菌属	氟喹诺酮类	阿奇霉素，头孢曲松，甲氧苄啶/磺胺甲噁唑
甲氧西林敏感金黄色葡萄球菌（MSSA）	头孢唑林，头孢氨苄，萘夫西林，双氯西林	克林霉素，甲氧苄啶/磺胺甲噁唑，头孢吡肟

续表

微生物	抗生素选择	
细菌	首选	可替代选择
耐甲氧西林金黄色葡萄球菌（MRSA）	万古霉素	克林霉素，达托霉素，利奈唑胺，甲氧苄啶/磺胺甲噁唑，头孢洛林
凝固酶阴性葡萄球菌	万古霉素	头孢唑林（如果敏感）[c]，克林霉素，利奈唑胺，甲氧苄啶/磺胺甲噁唑
链球菌（A和B组）	青霉素，氨苄西林，阿莫西林	头孢曲松，头孢噻肟，克林霉素，左氧氟沙星，万古霉素
草绿色链球菌和咽峡炎链球菌	头孢曲松，万古霉素	青霉素，克林霉素，达托霉素
肺炎链球菌[d]	氨苄西林，阿莫西林，头孢曲松	青霉素，头孢菌素，万古霉素，左氧氟沙星，美罗培南
非典型病原体		
衣原体	阿奇霉素	克拉霉素，红霉素，左氧氟沙星，氧氟沙星，四环素类
支原体	阿奇霉素	克拉霉素，红霉素，氟喹诺酮类，四环素类
蜱传疾病		
土拉弗朗西斯菌（兔热病）	庆大霉素	链霉素，环丙沙星，多西环素
伯氏疏螺旋体（莱姆病） 赫氏疏螺旋体（蜱传回归热）	多西环素，阿莫西林，头孢曲松 多西环素	头孢呋辛，阿奇霉素 红霉素，头孢曲松钠
无形体病/埃利希氏体病/落基山斑点热	多西环素	
巴贝西虫病	阿托伐醌+阿奇霉素	克林霉素+奎宁
真菌		
白念珠菌 非白念珠菌	氟康唑，棘白菌素类，氟康唑	两性霉素B脂质体，唑类 唑类，两性霉素B脂质体
曲霉属	伏立康唑，艾沙康唑	泊沙康唑，两性霉素B脂质体，棘白菌素类
双态真菌	两性霉素B脂质体	伊曲康唑，伏立康唑，泊沙康唑，氟康唑
毛霉菌病	两性霉素B脂质体（± 棘白菌素）	泊沙康唑，艾沙康唑
丝孢菌属	伏立康唑（± 棘白菌素）	泊沙康唑
皮肤癣菌	克霉唑，益康唑，氟康唑，灰黄霉素，伊曲康唑，酮康唑，咪康唑，特比萘芬，甲苯磺酸酯	丁那芬，环吡酮醇胺，萘替芬，奥昔康唑，舍他康唑，舒康唑
耶氏肺孢子菌	甲氧苄啶/磺胺甲噁唑	克林霉素+伯氨喹，阿托伐酮
病毒		
单纯疱疹病毒	阿昔洛韦，伐昔洛韦	泛昔洛韦，（可用于耐药菌株感染：更昔洛韦，西多福韦，膦甲酸）眼科用药：异嘧啶[e]，三氟吡啶[e]
人类免疫缺陷病毒	六类药物：①核苷逆转录酶抑制剂；②非核苷逆转录酶抑制剂；③蛋白酶抑制剂；④融合抑制剂；⑤整合酶抑制剂；⑥CCR-5共受体拮抗剂。应使用来自两种类别的3种药物（见第41章）	有关更多详细信息，请参见第41章 请访问 www.aidsinfo.nih.gov 获取剂量信息

续表

微生物	抗生素选择	
细菌	首选	可替代选择
流感病毒	奥司他韦，巴洛沙韦（年龄≥12 岁）	帕拉米韦，扎那米韦
呼吸道合胞病毒	利巴韦林[f]	
水痘带状疱疹病毒	阿昔洛韦，伐昔洛韦	泛昔洛韦（对于耐药菌株可以使用：更昔洛韦，西多福韦，膦甲酸）
巨细胞病毒	更昔洛韦，缬更昔洛韦	膦甲酸，西多福韦
乙型肝炎	恩替卡韦，富马酸替诺福韦酯，替诺福韦阿拉芬酰胺和 α 干扰素	α 干扰素，替比夫定，拉米夫定和阿德福韦
丙型肝炎	聚乙二醇 α 干扰素，利巴韦林	雷迪帕韦 / 索非布韦（年龄≥ 12 岁）

a 种属依赖

b 也适用于阿莫西林和相关衍生物

c 仅当凝固酶阴性葡萄球菌对甲氧西林或苯唑西林敏感时

d 由于对青霉素和头孢菌素耐药的肺炎链球菌菌株的频率增加，在获得药敏结果前，治疗严重感染的方案（如脑膜炎）应包括万古霉素

e 眼科用药

f FDA 批准可通过气雾剂治疗呼吸道合胞病毒，但临床研究显示疗效不尽相同

表 39-4　1 个月及以上儿童常用抗微生物药物用法用量推荐

药物名称	治疗类别	剂量 [mg/（kg・d）]	最大单日剂量	给药间隔（h）	调整	备注
β- 内酰胺类						
青霉素 G	轻度，中度 重度	10 万～ 15 万 U/kg 20 万～ 35 万 U/kg	2400 万单位	4 ～ 6	H，R	血栓性静脉炎 可持续输注
青霉素 V 钾	轻度 中度	25 ～ 50 25 ～ 50	2000mg	12 6 ～ 8	H，R	口感差（悬浮液） 胃肠道不良反应
氨苄西林	轻度，中度 重度	IV 100 ～ 200 200 ～ 400 PO	IV 12 000mg PO	IV 4 ～ 6 PO	R	稳定性差
阿莫西林	轻度，中度 重度	40 ～ 50 80 ～ 100	4000mg	8 ～ 12 8	R	胃肠道不良反应
氨苄西林 / 舒巴坦	轻度，中度 重度	100 ～ 200（氨苄西林） 200 ～ 400（氨苄西林）	12 000mg	4 ～ 6	R	稳定性差
阿莫西林 / 克拉维酸	轻度，中度 重度	40 ～ 50 80 ～ 100	根据公式计算	8 ～ 12 8	R	胃肠道不良反应
哌拉西林 / 他唑巴坦	轻度，中度 重度	240（哌拉西林） 300（哌拉西林）	16 000mg	4 ～ 6	R	肾毒性 中性粒细胞减少
萘夫西林	中度 重度	150 200	12 000mg	4 ～ 6	H	肾毒性，静脉刺激性，通过中心静脉置管输入，可持续静脉滴注

续表

药物名称	治疗类别	剂量 [mg/（kg・d）]	最大单日剂量	给药间隔 （h）	调整	备注
苯唑西林	中度 重度	100 150 ～ 200	12 000mg	4 ～ 6	R	胃肠道不良反应 中性粒细胞减少
双氯西林	轻度，中度 重度	25 ～ 50 50 ～ 100	2000mg	6	R	胃肠道不良反应
头孢唑林	轻度，中度 重度	50 100 ～ 150	8000mg	8 6 ～ 8	R	中性粒细胞减少
头孢氨苄	轻度，中度 重度	25 ～ 50 100 ～ 150	4000mg	6	R	胃肠道不良反应
头孢羟氨苄	轻度，中度 重度	30 150	1000mg 2000mg	12 8	R	胃肠道不良反应
头孢西丁	轻度，中度	80 ～ 160	12 000mg	4 ～ 6	R	中心粒细胞减少
头孢呋辛	轻度，中度	100 ～ 150	6000mg	8	R	中性粒细胞减少
头孢呋辛酯	轻度 重度	30 ～ 40 100	1000mg	12	R	胃肠道不良反应 口感差（悬浮液）
头孢丙烯	轻度	30	1000mg	12	R	胃肠道不良反应
头孢泊肟	轻度	10	400mg	12	R	胃肠道不良反应
头孢布烯	轻度	9	400mg	24	R	胃肠道不良反应
头孢地尼	轻度	14 ～ 25	600mg	12 ～ 24	R	胃肠道不良反应
头孢噻肟	轻度，中度 重度	100 ～ 150 200 ～ 300	12 000mg	6 ～ 8	R	目前美国没有
头孢他啶	轻度，中度 重度	100 ～ 150	6000mg	8	R	不覆盖肺炎链球菌
头孢他啶 / 阿维巴坦	中度，重度	150	6000mg （头孢他啶）	8	R	输注时间须大于 2h
头孢曲松	轻度，中度 重度	50 ～ 75 100	4000mg/d（最大单次剂量 2000mg）	12 ～ 24	R	胆汁淤积，胆红素置换，与钙螯合 中性粒细胞减少
头孢吡肟	轻度，中度 重度	100 150	6000mg	8 ～ 12	R	泌尿系感染 q12h 给药，全身感染 q8h 给药
头孢洛扎 / 他唑巴坦	中度 重度	60 120	6000mg（头孢洛扎）	8 8	R	输注时间大于 60min 贫血
头孢洛林	轻度 中度，重度	24 ～ 36 30 ～ 45	1800mg	8 ～ 12	R	输注时间大于 2h，Coombs 试验阳性的 w/wo 溶血性贫血，儿童用药间隔 8h
氨曲南	中度，重度 囊性纤维化	90 ～ 120 150 ～ 300	8000mg 12 000mg	6 ～ 8	R	中性粒细胞减少
美罗培南	中度 重度	60 120	6000mg	8	R	中性粒细胞减少
喹诺酮类						
环丙沙星 （静脉 / 口服）	中度 重度	20 30	1200mg 静脉 1500mg 口服	8 ～ 12	R	外周神经病变 关节痛 肌腱炎 / 断裂 QTc 延长

续表

药物名称	治疗类别	剂量 [mg/（kg·d）]	最大单日剂量	给药间隔 （h）	调整	备注
左氧氟沙星 （静脉 /）	中度，重度 中度，重度 中度，重度	＜ 5 岁：20 5 ～ 10 岁：14 ～ 16 ＞ 10 岁：10	750mg	12 12 24	R	外周神经病变 关节痛 肌腱炎 / 断裂 QTc 延长
氨基糖苷类						
庆大霉素	所有感染	经验治疗，最大 3 ～ 7.5	不适用	8	R	根据血药浓度调整 肾毒性 耳毒性
妥布霉素	所有感染	经验治疗，最大 3 ～ 7.5	不适用	8	R	根据血药浓度调整 肾毒性 耳毒性
阿米卡星	所有感染	经验治疗，最大 15 ～ 22.5	不适用	8	R	根据血药浓度调整 肾毒性 耳毒性
大环内酯类						
红霉素	轻度，中度	20 ～ 50	4000mg	6 ～ 12		胃肠道不良反应 QTc 延长
阿奇霉素 （静脉 / 口服）	轻度，中度	5，首剂加倍 12	1000mg	24		胃肠道不良反应 QTc 延长
克拉霉素	轻度，中度	15	1000mg	12		胃肠道不良反应 QTc 延长
其他						
甲硝唑 （静脉 / 口服）	贾第鞭毛虫病 艰难梭菌 脆弱拟杆菌 阿米巴	15 30 30 ～ 50	750mg 1500mg 2250mg	8	H	治疗阑尾炎可顿服 神经毒性，金属味
克林霉素 （静脉 / 口服）	轻度，中度 重度	20 ～ 30 30 ～ 40	2700mg 静脉 1800mg 口服	6 ～ 8	H	胃肠道不良反应 药片制剂可引起食管炎
万古霉素	轻度，中度 重度 艰难梭菌	静脉推荐起始剂量 40 ～ 80 80 40 ～ 55（24h 持续输注） 口服 40	静脉 4000mg 口服 2000mg	静脉 6 ～ 8 口服 6	R	根据血药浓度调整 肾毒性 口服推荐每日剂量 500mg，如病情严重也可使用更高剂量
利奈唑胺 （静脉 / 口服）	中度，重度 中度，重度	＜ 12 岁：30 ≥ 12 岁：20	1200 ～ 1800mg 1200mg	8 12	R	血小板减少 中性粒细胞减少
甲氧苄啶 / 磺胺甲噁唑（静脉 / 口服）	轻度，中度 重度	8 ～ 12（TMP） 15 ～ 20（TMP）	320mg（TMP） 640mg（TMP）	6 ～ 12	R	光敏感 Stevens-Johnson 综合征 PCP tx 无最大量
利福平 （静脉 / 口服）	中度，重度	10 ～ 20	600mg	12 ～ 24	H	体液变红

续表

药物名称	治疗类别	剂量 [mg/（kg·d）]	最大单日剂量	给药间隔（h）	调整	备注
多西环素（静脉 / 口服）	中度，重度	2 ～ 4	200mg	12	无数据	＜ 8 岁牙齿染色 光敏感，不可与乳制品同服
四环素	轻度，中度	25 ～ 50	2000mg	6	R	＜ 8 岁牙齿染色 不可与乳制品同服 光敏感
替加环素	中度，重度	2.4	100mg	12	H	＜ 8 岁牙齿染色 光敏感，胰腺炎
呋喃妥因	仅用于膀胱炎	5 ～ 7	400mg	6		尿色改变
硝唑尼特	贾第鞭毛虫病 艰难梭菌	1 ～ 3 岁：200mg/d 4 ～ 11 岁：400mg/d ≥ 12 岁：1000mg/d	200mg 400mg 1000mg	12		疗程 3d
阿苯达唑	绦虫 钩虫 蛔虫 浣熊蛔虫	15 ≤ 2 岁 200mg/d × 1 ＞ 2 岁 400mg/d × 1 25 ～ 50	800mg 200mg 400mg 800mg	12 一剂 一剂 12-24		最大量 800mg/d
甲苯达唑	钩虫 蛔虫	200mg/d	200mg	12	H	疗程 3 天 可压碎或咀嚼 肝毒性
吡喹酮	鱼带虫 蚤形绦虫 血吸虫病 肝吸虫	5 ～ 10 60 75	无最大量	一次 8 8		整片吞服，味苦
抗病毒药						
阿昔洛韦	静脉治疗 HSV VZV 口服治疗 HSV，VSV HSV 抑制 	1 ～ 3 个月：60 ＞ 3 个月：30 所有年龄：30（或） 所有年龄：1500mg/（m²·d） ≥ 2 岁：80 ≥ 12 岁：80 1 ～ 7 个月：900 mg/（m²·d） 1 ～ 11 岁：60 ≥ 12 岁：60	 3200mg 4000mg N/A 1200mg 800mg	8 8 8 8 6 ～ 8 5× 每日一次 8 8 12	R	肾毒性，中性粒细胞减少 按照理想体重计算剂量
伐昔洛韦	治疗 VZV HSV HSV 抑制	 ＞ 3 个月：60 ＞ 3 个月：40 ～ 60 ≥ 3 个月：40 ～ 60 ≥ 12 岁：40 ～ 60	 3000mg 2000 ～ 3000mg （单剂最大 1000mg） 1000mg 1000mg	 8 8 ～ 12 8 ～ 12 12 ～ 24	R	肾毒性罕见，中性粒细胞减少
更昔洛韦	CMV 治疗 CMV 抑制	10 5	不适用	12 24	R	肾毒性，中性粒细胞减少
缬更昔洛韦	CMV 治疗 CMV 抑制	30 ～ 36 15 ～ 18	1800mg 900mg	12 24	R	肾毒性，中性粒细胞减少

续表

药物名称	治疗类别	剂量 [mg/（kg·d）]	最大单日剂量	给药间隔 (h)	调整	备注
奥司他韦	流感治疗 流感预防	6 3	150mg 75mg	12 24	R	神经精神事件
巴洛沙韦	流感治疗	≥ 12 岁且≥ 40kg ≥ 80kg	40mg 一次性 80mg 一次性	只服一次	R	腹泻
帕拉米韦	流感治疗	≤ 30d：6 ≤ 90d：8 ≤ 180d：10 ≤ 5 岁：12 ＞ 5 岁：10	600mg	24	R	恶心，呕吐，腹泻，中性粒细胞减少
扎那米韦	流感治疗 流感预防	≥ 7 岁 ≥ 5 岁	2 吸 2 吸	12 24		支气管痉挛
抗真菌药						
制霉菌素	口腔念珠菌病	婴儿：40 万～ 80 万单位 / 天 儿童：200 万～ 400 万单位 / 天		6		
氟康唑（静脉 / 口服）	念珠菌病 口腔 食管 全身	 3 3 ～ 12 6 ～ 12	 200mg 400mg 800mg	24	R	QT 延长 肝毒性
伏立康唑（静脉 / 口服）	所有感染 根据药物水平和病原 MIC 值调整剂量	儿科：18 成人：12×1d，之后 8 儿科：18 成人：400mg/d	 口服 700mg	12 12 12 12	H H	按照理想体重计算剂量 监测谷浓度 增加剂量增加频次以达到目标谷浓度 儿科口服生物利用度为 40% ～ 60%
泊沙康唑（静脉 / 口服）	所有感染 根据药物水平和病原 MIC 值调整剂量	静脉 7 ～ 10 缓释片 7 ～ 10 混悬剂 12 ～ 20	 300mg 缓释片 300mg 混悬剂 800mg	 24 24 6 ～ 12	H	监测谷浓度 增加剂量增加频次以达到目标谷浓度 （静脉和缓释片适用） 混悬剂吸收受剂量限制 肝毒性 中枢神经系统渗透性差
米卡芬净	预防 治疗	1 ～ 2 ＜ 6 个月：8 ～ 10 6 个月至 6 岁：4 6 ～ 16 岁：2 ～ 3	预防 50mg 治疗 150mg	24	H	肥胖患者使用更高剂量 肝毒性 中枢神经系统渗透性差且尿液浓度低
卡泊芬净	所有感染	负荷量 70mg/（m^2·d） 维持量 50mg/（m^2·d）	负荷量 70mg 维持量 50mg	24	H	中枢神经系统渗透性差且尿液浓度低
两性霉素 B	所有感染	0.5 ～ 1	N/A	24	R	肾和肝毒性
两性霉素 B 脂质体（安必素）	所有感染	3 ～ 7.5	N/A	24	R	肾和肝毒性 10mg/（kg·次）的剂量已用于中枢神经系统感染
两性霉素 B 脂质体 (Abelcet)	所有感染	3 ～ 5	N/A	24	R	肾和肝毒性；曾报道输注时发生肺水肿和呼吸窘迫

表 39-5 新生儿抗微生物药物用法用量

	给药途径	体重(kg)	剂量 [mg/（kg·d）]				备注
			＜ 7d	给药间隔(h)	8 ～ 30d	给药间隔(h)	
β- 内酰胺类							
青霉素 G[a]	静脉	≤ 2 ＞ 2	100 000 150 000	12 8	150 000 200 000	8 6	可持续静脉输注
氨苄西林	静脉，肌内	≤ 2 ＞ 2	50 ～ 200 75 ～ 300	12 8	75 ～ 400 100 ～ 400	6 ～ 8 6	稳定性差
氨苄西林 / 舒巴坦	静脉，肌内	≤ 2 ＞ 2	100 150	12 8	100 150	12 8	稳定性差
哌拉西林 / 他唑巴坦	静脉，肌内	≤ 2 ＞ 2	300 320	8 6	320 320	6 6	肾毒性
萘夫西林	静脉	≤ 2 ＞ 2	50 75	12 8	75 150	8 6	肾毒性，静脉刺激，通过中心静脉通路输注 可持续静脉输注
头孢噻肟	静脉，肌内	≤ 2 ＞ 2	100 100	12 12	150 150	8 8	
头孢他啶	静脉，肌内	≤ 2 ＞ 2	100 150	12 8	150 150	8 8	
甲硝唑	静脉	≤ 2 ＞ 2	15 22.5	12 8	15 30	12 8	
其他							
红霉素	口服	≤ 2 ＞ 2	20 20	12 12	30 30	8 8	QTc 延长
阿奇霉素	静脉，口服		10	24	10	24	QTc 延长
克林霉素	静脉，肌内	≤ 2 ＞ 2	15 21	8 8	15 30	8 8	
万古霉素[b]	静脉	≤ 2 ＞ 2	15 30	18 12	30 45	12 8	肾毒性
抗真菌药物							
制霉菌素	口服		40 万 ～ 80 万单位 / 天	6	40 万 ～ 80 万单位 / 天	6	
氟康唑	静脉，口服		3 ～ 12	24 ～ 72	3 ～ 12	24 ～ 72	
抗病毒药物							
阿昔洛韦	静脉	≤ 2 ＞ 2	40 60	12 8	60 60	8 8	肾毒性，中性粒细胞减少
更昔洛韦	静脉		10	12	10	12	肾毒性，中性粒细胞减少
缬更昔洛韦	口服	＞ 1.8	32	12	32	12	肾毒性，中性粒细胞减少

表 39-5 新生儿抗微生物药物用法用量（续表）

氨基糖苷类	给药途径	胎龄 / 日龄	剂量 [mg/（kg·次）]	给药间隔 (h)	备注
阿米卡星[c]	静脉，肌内	GA：< 30 周			肾毒性 耳毒性
		≤ 14d	15	48	
		> 14d	15	24	
		GA：30 ～ 34 周	15	24	
		GA：≥ 35 周			
		≤ 7d	15	24	
		> 7d	17.5	24	
庆大霉素[c]	静脉，肌内	GA：< 30 周	3	24	肾毒性 耳毒性
		GA：30 ～ 34 周	2.5	18	
		GA：≥ 35 周			
		≤ 7d	4	24	
		> 7d	2.5	12	
妥布霉素[c]	静脉，肌内	GA：< 30 周			肾毒性 耳毒性
		≤ 14d	5	48	
		> 14d	5	36	
		GA：30 ～ 34 周			
		≤ 10d	4.5	36	
		> 10d	4	36	
		GA：≥ 35 周			
		≤ 7d	4	24	
		> 7d	5	24	

a 青霉素的剂量单位为单位 / 千克体重 / 天。剂量见具体疾病

b 万古霉素的剂量取决于胎龄和血清肌酐，并需监测其水平

c 新生儿的氨基糖苷类的药物剂量需要特别注意肾功能的变化和分布容积的变化。体重小于 1200g 的婴儿可能需要较小的剂量

表 39-6 常见临床综合征的经验治疗[a]

综合征	常见病原（不常见）	经验抗菌治疗示例（有关特定细菌，请参阅表 39-3）	备注（相关章节 / 美国指南）
正常新生儿发热	B 组链球菌 大肠埃希菌 肠球菌（UTI） 其他病毒（肠病毒、副病毒、RSV、鼻病毒） [脑膜炎球菌] [HSV] [肺炎链球菌] [李斯特菌属]	IV： 年龄< 1 个月： ● 氨苄西林和庆大霉素 年龄> 1 个月： ● 头孢曲松钠和万古霉素	如果最初革兰氏染色（CSF、尿液）考虑革兰氏阴性菌感染，则用头孢噻肟代替庆大霉素 如果临床考虑 HSV，可覆盖（阿昔洛韦）[参见新生婴儿和感染：细菌和螺旋体章节]
既往健康孩子的脓毒症	脑膜炎奈瑟菌 金黄色葡萄球菌（MRSA 或 MSSA） GAS 肺炎链球菌 [乙型流感嗜血杆菌]	IV： ● 头孢曲松或头孢噻肟和万古霉素	如果有脓毒性休克，考虑蛋白质合成抑制剂（克林霉素） 如果有金黄色葡萄球菌感染可能，考虑添加头孢唑林（用于 MSSA 感染的预后优于万古霉素） 在许多地区，MSSA 和 MRSA 分离株对克林霉素的耐药性很高 [参见感染：细菌和螺旋体一章]

续表

综合征	常见病原（不常见）	经验抗菌治疗示例（有关特定细菌，请参阅表 39-3）	备注（相关章节 / 美国指南）
有中心静脉通路的患者发热，不伴中性粒细胞减少	凝固酶阴性葡萄球菌 金黄色葡萄球菌（MRSA 或 MSSA） 革兰氏阴性肠道细菌（特别是胃肠道损伤时） 肠球菌属（尤其是在胃肠道损伤的情况下） [铜绿假单胞菌] [酵母菌]	IV： ● 头孢曲松或头孢噻肟和万古霉素	如果近期有耐药菌感染史，需添加特定的覆盖范围 胃肠道 / 短肠患者感染革兰氏阴性菌的风险更高 如果中性粒细胞减少，用头孢吡肟替代头孢曲松 / 头孢噻肟 如果高风险或对抗生素无反应，考虑覆盖酵母菌（氟康唑，米卡芬净） [参见感染：细菌和螺旋体一章]
中性粒细胞减少症患儿的脓毒症	铜绿假单胞菌 草绿色链球菌 凝固酶阴性葡萄球菌 金黄色葡萄球菌（MRSA 或 MSSA） 革兰氏阴性肠道细菌 [肠球菌属] [酵母菌]	IV： ● 头孢吡肟和万古霉素	如果近期有耐药菌感染史，需添加特定的覆盖范围 如果高风险或对抗生素无反应，考虑覆盖酵母菌（米卡芬净） 根据当地流行病学特点考虑添加氨苄西林（用于鹑鸡肠球菌和铅黄肠球菌）或达托霉素（用于耐万古霉素肠球菌） [参见感染：细菌和螺旋体一章]
UTI/ 肾盂肾炎	大肠埃希菌 克雷伯菌属 肠球菌属 其他革兰氏阴性肠道细菌	口服： ● 头孢氨苄 ● 甲氧苄啶 / 磺胺甲噁唑 IV： ● 头孢曲松	肠球菌感染时用阿莫西林 / 氨苄西林代替 [参见肾脏和泌尿道及感染细菌和螺旋体一章，以及美国国家指南]
急性化脓性中耳炎	病毒 肺炎链球菌 流感嗜血杆菌 卡他莫拉菌	口服： ● 阿莫西林（大剂量） ● 阿莫西林 / 克拉维酸（如果阿莫西林无效）	抗菌治疗应针对肺炎链球菌。很大一部分中耳炎是病毒导致的，因此不是所有病例都需要治疗 [参见耳、鼻、喉与感染细菌和螺旋体章节，以及美国国家指南]
GAS 导致的咽炎	GAS	口服： 青霉素 阿莫西林	虽然其他的口服药物也有效，但它们的抗菌谱过广，容易导致耐药 [参见耳、鼻、喉与感染：细菌和螺旋体章节，美国国家指南]
社区获得性肺炎	病毒 肺炎链球菌 支原体 [金黄色葡萄球菌（MRSA 或 MSSA）] [GAS] [流感嗜血杆菌（B 型或不可分型）] [卡他莫拉菌]	口服： ● 阿莫西林（大剂量） IV： ● 氨苄西林	抗菌治疗应针对肺炎链球菌。对于病情较重的住院患者，考虑覆盖金黄色葡萄球菌的抗生素。一般不需要覆盖青霉素耐药的革兰氏阴性菌（流感嗜血杆菌，卡他莫拉菌）。尽管支原体肺炎很常见，但尚不清楚直接针对支原体治疗能否改善预后。如果需要覆盖，则阿奇霉素是首选药物，但不能覆盖肺炎链球菌 在许多地区，MSSA 和 MRSA 分离株对克林霉素的耐药性很高。 [参见呼吸道和纵隔以及感染：细菌和螺旋体章节，美国国家指南]
皮肤和软组织感染	金黄色葡萄球菌（MRSA 或 MSSA） GAS	口服： ● 头孢氨苄 ● 克林霉素 ● 甲氧苄啶 / 磺胺甲噁唑	可能需要引流 如果有咬伤或外伤史，则考虑其他病原体 在许多地区，MSSA 和 MRSA 分离株对克林霉素的耐药性很高 在许多地理区域，GAS 分离株对甲氧苄啶 / 磺胺甲噁唑的耐药性很高 [参见皮肤和感染：细菌和螺旋体章节]

续表

综合征	常见病原（不常见）	经验抗菌治疗示例（有关特定细菌，请参阅表 39-3）	备注（相关章节 / 美国指南）
急性化脓性腺体炎	金黄色葡萄球菌（MRSA 或 MSSA） GAS	口服： ● 头孢氨苄 ● 克林霉素 IV： ● 头孢唑林 ● 克林霉素	可能需要引流 在许多地区，MSSA 和 MRSA 分离株对克林霉素的耐药性很高 [参见耳、鼻、喉及感染：细菌和螺旋体章节]
急性细菌性鼻窦炎	肺炎链球菌 流感嗜血杆菌（B 型或不可分型） [卡他莫拉菌] 金黄色葡萄球菌（MRSA 或 MSSA） 厌氧菌	口服： ● 阿莫西林（大剂量） ● 阿莫西林 / 克拉维酸（大剂量）	治疗应针对肺炎链球菌（阿莫西林）；严重的鼻窦炎，也可能有其他病原体 [参见耳、鼻、喉及感染：细菌和螺旋体章节，美国国家指南]
眼眶蜂窝织炎（鼻窦炎相关）	肺炎链球菌 咽峡炎链球菌 / 草绿色链球菌 流感嗜血杆菌（B 型或不可分型） 卡他莫拉菌 金黄色葡萄球菌（MRSA 或 MSSA） 厌氧菌	IV： ● 氨苄西林 / 舒巴坦 ● 头孢曲松 + 克林霉素	考虑覆盖 MRSA（万古霉素） 可能需要引流 在许多地区，MSSA 和 MRSA 分离株对克林霉素的耐药性很高 [参见耳、鼻、喉及感染：细菌和螺旋体章节，美国国家指南]
急性化脓性乳突炎	肺炎链球菌 GAS 金黄色葡萄球菌（MRSA 或 MSSA）[流感嗜血杆菌（B 型或不可分型）] [假单胞菌属]	IV： ● 氨苄西林 / 舒巴坦 ● 头孢曲松 + 克林霉素	可能需要引流。在许多地区，MSSA 和 MRSA 分离株对克林霉素的耐药性很高 [参见耳、鼻、喉及感染：细菌和螺旋体章节]
脑脓肿（鼻窦炎相关）	咽峡炎链球菌 / 草绿色链球菌 肺炎链球菌 流感嗜血杆菌（B 型或不可分型） 卡他莫拉菌 金黄色葡萄球菌（MRSA 或 MSSA） 厌氧菌	IV： ● 万古霉素，头孢曲松和甲硝唑	可能需要引流 [参见耳、鼻、喉及感染：细菌和螺旋体章节]
牙脓肿	多种口腔微生物菌群	口服： ● 青霉素 ● 克林霉素 ● 阿莫西林 / 克拉维酸 IV： ● 氨苄西林 / 舒巴坦 • 克林霉素	可能需要拔牙 [参见口腔医学与牙科和感染：细菌和螺旋体章节]

续表

综合征	常见病原 （不常见）	经验抗菌治疗示例 （有关特定细菌，请参阅表 39-3）	备注（相关章节 / 美国指南）
腹膜周围或咽旁脓肿	GAS 金黄色葡萄球菌（MRSA 或 MSSA） 咽峡炎链球菌 / 草绿色链球菌 其他口腔菌群	IV： ● 氨苄西林 / 舒巴坦 ● 头孢曲松 + 克林霉素	可能需要引流 在许多地区，MSSA 和 MRSA 分离株对克林霉素的耐药性很高 [参见耳、鼻、喉及感染：细菌和螺旋体章节]
被感染的犬或猫咬伤	巴斯德菌属 金黄色葡萄球菌（MRSA 或 MSSA） GAS [犬咬二氧化碳嗜纤维菌]	口服： ● 阿莫西林 / 克拉维酸（大剂量） ● 克林霉素 +FLQ IV： ● 氨苄西林 / 舒巴坦 ● 头孢曲松 + 克林霉素	考虑预防狂犬病和破伤风 可能需要拆线和（或）引流 在许多地区，MSSA 和 MRSA 分离株对克林霉素的耐药性很高 [参见急诊、伤害和感染：细菌和螺旋体章节，以及美国国家指南]
急性血源性肌肉骨骼感染	金黄色葡萄球菌（MRSA 或 MSSA） 金氏菌 GAS [肺炎链球菌] [脑膜炎奈瑟菌] [沙门氏菌属]	口服： ● 头孢氨苄 ● 克林霉素 IV： ● 头孢唑林 ● 克林霉素 ● 万古霉素	在许多地区，MSSA 和 MRSA 分离株对克林霉素的耐药性很高 [参见骨科和感染：细菌和螺旋体章节]
急性心内膜炎	草绿色链球菌 金黄色葡萄球菌（MRSA 或 MSSA） HACEK 病原体	IV： ● 头孢曲松 + 万古霉素 + 庆大霉素	确保在使用抗生素留取多个血培养标本 根据风险因素调整经验治疗覆盖范围
急性旅行者腹泻	大肠埃希菌 弯曲杆菌 沙门氏菌属 志贺菌属 其他	口服： ● 阿奇霉素 ● 利福昔明 ● 环丙沙星 ● 头孢克肟	根据旅游地区的耐药情况选择合适的抗生素 （见 CDC 旅游网站）
急性阑尾炎	大肠埃希菌 脆弱拟杆菌	IV： ● 头孢曲松 + 甲硝唑	对于阑尾炎，头孢曲松和甲硝唑都可以每天给药一次
肝脓肿	咽峡炎链球菌 大肠埃希菌 脆弱拟杆菌 其他胃肠道菌群 [溶组织内阿米巴]	IV： 头孢曲松 + 甲硝唑	可能需要引流 如果流行病学史支持，引流液 呈“果酱”样外观，无 PMN，考虑溶组织内阿米巴 [见感染：细菌和螺旋体章节]

CDC，疾病控制和预防中心；CSF，脑脊液；FLQ，氟喹诺酮；GAS，A 组链球菌；HSV，单纯疱疹病毒；IV，静脉内；MRSA，耐甲氧西林金黄色葡萄球菌；MSSA，甲氧西林敏感金黄色葡萄球菌；PMN，多形核中性粒细胞；RSV，呼吸道合胞病毒；UTI，泌尿系感染

[方括号] 内的病原体可能性较小，但在选择经验性抗微生物药物时需予以考虑

a 经验疗法应始终根据风险因素和临床情况，根据个体情况具体分析。选择抗菌药物时不一定完全覆盖表格中列出的所有病原体，而是将其作为经验性覆盖的一种选择。经验性治疗还需要考虑地区的病原敏感情况。一旦取得病原和药敏，应根据结果调整抗菌药物

2. β- 内酰胺：青霉素类

（1）青霉素和氨苄西林：青霉素、阿莫西林和氨苄西林是治疗大多数链球菌（包括 A 组链球菌、B 组链球菌和肺炎链球菌）、大多数肠球菌、梅毒螺旋体、脑膜炎奈瑟菌、钩端螺旋体、串珠状链球菌（鼠咬热）、放线菌、多数口腔厌氧菌，以及大多数梭状芽孢杆菌和芽孢杆菌感染的首选药物。它们也可用于风湿热或无脾患者的感染预防。阿莫西林和氨苄西林是社区获得性肺炎和中耳炎的一线治疗药物。它们在所有组织中的渗透性都很好，而且阿莫西林提供了足够的口服生物利用度（β- 内酰胺类总体口服吸收差，但阿莫西林是该类别中生物利用度最佳的药物）。可以通过高剂量、频繁给药来增加 MIC 上时间；例如，治疗肺炎链球菌感染的阿莫西林（MIC 1 ～ 2μg/ml）剂量为 90mg/（kg·d），当分三次给药时，MIC 上时间可达 7 ～ 8h，而如果分两次给药，MIC 上时间仅为 5 ～ 6h。

常见的 β- 内酰胺酶抑制剂本身在结构上是 β- 内酰胺类（包括舒巴坦、克拉维酸和他唑巴坦，不包括阿维巴坦或伐巴坦），但它们通常不具有抗菌活性。相反，它们充当“诱饵”，结合细菌的 β- 内酰胺酶，从而使它们的伴侣药物可以自由地结合目标 PBP。它们可与氨基青霉素类联用，如阿莫西林 - 克拉维酸（口服）和氨苄西林 / 舒巴坦（Ⅳ），从而对甲氧西林敏感的金黄色葡萄球菌（methicillin-susceptible S aureus，MSSA）、卡他莫拉菌、克雷伯菌属和产 β- 内酰胺酶的革兰氏阴性菌（如一些流感嗜血杆菌，大肠埃希菌）以及厌氧菌（如脆弱拟杆菌和梭杆菌属）有更大的抗菌活性。这使得它们对于治疗混合感染非常有用，例如犬咬伤或扁桃体和咽旁脓肿、眼眶蜂窝织炎、破裂性阑尾炎的降阶梯治疗，以及难治性鼻窦炎和中耳炎。值得注意的是，它们在治疗肺炎链球菌或其他链球菌感染方面没有优势，因为这些细菌不产生 β- 内酰胺酶。哌拉西林 / 他唑巴坦的抗菌谱也得到了扩大，甚至可能覆盖铜绿假单胞菌。这种药物在复杂的腹部感染和医院获得性肺炎中有一定的应用价值，但由于其广谱性和引起急性肾损伤(acute kidney injury，AKI)的风险，当与万古霉素联用时应特别谨慎。虽然青霉素类和氨基青霉素类药物的渗透性很好，但对 β- 内酰胺酶抑制剂的渗透性了解甚少。β- 内酰胺与 β- 内酰胺酶抑制剂的联合使用会导致腹泻，尤其是阿莫西林 / 克拉维酸，因此应注意克拉维酸的剂量。

（2）耐酶青霉素：耐酶青霉素含有保护 β- 内酰胺环的结构，使其不易被窄谱 β- 内酰胺酶（青霉素酶）水解，而几乎所有 MSSA 都会产生这种窄谱 β- 内酰胺酶，因此耐酶青霉素可用来治疗 MSSA 感染。这类药物包括萘夫西林、苯唑西林、甲氧西林和双氯唑西林。但药物相关的肾毒性和肝毒性限制了它们的使用。药物热、皮疹，以及中性粒细胞减少也比较常见。苯唑西林和甲氧西林通过肾脏排泄，而萘夫西林通过胆道代谢。萘夫西林对静脉有刺激作用，难以通过外周静脉输注，而且还可能造成药物外渗，因此最好通过大血管或中心导管给药。由于这类药物的费用和副作用，它们在很大程度上被头孢唑林(静脉)和头孢氨苄(口服)取代，但其静脉给药方式在治疗由 MSSA 引起的心内

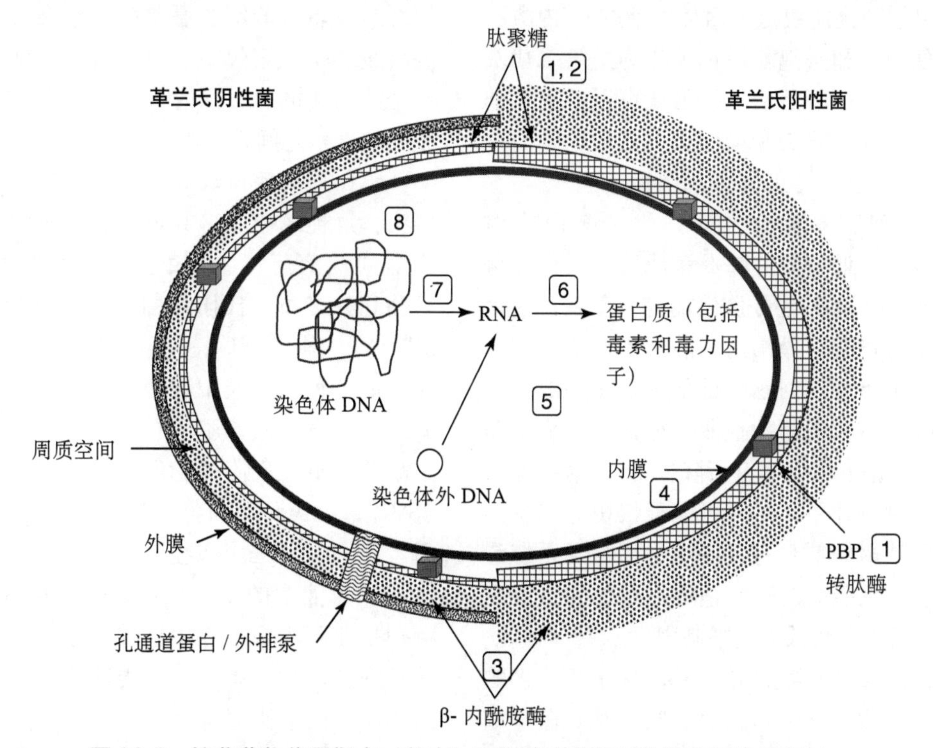

图 39-2　抗菌药物作用靶点（数字）和细菌耐药机制的细菌细胞示意图

膜炎和中枢神经系统（central nervous system，CNS）感染方面仍占有一席之地。在适当的情况下，双氯西林可作为降阶梯口服治疗，也可用于成人皮肤/软组织感染（skin/soft tissue infections，SSTI）的门诊治疗。

3. β-内酰胺：头孢菌素类　头孢菌素类药物通常按“代”分类，这不是一种化学关系，代表了基于与各种PBP结合的抗菌谱的相似性。上述对β-内酰胺类抗生素的耐药机制同样适用于头孢菌素类药物。革兰氏阴性菌的β-内酰胺酶种类不断扩大，其中在临床实践中最成问题的是诱导型和超广谱β-内酰胺酶（inducible and extended spectrum β-lactamase，IBL和ESBL）。在美国批准使用的头孢菌素均没有抗肠球菌活性。

第一代头孢菌素包括头孢唑林（Ⅳ）和头孢氨苄（口服），主要用于治疗MSSA感染或作为泌尿系感染（UTI）的经验疗法。因为它们还具有抗A组链球菌的活性，因此对SSTI非常有效，并且可作为儿童的肌肉骨骼感染的初始治疗和降阶梯口服治疗。由于头孢氨苄在尿液中的浓度很高，在具有“抗药性”的病原体内也可达到足够的杀灭力，因此被认为是UTI的一线药物。在实验室中，头孢噻吩通常作为头孢唑林/头孢氨苄的替代品来进行药敏试验。

第二代头孢菌素包括头孢呋辛（Ⅳ）、头孢丙烯和头孢呋辛（口服）。与第一代头孢菌素相比，它们对革兰氏阳性球菌的活性有所降低，但仍在可接受范围内，同时对某些革兰氏阴性菌的活性更高，但不如第三代头孢菌素。它们对流感嗜血杆菌和卡他莫拉菌有较高的抗菌活性，包括产生能使氨苄西林失活的β-内酰胺酶的菌株。头孢西丁和头孢替坦也被认为是第二代头孢菌素，二者具有抗厌氧菌活性，因此可用于治疗非穿孔性阑尾炎、小儿胆管炎和盆腔炎。然而，耐药菌增多和半衰期短（头孢西丁）是其局限性。

与第一代头孢菌素相比，第三代头孢菌素对MSSA的活性显著降低，但对肺炎链球菌的活性显著增强。它们对携带窄谱β-内酰胺酶的需氧革兰氏阴性菌的抗菌活性也有增强。最常用的静脉制剂是头孢曲松和头孢噻肟；由于生产问题，目前头孢噻肟的供应有限。头孢他啶的抗菌谱与头孢曲松相似（与头孢曲松相比，肺炎链球菌的覆盖率有所降低），但对铜绿假单胞菌有一定的抑制作用，尽管可能很快诱导出耐药菌株。这些静脉注射制剂具有良好的中枢神经系统渗透性。头孢泊肟、头孢克肟和头孢地尼可作为口服药物的选择，但血清水平较低为其限制因素。

第四代头孢菌素头孢吡肟对MSSA保留相当大的活性，同时对铜绿假单胞菌和其他一些产IBL菌（如肠杆菌属）也具有活性。它是一种两性离子，因此能有效穿透革兰氏阴性菌的细胞外膜。尽管头孢吡肟对产IBL菌有效，但它会被超广谱β-内酰胺酶水解，因此在这种情况下通常没有优势。

头孢洛林酯是唯一一种能够治疗MRSA感染的头孢菌素，因为它具有结合MRSA中的PBP（PBP2a）的能力（由*mecA*编码）；但是，它对铜绿假单胞菌没有活性。头孢洛林酯最近已被批准用于儿童。

现在有两种与β-内酰胺酶抑制剂联合使用的头孢菌素，头孢他啶/阿维巴坦（批准用于儿童）和头孢洛扎/他唑巴坦。这些药物对铜绿假单胞菌具有活性，对许多其他高耐药革兰氏阴性菌的覆盖率也各不相同。

除头孢氨苄外，口服头孢菌素的血清药物浓度很低，可能达不到足够的MIC上时间。一般来说，它们吸收不良，且蛋白质结合度高，常用给药方案的给药间隔过长，不能有效发挥作用，所以它们不应该被广泛使用。对于对阿莫西林敏感的病原，口服头孢菌素在药代动力学上较差，应仅用于对青霉素过敏的患者。例如，当最可能的病原是肺炎链球菌时，大剂量阿莫西林比头孢地尼更有效。一般来说，β-内酰胺类药物在中耳和尿液中能够达到的MIC上时间更长，从而提高了治愈这些部位感染的可能性。

4. β-内酰胺：单内酰环类　氨曲南是美国唯一批准使用的单内酰环类药物。氨曲南对包括铜绿假单胞菌在内的需氧革兰氏阴性杆菌有活性。氨曲南还具有抗流感嗜血杆菌和卡他莫拉菌的活性，包括产β-内酰胺酶菌株。氨曲南最常见的用途是作为气雾剂治疗囊性纤维化患者的铜绿假单胞菌感染，以及作为严重β-内酰胺类抗生素过敏患者的替代疗法，因为除了共享一个共同侧链的头孢他啶之外，氨曲南和其他β-内酰胺类抗生素之间几乎没有交叉过敏反应。

5. β-内酰胺：碳青霉烯类　碳青霉烯类包括美罗培南、厄他培南、多利培南和亚胺培南，它们是非常广谱的抗菌药物，对革兰氏阴性需氧菌、大多数厌氧菌和许多革兰氏阳性菌有效。对MSSA（但不包括MRSA）、肺炎链球菌、粪肠球菌（不包括屎肠球菌）和其他各种革兰氏阳性菌具有一定的活性。除厄他培南外，对铜绿假单胞菌具有良好的活性，并对许多多重耐药的革兰氏阴性菌保持活性，包括那些产IBL和ESBL革兰氏阴性菌。亚胺培南与西司他丁组合使用，后者可抑制亚胺培南在肾脏中的代谢，从而升高其在血清和尿液中的浓度。但是，当用碳青霉烯类药物，特别是亚胺培南治疗中枢神经系统感染时，癫痫发作的频率会增加；碳青霉烯类药物也会降低丙戊酸的血药浓度。由于碳青霉烯类抗生素对多种细菌都具有活性，因此可作为单药用于经验性治疗，但是，过度使用与多药耐药的发生有关。使用碳青霉烯类药物的医院会面临许多不同种类的革兰氏阴性杆菌耐药的问题。由于细菌形成了一种孔蛋白 / 外排机制，这种耐药性可在数天内在某个患者中形成。因此，碳青霉烯类抗生素的使用应仅限于确诊感染（或具有极高风险感染）高耐药性病原的患者。携带 β- 内酰胺酶能够攻击碳青霉烯类抗生素的细菌现在已经存在，并且正在世界范围内蔓延；携带这些质粒的病原通常有许多耐药机制，并且几乎没有有效的治疗。为了对抗其中一些耐药机制，现在美罗培南可以与 β- 内酰胺酶抑制剂法硼巴坦（vaborbactam）一起使用，尽管在儿童中尚未批准。

6. *糖肽类药物（图 39-2，步骤 2）*　糖肽类包括万古霉素、特拉万星、奥利万星和达巴万星。它们的特点是分子量大，这阻止了它们穿透革兰氏阴性菌的外膜。像 β- 内酰胺类一样，它们也作用于细胞壁，通过防止末端氨基酸（D- 丙氨酸）的交联来抑制肽聚糖的合成。至于它们的疗效是与 MIC 上时间最相关，还是与 MIC/AUC 最相关，还存在争议。细菌主要通过以下方式保护自身：①将末端氨基酸转变为 D- 乳酸，使万古霉素无法结合；②加厚细胞壁（万古霉素中介和耐药金黄色葡萄球菌），从而使糖肽无法结合足够数量的靶标来防止交联。它们具有明显的肾毒性，是药物相关性 AKI 的常见原因。输注过快时还可引起红人综合征（输注时引起的皮肤潮红和瘙痒），这不是过敏反应，可通过缓慢输液（超过 2h）和预先使用苯海拉明或氢化可的松缓解。所有的糖肽类都有相似的抗菌谱，包括 MRSA、凝固酶阴性葡萄球菌、氨苄西林耐药肠球菌和耐药肺炎链球菌。口服万古霉素不会被全身吸收，但可以有效杀死胃肠道中的艰难梭菌。对于小儿严重或复发性以及成人所有艰难梭菌肠炎，IDSA 指南优先推荐口服万古霉素，而不是甲硝唑。糖肽类的给药策略各不相同，特拉万星每日给药一次，而达巴万星和奥利万星每周一次。这三种药物均没有被 FDA 批准用于儿童。

在过去 10 年中，万古霉素的经验性使用量大大增加。因此，耐万古霉素肠球菌（VRE）成为棘手的问题，尤其是在住院病房、重症监护病房和肿瘤病房。由于许多金黄色葡萄球菌菌株的固有毒力，万古霉素中介和万古霉素耐药金黄色葡萄球菌备受关注。在医院和重症监护室，应谨慎监测万古霉素的使用。当感染较轻或其他抗菌药物可能有效时，不应凭经验使用万古霉素，即使已经使用，一旦获知感染由对其他抗菌药物敏感的病原引起时，应立即停用万古霉素。需要注意在使用万古霉素前留取培养，因为口服替代药物的敏感性是不可预测的。

万古霉素的疗效需要有足够的药物浓度（对于中枢神经系统感染、心内膜炎和骨感染需达到 15 ～ 20μg/ml 的谷浓度，其他感染则达到 10 ～ 15μg/ml 的谷浓度）；而这在某些儿童年龄段很难达到。因此，药物浓度监测和剂量调整是必要的。如果每 6 小时给药不能达到足够的血药浓度，则可以连续输注。通常在第四次给药前抽血检测药物谷浓度，但如果患者有 AKI 风险，可更早检测。谷浓度过高会导致肾损伤，后续表现为肾功能受损。因此所有使用万古霉素的患者都应检查血清肌酐来监测 AKI。一些专家认为，万古霉素应基于 AUC[400 ～ 600（mg・h）/L] 进行给药，但是在儿科患者中，需要多次血清药物浓度监测和一定的剂量专业知识，因为药物谷浓度可能并不是预测 AUC 的良好指标。对于接受抗生素治疗数周至数月的患者，每周行临床和实验室评估（包括药物浓度、肌酐和全血细胞计数）将有助于监测药物毒性。

7. *达托霉素（步骤 4，图 39-2）*　达托霉素是一种独特的脂肽，可插入革兰氏阳性菌富含脂质的细胞内膜，导致去极化和细胞死亡。目前尚不清楚达托霉素的疗效与细胞内药物 MIC 上的时间更相关，还是与 MIC/AUC 更相关。而病原体通过改变细胞膜的电荷来保护自己，从而使达托霉素无法穿透内膜。由于达托霉素不能穿透革兰氏阴性菌外膜（包膜），因此它仅对革兰氏阳性菌有活性，并且对 MRSA 和耐万古霉素屎肠球菌有临床特异性。达托霉素可将其自身插入人体细胞（尤其是肌肉）的脂质层，从而导致磷酸肌酸激酶（creatinine phosphokinase，CPK）升高。已有达托霉素引起横纹肌溶解的报道，因此推荐对儿童进行 CPK 监测。因为达托霉素是一种类脂质分子，而肺表面活性物质会包裹药物，使其失去活性，所以通常不用于治疗肺部感染。

8. *甲氧苄啶 / 磺胺甲噁唑（步骤 5，图 39-2）*　磺胺类是最古老的一类抗菌药物，通常与甲氧苄啶固定组合使用（trimethoprim，TMP-SMX），以抑制叶酸合成途径中的两个步骤(然后抑制DNA生物合成，步骤8，图 39-2)，从而获得更好的疗效。磺胺类药物的疗效与 MIC/AUC 相关。耐药通常与结合靶标的改变或由于外排或进入减少而引起的药物浓度降低有关。TMP-SMX 可引起药物超敏反应，还偶可引起罕见的严重皮肤反应，如 Stevens-Johnson 综合征。它也可能导致严重的血液学异常，因此 G6PD 缺乏症患者应避免使用。TMP-SMX 在临床上最常用于治疗 MRSA 引起的皮肤软组织感染、泌尿系感染，以及嗜血杆菌属、志贺菌属或沙门氏菌属的敏感菌株引起的感染。TMP-SMX 是预防和治疗耶氏肺孢子虫感染以及诺卡氏菌、布鲁氏菌病和嗜麦芽窄食单胞菌的主要用药。其口服制剂生物利用度高，而静脉制剂需要每 6 ～ 12 小时给药一次，液量要大，且每次输注时间要求超过2h，因此很少通过静脉途径给药。具有显著耐药性的病原体包括A组链球菌、肺炎链球菌和各种革兰氏阴性菌。

9. *甲硝唑（步骤6，图39-2）* 甲硝唑是一种前药，只能通过厌氧菌、阿米巴和其他原虫类病原体转化为其活性形式。尚不清楚这些活性中间产物是否结合DNA、RNA或必需蛋白质从而导致细胞死亡。杀菌效果与MIC/AUC有关。它具有PAE和较长的半衰期，因此可以比目前建议的每天3～4次的给药频率更低。治疗小儿阑尾炎时，通常每天服药一次。其耐药机制尚未研究透彻，但可能与药物不能转化为活性形式有关。甲硝唑对革兰氏阴性菌和革兰氏阳性厌氧杆菌（如拟杆菌、梭杆菌、梭状芽孢杆菌、普氏杆菌和卟啉单胞菌）最具活性。而革兰氏阳性厌氧球菌，如消化球菌和消化链球菌，则通常对青霉素或克林霉素更敏感。甲硝唑是治疗细菌性阴道病的首选药物，也是治疗艰难梭菌小肠结肠炎的推荐药物之一。它对包括贾第鞭毛虫和溶组织内阿米巴在内的许多原虫均具有活性。甲硝唑还具有很高的生物利用度，并且具有包括CNS在内的极好的组织渗透性。

10. *大环内酯类（步骤6，图39-2）* 常用的大环内酯类抗生素包括红霉素、阿奇霉素和克拉霉素。它们通过阻断50S核糖体亚单位的RNA翻译和组装来抑制蛋白质合成。功效与MIC/AUC有关。微生物通过甲基化或药物外排改变大环内酯结合位点来保护自己。由于给药容易且耐受性好，阿奇霉素是全世界最常用的大环内酯类药物，也是美国最常用的抗菌药物之一。这表明大环内酯类药物很可能被过度使用，因为治疗指南很少推荐这类药物作为一线治疗，而且在其常见治疗的肺炎链球菌中的耐药率很高。早期接触大环内酯类药物与婴儿肥厚性幽门狭窄相关。尽管阿奇霉素被认为比红霉素的风险更低，但它们都延长了QTc间期，在高危患者中应用时应加以考量。

阿奇霉素的分布容积大，半衰期长；在5d疗程后，药物还能在细胞内存在约10d。阿奇霉素可用于治疗弯曲杆菌、志贺氏菌和沙门氏菌感染，包括对氨苄西林和TMP-SMX耐药的伤寒，因此可用于治疗可疑细菌感染导致的旅行者腹泻。所有大环内酯类药物都对许多天然耐细胞壁活性抗菌药物的细菌具有抗菌活性，并且是百日咳博德特氏菌、肺炎军团菌、肺炎衣原体、肺炎支原体和沙眼衣原体感染的首选药物。阿奇霉素和克拉霉素对某些分枝杆菌也有抗菌活性。但其他常见病原体如肺炎链球菌、A组链球菌、金黄色葡萄球菌和嗜血杆菌属等的耐药性限制了阿奇霉素对中耳炎、鼻窦炎和社区获得性肺炎（支原体除外）的疗效。

11. *林可酰胺类（第6步，图39-2）* 克林霉素通过抑制50S核糖体亚基的肽基转移酶来靶向抑制蛋白质合成。它的疗效与MIC/UC有关。由结合位点甲基化介导的耐药性可能是结构性的，或者只有在红霉素诱导后才能检测到（使用D-检验）。另一种耐药机制是药物外排。克林霉素具有很高的生物利用度，除了脑脊液和尿液外，对大多数身体组织都有很好的渗透性；因此克林霉素不应用于中枢神经系统感染和泌尿系感染。虽然克林霉素不用于治疗中枢神经系统细菌感染，但它能够达到的CNS药物水平足够治疗中枢神经系统弓形虫病（杀寄生虫浓度为6ng/ml），尽管如此，克林霉素并不是中枢神经系统弓形虫病的一线药物。尽管耐药性正变得越来越普遍，克林霉素对许多厌氧菌和革兰氏阳性需氧菌都具有抗菌活性，包括肺炎链球菌、化脓性链球菌和MRSA。它对肠球菌无效。由于其独特的抗菌谱，它常用于治疗需氧革兰氏阳性菌和厌氧菌的混合感染，如鼻窦炎及牙齿、口腔和颈部的脓肿，盆腔炎，以及压疮引起的深部感染。因为它能抑制蛋白质合成（从而抑制毒素的产生），所以经常被用作治疗严重毒素介导的疾病（如中毒性休克综合征）的辅助药物。它也被认为比β-内酰胺类药物对未引流脓肿中可能存在的非复制性细菌更有效。在成人中，克林霉素与艰难梭菌相关的假膜性结肠炎相关，但是这种相关性在儿童中并不常见，尽管腹泻是常见的副作用。虽然克林霉素是一种古老的药物，但它通常比替代药物更昂贵并且存在适口性问题。

12. *噁唑烷酮类（步骤6，图39-2）* 利奈唑胺是首个使用的噁唑烷酮类抗生素。它以核糖体RNA的50S亚单位为靶点，以防止蛋白质合成的启动。尽管结合位点的一种独特突变使得耐药性越来越普遍，但噁唑烷酮类与其他核糖体活性抗菌药物的交叉耐药并不常见。疗效与MIC/AUC有关。利奈唑胺具有广谱抗革兰氏阳性菌的活性，抗菌谱还包括一些厌氧菌，但通常保留给特定的耐药菌（如VRE）感染时使用，除非患者有应用一线药物的禁忌（如MRSA感染患者由于明显的肾功能不全而需避免使用万古霉素）或需要口服治疗但无其他备选口服制剂时。利奈唑胺抗革兰氏阴性菌的活性非常有限。利奈唑胺有静脉剂型和口服剂型，由于口服制剂生物利用度极高，故常口服使用。利奈唑胺在儿童中安全且耐受性好，但中性粒细胞减少症和血小板减少症是常见的，而且常常是剂量限制性的。对于有较高风险出现不良反应的患者和接受治疗2周及以上时间的患者，应对全血细胞计数进行监测。利奈唑胺是一种单胺氧化酶（monoamine oxidase，MAO）抑制剂，不应用于服用MAO抑制剂的患者。

13. *四环素类（步骤6，图39-2）* 四环素类抗生素包括多西环素（强力霉素）、米诺环素、替加环素和依拉环素，它们在 30S 核糖体亚基上与转移 RNA（transfer RNA，tRNA）相互作用，以阻止蛋白质合成。当微生物产生保护 tRNA 靶点的蛋白质或编码外排泵以降低细胞内药物浓度时，就会产生耐药性。疗效与 MIC/AUC 有关。四环素类药物广泛有效，但最常用于百日咳杆菌、多种立克次体、衣原体 / 嗜衣体和支原体感染。多西环素还可用于根除盆腔炎和非淋菌性尿道炎中的沙眼衣原体。在四环素类药物中，多西环素往往是首选药物，因为它比四环素耐受性更好，每日两次给药方便，还可以与食物同服。四环素类药物的显著副作用是恒牙染色，因此，如果有替代方案，8 岁以下的儿童一般不应接受长疗程（多西环素超过 21d）治疗。但是，单疗程的四环素不会带来明显的牙齿染色风险。光敏性增加是一个明显的副作用，米诺环素（通常用于痤疮）与 DIHS 有特殊的联系。

多西环素用于治疗 Q 热和立克次体感染（洛基山斑点热、埃立克体病、无形体病、立克次体痘）以及地方性和鼠型斑疹伤寒。它也是治疗疏螺旋体病（莱姆病、回归热）的一线药物。多西环素还可作为大环内酯类药物的替代品，用于治疗肺炎支原体和肺炎支原体感染，也可治疗鹦鹉热、布鲁氏菌病和多杀巴斯德杆菌感染。多西环素还对 MRSA 保持良好的活性。

替加环素是一种甘氨酰环素（四环素的类似物），对许多革兰氏阴性需氧菌、厌氧菌和革兰氏阳性球菌（包括 MRSA 和肠球菌）具有活性。替加环素对铜绿假单胞菌无效，但对 VRE 和除铜绿假单胞菌以外的耐药革兰阴性菌有效。如果有其他可供选择的敏感抗生素，则不应使用替加环素。替加环素被批准用于 8 岁以上的儿童。

14. *氨基糖苷类（步骤 6，图 39-2）* 氨基糖苷类包括庆大霉素、妥布霉素、阿米卡星和链霉素。它们与核糖体 RNA 的 30S 亚基结合以抑制蛋白质合成。需要有 MIC 上的药物浓度高峰才能发挥功效。由于在应用氨基糖苷类药物后很长一段时间内微生物仍不能复制（抗生素后效应，postantibiotic effect，PAE），因此可以每天服用一次。然而，由于儿童的清除速度更快，每天一次的给药方案在儿科中仍存在争议。由于缺乏共识，给药策略存在差异。虽然疗效与适当的峰 MIC 比有关（目标峰值至少是 MIC 的 8 倍，以达到更长的 PAE），但毒性与谷浓度过高相关。肾毒性是最常见的，其次是耳毒性。细菌通过对氨基糖苷进行细菌酶修饰以限制其与靶点的结合，或通过改变孔蛋白通道导致药物进入的变化而获得耐药性。氨基糖苷类药物对革兰氏阴性菌具有活性。当与 β- 内酰胺类和万古霉素（可破坏某些革兰氏阳性菌的细胞壁）一起使用时，可使氨基糖苷类更有效地进入细菌，从而具有协同作用。由于协同作用，低氨基糖苷剂量对 B 组链球菌、肠球菌、葡萄球菌和单核细胞增生李斯特菌均有活性。所有氨基糖苷类药物对假单胞菌都有活性，尤其是妥布霉素。阿米卡星对微生物修饰的敏感性较低，因此对其他氨基糖苷类耐药的病原体可能仍对阿米卡星敏感。但是，通常认为将一种氨基糖苷类药物添加至另一种有抗菌活性的药物，例如针对革兰氏阴性菌（如铜绿假单胞菌）感染的 β- 内酰胺类药物，会增加毒性而不是益处。不过，在等待病原鉴定和药敏试验的期间，这种联合用药的方案仍然可作为经验治疗用于有耐药革兰阴性菌感染风险的患者。妥布霉素和阿米卡星都有吸入制剂，尽管其肺泡渗透性尚不明确，但它们已经用于囊性纤维化的患者。在结核病流行的地区和国家，链霉素仍在使用，但耳毒性限制了它在其他方面的用途。氨基糖苷类药物的脑脊液渗透性均不佳，因此中枢神经系统感染时首选第三代头孢菌素治疗。此外，氨基糖苷类药物在酸性环境中也不活跃，从而限制了其在脓肿和骨中的抗菌活性。

由于其肾毒性和耳毒性，有必要监测肌酐和治疗药物浓度。药物水平通常在第三次和第四次用药之间进行检查，但对于肾功能损害高风险的儿童则要早些检查。庆大霉素和妥布霉素的功效与药物浓度峰值有关，每 8 小时一次给药时峰值应达到 8 ～ 12μg/ml，而每天一次给药时，峰值则需达到 20 ～ 30μg/ml。目的是使谷浓度低于 2μg/ml，这与较低的毒性相关。对于阿米卡星，每 8 小时给药方案的期望药物峰浓度为 20 ～ 35μg/ml，谷浓度低于 10μg/ml。对于预期接受长期治疗的儿童，应每周检查药物浓度和肌酐，并应考虑听力筛查，尤其是那些谷浓度水平升高的儿童。

15. *利福霉素（步骤 7，图 39-2）* 利福霉素包括利福平、利福布汀、利福昔明和利福霉素 B。它们是唯一一类通过抑制 RNA 聚合酶来发挥作用的抗菌药物。它们对包括许多分枝杆菌在内的多种病原具有活性。但耐药性发展很快（通常是通过 RNA 聚合酶的突变），因此除非在特定的情况下，不应将其用作单一疗法。利福平单药疗法用于预防那些与接触流感嗜血杆菌或脑膜炎奈瑟菌有关的疾病，以及治疗结核分枝杆菌的潜伏感染。它也被用作组合疗法，以穿透植入假体材料患者的细菌生物膜。利福平和利福布汀用于活动性肺结核的联合治疗；由于利福平会降低某些抗 HIV 药物的水平，因此利福布汀通常优先用于联合感染人类免疫缺陷病毒（HIV）的患者。大多数利福霉素，特别是利福平，能诱导 P450 酶，降低许多其他药物的浓度，包括避孕药、阿片类药物、免疫抑制剂、抗 HIV 药物、一些化疗药物和一些麻醉剂，因此，在使用时必须权衡利弊，评估它们降低其他药物水平的风险。利福霉素会渗透到许多人体组织中，并使诸如泪液、尿液和粪便等体液变成橙色。这是一个重要且令人不安的副作用，应提醒患者注意，而且建议戴隐形眼镜的患者在治疗时戴框架眼镜以防止染色。利福霉素口服制剂具有很高的生物利用度。而利福昔明由于有不能被吸收的特点，可避免药物相互作用或副作用，用于治疗和预防12岁以上人群的旅行者腹泻，尽管这会导致耐药菌的获得（所有用于这些适应证的抗微生物药物也是如此）。

16. *氟喹诺酮类药物*（*步骤8，图39-2*） 氟喹诺酮类药物包括诺氟沙星、氧氟沙星、环丙沙星、左氧氟沙星、莫西沙星和加替沙星滴剂。它们以细菌拓扑异构酶为靶点，抑制DNA的复制和修复。疗效基于MIC/AUC。左氧氟沙星和环丙沙星对铜绿假单胞菌有抑制作用，莫西沙星对铜绿假单胞菌的全身活性降低。除革兰氏阴性菌外，左氧氟沙星对MRSA的某些菌株、肺炎链球菌和粪肠球菌（不是屎肠球菌）也有活性。它们还对许多非典型病原体具有活性，如支原体，衣原体和军团菌。氧氟沙星和左氧氟沙星用于治疗某些结核分枝杆菌和一些非典型的分枝杆菌感染。由于对脑膜炎奈瑟菌和鼠疫耶尔森菌具有活性，因此环丙沙星是预防接触者患病的用药选择之一。氟喹诺酮类药物对淋病奈瑟菌（尽管耐药性有所增加）和沙眼衣原体有活性。它们通常对旅行者腹泻的常见病原具有活性，但由于耐药性的增加，在许多地区，阿奇霉素已经替代氟喹诺酮类药物成为旅行者腹泻的一线用药。细菌通过将药物靶向结合的拓扑异构酶突变以避免药物的结合，或通过药物外排而产生耐药性。这类药物与细菌耐药性和继发性艰难梭菌感染高度相关。当这些病原体获得编码抗药性的突变时，它们通常伴随着编码对其他种类抗菌药物抗性的基因。它们还选择高毒力、高传播力的艰难梭菌菌株，这些菌株不仅危及接受氟喹诺酮治疗的患者，而且因为可传播，还会危及同一单元的其他患者。如果医院环境中出现艰难梭菌感染暴发，适当的干预措施是停止使用这些药物。氟喹诺酮类药物还与成人肌腱断裂有关，导致FDA警告限制使用，此外，还与儿童关节病有关，并可延长QTc间期。氟喹诺酮类药物具有很高的生物利用度，通常口服使用。需要注意的是，它们会被二价阳离子灭活，因此不能与多种维生素、含乳制品或婴儿配方奶粉一起使用，这一特点使这类药物很难用于婴儿和儿童。鉴于上述问题，氟喹诺酮类药物应谨慎用于儿童和成人。尽管它们确实在治疗对其他种类药物具有耐药性的病原中占有一席之地。

17. *抗真菌药* 抗真菌药物的种类较少，但治疗的原理与抗菌药物相似。两性霉素B是一种与麦角固醇（不是哺乳动物细胞膜的成分）相互作用以破坏真菌细胞膜的多烯。两性霉素B也抑制真菌ATP酶。它可用于脱氧胆酸盐或脂质体/脂质复合物制剂，后者能够减少包括肾毒性在内的副作用。脂基和传统两性霉素不可互换使用。评价其疗效的参数是峰浓度与MIC的比值。两性霉素对多种酵母和霉菌具有活性，但不能覆盖一些少见却重要的病原。两性霉素也是某些原生动物感染（如利什曼原虫属）的主要治疗手段。

唑类是另一类重要的抗真菌药物，包括酮康唑、氟康唑、伊曲康唑、伏立康唑和泊沙康唑。唑类药物疗效参数为MIC/AUC。唑类药物通过抑制将羊毛甾醇转化为麦角固醇的酶而起作用。它们的抗真菌谱、组织渗透性、副作用、药物相互作用和生物利用度各不相同，在选择药物和给药途径时，应考虑所有这些因素。有些唑类药物需要监测血药浓度。

棘白菌素（米卡芬净、卡泊芬净、阿尼芬净）是可用于全身性真菌感染的第三类抗真菌药物。这些药物已成为治疗酵母菌的主要药物，它们通过抑制对细胞膜完整性重要的酶[β-(1-3)-D-葡聚糖]而发挥作用。与霉菌（如曲霉属）相比，它们通常能更快速，更可靠地杀死酵母菌（如念珠菌）。它们对曲霉菌以外的大多数霉菌的活性极低。由于脑脊液和尿液药物渗透性差，棘白菌素不能可靠地用于中枢神经系统或泌尿系感染。它们的抗真菌谱和副作用通常相似。

最后，氟胞嘧啶是一种不常用的抗真菌药物，它可以抑制真菌蛋白质的合成。由于其中枢神经系统穿透力高，因此仅作为部分中枢神经系统真菌感染的辅助剂。由于费用和常见引起中性粒细胞减少，其使用受到严重限制。尽管在药敏尚未可知/不可预测、组织渗透性不明，或过渡至口服药物时（因为伏立康唑或泊沙康唑的治疗药物浓度通常很难在儿童中获得）可考虑使用，但其联合治疗仍存在争议。关于抗真菌药和一些抗寄生虫药的更多详细信息，请参见第43章。表39-3～表39-5中包含的信息有限。

18. *抗病毒药物* 抗病毒药物是一组复杂的药物，针对病毒生命周期的各个阶段。因为病毒复制依赖于真核宿主的细胞机制，所以其生命周期只发生在宿主细胞内。抗病毒药物可针对不同的阶段发挥作用，包括病毒进入宿主细胞，细胞内病毒脱壳，整合，核酸复制，组装/包装和病毒从宿主细胞释放。另一方面，病毒的生命周期也各不相同，有时需要感染特定的细胞类型，需要某些特定的宿主蛋白和（或）整合入宿主DNA中。最后，许多病毒，特别是RNA病毒，会迅速产生抗药性突变体，这使得抗病毒药物的开发面临挑战。抗HIV药物在第41章中讨论；抗流感和抗疱疹[HSV、巨细胞病毒（CMV）、EB病毒（EBV）]药物在第40章中讨论；抗肝炎病毒药物在第22章中讨论。

（*译者：桑　田*）

第 40 章

病毒和立克次体感染

Daniel Olson, MD；Myron J. Levin, MD；Edwin J. Asturias, MD

一、病毒感染

大多数儿童期的感染是病毒导致的，常见呼吸道和肠道的混合病毒感染或病毒细菌感染，可以表现为儿童期，尤其是幼儿期的长时间无症状排毒。因此，检测到某种病毒并不一定代表这种病毒就是导致疾病的原因。而且，病毒通常是细菌性呼吸道感染（如中耳炎、鼻窦炎和肺炎）的诱发因素。

目前，利用抗原或核酸技术可以在 24h 内完成许多呼吸道病毒和疱疹病毒的检测。聚合酶链反应（polymerase chain reaction，PCR）扩增出病毒基因可以检测到以前没有识别到的感染。现在通过单一检测系统（多重分析）可以同时检测引起相似症状（如呼吸道感染、胃肠道感染、脑炎 / 脑膜炎）的多种病原体。可用的检测方式千差万别，出结果时间也各不相同，而且可同时检测病毒和细菌。新的诊断测试改变了有关病毒性疾病的一些基本概念，使病毒感染的诊断更加明确，也更加复杂。因此，只有质量控制流程完备的实验室才能进行上述试验。由于有针对性的抗病毒药物，对某些严重病毒感染实现早期诊断的价值亦随之增加。表 40-1 列出了病毒感染的诊断试验。当准备行病毒感染诊断试验时，应联系病毒诊断实验室以获取有关标本收集、处理和运输的详细信息。表 40-2 列出了儿童红疹的常见原因，在某些病毒性疾病的鉴别诊断中应考虑这些因素。

二、呼吸系统感染

许多病毒感染可导致上呼吸道和（或）下呼吸道的症状和体征。许多所谓的呼吸道病毒也可以导致完全不同的非呼吸道疾病（例如：由腺病毒引起的肠炎、膀胱炎或心肌炎；由副流感病毒引起的腮腺炎）。呼吸道病毒可以在呼吸系统的任何区域引起疾病，但某些病毒倾向于与某个解剖区域紧密相关 [如副流感病毒与吼哮、呼吸道合胞病毒（respiratory syncytial virus，RSV）与细支气管炎] 或散发流行（如流感、RSV 和副流感）。因此，通常不可能仅从临床角度就确定造成某个儿童感染的病毒种类。病毒实验室提供的信息对于流行病学、治疗和预防通常很重要。在免疫功能低下的患者中，对健康人通常不致病的病毒会引起严重的肺炎。

1. 引起普通感冒的病毒 普通感冒综合征（也称为上呼吸道感染）的特点是流鼻涕、鼻塞、咽痛、结膜炎、咳嗽和打喷嚏，可伴有低热。鼻病毒是普通感冒最常见的病因（占 30% ～ 40%），全年都可以发病，但在温带气候地区的寒冷月份更为常见。腺病毒也可在所有季节引起感冒，并且常见流行。RSV、副流感病毒、人类偏肺病毒（human metapneumovirus，hMPV）和流感病毒在秋末至冬季流行期间引起感冒综合征。冬季感冒综合征中有 5% ～ 10% 由多种冠状病毒株所致。在普通感冒期间，通常会检测到一种以上的病毒（占 25% ～ 50%）。新发现的呼吸道病毒，如人类博卡病毒（一种细小病毒）和几种多瘤病毒的确切作用正在研究中。肠道病毒可引起“夏季感冒”。普通感冒的病程通常为 5 ～ 7d。然而，呼吸道上皮的变化、局部黏膜肿胀和局部免疫功能的改变则可能诱发更严重的细菌性疾病（如中耳炎、肺炎和鼻窦炎）。在感冒期间和之后，呼吸道菌群会发生改变，而且在上呼吸道通常无菌的区域可检测到细菌。引起普通感冒的各种病毒还可引起哮喘发作。这些“感冒病毒”也是幼儿下呼吸道感染的常见原因。没有证据表明抗生素可以预防普通感冒的并发症，也不能缩短化脓性鼻炎的持续时间。

在 5% ～ 10% 的儿童中，这些病毒感染的症状可持续 10 天以上。与细菌性鼻窦炎类似，病毒性感冒也会引起鼻窦的异常，并且在计算机断层扫描（computed tomography，CT）中有所表现，因此，二者症状的重叠给临床诊治带来一定的困难。一些病毒在免疫力正常的儿童中只会引起轻微的疾病，如鼻病毒、流感病毒、RSV 和偏肺病毒，但是却可以在免疫受损或解剖学异常的儿童中引起严重的下呼吸道疾病。

表 40-1 病毒感染的诊断试验

病毒	快速抗原检测（标本类型）	组织培养平均报阳天数（范围）	血清学		PCR	备注
			急性	双份		
腺病毒	+（呼吸道、眼、肠道）	10（1～21）	–	+	+	通过特殊细胞系培养，抗原检测或 PCR 检测到“肠道”病毒株
虫媒病毒	–	–	+	+	+	急性期血清（IgM）可诊断多种形式的感染；可在第 7 天仍阴性。可能与其他既往感染的虫媒病毒呈交叉反应；通过中和试验确认
星形病毒	+RL	–	–	–	+RL	通过电镜诊断
杯状病毒（诺如病毒）	RL	–	–	–	+	PCR 通常可用于诺如病毒诊断；其他病毒目前仅 RL
基孔肯雅病毒	–	–	+	+	+	
科罗拉多蜱病毒	查红细胞（RBC）	–	–	RL，CDC	+	IgM 可能在病程 2～3 周才呈阳性
冠状病毒	–	RL	–	+	+	
巨细胞病毒	+（组织、尿液、血液、呼吸道分泌物、唾液）	2（2～28）	+	+	+	通过存在 IgM 抗体进行诊断；快速培养或 PCR；低亲和力抗体表明近期感染
登革热病毒	+（1～6d）	5（RL）	+	+	+（1～5 天）	血清学检测可能与寨卡病毒和黄热病病毒交叉反应，因此在急性期首选 PCR 或 NS1 抗原检测
肠道病毒	–	3（2～8） 柯萨奇 A 病毒；难以培养		+	+	PCR 比培养更敏感； 脊髓灰质炎病毒也可在培养物中分离并通过 PCR 检测
EB 病毒	–	–	+	++	++	单个血清学测试定义感染状态；异源抗体敏感性较低
汉坦病毒	–	–	+	ND	RL（血液，非灌洗液）	通过 IgM 抗体诊断
甲型肝炎病毒	–	–	+	ND	RL	通过 IgM 抗体诊断
乙型肝炎病毒	+（血液）	–	+	ND	+	通过乙型肝炎表面抗原或 IgM 抗核心抗体的存在进行诊断
丙型肝炎病毒	–	–	+	ND	+	阳性血清学提示丙型肝炎可能是病原体；PCR 为确诊试验。PCR 可能在血清学阳性之前报阳
丁型肝炎病毒			+		+	
戊型肝炎病毒			+		+（RL）	
单纯疱疹病毒	+（黏膜，呼吸道分泌物，皮肤，血液，结膜，CSF）	1（1～5）	+	+	+	血清学很少用于单纯疱疹的诊断；在特定病例时使用 IgM 抗体
人类疱疹病毒 6 型和 7 型	–	2（RL）	+	+	+	玫瑰疹；血清学类型特异性；PCR 和血清学的敏感性较低

续表

病毒	快速抗原检测（标本类型）	组织培养平均报阳天数（范围）	血清学		PCR	备注
			急性	双份		
人类免疫缺陷病毒	+（血液）（免疫复合物的酸解离）；广泛用作第四代直接血液检测的一部分	15（5 ～ 28）	+	ND	+	除被动获得抗体（母体抗体在 15 个月内消失）外，抗体阳性提示感染；培养应用不广泛；PCR 用于婴儿早期诊断（检测 RNA 或 DNA）
人类乳头瘤病毒					+	通常做细胞学检查
人类偏肺病毒	+（呼吸道分泌物）	2	－	+	+	
流感病毒	+（呼吸道分泌物）	2（2 ～ 4）	－	+	+	抗原检测 40% ～ 90% 敏感（因病毒株而异） 首选 PCR
淋巴细胞性脉络膜脑膜炎病毒	－	－	+	+	RL	可以在哺乳鼠体内分离
麻疹病毒	+（呼吸道分泌物）	－	+	+	+	难以生长；IgM 血清学或 PCR 诊断
腮腺炎病毒	－	＞ 5	+	+	+	IgM-ELISA 抗体可用于单样本诊断
细小病毒 B19	－	－	+	ND	+	感染性红斑；IgM 血清学通常有诊断价值，但可能长期呈阳性
脊髓灰质炎病毒	+RL				+	
副流感病毒	+（呼吸道分泌物）	5（4 ～ 7）	－	+	+	血清学几乎没有用
狂犬病病毒	+（皮肤，结膜，可疑动物来源）	几乎未使用	+		CDC	通常通过抗原检测来诊断
呼吸道合胞病毒	+（呼吸道分泌物）	2（1 ～ 5）	－	+（几乎未使用）	+	快速抗原检测，90% 敏感；PCR 具有很好的敏感性
鼻病毒	－	4（2 ～ 7）	－	－	+	菌株太多，无法进行血清学分类
轮状病毒	+（粪便）	－	－	－	+	快速检测通常可靠；在最近接种疫苗的个体中可呈阳性
风疹病毒	－	＞ 10	+	+	+	培养前告知实验室，建议同时检测双份血清
水痘 - 带状疱疹病毒	+（皮肤[疱疹]刮擦，血液，脑脊液）	3（3 ～ 21）	+	+	+	
西尼罗病毒	－	RL	+	+	+	IgM 抗体通常在 1 周内检测到；PCR 只用于脑脊液
寨卡病毒	+	－	+	+	+	血清学检测可与登革病毒发生交叉反应，故在急性期时应首选 PCR 或 NS1 抗原

CSF，脑脊液；ELISA，酶联免疫吸附试验；PCR，聚合酶链反应；RBC，红细胞。+ 表示商业或广泛可用；－表示不能在市场上买到

注意：某些商业实验室的结果不可靠。RL 表示仅研究实验室可完成；CDC 表示与研究实验室或疾病控制与预防中心联系可完成特异性抗体滴度或 PCR 检测；ND 表示未完成

表 40-2　儿童红疹

病因	潜伏期（d）	前驱期表现	皮疹	实验室检查	备注，其他特征
腺病毒	4～5	URI；咳嗽；发热	麻疹样红斑（可有出血点）	正常；可有白细胞减少或淋巴细胞增多	上呼吸道症状或下呼吸道症状明显。没有 Koplik 斑。无脱屑。出血性结膜炎
登革热病毒	4～7	通常没有	早期表现为红斑；发热期表现为斑丘疹或荨麻疹	白细胞减少，血小板减少；转氨酶升高；PCR	皮疹被描述为“红色海洋上的白色岛屿”
药物过敏	暴露后任何时长	没有，或仅发热，或伴有肌痛、瘙痒	斑疹，斑丘疹，荨麻疹，或红皮病，靶样皮损	白细胞减少，嗜酸性粒细胞增多	皮疹多样。严重的反应可能类似于麻疹，猩红热；川崎病；可能明显的毒性
肠道病毒	2～7	各种类型的发热，寒战，肌痛，咽痛	可变；通常为斑疹，躯干或手掌、足底的斑丘疹；也可见囊泡或瘀点	PCR	皮疹多样，可能类似于许多其他感染的皮疹。可能会发生咽或手足口囊泡
单核细胞埃立克体病	5～21	发热；头痛；流感样症状；肌痛；GI 症状	可变；斑丘疹，出血点，猩红热样，血管炎样	白细胞减少，血小板减少，肝功能异常。血清学诊断；单核细胞内桑葚状包涵体	皮疹的分布可作为诊断的提示；季节性；蜱接触史；只有 45%的病例有皮疹
多形性红斑	—	通常没有或与潜在病因相关	散在红色斑丘疹性皮损；对称，肢体远端，手掌和足底；典型靶样皮损	正常或嗜酸性粒细胞增多	对药物（特别是磺胺类）或感染性病原体（如支原体；单纯疱疹病毒）的反应。荨麻疹，也可有关节痛
传染性单核细胞增多症（EB 病毒感染）	30～60	发热，不适	使用青霉素及相关药物的患者中，斑疹、猩红热样皮疹或荨麻疹出现率在 5%～100%（非青霉素过敏）	非典型淋巴细胞增多；异源抗体；急性相 EBV 的 EBV 特异性抗体；肝功能异常	咽炎，淋巴结肿大，肝脾大
青少年类风湿关节炎（全身性；斯蒂尔病）	—	高热，不适	一过性的斑点状橙红色皮疹（鲑鱼粉斑），受压部位明显（发热时皮疹明显）	炎症标志物升高；白细胞增多；血小板增多	寡关节炎或多关节炎；无症状的前葡萄膜炎
川崎病	未知	发热，颈部淋巴结肿大，易激惹	躯干和四肢多态性皮疹（可表现为红皮病）；手掌和足底发红，球结膜充血，口唇舌咽红。后期脱皮很常见。非典型川崎病可无上述表现	白细胞增多，血小板增多，ESR 或 CRP 升高；脓尿；白蛋白降低；培养和链球菌血清学检查阴性；安静状态心动过速	手足硬肿；病程延长；葡萄膜炎；菌性脑膜炎；对抗生素治疗无反应。发生冠状动脉和其他动脉的血管炎和动脉瘤（心脏超声）
钩端螺旋体病	4～19	发热（双相热），肌痛，寒战	变异性红皮病	白细胞增多；血尿，蛋白尿；高胆红素血症	结膜炎；可有肝炎，无菌性脑膜炎。啮齿动物，犬接触史
麻疹	9～14	咳嗽，鼻炎，结膜炎	斑丘疹；从颜面到躯干；持续 7～10d；前 1～2d 口腔黏膜可见 Koplik 斑	白细胞减少；抗麻疹 IgM	毒性。鲜红色的皮疹融合在一起，可脱屑。出现皮疹后体温下降。麻疹疫苗接种不完全

续表

病因	潜伏期（d）	前驱期表现	皮疹	实验室检查	备注，其他特征
细小病毒（感染性红斑）	10～17（皮疹）	轻症（流感样）	脸颊处斑丘疹（“掌掴脸颊”），前额，下颌；然后是四肢、躯干、臀部；可能会褪色并在数周内再次出现	IgM-EIA；PCR	紫癜袜套-手套样皮疹很少见，但很独特。慢性溶血性贫血患者可出现再生障碍危机。可能引起关节炎或关节痛
落基山斑疹热	3～12	头痛（眶后）；毒性；GI症状；高热；流感样	发热后2～6d出疹；手掌、足底、四肢可触及斑丘疹，向躯干扩散；瘀点	白细胞减少；血小板减少；肝功能异常；CSF细胞增多；出疹7～10天血清学呈阳性；活检可早期诊断	东部沿海地区和美国东南部；4～9月多发；蜱接触史
玫瑰疹（幼儿急疹）（HHV-6）	10～14	发热（平均4d；15%≥6d）	发热期结束时出现粉红色斑疹；一过性（只有20%出现皮疹）	正常；RT-PCR	通常为高热；热退疹出；幼儿状态良好。通常发生于6个月至3岁的儿童。可出现复杂型癫痫发作
风疹	14～21	通常没有	轻度斑丘疹；快速扩散到四肢；第4天消退	正常或白细胞减少	常见耳后、枕后淋巴结肿大。一些年长女孩可有多关节痛。临床表现轻微。风疹疫苗接种不完全
葡萄球菌烫伤样皮肤综合征	可变	易激惹，无热或低热	痛性红皮病，1～2d后眼睛、口周开裂；摩擦后呈大疱状（Nikolsky征）	如果只有葡萄球菌定植，则为正常；如果感染，会出现白细胞增多，有时还会出现菌血症	咽部正常。寻找葡萄球菌感染灶。常见于婴儿
葡萄球菌猩红热	1～7	热型可变	弥漫性红皮病；类似链球菌性猩红热，但眼睛可能充血，无“草莓”舌；咽部除外	由于局灶感染，白细胞增多很常见	常有局灶感染
Stevens-Johnson综合征	—	咽炎，结膜炎，发热，不适	多形性大疱性红斑；可大面积脱落；嘴唇出血；化脓性结膜炎	白细胞增多	典型的促变剂是药物（特别是磺胺类药物）；肺炎支原体和单纯疱疹感染。肺炎和尿道炎也可见
链球菌猩红热	1～7	发热，腹痛，头痛，咽痛	弥漫性红斑，“砂纸样”质地；颈部，腋窝，腹股沟区；扩散到身体的其余部分；7～14d脱皮；眼睛不红	白细胞增多；咽部或伤口A组链球菌培养阳性；咽部链球菌抗原试验阳性	草莓舌，咽红，伴或不伴渗出。眼睛、口周和眶周区域，手掌和足底除外。帕氏线。颈部淋巴结肿大。通常发生于2～10岁的儿童
中毒性休克综合征	可变	发热，肌痛，头痛，腹泻，呕吐	无触痛性红皮病；眼、手掌、足底、咽部、嘴唇发红	白细胞增多；肝酶和凝血功能异常；蛋白尿	金黄色葡萄球菌感染；中毒性多器官受累。手足肿胀。低血压或休克
寨卡病毒	3～7	可变	常见；红斑；斑疹，或斑丘疹；结膜炎	白细胞增多，血小板减少；转氨酶升高；PCR	皮疹常见，形态多变；常伴瘙痒；瘀点很少见；结膜炎很常见

CRP，C反应蛋白；CSF，脑脊液；EIA，酶免疫分析；ESR，红细胞沉降率；GI，胃肠道；HHV-6，人类疱疹病毒6型；PCR，聚合酶链反应；URI，上呼吸道感染

关于口服抗组胺药、减充血药或止咳药是否可以减轻儿童的症状，目前尚无一致的证据。FDA 建议不要在 2 岁以下的儿童中使用这些非处方药。局部使用减充血剂并不能显著改善鼻部的症状。也尚未证明维生素 C 具有明显的预防或治疗作用。锌疗法预防和治疗普通感冒，对成人可能有效，但剂量和一些副作用尚不确定。潮湿的空气和大蒜不会改变感冒的病程。

2. 腺病毒感染

诊断要点和主要特点

- 可引起多种综合征，取决于感染的腺病毒类型
- 上呼吸道感染；最值得注意的是伴有扁桃体炎和颈部淋巴结肿大的严重咽炎
- 结膜炎
- 肺炎
- 肠道腺病毒引起轻度腹泻
- 通过抗原检测、PCR 或培养进行确诊

腺病毒类型超过 50 种，占儿童期所有呼吸系统疾病病因的 5% ～ 15%，通常引起咽炎或气管炎，还包括儿童期下呼吸道感染的 5%。腺病毒感染在生命早期很常见（大多数＜ 2 岁），在接触呼吸道飞沫或污染物后 3 ～ 10d 起病。肠道腺病毒是儿童腹泻的一个重要病因，最常见于 4 岁以下的儿童。腺病毒引起的流行性呼吸道疾病在冬季和春季发生，尤其是在日托中心和机构等封闭环境中。由于腺病毒可在淋巴组织内潜伏感染，因此呼吸道或肠道无症状排毒颇为常见。

（1）腺病毒综合征各论

1）咽炎：咽炎是最常见的腺病毒性疾病，腺病毒也是儿童重症咽炎最常见的病毒性病因。发热和淋巴结肿大很常见。扁桃体炎可能是渗出性的。可能出现鼻炎和流感样全身性症状。咽炎也可伴有喉气管炎或支气管炎。

2）咽结合膜热：结膜炎可单独发生并持续时间较长，但更常伴有其他表现，包括耳前淋巴结肿大、发热、咽炎和颈部淋巴结肿大。眼部异物感和其他症状持续不到 1 周。下呼吸道症状并不常见。

3）流行性角膜结膜炎：症状包括严重的结膜炎伴点状角膜炎和偶发视力损害。异物感、畏光、结膜和眼睑肿胀是其特征。耳前淋巴结肿大和结膜下出血很常见。

4）肺炎：腺病毒引起的严重肺炎可在任何年龄段发生，在幼儿（＜ 3 岁）中尤为常见。胸片显示双侧支气管周围及下叶片状磨玻璃样间质浸润。症状持续 2 ～ 4 周。腺病毒性肺炎可引起肺组织坏死和永久性肺损伤，如支气管扩张和闭塞性细支气管炎。腺病毒导致的下呼吸道感染有典型的咳嗽和淋巴细胞增多，表现为类百日咳样综合征。腺病毒血清型 14 的一种新型变体可在儿童和成人中引起异常严重甚至致命的肺炎。

5）皮疹：类似麻疹、风疹或玫瑰疹的弥漫性麻疹样皮疹（很少有出血点）可单独发生或伴有呼吸系统症状，不伴 Koplik 斑。

6）腹泻：肠道腺病毒（40 型和 41 型）引起的腹泻在无热性儿童腹泻中占 3% ～ 5%，尤其是 4 岁以下儿童。

7）肠系膜淋巴结炎：发热和腹痛表现可类似阑尾炎。常伴有咽炎。腺病毒引起的淋巴结肿大可能是阑尾炎和肠套叠的一个诱发因素。

8）其他综合征：免疫抑制患者，包括新生儿，可能会发展成严重或致命的肺部或胃肠道感染或多系统受累疾病。对于免疫功能受损的儿童，出血性膀胱炎是一个严重问题。其他可能发生在免疫功能健全儿童中的罕见并发症包括脑炎、肝炎和心肌炎。腺病毒与特发性心肌病综合征有关。

（2）实验室检查和诊断：对呼吸道标本、结膜分泌物或粪便标本行 PCR 检查既快速又敏感，是腺病毒感染的首选诊断方法。传统的培养也可以诊断，但需要几天到几周的时间。而采用免疫诊断试剂的快速病毒培养技术可在 48h 内检测出腺病毒。也可以用这些试剂直接在呼吸道分泌物上对腺病毒感染做出诊断。这种方法比培养法更快，但敏感性稍欠。酶联免疫吸附试验（enzyme-linked immunosorbent assay，ELISA）可快速检测腹泻患者粪便标本中的肠道腺病毒。呼吸道腺病毒感染则可以通过比较急性期和恢复期的双份血清来进行回顾性诊断，但此法对于急性期诊断没有帮助。

（3）治疗：腺病毒感染尚无特效治疗方法。静脉输注免疫球蛋白（intravenous immunoglobulin，IVIG）可用于免疫功能低下的重症肺炎患者。过继性 T 细胞转移疗法在造血干细胞移植受者中已显示出令人鼓舞的结果。一些证据表明，西多福韦和一种更新的布罗福韦酯（一种西多福韦衍生物，具有良好的口服生物利用度，肾毒性更小）可成功治疗免疫功能低下的患者。

3. 流行性感冒（流感）

诊断要点和主要特点

- 发热、咳嗽、咽炎、不适、充血
- 肺炎
- 脑炎
- 季节性：晚秋至仲春
- 检测呼吸道分泌物中的病毒、病毒抗原或核酸

由于儿童缺乏对流感病毒的免疫力，症状性感染在儿童中很常见。流感的儿童感染率高于成人，是引

发社区疫情的重要因素。秋季和冬季是流感的流行季节。绝大多数在人类中流行的流感是由三种主要类型的流感病毒（A/H1N1，A/H3N2，B）引起的，抗原漂移使所有年龄段均易感。近年来，禽流感 A/H5N1 和 A/H7N9 在亚洲引起了孤立的人类疫情暴发，患者住院率高，死亡率高。猪源性甲型 H1N1 流感在 2009 年和 2010 年引起了人类大流行，此后又按季节呈周期性流行。

（1）临床特点：流感通过呼吸道分泌物传播和扩散，潜伏期 2 ～ 7d。

1）症状和体征：年长儿童和成人的流感表现为突发高热、严重肌痛、头痛和寒战等特征性综合征。由于这些症状太过突出，掩盖了相关的鼻炎、咽炎和咳嗽。通常没有皮疹，也没有明显的结膜炎、淋巴结肿大、渗出性咽炎或脱水性肠炎的表现。而发热、腹泻、呕吐和腹痛在幼儿中很常见。婴儿还有可能出现脓毒症样表现和呼吸暂停。胸部体格检查通常没有明显的异常。较少见的临床表现包括吼哮（A 型流感最严重）、哮喘加重、肌炎（尤其是小腿肌肉）、心肌炎、腮腺炎、脑病、肾炎和一过性斑丘疹。急性期持续 2 ～ 5d。咳嗽和疲劳可能持续数周。幼儿的排毒过程也可持续数周。

2）实验室检查：白细胞计数可以正常或偏低。即使在流行期间，儿童流感可能比成人流感更难识别，因此强烈建议进行特异的实验室检测。通过鼻咽上皮细胞的直接荧光抗体（DFA）染色、ELISA、光学免疫分析（OIA）和 PCR，可以在呼吸道分泌物中检测到病毒。PCR 的敏感性和特异性（接近 100%）最高，而且可在数小时内出结果，因而成为首选的检测方法。流感病毒可以在咽拭子或咽部冲洗液中培养 3 ～ 7d，但这主要对流行病学和抗病毒敏感性试验有价值。一些实验室使用快速培养技术，将样本离心到培养的细胞层上，并在 48h 后检测病毒抗原。但是除肺组织外，其他体液或组织用前述方法很难培养出来，因此用 PCR 检测更合适。使用血凝抑制试验可通过急性期和恢复期的双份血清进行晚期诊断。

3）影像学表现：胸部影像学没有特异性表现。在病情严重时，可能显示过度充气，支气管周围增厚，间质弥漫性浸润或支气管肺炎。肺门淋巴结不增大。胸腔积液在没有合并症的流感中很少见。

（2）鉴别诊断：流感需要和以下情况相鉴别。包括所有其他呼吸道病毒感染，肺炎支原体或肺炎衣原体感染（潜伏期较长，病程较长），链球菌性咽炎（咽部渗出或出血点，淋巴结肿大，无咳嗽），细菌性脓毒症（可能出现出血点或紫癜样皮疹），中毒性休克综合征（皮疹、低血压），以及立克次体感染（皮疹、不同季节、昆虫暴露）。高热、家庭成员先前或正在患病，以及社区中存在流感流行是流感与副流感或呼吸道合胞病毒感染的鉴别点。

（3）合并症和后遗症：下呼吸道症状最常见于 5 岁以下的儿童。2 岁以下儿童的住院率最高。流行性感冒可能导致患儿出现吼哮的症状。中耳、鼻窦或肺部的继发性细菌感染（通常是葡萄球菌）很常见。患有流感的儿童在服用阿司匹林时出现持久性呕吐或易激惹表现时应警惕 Reye 综合征。流感还会引起病毒性或病毒后脑炎，其脑部症状比伴随的呼吸道感染更为突出。尽管肌炎通常较轻并且可以迅速消退，但也有严重横纹肌溶解和肾衰竭的病例报道。

患有潜在肥胖症、心肺疾病、代谢性疾病、神经肌肉疾病或免疫抑制性疾病的儿童有患严重疾病的风险。

（4）预防：三价和四价流感疫苗分别为灭活疫苗（inactivated influenza vaccines，IIV）或减毒活疫苗（live attenuated influenza vaccines，LAIV），具有中等保护性（参见第 10 章）。流感疫苗应该在流感流行季之前接种，但是在同一个流行季节中，免疫效力可能会减弱。对于鸡蛋过敏的儿童，现在唯一的预防措施是接种疫苗后观察 30min，对鸡蛋有严重过敏反应（如除荨麻疹以外的任何症状）的儿童应在住院或门诊医疗机构中，在医务工作者的监护下完成疫苗接种。奥司他韦可用于有预防指征的 3 个月以上儿童的流感预防（儿童＜ 15kg，每天 30mg；15 ～ 23kg，每天 45mg；23 ～ 40kg，每天 60mg；＞ 40kg，每天 75mg）。吸入扎那米韦也可用于 5 岁以上的儿童，但应避免用于有哮喘或慢性肺疾病的儿童。对于无法接种疫苗或尚未产生免疫力的高危儿童（在初次接种疫苗后约 6 周内或在加强剂量后 2 周内），可考虑在流感流行病期间进行上述药物预防。为了预防发病，治疗应维持 2 周或更长时间，并在最后一例流感确诊后维持 1 周。

（5）治疗和预后：治疗包括一般支持治疗和肺部并发症的管理，特别是细菌混合感染。对于免疫功能正常的宿主，在症状出现后 48h 内使用抗病毒药物可有效治疗季节性流感。在住院儿童中，早期抗病毒治疗可缩短住院时间。治疗持续时间为 5d，剂量是预防剂量的 2 倍（请参阅上文）。对 2009 ～ 2010 年大流行期间免疫功能受损患者的研究表明，即使在发病 2d 后才开始使用奥司他韦也是有用的。帕拉米韦是一种神经氨酸酶抑制剂，其静脉制剂已被批准用于流感的治疗。

除非发生严重的心肺或神经系统损害，否则通常情况下流感可完全恢复。致死病例一般发生在小婴儿、免疫缺陷和解剖异常的儿童、孕妇、产后 2 周内的产妇以及肥胖者。对儿童流感的有效治疗或预防可显著降低流感季节急性中耳炎的发生率和抗生素的使用。

4. 副流感（吼哮）

诊断要点和主要特点

- 发热、鼻充血、咽痛、咳嗽
- 吼哮和细支气管炎
- 检测呼吸道中的活病毒、抗原或核酸分泌物

人类副流感病毒（human parainfluenza viruses，HPIV）是儿童吼哮最重要的病因。已知有四种类型的HPIV（HPIV1 ～ HPIV4）。HPIV 1 和 HPIV 2 的感染一般发生在 5 岁以内的儿童，导致大多数吼哮病例，通常在秋季暴发。大多数婴儿在 3 岁内感染 3 型病毒，1 岁以内最常见。HPIV 4 全年流行，其致病性可能低于其他类型。

（1）临床特点

1）症状和体征：潜伏期为 2 ～ 7d。起病急，包括伴有发热的上呼吸道感染（尤其是再暴露的大龄儿童）、喉炎、气管支气管炎、吼哮和细支气管炎（仅次于 RSV 的第二常见病因）。这些表现形式的相对发生率是型别特异的。HPIV（尤其是 1 型）可导致 65% 的幼儿吼哮病例，25% 的气管支气管炎和 50% 的喉炎。吼哮的特征是犬吠样咳嗽、吸气性喘鸣和声音嘶哑。HPIV 可导致婴儿和免疫缺陷儿童的肺炎，并在干细胞移植受者中造成特别高的死亡率。

2）实验室检查：通常根据临床表现做出诊断。病毒则可以通过 PCR（< 24h）、常规或快速培养技术（48h）或通过呼吸道分泌物中鼻咽上皮细胞的直接免疫荧光（< 3h）来鉴定。

（2）鉴别诊断：HPIV 引起的呼吸综合征很难与其他呼吸道病毒引起的呼吸综合征相鉴别。病毒性吼哮必须与 B 型流感嗜血杆菌（如果未接种疫苗）引起的会厌炎或其他细菌感染引起的呼吸道梗阻（如扁桃体周围脓肿）加以区分。

（3）治疗：目前尚无特效疗法或疫苗。吼哮的治疗在第 19 章讨论。体外试验证实利巴韦林有效，并已用于免疫功能受损的儿童，但其疗效尚未得到证实。

5. 呼吸道合胞病毒性疾病

诊断要点和主要特点

- 婴儿出现上呼吸道症状后的弥漫性喘息和呼吸急促（毛细支气管炎）
- 秋末至初春流行（1 ～ 2 月为高峰期）
- 胸片表现为过度充气
- 鼻腔分泌物中的 RSV 抗原或核酸检测

（1）概述：呼吸道合胞病毒（respiratory syncytial virus，RSV）是低龄儿童下呼吸道感染最重要的病因，占细支气管炎病例的 70% 以上和肺炎病例的 40%。RSV 感染在儿童期很常见。几乎所有儿童都会出现上呼吸道症状，20% ～ 30% 会表现为下呼吸道感染。RSV 感染每年暴发一次，发病率很高；60% 的儿童在出生后第一年感染，到 2 岁时，感染率达 90%。在感染高峰季节（温带气候地区的寒冷天气），临床诊断为细支气管炎的婴儿RSV感染的准确度堪比实验室检查。尽管存在血清抗体，再感染仍很常见。在同一个社区中，两种不同的基因型可以同时流行，也可以其中一种占主导地位。不同基因型流行率的年度变化是再感染的部分原因。然而，在正常儿童中，再感染通常只会导致上呼吸道症状。但免疫抑制的患儿却可能进展为重症肺炎。患有肺血增多型先天性心脏病、慢性肺疾病（如囊性纤维化）的患儿和 6 个月以下的早产儿（尤其是患有慢性肺病的早产儿）患重症的风险也高。目前尚无可用的疫苗。

（2）临床特点

1）症状和体征：最初的症状是上呼吸道感染，可伴有低热。典型疾病是细支气管炎，其特征是弥漫性喘息、可变的热型、咳嗽、呼吸急促和进食困难，严重者可出现发绀。还可能出现过度充气、啰音、呼气相延长、喘息、低氧和凹陷（呼吸辅助肌或胸腹壁回缩，是呼吸困难的一个常见体征）。由于肺过度膨胀，可触及下移的肝脏和脾脏，但肝脾没有扩大。在既往健康的儿童中，该病通常持续 3 ～ 7d。发热持续 2 ～ 4d，但是否发热与肺部症状无关，在肺部受累高峰期可能不发热。

出生后几个月内的早产儿还可能有呼吸暂停、喂养困难和睡眠增多的表现。呼吸暂停通常在几天后消失，代之以明显的细支气管炎症状。

较大儿童的 RSV 感染更容易引起气管支气管炎或上呼吸道感染。免疫功能低下的儿童和患有严重慢性心肺疾病的儿童除外，他们的原发感染可异常严重且病程延长，并且可再次发作严重的肺部炎症。

2）实验室检查：通过荧光抗体染色或 ELISA 快速检测鼻腔或肺分泌物中的 RSV 抗原仅需几个小时，而且灵敏度和特异度均超过 90%。实时 PCR 比抗原检测更灵敏，但费用也更高，经常被整合在同一检测中，可同时检测多种呼吸道病原体。快速组织培养方法需要 48h，灵敏度相当，但需要仔细收集和处理标本。

3）影像学表现：最常见的影像学表现是弥漫性过度充气和支气管周围增厚；单纯感染的病例还可出现肺不张和斑片状渗出，但胸腔积液很少见。下呼吸道感染的患儿中，有 25% 出现实变（通常为亚段）。

（3）鉴别诊断：尽管几乎所有的细支气管炎病例都是由流行期间的 RSV 感染引起的，但不能排除副流

感病毒、鼻病毒，特别是 hMPV 的可能。可能会发生与其他病毒或细菌的混合感染。喘息也可能是由哮喘、异物或其他气道阻塞引起的。当存在细湿啰音，且发热和喘鸣不明显时，RSV 感染可能与支原体或衣原体肺炎非常相似，两者也可以共存。囊性纤维化患者可出现类似 RSV 感染的呼吸系统症状；当有阳性家族史或有与胃肠道症状、低钠血症或低白蛋白血症相关的发育不良时，应尽快进行汗液氯化物检测。在咳嗽突出且婴儿小于 6 个月的情况下，还应考虑百日咳的可能性。当白细胞计数明显升高时，应考虑细菌重叠感染（中性粒细胞增多）或百日咳（淋巴细胞增多）。

（4）并发症：RSV 常常会造成中耳的感染。当存在继发细菌感染时（常为肺炎球菌或不可分型的流感嗜血杆菌），很容易出现症状性中耳炎。这是 RSV 感染最常见的并发症（发生率为 10% ～ 20%）。住院患儿中只有 0.5% ～ 1% 合并细菌性肺炎。突然出现发热和白细胞增多提示细菌感染。呼吸衰竭或呼吸暂停者可能需要机械通气，但在住院的健康足月儿中，上述情况的发生率低于 2%。肺部疾病和心肌炎可能并发心力衰竭。RSV 通常会导致哮喘加重。医院内 RSV 感染在疾病暴发期间非常普遍，以至于择期住院治疗或手术可能会被推迟，尤其是对于那些患有基础疾病的患者。精心设计防治院内扩散的措施势在必行（请参阅下一节）。

（5）预防和治疗：氧疗仅适用于血氧饱和度低于 90% 的婴儿和儿童。严重缺氧或因呼吸窘迫而不能进食的儿童必须住院，并在氧饱和度监测下给予湿化氧气，并给予管饲或静脉营养。抗生素、减充血剂和祛痰剂在常规感染的治疗中没有价值。RSV 感染的儿童应做好呼吸道隔离。在高峰季节（无论有无快速诊断测试）将患儿集中进行呼吸道隔离，强调手卫生，可减少医院内的传播。

临床医生不应给诊断为细支气管炎的婴儿和儿童使用沙丁胺醇或肾上腺素，因为这些药物对病程、住院率和住院时间不会产生影响。在 RSV 细支气管炎患儿中，也不应使用全身性皮质类固醇，除非合并哮喘和早产儿慢性肺疾病等基础病。对皮质类固醇疗法的大量研究进行的荟萃分析表明，使用皮质类固醇可显著缩短住院时间，尤其是对于那些病情严重的患者，但是在门诊患者中使用单剂量皮质类固醇对呼吸状况没有持续的作用，也不能降低住院率。

利巴韦林是唯一获批可用于 RSV 感染的抗病毒药物，通过雾化吸入给药。但它很少用于没有明显解剖异常或免疫缺陷的婴儿。因为在免疫健全且没有潜在解剖异常的婴儿，利巴韦林对于减轻疾病严重程度的作用甚微。几项研究提示，即使在高危婴儿中，利巴韦林治疗也没有显示出良好的临床反应，尽管一些数据表明，如果在疾病早期就开始使用，可能会有效。因此，利巴韦林仅用于免疫低下或解剖异常的严重疾病儿童和患有严重心脏病的儿童。

对于高危患者，建议在流行季节每月肌内注射人源 RSV 单克隆抗体，以预防 RSV 感染导致的严重疾病。对于高危儿童（第 10 章所述），也可考虑在 RSV 流行季节每月给药。长效单克隆抗体正在研发中。对免疫力低下的儿童使用被动免疫是合乎逻辑的，但尚无定论。RSV 抗体对已发病的感染无效。

（6）预后：虽然轻度细支气管炎不会遗留远期异常，但 30% ～ 40% 因这种感染而住院的患儿在儿童晚期会出现喘息，婴儿期 RSV 感染可能是哮喘的一个重要的促发因素。慢性限制性肺疾病和闭塞性细支气管炎是罕见的后遗症。

6. *人类偏肺病毒感染*

诊断要点和主要特点

- 咳嗽、鼻炎、咽痛
- 细支气管炎
- 呼吸道分泌物的病毒抗原或核酸检测

（1）概述：人类偏肺病毒（human metapneumovirus，hMPV）是呼吸道感染的常见病原，在流行病学和临床特征上与 RSV 非常相似。与 RSV、副流感、流行性腮腺炎和麻疹一样，hMPV 属于副黏病毒家族。人类是其已知的唯一宿主。血清流行病学调查表明，该病毒在全球范围内均有分布。超过 90%的儿童在 5 岁之前感染了 hMPV，通常在深秋到早春暴发期间。hMPV 占 2 岁以下儿童毛细支气管炎和肺炎病例的 15% ～ 25%。年龄较大的儿童和成人也可能出现症状性感染。

（2）临床特点

1）症状和体征：最常见的症状是发热、咳嗽、流涕和咽痛。 在 2 岁之前获得性感染 hMPV 的儿童中，40%～ 70%表现为细支气管炎和肺炎。无症状感染并不常见。其他表现包括中耳炎、结膜炎、腹泻和肌痛。在所有年龄段的儿童中，急性喘息都可以与 hMPV 相关，这增加了这种病毒和 RSV 一样可能引发气道高反应性疾病的可能性。hMPV 和 RSV 或其他呼吸道病毒的双重感染似乎是一种普遍现象，可能会导致发病率和死亡率增加。

2）实验室检查：首选的诊断方法是对呼吸道标本进行 PCR 检测。快速的载玻片培养（shell vial culture）不够敏感，但也是可以接受的。抗体检测最适合用于流行病学研究。

3）影像学检查：下呼吸道感染在胸部 X 线片上

经常显示为过度充气和斑片状肺炎。

（3）治疗和预后：目前没有抗病毒疗法可用于治疗 hMPV。利巴韦林具有体外抗 hMPV 的活性，但没有数据支持其治疗价值。患有下呼吸道疾病的儿童可能需要住院治疗和通气支持，但其发生率低于与 RSV 相关的毛细支气管炎。hMPV 感染的住院时间通常比 RSV 短。免疫受损儿童感染 hMPV 可导致严重或致命的疾病。

7. *人类冠状病毒感染*

诊断要点和主要特点

- 仅限于上呼吸道症状和体征的普通感冒
- 下呼吸道疾病和严重的急性呼吸综合征
- 免疫受损儿童的肺炎
- 通过 PCR 确诊

人类冠状病毒（human coronavirus，HCoV）是一种能感染人类和多种动物的 RNA 病毒。它们通过感染者呼吸道飞沫在易感者呼吸道的接种而传播。对于非严重感染，潜伏期为 2 ～ 5d，而严重急性呼吸综合征的潜伏期可能更长。每一年均有 HCoV 的感染，包括 OC43、NL63、HKU1 和 229E 株，表现为普通感冒和下呼吸道疾病（lower respiratory tract disease，LRTD）。然而，在免疫功能低下的儿童中，LRTD 更为频繁和严重。HCoV 感染病例的 10%～ 40%为与其他病毒的混合感染。

（1）HCoV 临床综合征

1）上呼吸道和下呼吸道感染：HCoV 的 229E、OC43、NL63 和 HKU1 株是仅次于鼻病毒的普通感冒的第二大常见病因，其感染导致的感冒表现为流涕、咽痛、咳嗽，偶伴发热。HCoV 也可表现为急性中耳炎或引发哮喘加重。HCoV 的 NL63 是仅次于副流感 1 型的导致吼哮的第二大常见原因。HCoV 的 HKU1 也可表现为急性胃肠炎。

2）严重急性呼吸综合征（severe acute respiratory syndromes，SARS）：我国 2002 年出现的 SARS-CoV 是三种新型的引起严重症状的 HCoV。它具有中等传染性，在多个国家引起流行，病死率约为 10%。中东呼吸综合征（MERS）-CoV 于 2012 年在沙特阿拉伯出现，传染性较低，但临床表现更为严重，病死率约为 30%。它在中东地区很流行，尽管人与人之间的传播也会发生，但通常由于与骆驼密切接触而患病。SARS-CoV-2 病毒于 2019 年在中国引发疫情，并在全球范围内传播。该病毒似乎比流感病毒更容易传播。HCoV 感染在免疫功能受损或解剖异常的成年人及老年人中，更易导致重症。受感染的儿童通常没有症状，或仅有较轻的症状，包括发热、咳嗽、肌痛、轻度腹泻和腹痛。有基础病的儿童可发生多器官功能障碍甚至死亡。

最近出现的 SARS-CoV-2 感染表现为发热、咳嗽，呼吸急促并不常见（COVID-19）。大多数具有肺部症状的儿童，影像学可表现为双侧病变，包括周围有晕征的磨玻璃影和偶发小结节。幼儿可长时间排出 SARS-CoV-2 病毒。

（2）实验室和诊断学检查：新型 SARS-CoV-2 的症状性感染儿童中，有 80% 病例的降钙素原升高。新型多重 RT-PCR 可检测包括 HCoV 的 229E、OC43、NL54 和 HKU1 株在内的呼吸道病毒。公共卫生实验室可通过 RT-PCR 检测导致严重疾病的新型冠状病毒，其中包括目前流行的 SARS-CoV-2。

（3）治疗和预防：最常见的 HCoV 引起轻度、自限性疾病。对于新型冠状病毒感染导致的严重疾病，特别是在免疫力低下的儿童中，1 型干扰素、利巴韦林和恢复性血浆可能会有益处。在体外对 HCoV 有效的抗病毒药物正在进行Ⅲ期试验，在 SARS-CoV-2 大流行期间疫苗正在迅速研发中。目前认为有助于限制传播的措施包括适当的手卫生，保持距离和隔离预防，以及为医护人员提供个人防护设备。接触者追踪和检疫对 SARS-CoV 有效，但这并未阻止 SARS-CoV-2 在 2020 年的大流行。

三、肠道病毒和副肠孤病毒导致的感染

诊断要点和主要特点

- 伴头痛和咽痛的急性发热
- 夏秋流行
- 其他常见表现：皮疹、非渗出性咽炎
- 为无菌性脑膜炎和病毒性脑膜炎的常见病因
- 并发症：心肌炎、神经损伤、新生儿致命疾病

肠道病毒（enterovirus，EV）是幼儿急性发热性疾病的主要原因。按抗原性可将小 RNA 病毒家族分为四类：脊髓灰质炎病毒（poliovirus，PV）、柯萨奇病毒 A 组和 B 组，以及埃可病毒。它们共同的 RNA 序列和基团抗原是肠道病毒特异性核酸和蛋白质诊断测试的基础。许多医疗中心都可以进行一步法 PCR 检测，几小时即可出结果。在 PCR 呼吸检测面板（panel）上，与鼻病毒的交叉反应很常见。病毒培养更具特异性，但需要 2 ～ 5d。PCR 是目前新生儿脑膜脑炎和严重不明原因疾病的诊断方法。

副肠孤病毒（parechovirus，HPeV）也属于小 RNA 病毒，是导致包括脓毒症和脑膜炎等儿童严重感染的主要原因。所有儿童在 2 岁之前都感染了 15 种类型的副肠孤病毒中的某些型别；5 岁之前感染另一些

型别。

EV 和 HPeV 的传播途径为粪 - 口传播或通过上呼吸道分泌物传播。多种肠道病毒在同一时间在社区内传播；夏季暴发在温带气候中很常见，但感染全年可见。继脊髓灰质炎病毒之后，柯萨奇 B 组病毒的毒性最强，其次是埃可病毒。神经疾病、心脏疾病和重症新生儿感染是最严重的疾病形式。

1. *急性发热性疾病*　伴随非特异性上呼吸道或肠道症状，婴幼儿突然发热和易激惹通常是由肠道病毒性疾病导致，尤其是在夏末和秋季。超过 90% 的肠道病毒感染并没有特异的临床表现。偶尔可见出血性皮疹；更常见的是发热的第 2 ～ 4 天出现弥漫性斑丘疹或麻疹样皮疹（通常在手掌和足底更明显）。疾病通常会很快恢复。同一患者在一个季节中可能发生不止一次发热性肠道病毒病。白细胞计数通常是正常的。由于婴儿会有发热和易激惹的表现，因此可能需要评估脓毒症或脑膜炎的可能，并住院治疗。这些婴儿中约有 50% 患有无菌性脑膜炎。病程为 4 ～ 5d。

2. *呼吸道疾病*

（1）急性发热性咽炎（acute febrile pharyngitis）：较大儿童的常见症状是持续 3 ～ 4d 的咽痛、头痛、肌痛和腹部不适。咽部可见小疱或丘疹，但不伴渗出。偶尔肠道病毒也可引起吼哮、支气管炎或肺炎。如在最近暴发的 EV68 中可见，肠道病毒也可能加重哮喘。

（2）疱疹性咽峡炎（herpangina）：疱疹性咽峡炎表现为急性发热和咽后壁灰白色小水疱，并迅速形成溃疡（数量＜ 20），沿后腭、悬雍垂和扁桃体柱呈线性排列。也可能会出现双侧面部溃疡。吞咽困难、流涎、呕吐、腹痛和厌食症也经常发生，腮腺炎或阴道溃疡很少见。症状在 4 ～ 5d 内消失。柯萨奇病毒 A10 与散发性发热性咽炎相关，称为急性淋巴结性咽炎，其特征是非溃疡性黄白色后咽部丘疹，分布与疱疹性咽峡炎相同。持续时间为 1 ～ 2 周。以支持治疗为主。

疱疹性咽峡炎需要与以下疾病相鉴别：原发性单纯疱疹性龈口炎（溃疡在前部较突出，并伴有牙龈炎）、口疮性口炎（无发热、反复发作、前部病变）、外伤、手足口病 [见皮疹（包括手足口病）一节的讨论] 和 Vincent 咽峡炎（沿牙龈线扩散的痛性牙龈炎；见于较大儿童；有基础口腔疾病）。

（3）胸膜痛（Bornholm 病，流行性肌痛）：由柯萨奇 B 组病毒（流行型）或许多非脊髓灰质炎肠道病毒（散发型）引起，胸膜痛与下肋骨或上腹部的单侧或双侧痉挛性疼痛突然发作有关。相关症状包括头痛、发热、呕吐、肌痛以及腹部和颈部疼痛。体格检查阳性体征包括发热、胸肌压痛、胸廓呼吸运动减弱，偶可闻及摩擦音。胸部 X 线片正常。血液学检查没有诊断价值。疾病持续时间通常不到 1 周。

这是一种肌肉疾病，但需要与细菌性肺炎、细菌性和结核性积液、地方性真菌感染（均依据影像学和听诊鉴别）、肋软骨炎（无发热或其他症状）和各种腹部疾病，尤其是引起膈肌刺激的疾病相鉴别。在日本，儿童和成人中也有 3 型 HPeV 导致急性肌痛的流行。强效镇痛剂和胸部夹板可减轻疼痛。

3. *皮疹（包括手足口病）*　EV 皮疹可表现为斑疹、斑丘疹、荨麻疹、猩红热样皮疹、出血点或水疱。最典型的是手足口病（由柯萨奇病毒引起，尤其是 A5、A10 和 A16 型），表现为舌、口腔黏膜、手和足上的小疱或红色丘疹。通常，皮疹出现在指甲附近和足跟上，可能持续 1 ～ 2 周。皮疹可伴有轻微的发热、咽痛和不适。皮疹也可在热退时出现，类似玫瑰疹。

（1）心脏受累：多种非脊髓灰质炎肠道病毒可引起心肌炎和心包炎，特别是柯萨奇病毒 B 型。通常，上呼吸道症状后会出现胸骨后疼痛、呼吸困难和活动耐力减低。查体可及摩擦音或奔马律。心脏超声可能提示心室功能障碍或心包积液，心电图可显示心包炎或心室易激惹。肌酸激酶可能升高，肌钙蛋白（hs-TnT）对急性心肌炎高度敏感。心脏受累的表现可能为轻症，大多数儿童能完全康复；但有时也可能致命。在婴儿中，其他器官可能同时受累；但年长的患儿常常只表现为心脏疾病（治疗见第 20 章）。肠道病毒 RNA 存在于一些扩张型心肌病或心肌炎病例的心脏组织中，这一发现的意义尚不清楚。EV71 在亚洲的流行，以及在美国的散发病例，与肠道病毒感染典型的黏膜皮肤表现后的严重左心室功能障碍和肺水肿有关。肠道病毒 71 还可导致孤立的严重神经系统疾病或伴有心肌疾病的神经疾病。

（2）新生儿重症感染：即使在健康新生儿，EV 感染也通常累及全身，且程度严重。临床表现包括发热、皮疹、肺炎、脑膜脑炎、肝炎、胃肠炎、心肌炎、胰腺炎和肌炎。经胎盘感染的新生儿在生后 1 周内发病，表现为伴发绀、呼吸困难和癫痫发作的脓毒症。院内暴发并不常见。鉴别诊断包括细菌感染和单纯疱疹病毒感染，坏死性小肠结肠炎，其他导致心脏或肝脏衰竭的原因，以及代谢性疾病。诊断依据脑脊液（cerebrospinal fluid，CSF）中单核细胞增多和粪便或咽部的 EV-RNA 检测，并通过 CSF、血液或尿液中病毒的 PCR 检测确诊。患儿常接受 IVIG 治疗，但疗效不确定。一些研究中的抗病毒药物（如 pleconaril 和 pocapavir）已显示出前景。被动获得的母体抗体可保护新生儿免受严重疾病的侵袭。新生儿副肠孤病毒感染的症状与 EV 相似，但发生在较大的新生儿中，而且几乎50%的感染新生儿需要收住ICU治疗。

4. 中枢神经系统疾病

诊断要点和主要特点

- 急性脑膜脑炎：头痛、发热、假性脑膜炎
- 不对称弛缓性麻痹；肌肉压痛和感觉过敏；感觉不受累；晚期肌肉萎缩

（1）脊髓灰质炎、急性弛缓性脊髓炎和急性弛缓性麻痹

1）概述：脊髓灰质炎病毒感染在90%～95%的病例中是无症状的；在约5%的病例中表现为急性发热性疾病，或在1%～3%的病例中表现为无菌性脑膜炎，伴有或不伴麻痹。世界上99%以上的人口已经消灭了脊髓灰质炎，现在只在尼日利亚、巴基斯坦和阿富汗有流行地区。由于接种疫苗或先前的无症状感染，大多数较大的儿童和成人都有抵抗力。在美国，偶尔有病例发生在未接种疫苗的外国旅行者或与来自流行地区的游客接触的低脊髓灰质炎疫苗覆盖率人群中。疫苗相关麻痹型脊髓灰质炎（vaccine-associated paralytic polio，VAPP）和脊灰疫苗衍生病毒（vaccine-derived polio virus，VDPV）是口服脊髓灰质炎疫苗（oral polio vaccine，OPV）变异并重获神经毒力的结果。后者引起了类似于野生型脊髓灰质炎的急性弛缓性麻痹（acute flaccid paralysis，AFP）的暴发。自2000年以来，灭活脊髓灰质炎病毒疫苗（inactivated poliovirus vaccine，IPV）是美国使用的唯一一种脊髓灰质炎疫苗，自2016年以来，全世界的儿童都在使用至少一剂IPV和二价OPV（1型和3型），以预防VDPV（见第10章）。其他非脊灰EV感染也可表现为AFP，包括亚洲的EV71和2014年以来欧洲和美国的EV-68急性弛缓性脊髓炎（acute flaccid myelitis，AFM）。

2）临床特点

a. 症状和体征：脊髓灰质炎病毒和其他嗜中性肠道病毒（EV71和EV68）感染的最初症状是发热、肌痛、咽痛和头痛，持续2～6d。在不到5%的受感染儿童中，无症状日后出现反复发热和无菌性脑膜炎症状：头痛、颈强直和恶心。轻症患儿可完全康复。但是在1%～2%的感染者中，高热、严重肌痛和焦虑预示着反射消失和随后的急性弛缓性不对称麻痹。肢体近端肌肉受累比远端重，下肢受累比上肢更常见。尽管麻痹肌肉部位皮肤的病理性感觉过敏很常见，但感觉仍然是完整的。

延髓受累会导致吞咽、语言和心肺功能异常，并与大多数死亡相关。下肢瘫痪还伴随着膀胱扩张和显著的便秘。在体温恢复正常时麻痹程度不再继续进展。萎缩通常在病程4～8周时明显。大部分肌肉麻痹的改善发生在6个月内。

b. 实验室检查：在有脑膜症状的患者中，CSF显示淋巴细胞增多，糖正常，蛋白浓度轻度升高。脊髓灰质炎病毒易于在细胞培养中生长，并且很容易与其他肠道病毒相鉴别。脊髓液中很难分离出脊髓灰质炎病毒，但通常在感染后的数周内可在咽拭子和大便中检出。PCR是检测脊髓灰质炎病毒以及其他嗜神经性肠道病毒的首选方法。

3）鉴别诊断：脊髓灰质炎病毒引起的无菌性脑膜炎与其他病毒引起的无菌性脑膜炎无法区分。在美国，麻痹性疾病通常是由非脊灰肠道病毒（最近为EV68）引起的。脊髓灰质炎和嗜神经性EV感染的表现可能类似于吉兰-巴雷综合征（上升性对称性功能丧失，几乎没有感觉受累；脑脊液蛋白细胞分离）、多发性神经炎（感觉丧失）和由于骨或关节问题（如创伤、感染）、肉毒杆菌中毒或蜱虫麻痹引起的假性瘫痪。儿童西尼罗河病毒感染的表现也与AFP类似。

4）并发症：并发症是前角细胞永久性破坏和瘫痪的结果。呼吸、咽部、膀胱和肠道功能衰竭最为严重。呼吸障碍是死亡的常见原因。感染前后受损伤（肌内注射、过度使用或创伤）的肢体往往受累最严重，且预后最差（激发性瘫痪）。

5）治疗和预后：尽管一些抗病毒药正在研究中（如pocapavir），但尚无一种可用于治疗肠道病毒感染，目前的治疗都是支持治疗。有几种有效的抗病毒药物可以用类似的复制策略来抑制其他正链RNA病毒。卧床休息、退热和镇痛治疗（热疗法是有帮助的）以及密切监测麻痹（尤其是呼吸肌）的进展非常重要。疾病早期或晚期类固醇皮质激素治疗与EV-7感染儿童的死亡率增加有关，因此不建议使用。急性期不宜采用肌内注射。可能需要进行插管或气管切开术以清除分泌物和辅助通气，也可能需要肠内营养和留置尿管膀胱引流。成年人和孕妇的疾病更加严重。20～30年后，瘫痪的肢体中有30%～40%会发生脊髓灰质炎后肌肉萎缩，其特征是先前受累但是已经部分康复的肢体再次出现无力和肌束颤动。

（2）非脊髓灰质炎病毒性脑炎：非脊髓灰质炎肠道病毒导致的无菌性脑膜炎占所有年龄段的病例80%以上，尤其是在夏季和秋季。院内暴发也可能发生。

1）临床特点：EV感染的潜伏期通常为4～6d。大多数EV感染没有临床症状，或与中枢神经系统（CNS）症状无关；因此，患者很少有疾病接触史。新生儿在出生时可能会从母体血液、阴道分泌物或粪便中获得感染；偶尔，母亲在分娩前就有发热。

a. 症状和体征：1岁以下儿童的发病率要高得多，

夏秋两季的患儿 CSF 细胞增多更为常见。通常以急性发热起病，伴明显易激惹，婴儿还表现为嗜睡。年龄较大的儿童还会有前额部头痛、畏光和肌痛。也可能出现腹痛、腹泻和喷射性呕吐。皮疹的发生率因感染毒株而异。出现皮疹者，皮疹通常在发病数天后出现，呈弥漫性、斑疹或斑丘疹，偶尔有出血点，但不是紫癜。口咽小疱和手掌和足底的皮疹提示病原为肠道病毒。可能有前囟饱满，提示假性脑膜炎可能。这种疾病可能是双相的，在与中枢神经系统有关的症状和体征之前就有非特异性的症状和体征。在年龄较大的儿童中，脑膜刺激征更为常见，但癫痫发作并不常见。局灶神经系统体征很少见，如果出现，应寻找另外的病因。Frank 脑炎在任何年龄都不常见，如果发生，在新生儿中最常见。由于儿童肠道病毒感染性疾病的总体发病率高，因此在所有确诊的病毒性脑炎病例中，有 5% ～ 10% 是由肠道病毒引起的。肠道病毒脑炎往往比其他病毒引起的脑炎轻。然而，近来已证明副肠孤病毒是无菌性脑膜炎的重要原因，有时还会引起白质改变。

肠道病毒 71 感染起病时表现为典型的肠道病毒皮肤黏膜表现，可并发严重的脑干脑炎。在美国西部和欧洲，曾发生由 EV68 引起的脑膜炎和急性麻痹的呼吸道疾病暴发。肠道病毒 70 暴发的特点是出血性结膜炎和麻痹性脊髓灰质炎。

b. 实验室检查：血白细胞计数通常正常。脑脊液白细胞计数为 100 ～ 1000/μl，早期以多形核细胞为主，8 ～ 36h 内转为单核细胞为主。在约 95% 的病例中，脑脊液白细胞总数低于 3000/μl，蛋白低于 80mg/dl，脑脊液葡萄糖水平超过血清水平的 60%。如果不符合上述数值，应考虑其他诊断的可能（见下一节）。

CSF 培养在几天内可能培养出肠道病毒（< 70%），但在许多中心，PCR 是 EV 感染最有效的诊断方法（敏感性 > 90%），且几个小时即可出结果。大多数 PCR 方法都能检测到副肠孤病毒，但会将其判定为“肠道病毒”。即使脑脊液细胞数没有增加，也可能检测到病毒。在被评估为无菌性脑膜炎的婴儿粪便中检测到疫苗衍生脊髓灰质炎病毒可能会混淆诊断，但旅行史或接触 OPV 对于诊断有帮助。

c. 影像学表现：一般不需要行颅脑影像学检查；如果已行影像学检查，结果通常正常。除了罕见的局灶性脑炎病例，影像学检查中见不到在细菌性脑膜炎中可见到的硬膜下积液、梗死、水肿或局灶性异常。

2）鉴别诊断：在病因明确的无菌性脑膜炎中，由肠道病毒感染导致者占 90% 以上，夏季和秋季尤甚。其他的则由蚊虫传播的病毒引起（黄病毒、布尼亚病毒），但这些病毒更容易导致孤立性脑膜炎。原发性生殖器单纯疱疹感染可导致青少年的无菌性脑膜炎。在新生儿中，早期单纯疱疹病毒性脑膜脑炎可能类似于肠道病毒性疾病（见“疱疹病毒引起的感染”一节），一旦考虑该诊断应尽快开始抗病毒治疗。淋巴细胞性脉络膜脑膜炎病毒可引起与啮齿动物接触（宠物或环境接触）儿童的脑膜炎。还有些患者在感染人类免疫缺陷病毒（human immunodeficiency virus，HIV）时发生脑膜炎。

与肠道病毒感染导致的无菌性脑膜炎表现类似的还包括：经过部分治疗的细菌性脑膜炎（抗生素治疗后，CSF 特点与细菌感染相符，有时可检出细菌抗原）；细菌性脑膜旁病灶，如脑脓肿、硬膜下积脓、乳突炎（易感因素：CSF 葡萄糖水平较低，局灶性神经系统体征和特征性影像学表现）；肿瘤或囊肿（细胞学检查为恶性细胞，CSF 中蛋白升高或糖降低）；外伤（无一例外，出现红细胞皱缩且无法清除）；结核性或真菌性脑膜炎（见第 42 章和第 43 章）；囊虫病；副脑病和感染后脑病（肺炎支原体肺炎、猫抓病、流感；钩端螺旋体病；包括莱姆病在内的立克次体病）；急性脱髓鞘性脑脊髓炎。

3）预防和治疗：没有特异的抗病毒治疗。婴儿通常需要住院、隔离，并给予液体治疗和退热治疗。中重症婴儿在培养阴性或 PCR 阴性之前，通常给予经验性抗细菌治疗。对于严重细菌感染风险较低的儿童和婴儿，可以暂观察，不使用抗生素，直到获得 PCR 结果。病程通常不到 1 周。可能需要强力镇痛剂。如果病情恶化，应复查腰椎穿刺、颅脑影像学检查、神经科会诊和其他有创检查。此类病例需要重点排查疱疹病毒性脑炎，尤其是 1 个月以下的新生儿，在排除 HSV 感染之前，通常需要经验性阿昔洛韦治疗。

4）预后：一般来说，肠道病毒性脑膜炎没有明显的短期神经后遗症，也不会影响发育。但严重的新生儿感染可能导致发育迟缓。与流行性腮腺炎不同，肠道病毒感染很少导致听力损失。

四、疱疹病毒感染

1. 单纯疱疹病毒感染

诊断要点和主要特点

- 红斑基底上的成簇小疱，典型者位于口腔或生殖器内或周围
- 原发性感染的常见表现包括发热、不适和触痛性局部淋巴结肿大
- 感染可多次复发

（1）概述：单纯疱疹病毒（herpes simplex virus，HSV）包含两种类型。1 型（HSV-1）引起儿童口腔、口周、皮肤和脑病的大多数病例，而 2 型（HSV-2）

目前与HSV-1一样常见，是生殖器和先天性HSV感染的病因。在原发感染期间，通常在感觉神经节中建立潜伏感染。由于潜伏性HSV的重新激活而引起的复发可能是自发的，也可能是由诱因（如发热、月经或日光照射）或免疫抑制引起的。感染通过直接接触被感染的分泌物传播。

通常，HSV-1的原发感染是在童年初期通过与受感染的玩伴或看护者口腔分泌物的接触而获得，在以后的生活中会出现第二次感染高峰，即性传播疾病。HSV-1的原发感染在80%的病例中为隐性感染，其余表现为牙龈炎或生殖器疾病。通过性传播的HSV-2，大部分也是隐性感染（65%）或仅产生轻度的非特异症状。原发感染的来源通常是无症状感染者的分泌物。而多数既往感染的人以不规则的间隔排出HSV。在任一时间（时点患病率），血清阳性的成年人中有5%以上会在唾液中排出HSV-1；而在新近感染的儿童中，这一比例更高，并且病毒DNA的检出率超过12%。生殖器分泌物HSV-2排出的时点发生率与1型相似，甚至更高，可超过15%，发生率取决于检测方法（病毒分离或PCR）以及与初次感染相隔的时间。很少有患者能提供与HSV病变者的接触史。一种类型的HSV感染可以预防或减轻另一种类型HSV感染的症状，但是同一个体可以在不同时间分别感染HSV-1和HSV-2。

（2）临床特点

1）症状和体征：龈口炎——婴儿表现为高热、易激惹、流涎。在舌、颊黏膜和齿龈黏膜上可见多发口腔溃疡，偶可延伸至咽部。在较大的儿童和青少年中，主要表现为咽部溃疡。典型的表现是牙龈红肿、易碎且容易流血。颈淋巴结肿胀和触痛。持续时间为7～14d。应排除疱疹性咽峡炎、口疮性口炎、鹅口疮和樊尚（Vincent）咽峡炎。

外阴阴道炎或尿道炎（见第44章）——青春期前儿童的生殖器疱疹（尤其是HSV-2）提示性虐待。有性生活的青少年患病的典型表现是外阴、阴道或阴茎上的活动性囊疱疹或疼痛性溃疡和痛性淋巴结肿大。全身症状（发热、流感样疾病、肌痛）在初次感染时很常见。尿痛在女性中很常见。原发感染持续10～14d。青少年病变可能类似于外伤、梅毒（溃疡无痛）或软下疳（疼痛性溃疡且淋巴结为红斑样，病变有波动），并在年幼的儿童中出现大疱性脓疱病或严重的化学刺激表现。

皮肤感染——病毒直接接种于伤口或擦伤处可产生局部水疱或溃疡。手指上的深部HSV感染（称为疱疹性甲沟炎）可能被误诊为细菌性指头脓炎或甲沟炎；手术引流毫无价值，甚至是禁忌。疱疹病毒感染有湿疹的皮肤可导致大面积水疱和浅溃疡（疱疹性湿疹），被误认为是脓疱或水痘。

反复黏膜皮肤感染——反复无症状性口腔排毒。复发性口周病变（有时是鼻周）的前驱症状通常为开始于嘴唇边缘的刺痛或灼伤，然后在3～5d内嘴唇周围出现水疱和结痂。复发性口腔病变很少见，也无发热、淋巴结肿大和其他症状。复发性皮肤疱疹的表现最类似于脓疱疮，但后者常在鼻周和口周以外的区域，在同一皮肤区域很少复发，抗生素治疗有效，且涂片可见革兰氏阳性菌，并且可以分离出化脓性链球菌或金黄色葡萄球菌。初次感染HSV-2后，复发性生殖器疾病很常见。复发感染（5～7d）比原发感染持续时间更短，程度也更轻（平均4处病变），并且不伴全身症状。生殖器疾病也可能在大腿和臀部复发，并伴有皮肤感觉异常。在生殖器区域，HSV-1的复发频率远低于HSV-2的复发频率。

角膜结膜炎——角膜结膜炎可能是原发感染的一部分，由受感染的唾液播散而来。大多数病例是由潜伏在睫状神经节的病毒重新激活引起的。角膜结膜炎的症状有畏光、疼痛和结膜刺激。荧光素染色可显示树突状角膜溃疡。可能发生基质浸润。未经眼科会诊，切勿使用类固醇皮质激素治疗单侧角膜炎。导致这些症状的其他原因包括外伤、细菌感染和其他病毒感染（如果存在咽炎则可能为腺病毒；双侧受累提示不太可能为HSV感染）（见第16章）。

脑炎——虽然脑炎在新生儿最常见，但也可发生在其他年龄段，通常不伴皮肤疱疹损害。在年龄较大的儿童中，单纯疱疹病毒脑炎可继发于原发感染，但通常由潜伏病毒的再激活导致。在病因明确的散发性重型脑炎中，单纯疱疹病毒是最常见的病因。因为抗病毒治疗对疱疹病毒感染有效，因此明确病毒性脑炎是否由单纯疱疹病毒引起非常重要。单纯疱疹病毒脑炎的急性期表现包括发热、头痛、行为改变、局灶性神经功能障碍和（或）局灶性癫痫发作。典型脑脊液改变为单核细胞增多伴蛋白浓度升高。在年龄较大的儿童中，病程3～5d后头颅CT可见颞叶内侧和下方的低密度改变，小婴儿的影像学表现可能更为弥散。磁共振成像（MRI）显示病变的灵敏度更高，而且更早出现异常。脑电图上可见周期性局灶性癫痫样放电，但这种改变没有诊断价值。脑脊液病毒培养很少阳性。PCR检测脑脊液中HSV-DNA是一种灵敏、特异的快速检测方法。如果早期没有给予抗病毒治疗，则患儿预后很差。鉴别诊断包括蚊媒和其他病毒性脑炎、副感染性和感染后脑病、脑脓肿、急性脱髓鞘综合征和细菌性脑膜脑炎。

新生儿感染——新生儿感染绝大多数为产时感染，

发生在生殖器感染母亲的阴道分娩过程中，仅有不足 5% 的病例是由于产前通过产道病毒上行性感染所致。8% ～ 15% 的 HSV-2 血清学反应阳性的产妇在分娩时通过 PCR 可以在产道检测到 HSV-2。但是，在大多数情况下，这表示既往感染的再激活，而非原发感染。HSV-1 现在已成为新生儿 HSV 感染的常见原因。新生儿感染通常源自现症感染或近期原发感染的母亲，而非病毒再激活的母亲。这是因为经胎盘获得的抗体通常具有保护性。有时，新生儿的感染是在出生后从家庭成员或医院工作人员的口腔分泌物获得的。母亲通常没有生殖器疱疹病史。在几天内至最多 6 周（最经常在 4 周内）内出现皮肤囊泡（特别是在皮肤损伤的位置，如监护探头放置的部位）。有些婴儿（45%）的感染仅限于皮肤、眼睛或嘴。而也有婴儿表现为全身急性症状，包括黄疸、休克、出血或呼吸窘迫（25%）。还有的新生儿患儿起病时状态很好，但是在随后的 1 周中，感染向脑或其他器官播散。当新生儿脓毒症综合征患儿对抗生素治疗无反应，且细菌培养阴性时，一定要考虑 HSV 感染的可能，并强烈推荐经验抗病毒治疗。当出现皮肤表现和 CSF 单核细胞增多时，提示 HSV 感染的诊断，但有时患儿的病程中没有皮肤表现。一些感染的婴儿仅在出生后 2 ～ 3 周表现出神经系统症状：呼吸暂停、嗜睡、发热、喂养困难或持续的癫痫发作。新生儿的中枢神经系统感染通常是弥漫的，最好通过 MRI 诊断。皮肤病变可能类似于脓疱疮、细菌性头皮脓肿或粟粒疹。从急性期恢复后，皮肤病变可能会在数周或数月内复发。反复培养阴性的肺炎是新生儿 HSV 的另一种表现形式。新生儿单纯疱疹病毒感染的大多数病例来自于未确诊的生殖器疱疹的母亲，其中大多数母亲是在怀孕期间（尤其是近足月）被感染的。

2）实验室检查：多系统受累的患儿常出现血小板、凝血因子和肝功能的异常。淋巴细胞增多和 CSF 蛋白浓度升高提示病毒性脑膜炎或脑炎。感染部位的上皮（小疱、溃疡或结膜刮片）可培养出病毒。新生儿病例中约 50% 的 CSF 病毒培养呈阳性，但较大儿童很难培养出病毒。快速组织培养法可在 2d 内检测到 HSV，但所有类型的标本都可以通过 PCR 法检测病毒。新生儿的皮肤、咽拭子、眼分泌物或大便检测阳性均可作为诊断依据。母亲阴道培养可为诊断提供间接证据，但可能为阴性。

快速诊断试验包括免疫荧光染色或 ELISA，可检测皮肤或黏膜刮片中的病毒抗原。当大脑受累时，脑脊液中 HSV-DNA 的 PCR 检测阳性率 > 95%。HSV-DNA 常存在于多系统受累患者的血液中。对青少年患者的生殖器分离出的 HSV 进行分型具有预后价值，因为 HSV-1 生殖器感染的复发率远低于生殖器 HSV-2 感染的复发率。

（3）并发症、后遗症和预后：龈口炎导致的吞咽困难可引起脱水；免疫抑制患者可能出现严重的慢性口腔疾病和食管受累。原发性外阴阴道炎可能与无菌性脑膜炎、感觉异常、神经炎引起的自主神经功能障碍（尿潴留、便秘）和继发性念珠菌感染有关。HSV 血清学阳性的 HIV 感染个体容易将 HIV 传播出去，而 HSV 感染者也容易获得 HIV 感染。广泛性皮肤病（如湿疹）可能与感染播散和细菌重叠感染有关。角膜炎可能导致角膜混浊。未经治疗的脑炎死亡率可达 70%，存活者遗留严重损害。即使早期采用阿昔洛韦治疗，仍有 20% 的患者死亡，40% 的患者神经功能受损。

即使接受治疗，仍有 30% 的播散性新生儿感染是致命的，而且幸存者中 20% 遗留神经系统损害。CNS 感染婴儿（占病例数的 30%）接受治疗后，死亡率为 5%，70% 的幸存者有后遗症；但如果新生儿的感染仅限于皮肤、眼睛和口腔，那么接受治疗的患儿不留后遗症。

（4）治疗

1）具体措施：HSV 对抗病毒治疗敏感。

局部抗病毒药——抗病毒药可有效治疗角膜疾病，包括 1% 的三氟吡啶和 0.15% 的更昔洛韦（每天 5 次，每次 1 ～ 2 滴）。这些药物应在眼科医生的指导下使用，并与口服抗病毒治疗同时使用。

黏膜皮肤 HSV 感染——口服核苷类似物（阿昔洛韦、伐昔洛韦或泛昔洛韦）对这类感染有效。主要适应证是青少年严重的生殖器 HSV 感染（见第 44 章；阿昔洛韦，400mg，每天 3 次，共 7 ～ 10d）和幼儿严重的龈口炎。尽早开始抗病毒治疗对原发疾病有益。复发性疾病很少需要治疗。口服核苷类似物（阿昔洛韦，每天 2 次，每次 400mg）可抑制频繁的生殖器复发，但应谨慎使用。其他形式的严重皮肤疱疹疾病，如疱疹湿疹，对抗病毒药也有反应。当免疫功能低下的儿童患病范围广泛时，可能需要静脉使用阿昔洛韦（10 ～ 15mg/kg 或 500mg/m^2，每 8 小时一次，疗程 14 ～ 21d）。免疫功能完整的幼儿的严重原发性龈口炎也可以在起病 72 ～ 96h 内口服阿昔洛韦悬浮液治疗 [每次 20mg/kg（最大单次剂量 400mg），每天 4 次，共 7d]。抗病毒治疗不会改变口腔或生殖器感染后复发的发生率或严重程度。接受频繁和长程治疗的免疫受损的患者中可出现抗病毒药的耐药，但耐药在免疫功能良好的患者中非常罕见。

脑炎——抗病毒治疗为静脉输注阿昔洛韦，每次剂量 20mg/kg（500mg/m^2），8 小时给药一次，疗程 21d。

新生儿感染——新生儿的用法为静脉输注阿昔洛韦，每次 20mg/kg，8h 给药一次，疗程 21d（如果感染仅限于皮肤、眼睛或口腔，则疗程为14d）。除非在接近治疗结束时脑脊液HSV-PCR检测结果为阴性，否则不应停止治疗。在完成静脉输注治疗后，继续口服阿昔洛韦（每次300mg/m^2，每天3次）6个月的婴儿，1岁时的预后可获改善。

2）一般措施

龈口炎——主要是缓解疼痛和控制体温的措施。由于病程长（7～14d），因此保持水分摄入很重要。局部麻醉剂[如黏性利多卡因或高岭土-凹凸棒石（高果胶酸酯，Kaopectate）、苯海拉明和黏性利多卡因的均等混合物]可用于会漱口的较大儿童；婴幼儿摄入利多卡因可能有毒或导致误吸。抗病毒治疗适用于患有严重疾病的免疫功能正常患者。

生殖器感染——生殖器感染可能需要镇痛、协助排尿（温水浴、局部麻醉，很少需要导尿）和心理支持。病灶应保持清洁；干燥可缩短症状持续时间。从前驱期到结痂期均应避免性接触。由于无症状排毒的频率很高，因此预防性传播的唯一有效方法就是使用避孕套。女性原发性生殖道感染的10%合并念珠菌重叠感染。

皮肤损伤——皮肤损伤应保持清洁、干燥，并尽可能覆盖，以防止感染扩散。全身镇痛药可能有帮助。继发性细菌感染在黏膜病变或小面积病变以及复发的患者中并不常见。对于病变范围更广的患者，应考虑继发感染并在必要时进行治疗。

复发性皮肤感染——复发性疾病通常是皮损的病因。防晒唇膏有助于防止在强烈的阳光照射下唇部感染复发。尽管局部治疗或维生素疗法很流行，但没有证据表明其有效。

角膜结膜炎——如何使用睫状肌麻痹剂、消炎剂、局部清创和其他疗法应咨询眼科医生。

脑炎——反应低下或昏迷的患者需要全面的支持治疗。存活者通常需要康复治疗和心理支持。

新生儿感染——感染的婴儿应隔离并给予阿昔洛韦治疗。如果产妇有明显的宫颈或阴道病变，尤其如果是原发性感染（垂直传播率为35%～50%），则应进行剖宫产分娩新生儿。对于那些患有复发性生殖器疱疹的母亲阴道分娩的婴儿，应在出生后24h内取适当的标本进行培养和PCR，并对婴儿进行全面评估，以确定是否存在HSV感染。如果结果为阳性或婴儿有可疑感染的症状或体征，则应开始治疗。因此，培养结果阳性或出现疾病表现的婴儿应接受治疗。对于患有明显生殖器原发疱疹感染母亲所生的婴儿也应进行评估并尽快开始治疗（在培养或PCR出结果之前）。对于有生殖器疱疹感染史，但没有生殖器病变的妇女，阴道分娩时常规行宫颈细胞培养。当母亲培养结果为阳性时，建议对新生儿进行临床随访。但没有必要在妊娠期间反复行宫颈培养。

一个具有挑战性的问题是新生儿疱疹感染的鉴别诊断，当新生儿出现发热（或低体温）和脓毒症样症状时，还应考虑其他病因。尤其在夏末，出生后3周内出现上述表现还要考虑肠道病毒感染的可能。但是，由于新生儿播散性疱疹预后不良，因此在有上述表现的新生儿等待PCR结果期间，应先开始接受经验性阿昔洛韦治疗。当出现CSF细胞增多，肝脏转氨酶水平升高，婴儿表现为严重疾病状态，以及出现皮疹或呼吸窘迫时，疱疹感染的可能性更高。

2. 水痘-带状疱疹

诊断要点和主要特点

水痘（varicella，chickenpox）：

- 起病10～21d前接触水痘或带状疱疹病毒；无水痘病史
- 面部和躯干广泛分布的红色斑疹和丘疹，迅速进展为红斑基底上的清亮水疱，脓疱，之后结痂，过程5～6d
- 热型不定，非特异性全身症状

带状疱疹（herpes zoster， shingles）：

- 水痘病史
- 皮疹出现前，皮肤感觉异常和疼痛（在较大的儿童中更常见）
- 皮肤病变为红斑基底上的成簇小疱；通常伴有疼痛

（1）概述：水痘-带状疱疹病毒的初次感染会导致水痘，恢复后获得终身免疫力，但该病毒在感觉神经节中仍可终身潜伏。带状疱疹代表这种潜伏病毒的再激活，30%的个体一生中的某个时候会出现。带状疱疹的发生率在老年人和免疫抑制患者中最高，但也可发生在免疫功能正常的儿童中。水痘的传播主要是通过呼吸道飞沫，或密切接触水疱、脓疱的气溶胶（偶尔通过直接接触皮损传播），易感人群的感染率为85%。95%以上有水痘病史的年轻人具有免疫力，90%的美国本土出生的人甚至不知道自己曾患过水痘。来自热带或亚热带地区的许多人在他们的童年时期没有得过水痘，因此在成年早期仍然易感。人类是该病毒唯一的宿主。

（2）临床表现：起病前14～16d（范围：10～21d）通常有水痘或带状疱疹患者接触史。但有时接触史可能很难识别，因为水痘患者在出疹前1～2d就可具有传染力。前驱症状包括发热、不适、呼吸系统症状和头痛，可能持续1～3d，尤其是在较大的儿童身上。带状疱疹的常见表现为单侧皮肤的水疱疹，疼痛非常明显。在出现皮疹前，该部位就可出现疼痛并持续数天，并被误认为是其他疾病。

1）症状和体征

水痘——水痘的全身症状通常较轻，随后是成批出现的红色斑疹，并迅速转变为周围有红晕的清亮疱疹（称为“玫瑰花瓣上的露滴”），之后疱液变浑浊，形成脓疱，然后结痂。瘙痒可能很严重；会遗留瘢痕，但这并不常见。皮疹主要出现在躯干和面部，呈向心性分布。病变也可存在于头皮中，有时在口鼻（非特异性溃疡）、结膜和阴道中。全身症状的严重程度通常与皮肤受累程度平行。最多可以同时看到五种不同形态，代表不同时期的疱疹。5 ～ 7d 后不再有新发皮疹。瘙痒常常很严重。由于婴儿从胎盘获得的母体抗体的保护作用，如果水痘在小婴儿期（生后短期发生者除外）发生，则程度通常很轻。一旦开始结痂，水痘就不再具有传染性。接种了单剂水痘疫苗的儿童如果有水痘患者接触史，仍有 15% 会发病。但这种接种疫苗后出现的水痘通常比典型的水痘症状轻得多，疱疹较少，而且可快速愈合。接种疫苗后儿童的水痘同样具有传染性。

带状疱疹——皮损一般为单独一处(因此是单侧的，不跨越中线)，通常在躯干或头部；偶尔会有相邻的皮损。在年龄较大的儿童中，出皮疹前可在该区域出现神经性疼痛或瘙痒（被称为“前驱症状”）。眼部带状疱疹患者可能会有角膜受累。皮疹表现为成簇水疱，可类似于局部水痘或单纯疱疹，病变可融合。出疹后 7 ～ 10d 结痂。疱疹后神经痛在儿童中很少见。带状疱疹是 HIV 感染者或其他免疫受损儿童的常见问题，在婴儿早期（＜ 1 ～ 2 岁）患有水痘或母亲在妊娠期间患有水痘的儿童中也很常见。接种水痘疫苗的儿童很少患带状疱疹。

2）实验室检查：白细胞计数正常或偏低。白细胞增多提示继发性细菌感染。水疱液或皮痂可行 PCR 做病毒鉴定。DFA 分析灵敏度较低。在典型的水痘期间，血清氨基转移酶水平可能会适度升高。

3）影像学检查：水痘肺炎的典型胸片表现为双侧结节密度影和过度充气。该表现可见于成人和免疫功能低下的儿童，在免疫功能正常的儿童中非常罕见。

（3）鉴别诊断：水痘通常特点鲜明。类似的皮疹还可见于柯萨奇病毒感染（皮损少，没有结痂）、脓疱疮（皮损少，面积小，无经典水疱，革兰氏染色阳性，口周或周边皮损）、丘疹性荨麻疹（虫咬史、非水疱性皮疹）、疥疮（穴道、无典型水疱、非自限）、类银屑病（少见于 10 岁以下儿童，慢性或反复发作，常有水痘病史）、立克次体痘（螨虫叮咬处的焦痂、较小的病变、无结痂）、疱疹样皮炎（慢性、荨麻疹、残留色素沉着）和毛囊炎。带状疱疹有时会与单纯疱疹或接触性皮炎的线状疹相混淆。

（4）并发症和后遗症

1）水痘：葡萄球菌或 A 组链球菌的继发感染最常见，表现为脓疱病、蜂窝织炎或筋膜炎，甚至出现脓肿、猩红热或脓毒症。水痘患儿中有 2% ～ 3% 发生细菌重叠感染。在未接种疫苗的儿童中，与水痘相关的住院率为 1 ：（750 ～ 1000），而在成人中则为儿童的 10 倍。

长时间呕吐或感觉改变提示 Reye 综合征或脑炎。因为 Reye 综合征通常发生在同时服用水杨酸盐的患者中，因此水痘患者应避免使用这些药物。水痘脑炎在水痘患者中的发生率不足 0.1%，通常在发病的第 1 周出现，并且通常局限于伴有共济失调的小脑炎，可完全康复。但如果罹患弥漫性脑炎，则病情可相当严重。

水痘肺炎通常见于免疫功能低下的儿童（尤其是接受大剂量皮质类固醇或化疗的儿童）和成人。表现为皮疹出现数天后开始的咳嗽、呼吸困难、呼吸急促、啰音和发绀。并且出新皮疹的状态可能会持续很长一段时间，水痘可能威胁免疫抑制患者的生命。除肺炎外，还可能并发肝炎和脑炎。这些儿童的急性期发病通常以不明原因的剧烈腹痛开始。无水痘免疫力的严重免疫低下儿童如果有水痘暴露，应立即进行暴露后预防评估（请参阅第 10 章）。

出血性水痘病变可无其他并发症。通常是由自身免疫性血小板减少症引起的，但出血性病变偶尔可表现为特发性弥散性血管内凝血（暴发性紫癜）。

如果新生儿的母亲在分娩前 5d 至产后 2d 患水痘，那么该新生儿患重症水痘或致命疾病（5%）的风险高，必须给予水痘带状疱疹免疫球蛋白（VariZIG）并密切随访（参见第 10 章）。

如果水痘发生在孕期的前 20 周，则可能会导致先天性感染（2% 的发病率），表现为瘢痕性皮肤损伤、相关的肢体畸形、眼睛异常和皮质萎缩。

水痘不常见的并发症包括视神经炎、心肌炎、横贯性脊髓炎、睾丸炎和关节炎。

2）带状疱疹：并发症包括继发性细菌感染、运动神经或脑神经麻痹、脑膜炎、脑炎、角膜炎和其他眼部并发症，以及免疫抑制患者的感染播散。这些并发症在免疫功能正常的儿童中很少见。免疫功能低下的儿童可发生疱疹后神经痛，但这在免疫功能正常的儿童中同样很少见。

（5）预防：水痘特异性免疫球蛋白可用于高危易感人群暴露后的预防（参见第 10 章）。对于免疫功能正常的儿童，可应用阿昔洛韦进行暴露后预防，在接触后 7 ～ 9d 有效，并持续 7d。同样，在暴露后 3 ～ 5d 内注射水痘疫苗也有保护作用。

两剂水痘减毒活疫苗可提供接近 92% 的保护，目前已成为儿童常规免疫的一部分。建议对所有易感儿童和成人进行补种免疫。

（6）治疗

1）一般措施：支持措施包括维持水电解质平衡，给予乙酰氨基酚缓解不适，凉水浸泡或止痒药（苯海拉明，每次 1.25mg/kg，每 6 小时一次，或羟嗪，每次 0.5mg/kg，每 6 小时一次），以及个人卫生（保持指甲修剪和皮肤清洁）。务必注意避免服用过量的抗组胺药。细菌重叠感染时可能需要应用局部或全身抗生素。

2）具体措施：阿昔洛韦是治疗水痘和带状疱疹感染的首选药物。严重疾病的静脉阿昔洛韦推荐剂量为每次 10mg/kg（500mg/m^2），输注时间需要超过 1h，每 8 小时一次，疗程 7 ～ 10d。对于免疫功能低下的患者或高危新生儿患儿，应尽早开始静脉阿昔洛韦的治疗。免疫球蛋白对已经发病者无效。口服阿昔洛韦 [80mg/（kg·d），分 4 次给药] 对免疫功能正常的儿童水痘有一定的益处，也无毒性，但只有在水痘发病后 24h 内服用才有用。伐昔洛韦 [20mg/kg（最多 1g），每天 3 次口服] 可能更好（≥ 2 岁者）。口服阿昔洛韦应选择性地用于免疫功能正常的儿童。例如，当患者本人或者其同胞存在重大伴随疾病或潜在疾病时，抑或患者为青少年时（两者均与更严重的疾病有关）。伐昔洛韦和泛昔洛韦具有更好的吸收性，因此是更好的抗病毒药物。但仅阿昔洛韦有可用于儿童的混悬液制剂。免疫受损儿童的带状疱疹严重时应使用静脉阿昔洛韦治疗，但当患者的潜在疾病的性质和免疫状况允许时，口服伐昔洛韦或泛昔洛韦也可使用。

（7）预后：除继发性细菌感染外，严重的并发症很少，免疫功能正常的患者可完全恢复。但对于免疫低下的儿童，如不及时治疗，则并发症很常见。

3. 婴儿玫瑰疹（幼儿急疹）

诊断要点和主要特点

- 6 ～ 36 个月大的婴幼儿高热
- 毒性很小
- 热退时出现玫瑰粉色斑丘疹

（1）概述：婴儿玫瑰疹（又名幼儿急疹）是由 HHV-6 或 HHV-7 引起的良性疾病。HHV-6 是引起幼儿急性发热性疾病的主要原因。但需要注意的是，它可能与更严重的高热病因及其在诱发热性惊厥中的作用相混淆。

（2）临床表现：最突出的特征是突发高热，体温通常超过 39.5℃，持续 3 ～ 7d（平均 4d；15% ≥ 6d），但患儿一般情况不差。然后发热突然停止，并可能出现特征性皮疹。玫瑰疹主要发生在6个月至3岁的儿童，90% 的病例发生在 1 岁以内。HHV-7 感染往往在儿童期稍晚时候发生。这些病毒是婴幼儿最常见的发热和皮疹的病因，并且该病因在 6 ～ 12 个月大的急诊就诊婴儿中，可占到 20%。

1）症状和体征：可能会出现轻度嗜睡和易激惹，但一般来说，其他全身症状与发热过程之间没有相关性。咽、扁桃体和鼓膜可能受累。没有结膜炎，也不伴咽部渗出。1/3 的患儿出现腹泻和呕吐。头部（尤其是枕后）和颈部的淋巴结常有肿大。1/4 HHV-6 感染的婴儿的前囟饱满。如果有皮疹出现（发生率为 20% ～ 30%），则热退疹出，最先出现在躯干，并纵向蔓延至面部和颈部，无瘙痒，可融合，皮疹 1 ～ 2d 内消退，无色素沉着或脱皮。还可在没有发热的情况下单独出现皮疹。

2）实验室检查：早期出现白细胞减少和淋巴细胞减少。一些患者，尤其是成年人，有肝炎的实验室证据。通过 PCR 检测 HHV-6 和 HHV-7 是可行的，并且对免疫低下儿童的临床诊疗有一定意义。一些新型多重 CSF PCR 的检测范围包括 HHV-6，但考虑到病毒的染色体整合，在脑脊液细胞增多的情况下，应谨慎解释阳性结果，需要考虑其他病因的可能。

（3）鉴别诊断：病初的高热需要与严重的细菌感染鉴别。大多数儿童状态良好，结合典型的病程和皮疹，很快就可明确诊断。这些表现区别于麻疹、风疹、腺病毒、肠道病毒、药物反应和猩红热。对于有热性惊厥的儿童，需要排除细菌性脑膜炎。幼儿急疹患儿的 CSF 是正常的。在发热初期接受抗生素或其他药物治疗的儿童，出现的皮疹可能被错误地归因于药物过敏。

（4）并发症和后遗症：患儿中出现热性惊厥的比例可达 10%（HHV-7 感染患儿的比例更高）；24 个月以下的患儿更为常见。有证据表明 HHV-6 可直接感染 CNS，引起脑膜脑炎。多器官疾病（肺炎、肝炎、骨髓抑制、脑炎）可能发生在免疫功能低下的患者中。

（5）治疗和预后：用对乙酰氨基酚和海绵擦洗浴可以很容易地控制体温。对于有热性惊厥病史的儿童，控制体温是主要的治疗措施。除此之外，婴儿玫瑰疹完全是良性的。但是免疫功能低下儿童的全身感染需要用抗病毒药物治疗。

4. 巨细胞病毒感染

诊断要点和主要特点

原发感染：
- 婴幼儿无症状或轻症
- 青少年表现为不伴咽炎的单核细胞增多症样综合征

先天性感染：
- 宫内生长迟缓
- 小头畸形伴脑内钙化和癫痫发作
- 视网膜炎和脑炎
- 肝脾肿大伴血小板减少
- “蓝莓松饼”样的紫癜样点状皮疹
- 感音神经性耳聋

免疫受损宿主：
- 视网膜炎和脑炎
- 肺炎、肠炎和肝炎
- 骨髓抑制

巨细胞病毒（cytomegalovirus，CMV）是一种广泛存在的疱疹病毒，通过多种途径传播。新生儿获得感染的途径包括出生前在患有病毒血症母体的子宫内获得，或出生时从产道分泌物获得，也可在出生后从母乳中获得。幼儿可因接触玩伴的唾液而被感染；成年人被性伴侣感染（如唾液、阴道分泌物或精液）。血制品和移植器官也可能是 CMV 感染的来源。临床表现的严重程度很大程度上取决于被感染者的免疫力。免疫功能完好的个体通常表现为自限性轻症，而免疫功能低下的儿童则会表现为严重的，进展性的，且通常会累及多种器官的疾病。宫内感染可致畸。

（1）宫内巨细胞病毒感染：0.5% ～ 1.5% 的儿童在出生时已在宫内通过母亲妊娠期病毒血症期间获得了 CMV 感染。其中，超过 90% 的 CMV 感染新生儿为无症状感染，这些儿童的母亲通常是在妊娠期经历过潜伏性 CMV 感染的再激活，而非原发感染。症状性感染主要发生在原发性 CMV 感染的母亲所生的新生儿中，但由妊娠期间的再次感染导致也有可能。即使暴露于母体的原发性感染，胎儿的感染率也不到 50%，并且其中只有 10% 的新生儿在出生时有感染症状。发生在妊娠前半期的原发性感染是造成严重胎儿损伤的最大风险。

1）临床特点

a. 症状和体征：严重受累的新生儿在出生时就有症状；他们通常为小于胎龄儿，松软儿外貌，且昏昏欲睡。喂养困难，体温维持能力也差。常见表现还包括肝脾肿大、黄疸、瘀点、癫痫发作和小头畸形。特征性征象是明显的脉络膜视网膜炎和脑室周围钙化。紫癜样皮疹（所谓的“蓝莓松饼”）与先天性风疹相似，是髓外造血的继发表现。死亡率为 10% ～ 20%。存活者常遗留明显的后遗症，尤其是智力低下、神经功能障碍、视网膜病变和听力障碍。也可能出现孤立性肝脾肿大或血小板减少。即使是轻度受累的儿童，后期也可能出现智力低下和精神运动迟缓的表现。大多数受感染的婴儿（90%）的母亲已有免疫力，她们在怀孕期间经历了潜伏性 CMV 的再激活或再感染。这些孩子出生时没有临床表现。但是，其中也有 10% ～ 15% 的人在出生后几年出现双侧感音神经性耳聋。

b. 实验室检查：重症患儿中常见贫血、血小板减少、高胆红素血症和转氨酶升高。偶有淋巴细胞增多。CSF 表现为细胞增多和蛋白浓度升高。通过 PCR 或从尿液或唾液中分离出 CMV（48h 内），结合快速培养和免疫分析，可以很容易地确诊。婴儿体内存在 IgM 特异性 CMV 抗体也提示诊断成立。一些商业 ELISA 试剂盒检测这些抗体的敏感性和特异性为 90%。在生后最初几周使用血液或唾液 CMV-PCR 对无症状儿童进行全面筛查，有助于早期发现听力损失的高危儿童。如果在婴儿期后期发现听力损失后再进行先天性 CMV 感染的回顾性诊断，则非常困难。

c. 影像学表现：颅脑影像学检查可显示小头畸形、脑室周围钙化和脑室扩张。这些发现与神经系统后遗症和发育迟缓密切相关。长骨片可显示先天性病毒感染典型的“芹菜茎”（celery stalk）型表现。可能存在间质性肺炎。

2）鉴别诊断：新生儿出生后很快出现严重疾病表现，尤其是在排除细菌性脓毒症、代谢性疾病、颅内出血和心脏疾病后，应考虑 CMV 感染的可能。其他需要鉴别的先天性感染包括弓形虫病（中枢神经系统的钙化更广泛、特殊类型的视网膜炎、大头畸形、血清学）、风疹（特殊类型的视网膜炎、心脏病变、眼睛异常、血清学）、肠道病毒感染（发病有季节性、母体疾病、重型肝炎、PCR）、单纯疱疹（皮损、培养、重型肝炎、PCR）、寨卡病毒（暴露史、小头畸形、PCR、血清学）和梅毒（皮损、骨受累、婴儿和母亲的血清学）。

3）预防和治疗：贫血和血小板减少一般不需要支持治疗。但大多数出生时有症状的儿童都会有明显的神经、智力、视力或听觉障碍。如果患儿有严重的、危及生命或视力的疾病，或如果终末器官受累的疾病复发或进展，推荐使用更昔洛韦（每 12 小时 6mg/kg，持续 6 周）。最近一项随机安慰剂对照研究显示，出生时有症状的儿童口服缬更昔洛韦 16mg/kg，每日 2 次，持续 6 个月，可减少听力受损的程度。由于有中性粒细胞减少的副作用，因此治疗过程中应密切监测患儿的中性粒细胞计数。

目前的新技术可在出生前诊断先天性 CMV 感染，方法是在妊娠 20 ～ 24 周对羊水进行抗 CMV-IgM 和低亲和力 IgG 检测，并行 CMV 定量 PCR 检测。如果结果呈阳性，孕妇有机会选择终止妊娠。在一项随机安慰剂对照试验中，给予 CMV-IgG 被动免疫不能预防先天性疾病的发生。

（2）围产期巨细胞病毒感染：CMV 感染可在出生时从产道分泌物获得或在出生后不久从母乳中获得。在一些社会经济群体中，10% ～ 20% 的婴儿在出生时就受到感染，并持续数月排出 CMV。在出生后输注未经过滤的血制品也可导致感染。

1）临床特点

a. 症状和体征：90% 在出生时被母亲感染的免疫功能正常的婴儿，会在 1 ～ 3 个月内出现亚临床疾病（即仅排出病毒）或仅有轻微的临床表现。其余的则发展为持续数周的疾病，特征是肝脾肿大和（或）淋巴结肿大和（或）间质性肺炎。极低出生体重儿和早产儿患严重疾病的风险更大。即使他们的母亲没有 CMV 感染，但随后被哺喂了含有 CMV 的母乳，或输注了含有 CMV 的血液，则仍可能会在 2 ～ 6 周的潜伏期后发展成严重的感染和肺炎。

b. 实验室检查：可能存在淋巴细胞增多、异型淋巴细胞、贫血和血小板减少，尤其是早产儿。肝功能异常。尿液和唾液中很容易分离出 CMV。支气管镜下取的分泌物含有 CMV 和携带 CMV 抗原的上皮细胞。血清 CMV 抗体水平显著升高。

c. 影像学表现：病情严重的婴儿的胸片可显示弥漫性间质性肺炎。

2）鉴别诊断：婴儿早期病程延长的任何疾病，尤其是如果存在肝脾肿大、淋巴结肿大或异型淋巴细胞增多，均要考虑 CMV 感染的可能。还要与肉芽肿性或恶性疾病以及未经诊断的其他先天性感染（梅毒、弓形虫病、乙型肝炎、艾滋病病毒）区分开来。其他病毒（EBV、腺病毒）也可引起类似的综合征。CMV 是该年龄组病毒性肺炎的公认病因。由于无症状的 CMV 排毒在婴儿早期很常见，因此必须注意确定诊断并排除伴随病原体(如衣原体和RSV)造成感染的可能。婴儿早期严重的 CMV 感染提示孩子可能有先天性或获得性免疫缺陷。

3）预防和治疗：正常婴儿的自限性疾病不需要治疗。早产儿严重肺炎需要给氧，还经常需要机械通气。重症婴儿应接受更昔洛韦（每 12 小时 6mg/kg）治疗。排除 CMV 血清学阳性的献血者可预防输血后 CMV 感染。捐献母乳者也应该接受 CMV 感染的筛查。一种常见的措施是哺喂冷冻过的母乳，但这种做法缺乏预防效果。IVIG 可能具有避免严重 CMV 疾病的作用，因此由于其他原因接受大剂量 IVIG 治疗的高危婴儿患严重 CMV 疾病的风险会降低。

(3) 儿童和青少年获得性巨细胞病毒感染：由于 CMV 在感染后的数月内仍会在唾液和尿液中排出，因此幼儿很容易被玩伴感染。日托中心儿童 CMV 排泄的累积年发病率超过 75%。实际上，一个家庭中的幼儿往往是其母亲在随后妊娠期间原发性 CMV 感染的感染源。CMV 感染的另一个高峰发生在青少年性行为活跃的时候。一些散发 CMV 感染是通过输血和移植获得的。

1）临床特点

a. 症状和体征：大多数获得 CMV 的幼儿无症状或仅有轻微发热，偶尔伴淋巴结肿大。但它们作为宿主，进一步促进了 CMV 的传播。偶尔，患儿会表现为伴有肝脾肿大和淋巴结肿大的持续发热。许多青少年和成人在性活动中被感染，他们更有可能出现症状，并且可能出现类似 EBV 感染后的传染性单核细胞增多症样综合征（发热 1 ～ 2 周、不适、厌食、脾肿大、轻度肝炎和部分淋巴结肿大；见下一部分）。这种综合征也可能发生在输注 CMV 感染的血液后 2 ～ 4 周。

b. 实验室检查：在 CMV 导致的单核细胞增多综合征中，淋巴细胞增多，异型淋巴细胞增多，以及转氨酶水平轻度升高是常见的。CMV 存在于唾液和尿液中；也可在血浆或全血中检测到 CMV 的 DNA。

2）鉴别诊断：在年龄较大的儿童中，不明原因发热，特别是当出现淋巴细胞增多和异型淋巴细胞时，应考虑 CMV 感染的可能。CMV 感染与 EBV 感染的区别在于前者没有咽炎，淋巴结肿大相对较轻，也没有急性 EBV 感染的血清学证据。此外，弓形虫、风疹病毒、腺病毒、甲肝病毒和艾滋病病毒感染也可引起单核细胞增多综合征。

3）预防：对输血用血进行筛查或过滤血液（从而去除含有 CMV 的白细胞）可预防与输血相关的病例。

(4) 免疫功能受损儿童的巨细胞病毒感染：除了原发感染期间出现的症状外，免疫受损的宿主还会出现潜伏性 CMV 再感染或再激活的症状。这在获得性免疫缺陷综合征（acquired immunodeficiency syndrome，AIDS）、移植后或先天性免疫缺陷的儿童中很常见。然而，在大多数免疫受损的患者中，原发性感染比再激活或再感染更容易引起严重的症状。疾病严重程度通常与免疫抑制的程度成正比。

1）临床特点

a. 症状和体征：感染再激活的常见表现为伴有肌痛、不适和关节痛的轻症。严重疾病通常为亚急性起病的以呼吸困难和发绀为主要表现的间质性肺炎。听诊可闻及呼吸音增粗和散在啰音。呼吸频率增快出现在肺炎的临床或影像学证据出现之前。常见不伴黄疸和肝肿大的肝炎。CMV 性结肠炎可引起严重的腹泻，CMV 食管炎还会引起吞咽疼痛或吞咽困难。这些肠道疾病在 AIDS 患者中最常见，而且如果合并视网膜炎，通常会导致失明、脑炎和多发性神经根炎。

b. 实验室检查：中性粒细胞减少和血小板减少很常见。异型淋巴细胞增多并不常见。血清转氨酶水平常升高。如果有肠道受累，可能出现便隐血阳性。从唾液、尿液、白细胞和支气管分泌物中能够很容易地分离出 CMV。48h 内可出结果。在许多免疫功能受损的患者中，由于存在唾液和尿液的无症状 CMV 排泄，因此很难解释阳性培养结果。CMV 的发病与血液或肺泡灌洗液中 CMV 的存在更密切相关。监测血浆中 CMV 的 DNA 或血单核细胞中 CMV 抗原的出现，可作为早期抗病毒（“先发制人”）治疗的指导。

c. 影像学表现：胸部 X 线片可能提示双侧间质性肺炎。

2）鉴别诊断：病初的发热必须与可治疗的细菌或真菌感染区分开来。同理，肺部疾病必须与肺出血，药物性或放射性肺炎、肺水肿，以及细菌性、真菌性、寄生虫性或其他病毒性感染区分开来。CMV 感染的胸片可表现为双侧和间质异常，咳嗽为干咳，不伴胸痛，患者通常没有感染中毒的表现。耶氏肺孢子虫感染也可能有类似的表现。且这些患者可能患有多种微生物感染疾病。据推测，CMV 感染导致的中性粒细胞减少会使患者更容易罹患细菌和真菌感染。胃肠道感染依靠内镜诊断。内镜检查还可以排除念珠菌、腺病毒和单纯疱疹感染，并可行组织学检查确诊黏膜溃疡是否为 CMV 引起。

3）预防和治疗：应对献血者进行筛查以排除 CMV 感染，或者过滤捐献的血液。理想情况下，血清学阴性的移植受者应接受血清学阴性供者的器官。早期静脉输注更昔洛韦（5mg/kg，每 12 小时一次，疗程 14 ～ 21d）对严重的症状（最常见的是肺炎）通常有效。治疗的常见副作用是中性粒细胞减少。更昔洛韦耐药病毒感染的患者可使用膦甲酸钠和西多福韦作为替代治疗。预防性口服或静脉输注更昔洛韦或膦甲酸钠可预防器官移植受者的 CMV 感染。也可以通过 PCR 检测 CMV 在血液中的含量，并在结果达到一定阈值时进行治疗，而不考虑临床症状和体征。

5. *传染性单核细胞增多症（EB 病毒）*

诊断要点和主要特点
● 发热时间长
● 渗出性咽炎
● 全身性淋巴结肿大
● 肝脾肿大
● 异型淋巴细胞
● 嗜异性抗体

（1）概述：单核细胞增多症是 EB 病毒（EBV）感染引起的最典型的综合征。感染 EBV 的幼儿要么没有症状，要么仅有轻度发热，不伴其他特异性表现。随着宿主年龄的增长，EBV 感染更可能产生典型的单核细胞增多综合征，在感染的青少年中，综合征发病率可达 20% ～ 25%。EBV 是通过近距离接触无症状携带者（日排毒概率达 15% ～ 20%）和新近患病的患者（排泄病毒长达数月）而获得。幼儿从玩伴和家人的唾液中获得感染。青少年主要通过接吻来感染。EBV 也可以通过输血和器官移植来传播。

（2）临床特点

1）症状和体征：潜伏期 32 ～ 49d，之后进入 2 ～ 3d 的前驱期，表现为不适和厌食，起病以出现高热为特点，体温通常超过 39℃。其他主要表现是咽炎，通常（50%）有渗出，并伴有一过性瘀斑。淋巴结肿大，质硬，轻度压痛。任何淋巴结都可能受累，但几乎一定累及颈部淋巴结。50% ～ 75% 的患者存在脾肿大。肝脏肿大也比较常见（30%），而且经常有压痛。5% 的患者会出疹，表现为斑疹、猩红热样皮疹或荨麻疹。皮疹在应用青霉素或氨苄西林的患者中几乎普遍存在。还会有软腭瘀斑和眼睑水肿。

2）实验室检查

外周血——早期可能有白细胞减少，但最具特征性的是异型淋巴细胞增多（在疾病的某个阶段占总白细胞总数的 10% 以上）。淋巴细胞计数小于 $4000/mm^3$ 对传染性单核细胞增多症的阴性预测价值达 99%。血液学改变可能在发病第 3 周才出现，在某些 EBV 综合征（如神经系统）中则可能完全没有。

嗜异性抗体——较大年龄的单核细胞增多症患者中，这些非特异性抗体的出现率在 90% 以上，但在 5 岁以下儿童中出现率不足 50%。嗜异性抗体通常在发病第 2 周才出现，但能在康复后持续存在 12 个月。如果滴度显著，快速筛查试验（玻片凝集试验）通常为阳性；阳性结果强烈提示 EBV 感染的可能，但不能作为确诊依据。

抗 EBV 抗体——特异性抗体滴度对诊断有 97% 的敏感性和 94% 的特异性，特别适用于 5 岁以下的儿童。急性 EBV 感染的诊断依靠检测病毒衣壳抗原（VCA）的 IgM 抗体，或抗 VCA 的 IgG 滴度大于等于四倍升高（在正常宿主中，IgG 抗体在症状出现时达到峰值；在免疫功能受损的宿主中，抗体可能会延迟产生）。抗 EBV 核抗原（EBNA）的抗体通常在症状出现后至少 4 周才能首次被检测到，因此抗 EBNA 抗体阴性也可用于免疫功能正常的宿主急性期感染的诊断。然而，免疫受损的宿主可能无法产生抗 EBNA 抗体。

EBV PCR——EBV-DNA 的位点特异性检测是诊断中枢神经系统和眼部感染的首选方法。外周血单个核细胞的 EBV-PCR 定量检测已用于移植患者 EBV 相关淋巴增殖性疾病的诊断。但 EBV-PCR 在诊断上不如血清学检查有价值。

（3）鉴别诊断：严重咽炎可能提示 A 组链球菌感染。如只有颈前淋巴结肿大、中性粒细胞增多，但没有脾肿大，则提示细菌感染。虽然咽拭子培养链球菌阳性的儿童通常需要治疗，但高达 10% 的单核细胞增多症患儿是无症状链球菌携带者。在这组患者中，青霉素治疗是没有必要的，而且常常会引起皮疹。发生在青春期的严重的原发性单纯疱疹性咽炎，表现可类似于传染性单核细胞增多症。包含口腔前部的溃疡可提示单纯疱疹性咽炎的诊断。腺病毒是另一种引起严重的，通常是渗出性咽炎的原因。任何原因不明的长期发热疾病，均应考虑EBV感染的可能。其他可导致异型淋巴细胞增多的疾病还包括风疹（咽炎不突出、病程较短、脾肿大不常见）、腺病毒（上呼吸道症状和咳嗽、结膜炎、淋巴结肿大较少、较少的异型淋巴细胞）、甲肝或乙型肝炎（肝功能异常较重，无咽炎，无淋巴结肿大）和弓形虫病（异嗜性试验阴性，咽炎较少见）。血清病样药物反应和白血病（涂片形态学检查很重要）可能与传染性单核细胞增多症混淆。CMV单核细胞增多症与传染性单核细胞增多症非常相似，但咽炎轻微，淋巴结肿大较少，而且远不如后者常见。EBV和CMV的血清学检查可区分上述两种疾病。HIV感染初期急性期可表现为单核细胞增多症样综合征。

（4）并发症：脾破裂通常发生在明确的创伤后，是罕见的并发症。血液系统并发症相对常见，包括溶血性贫血、血小板减少症和中性粒细胞减少症。神经系统受累的表现包括无菌性脑膜炎、脑炎、孤立性神经病变，如特发性面神经麻痹（贝尔麻痹）和吉兰-巴雷综合征。其中任何一种并发症都可能出现在典型的传染性单核细胞增多症的症状和体征之前，甚至缺乏时。罕见的并发症包括心肌炎、心包炎和非典型肺炎。急性EBV相关症状复发或持续超过6个月是慢性活动性EBV感染的特征。这种罕见的表现是由持续的病毒复制导致，需要特殊的抗病毒治疗。罕见情况下，EBV感染会表现为一种进行性淋巴增殖性疾病，其特征是持续发热、多器官受累、中性粒细胞减少或全血细胞减少，以及无丙种球蛋白血症。骨髓可见噬血现象。一些患者（Duncan综合征、X连锁淋巴增殖性疾病）存在X连锁免疫缺陷。患有其他先天性免疫缺陷或化疗引起的免疫抑制的儿童也可发展为进展性EBV感染、EBV相关淋巴增殖障碍、淋巴瘤和其他恶性肿瘤。

（5）治疗和预后：在严重的情况下可能需要卧床休息。可使用对乙酰氨基酚退热。全身性皮质类固醇可迅速缓解咽部淋巴样组织肿胀引起的潜在气道阻塞。类固醇皮质激素还可用于血液和神经系统并发症，尽管尚无对照试验证明皮质类固醇激素在这些情况下的疗效。发热和咽炎会在10～14d后自发缓解。而淋巴结肿大和脾肿大则可以再持续数周。一些患者在随后的几个月中仍然感到疲劳、不适或感觉身体状况不佳。尽管类固醇皮质激素可以将疾病的持续时间缩短12h，但是没有证据表明使用皮质类固醇会延缓疾病的进程或降低其严重程度。如果患者症状缓解且没有脾肿大，4周后可以恢复包括对抗性项目在内的运动。阿昔洛韦、伐昔洛韦、喷昔洛韦、更昔洛韦和膦甲酸都对EBV有活性，并应用于慢性活动性EBV的治疗中。抗病毒治疗对免疫功能正常的儿童是否有效尚无定论。

EBV相关淋巴增殖性疾病的治疗主要依赖于尽可能减少免疫抑制。阿昔洛韦、更昔洛韦或其他抗EBV药物以及γ球蛋白的辅助治疗一直没有有效的科学证据。

五、虫媒病毒感染

在美国，蚊子是传播病毒感染的最常见的昆虫载体（表40-3）。因此，虫媒感染和其他由蜱虫传播的传染病的流行期往往在昆虫繁殖和觅食的旺季，也就是夏秋季节，具体的病因有地域差异。其他虫媒病毒感染也见于国际旅客。因此，详细询问旅行史和接触史是获得正确诊断的关键。

1. 脑炎

诊断要点和主要特点

- 发热和头痛
- 神志改变和（或）行为改变，伴或不伴局灶神经系统损害
- 脑脊液单核细胞增多，蛋白水平升高，糖水平正常

脑炎是由昆虫传播的许多感染的常见严重表现（表40-3）。许多病毒病原体造成的感染常常没有临床表现（亚临床感染），或表现为轻症CNS疾病，如脑膜炎。这些感染在亚临床感染率、独特的神经系统综合征、全身症状和预后方面各有特点。这类疾病的诊断通常依靠在疾病暴发期间做出的临床诊断，随后经病毒特异性血清学检查或PCR确认。预防措施包括控制蚊媒，并用适当的衣物和驱虫剂进行预防，以尽量减少蚊虫和蜱虫的叮咬。在诊断虫媒病毒性脑炎之前，必须排除疱疹性脑炎，因为疱疹性脑炎需要特殊的抗病毒治疗，而虫媒病毒性脑炎是没有针对性治疗的。延迟可能有效的抗病毒治疗会导致严重后果。

西尼罗河病毒性脑炎：西尼罗河病毒属于黄病毒，主要由库蚊传播，是美国最重要的虫媒病毒感染。2003年，美国47个州有超过10 000例临床症状明显的感染，2900多例神经系统感染，以及265例死亡。2012年再度出现流行，报告的病例数达5000多例，其中约50%为神经侵袭性疾病；240例是致命的。其他年份报告的病例数一般为1500～3000例。西尼罗河病毒的宿主包括160多种鸟类，它们的迁徙与地方病的严重程度明显相关。夏秋是流行季节。约20%的感染者会发病，其特征是发热、头痛、眶后疼痛、恶心、呕吐、淋巴结肿大和斑丘疹（20%～50%）。进展为脑膜炎或脑炎的患者不足1%，但这些病例中有10%是致命的。患重症的主要危险因素是年龄＞50岁和免疫功能受损。有症状的儿童通常表现为西尼罗河热，不到1/3的儿童会发展成神经侵袭性疾病，其中最常见的是脑膜炎。神经系统表现最显著的特征包括

表 40-3　一些发生在美国或返回美国的旅行者身上的虫媒病毒性疾病

疾病	自然宿主（载体）	地理分布	潜伏期	临床表现	实验室检查	并发症 / 后遗症	诊断 / 治疗 / 备注
黄病毒							
圣路易斯脑炎（SLE）	鸟类（库蚊）	加拿大南部、美国中部和南部、得克萨斯、加勒比、南美洲	2～5d（最长 3 周）	在美国引起虫媒病毒脑炎的第二大常见原因。突然发热、寒战、头痛、恶心、呕吐；可能出现全身无力、癫痫发作、昏迷、共济失调、脑神经麻痹。儿童常见无菌性脑膜炎	中度白细胞增多，中性粒细胞增多，肝酶升高。CSF：100～200 个白细胞 /μl；早期以 PMN 为主	年龄＜5 岁或＞50 岁病死率为 2%～5%。神经系统后遗症发生率为 1%～20%	患者约 15 例 / 年，＜2% 有症状（老年人更重）。治疗：支持治疗。诊断：血清学。特异性抗体常在 5d 内出现
登革热	人类（伊蚊）	亚洲、非洲、中美洲和南美洲、加勒比；得克萨斯 / 墨西哥边境地区和佛罗里达	4～7d（3～14d）	只有 25% 的感染者出现症状。发热、头痛、肌痛、骨关节痛、眼球后痛、恶心和呕吐；50% 有斑丘疹或出血性皮疹，手掌和足底无皮疹。5%～10% 的儿童患有脑炎	白细胞减少，血小板减少。有神经症状者的 CSF：100～500 个单核细胞 /μl	出血热，休克综合征，长期力弱，脑炎	流行区感染率高。治疗：支持治疗。诊断：最初 5d RT-PCR 或 NS1 抗原，或 IgM-EIA 抗体（第 5 天）。IgM 和 IgG 可能与其他黄病毒（寨卡病毒、日本脑炎）发生交叉反应，应通过空斑减少中和试验(PRNT)确认
西尼罗河热	鸟类（库蚊）；小型哺乳动物	北非、中东、亚洲部分地区、欧洲、美国大陆	2～14d	突然发热、头痛、咽痛、肌痛、眼球后痛、结膜炎；20%～50% 伴有皮疹；淋巴结肿大。单纯脑膜炎在儿童中最常见。脑炎可能伴有肌肉无力、弛缓性麻痹或运动障碍	轻度白细胞增多；10%～15% 伴淋巴细胞减少或血小板减少；CSF 细胞增多，但＜500 个；早期可能是中性粒细胞	有 CNS 症状的死亡率为 10%，但在儿童中很少见；力弱和肌痛可能会持续很长时间	美国最重要的蚊媒脑炎（每年报告约 150 例）。诊断：IgM-EIA 血清学；与圣路易斯脑炎有交叉反应；在 CNS 症状出现后 5～6d 呈阳性。PCR 诊断敏感性较低。治疗：支持治疗
日本脑炎	鸟类，大型哺乳动物；爬行动物（库蚊）	东南亚；澳大利亚	5～14d	起病表现为发热、咳嗽、眩晕、头痛。无菌性脑膜炎在儿童中很常见	CSF：10～100 个淋巴细胞 /μl；可能存在非典型淋巴细胞；蛋白质可达到 200mg/dl	癫痫发作在儿童中很常见；当脑炎发生时，它会导致长期的运动、学习和行为异常	访问或居住在流行地区的儿童应考虑接种疫苗。IgM 和 IgG 可能与其他黄病毒(登革热、寨卡)交叉反应，因此应通过 PRNT 确认

续表

疾病	自然宿主（载体）	地理分布	潜伏期	临床表现	实验室检查	并发症 / 后遗症	诊断 / 治疗 / 备注
寨卡病毒病	人类（伊蚊）	亚洲、非洲、中南美洲、加勒比海；得克萨斯州边境地区和佛罗里达州有病例报道	3 ～ 7d	只有20%有症状。斑丘疹、发热、结膜炎、关节痛。妊娠期垂直传播的先天性寨卡综合征	白细胞减少，血小板减少，转氨酶升高	先天性寨卡综合征可导致多种后遗症（如小头、癫痫发作、关节病、视听功能障碍）。吉兰 - 巴雷综合征风险增加	流行期间感染率高。治疗：支持治疗。诊断：最初14d内RT-PCR或NS1抗原和（或）IgM-EIA抗体（第5天）。IgM和IgG可能与其他黄病毒（登革热、日本脑炎）交叉反应，因此应通过PRNT确认
阿尔法披膜（Alpha toga）病毒							
基孔肯雅热（Chikungunya）	人类（伊蚊）	亚洲、非洲、中南美洲、加勒比	3 ～ 7d（1 ～ 14d）	症状发生率＞50%。发热、头痛、肌痛、结膜炎；关节痛和（或）多关节炎，对称性发生，主要在手和足；30% ～ 60%出现斑丘疹	白细胞减少，血小板减少，肌酐和转氨酶升高	青少年和成人严重的持续性关节痛。患脑炎、癫痫发作和出血的婴儿有神经发育后遗症的风险	治疗：支持治疗。在除外登革热后可使用非甾体抗炎药治疗关节炎。诊断：最初7d行RT-PCR，或5d后再CDC检测IgM-EIA抗体
东部马脑炎	鸟类（伊蚊、夜蛾和库蚊）	美国东海岸、加勒比、南美洲	2 ～ 5d	与圣路易斯脑炎相似，但更严重。1/3的病例迅速发展到昏迷和死亡	白细胞增多伴中性粒细胞增多。CSF：500 ～ 2000个白细胞 /μl；早期以PMN为主	死亡率20%～50%；50%的儿童患者有神经系统受累	通常＜10例 / 年。只有3%～10%的病例有症状，有症状的婴幼儿常有后遗症。治疗：支持治疗。诊断：血清学。第1周的滴度通常为阳性。东部马脑炎导致的死亡可预示疾病暴发
西部马脑炎	鸟类（主要是库蚊）	加拿大、墨西哥和美国密西西比河以西	2 ～ 5d	与圣路易斯脑炎相似。大多数感染没有临床表现	白细胞计数不确定。CSF：10 ～ 300个白细胞 /μl	永久性脑损伤，总发生率10%；老年人最重	美国近年来没有病例报告。老年人的病例 / 感染率为1 ：1000，婴儿为1 ：1。马的疾病先于人类的暴发。诊断：IgM抗体出现在起病第1周。治疗：支持治疗
委内瑞拉马脑炎	马（10种蚊子）	南美洲和中美洲，得克萨斯州	1 ～ 6d	与圣路易斯脑炎相似	淋巴细胞减少，轻度血小板减少，肝功能异常。CSF：50 ～ 200个单核细胞 /μl	严重疾病多见于婴儿；脑炎死亡率为20%	大多数感染不会导致脑炎。美国近年来没有报告病例。给马接种疫苗可以阻止疾病流行。治疗：支持治疗。诊断：IgM抗体（EIA）

续表

疾病	自然宿主（载体）	地理分布	潜伏期	临床表现	实验室检查	并发症 / 后遗症	诊断 / 治疗 / 备注
布尼亚病毒（Bunyavirus）							
加利福尼亚脑炎血清组（LaCrosse，Jamestown Canyon，California）	花栗鼠和其他小型哺乳动物（伊蚊）	美国中部和北部，加拿大南部	3 ～ 7d	第二常见虫媒病毒病因，尤其是 LaCrosse。症状与圣路易斯脑炎相似；咽痛和呼吸系统症状常见；局灶神经系统体征高达 25%。癫痫发作突出。青春期前儿童最容易患上重症。与单纯疱疹病毒性脑炎相似	白细胞计数不确定。CSF：30 ～ 200，可高至 600 个白细胞 / μl；PMN 不确定；蛋白质通常正常	病死率＜ 2%，急性期可出现癫痫发作	美国约 75 例 / 年，5% 有症状。＞ 10% 有后遗症。治疗：支持治疗。诊断：血清学。在第 1 周内，高达 90% 的患者产生特异性 IgM 抗体；在某些地区，25% 的人口 IgG 抗体呈阳性
科罗拉多壁虱热病毒（Coltivirus）							
科罗拉多蜱热	小型哺乳动物（安氏革螨或木蜱）	美国和加拿大的落基山脉地区	3 ～ 4d（2 ～ 14d）	发热、寒战、肌痛、结膜炎、头痛、眼眶后痛；皮疹发生率＜ 10%。无呼吸系统症状。50% 表现为双相热	白细胞减少（病程 4 ～ 6d 最明显），轻度血小板减少	脑炎罕见，凝血病	患者可能没有已知的蜱虫叮咬史。急性期持续 7 ～ 10d；成人可表现为长期疲劳。治疗：支持治疗。诊断：血清学，红细胞病毒抗原直接 FA 染色，PCR

CNS，中枢神经系统；CSF，脑脊液；EIA，酶免疫分析；FA，荧光抗体；PCR，聚合酶链反应；PMN，多形核中性粒细胞；WBC，白细胞

脊髓灰质炎样急性弛缓性麻痹、运动障碍（帕金森综合征、震颤和肌阵挛）、脑干症状、多发性神经病和视神经炎。肌无力、面瘫和反射减低也常见（20%）。神经侵袭性疾病恢复缓慢，严重的患者可能会有显著的后遗症。最佳诊断方式是通过酶免疫分析法检测脑脊液中病毒的IgM抗体（起病后5～6d IgM抗体阳性率95%）。PCR是一种特异的诊断工具，但其敏感性不如抗体检测。血清抗体升高也可用于诊断。

尽管各种抗病毒药物和特异性免疫球蛋白已在研究中，但目前治疗还是以支持治疗为主。感染不会在接触者之间传播，但可以通过捐献的器官、血液、母乳和胎盘传播。

2. 登革热

诊断要点和主要特点

- 在疫区旅行或居住
- 第一次感染（第一次发作）可能无症状或可能表现为发热、皮疹、眶后疼痛、严重肌痛和（或）关节痛
- 第二次感染不同血清型的登革热，可能导致更严重的登革热，包括血浆渗漏，并可能进展为登革出血热（血小板减少、出血）和登革休克综合征

据估计，登革热病毒每年造成4亿次感染和1亿次症状性登革热发作。登革热是返乡旅客最常见的发热原因之一，遍及拉丁美洲、加勒比、东南亚、大洋洲和非洲；美国南部偶有散发病例，但在波多黎各，登革热为高流行性（≥2个血清型）。登革热的传播媒介是伊蚊（存在于美国南部），这种蚊子从流行地区的病毒携带者体内携带病毒并传播。大多数有症状的病人仅表现为轻症，尤其是孩子，可能有非特异性的发热和皮疹。其严重程度与年龄相关，先前感染过其他血清型的登革热病毒会显著增加发生严重并发症的风险。

（1）临床特点

1）症状和体征：登革热在4～7d的潜伏期后（范围3～14d）会突发高热、畏寒、严重眶后疼痛、肌肉和关节疼痛（“骨折热”）、恶心和呕吐。并且早期出现面部和躯干的红斑。3～4d后，半数患者出现离心性分布的斑丘疹，称为“红海中的白色岛屿”。皮疹可能会演变为瘀点，并可能出现轻微出血症状（鼻出血、牙龈出血、粪便或尿液中的隐血阳性）。病程持续3～7d，极少数情况下，会再发热几天。在热程第3天，体温可能会稍降低，直到退热时才升高。由于登革热病毒有四种血清型，可发生连续多次感染。

2）实验室检查：在大多数有症状的病例中，轻度白细胞减少和血小板减少是常见的。肝脏转氨酶通常正常。急性感染（起病时间≤5d）的诊断通常依靠检测病毒抗原血症（NS1抗原）或登革热病毒逆转录聚合酶链反应（RT-PCR）（敏感性80%～90%，特异性95%）。起病超过5d后，可通过检测特异性IgM抗体（第6天敏感度为70%～80%，此后增加）或根据恢复期（10～14d后）型别特异性抗体升高来诊断登革热。抗登革热病毒中和抗体是最准确的血清学方法，但它们可能与其他黄病毒（如寨卡病毒）发生交叉反应，特别是与之前的多次登革热感染相混淆。因此，早期用RT-PCR或NS1抗原检测更为可取。

（2）鉴别诊断：尽管到疾病流行地区旅行的人中只有不到1/1000会染上登革热，但是，一旦旅行者有全身性病毒感染疾病的症状，应该考虑登革热的可能。通常情况下，登革热的流行地区还同时有其他疾病病原体的传播（如疟疾、伤寒、钩端螺旋体病、立克次体病、其他地方性甲病毒和黄病毒以及麻疹）。基孔肯雅病的地理分布与登革热类似，而且也有发热和皮疹的症状，但是前者与关节痛/关节炎的关系更为密切，可能持续数周至数月。寨卡病毒病更常见结膜炎的表现，但在临床上也无法与登革热区分。EBV、流感、肠道病毒和急性HIV感染也可能引起类似的疾病表现。登革热患者没有咽痛或咳嗽。旅行结束后2周才开始发病，或病程持续超过2周的疾病不太可能是登革热。

（3）并发症：在流行地区更常见的是严重登革热，通常发生在退热期（第3～7天），表现包括呼吸窘迫、休克（登革热脓毒性休克）、严重出血（登革出血热）和终末器官损害。严重的登革热通常在第二次登革热发作期间发生，这是由于预先存在的非中和抗体增强了病毒对细胞的摄取并导致病毒血症和细胞因子应答增加（抗体依赖性增强）。严重登革热的警告征象可能在急性发热期出现，包括腹痛、持续呕吐、浆膜腔积液（如胸腔积液、腹水）、黏膜出血、神志改变、肝肿大和血液浓缩（红细胞压积高于基线值＞20%）伴血小板减少（＜100 000/μl）。

（4）预防：预防登革热的措施包括避免去高风险地区和使用传统的避蚊措施。伊蚊通常白天进食。几种登革热疫苗正在研制中，一种获得许可的疫苗在临床试验中显示出了60%的有效性，但既往无免疫力的儿童患严重登革热的风险增加。目前没有推荐旅客接种的疫苗。

（5）治疗：登革热的治疗方法是口服补液和退热药，避免使用影响血小板功能的非甾体抗炎药。登革热可完全康复，不留后遗症。如出现出血综合征和休克则需要立即用血浆扩容和等渗盐水进行液体治疗，并在ICU密切监护。

3. 基孔肯雅病（Chikungunya）

诊断要点和主要特点

- 与登革热和寨卡病毒病相同的蚊媒和地理分布
- 急性期症状与登革热和寨卡病毒病相似（发热、皮疹、头痛），但关节痛和关节炎可能更严重，持续数周至数月
- 围产期和新生儿期感染可能很严重，包括出血和（或）神经系统疾病，导致神经发育后遗症

基孔肯雅病在非洲和亚洲已流行数十年，但 2013 年首次在美洲出现，并导致包括美国南部在内的广泛流行。基孔肯雅病由伊蚊传播，其地理分布和急性期临床表现与登革热和寨卡病毒病相似。“基孔肯雅”这个名字在马孔德语中的意思是“弯曲的东西”，它最初是在坦桑尼亚被命名的，指的是与该病相关的使人衰弱的肌肉骨骼系统症状（如关节痛、关节炎）。

（1）临床特点

1）症状和体征：经过 3 ～ 7d 的潜伏期（最长 14d），以突发高热起病，并持续 3 ～ 5d。其他症状包括头痛（15%）和弥漫性斑丘疹（30% ～ 60%）。肌痛、关节痛和关节炎在成人中（87% ～ 99%）比儿童（30% ～ 50%）更常见，而且会使人衰弱。幼儿和婴儿，尤其是在围产期感染的新生儿，更容易出现神经系统症状（癫痫、脑炎）、出血和多器官功能衰竭。

2）实验室检查：患者可有白细胞减少、血小板减少和转氨酶升高，婴儿尤其明显。也可有肌酐升高。在感染的前 5 ～ 7d，RT-PCR 是首选的诊断方法。基孔肯雅 IgM 抗体在病程第 5 天左右出现，并保持 1 ～ 3 个月，在持续性关节病患者中保持时间更长；IgG 抗体在病程两周出现，并保持数年。它们与黄病毒没有交叉反应。

（2）鉴别诊断：基孔肯雅病在临床上与登革热和寨卡病毒病很难区分，而且流行地区分布也相似。与登革热相比，基孔肯雅病不太可能导致出血和休克（婴儿除外），寨卡病毒病可能更容易导致结膜炎。

其他具有类似临床表现的感染包括细小病毒感染、风疹、麻疹、钩端螺旋体病、疟疾、伤寒、立克次体病和流感。不支持基孔肯雅病的表现是旅行结束后 2 周才开始有发热或发热持续超过 2 周。

（3）合并症：慢性肌肉骨骼系统症状（关节炎、关节痛和腱鞘炎）虽然在儿童中不太常见，但在感染后的数月甚至数年内可能会持续或复发，并可能严重损害健康。受累个体，尤其是幼儿，可能有包括听力和视力障碍在内的长期神经发育后遗症。

（4）预防和治疗：预防措施包括避免去高危地区，以及使用传统的蚊虫避蚊措施。治疗主要是支持治疗，包括充足液体和对乙酰氨基酚或非甾体抗炎药（nonsteroidal anti-inflammatory drug，NSAID）治疗发热和疼痛，但如果不能除外登革热或患者有血小板减少或出血倾向，则应避免使用 NSAID。慢性症状可以用 NSAID 和物理疗法治疗。相关疫苗正在研发之中。

4. 寨卡病毒病（Zika）

诊断要点和主要特点

- 通过伊蚊传播（与登革热和基孔肯雅病相同的媒介），以及性传播和妊娠期间的垂直传播（母婴传播）
- 急性期症状通常较轻，与登革热和基孔肯雅病相似（皮疹、发热、结膜炎）
- 妊娠期垂直传播可导致胎儿罹患先天性寨卡综合征

寨卡病毒已在非洲和亚洲流行了几十年，但最近在美洲出现，并导致广泛流行，包括美国南部的地方病病例。寨卡病毒通过伊蚊传播和性传播。虽然大多数寨卡感染是无症状或良性的，但妊娠期感染如垂直传播，并导致婴儿严重的神经发育后遗症，即先天性寨卡综合征。由于与登革热和基孔肯雅病相似的地理分布和临床表现，以及血清学检测与登革热等其他黄热病病毒的交叉反应，诊断比较困难。

（1）临床特点

1）症状和体征：经过 3 ～ 7d 的潜伏期后，大多数急性寨卡病毒感染（高达 80%）是无症状的或症状轻微。其症状与登革热和基孔肯雅病相似，包括斑丘疹、低热、非化脓性结膜炎和关节痛。绝大多数感染在 2 ～ 7d 内痊愈。妊娠期母体感染可能为症状性或亚临床感染，但如垂直传播给胎儿，可导致先天性寨卡综合征（见并发症）。

2）实验室检查：急性感染时可出现白细胞减少、血小板减少和肝转氨酶升高。在感染的前 14d，通常首先留取血液或尿液标本，行 RT-PCR 检查，但结果阴性不能排除感染的可能。抗寨卡的 IgM 抗体在病程第 4 天左右出现，并通常持续 3 个月左右。但由于寨卡抗体可能与其他黄病毒（如登革热）有交叉反应，使血清学诊断更加困难，因此早期用 RT-PCR 检测更优。根据最新的指南，有母婴传播风险的婴儿应接受全面的感染诊断性评估，包括通过 RT-PCR 检测胎盘和脐带组织。这些婴儿还应进行神经发育、眼科和听力的评估。

3）影像学表现：先天性寨卡综合征的胎儿或新生儿的影像学表现为生长受限、颅内钙化、脑室扩大、脑容量减少和其他异常。

（2）鉴别诊断：寨卡病毒病在临床上与登革热和基孔肯雅病很难区分，这些疾病都是由同一种伊蚊传播的。与登革热不同，寨卡病毒病不会导致出血或休克。与基孔肯雅病不同，寨卡不会导致严重或持续的肌肉

骨骼症状。其他具有类似急性表现的感染还包括细小病毒感染、风疹、麻疹、钩端螺旋体病、疟疾、伤寒、立克次体病和流感。因高危因素而接受先天性寨卡综合征相关评估的婴儿也应该注意除外风疹、巨细胞病毒、弓形虫病和其他先天性感染。不支持寨卡病毒病诊断的表现还有旅行结束后2周才开始的发热或发热持续时间超过2周。

（3）并发症：患有先天性寨卡综合征的婴儿可能是小于胎龄儿，并有神经发育后遗症，包括小头畸形、癫痫发作、易激惹、痉挛、喂养困难、关节紊乱、眼部症状和感音神经性耳聋。当随访患儿至儿童期，获得更多数据时，或许能发现更多的后遗症，初步数据表明，1% ～ 13% 的先天性感染可导致先天性寨卡综合征，在妊娠早期致病风险较高（但持续到妊娠晚期均有风险）。寨卡感染后，发生吉兰 - 巴雷综合征的风险会随之增加。

（4）预防和治疗：预防对孕妇和备孕的妇女特别重要，包括避免去高危地区，以及采用传统的避蚊措施，如果性伙伴有感染风险，应采取屏障法避免可能的性传播（寨卡病毒在生殖道内可持续存在数周至数月）。急性期主要是支持治疗。多种疫苗的临床试验正在进行中。

5. 科罗拉多蜱热

诊断要点和主要特点

- 在流行地区旅行；蜱叮咬史
- 发热、畏寒、头痛、眶后疼痛、肌痛
- 双相热
- 病初白细胞减少

科罗拉多蜱热是美国的地方病，流行区域包括中部高原和北部落基山脉，以及北太平洋沿岸地区。病毒的宿主包括松鼠和花栗鼠。每年有数百例科罗拉多蜱热报道，患者主要是进入该地区的游客和劳工人员，流行时间为5月到7月。

（1）临床特点

1）症状和体征：在3 ～ 4d（最长14d）的潜伏期后，以突发高热起病，伴畏寒、乏力、头痛、眶后疼痛、肌痛、腹痛、恶心和呕吐。可能有结膜炎。5% ～ 10% 的患者会出现非特异性斑丘疹。病程持续7 ～ 10d，50% 的患者热型为双相热，在病程中，有几天体温可正常。

2）实验室检查：疾病早期的特点是白细胞减少，血小板轻度减少。可行特异性ELISA检测，但血清转化前可能需要2 ～ 3周。荧光抗体染色可在病程中及恢复后数周检测感染病毒的红细胞。RT-PCR在某些地区可用，并且在发病后的第1周内就呈阳性。

（2）鉴别诊断：病程早期出现皮疹可能提示肠道病毒、麻疹或风疹感染。由于出现白细胞减少和血小板减少症，发热原因早期可能考虑肠道病毒感染导致。蜱叮咬史、当地发病信息和双相热将有助于诊断。由于野外暴露，还需要考虑其他疾病的可能，诸如钩端螺旋体病、包柔螺旋体病、兔热病、埃立克体病和落基山斑疹热等。

（3）并发症：3% ～ 7% 的患者发生脑膜脑炎。心脏和肺部并发症很少见。

（4）预防和治疗：预防包括避免去流行区和使用传统方法避免蜱叮咬。治疗以支持治疗为主。注意不要使用对血小板功能有影响的镇痛药。

六、其他主要的儿童病毒性出疹性疾病

关于水痘和婴儿玫瑰疹的讨论，请参阅疱疹病毒感染部分。

1. 感染性红斑

诊断要点和主要特点

- 发热和皮疹，伴有“掌掴脸颊”的外观，随后出现对称的全身性斑丘疹
- 较大儿童关节炎
- 红细胞生成障碍患者的显著贫血
- 怀孕妇女感染后导致的非免疫性胎儿水肿

（1）概述：这种学龄儿童的良性发疹性疾病是由人类细小病毒B19引起的。疾病通过呼吸道传播，通常在冬春季节流行。在病毒血症的第7 ～ 10天，可出现非特异性的轻度流感样疾病表现；特征性皮疹出现在第10 ～ 17天，代表一种免疫反应。患者的病毒血症发生在出疹之前（而不是在皮疹发生后），因而在出疹前具有传染性，而非出疹后。

约50%的受感染者无临床表现。大多数病例（60%）集中在5 ～ 15岁的儿童，另外40% 发生在稍大年龄阶段。40% 的成人血清学检查呈阴性。在学校或家庭环境中，易感儿童的二次发病率为50%，而易感成人的再发率稍低，为20% ～ 30%。

（2）临床特点：由于皮疹没有特异性，并且亚临床感染多见，因此，感染者通常没有可追溯的接触史，或接触史并不可靠。但在疾病暴发期间，识别相对容易。

1）症状和体征：一般来说，起病的第一个表现是皮疹，开始时是脸颊上隆起的、火红的斑丘疹，合并后形成“掌掴脸颊”样外观。皮疹表面温暖，不痛，有时瘙痒。皮疹可能分散在前额、下颌和耳后区，但口周无皮疹。在1 ～ 2d内，皮疹蔓延至四肢的近端伸侧，并以对称的方式向远端扩散。手掌和足底通常没

有皮疹。躯干、颈部和臀部皮疹很常见。融合病灶的中央部分消退后产生特征性的花边样图案。皮疹会在几天到几周内消退，但可由于局部刺激、热（洗澡）、阳光和压力而再次出现。近 50% 的受感染儿童有部分皮疹残留（或再现）达 10d。可能有细屑样的脱皮。轻度低热、不适、肌痛、咽痛和鼻炎在儿童中的发生率可达 50%。这些症状出现 2 ～ 3d 后消失，大概经过一周的无症状期，之后皮疹再次出现。

紫癜性手套袜套样皮疹、神经系统疾病和类似溶血尿毒综合征的严重疾病也与细小病毒 B19 感染有关。

2）实验室检查：一些患者在疾病早期出现轻度白细胞减少，随后出现白细胞增多和淋巴细胞增多。特异性 IgM 和 IgG 血清抗体检测是可行的，但应谨慎选择可靠的实验室。出疹期的患者中，90% 存在 IgM 抗体。核酸检测试验通常有确定意义，但细小病毒 DNA 在血中可长时间存在并被检测到。常规病毒培养不能确诊。

（3）鉴别诊断：在接种过麻疹和风疹疫苗的儿童中，细小病毒 B19 是引起麻疹样和风疹样皮疹最常见的病原体。典型的皮疹和疾病的轻微性质将感染性红斑与其他儿童皮疹区分开来。它缺乏麻疹的前驱症状和风疹的淋巴结肿大。肠道病毒感染和猩红热的全身症状和咽炎更为突出。

（4）并发症和后遗症

1）关节炎：关节炎更常见于青春期晚期及年龄更大的患者。约 10% 的大龄儿童有严重的关节症状。女孩比男孩更为常见。周围关节可有对称的疼痛和僵硬。关节炎通常发生在皮疹之后，可能持续 2 ～ 6 周，但恢复后不会造成永久性损伤。

2）再生障碍危象和其他血液学异常：细小病毒 B19 可在病程中引起网织红细胞减少症，持续约 1 周。在红细胞半衰期正常的个体中并不明显，但是在慢性溶血性贫血患者中会导致严重贫血。

其他血液学异常还包括纯红细胞再生障碍性贫血（纯红再障）、白细胞减少症、全血细胞减少症、特发性血小板减少性紫癜以及噬血细胞综合征。HIV 感染患者和其他免疫抑制疾病的患者可能会发展为长期贫血或全血细胞减少症。有溶血性贫血和再生障碍危象或免疫抑制的患者可能具有传染性，住院时应隔离。

3）其他终末器官感染：细小病毒与神经系统综合征、肝炎和骨髓抑制有关，并且是心肌炎的病因之一。

4）宫内感染：易感孕妇感染可导致胎儿感染，引起胎儿水肿。约有 6% 的病例发生胎儿死亡，大多数发生在胎龄 20 周以内。胎儿丢失率高于普通妊娠。但先天性异常与妊娠期细小病毒 B19 感染无相关关系。

（5）治疗和预后：对于免疫功能健全的个体来说，感染性红斑是一种良性疾病。再生障碍危象患者可能需要输血治疗。这种疾病很难预防，因为接触者的急性感染往往很难被识别，而且在出现皮疹之前，已经具有传染性，且该时期传染性最强。有感染性红斑接触史或在流行病发生的环境中工作的孕妇，应检查是否有既往感染的证据。易感的孕妇应定期随访细小病毒感染的证据。约 1.5% 的育龄妇女在妊娠期间受到感染。如果母体感染，应进行胎儿超声检查，以确定有无胎儿水肿和胎儿窘迫的迹象。子宫内输血或早期分娩可以挽救一些胎儿。通常不会因为细小病毒感染而终止妊娠。有暴露史，但血清检查结果不明的孕妇中，胎儿死亡的风险小于 2.5%。

肌注免疫球蛋白没有保护作用。大剂量 IVIG 可阻止病毒血症，还可以帮助某些长期再生障碍的病例骨髓恢复，但它在免疫功能正常的患者和孕妇中的作用尚不清楚。

2. 麻疹

诊断要点和主要特点

- 9 ～ 14d 前接触麻疹患者
- 前驱症状（持续 2 ～ 3d）包括发热、咳嗽、结膜炎和鼻炎
- 在出疹前 1 ～ 2d 及刚出皮疹时，可见 Koplik 斑（颊黏膜上弥漫性红色基底上有少量或许多白色小丘疹）
- 从面部和发际向躯干蔓延的斑丘疹，3d 后可融合
- 白细胞减少

（1）概述：麻疹是儿童时期传染性最强的传染病之一，表现为发热性出疹性疾病。易感个体的发病率极高；通过呼吸道飞沫传播。在 2000 年曾认为已从美国消除，但最近频繁发生疫情（包括 2019 年上半年的 1000 例病例），主要原因是易感个体的积累、疫苗接种覆盖率低、接种疫苗意愿不强和病例输入。建议所有儿童在进入小学或中学之前接种两剂麻疹疫苗（见第 10 章）。由于潜在的营养不良和继发感染，发展中国家的发病率和死亡率相当高。由于人类是麻疹的唯一宿主，因此在全世界范围内消灭这种疾病的可能性是存在的。

（2）临床特点：由于患者在前驱期即有传染性，且疾病通过空气传播，所以患者可能没有明确的接触史。也可能无法识别与输入病例的接触。在温带气候地区，流行性麻疹发生冬春季节。由于麻疹在美国并不常见，因此在暴发期间需要高度怀疑。

1）症状和体征：前驱症状包括打喷嚏、眼睑水肿、流泪、大量流涕、畏光以及剧烈咳嗽，前驱期持续 2 ～ 3d 后，以高热和乏力为起病表现。Koplik 斑是病程最初 2 ～ 4d 出现在口腔的特征性白色小丘疹，位置通常

在与下磨牙相对的黏膜上。出疹时体温最高，呼吸道症状最重，皮疹表现为斑丘疹，迅速从面部蔓延至躯干，并融合成鲜红色。当皮疹扩散到四肢时，面部皮疹会消退，遗留铜色色素沉着，并在6d内完全消失；可能会出现细微的脱屑。幼儿还可有腹泻的表现，可能需要住院治疗；持续发热和咳嗽可能提示肺炎。任何发热伴皮疹的患儿，均需考虑麻疹的可能，尤其是最近有过国际旅行或接触过发热皮疹患者。发现疑似麻疹病例后，应在24h内报告当地卫生部门。

2）实验室检查：特征性改变是淋巴细胞减少。通常通过口咽分泌物（或尿液）的PCR检测来明确诊断，这种方法的敏感性和特异性很高，可以在症状出现前5d检测到病原。麻疹还可通过出疹后≥3d的血清IgM检测（感染早期可能出现假阴性）或急性和恢复期双份血清IgG抗体显著升高来诊断。

3）影像学表现：胸片常表现为过度充气，肺门周围浸润，或肺实质的较低密度斑片影。可见继发实变或渗出。

（3）鉴别诊断：表40-2列出了可能类似麻疹的其他疾病。

（4）并发症和后遗症

1）呼吸系统并发症：麻疹患者的呼吸系统并发症发生率高达15%。肺部、中耳、鼻窦和颈部淋巴结的细菌重叠感染最常见。如果在出疹后第3天或第4天体温仍高和（或）出现白细胞增多，提示出现并发症。支气管痉挛，严重的哮吼，以及进行性病毒性肺炎或细支气管炎（见于婴儿）也会发生。免疫抑制患者比免疫功能正常的患者患致命性肺炎的风险要大得多。

2）脑部并发症：2000例病例中有1例发生脑炎。通常在皮疹出现后一周内发病。症状包括有攻击性、共济失调、呕吐、癫痫发作和昏迷。CSF常见的表现为淋巴细胞增多和蛋白浓度轻度升高，但外观可能正常。40%的患儿死亡或留有严重的神经后遗症。

亚急性硬化性全脑炎（SSPE）是一种麻疹病毒慢性感染大脑导致的罕见的中枢神经系统退行性疾病，在既往感染麻疹的患儿中，约1/10万在感染后数年发病。这种进行性脑恶化常有肌阵挛发作和典型的脑电图表现。在6～12个月内可导致死亡。血清和CSF中存在高滴度的麻疹抗体。

3）其他并发症：其他并发症包括出血性麻疹（伴有多器官出血、发热和脑部症状的严重疾病）、血小板减少症、阑尾炎、角膜炎、心肌炎，以及早产或死产。在年轻成人中，高达50%的病例有肝酶轻度升高，还可出现黄疸。麻疹会引起一过性免疫抑制；因此，在儿童患者中可出现结核病的再激活或进展（包括短暂的皮肤无反应）。

（5）预防：目前的两剂疫苗接种主动免疫策略可提供97%以上的保护。对于并发轻度急性疾病、肺结核或结核菌素皮试阳性、哺乳期或免疫缺陷接触者，不应延迟疫苗接种。该疫苗推荐用于无严重HIV并发症的HIV感染儿童，且CD4细胞≥15%，最好正在接受抗逆转录病毒治疗。

（6）治疗和预后：在暴露后72h内接种疫苗，可预防易感个体患病（见第10章）。免疫球蛋白（0.25ml/kg，肌内注射；免疫功能受损者剂量为0.5ml/kg）可在6天内预防或减轻麻疹的症状。对疑似病例应及时诊断，并向当地卫生部门报告。

一般在症状出现后7～10d恢复。治疗主要是支持性质的，包括眼部护理、止咳（避免给婴儿使用阿片类抑制剂）和退热（对乙酰氨基酚、温水浴；避免使用水杨酸盐）。如发生继发性细菌感染应及时治疗；但不应进行抗生素预防。利巴韦林在体外有杀灭麻疹病毒的作用，可能对免疫功能受损的患儿有益处。对于营养不良的儿童，应补充维生素A，以避免失明，以及降低死亡率。

3. *风疹*

诊断要点和主要特点

- 通常没有风疹疫苗接种史
- 发热伴耳后及枕部淋巴结肿大
- 斑丘疹开始于面部，迅速蔓延至全身，第4天消失
- 先天性感染：生长发育迟缓；白内障、视网膜病变；出生时紫癜（“蓝莓松饼”）样皮疹；黄疸、血小板减少症；耳聋、先天性心脏病

（1）概述：风疹是一种会引起轻度、自限性皮疹（超过80%的感染没有临床表现）的披膜病毒，但妊娠感染会导致畸胎和流产。风疹是通过呼吸道分泌物飞沫传播的。患者在出疹前5d至出疹后5d内具有传染性。美国和美洲没有地方性风疹病例，在未经免疫接种的妇女和极少数妊娠时再感染的妇女所生婴儿中，先天性风疹非常罕见。从亚洲和非洲到美国的移民中偶有散发病例。

（2）临床特点：潜伏期为14～21d。由于临床征象没有特异性，接触史并不可靠。接种过风疹疫苗者患病的概率小，但仍有可能。先天性风疹通常发生在妊娠早期。

1）症状和体征

儿童感染——幼儿可能只有皮疹表现。年龄稍长的患者常有低热、眼痛、咽痛和肌痛的非特异性前驱症状。耳后和枕后淋巴结肿大（有时累及全身淋巴结）是其特点。皮疹为离散分布的红色斑丘疹，自面部开始出现，并在24h内蔓延至躯干和四肢。可能出现猩

红热样、麻疹样和感染性红斑样皮疹。病程第 3 天皮疹按照出现的顺序从面部到四肢逐渐消退。通常皮疹不累及黏膜。

先天性感染——超过 80% 的妊娠前 4 个月感染的妇女以及 25% 的近妊娠中期末感染的妇女分娩的新生儿会有先天性感染的表现；在妊娠后期感染的妇女中，新生儿先天性疾病的发生率不足 5%。更晚期的感染可能会导致单一器官的功能损害，如耳聋。先天性风疹感染的主要表现为生长迟缓（50% ～ 85%）、心脏异常（肺动脉狭窄、动脉导管未闭、室间隔缺损）、眼部异常（白内障、小眼症、青光眼、视网膜炎）、感音神经性耳聋（> 50%）、脑疾病（慢性脑炎、发育迟缓）、血液系统疾病（血小板减少症、髓外造血表现为“蓝莓松饼”样皮疹、淋巴细胞减少）及其他（肝炎、骨髓炎、免疫紊乱、吸收不良、糖尿病）。

2）实验室检查：常见白细胞减少，也可有血小板计数降低。先天性感染者在新生儿期有血小板计数降低、肝功能异常、溶血性贫血和脑脊液细胞增多。出疹前 1 周至发病后 2 周，可从口腔分泌物或尿液中分离出病毒。先天性感染的儿童的传染性可持续数月。PCR 非常敏感。血清学免疫分析可根据相隔 1 ～ 2 周的双份标本抗体滴度升高 4 倍来诊断。第一份标本应尽快留取，因为出疹后抗体滴度会迅速升高；两份标本必须由一个实验室同时进行检测。50% 的患者在出疹时风疹 IgM 阳性，至 5d 时几乎所有患者均阳性。因为终止妊娠的决定通常是基于血清学的结果，所以必须仔细进行检测。

3）影像学表现：先天性感染儿童的胸片可提示肺炎，骨片可见干骺端纵行低密度影。

（3）鉴别诊断：风疹表现可能类似于麻疹、肠道病毒、腺病毒、EBV、玫瑰疹、细小病毒和弓形虫感染。药疹也可能与风疹类似。因为对公共卫生的影响很大，所以应通过血清学或病毒学检查来确认散发疑似病例。先天性风疹必须与先天性巨细胞病毒感染、弓形虫病、寨卡病毒病和梅毒相鉴别。

（4）并发症和后遗症

1）关节痛和关节炎：关节痛和关节炎在成年女性中更常见。多关节受累（手指、膝盖、手腕）的持续时间是几天到几周。Frank 关节炎发生在一小部分患者中。表现可能类似于急性类风湿关节炎。

2）脑炎：发病率约为 1 ∶ 6000，是一种低死亡率的副感染性脑炎（para-infectious encephalitis）。先天性风疹也有类似 SSPE（见麻疹部分）的综合征。

3）妊娠期风疹：和较大的儿童一样，孕妇的感染是自限性的，程度不重。

（5）预防：风疹是一种可以通过接种疫苗而消除的传染病（见第 10 章）。标准的产前护理应包括风疹抗体检测。血清阳性的母亲没有风险；血清阴性的母亲应在分娩后接种疫苗。

可能有风疹接触史的孕妇应立即检查；如果血清抗体阳性，表明已有保护性抗体，胎儿不会有风险。如果血清抗体呈阴性，应在 4 周内抽取第二个样本，之后两个样本同时进行测试。妊娠早期血清转化与胎儿高风险相关；这类妇女需要关于治疗性流产的咨询。

当不能选择终止妊娠时，一些专家建议在暴露后 72h 内肌内注射免疫球蛋白（最高剂量 0.55ml/kg），以最大限度预防感染。只有极少数的 IgG 在妊娠早期被转移到胎儿体内，因此这种疗法的效果尚不清楚。

（6）治疗和预后：对症治疗即可。关节炎的症状可以通过使用抗炎药来改善。先天性感染的婴儿预后较差，大多数缺陷是不可逆的或进展性的。这些婴儿的严重认知缺陷似乎与生长迟缓的程度密切相关。

七、其他病毒引起的感染

1. 汉坦病毒心肺综合征

诊断要点和主要特点

- 流感样前驱症状持续 3 ～ 7d（发热、肌痛、头痛、咳嗽）
- 迅速出现不明原因的肺水肿和心肌病
- 在疫区居住或旅行；接触老鼠粪便或分泌物中的气溶胶

（1）概述：汉坦病毒心肺综合征是美国出现的第一种本土布尼亚病毒感染。该综合征在传播方式（无节肢动物载体）和临床表现上与其他布尼亚病毒病有明显不同。

（2）临床特点：汉坦病毒心肺综合征已在 34 个州和加拿大有病例报道，这些地区存在合适的啮齿动物宿主。当环境条件有利于啮齿动物大量繁殖和病毒的流行率增加时，就会发生疾病的流行。

1）症状和体征：经过 1 ～ 3 周的潜伏期后，起病突然，表现为非特异性病毒感染样前驱症状，包括发热；背部、臀部和腿部疼痛；畏寒；头痛；恶心和呕吐。可能有腹痛表现。没有咽痛、结膜炎、皮疹，也没有淋巴结肿大，不伴呼吸道症状，或仅有干咳。3 ～ 7d 后，出现呼吸困难、呼吸急促和肺毛细血管渗漏综合征。病情通常在数小时内迅速进展。低血压常见，原因不仅有低氧血症，还有心肌功能障碍，这与脓毒性休克的机制不同。大量琥珀色的非脓性分泌物是常见的。本病导致的心肌病引起的心输出量减少和全身血管阻力升高，与早期细菌性脓毒症不同。

2）实验室检查：血象显示白细胞增多伴明显核左移和免疫母细胞、血小板减少和血液浓缩。乳酸脱氢酶（lactate dehydrogenase，LDH）升高，肝酶也升高；

血清白蛋白降低。一些患者的肌酐升高，蛋白尿很常见。乳酸酸中毒和静脉血碳酸氢盐降低是预后不良的标志。患者早期血清 IgM-ELISA 检测呈阳性。还有一些诊断是通过 PCR 或尸检时组织的特异染色来进行的。

3）影像学检查：病初的胸片正常。随后的 X 线片显示双肺间质浸润，伴有典型急性肺水肿的肺门蝴蝶征，双基底空域疾病，或两者兼而有之。通常会出现明显的胸腔积液。这些表现与其他引起急性呼吸窘迫综合征病因的表现不同。

4）鉴别诊断：在某些地区，还需要考虑鼠疫和兔热病的可能。病毒性呼吸道病原体和支原体感染的进展较慢，不伴 LDH 升高，也不会引起汉坦心肺综合征的血液学改变。Q 热、鹦鹉热、毒素暴露、军团菌病和真菌感染也需要鉴别，鉴别点包括病史、病程、血液检查结果以及接触史。如果有来自农村或可能接触野生啮齿类动物地区的患者，表现为发热及不明原因肺水肿，且既往健康，应考虑汉坦病毒心肺综合征的可能。

5）治疗和预后：目前尚无公认的抗病毒治疗方法。主要为支持治疗，需要积极给予氧疗，如病情需要可予机械通气。由于毛细血管渗漏，应使用 Swan-Ganz 导管来监测心排血量，并予正性肌力药物（而不是液体疗法）来维持灌注。静脉动脉体外膜肺氧合（VA ECMO）可为一些患者提供短期心肺支持。在北美出现的病毒株不是通过人与人之间的接触传播的。不需要隔离。该疾病的病死率为 30% ～ 40%。有关于减少接触传染源预防疾病的指南。

2. 流行性腮腺炎

诊断要点和主要特点

- 既往未接种腮腺炎疫苗或疫苗免疫作用减弱
- 腮腺肿大
- 无菌性脑膜炎，可伴或不伴腮腺炎

（1）概述：腮腺炎病毒是一种副黏病毒，通过呼吸道传播，几乎感染所有无抗体保护的儿童（30% ～ 40% 的病例无症状）。由于绝大多数人曾经有过临床或亚临床感染，或接种过疫苗，95% 的成人是有免疫力的，但免疫力在青春期晚期可能会减弱。当无免疫人群数量增加时，可能发生疾病的流行（2016 年 5833 例，2017 年中期 3176 例），此时需要对高危人群（尤其是大学生）进行再免疫来终止流行。流行性腮腺炎患者从发病前 2d 至发病后 5d 内具有传染性。潜伏期为 14 ～ 21d。在已充分免疫的个体中，腮腺炎通常是由其他原因引起的。两剂疫苗对预防腮腺炎的有效率为 88%（范围：66% ～ 95%），一剂有效率为 78%（范围：49% ～ 92%）。然而，即使在大多数儿童接种了两剂疫苗的情况下，关岛也发生了疫情，很可能是由于人群过于拥挤传播的。

（2）临床特点

1）症状和体征

涎腺疾病——在发热、剧烈头痛、关节痛和厌食症等前驱症状后，腮腺出现触痛性肿胀（70% ～ 80% 双侧）。耳朵向上向外移位；下颌角消失。酸的食物刺激腮腺会导致疼痛。腮腺导管的管口可红肿；并可能有黄色分泌物，但无脓液。腮腺肿胀 1 周后消退。

脑膜脑炎——曾是无菌性脑膜炎最常见的病因，腮腺炎脑膜炎表现为剧烈头痛、呕吐和（或）无症状的单核细胞增多症。不到 10% 的患者有脑膜炎或脑炎的临床表现。腮腺炎脑膜脑炎患者中只有一半有腮腺炎。虽然可能有颈强直、恶心、呕吐，但脑炎发生率很低（1 ： 4000 例流行性腮腺炎）；一般在 3 ～ 10d 内恢复。

胰腺炎——上腹部疼痛可能提示一过性胰腺炎。由于唾液腺疾病可能会导致血清淀粉酶升高，因此需要以胰腺功能的特异性标志物（脂肪酶、淀粉酶同工酶）来评估胰腺受累的情况。

睾丸炎、卵巢炎——青少年流行性腮腺炎的特点是可继发性腺受累，表现包括发热、局部压痛和肿胀。附睾炎通常存在，最常累及单侧，1 ～ 2 周恢复。尽管 1/3 受感染的睾丸会萎缩，但双侧受累和不孕却很少。

其他——也可出现甲状腺炎、乳腺炎（尤其是青春期女性）、关节炎和胸骨前水肿（偶尔伴有吞咽困难或声音嘶哑）。

2）实验室检查：外周血白细胞计数通常正常。脑脊液细胞中等程度升高（约 250/μl，主要是淋巴细胞），蛋白质轻度升高，葡萄糖正常或稍低。病毒 PCR 或唾液、咽拭子、尿液或脑脊液培养要到发病后至少 1 周后才呈阳性。用 ELISA 检测双份血清或单份标本 IgM 抗体阳性可用于诊断。

（3）鉴别诊断：与腮腺炎儿童的接触史不能证明有流行性腮腺炎暴露史。流行性腮腺炎的表现可能类似于颈淋巴结炎（下颌角可消失，但耳朵通常不移位；腮腺管口正常；可有白细胞增多和中性粒细胞增多）；细菌性腮腺炎（腮腺管内有脓液，中毒症状，触痛强烈）、复发性腮腺炎（特发性或伴有结石）、肿瘤、白血病或牙齿感染。许多病毒，包括副流感病毒、肠道病毒、EBV、CMV 和流感病毒，都能引起腮腺炎。HIV 感染也可导致腮腺肿胀，但疼痛相对轻，且往往是双侧的和慢性的。

没有腮腺炎表现的时候，流行性腮腺炎脑膜炎可类似于由肠道病毒或细菌感染早期的脑膜炎。在这种情况下，淀粉酶水平升高对诊断有提示作用。孤立性胰腺炎与许多其他引起上腹部疼痛和呕吐的原因相比没有特异性。流行性腮腺炎是睾丸炎的典型病因，但需要与睾丸扭转、细菌性或衣原体性附睾炎、支原体感染、其他病毒感染、血肿、疝气和肿瘤相鉴别。

（4）并发症：主要的神经系统并发症是神经性耳聋（通常是单侧的），可能导致听不到高音。在流行性腮腺炎病例中的发生率不到 0.1%，比较罕见，可以在没有脑膜炎的情况下单独发生。其他罕见的并发症还包括导水管狭窄和脑积水（尤其是先天性感染后）、心肌炎、横贯性脊髓炎和面瘫。

（5）治疗和预后：治疗是支持性的，包括液体支持，镇痛药，睾丸炎时用阴囊托缓解疼痛。也有用全身性皮质类固醇治疗睾丸炎的报道，但其疗效没有确切证据。

3. 狂犬病

诊断要点和主要特点

- 被动物咬伤后 10d 至 1 年（通常＜ 90d）
- 被咬伤区域感觉异常或感觉过敏
- 部分患者有进行性肢体力弱和面瘫（沉默型狂犬病；30%）
- 所有患者均表现为易怒，随后出现发热、神志不清、好斗、肌肉痉挛（尤其是吞咽时咽部痉挛）（狂暴型狂犬病）
- 在角膜刮片、脑或皮肤活检组织中检测到狂犬病病毒核酸（RT-PCR）或抗原；在脑组织中可见内氏小体（Negri body）

（1）概述：狂犬病是一种急性进行性 CNS 病毒感染人畜共患病。在没有普及动物免疫的地区，或者当人类在森林狂犬病地区玩耍或工作时，这仍然是一个严重的公共卫生问题。被狂犬病动物咬伤后发病率为 40%，感染后死亡率几乎为 100%。任何温血动物都可能被感染，但其易感性和传染性因物种而异。蝙蝠经常携带病毒并通过唾液或粪便长期排泄病毒；它们是美国狂犬病的主要原因。犬和猫是世界上大多数狂犬病的病因，通常在感染后 10d 内（可疑动物的标准隔离期）出现临床表现。对于许多物种来说，有效的检疫期和发病表现尚不完全清楚。啮齿动物很少传播狂犬病病毒。正确施用动物疫苗非常有效，但犬单次接种产生免疫力的比例可能不足 20%。

被动物咬伤后需要根据以下因素评估风险：动物类型（高危动物包括蝙蝠、浣熊、臭鼬和狐狸），伤口范围和位置（头部或手部咬伤后感染更常见，或伤口有大量的唾液污染且未迅速彻底清洁），地理区域（在美国城市狂犬病很少见甚至没有；在农村可发生狂犬病，尤其是在美国以外的地区），以及动物疫苗接种史（如果有接种记录，风险很低）。在美国，大多数狂犬病是由蝙蝠基因型引起的，然而几乎无法获得蝙蝠咬伤的病史，尤其是幼童。蝙蝠居住的洞穴中的气溶胶病毒可能引起了感染。

（2）临床特点

1）症状和体征：大多数病例在暴露后 3 ～ 12 周发病，病初症状并不明确。但咬伤部位的感觉异常通常是第一个症状。随之而来的是非特异性的焦虑、兴奋或抑制，然后是肌肉痉挛、流涎、恐水、谵妄和昏睡。吞咽，甚至是空气吹到脸上的感觉都可能导致咽部痉挛。起病后 7 ～ 14d 还会出现癫痫发作、发热、脑神经麻痹、昏迷和死亡。在少数患者中，最初没有痉挛表现，症状主要是弛缓性麻痹和脑神经功能障碍。随后出现狂犬病的表现。

2）实验室检查：白细胞增多症很常见。CSF 通常正常，但也可表现为蛋白质浓度升高和单核细胞增多。颅脑影像学检查和脑电图没有诊断价值。可通过脑组织中的抗原 PCR 或荧光抗体试验来检测动物感染。狂犬病病毒可通过感染者的唾液排出，但诊断通常是通过刮片或富含神经支配上皮的组织样本（如角膜或颈部的发际线）的核酸（RT-PCR）或抗原检测来进行的。脑组织中并不总是存在经典的内氏小体。通过中和抗体测量的血清转化发生在 7 ～ 10d 后。临床恢复与是否检测到中和抗体和中枢神经系统中传染性狂犬病毒的清除相关。

（3）鉴别诊断：在狂犬病罕见的地区，如果没有明确的咬伤史，可能会延误诊断。其他需要考虑的疾病包括副感染性脑病、单纯疱疹病毒性脑炎、蚊媒病毒或其他原因引起的病毒性脑炎或急性瘫痪。然而，典型的狂犬病还是比较容易诊断的。

（4）预防：有关疫苗接种和暴露后预防的信息，见第 10 章。狂犬病免疫球蛋白和二倍体细胞疫苗联合使用，预防更有效，毒性也最小。因为狂犬病死亡率几乎为 100%，因此需要谨慎处理可能的暴露。

（5）治疗和预后：存活很罕见，但是有存活病例的报道，这些极少数存活的患者接受了细致的重症监护和关注中枢神经系统代谢改变的治疗方案 [如密尔沃基方案（Milwaukee protocol）]。早期诊断对患者接触的保护和暴露后预防具有重要意义。

八、立克次体感染与 Q 热

立克次体是一种严格细胞内寄生的多形性革兰氏阴性球杆状微生物。立克次体病常为发热皮疹性疾病的鉴别诊断之一。其突出的临床表现包括严重头痛、肌痛和肺部症状。内皮是主要的靶组织，随后的血管炎是造成严重疾病的原因。

所有立克次体都是通过节肢动物接触传播的（蜱、蚤、虱子——视疾病而定），或被叮咬，或是皮肤被病媒粪便污染。除了落基山斑疹热和鼠伤寒外，所有其他的立克次体疾病患者在被咬伤部位均有一个特征性的焦痂，称为黑斑疹（tache noire）。但是通过病史或体格检查，可能不能获得患者与节肢动物接触的证据，尤其是在幼儿中。通常病媒的地理分布对怀疑的感染类型有决定作用。治疗通常是经验性的。许多新的广谱抗菌剂对这些细胞壁缺陷的生物体无效；四环素类通常有效。

Q 热不是立克次体，但二者合在一起讨论，因为它与立克次体一样，都是专性细胞内微生物，并且长期与立克次体归为一类。但Q热不会通过昆虫媒介传播，也不以皮疹为特征。

1. 人埃立克体病和无形体病

诊断要点和主要特点

- 在蜱虫活跃的地区居住或旅行
- 发现被蜱叮咬（75%）
- 发热、头痛、皮疹（约 67%）、胃肠道症状
- 白细胞减少，血小板减少，血清转氨酶升高，低白蛋白血症
- 通过特异性血清学确诊

在北美儿童中，人类埃立克体病的主要病原体是查菲埃立克体（*Ehrlichia chaffeensis*）。储存宿主可能是野生啮齿动物、鹿和绵羊；蜱类是传播媒介。据报道，大多数由这种病原体引起的病例发生在中南部、东南部和中大西洋州（阿肯色州、密苏里州、俄克拉何马州、肯塔基州、田纳西州和北卡罗来纳州是高发区）。几乎所有病例都发生在蜱虫活跃的 3 月至 10 月间。

第二种见于中西部和东北部（罗德岛、康涅狄格州、威斯康星州、明尼苏达州和纽约是高流行区）的埃立克体病综合征，是由嗜吞噬细胞无浆体（*Anaplasma phagocytophilum*）和埃里希体（*Ehrlichia ewingii*）引起的。无形体病在美国西部也有发生。

查菲埃立克体（*E. chaffeensis*）嗜单核细胞，而嗜吞噬细胞无浆体（*A. phagocytophilum*）和埃里希体（*E. ewingii*）感染并在粒细胞中产生胞质内包涵体（*morulae*）。因此，由这些病原引起的疾病分别被称为人类单核细胞埃立克体病或人类粒细胞埃立克体病。埃立克体病、莱姆病和巴贝西虫病（babesiosis）有一些共同的蜱媒介；因此，可能发生双重感染，对治疗无效的患者应予以考虑。

（1）临床特点：约 75% 的患者有被蜱虫叮咬的病史。其余大多数患者曾到过有蜱虫出没的地区。潜伏期通常为 5 ～ 21d。

1）症状和体征：患者普遍有发热的表现，头痛也常见（儿童较少）。但大多数儿童有胃肠道症状（腹痛、厌食、恶心和呕吐）。可能出现远端肢体水肿。半数以上的患者出现畏寒、畏光、结膜炎和肌痛。皮疹在儿童单核细胞埃立克体病患者中的发生率约为 50%，但在粒细胞埃立克体病中少见得多。皮疹可表现为红斑、斑疹、丘疹、瘀点、猩红热样或血管炎。可并发脑膜炎，常见表现为神志改变。重症患者可发生间质性肺炎、急性呼吸窘迫综合征和肾衰竭。体格检查可发现皮疹（手掌和足底通常没有）、轻度淋巴结肿大和肝脏肿大。在没有皮疹的儿童中，感染可能表现为不明原因的发热。

2）实验室检查：实验室检查的异常包括白细胞减少伴左移、淋巴细胞减少、血小板减少、转氨酶和乳酸脱氢酶水平升高。低白蛋白血症和低钠血症也常见。可发生弥散性血管内凝血。1/3 的患者有贫血。CSF 细胞增多（单核细胞增多和蛋白浓度升高）常见。通过 PCR 或血清学方法来进行确定诊断，单份血清抗体滴度升高或急性期和恢复期双份血清抗体滴度 4 倍升高均可。CDC 使用免疫荧光抗体检测来区分病原。在粒细胞性埃立克体病患者的外周血或骨髓的多形核细胞中常可观察到胞质内包涵体，在单核细胞埃立克体病患者的单核细胞中也偶可观察到。如果患者使用了恰当的抗生素，48h 后 PCR 可能为阴性。

（2）鉴别诊断：在有这些感染报道地区的蜱虫活跃季节，如果儿童出现发热、白细胞减少和（或）血小板减少、血清转氨酶水平升高和皮疹，在鉴别诊断中一定要将埃立克体病考虑在内。鉴别诊断还包括脓毒症或中毒性休克、其他立克次体感染（特别是落基山斑疹热）、科罗拉多蜱热、钩端螺旋体病、莱姆病、复发热、EBV、CMV、病毒性肝炎和其他病毒性感染、川崎病、系统性红斑狼疮和白血病。

（3）治疗和预后：无症状或临床上轻微和未诊断的感染在一些流行地区很常见。如果不治疗，病程可能会持续数周。1/4 的住院儿童需要重症监护。5%～10%的患者出现脑膜脑炎和持续性神经功能损害。首选多西环素治疗 7 ～ 10d。疑似患者必须先行治疗，并继续明确诊断。如果诊断成立，患者应在 24 ～ 48h 内对治疗有明显反应。死亡在儿童中并不常见。免疫受损和无脾症是严重疾病的危险因素。

2. 落基山斑疹热

诊断要点和主要特点

- 在蜱虫流行区居住或旅行；有蜱虫叮咬史的病例仅占 50%
- 发热、皮疹（手掌和足底）、胃肠道症状、头痛
- 血小板减少，低钠血症，低白蛋白血症
- 临床疑似时，开始使用多西环素治疗

立氏立克次体（*Rickettsia rickettsii*）引起的疾病是许多类似的蜱传疾病之一，其特征是发热和皮疹，在世界各地均有发生。大多数疾病是以其地理区域命名的。犬和啮齿动物以及大型哺乳动物都是立氏立克次体（*R. rickettsii*）的宿主。

落基山斑疹热是美国最严重也是最重要的立克次体感染，每年病例数约 2000 例。它主要发生在东海岸、东南部各州、阿肯色州、密苏里州和俄克拉何马州。在美国以西，这种疾病就不常见了。大多数病例发生在 4 月至 9 月的农村地区。感染可以由狗蜱传播。

（1）临床特点

1）症状和体征：在 3 ～ 12d（平均 7d）的潜伏期后，通常以突发高热（＞ 40℃）起病，伴肌痛、严重而持续的头痛（眶后）、中毒性症状、畏光、呕吐、腹痛和腹泻。95% 以上的患者会出现皮疹，并在发热 2 ～ 6d 后出现斑疹和丘疹；最典型的是手掌、足底和四肢受累（65%）；面部没有皮疹。皮疹会逐渐演变为瘀点，并从四肢向中央扩散。皮疹反映了内皮细胞的感染，也会导致血管渗漏，引起水肿、低血容量和低血压。还可能发生结膜炎、脾肿大、肺炎、脑膜炎和意识混乱。

2）实验室检查：实验室检查提示弥散性血管炎，包括血小板减少、低钠血症、早期轻度白细胞减少、蛋白尿、轻度肝功能异常、低白蛋白血症和血尿。CSF 常见细胞增多。血清学诊断是通过间接荧光或乳胶凝集抗体法来实现的，但一般只在发病后 7 ～ 10d 有诊断意义。特异性荧光染色的皮肤活检作为诊断方法在疾病的第 1 周内可用，特异性高，且敏感性可接受。

（2）鉴别诊断：包括脑膜炎球菌血症、麻疹、脑膜炎球菌性脑膜炎、葡萄球菌脓毒症、EBV 感染、肠道病毒感染、钩端螺旋体病、科罗拉多蜱热、猩红热、鼠斑疹伤寒、川崎病和埃立克体病。

（3）治疗和预后：为了尽可能达到理想疗效，洛基山斑疹热的治疗必须尽早开始，在流行地区最常见的情况是，皮疹发作前已临床高度怀疑。非典型表现，如缺乏病理性皮疹，可能会导致治疗延误。在诊断的第一天很少出现皮疹，50% 的病例在发热 3d 内出现皮疹。多西环素是儿童的首选治疗方法，不论年龄，疗程均为 10d，并且至少持续至退热（一整天无发热）后 2 ～ 3d。

并发症和死亡通常是由严重的血管炎引起的，尤其是在脑、心脏和肺部。死亡率为 5% ～ 7%。恢复的儿童中有 10% ～ 15% 遗留持续性神经功能损害。延迟治疗是后遗症和死亡率的重要决定因素。

因为持续 6h 或更长时间的蜱虫附着与病原体的传播有关，因此频繁地清除蜱虫是一种预防措施。

3. 地方性斑疹伤寒（鼠伤寒）

诊断要点和主要特点

- 居住在疫区
- 发热 10 ～ 14d
- 头痛，畏寒，肌痛
- 发热 3 ～ 7d 后，从躯干蔓延到四肢的斑丘疹（不包括手掌和足底）
- 依据血清学确诊

地方性斑疹伤寒在美国南部流行，主要分布在得克萨斯州南部、加利福尼亚州南部和夏威夷。这种疾病是通过感染的啮齿动物身上的跳蚤或吸入啮齿类动物的粪便传播的。家猫、犬和负鼠可能在郊区病例的传播中起作用。潜伏期为 6 ～ 14d。头痛、肌痛、关节痛、畏寒逐渐加重。发热可能持续 10 ～ 14d。3 ～ 7d 后，皮疹出现。躯干的斑疹和丘疹向四肢蔓延；皮疹很少为出血性皮疹，并且 5d 内消退。最初出现皮疹部位的不同以及相反的蔓延方向是伤寒和落基山斑疹热的鉴别要点。20% ～ 40% 的患者没有皮疹，可有肝脏肿大，还可能出现肠道和呼吸道症状，以及轻度血小板减少和肝酶升高。也可能会出现长期的神经症状。当流行地区的儿童出现持续发热、皮疹和头痛时，临床医生应考虑早期治疗。多西环素是首选药物，在有临床改善迹象后，应再持续使用 3d。可行荧光抗体和 ELISA 检测辅助诊断。

4. Q 热

诊断要点和主要特点

- 接触农场动物（绵羊、山羊、牛）和宠物
- 流感样表现（发热、严重头痛、肌痛）
- 咳嗽；非典型肺炎
- 肝肿大和肝炎
- 血清学诊断

贝氏柯克斯氏体（*Coxiella burnetii*）通过吸入传播，而非通过节肢动物咬伤传播。Q 热与立克次体病的区别还在于前者皮肤表现少见，而肺部疾病突出。家畜和某些啮齿动物的围产组织（胎盘等）和排泄物是主要的传染源。这些病原还可能通过微粒气溶胶远距离传播。来自受感染动物的未经高温消毒的奶也可能传播疾病。

（1）临床特点

1）症状和体征：大多数患者在接触史后 10 ～ 25d 出现畏寒、发热、严重头痛和突然发作的肌痛等自限性流感综合征。腹痛、呕吐、胸痛和干咳在儿童中很突出。与其他非典型肺炎一样，胸部查体无特殊。肝脾肿大是常见的。病程持续 1 ～ 4 周，通常伴有体

重下降。只有约 50% 的受感染者出现明显症状。

2）实验室检查：特征性改变是白细胞减少伴核左移。血小板减少不常见，这是与立克次体病的另一个区别。转氨酶和 γ- 谷氨酰转肽酶水平升高，但胆红素升高不常见。诊断是通过 PCR 阳性或检测血清Ⅱ相抗原的抗体（ELISA、IFA 或 CF 抗体检测中的双份血清抗体滴度 4 倍升高或单份血清抗体滴度高）来进行的。产生Ⅰ相抗原的抗体表明存在慢性感染。IgM-ELISA 检测也可用于辅助诊断。

3）影像学表现：50% 的患者会发生肺炎。常见多个节段浸润，但放射影像学表现并非病理诊断。实变和胸腔积液罕见。

（2）鉴别诊断：在一定的流行病学背景下，非典型肺炎（如肺炎支原体、病毒、军团菌和肺炎衣原体）的病因鉴别应包括 Q 热。接触农场动物的儿童如果出现不伴皮疹或淋巴结肿大的轻中度肝炎，也应考虑该病的可能。

（3）治疗和预后：通常情况下自然病程 1 ～ 2 周。多西环素可缩短不伴合并症的疾病病程。治疗应持续到患者退热后数天（通常 10 ～ 14d）。喹诺酮类药物也有效。

并发症是慢性感染，通常表现为心肌炎或肉芽肿性肝炎。脑膜脑炎是一种罕见的并发症。贝纳柯克斯体（*C. burnetii*）也是“培养阴性”心内膜炎的病因之一。柯克斯体慢性心内膜炎常发生在有瓣膜异常基础病的情况下，且难以治疗，死亡率接近 50%。

（译者：桑　田）

第 41 章

人类免疫缺陷病毒感染

Elizabeth J. McFarland, MD

一、发病机制与流行病学

1. 发病机制与传播 人类免疫缺陷病毒（human immunodeficiency virus，HIV）是一种逆转录病毒，侵犯人体后，会将其核酸整合到宿主免疫系统的细胞 DNA 中，包括辅助性 T 淋巴细胞（$CD4^+$ T 淋巴细胞）、单核细胞和巨噬细胞。HIV 感染会引起 $CD4^+$ T 细胞和其他免疫细胞数量减少、功能减退，从而导致明显的细胞和体液免疫功能缺陷。在血液、精液、前列腺液、直肠液、阴道分泌物和母乳中发现 HIV，HIV 可通过性接触、共用污染针头、围产期（子宫内、分娩前后及母乳喂养）传播。婴幼儿很少通过喂食 HIV 感染者咀嚼过的食物而感染 HIV。在不接触 HIV 感染者的血液或血性分泌物的情况下，与 HIV 感染者偶尔接触、在同一个教室上课或者家庭接触，均不会感染 HIV。HIV 暴露可发生于意外的针刺伤或罕见黏膜暴露于血液，主要发生在卫生保健机构。

暴露于 HIV 时，病毒迁移至局部淋巴结，复制并扩散至全身淋巴组织。基于对非人类灵长类模型研究，感染后 48h 复制的病毒被传播。暴露后约 2 周，可在血液中检测到高水平病毒。未经治疗的成年人，当出现 HIV 特异性宿主免疫应答时，病毒血症水平会下降，在初次感染后 6 个月血浆病毒血症通常达到稳定状态。之后进入无症状感染期，持续 1 ～ 12 年，甚至更久。然而，持续的病毒血症和免疫激活引起免疫系统和其他器官损害。

围产期 HIV 感染的婴幼儿，出生后病毒血症急剧上升，出生后 1 ～ 2 个月达到高峰，与成人不同，婴幼儿血浆病毒血症逐渐下降直到 4 ～ 5 岁。如不治疗，超过 50% 的婴幼儿快速进展到艾滋病，或 2 岁时死亡。

在不进行治疗的情况下，HIV 感染会引起免疫功能进行性丧失，伴有特征性 $CD4^+$ T 淋巴细胞数目明显减少，从而达到满足获得性免疫缺陷综合征（acquired immunodeficiency syndrome，AIDS）定义的条件，并最终死亡。HIV 感染者发展为表 41-1 所列出的 3 期机会性疾病中的任何一种或其他疾病，即可诊断为艾滋病。成人和 6 岁以上儿童，艾滋病的诊断标准还包括 $CD4^+$ T 淋巴细胞计数绝对值≤ 200 个细胞 /μl。

抗逆转录病毒治疗（antiretroviral treatment，ART）可抑制病毒复制并促进免疫重建。HIV 潜伏感染的细胞可持续存在，若抗病毒治疗中断，会引起病毒重新复制，因此需要终身治疗。虽然进行了有效的病毒抑制，持续的免疫激活也会引起靶器官（如心血管系统和中枢神经系统）损伤，与过早老化一致。虽然 HIV 感染曾被认为是一种不治之症，现在已成为一种人们可以防治的慢性疾病。

2. 流行病学 世界卫生组织 2018 年发布的数据显示，有 3790 万成人及 170 万儿童感染了 HIV（https://www.who.int/hiv/data/2018_summary-global-hiv-epi.png?ua=1）。90% 以上生活在中低收入国家，主要在撒哈拉以南的非洲和东南亚。2000 ～ 2017 年，每年新增感染人数减少了 36%，但感染率及死亡率仍居高不下。15 岁以下儿童中，2018 年有 16 万新发感染病例和 10 万死亡病例。

有效的预防可以将围产期传播率从 40%降至 1%以下。在资源有限的情况下，由于无法获得充足的治疗，新发儿童感染持续出现；2017 年，全球 HIV 感染所有孕妇中约 80% 接受推荐的治疗（https://www.who.int/news-room/fact-sheets/ detail/hiv-aids）。在美国，成功实施了围产期 HIV 预防措施，使新发围产期获得性 HIV 病例减少（2017 年共有 73 例病例报道）。2016 年，美国有 2238 名 13 岁以下的儿童感染了 HIV，其中大多数在国外出生。总的来说，约 1 万例在围产期感染 HIV 者，在高效的治疗下，部分患者已经达到了 40 年的生存期（https://www.cdc.gov/hiv/pdf/library/reports/ surveillance/cdc-hiv-surveillance-report-2017-vol-29.pdf）。相比之下，在美国青少年和年轻的成年人仍处于 HIV 感染的危险状态；2017 年，38 739 例新发 HIV 感染病例中 21%（8164 例）是 13 ～ 24 岁的青年。HIV 主要的传播途径是男 - 男同性恋之间的性接触，

表 41-1 儿童 HIV 感染相关症状

轻症表现	严重（定义为 3 期）机会性疾病和其他情况
下述表现符合 2 个或 2 个以上： • 淋巴结肿大 • 肝肿大 • 脾肿大 • 皮炎 • 腮腺肿大 • 反复或持续的上呼吸道感染、鼻窦炎或中耳炎 **中度症状** • 贫血，中性粒细胞减少，血小板减少 • 细菌性脑膜炎，肺炎，败血症（单次） • 念珠菌病，鹅口疮，持续 > 2 个月，在 > 6 月龄儿童 • 心肌病 • 巨细胞病毒感染发病年龄 < 1 个月 • 周期性或慢性发作的腹泻 • 肝炎 • 单纯疱疹病毒口炎（1 年至少 2 次），支气管炎，肺炎，食管炎（< 1 月龄） • 带状疱疹，出现 2 次或多次或超过 1 个皮肤节段 • 平滑肌肉瘤 • 淋巴细胞性间质性肺炎 • 肾病 • 诺卡菌病 • 持续发热 > 1 个月 • 弓形虫病发病年龄 < 1 月龄 • 复杂性水痘	• 细菌感染，多重或反复发作[a] • 念珠菌病累及支气管、气管或肺 • 食管念珠菌病 • 宫颈癌，浸润性[b] • 球孢子菌病，播散性或肺外 • 隐球菌病，肺外 • 隐孢子虫病，慢性肠道（持续时间 > 1 个月） • 巨细胞病毒病（除了肝、脾、淋巴结），发病年龄 > 1 月龄 • 巨细胞病毒性视网膜炎（视力丧失） • HIV 性脑病 • 单纯疱疹病毒：慢性口腔病变（> 1 个月）或支气管炎，肺炎，食管炎（> 1 月龄时开始） • 组织胞浆菌病，播散性或肺外 • 等孢子球虫病，慢性肠道炎症（持续时间 > 1 个月） • 卡波西肉瘤 • 淋巴瘤：Burkitt 淋巴瘤、免疫母细胞性淋巴瘤，或原发病灶位于脑部 • 鸟分枝杆菌复合体或堪萨斯分枝杆菌病，播散性或肺外 • 任何部位的结核分枝杆菌，肺[b]、播散性或肺外 • 分枝杆菌属，其他种或未确定的，播散性或肺外 • 耶氏肺孢子菌肺炎 • 肺炎，反复发作[b] • 进行性多灶性脑白质病 • 反复发作的沙门氏菌败血症 • 脑弓形虫病（> 1 月龄时开始） • 消瘦综合征

a 仅出现在 6 岁以下儿童

b 仅出现在成人、青少年和 6 岁或以上的儿童

数据来源于美国疾病控制和预防中心（Centers for Disease Control and Prevention，CDC）：Revised surveillance case definition for HIV infection—United States，2014. MMWR Recomm Rep 2014 Apr 11；63（RR-03）：1-10 and AIDS info Guidelines for the Use of Antiretroviral Agents in Pediatric HIV infection，1/21/16

大多数（87%）的感染发生在男同性恋或双性恋中，以非裔美国人（51%）及西班牙裔（25%）居多（https://www.cdc.gov/ hiv/group/age/youth/index.html）。

二、预防

诊断要点和主要特点

- 妊娠期和哺乳期及时应用抗逆转录病毒药物可有效预防母婴传播（prevention of mother-to-child transmission，PMTCT）
- 预防性传播可通过综合的生物医学措施和行为干预来实现，包括应用抗逆转录病毒药物暴露前和暴露后预防（pre-and postexposure prophylaxis，PEP）以及使用避孕套
- 采取综合预防阻止水平环境传播（假设所有血液或血性分泌物均有潜在传染性）

1. 围产期 HIV 传播的预防 对 HIV 感染孕妇的识别，是预防围产期 HIV 传播的关键。规范的妊娠期护理应该对所有孕妇（和她们的伴侣）在妊娠早期进行常规的 HIV 检测，若存在 HIV 感染的高危因素、出现与急性 HIV 感染表现类似的疾病，或在孕妇分娩的设施中血清 HIV 血清阳性率高（≥ 1/1000），则应在妊娠晚期重复检测。若临产前没有记录进行 HIV 检测，建议应用 60min 内或更短时间可获取结果的快速 HIV 检测方法，以便在母亲分娩期间和（或）婴儿出生后立即开始应用抗逆转录病毒（ARV）治疗。

妊娠前或妊娠早期给予孕妇 ART，同时给予新生儿产后 ARV 预防 4 ～ 6 周，可有效抑制母体的病毒，将传播风险从 25% ～ 40% 降低至不到 1%。孕产期最佳 ART 治疗的选择十分复杂，美国卫生和公众服务部经常更新指南（https://aidsinfo.nih.gov/ guidelines/

html/3/perinatal/0)。此外，关于围产期HIV传播的预防，可拨打全天候咨询热线进行问询（http://nccc.ucsf.edu/clinician-consultation/ perinatal-hiv-aids/，888-448-8765)。对于血浆病毒载量≥1000拷贝/ml的女性，分娩前选择性剖宫产也可以降低传播风险。如果HIV诊断不及时，分娩后不晚于48h给予分娩妇女和（或）婴儿ARV药物也可减少传播高达50%。

在资源有限的情况下，母乳喂养会增加婴儿生存率，因此，通常倾向于母乳喂养而不是配方乳喂养。在母乳喂养期间，继续给予母亲ART治疗或给予新生儿延长ARV预防，可显著降低乳汁传播风险。由于在美国很容易获取安全的配方乳，母乳喂养并不被推崇，然而，由于文化或其他原因，少数女性可能会选择母乳喂养。在这种情况下，建议注意产妇对ART治疗的依从性，对可检测到血浆病毒的母亲和婴幼儿的传播进行规律监测。几个HIV传播的病例是由于HIV感染的看护者给儿童喂食咀嚼过的食物，因此，应该建议家庭反对这种做法。

2. 性传播预防　对于性传播感染HIV的高危人群，应结合生物学和行为学方法进行预防。FDA已批准抗逆转录病毒药物替诺福韦/恩曲他滨复合制剂，1片/日，固定剂量，单片，可用于成人和青少年的暴露前预防（preexposure prophylaxis，PrEP）(https://www.cdc.gov/hiv/pdf/risk/prep/cdc-hiv-prep- guidelines-2017.pdf)。联合ARV作为PEP也是有效的（https://stacks.cdc.gov/view/cdc/38856)。这些方案在第44章中进行描述。疾病预防控制中心发布了基于循证医学的行为干预纲要，目的是让性行为更为安全（https://www.cdc.gov/hiv/research/interventionresearch/compendium/rr/index.html)。

在公共卫生方面，HIV预防重于对HIV感染者的诊断和治疗。对HIV感染者的治疗，可使其对未感染伴侣的传播减少96%。因此，治疗不仅有益于患者，也会减少对他人传播的风险。对HIV感染者伴侣的大量研究表明，与正在进行ART且病毒负荷持续检测不到的HIV感染者生活的伴侣，没有通过性传播HIV的风险（https://www.niaid.nih.gov/news-events/undetectable- equals-untransmittable)。目前广泛认可检测不到等于不会传播这一观点，同时认为HIV是可以有效治疗的，这些可能明显改善人们对HIV的看法。

3. 综合预防措施　在没有性接触及注射用药的情况下，HIV水平传播极为罕见，这些传播可能与受损皮肤或黏膜接触HIV感染者血液或血性分泌物有关。感染者唾液、泪液、尿液和粪便若不包含血液成分，则不会引起感染。当可能接触感染者血液或带血的体液时，应进行有效防护（如戴乳胶或橡胶手套，使用厚的织物或纸垫)。不要共用剃须刀或牙刷等可能被血液污染的物品。餐具、毛巾、玩具或床上用品都不需要特别防护。沾了血的衣服可以用热水和洗涤剂定期清洗。受污染的表面易于用各种试剂消毒，包括家用漂白剂（1：10稀释)，一些商用消毒剂（如来苏儿）或70%异丙醇。

健康状况良好的HIV感染婴幼儿或儿童去托儿所或学校时，不应该与其他儿童区别对待。除非发生一些特殊情况，如蹒跚学步的儿童无法管控的咬人行为，或者出血部位不能被适当覆盖，在这些情况下，不应该将儿童送去幼教中心。父母可以选择让托管机构和（或）老师知道诊断结果，但并没有法律规定必须将病情告知托管机构或老师。家长或孩子本人似乎更希望对这件事情保密，因为对HIV感染的偏见仍然难以克服。因为未被诊断的HIV感染婴幼儿和儿童可能已经入托或入学，所有学校和托管中心应该制定相关政策和简单指南，以在出现意外情况下采取综合预防措施阻止HIV传播。

（译者：苗艺馨　校稿：张凯宇）

三、围产期HIV感染的婴儿

诊断要点和主要特点

- 对3～4月龄儿童进行HIV核酸检测（nucleic acid testing，NAT）以诊断或排除HIV感染
- 感染通常在出生时无明显临床表现
- 出生后数周内进行早期诊断和治疗可降低死亡率

1. 围产期HIV暴露婴幼儿的管理　围产期HIV暴露的婴幼儿无论是否母乳喂养均应接受ARV预防4～6周。若婴幼儿母亲已经在妊娠期进行有效ART，那么给予齐多夫定或奈韦拉平单药治疗已足够。对于处于较高感染风险的婴幼儿，建议预防性使用两种ARV或经验性应用三种ARV（治疗方案的详细信息请参考https://aidsinfo.nih.gov/guidelines/html/3/perinatal/ 187/ antiretroviral-management-of-newborns-with-perinatal-hiv-exposure-or-perinatal-hiv)。在应用ARV预防期间，一些婴幼儿可合并可逆性贫血或中性粒细胞减少，通常无临床意义。分别对4周龄和4月龄的婴幼儿进行血液HIV病毒核酸检测，可明确HIV感染情况。早期诊断有利于早期开始ART，从而降低围产期HIV感染婴幼儿高的早期死亡率。HIV感染的婴幼儿罹患耶氏肺孢子菌肺炎（*Pneumocystis jiroveci* pneumonia，PCP）的风险很高，尤其是在2～6月龄时。因此，对于HIV感染的孕妇所生的儿童，从4～6周龄开始需要进行PCP预防性治疗，直到该婴幼儿彻底排除HIV感染可能，或感染的孩子已经到12月龄。

2 周龄及 4 周龄进行 HIV 核酸检测阴性的儿童应避免 PCP 预防性治疗。因接受母乳喂养而持续暴露于 HIV 的婴幼儿，建议进行 PCP 预防，至少至停止母乳喂养后排除 HIV 感染为止。

2. 临床表现　感染 HIV 的新生儿在出生时或出生后的前几个月很少出现症状或体格检查异常。然而，30% ～ 80% 被感染的婴幼儿出生后一年内会出现症状或体征。肝肿大、脾肿大、淋巴结肿大、腮腺肿大和反复呼吸道感染标志着病情在缓慢进展。严重的细菌感染、进行性神经系统疾病、贫血和发热都与疾病的迅速进展有关。

有 HIV 暴露史但未感染（HIV-exposed but uninfected，HEU）的婴幼儿一般是健康的，但有大量研究表明，其发病率和死亡率较无 HIV 暴露史的婴幼儿高。在这类人群中也报告有生长、神经认知发育、免疫功能和终末器官参数的改变，尽管其临床意义仍在研究中。一些研究发现临床症状与围产期 ARV 暴露相关的线粒体毒性一致；其他研究未能证实这些发现。这种毒性反应有生物学上的合理性，因为用于 PMTCT 的核苷类似物药物可能会引起线粒体毒性。产前和产后 ARV 治疗以预防 HIV 传播的益处大于潜在风险，目前的研究对于阐明宫内及围产期 HIV 和 ARV 暴露的影响以及确定最安全的治疗方案都非常重要。

3. 实验室诊断　HIV 感染者所生的婴幼儿，无论其感染状况如何，都有经胎盘来自母体的 HIV 抗体。用目前的抗体检测方法，未感染婴幼儿的血清转换中位时间是 13.9 个月，大多数未感染婴幼儿在 18 个月时抗体转阴；但有少数婴幼儿（约 14%）直到 24 个月仍能检测到来自母体的 HIV 抗体。因此，早期婴幼儿的诊断必须通过直接检测血中病毒核酸（DNA 或 RNA）。表 41-2 列出了婴幼儿 HIV NAT 和抗体检测的推荐时间表。任何年龄段出现 HIV NAT 阳性都需要对后续样本进行确证，以排除假阳性，尤其是检测结果为低 RNA 拷贝数（< 5000 拷贝数 /ml）时。

宫内感染的部分婴幼儿出生时血中 HIV NAT 呈阳性，但在出生时获得感染的婴幼儿则为阴性。大多数宫内或围产期感染的婴幼儿在出生时 2 周就能检测到 HIV NAT，超过 95% 的婴幼儿在 4 周时能检测到病毒，实际上所有的婴幼儿在 4 个月时都能检测到病毒。因此，在 2 周和 4 周时 HIV-NAT 阴性可以“推定性地”排除感染。对于感染风险较高的婴幼儿，接受联合 ARV 可能会抑制血中病毒的检测，因此，在 8 ～ 10 周时即停止联合 ARV 后 2 ～ 4 周，再进行一次 NAT，以早期识别感染。如果没有母乳喂养，则年龄大于或等于 1 个月和 4 个月时（如果接受联合 ARV，则在 8 ～ 10 周龄时）HIV NAT 阴性，为不存在感染的确切证据。母乳喂养的婴幼儿可在完全停止哺乳前的任何时候感染 HIV，且可能在暴露后的几周或几个月才能检测到病毒。因此，暴露于母乳的婴幼儿应在最后一次接触后 6 周、3 个月和 6 个月进行 HIV NAT 检测。

对于 NAT 阴性的婴幼儿，许多临床医生在 12 ～ 24 月龄时获得 HIV 抗体检测结果，表明血清抗体转化为阴性。24 个月龄后可以用青少年和成人使用的标准多重测试法完成诊断，即通过 HIV 抗体 / 抗原检测进行筛查，对于有反应性的检测用不同的检测平台进行抗体确证检测。

表 41-2　围产期 HIV 的年龄特异性实验室诊断时间表 [a]

年龄	低风险婴幼儿（ARV 单药预防）	较高风险婴幼儿（ARV 联合预防）
出生时	选择性核酸检测 [b]	核酸检测
2 ～ 3 周	核酸检测	核酸检测
4 ～ 8 周	核酸检测	核酸检测
8 ～ 10 周		核酸检测 [c]
4 ～ 6 个月	核酸检测	核酸检测
12 ～ 24 个月	HIV 抗体 [d]	HIV 抗体 [d]
超过 24 个月	HIV 抗体 [e]	

a 确诊感染需要在不同日期获得的两份样本均为阳性

b 既然婴幼儿出生时不可能感染，一些临床医生不对婴幼儿进行出生时检测，导致出生时检测量少，也不能因此排除 HIV 感染

c 对于超过 4 月龄的婴幼儿在停止联合 ARV 治疗后 2 ～ 4 周，但在确定的检测前进行 NAT，可以更早地检测到此前 ARV 抑制的病毒血症

d 尽管大多数有暴露史的婴幼儿在 18 个月时抗体呈阴性，但在一些研究中发现，高达 14% 有暴露史的儿童在直到 24 个月时可检测到 HIV 抗体。如果需要，HIV-NAT 检测阳性可区分感染和持续存在的母体抗体

e 对年龄大于或等于 24 个月的有 HIV 感染风险的儿童，进行 HIV 抗体筛查或抗原 / 抗体检测，如果有反应，则对同一样本用不同测试原理的方法进行确证试验以确定或排除感染，通常使用 HIV-1/2 鉴别检测试验

四、有HIV接触史的青少年和青年

诊断要点和主要特点

- 青少年主要通过性接触传播，较少通过受污染的针头传播
- 非特异性急性症状（发热、咽炎、淋巴结肿大、皮疹）在原发感染中常见
- 原发感染后，感染者最初几年无症状，但病情在进展，有活跃的病毒复制和传播HIV的可能
- 在急性感染阶段HIV NAT是诊断的重要检测手段
- HIV抗体/抗原检测是诊断感染的基本检测方法

原发HIV感染的青少年和成人，在暴露后2～4周开始出现非特异性症状（如流感或轻度单核细胞增多症样疾病）的占30%～90%，但往往没有严重到需要就医的程度。这种急性逆转录病毒综合征在第44章有更详细的描述。急性感染后青少年可能数年无症状，但在此期间疾病会有进展，并有可能将HIV传染给他们的性伴侣。

实验室诊断　急性感染后的最初几周HIV抗体可能检测不到，但通常在感染后一周内能检测到HIV的RNA和DNA。因此，如果怀疑有急性感染，除了进行抗体/抗原检测外，还应检测HIV NAT。

目前以实验室为基础的筛查检测可检测到HIV-1和HIV-2抗体以及HIV-1 p24抗原。对于急性/早期感染，这些检测比较早一代的抗体检测更敏感，因为抗原在抗体形成过程中能被检测到（然而，这些检测在急性感染后的极早期仍然可能是阴性的）。对同一样本用不同方法学进行第二次抗体检测，以指导确认抗体的存在，因为很少有个体存在能导致抗体检测假阳性结果的交叉反应性抗体。如果最初的检测同时检测HIV抗原和抗HIV抗体，而确证检测只检测抗体，结果为无反应，且如果有急性HIV感染的可能性，则需要进行HIV NAT检测，因为抗原可在抗体形成之前检测到。确诊HIV感染需要在另一时间获得的第二份样本检测结果为阳性。大多数患者在暴露后6周将发生血清转化，但偶有3～6个月也未发生血清转化。在各种情形（诊所、社区或现场地点、家庭测试）可利用的HIV诊断性检测的其他信息可以在https://www.cdc.gov/hiv/testing/index.html. 中找到。

美国疾病控制和预防中心（CDC）建议，在常规卫生保健机构对有知情权的13～64岁患者进行HIV筛查，并建议所有成年人在其一生中至少进行一次HIV筛查（https://www.cdc.gov/hiv/guidelines/testing. html）。美国儿科学会建议，无论个体危险因素如何，居住在高（≥0.1%）或未知血清流行率地区的16～18岁青少年至少要进行一次检测。在血清流行率较低的地区，鼓励对所有性行为活跃的青少年和具有HIV感染的其他风险因素的青少年进行检测。在社区和家庭用HIV检测试剂盒进行即时的HIV抗体检测，是一项对那些有风险人群增加检测可利用性的策略。

五、进展性艾滋病

诊断要点和主要特点

- 持续的病毒复制导致细胞和体液免疫缺陷和终末器官病理损害
- 通过监测$CD4^+$ T淋巴细胞计数的下降对免疫缺陷进行分期
- 随着免疫缺陷的进展，患者有菌血症风险，病原体感染：如带状疱疹、结核分枝杆菌和机会性感染，如耶氏肺孢子菌、巨细胞病毒和鸟分枝杆菌复合群（MAC）感染
- 进展性艾滋病的患者还有患脑病、肾病、肝炎、心肌病、慢性腹泻和肺部疾病的风险
- HIV感染者患非霍奇金淋巴瘤及宫颈和肛门肿瘤的概率更高

1. 临床表现

（1）疾病分期：CDC在2014年发布了HIV感染成人、青少年和儿童的疾病分期修订版（http://www.cdc.gov/mmwr/preview/mmwrhtml/rr6303a1.htm）（表41-1和表41-3）。第1期、2期和3期由年龄调整后的$CD4^+$ T淋巴细胞绝对计数和百分比的分类来确定，这些分类表示逐渐严重的免疫抑制；第3期定义为艾滋病期（表41-3）。患有表41-1中所列出的严重机会性疾病中一种或多种或其他严重疾病的个体也可诊断为艾滋病期。个体的分期可能会随时间而变化，根据患者治疗过程的结果而改善或恶化。世卫组织建立了一个除美国以外广泛使用的临床分期系统（统一了预防和治疗HIV的抗逆转录病毒药物的用药指南，附件10，见https://www.who.int/hiv/pub/arv/arv2016/en/）。对于特定年龄的儿童，可使用CD4参数和HIV病毒载量来确定进展为艾滋病或死亡的风险（风险计算表见https://aidsinfo.nih.gov/guidelines/html/2/pediatric-arv/440/appendix-c-supplemental-information）。

（2）与免疫缺陷相关的感染：菌血症，尤其是由肺炎链球菌引起的菌血症，在没有ART的情况下，其发生率为每年3例/100儿童，在ART治疗的儿童则减少到0.36例/100儿童，但这仍然比HIV未感染的儿童高10倍左右。在地方性肺结核（TB）高发病率的国家，结核分枝杆菌感染是主要发病原因。考虑到合并感染的发生率，儿童结核分枝杆菌的诊断是进行HIV检测的一个指示。同样的，如果HIV感染的儿童及其

表 41-3 依据总淋巴细胞中年龄特异的 $CD4^+$ T 淋巴细胞计数和百分比的 HIV 感染分期

时期	儿童年龄					
	< 1 岁		1 ～ 5 岁		≥ 6 岁	
	细胞数 /μl	%	细胞数 /μl	%	细胞数 /μl	%
1	≥ 1500	≥ 34	≥ 1000	≥ 30	≥ 500	≥ 26
2	750 ～ 1499	26 ～ 33	500 ～ 999	22 ～ 29	200 ～ 499	14 ～ 25
3	< 750	< 26	< 500	< 22	< 200	< 14

经美国 CDC 允许修改：Revised surveillance case definition for HIV infection—United States，2014. MMWR Recomm Rep 2014 Apr 11；63 (RR-03)：1-10.

家庭成员有潜在的结核分枝杆菌暴露史，则应每年进行结核病检测。在未经治疗的 HIV 感染儿童中带状疱疹（带状疱疹）的发生率是年龄匹配的健康儿童的 10 倍。

免疫缺陷晚期往往伴随着对各种机会性病原体的易感性。在未被意识到的 HIV 感染儿童中，常由耶氏肺孢子菌引起肺炎来确定艾滋病诊断，因此，也没有接受 PCP 预防措施。其症状很难与病毒性或非典型肺炎相鉴别（见第 43 章）。持续性皮肤黏膜念珠菌感染（口腔、皮肤和阴道）常见。念珠菌性食管炎发生于更进展期的患者。巨细胞病毒（CMV）感染可导致播散性疾病、肝炎、胃肠炎、视网膜炎和脑炎。播散性 MAC 感染表现为发热、盗汗、体重减轻、腹泻、乏力、淋巴结病、肝肿大、贫血和粒细胞减少，这些患者的 $CD4^+$ T 淋巴细胞计数在 50 ～ 100/μl 以下。在健康人引起轻微、自限性症状的各种腹泻病原体在 HIV 感染者中却可能导致严重的慢性腹泻。这些病原体包括隐孢子虫、微孢子虫、环孢子虫、贝氏等孢子虫、蓝氏贾第鞭毛虫和细菌。可能发生以贫血为表现的慢性细小病毒感染。建议在疾病晚期采取预防措施，以选择性地防止机会性感染（https://aidsinfo.nih.gov/guidelines/html/5/pediatric-oi-prevention-and-treatment-guidelines/0）。

（3）器官系统疾病：HIV 感染可直接影响多种器官系统，并出现包括脑病、肺炎、肝炎、腹泻、血液抑制、肾病和心肌病在内的疾病表现。通常 HIV 感染儿童的神经心理功能低于正常水平，尽管开始 ART 治疗后病毒血症得到抑制，这些功能可能也无法恢复正常。没有 ART 治疗者，发现有获得性小头畸形、进行性运动障碍、共济失调、假性延髓麻痹和未能达到（或失去）发育的重要事件。

淋巴样间质性肺炎常见于未经治疗的 HIV 感染儿童，其特征是由淋巴细胞和浆细胞组成的弥漫性支气管周围和间质浸润，可能无症状，或伴有干咳、低氧血症、呼吸困难或劳累时气喘，以及杵状指。患有这种疾病的儿童常伴有腮腺肿大和全身淋巴结肿大。

（4）恶性肿瘤：HIV 感染的儿童患恶性肿瘤的风险增加。最常见发生的肿瘤是非霍奇金淋巴瘤，可能发生在不是通常的淋巴结部位即结外部位（中枢神经系统、骨骼、胃肠道、肝脏或肺）。宫颈人乳头瘤病毒感染更容易发展为肿瘤。由人乳头瘤病毒引起的肛管癌同样也值得关注。卡波西肉瘤是一种皮肤和黏膜恶性肿瘤，常见于与患有晚期疾病的男性发生性关系的男性 HIV 感染患者，在非洲的 HIV 感染儿童中也能看到，但在美国儿童中很罕见。

2. *实验室发现* HIV 疾病进展的标志是 $CD4^+$ T 淋巴细胞的绝对数和百分比下降，$CD8^+$ T 淋巴细胞的百分比增加。$CD4^+$ T 淋巴细胞值可预测儿童机会性感染的风险。健康的婴幼儿和儿童的 $CD4^+$ T 淋巴细胞数量远高于成人，到 5 ～ 6 岁，逐渐下降到成人水平。因此，在评估儿童的 $CD4^+$ T 绝对淋巴细胞计数时，必须使用年龄调整值（见表 41-3）。$CD4^+$ T 淋巴细胞百分比随年龄变化较小，可在 $CD4^+$ T 细胞计数不可用时使用。

IgG、IgA 和 IgM 的高丙种球蛋白血症是未经治疗 HIV 感染的特征。在疾病晚期，一些人可能会出现低丙种球蛋白血症。血液学异常（贫血、中性粒细胞减少和血小板减少）可能是由于 HIV 疾病或 ART 治疗的影响所致。脑脊液（CSF）可能正常，也可能与蛋白升高和单核细胞增多有关；CSF 中的 HIV-NAT 可能呈阳性。

3. *鉴别诊断* HIV 感染应纳入评估儿童免疫缺陷的鉴别诊断。根据免疫抑制的程度，HIV 感染的表现可能与 B 细胞（如低丙种球蛋白血症）、T 细胞或联合免疫缺陷（如严重联合免疫缺陷）相似（见第 33 章）。在评估个体生长障碍、发育迟缓、慢性肺病以及结核杆菌感染时也应考虑到 HIV 感染。HIV 感染表现可能类似于儿童或青少年病毒感染如 EB 病毒或 CMV，会出现全身淋巴结肿大或肝脾肿大。因为血液检测对诊断 HIV 感染是有确定性的，可以很容易确定或排除。在极少数情况下，患有低丙种球蛋白血症的 HIV 感染者的抗体检测结果为假阴性，但可通过核酸检测进行诊断。在询问病史时，不一定能获得那些公认的母亲的因素或高风险的行为，如果患者有与 HIV 相关疾病相一致的表现，即使病史或妊娠早期母亲检测并不表明感染风险增加，也应进行 HIV 检测。

（译者：刘彩霞　校稿：张凯宇）

六、治疗

诊断要点和主要特点

- ART 可抑制病毒复制和预防免疫缺陷
- 建议所有 HIV 感染者及早接受 ART
- 需要联合使用抗逆转录病毒药物，以避免诱导抗病毒药物耐药
- 由于无法根除潜伏病毒，需要终身应用 ART
- 依从性的坚持对于持久的病毒抑制至关重要
- ART 的并发症可能包括代谢综合征、骨盐沉积减少、肾功能不全、脂肪代谢障碍和乳酸酸中毒

1. 具体措施

（1）HIV 治疗原则：对小的婴幼儿和成人的研究支持在感染早期起始 ART，以阻止 HIV 进展，目前美国和世卫组织的指南推荐所有个体在诊断后立即接受 ART。对于处于临床Ⅲ期或 $CD4^+$ T 细胞计数减少或小于 12 个月（无论 CD4 计数如何）的儿童，都应尽早开始 ART。感染进展较慢年龄较大的儿童也建议开始治疗，但要留出更多时间，允许家庭为成功坚持治疗做好准备。ART 的目标是抑制病毒复制（血浆病毒 < 20 ～ 75 拷贝 /ml），从而导致 $CD4^+$ T 淋巴细胞计数增加和免疫功能重建（或维持，如果基线参数在正常范围内）。HIV 具有高的自发突变率，使单药治疗出现耐药性；因此，标准治疗是包括两种作用机制不同药物的三种药物联合。最理想的是，开始 ART 的儿童将在 2 ～ 4 周时进行实验室监测，然后每 3 ～ 4 个月进行一次，以确定病毒抑制。如果血浆病毒持续可检测到（> 200 拷贝 /ml），必须确定其根本原因（如依从性差或病毒耐药），如果必要，要改变联合用药。潜伏的 HIV 长期存活于静息细胞，即所谓的病毒储存库，停止 ART 会导致病毒血症的复发。因此，目前可用的治疗 HIV 方法必须是终身的。

严格遵守规定的治疗是至关重要的。许多问题可能会影响依从性，包括服药的负担、给药频率和耐受性，以及心理社会因素，如发育阶段、儿童和看护人员的心理健康、HIV 知识和对治疗的信念。提高依从性的计划和服务是 HIV 治疗方案的重要辅助。

（2）抗逆转录病毒药物：美国食品药品监督管理局（Food and Drug Adiministration，FDA）批准了许多 ARV 药物，治疗 HIV 药物可分为五类不同的类别。对于年龄较大的儿童，许多药物有儿科指征，但适合婴儿和幼儿的药代动力学数据和给药形式更加有限。表 41-4 简要介绍了药物分类和每类药物的作用机制。推荐的治疗方案因年龄而异，但一般包括两种核苷 / 核苷酸逆转录酶抑制剂（nucleoside/nucleotide reverse transcriptase inhibitor，NRTI）和另一类药物。包括两种或三种药物固定剂量配方的成人单片药物已经变得普遍，并且提供了简化的治疗方案，对青少年来说，通常是每天一次的药片。由美国儿科 HIV 专家工作组制定的 HIV 治疗指南不断在 http://www.aidsinfo.nih.gov 上发布和更新，WHO 建议参见 http://www.who.int/hiv/pub/guidelines/en/。

表 41-4　抗逆转录病毒药物分类和作用机制

药物分类	抗逆转录病毒药物	作用机制
核苷 / 核苷酸类逆转录酶抑制剂（NRTI）	阿巴卡韦 拉米夫定 替诺福韦 阿拉芬胺 齐多夫定	HIV DNA 逆转录过程中链终止
非核苷类逆转录酶抑制剂（NNRTI）	依非韦伦 奈韦拉平	抑制病毒逆转录酶，阻止 HIV RNA 转化为 DNA
整合酶抑制剂（INSTI，II）	拉替拉韦 杜鲁特伟	阻止 HIV DNA 在宿主基因组中的整合
蛋白酶抑制剂（PI）	洛匹那韦 / 利托那韦 阿扎那韦	制病毒蛋白酶导致非感染性病毒体的产生
病毒进入抑制剂	恩夫韦地	抑制病毒 - 细胞膜融合
	马拉韦罗	阻断病毒与 CCR5 共受体 CD4 黏附后的抑制剂

（3）抗逆转录病毒药物的并发症：ART可能会导致一系列不良影响。每种药物都有其特定毒性，在《儿童HIV感染ARV使用指南》中有详细描述，见表15a-15k（在https://www.aidsinfo.nih.gov/contentfiles/lvguidelines /PedARV_TablesOnly.pdf中可以找到）。常见的不良事件是胃肠道不适、血液毒性（贫血、中性粒细胞减少）、肝酶升高、血脂异常（低密度脂蛋白胆固醇和甘油三酯升高）。较少见的是葡萄糖耐受不良和脂肪分布异常（脂肪代谢障碍）。骨矿物质含量降低和肾功能不全可能由药物影响，也可能是HIV直接作用引起。一些药物（如奈韦拉平、阿巴卡韦）与重型肝炎有关，通常发生在治疗的前6周，并可能发生在全身超敏反应的背景下。如果不及早发现或再次使用相同的药物治疗，可能会危及生命。核苷和核苷酸类似物对人线粒体DNA聚合酶有较低的亲和力，因此，这些类似物可以掺入到线粒体DNA中，这可能是导致不良反应的机制之一。线粒体毒性可导致乳酸酸中毒，这是一种罕见但可能致命的并发症。在治疗的最初几周，免疫重建可能会导致其他有机体潜在感染的恶化或暴露，如结核分枝杆菌，这一事件称为免疫重建炎症反应综合征（immune reconstitution inflammatory syndrome，IRIS）。

2. 一般措施

诊断要点和主要特点
● 推荐使用灭活疫苗，有些疫苗需要附加剂量
● 在没有严重免疫抑制的情况下，推荐选择减毒活疫苗（live attenuated vaccine，LAV）
● 对低CD4淋巴细胞计数，应预防机会性感染
● 高比率的精神健康障碍表明需要社会心理支持

（1）免疫接种：建议使用灭活疫苗，因为灭活疫苗对HIV感染儿童是安全的，而且一般具有免疫原性。LAV的使用取决于儿童的免疫阶段和特定的疫苗。一般情况下，严重免疫抑制的儿童不建议使用LAV，严重免疫抑制定义为在任何年龄$CD4^+$ T淋巴细胞百分比小于15%和（或）年龄≥5岁儿童$CD4^+$ T淋巴细胞计数少于200/μl。然而，对至少前6个月$CD4^+$ T淋巴细胞参数超过这些值的儿童，轮状病毒、麻疹-腮腺炎-风疹和水痘-带状疱疹病毒，推荐使用LAV。HIV 1期的个体可给予黄热病疫苗，对于2期的儿童也可考虑接种。HIV感染者，无论其处于哪一期，不应给予卡介苗（Bacille Calmette-Guérin，BCG）、口服脊髓灰质炎、天花和活伤寒疫苗。研究表明，根据疫苗诱导免疫应答减弱程度或持续时间，建议对特定疫苗增加剂量。$CD4^+$ T淋巴细胞计数越高和血浆病毒被抑制，疫苗应答更稳定。因此，对于实施有效ART前已免疫接种的儿童，应考虑再免疫，建议特别是对麻疹-腮腺炎-风疹疫苗。HIV感染的儿童罹患肺炎球菌、乙型流感嗜血杆菌和脑膜炎球菌所致疾病的比率较高；因此，建议高危人群接种这些疫苗。表41-5提供了针对HIV感染儿童修改建议的细节（CDC根据医学指示为儿童提供的免疫指南参见https://www.cdc.gov/vaccines/schedules/hcp/imz/child-indications.html）。

（2）社会心理支持和心理健康：对HIV影响的家庭必须进行社会心理需要的评估和支持。和其他慢性疾病一样，HIV感染影响所有家庭成员，也带来额外的社会偏见。在疾病过程的许多阶段，情感上的关注和经济上的需要比医疗上的需要更为突出，影响家庭

表41-5 感染HIV儿童常规免疫建议[a, b]

疫苗	推荐
乙肝疫苗	初次系列接种的常规方案和追加方案 初次系列接种后血清乙型肝炎表面抗体（抗-HepBs）检测；如果＜10mIU/ml，重复三剂量的系列接种并在第3次剂后1～2个月再次进行抗HepB检测如果仍低于10mIU/ml，认为儿童有感染乙肝的风险 如果每年检测发现抗-HepB＜10mIU/ml，可考虑对持续HepB暴露的儿童进行一次强化剂量接种
轮状病毒疫苗	如果没有严重免疫抑制，通常接种方案[c]，如果严重免疫抑制，不推荐接种[c]
白喉类毒素，破伤风类毒素，百日咳（DTaP，Tdap，Td）疫苗	初次系列接种的常规方案、追加方案和强化方案
乙型流感嗜血杆菌结合（Hib）疫苗	初次系列接种的常规方案和12个月龄前追加方案 追加方案： 12～59月龄，在12月龄前给予≤1剂，间隔8周给2次附加剂量，如果在12月龄前，给予≤2剂，则再给予1次附加剂量 ＞5～18岁，之前未接种过Hib疫苗，给予一剂

续表

疫苗	推荐
肺炎球菌结合疫苗（PCV13）	初次系列接种的常规方案和 2 岁前追加方案 追加方案： 2 ～ 5 岁，如果 3 次剂量时间表不完整，给予 1 次剂量；如果之前小于 3 剂，再给予 2 剂，间隔 8 周 6 ～ 18 岁，如果之前没有接种，给予 1 次剂量
肺炎球菌多糖 23 价疫苗（PPSV23）	建议在接种肺炎球菌结合疫苗最后一剂后≥ 8 周和年龄≥ 2 岁者接种 第一剂接种后在 5 岁时再次给予第二次接种
脊髓灰质炎疫苗	常规方案，灭活的脊髓灰质炎疫苗；不推荐口服脊髓灰质炎疫苗
流感疫苗	常规方案，灭活流感疫苗；不推荐接种减毒流感疫苗 对家庭接触者进行免疫
麻疹、腮腺炎、风疹疫苗（MMR）	如果没有严重的免疫抑制，推荐常规接种方案[c]，如果严重免疫抑制，不推荐[c] 如果在 ART 前接种疫苗，当 CD4 百分比≥ 15%，并且对于≥ 5 岁的儿童，CD4 ≥ 15% 和对于≥ 6 月龄的儿童，CD4 ≥ 200/μl，开始 ART 后，重复两剂系列接种
水痘 - 带状疱疹疫苗（VAR）	如果没有严重的免疫抑制，按常规接种方案[c]，如果严重免疫抑制，不推荐接种[c]
麻疹、腮腺炎、风疹、水痘疫苗（MMRV）	不推荐，没有安全性或有效性资料
A 型肝炎疫苗	常规接种方案
脑膜炎球菌结合疫苗（MenACWY）[d]	初次系列接种 年龄＜ 2 岁：在第 2、4、6 和 12 ～ 16 个月时接种 4 剂 Men ACWY-CRM[e] 年龄＞ 2 岁：2 剂 MenACWY-CRM 或 MenACWY-Dd，间隔 8 ～ 12 周 追加方案 年龄≥ 2 岁，之前接种 1 剂 MenACWY，如果至少超过 8 周，应接种第 2 剂，然后依据年龄在间隔时间内给予强化剂量 MenACWY-CRM 或 MenACWY-D 强化剂量[f] 前一次接种时年龄＜ 7 岁，在最后一剂接种后 3 年给予强化剂量 前一次接种时年龄≥ 7 岁，在最后一剂接种后 5 年给予强化剂量 所有年龄的儿童在第一次强化后，此后每 5 年重复强化一次
B 型脑膜炎球菌疫苗[d]	仅 HIV 感染不包括在 MenB 的高危类别中。如果儿童有其他危险因素 （或如果没有危险因素进行临床判断），遵循常规推荐
人乳头瘤疫苗（HPV）	不考虑第一剂给予的年龄，推荐三剂接种时间表

a 引自 https://www.cdc.gov/vaccines/schedules/downloads/child/0-18yrs-child-combined-schedule.pdf; Rubin LG et al. 2013 IDSA clinical practice guideline for vaccination of the immunocompromised host. Clin Infect Dis 2014; 58(3): e44-e100; Centers for Disease Control and Prevention：A comprehensive immunization strategy to eliminate transmission of hepatitis B virus infection in the United States：recommendations of the Advisory Committee on Immunization Practices (ACIP); Part 1: Immunization of Infants, Children, and Adolescents.

MMWR Recomm Rep 2005; 54(No. RR-16); Center for Disease Control and Prevention: Recommendations for use of meningococcal conjugate vaccines in HIV-infected persons—Advisory Committee on Immunization Practices, MMWR Morb Mortal Wkly Rep 2016 Weekly / Nov 4,2016 / 65(43): 1189-1194.

b Travel vaccines not discussed.

c Severe immunosuppression defined as CD4 T-lymphocyte percentage ＜ 15% for any age or CD4 T-lymphocyte count ＜ 200 lymphocytes/μL or older than or equal to 5 years.

d For detailed recommendations see https：//www.cdc.gov/mmwr/volumes/65/wr/mm6543a3.htm.

e For children age 7-23 months when starting immunization with MenACWY-CRM, give two doses separated by 12 weeks, with the second dose administered after their first birthday.

f MenACWY-D should be given after all PCV13 doses completed and should be given before or concurrent with DTaP.

遵守医疗治疗方案的能力。HIV 感染的儿童通常有并存的精神健康问题。在各种研究中，注意力缺陷 / 多动症的比率为 20% ～ 50%。在 HIV 感染的儿童中，因精神健康障碍入院的情况更为频繁。在一项研究中，HIV 和精神健康障碍的双重诊断发生在 85% 通过高危行为感染 HIV 的青少年。理想情况下，应由熟悉 HIV 疾病及其并存疾病、最新疗法和社区资源的护理团队协同进行护理。

七、质量保证和结果指标

循证护理指南由美国卫生和公众服务部出版并经常更新（http://aidsinfo.nih.gov/）。该指南为预防、开始治疗、ARV 选择、监测频率和机会性感染的预防建立了最佳实践，人类资源和服务管理署的 HIV/ AIDS 局（HIV/AIDS Bureau，HAB）根据这些指南建立了质量执行措施（http://hab.hrsa.gov /deliverhivaidscare/habperformmeasures.html）。此外，质量强调的一个主要点是在地方和国家层面监测持续治疗的成功情况。这一持续治疗描述了在一个确定的社区中已成功完成 HIV 治疗各阶段的艾滋病患者的百分比：①明确诊断；②与专业医疗机构建立联系；③确保患者持续治疗，避免失访；④持续的 ART 治疗；⑤达到并保持病毒抑制状态。许多国家已经执行联合国艾滋病规划署（UNAIDS）的目标，90% 的 HIV 感染者知道自己的诊断，90% 的确诊患者接受治疗，90% 的接受治疗的患者病毒载量低于 200 拷贝 /ml，也就是所谓的 90/90/90 目标。美国的几个国家质量小组收集并发布了关于这些相关结果的临床数据，进而制定了国家标准，并为 HIV 项目提供技术援助（in+care Campaign at http://www.incarecampaign.org/； National Quality Center at https://targethiv.org/cqii）。

（译者：彭丹萍　校稿：张凯宇）

第 42 章

感染：细菌和螺旋体

James Gaensbauer, MD, MScPH；Yosuke Nomura, MD；
John W. Ogle, MD

一、细菌感染

1. A 组链球菌感染

诊断要点和主要特点
链球菌咽喉炎： ● 咽痛，化脓性扁桃体炎，轻微的颈部腺体病变，发热，无明显卡他症状 ● 咽喉部细胞培养提示 A 组链球菌或快速抗原检测阳性 脓疱病： ● 迅速蔓延，高度传染性的皮疹 ● 剥脱性红斑和蜂蜜色结痂 ● GAS 在大多数环境中都可以生长

（1）概况：A 组链球菌（group A streptococcus，GAS）是一种常见的革兰氏阳性球菌，可以引起多种临床症状，包括急性咽喉炎、脓疱病、蜂窝织炎和猩红热。GAS 也会引起肺炎、感染性关节炎、骨髓炎、脑膜炎以及其他一些少见部位的感染。GAS 感染还可能导致感染后相关后遗症（风湿热和急性肾小球肾炎）。

几乎所有 GAS 都为 β 溶血性链球菌。它们可以存在于无症状人群的皮肤、咽部、直肠和阴道。所有 GAS 都对青霉素敏感，但在一些国家，GAS 对红霉素耐药很常见，并且耐药率在美国近年来有所增加。

（2）预防：GAS 咽喉炎通常发生在接触 GAS 感染者的呼吸道分泌物之后。人群聚集会促进 GAS 的传播导致咽喉炎和脓疱病的暴发。及早发现和应用抗生素可能会减少 GAS 的传播，抗生素治疗也会预防急性风湿热的发生。

（3）临床表现

1）症状和体征

A. 呼吸系统感染

a. 新生儿及婴幼儿（＜ 3 岁）：通常起病比较隐匿，症状轻微（低 - 中度热、脓涕、面色苍白），中耳炎在这一年龄段较为多见，但是咽喉炎和分泌腺炎症并不常见。

b. 儿童期：典型的咽喉炎在这一年龄段多见，通常表现为突然起病的发热、咽痛，常会出现呕吐，体格检查可以发现扁桃体渗出，分泌腺尤其是颈前部的分泌腺可有压痛。软腭常可见瘀点。确诊为猩红热的患儿皮肤可以见到弥漫性红斑，表面粗糙（砂纸样皮疹），易晒伤，皮疹最严重的部位通常为腋窝、腹股沟和腹部及躯干。皮肤褶皱处会出现色素沉着，而其他部位皮肤则会发白。皮疹通常在发热 24h 出现并且在其后的 1 ～ 2d 内迅速蔓延，第一周末可能出现自面部开始的脱皮或脱屑并且在 3 周内范围逐渐扩大。在感染的早期可以出现口周苍白圈，舌苔发白，舌乳头增大并呈鲜红色（白色草莓舌），随后发生脱屑，舌体呈舌肉红色（草莓舌）。身体的任何黏膜表面可以见到瘀点。

B. 脓疱病：链球菌脓疱病起病时首先出现丘疹，之后形成囊泡，囊泡破裂后的皮肤表面残留蜂蜜色结痂。金黄色葡萄球菌和 GAS 在某些病例中为孤立的局限性病灶，但是病变很容易弥漫性扩散。病变邻近的局部淋巴结可能表现出炎性肿大。虽然多数患儿通常全身症状不明显，但是也可以出现高热和全身的感染中毒症状。如果患儿的脓疱为软疱，那么需要考虑大疱性脓疱病，这种疾病是由一种产生表皮松解毒性的金黄色葡萄球菌感染所引起的。

C. 蜂窝织炎：其感染途径通常是通过昆虫叮咬或者皮肤的破损引起。弥漫性、进展迅速的蜂窝织炎会累及皮下组织并且沿着淋巴通路分布，出现急性淋巴结炎，而局部脓性病灶通常很小。患儿通常出现明显的急性的不适症状，表现为发热、烦躁不安等。典型的丹毒患者中，病变部位呈鲜红色、肿胀、皮温增高，伴有触痛。感染可以自淋巴通路迅速扩散进入血液。

肛周链球菌蜂窝织炎是出现于年幼儿童的一种特殊感染，由于排便疼痛导致的便秘可能是唯一的主诉，这些患儿通常没有发热，一般状况良好，体格检查的阳性发现仅有肛周红斑、触痛及直肠指检时的疼痛。排便时的少量直肠出血可见于部分病例。肛周拭子培养通常可以培养出大量GAS。与这种情况类似的还有一种疾病，表现为青春期前女童的链球菌性阴道炎，其症状是排尿困难和尿痛，检查可以发现阴道口明显的红斑伴有波动感以及血性分泌物。

D. 皮肤坏死和软组织感染：有部分文章报道了这种散发病例，病情凶险，可能作为水痘的并发症出现。GAS感染是儿童期造成皮肤坏死和软组织感染最常见的原因，其次是金黄色葡萄球菌。这种疾病的特点是广泛的浅筋膜坏死，周围组织的破坏及全身感染中毒症状。疾病早期感染部位的表面皮肤柔软，呈浅红色，边界不清，类似于蜂窝织炎的皮肤表现，病程中可能出现水疱或者大疱，随着疾病的进展，皮肤颜色逐渐加深变为明显的紫色，部分病例中可能变成白色。若出现与触痛程度与临床状态不相符，皮肤感觉减退（由浅表神经的梗死造成）则提示坏死性筋膜炎。受累区域可以表现为轻到重度的水肿。早期识别并积极对坏死组织进行清创是阻止病情进展的必要措施。

E. 新生儿的GAS感染：新生儿育婴室偶尔会出现GAS的流行，其来源可能为母亲的产道或者母亲及工作人员的呼吸道，之后病原便会在婴儿间传播。脐带残端是GAS感染常见部位，感染后的婴儿通常在数天后表现出渗出性脐炎。除此之外，病原还可能自婴儿传染至其他家庭成员，可能造成严重的甚至致死性感染，包括脓毒症、脑膜炎、脓胸、脓毒性关节炎和腹膜炎。

F. 链球菌感染脓毒症：链球菌脓毒症通常伴随局灶性感染，但是也可以仅表现为菌血症，可伴或不伴皮疹和猩红热。出现休克或脱水的患者死亡率高。脓毒症患者中以咽喉炎为首发表现的并不多见。具有潜在的其他基础疾病是脓毒症的一个诱发因素。

G. 链球菌中毒性休克综合征（streptococcal toxic shock syndrome，STSS）：GAS引起的中毒性休克综合征通常比金黄色葡萄球菌引起的中毒性休克更加严重，突出表现是多器官系统的受累。诊断标准应同时满足以下条件：①在一个通常无菌的部位培养出GAS；②低血压或休克；③至少同时满足以下两项条件：肾功能损伤（肌酐水平超过同年龄标准的正常上限2倍）；血小板减少（小于100×10^9/L）或者凝血功能障碍；肝脏受累（转氨酶或胆红素超过正常上限2倍）；急性呼吸窘迫综合征；红色斑疹或软组织坏死（肌炎、坏死性筋膜炎、坏疽）。对于其他条件都符合，但是GAS的病原学培养来源于非无菌部位的患者，临床诊断为“疑似病例”。

2）实验室检查：感染早期可以发现白细胞分类中出现核左移现象，咽拭子或感染部位可以培养出β溶血性链球菌。对所有怀疑GAS咽喉炎的患者，均需要进行咽拭子的GAS培养或者快速抗原检测。因为某些病毒感染的症状与GAS感染的症状是类似的，对于儿童及青少年患者，如果快速抗原检测为阴性，应当同时行病原培养。由于快速抗原检测特异度很高，因此若快速抗原检测阳性则不需要再进行病原学培养。美国FDA近期批准了咽拭子标本的GAS的核酸扩增试验（nucleic acid amplification test，NAAT）。感染部位皮肤、皮下组织及其他受累部位如淋巴结的细针穿刺组织均可培养出该细菌，血培养也可阳性。

感染后2周抗链球菌溶血素O（antistreptolysin O，ASO）的滴度可以上升至150单位，在急性风湿热患者中，ASO及抗DNase B滴度增高可能提示前驱链球菌咽喉炎，但是其滴度增高在感染后可以持续数月甚至数年。

链球菌感染的儿童早期就可以出现蛋白尿、管型尿及少量肉眼血尿。呼吸道或皮肤链球菌感染后的1～4周可以出现链球菌感染后肾小球肾炎。

（4）鉴别诊断：幼儿期的链球菌感染需要与腺病毒及其他呼吸道病毒感染相鉴别。疱疹性咽峡炎（柯萨奇A组病毒）可以出现水疱及溃疡，单纯疱疹病毒也可以导致溃疡性病变，通常累及咽喉前部、舌及牙龈。传染性单核细胞增多症的患儿咽喉炎也表现为渗出性的，但是这些患儿会出现脾肿大和腺体疾病，通过实验室检查也可以鉴别（异型淋巴细胞阳性或者其他血清学检查证实单个核细胞增多）。如果链球菌咽喉炎没有其他并发症，在应用青霉素24～48h后临床症状可以得到改善，如果不给予抗生素则需要72～96h。

溶血性隐秘杆菌可能引起咽喉炎伴随猩红热样皮疹或者红色斑疹。在白喉患者中，全身症状、呕吐及发热相对轻微；咽部假膜融合粘连；咽充血较少，颈部淋巴结病变突出。咽部兔热病多为白色分泌物，少见黄色的渗出液，少见红斑，且β溶血性链球菌培养阴性，有家兔接触史或抗生素治疗无效对本病有提示作用。口腔淋球菌感染也可能引起扁桃体渗出，导致咽炎。血常规白血病和粒细胞缺乏症，可通过骨髓检查加以诊断。

猩红热需要与其他出疹性疾病相鉴别，如晒伤、药物反应、川崎病、中毒性休克综合征及烫伤样皮肤综合征（见表40-3）。

（5）并发症：GAS的主要化脓性并发症包括鼻窦炎、中耳炎、乳突炎、颈部淋巴结炎、肺炎、脓胸、感染性关节炎、败血症和脑膜炎。咽喉部链球菌感染后扩散至全身其他部位（主要是皮肤如脓疱病和阴道）的情况非常常见，因此如果遇到出现慢性阴道分泌物或者慢性皮肤感染（例如以湿疹为表现的患者）的患者应当常规评估是否有皮肤及阴道链球菌感染。而急性风湿热和急性肾小球肾炎是 GAS 的常见非化脓性并发症。

1）急性风湿热：见第 20 章。

2）急性肾小球肾炎：无论是咽喉部还是皮肤的链球菌感染都可能继发链球菌感染后肾小球肾炎（poststreptococcal glomerulonephritis，PSGN），而急性风湿热则仅继发于咽喉部感染。PSGN 可以发生于任何年龄，以学龄期最为多发，男性：女性为 2：1（急性风湿热发病无性别差异）。急性肾小球肾炎的发生与致肾炎菌株相关。

3）链球菌感染后反应性关节炎：在 GAS 咽喉炎后部分患儿可能出现反应性关节炎。其发生可能是由于机体在感染后出现的特殊免疫状态，常在感染后 1～2 周发生。在患儿关节炎继发于链球菌感染后出现，但是其临床和实验室检查并不符合 Jones 急性风湿热诊断标准的情况下需要考虑链球菌感染后关节炎。

（6）治疗

1）特异性治疗：治疗的目的包括消除感染和预防急性风湿热。对于咽喉炎的患儿需要尽早应用抗生素以减轻症状，为了有效达到预防急性风湿热的目的，疗程至少持续 10d。尽管目前并没有证据表明早期应用抗生素可以预防 PSGN 的发生，仍然推荐对与 PSGN 患儿有密切接触的兄弟姐妹中患有脓疱病的进行及时治疗。磺胺类药物或者复方磺胺甲噁唑（trimethoprim-sulfamethoxazole，TMP-SMA）对于链球菌感染均有效。虽然脓疱病的局部抗菌药物治疗与全身用药效果是相当的，但是局部治疗对于咽喉部位携带的细菌并没有清除作用，并且对于病变比较广泛的疾病也并不实用。

A. 青霉素：明确没有青霉素过敏的患者，可以选择青霉素 V（苯氧甲基青霉素）进行治疗，目前尚无青霉素耐药的报道。体重小于 27kg 的患儿推荐剂量为口服每次 250mg，每日 2～3 次，总疗程 10d，对于体重超过 27kg 的儿童或成人推荐每次 500mg，每日 2～3 次。对于青霉素 V，增加用药频率并不能显著提高治疗效果；其他用药选择包括阿莫西林 50mg/（kg・d），单次给药（最多 1000mg）；青霉素 G（苄星青霉素）肌内注射（≤ 27kg，60 万单位；＞ 27kg，120 万单位）。肌内注射尽管效果稳定，但却很痛苦。如果服药期间出现呕吐则推荐将治疗方式改为注射治疗。GAS 引起的轻度蜂窝织炎治疗时可以选择口服或者肌内注射，而严重的或者侵袭性的 GAS 感染则首选抗生素静脉注射。

需要住院治疗的 GAS 蜂窝织炎可以应用水溶性青霉素 G 进行治疗，推荐剂量为 12 万单位 /（kg・d），分成 3 次静脉给药，或者应用头孢唑林 [100mg/（kg・d），分成 3 次静脉给药]，临床症状明显改善后可以改为青霉素 V[50mg/（kg・d），分 4 次给药] 或头孢氨苄 [50～75mg/（kg・d），分 4 次给药] 口服，总疗程 10d。急性颈部淋巴结炎可能需要切开和引流。坏死性筋膜炎需要在大剂量药物敏感抗生素应用的情况下急诊手术进行清创。

B. 其他抗生素：头孢氨苄和阿奇霉素也可以作为治疗选择。克林霉素也是有效的，但时有耐药发生。对于青霉素过敏的链球菌咽喉炎或者脓疱病的患儿，可以选择以下替代治疗方案：阿奇霉素 [第 1 天 12mg/（kg・d），第 2～5 天 6mg/（kg・d）；每日最大剂量 500mg] 或克林霉素 [20～30mg/（kg・d），分 3 次给药，单次最大剂量 600mg，总疗程 10d]。对于青霉素严重过敏或既往出现过青霉素超敏反应的患儿应避免使用头孢菌素，因为有 15% 的青霉素过敏者可能出现头孢菌素过敏。大环内酯类药物的耐药率在不同地区有所不同，在美国的大部分地区其耐药率为 5%～8%。许多菌株对四环素有耐药性。在多数研究中，应用头孢菌素治疗的效果优于青霉素。然而目前没有证据能证实这些药物可以预防风湿热，因此对于青霉素不过敏的患者仍然首选青霉素。

对于需要静脉治疗的严重感染，通常首选水溶性青霉素 G 静脉治疗（25 万单位 /kg，分 6 次给药）。若出现青霉素过敏可以选择以下替代方案：头孢唑林 [100mg/（kg・d），分 3 次给药，静脉注射或肌内注射]、克林霉素 [30～40mg/（kg・d），分 4 次给药，静脉注射]、万古霉素 [40mg/（kg・d），分 4 次给药，静脉注射]。但是克林霉素在怀疑严重 GAS 感染时不推荐单药治疗，因为美国已经发现有一小部分克林霉素耐药菌。

C. 严重 GAS 感染：严重 GAS 感染如肺炎、骨髓炎、感染性关节炎、败血症、心内膜炎、脑膜炎和 STSS 时，不推荐口服用药。青霉素是治疗这些侵袭性疾病的首选药物。克林霉素作为一种蛋白质合成抑制剂，许多专家建议可将其与青霉素 G 联用治疗 STSS 或坏死性筋膜炎。皮肤坏死和软组织感染需要及时进行外科清创。对于 STSS 患者应当密切监测容量负荷及血压，随时关注是否存在局灶感染。在有效的抗生素应用的基础上，严重病例也可以静脉注射丙种球蛋白支持治疗。

D. 治疗无效的处理：即使是非常规律的治疗，在治疗结束后仍然有 5%～35% 的患儿病原学培养为阳性。因此仅出现反复咽喉炎症状或者既往有风湿热或风湿热家族史的患者建议再次进行病原学培养。对于反复病原学培养阳性的咽喉炎患者推荐至少再重复一个疗程口服头孢菌素或者克林霉素。

E. 对于既往有急性风湿热病史的患者的预防性治疗：风湿病的首选预防药物为苄星青霉素 G，120 万单位肌内注射（若体重＜ 27kg 减量至 60 万单位），每 4 周 1 次。如果链球菌感染的风险很高则可以缩短为每 3 周给药 1 次。以下治疗方案可以作为替代选择：青霉素 V，250mg，每日两次；或者磺胺嘧啶，0.5g 每日 1 次（体重＞ 27kg）或 1g 每日 1 次（体重＜ 27kg）。对青霉素和磺胺类药物均过敏的患儿可以选择口服红霉素 250mg，每日 2 次。如果没有心脏炎则推荐预防性用药至急性风湿热最后一次发作后至少 5 年或者年满 21 岁（以较长者为准）。如果患者 GAS 的感染风险持续较高，那么应当延长预防性治疗的疗程（如学龄儿童的父母、儿科医护人员或教师）。如果患者已经确诊心脏炎但是没有其他心脏或者瓣膜疾病，则应维持预防至最后一次发病后至少 10 年或年满 21 岁（以较长者为准）。如果患儿同时出现瓣膜性心脏病，则推荐终身用药，至少在末次发作后 10 年，40 岁以后可以考虑停药。有严重瓣膜性心脏病及持续暴露于 GAS 高感染风险环境中的患者可能从终身预防中获益。

F. 链球菌感染后反应性关节炎：与风湿热相比，非甾体类药物不会显著改变改善反应性关节炎的关节症状，但是就像风湿热患者一样，部分反应性关节炎患儿也可能在关节症状起病后数周到数月的时间内出现心脏炎，因此在感染后 1 ～ 2 年内都应当密切监测心脏炎表现。一些专家推荐给予这些患者预防性抗生素治疗 1 ～ 2 年（监测及预防方案见上述），如果没有出现心脏炎则可以停用预防性用药。如果出现心脏炎则要再次评估患者是否出现急性风湿热，并且继续应用抗生素治疗。

2）一般治疗：对乙酰氨基酚和布洛芬可以用于治疗发热及疼痛。脓疱病的局部治疗可以促进早期愈合。去除病变表面结痂，下方的皮肤每日用肥皂水清洗。

3）并发症的治疗：对链球菌感染进行早期足量的青霉素是预防风湿热的最有效的方法。

4）携带者的治疗：GAS 的识别和治疗往往比较困难，目前没有明确的临床或者血清学标准来鉴别链球菌的携带者和感染者。在某些研究中发现，多达 20% 的学龄期儿童是无症状的链球菌携带者。链球菌携带者对链球菌感染未产生免疫应答，因此产生非化脓性后遗症的风险也很低。

一些接受了多个疗程抗生素治疗的患者仍然在咽喉部持续存在链球菌感染，导致家庭出现“球菌性神经症”。

在下列情况下可以考虑对携带者进行根除治疗：①家庭成员有风湿热病史；②在共同生活的家庭成员中曾经有过 STSS 或者坏死性筋膜炎发生；③尽管规律治疗，但仍然有反复或多个家庭成员出现 GAS 感染；④风湿热或者 GAS 相关肾小球肾炎的活动期。可以使用的治疗措施包括克林霉素 [20 ～ 30mg/（kg·d），口服，分 3 次给药，每次最大量 300mg] 或者联用利福平 [20mg/（kg·d），口服，分 4 次给药] 或者青霉素标准剂量口服。

（7）预后：A 组链球菌感染导致死亡罕见，仅见于出现败血症、坏死性感染、肺炎的婴幼儿。热程一般较短，早期足疗应用青霉素可以预防其并发症的出现。

2. B 组链球菌感染

诊断要点和主要特点

早发性疾病：

- 出生后 7d 内新生儿出现快速进展的脓毒症，伴或不伴脑膜炎
- 肺炎伴有呼吸衰竭常见，胸部影像学与新生儿呼吸窘迫综合征相似
- 血液或脑脊液培养提示 B 群链球菌（group B *streptococci*，GBS）阳性

晚发性疾病：

- 出生后 7 ～ 89d 内出现脑膜炎、脓毒症或者其他部位的感染，血培养或脑脊液病原学培养提示 GBS 阳性

（1）预防：许多育龄期妇女都对 GBS 多糖抗原存在特异性抗体，这些抗体可以通过胎盘进入新生儿体内，娩出正常新生儿的携带 GBS 产妇体内可以检测到针对该抗原的血清 IgG 明显增高。而出现 GBS 感染的新生儿，其母体内很少能监测到抗体。目前尚无上市的 GBS 疫苗用以预防该感染，但是针对怀孕妇女的疫苗正在研究当中。

（2）CDC 对围产期 GBS 的预防建议

1）推荐按照 CDC 指南对孕妇进行 GBS 的筛查和产时抗生素预防（intrapartum antibiotic prophylaxis，IAP）；http：//www.cdc.gov/mmwr/pdf/rr/rr5910.pdf；http：//www.cdc.gov/groupbstrep/clinicians/obstetricproviders。

2）对于早发性 GBS 疾病的预防性抗生素治疗的适应证和非适应证见表 42-1。

3）对于高危新生儿（母亲接受过 IAP 或者怀疑绒毛膜羊膜炎）中早发性 GBS 疾病的二级预防流程见图 42-1。

表 42-1　预防早发性 GBS 疾病的产时抗生素应用的适应证和非适应证

需要接受产时抗生素预防的指征	不需要接受产时抗生素预防的情况
既往分娩过出现侵袭性 GBS 感染的新生儿	● 既往妊娠期间 GBS 定植（不符合任何一条 GBS 预防用药指征的）
本次妊娠期间任何时间出现 GBS 菌尿 [a]	● 既往妊娠期间出现 GBS 菌尿（不符合任何一条 GBS 预防用药指征）
本次妊娠晚期 [b] 阴道 - 肛周分泌物培养 GBS 筛查阳性	● 本次妊娠晚期 GBS 筛查阴性，没有其他高危因素
分娩时 GBS 感染状态不明（未做培养，或者已培养结果未回报）的孕妇，满足以下指征： ● 胎龄小于 37 周 [c] ● 胎膜早破≥ 18h ● 产时体温≥ 38℃ [a] ● GBS 的 NAAT[e] 检查阳性	● 剖宫产孕妇分娩前羊膜是完整的，不论是否有 GBS 定植或者胎龄如何

NAAT，核酸扩增检查

a 如果是剖宫产的产妇，分娩前羊膜完整，则不需要接受预防性抗生素治疗

b GBS 筛查的最佳时机为孕 35 ～ 37 周

c 具体的抗生素应用方法见图 42-1

d 如果怀疑羊膜炎，则应该用可以覆盖 GBS 的广谱抗生素替换原本的 GBS 预防性抗生素

e NAAT 检查可供选择，但是可及性较差。如果产时 GBS 的 NAAT 检查阴性，但是存在其他高危因素（胎龄小于 37 周，胎膜早破≥ 18h，或者体温≥ 38℃）则仍然需要进行 IVP

参考文献：Verani JR, McGee L, Schrag SJ, et al. Prevention of perinatal group B streptococcal disease — revised guidelines from CDC, 2010. MMWR Recomm Rep 2010 Nov 19; 59(RR-10): 1-36.

（3）临床表现：由于孕期 GBS 筛查的普及和 IAP 的应用，围产期 GBS 的感染率明显下降。尽管大多数 GBS 感染的患儿年龄都在 3 岁以下，但是也有出生后 4 ～ 5 个月发病的儿童。严重的 GBS 感染也见于产后脓毒症妇女、免疫功能低下者、肝硬化、自发性腹膜炎和糖尿病患者。

1）早发性 GBS 感染：是指出生后 7d 内发病，危险因素包括胎龄小于 37 周，胎膜早破超过 18h，孕母年龄小，既往分娩婴儿出现过侵袭性 GBS 感染。母亲 GBS 抗体水平低下或缺失。绝大多数早发性 GBS 感染于出生后 48h 内起病，可表现为呼吸困难、易激惹、嗜睡、体温不稳定及灌注不良表现。脓毒症、休克、脑膜炎、肺炎是最常见的感染。尽管早产儿 GBS 感染风险增加，但是多数的早发性 GBS 感染见于足月新生儿。感染途径一般为来自于子宫的上行感染或者分娩时经过产道时感染。

2）晚发性 GBS 感染：是指出生后 7 ～ 89d 内的新生儿（中位发病年龄为出生后 4 周）。孕产妇的产科并发症通常与晚发 GBS 无关，然而孕妇年龄小及早产是晚发 GBS 的高危因素。IAP 一般不能预防晚发 GBS，最常见的晚发 GBS 为无症状菌血症。与早发性 GBS 感染相比，晚发 GBS 中脑膜炎的比率更高，也有报道肺炎、感染性关节炎、骨髓炎、中耳炎、鼻窦炎、蜂窝织炎（尤其是面部及颌下）、淋巴结炎、乳腺脓肿、脓胸、脓疱病的发生。这种病原具体是以什么方式传播的，目前并没有形成统一的认识。

3）实验室检查：常见如血、胸腔积液、脑脊液的 GBS 培养阳性是诊断的直接证据。

（4）治疗：静脉氨苄西林和氨基糖苷类药物是怀疑 GBS 感染时的首选药物，对于早发性 GBS 脑膜炎，推荐的氨苄西林剂量为 200 ～ 300mg/（kg • d），分 3 次静脉给药。对于晚发 GBS 感染，推荐的氨苄西林剂量为 300mg/（kg • d），分 4 次静脉给药。

在 GBS 感染已经确诊并且临床和微生物学证据提示治疗有效的情况下可以仅应用青霉素 G 单药治疗，与其他链球菌相比，GBS 对青霉素的敏感度稍差一些，因此推荐更大剂量的应用，尤其是在治疗脑膜炎时，推荐剂量为青霉素 G 25 万～ 45 万单位 /（kg • d），静脉分 3 次给药（年龄≤ 7d）；或者 45 万～ 50 万单位 /（kg • d），静脉分 3 次给药（年龄＞ 7d）。

抗生素开始治疗 24 ～ 48h 后建议行第二次腰穿以评估疗效。无症状脑膜炎建议疗程为 2 周；骨髓炎、脑膜炎、脑室炎、感染性心内膜炎建议疗程 4 周；菌血症建议疗程为 10d；但是治疗并不能清除携带者的病原。

尽管目前全球范围内链球菌对于青霉素仍然比较敏感，但是最低抑菌浓度（MIC）有所上升，而克林霉素和红霉素的耐药率有所增加。

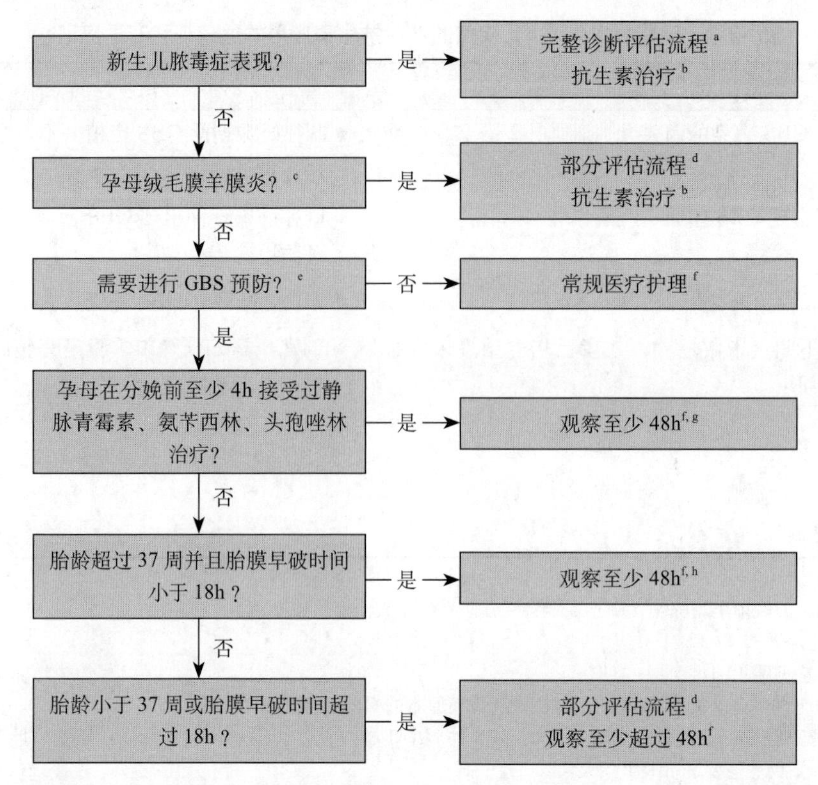

a 完整诊断评估流程包括血培养、全血细胞计数（包含白细胞分类）、胸部 X 线检查（如果存在呼吸系统异常表现）及腰穿（在患儿的情况能够耐受腰穿，且怀疑脓毒症的情况下）

b 初始经验性抗生素的治疗必须覆盖容易导致新生儿脓毒症的常见细菌，包括可以覆盖 GBS 的静脉用氨苄西林和可以覆盖其他病原（包括大肠埃希菌及其他革兰氏阴性菌）的抗生素，并且选择药物时要充分考虑耐药问题

c 向产科医生咨询孕母绒毛膜羊膜炎的情况是非常必要的，因为该病是一个临床诊断，某些症状也并不特异

d 部分评估流程包括出生时的血培养和包含白细胞分类的全血细胞计数 [出生时和（或）出生后 6 ～ 12h]

e 产前预防的指征见表 42-1

f 如果提示脓毒症的表现有进展，则需要进行完整的诊断评估流程及应用抗生素治疗

g 如果胎龄≥ 37 周，生后超过 24h，且满足其他出院标准，则在保证有问题可以随时返院以及可以提供家庭医疗咨询的情况下，新生儿可以回家继续观察。如果没有满足上述任何一个条件，则新生儿至少应在医院内观察 48h，等待其他出院标准都符合

h 一些专家推荐全血细胞计数和白细胞分类检查在生后 6 ～ 12h 完成

图 42-1　新生儿预防早发性 GBS 疾病的二级预防策略

参考文献：Verani JR, McGee L, Schrag SJ, et al. Prevention of perinatal group B streptococcal disease—revised guidelines from CDC, 2010. MMWR Recomm Rep 2010 Nov 19; 59(RR-10):1-36.

确诊为 GBS 感染的患儿如果为多胎之一，则其同胞患侵入性 GBS 的风险也会增加，需要对其进行密切监测，一旦出现发病的迹象，需要及时进行评估及抗生素治疗。

3. 其他链球菌感染

（1）概述：除 A 组和 B 组以外的链球菌属于正常的人类菌群，偶尔会引起机会性感染。C 组或 G 组链球菌偶尔会导致咽炎，但是并没有继发性风湿热的风险，急性肾小球肾炎偶可发生。D 组链球菌和肠球菌是胃肠道的正常菌群，但是某些条件下也可能会引起尿路感染、脑膜炎和新生儿败血症以及心内膜炎。

肠球菌引起的院内感染在新生儿及肿瘤病房较为常见，尤其是有中心静脉置管的患儿。非溶血性需氧链球菌和 β 溶血性链球菌是口腔内的正常菌群，它们与牙菌斑的产生有关，与龋齿也可能有关，并且是导致亚急性感染性心内膜炎的最常见病因。还有很多属于口腔、皮肤、胃肠道的正常定植菌的需氧及微需氧细菌，可能会引起机会性的鼻窦炎、牙龈脓肿、脑脓肿、腹腔内脓肿或肺脓肿。

（2）预防：保持良好的口腔卫生可以预防正常菌群的机会性感染，有效控制感染也可以限制耐万古霉素肠球菌菌株的传播，对抗菌药物的合理控制管理可以限制耐药菌株的发展。目前还没有可用于预防链球菌感染的疫苗。

（3）治疗

1）肠球菌感染：粪肠球菌和屎肠球菌是两种最常

见的，也是引起人类感染的最重要的菌株肠道链球菌。一般来说，粪肠球菌对抗生素更敏感，但是两种细菌均存在耐药，并且较为常见。侵入性肠球菌的感染，如果菌株是敏感的，则选用氨苄西林治疗，否则应用万古霉素联合庆大霉素，若药敏试验提示庆大霉素耐药则需要停用庆大霉素。对于氨苄西林和万古霉素均耐药的菌株需要考虑其他敏感抗生素。

氨苄西林敏感的肠球菌——下泌尿系感染可以口服阿莫西林。肾盂肾炎推荐使用氨苄西林静脉治疗，新生儿脓毒症或脑膜炎推荐氨苄西林和庆大霉素联合静脉用药。庆大霉素作为协同用药时，其血清峰浓度应当达到 3 ～ 5μg/ml。感染性心内膜炎的诊疗建议详见相关指南。

耐氨苄西林或耐万古的肠球菌感染——氨苄西林耐药的肠球菌通常对万古霉素敏感，而万古霉素耐药的肠球菌往往对氨苄西林也是耐药的。利奈唑胺是目前唯一被药监局批准用于儿童耐万古霉素肠球菌感染的药物，达托霉素和替加环素也可作为药品标准核示外使用，以治疗儿童耐万古霉素肠球菌感染。什么情况下可以确定感染的细菌为耐万古霉素的肠球菌和如何使用这些药物，最好能够寻求感染性疾病专家的建议。

2）草绿色链球菌感染（亚急性感染性心内膜炎）：在治疗亚急性感染性心内膜炎时，尽可能早地识别出所感染的菌株是否为青霉素耐药是十分重要的。耐药菌株多见于接受过预防性风湿性心脏炎治疗的患者。根据患者是否存在人工瓣膜和菌株是否为青霉素耐药，治疗策略也有所不同。详见相关指南。

3）其他草绿色链球菌相关感染：草绿色链球菌属于胃肠道、呼吸道、口腔的正常定制菌群，如果没有任何心内膜炎或者其他感染的症状而在血培养中发现这一细菌，在多数情况下认为属于“污染”。然而对于有免疫缺陷、先天性或获得性瓣膜性心脏病、体内留置导管的患儿，草绿色链球菌可能引起严重感染。约 1/3 的恶性肿瘤患者的菌血症感染都是由草绿色链球菌引起的，化疗药物引起的黏膜和胃肠道毒性是感染的高危因素。阑尾破裂后的腹腔脓肿中分离出草绿色链球菌被认为是真正的感染。咽峡炎链球菌属于草绿色链球菌的一种，可以引起颅内感染（通常是鼻窦炎的并发症）和腹部感染。对于有亚急性感染性心内膜的高危因素、症状或体征的患儿，一旦培养出草绿色链球菌中的任何一种，就要考虑感染性心内膜炎的诊断并进行相关的评估。

草绿色链球菌的体外培养耐药的情况越来越多，青霉素的耐药情况在不同的种族、地区及人群中有所不同，在肿瘤患者中耐药率波动于 30% ～ 70%。头孢菌素的耐药也较为常见。因此确定药敏的情况并且据此调整抗生素非常重要，万古霉素、利奈唑胺及达福普汀对大多数菌株还是有效的。

4. 肺炎链球菌

诊断要点和主要特点

菌血症：
- 高热（> 39.4℃）
- 白细胞计数增高（> 15 000/μl）

肺炎：
- 发热、白细胞计数增高及呼吸增快
- 局限性胸痛
- 局部或弥漫性啰音。胸片可能出现大叶浸润（伴有渗出）

脑膜炎：
- 发热、白细胞计数增高
- 囟门张力增高，颈强直
- 易激惹和嗜睡

针对所有类型的感染：
- 确诊根据血培养和 CSF、胸腔积液或其他体液的培养

（1）概述：肺炎链球菌感染可以引起脓毒症、鼻窦炎、中耳炎、肺炎、脑膜炎、骨髓炎、蜂窝织炎、关节炎、阴道炎和腹膜炎。与隐匿的菌血症相关的因素包括年龄（6 ～ 24 个月）、体温升高的程度（> 39.4℃）以及白细胞计数增高（> 15 000/μl）。尽管每一条因素均为非特异性，但是如果同时出现这些因素，则需要考虑肺炎链球菌的感染。

肺炎链球菌是急性化脓性中耳炎的常见病因，并且是导致儿童细菌性肺炎的最常见病原。胸腔积液易见，脓肿也会偶发出现。

由于多价肺炎疫苗的广泛应用，肺炎链球菌脑膜炎的发生率有所下降，但仍有散发病例的发生。如果有严重的头部外伤，尤其是持续的脑脊液漏，则脑膜炎可能出现反复。

镰状细胞贫血或其他血红蛋白病、先天或获得性脾萎缩以及免疫球蛋白或补体的缺陷是造成脓毒症和脑膜炎的少见病因，但是这些患儿一旦感染，可能病情危重，导致休克和弥散性血管内凝血（DIC）。脾脏在控制肺炎链球菌感染的过程中起重要作用，这可能是镰状细胞贫血患儿在切脾后严重感染的风险增加的原因。人工耳蜗植入的患儿患肺炎链球菌脑膜炎的风险增加。

肺炎链球菌在新生儿中很少引起严重疾病，但是偶尔也会造成肺炎、脓毒症或者脑膜炎，临床表现类似于 GBS 感染。

一直以来青霉素是肺炎链球菌感染的首选用药，一些菌株目前仍然对青霉素高度敏感，然而多数社区获得性肺炎链球菌肺炎对青霉素的耐药逐渐增加。也

有一部分研究认为肺炎链球菌的耐药率有所下降，因为那些疫苗覆盖不到的菌株往往耐药的可能性比较小。对于疑似侵入性肺炎球菌感染的经验性抗生素治疗应该考虑到耐药的可能性。

（2）预防：在美国已经批准上市的肺炎链球菌疫苗有两种：13 价联合肺炎疫苗和 23 价联合肺炎疫苗。13 价联合肺炎疫苗是 2010 年批准上市的（用以替代 7 价肺炎疫苗），包含了针对 13 个肺炎链球菌菌株的抗原，目前推荐用于所有儿童的计划免疫。关于疫苗的内容详见第 10 章。

（3）临床表现

1）症状和体征：在肺炎链球菌感染引起的脓毒症患者中，发热通常突然出现，往往同时伴有寒战，呼吸道症状可能并不明显。在低年龄儿童的肺炎患者中，通常表现为发热、呼吸增快、缺乏肺部听诊体征。呼吸困难表现为鼻翼扇动、三凹征阳性和呼吸急促。腹痛是常见的体征。在年长儿童中，可能出现类似于成人的肺大叶实变性质的肺炎，但是很少出现痰中带血。吸气疼痛（累及胸膜）也会出现，但是儿童相对发生较少，右侧膈受累的患儿，疼痛可能放射至右下腹，这时要警惕阑尾炎发生。起病时呕吐常见，但是为非持续性。起病时惊厥发作在小婴儿相对常见。

脑膜炎通常表现为发热、易激惹、抽搐及颈强直。在婴儿患者中，最重要的体征为前囟张力增高或饱满。在年长患儿中，发热、头痛、呕吐较为常见。脑膜刺激征阳性是典型表现。若未经治疗疾病进一步发展会出现嗜睡和昏迷。

2）实验室检查：全血细胞分类通常提示白细胞计数增高 [（20 ～ 45）$\times 10^9$/L]，中性分叶核细胞比例达 80% ～ 90%，C 反应蛋白和降钙素原升高。在感染非常严重的情况下，早期也可见白细胞计数下降。鼻咽部分泌物中发现肺炎链球菌并不能作为感染的证据，因为多达 40% 的正常儿童的上呼吸道是携带肺炎链球菌的。真正的肺炎患者的气管内分泌物的革兰氏染色涂片可见大量细菌。在脑膜炎患儿中，CSF 通常表现为白细胞计数增高至数千个，以多核细胞为主，葡萄糖降低，蛋白增高。某些（并非全部）患者的 CSF 沉积物染色涂片可见革兰氏阳性双球菌。从通常无菌的部位（血、脑脊液、关节积液、中耳炎）中分离出肺炎链球菌方可作为确诊依据。血培养或 CSF 标本的病原 PCR 也可以用于确诊肺炎链球菌的感染。

（4）鉴别诊断：低年龄儿童中除了侵袭性肺炎链球菌感染，其他很多疾病都可以表现为发热和粒细胞增高。鉴别诊断包括病毒感染、泌尿系感染、其他部位不明原因感染、沙门杆菌或者早期志贺杆菌感染。

早期葡萄球菌感染和肺炎链球菌感染可能很难鉴别。

在儿童原发性肺结核中可能缺乏结核中毒表现，X 线检查通常提示原发病灶和肺门淋巴结及胸膜受累。粟粒性肺结核的影像学检查通常比较典型。

肺炎支原体引起的肺炎可能与肺炎球菌感染表现相似，通常起病较隐匿，寒战少见，热峰较低，伴有明显的头痛和不适、咳嗽，并且影像学改变较为明显，而通常不伴有明显的白细胞计数增高。

肺炎链球菌脑膜炎需要通过腰穿来确诊，在没有 CSF 革兰氏染色涂片和培养明确细菌的情况下，肺炎链球菌脑膜炎和其他细菌引起的脑膜炎很难鉴别。

（5）并发症：脓毒症的并发症包括脑膜炎和骨髓炎，肺炎的并发症包括胸腔积液和积脓，但是很少有肺脓肿。中耳炎若不治疗可能并发乳突炎和脑脓肿。脑膜炎和腹膜炎通常独立发生而不伴肺炎表现。脓毒症有时会出现类似脑膜炎球菌败血症的表现如休克、DIC 和 Waterhouse-Friderichsen 综合征，尤其是无脾患者。脓毒症和肺炎偶可继发溶血尿毒综合征。

（6）治疗

特异性治疗：所有原本无菌的部位分离出肺炎链球菌的都应当进一步做药敏试验。通常所说的“不敏感”包括耐药和中介。肺炎链球菌对于青霉素和头孢曲松的敏感界值与患儿是否为脑膜炎和用药途径有关（表 42-2）。而脑膜炎、脓胸、骨髓炎和心内膜炎的治疗比较困难，因为抗生素进入这些部位的组织穿透性是有限的。当碰到这些情况时建议寻求抗感染治疗专家的建议。对于严重的或者危及生命的感染的经验性治疗，在等待药敏结果期间推荐万古霉素和头孢曲松。

1）菌血症：在肺炎多价联合疫苗进入计划接种之前，小于 2 岁的儿童中有 3% ～ 5% 血培养可见肺炎链球菌，但是随着计划免疫的推进，这一比例出现下降。一些血培养阳性的患儿临床表现轻微，这种无症状性菌血症通常给予口服抗生素进行治疗。自从疫苗得到推广以后，这种情况明显减少。所有血培养肺炎链球菌阳性的患儿均需要立刻进行再次血培养。有局灶性感染如脑膜炎或者疑似脓毒症的患儿需要收住院使用肠外抗生素进行治疗，如果患儿不发热或者临床表现轻微，也可以在门诊进行治疗。对于病情严重或者有免疫抑制的患儿，怀疑肺炎链球菌感染时，西药经验性应用万古霉素联合其他能够覆盖可疑菌种的抗生素进行治疗。如果怀疑脑膜炎，则联合应用万古霉素和头孢曲松钠治疗，直到明确感染病原后根据病原和药敏调整抗生素。

表 42-2 青霉素对肺炎链球菌的最低抑菌浓度（MIC）

药物	临床诊断和用药途径	最低抑菌浓度		
		敏感	中介	耐药
青霉素	脑膜炎 静脉给药	≤ 0.06	无[a]	≥ 0.12
	非脑膜炎 静脉给药	≤ 2	4	≥ 8
	非脑膜炎 口服给药	≤ 0.06	0.12 ～ 1	≥ 2
头孢噻肟或头孢曲松钠	脑膜炎 静脉给药	≤ 0.5	1	≥ 2
	非脑膜炎 静脉给药	≤ 1	2	≥ 4

a 目前没有对于该药物中介值的参考标准

参考文献：Effects of new penicillin susceptibility breakpoints for Streptococcus pneumoniae—United States, 2006—2007. MMWR Morb Mortal Wkly Rep 2008 Dec 19; 57(50):1353-1355.

2）肺炎：对于年龄超过 1 个月的儿童，怀疑肺炎链球菌肺炎时，推荐使用的药物包括：氨苄西林 [150 ～ 200mg/（kg•d），分 4 次，静脉给药] 或者头孢曲松钠（50mg/kg，每 24 小时静脉给药一次）。如果药敏结果没有回报，但患儿临床症状已经非常严重或者存在免疫缺陷的情况下，需要同时加用万古霉素治疗以覆盖青霉素或者头孢菌素的耐药菌。轻度肺炎可应用阿莫西林 [80 ～ 90mg/（kg•d）] 疗程 7 ～ 10d。对于青霉素过敏的患儿可以考虑口服头孢菌素，但是对于严重感染许多药物（如头孢地尼）疗效不佳。如果青霉素和头孢菌素都过敏，可以考虑氟喹诺酮类药物。

3）中耳炎：多数专家推荐口服阿莫西林 [80 ～ 90mg/（kg•d），分 2 次] 作为一线治疗，小于 2 岁的患儿治疗疗程为 10d，年长儿童或者病情较轻的疗程可以缩短至 5 ～ 7d。若治疗失败可换用阿莫西林克拉维酸 [以阿莫西林成分计算 80 ～ 90mg/（kg•d），阿莫西林：克拉维酸钾为 14 ：1]，尽管所添加的 β- 内酰胺酶抑制剂不能提高药物的抗菌活性。对于难治性病例或者怀疑急性肺炎链球菌中耳炎的需要肌内注射头孢曲松钠进行治疗。

4）脑膜炎：病原学和药敏确定之前推荐应用万古霉素 [60mg/（kg•d），分 4 次，静脉给药] 和头孢曲松钠 [100mg/（kg•d），分 2 次，静脉给药]。对 β 内酰胺类抗生素（如青霉素、头孢菌素）过敏的患儿可以联合万古霉素和左氧氟沙星或者美罗培南进行治疗，这些方案也可以覆盖革兰氏阴性菌感染。多数专家推荐对肺炎链球菌脑膜炎的患儿联合应用皮质类固醇 [地塞米松，0.6mg/（kg•d），分 4 次，总疗程 4d]。如果 CSF 初次培养为耐药菌或者经验性治疗效果欠佳的患儿，建议治疗 24 ～ 48h 后复查腰椎穿刺。

如果初次 CSF 培养为青霉素敏感，可以给予青霉素 G[30 万～ 40 万 U/（kg•d)，分 4 ～ 6 次，静脉给药]。对于青霉素和头孢菌素敏感的菌种，头孢曲松也可以作为可选择药物之一。当感染的细菌对青霉素和头孢菌素耐药时，可以向抗感染专家咨询以寻求治疗建议。

（7）预后：儿童病死率小于 1%，但是脑膜炎患儿的病死率明显增高，为 5% ～ 20%。如果 CSF 中细菌大量生长，但是炎症反应不明显或者感染的菌株为青霉素耐药的，通常提示预后不良。肺炎链球菌脑膜炎通常伴有严重的神经系统后遗症，尤其是听力损伤。

5. 葡萄球菌感染

诊断要点和主要特点

- 一个或多个部位的化脓性感染
- 释放毒素可以导致休克和器官功能衰竭
- 确诊需要血液、脓性分泌物或者黏膜中葡萄球菌培养阳性

（1）概述：葡萄球菌感染在儿童中非常常见，从轻度的局灶性感染到严重的多系统感染都可以出现。由葡萄球菌引起的疾病包括但不限于疖疮、痈疮、烫伤样皮肤综合征、骨髓炎、化脓性关节炎、肺炎、菌血症、心内膜炎、脑膜炎和 TSS。

葡萄球菌是皮肤、软组织、骨和关节感染的主要病因，肺炎虽然不常见，但是也是造成肺炎的重要原因。葡萄球菌是鼻咽部常见的定植菌，常见的感染途径是通过破损的皮肤进入人体。

大多数葡萄球菌菌株会产生 β 内酰胺酶，导致青霉素耐药，为了解决这个问题可以使用抗头孢菌素或

耐青霉素酶的青霉素类药物如奥拉西林、纳弗西林、邻氯西林或双氯青霉素。耐甲氧西林金黄色葡萄球菌（methicillin-resistant S. aureus，MRSA）耐所有青霉素和头孢菌素，并且该耐药菌的发生率在全球范围内快速增长，无论是社区获得性还是医院获得性的。医院获得性的更可能是多重耐多药菌株。而社区获得性MRSA可能对克林霉素和（或）联磺甲氧苄啶是敏感的，然而这些药物的耐药率在不同的地区有所不同。MASA的菌株偶有对万古霉素中介敏感的，还有一些对万古霉素耐药的菌株，这些菌株的存在增加了治疗的困难，需要在治疗时加以注意。

金黄色葡萄球菌可以产生各种各样的外毒素，从而造成不同疾病的一些特殊表现，剥脱性毒素是引起大疱性脓疱和烫伤皮肤综合征的重要原因。肠毒素会引起葡萄球菌性食物中毒。与TSS最相关的外毒素是TSST-1。Panton-Valentine杀白细胞毒素（Panton-Valentine，PVL）是一种临床上对甲氧西林敏感的金黄色葡萄球菌和MRSA菌株所释放出的外毒素，能够造成白细胞和组织的坏死。产PVL的金黄色葡萄球菌通常是社区获得性的，最常见是引起疖和脓肿，也会引起严重的蜂窝织炎、骨髓炎和致死的坏死性肺炎。

（2）预防：目前没有可用于葡萄球菌的疫苗，反复因金黄色葡萄球菌而皮肤感染的患者应当通过良好的皮肤卫生习惯来预防再感染。洗澡时每周一次加入4%氯己定可以减少皮肤感染。家庭根除方案可以选择对患者及其家庭成员采用鼻吸入式抗生素（如莫匹罗辛）以及衣物用热水洗涤、保持指甲短、良好的皮肤卫生、不共用毛巾等其他亲肤的私人物品，每天使用干净的毛巾也有助于减少复发。

（3）临床表现

1）症状和体征

A. 葡萄球菌皮肤疾病：MRSA和MSSA的皮肤感染会引起脓疱、疖疮、痈疮或蜂窝织炎。病变可见于皮肤的任何部位，但是婴儿和幼儿的臀部更加常见。促进MRSA或者MSSA传播的因素包括拥挤、皮肤屏障受损（如湿疹）、参与有密切接触的运动、日托班、裸露的皮肤接触其他人接触过的物体表面（如运动垫、桑拿椅）以及共用毛巾或其他个人物品。

在脓疱病中经常发现金黄色葡萄球菌通常与链球菌共存，如果分离出的菌株是可以产生表皮剥脱毒素的，那么局部会形成大疱性脓疱。

烫伤皮肤综合征是一种毒素介导的疾病，由表皮剥脱毒素A和B介导，这种毒素是由某些金黄色葡萄球菌产生的。起病时的感染灶可以在任何部位，但是以鼻咽部为最多见，金黄色葡萄球菌通常在这里定植。皮肤红斑最早出现的部位通常是鼻和嘴周围，常伴有发热和易激惹。受累的皮肤通常触之较为脆弱。一般1d左右之后，开始出现脱皮，通常也是在口腔周围。口腔内部呈红色，嘴唇周围通常呈放射状脱皮。之后躯干和四肢开始出现伴有疼痛的脱皮，一般不累及足部。如果皮肤已经出现红斑但还没有进展为脱皮，摩擦之后可能出现表皮层与深层皮肤分离的现象。一般来说如果不再发生继发感染，愈合后不会产生瘢痕。在新生儿中这种病被称为Ritter病，病情可能很重。

B. 骨髓炎和感染性关节炎（详见第26章）。

C. 葡萄球菌肺炎：葡萄球菌肺炎通常表现为严重的呼吸道症状和全身系统性表现。这种细菌在肺部可以导致坏死性病变，造成支气管肺泡的破坏。常可以见到脓气胸、肺膨出的脓胸。病情快速进展是该细菌感染的一个特点，约10%的病例会累及心脏导致化脓性心包炎，伴或不伴积脓。流感后并发MSSA和MRSA肺炎常见，与血行感染或者持续性菌血症相关的多灶性或播散性葡萄球菌感染继发MSSA和MRSA肺炎的也时有发生。

葡萄球菌肺炎也可见于新生儿，以凝固酶阴性的葡萄球菌感染更常见，金黄色葡萄球菌感染更可能出现爆发性病程或者重症肺炎。多数葡萄球菌引起的肺部感染出现在有体内留置导管、气管插管的易感儿童，往往是全身感染的一部分。

D. 葡萄球菌食物中毒：葡萄球菌食物中毒是由于摄取未经充分烹饪或者合理保存的食物，这些食物中的葡萄球菌产生了内毒素引起中毒。临床表现为在进食2～6h后出现呕吐、虚脱和腹泻。

E. 心内膜炎和血行感染：尽管在儿童中，由于风湿性心脏病或者先天性疾病导致的瓣膜损伤或者人工瓣膜的存在容易导致心内膜炎的产生，但是金黄色葡萄球菌的感染也可能累及正常的心脏瓣膜。血管内异物（如留置中央导管）是儿童葡萄球菌心内膜炎感染的高危因素。近来一些研究表明金黄色葡萄球菌引起的心内膜炎占到心内膜炎病例数的50%。感染通常源于心外病灶，例如皮肤或者导管置入部位。当血培养出现葡萄球菌阳性时就需要考虑心内膜受累的可能性，尤其是当培养持续阳性和（或）有先天性心脏病的患者。

葡萄球菌心内膜炎的临床表现包括发热、体重下降、虚弱、肌肉疼痛或者弥漫性的骨痛、喂养困难、苍白及心功能异常。体征包括脾脏增大、心脏增大、瘀点、血尿和新出现的杂音。金黄色葡萄球菌心内膜炎通常起病较急，偶尔也会表现为亚急性病程。即使接受了最佳的抗感染治疗，周围血管的感染性栓塞和心力衰竭很常见，有时可能需要进行外科干预。

感染性栓塞通常继发于局灶性的感染如骨髓炎，由于持续的菌血症和栓子的播散，病情通常进展为感染性休克、呼吸衰竭、多器官功能衰竭。当病情严重或者持续菌血症存在时就需要完善检查明确是否存在感染性血栓。

F. 中毒性休克综合征（toxic shock syndrome，TTS）：典型中毒性休克综合征表现为发热、热病容、腹泻、呕吐、肌肉疼痛、脱水低血压和多器官功能障碍，一般是由于局灶性感染引起，通常没有血行感染。在月经期使用阴道内置卫生棉条的青少年中有很多感染的病例。TSS 也可见于局灶性葡萄球菌感染的患者以及金黄色葡萄球菌引起的伤口感染。其他临床特征包括起病突然、黏膜充血、恢复期的手掌和足底皮肤脱落，重症患者中可以见到 DIC、肝肾功能异常及肌肉溶解。由于早期的有效治疗，TSS 的死亡率已经降至 1% 以下。后续的月经期间感染复发并不少见，在没有治疗过的，仍然选择使用内置卫生棉条的女性中约有 60% 可能出现反复发作。

G. 凝固酶阴性的葡萄球菌感染：无论是局灶性还是全身性的凝固酶阴性的葡萄球菌感染一般出现在免疫抑制患者、高危新生儿（尤其是早产儿）以及有血管内异物的患者中。在美国，这是住院的低出生体重新生儿中最常见的院内感染病原。静脉注射脂肪乳和留置中心静脉导管是导致新生儿凝固酶阴性的葡萄球菌感染的危险因素。凝固酶阴性的葡萄球菌是置入人工瓣膜、补片、中心静脉导管或者行脑室 - 腹腔分流术患者菌血症或者脓毒症的常见的原因，感染后可能需要去除人工异物及长疗程抗生素治疗。由于凝固酶阴性的葡萄球菌也是皮肤的正常菌群，因此也常会造成血液培养污染。

2）实验室检查：血常规检查可表现为中度白细胞增多 [（15 ～ 20）$\times 10^9$/L] 伴有核左转移，也可完全正常（尤其是婴儿患者），严重病例也可出现白细胞减少（$< 5\times 10^9$/L）。炎性标志物包括 C 反应蛋白、降钙素原和红细胞沉降率，除了在少数局灶性、轻症感染，其他情况下通常是增高的。系统性葡萄球菌感染时血培养通常是阳性，因此一旦怀疑需要尽快完成血培养。感染部位如果存在脓液也应当抽吸或者外科处理以获得标本进行培养和革兰氏染色，尤其是不能除外 MRSA 感染的情况下。目前没有可用于检测葡萄球菌感染的血清学检查。

（4）鉴别诊断：葡萄球菌感染的皮肤表现可以是多种多样的，因此需要鉴别的疾病也很多。大疱性脓疱需要与化学或热烧伤、药物反应相鉴别，如果是在年龄非常小的儿童中，还需要与先天性表皮松解综合征或者单纯疱疹病毒感染相鉴别。葡萄球菌导致烫伤样皮肤综合征的皮损需与猩红热、川崎病、Steven-Johnson 综合征、多形性红斑及其他药物反应相鉴别。必要时可能需要行皮肤活检以确定诊断。产生剥脱素的葡萄球菌感染的同时可能合并感染水痘。

金黄色葡萄球菌或者GAS感染肺炎可能病情严重，进展迅速，特征性表现有脓肿、肺泡扩大和积脓。但是这些表现偶尔也可见于肺炎链球菌、肺炎克雷伯菌和流感嗜血菌感染。

葡萄球菌引起的食物中毒通常由某一食物来源导致聚集性发病，与其他病原（如沙门氏菌、产气荚膜梭状芽孢杆菌和副溶血性弧菌）引起的感染不同，葡萄球菌食物中毒潜伏期短（2 ～ 6h），呕吐明显（而非腹泻），通常不发热。蜡样芽孢杆菌中毒会导致严重呕吐，临床可能无法与金黄色葡萄球菌区分。

心内膜炎时需要考虑金黄色葡萄球菌感染，尤其是当查体出现心脏明显杂音或者既往存在心脏疾病的患者（详见第 20 章）。

新生儿金黄色葡萄球菌感染和凝固酶阴性的葡萄球菌感染可以与链球菌及其他多种革兰氏阴性细菌表现类似。脐带和呼吸道可以有多种病原定植（如 GBS、大肠埃希菌和克雷伯菌），这些细菌都可以造成皮肤或者全身系统性感染。

TSS 需要与落基山斑疹热、钩端螺旋体病、川崎病、药物反应、腺病毒和麻疹相鉴别（表 40-2）。

（5）治疗

特异性治疗：社区获得性 MRSA 的发病率随着地域的不同各不相同，但在美国的许多社区，MRSA 是皮肤和软组织分离出的最常见的病原。对于有潜在生命危险的可疑金黄色葡萄球菌感染，经验性初始治疗需要包含万古霉素和萘夫西林或者苯唑西林，以及可以覆盖其他可疑感染病原的用药。之后可以根据病原培养和药敏调整抗生素治疗。

绝大多数社区获得性 MRSA 菌株对复方磺胺甲噁唑（TMP-SMX）是敏感的，还有很多对克林霉素是敏感的，其敏感性在不同地区有差异。对于所在地区 MRSA 药敏情况的了解有助于指导经验性抗生素用药，如果 MRSA 耐药率比较低，在等待病原培养和药敏的情况下，对于病情较轻的患者可以应用 TMP-SMX 或者克林霉素治疗。

对 MSSA 菌株，首选抗 β 内酰胺酶的青霉素（萘夫西林或苯唑西林），可能优于万古霉素。严重的系统性疾病、骨髓炎或者大范围脓肿患者，首选静脉抗生素治疗 [萘夫西林或苯唑西林，100 ～ 150mg/（kg·d），分 4 次]，如果病情非常严重甚至危及生命的，建议寻求抗感染专家的帮助。

许多头孢菌素对 MSSA 是有效的。可选择的方案包括头孢唑林 100 ～ 150mg/(kg·d)，静脉给药，分 3 次；在患儿病情稳定可以口服药物的情况下也可以应用头孢氨苄，50～100mg/（kg·d），分4次口服。不推荐使用三代头孢治疗明确的葡萄球菌感染。

对严重的金黄色葡萄球菌感染，在药敏结果回报之前的初始经验性治疗推荐万古霉素（每次15mg/kg，每6小时1次，静脉给药）联合萘夫西林或者苯唑西林。对于院内获得性MRSA感染，万古霉素应使用至药敏结果回报。新的具有抗MRSA活性的抗葡萄球菌抗生素包括达托霉素、利奈唑胺和头孢洛林，在抗感染专家的指导下对于严重感染可以应用这些药物。目前为止，几乎没有使用新的长半衰期糖肽类药物（如奥立达文、达巴万星）的儿科数据。利福平有时可作为耐药葡萄球菌感染的辅助治疗，尤其是体内有异物存在的情况下，但是不能作为单药使用。

1）皮肤感染：皮肤和软组织感染的治疗方案需要考虑病变的范围、患者的免疫状况以及毒性反应。无发热、一般状况较好的患者，如果脓肿范围较小，可以通过切除或者引流(可以使用或者不使用口服抗生素)进行治疗。严重的感染或者患者存在免疫功能低下的，则治疗应该更加积极，需要住院静脉抗生素治疗。病原学培养和药敏试验有助于诊断。

对于病情没有严重到需要住院或者静脉抗生素治疗的患者，最佳的经验性抗生素选择应当根据所在地区的MRSA感染情况和药敏来决定。β-内酰胺类抗生素，例如青霉素和头孢菌素在高MRSA感染的地区已经不推荐作为单药治疗的选择，除非是应用于能够保证密切随访并且病情较轻的患者。TMP-SMX或克林霉素可以作为初始经验性用药以覆盖葡萄球菌。然而GAS可能对TMP-SMX是耐药的，并且并非所有的MRSA和MSSA都对克林霉素敏感。也有医生选择联合应用TMP-SMX和头孢唑林/头孢氨苄作为初始经验性用药。

2）骨髓炎和感染性关节炎：开始治疗时即推荐静脉用药，抗生素的选择应当能够覆盖最可能的病原（血性骨髓炎需要考虑葡萄球菌；＜3岁的感染性关节炎需要考虑脑膜炎链球菌、肺炎链球菌、金氏杆菌、葡萄球菌；年长儿童的感染性关节炎需要考虑葡萄球菌和淋球菌）。对于所在地区MRSA的了解有助于指导经验性治疗。推荐高级别抗生素应用。

临床试验结果支持对于骨髓炎先采用静脉用药，直至发热和局部症状体征好转，炎症指标下降（通常3～5d）后改用口服治疗。无论是骨髓炎还是关节感染，口服药物的良好依从性都对治疗成功非常关键。

对于MSSA菌株可以采用萘夫西林或者苯唑西林静脉治疗，在患者感染不严重，没有生命危险的情况下也可以选择克林霉素。如果病情允许口服治疗，可以选择头孢氨苄100～150mg/（kg·d），分4次给药。MRSA骨髓炎可以首选万古霉素作为经验性治疗用药以等待药敏结果。最终抗生素的调整应当根据药敏结果进行，分离出的菌株可能对克林霉素或利奈唑胺敏感，但是不同地区存在差异。

CRP（治疗的第1～2周监测）和红细胞沉降率（通常每周监测1次）是监测治疗反应的良好指标。感染性关节炎治疗疗程通常为3～4周，急性骨髓炎为4～6周。常需要进行外科干预帮助治疗（见第26章）。

3）葡萄球菌肺炎：对于MSSA肺炎，通常选择萘夫西林或者苯唑西林。如果所在地区或医院的MRSA发生率很高，也可以在药敏结果回报前应用万古霉素治疗。在病情严重的患者药敏结果回报前可以联合使用万古霉素和萘夫西林（联合能够覆盖其他可疑病原的药物）。利奈唑胺治疗耐药革兰氏阳性菌肺炎或软组织感染其效能与万古霉素是相同的。

4）葡萄球菌食物中毒：通常为支持治疗，且多数不需要治疗，除非是重症病例或合并明显脱水的婴儿。

5）葡萄球菌心内膜炎：葡萄球菌心内膜炎治疗取决于患者心脏中是否有人工瓣膜/材料及个体对病原微生物的敏感性（参见美国心脏协会感染性心内膜炎指南，诊断及治疗必要时可咨询感染专业专家）。必要时大剂量、长时间肠外营养治疗。抗生素治疗疗程应持续6周以上。

药物治疗有时可能无效。治疗无效相关线索包括：①反复发热，不伴其他明确的可治疗原因（如血栓性静脉炎、呼吸道/泌尿道感染、药物热）；②血培养持续阳性；③难治性、进行性充血性心力衰竭；④反复细菌性栓塞。上述情况下，尤其是出现②、③和④时，需评估是否需要更换瓣膜。血培养转阴后，抗生素还应持续4周以上。持续性或反复感染可能需要二次外科手术。

6）中毒性休克综合征：治疗目标为扩容、应用正性肌力药以维持灌注压，确保感染病灶迅速清除（清除棉条或异物），静脉应用抗生素。

由于在识别葡萄球菌败血症所致的中毒性休克综合征方面具有一定挑战性。所以，除了β-内酰胺类抗生素（苯唑西林或乙氧萘青霉素）外，万古霉素也可用于经验性治疗。克林霉素是一种蛋白质合成抑制剂，许多专家还建议同时加用克林霉素以限制毒素的产生。在明确病原的药物敏感性以前，克林霉素不推荐作为单药经验性应用。静脉应用免疫球蛋白可作为重症的辅助治疗。

7）耐万古霉素金黄色葡萄球菌（vancomycin-resistant *S. aureus*，VRSA）感染：VRSA分离株的报告很少见，但可能频率会有所增加。这些分离株有时对克林霉素或甲氧苄啶-磺胺甲嘧唑（TMP-SMX）敏感。否则的话，根据菌株的药敏结果，治疗可选择利奈唑胺、头孢他啶或达托霉素。建议咨询感染科专家。

8）凝固酶阴性葡萄球菌感染：通常凝固酶阴性葡萄球菌对青霉素和头孢菌素耐药。菌血症和其他凝固酶阴性葡萄球菌严重感染初始治疗常选择万古霉素，根据药敏结果指导后续治疗。凝固酶阴性葡萄球菌对万古霉素耐药并不常见（相关剂量见第 39 章）。许多用于 MRSA 的药物对这些病原体也是有效的。

（译者：谢 瑶）

6. 脑膜炎球菌感染

诊断要点和主要特点

- 发热、头痛、呕吐、惊厥、休克（脑膜炎）
- 发热、休克、瘀点或瘀斑（脑膜炎球菌菌血症）
- 确诊需通过无菌体液培养加以证实

（1）概述：脑膜炎球菌（脑膜炎奈瑟菌）可能在上呼吸道中无症状性携带数月。不到 1% 的携带者患病。最常见的疾病类型为脑膜炎和败血症，但化脓性关节炎、心包炎、肺炎、慢性脑膜炎球菌败血症、中耳炎、结膜炎和阴道炎也会发生。美国脑膜炎球菌病例持续下降，估计目前每年 400 ～ 600 例。脑膜炎球菌性脑膜炎在生后第一年发病率最高，青少年期为第二个发病高峰。合并多脏器功能衰竭的不可逆休克是急性脑膜炎球菌感染致死性结局的重要因素之一。

脑膜炎球菌是细胞壁含有内毒素的革兰氏阴性细菌。其内毒素可引起毛细血管损伤、渗漏以及 DIC。脑膜炎球菌根据血清学分类可分为 A、B、C、Y 和 W 亚群，这些亚群是在全身性疾病中最容易合并感染的亚群。在美国，目前超过一半的婴儿、儿童和青少年感染病例是由血清 B 群导致。在过去的几年里，大学校园里暴发流行也是由 B 群所致。血清 A 群在撒哈拉以南非洲流行，但在美国很少引起脑膜炎球菌相关疾病。目前有报道称脑膜炎奈瑟菌青霉素 G 的 MIC 增加，但其临床意义尚不明确。在美国报道了少量的异构体。耐药菌株对三代头孢菌素很敏感，对利福平耐药的菌株极少。近年来，已出现氟喹诺酮类耐药的脑膜炎奈瑟菌。

缺乏补体途径晚期成分的患者对脑膜炎球菌易感。早期和替代途径补体成分缺乏、解剖性或功能性无脾、使用依库丽单抗以及人类免疫缺陷病毒（HIV）感染也会增加脑膜炎球菌易感性。

（2）预防

1）化学预防：直接接触患者呼吸道分泌物的家庭接触者、日托中心接触者和医务工作者感染脑膜炎球菌的风险增加，应给予化学预防。家庭成员间继发感染率为一般人群感染率的 500 ～ 800 倍。由于缺乏保护性抗体，3 个月到 2 岁的儿童感染风险最大。在日托中心和教室也可能出现继发感染病例。除非医务工作人员接触过患者的口腔分泌物，例如口对口复苏、插管或吸痰，否则他们的感染风险不会增加。约 50% 的家庭继发感染病例在源头病例确诊后 24h 内发病。应及时通知接触过感染病例的人。如果他们出现发热，应该对他们进行全面评估，并在血液培养结果出来之前给予大剂量青霉素或其他有效抗生素。所有高危接触者应在发现脑膜炎球菌病的确诊病例后立即接受化学预防。高危接触者定义为：

- 所有家庭接触者（特别是小于 2 岁的儿童）。
- 发病前 7d 内与源头病例接触过的儿童保育员或学龄前儿童。
- 发病前 7d 内直接接触过源头病例分泌物的人员（共用饮料、吸管、香烟、牙刷、餐具、接吻）。
- 发病前 7d 内对源头病例进行过口对口复苏或在无保护情况下进行气管插管的人员。
- 发病 7d 内与源头病例居住在同一住所的人员。
- 坐在源头病例旁边，飞行时间超过 8h 的人员。

脑膜炎球菌化学预防最常用的是利福平，口服，每天两次，持续 2d[成人量 600mg；＞ 1 个月儿童 15 ～ 20mg/kg（最大剂量 600mg），≤ 1 个月婴儿 5mg/kg]。利福平可能会使患者眼泪和隐形眼镜、汗液和尿液呈橙色；也可能影响口服避孕药的效能，因此，在使用利福平时应采用其他避孕措施。孕妇不宜服用利福平。相反，首选药物为头孢曲松肌内注射：如果患者年龄＜ 15 岁，单次给药剂量为 125mg；如果≥ 15 岁，单次给药剂量为 250mg。青霉素和其他大多数抗生素（即使是胃肠外给药）都不是有效的化学预防药物，因为它们不能根除在上呼吸道定植的脑膜炎球菌。环丙沙星（单次剂量 20mg/kg，最大剂量 500mg）可有效根除成人和儿童鼻咽部携带的脑膜炎球菌，但不推荐用于孕妇或已发现耐氟喹诺酮类药物的脑膜炎奈瑟菌菌株社区。无法通过咽拭子培养来鉴定带菌病例。

2）疫苗：目前美国已批准预防脑膜炎球菌病的疫苗；美国可提供覆盖血清 A、C、Y 和 W 群脑膜炎球菌的 2- 四价结合疫苗（见第 10 章）。两种血清 B 群疫苗批准用于 10 ～ 25 岁人群（关于脑膜炎球菌疫苗的讨论，参见第 10 章）。

（3）临床表现

1）症状和体征：临床上许多患有脑膜炎球菌血症的儿童会出现脑膜炎，有些儿童还合并有其他感染灶。所有怀疑脑膜炎球菌血症的儿童，均应行腰椎穿刺。

A. 脑膜炎球菌血症：上呼吸道感染前驱症状后出现高热、头痛、恶心、感染中毒症状和低血压。紫癜、瘀斑，偶尔在四肢和躯干处可见亮粉色伴有压痛的斑丘疹。皮疹通常进展迅速。部分病例可无皮疹表现。暴发型脑膜炎球菌血症的特点是弥散性血管内凝血、大量皮肤黏膜出血和休克。该综合征也可能由流感嗜血杆菌、肺炎链球菌S或其他细菌引起。慢性脑膜炎球菌血症是为罕见情况，其特征为周期性发热、关节痛或关节炎以及反复瘀斑。常见脾肿大。间歇期患者可能没有症状。慢性脑膜炎球菌血症主要见于成年人，类似于过敏性紫癜。

B. 脑膜炎：在许多儿童中，急性化脓性脑膜炎的症状和体征会在脑膜炎球菌血症后的数小时至数天内出现，常伴有严重头痛、颈强直、恶心、呕吐和昏迷。合并脑膜炎的儿童通常比仅患有脑膜炎球菌血症的儿童相对更好，这可能是因为他们存活的时间足够长，才会出现脑膜炎的临床症状。

2) 实验室检查：外周血WBC计数可为降低或升高。血小板减少，伴或不伴DIC（见第30章）。如果出现瘀斑或出血性病变，穿刺病变组织液中在显微镜下有时可见脑膜炎球菌。脑脊液浑浊，WBC大于1000/μl，可见许多中性粒细胞和革兰氏阴性双球菌。全溶血补体试验提示晚期成分缺乏可能是潜在原因。尤其是在未获得培养结果并开始使用抗生素的情况下，高灵敏度和特异性的PCR检测可用于脑膜炎奈瑟菌的检测，并且被证实是有用的；然而，培养结果仍然是金标准。

（4）鉴别诊断：流感嗜血杆菌或肺炎链球菌、肠道病毒感染、心内膜炎、钩端螺旋体病、落基山斑丘热、其他立克次体疾病、过敏性紫癜和血液恶质病所致的皮肤病变可能与脑膜炎球菌病相似。据报道，一些合并严重金黄色葡萄球菌败血症的患者可伴有紫癜。通过恰当的革兰氏染色和培养可以区分败血症和脑膜炎的其他原因。

（5）并发症：脑膜炎可导致永久性中枢神经系统（central nervous system，CNS）损伤，伴有耳聋、惊厥、瘫痪或认知功能受损。脑积水可能会进展至需要脑室腹膜分流术。常见硬膜下积液，但通常可自行消退。暴发性脑膜炎球菌血症可能并发广泛性皮肤坏死、手指/足趾或四肢坏死、肠道出血、晚期肾上腺功能不全。

（6）治疗：所有发热伴紫癜或其他脑膜炎球菌血症症状及体征的儿童都应采集血培养，并且作为紧急流程，应立即给予抗生素治疗。患脑膜炎球菌血症或脑膜炎的儿童，即使生命体征平稳，也应被视为随时可能发生休克。如果出现低血压，应该积极给予支持治疗，否则进展会非常迅速。初始治疗应在重症监护室进行，但不能延迟转运患者。由于内毒素的释放，抗生素治疗后休克可能加重。为了降低医院感染的风险，患者应该在抗生素治疗的最初24h内进行呼吸道隔离。

1) 对因治疗：应立即使用抗生素。由于其他细菌，如肺炎链球菌、金黄色葡萄球菌，或一些革兰氏阴性细菌，可能导致相同的症状，所以初始治疗应给予广谱抗生素。万古霉素和头孢噻肟（或头孢曲松）为首选初始治疗。一旦脑膜炎奈瑟菌被分离出来，青霉素G、头孢噻肟或头孢曲松连续静脉注射7d为首选治疗。青霉素耐药相对不常见，但在美国已有相关报道。

2) 对症治疗：在给予抗生素治疗之前，应该采集血培养；但不应为了获得腰椎穿刺结果而推迟抗生素治疗，因为这种感染往往是侵袭性的，及时治疗往往预示着更好的结局。支持治疗包括早期和积极的液体复苏和使用血管加压药物。

（7）预后：不良预后因素包括休克、DIC和广泛性皮肤损害。暴发性脑膜炎球菌血症病死率＞30%。在单纯脑膜炎球菌性脑膜炎中，死亡率相对较低（10%～20%）。侵袭性脑膜炎球菌感染可能是潜在免疫缺陷的首发征象，尤其是晚期补体功能缺陷。

7. 淋球菌感染

诊断要点和主要特点

- 男性患者（尤其是青少年）尿道脓性分泌物涂片可见细胞内革兰氏阴性双球菌（见第44章）
- 2～4d婴儿感染革兰氏阴性双球菌时可见脓性分泌物、水肿，有时伴出血性结膜炎
- 发热、关节炎（通常累及多关节）、腱鞘炎，以及水疱性或出血性斑丘疹
- 血、咽拭子或生殖器分泌物培养阳性
- 尿道或生殖器分泌物核酸扩增试验（NAAT）

（1）概述：淋病奈瑟菌是一种革兰氏阴性双球菌。虽然形态学上与其他奈瑟菌相似，但它在选择性培养基上生长和发酵碳水化合物的能力不同。淋病奈瑟菌细胞壁含有内毒素，当菌体死亡时释放的内毒素可刺激细胞渗出物产生。淋球菌感染潜伏期短，通常为2～5d。

美国2017年报道淋病病例超过555 000例，此后一直呈增长趋势，直到2009年达低谷。儿童淋球菌病可能是性传播或非性传播。除新生儿期以外的青春期前淋球菌感染应被认为是性接触或儿童虐待的推测依据。阴道pH呈中性至碱性、阴道黏膜薄，所以青春期前女孩通常表现为不伴宫颈炎的淋球菌性外阴阴道炎。

在对青少年或成年人的淋病病例检查时，因为咽部和（或）肛门直肠感染可能难以清除，所以应对患者的性行为进行细致和准确问询，并进行适当培养物采集。对所有相关性接触者应进行检查及治疗。加速性伴侣治疗方案，是指在未对性伴侣进行首次检查前

提供治疗方案，可以增加治疗的成功率。年轻妇女面临严重健康风险，包括淋球菌和衣原体感染导致的不孕症。

（2）临床表现

1）症状和体征

A. 无症状淋病：青少年和成人无症状与症状性淋球菌感染的比例，女性为 (3～4) : 1，男性为 (0.5～1) : 1。无症状感染和症状性感染同样具有传染性。

B. 单纯生殖器淋病

男性尿道炎 / 附睾炎：尿道分泌物有时伴疼痛或呈血色，分泌物也可为白色、黄色或绿色。有时伴排尿困难。附睾炎可能伴随急性阴囊肿胀或疼痛。患者通常不伴发热。

青春期前女性阴道炎：最初唯一的临床表现可能为排尿困难和尿中多形核中性粒细胞。外阴炎常以红斑、水肿、抓痕伴脓性分泌物为特点。

青春期前女性宫颈炎：以脓性、恶臭阴道分泌素、排尿困难为特征，偶伴性交困难。常不伴发热和腹痛。宫颈常伴充血伴压痛。压痛不会随宫颈移动而加剧，子宫附件也不伴压痛。

直肠淋病：通常无症状。可能会有脓性分泌物、水肿和排便疼痛。

C. 淋菌性咽炎：咽部感染通常无症状。可能会伴咽喉痛，少数表现为急性渗出性扁桃体炎伴双侧颈部淋巴结肿大及发热。

D. 结膜炎和虹膜睫状体炎：淋球菌性结膜炎常见特征为大量脓性分泌。新生儿在生后 2～4d 出现症状。青少年或成人的感染可能是通过手指接触生殖器分泌物进行传播。

E. 盆腔炎（输卵管炎）：从生殖器感染到子宫输卵管感染的间隔时间不固定，可从几天到几个月不等。月经常为诱发因素。经期期间，淋球菌侵入子宫内膜，引起一过性子宫内膜炎。随后可能发生输卵管炎，导致输卵管积脓或积水。感染很少会进展为导致腹膜炎或肝炎。淋球菌性输卵管炎可急性、亚急性或慢性起病。其共同特点为在盆腔检查过程中轻微移动即可引起宫颈和附件区触痛。

淋球菌或沙眼衣原体约为 50% 盆腔炎病例的病因。其余 50% 混合感染常由大肠埃希菌、脆弱拟杆菌或其他厌氧菌导致。

F. 淋菌性肝炎（Fitz-Hugh-Curtis 综合征）：典型病例表现为与急性或亚急性输卵管炎症状相关的右上腹压痛。疼痛也可能是胸膜或放射至肩部的疼痛。肝脏摩擦音是可靠但不稳定的体征。

G. 播散性淋病：无症状后播散性感染，较症状性生殖器感染更常见。播散性感染常见于淋菌性咽炎或肛门直肠淋病。最常见的播散性淋病为多关节疼痛、腱鞘炎和皮炎三联征（也称关节炎 - 皮炎综合征），但有时患者并不是上述三个表现都出现。化脓性关节炎比较少见，淋菌性心内膜炎和脑膜炎更为罕见。

关节炎 - 皮炎综合征：常以低热、多关节疼痛以及全身不适感起病。约 1d 后出现急性关节症状。手腕、足踝、膝盖、手指、足或其他外周关节红肿、触痛。关节疼痛可为游走性，同时也可以观察到皮肤病变。直径 5～8mm 散在斑丘疹可逐渐演变为水疱、脓疱，然后出血。皮疹数量上很少，在手指、手掌、足和其他肢体远端更为明显。患者的血液培养通常呈阳性，但关节组织液很少能发现病菌。皮肤病变革兰氏染色常呈阳性，但培养极少阳性。生殖器、直肠及咽拭子培养也需要采集。

化脓性关节炎：为更少见的播散性淋病，常不伴发热。关节炎常累及 ≥ 1 个关节。常不出现皮炎表现。全身性症状轻微。血液培养呈阴性，但关节抽吸液涂片和培养可发现淋球菌。生殖器、直肠及咽拭子培养也必须采集。

2）实验室检查：男性尿道分泌物涂片发现革兰氏阴性肾形双球菌为推测依据。阳性培养结果为确诊依据。阴性涂片结果并不能排除淋病诊断。因为女性机体本身存在正常的革兰氏阴性菌群，所以女性宫颈或阴道分泌物革兰氏涂片结果往往更难解释，但对经验丰富的技术人员来说可能有用。尿液或生殖器标本 NAAT（核酸扩增检测）能够检测淋球菌及沙眼衣原体。这些检测具有很好的灵敏度，正在取代许多实验室培养。所有疑似或确诊淋病的儿童或者青少年应该同时行梅毒和 HIV 的血清学检测。

培养基方面，应使用含有抗生素的选择性巧克力琼脂培养基（如 Thayer-Martin 琼脂） 以抑制正常菌群。如果细菌学诊断是关键，则可疑的材料也应在巧克力琼脂上进行培养。因淋球菌不稳定，应该立即接种在琼脂平板上，并立即放置在含有二氧化碳的环境中。如需转运样品，相关材料应直接接种于适当的运输介质中以转运至实验室。因非淋球菌物种也可在选择性培养基上生长，所以在可能存在性骚扰的病例中，需通知实验室需要进行明确的种属鉴定。

（3）鉴别诊断：男性尿道炎可分为淋球菌性尿道炎和非淋球菌性尿道炎（NGU）。NGU 是一种有分泌物（很少伴疼痛）、轻度排尿困难、呈亚急性病程的综合征。分泌物量通常很少或中等量，呈非脓性。沙眼衣原体是 NGU 的最常见病因。Doxycycline（100mg 口服，每日 2 次，共 7d）治疗有效。阿奇霉素单次剂量 1g 口服依从性更好。沙眼衣原体可引起男性附睾炎和女性输卵管炎。

青春期前女性外阴阴道炎可由各种混杂病菌感染所致，包括志贺氏菌、A族β溶血性链球菌（GAS）、念珠菌和单纯疱疹病毒。分泌物可由毛滴虫、蛲虫（寸白虫）、念珠菌病或者异物所致。无症状分泌物（白带）常伴雌激素水平升高。

青春期后女性单纯性宫颈炎或合并尿道炎、巴多林腺和斯基恩氏腺受累，可由念珠菌、单纯疱疹病毒、毛滴虫感染或异物相关炎性分泌物所致（通常是某些类型的避孕装置）。白带可能与避孕药有关。

输卵管炎可由其他微生物感染所致。症状须与阑尾炎、尿路感染、异位妊娠、子宫内膜异位症、卵巢囊肿或扭转相鉴别。

播散性淋病的鉴别诊断，包括脑膜炎球菌血症、急性风湿热、过敏性紫癜、幼年特发性关节炎、系统性红斑狼疮、钩端螺旋体病、二期梅毒、某些病毒感染（尤其是风疹病毒、肠道病毒和细小病毒）、免疫复合物型血清病、乙型肝炎（前驱阶段）、感染性心内膜炎，甚至急性白血病和其他类型癌症。

（4）预防：淋病的预防关键是性教育、避孕套使用以及性伴侣的确诊和治疗。

（5）治疗：耐药淋球菌是一个严重问题。淋病奈瑟菌对四环素类、青霉素类和氟喹诺酮类耐药性很常见。在某些情况下，临床医生可选择的治疗非常有限。很多临床实验室不常规对淋病奈瑟菌做药敏试验，并且许多感染都是通过非培养结果进行记录。

1）青少年中无并发症的泌尿生殖道、咽部或直肠淋球菌感染：推荐使用头孢曲松（单次肌注250mg）和阿奇霉素（单次口服1g）。由于耐药率增加，氟喹诺酮类药物不再推荐用于治疗。如果不能使用头孢曲松，建议使用头孢克肟（单次口服400mg）和阿奇霉素（单次口服1g）。在这些方案中，可以使用多西环素（100mg，每日2次，连续7d）来代替阿奇霉素，但阿奇霉素由于方便和依从性的优点而作为首选。阿奇霉素（2g/次，口服）与吉米沙星（320mg/次，口服）或庆大霉素（240mg/次，肌内注射）均可用于对头孢菌素过敏严重的患者。

对于接受过淋球菌感染推荐方案之一的无症状个体，不推荐进行试验性治疗。然而，接受替代方案治疗咽部感染的患者应在完成治疗后14d复查。

2）播散性淋病：推荐的方案包括头孢曲松（每日肌内或静脉注射1g）联合阿奇霉素（单次口服1g）。替代方案包括阿奇霉素（单次口服1g）联合头孢噻肟（每8小时静脉注射1g）或头孢唑肟（每8小时静脉注射1g）。改善后24～48h可在静脉治疗后进行口服治疗。推荐的方案包括头孢克肟（400mg），每天2次，完成7d的治疗。不推荐使用氟喹诺酮类药物。

3）盆腔炎性疾病：给予多西环素（100mg，每日2次，口服或静脉注射）和头孢西丁（每6小时静脉滴注2g）或头孢替坦（每12小时静脉滴注2g），直至患者临床好转；然后口服多西环素，完成14d的治疗。也可使用克林霉素（900mg/8h静脉滴注）加庆大霉素（2mg/kg负荷量静脉或肌内注射，然后每8小时维持剂量1.5mg/kg），直至患者临床症状改善。当出现输卵管卵巢脓肿时，应在多西环素的基础上加用克林霉素（450mg，每日口服4次）或甲硝唑（500mg，每日2次），至少14d，以提供更好的厌氧菌覆盖。对于轻度到中度PID的妇女，可以考虑肌内注射加口服方案，详细信息请参阅CDC STD治疗指南。

4）青春期前淋球菌感染

无并发症的泌尿生殖道、直肠或咽部感染：这些部位的感染可以用头孢曲松（25～50mg/kg至最大单次肌内注射125mg）治疗体重在45kg以下的青春期前儿童。体重在45kg或以上且大于8岁的儿童应服用头孢曲松（单次肌内注射250mg）和阿奇霉素（单次口服1g）。医生应该评估儿童有无性虐待和与梅毒、衣原体和艾滋病病毒混合感染的证据。

播散性淋病：体重在45kg以下的青春期前儿童应使用头孢曲松[50mg/kg（最多1g）]，每日1次，共7d。对于体重在45kg或以上的青春期前儿童，治疗方案与成人相同。

（译者：张　捷　校稿：张　捷）

8. 肉毒杆菌毒素中毒

诊断要点和主要特点

- 黏膜干燥
- 复视，瞳孔放大、无反应
- 下行性麻痹
- 在摄入受毒素污染的食物后12～36h吞咽困难和发音困难
- 一个家庭或群体中有多个病例
- 婴儿肌张力减低和便秘
- 根据临床结果和血液、粪便或相关食物中毒素的鉴定进行诊断

（1）概述：肉毒杆菌中毒是一种由肉毒梭菌引起的麻痹性疾病，肉毒梭菌是一种厌氧、革兰氏阳性、芽孢形成杆菌，通常在土壤中发现。这种有机体会产生一种极强的神经毒素。在7种毒素（A～G）中，A、B和E型毒素引起的人类疾病最多。这种毒素是一种多肽，毒力很强，以至于0.1mg对人类都是致命的。

食源性肉毒杆菌中毒通常是由摄入含有毒素的食物引起的。前体毒素从肠道吸收，通过阻止神经肌肉接头处的胆碱能纤维释放乙酰胆碱而导致瘫痪。在厌

氧非酸性环境下，几乎任何食物都能支持 C 型肉毒杆菌孢子成长为营养产毒杆菌。而无法通过食物的外观和味道发现变质。这种毒素不耐热，但孢子是耐热的。加工过程中不充分的加热（温度＜ 115℃）可以使孢子存活，之后可恢复产生毒素。

婴儿肉毒杆菌中毒发生在 12 个月以下的婴儿身上，由摄入的 C 型肉毒杆菌孢子在胃肠道中萌发并产生毒素。

每年有 10 ～ 15 例创面肉毒杆菌中毒的报道。大多数病例发生在静脉或肌内注射部位有感染的吸毒者。

（2）预防：婴儿肉毒杆菌中毒是通过摄取肉毒孢子获得的，孢子形成 C 型肉毒杆菌，然后生成肉毒杆菌毒素。蜂蜜可能含有肉毒孢子，所以建议 12 个月以下的婴儿不要食用蜂蜜。

食源性肉毒杆菌中毒是通过摄入食物中肉毒杆菌前体毒素而获得的。在美国，食源性肉毒杆菌中毒最常见的是摄入低酸度的自制食品（如玉米、芦笋、青豆、土豆）。然而，其他食物也与肉毒杆菌中毒有关。食用家庭罐头食品的人应该考虑将食物煮沸至少 10min 或加热到 80°F 30min（可以破坏潜在的毒素）。安全的食品处理方法包括将食品冷藏（＜ 45°F）或加热（＞ 185°F），并扔掉任何破裂或有鼓起 / 凹陷的罐头。

（3）临床表现

1）症状与体征：食源性肉毒杆菌中毒的潜伏期可能从 2h 到 12d 不等。最初的症状是昏昏欲睡和头痛。随后可出现复视、瞳孔扩大、上睑下垂，几小时可进展为吞咽困难和发音困难。黏膜通常非常干燥。有可能出现下行性骨骼肌麻痹。死亡通常是由呼吸衰竭引起的。

肉毒杆菌中毒患者表现为典型的三联征：①无热；②对称性、迟缓、下行性麻痹伴明显的球麻痹；③感觉清晰。对此三联征的认识对临床诊断有重要意义。肉毒杆菌中毒是由毒素引起的，因此，除非发生继发性感染（如吸入性肺炎），否则不会发热。常见的球麻痹表现包括发音困难、吞咽困难、构音障碍和复视（四个“D”）。

婴儿肉毒杆菌中毒见于 12 个月以下的婴儿（发病高峰期为 2 ～ 8 个月）。小于 2 周的婴儿很少发生肉毒杆菌中毒。最初的症状通常是便秘和进行性的，通常有很严重的低眼压。临床表现包括面部表情丧失，便秘，吸吮无力和哭泣，口腔分泌物增多，脑神经损伤，全身无力，有时还会出现呼吸暂停。

2）实验室检查：通过在粪便、胃液或呕吐物或血清中发现 C 型肉毒杆菌毒素进行诊断。血清和粪便样本可以送去进行毒素确认（通过在疾病预防控制中心或国家卫生部门进行毒素中和小鼠生物测定确定）。在婴儿肉毒中毒中，C 型肉毒毒素的血清检测通常是阴性的。检测需要时间，治疗不应该在检测结果出来之前停止。怀疑受污染的食品应冷藏，并交给公共卫生人员进行检测。实验室检查如脑脊液检查，通常是正常的。肌电图中如果看到特征性的简短、小而丰富的运动单位动作电位（brief, small abundant motor-unit action potentials，BSAP）异常则可提示诊断。非诊断性肌电图不能排除诊断。

（4）鉴别诊断：吉兰 - 巴雷综合征的特征是上行性瘫痪，感觉障碍，脑脊液蛋白细胞分离（脑脊液蛋白增高，细胞数不高）。

其他应该考虑的疾病包括脊髓灰质炎、急性弛缓性脊髓炎、白喉后多发性神经炎、某些化学中毒、蜱麻痹和重症肌无力。病史和脑脊液蛋白升高是白喉后多发性神经炎的特征。蜱性麻痹表现为迟缓上行性运动麻痹，应该能找到附着的蜱虫。重症肌无力通常发生在青春期女孩，它的特点是眼部和眼球症状，瞳孔正常，晨轻暮重的无力，没有其他神经体征，以及对胆碱酯酶抑制剂有临床反应。

（5）并发症：吞咽困难导致吸入性肺炎。尽管有辅助通气和支持措施，严重的呼吸瘫痪仍可能是致命的。

（6）治疗

1）具体措施：疑似肉毒杆菌中毒的患者应该住院并密切监测有无呼吸衰竭和分泌物过多的迹象。早期使用抗毒素治疗肉毒杆菌中毒是有益的。根据肉毒杆菌中毒类型的不同，推荐的抗毒素治疗类型也不同。一旦临床诊断怀疑本病，就应立即开始治疗（在微生物或毒素确诊之前）。当怀疑肉毒杆菌中毒时请及时联系所在州卫生部门的 24h 紧急电话号码，有助于协助临床诊疗决策并帮助获得治疗产品。

静脉注射人肉毒免疫球蛋白（human botulism immunoglobulin，BabyBIG）被美国 FDA 批准用于治疗疑似婴儿肉毒中毒。BabyBIG 含有针对 A 型和 B 型毒素的中和抗体。一项使用 BabyBIG 治疗婴儿肉毒杆菌中毒的安慰剂对照临床试验显示，BabyBIG 治疗组的平均住院天数、机械通气天数和重症监护天数大幅减少。除了婴儿肉毒杆菌中毒外，BabyBIG 不能用于任何形式的肉毒杆菌中毒（伤口，食源性）。要获得 BabyBIG（在任何州），请联系加州公共卫生部（24h 电话号码：510-231-7600；www.infantbotulism.org/）。不推荐使用抗菌药物治疗婴儿肉毒杆菌中毒，除非出现细菌感染并发症（如肺炎、血行感染等）。

对于其他类型的肉毒中毒（非婴儿肉毒中毒），患者应该使用七价肉毒抗毒素（heptavalent botulinum antitoxin，HBAT）治疗，该药物于 2013 年获得 FDA 许可，用于治疗成人和儿童肉毒中毒。HBAT 是一种马源性抗毒素，含有对所有七种肉毒毒素类型（A ～ G）

的抗体。治疗方案（可从疾病预防控制中心获得）包括静脉注射抗毒素的详细说明。国家卫生部门可以帮助医务人员获得抗毒素；如果无法联系到国家卫生部门官员，可以联系疾控中心（770-488-7100）以获得产品的帮助和咨询。此外，疾病预防控制中心可以通过州卫生部门提供疫情援助和实验室检测服务。对于伤口肉毒中毒，一旦给予 HBAT，可考虑使用青霉素或甲硝唑。建议对受累组织进行外科清创。

2）一般措施：一般的支持治疗包括卧床休息、通气支持（如有必要）、液体治疗以及肠内或肠外营养。氨基糖苷类和克林霉素可能加重神经肌肉阻滞，应避免使用。

（7）预后：近年来其死亡率大幅下降，目前为3% ～ 5%。完全康复的前景是可观的，但可能需要几周到几个月的时间，取决于最初疾病的严重程度。

9. 破伤风

诊断要点和主要特点
● 未免疫或部分免疫的患者 ● 皮肤创伤史 ● 颌肌痉挛（牙关紧闭） ● 颈部、背部和腹部肌肉僵硬，易激惹和反射亢进 ● 间歇性、全身性肌肉收缩 ● 诊断基于临床表现和免疫史

（1）概述：破伤风是由破伤风梭菌引起的，破伤风梭菌是一种厌氧的革兰氏阳性杆菌，能产生一种强有力的神经毒素。

在未免疫或不完全免疫的个体中，伤口被动物粪便中含有泥土的梭菌孢子污染后感染。这种毒素通过逆行轴突运输到达中枢神经系统，与脑神经节苷脂结合，并通过阻断抑制性突触的功能从而增加脊髓神经元的反射兴奋性，会导致剧烈的肌肉痉挛。在美国，2/3 的病例发生在手部或足部的轻微刺伤之后。在许多情况下，无法追溯到有伤口存在的病史。静脉用药和糖尿病可能是危险因素（对于不是破伤风免疫的个体）。在新生儿中，通常在不发达国家，感染常常是由脐带污染引起的。潜伏期通常为 3 ～ 21d，但可能更长。在美国，幼儿病例是由于免疫接种不足造成的。85% 的病例发生在 25 岁以上的成年人中。

（2）预防

1）破伤风类毒素：主动免疫破伤风类毒素可预防破伤风。免疫力几乎通常要到第三针疫苗之后才能获得。破伤风免疫球蛋白（tetanus immunoglobulin，TIG）是一种额外的制剂，用于预防接种破伤风类毒素少于三剂的人或免疫功能低下抗体不足的患者（如艾滋病患者；见第 10 章）。如果在过去 10 年里没有使用过破伤风类毒素增强剂，或者在 5 年内有严重污染伤口但未使用过破伤风类毒素增强剂，则需要在受伤时使用破伤风类毒素增强剂。在美国，几乎所有破伤风病例（99%）都是未接种免疫或未完全接种免疫的个体。许多青少年和成年人缺乏保护性抗体。

2）破伤风易感创面的创面护理与预防：被土壤、碎片、粪便或唾液污染的伤口患破伤风的风险更高。刺伤、挤压伤、撕脱、冻伤、烧伤或其他含有失活组织的伤口也会增加感染破伤风的风险。所有伤口应充分清洁，清除异物，如果有坏死或失活的组织或残留的异物，应进行清创。是否使用破伤风类毒素疫苗、人 TIG 或两者兼用取决于损伤类型和患者的破伤风免疫接种状况（见第 10 章；表 10-5）。TIG 应用于有破伤风易感伤口因素的儿童，包括破伤风类毒素免疫次数少于三次（DPT、DTaP、DT、TD、Tdap）的儿童以及免疫功能低下的儿童，包括无论既往免疫接种与否的有破伤风易感伤口的 HIV 患者。当 TIG 用于伤口预防时，无论年龄大小，均为肌注 250 单位。如果破伤风免疫接种不完全，应接种适龄疫苗。当同时需要应用 TIG 和免疫接种时，破伤风类毒素和 TIG 应在不同部位使用不同的注射器（见第 10 章）。

如果儿童未接种疫苗并且无法得到 TIG 时，预防性抗菌剂是有效的。

（3）临床表现

1）症状和体征：首发症状通常是伤口处轻度疼痛，随后是局部肌张力增高和痉挛。特征性表现为在 48h 内出现明显的难以张口（牙关紧闭）。对于新生儿，最初的症状是易激惹和难以安抚。然后，婴儿可能会出现颌骨和颈部僵硬，吞咽困难加重，以及全身性反射亢进，腹部和背部所有肌肉僵硬和痉挛（角弓反张）。面部表情扭曲像做鬼脸（Risus Sardonicus）。可能会出现吞咽困难和由声音、光线或运动等最小刺激引发的抽搐。个别痉挛可能持续几秒钟或几分钟。复发性痉挛每小时会出现几次，也可能是几乎连续的。在大多数情况下，体温是正常的或只轻微升高。体温过高或低于正常是预后不良的征兆。患者是完全清醒和有意识的。与交感神经过度兴奋（血压升高、心动过速、心律失常）相关的严重循环障碍可能发生在第 2 ～ 4 天，可能导致死亡率增加。

2）实验室检查：诊断是在临床表现基础上的。可能有轻微的中性粒细胞增多症表现。除了压力轻度升高外，脑脊液检测是正常的。血清肌酶可能升高。伤口脓液的厌氧培养和显微镜检查可能会有所帮助，但破伤风菌很难生长。

（4）鉴别诊断：脊髓灰质炎的特点是未完全免疫的儿童出现非对称性弛缓性瘫痪。被动物咬伤的病史和没有牙关紧闭表现可能提示患有狂犬病。喉咙和下巴的局部感染应该很容易识别。细菌性脑膜炎、吩噻嗪反应、去大脑强直、戒断症状、脊柱炎和低血钙性手足搐搦可能会与破伤风相混淆。

（5）并发症：包括脓毒症、营养不良、肺炎、肺不张、喉头痉挛所致窒息、压疮和由于剧烈收缩引起的脊柱骨折。这些并发症一定程度上可以通过熟练的支持性护理来预防。

（6）破伤风治疗

1）具体措施：儿童和成人患者治疗方法为肌内注射单剂 3000 ～ 6000 单位的人 TIG。一些专家建议，500 单位的剂量同样有效。建议在伤口周围浸润部分剂量的 TIG。如果有 TIG 的指征，但无法取得，可以在几小时内静脉输注 200 ～ 400mg/kg 的免疫球蛋白（尽管还没有获得这一适应证的许可；有关输液说明，请参阅包装说明书）。在没有 TIG 或免疫球蛋白的国家，可以使用马破伤风抗毒素。手术清除伤口是必要的，但没有必要进行更大范围的手术或截肢来去除感染部位。可以使用抗生素来减少细菌载量和随后的毒素产生：口服或静脉注射甲硝唑 [30mg/（kg・d），分 4 次应用；最多 4g/d] 10 ～ 14d 是首选治疗。静脉注射青霉素 G[100 000U/（kg・d），分 4 ～ 6 次应用；最多 1200 万 U/d] 是一种替代方案。应在与 TIG 给药部位不同的肢体接种适合年龄的破伤风类毒素疫苗。

2）一般措施：破伤风的治疗通常最好在重症监护病房完成。患者应被安置在一个安静的刺激很少的房间。控制痉挛和预防缺氧性发作至关重要。苯二氮䓬类药物可以用来帮助控制痉挛，并提供一些镇静作用。严重病例需要机械通气和肌松剂。应使用鼻饲或静脉营养，以减少进食造成的刺激，防止误吸。

（7）预后：新生儿和海洛因成瘾者的死亡率很高。美国的整体死亡率为 8%。病死率取决于支持性护理的质量、患者的年龄和患者的疫苗接种史。许多死亡是由于肺炎或呼吸衰竭造成的。如果患者能存活超过 1 周，就有康复的可能。

10. 气性坏疽

诊断要点和主要特点

- 被泥土或粪便污染的伤口
- 创伤处有大量水肿、皮肤变色、水疱形成和疼痛
- 伤口渗液渗血
- 皮下捻发音
- 体征和症状进展迅速
- 培养或染色涂片上可见梭状芽孢杆菌

（1）概述：气性坏疽是创伤或手术后的一种坏死性感染，由几种梭状芽孢杆菌属的厌氧、革兰氏阳性、芽孢形成杆菌引起。感染偶尔来源于胃肠道，肌肉受累是由于血液播散所致。这些芽孢存在于土壤、粪便和阴道分泌物中。在失活的组织中，芽孢萌发成繁殖性细菌，增殖并产生毒素，导致血栓形成、溶血和组织坏死。产气荚膜菌是导致约 80% 的气性坏疽的菌种，可以产生至少 8 种毒素。最常累及的部位是四肢、腹部和子宫。败血梭菌也可能引起中性粒细胞减少症患者的心肌坏死和败血症。产气的非梭状芽孢杆菌感染可以和梭状芽孢杆菌感染表现类似，而且更常见。中性粒细胞减少是这种严重感染的危险因素。

（2）预防：气性坏疽可以通过对所有伤口进行适当的清洗和清创来预防。清除异物和坏死组织。干净的伤口不能为梭状芽孢杆菌提供适宜生长的厌氧环境。

（3）临床表现

1）症状和体征：气性坏疽起病通常是突然的，往往是在创伤或手术后 1d，但也可延迟到 20d。常伴剧烈的疼痛和肿胀。伤口周围皮肤变色（苍白、红色或紫色），皮下组织可见出血性大疱、血性浆液性渗出物和皮下捻发音。没有皮下捻发音并不能排除本诊断。全身性症状出现较早，进展快，可在短时间内出现血管内溶血、黄疸、休克、中毒性妄想和肾衰竭。

2）实验室检查：分离这种微生物需要厌氧培养。可培养伤口渗出液、软组织、肌肉和血液。革兰氏染色的涂片可能显示许多革兰氏阳性棒状菌和少量的炎症细胞。

3）影像学检查：X 线片可能显示组织中含有气体，但这种现象可能出现较晚，而且也可以在其他产气微生物的感染中见到，或者可能是由于创伤或手术期间空气进入组织所致。

4）手术发现：手术时直接观察肌肉可能是诊断气性坏疽所必需的。早期手术时，可观察到肌肉苍白、水肿，不能正常收缩；晚期时，肌肉可能会出现明显的坏疽。

（4）鉴别诊断：必须和由其他微生物引起的坏疽、蜂窝织炎和梭状芽孢杆菌蜂窝织炎（非心肌坏死）进行鉴别。坏死性筋膜炎可能和气性坏疽的表现类似。

（5）治疗

1）具体措施：应给予青霉素 G[30 万～ 40 万 U/（kg・d），分 6 次静脉输注]。克林霉素、甲硝唑、美罗培南和厄他培南是青霉素过敏患者的替代选择。一些专家建议青霉素和克林霉素联合使用；克林霉素可能有抑制毒素的产生的作用。

2）外科措施：手术应及时且全面仔细，切除所有坏死组织。即使残留少量受累皮肤，也可能导致骨筋膜室综合征。对于有剧烈疼痛和任何骨筋膜室综合征迹象的患者，必须谨慎检查筋膜间室压力。

3）高压氧治疗：高压氧治疗是有争议的，但是已经有报道使用高压氧联合手术和抗生素治疗的非随机对照研究预后良好。

（6）预后：气性坏疽如果不治疗是致命的。通过早期诊断、抗生素和手术治疗，死亡率为20%～60%。腹壁受累、白细胞减少、血管内溶血、肾衰竭和休克是预后不良的征象。

11. 白喉

诊断要点和主要特点

- 灰色黏附性假膜，最常见于咽部，也可见于鼻咽或气管
- 未接种疫苗的儿童出现咽痛、浆液性鼻腔分泌物、声音嘶哑和发热
- 周围神经炎或心肌炎
- 培养阳性
- 在培养结果未出之前，不应延误治疗

（1）概况：白喉是由产毒白喉棒状杆菌引起的急性上呼吸道或皮肤感染。白喉在美国很罕见；2004～2017年，仅报告了2例白喉病例。然而，相当数量的老年人和未接种疫苗的儿童仍为易感人群。在免疫接种不普及的国家，白喉仍在流行。前往这些地区的未接种疫苗的旅行者可能会感染本病。

白喉棒状杆菌是革兰氏阳性棒状杆菌，革兰氏染色呈串珠外观的棒状。产生外毒素的能力是由溶源噬菌体赋予的，并不是所有的白喉杆菌菌株都有产生外毒素的能力。在免疫接种的群体中，感染可能是通过噬菌体在白喉棒状杆菌易感携带者之间的传播造成的，而不是通过含有噬菌体的细菌本身传播的。白喉毒素通过不可逆转地抑制蛋白质合成来杀死敏感细胞。

毒素被吸收到黏膜中，导致上皮破坏和表面炎症反应。坏死的上皮与白细胞和红细胞一起嵌入到渗出的纤维蛋白中，在扁桃体、咽部或喉部形成一层浅灰色的假膜。如试图去除假膜，则会暴露和撕裂毛细血管，导致出血。假膜内的白喉杆菌继续产生毒素，毒素被吸收，可能会对心肌、肝脏、肾脏和肾上腺造成毒性损伤，有时还会伴有出血。这种毒素还会导致神经炎，导致软腭、眼肌或肢体瘫痪。死亡可能是由气道阻塞或毒血症和循环衰竭引起的。患者可能会由于心脏损伤而死亡。潜伏期为2～5d。

（2）临床表现

1）症状和体征

A. 咽部白喉：白喉性咽炎的早期表现为轻度咽痛、中度发热和不适，随后迅速出现虚弱和循环衰竭。脉搏比发热所致的脉搏增快更快。咽部假膜形成并可能扩散到鼻咽或气管，造成呼吸道阻塞。假膜坚韧，呈灰色，周围有较窄的红斑区带和较宽的水肿区带。颈部淋巴结肿大，与颈部粗壮的水肿有关（俗称公牛颈）。喉部白喉表现为喘鸣，可进展为气道阻塞。

B. 其他形式的白喉：皮肤白喉、阴道白喉和伤口白喉病例占1/3，其特点是溃疡性病变伴假膜形成。

2）实验室检查：诊断需要从鼻、喉咙或皮肤病变处取标本进行白喉杆菌培养。需要专门的培养基，因此如果怀疑有白喉，应通知实验室人员。应进行产毒试验，以区分产毒和非产毒的白喉隐翅虫菌株。新的非基于培养的方法，如PCR或基质辅助激光解吸电离飞行时间（MALDI-TOF）质谱可能是有用的，因为在接受抗生素的个体中培养可能为阴性。白细胞计数通常是正常的，但溶血性贫血和血小板减少症很常见。

（3）鉴别诊断：咽部白喉的表现类似于继发于β溶血性链球菌、EB病毒或其他病毒性呼吸道病原体的咽炎。鼻腔异物或化脓性鼻窦炎可能类似于鼻腔白喉。引起喉部梗阻的其他原因包括会厌炎和病毒性喉炎。吉兰-巴雷综合征、脊髓灰质炎或急性中毒可能与白喉的神经病变相似。

（4）并发症

1）心肌炎：白喉性心肌炎的特点是脉搏细数，心音不清，ST-T波改变，传导异常，心律失常或心力衰竭，肝肿大和液体潴留。咽炎发病后2～40d可出现心肌功能障碍。

2）多神经炎：腭神经炎和咽神经炎发生在第1周或第2周。可有鼻音和食物通过鼻子反流。复视和斜视发生在第3周或以后。神经炎也可累及肋间肌、膈肌和其他肌群的周围神经。广泛性瘫痪通常发生在第4周之后。

3）支气管肺炎：继发性肺炎在致死性病例中很常见。

（5）预防

1）免疫接种：婴儿和儿童应常规接种白喉类毒素联合百日咳和破伤风类毒素（diphtheria toxoid combined with pertussis and tetanus toxoids，DTAP）进行免疫（见第10章）。

2）对暴露易感人群的护理：有白喉接触史的儿童，应进行鼻和喉部样本培养。在5年内未接种白喉类毒素加强疫苗的无症状免疫接种者和未充分接种的个体均应接种白喉类毒素疫苗。无论免疫状况如何，密切接触者应口服红霉素7～10d[40mg/（kg·d），分4次]，或单剂量肌注苄星青霉素（体重＜30kg儿童，60万单位；体重≥30kg儿童或成人，120万单位），并密切观察。

（6）治疗

1）针对性治疗

A. 抗毒素：疑似白喉应及时向疾病控制中心（770-488-7100）报告，以便获得白喉抗毒素。白喉抗

毒素已不再出售。为了治疗的有效性，白喉抗毒素应在 48h 内给药（见第 9 章）。

B. 抗生素：可接受的治疗包括静脉或口服红霉素 [40mg/（kg・d），最大 2g/d]，或肌内注射青霉素 G 普鲁卡因（体重 < 10kg 者，30 万单位 /12h；体重 ≥ 10kg 者，60 万单位 /12h）。治疗应维持 14d。

2）一般治疗：患者在康复期间应接种含白喉类毒素的疫苗，因为感染后不会产生免疫性抗体。患者通常需要在院观察 10 ～ 14d。所有患者必须严格隔离 1 ～ 7d，直到确定呼吸道分泌物不再具有传染性。当间隔 24h 以上的连续两次鼻咽分泌物培养阴性时，可以停止隔离，而培养应在停止抗生素治疗至少 24h 后进行。

3）携带者治疗：所有携带者应接受 10 ～ 14d 的红霉素治疗 [40mg/（kg・d），分 3 ～ 4 次口服]，或单次苄星青霉素 G 治疗（体重 < 30kg 儿童，60 万单位；体重 ≥ 30kg 儿童或成人，120 万单位），携带者需要被隔离。在停止应用抗生素治疗至少 24h 后，间隔 24h 以上的连续两次鼻咽分泌物培养阴性可以解除隔离。如分泌物培养仍呈阳性，则应再接受 10d 的红霉素治疗。

（7）预后：白喉的死亡率在 3% ～ 25%，如早期合并心肌炎，则死亡率非常高，神经炎是可逆的。白喉导致的气道梗阻性呼吸困难是致命的。心肌炎引起的永久性心脏损伤很少发生。

（译者：孙楚凡）

12. 由肠杆菌科引起的感染

诊断要点和主要特点

- 大肠埃希菌导致腹泻的不同机制
- 出血性结肠炎和溶血尿毒综合征
- 新生儿败血症或脑膜炎
- 泌尿系感染
- 机会性感染
- 经培养或 PCR 确诊

（1）概述：肠杆菌科属于革兰氏阴性杆菌，是人类和动物肠道中的正常菌群，可以污染水和土壤。肠杆菌感染会导致胃肠炎、泌尿系感染、新生儿败血症和脑膜炎，以及机会性感染。大肠埃希菌是该肠杆菌中最常见的引起儿童感染的一类细菌，但是克雷伯菌、莫氏杆菌、肠杆菌、沙雷菌、变形杆菌和其他菌属也是重要的感染源，尤其是在住院患者或免疫受损的患者中。志贺菌和沙门氏菌将在不同的章节中讨论。

导致腹泻的大肠埃希菌最初被称为肠致病性大肠埃希菌（enteropathogenic *E. coli*，EPEC），可以通过血清型识别。现在已知大肠埃希菌可能通过几种不同的机制引起腹泻。EPEC 菌株在小肠引起的典型的组织学损伤为粘连和黏膜消退。肠毒素大肠埃希菌（enterotoxigenic *E. coli*，ETEC）引起分泌性水样腹泻。ETEC 附着于肠上皮细胞并分泌一种或多种质粒编码的肠毒素。其中一种为热不稳定肠毒素，在结构、功能和作用机制上与霍乱毒素相似。肠侵袭性大肠埃希菌（enteroinvasive *E. coli*，EIEC）与志贺菌的致病机制非常相似。产志贺毒素大肠埃希菌（enteroinvasive *E. coli*，STEC）可引起出血性结肠炎和溶血尿毒综合征。STEC 血清型为毒性非常强的 O157:H7。此外，其他几种血清型也会引起同样的综合征。这些菌株可分泌几种细胞毒素中的一种，与志贺痢疾杆菌产生的志贺毒素非常相似。食用未充分煮熟的牛肉与 STEC 相关的溶血尿毒综合征的暴发具有相关性，预防措施为彻底加热到 71℃（160°F）。未经高温消毒的果汁、各种未煮熟的蔬菜、面粉和受污染的水也会引起感染和流行病的传播。在所有这些食物和水中，STEC 的共同来源是牛或其他几种动物的粪便。人与人之间的传播包括已有报道的在日托中心通过粪便传播。2016 年，美国报告了 7000 多例 STEC 病例，但可能还会有更多病例发生。在组织培养过程中，大肠埃希菌在人上皮细胞表面有聚集的趋势，被称为肠聚集型大肠埃希菌（enteroaggregative *E. coli*，EAEC）。EAEC 引起腹泻的机制非常独特但目前尚未研究明确。80% 引起新生儿脑膜炎的大肠埃希菌菌株具有一种特殊的荚膜多糖（K1 抗原），它单独或与特定的体细胞抗原联合从而具有毒性。

克雷伯菌、肠杆菌、沙雷菌和摩根菌常见于胃肠道、土壤和水中。克雷伯菌可引起空洞性支气管肺炎的致病菌。克雷伯菌、肠杆菌和沙雷菌通常是医院获得性感染的致病菌，与抗生素的使用、虚弱状态和慢性呼吸道疾病有关。它们常引起泌尿系感染或败血症。这些感染通常由于抗生素耐药而难以治疗。耐碳青霉烯肠杆菌（carbapenem-resistant *Enterobacteriaceae*，CRE）通常因为有效的治疗方法有限而非常棘手，因此抗生素药物敏感试验非常重要。静脉应用第三代头孢菌素通常比氨苄西林更有效，但由于可能存在广谱耐内酰胺酶（extended-spectrum β-lactamase，ESBL）菌株导致其使用受限。氨基糖苷类抗生素通常是有效的，但需要监测血清药物浓度，以确保治疗的有效剂量和避免中毒剂量。

（2）临床表现

1）症状和体征

A. 大肠埃希菌胃肠炎：大肠埃希菌可引起不同类型和不同严重程度的腹泻。ETEC 感染导致的胃肠炎通常表现为轻微的、自限性的疾病，没有明显的发热或全身毒性症状，被称为旅行者腹泻。然而，在新生儿和婴儿中，腹泻可能会很严重，偶尔儿童或成人也会出现类似霍乱的综合征。EIEC 菌株可导致志贺氏样疾病，其特征为发热、全身症状、粪便中有血液和黏液，但在美国这种表现不常见。STEC 菌株会引起出血性结肠炎，腹泻最初是水样的，通常不伴有发热；当出现腹痛和肠痉挛时，腹泻发展为带血丝性大便或严重的血便。2% ～ 5% STEC 腹泻患儿在腹泻后几天内出现溶血尿毒综合征；感染血清型为 O157:H7 的患儿，溶血尿毒综合征发生率为 15%，以微血管病、溶血性贫血、血小板减少和肾衰竭为特征（见第 24 章）。存在编码志贺毒素 2 基因的 STEC 比只有志贺毒素 1 基因的 STEC 更具毒性。

B. 新生儿败血症：临床表现包括黄疸、肝脾肿大、发热、体温不稳定、间歇性呼吸暂停、易激惹和喂养不良。肺炎通常伴随呼吸窘迫，它可能与早产儿的呼吸窘迫综合征难以区分。

25% ～ 40% 的病例伴有菌血症。其他感染转移灶可能存在，包括肺炎和肾盂肾炎。败血症可导致严重的代谢性酸中毒、休克、DIC 和死亡。

C. 新生儿脑膜炎：临床表现包括高热、囟门张力增高、呕吐、昏迷、抽搐、麻痹或瘫痪、神经反射减弱或消失、斜视，偶有肌张力增高或减低。脓毒症在大多数情况下与脑膜炎并存或先于脑膜炎发生。因此，脓毒症的症状通常伴随脑膜炎的症状。脑脊液细胞计数通常超过 1000 个白细胞 /μl，主要是多核中性粒细胞，脑脊液涂片通常为革兰氏染色（阳性或阴性）细菌。脑脊液葡萄糖浓度较低（通常不到血液葡萄糖的 50%），蛋白质水平高于新生儿和早产儿的正常水平（> 150mg/dl）。

D. 急性泌尿系感染：在年龄大的儿童中，症状包括排尿困难、尿频和发热。在 2 岁以下的儿童，症状通常为非特异性，如厌食、呕吐、易激惹、发育不良和不明原因的发热。年幼的婴儿可出现黄疸。多达 1% ～ 3% 的学龄女孩和 0.5% 的男孩有无症状菌尿。不建议对无症状菌尿进行筛查和治疗。

2）实验室检查：因为大肠埃希菌是粪便中的正常菌群，单纯粪便培养阳性并不能证明粪便中的大肠埃希菌是致病的原因。多重 PCR 试验可用于快速诊断 STEC 和其他肠道致病菌。快速免疫测定法如酶免疫测定法（enzyme immunoassays，EIA）和免疫色谱法可用于检测志贺毒素。新生儿败血症血培养为阳性，另外需进行脑脊液和尿液培养。泌尿系感染的诊断在第 24 章讨论。

（3）鉴别诊断：大肠埃希菌感染的临床症状可能类似于其他肠道感染，如沙门氏菌病、志贺菌病或病毒性胃肠炎。由大肠埃希菌引起的新生儿脓毒症和脑膜炎只能通过血液和脑脊液培养才能与其他原因引起的新生儿感染区分开来。

（4）治疗：采用针对性治疗。

1）大肠埃希菌胃肠炎：单纯胃肠炎很少需要抗生素治疗。液体和电解质治疗可以避免脱水，首选口服治疗。单纯腹泻通常为自限性，不推荐常规使用抗生素，因为抗生素使用可能会导致耐药菌的产生以及其他不良反应。儿童可使用阿奇霉素治疗旅行者腹泻，成人可使用氟喹诺酮类药物治疗，尽管对这些药物的耐药性正在增加。尚未证明对 STEC 病例进行抗菌治疗会增加溶血尿毒综合征的风险，但大多数专家建议对疑似病例不进行抗菌治疗。

2）大肠埃希菌脓毒症和肺炎：首选药物是氨苄西林 [150 ～ 200mg/（kg・d），静脉或肌内注射，每 4 ～ 6 小时一次]，头孢曲松钠 [50 ～ 100mg/（kg・d），非肠内给药，单次或分两次]，庆大霉素 [6 ～ 7.5mg/（kg・d），肌内或静脉注射，每 8 小时一次]。初始治疗通常至少两种药物联用，直到确定微生物病原及完成药敏试验。治疗疗程 10 ～ 14d。如果菌株敏感，可用阿米卡星或妥布霉素代替庆大霉素。第三代头孢菌素通常是良好的替代药物，而且不需要监测毒性。

3）大肠埃希菌脑膜炎：第三代头孢菌素通常为首选，至少连用 3 周，如头孢曲松 [100mg/（kg・d），静脉注射]。氨苄西林 [300 ～ 400mg/（kg・d），静脉注射，分 4 ～ 6 次] 和庆大霉素 [7.5mg/（kg・d），肌内或静脉注射，分 3 次] 对易感菌株也有效。需要监测血清水平。鞘内和脑室内氨基糖苷治疗并不能改善结果。

4）急性泌尿系感染：见第 24 章。

（5）预后：早期的液体和电解质治疗可以防止胃肠道脱水导致的死亡。有效的治疗已将新生儿败血症合并脑膜炎的死亡率降低至 10% ～ 20%；然而，许多幸存者有一定程度的后遗症。如果没有潜在的解剖缺陷，大多数复发性泌尿系感染的儿童预后良好。机会性感染的死亡率通常取决于感染的严重程度和潜在的免疫损害情况。

13. 假单胞菌感染

诊断要点和主要特点

- 机会性感染
- 培养以确诊

（1）概述：铜绿假单胞菌是一种需要多种代谢产物的需氧革兰氏阴性杆菌。这种微生物可能生长在蒸馏水和常用的消毒剂中，给医疗设施的感染控制带来了困难。铜绿假单胞菌具有侵袭性和破坏性，同时由于分泌外毒素而产生毒性。其他导致医院感染和引起免疫缺陷儿童感染的菌属以前也分类为假单胞菌。嗜麦芽窄养单胞菌（以前为嗜麦芽假单胞菌）和洋葱伯克霍尔德氏菌（以前为嗜麦芽假单胞菌）是最常见的。

铜绿假单胞菌是囊性纤维化、肿瘤性疾病、嗜中性白细胞减少或广泛烧伤的儿童和接受抗生素治疗的儿童感染的重要原因，通常表现为尿道、呼吸道、耳、乳突、副鼻窦、眼睛、皮肤、脑膜和骨骼感染。假单胞菌肺炎是辅助通气患者中常见的医院感染。

铜绿假单胞菌脓毒症可能伴有特征性的周围病变，称为坏疽性脓肿。坏疽性脓肿也可通过直接侵入腹股沟、腋窝或其他皮肤皱襞的完整皮肤而发生。铜绿假单胞菌是之前健康的婴儿败血症的罕见病原菌，可能是潜在疾病的最初表现。跟骨或其他足骨骨髓炎，通常是在踩到钉子等穿刺后发生的，通常由铜绿假单胞菌引起。

铜绿假单胞菌是恶性外耳炎和慢性化脓性中耳炎的常见病因。水疱性皮疹的暴发与在按摩水池和热浴缸中接触污染水有关。

铜绿假单胞菌感染几乎所有囊性纤维化患者的气管支气管。从囊性纤维化患者肺部可以分离出过量的黏液样胞外多糖。虽然菌血症很少发生，但囊性纤维化患者往往最终死于铜绿假单胞菌导致的慢性肺部感染。乙型肝炎引起的感染已导致一些定植患者肺部疾病迅速进展，并可通过密切接触传播。

（2）临床表现：临床表现取决于感染部位和患者的潜在疾病。这些细菌导致的败血症类似于革兰氏阴性杆菌败血症，尽管坏疽性脓肿的存在提示了病因诊断。诊断是通过培养明确的。新生儿和中性粒细胞减少患者的脓毒症应怀疑假单胞菌感染。使用呼吸机的患者可能发生严重坏死性肺炎。

囊性纤维化患者有持续性支气管炎，可发展为支气管扩张，最终导致呼吸衰竭。在病情恶化期间，咳嗽和痰的产生增加，同时伴有低热、不适和乏力。

不伴有发热的因慢性中耳炎导致脓性耳漏患者和其他原因导致是无法区别的。

（3）预防

1）创伤患者的感染：铜绿假单胞菌在广泛的二度和三度烧伤患者中定植，可导致致命的败血症。积极的清创和 0.5% 硝酸银溶液、10% 磺胺米隆或磺胺嘧啶银外用可有效抑制铜绿假单胞菌对烧伤部位的污染。（参见第 12 章关于烧伤伤口感染和预防的讨论。）

2）院内感染：水龙头起泡器、公共肥皂分配器、消毒剂、清洁不当的吸入治疗设备、婴儿暖箱以及许多其他与潮湿或潮湿条件有关的设备都与假单胞菌的流行有关。手携带假单胞菌的医院工作人员通过患者传染给患者的情况可在一些手卫生不完善的单位发生。仔细维护设备和执行感染控制程序对减少医院传播至关重要。

3）囊性纤维化患者：几乎所有囊性纤维化患者都发生慢性下呼吸道感染。即使进行了密集的抗菌治疗，感染病菌也很少能从呼吸道清除，而且会继续对肺造成损伤，最终导致肺功能不全。治疗的目的是控制感染的症状和体征。

（4）治疗：铜绿假单胞菌对许多抗生素具有天然耐药性，并可能在治疗过程中继续产生耐药性。住院患者的死亡率超过 50%，这既是由于易感染假单胞菌的患者的基础疾病严重，也是由于治疗的局限性。有效防治假单胞菌的抗生素包括氨基糖苷类、尿嘧啶类青霉素（哌拉西林），β- 内酰胺酶抑制剂与尿嘧啶青霉素（哌拉西林 - 他唑巴坦）、广谱头孢菌素类（头孢他啶和头孢吡肟）、单巴坦（氨曲南）、碳青霉烯类（多利培南、美罗培南），氟喹诺酮类（环丙沙星、左氧氟沙星）。氨基糖苷可作为上述方案的辅助治疗，但不能作为单一治疗，除非在尿路感染的情况下。黏菌素已用于部分耐多药的儿童。抗生素敏感性因地区而异，有时因医院的单元而异。耐药性往往出现在新药流行的时候。感染的治疗最好以临床反应和药敏试验为指导。

庆大霉素或妥布霉素 [5.0 ～ 7.5mg/（kg • d），肌内或静脉注射，分 3 次给药] 或阿米卡星 [15 ～ 22 mg/（kg • d），分 2 ～ 3 次给药] 联合哌拉西林 [240 ～ 300mg/（kg • d），分 4 ～ 6 次静脉注射] 或另一种抗铜绿假单胞菌的 β- 内酰胺抗生素推荐治疗严重的假单胞菌感染患者。头孢他啶 [150 ～ 200mg/（kg • d），分 4 次给药] 或头孢吡肟 [150mg/（kg • d），分 3 次给药] 对敏感菌株有效果。治疗疗程 10 ～ 14d。对于所有严重感染的患者，建议使用两种有效抗菌药物进行治疗。雾化抗铜绿假单胞菌抗生素、妥布霉素和氨曲南是囊性纤维化患者非常有用的辅助治疗。

穿刺引起的假单胞菌骨髓炎需要彻底的手术清创术和抗菌治疗。假单胞菌毛囊炎不需要抗生素治疗。

口服或静脉注射环丙沙星对敏感的铜绿假单胞菌也是有效的，但 FDA 不批准用于除泌尿系感染以外的儿童。尽管如此，在出现抗生素耐药性的某些情况下，或当好处明显大于风险时，仍可以使用环丙沙星。

慢性化脓性中耳炎可用外用氧氟沙星或环丙沙星和外耳清洁治疗。保守治疗失败可能需要根据培养结果进行口服或肠外抗生素治疗。游泳耳可能是由铜绿假单胞杆菌引起的，对局部干洗（酒精醋混合物）和清洗反应良好。

（5）预后：由于虚弱的患者最常受影响，死亡率很高。这些感染可能有一个漫长的过程，消灭这些感染通常非常困难。

14. 沙门菌肠胃炎

诊断要点好主要特点
● 恶心、呕吐、头痛、脑膜炎
● 发热、腹泻、腹痛
● 对粪便、血液或其他标本中的微生物进行培养或 PCR

（1）概述：沙门菌是革兰氏阴性菌，常引起食源性胃肠炎，偶尔引起骨、脑膜和其他病灶的细菌性感染。目前明确的肠道沙门菌血清型大约有 2400 种。鼠伤寒沙门菌是世界大多数地区最常见的分离血清型。尽管 2014 年报告了 51 400 例病例，但据估计，美国每年有超过 100 万例病例发生，因为只有小部分患者是有培养结果的。

沙门菌能穿透小肠的黏蛋白层、附着在上皮细胞上，并可以穿透上皮细胞在黏膜下层繁殖。感染会导致发热、呕吐和水样腹泻；腹泻偶尔表现为黏液便或粪便中找见多核中性粒细胞。儿童期沙门菌感染主要有两种形式：①胃肠炎（包括食物中毒），可并发脓毒症和局灶性化脓感染；②伤寒（伤寒、副伤寒）（见伤寒及副伤寒部分）。虽然在美国伤寒的发病率已经下降，但在过去 15 ～ 20 年，沙门菌导致的胃肠炎发病率却大大增加。发病率最高的年龄段是 6 岁以下的儿童，其中 6 个月至 2 岁年龄组为发病高峰。

沙门菌在自然界广泛传播，感染家畜和野生动物。家禽和爬行动物有很高的携带率。暴发流行通常与宠物动物园、将爬行动物或鸡作为宠物饲养有关。污染的食物和水通过粪 - 口途径被传播，有时也会发生人与人之间的传播。许多食物，特别是牛奶和蛋制品，与疾病暴发有关。

沙门菌易受胃酸的影响，因而老年人、婴儿和服用抗酸剂或 H_2 受体阻断药物的患者感染的风险增加。大多数沙门菌脑膜炎（80%）和菌血症发生在婴儿期。新生儿在分娩过程中可能从母亲那里获得感染，并可能导致托儿所暴发疫情。新生儿特别容易患脑膜炎。

（2）临床表现

1）症状与体征：感染程度轻重不一。婴儿通常表现为发热、呕吐和腹泻。大些的儿童主诉症状可能包括头痛、恶心和腹痛。大便通常是水样便或黏液便，出现血便提示细菌性痢疾。嗜睡和定向障碍可能与脑膜炎有关。惊厥发生的频率低于志贺氏菌病。脾肿大偶尔发生。通常情况下，腹泻症状比较轻，一般 4 ～ 5d 可好转，但也可能是长期慢性的过程。

2）实验室检查：诊断通过粪便、血液以及某些情况下的尿液、脑脊液、化脓部位的脓性分泌物培养或从中提取分离微生物进行 PCR。

（3）鉴别诊断：葡萄球菌食物中毒的潜伏期（2 ～ 4h）比沙门菌（12 ～ 24h）短，且多无发热症状，主要表现为呕吐而不是腹泻。在志贺氏菌病中，粪便涂片可见较多中性粒细胞，很难区分沙门氏菌与志贺氏菌感染，但外周白细胞计数可能出现核左移。空肠弯曲杆菌胃肠炎通常与沙门氏菌病相似。粪便培养或 PCR 是鉴别细菌性胃肠炎病因的必要手段。

（4）并发症：与大多数感染性腹泻的病因不同，沙门菌病常伴有菌血症，尤其是新生儿和婴儿。败血症合并肠外感染是常见的，最常见的是猪霍乱沙门氏菌，但也有肠沙门菌、鼠伤寒和副伤寒沙门菌等。沙门菌可扩散至任何组织，并可引起关节炎、骨髓炎、胆囊炎、心内膜炎、脑膜炎、心包炎、肺炎或肾盂肾炎。镰状细胞性贫血或其他血红蛋白病患者易发生骨髓炎。严重脱水和休克更可能发生于志贺菌病患者，但也可能发生于沙门菌性胃肠炎患者。

（5）预防：预防沙门菌感染的措施包括彻底烹饪来自污染源的食品，适当冷藏，控制家畜感染，以及细致的肉禽检查。应避免食用生的和未煮熟的新鲜鸡蛋或生面粉。食品处理人员和患有沙门氏菌病的儿童护理人员在恢复工作前应三次粪便培养阴性。刚从沙门氏菌感染中恢复过来的无症状儿童，暂时不要前往学校或日托机构。

（6）治疗

1）特异性治疗：针对单纯性沙门氏菌性胃肠炎，抗生素并不会缩短病程，可能延长恢复期带菌时间。由沙门氏菌引起的结肠炎或分泌性腹泻可通过抗生素治疗改善。阿奇霉素 [10mg/（kg • d），3d] 可能对中重度结肠炎有效，并且通常用于旅行者腹泻。

由于败血症和局灶性疾病的风险较高，建议对 3 个月以下的婴儿、重症患儿、镰状细胞病、肝病、近期胃肠外科手术、癌症、免疫力低下、慢性肾脏或心脏病患儿进行抗生物治疗。3 个月以下粪便培养阳性或疑似沙门氏菌败血症的婴儿应入院，评估是否存在局部感染，包括血液和脑脊液培养，并给予静脉治疗。由于氨苄西林和复方新诺明经常耐药，通常推荐使用第三代头孢菌素。在胃肠炎过程中出现菌血症的老年患者应首先接受肠外治疗，并应仔细寻找其他感染病灶。在症状和体征消退后，这些患者应接受口服药物治疗。肠外和口服治疗应持续 7 ～ 10d。对于特定的并发症需要更长的治疗时间。如果药敏试验显示对氨苄西林有耐药性，则应使用第三代头孢菌素或复方新诺明（如果敏感）。氟喹诺酮或阿奇霉素用于对多种其他药物耐药的菌株。

儿科病房的疫情很难控制。严格洗手，如患者和工作人员密切接触，最终可能需要关闭病房。

2）携带者的治疗：约 50% 的患者在 4 周后大便

培养呈阳性。婴儿通常在恢复期带菌 1 年。携带者抗生素治疗无效。

3）一般措施：注意保持液体和电解质平衡，尤其是小婴儿。

（7）预后：胃肠炎预后良好。脓毒症合并局灶性化脓性并发症，判断预后应谨慎。婴儿中沙门氏菌脑膜炎的病死率很高。如果治疗不足 4 周以上，有复发风险。

（译者：白　薇）

15. 伤寒与副伤寒

诊断要点和主要特点

- 隐匿或急性发作的头痛、厌食、呕吐、便秘、腹泻、肠梗阻、高热
- 脑膜炎、脾肿大和玫瑰斑
- 白细胞减少症；血液、粪便、骨髓和尿液培养阳性
- 外出旅行者发热

（1）概述：伤寒和副伤寒是由革兰氏阴性杆菌——沙门氏菌引起的，儿童的潜伏期比成人短（通常为 5 ～ 8d，而不是 8 ～ 14d）。细菌通过肠道壁进入人体，在短暂的菌血症后，在肝脏和脾脏的网状内皮细胞中繁殖。持续性菌血症和症状随后出现。当细菌在胆汁中排出时，肠的再感染就发生了。菌栓会产生典型的皮肤损伤（玫瑰斑）。伤寒通过粪 - 口途径和食物或水的污染传播。与其他沙门氏菌不同，伤寒无动物宿主，每个病例都是直接或间接接触感染的患者，在 2015 年，美国每年报告 300 例病例，其中 79% 是在国外旅行期间获得的。多重耐药伤寒沙门氏菌是一个日益严重的全球性问题。

（2）临床表现

1）症状和体征：在儿童中，伤寒发病通常是急性的，而非慢性感染，表现为不适、头痛、咳嗽、腹痛和腹胀，有时在 48h 内便秘并伴有腹泻、高热和败血症。脑病可表现为易烦躁、谵妄和昏迷。婴儿和幼儿可能会出现呕吐和脑膜炎。典型的成人病程通常在儿童中有所缩短。前驱期可能仅持续 2 ～ 4d，急性期仅为 2 ～ 3d，恢复期为 1 ～ 2 周。

在前驱期，可能没有明显体征，但可能出现腹胀、腹部压痛、轻度肝肿大和脾肿大。典型的伤寒疹（玫瑰斑）出现在 10% ～ 15% 的儿童。它出现在病程的第 2 周，并可能在随后的 10 ～ 14d 暴发。玫瑰斑是直径 2 ～ 3mm 的红斑性斑丘疹，在受压后变浅。主要见于躯干和胸部，一般在 3 ～ 4d 内消失，病变通常少于 20 个。

2）实验室检查：伤寒杆菌可以从多部位分离出来，包括血液、粪便、尿液和骨髓。50% ～ 80% 的病例在发病第 1 周内血培养呈阳性，而在发病后 1 周则较少。约 30% 的病例在发病第 1 周后便培养呈阳性。尿液和骨髓培养也很有价值。大多数患者在 6 周后会出现阴性培养（包括大便）。血清学试验（肥达反应）不如培养结果有价值，因为假阳性和假阴性结果都会出现。白细胞减少症在发病第 2 周很常见，但在第 1 周，白细胞增多。蛋白尿、肝酶轻度升高、血小板减少和 DIC 是常见表现。

（3）鉴别诊断：伤寒和副伤寒必须区别于其他长期发热疾病，包括斑疹伤寒、布鲁菌病、疟疾、兔热病、结核病、鹦鹉热、血管炎、淋巴瘤、单核细胞增多症和川崎病。长期发热是返乡旅客伤寒的常见表现。在发展中国家，伤寒的诊断通常是在临床上进行的，但临床诊断的准确性是不确定的。在发达国家，伤寒并不常见，医生也不熟悉临床情况，通常直到病程后期才怀疑诊断结果。阳性培养可证实诊断。

（4）并发症：伤寒最严重的并发症是胃肠道出血（2% ～ 10%）和穿孔（1% ～ 3%）。它们发生在疾病出现的第 2 周或第 3 周。肠穿孔是死亡的主要原因之一。穿孔部位一般为回肠末端或盲肠。临床表现与急性阑尾炎无明显区别，右下腹部疼痛、压痛、僵硬。细菌性肺炎、脑膜炎、化脓性关节炎、脓肿和骨髓炎是不常见的并发症，特别是在及时给予特殊治疗的情况下。休克和电解质紊乱可能导致死亡。

1% ～ 3% 的患者成为慢性伤寒携带者。慢性传染病的定义是伤寒杆菌排毒 1 年以上，但通常是终身的。患有潜在胆道或泌尿系统疾病的成人比儿童更容易成为慢性携带者。

（5）预防：在美国，不推荐常规伤寒疫苗，但应考虑到国外前往流行地区的旅行。由 Ty21a 菌株生产的减毒口服伤寒疫苗具有更好的疗效和最小的副作用，但不被批准用于 6 岁以下的儿童。疫苗在 5 年后重复使用。荚膜多糖疫苗（ViCPS）需要一次肌内注射，可用于 2 岁及以上的儿童（见第 10 章）。

（6）治疗

1）特异性治疗：第三代头孢菌素，如头孢曲松（每次 50mg/kg，每 24 小时一次）、阿奇霉素（第 1 天 10mg/kg，随后 5mg/kg）或氟喹诺酮用于经验性治疗。抗生素药敏试验和当地临床经验用于指导后续治疗。典型的疗程至少为 7d。敏感菌株的替代方案包括：复方新诺明 [10mg/kg 甲氧苄啶和磺胺甲噁唑 50mg/（kg·d），分 2 次或 3 次口服]、阿莫西林 [100mg/（kg·d），分 4 次口服] 和氨苄西林 [100 ～ 200mg/（kg·d），静脉分 4 次给药]。相比于阿奇霉素或氟喹诺酮方案，这些方案通常需要更长的持续时间（14 ～ 21d）。氨基糖苷类第一代和第二代头孢菌素无论体外药敏结果如何，

临床上都是无效的。即使进行了适当的治疗，患者仍可能发热3～5d。

2）一般治疗：对患者的全身支持是极其重要的，包括休息、良好的营养和补水，以及仔细观察，尤其是肠道出血或穿孔的证据。即使没有大出血，也可能需要输血。

（7）预后：儿童可能出现长时间的恢复期携带者。在停止使用抗生素后，在停止接触预防措施之前，需要进行三次阴性培养。早期应用抗生素治疗，预后良好，病死率小于1%。尽管有适当的抗生素治疗，10%～20%的患者在1～3周后复发。

16. 志贺菌病（细菌性痢疾）

诊断要点和主要特点

- 肠绞痛和血性腹泻
- 高热、不适、抽搐
- 镜下检查可见脓细胞，隐血阳性
- 粪便培养可证实诊断

（1）概述：志贺菌是肠杆菌科的非活动革兰氏阴性杆菌，与大肠埃希菌关系密切。志贺菌属分为四种：痢疾杆菌、福氏志贺菌、鲍氏志贺菌和宋内志贺菌。据估计，美国每年发生50万例志贺菌腹泻病例。最常见的分离株是宋内志贺菌，其次是福氏志贺菌。痢疾是所有物种中引起腹泻最严重和肠外并发症最多的疾病，占美国所有志贺菌感染的不到1%。

志贺菌病可能是一种严重的疾病，尤其是在年幼的儿童中，如果没有支持治疗，会导致相当高的死亡率。在年龄较大的儿童和成人中，这种疾病往往是自限性的，而且病情较轻。志贺菌通常通过粪-口途径传播。食物和水传播的疫情正在增加，但人与人之间传播仍占主要比例。这种疾病具有很强的传染性，在一个成年志愿者中，只需200个细菌就能发病。家庭的二次发病率很高，志贺菌病是日托中心和监护机构的一个严重问题。志贺菌侵入结肠黏膜，引起黏膜溃疡和微脓肿。

（2）临床表现

1）症状和体征：志贺菌病的潜伏期通常为1～3d。起病突然，伴有腹部绞痛、乏力、寒战、发热、腹泻。幻觉和癫痫发作有时伴有高热。严重者，少量排便后可见血和黏液。在较大的儿童，该病可能较轻，特点是水样腹泻，无血。在幼儿中，39.4～40℃的发热很常见。很少有直肠脱垂。症状通常持续3～7d。

2）实验室发现：白细胞总数各不相同，但通常有明显的左移。大便可能含有血和黏液，如果用显微镜检查粪便中的黏液，便可看到许多中性粒细胞。粪便培养通常呈阳性，但也可能是阴性，因为该菌脆弱，在发病后期少量出现。多重PCR检测可用于志贺菌等肠道病原菌的快速诊断。

（3）鉴别诊断：通常病毒性胃肠炎患儿不像志贺菌病患儿那样发热或感染中毒症状，粪便中也不含血或中性粒细胞。沙门氏菌或弯曲菌引起的肠道感染可通过培养或PCR进行鉴别。无发热或大便白细胞的患儿，如果排明显血便，提示大肠埃希菌O157:H7感染。阿米巴痢疾是通过抗原检测或镜检新鲜粪便或乙状结肠镜检标本来诊断的。肠套叠的特征是腹部肿块，即所谓的果酱样大便，无白细胞，且病初无发热。轻度志贺菌病在临床上与其他形式的感染性腹泻没有区别。

（4）合并症：脱水、酸中毒、休克和肾衰竭是主要并发症。在某些情况下，会出现慢性痢疾，症状是黏液样便和营养不良。菌血症和肠外感染是罕见但严重的并发症。发热伴惊厥是常见的。致死性痢疾和溶血性尿毒症很少发生。在HLA-B27基因型患者中，志贺菌感染可能导致反应性关节炎。

（5）治疗

1）特异性治疗：较轻的感染可能不需要抗生素治疗。志贺菌对抗生素的耐药性日益严重，包括对复方新诺明、氨苄西林和氟喹诺酮类药物的耐药性。阿奇霉素[第1天12mg/（kg·d），随后6mg/（kg·d），持续2d]通常有效，环丙沙星也有效，但后者不应常规用于儿童。注射用头孢曲松[50mg/（kg·d）]是严重感染的一种选择。成功的治疗可以缩短发热、肠绞痛和腹泻的持续时间，并终止志贺菌的粪便排泄。经验性治疗应限于典型志贺菌病或已知暴发的儿童。

2）一般治疗：在严重的情况下，立即补液是至关重要的。轻度吸收不良综合征可能会出现，需要长期的饮食控制。补锌可能有助于处于缺锌风险人群的康复。

（6）预后：如果能及时预防或治疗血管塌陷，则预后良好。不接受液体和电解质治疗的低龄、营养不良的婴儿死亡率很高。未接受抗菌治疗的患者，志贺菌病的恢复期粪便排泄持续1～4周，长期携带者很少。

17. 霍乱

诊断要点和主要特点

- 突然出现严重水样腹泻
- 持续呕吐，无恶心或发热
- 极度快速脱水和电解质丢失，血管崩塌迅速发展
- 接触霍乱病例或贝类，或社区中存在霍乱
- 粪便培养证实诊断

（1）概述：霍乱是一种由革兰氏阴性菌霍乱弧菌引起的急性腹泻病。它通过受污染的水或食物，特别是受污染的贝类传播。在卫生和安全供水有限的贫困地区，流行很常见。典型疾病常容易被发现，以至于在流行地区诊断是显而易见的。轻度疾病患者和幼儿

可能易感染。

无症状感染比临床疾病更常见。在流行区，随着年龄的增长，霍乱弧菌抗体的滴度不断上升。感染发生在抗体滴度低的个体中。发生率以5岁以下儿童最高，并随年龄增长而下降，霍乱通常发生在婴儿期。

霍乱毒素是一种引起腹泻症状的肠毒素蛋白质。霍乱毒素与肠细胞中腺苷酸环化酶的调节亚单位结合，引起环磷酸腺苷的增加、NaCl和水进入管腔肠道。

营养状态决定腹泻持续时间，严重营养不良的成人和儿童腹泻时间延长。

霍乱在印度、南亚和东南亚以及非洲部分地区流行。最近一次由O1型霍乱弧菌El-Tor生物型引起的大流行始于1961年的印度尼西亚。霍乱流行在中美洲和南美洲蔓延，到1994年，共报告了100万例病例和9500例死亡。海地从2010年10月开始暴发严重霍乱疫情，许多病例继续发生。也门最近的一次疫情表明，在冲突地区中，民众容易受到霍乱的影响。在美国，霍乱通常发生于国外旅行后，或者很少是由于食用受污染的进口食品造成的。

霍乱弧菌是海洋环境中贝类和桡足类的自然寄居者。霍乱弧菌的季节性繁殖可能是疫区暴发的一个来源。慢性霍乱携带者很少见。该病潜伏期短，通常为1～3d。

（2）临床表现

1）症状和体征：许多感染霍乱弧菌的患者病情较轻，1%～2%的患者出现严重腹泻。在严重霍乱期间，突然出现大量、频繁的水样大便，通常呈浅灰色（所谓的米水大便），并含有一些黏液，但没有脓液。呕吐可能是喷射性的，不伴有恶心。在2～3h内，大量的体液流失会导致危及生命的脱水、低氯血症和低钾血症，并伴有明显的虚弱和虚脱。如果不进行液体治疗，将发生肾衰竭和不可逆的外周血管衰竭。该病持续1～7d，并通过适当的抗生素治疗缩短。

2）实验室发现：显著升高的血红蛋白（20g/dl）和明显的酸中毒、低氯血症和低钠血症。培养确认需要特定的培养基，初步推测诊断需要16～18h，细菌学确诊需要36～48h。

（3）预防：2016年，美国批准了一种口服霍乱减毒活疫苗，用于前往霍乱流行地区的成人。预计可提供80%～90%的保护。其他霍乱疫苗可在美国以外的地方买到，有效率为50%～75%。保护期为3～6个月。到疫区旅游的游客如果在饮食上谨慎，保持良好的个人卫生，感染风险很小。在疫区，所有的水必须煮沸，贝类应彻底煮熟，食物和饮料应防止苍蝇，并遵守卫生预防措施。食物应在饭后立即冷藏。简单的水过滤对减少病例非常有效。所有霍乱患者都应该隔离。药物预防（四环素500mg/d，持续5d），如果迅速使用可以限制家庭中的继发性病例，应在患者发病后尽快开始。复方新诺明可用于儿童。

（4）治疗：维持体液和电解质稳定是霍乱治疗的最重要方面。生理盐水或乳酸林格液应大量静脉注射，以恢复血容量和尿量，并防止不可逆休克，同时需要补充钾。静脉注射碳酸氢钠，最初也可能需要用来克服大便中碳酸氢钠丢失引起的严重代谢性酸中毒。中度脱水和酸中毒可以通过口服补液治疗，可在3～6h得到纠正，因为小肠的活性葡萄糖转运系统功能正常。口服补液的最佳成分如表45-5所示。

抗生素治疗还可以缩短病程，降低霍乱的严重程度。美国儿童的一线治疗是多西环素[4.4mg/（kg·d），每日2次]。阿奇霉素[10mg/（kg·d），一次给药，连用1～5d]也有效。抗生素治疗可预防临床复发，但不如液体和电解质治疗重要。

（5）预后：早期快速补充液体和电解质，儿童的病死率为1%～2%。如果出现明显症状而不给予治疗，死亡率超过50%。

（译者：李　礼）

18. 弯曲杆菌感染

诊断要点和主要特点
● 发热、呕吐、腹痛、腹泻
● 通过粪便培养或PCR确诊

（1）概述：弯曲杆菌是一种小的革兰氏阴性弯曲或螺杆菌，在许多动物中是共生体或病原体。空肠弯曲菌常引起人类急性肠炎。在美国，由于空肠弯曲菌引起的胃肠炎每年影响130万人，比沙门氏菌或志贺菌引起的胃肠炎更为常见。胎儿弯曲杆菌可导致免疫功能低下患者的菌血症和脑膜炎。胎儿可引起母体发热、流产、死产和严重新生儿感染。

弯曲杆菌寄生于家畜和野生动物，尤其是家禽体内。许多病例与生病的小狗或其他动物接触有关。受污染的食物和水、未煮熟的家禽以及通过粪-口传播的人与人之间传播是常见的传播途径。已有报道与日托中心、受污染的供水和生奶有关的疫情。新生儿在分娩时可能从母亲那里获得这种病原。弯曲杆菌是中低收入国家旅行者腹泻的主要原因。

（2）临床表现

1）症状和体征：空肠肠炎可轻或重。在热带国家，无症状大便是常见的。该病潜伏期通常为1～7d。通常突然出现高热、不适、头痛、腹部绞痛、恶心和呕吐。随后腹泻，可能是水样或胆汁染色、黏液样和血性。这种病是自限性的，持续2～7d，但可能会复发。如果不进行抗菌治疗，该生物体会在粪便中停留1～6周。

免疫缺陷患者可能会出现菌血症而遭受长期或复发性疾病或并发症。

2）实验室发现：外周血白细胞计数普遍升高，呈多种带状。大便镜检可见红细胞和白细胞。

从粪便中分离空肠弯曲菌并不困难，但需要选择琼脂和培养条件。多重 PCR 检测可用于弯曲菌和其他肠道致病菌的快速诊断。

（3）鉴别诊断：弯曲杆菌肠炎可能类似于病毒性胃肠炎、沙门氏菌病、志贺菌病、阿米巴病或其他感染性腹泻。因为该病与溃疡性结肠炎、克罗恩病、肠套叠和阑尾炎相似，错误的诊断会导致不必要的诊断测试或手术。

（4）并发症：最常见的并发症是脱水。其他不常见的并发症包括结节性红斑、抽搐、反应性关节炎、菌血症、尿路感染和胆囊炎。弯曲杆菌是吉兰 - 巴雷综合征（估计每 1000 例中有 1 例发生）最常见的病因，通常在空肠弯曲菌感染 1 ～ 3 周后发生。

（5）预防：目前没有疫苗。洗手和遵守基本的食品卫生规范有助于预防疾病。与生禽类接触后，洗手和清洁厨房用具是很重要的。家禽的充分烹调是很重要的。

（6）治疗：治疗液体和电解质紊乱很重要，在较轻的情况下是唯一需要的干预措施。在病程早期给予抗菌治疗可以缩短症状的持续时间。用阿奇霉素 [10mg/(kg・d)，每天一次] 治疗 3d，或环丙沙星终止粪便排泄，可能限制家庭传播。氟喹诺酮耐药空肠弯曲菌目前在世界范围内普遍存在。

（7）预后：如果脱水得到纠正，并且误诊不会导致不适当的诊断或外科手术，那么该病预后很好。

19. 土拉菌病

诊断要点和主要特点

- 在接种部位和局部淋巴结肿大的皮肤或黏膜病变
- 突然发热、发冷和虚脱
- 有接触受感染动物史，主要是野兔，或蜱虫或鹿蝇接触史
- 皮肤黏膜溃疡或区域淋巴结标本培养、PCR 或免疫荧光染色阳性
- 高血清抗体滴度

（1）概述：土拉菌病是由土拉弗朗西斯菌引起的，这是一种革兰氏阴性菌，通常直接从受感染的动物身上获得，或者通过被感染的蜱虫或鹿蝇叮咬而获得。偶尔感染来自受感染的家养犬或猫；感染的血液或组织污染皮肤或黏膜；吸入受感染的物质；或摄入受污染的肉或水。该病潜伏期较短，通常为 3 ～ 7d，但可能在 2 ～ 25d。在美国，2017 年报告了 239 例土拉菌病病例。

蜱类（狗蜱、木蜱、孤星蜱）是土拉菌病传播的重要媒介，家兔是典型的传播媒介。重要的是，对于任何患有发热性疾病并伴有淋巴结肿大（通常是在引流性皮肤溃疡区域）的患者，应寻找猎兔、剥皮或准备食物的病史。

（2）预防：应穿着适当的衣服和使用驱虫剂，保护儿童免受虫咬，特别是蜱虫和鹿蝇的叮咬。因为兔子是大多数人类感染的源头，所以在处理此类猎物时应格外小心。猎人或食物处理人员在加工野兔尸体时应戴上橡胶手套。应注意避免分割死的动物。如果发生接触，应使用肥皂和水彻底清洗。对于暴露后预防土拉菌病（如可能发生在生物恐怖事件中），建议使用 14d 疗程的多西环素。

（3）临床表现

1）症状和体征：几种临床类型的土拉菌血症发生在儿童。60% 的感染是溃疡状的，开始时是一个相对无痛、发红的丘疹，可能瘙痒并迅速溃疡。很快，区域淋巴结变得又大又软。波动很快随之而来。可能有明显的全身症状，包括高热、寒战、虚弱和呕吐。肺炎偶尔伴有溃疡性肾小球型或可被视为感染的唯一表现（肺炎型）。可检测到的皮肤损害可能不存在，局部淋巴肿大可能单独存在（腺状）。眼底和口咽也会出现。后者以扁桃体炎为特征，常伴有膜形成、颈部腺病和高热。在没有原发性溃疡或局限性淋巴结炎的情况下，可发生一种使人想起伤寒的长期发热性疾病（伤寒型）。脾肿大是常见的各种形式。

2）实验室发现：土拉菌可以从溃疡、局部淋巴结、血液和肺炎型患者的痰中重新恢复。然而，该生物体只能在浓缩培养基（血胱氨酸葡萄糖琼脂）上生长，由于具有通过空气传播给实验室人员的风险，实验室处理是危险的。活检或受累淋巴结抽吸物的 PCR 或免疫荧光染色有诊断意义。

白细胞计数并不显著。诊断通常是通过血清学检查来确认的。抗体通常在发病的第 2 周出现。在没有阳性培养的情况下，试管凝集抗体效价为 1 ： 160 或更高，或微凝集效价为 1 ： 128 或更高，则推定为对土拉菌病的诊断为阳性。通过证明急性和恢复期血清样本之间抗体滴度升高 4 倍，即可确定疾病。血液、淋巴结抽吸物或组织的 PCR 可通过国家卫生部门获得。

（4）鉴别诊断：伤寒型的土拉菌病可能类似于伤寒、布鲁氏菌病、粟粒性肺结核、落基山斑点热和单核细胞增多症。肺炎性土拉菌病类似非典型肺炎。溃疡性土拉菌病类似于由葡萄球菌或链球菌、鼠疫、炭疽和猫抓热引起的脓皮病。口咽型必须与链球菌性或白喉性咽炎、单核细胞增多症、疱疹性咽炎或其他病毒性咽炎区分开来。

（5）治疗

1）特异性治疗：以往链霉素是首选药物。然而，庆大霉素 [5mg/（kg・d）] 也是有效的，更易获得，临床医生较为熟悉。10d 的疗程通常就足够了，但更严重的感染可能需要更长时间的治疗。环丙沙星也可用于病情较轻的患者。多西环素通常是有效的，但它是一种抑菌剂（与杀菌剂相反）药物，与较高的复发率相关。

2）一般治疗：必要时可给予解热镇痛药。皮肤损伤最好保持开放。腺性病变偶尔需要切开引流。

（6）预后：大多数土拉菌病早期被发现并得到适当治疗，预后良好。

20. 鼠疫

诊断要点和主要特点

- 突然发热、发冷和虚脱
- 局部淋巴结炎伴淋巴结化脓（淋巴结型）
- 皮肤与黏膜出血和休克（败血症）
- 咳嗽、呼吸困难、发绀和咯血（肺炎）
- 有接触受感染动物史
- 通过阳性培养、PCR 或培养物的免疫荧光染色来确认诊断

（1）概述：鼠疫是一种由鼠疫耶尔森菌引起的极为严重的急性感染。这是一种啮齿动物的疾病，通过跳蚤叮咬传染给人类。在美国西部和西南部的许多州，鼠疫杆菌已经从地松鼠、草原犬和其他野生啮齿动物身上分离出来。大多数病例来自新墨西哥州、亚利桑那州、科罗拉多州和加利福尼亚州。直接接触啮齿动物、兔子或家养的犬和猫会接触到感染鼠疫杆菌的跳蚤。2014 年，与一只受感染的狗接触导致了 4 例病例。大多数病例发生在 6 ～ 9 月。美国的人类瘟疫似乎是以周期性的方式发生的，这反映了野生动物蓄水池的循环。美国每年平均报告 7 例。

（2）预防：妥善处理家庭和商业废物以及控制老鼠和其他动物是预防鼠疫的基本要素。控制跳蚤也很重要。在偏远地区度假的儿童应受到警告，不要处理死亡或垂死的动物。在郊区自由游荡的家猫可能会接触受感染的野生动物并获得感染的跳蚤。目前还没有商业上可以买到的鼠疫疫苗。

所有在过去 6d 内接触鼠疫的人（通过与受感染者的个人接触、接触鼠疫感染的跳蚤或接触受感染的组织）应给予抗菌预防，或指示向其医生报告发热或其他症状。与肺鼠疫患者有密切接触（< 2m）的人员，应在最后一次接触后 7d 内接受抗菌药物预防。多西环素（强力霉素）或环丙沙星是推荐的预防药物。接受预防性治疗的患者仍应在发热或其他疾病发作时及时就医。

（3）临床表现

1）症状和体征：鼠疫有几种临床表现形式，最常见的两种是淋巴腺型和败血性。肺鼠疫并不常见。

黑死病：潜伏期 2 ～ 8d 后，突然出现高热、寒战、头痛、呕吐和明显的谵妄或意识模糊。也有一种不太严重的形式，起病不那么急，但会在几天内发展到严重症状。虽然跳蚤叮咬很少见，但区域淋巴结，通常是腹股沟和单侧，疼痛和疼痛，直径 1 ～ 5cm。淋巴结通常在 1 周后自行排出。鼠疫杆菌产生内毒素，导致血管坏死。

细菌可压倒局部淋巴结，进入循环产生败血症。严重的血管坏死导致皮肤、黏膜、肝脏和脾脏广泛播散性出血。内毒素损伤可引起心肌炎和循环衰竭。感染性肺炎或细菌性脑膜炎可发生在淋巴结炎后。

败血性：最初可能表现为败血症，但没有淋巴结病的证据。在一些系列中，25% 的病例最初是败血性的。败血性鼠疫的预后比腺鼠疫差，主要是因为它没有得到早期的识别和治疗。患者可能表现为非特异性发热，以发热、肌痛、寒战和厌食为特征。败血性鼠疫可并发肺部二次播散引起鼠疫肺炎。可能发生手指、足趾和鼻尖等远端身体部位的坏死。

原发性肺鼠疫：吸入鼠疫杆菌引起原发性鼠疫肺炎。这种形式的鼠疫在人与人之间传播，并从患有肺鼠疫的猫或狗传染给人，很可能是在生物恐怖主义事件中空气悬浮释放 Y 型鼠疫之后出现的鼠疫形式。经过 1 ～ 6d 的潜伏期后，患者会出现发热、咳嗽、气短、痰带血、水样或脓性痰。胃肠道症状有时很突出。因为最初的感染焦点是肺部，所以通常没有淋巴结；偶尔也可以看到颈部淋巴结。

2）实验室发现：从淋巴结抽吸物含有双极染色革兰氏阴性杆菌。脓、痰和血都能产生有机体。可通过荧光抗体检测或临床标本的 PCR（可通过国家卫生部门获得）进行快速诊断。通过培养或血清学检测进行确认。培养结果通常在 48h 内呈阳性。配对的急性和恢复期血清可检测抗体升高 4 倍。众所周知，自动细菌鉴定系统会误判鼠疫，而且不可靠。

（4）鉴别诊断：该病的败血症阶段可能与脑膜炎球菌血症、其他细菌引起的败血症和立克次体病等疾病混淆。类似于淋巴结肿大、瘙痒、蜂窝织炎。

（5）治疗

1）特异性治疗：链霉素或庆大霉素治疗 10 ～ 14d（或退热后几天）是有效的。对于不需要肠外治疗的患者，可给予多西环素、环丙沙星、TMP-SMX 或氯霉素。应尽一切努力，不经手术就可以解决淋巴结炎。引流淋巴结的脓液具有传染性。

2）一般治疗：对于鼠疫疑似病例，应立即通知国家卫生官员。肺鼠疫具有高度传染性，在患者接受有效抗菌治疗48h之前，需要进行液滴隔离。

如有鼠疫嫌疑，应通知实验室人员，以便采取预防措施，防止职业性获得。

（6）预后：未经治疗的鼠疫死亡率约为50%。经治疗的肺鼠疫死亡率为50%～60%。最近在新墨西哥州的死亡率是3%的腺鼠疫和71%的败血性形式。

21. *流感嗜血杆菌型感染*

诊断要点和主要特点

- 4岁以下儿童的化脓性脑膜炎，脑脊液直接涂片显示革兰氏阴性多形性杆状物
- 急性会厌炎：高热、流口水、吞咽困难、失声和喘鸣
- 脓毒性关节炎：4个月至4岁的儿童发热、局部发红、肿胀和疼痛，伴有关节的主动或被动运动
- 蜂窝织炎：婴儿突然发热和特殊蜂窝织炎，通常累及面颊或眶周
- 在所有病例中，从血液、脑脊液或吸入脓液中培养出阳性培养物都能确认诊断

（1）概述：流感嗜血杆菌根据其多糖荚膜可分为6个血清型（a～f），而没有多糖荚膜的人被认为是不定型的。乙型流感嗜血杆菌（Hib）是一种常见的侵袭性疾病，如脑膜炎、菌血症、会厌炎、败血症性关节炎、眶周和面部蜂窝织炎、肺炎和心包炎，由于在婴儿早期广泛免疫，已变得不常见。在美国许多地区，发病率下降了99%，这是由于疫苗覆盖率高和疫苗接种后鼻咽携带减少。

现在，非b型和不定型流感嗜血杆菌引起了大多数侵袭性疾病。非b型血清型可引起脑膜炎、菌血症和其他以前由Hib引起的疾病。无包膜、不定型流感嗜血杆菌经常在黏膜上定植，并在儿童和成人中引起中耳炎、鼻窦炎、支气管炎和肺炎。

未包被、不定型的流感嗜血杆菌也会引起侵袭性疾病。新生儿败血症与早发性GBS相似，在早产儿和低出生体重儿中更为常见。产科并发症绒毛膜羊膜炎和菌血症通常是新生儿病例的来源。25%～40%的不定型流感嗜血杆菌对氨苄西林耐药。β-内酰胺酶阴性、氨苄西林耐药（BLNAR）流感嗜血杆菌在欧洲、日本和加拿大已成为临床上重要的病原体。在美国，BLNAR病毒株的流行率目前保持在3%左右。在5岁以下的儿童中，美洲印第安人和阿拉斯加土著儿童的侵袭性流感病毒病发病率明显较高，是其他种族的5倍多。

（2）预防：目前有几种碳水化合物-蛋白质结合Hib疫苗（见第10章）。

当Hib患者的家庭接触者年龄小于4岁时，未免疫或部分免疫的Hib患者发生侵袭性Hib疾病的风险最高。以下情况需要对所有家庭接触者（孕妇除外）进行利福平化学预防，以消除Hib和Hib的潜在鼻咽定植，降低侵袭性疾病的风险：①至少有一名家庭接触者小于4岁，且未免疫或未完全免疫Hib；②免疫功能受损的儿童（任何年龄或免疫状态）居住在该家庭中；③未满12个月的儿童居住在家中，且未接种Hib疫苗。如果在过去的60d里，幼儿园和日托中心的接触者可能需要预防措施（与州卫生官员讨论）。如果患者年龄小于2岁，或者患者居住在有家庭接触者有患病风险的家庭中（如上所述），并且如果使用头孢曲松或头孢噻肟以外的抗生素方案进行治疗（这两种药物都能有效地从鼻咽部根除Hib），则该指数病例也需要进行化学预防。成人接触者每日口服1次，最大剂量为每月600mg。小于1个月的婴儿应口服利福平（每剂10mg/kg，每天一次，连续4d）。孕妇不宜使用利福平。对于家庭接触甲型流感嗜血杆菌（*H. influzae*）引起的侵袭性疾病的儿童，可考虑采取化学预防措施。对于其他菌株，包括不定型流感嗜血杆菌，通常不建议进行化学预防，因为继发病例很少。

（3）临床表现

1）Hib与非B型侵袭性疾病的症状和体征

A. 脑膜炎：婴儿通常表现为发热、易怒、嗜睡、进食不畅，伴有或不伴有呕吐，并伴有高声哭闹。

B. 急性会厌炎：对早期诊断嗜血性会厌炎最有用的是吞咽困难的证据，其特征是拒绝进食或吞咽唾液和流口水。这一发现，再加上中毒儿童即使在没有樱桃红会厌的直接检查中也有高热，应强烈提示诊断，并导致及时插管（见第19章）。

C. 败血性关节炎：在疫苗接种前，Hib是美国未经免疫接种的4岁以下儿童败血症性关节炎的常见病因。孩子发热，不肯移动受累的关节和肢体。检查显示肿胀、发热、发红、触诊时触痛，以及试图活动关节时的剧烈疼痛。

D. Hib引起的蜂窝织炎：几乎只发生在3个月至4岁的儿童中，但由于免疫接种，现在已不常见。通常累及脸颊或眶周（视前区）。

2）实验室发现：Hib感染的白细胞计数可能偏高或正常，并向左偏移。从受累部位的血液、脑脊液、吸入性脓液或液体培养阳性证明诊断。在未经治疗的脑膜炎中，脑脊液涂片可显示典型的多形性革兰氏阴性杆菌。最近，FDA批准了一种对脑脊液进行多重PCR检测的方法，其中包括可以检测到的病原体中的流感嗜血杆菌。

3）影像学：颈部侧视可提示疑似急性会厌炎的诊断，但误解是常见的。插管不应延迟以获取射线照片。

（4）鉴别诊断

1）脑膜炎：脑膜炎必须与头部损伤、脑脓肿、肿瘤、铅性脑病和其他形式的脑膜脑炎相鉴别，包括分枝杆菌、病毒、真菌和细菌制剂。

2）急性会厌炎：在由病毒制剂（副流感病毒 1、2 和 3，呼吸道合胞病毒，甲型流感病毒，腺病毒）引起的儿童有更明确的上呼吸道症状、咳嗽、声音嘶哑、阻塞症状进展缓慢和低热。痉挛性蹲位通常发生在夜间有发作史的儿童。突然发作窒息和阵发性咳嗽提示异物吸入。咽后脓肿可与会厌炎鉴别。

3）化脓性关节炎

鉴别诊断：包括急性骨髓炎、髌前滑囊炎、蜂窝织炎、风湿热、骨折和扭伤。

4）蜂窝织炎：丹毒、链球菌性蜂窝织炎、昆虫咬伤和创伤 [包括寒冷性（冰棒）脂膜炎或其他类型的冻伤] 可能类似于 Hib 蜂窝织炎。眶周蜂窝织炎必须与无蜂窝织炎的副鼻窦疾病、眼睑过敏性炎症疾病、结膜炎和带状疱疹感染相鉴别。

（5）并发症

1）脑膜炎：见第 25 章。

2）急性会厌炎：该病可迅速发展为完全性气道阻塞，并伴有缺氧并发症（见第 25 章）。可能发生纵隔气肿和气胸。

3）化脓性关节炎：如果延误诊断和治疗，化脓性关节炎可能导致软骨迅速破坏和强直。即使早期治疗，负重关节感染性关节炎后残余损伤和残疾的发生率可能高达 25%。

4）蜂窝织炎：来自皮肤的菌血症可能导致脑膜炎或脓性关节病。

（6）治疗：所有细菌性或潜在的细菌性流感嗜血杆菌病患者都需要住院治疗。住院患者的首选药物是第三代头孢菌素（头孢噻肟或头孢曲松），直到知道该生物体的敏感性。美罗培南是另一种选择。侵袭性 Hib 病患者应在开始肠外抗生素治疗后 24h 进行液滴隔离。

1）脑膜炎：一旦怀疑有细菌性脑膜炎，就应开始治疗。对于脑膜炎的经验性静脉注射疗法（直到确定微生物）是万古霉素联合头孢曲松。一旦该菌被鉴定为流感嗜血杆菌，并且已知其敏感性，就可以相应地调整抗生素方案。大多数分离物对头孢曲松敏感，部分对氨苄西林敏感。整个疗程均应静脉注射治疗。如果静脉通路变得困难，可以肌内注射头孢曲松。

单纯性脑膜炎的治疗时间为 10d。对于反应缓慢或有并发症的儿童，保留更长的治疗时间。

诊断后立即给予地塞米松并持续 4d 可降低 Hib 脑膜炎患儿听力损失的发生率。使用地塞米松存在争议，但使用时，剂量为 0.6mg/（kg • d），分 4 次服用，持续 2 ～ 4d。开始使用地塞米松超过 6h 后抗生素开始不太可能带来好处。重复腰椎穿刺在 Hib 脑膜炎中通常是不必要的，在以下情况下可以复查：临床反应不满意或可疑，治疗数天后出现癫痫，如果神经系统检查异常或难以评估，或延长（7d）或反复发热。

2）急性会厌炎：见第 19 章。

3）化脓性关节炎：一旦已知该分离物为嗜血杆菌且已知其敏感性（见第 19 章），初始治疗应包括有效的抗结核抗生素和头孢噻肟或头孢曲松，直到确定疗效并继续进行该菌的鉴定。如果在最初的静脉治疗后有所改善，患者可以根据其敏感性转为口服治疗。应根据敏感性选择口服药物，可能包括阿莫西林 / 克拉维酸盐 [90 ～ 100mg/（kg • d），分 4 次服用，每 6 小时一次]。替代药物包括第二代或第三代头孢菌素。抗生素的使用应持续 2 ～ 4 周（如果并发症或体征和症状没有得到解决，则需要更长的时间）。引流感染的关节液是治疗的重要部分。在髋关节以外的关节，通常可以通过一针或多针引流来实现。对于髋关节感染和其他关节的关节炎，当治疗延迟或临床反应缓慢时，建议手术引流。

4）蜂窝织炎（包括眼眶蜂窝织炎）：眼眶蜂窝织炎的初始治疗应该是广谱抗生素。一旦该菌被鉴定为流感嗜血杆菌并且已知其敏感性，可根据其敏感性使用头孢噻肟、头孢曲松或美罗培南。混合感染很常见。治疗经肠外给药至少 3 ～ 7d，然后口服治疗。治疗 72h 后通常有明显改善。抗生素的总疗程将随着感染的严重程度、对治疗的反应、脓肿的存在以及是否进行了引流而有所不同。如果眼眶蜂窝织炎的所有症状都已完全消除，对于没有脓肿和良好治疗效果的简单病例，至少 21d 的疗程是合理的。如果有严重筛窦鼻窦炎和骨质破坏的证据，至少 4 周的疗程是可取的。复杂病例可能需要更长的疗程。

（7）预后：侵袭性流感嗜血杆菌的病死率为 15%，但根据血清型可能更高。婴儿和老年人死亡率最高。15% ～ 30% 的 Hib 脑膜炎患者出现听力损失或其他神经后遗症。Hib 脑膜炎患者应在病程期间或康复后不久进行听力检查。尽管进行了适当的免疫接种，但仍有侵袭性 Hib 感染的儿童应进行检测，以调查免疫功能并排除 HIV。会厌炎的死亡与菌血症和气道阻塞的迅速发展有关。对其他需要住院治疗的疾病，早期给予足够的抗生素治疗，预后良好。

22. 百日咳

诊断要点和主要特点

- 前驱期（卡他性期）(1 ～ 3 周)，以轻度咳嗽和鼻炎为特征，但无发热
- 持续的阵发性痉挛性咳嗽，以一声高音吸气“呜呜”声结束
- 恢复期：在数周至数月内缓慢消除咳嗽
- 白细胞增多症伴绝对性淋巴细胞增多症
- 鼻咽分泌物 PCR 确诊

(1) 概述：百日咳是由百日咳杆菌引起的一种急性、高度传染性呼吸道感染，其特征是严重支气管炎。儿童通常是通过有症状的家庭接触而得此病的。成人和青少年有轻微的呼吸道疾病，不被认为是百日咳，往往是感染源。无症状携带百日咳尚未证实。传染性在卡他性和早期阵发性咳嗽阶段（发病后约 4 周）最为明显。

在美国，2012 年报告了 48 000 多例病例，但近年来发病率下降到平均 18 000 ～ 20 000 例 / 年；尽管许多病例没有报告。百日咳在年轻人中最严重。诊断为百日咳的 1 岁以下儿童中有 50% 接受住院治疗。小于 2 个月的婴儿的死亡率约为 2%，1 岁以下婴儿的死亡率约为 1%。

自然百日咳后的免疫持续时间不得而知，但不是终身免疫。再感染通常是轻微的。接种疫苗后的免疫力在 5 ～ 10 年内就会减弱；因此，美国的大多数年轻人都易感染百日咳，这种疾病可能很常见，但尚未得到承认。与全细胞疫苗相比，无细胞疫苗（现在在美国是标准的）的效力降低，以及由于某些社区对于疫苗接种的犹豫而导致的低免疫率，这些都是导致百日咳在美国流行的重要原因。

副百日咳博德特菌和霍姆斯博德特菌引起相似但较轻的综合征。

百日咳菌附着在有纤毛的呼吸上皮上并在那里繁殖，不会发生更深的侵袭。这种疾病是由几种细菌毒素引起的，其中最有效的是百日咳毒素，它是典型的淋巴细胞增多症的罪魁祸首。

(2) 临床表现

1) 症状和体征：百日咳起病隐匿，伴有卡他性上呼吸道症状（鼻炎、打喷嚏和刺激性咳嗽）。发热超过 38.3℃是不寻常的，建议另一种诊断方法。约 2 周后，咳嗽变为阵发性，特征是反复用力咳嗽，最后伴有一声巨大的吸气声（呼噜声）。患有严重百日咳的婴儿和成人以及较轻的百日咳患者可能缺乏这一特征，通常伴随着呕吐发作。咳嗽可能伴有发绀、出汗、虚脱和疲惫。咳嗽发作在晚上更频繁。这个阶段会持续 2 ～ 4 周，并逐渐改善。阵发性咳嗽可能持续数月，并可能因并发病毒性呼吸道感染而恶化。对于成人、年龄较大的儿童和部分免疫的个体，症状可能仅包括持续 1 ～ 2 周的刺激性咳嗽。临床百日咳在免疫儿童中较轻。

2) 实验室发现：白细胞计数为 20 000 ～ 30 000/μl，其中 70% ～ 80% 的淋巴细胞通常出现在卡他性期末期，淋巴细胞增多的程度与疾病的严重程度相关。重度肺动脉高压和白细胞增多症（> 70 000/μl）与小儿百日咳的严重疾病和死亡有关。血象可能类似淋巴细胞白血病或类白血病反应。许多患有轻度感染的儿童和成人从未出现过淋巴细胞增多症。

在大多数中心，首选的诊断方法是通过鼻咽标本的 PCR 鉴定百日咳。从卡他性期开始，到发作期开始约 2 周结束，在呼吸道中发现的该菌的数量逐渐减少。症状出现数周后，PCR 检测常呈阴性。培养需要专门的培养基，特别要注意标本的收集和运输，现在许多实验室都不具备这种条件。胸片显示支气管增厚，有时可见“蓬松”的心脏边界。

(3) 鉴别诊断：在卡他性阶段，百日咳很难与病毒引起的上呼吸道疾病区分开来感染。百日咳的鉴别诊断包括细菌性（尤其是肺炎支原体）、结核性、衣原体和病毒性肺炎。百日咳没有发热，可将这种疾病与大多数细菌感染区分开来。慢性咳嗽可考虑囊性纤维化和异物吸入。腺病毒和呼吸道合胞病毒可引起阵发性咳嗽，并伴有外周血淋巴细胞升高，类似百日咳。

(4) 并发症：支气管肺炎是最常见的严重并发症。它的特点是在阵发性阶段突然出现临床恶化，伴有高热，有时伴有明显的类白血病反应，并向以多形核中性粒细胞为主转变。并发的病毒性呼吸道感染也是一种常见的并发症，可引起发作性咳嗽恶化或复发。中耳炎很常见。残余慢性支气管扩张症是一种罕见但严重的并发症。呼吸暂停和猝死可能发生在一个特别严重的发作。咳嗽的力量可能导致肋骨骨折。癫痫发作使 1.5% 的病例复杂化，0.1% 的病例发生脑病。脑病常常是致命的。缺氧性脑损伤、脑出血或百日咳神经毒素都是可能的原因，但缺氧是最有可能的原因。鼻出血和结膜下出血是常见的。剧烈咳嗽可能会导致肋骨骨折。在婴儿中，窒息、呼吸暂停、喂养不良和发育不良是常见的。

(5) 预防：应在婴儿早期接种 DTaP（白喉、破伤风和无细胞百日咳）疫苗（见第 10 章）。青少年和成人疾病的发生和认识的提高导致了病例数量的增加。建议对 11 ～ 18 岁的青少年接种加大剂量的疫苗。建议 18 ～ 60 岁的成年人使用 Tdap 的后续增强剂量，以取代 Td 助推器。还建议对妊娠 36 周前的孕妇、新妈妈、6 个月以下婴儿的护理人员以及幼儿保健人员进行免疫接种。

对于家庭和医院内的接触者，应考虑使用阿奇霉素进行化学预防，尤其是孕妇、12 个月以下的幼儿和

有慢性疾病的人。住院百日咳儿童应隔离，因为其传播给其他患者和工作人员的风险很大。据报道，曾有儿起大型医院暴发疫情。

（6）治疗

1）特异性治疗：抗生素可改善早期感染（即卡他性期），但对发作期的临床症状无影响。因此，治疗应尽快开始，而不应等到确诊有强烈怀疑的情况下才进行。阿奇霉素（每剂 10mg/kg，在第 1 天最多 500mg，随后每剂 5mg/kg，每天 250mg/kg，连续 4d）是首选药物，因为它能迅速终止百日咳的呼吸道传播。红霉素每日 4 次，持续 14d 是可以接受的，但不是首选。对大环内酯类抗生素的耐药性很少有报道。TMP-SMX 也可用于红霉素不耐受患者。红霉素与 1 个月以下婴儿的幽门狭窄有关，阿奇霉素是这个年龄段的首选。阿奇霉素治疗后幽门狭窄的风险可能较小，但也有病例发生。对于需要阿奇霉素治疗的 1 个月以下婴儿的父母，应告知他们这一风险，并就幽门狭窄的迹象进行咨询。

2）一般治疗：发作期的营养支持很重要。可能需要频繁的小喂食、管饲或肠外液体补充。尽量减少引发发作的刺激可能是控制咳嗽的最佳方法。虽然已经提出了许多应用药物，包括沙丁胺醇、皮质类固醇和苯海拉明，但还没有足够的临床试验来确定有效的药物治疗咳嗽发作。

3）并发症的治疗：肺炎或其他肺部并发症引起的呼吸功能不全，必要时应给予氧气和辅助通气治疗。抽搐用适当的支持性护理和抗惊厥药治疗。细菌性肺炎或中耳炎可能需要额外的抗生素。具有极高白细胞计数（> 70 000μl）的婴儿有较高的死亡风险，可受益于体外膜肺氧合（extracorporeal membrane oxygenation，ECMO）。

（7）预后：近年来，由于良好的护理、并发症的处理、营养的重视和现代的重症监护，百日咳患者的预后得到了改善。然而，这种疾病在 1 岁以下的婴儿中仍然非常严重；大多数死亡发生在这个年龄组。脑病患儿预后差。

23. 李斯特菌病

诊断要点和主要特点

早发性新生儿疾病：

- 胎儿窘迫和肝脾肿大的婴儿出生后数小时出现败血症症状；产时发热

晚发性新生儿疾病：

- 脑膜炎，有时伴有脑脊液和外周血单核细胞增多症
- 发病年龄为出生后 9 ～ 30d

免疫抑制患者：

- 发热和脑膜炎

（1）概述：李斯特菌是一种革兰氏阳性、无芽孢的需氧菌，广泛分布于动物、食物、灰尘和土壤中，会导致新生儿和免疫抑制较大的儿童的全身感染。孕妇感染相对较轻，伴有发热、疼痛和寒战，但伴有菌血症，有时会导致宫内或围产期感染，对胎儿或新生儿造成严重后果。孕妇特别容易感染李斯特菌病，20% 的受累孕妇以死产或新生儿死亡告终。在美国，怀孕的西班牙裔妇女感染李斯特菌病的概率是普通人的 24 倍。李斯特菌病的暴发与多种食物有关，尤其是未经高温消毒的乳制品，包括自制墨西哥式奶酪和熟肉。尽管自对即食食品采取严格的管理措施以来，病例有所减少，但美国的疫情仍在继续发生；美国疾控中心在 2019 年报告了 4 个州与熟食肉类有关的 8 例病例。

（2）临床表现

1）症状和体征：在新生儿早期，李斯特菌病的症状通常出现在出生后的第 1 天，并且总是在第 3 天出现。胎儿窘迫很常见，婴儿出生时常有严重疾病的迹象，出现呼吸窘迫、腹泻和发热。检查发现肝脾肿大和丘疹。母亲发热的病史很常见。化脓过程中可能伴有脑膜炎。晚期新生儿通常发生在 9d 后，直到 5 周。脑膜炎是一种常见病，其特征是易怒、发热和进食不良。李斯特菌感染在年龄较大的儿童中很少见，通常与免疫缺陷有关，包括肿瘤坏死因子 α 抑制剂的治疗。症状和体征为脑膜炎或脑膜脑炎，通常起病隐匿。

2）实验室发现：除了那些服用白细胞抑制剂的患者外，所有患者的白细胞计数都升高了，单核细胞占 10% ～ 20%。脑膜炎的特征性脑脊液细胞计数高（> 500/μl），以中性粒细胞为主，但单核细胞在 30% 的病例中占优势。李斯特菌是典型的革兰氏阳性杆菌，尽管它们可能是革兰氏变异体，并可能被误认为是“类白喉”。脑脊液的革兰氏染色涂片通常为阴性。重症新生儿败血症的主要病理特征是粟粒性肉芽肿，肝脏、脾脏、中枢神经系统、肺和肠有微脓肿。多个部位的培养结果通常呈阳性，包括婴儿和母亲的血液。

（3）鉴别诊断：早发性新生儿疾病类似于新生儿溶血病、GBS 败血症或严重的巨细胞病毒感染或弓形虫病。迟发性疾病必须与由埃可病毒和柯萨奇病毒、GBS 和革兰氏阴性肠道菌引起的脑膜炎相鉴别。

（4）预防：免疫力低下、孕妇和老年患者可以通过避免食用未经巴氏 消毒的软奶酪、彻底加热或避免食用熟食和即食食品、避 免食用生肉和生牛奶以及彻底清洗新鲜蔬菜来降低感染李斯特菌的风险。

（5）治疗：氨苄西林是大多数李斯特菌病患者的首选药物。庆大霉素与氨苄西林有协同作用，应在严重感染和免疫缺陷患者中使用；剂量取决于年龄和出生体重。如果不能使用氨苄西林，TMP-SMX 也是有

效的，并能在中枢神经系统达到足够的水平。美罗培南和利奈唑啉也很有效，可以在某些情况下使用。在经验性治疗脑膜炎时，万古霉素可替代氨苄西林。头孢菌素没有活性。严重疾病的治疗应至少持续2周；脑膜炎治疗21d。

对于发热新生儿是否需要进行经验性李斯特菌覆盖仍存在争议；疾病严重程度、母体疾病、母体危险因素（如接触未经高温灭菌的奶酪、感染的早期/严重发作或疑似脑膜炎）等因素使经验性覆盖更为谨慎。

（6）预后：在最近暴发的一次早发性新生儿疾病中，尽管采取了积极和适当的治疗措施，但死亡率仍为27%。大婴儿脑膜炎预后良好。

（译者：谢　瑶）

24. 肺结核

诊断要点和主要特点

- 所有类型：患者或家庭成员的结核菌素试验阳性或γ干扰素释放试验（interferon-γ release assay，IGRA），胸部X线检查提示，接触史，以及通过染色和培养诊断结核感染
- 肺结核：疲劳，烦躁，体重减轻，伴或不伴发热和咳嗽
- 腺体结核：慢性宫颈腺炎
- 粟粒样肺结核：经典的影像学改变
- 结核性脑膜炎：发热、脑膜刺激征和颅内压增高，具有CSF特征性改变

（1）概述：结核病（tuberculosis，TB）是由结核分枝杆菌（*Mycobacterium tuberculosis*，MTb）引起的肉芽肿性疾病。它是世界范围内引起死亡的主要原因之一。5岁以下的儿童在出生后的第一年内最易受感染。原发性结核感染发生在肺部，随后向肺外部位（包括淋巴结、脑和脑膜、骨骼和关节、肾脏、胃肠道、咽喉部、眼睛和皮肤）播散。与成人相比，儿童罹患肺外结核病的比例更大。尽管结核病在美国较为少见，但在儿科人群中，尤其是在学校里，确实会出现结核病暴发。接触受到结核感染的成人是儿童患者最重要的危险因素。结核病感染风险最高的群体是那些在结核病流行的国家出生或生活的人，其次是在美国出生且家庭成员来自结核病流行国家的儿童。其他的流行病学危险因素可能包括接触在国外出生的人、囚犯、疗养院的居民、印第安人、移民工人和医护人员。美洲印第安人、亚洲人、夏威夷人和太平洋岛民以及西班牙裔人的结核病发病率大大高于白种人。在全美国范围内，约有1%的结核病病例是多重耐药（multiple drug resistant，MDR）患者。HIV感染和其他引起免疫系统损伤的疾病是结核病发生和传播的重要危险因素。

区分结核感染和结核病很重要。对于结核感染，可以没有活动性疾病的临床和影像学征象。这种情况通常被称为潜伏性结核感染（latent tuberculosis infection，LTBI），可能影响到世界上1/4的人口。LTBI可能会发展为有症状的、需要多种药物治疗的结核病，在婴幼儿中，进展速度可能很快，而在年龄较大的儿童和成人中，可能需要几十年的时间。

牛分枝杆菌感染（*Mycobacterium bovis*，*M. bovis*）可能和结核分枝杆菌感染有相同的临床表现，但肺外疾病（尤其是胃肠道疾病）在牛分枝杆菌感染中更为常见。牛分枝杆菌可能来自美国以外的未经高温灭菌的乳制品。

（2）临床表现

1）症状和体征

A. LTBI：根据定义，LTBI没有症状或体征，在结核病筛查时，发现皮肤或血液测试呈阳性反应即诊断LTBI。

B. 肺型（见第19章）。

C. 粟粒型：这种播散性疾病主要见于年龄较小的儿童，可能迅速进展加重。临床表现包括发热，体重减轻，生长迟缓，并可能出现全身不舒服。诊断依据是影像学上肺野典型的“暴风雪样”或“粟粒状”表现，当然，在病程早期，胸部X线片可能只显示轻微的异常。其他组织也可能被感染，出现骨髓炎、关节炎、脑膜炎、脑结核瘤、肠炎、肾脏及肝脏感染。

D. 脑膜炎型：该型症状包括发热、呕吐、头痛、嗜睡和易激惹，伴有脑膜刺激表现、颅内压升高、脑神经麻痹、抽搐和昏迷。

E. 淋巴型：颈部淋巴结肿大通常以亚急性方式出现。受累的淋巴结可能会固定在其表面覆盖的皮肤上，并出现化脓、破溃。

2）实验室检查：几十年来，结核菌素皮肤试验（tuberculin skin test，TST）一直是结核病的标准诊断工具。然而，TST有许多缺点：比如皮内注射结核菌素可能很困难，皮试后硬结的测量比较主观，TST需要来医疗机构两次才能完成，患者的流行病学风险和免疫状态不同，表示阳性反应的硬结大小也不同（表42-3），此外，假阳性和假阴性结果都可能出现。

假阳性反应在之前接种过卡介苗(Bacille Calmette-Guerin，BCG）的儿童中最为常见，另外，接触非结核分枝杆菌（nontuberculous mycobacteria，NTM）也会导致TST阳性。在接种过卡介苗的个体（儿童和成人）中，约75%的TST阳性可能是由于卡介苗引起的，而不是因为潜在的结核病。这对结核病流行国家的人群筛查具有重要意义，在这些国家，大多数儿童接种过卡介苗。

表 42-3　结核菌素皮试结果解释[a]

风险级别	危险因素	阳性反应
高危	近期有活动性肺结核病例的密切接触史 符合结核病胸部影像学表现 免疫抑制；HIV 感染	硬结≥ 5mm
中危	现在或既往有高流行地区居住史（亚洲非洲、拉丁美洲） 近 2 年皮试转阳 静脉吸毒者 居住在惩教所或无家可归者 近期有体重下降或营养不良 白血病、霍奇金淋巴瘤或糖尿病 年龄＜ 4 岁	硬结≥ 10mm
低危	年龄≥ 4 岁没有任何高危因素	硬结≥ 15mm

a 标准皮内 Mantoux 试验，每次 5 单位，沿手臂长轴方向测量，只测量硬结，不测量红斑

假阴性反应也是一个令人担忧的问题，可发生于营养不良的患者，患有严重疾病的患者，以及 10% 的患有孤立性肺结核的儿童中。病毒感染（如麻疹、流感、水痘和流行性腮腺炎）、活病毒疫苗接种后，以及皮质类固醇或其他免疫抑制剂治疗期间，可观察到结核菌素反应暂时受到抑制。基于这些原因，TST 阴性并不能排除结核病的诊断。

IGRA 这类检测在体外测量结核特异性抗原诱发的外周血淋巴细胞释放 γ 干扰素的水平。这类检测对结核分枝杆菌有较高的特异性，其不与卡介苗和大多数 NTM 中的抗原发生反应。IGRA 这类检测取外周静脉血化验，只需一次就诊即可。成人和 2 岁以上接种过卡介苗的儿童优先接受这类检测。IGRA 的报告为阳性、阴性或不确定。

确诊结核病需要通过微生物学或分子生物学手段鉴定出结核分枝杆菌。然而，患有少菌型麻风病（pauci-bacillary disease）并且年龄较小的孩子不容易排痰。连续 3d 清晨收集胃液培养，在约 40% 的病例中可发现结核分枝杆菌，但胃液标本的涂片通常是阴性的。活检可能是确定诊断的必要手段，但在仅有轻症或无症状的儿童中进行有创性检查并不一定合理。疑似病例不应延误治疗。结核性脑膜炎患儿的脑脊液表现为轻度至中度淋巴细胞增多（50 ～ 300 白细胞 /μl，主要为淋巴细胞），葡萄糖降低，蛋白增加。

显微镜下患者样本中能够发现抗酸杆菌。尽管包括 Xpert MTB/RIF 在内的核酸扩增试验方法越来越普遍，并且该方法能够快速识别与抗菌药物敏感性相关的 Mtb 基因，但结核菌培养仍然是实验室确诊及判断药敏的主流方法。目前，世界卫生组织（World Health Organization，WHO）的指南建议对所有痰液标本使用 Xpert 检测。

3）影像学表现：在身体任何部位怀疑有结核感染或结核试验阳性的儿童都应拍胸片。节段性实变伴容积损失和肺门淋巴腺病是儿童常见的胸片表现。气管旁淋巴腺病是很典型。原发性结核感染可能出现胸腔积液。肺部空洞和肺尖病变在儿童中不常见，但在青少年和成人中很常见。在疑似病例中，CT 能更清楚地显示病灶，但大多数病例并不需要做 CT。

（3）鉴别诊断：肺结核的鉴别诊断包括真菌、寄生虫、支原体和细菌性引起的肺炎、肺脓肿、异物吸入、类脂性肺炎、结节病和纵隔肿瘤。颈部淋巴结炎最有可能是由链球菌或葡萄球菌感染引起的。猫抓热和非典型分枝杆菌感染可能需要与结核性淋巴结炎区分开来。诊断结核性脑膜炎必须首先排除病毒性脑膜脑炎、头部外伤（儿童虐待造成）、铅中毒、脑脓肿、急性细菌性脑膜炎、脑肿瘤和播散性真菌感染。患者本人或密切接触的家庭成员 TST 或 IGRA 阳性通常对结核病的诊断很有价值。当然，TST 或 IGRA 阴性并不能完全排除结核病。

（4）预防

1）卡介苗：是牛分枝杆菌的减毒活毒株。在结核病高发国家广泛开展新生儿和儿童卡介苗接种，但保护效果因疫苗效力和接种方法的不同而有很大差异。卡介苗可保护婴幼儿，减少播散性肺结核和结核性脑膜炎，但一段时间后，并不能保护儿童和青少年预防肺结核。在美国出生的儿童结核病发病率较低，不建议接种卡介苗，部分原因是接种卡介苗的儿童可能出现假阳性 TST 反应。

2）LTBI 治疗和窗口期预防：患有 LTBI 的儿童应接受治疗，以防止发展为结核病。传统上应用异烟肼治疗 9 个月（9H），但较短疗程的方案 [每日一次利福平 15 ～ 20mg/（kg・d）持续 4 个月或每周一次异烟

肼/利福喷丁 15mg/(kg·剂)]现在是许多专家的首选。与9H相比，这些方案具有同等的疗效和更好的完成率。由于感染后 IGRA 或 TST 试验需要 8 周时间才能转阳，而结核病在婴幼儿中可能迅速进展，因此结核暴露后的 5 岁以下无症状儿童应接受 LTBI 治疗，直到最后一次暴露后 8 周，重复检测（窗口期预防）。如果后续检测呈阳性，完成 LTBI 治疗即可。

3）其他措施：预防儿童结核病主要靠在社区或家庭中识别和治疗成人结核感染。因为儿童结核病一般不具有传染性，出现儿科结核病例，表明其背后存在一个活动性的成人结核病例，通常是患儿的家庭成员。通过公共卫生机构进行接触者追踪和对高危人群进行结核病筛查是预防儿童结核病最有效的方法。对于居住在肺结核发病率低的社区的无危险因素的儿童，不建议进行常规结核病筛查。从结核感染率高的国家旅行或移民到美国的儿童应在进入美国时或在看医生时进行结核检测。

（5）治疗方法

1）特定治疗：大多数疑似活动性肺结核的儿童不需要住院治疗。如果病原体尚未从可疑感染部位分离出来（因此不能进行药敏试验），则应采取合理的措施，尽量从晨起的胃液、痰液、支气管镜检标本、胸腔穿刺或组织活检样本中留取。不幸的是，儿童中的培养结果通常是阴性的，必须权衡这些取样操作的风险与获益。

在训练有素的专业医护人员直视下看着孩子吃下所有的抗结核药对确保治疗的依从性至关重要。

大多数活动性结核感染的治疗方案始于前 2 个月的四种药物治疗，包括异烟肼 10mg/（kg·d）、利福平 20mg/（kg·d）、吡嗪酰胺 35mg/（kg·d）和乙胺丁醇 20mg/（kg·d），每天单次口服，持续 2 个月，然后是异烟肼加利福平（每天 1 次或每周 3 次）连续用 4 个月，这样可以有效清除对异烟肼敏感的病原体。对于更严重的感染，如粟粒性肺结核或中枢神经系统感染，则使用更大剂量的药物，并将两种药物的持续期延长至 10 个月或更长时间。对于免疫抑制的儿童，治疗时间会更长。如果结核耐药，则需要选择替代治疗方案，应咨询结核病专家。结核性脑膜炎通常通过增加静脉注射药物来达到更好的脑脊液渗透性，包括左氧氟沙星、利奈唑啉和阿米卡星。

儿童对治疗结核病药物的耐受性通常好于成年人。严重肝毒性很罕见，通常不需要对各方面很健康的儿童进行常规监测或肝功能化验检查。与吡哆醇缺乏症相关的周围神经病变在儿童中很少见。除非孩子存在严重营养不良或接受严格的母乳喂养，否则无须添加维生素 B_6。利福平导致尿液和眼睛分泌物呈橙色，这是良性的，但可能会污染隐形眼镜或衣服。利福平会改变许多药物的药代动力学，包括一些抗惊厥药和口服避孕药。

视神经炎是乙胺丁醇在成人中的主要副作用，因此，对于无法判断色觉分辨力是否受到影响的婴幼儿使用乙胺丁醇的问题一直备受关注。然而，视神经炎很罕见，通常发生在成人接受超过 25mg/（kg·d）的剂量时。在世界范围内有相当多的儿童应用乙胺丁醇的报道，很少发生视神经炎，因此许多用于儿童的四药治疗方案中包含了乙胺丁醇。

2）耐药结核的药物治疗：耐药结核的发病率正在上升，在美国的一些地区可达 10% ～ 20%。在一些流行地区，多重耐药和广泛耐药的菌株可能传播给接触者。治疗应持续 18 个月或更长时间。通常，需要 4 ～ 6 种一线和二线药物，包括肠外制剂。建议咨询当地的结核病治疗专家。

3）一般治疗：皮质类固醇可用于抑制脑膜、胸膜和心包结核的炎症反应，以及缓解肺门淋巴腺病引起的支气管阻塞。泼尼松口服，1mg/（kg·d），持续 2 周，在接下来的 4 ～ 6 周内逐渐停药。使用皮质类固醇可以掩盖疾病的进展。因此，临床医生需要确保患者同时正在使用有效的治疗方案。

（6）预后：如果结核菌对治疗敏感，并且疗程足够，大多数儿童都可以治愈，很少出现后遗症。再次治疗会比较困难，并且不易成功。如果不进行治疗，粟粒性肺结核和结核性脑膜炎的死亡率几乎都是 100%。接受治疗的结脑患者中约有 2/3 存活，但如果治疗开始较晚，幸存者中神经系统异常的发生率可能很高。

25. 非结核分枝杆菌感染

诊断要点和主要特点

- 慢性单侧颈淋巴结炎
- 皮肤肉芽肿
- 慢性骨病变伴窦引流（慢性骨髓炎）
- TST 为 5 ～ 8mm，胸部 X 线片阴性，与结核病接触阴性
- 通过阳性培养进行诊断
- 免疫功能低下的患者，尤其是艾滋病患者中的弥漫性感染

（1）概述：除结核分枝杆菌外，130 多种抗酸分枝杆菌可引起亚临床感染，偶尔还会出现类似于结核病的临床疾病。NTM 菌株在土壤、食物和水中都很常见，可以通过皮肤、口腔黏膜或胃肠道黏膜上的小伤口进入宿主。

最常见的非结核分枝杆菌包括鸟分枝杆菌复合体（*Mycobacterium avium* complex，MAC）、堪萨斯分枝

杆菌、偶发分枝杆菌、脓肿分枝杆菌、海洋分枝杆菌和龟分枝杆菌。偶发分枝杆菌、脓肿分枝杆菌和龟分枝杆菌是“快速生长菌”，3 ～ 7d 就能培养出来，而其他分枝杆菌则需要长达数周的时间。在培养皿中形成的菌落形态与结核分枝杆菌相似。

（2）临床表现

1）症状和体征

A. 淋巴结炎：在儿童中，NTM 感染最常见的表现是颈部淋巴结炎。在美国，MAC 是最常见的病原。下颌下或颈部淋巴结缓慢肿大，质地较硬，最初有触痛，表面皮肤可能发绀。可能出现低热。随着时间的推移，淋巴结可能有慢性破溃及分泌物出现。头部和颈部其他区域以及身体其他部位的淋巴结有时也会受到影响。慢性间歇性破溃是常见的，但在许多情况下，4 ～ 12 个月后会自动愈合。

B. 肺部感染：在美国西部，肺部感染通常是由堪萨斯分枝杆菌或 MAC 引起的。在美国东部和其他国家，肺部感染通常是由 MAC 引起的。肺部 NTM 感染的成年人通常患有潜在的慢性肺疾病。免疫缺陷，特别是细胞免疫缺陷，是常见的潜在基础疾病。临床表现与肺结核感染无明显区别。患有囊性纤维化的青少年可能会感染 NTM 并出现发热和肺功能下降。

C. 肉芽肿：这通常是由海洋分枝杆菌造成的。在受污染的游泳池或其他水源地受轻微创伤后，会出现一个孤立的慢性肉芽肿性病变伴周围卫星病灶。接触家庭水缸或其他水生环境时的轻微创伤也可能导致感染。

D. 慢性骨髓炎：骨髓炎是由 MAC、堪萨斯分枝杆菌、偶发分枝杆菌或其他快速生长菌引起的。临床表现包括远端肢体肿胀、疼痛、骨骼透光性缺损、发热，临床和放射影像学提示支气管肺炎。这样的病例很少见。

E. 播散性感染：通常发生在免疫缺陷儿童身上，当然，也有例外。播散性感染的临床表现包括：发热、肝脾肿大，骨骼病变处、血液培养、淋巴结和肝脏中都可以发现病原体。胸片通常正常。在抗逆转录病毒治疗之前，60% ～ 80% 的艾滋病患者可能出现 MAC 引起的播散性感染，其特征是发热、夜间盗汗、体重减轻和腹泻。播散性感染通常表明严重的免疫功能紊乱，并且与 CD4 淋巴细胞计数低于 50/μl 有关。

2）实验室检查：在大多数情况下，TST 呈阴性或小硬结（< 10mm）。海洋分枝杆菌感染时，硬结直径可能较大。虽然海洋分枝杆菌、堪萨斯分枝杆菌和楚尔盖分枝杆菌可能存在交叉反应，但 IGRA 试验通常为阴性。胸片一般为阴性，并且患者通常没有结核病接触史。细针穿刺淋巴结检查可以排除细菌感染，在染色或培养时能够发现抗酸杆菌。很少发生瘘管形成，因为对于非典型分枝杆菌感染，通常建议完全切除。在免疫功能低下的播散性疾病患者中，正常无菌部位的培养可能发现 MAC。血培养常呈阳性。

（3）鉴别诊断：参见结核病章节中的“鉴别诊断”部分及第 19 章。

（4）治疗

1）特殊治疗：NTM 的药物治疗比较复杂，对于复杂的、难治的或严重的感染，应谨慎从事，积极咨询专家。淋巴结炎的治疗方法通常选择完全手术切除，之后可能不需要进行抗菌治疗。当然，也有许多病例可以采用非手术疗法得到根治。颈部淋巴腺病的典型治疗方案包括多个月的阿奇霉素、乙胺丁醇和（或）利福平。药敏试验有助于优化治疗。更具侵袭性的局部或播散性疾病通常需要 3 种或以上活性药物的组合。大环内酯类药物通常是治疗的基石，根据病原体种类和药敏特点，加用 TMP-SMX、利福霉素（如利福平）、乙胺丁醇、氨基糖苷类（如阿米卡星）、多西环素、氟喹诺酮（如环丙沙星）、利奈唑啉或碳青霉烯类（如美罗培南）。当结核分枝杆菌不能除外时，可能有必要在典型的抗结核四联用药治疗方案中加入大环内酯类药物。

2）药物预防：未得到成功治疗的 HIV 患儿在 $CD4^+$ T 淋巴细胞计数低于不同年龄的特定水平时，可以给予阿奇霉素化学预防，以防止播散性 MAC 感染。目前抗逆转录病毒疗法很有效，这种情况变得较为罕见了。

3）一般措施：通常不需要隔离患者。对患有播散性疾病的儿童建议采取一般性支持治疗措施。

（5）预后：局灶性感染的患者预后良好，当然，免疫功能低下的播散性疾病患者可能出现死亡。

26. 军团菌感染

诊断要点和主要特点

- 免疫力受损的儿童患有严重的进行性肺炎
- 医院获得性感染可能是由于水源污染导致
- 疑似患者的培养和尿液抗原阳性

（1）概述：嗜肺军团菌是一种普遍存在的革兰氏阴性杆菌，可引起两种完全不同的临床综合征：军团菌病和庞蒂亚克热（Pontiac fever）。嗜肺军团菌是最主要的病原，当然，许多其他种类的军团菌也可能致病。军团菌存在于许多天然水源以及家庭供水管道和喷泉中。在水中，军团菌可以寄生在变形虫体内，这可以保护军团菌免受净水系统的氯化过程。军团菌感染可能是通过吸入受污染的气溶胶引起的。发生于大型机构（包括医疗机构在内）的几起军团菌疫情暴发可能和受污染的冷却塔有关。人与人之间的传播极为罕见。

军团菌感染在儿童中很少见。大多数（但并非全部）病例发生于细胞免疫功能受损的儿童，以及新生儿，特别是早产儿中。成年人感染的危险因素包括吸烟，潜在的心、肺或肾脏疾病，酒精中毒和糖尿病。重要的流行病学危险因素包括旅行（尤其是乘坐游船）或在医疗机构中住一段时间。

军团菌被巨噬细胞吞噬之后能够在细胞内增殖。细胞免疫是激活巨噬细胞杀死胞内细菌所必需的。

（2）预防：应用适当的消毒剂（例如，用一氯胺而不是氯）与维持建筑和市政供水系统的水温至关重要。此外，定期清洁，维持合适的 pH，对热水浴缸采用适当的消毒剂也很重要。

（3）临床表现

1）症状和体征：军团菌可引起社区获得性肺炎和医院获得性肺炎，通常表现为突然发热、寒战、厌食和头痛。肺部症状在 2 ～ 3d 内出现，进展迅速。咳嗽一开始不伴随排痰，之后出现脓痰。此外，还可见咯血、腹泻和神经系统症状（包括嗜睡、易怒、颤抖和谵妄）。庞蒂亚克热是一种较温和、自限性的流感样疾病，一般不伴肺炎。新生儿军团菌感染可引起败血症和心肺功能衰竭。

2）实验室检查：军团病患者白细胞计数通常升高，尤其以中性粒细胞增多为主。胸部 X 线片显示快速进展的斑片状实变。空洞和较大范围的胸腔积液不常见。军团菌对革兰氏染色不敏感，因此只是在最初的呼吸道标本显微镜检查中可以观察到。痰液、气管吸出液或支气管镜标本在特殊培养基上培养时，70% ～ 80% 的患者呈阳性，但可能需要 5d 才能生长。采用直接荧光抗体染色法检测痰或其他呼吸道标本的特异度为 95%，但敏感度只有 25% ～ 75%。在土拉菌病患者中可以出现假阳性。在某些医疗中心，对呼吸道分泌物采用 PCR 检测寻找军团菌是可行的，具有高度的敏感性和特异性。尿液标本查军团菌抗原检测速度快且特异性强，但可能只检测到嗜肺军团菌 1 型，这是最常见的社区获得性嗜肺军团菌感染。肺炎患者尿液军团菌抗原阳性是诊断的有力证据。

（4）鉴别诊断：军团菌病通常表现为快速进展的肺炎，患者看起来很不舒服，并且持续发热，特别容易发生于那些已经因病住院或存在免疫缺陷的患者。其他细菌、病毒和真菌病原体也应考虑在内。

（5）并发症：在未经治疗的散发病例中，死亡率为 5% ～ 25%。在正常人群中，早期接受适当治疗的死亡率低于 5%。在未经治疗的免疫功能低下患者中，死亡率接近 80%。血行播散可引起肺外感染病灶，包括心包、心肌和肾脏感染。军团菌可引起培养阴性的心内膜炎。

（6）治疗：儿童军团菌感染应使用左氧氟沙星 [10mg/（kg • d），Qd 或 Bid，视年龄而定，最高可达 750mg] 或阿奇霉素 [10mg/（kg • d），每日一次，最高 500mg]。存在免疫缺陷的患儿应采用左氧氟沙星治疗。多西环素和 TMP-SMX 可作为替代药物。如果使用阿奇霉素，疗程为 5 ～ 10d；对于其他抗生素，疗程为 14 ～ 21d。随着患者病情的改善，口服疗法可以代替静脉治疗。庞蒂亚克热不需要抗生素治疗。

（7）预后：如果治疗延迟，死亡率很高。感染恢复后，身体不适、记忆力问题和疲劳很常见。

27. 衣原体和衣原体感染（鹦鹉热、肺炎衣原体和沙眼衣原体）

诊断要点和主要特点

鹦鹉热：

- 发热，咳嗽，全身不适，畏寒，头痛
- 弥漫性病变；没有融合
- 持续的支气管肺炎影像学改变
- 接触受感染的鸟类（甲虫病）

新生儿衣原体结膜炎：

- 出生数日到 16 周龄出现流泪，黏稠、血丝状分泌物和结膜充血
- 可能与衣原体肺炎有关
- 新生儿诊断衣原体结膜炎或肺炎，应迅速评估和治疗母亲及母亲的性伴侣

（1）概述：新的病原分类学研究区分了衣原体科下的衣原体属（鹦鹉热衣原体、肺炎衣原体）和沙眼衣原体属（沙眼衣原体）。

鹦鹉热是由鹦鹉热衣原体引起的一种罕见但可能造成严重后果的肺部感染，由鹦鹉类 [如长尾小鹦鹉（parakeets）、美冠鹦鹉（cockatoos）、虎皮鹦鹉（budgerigars）] 以及其他鸟类（如火鸡）传染给人类。儿童感染很少，人与人之间的传播很少发生。该病潜伏期为 5 ～ 14d。传播病原体的鸟可能不得病。

肺炎衣原体可引起非典型肺炎，与肺炎支原体引起的肺炎相似，通过呼吸道传播。由肺炎衣原体引起的下呼吸道感染在婴幼儿中并不常见，在 10 ～ 20 岁的青少年中最为常见。肺炎衣原体与镰状细胞病患儿的急性胸部综合征有关。

沙眼衣原体可以引起成人泌尿生殖系感染，包括无症状感染、性病性淋巴肉芽肿、非淋球菌性尿道炎、附睾炎、宫颈炎和盆腔炎。血清型 D-K（以及淋巴肉芽肿中的 L1、L2、L3）是造成这些感染的主要原因。由沙眼衣原体引起的性传播泌尿生殖道感染在第 44 章讨论。在受感染母亲所生的婴儿中，沙眼衣原体感染可通过产道获得，引起新生儿结膜炎和（或）肺炎。受到感染的

母亲自然分娩生出的婴儿感染的风险高达 30%。

沙眼在美国较为罕见，但在低收入国家，是导致残疾的主要原因之一。沙眼是由某些沙眼衣原体血清型（A-C 型）引起的慢性角膜结膜炎，继而引起角膜炎症和新生血管，最终可能导致角膜瘢痕和失明。在某社区人群中沙眼发生率高，提示应该在该人群中普遍采用抗生素预防沙眼。

（2）预防：在密切接触鸟类和清洁鸟笼（尤其是当鸟生病时）时，应采取防护措施避免接触鹦鹉热衣原体气溶胶。鹦鹉热衣原体对 1 ∶ 100 稀释的家用漂白剂很敏感。病禽应该由兽医评估并用抗菌药物治疗。肺炎衣原体是通过被感染患者的呼吸道分泌物在人与人之间传播的。预防措施包括避免已确认的感染者，良好的手卫生，鼓励咳嗽礼仪（咳嗽时捂住嘴，处理被呼吸道分泌物污染的纸巾）。

诊断和治疗孕妇及其性伴侣的生殖系统衣原体感染是预防新生儿衣原体结膜炎和肺炎的最有效方法（见第 44 章）。出生后应用眼部预防性抗生素可减少淋球菌感染，但对预防沙眼衣原体感染无效。

（3）临床表现

1）症状和体征

A. 鹦鹉热衣原体肺炎：此病临床表现多样，但在儿童中往往较轻。起病迅速或隐匿，表现为发热、寒战、头痛、背痛、疲劳不适、肌痛和干咳。体征包括肺炎、肺部叩诊音和呼吸音改变以及啰音。早期可能没有明显的肺部异常。随后可能出现呼吸困难和发绀。偶尔可见脾大、鼻出血、虚脱和假性脑膜炎（meningismus）。还可能出现谵妄、便秘或腹泻以及腹痛。

B. 肺炎衣原体肺炎：临床上，肺炎衣原体感染与肺炎支原体相似。大多数患者有轻微的上呼吸道症状。下呼吸道感染的特点包括发热、喉咙痛、咳嗽、双肺异常和浸润。许多感染病例是轻微的和自限性的。

C. 沙眼衣原体引起的新生儿结膜炎和肺炎：由沙眼衣原体引起的新生儿结膜炎可发生于出生后几天到 12 ～ 16 周，但最常见的是发生于出生后 5 ～ 10d（区别于通常发生在出生后 5d 之内的淋球菌性眼部炎症）（见第 16 章）。表现为轻度到中度的眼睑肿胀，伴有水样或黏液脓性分泌物。假膜可能存在，结膜变脆易碎，可能有一些血性分泌物。无论有无新生儿结膜炎，沙眼衣原体感染的婴儿可能罹患肺炎。肺炎最常见于 2 ～ 12 周龄。大多数沙眼衣原体肺炎的婴儿不发热，但存在呼吸急促，并有间断咳嗽。

D. 沙眼：在卫生条件差的发展中国家较为常见，是全世界获得性失明最常见的原因。沙眼的发病高峰出现在 4 ～ 6 岁，导致瘢痕，最终在成年期出现失明。感染是由于直接接触含有病菌的分泌物（眼睛、鼻子、喉咙）或直接接触受污染的物品（浴巾、洗脸毛巾、手帕上的分泌物）引起的。

2）实验室检查

A. 鹦鹉热衣原体：鹦鹉热患者的白细胞计数正常或减少，常伴有核左移。蛋白尿很常见。肝炎在严重感染时很常见。在发病的前 2 周，血液和痰液中会发现鹦鹉热衣原体，但留取样本化验培养可能会对实验室工作人员构成危害，一般应避免。血清学检测具有挑战性，可能会受到抗菌治疗的影响，并可能与其他种类的衣原体发生交叉反应。急性和恢复期抗体滴度可能有助于确认感染，但对于治疗决定没有实际帮助；如果明确有临床表现和暴露环境，通常采用经验性治疗。

B. 肺炎衣原体：有时会出现嗜酸性粒细胞增多。对呼吸道样本采用基于 PCR 的诊断方法，作为多重 PCR 诊断平台的一部分，正在迅速取代以往的病原培养和血清学诊断方法。

C. 沙眼衣原体：核酸扩增检测（nucleic acid amplification testing，NAAT）在很大程度上取代了直接免疫染色法来诊断儿童衣原体感染。在沙眼发病率较高的国家，通常依据临床诊断。

3）影像学检查：鹦鹉热的影像学表现是中央性肺炎，之后病变范围扩大，或肺部多处可见病损。鹦鹉热肺炎与病毒性肺炎在影像学上无法区分。在没有临床表现的情况下，也可能在影像学上发现肺炎的特点。肺炎衣原体肺炎可引起多种影像学表现，包括双侧间质浸润或单侧亚段浸润。由沙眼衣原体引起的新生儿肺炎可见浸润，并常伴有肺过度充气膨胀。

（4）鉴别诊断：鹦鹉热与病毒性或支原体肺炎只有通过有无潜在感染鸟类的接触史才能区分。在存在肺外受累的严重或慢性病例中，鉴别诊断范围很广泛，包括伤寒、布鲁氏菌病和风湿热。

肺炎衣原体肺炎在临床上与支原体或病毒性肺炎无法区别。

沙眼性结膜炎必须与淋球菌性结膜炎、化学性结膜炎或病毒性结膜炎相鉴别。淋球菌性结膜炎通常很严重，伴有脓性分泌物。结膜分泌物 PCR 检测有助于淋球菌性结膜炎的诊断。

（5）并发症：鹦鹉热的并发症包括心肌炎、心内膜炎、肝炎、胰腺炎和继发性细菌性肺炎。肺炎衣原体感染可能会持续或复发。

（6）治疗

1）鹦鹉热：多西环素是首选治疗方法，推荐用于所有危重儿童，不论孩子年龄如何。也可以使用红霉素或阿奇霉素，然而，大环内酯类药物治疗无效。

2）肺炎衣原体：许多疑似非典型衣原体肺炎都

采用经验性治疗。大环内酯类药物对肺炎衣原体有效[阿奇霉素，第1天为10mg/（kg·d），第2～5天为5mg/（kg·d）]。多西环素10～14d可作为替代疗法。

3）新生儿结膜炎或肺炎：即使只有结膜炎的表现，新生儿衣原体感染也需要全身抗生素治疗。虽然目前公认的治疗建议是红霉素或琥珀酸乙酯[50mg/(kg•d)，分4次给药)，疗程10d，但阿奇霉素[20mg/（kg·d），每天一次，连续3d]治疗似乎也有效，并可能提高治疗依从性。红霉素和阿奇霉素都与婴儿幽门狭窄的风险增加相关，应指导父母识别这种疾病的临床表现。一旦确诊婴儿患有衣原体结膜炎和（或）肺炎，应立即评估和治疗孩子母亲及其性伴的衣原体和其他性传播疾病（见第44章）。

4）沙眼：可以采用单剂量口服阿奇霉素[20mg/（kg·d）]治疗。由于沙眼具有高度传染性，世卫组织建议当某社区内儿童沙眼患病率超过10%时，该社区应进行大规模治疗。

28. 猫抓病

诊断要点和主要特点

- 接触猫或有猫抓伤病史
- 原发病变（丘疹、脓疱或结膜炎）
- 急性或亚急性区域淋巴结肿大
- 淋巴结或丘疹活检显示组织病理学发现与猫抓病一致，Warthin-Starry银染色偶尔可见特征性杆菌。
- 抗汉赛巴尔通体抗体阳性

（1）概述：猫抓病的病原体是汉赛巴尔通体（*B. henselae*），一种革兰阴性杆菌，也会引起杆菌性血管瘤病（bacillary angiomatosis）。据估计，每年在美国猫抓病发生率超过20 000例，其中大多数在东南部。5～9岁儿童发病率最高。猫抓病通常是一种良性、自限性的淋巴结炎。患者经常报告被猫抓（67%）、咬（不常见），或接触小猫（90%）。这种病原体通过跳蚤在猫之间传播，而小猫更容易患菌血症。有时犬也会感染并传播该病。

（2）预防：猫抓病的预防措施主要是避免被猫（特别是小猫）抓伤或咬伤。消灭动物身上的跳蚤会减少猫与猫之间的传播。

（3）临床表现

1）症状和体征：约50%的猫抓病患者在伤口处出现原发性病灶，通常是丘疹或脓疱，在受伤后7～10d出现，位于手臂或手部（50%）、头部或腿部（30%）、躯干或颈部（10%）。病变部位也可能是结膜（10%）。局部淋巴结病在10～50d后出现，可能伴有轻度不适、乏力、头痛和发热。在大约10%的病例中病变累及多个部位。淋巴结病灶可硬可软，直径为1～6cm，有触痛，皮温升高，发红，10%～20%会化脓。淋巴结病变通常在2个月内好转，但也可能持续高达8个月时间。

少见的临床表现包括结节性红斑、血小板减少性紫癜、结膜炎（Parinaud眼淋巴结综合征）、腮腺肿胀、肺炎、溶骨性病变、肠系膜和纵隔淋巴结炎、神经性视网膜炎、周围神经炎、肝炎、肝脾肉芽肿和脑病。巴尔通体可引起亚急性心内膜炎。

在很少见的情况下，免疫功能正常的患者可能会出现系统性猫抓病，表现为较长期的发热、疲劳和不适，可能伴有淋巴结肿大。对于部分患者，腹部超声或者CT检查可见肝脾肿大或低密度肝脾病变。

免疫功能低下者的猫抓病可表现为杆菌性血管瘤病，表现为皮肤和皮下组织的血管瘤。免疫功能低下的患者也可能有菌血症或肝脏感染[紫癜样肝病(peliosis hepatis)]。

2）实验室检查：血清学巴尔通体间接免疫荧光抗体（IgG滴度大于1∶256）强烈提示近期感染。IgM有时也呈阳性。从感染淋巴结中抽取的样本可通过PCR检测巴尔通体。巴尔通体培养很少阳性。

受累组织的病理组织学检查采用Warthin-Starry银染色可显示化脓性肉芽肿或杆菌菌落形成（杆菌菌落形成对猫抓病不具特异性）。病程后期可见坏死性肉芽肿。中枢神经系统受累的患者脑脊液检查通常是正常的，但可能出现轻微的细胞增多及蛋白中度升高。

（4）鉴别诊断：猫抓病的鉴别诊断包括化脓性淋巴结炎、结核病（典型和非典型）、土拉菌病、布鲁氏菌病、淋巴瘤、原发性弓形虫病、传染性单核细胞增多症、性病淋巴肉芽肿和真菌感染。

（5）治疗：猫抓病淋巴结炎不一定需要治疗即可自行好转。5d的阿奇霉素治疗可以加速淋巴结病变好转。在一项随机安慰剂对照试验中，阿奇霉素组患者的淋巴结体积缩小速度比安慰剂组快1个月，但长期缓解率两组没有差异。在淋巴结化脓的情况下，局麻下针吸治疗可以减轻疼痛。慢性淋巴结炎可切除受累淋巴结。

有感染迹象的免疫缺陷患者应使用抗生素治疗，通常需要长期（数月）使用阿奇霉素或多西环素治疗，以防止复发。有严重疾病或系统感染（如肝脏或脾脏病变）的免疫功能正常的患者也应使用抗生素治疗。

（6）预后：如果没有并发症，该病预后良好。

二、螺旋体感染

1. 梅毒

诊断要点和主要特点

先天性梅毒：
- 所有类型：未经治疗的产妇梅毒病史、血清试验阳性或暗视野显微镜检查阳性
- 新生儿：肝脾肿大、特征性骨改变、贫血、有核红细胞增多、血小板减少、异常脑脊液、黄疸、水肿
- 幼儿（3 ～ 12 周）：鼻塞、斑丘性皮疹、黏膜皮损、假性麻痹（除放射学骨骼改变外）
- 儿童

获得性梅毒：
- 生殖器、口腔或肛门的原发硬下疳
- 性接触史和血清学检测呈阳性

（1）概述：梅毒是由梅毒螺旋体引起的慢性全身性传染病。获得性梅毒是通过性接触传播的。原发性梅毒的特点是硬性无痛下疳，7 ～ 10d 痊愈。之后，在 4 ～ 6 周内，皮肤和黏膜出现继发性皮疹。在长时间潜伏期后，三期梅毒晚期病变累及眼睛、皮肤、骨骼、内脏、中枢神经系统和心血管系统。

先天性梅毒是经胎盘感染引起的。感染可能导致死产，或在新生儿、婴儿早期或儿童晚期引发疾病。发生在新生儿和婴儿期的梅毒与成人的继发性梅毒临床表现相似，但更为严重，甚至可能危及生命。晚期先天性梅毒（在儿童时期发病）与三期梅毒相似。

在美国，各期梅毒的发病率都在增加，尤其是在与男性发生性关系的男性中。2017 年，先天性梅毒 900 余例，报告病例总数 10 万余例。

（2）预防：产前检查开始时应进行梅毒血清学检测，对于梅毒风险增加的女性，应在分娩时重复化验。如果母亲在足月分娩前感染梅毒，母亲和婴儿在出生时的血清学检查可能都是阴性的。在孕期最后一个月之前对患有继发梅毒的母亲进行适当的治疗，可将先天性梅毒的发病率从 90% 降至 2% 以下。对性伴侣和孩子的兄弟姐妹也应进行查体和梅毒血清学检测。

（3）临床表现

1）症状和体征

A. 先天性梅毒

a. 新生儿——大多数先天性梅毒新生儿无症状。如果没有检测和治疗梅毒，临床症状会在数周到数月内出现，通常包括黄疸、贫血（伴或不伴有血小板减少）、有核红细胞增多、肝脾肿大和水肿。可能有明显的脑膜炎症状（前囟隆起或角弓反张），但表现为脑脊液异常的亚临床感染更为常见。

b. 小婴儿（3 ～ 12 周）——小婴儿在出生后的最初几周可能基本正常，只是出现皮肤黏膜病变和手臂或腿部的假性瘫痪。淋巴结像弹丸一样又圆又硬。肝肿大很普遍，50% 的患者有脾肿大。类似其他新生儿疾病的表现可能存在。据报道，贫血是这个年龄段先天性梅毒的唯一表现。以大量黏液脓性分泌物为特征的“鼻塞”（梅毒性鼻炎）在 15% ～ 25% 的患者中存在。梅毒疹常见于手掌和足底，但也可能发生在身体的任何部位。皮疹表现为鲜红色、隆起的斑丘疹，逐渐消退。偶尔皮疹为水疱或大疱。湿性病变发生在皮肤黏膜连接处（鼻、口、肛门和生殖器），并导致破裂和出血。

c. 儿童——较大儿童的梅毒可能表现为特征性的面部特征，如口或鼻周围的皲裂（瘢痕）、鼻梁凹陷（鞍状鼻）、额头高（继发于轻微脑膜炎引起的轻度脑积水，伴有额骨骨膜炎）。恒牙上中切牙呈晾衣夹状，伴中央切迹（Hutchinson 牙），六龄齿的牙尖可能呈分叶桑椹状。双侧间质性角膜炎（好发年龄 6 ～ 12 岁）的特点是畏光、泪液增多和渗出相关的角膜血管化。感音神经性听力损失（好发年龄 8 ～ 10 岁）、间质性角膜炎和 Hutchinson 牙构成了 Hutchinson 三联征。也可以见到脉络膜视网膜炎和视神经萎缩。脑膜血管性梅毒（好发年龄 2 ～ 10 岁）通常进展缓慢，伴有智力低下、肌张力增高、瞳孔反射异常、言语障碍和脑脊液异常。胫骨前部的骨膜增厚产生军刀状胫骨。可见双侧膝关节积液，但一般与后遗症无关。鼻中隔、腭部、长骨和皮下组织可能会出现质软的炎性组织增生，称为树胶样肿（gumma）。

B. 获得性梅毒：生殖器、口腔或肛门的原发硬下疳可能是由于生殖器、肛门或口腔的性接触引起的。如果漏诊硬下疳，继发性梅毒的首发表现可能包括皮疹、发热、头痛和不适。潜伏性梅毒，顾名思义，可以没有任何临床表现。

2）实验室检查

A. 暗视野显微镜——用暗视野显微镜在硬下疳和湿润病灶处的刮片样本中可以看到密螺旋体，但该方法并非常规开展。

B. 血清学检测——梅毒的血清学检测有两种：螺旋体检测和非螺旋体检测。性病研究实验室（Venereal Disease Research Laboratory，VDRL）检测和快速血浆反应素（rapid plasma reagin，RPR）检测这两种非螺旋体检测对筛查是有用的，并且可以实现定量测试以监测疾病活动性和治疗效果。麻疹、肝炎、单核细胞增多症、淋巴瘤、肺结核、心内膜炎、妊娠、自身免疫性疾病和静脉注射滥用药品的患者可能出现假阳性。在评估可能患有梅毒的新生儿时，脐带血标本不应用于非螺旋体检测：脐带部位的 Wharton 胶可能污

染样本进而导致假阳性结果。与此相反，妊娠晚期母体感染可能导致假阴性结果。

非螺旋体检测阳性结果应采用更特异的螺旋体检测进行确认，如荧光螺旋体抗体吸收试验（fluorescent treponemal antibody absorbed，FTA-ABS）或梅毒螺旋体颗粒凝集试验（*T. pallidum* particle agglutination，TP-PA）。钩端螺旋体病、鼠咬热和莱姆病等其他螺旋体疾病可能出现假阳性结果，除此之外，FTA-ABS 假阳性结果并不常见。

原发性梅毒（硬下疳）发病后 1 ～ 2 周，FTA-ABS 检测呈阳性。非螺旋体检测通常在其后数天变成阳性。到了二期梅毒时，所有患者都出现 FTA-ABS 阳性和非螺旋体试验阳性。在潜伏梅毒和三期梅毒期间，VDRL 可能变为阴性，但 FTA-ABS 试验通常保持阳性。定量 VDRL 或 RPR 应该用于随访接受治疗的病例（见下文讨论）。

许多实验室都开展了针对梅毒螺旋体的 EIA 检测，并且正在取代 FTA-ABS 和 TP-PA 检测。由于 EIA 是快速、廉价、特异性更强的检测方法，一些实验室采用“反向”筛查策略，即初始筛查采用 EIA 检测，如果结果阳性，则随后进行 RPR 或 VDRL。如果结果不一致，则进行第三次螺旋体检测（如 FTA-ABS 或 TP-PA），可作为决定最终结果的方法。

对于疑似神经梅毒病例，应检查脑脊液的细胞计数、葡萄糖、蛋白质和脑脊液 VDRL。脑脊液 VDRL 阴性也不能排除神经梅毒。

3）影像学检查：90% 有先天性梅毒症状的婴儿和 20% 无症状的婴儿都有影像学异常，包括干骺端透明带、骨膜炎和临时钙化区增宽。双侧对称性骨髓炎伴胫骨内侧干骺端病理性骨折（Wimberger 征）几乎肯定是病理性的。

（4）鉴别诊断

1）先天性梅毒

新生儿——鉴别诊断包括败血症、充血性心力衰竭、先天性风疹、弓形虫病、播散性单纯疱疹病毒感染、巨细胞病毒感染、新生儿溶血病等。库姆斯（Coombs）试验阳性与母婴血型不合可鉴别溶血性疾病。

小婴儿——臂丛神经损伤、脊髓灰质炎、急性骨髓炎和化脓性关节炎必须与假性麻痹相鉴别。对症治疗对于因病毒感染引起的流鼻涕有效。皮疹（氨性尿布疹）和疥疮可能与梅毒疹混淆。

儿童——结核菌素阳性反应和胸片可区分结核引起的间质性角膜炎和骨骼病变。与梅毒相关的关节炎不伴有全身症状，关节无明显触痛。如果患儿有智力发育迟滞、肌张力高和多动的表现，伴有梅毒血清学试验强阳性，强烈提示是梅毒引起的。

2）获得性梅毒：原发性硬下疳必须与生殖器疱疹、外伤性病变和其他性传播疾病相鉴别。

（5）治疗

1）特殊措施：青霉素是治疗梅毒螺旋体感染的首选药物。如果患者对青霉素过敏，应尝试脱敏治疗，尤其是对于神经梅毒、先天性梅毒、妊娠期梅毒和伴有 HIV 感染者。阿奇霉素、头孢曲松或四环素类药物是替代药物，但尚未被证明有效。

A. 先天性梅毒

初始诊断与治疗：在确定母亲的梅毒血清学状况之前，新生儿不应出院。对于血清试验阳性的母亲所生的婴儿，需要仔细查体，进行定量非螺旋体梅毒检测。婴儿应采用与母亲相同的定量非螺旋体检测，以便比较滴度。应仔细查看母亲以前的病历，了解梅毒的诊断、治疗和随访滴度变化。有下列情况之一的婴儿应进一步评估先天性梅毒：

- 婴儿的抗体滴度至少是母亲的 4 倍。
- 查体发现梅毒体征。
- 母亲在妊娠期梅毒未治疗或治疗不当。
- 母亲梅毒未采用青霉素治疗，或者没有记录治疗方案及药物剂量。
- 母亲在妊娠期间接受了抗梅毒治疗，但治疗完成时间距离分娩不到 4 周。
- 母亲在妊娠期间得到了适当的抗梅毒治疗，但治疗后母亲非梅毒螺旋体滴度没有相应下降。

婴儿先天性梅毒的全面评估包括全血细胞计数、肝功能测试、长骨 X 线片、脑脊液检查（细胞计数、葡萄糖和蛋白）、脑脊液 VDRL 和定量血清学检查。此外，如果有胎盘和脐带样本的话，应该进行荧光螺旋体抗体病理学检查。如果孩子有临床症状，也需要做眼科检查、听觉脑干反应、胸部 X 线片和头颅超声检查。

先天性梅毒的治疗指征包括：存在梅毒临床表现、脐带或胎盘 DFA-TP 染色阳性或暗视野检查阳性、X 线片异常、脑脊液蛋白或细胞计数升高、脑脊液 VDRL 反应阳性，或血清非螺旋体检测定量滴度比母亲高出 4 倍以上（采用同一检测方法）。已确诊或极有可能患有先天性梅毒的新生儿的治疗方案包括：①如果患儿年龄小于 1 周，每 12 小时静脉注射 5 万 U/kg 水化青霉素 G 粉剂；②如果患儿年龄为 1 ～ 4 周，每 8 小时静脉注射 5 万 U/kg 水化青霉素 G 粉剂，连续 10d。或者，如果患儿能够配合治疗，可以每天单次肌注普鲁卡因青霉素 G，50 000U/kg，连续 10d，作为替代方案。所有在出生 4 周以后确诊的婴儿，应每 4 ～ 6 小时静脉注射 50 000U/kg 水化青霉素 G 粉剂，连续 10d。

此外，抗梅毒治疗适用于以下情况：①母亲此前的抗梅毒治疗不够充分；②母亲在分娩前不到 1 个月接受治疗；③母亲之前的治疗没有记录在案，或治疗效果血清学反应不好；④母亲接受了非青霉素药物治疗梅毒。在这些情况下，如果婴儿无症状，体格检查正常，脑脊液参数正常，脑脊液 VDRL 阴性，骨骼 X 线片正常，定量非螺旋体滴度小于母亲的 4 倍，并且确定可以配合完成良好的随访，一些专家会给患儿单剂苄星青霉素 G 肌内注射（50 000U/kg）。如果在之前的评估中有任何异常或脑脊液结果无法解释，应给予足量 10d 青霉素静脉注射。密切的临床和血清学随访必须每月进行。

如果母亲接受了适当的抗梅毒治疗（完成治疗时间距离分娩超过 4 周以上），且母亲对治疗有适当的血清学反应（滴度下降 80% 或更多），则无症状、只有血清阳性的婴儿患先天性梅毒的风险较低。一些专家认为，对这些婴儿没必要进行全面的实验室和放射学评估（脑脊液和长骨 X 线片）。符合上述标准的婴儿，其非螺旋体滴度比母体滴度高出不到 4 倍，且能够配合随访，可单次肌注 5 万 U/kg 的苄星青霉素 G。这些婴儿应进行定量血清学化验和体格检查，直到非螺旋体血清学检测变为阴性（见下文关于随访的讨论）。对于以前接受过治疗，然而出现滴度升高或临床症状的婴儿，需要进行全面的评估（包括脑脊液检查和长骨 X 线片）和系统的静脉注射青霉素治疗。

先天性梅毒的随访——治疗患有先天性梅毒的儿童，需要每 2 ～ 3 个月进行一次体格检查和定量 VDRL 或 RPR 化验，直到化验结果阴性。对于最初脑脊液 VDRL 阳性或脑脊液中细胞计数或蛋白异常的婴儿，应重复进行脑脊液化验，包括每 6 个月进行一次脑脊液 VDRL 检测，直至正常。6 个月复查时脑脊液 VDRL 阳性或 CSF 指标异常是需要再次治疗的指征。血清抗体滴度随治疗下降，通常在 6 个月后呈阴性。抗体滴度升高或滴度稳定但不下降的儿童需要再次治疗。

B. 获得性梅毒，病程短于 1 年：苄星青霉素 G（50 000U/kg，肌内注射，最大剂量 240 万单位）用于患有原发性、继发性或潜伏性梅毒且病程不到 1 年的青少年。所有新近确诊或疑似梅毒的儿童在开始治疗前应进行脑脊液检查（包括脑脊液 VDRL），以排除神经梅毒。如果青少年和成人有神经系统受累的临床迹象，或者明确感染了 HIV，这些患者需要化验脑脊液。

C. 病程长于 1 年的梅毒（隐性梅毒）：梅毒持续时间超过 1 年的患者（无神经梅毒证据）需要每周肌注苄星青霉素 G 治疗 3 周。所有儿童患者，以及共患 HIV 感染，或有神经系统或眼科症状，或有活动性三期梅毒迹象的患者应进行脑脊液检查和 VDRL 检测。此外，治疗失败或曾用青霉素以外的药物治疗的患者也需要进行脑脊液检查和脑脊液 VDRL 检测。

D. 神经梅毒：建议使用水化青霉素 G 粉剂，每次剂量 50 000U/kg，每 4 ～ 6 小时一次，静脉注射 10 ～ 14d。成人的最大剂量是每剂 400 万单位。一些专家建议在这一方案之后，肌注苄星青霉素 G，50 000U/kg，每周一次，连续 3 周，达到最大剂量 240 万单位。

2）一般措施：青霉素治疗先天性、原发性或继发性梅毒时，在初始治疗阶段，可能会出现突然的系统性发热，称为 Jarisch-Herxheimer 反应。对症治疗即可，并细心随访。

（6）预后：对新生儿来说，梅毒如果未被诊断，是一种可能致命的严重疾病。如果给小婴儿注射青霉素，就可以完全治愈。血清学检测结果由阳转阴通常发生在 1 年内。青霉素治疗原发性梅毒疗效肯定。脑膜血管性梅毒可出现永久性神经后遗症。

2. 回归热

诊断要点和主要特点

- 反复发作的发热、发冷、全身乏力
- 偶有皮疹、关节炎、咳嗽、肝脾肿大、结膜炎
- 通过直接显微镜鉴定外周血涂片中的螺旋体确诊

（1）概述：回归热是一种由包柔螺旋体引起的媒介传播疾病，有两种形式：季节流行性回归热通过体虱（*Pediculus humanus*）传播给人，地方流行性回归热通过软体蜱传播给人（钝缘蜱属）。蜱传回归热［最常见的是由赫氏蜱螺旋体（*Borrelia hermsii*）引起］，是美国西部的地方流行病，通常与山间小屋中接触蜱虫有关。传播通常发生在温暖的月份，当然，冬季也会有病例发生于温暖的天气和暖和的船舱里。钝缘蜱习惯于夜间进食，它们只附着于人体 5 ～ 20min。因此，患者几乎不记得被蜱虫叮咬过。当适应性免疫系统开始产生抗体时，赫氏蜱螺旋体利用基因重组来修饰其表面抗原，导致复发。在 20 世纪初和第一次世界大战期间，虱传播的回归热是造成重大死亡的原因之一。直到现在，在流离失所者和难民中，回归热仍然是一个重要的健康问题。

（2）临床表现

1）症状和体征：回归热潜伏期为 2 ～ 18d。发作突然，伴有高热、寒战、大量出汗、心动过速、恶心呕吐、头痛、肌痛和关节痛。发热一般会持续 3d，突然一下子结束（寒战期、面部潮红期）。如果不治疗，通常间隔 1 周后复发。复发会重复第一次发作的表现，但程度逐渐减轻。在虱传回归热中，通常只复发一次。在蜱传感染中，会有 2 ～ 10 次复发。

在病程后期可能出现肝肿大、脾肿大、肺炎、脑膜炎和心肌炎。躯干和四肢可见红斑及瘀点。黄疸、虹膜炎、结膜炎、脑神经麻痹和出血在复发期更为

常见。

2）实验室检查：在发热过程中，患者的尿常规检查可见蛋白、管型，偶尔还有红细胞，血常规可见明显的多形核粒细胞增多，约25%的患者梅毒血清学试验呈假阳性。在近70%的病例中，通过暗视野检查，或瑞氏（Wright）染色、吉姆萨（Giemsa）染色，或吖啶橙染色法，可以在外周血厚涂片及薄涂片中发现螺旋体。在无热期，无法发现螺旋体。免疫荧光抗体[或经免疫印迹（Western blot）证实的酶联免疫吸附试验]有助于血清学诊断。然而，高滴度的赫氏蜱螺旋体可与莱姆病病原体伯氏疏螺旋体或钩端螺旋体发生交叉反应。在美国西部，许多州卫生部门的实验室或CDC都可以开展血清学检测。

（3）鉴别诊断：回归热需要与疟疾、钩端螺旋体病、登革热、斑疹伤寒、鼠咬热、科罗拉多蜱热、落基山斑疹热和胶原血管疾病相鉴别。

（4）并发症：包括面瘫、虹膜睫状体炎、视神经萎缩、低色素性贫血、肺炎、肾炎、心肌炎、心内膜炎和癫痫发作。10%～30%的患者存在中枢神经系统受累。

（5）治疗：无论患者年龄大小，多西环素都是治疗蜱传回归热的首选药物。静脉注射头孢曲松或青霉素G也能够成功治疗病情严重的感染。虱传播的回归热通常采用四环素或红霉素治疗。

重症患者应住院治疗。患者可能会出现Jarisch-Herxheimer反应（通常在开始使用抗生素后的最初几个小时内出现）。对于回归热，不需要采取隔离预防措施。

（6）预后：减少软体蜱和体虱暴露的措施能够预防大多数病例。软体蜱经常出现在啮齿动物的洞穴或巢穴中，因此控制好啮齿动物（蜱虫的宿主）特别是出没于山间小屋的啮齿动物，是很重要的。

除了虚弱的或非常年幼的儿童以外，回归热患者接受治疗后死亡率非常低。采取治疗措施可以缩短病程并防止复发。

3. 钩端螺旋体病

诊断要点和主要特点

- 经典病程为双期，持续2～3周
- 初始阶段：高热、头痛、肌痛和结膜炎
- 2～3d明显恢复
- 热退后出现脑膜炎
- 黄疸、出血和肾功能不全（严重病例）
- 钩端螺旋体凝集试验阳性

（1）概述：钩端螺旋体病是由许多抗原不同但形态相似的螺旋体引起的人畜共患病。暴露于感染动物的尿液或受污染的水或土壤后，螺旋体通过皮肤或呼吸道进入人体。各种动物（如犬、老鼠和牛）可能是致病性钩端螺旋体的宿主，多种不同的血清型可能引起严重感染。

在美国，钩端螺旋体病通常发生在接触感染的犬之后。牛、猪和啮齿动物也可能传播钩端螺旋体。下水道工人、农民、屠宰场工人、动物管理员和士兵都有职业接触的风险。在受污染的溪流中游泳和收割庄稼可能造成了疾病暴发。洪水和飓风会增加受灾人口感染钩端螺旋体的风险。在美国，每年报告约100例病例，其中约1/3是儿童。美国钩端螺旋体病感染率最高的地方是夏威夷。该病在所有发展中国家都有报道，特别是在热带地区。出国旅行的游客出现发热性疾病，特别是接触过淡水水域的患者，需要考虑钩端螺旋体病。

（2）预防：对于进入钩端螺旋体病高发地区的人群，预防措施包括避免受污染的水和土壤（特别是黏膜或破损的皮肤），控制啮齿动物，对犬和其他家养动物进行免疫接种，避免接触动物的尿液。

（3）临床表现

1）症状和体征

A. 初始期：潜伏期为4～19d（平均10d）。常见临床表现包括寒战、发热、头痛、肌痛（尤其是腰部、小腿）、无渗出物的结膜炎、畏光、颈淋巴结肿大、咽炎等。钩端螺旋体感染初始期持续3～7d。

B. 明显恢复期：症状通常（但不总是）会在2～3d内消退。

C. 全身疾病期：再次出现发热，并伴有头痛、肌肉疼痛、腹部和背部压痛、恶心和呕吐。结膜炎和葡萄膜炎很常见。肺、心脏和关节偶尔受累。这些表现是由于广泛的血管炎造成的。

中枢神经系统受累——50%～90%的病例伴有中枢神经系统受累。严重头痛和轻度颈强直很常见，也可以有出血、谵妄、昏迷和局灶性神经受损的症状。

肾脏和肝脏受累（Weil综合征）——约50%的病例伴随肾脏或肝脏受累。有时可见肉眼血尿、少尿、无尿。黄疸可能与肝大和肝区疼痛有关。

胆囊受累——钩端螺旋体病可引起儿童非结石性胆囊炎，腹部超声检查表现为扩张的无功能胆囊。胰腺炎不常见。

出血——可能有严重的瘀点、瘀斑和胃肠道出血。

皮疹——在10%～30%的病例中可见皮疹，可能是泛发的斑丘疹，也可能是瘀斑或紫癜。偶尔可见结节性红斑。皮疹边缘部位可能会脱皮。下肢远端有时可见坏疽。在这种情况下，皮肤活检显示存在严重的血管炎，累及动脉和静脉系统。

2）实验室检查：钩端螺旋体只在发病前10d出现在血液和脑脊液中，发病第2周会出现在尿液中，可能持续 30d 或更长时间。病原培养很困难，需要专门的培养基和培养条件。白细胞计数经常升高，尤其是当伴有肝脏受累时。其他肝功能检查可能异常；谷草转氨酶通常只是轻微升高。经常可见血清肌酸激酶升高。脑脊液检查显示中度细胞增多（< 500/μl），单核细胞为主，蛋白增加（50 ～ 100mg/dl），糖正常。尿常规检查可见镜下脓尿、血尿，不太常见的是中度（或重度）蛋白尿。红细胞沉降率明显升高。胸部 X 线片有肺炎表现。

采用酶联免疫分析法可在发病第 2 周或之后测得血清螺旋体抗体。CDC 开展的显微镜下凝集试验可作为确诊试验。钩端螺旋体凝集素一般在病程第 3 ～ 4 周达到高峰。恢复期样本滴度相较急性期有 4 倍或以上的升高具有诊断意义。越来越多的专门研究中心或 CDC 能够开展以 PCR 为基础的检测。

（4）鉴别诊断：在前驱期，鉴别诊断包括疟疾、伤寒、鼠伤寒、类风湿关节炎、布鲁氏菌病和流感。之后，根据受累器官系统不同，需要区分其他多种疾病，包括脑炎、病毒性或结核性脑膜炎、病毒性肝炎、肾小球肾炎、病毒性或细菌性肺炎、风湿热、亚急性感染性心内膜炎、急腹症和川崎病（见表 40-3）。

（5）治疗

1）特殊治疗：当怀疑钩端螺旋体感染时，应给予水剂青霉素 G[150 000U/（kg・d），分 4 ～ 6 次静脉注射，持续 7 ～ 10d]。替代药物包括静脉用头孢曲松或多西环素。可能发生 Jarisch-Herxheimer 反应。口服多西环素可用于轻症患者。

2）一般措施：除抗生素外，还需要对症和支持治疗。肾衰竭时可能需要透析。

（6）预后：钩端螺旋体病通常是自限性的，黄疸不是钩端螺旋体病的典型特征。该病通常持续 1 ～ 3 周，但可能会持续更长时间，还可能会复发。中枢神经系统感染通常没有永久性后遗症，尽管头痛可能持续存在。美国的死亡率为 5%，通常是因为肾衰竭。老年患者伴随严重肾、肝损害的死亡率可达 20% 以上。

4. 莱姆病

诊断要点和主要特点

- 早期局部病变：蜱叮咬 3 ～ 30d 后出现特征性皮肤病变 [游走性红斑（EM）]
- 早期播散性病变：多发性 EM，体质症状，脑神经麻痹，脑膜炎
- 晚期表现：关节炎，通常为丘状关节炎，发生在皮肤病变出现后约 4 周
- 在春末至初秋期间在流行地区居住或旅行

（1）概述：莱姆病是由伯氏疏螺旋体（*B. burgdorferi*）引起的一种亚急性或慢性螺旋体感染，伯氏疏螺旋体通过鹿蜱（硬蜱属）传播。美国最主要的流行区域包括东北部，以及中西部的北部地区。尽管漏报和多报的现象都有发生，据估计，美国每年新发病例超过 30 万例。莱姆病在美国某些地区很常见，但在其他地区非常罕见，所以了解当地莱姆病的流行病学情况很重要。蜱虫叮咬在春季和夏季发生率较高，大多数皮疹病例也出现在这两个季节；然而，由于关节和神经系统疾病的潜伏期可能长达数月，所以莱姆病病例在任何季节都可能出现。硬蜱个头非常小，常无法识别它们的叮咬。

（2）临床表现

1）症状和体征

早期局限性疾病：60% ～ 80% 的患者可见游走性红斑（EM），这是莱姆病最典型的特征。在被蜱虫咬伤后的 3 ～ 30d 内，在咬伤部位形成环状红斑，并在数天内扩散，直径可达 20cm。病变中心可能边界清晰（类似体癣），保持红色，或隆起于皮面（提示感染性蜂窝织炎）。可能出现轻微触痛。大多数患者无明显症状，但可能出现轻微的全身不适。如果不治疗，皮疹持续数天至 3 周。

早期播散性疾病：可能出现多发性 EM 卫星病灶、荨麻疹或弥漫性红斑。发热、头痛、肌痛和全身不适比局限性疾病更常见。20% 的未经治疗的患者有神经系统受累，常见表现包括贝尔麻痹、无菌性脑膜炎或多发性神经根炎。这些症状可能单独出现，也可能以多种组合一起出现。周围神经炎、吉兰 - 巴雷综合征、脑炎、共济失调、舞蹈症和其他脑神经病较少见。癫痫发作提示别的诊断。如果不治疗，神经系统症状通常是自限性的，但也可能变为慢性或永久性。不到 5% 的患者会出现心脏传导阻滞或心肌功能障碍，也是自限性的。

晚期疾病：50% 的未经治疗的患者，被咬伤后数周至数月出现关节炎，表现为反复发作的、移行性、单关节或少关节关节炎，累及膝盖（90%）和其他大关节。疼痛往往不如关节肿胀明显。每次发作持续几天到几周。发热很常见，而且温度可能很高。发作间歇期一般完全无症状。不到 10% 的患者出现慢性关节炎，DR4 单倍体型患者更长久。神经系统受累的表现在晚期莱姆病中不常见。

虽然少数患者的疲劳和非特异性神经症状可能会持续较长时间，但莱姆病并不是慢性疲劳综合征的病因。乏力、肌痛和关节痛的症状持续超过 6 个月被称为莱姆病治疗后综合征，但没有证据表明存在慢性莱姆病感染，也没有证据表明已经接受恰当治疗的莱姆病患者应用抗生素治疗会有任何益处。

2）实验室检查：大多数只有皮疹的患者实验室检查正常。患有关节炎的儿童红细胞沉降率和白细胞计数可能出现中度升高。抗核抗体和类风湿因子试验为阴性或非特异性。链球菌抗体一般不升高。关节液化验结果细胞数可达10万个，多形核粒细胞为主，葡萄糖正常，蛋白和免疫复合物升高，革兰氏染色和病原体培养均为阴性。中枢神经系统受累的患者脑脊液可能表现为淋巴细胞增多和蛋白升高，葡萄糖和病原培养及染色均为阴性。眼底镜检查可发现视盘水肿。可能出现神经传导异常伴有周围神经病变。早期播散性疾病患者心电图可能提示存在心脏炎症。

（3）诊断：莱姆病的诊断主要基于临床判断。区域流行病学、流行地区旅行史、体格检查和实验室结果都很重要。血清学检查有助于临床诊断。莱姆病的血清学诊断主要基于两种检测方法：抗体筛查 [IgM 和（或）IgG]，以及免疫印迹检测，用来对筛查试验呈阳性或不确定结果的患者进一步确诊。一般感染数周后才可检测出抗体，因此如果患儿出现典型的游走性红斑，不建议再做血清学检测。疾病早期治疗可能降低抗体滴度。对来自低流行地区的非特异性主诉患者进行血清学检测会出现假阳性，尤其是在“专业”实验室进行的检查。梅毒、HIV 和钩端螺旋体病患者的血清学检测可能会出现假阳性结果。中枢神经系统疾病的诊断需要结合神经系统检查客观的异常发现，实验室或影像学检查，以及反复核查一致的阳性血清学检查结果。

（4）鉴别诊断：游走性红斑的皮疹可能类似白色糠疹、多形红斑、药疹和结节性红斑。南方蜱相关皮疹病（Southern tick-associated rash illness，STARI）是一种罕见的疾病，与美洲花蜱（*Amblyomma americanum*）叮咬有关，可导致皮疹和多种临床表现，与急性莱姆病感染无法区分。临床表现更为严重的莱姆病患者（特别是血液或肝脏异常），可能是因为合并无浆体（*Anaplasma*）或巴贝斯虫（*Babesia*）感染。莱姆病关节炎可能类似于青少年类风湿关节炎、反应性关节炎、败血症关节炎、风湿热、链球菌感染后关节炎 / 急性风湿热、系统性红斑狼疮和过敏性紫癜。神经系统症状类似于特发性贝尔麻痹、病毒性或副感染性脑膜炎或脑膜脑炎、铅中毒和心身疾病。

（5）预防：预防措施包括避开流行区域或在这些地区穿长袖和长裤，经常检查消灭蜱虫，以及使用驱虫剂。在传播莱姆病之前，蜱虫至少要附着 36 ～ 48h。蜱虫应该用镊子轻轻拔出，不要扭曲或过度挤压蜱虫。喷洒在衣服上的氯菊酯（permethrin）可以减少蜱虫的附着。含有高浓度 *N*，*N*- 二乙基 - 间甲苯胺（DEET）的驱虫剂也有效。在高危地区，如果蜱虫确定是肩胛硬蜱，已附着 36h 以上（根据接触时间或蜱虫的肿胀程度），可在蜱虫清除后 72h 内开始使用预防性抗生素。目前还没有莱姆病疫苗。

（6）治疗：抗生素治疗对大多数莱姆病都是有益的，越早使用，效果越好。所有形式的莱姆病都需要长期治疗。在所有的治疗方案中，都会有一些患者复发。

1）皮疹：早期病变：多西环素（每次 2.2mg/kg，最大剂量 100mg/ 次，每天 2 次口服）10d，或阿莫西林 [50mg/（kg・d），分 2 次口服，最大剂量 2g/d] 为目前推荐的治疗方法。阿奇霉素或头孢呋辛分 2 次口服给药，用于不能耐受多西环素或阿莫西林的儿童。

2）关节炎：阿莫西林或多西环素方案（与皮疹方案剂量相同），但治疗应持续 4 周。注射用头孢曲松 [50 ～ 75mg/（kg・d）] 用于复发性关节炎。

3）贝尔麻痹：推荐应用多西环素 2 周为佳。

4）其他累及神经系统和心脏的疾病：传统习惯采用静脉注射头孢曲松 14d 治疗脑膜炎，但最近的证据表明，口服多西环素同样有效。头孢曲松和口服多西环素对莱姆性心脏病均有疗效。

（译者：崔　晨）

第 43 章 感染：寄生虫和霉菌

James Gaensbauer, MD, MScPH；Myron J. Levin, MD

一、寄生虫感染

导致人类疾病的寄生虫代表了一个多样化、高度进化和复杂的生物体。寄生虫病是全球儿童发病和死亡的一个主要病因，并且低收入和中等收入国家的疾病负担最重。尽管寄生虫在工业化国家不太常见，但在这些国家，寄生虫仍是需要识别的一种重要病原体，因为在儿科临床工作中，经常会遇到地方性病例和输入病例。鉴于这类病原体的复杂性，根据人类寄生虫的主要生物分类和人类相互作用的主要部位（肠道 vs 血液 / 组织）来对人类寄生虫进行归类学习者是有帮助的（表 43-1）。此外，了解与寄生虫病可能的临床表现相关的生物体有助于聚焦诊断过程（表 43-2）。

1. *选择患者进行评估*　寄生虫感染的发病率因地理区域的不同而有很大差异。在寄生虫感染流行地区旅行或生活的儿童有感染各种肠道和组织寄生虫的风险。仅仅居住在发达国家的儿童通常没有组织寄生虫病（只有少数例外，如弓蛔虫、弓形虫）。寻找肠道寄生虫对患者来说花费高，实验室也很耗时，而且在美国进行的虫卵和寄生虫（O&P）检查中有 90% 以上是阴性的。一种常见的误解是，肠道寄生虫是腹泻的常见原因，除了极少数例外（如鞭虫痢疾综合征）可引起腹泻，大多数肠道寄生虫并不引起腹泻。寄生虫性腹泻几乎完全由原生动物（贾第虫、隐孢子虫、阿米巴属寄生虫）引起，目前常用分子方法诊断。因此，对腹泻患者进行 O&P 检测很少获得正确结果。经验治疗有症状的美国移民可能性价比更高，比如用阿苯达唑治疗常见肠道寄生虫病，并只对那些症状持续存在的人进行进一步检测。免疫缺陷的儿童很容易受到肠道原虫感染，通常会发现多种条件致病菌，对这些儿童进行评估时检测临界值应该降低。

表 43-1　感染人类的寄生虫类别和代表性种类举例

寄生虫类别	主要受累部位的代表性种类	
	肠道	组织 / 血液
原生动物	阿米巴 贾第鞭毛虫 隐孢子虫	疟原虫 利什曼原虫 耐格里阿米巴 弓形虫
扁形动物门（扁形虫） 　绦虫	绦虫（摄入幼虫） 阔节裂头绦虫	绦虫 / 囊尾蚴（吞食卵） 棘球绦虫
吸虫类（吸虫）		血吸虫 片吸虫属 华支睾吸虫
线虫（蛔虫）	蛔虫属 钩虫 粪类圆线虫 鞭虫	旋毛虫 龙线虫属 管圆线虫 丝虫

表 43-2 寄生虫感染的症状和体征

体征 / 症状	病原体	描述[a]
腹部疼痛	异尖线虫	食入生鱼片后不久
	蛔虫	严重感染可能堵塞肠道、胆道
	肝吸虫	早期感染严重，后期肝肿大
	溶组织内阿米巴	便血，不规则发热，腹泻
	肝片形吸虫	腹泻，呕吐
	钩虫	严重感染伴缺铁性贫血
	粪类圆线虫	嗜酸性粒细胞增多，瘙痒。可能类似于消化性疾病
	旋毛虫	肌痛，眶周水肿，嗜酸性粒细胞增多
	鞭虫	腹泻，严重感染类似痢疾
咳嗽	蛔虫	喘息，迁移阶段嗜酸性粒细胞增多
	卫氏并殖吸虫	咳血；慢性。可能类似于肺结核
	粪类圆线虫	喘息，瘙痒，在迁移或播散过程中出现嗜酸性粒细胞增多
	弓蛔虫	影响 1 ～ 5 岁的儿童；肝脾肿大；嗜酸性粒细胞增多
	热带嗜酸性粒细胞增多症	肺部浸润，嗜酸性粒细胞增多
腹泻	芽囊原虫	作为一种腹泻病原体致病性不清楚，免疫缺陷可能是一个危险因素
	环孢子虫	水样便；在免疫抑制个体中是严重的
	隐孢子虫	水样便；在免疫抑制个体中是慢性的
	脆弱双核阿米巴	只发生严重感染
	溶组织内阿米巴	便血，不规则发热；无嗜酸性粒细胞增多
	贾第鞭毛虫	无发热，慢性；厌食症
	血吸虫	慢性的；肝脾肿大（某些类型）
	粪类圆线虫	腹痛；嗜酸性粒细胞增多
	旋毛虫	肌痛，眶周水肿，嗜酸性粒细胞增多
	鞭虫	伴随严重的感染
痢疾	结肠小袋纤毛虫	猪接触史
	溶组织内阿米巴	粪便中很少或没有白细胞；发热；便血
	血吸虫	发生在急性感染期
	鞭虫	伴严重感染
排尿困难	蛲虫	通常是女孩伴尿道、膀胱有蠕虫；夜间肛周瘙痒
	血吸虫（埃及血吸虫）	血尿。排除细菌尿、结石（某些类型）
头痛（和其他脑部症状）	广州管圆线虫	嗜酸性脑膜炎
	浣熊拜林蛔线虫	嗜酸性脑膜炎
	棘颚口线虫	嗜酸性脑膜炎
	耐格里阿米巴	淡水游泳；病情快速发展为脑膜脑炎
	疟原虫	发热，寒战，黄疸，脾脏肿大。脑缺血（伴恶性疟原虫）
	猪带绦虫	囊虫病。局灶性癫痫发作，视野缺失；脑积水，无菌性脑膜炎
	弓形虫	脑膜脑炎（特别是婴儿和免疫抑制者）；免疫抑制患者局灶性病变；婴儿脑积水
	锥虫	非洲型。慢性昏睡（昏睡病）
瘙痒	巴西钩口线虫	匍行疹，皮肤蛇尾状穴
	蛲虫	肛周，夜间活动
	丝虫	症状多变；见于许多丝虫病；嗜酸性粒细胞增多
	钩虫	在大量暴露的侵入点局部
	粪类圆线虫	伴迁移扩散；可能会复发
	锥虫	非洲型；许多非特异性症状中一个

续表

体征 / 症状	病原体	描述[a]
皮疹	钩虫	瘙痒，侵入部位丘疹和水疱
	血吸虫	侵入部位有斑丘疹
	粪类圆线虫	侵入部位瘙痒性皮疹
	弓形虫	斑丘疹见于先天性感染，有时也见于获得性感染
贫血	裂头绦虫	由于维生素 B_{12} 缺乏导致的巨幼红细胞；罕见
	钩虫	铁缺乏
	杜氏利什曼原虫	发热，肝脾肿大，白细胞减少（黑热病）
	疟原虫	溶血
	鞭虫	严重感染；由于铁损失
嗜酸性粒细胞增多	广州管圆线虫	嗜酸性脑膜炎
	浣熊拜林蛔线虫	嗜酸性脑膜炎
	片吸虫	腹痛
	棘颚口线虫	嗜酸性脑膜炎
	丝虫	血中有微丝蚴；淋巴结肿大
	盘尾丝虫	皮肤结节，角膜炎
	血吸虫	慢性的；肠道或泌尿生殖系统症状
	粪类圆线虫	腹痛、腹泻
	弓蛔虫	肝脾肿大、咳嗽；影响 1 ～ 5 岁儿童
	旋毛虫	肌痛、眶周的水肿
	热带肺嗜酸性粒细胞增多症	咳嗽；肺浸润
	猪带绦虫（囊尾蚴病）	脑脊液中有嗜酸性粒细胞
血尿	血吸虫	埃及血吸虫，膀胱、尿道肉芽肿，排除结石
咳血	卫氏并殖吸虫	肺吸虫。多变的胸痛；慢性
肝肿大	肝吸虫	严重感染。早期肝脏质地软；晚期肝硬化
	棘球蚴	慢性的；囊肿
	溶组织内阿米巴	中毒性肝炎或脓肿。无嗜酸性粒细胞增多
	杜氏利什曼原虫	脾肿大，发热，全血细胞减少
	血吸虫（非埃及血吸虫）	慢性的；肝纤维化、脾肿大（某些类型）
	弓蛔虫	脾肿大、嗜酸性粒细胞增多、咳嗽；无淋巴结肿大
脾肿大	杜氏利什曼原虫	肝肿大，发热、贫血
	疟原虫	发热，发冷，黄疸，头痛
	血吸虫（非埃及血吸虫）	肝肿大
	弓蛔虫	嗜酸性粒细胞增多，肝肿大
	弓形虫	淋巴结肿大，其他症状
淋巴结肿大	丝虫	典型的腹股沟淋巴结肿大；慢性
	杜氏利什曼原虫	肝脾肿大、全血细胞减少、发热
	血吸虫	急性感染；发热，皮疹，关节痛，肝脾肿大
	弓形虫	颈部淋巴结肿大常见；可能只累及一组淋巴结群；脾肿大
	锥虫	叮咬局部或广泛的；肝脾肿大（美洲锥虫病）；非洲型为全身（特别是颈后淋巴结肿大）

a 症状通常与感染程度有关，少量生物体的感染通常是无症状的

2. *标本处理* 许多实验室现在使用基于PCR的诊断检验进行粪便中的病原体检测，这对标本处理的挑战很小。执业医师应联系实验室进行适当的标本收集过程，以符合显微镜检测的诊断需求，或使用新鲜样本以观察到存活的寄生虫，如贾第鞭毛虫滋养体。许多实验室会拒绝接收引起腹泻的成形粪便样本进行寄生虫检测。美国疾病控制和预防中心（CDC）提供了一个网站（http://dpd.cdc.gov/dpdx），来协助常见寄生虫病的实验室诊断，包括标本收集和处理。

3. *嗜酸性粒细胞增多和寄生虫感染* 虽然某些寄生虫常常导致嗜酸性粒细胞增多，但在发达国家，其他原因更为常见，包括过敏、药物和其他感染。也并不是所有的寄生虫感染都会导致嗜酸性粒细胞增多，由寄生虫感染引起的嗜酸性粒细胞增多在多细胞生物通过宿主组织迁移时最为常见(如淋巴丝虫病、钩虫病)。单细胞原生生物（如疟疾、利什曼病） 即使感染严重或为侵袭性的（如阿米巴肝脓肿），也很少引起嗜酸性粒细胞增多。同样，嗜酸性粒细胞增多在寄生虫只寄生于肠腔内的情况下也不常见。

在美国，最常见的导致嗜酸性粒细胞明显增多，粪便检查呈阴性的寄生虫感染是弓蛔虫病。旋毛虫病在美国是一种罕见的寄生虫感染，引起明显的嗜酸性粒细胞增多。粪类圆线虫病是嗜酸性粒细胞增多的一个原因，很难通过粪便检查来诊断。在发展中国家，嗜酸性粒细胞增多的鉴别诊断很广泛（表43-2）。

二、原虫感染

（一）全身感染

1. *疟疾*

诊断要点和主要特点
●在疫区居住或前往疫区旅行（回程旅行者发热）
●周期性发热、发冷和大汗
●头痛、背痛、咳嗽、腹痛、恶心、呕吐、腹泻
●脾肿大、贫血
●可能发展为昏迷，癫痫
●外周血涂片中可见疟原虫

（1）概述：疟疾每年可造成40多万人死亡，其中80%以上发生在撒哈拉以南非洲和印度的5岁以下儿童。全球致力于疟疾的预防和治疗已使死亡率和发病率下降，美国每年约有2000例输入病例被确诊。人类疟疾是由五种疟原虫引起的：间日疟原虫（最常见）、恶性疟原虫（毒力最强）、卵形疟原虫（类似于间日疟原虫）、三日疟原虫和诺氏疟原虫（一种灵长类寄生虫，现在被认为是引起人类类似恶性疟疾的一种原因）。

雌性按蚊传播疟原虫，感染疟原虫的蚊子将子孢子接种到易感宿主的血液中，导致肝细胞感染。在肝细胞期，寄生虫成熟为裂殖体，裂殖体破裂并释放裂殖子进入血液循环。在红细胞内期，当滋养体发育成熟为裂殖体并释放裂殖子时，它们会感染并裂解红细胞。在感染的早期阶段，不同步的溶血周期通常会导致每日发热。最后，如果不进行治疗，随着寄生虫以更有规律的48h或72h间隔裂解被感染的细胞，同步红细胞周期可能开始，这取决于感染的疟原虫种类。一小部分滋养体在蚊子吸血时进入蚊体内，成熟为有性形式（配子体），从而完成该循环。两种疟原虫，间日疟原虫和卵形疟原虫可以在肝细胞中休眠，导致急性感染后数月甚至数年复发。

疟疾的疾病严重程度与宿主之前的免疫密切相关。因此，在疟疾传播稳定和频繁的地区，年龄较大的儿童和成人感染后通常会发展为较轻的疾病，但很少发生完全性保护免疫。另一方面，较小的儿童、之前无暴露史的人（如外国旅行者）或生活在疟疾间歇传播地区的个体，罹患严重疾病的风险增加。此外，幼儿、孕妇和具有某些免疫功能失调（如脾缺如）的人，无论之前是否有暴露史，患严重疾病的风险都更高。

疟疾在人类历史上发挥核心作用的证据可以从基因突变导致红细胞表型发生改变的频率中发现，其中包括血红蛋白S、血红蛋白F、地中海贫血，可能是葡萄糖-6-磷酸脱氢酶（G6PD）缺乏，以及红细胞上缺乏Duffy抗原（可预防间日疟），这些抗原可能对来自疟疾流行地区的人群提供部分保护作用。

（2）临床表现

1）症状和体征：临床表现因感染疟疾的种类和宿主免疫而异。儿童急性疟疾最常见的症状包括发热、发冷、不适和头痛。恶心、呕吐和腹痛常见。婴儿通常表现为反复发热、易怒、进食差、呕吐、黄疸和脾肿大。皮疹通常不出现，这有助于在出现类似症状的患者中区分疟疾和某些病毒感染。在对疟疾的经典描述中，注意到了不同感染类型特有的周期性发热模式。这一发现可能需要许多天才能形成，并受到许多因素的影响，包括之前的免疫、多种疟原虫的感染和治疗，周期性发热在目前的实践中对诊断很少有用。

临床医生必须严密监测复杂或严重疟疾感染患者的体征和症状，包括严重贫血和脑型疟疾，描述见后。

妊娠期感染常导致宫内生长受限或早产，但很少有胎儿真正被感染。

对无并发症患者的体格检查可能只显示轻度脾肿大和轻度贫血。

2）实验室检查：由于疟疾的表现与其他一些常见疾病重叠，因此应始终通过实验室检查来确认诊断。诊断依赖于在厚或薄的血液涂片中检测出五种人类疟原虫中的一种或多种。建议在 72h 内每次间隔 12 ～ 24h 进行三组不同的厚和薄的涂片，以排除疟疾感染。厚涂片对检测少量疟疾寄生虫最敏感；薄涂片可以鉴定疟原虫的种类和半定量测定寄生虫血症的百分比。

大多数急性感染是由间日疟原虫、卵形疟原虫或恶性疟原虫引起的，但有 5% ～ 7% 是由多种疟原虫引起。疟原虫种类的鉴定依赖于形态标准，需要有经验的观察者。可以在网页 http://www.dpd.cdc.gov/dpdx/HTML/Malaria.htm. 上找到鉴定疟原虫种类的辅助工具。美国食品药品监督管理局（Food and Drug Administration，FDA）批准的抗原检测试验可供使用，并且被批准用于疟疾的快速诊断。该检测应与镜检相结合，以确定诊断、寻找混合感染和定量寄生虫血症的程度。快速抗原试验对低水平的寄生虫血症敏感性差。关于疟疾快速诊断的最新信息可在网页 www.cdc.gov/malaria/diagnosis_treatment/index.html 上找到。对于恶性疟原虫的诊断相似的或有更高诊断准确度的替代技术包括 DNA 杂交和 PCR，这些技术仅在研究和参考实验室以及 CDC 和一些卫生部门可用。

从薄涂片上确定寄生虫血症的严重程度（可见被感染红细胞的百分比）是很重要的，因为高水平百分比（> 5%），最常见于恶性疟，与发病率和死亡率增加有关，需要住院治疗。及时检测（12 ～ 24h）也可用于监测治疗反应；在治疗最初的 24h 和 48h 内，寄生虫负荷应该减少。

溶血性贫血和血小板减少是常见的；白细胞增多的发生率是可变的。在严重的情况下，可发生代谢性酸中毒、低血糖和氮质血症。脑型疟疾的发病机制是微血管阻塞，脑脊液分析通常是正常的。

3）鉴别诊断：在儿童，通过临床表现可能不能准确地将疟疾与其他感染区分开来，因此，对流行地区有暴露史的患者，要高度怀疑。归国旅行者的发热鉴别诊断应基于旅行地区的疾病流行，可能包括伤寒、结核病、立克次体病、布鲁氏菌病、钩端螺旋体病、黄热病、登革热、基孔肯雅热和伯氏疏螺旋体病。但是，应该考虑其他常见的非热带发热原因，如流感。虽然脑脊液在脑型疟疾中通常是正常的，但任何疑似脑型疟疾的儿童都应该进行腰椎穿刺以排除细菌性脑膜炎。疟疾也可能与其他疾病共存。

4）并发症和后遗症：严重的并发症，最常发生在恶性疟原虫和诺氏疟原虫感染，可由溶血、微血管阻塞和组织缺血引起。儿童疟疾最常见的并发症是脑型疟疾、呼吸窘迫、严重贫血和（或）低血糖。脑型疟疾是儿童疟疾中最严重和危及生命的并发症，可发展为癫痫、昏迷和死亡。约 20% 患脑型疟疾的儿童死亡，10% 患长期神经后遗症。儿童中严重疟疾的症状包括精神状态改变、癫痫发作、呼吸窘迫、低血糖、酸中毒、终末器官衰竭、重度贫血和寄生虫血症超过 5%。

5）预防：在社区中有许多预防疟疾传播的策略。最有效的方法是广泛使用浸有长效杀虫剂的蚊帐，因为按蚊叮咬大多数发生在傍晚或夜间。控制蚊子幼虫和室内喷洒杀虫剂也普遍应用。

预防疟疾的个人防护策略（特别是前往疟疾流行地区的旅行者）包括使用蚊帐、穿着适当的衣服、驱蚊剂和化学预防疟疾。旅行者中预防疟疾最常见的药物是甲氟喹、阿托伐醌氯胍和多西环素（见第 45 章）。由于广泛存在耐药性，氯喹的应用有限。影响选择药物的因素包括费用、副作用、药物相互作用、流行病学和计划旅游地区的耐药模式。旅行前开始用药和旅行后继续用药一段时间的具体要求取决于用药情况。

没有任何药物疗法能保证预防疟疾。如果在前往流行地区后 1 年内（特别是 2 个月内）出现发热，应考虑疟疾的可能性。

6）治疗：抗疟治疗的选择取决于人的免疫状况、疟原虫种类、寄生虫血症的程度以及感染地理区域的耐药模式。关于美国现有推荐抗疟药物的说明以及最新的治疗指南，请参见网页 https://www.cdc.gov/malaria/diagnosis_ treatment/treatment.html。阿托伐醌 / 氯胍和青蒿素联合蒿甲醚 / 本芴醇用药是美国治疗无并发症疟疾的一线药物。对于严重疟疾，静脉注射青蒿琥酯优于奎尼丁，可迅速减少寄生虫血症，但在患者病情好转后，必须随后口服复方药物，以防止耐药。静脉注射青蒿琥酯可通过 CDC 的一项扩大准入研究新药方案获得。间日疟原虫和卵形疟原虫感染的常见治疗方法包括氯喹加伯氨喹或最近批准的他非诺喹，后者只需一次剂量就可根除肝细胞期疟原虫。CDC 为需求者提供了 24h 疟疾咨询热线电话（770）488-7788。

疟疾治疗除了抗疟药物外，还包括各种支持性策略，感染恶性疟原虫和诺氏疟原虫对疟疾无免疫力的患者宜住院，直到寄生虫血症减少，表明治疗是有效的，不太可能发生严重的并发症。有严重疟疾表现的患者（寄生虫血症> 5%，脑型疟疾、酸中毒、低血糖、休克）需要重症监护和注射用药物治疗。补液和低血糖治疗是至关重要的。贫血、癫痫、肺水肿和肾衰竭需要常规的支持治疗。皮质类固醇是脑型疟疾的禁忌证，因为会增加死亡率。对于严重疟疾的治疗，不再建议采用换血疗法。

无并发症有部分免疫力的恶性疟原虫和诺氏疟原虫感染患者和无免疫力的间日疟原虫、卵形疟原虫或三日疟原虫感染患者，如果能够做到随访，可接受门诊治疗。

2. *巴贝西虫病*　微小巴贝西虫是一种类似疟原虫

的原生生物，感染幼虫期巴贝西虫的肩突硬蜱（鹿蜱）叮咬人后会感染人类。被蜱叮咬后，原虫进入红细胞，开始一个不同步的循环，导致溶血。在美国，大多数病例发生在东北部和中西部的5～10月。巴贝西虫感染也是一种输血传播疾病。

（1）临床表现

1）症状和体征：潜伏期为蜱叮咬后1～4周或输血后的1～9周。蜱虫的叮咬可能不会引起注意，因为硬蜱幼虫大约有罂粟籽大小，约有50%的受感染儿童没有症状。症状是非特异性的，最常见的症状包括持续或周期性高热、寒战和出汗。其他相关的非特异性症状包括不适、疲劳、厌食、关节痛、肌痛和头痛。体格检查的结果通常很少，但可能包括肝脾肿大、黄疸或血红蛋白尿。这种疾病通常是自限性的，症状持续1～2周，疲劳可能持续数月。有描述严重的病例存在于脾缺如患者、免疫功能低下的宿主和老年患者。由于巴贝西虫、伯氏疏螺旋体和嗜吞噬细胞无形体存在于同一个载体，临床医生在诊断有这些病原体中的任何一种感染的患者时，应该考虑有合并感染的可能性。

2）实验室检查：贫血、血小板减少和肾功能不全。通过对薄或厚的血液涂片进行显微镜检查，或通过血液样本中巴贝西虫DNA的PCR扩增发现血液中巴贝西虫，可以明确诊断。巴贝西虫是类似恶性疟原虫环状体的红细胞内生物体。如果能观察到四联体（十字形交叉），可以确定诊断。疾病预防控制中心也提供特定的血清学检测。

（2）治疗：阿奇霉素（第一天10mg/kg，最大剂量500mg，随后5mg/kg，最大剂量250mg/d）与阿托伐醌（20mg/kg，最大剂量750mg，每天2次）联合治疗7～10d，是轻度至中度患者的首选治疗方法。对于重症患者，标准治疗是克林霉素（10mg/kg，最大剂量600mg，每8小时一次）与奎宁（8mg/kg，最大剂量650mg，每8小时一次）联合使用。免疫功能低下的患者可能需要更长的疗程。部分或完全红细胞交换输血适用于严重巴贝西虫病患者，如高水平的寄生虫血症（≥10%）、严重溶血，或肾、肝或肺功能障碍。

3. 弓形虫病

诊断要点和主要特点

- 先天性弓形虫病：脉络膜视网膜炎、小眼球症、斜视、小头畸形、脑积水、惊厥、精神运动迟缓、颅内钙化、黄疸、肝脾肿大、血细胞计数异常
- 免疫功能正常宿主获得性弓形虫病：淋巴结肿大、肝脾肿大、皮疹
- 免疫功能缺陷宿主获得性弓形虫病或再激活：脑炎、脉络膜视网膜炎、心肌炎和肺炎
- 眼弓形虫病：脉络膜视网膜炎
- 组织或体液刚地弓形虫或相关病原体感染的血清学证据

（1）概述：刚地弓形虫是一种世界性的动物和鸟类寄生虫。猫科动物是其终宿主，它们在粪便中排出卵囊。摄取成熟卵囊或包囊导致速殖子侵入肠细胞，细胞内速殖子复制导致细胞裂解，并通过血流将感染扩散到邻近的细胞或其他组织。在慢性感染中，刚地弓形虫表现为含有缓殖子的组织包囊，不引发炎症反应。在免疫功能低下的宿主，速殖子从包囊中释放出来，开始新一轮的感染。

弓形虫传播给人类的两种主要途径是经口感染和先天性传播。经口感染发生在从被猫粪便污染的食物、水或土壤或从未煮熟的肉类或其他含有包囊的食品中摄取了包囊。卵囊在潮湿的土壤中可以存活18个月，但在干燥、极冷或极热和高海拔条件下存活能力有限，这可能是这些气候地区弓形虫病发病率较低的原因。在美国，只有不到1%的牛、25%的羊和猪感染了弓形虫病。在人类，根据地理区域的不同，10岁以下儿童的血清阳性率随年龄增长从0%到10%，成人为3%～70%。

先天性传播发生在孕妇急性感染期，很少有记录表明，患有慢性弓形虫病的免疫缺陷母亲发生胎儿感染，妊娠期治疗可减少60%的传播。

（2）临床表现：临床弓形虫病可分为四类。①先天性感染；②免疫功能正常宿主获得性感染；③免疫功能低下宿主获得性感染或再激活；④眼弓形虫病。

1）先天性弓形虫病：先天性弓形虫病是妊娠期间急性感染的结果，在美国每3000～10 000名活产婴儿中就有1例发生。婴儿的传播率和疾病严重程度根据妊娠期间感染的时间不同而不同。

妊娠早期感染导致先天性感染的概率为10%～20%。此时发生的临床疾病可能很严重，包括小头畸形或脑积水、严重的脉络膜视网膜炎、听力丧失、惊厥、脑脊液异常（黄变症和单核细胞增多）、脑部钙化灶和智力障碍。其他表现包括斜视、斑丘疹、肺炎、心肌炎、肝脾肿大、黄疸、血小板减少、淋巴细胞增多和单核细胞增多，以及红细胞增多症样综合征。妊娠晚期母亲的感染可导致70%～90%的先天性感染，这些儿童大多数在出生时无症状，尽管他们仍然有随后出现眼部疾病和精细神经功能缺陷的风险。

2）免疫功能正常宿主获得的弓形虫感染：通常，免疫功能正常宿主获得性感染是无症状的。10%～20%的患者发展为传染性单核细胞增多症样综合征，并伴有淋巴结肿大和(或)流感样疾病。受累淋巴结广泛，质软，无化脓，最常累及颈部淋巴结，但任何部位淋巴结均可肿大。较少见的症状包括发热、乏力、肌痛、疲劳、肝脾肿大、淋巴细胞减少（通常＜10%）和肝酶升高。可发生单侧脉络膜视网膜炎，尽管淋巴结肿

大可能持续存在或在几个月至一年或更长的时间内消退，但通常不需要任何特异的抗寄生虫治疗就能恢复。动物和流行病学研究已经表明弓形虫感染与行为变化和精神疾病（尤其是精神分裂症）之间存在关联，但这些关联尚未得到证实。

3）免疫缺陷宿主急性弓形虫病：感染人类免疫缺陷病毒（human immunodeficiency virus，HIV）的患者，以及淋巴瘤、白血病或移植的患者，在急性感染或再激活后发生严重疾病（最常见的是中枢神经系统疾病，但也有脉络膜视网膜炎、心肌炎或肺炎）的风险很高。弓形虫脑炎是导致艾滋病病毒感染 / 艾滋病（HIV/AIDS）患者脑部肿块病变的常见原因。

4）眼弓形虫病：眼弓形虫病是美国脉络膜视网膜炎的一个重要病因。在儿童，它最常见的原因是先天性感染的再激活，但也可继发于获得性感染。先天性感染的个体通常在出生后的前二三十年没有症状。由于组织包囊破裂以及缓殖子和速殖子释放进入视网膜，可出现有症状的眼病。典型的眼部弓形虫病表现为局灶性坏死性视网膜脉络膜炎，常与先前存在的脉络膜视网膜瘢痕和广泛累及玻璃体、视网膜血管、视神经和眼前段有关。

5）诊断：血清学检查是诊断的主要手段，但对结果必须谨慎解读，特别是在对先天性弓形虫病的评估中。活动性感染也可通过血液或体液的 PCR 检测诊断；通过组织学切片或细胞学标本中发现速殖子、胎盘或胎儿组织中的包囊；或特征性的淋巴结组织学来诊断。IgG 抗体在感染后 1 ～ 2 周可被检测到，在 1 ～ 2 个月时达到峰值，此后持续终身。与 IgG 抗体相比，IgM 抗体出现较早，下降较快，但急性感染后可持续 12 ～ 18 个月。单独的 IgM 抗体阳性和 IgG 阴性，由于特异性较差，不应解释为阳性。单次滴度测定阳性是非诊断性的；在准确的临床背景下，间隔至少 3 周的配对样本中 IgG 发生血清转换或滴度增加 4 倍是有诊断性的。免疫功能正常的个体血清中不存在 IgG 和 IgM 可排除弓形虫病的诊断。在免疫功能缺陷的宿主，血清学检测不敏感，可以通过 PCR 或组织学检查发现速殖子诊断活动性感染。

有视觉主诉的年龄较大儿童的弓形虫病，通常是通过在有典型眼部病变的患者血清中发现刚地弓形虫 IgG 或 IgM 抗体来诊断。眼弓形虫的诊断也可以通过 PCR 检测房水中刚地弓形虫 DNA 来确定，尽管这种方法很少采用。

先天性感染是通过组织学或分子鉴定羊水、胎盘或婴儿组织中的滋养体来确诊。婴儿血液、脑脊液和羊水标本应采用 PCR 检测。更多时候，是结合母亲和婴儿的血清学检测与临床表现来确定诊断。对新生儿的评估应包括新生儿和母亲的弓形虫特异性抗体 IgG、IgM、IgA 和 IgE，并与有经验的参考实验室沟通。先天性感染通过检测持续的或与母亲相比有增加的 IgG 抗体水平，婴儿在出生后超过一年 IgG 抗体持续阳性和（或）弓形虫特异性 IgM 或 IgA 抗体阳性来证实。此外，儿童应进行全面的眼科、听觉和神经系统评估，包括腰椎穿刺、头部的 CT 扫描（以检测中枢神经系统钙化情况）。

（3）鉴别诊断：先天性弓形虫病必须与巨细胞病毒、风疹病毒、单纯疱疹病毒和梅毒感染相鉴别。免疫功能正常宿主的获得性感染可类似传染性单核细胞增多症，以及病毒、细菌或淋巴增殖性疾病。眼部弓形虫病可以类似其他感染性、非感染性和肿瘤性眼部疾病。

（4）预防：孕妇（和免疫功能缺陷患者）弓形虫病的一级预防是一项重要的公共卫生目标。预防弓形虫病食源性传播的有效策略包括适当烹调或延长肉类的冷冻时间；仔细清洗水果、蔬菜和清洁烹饪台面；避免饮用未经巴氏消毒的山羊奶和未煮熟的甲壳类动物（牡蛎、蛤蜊、蚌类），特别是在妊娠期间。在从事园艺工作 / 处理可能被猫粪便污染的土壤时，可以使用手套尽量减少暴露于潜在环境感染源，覆盖沙箱，并保持良好的卫生习惯。孕妇不应购买新的小猫，并避免更换猫砂；如果不可避免，需要戴手套和注意手卫生，应定期处理垃圾，因为卵囊需要 48 ～ 72h 才能产生孢子并具有传染性。虽然治疗母亲可预防先天性传播，但对孕妇进行血清学筛查具有一定的挑战性。

（5）治疗：治疗弓形虫病最常用的药物是乙胺嘧啶（与亚叶酸一起给予，以减少骨髓毒性）和磺胺嘧啶。免疫功能正常宿主的急性弓形虫病不需要特殊治疗，除非感染发生在妊娠期间。对于妊娠期间前 18 周的初次感染孕妇，螺旋霉素被推荐用于预防胎儿感染。螺旋霉素不会穿过胎盘，因此一旦确定胎儿感染，就不能用螺旋霉素治疗。如果已经有胎儿感染的记录，或孕妇初次感染发生在妊娠前 18 周后，则建议使用乙胺嘧啶、磺胺嘧啶和亚叶酸。乙胺嘧啶可致畸，在妊娠期间的前 18 周不应使用。

治疗弓形虫脉络膜视网膜炎包括口服乙胺嘧啶 [最大剂量 2mg/kg，200mg 负荷剂量后每天 1mg/kg（最大剂量 75mg）] 和磺胺嘧啶（每天 100mg/kg，最大剂量 1500mg）与亚叶酸钙（10 ～ 20mg，每周 3 次）。此外，当病变威胁视力时，给予皮质类固醇 [泼尼松 1mg/(kg・d)]。治疗的持续时间应以规律的眼科检查来指导。乙胺嘧啶可引起胃肠道不适、白细胞减少、血小板减少，极少数可引起粒细胞缺乏症；治疗期间应每周检查全血细胞计数。

建议对所有先天感染的婴儿进行为期一年的治疗。接受乙胺嘧啶（负荷剂量每天2mg/kg，2d后，每天1mg/kg，6个月后，每星期一、星期三和星期五1mg/kg；持续6个月）+磺胺嘧啶（100mg/kg，每天分2次，连续12个月）+亚叶酸（每周3次，每次10mg）治疗的儿童比对照者有更好的神经发育和视觉结局。在治疗期间，应监测婴儿的骨髓毒性。

（二）胃肠道感染

1. 阿米巴病

诊断要点和主要特点

- 急性痢疾：腹泻带血和黏液，腹痛，里急后重
- 慢性非痢疾性腹泻
- 肝脓肿
- 粪便或脓肿中有阿米巴或包囊
- 粪便中的阿米巴抗原
- 阿米巴感染的血清学证据

（1）概述：溶组织内阿米巴感染在世界各地都有发生，但在卫生条件和社会经济条件差的地区发病率特别高。在美国，大多数感染发生在前往疫区的旅行者和来自疫区的移民中，但也可能发生在没有旅行暴露的情况下。大多数感染是无症状的（＞90%），但侵犯组织可导致阿米巴结肠炎、肝脓肿和血行播散到其他器官。传播通常是粪-口途径，有两种阿米巴原虫，*Entamoeba*（*E.*）*dispar* 和 *E. moshkovskii*，在形态上无法与溶组织内阿米巴区分，但在粪便样本中更常见。这些种类的感染很少（*E. moshkovskii*）或不引起人类疾病（*E. dispar*）。在未来可以用分子技术发现更多的种类（如 *E. bangladeshi*）。

（2）临床表现

1）症状和体征：肠阿米巴病患者可表现无症状而排出包囊（＞90%），或有症状表现为急性阿米巴性直肠结肠炎、慢性非痢疾性结肠炎或阿米巴瘤。急性阿米巴结肠炎患者通常有1～2周的含血和黏液的稀便病史、腹痛和里急后重。少数患者有发热或脱水症状。腹部检查可发现下腹疼痛。

暴发性结肠炎是阿米巴痢疾的一种不常见的并发症，与预后差有关（＞50%死亡率），并以严重腹泻带血便、发热和弥漫性腹痛为特征，2岁以下的儿童患此病的风险更高。慢性阿米巴结肠炎可引起多年反复发作的腹泻带血便，临床上与特发性炎症性肠病难以区分。阿米巴病是一种局部的阿米巴感染，通常发生在盲肠或升结肠，表现为腹部疼痛性肿块。

肠阿米巴病最常见的并发症是肠穿孔、中毒性巨结肠和腹膜炎。肛周溃疡，是一种不常见的并发症，表现为伴疼痛的穿孔性病变，通常对药物治疗有反应。结肠炎后偶尔会发生结肠狭窄。

阿米巴肝脓肿是肠外阿米巴病最常见的形式，其典型表现为急性发热和右上腹压痛，疼痛可能表现为闷痛，胸膜炎性的，或向右肩放射。体格检查显示，不到50%的患者肝脏肿大，一些患者亚急性临床表现持续2周至6个月。在这些患者中，肝肿大、贫血和体重减轻是常见的表现，发热不常见。黄疸和腹泻很少与阿米巴肝脓肿相关。对于生活在流行地区或到流行地区旅行的不明发热儿童，阿米巴肝脓肿应考虑作为鉴别诊断。

阿米巴肝脓肿最常见的并发症是右肝脓肿破裂引起的胸膜肺阿米巴病。肺脓肿可由血行播散引起，伴有阿米巴肝脓肿的浆液性胸腔积液和肺不张可引起咳嗽、呼吸困难和胸膜炎性疼痛。肝脓肿破裂可导致腹膜炎，更罕见的情况下可导致心包炎、阿米巴脑脓肿或脊髓脓肿是一种少见的表现。

2）诊断：急性阿米巴结肠炎的鉴别诊断包括细菌性（如沙门氏菌、志贺菌、大肠埃希菌、弯曲杆菌）、寄生虫性（如肠袋虫属）和非感染性（如炎性肠病、憩室炎、缺血性结肠炎）引起的痢疾。慢性阿米巴结肠炎必须与炎性肠病和环孢子虫病相鉴别。阿米巴肝脓肿必须与棘球蚴包虫的包囊和典型的肠道细菌引起的脓肿相鉴别。在几乎所有的阿米巴结肠炎病例中存在便隐血，可作为一种廉价的筛查试验，粪便中白细胞并不常见。

肠阿米巴病的传统诊断方法是通过粪便检查或黏膜活检来检测寄生虫。然而，溶组织内阿米巴与非致病性的 *E. dispar* 和 *E. moshkovskii* 在形态上是相同的，通过显微镜诊断的阿米巴原虫大多数不是溶组织内阿米巴，因为通过显微镜不容易区别溶组织内阿米巴与上述两种非致病性的阿米巴。粪便抗原检测溶组织内阿米巴灵敏性和特异性强，通常在多种粪便病原体的背景下，越来越多的诊断是通过PCR确认的。虽然这些检测方法对溶组织内阿米巴表现出敏感性和特异性，但在粪便样本中存在多种病原体的情况下对确定腹泻的真正原因是一个挑战。当粪便检查不能确定诊断和可能有其他肠道疾病（如克罗恩病）时，结肠镜检查和活检是最有帮助的。钡剂检查禁用于怀疑有急性阿米巴结肠炎的患者，因为有穿孔的风险。

由于溶组织内阿米巴感染的肠外表现常见于粪便检测阴性的个体，在这些情况下往往依赖于血清特异性抗体检测来诊断。约95%的肠外阿米巴病患者、70%的肠阿米巴病患者和10%的阿米巴包囊已经消失的无症状患者酶联免疫吸附试验（ELISA）阳性。然而，这些抗体可持续数年，阳性结果不能区分急性感染和既往感染。超声检查和CT是检测肝脓肿的敏感技术，

可用于引导细针穿刺获取标本进行明确诊断，阿米巴肝脓肿引流的典型表现被描述为“鱼酱”。

(3) 预防和治疗：前往疫区的旅客应饮用瓶装或煮沸的水，食用煮熟或剥皮的蔬菜和水果，以防止肠道感染。

阿米巴感染的治疗是复杂的，因为需要不同的药物从肠道或组织中根除寄生虫（表43-3）。是否治疗无症状的包囊排出者还存在争议。普遍的观点是在非流行地区确诊的溶组织内阿米巴的无症状感染者应接受治疗。

无症状的溶组织内阿米巴包囊排泄物可使用一种不可吸收的腔内杀阿米巴剂巴罗霉素来处理，甲硝唑对包囊无效。

有症状的肠阿米巴病或肠外阿米巴病患者需要使用可吸收药物，如甲硝唑或替硝唑，即使粪便检查呈阴性，随后也要给予腔内药物治疗。替硝唑比甲硝唑更有效，在儿童中耐受性良好。甲硝唑和巴罗霉素不应同时使用，因为巴罗霉素常见的副作用是腹泻，可能较难评估治疗反应。在大多数阿米巴肝脓肿患者中，穿刺是不必要的，而且不会加快恢复，大的、薄壁肝脓肿患者可能需要治疗性穿刺以避免脓肿破裂，当药物治疗的效果不满意时，也可以考虑引流。

2. 贾第鞭毛虫病

诊断要点和主要特点

- 慢性反复腹泻、肠胃胀气、厌食、体重减轻
- 没有发热或便血
- 粪便中滋养体、包囊或贾第鞭毛虫抗原检测，或粪便PCR阳性

(1) 概述：由肠贾第鞭毛虫引起的贾第鞭毛虫病是美国和世界大部分地区儿童最常见的肠道原虫感染。无论是在农村地区，还是在水净化系统有缺陷的地区，这种感染通常与饮用受污染的水有关。即使表面上干净的城市供水和原始的山间溪流也会间歇性地受到污染，在游泳池也可能会受到感染。粪-口污染会导致人与人之间的传播，日托中心是感染的主要来源，经污染的食物导致的暴发也可能发生。尽管贾第鞭毛虫病可发生在任何年龄，但在新生儿中感染是罕见的。高传播率可归因于男性之间的性行为，由于人和宠物之间的物种差异，家畜很少是人类感染的来源。

(2) 临床表现

1) 症状和体征：贾第鞭毛虫感染可导致无症状地排出包囊、急性自限性腹泻或慢性腹泻、吸收不良和体重下降综合征。急性腹泻发生在感染后1～2周，以突然出现腹泻伴脂肪泻、恶臭的粪便、乏力、肠胃气胀、腹胀和恶心为特征，发热和呕吐不常见。这种疾病病程很长，通常会导致体重减轻。患有慢性腹泻的患者主要表现为极度不适、疲倦、头痛和弥漫性腹痛，并伴有阵发性腹泻，最典型的症状是恶臭、稀便，贯穿于便秘期或正常排便期，这种症状会持续数月，直到进行特殊治疗或自行消退。慢性腹泻常导致吸收不良、脂肪泻、微量元素缺乏和双糖酶缺乏。20%～40%的患者出现乳糖不耐受，治疗后可持续数周，需与复发性贾第鞭毛虫病或再感染鉴别。

2) 实验室检查：越来越多的美国贾第虫鞭毛病通常是在有多种粪便病原体的背景下通过粪便PCR来诊断。虽然这些检测对贾第鞭毛虫似乎敏感而特异，但在粪便样本中鉴定多种病原体对明确腹泻的真正原因存在挑战，特别是在收入较低的国家的患者中，贾第鞭毛虫的携带者极为常见。其他诊断方法包括酶联免疫吸附试验、非酶联免疫测定和直接荧光抗体检测贾第鞭毛虫抗原。在没有条件进行PCR或抗原检测的地区，可以通过在粪便中发现寄生虫来诊断贾第鞭毛虫病。对于O&P检查来说，新鲜的粪便能提供最好的结果，液体粪便中活动滋养体的含量最高，在湿涂片中更容易识别，对于半成形的粪便或不能立即检查的粪便，检查者应最好使用浓缩技术，在新鲜或固定标本中寻找包囊。

表43-3 阿米巴病治疗

感染类型	药物选择	剂量
无症状	巴罗霉素	25～35mg/（kg·d），每天3次，共7d
	双碘喹啉	30～40mg/（kg·d）（最大剂量2g），分3次服用，共20d
	二氯尼特[a]	20mg/（kg·d）至1.5g/d，分3次服用，共10d
肠道疾病和肝脓肿[b]	甲硝唑	35～50mg/（kg·d），最大剂量2.25g/d，分3次应用，共10d
	替硝唑[c]	50或60mg/kg，最大剂量2 g/d，共3d

a 二氯尼特可从CDC药物管理局获得：(404) 639-3670

b 治疗后应使用双碘喹啉或巴罗霉素

c 不在美国销售；剂量较大

（3）预防：预防贾第鞭毛虫病需要对供水进行适当处理，并阻断人与人之间的传播。在水可能被污染的地方，旅行者、露营者和徒步旅行者应该采用一些方法使水能够安全饮用。煮沸是最可靠的方法；沸腾所需的时间（在海平面上 1 ～ 3min）将取决于海拔高度。用碘或氯进行化学消毒和过滤是可选择的水处理方法。

阻断粪 - 口传播需要严格洗手。然而，在日托中心暴发的腹泻可能很难根除，加强洗手和治疗有症状及无症状携带者可能是必要的。

（4）治疗：甲硝唑、替硝唑和硝唑尼特是治疗贾第鞭毛虫病的传统药物。最近的数据分析得出单次剂量替硝唑（50mg/kg；最大剂量 2g）在疗效和方便性方面优于其他治疗方案，应成为首选治疗方案。关于替硝唑在 3 岁以下儿童中使用的数据较少，当甲硝唑每次给药 5mg/kg（最大剂量 250mg），每日 3 次，连续服用 5 ～ 7d，疗效为 80% ～ 95%。硝唑尼特 [12 ～ 47 月龄儿童每 12 小时 100mg（5ml），4 ～ 11 岁儿童每 12 小时 200mg，12 岁或 12 岁以上儿童每 12 小时 500mg] 为液体配方，只需治疗 3d。对于治疗无效或再次感染的患者，使用同一种药物的第二个疗程或改用另一种药物同样有效，在反复治疗失败的情况下，巴罗霉素或阿苯达唑可能有效。

3. 隐孢子虫病　在美国，胞内原生生物隐孢子虫是引起休闲用水相关腹泻的主要原因。隐孢子虫还可能导致未经治疗的获得性免疫缺陷综合征（艾滋病）患者和其他免疫缺陷者出现严重和致命性腹泻。这种无处不在的寄生虫可感染并在人类和大多数其他脊椎动物消化道和呼吸道的上皮细胞内繁殖。人类通过受污染的饮用水、娱乐用水（包括游泳池、喷泉和湖水）或与受感染的人或动物密切接触而感染。宠物动物园和日托中心是隐孢子虫病暴发的其他来源。大多数人类感染是由微小隐孢子虫或人隐孢子虫引起的。

（1）临床表现

1）症状体征：免疫功能正常的人感染隐孢子虫通常会出现自限性腹泻（2 ～ 26d），有或无腹部痉挛性疼痛。腹泻可为轻度、间歇性或持续性、水样和大量。腹泻可伴有低热、恶心、呕吐、食欲缺乏和不适。2 岁以下的儿童比年长儿童更容易受到感染。免疫缺陷患者（细胞或体液免疫缺陷）往往发展为严重、长期、慢性腹泻，尽管给予治疗，但可导致严重营养不良，只有在免疫缺陷得到纠正后才会恢复。免疫缺陷宿主中与隐孢子虫病相关的其他临床表现包括胆囊炎、胰腺炎、肝炎、胆道损害和呼吸道症状。

2）实验室检查：虽然在浓缩的粪便样本中观察到隐孢子虫卵囊可用于诊断，但 PCR 通常用于多种粪便病原体的检测，正迅速取代显微镜检测用于诊断，而且具有很高的敏感性和特异性。替代试验包括粪便直接免疫荧光抗体试验（DFA）。

（2）预防和治疗：由于卵囊对一些标准的水净化程序（包括氯）和常见消毒剂具有抵抗力，隐孢子虫感染的预防受到限制，建议感染者采取肠道预防措施。对于有可能发展为慢性感染的高危患者（如治疗不充分的艾滋病患者），可以考虑饮用煮沸的水或瓶装饮用水。感染者应避免去游泳池。

许多免疫功能正常人的感染是自限性的，因此采用支持治疗，主要是预防脱水。免疫功能正常患者的长期严重病例和一些免疫缺陷患者对硝唑尼特、止泻药物和补充水分治疗有反应。除了补充水分和非特异性止泻药物外，免疫缺陷患者通常需要更多的加强支持治疗和肠外营养。硝唑尼特的推荐剂量为 12 ～ 47 月龄儿童每 12 小时 100mg（5ml），4 ～ 11 岁儿童每 12 小时 200mg，12 岁或 12 岁以上儿童每 12 小时 500mg。对于晚期艾滋病患者，单用抗寄生虫治疗没能证明有效。采用有效的抗逆转录病毒疗法可消除有症状的隐孢子虫病。

4. 环孢子虫病　环孢子虫是一种普遍存在的球虫类寄生虫，在世界范围内感染人类和多种动物。卡晏塔圆孢子虫（*Cyclospora cayetanensis*）是目前已知的唯一感染人的种类。环孢子虫病在三个主要的流行病学环境中可见：流行地区的散发病例、前往流行地区的旅行者以及在非流行地区的食物或水传播暴发中，特别是与进口新鲜农产品有关。潜伏期约为 7d（2 ～ 14d），感染可无症状，或引起轻至中度自限性腹泻，或引起长期严重腹泻。在免疫功能正常宿主中，腹泻通常持续 10 ～ 25d，但随后可能复发，可持续数月。腹泻是频繁、水样的，有时是烈性的，经常伴有恶心，呕吐，腹部绞痛和腹胀。已报道可有明显疲劳、厌食症和肌痛。在免疫功能低下的患者中，特别是那些 HIV/AIDS 治疗不充分的患者，感染可能很严重。虽然这种疾病是自限性的，但如果不进行治疗，它可能会持续数周。诊断依据是在抗酸染色的粪便标本检查中发现直径 8 ～ 10mm 的卵囊。在 CDC 和一些参考实验室可进行粪便 PCR 检测。治疗采用复方磺胺甲噁唑治疗 7d；目前没有其他药物被证明有效。

5. 自由生活阿米巴

诊断要点和主要特点

- 急性脑膜炎：发热、头痛、脑膜炎、急性智力退化
- 在流行区温暖的淡水中游泳
- 慢性肉芽肿性脑炎：隐匿性发作的局灶性神经功能缺陷
- 角膜炎：疼痛、畏光、结膜炎、视物模糊

（1）概述：自由生活阿米巴引起的感染并不常见。已经发现耐格里属阿米巴、棘阿米巴属阿米巴和狒狒巴拉姆希阿米巴与人类疾病有关，主要是引起中枢神经系统感染。

急性脑膜脑炎是由福氏耐格里阿米巴引起的，主要发生在儿童和青壮年。感染后几天至 2 周，患者出现突然发热、头痛、恶心和呕吐、嗅觉和味觉紊乱、假性脑膜炎和精神状态下降。感染通常与在温暖的淡水湖游泳和使用受污染的自来水进行鼻冲洗有关。经鼻接种福氏耐格里阿米巴后，它会沿嗅神经经筛状板进入颅内，之后侵犯中枢神经系统。该病进展迅速，几乎普遍在症状出现 1 周内死亡。

由棘阿米巴或狒狒巴拉姆希阿米巴引起的慢性肉芽肿性脑炎可发生在免疫功能正常的患者中，但更常见于免疫功能缺陷的患者，与淡水游泳没有关系。这种疾病有潜在的局灶性神经功能缺陷，约 50% 的患者伴有头痛。棘阿米巴的皮肤、鼻窦或肺部感染先于许多中枢神经系统感染，并可能在神经系统疾病发病时仍然存在。肉芽肿性脑炎可在几周到几个月的时间内发展到致命的结局（平均 6 周）。

棘阿米巴角膜炎是一种角膜感染，对健康的人来说，与轻微创伤或使用隐形眼镜有关。棘阿米巴角膜炎的临床表现包括放射状角膜神经炎和基质环浸润。阿米巴性角膜炎通常伴随一个缓慢的病程，最初可能类似于单纯疱疹或细菌性角膜炎；延误诊断与预后差有关。

（2）临床表现和鉴别诊断：阿米巴脑炎应纳入有近期淡水游泳史的儿童急性脑膜脑炎的鉴别诊断中。脑脊液通常是血性的，白细胞计数在疾病早期可能是正常的，但此后波动范围为 400 ～ 2600/ml，以中性粒细胞为主，血糖低至正常，蛋白质升高。病因诊断依赖于在脑脊液的湿涂片中发现滋养体。CDC 提供免疫荧光检测和基于 PCR 的诊断检测。

肉芽肿性脑炎的诊断是通过 CT 确定的非增强信号区域进行脑活检。这些患者的脑脊液通常对诊断无特异性，淋巴细胞增多，轻度到重度的蛋白质升高（> 1000mg/dl），正常或低血糖。棘阿米巴和狒狒巴拉姆希阿米巴很少在脑脊液中被发现，然而，可以在脑活检中看到，也可以从脑或其他感染组织中发现。CDC 提供免疫荧光检测和基于 PCR 的诊断检测。

棘阿米巴角膜炎的诊断方法是在角膜碎屑中发现滋养体，或从角膜标本或隐形眼镜培养物中分离出寄生虫。

（3）预防：由于原发性阿米巴脑膜炎很少发生，因此对湖泊进行积极的监测是没有必要的。然而，如果有记录病例存在，建议禁止到所涉及的湖中游泳。应使用无菌或煮沸的水冲洗鼻腔。对隐形眼镜进行热消毒、将隐形眼镜储存在无菌溶液中、使用一次性日抛隐形眼镜，以及在淡水中游泳或淋浴时不佩戴隐形眼镜，均可预防棘阿米巴角膜炎。

（4）治疗：阿米巴脑炎的治疗是复杂的，经常不成功。建议对所有病例向 CDC 进行紧急咨询（CDC 紧急指挥中心：770-488-7100）。虽然治疗数量很少，但含有米替福新（一种用于治疗利什曼原虫的抗寄生虫药）方案可能会提高狒狒巴拉姆希阿米巴和棘阿米巴感染患者的存活率。最近的一例病例显示，米替福新联合两性霉素 B、氟康唑、利福平、阿奇霉素、地塞米松以及全身体温降至 34℃成功治疗了一名 9 岁儿童的脑膜炎。

棘阿米巴角膜炎对手术清创术反应良好，随后局部使用 1% 咪康唑 3 ～ 4 周；0.1% 羟乙磺酸丙氧苯脒；还有硫酸多黏菌素 B、新霉素和杆菌肽（新斯波林）。

6. *滴虫病*　阴道滴虫感染在第 44 章讨论。

（译者：彭丹萍　校稿：张凯宇）

三、多细胞生物感染

（一）线虫感染

1. *蛲虫病（蛲虫）*

诊断要点和主要特点

- 肛门瘙痒
- 粪便中有蠕虫或肛周皮肤上有虫卵

（1）概述：这种全球感染是由蛲虫引起。蛲虫的成虫体长 5 ～ 10mm，寄居在结肠中；雌虫主要于夜间在肛周产卵，导致肛周严重瘙痒。搔抓污染手指后又可以通过粪 - 口途径感染宿主（自体感染）或传播给接触者。

（2）临床表现

1）症状和体征：蛲虫可引起肛门和外阴局部的严重瘙痒。成虫可能在结肠内迁移或者沿尿道或女孩的阴道上行传播。它们可出现在肠壁、阑尾腔内（通常是病理学家偶然发现）、膀胱内，甚至在女孩的腹腔中。

2）实验室检查：通常的诊断方法是在早上洗澡前，在孩子的肛门上贴一块透明胶带，然后将胶带放在滴有一滴二甲苯的玻片上。一般使用低倍镜检可观察到虫卵。指甲刮屑也可能呈阳性。父母可能会在孩子的肛周区域发现成虫，通常是在晚上孩子睡觉时。虽然大便检测蛲虫通常呈阴性，但如果在大便 O&P 检查中偶然发现有鞭毛的脆弱双核阿米巴可能暗示蛲虫的存在，尽管这两种微生物之间的关系尚不完全清楚。

（3）鉴别诊断：尽管在没有确诊的情况下进行试验性治疗蛲虫的症状是合理的，但非特异性刺激或阴道炎、链球菌性肛周蜂窝织炎（通常伴有明显红疹的疼痛）以及阴道或尿路细菌感染有时可能类似于蛲虫感染。

（4）治疗

1）特异性措施：同时治疗所有家庭成员，以防止再感染。因为这些药物对虫卵无效，所以2周后应再次治疗以杀死刚孵化的成虫。严重便秘可能会削弱治疗效果。

双羟萘酸噻嘧啶无需处方就可以买到，单次给药（11mg/kg；最大剂量1g），安全、廉价且非常有效。单剂量服用阿苯达唑（1～2岁儿童服用400mg或200mg）对所有年龄段的儿童非常有效（尽管未经美国FDA批准）。伊维菌素也对蛲虫有效。

2）一般措施：必须加强个人卫生。保持指甲短而干净。儿童在床上应穿内衣以减少手指的污染；勤洗床上用品；已被感染者应在早晨洗澡以去除大部分虫卵。

2. 蛔虫病

诊断要点和主要特点

- 常无症状，但会影响微量元素的吸收
- 腹部痉挛和不适
- 粪便中有大的呈白色或粉红色的线虫成虫或虫卵

（1）概述：鞭虫、钩虫（见下文）和蛔虫统称“土壤传播的蠕虫”。人类通过与在热带和亚热带潮湿土壤中繁衍生长的寄生虫虫卵或幼虫接触而感染。在世界范围内，超过10亿人至少感染了其中一种寄生虫，特别是在欠发达国家，儿童长期反复感染多种寄生虫的情况并不少见。这些寄生虫感染与贫穷、缺乏干净的水和卫生设施匮乏密切相关。感染这些蠕虫的儿童出现营养不良、发育迟缓、智力低下的风险增加，并存在认知和教育缺乏。这些土壤传播的蠕虫是造成全世界人类身体和智力损害的最重要原因之一，其中大部分发生在儿童。

蛔虫是一种世界性的人体寄生虫。在适宜的土壤条件下，通过媒介物传播的虫卵可以存活数月。虫卵污染了食物或手指后被新的宿主吞食。孵化的幼虫穿透肠壁进入静脉系统，再到达肺泡，经气道咳出后吞咽至小肠发育为成虫。雌虫每天产卵达数千个。

（2）临床表现

1）症状和体征：虽然中度到重度蛔虫感染可引起腹痛、体重减轻、厌食、腹泻和呕吐，还可能导致营养不良，但大多数感染是无症状的。在幼虫移行期间，可能发生急性短暂性嗜酸性粒细胞性肺炎（Löffler综合征）。严重感染可引起急性肠梗阻，由于儿童肠道直径较小，蠕虫造成的负担更重，所以这种情况在儿童中更常见。蠕虫的迁移可导致阑尾炎、胆总管阻塞（导致胆绞痛、胆管炎或胰腺炎）或腹膜炎。

2）实验室检查：查见大便中的巨大蛔虫（15～40cm）或在显微镜浓缩粪便检查时查见虫卵可作出诊断。

（3）治疗：可使用阿苯达唑（单剂量400mg，1～2岁儿童200mg）、甲苯达唑（100mg每天2次，连续3d或500mg一次）和伊维菌素（150～200μg/kg，口服1次）治疗蛔虫。硝唑尼特也有效。在肠梗阻或胆道梗阻的情况下，可使用哌嗪（最初为150mg/kg，随后每隔12h用鼻胃管注射65mg/kg，共注射6次）麻痹蠕虫并帮助解除梗阻。然而，有时需要进行手术切除。由于在蠕虫负担重的地区再感染很常见，因此需要定期驱虫以减轻对儿童营养和发育的长期影响，尽管在快速出现再感染的情况下结果令人失望。

3. 鞭虫病（鞭虫）　鞭虫是一种广泛存在于人和动物体内的寄生虫，它通常生活在温暖、潮湿、有利于虫卵存活的儿童体内，是影响全球健康的主要土壤传播蠕虫之一。被摄食的具有感染性的虫卵在小肠上段孵化。成虫生活在盲肠和结肠中；虫卵在土壤中生存数周后获得传染性。与蛔虫不同，鞭虫没有组织移行阶段。一般无症状，除非在感染严重的情况下会出现疼痛、腹泻、缺铁性贫血和轻度腹胀。大量感染也可能导致直肠脱垂和痢疾。在粪便中检测到具有特征性的筒状虫卵可确诊。在脱垂的直肠或直肠镜下可以看到成虫；它们的头部埋在黏膜中，而较厚的后部突出肠腔。可能存在轻至中度嗜酸性粒细胞增多。

甲苯达唑（100mg口服，每天2次，共3d）或阿苯达唑（400mg一次，连续3d，或1～2岁儿童200mg）可以改善胃肠道症状。对于难治性病例，联合用药可能比单药治疗更有效。

4. 钩虫病

诊断要点和主要特点

- 缺铁性贫血
- 腹部不适，体重减轻，瘙痒性皮疹
- 粪便中有虫卵

（1）概述：常见的人类钩虫有十二指肠钩虫和美洲钩虫。这两种钩虫都普遍存在于热带和亚热带地区，全世界有6亿～7亿人感染钩虫病。十二指肠钩虫的体积越大其致病性越强，因为它能消耗更多的血液，每只钩虫每天消耗血液高达0.5ml。

成虫寄居在空肠，虫卵通过粪便排出，在温暖潮湿的土壤中发育，2周内孵化出具有传染性的幼虫。幼虫通过接触穿透人体皮肤进入血液，到达肺泡，被咳嗽和吞咽至肠道内发育为成虫。成虫附着在肠黏膜上并从中吸血。失血是感染的主要后遗症；失血和黏膜表面破坏还可能导致蛋白质丢失。在没有卫生设施的地区，其感染率高达 90%。

巴西钩口线虫和犬钩口线虫（犬钩虫和猫钩虫）会引起皮肤蠕虫蚴移行症，在儿童和其他接触到被猫和犬粪便污染的土壤的人中表现为一种缓慢蔓延的皮疹。在美国，这种疾病主要在东南部流行，但大多数病例都是从热带和亚热带地区返回的旅行者。

（2）临床表现

1）症状和体征：钩虫感染的患者通常无症状。慢性钩虫感染会引起失血和缺铁性贫血。严重感染可导致低蛋白血症伴水肿。儿童慢性钩虫感染可导致生长迟缓、认知障碍和发育迟缓。幼虫通常穿透足部皮肤并引起刺痛或灼热感，然后出现剧烈的局部瘙痒（钩虫瘙痒）和丘疹水疱样皮疹，病程可持续 1 ～ 2 周。与移行幼虫相关的肺炎罕见，且除非感染严重，否则一般症状较轻。可能会有腹痛、恶心和（或）腹泻以及明显的嗜酸性粒细胞增多。

在皮肤蠕虫蚴移行症中，幼虫可引起皮肤感染入口处瘙痒，有红色丘疹，当它们通过皮肤迁移时，会出现剧烈的瘙痒感、匍行痕迹或大疱，这是本病的特征性表现。幼虫每天可以移动数厘米且可以持续存活数周，但最终皮疹是自限性的。

2）实验室检查：两种钩虫的巨大虫卵都可以在粪便中发现，无法区分。病情严重者可出现小细胞性贫血、低蛋白血症、嗜酸性粒细胞增多和便血。

（3）预防：建议避免粪便污染土壤，避免赤脚接触可能污染的土壤。

（4）治疗

1）特殊措施：阿苯达唑（单次口服 400mg，1 ～ 2 岁儿童服用 200mg）比甲苯达唑或双羟萘酸噻嘧啶更有效，认为是治疗钩虫感染的首选药物。

2）一般措施：铁剂治疗和补充维生素 A 联合驱虫计划有助于减轻钩虫和其他土壤传播蠕虫感染对营养和微量元素的不良影响，特别是在再感染迅速发生的情况下。

5. 粪类圆线虫病

诊断要点和主要特点

- 腹痛，腹泻
- 嗜酸性粒细胞增多
- 幼虫存在于粪便和十二指肠分泌物中
- 血清抗体

（1）概述：粪类圆线虫是一种独特的有寄生和自由生活两种形式的生物；它可以独自在土壤中长时间存活。这种寄生虫存在于全世界的大多数热带和亚热带地区，包括美国东南部的一些地区。其成虫寄居于十二指肠黏膜下组织中，偶尔也在肠道的其他部位。沉积在黏膜中的虫卵孵化迅速，因此在十二指肠分泌物和粪便中的主要形式是一期（杆状）幼虫，而非虫卵。幼虫可迅速发育为可穿透组织的丝状幼虫，并在肠道或肛周引起内源性自体感染。丝状幼虫通过粪便进入环境中，在土壤中存活，并能穿透另一宿主的皮肤，然后迁移到静脉和肺泡中，通过咳嗽和吞咽到达肠道。

年龄较大的儿童和成人比幼儿更容易被感染。免疫抑制的患者可能会发展为致命的播散性粪类圆线虫病，称为高度传染综合征。自体感染可导致感染持续数十年。

（2）临床表现

1）症状和体征：慢性粪类圆线虫感染可无症状或引起皮肤、胃肠道和（或）肺部症状。在皮肤感染入口处可能会出现瘙痒性皮疹。粪便中的幼虫所致的自体感染可能会导致肛周区域严重瘙痒和一种快速迁移的皮疹，称为幼虫流。迁移至肺部的幼虫可以引起气喘、咳嗽、气短和咯血。虽然肠道感染通常无症状，但粪类圆线虫病最突出的临床症状是腹痛、腹胀、腹泻、呕吐，偶尔有吸收不良。

细胞免疫缺陷患者和使用皮质类固醇或化疗的患者可能会发生播散性感染，有时发生在最后一次暴露后很多年（例如，在美国长期居住的移民），累及肠、肺和脑膜。革兰氏阴性菌败血症可并发播散性粪类圆线虫病。

2）实验室检查：嗜酸性粒细胞增多在粪类圆线虫病中很常见。由于寄生虫载量低，粪便中幼虫排出量不规律，所以诊断困难；至少应检查 3 个粪便样本。在粪便、十二指肠分泌物或痰中发现幼虫（不是虫卵）可以诊断。用 ELISA 或免疫印迹法检测 IgG 抗体相对敏感（83% ～ 93%）。特异性抗体的存在并不能区分过去和现在的感染。然而，由于长时间、轻微症状的感染经常发生，IgG 检测阳性且无治疗史的人应被视为感染。粪类圆线虫抗体检测可与其他蠕虫感染出现交叉反应。对于有肺部症状而怀疑为粪类圆线虫感染的患者，除了抗体检测外，还应评估痰标本以检测粪类圆线虫。

（3）鉴别诊断：粪类圆线虫病应与消化系统疾病、腹腔疾病、局部或结核性肠炎和钩虫感染相鉴别。肺部症状可能类似哮喘或支气管肺炎。严重感染的患者可出现急腹症。

（4）预防和治疗：首选药物是伊维菌素（0.2mg/kg，分 2 次给药，间隔 1 ～ 14d）。阿苯达唑是一种替代疗法，但似乎疗效较差。易复发。对于高度传染综合征，可能需要用伊维菌素进行 1 ～ 3 周的治疗，并在治疗后 2 周行多次粪便随访检查，以确保幼虫已清除。

流行地区的患者在入境时或接受免疫抑制剂治疗前（包括短期的激素治疗，如哮喘）应进行血清学检测和治疗。

6. 内脏幼虫移行症（弓蛔虫病）

诊断要点和主要特点

- 累及内脏，包括肝脏肿大，有明显的嗜酸性粒细胞增多和贫血
- 眼球后部或周围炎性肿块
- 血清或体液中抗体滴度升高；活检标本中证实有弓蛔虫幼虫

（1）概述：内脏幼虫移行症是一种包括美国所有地区在内的世界性疾病。该病的病原体是世界性的犬和猫肠道中的蛔虫即犬弓蛔虫或猫弓蛔虫。虫卵通过被感染的动物污染儿童常去的公园和其他地方。患有异食癖的儿童感染风险增加。在美国，随机挑选的人群中血清阳性率为2.8%，南部各州为23%，农村地区为54%。被摄食的虫卵孵化后穿透肠壁，然后迁移到肝脏。大多数幼虫停留在肝脏中，但有些可通过肝脏到达肺、眼、肌肉和（或）中枢神经系统，在各脏器中死亡并引发肉芽肿性炎症反应。

（2）临床表现

1）内脏幼虫移行症：弓蛔虫病通常无症状，但幼儿（1～5岁）有时会出现厌食、发热、疲劳、面色苍白、腹痛和腹胀、恶心、呕吐和咳嗽。肝肿大常见，脾肿大不常见，无淋巴结肿大。肺部受累通常无症状，放射学检查可以很容易诊断。癫痫发作很常见，但更严重的神经系统异常并不常见。ELISA法检测IgG抗体具有敏感性、特异性，且有助于临床确诊。大多数患者会自行康复，但疾病可能会持续6个月。

2）眼幼虫移行症：这种情况发生在年龄较大的儿童和成人，表现为单侧眼后部或眼部周围炎性肿块。一般无内脏幼虫移行症和嗜酸性粒细胞增多病史。血清中抗弓蛔虫抗体滴度较低，但在玻璃体和体液中可能升高。

3）诊断：白细胞增多伴有明显的嗜酸性粒细胞增多、贫血和肝功能检测升高，可能存在高丙种球蛋白血症。在肉芽肿性病变中发现幼虫可以确诊。更常见的是，对于典型病例，血清学阳性且排除嗜酸性粒细胞增多的其他原因，可以作出推测诊断。

（3）鉴别诊断：要考虑与嗜酸性粒细胞增多相关的疾病相签别。其他寄生虫感染包括旋毛虫病（肝脏肿大不常见；肌肉压痛常见）、贝氏蛔虫病（浣熊蛔虫，也见于美国儿童）、蛔虫病和粪类圆线虫病。儿童嗜酸性粒细胞增多的非感染性原因包括过敏反应和药物过敏综合征，极少部分见于嗜酸粒细胞性白血病和胶原血管病。

（4）预防和治疗

1）特异性治疗：内脏感染建议使用阿苯达唑（400mg，每天2次，共5d）或甲苯达唑（100～200mg，每天2次，共5d）治疗。全身应用皮质类固醇抗炎治疗应与抗寄生虫治疗同时进行。

2）一般治疗：治疗所有引起异食癖的原因很重要，如铁缺乏。皮质类固醇用于治疗肺部、眼部或其他器官的明显炎症。应定期对宠物进行驱虫。

7. 旋毛虫病

诊断要点和主要特点

- 进食受感染的肉类后1周内出现呕吐、腹泻和腹痛
- 发热，眶周水肿，肌痛，明显的嗜酸性粒细胞增多

（1）概述：旋毛虫是一种小型蛔虫，寄生在猪和其他几种肉食动物身上。目前已知的旋毛虫属有8种，其中旋毛虫是人类最常见的病原体，最喜寄居于家猪和野猪。家猪是全世界最主要的人类传染源。旋毛虫病出现病例及暴发与许多野生动物有关，尤其是野猪和熊，也包括野猫、狐狸、马、海豹和海象。人类感染始于进食未煮熟的含有活幼虫的肉类。幼虫在小肠中发育为成虫，成虫交配产生幼虫，幼虫进入血液循环后迁移到横纹肌，继续生长并最终形成包囊。临床症状由肠道或肌肉的炎症反应引起。

（2）临床表现

1）症状和体征：大多数感染是无症状的。临床症状的轻重与摄入幼虫数目密切相关。感染可分为两个阶段：肠期（通常在摄入包囊后1～2d内）和肌肉期或全身期（通常在感染后2周内）。在食用受污染的肉类后1周内，初期肠道侵袭可导致发热、头痛、发冷、腹痛、恶心、呕吐及腹泻。随后可能发展为典型的肌病状态，包括发热、眼睑或面部水肿、肌痛和虚弱。其他症状包括斑丘疹、甲下出血、结膜炎和结膜下出血、头痛、干咳和眼部肌肉运动性疼痛。罕见的并发症包括心肌炎、血栓栓塞性疾病和脑炎。严重的颅内感染或心肌炎是致命的。症状通常在2～3周后达到高峰，但可能会持续数月。儿童的临床表现和实验室检查结果通常较成人轻。

2）诊断：旋毛虫病的诊断根据典型的临床表现[发热、肌痛、眼睑和（或）面部水肿；胃肠道症状和结膜下、甲下及视网膜出血]，可能的暴露史（尤其是野生动物或未煮熟的猪肉），以及非特异性的实验室检查（特别是显著的嗜酸性粒细胞增多，肌酶升高）。确诊一般比较困难，主要取决于旋毛虫特异性IgG抗体的结果。可以通过多次检测以提高血清学检测的敏感度和特异性。肌肉活检显示成囊前期的幼虫可以确诊。

（2）鉴别诊断：旋毛虫病的肠期表现与许多急性胃肠道感染相似，如果考虑本期诊断，获得近期可能的饮食暴露史是至关重要的。全身期的表现可能类似流感的发热和肌痛。如果有人意识到该病，其典型症状是能确定诊断的。面部肿胀可能类似于复杂的鼻窦炎。弓蛔虫病、粪类圆线虫病和血吸虫病（旅行史）中均可见明显的嗜酸性粒细胞增多。

（3）预防：因为旋毛虫必须通过显微镜检查，所以美国的肉类不检疫旋毛虫。尽管所有的州都要求煮猪泔水，但猪与猪之间或猪与鼠之间的传播还会持续存在。所有猪肉和野生动物肉（如熊或海象）应在高于160°F的条件下煮熟，然后放置3min。将肉冷冻至5°F以下3周也可以防止传播。用作食物的动物不应用生肉喂养或允许其接触生肉。必须对绞肉设备进行仔细的清洁和消毒，尤其是在处理野生动物后。

（4）治疗：阿苯达唑（400mg，每天2次，持续8～14d）是治疗旋毛虫病的首选药物。症状严重时应同时使用皮质类固醇（泼尼松30～60mg/d，持续10～15d）。有时需要服用镇痛药。该病会出现复发，尤其是在肌病晚期才开始治疗时。

（5）预后：合并心脑并发症的严重患者预后差，死亡率在5%左右。病情较轻的病例预后好，大多数患者的症状在2～6个月内消失。

8. 浣熊蛔虫感染

诊断要点和主要特点
● 嗜酸性脑膜脑炎或脑病
● 眼幼虫移行症
● 接触浣熊或浣熊粪便

概述：虽然人类感染贝氏蛔虫——浣熊蛔虫很罕见，但可能会导致严重潜在致命性疾病。吞食浣熊粪便中排出虫卵的人类成为偶然宿主，幼虫侵入肠道并通过血液播散到脑、眼、内脏和肌肉。异食癖和接触浣熊“厕所”（浣熊公共排便的位置）是主要的危险因素。大多数的感染无症状，但也有可能引发严重脑炎（神经幼虫移行症）、眼内炎（眼幼虫移行症）和内脏幼虫移行症。通常在感染后2～4周开始出现症状。中枢神经系统感染表现为急进性脑炎，伴有脑脊液嗜酸性粒细胞增多（轻度脑脊液细胞增多时嗜酸性粒细胞占4%～68%），死亡或严重的患者神经损伤常见。中枢神经系统感染和眼部感染与其他幼虫移行感染相似，如弓蛔虫病；因此，当弓蛔虫血清学阴性时，应考虑与贝氏蛔虫病鉴别。根据组织活检观察到幼虫或血清学（血清或脑脊液）可诊断贝氏蛔虫病，在任何脑脊液嗜酸性粒细胞增多患者鉴别诊断中都要考虑浣熊蛔虫感染。抗蠕虫药物因为在人体组织中无杀虫作用，在治疗贝氏蛔虫病方面没有表现出任何有益的效果。尽管如此，大多数病例还是使用阿苯达唑[20～40mg/(kg·d)，持续1～4周]与抗炎药联用。到目前为止，还没有方法能使疾病完全消退。对于已知摄入浣熊粪便的患者，应考虑立即使用阿苯达唑[25mg/(kg·d)，持续20d]进行预防性治疗。

（二）绦虫感染（吸虫）

1. 绦虫病和囊尾蚴病

诊断要点和主要特点
● 轻度腹痛；排出蠕虫片段（绦虫病）
● 局灶性癫痫，头痛（脑囊尾蚴病）
● 活检标本、平片（如钙化团块）或CT扫描或磁共振成像（MRI）存在囊尾蚴幼虫
● 粪便中有节片和虫卵；血清或脑脊液中有特异性抗体

（1）概述：全球有高达1亿人患囊尾蚴病，它是许多发展中国家癫痫发作的主要原因。在美国，感染多见于居住在拉丁美洲的人。猪是猪带绦虫的常见中间宿主。人囊尾蚴病发生在摄入被寄生虫感染的人粪便排出的虫卵时。重要的是，食用猪肉不会导致囊尾蚴病；但是可能会引起成人绦虫感染（绦虫病），因为感染的猪肉中有能发育为成虫的幼虫，而没有引起囊尾蚴病的虫卵。绦虫病患者可通过自体摄入来自自体肠道的绦虫卵，从而发展成囊尾蚴病。

从摄入的虫卵中释放出来的幼虫进入循环，在各种组织中形成包囊，尤其是肌肉和脑（脑囊尾蚴病）。幼虫在2个月内完全发育成熟，但包囊很少引起炎症，直到数月至数年后幼虫死亡。炎症性水肿后伴随着囊肿钙化或消失。脑基底部缓慢进展的无菌包囊团块可能导致梗阻性脑积水（葡萄状囊尾蚴病）。

能引起绦虫病而非囊尾蚴病的猪带绦虫和牛肉绦虫（牛带绦虫）分布于世界各地。人类的食物被粪便中的虫卵污染后可以发生人与人之间传播，而无需疫区旅行史。

（2）临床表现

1）症状和体征

绦虫病：在大多数绦虫感染中，唯一的临床表现是粪便中排出白色、1～2cm大小、活动的绦虫片段即节片。与土壤传播的蠕虫（钩虫、蛔虫）相比，绦虫感染与营养不良并无明显的关系。成虫可寄居儿童体内长达数年，并导致腹痛、厌食和腹泻。由于牛带绦虫通常较猪带绦虫长（可达约9m），所以它可能比猪带绦虫引起更多的症状。

囊尾蚴病：寄生虫以单个或多个包囊的形式存在于薄壁组织中。肉芽肿的形成最终导致包囊周围炎症，这是大多数感染者癫痫发作的原因。初期包囊是有活动性的，其头节存在于包囊内，且由于宿主免疫反应的限制导致头节很小或不会增长。宿主免疫应答或是杀虫治疗将产生强的免疫应答而致头节死亡，其特点为CT或MRI表现为增强信号。随着包囊的进一步退化，包囊可出现钙化，CT上出现点状钙化灶。脑部包囊可保持静止或引起癫痫、头痛、脑积水和基底部脑膜炎。脊髓受累罕见。脑囊尾蚴病一般在有暴露史后5年出现，但也可能在第一年即引起症状。包囊累及眼部时会导致出血、视网膜剥离和葡萄膜炎。对幼虫或囊膜进行组织学检查可确诊。通常根据CT或MRI上所见包囊的特征进行推断。在囊尾蚴病（见上文）中，粪便中发现猪带绦虫卵比较罕见，但可以支持诊断。

2）实验室检查：神经影像学是诊断脑囊尾蚴病的主要手段。任何有流行地区居住史，且临床表现符合以及神经影像学存在可疑病变都应考虑该病。在流行地区，由于其他原因（如外伤）在神经影像检查中偶然发现囊尾蚴病的病变并不少见。

在粪便或肛周皮肤上可以发现虫卵或节片（使用在蛲虫中应用的胶带法）。两种绦虫的虫卵相同。可通过对节片的检查来鉴定分类。

外周血嗜酸性粒细胞减少或消失。10%～75%的脑囊尾蚴病患者有脑脊液嗜酸性粒细胞增多，其存在可支持假定的诊断。

当神经影像学异常时，血清和脑脊液抗体检测阳性可强烈支持诊断。脑囊尾蚴患者中高达98%的血清标本和超过75%的脑脊液标本中抗体滴度最终呈阳性。孤立性包囊出现血清阳性的概率低于多发性包囊。滴度越高往往提示疾病越严重或包囊病变越多。如果包囊靠近脑膜，则脑脊液抗体滴度更高。

脑囊尾蚴病的鉴别诊断包括结核性肉芽肿、微脓肿、蛛网膜囊肿、肿瘤和血管病变。

（3）治疗

1）绦虫病：口服吡喹酮（5～10mg/kg，顿服）或氯硝柳胺（50mg/kg，顿服，最大剂量2g）可用于治疗绦虫携带者。

2）囊尾蚴病：脑囊尾蚴病的治疗方法包括杀虫剂（杀死幼虫）、皮质类固醇（减少或阻止炎症反应）、抗癫痫药物（如有癫痫发作可控制发作）和手术（切除包囊或因脑积水放置引流管）。在大多数脑囊尾蚴病患者中，多数专家建议使用杀虫剂治疗，但非活跃期的钙化病变患者除外。对于处于活动期有实质性包囊的患者，杀虫疗法可以减少寄生虫的负荷和癫痫发作次数。同样地，对于单个小的强化病灶的患者，杀虫疗法能使影像学显像更加彻底而快速地消失以及减少癫痫发作。杀虫治疗前应进行眼科检查，以排除眼内囊尾蚴。

首选阿苯达唑治疗，15mg/（kg·d）（最大剂量800mg）分两次服用，连续服用8～15d。幼虫死亡后引起的炎症性水肿可能导致临床症状加重。建议同时服用地塞米松[0.1mg/（kg·d），最大剂量6mg/d]或泼尼松龙[1mg/（kg·d），最大剂量40～60mg]以减轻这些症状。对于大的脑室内囊肿和脑炎患者，需要应用皮质类固醇[根据需要使用地塞米松0.1mg/(kg·d)或泼尼松龙1mg/（kg·d）]。巨大的蛛网膜下腔囊肿可能需要一个疗程以上的治疗或手术（或同时采用两者治疗）。微创神经外科手术（神经内镜下切除术）是目前推荐的治疗脑室内囊肿的方法。每隔几个月进行一次随访平片有助于评估治疗效果。

（4）预防：预防绦虫病需要适当地烹煮肉类。预防脑囊尾蚴病的方法是仔细清洗生蔬菜和水果，治疗肠道带虫者，避免使用人类粪便作为肥料，并提供适当的卫生设施。

（5）预后：肠绦虫病预后良好。与一些脑囊肿相关的症状可能在几个月内消失；严重的颅内感染可能导致死亡或慢性神经损伤。即使是只有钙化病变的患者，癫痫发作也可能会持续存在，抗癫痫药可能需要终身服用。

2. *膜壳绦虫病* 微小膜壳绦虫，又名侏儒绦虫，是一种常见的儿童寄生虫；缩小膜壳绦虫，又名鼠绦虫，比较罕见。前者可以引起自体感染。从食入的虫卵孵化的幼虫穿透肠壁，然后重新进入肠腔，发育为成虫。它们的卵对同一或另一新的宿主具有即刻感染性。成虫只有几厘米长。在粪便中发现特征性的虫卵具有诊断意义。

缩小膜壳绦虫在鼠蚤和其他昆虫中有一个中间阶段；儿童在摄入这些昆虫时会被感染。

轻度感染两种绦虫通常无症状；严重感染时可引起腹泻和腹痛。治疗方法为口服吡喹酮（25mg/kg，顿服）。

http://www.cdc.gov/parasites/hymenolepis/.Accessed June 26，2019.

3. *棘球蚴病（包虫病）*

诊断要点和主要特点

- 肝和肺的囊性肿瘤，很少累及肾脏、骨骼、大脑和其他器官
- 嗜酸性粒细胞增多
- 囊肿破裂会引起荨麻疹和瘙痒
- 原发性囊肿中的原头节或子囊肿
- 血清学阳性
- 暴露史的流行病学证据

（1）概述：有两种棘球绦虫可引起人类疾病，即细粒棘球绦虫和多房棘球绦虫。囊型棘球蚴病和肺泡型棘

球蚴病在全世界范围内有着明显的发病率和死亡率；囊型棘球蚴病在发展中国家的许多地区流行，而肺泡型棘球蚴病通常出现在北部的高纬度地区。犬和其他犬科动物是细粒棘球绦虫的终宿主，通过吞食作为中间宿主的许多食草动物（尤其是绵羊，也包括山羊、猪、马、牛和骆驼）被感染的器官而受到感染。对于多房棘球绦虫，狐狸是其主要的终宿主，啮齿动物是其中间宿主。人类在偶然摄入犬粪便中的虫卵而被感染。虫卵被人类摄食后孵化为幼虫，然后穿透肠黏膜，通过血液传播发展为囊肿；其主要累及肝脏（60% ～ 70%）和肺脏（20% ～ 25%）。单房囊肿最常见。尽管大多数都相对小得多，但随着时间的推移，囊肿的直径可达 25cm。多房棘球绦虫的包囊为多房性且生长速度较快。

（2）临床表现

1）症状和体征：棘球蚴病的临床表现多变，主要取决于囊肿的部位、大小和状态。囊肿增长的速度也是可变的，每年直径增长 1 ～ 5cm。对于囊性棘球绦虫，缓慢生长的单囊通常易被忽视，直到其体积大到引起功能障碍。可能会引起肝脏肿大，右上腹疼痛，恶心，呕吐。如果囊肿破裂，其内容物突然释放会导致严重的过敏反应。囊肿可引起胆道梗阻。大多数肝囊肿位于右叶。肺泡型棘球蚴病通常累及肺部，其特征是肿瘤样病变，可侵袭、坏死和转移。

肺部囊肿破裂可引起咳嗽、呼吸困难、气喘、荨麻疹、胸痛和咯血；痰中可发现囊肿和蠕虫残留物。脑囊肿可引起局灶性神经症状和抽搐；肾囊肿可引起疼痛和血尿；骨囊肿可引起疼痛。

2）实验室检查：抗体检测有助于在影像学发现囊性病变的基础上进行诊断，目前可用的 ELISA 检测具有较高的敏感性。免疫印迹分析和直接寄生虫学检查可以确认抽吸或切除的样本中是否存在棘球绦虫。嗜酸性粒细胞增多仅见于约 25% 的患者。肝酶异常提示可能存在胆道梗阻。

3）影像学：如果患者有流行病学暴露史且存在囊肿样肿块支持诊断。如果显示为子囊肿（较大囊肿内的囊肿）高度提示棘球蚴病。CT、MRI 和超声检查有助于诊断深部病变。腹部超声是应用最广泛的诊断工具。平片上可见肺或骨囊肿。

（3）鉴别诊断：必须排除肿瘤，细菌性或阿米巴脓肿，空洞性肺结核，霉菌病和良性囊肿。

（4）并发症：最严重的并发症是囊肿突然破裂伴过敏反应和死亡。如果患者存活下来，可能会发生子囊肿播种引起继发感染。其他潜在的并发症包括肺节段性塌陷、继发性细菌感染、颅内压升高、囊肿引起的严重肝或肾损害。

（5）治疗：囊型棘球蚴病没有“最佳”治疗方案，也没有临床试验对所有不同的治疗方式进行比较。肺泡型棘球蚴病的明确治疗需要精细的手术切除囊肿。应该咨询熟悉这种疾病的外科医生。应在手术前几天开始服用阿苯达唑化疗。约 1/3 的患者仅化疗就可以治愈。首选治疗方案是服用阿苯达唑 [15mg/（kg • d），分 2 次服用，持续 3 个月，不超过 400mg，每日 2 次]，有时联合吡喹酮治疗。第三种治疗方法是四步操作法（PAIR：穿刺、抽吸、注射和再抽吸）。该程序包括：①超声引导下经皮穿刺；②抽吸液体内容物；③注射原脊髓灰质炎药物（95% 乙醇或高渗盐水至少 15min）；④再抽吸。PAIR 适用于病情简单或不适合手术的患者。如果在手术或经皮穿刺引流过程中囊肿渗漏或破裂，可能会发生严重的、危及生命的过敏反应。对于肺泡型棘球蚴病，目标是彻底切除囊肿的根治性手术。有些患者（特别是不能完全切除的患者）可能需要终身化疗。

（6）预后：大的肝囊肿患者可能多年无症状。外科手术通常对肺和肝囊肿有效，但对其他部位的囊肿不一定有效。

（三）吸虫感染

血吸虫病

诊断要点和主要特点

- 接触淡水后出现短暂性瘙痒皮疹
- 发热、荨麻疹、关节痛、咳嗽、淋巴结炎和嗜酸性粒细胞增多
- 体重减轻、厌食、肝脾肿大或血尿
- 粪便、尿液或直肠活检标本中有虫卵

（1）概述：血吸虫病由几种血吸虫引起，是最常见的严重寄生虫病之一。日本血吸虫、湄公血吸虫、曼氏血吸虫可累及肠道，而埃及血吸虫累及泌尿道。前两种分布于亚洲东部和东南部；曼氏血吸虫分布于热带的非洲、加勒比海和南美洲部分地区；埃及血吸虫分布于非洲。主要的传播地点包括非洲的马拉维湖和维多利亚湖，中国的鄱阳湖和洞庭湖，以及老挝的湄公河沿岸。感染由从作为中间宿主的某些淡水螺中孵出的自由游动的幼虫（尾蚴）引起。尾蚴穿透人体皮肤迁移到肝脏，发育为成虫，然后通过门静脉迁移至膀胱静脉（埃及血吸虫）、肠系膜上静脉（湄河血吸虫和日本血吸虫）或肠系膜下静脉（曼氏血吸虫）。临床表现主要是由分布于血管周围组织中或栓塞在肝组织中的虫卵引起的炎症所致。进入肠道或膀胱的虫卵可以排出体外，对粪便或尿液样本通过显微镜观察可以作出诊断，虫卵可污染淡水、感染摄入它们的钉螺（宿主）。

（2）临床表现：流行地区的大部分人口都有感染，但没有症状。只有严重感染才会引起症状。

1）症状和体征：血吸虫病有三个不同的进展阶

段，即急性期、慢性期和晚期。尾蚴穿透皮肤可引起散在的、红斑样、突起的斑丘疹或瘙痒性皮疹，大小从 1cm 到 3cm 不等。急性血吸虫病（Katayama 综合征）的症状可持续数天至数周，包括发热、周身不适、咳嗽、腹泻、血尿和右上腹部疼痛。胃肠道疾病慢性阶段的特点是肝纤维化、门静脉高压、脾肿大、腹水和食管静脉曲张出血。泌尿生殖道疾病的慢性阶段可能导致尿路梗阻、结石、感染、膀胱癌、瘘管形成以及慢性血尿引起的贫血。流行地区儿童出现终末期血尿是泌尿道血吸虫病的危险信号。已有报道由于虫卵堵塞 Batson 神经丛造成脊髓肉芽肿和截瘫。

2）实验室检查：在粪便（日本血吸虫、湄公血吸虫、曼氏血吸虫，偶尔还有埃及血吸虫）或尿液（埃及血吸虫，偶尔有曼氏血吸虫）中发现有血吸虫特异性的虫卵可以诊断。如果没有发现虫卵，则应使用浓缩法。因为虫卵的排出时间可能会有所不同，所以应该取三份标本（尿、粪便和血），尿液样本应在上午 10 时至下午 2 时之间采集，这与虫卵分泌量最大的时间一致；已知最后一次淡水接触后 2 个月开始检测，因为这是蠕虫感染后开始产卵所需的时间。血清学检验也有助于诊断，尤其是对于那些没有排出虫卵的患者。外周血嗜酸性粒细胞增多很常见，尿液中可见到嗜酸性粒细胞。

（3）预防：最有效的预防措施是避免接触疫区受污染的淡水。在经济快速发展的地区，努力消灭钉螺宿主已取得成功。

（4）治疗

1）特殊治疗：吡喹酮是治疗血吸虫病的首选药物。40mg/（kg・d），分 2 次（曼氏血吸虫或埃及血吸虫）服用 1d 以上，或 20mg/kg，每天 3 次（日本血吸虫或湄公血吸虫）服用 1d 以上，非常有效且无毒副作用。吡喹酮对虫卵和未成熟的蠕虫无效，因此有时需要在 4 ～ 6 周后重复给药。

2）一般治疗：应仔细评估感染埃及血吸虫的患者是否需要进行尿路重建手术。肝纤维化需要仔细评估门静脉系统，并在适当的情况下对门静脉高压症进行外科治疗。

（5）预后：尽管在流行地区持续暴露，通过治疗可以减少蠕虫负荷和肝脏病变。疾病早期治疗效果好，但一旦出现明显的纤维化或严重的炎症，根除寄生虫就很困难。

四、霉菌感染

真菌可分为酵母菌和霉菌。酵母菌是单细胞生物，通过出芽繁殖；霉菌是多细胞生物，由管状结构（菌丝）组成，通过伸长和分枝生长。还有双相真菌，根据环境条件，它们可以以酵母菌或霉菌的形式存在。根据结构和流行病学特征进行的分类如表 43-4 所示。真菌细胞在分类学上不同于植物细胞和动物细胞。这些差异（特别是细胞壁和细胞膜成分）被用于诊断和作为特异性治疗的基础。

表 43-4 儿科真菌感染

分类	病原体	发病率	诊断	诊断试验	治疗	预后
表皮	念珠菌[a] 皮肤癣菌 马拉色菌	很常见	简单	KOH 检测	外用 / 口服	好
皮下	孢子丝菌[a]	罕见	简单[b]	真菌培养	口服	好
全身性：正常宿主（流行区）	球孢子菌 组织胞浆菌 芽生菌	常见：地方性	通常是推断性诊断	胸片；血清学，抗原检测；组织活检，真菌培养	不治疗[c]或者全身性治疗	好
全身性：机会性感染	念珠菌[a] 肺孢子菌[d] 曲霉菌 毛霉菌 马拉色菌属 假霉样真菌属 隐球菌[c]	罕见	困难[e]	组织活检，培养，念珠菌可进行抗原 / 真菌产物 /DNA 检测和 NMR	全身性，长期性	如果治疗不及时或患者免疫功能严重受损，则效果不佳

KOH，氢氧化钾；NMR，核磁共振

a 免疫功能低下患者的念珠菌和孢子丝菌感染可引起严重的、快速进展性疾病，需要全身治疗

b 孢子丝菌病可能需要活检才能确诊

c 正常宿主有自限性

d 许多正常宿主为无症状感染

e 除了隐球菌外，通常通过抗原检测来诊断

在美国，正常宿主的系统性真菌病通常是由三种地方性真菌引起——球孢子菌、组织胞浆菌和芽生菌，它们仅限于某些地理区域。即使是短暂在这些地区居住或旅行过一段时间，也需要纳入鉴别诊断。在这三种真菌中，组织胞浆菌在免疫抑制患者感染数年后常出现复发。

免疫抑制（尤其是 T 细胞介导的免疫功能低下）、异物（如尿道导管和中心导管念珠菌）、胃肠和呼吸道黏膜溃疡、严重烧伤、广谱抗菌治疗、营养不良、艾滋病病毒感染以及中性粒细胞减少或中性粒细胞缺乏是真菌感染（或称为"机会性真菌感染"）的主要危险因素。

实验室诊断可能很困难，因为在某些病变部位的真菌数量很少，某些真菌生长缓慢，并且很难与受感染黏膜表面的正常定植菌区分。对某些系统性真菌病进行诊断的最好方法是进行组织活检和真菌培养。即使存在血管内感染，重复的血培养也可能是阴性的。血清学检查可用于诊断球孢子菌病和组织胞浆菌病，尿液和血液的抗原检测可用于诊断芽生菌病、组织胞浆菌病、隐球菌病和曲霉菌病。

头发和皮肤常见的浅部真菌感染在第 15 章讨论。

（译者：刘彩霞 校稿：张凯宇）

1. 芽生菌病

诊断要点和主要特点

- 流行地区居住或旅行史
- 在免疫功能正常的患者，自限性流感样疾病最常见，少部分病例可表现为急性肺炎
- 并发症包括进展性肺炎及播散性疾病（中枢神经系统、皮肤、骨关节、泌尿生殖道）
- 诊断依赖于支气管镜、皮肤、其他组织标本培养或抗原检测

（1）概述：致病真菌为皮炎芽生菌（*Blastomyces dermatitidis*），最初在密西西比河和俄亥俄河山谷、东南部和中南部各州以及与五大湖接壤的各州土壤中被发现。通过吸入孢子传播，多为亚临床状态，感染率在儿童中与性别无关，但重症病例多发生在成人和男性。

（2）临床表现

1）症状和体征：原发感染通常不易察觉（> 50%），临床表现通常包括咳脓痰、胸痛、头痛、体重减轻、盗汗及发热，这些症状发生在感染后的几周到几个月。在免疫功能正常的患者中，感染通常是自限性的，但某些患者可在 20 ～ 100d 的潜伏期（中位数是 45d）后出现慢性进展的肺部疾病。皮肤病变（20% 的患者）通常表现为播散性疾病，一般进展缓慢，为边缘锐利、四周隆起的溃疡病灶，或发展为疣状病灶。骨病类似于慢性骨髓炎。儿童溶骨性颅骨损害较为典型，还可发生在长骨、椎骨及骨盆。肺外疾病可见于 25% ～ 40% 存在病情进展的患者。在皮肤或其他肺外组织诊断芽生菌病时，建议行全身影像学检查。

2）实验室检查：早期化脓病变后出现单核细胞增多，继之形成非干酪性肉芽肿。确诊需要依赖培养或涂片发现真菌。当用常规染色或真菌细胞壁染色时，肺内标本（如痰液、气管抽吸物或肺活检）可呈阳性。芽生酵母菌具有可弯曲厚壁，外形巨大且独特（呈"8"字形）。皮炎芽生菌在一般实验室即可分离出，常需要 1 周左右时间。80% 的病例痰液、绝大多数支气管灌洗液及 80% ～ 100% 皮损处标本检测可呈阳性。抗体检测的确诊意义不大，与组织胞浆菌病相似，ELISA 抗原检测法可检测血清、尿液和肺泡灌洗液中的芽生菌抗原。在这些检测中，可与组织胞浆菌产生交叉反应。目前还可通过检测皮炎芽生菌 DNA 以明确诊断。

3）影像学检查：进展性肺炎患者，典型表现为影像学显示肺叶实变影，纤维结节性间质性改变及肺泡斑片状浸润影；胸腔积液、肺门结节及空洞影不常见。空洞少见及无肺门淋巴结肿大可鉴别急性芽生菌病与组织胞浆菌病和结核病。急性感染可见肺部粟粒样病灶，慢性病变多见于肺上叶，可见空洞及纤维结节状浸润影，与结核病相似。但与组织胞浆菌病及结核病不同，病灶极少出现干酪性坏死或钙化。

（3）鉴别诊断：原发性肺部感染类似于急性病毒、细菌或支原体感染，常和不典型的社区获得性肺炎相混淆。流行地区的肺部感染当应用抗生素治疗无效时，应考虑本病可能。亚急性感染病例类似于结核病、组织胞浆菌病和球孢子菌病。慢性肺部疾病或播散性疾病须和肿瘤、结核病或其他真菌感染相鉴别。

（4）治疗：目前的观点是，所有儿童确诊者均需要进行抗真菌治疗。诊断为中重度或危及生命的芽生菌病（特别是免疫功能缺陷者），或合并中枢神经系统感染的任何患者，均需应用两性霉素脂质体 3 ～ 5mg/kg 治疗，疗程 1 ～ 2 周或直到病情好转。之后使用伊曲康唑 5 ～ 10mg/（kg·d），分两次口服，每日最大剂量 400mg，服用 6 个月。轻中度芽生菌病可单用伊曲康唑 6 ～ 12 个月。骨病需用伊曲康唑治疗 1 年，病变骨骼需要进行积极外科清创、切除，脓肿切开引流，内科治疗无效的肺部脓肿性病变也需要积极外科干预。

（5）预后：75% ～ 90% 的患者在应用至少 1g 两性霉素 B 治疗后可清除真菌，不再复发；初始治疗即用伊曲康唑者治愈率约为 95%。

2. 念珠菌病

诊断要点和主要特点

- 正常或免疫抑制者：多表现为浅部感染（鹅口疮或溃疡；外阴阴道炎；念珠菌性间擦疹伴卫星病灶）或导管相关真菌血症
- 免疫抑制者：主要表现为系统性感染（肾、肝、脾、肺及脑的念珠菌病）、脉络膜视网膜炎，皮肤结节
- 上述两者中的任何一种情况：活检标本、体液或病变部位刮屑可见出芽酵母和假菌丝；体液标本真菌培养、光谱分析和聚合酶链反应（PCR）均可用于疾病诊断

（1）概述：50%以上儿童念珠菌病由白念珠菌（*Candida albicans*）所致。严重系统性感染可由热带念珠菌（*C. tropicalis*）、近平滑念珠菌（*C. parapsilosis*）、光滑念珠菌（*C. glabrata*）、克柔念珠菌（*C. krusei*）或其他罕见念珠菌种所致。耳念珠菌（*C. auris*）已成为全球主要的健康威胁。耳念珠菌通常高度耐药，已在多个医疗机构大规模暴发。因各型菌种致病性及对治疗反应不同，了解各型菌种至关重要。

白念珠菌广泛存在，通常少量存在于皮肤、黏膜或肠道。正常情况下，机体对念珠菌存在完善的防御机制，包括正常菌群、完整的皮肤屏障、中性粒细胞、巨噬细胞、抗体、补体及正常的淋巴细胞功能。播散型感染多见于长期应用广谱抗生素、留置导管（包括血管内导管）和（或）应用免疫抑制剂。糖尿病患者易发生浅部念珠菌感染，以鹅口疮及阴道炎最为常见。念珠菌在美国医疗机构的血液分离物中排第4位，并且是导管相关尿路感染的常见病因。

（2）临床表现

1）症状和体征

A. 口腔念珠菌病（鹅口疮）：口腔、齿龈或舌黏膜内可见黏附的奶油样白色斑块，常伴有疼痛。病损可能较小且无明显临床表现，部分病损范围较大甚至可延伸至食管。在新生儿出生后的前几周，鹅口疮非常普遍，尽管进行了局部治疗仍会持续数周。年龄较大的儿童很少发生自发性鹅口疮，近期接受抗生素治疗者除外。长期吸入皮质类固醇的哮喘患者易患鹅口疮。长期反复发生的鹅口疮，若无其他原因，应考虑HIV感染或存在其他免疫缺陷疾病。念珠菌性口角炎是因念珠菌在口角引起的疼痛性红斑裂痕而得名，可能与维生素或铁缺乏症有关。

B. 阴道感染：常见于性生活频繁的女性、糖尿病或接受抗生素治疗的女性。口服避孕药和妊娠是高危因素。典型表现为浓稠、无恶臭的奶酪样分泌物伴有剧烈瘙痒，阴道及阴唇常有红肿表现。月经期前出现较频繁。

C. 皮肤感染

念珠菌性间擦炎：间擦炎多由念珠菌所致，典型表现为界限清楚的红斑，常伴有卫星病灶，包括脓疱、水疱及丘疹，部分伴有鳞屑。经常可见泪滴状、边缘呈扇形的侵蚀病灶。病变多位于潮湿褶皱部位，如腋窝、乳房下、腹股沟及颈部褶皱区。

散在分布的红色丘疹或结节：免疫功能低下患者出现散在分布的红色丘疹或结节样病变，常提示存在皮肤播散性病变。

念珠菌性甲沟炎和甲床炎：可见于免疫功能正常的儿童，但更多见于免疫功能低下、甲状旁腺功能减退或肾上腺功能不全的患者（念珠菌性内分泌综合征）。选择性缺乏对念珠菌的固有免疫及T细胞特异反应，会导致慢性皮肤和甲沟感染，称为慢性皮肤黏膜念珠菌病。

慢性分泌性中耳炎：患者多有接受多个疗程抗生素应用史，且细菌与念珠菌重叠感染。

D. 肠道感染：在免疫缺陷的患者中，消化系统感染最常累及食管，可引起胸骨后疼痛、吞咽困难及进食不适。婴幼儿常有恶心、呕吐等症状。绝大多数患者无鹅口疮。可有胃肠道溃疡，肠穿孔（尤其是十二指肠穿孔）后可出现念珠菌性腹膜炎。

E. 肺部感染：念珠菌可定植于上呼吸道，故呼吸道分泌物中易分离出念珠菌菌株，因此诊断念珠菌性肺炎或气管炎时要有念珠菌侵袭的证据。念珠菌性肺炎或气管炎非常罕见，多见于免疫缺陷和长期插管患者，且同时应用抗生素治疗。感染可致脓肿形成、结节病灶及胸腔积液。

F. 肾脏感染：念珠菌尿可能是播散性念珠菌病的唯一表现。念珠菌尿多数情况与有创操作、留置导管及泌尿道解剖异常有关。念珠菌感染后可表现为膀胱炎。念珠菌堵塞输尿管后可引起阻塞性肾病。检出念珠菌管型则提示感染累及肾脏。

G. 其他感染：念珠菌性脑膜炎及骨髓炎仅发生在免疫缺陷人群或新生儿，通常合并有念珠菌血症。念珠菌性心内膜炎患者常有心瓣膜病、人工瓣膜等，尤其在留置静脉置管情况下。

H. 播散性念珠菌病：早期有皮肤和黏膜定植，但不能预测是否发展为播散性病变。本病常与细菌感染导致的败血症混淆。播散性念珠菌病好发于重症监护病房的新生儿（尤其是早产儿），患儿通常抗生素治疗无效，且检测出念珠菌血症。超过50%极低出生体重新生儿可发生侵袭性疾病。这些患儿常有无法解释的喂养不耐受、血流动力学不稳、呼吸暂停、新发或恶化的呼吸衰竭、糖耐量异常、血小板减少、高胆红素血症。对免疫功能低下的患者，应进行系统检查以明

确有无播散性念珠菌病（如视网膜棉絮状渗出或脉络膜视网膜炎、结节性皮肤脓肿）。若无上述表现，则通常以免疫功能低下患者中存在念珠菌感染相关疾病为基础进行推定诊断；烧伤患者，或无明确病因且对抗生素治疗无效，通常术后或在重症监护病房时间较长，这类患者黏膜表面常有念珠菌定植。对一些患者在临终前念珠菌血症可能也未被证实，可根据表现推定为念珠菌感染并给予治疗。

免疫功能低下者可发生肝脾或肾念珠菌病，典型病例常有严重中性粒细胞缺乏，伴有长期发热，不规律腹痛及肝功能异常。患者多无细菌感染证据，且对抗生素治疗无效。肝、肾、脾超声或CT可见多发圆形病灶，活检有助于诊断。

2）实验室检查：刮擦碎屑或其他样本中可发现出芽的酵母细胞。阴道分泌物涂片敏感度为40%～50%，在样本中加入10%氢氧化钾后敏感度可增至50%～70%。革兰氏染色涂片敏感度为70%～100%，真菌细胞壁染色可提高敏感度。假菌丝的存在表示念珠菌组织侵袭，非无菌部位培养阳性可能反映念珠菌定植，需要仔细评估，若是正常无菌部位培养出念珠菌，则不考虑污染可能。念珠菌在普通培养基中较许多细菌生长更为缓慢，在琼脂培养基上2～3d能观察到菌落生长，血培养一般在3d之内，即使出现播散性疾病或念珠菌性心内膜炎，仍有10%～40%的可能培养阴性。用人血清培养基孵育酵母菌如果表现出形成胚芽管的能力，可以推定为白念珠菌。然而，最新的核磁共振（NMR）技术及PCR方法大大缩短了诊断延迟和菌落形成的时间。在正确留取的尿液中若检出念珠菌，无论多少，对诊断均有意义。

（3）鉴别诊断：鹅口疮外观似牛奶状或乳状，后者可被压舌板或棉签拭去，暴露出正常黏膜组织，而无红斑或糜烂；亦类似于其他形态的溃疡（包括疱疹），或化疗所致的口腔病变。皮肤念珠菌病则类似于接触性皮炎，或因过敏、化疗及细菌感染所致的皮炎及痱子、毛囊炎或湿疹。念珠菌性阴道炎则需与其他原因导致的阴道分泌物增加和不适相鉴别。对前述提到的具有危险因素的危重患者，均应考虑是否合并念珠菌血症或系统性念珠菌感染。

（4）并发症：关节炎和脑膜炎在新生儿中的发病率要比年长儿童高；脓肿可发生于任何器官。接受免疫抑制治疗的程度越大，时间越长，或抗真菌治疗延误时间越长，出现并发症的可能越大。

（5）治疗

1）口腔念珠菌病：婴幼儿通常口服制霉菌素混悬液治疗足够，10万单位/天，将药物稀释并于喂食后分4～6次涂于颊黏膜褶皱处，连用2～3d。制霉菌素用药时必须直接与病变部位接触，因为它不会被全身吸收。年长儿童可用制霉菌素漱口（20万～50万单位，5次/天），由于制霉菌素味道欠佳，患儿依从性可能较差。此外，在年长的儿童中还可应用克霉唑片10mg每日4次口服。有时需要上述两种药物延长治疗时间，或增加给药频次。用棉签蘸取龙胆紫涂于病变处，看起来会有些刺激和混乱，但对于难治性病例是有帮助的。彻底消除奶嘴、奶瓶、玩具及母亲乳房（婴儿接受母乳喂养，且存在乳头念珠菌感染）上的念珠菌也是有帮助的。

口服三唑类药物，如氟康唑[6mg/（kg·d）]，对制霉菌素难治性念珠菌感染的年长儿童有效。此外，建议停用不必要的全身用抗生素及皮质类固醇药物。食管念珠菌病需要接受全身用药，将在下文讨论。

2）皮肤感染：可应用制霉菌素、两性霉素B或咪唑类（咪康唑、克霉唑、萘替丁等）乳剂或洗剂。局部用低浓度皮质类固醇乳膏，如1%氢化可的松，可用于治疗相关性皮炎，如严重的尿布皮炎，使受累部位保持干燥对治疗也有帮助，还可用加热灯及制霉菌素粉剂。用制霉菌素抑制肠道念珠菌，并且根治鹅口疮，有助于尿布皮炎康复并能预防其复发。

3）阴道感染：外阴念珠菌病（详见第44章）可用克霉唑、咪康唑、三唑类或制霉菌素（价格最低）栓剂或乳膏治疗，通常每晚使用一次，连用3～7d。大剂量局部用克霉唑类制剂仅可用一晚，口服唑类药物同样有效。大龄女性患者口服氟康唑150mg，顿服，是有效的，费用可能较高，但很方便。这些患者性伴侣的念珠菌性龟头炎也需要治疗，但目前尚无对照研究表明，治疗男性性伙伴的念珠菌定植能预防女性念珠菌性阴道炎复发。若病情反复发作（通常见于光滑念珠菌感染）需要关注有无高危因素，可口服治疗或采用某些预防性抗真菌治疗，如用氟康唑，可单用1次/周，连用6个月。

4）肾脏感染：在免疫功能正常宿主出现念珠菌尿且留置尿管，则移除尿管能有效控制感染。所有存在高危因素的念珠菌尿患者均应治疗，常用药物为氟康唑，因其在尿液中浓度较高，一般连用7～14d[3～6mg/（kg·d）]。氟康唑耐药者可用两性霉素B。若患者出现肾脓肿或输尿管真菌球，需要静脉抗真菌治疗，及时移除导尿管至关重要。

5）全身感染

A.播散性念珠菌感染：全身性感染通常危险且难治，外科脓肿引流和清除所有感染组织（如心脏瓣膜）对治疗是必需的。治疗首选棘白菌素类药物，初始剂量和维持剂量根据选择的药物决定，若应用棘白菌素类药物治疗反应较好，5～7d后可替换为氟康唑。对于病情不严重和可能是感染敏感念珠菌的患者，氟康唑可作为初始治疗。若其他药物不耐受或分离物表现为耐受型，可用两性霉素脂质体作为替代治疗。肝脾念珠菌病应治疗至所有病灶均消失或钙化。

氟康唑和伊曲康唑（液体形式最容易吸收）以及新型唑类药物，如伏立康唑和泊沙康唑或棘白菌素类，可与两性霉素交替或联合使用。这些药物因为毒副作用比两性霉素小，常作为优先选择。对于非中性粒细胞减少严重白念珠菌感染者可用上述治疗作为替代方案，在免疫功能缺陷患者中作为一线治疗通常也是有效的。决定进行全身性吡咯类药物治疗，需要考虑当地念珠菌吡咯类耐药情况，以及是否患者既往接受过唑类药物治疗。氟康唑吸收良好（口服和静脉给药吸收度相当），相对无毒，对多种念珠菌感染均有效。对重症儿童的初始治疗，氟康唑剂量为 8 ～ 12mg/(kg • d)。对一些长时间处于免疫抑制状态的患者（如造血干细胞移植后）应给予唑类或棘白菌素类药物预防真菌感染。可通过念珠菌药敏试验指导用药。光滑念珠菌和克柔念珠菌是常见对氟康唑耐药的分离株，一般会对新型唑类药物及棘白菌素类药物敏感。葡萄牙念珠菌通常对两性霉素有耐药性。许多耳念珠菌分离株对唑类药物耐药，在美国，大多数分离株对棘白菌素仍然敏感。

此外，消除诱因是关键，如停用抗生素和免疫抑制剂，加强对糖尿病患者的管理，移除感染的装置或导管。

B. 念珠菌血症：立即移除感染的中心静脉导管，仅此一点就可以起到治疗作用。如果认为感染仅与导管有关，对非粒缺患者，在移除导管后进行疗程为 14d（在最后一次培养阳性后开始记录时间）的全身性抗真菌治疗。首选棘白菌素类药物，如果病原真菌对氟康唑敏感，可用氟康唑来完成治疗。局部念珠菌感染发生较晚，尤其是视网膜感染。持续发热和念珠菌血症提示可能存在感染栓子、感染性心内膜炎或组织感染。所有存在念珠菌血症的患者，均应进行眼科检查。

C. 极低体重新生儿：在一些育儿机构中，严重念珠菌感染发生率超过 5% ～ 10%。对之前未接受过氟康唑治疗的感染患儿，应给予静脉应用两性霉素 B[1mg/（kg • d），静脉用药] 或氟康唑（12mg/kg，静脉或口服）。治疗应持续至最后一次阳性培养后 2 周。腰穿和眼科检查是必要的。在此情况下，可用氟康唑预防性治疗，3mg/kg，每周 2 次，共 6 周或直到不再需要静脉治疗。

（6）预后：正常宿主皮肤或黏膜浅部感染预后较好，在合并其他基础疾病的宿主中，治疗往往十分困难。若患者免疫功能正常，接受早期治疗后多数可以治愈；若患者免疫功能缺陷，或治疗不及时，预后不佳。严重早产儿念珠菌血症可引起死亡率增加和神经系统发育不全。

3. *球孢子菌病*

诊断要点和主要特点

- 流行地区居住或旅行史
- 原发肺球孢子菌病：发热、胸痛、咳嗽、厌食、体重减轻，常有红斑疹；急性期常出现结节性红斑或多形性红斑
- 原发皮肤球孢子菌病：皮损后 1 ～ 3 周出现溃疡或局部淋巴结肿大
- 脓液、痰液、脑脊液、关节液中可检出内孢囊（组织内充满内孢子），且真菌培养阳性
- 沉淀试验可用于早期诊断；晚期可用补体结合抗体试验

（1）概述：球孢子菌病（coccidioidomycosis）的病原体包括粗球孢子菌（*Coccidioides immitis*）和波萨达斯球孢子菌（*Coccidioides posadasii*），为双相真菌，该菌在得克萨斯州西部、新墨西哥州南部和亚利桑那州、南部加利福尼亚州、墨西哥北部和南美洲的索诺兰沙漠地区流行。感染由吸入或外伤接种关节孢子所致（在干燥气候中具有高度传染性和空气传播性）。即使在流行区短暂停留，尤其是大风季节，也可能导致感染。不会发生人与人之间传播，超过 60% 的感染者无症状，不到 5% 的感染者可引起严重肺部感染，不到 1% 的感染者可发展为慢性肺疾病或引起播散。

（2）临床表现

1）症状和体征

A. 原发性疾病：潜伏期为 10 ～ 16d（7 ～ 28d），症状包括低热、关节痛甚至严重流感样症状，如高热、干咳、胸膜炎性疼痛、关节痛、头痛和夜间盗汗。上呼吸道症状不明显，多呈自限性，症状较轻微，可无明显体征，或出现皮疹、水疱、胸膜摩擦音和肺实变等。患者常有体重减轻。

B. 皮肤病变：高达 10% 的儿童表现为结节性红斑或多形性红斑，这表明机体对病原菌存在有利的宿主应答。很多儿童可能出现暴发性斑丘疹，无特异性。皮肤损害常出现在真菌血症之后。原发皮肤感染部位可出现硬结性溃疡，伴局部淋巴结肿大。淋巴结或骨组织等深部组织感染也可累及皮肤。如存在慢性皮肤病变，要寻找深部感染。

C. 慢性肺疾病：儿童中少见。主要表现为慢性咳嗽（偶有咯血）、体重减轻，影像学异常。

D. 播散性疾病：相比于成人，儿童发生率低。播散性疾病常见于婴儿、新生儿、妊娠期女性（尤其是妊娠晚期）、非裔美国人、菲律宾人、印第安人、HIV 感染者或各种 T 细胞介导的免疫缺陷患者。病变多累

及多个器官，最常见的肺外受累部位是骨或关节（常累及单个骨或关节，表现为亚急性或慢性肿胀、疼痛、充血）、淋巴结、脑膜（表现为缓慢进展的脑膜刺激征、共济失调、呕吐、头痛和脑神经病变）、肾脏（主要表现为排尿困难和尿频）。与大多数真菌感染一致，疾病进展较缓慢。

2）实验室检查：取呼吸道分泌物、脓液、脑脊液或其他组织液直接镜检，可见大的内孢囊（30～60μm），其内充满出芽的内孢子，可用 PAS 染色、六胺银染色、卡尔科弗卢尔（Calcofluor）染色进行检测。在常规真菌和其他培养基上，2～5d 即可观察到特异性菌落生长。脑脊液培养常有假阴性可能。

本病患者常有红细胞沉降率增快。与其他类似疾病相比，球孢子菌病特别是在播散前，会出现嗜酸性粒细胞增加。脑膜炎患者可出现脑脊液单核细胞（70%为嗜酸性粒细胞）、蛋白质含量增加，轻度葡萄糖下降。

抗体主要包括沉淀素（90% 病例可在 2～3 周检测出，12 周后消失）和补体结合抗体（存在几周的延迟，在沉淀素下降时出现，并在 8 个月后消失）。因此，血清沉淀素常反映急性期感染，补体结合抗体应答的程度常反映感染严重程度，持续高水平则提示疾病播散。ELISA 试验可检测针对球孢子菌抗原的 IgM 和 IgG 抗体，在症状开始后 1～3 周呈阳性（90%阳性）。脑脊液抗体阳性表明中枢神经系统感染。脑脊液及血清抗体滴度与疾病进展和治疗应答相关。

患者尿液和血清中可检测出球孢子菌半乳甘露聚糖抗原，与轻中症患者相比，在重症患者中更为常见。对血液和尿液同时进行检测，可使超过 75% 的患者获得诊断。

用球孢子菌抗原进行皮试可显示既往是否存在感染，若皮试结果发生改变意味着近期感染，阳性结果表示预后良好。在脑脊液中检测出球孢子菌抗原对确诊中枢神经系统感染球孢子菌有帮助。

3）影像学检查：约 50% 有症状的感染者可表现为胸部影像学异常，主要表现是肺部浸润伴肺门淋巴结肿大。还可见肺实变、胸腔积液及空洞等。病情恢复后约 5% 的患者可遗留无症状结节或囊肿。与肺结核再活动不同，肺尖病变不明显。骨骼感染会导致溶骨性病变，被锝剂增强。神经系统影像学可见脑水肿及脑膜炎改变，脑脓肿及钙化不常见，病变部位影像学进展缓慢。

（3）鉴别诊断：肺部原发性感染类似于急性病毒、细菌或支原体感染。亚急性感染类似于结核病、组织胞浆菌病或芽生菌病。慢性期感染需要和肿瘤、结核或其他真菌鉴别。

（4）并发症：原发性肺疾病的播散感染，与种族背景、长期发热（＞1 个月）、皮试阴性、补体结合抗体滴度高以及明显的肺门淋巴结肿大有关。肺部并发症主要包括胸腔积液、脓胸和气胸。球孢子菌所致的脑部感染由于基底部脑膜炎可引起非交通性脑积水。

（5）治疗

1）特异性措施：尽管很多研究者认为应该对所有患者进行治疗，但大多数免疫功能正常的轻度肺部感染者不需要治疗。未经治疗的患者需要进行 1～2 年的跟踪随访，记录病情恢复情况，明确是否出现任何并发症。长期发热、体重减轻（＞10%）、长期夜间盗汗、严重肺炎（持续 4～6 周）或出现其他播散性疾病者，需要抗真菌治疗。新生儿、孕妇、高危种族背景及抗体滴度高的患者也需要接受抗真菌治疗。

弥漫性肺部或播散性疾病或免疫功能不全的患者，可用两性霉素 B 脂质体 [2～5mg/（kg・d）] 治疗。一般而言，感染进展越快越需要及时应用两性霉素 B 治疗。对于不太严重的病变和脑膜疾病，首选氟康唑或伊曲康唑，治疗时间3～6个月，脑膜病变需要终身治疗。治疗期间需要进行血清抗体水平检测以监测治疗。慢性纤维空洞性肺炎至少治疗12个月，伊曲康唑优于氟康唑。难治性感染可用伏立康唑联合卡泊芬净，难治性脑膜炎需长时间鞘内或脑室内注射两性霉素 B。

2）一般治疗：大多数肺部感染仅需对症治疗，适当活动和补充营养，患者没有传染性。

3）外科治疗：慢性肺空洞或脓腔需要切除，受累淋巴结、感染窦道及骨组织也需要手术干预。手术之前需要给予唑类抗真菌药物预防疾病播散。同时，抗真菌治疗需要持续 4 周或直至满足治愈标准。

（6）预后：大多数患者可获得痊愈。然而，即使应用两性霉素 B，仍有可能出现致命性的播散性疾病，尤其是存在严重疾病、种族易感性的情况下，如非洲裔美国人、菲律宾人。皮试阴性及抗体滴度高提示预后不良。接受免疫抑制治疗的终末期患者或 HIV 感染者，可能出现潜伏感染的再激活。因此，一些器官移植、风湿免疫病和肿瘤等疾病患者，血清学检测明确感染后，在强烈的免疫抑制阶段应该密切监测疾病是否进展，并积极采取预防措施。

4. 隐球菌病

诊断要点和主要特点

- 免疫功能正常者可表现为急性肺炎
- 免疫功能抑制者易发生中枢神经系统感染，表现为头痛、呕吐、脑神经麻痹、脑膜刺激征及脑脊液单核细胞增多
- 脑脊液中可检测出隐球菌抗原，部分患者的血清和尿液中也可检测出抗原
- 隐球菌可在常规培养基中分离出

（1）概述：新型隐球菌普遍存在于土壤酵母菌中，在鸟粪污染的土壤中生存得最好。然而，人类的多数感染与鸟类接触史关系不大。人体通过吸入感染病原菌。儿童感染很少见，即使在严重免疫功能低下者如 HIV 感染者。免疫功能正常的人群也有可能被感染，尤其是格特隐球菌感染，它是加拿大和太平洋西北部的一种新兴病原体。该病没有无症状携带者。

（2）临床表现

1）症状和体征

A. 肺部疾病：播散至其他器官前，会先发生肺部感染。此时通常无症状（多数年长儿童及成年人均有既往感染的血清学证据），且临床表现不明显。约 1/3 的患者以肺炎为主要临床表现，约 50% 的患者以中枢神经系统表现为主，二者可同时存在，临床表现主要为非特异性和亚急性，表现为咳嗽、体重减轻和乏力。

B. 脑膜炎：是本病最常见的临床表现，多由肺部病灶血行播散所致，在免疫功能抑制者（特别是 HIV 感染者）中更易发生。头痛、呕吐和发热等症状会持续数天至数月，常见脑膜刺激征及视盘水肿，部分患者也可出现脑神经功能损害和癫痫发作。

C. 其他：皮肤病变通常继发于播散，典型表现包括皮疹、脓疱和溃疡结节。骨（关节少见）组织可发生感染，多表现为溶骨性改变，病变过程类似于骨肉瘤。许多其他器官，特别是眼部，也与播散感染有关。

2）实验室检查：脑脊液淋巴细胞增多，在免疫功能抑制的脑膜炎患者，淋巴细胞可完全正常。对痰液、脑脊液或其他标本直接镜检可检测到病原体。可通过乳胶凝集试验或酶联免疫吸附试验（ELISA）检测荚膜抗原，这两种检测方式具有较高的敏感性（> 90%）和特异性。脑脊液检查假阴性的可能性极小。当怀疑感染时，应立即进行血清、脑脊液和尿液检查。如果感染的唯一器官是肺部，血清检测结果可能是阴性。隐球菌在常规培养基上培养数天即可见到菌落，为提高培养阳性率，建议大量收集且浓缩脑脊液（10ml），因为病原体的数量可能很低。在一些针对脑膜炎的多重 PCR 检测中，包括对隐球菌的检测。

3）影像学检查：X 线检查可见下叶浸润或结节样密度影，很少出现胸腔积液，空洞、肺门淋巴结肿大或钙化罕见。对中枢神经系统进行 CT 或 MRI 扫描可见单个或多个局灶性团块样病变（隐球菌瘤）。

（3）鉴别诊断：隐球菌性脑膜炎需要和结核性脑膜炎、病毒性脑膜脑炎、其他真菌所致脑膜炎或中枢神经系统占位性病变进行鉴别。肺隐球菌病难与许多其他原因的肺炎鉴别。

（4）并发症：慢性基底部脑膜炎可引起脑积水。有症状的和顽固性颅内压增高十分常见。明显的肺炎或骨性疾病可能伴随原发感染或播散性病变。

（5）治疗：有症状的肺隐球菌病需要接受氟康唑治疗 3 ～ 6 个月。免疫功能缺陷者确诊肺隐球菌病后，需行腰穿检查以排除中枢神经系统感染，免疫功能正常者若血清中存在隐球菌抗原，也需要进行腰穿检查。重症患者可用两性霉素 B 去氧胆酸盐，1.0mg/（kg·d），两性霉素 B 脂质体同样有效，且副作用较小。隐球菌脑膜炎者用脂质体两性霉素 B[3mg/（kg·d）] 或两性霉素 B 脂质复合物 [5mg/(kg·d)] 联合氟胞嘧啶 [100mg/(kg·d)，分 4 次用药] 治疗。氟胞嘧啶可用氟康唑替代。对于中枢神经系统感染，需要进行 2 周的诱导治疗，能否过渡到巩固治疗取决于诱导治疗后临床反应及脑脊液中隐球菌抗原检测。巩固治疗单独应用氟康唑(5mg/kg，BID)，持续 8 周，之后减量，进入为期 6 ～ 12 个月的维持治疗阶段。一些研究表明，伏立康唑和泊沙康唑具有更强的抗隐球菌活性。氟康唑仍是高危患者（如 HIV）预防复发的首选维持用药。颅内高压者，可通过脊髓或腰椎穿刺引流治疗。

（6）预后：治疗失败包括死亡常见于免疫功能抑制患者，尤其是艾滋病患者，这些患者一般需要终身维持治疗。预后差的表现是存在脑膜外疾病，初始脑脊液细胞数 < 20/μl、脑脊液抗原滴度 > 1 ∶ 32。

5. 组织胞浆菌病

诊断要点和主要特点

- 流行地区居住或旅行史
- 肺炎伴流感样症状
- 若疾病播散，可见肝脾肿大、贫血、白细胞减少
- 可在尿液、血液、支气管肺泡灌洗液或脑脊液中检测出组织胞浆菌抗原
- 可通过涂片染色或培养检测病原体

（1）概述：荚膜组织胞浆菌是双相型真菌，主要存在于美国中部和东部（俄亥俄州、密西西比河、密苏里河山谷）、墨西哥及南美洲的大部分地区。蝙蝠和鸟粪会引起土壤污染。感染通过吸入孢子获得，这些孢子在被感染的组织，尤其是在巨噬细胞内，转化为酵母型而致病。在流行地区，感染可发生在全年龄段，多为无症状感染，超过 2/3 的儿童会在这些地区感染。儿童患者很少出现感染后再活动，但治疗后如应用免疫抑制物（如生物反应调节剂、化疗），即使是在初次感染数年后仍有可能出现感染再次活动。感染病原体的数量影响初次感染的症状程度或再感染。

（2）临床表现：人与人之间不传播。感染者多在数周或数月前在流行地区有环境暴露史。不会发生先天性感染。

1）症状和体征

A. 无症状感染（约占 90%）：无症状组织胞浆菌病常通过肺或脾的散在钙化灶、皮肤试验阳性及相关血清学检查来诊断。其中，钙化灶类似于结核感染所致，但比典型的原发综合征更为广泛。

B. 肺炎：约 5% 的患者为轻中度感染，这些表现很少被认为是组织胞浆菌所致。急性肺病类似于流感，可表现为发热、全身不适、肌痛、关节痛、干咳，这些往往发生在严重暴露后的 1 ～ 3 周，若暴露强度较弱，则潜伏期更长。亚急性感染临床表现类似于结核病，可表现为咳嗽、体重减轻、盗汗和胸膜炎。慢性感染儿童中很少发生。体格检查可无明显特征，或可闻及肺部啰音。少数患者可见全身免疫反应，如关节炎、心包炎及结节性红斑。系统治疗后，疾病持续时间通常不超过 2 周，若治疗不及时，症状可能会持续数月。

C. 播散性感染（约占 5%）：初次感染者，包括较轻症状者，真菌血症可发生在感染的最初 2 周，可表现为一过性肝脾肿大，但在免疫功能正常的个体，常逐渐恢复。感染进展的危险因素包括大量暴露、严重的基础肺部疾病、免疫功能缺陷，可表现为贫血、发热、体重减轻、脏器肿大、中枢神经系统或骨髓受累以及死亡。播散性病变可发生在原本免疫功能正常的儿童，这些儿童通常小于 2 岁。

D. 其他：眼部受累主要表现为脉络膜炎，常发生在免疫功能正常的成年人中，并伴有其他播散性病变证据。脑、心包、肠道和皮肤（口腔溃疡和结节）可能会受累。肾上腺受累在系统性感染中很常见。

2）实验室检查：病变程度较轻者，常规检查正常或非特异性。全血细胞减少见于播散性疾病。本病诊断可依赖于组织或培养发现病原体。组织胞浆菌的酵母相常较小，容易被误认为是伪影，常位于巨噬细胞内，在严重感染者还可见于外周血白细胞中，痰液、尿液及脑脊液中则较少。感染的组织或体液在真菌培养基中培养 1 ～ 4 周后可有阳性表现，但免疫功能缺陷者肺泡灌洗液或支气管镜活检标本的培养物常为阴性（约占 15%），因此，必要时需要对骨髓及组织标本进行培养。血液、尿液、脑脊液和肺泡灌洗液中的组织胞浆菌抗原检测是最敏感的诊断试验（播散性病变尿的阳性率是 90%，急性肺炎的阳性率是 75%），但也有假阴性可能。可能存在其他真菌感染的交叉反应，最好是同时进行血液及尿液的检查。抗原水平和感染程度呈正相关，可用于追踪机体对治疗的反应，明确治疗完成后是否仍存在轻度感染持续（这种情况常见于 HIV 感染的儿童）。

免疫扩散法和补体结合试验可用于检测抗体。补体结合试验在感染后 2 ～ 6 周呈阳性，此后抗体滴度降低，除非发生播散性病变。交叉反应可见于其他地方性真菌，单次高滴度或抗体滴度升高表明疾病的可能性大。目前，抗原检测已取而代之，成为快速诊断试验。

3）影像学表现：正常儿童散发的肺部钙化灶提示存在既往感染。肺部急性疾病可表现为支气管肺炎，多局灶性累及肺部中叶，可见肺门及纵隔淋巴结肿大，偶有结节性病灶，较少合并胸腔积液。亚急性疾病者可见局灶或斑片状浸润影，慢性感染者可见肺尖空洞，通常是在之前存在肺部感染的情况下发生。

（3）鉴别诊断：肺部病变常需要和病毒性肺炎、其他原因的社区获得性肺炎、肺结核、球孢子菌病和芽生菌病鉴别。播散性疾病需要和播散性真菌感染、分枝杆菌感染、白血病、组织细胞增多症及肿瘤性疾病鉴别。

（4）治疗：大多数急性肺病患者可从口服伊曲康唑中获益。诊断明确的亚急性患者症状较轻，但若症状持续存在，则需要接受口服治疗。对于严重的肺部疾病（影像学可见弥散性病灶）、播散性疾病，存在血管内、中枢神经系统感染及慢性肺病，以及 1 岁以下婴儿，可用两性霉素 B 脂质体 [2 ～ 5mg/（kg・d）] 治疗。婴儿播散性疾病用两性霉素 B 治疗 10d 可获得治疗反应，但通常建议治疗 4 ～ 6 周。严重疾病患者（尤其是肺部）可从短期应用皮质类固醇中获益。慢性肺部病变很少需要外科干预。病变较轻者，伊曲康唑 [3 ～ 5mg/（kg・d），治疗 6 ～ 12 周，获得血清峰浓度＞ 1.0μg/ml] 和两性霉素 B 疗效相当，可作为两性霉素 B 最初（2 周）治疗有效的严重感染者此后的替代治疗。慢性肺部疾病、中枢神经系统感染或播散性疾病者，改为口服治疗后，还需维持治疗 1 年。

真菌抗原定量有助于指导治疗，重症患者治疗完成后需要监测抗原定量 1 年。治疗的慢性疾病者约有 15% 会复发。既往感染者若免疫功能受抑制，可出现组织胞浆菌再活动。慢性免疫功能抑制者，需要终身口服伊曲康唑维持治疗。

（5）预后：轻中度感染者预后好。播散性疾病的婴幼儿患者经过早期诊断和治疗后可以康复。免疫功能差则预后欠佳。

6. 孢子丝菌病

诊断要点和主要特点
● 亚急性皮肤溃疡
● 引流淋巴管原发病灶近端出现新发病灶
● 无全身症状
● 引流伤口或活检组织中分离出申克孢子丝菌

（1）概述：孢子丝菌病的主要病原体为申克孢子丝菌，申克孢子丝菌为双相型真菌，以霉菌形式存在于南美及北美洲大部分地区的土壤、植被和农作物中。

当真菌孢子接触到有轻微创伤的皮肤位点后，可穿破皮肤引起感染。孢子丝菌病可通过宠物的皮肤病变而传播。

（2）临床表现：最常见的表现为皮肤感染。病变多位于不明显的皮肤损伤部位，早期为无痛性丘疹，后逐渐形成结节和溃疡，随后在原发病变引流淋巴管近端出现与原发病变相似的新病变，这种线性、无痛的慢性溃疡具有诊断意义。部分病例可表现为孤立性病灶，部分病变可发展为疣状病损。除了急性期，患者多无明显临床表现，实验室检查正常。播散性感染很少发生在免疫功能正常的宿主。患者吸入真菌孢子后，极少出现空洞性肺炎。免疫功能缺陷者，尤其是 HIV 感染者，常有播散性皮肤病变，且感染易累及多个脏器，包括弥漫性肺炎。

（3）鉴别诊断：结节性淋巴管炎的鉴别诊断包括其他地方性真菌，一些细菌，特别是非典型分枝杆菌和诺卡菌病、坏疽性脓皮病和梅毒。孢子丝菌病的诊断主要依靠真菌培养。皮损活检可见化脓性病变及肉芽肿形成，为实验室分离病原体提供最好的来源。同时，活检可发现特征性酵母样真菌。

（4）治疗及预后：伤口愈合后需应用伊曲康唑 [200mg/d 或 5mg/（kg・d），分 2 次应用] 治疗 2 ～ 4 周，通常疗程为 3 ～ 6 个月。免疫功能正常的儿童，可发生淋巴管型皮肤病变，预后极佳。病变累及肺及骨关节者，尤其是在免疫功能缺陷者，常需要较长时间的治疗。两性霉素 B 可用于播散性疾病、中枢神经系统感染和严重肺部疾病。必要时需要外科干预。

7. 肺孢子菌病及其他机会性真菌感染　本节所描述的真菌，通常不具有致病性，或者不会引起严重疾病，但当宿主的免疫防御功能发生改变时，会给这部分真菌"可乘之机"。应用皮质类固醇、抗肿瘤药物、生物制剂或放射治疗时，可引起机体中性粒细胞、T 淋巴细胞和 B 淋巴细胞数量减少与功能减退，从而发生机会性感染。机会性真菌感染会使先天性免疫功能异常（如联合免疫缺陷病、慢性肉芽肿病）患者的疾病更为复杂。其他引起机会性感染的情况包括：应用抗生素改变正常菌群；抗肿瘤治疗引起的黏膜或皮肤损伤；留置导管。

表 43-5 表明，免疫功能低下患者发生严重系统性真菌病的主要病原菌是丝状真菌。曲霉菌属（通常是烟曲霉）和接合菌属（如毛霉菌属）会引起亚急性肺炎和鼻窦炎，尤其是当患者对抗生素治疗无效时，应重点考虑。在慢性肉芽肿病中，曲霉菌常引起侵袭性真菌病。血糖控制不佳的糖尿病患者合并酸中毒时，毛霉易侵及并引起严重鼻窦炎，或可侵入眼眶并感染中枢神经系统。接受降铁治疗的患者易引起毛霉菌病。上述真菌可能引起广泛播散，影像学对病原诊断有一定帮助，但最好还是对感染的病灶进行穿刺活检。CT 的典型特征是"晕轮征"，表现为肺部结节或团块周围的磨玻璃样影。"反晕征"指的是中心为磨玻璃样影，周围环绕质实的新月或环形高密度影。血液、肺泡灌洗液中半乳甘露聚糖和 β-D- 葡聚糖检测有利于曲霉及其他机会性致病菌诊断。

尽管隐球菌在免疫功能正常的宿主中可引起发病，但在免疫功能不全的患者中隐球菌会引发更明显和严重的临床表现，如可引起肺炎，并且是真菌性脑膜炎的主要原因（见本章节前面部分）。免疫功能不全患者感染念珠菌会引起真菌血症和多器官疾病，肺、食管、肝和脾脏常被累及（详见"播散性念珠菌感染"部分）。

免疫功能缺陷的患者，出现无法解释的发热、肺部浸润影，应考虑到机会性真菌感染。若线索明确，应该通过影像学及组织活检进行积极追踪。隐球菌及曲霉菌可通过特异性抗原检测证实；毛霉和曲霉可通过 PCR 检测真菌细胞壁成分。在儿科患者中不确定性大，解释这些结果可能较困难。由于宿主免疫功能缺陷，这些机会性感染很难治疗，在治疗这些感染时应向专家咨询。伏立康唑是许多霉菌感染的用药选择，但棘白菌素类及两性霉素 B 在某些情况下都是不错的选择。应检测伏立康唑的血清水平以指导治疗。为提高治疗效果正在对目前的抗真菌药物联合应用进行试验。许多长期巨噬细胞和 T 细胞介导的免疫功能低下的儿童（如造血干细胞移植后）应在严重免疫抑制阶段接受预防性抗真菌治疗，多数情况下选择氟康唑或伊曲康唑。极低出生体重婴儿，存在全身念珠菌感染的高风险，也需要接受长程预防性抗真菌治疗。

糠秕马拉色菌常引起浅部皮肤感染，即花斑藓（详见第 15 章），当真菌血症与长期静脉治疗相关时，尤其是中央管路输入营养液者，病原菌被认为是机会性感染。其中一些酵母菌属其生长需要皮肤脂质，当输入液体中含有脂质时，这些病原体即能够感染管路。当然，也有些菌属可在无脂质存在的情况下生长。原因不明的发热及血小板减少很常见，可能出现肺浸润。若高度怀疑本病，可在细菌实验室的培养基中加入橄榄油。通过移除管路或去除营养液中的脂质，抗感染治疗会获得应答。两性霉素 B 可加快疾病恢复。

8. 耶氏肺孢子菌感染

诊断要点和主要特点

- 明显的免疫功能抑制
- 发热、气促、咳嗽、呼吸困难
- 低氧血症，弥漫性肺间质浸润
- 对肺内标本进行病原学检测

表 43-5 不常见的儿童真菌感染

病原体	诱因	感染途径	临床疾病	诊断试验	治疗评估
曲霉菌属	无	吸入孢子	变应性支气管肺曲霉病；喘息、咳嗽、转移性浸润、嗜酸性粒细胞增多	在痰液中检测出病原体；皮肤试验阳性；特异性 IgE 抗体；IgE 水平升高	对真菌抗原过敏；可用皮质类固醇；一般不需要抗真菌治疗
	免疫功能抑制	吸入孢子	进展性肺部疾病；实变、结节、脓肿、鼻窦炎	播散性病变：常累及肺、脑；偶见肠道、肾、心、骨组织 侵犯血管：通过染色或培养证明组织中真菌；菌丝分支呈 45° 角；检测血液或呼吸道样本抗原 / 真菌成分；在某些机构可用 PCR	两性霉素 B、伏立康唑和口服卡泊芬净同样有效；可联合用药
糠秕马拉色菌（厚皮马拉色菌）	中央静脉导管，输注液内存在脂质（也可在无脂质的情况下发生）	皮肤定植菌通过管路感染	败血症；肺炎；血小板减少	在富含脂质的培养基中对导管或血液进行培养（针对糠秕马拉色菌，厚皮马拉色菌不需要脂质）。可在棕黄层发现真菌	停用营养液中的脂质；移除导管；短期应用两性霉素 B；正常皮肤普遍存在的正常菌群；生长需要依靠长链脂肪酸
毛霉菌属（毛霉菌、根霉菌、犁头霉属）	免疫功能抑制；糖尿病酮症酸中毒；铁过量	吸入感染，黏膜定植	鼻脑毛霉病：病变累及鼻窦、鼻，坏死性血管炎；蔓延至中枢神经系统 肺毛霉病 播散性毛霉病：可累及多个器官	染色后组织可见无隔菌丝分支呈 90° 角 培养：生长迅速，呈蓬松状生长真菌 可通过检测血液或呼吸道标本中抗原及真菌成分来明确诊断	两性霉素B，手术清创；伏立康唑和泊沙康唑也有效，或可作为第二种药物联合治疗；预后差
丝孢菌属	免疫功能抑制	吸入	播散性脓肿（累及肺、脑、肝、脾等）	对病变组织或脓液进行培养。脓液中可见黄白色颗粒 培养	手术引流；伏立康唑或卡泊芬净
	轻度外伤	皮肤接触	足分支菌病（最常见）		积极手术
念珠菌和隐球菌	详见之前章节				

（1）概述：尽管根据结构及核酸特点将耶氏肺孢子菌分类为真菌，但抗原虫药及叶酸拮抗剂对其有效。耶氏肺孢子菌分布广泛，研究表明，通常在儿童早期的初次感染通过呼吸道吸入，多数不引起临床症状，但当机体出现免疫抑制时出现病原体再激活，从而引起一系列临床问题。人际间传播可能使免疫功能低下患者出现临床症状。在正常的宿主中很少致病。有描述在正常婴幼儿中由沙眼衣原体引起的无发热性肺炎综合征与其临床表现相似，但其病因很少被重视。无论是感染再激活还是新发暴露，在 T 细胞功能异常者症状及体征均较为严重，如血液系统恶性肿瘤和器官移植。耶氏肺孢子菌病在γ球蛋白缺乏症患者中也引起严重肺炎，而且是儿童晚期 HIV 感染的典型表现。预防通常可以阻止本病感染（详见第 41 章）。

任何情况下，长时间大剂量应用皮质类固醇治疗都是感染的危险因素，随着激素减量，会出现典型肺炎表现。

没有基础疾病但存在严重营养不良的婴儿、先天性免疫功能缺陷者，也可能出现此感染。潜伏期通常在免疫抑制治疗开始后 1 个月。

（2）临床表现

1）症状和体征：大多数患者会在 1 ～ 4 周后逐渐

出现进展的发热、气促、呼吸困难和轻度干咳。感染早期，患者影像学无明显异常，尽管可有鼻翼扇动等表现，在此阶段临床表现并无特异性，低氧血症的临床表现和影像学表现不成比例是早期的发现。但是，即使是动脉血氧分压降低程度轻微，若发生在免疫功能抑制的儿童，仍应考虑本病可能。此外，还有气促、干咳、进行性发展的呼吸困难。若不及时治疗，会导致呼吸衰竭甚至死亡。患有艾滋病的儿童，因化疗或器官移植严重免疫功能抑制者，呼吸困难常发生突然且进展迅速。若出现急性呼吸困难并伴有胸痛，则提示存在气胸。

查体可仅有气促及心动过速表现，肺部无明显啰音，多无上呼吸道症状、结膜炎、脏器肿大、黏膜疹或皮疹。

2）实验室检查：检查结果可能反映儿童存在的基础疾病，但并无特异性。肺部病变可导致血清乳酸脱氢酶明显升高。中重度感染者，动脉氧分压常 < 70mmHg，肺泡及动脉氧分压差常 < 35mmHg。

3）影像学检查：感染早期胸部X线多无异常表现。随着疾病进展，后期的胸片表现为病变从肺门开始，呈双肺间质性病变，累及下叶肺泡，无胸腔积液、实变影或肺门淋巴结肿大。高分辨CT可见广泛的磨玻璃样病变或囊性病变。年长的HIV感染者可有其他表现，如结节浸润影，大叶性肺炎，空洞形成及肺上叶浸润影。

4）诊断：明确诊断需要在肺活检标本、支气管刷标本、支气管灌洗液、诱导痰或气管抽吸物中发现特征性圆形（6 ～ 8mm）囊状物。气管抽吸物检查敏感度低，但诊断迅速，标本易获得。与艾滋病患儿相比，白血病患儿更容易出现阴性。据推测，免疫抑制程度越严重越容易导致耶氏肺孢子菌大量复制。免疫功能抑制者的肺炎原因很多，若高度怀疑患者合并感染而气管分泌物检查阴性，建议进一步尝试有创检查，临床常用纤维支气管镜冲洗支气管，其耐受性好且操作迅速。

一些快速染色即标准的六亚甲基四胺银染色可用于疾病诊断。间接荧光抗体法最敏感。这些方法需要通过实验室评估，因为可能存在的病原体很少，并且可能发现许多伪影。PCR也是重要的可选择的方法。

（3）鉴别诊断：免疫功能正常的儿童常有沙眼衣原体肺炎，是在耶氏肺孢子病中所描述的无发热性肺炎综合征的最常见原因。年长的免疫功能缺陷儿童的鉴别诊断包括：流感，呼吸道合胞病毒、巨细胞病毒、腺病毒和其他病毒感染；细菌和真菌性肺炎；肺栓塞或出血；充血性心力衰竭；肺炎衣原体和支原体感染。淋巴细胞性间质性肺炎常出现在未经治疗的大龄HIV感染婴幼儿中，病情进展缓慢，患儿乳酸脱氢酶正常（参见第14章）。采取积极预防措施在儿童中肺孢子菌肺炎很少见。

（4）预防：具有高患病风险的儿童（包括合并血液系统恶性肿瘤、因其他原因接受大剂量化疗或高剂量的皮质类固醇治疗者，器官移植的儿童或进展期HIV感染者）应行预防性治疗。除非通过血清HIV检测已排除HIV感染，HIV感染母亲所生的所有婴儿均应从6周龄开始接受肺孢子菌的预防性治疗。HIV感染的婴儿在出生后第一年通常需要接受治疗，或者直到确定患者的免疫状态是否需要进一步预防为止（参见第41章）。预防措施是每周连续3d使用甲氧苄啶-磺胺甲基异噁唑[甲氧苄啶150mg/（m^2 • d），磺胺甲基异噁唑750mg/（m^2 • d）]。对于不能耐受的儿童，此预防方案的替代方法包括阿托伐醌、氨苯砜或喷他脒雾化剂（https://aidsinfo.nih.gov/guidelines/html/5/pediatric-oi-prevention-and-treatment guidelines/415/pneumocystis-jirovecii- pneumonia）。

（5）治疗

1）一般治疗：需要给予患者氧疗和营养支持。患者应当进行呼吸隔离。

2）特异性治疗：如果患者耐受良好，可选择复方新诺明[甲氧苄啶20mg/（kg • d）+磺胺甲噁唑100mg/（kg • d），分4次口服或静脉用药]。治疗3 ～ 5d可能看不到症状改善。HIV感染的儿童，治疗时间为3周，在治疗的前5d，中重度感染（氧分压 < 70mmHg或肺泡-动脉氧分压梯度 > 35mmHg）的患者应加用甲泼尼龙[2 ～ 4mg/（kg • d），分4次静脉注射]。之后的5d剂量应减少50%，然后再减少50%，直到完成抗感染治疗为止。若不能耐受复方新诺明，或治疗5d后效果不明显，可给予羟乙基磺酸喷他脒（4mg/kg，每日一次缓慢静脉滴注）。羟乙基磺酸喷他脒与喷他脒临床效果相似，但不良反应较多，包括糖代谢障碍、胰腺炎、肾脏毒性、白细胞减少症等。成人还可选择的其他有效替代方案，包括阿托伐醌、甲氧苄啶+氨苯砜和伯氨喹+克林霉素。

（6）预后：开始治疗较晚的免疫功能抑制者死亡率较高。

（译者：苗艺馨　校稿：张凯宇）

第 44 章

性传播感染

Daniel H. Reirden, MD；
Ann-Christine Nyquist, MD, MSPH

1. 导论　尽管开展了广泛的教育计划并增加了在医疗保健方面投入，但青春期获得性传播感染（sexually transmitted infection，STI）的发病率仍然很高。到高中时，50% 以上的年轻人会发生性行为。尽管青少年和年轻人（15 ～ 24 岁）只占性活跃人口的 25%，但淋病、衣原体和人类乳头瘤病毒（human papilloma virus，HPV）感染的发病率最高，几乎占了性传播感染事件的 50%。青少年感染性传播感染的比率高于成人的原因包括性冒险、与年龄相关的生物因素以及较难获得医疗保健服务等因素。在每个州以及哥伦比亚特区，不经父母同意的情况下，可为青少年进行性传播感染的诊断和治疗；有 18 个州允许告知父母诊疗结果。在许多州，也可以为青少年提供人类免疫缺陷病毒（human immunodeficiency virus，HIV）方面的咨询和检测。由于各州的法律各不相同，因此医疗保健提供者应具体了解有关州的法律要求。

医疗工作者应对有性经历的青少年筛查相关性传播感染情况，并利用这一机会与其讨论降低感染风险的措施。由于并非所有青少年都接受定期的预防保健，因此医疗工作者可利用急诊对其进行筛查和宣教。健康教育咨询不应先入为主，宣教内容应适合其发育水平，并能涵盖所有的风险行为，因为许多青少年可能不容易承认参与了这些行为。

2. 青春期性欲　性行为包括牵手和亲吻、抚摸、相互手淫、口淫以及阴道和肛门性交。以上每种性行为都有其相关风险。性风险的流行病学研究显示，目前存在性接触减少和阴道性交年龄推迟的趋势，尽管这个趋势很小，但具有统计学意义。最新的《青少年风险行为调查》（2017 年）报告显示，40%的高中生发生过性行为；到 13 岁时，有 3.4%的青少年有过性行为。非西班牙裔黑种人青少年性活动发生率较高，且起始年龄较早。在调查前的 3 个月中，有 29%的学生发生过性行为，其中的十二年级学生占 44%，九年级学生占 13%。10%的学生曾有 4 个或更多的长期性伴侣。在目前从事性活动的年轻人中，在最近的一次性交时有 54%使用了安全套。然而与之相矛盾的是，使用安全套的人数减少了，58%的十年级学生在最近一次性交中使用安全套，而在十二年级学生中为 50%。调查中有 19%的性活跃期青年在上一次性交前曾饮酒或吸毒。

尽管在调查中，不同年龄组间可能存在差异，但口交现象相对较为普遍，15 ～ 24 岁的青少年中有 2/3 发生过口交行为。肛交既发生在异性也发生在同性恋人群中。青少年是一个探索的时期，包括一个人的性取向。通常情况下，青少年可能不会将自己认定为男同性恋、女同性恋或双性恋；因此，需要在采集生活史时做到善解人意、毫无偏见，才能发掘出同性伴侣的情况。挣扎于显露出来的性取向和与之而来污名化，会导致青少年与两性均发生性行为，或者可能会使用毒品来应对困境，从而削弱其决策能力。

3. 危险因素　某些行为和经历是导致青少年感染性传播疾病的危险因素。这些行为包括：初次性行为过早，缺乏使用安全套，多性伴，既往性传播感染史，性伴性传播疾病史以及与 3 名或 3 名以上的性伴侣发生性行为。不同的性行为方式风险不同，如性交比口交更具风险。其他与青少年性传播感染相关的风险因素有吸烟、饮酒、吸毒、辍学、怀孕和抑郁。

青春期的女性特别容易感染衣原体、淋病和 HPV。因为青春期阶段宫颈具有暴露的鳞状柱状上皮交界处。该区域中快速分裂的细胞特别容易被微生物附着并发生感染。在青春期早期至中期，随着子宫和子宫颈的成熟，这个交界处逐渐消失，到十几岁后期到 20 岁，鳞状柱状上皮交界处即移入至子宫颈内。

4. 性传播感染的预防　减少 STI 风险行为的努力应着手于性活动开始之前：首先帮助青年查找其个性化的感染风险，并鼓励采取积极的行为将这些风险降至最低；然后增强其与性伴侣在预防 STI、节制性行为以及使用安全套等方面的沟通技巧。

初级预防：主要侧重于教育和教会其降低感染与传播疾病风险的技术。必须认识到，青春期是性认同形成的关键阶段。青少年具有性行为能力，并且可以决定自己是否、何时以及以何种方式开始性生活。卫生保健提供者应定期将了解性活动作为青少年期健康检查的一部分。与他们就不同的性行为方式所带来的风险和收益进行开放而坦率的交流，将有助于青少年对其性行为的决定和后果加以思考。尽管在学校教育中有90%以上的学生接受了有关HIV感染和其他STI方面的教育，但仍然很难个性化青少年感染风险。和青少年讨论STI的患病率、症状和后遗症等可以提高他们对疾病的认识，并帮助青少年就开始性行为以及如何采用更安全的性技术做出明智的决定。从理论上讲，禁欲是预防STI的有效方法。然而，许多研究显示禁欲并不能做到可持续性保护。要反复地向青少年强调使用安全套可为性爱提供安全保障。讨论安全套、牙齿隔离膜以及使用润滑剂的正确使用方法还可以帮助青少年的性行为更为安全。安全套可防止感染HIV、HPV、淋病、衣原体和单纯疱疹病毒（herpes simplex virus，HSV），也可能有效地预防其他STI。

二级预防：是指在性传播感染传染给他人前，识别并治疗STI（参见“性传播感染的筛查”）。做到“医疗保密”对于这一目标的实现至关重要。识别和治疗患者的性伴发生的STI对于限制感染的传播至关重要。各州、县的卫生部门承担着寻找、联系感染者，并确保其得到适当治疗的责任，因此对于控制疾病传播，与州或县卫生部门合作是很有价值的。

三级预防：针对的是特定疾病的并发症。三级预防的例子是在不孕发生之前治疗盆腔炎（pelvic inflammatory disease，PID），治疗梅毒血清学反应阳性患者以预防晚期梅毒，治疗宫颈炎以预防PID，或治疗衣原体感染以预防附睾炎等。

最后，针对乙型肝炎、甲型肝炎和HPV感染，在暴露前接种疫苗可降低获得这些可预防性传播感染的风险。所有青少年都应接种过乙肝疫苗（请参阅第10章）。由于乙型肝炎感染通常是通过性行为传播，因此对于所有未接种STI的患者，及时接种该疫苗至关重要。建议所有人都接种甲型肝炎疫苗。HPV暴露前接种HPV疫苗将降低女性罹患子宫颈不典型增生和宫颈癌的风险，并降低男性和女性患生殖器疣以及肛门和口咽癌的风险（通常在数十年后发生）（请参阅第10章）。

5. 性传播感染的筛查　医护人员获得准确的性病史的能力对于预防和控制工作至关重要。应向青少年提出开放式的问题以了解其性经历，评估感染STI的风险。提问时应选择青少年能够理解的词语，以便于使青年人清楚地了解问题的含义。如果青少年曾经有过性行为，则需要确定其采取了哪种性活动（相互手淫或口交、肛交或阴道性交）；性伴是异性、同性或两者兼有；是否使用节育器和避孕套；以及性行为是自愿或是被强迫的。在访谈期间，无论获得了何种病史，临床医生都应借此机会与青少年讨论如何降低罹患STI风险的技术。

如果患者已经发生过性行为，出现相关STI症状或主诉性伴确诊了某种STI，则需要进行常规的实验室检查。

目前，主要用于检测衣原体和淋病奈瑟球菌核酸扩增试验（nucleic acid amplification test，NAAT）的可用性，改变了STI筛查和干预的状况。当采用尿液、子宫颈/尿道或阴道拭子时，NAAT的敏感性超过95%，特异性超过99%。建议所有25岁以下的性活跃的女性每年一次采用NAAT方法筛查沙眼衣原体和淋病奈瑟菌感染。应考虑对所有青春期男性常规进行衣原体检测，尤其是与男性发生性行为者、有新的或多个性伴侣以及在惩教机构中的男性。因为无症状感染很常见，对于与男-男性行为者，应考虑再加测口咽和直肠部位样本。建议采用NAAT检测口咽和直肠部位样品，但是此类测试目前尚未获得FDA的批准，试验必须由具备验证条件的实验室进行。

对男性进行尿道炎初步筛查的第一步是体格检查。如果未发现相关体征（尿道分泌物或病变）或症状，应采集前段尿液样本（连续2h未排尿后收集10～20ml前段尿液）进行衣原体和淋病奈瑟球菌检测。有尿道炎的体征或症状时，应取尿道拭子同时送检淋病奈瑟菌和衣原体。然后再用尿液样本或尿道分泌物制备湿片，以评估是否存在阴道毛滴虫感染。酶联免疫测定（enzyme-linked immunoassays，EIA）和NAAT等新技术在诊断男性和女性的阴道毛滴虫感染时具有更高的敏感性和特异性。

由于可供选择的方法很多，因此对无症状女性进行筛查更为复杂。通常，可取前段尿液、宫颈拭子或阴道拭子样本，采用NAAT筛查衣原体和淋病奈瑟菌。阴道分泌物应采用湿片法检查细菌性阴道病和滴虫，加入氢氧化钾（KOH）检查有无酵母菌感染。采用巴氏涂片（Papanicolaou，Pap）评估子宫颈是否存在非典型增生。第一次子宫颈涂片检查应在21岁时进行，然后每3年检查一次。30岁前不建议做HPV分型检测。

在梅毒患病率相对较高的城市地区以及男男性接触人群中，应该每年一次或以更高的频次进行筛查试验；如果遇到更高风险的情况应进一步提高检测频次。对所有伴有STI的个体均应进行快速血浆反应素（rapid plasma reagin，RPR）抗体检测。建议对所有患者至少进行一次HIV抗体检测，并对STI患者或既往感染者、多性伴者以及发生高危性行为后人群进行重复检测。

6. *体征与症状*　男性最常见的症状是由尿道炎症引起的排尿困难和尿道分泌物增多。但是，应注意的是许多尿道感染并无明显症状。较不常见的症状是阴囊疼痛、血尿、直肠炎和肛周瘙痒，还包括附睾炎、睾丸炎和尿道分泌物等体征。男性患者很少出现全身症状。在鉴别诊断中，对于任何表现出非特异性病毒感染症状，性活跃期且有感染艾滋病病毒风险青少年，尤其是男男性行为人群，应在鉴别诊断中考虑到艾滋病急性感染期情况。对于女性，最常见的症状是白带增多和排尿困难。同样，感染可能是无症状的。阴道瘙痒和月经不规则也很常见。腹部疼痛、发热和呕吐虽然不常见且为非特异性症状，但却是 PID 的征兆。生殖器部位可能有疼痛感，并伴有痛经。

患有性病的男性和女性均可发生生殖器溃疡、淋巴结肿大和生殖器疣。

一、常见的对抗生素敏感的性传播感染

1. *沙眼衣原体感染*

（1）概况：在美国，沙眼衣原体是引起 STI 的最常见病原体。2017 年，美国疾病预防控制中心报告显示，有超过 105 万例青少年感染衣原体，占衣原体总感染数的 63%。沙眼衣原体是专性的细胞内细菌，可在宿主细胞的细胞质内复制。衣原体感染后发生的宿主免疫反应是导致细胞损伤的原因。

（2）临床所见

1）症状和体征：女性的临床感染表现为排尿困难、尿道炎、白带增多、宫颈炎、不规则阴道出血或 PID。黏液性宫颈炎是衣原体或淋球菌感染的征象。75%的女性感染者无明显症状。

在男性衣原体感染者中，约 70%可能无明显症状，或表现为排尿困难、尿道炎或附睾炎。一些患者主诉尿道分泌物增多。体检时，挤压阴茎后尿道部位，在尿道口可出现明显的白色分泌物。有肛交史的青少年可能会出现衣原体感染导致的直肠炎或直肠结肠炎。

2）实验室发现：核酸扩增试验（NAAT）是最灵敏的检测衣原体方法（92%～99%）。酶联免疫吸附试验（enzyme-linked immunosorbent assay，ELISA）或直接荧光抗体（direct fluorescent antibody，DFA）试验敏感性较低，但在某些医疗机构这类方法可能是唯一的选择。

应使用制造商提供的带有特定用于测试的拭子采集宫颈或阴道拭子。对于尿液筛查，为保证最佳的测试效果，最好使用晨起第一次排尿的样本，或者确保患者留取样本前 2h 内未排尿，并留取 10～20ml 尿液。通常，使用一个拭子就可以同时用于收集衣原体和淋病奈瑟球菌标本。采集宫颈样本时，需要将拭子插入宫颈口并旋转 360° 以便收集柱状上皮细胞。NAAT 没有获得用于直肠样本检测的许可，但是一些实验室已经采用该方法用于直肠样本检测，并证实了其有效性。因此，除非实验室获批对非生殖器部位样本做衣原体核酸扩增试验，通常情况下，仍需使用不太敏感的培养方法评估直肠部位衣原体感染情况。

应至少每年一次通过采集晨尿样本或使用 NAAT 的尿道拭子方法评估衣原体感染情况。一些研究表明，在高患病率的人群中进行更频繁的筛查，如每 6 个月 1 次，将减少该地区衣原体感染的流行情况。无论男性或女性，采用测试尿液的方法便于更频繁地筛查，并简化了针对大型团体（如学校和教养所）人群的筛查。

（3）并发症：附睾炎是男性的并发症。Reiter 综合征与衣原体尿道炎有关。在性生活活跃且患有骶髂关节炎、关节炎（多关节）、特征性黏膜皮肤病变和结膜炎的男性患者中，应警惕衣原体感染情况。PID 是女性的重要并发症。

（4）治疗：不论体征或症状的程度如何，受感染的患者及其接触者都需要接受治疗（表 44-1）。易感者与未接受有效治疗的感染者，或与新感染者发生性行为，是导致青少年在首次感染后数月内再次发生衣原体感染的高风险因素。因此，无论男性还是女性在治疗后约 3 个月，均应复查。

2. *淋病奈瑟球菌感染*

（1）概况：在美国，淋病在细菌导致的性传播感染中居第二位，2017 年报告了 556 000 例新增感染病例。2016～2017 年，15～19 岁的淋病感染率增加了 15.5%。在同一时期，20～24 岁年龄组的患病率增加了 12.8%。

感染部位包括子宫颈、尿道、直肠和咽部。淋病也是导致 PID 的原因。人类是淋球菌天然宿主。淋球菌存在于黏膜的渗出液和分泌物中。

（2）临床所见

1）症状和体征：有 23%～57%患有单纯性淋球菌性宫颈炎女性会出现症状，表现为阴道分泌物异常和排尿困难。尿道炎和脓尿也可能存在。可出现黏液性宫颈炎，宫颈分泌物呈淡黄色，宫颈处黏膜水肿且触碰后易出血。其他症状包括月经异常和性交困难。发生淋球菌性宫颈炎的患者约 15%有上生殖道受累的迹象。与衣原体感染相比，淋病性盆腔炎持续时间较短，但症状明显，而且常伴有发热。男性症状通常为黄绿色的尿道分泌物，排尿时会有灼热感；但是大多数男性淋病患者（55%～67%）是无症状的。特定情况下，男性和女性均可发生淋球菌性直肠炎和咽炎。

2）实验室发现：女性应留取晨起第一次尿液样本或宫颈 / 阴道拭子做核酸检测（NAAT）。男性可用

尿道拭子或晨尿样本做淋球菌培养或核酸检测。使用尿道分泌物和尿液样本，NAAT 敏感性高于尿道培养（95%～99% vs 85%）。男性尿道分泌物涂片革兰氏染色显示细胞内革兰氏阴性双球菌可诊断淋病。

如果存在直肠炎，则应获得适当的培养物，并应同时治疗淋病和衣原体感染。如果怀疑口咽暴露，则应进行培养并给予经验性治疗。如果可以在通过了口咽或直肠标本进行 NAAT 验证的实验室进行核酸检测，与淋球菌培养方法相比，将大大提高检出率。

（3）鉴别诊断：淋球菌性咽炎需要与链球菌感染、单纯疱疹病毒、腺病毒和传染性单核细胞增多症（infectious mononucleosis，EBV）引起的咽炎相鉴别。需区分衣原体感染与淋球菌感染。

（4）并发症：少数（0.5%～3%）未经治疗的淋病患者会发生播散性淋球菌感染。血源播散最常引起关节炎和皮炎。最常见的关节是腕关节、掌指关节、膝关节和踝关节。皮肤病变通常有压痛，在肢体远端有以红斑为基底的出血性或坏死性脓疱或大疱。女性比男性更常发生播散性感染。相关危险因素包括妊娠和淋球菌性咽炎。淋病有时并发肝炎。

（5）治疗（见表 44-1）：自 2010 年以来，美国 CDC 对性淋病的治疗指南进行了两项重大更改：①阿奇霉素和头孢曲松的联合治疗；②删除了头孢克肟口服治疗淋球菌感染的推荐用法。这些变化反映了淋球菌对头孢菌素耐药性的增加，合并衣原体感染数量的增加，以及增加治疗方案一致性的需求。

CDC 指南还指出，在使用一线药物治疗淋病奈瑟球菌和沙眼衣原体感染后，除非患者仍有症状，否则不需要进行判愈检测。如果采用 NAAT 进行复查，应在治疗完成后 1 个月进行。针对性活跃青少年还应考虑到再次感染的情况，可进行复查。由于淋球菌对头孢菌素的耐药性增加，对治疗失败病例应进行淋病培养以评估抗生素耐药情况。建议患者与其性伴在完成一个疗程的治疗前不要进行性生活。播散性淋病需住院治疗。在美国，淋球菌对喹诺酮类药物的耐药率很高，因此喹诺酮类药物不再用于治疗淋病。初始治疗失败的病例需重新评估，并考虑使用头孢曲松复治。

表 44-1　性传播感染的推荐治疗方案

	推荐方案	妊娠安全性分级[a]
盆腔炎		
胃肠外治疗推荐方案 A 注意：病情改善后应继续治疗 24～48h；然后可以将治疗改为任何一种口服方案以完成 14d 的疗程	头孢替坦，2g 静脉滴注，Q2h 或 头孢西丁，2g 静脉滴注，Q6h 联合 多西环素，100mg 口服或静脉注射，Q12h	安全 [B] 安全 [B] 禁忌 [D]
胃肠外治疗推荐方案 B 注意：临床改善 48h 后，患者可继续应用克林霉素，口服 100mg，每日 2 次，持续 14d	克拉霉素，900mg 静脉滴注，Q8h 联合 庆大霉素，2mg/kg（负荷量）静脉滴注 / 或肌内注射之后 1.5mg/kg 静脉滴注 Q8h	安全 [B] 安全 [B]
胃肠外治疗推荐替代方案	氨苄西林 / 舒巴坦，3g 静脉滴注，Q6h 联合 多西环素，100mg 静脉滴注或口服 Q12h	安全 [A] 禁忌 [D]
门诊治疗推荐方案 注意：患有 PID 的孕妇和患有输卵管卵巢脓肿的妇女应住院治疗并给予肠胃外抗生素[c]	头孢曲松，250mg单次肌内注射，或 头孢西丁，2g，单次肌内注射合并丙磺舒，1g 单剂量口服，或其他非口服的第三代头孢菌素（如头孢唑肟或头孢噻肟） 联合 多西环素，100mg口服，Bid，共 14d 可加入或不加 甲硝唑，500mg 口服，Bid，共 14d	安全 [B] 安全 [B] 安全 [B] 禁忌 [D] 安全 [B]

续表

	推荐方案	妊娠安全性分级[a]
宫颈炎		
衣原体	阿奇霉素，1g，单剂量口服 或者 多西环素，100mg 口服，Bid × 14d	安全 [B] 禁忌 [D]
替代疗法	红霉素，500mg 口服，4 次 /d × 7d 或 琥乙红霉素，800mg 口服，Qid × 7d 或 左氧氟沙星，500mg 口服，Qd × 7d 或 氧氟沙星，300mg 口服，Bid × 7d	安全 [B] 安全 [B] 禁忌 [C] 禁忌 [C]
淋病，无并发症		
宫颈炎、尿道炎、直肠、咽炎，经验治疗 注意：经验性治疗建议联合阿奇霉素以提高治疗效果，并可能延迟对头孢菌素的耐药性菌株的出现和传播	头孢曲松，250mg，单次肌注 合并 阿奇霉素，1g，单次顿服	安全 [B] 安全 [B]
替代口服方案 （如果没有头孢曲松钠）	头孢克肟，400mg，单次顿服 或者 头孢克肟悬浮液，400mg（200mg/5ml），单次顿服 联合 阿奇霉素，1g，单次顿服	安全 [B] 安全 [B] 安全 [B]
播散性淋病		
注意：静脉治疗直至临床改善（通常为 48h；然后改为口服治疗）：疗程至少 7d	头孢曲松，1g IV/IM Qd 联合 阿奇霉素，1g，单次顿服	安全 [B] 安全 [B]
替代方案	头孢噻肟，1g，IV Q8h 或 头孢唑肟，1g，IV Q8h 联合 阿奇霉素，1g，单次顿服	安全 [B] 安全 [B] 安全 [B]
非淋球菌非衣原体性尿道炎		
	阿奇霉素，1g，单次顿服 或 多西环素，100mg 口服，Bid × 7d	安全 [B] 禁忌 [D]
替代方案	红霉素，500mg 口服，Qid × 7 d 或 琥乙红霉素，800mg口服，Qid × 7d 或 左氧氟沙星，500mg 口服，Qd × 7d 或 氧氟沙星，300mg 口服，Bid × 7d	安全 [B] 安全 [B] 禁忌 [C] 禁忌 [C]
直肠炎、直肠结肠炎和肠炎		
	头孢曲松，250mg，单次肌内注射 联合 多西环素，100mg 口服，Bid × 7d	安全 [B] 禁忌 [D]

续表

	推荐方案	妊娠安全性分级[a]
滴虫性阴道炎或尿道炎		
	甲硝唑，2g，单剂量口服 或 替硝唑，2g，单剂量口服	安全 [B] 禁忌 [C]
替代方案	甲硝唑，500mg 口服，Bid×7d	安全 [B]
细菌性阴道病		
	甲硝唑，500mg，Bid×7d 或 0.75% 甲硝唑凝胶，5g，每日一次阴道内用 ×5d 或 2% 克林霉素乳膏，5g，睡前阴道内用 ×7d	安全 [B] 安全 [B] 安全 [B]
替代方案	克林霉素，300mg，Bid×7d 或 克林霉素阴道凝胶，100mg，睡前阴道内用 ×3d 或 替硝唑，2g 口服，Qd×3d 或 替硝唑，1g 口服，Qd×5d	安全 [B] 安全 [B] 禁忌 [C] 禁忌 [C]
外阴阴道念珠菌病		
	丁康唑、克霉唑、咪康唑、特康唑或噻康唑，阴道内用 ×1d、3d 或 7d 或 布康唑缓释剂，5g，单次阴道内用 或 氟康唑，150mg 单剂量口服	安全 [B] 安全 [B] 禁忌 [C]
梅毒		
早期（原发、继发或感染时间＜1 年）	苄星青霉素，240 万 U，IM（体重＞40kg） 或 苄星青霉素，5 万 U/kg，IM（体重＜40kg）；最大 240 万 U	安全 [B] 安全 [B]
晚期（感染＞1 年或感染时间不详）	苄星青霉素，240 万 U，IM，QW×3（总剂量 720 万 U） 或 苄星青霉素，5 万 U/kg，IM（体重＜40kg），QW×3；单次剂量最大 240 万 U	安全 [B] 安全 [B]
三期（脑脊液正常）	苄星青霉素，240 万 U，IM，QW×3（总剂量 720 万 U） 或 苄星青霉素，5 万 U/kg，IM（体重＜40kg），QW×3；单次剂量最大 240 万 U	安全 [B] 安全 [B]
神经梅毒		
	溶性青霉素 G，(300～400) 万 U IV Q4 h (1800～2400 万 U/d) ×（10～14）d	安全 [B]
替代方案（如果患者依从性好）	普鲁卡因青霉素，240U，IM，Qd 联合 丙磺舒 500mg 口服，Qid×（10～14）d	安全 [B] 安全 [B]

续表

	推荐方案	妊娠安全性分级[a]
附睾炎		
最有可能是由淋球菌或衣原体感染引起的	头孢曲松，250mg，单次肌注 联合 多西环素，100mg，Bid × 10d	
最有可能是由肠道细菌引起的	头孢曲松，250mg，单次肌注 联合 左氧氟沙星，500mg Qd × 10d 或 氧氟沙星，300mg 口服，每日 2 次 × 10d	
沙眼衣原体感染		
宫颈炎或尿道炎	阿奇霉素，1g，单次顿服 或 多西环素，100mg 口服，Bid × 7d	安全 [B] 禁忌 [D]
替代方案[b]	红霉素，500mg 口服，Qid × 7d 或 琥乙红霉素，800mg 口服，Qid × 7d 或 左氧氟沙星，500mg 口服，Qd × 7d 或 氧氟沙星，300mg 口服，Bid × 7d	安全 [B] 安全 [B] 禁忌 [C] 禁忌 [C]
腹股沟肉芽肿		
	阿奇霉素，1g 口服，QW 或 500mg，Qd × 3 周，直到所有损害完全愈合	安全 [B]
替代方案	环丙沙星，750mg 口服，Bid，至少 3 周，直到所有损害完全愈合 或 红霉素，500mg 口服，Qid，至少 3 周，直到所有损害完全愈合 或 多西环素，100mg 口服，Bid，连续 3 周，或至所有损害完全愈合 或 甲氧嘧啶磺胺甲噁唑，双倍量口服，Bid，至少 3 周，直到所有损害完全愈合	禁忌 [C] 安全 [B] 禁忌 [D] 禁忌 [C]
性病淋巴肉芽肿		
替代方案	多西环素，100mg 口服，Bid × 21d	禁忌 [C]
	红霉素，500mg 口服，Qid × 21d	安全 [B]
单纯疱疹病毒感染		
生殖器疱疹首次发作时治疗	阿昔洛韦，400mg 口服，Tid ×（7 ~ 10）d 或 阿昔洛韦，200mg 口服，每日 5 次 ×（7 ~ 10）d 或 泛昔洛韦，250mg 口服，Tid ×（7 ~ 10）d 或 伐昔洛韦，1g 口服，Bid ×（7 ~ 10）d	安全 [B] 安全 [B] 安全 [B] 安全 [B]

续表

	推荐方案	妊娠安全性分级[a]
复发性生殖器疱疹的发作期治疗（间歇疗法）	阿昔洛韦，400mg 口服，Tid×5d 或 阿昔洛韦，800mg 口服，Bid×5d 或 阿昔洛韦，800mg 口服，Tid×2d 或 泛昔洛韦，125mg 口服，Bid×5d 或 泛昔洛韦，1000mg 口服，Bid×1d 或 泛昔洛韦，第 1 天 500mg 口服，Qd，第 2 天 250mg，Bid 或 伐昔洛韦，500mg 口服，Bid×3 d 或 伐昔洛韦，1g 口服，Qd×5d	安全 [B] 安全 [B] 安全 [B] 安全 [B] 安全 [B] 安全 [B] 安全 [B] 安全 [B]
复发性生殖器疱疹的抑制治疗	阿昔洛韦，400mg 口服，Bid 或 泛昔洛韦，250mg 口服，Bid 或 泛昔洛韦，500mg 口服，Qd（年发作少于 10 次） 1g 口服，Qd（年发作大于 10 次）	安全 [B] 安全 [B] 安全 [B]
软下疳		
	阿奇霉素，1g，单次顿服 或 头孢曲松，250mg，单次肌注 或 环丙沙星，500mg 口服，Bid×3d 或 红霉素，500mg 口服，Tid×7	安全 [B] 安全 [B] 禁忌 [D] 安全 [B]
人乳头瘤病毒感染		
外部病变（患者应用） 注意：局部治疗通常需要每周一次，连续 4 周治疗	0.5% 鬼臼毒素溶液 / 凝胶，每日 2 次，连续 3d；患者在家中使用；医师需要向患者说明如何使用药物（仅用于外部病变） 或 5% 咪喹莫特乳膏，每周 3 次，睡前使用，外涂后过夜（最长 16 周） 或 3.75% 咪喹莫特乳膏，每日睡前使用，外涂后过夜（最长 16 周） 或 15% 茶多酚软膏每日 3 次外用（最长 16 周）	禁忌 [C] 禁忌 [C] 禁忌 [C] 安全性未知安全
外部病变（医生应用）	三氯乙酸（85%）/ 二氯乙酸；直接应用于疣体；在 6～8h 洗净；每周 1 次 或 冷冻治疗：液氮，具有冷冻探头的激光手术	安全 安全

续表

	推荐方案	妊娠安全性分级[a]
体外寄生虫感染		
阴虱病[d]	1% 扑灭司林乳剂，涂抹并保留 10min 后洗去 或者 除虫菊酯类（添加增效醚）：涂抹并保留 10min 后洗去	安全 [B] 安全 [B]
替代治疗	0.5% 马拉硫磷洗液：涂抹并保留 18 ～ 12h 后洗去 或 伊维菌素，250μg/kg 口服，共 2 次，每次间隔 7d	安全 [B] 禁忌 [C]
疥疮[d]	5% 扑灭司林乳膏：颈部以下全身涂抹，保留 8 ～ 14h 后洗去 或 伊维菌素，250μg/kg 口服，共 2 次，每次间隔 7d	安全 [B] 禁忌 [C]
替代方案	1% 林丹：颈部以下全身涂抹，保留 8h 后洗去	禁忌 [C]

IM，肌内注射；IV，静脉注射

a FDA 在妊娠分级中的使用：

[A] 对照研究显示没有风险。对孕妇进行的充分、良好对照的研究未能证明在妊娠的任何 3 个月中胎儿都有患病的风险

[B] 没有人类危险的证据。尽管在动物繁殖研究中有不良发现，但对孕妇进行的充分、良好对照的研究并未显示导致人类胎儿异常风险的增加；在没有足够的人体研究的情况下，动物繁殖研究未发现胎儿致畸风险。胎儿受到伤害的机会不大，但仍有可能

[C] 不能排除致畸风险。缺乏足够的、受控良好的人体研究，而动物研究证明药物对胎儿有危害性，或者也缺乏动物致畸研究。如果在妊娠期间服用该药物，可能会造成胎儿伤害；只有在权衡对孕妇的益处大于对胎儿的危害之后，方可使用

[D] 明确致畸风险。对人体的研究或调查或上市后的数据均显示了胎儿的风险。尽管如此，孕妇用药后潜在利益可能超过潜在的风险。例如，用该药物来挽救孕妇的生命，或治疗用其他较安全的药物无效的严重疾病，该药物可能是可接受的

[X] 妊娠期禁忌。对动物或人类的研究显示，或无论对繁殖研究中有无不良发现，或在调查研究、上市后的报告均已证明存在导致胎儿致畸的证据，且孕妇应用这类药物造成的风险明显超过了益处

b 可以代替单日剂量（3 ～ 5mg/kg）静脉注射

c 妊娠期禁用多西环素。替代药物包括红霉素、阿奇霉素和阿莫西林等，但效果不如多西环素。如果因过敏或妊娠而无法使用推荐治疗方案，也可在临床上使用这类药物

d 床上用品和衣物需要通过热水或干洗以达到杀灭寄生虫的目的。如果症状未完全消失，可在 1 周内重复治疗

二、性传播感染的体征和症状谱

患有性病的患者通常具有本节中描述的一种或多种体征或症状。在性传播感染的管理方面需考虑因素包括评估患者对治疗的依从性并确保随访，对感染者性伴的治疗以及确定怀孕风险。表 44-1 中详细介绍了每种 STI 的治疗方法。

1. 宫颈炎

（1）概述：在大多数宫颈炎患者中，不能分离出任何病原体。最常见的病原体包括沙眼衣原体或淋病奈瑟菌，而 HSV、阴道毛滴虫和生殖支原体相对少见。细菌性阴道病目前已被认为是导致宫颈炎的病因之一。宫颈炎也可发生于非性传播感染。

（2）临床表现

1）症状和体征：宫颈炎有两个主要诊断指征：①宫颈管内或宫颈拭子上可见化脓性或黏液性宫颈分泌物；②棉签通过子宫颈口时容易引起出血。宫颈炎通常是无症状的，但是许多宫颈炎患者存在白带异常或性交后出血。

2）实验室检查：尽管子宫颈革兰氏染色可能显示多形核白细胞数量增加，但该发现的阳性预测值较低，不建议用于诊断。对于宫颈炎患者应使用最敏感、最特异的方法来检测沙眼衣原体、淋病奈瑟菌和滴虫感染。

（3）并发症：持续性宫颈炎难以治疗，需要重新评估初步诊断是否正确，并再次评估患者有无反复暴露于性传播感染的情况。尽管反复进行抗菌治疗，宫颈炎仍会持续不愈。宫颈外翻可导致持续性宫颈炎。

（4）治疗：因为淋病和衣原体合并感染十分常见，建议同时治疗。如果除宫颈炎外没有其他症状，则可以按常规方案治疗直至获得诊断性测试结果（表 44-1）。如果症状持续，建议进行随访。应指导患者禁欲，直到患者及其性伴侣完全治愈并完成治疗为止。

2. 盆腔炎

（1）概述：盆腔炎（pelvic inflammatory disease，PID）被定义为女性上生殖道的炎症，包括子宫内膜炎、输卵管炎、肾小管卵巢脓肿和盆腔腹膜炎。在美

国，这是育龄女性最常见的、必须住院治疗的妇科疾病。PID的发病率以青春期女性最高。从事性交易的女性发生PID的风险很高（1/8），而20多岁的女性发生PID的风险只有1/10。导致PID的风险因素包括多性伴，开始性行为年龄较早，既往PID病史，以及缺乏使用安全套。既往暴露于性传播感染病原体并缺乏保护性抗体，以及宫颈异位症均会导致PID。许多有亚急性或无症状PID的青少年患者为未被诊断为PID。

PID是一种多微生物感染性疾病。病原体包括淋病奈瑟球菌、沙眼衣原体、阴道中的厌氧菌和生殖道支原体等。阴道冲洗和其他机械因素（如已使用多年的宫内节育器或既往行妇科手术），使盆腔器官接触到了原本定植于下生殖道病原微生物，从而增加了发生PID的风险。月经期和细菌性阴道病被认为与PID的进展相关。

（2）临床表现

1）症状和体征：由于PID的症状和体征千差万别，因此诊断PID是一项具有挑战性的工作。没有哪种病史、临床或实验室发现对诊断具有很高的敏感性和特异性。诊断PID通常采用临床诊断标准（表44-2）。典型PID患者有下腹痛、骨盆痛或性交困难等症状。可能出现全身症状，如发热、恶心或呕吐。阴道分泌物性状是可变的。经常出现宫颈举痛、子宫或附件压痛或腹膜炎的迹象。50%的患者出现黏液性宫颈炎。可以通过仔细的体格检查(感觉到附件中的肿块或饱满)能够发现输卵管卵巢脓肿。

表44-2 盆腔炎诊断标准

最低诊断标准
如果存在以下最低标准中的一项或多项，则应在性活跃的年轻女性和其他可能发生性传播感染的女性中开始PID经验治疗：
● 无其他原因可解释的骨盆或下腹部疼痛
● 宫颈举痛、子宫压痛或附件压痛
附加诊断标准
口温＞38.3℃（101°F）
异常的宫颈或阴道黏液脓性分泌物或宫颈触碰后易出血
阴道分泌物盐水湿片镜检可见大量白细胞
红细胞沉降率升高或C反应蛋白升高
实验室检查证实有淋球菌和衣原体感染
特异性诊断标准
子宫内膜活检发现子宫内膜炎的组织病理学证据
超声或其他放射学检查发现输卵管卵巢脓肿
腹腔镜发现符合PID的异常改变

转自Centers for Disease Control and Prevention：Sexually transmitted diseases treatment guidelines 2015

2）实验室检查：检查结果可能包括WBC升高、核左移和急性期反应物（红细胞沉降率或C反应蛋白）升高。尽管淋球菌或沙眼衣原体阳性是诊断PID的支撑性证据，但也有1/4情况下检测不到这些病原体。发生异位妊娠的患者可出现腹痛，且妊娠会影响治疗，因此需排除是否妊娠。

3）诊断研究：腹腔镜检查是检测输卵管炎的金标准。如果诊断存在疑问时，腹腔镜检查也可用于PID与异位妊娠、卵巢囊肿或附件扭转等疾病的鉴别手段。子宫内膜活检应在接受腹腔镜检查的女性中进行，因为这些女性可能没有孤立存在的子宫内膜炎，因此她们没有肉眼可见的输卵管炎的迹象。与腹腔镜检查相比，PID的临床诊断对输卵管炎的阳性预测值为65%～90%。盆腔超声检查也有助于发现输卵管卵巢脓肿，且在青少年PID患者中，有近20%的人有此病症。经阴道超声比腹部超声更敏感。所有患有急性PID的女性均应进行淋球菌和沙眼衣原体检测，并应筛查HIV感染情况。

（3）鉴别诊断：包括其他妇科疾病（异位妊娠、先兆流产或感染性流产、附件扭转、卵巢囊肿破裂出血、痛经、子宫内膜异位或经期痛）、胃肠道疾病（阑尾炎、胆囊炎、肝炎、胃肠炎以及尿路疾病（如膀胱炎、肾盂肾炎或尿路结石）。

（4）并发症：输卵管瘢痕是PID的主要后遗症之一。PID发作一次后，会导致17%的患者不育，17%的患者会出现慢性盆腔疼痛，10%的患者发生宫外孕。如PID反复发作，不孕率将随之增加；发生3次PID可导致不孕率达73%。症状的持续时间似乎是不孕症最重要的决定因素。输卵管中的病原体可发生血源性或淋巴性播散，但极少引起肝囊炎（肝炎）导致的胸膜炎、右上腹痛肝功能检查指标升高。

（5）治疗：治疗的目的是实现临床治愈并预防远期后遗症的发生。静脉给药或口服药物治疗的短期/长期临床和微生物反应率没有差异。当前PID患者通常在门诊治疗，但一些临床医生认为，由于并发症的高发生率，所有患有PID的青少年都应住院治疗。严重的全身症状和毒性反应，出现腹膜炎体征，妊娠，对口服抗菌药物治疗无反应或不耐受，以及输卵管卵巢脓肿等疾病患者，住院治疗更有裨益。此外，如果医疗保健提供者认为患者不会坚持门诊治疗，则必须住院治疗。患有PID的孕妇应住院并接受抗生素输液治疗。为充分治疗输卵管卵巢脓肿，可能需要进行外科引流。

表44-1中描述的广谱抗生素治疗方案涵盖了与PID相关的多种微生物。所有治疗方案均应有效治疗淋病奈瑟菌和沙眼衣原体感染，因为宫颈内镜阴性检

查结果不能排除这类细菌导致的上生殖道感染。具有典型 PID 症状而无全身症状，且依从性好的患者可在门诊治疗。门诊治疗的 PID 患者应在 24 ～ 48h 内复查并保持电话联系，以评估疗效。症状应在 48 ～ 72h 内有明显改善。青少年患者应在治疗结束后 7 ～ 10d 重新检查，以确保症状缓解。

3. 尿道炎

（1）概述：导致男性尿道炎最常见的细菌病原体是淋病奈瑟球菌和沙眼衣原体。此外，阴道毛滴虫、HSV、解脲脲原体和生殖支原体均可引起尿道炎。15%～ 25%的非淋菌性、非衣原体性尿道炎可归因于生殖支原体或解脲脲原体感染。大肠菌群可能导致男性肛交后出现尿道炎。与刺激物接触也会引起暂时性尿道炎。重要的是要认识到，无论男性还是女性，许多尿道炎患者无明显症状。

女性经常表现出尿路感染和“无菌性脓尿”的症状（没有分离出致病的肠道细菌），这反映了上述病原体引起的尿道炎。

（2）临床表现

1）症状和体征：男性尿道炎最常出现的症状包括尿道脓性或非脓性分泌物、排尿困难或尿道瘙痒。还可能出现血尿和腹股沟淋巴结肿大。大多数由沙眼衣原体和阴道毛滴虫导致的尿路感染无尿道炎症状；而生殖支原体和淋球菌感染的男性患者分别有 70%和23%～ 90%存在尿道炎症状。

2）实验室检查：在有尿道炎症状的男性患者中，晨起尿常规检测白细胞酯酶试验阳性，或者镜检 WBC ＞ 10 个 /HFP 等均提示尿道感染。尿道分泌物涂片革兰氏染色 WBC ＞ 5 个 /HFP 同样提示尿道炎。发现 WBC 内革兰氏阴性双球菌可确诊淋球菌性尿道炎。还可以取尿道拭子或晨尿样本，使用 NAAT 方法检测淋病奈瑟球菌和沙眼衣原体。与传统的阴道分泌物湿片检测阴道毛滴虫的方法相比，一些新的技术可以提高试验的敏感性和特异性。尿道分泌物镜检不是一种敏感性很高的检查方法。尽管特异性 NAAT 方法可用于尿液样本包括解脲支原体在内的支原体的检测，但在临床上并不常用。

（3）并发症：包括复发性或持续性尿道炎、附睾炎、前列腺炎或 Reiter 综合征。

（4）治疗：对有尿道炎客观证据的感染者应使用经验疗法治疗淋球菌和衣原体感染。数据显示，阿奇霉素对生殖支原体有较好的效果。如果感染对初始治疗无反应，且淋球菌和衣原体核酸检测阴性，则应除外滴虫病，应按非淋球菌 - 非衣原体性尿道炎给予恰当治疗。如果症状在初次经验治疗后仍然存在或复发，应嘱患者复诊并重新检查。如果仅有不适症状主诉，而无尿道炎症相关实验室证据支持，则不应再次治疗。应该评估患者性伴的淋病和衣原体感染情况或对其进行治疗。

4. 附睾炎

（1）概述：性活跃期的男性附睾炎通常由沙眼衣原体或淋病奈瑟菌引起。由大肠埃希菌引起的附睾炎发生在有肛交史男性以及有尿路畸形的男性中。

（2）临床表现

1）症状和体征：临床表现为附睾疼痛、红肿。许多病例也会累及睾丸。

2）实验室检查：通常采用临床诊断。彩色多普勒超声对确诊有帮助。阴囊的放射性核素扫描是确诊附睾炎的最准确的方法，但并不作为常规检查。实验室评估方法与疑似尿道炎患者相同，如果 NAAT 阴性，则应行尿培养。

（3）鉴别诊断：睾丸炎会导致梗死、睾丸扭转或病毒感染，因此必须与急性附睾炎鉴别。较不常见的、慢性的疾病包括睾丸癌、结核杆菌或真菌感染。

（4）并发症：罕见不育症；慢性局部疼痛也不常见。

（5）治疗：在获得培养结果之前，可按经验疗法治疗（表 44-1）。作为辅助治疗手段，建议在发热和局部炎症消退之前卧床休息，抬高阴囊并使用镇痛药。如 3 天内肿胀和触痛无明显改善，需要对诊断和治疗方法进行重新评估。应评估性伴并治疗其淋病和衣原体感染。

5. 直肠炎、直肠结肠炎和肠炎

（1）概述：直肠炎主要发生在有肛交行为人群中。肠炎发生在性行为中有口 - 粪便接触的人群中。前列腺炎可通过任何一种性接触途径发生，具体哪种途径需根据病原体而定。引起直肠炎或直肠结肠炎的常见性传播病原体包括沙眼衣原体 [包括性淋巴肉芽肿（LGV）]、苍白螺旋体、HSV、淋球菌、贾第鞭毛虫和肠道细菌。由淋球菌和沙眼衣原体导致的直肠感染多达 85%无明显症状。无论有症状或无症状的直肠炎，都会促进 HIV 传播。

（2）临床表现

1）症状和体征：直肠炎定义为仅限于直肠远端 10 ～ 12cm 位置的炎症，伴有肛门直肠疼痛、里急后重和直肠分泌物。急性直肠炎最常出现于近期接受过肛门性交的人。由于距肛门 12cm 以上的结肠黏膜发炎，因此直肠结肠炎的症状与直肠炎、腹泻或腹部绞痛（或两者）同时出现。肠炎通常会导致腹泻和腹部绞痛，而没有直肠炎或直肠结肠炎的征象。

2）实验室检查：评估手段包括肛门镜检查或乙状结肠镜检查、粪便检查、相关病原体培养或 NAAT，以及梅毒的血清学检查。

(3）治疗：治疗将由病原体决定（见表 44-1 和第 42 章）。再感染可能难以与治疗失败区分开。

6. *阴道分泌物* 由于阴道上皮的更替，青春期女孩可能有正常的生理性白带。引起阴道分泌物增多的传染性微生物包括阴道炎毛滴虫、沙眼衣原体、淋病奈瑟菌和导致细菌性阴道病的病原体。念珠菌病是酵母菌感染所致，会产生白带，但通常不会通过性传播。阴道炎会引起白带增多、外阴瘙痒和刺激感。病理性白带可为白色、灰色或黄色；而生理性白带通常为白色，均质，不会导致瘙痒、刺激，也无异味。作用于阴道的机械刺激、化学物质、过敏或其他非感染性刺激物都可导致白带增多。

(1）细菌性阴道病

1）概述：细菌性阴道病（bacterial vaginosis，BV）是正常细菌阴道菌群失衡引起的阴道多重微生物感染。改变后的菌群中能够产生过氧化氢的乳杆菌几近消失，且厌氧菌（普雷沃菌属和活动弯曲杆菌属）、阴道加德纳菌、解脲支原体数量增加。尚不清楚细菌性阴道病是否能够通过性途径传播，但该病的发生往往与多性伴侣有关，患有细菌性阴道病的女性罹患其他 STI 的风险增加。

2）临床表现

a. 症状和体征：最常见的症状为大量的、有异味、均质的、灰白色白带。患者可能主诉阴道瘙痒或排尿困难。在性交后或月经期间，遇血液或精液等高 pH 值物质时，分泌物中胺类物质挥发可产生明显的鱼腥味。

b. 实验室检查：通常使用临床标准诊断细菌性阴道病，包括：①在阴道壁均匀地覆盖有薄薄的白色分泌物；②在分泌物中加入 10% KOH 之前或之后的有鱼腥味（嗅试验）；③用窄谱 pH 纸测定的阴道分泌物 pH 大于 4.5；④镜检中存在“线索细胞”。线索细胞是表面覆有多种细菌的鳞状上皮细胞，细胞边界不规则，细胞外观有斑点状改变。诊断需满足 4 项标准中的 3 个。但也有患者符合诊断标准，但没有分泌物增多或其他症状。

3）并发症：妊娠期细菌性阴道病与妊娠不良结局有关，如先兆流产、早产、胎儿羊膜内感染和产后子宫内膜炎。在未妊娠的个体中，细菌性阴道病可能与 PID 和尿路感染有关。

4）治疗：有症状的女性患者均应接受治疗，以缓解阴道症状和感染迹象（见表 44-1）。妊娠期患者应接受治疗，以防止出现妊娠不良结局。对于无白带或瘙痒症状，仅在妇科检查中发现细菌性阴道病的患者，是否需要治疗尚不明确。由于一些研究显示细菌性阴道病与 PID 相关，因此建议对无症状的细菌性阴道病患者也应采取必要的治疗措施。如果症状消失，则无需进行后续随访。复发性细菌性阴道病并不罕见。对于高危孕妇，建议在治疗后 1 个月进行随访检查。

男性没有与细菌性阴道病相对应的感染，女性患者的男性伴侣通常无任何症状。不论是否对患者的男性伴侣进行治疗，对女性的感染与治疗过程都没有影响；但建议 BV 患者的女性性伴应同时进行治疗。

(2）滴虫病

1）概述：滴虫病（trichomoniasis）是由阴道鞭毛虫（*T. vaginalis*）引起的，阴道鞭毛虫是一种带鞭毛的原生动物，在美国每年感染 370 万人。

2）临床表现

a. 症状和体征：50% 的滴虫病女性会发展为症状性阴道炎，伴有阴道瘙痒、绿灰色有恶臭味泡沫状阴道分泌物和排尿困难。偶尔会出现性交后出血和性交困难。外阴可能出现红斑，子宫颈触碰易出血。

b. 实验室检查：可将阴道分泌物与生理盐水混合，使用显微镜检测带有鞭毛的原生动物（湿片法）。压片后立即检测以获得最佳结果，即便如此其敏感性也仅为 60% ～ 70%。当常规方法无法明确诊断时，可进行滴虫培养和 NAAT 检测。NAAT 测试敏感，但价格高昂，且试剂不易获得。目前有两种经 FDA 批准，基于阴道毛滴虫抗原阴道炎的检测方法，但在低患病率人群中，存在假阳性问题。两种抗原测定均可以阴道分泌物为样本检测，敏感性大于 83%，特异性大于 97%。滴虫性尿道炎经常导致尿液白细胞酯酶试验阳性，尿道涂片可见白细胞。

3）并发症：女性滴虫感染与不良妊娠结局有关。女性滴虫病患者的男性伴侣发生滴虫病的机会为 22%。男性滴虫病患者中有一半发生滴虫性尿道炎。男性伴侣应接受经验疗法治疗滴虫性尿道炎。由于再感染率较高，建议女性患者在初次感染后 3 个月复查。

4）治疗：有关治疗建议，请参见表 44-1。

(3）外阴阴道念珠菌病

1）概述：85% ～ 90% 外阴 - 阴道念珠菌病是由白念珠菌引起的。大多数女性一生中至少会感染一例外阴阴道念珠菌病，几乎 50% 的女性会发作两次或更多。16 ～ 30 岁发生率最高。诱发因素包括近期使用抗生素、糖尿病、妊娠和 HIV。危险因素包括阴道性交（尤其是与新的性伴侣），口服避孕药以及使用杀精剂。念珠菌通常定居在阴道中而不引起任何症状，若念珠菌增殖失去限制则导致本病。此外本病还继发于胃肠道中的念珠菌感染。复发性念珠菌性外阴阴道炎是定植念珠菌的重新激活的结果。

2）临床表现

a. 症状和体征：典型症状包括外阴 / 阴道瘙痒伴白色干酪样无异味白带。瘙痒通常在月经中期、经期后不久出现。其他症状包括阴道酸痛，外阴灼痛，外阴水肿和充血，性交困难和排尿困难（尤其在性交后）。

b. 实验室检查：检查可取阴道分泌物样本使用 10% KOH 湿片（敏感度 90%）或 Gram 染色（敏感度 77%），当发现酵母孢子或假菌丝时即可确诊。如果症状不典型、镜检未发现阳性结果，抑或治疗后无效果或治疗后复发，则应做真菌培养。然而，由于念珠菌在无症状女性中定植现象普遍，因此培养的结果用于确诊时特异性不强。在酵母菌感染时，阴道 pH 值可正常。

3）并发症：外阴阴道念珠菌病的唯一并发症是复发。大多数患有反复感染的女性找不到明显的诱因或潜在疾病。

4）治疗：短时间外用药物治疗可有效治疗普通的阴道念珠菌感染（见表 44-1）。局部应用唑类药物比制霉菌素更有效。使用唑类药物治疗，可使 80%～90% 患者的症状减轻，复查念珠菌培养呈结果阴性。单剂量口服氟康唑是一种有效的治疗方法。应嘱患者在症状持续存在或复发时复诊、随访。6 个月的预防方案对许多患有持续性或复发性念珠菌感染的女性患者有效。通常情况下，复发病例中白念珠菌仍然对唑类药物敏感，因此可口服唑类药物治疗 14d。一些非白念珠菌会在阴道内对伊曲康唑或硼酸明胶胶囊（每天 600mg，共 14d）敏感。通常不建议同时对性伴进行治疗；但对复发感染的女性患者可以考虑同时治疗性伴。

7. 生殖器溃疡　在美国，年轻的、性活跃人群发生生殖器溃疡时，需考虑患有生殖器疱疹或梅毒的可能性。每种疾病的相关发病率频率因地理区域和患者人群而异；然而，在大多数地区，生殖器疱疹是生殖器溃疡疾病中最普遍的一种。生殖器溃疡患者中可能存在一种以上的相关疾病。所有溃疡性疾病均会增加 HIV 感染的风险。原发性 HIV 感染（急性逆转录病毒综合征）可能伴有口腔和生殖器病变。生殖器溃疡的较不常见原因包括软下疳和腹股沟肉芽肿。

溃疡的位置取决于性行为的特定方式。溃疡可能发生在阴道、外阴、宫颈、阴茎或直肠。口腔损伤可能与生殖器溃疡同时发生。每种病原体都有其特殊的临床特征，将在以下各节中进行介绍。溃疡可与局部疼痛、腹股沟淋巴结肿大和尿道炎同时发生。

（1）单纯疱疹病毒感染（参见第 40 章）

1）概述：HSV 是导致显性生殖器溃疡的最常见原因。HSV-1 通常与面部感染有关，包括眼、咽部和口腔。但两种血清型都能够感染全身各处。5 岁以下的儿童中常在通过口腔感染 HSV-1。较低的社会经济群体的感染率较高。HSV-1 和 HSV-2 均会引起 STI。在美国，两种血清型的患病率青少年时期均呈上升趋势。在这一年龄段和年轻人中，HSV-1 已成为生殖器感染的主要原因。在 40 岁的人群中，HSV-2 血清阳性率达到 20%～40%。由于 HSV 可潜伏在感觉神经节中，因此感染可持续终身。无论哪种血清型的感染，都可能由于症状较轻或症状非特异，使得许多感染者无法意识到已被感染。但这类无症状感染者仍然在不知不觉中传播感染，并且其体内的病毒也因重新激活引发临床感染。

2）临床表现

a. 症状和体征：有症状的原发性生殖器 HSV 感染会引起外阴、阴道、子宫颈、阴茎、直肠或尿道的水疱，水疱会很快发展成疼痛性的浅溃疡。HSV 感染的非典型表现包括外阴红斑和皮肤黏膜裂隙，也可能发生尿道炎。原发感染可能很严重，病程长达 3 周，并伴有发热、全身乏力以及局部的疼痛性淋巴结肿大。疼痛和排尿困难可能非常不舒服，需要坐浴、局部麻醉，偶尔进行留置导尿以保证排尿。

女性的症状往往更严重。HSV-2 可能在生殖器区域反复发作（65%～90%）。在原发感染后的最初几年中，约 40%的 HSV-2 感染者每年至少复发 6 次。在复发之前，生殖器、臀部或骨盆等处的常出现前驱性疼痛。复发性生殖器疱疹持续时间较短（5～7d），病变较少，通常无全身症状。一般情况下，距首次感染时间越久，复发的频率也会随之降低，但也有约 1/3 的患者未出现此种改善。HSV-1 引起的原发性生殖器疱疹感染通常由口交导致。原发性 HSV-1 感染通常与 HSV-2 感染一样严重，且治疗方法相同。由 HSV-1 导致的生殖器疱疹复发频率低于 HSV-2。总体来说，由 HSV-1 导致的生殖器疱疹不到 50%。

b. 实验室检查：临床往往根据症状体征来诊断生殖器 HSV 感染，但其中约有 20%是误诊。CDC 推荐的首选的确诊方法是细胞培养和 PCR 检测。NAAT 更敏感。可以使用直接免疫荧光测定法，但敏感性较差。

3）鉴别诊断：生殖器 HSV 感染应与其他溃疡性 STI 相鉴别，包括梅毒、软下疳和性病性淋巴肉芽肿（LGV）。非性传播感染的疾病可能包括带状疱疹、Behcet 综合征以及硬化萎缩性苔藓（请参阅下两节“梅毒”和“软下疳”）。

4）并发症：并发症几乎总是仅在原发生殖器 HSV 感染时出现，包括病毒性脑膜炎、尿潴留、咽炎等。围产期时的生殖器疱疹可在生产时感染新生儿。发生生殖器 HSV 感染后，无论病症是否活跃，都将大大增加 HIV 在性伴侣间的传播风险。

5）预防：应劝告患有活动性病变的患者禁欲。几乎所有 HSV 患者在无症状的情况下也会非常频繁地排出病毒，并且大多数被感染了生殖器 HSV 患者都是在不知不觉中被那些没有意识到自己被感染的人或是无症状感染者传染的。即使在无症状感染的个体中，也会发生无症状病毒激活并排毒。应当鼓励既往患有HSV感染的人使用安全套以保护易感性伴。使用抗病毒药物可减少感染者排毒，并大大减少向性伴传播的机会。

6）治疗：在原发感染的前5d内应用抗病毒药物，可减少HSV感染的持续时间和严重程度（参见表44-1）。但抗病毒药物对治疗复发性疱疹的严重程度或持续时间的作用是有限的。为使复发性疱疹获得最佳治疗效果，应在前驱期或复发后第一天即开始用药。患者应在家中便开始用药治疗。如果复发频繁且导致严重的身体不适或情绪低落，则可以选择每天服用抗病毒药物，以减少复发的频率（减少70%）和持续时间。需要明确的是：无论是在首次还是复发时的治疗，均不能阻止疾病再次复发。

（2）梅毒

1）概述：梅毒是由梅毒螺旋体感染导致的急性和慢性STI。2000年梅毒发病率达到历史最低水平；此后美国梅毒发病率逐年增加。美国CDC报告显示，尽管男性和女性的患病数均增加，但梅毒主要发生在MSM人群，目前MSM感染者占原发梅毒（Ⅰ期梅毒）和继发梅毒（Ⅱ期梅毒）患病数的58%。2017年，女性原发梅毒（Ⅰ期梅毒）和继发梅毒较往年增加21%，且先天性梅毒发生率也同时增加。25～29岁的男性梅毒发病率最高。2017年MSM人群梅毒患者中近50%同时感染了HIV。

2）临床表现

a.症状和体征：原发梅毒（Ⅰ期梅毒）和继发梅毒（Ⅱ期梅毒）的皮肤和黏膜损伤具有特征性的临床表现。慢性期（Ⅲ期梅毒）以骨骼、内脏、主动脉和中枢神经系统的病变为主（见第42章）。梅毒导致的黏膜病变会增加感染HIV的风险，因此预防梅毒预防十分重要。

原发性梅毒通常在螺旋体侵入位置出现硬下疳。典型的硬下疳为无痛性的、质硬、无化脓性溃疡，溃疡基底清洁；伴有无触痛的淋巴结肿大。硬下疳通常发生于暴露后3～90d（平均21d）出现，并于4～8周后自然消退。硬下疳可发生在生殖器、肛门或口咽部等处。因硬下疳无痛感，特别是当发生于阴道、口咽、尿道或直肠内等隐蔽部位时，可能一直不会被患者所发现。继发性梅毒发生于硬下疳出现后4～10周，伴有全身不适，无痛性淋巴结肿大和非瘙痒性斑丘疹，常累及手掌和足底。继发性梅毒可在1～3个月内消退，但可反复发作。生殖器处疣状损害称为扁平湿疣，须与生殖器疣鉴别。

b.实验室检查：如果患者出现疑似硬下疳的皮损，或有高危行为，或接触或可能患有继发性梅毒患者的情况，应进行非特异性梅毒血清筛查（RPR或VDRL）。如果非特异性试验呈阳性，则需再进行特异性梅毒血清试验，如梅毒荧光抗体吸附试验（FTA-ABS）或梅毒螺旋体微量血凝试验（MHA-TP）以明确诊断。

如果患者发生了高危性行为或生活在梅毒流行地区，则每年都应进行RPR筛查以排除无症状感染（潜伏梅毒）；高风险人群也应每年做一次的RPR试验，这对于发现早期潜伏梅毒（感染后≤1年）、晚期潜伏梅毒（感染后＞1年）或感染时间不详的潜伏梅毒至关重要。不同分期的梅毒在治疗上有所不同。梅毒应上报州卫生部门，对与患者有性接触者都需要进行评估。此外，还需要评估梅毒感染者有无其他STI，尤其是艾滋病。在使用某些治疗方案治疗合并艾滋病病毒感染者时，治疗失败的概率是增加的；艾滋病病毒感染者确诊梅毒后应尽快治疗。

3）并发症：未经治疗的梅毒可导致严重的多器官受累，包括主动脉炎和神经梅毒。未经治疗的孕妇可传染给胎儿（见第2章和第42章）。

4）治疗：有关治疗请参见表44-1。治疗后6个月和12个月，应复查非特异性梅毒血清试验以评估疗效。如果体征/症状持续存在或复发，以及患者的非特异性梅毒血清试验滴度未减少到原来的1/4，则应视为治疗失败或再次感染，需要重新治疗。

（3）软下疳

1）概述：软下疳由杜克雷嗜血杆菌引起的。它在热带和亚热带以外的地区相对罕见，但却流行于美国的某些城市，并且与HIV感染、吸毒和卖淫有关。软下疳与梅毒或HSV合并感染发生率高达17%。包括旅行史在内的详细病史记录对识别这种感染很重要。

2）临床表现

a.症状和体征：典型的病变始于丘疹，在24～48h后侵蚀成溃疡。溃疡伴疼痛，边界清晰但边缘参差不齐；溃疡基底有脓性分泌物（不同于梅毒）。溃疡通常是孤立的，比HSV感染更深。病变可发生在生殖器的任何地方，男性多于女性。50%的患者存在腹股沟淋巴结触痛，肉眼可见肿大淋巴结（不同于梅毒和HSV）。伴有化脓性腹股沟淋巴结肿大的疼痛性溃疡是软下疳常见症状。

b.实验室检查：革兰氏染色显示以链状/多链平行排列的革兰氏阳性杆菌。细菌培养的灵敏度低于80%，且需特殊培养基，需在专门学术机构才能进行有效培养。NAAT检查可提高实验室诊断能力。

3）鉴别诊断：通过伴有疼痛溃疡和有触痛化脓性淋巴结炎的症状，可以将软下疳梅毒鉴别开来。与软下疳相比，HSV 在水疱破溃后形成疼痛性溃疡、由 HSV 导致的溃疡相对多发、面积较小、深度较浅；此外，原发性 HSV 感染引发的淋巴结炎不会化脓。当梅毒和 HSV 的检测结果均为阴性时，如出现较为典型的生殖器溃疡和局部淋巴结病变，应拟诊为软下疳。

4）治疗：治疗后 3d 内症状改善（表 44-1）。大多数溃疡会在 7d 之内消退，而较大的溃疡可能需要 2 周才能愈合。与患者有性接触者即使没有症状，也需要接受相应的检查与治疗。合并艾滋病病毒感染者治愈的速度可能较慢或治疗失败。

（4）性病淋巴肉芽肿

1）概述：性病性淋巴肉芽肿（LGV）由沙眼衣原体 L1、L2 或 L3 血清型引起。本病罕见于美国；而在东南亚、加勒比海、拉丁美洲和非洲地区流行。自 2003 年以来，美国、西欧和加拿大的病例数增加，主要发生在男男性接触者中，并与艾滋病病毒合并感染有关。

2）临床表现

a. 症状和体征：LGV 患者出现无痛性疱疹或溃疡，可自愈；随后发展成为触之疼痛的淋巴结肿大，常单侧发病。本病特征的改变是“槽型沟”——一种发生于腹股沟处的皱褶，与肿大的腹股沟和股骨淋巴结有关。这些肿大的淋巴结表面颜色变暗、触之有波动感并可能破裂。 LGV 可以引起直肠结肠炎、肛门化脓性分泌物、发热、里急后重和下腹部疼痛。这些症状主要发生于 MSM 人群。

b. 实验室检查：诊断较为困难。通常根据体格检查结果给予临床疑似诊断。破溃处拭子和淋巴结抽吸物可用于衣原体培养，直接免疫荧光测定（DFA）或核酸扩增（NAAT）等方法。FDA 未明确 NAAT 可用于直肠样本检测。基因分型对于区分衣原体的 LGV 与非 LGV 血清型是必要的。在缺乏实验室检查以确诊的情况下，如果临床高度疑似，则应按照 LGV 治疗。

3）鉴别诊断：本病处于淋巴结阶段时，需鉴别疾病包括细菌性淋巴结炎、淋巴瘤和猫抓病；溃疡期需鉴别诊断的疾病涵盖了导致生殖器溃疡的所有疾病。

4）治疗：参见表 44-1。尽管阿奇霉素对非 LGV 衣原体感染有效，但尚无任何对照治疗试验推荐将其用于 LGV。HIV 感染者的治疗方法与非 HIV 感染者相同，但应密切监测以评估患者对治疗的反应。

（5）其他溃疡性疾病：肉芽肿克雷伯杆菌（*Klebsiella granulomatis*）可导致腹股沟肉芽肿 [亦称杜诺凡病（donovanosis）]。肉芽肿克雷伯杆菌是革兰氏阴性杆菌，本病在美国很少见，但在印度、加勒比海地区和南部非洲流行。皮损为皮下结节，破溃后形成无痛性溃疡，溃疡基底有易碎的肉芽组织。诊断基于临床症状，并有肉芽组织的瑞氏染色或吉姆萨染色结果支持，在组织细胞中发现杜诺凡小体是诊断腹股沟肉芽肿的主要依据。有关治疗请参见表 44-1。使用多西环素治疗 3 周往往有效，但在疗后 6 ～ 18 个月后仍复发的可能。

8. 生殖器疣和人乳头瘤病毒

（1）概况：尖锐湿疣或生殖器疣是由人乳头瘤病毒（human papillomavirus，HPV）引起的，HPV 也可能导致宫颈不典型增生和宫颈癌，以及口咽癌和肛门癌。HPV 通过性传播。在美国，估计每年有 2000 万人感染 HPV，其中年龄 15 ～ 24 岁性活跃期青少年和年轻人约 900 万以上的。大多数（74%）新发 HPV 感染发生在 15 ～ 24 岁。在 25 岁以下的女性中，患病率在 28%～ 46%。据估计，在美国发生过性行为的青春期女孩中，有 32%～ 50%患有 HPV 感染，但只有 1%可能出现肉眼可见病灶。在性伴侣患有 HPV 的男性中，有 30%～ 60%的体检时可见生殖器疣。在美国，每年估计有 100 万新增生殖器疣病例发生。

HPV 有近 100 种血清型，其中 6 型和 11 型导致了约 90%的生殖器疣感染，而 HPV-16 型和 18 型导致了超过 70%的宫颈不典型增生和宫颈癌。HPV 感染多见于有多个伴侣和较早开始性交往的人。应从 21 岁开始做子宫颈刮片检查，然后每 3 年进行一次。如果还有其他危险因素，如合并艾滋病病毒感染时，相关评估应较早开始，并应更频繁。

（2）临床表现

1）症状和体征：男性可在阴茎体和阴茎冠上出现疣状病变。病变也发生于尿道或直肠。病变不会产生不适。皮损的分布既可以单发，也可群集。女性在生殖器黏膜内侧或外侧均可形成疣状病变，并经常感染到肛周。

2）实验室检查：如果在皮肤黏膜见到尖锐湿疣的典型病变时，诊断简单明了。以 5%乙酸溶液（冰醋酸）外敷于皮损处可用来鉴别尖锐湿疣与梅毒（扁平湿疣）、皮赘和传染性软疣；宫颈处可外敷 3%～ 5%乙酸溶液，以变白的区域来确定宫颈感染范围。

宫颈刮片检查可发现宫颈不典型性增生。HPV 感染是导致宫颈刮片异常的最常见原因。检查结果是根据宫颈细胞的非典型性质来分级的。这些变化的范围从意义不明的非典型鳞状上皮细胞（ASCUS）到低度鳞状上皮内病变（LSIL）和高度鳞状上皮内病变（HSIL）。LSIL 涵盖与 HPV 和轻度不典型增生相关的细胞变化。HSIL 包括中度不典型增生，严重不典型增生和原位癌。

对 ASCUS 的随访方案在细节存在争议，因为只有 25%的人会发展为不典型增生，其余病例往往不会有明显变化或自行消退。更新的指南建议：对 ASCUS

患者如不进行 HPV-DNA 检测，应在 12 个月内重复进行细胞学检查。HPV-DNA 检测且呈阳性，则建议在 12 个月内重复进行细胞学检查。如果不能确定非典型鳞状细胞的等级或存在 HSIL，建议再进行结肠镜检查。如果检测到 LSIL，则无须进行阴道镜检查，但应在 1 年内再次进行子宫颈抹片检查，如果随后检测到 LSIL 或 HSIL，则应将患者转诊到能够实施阴道镜的检查的机构，以便进行可视化检查或宫颈活检（或两者同时进行）。如果子宫颈抹片检查仅显示炎症迹象，并且伴有诸如阴道炎或宫颈炎等感染，则应在炎症消除后再行检查。

(3) 鉴别诊断：鉴别诊断包括正常的解剖结构（阴茎珍珠样丘疹、前庭乳头和皮脂腺）、传染性软疣、脂溢性角化症和梅毒。

(4) 并发症：由于尖锐湿疣在妊娠期间皮损会扩散且易破损，因此许多专家主张在妊娠期间将其清除。HPV-6 和 HPV-11 型可导致婴儿和儿童的喉乳头状瘤病。治疗导致的并发症包括瘢痕、皮肤色素沉着变化或治疗部位疼痛。如果子宫颈抹片检查结果持续异常或发现高度不典型增生的，需行活检和（或）切除，这些情况可能导致宫颈异常，使妊娠复杂化。宫颈癌是 HPV 和持续性宫颈不典型增生最常见，最重要的后遗症。

(5) 预防：使用安全套可以大大降低但不能消除将 HPV 传播给未感染伴侣的风险。9 价 HPV 疫苗可有效预防 HPV-6 和 HPV-11 相关的生殖器疣，HPV-16 和 HPV-18 相关的宫颈不典型增生，以及许多由不常见的血清型引起的宫颈病变。建议年龄在 9 ～ 26 岁的女性和男性接种疫苗。男性可免受生殖器疣和肛门癌的侵害，而这些肿瘤在进行肛交的男性中发病率是显著增加的（参见第 10 章）。

(6) 治疗：阴茎、外阴道或外阴病变可行局部治疗。治疗可能需要每周一次，持续 4 ～ 6 周。有经验的医生应治疗内部和宫颈病变（表 44-1）。治疗可以清除可见的病灶，但不一定能够完全清除病毒，也不清楚是否可以通过治疗减少 HPV 的传播。

如果不加以治疗，疣体可能会消退或保持不变，但也可能出现疣体增大或数量增多。在大多数患者中，治疗可使疣体消退。大多数复发发生于疗后 3 个月内。对存在宫颈抹片涂片异常患者进行适当的随访，对于任何监测有无恶性进展至关重要。

9. *其他病毒感染*

(1) 肝炎（参见第 22 章）。

在美国，病毒性肝炎主要为以下三种：甲型肝炎（hepatitis A，HAV）、乙型肝炎（hepatitis B，HBV）和丙型肝炎（hepatitis C，HCV）。这几种肝炎均有可通过性行为传播。HAV 可通过粪 - 口和肛门接触传播。HBV 和 HCV 都可通过与血液或体液接触传播。近期数据显示，经由 MSM 方式传播的 HCV 病例数量增加；但相比而言，HBV 较 HCV 更易通过性传播。

针对 HAV 和 HBV 的全民免疫计划已使此类疾病的流行率下降。但是，在实施疫苗接种计划之前出生的个体，尤其是高危人群（多个性伴侣或 MSM）应接种疫苗。

(2) 人类免疫缺陷病毒（参见第 41 章）

1）概况：在 2017 年，在美国新发感染 HIV 感染者中，有 21% 为 13 ～ 24 岁的青少年和年轻人。数据表明，与年长的艾滋病病毒感染者相比，青少年和年轻人往往意识不到自己已被艾滋病病毒感染。由于从感染艾滋病病毒至发展为艾滋病患者之间的潜伏期很长，因此可以认为，许多艾滋病病毒阳性的年轻人在青春期就已经感染了 HIV。CDC 公布的发病率数据表明，与男性发生性关系的年轻男子仍然是发病风险最高的人群，尤其是有色人种。在这一年龄段，年轻妇女约占感染者的 13%，其中以黑种人和西班牙裔妇女比例为高（与相应人群人口数量相比）。感染艾滋病病毒的风险因素包括近期感染性传播感染，不经常使用安全套，进行插入性或接受性肛交（男性和女性），近期生殖器 HSV 感染，从事性工作（即以金钱或毒品进行性交易），静脉注射毒品、吸食可卡因游离碱或甲基苯丙胺（冰毒），无家可归以及性虐待的受害者（男性）。

无论是异性恋、同性恋还是双性恋的性行为活跃的青年，都应有感染艾滋病病毒的风险。美国 CDC 和美国预防服务工作队（United States Preventative Services Task Force）建议为青少年至少提供一次 HIV 检测。然后根据个人感染风险来确定重复检测的频率。针对青少年 HIV 筛查项目中还应包括其他性传播感染筛查和治疗、妊娠试验及常规健康评估。大多数州都允许青少年接受 HIV 检测和治疗，但提供检查者还应事先了解其所在州的相关法律规定。

2）临床表现

a. 症状和体征：青少年感染 HIV 后，可能无症状，也可能出现急性逆转录病毒综合征，并以暴露后 2 ～ 6 周时最为明显。表现为约 50%的患儿出现发热、乏力和上呼吸道症状，通常无法与其他病毒性疾病相鉴别。较为特异的体征包括多发性淋巴结肿大、病毒疹、口腔和生殖器溃疡、无菌性脑膜炎和鹅口疮。急性期后，可能很多年不会出现相关症状和体征。

b. 实验室检查：2014 年，美国 CDC 更新了有关 HIV 筛查推荐方法。新方法采用 ELISA 试验联合 Western Blot 试验的序贯检测方法，能够有效性识别早期 HIV 感染。对于血清或血浆样本，推荐使用 HIV

1/2 抗原 / 抗体组合免疫测定法做筛查试验。此方法可检测到针对 HIV-1 和 HIV-2 以及 HIV-1 p24 抗原的抗体；anti-HIV-1 p24 可在 HIV 感染后约 3 周内产生。此方法可同时检测既往感染和早期感染。

如果怀疑存在急性 HIV 感染，则使用 PCR 技术检测 HIV 的 RNA 或 DNA。常规血清学试验在 2 ～ 3 周或更长时间内可能不会呈现阳性。如果检测 RNA 的病毒载量＜ 3000 拷贝 /ml 时有假阳性的可能，须重复检测。

3）治疗：当青少年确诊感染 HIV 后，最重要的是与他们保持联系以便施行医疗照护。数据显示，保健机构为青少年感染者提供了综合性的、多学科护理的医学照护环境。这些机构提供了情绪支持，预防保健，减少感染风险，获得参加相关研究的机会，以及指导何时开始进行抗逆转录病毒治疗等全方位的帮助。

（3）艾滋病病毒后暴露预防：青少年可能会在遭到殴打或遭遇高风险性行为后向非职业性 HIV 暴露后预防（nonoccupational HIV post exposure prophylaxis，nPEP）的医疗保健提供者寻求帮助。性攻击或性虐待可导致艾滋病病毒感染，但风险较低。与 HIV 病毒阳性者发生肛交，感染 HIV 的风险估计为 0.5%～ 3%；经阴道性交风险低于 0.1%～ 0.2% / 次；口交可传染 HIV，但风险不详。在以下特定情况下会增加 HIV 传播风险，包括：阴道黏膜损伤，插入式的肛交或口交；皮肤黏膜暴露于射出的精液；射出精液中 HIV 的病毒载量；性袭击者或性伴侣感染 HIV 的时间；任何一方均存在有性传播感染疾病，既往有生殖器 HSV 感染或其他生殖器疾病。如果感染者经抗逆转录病毒治疗且治疗有效，则另一方被感染的风险将大大降低。

医疗保健工作者在提供 nPEP 服务时应考虑到发生 HIV 的可能性，治疗的潜在收益和风险取决于从暴露到开始治疗时间长短。了解性接触者艾滋病患病情况将对评估 nPEP 相关帮助甚大。 CDC 提供了用于评估是否使用 nPEP 的公式。通常，在接触后超过 72h 即不建议使用 nPEP。如果患者希望依旧采用 nPEP，则应根据 CDC 相关指南进行临床管理。医师应意识到此类青少年在获取 nPEP 上存在的“结构性障碍”（structural barriers），以及药物的副作用，治疗过程中停药率会很高。

（4）艾滋病病毒暴露前预防：2014 年，美国公共卫生服务局（U. S. Public Health Service）发布了有关在美国 HIV 暴露前预防（preexposure prophylaxis，PrEP）指南。该指南是在美国食品药品监督管理局（Food and Drug Administration，FDA）根据两项大型国际性的试验——联合使用两种 HIV 抗逆转录病毒药物 [替诺福韦和恩曲他滨（TDF-FTC）] 用作 PrEP 结果的基础上提出的。2018 年，美国 FDA 批准 TDF-FTC 作为体重 ≥ 35kg 且无肾功能损害个体的 PrEP 用药。初步研究显示药物在预防 HIV 感染高风险的未成年人中的具有安全性和可接受性；尽管受试者在研究开始对药物的接受度很高，但随着随访时间延长依从性逐渐下降，这表明此类治疗可能需要加强对服药者依从性方面的关注和把控。在为有感染风险的未成年人提供 PrEP 服务前应咨询在此领域具有经验医师，并了解其所在州对于“未经父母同意即提供预防性 HIV 药物”方面的法律问题。

10. 体外寄生虫感染

（1）阴虱：阴虱（*Pthirus pubis*）生活在阴毛中。阴虱可以通过人与人之间的密切接触而传播。患者主诉瘙痒，还可主诉见过虫体。检查阴毛区可发现虱子在阴毛之间爬行或附着在阴毛上。仔细检查还可会发现粘在毛干上的胶状物质（1 ～ 2mm）即为卵囊或卵。有关治疗，请参见表 44-1。

（2）疥疮：疥疮由疥螨导致。疥螨比虱子小。可以通过发现特异性的“隧道”来诊断疥疮感染。隧道是疥螨为产卵而在皮肤表面挖掘而产生的。疥疮可以通过性传播时皮肤与皮肤的紧密接触而传染，皮损往往出现在耻骨区、腹股沟、小腹或大腿等处。疥疮的皮损还有红斑和鳞屑，且伴严重瘙痒，尤其是在夜间。有关治疗方法请参见表 44-1。口服伊维菌素具有较好的效果，也作为严重感染者的治疗选择。

用乳液或洗发水处理病损区域时，需要在说明书要求在指定的时间内覆盖整个区域。通常使用一种治疗药物即可消除感染，但个别时候可能需要使用第二种治疗药物。床单和衣物必须用热水清洗。感染前一个月内的有过性接触者、生活中亲密接触者或家庭接触都应进行检查和治疗。

（译者：孙立元）

第 45 章
旅行用药

Suchitra Rao, MBBS, MSCS

一、简介

每年有 2700 万美国人出国旅行，其中 1/3 前往发展中国家。50% ～ 70% 的旅行者会在出国旅行期间患病。与家人一起旅行的儿童数量持续增加。出行的儿童尤其容易受到传染病、外伤和其他健康问题的影响，这些问题随着目的地的不同而不同。携带儿童和婴儿旅行的准备工作应考虑到目的地的特定风险、潜在的医疗问题，以及常规疫苗和旅行相关疫苗的接种。鉴于需要对任何与旅行相关的疫苗产生有效的免疫反应，最好在旅行前至少 1 个月进行出行前咨询。参与出行前咨询的医生应关注表 45-1 中所列出的问题。

表 45-1　旅行准备——旅行的具体问题

疫苗接种（适应证、安全性和耐受性）
防虫措施（防护服、驱虫剂、蚊帐、杀虫剂的使用）
疟疾药物预防（特定疗法的益处与潜在的不良反应）
食物和水的预防措施以及水媒疾病带来的环境风险
旅行者腹泻和自我治疗
健康保险 / 疏散保险
预防外伤和汽车安全座椅
旅行期间获得医疗服务
高原反应
目的地疾病暴发
气候
时差
动物暴露、动物造成的外伤
一般健康和常规疾病
服装和鞋类
处方复件、疫苗接种记录、医生证明、药物清单
旅行专用药
安全性行为咨询
急救包
预防犯罪与人身安全

二、儿童和婴儿旅行准备

旅行计划　应告知父母和看护者，如果单次旅行行程次数有限，旅行时间相对较短，并且预计会出现旅行延误，那么带着儿童和婴儿的旅行会更愉快。对延误和其他问题的应对计划应包括带上新的或儿童和婴儿喜爱的玩具，或者通过玩游戏来分散孩子的注意力，并且携带额外的食物和饮料、换洗衣服及退烧药。

（1）旅行期间的医疗护理：获得家庭旅行目的地当地医疗保健提供者的姓名和地址是很有用的。可以从旅行医学从业者或国际旅行医学学会的会员名录中获得。国际旅行者医疗援助协会网站（www.iamat.org）是另一个有用的资源，该网站拥有精通英语的全球供应商目录。大力提倡旅行保险，不仅应包括目的地的医疗保险，保险中还应提供 24h 服务热线，提供讲英语的医生和医院的信息，安排并支付因当地无法提供必要治疗而需转至其他医疗机构的费用。在紧急情况下，父母和看护者应该带儿童去当地最大的医疗机构，那里更可能会有儿科病房和外伤服务。

（2）外伤：是旅行儿童患病和死亡的常见原因。父母应该租赁更大、更安全的车辆，并尽可能使用汽车安全座椅。然而，在许多发展中国家不提供汽车安全座椅，所以看护者可能需要在旅行时携带自己的安全座椅。出租车通常没有安全带，所以可能有必要通过提前打电话来要求出租车携带安全带。

（3）航空旅行：健康的足月婴儿可以乘坐商用增压飞机旅行。乘飞机旅行时风险较高的儿童可能包括早产儿和患有慢性心脏病或肺部疾病的儿童，因此需要向治疗的专家进行适当的咨询。许多父母要求在旅行中给孩子使用镇静剂，虽然不建议这样做，但最广泛使用的药物是苯海拉明。因为特异反应和过量服用会导致抗胆碱能综合征或反常的刺激作用，所以建议在旅行前尝试一次试验剂量。

（4）耳痛：儿童和婴儿在商用飞机的上升和下降过程中经常会感到耳痛，这是中耳压力的变化引起鼓膜收缩或突出所致。缓解或减轻耳痛的方法包括咀嚼、吞咽、哺乳和奶瓶喂养。

（5）晕动病：近 60% 的儿童在旅途中会晕车。年龄较大的儿童症状与成人相似（如恶心、上腹部不适、头痛、全身不适），但5岁以下儿童的主要症状可能是步态异常。非药物预防策略包括：在出行前至少3小时吃清淡的食物；旅行前避免乳制品和高热量、高蛋白质、高钠的食物；坐在后座中间的位置，如果年龄合适可坐在前排；注意力聚焦于一个稳定的物体或地平线上；避免阅读或其他视觉刺激；闭眼；呼吸新鲜空气；限制头部过度运动。对儿童的药物干预还没有得到很好的研究，但如有必要，抗组胺药如苯海拉明被推荐用于12岁以下的儿童，东莨菪碱可用于12岁以上的儿童。然而，这些药物并不是基于证据推荐的。

（6）高海拔：急性高原病在儿童和成人中同样常见，但可能由于其微妙的表现而未被识别，如无法解释的精神紧张或食欲和睡眠模式的变化。高海拔肺水肿（HAPE）见于前往高海拔地区旅行的儿童；也可发生于生活在高海拔地区、长时间下降后返回高海拔地区的儿童。轻微的高原反应可以通过休息和补充液体或镇痛剂如布洛芬或对乙酰氨基酚来治疗。与成人相比，儿童的高海拔病比较温和，也更容易痊愈，所以通常不需要预防。乙酰唑胺尚未在急性高原病儿童中进行研究，但在该年龄组中是安全的，并已用于预防和治疗。儿科剂量为5mg/（kg·d）（最大125mg），每天分2次，从上升前1d开始，在高海拔地区持续2d。

（7）药物/急救包：旅行时，小型医疗包很有用。该工具包应包括儿童在家患病的药物、旅行专用物品和常用的急救物品（表45-2）。应在旅行前将药物购买齐全，因为在某些目的地获得的药物可能质量差或含有有毒物质。

表45-2 国际旅行急救包

药物
预防疟疾
对乙酰氨基酚和布洛芬
抗生素
抗组胺药
外用制剂
氢化可的松软膏
抗生素和抗真菌软膏
驱虫剂
防晒霜
抗菌肥皂/含酒精洗手液
消毒湿巾
其他
蚊帐
温度计
药物勺子和杯子
粉末形式的口服补液盐
无菌棉球、棉塞涂抹器
镊子、剪刀、安全别针
净水药片
纱布绷带
胶带——防过敏、防水
三角绷带/吊带/夹板
压舌板
黏性绷带
手电筒
急救手册
处方复印件、药物清单、保险范围的复印件

续表

三、疫苗接种——为旅行而改良的常规儿童疫苗

许多可通过疫苗预防的疾病仍然在发展中国家流行，而且在这些疾病被认为罕见的地区仍会存在疫情暴发。有些疫苗的接种时间表可能会因旅行而加速，有些疫苗可以在推荐的年龄之前接种。与旅行相关的儿童疫苗接种遵循第10章中概述的常规疫苗接种时间表。推荐的时间间隔平衡了疾病的高风险年龄和婴儿免疫反应。推荐的最小剂量间隔列于表45-3。一些早期免疫接种的障碍是来自母亲的抗体会干扰婴儿产生抗体反应的能力，特别是对活疫苗的抗体反应，以及2岁以下的婴儿对某些免疫原缺乏T细胞依赖的免疫反应。轻微发热性疾病不是常规或旅行疫苗的禁忌证，也不应导致疫苗延期接种。活疫苗应一起接种或间隔30d或更长时间接种。

1. *白喉-破伤风-无细胞百日咳疫苗* 由于患白喉、破伤风和百日咳的风险较大，建议在前往发展中国家之前进行免疫接种。在一些土壤粪便污染严重的发展中国家，破伤风的风险很高。婴儿应在6周大时接受第一次白喉-破伤风-无细胞百日咳疫苗（diphtheria-tetanus-acellular pertussis，DTaP）以获得充分的免疫反应，随后两次剂量间隔4周。第三次给药后可获得充分的保护。第四次给药可在第三次给药后6～12个月进行，前提是儿童年龄在12月龄或以上。Tdap得到许可被推荐给11岁以上的儿童接种。青少年和成人看护者是将百日咳传播给幼儿的主要媒介，应接受一次Tdap强化治疗。如果距最后一次给药时间已超过5年，则应考虑对儿童和青少年使用加强剂，以尽量减少感染破伤风风险。如果11岁以上的儿童之前没有接受过Tdap，则首选Tdap而不是Td。

2. *乙型流感嗜血杆菌疫苗* 儿童旅行时接种b型流感嗜血杆菌（haemophilus influenzae type b，Hib）的适应证与美国居民相同。如果以前未接种疫苗，15

表 45-3 加速接种计划

疫苗	首次接种的最低年龄	第二次接种间隔的最短时间（周）	第三次接种间隔的最短时间（周）	第四次接种间隔的最短时间（周）
MMR	12 月龄[a]	4	—	—
乙型肝炎	出生时	4	8[b]	—
DTaP	6 周	4	4	6 个月
Hib	6 周	4	4	8[c]
IPV	6 周	4	4	6 个月[d]
MCV	6 周[e]	8	[e]	[e]
MPS4	2 岁[e]	5 岁	[e]	[e]
PCV	4 周	4	4	8
水痘	12 月龄	4	—	—
轮状病毒	4 周[f]	4	4[g]	—
甲型肝炎	1 岁	6 月龄	—	—

DTaP，白喉 - 破伤风 - 无细胞百日咳；Hib，b 型流感嗜血杆菌；IPV，脊髓灰质炎灭活疫苗；MCV，脑膜炎球菌结合疫苗；MMR，麻疹 - 腮腺炎 - 风疹；MPS4，脑膜炎球菌多糖疫苗；PCV，肺炎球菌结合疫苗

a 出国旅行的儿童可能在 6 月龄的时候就接种了疫苗。出发前，6 ～ 11 月龄儿童应在出发前接种第一剂麻疹减毒活疫苗。这将不计入他们的接种系列。在 12 月龄后仍需要接种两次剂量

b 第三次给药应在第一次给药后至少 4 个月，并且至少在 6 月龄时给药

c 如果第三剂在 4 岁后给药，不需要给予第四剂

d 推荐在 6 ～ 18 月龄时接种，最后一剂的最小年龄为 4 岁

e Hib-MenCY 至少于 6 周龄时接种，Menatra（MCV4D）至少于 9 月龄时接种，Menveo （MCV4-CRM）至少于 2 岁时接种。重复接种取决于宿主状态和持续的风险因素

f 这与包装说明书不同，但由制造商保存的数据进行验证

g 如果使用罗特威（Rotarix），则不需要第三剂

个月以下的婴儿应在旅行前接受至少两次接种。最早可在 6 周龄时开始加速接种计划，第一、第二和第三次注射间隔 4 周，第三和第四次注射间隔至少 8 周。

3. *甲型肝炎疫苗* 甲型肝炎是全球最常见的可通过疫苗预防的疾病之一，前往发展中国家前应提前接种疫苗。甲型肝炎在发达国家不太常见，因此来自这些地区的儿童在前往高危地区旅行时可能容易感染。尽管建议间隔 6 ～ 12 个月注射两剂疫苗，但如果在出发前至少 2 周注射一剂疫苗，则可在旅行期间提供保护。在美国，最早接受治疗的年龄是 1 岁。如果在旅行咨询后的 2 周内旅行，免疫球蛋白（Ig）（0.1ml/kg，IM）可与甲型肝炎疫苗同时使用，或者用于保护旅行 1 个月以上的 1 岁以下儿童，或者予 0.2ml/kg 用于保护旅行 2 个月以上的儿童。在高危环境中持续旅行，可每 2 个月给予额外剂量（0.2ml/kg）直到 1 岁，此后应鼓励接种疫苗。免疫球蛋白干扰麻疹 - 腮腺炎 - 风疹（MMR）和水痘疫苗接种，所以这些疫苗应在免疫球蛋白使用前 2 周接种。

4. *乙型肝炎疫苗* 乙型肝炎高度流行的地区包括亚洲大部分地区、中东、非洲和亚马孙盆地。未接种疫苗的儿童如果接受未经 HBV 表面抗原筛查的输血，或接触未经消毒的医疗或牙科设备，就会面临风险。前往发展中国家的儿童应该在出发前接种疫苗。加速接种方案是可能的，第二次给药间隔至少为 4 周，第三次给药在第二次给药后至少 8 周。第三剂不应在 24 周龄之前给药。

5. *流感疫苗* 儿童在旅行中极易感染呼吸道疾病。建议在流感季节（北半球的 9 月至次年 3 月，南半球的 4 ～ 8 月，以及热带地区全年）旅行时接种流感疫苗。美国现有的疫苗可能无法预防在南半球流行的新毒株。建议至少 6 月龄的儿童接种流感疫苗；9 岁以下的儿童如果在之前的季节中没有接种或接种过一次疫苗，则需要至少间隔 4 周接种两次疫苗。目前的疫苗是肌内注射的三价或四价灭活疫苗（inactivated vaccine，IIV）和鼻内滴注的四价减毒活疫苗（live attenuated vaccine，LAIV）。最好在出发前至少 2 周接种疫苗。在美国，从春末到初秋，每年的季节性流感疫苗可能无法常规接种，这段时间旅行者可能需要接种疫苗可去一些旅行诊所进行接种。4 月至 9 月期间旅行并在前一个秋天接种过疫苗的人不建议重新接种疫苗。

6. *麻疹 - 流行性腮腺炎 - 风疹疫苗* 麻疹在世界许多地区仍然流行，包括欧洲、非洲和亚洲，世界各

地继续发生疫情。易受感染的旅行者是疫情传入美国的重要原因。建议美国境外旅行的6月龄儿童在出发前至少2周接种疫苗，因为母体抗体可能会干扰免疫应答，所以12个月前的任何剂量都不算作足够的两剂系列疫苗。这些婴儿在12～15月龄时仍需注射一剂麻疹-腮腺炎-风疹（measles-mumps-rubella，MMR），在4～6岁时需注射第二剂。第二剂的目的是保护那些第一次没有反应的个体（约5%）。如果需要一个加速接种时间表，两个剂量必须间隔至少4周。

7. *脑膜炎球菌疫苗* 感染脑膜炎球菌病的最高风险是前往非洲脑膜炎地带（撒哈拉以南地区）的旅行者，特别是在旱季期间，以及前往麦加朝圣的旅行者。值得注意的是，由于接种A群脑膜炎球菌病疫苗，该地区脑膜炎球菌病正在减少。建议生活在脑膜炎高发地区或前往脑膜炎高发地区的2月龄及以上儿童接种疫苗。疫苗必须在国际旅行前10d接种。对于9月龄以下的儿童，应使用MenACWY-CRM，对于9月龄以上的儿童，可以使用MenACWY或MenACWY-D。在2～6月龄时开始接种疫苗需要四剂系列疫苗；7～23月龄的儿童需要至少间隔8周的两次剂量系列，2～55岁则需要一次剂量。儿童的保护期限为3年，成人为5年，对于持续接触和有风险的宿主，建议使用加强针。

Hib-MenCY-TT已获准为6周至9月龄的儿童接种疫苗。Hib和脑膜炎奈瑟球菌血清群C结合疫苗获准用于6周以下婴儿。这两种疫苗不应用于前往脑膜炎地带或朝圣的儿童，因为血清A群是这些地区的主要微生物。

以前接种过疫苗的9个月大的婴儿前往流行地区时，应再次接种MCV4疫苗。MPSV4适用于56岁以上的人群。由于1987年与朝圣有关的甲型脑膜炎奈瑟菌国际暴发及2000年和2001年的W-135，沙特阿拉伯政府要求前往麦加和麦地那朝圣的朝圣者接种脑膜炎球菌疫苗。有关建议接种脑膜炎球菌疫苗的地理区域的进一步信息可从http://www.cdc .gov/travel获得。

8. *肺炎球菌疫苗* 儿童在旅行时接种肺炎链球菌的适应证与常规接种相同。建议5岁以下儿童接种13价肺炎球菌结合疫苗（PCV 13）。对于已完成PCV 7系列的5岁或5岁以下儿童，建议额外增加一次PCV 13。前三次剂量之间的最小间隔为4周，第三次和第四次剂量之间为8周。此外，肺炎球菌多糖（pneumococcal polysaccharide，PPSV23）推荐用于有某些潜在疾病的2岁以上的儿童和成年人，以及65岁或以上的所有成年人。

9. *脊髓灰质炎疫苗* 野生型脊髓灰质炎仍在亚洲和非洲地区传播，在阿富汗和巴基斯坦仍继续存在地方性传播；疫苗衍生的脊髓灰质炎在其他地区传播。在前往发展中国家之前，应完成脊髓灰质炎灭活疫苗（inactivated polio vaccine，IPV）的充分免疫接种。IPV的最低使用年龄为6周。每剂之间的推荐间隔为4周。对于正在前往最近流行脊髓灰质炎地区的看护者，应额外给予一剂IPV终生剂量（第五剂）。

10. *轮状病毒疫苗* 轮状病毒是全球婴幼儿严重肠胃炎的最常见原因，如果年龄合适，建议在旅行前接种完整系列疫苗。第一剂的最小和最大年龄分别为4周和14周、6d。关于较大婴儿的安全性数据不足。每剂之间的最小间隔是4周。

四、疫苗接种——旅行相关疫苗

1. *日本脑炎疫苗* 日本脑炎（Japanese encephalitis，JE）是由夜间叮咬的库蚊传播的黄病毒引起的。感染严重JE的风险很低，特别是对于那些将在流行地区短暂停留的旅行者，因为库蚊的感染率为3%或更低，并且只有1/200的JE感染会导致神经侵袭性疾病。JE的症状包括癫痫发作、瘫痪、昏迷和精神状态改变；50%的临床疾病患者会出现残余神经损伤（见第40章）。重症患者的病死率为30%。大多数症状发生在10岁以下的儿童和老年人。危险区域在亚洲、俄罗斯东部、西太平洋的一些地区，以及澳大利亚的托雷斯海峡群岛。旺季是在4月到10月，雨季期间和雨季之后。在美国获准使用的JE疫苗是Ixiaro，一种Vero细胞培养的灭活衍生疫苗。它于2013年5月被批准用于2月龄及以上的儿童，包括两剂，间隔28d给药。成人和3岁及以上儿童每剂0.5ml，2月龄至2岁儿童每剂0.25ml。建议计划在乙脑传播季节在流行地区停留至少1个月的旅行者接种乙脑疫苗。下列情况下也应考虑接种疫苗：①前往非城市地区参加户外活动的短期旅行者；②前往JE疫情持续暴发地区的游客；③不确定具体目的地、活动和旅行时间的前往流行地区的旅行者。

2. *狂犬病疫苗* 狂犬病在世界各地都有发现，通过被感染动物的咬伤或被唾液污染的抓痕感染。犬类狂犬病在非洲、亚洲和中南美洲的部分地区高度流行（RabNet—www.who.int/rabies/rabnet/en/—提供了特定国家的动物和人类数据），其中40%的狂犬病发生在14岁以下的儿童身上。这种增加的风险是因为儿童被动物吸引，更有可能被咬，并且可能不会报告与动物的轻微接触。旅行者中的大多数狂犬病病例是通过被感染的犬、猫或猴子（尤其是那些生活在亚洲部分地区寺庙附近的人）咬伤而发生的。其他能传播疾病的动物包括蝙蝠、猫鼬和狐狸。

狂犬病疫苗可用于暴露前和暴露后的预防。建议前往狂犬病流行地区的旅行者和那些有职业或娱乐接触的人（如洞穴探险者）接种狂犬疫苗，尤其是在旅行时获得医疗保健有限的情况下。对于前往发展中国家的旅行者来说，被可能患有狂犬病的动物咬伤的风险高达2%。现有的3种灭活病毒疫苗可在接触前第0、7、21或28天分3次给药。暴露前接种疫苗可能不完全具有保护作用；如果发生高风险咬伤，则需要进一步的剂量。给药的最低年龄为1岁，保护期为2年。用甲氟喹或氯喹预防疟疾应在完成接种狂犬病疫苗系列后1个月开始，以避免干扰免疫反应。

建议旅行者避开动物是很重要的，用冲洗法彻底清洗咬伤伤口至少5min。如果未接种疫苗的个体被咬，需要在第0、3、7和14天注射狂犬病免疫球蛋白和四剂疫苗，最好在接触后24～48h内注射。对于已完全接种狂犬病疫苗的儿童，应在接触狂犬病的第0天和第3天给予两次加强剂量，而不需要使用狂犬病免疫球蛋白。

3. *黄热病疫苗* 黄热病是一种通过蚊子传播的黄病毒，见于撒哈拉以南非洲及赤道南美洲的城市和农村地区。在感染病毒的人中，15%是中度到重度感染。已获批准的17D减毒活疫苗非常有效。必须在前往流行地区的10d前注射，以便产生保护性抗体。许多国家在前往疫区旅行后再入境时都要求使用该疫苗，接种疫苗的情况应记录在2007年12月起提供的国际疫苗接种证书中（wwwnc.cdc.gov/travel/yellowbook提供了建议接种黄热病疫苗的最新国家名单）。因此，接种只在有认证的诊所进行。疫苗是皮下注射的，单次注射就能获得终身免疫。自2016年7月1日起，一份完整的国际疫苗接种或预防证书在疫苗的整个生命周期内有效，即使最后一次接种疫苗是在10年之前，各国也不能要求重新接种疫苗作为入境的条件。建议最低接种年龄为9月龄，不应给6月龄以下的婴儿接种疫苗，因为这增加了脑炎的风险（每1000次接种中出现0.5～4例）。60岁以上的成年看护者患严重疫苗相关疾病的风险也更高。在决定对6～8月龄的婴儿进行免疫接种时，必须平衡婴儿暴露风险与疫苗相关脑炎风险。鸡蛋过敏或免疫抑制患者[包括CD4 T淋巴细胞计数＜200/mm^{3}的人类免疫缺陷综合征（HIV）患者或有胸腺疾病或胸腺切除术史的人群]禁用该疫苗。这些旅客可能需要医疗豁免书。除了年龄限制外，无症状艾滋病病毒感染和CD4 T淋巴细胞计数200～499/mm^3、妊娠和哺乳期女性也应谨慎接种。不良反应包括脑炎（＞60岁老年人每百万人中15例）和多系统疾病（老年人中每百万人5例）。目前美国制造的黄热病疫苗短缺。在一项正在研发的新药计划下，某些旅行诊所可获得法国生产的一种类似的替代疫苗。提供黄热病疫苗的诊所名单可在CDC的旅行者健康网站（https:// wwwnc.cdc.gov/travel/page/search-for stamaril-clinics）获得。

4. *霍乱疫苗* 霍乱是由霍乱弧菌（O1或O139血清群）引起的急性水样腹泻。全球大流行在发展中国家继续发生。2016年，前往霍乱疫区的18岁及以上旅行者推荐口服霍乱疫苗。美国唯一可用的霍乱疫苗是CVD 103-HgR（Vaxchora），这是一种针对血清组O1的活疫苗。该疫苗不适用于儿童。

5. *伤寒疫苗* 旅行者感染伤寒的风险是（1～10）：100 000，具体风险取决于目的地。面临风险的地区包括南亚、西非和北非、南美和拉丁美洲。前往印度次大陆的旅行者面临的风险最大。该疫苗推荐给长期前往流行地区、偏离标准旅游路线、免疫功能低下、南印度血统的旅行者以及胆石症患者。现有两种疫苗：荚膜多糖（ViCPS）和减毒活疫苗（Ty21a）。ViCPS在旅行前2周肌内注射。该疫苗的最低接种年龄为2岁；2年的有效率为75%。与其他疫苗相比，ViCPS报告的发热、头痛、严重的局部疼痛和肿胀的频率更高。Ty21a是一种口服胶囊疫苗，每隔1d口服一次，共4次。该计划需要在出行前1周以上完成才能生效。胶囊应冷藏而不是冷冻，不得与温度高于37℃的液体一起服用。6岁以上儿童可使用；5年内有效率为80%。在免疫缺陷人群中禁用。在接受抗生素后，应将剂量延迟72h以上，因为抗生素会干扰疫苗菌株的生长。甲氟喹、氯喹和预防剂量的阿托伐醌-丙胍可与伤寒疫苗同时使用。

6. *结核病* 旅行者罹患结核病的风险增加，特别是在访问非洲、亚洲、拉丁美洲和苏联时。前往结核病高发国家的长期旅行者的风险高，而卫生保健工作者的风险最高。许多国家在出生后不久就接种卡介苗（Bacillus Calmette-Guérin，BCG），但美国并非如此。它可以预防粟粒性肺结核和脑膜性肺结核，但不能预防肺部疾病，仅对1岁以下儿童有效。如果5岁以下的儿童长期处于高危区域，且结核菌素皮肤试验[结核菌素皮肤试验（tuberculin skin test，TST）或干扰素-松弛素释放试验（interferon-γ release assay，IGRA）]呈阴性，则可考虑采用这种方法。不应给免疫抑制的人接种。卡介苗在美国并不广泛使用，但在旅行目的地国家可以使用。一个比较可取的选择是，前往高流行地区的旅行者在旅行前和返回后3个月进行结核病检测。应该指出的是，活病毒疫苗可能会造成一种麻痹状态，在这种状态下，结核病检测可能会出现假阴性。因此，测试应在注射活疫苗的同一天或至少28d后进行。

五、旅行者腹泻

腹泻是发展中国家旅行者最常见的疾病之一。儿童的风险最高，通常比成年人的病情更严重、时间更长。旅行者腹泻在成人中被定义为24h内3次或3次以上的稀便，加上发热、恶心、呕吐或腹部绞痛。儿童旅行者没有严格的定义，因为儿童时期大便的模式、一致性和频率各不相同。对旅行儿童来说，一个有用的定义是正常大便模式的改变，频率增加（每24小时至少3次大便），稠度降低至未成形状态。大多数疾病会在3～5d痊愈，并发生在旅行的前2周。产肠毒素大肠杆菌（Enterotoxigenic *Escherichia coli*，ETEC）是最常见的原因，占病例总数的1/3。表45-4列出了其他涉及的病原体。旅行前的咨询包括教育和注意食物处理、食物和水的消耗以及在生病时提供自我治疗。

表45-4 导致旅行者腹泻的病原体

病原体
细菌
产肠毒素大肠杆菌（ETEC）
肠聚集性大肠杆菌
沙门氏菌属
志贺菌属
空肠弯曲菌
气单胞菌属
准单胞菌属
霍乱弧菌属
非霍乱弧菌属
产肠毒素性脆弱类杆菌
病毒
轮状病毒
诺如病毒
札幌病毒
寄生虫
蓝氏贾第鞭毛虫
卡伊坦环孢菌
人隐孢子虫
痢疾阿米巴

1. 预防　旅行者应该寻找具有良好安全声誉的餐馆；进食热的、彻底煮熟的食物；吃可以剥皮的水果和蔬菜；避免饮用自来水。还应该避免冰块、果汁、新鲜沙拉、未经高温消毒的乳制品、冷酱汁和配料、开放的自助餐、未煮熟的食物，以及路边摊贩的食物或饮料。应该在购买瓶装水之前检查瓶盖的完整性，以避免瓶装水里灌装自来水。提醒旅客如厕后和饭前洗手也很有用。当旅行期间受到限制时，家庭可以考虑使用含酒精的洗手液来代替肥皂和水。巴氏杀菌或煮沸的牛奶只要储存在适当的温度下被认为是安全的。如果牛奶的质量有问题，可能需要将奶粉与安全饮用水混合。虽然这些措施似乎合乎逻辑，应该被推荐，但无论是对成人还是儿童几乎没有证据表明这些措施可以预防旅行者腹泻。

2. 药物预防和治疗　治疗原则包括补充充足的液体和在需要时短期服用抗生素；对于严重或长期的疾病，应寻求医疗护理。

对于轻度疾病，补充液体是必需的，没有任何饮食限制。这可以通过口服补液补充常规饮食的疗法来实现。在旅行之前或在目的地，可以从药店买到与水混合的袋装干粉。如果没有，可以指导父母如何制作口服补液溶液（表45-5），或者使用运动饮料如佳得乐作为大龄儿童和幼儿的合适替代品。母乳喂养的婴儿除了接受口服补液疗法外，还应继续母乳喂养。

表45-5 口服补液溶液配方

配方
1/4茶匙（1.25ml）盐
1/4茶匙（1.25ml）碳酸氢钠[a]
2汤匙（30ml）糖
1升水

a 如果碳酸氢钠不可用，用另外1/4茶匙（1.25ml）的盐代替

呕吐的孩子更容易脱水，所以积极补液是至关重要的。父母应该感到放心，因为即使正在呕吐，一些液体也会被吸收。最好频繁使用少量液体进行补充，以防止进一步呕吐。

抗动力药洛哌丁胺通常用于成人，以尽量缩短症状持续时间，但不建议用于儿童，因为有发生不良事件的风险，如中毒性巨结肠、肠梗阻、锥体外系症状、幻觉和昏迷。次水杨酸铋可减少成人未成形粪便的数量。但儿科不建议常规使用阿司匹林，因为存在雷伊综合征的风险，18岁以下的儿童禁用阿司匹林，并且尚未确定儿童的铋剂量。

对于有细菌性胃肠炎症状和体征的儿童，如发热或大便带血，应考虑经验性抗生素治疗。儿童选择的药物是阿奇霉素（10mg/kg，每天口服一次，连续3d）。它是粉末形式，无须冷藏即可重新配制和储存。这是一个理想的选择，因为许多细菌性胃肠炎对环丙沙星的耐药性越来越强。经验性阿奇霉素目前还没有儿科试验，所以给药剂量的建议是基于药代动力学数据及非洲和泰国治疗痢疾的研究。虽然环丙沙星用于成人治疗，但目前不推荐用于儿童旅行者腹泻的治疗。

磺胺甲噁唑（TMP-SMX）已用于治疗儿童旅行者腹泻，但由于抗生素耐药性增加，不再推荐使用。

利福昔明是利福霉素的不可吸收衍生物，可有效治疗ETEC和其他非侵袭性肠道病原体所致疾病。因为它不被吸收，所以在肠腔中实现了高浓度，并且具有良好的安全性。它被许可用于12岁以上的患者，治疗剂量为200mg，每天3次，共3d。

不建议在儿童中预防性使用抗生素，因为存在为预防发病率有限的疾病而发生不良事件的风险，以及出现抗生素耐药性的可能性。基于成人研究的利福昔明是一种有用的药物预防剂，但价格较高，需要在儿科进一步研究。益生菌对预防旅行者腹泻的益处未经证实，最近对五项随机对照试验的荟萃分析显示没有益处。

六、疟疾预防（另见第43章）

疟疾是旅行者死亡中最常见的可预防的传染性疾病，也是归国旅行者发热的常见原因。儿童占输入性疟疾病例的20%。通过个人防护措施和药物预防，它在很大程度上是旅行者可预防的疾病。然而，没有任何方法是100%提供人保护的。感染疟疾的风险因季节、气候、海拔、蚊虫叮咬次数和目的地而异，其中大洋洲、非洲、印度次大陆和亚马孙地区的风险最高。

1. 预防蚊虫叮咬　疟疾是通过夜间叮咬的按蚊传播的。要避免蚊虫叮咬，从黄昏到黎明要待在有良好屏蔽和空调的房间里，穿衣服遮住手臂和腿，避免使用香皂、洗发水和香水。蚊帐非常有效，可以用在床上、游戏围栏、汽车座椅和婴儿推车上。也建议使用含有30%或更少避蚊胺的驱蚊剂，因为这个浓度可以提供5～8h的保护。如果使用得当，避蚊胺对于婴儿和2月龄以上的儿童是安全的。避开儿童的手、嘴或眼睛附近，最好在回到室内时洗掉。已经有使用避蚊胺的导致癫痫发作和中毒性脑病的病例报告，但是这些病例是由于误用而发生的。泽羊藿苷（也称为派卡瑞丁）是避蚊胺的替代品，在许多国家都有。浓度为20%的泽羊藿苷与含避蚊胺的产品一样有效。它没有避蚊胺的腐蚀性和油腻质地，美国儿科学会认为泽羊藿苷对儿童是安全的。然而，因为它相对较新，还缺乏避蚊胺的安全性，特别是对儿童。PMD是一种源自柠檬桉的植物驱虫剂，浓度为30%时与避蚊胺同等有效，可以用于6月龄以上的儿童。如果遵循指示，它被认为是安全的，并且被疾病控制和预防中心提倡使用。衣物和蚊帐可能会喷洒杀虫剂，如氯菊酯，即使定期清洗，也能提供2～6周的保护，但需要进一步的研究来确定其在儿童中的安全性。每8～12小时一次的避蚊胺和衣服上喷洒氯菊酯的组合对预防蚊虫叮咬的效果超过99%。

2. 药物预防　预防性药物通过在寄生虫引起疾病之前杀死寄生虫的无性血液阶段来抑制疟疾，因此在寄生虫从肝脏释放出来之前，血液中必须存在保护性水平的药物。因此，有必要在第一次可能的接触前开始预防，并在返回安全区域后持续足够长的时间。

抗疟药物的选择取决于儿童的年龄、耐药模式、对所选药物的限制、儿童吞服药片的能力、给药频率、费用、药物的可获得性，以及能否获得用于适当配药的综合药房。对于大多数儿童来说，每周一次的甲氟喹是更好的选择，任何年龄的儿童都可以使用。阿托伐醌/丙胍可用于儿科给药，但仅限于片剂。目前大多数国家都批准对体重超过5kg的儿童使用。多西环素（强力霉素）是另一种替代药物，但只能用于8岁或8岁以上的儿童，因为有牙齿染色的风险。氯喹是氯喹敏感地区（墨西哥、伊斯帕尼奥拉、中美洲、巴拿马运河西部和北部、北非部分地区、中东和中国）的首选药物。表45-6列出了儿科和成人用药剂量、副作用和其他关于疟疾药物预防的信息。

抗疟药物（除了阿托伐醌/普罗古尼）是苦味的，因此可能有必要将药物研磨成非常甜的食物，如巧克力糖浆或甜炼乳。婴儿可能需要由药房配制药物，将适当的剂量放入明胶胶囊中，然后由护理人员打开胶囊，将其混入食物或液体中。

七、拜访高风险地区的亲友（VFR）

返回本国的个人罹患旅行相关传染病的风险最高。60%的疟疾病例和75%以上的伤寒病例发生在这些旅行者中，VFR儿童患甲型肝炎的风险最高。原因如下：

- 在旅途中停留时间越长，旅行者怀孕或年轻人患病的可能性越大。
- 前往偏远的农村地区。
- 与当地人口密切接触。
- 由于熟悉自己的国家寻求（或遵循）旅行前建议的可能性降低。
- 自认为对感染有免疫力。
- 社会文化障碍——例如语言障碍，疾病的信仰体系，由于社会经济地位较低而使得疫苗和药物的费用相对较高。
- 在当地家庭吃饭和睡觉，而那里的卫生条件可能不太好。
- 使用高风险的交通工具。

因此，在讨论VFR旅行时需要强调某些问题。考虑到水传播感染的风险，如果其他安全饮用水价格偏高，到访的家庭应该将水和牛奶烧开；只食用加热后的食物和饮料；始终遵循正确的洗手技巧。疫苗接种建议和疟疾预防在VFR中更为重要，他们有更多机会感染接种疫苗可预防的疾病，如伤寒、狂犬病、黄热病和脑膜炎球菌感染。VFR接触结核病患者的风险更高，因此建议在旅行返回后大约3个月进行结核病检测。

表 45–6 疟疾预防

药物	用法	成人剂量	儿童剂量	用法说明书	注释
阿托伐醌 / 氯胍	对氯喹或甲氟喹耐药恶性疟原虫流行地区的预防	成人剂型每片含有250mg 阿托伐醌和 100mg 盐酸氯胍	儿童剂型每片含有 62.5mg 阿托伐醌和 25mg 盐酸氯胍	前往疟疾流行地区前 1 ～ 2d 开始。每天在该区域内的同一时间服用，并在离开该区域后服用 7d	严重肾损害（肌酐清除率＜ 30ml/min）者禁用 阿托伐醌 / 氯胍应与食物或牛奶饮料一起服用
		每日口服 1 片成人剂型	5 ～ 8kg：每日 1/2 片小儿片剂 ＞ 8 ～ 10kg：每日 3/4 片小儿片剂 ＞ 10 ～ 20kg：每日 1 片小儿片剂 ＞ 20 ～ 30kg：每日 2 片小儿片剂 ＞ 30 ～ 40kg：每日 3 片小儿片剂 ＞ 40kg：每日 1 片成人片剂		不推荐用于体重＜ 5kg 的儿童、孕妇和喂养婴儿体重 5kg 以下哺乳期妇女的预防，但要考虑是否有耐药区域（致电疾控中心）
					请勿与四环素、甲氧氯普胺、利福平或利福布汀一起服用（均可降低阿托伐醌浓度）
磷酸氯喹	仅在对氯喹敏感的恶性疟原虫地区进行预防	300 ～ 500mg（即含氯喹 150 ～ 300mg），每周口服一次（任何年龄或体重）	每周一次口服 8.3mg/kg（即含氯喹 5mg/kg），最高成人剂量。片剂无划痕	前往疟疾流行地区前 1 ～ 2 周开始。在该区域内的同一天每周服用一次，并在离开该区域后服用 4 周	禁止用于先前有视网膜或视野改变的人 可能会加重牛皮癣。苦味 干扰狂犬病疫苗反应 妊娠期无禁忌
多西环素	在对氯喹或甲氟喹耐药恶性疟原虫流行地区的预防	每日口服 100mg	8 岁：2mg/kg；成人剂量为 100mg/d。可用糖浆剂型	前往疟疾流行地区前 1 ～ 2d 开始。每天在该区域内的同一时间服用，并在离开该区域后持续服用 4 周	8 岁以下儿童和孕妇禁用 可能会降低口服避孕药的功效。光敏性
硫酸羟氯喹	在对氯喹敏感的恶性疟原虫地区，氯喹的替代品	400mg 盐（即含羟氯喹 310mg），每周口服一次	每周口服一次 6.5mg/kg（即含羟氯喹 5mg/kg），最高为成人剂量。片剂无划痕	前往疟疾流行地区前 1 ～ 2 周开始。在该区域内的同一天每周服用一次，并在离开该区域后服用 4 周	
盐酸甲氟喹	在对氯喹耐药恶性疟原虫流行地区的预防	每周口服一次，250mg（即含甲氟喹 228mg）	5 ～ 9kg：5mg/kg（即含甲氟喹 4.6mg/kg）每周口服一次。片剂有划痕 10 ～ 19kg：每周 1/4 片 20 ～ 30kg：每周 1/2 片 31 ～ 45kg：每周 3/4 片 ＞ 46kg：每周 1 片	前往疟疾流行地区前 1 ～ 2 周开始。在该区域内的同一天每周服用一次，并在离开该区域后持续服用 4 周（如果要评估可能需要改变的副作用，则提前 2 周开始服用）	禁用于对甲氟喹或相关化合物（如奎宁和奎尼丁）过敏的人群，以及患有活动性抑郁症、近期抑郁症史、广泛性焦虑症、精神病、精神分裂症、其他主要精神障碍或癫痫发作的人群。精神障碍患者慎用。不建议心脏传导异常的人使用。妊娠期间不禁忌。苦味

续表

药物	用法	成人剂量	儿童剂量	用法说明书	注释
磷酸伯氨喹（长期暴露于间日疟原虫和卵形疟原虫的旅行后预防）	用于预先抗复发治疗（晚期预防），以降低间日疟和卵形疟复发的风险	从疫区出发后，每天口服 52.6mg（即含伯氨喹 30mg），为期 14d	1.0mg/kg（即含伯氨喹 0.6mg/kg），直至成人口服剂量，离开疟疾地区后 14d 每天一次	伯氨喹假定抗复发治疗是在旅行者离开疟疾地区后的14d内进行的。当氯喹、多西环素或甲氟喹用于预防时，伯氨喹通常在暴露后预防的最后 2 周服用，但也可在药物治疗完成后立即服用。当阿托伐醌 / 丙胍用于预防时，伯氨喹可以在阿托伐醌 / 丙胍治疗的最后 7 天服用，然后再服用 7d，或者在阿托伐醌 / 丙胍治疗结束后服用 14d	适用于长期接触间日疟原虫和（或）卵日疟原虫的人（如传教士或和平队志愿者）。所有服用伯氨喹的人在开始服用这种药物前都应该有正常的 G6PD（葡萄糖 -6- 磷酸脱氢酶）水平。G6PD1 缺乏者禁用。也禁止在妊娠和哺乳期间使用，除非母乳喂养的婴儿具有记录的正常 G6PD 水平。也是特殊情况下预防的一种选择

八、艾滋病和性传播疾病（另见第41章）

青少年旅行者在旅行时可能会参与高风险的活动，使他们面临感染人类免疫缺陷病毒（human immunodeficiency virus，HIV）和其他性传播疾病（sexually transmitted diseases，STD）的风险。青少年旅行者应该被告知性传播疾病的风险，安全性行为，特别是避孕的重要性。提供乳胶避孕套和正确使用的说明。应告知他们，艾滋病病毒和性传播疾病也可能通过口交和非性行为感染，如静脉注射毒品、文身、穿孔、修脚和旅行时的牙齿护理。由于许多发展中国家没有足够的血库和输血方案，因此可能存在通过注射和输血传播艾滋病病毒及其他病毒的风险。事实上，10%～20%的国家筛查不充分。

如果接触到已知艾滋病病毒阳性者，建议使用抗逆转录病毒疗法，如果情况不明，也可以考虑使用抗逆转录病毒疗法，但抗逆转录病毒疗法在大多数国家可能难以获得（见第41章）。

九、归国旅行者的发热

前往发展中国家的旅行者中，有一半以上会在旅行中遇到与健康有关的旅行问题；8%的人返回后需要医疗护理。大多数人会出现常见的医疗问题，如上呼吸道感染、肺炎、尿路感染和中耳炎，其余的人会出现与旅行相关的感染。最常见的旅行相关疾病是疟疾（21%）、急性旅行者腹泻（15%）、登革热（6%）和伤寒/肠热病（2%）。与看护者一起旅行去拜访朋友和亲戚的儿童风险最大。新的病原体和一些传染病流行病学的变化给旅行者带来了新的风险——如埃博拉、禽流感、耐多药结核病、基孔肯雅病毒、寨卡病毒和利什曼病。

对有症状的归国旅客应立即全面评估与旅行有关的疾病，防止严重危及生命的疾病传播给密切接触者。初步评估应包括针对旅行路线的问题，包括到达和离开日期、具体活动、乡村和城市位置以及住宿。应获得有关淡水接触史（如某些地区的血吸虫病、钩端螺旋体病）、性接触、动物接触、活动或爱好、病人接触史以及食物和水源的具体信息。应寻求完整的药物治疗和疫苗接种史。尽管有疟疾药物预防和防蚊保护，但没有一种疗法是100%提供保护的。完整的体格检查应包括皮肤病学检查、眼部检查是否有巩膜黄疸、结膜注射或结膜瘀点，以及肝脾肿大或淋巴结病的评估。常规实验室评估包括全血细胞计数、红细胞沉降率、C反应蛋白、血清化学、肝酶谱和尿液分析。实验室评估还应关注威胁生命的疾病，如疟疾的厚涂片和薄涂片（最好相隔12h涂3次），以及伤寒的血培养。应根据病史、体格检查和初步实验室检查结果（表45-7）的指示进行特定测试。如果可能的话，有必要征求在国际旅行医学方面有经验的个人的意见。

发热是儿童在国际旅行后生病时最常见症状。表45-8总结了最常见的与旅行相关的发热感染原因。第40～43章对返乡旅行者可能出现的这些疾病的症状、体征、诊断和治疗进行了更详细的描述。

表45-7 回国旅行者发热的诊断评估

回国旅行者发热的诊断评估
常规
血液学
全血细胞计数
厚薄血涂片（最好每隔12h收集3次）
红细胞沉降率
C反应蛋白
电解质
肝功能试验
血培养
尿液
尿液分析
尿培养
特殊检查
血液学
特定病原体的血清学
粪便
血培养或PCR
粪便白细胞
贾第鞭毛虫和隐孢子虫抗原试验
艰难梭菌毒素（如抗生素暴露）
卵子和寄生虫检查
特殊检查（如粪便中溶组织内阿米巴抗原，特殊染色）
脑脊液
细胞计数，蛋白质，葡萄糖，培养，冷冻额外标本
恰当的抗体试验和PCR
影像学检查
胸透和腹部超声（如适用）
其他专业测试
PPD（纯化蛋白衍生物）或IGRA（γ干扰素释放试验）
晨胃抽吸（培养）或痰（培养或PCR）和AFB（抗酸杆菌）染色
支气管镜
乙状结肠镜、结肠镜
皮肤活检
骨髓抽吸
皮肤切片（如盘尾丝虫病）

表 45-8 归国旅行者的疾病

疾病	病原学	常见的症状和体征	通常的潜伏期	地理位置	传播方式
疟疾	恶性疟原虫	发热、头痛、肌痛、发冷、寒战	7～30d	撒哈拉以南非洲地区比世界其他地区更普遍，东南亚、南美洲、墨西哥也是如此	按蚊咬伤
疟疾	间日疟原虫	同恶性疟原虫	10～17d，最长1年	东南亚，撒哈拉以南非洲，南美，中美洲	同恶性疟原虫
疟疾	卵形疟原虫	同恶性疟原虫	16～18d	西非，菲律宾，印度尼西亚东部和巴布亚新几内亚。柬埔寨、印度、泰国和越南都有报道	同恶性疟原虫
疟疾	三日疟原虫	同恶性疟原虫	16～59d	撒哈拉以南非洲、东南亚大部分地区、印度尼西亚、西太平洋的许多岛屿以及南美洲亚马孙盆地的一些地区	同恶性疟原虫
疟疾	诺氏疟原虫	同恶性疟原虫	10～12d	东南亚	同恶性疟原虫
登革热	登革病毒	发热、肌痛、斑丘疹或瘀斑皮疹、关节痛	2～7d	澳大利亚北部、东南亚、墨西哥、中美洲、南美洲、波多黎各、佛罗里达群岛	被埃及伊蚊叮咬
伤寒	伤寒沙门氏菌	发热、不适、厌食症、腹部疼痛	10～14d	南亚、西非和北非、南美和拉丁美洲	进食受污染的食物 / 水
副伤寒	副伤寒肠炎沙门氏菌	同伤寒	同伤寒	同伤寒	同伤寒
血吸虫病	曼氏血吸虫、血原血吸虫、日本血吸虫	荨麻疹的皮疹、发热、头痛、肌痛、呼吸道症状	23～70d（平均1个月）	曼氏血吸虫——南美 埃及血吸虫——非洲、中东	被污染的水含有淡水螺
非洲蜱虫斑疹伤寒	立克次体	发热、头痛、肌痛、斑丘疹、不适	5～7d	非洲、中东、印度和地中海盆地	被硬蜱咬伤
恙虫病	恙虫病立克次体	发热、头痛、肌痛、可能的斑丘疹	10～12d	“恙虫病三角”——从日本北部和俄罗斯东部，到南部的澳大利亚北部，到西部的巴基斯坦和阿富汗	被恙螨咬伤（恙螨的幼虫阶段）
钩端螺旋体病	钩端螺旋体	发热、头痛、发冷、肌痛 恶心、腹泻、腹部疼痛、葡萄膜炎、淋巴结肿大、结膜充血	5～14d（平均10d）	全世界	接触家畜和野生动物的尿液、污染的水和土壤
巴贝虫病	田鼠巴贝虫，分歧巴贝虫，邓肯巴贝虫	发热、发冷、类似疟疾的症状	1～4周	欧洲、美国、亚洲、墨西哥、非洲的散在病例	硬蜱叮咬
黄热病	黄热病病毒	发热、发冷、头痛、黄疸、背痛、肌痛、虚脱、恶心、呕吐	3～6d	热带和非洲亚热带、南美洲、加勒比（位于赤道以北15°到以南10°的国家）	蚊子叮咬（埃及伊蚊和其他）
基孔肯雅病	小鸡病毒	发热、关节疼痛、斑丘疹、头痛、恶心、呕吐、肌痛	2～12d（通常为2～4d）	非洲热带和亚洲（东南亚和印度）	被伊蚊叮咬

续表

疾病	病原学	常见的症状和体征	通常的潜伏期	地理位置	传播方式
寨卡病毒病	寨卡病毒(ZIKV)	发热、红眼睛、关节疼痛、头痛、斑丘疹	3～12d	中美洲、南美洲、非洲、亚洲、南太平洋	被伊蚊叮咬
阿米巴病	痢疾阿米巴	发热、腹泻、右上腹疼痛	7～28d	全世界，但在发展中国家发病率较高	受污染的食物及水

（译者：黄琼辉）

第 46 章 化学和血液学参考区间

Melkon G. DomBourian, MD；Aimee LeDoux, MT（ASCP）；
Jordana E. Hoppe, MD；Robert Snyder, MT（ASCP）

实验室测试提供了评估患者病情和监测建议治疗所必需的有价值的信息。将化学和血液学测试结果与健康个体或接受类似治疗的个体进行比较，以确定临床状态和进展。过去，从统计学上来说“正常范围”这个术语传达了一些模糊性；“正态”一词也意味着一种特定的（高斯或正态）分布，从流行病学的角度来看，它意味着大多数人的状态，而大多数人不一定是理想人群或目标人群。这在描述胆固醇水平上最为明显，高于200mg/dl的值很常见，但并不理想。因此，国际临床化学和检验医学联合会（International Federation of Clinical Chemistry，IFCC）和美国临床与实验室标准化协会（Clinical and Laboratory Standards Institute，CLSI）建议使用术语参考范围或参考区间，以表明这些值与参考人群和临床状况相关。

参考范围是为特定的年龄、性别和性成熟程度而建立的；它们也被定义为特定的药理学状态、饮食限制和刺激方案。类似地，昼夜变化和肥胖程度也是一个因素。当与其他结果（如甲状旁腺激素和钙）结合时，或者当进行组合分析时，一些参考范围有特别的意义。

实验室测试变得越来越具体，测量所需的浓度比以往任何时候都低。因此，参考范围应反映具体分析所用的分析程序以及试剂和仪器。随着检验方法的不断发展，参考范围也在不断修改和更新。

一、确定和解释儿童参考区间的挑战

儿科环境对于确定参考区间特别具有挑战性，因为生长和发育阶段没有明确有限的边界，因此无法通过该边界来列出测试结果。此外，成人参考范围并不总是适合小儿患者。参考范围可能重叠，并且在许多情况下会使诊断和治疗复杂化。以建立参考范围为目的按年龄收集和分配测试结果是一种方便和可管理的报告方法，但是在解释和临床相关性方面需要谨慎。此外，建立这些参考范围时可能存在与婴幼儿采血有关的伦理问题。尽管存在很多困难和挑战，人们仍然进行了多中心的研究来完善儿科实验室测试的范围。

最难的是在特定刺激条件下分析被检测指标水平的改变，并建立参考范围，例如常见的葡萄糖耐量试验，但更复杂的内分泌学试验需要丰富的经验来解释。这些系列测试的参考范围是在很长一段时间内建立的，不易在测试方法之间变动。

二、参考范围研究中数据使用指南

美国病理学家学会为医院和商业临床实验室使用的参考范围提供了指南。它认识到建立实验室自己的参考范围是一项艰巨任务，并建议了该过程的替代方法。实验室可以通过以下方式获取参考范围：

（1）开展自己的研究，评估统计上显著数量的“健康”志愿者。由于需要父母同意、审查委员会批准以及需要评估众多年龄类别，实验室制定自己的儿科参考范围是一项艰巨的任务。

（2）采用特定分析仪器制造商确定的范围。实验室必须通过分析代表特定人群的20名受试者的样本来验证数据，以确认采用的范围真正代表了该人群。

（3）使用一般医学文献中的参考数据，并与医生协商，以确保数据符合他们的临床经验。建议进行验证研究。

（4）分析医院患者数据。医院患者的实验室检测结果已用于计算参考范围，前提是它们符合规定的临床标准。患者记录需要表明患者的具体医疗状况不会影响正在确定其参考范围的分析物。例如，接受骨折修复手术的儿童预计电解质和甲状腺功能正常，而检查性早熟的儿童不应包括在黄体生成素的参考范围研究中。

从统计学上来说，医院患者研究的样本量应该比健康组的样本量大得多。一项来自健康人群的研究可能需要20名受试者具有统计学意义，而医院人群应至少评估120名患者。

三、参考区间的统计计算

参考区间的建立基于从代表性人群获得的试验结果的统计分布。CLSI关于数据收集和统计分析的建议为管理数据提供了指导方针。对于临床医生来说，能否重现计算并不重要。了解所描述的统计方法所带来的好处和局限性，并在考虑到这些局限性的前提下评估患者结果，这一点至关重要。

参考范围包括从代表性人群获得95%的所有结果。请注意，5%的人会有“异常”结果，而事实上他们是“健康的”，是参考组研究的一个组成部分。同样，相当于5%的“患病”人群的实验室结果在参考范围内。这些是统计计算的固有特征。将该分析更进一步，健康患者的测试结果在计算的参考范围内的概率为 $P= 0.95$。

当使用多个测试或多组测试时，所有测试结果落入其各自参考范围的组合概率显著下降。例如，整个代谢组中 10 项测试的所有结果都在参考范围内的概率为 $P = (0.95)^{10} = 0.60$。

因此，约 1/3 的健康患者在小组中会有一个超出参考范围的测试结果。需要临床判断来确定超出参考范围的测试结果的重要性。

（1）参数计算方法。建立参考区间的参数方法很简单，但并不总是有代表性的，因为它是基于数据具有高斯分布的假设。计算平均值（x）和标准差（SD）；如图 46-1 所示，95% 特定人群的测试结果将落在 $x \pm 1.96$ 标准差范围内。

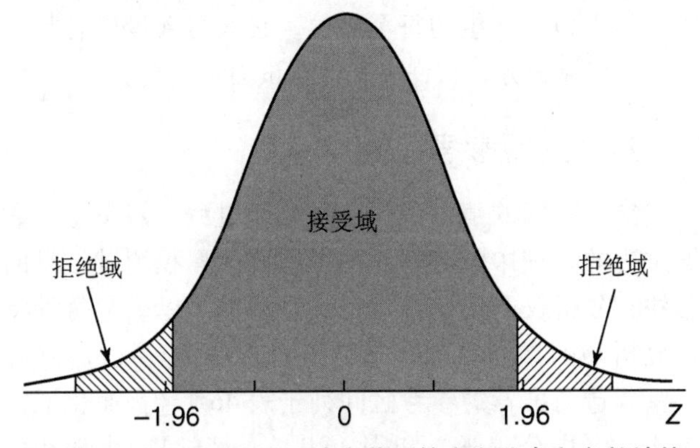

图 46-1　用 $x \pm 1.96$SD 确定范围的高斯分布和参数计算

当分布不是高斯分布时，数值的数学处理（例如，绘制数值的对数，而不是数值本身）可以得出高斯分布。然后将平均值和标准差转换回来，以给出可用的参考范围。

（2）非参数计算方法。建立参考范围的非参数方法目前是由 CLSI 推荐的，因为它将异常值分别定义为数据上限和下限的极端 2.5 个百分点。在极限处排除的数据点的数量取决于曲线的偏斜，因此计算适应非高斯分布。图 46-2 显示了丹佛儿童医院进行的游离甲状腺素参考范围研究的数据的非高斯分布直方图。

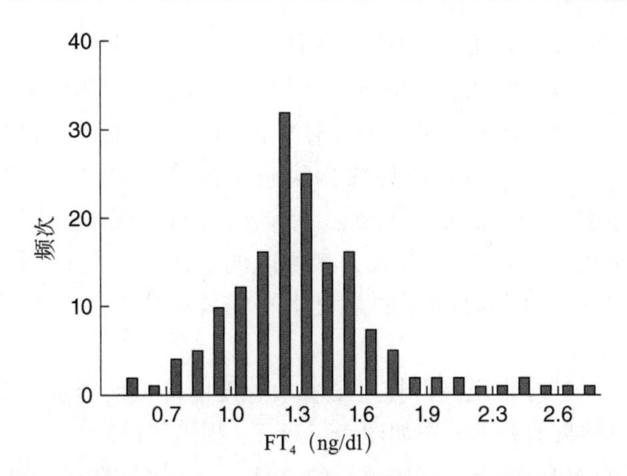

图 46-2　科罗拉多州儿童医院门诊和住院患者游离甲状腺素（FT_4）直方图

四、参考区间的变化

对参考范围的修改是由于引入了新的和改进的分析程序、先进的自动化仪器以及试剂和参考材料的标准化。参考范围也受到样品收集、处理和储存过程中可能出现的预分析变化的影响。

生物起源的预分析变异可能发生在早上和晚上抽取标本时，或者发生在住院患者和门诊患者之间。变异也可能是由代谢和血流动力学因素引起的。分析前因素可能是社会经济环境或种族背景（如遗传或饮食）的产物。

分析变化是由分析测量的差异引起的，取决于分析工具以及获得定量值的固有可变性。

此外，添加到临床实验室的新试剂、仪器和改进的测试程序可能会导致测试之间的差异。

（1）抗原抗体反应彻底改变了临床化学，但也增加了一定程度的可变性，因为生物衍生试剂具有不同的特异性和敏感性。除了目标分析物之外，还测量了其一些代谢物，这些代谢物可能具有生物活性，也可能不具有生物活性。

（2）世界卫生组织与国家标准和技术研究所等组织对参考材料的继续审查和评估。

（3）采用先进电子和机器人技术的分析仪器提高了结果的准确性，增加了产量。然而，它们增加了不同制造商的仪器之间的可变性。

（4）分析检测方法也取得了长足的进步，从简单的紫外 - 可见分光光度法扩展到荧光、浊度法、放射免疫测定法和化学发光法。

五、敏感度、特异度和预测值

尽管有统计学上的推导，参考区间并不一定能提供一个关于患者是否有疾病的有限而明确的指导方针。总会有一部分人群的检测值落在参考区间内，但临床表现表明存在疾病。同样，一部分人群的检测值在参考区间之外，但没有疾病的临床症状。测试和相应的参考区间检测疾病个体的能力由测试的诊断灵敏度来定义。同样，检测无疾病个体的能力由诊断特异度来描述。这些特征由测试的分析质量以及定义疾病存在的数值参数（参考区间）决定。测试所需的灵敏度和特异度的耐受水平需要临床医生的大量输入。

一般来说，特异度随着敏感度的降低而增加。测试结果的典型分布如图46-3所示，提供了健康个体（实线）和患病个体（虚线）的信息。与大多数测试一样，有一个重叠区域。测试结果为1的患者很可能是健康的，并且该结果表明存在疾病的真阴性（true negative，TN）。测试结果为9的患者很可能患有该疾病，并且测试结果为真阳性（ture positive，TP）。有一个很小但重要的人群，其测试结果为2～5，其中的测试结果并非100%确定。统计分析可以确定健康个体最可能的临界值，但临床可接受的临界值取决于测试以及临床相关性。

如果参考区间的截止值使得测试结果表明健康者患有该疾病，则结果为假阳性（false positive，FP）。相反，如果测试结果表明患者身体健康，而实际上患有该疾病，则结果为假阴性（false negative，FN）。为了定义测试和参考区间识别疾病状态的能力，应测量诊断灵敏度和特异度。

诊断灵敏度＝TP/（TP＋FN）

诊断特异度＝TN/（TN＋FP）

在图46-3所示的示例中，参考间隔0.5～3将提供更多的TN结果，并使FP结果最小化。或者，0.5～4的参考间隔将增加FN的比率。因此，敏感性的增加导致特异度的降低。需要积极治疗的医疗状况可能需要高灵敏度的测试和相应的参考间隔，这是对总蛋白率的测量，是以降低特异度为代价的。

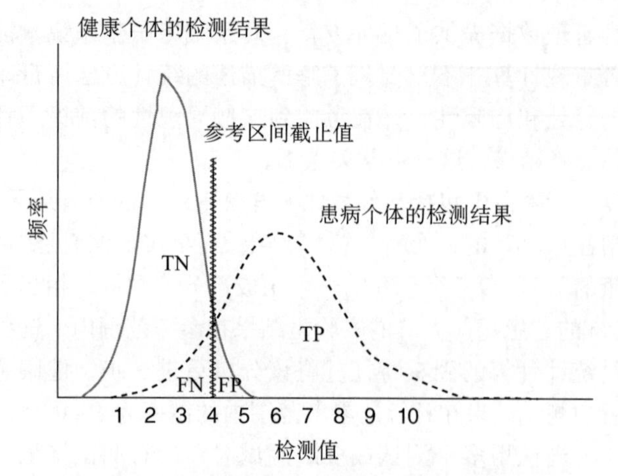

图46-3 患病和健康个体检测结果的频度分布

FN，假阴性；FP，假阳性；TN，真阴性；TP，真阳性

此外，还必须考虑到，诊断的敏感度和特异度都没有考虑到疾病的流行。如图46-4所示，诊断灵敏度仅在患病人群中计算，而诊断特异度则相反。在临床环境中，一种情况是筛查有无疾病的人群。因此，阳性预测值（PPV）和阴性预测值（NPV）也用于更好地理解测试筛选的性能，定义如下：

PPV＝TP/（TP＋FP）

NPV＝TN/（FN＋TN）

参考区间是来自有限总体的测试结果的统计表示，但它绝不包括该组的每个成员。它只是衡量患者状况的一个组成部分，与许多其他测试因素相关。

六、儿童参考区间

参考范围的建立是一个复杂的过程。假设是在数据过程的管理中做出的，不考虑用于累积测试结果的总体。分析仪器制造商进行大型研究，以确定每种特定分析物的参考区间，儿科值一直是最具挑战性的。一些制造商推荐的参考区间列于表46-1（普通化学）、表46-2（内分泌学）和表46-3（血液学）。化学和血液学实验室结果的解释同样复杂，并对医生和整个医学界构成了持续的挑战。

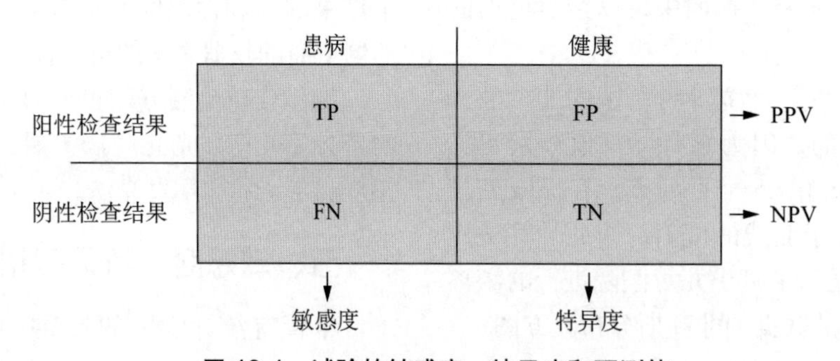

图46-4 试验的敏感度、特异度和预测值

FN，假阴性；FP，假阳性；NPV，阴性预测值；PPV，阳性预测值；TN，真阴性；TP，真阳性

表 46-1　普通化验

分析物 / 单位 / 标本类型	年龄	仪器	男性范围	女性范围
血红蛋白 A_{1C}（%）B	0d 至成人	DCA Vantage	正常：< 5.7% 糖尿病前期： 5.7% ～ 6.5% 糖尿病：> 6.5%	正常：< 5.7% 糖尿病前期： 5.7% ～ 6.5% 糖尿病：> 6.5%
甲胎蛋白（IU/ml）S，P	0 ～ 30d 1 ～ 3 个月 4 个月至 18 岁 > 18 岁	Vitros 5600	50 ～ 100 000 40 ～ 1000 0 ～ 12 < 7.5	50 ～ 100 000 40 ～ 1000 0 ～ 12 < 7.5
α_1- 抗胰蛋白酶（mg/dl）S，P	0 ～ 1 个月 1 ～ 6 个月 6 个月至 2 岁 2 ～ 19 岁 > 19 岁	Vitros 5600	79 ～ 223 71 ～ 190 60 ～ 161 70 ～ 179 88 ～ 183	79 ～ 223 71 ～ 190 60 ～ 161 70 ～ 179 88 ～ 183
抗链球菌溶血素（IU/ml）S，P	0 ～ 19 岁 > 19 岁	Vitros 5600	< 241 < 200	< 241 < 200
白蛋白（g/dl）	0 ～ 7d 8 ～ 30d 1 ～ 2 个月 3 ～ 5 个月 6 ～ 12 个月 1 ～ 3 岁 4 ～ 6 岁 7 ～ 18 岁 ≥ 19 岁	Vitros 5600	2.3 ～ 3.8 2.0 ～ 4.5 2.0 ～ 4.8 2.1 ～ 4.9 2.1 ～ 4.7 3.4 ～ 4.2 3.5 ～ 5.2 3.7 ～ 5.6 3.5 ～ 5.0	1.8 ～ 3.9 1.8 ～ 4.4 1.9 ～ 4.2 2.2 ～ 4.4 2.2 ～ 4.7 3.4 ～ 4.2 3.5 ～ 5.2 3.7 ～ 5.6 3.5 ～ 5.0
过敏原（KUA/L）S，P	0d 至成人	Phadia ImmunoCAP	0 ～ 0.34	0 ～ 0.34
碱性磷酸酶（U/L）S，P	0 ～ 7d 8 ～ 30d 1 ～ 3 个月 4 ～ 6 个月 7 ～ 12 个月 1 ～ 3 岁 4 ～ 6 岁 7 ～ 9 岁 10 ～ 11 岁 12 ～ 13 岁 14 ～ 15 岁 16 ～ 18 岁 ≥ 19 岁	Vitros 5600	77 ～ 265 91 ～ 375 60 ～ 360 55 ～ 325 60 ～ 300 129 ～ 291 134 ～ 346 156 ～ 386 120 ～ 488 178 ～ 455 116 ～ 483 58 ～ 237 38 ～ 126	65 ～ 270 65 ～ 365 80 ～ 425 80 ～ 345 60 ～ 330 129 ～ 291 134 ～ 346 156 ～ 386 116 ～ 515 93 ～ 386 62 ～ 209 45 ～ 116 38 ～ 126
ALT（U/L）S，P	0 ～ 3 岁 4 ～ 13 岁 14 ～ 18 岁 ≥ 19 岁	Vitros 5600	12 ～ 45 10 ～ 41 11 ～ 26 < 50	14 ～ 45 11 ～ 28 10 ～ 35 5 ～ 34
血氨（μmol/L）P	0 ～ 1d 1 ～ 13 岁 14d 至 17 岁 ≥ 18 岁	Vitros 5600	64 ～ 107 56 ～ 92 21 ～ 50 9 ～ 33	64 ～ 107 56 ～ 92 21 ～ 50 9 ～ 33

续表

分析物 / 单位 / 标本类型	年龄	仪器	男性范围	女性范围
淀粉酶（U/L）S，P	0～2 个月 3～5 个月 6～11 个月 1～18 岁 ≥ 19 岁	Vitros 5600	0～30 0～50 0～80 30～100 30～110	0～30 0～50 0～80 30～100 30～110
抗心磷脂 IGA（APL）S	0d 至成人	Inova Bio-Flash	< 20	< 20
抗心磷脂 IGG（GPL）S	0d 至成人	Inova Bio-Flash	< 20	< 20
抗心磷脂 IGM（MPL）S	0d 至成人	Inova Bio-Flash	< 20	< 20
ASCA IGA（units）S	0d 至成人	Inova DSX	< 20	< 20
ASCA IGG（units）S	0d 至成人	Inova DSX	< 20	< 20
ALT（U/L）S，P	0～7d 8～30d 1～3 个月 4～6 个月 7～12 个月 1～3 岁 4～6 岁 7～9 岁 10～11 岁 12～15 岁 16～18 岁 ≥ 19 岁	Vitros 5600	30～100 20～70 22～63 13～65 25～55 20～60 15～50 15～40 10～60 15～40 15～45 17～59	24～95 24～72 20～64 20～63 22～63 20～60 15～50 15～40 10～40 10～30 5～30 14～36
直接胆红素（mg/dl）S，P	0～30d > 1 个月	Vitros 5600	0～0.6 0～0.3	0～0.6 0～0.3
总胆红素（mg/dl）S，P	0～1d 1～2d 3～5d 6～30d > 1 个月	Vitros 5600	0.1～5.8 0.1～8.5 0.1～11.5 < 11.5 0.2～1.2	0.1～5.8 0.1～8.5 0.1～11.5 < 11.5 0.2～1.2
间接胆红素（mg/dl）S，P	0～30d > 1 个月	Vitros 5600	0～0.6 0～0.3	0～0.6 0～0.3
BNP（ng/L） 全血（紫色）	0d 至成人	I-STAT	0～99	0～99
Pro-BNP（ng/L）S，P	0d 至成人	Vitros 5600	0～125	0～125
尿素氮（mg/dl）S，P	0～7d 8～30d 1～3 个月 4～6 个月 7～12 个月 1～3 岁 4～13 岁 14～18 岁 ≥ 19 岁	Vitros 5600	2～13 2～16 2～12 1～14 2～14 5～17 7～17 8～21 9～20	2～13 2～15 2～14 1～13 1～13 5～17 7～17 8～21 7～17

续表

分析物 / 单位 / 标本类型	年龄	仪器	男性范围	女性范围
C3（mg/dl）S，P	0～1 个月	Vitros 5600	55～129	55～129
	1～2 个月		61～155	61～155
	2～3 个月		67～136	67～136
	3～4 个月		64～182	64～182
	4～5 个月		67～174	67～174
	5～6 个月		77～178	77～178
	6～9 个月		78～173	78～173
	9～11 个月		76～187	76～187
	11～12 个月		87～181	87～181
	1～2 岁		84～177	84～177
	2～3 岁		80～178	80～178
	3～5 岁		89～173	89～173
	5～8 岁		92～161	92～161
	8～10 岁		93～203	93～203
	10～19 岁		86～184	86～184
	＞19 岁		88～165	88～165
C4（mg/dl）S，P	0～1 个月	Vitros 5600	9.2～33	9.2～33
	1～2 个月		9.7～37	9.7～37
	2～3 个月		11～35	11～35
	3～4 个月		11～50	11～50
	4～5 个月		9.3～47	9.3～47
	5～6 个月		11～55	11～55
	6～9 个月		12～48	12～48
	9～11 个月		16～51	16～51
	11～12 个月		16～52	16～52
	1～2 岁		12～45	12～45
	2～3 岁		13～47	13～47
	3～5 岁		17～42	17～42
	5～8 岁		16～42	16～42
	8～10 岁		13～52	13～52
	10～19 岁		10～40	10～40
	＞19 岁		14～44	14～44
钙（mg/dl）S，P	0～8d	Vitros 5600	7.3～11.4	7.5～11.3
	8～30d		8.6～11.7	8.4～11.9
	1～3 个月		8.5～11.3	8.0～11.1
	3～6 个月		8.3～11.4	7.7～11.5
	6～12 个月		7.7～11.0	7.8～11.1
	1～4 岁		8.7～9.8	8.7～9.8
	4～10 岁		8.8～10.1	8.8～10.1
	10～12 岁		8.9～10.1	8.9～10.1
	12～14 岁		8.8～10.6	8.8～10.6
	14～16 岁		9.2～10.7	9.2～10.7
	16～19 岁		8.9～10.7	8.9～10.7
	＞19 岁		8.4～10.2	8.4～10.2

续表

分析物 / 单位 / 标本类型	年龄	仪器	男性范围	女性范围
iCa（mmol/L）B	0～1d	Radiometer ABL 90 flex	1.1～1.4	1.1～1.4
	1～3d		1.1～1.5	1.1～1.5
	4～7d		1.2～1.5	1.2～1.5
	8d 至 1 个月		1.3～1.6	1.3～1.6
	1 个月至 18 岁		1.2～1.4	1.2～1.4
	＞18 岁		1.2～1.3	1.2～1.3
氯化物（mmol/L）S，P	0～8d	Vitros 5600	96～111	96～111
	8d 至 6 个月		96～110	96～110
	6～12 个月		96～108	96～108
	1～19 岁		96～109	96～109
	＞19 岁		98～107	98～107
胆固醇（mg/dl）S，P	0d 至 2 个月	Vitros 5600	45～177	63～198
	2～7 个月		60～197	66～218
	7～12 个月		89～208	74～218
	1～2 岁		44～181	44～181
	2～18 岁		＜170	＜170
	＞18 岁		＜190	＜190
肌酸激酶（U/L）S，P	0～3 个月	Vitros 5600	28～300	42～470
	3～12 个月		24～170	26～240
	1～2 岁		27～160	24～175
	2～11 岁		30～150	24～175
	11～15 岁		30～150	30～170
	15～19 岁		33～145	27～140
肌酐（mg/dl）S，P	0～3d	Vitros 5600	0.33～1.08	0.33～1.08
	3～10d		0.14～0.90	0.14～0.90
	10～17d		0.14～0.61	0.14～0.61
	17d 至 1 岁		0.14～0.52	0.14～0.52
	1～11 岁		0.23～0.61	0.23～0.61
	11～18 岁		0.42～0.90	0.42～0.90
	＞18 岁		0.71～1.18	0.52～0.99
胱抑素 C（mg/L）S，P	0～3 个月	Vitros 5600	0.8～2.3	0.8～2.3
	4～12 个月		0.7～1.5	0.7～1.5
	＞1 岁		0.5～1.3	0.5～1.3
铁蛋白（ng/ml）S，P	0～6 周	Vitros 5600	＜400	＜400
	7 周至 1 岁		10～95	10～95
	1～10 岁		10～60	10～60
	10～19 岁		10～300	10～70
	19～50 岁		n/a	6～137
	＞18 岁		18～444	n/a
	＞50 岁		n/a	11～264
抗脱酰胺醇溶蛋白肽 IgA	0d 至成人	Bio-Flash	＜20	＜20
抗脱酰胺醇溶蛋白肽 IgG	0d 至成人	Bio-Flash	＜20	＜20

续表

分析物 / 单位 / 标本类型	年龄	仪器	男性范围	女性范围
谷氨酰转肽酶（U/L）S，P	0 ～ 8d 8 ～ 30d 1 ～ 4 个月 4 ～ 7 个月 7 ～ 12 个月 1 ～ 4 岁 4 ～ 7 岁 7 ～ 10 岁 10 ～ 12 岁 12 ～ 14 岁 14 ～ 16 岁 16 ～ 19 岁 ＞ 19 岁	Vitros 5600	25 ～ 148 23 ～ 153 17 ～ 130 8 ～ 83 10 ～ 35 5 ～ 16 8 ～ 18 11 ～ 21 14 ～ 25 14 ～ 37 10 ～ 28 9 ～ 29 15 ～ 73	19 ～ 131 17 ～ 124 17 ～ 124 15 ～ 109 10 ～ 54 5 ～ 16 8 ～ 18 11 ～ 21 14 ～ 23 12 ～ 21 12 ～ 22 9 ～ 23 12 ～ 43
血糖（mg/dl）S，P	0 ～ 30d ＞ 1 个月	Vitros 5600	40 ～ 80 60 ～ 105	40 ～ 80 60 ～ 105
血糖（2h 耐受性试验）（mg/dl）S，P	0d 至成人	Vitros 5600	＜ 200	＜ 200
脑脊液葡萄糖（mg/dl）S，P	0d 至成人	Vitros 5600	40 ～ 75	40 ～ 75
高密度脂蛋白（mg/dl）S，P	0d 至 2 岁 2 岁至成人	Vitros 5600	8 ～ 61 ＞ 45	8 ～ 61 ＞ 45
抗 β_2- 糖蛋白 1 IgA（SAU）S	0d 至成人	Inova Bio-Flash	0 ～ 20	0 ～ 20
抗 β_2- 糖蛋白 1 IgG（SMU）S	0d 至成人	Inova Bio-Flash	0 ～ 20	0 ～ 20
抗 β_2- 糖蛋白 1 IgM（SMU）S	0d 至成人	Inova Bio-Flash	0 ～ 20	0 ～ 20
IgA（mg/dl）S，P	0 ～ 30d 1 ～ 6 个月 6 ～ 12 个月 1 ～ 4 岁 4 ～ 7 岁 7 ～ 10 岁 10 ～ 13 岁 13 ～ 16 岁 16 ～ 19 岁 ＞ 19 岁	Vitros 5600	0 ～ 11 0 ～ 40 1 ～ 82 9 ～ 137 44 ～ 187 58 ～ 204 46 ～ 218 29 ～ 251 68 ～ 259 70 ～ 400	0 ～ 10 0 ～ 42 6 ～ 68 15 ～ 111 33 ～ 146 28 ～ 180 55 ～ 193 62 ～ 241 69 ～ 262 70 ～ 400
IgE（kU/L）S	0 ～ 12 个月 1 ～ 2 岁 2 ～ 3 岁 3 ～ 10 岁 10 岁至成人	Phadia ImmunoCAP	0 ～ 29 0 ～ 49 0 ～ 45 0 ～ 52 0 ～ 87	0 ～ 29 0 ～ 49 0 ～ 45 0 ～ 52 0 ～ 87
IgG（mg/dl）S，P	0 ～ 30d 1 ～ 6 个月 6 ～ 12 个月 1 ～ 4 岁 4 ～ 7 岁 7 ～ 10 岁 10 ～ 13 岁 13 ～ 16 岁 16 ～ 19 岁 ≥ 19 岁	Vitros 5600	197 ～ 833 140 ～ 533 130 ～ 823 413 ～ 1112 468 ～ 1328 582 ～ 1441 685 ～ 1620 590 ～ 1600 522 ～ 1703 700 ～ 1600	136 ～ 872 311 ～ 664 325 ～ 647 421 ～ 1202 560 ～ 1319 485 ～ 1473 586 ～ 1609 749 ～ 1640 804 ～ 1817 700 ～ 1600

续表

分析物 / 单位 / 标本类型	年龄	仪器	男性范围	女性范围
IgM（mg/dl）S，P	0 ~ 30d	Vitros 5600	0 ~ 65	0 ~ 57
	1 ~ 6 个月		0 ~ 84	0 ~ 127
	6 ~ 12 个月		15 ~ 117	0 ~ 130
	1 ~ 4 岁		30 ~ 146	35 ~ 184
	4 ~ 7 岁		31 ~ 151	42 ~ 184
	7 ~ 10 岁		21 ~ 140	30 ~ 165
	10 ~ 13 岁		27 ~ 151	42 ~ 211
	13 ~ 16 岁		26 ~ 184	34 ~ 225
	16 ~ 19 岁		28 ~ 179	42 ~ 224
	> 19 岁		40 ~ 230	40 ~ 230
铁（μg/dl）S，P	0 ~ 7d	Vitros 5600	100 ~ 250	100 ~ 250
	7d 至 1 岁		40 ~ 100	40 ~ 100
	1 ~ 10 岁		50 ~ 120	50 ~ 120
	> 10 岁		49 ~ 181	37 ~ 170
总铁结合力（μg/dl）S	0d 至成年	Vitros 5600	261 ~ 462	265 ~ 497
乳酸脱氢酶（U/L）S，P	0 ~ 1 个月	Vitros 5600	550 ~ 2100	580 ~ 2000
	1 ~ 4 个月		480 ~ 1220	460 ~ 1150
	4 ~ 7 个月		400 ~ 1230	460 ~ 1150
	7 ~ 12 个月		380 ~ 1200	460 ~ 1060
	1 ~ 4 岁		500 ~ 920	500 ~ 920
	4 ~ 7 岁		470 ~ 900	470 ~ 900
	7 ~ 10 岁		420 ~ 750	420 ~ 750
	10 ~ 12 岁		432 ~ 700	380 ~ 700
	12 ~ 14 岁		470 ~ 750	380 ~ 640
	14 ~ 16 岁		360 ~ 730	390 ~ 580
	16 ~ 18 岁		340 ~ 670	340 ~ 670
	> 18 岁		313 ~ 618	313 ~ 618
低密度脂蛋白（mg/dl）S，P	0d 至成人	Vitros 5600	< 100	< 100
铅（μg/dl） 全血至紫色	0d 至成人	LeadCare	< 10	< 10
镁（mg/dl）S，P	0 ~ 7d	Vitros 5600	1.2 ~ 1.6	1.2 ~ 1.6
	7 ~ 30d		1.6 ~ 2.4	1.6 ~ 2.4
	1 个月至 2 岁		1.6 ~ 2.6	1.6 ~ 2.6
	2 ~ 6 岁		1.5 ~ 2.4	1.5 ~ 2.4
	6 ~ 10 岁		1.6 ~ 2.3	1.6 ~ 2.3
	10 ~ 14 岁		1.6 ~ 2.2	1.6 ~ 2.2
	> 14 岁		1.5 ~ 2.3	1.5 ~ 2.3
iMg（mmol/L）B	0d 至成人	Nova pHOx Ultra	0.45 ~ 0.60	0.45 ~ 0.60
非高密度脂蛋白胆固醇（mg/dl）S，P	2 ~ 18 岁	Vitros 5600（calculated）	< 120	< 120
	> 18 岁		< 150	< 150
钾（mmol/L）S，P	0 ~ 7d	Vitros 5600	3.7 ~ 5.9	3.7 ~ 5.9
	7d 至 3 个月		4.1 ~ 5.3	4.1 ~ 5.3
	3 个月至 18 岁		3.4 ~ 4.7	3.4 ~ 4.7
	> 18 岁		3.5 ~ 5.0	3.5 ~ 5.0

续表

分析物 / 单位 / 标本类型	年龄	仪器	男性范围	女性范围
前白蛋白（mg/dl）S，P	0 ～ 1 个月	Vitros 5600	7 ～ 22	7 ～ 22
	1 ～ 6 个月		8 ～ 34	8 ～ 34
	6 个月至 4 岁		7 ～ 32	7 ～ 32
	4 ～ 6 岁		12 ～ 30	12 ～ 30
	6 ～ 14 岁		12 ～ 42	12 ～ 42
	14 ～ 19 岁		22 ～ 45	22 ～ 45
	> 19 岁		17 ～ 42	17 ～ 42
磷（mg/dl）S，P	0 ～ 15d	Vitros 5600	5.85 ～ 10.9	5.85 ～ 10.9
	15d 至 1 岁		5.05 ～ 8.76	5.05 ～ 8.76
	1 ～ 5 岁		4.52 ～ 7.09	4.52 ～ 7.09
	5 ～ 13 岁		4.37 ～ 6.25	4.37 ～ 6.25
	13 ～ 16 岁		3.41 ～ 5.82	3.78 ～ 6.47
	16 ～ 19 岁		3.19 ～ 5.29	3.19 ～ 5.29
降钙素原（ng/ml）S，P	0d 至成人	Abbott Architect i1000	0 ～ 0.5	0 ～ 0.5
催乳素（ng/ml）S，P	0d 至成人	Vitros 5600	3.7 ～ 17.9	3.0 ～ 18.6
钠（mmol/L）S，P	0 ～ 8d	Vitros 5600	133 ～ 146	133 ～ 146
	8 ～ 30d		134 ～ 144	134 ～ 144
	1 ～ 6 个月		134 ～ 142	134 ～ 142
	6 ～ 12 个月		133 ～ 142	133 ～ 142
	1 ～ 19 岁		134 ～ 143	134 ～ 143
	> 19 岁		137 ～ 145	137 ～ 145
抗人组织谷氨酰胺转氨酶 IgA S，P	0d 至成人	Bio-Flash	< 20	< 20
抗人组织谷氨酰胺转氨酶 IG	0d 至成人	Bio-Flash	< 20	< 20
肌钙蛋白 I（ng/ml）S，P	0d 至成人	Vitros 5600	< 0.12	< 0.12
总蛋白（g/dl）S，P	0 ～ 2 个月	Vitros 5600	3.9 ～ 7.6	3.4 ～ 7.0
	2 ～ 6 个月		4.1 ～ 7.9	3.9 ～ 7.6
	6 ～ 12 个月		3.9 ～ 7.9	4.5 ～ 7.8
	1 ～ 4 岁		5.9 ～ 7.0	5.9 ～ 7.0
	4 ～ 7 岁		5.9 ～ 7.8	5.9 ～ 7.8
	7 ～ 10 岁		6.2 ～ 8.1	6.2 ～ 8.1
	10 ～ 20 岁		6.3 ～ 8.6	6.3 ～ 8.6
	> 20 岁		6.2 ～ 8.2	6.2 ～ 8.2
甘油三酯（mg/dl）S，P	0 ～ 9 岁	Vitros 5600	< 75	< 75
	10 ～ 18 岁		< 90	< 90
	> 18 岁		< 115	< 115
二氧化碳（mmol/L）S，P	0 ～ 7d	Vitros 5600	17 ～ 26	17 ～ 26
	7 ～ 30d		17 ～ 27	17 ～ 27
	1 ～ 6 个月		17 ～ 29	17 ～ 29
	6 ～ 12 个月		18 ～ 29	18 ～ 29
	1 ～ 19 岁		20 ～ 31	20 ～ 31
	> 19 岁		22 ～ 30	22 ～ 30

续表

分析物 / 单位 / 标本类型	年龄	仪器	男性范围	女性范围
尿酸（mg/dl）S，P	0 ～ 30d	Vitros 5600	2.0 ～ 5.2	2.0 ～ 5.2
	1 ～ 12 个月		2.5 ～ 9.0	2.5 ～ 9.0
	1 ～ 10 岁		1.8 ～ 5.0	1.8 ～ 5.0
	10 ～ 12 岁		2.3 ～ 5.4	3.0 ～ 4.7
	12 ～ 14 岁		2.7 ～ 6.7	3.0 ～ 5.9
	14 ～ 16 岁		2.4 ～ 7.8	3.0 ～ 5.9
	16 ～ 18 岁		4.0 ～ 8.6	3.0 ～ 5.9
	＞ 18 岁		3.5 ～ 8.5	2.5 ～ 7.5
维生素 B_{12}（pg/ml）S，P	0d 至成人	Vitros 5600	163 ～ 949	163 ～ 949

ALT，丙氨酸转氨酶；ASCA，抗酿酒酵母抗体；BNP，脑钠肽；iCa，电离钙；IgA，免疫球蛋白 A；IgE，免疫球蛋白 E；IgG，免疫球蛋白 G；IgM，免疫球蛋白 M；iMg，电离镁；P，血浆；S，血清；U，尿液

数据来自科罗拉多州儿童医院《化学实验室程序手册》

表 46-2 内分泌化验

分析物 / 单位 / 标本类型	年龄	仪器	男性范围	女性范围
皮质醇（μg/dl）S，P	0d 至成人	Vitros 5600		
	上午		4.5 ～ 22.7	4.5 ～ 22.7
	下午		1.7 ～ 14.1	1.7 ～ 14.1
雌二醇（ng/ml）S	青春期	HPLC/MS	＜ 1.5	＜ 1.5
	Tanner 1		0.5 ～ 1.1	0.5 ～ 2.0
	Tanner 2		0.5 ～ 1.6	1.0 ～ 2.4
	Tanner 3		0.5 ～ 2.5	0.7 ～ 6.0
	Tanner 4		1.0 ～ 3.6	2.1 ～ 8.5
	Tanner 5		1.0 ～ 3.6	3.4 ～ 17
FSH（mIU/ml）S，P	4 周至 11 个月	Siemens Immulite	0.16 ～ 4.1	0.24 ～ 14.2
	12 个月至 8 岁		0.26 ～ 3.0	1.0 ～ 4.2
	Tanner 1		0.26 ～ 3.0	1.0 ～ 4.2
	Tanner 2		1.8 ～ 3.2	1.0 ～ 10.8
	Tanner 3		1.2 ～ 5.8	1.5 ～ 12.8
	Tanner 4		2.0 ～ 9.2	1.5 ～ 11.7
	Tanner 5		2.6 ～ 11.0	1.0 ～ 9.2
	成人		2.0 ～ 9.2	1.8 ～ 11.2
	卵泡期			6 ～ 35
	中期			1.8 ～ 11.2
	黄体期			
生长激素	0d 至成人	Siemens Immulite	0 ～ 8	0 ～ 3

续表

分析物 / 单位 / 标本类型	年龄	仪器	男性范围	女性范围
IGF-BP3（μg/ml）	0 ~ 7d	Siemens Immulite	0.1 ~ 0.7	0.1 ~ 0.7
S，P	8 ~ 15d		0.5 ~ 1.4	0.5 ~ 1.4
	16d 至 1 岁		0.7 ~ 3.6	0.7 ~ 3.6
	2 岁		0.8 ~ 3.9	0.8 ~ 3.9
	3 岁		0.9 ~ 4.3	0.9 ~ 4.3
	4 岁		1.0 ~ 4.7	1.0 ~ 4.7
	5 岁		1.1 ~ 5.2	1.1 ~ 5.2
	6 岁		1.3 ~ 5.6	1.3 ~ 5.6
	7 岁		1.4 ~ 6.1	1.4 ~ 6.1
	8 岁		1.6 ~ 6.5	1.6 ~ 6.5
	9 岁		1.8 ~ 7.1	1.8 ~ 7.1
	10 岁		2.1 ~ 7.7	2.1 ~ 7.7
	11 岁		2.4 ~ 8.4	2.4 ~ 8.4
	12 岁		2.7 ~ 8.9	2.7 ~ 8.9
	13 岁		3.1 ~ 9.5	3.1 ~ 9.5
	14 岁		3.3 ~ 10.0	3.3 ~ 10.0
	15 岁		3.5 ~ 10.0	3.5 ~ 10.0
	16 岁		3.4 ~ 9.5	3.4 ~ 9.5
	17 岁		3.2 ~ 8.7	3.2 ~ 8.7
	18 岁		3.1 ~ 7.9	3.1 ~ 7.9
	19 岁		2.9 ~ 7.3	2.9 ~ 7.3
	20 岁		2.9 ~ 7.2	2.9 ~ 7.2
IGF-1（ng/ml）	0 ~ 3 岁	Siemens Immulite	< 15.0 ~ 129.0	18.2 ~ 172.0
S，P	4 ~ 6 岁		22.0 ~ 208.0	35.4 ~ 232.0
	7 ~ 9 岁		40.1 ~ 255.0	56.9 ~ 277.0
	10 ~ 11 岁		68.7 ~ 316.0	118.0 ~ 448.0
	12 ~ 13 岁		143.0 ~ 506.0	170.0 ~ 527.0
	14 ~ 15 岁		177.0 ~ 507.0	191.0 ~ 496.0
	16 ~ 18 岁		173.0 ~ 414.0	190.0 ~ 429.0
LH（mIU/ml）S，P	14d 至 11 个月	Siemens Immulite	0.02 ~ 7.0	0.02 ~ 7.0
	12 个月至 8 岁		0.02 ~ 0.3	0.02 ~ 0.3
	Tanner 1		0.02 ~ 0.3	0.02 ~ 0.18
	Tanner 2		0.2 ~ 4.9	0.02 ~ 4.7
	Tanner 3		0.2 ~ 5.0	0.10 ~ 12.0
	Tanner 4		0.4 ~ 7.0	0.4 ~ 11.7
	Tanner 5		0.4 ~ 7.0	0.4 ~ 11.7
	成人		1.5 ~ 9.0	2.0 ~ 9.0
	卵泡期			18.0 ~ 49.0
	中期			2.0 ~ 11.0
	黄体期			
总 T_3（ng/dl）S，P	0 ~ 3d	Siemens Immulite	60 ~ 300	60 ~ 300
	4d 至 1 岁		90 ~ 260	90 ~ 260
	1 ~ 6 岁		90 ~ 240	90 ~ 240
	7 ~ 11 岁		90 ~ 230	90 ~ 230
	12 ~ 18 岁		100 ~ 210	100 ~ 210

续表

分析物 / 单位 / 标本类型	年龄	仪器	男性范围	女性范围
T_4（ng/dl）S，P	0 ～ 3d 3 ～ 30d 30d 至 1 岁 1 ～ 6 岁 6 ～ 19 岁 ＞ 19 岁	Siemens Immulite	8 ～ 20 5 ～ 15 6 ～ 14 4.5 ～ 12.5 4.5 ～ 11.5 4.5 ～ 11.5	8 ～ 20 5 ～ 15 6 ～ 14 4.5 ～ 12.5 4.5 ～ 11.5 5.5 ～ 11.5
游离 T_4（ng/dl）S	0 ～ 2d 2 ～ 30d 1 个月至 19 岁 ＞ 19 岁	Siemens Immulite	2.0 ～ 5.0 0.9 ～ 2.2 0.8 ～ 2.0 0.78 ～ 2.19	2.0 ～ 5.0 0.9 ～ 2.2 0.8 ～ 2.0 0.78 ～ 2.19
TSH（μIU/ml）S，P	0 ～ 3d 3 ～ 30d 1 ～ 6 个月 6 个月至 5 岁 5 ～ 13 岁 ＞ 13 岁	Vitros 5600	1.0 ～ 20.0 0.5 ～ 8.0 0.5 ～ 6.0 0.5 ～ 6.0 0.5 ～ 5.5 0.5 ～ 5.0	1.0 ～ 20.0 0.5 ～ 8.0 0.5 ～ 6.0 0.5 ～ 6.0 0.5 ～ 5.5 0.5 ～ 5.0
总睾酮（ng/dl）S，P	早产 新生儿 青春期前 Tanner 1 Tanner 2 Tanner 3 Tanner 4 Tanner 5	Vitros 5600	37 ～ 198 75 ～ 400 1 ～ 10 1 ～ 10 18 ～ 150 100 ～ 320 200 ～ 620 350 ～ 970	5 ～ 22 20 ～ 64 1 ～ 10 1 ～ 10 7 ～ 28 15 ～ 35 13 ～ 32 20 ～ 38
抗甲状腺球蛋白（IU/ml）S，P	0d 至成人	Siemens Immulite	＜ 20	＜ 20
甲状腺球蛋白（ng/ml）S，P	0d 至成人	Siemens Immulite	＜ 33	＜ 33

FSH，促卵泡激素；IGF-1，胰岛素样生长因子 1；IGF-BP3，胰岛素样生长因子结合蛋白 3；LH，促黄体生成素；T_3，三碘甲腺原氨酸；T_4，甲状腺素；TSH，促甲状腺激素

数据来自科罗拉多州儿童医院《化学实验室程序手册》

表 46-3　血液学化验

分析物 / 单位 / 标本类型	年龄	仪器	男性范围	女性范围
白细胞（$\times 10^3/\mu l$） EDTA 抗凝全血	0 ～ 1 个月 1 ～ 24 个月 2 ～ 12 岁 12 ～ 18 岁 ＞ 18 岁	Sysmex XN-Series	6.5 ～ 16.7 7.7 ～ 13.7 5.7 ～ 10.5 5.2 ～ 9.7 5.8 ～ 10.3	6.5 ～ 16.7 7.7 ～ 13.7 5.7 ～ 10.5 5.2 ～ 9.7 5.8 ～ 10.3
红细胞（$\times 10^6/\mu l$） EDTA 抗凝全血	0 ～ 14d 15 ～ 30d 1 ～ 2 个月 2 ～ 6 个月 6 个月至 6 岁 6 ～ 12 岁 12 ～ 18 岁 ＞ 18 岁	Sysmex XN-Series	3.7 ～ 5.1 3.25 ～ 4.62 3.0 ～ 4.3 3.3 ～ 4.7 3.75 ～ 4.9 3.9 ～ 5.0 4.1 ～ 5.4 4.1 ～ 5.45	3.7 ～ 5.1 3.25 ～ 4.62 3.0 ～ 4.3 3.3 ～ 4.7 3.75 ～ 4.9 3.9 ～ 5.0 3.9 ～ 5.0 3.7 ～ 4.8

续表

分析物 / 单位 / 标本类型	年龄	仪器	男性范围	女性范围
血红蛋白（g/dl）	0 ～ 3d	Sysmex XN-Series	12.8 ～ 18.1	12.8 ～ 18.1
EDTA 抗凝全血	4 ～ 7d		12.5 ～ 17.0	2.5 ～ 17.0
	8 ～ 14d		11.9 ～ 16.3	11.9 ～ 16.3
	15 ～ 30d		10.5 ～ 14.8	10.5 ～ 14.8
	1 ～ 6 个月		9.5 ～ 13.3	9.5 ～ 13.3
	6 个月至 6 岁		10.3 ～ 13.8	10.3 ～ 13.8
	6 ～ 12 岁		11.1 ～ 14.5	11.1 ～ 14.5
	12 ～ 18 岁		11.8 ～ 15.8	11.3 ～ 14.7
	＞ 18 岁		11.8 ～ 16.4	11.2 ～ 14.3
HCT（%）	0 ～ 3d	Sysmex XN-Series	36.5 ～ 51.4	36.5 ～ 51.4
EDTA 抗凝全血	4 ～ 7d		35.0 ～ 47.5	35.0 ～ 47.5
	8 ～ 14d		33.6 ～ 45.0	33.6 ～ 45.0
	15 ～ 30d		30.0 ～ 40.9	30.0 ～ 40.9
	1 ～ 6 个月		27.0 ～ 38.5	27.0 ～ 38.5
	6 个月至 6 岁		30.5 ～ 39.7	30.5 ～ 39.7
	6 ～ 12 岁		32.9 ～ 41.5	32.9 ～ 41.5
	12 ～ 18 岁		34.0 ～ 46.0	33.0 ～ 42.6
	＞ 18 岁		34.0 ～ 48.0	33.0 ～ 42.6
MCV（fl）	0 ～ 3d	Sysmex XN-Series	97.0 ～ 106.0	97.0 ～ 106.0
EDTA 抗凝全血	4 ～ 7d		90.0 ～ 101.0	90.0 ～ 101.0
	8 ～ 14d		87.0 ～ 96.5	87.0 ～ 96.5
	15 ～ 30d		86.5 ～ 92.1	86.5 ～ 92.1
	1 ～ 6 个月		82.0 ～ 87.0	82.0 ～ 87.0
	6 个月至 6 岁		75.6 ～ 85.2	75.6 ～ 85.2
	6 ～ 12 岁		80.8 ～ 87.7	80.8 ～ 87.7
	12 ～ 18 岁		83.5 ～ 90.2	83.5 ～ 90.2
	＞ 18 岁			
Polys （$\times 10^3$/μl）（绝对值）	0 ～ 3d	Sysmex XN-Series	4.33 ～ 9.11	4.43 ～ 11.4
EDTA 抗凝全血	4d		3.33 ～ 9.42	3.18 ～ 9.43
	1 个月至 2 岁		1.5 ～ 6.0	1.5 ～ 6.0
	2 ～ 10 岁		1.8 ～ 5.4	1.8 ～ 5.4
	10 ～ 18 岁		2.0 ～ 5.8	2.0 ～ 5.8
	＞ 18 岁		2.5 ～ 6.0	2.5 ～ 6.0
Bands（$\times 10^3$/μl）（绝对值）	0 ～ 1 个月	Sysmex XN-Series	0 ～ 3.5	0 ～ 3.5
EDTA 抗凝全血	1 个月至成人		0 ～ 1.0	0 ～ 1.0
淋巴细胞计数（$\times 10^3$/μl）（绝对值）	0 ～ 15d	Sysmex XN-Series	1.35 ～ 4.09	1.35 ～ 4.09
EDTA 抗凝全血	15 ～ 30d		1.68 ～ 5.25	1.68 ～ 5.25
	1 个月至 2 岁		2.22 ～ 5.63	2.22 ～ 5.63
	2 ～ 6 岁		1.33 ～ 3.47	1.33 ～ 3.47
	6 ～ 12 岁		1.23 ～ 2.69	1.23 ～ 2.69
	＞ 12 岁		1.03 ～ 2.18	1.03 ～ 2.18
单核细胞计数（$\times 10^3$/μl）（绝对值）	0 ～ 15d	Sysmex XN-Series	0.52 ～ 1.77	0.52 ～ 1.77
EDTA 抗凝全血	16d 至 6 个月		0.28 ～ 1.38	0.28 ～ 1.38
	6 个月至 2 岁		0.25 ～ 1.15	0.25 ～ 1.15
	2 岁至成人		0.18 ～ 0.94	0.18 ～ 0.94

续表

分析物 / 单位 / 标本类型	年龄	仪器	男性范围	女性范围
嗜酸粒细胞计数（$\times 10^3/\mu l$）（绝对值） EDTA 抗凝全血	0～1 个月 1 个月至成人	Sysmex XN-Series	0.03～0.51 0.01～0.42	0.03～0.51 0.01～0.42
Basos（$\times 10^3/\mu l$）（绝对值） EDTA 抗凝全血	0～15d 16d 至成人	Sysmex XN-Series	0.02～0.11 0.01～0.07	0.02～0.11 0.01～0.07
血小板（$\times 10^3/\mu l$） EDTA 抗凝全血	0d 至成人	Sysmex XN-Series	150～500	150～500
MCH（pg） EDTA 抗凝全血	0～3d 4～60d 2 个月至 18 岁 ＞18 岁	Sysmex XN-Series	31.7～36.4 29.8～33.4 26.0～30.7 28.3～31.4	31.7～36.4 29.8～33.4 26.0～30.7 28.3～31.4
MCHC（g/dl） EDTA 抗凝全血	0d 至成人	Sysmex XN-Series	33.5～36.0	33.5～36.0

数据来自科罗拉多州儿童医院《血液学实验室程序手册》

（译者：黄琼辉）